Lehrbuch für Pflegeberufe
Band I

# Lehrbuch für Pflegeberufe

## In zwei Bänden

Herausgegeben von Fritz Beske

7., überarbeitete Auflage

Georg Thieme Verlag Stuttgart · New York

# Band I
# Theoretische Grundlagen

Bearbeitet von

W. Bachmann
M. Bäder
J. Bauch
F. Beske
A. Brühl
H. D. Bruhn
W. Ciszewski
R. G. Diehl
S. Eichhorn
F. Fobbe
J. Friedland
M. Gekle
W. Henkel
H. Heseker
V. Hingst
W. Hinkelbein
H. Hlobil
D. Hohlin
E. Humpeler
R. Jarofke
I. Judith-Wallraven
G. Keymling
E. Kostenis
K. Leybold
A. Liese
E. Link
K. Mohr
E. Pott
W. Schell
A. Schirmer
S. Schulz
M. Schünke
H. J. Seidel
S. Silbernagl
M. Staak
W. Steuer
M. Stürzbecher
A. Windorfer
Ch. Wolff

527 Abbildungen in 631 Einzeldarstellungen
177 Tabellen

12/97

Georg Thieme Verlag Stuttgart · New York 1997

Zeichnungen: Adrian Conford, Reinheim
Marcus Voll, Fürstenfeldbruck
Gerhard Spitzer, Frankfurt am Main

Umschlaggrafik: Martina Berge
Erbach/Ernsbach

*Die Deutsche Bibliothek – CIP-Einheitsaufnahme*

**Lehrbuch für Pflegeberufe** : in zwei Bänden / hrsg. von Fritz Beske. – Stuttgart ; New York : Thieme.
Bis 6. Aufl. u.d.T.: Lehrbuch für Krankenpflegeberufe
NE: Beske, Fritz [Hrsg.]

Bd. 1. Theoretische Grundlagen : 177 Tabellen / bearb. von Walter Bachmann ... – 7., überarb. Aufl. – 1997
NE: Bachmann, Walter

1. Auflage 1968
2. Auflage 1970
3. Auflage 1974
(die 1.–3. Auflage erschien unter dem Titel „Lehrbuch für Krankenschwestern und Krankenpfleger")
4. Auflage 1980 (in 3 Bänden)
5. Auflage 1986 (in 2 Bänden)
6. Auflage 1990



Printed in Germany

Satz: primustype Robert Hurler GmbH, Notzingen
Druck und Bindung: H. Stürtz AG, Würzburg

ISBN 3-13-442607-2 1 2 3 4 5 6

**Wichtiger Hinweis:** Wie jede Wissenschaft ist die Medizin ständigen Entwicklungen unterworfen. Forschung und klinische Erfahrung erweitern unsere Erkenntnisse, insbesondere was Behandlung und medikamentöse Therapie anbelangt. Soweit in diesem Werk eine Dosierung oder eine Applikation erwähnt wird, darf der Leser zwar darauf vertrauen, daß Autoren, Herausgeber und Verlag große Sorgfalt darauf verwandt haben, daß diese Angabe **dem Wissensstand bei Fertigstellung des Werkes** entspricht.

Für Angaben über Dosierungsanweisungen und Applikationsformen kann vom Verlag jedoch keine Gewähr übernommen werden. **Jeder Benutzer ist angehalten**, durch sorgfältige Prüfung der Beipackzettel der verwendeten Präparate und gegebenenfalls nach Konsultation eines Spezialisten festzustellen, ob die dort gegebene Empfehlung für Dosierungen oder die Beachtung von Kontraindikationen gegenüber der Angabe in diesem Buch abweicht. Eine solche Prüfung ist besonders wichtig bei selten verwendeten Präparaten oder solchen, die neu auf den Markt gebracht worden sind. **Jede Dosierung oder Applikation erfolgt auf eigene Gefahr des Benutzers.** Autoren und Verlag appellieren an jeden Benutzer, ihm etwa auffallende Ungenauigkeiten dem Verlag mitzuteilen.

# Anschriften


Bachmann, Walter, Prof. Dr.
Tristanstr. 24
80804 München

Bäder, M., Dr.
Universitätsklinikum Benjamin Franklin
Abt. für Radiologische Diagnostik und Nuklearmedizin
Hindenburgdamm 30
12200 Berlin

Bauch, J., Priv.-Doz. Dr.
Institut der Deutschen Zahnärzte IDZ
Universitätsstr. 71–73
50931 Köln

Beske. F., Prof. Dr.
Rehbenitzwinkel 29
24106 Kiel

Brühl, A., Dipl.-Psychologe
Geschäftsführer des SPI Köln
Sozialpsychologisches Institut
Arnoldstr. 31
50679 Köln

Bruhn, H. D., Prof. Dr.
Klinik für Allgemeine Innere Medizin
I. Medizinische Klinik
Universität Kiel
Schittenhelmstr. 12
24105 Kiel

Ciszewski, W., Ministerialdirektor a. D.
Knooper Landstr. 3 a
24159 Altenholz

Diehl, R., Dr.
Leitender Arzt der LVA Hessen
Städelstr. 28
60596 Frankfurt

Eichhorn, S., Prof. Dr.
Dtsch. Krankenhausmanagement
Beratungs- und Forschungsgesellschaft mbH
Am Bonneshof 6
40474 Düsseldorf

Fobbe, F., Priv.-Doz. Dr.
Auguste-Viktoria-Krankenhaus
Abt. Röntgendiagnostik
und Interventionelle Therapie
Rubensstr. 125
12157 Berlin

Friedland, J.
Pharmaziedirektor
Sophienstr. 30
42653 Solingen

Gekle, M., Dr.
Physiologisches Institut
Röntgenring 9
97070 Würzburg

Henkel, W., Prof. Dr.
Venusberg 21
23562 Lübeck

Heseker, H., Priv. Doz. Dr.
Bundesinstitut für gesundheitlichen Verbraucherschutz
und Veterinärmedizin
Thielallee 88–92
14195 Berlin
pr. Habelschwerdter Allee 28

Hingst, V., Prof. Dr.
Präsident des Landesgesundheitsamtes
Wiederholdstr. 15
70174 Stuttgart

Hinkelbein, W., Prof. Dr.
Universitätsklinikum Benjamin Franklin
Abt. für Strahlentherapie
Hindenburgdamm 30
12200 Berlin

Hlobil, H., Dr.
Arzt für Laboratoriumsmedizin
Mikrobiologie und Infektionsepidemiologie
Nüßstr. 5
71065 Sindelfingen

Hohlin, D.
Pflegedienstdirektor
Städt. Kliniken Offenbach
Starkenburgring 66
63069 Offenbach

Humpeler, E., Priv.-Doz. Dr. med.
Inselstr. 5
A-6900 Bregenz

Jarofke, R., Dipl.-Phys.
Universitätsklinikum Benjamin Franklin
Abt. für Radiologische Diagnostik und Nuklearmedizin
Hindenburgdamm 30
12200 Berlin

Judith-Wallraven, Ingrid †
ehemals Fachbereich Erziehungswissenschaften
der Georg-August-Universität Göttingen

Keymling, Gabriele Ingrid
Erzieherin und Dipl.-Pädagogin
Reinhäuser Landstr. 19–21
37083 Göttingen

Kostenis, Evi. Dr.
Pharmazeutisches Institut der Universität Bonn
Abt. Pharmakologie und Toxikologie
An der Immenburg 4
53121 Bonn

Leybold, K., Dr. †
ehemals Städtisches Krankenhaus Kiel, Zentrallabor

Liese, A.
Am Beisenkamp 50
44866 Bochum

Link, E., Ministerialrat
Zalfenstr. 16
41352 Korschenbroich

Mohr, K., Prof. Dr.
Pharmazeutisches Institut der Universität Bonn
Abt. Pharmakologie und Toxikologie
An der Immenburg 4
53121 Bonn

Pott, Elisabeth, Dr.
Direktorin der Bundeszentrale
Ostmerheimer Str. 220
51109 Köln

Schell, W., Oberamtsrat
Dipl.-Verwaltungswirt
Harffer Str. 59
41469 Neuss

Schirmer, A., Dr.
Auf den Schächten 18
33181 Wünnenberg

Schünke, M., Prof. Dr. Dr.
Anatomisches Institut der Universität Kiel
Olshausenstr. 40–60
24098 Kiel

Schulz, Sabine, Dr.
Institut für Ernährungswissenschaft
Goethestr. 55
35390 Gießen

Seidel, H. J., Prof. Dr.
Institut für Arbeits- und
Sektion Umweltmedizin
Albert-Einstein-Allee 11
89081 Ulm

Silbernagl, S., Prof. Dr.
Direktor des Physiologischen Instituts
der Universität Würzburg
Röntgenring 9
97070 Würzburg

Staak, M. G. W., Dr.
Eschenkamp 15
24119 Kronshagen

Steuer, W., Prof. Dr.
Direktor des Instituts für
Hygiene und Biotechnologie
Schloß Hohenstein
74357 Bönnigheim

Stürzbecher, M., Dr. Dr.
Buggestr. 10 b
12163 Berlin

Windorfer, A., Prof. Dr.
Ministerialdirigent
Niedersächsisches Sozialministerium
Hinrich-Wilhelm-Kopf-Platz 2
30159 Hannover

Wolff, Chr., Dr.
Hauptstr. 31
24214 Neuwittenbek

# Vorwort zur 7. Auflage

Die 1. Auflage dieses Lehrbuches erschien 1968 unter dem Titel „Lehrbuch für Krankenschwestern und Krankenpfleger“. In der 2. und 3. Auflage wurde das Lehrbuch auf den jeweils neuesten Stand gebracht. Darüber hinaus fanden Ergänzungen um weitere Gebiete statt. Mit der 4. Auflage wurde ein nach didaktischen Gesichtspunkten neu gestaltetes Lehrbuch mit Lernzielen sowie Aufgaben und Antworten zur Überprüfung des Lernerfolges in drei Bänden vorgelegt. Da dieses Lehrbuch – was seiner Konzeption entspricht – von allen Krankenpflegeberufen verwendet wird, wurde der Titel mit der 4. Auflage in „Lehrbuch für Krankenpflegeberufe“ geändert. Dieser Titel wurde für die 5. und 6. Auflage beibehalten. Die 5. Auflage erschien in zwei Bänden in einem größeren Format. Auch die 7. Auflage erscheint in zwei Bänden.

Die jetzt vorliegende 7. Auflage wurde erneut gründlich überarbeitet und in allen Angaben auf den neuesten Stand gebracht. Sie besitzt unverändert neben der primären Aufgabe als *Lehr- und Lernbuch* für Krankenpflegeberufe den Charakter eines *Nachschlagewerkes*. Aus diesem Grund sind einige Kapitel ausführlicher gehalten und gehen über den Rahmen dessen hinaus, was für ein reines Unterrichtsbuch erforderlich wäre.

16 Beiträge wurden von neuen Autoren übernommen und teilweise neu geschrieben.

Ein Lehrbuch lebt von der Kritik. Ich möchte erneut für viele kritische und konstruktive Anregungen in Rezensionen, Briefen oder Stellungnahmen zur 6. Auflage dieses Lehrbuchs danken. Autoren und Herausgeber freuen sich auch in Zukunft über jeden Hinweis, der dazu beiträgt, das Lehrbuch zu verbessern.

Mein Dank gilt den neben mir 63 Autoren und ihrer Verbundenheit mit diesem Buch, zum Teil schon seit der 1. Auflage, sowie ihrem Verständnis für die Aufgaben und Sorgen eines Herausgebers.

Mein Dank gilt unverändert dem Georg Thieme Verlag für die Fortführung dieses Lehrbuches.

Mein besonders herzlicher Dank gilt wiederum meiner Frau, deren unermüdliche geduldige und fachkundige Mitarbeit erneut sehr wesentlich zur Herausgabe der 7. Auflage dieses Lehrbuches beigetragen hat.

Kiel, September 1996 — Fritz Beske

# Inhaltsverzeichnis


## 1 Geschichte der Krankenpflege ........ 1

*M. Stürzbecher*

1.1 Einleitung ........ 1
1.1.1 Krankenpflege im Altertum ........ 1
1.1.2 Allgemeine Feststellungen ........ 1
1.2 Hospital und Krankenpflege im Mittelalter .. 2
1.2.1 Klöster ........ 2
1.2.2 Hospitäler in Städten ........ 2
1.2.3 Orden und Bruderschaften ........ 2
1.2.4 Medizinische Versorgung ........ 2
1.3 Zeitalter der Reformation und des Absolutismus ........ 2
1.3.1 Entwicklung der Armenpflege ........ 2
1.3.2 Barmherzige Brüder und Schwestern ........ 3
1.3.3 Pietismus ........ 3
1.3.4 Stationäre Behandlung heilbarer Kranker .... 3
1.3.5 Wärter und Wärterinnen ........ 3
1.3.6 Krankenpflegeschulen ........ 4
1.4 Erste Hälfte des 19. Jahrhunderts ........ 4
1.4.1 Pflege von Verwundeten ........ 4
1.4.2 Krankenpflegeorden ........ 4
1.4.3 Vereine zur Armen- und Krankenpflege ..... 4
1.4.4 Diakonissen ........ 5
1.4.5 Organisation der Krankenpflege durch Fliedner ........ 5
1.5 Zweite Hälfte des 19. Jahrhunderts ........ 5
1.5.1 Behördliche Regelungen ........ 5
1.5.2 Kritik an konfessioneller Krankenpflege ..... 5
1.5.3 Entwicklung in England ........ 6
1.5.4 Rotes Kreuz ........ 6
1.5.5 Viktoria-Schwestern ........ 6
1.5.6 Einfluß durch Entwicklung der Medizin ..... 6
1.5.7 Krankenwärter ........ 7
1.6 Die Zeit um die Jahrhundertwende ........ 7
1.6.1 Freie Schwestern ........ 7
1.6.2 Berufsbezeichnung ........ 7
1.6.3 Kinderkrankenschwestern ........ 7
1.6.4 Agnes-Karll-Verband ........ 7
1.7 Entwicklung bis zum Zweiten Weltkrieg .... 8
1.7.1 Prüfungsordnungen ........ 8
1.7.2 Schwesternverbände in der NS-Zeit ........ 8
1.7.3 Berufsrecht in der NS-Zeit ........ 9
1.8 Nach dem Zweiten Weltkrieg ........ 9
1.8.1 Berufsrecht in der Bundesrepublik Deutschland ........ 9
1.8.2 Entwicklung des Berufes in der ehemaligen Deutschen Demokratischen Republik (DDR) . 9
1.8.3 Verbände ........ 10

## 2 Staatsbürgerkunde ........ 11

*W. Schell*

2.1 Grundlagen der staatlichen Ordnung in der Bundesrepublik Deutschland ........ 11
2.1.1 Grundgesetz ........ 11
2.1.2 Grundrechte ........ 12
2.1.3 Bund und Länder ........ 13
2.1.4 Bundestag ........ 15
2.1.5 Bundesrat ........ 16
2.1.6 Bundespräsident ........ 16
2.1.7 Bundesregierung ........ 16
2.1.8 Gesetzgebung ........ 17
2.1.9 Vollziehende Gewalt in Bund und Ländern .. 18
2.1.10 Rechtsprechung ........ 20
2.1.11 Finanzwesen ........ 20
2.1.12 Notstandsverfassung ........ 20
2.1.13 Staatengemeinschaften ........ 21
2.2 Wirtschaftsordnung ........ 22
2.2.1 Volkswirtschaftliche Grundinformationen ... 22
2.2.2 Wirtschaftssysteme ........ 23
2.2.3 Wirtschaftspolitik in der Bundesrepublik Deutschland ........ 24
2.3 Politische Meinungsbildung und politisches Handeln ........ 26
2.3.1 Massenmedien ........ 26
2.3.2 Parteien, Verbände und Bürgerinitiativen .... 28

3 **Rechtskunde** ... 31
*M. Staak*

3.1 Begriffe ... 31
3.1.1 Aufgaben, Wesen und Inhalt des Rechts ... 31
3.1.2 Rechtsquellen ... 31
3.1.3 Rechtsgebiete ... 32
3.1.4 Rechtsfindung ... 32
3.1.5 Rechtsstaatliche Grundsätze ... 33
3.2 Der Mensch in der Rechtsordnung ... 33
3.2.1 Geburt ... 33
3.2.2 Kindheit und Jugend ... 34
3.2.3 Erwachsene ... 35
3.2.4 Ehe und Familie ... 35
3.2.5 Letztwillige Verfügungen, Tod und Erbfolge . 36
3.2.6 Ergänzende Hinweise ... 36
3.3 Zivilrechtliche Haftung und strafrechtliche Verantwortlichkeit ... 36
3.3.1 Zivilrechtliche Haftung ... 36
3.3.2 Strafrechtliche Verantwortlichkeit ... 37
3.4 Arbeitsrecht, Mitbestimmungsrecht und Sozialversicherungsrecht ... 39
3.4.1 Arbeitsrecht ... 39
3.4.2 Mitwirkung und Mitbestimmung ... 41
3.4.3 Sozialversicherungsrecht ... 41
3.5 Schlußbetrachtung ... 44

4 **Gesetzeskunde** ... 45
*E. Link*

4.1 Gesetzgebung und Organisation im Gesundheitswesen ... 45
4.1.1 Allgemeines ... 45
4.1.2 Konkurrierende Gesetzgebung und Gesundheitswesen ... 45
4.1.3 Konkurrierende Gesetzgebung in anderen Bereichen mit Auswirkungen auf das Gesundheitswesen ... 46
4.1.4 Rechtsverordnungen des Bundes ... 46
4.1.5 Landesrechtliche Regelungen ... 47
4.1.6 Verbands- und Satzungsrecht ... 47
4.2 Apothekenrecht ... 48
4.2.1 Sicherstellung ... 48
4.2.2 Gesetz über das Apothekenwesen ... 48
4.2.3 Bundes-Apothekerordnung ... 48
4.2.4 Apothekenbetriebsordnung ... 49
4.2.5 Krankenhausapotheken ... 49
4.2.6 Arzneimittelrecht ... 49
4.3 Bundes-Seuchengesetz ... 51
4.4 Gesetz zur Bekämpfung der Geschlechtskrankheiten ... 57
4.5 Betäubungsmittelrecht ... 59
4.6 Gifte ... 60
4.7 Röntgenverordnung ... 60
4.8 Gesundheitshilfen nach Sozialrecht ... 61
4.9 Grundsatzprobleme ... 62
4.9.1 Arzt-Patient-Verhältnis ... 62
4.9.2 Psychische Erkrankungen ... 63
4.9.3 Gentechnologie ... 64

5 **Ausgewählte Rechtsfälle** ... 65
*W. Ciszewski*

5.1 Blutentnahme ... 65
5.1.1 Rechtliche Zweifel seitens der Krankenschwester ... 65
5.1.2 Nichteinwilligung der Eltern ... 68
5.1.3 Nichteinwilligung des Minderjährigen ... 68
5.2 Fehlerhafte Injektion ... 69
5.3 Unterlassene Hilfeleistung ... 69
5.4 Herausgabeanspruch auf ärztliche Unterlagen ... 70
5.5 Auskunft an Familienmitglieder ... 70
5.5.1 Auskunft über minderjährige Patienten an die Eltern bei fehlender Einwilligung des Minderjährigen ... 71
5.6 Testament, Nottestament ... 72
5.7 Zurücknahme der Berufserlaubnis unter der Bezeichnung Krankenschwester ... 73

**6 Berufe des Gesundheitswesens** ... 74
*W. Bachmann*

6.1 Einleitung ... 74
6.2 Akademische Berufe des Gesundheitswesens ... 75
6.2.1 Arzt/Ärztin ... 75
6.2.2 Zahnarzt/Zahnärztin ... 77
6.2.3 Apotheker/Apothekerin ... 77
6.3 Nichtakademische, durch Bundesrecht geregelte Berufe ... 78
6.3.1 Pflegeberufe ... 78
6.3.2 Medizinisch-technische Berufe ... 81
6.3.3 Berufe in der Physiotherapie ... 82
6.3.4 Hebamme/Entbindungspfleger ... 83
6.3.5 Diätassistent(in) ... 84
6.3.6 Rettungsassistent ... 84
6.3.7 Orthoptist(in) ... 84
6.4 Helferinnenberufe ... 84
6.4.1 Arzthelferin ... 84
6.5 Hygieneberufe ... 85
6.5.1 Desinfektor ... 85
6.5.2 Gesundheitsaufseher ... 85
6.5.3 Gesundheits- und Umweltingenieur ... 85
6.5.4 Hygienefachkräfte ... 85
6.6 Berufe vorwiegend sozialer Prägung ... 86
6.6.1 Altenpflegerin/Altenpfleger ... 86
6.6.2 Sozialarbeiter/Sozialarbeiterin ... 86
6.6.3 Sozialmedizinische Assistentin – Assistentin im Gesundheitsdienst ... 86
6.7 Heilpraktiker ... 87

**7 Öffentlicher Gesundheitsdienst** ... 88
*F. Beske*

7.1 Allgemeines ... 88
7.2 Bund ... 88
7.2.1 Zuständigkeiten und Organisation ... 88
7.2.2 Bundesgesundheitsrat ... 89
7.2.3 Gesundheitseinrichtungen ... 89
7.2.4 Bundeszentrale für gesundheitliche Aufklärung ... 89
7.3 Länder ... 93
7.3.1 Landesregierungen ... 93
7.3.2 Regierungsbezirke ... 93
7.4 Landkreise und kreisfreie Städte ... 93
7.5 Weltgesundheitsorganisation ... 95

**8 Gesundheitshilfe** ... 97
*H. J. Seidel*

8.1 Systematik ... 97
8.1.1 Gesundheit ... 97
8.1.2 Gesundheit und Krankheit ... 98
8.1.3 Gesundheitsvorsorge und Krankheitsverhütung ... 98
8.1.4 Träger der Gesundheitshilfe ... 100
8.2 Gesundheitsberichterstattung als Planungsgrundlage ... 101
8.2.1 Datenquellen ... 101
8.2.2 Demographie ... 102
8.2.3 Morbidität ... 106
8.2.4 Amtliche Morbiditätsstatistiken ... 108
8.2.5 Mortalität ... 109
8.3 Prävention und Gesundheitsvorsorge ... 109
8.3.1 Vorbemerkungen ... 109
8.3.2 Übersicht zu den präventiven Kontakten mit dem Gesundheitswesen ... 110
8.3.3 Vorsorgeuntersuchungen bei Erwachsenen ... 110
8.4 Gesundheitshilfe für Mutter und Kind ... 111
8.4.1 Gesundheitliche Betreuung von Schwangeren ... 111
8.4.2 Genetische Beratung ... 112
8.4.3 Früherkennungsuntersuchungen bei Neugeborenen und Kleinkindern ... 112
8.5 Gesundheitshilfe für Kinder und Jugendliche ... 113
8.5.1 Schulgesundheitspflege ... 113
8.5.2 Chronisch kranke und behinderte Kinder –Sozialpädiatrische Zentren ... 113
8.5.3 Jugendarbeitsschutz ... 114
8.5.4 Soziale Hilfen für behinderte Kinder und deren Familien ... 114
8.6 Suchthilfe ... 115
8.6.1 Alkohol ... 115
8.6.2 Rauchen ... 115
8.6.3 Drogen ... 115
8.6.4 Einrichtungen der Suchthilfe ... 115
8.7 Gesundheitshilfe im Alter ... 115

8.7.1 Vorbemerkung ... 115
8.7.2 Zur sozialen Situation älterer Menschen ... 116
8.7.3 Pflegebedürftigkeit ... 116
8.8 Sozialdienste ... 116
8.8.1 Ambulante Pflegedienste ... 116
8.8.2 Sozialdienst im Krankenhaus ... 117
8.8.3 Selbsthilfegruppen ... 117

## 9 Krankenhauswesen ... 118

*F. Beske*

9.1 Entwicklung des Krankenhauswesens ... 118
9.2 Zunahme von Krankenhausleistungen ... 118
9.3 Entwicklung des Krankenhauspersonals ... 119
9.4 Krankenhäuser und Krankenhausbetten ... 120
9.5 Krankenhausplanung ... 121
9.5.1 Krankenhäuser der Grund- und Regelversorgung ... 121
9.5.2 Krankenhäuser der Schwerpunktversorgung ... 121
9.5.3 Krankenhäuser der Zentralversorgung ... 121
9.5.4 Abgestufte Krankenhausplanung ... 121
9.6 Bettenangebot und Bettenbedarf ... 122
9.6.1 Bettenangebot ... 122
9.6.2 Bettenbedarf ... 122
9.7 Gesetzliche Grundlagen ... 123
9.8 Bau- und Betriebskosten ... 124
9.9 Einfluß der baulichen Gestaltung auf den Betrieb ... 124
9.10 Bauformen ... 125
9.11 Krankenstationen ... 126
9.12 Rationalisierung im Krankenhaus ... 126
9.13 Beaufsichtigung von Krankenhäusern ... 127

## 10 Krankenhausbetriebslehre ... 128

*S. Eichhorn*

10.1 Gegenstand ... 128
10.2 Betriebstyp ... 128
10.3 Zielsystem ... 129
10.4 Struktur der Leistungserstellung ... 129
10.5 Prozeß der Leistungserstellung ... 130
10.6 Aufbauorganisation ... 131
10.7 Krankenhausmanagement ... 131
10.7.1 Leitungsorganisation ... 131
10.7.2 Führungsprozeß ... 132
10.8 Leistungsfähigkeit und Wirtschaftlichkeit der Leistungserstellung ... 132
10.9 Patientenorientierte Organisation und Information ... 133
10.10 Erfolgsmessung ... 133
10.11 Regionale Steuerung der Krankenhausversorgung – Krankenhausfinanzierung und Krankenhausplanung ... 134
10.11.1 Krankenhausfinanzierung ... 134
10.11.2 Krankenhausplanung ... 137

## 11 Organisation des Pflegedienstes ... 139

*D. Hohlin*

11.1 Grundlagen der Krankenpflege ... 139
11.2 Aufgaben der Krankenpflege ... 139
11.3 Allgemeine und spezielle Pflege ... 140
11.4 Grund- und Behandlungspflege ... 140
11.5 Tätigkeiten der Krankenpflege ... 140
11.6 Organisatorische Gliederung der Pflegebereiche ... 143
11.7 Progressivpflege ... 143
11.8 Intensivpflege ... 143
11.8.1 Definition ... 143
11.8.2 Organisation ... 144
11.9 Organisationsformen der Krankenpflege ... 144
11.10 Pflegeprinzipien ... 144
11.11 Der Krankenpflegeprozeß ... 145
11.12 Pflegedokumentation ... 145
11.13 Qualitätssicherung in der Pflege ... 146
11.14 Pflegeforschung ... 146

## 12 Sicherheit und Gesundheitsschutz am Arbeitsplatz ... 147

*A. Liese*


12.1 Arbeitsbelastungen und Erkrankungen in der Krankenpflege ... 147
12.1.1 Arbeitsbelastungen ... 147
12.1.2 Arbeitsbedingte Erkrankungen und Unfälle .. 148
12.2 Arbeitsschutz und Teilgebiete des Arbeitsschutzes ... 148
12.3 Aufgaben des Staates ... 149
12.3.1 Gesetzliche Grundlagen ... 149
12.3.2 Gerätesicherheitsgesetz ... 149
12.3.3 Arbeitsstättenverordnung ... 150
12.3.4 Medizingeräteverordnung ... 150
12.3.5 Berufskrankheitenverordnung ... 150
12.3.6 Gefahrstoffverordnung ... 150
12.3.7 Strahlenschutz- und Röntgenverordnung ... 150
12.3.8 Arbeitszeitordnung ... 151
12.3.9 Jugendarbeitsschutzgesetz ... 151
12.3.10 Mutterschutzgesetz ... 151
12.3.11 Gesetz über die Angleichung der Leistungen zur Rehabilitation ... 151
12.3.12 Richtlinie für Krankenhaushygiene und Infektionsprävention ... 151
12.4 Aufgaben der gesetzlichen Unfallversicherung ... 151
12.4.1 Gesetzliche Grundlagen ... 152
12.4.2 Unfallversicherungsträger ... 152
12.4.3 Unfallverhütungsvorschriften ... 152
12.4.4 Technischer Aufsichtsdienst und Öffentlichkeitsarbeit ... 153
12.5 Aufgaben von Unternehmern und Versicherten ... 153
12.5.1 Verantwortung und Aufgaben des Unternehmens ... 153
12.5.2 Innerbetriebliche Sicherheitsorgane ... 153
12.5.3 Pflichten und Aufgaben der Arbeitnehmer und Versicherten ... 154
12.5.4 Mitwirkung und Aufgaben der Betriebsvertretung ... 154
12.6 Sicherheit und Gesundheitsschutz in der Praxis ... 154
12.6.1 Unterweisung und Information ... 154
12.6.2 Arbeitsmedizinische Vorsorge ... 155
12.6.3 Immunisierung ... 155
12.6.4 Arbeitskleidung und Schutzkleidung ... 155
12.6.5 Hygieneplan und Entsorgung ... 156
12.6.6 Händedesinfektion und Hautschutz ... 156
12.6.7 Heben und Tragen ... 157
12.6.8 Erste Hilfe ... 157


## 13 Rettungswesen und Katastrophenschutz ... 158

*A. Windorfer*


13.1 Rettungswesen ... 158
13.1.1 Entwicklung des Rettungsdienstes ... 158
13.1.2 Notfallpatient ... 158
13.1.3 Gesetzliche Grundlagen des Rettungsdienstes ... 158
13.1.4 Rettungskette ... 158
13.1.5 Rettungshubschrauber ... 160
13.1.6 Rettung auf See ... 160
13.1.7 Rettung auf Binnengewässern ... 160
13.1.8 Rettung im Gebirge ... 160
13.2 Katastrophenschutz ... 160
13.2.1 Aufgaben ... 160
13.2.2 Organisation ... 161
13.2.3 Verhalten und psychische Reaktionen ... 161


## 14 Psychologie ... 162

*A. Schirmer, A. Brühl*


14.1 Gegenstand der Psychologie ... 162
14.1.1 Definition von Psychologie ... 162
14.1.2 Verweis auf Teildisziplinen ... 163
14.1.3 Grundpositionen ... 163
14.2 Methoden der Psychologie ... 164
14.2.1 Anamnese und Exploration ... 164
14.2.2 Beobachtung und Selbstbeobachtung ... 166
14.2.3 Testverfahren ... 168
14.2.4 Experiment ... 169
14.3 Entwicklungspsychologische Grundlagen des Verhaltens ... 170
14.3.1 Determinanten der Entwicklung ... 170
14.3.2 Entwicklungsstufen und Lebensphasen ... 171
14.3.3 Entwicklung als Differenzierung und Kanalisierung ... 173
14.3.4 Entwicklung als Sozialisationsprozeß ... 174

14.4 Innere Determinanten des Verhaltens ....... 175
14.4.1 Persönlichkeit ............................ 175
14.4.2 Intelligenz und Denken .................... 177
14.4.3 Motivation und Emotion .................. 179
14.5 Sozialpsychologische Grundlagen des Verhaltens ............................... 182
14.5.1 Gruppe und soziale Interaktion ............. 182
14.5.2 Rolle und Konflikt ......................... 183

15 **Soziologie** ........................................ 188
*J. Bauch*

15.1 Begriffsbestimmung ....................... 188
15.2 Medizin als gesellschaftliches System ....... 188
15.3 Gesundheitsverhalten/Krankheitsverhalten .. 191
15.4 Sozialepidemiologie ....................... 193
15.5 Arzt-Patient- und Pflegeperson-Patient-Interaktion ................................ 194

16 **Pädagogik** ........................................ 196
*Gabriele Keymling*

16.1 Perspektiven der Pädagogik in der Krankenpflege ................................. 196
16.1.1 Anknüpfungspunkte ....................... 196
16.1.2 Standpunkt und Vorgehen ................. 197
16.1.3 Perspektiven der Pädagogik in der Krankenpflege ................................ 197
16.2 Pädagogische Kommunikation ............. 198
16.2.1 Pflegesituation und pädagogisches Handeln . 198
16.2.2 Pädagogisches Handeln als Kommunikation . 199
16.3 Pädagogisches Handeln und das Problem der Ziele ..................................... 203
16.3.1 Probleme der Zielformulierung ............ 203
16.3.2 Aspekte der Zielerreichung ................ 204
16.3.3 Selbsttätigkeit der Person ................. 205
16.3.4 Kommunikationsprobleme ................. 205
16.3.5 Zusammenfassung ........................ 206
16.4 Krankheit als Lernchance und Lernproblem . 206
16.4.1 Lernchance ............................... 206
16.4.2 Lernprobleme ............................ 207
16.4.3 Zusammenfassung ........................ 208
16.5 Pädagogische Beziehungen als Berufsbeziehung ................................ 208
16.5.1 Rahmenbedingungen der Kommunikation .. 208
16.5.2 Krankenpflege zwischen Professionalisierung und Privatheit ...................... 209
16.6 Formen des pädagogischen Handelns in der Krankenpflege .......................... 210
16.6.1 Intention und Professionalisierung ......... 210
16.6.2 Informieren .............................. 211
16.6.3 Anleiten und Unterweisen ................ 213
16.6.4 Beraten .................................. 216

17 **Gesundheitserziehung** ............................ 220
*E. Pott*

17.1 Begriffsbestimmung ....................... 220
17.2 Vom humanbiologischen Modell zur Gesundheitsförderung ..................... 220
17.3 Methoden der Gesundheitserziehung ....... 221
17.4 Gesundheitsförderung – Konzept und Ziele .. 222
17.5 Gesundheitserziehung/Gesundheitsförderung in Gesellschaft und Gesundheitswesen .................................. 222
17.5.1 Wo soll sie stattfinden? .................... 222
17.5.2 Zuständigkeit ............................. 222
17.5.3 Selbsthilfe ................................ 223
17.5.4 Aus- und Weiterbildung ................... 223
17.5.5 Neuorientierung von Gesundheitsdiensten .. 223
17.6 Krankenpflegeberufe in der Gesundheitserziehung ................................. 223
17.6.1 Rolle in der Gesundheitserziehung .......... 223
17.6.2 Möglichkeiten der Gesundheitserziehung ... 224
17.6.3 Gesundheitserziehung in der Auseinandersetzung mit der Krankheit ................. 224
17.6.4 Gespräch als Maßnahme der Gesundheitserziehung .................................. 224
17.6.5 Einwirkung auf das Lebensumfeld des Patienten ................................. 225
17.6.6 Gesundheitsförderung bei chronischen Krankheiten .............................. 225
17.7 Sonderfälle ............................... 226
17.7.1 Gesundheitsförderung in der Kinderkrankenpflege ................................ 226
17.7.2 Gesundheitsförderung in der Gemeindekrankenpflege ............................. 226

**18 Rehabilitation** ..... 227

*R. G. Diehl*

18.1 Begriff und Arten der Behinderung ..... 227
18.2 Rechtliche Grundlagen der Rehabilitation Stellung des Behinderten in der Gesellschaft ..... 227
18.3 Zusammenarbeit der Kostenträger und Verfahrensgrundsätze ..... 232
18.4 Medizinische, berufliche und soziale Rehabilitation sowie ergänzende Leistungen ..... 234
18.4.1 Medizinische Leistungen ..... 234
18.4.2 Berufsfördernde Leistungen ..... 234
18.4.3 Sonstige Leistungen ..... 235
18.4.4 Ergänzende Leistungen ..... 235
18.4.5 Soziale Rehabilitation ..... 235
18.5 Aufgaben der Krankenpflege in der Rehabilitation ..... 236
18.6 Leitsätze der Rehabilitation ..... 236

**19 Chemie** ..... 243

*J. Friedland*

19.1 Allgemeine und anorganische Chemie ..... 243
19.1.1 Aufgabe der Chemie ..... 243
19.1.2 Stoff ..... 243
19.1.3 Chemische Formel ..... 248
19.1.4 Chemische Bindung ..... 248
19.1.5 Wasser als Lösungsmittel ..... 250
19.1.6 Elektrolyte ..... 251
19.1.7 Kolloide Lösungen, Emulsionen, Suspensionen ..... 253
19.1.8 Säuren, Basen, Salze ..... 253
19.1.9 Wichtige Elemente und ihre Verbindungen ..... 256
19.2 Organische Chemie ..... 260
19.2.1 Strukturen in der organischen Chemie ..... 260
19.2.2 Funktionelle Gruppen ..... 261
19.2.3 Kohlenwasserstoffe ..... 261
19.2.4 Alkane mit funktionellen Gruppen ..... 262
19.2.5 Sauerstoffhaltige Derivate der Kohlenwasserstoffe in Einzeldarstellung ..... 263
19.2.6 Esterbildung und Verseifung ..... 265
19.2.7 Chemie der Nähr- und Wirkstoffe ..... 266

**20 Physik** ..... 273

*Ch. Wolff*

20.1 Materie ..... 273
20.1.1 Gase und Flüssigkeiten ..... 273
20.1.2 Aufbau der Atome ..... 274
20.1.3 Bindung ..... 274
20.2 Elektrizität ..... 275
20.2.1 Einheiten und Stromarten ..... 275
20.2.2 Wirkung elektrischer Ströme auf den menschlichen Körper ..... 277
20.2.3 Medizinische Anwendung hochfrequenter Wechselströme ..... 277
20.2.4 Prinzip der Kernspintomographie ..... 278
20.3 Akustik ..... 280
20.4 Wärme ..... 281
20.4.1 Wärmeeinheiten und Temperaturbegriff ..... 281
20.4.2 Verdampfung und Verflüssigung ..... 281
20.4.3 Wärmeausbreitung und Wärmetransport ..... 282
20.5 Wellenoptik ..... 283
20.6 Geometrische Optik ..... 284
20.7 Ionisierende Strahlung ..... 287
20.7.1 Strahlenabsorption und Strahlenstreuung ..... 287
20.7.2 Röntgenstrahlen ..... 288
20.7.3 Strahlenmessung und Dosierung ..... 288
20.7.4 Röntgenbild ..... 290
20.7.5 Röntgenapparate ..... 292
20.8 Strahlenbiologie ..... 295
28.8.1 Genetische Strahlenreaktionen ..... 295
20.8.2 Somatische Strahlenreaktionen ..... 295
20.9 Radioaktivität ..... 296
20.9.1 Natürliche und künstliche Radionuklide ..... 297
20.9.2 Einheiten der Radioaktivität ..... 297
20.9.3 Offene und umschlossene radioaktive Strahlen ..... 297
20.9.4 Meßtechnik für radioaktive Stoffe ..... 298
20.9.5 Telegammageräte ..... 300

## 21 Biologie und Anatomie des Menschen ... 302

*M. Schünke*


21.1 Allgemeine Biologie der Zelle ... 302
21.1.1 Einleitung ... 302
21.1.2 Anzahl, Größe, Form und Eigenschaften von Zellen ... 302
21.1.3 Aufbau der Zelle und Zellorganellen ... 303
21.1.4 Zellteilung ... 308
21.1.5 Reduktions- oder Reifeteilung ... 311
21.1.6 Mendel-Regeln ... 311
21.2 Gewebe ... 312
21.2.1 Definition und Einteilung ... 312
21.2.2 Epithelgewebe ... 312
21.2.3 Binde- und Stützgewebe ... 314
21.2.4 Muskelgewebe ... 319
21.2.5 Nervengewebe ... 321
21.3 Bewegungsapparat ... 323
21.3.1 Achsen, Ebenen sowie Orientierungsbezeichnungen ... 323
21.3.2 Allgemeine Anatomie des Bewegungsapparats ... 324
21.3.3 Spezielle Anatomie des Bewegungsapparats ... 330
21.4 Herz und Gefäßsystem ... 358
21.4.1 Kreislauforgane ... 358
21.4.2 Herz ... 358
21.4.3 Gefäßsystem ... 364
21.4.4 Wichtige arterielle und venöse Gefäßstämme ... 366
21.5 Blut, Lymph- und Immunsystem ... 371
21.5.1 Blut ... 371
21.5.2 Blutzellen ... 372
21.5.3 Immunsystem ... 373
21.6 Endokrines System ... 378
21.6.1 Aufbau und Funktion ... 378
21.6.2 Hypophyse ... 379
21.6.3 Zirbeldrüse (Corpus pineale) ... 380
21.6.4 Periphere endokrine Hormondrüsen ... 380
21.7 Atmungssystem ... 384
21.7.1 Funktion ... 384
21.7.2 Luftleitende Atmungsorgane ... 384
21.7.3 Lungen ... 390
21.8 Verdauungssystem ... 394
21.8.1 Aufbau und Funktion ... 394
21.8.2 Mundhöhle ... 395
21.9 Harn- und Geschlechtsapparat ... 413
21.9.1 Harnapparat ... 413
21.9.2 Geschlechtsapparat ... 421
21.10 Fortpflanzung, Entwicklung und Geburt ... 434
21.10.1 Befruchtung ... 434
21.10.2 Eileitertransport und Furchung ... 434
21.10.3 Implantation und Ausbildung des Mutterkuchens ... 434
21.10.4 Embryonalentwicklung ... 437
21.10.5 Fetalentwicklung ... 438
21.10.6 Reifezeichen ... 440
21.10.7 Schwangerschaftsdauer und Errechnung des Geburtstermins ... 440
21.10.8 Geburt ... 440
21.11 Zentrales und peripheres Nervensystem ... 442
21.11.1 Gliederung des Nervensystems ... 442
21.11.2 Entwicklung des Nervensystems ... 442
21.11.3 Aufbau des Zentralnervensystems ... 442
21.11.4 Gehirn ... 443
21.11.5 Rückenmark und Rückenmarksnerven ... 453
21.11.6 Bahnen der Willkürmotorik (Pyramidenbahn) ... 457
21.11.7 Hirn- und Rückenmarkshäute ... 460
21.11.8 Gehirnflüssigkeit und Ventrikelsystem ... 460
21.11.9 Peripheres Nervensystem ... 462
21.12 Vegetatives Nervensystem ... 468
21.12.1 Sympathisches Nervensystem ... 470
21.12.2 Parasympathisches Nervensystem ... 472
21.12.3 Das Darmwandnervensystem ... 473
21.13 Sinnesorgane ... 474
21.13.1 Auge ... 474
21.13.2 Ohr ... 479
21.13.3 Geschmackssinn ... 485
21.13.4 Geruchssinn ... 485
21.14 Haut und Hautanhangsgebilde ... 487
21.14.1 Haut (Cutis) ... 487
21.14.2 Hautanhangsgebilde ... 489


## 22 Physiologie ... 496

*S. Silbernagl, M. Gekle, E. Humpeler*


22.1 Grundlagen ... 496
22.1.1 Maße und Messen in Physiologie und Medizin ... 496
22.1.2 Mathematik in Physiologie und Medizin ... 501
22.1.3 Physikalische und chemische Grundprozesse des Lebens ... 502
22.2 Blut ... 504
22.2.1 Aufgabe des Blutes ... 504
22.2.2 Blutvolumen und Zusammensetzung des Blutes ... 504
22.2.3 Blutplasma ... 505
22.2.4 Erythrozyten ... 506
22.2.5 Fließeigenschaften des Blutes ... 507
22.2.6 Immunsystem ... 507
22.2.7 Blutgruppen ... 510
22.2.8 Blutstillung und Blutgerinnung ... 510

22.3 Herz und Kreislauf ... 512
22.3.1 Aufgabe des Herz-Kreislauf-Systems ... 512
22.3.2 Bauelemente des Herz-Kreislauf-Systems ... 513
22.3.3 Herz ... 513
22.3.4 Blutgefäßsystem ... 518
22.3.5 Umstellung des Kreislaufs bei Muskelarbeit ... 525
22.3.6 Blutverlust ... 525
22.4 Atmung ... 526
22.4.1 Aufgabe der Atmung ... 526
22.4.2 Atemmechanik ... 526
22.4.3 Atemvolumina ... 529
22.4.4 Pneumothorax ... 531
22.4.5 Konzentration, Partialdruck und Löslichkeit von Gasen ... 531
22.4.6 Zusammensetzung der Luft und deren Veränderung bei der Atmung ... 532
22.4.7 $O_2$-Verbrauch, $CO_2$-Abgabe und respiratorischer Quotient ... 533
22.4.8 Gasaustausch zwischen Alveole und Blut ... 533
22.4.9 $O_2$-Transport im Blut ... 534
22.4.10 $CO_2$-Transport im Blut ... 536
22.4.11 Gasaustausch zwischen Blut und Gewebe ... 536
22.4.12 Störungen der $O_2$-Versorgung ... 536
22.4.13 Steuerung der Atmung ... 537
22.4.14 Atmung bei körperlicher Arbeit ... 537
22.4.15 Atmung beim Tauchen ... 537
22.4.16 Atmung in großen Höhen ... 538
22.5 Säure-Basen-Haushalt ... 538
22.5.1 pH-Wert ... 538
22.5.2 Puffer ... 538
22.5.3 Physiologischer Säure-Basen-Status ... 540
22.5.4 Lunge und Niere im Säure-Basen-Haushalt ... 541
22.5.5 Störungen des Säure-Basen-Haushaltes ... 541
22.5.6 Kompensation von Störungen ... 541
22.5.7 Bestimmung des Säure-Basen-Status ... 542
22.6 Niere, Wasser- und Salzhaushalt ... 543
22.6.1 Aufgaben der Niere ... 543
22.6.2 Niere und Nephron ... 543
22.6.3 Primärharn ... 544
22.6.4 Durchblutung der Niere ... 546
22.6.5 Veränderung des Primärharns im Tubulus ... 546
22.6.6 Niere als Ausscheidungsorgan ... 547
22.6.7 Niere als Regulationsorgan ... 547
22.6.8 Zusammensetzung des Endharns ... 549
22.6.9 Renin-Angiotensin-System ... 549
22.6.10 Wasserhaushalt des Körpers ... 549
22.7 Verdauungstrakt ... 551
22.7.1 Aufgaben des Verdauungstraktes ... 551
22.7.2 Zusammensetzung der Nahrung ... 552
22.7.3 Mundhöhle ... 552
22.7.4 Schlucken ... 552
22.7.5 Magen ... 553
22.7.6 Dünndarm ... 555
22.7.7 Bauchspeicheldrüse ... 557
22.7.8 Leber und Galle ... 557
22.7.9 Dickdarm ... 558
22.8 Temperaturregulation ... 559
22.8.1 Körpertemperatur ... 559
22.8.2 Wärmebildung ... 560
22.8.3 Wärmetransport ... 561
22.8.4 Wärmeabgabe an die Umgebung ... 561
22.8.5 Mechanismus der Temperaturregulation ... 561
22.9 Hormone ... 562
22.9.1 Was sind Hormone? ... 562
22.9.2 Bedeutung und Aufgaben der Hormone ... 562
22.9.3 Regelung der Hormonproduktion ... 563
22.9.4 Wirkungsweise der Hormone ... 564
22.9.5 Einteilung der Hormone ... 564
22.9.6 Hypothalamisch-hypophysäres System ... 564
22.9.7 Schilddrüsenhormone ... 566
22.9.8 Hormone der Nebenniere ... 566
22.9.9 Inselzellenhormone des Pankreas ... 567
22.9.10 Hormone, die den Calcium- und Phosphathaushalt steuern ... 568
22.9.11 Sexualhormone ... 568
22.9.12 Gewebshormone ... 569
22.10 Erregbare Zellen, Muskelphysiologie ... 569
22.10.1 Elektrische Vorgänge in Nerv und Muskel, Erregbarkeit der Zelle ... 569
22.10.2 Neuromuskuläre Übertragung ... 571
22.10.3 Mechanische Vorgänge am Muskel ... 571
22.10.4 Muskelstoffwechsel ... 574
22.10.5 Eigenschaften des Muskels im Körper ... 575
22.10.6 Herzmuskel ... 576
22.10.7 Glatte Muskulatur ... 576
22.11 Zentrales und peripheres Nervensystem ... 577
22.11.1 Aufgaben des zentralen und peripheren Nervensystems ... 577
22.11.2 Neuronen und ihre Verbindungen untereinander ... 577
22.11.3 Motorik ... 579
22.11.4 Sensorik ... 580
22.11.5 Elektrisches Verhalten des Zentralnervensystems, Elektroenzephalogramm ... 580
22.11.6 Bewußtsein, Sprache und Gedächtnis ... 580
22.12 Sinnesorgane und Stimme ... 581
22.12.1 Grundbegriffe der Sinnesphysiologie ... 581
22.12.2 Auge ... 582
22.12.3 Ohr ... 586
22.12.4 Stimme ... 589
22.12.5 Gleichgewichtsorgan ... 589
22.12.6 Geschmack ... 590
22.12.7 Geruch ... 590
22.13 Vegetatives Nervensystem ... 591
22.13.1 Bau und Organisation ... 591
22.13.2 Erregungsübertragung ... 592
22.13.3 Aufgaben des sympathischen und des parasympathischen Nervensystems ... 593
22.13.4 Nebennierenmark ... 593
22.13.5 Zusammenhänge zwischen vegetativem und somatischem Nervensystem ... 593
22.13.6 Vegetative Zentren ... 594

## 23 Bildgebende Verfahren, Strahlentherapie und Strahlenschutz ... 596

*F. Fobbe, M. Bäder, W. Hinkelbein, R. Jarofke*


23.1 Bildgebende diagnostische Verfahren, radiologisch-interventionelle Therapie ... 596
23.1.1 Konventionelle Röntgendiagnostik ... 596
23.1.2 Computertomographie ... 603
23.1.3 Ultraschall ... 604
23.1.4 Kernspintomographie ... 606
23.1.5 Nuklearmedizin ... 607
23.1.6 Radiologisch-interventionelle Therapie ... 613
23.2 Strahlentherapie ... 614
23.2.1 Allgemeine Grundlagen ... 614
23.2.2 Photonenstrahlen ... 614
23.2.3 Schnelle Elektroden ... 616
23.2.4 Neutronen ... 616
23.2.5 Bestrahlungsplanung und Bestrahlungstechnik ... 616
23.2.6 Indikationen zur perkutanen Strahlentherapie ... 617
23.2.7 Kombinationstherapien ... 618
23.2.8 Brachytherapie ... 619
23.2.9 Nebenwirkungen und ihre Behandlung ... 620
23.3 Grundlagen des Strahlenschutzes und der Qualitätssicherung ... 621
23.3.1 Strahlung und Strahlungsarten ... 621
23.3.2 Strahlenabsorption und Streuung ... 621
23.3.3 Dosisgröße und Personendosimeter ... 623
23.3.4 Strahlenbelastung des Menschen ... 624
23.3.5 Strahlenwirkungen ... 625
23.3.6 Strahlenempfindlichkeit der Gewebe ... 626
23.3.7 Quadratabstandsgesetz ... 626
23.3.8 Allgemeine Strahlenschutzmaßnahmen ... 627
23.3.9 Strahlenschutzverordnung ... 628
23.3.10 Röntgenverordnung ... 629
23.3.11 Grundlagen der Qualitätssicherung ... 630


## 24 Laboratoriumsdiagnostik ... 632

*H. D. Bruhn*


24.1 Einführung ... 632
24.2 Aufteilung der Laboratoriumsdiagnostik ... 633
24.3 Qualitative und quantitative Analysen, Normbereiche ... 633
24.4 Meßbegriffe ... 634
24.4.1 Maße für Konzentrationen ... 634
24.4.2 Maße für Menge (Masse und Gewicht) ... 635
24.4.3 Maße für Volumen ... 635
24.4.4 Maße für Längen ... 635
24.4.5 Maße für Zeit ... 635
24.4.6 Maße für Drücke ... 635
24.4.7 Maße für die Teilchenzahl in bestimmten Volumen (Anzahlkonzentration) ... 635
24.4.8 Maße für relative Anteile (Prozentgehalt) ... 635
24.4.9 Maße für Antikörperkonzentrationen ... 637
24.4.10 Maße für Verdünnungen ... 637
24.5 Körperflüssigkeiten, Sekrete, Exkrete ... 637
24.5.1 Allgemeines ... 637
24.5.2 Blut ... 637
24.5.3 Liquor cerebrospinalis ... 648
24.5.4 Urin ... 649
24.5.5 Magensekret ... 654
24.5.6 Duodenalsaft ... 658
24.5.7 Stuhluntersuchungen ... 659
24.5.8 Sputum ... 659
24.5.9 Punktate ... 659
24.6 Teststreifen ... 661
24.7 Allgemeines Laborinstrumentarium ... 662
24.8 Einflüsse, Störungen und Qualitätssicherung der Labordiagnostik ... 664
24.8.1 Einflüsse am Patienten ... 665
24.8.2 Einflüsse durch die Probengewinnung, -behandlung, -verwahrung und abnorme Probenzusammensetzung ... 670
24.8.3 Einflüsse und Störungen im Verlauf des Analysenganges und Qualitätssicherung in der medizinischen Labordiagnostik ... 676
24.9 Anhang ... 678


## 25 Arzneimittellehre ... 705

*K. Mohr, Evi Kostenis*


25.1 Einführung ... 705
25.2 Allgemeiner Teil ... 705
25.2.1 Benennung von Arzeimitteln ... 705
25.2.2 Wertbestimmung, Standardisierung ... 706
25.2.3 Wirkungsmechanismus ... 706
25.2.4 Applikationsarten ... 707
25.2.5 Schicksal im Organismus (Pharmakokinetik) ... 709
25.2.6 Dosis und Wirkung ... 711
25.2.7 Therapeutische Breite ... 711

25.2.8 Nebenwirkungen ... 712
25.2.9 Kumulation, Toleranzerhöhung, Tachyphylaxie ... 713
25.2.10 Kombination von Arzneimitteln ... 714
25.2.11 Plazebo ... 715
25.2.12 Arzneimittelabhängigkeit ... 715
25.3 Spezieller Teil ... 716
25.3.1 Vegetatives Nervensystem ... 716
25.3.2 Biogene Amine ... 721
25.3.3 Herz und Gefäße ... 722
25.3.4 Blut ... 726
25.3.5 Atemwege ... 728
25.3.6 Verdauungskanal ... 729
25.3.7 Niere ... 730
25.3.8 Schmerzwahrnehmung ... 731
25.3.9 Motorisches System ... 736
25.3.10 Gelenke ... 737
25.3.11 Bewußtsein und Psyche ... 737
25.3.12 Antiinfektiöse Therapie ... 739
25.3.13 Hormone ... 744

**26 Arzneiformenlehre** ... 749
*J. Friedland*

26.1 Vom Wirkstoff zum Arzneimittel ... 749
26.2 Arzneiformen ... 750
26.2.1 Zubereitungen aus Drogen ... 750
26.2.2 Feste Arzneiformen ... 751
26.2.3 Streichfähige Arzneiformen ... 753
26.2.4 Flüssige Arzneiformen ... 754
26.2.5 Gasförmige Arzneiformen ... 757
26.3 Umgang mit Arzneimitteln ... 758
26.3.1 Krankenhausapotheke ... 758
26.3.2 Arzneimittellagerung und Arzneimittelausgabe auf der Station ... 762
26.3.3 Kühllagerung, Arzneimittel mit Verfalldatum ... 762
26.3.4 Betäubungsmittel ... 763

**27 Ernährungslehre** ... 764
*H. Heseker, S. Schulz*

27.1 Einführung ... 764
27.2 Allgemeine Ernährungslehre ... 765
27.2.1 Energiebedarf, Energiezufuhr ... 765
27.2.2 Kohlenhydrate ... 768
27.2.3 Fette ... 771
27.2.4 Proteine ... 773
27.2.5 Ballaststoffe ... 776
27.2.6 Wasser ... 777
27.2.7 Mineralstoffe ... 779
27.2.8 Spurenelemente ... 782
27.2.9 Vitamine ... 786
27.3 Lebensmittelzusatzstoffe und unerwünschte Rückstände in den Lebensmitteln ... 793
27.3.1 Bedeutung ... 793
27.3.2 Lebensmittelzusatzstoffe ... 793
27.3.3 Natürlich vorkommende, unerwünschte Nahrungsbestandteile ... 795
27.3.4 Toxische Schwermetalle ... 796
27.3.5 Organische Rückstände und Verunreinigungen ... 797
27.3.6 Mikrobielle Verunreinigungen ... 798
27.3.7 Radioaktivität ... 799
27.4 Ernährung des gesunden Menschen ... 799
27.4.1 Bedeutung ... 799
27.4.2 Ernährung des Säuglings ... 799
27.4.3 Ernährung des Kleinkinds ... 800
27.4.4 Ernährung des Jugendlichen ... 800
27.4.5 Ernährung des Erwachsenen ... 800
27.4.6 Ernährung während der Schwangerschaft ... 801
24.4.7 Ernährung während der Stillzeit ... 802
27.4.8 Ernährung des älteren Menschen ... 802
27.4.9 Alternative Ernährungsformen ... 802
27.5 Ernährung bei akuten und chronischen Erkrankungen ... 806
27.5.1 Ernährungstherapie im Krankenhaus ... 806
27.5.2 Gastrointestinalorgane ... 808
27.5.3 Stoffwechselerkrankungen ... 816
27.5.4 Erkrankungen der Niere ... 821
27.5.5 Nahrungsmittelallergien und -intoleranzen ... 823
27.5.6 Künstliche Ernährung ... 824

## 28 Medizinische Mikrobiologie .......... 829

*W. Henkel*

28.1 Historische Entwicklung .......... 829
28.2 Allgemeine Epidemiologie der Infektionskrankheiten .......... 830
28.2.1 Epidemie und Endemie .......... 830
28.2.2 Seuchenstatistik .......... 831
28.2.3 Krankheitserreger .......... 831
28.2.4 Unspezifische Abwehr .......... 833
28.2.5 Inkubationszeit .......... 833
28.2.6 Manifestationsindex .......... 833
28.2.7 Immunität .......... 833
28.2.8 Infektionsart .......... 833
28.2.9 Ausscheiden und Keimträger .......... 834
28.2.10 Infektionsweg .......... 834
28.3 Allgemeine Bakteriologie .......... 835
28.3.1 Aufbau der Bakterienzelle .......... 835
28.3.2 Vermehrung der Bakterien .......... 836
28.3.3 Bakteriengenetik .......... 837
28.3.4 Differenzierungsmöglichkeiten .......... 838
28.3.6 Resistenzbestimmung gegen Chemotherapeutika .......... 840
28.3.7 Entnahme und Versand von Untersuchungsmaterial .......... 840
28.4 Spezielle Bakteriologie .......... 841
28.4.1 Systematik .......... 841
28.4.2 Kokken .......... 842
28.4.3 Stäbchenförmige Bakterien .......... 844
28.4.4 Spiralförmige Erreger (Spirochaetales) .......... 848
28.4.5 Mykoplasmen .......... 848
28.4.6 Obligat zellparasitäre Bakterien .......... 848
28.5 Allgemeine Virologie .......... 850
28.5.1 Aufbau .......... 850
28.5.2 Virusvermehrung .......... 850
28.5.3 Pathogenese der Virusinfektion .......... 850
28.5.4 Laboratoriumsdiagnose von Viruskrankheiten .......... 851
28.6 Spezielle Virologie .......... 852
28.6.1 RNS-Viren .......... 852
28.6.2 DNS-Viren .......... 854
28.7 Bakteriophagen .......... 855
28.8 Pilze .......... 856
28.9 Protozoen .......... 857

## 29 Allgemeine Immunologie und Serologie .......... 859

*H. Hlobil*

29.1 Einführung .......... 859
29.2 Grundlagen .......... 859
29.2.1 Aufgaben des Immunsystems .......... 859
29.2.2 Grundbegriffe .......... 860
29.3 Gliederung des Immunsystems .......... 863
29.3.1 Antigenunspezifische Mechanismen .......... 863
29.3.2 Antigenspezifische Mechanismen .......... 864
29.4 Verschiedene Reaktionen des Immunsystems .......... 866
29.4.1 Immunologische Reaktionsformen .......... 866
29.4.2 Klinische Einteilung .......... 866
29.5 Immunologisch-serologische Untersuchungsmethoden .......... 868
29.5.1 Anwendungsbereich und allgemeine Aspekte .......... 868
29.5.2 Immunologische Untersuchungsmethoden .......... 868
29.5.3 Konzentrationsbestimmung von Antikörpern .......... 874
29.6 Immunhämatologie .......... 875
29.6.1 Einführung .......... 875
29.6.2 Untersuchungsmethoden in der Blutgruppenserologie .......... 875
29.6.3 Blutgruppensystem .......... 876
29.6.4 Durchführung der Blutgruppenbestimmung .......... 877
29.6.5 Serologische Vorsorgeuntersuchung während der Schwangerschaft .......... 878
29.6.6 Morbus haemolyticus neonatorum .......... 878
29.6.7 Transfusionsmedizin .......... 879
29.7 Schutzimpfungen .......... 880
29.7.1 Grundbegriffe .......... 880
29.7.2 Aktive Schutzimpfung .......... 880
29.7.3 Passive Schutzimpfung .......... 882

## 30 Hygiene .......... 887

*W. Steuer, V. Hingst*

30.1 Definitionen .......... 887
30.2 Individualhygiene .......... 889
30.2.1 Körperflege und -reinigung .......... 890
30.3 Wohnhygiene .......... 892
30.3.1 Innenraumluft .......... 893
30.3.2 Lärmschutz .......... 894

30.3.3 Innenraumklima ... 895
30.3.4 Planung und Bau von Wohnraum ... 895
30.4 Trinkwasserhygiene ... 896
30.4.1 Normative Regelungen ... 896
30.4.2 Überwachung der Trinkwasserversorgung ... 896
30.4.3 Trinkwasserinfektion ... 896
30.4.4 Trinkwasseraufbereitung ... 898
30.4.5 Trinkwassergewinnung ... 898
30.4.6 Grundwasserschutz ... 899
30.4.7 Chemische Parameter ... 899
30.4.8 Tafelwasser – Mineralwasser – Heilwasser ... 900
30.5 Lebensmittelhygiene ... 901
30.5.1 Normative Regelungen ... 901
30.5.2 Gesundheitsschädigungen durch Lebensmittel ... 902
30.5.3 Hygiene in Krankenhausküchen ... 904
30.6 Lufthygiene ... 906
30.6.1 Luftverunreinigungen ... 907
30.6.2 Emission und Immission ... 907
30.6.3 Gesundheitliche Auswirkungen von Luftschadstoffen ... 908
30.6.4 Maßnahmen zur Luftreinhaltung ... 909
30.7 Badewasser ... 910
30.7.1 Natürliche Badewässer ... 910
30.7.2 Künstliche Badewässer ... 910
30.7.3 Anforderungen an das Schwimmbeckenwasser und an Warmsprudelbecken ... 912
30.8 Abwasser- und Oberflächenwasserhygiene ... 914
30.8.1 Abwasserarten ... 914
30.8.2 Oberflächenwasser ... 914
30.8.3 Gesundheitliche und ökologische Gefahren durch Abwasser ... 915
30.8.4 Abwasserbehandlung ... 916
30.9 Abfall- und Bodenhygiene ... 917
30.9.1 Abfallarten ... 917
30.9.2 Verfahren der Abfallbeseitigung ... 918
30.9.3 Einwirkung von Abfallbeseitigung und Schadstoffen auf den Erdboden ... 919
30.10 Krankenhaushygiene ... 920
30.10.1 Krankenhausinfektion ... 920
30.10.2 Ursachen von Krankenhausinfektionen ... 921
30.10.3 Schwierigkeiten bei der Infektionsprophylaxe ... 921
30.10.4 Erkennung und Überwachung ... 921
30.10.5 Erreger nosokomialer Infektionen ... 921
30.10.6 Normative Regelungen ... 921
30.10.7 Baulich-funktionelle Erfordernisse ... 923
30.10.8 Krankenhausmüll ... 926
30.10.9 Bettenaufbereitung ... 927
30.10.10 Krankenhauswäscherei ... 927
30.10.11 Infektionsprophylaxe in Diagnostik, Therapie und Pflege ... 928
30.10.12 Abschließende Betrachtung ... 931
30.11 Desinfektion, Sterilisation, Entwesung ... 932
30.11.1 Begriffe ... 932
30.11.2 Physikalische Methoden der Desinfektion und Sterilisation ... 932
30.11.3 Chemische Desinfektion und Sterilisation ... 934
30.11.4 Desinfektionsverfahren ... 937
30.11.5 Überprüfung der Wirksamkeit der Sterilisation und Desinfektion ... 937
30.11.6 Normen für die Desinfektion ... 938
30.11.7 Entwesung ... 938

**Sachverzeichnis** ... 939

# Abkürzungsverzeichnis

AEVO = Ausbilder-Eignungsverordnung
AFG = Arbeitsförderungsgesetz
Art. = Artikel
AVG = Angestelltenversicherungsgesetz
AW = Arbeiterwohlfahrt
BAnz. = Bundesanzeiger
BAT = Bundesangestelltentarif
BBiG = Berufsbildungsgesetz
Bek. = Bekanntmachung
ber. = berichtigt
BGA = Bundesgesundheitsamt
BGB = Bürgerliches Gesetzbuch
BGBl. = Bundesgesetzblatt
BGBl. I = Bundesgesetzblatt Teil I
BGBl. II = Bundesgesetzblatt Teil II
BGW = Berufsgenossenschaft für Gesundheitsdienst und Wohlfahrtspflege
BKVO = Berufskrankheitenverordnung
BMA = Bundesministerium für Arbeit und Sozialordnung
BMJFFG = Bundesministerium für Jugend, Familie, Frauen und Gesundheit
BSeuchG = Bundes-Seuchengesetz
BSHG = Bundessozialhilfegesetz
BZgA = Bundeszentrale für gesundheitliche Aufklärung
DGHM = Dt. Gesellschaft für Hygiene und Mikrobiologie
DKG = Deutsche Krankenhausgesellschaft
DPWV = Deutscher Paritätischer Wohlfahrtsverband
DRK = Deutsches Rotes Kreuz
DVO = Durchführungsverordnung
EG = Europäische Gemeinschaft
EGBGB = Einführungsgesetz zum BGB
EGOWiG = Einführungsgesetz zum Gesetz über Ordnungswidrigkeiten
EheG = Ehegesetz
EKG = Elektrokardiogramm
g = Gramm
gem. = gemäß
GewO = Gewerbeordnung
GG = Grundgesetz
GUV = Gemeindeunfallversicherung
h = hora, lat. Stunde
Hb = Hämoglobin
ICD = International Classification of Diseases (Internationale Klassifikation von Krankheiten)
i.d.F. = in der Fassung
IE = Internationale Einheiten
i.m. = intramuskulär
i.v. = intravenös
JGG = Jugendgerichtsgesetz
JWG = Jugendwohlfahrtsgesetz
mg = Milligramm
min = Minute/n
ml = Milliliter
OECD = Organization for Economic Cooperation and Development
OMS = Organisation Mondiale de la Santé
OWiG = Ordnungswidrigkeitengesetz
PStG = Personenstandsgesetz
RGBl. = Reichsgesetzblatt
RiStV = Richtlinien für das Strafverfahren
RMBl. = Reichsministerialblatt
RVO = Reichsversicherungsordnung
S. = Seite
s = Sekunde/n
s.c. = subcutan, subkutan
SGB = Sozialgesetzbuch
Std. = Stunde/n
StGB = Strafgesetzbuch
StPO = Strafprozeßordnung
VBG = Verwaltungsvorschriften der Berufsgenossenschaft
WGO = Weltgesundheitsorganisation
WHO = World Health Organization
ZPO = Zivilprozeßordnung

# Inhaltsübersicht Band II


31. Schmidt, D.: Allgemeine Krankheitslehre

32. Nolte, H., A. von Elling, G. Faasch, J.-H. Frese, M. Luttermann, A. Seeliger, K. Taube, M. Thomsen und M. Zimmermann: Innere Medizin

33. Deltz, E., H.-J. Egbers, R. Engemann: Chirurgie

34. Friesen, A.: Urologie

35. Kemper, F.: Orthopädie

36. Lehmann, V.: Frauenheilkunde und Geburtshilfe

37. Bartels, H.: Kinderheilkunde einschließlich Entwicklung des gesunden Kindes und Säuglingspflege

38. Peters, U. H.: Psychiatrie

39. Busse, O.: Neurologie

40. Christophers, E., A. Krüger: Haut- und Geschlechtskrankheiten

41. Bootz, F.: Hals-, Nasen- und Ohrenkrankheiten

42. Behrendt, S.: Augenkrankheiten

43. Jung, T.: Zahn-, Mund- und Kieferkrankheiten

44. Schütz, R.-M.: Geriatrie

45. van Ackern, K., W. Segiet: Anaesthesie

46. Engel, B. Ch.: Erste Hilfe

47. Pribilla, O.: Sektion

# 1 Geschichte der Krankenpflege

M. Stürzbecher

**Lernziel** In diesem Kapitel wird ein Überblick vermittelt über die allgemeinen Tendenzen der Krankenpflege seit dem Mittelalter, insbesondere über

- die Orte, an denen Krankenpflege stattfand;
- die Personen, welche Krankenpflege ausübten;
- die Standesorganisationen des Krankenpflegepersonals, so daß der Lernende in der Lage ist, nach Durcharbeit dieses Kapitels richtige Aussagen über die Geschichte seines Berufes zu machen.

## 1.1 Einleitung

Die Geschichte der Krankenpflege läßt sich bis ins Altertum zurückverfolgen. Sie steht in engem Zusammenhang mit der jeweiligen Kultur. Die nachfolgende Darstellung bezieht sich im wesentlichen auf die Entwicklung im deutschsprachigen Raum, wobei weniger die theoretischen Zielsetzungen der verschiedenen Strömungen als vielmehr die Praxis in ihren zeitbezogenen Verbindungen skizziert werden sollen.

### 1.1.1 Krankenpflege im Altertum

Während wir aus den Hochkulturen Mesopotamiens kaum Angaben über die Krankenpflege haben, gibt es einzelne Hinweise in der Überlieferung aus dem alten Ägypten auf eine Krankenpflege, die offensichtlich in der Hauptsache von der Familie und den Nachbarn geleistet wurde.
Aus Indien und dem alten China sind zwar medizinische Lehren überliefert, für die Krankenpflege sind die überlieferten Texte aber nur indirekt von Bedeutung.
Aus den medizinischen Theorien des alten Griechenland ergeben sich insbesondere aus der hippokratischen Medizin Rückschlüsse auch auf die Pflege von Kranken, bei denen die Diätetik eine besondere Rolle spielt. In den Heilplänen sind Maßnahmen enthalten, die heute der Krankenpflege zugeordnet werden. Wieweit Tätigkeiten von Personen im kultischen Bereich, z. B. beim Tempelschlaf, dem Pflegepersonal zugeordnet werden könnten, muß offenbleiben.
In der Heilkunde des alten Rom, die weitgehend von der griechischen Medizin beeinflußt war, finden wir eine stärkere Institutionalisierung auch der Behandlung in bestimmten Einrichtungen mit angelerntem Personal für verschiedene Verrichtungen, die heute der Krankenpflege zugeordnet werden.
Nur schwer ist eine Verbindung der Krankenpflege im Altertum und in fremden Kulturkreisen mit der Entwicklung der Krankenpflege im deutschen Sprachgebiet der Neuzeit herzustellen, denn die Krankenpflege bis zum Ende des 19. Jahrhunderts wurde weniger von theoretischen Überlegungen als von den praktischen Gegebenheiten des täglichen Lebens bestimmt.

### 1.1.2 Allgemeine Feststellungen

Zwar finden wir in früheren Jahrhunderten im Abendland Personengruppen, die sich der Pflege von Hilfsbedürftigen „um Gottes willen" angenommen haben, aber die Hilfe für die kranken Armen im Rahmen religiöser Übungen entsprach der Barmherzigkeit und dem Dienst am Armen, nicht einem Anliegen der Gesundheitspflege. Erst im Lauf der letzten 200 Jahre ist die Krankenpflege eine auf gesundheitliche Belange gerichtete Tätigkeit geworden und hat sich langsam von der Mildtätigkeit der Armenpflege gelöst.
Grundsätzlich muß festgestellt werden, daß bis in die zweite Hälfte des vorigen Jahrhunderts die ärztliche Behandlung und die Pflege von Kranken in der Regel in der Wohnung des Patienten stattfanden. Selbst operative Eingriffe und nicht selten Leichenöffnungen wurden im Hause des Kranken durchgeführt. Die ärztliche Sprechstunde in der Wohnung des Arztes, meist in den Morgenstunden vor den Krankenbesuchen, war Armensprechstunde.
Die Pflege des Kranken lag in den Händen der Hausmutter, die darin von anderen weiblichen Familienangehörigen und den Mägden unterstützt wurde. Eingeschlossen in die Krankenpflege waren auch das Gesinde und weitgehend auch die Gesellen der Handwerker. Krankenpflege durch fremde Personen oder die Verpflegung im Hospital waren Dienst am Nächsten im Sinne der christlichen Barmherzigkeit und gehörten zur Armenpflege. Es ist nicht verwunderlich, daß wir seit der frühen Neuzeit in den Hausbüchern und in Aufzeichnungen für die Hausfrauen Mitteilungen über Rezepte für Krankheitsfälle, meist diätetischer Art, und gesundheitliche Vorbeugemaßnahmen finden.
Da wir über die häusliche Krankenpflege nur sehr lückenhaft unterrichtet sind, muß sich die folgende Darstellung der Geschichte der Krankenpflege weitgehend auf die Pflege in den Hospitälern stützen, wobei zu berücksichtigen ist, daß die Hospitäler nicht Krankenhäuser im modernen Sinne waren, sondern Anstalten, in denen Personen verpflegt wurden, die über keine eigene Behausung verfügten.

## 1.2 Hospital und Krankenpflege im Mittelalter

### 1.2.1 Klöster

Die Wurzeln des abendländischen Krankenhauses liegen im früheren Mittelalter und sind eng mit dem Christentum verbunden. In den *Klöstern* finden wir schon im ersten Jahrtausend unserer Zeitrechnung die Anlage eines *Hospitals*. Es läßt sich aber nicht mit Sicherheit sagen, ob die Hospitäler der Klöster Herbergen oder Krankenhäuser waren. Da in etwas späterer Zeit mit vielen Klosterhospitälern auch Kräutergärten verbunden sind, ist anzunehmen, daß diese Gebäudekomplexe auch als Unterkunft- und Behandlungsstätte für Kranke dienten.

In den meisten Regeln für die Angehörigen geistlicher Orden finden sich schon in der frühen Zeit Hinweise auf die Übung der christlichen Barmherzigkeit durch die Pflege von Kranken. In späterer Zeit übt für kranke Ordensleute ein *Infirmarius* die Krankenpflege aus. Die Xenodochien (Fremdenherbergen) im Bereich der Ostkirche dienten ebenfalls der Krankenpflege.

### 1.2.2 Hospitäler in Städten

Im hohen Mittelalter kam es in den Städten zur Ausbildung eines umfangreichen Hospitalwesens. Die Hospitäler, die durch *fromme Stiftungen* oft zu Reichtum gelangten, gerieten bald in die politischen Auseinandersetzungen zwischen geistlicher und weltlicher Macht. In vielen Städten gelang es dem Rat, sich die Aufsichtsrechte über die Hospitäler und deren Vermögen zu sichern.

Bisher ist nicht mit letzter Sicherheit zu sagen, ob in den Hospitälern die *Versorgung von Kranken* oder die *Verpflegung von Pfründnern* im Vordergrund der Aufgabe stand.

Eindeutig als Einrichtungen der Gesundheitspflege sind jedoch die *Leprosorien* anzusehen, die außerhalb der Städte lagen und weniger der Behandlung als der Absonderung von Aussätzigen dienten. Lepröse wurden, nachdem die Erkrankung durch eine besondere *Lepraschau* festgestellt worden war, aus der *bürgerlichen Gesellschaft ausgeschlossen*. Auch die *St.-Georg-Spitäler* vor den Toren der Stadt dienten bis ins 18. Jahrhundert in Seuchenzeiten als *Absonderungsstationen für Infektionskranke*.

### 1.2.3 Orden und Bruderschaften

Die Pflege von Kranken und Verwundeten stand zunächst im Mittelpunkt des Wirkens der *Bruderschaften*, die im Zeitalter der Kreuzzüge entstanden, wobei *ritterliche* und *bürgerliche Orden* unterschieden werden konnten. Diese Zusammenschlüsse sind meist auch Träger von religiösen und sozialen Reformbestrebungen gewesen. Die Bedeutung des *Johanniterordens* und des *Deutschen Ordens* für die politische Entwicklung hat zeitweise ihr Wirken für die Krankenpflege überschattet. Auch die bürgerlichen Zusammenschlüsse, die sich um die Krankenpflege bei denjenigen Bevölkerungsgruppen bemühten, bei welchen eine ausreichende Betreuung im Krankheitsfalle nicht gegeben war, gerieten an vielen Orten in eine schwierige Position, da ihnen sowohl die weltliche als auch die geistliche Obrigkeit mit Mißtrauen gegenüberstanden. Als Beispiel für diese Bruderschaften seien die *Beginen, Begarden* und die *Kalandsbruderschaften genannt*, die vor allem auch häusliche Krankenpflege bei kranken Armen leisteten und sich in manchen Gebieten, z. B. im Rheinland, als *Wartenonnen, Cellitinnen* und *Alexianer* bis ins 19. Jahrhundert halten konnten.

### 1.2.4 Medizinische Versorgung

Die Tätigkeit der Angehörigen dieser Zusammenschlüsse lag weniger in medizinisch-pflegerischen Verrichtungen im modernen Sinne als vielmehr in der *Verpflegung* sowie *materiellen und geistlichen Unterstützung* der kranken Armen.

Auch die Hilfe in Krankheitsfällen durch *Knappschaft* und *Zünfte* bestand vor allem in materieller Unterstützung und geistlichem Beistand. Die Behandlung von Kranken durch *Ärzte und Wundärzte* muß für lange Zeit als Ausnahme angesehen werden. Für eine allgemeine ärztliche Versorgung der gesamten Bevölkerung reichte bis zum 19. Jahrhundert die Zahl der vorhandenen Mediziner bei weitem nicht aus. Außerdem konnten weite Kreise der Bürgerschaft die geforderten Honorare nicht zahlen.

Für die *notorisch Armen*, d. h. für die Personen, die dem Stande der Armen angehörten, wurde die ärztliche Behandlung durch die Obrigkeit oder durch Barmherzigkeit gewährleistet, während die verschämten Armen, die Tagelöhner und andere Minderbemittelte, die Kosten für Arzt und Arznei nicht aufbringen konnten. Auf dem flachen Lande waren im allgemeinen weder Ärzte noch Wundärzte ansässig. So finden wir immer wieder die Klage, daß selbst in den Städten die wenigen Mediziner, vor allem die Barbierchirurgen, Not litten. Während in allen Hospitälern *Geistliche* für das *Seelenheil der Insassen* wirkten, läßt sich bei diesen Einrichtungen nicht immer ein Arzt oder Wundarzt nachweisen.

## 1.3 Zeitalter der Reformation und des Absolutismus

### 1.3.1 Entwicklung der Armenpflege

Auch im Zeitalter der Reformation wurde die *Krankheit als Prüfung Gottes* aufgefaßt, und die Pflege des Kranken galt auch weiter als Werk der *Barmherzigkeit*.

Die *Versachlichung der Armenpflege* im 16. Jahrhundert blieb nicht ohne Einfluß auf die Krankenpflege. Im Protestantismus wurden Vorbilder der frühen Christengemeinden aufgegriffen und die ambulante Krankenpflege den *Witwen* übertragen. Als Beispiel sei hier die Entwicklung in Straßburg im 16. Jahrhundert angeführt. Auch im Hospitalwesen machten sich neue Tendenzen bemerkbar. Hier sei an die Errichtung des Hospitals im ehemaligen Zisterzienserkloster *Haina* durch *Philipp den Großmütigen von Hessen* verwiesen. Trotz Hinweisen auf die Krankenpflege auch in *protestantischen Kirchenordnungen* ist nicht zu übersehen, daß im 17. Jahrhundert im deutschen Sprachgebiet die Krankenpflege und das Hospitalwesen einen gewissen Tiefstand erreicht hatten. Gründungen wie das *Juliusspital in Würzburg*, die gorßartigen Idealpläne für Hospitäler von *J. Furttembach* und anderen dürfen über diese Tatsache nicht hinwegtäuschen.

### 1.3.2 Barmherzige Brüder und Schwestern

Nachdem sich in der ersten Hälfte des 16. Jahrhunderts einige geistliche Orden neben anderen auch der Krankenpflege verschrieben, wurde um 1540 von *Johann von Gott* (Juan di Dios, 1495–1550) in Granada eine karitative Vereinigung zur Betreuung von Kranken gegründet, aus der sich der Orden der *Barmherzigen Brüder* entwickelte. Auch wurde wurde 1574 von *Jacob Olthaus* eine Art Lehrbuch der Krankenfürsorge herausgegeben. Die Barmherzigen Brüder breiteten sich über West- und Mitteleuropa aus, erlangten aber bei weitem nicht die Bedeutung für die weitere Entwicklung wie die *Barmherzigen Schwestern*. Unter dem Einfluß von *Vincent von Paul* (1581–1660) entstand ein neuer Pflegeorden, die *Barmherzigen Schwestern oder Vinzentinerinnen*. Hier finden wir auch eine *Ausbildung in der Krankenpflege*, die bei den älteren Ordensgemeinschaften allem Anschein nach fehlte. Auch an die allgemeine Bildung der Schwestern – z. B. mußten sie lesen und schreiben können – wurden Anforderungen gestellt. Für die weitere Entwicklung der Krankenpflege waren diese Bestrebungen des französischen Geistlichen von großer Bedeutung. Ehe sie auf Deutschland nennenswerten Einfluß gewannen, vergingen allerdings noch mehr als 100 Jahre.
Im 19. Jahrhundert gewannen die *Schwestern vom Heiligen Karl Borromäus* mit dem *Mutterhaus in Nancy* einen gewissen Einfluß. die 1811 in *Trier* gegründete Filiale wurde später zum Mutterhaus für Deutschland. Die Verwilderung der Sitten im *Dreißigjährigen Krieg* blieb in Deutschland nicht ohne Einfluß auf die Krankenpflege. Die Verarmung der Bevölkerung wirkte sich ebenfalls aus, so daß z. B. in vielen Städten die Gesellen jetzt nicht mehr im Erkrankungsfalle im Hause des Meisters versorgt wurden. Es werden daher manchmal *Gewerkskrankenhäuser* erwähnt, wobei es sich um eine Krankenstube in den Gesellenherbergen handelte.
Im Rahmen der *Zünfte* erlangte die *Krankenversorgung eine größere Bedeutung*, wobei wieder mehr die wirtschaftliche Unterstützung im Krankheitsfall als medizinische Belange im Vordergrund standen.
Während in Süd- und Westdeutschland in den größeren Städten in den Hospitälern die medizinische Versorgung durch Ärzte und Wundärzte erfolgte, waren an den meisten Orten die *Hospitäler reine Pfründnerhäuser* geworden. Eine *Trennung* zwischen *heilbaren Kranken, Siechen, Bettlern, Landstreichern* und *sonstigen notorischen Armen* fand nicht statt.

### 1.3.3 Pietismus

Am Ende des 17. Jahrhunderts fehlte es auch in Deutschland nicht an *Reformbestrebungen in der Krankenpflege*. Die Bedeutung des Pietismus ist bisher für die weitere Entwicklung unterschätzt worden. *August Hermann Francke* (1663–1727) organisierte im *Waisenhaus in Halle* ein *modernes Krankenhaus*. Hier wurden nur Kranke aufgenommen. Die Krankenpflege wurde durch genaue Anweisungen geregelt. Diese Anstalt wurde auch gleichzeitig als *Klinikum* für die Medizinstudenten der Universität Halle benutzt. Wurden hier unter pietistischem Gedankengut Grundlagen für das moderne Krankenhauswesen entwickelt, so bleiben gerade im Bereich der Krankenpflege diese Anregungen weitgehend unbeachtet.

### 1.3.4 Stationäre Behandlung heilbarer Kranker

Im 18. Jahrhundert entwickelten sich ganz neue Vorstellungen von der Institution des Krankenhauses. In *Berlin z. B.* wurde 1726 die *Charité* als Krankenhaus und medizinische Ausbildungsstelle geschaffen. Nahm die Charité in der Anfangszeit noch heilbare Kranke und Hospitaliten (Sieche) auf, so wurde diese doch getrennt untergebracht, und bald wurden nur noch heilbare Kranke aufgenommen. Die Institution war aber eine *Einrichtung des Armenwesens*.
Bei der Gründung des *Allgemeinen Krankenhauses* in Wien durch *Joseph II.* (1765–1790) waren die organisatorischen Voraussetzungen ganz andere als in Berlin, aber im Prinzip erfolgte die Entwicklung in der gleichen Richtung. Die wohltätigen Stiftungen wurden zusammengefaßt, und das Allgemeine Krankenhaus sollte nur noch der Behandlung heilbarer Kranker dienen. Die Kranken wurden also von den anderen Hospitaliten getrennt.
Obwohl in den *nach den Revolutionskriegen* von Frankreich annektierten Gebieten die *Stiftungen zusammengefaßt* wurden, vollzog sich dort die Trennung von Kranken und Hospitaliten in den meisten Städten erst um die Mitte des vorigen Jahrhunderts.

### 1.3.5 Wärter und Wärterinnen

Die Krankenpflege hielt mit dieser organisatorischen Entwicklung im Krankenhauswesen zunächst nicht Schritt. In der Charité in Berlin wurde die Krankenpflege weitgehend angehenden *Militärwundärzten* übertragen. Diese Feldschere waren meist sehr rohe Gesellen und, wenn man von Ausnahmen absieht, allem Anschein nach von schlechter Bildung.
Aber das Wirken der gebildeteren Feldschere ist für die Patienten nicht immer von Nutzen gewesen, da diese ihren wissenschaftlichen Neigungen freien Lauf ließen und die Kranken als *Versuchsobjekt* benutzten. Für die Pflege weiblicher Kranker wurden die *Huren* nach beendeter Behandlung der venerischen Erkrankungen herangezogen, um die Kosten ihrer Kur *abzuarbeiten*. Wir finden schon in der Mitte des 18. Jahrhunderts in Berlin die Klage, daß sich für die Krankenpflege „keine brauchbaren Subjekte melden".
Es sind politisch-wirtschaftliche Überlegungen, die dann im 18. Jahrhundert einer besseren medizinischen Versorgung

der Bevölkerung neue Impulse geben. Die *merkantilistische Wirtschaftstheorie* sieht den Bevölkerungsreichtum als eine Quelle des Wohlstands an und empfiehlt der absoluten Obrigkeit bevölkerungspolitische Maßnahmen. Das Leben der Kranken soll erhalten werden. Dazu bedarf es nicht nur der Ärzte und Wundärzte, sondern auch einer verbesserten Pflege der Kranken. Jedoch wird meistens nicht ein *qualifizierter Stand von Pflegekräften* gefordert, sondern noch die *Krankenpflege im Hause des Patienten* als die Regel angesehen.

### 1.3.6 Krankenpflegeschulen

Obwohl vor allem in der religiösen, polizeiwissenschaftlichen und medizinischen Literatur Anregungen für eine bessere Ausbildung von Krankenpflegern zu finden sein dürften, kommt dem *medizinischen Aufklärer Franz Anton Mai* (1742–1814) das Verdienst zu, 1781 in Mannheim eine *Krankenwärterschule* geschaffen zu haben. Ein Jahr später gibt er ein *Lehrbuch* heraus. Bis zu seinem Tode förderte Mai die Ausbildung in der Krankenpflege, wobei auch *weibliche Kräfte* angeleitet wurden. Die Bestrebungen dieses Arztes fanden weite Beachtung, vor allem dort, wo die Hospitäler in einigen Städten zu *Anstalten für heilbare Kranke* wurden. Den nunmehr entstehenden Krankenwärterschulen und Lehrbüchern der Krankenpflege blieb in der Praxis jedoch ein weitreichender Erfolg versagt, da das Krankenpflegepersonal in der öffentlichen Meinung als *sozial deklassiert* angesehen wurde.

In *Berlin* scheiterte 1800 ein Versuch, eine *Krankenpflegeschule* zu errichten, daran, daß sich keine „Subjekte" zur Ausbildung meldeten. In *Magdeburg* wurde 1799 dem Direktor der Hebammenlehranstalt gestattet, auch Unterricht für Krankenwärter zu erteilen. Über den Erfolg dieses Unternehmens liegen keine Berichte vor. Zu Beginn des 19. Jahrhunderts entstanden in *Wien und Straßburg Krankenwartschulen.* Alle Ansätze für eine wirkungsvolle Krankenpflege scheiterten in diesem Stadium der Entwicklung an dem *sozialen Vorurteil und an den schlechten Arbeitsbedingungen.*

## 1.4 Erste Hälfte des 19. Jahrhunderts

### 1.4.1 Pflege von Verwundeten

Während der *Befreiungskriege* (1813–1815) kam es zu einer wesentlichen Änderung in der Pflege von erkrankten und verwundeten Soldaten. Nach der Einführung der allgemeinen Wehrpflicht und nachdem sich viele Angehörige des Bürgertums zu den Fahnen gemeldet hatten, wurde die Pflege der Soldaten im Zuge der patriotischen Begeisterung auch zu einer Aufgabe der *Bürgerinnen*, die sich in *vaterländischen Frauenvereinen* organisierten. Erlosch die Begeisterung auch nach dem Wiener Kongreß sehr schnell, so zeigten sich an dieser Stelle die ersten Ansätze für eine geregelte Krankenpflege, an die nach der Jahrhundertmitte wieder angeknüpft wurde.

### 1.4.2 Krankenpflegeorden

Für die Entwicklung einer geordneten Krankenpflege wurde die Grundlage an anderer Stelle gelegt. Wie schon angeführt, hatten die *Vinzentinerinnen* auch in früherer Zeit schon ihr Wirken gelegentlich auf Südwestdeutschland ausgedehnt. Zu Beginn des 19. Jahrhunderts wurde in Münster/Westf. vom Generalvikar *Clemens August von Droste zu Vischering* (1773–1845) ein Krankenwärterinneninstitut nach dem Vorbild der Vinzentinerinnen eingerichtet. Da die öffentliche Meinung – es ist die Zeit des Königreichs Westfalen – den Vinzentinerinnen nicht günstig war, wurden diese Schwestern, die nach Ordensregeln lebten und sich auch in der Kleidung von den anderen rohen, oft zum Trunke neigenden, zänkischen Krankenwärterinnen unterschieden, *Clemensschwestern* genannt.

Sie erfreuten sich bald eines guten Rufes. Hieran hatte die erste Oberin *Maria Alberti* (1767–1812) nicht geringen Anteil. Sie war als protestantische Pastorentochter aus Hamburg zum katholischen Glauben übergetreten und hatte die Konzeption für den Krankenpflegeorden gemeinsam mit *Clemens August* entwickelt. Hatte schon *Häberl* seine Reform des Krankenhauswesens in München durchgeführt, so war in Bayern auch durch andere geistige und politische Strömungen der Boden für den Ausbau der Krankenpflege durch die *Barmherzigen Schwestern* vorbereitet. Im vierten Jahrzehnt kommt es zur Gründung verschiedener *Mutterhäuser*.

### 1.4.3 Vereine zur Armen- und Krankenpflege

Im dritten Jahrzehnt des 19. Jahrhunderts fehlt es nicht an weiteren Ansätzen zur Schaffung einer Armen- und Krankenpflege. Hier sei nur auf die Anregungen des Pastors *Friedrich Klönne* (1794–1834) vom Niederrhein zu einer *Diakonissenbewegung* u. a. auch für die Krankenpflege hingewiesen. Die Bestrebungen hatten aber zunächst wenig Erfolg.

Die *Choleraepidemie* von 1832 machte deutlich, daß die Krankenpflege, die in der öffentlichen Meinung immer noch fast ausschließlich als ein Zweig des *Armenwesens* angesehen wurde, auch unter medizinischen Gesichtspunkten gesehen werden mußte. *Johann Friedrich Dieffenbach* (1792–1847) war es, der *ärztlich-medizinische Bedürfnisse* für die Krankenpflege um diese Zeit besonders hervorhob.

Die Gründung von Mutterhäusern katholischer Schwestern und die Organisation von besonderen Gesellschaften, wie z. B. in Hamburg der *Weibliche Verein für Armen- und Krankenpflege* durch *Amalie Sieveking* (1792–1859) und die Krankenpflegevereine in Berlin durch *Johann Evangelista Gossner* (1773–1858) dürften wenigstens indirekt durch die Folgen der Choleraepidemie beeinflußt worden sein.

### 1.4.4 Diakonissen

Entscheidenden Einfluß auf die weitere Entwicklung der Krankenpflege um die Mitte des vorigen Jahrhunderts nahmen die Bestrebungen des *Pfarrers von Kaiserswerth* bei Düsseldorf, *Theodor Fliedner* (1800–1864), ein. Gleich nach der Übernahme des Pfarramts lernte er die Not in seiner Gemeinde kennen. Er gründete Vereine für *Gefangenenfürsorge* und zur *Errichtung von Kleinkinderschulen*. Als drittes Aufgabengebiet griff er die *Reform der Krankenpflege* auf. Fliedner nahm die organisatorischen Formen der katholischen Orden zum Vorbild. Er stellte die Krankenpflege in der pietistischen Tradition als religiöse Aufgabe dar. Die *Diakonissen* wurden strengen Lebensregeln unterworfen und – was ebenfalls wichtig war – wie die *rheinische Bürgersfrau* gekleidet. Entscheidend war weiter, daß die Ausbildung in der *leiblichen Krankenpflege* einem Arzt übertragen wurde. Die Krankenpflegerin wurde bewußt als *Helferin des Arztes* erzogen. Neben der leiblichen Krankenpflege hatte die Diakonisse auch *„geistliche Krankenpflege"* zu leisten, die in religiösen Gesprächen mit den Kranken und im Vorlesen geistlicher Schriften bestand. Leibliche und geistliche Krankenpflege wurden als eine Einheit angesehen, wobei die *praktische Hilfe* für den Kranken den Vorrang haben sollte. Fliedner schuf so kurz vor der Jahrhundertmitte eine *Ethik der Krankenpflege*.

### 1.4.5 Organisation der Krankenpflege durch Fliedner

Die Diakonissen waren in dem von Fliedner geschaffenen Krankenhaus tätig, wurden aber auch für auswärtige Privatpflege zur Verfügung gestellt. Bald ging er auch daran, Diakonissen zur Krankenpflege in andere Krankenanstalten zu senden. Hier erkannte Fliedner, daß eine gedeihliche Krankenpflege in seinem Sinne nur möglich war, wenn die organisatorischen Voraussetzungen für eine harmonische Zusammenarbeit gegeben waren. Aufgrund seiner Erfahrungen ging er schon zu Beginn der vierziger Jahre dazu über, Diakonissen nur in solche Krankenhäuser zu entsenden, in denen die Schwestern auch die *Verwaltung des Hauses* übernahmen. Auf diese Weise wurde eine Änderung in der Struktur der Krankenhausverwaltung herbeigeführt. Die Institution der *Oberin* erhielt in diesem Zusammenhang eine entscheidende Position im Krankenhaus. Fliedner arbeitete im Sinne seiner religiös bestimmten Konzeption eine strenge *Kompetenzabgrenzung zwischen Arzt, Seelsorger, Diakonisse und sonstigem Personal* aus.

In kurzer Zeit breitete sich die Krankenpflege durch Diakonissen in Deutschland aus. Diese neue Form der Krankenpflege fand Anerkennung. Für die weitere Entwicklung des Berufes der Krankenschwester war es dabei von Bedeutung, daß die *Diakonissen* im Gegensatz zu den bisherigen Krankenwärterinnen ein *hohes Sozialprestige* besaßen. Fliedner und die von ihm eingesetzten Oberinnen achteten streng darauf, daß nur geeignete Frauen und Mädchen als Diakonissen aufgenommen wurden, wobei als Eignung die *moralische Eignung* verstanden wurde. Eine ähnliche Entwicklung ist auch bei den *Barmherzigen Schwestern* in katholischen Gebieten zu beobachten.

War die Entwicklung der Krankenpflege, wenn man von einigen Ausnahmen absieht, von der medizinischen Wissenschaft bis zum Anfang des 19. Jahrhunderts wenig beachtet worden, so trat langsam eine Änderung in dieser Einstellung ein. Dabei haben sowohl soziale Gegebenheiten als auch theoretische Forderungen diese Entwicklung beeinflußt. Allem Anschein nach wurden in dieser Zeit durch veränderte soziale Bedingungen auch beim Bürgertum öfter als früher Krankenwärter zur häuslichen Krankenpflege benötigt. Auch die weitere Entwicklung der Hospitäler, die zwar immer noch Armenanstalten waren, *vom Pfründnerheim zur medizinischen Behandlungsstätte* schuf einen Bedarf an Pflegepersonal.

## 1.5 Zweite Hälftes des 19. Jahrhunderts

### 1.5.1 Behördliche Regelungen

Um die Mitte des 19. Jahrhunderts finden sich die ersten Ansätze für ein *Interesse der Behörden an qualifiziertem Krankenpflegepersonal*, so z. B. in *Hannover*, wo 1850 gefordert wurde, daß diejenigen, die sich der Krankenpflege widmen wollen, des Lesens und Schreibens kundig, gesund sein müssen und einen rechtschaffenden Lebenswandel führen sollen. In den Krankenhäusern soll eine Ausbildung in der Krankenpflege erfolgen. In *Hessen* wird 1861 in der Medizinalordnung bestimmt, daß für die Zulassung zur gewerbsmäßigen Krankenpflege ein kreisärztliches Zeugnis notwendig ist. Wieweit diese Maßnahmen zu einer Verbesserung der Verhältnisse geführt haben, läßt sich schwer sagen, da, abgesehen von den Diakonissen und den Ordensschwestern, das soziale Ansehen der Krankenwärter und -wärterinnen in der öffentlichen Meinung unverändert gering war. Entsprechend waren die Lebensbedingungen, denn das Wartepersonal wurde den Dienstboten gleichgestellt. Bei *langer Dienstzeit* (16 Stunden täglich) war die *Bezahlung schlecht* (396 Mark jährlich).

### 1.5.2 Kritik an konfessioneller Krankenpflege

Obwohl die Diakonissenbewegung in Preußen die Förderung des Königs fand, ergaben sich vor allem unter den liberalen Ärzten der naturwissenschaftlichen Schule manche Widerstände gegen die Krankenpflegerinnen, die sich sowohl aus weltanschaulichen Gegensätzen als auch aus Erfahrungen in der Praxis, vor allem der Charité, in der seit 1850 auch Diakonissen arbeiteten, ergaben. Die Diakonissen hatten ihre eigenen Regeln und waren daher nicht in der Weise zu kommandieren, wie dies mit den anderen Wärtern üblich war.

Zu den *Kritikern der konfessionell gebundenen Krankenpflege* gehörte auch *Rudolf Virchow* (1821–1902), der sich vor allem nach seiner Rückkehr nach Berlin 1856 mit Entschiedenheit für die Ausbildung und *Ausübung der Krankenpflege außerhalb kirchlicher Organisationen* als *modernen Frauenberuf* einsetzte.

### 1.5.3 Entwicklung in England

Die nicht konfessionell gebundene Krankenpflege erhielt durch die Folgen der kriegerischen Auseinandersetzungen in Europa nach der Mitte des 19. Jahrhunderts einen weiteren Auftrieb.
Der Krimkrieg hatte 1854 deutlich gemacht, daß die Soldaten des englischen Expeditionskorps bei Verwundungen und Erkrankungen weit schlechter versorgt waren als die Franzosen, bei denen Barmherzige Schwestern die Lazarettpflege übernommen hatten. Der britische Kriegsminister übertrug die Organisation der Pflege der in der Türkei verwundeten und erkrankten britischen Soldaten *Florence Nightingale* (1820–1910). In England hatten, wie auf dem Kontinent in den ersten Jahrzehnten des 19. Jahrhunderts, Reformbestrebungen in der Krankenpflege eingesetzt, zunächst aber nur wenig erreicht. Die junge Frau aus vermögender Familie hatte sich trotz der Widerstände der Familie für eine *Reform der Krankenpflege* in ihrer Heimat interessiert und kontinentale Vorbilder studiert. Ihr gelang es, auf dem Kriegsschauplatz – trotz vieler Widerstände durch das Militär – eine gute sachgemäße Versorgung der Verwundeten zu organisieren. Auch nach dem Friedensschluß arbeitete sie an der *Reorganisation des britischen Militärsanitätswesens*. Dann wandte sie sich wieder der Reform der zivilen Krankenpflege zu. Die *Krankenpflege sollte ein öffentlich anerkannter Beruf mit einer fundierten Ausbildung werden*. 1860 konnte beim *St.-Thomas-Hospital in London* eine *Krankenpflegeschule* errichtet werden, die zwar auch von der Oberin des Krankenhauses geleitet wurde, aber doch eine unabhängige Einrichtung war. Es gelang in England, den Beruf der Krankenpflegerin auch außerhalb konfessioneller Gemeinschaften zu einer angesehenen Existenz mit festumrissener Ausbildung zu machen. Ähnlichen Bestrebungen auf dem Kontinent, z. B. in *Lausanne*, blieb der Erfolg versagt.
Um die Jahrhundertmitte lebte an einigen Stellen auch der Gedanke an die *vaterländischen Frauenvereine* wieder auf, wie z. B. 1859 in *Baden*. Hier schienen sich patriotische Kreise des Bürgertums um die Milderung der Not nach Wirtschaftskrisen durch die Gründung des *Badischen Frauenvereins* bemüht zu haben, wobei die Krankenpflege eine besondere Rolle spielte. 1860 wurde in Karlsruhe von diesem Verein ein *Schwesternheim* gegründet.

### 1.5.4 Rotes Kreuz

Durch die Bildung des *Roten Kreuzes* auf Anregung von *Henri Dunant* (1828–1910), der sich aufgrund seiner Erlebnisse auf dem Schlachtfeld von *Solferino* (1859) für eine bessere Versorgung der Verwundeten einsetzte, wurden diese Bestrebungen noch stärker belebt. In den Kriegen 1864, 1866 und 1870/71 wurde die Pflege von Kranken und Verwundeten durch die vaterländischen Frauenvereine wesentlich gefördert und die Idee der öffentlichen Krankenpflege weiter verbreitet. Eine statistische Erhebung im Deutschen Reich 1876 ergab:

- freipraktizierende Krankenpflegerinnen 663
- Diakonissen 1760
- Barmherzige Schwestern und andere Ordensschwestern 5763
- Angehörige sonstiger Genossenschaften und Vereine 525

Diese Aufstellung zeigt, daß damals die weltliche berufsmäßige Krankenpflege durch *Kräfte mit einer Ausbildung* nicht sehr weit verbreitet war – denn es waren nur solche Personen gezählt worden, die eine Vorbildung für die Pflege genossen hatten und gewerbsmäßig tätig waren.
Zu diesem Zeitpunkt wurden in Preußen planmäßig *Krankenpflegeschulen* an Krankenhäusern eingerichtet, wobei es noch nicht zu einer einheitlichen Regelung der Ausbildung und einer staatlich anerkannten Prüfung kam.

### 1.5.5 Viktoria-Schwestern

Hatte sich auch das Ansehen der öffentlichen Krankenpflege gebessert, so war es doch immer noch nicht sehr groß.
Für die Hebung des sozialen Ansehens der Krankenschwestern, die nicht konfessionellen Gemeinschaften angehörten, war die *Verbesserung der Ausbildung* von Bedeutung. Aufgrund *englischer Vorbilder* unter dem Einfluß von Virchow ließ die *Kronprinzessin Viktoria* in Berlin eine Schule für Krankenpflegerinnen, das *Viktoria-Haus*, errichten.
Zunächst war daran gedacht, freie Schwestern auszubilden, doch bald entstand ein Mutterhaus. Die *Viktoria-Schwestern* genossen wegen ihrer guten Ausbildung und der strengen Auswahl, der sie unterzogen waren, großes Ansehen.

### 1.5.6 Einfluß durch Entwicklung der Medizin

Eine gute medizinisch-pflegerische Ausbildung des Pflegepersonals gewann immer mehr Bedeutung, denn die medizinische Wissenschaft und die ärztliche Praxis hatten aufgrund der naturwissenschaftlichen Erkenntnisse große Fortschritte gemacht. Vor allem die Entwicklung in den *operativen Fächern*, besonders nach der Einführung von *Anti- und Asepsis*, stellte an die Krankenpflege immer größere Anforderungen. Hatte noch *Bernhard von Langenbeck* (1810–1887) seine Patienten in ihren Wohnungen operiert, so war sein Amtsnachfolger *Ernst von Bergmann* (1836–1907) schon gezwungen, die meisten chirurgischen Eingriffe, auch bei Privatpatienten, in einer Klinik durchzuführen. Seit den achtziger Jahren entstanden daher an vielen Orten *Privatkliniken*, da in der Meinung des Bürgertums das Krankenhaus immer noch eine Einrichtung des Armenwesens war.
Am Ende des Jahrhunderts, als auch die Krankenpflege durch Verbesserungen in der Krankenpflegetechnik einschließlich der eingesetzten Instrumente zu einem besonderen Fachgebiet wurde, versuchten Ärzte wie *Martin Mendelsohn* (1860–1929) und *Paul Jacobsohn* eine wissenschaftliche Lehre von der Krankenpflege zu entwickeln, stießen aber auf Widerstand sowohl bei den Medizinern als auch bei den Pflegenden.

### 1.5.7 Krankenwärter

Im Laufe der Zeit wurden an vielen öffentlichen Krankenhäusern Krankenpflegeschulen errichtet. Die Ausbildung, die meist von den Oberärzten geleitet wurde, schloß nach sechs oder zwölf Monaten mit einer *hauseigenen Prüfung* ab. 1885 war ein *Reglement für die preußischen Wärterschulen* erlassen worden, in dem die Voraussetzungen für die Aufnahme in die Ausbildung, der Ausbildungsgang und die Arbeitsbedingungen für die Schüler geregelt wurden. Hier sei erwähnt, daß sich durch die Entwicklung des Standes der *Wundärzte (Barbierchirurgen)* aus dem Wundarzt 2. Klasse, der die sog. *kleine Chirurgie* wie z. B. Aderlaß, Schröpfen, Klistiere, Einläufe und Verbände ausüben durfte, nach Abschaffung dieses Berufsstandes die *Heilgehilfen* oder *Heildiener* rekrutierten, die vor allem in ländlichen Gebieten neben der Barbierstube auch noch in der Krankenpflege tätig waren. Aus der Prüfung für die Wundärzte 2. Klasse wurde eine staatliche Prüfung für Heilgehilfen und Masseure.

## 1.6 Die Zeit um die Jahrhundertwende

### 1.6.1 Freie Schwestern

Um die Jahrhundertwende kam es an großen öffentlichen Krankenhäusern zur Gründung eigener *Schwesternschaften*. Aber auch die Zahl der *freien Schwestern* oder, wie sie von den Verbänden genannt wurden, „wilden Schwestern", wuchs immer mehr an, da wegen des medizinischen Fortschritts und der sich ändernden sozialen Verhältnisse besonders in den Großstädten der Bedarf an ausgebildetem Krankenpflegepersonal immer weiter anstieg. Die Gruppe der freien Schwestern hatte eine sozial sehr unterschiedliche Zusammensetzung. Obwohl sich darunter viele an Krankenhäusern ausgebildete Schwestern befanden, war doch nicht zu übersehen, daß zahlreiche dunkle Elemente in der häuslichen Krankenpflege tätig waren. Wegen dieses Personenkreises gerieten die freien Schwestern in einen schlechten Ruf, während das Sozialprestige der Krankenschwestern in den Krankenhäusern und der Schwestern, die Mutterhäusern angehörten, zunahm. Es kam hinzu, daß für die Schwestern, die Privatpflege betrieben, jede soziale Sicherung fehlte. Oft waren sie auch ohne Beschäftigung. So entstanden gewerbsmäßig betriebene *Schwesternheime*, die gegen Entgelt Unterkunft und Verpflegung boten und Stellen vermittelten, meist aber die Frauen ausnutzten. Es wurden zwar Versuche unternommen, die freiberufliche Krankenpflege zu organisieren. Auch die jüdischen Krankenpflegerinnen schlossen sich in einigen großen Städten wie z. B. Berlin, Frankfurt/Main und Köln zu Vereinen zusammen. Den kleinen Zusammenschlüssen blieb jedoch der Erfolg versagt.

Die Zahl des ausgebildeten Pflegepersonals nahm im letzten Quartal des vorigen Jahrhunderts zu. Allein zwischen 1887 und 1898 stieg sie von 14585 auf 29577 bezogen auf 10000 Einwohner von 3,1 auf 5,5. Ein weiterer Anstieg auf 68818 erfolgte bis 1909. Der Anteil der Krankenpfleger lag anfangs bei etwa 10% und stieg bis kurz vor dem Ersten Weltkrieg auf knapp 20%, ein Wert, der mit gewissen Schwankungen bis zum Zweiten Weltkrieg erhalten blieb.

Bis zum Ersten Weltkrieg waren viele Krankenpflegepersonen in der Hauskrankenpflege tätig. So arbeiteten z. B. in Lübeck 1909 von 260 „berufsmäßigen Krankenpflegern" 132 (8 männlich und 124 weiblich) ausschließlich oder überwiegend in der häuslichen Krankenpflege (ca. 50%).

### 1.6.2 Berufsbezeichnung

Die Berufsbezeichnung des Krankenpflegepersonals war seit dem 18. Jahrhundert *Krankenwärter* und *Krankenwärterin*. Von den religiösen Gemeinschaften war zur Unterscheidung der Pflegerinnen, die im Sinne der christlichen Barmherzigkeit wirkten, die Bezeichnung *Schwester* eingeführt worden. Während gegen Ende des 19. Jahrhunderts von den konfessionell nicht Gebundenen die Bezeichnung *Krankenpflegerin* gebraucht wurde, verschwand der Begriff der Wärterin als diskriminierend völlig. Kurz nach der Jahrhundertwende wurde dann auch für die freiberuflichen Pflegerinnen sehr schnell die Berufsbezeichnung *Krankenschwester* oder kurz *Schwester* üblich. Auch die Schwesterntracht, ursprünglich ein äußeres Zeichen der besonderen sozialen Stellung der konfessionell gebundenen Krankenpflegerin, wurde zur allgemeinen *Berufskleidung* auch der freiberuflichen Krankenschwester.

### 1.6.3 Kinderkrankenschwestern

Im Hinblick auf die Probleme der Pflege der Säuglinge und Kinder, der besonders unter bevölkerungspolitischen Gesichtspunkten im Zeichen des Geburtenrückgangs und der hohen Säuglingssterblichkeit um die Jahrhundertwende große Beachtung geschenkt wurde, bildete sich eine besondere Gruppe von Krankenschwestern mit spezieller Ausbildung heraus, die *Säuglings- und Kinderschwester.*

Ausgehend von den Bemühungen *Arthur Schlossmanns* (1867–1932) in Dresden entstanden in Anlehnung an Kinderkliniken und Säuglingskrippen Säuglingspflegerinnenschulen. Mit dem Erlaß einer Prüfungsordnung in Preußen 1917 fand diese Entwicklung ihren vorläufigen Abschluß.

### 1.6.4 Agnes-Karll-Verband

Kurz nach der Jahrhundertwende gelang es einer kleinen Gruppe von freiberuflich tätigen Krankenpflegerinnen, das Interesse der Öffentlichkeit auf die sozialen Probleme dieser Berufsgruppe zu lenken. 1903 kam es aufgrund der Vorschläge von *Agnes Karll* (1868–1927) in Berlin zur Gründung der *Berufsorganisation der Krankenpflegerinnen Deutschlands.* Dieser Fachverband bot seinen Mitgliedern Arbeitsplatzvermittlung ohne Eingriff in die Dienstverträge, Beratung in Arbeits- und Rechtsfragen sowie die Möglichkeit für den Abschluß einer Versicherung zu angemessenen Bedingungen. Die Mitglieder hatten von ihrem Gehalt nur einen Mitgliedsbeitrag an die Berufsorganisation zu zahlen. Während sich dieser Berufsorganisation zahlreiche Schwestern anschlossen, blieb den *Bemühungen der Gewerkschaften*, die Krankenpflgerinnen zu organisieren, ein nennenswerter Erfolg versagt. In dieser Zeit war der Zulauf von *Töchtern aus sogenannten guten Häusern* zum Krankenpflegeberuf sehr groß. Um die berufsständische Organisation der Krankenschwestern machte sich Agnes Karll auch dadurch verdient, daß sie den ersten ordentlichen Kongreß des 1899 in England gegründeten *Weltbundes der Krankenpflegerinnen* 1904 in Berlin organisierte und diese internationale Organisation tatkräftig förderte. Die Entwicklung des Berufes muß, wie neue Forschungsansätze zeigen, auch im Zusammenhang mit der Frauenbewegung gesehen werden.

Noch vor dem Ersten Weltkrieg setzten auch Bestrebungen ein, die Arbeitsbedingungen der Krankenschwestern in den Krankenhäusern zu verbessern. So wurden Forderungen nach *geregelter Arbeitszeit*, Schichtdienst und Erarbeitung von Schlüsselzahlen laut. Die Schwestern der Stadt Berlin erhielten 1910 neben freier Kost vom II. Tisch, freier Wohnung, Dienstkleidung und Reinigung auch der Privatwäsche sowie freier ärztlicher Behandlung und Arznei als Anfangsgehalt 480 DM jährlich, das sich auf 720 Mark nach zwölfjähriger Dienstzeit steigerte.

## 1.7 Entwicklung bis zum Zweiten Weltkrieg

### 1.7.1 Prüfungsordnungen

Im ersten Jahrzehnt des 20. Jahrhunderts fiel in Deutschland eine wichtige Entscheidung für die weitere Entwicklung des Krankenpflegeberufes. Die Behörden der deutschen Bundesstaaten bemühten sich unter der Führung Preußens um eine *einheitliche Ausbildung des Krankenpflegepersonals.* Wissenschaftlich begründete Forderungen (dreijährige Ausbildungszeit) und die Erfordernisse der Praxis standen sich schroff gegenüber. Nachdem 1903 in Preußen *Vorschriften über die Prüfung und Beaufsichtigung von staatlich geprüften Heilgehilfen und Masseuren* in Weiterentwicklung der Prüfungen der ehemaligen Wundärzte 2. Klasse erlassen worden waren, wurde die Diskussion über die staatliche Prüfung für Krankenpflegerinnen belebt. Nach Verhandlungen im Reichsgesundheitsrat und einer entsprechenden Beschlußfassung im Bundesrat 1906 wurden Prüfungsvorschriften nach dem jeweiligen Landesrecht in einzelnen Bundesstaaten erlassen. 1907 führte man in Preußen die *staatliche Prüfung* nach *einjährigem Kurs* an einer *Krankenpflegeschule* ein. Im Laufe von rund einem Jahrzehnt kam es in den meisten anderen Bundesstaaten zu ähnlichen Regelungen, z. B. 1908 in Württemberg und Hessen, 1909 in Sachsen, 1919 in Baden, 1920 in Bayern. Nach dem Ersten Weltkrieg wurde die Ausbildungszeit in einer Reihe von deutschen Ländern auf zwei Jahre verlängert (Preußen, Sachsen, Hessen, Thüringen, Hamburg, Braunschweig). In anderen Ländern blieb man weiter bei einer einjährigen Ausbildungsdauer (Bayern, Baden, Württemberg, Bremen, Mecklenburg).

In den zwanziger Jahren setzten verstärkt Bestrebungen zur Organisation von Fort- und Weiterbildung der Krankenschwestern ein. Als Beispiel für die damit verbundene Institutionalisierung sei hier nur auf die Gründung der Werner-Schule des DRK im Jahre 1927 verwiesen.

### 1.7.2 Schwesternverbände in der NS-Zeit

Während der *Weimarer Republik* wurde unter standespolitischen und wissenschaftlichen Gesichtspunkten die Verbesserung der Ausbildung und der sozialen Stellung des Krankenpflegepersonals lebhaft erörtert, und es kam zu den ersten Arbeitsgemeinschaften von Schwesternorganisationen. Nach der Machtübernahme durch die Nationalsozialisten begann die Gleichschaltung der verschiedenen Schwesternverbände. 1934 wurde die *NS-Schwesternschaft*, die sog. „braunen Schwestern" – die Schwesterntracht hatte eine braune Farbe –, als parteipolitisch gebundene Schwesternorganisation geschaffen. 1936 entstand der *Reichsbund der freien Schwestern und Pflegerinnen*, in dem die freien Schwestern erfaßt wurden und in den zwei Jahre später die *Berufsorganisation der Krankenpflegerinnen Deutschlands* überführt wurde. Im Jahre 1936 wurde ein *Fachausschuß für Schwesternwesen* gegründet, der nach dem herrschenden Führerprinzip der Reichsfrauenführerin unterstellt wurde. 1939 waren in diesem Fachausschuß folgende Schwesternorganisationen zusammengefaßt:

- NS-Schwesternschaft,
- Reichsbund der freien Schwestern und Pflegerinnen,
- Schwesternschaft des Deutschen Roten Kreuzes,
- Diakoniegemeinschaft – ein Verband der evangelischen Mutterhäuser und Schwesternverbände,
- Caritasverband – ein Zusammenschluß der katholischen Mutterhäuser und Schwesternverbände.

Nach dem Ersten Weltkrieg kann ein weiterer Anstieg der Zahl des ausgebildeten Krankenpflegerpersonals beobachtet werden. Mitte der zwanziger Jahre lag die absolute Zahl dieser Berufsgruppe noch weit unter 100 000, sie stieg aber bis 1938 auf 132 288 an. Bezogen auf 10 000 der Bevölkerung erfolgte ein Anstieg von 14,1 im Jahre 1927 auf 19,9 im Jahre 1938.

Im Jahre 1936 waren 19 141 Gemeindekrankenschwestern im Deutschen Reich tätig (14,6% aller Krankenschwestern). 1939 wurde dagegen ein Bedarf von 23 000 Gemeindekrankenschwestern für das „Altreich" festgestellt.

### 1.7.3 Berufsrecht in der NS-Zeit

Im Zuge der Gleichschaltung nahm man auch eine reichseinheitliche Regelung des Berufsrechtes in Angriff. Am 28. September 1938 wurde das *Reichsgesetz zur Ordnung der Krankenpflege* erlassen, das die Zulassung zur Ausbildung, den Ausbildungsgang und gewisse Fragen der gewerbsmäßigen Ausübung der Krankenpflege regelte.

## 1.8 Nach dem Zweiten Weltkrieg

Auch nach der Gründung der Bundesrepublik Deutschland hielt der Anstieg der Zahl des Pflegepersonals an. Die absolute Zahl verdoppelte sich von rund 100000 im Jahre 1952 auf über 200000 in der Mitte der achtziger Jahre, wobei zu berücksichtigen ist, daß in der amtlichen Statistik der Erfassungsmodus sich änderte und daher ein Vergleich nur in der Tendenz möglich ist. Unter Berücksichtigung dieser Tatsache ist auch die Entwicklung der Relativzahlen, bezogen auf 1000 Einwohner, mit einem Anstieg von 20,0 auf 35,0 zu betrachten. Lag der Anteil der Männer in der Krankenpflege in der Mitte der fünfziger Jahre bei etwa 9%, so stieg er bis 1984 auf rund 16%.

Auch in der ehemaligen DDR war eine erhebliche Zunahme des Krankenpflegepersonals festzustellen. Während für die Bundesrepublik Deutschland bis zur Mitte der achtziger Jahre, mit den schon erwähnten Einschränkungen, eine Zahlenreihe gebildet werden kann, ist dies in der ehemaligen DDR nicht möglich, da die veröffentlichten Zahlen dem Anschein nach nicht nach gleichbleibenden Erhebungsgrundsätzen gewonnen wurden wie z. B. Zahlen über das mittlere medizinische Personal unter wechselnder Zusammenfassung von Krankenschwestern, Kinderkrankenschwestern und Hebammen. Teilweise wurde auch über „Vollbeschäftigte Einheiten" berichtet. Für das Jahr 1989 wird eine Zahl 104600 angegeben, während für 1980 rund 82000 genannt werden.

### 1.8.1 Berufsrecht in der Bundesrepublik Deutschland

Durch die Kriegsereignisse kam es, trotz der 11 Rechtsverordnungen und zahlreichen Verwaltungsvorschriften, nicht zu einer abschließenden Regelung des Berufsrechts. Durch die Folgen des Zusammenbruches setzte zunächst eine unterschiedliche Weiterentwicklung des Berufsrechts in der Krankenpflege auf Länderebene ein. Doch wurde bald das Bedürfnis einer bundeseinheitlichen Gesetzgebung auf diesem Gebiet deutlich, das zum Erlaß des „Gesetzes über die Ausübung der Kranken- und Kinderkrankenpflege (Krankenpflegegesetz) vom 15. Juli 1957 und der Prüfungsordnung vom 22. April 1959 führte. Im Jahre 1965 wurde das Krankenpflegegesetz novelliert und am 2. August 1966 eine Ausbildungs- und Prüfungsordnung mit einer Prüfung nach dreijähriger Ausbildung erlassen. Im Zusammenhang mit dieser Rechtssetzung wurde auch das Berufsbild der *Krankenpflegehelferin bzw. des Krankenpflegehelfers* mit einer einjährigen Ausbildung geschaffen.

Im April 1970 wirkte die Gesundheitsministerkonferenz auf die Bildung einer kleinen Kommission zur Überprüfung des Krankenpflegegesetzes hin mit dem Ziel, dieses zu ändern. Zwei Jahre später ersuchte der Deutsche Bundestag die Bundesregierung, eine grundsätzliche Neuordnung des Krankenpflegerechtes auf der Grundlage des Europäischen Übereinkommens vom 25. 10. 1967 herbeizuführen. Im August 1974 wurde von der Bundesregierung der 1. Entwurf eines Gesetzes über nichtärztliche Heilberufe in Geburtshilfe und Krankenpflege vorgelegt, unter Berücksichtigung des Berufsbildungsgesetzes und des Bildungsgesamtplanes mit der Schaffung von Berufsfeldern und einem gemeinsamen Grundbildungsjahr. Diese Konzeption scheiterte im Bundesrat. Die gemeinsame gesetzliche Regelung von Krankenpflege und Geburtshilfe wurde dann aufgegeben.

Anfang der achtziger Jahre folgten weitere Gesetzentwürfe, bis es schließlich am 4. 6. 1985 zum Erlaß eines neuen Krankenpflegegesetzes kam, das jetzt unter Berücksichtigung des sich schnell ausgestaltenden internationalen europäischen Rechtes ständig formal ergänzt wird.

Kurz angemerkt sei, daß auch in der Krankenpflege in den letzten Jahrzehnten eine Spezialisierung eingetreten ist, so daß durch Weiterbildungsordnungen Regelungen für bestimmte Berufsgruppen, wie z. B. Operations-, Intensiv-, Unterrichtsschwestern, Krankenpflegeleitung getroffen wurden.

### 1.8.2 Entwicklung des Berufes in der ehemaligen Deutschen Demokratischen Republik (DDR)

Anders als in den westlichen Besatzungszonen war man in der sowjetisch besetzten Zone bestrebt, einen Bruch zu den bisherigen Traditionen auch in der Krankenpflege herbeizuführen. Schon vor der Gründung der DDR wurde von der Sowjetischen Militäradministration in Deutschland (SMAD) am 1. 7. 1946 eine Verordnung über die berufsmäßige Ausübung der Krankenpflege erlassen, die das Krankenpflegegesetz von 1938 außer Kraft setzte. Die Krankenpflegeausbildung wurde in den Aufbau des allgemeinbildenden Schulsystems sowie der „unteren und oberen Berufsschulen" einbezogen. Es wurde ein einheitliches Lehrprogramm für die Krankenpflegeschulen von der Deutschen Zentralverwaltung für Gesundheitswesen der sowjetisch besetzten Zone (DZVG) unter Anleitung der SMAD entwickelt und mit der obengenannten Verordnung eingeführt.

Die gesundheitspolitischen Richtlinien des Zentralkomitees der SED vom März 1949 bildeten zunächst die Grundlage für die weitere Entwicklung. Es kam der Begriff des „mittleren medizinischen Kaders" auf, zu dem auch die Krankenpflegeberufe gehörten. Bereits 1949 erfolgte eine Regelung unter Einfluß der Organisation des Gesundheitswesens in der Sowjetunion in Abstimmung zwischen dem Politbüro des Zentralkomitees des SED, des Ministerrates der DDR und des Freien Deutschen Gewerkschaftsbundes (FDGB).

Die weitere Entwicklung bis 1974 der Ausbildung in der Krankenpflege in der DDR kann nur im Zusammenhang mit der Organisation des Schul- und Fachschulwesens gesehen werden. 1961 erfolgte eine Änderung durch die Einführung einer dreijährigen Ausbildung. Ab 1974 wurde die Ausbildung der „mittleren medizinischen Kader" in verselbständigten Medizinischen Fachschulen in der Zuständigkeit des Ministeriums für Gesundheitswesen durchgeführt. Die Entwicklung des Berufsbildes der Medizinpädagogen und der akademischen ausgebildeten Diplom-Krankenschwester muß an dieser Stelle erwähnt werden.

Mit dem Einigungsvertrag trat 1990 auch für die Krankenpflege mit bestimmten Übergangsbestimmungen das Berufsrecht der Bundesrepublik Deutschland auch im Beitrittsgebiet in Kraft.

### 1.8.3 Verbände

Mit dem Zusammenbruch des Dritten Reichs im Jahre 1945 war auch für die unter dem NS-Regime geschaffenen Schwesternverbände das Ende gekommen. In den drei westlichen Besatzungszonen wurden zunächst auf lokaler Ebene die Organisationen neu aufgebaut. In der sowjetisch besetzten Zone blieben Berufsorganisationen verboten. Die Krankenpflegeberufe wurden in der Einheitsgewerkschaft „Freier Deutscher Gewerkschaftsbund" (FDGB) organisiert. In den Westzonen gab es zunächst unterschiedliche Tendenzen, u. a. gab es den Versuch, die Stellung einer Landesoberin zu schaffen. Aber schon nach kurzer Zeit kristallisierten sich auf Bundesebene die Gruppierungen heraus, die schon vor der Gleichschaltung gewirkt hatten. Die verschiedenen Verbände schlossen sich zu Dachverbänden zusammen, von denen hier nur auf den Deutschen Berufsverband für Krankenpflege (DBfK) – unter dem internationalen Dach des International Concil of Nurses (ICN) – und die Arbeitsgemeinschaft Deutscher Schwesternverbände (ADS) mit unterschiedlichen internationalen Verbindungen hingewiesen sei. Diese stehen wiederum in enger Zusammenarbeit mit den Spitzenverbänden der freien Wohlfahrtspflege.

In der ehemaligen DDR wurde auf Anregung der zuständigen ZK-Abteilung der SED 1979 eine Sektion Krankenpflege in der Gesellschaft für Krankenhauswesen gegründet, aus der 1986 eine Gesellschaft für Krankenpflege hervorging. Diese war weniger auf berufsständische als auf wissenschaftliche Fragen orientiert.

#### Weiterführende Literatur

Bauer, F.: Geschichte der Krankenpflege. Baumann, Kulmbach 1965

Bloch, I.: Die geschichtliche Entwicklung der wissenschaftlichen Krankenpflege. Fischer, Berlin 1899

Brunner, C.: Über Medizin und Krankenpflege im Mittelalter in schweizerischen Landen. Orell Füssli, Zürich 1922

Dietrich, E.: Geschichtliche Entwicklung der Krankenpflege. In: Handbuch der Krankenversorgung und Krankenpflege, Bd. I. Hirschwald, Berlin 1898

Fischer, A.: Geschichte des deutschen Gesundheitswesens. Herbig, Berlin 1933

Gatz, E.: Kirche und Krankenpflege im 19. Jahrhundert. Schöningh, Paderborn 1971

Gedike, C. E.: Handbuch der Krankenwartung, 3. Aufl. Hirschwald, Berlin 1854. Reprint mit Nachwort von M. Stürzbecher. Antiqua Verlag, Lindau 1978

Geschichte des Badischen Frauenvereins. Braun, Karlsruhe 1881

Gihring, K.: Ein neues Licht. Großherzogin Luise und das Rote Kreuz. Burda, Offenburg 1963

Haeser, H.: Geschichte der christlichen Krankenpflege und Pflegerschaften. Nachdruck der Ausgabe von 1857. Kleinert, Reichenhall 1966

Karbe, K.-H.: Geschichte der Krankenpflege und des Krankenpflegeberufs. Lehrmaterialien für Ausbildung und Weiterbildung von mittleren medizinischem Personal. Institut für Weiterbildung mittlerer medizinischer Fachkräfte, Potsdam 1982

Katscher, L.: Geschichte der Krankenpflege. Christlicher Zeitschriften-Verlag, Berlin o. J.

Katscher, L.: Krankenpflege und „Drittes Reich" 1933–1939, Der Weg der Schwesternschaft des Evangelischen Diakonievereins; dies.: Krankenpflege und Zweiter Weltkrieg 1939–1944; dies.: Krankenpflege und das Jahr 1945; Diakonie-Verlag, Stuttgart 1990–1993

Kruse, A. P.: Die Krankenpflegeausbildung seit der Mitte des 19. Jahrhunderts. Kohlhammer, Stuttgart 1987

Küster, R.: Die Krankenpflege in Vergangenheit und Gegenwart. Elwert, Marburg 1885

Nutting, M. A., L. L. Dock: Geschichte der Krankenpflege. Reimer, Berlin 1910–1913

Probst, C.: Der Deutsche Orden und sein Medizinalwesen in Preußen. Wiss. Archiv, Bad Godesberg 1969

Püschel, E.: Tabellarische Darstellung der Geschichte der Krankenpflege für Kinderkrankenschwestern und -schülerinnen. Alete GmbH, München 1971

Der Ruf der Stunde. Schwestern unter dem Roten Kreuz. Kohlhammer, Stuttgart 1963

Schaper, H.-P.: Aspekte der Kritik traditioneller Krankenpflege-Geschichtsschreibung. Historia Hospitalium 14 (1981/82) 321–335

Seidler, E.: Geschichte der 6. Aufl. Medizin und der Krankenpflege. Kohlhammer, Stuttgart 1993

Seymer, L. R.: Geschichte der Krankenpflege. Kohlhammer, Stuttgart 1936

Sticker, A.: Die Entstehung der neuzeitlichen Krankenpflege. Kohlhammer, Stuttgart 1960

Sticker, A.: Agnes Karll. Die Reformerin der deutschen Krankenpflege. Aussaat, Wuppertal 1977

Trüb, C. L. P.: Krankenpflegeberufe. In Daniels, J.: Das öffentliche Gesundheitswesen, Bd. II. Thieme, Stuttgart 1964

Wellner, A.: Die 1836 vom Stadtphysikus A. W. C. Ruhstrat in Göttingen gegründete „Krankenwärterlehranstalt". Ihre Entstehung und Entwicklung vor dem Hintergrund der wichtigsten Stationen der Geschichte der Krankenpflegeausbildung bis zum Gründungsjahr. Werner-Schule Krankenpflegehochschule vom Deutschen Roten Kreuz Göttingen Weiterbildungslehrgang 1990/1992, Göttingen 1992

Windels-Buhr, D.: „Wie bei den Männern der Geist, so ist bei den Frauen die Gesinnung am meisten rege und thätig." Exemplarische Studie über die Institutionalisierung der Pflege und Pflegeethik an der Charité und der Diakonissenanstalt Kaiserswerth im Zeitraum 1830–1848. Diplomarbeit zur Erlangung des Grades einer Diplom-Pflegepädagogin; Humboldt-Universität zu Berlin, Universitätsklinikum Charité, Studiengang Medizinpädagogik/Pflegepädagogik, Berlin 1995

Wolff, H.-P.: Entwicklung der Krankenpflege in Magdeburg, o. O. (Magdeburg) 1977

Wolff, H.-P.: Grundzüge einer Geschichte der Medizinpädagogik des 18. und 19. Jahrhunderts unter besonderer Berücksichtigung des Territoriums der Deutschen Demokratischen Repupblik. Diss., Humboldt-Universität, Berlin 1978

Wolff, H.-P.: Vergleichende Geschichte der medizinischen Berufsbildung. Recom, Basel-Eberswalde 1994

Wolff, H.-P., J. Wolff: Geschichte der Krankenpflege. Recom, Basel-Eberswalde 1994

# 2 Staatsbürgerkunde

W. Schell

**Lernziel**

Mit diesem Kapitel werden dem Leser Grundinformationen vermittelt, die ihn befähigen,

- die staatliche Ordnung der Bundesrepublik Deutschland zu überblicken und zu beschreiben bzw. wichtige Staatengemeinschaften zu nennen;
- volkswirtschaftliche Begriffe zu erläutern und das Wirtschaftsleben der Bundesrepublik Deutschland zu beschreiben bzw. zu charakterisieren;
- Aussagen darüber zu machen, wie sich die politische Meinungsbildung und das politische Handeln vollziehen.

## 2.1 Grundlagen der staatlichen Ordnung in der Bundesrepublik Deutschland

### 2.1.1 Grundgesetz

Nach der nationalsozialistischen Gewaltherrschaft ging mit dem Ende des Zweiten Weltkrieges die staatliche Gewalt auf die Siegermächte über. Diese Gewalt gaben die westlichen Siegermächte nach und nach auf deutsche Organe zurück, zuerst auf Gemeinde- und Kreisebene, dann auf der Ebene der Länder. Am Ende stand schließlich die Bundesrepublik Deutschland mit der neuen *Verfassung*, dem Grundgesetz (GG).

Das GG wurde vom Parlamentarischen Rat (65 Abgeordnete und 5 Vertreter aus Berlin) erarbeitet und am 23. 5. 1949 angenommen. Es trat am 24. 5. 1949 in Kraft. Die Konstituierung der obersten Bundesorgane erfolgte bis zum 20. 9. 1949. Die Handlungsfähigkeit der Bundesrepublik Deutschland war jedoch zunächst durch das *Besatzungsstatut* eingeschränkt. Erst der *Deutschlandvertrag* vom 26. 5. 1952 brachte der Bundesrepublik Deutschland die Souveränität. Ausgenommen waren Fragen über Berlin, über die Wiedervereinigung Deutschlands und den künftigen Friedensvertrag.

Das GG sollte nach den Vorstellungen seiner Schöpfer nur ein *Provisorium* bis zur Wiederherstellung der deutschen Einheit darstellen, zu deren Vollendung die Präambel des GG aufforderte. Diese Präambel ging ausdrücklich von dem Fortbestand der nationalen und staatlichen Einheit des ganzen deutschen Volkes aus.

Im damals sowjetisch besetzten Teil Deutschlands wurde am 7. 10. 1949 die Deutsche Demokratische Republik (DDR), ein Staat mit starken Bindungen an die UdSSR, errichtet. Versuche, im Einflußbereich der UdSSR Veränderungen, vor allem mehr Grund- und Bürgerrechte durchzusetzen, wurden lange Zeit unterdrückt. Erst allmählich ebneten eine Reihe von Konferenzen und Abkommen/Verträge (z. B. Verträge zwischen der Bundesrepublik Deutschland und der UdSSR bzw. Polen 1970, Grundlagenvertrag zwischen der Bundesrepublik Deutschland und der DDR 1972, KSZE-Schlußakte von Helsinki 1975) den Weg für eine Entspannung in den Ost-West-Beziehungen. Bislang unantastbare politische Grundsätze wurden nach und nach aufgelockert bzw. beseitigt. Der „Eiserne Vorhang" wurde stückweise demontiert.

1989 kam es in der DDR zu Demonstrationen, die schließlich zum Sturz der Regierung der DDR und zum Öffnen der Berliner Mauer und der „innerdeutschen Grenze" führten. Diese „friedliche Revolution" brachte gewaltige Veränderungen. Am 18. 3. 1990 kam es zu den ersten freien Wahlen in der DDR. Am 1. 7. 1990 trat der Vertrag über die Schaffung einer Währungs-, Wirtschafts- und Sozialunion zwischen der Bundesrepublik Deutschland und der DDR in Kraft. Am 23. 8. 1990 erklärte dann die DDR mit Wirkung vom 3. 10. 1990 ihren Beitritt zum Geltungsbereich des GG. Die Grundlage dieses Beitritts bildete der Vertrag zwischen der Bundesrepublik Deutschland mit der DDR über die Herstellung der Einheit Deutschlands (Einigungsvertrag) vom 31. 8. 1990 (Gesetz vom 23. 9. 1990). Das Abschlußdokument der sog. „2+4-Gespräche" (Bundesrepublik Deutschland und DDR + Frankreich, Großbritannien, UdSSR und USA) vom 12. 9. 1990 führte schließlich zu folgenden bedeutsamen Festlegungen: Deutschland erhält die volle Souveränität. Die alliierten Vorbehaltsrechte für Berlin und Deutschland werden aufgegeben. Deutschland kann frei über seine Bündniszugehörigkeit entscheiden. Die Ostgrenze Deutschland („Oder-Neiße-Linie") wird völkerrechtlich anerkannt.

Das GG ist die rechtliche *Grundordnung der Bundesrepublik Deutschland*. Es regelt die Aufgaben und die Organisation des Staates und umschreibt die verfassungsrechtliche Stellung der Bürger. Diese Ordnung wird als eine freiheitliche demokratische Grundordnung bezeichnet, die unter Ausschluß jeglicher Gewalt- und Willkürherrschaft eine rechtsstaatliche Herrschaftsordnung auf der Grundlage der Selbstbestimmung des Volkes nach dem Willen der jeweiligen Mehrheit und der Freiheit und Gleichheit darstellt.

Die durch den Einigungsvertrag neu gefaßte Präambel des GG hat folgende Fassung: „Im Bewußtsein seiner Verantwortung vor Gott und den Menschen, von dem Willen beseelt, als gleichberechtigtes Glied in einem vereinten Europa dem Frieden der Welt zu dienen, hat sich das Deutsche Volk kraft seiner verfassungsgebenden Gewalt dieses Grundgesetz gegeben.

Die Deutschen in den Ländern Baden-Württemberg, Bayern, Berlin, Brandenburg, Bremen, Hamburg, Hessen, Mecklenburg-Vorpommern, Niedersachsen, Nordrhein-Westfalen, Rheinland-Pfalz, Saarland, Sachsen, Sachsen-Anhalt, Schleswig-Holstein und Thüringen haben in freier Selbstbestimmung die Einheit und Freiheit Deutschlands vollendet. Damit gilt dieses Grundgesetz für das gesamte Deutsche Volk."

## 2.1.2 Grundrechte

Die Grundrechte wurden mit Rücksicht auf ihre besondere Bedeutung und zur Charakterisierung des Wandels der Staatsauffassung an den Anfang des GG gestellt: *Der Staat ist um des Menschen willen da, nicht der Mensch um des Staates willen.*

Die Bezeichnung „Grundrechte“ steht als Zusammenfassung für Menschenrechte und Bürgerrechte. Die *Menschenrechte* gelten für „jedermann“. Sie beruhen auf der Achtung vor der Würde, Freiheit und Unverletzlichkeit des Menschen. Die Unantastbarkeit der Menschenwürde entspricht dem Persönlichkeitswert, der dem Menschen nach seiner Natur und Geistigkeit in der Schöpfungsordnung zukommt. Bestimmte Grundrechte sind als *Bürgerrechte* allein deutschen Staatsangehörigen vorbehalten, z. B. Versammlungsfreiheit.

Die Grundrechte stellen keine reinen Programmsätze dar. Es sind *subjektiv öffentliche (Abwehr-)Rechte* gegen den Staat mit Anspruchscharakter. Sie verkörpern aber auch eine allgemeine Werteordnung, die für alle Bereiche des Rechtes zu gelten hat. Wird jemand in seinen Rechten verletzt, so kann er den Rechtsweg in Anspruch nehmen.
Artikel (Art.) 1 GG stellt den einzelnen Grundrechten ein *Bekenntnis zur Menschenwürde und zu den Menschenrechten* sowie eine allgemeine Erklärung über die rechtliche Bedeutung und den Rechtsgehalt des Grundrechtskatalogs (Grundrechte und grundrechtsgleiche Rechte) voran.
Die einzelnen Menschen- und Bürgerrechte verleihen unterschiedliche Ansprüche. Die Menschenrechte können in Freiheitsrechte, Unverletzlichkeitsrechte, Gleichheitsrechte und soziale Rechte gegliedert werden. Bei den Bürgerrechten handelt es sich insbesondere um demokratisch-politische Rechte des mündigen Staatsbürgers.

*Art. 1 GG*
(1) Die Würde des Menschen ist unantastbar. Sie zu achten und zu schützen ist Verpflichtung aller staatlichen Gewalt.
(2) Das Deutsche Volk bekennt sich darum zu unverletzlichen und unveräußerlichen Menschenrechten als Grundlage jeder menschlichen Gemeinschaft, des Friedens und der Gerechtigkeit in der Welt.
(3) Die nachfolgenden Grundrechte binden Gesetzgebung, vollziehende Gewalt und Rechtsprechung als unmittelbar geltendes Recht.

*Art. 2 GG*
(1) Jeder hat das Recht auf die freie Entfaltung seiner Persönlichkeit, soweit er nicht die Rechte anderer verletzt und nicht gegen die verfassungsmäßige Ordnung oder das Sittengesetz verstößt.
(2) Jeder hat das Recht auf Leben und körperliche Unversehrtheit. Die Freiheit der Person ist unverletzlich. In diese Rechte darf nur aufgrund eines Gesetzes eingegriffen werden.

Grundrechte und grundrechtsähnliche Rechte – Garantien

| Art. GG | Rechtliche Schutzwirkung |
|---|---|
| | *Freiheitsrechte* |
| 2 Abs. 1 | Freie Entfaltung der Persönlichkeit |
| 2 Abs. 2 | Freiheit der Person |
| 4 Abs. 1 | Glaubens-, Gewissens- und Bekenntnisfreiheit |
| 4 Abs. 2 | Freiheit der ungestörten Religionsausübung |
| 4 Abs. 3 | Recht auf Kriegsdienstverweigerung (Art. 12 a Abs. 2 GG) |
| 5 Abs. 1 | Meinungs-, Informations- und Pressefreiheit |
| 5 Abs. 3 | Freiheit von Kunst, Wissenschaft, Forschung und Lehre |
| 8 Abs. 1 | Versammlungsfreiheit |
| 9 Abs. 1 | Vereins- und Vereinigungsfreiheit |
| 11 Abs. 1 | Freizügigkeit |
| 12 Abs. 1 | Freie Berufswahl, freie Wahl der Ausbildungsstätte und des Arbeitsplatzes |
| 17 | Petitionsrecht |
| 21 Abs. 1 | Freiheit der Parteiengründung |
| 104 | Rechtsgarantien bei Freiheitsentziehung |
| | *Unverletzlichkeitsrechte* |
| 2 Abs. 2 | Recht auf Leben (die Todesstrafe ist abgeschafft: Art. 102) und körperliche Unversehrtheit (z. B. Selbstbestimmungsrecht des Patienten) |
| 10 Abs. 1 | Unverletzlichkeit des Brief-, Post- und Fernmeldegeheimnisses |
| 13 Abs. 1 | Unverletzlichkeit der Wohnung |
| 14 Abs. 1 | Gewährleistung von Eigentum und Erbrecht |
| | *Gleichheitsrechte* |
| 3 Abs. 1 | Gleichheit aller Menschen vor dem Gesetz (Willkürverbot) |
| 3 Abs. 2 | Gleichberechtigung von Mann und Frau |
| 3 Abs. 3 | Chancengleichheit (Benachteiligungsverbot für Behinderte) |
| 6 Abs. 5 | Gleichstellung der nichtehelichen Kinder mit den ehelichen Kindern |
| 33 Abs. 1 | Gleichheit der staatsbürgerlichen Rechte und Pflichten |
| | *Soziale Rechte (Garantien)* |
| 6 Abs. 1 | Schutz von Ehe und Familie |
| 6 Abs. 2/3 | Erziehungsrecht der Eltern als deren natürliches Recht |
| 6 Abs. 4 | Anspruch jeder Mutter auf Schutz und Fürsorge durch die Gemeinschaft |
| 7 Abs. 2/3 | Religionsunterricht als Lehrfach |
| 7 Abs. 4 | Recht zur Errichtung privater Schulen |
| 9 Abs. 3 | Koalitionsfreiheit (Vereinigungsfreiheit im Arbeitsleben) |
| 16 Abs. 1 | Ausbürgerungsverbot |
| 16 Abs. 2 | Auslieferungsverbot |

Fortsetzung S. 13

(Fortsetzung von Seite 12)

Grundrechte und grundrechtsähnliche Rechte – Garantien

| Art. GG | Rechtliche Schutzwirkung |
|---|---|
| 16 a | Asylrecht |
| 20 Abs. 1 | Anspruch auf soziale Hilfen (Sozialstaatsprinzip) |
| 20 Abs. 4 | Widerstandsrecht |
| 33 Abs. 2/3 | Recht auf Zugang zu öffentlichen Ämtern |
| 33 Abs. 4/5 | Garantie des Berufsbeamtentums |
| 38 Abs. 1/2 | Wahlrecht (Art. 28 Abs. 1 GG) |
| 101 Abs. 1 | Anspruch auf gesetzlichen Richter (Verbot der Ausnahmegerichte) |
| 103 | Einräumung rechtlichen Gehörs vor Gericht und Grundrechte des Angeklagten |

Die Wahrnehmung der Grundrechte findet im allgemeinen dort ihre Grenze, wo durch ihre Inanspruchnahme in die geschützte Rechtssphäre eines anderen eingegriffen würde. Die Abgrenzung wird in Gesetzen festgestellt. Die Möglichkeit zu Eingriffen in die Grundrechte und damit zu einer Entwertung dieser Rechte sind jedoch weitgehend eingeschränkt.
Eine Änderung des GG, durch welche die in Art. 1 GG niedergelegten Grundsätze berührt werden, ist unzulässig. Der Wesensgehalt eines Grundrechtes darf im übrigen nie angetastet werden.

### 2.1.3 Bund und Länder

Nach den Grundsätzen des Staatsaufbaus und der verfassungsmäßigen Ordnung ist die Bundesrepublik Deutschland eine *mittelbare Demokratie*, die in der Form eines *sozialen Bundesstaates* organisiert ist. Sie entspricht den Anforderungen eines *Rechtsstaates.*

*Art. 20 GG*
(1) Die Bundesrepublik Deutschland ist ein demokratischer und sozialer Bundesstaat.
(2) Alle Staatsgewalt geht vom Volke aus. Sie wird vom Volke in Wahlen und Abstimmungen und durch besondere Organe der Gesetzgebung, der vollziehenden Gewalt und der Rechtsprechung ausgeübt.
(3) Die Gesetzgebung ist an die verfassungsmäßige Ordnung, die vollziehende Gewalt und die Rechtsprechung sind an Gesetz und Recht gebunden.
(4) Gegen jeden, der es unternimmt, diese Ordnung zu beseitigen, haben alle Deutschen das Recht zum Widerstand, wenn andere Abhilfe nicht möglich ist.

Die Verfassungsgrundsätze des Art. 20 GG sind einer Änderung oder Aufhebung durch den Gesetzgeber entzogen: Bestandsgarantie nach Art. 79 Abs. 3 GG.
Träger der Staatsgewalt ist das Volk. Das Volk wird allerdings unmittelbar nur bei Wahlen und Abstimmungen tätig, während die Staatsgewalt sonst durch besondere Organe der Gesetzgebung, der vollziehenden Gewalt und der Rechtsprechung ausgeübt wird: parlamentarische bzw. repräsentative Demokratie. Darüber hinaus kann das Volk in vielfältiger Weise seine Teilhabe am politischen Geschehen bekunden, z. B. Mitarbeit in Parteien, Petitionsrecht, Meinungsäußerung, Mitwirkung in Interessenverbänden und Bürgerinitiativen (Abb. 2.**1**).

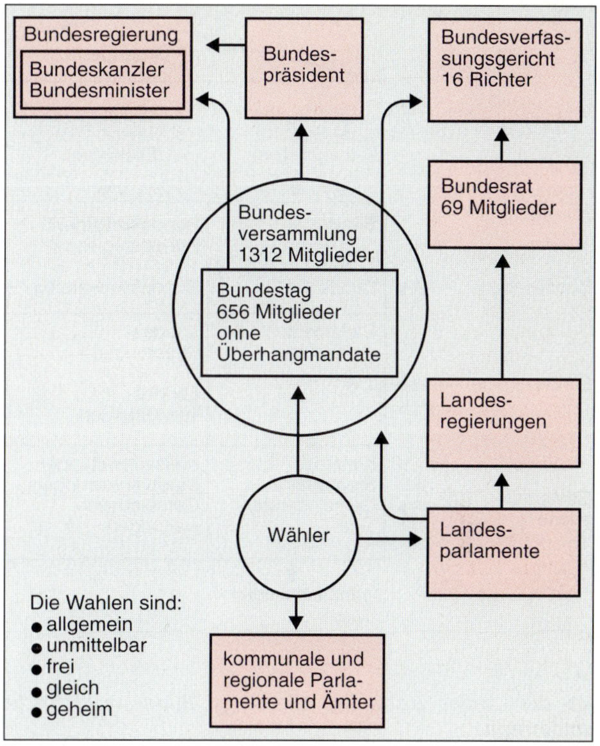


Abb. 2.1 **Die politische Grundordnung der Bundesrepublik Deutschland.**

Die Einteilung der Staatsgewalt nach verschiedenen Betätigungsarten (Funktionen) wird als die (horizontale) *Gewaltenteilung* bezeichnet. Es werden im allgemeinen die gesetzgebende, vollziehende und rechtsprechende Gewalt unterschieden: Legislative, Exekutive und Judikative (Abb. 2.**2**).
Durch die Gewaltenteilung soll die Zusammenfassung der Staatsgewalt in einer Hand verhindert und damit einem Mißbrauch vorgebeugt werden. Es findet eine gegenseitige Kontrolle statt. Träger der Staatsgewalt ist entweder ein einzelner, z. B. Diktator, oder eine Vielheit von Menschen (Klassenherrschaft, Volksherrschaft). In der Demokratie ist das Volk in seiner Gesamtheit Träger der Staatsgewalt: *Volkssouveränität.*
Kennzeichnend für die bundesstaatliche Ordnung der Bundesrepublik Deutschland ist, daß die Gliedstaaten, die Länder, neben dem Gesamtstaat, dem Bund, ihre Eigenstaatlichkeit mit eigenen Hoheitsrechten und Zuständigkeiten besitzen. Alles, was im allgemeinen Interesse einheitlich geordnet und geregelt werden muß, fällt in die Zuständigkeit des Bundes. In allen anderen Angelegenheiten sind grundsätz-

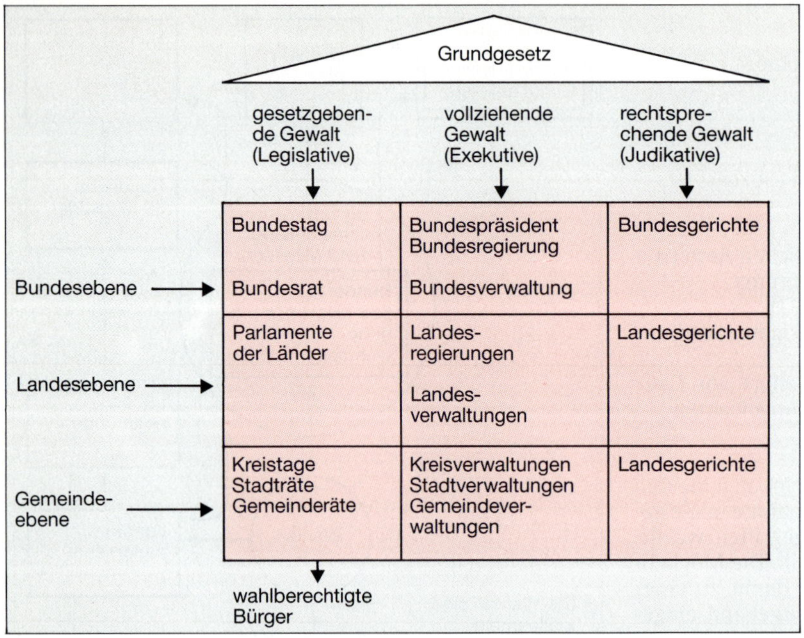


Abb. 2.**2** **Gewaltenteilung in der Bundesrepublik Deutschland.**

lich die Länder zuständig. Allerdings: *Bundesrecht bricht Landesrecht.*

Die bundesstaatliche Ordnung kann als eine Art vertikale Gewaltenteilung zwischen Bund und Ländern verstanden werden (Abb. 2.**2**). Die so verteilten Zuständigkeiten bieten dem Bürger erhöhte Sicherheit für seine Freiheitssphäre. Jeder Deutsche hat im übrigen in jedem Bundesland die gleichen staatsbürgerlichen Rechte und Pflichten.

Die Bundesrepublik Deutschland ist im Gegensatz zum Polizeistaat oder totalitären Staat ein *Rechtsstaat.* Das bedeutet, daß jeder Staatsakt auf eine staatlich gesetzte gültige Rechtsnorm zurückführbar sein muß: Gesetzesstaat.

Im einzelnen: Es gibt eine funktionale Gewaltenteilung. Die Freiheit des einzelnen Bürgers ist durch die Grundrechte garantiert. Alle staatlichen Organe sind den Gesetzen untergeordnet. Der Gesetzgeber ist beim Erlaß von Gesetzen an die Verfassung gebunden. Von der Verwaltung erlassene Rechtsverordnungen beruhen auf einer Ermächtigung durch ein Gesetz und bewegen sich im Rahmen dieser Ermächtigung. Die Richter sind nur dem Gesetz unterworfen und unabhängig von Weisungen tätig. Die Verwaltung ist gesetzmäßig; ihre Maßnahmen unterliegen der gerichtlichen Kontrolle.

Da die Bundesrepublik Deutschland auch *Sozialstaat* ist, hat sie in ständiger Fortentwicklung und Anpassung soziale Gerechtigkeit zu verwirklichen. Der Staat garantiert zwar den freien gesellschaftlichen und wirtschaftlichen Wettbewerb, greift aber ein, um unsoziale Ergebnisse dieses Wettbewerbs zu mildern oder zu beseitigen: *Sozialstaatsprinzip.*

Die Hoheitszeichen des Bundes sind die schwarz-rot-goldene Bundesflagge, das Bundeswappen, ein einköpfiger schwarzer Adler auf gold-gelbem Grund, und das Bundessiegel, ein Bundesadler mit Kranz.

Die verfassungsmäßige Ordnung in den Ländern muß den Grundsätzen der republikanischen, demokratischen und sozialen Rechtsstaates entsprechen. In den Ländern, Kreisen und Gemeinden muß eine aus allgemeinen, unmittelbaren, freien, gleichen und geheimen Wahlen hervorgegangene Volksvertretung bestehen.

Bei Wahlen in Kreisen und Gemeinden sind auch Personen, welche die Staatsangehörigkeit eines Mitgliedstaates der EU besitzen, nach Maßgabe von Recht der EU wahlberechtigt und wählbar.

Den Gemeinden muß im übrigen das Recht gewährleistet sein, alle Angelegenheiten der örtlichen Gemeinschaft im Rahmen der Gesetze in eigener Verantwortung zu regeln: *Selbstverwaltungsrecht.*

Die *Parteien*, deren Gründung frei ist, sind in der Bundesrepublik Deutschland ein verfassungsrechtlich notwendiger Bestandteil der freiheitlichen demokratischen Grundordnung. Sie haben die Aufgabe, bei der politischen Willensbildung des Volkes mitzuwirken.

Sie stellen u. a. Kandidaten für die Wahlen zu den Gemeinde- und Kreisvertretungen, zu den Landtagen und zum Bundestag auf und nehmen in vielfältiger Weise Einfluß auf das politische Geschehen. Ihre Ziele legen sie in Programmen nieder.

Die innere Ordnung der Parteien muß demokratischen Grundsätzen entsprechen. Über die Herkunft und Verwendung ihrer Mittel sowie über ihr Vermögen müssen sie öffentlich Rechenschaft geben. Parteien, die nach ihrer Zielsetzung oder nach dem Verhalten ihrer Anhänger darauf ausgehen, die freiheitlich-demokratische Grundordnung zu beeinträchtigen, zu beseitigen oder den Bestand der Bundesrepublik Deutschland zu gefährden, können vom Bundesverfassungsgericht für verfassungswidrig erklärt werden. Damit ist ihnen die Wirkungsbasis entzogen.

Das GG enthält einige weitreichende Regelungen, die über die innerstaatliche Ordnung hinaus Bedeutung haben.

Hierzu gehören insbesondere:

- Die allgemeinen Regeln des Völkerrechts, z. B. die Behandlung der sog. exterritorialen Personen, sind Bestandteil des Bundesrechts. Sie gehen den Gesetzen vor und binden alle Rechtsunterworfenen des Bundesgebietes.
- Handlungen, die geeignet sind und in der Absicht vorgenommen werden, das friedliche Zusammenleben der Völker zu stören, vor allen Dingen die Vorbereitung eines Angriffskrieges, sind verfassungswidrig.
- Durch Gesetz kann der Bund Hoheitsrechte auf zwischenstaatliche Einrichtungen übertragen.
  - Zur Wahrung des Friedens kann sich die Bundesrepublik Deutschland einem System gegenseitiger kollektiver Sicherheit einordnen.
  - Zur Regelung zwischenstaatlicher Streitigkeiten kann der Bund Vereinbarungen über eine internationale Schiedsgerichtsbarkeit abschließen.
- Zur Verwirklichung eines vereinten Europas wirkt die Bundesrepublik Deutschland bei der Entwicklung der EU mit, die demokratischen, rechtsstaatlichen, sozialen und förderativen Grundsätzen und dem Grundsatz der Subsidiarität verpflichtet ist und einen dem GG im wesentlichen vergleichbaren Grundrechtsschutz gewährleistet. Der Bund kann hierzu durch Gesetz mit Zustimmung des Bundesrates Hoheitsrechte übertragen. In Angelegenheiten der EU wirken der Bundestag und durch den Bundesrat die Länder in vielfältiger Weise mit (Art. 23 GG).

### 2.1.4 Bundestag

Die vom Volk ausgehende Staatsgewalt wird vom Bundestag auf dem Gebiet der Gesetzgebung sowie der Kontrolle der Verwaltung ausgeübt. Neben der Aufgabe, den Bundeskanzler zu wählen bzw. abzuwählen, stehen dem Bundestag weitere Befugnisse zu.

Beispiele: Der Bundestag hat das sog. Budgetrecht, d. h., er stellt den jährlichen Haushaltsplan durch Gesetz fest. Er kann Untersuchungsausschüsse einsetzen. Er trifft die Feststellung des Verteidigungsfalles. Der Bundestag und seine Ausschüsse können die Anwesenheit jedes Mitglieds der Bundesregierung verlangen. Er kann den Bundespräsidenten wegen vorsätzlicher Verletzung des GG oder eines anderen Bundesgesetzes vor dem Bundesverfassungsgericht anklagen. Im übrigen hat er das Recht auf Selbstversammlung, das Recht zur Wahl seines Präsidenten, dessen Stellvertreters und der Schriftführer, das Recht auf Erlaß einer Geschäftsordnung und das Recht der Wahlprüfung.

Die Mitglieder des Bundestages (MdB) werden in allgemeiner, unmittelbarer, freier, gleicher und geheimer Wahl gewählt.

Beim *allgemeinen* Wahlrecht sind alle Staatsbürger stimmberechtigt. Das Wahlrecht ist direkt, wenn die Wähler *unmittelbar* den Vertreter wählen. *Frei* ist das Wahlrecht, wo keine Wahlpflicht besteht. *Gleich* ist das Wahlrecht, wenn jede abgegebene Stimme gleich bewertet wird. *Geheim* ist das Wahlrecht, wenn mit verdeckten Stimmzetteln gewählt wird.

Die Wahlperiode (Legislaturperiode) des Bundestages beträgt vier Jahre.
An der Bundestagswahl dürfen alle volljährigen Deutschen teilnehmen, die seit mindestens drei Monaten ihren Wohnsitz oder ihren dauernden Aufenthalt in der Bundesrepublik Deutschland haben: *aktives Wahlrecht*.

Vom Wahlrecht ausgenommen sind Personen, die infolge Richterspruchs das Wahlrecht nicht besitzen, für die zur Besorgung aller ihrer Angelegenheiten ein Betreuer nicht nur durch einstweilige Anordnung bestellt ist und die gemäß §§ 63 und 20 StGB in einem psychiatrischen Krankenhaus untergebracht sind.

Die Wählbarkeit, das *passive Wahlrecht*, setzt grundsätzlich mit der Volljährigkeit ein.
Die Wahl zum Bundestag erfolgt durch eine Kombination von Mehrheits- und Verhältniswahlrecht. Jeder Wähler hat dabei zwei Stimmen. Mit der Erststimme kann er im Wahlkreis den Kandidaten wählen, der ihm am geeignetsten erscheint *(Personenwahl)*. In jedem Wahlkreis ist der Kandidat gewählt, der die meisten Stimmen erhält. Mit der Zweitstimme kann sich der Wähler für die Landesliste der Partei entscheiden, die seinen Auffassungen am meisten entspricht *(Listenwahl)*. 328 Abgeordnete werden so direkt gewählt, weitere 328 Abgeordnete erhalten ihr Mandat über die Listen. Der Zweitstimme kommt insofern eine besondere Bedeutung zu, weil sich danach unter Beachtung der sog. 5%-Klausel bemißt, wieviele Sitze jede Partei im Bundestag insgesamt beanspruchen kann.
Der Bundestag besteht, von Überhangmandaten abgesehen, aus 656 Abgeordneten.
Die Mitglieder des Bundestages sind Vertreter des ganzen Volkes. Sie sind nur ihrem Gewissen verpflichtet und an Aufträge und Weisungen nicht gebunden. Damit ist ihre Unabhängigkeit gewährleistet.

Für die Rechtsstellung der Abgeordneten ist weiter bedeutsam: An der Übernahme und Ausübung des Amtes eines Mitglieds des Bundestages darf niemand gehindert werden. Die Abgeordneten haben das Recht der freien Meinungsäußerung und dürfen wegen einer Äußerung (ausgenommen verleumderische Beleidigungen) oder einer Abstimmung nicht zur Verantwortung gezogen werden: *Indemnität*. Wegen einer mit Strafe bedrohten Handlung darf ein Abgeordneter nur mit Genehmigung des Bundestages zur Verantwortung gezogen werden: *Immunität*. Neben dem Zeugnisverweigerungsrecht haben die Abgeordneten Anspruch auf eine angemessene Entschädigung, die sog. Diäten.

Die Mitglieder des Bundestages sind im allgemeinen in Fraktionen zusammengeschlossen. In den Fraktionen wird die Meinungsbildung des Parlaments vorbereitet.

*Fraktionen* sind Vereinigungen von mindestens 5% der Mitglieder des Bundestages, die derselben Partei angehören müssen.
*Koalitionen* sind Zusammenschlüsse von Parteien bzw. Abgeordneten, um gemeinsame Interessen wirkungsvoller vertreten zu können.

Der Bundestagspräsident, dem im Bundestag das Hausrecht und die Polizeigewalt zustehen, bildet mit seinen Stellvertretern sowie den Schriftführern das Präsidium des Bundestages. Daneben gibt es den Ältestenrat, z. B. zur Regelung von Organisations- und Verfahrensfragen, sowie Ausschüsse. Den Ausschüssen obliegt die Vorbereitung der Plenarsitzungen.
Die Verhandlungen des Bundestages sind grundsätzlich öffentlich. Die Öffentlichkeit kann mit $^2/_3$ Mehrheit ausgeschlossen werden. Beschlußfähigkeit im Bundestag liegt vor, wenn mehr als die Hälfte seiner Mitglieder anwesend sind. Der Bundestag faßt seine Beschlüsse in der Regel mit der Mehrheit der abgegebenen Stimmen: *einfache Mehrheit*. In bestimmten Fällen ist die *absolute Mehrheit*, d. h. die Mehrheit der gesetzlichen Mitglieder, oder die $^2/_3$-Mehrheit der abgegebenen Stimmen bzw. der gesetzlichen Mitglieder erforderlich.

### 2.1.5 Bundesrat

Durch den Bundesrat wirken die Länder bei der Gesetzgebung und Verwaltung des Bundes mit. Er verkörpert das *föderative System* des Bundes.

Der Bundesrat hat ein abgestuftes Mitwirkungsrecht bei der Bundesgesetzgebung: Recht der Gesetzesinitiative, Anrufung des Vermittlungsausschusses, Einlegung eines Einspruchs gegen ein Gesetz, Zustimmung bei bestimmten Gesetzen.
Eine starke Stellung hat der Bundesrat auf dem Gebiet der Verwaltung des Bundes, in die er weitgehend eingeschaltet ist, z. B. Zustimmung beim Erlaß von Rechtsverordnungen, Anwendung des Bundeszwanges, Mängelrüge.

Der Bundesrat setzt sich aus Mitgliedern der Regierungen der Länder, die sie bestellen und abberufen, zusammen. Maßgebend für die Stimmenzahl der Länder ist die Einwohnerzahl, jedoch hat jedes Land mindestens drei Stimmen. Länder mit mehr als zwei Millionen Einwohnern haben vier, Länder mit mehr als sechs Millionen Einwohnern fünf, Länder mit mehr als sieben Millionen Einwohnern sechs Stimmen.
Die Stimmen eines Landes können nicht frei, sondern aufgrund von Weisungen nur einheitlich und nur durch anwesende Mitglieder abgegeben werden.
Dem Bundesrat steht der Präsident vor, der jeweils für ein Jahr gewählt wird.
Die Verhandlungen des Bundesrates sind im allgemeinen öffentlich. Der Bundesrat faßt seine Beschlüsse mit mindestens der Mehrheit seiner Stimmen.

### 2.1.6 Bundespräsident

Der Bundespräsident ist das *Staatsoberhaupt* der Bundesrepublik Deutschland und in dieser Eigenschaft mit zahlreichen, vorwiegend repräsentativen Kompetenzen ausgestattet.

Der Bundespräsident

- repräsentiert die Bundesrepublik Deutschland nach innen und außen;
- vertritt den Bund völkerrechtlich;
- schließt im Namen des Bundes die Verträge mit auswärtigen Staaten;
- beglaubigt und empfängt die Gesandten;
- fertigt die grundgesetzmäßig zustande gekommenen Gesetze aus und verkündet sie im Bundesgesetzblatt (BGBl.);
- macht dem Bundestag den ersten Vorschlag für die Wahl des Bundeskanzlers;
- ernennt den Bundeskanzler und ernennt bzw. entläßt auf Vorschlag des Bundeskanzlers die Bundesminister;
- kann die Einberufung des Bundestages verlangen;
- kann in bestimmten Fällen den Bundestag auflösen;
- übt das Begnadigungsrecht aus;
- ernennt und entläßt die Bundesrichter, die Bundesbeamten, die Offiziere und Unteroffiziere, soweit gesetzlich nichts anderes bestimmt ist;
- kann unter bestimmten Bedingungen den Gesetzgebungsnotstand erklären;
- verkündet den Verteidigungsfall.

Anordnungen und Verfügungen des Bundespräsidenten bedürfen im allgemeinen zur Übernahme der politischen Verantwortung zu ihrer Gültigkeit der Gegenzeichnung durch den Bundeskanzler oder durch den zuständigen Bundesminister.
Die Wahl des Bundespräsidenten erfolgt ohne Aussprache durch die Bundesversammlung.

Die *Bundesversammlung* besteht aus den Mitgliedern des Bundestages und einer gleichen Anzahl von Mitgliedern, die von den Länderparlamenten nach den Grundsätzen der Verhältniswahl gewählt werden. Die Einberufung der Bundesversammlung erfolgt durch den Bundestagspräsidenten.

Zum Bundespräsidenten wählbar ist jeder Deutsche, der das Wahlrecht zum Bundestag besitzt und das 40. Lebensjahr vollendet hat. Die Amtsdauer beträgt fünf Jahre. Eine Wiederwahl ist nur einmal zulässig.
Die Unabhängigkeit des Bundespräsidenten ist dadurch gesichert, daß er nicht der Regierung oder einer gesetzgebenden Körperschaft des Bundes oder eines Landes angehören darf. Darüber hinaus darf er kein anderes besoldetes Amt, kein Gewerbe und keinen Beruf ausüben.
Der Bundespräsident leistet bei seinem Amtsantritt in einer gemeinsamen Sitzung des Bundestages und des Bundesrates seinen Eid. Im Falle seiner Verhinderung oder bei vorzeitiger Erledigung seines Amtes werden die Befugnisse des Bundespräsidenten vom Bundesratspräsidenten wahrgenommen. Mit dieser Vertretungsregelung wird die Bedeutung des föderativen Aufbaus der Bundesrepublik Deutschland hervorgehoben.

### 2.1.7 Bundesregierung

Der Bundesregierung obliegt die oberste Führung und Leitung der inneren und äußeren Politik des Bundes.
Die Bundesregierung, auch als Bundeskabinett bezeichnet, ist ein Kollegialorgan und setzt sich aus dem Bundeskanzler und den Bundesministern zusammen. Der Bundeskanzler leitet mit Hilfe des Bundeskanzleramtes die Geschäfte der Bundesregierung und bestimmt die Richtlinien der Politik: *Kanzlerdemokratie.* Er trägt dafür die Verantwortung. Innerhalb dieser Richtlinien leitet jeder Bundesminister seinen Geschäftsbereich selbständig.
Der Bundeskanzler wird auf Vorschlag des Bundespräsidenten ohne Aussprache durch den Bundestag gewählt. Gewählt ist, wer die Stimmen der Mehrheit der Mitglieder des Bundestages erhält. Die Ernennung erfolgt durch den Bundespräsidenten. Die Bundesminister werden auf Vorschlag des Bundeskanzlers vom Bundespräsidenten ernannt oder entlassen.
Bundeskanzler und Bundesminister leisten bei der Amtsübernahme vor dem Bundestag den Amtseid. Sie dürfen kein anderes besoldetes Amt, kein Gewerbe und keinen Beruf ausüben und weder der Leitung noch ohne Zustimmung des Bundestages dem Aufsichtsrat eines auf Erwerb gerichteten Unternehmens angehören.
Der Bundestag hat die Möglichkeit, dem Bundeskanzler das Vertrauen zu entziehen; *konstruktives Mißtrauensvotum.* Wird von dieser Möglichkeit Gebrauch gemacht, stürzt mit dem Bundeskanzler die gesamte Bundesregierung.

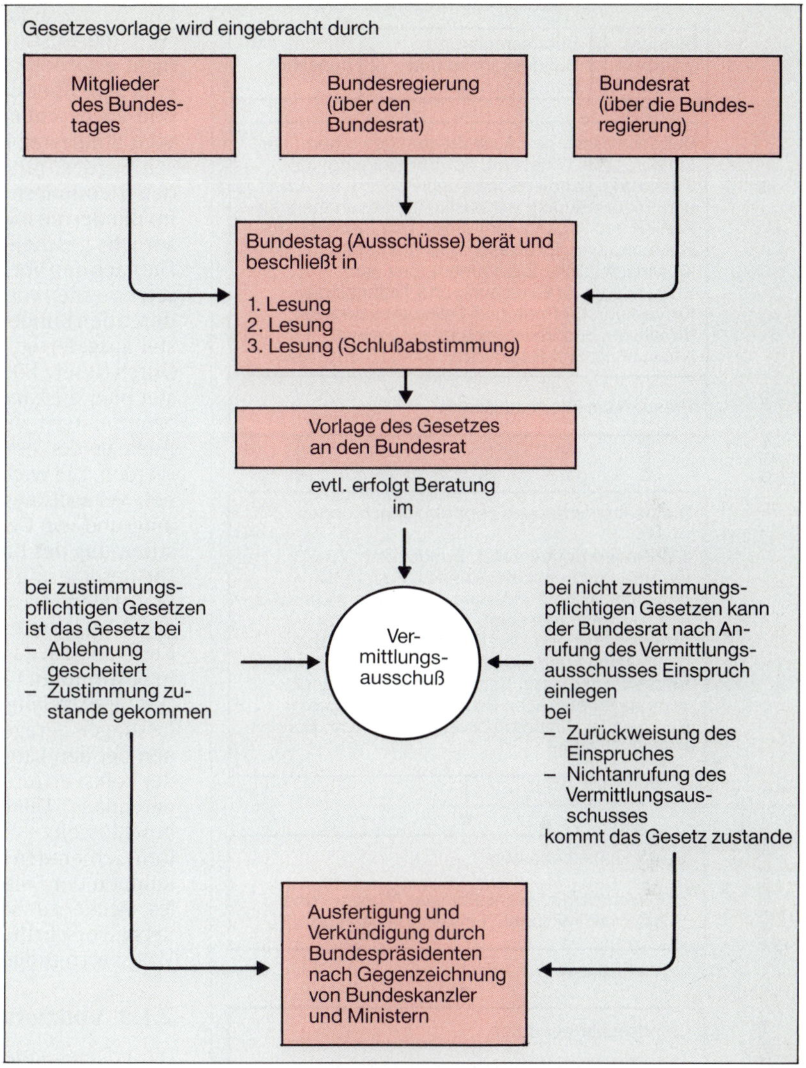


Abb. 2.**3** **Gesetzgebungsverfahren des Bundes.**

## 2.1.8 Gesetzgebung

Soweit das GG nicht dem Bund Gesetzgebungsbefugnisse gibt, haben die Länder das Recht der Gesetzgebung, z. B. Gemeinderecht, Polizeirecht, Organisation des öffentlichen Gesundheitsdienstes. Dem Bund obliegt die ausschließliche konkurrierende Gesetzgebung sowie die Rahmengesetzgebung. Darüber hinaus sind noch weitere Zuständigkeiten des Bundes im GG ausdrücklich erwähnt.

**Ausschließliche Gesetzgebung.** Die Länder haben nur dann eine Gesetzgebungsbefugnis, wenn und soweit sie hierzu in einem Bundesgesetz ausdrücklich ermächtigt werden. Ansonsten ist der Bund allein zuständig, z. B. auswärtige Angelegenheiten, Währungs-, Geld- und Münzwesen, Paßwesen, Post- und Fernmeldewesen.

**Konkurrierende Gesetzgebung.** Im Bereich der konkurrierenden Gesetzgebung haben die Länder die Befugnis zur Gesetzgebung, solange und soweit der Bund von seinem Gesetzgebungsrecht keinen Gebrauch macht. Der Bund hat das Gesetzgebungsrecht, soweit ein Bedürfnis nach bundesgesetzlicher Regelung besteht, z. B. Bürgerliches Recht, Strafrecht, Personenstandsrecht, Fürsorgerecht, Arbeitsrecht, Arznei- und Betäubungsmittelrecht, Recht der wirtschaftlichen Sicherung der Krankenhäuser, Zulassungsrecht zu ärztlichen und anderen Heilberufen.

**Rahmengesetzgebung.** Der Bund besitzt bei der Rahmengesetzgebung in einem näher festgelegten Umfange das Recht, für die Länder Rahmenvorschriften zu erlassen, z. B. Melde- und Ausweiswesen. Die Rahmenvorschriften sind von den Ländern durch eigene Gesetze auszufüllen.

Hauptorgan für die Gesetzgebung des Bundes ist der Bundestag.
Das Verfahren beginnt mit der Vorlage eines Gesetzentwurfes (Abb. 2.**3**). Das Recht der Gesetzesinitiative haben die Bundesregierung, der Bundesrat und die Mitglieder des Bundestages.
Die Bundesregierung hat ihre Vorlagen zunächst dem Bundesrat zuzuleiten. Der Bundesrat ist berechtigt, innerhalb

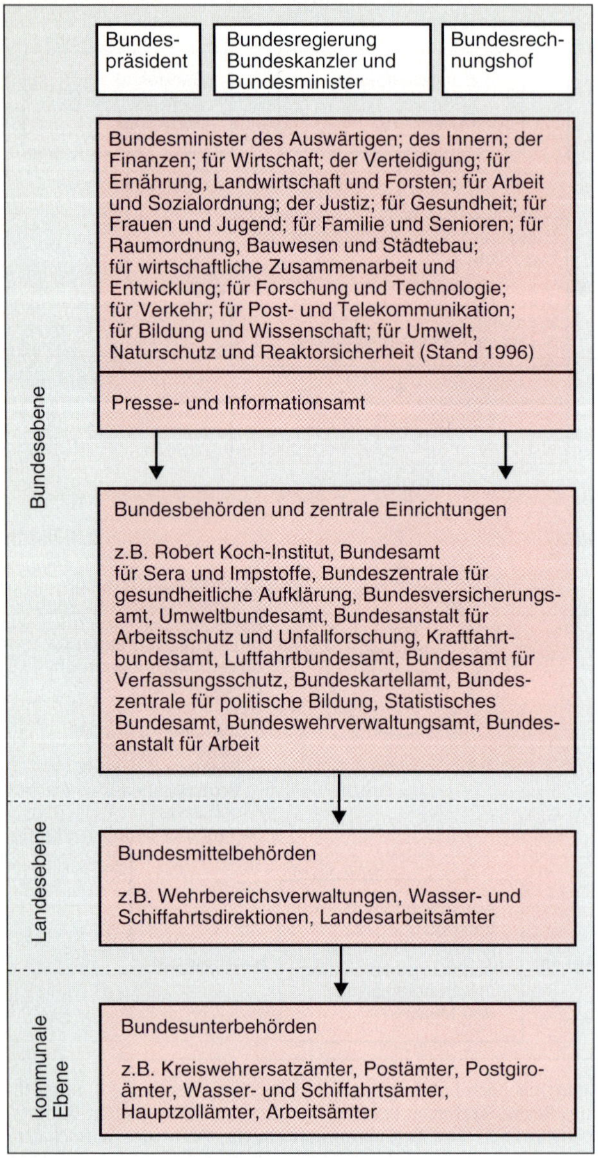


Abb. 2.4 **Verwaltung des Bundes.**

von sechs Wochen zu diesen Vorlagen Stellung zu nehmen. Die Vorlagen des Bundesrates sind dem Bundestag über die Bundesregierung zuzuleiten. Die Bundesregierung muß die Vorlagen innerhalb von sechs Wochen weiterleiten und soll hierbei ihre Auffassung darlegen.

Die Beschlußfassung über ein Gesetz erfolgt im Bundestag in drei Lesungen. Ein vom Bundestag beschlossenes Gesetz ist durch den Präsidenten des Bundestages unverzüglich dem Bundesrat zuzuleiten. Der Bundesrat hat nun die Aufgabe, sich unter Beachtung bestimmter Fristen mit dem Gesetzesbeschluß zu befassen und damit an der Gesetzgebung des Bundes mitzuwirken.

Der Bundesrat kann den Vermittlungsausschuß anrufen. Soweit die Zustimmung des Bundesrates zu einem Gesetz nicht erforderlich ist, kann er gegen ein Gesetz Einspruch einlegen. Über den Einspruch hat der Bundestag zu beraten und zu beschließen. Ein Einspruch des Bundesrates kann vom Bundestag immer nur mit der Mehrheit zurückgewiesen werden, mit der im Bundesrat Einspruch erhoben worden ist, mindestens absolute Mehrheit. Wird diese Mehrheit im Bundestag nicht erreicht, ist das Gesetz mit Hilfe des Einspruchs gescheitert.

Die nach den Vorschriften des GG zustande gekommenen Gesetze werden vom Bundespräsidenten nach Gegenzeichnung durch den Bundeskanzler oder den zuständigen Bundesminister ausgefertigt und im Bundesgesetzblatt verkündet.

Durch Gesetz können die Bundesregierung, ein Bundesminister oder die Landesregierungen ermächtigt werden, *Rechtsverordnungen* zu erlassen. Dabei müssen Inhalt, Zweck und Ausmaß der erteilten Ermächtigung im Gesetz bestimmt werden. Die wichtigsten Rechtsverordnungen und allgemeinen Verwaltungsvorschriften, welche die Bundesregierung aufgrund von Gesetzen zu erlassen hat, können nur mit Zustimmung des Bundesrates in Kraft treten.

Die Gesetze und Rechtsverordnungen sollen den Tag ihres Inkrafttretens bestimmen. Ist eine solche Bestimmung nicht gegeben, so treten sie mit dem 14. Tag nach Ablauf des Tages in Kraft, an dem das Bundesgesetzblatt ausgegeben worden ist. In bestimmten Fällen gilt ein vereinfachtes Verfahren.

Das *Gesetzgebungsverfahren der Länder* ist in den Landesverfassungen geregelt. Die Gesetzesinitiative liegt im allgemeinen bei den Landesregierungen und bei den Abgeordneten der Volksvertretungen (Landtag, Bürgerschaft bzw. Abgeordnetenhaus). Die Gesetze werden von den Volksvertretungen beschlossen.

Den Gemeinden und Kreisen steht die Möglichkeit offen, im Rahmen der Selbstverwaltungsangelegenheiten kommunales Recht zu schaffen: *Satzungsrecht*. Die kommunalen Rechtsvorschriften werden von den jeweils zuständigen Volksvertretungen, z. B. Gemeinderat, Kreistag, beschlossen.

## 2.1.9 Vollziehende Gewalt in Bund und Ländern

Die vollziehende Gewalt ist der Bundesregierung und der Bundesverwaltung sowie den Regierungen und Verwaltungen der Länder und den kommunalen Verwaltungen der Gemeinden und Gemeindeverbände (Kreise) übertragen (Abb. 2.**4** und 2.**5**). Die Regel ist die ländereigene Verwaltung. Jegliches Verwaltungshandeln ist dem Grundsatz der *Gesetzmäßigkeit der Verwaltung* unterworfen. Die Verwaltung ist an die Entscheidungen der gesetzgebenden Organe gebunden.

Es gibt die bundeseigene Verwaltung, die Bundesauftragsverwaltung, die ländereigene Verwaltung und die kommunale Verwaltung.

**Bundeseigene Verwaltung.** Es ist dies die Verwaltung, die vom Bund mit eigenem Verwaltungsunterbau ausgeführt wird, z. B. Bundeswehrverwaltung, auswärtiger Dienst.

**Bundesauftragsverwaltung.** Hierunter wird die Ausführung von Bundesgesetzen durch die Länder verstanden, z. B. Verwaltung der Bundesautobahnen und Bundesfernstraßen, Wehrersatzwesen, Zivilschutzangelegenheiten, Teile der Finanzverwaltung.

**Ländereigene Verwaltung.** Im Rahmen der ländereigenen Verwaltung werden Landesgesetze und Bundesgesetze, soweit nichts ande-

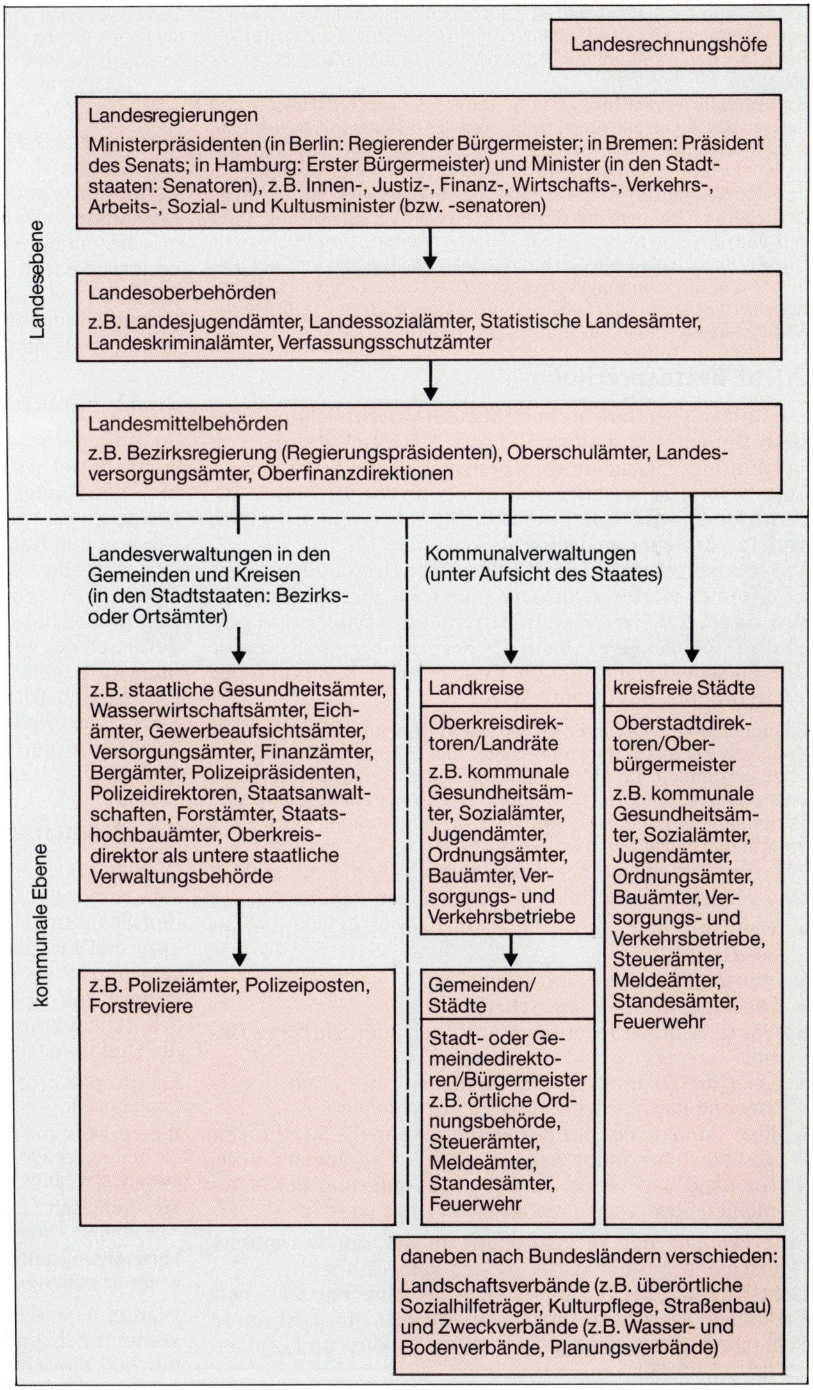


Abb. 2.5 **Verwaltung der Länder und Gemeinden.**

res bestimmt ist, als eigene Angelegenheit der Länder ausgeführt. Bei näher bestimmten Aufgaben (Gemeinschaftsaufgaben) wirkt der Bund bei der Erfüllung von Aufgaben der Länder mit, z. B. Hochschulbau, Küstenschutz.

**Kommunale Verwaltung.** Das GG garantiert den Gemeinden und Kreisen das Recht, alle Angelegenheiten der örtlichen Gemeinschaft, z. B. Müllabfuhr, Abwasserbeseitigung, Straßenbau, Straßenreinigung, Errichtung und Betrieb von Sportanlagen, Kinderspielplätzen und Krankenhäusern, Unterhaltung von Verkehrs- und Versorgungsbetrieben, im Rahmen der Gesetze in eigener Verantwortung unter Aufsicht des Staates zu regeln: *Selbstverwaltungsangelegenheiten*. Diese Aufgaben obliegen den Kommunalverwaltungen. Darüber hinaus führen die Kommunalverwaltungen auch Aufgaben aus, die ihnen durch Bundes- oder Landesgesetze übertragen sind, z. B. Melde- und Paßangelegenheiten, Standesamtswesen.

## 2.1.10 Rechtsprechung

Die Tätigkeit der Gerichte besteht in der Verwirklichung eines bestrittenen oder gestörten Rechts, z. B. Nachprüfung von Verwaltungsentscheidungen, Bestrafung eines Straftäters.

Eine besonders wichtige Aussage trifft Art. 19 Abs. 4 GG: „Wird jemand durch die öffentliche Gewalt in seinen Rechten verletzt, so steht ihm der Rechtsweg offen."

Die rechtsprechende Gewalt ist unabhängigen und nur dem Gesetz unterworfenen *Richtern* anvertraut. Richter entscheiden als neutrale Dritte, als unparteiisches, sachlich und persönlich unabhängiges Organ der Rechtspflege. Maßstab für ihre Entscheidungen sind die Gesetze unter Beachtung der Werteordnung des Grundgesetzes.

Richter können wider ihren Willen nur Kraft richterlicher Entscheidung und nur aus Gründen und unter den Formen, welche die Gesetze bestimmen, vor Ablauf ihrer Amtszeit entlassen oder dauernd oder zeitweise ihres Amtes enthoben oder an eine andere Stelle oder in den Ruhestand versetzt werden. Die Rechtsstellung der Richter wird im einzelnen durch Gesetze geregelt.

Für das Bestehen einer funktionstüchtigen Rechtspflege sind vornehmlich folgende Grundsätze von Bedeutung:

- Niemand darf seinem gesetzlichen Richter entzogen werden.
- Ausnahmegerichte sind unzulässig.
- Die Todesstrafe ist abgeschafft.
- Vor Gericht hat jedermann Anspruch auf rechtliches Gehör.
- Über die Zulässigkeit und Fortdauer einer Freiheitsentziehung hat nur der Richter zu entscheiden.
- Eine Tat kann nur bestraft werden, wenn die Strafbarkeit gesetzlich bestimmt war, bevor die Tat begangen wurde.
- Niemand darf wegen derselben Tat aufgrund der allgemeinen Strafgesetze mehrmals bestraft werden.

Eine Eigenart der Rechtsordnung in der Bundesrepublik Deutschland besteht darin, daß es keine einheitliche Gerichtsbarkeit gibt. Es gibt vielmehr verschiedene Gerichtsbarkeiten (Gerichtszweige), die jeweils für bestimmte Rechtsbereiche zuständig sind. Es gibt Bundes- und Landesgerichte (Abb. 2.**6**).

Die rechtsprechende Gewalt ist aufgeteilt in die Verfassungsgerichtsbarkeit (Bundesverfassungsgericht und Verfassungsgerichte der Länder) und fünf Fachgerichtsbarkeiten:

- ordentliche Gerichtsbarkeit,
- Arbeitsgerichtsbarkeit,
- Verwaltungsgerichtsbarkeit,
- Sozialgerichtsbarkeit,
- Finanzgerichtsbarkeit.

Neben diesen Gerichtsbarkeiten gibt es das Bundespatentgericht sowie Gerichte für die Angehörigen bestimmter Berufe, z. B. Ärzte, Beamte.

Die Gerichte werden im allgemeinen nur auf eine Klage bzw. einen Antrag hin tätig: „Wo kein Kläger, da kein Richter".

Das gerichtliche Verfahren richtet sich nach der jeweiligen Verfahrensordnung, z. B. der Zivilprozeßordnung (ZPO).

Das Bundesverfassungsgericht nimmt in der Gerichtsbarkeit eine besondere Stellung ein. Es entscheidet insbesondere bei verfassungsrechtlichen Streitigkeiten, z. B. Auslegung des GG, Streit zwischen Bundesorganen, über die Verwirkung von Grundrechten, über die Verfassungswidrigkeit von Parteien und über die Anklage gegen den Bundespräsidenten.

## 2.1.11 Finanzwesen

Da auf jeder staatlichen Ebene zur Erfüllung der Aufgaben Finanzmittel benötigt werden, ist die Verteilung der Einnahmen des Staates zwischen Bund, Ländern und Gemeinden gesetzlich geregelt. Die Einnahmen und Ausgaben von Bund, Ländern und Gemeinden werden durch die Haushaltspläne, in denen alle Einnahmen und Ausgaben eines Rechnungsjahres einzustellen sind, verbindlich vorausgeplant. Bund und Länder haben bei ihrer Haushaltswirtschaft den Erfordernissen des gesamtwirtschaftlichen Gleichgewichts Rechnung zu tragen.

Die Wirtschaftlichkeit und Ordnungsmäßigkeit der Haushalts- und Wirtschaftsführung der Träger öffentlicher Aufgaben wird durch besondere Rechnungsprüfungsbehörden geprüft, z. B. Bundesrechnungshof, Landesrechnungshöfe.

## 2.1.12 Notstandsverfassung

Die sog. Notstandsverfassung, ein verfassungsänderndes Gesetz vom 24. 6. 1968, sieht Maßnahmen bei Katastrophen, dem Spannungsfall, dem inneren Notstand und dem Verteidigungsfall vor. Ziel der sog. Notstandsverfassung ist es, die äußere und innere Freiheit der Bundesrepublik Deutschland zu sichern und ausreichende Rechtsgrundlagen für wirksame Schutzmaßnahmen sowohl für die Bevölkerung als auch für die Funktionsfähigkeit der Verfassungsorgane zu schaffen.

**Katastrophe** bedeutet Naturkatastrophe oder besonders schwerer Unglücksfall.

**Innerer Notstand** tritt ein bei drohender Gefahr für den Bestand oder die freiheitliche demokratische Grundordnung des Bundes oder eines Landes, z. B. bürgerkriegsähnlicher Zustand.

**Spannungsfall** ist die Zeit erhöhter internationaler Spannung, die eine erhöhte Verteidigungsbereitschaft erfordert.

**Verteidigungsfall** ist gegeben, wenn das Bundesgebiet mit Waffengewalt angegriffen wird oder ein solcher Angriff unmittelbar bevorsteht.

Während bei einer Katastrophe und beim inneren Notstand vornehmlich ein Einsatz von Polizeikräften sowie von Kräften und Einrichtungen von Verwaltungen sowie des Bundesgrenzschutzes in Betracht kommen, sind beim Verteidigungsfall in erster Linie die Streitkräfte für einen Einsatz vorgesehen.

Handlungen, die geeignet sind, die Führung eines Angriffskrieges vorzubereiten, sind verfassungswidrig.

Die Befehls- und Kommandogewalt über die Streitkräfte, die im Frieden dem Verteidigungsminister zusteht, geht mit der

Abb. 2.**6** **Organisation der Rechtsprechung.**

| Bundesverfassungsgericht | | | Verfassungsgerichte der Länder | |
|---|---|---|---|---|
| ordentliche Gerichtsbarkeit<br>Zivil- / Strafgerichtsbarkeit | Arbeitsgerichtsbarkeit | Verwaltungsgerichtsbarkeit | Sozialgerichtsbarkeit | Finanzgerichtsbarkeit |
| Bundesgerichtshof (BGH) in Karlsruhe | Bundesarbeitsgericht (BAG) in Erfurt | Bundesverwaltungsgericht (BVerwG) in Berlin | Bundessozialgericht (BSG) in Kassel | Bundesfinanzhof (BFH) in München |
| Oberlandesgerichte | Landesarbeitsgerichte | Oberverwaltungsgerichte | Landessozialgerichte | Finanzgerichte |
| Landgerichte | Arbeitsgerichte | Verwaltungsgerichte | Sozialgerichte | |
| Amtsgerichte (Schiedsmänner) | | | | |

Abb. 2.**7** **Organe der Vereinten Nationen (UNO).**

Vollversammlung der Mitgliedstaaten – Weltparlament – Ausschüsse

Sicherheitsrat
5 ständige Mitglieder: Frankreich, Großbritannien, Rußland, USA, VR China
10 nichtständige Mitglieder

Generalsekretär
leitet die Verwaltung nach den Richtlinien der Vollversammlung und des Sicherheitsrates

internationaler Gerichtshof
zur Beilegung von Streitigkeiten und zur Abgabe von Gutachten

| ständige UNO-Hilfsorganisationen | UNO-Sonderorganisationen |
|---|---|
| u.a.: Weltkinderhilfswerk, Hoher Kommissar für Flüchtlinge, Welternährungsprogramm, Umweltprogramm, Welthandelskonferenz | u.a.: ... für Gesundheit (WHO), Arbeit, Ernährung, Erziehung, Währung |

Verkündigung des Verteidigungsfalles auf den Bundeskanzler über.
Im Verteidigungsfall hat die Bundesregierung besondere Befugnisse. Das Gesetzgebungsverfahren kann beschleunigt werden.
Alle deutschen Männer vom vollendeten 18. Lebensjahr an bis zum Ablauf des Jahres, in dem sie das 45., bei Offizieren und Unteroffizieren das 60. Lebensjahr vollenden, unterliegen der Wehrpflicht. Kriegsdienstverweigerer haben einen Zivildienst vorrangig im sozialen Bereich abzuleisten.
Wehrpflichtige können durch Gesetz zu zivilen Dienstleistungen in Arbeitsverhältnissen verpflichtet werden. Wenn der Bedarf an zivilen Dienstleistungen im zivilen Sanitäts- und Heilwesen sowie in der ortsfesten militärischen Lazarettorganisation nicht auf freiwilliger Grundlage gedeckt werden kann, können auch Frauen vom vollendeten 18. bis zum vollendeten 55. Lebensjahr durch Gesetz zu derartigen Dienstleistungen herangezogen werden.

## 2.1.13 Staatengemeinschaften

Die meisten Staaten haben sich in Gemeinschaften zusammengeschlossen. Im Vordergrund dieser Gemeinschaften stehen insbesondere die Friedenssicherung und die Verfolgung wirtschaftlicher Interessen.
Die Bundesrepublik Deutschland ist u. a. Mitglied folgender Gemeinschaften:

- UNO (Vereinte Nationen). Ziel: Sicherung des Weltfriedens und Herstellung freundschaftlicher Beziehungen zwischen den Völkern der Erde (Abb. 2.**7**).

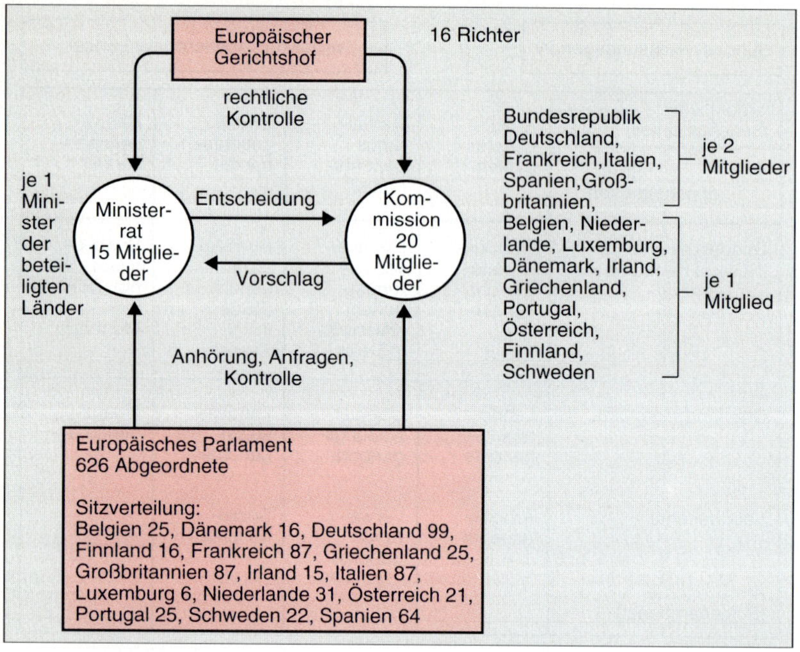


Abb. 2.**8** **Organe der Europäischen Union (EU).**

- NATO (Nordatlantikpakt). Ziel: Erhaltung des Friedens und Beistandsverpflichtungen.
- Europarat (Organisation freiheitlicher demokratischer Staaten Europas). Ziel: engere Verbindung zwischen den 38 Mitgliedern (Stand: Jan. 1996).
- EWG (Europäische Wirtschaftsgemeinschaft). Ziel: gemeinsamer Markt und gemeinsame Wirtschaftspolitik; umbenannt in EG – Europäische Gemeinschaft – bzw. EU – Europäische Union –.
- EU (fortentwickelt aus der EG) ist die offizielle Bezeichnung der bisherigen EWG bzw. EG. Umgangssprachlich steht die Abkürzung EU auch für EWG, EGKS und EURATOM. Der EU gehören neben der Bundesrepublik Deutschland 14 Länder an (Stand: 1996). Sie bilden den engsten politischen Zusammenschluß europäischer Staaten (Abb. 2.**8**). Ziel ist, die EU schrittweise zu einem umfassend geeinten, vollintegrierten, dauerhaften und handlungsfähigen Verband ihrer Mitglieder weiterzuentwickeln.
- EGKS (Europäische Gemeinschaft für Kohle und Stahl). Ziel: gemeinsamer Markt für Kohle und Stahl.
- EURATOM (Europäische Atomgemeinschaft). Ziel: schnelle Bildung und Entwicklung von Kernindustrien.
- OECD (Organisation für wirtschaftliche Zusammenarbeit und Entwicklung). Ziel: Förderung des Wirtschaftswachstums.

## 2.2 Wirtschaftsordnung

### 2.2.1 Volkswirtschaftliche Grundinformationen

In einer Volkswirtschaft werden durch das Zusammenwirken der Faktoren menschliche Arbeitskraft, Boden und Kapital zur Bedürfnisbefriedigung in vielfältiger Weise Güter produziert und auf dem Markt angeboten bzw. nachgefragt (Abb. 2.**9**).

**Bedürfnisse** (Grund- bzw. Luxusbedürfnisse) sind Mangelgefühle, verbunden mit dem Bestreben, diese zu beseitigen. Werden Bedürfnisse mit Kaufkraft versehen, spricht man von Bedarf. Den Teil des Bedarfs, der am Markt wirksam wird, bezeichnet man als Nachfrage. Am Markt treffen Angebot und Nachfrage zusammen.

**Güter** sind Mittel, die geeignet sind, Bedürfnisse zu befriedigen. Diese Mittel können materielle Gegenstände (Sachgüter), Dienstleistungen oder auch Rechte sein. Der einzelne wählt die auf dem Markt angebotenen Güter nach ihrem Nutzen aus und fragt sie nach.

**Produktion** ist die Herstellung bzw. Bereitstellung von Gütern für den Konsum.

Die jährliche Güterproduktion einer Volkswirtschaft ist das Sozialprodukt oder Volkseinkommen. Da eine mengenmäßige Erfassung und Summierung der Güter wegen ihrer Vielfalt nicht möglich ist, wird das mengenmäßige Ergebnis in Werten angegeben. Es werden verschiedene Sozialproduktsbegriffe unterschieden. Als *Bruttosozialprodukt* wird der Marktwert aller Güter und Dienstleistungen bezeichnet, die innerhalb eines bestimmten Zeitraumes (ein Jahr) in einer Volkswirtschaft erwirtschaftet werden.

Das *Nettosozialprodukt* erhält man, wenn die in den Marktpreisen enthaltenen Abschreibungen herausgerechnet werden. Will man das Nettosozialprodukt zu Faktorkosten ermitteln, müssen Subventionen hinzugerechnet und indirekte Steuern, z. B. Mehrwertsteuer, abgezogen werden.
Das *nominale Sozialprodukt*, das Sozialprodukt zu jeweiligen Preisen, enthält die inflatorischen Preissteigerungen. Um die tatsächliche Entwicklung des Sozialprodukts zu erhalten und vergleichen zu können, ist das jeweilige Sozialprodukt um die Inflationsrate zu bereinigen: *reales Sozialprodukt.*

Wird das Bruttosozialprodukt einer Volkswirtschaft mit der Einwohnerzahl des betreffenden Landes in Beziehung gesetzt, ergibt dies eine Aussage über den durchschnittlichen Lebensstandard der Bevölkerung. Die Steigerung des Lebensstandards ist damit abhängig vom Wachsen des Bruttosozialprodukts.
Die Rahmenbedingungen, nach denen das Bruttosozialprodukt verteilt wird, ergeben sich aus der jeweiligen Wirtschaftsordnung (Wirtschaftssystem). Diese Ordnung festzulegen, weiterzuentwickeln oder zu verändern, ist eine wirtschaftliche Entscheidung. Sie wird von dem jeweiligen Träger der Staatsgewalt getroffen.

**Wirtschaftsordnung** ist die bewußt nach bestimmten gesellschaftlichen Leitideen geschaffene Organisation des Wirtschaftslebens. Sie hat die Funktionsfähigkeit der Wirtschaft, ihre Leistungsfähigkeit und Lenkung sicherzustellen.

**Wirtschaftspolitik** ist die Gesamtheit aller staatlichen Maßnahmen, die darauf gerichtet sind, das Wirtschaftsleben zu ordnen und im Sinn bestimmter Ziele zu beeinflussen.

## 2.2.2 Wirtschaftssysteme

### 2.2.2.1 Idealtypische Wirtschaftsordnungen

Grundsätzlich lassen sich zwei Wirtschaftssysteme unterscheiden: Marktwirtschaft (Verkehrswirtschaft) und Planwirtschaft (Zentralverwaltungswirtschaft). Beide Wirtschaftssysteme bestehen als Idealtyp nur in der Theorie. Es muß deshalb sowohl bei der Markt- als auch bei der Planwirtschaft zwischen theoretischem Modell und der tatsächlichen Erscheinungsform unterschieden werden.

Was und wieviel produziert wird, entscheidet in der reinen oder freien *Marktwirtschaft* der Konsument. Auf dem Markt treffen sich Angebot und Nachfrage. Hier pendelt sich im Ausgleich von Angebot und Nachfrage der Preis ein. Die Unternehmen stehen in Wettbewerb zueinander und sind von den Konsumentenentscheidungen abhängig. Eigentümer der Produktionsmittel sind die Unternehmer (Kapitalseigner). Der Staat enthält sich jeglicher Eingriffe in das Wirtschaftsleben.
Im Idealtyp der *Planwirtschaft* entscheidet der Staat bzw. eine Planungsbehörde darüber, was und in welchen Mengen und mit welcher Qualität produziert wird. Die Produktionsmittel befinden sich im Staatseigentum. Berufs- und Arbeitsplatzwahl, weitgehend sogar die Einkommensverwendung, sind behördlich geregelt. Der Wirtschaftsablauf wird nach dem Gesamtwirtschaftsplan gesteuert.

Beide Wirtschaftssysteme, Marktwirtschaft und Planwirtschaft, sehen sich fortwährend Störfaktoren gegenüber, z. B. „Launen der Konsumenten“, außerwirtschaftlichen Einflüssen, Ernteschwankungen, Kriegen und Revolutionen, mangelndem Vertrauen in die politische Ordnung, Schwierigkeiten der Bedarfsabschätzung, Rationalisierungseffekten. Die

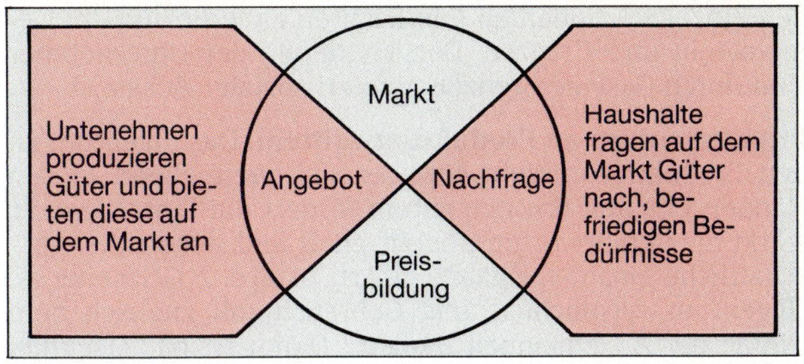


Abb. 2.9 **Markt – Zusammentreffen von Angebot und Nachfrage.**

Störfaktoren halten ein Wirtschaftssystem labil. Eine marktwirtschaftliche Ordnung kann eher spontan, eine Planwirtschaft eher schwerfällig auf Störungen reagieren. Der Wert eines Wirtschaftssystems kann daher auch daran gemessen werden, wie es mit Störfaktoren fertig wird.

Die Begriffe „Kapitalismus“ und „Sozialismus“ eignen sich nur bedingt zur Charakterisierung von Wirtschaftssystemen. Als *Kapitalismus* wird ein System bezeichnet, bei dem die Produktionsmittel (Kapital) grundsätzlich Privateigentum sind. Als *Sozialismus* gilt ein System, bei dem die Produktionsmittel im Eigentum des Staates (Gesellschaft) stehen.

### 2.2.2.2 Soziale Marktwirtschaft der Bundesrepublik Deutschland

Das Wirtschaftssystem der Bundesrepublik Deutschland wird im allgemeinen als soziale Marktwirtschaft charakterisiert.

Der Begriff *soziale Marktwirtschaft* wurde 1947 von Prof. A. Müller-Armack geprägt. Der Leitgedanke dieser Wirtschaftsform besteht darin, das Prinzip der Freiheit mit dem des sozialen Ausgleichs und der sozialen Gerechtigkeit zu verbinden.

Die soziale Marktwirtschaft wurde 1948 von Prof. L. Erhard, dem späteren Bundeswirtschaftsminister und Bundeskanzler, eingeführt.
Das GG legt keine bestimmte Wirtschaftsordnung fest. Die wirtschaftlichen Oberziele der sozialen Marktwirtschaft sind wirtschaftliche Freiheit, Wohlstandsmehrung und soziale Gerechtigkeit. Richtungweisend ist Art. 2 Abs. 1 GG. Danach hat jeder das Recht auf freie Entfaltung seiner Persönlichkeit, soweit er nicht die Rechte anderer verletzt und nicht gegen die verfassungsmäßige Ordnung oder das Sittengesetz verstößt. Art. 12 GG gewährleistet grundsätzlich die freie Wahl des Berufs und des Arbeitsplatzes. Art. 20 Abs. 1 GG bekennt sich zum sozialen Rechtsstaat.
Der Staat hat die Bedingungen und den wirtschaftlichen Rahmen zu setzen, in dem sich die wirtschaftlichen Entscheidungen aller am Wirtschaftsprozeß Beteiligten in Freiheit entfalten können.
Die wesentlichen Rahmenbedingungen der sozialen Marktwirtschaft sind:

**Dezentrale Planung.** Unternehmen und Haushalte planen in Freiheit und Eigenverantwortung. Einen staatlichen Gesamtplan gibt es nicht. Die wirtschaftlichen Freiheiten für den einzelnen finden an den Rechten anderer und am Gemeinwohl ihre Grenzen. Den Freiheiten der Unternehmer sind durch Gesetze Grenzen gesetzt: sozialer Ausgleich.

**Privateigentum an Produktionsmitteln.** Das Eigentum an den Produktionsmitteln befindet sich weitgehend in den Händen Privater. Privateigentum fördert die Einsatzfreude, stärkt die Verantwortungsbereitschaft und sichert die wirtschaftliche Unabhängigkeit. In Art. 14 Abs. 2 GG heißt es: „Eigentum verpflichtet. Sein Gebrauch soll zugleich dem Wohle der Allgemeinheit dienen." Damit ist das *Eigentum sozialgebunden* und setzt der Verfügungsfreiheit Grenzen.

**Gewinnprinzip.** Das Gewinnstreben bestimmt in der sozialen Marktwirtschaft unternehmerisches Handeln. Die Aussicht auf Gewinn ist die wichtigste Antriebskraft. Investitionen, Produktion, Beschäftigung und Wachstum werden von den Gewinnerwartungen entscheidend beeinflußt. Da aber das Gewinnstreben zur Ausnutzung und Übervorteilung der wirtschaftlich Schwächeren führen kann, muß das Gewinnstreben kontrolliert und auf ein sozial vertretbares Maß begrenzt werden. Einschränkungen des Gewinnstrebens ergeben sich aus Wettbewerb, Steuerpolitik des Staates und Lohnpolitik der Gewerkschaften.

**Wettbewerb.** Der Wettbewerb ist in der sozialen Marktwirtschaft eine wichtige Organisationsregel zur Wirtschaftssteuerung. Aufgabe des Staates ist es, den Wettbewerb funktionsfähig zu halten. Monopolbildung und Kartellzusammenschlüsse, die einen gesunden Wettbewerb beeinträchtigen oder ausschließen, will der Staat vornehmlich mit dem Gesetz gegen Wettbewerbsbeschränkungen (Kartellgesetz) verhindern.

**Marktpreisbildung.** Auf dem Markt werden über die Preise Angebot und Nachfrage aufeinander abgestimmt, ohne daß der Staat in diese freie Preisbildung eingreift. In einzelnen Bereichen ist allerdings dieser Grundsatz durchbrochen, z. B. Bundesbahn, Agrarmarkt.

**Tarifautonomie.** Gewerkschaften und Arbeitgeberverbände (Sozialpartner) besitzen die Tarifautonomie, d. h., die Sozialpartner haben das Recht, Löhne und Arbeitsbedingungen frei auszuhandeln (Art. 9 Abs. 3 GG). Die Tarifautonomie, die ein hohes Maß an Verantwortung bedeutet, wird allgemein bejaht.

**Unabhängige Bundesbank.** Die Deutsche Bundesbank hat die Aufgabe, die Wirtschaft ausreichend mit Geld zu versorgen, nicht zuviel, um eine Inflation zu vermeiden, nicht zuwenig, um eine Rezession zu verhindern. Die Deutsche Bundesbank ist gegenüber der Bundesregierung unabhängig. Sie muß aber unter Wahrung ihrer Aufgabe die Politik der Bundesregierung unterstützen, z. B. Diskontpolitik, Lombardpolitik, Mindestreservepolitik.

**Staatliche Einwirkungen.** In der sozialen Marktwirtschaft hat der Staat die Aufgabe, wirtschafts- und sozialpolitische Ziele durchzusetzen. Wie der Staat in das Wirtschaftsgeschehen eingreift, hängt von den Erfordernissen ab. Die staatlichen Eingriffe sollen nur Rahmenbedingungen ändern (marktkonforme Mittel). Marktkonforme Mittel schalten die Marktmechanismen Angebot und Nachfrage nicht aus. Marktkonforme Maßnahmen sind z. B. Steuererhöhungen und -senkungen, Abschreibungsvergünstigungen, Staatsaufträge, Gewähren von Subventionen und Beihilfen. Beim Einsatz marktinkonformer oder marktwidriger Mittel greift der Staat direkt in die Preisbildung ein (Dirigismus). Er schaltet damit das Spiel von Angebot und Nachfrage aus.

### 2.2.3 Wirtschaftspolitik in der Bundesrepublik Deutschland

#### 2.2.3.1 Konjunkturelle Schwankungen

Der Verlauf der Entwicklung einer Volkswirtschaft unterliegt gewissen Schwankungen (Konjunkturschwankungen): Jedem Aufschwung mit stärkerem Wirtschaftswachstum folgt eine Phase schwächerer Wirtschaftstätigkeit. Es sind Expansions- und Kontraktionsprozesse, die regelmäßig (zyklisch) wiederkehren (Zyklenlänge 4–5 Jahre).

Die Auf- oder Abwärtsbewegungen des Konjunkturverlaufs lassen sich an verschiedenen Größen messen. Bestimmte wirtschaftliche Erscheinungen, z. B. Auftragseingänge, lassen sogar Rückschlüsse auf die zukünftige Entwicklung zu. Diese Größen werden daher als Konjunkturindikatoren bezeichnet.

Neben den mittelfristigen Konjunkturschwankungen gibt es kurzfristige oder saisonale Konjunkturschwankungen. Sie haben in erster Linie ihre Ursache im Klimawechsel der Jahreszeiten.

Der Konjunkturtrend zeigt die langfristige wirtschaftliche Entwicklung der Wirtschaft auf. Wirtschaftliche Schwankungen werden daher auch als Abweichung vom Trend bezeichnet.

Der Verlauf einer Konjunktur (Konjunkturzyklus) wird als gedankliches Modell in vier verschiedene Phasen (Konjunkturphasen) eingeteilt (Abb. 2.**10**). Die einzelnen Phasen sind: Konjunkturaufschwung, Hochkonjunktur (Boom), Konjunkturrückgang (Abschwung) und Konjunkturtief (Depression).

Die Phasen des Konjunkturverlaufs lassen sich wie folgt kennzeichnen:

**Aufschwung.** Durch eine Zunahme der Nachfrage werden Lagervorräte abgebaut. Die Produktion kann ausgeweitet werden. Investitionen nehmen zu. Die Arbeitslosigkeit geht zurück. Preise und Gewinne steigen. Die Wirtschaft erholt sich. Die Stimmung ist optimistisch.

**Boom.** In einer Hochkonjunktur erreicht die Produktion den höchsten Stand. Voll- bis Überbeschäftigung garantieren steigende Löhne. Die offenen Stellen nehmen zu. Hohe Kapazitätsauslastung und -ausweitung sind gewährleistet. Preise und Gewinne sind hoch. Die Stimmung ist optimistisch, schlägt aber bald in Mißtrauen um. Nach Erreichung des oberen Wendepunkts setzt ein Konjunkturrückgang ein.

**Abschwung.** Mit einem Rückgang der Nachfrage nehmen Investitionen und Gewinne ab. Mit Einschränkung der Produktion müssen Arbeitskräfte entlassen werden. Kapazitäten müssen eingeschränkt werden. Löhne und Konsumausgaben gehen zurück. Die Stimmung der Wirtschaft ist pessimistisch. Man spricht auch von einer Rezession.

**Tiefstand (Krise).** Die geringe Nachfrage verursacht hohe Lagerbestände. Die Produktion ist gering. Kapazitäten liegen brach. Es

Abb. 2.**10** **Modell des Konjunkturverlaufs.**

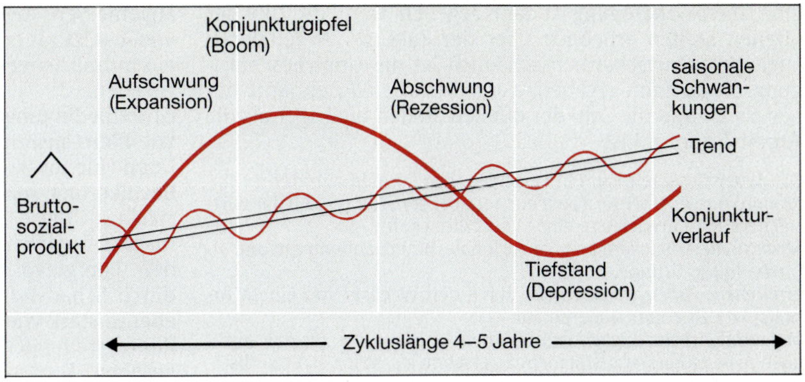


herrscht Unterbeschäftigung. Daher sind die Löhne niedrig, die Preissteigerungsraten nehmen ab. Die Stimmung ist depressiv, später wieder vorsichtig optimistisch. Damit zeichnen sich die Grundlagen für eine Erholung der Wirtschaft ab.

### 2.2.3.2 Ziele der Wirtschaftspolitik

Das Hauptanliegen einer Wirtschaftspolitik ist eine bestmögliche Güterversorgung in quantitativer und qualitativer Hinsicht bei Vollbeschäftigung. Der Staat darf daher wirtschaftlichen Schwankungen nicht tatenlos zusehen, denn Abweichungen vom Trend können zahlreiche wirtschafts- und sozialpolitische Nachteile mit sich bringen.

Das Gesetz zur Förderung der Stabilität und des Wachstums der Wirtschaft *(Stabilitätsgesetz)* vom 8. 6. 1967, das „Grundgesetz" der Wirtschaftspolitik der Bundesrepublik Deutschland, verpflichtet Bund und Länder, „bei ihren wirtschafts- und finanzpolitischen Maßnahmen die Erfordernisse des gesamtwirtschaftlichen Gleichgewichts zu beachten. Die Maßnahmen sind so zu treffen, daß sie im Rahmen der marktwirtschaftlichen Ordnung gleichzeitig zur Stabilität des Preisniveaus, zu einem hohen Beschäftigungsstand und außenwirtschaftlichen Gleichgewicht bei stetigem und angemessenem Wirtschaftswachstum beitragen" (§ 1).

Diese Hauptziele sind zwar gleichrangig, jedoch ist immer jenen Zielen die größte Aufmerksamkeit zu widmen, die in der jeweiligen gesamtwirtschaftlichen Lage am wenigsten verwirklicht sind. Für die wirtschaftspolitischen Hauptziele hat sich die Bezeichnung *magisches Viereck* durchgesetzt (Abb. 2.**11**). Da das Ziel-Viereck nicht allumfassend ist, wird es vielfach zu einem Fünfeck oder sogar zu einem Sechseck erweitert. Gerechte Einkommens- und Vermögensverteilung und gesunde regionale und sektorale Entwicklung der Wirtschaft sind weitere Ziele, die eine angemessene Berücksichtigung verdienen.

**Stabilität des Preisniveaus.** Der Wert des Geldes (Kaufkraft) ist abhängig von den Preisen der Güter und Dienstleistungen, die mit einer Geldeinheit erworben werden können. Die Preisentwicklung und damit auch die Entwicklung des Geldwertes wird in der Bundesrepublik Deutschland nicht nach dem Preisindex der Lebenshaltungskosten, z. B. aller privaten Haushalte, sondern nach dem Preisindex des realen Bruttosozialprodukts gemessen.

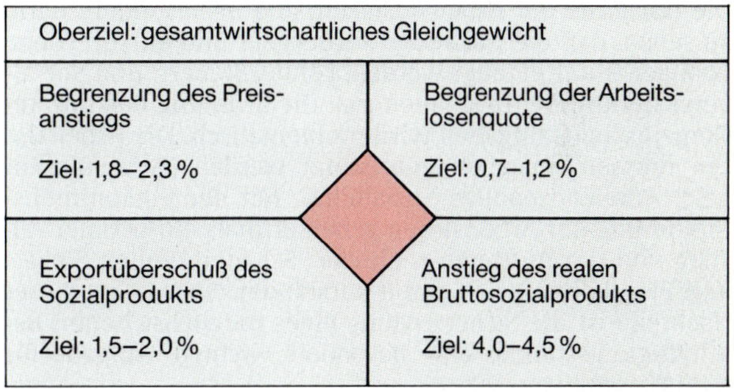


Abb. 2.**11** **„Magisches Viereck".** Zielfestlegung 1967 bei Verabschiedung des Stabilitätsgesetzes.

Eine absolute Geldwertstabilität liegt vor, wenn sich das Preisniveau nicht verändert. Eine solche Stabilität ist aber kaum zu erreichen. Nachfrageüberhang und Kostenerhöhungen, z. B. durch Löhne, Rohstoffe oder Zinsen, führen nahezu zwangsläufig zu Preissteigerungen. Deshalb wird eine relative Preisstabilität gefordert, d. h. es wird eine geringe Preissteigerungsrate hingenommen, etwa 2%. Inflationsraten, die über dem hinnehmbaren Geldwertverlust liegen, bringen im allgemeinen Nachteile mit sich.

Inflatorische Entwicklungen haben unsoziale Auswirkungen, die zu erheblichen wirtschafts- und gesellschaftspolitischen Problemen führen können. So werden z. B. Unternehmer zu unrentablen Investitionen veranlaßt, die hohen Bruttoeinkommen der Arbeitnehmer werden durch höhere Steuern und Sozialabgaben stark belastet, Rentner sind vom Geldwertschwund deshalb betroffen, weil ihre Renten mit zeitlicher Verzögerung erhöht werden, die Sparer werden in Höhe der Inflationsrate um ihre Zinserträge gebracht, staatliche Reformmaßnahmen werden durch steigende Preis- und Kostenentwicklungen erschwert.

**Hoher Beschäftigungsstand.** Das Ziel der Vollbeschäftigung wird gemessen am Anteil der Arbeitslosen an der Zahl der unselbständig Erwerbstätigen: ***Arbeitslosenquote.*** Ein hoher Beschäftigungsstand ist gegeben, wenn die Arbeitslosenquote niedrig ist: ***Vollbeschäftigung.*** Bei der Vollbeschäftigung wird eine Arbeitslosenquote bis zu 2% akzeptiert.

Eine *Überbeschäftigung* ist dann gegeben, wenn die Zahl der offenen Stellen erheblich über der Zahl der Arbeitslosen liegt. Volkswirtschaftlich schädlich ist die Unterbeschäftigung. Sie ist dann gegeben, wenn die Arbeitslosenquote höher als 2% und die Zahl der offenen Stellen niedriger als die Arbeitslosenzahl ist.

Die Arbeitslosigkeit kann in verschiedenen Formen aufreten:
*Konjunkturelle Arbeitslosigkeit* entsteht bei dem Auf und Ab der wirtschaftlichen Entwicklung einer Volkswirtschaft.
*Strukturelle Arbeitslosigkeit* hat regionale, branchenbedingte und altersbedingte Gründe.
*Friktionelle Arbeitslosigkeit* tritt durch den Wechsel von einem Arbeitsplatz zu einem anderen auf.
*Versteckte Arbeitslosigkeit* ist die Arbeitslosigkeit, die aus der amtlichen Arbeitsmarktstatistik nicht zu ersehen ist, weil z. B. Erwerbstätige aus dem Arbeitsverhältnis ausgeschieden sind, ohne sich arbeitslos zu melden.

Die Nachteile der Arbeitslosigkeit sind insbesondere darin zu sehen, daß die Nachfrage zurückgeht und entsprechend weniger Güter erzeugt werden. Löhne, Steuern und Sozialversicherungsbeiträge fallen aus. Die Erfüllung bestimmter Gemeinschaftsaufgaben wird problematisch. Die Arbeitslosen müssen finanziell unterstützt werden (Arbeitslosengeld, Arbeitslosenhilfe, Sozialhilfe). Mit der Einkommensminderung der Arbeitslosen gehen oftmals ein sozialer Abstieg und das Auftreten seelischer Schäden einher. Soziale Konflikte können sich damit verstärken. Angesichts dieser Nachteile ist die Sicherstellung eines möglichst hohen Beschäftigungsstandes eine besonders wichtige Aufgabe für die Wirtschaftspolitik.

**Außenwirtschaftliches Gleichgewicht.** Die außenwirtschaftlichen Beziehungen der Bundesrepublik Deutschland werden in einer Zahlungsbilanz erfaßt. Darunter wird die systematische Darstellung aller Geschäftsvorfälle im internationalen Kapital-, Waren- und Dienstleistungsverkehr in einem bestimmten Zeitraum (Jahr) verstanden. Außenwirtschaftliches Gleichgewicht ist der mittelfristige Ausgleich der Zahlungsbilanz. Exportüberschüsse bis etwa 2% werden volkswirtschaftlich als hinnehmbar angesehen, doch ist zu bedenken, daß die Überschüsse eines Teils der Handelspartner die Defizite des anderen Teils sind.

**Wirtschaftliches Wachstum.** Wirtschaftswachstum ist ein vorrangiges Ziel aller Wirtschaftsordnungen. Es bedeutet wachsendes Volkseinkommen, d. h. Zunahme des Angebots an Gütern und Dienstleistungen pro Kopf der Bevölkerung. Maßstab für das Wachstum ist die jährliche Zuwachsrate des realen Bruttosozialprodukts. Nach den Grundsätzen des Stabilitätsgesetzes soll das Wirtschaftswachstum stetig und angemessen steigen. Während noch 1967 ein Wachstum von 4–4,5% als erstrebenswert angesehen wurde, wird jetzt ein mittelfristiges Wachstum von 2–3% als ausreichend angesehen.
Grundbedingungen für ein Wachstum der Wirtschaft sind vor allem ausreichende Rohstoffe (Ressourcen), hohe Sparraten (für Investitionen), gute Ausbildung der arbeitenden Bevölkerung, technischer Fortschritt und ausgebaute Infrastruktur. Diese Bedingungen des Wirtschaftswachstums machen zugleich seine Grenzen deutlich, z. B. Verknappung der Energievorräte. Zunahme der Umweltbelastungen durch Schadstoffe. Die Nachteile des Wachstums können ebenso stark wiegen wie die Vorteile. Wachstumspolitische Zielvorstellungen werden daher seit einiger Zeit kritischer gesehen. Forderungen in Richtung *Nullwachstum* werden laut. Bei der Diskussion um das richtige Maß an Wachstum wird zunehmend die Forderung nach einem *qualitativen Wachstum* erhoben, z. B. Einsparung von Rohstoffen, Verminderung der Umweltbelastungen, verstärktes Recycling, Ausweitung des Dienstleistungssektors.

#### 2.2.3.3 Mittel und Instrumente der Wirtschaftspolitik

**Konjunkturpolitik des Staates.** Konjunkturpolitik des Staates beinhaltet alle staatlichen Maßnahmen, die der Erreichung konjunktureller Ziele dienen. In der Rezession soll der Unternachfrage und in der Expansion der Übernachfrage begegnet werden. Entscheidende Grundlage, dem jeweiligen Konjunkturverlauf entgegenzusteuern, ist das Stabilitätsgesetz. Die zu treffenden antizyklischen Maßnahmen müssen der Zielsetzung des *magischen Vierecks* entsprechen: *Globalsteuerung.* Im einzelnen steht das Instrumentarium der Steuer- und Ausgabenpolitik zur Beeinflussung der staatlichen und privaten Nachfrage zur Verfügung.

**Währungspolitische Maßnahmen der Deutschen Bundesbank.** Die Deutsche Bundesbank regelt mit Hilfe der währungspolitischen Befugnisse, die ihr nach dem Gesetz über die Deutsche Bundesbank zustehen, den Geldumlauf und die Kreditversorgung der Wirtschaft mit dem Ziel, die Währung zu sichern, und sorgt für die bankmäßige Abwicklung des Zahlungsverkehrs im Inland und im Ausland. Die Bundesbank wird als die *Hüterin der Währung* bezeichnet. Unter Wahrung ihrer Aufgaben ist die Bundesbank verpflichtet, die allgemeine Wirtschaftspolitik der Bundesregierung zu unterstützen. Die Ziele des *magischen Vierecks* haben also auch für die Bundesbank Bedeutung. Vorrangiges Ziel ist für die Bundesbank aber die Währungssicherung.

## 2.3 Politische Meinungsbildung und politisches Handeln

### 2.3.1 Massenmedien

Die Massenmedien Presse, Rundfunk und Fernsehen sind Informationsmittel, die eine breite Schicht der Bevölkerung erreichen und an der Erörterung öffentlicher Angelegenheiten beteiligt sind. Sie haben auf die öffentliche Meinungsbildung einen entscheidenden Einfluß. Ohne Massenmedien bestünde die Gefahr, daß unbekannt, undiskutiert und ungeregelt bliebe, was als Streit der Interessen und Meinungen in der Demokratie öffentlich auszutragen ist (Abb. 2.**12**).

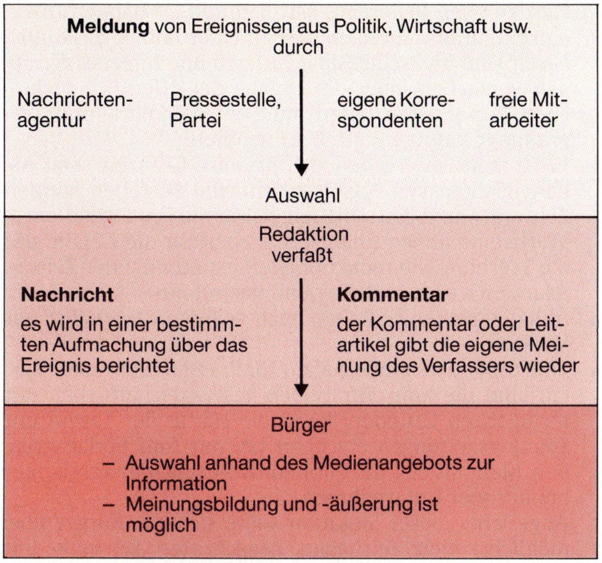


Abb. 2.**12** **Prozeß der Meinungsbildung.**

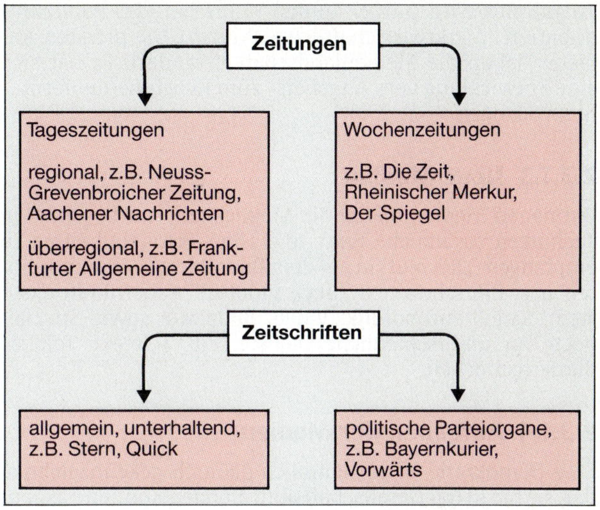


Abb. 2.**13** **Vielfalt der Presse.** Zeitungen und Zeitschriften.

### 2.3.1.1 Presse

Zur Presse gehören die Druckmedien, die periodisch erscheinen und auf die Meinungs- und Willensbildung eines breiten Leserkreises Einfluß nehmen. Die Presse ist in der Bundesrepublik Deutschland privatwirtschaftlich organisiert und nach innen und außen frei.

**Innere Pressefreiheit.** Der Verleger entscheidet über die politische Richtung der Zeitung oder Zeitschrift, z. B. konservativ, liberal. Der Informationsapparat wird vom Verleger und seinen Redakteuren beherrscht. Über den Markt findet eine gewisse Kontrolle statt (Konkurrenz, Käufer, Leser).

**Äußere Pressefreiheit.** Die Presse ist vom Staat unabhängig. Die Presselandschaft ist daher vielfältig (Abb. 2.**13**). Wettbewerb ist gewährleistet. Gefährdung durch Pressekonzentration.

### 2.3.1.2 Hörfunk und Fernsehen

Hörfunk und Fernsehen gehören in der Bundesrepublik Deutschland zur Rundfunkhoheit der Länder. Die Rundfunkordnung ergibt sich insbesondere aus dem „Staatsvertrag über den Rundfunk im vereinten Deutschland" in Form eines sog. Artikelgesetzes, der die Bedingungen für den öffentlich-rechtlichen und den privaten Rundfunk (Hörfunk und Fernsehen unter Berücksichtigung des europäischen Rundfunkrechts) regelt. Dieser Rundfunkstaatsvertrag geht von einem dualen Rundfunksystem aus, d. h. von einem Nebeneinander öffentlich-rechtlicher Rundfunkanstalten und privater Rundfunkveranstalter, und setzt Rahmenbedingungen, die von den Ländern weiter ausgeformt werden können. Beide Rundfunksysteme sollen in der Lage sein, den Anforderungen des nationalen und des internationalen Wettbewerbs zu entsprechen.

Die tragenden Säulen des Rundfunksystems der Bundesrepublik Deutschland bilden die öffentlich-rechtlichen Rundfunkanstalten. Dies sind die Landesrundfunkanstalten Bayerischer Rundfunk (BR), Hessischer Rundfunk (HR), Mitteldeutscher Rundfunk (MDR), Norddeutscher Rundfunk (NDR), Ostdeutscher Rundfunk Brandenburg (ORB), Radio Bremen (RB), Saarländischer Rundfunk (SR), Sender Freies Berlin (SFB), Süddeutscher Rundfunk (SDR), Südwestfunk (SWF) und Westdeutscher Rundfunk (WDR); die beiden Anstalten des Bundesrechts: Deutsche Welle (DW) und Deutschlandfunk; die gemeinsam von allen Ländern getragene Fernsehanstalt Zweites Deutsches Fernsehen (ZDF).
Diese selbständigen, staatsunabhängigen Rundfunkanstalten haben den gemeinsamen gesetzlichen Auftrag, Hörfunk und Fernsehen für alle zu veranstalten. Zur Wahrnehmung gemeinsamer Interessen und zur Durchführung gemeinsamer Aufgaben haben sich die Rundfunkanstalten, ausgenommen das ZDF, zur Arbeitsgemeinschaft der Rundfunkanstalten Deutschlands (ARD) zusammengeschlossen. Der ARD gehört mit beratender Stimme auch RIAS Berlin an. Zur Wahrnehmung bestimmter gemeinsamer Aufgaben hat die ARD eigenständige Institutionen ins Leben gerufen. An diesen ist zum Teil auch das ZDF beteiligt. Hierzu gehört u. a. die Gebühreneinzugszentrale (GEZ).
Die Merkmale der öffentlich-rechtlichen Rundfunkanstalten sind dadurch gekennzeichnet, daß ihre Programme ausgewogen, sachlich und gegenüber allen gesellschaftlichen Gruppen fair sein sollen. In ihren Organen sind verschiedene gesellschaftliche Gruppen vertreten. Diese Organe üben die Kontrolle über die Programmgestaltung aus und nicht der Markt. Sie finanzieren sich weitgehend über Gebühren.
Private Anbieter finanzieren ihre Programme im wesentlichen durch Werbeeinnahmen. Eine gewisse Abhängigkeit von den Geldgebern ist zwangsläufig. Die Gestaltung des

Programms wird stärker an den Wünschen des Publikums orientiert (marktwirtschaftliches Prinzip). Die privaten Anbieter haben die Medienlandschaft verändert. Es hat sich eine Entwicklung vom Angebots- zum Konsumentenfernsehen vollzogen.

### 2.3.1.3 Neue Medien

Die neuen Medien bieten die Möglichkeit, mit besonderen Techniken zusätzliche Texte und Töne, Fotos und Filme zu empfangen („Revolution auf dem Bildschirm"). Hierzu gehören u. a. Bildschirmtext (Btx), Vidotext, Kabelrundfunksystem, Satellitenrundfunk, Video, Bildplatte sowie Spezialnetze für unterschiedliche Dienste, z. B. Teletext, Telefax, Bildfernsprechen.

### 2.3.1.4 Aufgaben der Medien

Eine Demokratie ist vornehmlich dadurch gekennzeichnet, daß sie die in der Gesellschaft auftretenden Konflikte akzeptiert und versucht, diese Konflikte rational zu regeln. Die Medien bieten die Möglichkeit, die Bürger über die politischen und sozialen Auseinandersetzungen der Gesellschaft zu informieren. Sie stellen für zahlreiche Fragen eine Öffentlichkeit her und bieten so jedem Bürger die Möglichkeit, am öffentlichen Meinungsbildungsprozeß teilzunehmen. Die Vielfalt der Informationsquellen ermöglicht ausgewogene Urteile.
Angesichts der Bedeutung der Medien für eine freie Gesellschaftsordnung werden diesen folgende Aufgaben zugedacht: Information, Mitwirkung an der Meinungsbildung und Kontrolle bzw. Kritik.

### 2.3.1.5 Informations-, Meinungs- und Pressefreiheit

Es gehört zu den elementaren Grundwerten eines freiheitlichen demokratischen Staates, daß die Freiheit der Information und die Freiheit der Meinungsäußerung gewährleistet ist. Art. 5 Abs. 1 GG: „Jeder hat das Recht, seine Meinung in Wort, Schrift und Bild frei zu äußern und zu verbreiten und sich aus allgemein zugänglichen Quellen ungehindert zu unterrichten. Die Pressefreiheit und die Freiheit der Berichterstattung durch Rundfunk und Film werden gewährleistet. Eine Zensur findet nicht statt."
Die rechtliche Stellung der Presse ist im einzelnen in den *Pressegesetzen* der Bundesländer beschrieben.
Ungeachtet der grundgesetzlich garantierten Freiheiten gibt es einige bedenkenswerte Hemmnisse, die es den Medien erschweren, ihren Aufgaben gerecht zu werden.

- Die Medien sind grundsätzlich zur wahrheitsgemäßen Berichterstattung verpflichtet. Nachrichten und Behauptungen sind daher mit der gebotenen Sorgfalt auf ihren Wahrheitsgehalt zu überprüfen. Die Meinungs- und Informationsfreiheit, die Presse- und Rundfunkfreiheit finden nach Art. 5 Abs. 2 GG ihre Schranken in den Vorschriften der allgemeinen Gesetze, z. B. Persönlichkeitsschutz, Jugendschutz.
- Politisch ergeben sich für die Medien Schranken und Hürden, weil Behörden, Parteien und Verbände oftmals einseitig informieren, Behörden nicht immer auskunftsbereit sind und schließlich Parteien und Interessengruppen versuchen, über die Organe der öffentlich-rechtlichen Rundfunkanstalten auf Personalpolitik und Programmgestaltung Einfluß zu nehmen.
- Wirtschaftlich ergeben sich insofern Grenzen, weil Abhängigkeiten von Anzeigenaufträgen bestehen können. Zeitungen und Zeitschriften werden überwiegend durch Werbeeinnahmen finanziert. Es besteht die Gefahr, daß die Werbung die redaktionelle Gestaltung einer Zeitung oder Zeitschrift entscheidend beeinflußt.
- Abhängigkeiten bestehen auch zwischen Journalist und Verleger.
- Eine besonders große Gefahr für Pressefreiheit und -vielfalt sind die Konzentrationen aus wirtschaftlichen und technischen Gründen. Rund die Hälfte der Tages- und Sonntagszeitungen erscheint bei nur fünf Verlagsgruppen. Mehr als 60% der Publikumszeitschriften erscheinen bei nur vier Unternehmen.
  Angesichts dieser Situation sollte sich der Bürger über möglichst viele Zeitungen, Zeitschriften, Hörfunk- und Fernsehprogramme informieren, denn die freiheitlich-demokratische Ordnung braucht informierte Bürger.

## 2.3.2 Parteien, Verbände und Bürgerinitiativen

In einem freiheitlich-demokratischen Staat gestalten Parteien, Verbände und Bürgerinitiativen in vielfältiger Weise die politische Wirklichkeit. Sie nehmen in unterschiedlicher Weise Gesamt- oder Gruppeninteressen wahr (Tab. 2.**1**).
Während die politischen Parteien auf den gesamten politischen Bereich Einfluß nehmen, versuchen Verbände und Bürgerinitiativen, die Interessen ihrer Mitglieder bzw. Anhänger in bestimmten Teilbereichen durchzusetzen.
Die Parteien und Verbände sind dauernde Zusammenschlüsse, Bürgerinitiativen bilden sich dagegen mit dem Ziel der Beseitigung eines aus der Sicht ihrer Mitglieder bzw. Anhänger bestehenden Mißstandes oder zur Förderung besonderer Interessen.

### 2.3.2.1 Parteien

Nach Art. 21 GG in Verbindung mit dem Parteiengesetz haben die demokratischen Parteien einen festen Platz in der verfassungsmäßigen Ordnung der Bundesrepublik Deutschland. § 1 Abs. 1 Parteiengesetz lautet: „Die Parteien sind ein verfassungsrechtlich notwendiger Bestandteil der freiheitlichen demokratischen Grundordnung. Sie erfüllen mit ihrer freien, dauernden Mitwirkung an der politischen Willensbildung des Volkes eine ihnen nach dem Grundgesetz obliegende und von ihm verbürgte öffentliche Aufgabe."
Nach § 2 Parteiengesetz sind Parteien Vereinigungen von Bürgern, die dauernd oder für längere Zeit für den Bereich des Bundes oder eines Landes auf die politische Willensbildung Einfluß nehmen und an der Vertretung des Volkes im Bundestag oder in einem Landtag mitwirken wollen.
Die Wesensmerkmale einer Partei sind ein Parteiprogramm, eine feste demokratische Organisation, Mitglieder, Teilnahme an Wahlen sowie Streben nach politischer Verant-

Tabelle 2.1 Unterscheidungsmerkmale von Parteien, Verbänden und Bürgerinitiativen

| Merkmale | Parteien | Interessenverbände | Bürgerinitiativen |
|---|---|---|---|
| Ziele und Interessen | Interessen aller | Interesse einer Gruppe | objektbezogene Interessen |
| Aufträge | politische Willensbildung; Teilhabe an Staatsgewalt wird angestrebt (Art. 21 GG) | Einflußnahme auf staatliche Organe (Art. 9 GG) | Einflußnahme auf staatliche Organe und öffentliche Meinung |
| Beteiligung an Wahlen | ja; vornehmlich Kandidatenbenennung (monopolartige Stellung) | nein; geben ggf. Wahlempfehlungen | nein; geben ggf. Wahlempfehlungen |
| Verantwortung | gegenüber dem Volk, nicht nur den Wählern | gegenüber Mitgliedern, in Grenzen der Allgemeinheit | gegenüber den Mitgliedern bzw. losen Anhängern |
| Organisation | demokratische Grundsätze | Satzung trifft Regelungen überwiegend demokratischer Aufbau | keine verbindlichen Vorgaben |
| Mitgliederstruktur | alle Berufs- und Bevölkerungsgruppen | Angehörige bestimmter Berufs- und Bevölkerungsgruppen | Angehörige einer Gruppe mit gleichen Interessen |
| Finanzierung | Mitgliedsbeiträge, Spenden, Zuwendungen des Staates | Mitgliedsbeiträge | Beiträge der Interessenten |

wortung. Oberstes Ziel jeder Partei ist es, Macht auszuüben, um ihre politischen Vorstellungen verwirklichen zu können. Die Aufgaben der Parteien bestehen in der Mitgestaltung der öffentlichen Meinung und in der Mitwirkung bei der politischen Willensbildung auf der Grundlage der Parteiprogramme, in der Förderung der aktiven Teilnahme der Bürger am politischen Leben und vor allem in der Aufstellung von Wahlbewerbern in Bund, Ländern und Gemeinden. Darüber hinaus sind die Parteien berufen, auf die politische Entwicklung in Parlament und Regierung Einfluß zu nehmen und für eine ständige lebendige Verbindung zwischen Volk und Staatsorganen zu sorgen. Aufgrund ihrer Aufgabenstellung sind die Parteien berufen, das politische Handeln des Staates zu organisieren. Die Parteien kanalisieren die vielen politischen Einzelwillen zu Willensströmen, um regierungsfähige Mehrheiten zu bilden.
Der politische Wille des Volkes wird in Wahlergebnissen sichtbar. Die Parteien finanzieren ihre Aufgaben durch Mitgliederbeiträge, Wahlkampfkostenerstattungen des Staates, Spenden und sonstige Einnahmen, z. B. Abführungen der Abgeordneten, Kredite. Die Parteien sind verpflichtet, über die Herkunft und Verwendung ihrer Mittel öffentlich Rechenschaft abzulegen. Die Mitfinanzierung der Wahlkämpfe durch den Staat ist im wesentlichen damit begründet, daß die Parteien „öffentliche Aufgaben" erfüllen. Die Finanzierung durch den Staat macht die Parteien von privaten Geldgebern (Spendern) unabhängiger.

### 2.3.2.2 Verbände

Nach Art. 9 GG hat jeder das Recht, Vereine und Gesellschaften und zur Wahrung und Förderung des Arbeits- und Wirtschaftslebens Vereinigungen zu bilden. Für diese Vereinigungen hat sich die Bezeichnung „Verbände" durchgesetzt. Verbände gehören wie die Parteien in den Rahmen der verfassungsmäßigen Ordnung der Bundesrepublik Deutschland. Sie können als Ordnungskräfte in Gesellschaft und Staat angesehen werden.

Verbandsarten sind u. a.:

- Unternehmerverbände, z. B. Arbeitgeberverbände;
- mittelständische Verbände, z. B. Handwerkervereinigungen;
- Arbeitnehmerverbände, z. B. Gewerkschaften;
- Sozialverbände, z. B. Behindertenverbände;
- Heimat-, Sport- und Jugendverbände;
- religiöse Gemeinschaften, z. B. Kirchen.

Wesentliche Aufgabe der Interessenverbände ist die Aufnahme der in ihrem Bereich vorhandenen vielfältigen Interessen, in deren richtiger Auswahl (Filterung) und in ihrer Zusammenfassung zur Bündelung von Interessen. Die so zusammengefaßten Interessen werden gegenüber staatlichen Organen und anderen Gruppen, z. B. Tarifpartnern, vertreten und durchzusetzen versucht. Darüber hinaus wirken die Interessenverbände auch als Kontrollelement gegenüber staatlichen Organen und können beratende und unterstützende Funktionen haben, z. B. Beratung beim Gesetzgebungsverfahren. Aber auch gegenüber ihren Mitgliedern erbringen die Verbände nutzbringende Dienste, z. B. Beratung. Wirken und Einfluß der Verbände sind nicht gleich groß. Die Stärke des Verbandseinflusses ist vornehmlich von Mitgliederzahl, Finanzkraft und Belastungsfähigkeit des Verbandes abhängig. Um ihre Ziele zu erreichen, wenden sich die Verbände u. a. an die Öffentlichkeit, an andere Verbände, an die Parteien sowie an Parlament und Regierung.
Die Sozialpartner, Arbeitgeberverbände und Gewerkschaften, besitzen in der Bundesrepublik Deutschland die *Tarif-*

*hoheit*,d. h., sie haben das Recht, Arbeits- und Wirtschaftsbedingungen frei und eigenverantwortlich zu regeln. Zu diesem Zweck schließen sie Tarifverträge ab. Von ihren Entscheidungen hängen sehr wesentlich Beschäftigung, Preisstabilität, internationale Wettbewerbsfähigkeit und die Stabilität des Staates ab. Die Sozialpartner haben, weil ihre Entscheidungen alle Bürger betreffen, ein besonders hohes Maß an Verantwortung für Gesellschaft und Staat.

### 2.3.2.3 Bürgerinitiativen

Unter Bürgerinitiativen werden die als Verein oder Gesellschaft des bürgerlichen Rechts, sonst aber rechtlich nicht fixierten losen Zusammenschlüsse von Bürgern zur Verfolgung eines bestimmten Zwecks, z. B. Natur- und Umweltschutz, verstanden. Das Recht zur Gründung solcher Bürgerinitiativen haben alle Deutschen aufgrund von Art. 9 Abs. 1 GG *(Vereinigungsfreiheit)*.

Bürgerinitiativen haben kein politisches Mandat. Ihre Aufgabe kann vornehmlich darin gesehen werden, daß sie

- private und öffentliche Interessen in die öffentliche Diskussion einführen,
- durch ihre Aktionen am politischen Entscheidungsfindungs- oder Willensbildungsprozeß mitwirken,
- Bürger aktivieren und die Einsicht in öffentliche Angelegenheiten fördern.

Bürgerinitiativen greifen im allgemeinen Einzelprobleme oder örtlich begrenzte Probleme auf, die von den Parteien oder Verbänden nicht, nicht schnell genug oder nicht in ihrem Sinne gelöst werden. Bürgerinitiativen können als Zeichen lebendiger Demokratie angesehen werden. Sie ergänzen die Parteien und Verbände, stehen aber auch teilweise zu ihnen in Konkurrenz.

### 2.3.2.4 Demonstrationsrecht

Kritik und Protest der Bürger müssen als ein wesentlicher Teil jeder demokratischen Staatsordnung gesehen werden. Insoweit wird in der Bundesrepublik Deutschland das *Grundrecht auf Demonstrationsfreiheit* gewährt. Es ist zwar nicht ausdrücklich im Grundrechtskatalog des GG aufgeführt, ergibt sich aber aus der zusammenhängenden Sicht der freien Entfaltung der Persönlichkeit (Art. 2 Abs. 1 GG), der Meinungsfreiheit (Art. 5 Abs. 1 GG) und der Versammlungsfreiheit (Art. 8 Abs. 1 GG).

Grundgesetzlich geschützt sind friedliche Demonstrationen. Unzulässig sind Demonstrationen verbotener Organisationen, unfriedliche Veranstaltungen, Demonstrationen, welche die öffentliche Sicherheit und Ordnung unmittelbar stören, und Demonstrationen innerhalb der Bannmeilenzone von Verfassungsorganen. Demonstrationen sind kollektive Willensäußerungen, um öffentlich auf den Prozeß der politischen Meinungs- und Willensbildung einzuwirken. Sie sind in der Regel politische Aktionen, um bestimmte politische Ziele zu erreichen.

**Weiterführende Literatur**

Adam, H.: Bausteine der Volkswirtschaftslehre. Bund-Verlag, Köln 1993
Avenarius, H.: Kleines Rechtswörterbuch. Bundeszentrale für politische Bildung, Bonn 1992
von Beyme, K.: Das politische System der Bundesrepublik Deutschland. Piper, München 1991
Binder, G.: Grundwissen Grundgesetz. Klett, Stuttgart 1991
Bizer, E., R. G. Nolden, U. Windisch: Wirtschaft wirke mit. Kieser, Neusäß 1992
Bundeszentrale für politische Bildung: Das parlamentarische System der Bundesrepublik Deutschland. Wirtschaft. Wirtschaftsordnungen im Vergleich. Interessenverbände und Interessengruppen. Massenmedien 1 und 2. Grundgesetz für die Bundesrepublik Deutschland. Bonn, Stand Dezember 1992
Diemer, G.: Kurze Chronik der deutschen Frage. Olzog, München 1991
Dörge, W., H. Steffens: Wirtschaft. Verbraucher und Markt. Landeszentrale für politische Bildung NRW, Düsseldorf 1987
Frank, W.: Volkswirtschaft heute. Winklers, Darmstadt 1993
Friedrich, H.: Wirtschaft. Konjunktur – Wachstum – Strukturwandel. Landeszentrale für politische Bildung NRW, Düsseldorf 1987
Hartung/Kadelbach (Hrsg.): Bürger, Recht, Staat. Fischer, Frankfurt/M. 1992
Herder-Lexikon Politik. Herder, Freiburg 1988
Hillebrands, H., H. Sahnen: Planen – Gestalten – Wirtschaften. Dähmlow, Neuss 1992
Keim, H.: Wirtschaft 2. Arbeitnehmer und Betrieb. Landeszentrale für politische Bildung NRW, Düsseldorf 1988
Läufer, Th.: Europäische Gemeinschaft – Europäische Union. Die Vertragstexte von Maastricht. Bundeszentrale für politische Bildung, Bonn 1992
Matzat, M.: Grundrechte. Alpmann u. Schmidt, Münster 1992
Mickel u. a.: Geschichte, Politik und Gesellschaft. Bd. I und II. Cornelsen, Hirschgraben, Frankfurt/M. 1991/93
Mickel, W.: Handlexikon zur Politikwissenschaft. Ehrenwirth, München 1986
Model/Creifelds/Lichtenberger: Staatsbürger-Taschenbuch, Beck, München 1992
Müller, G.: Grundwissen Politik. Klett, Stuttgart 1987
Olzog, G., H. J. Liese: Die politischen Parteien in der Bundesrepublik Deutschland. Olzog, München 1992
Presse- und Informationsamt der Bundesregierung: Bonner Almanach 1989/90. Politik zum Nachschlagen. Bonn 1989
Richard, W., G. Hartmann, G. Schneider: Grundkurs der Volkswirtschaftslehre. Merkur, Rinteln 1987
Schell, W.: Das deutsche Gesundheitswesen von A bis Z. Thieme, Stuttgart 1995
Schell, W.: Staatsbürger- und Gesetzeskunde für die Krankenpflegeberufe in Frage und Antwort, 10. Aufl. Thieme, Stuttgart 1994
Schneider, P., M. Zindel, A. Pollert: Blickpunkt Politik. Winklers, Darmstadt 1993
Schunck, E., H. de Clerck: Allgemeines Staatsrecht und Staatsrecht des Bundes und der Länder. Reckinger, Siegburg 1993
Wehling, H.-G.: Medienpolitik. Kohlhammer, Stuttgart 1987
Weidenfeld/Wessels (Hrsg.): Europa von A–Z. Europa Union, Bonn 1992
Woyke, W., U. Steffens: Stichwort: Wahlen. Leske, Leverkusen 1987

# 3 Rechtskunde

M. Staak

**Lernziel**

Der Leser wird mit den Grundbegriffen des Rechts vertraut. Er gewinnt einen Überblick über die Rechtsnormen und lernt den Standort des Menschen in der Rechtsordnung an Beispielen kennen, die für seine künftige berufliche Arbeit wesentlich sind. Dadurch wird er in die Lage versetzt, sich nach den geltenden Rechtsnormen zu verhalten und unberechtigte Vorwürfe gegen sein Verhalten rechtswirksam abzuwehren. Es empfiehlt sich, bei der Durcharbeitung der „Rechtskunde" eine Textausgabe des Grundgesetzes der Bundesrepublik Deutschland zur Hand zu haben, um die entsprechenden Hinweise nachschlagen zu können und auf diese Weise das Wissen zu vertiefen und abzusichern.
Die Beschäftigung mit Begründung, Inhalt und Beendigung des Arbeitsverhältnisses macht die Angehörigen der Krankenpflegeberufe mit ihren Pflichten und Rechten als Arbeitnehmer im Verhältnis zu Arbeitgebern, Vorgesetzten und Kollegen vertraut. Sie lernen Möglichkeiten und Grenzen von Mitwirkung und Mitbestimmung kennen und erarbeiten sich einen Überblick über den Schutz, den Sozialversicherung und Sozialhilfe Versicherten und Hilfsbedürftigen bieten.

## 3.1 Begriffe

### 3.1.1 Aufgaben, Wesen und Inhalt des Rechts

Das Recht hat die Aufgabe, das Zusammenleben der Menschen in einer Gemeinschaft zu ordnen und in dieser Ordnung zu sichern und zu bewahren. Es enthält Gebote und Verbote, die ein bestimmtes Verhalten fordern oder untersagen. Die Gebote und Verbote werden in Vorschriften – *Rechtsnormen* – gefaßt, die in ihrer Gesamtheit als *Rechtsordnung* bezeichnet werden.
Rechtsordnung, moralische Wertordnung und Sittengesetz stehen in einem engen Verhältnis zueinander, stimmen aber nicht notwendig überein. *Moralische Werte* bestimmen das gesamte Verhalten eines Menschen nach dem Maßstab seines Gewissens. Die Rechtsordnung darf die von der Gemeinschaft als verbindlich erkannten moralischen Werte weder verneinen noch in Widerspruch zu ihnen stehen, wenn sie nicht ihren Anspruch auf Anerkennung verlieren will. Sie ist aber beschränkt auf die äußere Ordnung der Gemeinschaft. Das *Sittengesetz* gibt die sittliche Überzeugung einer bestimmten Gesellschaft wieder; es weist auch innerhalb einer durch die gleiche Rechtsordnung verbundenen Gemeinschaft örtliche Unterschiede auf und ist oft schon innerhalb kurzer Zeiträume starken Veränderungen unterworfen. Bereits das Grundgesetz stellt fest, daß die freie Entfaltung der Persönlichkeit nicht zu Verstößen gegen das Sittengesetz berechtigt (Art. 2 Abs. 1 GG). Wenn auch dem Sittengesetz allein diejenige Verbindlichkeit fehlt, die der Rechtsordnung in einem Gemeinwesen zukommt, so ist doch eine Reihe von sittlichen Wertvorstellungen in die Rechtsordnung übernommen und zu Rechtsnormen erhoben worden. *Beispiele:* Verstöße gegen die guten Sitten (§§ 138 Abs. 1, 826 BGB), gegen die Forderungen von Treu und Glauben und die Verkehrssitte (§§ 157, 242 BGB), gegen sittliche Pflichten und aus Anstand zu nehmende Rücksicht (§ 814 BGB) u. a. haben rechtliche Folgen.

### 3.1.2 Rechtsquellen

Die Rechtsnormen können geschrieben oder ungeschrieben (Gewohnheitsrecht) sein. Sie werden auch als *objektives Recht* bezeichnet im Gegensatz zu dem *subjektiven Recht* oder dem *Anspruch*, der Berechtigung des einzelnen, ein Tun oder ein Unterlassen zu verlangen (vgl. § 194 Abs. 1 BGB). Die Rechtsnormen werden nach ihrem Ursprung und ihrem Rang in der Rechtsordnung bestimmten *Rechtsquellen*, nach ihrem Inhalt bestimmten *Rechtsgebieten* (S. 32 f) zugeordnet. Zu den Rechtsquellen zählen vornehmlich (in der Reihenfolge ihres Ranges innerhalb der Rechtsordnung)

- Verfassungen,
- Gesetze,
- Rechtsverordnungen,
- Satzungen und
- Gewohnheitsrechte.

**Verfassung.** In der Ordnung der Rechtsquellen stehen die Verfassungen an der Spitze. In der Bundesrepublik Deutschland, einem Bundesstaat, hat neben dem Bund (Grundgesetz) auch jedes Land eine Verfassung, in der die grundlegenden Bestimmungen über die staatliche Ordnung zusammengefaßt sind. Bestimmungen in den Verfassungen binden den Gesetzgeber (Art. 20 Abs. 3 GG) ebenso wie den einzelnen (Art. 2 Abs. 1 GG); sie sind teils nur unter erschwerten Voraussetzungen, teils überhaupt nicht zu ändern (Art. 19, 79 Abs. 1–3 GG).

**Gesetz.** Gesetze (im formellen Sinn) werden in dem Verfahren, das in den Verfassungen vorgezeichnet ist, von den gesetzgebenden Organen des Staates beschlossen (Art. 76–82 GG und die Verfassungen der Länder).

Die von Bundestag und Bundesrat beschlossenen, vom Bundespräsidenten ausgefertigten und im Bundesgesetzblatt verkündeten Gesetze des Bundes werden ebenso wie die von den Landtagen (Bürgerschaft, Abgeordnetenhaus) beschlossenen und in Gesetz- und Verordnungsblättern verkündeten Gesetze der Länder als *Gesetze im formellen Sinn* bezeichnet. Dagegen meint der Begriff des *Gesetzes im materiellen Sinn* auch Rechtsverordnungen und Satzungen (s. unten). Noch weiter ist der Begriff des Gesetzes im Sinne des Bürgerlichen Gesetzbuches gefaßt; danach ist jede Rechtsnorm einschließlich des Gewohnheitsrechts Gesetz (Art. 2 EGBGB).
*Beispiel für ein Gesetz:* Gesetz über die Berufe in der Krankenpflege (Krankenpflegegesetz – KrPflG) vom 4. Juni 1985 (BGBl. I S. 893) in der geltenden Fassung.

**Rechtsverordnung.** Durch ein Gesetz (im formellen Sinn) können die Regierung oder einzelne Minister ermächtigt werden, innerhalb von Grenzen, die bereits im Gesetz nach Inhalt, Zweck und Ausmaß festgelegt sind, Rechtsverordnungen zu erlassen (Art. 80 GG und entsprechende Vorschriften in den Verfassungen der Länder). Ohne eine derartige *Ermächtigung* darf eine Rechtsverordnung nicht erlassen werden.
Rechtsverordnungen begegnen uns am häufigsten in der Form von *Ausführungs-* und *Durchführungsverordnungen.* Sie ergänzen die allgemeinen Vorschriften des Gesetzes durch Bestimmungen, die die näheren Einzelheiten regeln.

*Beispiel für eine Rechtsverordnung:* Durch das Krankenpflegegesetz wurde der Bundesminister für Gesundheit ermächtigt, durch Rechtsverordnung Ausbildungs- und Prüfungsordnungen für Krankenschwestern (Krankenpfleger) und für Kinderkrankenschwestern zu erlassen. Diese Vorschrift ist eine Ermächtigung im Sinne des Art. 80 GG. Der Bundesminister nutzte diese Ermächtigung, als er die Ausbildungs- und Prüfungsordnung für die Berufe in der Krankenpflege erließ.

**Satzung.** Durch Gesetz oder aufgrund eines Gesetzes kann rechtsfähigen Körperschaften (Beispiele: Gemeinden, Kreise), Anstalten (Beispiel: Sparkassen) und Stiftungen (Beispiel: Stiftung Preußischer Kulturbesitz) die Befugnis verliehen werden, zur Regelung ihrer eigenen Angelegenheiten Satzungen zu erlassen.

*Beispiel für Satzungen:* Die Gemeinden können nach dem Gemeindeverfassungsrecht der Länder durch Satzungen die Benutzung gemeindlicher Einrichtungen – etwa eines Heims – regeln.

**Gewohnheitsrecht.** Eine lange andauernde Übung in der Überzeugung, daß das Geübte rechtens sei, kann zu der Bildung von Gewohnheitsrecht führen. Das ungeschriebene Gewohnheitsrecht steht in seinem Geltungsanspruch dem geschriebenen Recht nicht nach.

*Beispiele für Gewohnheitsrecht* finden sich vor allem im engen örtlichen Bereich. Dieses Gewohnheitsrecht mit örtlich begrenztem Geltungsbereich wird auch als *Observanz* bezeichnet. So gibt es vielerorts Gewohnheitsrechte zur Benutzung von bestimmten Wegen.

**Hinweis auf weitere Rechtsquellen.** Durch Bundesgesetz können Hoheitsrechte auf zwischenstaatliche Einrichtungen übertragen werden (Art. 23 in der Fassung des Gesetzes vom 21. Dez. 1992 (BGBl. I S. 2086) und Art. 24 Abs. 1 GG); damit sind auch Rechtsetzungsakte der Europäischen Union mit innerstaatlicher Geltung möglich. Die *allgemeinen Regeln des Völkerrechts* gehen den Gesetzen vor und sind für die Bewohner des Bundesgebiets unmittelbar verbindlich (Art. 25 GG). Dagegen werden *besondere Regeln* in Vereinbarungen der beteiligten Staaten festgelegt und durch Beschluß der gesetzgebenden Organe zu innerstaatlichem Recht (vgl. Art. 59 Abs. 2 GG).

*Beispiel für eine völkerrechtliche Vereinbarung:* Dem IV. Genfer Abkommen vom 12. August 1949 zum Schutze von Zivilpersonen in Kriegszeiten, in dem auch der Schutz von Zivilkrankenhäusern und ihres Personals in bewaffneten Auseinandersetzungen und im Besetzungsfall geregelt ist (Art. 18 ff.), ist die Bundesrepublik Deutschland am 3. September 1954 beigetreten. Nach einem Beschluß der gesetzgebenden Organe des Bundes wurde es im Bundesgesetzblatt verkündet und gilt seitdem als innerstaatliches Recht (BGBl. II S. 917).

### 3.1.3 Rechtsgebiete

Die Rechtsordnung umfaßt eine Reihe von Rechtsgebieten, die sich nach Inhalt und Gegenstand unterscheiden. Die wesentlichen Rechtsgebiete sind das *Zivilrecht* (Privatrecht, Bürgerliches Recht) und das *öffentliche Recht.*

**Zivilrecht.** Die Rechtsnormen des Zivilrechts, zu denen vor allem die Vorschriften des Bürgerlichen Gesetzbuchs (BGB) zählen, regeln die Rechtsverhältnisse einzelner Personen.

*Beispiele:* In Rechtsnormen des Zivilrechts ist die Frage beantwortet, unter welchen Voraussetzungen ein Kaufvertrag abgeschlossen, ein Arbeitsvertrag gekündigt oder ein Schadensersatzanspruch geltend gemacht werden kann. Das Verhältnis der Ehegatten zueinander und zu ihren Kindern ist ebenso im Zivilrecht geregelt wie die Erbfolge nach einem Todesfall.

**Öffentliches Recht.** Das öffentliche Recht ist überwiegend durch die Stellung des einzelnen in der Gemeinschaft und seine Ein- und Unterordnung gegenüber den Trägern öffentlicher Gewalt gekennzeichnet. Daneben sind aber auch die Rechtsverhältnisse zwischen Trägern öffentlicher Gewalt auf der Ebene der Gleichordnung durch Vorschriften des öffentlichen Rechts geregelt.

*Beispiele:* Zum öffentlichen Recht gehören das Staats- und das Verwaltungsrecht ebenso wie das Straf- und das Verfahrensrecht. So bestimmen Rechtsnormen des öffentlichen Rechts, wer wählen darf und wie hoch die Steuern sind, wann eine gebührenpflichtige Verwarnung ausgesprochen werden darf und unter welchen Voraussetzungen eine Behörde den Abbruch eines Hauses anordnen kann. Die Strafrahmen für alle Verbrechen und Vergehen sowie für die Ahndung von Ordnungswidrigkeiten sind ebenso im öffentlichen Recht verzeichnet wie die Regeln, nach denen Behörden und Gerichte zu verfahren haben.

### 3.1.4 Rechtsfindung

Im privaten wie im beruflichen Bereich wird das Verhalten des Menschen wesentlich durch Rechtsnormen bestimmt. Eine unzureichende Beachtung der geltenden Rechtsvorschriften kann

- zum Verlust von Ansprüchen,
- zur eigenen Haftung,
- zu einer Bestrafung

führen.

*Beispiel für den Verlust von Ansprüchen:* Der Mangel eines gekauften Gegenstandes kann nur innerhalb eines eng begrenzten Zeitraums gerügt werden. Nach Ablauf der Frist ist ein Schadensersatzanspruch nicht mehr durchzusetzen, wenn der Schadensersatzpflichtige die Einrede der Verjährung erhebt (§§ 459 ff., 194 ff. BGB).

*Beispiel für eigene Haftung:* Die Verletzung einer Amtspflicht kann bei öffentlichen Bediensteten (§ 839 BGB, Art. 34 GG), die widerrechtliche Verletzung der Gesundheit eines anderen kann jeden zum Schadensersatz (§§ 823 ff. BGB) verpflichten.

*Beispiel für Bestrafung:* Ein Angehöriger eines Heilberufs, der einem Bekannten über den Zustand eines Kranken erzählt, kann mit einer Geld- oder Freiheitsstrafe belegt werden (§ 203 StGB).

Es ist daher unbedingt notwendig, daß sich jeder mit dem Recht seines Berufes und darüber hinaus auch mit allen Rechtsnormen vertraut macht, die für ihn in seinem Lebensbereich Geltung haben. In der Regel wird eine gründliche Beschäftigung mit dem Text der Rechtsnorm ausreichen, um ihren Inhalt zu verstehen und sie richtig anzuwenden. In allen Zweifelsfällen ist es aber geboten, Erläuterungswerke (Kommentare) und Lehrbücher heranzuziehen und den Rat des Vorgesetzten oder eines Juristen zu erbitten. Im Streitfall ist es dann Aufgabe der Richter, die unabhängig und nur dem Gesetz unterworfen sind (Art. 97 GG), das Recht zu finden und anzuwenden.

### 3.1.5 Rechtsstaatliche Grundsätze

Das Recht prägt unsere staatliche Ordnung. Im Grundgesetz ist die Bundesrepublik Deutschland ausdrücklich als *Rechtsstaat* gekennzeichnet (Art. 28 Abs. 1 Satz 1 GG); nach Art. 20 Abs. 3 GG sind die vollziehende Gewalt und die Rechtsprechung an Gesetz und Recht, die gesetzgebenden Organe an die verfassungsmäßige Ordnung gebunden. Aber auch der einzelne muß die verfassungsmäßige Ordnung und die Rechte anderer als Grenzen der freien Entfaltung seiner Persönlichkeit erkennen und berücksichtigen (Art. 2 Abs. 1 GG). Er wird in seinen eigenen Rechten durch unabhängige Gerichte geschützt (Art. 92 ff., Art. 19 Abs. 4 GG).

## 3.2 Der Mensch in der Rechtsordnung

Die Stellung des Menschen in der Rechtsordnung wird durch zahlreiche Vorschriften des Zivil- und des öffentlichen Rechts bestimmt. Die wesentlichen sind nachstehend im Zusammenhang mit den einzelnen Lebensabschnitten erläutert.

### 3.2.1 Geburt

**Rechtswirkungen.** Die Rechtsordnung schützt bereits das werdende Leben durch Strafandrohung (§ 218 StGB, 38) und betrachtet das erzeugte, aber noch nicht geborene Kind im Erbfalle so, als wäre es bereits geboren (*Erbfähigkeit*, § 1923 Abs. 2 BGB).

Mit der Vollendung der Geburt kann der Mensch Träger von Rechten und Pflichten sein. Die *Rechtsfähigkeit* des Menschen (§ 1 BGB) endet mit dem Tode. Das Kind ist in einem Rechtsstreit Partei und kann klagen oder beklagt werden. Wer rechtsfähig ist, ist auch *parteifähig* (§ 50 Abs. 1 ZPO).

So ist in einem Rechtsstreit das Kind Kläger; *die Eltern, ein Elternteil, ein Vormund, ein Pfleger oder das Jugendamt* (vgl. §§ 1626 ff., 1705 ff., 1773 ff. BGB) *vertreten* es, weil es nicht vor Gericht auftreten und Anträge stellen kann. Es ist schon rechts- und parteifähig, doch fehlt ihm die *Prozeßfähigkeit* (§§ 51 ff. ZPO).

Das eheliche Kind erwirbt mit der Geburt grundsätzlich den Ehenamen seiner Eltern als Geburtsnamen (§ 1616 BGB) und die *Staatsangehörigkeit* der Eltern oder – bei unterschiedlicher Staatsangehörigkeit – die des deutschen Elternteils (Abstammungsgrundsatz, vgl. § 4 Reichs- und Staatsangehörigkeitsgesetz), während das nichtehelich geborene Kind regelmäßig Familiennamen und Staatsangehörigkeit der Mutter erwirbt (§ 1617 BGB, § 4 Reichs- und Staatsangehörigkeitsgesetz). Der Ehename der Mutter und ihres Ehemanns oder der Familienname des Kindesvaters können dem Kinde unter den in § 1618 BGB angeführten Voraussetzungen erteilt werden. Die *Vornamen* werden dem Kind durch die Personen gegeben, die für seine Person zu sorgen haben. In der Regel sind das die Eltern (§ 1627 BGB). Das *minderjährige* Kind teilt *grundsätzlich den Wohnsitz der Eltern* (§ 11 BGB).

Nach Art. 6 Abs. 5 GG sind durch die Gesetzgebung den nichtehelichen Kindern die gleichen Bedingungen für ihre leibliche und seelische Entwicklung und ihre Stellung in der Gesellschaft zu schaffen wie den ehelichen Kindern. Der Gesetzgeber hat diesen Auftrag der Verfassung durch das *Gesetz über die rechtliche Stellung der nichtehelichen Kinder vom 19. August 1969* (BGBl. I S. 1243) in der geltenden Fassung erfüllt. Während die Eltern des ehelichen Kindes grundsätzlich für Vermögen und Person des Kindes zu sorgen haben und es so lange vertreten, bis es selbst geschäftsfähig wird (§ 1626 BGB), liegt bei nichtehelich geborenen Kindern die elterliche Sorge bei der Mutter, wobei sie von einem Vormund oder einem Pfleger und dem Jugendamt unterstützt werden kann (§§ 1705 ff. BGB).

Die Erziehung des Kindes in der Familie wird durch die Organe der öffentlichen Jugendhilfe, die *Jugendämter*, unterstützt und ergänzt. Sie greifen jedoch gegen den Willen der Erziehungsberechtigten erst ein, wenn der Anspruch des Kindes auf eine Erziehung zur leiblichen, seelischen und gesellschaftlichen Tüchtigkeit in der Familie nicht erfüllt wird. Zu den wesentlichen Aufgaben des Jugendamtes gehört der Schutz der Pflegekinder, die Übernahme der Amtsvormundschaft und eine Mitwirkung im übrigen Vormundschaftswesen, die Bestellung von Erziehungsbeiständen, die Gewährung von (freiwilliger) Erziehungshilfe und die Mitwirkung bei der Anordnung von Fürsorgeerziehung durch das Vormundschaftsgericht. Ergänzend ist in diesem Zusammenhang auch auf das Achte Buch des Sozialgesetzbuches (SGB VIII) hinzuweisen, in dem die Kinder- und Jugendhilfe geregelt ist (s. S. 35).

**Meldepflicht.** Die Geburt muß innerhalb einer Woche dem Standesbeamten des Geburtsortes angezeigt werden (§ 16 ff. PStP). Zur persönlichen und mündlichen Anzeige sind folgende Personen in der angeführten Reihenfolge verpflichtet:

1. der eheliche Vater;
2. die Hebamme, die bei der Geburt zugegen war;
3. der Arzt, der bei der Geburt zugegen war;
4. jede andere Person, die bei der Geburt zugegen war oder von der Geburt aus eigener Wissenschaft – so formuliert der Gesetzgeber – unterrichtet ist;
5. die Mutter, sobald sie dazu imstande ist.

Der Standesbeamte hat aufgrund der Anzeige die Vor- und Familiennamen und weitere Angaben über die Eltern, Tag und Stunde der Geburt sowie Geschlecht, die Vornamen des Kindes und seinen Familiennamen einzutragen. Außerdem muß der Anzeigende dem Standesbeamten seine Namen, den Beruf und den Wohnort nennen. Die Vornamen des Kindes können auch noch innerhalb eines Monats angezeigt werden, wenn der Anzeigende sie nicht angeben kann. Bei Anstaltsgeburten kann die Anzeige schriftlich durch den Leiter der Anstalt oder den von der zuständigen Behörde dazu Ermächtigten erstattet werden (§§ 18 f. PStG). *Totgeburten* müssen spätestens am folgenden Werktag gemeldet werden (§ 24 PStG), während es bei *Fehlgeburten* keiner Meldung bedarf.

### 3.2.2 Kindheit und Jugend

**Geschäftsfähigkeit.** Kinder sind bis zur Vollendung des 7. Lebensjahres *geschäftsunfähig* (§ 104 Nr. 1 BGB). Nach Vollendung des siebenten Lebensjahres sind sie *beschränkt geschäftsfähig* (§ 106 BGB); beschränkt Geschäftsfähige können Rechtsgeschäfte vornehmen, die ihnen *lediglich* rechtliche Vorteile bringen (§ 107 BGB) oder bei denen sie ihre Verpflichtung mit Mitteln erfüllen, die ihnen zu diesem Zweck oder zur freien Verfügung (Taschengeld, § 110 BGB) überlassen worden sind. Diese Fälle sind selten. In allen anderen Fällen müssen die gesetzlichen Vertreter des beschränkt Geschäftsfähigen seinen Willenserklärungen zustimmen, wenn sie rechtswirksam werden sollen (§§ 107 ff. BGB). Fehlt diese Zustimmung bei Abgabe der Willenserklärung und wird sie auch später nicht erteilt, dann ist die Willenserklärung ohne rechtliche Wirkung.

Von diesen Grundsätzen gibt es eine Ausnahme: Wenn die gesetzlichen Vertreter dem beschränkt Geschäftsfähigen die selbständige Führung eines Geschäfts genehmigen (§ 112 BGB) oder dem Eintritt in ein Dienst- oder Arbeitsverhältnis zustimmen (§ 11 BGB), dann ist der beschränkt Geschäftsfähige für die mit dem Geschäft oder dem Dienst- oder Arbeitsverhältnis zusammenhängenden Willenserklärungen unbeschränkt geschäftsfähig.

Mit der Vollendung des 18. Lebensjahres werden die jungen Menschen zu volljährigen Erwachsenen (S. 35).

**Kinder- und Jugendhilfe.** „Jeder junge Mensch hat ein Recht auf Förderung seiner Entwicklung und auf Erziehung zu einer eigenverantwortlichen und gemeinschaftsfähigen Persönlichkeit." Das Sozialgesetzbuch bezeichnet Pflege und Erziehung der Kinder als Recht und Pflicht der Eltern und trägt den Trägern der öffentlichen und der privaten Jugendhilfe auf, Kinder, Jugendliche und Eltern zu beraten und zu unterstützen (Achtes Buch des Sozialgesetzbuches, Kinder- und Jugendhilfe, in der Fassung der Bekanntmachung vom 3. Mai 1993 (BGBl. I S. 637) in der geltenden Fassung).

**Jugendarbeitsschutz.** Nach den Bestimmungen des Gesetzes zum Schutz der arbeitenden Jugend (Jugendarbeitsschutzgesetz) ist die *Beschäftigung von Kindern* und von Jugendlichen unter 15 Jahren grundsätzlich verboten; engbegrenzte Ausnahmen gibt es nur bei bestimmten Veranstaltungen und in der Landwirtschaft (§§ 5–7 Jugendarbeitsschutzgesetz). Auch *Jugendliche über 15 Jahre* werden durch die Vorschriften des Gesetzes geschützt. Ihre Arbeitszeit ist begrenzt, die Freizeit eingehend geregelt (§§ 8–21 Jugendarbeitsschutzgesetz); die Arbeitgeber müssen Beschäftigungsverbote und -beschränkungen beachten (§§ 22–27 Jugendarbeitsschutzgesetz) und eine Reihe weiterer Pflichten erfüllen. Die Jugendlichen werden vor Beginn der Beschäftigung und nach der Arbeitsaufnahme ärztlich untersucht und gesundheitlich betreut (§§ 32–45 Jugendarbeitsschutzgesetz). Aufsichtsbehörden, die von den Landesregierungen bestellt werden, wachen über die Beachtung des Gesetzes und der weiteren zum Schutz der arbeitenden Jugendlichen erlassenen Vorschriften.

**Jugendschutz.** Das Gesetz zum *Schutz der Jugend in der Öffentlichkeit* will Kinder und Jugendliche vor sittlichen Gefahren und Verwahrlosung bewahren. Der Aufenthalt in Gaststätten und Spielhallen, der Besuch von öffentlichen Tanzveranstaltungen, nicht freigegebenen Filmaufführungen und von Veranstaltungen mit verrohendem Einfluß sowie von Varietés, Kabaretts und Revuen ist Kindern und Jugendlichen innerhalb bestimmter Altersgrenzen grundsätzlich nicht gestattet. Abgabe und Genuß alkoholischer Getränke und das Rauchen in der Öffentlichkeit sind ihnen verboten. Von diesen Vorschriften gibt es nur wenige Ausnahmen unter eng begrenzten, im Gesetz ausdrücklich angeführten Voraussetzungen. Bei Verstößen treffen das Jugendamt oder das Vormundschaftsgericht die notwendigen und nach den bestehenden Vorschriften zulässigen Maßnahmen gegen die Kinder und Jugendlichen. Die Veranstalter und Gewerbetreibenden können bestraft oder mit Geldbußen belegt werden, wenn sie die Vorschriften nicht beachten.
Auch die *Verbreitung jugendgefährdender Schriften* ist mit Strafe bedroht (Gesetz über die Verbreitung jugendgefährdender Schriften.
Träger der öffentlichen Jugendhilfe sind die Kreise, die kreisfreien Städte und – nach Landesrecht – auch kreisangehörige Städte und Gemeinden – für sie wirken Jugendämter – sowie überörtliche Träger. Sie arbeiten mit den Trägern der freien Jugendhilfe zusammen, beraten und unterstützen sie.

**Strafmündigkeit, Deliktsfähigkeit.** Kinder, die noch nicht das 14. Lebensjahr vollendet haben, sind strafrechtlich nicht verantwortlich.
Wer zur Zeit der Begehung einer Straftat 14, aber noch nicht 18 Jahre alt ist, ist *Jugendlicher* im Sinne des Jugendstrafrechts. Er ist strafrechtlich verantwortlich *(strafmündig)*, wenn er nach seiner sittlichen und geistigen Entwicklung zur Zeit der Tat reif genug war, das Unrecht seines Tuns einzusehen und nach dieser Einsicht zu handeln. Gegen straf-

fällige Jugendliche können Erziehungsmaßregeln angeordnet werden. Erst wenn diese nicht ausreichen, kann die Straftat mit Zuchtmitteln – Verwarnung, Erteilung von Auflagen, Jugendarrest – oder mit Jugendstrafe geahndet werden (§§ 5,9 ff., 13 ff., 17 ff. JGG). Das Jugendstrafrecht ist geprägt von dem Bestreben, den straffälligen Jugendlichen zur Einordnung in die Gemeinschaft und zur Achtung vor seinen Mitmenschen zu erziehen.
Mit der Vollendung des 18. Lebensjahres wird der Jugendliche zum *Heranwachsenden* im Sinne des Strafrechts. Er kann wie ein Jugendlicher bestraft werden, wenn er nach seiner sittlichen und geistigen Entwicklung zur Zeit der Tat noch einem Jugendlichen gleichstand oder es sich nach der Art, den Umständen oder den Beweggründen der Tat um eine Jugendverfehlung handelt (§ 105 JGG). In anderen Fällen wird bereits das für Erwachsene geltende Strafrecht angewendet.
Grundsätzlich wird jeder, der eine Straftat begeht, nicht nur bestraft; er muß auch den Schaden ersetzen, den er durch vorsätzliche oder fahrlässige und widerrechtliche Verletzung des Lebens, des Körpers, der Gesundheit, der Freiheit, des Eigentums oder eines sonstigen Rechts eines anderen verursacht hat. Jedoch sind Kinder unter sieben Jahren für die von ihnen verursachten Schäden noch nicht verantwortlich. Kinder und Jugendliche bis zum vollendeten 18. Lebensjahr müssen einen Schaden nur ersetzen, wenn sie bei der schädigenden Handlung die Einsicht hatten, ihre Verantwortlichkeit auch zu erkennen, oder wenn die Billigkeit es gebietet, sie zum Schadensersatz heranzuziehen. Vom 18. Lebensjahr an sind auch Jugendliche uneingeschränkt zum Ersatz des von ihnen verursachten und zu verantwortenden Schadens verpflichtet (*Deliktsfähigkeit,* §§ 828 f. GBG).

### 3.2.3 Erwachsene

**Volljährigkeit.** Mit der Vollendung des 18. Lebensjahres werden die Bürger der Bundesrepublik Deutschland volljährig (mündig).
Der Volljährige ist uneingeschränkt geschäftsfähig, er kann sich durch Rechtsgeschäfte jeder Art zu Leistungen verpflichten und muß sein Handeln zivil- und strafrechtlich verantworten.

**Aktives und passives Wahlrecht.** Wer das 18. Lebensjahr vollendet hat, ist wahlberechtigt. Als Volljähriger kann er sich auch als Kandidat aufstellen und wählen lassen (Art. 38 GG und entsprechende Vorschriften der Verfassungen und der Gemeinde- und Kreiswahlgesetze der Bundesländer).

### 3.2.4 Ehe und Familie

**Ehemündigkeit.** Nach den Ordnungsvorstellungen des Gesetzgebers soll eine Ehe nicht vor Eintritt der Volljährigkeit eingegangen werden. Das Vormundschaftsgericht kann auf Antrag die Eheschließung genehmigen, wenn der Antragsteller das 16. Lebensjahr vollendet hat und sein künftiger Ehegatte volljährig ist (§§ 1–3 EheG).

**Verlobung.** Der Eheschließung geht in der Regel eine Verlobung voraus, mit der die Partner einander die Ehe versprechen. Sie bedarf keiner besonderen Form. Auf Eingehung der Ehe kann nicht geklagt werden, doch kann der Partner, der von einem Verlöbnis zurücktritt oder den Rücktritt des anderen schuldhaft veranlaßt, verpflichtet sein, dem anderen und dessen Eltern die Aufwendungen zu ersetzen, die sie in Erwartung der Ehe gemacht haben (§§ 1297–1302 BGB).

**Aufgebot, Eheschließung, Ehestand.** Vor der Eheschließung muß bei dem Standesbeamten das *Aufgebot* bestellt werden (§§ 3–7 a PStG). Der Standesbeamte prüft, ob der Ehe Eheverbote und Ehehindernisse entgegenstehen. Erst nach Ablauf einer kurzen Aufgebotsfrist können dann die standesamtliche und anschließend auch die kirchliche *Eheschließung* vorgenommen werden.
Bei lebensgefährlicher Erkrankung eines Verlobten kann der Standesbeamte die Ehe auch ohne Aufgebot schließen *(Nottrauung).*
Mit der Eheschließung sind die Ehegatten einander zu ehelicher Lebensgemeinschaft verpflichtet. Sie sollen einen gemeinsamen Familiennamen (Ehenamen) bestimmen – dies kann der Geburtsname des Mannes oder der Geburtsname der Ehefrau (§ 1355 BGB) sein. Der Geburtsname des Ehegatten, der nicht Ehename wird, kann dem Ehenamen vorangestellt oder angefügt werden. Die Ehegatten regeln die Haushaltsführung im gegenseitigen Einvernehmen und sind beide berechtigt, erwerbstätig zu sein; dabei müssen sie auf die Belange des anderen Ehegatten und der Familie die gebotene Rücksicht nehmen (§§ 1356 ff. BGB). Mit der Eheschließung stehen die Ehegatten, wenn keine abweichende Vereinbarung getroffen ist, im *Güterstand der Zugewinngemeinschaft.* Das bedeutet, daß bei einer Beendigung der Ehe der während ihrer Dauer angewachsene Zugewinn des Vermögens beider Ehegatten zu teilen ist (§§ 1363 ff. BGB).
In der Ehe ist das Verhältnis der Ehegatten ebenso wie in allen anderen Rechtsbereichen das Verhältnis von Mann und Frau durch den *Grundsatz der Gleichberechtigung* geprägt (Art. 3 Abs. 2 GG).
Die Vorschriften des Eherechts werden in erster Linie in Streitfällen angewendet. Im übrigen sind die Ehegatten durchaus frei, ihre Verhältnisse zu ordnen, wie es ihrem Vorstellungsbild von einer ehelichen Gemeinschaft entspricht.

**Elterliche Sorge.** Die Ehegatten haben in eigener Verantwortung und in gegenseitigem Einvernehmen zum Wohle ihrer Kinder die elterliche Gewalt auszuüben. Sie umfaßt das Recht und die Pflicht, für die Person und das Vermögen der Kinder zu sorgen und sie zu vertreten (§§ 1626 f. BGB; vgl. a. § 1 Abs. 2 SGB VIII). In diesem Zusammenhang ist auch Art. 6 Abs. 2 GG zu sehen. Danach sind Pflege und Erziehung der Kinder das natürliche Recht der Eltern und eine ihnen obliegende Pflicht, über die die staatliche Gemeinschaft wacht.

**Getrenntleben und Scheidung.** Bei schweren Störungen der ehelichen Lebensgemeinschaft kann es zum Getrenntleben und zur Scheidung kommen. Die gegenseitige Unterhaltspflicht endet mit dem *Getrenntleben* nicht, jedoch wird der Umfang der Unterhaltsleistungen nach den Lebens-, Erwerbs- und Vermögensverhältnissen der Ehegatten bestimmt (§ 1361–1361 b BGB).
Durch ein gerichtliches Urteil kann die Ehe geschieden und damit aufgelöst werden. Die *Scheidung* kann von einem oder beiden Ehegatten begehrt werden, wenn die Ehe gescheitert

ist. Sie ist gescheitert, wenn die Lebensgemeinschaft der Ehegatten nicht mehr besteht und nicht erwartet werden kann, daß die Ehegatten sie wiederherstellen. Auch in diesen Fällen soll die Ehe unter den in § 1568 BGB angeführten Voraussetzungen nicht geschieden werden, wenn das Interesse minderjähriger Kinder ihre Erhaltung notwendig macht oder die Scheidung für den anderen Ehegatten eine schwere Härte bedeutet (§§ 1564–1568 BGB). Das Bürgerliche Gesetzbuch bestimmt im einzelnen, unter welchen Voraussetzungen und in welchem Umfang ein geschiedener Ehegatte von dem anderen Unterhalt zu verlangen berechtigt ist (§§ 1569–1586 b BGB) und ordnet den Versorgungsausgleich (§§ 1587–1587 p BGB).

### 3.2.5 Letztwillige Verfügungen, Tod und Erbfolge

**Testament, Erbvertrag und Nottestament.** Durch Vorschriften des Bürgerlichen Gesetzbuches ist festgelegt, wie der Nachlaß eines Verstorbenen zu verteilen ist (*gesetzliche Erbfolge;* s. unten). Wer die Auseinandersetzung zwischen seinen Erben vermeiden oder eine andere als die nach den gesetzlichen Vorschriften vorgesehene Verteilung des Nachlasses erreichen will, muß eine *letztwillige Verfügung* treffen. Dies kann durch Testament oder Erbvertrag geschehen. Ein *Testament* kann durch eine eigenhändig geschriebene und von dem Erblasser unterzeichnete Erklärung (*eigenhändiges Testament*, § 2247 BGB) oder als *öffentliches Testament* vor einem Notar errichtet werden (§ 2232 BGB). Ehegatten können auch gemeinsam ihren letzten Willen in einem Testament bekunden (§§ 2265 ff. BGB). Der Erblasser setzt im Testament einen oder mehrere Erben ein, er kann Gegenstände des Nachlasses bestimmten Personen zukommen lassen (Vermächtnis), Auflagen anordnen und Testamentsvollstrecker ernennen. Das gesamte Testament oder einzelne der darin enthaltenen Verfügungen können zu Lebzeiten des Erblassers widerrufen werden (§§ 2253 ff. BGB).
Der Erblasser kann seine Erben auch in einem *Erbvertrag* mit seinem Ehegatten oder mit anderen Personen einsetzen. Der Erbvertrag muß vor einem Notar in Gegenwart beider Vertragspartner geschlossen werden (§§ 2274 ff. BGB).
In Notfällen können Testamente auch in vereinfachter Form errichtet werden *(Nottestamente)*. Sterbende können vor dem Bürgermeister der Gemeinde, in der sie sich aufhalten, und zwei von dem Bürgermeister hinzuzuziehenden Zeugen ihr Testament errichten (§ 2249 BGB). Ist zu befürchten, daß auch der Bürgermeister vor dem Tode des Erblassers nicht mehr zu erreichen ist, kann das Testament im äußersten Notfall auch durch mündliche Erklärung vor drei Zeugen aufgenommen werden (§ 2250 BGB). Über diese Erklärung muß eine Niederschrift aufgenommen werden. Nottestamente werden nach drei Monaten ungültig, wenn der Erblasser dann noch lebt und imstande ist, vor einem Notar zu testieren (Kap. 5 Ausgewählte Rechtsfälle).

**Testierfähigkeit.** Eigenhändige Testamente können nur von Volljährigen, öffentliche Testamente können bereits von Minderjährigen, die das 16. Lebensjahr vollendet haben, errichtet werden (§§ 2229, 2247 Abs. 4 BGB).

**Tod.** Mit dem Tode des Menschen endet seine Rechtsfähigkeit. Der *Sterbefall* muß dem Standesbeamten des Sterbeorts spätestens am folgenden Werktage angezeigt werden. Zur Anzeige, die persönlich und mündlich zu erstatten ist, sind folgende Personen in der angeführten Reihenfolge verpflichtet:

1. das Familienhaupt – so formuliert das Personenstandsgesetz –,
2. derjenige, in dessen Wohnung sich der Sterbefall ereignet hat, und
3. jede Person, die bei dem Tode zugegen war oder von dem Sterbefall aus eigener Kenntnis – das Gesetz spricht von Wissenschaft – unterrichtet ist.

Bei Sterbefällen in Anstalten kann die Anzeige schriftlich durch den Leiter der Anstalt oder den dazu von der zuständigen Behörde Ermächtigten erstattet werden (§ 34 PStG). Grundsätzlich darf die Bestattung erst nach der Eintragung des Sterbefalls in das von dem Standesbeamten geführte Sterbebuch vorgenommen werden.
Der *Nachlaß* des Verstorbenen geht mit dem Sterbefall auf die durch letztwillige Verfügung oder – wenn ein Testament nicht errichtet und ein Erbvertrag nicht abgeschlossen wurde – nach den Vorschriften des Erbrechts (gesetzliche Erbfolge) auf die Erben über. Sie haben innerhalb einer kurzen Frist die Möglichkeit, die Erbschaft auszuschlagen. Machen sie davon nicht Gebrauch, dann haben sie am Nachlaß grundsätzlich die gleichen Rechte wie der Verstorbene, sie haften aber auch für die Nachlaßverbindlichkeiten.

### 3.2.6 Ergänzende Hinweise

Wer infolge von Geisteskrankheit, Geistesschwäche, Trunk- oder Rauschgiftsucht nicht für seine Angelegenheiten sorgen kann, durch Verschwendung, Trunk- oder Rauschgiftsucht sich oder seine Familie der Gefahr des Notstandes aussetzt oder infolge einer Sucht die Sicherheit anderer gefährdet, konnte nach dem bis Ende 1991 geltenden Recht *entmündigt* werden; mit dem Gesetz zur Reform des Rechts der Vormundschaft und Pflegschaft für Volljährige (Betreuungsgesetz) vom 12. Sept. 1990 (BGBl. I S. 2002) in der geltenden Fassung sind Betreuer an die Stelle der früheren Vormünder und Pfleger der Volljährigen getreten.

## 3.3 Zivilrechtliche Haftung und strafrechtliche Verantwortlichkeit

### 3.3.1 Zivilrechtliche Haftung

Wer vorsätzlich oder fahrlässig das Leben, den Körper, die Gesundheit, die Freiheit, das Eigentum oder ein sonstiges Recht eines anderen widerrechtlich verletzt, ist dem anderen zum Ersatz des daraus entstehenden Schadens verpflichtet (§ 823 BGB). *Vorsätzlich* handelt, wer um die schädigenden Folgen seines Handelns weiß und sie willentlich herbeiführt oder den als möglich erkannten Schaden be-

Tabelle 3.1 **Zivilrechtliche und strafrechtliche Verantwortlichkeit nach dem Lebensalter**

| | Zivilrecht | Öffentliches Recht |
|---|---|---|
| Vor der Geburt | – Erbfähigkeit | – Strafbarkeit der Abtreibung |
| Während und gleich nach der Geburt | | – Strafbarkeit der Kindestötung |
| Vollendung der Geburt | – Rechtsfähigkeit<br>– keine Geschäftsfähigkeit<br>– keine Deliktsfähigkeit<br>– Familiennamen<br>– Wohnsitz | – keine strafrechtliche Verantwortlichkeit des Kindes<br>– Staatsangehörigkeit<br>– Parteifähigkeit |
| Vollendung des 7. Lebensjahres | – beschränkte Geschäftsfähigkeit<br>– beschränkte Deliktsfähigkeit | – keine strafrechtliche Verantwortlichkeit des Kindes |
| Vollendung des 14. Lebensjahres | | – Strafmündigkeit des Jugendlichen |
| Vollendung des 16. Lebensjahres | – Testierfähigkeit (öffentliches Testament) | |
| Vollendung des 18. Lebensjahres | – unbeschränkte Geschäftsfähigkeit<br>– Ehemündigkeit<br>– Deliktsfähigkeit | – Strafmündigkeit des Heranwachsenden<br>– Wahlrecht |
| Vollendung des 21. Lebensjahres | | – volle strafrechtliche Verantwortlichkeit |

wußt in Kauf genommen hat. *Fahrlässigkeit* liegt vor, wenn die erforderliche Sorgfalt außer acht gelassen wurde.
Wenn jemand in Ausübung eines ihm anvertrauten öffentlichen Amtes seine Pflichten verletzt, muß grundsätzlich der Staat oder die Körperschaft, in deren Dienst er steht, Schadensersatz leisten. Auch in diesen Fällen kann aber derjenige, welcher den Schaden vorsätzlich oder grobfahrlässig verursacht hat, im Wege des Rückgriffs zum Schadensersatz verpflichtet werden (Art. 34 GG, § 839 BGB).
Durch den Schadensersatz soll der Zustand wiederhergestellt werden, der ohne das zum Schadensersatz verpflichtende Handeln bestehen würde. Wegen Verletzung einer Person oder der Beschädigung einer Sache und in anderen Fällen, in denen eine Herstellung des früheren Zustandes nicht möglich oder nicht ausreichend ist, kann Schadensersatz in Geld gefordert werden (§§ 249 ff. BGB).

### 3.3.2 Strafrechtliche Verantwortlichkeit

Das Strafgesetzbuch (StGB) und die strafrechtlichen Nebengesetze enthalten zahlreiche Rechtsnormen, die besonders den Arzt und seine Mitarbeiter und Helfer betreffen können.

**Schweigepflicht und Zeugnisverweigerungsrecht.** Das uneingeschränkte Vertrauen des Patienten in die Verschwiegenheit des Arztes und der anderen im Gesundheitswesen tätigen Personen ist eine der wesentlichen Voraussetzungen für den Behandlungserfolg.
Ärzte, Zahnärzte, Apotheker und Angehörige anderer Heilberufe, die eine staatlich geregelte Ausbildung fordern, sind daher ebenso wie ihre berufsmäßig tätigen Gehilfen und die zur Vorbereitung auf den Beruf tätigen Personen zum Schweigen verpflichtet. Sie dürfen weder über die ihnen in ihrer beruflichen Arbeit bekanntgewordenen Tatsachen – dazu gehören zum Beispiel die Untersuchungsergebnisse, die Krankengeschichte, der Behandlungsablauf und eigene Wahrnehmungen am Krankenbett – noch über Äußerungen des Kranken und seiner Angehörigen sprechen. Das gilt auch für Tatsachen, die sich nicht auf die Krankheit, sondern auf andere Gegenstände beziehen. Die Pflicht zur Verschwiegenheit gilt auch gegenüber den nächsten Angehörigen des Patienten. *Berufsgeheimnis* und *Schweigepflicht* sind also schlechthin umfassend (Kap. 5 Ausgewählte Rechtsfälle).
Nur in wenigen, eng begrenzten Ausnahmefällen sind Ärzte und andere im Gesundheitswesen tätige Personen zur Offenbarung von Berufsgeheimnissen befugt. Das gilt einmal dann, wenn der Kranke damit einverstanden ist oder sie ausdrücklich von der Schweigepflicht entbunden hat. Zum anderen dürfen die für die Behandlung und Pflege des Patienten wesentlichen Kenntnisse dem behandelnden Arzt oder anderen in der Pflege und Behandlung tätigen Personen vermittelt werden. Schließlich darf die Verschwiegenheit durchbrochen werden, wenn der zum Schweigen Verpflichtete eigene berechtigte Interessen – etwa zu seiner Verteidigung in einem Strafverfahren – wahrnehmen muß oder wenn es um den Schutz höherwertiger Rechtsgüter geht. Eine Verpflichtung zur Offenbarung von Berufsgeheimnissen besteht, wenn dadurch ein drohendes Verbrechen verhindert werden kann (*Anzeigepflicht,* §§ 138 f. StGB). Außerdem gehen die gesetzlich festgelegten *Meldepflichten* bei ansteckender Krankheit der Schweigepflicht vor.
Die unbefugte Offenbarung eines fremden Geheimnisses wird auf Antrag des Betroffenen nach § 203 StGB mit *Freiheits- oder Geldstrafe* bestraft. Der Schweigepflicht entspricht ein Recht zur *Zeugnisverweigerung* im Strafverfahren

(§§ 53, 53 a StPO), im Bußgeldverfahren nach dem Ordnungswidrigkeitengesetz (§ 46 OWiG) und im Zivilprozeß (§§ 383 ff. ZPO). Ähnliche Vorschriften gelten auch in den übrigen Verfahren.

**Unterlassene Hilfeleistung; Verlassen von Kranken und Hilflosen.** Wer bei Unglücksfällen oder gemeiner Gefahr oder Not nicht Hilfe leistet, obwohl das erforderlich und ihm den Umständen nach zuzumuten und ohne erhebliche eigene Gefahr und ohne Verletzung anderer wichtiger Pflichten möglich ist, wird mit Freiheitsstrafe oder mit Geldstrafe bestraft (§ 323 c StGB).
Strafbar macht sich auch, wer eine wegen ihres jugendlichen Alters, wegen Gebrechlichkeit oder Krankheit hilflose Person, die er zu betreuen hat, in hilfloser Lage verläßt (§ 221 StGB).

**Körperverletzung, fahrlässige Tötung, Verbrechen gegen das werdende Leben.** Die fahrlässige und die vorsätzliche körperliche Mißhandlung und die Gesundheitsbeschädigung werden je nach dem Grade des Verschuldens, der verwendeten Werkzeuge und anderen Mittel, der Begehungsform und der Folgen unterschiedlich bestraft. Schon bei fahrlässiger *Körperverletzung* kann eine Freiheitsstrafe bis zu drei Jahren, in den schwersten Fällen bis zu zehn Jahren ausgesprochen werden. Allerdings ist eine Körperverletzung dann nicht rechtswidrig, wenn sie mit dem Einverständnis des Verletzten vorgenommen wird und nicht gegen die guten Sitten verstößt. Der mit der Einwilligung des Patienten durchgeführte ärztliche Eingriff ist mithin keine strafbare Körperverletzung (§§ 223–233 StGB). Strafbar sind auch die *Körperverletzung mit Todesfolge* (§ 226 StGB) und die *fahrlässige Tötung* (§ 222 StGB). Zu den umstrittensten Vorschriften unseres Strafrechts gehören die Vorschriften über die *Abtreibung*. Sie sind in der jüngsten Zeit durch das Schwangeren- und Familienhilfegesetz vom 27. Juli 1992 (BGBl. I S. 1398 und durch die Ordnung der Beratung (Gesetz über Aufklärung, Verhütung, Familienplanung und Beratung vom 27. Juli 1992 (BGBl. I S. 1398) sowie durch das Schwangeren- und Familienhilfeänderungsgesetz vom 21. Aug. 1995 (BGBl. I S. 1050) geändert und ergänzt worden; sie waren auch Gegenstand der Rechtsprechung des Bundesverfassungsgerichts (Urteil vom 28. Mai 1993, BGBl. I S. 820). Außerdem ist auf das Gesetz zur Hilfe für Frauen bei Schwangerschaftsabbrüchen in besonderen Fällen v. 21. Aug. 1995 (BGBl. I S. 1050, 1054) zu verweisen. (§§ 218–219 b StGB).

**Verbrechen und Vergehen wider die sexuelle Selbstbestimmung.** Das Strafgesetzbuch enthält eine große Zahl von Rechtsnormen, nach denen Verbrechen und Vergehen gegen die sexuelle Selbstbestimmung zu bestrafen sind (§§ 174–184 c StGB). Danach kann unter anderem mit Freiheitsstrafe bestraft werden, wer ihm anvertraute Schutzbefohlene und Minderjährige oder unter Ausnutzung seiner Amtsstellung oder seiner Stellung in einer Anstalt für Kranke und Hilfsbedürftige einen anderen zur Unzucht mißbraucht.

**Weitere Straftatbestände.** Mit Strafe bedroht sind außerdem

- die Verbreitung von ansteckenden Krankheiten (§§ 63–65, 67 und 70 Bundesseuchengesetz in der Fassung der Bekanntmachung vom 18. Dezember 1979 [BGBl. I S. 2262; 1980 S. 151, zuletzt geändert durch Gesetz v. 15. Dez. 1995 (BGBl. I S. 1809, 1811); nach dem Bundes-Seuchengesetz und dem Gesetz zur Bekämpfung der Geschlechtskrankheiten vom 23. Juli 1953 (BGBl. I S. 700) in der geltenden Fassung werden überdies vorsätzliche oder fahrlässige Verstöße gegen die zur Verhinderung des Einführens und der Verbreitung ansteckender Krankheiten erlassenen Vorschriften als Ordnungswidrigkeiten mit Bußgeldern geahndet (§ 69 BSeuchG; § 27 GeschlechtskrankheitenG);
- das Fälschen von Gesundheitszeugnissen oder das Ausstellen unrichtiger Zeugnisse über den Gesundheitszustand eines Menschen zum Gebrauch bei einer Behörde oder Versicherungsgesellschaft wider besseres Wissen durch einen Arzt oder eine andere approbierte Medizinalperson und
- der Gebrauch derartiger Zeugnisse in der Absicht, eine Behörde oder Versicherungsgesellschaft zu täuschen (§§ 277–279 StGB);
- die Gefährdung einer Entziehungskur durch Verschaffen oder Überlassen von alkoholischen Getränken oder anderen berauschenden Mitteln ohne Erlaubnis (§ 323 b StGB);
- das Unterschieben, die vorsätzliche Verwechslung oder die anderweitige vorsätzliche Veränderung oder Unterdrückung des Personenstandes eines anderen (§ 169 StGB).

**Strafverfahrensrechtliche Vorschriften.** Über die Bestrafung eines Täters, der den Tatbestand einer strafgesetzlichen Norm rechtswidrig und schuldhaft erfüllt hat, entscheiden die Gerichte. Vor der Eröffnung des Hauptverfahrens klärt die Staatsanwaltschaft im Zusammenwirken mit der Polizei alle belastenden und entlastenden Umstände und entscheidet nach Abschluß des Ermittlungsverfahrens, ob Anklage zu erheben ist (§§ 160 ff. StPO).
Zur Erforschung des Sachverhalts im Strafverfahren sind vielfach Untersuchungen der Beschuldigten notwendig. Sie dürfen jedoch nicht ohne weiteres vorgenommen werden. Eine körperliche Untersuchung darf vom Richter und bei einer Gefährdung des Untersuchungserfolges durch eine Verzögerung auch durch die Staatsanwaltschaft und ihre Hilfsbeamten – die Polizei – angeordnet werden. Sie dient der Feststellung der Tatsachen, die für das Strafverfahren von Bedeutung sind. Zu diesem Zweck sind Entnahmen von Blutproben und andere körperliche Eingriffe, die von einem Arzt nach den Regeln der ärztlichen Kunst zu Untersuchungszwecken vorgenommen werden, auch ohne Einwilligung des Beschuldigten zulässig, wenn kein Nachteil für seine Gesundheit zu befürchten ist (§ 81 a, b und d StPO). Unter anderen, im Strafverfahrensrecht eingehend geregelten Voraussetzungen können auch andere Personen als Beschuldigte untersucht werden (§ 81 c StPO).

# 3.4 Arbeitsrecht, Mitbestimmungsrecht und Sozialversicherungsrecht

## 3.4.1 Arbeitsrecht

Das Arbeitsrecht ordnet die Pflichten und Rechte der Arbeitnehmer und Arbeitgeber, Begründung, Inhalt und Beendigung des Arbeitsverhältnisses sowie Mitwirkung und Mitbestimmung der Arbeitnehmer.
Die Rechtsverhältnisse zwischen Arbeitnehmern und Arbeitgebern sind in Gesetzen und Rechtsverordnungen des Bundes und der Länder, in den von Arbeitgeberverbänden und einzelnen Arbeitgebern einerseits und Gewerkschaften andererseits (Tarifpartner) im Rahmen der Tarifautonomie abgeschlossenen Tarifverträgen, in Betriebsvereinbarungen zwischen Arbeitgeber und Betriebsrat/Personalvertretung sowie in einzelnen Verträgen der Partner des jeweiligen Arbeitsverhältnisses geordnet. Es begründet Pflichten und Rechte.

### 3.4.1.1 Begründung des Arbeitsverhältnisses

Die Begründung des Arbeitsverhältnisses erfolgt grundsätzlich durch einen *Vertrag* (Arbeitsvertrag) zwischen dem Arbeitgeber –

natürliche Personen oder juristische Personen wie eingetragene Vereine, Stiftungen, Genossenschaften, Handelsgesellschaften (privates Recht) und Körperschaften, Anstalten und Stiftungen (öffentliches Recht) –

und dem Arbeitnehmer –

(geschäftsfähige) Angestellte und Arbeiter, die abhängige, fremdbestimmte Arbeit leisten, nicht aber Beamte, Richter und Soldaten, die in einem öffentlich-rechtlichen Dienst- und Treueverhältnis stehen, das durch mitwirkungsbedingten Verwaltungsakt begründet wird, und nicht Mitglieder eines Ordens oder einer Schwesternschaft, deren Rechtsstellung in anderer Weise geordnet ist.

Der Vertrag wird als Einzelarbeitsvertrag frei vereinbart oder aber auf der Grundlage der von den Tarifpartnern ausgehandelten Tarifverträge (kollektive Arbeitsverträge) geschlossen.

Für Angestellte und Arbeiter des öffentlichen Dienstes gelten der Bundesangestelltentarif (BAT) und die Manteltarifverträge für die Arbeiter des Bundes, der Länder und der Gemeinden (MTB, MTL und BMTG). Entsprechende Regelungen bestehen für Caritas, Deutsches Rotes Kreuz und Diakonisches Werk.

Der Arbeitsvertrag ist gegenüber dem *Werkvertrag* abzugrenzen, bei dem ein „Werk“ – eine bestimmte Leistung – zu erbringen ist, ohne daß dies in einem abhängigen, in örtliche, zeitliche und inhaltliche Regelungen eines Arbeitgebers eingebundenen Rechtsverhältnis geschieht.
Der Arbeitsvertrag kann in der Regel ohne Beachtung einer bestimmten Form geschlossen werden. In Tarifverträgen ist in der Regel jedoch die Schriftform vorgeschrieben und auch bei Einzelverträgen üblich.
Der Arbeitsvertrag kann unter Mängeln leiden, die seine Wirksamkeit zweifelhaft machen. Doch auch dann, wenn er sich nach Prüfung als nichtig oder anfechtbar erweist, gilt er zunächst – zum Schutze des Arbeitnehmers – als wirksam (Grundsatz des faktischen Arbeitsverhältnisses). Der Arbeitsvertrag kann nichtig sein oder wegen Irrtum oder arglistiger Täuschung angefochten werden (§§ 119 Abs. 1, 123 BGB) mit der Folge, daß das Arbeitsverhältnis endet oder auf eine wirksame Grundlage gestellt wird.

### 3.4.1.2 Inhalt des Arbeitsverhältnisses

Das Arbeitsverhältnis umfaßt Pflichten und Rechte von Arbeitnehmer und Arbeitgeber.

**Pflichten und Rechte des Arbeitnehmers.** Der Arbeitnehmer unterliegt einer persönlichen, nicht auf andere zu übertragenden Arbeits- und Dienstpflicht. Die von ihm zu erbringenden Leistungen ergeben sich aus Rechtsvorschriften, dem Arbeitsvertrag, der Eigenart des Bereichs, in dem er beschäftigt ist, und den für ihn bindenden Weisungen des Arbeitgebers und der für diesen handelnden Vorgesetzten. Zu einer Arbeitsverweigerung ist er nur unter sehr eng umgrenzten Voraussetzungen berechtigt.

*Beispiele:* Verstoß gegen die Strafgesetze; ernsthafter Gewissenskonflikt.

Der Arbeitnehmer ist aber gehalten darauf hinzuweisen, wenn er schädliche Folgen einer Anordnung befürchtet oder meint, seine Kenntnisse oder Fähigkeiten seien nicht ausreichend, um eine Anordnung ordnungsgemäß auszuführen.
Der Arbeitnehmer hat Störungen des Arbeitsablaufs sowie Schäden und Nachteile zu verhindern und den Arbeitgeber über mögliche oder eingetretene Gefährdungen zu unterrichten (Treuepflicht). Er ist zur Verschwiegenheit verpflichtet.
Der Arbeitnehmer hat einen Anspruch auf das arbeitsvertraglich festgelegte *Entgelt* (Lohn, Vergütung, Gehalt), das unter bestimmten Voraussetzungen auch bei unverschuldeter Arbeitsunfähigkeit für eine begrenzte Zeit weiterzuzahlen ist (§ 616 Abs. 1 BGB, § 1 Lohnfortzahlungsgesetz).
Der Arbeitnehmer hat einen Anspruch auf *Urlaub.*

Die Dauer des Erholungsurlaubs ist in Einzelverträgen, Betriebsvereinbarungen, Tarifverträgen und im Bundesurlaubsgesetz geregelt. Ergänzend ist auf die besonderen Urlaubsregelungen nach dem Jugend- und Mutterschutzrecht und dem Bundeserziehungsgeldgesetz (Erziehungsurlaub) und auf das Arbeitszeitrecht zu verweisen.

Neben dem bezahlten Erholungsurlaub, der auch zur Erholung genutzt werden muß, kann dem Arbeitnehmer unbezahlter Urlaub gewährt werden.
Der Arbeitgeber muß den Arbeitnehmer in seine Aufgaben einweisen und das durch Rechtsvorschriften und darüber hinaus durch die betrieblichen Verhältnisse Gebotene tun, um den Arbeitnehmer vor Gefahren zu bewahren und Unfälle zu verhüten (Anspruch des Arbeitnehmers auf Fürsorge).
Der Arbeitnehmer, der schuldhaft (vorsätzlich oder fahrlässig) seinen arbeitsvertraglichen Pflichten nicht nachkommt, setzt sich Ansprüchen des Arbeitgebers auf Erfüllung seiner Pflichten aus und muß mit Schadenersatzforderungen und der Kündigung des Arbeitsverhältnisses rechnen.

**Pflichten und Rechte des Arbeitgebers.** Der Arbeitgeber hat einen Anspruch gegen den Arbeitnehmer auf Erfüllung seiner

Arbeits- und Dienstpflichten, auf Treue und Verschwiegenheit. Er ist dem Arbeitnehmer zur Zahlung des Entgelts (Lohn, Vergütung, Gehalt) verpflichtet, muß ihm Erholungsurlaub und unter bestimmten Voraussetzungen auch unbezahlten Urlaub gewähren. Er ist gehalten, für die Arbeitnehmer zu sorgen (Fürsorgepflicht), sie vor Gefahren im Arbeitsablauf zu schützen und sachgerechte Arbeitsbedingungen zu schaffen. Der Arbeitgeber, der gegen das geltende Recht verstößt oder seine Pflichten gegenüber dem Arbeitnehmer verletzt, setzt sich einer behördlichen Ahndung und den Ansprüchen des Arbeitnehmers aus.

### 3.4.1.3 Beendigung des Arbeitsverhältnisses

Das Arbeitsverhältnis kann von vornherein zeitlich begrenzt (befristet) sein und mit Fristablauf oder mit der Erreichung des vereinbarten Zwecks abgeschlossen sein.

*Beispiele:* Probezeiten, Aushilfsverträge.

*Befristete Arbeitsverhältnisse* sind nur unter bestimmten, in Rechtsvorschriften und der darauf gegründeten Rechtsprechung genannten Gründen zulässig.
Mit der Erreichung der Altersgrenze ist das Arbeitsverhältnis abgeschlossen, ohne daß es einer Kündigung bedarf. Es endet mit dem Tod des Arbeitnehmers. Das Arbeitsverhältnis kann auch als Folge einer Anfechtung wegen Irrtums oder arglistiger Täuschung enden. Es kann in beiderseitigem Einvernehmen (Aufhebungsvertrag) beendet werden. Beide Partner des Arbeitsverhältnisses können das Arbeitsverhältnis kündigen.
Die *ordentliche Kündigung* ist die einseitige Erklärung, das Arbeitsverhältnis zu einem bestimmten Zeitpunkt aufzulösen. Kündigungsfrist und -zeitpunkt sind in der Regel im Arbeitsvertrag oder in Tarifverträgen festgelegt. Bei Fehlen einer Vereinbarung gelten die gesetzlichen Regelungen (§ 622 BGB und das Kündigungsschutzgesetz sowie das Gesetz über die Fristen für die Kündigung von Angestellten; zur Kündigung in der Probezeit § 53 Abs. 1 BAT). In Einzel- oder Tarifverträgen kann die Kündigung unter im einzelnen genannten Voraussetzungen ausgeschlossen werden (Unkündbarkeit).

*Beispiele:* Dauer der Beschäftigung, Alter.

Die *außerordentliche Kündigung* beendet das Arbeitsverhältnis ohne Kündigungsfrist. Sie setzt einen wichtigen Grund voraus, der nach den Bestimmungen des Bürgerlichen Gesetzbuchs (§ 626 BGB) dann gegeben ist, wenn Tatsachen vorliegen, aufgrund derer dem Kündigenden unter Berücksichtigung aller Umstände des Einzelfalls und unter Abwägung der Interessen beider Vertragsteile die Fortsetzung des Dienstverhältnisses bis zum Ablauf der Kündigungsfrist oder bis zu der vereinbarten Beendigung nicht zugemutet werden kann. In Tarifverträgen und in der Rechtsprechung sind die wichtigen Gründe, die eine außerordentliche Kündigung rechtfertigen, konkretisiert. Zwischen dem Bekanntwerden des wichtigen Grundes und der außerordentlichen Kündigung dürfen nicht mehr als zwei Wochen liegen (§ 626 Abs. 2 BGB). Die außerordentliche Kündigung kann in eine ordentliche Kündigung umgedeutet werden.
Bei der *Änderungskündigung* kann der Arbeitgeber dem Arbeitnehmer mit der Kündigung des Arbeitsverhältnisses eine Fortsetzung mit geändertem Vertragsinhalt anbieten.
Die umfangreichen Vorschriften über den *Kündigungsschutz* sollen den Arbeitnehmer vor einer sozial ungerechtfertigten Beendigung des Arbeitsverhältnisses durch eine ordentliche oder eine Änderungskündigung bewahren. Sie ordnen den Bestand des Arbeitsverhältnisses und die Abfindung bei seiner Auflösung. Auf der Grundlage des Kündigungsschutzgesetzes hat die Rechtsprechung entschieden, unter welchen Voraussetzungen eine Kündigung sozial gerechtfertigt sein kann.

*Beispiele:* erfolglose Abmahnung; fehlende Eignung oder/und Leistungsfähigkeit mit nachteiligen Folgen für den Arbeitsablauf; den Arbeitsablauf belastendes Verhalten, das eine Fortsetzung des Arbeitsverhältnisses unzumutbar macht; betriebliche Entwicklungen, die der Weiterbeschäftigung entgegenstehen; schwerwiegende Verletzung der im Arbeitsvertrag festgelegten Grundsätze eines Tendenzbetriebes.

Ein besonderer Kündigungsschutz wird Schwerbehinderten, werdenden und jungen Müttern sowie Erziehungsgeldberechtigten im Erziehungsurlaub, Soldaten im Grundwehrdienst und Mitgliedern von Personalvertretung und Betriebsrat gewährt.
Der Arbeitnehmer kann seine Rechte in einem *Kündigungsschutzverfahren* geltend machen: Innerhalb einer Woche nach Zugang der Kündigung kann der Arbeitnehmer bei Personalvertretung oder Betriebsrat Einspruch einlegen und auf eine Verständigung mit dem Arbeitgeber hinwirken.
Innerhalb von drei Wochen nach Zugang der Kündigung kann der Arbeitnehmer *Kündigungsschutzklage* beim Arbeitsgericht mit dem Ziel erheben, daß das Gericht feststellt, daß das Arbeitsverhältnis durch die Kündigung nicht aufgelöst ist. Der Einspruch bewirkt keine Verlängerung dieser Frist, nach deren Ablauf die Kündigung als von Anfang an rechtswirksam gilt. Das Verfahren vor den Arbeitsgerichten ist im einzelnen im Kündigungsschutzrecht, im Arbeitsgerichtsgesetz und in der Zivilprozeßordnung geregelt.
*Nach Beendigung des Arbeitsverhältnisses* können Arbeitgeber und Arbeitnehmer Ansprüche aus dem Arbeitsverhältnis in der Regel nur noch in den zwei folgenden Jahren geltend machen; nach dieser Zeit sind sie verjährt. Für einzelne Ansprüche gelten kürzere und längere Verjährungsfristen.
Dem Arbeitnehmer sind die *Arbeitspapiere* zurückzugeben. Er kann bei Kündigung ein vorläufiges und aus triftigen Gründen schon während der Dauer des Arbeitsverhältnisses sowie nach dessen Beendigung ein *Zeugnis* sowie eine Bescheinigung über seine letzten Bezüge verlangen. Es wird zwischen einfachen, im wesentlichen auf Angaben zu Person, Art und Dauer der Beschäftigung beschränkten und qualifizierten Zeugnissen unterschieden, die Aussagen über Führung und Leistung enthalten. Auch kann der Arbeitnehmer verlangen, daß sein früherer Arbeitgeber über ihn Auskünfte erteilt.

### 3.4.1.4 Besondere Rechtsverhältnisse

Für Angehörige des öffentlichen Dienstes, die in einem besonderen Dienst- und Treueverhältnis stehen (Beamte, Richter, Soldaten), gelten anstelle des Arbeitsrechts die Bestimmungen des öffentlichen Dienstrechts.

Angehörige von Orden oder vergleichbaren Lebensgemeinschaften und von Schwesternschaften sind deren Mitglieder und damit keine Arbeitnehmer. Sie werden in der Krankenpflege in der Regel aufgrund eines besonderen Gestellungsvertrages unter der Aufsicht einer Oberin tätig.

### 3.4.2 Mitwirkung und Mitbestimmung

Das Personalvertretungs-, das Mitbestimmungs- und das Betriebsverfassungsrecht eröffnen den Arbeitnehmern die Möglichkeit, über ihre Vertreter in Personalvertretung und Betriebsrat zur Ordnung am Arbeitsplatz und ihrer Gestaltung beizutragen und in sozialen, personellen und wirtschaftlichen Angelegenheiten mitzuwirken und mitzubestimmen.
Für die Verwaltungen und Betriebe des Bundes, der Länder, der Gemeinden (Gemeindeverbände) und der sonstigen Körperschaften, Anstalten und Stiftungen des öffentlichen Rechts gelten die *Personalvertretungs- und Mitbestimmungsgesetze* des Bundes und der Länder. Für andere Betriebe gilt das *Betriebsverfassungsgesetz;* dessen Bestimmungen sind allerdings im Bereich der Religionsgesellschaften und anderer sogenannter Tendenzbetriebe nur anzuwenden, soweit die Eigenart von Unternehmen und Betrieb dem nicht entgegenstehen (§ 118 Abs. 1 BetrVG). Die Gesetze sind bindendes Recht. In Einzel- oder Tarifverträgen können keine davon abweichenden Regelungen getroffen werden.
Die Arbeitnehmer wählen eine *Personalvertretung* oder einen *Betriebsrat*, der als Repräsentant der Belegschaft mit dem Arbeitgeber – unter Einbeziehung von Gewerkschaften und Arbeitgeberverbänden – zum Wohle von Mitarbeitern und Betrieb vertrauensvoll zusammenzuarbeiten gehalten ist (§§ 2 Abs. 1 BPersVG, 2 Abs. 1 BetrVG).
Personalvertretung und Betriebsrat sind an der Gestaltung des Arbeitsablaufs beteiligt. Die Gesetze beschreiben im einzelnen

- ihre allgemeinen Aufgaben;
- die ihrer Mitbestimmung unterliegenden Maßnahmen, die nur mit ihrer Zustimmung getroffen werden können – wenn es nicht zu einer Einigung kommt, entscheidet eine Einigungsstelle oder das Arbeitsgericht –;
- die Maßnahmen, in denen sie zur Mitwirkung berechtigt sind.

### 3.4.3 Sozialversicherungsrecht

#### 3.4.3.1 Grundsätze

Die Bundesrepublik Deutschland wird im Grundgesetz ausdrücklich als *Sozialstaat* bezeichnet (Art. 20 Abs. 1 GG). Alle staatlichen Organe in Bund und Ländern sind bereits durch die Verfassung verpflichtet, das Gebot der sozialen Gerechtigkeit gegenüber jedermann in der Gesetzgebung, in der vollziehenden Gewalt und in der Rechtsprechung zu verwirklichen. Diese Aufgabe stellt sich am deutlichsten in den Bereichen der *Sozialversicherung* und der *Sozialhilfe.* Mit dem Sozialgesetzbuch – Allgemeiner Teil – sollen Sozialleistungen einschließlich sozialer und erzieherischer Hilfen umfassend rechtlich geordnet werden. Das vierte Buch des Sozialgesetzbuchs, die Gemeinsamen Vorschriften für die Sozialversicherung, und das zehnte Buch, das das Verwaltungsverfahren ordnet, sind weitere Beiträge zur einheitlichen und überschaubaren Gestaltung des Rechts der sozialen Leistungen. Auch das Recht der Krankenversicherung, der gesetzlichen Rentenversicherung und der Kinder- und Jugendhilfe sind im Sozialgesetzbuch (fünftes, sechstes und achtes Buch) neu geordnet worden. Im Jahre 1994 wurde das Sozialgesetzbuch durch ein elftes Buch ergänzt, das der Sozialen Pflegeversicherung gewidmet ist (s. unten).

Die Sozialversicherung ist von den ersten Anfängen im vergangenen Jahrhundert (Kaiserliche Botschaft vom 17. November 1881) über die Reichsversicherungsordnung (RVO) von 1911 zwischen den Kriegen und nach dem Zweiten Weltkrieg ständig fortentwickelt worden. Durch sie sind die meisten Arbeitnehmer kraft gesetzlicher Vorschrift oder aber aufgrund freiwilligen Beitritts oder freiwilliger Fortsetzung der Versicherung versichert und tragen mit ihren Beiträgen neben den Beiträgen der Arbeitgeber und vom Staat gewährten Zuschüssen die Kosten der Sozialversicherung. Sie haben einen Rechtsanspruch auf die durch Gesetz und Satzung bestimmten Leistungen, wenn sie ihrer bedürfen. Wer in der Sozialversicherung versichert ist, hat im Rahmen der gesetzlichen

- Krankenversicherung,
- Unfallversicherung,
- Rentenversicherung der Arbeiter und Angestellten und
- Sozialen Pflegeversicherung

ein Recht auf die notwendigen Maßnahmen zu Schutz, Erhaltung, Verbesserung und Wiederherstellung der Gesundheit und der Leistungsfähigkeit, auf wirtschaftliche Sicherung bei Krankheit, Mutterschaft, Minderung der Erwerbsfähigkeit und Alter und auf Pflege.

Die Sozialversicherung wird ergänzt durch die Arbeitslosenversicherung (S. 43).

#### 3.4.3.2 Krankenversicherung

Durch die Krankenversicherung wird den Versicherten und ihren Angehörigen bei Krankheit, Schwangerschaft und Tod Hilfe gewährt. Sie hat als Solidargemeinschaft die Aufgabe, die Gesundheit der Versicherten zu erhalten, wiederherzustellen oder ihren Gesundheitszustand zu bessern. Der Gesetzgeber betont die eigene Verantwortung der Versicherten für ihre Gesundheit und ruft sie zu gesundheitsbewußter Lebensführung, Vorsorge und aktiver Mitwirkung bei Behandlung und Rehabilitation auf.
Das Recht der Krankenversicherung ist in seinen Grundzügen im fünften Buch des Sozialgesetzbuchs geregelt.

**Versicherungspflicht.** *Versicherungspflichtig* sind nach den Vorschriften des Sozialgesetzbuches Arbeiter, Angestellte und zu ihrer Berufsausübung Beschäftigte, die gegen Arbeitsentgelt beschäftigt sind, Arbeitslose, Behinderte und andere. Versicherungspflicht und Versicherungsfreiheit sind im einzelnen in §§ 5 bis 8 SGB V und weiteren Gesetzen geregelt, auf die in diesen Vorschriften verwiesen wird. Andere Personen können freiwillig der Versicherung beitreten (§ 9 SGB V). Die Familienangehörigen sind in der Regel in die Versicherung einbezogen.

**Leistungen.** Die Krankenkassen stellen den Versicherten Leistungen zur Verfügung, die nach dem Wirtschaftlichkeitsgebot (§ 12 SGB V) ausreichend, zweckmäßig und wirtschaftlich sein müssen. Ausdrücklich wird bestimmt, daß „Leistungen, die nicht notwendig oder unwirtschaftlich sind", von Versicherten nicht beansprucht, von Leistungsträgern nicht bewirkt und von Krankenkassen nicht bewilligt werden dürfen.
Im einzelnen werden den Versicherten diese Leistungen gewährt:

- Leistungen zur Förderung der Gesundheit, zur Verhütung und zur Früherkennung von Krankheiten;
- bei Krankheit Krankenbehandlung, insbesondere
  - ärztliche und zahnärztliche Behandlung,
  - Versorgung mit Arznei-, Verband-, Heil- und Hilfsmitteln,
  - häusliche Krankenpflege und Haushaltshilfe,
  - Krankenhausbehandlung,
  - medizinische und ergänzende Leistungen zur Rehabilitation,
  - Betriebshilfe für Landwirte,
  - Krankengeld;
- bei Schwerpflegebedürftigkeit häusliche Pflegehilfe;
- bei Schwangerschaft und Mutterschaft ärztliche Betreuung, Hebammenhilfe, stationäre Entbindung, häusliche Pflege, Haushaltshilfe, Betriebshilfe für Landwirte, Mutterschaftsgeld, Entbindungsgeld;
- Hilfe zur Familienplanung und Leistungen bei nicht rechtswidriger Sterilisation und nicht rechtswidrigem Schwangerschaftsabbruch;
- Sterbegeld
  (§ 21 SGB I, §§ 20–68 SGB V).

**Träger und Beiträge.** Träger der Krankenversicherung sind die Orts-, Betriebs- und Innungskrankenkassen, die Seekrankenkasse, die landwirtschaftlichen Krankenkassen, die Bundesknappschaft und die Ersatzkassen. Die Beiträge werden zu gleichen Teilen vom Arbeitgeber und vom Versicherten aufgebracht.

### 3.4.3.3 Unfallversicherung

(Darstellung der Unfallverhütung und ihrer rechtlichen Grundlagen s. Kap. 12).
Aufgabe der Unfallversicherung ist es,

- Arbeitsunfälle und Berufskrankheiten zu verhüten und
- nach deren Eintritt für Heilung, Wiederherstellung der Erwerbsfähigkeit und Erleichterung der Verletzungsfolgen zu sorgen;
- durch Arbeits- und Berufsförderung (Berufshilfe) dem Verletzten oder Erkrankten zu helfen sowie
- durch Geldleistungen ihn, seine Angehörigen und seine Hinterbliebenen zu entschädigen.

Das Recht der Unfallversicherung ist in seinen Grundzügen im dritten Buch der Reichsversicherungsordnung (RVO) geregelt.

**Versicherungspflicht.** Kraft Gesetzes sind gegen Arbeitsunfall u. a. versichert alle aufgrund eines Arbeits-, Dienst- oder Lehrverhältnisses Beschäftigten, die im Gesundheits- oder Veterinärwesen oder in der Wohlfahrtspflege Tätigen, die in einem Unternehmen zur Hilfe bei Unglücksfällen Tätigen oder an Ausbildungsveranstaltungen dieser Unternehmen teilnehmenden Personen. Außerdem sind Personen versichert, die bei Unglücksfällen, gemeiner Gefahr oder Not Hilfe leisten oder andere aus Gefahren zu retten versuchen, Blutspender und Spender körpereigener Gewebe und Personen, die aufgrund von Arbeitsschutz- oder Unfallverhütungsvorschriften ärztlich untersucht oder behandelt werden. Daneben besteht die Möglichkeit einer freiwilligen Versicherung.
*Versicherungsfrei* sind dagegen Beamte und andere Personen, soweit für sie beamtenrechtliche Unfallfürsorgevorschriften oder entsprechende Grundsätze gelten oder ihnen in der Folge eines Arbeitsunfalls Versorgung nach den Vorschriften des Bundesversorgungsgesetzes gewährt wird. Auch Diakonissen, DRK-Schwestern und ähnliche Personen, denen nach den Regeln ihrer Gemeinschaft lebenslange Versorgung gewährleistet ist, sowie selbständige Ärzte, Heilpraktiker, Zahnärzte, Dentisten und Apotheker sind neben anderen, in §§ 541 f. RVO aufgezählten Personengruppen versicherungsfrei.

**Leistungen.** Die Träger der Unfallversicherungen haben mit allen geeigneten Mitteln für die *Verhütung von Arbeitsunfällen* und *Berufskrankheiten* sowie für eine wirksame Erste Hilfe zu sorgen. Zu diesem Zweck haben die Berufsgenossenschaften Unfallverhütungsvorschriften erlassen. Die für Medizinalhilfspersonen zuständige *Berufsgenossenschaft für Gesundheitsdienst und Wohlfahrtspflege* hat Richtlinien und Vorschriften erlassen und Merkblätter herausgegeben, mit denen sich jeder Beschäftigte vertraut machen muß (Kap. 12).
Nach *Eintritt des Arbeitsunfalls* oder einer Berufskrankheit gewähren die Berufsgenossenschaften folgende *Leistungen:*

- *Heilbehandlung,* Berufsförderung und andere Leistungen zur Erhaltung, Besserung und Wiederherstellung der Erwerbsfähigkeit sowie zur Erleichterung der Verletzungsfolgen einschließlich wirtschaftlicher Hilfen;
- Zahlung von Renten und Rentenabfindungen;
- Haushaltshilfe und
- Betriebshilfe für Landwirte
  (§ 22 SGB I).

**Träger und Beiträge.** Die Versicherungsleistungen werden von den gewerblichen Berufsunfallgenossenschaften, Gemeinde-Unfallversicherungsverbänden, Feuerwehr-Unfallversicherungskassen, Unfallkassen sowie Ausführungsbehörden des Bundes, der Länder und der zu Versicherungsträgern bestimmten Gemeinden sowie den besonderen Behörden für die landwirtschaftliche und See-Unfallversicherung aus Mitteln gewährt, die ausschließlich von den Arbeitgebern aufzubringen sind.

### 3.4.3.4 Gesetzliche Rentenversicherung

Durch das sechste Buch des Sozialgesetzbuches (SGB VI), das seit 1992 gilt, ist die gesetzliche Rentenversicherung auf eine neue Grundlage gestellt worden.

**Versicherungspflicht.** *Versicherungspflichtig* sind u. a. alle gegen Arbeitsentgelt oder zu ihrer Berufsausbildung Beschäftigten, bestimmte selbständig Tätige – dazu zählen u. a. Pflegepersonen, die in der Kranken-, Wochen-, Säuglings- oder Kinderpflege tätig sind und im Zusammenhang mit ihrer selbständigen Tätigkeit keine versicherungspflichtigen Arbeitnehmer beschäftigen, sowie Hebammen und Entbindungspfleger – und auf Antrag und freiwillig Versicherte (§§ 1–4, 7 SGB VI). *Versicherungsfrei* sind dagegen u. a. Beamte, Richter und Soldaten sowie Beschäftigte von Körperschaften, Anstalten und Stiftungen des öffentlichen Rechts, wenn ihre Versorgung sichergestellt ist, und die auf Antrag von Versicherungspflicht befreiten Personen (§§ 5–6 SGB VI).

**Leistungen.** Die gesetzliche Rentenversicherung dient

- der Rehabilitation
  durch medizinische, berufsfördernde und ergänzende Leistungen (§§ 9–32 SGB VI) und
- der Gewährung von Renten
  wegen Alters, verminderter Erwerbsfähigkeit und in der Folge des Todes (§§ 33–114 SGB VI).

**Träger und Beiträge.** Die Ansprüche der Versicherten richten sich

- in der Rentenversicherung der Arbeiter gegen die Landesversicherungsanstalten, die Bundesbahnversicherungsanstalt und die Seekasse,
- in der Rentenversicherung der Angestellten gegen die Bundesversicherungsanstalt für Angestellte,
- in der knappschaftlichen Rentenversicherung gegen die Bundesknappschaft.

Die Versicherten und die Arbeitgeber zahlen zu gleichen Teilen Beiträge, die nach der Höhe des Arbeitsentgelts bemessen sind.

### 3.4.3.5 Soziale Pflegeversicherung

Mit dem Gesetz zur sozialen Absicherung des Risikos der Pflegebedürftigkeit vom 26. Mai 1994 (BGBl. I S. 1014) zuletzt geändert d. Gesetz vom 15. Dez. 1995 (BGBl. I S. 1724) wurde ein elftes Buch des Sozialgesetzbuchs verkündet, mit dem die soziale Pflegeversicherung als neuer und eigener Zweig der Sozialversicherung geschaffen wurde.
Die *Leistungen* der sozialen Pflegeversicherung (§§ 28–45 SGB XI) werden von bei den Krankenkassen errichteten Pflegekassen (*Träger*, §§ 46 f. SGB XI) gegenüber den Mitgliedern, die auch in die gesetzliche Krankenversicherung einbezogen sind (§§ 14–18 SGB XI), erbracht, die wegen der Schwere der Pflegebedürftigkeit auf Unterstützung angewiesen sind. Die Ausgaben der sozialen Pflegeversicherung werden durch Beiträge der Mitglieder und der Arbeitgeber und sonstige Einnahmen finanziert (§§ 1 Abs. 6, 20–27, 48 ff., 54 ff. SGB XI).
Die bei privaten Krankenversicherungsunternehmen Versicherten müssen eine private Pflegeversicherung abschließen (§ 1 Abs. 2 SGB XI).

### 3.4.3.6 Arbeitslosenversicherung

Das Recht der Arbeitslosenversicherung ist durch das Arbeitsförderungsgesetz in der geltenden Fassung auf eine neue Grundlage gestellt worden. Nach diesem Gesetz ist die Arbeitslosenversicherung mit ihren Leistungen zur Erhaltung und Schaffung von Arbeitsplätzen und der Gewährung von Arbeitslosengeld und Arbeitslosenhilfe neben der Berufsberatung, der Arbeitsvermittlung, der Förderung der beruflichen Fortbildung und Umschulung sowie der Arbeits- und Berufsförderung Behinderter (berufliche Rehabilitation) ein Bestandteil einer umfassenden Arbeitsförderung (vgl. auch § 19 SGB I).

**Anspruchsberechtigung.** Anspruch auf *Arbeitslosengeld* haben Arbeitslose, die der Arbeitsvermittlung zur Verfügung stehen, eine Anwartschaft erfüllen, sich beim Arbeitsamt arbeitslos gemeldet und einen entsprechenden Antrag gestellt haben (§§ 100 ff. AFG). *Arbeitslosenhilfe* wird bei – im übrigen gleichen und weiteren, im Gesetz angeführten – Voraussetzungen den Arbeitslosen gewährt, die wegen Nichterfüllung der Anwartschaftszeit keinen Anspruch auf Arbeitslosengeld haben und bedürftig sind (§§ 134 ff. AFG). Beide Gruppen von Anspruchsberechtigten sind für den Fall der Krankheit (§§ 155 ff. AFG) und nach den Bestimmungen des Unfallversicherungsrechts versichert.

**Träger und Beiträge.** Die Ansprüche aus der Arbeitslosenversicherung richten sich gegen die Arbeitsämter (Arbeitsämter in Städten und Kreisen, Landesarbeitsämter, Bundesanstalt für Arbeit). Die Mittel werden durch Beiträge der Arbeitgeber und Arbeitnehmer aufgebracht.

### 3.4.3.7 Sozialhilfe

Die Führung eines menschenwürdigen Lebens aus eigener Kraft ist vielen Menschen nicht möglich. Wenn sie sich nicht selbst helfen können, die erforderliche Hilfe nicht von anderen zu erbringen ist und auch andere Sozialleistungen nicht ausreichen, ist ihnen Sozialhilfe zu gewähren. Die Hilfsbedürftigen haben einen Anspruch auf eine den Besonderheiten des Einzelfalls entsprechende Sozialhilfe (§§ 1–4 BSHG). Die Sozialhilfe umfaßt

- Hilfe zum Lebensunterhalt und
- Hilfe in besonderen Lebenslagen
  - zum Aufbau oder zur Sicherung der Lebensgrundlage,
  - vorbeugende Gesundheitshilfe,
  - Krankenhilfe, sonstige Hilfe,
  - Hilfe zur Familienplanung,
  - Hilfe für werdende Mütter und Wöchnerinnen,
  - Eingliederungshilfe für Behinderte,
  - Blindenhilfe,
  - Hilfe zur Pflege,
  - Hilfe zur Weiterführung des Haushalts,
  - Hilfe zur Überwindung besonderer sozialer Schwierigkeiten und
  - Altershilfe (§§ 11 ff., 27 ff. BSHG)

und wird von den örtlichen Trägern (kreisfreie Städte und Landkreise, für die nach landesrechtlicher Regelung kreisangehörige kommunale Körperschaften handeln können) und den von den Bundesländern bestimmten überörtlichen Trägern (§ 96 BSHG) in der Form persönlicher Hilfe und als Geld- oder Sachleistung gewährt.

## 3.5 Schlußbetrachtung

Der Beitrag Rechtskunde kann nur einen Eindruck von der Bedeutung des Rechts in allen Bereichen des menschlichen Lebens vermitteln. Die Hinweise auf Rechtsnormen im Zivilrecht, im Strafrecht und im Sozialversicherungsrecht sind notwendigerweise unvollständig. Sie werden ergänzt durch die Erläuterung der jeweils in den einzelnen Fachgebieten zu berücksichtigenden Rechtsvorschriften in den übrigen Beiträgen dieses Lehrbuches. Darüber hinaus muß ein jeder, der Antwort sucht auf Fragen, die sich in seinem privaten oder beruflichen Leben stellen, neben den fachlichen Gesichtspunkten auch die einschlägigen Rechtsnormen sorgfältig prüfen. Er wird erkennen, daß er erst dann richtig handelt, wenn er Recht und Gesetz beachtet.

### Weiterführende Literatur

Rechtsvorschriften werden häufig geändert und ergänzt, Erläuterungswerke in kurzen Abständen der neuen Rechtslage entsprechend überarbeitet. Beim Besuch von Bibliotheken und Buchhandlungen sollten sie darauf achten, daß Ihnen stets die neuesten Auflagen vorgelegt werden!

Baumann, I.: Einführung in die Rechtswissenschaft, 8. Aufl. Beck, München 1989
Baur, F., H. Walter: Einführung in das Recht der Bundesrepublik Deutschland, 6. Aufl. Beck, München 1992
Friedrich, W. J.: Rechtskunde für jedermann, 7. Aufl., DTV, München 1992
Haase, R., R. Keller: Grundlagen und Grundformen des Rechts. Eine Einführung, 9. Aufl. Kohlhammer, Stuttgart 1992
Mayer/Maly: Rechtswissenschaft, 5. Aufl. Oldenbourg, München 1991
Mayer/Maly: Einführung in die Rechtswissenschaft. Springer, Berlin 1993
Rehbinder, M.: Einführung in die Rechtswissenschaft, 8. Aufl. de Gruyter, Berlin 1995
Rüfner: Einführung in das Sozialrecht, 2. Aufl., Beck, München 1990
Söllner: Grundriß des Arbeitsrechts, 11. Aufl. Vahlen, München 1994

# 4 Gesetzeskunde

E. Link

**Lernziel**

Das Kapitel Gesetzeskunde führt in Rechtsgebiete ein, die aus dem Bundesrecht oder ausgewählten Bereichen des Landesrechts grundlegende Bedeutung für Tätigkeiten im Gesundheitswesen haben. Der Leser wird eingeführt in das

- Verfassungs- und Verwaltungsorganisationsrecht im Gesundheitswesen,
- Apothekenrecht sowie das Arznei- und Lebensmittelrecht, das Seuchen- und Hygienerecht,
- Recht der öffentlichen Gesundheitshilfe.

Zuständigkeitsregelungen des Grundgesetzes und an sie anknüpfende kurze Hinweise sollen Verflechtungen unterschiedlicher Rechtsgebiete und ihrer Auswirkungen auf das Gesundheitsrecht als Ganzes verdeutlichen. Damit wird der Leser in die Lage versetzt, die rechtlichen Regelungen zu überblicken und zu beschreiben, die für diejenigen Behörden maßgeblich sind, die in erster Linie für das Gesundheitswesen tätig werden und zuständig sind, insbesondere für die Gesundheitsämter. Das Ineinandergreifen von Bundes-, Landes- und letztlich auch von Kommunalrecht ist kennzeichnend für das Gesundheitswesen wie für nahezu alle anderen Bereiche der bundesdeutschen Innenpolitik.

Bestimmte Bereiche, nämlich

- Recht der Heil- und Heilhilfsberufe,
- Krankenhausrecht,

werden aus Gründen des Sachzusammenhangs in anderen Kapiteln dargestellt (Kap. 6 Berufe des Gesundheitswesens; Kap. 9 Krankenhauswesen).

## 4.1 Gesetzgebung und Organisation im Gesundheitswesen

### 4.1.1 Allgemeines

Bund, Länder und Gemeinden können unter Voraussetzungen, die in ihren wesentlichen Grundzügen aufgezeigt werden, gesundheitsrechtliche Vorschriften erlassen. Die grundsätzliche Zuständigkeit mehrerer öffentlich-rechtlicher Organisationsebenen für Gesetzgebung und Verwaltung läßt sich unter anderem aus Art. 20 Abs. 1 Grundgesetz (GG) ableiten:

„Die Bundesrepublik Deutschland ist ein demokratischer und sozialer Bundesstaat."

In diesem Bundesstaat haben nach Art. 70 GG die Länder das Recht der Gesetzgebung, soweit das Grundgesetz dem Bund nicht ausdrücklich Gesetzgebungsbefugnisse einräumt. Zwischen Bund und Ländern werden die Gesetzgebungsbefugnisse gemäß Art. 70 Abs. 2 GG nach den Grundsätzen der ausschließlichen und der konkurrierenden Gesetzgebung abgegrenzt.
Die Gegenstände der ausschließlichen Gesetzgebungsbefugnis des Bundes sind in Art. 73 GG aufgezählt. Auf das Gesundheitswesen haben sie allenfalls mittelbaren Einfluß. Hingewiesen sei lediglich auf den in Art. 71 GG geregelten Grundsatz, nach dem die Länder im Bereich der ausschließlichen Gesetzgebungsbefugnis des Bundes ein Gesetzgebungsrecht nur dann haben, wenn und soweit ein Gesetz ihnen diese Befugnis ausdrücklich einräumt.
Verbindliche Vorschriften können außer durch Gesetz auch im Wege der Rechtsverordnung ergehen. Im Unterschied zu den vom Parlament beschlossenen formellen oder formell-materiellen Gesetzen werden Rechtsverordnungen als Gesetze im materiellen Sinn bezeichnet, weil ihre Wirkung der eines vom Parlament beschlossenen Gesetzes gleichkommt (S. 46).

### 4.1.2 Konkurrierende Gesetzgebung und Gesundheitswesen

#### 4.1.2.1 Rechtslage

Die Rechtslage im Gesundheitswesen wird durch die konkurrierende Gesetzgebung geprägt. Verfassungsrechtlich kommt nach Art. 72 Abs. 1 GG den Ländern hier ein Vorrecht bei der Gesetzgebung zu: Der Bund darf nach Art. 72 Abs. 2 GG nur bei überregionalen Bedürfnissen tätig werden.
Die Verfassungswirklichkeit jedoch sieht so aus, daß das Gesundheitswesen weitgehend bundesrechtlich geregelt ist. Dementsprechend entfällt das Gesetzgebungsrecht der Länder. Sie haben den Vorrang des Bundesrechtes nach Art. 31 GG zu beachten und dürfen selbst nicht mehr gesetzgeberisch tätig werden. Der Vorrang des Bundesrechtes nach Art. 31 GG verbietet auch, außer bei den Grundrechten, Landesrecht zu erlassen, das lediglich Bundesrecht wiederholt. Die Gegenstände der konkurrierenden Gesetzgebung sind in Art. 74 GG aufgezählt. Soweit ein Rechtsgebiet weder zur ausschließlichen noch zur konkurrierenden Gesetzgebung gehört, sind nach Art. 70 Abs. 1 GG die Länder zuständig. In Art. 74 regeln die Nrn. 19, 19 a und 20 wesentliche Rechtsge-

biete im Gesundheitswesen. Der Bund darf daher unter den Voraussetzungen überregionaler Bedürfnisse regeln:

- Nr. 19: Maßnahmen gegen gemeingefährliche und übertragbare Krankheiten bei Menschen und Tieren, die Zulassung zu ärztlichen und anderen Heilberufen und zum Heilgewerbe, den Verkehr mit Arzneien, Heil- und Betäubungsmitteln und Giften.
- Nr. 19a: Wirtschaftliche Sicherung der Krankenhäuser und Regelung der Krankenhauspflegesätze.
- Nr. 20: Schutz beim Verkehr mit Lebens- und Genußmitteln, Bedarfsgegenständen, Futtermitteln und land- und forstwirtschaftlichem Saat- und Pflanzgut, Schutz der Pflanzen gegen Krankheiten und Schädlinge sowie Tierschutz.

Aufgrund dieser Zuständigkeiten hat der Bund beispielsweise erlassen:

- Bundesseuchengesetz,
- Arzneimittelgesetz,
- Betäubungsmittelgesetz,
- Apothekengesetz,
- Bundesärzteordnung,
- Zahnheilkundegesetz,
- Berufsgesetze für nichtärztliche Heilberufe,
- Krankenhausfinanzierungsgesetz.

#### 4.1.2.2 Rechtsverordnungen

Wichtige Bestimmungen des Gesundheitswesens finden sich auch in Rechtsverordnungen des Bundes. Hier sei an die Gebührenordnung für Ärzte und die Gebührenordnung für Zahnärzte erinnert. In beiden Fällen handelt es sich um Rechtsverordnungen, die von entscheidender Bedeutung für Art und Umfang ärztlichen oder zahnärztlichen Handelns und für die finanziellen Forderungen der Ärzte und Zahnärzte außerhalb des Bereiches der gesetzlichen Krankenversicherung oder der Ersatzkrankenversicherung sind. Ausbildung und Zulassung der künftigen Ärzte werden in der Approbationsordnung für Ärzte geregelt. Auch sie ist eine Rechtsverordnung.

#### 4.1.2.3 Ermächtigungsanforderungen

Rechtsverordnungen dürfen nicht willkürlich anstelle eines Gesetzes erlassen werden. Nach Art. 80 GG setzt der Erlaß einer Rechtsverordnung eine *ausdrückliche Befugnis in einem vom Parlament beschlossenen Gesetz* voraus. Diese Verordnungsermächtigung darf nicht so weit gehen, die wegen grundlegender Bedeutung vom Parlament zu fassenden Beschlüsse in eine Rechtsverordnung zu verlagern. Sogenannte gesetzesvertretende Rechtsverordnungen sind unzulässig. Das Gesetz selbst muß nach Art. 80 Abs. 1 Satz 2 GG Inhalt, Zweck und Ausmaß der Ermächtigung genau bestimmen.
Ähnlich ist die Verordnungsbefugnis in den Verfassungen der Länder geregelt. So lautet beispielsweise Art. 70 der Verfassung des Landes Nordrhein-Westfalen:

„Die Ermächtigung zum Erlaß einer Rechtsverordnung kann nur durch Gesetz erteilt werden. Das Gesetz muß Inhalt, Zweck und Ausmaß der erteilten Ermächtigung bestimmen. In der Verordnung ist die Rechtsgrundlage anzugeben. Ist durch Gesetz vorgesehen, daß eine Ermächtigung weiter übertragen werden kann, so bedarf es zu ihrer Übertragung einer Rechtsverordnung."

Beispiel für eine Rechtsverordnung eines Bundeslandes ist die Verordnung zur Verhütung übertragbarer Krankheiten (Hygiene-Verordnung) vom 10. Mai 1988 (GV NW S. 210), geändert durch Verordnung vom 6. Sept. 1994 (GV. NW. S. 728). Diese Verordnung ist aufgrund einer Ermächtigung nach § 12a des Bundes-Seuchengesetzes erlassen worden. Richtigerweise beginnt der Verordnungstext mit dem vorgeschriebenen Zitat dieser Ermächtigungsgrundlage. Die Verordnung erlegt Friseuren, Kosmetikern, Fußpflegern, Tätowierern, Ohrlochstechern und Akupunkteuren für die Ausübung ihrer Tätigkeit bestimmte Pflichten körperlicher Reinigung, Desinfektion und Beseitigung von Abfällen auf. Die Verordnung zeigt Auswirkungen des Gesundheitsschutzes auf die Berufsausübung in Bereichen, die nur zum Teil dem Gesundheitswesen zugeordnet werden. Sie ist daher ein gutes Beispiel für die Verflechtung des Gesundheitsrechtes mit anderen rechtlichen und politischen Materien, in diesem Falle mit dem Bürgerlichen Gesetzbuch, dem Gewerberecht und dem Arbeitsrecht.

### 4.1.3 Konkurrierende Gesetzgebung in anderen Bereichen mit Auswirkungen auf das Gesundheitswesen

Vorschriften, die im Gesundheitswesen zu beachten sind und hier Rechtsverhältnisse gestalten oder Tätigkeiten und Unterlassungen beeinflussen, ergehen im Rahmen der konkurrierenden Gesetzgebung nicht nur nach Art. 74 Nrn. 19, 19a und 20 GG.
Sie finden sich in unterschiedlichen Gesetzen und Rechtsgebieten. Unvermeidlich ist dies, wenn der Bezug zu einem anderen Rechtsgebiet stark oder gar zwangsläufig ist und das Gesundheitswesen lediglich tatsächlich oder rechtlich von Auswirkungen erfaßt wird. Die schon durch die Gesetzgebungszuständigkeiten des Bundes, der Länder und der Gemeinden hervorgerufene Unübersichtlichkeit der im Gesundheitswesen zu beachtenden Vorschriften wird hierdurch gesteigert. Der Begriff des Gesundheitsrechtes im Sinne einer abgegrenzten und sachlich zusammenhängend charakterisierbaren Materie sollte deshalb mit Zurückhaltung benutzt werden.

### 4.1.4 Rechtsverordnungen des Bundes

#### 4.1.4.1 Voraussetzungen

Es sei noch einmal hervorgehoben, daß die Ermächtigung zum Erlaß einer Rechtsverordnung in einem Gesetz enthalten sein und Inhalt wie Ziele der Verordnung konkret umreißen muß. Umgekehrt muß in der Verordnung selbst eindeutig festgelegt werden, auf welche Bestimmung in einem Gesetz sie sich stützt.
Die Befugnis zum Erlaß einer Rechtsverordnung kann nicht weiter gehen als die konkurrierende Gesetzgebung reicht. Der Bund darf daher eine Rechtsverordnung auch bei gesetzlicher Ermächtigung nur unter den Voraussetzungen erlassen, unter denen er im Rahmen der konkurrierenden Gesetzgebung tätig werden darf.
Nach Art. 80 Abs. 2 GG hat der Bundesrat bei Rechtsverordnungen genauso mitzuwirken wie bei Gesetzen.

#### 4.1.4.2 Bundesrat

In der Öffentlichkeit wird der Bundesrat häufig als Länderkammer bezeichnet. Der Begriff ist falsch. Beim Bundesrat handelt es sich wie beim Bundestag um ein zur Gesetzgebung berufenes oberstes Bundesorgan. Art. 50 GG bestimmt hierzu eindeutig:

„Durch den Bundesrat wirken die Länder bei der Gesetzgebung und Verwaltung des Bundes mit."

Anders als der Bundestag ist der Bundesrat jedoch kein vom Volk gewähltes Parlament. Die Bundesländer werden im Bundesrat durch Mitglieder ihrer Regierungen repräsentiert, welche die Stimmen eines Bundeslandes auch nur einheitlich abgeben dürfen.
Die Zahl der Stimmen, die einem Bundesland im Bundesrat zukommen, hängt von der Einwohnerzahl ab. Kleine Länder wie das Saarland, Bremen oder Hamburg haben jeweils drei Stimmen, weil ihre Einwohnerzahl unter zwei Millionen liegt. Länder mit einer Einwohnerzahl zwischen zwei und sechs Millionen haben vier Stimmen. Länder mit mehr als sechs Millionen Einwohnern haben fünf, die großen Länder wie Nordrhein-Westfalen, Bayern und Baden-Württemberg mit mehr als sieben Millionen Einwohnern haben sechs Stimmen.

### 4.1.5 Landesrechtliche Regelungen

Zur Verständniserleichterung sei der Grundsatz wiederholt, daß die Zuständigkeit der Länder für Gesetze und Rechtsverordnungen so weit reicht, wie der Bund von seiner konkurrierenden Gesetzgebungsbefugnis keinen Gebrauch macht, oder soweit ihre Voraussetzungen, also länderübergreifende Gesetzgebungsbedürfnisse, nicht vorliegen.
Zur Veranschaulichung von Parallelen und Unterschieden zum Gesetzgebungsverfahren des Bundes genügen wenige Beispiele.
Während die Gesetzgebung des Bundes derart organisiert ist, daß bei ihr die Länder über den Bundesrat mitwirken, fehlt in den Ländern, außer in Bayern, eine vergleichbare Regelung der Verschachtelung und des Ineinandergreifens durch mehrere Gesetzgebungsorgane. Die Länder haben nur jeweils ein Gesetzgebungsorgan. Regionale Organe, beispielsweise Regierungspräsidenten oder Kreise, wirken an der Ländergesetzgebung nicht mit.
Allerdings kennen die Länderverfassungen die unmittelbare Mitwirkung des Volkes an der Gesetzgebung in stärkerem Maße als das Bonner Grundgesetz. So bestimmen Art. 3 Abs. 1 und Art. 68 der Verfassung des Landes Nordrhein-Westfalen, daß die Gesetzgebung dem Volk und der Volksvertretung zusteht und Gesetze durch *Volksbegehren und Volksentscheid* erlassen, geändert oder aufgehoben werden können. Gesetzgebung durch Volksbegehren und Volksentscheid ist in der Verfassungswirklichkeit der Länder allerdings eine Ausnahme.
Das Ineinandergreifen von Bundesrecht und Landesrecht im Gesundheitswesen schlägt sich unter anderem in einer Doppelgesetzgebung zum Krankenhauswesen nieder. Zur Unterscheidung wie zur inhaltlichen Kennzeichnung trägt die bundesrechtliche Regelung den Namen Krankenhausfinanzierungsgesetz (vom 29. Juni 1972 (BGBl. I S. 1009) in der Fassung der Bekanntmachung vom 10. April 1991 (BGBl. I S. 886), zuletzt geändert durch Gesetz vom 26. Mai 1994 (BGBl. I S. 1014, 1055). Nach § 1 zielt das Gesetz auf die wirtschaftliche Sicherung der Krankenhäuser und die bedarfsgerechte Versorgung der Bevölkerung ab. Die Krankenhausgesetze der Länder hingegen konkretisieren Krankenhausfinanzierung und Krankenhausplanung. Sie enthalten in der Regel auch Bestimmungen zu Krankenhausstrukturen, sozialen Diensten und Qualitätssicherungsmaßnahmen.
Aufgaben und Befugnisse des öffentlichen Gesundheitsdienstes, der nach der im Grundgesetz geregelten Verwaltungskompetenz länderrechtlich organisiert und strukturiert ist, sind allgemein noch im Gesetz über die Vereinheitlichung des Gesundheitswesens von 1934 geregelt. Schleswig-Holstein beisp. hat 1979 jedoch das Gesetz über den öffentlichen Gesundheitsdienst – Gesundheitsdienst-Gesetz (GDG) – vom 26. März 1979 (GVBl. SH S. 244) erlassen. Neben der Organisation, den allgemeinen Aufgaben der Gesundheitsbehörden, den Berufen und Gemeinschaftseinrichtungen, den Sachbereichen der Gesundheitshilfe und des Gutachtenwesens finden sich in dem Gesetz auch Bestimmungen über die Krankenhäuser und sonstige Behandlungseinrichtungen. § 11 GDG sieht die Erlaubnispflicht für Krankenhausbetreiber, die hygienische Überwachung der Krankenhäuser, die Erfassung von Daten und eine Verordnungsermächtigung vor. Sie enthält ferner Begriffs- und Gleichstellungsbestimmungen. § 12 GDG regelt die hygienische Überwachung und die Anzeigepflicht sonstiger Behandlungseinrichtungen.

### 4.1.6 Verbands- und Satzungsrecht

Verbindliche Rechtssätze können nicht nur vom Bund und von den Bundesländern, sondern auch von Gruppierungen erlassen werden, denen für kleinere sachliche oder örtliche Bereiche das *Recht der Selbstverwaltung* verliehen worden ist. Vorrangig ist dabei an Gemeinden oder Gemeindeverbände wie Kreise, kreisfreie Städte und Landschaftsverbände zu denken. Darüber hinaus steht das Recht der Selbstverwaltung für begrenzte Bereiche Körperschaften, Anstalten und Stiftungen des öffentlichen Rechtes zu. Im Gesundheitswesen ist das Selbstverwaltungsrecht vor allem der Ärzte-, Zahnärzte-, Tierärzte- und Apothekerkammern zu erwähnen.
Kraft des Selbstverwaltungsrechtes der *Gemeinden und Gemeindeverbände* werden im Gesundheitswesen vornehmlich *ordnungsbehördliche Verordnungen und Satzungen* erlassen. Regelungsgegenstände sind beispielsweise Krankenhaussatzungen sowie Verordnungen zur Regelung des Badens in öffentlichen Flüssen, Bächen und Seen und zur Bekämpfung von Tierseuchen (typische Gefahr: Tollwut).
Die *Kammern* erlassen Satzungen beispielsweise zu den beruflichen Rechten und Pflichten ihrer Mitglieder, zu deren Fort- und Weiterbildung sowie zu Wahlen zu den Kammerorganen. Die Bedeutung dieser Rechtssätze tritt schon von der Zahl der Betroffenen her hinter der von Landes- oder gar Bundesgesetzen zurück. Für die jeweils Betroffenen sind sie jedoch genauso bedeutsam wie die zuletzt erwähnten Rechtssätze.

Bezüglich ihrer Rechtsetzung und Verwaltung unterliegen die mit Selbstverwaltung (Autonomie) ausgestatteten Gruppierungen der *Aufsicht staatlicher Behörden.* Zu unterscheiden sind hier die *Rechtmäßigkeitsaufsicht* und die *Zweckmäßigkeitsaufsicht.* Erstere erstreckt sich lediglich auf die Einhaltung gültigen übergeordneten Rechtes, letztere erfaßt auch die Zweckmäßigkeit, d. h. die Art und Weise des Handelns (zügig, umständlich, aufwendig, unnötig belastend usw.).
In der Praxis sind die Voraussetzungen dieser beiden unterschiedlich gestalteten Aufsichtsarten zuweilen nicht leicht voneinander zu trennen. Als Grundregel ist zu merken: In ihren eigenen, ihnen ursprünglich und natürlich zukommenden Aufgaben unterliegen die mit Selbstverwaltung ausgestatteten Gruppierungen lediglich der Rechtsaufsicht. Sind ihnen dagegen Aufgaben höherer Ebenen (Land oder Bund) übertragen, gibt es eine Rechtmäßigkeits- und Zweckmäßigkeitsaufsicht. Im letzteren Fall spricht man von Aufgaben des übertragenen Wirkungskreises, im ersteren vom eigenen Wirkungskreis.

## 4.2 Apothekenrecht

### 4.2.1 Sicherstellung

In der gesundheitlichen Versorgung der Bevölkerung spielen die Apotheken eine bedeutende Rolle. Eine ihrer wesentlichen Aufgaben liegt darin sicherzustellen, daß jeder Patient das für ihn und seine Erkrankung richtige Arzneimittel erhält. Auch über die vom Arzt verantwortete Arzneiverordnung (Rezept) hinaus ist der Apotheker bei Bedenken und Zweifeln verpflichtet, durch Befragen des Patienten, ggf. auch durch Rückfragen beim Arzt zu klären, ob der Patient das verschriebene Arzneimittel wirklich erhalten darf.
Die wichtigsten, das Apothekenrecht prägenden Vorschriften finden sich außer in dem gesondert zu behandelnden Arzneimittelgesetz in dem Gesetz über das Apothekenwesen, in der Bundes-Apothekerordnung und in der Verordnung über den Betrieb von Apotheken.

### 4.2.2 Gesetz über das Apothekenwesen

Sicherheit und Überwachung einer geordneten und nach Möglichkeit ungefährlichen Arzneimittelversorgung der Bevölkerung werden im Gesetz über das Apothekenwesen und in Sondervorschriften zu Krankenhausapotheken, Zweigapotheken und Apotheken der Bundeswehr gewährleistet.
Neben dem Versorgungsauftrag bestimmt § 1 des Gesetzes über das Apothekenwesen vom 20. August 1960 (BGBl. I S. 697) in der Fassung der Bekanntmachung vom 15. Oktober 1980 (BGBl. I S. 1993), zuletzt geändert durch Gesetz vom 23. August 1994 (BGBl. I S. 2189), daß eine *Apotheke* nur aufgrund einer behördlich erteilten Erlaubnis betrieben werden darf und daß diese Erlaubnis sich auf eine ganz bestimmte Apotheke, d. h. auf einen nicht frei änderbaren Betriebsort und auf einen bestimmten Apotheker bezieht. Der Apotheker ist also verpflichtet, an dem Ort, für den die Erlaubnis erteilt worden ist, die Apotheke persönlich zu betreiben. Deutsche oder EG/EWR-Staatsangehörigkeit, volle Geschäftsfähigkeit und Approbation als Apotheker sind nach § 2 die wesentlichen Voraussetzungen für den Erhalt einer Erlaubnis.
Die Erlaubnis ist nicht vererblich; § 3 Nr. 1 bestimmt, daß sie durch Tod erlischt. Die Wirkungen der Erlaubnis werden allerdings durch § 9, der das sogenannte Witwen- und Waisenprivileg enthält, über den Tod hinaus in bestimmten Grenzen auf erbberechtigte Kinder und den erbberechtigten Ehegatten ausgeweitet. In einigen Fällen darf auch der Apothekeninhaber selbst die Apotheke verpachten.
Zulässigkeit und Tätigkeitsgrenzen für Krankenhausapotheken, Bundeswehrapotheken, Zweig- und Notapotheken werden in §§ 14 ff. geregelt. Es ist kennzeichnend für diese Sonderfälle, daß dem Tätigwerden dieser Apotheken konkrete Aufgabeneingrenzungen vorgegeben sind.
So darf eine *Krankenhausapotheke* nur die Patienten des Krankenhauses und sein Personal mit Arzneimitteln versorgen. Betreibt ein einziger Träger, wie es beispielsweise bei kirchlichen oder gemeinnützigen Trägern nicht selten der Fall ist, mehrere Krankenhäuser, darf die bei einem dieser Krankenhäuser angesiedelte Apotheke die Versorgung allerdings auch der anderen Krankenhäuser dieses Trägers mit übernehmen.
Eine *Zweigapotheke* darf durch einen Apotheker, der bereits eine andere Apotheke betreibt, nur bei einem Notstand in der Arzneimittelversorgung der Bevölkerung errichtet werden. Hat sich sechs Monate nach Bekanntmachung eines Notstandes in der Arzneimittelversorgung in einem bestimmten Gemeindebezirk oder in einer Gemeinde niemand gefunden, dort eine Apotheke oder Zweigapotheke zu errichten, kann die Erlaubnis zum Betrieb einer *Notapotheke* einer Gemeinde oder einem Gemeindeverband (Kreis, Landschaftsverband) erteilt werden.
*Bundeswehrapotheken* dürfen, wie sich aus dem Namen ergibt, nur die Arzneimittelversorgung der Angehörigen der Bundeswehr übernehmen.
Eine unvoreingenommene und von bestimmten Herstellern und Lieferanten sowie von Ärzten freie Arzneimittelversorgung soll durch die Vorschriften der §§ 10–12 gesichert werden. Nach § 10 darf der Erlaubnisinhaber sich nicht verpflichten, bestimmte Arzneimittel zu bevorzugen oder insoweit auf die Patienten einzuwirken. Nach § 11 darf er mit Ärzten, Zahnärzten, Heilpraktikern und ähnlichen Berufsangehörigen keine Verträge schließen, die bestimmte Arzneimittel oder Zusammensetzungen bevorteilen.

### 4.2.3 Bundes-Apothekerordnung

Die Bundes-Apothekerordnung vom 5. Juni 1968 (BGBl. I S. 601), in der Fassung der Bekanntmachung vom 19. Juli 1989 (BGBl. I S. 1478, 1842), zuletzt geändert durch Gesetz

vom 27. April 1993 (BGBl. I S. 512) enthält nur wenige Bestimmungen. Sie alle beziehen sich auf die persönliche Qualifikation des Apothekers.
Mit leicht abweichendem Wortlaut wiederholt § 1 den bereits in § 1 Abs. 1 des Gesetzes über das Apothekenwesen enthaltenen *Sicherstellungsauftrag*. In der Bundes-Apothekerordnung wendet der Gesetzgeber sich jedoch nicht an die Apothek*en*, sondern an den einzelnen Apothek*er*: „Der Apotheker ist berufen, die Bevölkerung ordnungsgemäß mit Arzneimitteln zu versorgen. Er dient damit der Gesundheit des einzelnen Menschen und des gesamten Volkes." § 2 und § 3 schützen Tätigkeit und Berufsbezeichnung des Apothekers. Wer als Apotheker unter dieser Berufsbezeichnung tätig werden will, muß nicht nur über ein erfolgreich abgeschlossenes Hochschulstudium der Pharmazie, sondern auch über die Approbation als Apotheker verfügen.
Die *Approbation* ist eine behördliche Bescheinigung einerseits über den erfolgreichen Studienabschluß, zum anderen auch darüber, daß ihr Inhaber charakterlich, körperlich und geistig zur Ausübung des Apothekerberufs geeignet ist und die deutsche oder EG/EWR-Staatsangehörigkeit besitzt.
In weiteren Vorschriften werden Vorkehrungen gegen den späteren dauernden oder vorübergehenden Fortfall einer der Voraussetzungen getroffen, die als wesentlich für die Ausübung des Apothekerberufes angesehen werden. In solchen Fällen kommen Zurücknahme, Widerruf und Ruhen der Approbation sowie der Verzicht auf die Approbation in Betracht. Die besondere Bedeutung der persönlichen Voraussetzungen für die Ausübung des Berufes wird durch § 13 unterstrichen, welcher die unzulässige Berufsausübung nicht als bloße Ordnungswidrigkeit, sondern als Straftat wertet.

### 4.2.4 Apothekenbetriebsordnung

Umfänglicher und detaillierter als das Gesetz über das Apothekenwesen und die Bundes-Apothekerordnung ist die Verordnung über den Betrieb von Apotheken (Apothekenbetriebsordnung – ApBetrO) vom 9. Februar 1987 (BGBl. I S. 547) zuletzt geändert durch Gesetz vom 9. Aug. 1994 (BGBl. I S. 2108) gestaltet. Ihr Geltungsbereich erstreckt sich nach § 1 nicht auf Bundeswehrapotheken. Die Apothekenbetriebsordnung regelt wesentliche Belange des personellen Bereiches (§§ 2, 3, 27 und 28), des räumlich-betrieblichen Bereiches (§§ 4 und 29), der für die Arbeit in der Apotheke notwendigen Hilfsmittel (§ 5), des Umgangs mit Arzneimitteln bei Herstellung, Lagerung, Einkauf und Abgabe (§§ 6–19, 30–33), der Unterrichtung, Beratung, Bekämpfung und Verringerung von Arzneimittelrisiken sowie der Dokumentation (§§ 20–22 und 32) und der Organisation (§§ 23–25, 30 und 33).
Für das Verhältnis von Apotheke und Verbraucher gilt zusammenfassend: Nur der Apotheker und sein von ihm beaufsichtigtes Personal dürfen Arzneimittel entwickeln, herstellen, abgeben und prüfen.

### 4.2.5 Krankenhausapotheken

Die meisten der allgemein für Apotheken geltenden Vorschriften finden auch auf Krankenhausapotheken mit folgenden Besonderheiten Anwendung (§ 26 Abs. 2 ApBetrO). Eine Krankenhausapotheke kann ein Krankenhaus oder mehrere Krankenhäuser mit Arzneimitteln versorgen (§ 26 Abs. 1 ApBetrO). Die für den Betrieb einer Krankenhausapotheke erforderliche Erlaubnis wird nicht dem Apothekenleiter, der vom Träger des Krankenhauses angestellt ist, sondern dem Träger des Krankenhauses erteilt (§ 14 Abs. 1 ApoG).
Für den personellen und den räumlich-gegenständlichen Bereich sowie für den Vorratsbereich gelten die Bestimmungen der §§ 28–30 ApBetrO, die sich in der Substanz den zuvor erörterten Bestimmungen anpassen.
Besondere Vorsichtsmaßregeln sind bei der *Abgabe von Arzneimitteln* gemäß § 31 ApBetrO zu beachten. Hiernach dürfen Arzneimittel nur unter Beachtung der Vorschriften der Verordnung über verschreibungspflichtige Arzneimittel aufgrund einer Verschreibung im Einzelfall oder aufgrund einer schriftlichen Anforderung abgegeben werden. Die Arzneimittel sind grundsätzlich in einem geschlossenen Behälter abzugeben, auf dem die Apotheke und der Empfänger gekennzeichnet sind. Begrenzte Ausnahmen enthält § 31 Abs. 3 ApBetrO. Die durch § 31 ApBetrO angeordneten Sicherungsmaßnahmen sollen vor allem der gerade in Krankenhäusern leicht möglichen Verwechslung vorbeugen.

### 4.2.6 Arzneimittelrecht

#### 4.2.6.1 Ziel des Gesetzes

Qualität, Wirksamkeit und Unbedenklichkeit von Arzneimitteln sollen durch das *Gesetz über den Verkehr mit Arzneimitteln (Arzneimittelgesetz* – AMG) vom 24. August 1976 (BGBl. I S. 2445) in der Fassung der Bekanntmachung vom 19. Oktober 1994 (BGBl. I S. 3018) gewährleistet werden. Hierzu bedient das Gesetz sich sehr unterschiedlicher Instrumente, insbesondere der Einschaltung von Behörden auf verschiedenen Ebenen: Kreise, Regierungspräsidenten, Länder, Bundesminister, Bundesgesundheitsamt. Verstöße werden teilweise als Straftaten, teilweise als Ordnungswidrigkeiten geahndet.

#### 4.2.6.2 Gesetz zur Neuordnung des Arzneimittelrechts

Das Gesetz zur Neuordnung des Arzneimittelrechts vom 24. August 1976 (BGBl. I S. 2445), zuletzt geändert durch Einigungsvertrag vom 23. September 1990 (BGBl. II S. 885), hat vor allem die Aufgaben, die Überleitung des Arzneimittelrechts nach dem Arzneimittelgesetz 1961 auf das des Jahres 1976 zu bewerkstelligen, für Änderungen angemessene Fristen vorzusehen und zugleich das Heilmittelwerbegesetz, das Lebensmittel- und Bedarfsgegenständegesetz und das Umsatzsteuergesetz anzupassen.
*Verbraucherschutz:* Wer Qualität, Unbedenklichkeit und Wirksamkeit von Arzneimitteln sichern will, muß sein volles Augenmerk dem Herstellen und Abgeben von Arzneimitteln, aber auch der Werbung widmen.
Die *Unbedenklichkeit*, d. h. die weitgehende Gefahrlosigkeit des Arzneimittels, wird vorrangig durch § 5 AMG gewährleistet. Danach dürfen „bedenkliche Arzneimittel" nicht in den

Verkehr gebracht werden. Bedenklich ist ein Arzneimittel dann, wenn nach dem wissenschaftlichen Erkenntnisstand der begründete Verdacht schädlicher Wirkungen auch bei richtigem Gebrauch besteht und diese schädlichen Wirkungen unvertretbar sind.
Umstrittene wissenschaftliche Auffassungen, allgemeine Vorbehalte gegen ein bestimmtes Arzneimittel oder eine bestimmte Gruppe von Arzneimitteln genügen nicht, es als bedenklich zu kennzeichnen.
§ 8 AMG wendet sich insbesondere gegen *unwirksame Arzneimittel*, indem er irreführende Bezeichnungen, Angaben oder Aufmachungen sowie ein Abweichen von anerkannten pharmazeutischen Regeln verbietet. In tatsächlicher, fachlicher und rechtlicher Hinsicht bestehen über Inhalt, Zweck und Umfang „anerkannter pharmazeutischer Regeln" jedoch kaum zu schlichtende Streitigkeiten.

**Arzneimittel und Lebensmittel.** Auch Lebensmittel können geeignet sein, Beschaffenheit, Zustand oder Funktionen des Körpers oder seelische Zustände zu beeinflussen (§ 2 Abs. 1 Nr. 5 AMG). Damit erfüllen sie sowohl die Anforderungen des Lebensmittel- und Bedarfsgegenständegesetzes als auch die des Arzneimittelgesetzes. Demnach würden sie beiden Rechtsgebieten unterliegen. Teilweise sich überschneidende und gegenläufige Voraussetzungen, Beschränkungen und Folgerungen wären unvermeidbar.
Der Gesetzgeber hat deshalb in § 2 Abs. 3 AMG verbindlich erklärt, daß Lebensmittel, Tabakwaren, Kosmetika, Pflege-, Futter- und ähnliche Mittel auch dann nicht Arzneimittel sind, wenn ihnen Eigenschaften zukommen, die das Gesetz von Arzneimitteln verlangt. Nach § 2 Abs. 4 AMG ist ein nach dem Arzneimittelgesetz als Arzneimittel zugelassenes oder registriertes oder durch Rechtsverordnung davon freigestelltes Mittel als Arzneimittel anzusehen. Umgekehrt ist es dann nicht als Arzneimittel zu behandeln, wenn Zulassung und Registrierung mit der Begründung, es handele sich gerade nicht um ein Arzneimittel, abgelehnt worden sind.

**Arzneimittelbegriff nach dem Arzneimittelgesetz.** Die Absätze 1 und 2 des § 2 AMG verknüpfen den Arzneimittelbegriff teilweise mit Wirkungen, teilweise mit Anwendungs- oder Nutzungsverfahren. Abgrenzung und Begriffsbestimmung werden nicht dadurch erleichtert, daß zuweilen der Verwendungszweck zur Auslegung hinzugezogen werden muß. So ist ein Schlauch, der nur vorübergehend zur Diagnose oder zum Bewirken eines bestimmten Vorganges in den Körper eingeführt wird, kein Arzneimittel. Soll er dagegen im Körper verbleiben, beispielsweise als Bypass, ist er es doch. Der Gesetzgeber hat die Schwierigkeiten im Umgang mit der Terminologie des Arzneimittelrechts erkannt. Über den Begriff des Arzneimittels hinaus hat er deshalb Stoffe und andere arzneimittelrechtliche Begriffe in §§ 3 und 4 AMG definiert.
Zu den „Stoffen" zählen danach u. a. chemische Elemente und Verbindungen, Pflanzen, Pflanzenteile und -bestandteile, Tierkörper, Körperteile, -bestandteile und Stoffwechselprodukte von Mensch und Tier, Mikroorganismen einschließlich Viren.
Die sonstigen Begriffsbestimmungen des § 4 sind in insgesamt 18 Absätze gegliedert. Sie definieren häufig verwendete Begriffe des Arzneimittelwesens wie Blutzubereitungen, Sera, Impfstoffe, Testallergene, Testsera, Testantigene, radioaktive Arzneimittel, Verbandstoffe, Fütterungsarzneimittel, Arzneimittel-Vormischungen, Wartezeit, Nebenwirkungen, Herstellen von Arzneimitteln, Qualität, Charge, Inverkehrbringen und den pharmazeutischen Unternehmer. Hierbei handelt es sich um Begriffe der pharmazeutischen Fachsprache wie des Arzneimittelgesetzes.

**Fertigarzneimittel.** Besondere Bedeutung für die pharmazeutische Versorgung der Bevölkerung haben die abgepackten Arzneimittel erlangt, von denen der Laie den Eindruck hat, sie würden in der Apotheke nur verkauft. Hierbei handelt es sich um Fertigarzneimittel, die in § 4 Abs. 1 AMG definiert und in §§ 10–12 AMG spezifischen Anforderungen bezüglich Verpackung, Kennzeichnung und beigemessener Wirkung unterworfen sind. Nach § 4 Abs. 1 AMG sind Fertigarzneimittel alle diejenigen Arzneimittel, die im voraus hergestellt werden und in einer zur Abgabe an den Verbraucher bestimmten Packung in den Verkehr gebracht werden sollen.

**Zulassung von Fertigarzneimitteln.** Fertigarzneimittel dürfen in der Bundesrepublik Deutschland nur dann in Verkehr gebracht werden, wenn sie zugelassen sind (§ 21 AMG). In bestimmten Fällen erstreckt die Zulassungspflicht sich auch auf Arzneimittel, die keine Fertigarzneimittel sind. In anderen Fällen wiederum, beispielsweise zur klinischen Prüfung, ist eine Zulassung nicht erforderlich. Die Zulassung spricht die zuständige Bundesoberbehörde aus, bei Seren, Impfstoffen, Testallergenen, Testseren und Testantigenen das Paul-Ehrlich-Institut.

Der Zulassungspflicht sind nach § 21 Abs. 2 und nach § 36 Abs. 1 Arzneimittel nicht unterworfen, die

- in einer Apotheke in kleinen Mengen hergestellt und zur Abgabe in nur dieser Apotheke bestimmt sind;
- zur klinischen Prüfung bei Menschen oder Tieren bestimmt sind;
- Fütterungsarzneimittel (unter bestimmten Bedingungen) sind;
- für Einzeltiere in Apotheken oder in tierärztlichen Hausapotheken hergestellt werden;
- in einer Rechtsverordnung nach § 36 AMG von der Zulassungspflicht befreit sind.

Homöopathische Arzneimittel bedürfen nach § 38 AMG ebenfalls keiner Zulassung. Für sie genügt die Registrierung.

**Herstellungserlaubnis.** Den Anforderungen an die Abgabe und das Inverkehrbringen von Arzneimitteln entsprechen Anforderungen an die Herstellung, besser gesagt an die Person oder die Personen des Herstellers (§§ 13 ff. AMG). Wer Arzneimittel herstellen will und hierzu eine Erlaubnis nach § 13 Abs. 1 AMG benötigt, hat bei Erfüllung der Voraussetzungen des § 14 AMG hierauf einen Rechtsanspruch. Aufbauend auf Maßstäben der Weltgesundheitsorganisation (WHO/WGO) werden Anforderungen an die Fachkunde, die Herstellungsvorgänge, das Kontrollverfahren, Räume und Einrichtungen sowie an die Hygiene gestellt. Sind für die Herstellung fachlich und persönlich zuverlässige Personen verantwortlich und sind geeignete Räume und Einrichtungen für die Herstellung vorhanden, ist die Erlaubnis zu ertei-

len. Durch die Approbation als Apotheker, durch das Zeugnis über eine nach abgeschlossenem Studium der Human- oder Veterinärmedizin, der Pharmazie oder der Chemie abgelegte Prüfung und durch eine mindestens zweijährige praktische Tätigkeit in der Arzneimittelherstellung oder in der Arzneimittelprüfung wird die Fachkunde des Herstellungs- und des Kontrolleiters nachgewiesen.
Bei Ausnahmen vom Erfordernis der Herstellungserlaubnis kann es sich um eine Herstellung in kleinen Mengen oder um Tätigkeiten handeln, die sich im Umfüllen, Abpacken oder Kennzeichnen von Arzneimitteln erschöpfen (§ 13 Abs. 2 und 3 AMG).

**Kennzeichnung und Packungsbeilage.** Weitgehend detailliertere Information des Verbrauchers wie der Fachleute gegenüber dem Arzneimittelgesetz 1961 ist durch das jetzt geltende Arzneimittelgesetz 1976 in §§ 10–12 AMG vorgeschrieben. Durch verpflichtend vorgeschriebene Angaben soll der Arzt, aber auch der Patient in die Lage versetzt werden zu prüfen, ob das Arzneimittel gerade für diesen Patienten und seine Erkrankung geeignet ist. Für Arzt und Patient gleichermaßen besonders bedeutsam sind hierbei Angaben

- zur Art der Anwendung,
- zu den wirksamen Bestandteilen und dem Verfalldatum,
- zu den Anwendungsgebieten,
- zu den Gegenanzeigen,
- zu den Nebenwirkungen und den Wechselwirkungen mit anderen Mitteln.

**Klinische Prüfung.** Noch nicht ausreichend erprobte Arzneimittel müssen klinisch geprüft werden. Da Wirkungen, Nebenwirkungen und Wechselwirkungen weitgehend unbekannt sind, sind weitgehende Vorsichtsmaßregeln vorgeschrieben.
Der Patient, bei dem ein Arzneimittel klinisch geprüft werden soll, muß hierzu in voller Freiheit sein Einverständnis erklärt haben und durch einen Arzt über Wesen, Bedeutung und Tragweite der klinischen Prüfung aufgeklärt worden sein. Der klinischen Prüfung muß eine pharmakologisch-toxikologische Prüfung vorangegangen und Unterlagen hierüber müssen bei der zuständigen Bundesoberbehörde hinterlegt worden sein.
Die klinische Prüfung muß von einem Arzt geleitet werden, der eine mindestens zweijährige Erfahrung in der klinischen Prüfung bei Arzneimitteln nachweisen muß.
Bei minderjährigen Patienten unterliegt die klinische Prüfung wegen der für den jugendlichen Körper erhöhten Gefahren besonderen Einschränkungen. Zusätzliche Einschränkungen müssen bei einer Erkrankung beachtet werden, auf deren Bekämpfung das zu prüfende Arzneimittel gerichtet ist (§ 41 AMG).

**Abgabe von Arzneimitteln.** Der 8. Abschnitt des Arzneimittelgesetzes regelt in §§ 43 ff. die *Apothekenpflicht.* Danach dürfen Arzneimittel im Einzelhandel nur in Apotheken in den Verkehr gebracht werden.
Diese Beschränkung gilt nur als Grundsatz. Ausnahmen hiervon sind im Gesetz enthalten, können darüber hinaus auch durch Rechtsverordnung geregelt werden (§ 54). Umgekehrt kann nach § 46 AMG die Apothekenpflicht auch über den Geltungsbereich des Gesetzes hinaus durch Rechtsverordnung ausgedehnt werden.
Der Grundsatz der Apothekenpflicht verbietet auch, apothekenpflichtige Arzneimittel über Vereine, Gesellschaften und andere Zusammenschlüsse an ihre Mitglieder zu verteilen, sofern es sich bei ihnen nicht um Apotheken handelt.

**Überwachung.** Im 12. Abschnitt regelt das Arzneimittelgesetz die Überwachung derjenigen Einrichtungen, die mit Arzneimitteln zu tun haben. Dieser Überwachung unterliegen sowohl das Herstellen und Prüfen als auch das Lagern, Verpacken oder Inverkehrbringen von Arzneimitteln. Die für die Überwachung zuständigen Behörden sind nach Landesrecht zu bestimmen. Nach der Aufgabenverteilung des Grundgesetzes obliegen Zuständigkeitsregelungen im allgemeinen den Ländern (Art. 83 ff. GG).

**Haftung.** Mit der Anwendung von Arzneimitteln können auch bei bestimmungsgemäßem Gebrauch Gefahren verbunden sein. Der 17. Abschnitt des Arzneimittelgesetzes regelt deshalb in §§ 84 ff., daß der pharmazeutische Unternehmer, der ein Arzneimittel in der Bundesrepublik Deutschland in den Verkehr gebracht hat, einen Schaden an Leben, Körper oder Gesundheit eines Menschen unter bestimmten Voraussetzungen auch dann zu ersetzen hat, wenn ihn kein Verschulden trifft. Diese *Gefährdungshaftung* trifft den Unternehmer allerdings nur dann, wenn ein Arzneimittel außergewöhnlich schädigende Wirkungen hat, die durch Entwicklung oder Herstellung verursacht worden sind, oder der Schaden infolge mangelhafter Kennzeichnung des Arzneimittels oder Informationen des Verbrauchers oder der Fachkreise eingetreten ist.

## 4.3 Bundes-Seuchengesetz

Das Bundes-Seuchengesetz (BSeuchG) vom 18. Juli 1961 (BGBl. I S. 1012/1300) in der Fassung der Bekanntmachung vom 18. Dezember 1979 (BGBl. I S. 2262), zuletzt geändert durch Gesetz vom 15. Dezember 1995 (BGBl. I S. 1809, 1811), dient, wie sich aus seiner vollen Bezeichnung ergibt, dem Ziel der Verhütung und Bekämpfung übertragbarer Krankheiten am Menschen.

**Begriffsbestimmung.** Nach § 1 BSeuchG sind übertragbare Krankheiten im Sinne des Gesetzes diejenigen durch Krankheitserreger verursachten Krankheiten, die unmittelbar oder mittelbar auf den Menschen übertragen werden können. Unerheblich ist daher, ob diese Krankheiten zuvor schon beim Menschen aufgetreten sind. Es genügt ihre Übertragbarkeit auf den Menschen, wenn auch vielleicht auf Umwegen.

**Übertragbare Krankheit und Meldepflicht.** Das Gesetz als solches ist bereits anwendbar, wenn eine im Sinne des § 1 übertragbare Krankheit aufgetreten ist. Die im zweiten Abschnitt geregelten Meldepflichten dagegen treffen den jeweils Verantwortlichen nur, wenn die entsprechenden Tatbestandsvoraussetzungen erfüllt sind. Der Anwendungsbereich des BSeuchG ist nicht auf diejenigen Fälle begrenzt, in denen eine Meldepflicht nach dem zweiten Abschnitt besteht. Die Vorschriften über die Verhütung und über die Bekämpfung übertragbarer Krankheiten gelten – unabhängig von einer Meldepflicht – in allen Fällen, in denen es sich um übertragbare Krankheiten im Sinne des § 1 BSeuchG handelt. Meldepflichten dagegen werden nur bei Vorliegen ganz bestimmter Krankheiten und nur für jeweils genau gesetzlich bestimmte Personenkreise begründet.

**Allgemeine Meldepflichten.** Die allgemeinen Meldepflichten sind im zweiten, die Meldepflichten in besonderen Fällen im dritten Abschnitt des Bundes-Seuchengesetzes dargestellt.
Nach § 3 BSeuchG entsteht eine Meldepflicht nur bei den dort aufgezählten Fällen und nur in den jeweils zugeordneten Fallgruppen des Krankheitsverdachtes, der Erkrankung oder des Todes. Um welche Erkrankungen es sich hierbei handelt und ob sie nur im Falle des Todes oder auch bei Erkrankung oder schon bei bloßem Krankheitsverdacht zu melden sind, ist Tab. 4.**1** zu entnehmen.
Bei den in § 3 Abs. 1 aufgezählten 17 Krankheiten genügt bereits der bloße Krankheitsverdacht zur Begründung der Meldepflicht. Der Gesetzgeber ist von der besonderen Gefährlichkeit dieser Krankheiten auf dem Gebiet der übertragbaren Krankheiten ausgegangen; deshalb läßt er den bloßen Krankheitsverdacht genügen, um zur Meldung zu verpflichten.

Dagegen lösen die 14 in § 3 Abs. 2 aufgezählten Krankheiten eine Meldepflicht nicht schon bei bloßem Krankheitsverdacht, sondern erst bei Erkrankung oder Tod aus. Auf Todesfälle ist die Meldepflicht in den fünf Fällen des § 3 Abs. 3 AMG beschränkt.
Sonderfälle bezüglich der Meldung von Ausscheidern von

- Choleravibrionen;
- Salmonellen:
  - Salmonella typhi,
  - Salmonella parathyphi A, B und C,
  - übrige;
- Shigellen

sind in § 3 Abs. 4 und bezüglich der Verletzung eines Menschen durch ein tollwutkrankes oder -verdächtiges Tier oder die bloße Berührung in § 3 Abs. 5 geregelt.
Festzuhalten ist: Alle durch Krankheitserreger verursachten und auf den Menschen übertragbaren Krankheiten können grundsätzlich Maßnahmen der Verhütung und Bekämpfung nach dem Bundes-Seuchengesetz auslösen. Die allgemeine Meldepflicht nach § 3 wird nur durch die dort abschließend aufgezählten Krankheiten in den jeweiligen Fallgruppen begründet. Zugehörige und für die Auslegung möglicherweise benötigte Definitionen finden sich in § 2; dort sind die Begriffe „krank, krankheitsverdächtig, ansteckungsverdächtig, Ausscheider und ausscheidungsverdächtig" erläutert und durch den Gesetzgeber bestimmt. Nach § 2 BSeuchG ist

1. krank eine Person, die an einer übertragbaren Krankheit erkrankt ist;
2. krankheitsverdächtig eine Person, bei der Erscheinungen bestehen, welche das Vorliegen einer bestimmten übertragbaren Krankheit vermuten lassen;
3. ansteckungsverdächtig eine Person, von der anzunehmen ist, daß sie Erreger einer übertragbaren Krankheit (Krankheitserreger) aufgenommen hat, ohne krank, krankheitsverdächtig oder Ausscheider zu sein;
4. Ausscheider eine Person, die Krankheitserreger ausscheidet, ohne krank oder krankheitsverdächtig zu sein;
5. ausscheidungsverdächtig eine Person, von der anzunehmen ist, daß sie Krankheitserreger ausscheidet, ohne krank oder krankheitsverdächtig zu sein.

Die Meldepflicht in den Fällen des § 3 kann durch Rechtsverordnung aufgehoben, eingeschränkt, erweitert oder auf andere übertragbare Krankheiten ausgedehnt werden. AIDS-Infektionen oder AIDS-Erkrankungen sind nach § 3 BSeuchG nicht meldepflichtig. Es könnte jedoch eine entsprechende Rechtsverordnung erlassen werden.
Für dringende Fälle, beispielsweise bei plötzlichem Ausbruch einer Seuche, kann nach § 7 Abs. 2 BSeuchG die Bundesregierung auch ohne Zustimmung des Bundesrates eine Rechtsverordnung zur Meldepflicht erlassen. Ausnahmsweise kann nach § 7 Abs. 3 BSeuchG eine Landesregierung auch allein tätig werden.

**Meldepflichtige Person.** Nach § 4 BSeuchG ist in erster Linie der behandelnde Arzt, danach ein sonst hinzugezogener Arzt, in Tollwutfällen auch der Tierarzt zur Meldung verpflichtet. Danach trifft die Meldepflicht jede Person, die den Betroffenen behandelt oder pflegt, bzw. die Krankenpflegeperson, nicht jedoch die medizinisch-technische Laborassistentin. Die selbständige, in eigener Praxis arbeitende Hebamme ist in jedem Falle zur Meldung verpflichtet, die hinzugezogene Hebamme innerhalb eines Krankenhauses oder Entbindungsheimes ebenso wie der Kapitän eines Seeschiffes oder der Leiter einer Pflegeanstalt, Justizvollzugsanstalt, eines Heimes, eines Lagers, einer Sonderunterkunft oder einer ähnlichen Einrichtung nur im Rahmen des nach § 4 Abs. 1 und 3 BSeuchG abgestuften Systems.
Die Abstufungen dieses Systems sind in § 4 Abs. 3 dargestellt. Danach sind die in den Nrn. 2–5 des § 4 Abs. 1 BSeuchG aufgezählten Personen jeweils zur Meldung immer nur dann verpflichtet, wenn die in der zahlenmäßigen Reihenfolge vorgehenden Personen nicht vorhanden oder an einer Meldung verhindert sind. Für Krankenhäuser und Entbindungsheime schafft § 4 Abs. 2 eine Sonderregelung. Diese Sonderregelung begründet eine Verantwortlichkeit des leitenden Arztes, in bestimmten Fällen auch des leitenden Abteilungsarztes oder des behandelnden Arztes in einem Krankenhaus oder Entbindungsheim für die Einhaltung der Meldepflicht. Hier wird also nicht eine weitere Meldepflicht begründet, sondern eine Regelung geschaffen, welche die Einhaltung der Meldepflicht durch die nach § 4 Abs. 1 zur Meldung bereits verpflichteten Personen sicherstellen soll.

Tabelle 4.1 **Melde- und Benachrichtigungspflichten nach dem Bundes-Seuchengesetz** (alphabetisch geordnet)

| Bezeichnung der Krankheiten | Krankheitsverdacht | Meldung bei Erkrankung | Tod | Benachrichtigung nach § 48 Abs. 2 |
|---|---|---|---|---|
| Angeborene<br>a) Zytomegalie, b) Listeriose, c) Lues,<br>d) Toxoplasmose, e) Rötelnembryopathie | | × | × | |
| Ansteckende Borkenflechte | | | | × |
| Botulismus | × | × | × | |
| Brucellose | | × | × | |
| Cholera | × | × | × | × |
| Diphtherie | | × | × | × |
| Enteritis infectiosa<br>a) Salmonellose<br>b) übrige Formen einschließlich mikrobiell bedingter Lebensmittelvergiftung | × | × | × | × |
| Fleckfieber | × | × | × | |
| Gelbfieber | | × | × | |
| Influenza (Virusgrippe) | | | × | |
| Keuchhusten | | | × | × |
| Krätze | | | | × |
| Lepra | × | × | × | |
| Leptospirose<br>a) Weil-Krankheit<br>b) übrige Formen | | × | × | |
| Malaria | | × | × | |
| Masern | | | × | × |
| Meningitis/Enzephalitis<br>a) Meningokokken-Meningitis, b) andere bakterielle Meningitiden, c) Virus-Meningoenzephalitis,<br>d) übrige Formen | | × | × | × |
| Milzbrand | × | × | × | × |
| Mumps | | | | × |
| Ornithose | × | × | × | × |
| Paratyphus | × | × | × | × |
| Pest | × | × | × | × |
| Pocken | × | × | × | × |
| Poliomyelitis | × | × | × | × |
| Puerperalsepsis | | | × | |

(Fortsetzung S. 54)

Tabelle 4.**1** (Forts.) **Melde- und Benachrichtigungspflichten nach dem Bundes-Seuchengesetz** (alphabetisch geordnet)

| Bezeichnung der Krankheiten | Krankheitsverdacht | Meldung bei Erkrankung | Tod | Benachrichtigung nach § 48 Abs. 2 |
|---|---|---|---|---|
| Q-Fieber | | × | × | × |
| Röteln | | | | × |
| Rotz | | × | × | |
| Rückfallfieber | × | × | × | |
| Scharlach | | | × | × |
| Shigellenruhr | × | × | × | × |
| Tollwut | × | × | × | |
| Trachom | | × | × | |
| Trichinose | | × | × | |
| Tuberkulose (aktive Form)<br>a) der Atmungsorgane<br>b) übrige Formen | | <br>×<br>× | <br>×<br>× | <br>× |
| Tularämie | × | × | × | × |
| Typhus abdominalis | × | × | × | × |
| Virusbedingtes hämorrhagisches Fieber | × | × | × | × |
| Verlausung | | | | × |
| Virushepatitis<br>a) Hepatitis A, b) Hepatitis B<br>c) nicht bestimmbare übrige Formen | | × | × | × |
| Windpocken | | | | × |
| Anaerobe Wundinfektion<br>a) Gasbrand, b) Tetanus | | × | × | |

Außerdem sind zu melden Ausscheider von
1. Choleravibrionen
2. Salmonellen
   a) Salmonella typhi
   b) Salmonella paratyphi A, B und C
   c) übrige
3. Shigellen

und die Verletzung eines Menschen durch ein tollwutkrankes oder -verdächtiges Tier sowie die Berührung eines solchen Tieres oder Tierkörpers

- Die Meldepflicht trifft nicht jeden, der von einer Krankheit nach § 3 in den dort genannten Fallgruppen erfährt.
- Liegt einer der Fälle des § 3 BSeuchG vor, sind zur Meldung nur die in § 4 oder im dritten Abschnitt aufgezählten Personen aufgrund ihrer beruflichen Tätigkeit verpflichtet. Umgekehrt verpflichtet nicht schon jede berufsbezogene Kenntnis eines Falles nach § 3 zur Meldung.

**Fristen und Verfahren.** Wegen der Verbreitungsgefahr ist die Meldung unverzüglich, spätestens jedoch innerhalb von 24 Stunden nach Kenntnisnahme zu erstatten. Sie wird gegenüber dem *Gesundheitsamt* abgegeben, das örtlich für den Aufenthaltsort des Betroffenen zuständig ist. Das Gesundheitsamt hat dann für die Weiterleitung zu sorgen.
Die wichtigeren Fälle der Erkrankungen, der Todesfälle, der Ausscheider und der Ausbrüche werden vierteljährlich oder jährlich statistisch erfaßt.
*Ausscheider*, d. h. Personen, die Krankheitserreger ausschei-

den, ohne wirtskrank oder krankheitsverdächtig zu sein, müssen wegen der von ihnen ausgehenden Gefahren jeden Wohnungswechsel anzeigen.

**Meldepflicht in besonderen Fällen.** Die Verbreitungsgefahr ist in allen Gemeinschaftseinrichtungen durch das enge Beisammensein vieler Menschen erhöht. Deshalb gelten die Sonderregelungen des dritten Abschnitts für Krankenhäuser, Entbindungsheime, Säuglingsheime, Säuglingstagesstätten und Einrichtungen zur vorübergehenden Unterbringung von Säuglingen. Treten auch nur in einer dieser Einrichtungen durch Krankheitserreger verursachte Erkrankungen irgendeiner Art, nicht nur in den Fällen des § 3 und nicht nur vereinzelt auf, sind diese Erkrankungen unverzüglich als Ausbruch zu melden (§ 8 BSeuchG). Die Meldepflicht trifft wiederum den leitenden Arzt, den leitenden Abteilungsarzt oder den behandelnden Arzt. Die Meldepflicht gilt nur dann nicht, wenn Krankheit oder Krankheitsverdacht schon vor der Aufnahme des Betreffenden in die Gemeinschaftseinrichtung bestanden haben.
Für den Fall einer Erkrankung an Influenza oder eines meldepflichtigen Falles bestimmt § 9 BSeuchG, daß die Meldepflicht auch die Leiter von Medizinaluntersuchungsämtern oder anderen öffentlichen oder privaten Untersuchungsstellen trifft, sofern die Untersuchungsstelle nicht Teil des Krankenhauses selbst ist und es sich bei den Betroffenen um Insassen des Krankenhauses handelt.

**Verhütung übertragbarer Krankheiten.** Der Gesetzgeber hat das Verhüten übertragbarer Krankheiten, also die Vorbeugung, im vierten Abschnitt geregelt und technisch gegenüber den Vorschriften zur Bekämpfung übertragbarer (schon aufgetretener) Krankheiten abgegrenzt. Gleichwohl regelt der fünfte Abschnitt, der der Bekämpfung übertragbarer Krankheiten gewidmet ist, u. a. auch die Behandlung von nur krankheitsverdächtigen Personen.
§ 10 Abs. 1 BSeuchG gestattet den zuständigen Behörden, die notwendigen Maßnahmen zur *Gefahrenabwehr* beim Auftreten übertragbarer Krankheiten zu ergreifen. Der Gesetzgeber hat so eine Generalklausel geschaffen, wie sie aus dem Polizei- oder Ordnungsbehördenrecht bekannt ist. Zu diesem Zweck erhalten die Behörden weitreichende Befugnisse, die auch Grundrechte einschränken.
Grundstücke, Räume, Anlagen, Einrichtungen und Fahrzeuge dürfen betreten und untersucht, Proben dürfen entnommen werden. Grundstücke und andere Gegenstände müssen zugänglich gemacht, Auskünfte müssen erteilt werden. Ausnahmen gelten allerdings in bestimmten Fällen des Zeugnisverweigerungsrechtes. Gegenstände, die mit Erregern meldepflichtiger übertragbarer Krankheiten behaftet sind oder bei denen insoweit ein Verdacht besteht, dürfen vernichtet werden.
Bedeutsame Freiheits- und Abwehrrechte werden eingeschränkt, und zwar

- körperliche Unversehrtheit,
- Freiheit der Person,
- Freizügigkeit,
- Versammlungsfreiheit,
- Unverletzlichkeit der Wohnung.

Nach der Konstruktion des vierten Abschnitts und dem weitgefaßten Ziel der Gefahrenabwehr treten diese Grundrechte gegenüber der Verhütung übertragbarer Krankheiten in den Hintergrund.
Zur Verhütung übertragbarer Krankheiten dürfen auch Entseuchungen, Entwesungen und anderes angeordnet werden. In diesen Fällen kann auch die Benutzung von Räumen untersagt werden. Dabei ist als allgemeiner Grundsatz des Verwaltungsrechts das *Erfordernis der Verhältnismäßigkeit des Mittels* stets zu beachten.
Dies bedeutet: unter mehreren möglichen Maßnahmen ist diejenige herauszusuchen und zu wählen, die den Betroffenen am wenigsten belastet; unter mehreren zur Verfügung stehenden Mitteln ist stets das mildeste anzuwenden. Genügt beispielsweise die Entseuchung eines Gegenstandes, darf er nicht vernichtet werden, es sei denn, die Entseuchung ist wesentlich teurer als der Gegenstand selbst.
Die zuständige Behörde, im allgemeinen die Ordnungsbehörde, wird nach § 10 Abs. 6 BSeuchG auf Vorschlag des Gesundheitsamtes tätig. Ist die Maßnahme derart eilbedürftig, daß die zuständige Behörde auf eigene Faust handeln muß, braucht sie den Vorschlag des Gesundheitsamtes nicht abzuwarten, muß dieses aber unverzüglich von der getroffenen Maßnahme unterrichten.
Umgekehrt darf nach § 10 Abs. 7 BSeuchG das Gesundheitsamt auch selbst handeln. Bei *Gefahr im Verzuge* darf es die erforderlichen Maßnahmen selbst anordnen, muß dann aber die zuständige Behörde, in der Regel die Ordnungsbehörde, unverzüglich unterrichten. Diese hat das Recht, die Anordnung des Gesundheitsamtes zu ändern oder gänzlich zu beseitigen. Tut sie dies innerhalb von zwei Arbeitstagen nach Unterrrichtung nicht, macht sich die Ordnungsbehörde kraft gesetzlicher Unterstellung die Anordnung des Gesundheitsamtes selbst zu eigen.

**Sonderregelungen für Wasser.** Von Trinkwasser und Brauchwasser in Lebensmittelbetrieben wird gefordert, daß eine Schädigung der menschlichen Gesundheit, insbesondere durch Krankheitserreger, nicht zu befürchten ist. Gleiches gilt für Schwimm- und Badebeckenwasser.
Im einzelnen werden die Qualitätsanforderungen an das Wasser sowie Voraussetzungen, Inhalt und Umfang der Überwachung durch Rechtsverordnung des zuständigen Bundesministers in der *Trinkwasserverordnung* geregelt. Die Betreiber einer Wassergewinnungs- oder Wasserversorgungsanlage sowie von Schwimm- oder Badebecken haben besonders zu beachten, daß sie selbst nach § 11 Abs. 3 BSeuchG die Kosten der Überwachungs- und Untersuchungsmaßnahmen zu tragen haben. Zur Durchsetzung der Maßnahmen werden auch hier Grundrechte eingeschränkt.

**Abwasserbeseitigung.** Auch vom Abwasser können Gefahren für die menschliche Gesundheit ausgehen. Um dies zu verhindern, bestimmt § 12 BSeuchG, daß Gemeinden und Gemeindeverbände auf die unschädliche Abwasserbeseitigung hinzuwirken haben. Auch hier werden Grundrechte eingeschränkt, Betroffene zu Auskünften verpflichtet.

**Rechtsverordnungen durch die Landesregierung.** Um Anordnungen weiträumige Wirkung zu verleihen, werden durch § 12 a und durch § 13 Abs. 2 BSeuchG die Landesregierungen ermächtigt, zur Verhütung übertragbarer Krankheiten Gebote und Verbote durch Rechtsverordnung zu erlassen. Diese Ermächtigungen beziehen sich auf die zuvor in diesem Abschnitt dargestellten Regelungen mit Ausnahme des Trinkwassers und auf die Feststellung und Bekämpfung tierischer Schädlinge.

**Verhüten und bekämpfen tierischer Schädlinge.** Gehen auf den Menschen übertragbare Krankheiten von tierischen Schädlingen aus oder besteht insofern ein Verdacht, können durch Rechtsverordnung einer Landesregierung Maßnahmen gegen Auftreten, Vermehrung und Verbreitung sowie zur Vernichtung tierischer Schädlinge angeordnet werden. Die Verordnungen können Eigentümern, Nutzungsberechtigten und sonstigen Besitzern Verpflichtungen zur Duldung von Maßnahmen oder zum Ergreifen eigener Maßnahmen auferlegen. Desgleichen können diese Personen verpflichtet werden, die zuständigen Behörden über die ergriffenen Maßnahmen, ihre Erfolge und Mißerfolge zu unterrichten.

**Schutzimpfungen.** Zum Schutz vor einer übertragbaren Krankheit kann der Bundesgesundheitsminister, ersatzweise auch eine Landesregierung oder ein Landesgesundheitsminister, Impfungen anordnen. Dies ist allerdings nur dann zulässig, wenn eine übertragbare Krankheit in bösartiger Form auftritt oder mit ihrer epidemischen Verbreitung zu rechnen ist. Überdies dürfen derartige Impfungen nicht generell, sondern nur für bedrohte Teile der Bevölkerung angeordnet werden.

Unabhängig von einer akuten Bedrohung dürfen die Landesgesundheitsminister Impfungen öffentlich empfehlen. Sie dürfen unentgeltliche Schutzimpfungen durch die Gesundheitsämter anordnen.

**Arbeitsverbote.** Personen, die an bestimmten, in § 17 Abs. 1 BSeuchG aufgeführten Krankheiten (Tab. 4.**1**) erkrankt oder insoweit verdächtig sind, dürfen bei ihrer Berufsausübung mit den in § 17 Abs. 2 BSeuchG aufgeführten Lebensmitteln nicht in Berührung kommen. Speiseeis, Fleisch und Fisch gehören zu den hier besonders geschützten Lebensmitteln.

**Ein- und Ausfuhr von Krankheitserregern, Arbeiten mit Krankheitserregern.** Personen, die mit Krankheitserregern arbeiten, sind erhöhten Gefährdungen ausgesetzt. Darüber hinaus besteht beim Arbeiten mit Krankheitserregern allgemein die Gefahr der Freisetzung von Krankheitserregern. Um eine Gefährdung des einzelnen wie der Allgemeinheit zu verhindern, zumindest aber im Rahmen des Möglichen zu verringern, sind Schutzvorkehrungen erforderlich. Diese werden durch §§ 19–29 BSeuchG vorgeschrieben.

Für Versuche mit und das Züchten von Krankheitserregern ist nach § 19 BSeuchG grundsätzlich eine Erlaubnis erforderlich. In §§ 20 und 21 sind privilegierte Personenkreise und Institutionen angegeben, die der Erlaubnis nicht bedürfen: Ärzte, Zahnärzte, Tierärzte, Krankenhäuser, bestimmte Untersuchungseinrichtungen und Gesundheitsämter, soweit sie lediglich in begrenztem Umfang oder nur zu bestimmten Zwecken mit Krankheitserregern arbeiten.

Wer eine Erlaubnis nicht benötigt, muß dennoch die Aufnahme seiner Tätigkeit der zuständigen Behörde gegenüber anzeigen.

**Bekämpfung übertragbarer Krankheiten.** Die Vorschriften, die der Bekämpfung übertragbarer Krankheiten gelten, enthält der fünfte Abschnitt des Gesetzes. Es ist jedoch bereits darauf hingewiesen worden, daß im Gesetz eine Trennung zwischen Vorbeugung und Bekämpfung nicht streng eingehalten wird. So spricht § 13 Abs. 2 ausdrücklich von „Verhütung und Bekämpfung", während einige andere Vorschriften die beiden Zielsetzungen gemeinsam erfassen. Maßnahmen, die der Bekämpfung übertragbarer Krankheiten dienen, können daher auch nach anderen Vorschriften als denen des fünften Abschnittes zulässig sein.

**Ermittlungen.** Nach § 31 BSeuchG hat das Gesundheitsamt die Verpflichtung, Ermittlungen zu Art, Ursache, Ansteckungsquelle und Ausbreitung einer übertragbaren Krankheit anzustellen. Die Ermittlungspflicht wird dann aktuell, wenn sicher ist oder der Verdacht besteht, daß eine Person im Zuständigkeitsbereich des Gesundheitsamtes an einer übertragbaren Krankheit erkrankt ist oder diese weiterverbreiten kann.

Sind die Voraussetzungen für Ermittlungen durch das Gesundheitsamt erfüllt, leitet es alle erforderlichen Untersuchungen ein. Untersuchungsmaßnahmen, die nur von einem Arzt und nur mit Einwilligung des Betroffenen vorgenommen werden dürfen, sind die Entnahme von Mageninhalt oder Galle, von Rückenmarks- oder Gehirnflüssigkeit und alle operativen oder mit einer Betäubung verbundenen Eingriffe. Die erkrankten, krankheits- oder ausscheidungsverdächtigen Personen sind verpflichtet, die notwendigen Anordnungen des Gesundheitsamtes zu befolgen.

**Behandlung.** Wegen der besonderen Gefährdung im Umgang mit übertragbaren Krankheitserregern und der bei Behandlungen oder Untersuchungen in besonders hohem Maße erforderlichen Sorgfalt dürfen in den Anwendungsfällen des BSeuchG grundsätzlich nur Ärzte, im Rahmen der Ausübung der Zahnheilkunde auch Zahnärzte behandeln. Die Befugnis von Heilpraktikern ist eingeschränkt. Nach § 30 Abs. 2 BSeuchG darf der Heilpraktiker nur vorübergehende Linderungsmaßnahmen einleiten, nicht jedoch unmittelbar behandeln.

**Schutzvorkehrungen.** Die Bestimmungen der §§ 34ff. BSeuchG führen Maßnahmen auf, die im Rahmen der Bekämpfung übertragbarer Krankheiten auf deren Eindämmung abzielen. Hierzu gehören das Beobachten der erkrankten oder krankheitsverdächtigen Personen, Untersuchungen, Weisungen, Vorladungen und das Betreten von Wohnungen, das Absondern in einem Krankenhaus, die Beschlagnahme sowie das Einschränken oder Untersagen bestimmter beruflicher Tätigkeiten.

**Schulen und andere Gemeinschaftseinrichtungen.** Tritt eine übertragbare Krankheit in einer Schule, einem Kindergarten, einem Krankenhaus oder in einer anderen Gemeinschaftseinrichtung auf, ist die Gefahr einer Übertragung auf bislang nicht betroffene Bevölkerungskreise besonders groß. Aus diesem Grund enthält der sechste Abschnitt zusätzliche Bestimmungen für derartige Einrichtungen.

**Schulen.** Alle Personen, die zur Berufsausübung, zur Ausbildung oder zum Wohnen Schulgelände betreten oder sich dort aufhalten müssen, dürfen dies nicht, wenn sie an ansteckender Borkenflechte, Cholera, Diphtherie, Enteritis infectiosa, Keuchhusten, Krätze, Paratyphus, Röteln, Scharlach oder anderen in § 45 Abs. 1 BSeuchG genannten Krankheiten erkrankt oder dessen verdächtig sind. Zur Vorbeugung haben alle Schulbediensteten nachzuweisen, daß sie nicht an einer ansteckenden Tuberkulose der Atmungsorgane leiden.

**Heime.** Die für Schulen geltenden zusätzlichen Bestimmungen gelten auch für Schülerheime, Säuglingsheime, Kindergärten und ähnliche Einrichtungen. Auch hier bestehen daher besondere Einschränkungen für das Personal, sofern es an einer der in § 45 aufgezählten Krankheiten erkrankt oder dessen verdächtig ist.

**Sonstige Gemeinschaftseinrichtungen.** Öffentliche und private Schulen, Schülerheime, Schullandheime, Säuglingsheime, Kinderheime, Kindergärten, Kindertagesstätten, Lehrlingsheime, Jugendwohnheime, Ferienlager und ähnliche Einrichtungen sowie die in § 48a BSeuchG zusätzlich genannten Einrichtungen wie Krankenhäuser, Entbindungsheime und Kurheime werden vom Gesundheitsamt seuchenhygienisch überwacht. Personen, die in eine derartige Einrichtung aufgenommen werden sollen, haben zuvor nachzuweisen, daß sie nicht an einer ansteckungsfähigen Tuberkulose der Atmungsorgane erkrankt sind. Auch hier findet sich das Ineinandergreifen von Bestimmungen, die der Verhütung auf der einen Seite und der Bekämpfung auf der anderen Seite dienen.

**Entschädigung in besonderen Fällen.** Nicht jeder, der von einer Maßnahme des BSeuchG betroffen ist, erhält eine Entschädigung. Der siebente Abschnitt des Gesetzes besagt:

- Es gibt keinen vollen Schadensersatz im Sinne der Naturalrestitution des Bürgerlichen Gesetzbuches.
- Eine Entschädigung wird nur in den im Gesetz aufgezählten Fällen und in dem dort geregelten Umfang gezahlt.

Als Faustregel ist festzuhalten: Entsteht einem durch eine Maßnahme nach dem BSeuchG Betroffenen Verdienstausfall, erleidet jemand einen Impfschaden oder werden Gegenstände vernichtet, entseucht usw., gibt es die im Gesetz geregelte Entschädigung. Hierauf werden allerdings diejenigen Einkünfte angerechnet, die der Betroffene in dem seuchenrechtlichen Gesamtzusammenhang erhält oder erhalten könnte.

**Kosten, Strafen, Bußgelder.** Die Kosten seuchenrechtlicher Maßnahmen trägt grundsätzlich die öffentliche Hand. Ausnahmen von diesem Grundsatz gelten, wenn das Gesetz es besonders vorsieht oder landesrechtliche Gebührenvorschriften oder vertragliche Regelungen dies bestimmen.

Ein Verstoß gegen die seuchenrechtlichen Schutzbestimmungen kann zugleich Vorschriften des Strafgesetzbuches, vor allem zur Körperverletzung, betreffen. Zusätzliche Straf- und Bußgeldvorschriften enthält der neunte Abschnitt des Bundes-Seuchengesetzes in §§ 63 ff.

**Sonderfälle.** Besondere Zuständigkeitsregelungen für die Bundeswehr, die Bundesbahn und Seeschiffe enthalten §§ 78, 79, und 79a BSeuchG.

**Seuchenrecht und AIDS.** AIDS ist eine übertragbare Krankheit im Sinne des § 1 BSeuchG. Es wird durch Krankheitserreger verursacht und ist auf den Menschen übertragbar. Das BSeuchG ist mithin anwendbar, nicht dagegen das Gesetz zur Bekämpfung der Geschlechtskrankheiten, da die Krankheit in der dortigen Auflistung nicht enthalten ist.
Innerhalb des Bundes-Seuchengesetzes zählt AIDS zu den nichtmeldepflichtigen Krankheiten, da es im Katalog des § 3 nicht aufgeführt ist. Die Einführung einer Meldepflicht für AIDS-infizierte Personen wird überwiegend abgelehnt, weil befürchtet wird, daß sich der mobile Kreis der Angehörigen der Risikogruppen aus Furcht vor der Registrierung dann auch medizinischer Behandlung entziehen werde.
Umstritten ist, ob bei AIDS die Vorschriften zur *Verhütung* übertragbarer Krankheiten (§§ 10 ff. BSeuchG) oder lediglich die Bestimmungen zur *Bekämpfung* übertragbarer Krankheiten (§§ 30 ff. BSeuchG) angewendet werden können. Die Anhänger der einschränkenden letzteren Auffassung meinen, die übertragbare Krankheit AIDS könne nicht mehr verhütet, sondern allenfalls noch bekämpft werden. Dem ist entgegenzuhalten, daß das Instrumentarium des BSeuchG gerade darauf abzielt, die mit Seuchen verbundenen typischen Gefahren, also das Übergreifen einer Erkrankung von einer Person auf andere Personen, nach Möglichkeit zu verhindern. Ist nach der Sachlage daher das Übergreifen einer AIDS-Infektion auf Dritte nicht von vornherein ausgeschlossen, sind auch die der Vorbeugung dienenden Vorschriften der §§ 10 ff. BSeuchG anwendbar.
Hat eine infizierte Person Kontakt mit Dritten, beispielsweise durch Geschlechtsverkehr oder durch die gemeinsame Benutzung eines Spritzbestecks, so daß gerade hierdurch Übertragungsgefahr und Übertragungsmöglichkeit begründet oder gesteigert werden, sind die seuchenrechtlich zulässigen Maßnahmen gegenüber allen Beteiligten vorzunehmen, allerdings auch hier unter Beachtung des Grundsatzes der Verhältnismäßigkeit der Mittel. Die von Dritten geforderten Maßnahmen oder Unterlassungen können daher, solange diese Personen noch nicht angesteckt sind, nur im Verhältnis zu dem Infizierten gefordert werden. Der Infizierte selbst dagegen wird weitergehenden Einschränkungen unterworfen werden müssen.

## 4.4 Gesetz zur Bekämpfung der Geschlechtskrankheiten

**Geschichtliches.** Das Gesetz zur Bekämpfung der Geschlechtskrankheiten vom 23. Juli 1953 (BGBl. I S. 700), zuletzt geändert durch Gesetz vom 2. August 1994 (BGBl. I S. 1963, 1983), hat ein Reichsgesetz aus dem Jahre 1927 sowie Ländergesetze und Rechtsverordnungen der Nachkriegszeit abgelöst.
Das Gesetz von 1927 war eher strafrechtlicher Natur. Bestimmte Formen der Kuppelei wurden mit Strafe bedroht,

wohingegen die Prostitution als solche zunächst straflos gestellt wurde. Im sozialfürsorgerischen Bereich stellte das Gesetz nicht alle Beteiligten zufrieden.
Im Zweiten Weltkrieg und in der Nachkriegszeit wurden die Tendenzen des Gesetzes von 1927 teilweise geändert, der strafrechtliche Charakter wurde verschärft. Eine erste Nachkriegsregelung brachte das Kontrollratsgesetz Nr. 52. Gesetzgeberische Aktivitäten der Länder Württemberg-Baden, Württemberg-Hohenzollern, Baden, Bremen, Hamburg, Hessen, Niedersachsen, Rheinland-Pfalz und Schleswig-Holstein drohten zu einer Rechtszersplitterung zu führen.
Dieser Gefahr hat das Gesetz zur Bekämpfung der Geschlechtskrankheiten von 1953 Einhalt geboten. In der Sache unternahm es den Versuch, notwendige Eingriffe im Lichte der Wertvorstellungen des Grundgesetzes zu begrenzen und sozialfürsorgerischen Gesichtspunkten Vorrang vor strafrechtlichen Gesichtspunkten zu geben.

**Begriffsbestimmungen und Ziele.** Das Gesetz schafft Spezialregelungen gegenüber den Vorschriften des Bundes-Seuchengesetzes, vor allem im Hinblick auf besondere Ausgestaltungen der Eingriffe in Persönlichkeitsrechte. Es gilt nur noch für Fälle einer der in § 1 ausdrücklich aufgezählten Geschlechtskrankheiten:

- Syphilis (Lues, harter Schanker),
- Tripper (Gonorrhö),
- weicher Schanker (Ulcus molle),
- venerische Lymphknotenentzündung (Lymphogranulomatosis inguinalis Nicolas und Favre).

Keine Rolle spielt es, an welchen Körperteilen die Krankheitserscheinungen auftreten. Ziel des Gesetzes ist es, Geschlechtskrankheiten zu bekämpfen, und zwar durch

- Verhütung,
- Feststellung,
- Erkennung,
- Heilung der Erkrankung,
- vorbeugende Gesundheitsfürsorge,
- nachgehende Gesundheitsfürsorge.

Diese Aufgaben erfordern die Einschränkung der Grundrechte auf körperliche Unversehrtheit und Freiheit der Person (Art. 2 GG).

**Pflichten.** Kranken und krankheitsverdächtigen Personen werden besondere Pflichten auferlegt:

- Untersuchung und Behandlung durch einen Arzt, auf Anordnung des Gesundheitsamtes in einem Krankenhaus;
- Sicherung der fürsorgerischen Betreuung von Personen, die in der Geschäftsfähigkeit beschränkt oder geschäftsunfähig sind, durch die nach bürgerlichem Recht für sie Verantwortlichen;
- Gesundheitszeugnis;
- Berufsverbot zur Verhinderung der Ansteckung Dritter;
- Verzicht auf Geschlechtsverkehr;
- Stillverbot, Verbot der Abgabe von Milch;
- Blutspendeverbot und Unterrichtungsgebot.

**Stellung der Ärzte.** § 9 Abs. 1 räumt den „in Deutschland bestallten oder zugelassenen Ärzten" das Monopol der Untersuchung und Behandlung von Geschlechtskrankheiten ein. Die beruflichen Rechte und Pflichten der Heilpraktiker sind damit eingeschränkt.
Untersuchende und behandelnde Ärzte werden verpflichtet, genaue Aufzeichnungen zu führen, ihrem Handeln eigene Untersuchungen zugrunde zu legen und nach wissenschaftlicher Erkenntnis zu arbeiten. Sie müssen Kranke und Krankheitsverdächtige eingehend über die Erkrankung, die Übertragungsgefahr und die notwendigen Folgerungen einschließlich der Aushändigung eines Merkblattes unterrichten.
Behandelt oder untersucht der Arzt Minderjährige oder Entmündigte, soll er außerdem die nach bürgerlichem Recht verantwortlichen Personen über die Erkrankung und die notwendigen Folgerungen unterrichten.

**Statistik.** Ist eine Erkrankung an einer Geschlechtskrankheit mit einer Ansteckungsgefahr verbunden, hat der Arzt sie anonymisiert dem Gesundheitsamt unter Angabe des Geburtsjahres und Geschlechtes des Erkrankten und der Art der Erkrankung zu melden. Nach § 12 muß der Arzt den Kranken namentlich melden, wenn dieser

- Schwierigkeiten bei der Behandlung macht, sie ablehnt oder nicht ordnungsgemäß durchführt;
- durch seine Lebensweise eine ernste Übertragungsgefahr schafft;
- zu bestimmten Punkten falsche Angaben macht;
- unter 18 Jahren ist, sittlich gefährdet erscheint und durch die nach bürgerlichem Recht für ihn Verantwortlichen nicht ordnungsgemäß betreut wird.

**Eigene Ermittlungen des Arztes.** Durch § 13 wird jedem Arzt, der eine Geschlechtskrankheit feststellt, die Verpflichtung auferlegt, die mutmaßliche Ansteckungsquelle auf der einen Seite und andererseits die von dem Kranken eventuell angesteckten Personen zu ermitteln. Auf diese Personenkreise hat der Arzt einzuwirken, sich sofort in ärztliche Beobachtung und erforderlichenfalls Behandlung zu begeben. Bei Schwierigkeiten ist das Gesundheitsamt zu unterrichten. Bei Verdacht auf Geschlechtsverkehr mit häufig wechselnden Partnern ist die Ermittlungspflicht erweitert.
Der Kranke kann den Arzt von seinen Ermittlungspflichten befreien, wenn er selbst alle erforderlichen Angaben dem Gesundheitsamt unmittelbar macht.

**Aufgaben des Gesundheitsamtes.** Die Gesundheitsämter müssen mit anderen fachkundigen Stellen zusammenarbeiten, und zwar mit Fürsorgeverbänden, Jugendämtern, Versicherungsträgern und Verbänden der freien Wohlfahrtspflege. Die Länder sollten Einrichtungen für gefährdete Personen schaffen bzw. fördern.
Der fürsorgerische Charakter des Gesetzes zur Bekämpfung der Geschlechtskrankheiten kommt in § 15 zum Ausdruck. Danach müssen die Gesundheitsämter zusammen mit den behandelnden Ärzten und den anderen eben genannten Stellen alle Betroffenen beraten und betreuen. Die Gesundheitsämter müssen Beratungsstellen betreiben oder in Zusammenarbeit mit anderen betreiben lassen. Über Schulen, Betriebe und Vereinigungen haben sie allgemein aufklärend und belehrend zu wirken.

**Zwangsmaßnahmen.** Um die Aufgaben und Ziele des Gesetzes durchzuführen, dürfen Zwangsmittel polizeilicher

Art, als letztes Mittel auch der unmittelbare Zwang, angewendet werden. Unter bestimmten Voraussetzungen können Geschlechtskranke oder Krankheitsverdächtige vorgeführt oder zu einer Behandlung gezwungen werden.

**Geschlossene Infektionsabteilung.** Gemeinden und Gemeindeverbände können von der Landesregierung angehalten werden, besondere Krankenhausabteilungen für die Behandlung und Isolierung von Geschlechtskranken zu unterhalten. Die Landesregierung muß dann die zusätzlichen Kosten übernehmen. Aufgelöst werden darf eine geschlossene Infektionsabteilung nur mit Genehmigung der obersten Landesgesundheitsbehörde.
Fachabteilungen für Geschlechtskranke können bei Bedarf auch an Einrichtungen der allgemeinen Fürsorge, der Jugend- oder Gefährdetenfürsorge oder des Strafvollzuges eingerichtet werden.

**Kosten.** Kosten, die durch die Untersuchung und Behandlung einer kranken oder krankheitsverdächtigen Person entstehen, sind in erster Linie durch die für den Betroffenen zuständige gesetzliche Krankenkasse zu tragen. Hilfsweise werden die Rentenversicherungsträger oder andere öffentliche Kassen verpflichtet, die Kosten zu übernehmen, wenn der Betroffene sie selbst nicht tragen kann. Die Kostentragungspflicht umfaßt nicht nur die ärztliche Behandlung, sondern auch die Krankenpflege und den Aufwand für Arzneimittel u. ä.

**Ordnungswidrigkeiten.** Verstöße gegen einige Bestimmungen des Geschlechtskrankheitengesetzes werden als Ordnungswidrigkeit geahndet. Es handelt sich um verbotene Werbung, ungenaue ärztliche Aufzeichnungen, Unterlassen der namentlichen Meldung durch den Arzt in den Fällen des § 12 und besonders gekennzeichnete Verstöße in Rechtsverordnungen nach der gesetzlichen Ermächtigung.

**Rechtsverordnungen.** Zur Durchführung des Gesetzes sind zwei Rechtsverordnungen ergangen. Diese befassen sich mit der Ausgestaltung ärztlicher Zeugnisse, mit Merkblättern, mit Inhalt und Verfahren ärztlicher Meldungen und der Festlegung derjenigen ärztlichen Eingriffe, die nur mit Einwilligung des Kranken vorgenommen werden dürfen: Entnahme der Rückenmarks- oder Gehirnflüssigkeit, Behandlung der Lues mit Salvarsanpräparaten und der Neurolues mit malaria- oder fiebererzeugenden Mitteln, ferner alle mit einer allgemeinen Betäubung verbundenen Eingriffe.

## 4.5 Betäubungsmittelrecht

**Geschichtliches.** Drogenprobleme wurden auf breiter, internationaler Ebene erstmals auf der Opiumkonferenz 1909 in Shanghai erörtert. Das Haager Abkommen von 1912 war die erste internationale Übereinkunft zur Bekämpfung des Drogenunwesens.
Nach einigen Opium-Verordnungen erließ das Deutsche Reich am 30. Dezember 1920 das „Gesetz zur Ausführung des Internationalen Opiumabkommens von 1912“ und am 10. Dezember 1929 das „Gesetz über den Verkehr mit Betäubungsmitteln“ (Opiumgesetz). Die Umbenennung des Opiumgesetzes in das „Betäubungsmitttelgesetz“ (1972) wurde durch das Gesetz zur Änderung des Opiumgesetzes vom 22. Dezember 1971 bewirkt. Die Gesetzesänderung zielt im wesentlichen auf eine Verschärfung der Strafvorschriften ab.

**Aktuelle Rechtslage.** Das Betäubungsmittelwesen ist derzeit durch das Gesetz über den Verkehr mit Betäubungsmitteln (Betäubungsmittelgesetz – BtMG) vom 28. Juli 1981 (BGBl. I S. 681, 1187), zuletzt geändert durch Verordnung vom 14. September 1995 (BGBl. I S. 1161), sowie durch zahlreiche Rechtsverordnungen geregelt. Das Gesetz geht von der Gleichwertigkeit aller Betäubungsmittel aus, unterscheidet also nicht zwischen sog. harten und weichen Drogen. Vgl. auch Kapitel 26.3.4, Seiten 809 f.

**Begriffsbestimmungen und Erlaubnispflicht.** Die Komplexität der Materie ließ eine allgemeine, abstrakte Begriffsbestimmung der Betäubungsmittel nicht angemessen erscheinen. Die vom Gesetz erfaßten Betäubungsmittel sind deshalb in den Anlagen I–III erfaßt, welche die Bundesregierung aufgrund einer Ermächtigungsnorm ergänzen darf. Soweit Änderungen aufgrund internationaler Übereinkommen erforderlich werden, darf der Bundesminister für Jugend, Familie, Frauen und Gesundheit die erforderlichen Rechtsverordnungen erlassen.
Grundsätzlich ist jeglicher Umgang mit Betäubungsmitteln erlaubnispflichtig. Wer Betäubungsmittel anbauen, herstellen, einführen, ausführen, abgeben, veräußern oder sonst in den Verkehr bringen will, muß einen entsprechenden Antrag an die zuständige Bundesoberbehörde richten, sofern er nicht unter eine der Ausnahmeregelungen des Gesetzes fällt. Ein erfolgversprechender Antrag setzt den Nachweis der spezifischen Sachkenntnis voraus. Diese muß auf die jeweils beabsichtigte Tätigkeit gerichtet sein.

**Pflichten im Betäubungsmittelverkehr.** Ein- und Ausfuhr von Betäubungsmitteln setzen neben der allgemeinen Erlaubnis eine besondere Genehmigung durch das Bundesgesundheitsamt voraus. Die Verschreibung von Arzneimitteln ist durch § 13 besonders geregelt. Betäubungsmittel nach den Anlagen I und II dürfen weder verschrieben noch verabreicht oder zum Verbrauch überlassen werden. Betäubungsmittel nach Anlage III dürfen nur dann von Ärzten, Zahnärzten oder Tierärzten verschrieben werden, wenn andere Mittel nicht helfen. Wer Umgang mit Betäubungsmitteln hat, muß diese gegen unbefugten Gebrauch besonders sichern.

**Überwachung.** Das Bundesgesundheitsamt ist auch für die Überwachung zuständig. Es fertigt die vorgeschriebenen Formblätter an und wertet sie aus.
Die Länder sind zuständig für die Überwachung des Betäubungsmittelverkehrs bei Ärzten, Zahnärzten, Tierärzten und in Apotheken.

**Rechtsverstöße.** Bestimmte, in §§ 29 ff. aufgezählte Verstöße werden als Straftat oder als Ordnungswidrigkeit verfolgt.

**Durchsetzung von Strafen.** Trotz Verurteilung zu einer Strafe kann deren Vollstreckung unter den Voraussetzungen des § 35 ausgesetzt werden. Ziel dieser besonderen Regelung ist es, den Eigenheiten des Drogenunwesens Rechnung zu tragen und zugleich die Resozialisierung zu fördern. Weitere, die Strafverfolgung, die Strafvollstreckung und den Strafvollzug betreffende Vorschriften enthalten §§ 36 ff. Ihr Ziel ist ebenfalls auf Resozialisierung bzw. auf die Verhinderung weiteren Abgleitens in Straffälligkeiten gerichtet.

## 4.6 Gifte

Das Giftrecht im engeren Sinne ist landesrechtlich geregelt. Gleichwohl enthält das Gesetz zum Schutz vor gefährlichen Stoffen (Chemikaliengesetz – ChemG) vom 16. September 1980 (BGBl. I S. 1718), in der Fassung der Bekanntmachung vom 14. März 1990 (BGBl. I S. 521), zuletzt geändert durch Gesetz vom 27. September 1994 (BGBl. I S. 2705, 2726), in §§ 17 ff. Ermächtigungen zum Erlaß von Rechtsverordnungen des Bundes.

**Verbote und Beschränkungen.** Zum Schutz der Umwelt oder von Leben und Gesundheit der Menschen darf die Bundesregierung vorschreiben, daß gefährliche Stoffe nur in bestimmter Zusammensetzung oder überhaupt nicht hergestellt werden. Die Verordnungsermächtigung enthält weitere Befugnisse, Herstellungs- oder Verwendungsverfahren zu verbieten, von den an der Herstellung oder Veräußerung beteiligten Personen Nachweise zu Zuverlässigkeit, Gesundheit und Sachkunde zu verlangen sowie Vorschriften zu Verpackung, Kennzeichnung und Aufbewahrung zu erlassen. Die Bundesregierung darf ferner durch Rechtsverordnung Einfuhr und Haltung bestimmter giftiger Tierarten sowie das Anpflanzen und Anbieten bestimmter giftiger Pflanzenarten verbieten bzw. regeln (§ 18). Regelungen darf sie auch für tote Tiere oder Teile davon, für giftige Samen sowie für giftiges Pflanz- und Vermehrungsgut treffen. Schließlich wird die Bundesregierung durch § 19 des Chemikaliengesetzes ermächtigt, Anforderungen an Arbeitsstätten, Verpackung und Kennzeichnung giftiger Stoffe und Zubereitungen, Ausgestaltung der Arbeitsverfahren und den Schutz vor unbefugtem Besitz oder unbefugtem Gebrauch zu stellen.

**Länderrecht.** Von den in §§ 17 ff. vorgesehenen Ermächtigungen hat die Bundesregierung weitgehend noch keinen Gebrauch gemacht. Eine Verordnung über gefährliche Arbeitsstoffe ist 1980 erlassen worden.
Bis zum Erlaß einer Bundesgiftverordnung gelten die entsprechenden Verordnungen der Länder weiter. Ihre Regelungen zu Handel und Umgang mit giftigen Stoffen sind weitgehend deckungsgleich. Danach bedarf der Handel mit Giften einer öffentlich-rechtlichen Genehmigung, die nur erteilt werden darf, wenn der Antragsteller die Giftprüfung bestanden hat. Die von den Verordnungen erfaßten Giftstoffe sind listenmäßig aufgezählt; Erwerb, Aufbewahrung und Abgabe von Giften sowie das Führen des Giftbuches sind geregelt. Sonderregelungen mit verringerten Anforderungen betreffen giftige Pflanzenschutzmittel.

## 4.7 Röntgenverordnung

Die Verordnung über den Schutz vor Schäden durch Röntgenstrahlen (Röntgenverordnung – RöV) vom 8. Januar 1987 (BGBl. I S. 114), zuletzt geändert durch Verordnung vom 2. August 1994 (BGBl. I S. 1981), ist aufgrund des Atomgesetzes und des Zahnheilkundegesetzes erlassen worden.

**Anwendung und Begriffsbestimmung.** Die Verordnung erfaßt den Umgang mit Röntgenstrahlen im Energiebereich von 5 Kiloelektronenvolt bis zu 5 Megaelektronenvolt. Begriffsbestimmungen recht umfangreicher Art sind in der Anlage I zusammengestellt. Zum Teil behandeln sie verfahrensmäßige Begriffe der Verordnung wie Abnahmeprüfung, Betrieb, für den Strahlenschutz erforderliche Fachkunde, Konstanzprüfung, Röntgennachweisheft, Röntgenuntersuchung, Schulen, zum anderen erläutern sie sachlich-technische Begriffe, beispielsweise Bildqualität, effektive Dosis, eigensichere Kathodenstrahlröhre, Hochschutzgerät und Röntgenstrahler. Neben dieser Anlage gibt es vier weitere Anlagen, die Röntgeneinrichtungen für medizinische und nichtmedizinische Zwecke, die Werte der Körperdosen für beruflich strahlenexponierte Personen sowie ärztliche Untersuchungsbescheinigungen betreffen.

**Anwendungsberechtigte.** Nur bestimmte Personen dürfen Röntgenstrahlen auf den Menschen anwenden. Es sind dies Ärzte und Zahnärzte mit, in bestimmten Fällen auch ohne Strahlenschutz-Fachkundenachweis, medizinisch-technische Assistenten, Hilfskräfte unter Aufsicht und Personen, die bereits vor Inkrafttreten der Röntgenverordnung zur Ausübung der Heilkunde oder Zahnheilkunde berechtigt waren und auch schon zu diesem Zeitpunkt über einen Fachkundenachweis verfügten.

**Genehmigungs- und Anzeigepflicht.** Der Betreiber einer Röntgeneinrichtung bedarf hierzu einer Genehmigung.

Werden die in § 3 geregelten Voraussetzungen erfüllt, hat er einen Anspruch auf die Genehmigung (gebundene Erlaubnis).
In bestimmten Fällen, z. B. dann, wenn der Röntgenstrahler der Bauart nach zugelassen ist, genügt unter Befügung von Unterlagen eine Anzeige von der beabsichtigten Tätigkeit. Die Bauartzulassung wird von der Physikalisch-Technischen Bundesanstalt ausgesprochen.

**Strahlenschutz.** Auf der Seite der Betreiber ist zwischen dem Strahlenschutzverantwortlichen und dem Strahlenschutzbeauftragten zu unterscheiden. *Strahlenschutzverantwortlich* ist derjenige, der bestimmte Geräte betreibt. Der *Strahlenschutzbeauftragte* ist verpflichtet, für die Leitung oder Beaufsichtigung des sicheren Betriebes einer Röntgeneinrichtung oder eines Störstrahlers zu sorgen.

**Qualitätssicherung.** Durch Veränderung der Strahlung kann die Gefährlichkeit einer Röntgeneinrichtung für den Menschen gesteigert, die Aussagekraft eines Röntgenbildes verfälscht werden. Um diese Risiken auszuschließen, zumindest im Rahmen des Möglichen zu verringern, muß jede der Untersuchung von Menschen dienende Röntgeneinrichtung vor der Inbetriebnahme und nach jeder Betriebsänderung, sofern durch sie die Bildqualität beeinflußt worden ist, einer Abnahmeprüfung durch Hersteller oder Lieferanten unterzogen werden. Während der Betriebsdauer sind in regelmäßigen Zeitabständen, mindestens jedoch monatlich, Konstanzprüfungen durchzuführen. Diese sollen Auskunft darüber geben, ob die Bildqualität noch den Angaben der letzten Aufzeichnung entspricht.
Bei den Ärztekammern und den Zahnärztekammern sind hierzu ärztliche bzw. zahnärztliche Stellen eingerichtet worden. Ihre Aufgabe ist es, Röntgenaufnahmen und Aufzeichnungen zu prüfen und Vorschläge zur Verringerung der Strahlenexposition zu machen.

**Schutz des Personals.** Der Strahlenschutzverantwortliche hat dafür zu sorgen, daß die beim Betrieb beschäftigten Personen in die sachgerechte Handhabung des Gerätes eingewiesen werden und jederzeit Gelegenheit haben, sich über die Technik zu unterrichten. Ferner hat der Strahlenschutzverantwortliche die Röntgeneinrichtung spätestens alle fünf Jahre durch Sachverständige prüfen zu lassen und Röntgenräume sowie Kontrollräume zu sichern. Beruflich strahlenexponierte Personen müssen in bestimmten Zeitabständen untersucht werden.

## 4.8 Gesundheitshilfen nach Sozialrecht

Als Gegenstand der Sozialhilfe nach dem Bundessozialhilfegesetz (BSHG) vom 30. Juni 1961 BGBl. I S. 815, 1815) in der Fassung der Bekanntmachung vom 23. März 1994 (BGBl. I S. 646, bereinigt S. 2975), zuletzt geändert durch Gesetz vom 21. August 1995 (BGBl. I S. 1050, 1056), werden auch gesundheitliche Hilfen gewährt. Die hier interessierenden Hilfeleistungen sind weitgehend in Abschnitt 3 des Gesetzes – Hilfe in besonderen Lebenslagen – geregelt.

**Anspruchsvoraussetzungen und Ziele.** Sozialhilfe ist keine Gnade. § 4 Abs. 1 bestimmt im Gegenteil, daß in den vom Gesetz so geregelten Fällen ein Rechtsanspruch auf Hilfeleistung besteht. Dieser Anspruch ist höchstpersönlicher Natur. Er kann weder übertragen noch verpfändet oder gepfändet werden. Nicht zulässig ist es daher, einem Bedürftigen Leistungen gegen Abtretung des entsprechenden Sozialhilfeanspruchs zu gewähren.
Der Anspruch auf Sozialhilfe ist nicht nur höchstpersönlich, er ist auch nachrangig (subsidiär). Wer sich selbst helfen kann oder Hilfe von anderen erhält, hat nach § 2 Abs. 1 keinen Anspruch auf Sozialhilfe. Hiernach ist im Sinne des BSHG derjenige nicht bedürftig, der von bestimmten Angehörigen oder aus anderen öffentlichen Mitteln als denen der Sozialhilfe (beispielsweise Krankenkasse, Lohnfortzahlung, Altersrente) unterstützt werden kann.

**Systematik und Inhalt der Sozialhilfe.** Die Grundsätze der Nachrangigkeit und der Höchstpersönlichkeit werden durch die Abhängigkeit des Sozialhilfeanspruchs von der Ausübung zumutbarer Arbeitstätigkeit (§ 25) ergänzt. Nach § 25 Abs. 1 hat derjenige keinen Anspruch auf Hilfe zum Lebensunterhalt, der sich weigert, zumutbare Arbeit zu leisten.

Sozialhilfe kann erbracht werden als persönliche Hilfe, als Geld- oder als Sachleistung. Sie kann entweder im vorhinein zur Verhinderung des Abgleitens in eine Notlage als vorbeugende Hilfe oder im nachhinein als nachgehende Hilfe zur Sicherung nach Beseitigung einer Notlage gewährt werden. Ausschlaggebend für Art und Umfang der Hilfegewährung sind die Verhältnisse des Einzelfalles unter Berücksichtigung der Familie (§§ 3 und 7), wobei Wünschen des Bedürftigen Rechnung getragen werden soll, soweit sie angemessen sind.
Leistungen der Sozialhilfe können einmal oder fortlaufend gewährt werden (§ 21).
Die für das Gesundheitswesen bedeutsamen Hilfen sind in Abschnitt 3 – Hilfe in besonderen Lebenslagen – geregelt:

- Hilfe zum Ausbau oder zur Sicherung der Lebensgrundlage;
- vorbeugende Gesundheitshilfe;
- Krankenhilfe, sonstige Hilfe;
- Hilfe zur Familienplanung;
- Hilfe für werdende Mütter und Wöchnerinnen;
- Eingliederungshilfen für Behinderte;
- Blindenhilfe;
- Hilfe zur Pflege;
- Hilfe zur Weiterführung des Haushalts;
- Hilfen zur Überwindung besonderer sozialer Schwierigkeiten;
- Altenhilfe.

Einige andere, hier einschlägige Hilfen sind als Hilfe zum Lebensunterhalt in §§ 13–15 geregelt. Es handelt sich um

- Übernahme von Kranken- und Versicherungsbeiträgen,

- Beiträge zur Alterssicherung oder für ein Sterbegeld,
- Bestattungskosten.

**Krankenhilfe.** Auf Krankenhilfe haben Kranke einen Rechtsanspruch. Diese Hilfe soll den Leistungen entsprechen, wie sie die gesetzliche Krankenversicherung gewährt. Krankenhilfe umfaßt

- ärztliche und zahnärztliche Behandlung;
- Arzneimittel, Verbandmittel und Zahnersatz;
- Krankenhausbehandlung;
- sonstige für die Genesung, Besserung oder Linderung von Krankheitsfolgen erforderliche Leistungen.

**Schwangerschaft, Sterilisation, Familienplanung.** Auch in diesen Hilfefällen besteht ein Rechtsanspruch auf Sozialhilfe. Die Hilfen umfassen ärztliche Beratung, Untersuchung und Begutachtung, ärztliche Behandlung, Versorgung mit Arznei-, Verband- und Heilmitteln, Krankenhauspflege und Krankengeld. Im Falle der Familienplanung treten neben die Kosten für die ärztliche Beratung, Untersuchung und Verordnung auch die Kosten für die ärztlich verordneten empfängnisregelnden Mittel.

**Werdende Mütter und Wöchnerinnen.** Auch hier sollen die Leistungen in der Regel den Leistungen entsprechen, die nach den Vorschriften über die gesetzliche Krankenversicherung Versicherten für ihre Familienangehörigen gewährt werden.
Diese Hilfen umfassen

- ärztliche Betreuung, Hilfe, Hebammenhilfe;
- Arznei-, Verband- und Heilmittel;
- Pauschbetrag für Aufwendungen in Zusammenhang mit der Entbindung;
- Anstalts- oder Heimpflege, häusliche Hilfe durch eine Pflegeperson;
- Mutterschaftsgeld.

**Eingliederungshilfe für Behinderte.** *Anspruch* auf Eingliederungshilfe haben Personen, die nicht nur vorübergehend körperlich, geistig oder seelisch wesentlich behindert sind. Anderen Behinderten *kann* Eingliederungshilfe gewährt werden.
Auch die Eingliederungshilfe kann vorbeugend oder nachgehend erfolgen. Einmal ist es ihre Aufgabe, eine drohende Behinderung zu verhüten. Sie kann aber auch darauf gerichtet sein, vorhandene Behinderungen oder ihre Folgen zu beseitigen oder zu mildern und den Behinderten in die Gesellschaft einzugliedern.
Die Eingliederungshilfe umfaßt

- medizinische Behandlung,
- orthopädische und andere Hilfsmittel,
- heilpädagogische Maßnahmen für Kinder unterhalb der Schulpflicht,
- angemessene Schulbildung oder Berufsausbildung,
- Hilfen zur Fortbildung oder Umschulung,
- Hilfen zur Erlangung eines geeigneten Arbeitsplatzes,
- Beschaffung und Erhalt einer behindertengerechten Wohnung,
- nachgehende Hilfe zur Sicherung der Eingliederung in das Arbeitsleben,
- Hilfe zur Teilnahme am Gemeinschaftsleben.

Die einzelnen Hilfsmaßnahmen sollen nicht wahllos nebeneinander oder nacheinander gewährt, sondern im frühestmöglichen Zeitpunkt in einem Gesamtplan zusammengestellt werden.

**Blindenhilfe.** Der infolge Blindheit entstehende Mehraufwand zu den Kosten der Lebensführung soll bei Blinden, die das erste Lebensjahr vollendet haben, durch Blindenhilfe gedeckt werden. Bei Anstalts- oder Heimaufenthalt kann der Umfang der Blindenhilfe gemindert werden. Der Anspruch entfällt gänzlich, wenn zumutbare Arbeit, Fortbildung oder Umschulung verweigert werden.

**Hilfe zur Pflege** ist demjenigen zu gewähren, der so hilflos ist, daß er ohne Wartung und Pflege nicht bleiben kann. Die Hilfe zur Pflege umfaßt

- Hilfsmittel zur Erleichterung der Beschwerden,
- angemessene Bildung,
- Anregungen kultureller oder sonstiger Art.

Wartung und Pflege sollen nach Möglichkeit durch Nachbarschaftshilfe gewährt werden.
Pflegegeld erhält der Bedürftige, der für seinen Tagesablauf Wartung und Pflege in erheblichem Umfang benötigt. Unter bestimmten Voraussetzungen sind darüber hinaus Beiträge der pflegenden Person zur Altersversicherung zu erstatten.

**Zusammenfassung**

- Ansprüche nach dem Bundessozialhilfegesetz sind höchstpersönlich und nachrangig. Sie setzen Bedürftigkeit voraus. Sind Ansprüche nach dem Sozialgesetzbuch, nach anderen sozialrechtlichen Bestimmungen oder gegenüber unterhaltspflichtigen Angehörigen gegeben, liegt Bedürftigkeit nicht vor.
- In den im Bundessozialhilfegesetz spezifiziert geregelten Fällen besteht im allgemeinen ein Rechtsanspruch auf Sozialhilfe. Art und Umfang dieser Hilfe dagegen werden häufig durch den Sozialleistungsträger bestimmt.
- Der Umfang der Sozialhilfe richtet sich nach Bedürftigkeit, Art und Grad von Behinderung oder Krankheit und der Größe der zu versorgenden Familie.

## 4.9 Grundsatzprobleme

### 4.9.1 Arzt-Patient-Verhältnis

Das Rechtsverhältnis zwischen dem nichtversicherten oder dem privatversicherten Patienten einerseits und dem Arzt andererseits stellt sich einfach dar. Geschuldet wird nicht ein *Behandlungserfolg*, sondern lediglich eine ordnungsgemäße Behandlung. Dementsprechend liegt ein Dienstvertrag vor, nicht etwa ein Werkvertrag.
Beim Krankenhausaufenthalt ist zwischen der Inanspruchnahme der allgemeinen Pflegeklasse einerseits und ärztli-

chen Wahlleistungen andererseits zu unterscheiden. Nimmt der Patient Krankenhausleistungen lediglich im Rahmen der allgemeinen Pflegeklasse, evtl. auch verbunden mit Wahlleistungen des Krankenhauses, in Anspruch, kommt ein Vertrag nur zwischen Krankenhaus und Patient zustande. Elemente des Dienstvertrages herrschen vor. Sie werden ergänzt durch Elemente des Beherbergungs- und Mietvertrages, evtl. auch des Kaufvertrages.

Nimmt der Patient dagegen ärztliche Wahlleistungen in Anspruch, entstehen vertragliche Bindungen zwischen Patient und Krankenhaus einerseits und zwischen Patient und Arzt andererseits. Macht ein Patient in diesem Falle Schadensersatzansprüche wegen fehlerhafter Aufklärung, Beratung oder Behandlung geltend, ist der Schuldner entweder das Krankenhaus oder der Arzt. Denkbar ist allerdings auch, daß der Arzt als Organ, als Erfüllungs- oder Verrichtungsgehilfe des Krankenhauses gehandelt hat. In diesem Falle muß auch bei Inanspruchnahme ärztlicher Wahlleistungen der Anspruch gegen das Krankenhaus bzw. den Träger des Krankenhauses geltend gemacht werden.

Im Bereich der gesetzlichen Krankenversicherung herrscht der Grundsatz der Natural- oder Sachleistung. Anders als beim Privatversicherten ist die Krankenkasse hier rechtlich unmittelbar in das medizinische Geschehen eingegliedert. Der Patient hat als Mitglied einer gesetzlichen Krankenkasse öffentlich-rechtliche Leistungsansprüche sozialrechtlicher Art gegen die Krankenkasse, deren Mitglied er ist und zu der er Beiträge entrichtet. Soweit sie nicht Geldleistungen erbringt, erfüllt die Krankenkasse ihre Verpflichtungen gegenüber dem Mitglied im allgemeinen nicht unmittelbar, sondern durch Einschalten von Ärzten, Zahnärzten, Krankenhäusern, Apotheken usw. Die zwischen Ärzten und Zahnärzten einerseits und der Krankenkasse andererseits entstehenden Rechtsbeziehungen werden über die kassenärztliche oder kassenzahnärztliche Vereinigung abgewickelt.

Bei der ambulanten Behandlung sind daher, läßt man Apotheker und nichtärztliches Heilpersonal außer Betracht, vier Rechtspersonen beteiligt: Patient – Krankenkasse – kassenärztliche Vereinigung – Arzt.

Bestritten ist, ob zwischen Arzt und Kassenpatient Vertragsbeziehungen dienstrechtlicher Natur bestehen. Hierüber gibt § 76 Abs. 4 SGB V Auskunft:

> „Die Übernahme der Behandlung verpflichtet den an der kassenärztlichen Versorgung teilnehmenden Arzt oder die ermächtigte ärztliche Einrichtung dem Versicherten gegenüber zur Sorgfalt nach den Vorschriften des bürgerlichen Vertragsrechts."

Für die Rechtsbeziehungen zwischen Kassenarzt und Kassenpatient hat der Gesetzgeber es für erforderlich gehalten, auf das bürgerliche Recht zu verweisen. Wird hierin nicht eine bloße Klarstellung erblickt, lautet die Schlußfolgerung: Die Sorgfaltspflichten des Arztes sind nicht anders als beim nichtversicherten oder privatversicherten Patienten zu beurteilen, das Rechtsverhältnis gehört jedoch dem Sozialrecht an.

Wird ein Kassenpatient stationär behandelt, werden Rechtsbeziehungen zwischen Patient, Krankenhaus und Krankenkasse begründet. Die Leistungsansprüche des Patienten gegen seine Krankenkasse sind, nicht anders als bei der ambulanten Behandlung, öffentlich-rechtlicher Natur. Gleiches gilt für die Rechtsbeziehungen zwischen Krankenkasse und Krankenhaus. Hier sind also die Sozialgerichte zuständig. Nimmt der Patient dagegen das Krankenhaus unmittelbar in Anspruch, muß er die Zivilgerichte anrufen.

### 4.9.2 Psychische Erkrankungen

Bei psychischen Erkrankungen ist zwischen der Unterbringung psychisch kranker Rechtsbrecher (Maßregelvollzug) und der Betreuung sonstiger psychisch Kranker zu unterscheiden. Die Unterbringung im Maßregelvollzug ist in zwei Fallgruppen zu unterteilen.

Nach der einen Fallgruppe ist die Unterbringung zulässig und erforderlich, wenn jemand im Zustand der Schuldunfähigkeit oder der verminderten Schuldfähigkeit eine rechtswidrige Tat begangen hat und er als gefährlich zu betrachten ist. Bei der anderen Fallgruppe handelt es sich um die sog. Drogenkriminalität. Die Schuldunfähigkeit oder verminderte Schuldfähigkeit eines Straftäters ist hier Folge des Drogenkonsums oder der Drogenabhängigkeit. Im übrigen sind Voraussetzungen und Folgen der Tat ähnlich denen der erstgenannten Fallgruppe. In diesen Fällen wird der Straftäter nicht oder nicht ausschließlich zu einer Freiheits- oder Geldstrafe, sondern auch zu einer Maßregel der Besserung oder der Sicherung nach § 63 oder nach § 64 StGB verurteilt. Die Verurteilung führt zu einer Unterbringung in einer Maßregelvollzugseinrichtung.

Diese Art der Unterbringung darf nicht mit Unterbringungen außerhalb des strafrechtlichen Bereiches verwechselt werden. Hier ist die Unterbringung einer psychisch kranken Person in einer psychiatrischen Einrichtung nur eine der in Betracht kommenden Maßnahmen.

In diesem Bereich werden Hilfen durch Beratung und Betreuung, Maßnahmen einer Ordnungsbehörde bei Selbst- oder Allgemeingefährdung und die bereits erwähnte Unterbringung in einer psychiatrischen Einrichtung unterschieden. Nach dem Grundsatz der Verhältnismäßigkeit des Mittels darf die Unterbringung hier nur als letztes und äußerstes Mittel angewendet werden.

Durch eine Vielzahl von Änderungen vor allem des Bürgerlichen Gesetzbuches, aber auch des Gerichtsverfassungsgesetzes, der Zivilprozeßordnung, des Gesetzes über die Angelegenheiten der freiwilligen Gerichtsbarkeit und zahlloser anderer Gesetze hat das Gesetz zur Reform des Rechts der Vormundschaft und Pflegschaft für Volljährige (Betreuungsgesetz – BtG) vom 12. September 1990 (BGBl. I S. 2002) die Rechtsstellung psychisch kranker und körperlich, geistig oder seelisch behinderter Menschen entscheidend verbessert.

Die Rechtsinstitute der Vormundschaft und der Pflegschaft über Volljährige werden durch das neue Institut der Betreuung abgelöst. Anders als die bisherige, alle Rechtskreise des Mündels umfassende Vormundschaft ist die Betreuung im allgemeinen gegenständlich begrenzt. Grundsätzlich hat der Betreuer den Wünschen des Betreuten zu entsprechen (§ 1901 BGB). In Fällen, welche die persönliche Freiheit des einzelnen besonders beschränken können, ist die Genehmigung des Vormundschaftsgerichtes (§ 1904 BGB) erforderlich.

### 4.9.3 Gentechnologie

Die Fortpflanzungsforschung hat vor allem in den letzten zwei Jahrzehnten Grenzen und Methoden künstlicher Befruchtung deutlich ausgeweitet. Heute stehen Möglichkeiten offen, menschliches Leben und menschliches Erbgut zu manipulieren, Menschen eines bestimmten Typs zu züchten.

Das Ziel der Heilkunst ist auf Erhaltung und Förderung der Gesundheit, auf Bekämpfung von Krankheiten oder Änderung von Beschwerden gerichtet. Über diese Ziele und Grenzen gehen die Möglichkeiten der Gentechnologie weit hinaus. Die Gentechnik wirft damit eine Vielzahl ethischer und rechtlicher Probleme auf.

Werden Gentechniker zur Bekämpfung von Kinderlosigkeit eingesetzt, kann das Interesse eines Paares an einer Beseitigung der Kinderlosigkeit in Widerspruch zu dem Wohl des künftigen Lebewesens treten. Aus der Beteiligung von drei oder gar vier Personen an der Schaffung neuen Lebens können sich Schwierigkeiten sozialer und psychischer Natur ergeben, welche die Entwicklung eines Kindes wesentlich nachteiliger beeinflussen können, als dies in einer natürlichen Familie üblich ist.

Das Gesetz zur Regelung der Gentechnik (Gentechnik-Gesetz – GenTG) vom 20. Juni 1990 (BGBl. I S. 1080) in der Fassung der Bekanntmachung vom 16. Dezember 1993 (BGBl. I S. 2066), geändert durch Gesetz vom 24. Juni 1994 (BGBl. I S. 1416), unternimmt den Versuch, einerseits den genannten Gefahren Rechnung zu tragen und andererseits die Chancen der Gentechnik zu nutzen (§ 1). Eine „zentrale Kommission für die biologische Sicherheit", die sich aus 10 Sachverständigen aus den Bereichen Mikrobiologie, Zellbiologie, Virologie, Genethik, Hygiene, Ökologie und Sicherheitstechnik zusammensetzt, hat die Aufgabe, zu sicherheitsrelevanten Fragen der Gentechnik Empfehlungen herauszugeben sowie die Bundesregierung und die Länder zu beraten (§§ 4, 5). Betreiber gentechnischer Anlagen unterliegen besonderen Beschränkungen. Gentechnische Arbeiten werden vier Sicherheitsstufen zugeordnet.

Gentechnische Anlagen sind genehmigungspflichtig, gentechnische Arbeiten müssen spätestens zwei Monate vor der Aufnahme angemeldet werden (§§ 8, 9). Wegen der damit verbundenen Gefahren bedarf die Freisetzung gentechnisch veränderter Organismen der Genehmigung des Bundesgesundheitsamtes (§ 14).

Über die bürgerlich rechtlichen Schadensersatzverpflichtungen nach §§ 823 ff. BGB hinaus wird eine gentechnische Gefährdungshaftung bis zu einem Höchstbetrag von 160 Mio. DM begründet (§§ 32 ff.).

#### Weiterführende Literatur

Abraham, H. J., u. a.: Kommentar zum Bonner Grundgesetz. Müller, Heidelberg, Loseblatt-Ausg.

Altehoefer, K., u. a.: Das Deutsche Bundesrecht. Nomos, Baden-Baden, Loseblatt-Ausg.

Arndt, K. F.: Heilpraktikerrecht. Metzner, Frankfurt/M. 1985

Blohmke, M., Chr. v. Ferber: Handbuch der Sozialmedizin, 3 Bde. Enke, Stuttgart 1975–1977

Bundesminister für Jugend, Familie, Frauen und Gesundheit: Daten des Gesundheitswesens. Schriftenreihe (erscheint jährlich)

Bundesminister für Jugend, Familie, Frauen und Gesundheit: Das Arzneimittelgesetz. Bonn 1983

Cyran, W., W. Luckenbach, H. Hügel: Apothekenbetriebsordnung. Deutscher Apothekerverlag, Stuttgart, Loseblatt-Ausg.

Eberhard, G., W. Erdmann, E. Link: Hilfen, Schutzmaßnahmen und Maßregelvollzug bei psychischen Krankenheiten in Nordrhein-Westfalen. Deutscher Gemeindeverlag, Köln 1988

Erbs, G., M. Kohlhaas: Strafrechtliche Nebengesetze. Beck, München, Loseblatt-Ausg.

Etmer, F., J. Bolck: Arzneimittelgesetz. Schulz, München, Loseblatt-Ausg.

Justizminister Nordrhein-Westfalen: Strafvollzug in Nordrhein-Westfalen. Düsseldorf 1988

Klopfer, M.: Deutsches Umweltschutzrecht. Schulz, München, Loseblatt-Ausg.

Landkreistag Nordrhein-Westfalen: Verfassungs- und Verwaltungsvorschriften in Nordrhein-Westfalen. Düsseldorf 1981

Landschaftsverband Rheinland: Die forensische Psychiatrie in Düren. Köln 1986

Landschaftsverband Rheinland: Grundsätze zur Förderung von sozialpsychiatrischen Zentren. Köln 1986

Luber, F.: Deutsche Sozialgesetze. Schulz, München, Loseblatt-Ausg.

Lundt, P. V., P. Schiwy: Deutsche Seuchengesetze. Schulz, München, Loseblatt-Ausg.

Pieper, W.: Inhaltliche Gestaltung der praktischen Ausbildung in der Krankenpflege. Neumann, Korntal 1986

Steger, U.: Die Herstellung der Natur. Verlag Neue Gesellschaft, Bonn 1985

Stich, R., K. W. Porger: Immissionsschutzrecht des Bundes und der Länder. Kohlhammer, Stuttgart, Loseblatt-Ausg.

Thürk, W.: Recht im Gesundheitswesen. Heymann, Köln, Loseblatt-Ausg.

Trüb, P., J. Daniels, J. Posch: Hygiene und Seuchenbekämpfung. Das öffentliche Gesundheitswesen, Bd. III. Thieme, Stuttgart 1971

Trüb, P., J. Femmer, J. Posch: Grundriß der Gesetzes- und Verwaltungskunde zum Gebrauch an Medizinal-Lehranstalten und für Studierende der Medizin. Bertelsmann, Bielefeld 1978

Verband der Angestellten-Krankenkassen: Grundsätze für die Weiterentwicklung der sozialen Krankenversicherung. VdAK, Siegburg 1983

Zacher, H.-F.: Sozialgesetzbuch. Schulz, München, Loseblatt-Ausg.

Zipfel, W.: Lebensmittelrecht. Beck, München, Loseblatt-Ausg.

# 5 Ausgewählte Rechtsfälle

W. Ciszewski

**Lernziel** Durch die Kapitel 3 Rechtskunde, Kapitel 4 Gesetzeskunde und Kapitel 6 Berufe des Gesundheitswesens erhält der Leser grundlegende Informationen über Rechtsfragen, die für seine berufliche Tätigkeit bedeutsam sind. Nachfolgend wird die Bedeutung dieser Bestimmungen an Fällen aus der Praxis demonstriert. Die rechtlichen Überlegungen wurden vereinfacht. Die Beispiele sind dem bürgerlichen Recht, dem Strafrecht und dem Verwaltungsrecht entnommen.
Die grundlegenden Informationen und die aus den Beispielen gewonnenen Erkenntnisse werden den Leser in die Lage versetzen, bei der Krankenpflege solche Entscheidungen zu treffen, die ihn nicht in Konflikt mit einschlägigen gesetzlichen Bestimmungen bringen.

## 5.1 Blutentnahme

Einem minderjährigen Patienten, der im Krankenhaus liegt, soll zu diagnostischen Zwecken Blut entnommen werden. Der Arzt ordnet die Blutentnahme an. Die Krankenschwester soll die Blutentnahme durchführen. Folgende Probleme können auftreten:

- Die Krankenschwester hat Zweifel, ob sie überhaupt Blut entnehmen darf.
- Die Eltern des Minderjährigen sind mit der Blutentnahme nicht einverstanden.
- Der minderjährige Patient ist mit der Blutentnahme nicht einverstanden.

### 5.1.1 Rechtliche Zweifel seitens der Krankenschwester

Zu den Rechtsfragen, die im Rahmen der Berufstätigkeit einer Krankenschwester oder eines Krankenpflegers jeden Tag bedeutsam werden können, gehört die Frage, ob sie Blut entnehmen, ob sie Spritzen verabreichen und insbesondere ob sie intravenös spritzen dürfen. Dabei müssen folgende Teilfragen unterschieden werden.
*Was darf die Krankenschwester/der Krankenpfleger machen, ohne damit unerlaubt die Heilkunde auszuüben?* Maßgebend für dieses Problem ist § 5 in Verbindung mit § 1 des *Heilpraktikergesetzes*. Nach § 1 dieses Gesetzes benötigt eine *Erlaubnis*, wer die Heilkunde ausüben will, ohne als Arzt bestallt zu sein. § 1 Abs. 2 des Heilpraktikergesetzes besagt, was Ausübung der Heilkunde im Sinne dieses Gesetzes ist. Es ist dies jede berufs- oder gewerbsmäßig vorgenommene Tätigkeit zur Feststellung, Heilung oder Linderung von Krankheiten, Leiden oder Körperschäden bei Menschen, und zwar auch dann, „wenn sie im Dienste von anderen ausgeübt wird". Nach der ständigen Rechtsprechung des Bundesverwaltungsgerichts ist § 1 Abs. 2 des Heilpraktikergesetzes aber einengend auszulegen, weil das Grundrecht der Berufsfreiheit (Art. 12 Abs. 1 des Grundgesetzes) dies fordert. Danach muß die konkrete Tätigkeit (hier die Blutentnahme), um Ausübung der Heilkunde zu sein, ärztliche Fachkenntnisse voraussetzen, dies entweder „im Hinblick auf das Ziel, die Art oder die Methode der Tätigkeit oder für die Feststellung, ob im Einzelfall mit dem Eingriff begonnen werden darf". Ferner ist zu prüfen, ob die Behandlung gesundheitliche Schäden verursachen kann. Aus diesen Erwägungen hat das Bundesverwaltungsgericht z. B. die Sehschärfenbestimmung durch Optiker nicht als erlaubnispflichtige Ausübung der Heilkunde angesehen. Die Blutentnahme aber erfüllt die Erfordernisse einer Ausübung der Heilkunde; sie ist als Tätigkeit zur Feststellung einer Krankheit Ausübung der Heilkunde.
Aus der Wendung des Gesetzes „im Dienste von anderen" könnte der Schluß gezogen werden, daß auch die sog. *unselbständige Ausübung der Heilkunde* unter § 1 Abs. 1 des Heilpraktikergesetzes fällt. Dies trifft jedoch nicht zu. Wenn nämlich jemand im Dienst eines anderen, d. h. als dessen Mitarbeiter, tätig wird, so übt er damit nicht schon unselbständig die Heilkunde aus. Wer als Assistent eines Arztes tätig wird und dabei ohne Anweisung und Überwachung dieses Arztes den Patienten untersucht und ihn sodann behandelt, übt dennoch selbständig die Heilkunde aus. Die Krankenschwester oder der Krankenpfleger werden, wenn sie die Heilkunde ausüben, grundsätzlich auf Anweisung und unter mehr oder weniger intensiver Überwachung eines Arztes tätig. Hier liegt dann eine unselbständige Ausübung der Heilkunde vor. Sie wird nicht vom § 5 des Gesetzes erfaßt, der die Ausübung der Heilkunde ohne Bestallung oder Erlaubnis nach dem Heilpraktikergesetz mit Strafe bedroht. Im Hinblick auf das Heilpraktikergesetz ist eine allzu engherzige Grenzziehung der Berufstätigkeit von Krankenschwester und Krankenpfleger nicht vertretbar. Wir kommen zu dem Schluß:

Krankenpflegepersonen, die unter Aufsicht und auf Anweisung eines Arztes heilkundlich tätig werden, verstoßen nicht gegen § 5 des Heilpraktikergesetzes.

Eine ganz andere Frage ist es aber, ob ihr Verhalten im Einzelfall mit anderem Strafrecht (z. B. Körperverletzung §§ 223 ff. StGB) oder mit dem bürgerlichen Recht (§§ 276, 278, 823 ff. BGB) vereinbar ist.

**Strafrechtliches Verhältnis Arzt zur Krankenpflegeperson.** Der Fall einer Blutentnahme auf Anweisung eines Arztes gibt Gelegenheit, das strafrechtliche Verhältnis Arzt zur Pflegeperson bei derartigen Maßnahmen zu skizzieren. Handelt die Pflegeperson als Mitarbeiterin des Arztes, der sie anweist und überwacht, so kann sie es z. B. dem Arzt überlassen, das Einverständnis des Patienten mit dem Eingriff herbeizuführen. Stellt sie aber fest, daß der Patient oder dessen Eltern, wenn der Patient minderjährig ist, mit dem Eingriff *nicht* einverstanden sind, so kann sie nicht auf das bloße Wort des Arztes hin an dem Eingriff in die Körperintegrität des Patienten mitwirken, ohne dabei selbst ein strafrechtliches Risiko einzugehen. Nach der ständigen Rechtsprechung des Bundesgerichtshofs erfüllt auch der ärztliche Heileingriff den äußeren Tatbestand einer Körperverletzung. Dieser Eingriff wird im Regelfall dadurch gerechtfertigt, daß der Patient, der über

- den Eingriff,
- dessen Folgen und
- das mögliche Risiko

hinreichend aufgeklärt worden ist, sein Einverständnis mit dem Heileingriff erklärt. Wirkt die Pflegeperson bei dem Heileingriff mit, so muß sich der Arzt ihr Verhalten strafrechtlich zurechnen lassen, wenn und soweit er sie unzureichend ausgewählt und überwacht hat, sofern hierdurch der Patient einen Körperschaden erleidet. Beauftragt beispielsweise der Arzt eine mit der Technik der Blutentnahme *nicht* vertraute und mit den sonst zur sorgfältigen und unschädlichen Durchführung der Maßnahme erforderlichen Kenntnissen nicht versehene Pflegeperson mit dem Eingriff und entsteht dadurch ein sonst vermeidbarer Körperschaden, so wird auch der Arzt wegen fahrlässiger Körperverletzung bestraft (§ 230 StGB).
Um klare Verhältnisse zu schaffen, könnte z. B. ein Arzt des Krankenhauses beauftragt werden zu überprüfen, welche Pflegeperson in der Lage ist, Blutentnahmen, die verschiedenen Arten von Injektionen oder das Anlegen von Infusionen sachgerecht durchzuführen. Darüber könnte auch ein „Befähigungsnachweis" ausgestellt werden. Damit wissen die Ärzte, daß die betreffende Pflegeperson für die Durchführung dieser Maßnahmen geeignet ist.
In manchen Krankenhäusern gibt es Dienstanweisungen zur Durchführung von Injektionen, Infusionen und zur Blutentnahme durch das Krankenpflegepersonal. Solche Dienstanweisungen können dazu beitragen, daß falsche Vorstellungen über die rechtlichen und fachlichen Voraussetzungen für derartige Tätigkeiten des Krankenpflegepersonals vermieden werden.
Wenn nun der Arzt der Pflegeperson erklärt hat, sie könne die Blutentnahme trotz ihrer Unerfahrenheit vornehmen, er übernehme die volle Verantwortung, so wird dadurch das strafrechtliche Risiko *nicht* von der Pflegeperson genommen. Verursacht sie durch ihre mangelhafte Erfahrung bei der Blutentnahme schuldhaft einen Körperschaden des Patienten, so muß auch sie strafrechtlich dafür einstehen.
Im Einzelfall kann bereits ein sog. *Übernahmeverschulden* vorliegen. Wenn die Pflegeperson sich selbstkritisch sagen muß, daß sie der Aufgabe, das Blut ohne besondere Schädigung des Patienten zu entnehmen, nach dem Stande ihrer Kenntnisse und Fähigkeiten nicht gewachsen sei, dann müßte sie die Übernahme dieser Aufgabe ablehnen.
Ihr Vorgesetzter kann ihr keine Aufgabe übertragen, die für sie höchstwahrscheinlich zu einer strafbaren Handlung führen muß.
Schließlich kann die Pflegeperson im Einzelfall auch dann versagen, wenn sie an sich mit der Technik der Blutentnahme, den dabei möglichen Komplikationen sowie den dann erforderlichen Maßnahmen durchaus vertraut war und alle sonst erforderlichen Kenntnisse hat. Dabei liegt nicht schon in jedem kunstfehlerhaften Verhalten ein Verschulden. Die Pflegeperson handelt nur dann fahrlässig, wenn sie unter den gegebenen Umständen die Sorgfalt nicht aufgebracht hat, welche sie nach ihren Kenntnissen und Fähigkeiten aufzubringen in der Lage war, und wenn sie dadurch den Schaden verursacht hat.

**Behandlungsvertrag.** Zwischen dem Patienten und dem Krankenhausträger kommt in der Regel ein Behandlungsvertrag zustande. Der Krankenhausträger gewährleistet durch diesen Vertrag dem Patienten keinen bestimmten Erfolg, etwa vollständige Genesung. Dies ist nach den biologischen Gegebenheiten regelmäßig nicht möglich. Daher liegt kein Werkvertrag vor, für den ein bestimmter Erfolg (das Werk) charakteristisch ist. Aufgrund des Vertrages will vielmehr der Krankenhausträger dem Patienten unter Beachtung der im Verkehr erforderlichen Sorgfalt (§ 276 BGB) Unterkunft, Verpflegung sowie Betreuung und Behandlung durch das Personal des Krankenhausträgers gewähren.

Anders liegt es beim sog. *gespaltenen Krankenhausaufnahmevertrag*. Hier will der Krankenhausträger nur Unterkunft, Verpflegung sowie Betreuung leisten. Die eigentliche Heilbehandlung ist Sache liquidationsberechtigter Ärzte, mit denen der Patient einen gesonderten Vertrag abschließt. Der Haftungsmaßstab des § 276 BGB bedeutet, daß der Krankenhausträger selbst und auch sein Personal, für dessen Verschulden er wie für eigenes Verschulden einzustehen hat (§ 278 BGB), die Sorgfalt beachten wollen, die im Verkehr von einem ordentlichen Krankenhausträger erwartet wird.
Entsteht dem Patienten z. B. durch eine unsachgemäße schuldhafte Blutentnahme ein Schaden, so fragt sich, ob

- der Krankenhausträger
- oder der Arzt
- oder die Krankenschwester
- oder alle gemeinsam

für den Schaden einstehen müssen. Dabei sind die Haftung aus dem Vertrag und die aus unerlaubter Handlung (§§ 823 ff. BGB) zu unterscheiden. Wie wir schon sahen, wird der Vertrag zwischen dem Krankenhausträger (z. B. einer Stadt) und dem Patienten abgeschlossen. Der Patient kann daher vertragliche Ansprüche *nur* gegen den Krankenhausträger geltend machen. Arzt und Krankenschwester oder Krankenpfleger haften ihm somit vertraglich nicht. Der Krankenhausträger muß also für ein Verschulden des Personals ohne die Möglichkeit, einen Entlastungsbeweis zu führen (wie § 831 BGB dies im Recht der unerlaubten Handlung vorsieht) wie für eigenes Verschulden einstehen (§ 278 BGB). Handeln somit Krankenschwester oder Krankenpfleger *vorsätzlich oder fahrlässig* (§ 276 BGB) und entsteht durch ihr Verhalten adäquat verursacht ein Schaden (§§ 249 ff. BGB), so muß der *Krankenhausträger* aus Vertrag Schadensersatz leisten.

Das Verschulden der Krankenschwester oder des Krankenpflegers kann (wie im Strafrecht) bereits darin liegen, daß sie eine bestimmte Tätigkeit überhaupt übernehmen. Eine Krankenschwester, welche z. B. die Technik des Spritzengebens oder der Blutentnahme nicht beherrscht und die nicht weiß, welche Komplikationen dabei auftreten können und wie man darauf zu reagieren hat, darf mit derartigen Arbeiten nicht beschäftigt werden. Ist die Krankenschwester an sich fähig, die Blutentnahme zu vollziehen oder eine intravenöse Injektion vorzunehmen, so könnte sie dennoch im Einzelfall bei der Durchführung ihrer Aufgabe schuldhaft gehandelt haben. Dabei wird ein vorsätzlicher, d. h. ein wissentlicher und willentlicher Verstoß gegen die Grundsätze der medizinischen Wissenschaft, kaum vorkommen. Wohl aber kann sie fahrlässig handeln. Fahrlässig handelt nach der Begriffsbestimmung des § 276 BGB, wer die im Verkehr erforderliche Sorgfalt außer acht läßt. Es reicht also die übliche Sorgfalt nicht aus. Üblich kann nämlich auch schlampiges Arbeiten geworden sein. Vielmehr muß die Krankenschwester die Sorgfalt aufwenden, die von ihr nach dem Stande der medizinischen Wissenschaft als Krankenschwester (nicht etwa nach dem Maßstab, der an einen Arzt anzulegen wäre) gefordert werden kann. Daraus ergibt sich aber für Krankenschwester und Krankenpfleger zugleich die Notwendigkeit, sich *ständig fortzubilden*. Auch für sie bedingt die Betreuung kranker Menschen ein „Studium auf Lebenszeit".

**Beweislast.** Welche Rechtslage entsteht, wenn unklar geblieben ist, ob der beim Patienten entstandene Schaden auf das Verhalten des Krankenpflegepersonals oder auf andere Gründe zurückzuführen ist? Es wird hierzu oft die Ansicht vertreten, der Krankenhausträger bzw. das Krankenpflegepersonal müßten nachweisen, daß der Schaden nicht auf ihrem Verhalten beruhe. Diese Auffassung ist nicht zutreffend. Wer einen *Anspruch geltend macht*, muß grundsätzlich die tatsächlichen Voraussetzungen dieses Anspruchs behaupten und, wenn sie bestritten sind, beweisen. Dieser Grundsatz wird allerdings durch den sog. *Beweis des ersten Anscheins* eingeschränkt. Deuten die Umstände darauf hin, daß der Schaden auf dem Verhalten der Krankenschwester beruht, so wird der ursächliche Zusammenhang zwischen ihrem Verhalten und dem Schaden als gegeben angesehen. Kann die Krankenschwester als angebliche Schädigerin jedoch eine andere Ursache für den Schaden als ernstlich in Betracht kommend geltend machen, so ist der Beweis des ersten Anscheins widerlegt. Nun muß der Geschädigte wieder den vollen Nachweis führen, daß der Schaden auf dem Verhalten des angeblichen Schädigers beruht. Ist jedoch das Verhalten des Schädigers grob regelwidrig gewesen, dann kehrt sich die Beweislast um.

Der Bundesgerichtshof hatte folgenden Fall zu entscheiden: Ein Arzt hatte einen bereits durchgebrochenen Wurmfortsatz operiert. Es kam zu einer Nachblutung im Operationsgebiet, die zum Tode des Patienten führte. Der Arzt hatte das nicht erkannt. Er machte aber geltend, der Patient wäre auch dann verstorben, wenn der Arzt die Nachblutung erkannt und rechtzeitig gehandelt hätte. Diese Behauptung konnte er nicht beweisen. Der BGH meinte, dem Arzt habe die Beweisführung obgelegen, weil er kunstfehlerhaft die Nachblutung nicht erkannt habe. Dies gilt jedoch, wie der BGH in einem anderen Fall unterstrichen hat, nur bei groben Kunstfehlern.

**Aufklärung des Patienten.** Auch nach bürgerlichem Recht ist zu Eingriffen in die Körperintegrität des Patienten grundsätzlich das wirksame Einverständnis des Patienten erforderlich. Dieser muß im allgemeinen über die Bedeutung sowie über mögliche schädliche Folgen des Eingriffs aufgeklärt werden. Über welche Umstände im einzelnen aufzuklären ist, hängt nicht allein von der *Komplikationsdichte* (erfahrungsgemäßer Prozentsatz der auftretenden Komplikationen des Eingriffs) ab. Handelt es sich um einen dringenden Eingriff, der eine umfangreiche Aufklärung nicht zuläßt, so kann summarisch aufgeklärt werden. Soll aber beispielsweise ein kosmetischer Eingriff durchgeführt werden oder ein Eingriff, der nahezu kosmetische Bedeutung hat (z. B. Entfernung von Warzen von der Hand), so ist eine umfassende Aufklärung geboten.

Besondere Schwierigkeiten entstehen dann, wenn es sich um eine sehr schwere Erkrankung handelt, z. B. Krebs.

In einigen Fällen ist die Aufklärung bereits eindeutig medizinisch kontraindiziert (Operation bei Basedow-Psychose); in anderen Fällen kann die volle Aufklärung mindestens zu einer erheblichen Verschlechterung des Gesundheitszustandes des Patienten führen. In derartigen Fällen ist eine volle Aufklärung nicht erforderlich; der Arzt darf die Natur des Krankheitszustandes umschreiben. Wenn aber die volle Aufklärung der einzige Weg ist, um das Einverständnis des Patienten mit dem Eingriff herbeizuführen, so muß grundsätzlich in vollem Umfange aufgeklärt werden. Ein Eingriff in die Körperintegrität des Patienten ohne Aufklärung ist Vertragsverletzung und unerlaubte Handlung. Eine andere Sachlage liegt dann vor, wenn der Patient z. B. bewußtlos ist oder auf die Aufklärung wirksam verzichtet hat. Bei alledem ist zu bedenken, daß der Patient sein Einverständnis nur mit den unvermeidlichen Folgen einer Diagnostik und einer Therapie erklären will, die nach den Grundsätzen der medizinischen Wissenschaft ablaufen. Er ist daher nicht mit Kunstfehlern einverstanden.

**Folgen aus unerlaubten Handlungen.** Für unerlaubte Handlungen seines Personals muß der Krankenhausträger einstehen (§ 831 BGB). Er kann sich jedoch mit dem Hinweis entlasten, daß er bei der Auswahl und Überwachung des Personals die im Verkehr erforderliche Sorgfalt beobachtet habe. Der Entlastungsbeweis des § 831 Abs. 1 S. 1 BGB ist aber z. B. dann nicht geführt, wenn eine Krankenschwester oder ein Krankenpfleger möglicherweise nervenschädigende Mittel bei Kindern intramuskulär injizieren, ohne daß sie für diese Aufgabe besonders angewiesen und belehrt worden sind.

Wenn ein Mitarbeiter „Organ" im Sinne der §§ 31, 89 BGB ist, so haftet der Krankenhausträger dagegen uneingeschränkt. Dies gilt z. B. für den ärztlichen Direktor, nicht unbedingt für Chefärzte. Die Krankenschwester ist dagegen nicht Organ im Sinne dieser Vorschriften.
Wir nehmen an, ein Patient erhebt einen *Schmerzensgeldanspruch* gegen den Krankenhausträger, und zwar aus unerlaubter Handlung (aus Vertrag besteht, wie sich aus § 253 BGB ergibt, kein Schmerzensgeldanspruch), er dringt aber nicht durch, weil der Krankenhausträger den Entlastungsbeweis nach § 831 BGB führen konnte. Der Krankenhausträger konnte nämlich nachweisen, daß er bei der Auswahl und Überwachung seiner Krankenschwestern und Krankenpfleger die im Verkehr erforderliche Sorgfalt beobachtet habe. Dann wird der Patient versuchen, gegenüber den Krankenpflegepersonen selbst Schadensersatz aus unerlaubter Handlung zu erlangen. Im Falle einer unerlaubten Handlung haften zwar Krankenhausträger und Pflegepersonal dem Patienten als Gesamtschuldner, d. h. jeder auf den gesamten Betrag. Vielfach erhebt der Patient aber zunächst einmal gegen den wirtschaftlich stärkeren Krankenhausträger Klage, gegen die Pflegeperson erst dann, wenn er mit seiner Klage gegen den Krankenhausträger keinen Erfolg hatte. Er kann aber auch sofort in einer Klage Krankenhausträger und Pflegeperson gemeinsam in Anspruch nehmen.

Für das Pflegepersonal empfiehlt es sich daher, eine Haftpflichtversicherung in ausreichender Höhe abzuschließen.

Der Anspruch des Patienten gegen die Krankenschwester oder den Krankenpfleger kann sich aus § 823 BGB ergeben. Hat das Krankenpflegepersonal den Körperschaden des Patienten beim Spritzengeben oder bei der Blutentnahme in dem schon behandelten Sinne *schuldhaft* gesetzt, so ist es entsprechend §§ 249 ff. BGB schadensersatzpflichtig und muß dem Patienten außerdem gemäß § 847 BGB Schmerzensgeld zahlen.
Welche Folgen ergeben sich in diesem Fall aus dem Verhältnis von Pflegepersonal und Krankenhausträger? Muß das Pflegepersonal den Schaden endgültig selber tragen? Oder hat der Krankenhausträger ihm den Schaden ganz oder teilweise zu ersetzen?
Hier die Antwort:
Hat das Personal lediglich mit nicht schwerer Schuld gehandelt, so kann es nach der ständigen Rechtsprechung der Arbeitsgerichte verlangen, daß der Krankenhausträger sein Personal entsprechend dem gewohnheitsrechtlich geltenden Gesichtspunkt der „gefahrgeneigten Tätigkeit" von den Ansprüchen des Patienten freistellt oder ihm die bereits an den Patienten gezahlten Beträge erstattet. Von „gefahrgeneigter Tätigkeit" wird gesprochen, wenn aus der Eigenart der Tätigkeit, die vom Arbeitnehmer zu leisten ist, folgt, daß auch der gewissenhafteste Mitarbeiter bei einer Tätigkeit dieser Art mitunter fehlerhaft handelt. Dabei entsteht u. U. ein Schaden, der in keinem Verhältnis zum Entgelt des Arbeitnehmers steht. Es entspricht daher der *Fürsorgepflicht* des Arbeitgebers, den Arbeitnehmer von solchen Schäden jedenfalls dann freizustellen, wenn der Arbeitnehmer nur leicht fahrlässig gehandelt hat. Zu den gefahrgeneigten Tätigkeiten rechnen auch viele heilkundliche Maßnahmen.
Handeln Krankenschwester oder Krankenpfleger dagegen grobfahrlässig, so hat der Personalangehörige grundsätzlich den vollen Schaden des Patienten endgültig zu tragen. Eine grobfahrlässige Handlung liegt vor, wenn die im Verkehr erforderliche Sorgfalt in besonders schwerem Maße verletzt wird, wenn das Personal nicht das beachtet, was im gegebenen Fall jedem einleuchten mußte, wenn schon einfachste ganz naheliegende Überlegungen nicht angestellt worden sind. Doch kommt es – außer bei leichter Fahrlässigkeit – auf die besonderen Umstände des Einzelfalles an, ob das Personal den Schaden ganz oder teilweise tragen muß. Wesentlich ist z. B., ob sich die fehlerhafte Arbeitsmethode im Betrieb eingebürgert hat oder ob der Arbeitgeber es z. B. an der gebotenen Fortbildung des Personals hat fehlen lassen. Allgemein gesprochen sind Gesichtspunkte der Billigkeit und Zumutbarkeit für die Verteilung des Schadens maßgebend.

### 5.1.2 Nichteinwilligung der Eltern

Bei volljährigen Patienten, d. h. bei solchen, die das 18. Lebensjahr vollendet haben, ist eine Zwangsbehandlung nicht zulässig. Die Blutentnahme ist ein Teil der Behandlung. Sonderfälle liegen vor, wenn der Patient kraft Gesetzes (z. B. Gesetz zur Bekämpfung der Geschlechtskrankheiten) oder aus anderen Gründen verpflichtet ist, die Zwangsbehandlung zu dulden. Eine Duldungspflicht folgt aber nicht daraus, daß der Patient ohne den Eingriff mit Sicherheit sterben werde. Auch ob die Entscheidung des Patienten „vernünftig" ist, spielt keine Rolle. Verweigern dagegen *Eltern* die Einwilligung in die Behandlung ihrer minderjährigen Kinder, so kann deren elterliche Gewalt nach § 1666 BGB durch das *Vormundschaftsgericht* eingeschränkt werden, wenn die Entscheidung der Eltern als Mißbrauch der elterlichen Gewalt anzusehen ist. Das Vormundschaftsgericht kann in Eilfällen den Arzt telefonisch ermächtigen, gegen den Willen der Eltern eine dringende lebensrettende Maßnahme durchzuführen.
Handeln Arzt und Krankenschwester oder Krankenpfleger gegen den erklärten Willen personensorgeberechtigter Eltern oder ohne deren Einwilligung, obwohl diese rechtzeitig eingeholt werden konnte, so ist der Eingriff eine ***unerlaubte Handlung***, sofern nicht die elterliche Gewalt nach § 1666 BGB eingeschränkt worden ist. Diese unerlaubte Handlung verpflichtet auch dann zum Schadensersatz, wenn Diagnostik und Therapie nach den Grundsätzen der medizinischen Wissenschaft durchgeführt worden sind. Die Einwilligung des Minderjährigen allein reicht grundsätzlich nicht aus.

### 5.1.3 Nichteinwilligung des Minderjährigen

Das fehlende Einverständnis des minderjährigen Patienten ist strafrechtlich und zivilrechtlich bedeutungslos, wenn die personensorgeberechtigten Eltern mit dem Eingriff nach wirksamer Aufklärung einverstanden sind. Das folgt aus dem Personensorgerecht (§ 1626 BGB), kraft dessen die Eltern berechtigt und verpflichtet sind, für ihr minderjähriges Kind zu sorgen. Dazu sind sie aber nur in der Lage, wenn sie

notfalls ihr Kind auch gegen dessen Willen durch einen Arzt behandeln lassen können.
Liegt ein *Mißbrauch* der elterlichen Gewalt vor, ist § 1666 BGB maßgebend, d. h., das Vormundschaftsgericht kann die elterliche Gewalt einschränken. Diese Maßnahme könnte auch das minderjährige Kind selbst anregen.
Hat nur der Minderjährige nach hinreichender Aufklärung sein Einverständnis mit dem Eingriff erklärt, so reicht dieses Einverständnis strafrechtlich kraft Gewohnheitsrecht aus, wenn der Minderjährige bereits hinreichend reif war, um Wesen, Bedeutung des Eingriffs und die Folgen der Maßnahme beurteilen zu können. Die Erreichung eines bestimmten Alters allein reicht nicht aus, um zu dem Schlusse zu kommen, der Minderjährige habe wirksam eingewilligt.
Ist die Einwilligung des Minderjährigen strafrechtlich wirksam, so können Krankenschwester und Krankenpfleger nicht wegen Körperverletzung bestraft werden. Sie müssen aber grundsätzlich mit Ansprüchen aus unerlaubter Handlung rechnen, wenn das Einverständnis personensorgeberechtigter Eltern fehlt.

## 5.2 Fehlerhafte Injektion

*Der Fall.* Eine Krankenschwester hat auf Anweisung des behandelnden Arztes einem Patienten Kurzzeitnarkosemittel in die Ellenbeuge gespritzt. Dabei hat sie das Mittel in die Arterie statt in die Vene injiziert. Auf der Gebrauchsanweisung des Mittels war vermerkt, das Mittel sei absolut arterienunverträglich; es drohe ein fast sicherer Totalverlust des betreffenden Gliedes, wenn das Mittel in die Arterie gelange. Es kam zum Absterben des Armes. Dieser mußte nunmehr operativ entfernt werden.
Vor der Injektion hatte der Arzt erklärt, er übernehme die volle Verantwortung. Arzt und Krankenschwester war unbekannt, daß man bei einer Injektion in die Ellenbeuge in die Arterie gelangen könne.
*Diskussion des Falls.* Die Krankenschwester verstieß nicht gegen § 5 des Heilpraktikergesetzes, als sie das Mittel injizierte, denn sie handelte auf Anweisung des Arztes, d. h. unselbständig. Durch die Injektion hat die Krankenschwester die Körperverletzung des Patienten (Absterben des Armes) verursacht. Handelte sie fahrlässig? Da der Arzt die Krankenschwester angewiesen hatte, in die Ellenbeuge zu spritzen, war die Schwester entlastet. Sie muß die anatomischen Verhältnisse in der Ellenbeuge nicht besser kennen als der Arzt. Der Arzt konnte ihr zwar durch seine Erklärung, er übernehme die volle Verantwortung, das strafrechtliche Risiko nicht abnehmen; die Krankenschwester durfte sich aber darauf verlassen, daß der Arzt sie fachlich richtig anwies. Kenntnisse wie ein Arzt muß die Krankenschwester auf dem Gebiet der Heilkunde nicht haben. Sie hat daher, als sie entsprechend der Anweisung des Arztes handelte, die Sorgfalt aufgewandt, zu der sie nach ihren Kenntnissen und Fähigkeiten in der Lage war. Vertragliche Ansprüche hat der Patient nur gegen den Krankenhausträger. Ansprüche aus unerlaubter Handlung gegen die Krankenschwester hat der Patient ebenfalls nicht, denn sie hat, als sie entsprechend der Anweisung des Arztes handelte und dabei davon ausging, in der Ellenbeuge könne sie an keine Arterie gelangen, nicht die im Verkehr erforderliche Sorgfalt außer acht gelassen.

## 5.3 Unterlassene Hilfeleistung

*Der Fall.* Ein Chirurg hatte seinen beiden in der Anästhesie erfahrenen Krankenschwestern freigegeben, weil er meinte, die nächste anstehende Operation auch ohne ihre Hilfe durchführen zu können. Als er aber an die Operation heranging, wurde er anderen Sinnes und verlangte von der Oberin Krankenschwestern zur Mitwirkung bei der Anästhesie. Die Oberin wies zutreffend darauf hin, daß Krankenschwestern, die in der Anästhesie hinreichend erfahren seien, nicht zur Verfügung stünden. Der Chirurg erklärte daraufhin, irgendeine Krankenschwester solle mitwirken, er übernehme die volle Verantwortung. Alle vom Chirurgen angesprochenen Krankenschwestern weigerten sich. Daraufhin führte der Chirurg mit einer Stationshilfe zusammen die Operation durch. Der Patient hätte noch in ein anderes Krankenhaus transportiert werden können, wo ein Anästhesist zur Verfügung stand. Gegen verschiedene Krankenschwestern wurden Verfahren wegen Verstoßes gegen den § 323 c StGB in Gang gebracht.
*Diskussion des Falls.* § 323 c (unterlassene Hilfeleistung) lautet: Wer bei Unglücksfällen oder gemeiner Gefahr oder Not nicht Hilfe leistet, obwohl dies erforderlich und ihm den Umständen nach zuzumuten, insbesondere ohne erhebliche eigene Gefahr und ohne Verletzung anderer wichtiger Pflichten möglich ist, wird mit Freiheitsstrafe bis zu einem Jahr oder mit Geldstrafe bestraft.
Dieser Paragraph wendet sich nicht etwa nur an einen Arzt, sondern an jeden Bürger, bei dem die Voraussetzungen für eine derartige Hilfeleistung erfüllt sind. Die Krankenschwestern konnten daher an sich gegen § 323 c StGB verstoßen, als sie sich weigerten, an der Operation mitzuwirken. Sie haben sich für ihre Weigerung darauf berufen, daß sie in der Anästhesie nicht hinreichend erfahren seien. Damit trugen sie dem schon behandelten Grundsatz Rechnung, daß keine Krankenschwester und kein Krankenpfleger Aufgaben übernehmen sollen, denen sie nicht gewachsen sind. Daran ändert der Hinweis des Arztes (hier des Chirurgen) nichts, er

übernehme die volle Verantwortung. Strafrechtlich kann der Arzt damit der Krankenschwester die Verantwortung nicht abnehmen.
Ein Sonderfall ist allerdings gegeben, wenn die Voraussetzungen des § 323 c StGB erfüllt sind. Dies wäre in unserem Beispiel der Fall gewesen, wenn die Operation sofort hätte durchgeführt werden müssen, um das Leben des Patienten zu retten, in der Anästhesie erfahrene Mitarbeiter nicht zur Verfügung gestanden hätten und die Zeit auch nicht mehr gereicht hätte, um den Patienten zu verlegen oder derartige qualifizierte Mitarbeiter herbeizuholen. Dann wäre die Mitwirkung der in der Anästhesie nicht erfahrenen Krankenschwestern erforderlich gewesen, um einen Unglücksfall im Sinne des § 323 c StGB, nämlich die akute Lebensgefahr des Patienten, zu beseitigen. In unserem Falle war dagegen die Mitwirkung der in der Anästhesie unerfahrenen Krankenschwestern gerade nicht im Sinne des § 323 c StGB erforderlich. Der Patient hätte nämlich noch in ein Krankenhaus verlegt werden können, in dem zur Durchführung der Operation ein Anästhesist zur Verfügung stand. Wer dagegen, weil seine Mithilfe zur Abwendung eines Unglücksfalls erforderlich ist, unter den gegebenen Umständen tat, was er nach seinen Kenntnissen und Fähigkeiten zu leisten vermag, erfüllt nicht nur seine Hilfeleistungspflicht nach § 323 c StGB, er macht sich auch nicht der fahrlässigen Körperverletzung schuldig, wenn er den Patienten dabei unvermeidbar körperlich verletzt. Die Krankenschwestern hätten daher der Aufforderung des Chirurgen, bei der Operation mitzuwirken, dann folgen müssen, wenn nur so der Patient zu retten war. Sonst hätten sie sich der unterlassenen Hilfeleistung schuldig gemacht, vorausgesetzt, sie hätten erkannt, daß ihre Mithilfe erforderlich war.

## 5.4 Herausgabeanspruch auf ärztliche Unterlagen

*Der Fall.* Eine Krankenschwester wird von einem Patienten gebeten, ihm eine ihn betreffende Röntgenaufnahme herauszugeben; er habe diese Röntgenaufnahme schließlich bezahlt.

*Diskussion des Falls.* In der Praxis wird die Krankenschwester den Patienten regelmäßig an den Arzt verweisen. Es ist jedoch nützlich, wenn sie die Rechtslage kennt.
Ein Herausgabeanspruch des Patienten könnte begründet sein, weil entweder der Patient Eigentümer der Röntgenaufnahme ist oder der Arzt ihm kraft Vertrages zur Herausgabe verpflichtet ist oder schließlich im Hinblick auf § 810 BGB. Unter keinem dieser Gesichtspunkte besteht aber eine Herausgabepflicht. Der Patient ist *nicht* Eigentümer der Röntgenaufnahme geworden. Der Arzt hat ihm die Aufnahme nicht nach §§ 929 ff. GBG übergeben und übereignet. Er hat die Aufnahme für diagnostische Zwecke angefertigt. Sie soll regelmäßig Bestandteil der Krankengeschichte bleiben und steht im Eigentum des Krankenhausträgers. Die Voraussetzungen eines vertraglichen Herausgabeanspruchs wären nur dann erfüllt, wenn der Arzt den Krankenhausträger wirksam verpflichtet hätte, dem Patienten die Röntgenaufnahme herauszugeben. Eine solche Vereinbarung kann getroffen werden.
Der Anspruch ergibt sich aber nicht ohne besondere Abrede, etwa aus § 667 oder aus § 242 BGB. Aus dem rechtlichen Gesichtspunkt von Treu und Glauben (§ 242 BGB) könnte allerdings folgen, daß die Röntgenaufnahme vorübergehend einem anderen Arzt zur Verfügung gestellt werden muß, bei dem sich der Patient nach der Entlassung aus dem Krankenhaus in Behandlung befindet, dies etwa dann, wenn dem Patienten dadurch die Belastung durch eine erneute Röntgenaufnahme erspart bleibt.
Schließlich kann der Anspruch nicht aus § 810 BGB abgeleitet werden, da die Röntgenaufnahme keine Urkunde im Sinne dieser Vorschrift ist.
Die Krankenschwester wird daher, wie gesagt, den Patienten an den behandelnden Arzt verweisen. Dieser wird für den Krankenhausträger, der Eigentümer der Röntgenaufnahme ist, lediglich der vorübergehenden Überlassung der Aufnahme an einen anderen Arzt zustimmen können, wenn dies im Interesse des Patienten geboten ist.

## 5.5 Auskunft an Familienmitglieder

*Der Fall.* Eine Ehefrau besucht ihren erkrankten Mann im Krankenhaus und fragt die Krankenschwestern nach dem Befinden ihres Mannes.

*Diskussion des Falls.* Hierzu lautet § 203 StGB wie folgt:

(1) Wer unbefugt ein fremdes Geheimnis, namentlich ein zum persönlichen Lebensbereich gehörendes Geheimnis oder ein Betriebs- oder Geschäftsgeheimnis offenbart, das ihm
   1. als Arzt, Zahnarzt, Tierarzt, Apotheker oder Angehöriger eines anderen Heilberufs, der für die Berufsausübung oder Führung der Berufsbezeichnung eine staatlich geregelte Ausbildung erfordert, ... anvertraut worden oder sonst bekannt geworden ist, wird mit Freiheitsstrafe bis zu einem Jahr oder mit Geldstrafe bestraft.

(3) Den im Abs. 1 Genannten stehen ihre berufsmäßig tätigen Gehilfen und die Personen gleich, die bei ihnen zur Vorbereitung auf den Beruf tätig sind. Den in Abs. 1 und den in Satz 1 Genannten steht nach dem Tode des zur Wahrung des Geheimnisses Verpflichteten ferner

gleich, wer das Geheimnis von dem Verstorbenen oder aus dessen Nachlaß erlangt hat.

(4) ...

(5) ...

Krankenschwester und Krankenpfleger sind Angehörige eines Heilberufs, der eine staatlich geregelte Ausbildung erfordert. Sie dürfen nach dem Krankenpflegegesetz die Krankenpflege unter der Bezeichnung Krankenschwester oder Krankenpfleger nur dann ausüben, wenn sie eine entsprechende Erlaubnis erhalten haben. Diese erlangen sie grundsätzlich nur nach einer im Krankenpflegegesetz und der dazu ergangenen Prüfungsordnung geregelten Ausbildung und staatlichen Prüfung. Krankenschwester und Krankenpfleger fallen damit bereits unter § 203 Abs. 1 StGB. Sie unterliegen derselben Verschwiegenheitspflicht wie die Ärzte. Dazu gehört, daß sie auch im Falle der Anfrage eines Ehepartners des Patienten nicht von vornherein Auskünfte geben dürfen.

Vielfach werden sie den Ehepartner an den Arzt verweisen. Unter Umständen haben sie klare Anweisung vom Arzt, selbst keine Auskünfte zu geben, und müssen sich dann an diese Anweisung halten. Haben sie freie Hand, so sollten sie doch in allen Zweifelsfällen die Anfragenden an den behandelnden Arzt verweisen.

Besonders vorsichtig sollten sie sein, wenn sie um telefonische Auskunft gebeten werden.

Zu den Geheimnissen, die nach § 203 StGB nicht offenbart werden dürfen, kann bereits die Frage gehören, ob sich der Patient im Krankenhaus befindet.

An die Krankenschwester werden immer wieder einmal Fragen gestellt werden, die sie kraft ihrer Sachkunde ohne weiteres beantworten könnte, sofern dem nicht § 203 StGB entgegensteht. Wenn es auch keine *selbstverständliche Auskunftsbefugnis* gegenüber Verwandten oder Eheleuten des Patienten gibt, so kann sich diese Befugnis aber aus den Umständen des Einzelfalles ergeben. Besteht z. B. ein sehr inniges Verhältnis zwischen dem Patienten und seiner Frau, so läßt sich daraus unter Umständen entnehmen, daß der Patient stillschweigend mit der Erteilung der Auskunft einverstanden ist. Doch gibt es auch unter solchen Umständen Tatsachen, die man selbst der engsten Familie gegenüber geheimhalten will. Handelt es sich z. B. um eine Geschlechtskrankheit oder um die Folgen eines schimpflichen Verhaltens, so liegt dies auf der Hand. Es gehört aber auch in anderen Fällen viel Fingerspitzengefühl dazu, um zu erkennen, wieweit der Patient mit der Auskunftserteilung einverstanden ist. In Zweifelsfällen sollte man ihn fragen.

Schwierig ist es, wenn dem Patienten die Tatsache, um die es geht, selbst nicht bekannt ist, z. B. eine Krebskrankheit, und die Familie unterrichtet werden muß, der Patient aber von dieser Krankheit nichts erfahren soll. Hier wird der mutmaßliche Wille des Patienten als ausreichend angesehen, oder es wird bereits aus den genannten Umständen (sehr herzliches Verhältnis des Patienten zu seiner Familie) geschlossen werden können, daß er sie in den Kreis derer, die zum Wissen berufen sind, einreihen möchte.

Ein „Offenbaren" im Rechtssinn liegt nur dann vor, wenn das Geheimnis aus dem Kreise derer, die zum Wissen berufen sind, herausgetragen werden soll. Es ist grundsätzlich Sache des Patienten, diesen Kreis festzulegen.

Die Schweigepflicht des § 203 StGB gilt entgegen einer nicht selten in der Praxis anzutreffenden Überzeugung grundsätzlich auch im Verhältnis zwischen Ärzten und Krankenschwestern untereinander. Im Krankenhaus bestehen jedoch sachliche Besonderheiten. Zwangsläufig hat sich der Patient durch die Aufnahme in das Krankenhaus *allen* Mitarbeitern des Hauses anvertraut, die im Interesse seiner Heilung tätig werden, somit auch allen Krankenschwestern und Krankenpflegern. Geht ein Patient zu einem niedergelassenen Arzt, so findet er dessen Praxis in bestimmter Weise organisiert und mit Personal ausgestattet, dem er sich im Hinblick auf die Behandlung anvertraut. Das gleiche Verhältnis gilt sinngemäß auch im Krankenhaus. Allerdings ist damit noch keine Rechtfertigung dafür gegeben, daß eine Krankenschwester Feststellungen über eine psychotherapeutische Behandlung eines Patienten ihrer Freundin, einer Krankenschwester im selben Krankenhaus, mitteilt. Derartige Gespräche sind dann, wenn dabei die Identität des Patienten ersichtlich wird, nur zulässig, wenn dies im Interesse der Betreuung des Patienten erforderlich ist.

Anders verhält es sich bei der sog. *abstrakten Fallerörterung* ohne Namensnennung des Patienten. Auch gegenüber einem Arbeitskollegen des Patienten ist bei der Auskunftserteilung Vorsicht geboten. Er kann beispielsweise für den Arbeitgeber Feststellungen treffen wollen. Eine solche Auskunft wäre auch dann nicht berechtigt, wenn der Patient selbst verpflichtet wäre, dem Arbeitgeber Aufschluß über seinen Krankheitszustand zu geben. Will der Arbeitgeber diese Auskunft einziehen, so muß er sich an den auskunftspflichtigen Patienten wenden oder dessen Einverständnis zur Erteilung der Auskunft einholen.

### 5.5.1 Auskunft über minderjährige Patienten an die Eltern bei fehlender Einwilligung des Minderjährigen

*Der Fall.* Der Patient ist minderjährig. Seine Eltern bitten die Krankenschwester (den Arzt) um Auskunft über seinen Gesundheitszustand. Der Patient hat eine Syphilis. Er hat auf Nachfrage erklärt, er sei mit der Erteilung einer Auskunft an seine Eltern *nicht* einverstanden. Gleichwohl wird die Auskunft erteilt.

*Diskussion des Falls.* Ausgangspunkt der rechtlichen Betrachtung ist, daß zwischen dem Arzt und dem Minderjährigen ein Vertrauensverhältnis begründet worden ist, welches durch § 203 StGB geschützt wird. Der Arzt ist daher dem Minderjährigen grundsätzlich verpflichtet, Dritten gegenüber verschwiegen zu sein. Gilt diese Verschwiegenheitspflicht auch gegenüber den Eltern? Diese Ansicht wird oft vertreten. Ich halte sie für unzutreffend. Nach § 1626 BGB haben die Eltern das Recht und die Pflicht, für die Person des Kindes zu sorgen. Aus diesem Personensorgerecht heraus dürfen die Eltern Arzt und Pflegepersonal um Auskunft bitten. Ihnen kann Auskunft erteilt werden, ohne gegen § 203 StGB zu verstoßen; doch besteht damit noch keine *Verpflichtung* zur Erteilung der Auskunft. In allen Fällen, in denen

Arzt oder Pflegepersonal Auskunft erteilen sollen, muß zwischen folgenden Fallgruppen unterschieden werden.

- Arzt und Pflegepersonal dürfen die gewünschte Auskunft nicht erteilen, weil sie sich andernfalls strafbar machen (§ 203 StGB). Beim Arzt kann darüber hinaus ein Verstoß gegen Standesrecht in Betracht kommen, der mit einem berufsgerichtlichen Verfahren geahndet werden kann.
- Arzt und Pflegepersonal dürfen Auskunft erteilen, ohne sich dadurch strafbar zu machen, sie sind aber zur Erteilung der Auskunft *nicht verpflichtet*. Beispiele: Auskunft an die Eltern über ihre minderjährigen Kinder; Mitteilung an das Kraftfahrt-Bundesamt, der Patient sei fahruntüchtig, damit das Kraftfahrt-Bundesamt die Fahrerlaubnis entzieht; Anzeige wegen Kindesmißhandlung.
- Es besteht eine Rechtspflicht, die Mitteilung zu machen, z. B. nach dem Bundes-Seuchengesetz.

Arzt und Pflegepersonal *müssen* Auskunft *nur* in solchen Fällen erteilen, in denen ihnen dies rechtswirksam vorgeschrieben ist oder aus dem Verhältnis zwischen dem Auskunft Erbittenden und der Auskunftsperson folgt, z. B. aus dem Verhältnis von Gericht und gerichtlichem Sachverständigen. Selbst wenn aber, wie regelmäßig, die Eltern den Behandlungsvertrag für den Minderjährigen abgeschlossen haben, folgt daraus für Arzt und Pflegepersonal keine *Verpflichtung* zur Erteilung von Auskünften, denn den Vertrag haben die Eltern nur deshalb abgeschlossen, weil der Minderjährige sich in der Regel nicht selbst vertraglich verpflichten kann (§§ 107 ff. BGB). Die Eltern mögen sich ggf. an ihr Kind wenden, wenn sie Auskunft haben wollen, oder dieses bestimmen, daß es der Erteilung der Auskunft an die Eltern zustimmt. Die hier vertretene Rechtsauffassung führt mithin für die Praxis nicht zu Schwierigkeiten, weil sie alle Möglichkeiten offen läßt. *Achtung:* Eine Verletzung der Schweigepflicht kann auch bürgerlich-rechtlich zum Schadenersatz verpflichten, wenn dem Patienten durch die unerlaubte Auskunft ein Schaden entsteht.

## 5.6 Testament, Nottestament

*Der Fall.* Ein im Krankenhaus liegender schwerkranker Patient will nachts plötzlich sein Testament machen. Er will, wie er auf Befragen sagt, seine Wirtschafterin und eine der Krankenschwestern, die ihn besonders nett betreut hätte, zu seinen Erben einsetzen. Die Nachtschwester ist diesem zur Unzeit geäußerten Wunsch gegenüber ratlos. Sie veranlaßt daher nichts. Der Patient stirbt noch in derselben Nacht, ohne ein Testament hinterlassen zu haben. Was hätte die Schwester tun können?

*Diskussion des Falls.* Der Patient konnte sein Testament privatschriftlich (§ 2247 BGB) errichten. Hierzu wäre erforderlich gewesen, daß er eine eigenhändig geschriebene und unterschriebene Erklärung (also keinesfalls teilweise von jemand anders oder mit der Maschine geschrieben!) abgegeben hätte. Diese Erklärung hätte in kürzester Form lauten können: „Mein letzter Wille! Meine Erbinnen sollen sein: zu 3/4 meine Wirtschafterin, zu 1/4 die Krankenschwester K., X-Stadt, den... Unterschrift". Im Hinblick auf das Erfordernis der „Eigenständigkeit" wäre es nur dann zulässig gewesen, dem Patienten die Hand zu führen, wenn die Schriftzüge gleichwohl noch als solche des Erblassers hätten angesehen werden können. Wenn der Patient nicht mehr schreiben konnte oder zur Errichtung eines eigenhändigen Testamentes zu ungeschickt war (das Testament sollte z. B. einen sehr verwickelten Inhalt haben), so hätte die Nachtschwester versuchen können, einen Notar herbeizurufen, der *verpflichtet* gewesen wäre, dem Ruf zu folgen. Dagegen bestand weder für die Krankenschwester noch den Krankenhausträger die Verpflichtung, den Patienten in der Abfassung des Testaments zu beraten.

Ist kein Notar erreichbar, so kommt wegen der nahen Todesgefahr des Patienten die Errichtung eines *Nottestaments* vor dem Bürgermeister (§ 2249 BGB) in Betracht. Dieser müßte zur Beurkundung des Testaments zwei Zeugen beiziehen. Angenommen, auch der Bürgermeister ist nicht erreichbar, dann kommt ein sog. *Dreizeugentestament* (§ 2250 Abs. 2 BGB) in Betracht. Der Patient muß sich dann in so naher Todesgefahr befinden, daß voraussichtlich auch die Errichtung eines Bürgermeistertestaments nicht mehr möglich ist. In unserem Beispiel war dies der Fall; doch reicht es für die Gültigkeit des Testaments aus, daß die drei Zeugen der begründeten Ansicht sind, diese Voraussetzung liege vor. Die drei Zeugen müssen gemeinsam anwesend sein, während der Erblasser seine Erklärung abgibt. Der Patient muß seinen letzten Willen durch mündliche Erklärung vor den drei Zeugen äußern. Über diese Erklärung muß (§ 2250 Abs. 3 S. 1 BGB) eine Niederschrift aufgenommen werden. Die Niederschrift muß dem Patienten vorgelesen, von ihm genehmigt sowie unterschrieben werden. Desgleichen müssen die drei Zeugen unterschreiben (§ 2250 Abs. 3 S. 2 BGB i. V. mit § 13 Abs. 1, 3 S. 1 des Beurkundungsgesetzes). Wenn der Erblasser nicht unterschreiben kann, dann wird die Unterschrift des Patienten durch die Feststellung der Angabe des Patienten ersetzt, daß er nicht unterschreiben kann, oder durch die Überzeugung der drei Zeugen, daß der Erblasser nicht unterschreiben konnte. Will der Erblasser in dem Dreizeugentestament einen der Zeugen bedenken, so ist dieser Zeuge von der Mitwirkung an der Testamentserrichtung ausgeschlossen (§ 2250 Abs. 3 BGB i. V. mit § 7 des Beurkundungsgesetzes).

- Jede Krankenhausleitung sollte die organisatorischen Vorkehrungen treffen, damit ein derartiges Dreizeugentestament errichtet werden kann. Dazu gehört, daß ein Muster für ein solches Testament vorliegt.

**Muster eines Dreizeugentestamentes.** „Nottestament des Herrn P. in... vor drei Zeugen.

Geschehen in... im... Krankenhaus am... um... Uhr. Als Testamentszeugen sind anwesend: 1. A, 2. B., 3. C. Diese drei Zeugen befinden sich in Zimmer Nr.... wo Herr P., geboren am..., in..., wohnhaft in..., krank liegt. Herr P. will im Hinblick auf seinen sehr ernsthaften Zustand ein Dreizeugentestament errichten. Nach der Überzeugung der drei Zeugen ist mit dem Ableben des Herrn P. eher zu rechnen, als die Errichtung eines notariellen Testaments oder eines Bürgermeistertestaments möglich sein wird. Der Erblasser ist jedoch bei klarem Bewußtsein und testierfähig. Ihm ist bekannt, daß dieses Dreizeugentestament nur drei Monate Gültigkeit hat, gerechnet von dem Zeitpunkt, in dem der Erblasser wieder imstande ist, ein Testament vor einem Notar zu errichten. Der Erblasser erklärt, daß er nicht mehr schreiben (und ggf. unterschreiben) kann. Die drei Zeugen sind von der Richtigkeit dieser Angabe überzeugt. Der Erblasser erklärt hierauf den drei Zeugen seinen letzten Willen mündlich wie folgt: (Es folgt der Wortlaut des letzten Willens. In unserem Beispiel würde er lauten: ‚Meine Erbinnen sollen sein: zu 3/4 meine Wirtschafterin, zu 1/4 die Krankenschwester K.') Der Erblasser wünscht, daß dieses Testament bei dem Amtsgericht in ... in besondere amtliche Verwahrung gegeben, der Hinterlegungsschein ihm (oder an die vom Erblasser sonst zu bestimmende Adresse) übersandt wird. Im Kosteninteresse gibt er den Geschäftswert mit ... DM an. Vorstehende Niederschrift wurde dem Erblasser wörtlich vorgelesen, von ihm genehmigt und von ihm (sofern der Erblasser noch unterschreiben kann) und von den drei Zeugen, die während der ganzen Verhandlung ununterbrochen zugegen waren, eigenhändig wie folgt unterschrieben. Es folgen die Unterschriften des Erblassers (sofern dieser noch unterschreiben kann) und der Zeugen A., B. und C."

## 5.7 Zurücknahme der Berufserlaubnis unter der Bezeichnung Krankenschwester

*Der Fall.* Eine Krankenschwester erhält von der zuständigen Behörde den Bescheid, ihr werde hiermit die Erlaubnis zur Ausübung der Krankenpflege unter der Bezeichnung „Krankenschwester" zurückgenommen, weil sie wegen einer geistigen Erkrankung die zur Ausübung der Krankenpflege erforderliche Eignung nicht mehr besitze. Welche Rechtslage ist dadurch entstanden?

*Diskussion des Falls.* Nach § 3 Abs. 3 des Krankenpflegegesetzes kann die Erlaubnis, die Krankenpflege unter der Bezeichnung „Krankenschwester" auszuüben, widerrufen werden, wenn die Schwester wegen eines körperlichen Gebrechens, wegen einer Schwäche ihrer geistigen und körperlichen Kräfte oder wegen einer Sucht die für die Ausübung ihres Berufs erforderliche Eignung nicht mehr besitzt. Die zuständige Behörde nimmt in einem solchen Fall die Erlaubnis durch einen Bescheid zurück, der ein belastender Verwaltungsakt ist. Der Bescheid wird in der Regel mit einer *Rechtsmittelbelehrung* versehen sein, aus der ersichtlich ist, ob die Schwester dagegen Widerspruch oder Klage im Verwaltungsstreitverfahren erheben kann. Fehlt die Rechtsmittelbelehrung, so läuft die Frist zur Einlegung des Rechtsbehelfs ein Jahr nach Zustellung, Eröffnung oder Verkündung des Bescheids (§ 58 Abs. 2 der Verwaltungsgerichtsordnung) ab. Die *Einlegung* des Rechtsbehelfs durch die Schwester hat gemäß § 80 Abs. 1 der Verwaltungsgerichtsordnung *aufschiebende Wirkung*, d. h., es wird so angesehen, als sei die Erlaubnis noch nicht widerrufen worden. Die Schwester darf weiterhin unter der Bezeichnung „Krankenschwester" die Krankenpflege ausüben.

Will die Behörde diese Wirkung des Rechtsbehelfs ausschließen, so müßte sie gemäß § 80 Abs. 2 Nr. 4 der Verwaltungsgerichtsordnung die *sofortige Vollziehung* ihres Bescheides im öffentlichen Interesse anordnen. Gegen eine derartige Anordnung der sofortigen Vollziehung des Bescheides kann die Schwester beim Gericht der Hauptsache, also dem zuständigen Verwaltungsgericht, beantragen, die *aufschiebende Wirkung des Rechtsbehelfs wieder herzustellen* (§ 80 Abs. 5 der Verwaltungsgerichtsordnung). Dieser Antrag kann schon vor der Erhebung der Anfechtungsklage gegen den belastenden Verwaltungsakt selbst gestellt werden. Entspricht das Gericht dem Antrag, so hat der Rechtsbehelf wiederum aufschiebende Wirkung, d. h., die Schwester kann weiterhin die Krankenpflege unter der Bezeichnung „Krankenschwester" ausüben.

Die Aussichten des Rechtsbehelfs (des Widerspruchs, der Klage) sind davon abhängig, ob die Behörde den Gesundheitszustand der Schwester und dessen Auswirkungen auf ihre Eignung, die Krankenpflege auszuüben, zutreffend beurteilt hat.

Ist die Erlaubnis zur Ausübung der Krankenpflege unter der Bezeichnung „Krankenschwester" widerrufen worden, so darf die Krankenschwester die Krankenpflege auch weiterhin ausüben, jedoch nicht unter der Bezeichnung „Krankenschwester". Übt sie jedoch weiterhin die Krankenpflege aus und entsteht dadurch eine konkrete Gefahr für die öffentliche Sicherheit, weil z. B. ihren Patienten Gesundheitsgefahren drohen, so kann ihr die zuständige Behörde die Ausübung der Krankenpflege schlechthin verbieten. Auch gegen diesen Bescheid, der ebenfalls ein belastender Verwaltungsakt ist, könnte sich die Schwester mit dem zulässigen Rechtsbehelf (Widerspruch, Klage) wenden.

### Weiterführende Literatur

Bosch, E., J. Schmidt: Einführung in das verwaltungsgerichtliche Verfahren, 4. Aufl. Kohlhammer, Stuttgart 1988

Heinze, M., H. Jung: Die haftungsrechtliche Eigenverantwortlichkeit des Krankenpflegepersonals in Abgrenzung zur ärztlichen Tätigkeit. Medizinrecht (1985) 62

Kierski, W.-S.: Rechtskunde für medizinische und pharmazeutische Assistenzberufe, 2. Aufl. Hirzel, Stuttgart 1981

Narr, H.: Ärztliches Berufsrecht, 2. Aufl. Deutscher Ärzteverlag, Köln 1977, Stand Jan. 1988

Palandt, O.: Bürgerliches Gesetzbuch. Kommentar 52 Aufl. Beck, München 1993

Peter: Arbeitsteilung im Krankenhaus aus strafrechtlicher Sicht 1992

Schell: Injektionsproblematik aus rechtlicher Sicht, 3. Aufl. 1993

Schenke: Verwaltungsprozeßrecht 1993

Schönke, A., H. Schröder: Strafgesetzbuch. Kommentar, 24. Aufl. Beck, München 1991

Schöpe: Die neue „alte" Arbeitnehmerhaftung des BAG. Monatsschrift für Deutsches Recht 1995, 135

# 6 Berufe des Gesundheitswesens

W. Bachmann

**Lernziel**

Im Gesundheitswesen sind Angehörige verschiedener akademischer und nichtakademischer Berufe tätig. Je weiter Spezialisierung und technische Entwicklung in der Medizin fortschreiten, desto größer wird die Zahl.
In diesem Kapitel werden die Grundzüge des Berufsrechts und der jeweiligen Berufsinhalte dargestellt, wobei neben den medizinischen Berufen im engeren Sinne auch Berufe aus Grenzbereichen berücksichtigt werden. Vollständigkeit ist nach Lage der Dinge nicht möglich, aber auch gar nicht erforderlich.
Auf dieser Basis soll der Lernende vor allem

- die für ihn notwendigen Kenntnisse des formellen und materiellen Berufsrechts erwerben;
- wissen, daß es sich bei den nichtakademischen Berufen in der Regel lediglich um Bezeichnungsschutz handelt;
- wissen, in welchen Berufen es sog. vorbehaltene Tätigkeiten gibt;
- fachliche Wechselbeziehungen zwischen den einzelnen Berufen schildern können;
- ein eigenes Rollenverständnis entwickeln;
- Notwendigkeit und Wert kollegialer und gleichberechtigter Zusammenarbeit aller im Gesundheitswesen Tätigen erkennen können.

## 6.1 Einleitung

Die Zahl unterschiedlicher Berufe im Gesundheitswesen nimmt kontinuierlich zu. Für einige dieser Berufe gibt es landesrechtliche Regelungen. Bei dem Bedarf nach einer bundesweiten Regelung macht der Bundesgesetzgeber von seiner Gesetzgebungsbefugnis Gebrauch. Berufsbezeichnung, Ausbildung und Prüfung sind dann bundeseinheitlich geregelt, landesrechtliche Bestimmungen gegenstandslos geworden.
Bei den Berufen des Gesundheitswesens wurde bis vor kurzem zwischen Heilberufen und Heilhilfsberufen unterschieden. Inzwischen ist jedoch im Bereich der Heilhilfsberufe eine Emanzipation erfolgt. Ihre Angehörigen verstehen sich zu Recht nicht mehr als Gehilfen des Arztes, sondern als Mitarbeiter, die innerhalb des von ihrer Berufsausbildung vorgegebenen Rahmens weitgehend selbständig, nicht ersetzbar, somit gleichberechtigt sind und vollwertig neben dem Arzt stehen. Diesem veränderten Rollenverständnis muß auch in der Berufsbezeichnung Rechnung getragen werden. Es wird deshalb anstatt von Heilberufen und Heilhilfsberufen besser von akademischen und nichtakademischen Berufen des Gesundheitswesens gesprochen. Auch der Ausdruck „Medizinalfachberufe“ ist gebräuchlich.
Unter Heilkunde im rechtlichen Sinn wird jede berufs- oder gewerbsmäßig vorgenommene Tätigkeit zur Feststellung, Heilung oder Linderung von Krankheiten, Leiden oder Körperschäden beim Menschen verstanden. Zur uneingeschränkten Ausübung der Heilkunde in diesem umfassenden Sinne sind nur approbierte oder diesen gleichgestellte Ärzte berechtigt.
Daneben gibt es Personen, die, ohne Arzt zu sein, berufsmäßig mit staatlicher Erlaubnis die Heilkunde mit Einschränkung ausüben dürfen, die Heilpraktiker.
Die Ausübung der Zahnheilkunde, die berufsmäßige, auf wissenschaftliche Erkenntnis gegründete Feststellung, Behandlung und Verhütung von Zahn-, Mund- und Kieferkrankheiten, ist außer Zahnärzten nur Ärzten gestattet.
Die Angehörigen der nichtakademischen Berufe des Gesundheitswesens üben dagegen keine Heilkunde im eingangs zitierten Sinne aus. Sie haben vielmehr festumrissene, durch ihre Ausbildung vorgegebene Aufgaben, welche die Arbeit des Arztes unterstützen oder ergänzen oder die der Arzt nicht mehr selbst verrichten kann, sei es aus Zeitmangel, sei es, weil die technische Entwicklung der Medizin Spezialkenntnisse voraussetzt. Sie unterstützen den Arzt, der sich uneingeschränkt auf sie verlassen können und aufgrund der von ihnen erarbeiteten Erkenntnisse oft schwerwiegende Entscheidungen fällen muß. Sie ergänzen damit seine Tätigkeit. Ihnen allen ist daher ein hohes Maß an Selbständigkeit einzuräumen. Ohne ihre verantwortliche Mitwirkung ist ein Arbeiten, das den heutigen Anforderungen an die Medizin entspricht, nicht mehr denkbar. An die Stelle der früher üblichen patriarchalischen Verhältnisse tritt damit mehr und mehr partnerschaftliche Zusammenarbeit, die allein ein Optimum an Leistung garantiert.
Die Sozialarbeiter sind den Heilberufen nur soweit zuzurechnen, wie sie Gesundheitshilfe betreiben. Gleiches gilt für Psychologen sowie Sozial- und Heilpädagogen, denen vor allem in der Psychiatrie Bedeutung zukommt.
Die selbständige Ausübung der Psychotherapie durch Nichtärzte, bisher für alle Beteiligten unbefriedigend im Bereich des Heilpraktikerrechts (s. 6.7) angesiedelt, soll demnächst durch ein eigenes Psychotherapiegesetz geregelt werden (Stand 31. 5. 1996).

Auch die in zunehmendem Maße in den Krankenhäusern arbeitenden, dort inzwischen unentbehrlich gewordenen Naturwissenschaftler wie Medizinphysiker und Techniker gehören nicht zu den Heilberufen im eigentlichen Sinne.
Die Zuständigkeit für die Gesetzgebung auf dem Gebiet der Berufe des Gesundheitswesens regelt sich nach Art. 74 Nr. 19 des Grundgesetzes (GG) für die Bundesrepublik Deutschland. Demnach erstreckt sich die konkurrierende Gesetzgebung (S. 46) u. a. auf „... die Zulassung zu den ärztlichen und anderen Heilberufen und zum Heilgewerbe ...".
Zur Erleichterung des Verstehens und zur Verhütung von Mißverständnissen ist es zweckmäßig, den speziellen Ausführungen zu den einzelnen Berufen die Definitionen einiger grundlegender, immer wieder vorkommender Begriffe voranzustellen.

**Ausbildung.** Institutionalisierte Vermittlung der für einen Beruf vorgeschriebenen und erforderlichen Kenntnisse und Fähigkeiten mit abschließender berufsqualifizierender Prüfung.

**Weiterbildung.** Institutionalisierte Vermittlung über den Ausbildungsinhalt hinausgehender Kenntnisse und Fähigkeiten auf einem Spezialgebiet mit abschließender Prüfung mit dem Ziel, sich auf diesem Spezialgebiet beruflich zu betätigen. Die Weiterbildung erfolgt vielfach berufsbegleitend, z. B. bei Ärzten und Pflegekräften.

**Fortbildung.** Teils auf rechtlichen, teils auf ethischen Grundlagen beruhende Verpflichtung der Berufsangehörigen, das in Aus- und/oder Weiterbildung erworbene Wissen und Können während des ganzen Berufslebens auf dem jeweils neuesten Stand zu halten. Dies kann auf vielfältige Weise geschehen, z. B. Besuch von Fortbildungsveranstaltungen, Literaturstudium, Benützung audiovisueller Medien.

**Bezeichnungsschutz.** Die Bundesgesetze, welche die Zulassung zu den nichtakademischen Medizinalberufen regeln, schützen grundsätzlich nur die Führung der betreffenden Berufsbezeichnung, z. B. Krankenschwester, Kinderkrankenschwester, Diätassistentin, nicht aber die Tätigkeit als solche.

**Vorbehaltene Tätigkeiten.** Tätigkeiten, die, abweichend vom grundsätzlichen Bezeichnungsschutz, durch Gesetz einem bestimmten Personenkreis vorbehalten sind, d. h. von anderen nicht oder nur mit Einschränkungen ausgeübt werden dürfen, z. B. bei Hebammen/Entbindungspflegern und bei Technischen Assistenten in der Medizin.

## 6.2 Akademische Berufe des Gesundheitswesens

### 6.2.1 Arzt/Ärztin

„Der Arzt dient der Gesundheit des einzelnen Menschen und des ganzen Volkes" (§ 1 Bundesärzteordnung). Seine Aufgabe ist es, Krankheiten und Leiden des Menschen zu erkennen, zu behandeln und zu verhüten. Diese Aufgabe erfüllt er durch Tätigkeit im Krankenhaus, in der freien Praxis, in ärztlichen Behörden oder in wissenschaftlichen Institutionen. Dem Krankenpflegepersonal tritt er meist als Krankenhausarzt und damit als ärztlicher Vorgesetzter bzw. Partner gegenüber.
Rechtsgrundlage für die Ausübung des ärztlichen Berufs ist die Bundesärzteordnung – BÄO – in der Fassung der Bekanntmachung vom 16. April 1987 (BGBl. I S. 1218), zuletzt geändert durch Art. 8 des Gesetzes vom 27. April 1993 (BGBl. I S. 512, 1666).
Die Ausbildung zum Arzt wird im einzelnen durch die auf der Basis dieses Gesetzes erlassene „Approbationsordnung für Ärzte" in der Fassung der Bekanntmachung vom 14. Juli 1987 (BGBl. I S. 1593), zuletzt geändert durch Art. 2 Gesetz vom 21. August 1995 (BGBl. I S. 1050). Sie umfaßt:

- Studium der Medizin von mindestens sechs Jahren an einer wissenschaftlichen Hochschule. Das letzte Jahr des Studiums beinhaltet eine zusammenhängende praktische Ausbildung in Krankenhäusern von 48 Wochen;
- Nach dem Medizinstudium eine 18monatige Tätigkeit als Arzt im Praktikum;
- Ausbildung in Erster Hilfe;
- Krankenpflegedienst von zwei Monaten;
- Famulatur von vier Monaten.
- Prüfungen:
  - ärztliche Vorprüfung;
  - ärztliche Prüfung, die in drei Abschnitten abzulegen ist.

Nach Abschluß der Ausbildung wird auf Antrag die zur uneingeschränkten Ausübung des ärztlichen Berufs berechtigende „Approbation als Arzt" erteilt.
Die meisten Ärzte streben eine *Weiterbildung* an, um sich dann entweder unter der erworbenen Gebiets- oder Teilgebietsbezeichnung in freier Praxis niederzulassen oder hauptamtlich im Krankenhaus zu bleiben.
Relativ wenige Ärzte beschäftigen sich mit theoretischen Forschungs- und Arbeitsgebieten wie Pathologie, Hygiene oder Pharmakologie. Andere sind in der pharmazeutischen Industrie, im öffentlichen Gesundheitsdienst (Medizinalfachverwaltung), als aktive Sanitätsoffiziere der Bundeswehr, als Vertrauensärzte der Krankenkassen und anderer Versicherungsanstalten oder als Werksärzte tätig.
Materielle Grundlage für die Weiterbildung ist die vom 95. Deutschen Ärztetag 1992 in Köln beschlossene Muster-Weiterbildungsordnung. Sie unterscheidet zwischen *Gebieten, Schwerpunkten* (zusätzliche Spezialisierung innerhalb der Gebiete) und *Bereichen* (Zusatzbezeichnungen). Außerdem kennt sie noch eine, sich auf bestimmte spezielle Kenntnisse, Erfahrungen und Fertigkeiten innerhalb der Gebiete erstreckende *fakultative Weiterbildung* (Fachkunde).
Wer eine Gebiets- oder Schwerpunktsbezeichnung führen will, muß einen für jedes Fach vorgeschriebenen Weiterbil-

dungsgang durchlaufen und ein Prüfungsgespräch vor einem Prüfungsausschuß der Landesärztekammer bestanden haben. Von ihr erhält er dann die entsprechende Anerkennungsurkunde, die im ganzen Bundesgebiet gilt. Schwerpunktsbezeichnungen können nur von Ärzten erworben und geführt werden, die bereits das Recht haben, die jeweiligen Gebietsbezeichnungen zu führen.

**Gebiete und Schwerpunkte:**

- Allgemeinmedizin,
- Anästhesiologie,
- Anatomie,
- Arbeitsmedizin,
- Augenheilkunde,
- Biochemie,
- Chirurgie,
  Schwerpunkte:
  - Gefäßchirurgie,
  - Thoraxchirurgie,
  - Unfallchirurgie,
  - Viszeralchirurgie,
- Diagnostische Radiologie
  Schwerpunkte:
  - Kinderradiologie,
  - Neuroradiologie,
- Frauenheilkunde und Geburtenhilfe,
- Hals-Nasen-Ohren-Heilkunde,
- Haut- und Geschlechtskrankheiten,
- Herzchirurgie,
  Schwerpunkt:
  - Thoraxchirurgie
- Humangenetik,
- Hygiene und Umweltmedizin,
- Innere Medizin,
  Schwerpunkte:
  - Angiologie,
  - Endokrinologie,
  - Gastroenterologie,
  - Hämatologie und internistische Onkologie,
  - Kardiologie,
  - Nephrologie,
  - Pneumologie,
  - Rheumatologie,
- Kinderchirurgie,
- Kinderheilkunde,
  Schwerpunkte:
  - Kinderkardiologie,
  - Neonatologie,
- Kinder- und Jugendpsychiatrie und -psychotherapie
- klinische Pharmakologie,
- Laboratoriumsmedizin,
- Mikrobiologie und Infektionsepidemiologie
- Mund-Kiefer-Gesichts-Chirurgie,
- Nervenheilkunde,
- Neurochirurgie,
- Neurologie,
- Neuropathologie,
- Nuklearmedizin,
- öffentliches Gesundheitswesen,
- Orthopädie,
  Schwerpunkt:
  - Rheumatologie,
- Pathologie,
- Pharmakologie und Toxikologie,
- Phoniatrie und Pädaudiologie,
- physikalische und rehabilitative Medizin
- Physiologie,
- plastische Chirurgie,
- Psychiatrie und Psychotherapie,
- psychotherapeutische Medizin,
- Rechtsmedizin,
- Strahlentherapie,
- Transfusionsmedizin,
- Urologie.

**Bereiche:**

- Allergologie,
- Balneologie und medizinische Klimatologie,
- Betriebsmedizin,
- Bluttransfusionswesen,
- Chirotherapie,
- Flugmedizin,
- Handchirurgie,
- Homöopathie,
- medizinische Genetik,
- medizinische Informatik,
- Naturheilverfahren,
- Phlebologie,
- physikalische Therapie,
- plastische Operationen,
- Psychoanalyse,
- Psychotherapie,
- Rehabilitationswesen,
- Sozialmedizin,
- Sportmedizin,
- Stimm- und Sprachstörungen,
- Tropenmedizin
- Umweltmedizin.

Einzelheiten ergeben sich aus den Weiterbildungsordnungen der Landesärztekammern.
Rechtsgrundlage für das ärztliche Standesrecht sind die landesrechtlichen Kammergesetze.
Rechte und Pflichten der Vertrags-(=Kassen-)Ärzte ergeben sich aus dem Sozialgesetzbuch, Fünftes Buch (SGBV).
Der Erwerb des von den meisten Ärzten geführten Titels „Dr. med." ist von der Anfertigung einer Doktorarbeit (Dissertation) und dem Bestehen einer mündlichen Prüfung abhängig. Der Titel wird nach der jeweils geltenden hochschulrechtlichen Promotionsordnung derjenigen medizinischen Fakultät (Fachbereich) verliehen, bei der die schriftliche Arbeit eingereicht und die Prüfung bestanden wurde.
Wer eine Approbation als Arzt grundsätzlich nicht erhalten kann – wie z. B. Ausländer, die nicht aus EU-Staaten stammen –, kann bei Vorliegen der notwendigen Voraussetzungen und dabei vor allem einer abgeschlossenen Ausbildung zum Arzt nach deutschem oder ausländischem Recht den ärztlichen Beruf nur aufgrund einer Erlaubnis gemäß § 10 (1–3) BÖA ausüben. Diese Erlaubnis wird von der zuständigen Stelle, meist dem Regierungspräsidium, in stets wider-

ruflicher Weise erteilt. Sie ist in der Regel auf bestimmte Tätigkeitsgebiete und -orte beschränkt.
Angehörige der EU-Staaten erhalten dagegen die Approbation. Sie sind damit deutschen Ärzten rechtlich gleichgestellt. Auch die Gebietsbezeichnungen werden im EG-Bereich gegenseitig anerkannt (Richtlinie des Rates Nr. 75/362 EWG vom 16. Juni 1975).

### 6.2.2 Zahnarzt/Zahnärztin

Im Krankenhaus wird der Zahnarzt nur in Spezialkliniken oder bei polytraumatisierten Patienten mit Kieferbeteiligung, sonst lediglich als Konsiliarius tätig, vor allem dann, wenn bei einem nicht ausgehfähigen Patienten Zahnschmerzen auftreten oder eine Gebißsanierung zur Diskussion steht. Die Mehrzahl der Zahnärzte ist in eigener Praxis tätig. Ihre Aufgabe ist es, Erkrankungen des Mundes, der Zähne und des Kiefers zu erkennen, zu behandeln und zu verhüten.
In der zahnärztlichen Praxis spielt neben der konservierenden Zahnheilkunde (Zahnerhaltungskunde) die Prothetik (Zahnersatzkunde) die Hauptrolle. Außerdem werden kleine chirurgische Eingriffe wie Entfernung von Zähnen oder Wurzelresektionen ambulant vorgenommen sowie kieferorthopädische Maßnahmen (Kieferregulierungen) durchgeführt.
Die zahnärztliche Tätigkeit regelt sich nach dem „Gesetz über die Ausübung der Zahnheilkunde" vom 31. März 1952 (BGBl. I S. 221), zuletzt geändert durch Art. 10 G v. 27. April 1993 (BGBl. I S. 512, 1666). Demnach bedarf jeder, der die Zahnheilkunde ausübt (soweit er nicht Arzt ist) der Approbation als Zahnarzt. Hierzu muß er die zahnärztliche Prüfung gemäß der Approbationsordnung für Zahnärzte bestanden oder im Ausland eine gleichwertige Ausbildung erfolgreich abgeschlossen haben.
Ähnlich wie das Medizinstudium besteht auch das Studium der Zahnmedizin aus einem vorklinischen und einem klinischen Teil. Es umfaßt mindestens fünf vorklinische und fünf klinische Semester. Nach bestandener zahnärztlicher Prüfung wird auf Antrag die Approbation als Zahnarzt durch die zuständigen Landesbehörden erteilt.
Der Doktorgrad (Dr. med. dent.) wird von Zahnärzten ebenso wie von Ärzten aufgrund einer Dissertation und einer mündlichen Prüfung erworben.
Das Standes- und Kassenrecht der Zahnärzte entspricht dem der Ärzte.
Weiterbildungsmöglichkeiten gibt es auf den Gebieten der Kieferorthopädie und der Oralchirurgie.

### 6.2.3 Apotheker/Apothekerin

Ausbildung und Approbation von Apothekern sind geregelt durch die Bundes-Apothekerordnung vom 5. Juni 1968 (BGBl. I S. 601) und durch die Approbationsordnung für Apotheker vom 19. Juli 1989 (BGBl. I S. 1489), beide zuletzt geändert durch Art. 2 bzw. Art. 3 des Gesetzes vom 27. April 1993 (BGBl. I S. 512, 1666)
Die pharmazeutische Ausbildung umfaßt:

1. Studium der Pharmazie von mindestens 4 Jahren an einer Universität;
2. Famulatur von 8 Wochen während des Studiums;
3. praktische Ausbildung von 12 Monaten in einer Apotheke nach Abschluß des Studiums;
4. pharmazeutische Prüfung, die in drei Prüfungsabschnitten abzulegen ist.

Dem Apotheker obliegt die Herstellung und Abgabe von Arzneimitteln sowie die Untersuchung der von ihm verwendeten oder vertriebenen Chemikalien, Drogen und Medikamente auf einwandfreie Beschaffenheit. In früheren Generationen wurden von den Ärzten die Arzneien in oft recht kunstvollen Rezepten selbst zusammengestellt und vom Apotheker nach diesen Weisungen gefertigt. Heute geht die Rezeptur gegenüber den von der pharmazeutischen Industrie auf den Markt gebrachten Fertigarzneimitteln stark zurück.
Lediglich äußerlich anzuwendende Medikamente, wie sie z. B. in der Dermatologie Verwendung finden (Salben, Pasten, Schüttelmixturen) werden nicht selten noch nach Rezept hergestellt. Andere Arzneiformen (Suppositorien, Tropfen) werden dagegen meist nur noch von älteren Ärzten rezeptiert.
Die Verantwortung für Qualität und richtige Zusammensetzung der von ihm hergestellten und abgegebenen Arzneien trägt der Apotheker. Wenn z. B. der Arzt bei der Verschreibung Fehler begeht, also etwa unverträgliche Arzneikombinationen oder falsche Dosierungen verschreibt, hat der Apotheker die Pflicht, das Medikament nicht anzufertigen oder abzugeben, sondern den Arzt zu verständigen.
Eine weitere Aufgabe des Apothekers ist die gesundheitliche Beratung seines Kundenkreises, der im Zeitalter der Prävention besondere Bedeutung zukommt. Seine Tätigkeit ist also nach wie vor vielseitig und verantwortungsreich und erfordert umfangreiche Kenntnisse.
Die Mehrzahl der Apotheker arbeitet in öffentlichen Apotheken, eine relativ große Zahl auch in der pharmazeutischen Industrie.
Große Krankenhäuser verfügen über eigene Apotheken (Krankenhausapotheke), die nicht nur Medikamente vom Großhandel beschaffen, sondern vielgebrauchte oder individuelle Mittel auch selbst herstellen.
Kleine Krankenhäuser kaufen ihre Medikamente in der Regel nach einem genehmigungspflichtigen Versorgungsvertrag bei den örtlichen Apotheken. Die Überwachung der Arzneimittelvorräte auf den Stationen ist dann Aufgabe des liefernden Apothekers.
Das Standesrecht der Apotheker entspricht dem der Ärzte.
Weiterbildungsmöglichkeiten bestehen auf folgenden Gebieten und Teilgebieten:

- Offizinpharmazie,
- klinische Pharmazie,
- pharmazeutische Technologie,
- pharmazeutische Analytik,
  Teilgebiet:
  - chemische Toxikologie;
- Arzneimittelinformation,
- öffentliches Gesundheitswesen.

Außerdem kann das Recht zur Führung der Zusatzbezeichnung „Gesundheitserziehung“ erlangt werden.
Promotionen, meist Dr. phil. oder Dr. rer. nat., erfolgen wie bei Medizinern und Zahnmedizinern nach der Promotionsordnung der jeweiligen Hochschule.

## 6.3 Nichtakademische, durch Bundesrecht geregelte Berufe

### 6.3.1 Pflegeberufe

Das „Gesetz über die Berufe in der Krankenpflege“ (Krankenpflegegesetz) vom 4. Juni 1985 (BGBl. I S. 893), zuletzt geändert durch Art. 14 des Gesetzes vom 27. April 1993 (BGBl. I S. 512, 1666) bestimmt, daß, wer eine der Berufsbezeichnungen

- „Krankenschwester“ oder „Krankenpfleger“,
- „Kinderkrankenschwester“ oder „Kinderkrankenpfleger“,
- „Krankenpflegehelferin“ oder „Krankenpflegehelfer“

führen will, der Erlaubnis bedarf (§ 1). Es legt ferner fest, unter welchen Voraussetzungen diese Erlaubnis zu erteilen, zu versagen oder zurückzunehmen ist (§§ 2 und 3).
Es definiert die Ausbildungsziele (§ 4), regelt die Ausbildungsdauer und die an die jeweiligen Schulen zu stellenden materiellen und personellen Anforderungen (§ 5), außerdem die Zugangsvoraussetzungen (§ 6) und die Möglichkeiten, die Ausbildung zu verkürzen (§ 7), weiter die zulässige Unterbrechung der Ausbildung durch Urlaub, Krankheit, Schwangerschaft und sonstige Fehlzeiten (§ 9). § 11 ermächtigt den Bundesminister für Gesundheit (BMG), durch Rechtsverordnung mit Zustimmung des Bundesrates in einer Ausbildungs- und Prüfungsordnung die Mindestanforderungen an die Ausbildungsgänge festzulegen. Dabei sind beim dreijährigen Ausbildungsgang in der Krankenpflege die EG-Richtlinie vom 27. Juni 1977 über „die gegenseitige Anerkennung der Diplome, Prüfungszeugnisse und sonstigen Befähigungsnachweise der Krankenschwester und des Krankenpflegers, die für die allgemeine Pflege verantwortlich sind, und über Maßnahmen zur Erleichterung der tatsächlichen Ausübung des Niederlassungsrechts und des Rechts auf freien Dienstverkehr“ und das „Europäische Übereinkommen über die theoretische und praktische Ausbildung von Krankenschwestern und Krankenpflegern“ vom 25. Oktober 1967 zu berücksichtigen.
§§ 12–22 enthalten Bestimmungen über das Ausbildungsverhältnis wie Einzelheiten zum Ausbildungsvertrag (§ 12), über die gegenseitigen Verpflichtungen der Träger der Ausbildung (§ 14) und der Schüler(innen) (§ 15), die Bezahlung einer Ausbildungsvergütung (§ 16), die Probezeit (§ 17), die Beendigung des Ausbildungsverhältnisses (§§ 19, 20). § 22 legt fest, daß die Bestimmungen der §§ 12–21 keine Anwendung auf Schüler(innen) finden, die Mitglieder geistlicher Gemeinschaften oder Diakonissen oder Diakonieschwestern sind.
§ 25 enthält Bußgeldvorschriften bei unerlaubter Führung der durch das Gesetz geschützten Berufsbezeichnungen.
§ 26 legt fest, daß die Bestimmungen des Berufsbildungsgesetzes auf die im Krankenpflegegesetz geregelten Berufe keine Anwendung finden.
Der Rest (§§ 27–32) sind Übergangsvorschriften und Schlußvorschriften.
Für Sanitätsdienstgrade der Bundeswehr, des Bundesgrenzschutzes oder der Polizei eines Landes, die eine der geschützten Berufsbezeichnungen führen wollen, sieht das Gesetz Sonderbestimmungen vor (§§ 2, 8 und 27 Abs. 4).

#### 6.3.1.1 Krankenschwester/Krankenpfleger

Da sich dieses Lehrbuch im wesentlichen an Krankenpflegeschülerinnen und -schüler wendet, werden nachstehend die diese betreffenden Vorschriften näher ausgeführt.

**Ausbildungsziel (§ 4).** Die Ausbildung soll die Kenntnisse, Fähigkeiten und Fertigkeiten zur verantwortlichen Mitwirkung bei der Verhütung, Erkennung und Heilung von Krankheiten vermitteln. Sie soll insbesondere gerichtet sein auf

- die sach- und fachkundige, umfassende, geplante Pflege des Patienten;
- die gewissenhafte Vorbereitung, Assistenz und Nachbereitung bei Maßnahmen der Diagnostik und Therapie;
- die Anregung und Anleitung zu gesundheitsförderndem Verhalten;
- die Beobachtung des körperlichen und seelischen Zustandes des Patienten und der Umstände, die seine Gesundheit beeinflussen, sowie die Weitergabe dieser Beobachtungen an die an der Diagnostik, Therapie und Pflege Beteiligten;
- die Einleitung lebensnotwendiger Sofortmaßnahmen bis zum Eintreffen der Ärztin oder des Arztes;
- die Erledigung von Verwaltungsaufgaben, soweit sie in unmittelbarem Zusammenhang mit den Pflegemaßnahmen stehen.

**Ausbildungsdauer (§ 5).** Die Ausbildung schließt mit der staatlichen Prüfung ab; sie dauert unabhängig vom Zeitpunkt dieser Prüfung 3 Jahre und besteht aus theoretischem und praktischem Unterricht und einer praktischen Ausbildung.

**Zugangsvoraussetzungen (§ 6).** Voraussetzung für den Zugang zur Ausbildung ist die Vollendung des 17. Lebensjahres und die gesundheitliche Eignung zur Ausübung des Berufs. Weiter ist Voraussetzung:

- der Realschulabschluß oder eine gleichwertige Schulbildung oder eine andere abgeschlossene zehnjährige Schulbildung oder

- der Hauptschulabschluß oder eine gleichwertige Schulbildung, sofern der Bewerber
  - eine mindestens zweijährige Pflegevorschule erfolgreich besucht hat oder
  - eine Berufsausbildung mit einer vorgesehenen Ausbildungsdauer von mindestens zwei Jahren erfolgreich abgeschlossen hat oder
- die Erlaubnis als Krankenpflegehelferin oder Krankenpflegehelfer.

**Lehrgangsverkürzung (§ 7).** Der Lehrgang verkürzt sich auf Antrag

- für Krankenschwestern/-pfleger und für Kinderkrankenschwestern/-pfleger jeweils in der anderen Ausbildung um 18 Monate;
- für Hebammen und Entbindungspfleger um zwölf Monate;
- für Krankenpflegehelferinnen/-helfer nach mindestens 12 Monaten Tätigkeit als Krankenpflegehelferin/-helfer um 6 Monate, nach mindestens 18 Monaten einschlägiger Tätigkeit um weitere 6 Monate.

**Ausbildung und Prüfung.** Die „Ausbildungs- und Prüfungsverordnung für die Berufe in der Krankenpflege" vom 16. Oktober 1985 (BGBl. I S. 1973) geändert durch den Einigungsvertrag vom 31. August 1990 in Verbindung mit dem Gesetz vom 23. September 1990 (BGBl. II S. 885, 1079) und das EWG-Ausführungsgesetz vom 27. April 1993 (BGBl. I S. 512, 1666) sieht innerhalb der dreijährigen Ausbildungsgänge mindestens 1600 Stunden theoretischen und praktischen Unterricht sowie 3000 Stunden praktische Ausbildung vor. Während der praktischen Ausbildung ist in allen für die Berufsausübung wesentlichen Kenntnissen und Fertigkeiten zu unterweisen und Gelegenheit zu geben, die im theoretischen und praktischen Unterricht erworbenen Kenntnisse zu vertiefen und zu lernen, sie bei der praktischen Arbeit anzuwenden.
Die staatliche Prüfung besteht aus einem schriftlichen, einem mündlichen und einem praktischen Teil.

*Inhalt der Ausbildung:*

- Der theoretische und praktische Unterricht umfaßt folgende Fächer (Mindeststundenzahlen).
  1. Berufs-, Gesetzes- und Staatsbürgerkunde (120);
  2. Hygiene und medizinische Mikrobiologie (120);
  3. Biologie, Anatomie, Physiologie (120);
  4. fachbezogene Physik und Chemie (40);
  5. Arzneimittellehre (60);
  6. allgemeine und spezielle Krankheitslehre einschließlich Vorsorge, Diagnostik, Therapie und Epidemiologie (360);
  7. Grundlagen der Psychologie, Soziologie und Pädagogik (100);
  8. Krankenpflege (480);
  9. Grundlagen der Rehabilitation (20);
  10. Einführung in die Organisation und Dokumentation im Krankenhaus (30);
  11. Sprache und Schrifttum (20);
  12. Erste Hilfe (30).

  Zur Verteilung auf die Fächer 1–12 sind noch weitere 100 Stunden vorgesehen.
- Die praktische Ausbildung erfolgt in
  1. allgemeiner Medizin und medizinischen Fachgebieten einschließlich der Pflege alter Menschen und Alterskrankheiten (900);
  2. allgemeiner Chirurgie und chirurgischen Fachgebieten (750);
  3. Gynäkologie oder Urologie und Wochenbett- und Neugeborenenpflege (350);
  4. Psychiatrie, Kinderkrankenpflege und Kinderheilkunde sowie in der Gemeindekrankenpflege (Hauskrankenpflege) oder entsprechenden Einrichtungen des Gesundheitswesens (400).

  Zur Verteilung auf die Bereiche 1–4 stehen weitere 600 Stunden zur Verfügung.

*Prüfung:*

- Gegenstand der schriftlichen Prüfung sind folgende Fächer:
  1. Krankenpflege in
     - innerer Medizin und medizinischen Fachgebieten,
     - Chirurgie und chirurgischen Fachgebieten,
     - Gynäkologie und Geburtshilfe,
     - Psychiatrie;
  2. Krankheitslehre in den genannten Fächern;
  3. Anatomie und Physiologie;
  4. Berufs-, Gesetzes- und Staatsbürgerkunde.

  Der Prüfling hat aus diesen Fächern in je einer Aufsichtsarbeit schriftlich gestellte Fragen zu beantworten. Die Aufsichtsarbeit in den Fächern 1 und 2 dauert jeweils 120, inden Fächern 3 und 4 jeweils 60 Minuten.
- Die mündliche Prüfung erstreckt sich auf die Fächer
  1. Krankenpflege;
  2. Krankheitslehre,
  3. Psychologie, Sozialmedizin, Rehabilitation;
  4. Hygiene.
- Der praktische Teil der Prüfung erstreckt sich auf die Krankenpflege bei einer Patientengruppe von höchstens vier Patienten. Der Prüfling übernimmt im Stationsablauf die pflegerische Versorgung der Patienten einschließlich der Pflegeplanung, der verwaltungsmäßigen Abwicklung und der zur Durchführung der Pflege erforderlichen Übergabe.

Die Tätigkeit der Krankenschwestern/-pfleger spielt sich nicht nur in Krankenhäusern, sondern in zunehmendem Maße auch in der ambulanten Krankenpflege (Sozialstationen, Gemeindekrankenpflege) ab. Diese Tätigkeit konfrontiert das Pflegepersonal mit wesentlich anderen Problemen als die Arbeit im Krankenhaus. Insbesondere bekommt es einen viel genaueren Einblick in soziale und familiäre Verhältnisse der Patienten, denen es Rechnung tragen muß, wenn es seine Aufgaben erfüllen will. Das erfordert Einfühlungsvermögen und Lebenserfahrung. Auch diese Tätigkeit ist sehr befriedigend und eröffnet zugleich die Möglichkeit, in stärkerem Maße auf anderen Gebieten, z. B. in der Gesundheitsfürsorge und Gesundheitsvorsorge, aktiv zu werden.
Bis auf weiteres erfolgt die Weiterbildung nach Richtlinien bzw. Empfehlungen vor allem der Deutschen Krankenhaus-

gesellschaft (DKG) oder medizinischer Fachgesellschaften. In zunehmendem Maße greifen auch landesrechtliche Regelungen, so in Baden-Württemberg, Berlin, Brandenburg, Bremen, Hamburg, Hessen, Mecklenburg-Vorpommern, Niedersachsen, Nordrhein-Westfalen und im Saarland. Weiterbildung, meist zweijährig, findet statt in Anästhesie- und Intensivpflege, im Operationsdienst in der Psychiatrie und in der Gemeindekrankenpflege.
Die bisher ebenfalls auf der Weiterbildungsebene angesiedelten Ausbildungsgänge für Unterrichtsschwestern/-pfleger und für leitende Pflegekräfte sollen auf die akademische Ebene, z. B. Fachhochschulen, verlagert werden. Die in den einzelnen Ländern hierzu entwickelten oder in Entwicklung befindlichen Konzepte sind recht unterschiedlich, z. Z. werden an 32 deutschen Hochschulen und Fachhochschulen Pflege-Studiengänge angeboten (Übersicht des Deutschen Berufsverbandes für Pflegeberufe (DBfK), Mai 1995).
Spezielle Funktionen innerhalb des Krankenhauses hat auch die/der Hygieneschwester/-pfleger (S. 85).
Die Freizügigkeit der Berufsausübung innerhalb der Europäischen Gemeinschaft ist durch die oben zitierte Richtlinie vom 27. Juni 1977, die durch das Krankenpflegegesetz jetzt auch formal in inländisches Recht umgesetzt ist, garantiert.

### 6.3.1.2 Kinderkrankenschwester/Kinderkrankenpfleger

Die S. 78 aufgeführten Vorschriften gelten generell auch für Kinderkrankenschwestern/-pfleger. Auch die Gliederung von Ausbildung und Prüfung entspricht der für Krankenschwestern/-pfleger. Inhaltlich bestehen jedoch Unterschiede, deren Einzelheiten sich aus Anlage 2 zur VO und aus den speziellen Prüfungsbestimmungen ergeben.

*Inhalt der Ausbildung:*

- Der theoretische und praktische Unterricht umfaßt folgende Fächer (Mindeststundenzahlen):
  1. Berufs-, Gesetzes- und Staatsbürgerkunde (120);
  2. Hygiene und medizinische Mikrobiologie (120);
  3. Biologie, Anatomie, Physiologie (120);
  4. fachbezogene Chemie und Physik (40);
  5. Arzneimittellehre (60);
  6. allgemeine und spezielle Krankheitslehre einschließlich Vorsorge, Diagnostik, Therapie und Epidemiologie mit Schwerpunkt auf den bei Kindern vorkommenden Erkrankungen und Entwicklungsstörungen (360);
  7. Grundlagen der Psychologie, Soziologie und Pädagogik (100);
  8. Kinderkrankenpflege (480);
  9. Grundlagen der Rehabilitation (20);
  10. Einführung in die Organisation und Dokumentation im Krankenhaus (30);
  11. Sprache und Schrifttum (20);
  12. Erste Hilfe (30).

  Weitere 100 Stunden sind zur Verteilung auf die Fächer 1–12 vorgesehen.
- Die praktische Ausbildung erfolgt in
  1. allgemeiner Pädiatrie einschließlich Infektionskrankheiten unter Berücksichtigung der verschiedenen Altersstufen einschließlich Frühgeborener und Neonatologie (1230);
  2. Chirurgie und chirurgischen Fachgebieten (600);
  3. Neugeborenen- und Wochenpflege (220);
  4. Neuropädiatrie oder Kinder- und Jugendpsychiatrie, Gemeindekrankenpflege (Hauskrankenpflege) oder entsprechenden Einrichtungen des Gesundheitswesens (350);

  Zur Verteilung auf diese Bereiche sind weitere 600 Stunden vorgesehen.

*Prüfung:*

- Der schriftliche Teil der Prüfung erstreckt sich auf
  1. Kinderkrankenpflege in
     - Pädiatrie,
     - Kinderchirurgie, Chirurgie und chirurgischen Fachgebieten,
     - Kinder- und Jugendpsychiatrie,
     - Neugeborenen- und Wochenpflege;
  2. Krankheitslehre in den genannten Bereichen;
  3. Anatomie und Physiologie;
  4. Berufs-, Gesetzes- und Staatsbürgerkunde.

  Zeitliche Gliederung der Prüfung wie S. 79.
- Der mündliche Teil der Prüfung umfaßt die Fächer
  1. Kinderkrankenpflege;
  2. Krankheitslehre im Kindesalter;
  3. Psychologie, Sozialmedizin, Rehabilitation;
  4. Hygiene.
- Der praktische Teil erstreckt sich auf die Kinderkrankenpflege bei einer Patientengruppe von höchstens vier Patienten (im übrigen wie S. 79).

Im Gegensatz zu den Krankenschwestern/-pflegern gibt es für Kinderkrankenschwestern/-pfleger mangels einschlägiger EG-Vorschriften noch keine berufliche Freizügigkeit innerhalb der Europäischen Gemeinschaft.
Hinsichtlich der Weiterbildung zur Fachkinderkrankenschwester/-pfleger gilt das auf S. 79 Gesagte.

### 6.3.1.3 Krankenpflegehelferin/Krankenpflegehelfer

**Ausbildungsziel (§ 4 Abs. 2).** Die Ausbildung soll die Kenntnisse, Fähigkeiten und Fertigkeiten für die Versorgung der Kranken sowie die damit verbundenen hauswirtschaftlichen und sonstigen Assistenzaufgaben in Stations-, Funktions- und sonstigen Bereichen des Gesundheitswesens vermitteln.

**Ausbildungsdauer (§ 10 Abs. 1).** Die Ausbildung schließt mit der staatlichen Prüfung ab; sie dauert unabhängig vom Zeitpunkt dieser Prüfung ein Jahr.

**Zugangsvoraussetzungen (§ 10 Abs. 3).** 1. die Vollendung des 17. Lebensjahres und die gesundheitliche Eignung zur Ausübung des Berufs und
2. der Hauptschulabschluß oder eine gleichwertige Schulbildung. Die zuständige Behörde kann Ausnahmen von Nummer 2 zulassen.

**Ausbildung und Prüfung.** Die Ausbildungs- und Prüfungsordnung schreibt mindestens 500 Stunden theoretischen

und praktischen Unterricht (genauer Ausbildungsinhalt in Anlage 3 zur VO) und 1100 Stunden praktische Ausbildung vor.
Die staatliche Prüfung ist mündlich und praktisch.

*Inhalt der Ausbildung:*

- Theoretischer und praktischer Unterricht (Mindeststundenzahl in Klammern) in
  1. Berufs-, Gesetzes- und Staatsbürgerkunde (40);
  2. Hygiene (40);
  3. Grundlagen der Biologie, Anatomie und Physiologie (40);
  4. Arzneimittellehre (20);
  5. Krankheitslehre (60);
  6. Krankenpflegehilfe (230);
  7. Erste Hilfe (20).

  Zur Verteilung auf die Fächer 1–7 stehen weitere 50 Stunden zur Verfügung.
- Praktische Ausbildung:
  Insgesamt 1100 Stunden. Es sind Ausbildungsabschnitte in mindestens je einem konservativen und operativen Fach vorzusehen.

*Prüfung:*

- Der mündliche Teil der Prüfung beinhaltet folgende Fächer:
  1. Krankenpflege im Rahmen der Krankenpflegehilfe unter Einbeziehung der Krankheitslehre;
  2. Anatomie, Physiologie und Hygiene;
  3. Berufs-, Gesetzes- und Staatsbürgerkunde.
- Der praktische Teil der Prüfung erstreckt sich auf die grundpflegerische Versorgung eines Patienten im Stationsablauf.

## 6.3.2 Medizinisch-technische Berufe

### 6.3.2.1 Technische Assistenten in der Medizin

Eine wichtige Rolle in der praktischen wie theoretischen Medizin spielen die medizinisch-technischen Assistenzberufe (MTA). Ihre Angehörigen sind die unmittelbaren Gehilfen des Arztes in allen technischen Bereichen, die sie in weitgehender Selbständigkeit bearbeiten.
Das für sie einschlägige „Gesetz über technische Assistenten in der Medizin" (MTA-Gesetz) vom 2. August 1993 (BGBl. I S. 1402) kennt die Bezeichnungen „Medizinisch-technische(r) Laboratoriumsassistent(in)", „Medizinisch-technische(r) Radiologieassistent(in)", „Medizinisch-technische(r) Assistent(in) für Funktionsdiagnostik") und „Veterinärmedizinisch-technische(r) Assistent(in)".
Wer eine Tätigkeit unter einer dieser Bezeichnungen ausüben will, bedarf dazu der Erlaubnis. Die Erteilung dieser Erlaubnis ist in erster Linie abhängig von der Teilnahme an einem dreijährigen Lehrgang und dem Bestehen einer staatlichen Prüfung. Schulische Voraussetzung der Berufsausbildung ist der Realschulabschluß oder eine andere gleichwertige Ausbildung.
Einzelheiten der Ausbildung und Prüfung regelt die „Ausbildungs- und Prüfungsverordnung für technische Assistenten in der Medizin" vom 25. April 1994 (BGBl. I S. 922). Die Prüfung erfolgt schriftlich, praktisch und mündlich. Über ihr Bestehen wird eine Urkunde ausgestellt, welche die Grundlage für die Erlaubnis zur Führung der entsprechenden Berufsbezeichnung ist.
Eine gewisse Rolle spielen die vorbehaltenen Tätigkeiten. Nach § 9 des MTA-Gesetzes dürfen auf dem Gebiet der Humanmedizin, von Ärzten und Zahnärzten abgesehen, in eigener Verantwortung nur ausgeübt werden:
Von medizinisch-technischen Laboratoriumsassistenten:

- technische Aufarbeitung des histologischen und zytologischen Untersuchungsmaterials, technische Beurteilung der Präparate auf ihre Brauchbarkeit zur ärztlichen Diagnose.
- Durchführung von Untersuchungsgängen in der morphologischen Hämatologie, Immunhämatologie und Hämostaseologie einschließlich Ergebniserstellung, Qualitäts- und Plausibilitätskontrolle.
- Durchführung von Untersuchungsgängen in der klinischen Chemie einschließlich Ergebniserstellung, Qualitäts- und Plausibilitätskontrolle.
- Durchführung von Untersuchungsgängen in der Mikrobiologie, Parasitologie und Immunologie einschließlich Ergebniserstellung, Qualitäts- und Plausibilitätskontrolle.

Ausgenommen sind einfache klinisch-chemische Analysen sowie einfache qualitative und semiquantitative Untersuchungen von Körperflüssigkeiten, Ausscheidungen und Blut;
Von medizinisch-technischen Radiologieassistenten:

- Durchführung der technischen Arbeiten und Beurteilung ihrer Qualität in der Radiologischen Diagnostik und anderen bildgebenden Verfahren einschließlich Qualitätssicherung.
- Technische Mitwirkung in der Strahlentherapie bei der Erstellung des Bestrahlungsplanes und dessen Reproduktion am Patienten einschließlich Qualitätssicherung.
- Technische Mitwirkung in der nuklearmedizinischen Diagnostik und Therapie einschließlich Qualitätssicherung.
- Durchführung meßtechnischer Aufgaben in der Dosimetrie und im Strahlenschutz in der Radiologischen Diagnostik, der Strahlentherapie und der Nuklearmedizin.

Von medizinisch-technischen Assistenten in der Funktionsdiagnostik:

- Durchführung von Untersuchungsgängen in der Funktionsdiagnostik des Nervensystems und der Sinnesorgane einschließlich Ergebniserstellung, Qualitäts- und Plausibilitätskontrolle.
- Durchführung von Untersuchungsgängen in der kardiovaskulären Funktionsdiagnostik einschließlich Ergebniserstellung, Qualitäts- und Plausibilitätskontrolle.
- Durchführung von Untersuchungsgängen in der pulmologischen Funktionsdiagnostik einschließlich Ergebniserstellung, Qualitäts- und Plausibilitätskontrolle.
- Technische Mitwirkung im Rahmen der chirurgischen und invasiven Funktionsdiagnostik.

Ausgenommen sind einfache vor- oder nachbereitende Tä-

tigkeiten und einfache Funktionsprüfungen wie das EKG, die Ergometrie und die Spirometrie.
Der Beruf des technischen Assistenten in der Medizin war bisher als rein weiblicher Beruf ausgerichtet. Erst in jüngster Zeit melden sich mehr Männer für die Ausbildung.

#### 6.3.2.2 Pharmazeutisch-technische(r) Assistent(in)

Der Beruf wurde durch das „Gesetz über den Beruf des pharmazeutisch-technischen Assistenten" vom 18. März 1968 (BGBl. I S. 228), zul. geänd. durch Gesetz v. 23. August 1994 (BGBl. I S. 2189) geschaffen.
Der pharmazeutisch-technische Assistent (PTA) ist befugt, in der Apotheke unter der Aufsicht eines Apothekers pharmazeutische Tätigkeiten auszuüben. Näheres hierüber bestimmt die Apothekenbetriebsordnung. Zur Vertretung in der Leitung einer Apotheke ist der pharmazeutisch-technische Assistent nicht befugt.
Ausbildung und Prüfung sind durch die Verordnung vom 12. August 1969 (BGBl. I S. 1200) geregelt.

### 6.3.3 Berufe in der Physiotherapie

**Allgemeines**
Die Zulassung zu den Berufen in der Physiotherapie ist durch das Gesetz über die Berufe in der Physiotherapie (Masseur- und Physiotherapeutengesetz – MPhG) vom 26. Mai 1994 (BGBl. I S. 1084) völlig neu geregelt. Die bisherige Dreiteilung der Berufsgruppe (Masseur, Masseur und medizinischer Bademeister, Krankengymnast) wurde zugunsten einer Zweiteilung aufgegeben. Nunmehr gibt es nur noch die Berufsbezeichnungen
a) „Masseurin und medizinische Bademeisterin" oder „Masseur und medizinischer Bademeister"
b) „Physiotherapeutin" oder „Physiotherapeut" (§ 1 MPhG).

#### 6.3.3.1 Masseur und medizinischer Bademeister

Aufgabe dieser Berufsgruppe ist es, „durch Anwendung geeigneter Verfahren der physikalischen Therapie in Prävention, kurativer Medizin, Rehabilitation und Kurwesen Hilfen zur Heilung und Linderung, zur Wiederherstellung oder Verbesserung der Arbeits- oder Erwerbsfähigkeit, zu gesundheitsförderndem Verhalten und zum Kurerfolg zu geben" (§ 3 MPhG). Hauptgebiete der praktischen Tätigkeit sind die klassische Massagetherapie, die Reflexzonentherapie, Sonderformen der Massage, Elektro-, Licht- und Strahlentherapie sowie Hydro-, Balneo-, Thermo- und Inhalationstherapie.
Die Ausbildung besteht aus einem Lehrgang, der theoretischen Unterrichtung und eine praktische Ausbildung umfaßt, sowie aus einer praktischen Tätigkeit. Der Lehrgang dauert zwei Jahre und schließt mit einer staatlichen Prüfung ab. Die praktische Tätigkeit dauert sechs Monate (§ 4 MPhG). Sie ist nach bestandener staatlicher Prüfung an zur Annahme von Praktikanten geeigneten medizinischen Einrichtungen abzuleisten (§ 7 MPhG).
Die Einzelheiten der Ausbildung und Prüfung regelt die Verordnung über die Ausbildung und Prüfung von Masseuren und medizinischen Bademeistern vom 6. Dezember 1994 (BGBl. I S. 3770). Voraussetzung für den Zugang zur Ausbildung sind die Vollendung des 18. Lebensjahres und die gesundheitliche Eignung sowie der Hauptschulabschluß oder eine gleichwertige Schulbildung oder eine abgeschlossene Berufsausbildung von mindestens einjähriger Dauer (§ 5 MPhG).
Die Berufstätigkeit wird an Krankenanstalten und Rehabilitationseinrichtungen sowie in freier Praxis ausgeübt. Eine beträchtliche Rolle spielt diese Berufsgruppe auch im Kurwesen und in der Sportphysiotherapie.

#### 6.3.3.2 Physiotherapeuten

Aufgabe der Physiotherapeuten ist es, „durch Anwendung geeigneter Verfahren der Physiotherapie in Prävention, kurativer Medizin, Rehabilitation und im Kurwesen Hilfen zur Entwicklung, zum Erhalt oder zur Wiederherstellung aller Funktionen im somatischen und psychischen Bereich zu geben und bei nicht rückbildungsfähigen Körperbehinderungen Ersatzfunktionen zu schulen" (§ 8 MPhG).
Schwerpunkte der Tätigkeit der Physiotherapeuten sind Krankengymnastische Behandlungstechniken wie Atemtherapie, Entspannungstechniken, Behandlungen am Schlingentisch und im Bewegungsbad, Gangschulung, neurophysiologische Entwicklungsbehandlung nach Bobath – um nur einige der zahlreichen Möglichkeiten zu nennen. Weiter finden auch die sonst den Masseuren und medizinischen Bademeistern zugeordneten (s. o.) Verfahren der Massage, der Elektro-, Licht- und Strahlentherapie sowie der Hydro-, Balneo-, Thermo- und Inhalationstherapie Verwendung.
Die hauptsächlichsten medizinischen Fachgebiete, auf denen sich die Physiotherapeuten betätigen, sind Chirurgie, Innere Medizin, Orthopädie, Neurologie, Pädiatrie, Psychiatrie und Gynäkologie sowie Rheumatologie und Geriatrie.
Die Ausbildung dauert drei Jahre und besteht aus theoretischem und praktischem Unterricht und einer praktischen Ausbildung. Sie wird an staatlich anerkannten Schulen vermittelt und schließt mit der staatlichen Prüfung ab (§ 9 MPhG).
Einzelheiten der Ausbildung und Prüfung regelt die Ausbildungs- und Prüfungsverordnung für Physiotherapeuten (PhysTh-APrV) vom 6. Dezember 1994 (BGBl. I S. 3786).
Voraussetzung für den Zugang zur Ausbildung sind die Vollendung des 17. Lebensjahres, gesundheitliche Eignung und der Realschulabschluß oder eine andere gleichwertige Ausbildung oder eine andere abgeschlossene zehnjährige Schulbildung, die den Hauptschulabschluß erweitert oder eine nach Hauptschulabschluß oder einem gleichwertigen Abschluß abgeschlossene Berufsausbildung von mindestens zweijähriger Dauer (§ 10 MPhG).
Die Ausübung der sehr anspruchsvollen Tätigkeit erfolgt in Krankenhäusern und Rehabilitationszentren sowie zunehmend auch in freier Praxis.

#### 6.3.3.3 Beschäftigungs- und Arbeitstherapeut(in)

Die Tätigkeit dieses relativ jungen Berufszweiges läßt sich kurz folgendermaßen definieren:
Behandlung kranker und behinderter Personen zur Besserung des Gesamtzustandes durch handwerkliche Betätigung sowie durch geistige und psychische Aktivierung mit dem Ziel,

- den Gesundungs- und Arbeitswillen zu erhalten, zu fördern oder zu wecken;
- die allgemeine Leistungsfähigkeit sowie gestörte Funktionen wiederherzustellen oder zu bessern.

Beschäftigungs- und Arbeitstherapeuten werden besonders an orthopädischen Kliniken und Unfallkrankenhäusern, Anstalten für Nerven- und Geisteskranke, Kinderkrankenhäusern, Anstalten für körperlich und geistig Behinderte, Altenheimen und Rehabilitationszentren benötigt.
Rechtsgrundlage für die Führung der Bezeichnung „Beschäftigungs- und Arbeitstherapeut" ist das „Gesetz über den Beruf des Beschäftigungs- und Arbeitstherapeuten" vom 25. Mai 1976 (BGBl. I S. 1246), zuletzt geändert durch Art. 2 des Gesetzes vom 8. März 1994 (BGBl. I S. 446).
Die Ausbildung nach diesem Gesetz wird an staatlich anerkannten Schulen durchgeführt und dauert drei Jahre. Zulassungsvoraussetzung ist eine abgeschlossene Realschulbildung, eine andere gleichwertige Ausbildung oder eine nach Hauptschulabschluß abgeschlossene Berufsausbildung von mindestens zweijähriger Dauer.
Ausbildung und Prüfung richten sich nach der Verordnung vom 23. März 1977 (BGBl. I S. 509), zul. geänd. d. Art. 2 V v. 6. Dezember 1994 (BGBl. I S. 3770).

#### 6.3.3.4 Logopäde

Die Logopäden sind entweder in Kliniken oder in Rehabilitationszentren, aber auch in eigener Praxis tätig. Ihre Hauptaufgabe ist die Behandlung von Stimm- und Sprachstörungen aller Art, besonders solcher organischer Genese, wie z. B. nach Schlaganfällen, Hirntraumen oder nach Kehlkopfentfernung.
Die Berufszulassung ist geregelt durch das „Gesetz über den Beruf des Logopäden" vom 7. Mai 1980 (BGBl. I S. 529), zuletzt geändert durch Art. 3 des Gesetzes vom 8. März 1994 (BGBl. I S. 446), die Ausbildung und Prüfung durch die „Ausbildungs- und Prüfungsordnung für Logopäden" vom 1. Oktober 1980 (BGBl. I S. 1892), zul. geänd. d. Art. 3 V v. 6. Dezember 1994 (BGBl. I S. 3770).
Die Ausbildung dauert drei Jahre und wird an staatlich anerkannten Schulen durchgeführt. Schulische Voraussetzung ist eine abgeschlossene Realschulbildung, eine gleichwertige Schulbildung oder ein Hauptschulabschluß mit anschließender abgeschlossener mindestens zweijähriger Berufsausbildung.
Die Prüfung besteht aus einem schriftlichen, einem mündlichen und einem praktischen Teil.

### 6.3.4 Hebamme/Entbindungspfleger

Die Kunst der Hebamme als Helferin der Gebärenden ist so alt wie die Menschheit. Ursprünglich handelte – und handelt es sich bei primitiven Völkern noch heute – um erfahrene, „weise", meist ältere Frauen (das Wort „Hebamme" geht etymologisch auf das althochdeutsche „hev(i)anna", d. i. eigentlich „Hebe-Ahnin" zurück), die jüngeren Frauen in Geburtsnöten beistanden.
Eine spezielle Hebammenausbildung läßt sich in Deutschland bis in das 16. Jahrhundert zurückverfolgen. Auch heute noch ist die Hebamme unentbehrliche Helferin für Schwangere, Gebärende und Wöchnerinnen.
Die Zulassung zum Beruf der Hebamme, der neuerdings unter der Bezeichnung „Entbindungspfleger" auch Männern offensteht, regelt sich nach dem „Gesetz über den Beruf der Hebamme und des Entbindungspflegers" (Hebammengesetz) vom 4. Juni 1985 (BGBl. I S. 902), zuletzt geändert durch Art. 13 des Gesetzes vom 27. April 1993 (BGBl. I S. 512, 1666).
Zur Leistung von Geburtshilfe sind, abgesehen von Notfällen, außer Ärztinnen und Ärzten nur Hebammen/Entbindungspfleger berechtigt („vorbehaltene Tätigkeit"). Ärztinnen und Ärzte sind verpflichtet, dafür Sorge zu tragen, daß bei einer Entbindung eine Hebamme/ein Entbindungspfleger zugezogen wird („Hinzuziehungspflicht").
Geburtshilfe im Sinne dieser Vorschrift umfaßt die Überwachung des Geburtsvorganges von Beginn der Wehen an, Hilfe bei der Geburt und Überwachung des Wochenbettverlaufs.
Ausbildung und Prüfung sind durch die „Ausbildungs- und Prüfungsverordnung für Hebammen" in der Fassung der Bekanntmachung vom 16. März 1987 (BGBl. I S. 929), zul. geänd. d. Gesetz v. 27. April 1994 (BGBl. I S. 512, 1666) geregelt.
Der Lehrgang findet an einer Hebammenschule statt und dauert drei Jahre.
Voraussetzung für die Zulassung zu dieser Ausbildung ist die Vollendung des 17. Lebensjahres und die gesundheitliche Eignung zur Ausübung des Berufs.
Weiter ist Voraussetzung:

- Der Realschulabschluß oder eine gleichwertige Schulbildung oder eine andere abgeschlossene zehnjährige Schulbildung oder
- der Hauptschulabschluß oder eine gleichwertige Schulbildung, sofern der Bewerber
  - eine mindestens zweijährige Pflegevorschule erfolgreich besucht hat oder
  - eine Berufsausbildung mit einer vorgesehenen Ausbildungsdauer von mindestens zwei Jahren erfolgreich abgeschlossen hat oder
- die Erlaubnis als Krankenpflegehelfer(in).

Eine Ausbildung als Krankenschwester/-pfleger oder Kinderkrankenschwester/-pfleger ist mit 12 Monaten auf den Lehrgang anzurechnen.
Die Berufsausbildung umfaßt einen theoretischen und praktischen Unterricht von mindestens 1600 Stunden und eine praktische Ausbildung von mindestens 3000 Stunden.
Die Prüfung wird vor einem staatlichen Prüfungsausschuß abgelegt. Sie besteht aus einem schriftlichen, einem mündlichen und einem praktischen Teil.
Die staatliche Anerkennung erteilt die zuständige Verwaltungsbehörde, in deren Bereich die Hebammenprüfung abgelegt worden ist.

Die gegenseitige Anerkennung der Ausbildung und die berufliche Freizügigkeit innerhalb der EG regelt sich durch die im Hebammengesetz in inländisches Recht umgesetzte Richtlinie des Rates vom 21. Januar 1980 (80/154/EWG), geändert durch Richtlinie des Rates vom 22. Dezember 1980 (80/1273/EWG).

### 6.3.5 Diätassistent(in)

Der diätetischen Behandlung und Prophylaxe kommt nach wie vor, vor allem in der inneren Medizin, eine erhebliche Bedeutung zu. Es sei nur an Stoffwechsel-, Magen-Darm- und Nierenkrankheiten erinnert.
An großen Krankenhäusern, aber auch an kleineren Spezialanstalten und in Kurorten muß deshalb entsprechend ausgebildetes Personal vorhanden sein. Seine Aufgaben sind die Zusammenstellung schwieriger Diätformen nach Anordnung des Arztes sowie in zunehmendem Umfang auch die ambulante Abgabe von Diätkost und die Diätberatung.
Das Personal muß daher nicht nur die Diätlehre theoretisch beherrschen, sondern auch in der Lage sein, Diäten sachgemäß und schmackhaft(!) zuzubereiten.
Rechtsgrundlage für eine unter der Bezeichnung „Diätassistent" und „Diätassistentin" ausgeübte Tätigkeit ist das „Gesetz über den Beruf der Diätassistentin und des Diätassistenten" (Artikel 1 des Heilberufsänderungsgesetzes vom 8. März 1994, BGBl. I S. 446). Fachliche Voraussetzung für die Erteilung der Erlaubnis sind die Teilnahme an einem dreijährigen Lehrgang und das Bestehen der staatlichen Prüfung. Näheres bestimmt die Ausbildungs- und Prüfungsverordnung für Diätassistenten (DiätAss APrV) vom 1. August 1994 (BGBl. I S. 2088).
Schulische Voraussetzung für die Zulassung zu dem Lehrgang ist eine abgeschlossene Realschulbildung oder eine andere gleichwertige Ausbildung.

### 6.3.6 Rettungsassistent

Der organisierte Rettungsdienst hat in den letzten Jahrzehnten nicht nur in den großen Städten, sondern überall eine beträchtliche Erweiterung und Aufwertung erfahren. Durch Fortschritte auf dem Gebiet der Notfallmedizin und der Reanimation sind für den Rettungsdienst und die Transportbegleitung lebensgefährlich Verletzter oder Schwerkranker die Voraussetzungen für eine wirksame und oft lebensrettende Hilfeleistung am Ort des Geschehens und beim Transport ins Krankenhaus geschaffen worden.
Dieser Entwicklung trägt das „Gesetz über den Beruf der Rettungsassistentin und des Rettungsassistenten" vom 10. Juli 1989 (BGBl. I S. 1384), zuletzt geändert durch Art. 5 des Gesetzes vom 8. März 1994 (BGBl. I S. 446), Rechnung. Es sieht als Voraussetzung für die Führung der Berufsbezeichnung einen aus mindestens 1200 Stunden theoretischer und praktischer Ausbildung bestehenden Lehrgang, eine praktische Tätigkeit von mindestens 1600 Stunden und das Bestehen einer staatlichen Prüfung vor (Ausbildungs- und Prüfungsverordnung vom 7. November 1989 BGBl. I S. 1966), geänd. d. Art. 4 V v. 6. Dezember 1994 (BGBl. I S. 3770). Die Ausbildung soll entsprechend der Aufgabenstellung des Berufs als Helfer des Arztes insbesondere dazu befähigen, am Notfallort bis zur Übernahme der Behandlung durch den Arzt lebensrettende Maßnahmen bei Notfallpatienten durchzuführen, die Transportfähigkeit herzustellen, die lebenswichtigen Körperfunktionen während des Transports zum Krankenhaus zu beobachten und aufrechtzuerhalten sowie kranke, verletzte und sonstige hilfsbedürftige Personen, auch soweit sie nicht Notfallpatienten sind, unter sachgerechter Betreuung zu befördern (Ausbildungsziel).
Absolventen einer vor Inkrafttreten des Gesetzes auf landesrechtlicher Basis erworbenen Ausbildung als „Rettungssanitäter" dürfen die Bezeichnung weiterführen. Sie können aber auch unter Anrechnung ihrer bisherigen Ausbildung und praktischen Tätigkeit unter erleichterten Bedingungen zu Lehrgang und Prüfung nach neuem Recht zugelassen werden.
Personen mit einer Erlaubnis nach § 1 Abs. 1 Nr. 1 und 2 Krankenpflegegesetz (S. 91) sind auch ohne Teilnahme an einem Lehrgang zur staatlichen Prüfung für Rettungsassistenten zuzulassen, wenn sie an einem Ergänzungslehrgang von mindestens 300 Stunden teilgenommen haben.
Der Einsatz von Rettungsassistenten erfolgt hauptsächlich in Notarzt- und Krankentransportwagen, aber auch in Rettungshubschraubern oder in Booten der Wasserwacht und Seenotrettung.

### 6.3.7 Orthoptist(in)

Ein noch recht junger Beruf ist auch der des Orthoptisten.
Er hat sich aus der Notwendigkeit geschulten Personals für die langwierige konservative Schielbehandlung und Nachbehandlung nach Schieloperationen ergeben.
Rechtsgrundlage ist das „Gesetz über den Beruf der Orthoptistin und des Orthoptisten (Orthoptistengesetz)" vom 28. November 1989 (BGBl. I S. 2061), zuletzt geändert durch Art. 4 des Gesetzes vom 8. März 1994 (BGBl. I S. 446).
Die Ausbildung dauert drei Jahre und schließt mit einer staatlichen Prüfung.
Nähere Einzelheiten über Ausbildung und Prüfung regelt die „Ausbildungs- und Prüfungsverordnung für Orthoptistinnen und Orthoptisten" vom 21. März 1990 (BGBl. I S. 563), zul. geänd. d. Art. 5 V v. 6. Dezember 1994 (BGBl. I S. 3770).

## 6.4 Helferinnenberufe

### 6.4.1 Arzthelferin

Bei der Arzthelferin handelt es sich um einen vielseitigen und verantwortungsvollen Frauenberuf (Männer sind darin nur selten anzutreffen), der in der ärztlichen Praxis eine große Rolle spielt. Es liegt ihm folgendes Ausbildungsziel zugrunde:

- Kenntnisse über das Gesundheitswesen und die ärztliche Praxis;

- Arbeitsschutz, Arbeitshygiene, Umweltschutz und rationelle Energieverwendung;
- Maßnahmen der Praxishygiene;
- Anwenden und Pflege medizinischer Instrumente, Geräte und Apparate;
- Betreuen von Patienten in der ärztlichen Praxis;
- Hilfeleistung bei Notfällen;
- Mitwirken bei diagnostischen und therapeutischen Maßnahmen des Arztes;
- Durchführen von Laborarbeiten einschließlich Qualitätssicherung;
- Umgang mit Arzneimitteln, Seren und Impfstoffen sowie mit Heil- und Heilhilfsmitteln;
- Kenntnisse von medizinischen Fachausdrücken;
- Grundkenntnisse über Krankheiten, Anatomie, Physiologie und Pathologie, Prävention, Prophylaxe und Rehabilitation;
- Organisieren der Praxisabläufe einschließlich Textverarbeitung;
- Abrechnungswesen;
- Verwaltungsarbeiten;
- Kenntnis von Bestimmungen der Sozialgesetzgebung.

Die Ausbildungsdauer beträgt drei Jahre und schließt mit einer Prüfung ab. Nähere Einzelheiten ergeben sich aus der „Verordnung über die Berufsausbildung zum Arzthelfer/zur Arzthelferin“ vom 10. Dezember 1985 (BGBl. I S. 2200).

### 6.4.2 Apotheken- und Zahnarzthelferin

Ähnliche Ausbildungsgänge wie für die Arzthelferin gibt es auch für Apotheken- und Zahnarzthelferinnen. Letzteren steht bei entsprechender Qualifikation der Aufstieg zur zahnärztlichen Fachhelferin offen.

## 6.5 Hygieneberufe

### 6.5.1 Desinfektor

Dem Desinfektor kommt trotz des Rückganges der Infektionskrankheiten und des Ungezieferbefalles immer noch eine gewisse Bedeutung zu. Seine Aufgabe ist vor allem die Desinfektion im Rahmen der Seuchenbekämpfung durch Vernichtung der Erreger und ihrer tierischen Überträger oder mindestens durch Reduzierung der Keimzahl.
Auch die Beseitigung tierischer Schädlinge, insbesondere von Insekten (Läuse, Wanzen) ohne Zusammenhang mit dem Seuchengeschehen, gehört zu den Aufgaben des Desinfektors.
Größere Krankenhäuser beschäftigen, nicht zuletzt im Interesse einer wirksamen Bekämpfung nosokomialer Infektionen, hauptamtliche Desinfektoren. Es gibt auch kommunale Desinfektionsanstalten auf Kreis- oder Stadtebene. Die Zahl der freiberuflichen Desinfektoren nimmt infolge relativer Seltenheit der Infektionskrankheiten und insbesondere durch Rückgang des Hausungeziefers (seit Einführung der leicht anzuwendenden Kontaktinsektizide) ab.
Dessen ungeachtet ist es unerläßlich, eine größere Zahl ausgebildeter Desinfektoren in Reserve zu haben, z. B. bei den Hilfsorganisationen, da sich die Situation – etwa im Falle eines akuten oder eines längerdauernden Notstandes – schlagartig ändern kann und dann sofort geeignetes Personal samt Ausrüstung zur Verfügung stehen muß.
Die Ausbildung ist nicht einheitlich geregelt. Bei Bedarf werden Lehrgänge an hygienischen Instituten und Medizinaluntersuchungsämtern abgehalten. Die Kurse dauern 2–3 Wochen und schließen mit einer Prüfung ab.

### 6.5.2 Gesundheitsaufseher

Bei den Gesundheitsämtern sind Gesundheitsaufseher beschäftigt, die auf dem Hygienesektor mehr oder weniger selbständig arbeiten. Sie müssen als Grundlage ihrer Tätigkeit eine Ausbildung als Desinfektor und Praktika nachweisen und einen Lehrgang von vier Monaten Dauer an einer der Akademien für das öffentliche Gesundheitswesen in München oder Düsseldorf oder am Medizinischen Landesuntersuchungsamt Stuttgart mit abschließender Prüfung absolvieren.
Die Aufgaben des Gesundheitsaufsehers liegen auf dem gesamten Gebiet der Umwelt- und Seuchenhygiene und damit insbesondere der Trinkwasserhygiene, der ordnungsgemäßen Beseitigung fester und flüssiger Abfallstoffe, der Hygiene der Schwimmbäder, der Ortshygiene (Campingplätze, Massenunterkünfte, Heime usw.) und der Seuchenverhütung und -bekämpfung (Ermittlungen, Umgebungsuntersuchungen, Überwachung von Desinfektions- und Absonderungsmaßnahmen). Außerdem wirken sie mit in der Krankenhaushygiene, in der Lebensmittelhygiene und im Bauwesen (Begutachtung von Bauvorhaben in hygienischer Hinsicht).

### 6.5.3 Gesundheits- und Umweltingenieur

Ingenieure der Fachrichtung Technisches Gesundheitswesen/Umwelt- und Hygienetechnik werden seit einigen Jahren an einzelnen Technischen Universitäten und verschiedenen Fachhochschulen ausgebildet. Ihr Einsatz erfolgt hauptsächlich in der Krankenhausbetriebstechnik oder auf dem Gebiet der Umwelthygiene (Gesundheitsbehörden) bzw. des Umweltschutzes (technische Behörden, Wirtschaft).

### 6.5.4 Hygienefachkräfte

Die Tätigkeit als Hygienefachkraft (Hygieneschwester/Hygienepfleger) setzt eine abgeschlossene Ausbildung in der Krankenpflege (Kinderkrankenpflege) und eine möglichst mehrjährige Brufstätigkeit in der Krankenpflege voraus. Die zusätzlich benötigten Kenntnisse in der Hygiene und speziell auf dem Gebiet der Nosokomialinfektionen (Hospitalismus) werden in Kursen, die von Medizinaluntersuchungsämtern und Hygieneinstituten abgehalten werden, vermittelt. Der Lehrgang endet mit einer Prüfung.

Die Aufgaben der Hygienefachkräfte im Krankenhaus lassen sich wie folgt umreißen:

- Zusammenarbeit mit dem Krankenhaushygieniker bzw. dem Hygienebeauftragten bei der Überwachung der Krankenhaushygiene und krankenhaushygienischer Maßnahmen.
- Erfassung von Krankenhausinfektionen durch regelmäßige Besuche auf Stationen.
- Aufzeichnung von Daten bezüglich der Krankenhausinfektionen nach Häufigkeit, Art der Erkrankung, Erreger, Resistenzspektrum, Vorkommen in bestimmten Krankenhausbereichen.
- Mitwirkung bei epidemiologischen Untersuchungen.
- Überwachung pflegerischer Techniken zur Verhütung von Krankenhausinfektionen.
- Anleitung und Schulung des Pflegepersonals in der Erkennung, Verhütung und Bekämpfung von Krankenhausinfektionen.
- Zusammenarbeit mit den verantwortlichen Mitarbeitern der verschiedenen Krankenhausdienste bei der Sicherstellung der Krankenhaushygiene.

## 6.6 Berufe vorwiegend sozialer Prägung

### 6.6.1 Altenpflegerin/Altenpfleger

Angesichts der zunehmenden Alterung der Bevölkerung gewinnt die Altenpflege an Bedeutung. Im Gegensatz zur Krankenpflege, die überwiegend Kranke betreut, orientiert sich die Altenpflege grundsätzlich am alten Menschen mit altersüblichen Beschwerden und den damit verbundenen Eigenarten und Bedürfnissen.
Aufgabe der zwischen Krankenpflege- und Sozialberufen einzuordnenden Altenpflegerin/des Altenpflegers ist es,

- dem alten Menschen die körperliche, geistige und seelische Gesundheit so gut und so lange wie möglich zu erhalten oder zu ihrer Wiedererlangung zu verhelfen und ihm so eine verantwortliche Lebensgestaltung zu ermöglichen;
- ihn in seiner Persönlichkeit zu stärken;
- ihm Lebenshilfe im persönlichen und sozialen Bereich zu geben.

Die Ausbildung zur Altenpflegerin/zum Altenpfleger ist in unterschiedlicher Weise landesrechtlich geregelt. Sie besteht in der Regel aus einem Jahr theoretischer und praktischer Ausbildung und einem Jahr Berufspraktikum.
Weitergehende Qualifizierung etwa zur (zum) Pflegedienst- oder Heimleiter(in) ist möglich.
Insgesamt handelt es sich um einen zunehmend unentbehrlicher werdenden Beruf, dessen Entwicklung noch nicht abgeschlossen ist. Er bietet entsprechend motivierten, oft selbst schon etwas älteren Menschen gute Chancen für eine befriedigende Tätigkeit.

### 6.6.2 Sozialarbeiter/Sozialarbeiterin

Der Beruf des Sozialarbeiters/der Sozialarbeiterin hat sich zwar aus der Gesundheitsfürsorge, speziell der Tuberkulosefürsorge und der gesundheitlichen Fürsorge für werdende Mütter, Säuglinge, Klein- und Schulkinder heraus entwickelt, sich aber im Verlauf der letzten Jahrzehnte in einen reinen Sozialberuf gewandelt. Dementsprechend nimmt der Sozialarbeiter im öffentlichen Gesundheitsdienst, besonders an den Gesundheitsämtern, nicht mehr die zentrale Stellung ein wie die einstige Fürsorgerin, sondern ist vor allem auf den Gebieten der Jugend- und Familienfürsorge, der Bewährungshilfe, der Betreuung gesellschaftlicher Randgruppen, der Sozialhilfe und nicht zuletzt der Krankenhausfürsorge tätig. Diese Funktionen werden entweder im Dienste von Behörden, z. B. Sozialämtern und Jugendämtern, oder bei karitativen Organisationen ausgeübt. Das Pflegepersonal begegnet dem Sozialarbeiter im Krankenhaus und in der Gemeindekrankenpflege. Größere Krankenhäuser verfügen über hauptamtliche Sozialarbeiter. Ihre Aufgabe ist es, sich um die sozialen Belange der Patienten zu kümmern. So nehmen sie sich deren wirtschaftlicher und familiärer Probleme an, sorgen für die rechtzeitige Beantragung einer Rente oder eines Anschlußheilverfahrens, für die Beschaffung einer Unterkunft, für die Unterbringung in einem Pflegeheim und dergleichen mehr. Sie sind also bemüht, dem Patienten, wenn er dies wünscht (!), während seines Krankenhausaufenthaltes Sorgen abzunehmen und seine Verhältnisse so zu regeln, daß er sie bei seiner Entlassung möglichst seinen Bedürfnissen entsprechend geordnet vorfindet.
An kleinen, nicht über hauptamtliche Sozialarbeiter verfügenden Krankenhäusern werden die Aufgaben des Sozialarbeiters durch den örtlich und sachlich zuständigen Sozialarbeiter der Stadt, des Landkreises oder einer karitativen Vereinigung wahrgenommen.
Die Ausbildung der Sozialarbeiter erfolgt an Fachhochschulen. Sie dauert vier Jahre, davon ein Jahr Berufspraktikum, das entweder in das Studium integriert ist oder im Anschluß daran abgeleistet wird.
Der Beruf, ursprünglich vorwiegend von Frauen ausgeübt, wird jetzt in zunehmendem Maße auch von Männern ergriffen.

### 6.6.3 Sozialmedizinische Assistentin – Assistentin im Gesundheitsdienst

Da sich die Berufsvorstellungen des Sozialarbeiters von der Gesundheitsfür- und -vorsorge immer mehr abgekehrt haben und diese Entwicklung auch in der Ausbildung ihren Niederschlag gefunden hat, muß der öffentliche Gesundheitsdienst darauf bedacht sein, für seine Zwecke eigene Fachkräfte auszubilden.
Das geschieht unter den Bezeichnungen „sozialmedizinische Assistentin“ (SMA) oder „Assistentin im Gesundheitsdienst“ (AGd). Meist handelt es sich um Frauen, die eine Ausbildung in einem Pflegeberuf, als Hebamme oder Arzthelferin hinter sich haben und/oder schon längere Zeit als

angelernte oder Aushilfskraft an einem Gesundheitsamt tätig waren. Sie werden von den Akademien für das öffentliche Gesundheitswesen in München und Düsseldorf in dreimonatigen Lehrgängen mit anschließender Abschlußprüfung auf ihre besonderen Aufgaben vorbereitet.
Die sozialmedizinische Assistentin ist dem ärztlichen Dienst des Gesundheitsamtes zugeordnet. Ihre Aufgaben liegen mit unterschiedlicher Gewichtung im Bereich der Gesundheitsfürsorge und Gesundheitsvorsorge, vor allem in der Betreuung von Säuglingen, Klein- und Schulkindern, bei Impfaktionen, in der Tuberkulose- und Geschlechtskrankenfürsorge, aber auch in der nachgehenden psychiatrischen Betreuung und in der Fürsorge für Behinderte aller Art sowie der Gesundheitsaufklärung- und Gesundheitserziehung.
Die mit den sozialmedizinischen Assistentinnen bisher gemachten Erfahrungen sind ausgesprochen günstig. Freilich müssen sich das erst seit einigen Jahren entstehende Berufsbild und die sich daraus für Berufszugang, Ausbildung und Einordnung in das System der Gesundheitsberufe ergebenden Konsequenzen noch konsolidieren.

## 6.7 Heilpraktiker

Die Heilpraktiker verdanken ihre – in dieser Form einmalige – Existenz dem Heilpraktikergesetz vom 17. Februar 1939 (RGBl. I S. 251 = BGBl. III 2122-2), geändert durch Gesetz vom 2. März 1974 (BGBl. I S. 469).
Demnach erhält die Erlaubnis, sich als Heilpraktiker zu betätigen, wer – neben anderen Voraussetzungen wie Vollendung des 25. Lebensjahres, abgeschlossene Hauptschulbildung, sittliche und gesundheitliche Eignung – in einer durch die nach Landesrecht zuständige Behörde vorgenommenen Überprüfung nachgewiesen hat, daß die Ausübung der Heilkunde durch ihn keine Gefahr für die Volksgesundheit bedeuten würde.
Ein bestimmter Ausbildungsgang oder eine reglementierende Prüfung sind nicht obligatorisch.
Zwar gibt es von privater Seite oder von Vereinen betriebene Heilpraktikerschulen, jedoch sind weder der Inhalt der dort abgehaltenen Kurse noch der Besuch solcher Kurse überhaupt vorgeschrieben.
Der Heilpraktiker ist deshalb mit keinem anderen Beruf des Gesundheitswesens und kaum einem außerhalb desselben zu vergleichen.
Trotzdem (die Überprüfung durch die Behörde kann sich im Grunde nur auf allgemeine Fähigkeiten, auf die Kenntnis der Vorschriften über die Verhütung und Bekämpfung übertragbarer Krankheiten im Sinne des Bundes-Seuchengesetzes und auf die gesetzlichen Grenzen der Tätigkeit als Heilpraktiker erstrecken) dürfen die Heilpraktiker in relativ großem Umfang heilkundlich tätig werden. Untersagt ist ihnen lediglich die Behandlung und Verhütung meldepflichtiger übertragbarer Krankheiten, die Behandlung von Geschlechtskrankheiten und Erkrankungen der Geschlechtsorgane sowie die Ausübung der Geburtshilfe und der Zahnheilkunde. Außerdem können sie keine Medikamente verschreiben, deren Abgabe in den Apotheken ärztliche Verschreibung voraussetzt. Die von den Heilpraktikern ausgeübten Methoden sind vorwiegend solche der sog. Naturheilkunde, Chiropraktik und andere medizinisch-wissenschaftlich umstrittene, wenn nicht widerlegte Verfahren.
Ihr Publikum sind meist Patienten, die – aus was für Gründen immer – von der wissenschaftlichen Medizin und ihren Repräsentanten enttäuscht sind, das Vertrauen in sie verloren haben oder sich ihrer Persönlichkeitsstruktur wegen in einer mystisch angehauchten Atmosphäre wohler fühlen.
Auf internationaler Ebene gibt es keinen den Heilpraktikern vergleichbaren Berufsstand, gesundheitspolitisch gesehen sind sie mehr als problematisch.

### Weiterführende Literatur


Bachmann, W.: Berufe des Gesundheitswesens, in Bachmann W. (Hrsg.) DAS GRÜNE GEHIRN, Loseblattausgabe, Verlag R. S. Schulz, Starnberg

Dünisch, F., W. Bachmann: Das Recht des Heilpraktikerberufs und der nichtärztlichen Heilkundeausübung. Loseblattausgabe, Schulz, Starnberg

Bundesanstalt für Arbeit (Hrsg.): Blätter zur Berufskunde. Bertelsmann, Bielefeld
- 2 – IV A 13 Altenpfleger/in
- 3 – I D 04 Apotheker/in
- 3 – II A 01 Arzt/Ärztin
- 1 – X A 301 Arzthelfer/in
- 2 – II A 23 Beschäftigungs- und Arbeitstherapeut/in
- 2 – II A 28 Diätassistent/in
- 2 – II A 21 Hebamme/Entbindungspfleger
- 2 – II A 27 Heilpraktiker/in
- 2 – II A 22 Kinderkrankenschwester/Kinderkrankenpfleger
- 2 – II A 24 Krankengymnast/in
- 2 – II A 10 Krankenpflegehelfer/in
- 2 – II A 20 Krankenschwester/Krankenpfleger
- 2 – I F 10 Laboratoriumsassistent/in, Medizinisch-technische(r) Assistentin/Assistent
- 2 – II A 12 Masseur/in und Medizinische(r) Bademeister/in
- 2 – II A 26 Orthoptist/in
- 2 – I F 12 Pharmazeutisch-technische(r) Assistent/in
- 2 – I F 13 Radiologieassistent/in, Medizinisch-technische(r)
- 2 – II A 34 Rettungsassistent/in
- 2 – IV A 30 Sozialarbeiter/in (Diplom..)
- 3 – II A 02 Zahnarzt/Zahnärztin

Erdle, H: Recht der Heilhilfberufe, Hebammen und Heilpraktiker, Loseblattsammlung, Rehm, München

Femmer, H. J.: Grundriß des Öffentlichen Gesundheitswesens zum Gebrauch an Medizinischen Fakultäten und an Medizinallehranstalten. Bertelsmann, Bielefeld

Pinding, M.: Krankenpflege in unserer Gesellschaft. Enke, Stuttgart

Robert Bosch Stiftung: Denkschrift Pflegewissenschaft. Bleicher Verlag Stuttgart 1996

Schipperges, H.: Medizinische Dienst im Wandel. Witzstrock, Baden-Baden 1975

Seidler, E.: Wörterbuch medizinischer Grundbegriffe. Herderbücherei, Band 706

Steuer, W.: Sozialhygiene. Thieme, Stuttgart 1982

# 7 Öffentlicher Gesundheitsdienst

F. Beske

**Lernziel** Der Leser kann nach Durcharbeiten dieses Kapitels über die Aufgaben und die Organisation des öffentlichen Gesundheitsdienstes auf der Bundes-, Landes- und Kreisebene sowie der Weltgesundheitsorganisation begründete Aussagen machen.

## 7.1 Allgemeines

Unter der Organisation des öffentlichen Gesundheitsdienstes wird üblicherweise die Organisation des Staates für Fragen des Gesundheitswesens verstanden, d. h. die Organisation auf der Ebene des Bundes, der Länder und der Landkreise bzw. kreisfreien Städte. Dabei werden neben dem „öffentlichen Gesundheitsdienst" auch Begriffe wie „öffentliches Gesundheitswesen" und „Gesundheitswesen" verwandt. Für diese Begriffe gibt es zwar keine allgemein anerkannten und verbindlichen Definitionen, doch können sie wie folgt verstanden werden:

**Gesundheitswesen** (umfassendster Begriff): Gesamtheit der Einrichtungen und Personen, welche die Gesundheit der Bevölkerung fördern, erhalten und wiederherstellen sollen.

**Öffentliches Gesundheitswesen** (Teil des Gesundheitswesens): Der Teil des Gesundheitswesens, der von *unmittelbaren* (Bund, Länder, Kreise und Gemeinden) oder *mittelbaren* (Körperschaften, Anstalten oder Stiftungen des öffentlichen Rechts) Trägern der Staatsverwaltung oder durch Einrichtungen wahrgenommen wird, die von ihnen errichtet und getragen werden.

**Öffentlicher Gesundheitsdienst** (Teil des öffentlichen Gesundheitswesens) ist die Wahrnehmung der öffentlich-rechtlichen Aufgaben auf dem Gebiet des Gesundheitswesens einschließlich der damit zusammenhängenden Untersuchungstätigkeit.

Diese Begriffsbestimmungen lassen bereits erkennen, daß sich die als Gesundheitswesen bezeichnete Versorgung unserer Bevölkerung auf dem Gebiete der Gesundheit aus einer Vielzahl von staatlichen und nichtstaatlichen Behörden, Einrichtungen, Körperschaften, Verbänden, Vereinen usw. zusammensetzt. Es sei nur an die gesetzlichen und privaten Krankenkassen, an die Rentenversicherung mit ihrem Auftrag der Krankheitsvorbeugung und Rehabilitation, an die Sozialhilfe mit vielen Maßnahmen der Gesundheitshilfe, an die freien gemeinnützigen Verbände (Arbeiterwohlfahrt (AWo), Caritas, Deutscher Paritätischer Wohlfahrtsverband (DPWV), Deutsches Rotes Kreuz (DRK), Diakonisches Werk, Innere Mission, Jüdische Gemeinde), an die Standesorganisationen (Ärzte-, Zahnärzte-, Apothekerkammer), an die Berufsverbände und an die zahlreichen Vereine zur Förderung bestimmter Bereiche auf dem Gebiete des Gesundheitswesens erinnert. Hier soll jedoch ausschließlich die Organisation der *staatlichen* Gesundheitsbehörden dargestellt werden.

Grundsätzlich ist das Gesundheitswesen Aufgabe des Bundes und der Länder, wobei sich die jeweiligen Zuständigkeiten aus dem Grundgesetz ergeben (S. 11 ff.). Die Organisationsform und die Zuständigkeiten für Fragen des Gesundheitswesens werden im Rahmen der geltenden Gesetze im Bund von der Bundesregierung, für die Länder, die Kreise bzw. die kreisfreien Städte von den Landesregierungen bestimmt. Organisationsform und Zuständigkeiten können sich insbesondere in Abhängigkeit von der politischen Konstellation ändern.

## 7.2 Bund

### 7.2.1 Zuständigkeiten und Organisation

Erstmalig in der Geschichte der Bundesrepublik ist am 14. November 1961 ein Bundesministerium für Gesundheitswesen errichtet worden, das 1986 in *Bundesministerium für Jugend, Familie, Frauen und Gesundheit* (BMJFFG) umgewandelt wurde. 1977 ist ein Teil der Aufgaben des Bundesministeriums für Jugend, Familie, Frauen und Gesundheit auf das Bundesministerium für Arbeit und Sozialordnung (BMA) übergegangen (z. B. Krankenhauswesen). 1991 wurde dann wiederum ein eigenständiges Bundesministerium für Gesundheit (BMG) mit weitreichenden Zuständigkeiten im Gesundheitswesen geschaffen.

Das Schwergewicht der Aufgaben des Bundesministeriums

für Gesundheit und des Bundesministeriums für Arbeit und Sozialordnung liegt in der Vorbereitung von gesundheitspolitischen Entscheidungen durch den Bundestag und die Bundesregierung.
Eine Übersicht über die Organisation des Bundesministeriums für Gesundheit und des Bundesministeriums für Arbeit und Sozialordnung geben die Abb. 7.**1** und 7.**2**. Diesen Abbildungen sind auch die Aufgaben des Bundes im Bereich des Gesundheitswesens im einzelnen zu entnehmen. Sie können zu folgenden größeren Aufgabengebieten zusammengefaßt werden:

- Berufe des Gesundheitswesens
- Krankheits- und Seuchenbekämpfung, Impfwesen, Gesundheitsschutz
- Apotheken- und Arzneimittelwesen, Gifte
- Lebensmittelwesen, Schlachttier- und Fleischbeschau
- Gesundheitserziehung, Gesundheitsfürsorge und Rehabilitation
- Hygiene
- Krankenhaus- und Pflegesatzwesen
- Krankenversicherung
- Forschungsförderung
- internationales Gesundheitswesen.

### 7.2.2 Bundesgesundheitsrat

Dem Bundesministerium für Gesundheit stehen zu seiner Beratung eine Reihe von Beiräten, Kommissionen und Fachausschüssen zur Verfügung, z. B. für die laufende Bearbeitung des Verzeichnisses der Krankheiten und Todesursachen, für Verkehrsmedizin, für die medizinische Rehabilitation, für das Lebensmittelwesen und für Fragen der Umweltradioaktivität.
Der in seiner Aufgabenstellung und Zusammensetzung umfassendste Beirat ist der *Bundesgesundheitsrat*. Er wurde durch Beschluß der Bundesregierung vom 12. September 1950 gebildet, umfaßt etwa 80 Mitglieder aus allen Bereichen des Gesundheitswesens und soll die Bundesregierung bei der Vorbereitung der Gesundheitsgesetzgebung beraten. Die Voten des Bundesgesundheitsrates werden in Ausschüssen vorbereitet. Zur Zeit bestehen folgende Ausschüsse:

- Heilberufe und Krankenhauswesen,
- Seuchenbekämpfung und Hygiene,
- Gesundheitsvorsorge und Gesundheitsfürsorge,
- Arzneimittel- und Apothekenwesen, Giftwesen,
- Strahlenschutz und Strahlenbelastung,
- Lebensmittelwesen,
- Veterinärmedizin,
- Gesundheitsstatistik,
- Wasser und Abwasser,
- Reinhaltung der Luft.

Es ist vorgesehen, Struktur und Arbeitsweise des Bundesgesundheitsrates zu ändern.

### 7.2.3 Gesundheitseinrichtungen

Zur wissenschaftlichen Beratung der im Gesundheitswesen tätigen Behörden, vorzugsweise der Bundesregierung, aber auch zur Durchführung bestimmter Aufgaben wurde mit dem Gesetz über die Errichtung eines Bundesgesundheitsamtes vom 27. Februar 1952 das Bundesgesundheitsamt (BGA) als selbständige Bundesoberbehörde errichtet. Das Bundesgesundheitsamt setzte die Tradition des 1876 gegründeten Reichsgesundheitsamtes fort.
1994 wurde das Bundesgesundheitsamt aufgelöst. Seine sechs Institute wurden in rechtlich selbständige Einrichtungen umgewandelt und in nunmehr vier Institute gegliedert, von denen drei dem Bundesministerium für Gesundheit und eins, das Institut für Wasser-, Boden- und Lufthygiene, dem Bundesumweltministerium zugeordnet wurden:

- *Bundesinstitut für Arzneimittel und Medizinprodukte* mit der Hauptaufgabe, die Sicherheit von Arzneimitteln und Medizinprodukten zu überwachen.
- *Robert-Koch-Institut*, hauptsächlich zuständig für übertragbare und nicht übertragbare Krankheiten, Gentechnik und Epidemiologie.
- *Bundesinstitut für gesundheitlichen Verbraucherschutz und Veterinärmedizin*, zuständig für Lebensmittel- und Veterinärangelegenheiten.
- *Institut für Wasser-, Boden- und Lufthygiene* mit der Hauptaufgabe „Umwelt und Gesundheit“.

### 7.2.4 Bundeszentrale für gesundheitliche Aufklärung

Zur Förderung der gesundheitlichen Volksbelehrung wurde Anfang dieses Jahrhunderts das Hygiene-Museum in Dresden gegründet. Als Nachfolgeeinrichtung entstand 1949 in Köln für die Bundesrepublik Deutschland das Gesundheits-Museum. Aus dem Deutschen Gesundheits-Museum wurde durch Erlaß des Bundesgesundheitsministeriums vom 20. Juli 1967 die *Bundeszentrale für gesundheitliche Aufklärung* (BZgA) mit Sitz in Köln. Sie ist eine dem Bundesministerium für Gesundheit nachgeordnete Dienststelle.
*Aufgaben* der Bundeszentrale für gesundheitliche Aufklärung sind insbesondere:

- Erarbeitung von Grundsätzen und Richtlinien für Inhalt und Methoden der praktischen Gesundheitserziehung
- Ausbildung und Fortbildung der auf dem Gebiet der Gesundheitserziehung und -aufklärung tätigen Personen
- Koordinierung und Verstärkung der gesundheitlichen Aufklärung und Gesundheitserziehung im Bundesgebiet.

Die Bundeszentrale für gesundheitliche Aufklärung verfügt über reichhaltiges Anschauungsmaterial, über Ausstellungen, Broschüren u. a. für nahezu alle Gebiete der Gesundheitserziehung. Vieles davon ist für Krankenhäuser und das Krankenpflegepersonal geeignet.
*Beratung und Auskunft:* Bundeszentrale für gesundheitliche Aufklärung, 51109 Köln-Merheim, Ostmerheimer Straße 200, Tel. (02 21) 8 99 21.

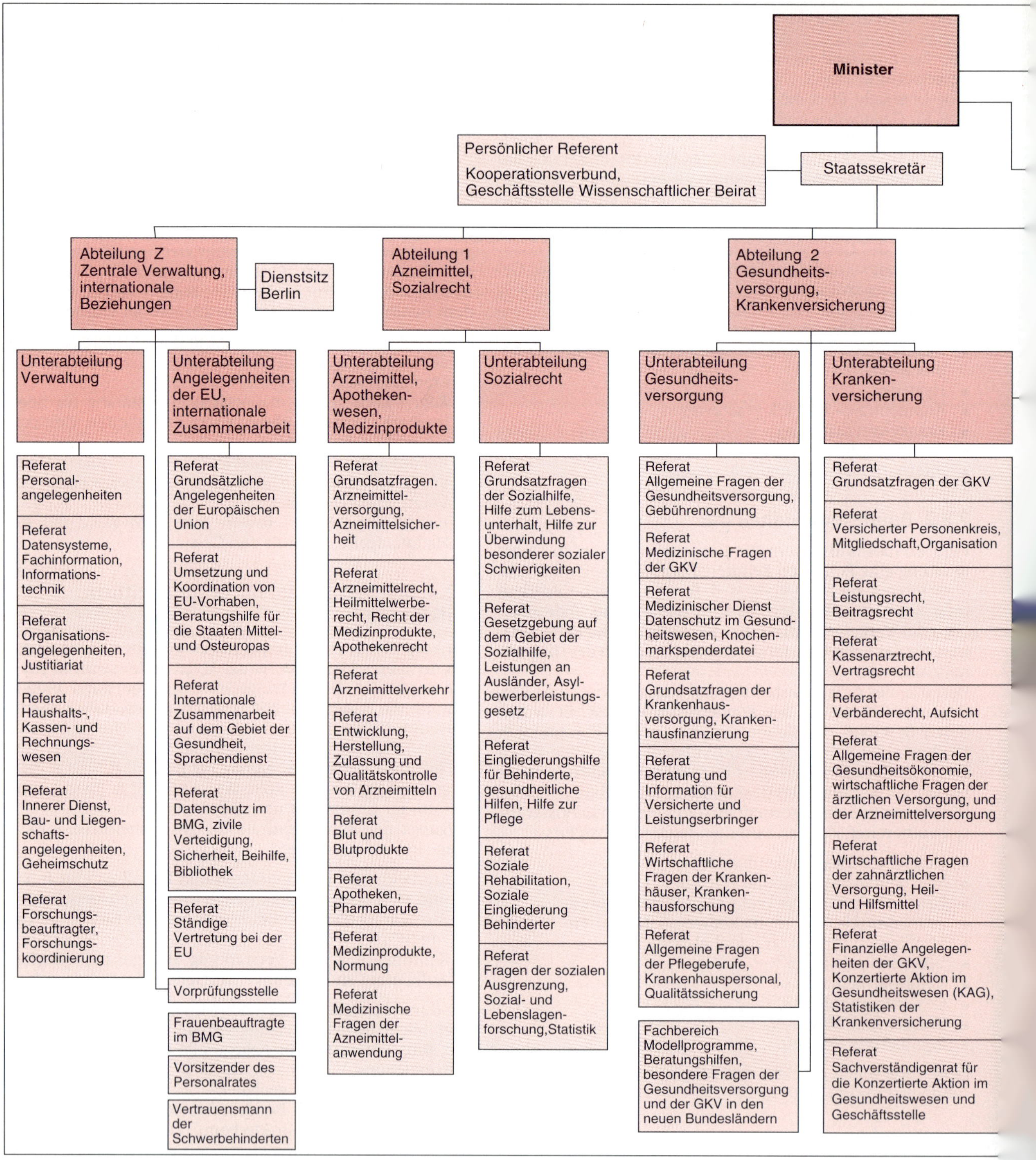


Abb. 7.1 **Bundesministerium für Gesundheit.** Organisationsplan (Stand 1. 9. 1993).

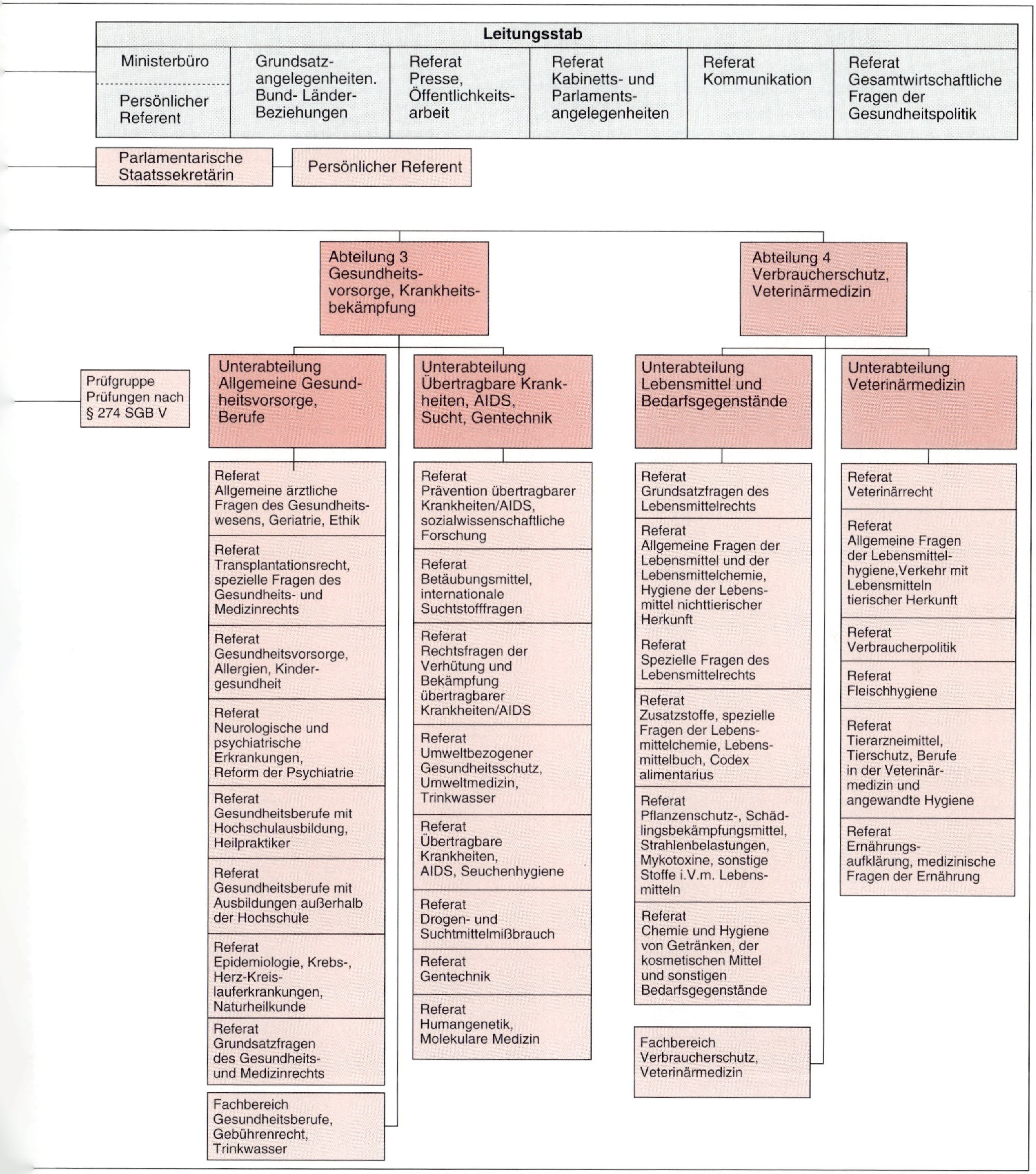
Leitungsstab
Ministerbüro
Persönlicher Referent
Grundsatz-angelegenheiten. Bund- Länder-Beziehungen
Referat Presse, Öffentlichkeits-arbeit
Referat Kabinetts- und Parlaments-angelegenheiten
Referat Kommunikation
Referat Gesamtwirtschaftliche Fragen der Gesundheitspolitik
Parlamentarische Staatssekretärin
Persönlicher Referent
Abteilung 3 Gesundheits-vorsorge, Krankheits-bekämpfung
Abteilung 4 Verbraucherschutz, Veterinärmedizin
Prüfgruppe Prüfungen nach § 274 SGB V
Unterabteilung Allgemeine Gesund-heitsvorsorge, Berufe
Unterabteilung Übertragbare Krank-heiten, AIDS, Sucht, Gentechnik
Unterabteilung Lebensmittel und Bedarfsgegenstände
Unterabteilung Veterinärmedizin
Referat Allgemeine ärztliche Fragen des Gesundheits-wesens, Geriatrie, Ethik
Referat Transplantationsrecht, spezielle Fragen des Gesundheits- und Medizinrechts
Referat Gesundheitsvorsorge, Allergien, Kinder-gesundheit
Referat Neurologische und psychiatrische Erkrankungen, Reform der Psychiatrie
Referat Gesundheitsberufe mit Hochschulausbildung, Heilpraktiker
Referat Gesundheitsberufe mit Ausbildungen außerhalb der Hochschule
Referat Epidemiologie, Krebs-, Herz-Kreis-lauferkrankungen, Naturheilkunde
Referat Grundsatzfragen des Gesundheits- und Medizinrechts
Fachbereich Gesundheitsberufe, Gebührenrecht, Trinkwasser
Referat Prävention übertragbarer Krankheiten/AIDS, sozialwissenschaftliche Forschung
Referat Betäubungsmittel, internationale Suchtstofffragen
Referat Rechtsfragen der Verhütung und Bekämpfung übertragbarer Krankheiten/AIDS
Referat Umweltbezogener Gesundheitsschutz, Umweltmedizin, Trinkwasser
Referat Übertragbare Krankheiten, AIDS, Seuchenhygiene
Referat Drogen- und Suchtmittelmißbrauch
Referat Gentechnik
Referat Humangenetik, Molekulare Medizin
Referat Grundsatzfragen des Lebensmittelrechts
Referat Allgemeine Fragen der Lebensmittel und der Lebensmittelchemie, Hygiene der Lebens-mittel nichttierischer Herkunft
Referat Spezielle Fragen des Lebensmittelrechts
Referat Zusatzstoffe, spezielle Fragen der Lebens-mittelchemie, Lebens-mittelbuch, Codex alimentarius
Referat Pflanzenschutz-, Schäd-lingsbekämpfungsmittel, Strahlenbelastungen, Mykotoxine, sonstige Stoffe i.V.m. Lebens-mitteln
Referat Chemie und Hygiene von Getränken, der kosmetischen Mittel und sonstigen Bedarfsgegenstände
Fachbereich Verbraucherschutz, Veterinärmedizin
Referat Veterinärrecht
Referat Allgemeine Fragen der Lebensmittel-hygiene,Verkehr mit Lebensmitteln tierischer Herkunft
Referat Verbraucherpolitik
Referat Fleischhygiene
Referat Tierarzneimittel, Tierschutz, Berufe in der Veterinär-medizin und angewandte Hygiene
Referat Ernährungs-aufklärung, medizinische Fragen der Ernährung

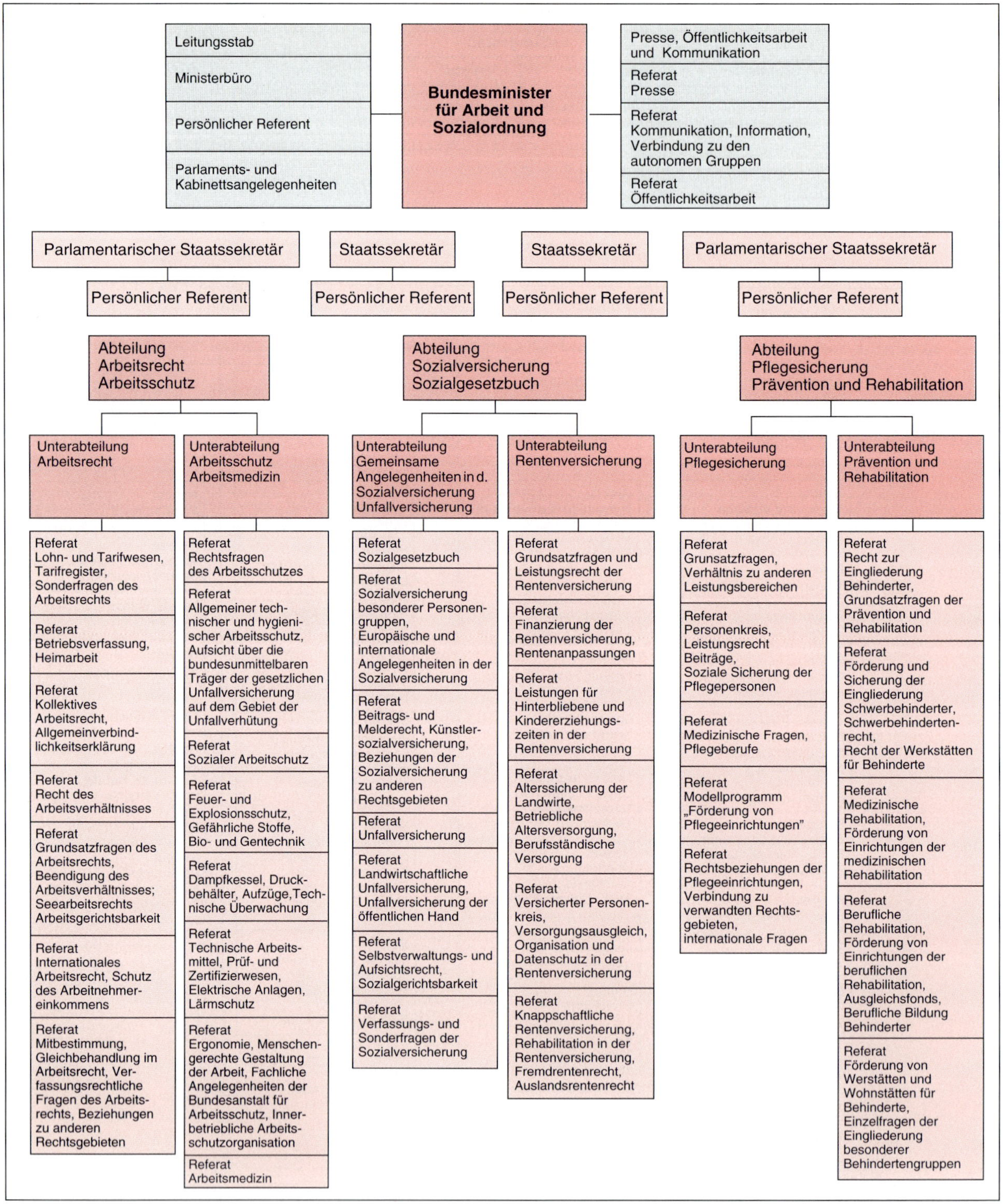


Abb. 7.2 **Bundesministerium für Arbeit und Sozialordnung.** Organisationsplan (Stand Oktober 1993). Auszug.

## 7.3 Länder

### 7.3.1 Landesregierungen

Die Länder verfügen über weitreichende Aufgaben und Zuständigkeiten im Rahmen des Gesundheitswesens. Sie sind für die Durchführung der Bundesgesetze verantwortlich, haben das *Recht der Gesetzgebung*, soweit dem nicht die Gesetzgebungskompetenz des Bundes (Art. 70 ff. GG) entgegensteht, und üben die *Fachaufsicht über das öffentliche Gesundheitswesen* in ihrem Lande aus. In den Ländern mit staatlichen Gesundheitsämtern haben sie neben der Fachaufsicht auch die Dienstaufsicht über die Gesundheitsämter.
Die Aufgaben des öffentlichen Gesundheitsdienstes werden in den meisten Ländern im wesentlichen von *Gesundheitsabteilungen* wahrgenommen, die überwiegend mit Aufgaben für Soziales, Familie, Arbeit, Umweltschutz oder Sport in besonderen Ministerien zusammengefaßt sind. Dies gilt auch für die Stadtstaaten Berlin, Bremen und Hamburg, in denen der Senator einem Minister in den Flächenländern entspricht. Die Eingliederung der Gesundheitsabteilung in ein bestimmtes Ministerium kann sich je nach der politischen Konstellation ändern. Die Ministerien, in denen die Gesundheitsabteilung ressortiert, sind in ihrem Lande *oberste Gesundheitsbehörde*.
Die *Zuständigkeiten* der Gesundheitsabteilungen sind mit geringfügigen Abweichungen in allen Ländern gleich und erstrecken sich im wesentlichen auf die Aufgaben des öffentlichen Gesundheitsdienstes. Die Aufsicht über die Sozialversicherung einschließlich der Krankenversicherung, der gewerbeärztliche Dienst, die Veterinärmedizin mit bestimmten Aufgaben der Lebensmittelüberwachung u. a. m. gehören im allgemeinen nicht zu den Zuständigkeiten der Gesundheitsabteilungen. Abb. 7.**3** zeigt die Organisation der Gesundheitsabteilung des Ministeriums für Arbeit, Gesundheit und Soziales des Landes Schleswig-Holstein.

**Landesgesundheitsbeiräte** bestehen in einer Reihe von Ländern. Sie haben ähnliche Aufgaben wie der Bundesgesundheitsrat, d. h. sie beraten die Landesregierungen in wichtigen Fragen des Gesundheitswesens.

**Arbeitsgemeinschaft der Leitenden Medizinalbeamten der Länder.** Der föderative Aufbau der Bundesrepublik mit weitreichenden Zuständigkeiten der Länder im Gesundheitswesen erfordert eine Koordinierung auf Länderebene. Diesem Zweck dient die Arbeitsgemeinschaft der Leitenden Medizinalbeamten der Länder (AGLMB), die sich aus den Leitern der Gesundheitsabteilungen der Länderministerien zusammensetzt und in der auch das Bundesministerium für Gesundheit vertreten ist. Die Arbeitsgemeinschaft bereitet u. a. die Beschlüsse der Konferenz der für das Gesundheitswesen zuständigen Minister und Senatoren der Länder *(Gesundheitsministerkonferenz*-GMK) vor, die der Behandlung wichtiger gesundheitspolitischer Fragen, aber auch der Koordinierung des Gesundheitswesens dient.

### 7.3.2 Regierungsbezirke

Große Länder (Baden-Württemberg, Bayern, Hessen, Niedersachsen, Nordrhein-Westfalen, Rheinland-Pfalz) verfügen über *Regierungsbezirke*, an deren Spitze ein Regierungspräsident steht. Bei den Regierungspräsidenten als den höheren Gesundheitsbehörden werden die Aufgaben des Gesundheitswesens von einem *Medizinaldezernenten* wahrgenommen. Es handelt sich im wesentlichen um die Bearbeitung von Einzelangelegenheiten oder um die Erfüllung von Aufgaben nach Weisung des zuständigen Ministeriums. In Ländern ohne Regierungsbezirke werden diese Aufgaben von den Gesundheitsabteilungen direkt wahrgenommen.
Die bei den Regierungsbezirken wahrgenommenen Aufgaben entsprechen für diesen Bereich im wesentlichen denen der obersten Gesundheitsbehörden der Länder.

## 7.4 Landkreise und kreisfreie Städte

Durch das Gesetz über die Vereinheitlichung des Gesundheitswesens vom 3. Juli 1934 (Vereinheitlichungsgesetz); (RGBl. I S. 531) wurde in allen Landkreisen und kreisfreien Städten zur einheitlichen Durchführung des öffentlichen Gesundheitsdienstes ein *Gesundheitsamt* eingerichtet. Die Landkreise und kreisfreien Städte sind *untere Gesundheitsbehörden*.
Es gibt staatliche und kommunale Gesundheitsämter. Bei den *staatlichen* Gesundheitsämtern hat das Land sowohl die Dienst- als auch die Fachaufsicht. Die *kommunalen* Gesundheitsämter sind in die Verwaltungen der Landkreise und kreisfreien Städte eingegliedert. In diesen Fällen übt das Land nur die Fachaufsicht aus. Die Entscheidung, ob die Gesundheitsämter staatlich oder kommunal organisiert sind, liegt bei den Ländern.
Das Vereinheitlichungsgesetz ist weitgehend durch Landesgesetze über den öffentlichen Gesundheitsdienst abgelöst worden.
In den Gesundheitsdienst-Gesetzen alter und neuer Art sind die Aufgaben der Gesundheitsämter festgelegt. Danach sind die Gesundheitsämter im wesentlichen zuständig für

- Gesundheitsplanung,
- Gesundheitsberichterstattung,
- Politikberatung,
- Aufsicht und Überwachung der in den Gesundheitsberufen tätigen Personen und von Einrichtungen des Gesund-

Recht, Apotheken, Arzneimittel, Seuchenhygiene, öffentlicher Gesundheitsdienst

Justitiar der Abteilung, Mitwirkung in Fragen der Gesundheitspolitik, EDV-Angelegenheiten der Abteilung Geschäftsleitender Beamter, Haushaltsangelegenheiten, öffentlicher Gesundheitsdienst

Apotheken, Arzneimittel, Medizinprodukte, AMÜSt, VGZ, Kooperation „Nord“ im Bereich des Gesundheitswesens

Rettungswesen, Gesundheitswesen im Zivil- und Katastrophenschutz

Kreisgesundheitsbehörden, Seuchenhygiene, Medizinaluntersuchungsämter, Leichen- und Bestattungswesen

Kur- und Erholungsorte, Grundsatz- und Einzelfragen des Gesundheitsrechts

Gesundheitsberufe, Umweltmedizin, Gesundheitsförderung, Krebsregister, Gesundheitspolitische Schwerpunktthemen, Gesundheitsberufe, Kammern d. Heilberufe, Landesamt für Gesundheitsberufe

Umweltmedizin, Fortpflanzungsmedizin, Humangenetik, Transplantationswesen, Blutspendewesen

Gesundheitsförderung, jugendärztlicher und -zahnärztlicher Dienst, Gesundheitsberichterstattung

Krankenpflegeberufe, Landesseminar für Krankenpflege

Krebsregister für das Land Schl.-Holst.(Ausführungsgesetz zum Bundes-Krebsregistergesetz)

Krankenhauswesen

Allgemeines Krankenhauswesen

Krankenhausplanung

Krankenhausfinanzierung, Pflegesätze der Krankenhäuser, volks- u. betriebswirtschaftliche Angelegenheiten

Psychiatrie, Hilfen für psychisch Kranke, Suchtbekämpfung, Drogen, AIDS

Hilfen für psychisch Kranke, Fachkliniken

Drogenbeauftragte des Landes Schleswig-Holstein, Suchtkrankenhilfe

Erarbeitung einer Bundesratsinitiative zur Trennung der Märkte von harten und weichen Illegalen Drogen, Interministerieller Arbeitskreis „Obdachlosigkeit“ (insoweit IX 502 zugeordnet)

Bekämpfung v. AIDS, gutachtl. Stellungnahmen zu dienstrechtlichen Angelegenheiten

Überleitung der „Landesbetriebe Fachkliniken in rechtlich selbständige Anstalten“

Abb. 7.3 **Gesundheitsabteilung im Ministerium für Arbeit, Gesundheit und Soziales des Landes Schleswig-Holstein.** Organisationsplan (Stand 1996).

heitswesens, z. B. Krankenhäuser, Apotheken, Arzt-, Zahnarzt- und Heilpraktikerpraxen, Kureinrichtungen, Dialysestationen, Einrichtungen des Blutspende-, Rettungs- und Krankentransportwesens,
- Gesundheitlicher Umweltschutz/Umweltmedizin und Umwelthygiene,
- Verhütung und Bekämpfung übertragbarer Krankheiten – Seuchenbekämpfung
- Überwachung des Verkehrs mit Lebensmitteln, Arzneien und Giften,
- Gesundheitshilfe, z. B. Eheberatung, Schulgesundheitspflege, Mutter- und Kindberatung, Fürsorge für Tuberku-

löse, Geschlechtskranke, Behinderte, Pflegebedürftige und Süchtige,
- Sozialpsychiatrie,
- Gesundheitsförderung, Gesundheitserziehung, -aufklärung und -beratung,
- Förderung von Körperpflege und Sport,
- amts-, gerichts- und vertrauensärztliche Gutachtertätigkeit.

Leiter des Gesundheitsamtes ist ein Amtsarzt. Je nach Größe sind in den Gesundheitsämtern Mitarbeiter unterschiedlicher Qualifikation tätig: haupt- und nebenamtliche Ärzte und Zahnärzte, Sozialarbeiter und Psychologen, Gesundheitsingenieure und -techniker, Radiologie- und Laborassistenten, Krankenpflegepersonen, Desinfektoren und Gesundheitsaufseher. Die Stadtstaaten Berlin, Bremen und Hamburg haben besondere Regelungen.

## 7.5 Weltgesundheitsorganisation

Die Weltgesundheitsorganisation (WGO; World Health Organization – WHO; Organisation Mondiale de la Santé = OMS) ist eine der technischen Sonderorganisationen der Vereinten Nationen und vereinigt fast alle Länder der Welt (1996 = 190 Länder) in ihrem Bemühen, die Gesundheit der Völker aller Länder zu schützen und zu fördern. Sie wurde am 7. April 1948 in New York gegründet. Seither wird der 7. April eines jeden Jahres in Erinnerung an die Gründung der Weltgesundheitsorganisation in aller Welt als *Weltgesundheitstag* begangen. An diesem Tage werden in vielen Ländern der Welt gesundheitspolitische Themen von besonderer Bedeutung behandelt. Die Themen der Weltgesundheitstage von 1977 bis 1996 waren:

1977: Unsere Kinder – fit fürs Leben.
1978: Auf den Blutdruck achten.
1979: Gesunde Kinder – unsere Verantwortung.
1980: Rauchen oder Gesundheit – deine Wahl.
1981: Gesundheit für alle bis zum Jahr 2000.
1982: Älter werden – aktiv bleiben.
1983: Gesundheit für alle – Aufgabe für jeden.
1984: Gesundheit für unsere Kinder.
1985: Jugend '85: Gesund in die Zukunft.
1986: Lebe gesünder – es lohnt sich.
1987: Impfen nützt – impfen schützt.
1988: Gesundheit für alle – alles für die Gesundheit.
1989: Gesund leben – und darüber reden.
1990: Unser Planet – unsere Zukunft: an die Zukunft denken jetzt handeln!
1991: Risiken für unsere Gesundheit: einschätzen und handeln.
1992: Leben mit Herz.
1993: Achte das Leben: gegen Gewalt, Unfälle und Vernachlässigungen.
1994: Gesundheit in aller Munde.
1995: Impfschutz für alle.
1996: Healthy Cities for Better Life.

Vorgänger der Weltgesundheitsorganisation sind das 1907 gegründete Internationale Gesundheitsamt mit Sitz in Paris und die 1921 gegründete Hygiene-Kommission des Völkerbundes mit Sitz in Genf.
Das *Hauptquartier* der Weltgesundheitsorganisation befindet sich in Genf. Daneben gibt es sechs *Regionalbüros*, und zwar für

- Afrika südlich der Sahara in Brazzaville
- Amerika in Washington
- Europa (50 Länder)
- die östlichen Mittelmeerstaaten in Alexandrien
- den westlichen Pazifik in Manila
- Südostasien in New Delhi.

Die Weltgesundheitsorganisation bearbeitet nahezu alle Fragen des Gesundheitswesens, die von internationaler Bedeutung sind, und berät und unterstützt alle Regierungen hinsichtlich des Aufbaus und der Weiterentwicklung des Gesundheitswesens.
Besondere Einrichtungen und Maßnahmen der Weltgesundheitsorganisation sind u. a.

- *Seuchenwarndienst:* Unterrichtung aller Länder über das Auftreten und die Verbreitung von Seuchen.
- *Gefährliche Heilmittel:* Die internationale Rauschgiftkontrolle, die früher vom Völkerbund wahrgenommen wurde, wird von den Vereinten Nationen (Grundsatzfragen) und der Weltgesundheitsorganisation weitergeführt. Heute werden alle Arzneimittel kontrolliert, die geeignet sind, zur Abhängigkeit (Sucht) zu führen.
- *Internationale Standardisierung von Heilmitteln:* Dadurch wird ein einheitlicher Standard aller Heilmittel angestrebt. Die Weltgesundheitsorganisation gibt auch die Internationale Pharmakopöe heraus.
- *Personal für das Gesundheitswesen:* Der Mangel an ausgebildetem Personal für das Gesundheitswesen ist weltweit und betrifft besonders die Entwicklungsländer. Die Weltgesundheitsorganisation fördert die Aus- und Weiterbildung von Personal für das Gesundheitswesen durch Ausbildungs- und Fortbildungslehrgänge, Stipendien und die Unterstützung von Unterrichtsstätten. Sie stellt weiterhin Lehrkräfte zur Verfügung.
- *Besondere Bekämpfungsmaßnahmen* gegen Malaria, Tuberkulose, Geschlechtskrankheiten und andere wichtige Infektionskrankheiten.

Eine Übersicht über die Organisation des Regionalbüros der Weltgesundheitsorganisation für Europa gibt Abb. 7.**4**.
Neben der Weltgesundheitsorganisation befassen sich in den zum Westen gehörenden Ländern Europas der Europarat, die Europäische Union (EU) und die Organisation für wirtschaftliche Zusammenarbeit und Entwicklung (OECD = Organization for European Economic Cooperation) mit Fragen des Gesundheitswesens.

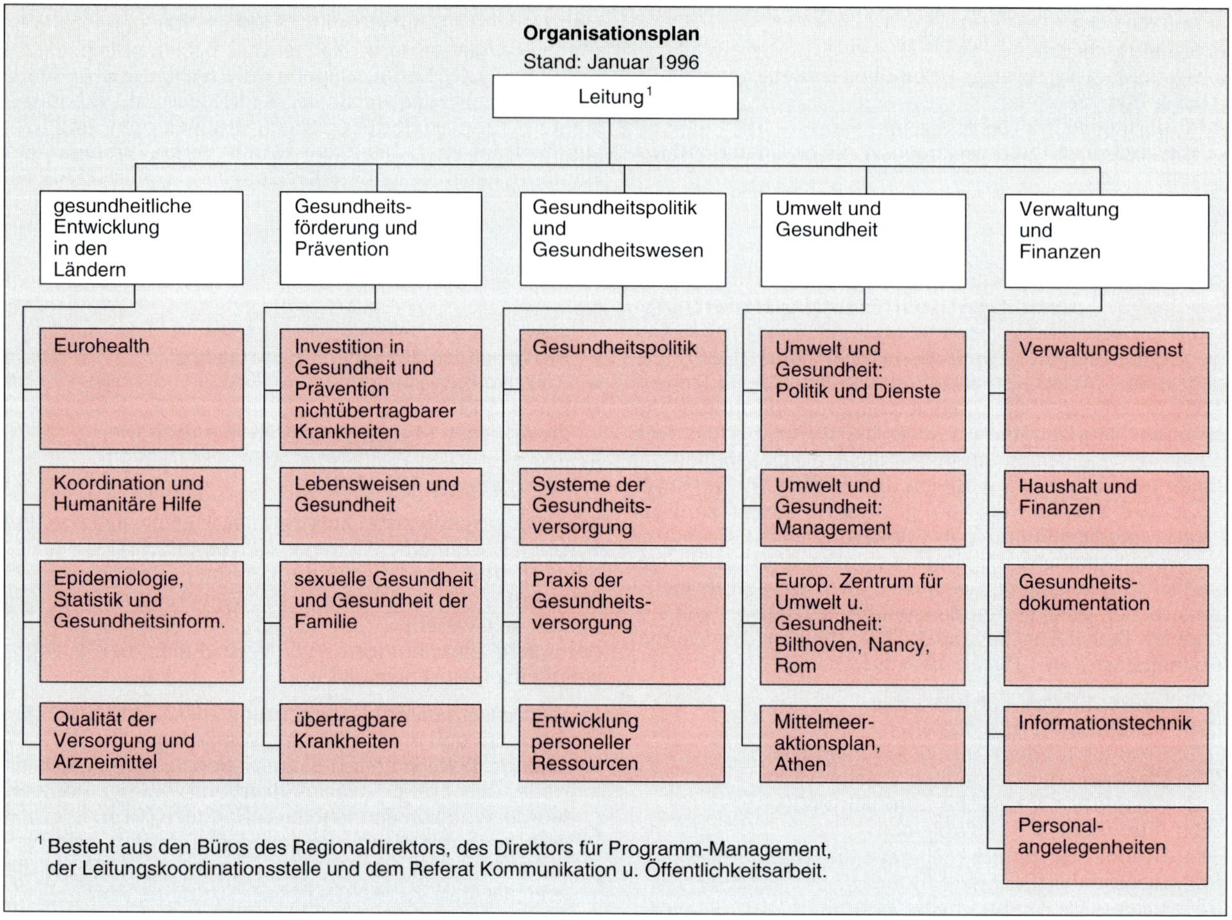


Abb. 7.4 **Organisationsplan des Regionalbüros der Weltgesundheitsorganisation für Europa.**

## Weiterführende Literatur


Beske, F., J. G. Brecht, A.-M. Reinkemeier: Das Gesundheitswesen in Deutschland: Struktur – Leistungen – Weiterentwicklung. Deutscher Ärzte-Verlag, Köln 1993

Bachmann, W., G. Dalichau, P. Schiwy, H. Grüner: Das grüne Gehirn, Loseblatt-Sammlung. Schulz, Percha

Femmer, H. J., W. Erdmann, M. Segerling, P. Pennekamp, K. H. Osterland, E. Kröger: Grundriß des öffentlichen Gesundheitswesens zum Gebrauch an medizinischen Fakultäten und an Medizinal-Lehranstalten, 21. Aufl. Bertelsmann, Bielefeld 1985

Gesundheit für alle: das Gesundheitswesen in der Bundesrepublik Deutschland. Bearbeitet vom Institut für Gesundheits-Systemforschung Kiel. Der Bundesminister für Gesundheit, Bonn 1992

Steuer, W.: Sozialhygiene. Öffentliches Gesundheitswesen: Sozialmedizinische Grundlagen, Gesundheitsfürsorge und -vorsorge, 2. Aufl. Thieme, Stuttgart 1982

*Zeitschrift:* Das Gesundheitswesen. Zeitschrift für Sozialmedizin, Gesundheits-System-Forschung, Public Health, Öffentlicher Gesundheitsdienst, Medizinischer Dienst. Thieme, Stuttgart

# 8 Gesundheitshilfe

H. J. Seidel

**Lernziel**

Der Leser erarbeitet sich die Grundbegriffe

- der Definitionen von Gesundheit,
- von Gesundheit und Krankheit im System der sozialen Sicherung,
- der primären und sekundären Prävention (Krankheitsfrüherkennung)

Er lernt

- Datenquellen der Gesundheitsberichterstattung,
- die Bedeutung des Altersaufbaus der Bevölkerung
- die häufigsten Arten des Krankseins

kennen.

Dazu kommt im speziellen

- Gesundheitshilfe für Mutter und Kind,
- Gesundheitshilfe für Kinder und Jugendliche,
- Suchthilfe,
- Gesundheitshilfe im Alter und bei Pflegebedürftigkeit

sowie

- die Struktur und die Möglichkeiten der sozialen Dienste und der
- Selbsthilfegruppen.

## 8.1 Systematik

Unter *Gesundheitshilfe* werden im folgenden alle Maßnahmen, Verhaltensweisen und Gegebenheiten verstanden, die helfen sollen, gesund zu bleiben oder mit einer Behinderung zu leben (zu Rehabilitation s. Kap. 18). Das Schwergewicht dieser Darstellung liegt bei einzelnen Institutionen und ihren Aufgaben in den verschiedenen Lebensabschnitten.

### 8.1.1 Gesundheit

Gesundheit hat in unserer Kultur einen hohen Stellenwert. Bei vielen Bevölkerungsumfragen nach den wichtigsten Gütern rangiert Gesundheit meist ganz vorn, noch vor Arbeitsplatzsicherheit oder finanzieller Sicherheit im Alter. Was Gesundheit eigentlich ist, glauben wir zu wissen, aber nach kurzem Überlegen fällt auf, daß wir überwiegend von Krankheit oder Krankheiten ausgehen und mit Gesundheit das Freisein von Krankheit oder Behinderung meinen. Dabei ist „Krankheit" bzw. „krank" selbst auch nicht definiert. Ist ein Anfallskranker, der mit Tabletten gut eingestellt ist, sie ohne Probleme verträgt und seit Jahren keinen Anfall mehr hatte, gesund oder krank? Er hat zweifellos eine Krankheit, ist therapiebedürftig, aber doch arbeitsfähig und in der Lage, ein (fast )normales Leben zu führen. Die Antwort auf die Frage nach der Gesundheit wird wegen derartiger Schwierigkeiten immer nur in einem bestimmten Zusammenhang richtig beantwortet werden können. So schließen sich auch Gesundheit und Hilfsbedürftigkeit, z. B. im Alter, nicht aus. Ein Hilfsbedürftiger kann mit Hilfe ein Leben in Gesundheit führen. „Gesundheit" deckt sich also nicht mit dem Freisein von Krankheit.
Wir gehen bei dem Versuch, Gesundheit zu definieren, nicht nur vom regelrechten Funktionieren des Körpers aus, sondern schließen das psychosoziale Befinden mit ein. Darunter versteht man, daß zur Gesundheit auch gehört, möglichst wenige Sorgen zu haben, Sorgen im psychischen Bereich wie Angst oder Aggressionen und im materiellen Bereich wie Hunger oder Frieren. Es wird mit dieser gewollten Ausweitung des Begriffes dann schon fast unmöglich, gesund zu sein und gesund zu bleiben. Gesundheit wird damit zu einem Ideal, zu etwas, das man für sich und die Seinen anstrebt (anstreben sollte) wozu es in einer organisierten Gesellschaft, einer Stadt, einem Staat Unterstützung und Förderung gibt. Auch der Umweltschutz ist ein Teil dieses Systems.
Die Weltgesundheitsorganisation hat in ihrer Satzung festgestellt:
„Gesundheit ist ein Zustand völligen körperlichen, seelischen und sozialen Wohlbefindens und nicht nur des Freiseins von Krankheit oder Gebrechen.
Die Gesundheit aller Völker ist eine Grundbedingung des Weltfriedens und der Sicherheit; sie setzt eine möglichst weitgehende Mitarbeit der einzelnen und der Staaten voraus.
Die Leistung jedes Staates bei der Förderung und dem Schutz der Gesundheit ist für alle wertvoll. Eine ungleiche Entwicklung der verschiedenen Länder bei der Förderung der Gesundheit und der Bekämpfung von Krankheiten, insbesondere von übertragbaren Krankheiten, stellt eine Gefahr für alle dar.
Die gesunde Entwicklung des Kindes ist von grundlegender Bedeutung; die Fähigkeit, in einer sich wandelnden Gesamtumwelt harmonisch zu leben, ist eine wesentliche Voraussetzung für diese Entwicklung.

Die Beteiligung aller Völker an den Erkenntnissen der medizinischen, psychologischen und verwandten Wissenschaften ist eine wesentliche Voraussetzung für die Erreichung eines Höchstmaßes an Gesundheit.
Die Aufklärung der Öffentlichkeit und eine tätige Mitarbeit der Bevölkerung sind von größter Bedeutung für die Verbesserung der Gesundheit der Völker.
Die Regierungen sind für die Gesundheit ihrer Völker verantwortlich; dieser Verpflichtung können sie nur durch geeignete Maßnahmen auf dem Gebiet des Gesundheits- und Sozialwesens nachkommen."
In der Ottawa-Charta der WHO von 1986 wird noch deutlicher auf die Bedeutung der allgemeinen Lebensumstände eingegangen:
„Gesundheit wird von Menschen in ihrer täglichen Umwelt geschaffen und gelebt, dort wo sie spielen, lernen, arbeiten und lieben. Gesundheit entsteht dadurch, daß man um sich selbst und für andere sorgt, daß man in die Lage versetzt ist, selber Entscheidungen zu fällen und eine Kontrolle über die eigenen Lebensumstände auszuüben, sowie dadurch, daß die Gesellschaft, in der man lebt, Bedingungen herstellt, die all ihren Bürgern Gesundheit ermöglichen."
Bemerkenswert an diesem Text ist die Betonung der Eigenverantwortlichkeit (für sich selbst und für andere sorgen) und der Notwendigkeit, Entscheidungsmöglichkeiten zu haben und sie auch wahrzunehmen. Es gibt genügend Situationen, in denen Gesundheit auch gewollt sein muß, von jedem einzelnen für sich selbst, aber auch durchaus in einem Akt der Solidarität für andere.

### 8.1.2 Gesundheit und Krankheit

Trotz der Schwierigkeiten mit den Begriffen muß es eindeutige Definitionen für solche Zustände geben, die eine Maßnahme des einzelnen oder einer Institution auslösen und begründen. So gilt für die *gesetzlichen Krankenkassen* (GKV) ein Mitglied als *behandlungsbedürftig*, wenn ein Vertragsarzt (der niedergelassene Arzt) dies entscheidet, als *arbeitsunfähig*, wenn der Versicherte wegen seines Gesundheitszustandes oder nur mit der Gefahr, den Gesundheitszustand zu verschlimmern, nicht mehr in der Lage ist, die zuletzt ausgeübte Tätigkeit auszuüben. Am Ende der Arbeitsunfähigkeitsperiode wird der Versicherte dann nicht „gesund geschrieben", wie vielfach gesagt wird, sondern der Arzt hat entschieden, daß von nun an die berufliche Tätigkeit kein Risiko mehr für den Heilungsprozeß bzw. für die Gesundheit darstellt.
Neben Behandlungsbedürftigkeit und Arbeitsunfähigkeit als Präzisierungen von Kranksein im Krankenversicherungssystem gibt es die Begriffe Behinderung als *Grad der Behinderung (GdB)* im Schwerbehindertenrecht, *Minderung der Erwerbsfähigkeit* im Unfallversicherungsrecht und im Versorgungsrecht, *Erwerbs- bzw. Berufsunfähigkeit* im Rentenversicherungsrecht, drei Grade der *Pflegebedürftigkeit* bei der Pflegeversicherung. All dies hat mit Gesundheit zu tun, im jeweiligen Bezugssystem.
„Krank" ist trotzdem ein sinnvoller Begriff in unserer Umgangssprache. Bei einer Repräsentativbefragung (1982) ergab sich das in Tab. 8.**1** dargestellte Bild, wobei als krank die Personen galten, die sich am Stichtag oder in einem 4wöchigen Berichtszeitraum davor in ihrem Gesundheitszustand so beeinträchtigt fühlten, daß sie ihre üblichen Beschäftigungen (Berufstätigkeit, Haushalt, Schule) nicht voll ausüben konnten. Als chronisch krank galten Personen, die sich selber so bezeichnet hatten, deren Leiden länger als 6 Wochen bestand und auch am Befragungstag noch andauerte. Kranksein ist also außerordentlich altersabhängig.

Tabelle 8.**1** **Ergebnisse aus dem Mikrozensus 1982 zum Gesundheitszustand.** Insgesamt 9,4 Mill. „krank" und 670 000 unfallverletzt (im April 1982)

| Alter | Angabe „krank" | Angabe „chronisch krank" | |
|---|---|---|---|
| | | Männlich | Weiblich |
| unter 15 Jahren | 8,3% | 1,3% | 1,0% |
| 15–40 Jahre | 7,5% | 2,5% | 2,7% |
| 40–65 Jahre | 17,5% | 12,0% | 13,3% |
| über 65 Jahre | 35,7% | 28,3% | 32,4% |
| insgesamt | 15,2% | 8,4% | 11,4% |

### 8.1.3 Gesundheitsvorsorge und Krankheitsverhütung

Es gibt gesunde und weniger der Gesundheit dienliche Lebensumstände und Verhaltensweisen. Andererseits ist sicher, daß das menschliche Leben endlich ist, daß der Tod über das Versagen eines Organs oder mehrerer Organe herbeigeführt wird, also über eine Erkrankung. Ein gewissermaßen normales Erlöschen des Lebens gibt es nicht.
Gesundheitsvorsorge hat zwei Ziele: erstens das Erkrankungsrisiko zu vermindern und zweitens eine hohe Lebensqualität bis ins Alter zu sichern.
Prävention ist der Oberbegriff. In der *primären Prävention*, gleichbedeutend mit Gesundheitsförderung, geht es darum, Krankheitsursachen zu vermeiden und auszuschalten (Vorbeugung). Dies setzt voraus, daß man relevante Faktoren und Ursachen kennt und sie beeinflussen kann. Die primäre Prävention wendet sich als Förderung der Gesundheit an den Gesunden. *Sekundäre Prävention* zielt darauf ab, Krankheiten möglichst früh zu erkennen, möglichst beim noch „quasi Gesunden", der „nur" Vorstadien oder Frühsymptome einer Erkrankung aufweist, die deren Entwicklung anzeigen und die man auch erfassen kann, z. B. als minimale Veränderungen am Gebärmutterhals oder als Risikofaktoren. *Tertiäre Prävention* ist gleichbedeutend mit Rehabilitation.
Den natürlichen Verlauf einer Krankheit und die Stufen der Prävention zeigt Tab. 8.**2**.

#### 8.1.3.1 Primäre Prävention

Die Verhältnisse, in denen wir leben, sind von Bedeutung für unsere Gesundheit. Ebenso kommt es darauf an, wie wir uns selbst darin verhalten. Man spricht von *Verhältnisprävention* und meint damit die äußeren Lebensbedingungen wie Luft, Wasser, Nahrung, gesunde Arbeitsplatzbedingungen. *Verhaltensprävention* meint demgegenüber alles, was durch ei-

Tabelle 8.2 **Natürlicher Verlauf einer Krankheit und die Stufen der Prävention** (nach Basler)

| Verlauf der Krankheit | Gesundheit | Präklinische Phase | Klinische Phase | Bestehende Schädigung | Tod |
|---|---|---|---|---|---|
| Art der Prävention | primäre Prävention | sekundäre Prävention | tertiäre Prävention | | |
| Gesundheitsmaßnahmen | Gesundheiltsförderung (unspezifisch) | Krankheitsfrüherkennung (Screening, Filteruntersuchung | Rezidivprophylaxe | Rehabilitation | |

gene Maßnahmen oder Unterlassungen überwiegend individuell beeinflußt werden kann: Rauchen, Alkoholkonsum, körperliche Aktivität, Ernährung, ausreichender Schlaf. Die Gesundheitsbildung hat hier ihren Hauptansatzpunkt.

Die primäre Prävention als Verhältnisprävention gilt also den äußeren Lebensbedingungen und hat so auch viel mit dem ins allgemeine Bewußtsein gerückten Umweltschutz zu tun, freilich eingeengt auf die Lebensbedingungen für den Menschen. Diese haben sich vor allem seit Mitte des 19. Jahrhunderts in Deutschland stetig verbessert, mit Rückschritten jeweils nach den Weltkriegen. Seuchen werden durch Hygienemaßnahmen wie Sicherung der Trinkwasserqualität und eine geregelte Entsorgung des Abwassers wirkungsvoll eingedämmt, z. B. die Cholera. Die Tuberkulose war noch um die Jahrhundertwende eine der wichtigsten Todesursachen. Ihr Rückgang ist vor allem auf die Verbesserung der sanitären Verhältnisse einschließlich des Wohnens und eine ausreichende Ernährung zurückzuführen. Der Beitrag der im engeren Sinne medizinischen Maßnahmen (Isolation, ärztliche Behandlung, Liegekuren, Chemotherapie, Lungenchirurgie) dazu war, bis vor wenigen Jahren, wesentlich geringer einzuschätzen als die Besserung der allgemeinen Verhältnisse. Gleiches gilt für den Rückgang der Säuglings- und Kindersterblichkeit. Es handelt sich also überwiegend um unspezifische Maßnahmen der Gesundheitsförderung, die eng verknüpft sind mit dem sozialen Fortschritt. Ein Blick in die Dritte Welt zeigt die Bedeutung dieser Maßnahmen.

Spezifischer sind die Maßnahmen der primären Prävention, die sich gegen definierte Gefährdungen richten: Impfprogramme (für Kleinkinder und Reisende in Gegenden mit erhöhtem Infektionsrisiko), prophylaktische Gabe von Vitaminen (Vitamin D gegen Rachitis) und ggf. auch Medikamenten (z. B. Malariaprophylaxe), von Jod zur Kropfprophylaxe oder auch Fluorid zum Schutz der Zähne vor Karies. Auch der Unfallschutz gehört hierzu. *Gezielt* nennt man solche Maßnahmen oder Programme, wenn sie der Beseitigung einer spezifischen Gefährdung von bestimmten Personen, Gruppen oder Bevölkerungen in bestimmten Gegenden (z. B. Jodmangelgebiete) dienen. Der gesundheitsbezogene Umweltschutz erscheint demgegenüber eher als eine der Gesamtbevölkerung dienende *ungezielte* Maßnahme: die Reduzierung der Luftschadstoffe, die Sicherung der Trinkwasserqualität, eine rückstandsarme Nahrung.

Die Verhaltensprävention richtet sich an das Tun und Lassen der Menschen selbst, an ihre Entscheidungen und an ihre Kontrolle über die eigenen Lebensumstände. Wir haben es mit dem schwierigen Gebiet der *Gesundheitsbildung* zu tun, vielfach auch noch Gesundheitserziehung genannt (Kap. 17). Erwähnt sei der Konsum von Genuß- und Suchtmitteln, das Sexualverhalten, die Bekämpfung des Bewegungsmangels. Aber auch hier sind allgemeine Maßnahmen, die einen politischen Konsens erfordern, hilfreich: Verbot der Zigarettenreklame, die Einführung bzw. Erhöhung der Tabak- oder der Getränkesteuer, Freizeitangebote, Bekämpfung der Arbeitslosigkeit u. a.

### 8.1.3.2 Sekundäre Prävention

Der Begriff sekundäre Prävention ist bedeutungsgleich mit *Krankheitsfrüherkennung*. Erkannt werden sollen *Vorstadien* oder *Frühsymptome*, welche die Entwicklung einer Erkrankung anzeigen. Es muß diese Krankheit also geben. Festgestellt werden sollen auch *Risikofaktoren*. Dies sind Befunde, Laborwerte und Meßdaten, die außerhalb der Norm liegen und deren Vorliegen überdurchschnittlich mit der Entwicklung einer Erkrankung einhergeht. So gelten z. B. Übergewicht, insbesondere eine Gewichtszunahme nach dem 25. Lebensjahr, erhöhtes Cholesterin (LDL-Fraktion), erhöhte Triglyceride, Bluthochdruck, Diabetes, Rauchen und mangelnde körperliche Aktivität zu den Risikofaktoren des Herzinfarktes.

Die Feststellung der Symptome, Befunde und Risikofaktoren ist dann sinnvoll, wenn daraus Maßnahmen abgeleitet werden können, sog. *Interventionen*.

Programme zur Früherkennung sollen durchgeführt werden, wenn es sich

1. um Krankheiten handelt, die wirksam behandelt werden können,
2. Vor- und Frühstadium erfaßbar sind,
3. die Krankheitszeichen genügend eindeutig zu erfassen sind,
4. genügend Ärzte und Einrichtungen dafür vorhanden sind.

Sind diese Voraussetzungen erfüllt, so kann sich der Gesetzgeber entscheiden, Vorsorgeuntersuchungen für die Gesamtbevölkerung einzuführen. Ein gezieltes Vorgehen besteht darin, daß Filteruntersuchungen (Screening-Tests), die möglichst einfach sein sollen, aus der Gesamtbevölkerung die Risikogruppen herausfiltern, bei denen dann ein größerer diagnostischer Aufwand betrieben wird.

Der Gesetzgeber hat Vorsorgeuntersuchungen in dem Leistungskatalog der gesetzlichen Krankenversicherung aufgenommen, andere, wie die Röntgenreihenuntersuchung der Lunge zur Früherkennung der Tuberkulose, wieder abgeschafft. Heute gibt es folgende Vorsorgeuntersuchungen:

- Untersuchungen von Kindern von der Geburt bis zum Vorschulalter (U1–U9),
- jährliche Krebsvorsorgeuntersuchungen von Frauen,
- jährliche Krebsvorsorgeuntersuchungen von Männern,
- ärztliche Gesundheitsuntersuchung ab dem 35. Lebensjahr jedes 2. Jahr, inbesondere zur Früherkennung von Herz-Kreislauf- und Nierenerkrankungen sowie von Diabetes,
- Verhütung von Zahnerkrankungen durch Gruppen- (bis zum 12. Lebensjahr) und Individualprophylaxe (12.–20. Lebensjahr).

Weitere Programme sind vorstellbar sowohl auf individueller Ebene als auch bei Gruppen.

Im Rahmen von Gesundheitstagen werden besondere Kampagnen durchgeführt, die der Früherkennung dienen (Blutdruckmessung, Suche nach Harnzucker). Auch andere regelmäßige Untersuchungen dienen der Vorsorge, z. B. die Schuleingangsuntersuchung, die Jugendarbeitsschutzuntersuchung, die Musterung. Vor der Aufnahme bestimmter Beschäftigungen, die potentiell gesundheitsgefährdenden Charakter haben (Arbeiten in Lärm, mit Atemschutz, auf Gerüsten, mit Schadstoffexposition u. a.) sind arbeitsmedizinische Vorsorgeuntersuchungen vorgeschrieben.

Der Erfolg von Vorsorgeuntersuchungen bzw. Krankheitsfrüherkennungsmaßnahmen hängt ab von der Qualität der Tests und Untersuchungsmethoden und vor allem auch von der Teilnahmerate.

Für die Eignung von Tests ganz allgemein und von Tests für die Früherkennung von Erkrankungen gibt es *Testgütekriterien*. Die Tests müssen zuverlässig und genau sein, sie müssen empfindlich für kleine Abweichungen von der Norm sein und nur die Abweichung anzeigen, für die sie benutzt werden. Die folgenden Begriffe beschreiben diese Kriterien:

- *Reliabilität* – Zuverlässigkeit und Genauigkeit einer Messung wie sie z. B. in Wiederholungsmessungen festgestellt werden kann.
- *Validität* – Tauglichkeit der Methode. Wird wirklich das gemessen bzw. angezeigt, worüber eine Auskunft gewünscht wird? Beispiel: der Blutdruck. Am eindeutigsten wäre eine blutige Messung. Die Messung mit der Blutdruckmanschette ist weniger „valide", da ihr Ergebnis u. a. von der Oberarmdicke und der Breite der Manschette abhängt. Kriterien der Validität sind Sensitivität und Spezifität.
- *Sensitivität* – Empfindlichkeit, d. h. die Eignung, Personen mit der gesuchten Erkrankung vollständig zu erkennen, also möglichst keine fälschlich Negativen zu übersehen.
- *Spezifität* – Ausschließlichkeit, d. h. die Eignung, ausschließlich Personen mit der gesuchten Erkrankung zu erfassen, also keine fälschlich Positiven mitzuerfassen.

Der Guthrie-Test zur Erfassung der Phenylketonurie (S. 112) ist ein Beispiel für einen Test mit fast 100%iger Sensitivität und auch Spezifität. Nur Mängel bei der Durchführung führen gelegentlich zu „falsch positiven" Befunden. Oftmals stehen jedoch Sensibilität und Spezifität in umgekehrtem Verhältnis zueinander.

In Screening-Untersuchungen wird allgemein der Sensivität ein höherer Rang eingeräumt – es kommt darauf an, möglichst alle „positiven Fälle" zu erfassen, auch wenn wegen eines evtl. Mangels an Spezifität einige „falsch positive Fälle" dabei sind. Beispiel: Harnzuckeruntersuchung. Früher wurden, bei der Suche nach Glucose in Urin, aufgrund des biochemischen Testverfahrens auch Ausscheider von Pentose, einem Zucker mit 5 statt 6 Kohlenstoffatomen, erfaßt. Sie waren „falsch positiv". Der Test zeigte jedoch auch bei ihnen eine Stoffwechselstörung an. Die Harnzuckeruntersuchung ist ansonsten für die Früherkennung des Diabetes wenig valide. Die Ausscheidung von Zucker im Urin ist ein relativ spätes Symptom der Erkrankung.

Werden Tests bzw. Vorsorgeuntersuchungen nicht angenommen, nützt die beste Methode nicht. Die Teilnahmequote an Untersuchungen für Kinder (U1–U9) ist mit ca. 92% sehr gut. Schlechter steht es um die Krebsvorsorgeuntersuchungen. Zwischen 30 und 35% der anspruchsberechtigten Frauen nehmen sie wahr und nur 10–11% der Männer.

Der Erfolg einer Reihe von Früherkennungsmaßnahmen ist belegt: Die Sterblichkeit an Gebärmutterhalskrebs (Portiokarzinom) ist zurückgegangen, Kinder mit einer Phenylketonurie können durch eine geeignete Diät vor den Folgen dieser Stoffwechselerkrankung geschützt werden, Fehlbildungen der Hüften werden rechtzeitig erkannt. Inwieweit sich Morbidität und Mortalität an vielen anderen Erkrankungen, nach denen in den Programmen erfolgreich gesucht wird, tatsächlich reduzieren lassen, ist Gegenstand vieler Untersuchungen und vielfach kontrovers. Es hat z. B. lange gedauert, bis feststand, daß eine Intervention bei einer Erhöhung der Blutfettwerte tatsächlich das Herzinfarktrisiko senkt.

### 8.1.4 Träger der Gesundheitshilfe

Das Gesundheitswesen in Deutschland und in allen modernen Staaten ist im Grundsatz so aufgebaut, daß die Risiken, die sich für den einzelnen aus einer Erkrankung mit ihren Konsequenzen für die direkten und indirekten Kosten (Behandlung und Lohnausfall) ergeben (Tab. 8.**3**), vermindert werden. Es ist *überwiegend krankheitsorientiert*, d. h. auf die Diagnostik und Therapie und damit kurativ ausgerichtet. Im Gesamtsystem der sozialen Sicherung dienen diesem Zweck vor allem die Kranken- und die Unfallversicherung, die Rentenversicherung und das Versorgungswesen. Als weiterer Träger dient subsidiär, d. h. ersatzweise, und damit dann, wenn kein anderer Träger zuständig ist, die Sozialhilfe als Fürsorgeeinrichtung des Staates. Der Staat leistet damit in seinem Bemühen, Menschenwürde für alle (Grundgesetz) zu garantieren, entsprechend seinen eigenen Vorgaben verschiedenartige Hilfen, u. a. solche bei der Gefährdung der Gesundheit.

Es gibt also keinen einheitlichen Träger der Gesundheitshilfe oder des Gesundheitsschutzes. Am deutlichsten sind Elemente der Prävention im *Aufgabenkatalog des Öffentlichen Gesundheitsdienstes (ÖGD)* zu finden (Kap. 7), so die Kontrolle des Trinkwassers und die Lebensmittelhygiene, Wohnhygiene, Luftreinhaltung, Lärmverhütung, Abwasserbeseitigung, Badewasserhygiene, Überwachung der mit Le-

Tabelle 8.3 **Lebensrisiken und ihre Absicherung im Netz der sozialen Sicherung in Deutschland**

| Risiken – Versicherungszweck | Institution |
|---|---|
| – Krankheitskosten (Behandlungskosten im weitesten Sinne)<br>– Lohnausfall wegen Krankheit | gesetzl. Krankenversicherung |
| wie oben, sofern kausal mit der Erwerbstätigkeit verbunden | gesetzl. Unfallversicherung |
| Keine Erwerbstätigkeit<br>– wegen zu hohen Alters<br>– wegen Erwerbs- bzw. Berufsunfähigkeit | Rentenversicherung |
| Keine Erwerbstätigkeit, da keine Arbeit verfügbar, ggf. auch wegen fehlender Qualifikation oder wegen Behinderung | Arbeitslosenversicherung |
| Benachteiligung bzw. Einschränkung als Folge staatlich erzwungener Risiken/Ausgleich von Behinderung | Versorgungswesen |
| Pflegebedürftigkeit | Pflegeversicherung |
| Sicherung einer menschenwürdigen Existenzgrundlage | Sozialhilfe |

bensmitteln umgehenden Beschäftigten – also überwiegend Aufgaben der primären Prävention, der Verhältnisprävention. Hinzu kommen die Durchführung von Impfprogrammen, soweit sie nicht von niedergelassenen Ärzten angeboten werden. Ein weiterer Bereich neben diesen prinzipiell der gesamten Bevölkerung dienenden Maßnahmen des Gesundheitsschutzes ist die Gesundheitshilfe im engeren Sinn, der z. T. ebenfalls beim ÖGD verankert ist: Schwangeren- und Mütterberatung, Schulgesundheitspflege, Schulzahnpflege und Mitwirkung durch Gutachten zur Unterstützung anderer Einrichtungen.
Auch bei der gesetzlichen Krankenversicherung (GKV) sind Aufgaben angesiedelt, die primär nicht vom Bestehen einer Erkrankung ausgehen. Die Vorsorgeuntersuchungen wurden schon genannt. Ebenso beteiligt sich die GKV an Präventionskampagnen, z. B. zur Bekämpfung des Bewegungsmangels und anderer Programme der Gesundheitsbildung oder bietet sie selbst an. Die *Pflegeversicherung* ist der jüngste Sozialversicherungszweig.
Die *Gesetzliche Unfallversicherung* wendet einen Teil ihrer Mittel für die Unfallverhütung auf. Die *Rentenversicherung* leistet einen Beitrag über die medizinischen und beruflichen Rehabilitationsmaßnahmen. Das *Versorgungswesen* hilft durch die Begutachtung bei Schwerbehinderung.
Die genannten Zweige des Netzes der sozialen Sicherung werden mehr als nur ergänzt durch eine Vielzahl von Organisationen, die sich der Betreuung Bedürftiger, der Beratung und der Gesundheitsbildung widmen. Sie arbeiten in der „Bundeszentrale für gesundheitliche Aufklärung" (S. 17) zusammen. Genannt seien die Wohlfahrtsverbände, der Deutsche Bäderverband, viele lokale Initiativen zur Suchtbekämpfung (zusammengeschlossen in der Deutschen Hauptstelle gegen die Suchtgefahr), die Kneipp-Vereine, Selbsthilfegruppen, Aktivitäten von Volkshochschulen u. a.

## 8.2 Gesundheitsberichterstattung als Planungsgrundlage

Für jede Art von Hilfe ist eine Analyse erforderlich, zu der eine möglichst genaue Kenntnis der Situation und ihrer wahrscheinlichen Entwicklung gehört – so auch bei der Gesundheitshilfe. Die *Gesundheitsberichterstattung* dient diesem Zweck, ergänzt durch die *Bevölkerungsstatistik* (Demographie). Der Bedarf an Hilfe sollte möglichst gut abgeschätzt werden können, um ein wirksames (effektives) und auch wirtschaftlich vertretbares (effizientes) System aufzubauen und unterhalten zu können. Es müssen also laufend Daten erhoben werden, zur Einwohnerzahl, zur Altersverteilung, zur Geburtenrate, zu den Todesursachen, zur Häufigkeit der verschiedenen Erkrankungen, zur Wahrnehmung von Hilfsangeboten usw.

### 8.2.1 Datenquellen

Das *Statistische Bundesamt* in Wiesbaden ist die zentrale Sammelstelle für Daten. Die Bevölkerungsstatistik kommt zustande durch die Meldungen der Standesämter, der Einwohnermeldeämter, durch Volkszählungen und durch regelmäßige Stichprobenerhebungen (Mikrozensus). Informationen zu Gesundheit und Krankheit entstammen der Krankenversicherung (Wahrnehmung der Vorsorgeangebote, Arbeitsunfähigkeitsdiagnosen, Krankenhausdiagnosestatistik), der Unfallversicherung (Arbeitsunfälle und Brufskrankheiten) und der Rentenversicherung (ärztliche Diagnosen bei Rehabilitationsmaßnahmen und bei der vorzeitigen Berentung). Aus den Versorgungsämtern stammt die Information über das Bestehen von Behinderungen. Berichtet wird auch über die gesundheitsrelevanten Einrichtungen wie Zahl der Krankenhäuser, der in Pflegeberufen Tätigen, der Ärzte, der Zahl der Sozialstationen und der Rehabilitationseinrichtungen.
Oft können benötigte Informationen aus diesen Berichten nicht entnommen werden. Dies gilt insbesondere für die

*Morbidität.* Wieviel Bürger leiden, ob sie es wissen oder nicht, an Bluthochdruck, haben Risikofaktoren, sind unter- oder übergewichtig? Solche für die Planung von Angeboten und von Interventionen erforderlichen Informationen werden durch repräsentative Stichproben erhoben, im *Nationalen Gesundheitssurvey*, und auch in regionalen Erhebungen im Rahmen von wissenschaftlichen epidemiologischen Studien. Gerade der Vergleich einzelner Studien, bei denen unterschiedliche Interventionen vorgenommen wurden, z. B. besondere Einladungen zur Wahrnehmung der Vorsorgeangebote oder die Propagierung besonderer Verhaltensweisen (z. B. Nichtraucherkampagnen), erlaubt eine spätere Bewertung.

## 8.2.2 Demographie

### 8.2.2.1

Der *Altersaufbau* der Bevölkerung läßt sich anschaulich als Bevölkerungspyramide darstellen (Abb. 8.**1**). Dabei bilden

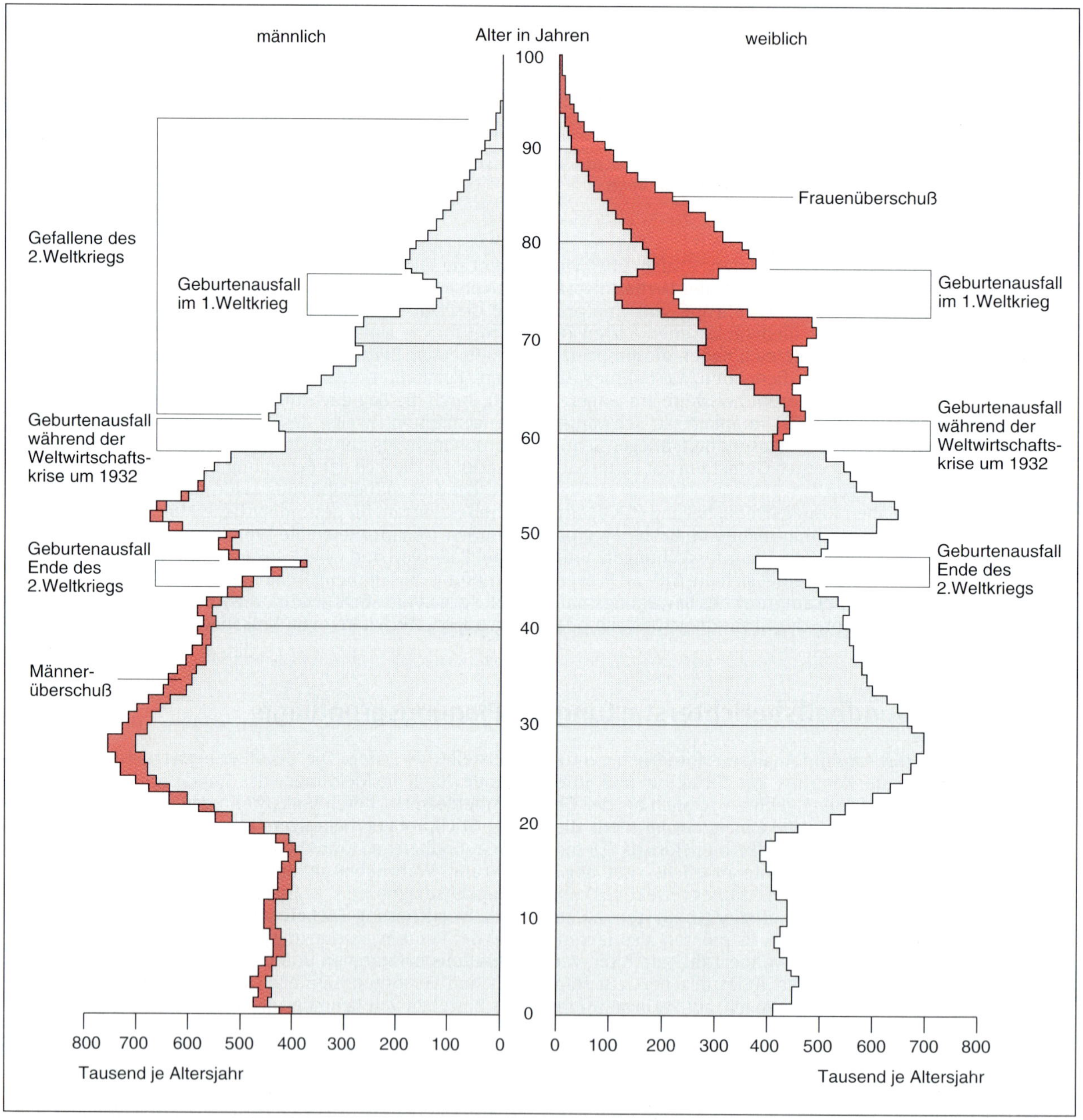


Abb. 8.**1** **Altersaufbau der Bevölkerung Deutschlands am 1. 1. 1990.**

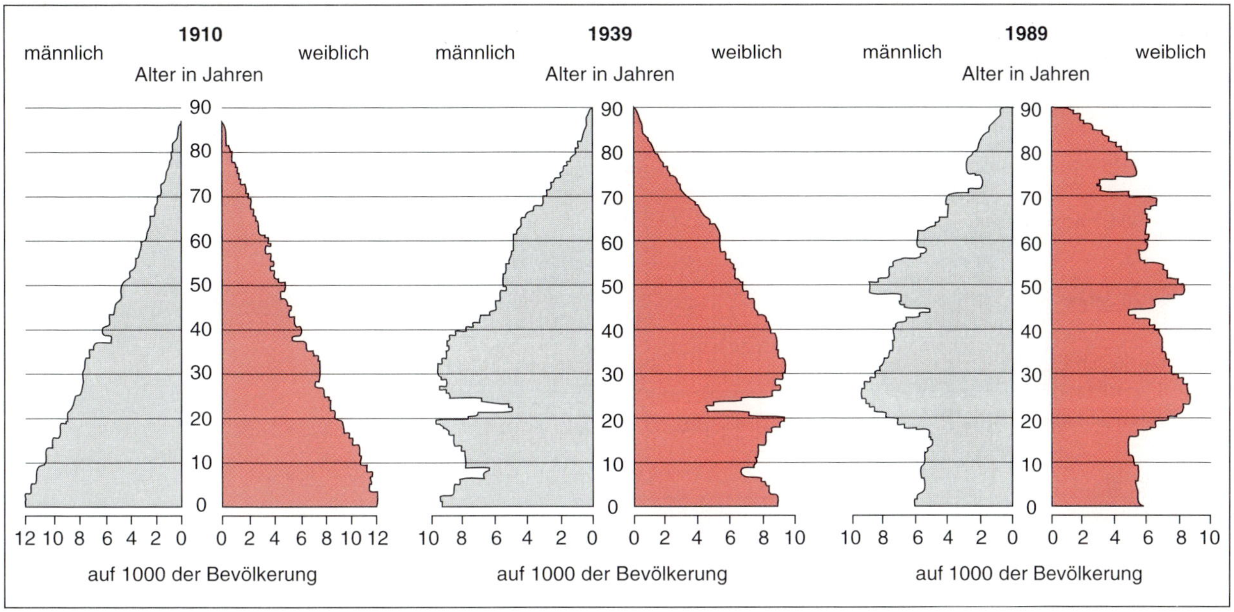


Abb. 8.2 **Entwicklung der Bevölkerungspyramide Deutschlands 1910–1989.**

die Neugeborenen den Sockel. Über ihnen sind die jeweils höheren Altersklassen aufgeschichtet, wobei die Breite der Zahl der Personen entspricht. Männliche und weibliche Personen sind links bzw. rechts von der Mittellinie aufgetragen. Die Form der Pyramide entsteht durch einen hohen Anteil an Kindern und eine mit dem Alter nach „oben" abnehmende Zahl. Diese auch als „Lebensbaum" bezeichnete Darstellungsart zeigt die Pyramiden- oder Tannenform jetzt nur noch in Ländern der Dritten Welt. In Deutschland hat sich das Bild seit der Jahrhundertwende kontinuierlich gewandelt: Die Basis ist schmaler geworden, d. h., es werden weniger Kinder geboren und – viel wichtiger – die Säuglings- und Kindersterblichkeit ist stark zurückgegangen; sie spielt für das Erscheinungsbild des Lebensbaumes keine Rolle mehr. Weiter ist aufgrund der höheren Lebenserwartung der Baum oben wesentlich breiter: der Lebensbaum entspricht in seiner derzeitigen Form am ehesten einer Blumenvase. An der Darstellung erkennt man eine Reihe weiterer charakteristischer Merkmale:

- Den Frauenüberschuß bei den über 60jährigen, eine Folge des Zweiten Weltkrieges (Gefallene) und der davon unabhängigen höheren Lebenserwartung der Frauen.
- Einschnitte bei den etwa 75jährigen, den fast 60jährigen und den etwa 45jährigen, Folgen der Geburtenausfälle während des Ersten Weltkrieges, während der Weltwirtschaftskrise um 1932 und gegen Ende des Zweiten Weltkrieges.
- Leichter Männerüberschuß bis zu den etwa 50jährigen.
- Stärkere Belegung der Altersstufe der etwa 20- bis 30jährigen, gefolgt von einem starken Rückgang bis zu den etwa 15jährigen, Folge des Babybooms Anfang der 60er Jahre und des starken Geburtenrückgangs ab dem Ende der 60er Jahre – mit dem Begriff „Pillenknick" nicht ausreichend charakterisiert.

Zwischen den alten und den neuen Bundesländern (ehemalige DDR) bestehen prinzipiell keine Unterschiede, mit der Ausnahme, daß das Mißverhältnis zwischen der Breite bei den 20- bis 30jährigen und den 0- bis 10jährigen in der ehemaligen DDR nicht so ausgeprägt ist. Die Geburtenrate dort war höher.
Die Darstellung zeigt einige wichtige Dinge nicht:

- Sie unterscheidet nicht, ob eine geringere Breite bei den höheren Altersklassen auf Sterbefälle oder primär weniger Geburten zurückgeht.
- Sie gibt keine Auskunft über Bevölkerungsbewegungen, d. h. die Zuwanderung oder Auswanderung. Gerade die derzeitige Wanderungsbewegung in Europa wird nicht sichtbar. So ergab die Relation von Zu- bzw. Fortzügen in der alten Bundesrepublik z. B. 1984 ein „Minus" von ca. 150 000, 1989 auf dem Höhepunkt der Zuwanderung ein „Plus" von ca. 1 Mill. Menschen. Dies macht Voraussagen über die Entwicklung noch schwieriger.
- Die mittlere Lebenserwartung und die Bevölkerungsbilanz (Verhältnis von Gestorbenen zu Geborenen), s. u.

Der Altersaufbau und sein Wandel (Abb. 8.**2**) ist von großer Bedeutung für das Funktionieren der Gesellschaft. Die Sicherung der wirtschaftlichen Existenz und des sozialen Netzes (Sozialversicherungssystem) ruht, grob vereinfacht, auf der Erwerbstätigkeit der 20- bis 60jährigen. 58 Personen in dieser Altersstufe stehen gegenwärtig 20 jüngere und 22 ältere Personen gegenüber. Die Prognosen gehen davon aus, daß im Jahr 2010 die Relation 55 zu 28 + 19, im Jahre 2030 aber 48 zu 35 + 19 sein wird, bei einem Bevölkerungsrück-

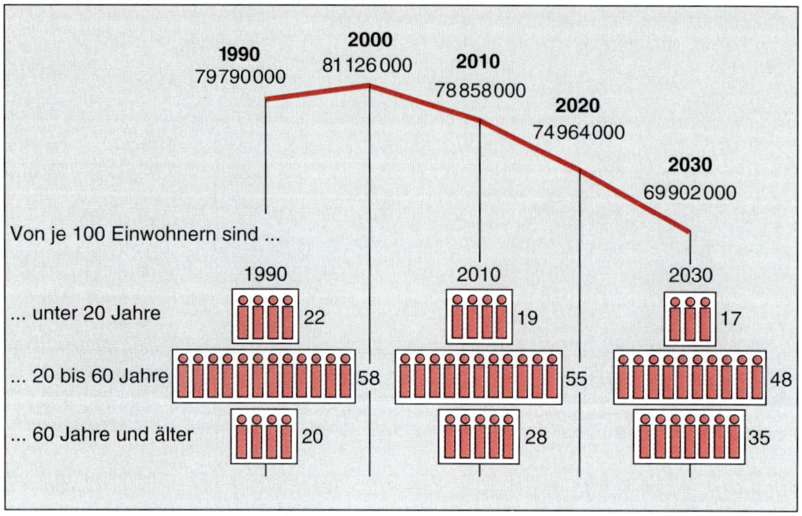


Abb. 8.**3** **Bevölkerungsentwicklung in Deutschland, ab 2000 Prognose.**

gang von 80 Mill. im Jahre 1990 auf 70 Millionen im Jahre 2030 (Abb. 8.**3**).

### 8.2.2.2 Geburtenentwicklung

In der Geburtenentwicklung gibt es seit langem einen negativen Trend, der sich 1980 von einer Zahl von etwa 16 und 1989 von 12 Lebendgeborenen pro 1000 Einwohner und Jahr zeigt. In der ehemaligen DDR war die Geburtenhäufigkeit in der ersten Hälfte der 80er Jahre höher. In der Bundesrepublik Deutschland gab es in der ersten Hälfte der 60er Jahre den Babyboom mit 17 Geburten pro 1000 Einwohner. Diese Maßzahl nennt man die *Geburtenziffer*. Sie gibt allerdings die Bevölkerungsdynamik nicht wieder, da zur Zusammensetzung der 1000 Einwohner keine Angaben gemacht sind.
Die bessere Bezugsgröße für die Geburtenzahl ist die Zahl der Frauen im gebärfähigen Alter, bei längerfristiger Betrachtung noch besser die Zahl der Mädchengeburten pro Frau. So kommt man zu der gewiß nicht schönen Maßzahl *Nettoreproduktionsrate* (= Generationenrate), die ausdrückt, inwieweit die Mädchengeburten die jeweilige Frauengeneration ersetzen (reproduzieren). Eine Nettoreproduktionsrate von 1,0 ist Voraussetzung für ein dynamisches Gleichgewicht der Bevölkerungsentwicklung, wozu noch ein sich Ausgleichen von Zu- und Abwanderung und von Todesfällen und Geburtenzahl gehört. In allen Ländern Westeuropas lag der Wert in der Mitte der 60er Jahre über 1,1 (Irland 1,9) und sank dann ab. In der Bundesrepublik Deutschland war das Maximum 1965 bei 1,21, das Minimum 1985 bei 0,63 und damit am niedrigsten in Europa. Seitdem nimmt die Rate wieder etwas zu, hauptsächlich jedoch, weil der Anteil der Frauen im gebärfähigen Alter an der Gesamtpopulation aufgrund des Babybooms in der Mitte der 60er Jahre gegenwärtig hoch ist. Die Nettoreproduktionsrate wird jedoch, wenn die wenigen Mädchen der Geburtsjahrgänge 1975 bis 1990 im gebärfähigen Alter sind, wieder sehr klein sein, woran auch ein – wenig wahrscheinlicher – Anstieg der Kinderzahl pro Mutter wenig ändern wird. Insgesamt wird eine Abnahme der Bevölkerung prognostiziert. Seit 1971 gibt es in der alten Bundesrepublik einen Überschuß an Gestorbenen, während in den 50er und 60er Jahren ein jährlicher Geborenenüberschuß von 200000–300000 zu verzeichnen war (Abb. 8.**4**).
Es werden immer etwas mehr Knaben als Mädchen geboren (etwa 106 zu 100). Erst zwischen dem 50. und 60. Lebensjahr ist dieser Männerüberschuß ausgeglichen. Für das Vorkommen von *Mehrlingsgeburten* galt bis vor wenigen Jahren die Hellin-Regel: Zwillinge kommen auf 85 Geburten, Drillinge auf $85^2$, Vierlinge auf $85^3$ Geburten. Diese Regel gilt unter den modernen Bedingungen der Beeinflussung des Eisprungs nicht mehr. Mehrlingsgeburten mit vier, gelegentlich fünf Kindern kommen jetzt häufiger vor.
Die Familiengröße ist in diesem Jahrhundert rückläufig. Der Anteil der Ehen mit vier und mehr Kindern betrug bei den Eheschließungen um 1900 bis 1904 noch 47%, 70 Jahre später etwa 5%. Rund 40% der Ehen haben heute zwei Kinder, etwa 20% keine Kinder, etwa 30% ein Kind.

### 8.2.2.3 Sterblichkeit

Die *Sterbeziffer* ist die Zahl der Sterbefälle pro 1000 Einwohner; sie ist mit 11–12 Fällen z. Z. etwa gleich hoch wie die Zahl der Geburten. Die Sterbeziffer ist in den letzten 100 Jahren auf ein Drittel zurückgegangen.
Für Vergleiche werden standardisierte Sterbeziffern benutzt, die auf eine Standardbevölkerung umgerechnet (bereinigt) sind.
Der Rückgang der Sterblichkeit in diesem Jahrhundert ist bei Kindern und Säuglingen besonders eindrucksvoll. Er ist vor allem eine Konsequenz der verbesserten sozialen und hygienischen Bedingungen. Die Säuglingssterblichkeit ist noch in den letzten 40 Jahren von 70 bzw. 55 pro 100 Lebendgeborene (DDR und Bundesrepubik) auf unter 10 pro 1000 abgesunken (Tab. 8.**4**).

Abb. 8.4 **Eheschließungen, Lebendgeborene und Gestorbene nach Jahren** (Bundesrepublik Deutschland, alte Bundesländer).

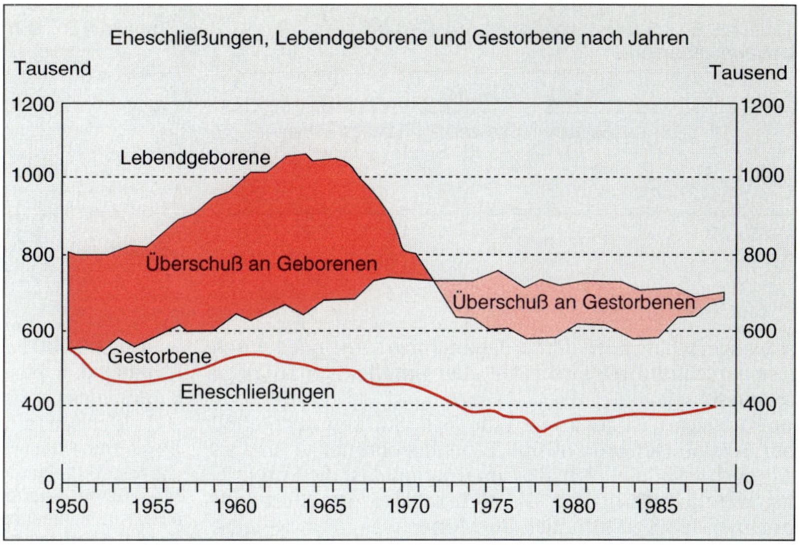


Tabelle 8.4 **Säuglingssterblichkeit**

| | | 1965–1970 | 1985–1990 |
|---|---|---|---|
| nichtehelich | männlich | 50/1000 | ca. 15/1000 |
| | weiblich | 40/1000 | ca. 10/1000 |
| ehelich | männlich | 25/1000 | ca. 8/1000 |
| | weiblich | 20/1000 | ca. 7/1000 |
| Ausländer insgesamt | | 26/1000 | 9/1000 |
| Deutsche insgesamt | | 23/1000 | 8/1000 |

Für einen weiteren Fortschritt bedarf es einer genauen Analyse. Dazu sind genaue Definitionen erforderlich:

- Säuglingssterblichkeit: im ersten Lebensjahr Gestorbene pro 1000 Lebendgeborene.
- Lebendgeborene: Kinder mit Herzschlag oder Pulsation der Nabelschnur oder Lungenatmung.
- Totgeborene: ohne die genannten Merkmale des Lebens und mit mindestens 500 g Körpergewicht.
- Fehlgeburten: Totgeborene unter 500 g Körpergewicht.
- Frühgeborene: Lebendgeborene vor Ende der 37. Schwangerschaftswoche.

Die Säuglingssterblichkeit wird untergliedert, indem nicht mehr auf das gesamte erste Lebensjahr Bezug genommen wird, sondern auf kürzere Zeiträume:

- Frühsterblichkeit: Bezug 1.–7. Lebenstag,
- Neonatalsterblichkeit: Bezug 1.–28. Lebenstag,
- Spätsterblichkeit: Bezug 8.–365. Lebenstag,
- Nachsterblichkeit: Bezug 29.–365. Lebenstag.

Die *perinatale Sterblichkeit* zieht die Totgeborenen mit ein: es werden die Totgeborenen und die in den ersten sieben Lebenstagen Verstorbenen je 1000 Lebend- und Totgeborene gezählt.

Die positive Entwicklung der Säuglingssterblichkeit hat Deutschland, nachdem es lange Zeit hinter den skandinavischen Ländern zurücklag, in einen mittleren Rang bei vergleichbaren westeuropäischen Staaten gebracht. Die Gründe für diesen Fortschritt sind vielfältig:

- Verbesserung der Betreuung Schwangerer,
- Übergang von der Hausgeburt zur klinischen Geburtshilfe,
- Fortschritte der Geburtshilfe und der Intensivpflege der Neugeborenen.

Ob die bei näherer Analyse auffälligen Unterschiede zwischen einzelnen Bundesländern oder Regionen auf Unvollkommenheit in diesen Bereichen beruhen, muß offenbleiben. Das Saarland, Nordrhein-Westfalen, Bremen und Westberlin lagen lange Zeit etwas über, Baden-Württemberg unter dem Durchschnitt. Jetzt ist die Streubreite nur noch sehr gering. Der Unterschied zwischen ehelichen und nichtehelichen, zwischen deutschen Kindern und Ausländerkindern – bis in die 70er Jahre eindeutig feststellbar – ist gerade noch zuungunsten der nichtehelichen Kinder und der Ausländerkinder erkennbar. Der weitere Rückgang wird nur noch sehr langsam erfolgen.

Die medizinischen Gründe für die Säuglingssterblichkeit werden genau aufgeschlüsselt. Das wichtigste Kriterium ist das Geburtsgewicht. Von 1000 Lebendgeborenen unter 1000 g sterben 460 in den ersten vier Lebenswochen, 516 im ersten Lebensjahr; von 1000 Geborenen zwischen 1000 und 2000 g 57 bzw. 74, von 1000 über 2500 g etwa ein Säugling bzw. drei Säuglinge.

Unter *Müttersterblichkeit* versteht man tödliche Komplikationen während der Schwangerschaft, bei der Entbindung oder innerhalb von 42 Tagen nach Beendigung der Schwangerschaft, unabhängig von Dauer und Sitz der Schwangerschaft. Dabei gilt jede Ursache, die in Beziehung zur

Tabelle 8.**5** **Müttersterblichkeit pro 100 000 Lebendgeburten**

| | BRD (alt) | Republik Südafrika | | | |
|---|---|---|---|---|---|
| | | Asiaten | Schwarze | Farbige | Weiße |
| 1978 | 34 (1974) | 40 | 31 | 50 | 10 |
| 1988 | 9 | 5 | 24 | 19 | 7 |

Tabelle 8.**6** **Mittlere Lebenserwartung in Jahren**

| Jahr | 1902/10 | | 1980/88 | | | |
|---|---|---|---|---|---|---|
| Alter | | | Bundes-republik | | DDR | |
| | m. | w. | m. | w. | m. | w. |
| Neugeborene | 44,8 | 48,3 | 72,1 | 78,7 | 69,7 | 75,7 |
| 60jährige | 13,1 | 14,2 | 17,5 | 21,9 | 15,9 | 19,4 |

Schwangerschaft oder deren Behandlung steht oder durch diese verschlimmert wird, nicht aber Unfälle oder zufällige Ereignisse.

Der Fortschritt ist auch hier erheblich. Starben noch 1960 über 100 Mütter pro 100 000 Lebendgeborene, so sind es jetzt noch etwa fünf (Tab. 8.**5**). International ist die Entwicklung ziemlich gleichartig. Die Mehrzahl der im alten Bundesgebiet 1989 gestorbenen 36 Mütter war über 30 Jahre alt. Das Alter scheint ein Risikofaktor zu sein.

#### 8.2.2.4 Lebenserwartung

Die Lebenserwartung ist die *mittlere Lebenserwartung* der jetzt Lebenden, definiert und errechnet als das mittlere Sterbealter der jetzt Sterbenden. Sie liegt bei Männern bei etwa 72 Jahren, d. h. 50% der Männer sterben vor, 50% nach dem 72. Lebensjahr. Bei den Frauen liegt sie bei 79 Jahren. Diese Zahl ist aber genaugenommen eben nicht die Lebenserwartung der jetzt Geborenen, da sich während deren Lebenszeit das mittlere Sterbealter ändern kann. Trotzdem hat sich diese Definition eingebürgert, d. h., man spricht von der mittleren Lebenserwartung der Neugeborenen oder auch, nach Abzug der [früher hohen] Säuglingssterblichkeit, der Lebenserwartung der 1jährigen, der 60jährigen usw. Einen Überblick dazu gibt Tab. 8.**6**. Der deutlichste Anstieg ergibt sich für die Neugeborenen mit einem Zuwachs von ca. 30 Jahren. Betrachtet man dagegen die mittlere Lebenserwartung der bereits 60jährigen, so beträgt der Zugewinn in diesem Jahrhundert des medizinischen Fortschritts bei den Männern etwa vier, bei den Frauen etwa acht Jahre. Trotzdem ist dies von großer Bedeutung, da es viel mehr 60jährige gibt als vor 90 Jahren.

### 8.2.3 Morbidität

Auf Schwierigkeiten einer Erfassung des „Krankseins" wurde schon hingewiesen. Nur wenige Erkrankungen müssen gemeldet werden. Im Bundesseuchengesetz ist eine Liste der Infektionskrankheiten aufgeführt. Zu melden sind an das Gesundheitsamt z. T. bereits der Krankheitsverdacht bzw. die Erkrankung sowie der Tod. Für die Morbiditätsstatistiken, also z. B. für jährliche Berichte über das Krankheitsgeschehen in Deutschland, muß zwischen dem Eintritt einer Erkrankung im Berichtszeitraum, also ihrem erstmaligen Auftreten bei einer Person, und dem Bestand an Kranken unterschieden werden:

- *Inzidenz* – Zahl der Neuerkrankungen (Zugänge), meist pro 100 000 Personen innerhalb eines Zeitraums (Monat, Jahr), d. h. das erstmalige Auftreten,
- *Prävalenz* – Zahl der an einer bestimmten Erkrankung Leidenden, d. h. der Bestand.

*Beispiel:* Im Februar beginnt häufig eine Grippewelle. Es gibt zahlreiche Neuerkrankungen. Die Inzidenz steigt im Vergleich im Januar. Im März ist die Grippewelle wieder abgeflaut, es erkranken nur noch wenige neu, die Inzidenz sinkt. Trotzdem können, wenn die Erkrankung z. B. drei Wochen andauert, im März noch viele Personen grippekrank sein: es gibt einen Bestand an Grippekranken, die Prävalenz. Sozialmedizinisch, d. h. auch für die Gesundheitshilfe, sind die Erkrankungen mit hoher Prävalenz, die chronischen Erkrankungen wie Rheuma, Asthma, viele Herz-Kreislauf-Erkrankungen und Einschränkungen des Bewegungsapparates, besonders wichtig.

Im folgenden werden einige größere Krankheitsgruppen angeführt, soweit sie für die Gesundheitshilfe besondere Bedeutung haben und quantitative Angaben vorliegen. Die Informationen entstammen meist statistischen Erhebungen in Studien und sind von diesen auf die Gesamtbevölkerung Deutschlands umgerechnet. Um die Zahlen anschaulicher zu machen, wird wiederholt das Geschehen in einer kleinen Großstadt (100 000 Einwohner) dargestellt. Danach wird die Situation aufgrund der Daten der Krankenkassen (Arbeitsunfähigkeitsdiagnosen und Krankenhausfälle) und aus denen der Rentenversicherung geschildert. Beide können nur Aussagen über einen Teil der Bevölkerung machen. Hinzu kommt die Information über Schwerbehinderungen (Versorgungsamt).

#### 8.2.3.1 Krebserkrankungen

Im Gegensatz zu einer landläufigen Meinung nehmen die Krebserkrankungen nicht ständig zu. Magenkrebs z. B. ist seltener geworden, Dickdarmkrebs dagegen kommt häufiger vor als früher. Da Krebs überwiegend eine Erkrankung im höheren Lebensalter ist, wird es mehr Krebsfälle geben, wenn mehr Personen das höhere Lebensalter erreichen, ohne daß die Krebsursachen zugenommen haben müssen. Eine differenzierte Betrachtung ist also erforderlich.

Zuverlässige Angaben über Neuerkrankungen können nur gemacht werden, wenn alle neu diagnostizierten Krebsfälle gemeldet und in Registern erfaßt werden. Dies ist in Deutschland ein Problem, da nur im Saarland und in der ehemaligen DDR vollständige Register geführt werden. Ein Kinderkrebsregister für die alten Bundesländer gibt es in Mainz. Als Beispiel für die Häufigkeit der wichtigsten Krebsarten werden die Daten des Saarlandes als Modell für die alten Bundesländer herangezogen:

Die *Gesamttumorinzidenz* liegt bei etwa 450 Fällen pro 100 000 bei Männern und bei den Frauen. Dies bedeutet, daß in einer als Großstadt anerkannten Stadt mit 100 000 Einwohnern jährlich ca. 450 Personen, zur Hälfte Männer, zur Hälfte Frauen, neu als Krebskranke entdeckt werden. Hochgerechnet für Deutschland bedeutet dies bei 80 Mill. Einwohnern jährlich etwa 360 000 neu an Krebs Erkrankte. Zu 70% sind dies Personen jenseits des 60. Lebensjahres. Diese Neuerkrankungen verteilen sich auf die in Tab. 8.7 aufgeführten Organe.

Tabelle 8.7 **Neuerkrankungen an Krebs, Verteilung auf die einzelnen Organe** (Krebsregister des Saarlandes)

| Männer | | Frauen | |
|---|---|---|---|
| Atmungsorgane | 19,5% | Brustdrüse | 20,5% |
| Haut | 19,2% | Haut | 17,1% |
| Prostata | 8,1% | Kolon | 9,2% |
| Magen | 5,9% | Magen | 5,0% |
| Kolon | 5,8% | Uterus | 4,4% |
| Harnblase | 4,9% | Rektum | 4,2% |
| Rektum | 3,9% | Atmungsorgane | 4,0% |
| Pankreas | 3,1% | Ovar | 3,6% |
| Harnorgane (ohne Blase) | 2,1% | Gallenblase | 3,0% |
| Lymphknoten | 2,1% | Zervix | 2,8% |

### 8.2.3.2 Tuberkulose

Die Tuberkulose (Tbc) ist in Deutschland zu einer normalen Infektionskrankheit mit guten Heilungschancen geworden und heute zum Glück selten. Die Inzidenz liegt bei 20–30/100 000. Trotzdem haftet der Diagnose etwas Besonderes an: Tbc war lange Zeit – und ist es in den armen Ländern und in den Slums der Welt wieder zunehmend – eine Geißel der Menschheit. Seit der Jahrhundertwende ist sie in Deutschland, mit Ausnahmen nach den Weltkriegen, kontinuierlich zurückgegangen. Jährlich werden weniger als 20 000 Fälle neu entdeckt. Ein weiterer Rückgang ist seit 1990 nicht mehr feststellbar. Für diese neuere Entwicklung dürfte der Zuzug von Menschen aus Regionen mit höherer Erkrankungsrate, die Ansteckungsgefahr in Massenunterkünften und auch die Ausbreitung der HIV-Infektion von Bedeutung sein. Letztere führt zu einer Abschwächung der körpereigenen Abwehrleistung (Immuninsuffizienz), die das Angehen der Tbc-Infektion begünstigt.
Früher hat es eine eigenständige Tuberkulosehilfe gegeben, um die mit der Tbc verbundenen Probleme angehen zu können. Die Aufmerksamkeit konzentriert sich in Deutschland jetzt auf die angesprochenen Bereiche. In der Dritten Welt müssen die Hoffnungen auf eine Verbesserung der sozialen Situation, der Hygiene und auf eine Impfstoffentwicklung gesetzt werden.

### 8.2.3.3 HIV-Infektion und AIDS

HIV-Infektion und AIDS werden als neue Geißel der Menschheit bezeichnet, mit zunehmender Bedeutung für die Gesundheitshilfe, in der Dritten Welt und vor allem in Zentralafrika weit mehr als in Deutschland. Die Zahl der in Deutschland erstmals registrierten AIDS-Fälle pro Jahr liegt, mit gering ansteigender Tendenz, bei etwa 1000 pro Jahr, Hauptbetroffene sind Männer in der Altersgruppe der 30- bis 49jährigen. Für die positiven Tests, also den Beleg einer Infektion, besteht eine anonyme Berichtspflicht an das Robert-Koch-Institut in Berlin. 1991 waren etwa 50 000 Meldungen registriert.

### 8.2.3.4 Rheumatische Erkrankungen

Unter rheumatischen Erkrankungen werden verschiedene Erkrankungen des Bewegungsapparates verstanden, also entzündliche und degenerative Erkrankungen der Gelenke einschließlich der Wirbelsäule, die für die Betroffenen Einschränkungen ihrer Mobilität zu Hause und im Beruf zur Folge haben. Die Erkrankungen sind in der Regel nicht lebensbedrohlich, sondern chronisch bzw. chronisch rezidivierend. Sie haben eine hohe Prävalenz. Man rechnet bei den 40- bis 65jährigen mit ca. 4500 Fällen pro 100 000, d. h., daß in einer kleinen Großstadt etwa 1500 Personen an „Rheuma" leiden (die 40- bis 65jährigen machen etwa ein Drittel der Gesamtbevölkerung aus).

### 8.2.3.5 Herzinfarkt

Aus Studien sind folgende Zahlen zur Häufigkeit des Herzinfarkts bei den 25- bis 75jährigen bekannt: bei Männern 330, bei Frauen 120 Fälle pro 100 000 Personen (Inzidenz). Die Prävalenz ist etwas höher, 460 bei Männern, 150 bei Frauen. In der kleinen Großstadt ereignen sich also pro Jahr etwa 230 Herzinfarkte, und es gibt zu jedem Zeitpunkt etwa 300 Personen, die aufgrund eines Infarkts behandelt werden.

### 8.2.3.6 Schlaganfall

Der Schlaganfall spielt eine zunehmende Rolle für die Gesundheitshilfe. In der Prävention kommt es darauf an, den Hauptrisikofaktor Bluthochdruck zu bekämpfen, in der Rehabilitation und in der Pflege genügend Einrichtungen zu schaffen. Mehr als 80% aller Schlaganfallpatienten überleben die ersten vier Wochen. Die Inzidenz liegt im Mittel bei 100/100 000, mit einer deutlichen Altersabhängigkeit: 23/100 000 bei den 35- bis 44jährigen, 232/100 000 bei den 55- bis 64jährigen. In der kleinen Großstadt muß mit etwa 100 neuen Fällen pro Jahr gerechnet werden.

Sonstige wichtige Erkrankungen mit chronischem Verlauf:

- Die *Querschnittlähmung* stellt große Anforderungen an den Betroffenen. Gelingt es, durch eine sachgemäße Pflege und ärztliche Behandlung Dekubitus und aufsteigende Harnwegsinfektionen zu vermeiden, ist eine nahezu normale Lebenserwartung wahrscheinlich.
- *Patienten mit einem Nierenversagen* und der Notwendigkeit der Dialysebehandlung. Die Überlebenschancen werden durch eine Nierentransplantation erheblich verbessert. Die Transplantierten müssen jedoch weiter ärztlich überwacht werden.
- *Alzheimer-Krankheit.* Es handelt sich um eine Form der senilen Demenz, die trotz erhaltener Körperfunktionen

Tabelle 8.**8** **Arbeitsunfähigkeitsdiagnosen (GKV).** Bundesrepublik alt, 1989

| ICD Nr. | Diagnose | Fälle pro 10.000 Versicherte | |
|---|---|---|---|
| | | Männer | Frauen |
| 720–724 | Dorsopathien | 1680 | 1080 |
| 460–466 | akute Infekte der Atmungsorgane | 1160 | 1230 |
| 480–487 | Pneumonie und Grippe | 1010 | 1120 |
| 490–496 | Chron. obstr. Lungenerkrankungen | 870 | 950 |
| 725–729 | Rheuma, ohne Rücken | 560 | 420 |
| 530–537 | Krankheiten der Speiseröhre, des Magens und des Dünndarms | 480 | 360 |
| 710–719 | Arthropathien und verwandte Affektionen | 380 | 200 |

zu einem völligen geistigen Abbau und damit zu Pflegebedürftigkeit rund um die Uhr führt. Ihre Häufigkeit nimmt mit der Zunahme alter Menschen zu. Man rechnet mit 3% bei den über 60jährigen, mit 10% bei den über 80jährigen.

## 8.2.4 Amtliche Morbiditätsstatistiken

### 8.2.4.1 Arbeitsunfähigkeitsdiagnosen

Durchschnittlich sind etwa 5% der Beschäftigten, und nur auf diese können sich die folgenden Angaben beziehen, im Krankenstand, d. h. arbeitsunfähig geschrieben. Unter den Diagnosen (Tab. 8.**8**) stehen die Erkrankungen der Atmungsorgane an erster Stelle, mit durchschnittlichen Falldauern von etwa 10 Tagen. Darauf folgen mit gleicher Fallzahl die Erkrankungen des Rückens und des Bewegungsapparates mit doppelt so langen Falldauern, also erheblich höherer Bedeutung. Dann kommen Verletzungen und Krankheiten der Verdauungsorgane. Der wichtigste Grund, warum in Deutschland Beschäftigte nicht zur Arbeit gehen, sind also Rückenschmerzen und verwandte Beschwerden. Hier wäre Prävention, wenn es sie gibt, höchst angebracht (Stichwort Rückenschule mit Stärkung der Muskulatur, Gewichtsreduktion). Die Krankheiten sind in Tab. 8.**8** zusätzlich nach der International Classification of Diseases (ICD) der Weltgesundheitsorganisation mit dreistelligen Nummern verschlüsselt.

### 8.2.4.2 Krankenhausdiagnosen

Die Krankenhäuser sind verpflichtet, Diagnosestatistiken zu führen. Es kommt darauf an, wie die Krankheitsgruppen zusammengefaßt werden. Bei ähnlich grober Vorgehensweise wie bei den Arbeitsunfähigkeitsdiagnosen liegen die Herz-Kreislauf-Erkrankungen an erster Stelle, gefolgt von den Erkrankungen des Bewegungsapparates, des Verdauungstraktes und der endokrinen Organe. Die Zahl der Krankenhausfälle hat sich im Verlauf der letzten 30 Jahre verdoppelt: 1989 wurden in Deutschland etwa 16 Mill. Personen stationär behandelt. Dies erforderte, da die Zahl der Betten im genannten Zeitraum etwa gleich blieb, eine Verkürzung der mittleren Verweilzeit auf etwa 15 Tage.

### 8.2.4.3 Diagnosen bei Berufs- und Erwerbsunfähigkeit

Die Versicherten der Rentenversicherung, also praktisch alle Erwerbstätigen, haben das Recht, vorzeitig „in Rente" zu gehen, wenn medizinische Gründe dafür vorliegen (Rente wegen verminderter Erwerbsfähigkeit). Ihre Zahl liegt bei etwas mehr als 200 000 Personen, bei den Männern fast 40%, bei den Frauen fast 20% aller, die jährlich Rentner werden. Diese Personen müssen nicht „krank" sein, aber nach dem ärztlichen Gutachten in ihrer Gesundheit so eingeschränkt, daß sie keine oder nur noch eine sehr geringfügige Erwerbstätigkeit ausüben können. Die gesundheitlichen Gründe sind bei Männern in absteigender Häufigkeit Herz-Kreislauf-Erkrankungen, Erkrankungen des Bewegungsapparates, Psychosen und Neurosen, Krebs und Erkrankungen der Atemwege; bei den Frauen Erkrankungen des Bewegungsapparates, Neurosen und Psychosen, Herz- und Kreislauferkrankungen, Krebs und Nervenleiden.

### 8.2.4.4 Diagnosen bei Schwerbehinderung

Das Schwerbehindertengesetz fordert eine ärztliche Begutachtung zur Feststellung des Grades der Behinderung (GdB).

Tabelle 8.**9** **Mortalitätsstatistik** (Bundesrepublik alt, 1989)

| ICD-Nr. | Diagnose | Anzahl der Fälle 1989 |
|---|---|---|
| 001–999 | alle zusammen | 698.000 |
| 390–459 | Kreislaufkrankheiten | 343.000 |
| darunter 410–414: | ischämische Herzerkrankungen | 135.000 |
| 410 allein: | akuter Myokardinfarkt | 76.000 |
| darunter 430-438: | zerebrovask. Erkrankungen | 84.000 |
| 140–208 | bösartige Neubildungen | 171.000 |
| darunter 153, 154: | bösartige Neubildungen des Dickdarms und des Mastdarms | 25.000 |
| darunter 162: | bösartige Neubildungen der Luftröhre, Bronchien und Lunge | 28.000 |
| darunter 174, 175: | bösartige Neubildungen der Brustdrüse | 18.000 |
| 460–519 | Krankheiten der Atmungsorgane | 41.000 |
| 520–579 | Krankheiten der Verdauungsorgane | 33.000 |
| E800–E949 | Unfälle | 20.000 |
| darunter E810–825: | Kfz-Unfälle | 8.000 |
| E950–E959 | Selbstmord und Selbstbeschädigung | 10.000 |

Ab einem GdB von 50% erfolgt die Einstufung als Schwerbehinderter. In den alten Bundesländern sind etwa 5,4 Mill., d. h. etwa 8% der Bürger, schwerbehindert. In 80% sind chronische Krankheiten oder Krankheitsfolgen der Grund, hier wieder an erster Stelle Beeinträchtigungen des Bewegungsapparates und des Herz-Kreislauf-Systems.
Diese Zusammenstellung zeigt, wie Informationen zur Morbidität in Deutschland zusammengetragen werden können. Medizinische Information über den Gesundheitszustand eines Teils der Jüngeren entstammt der Untersuchung nach dem Jugendarbeitsschutzgesetz und der Musterung.
Die genannten großen Krankheitsgruppen bestimmen jedoch nur zu einem Teil die Hilfebedürftigkeit. Es gibt viele verschiedenartige und zumindest vergleichsweise seltene Erkrankungen, welche die Arbeit der sozialen Dienste bestimmen. Multimorbide, d. h. an vielen Krankheiten zugleich leidende alte Menschen ebenso wie geistig behinderte Kinder, Schlaganfallpatienten, Rollstuhlfahrer, Dialysepatienten, HIV-Infizierte, Drogenabhängige und auch Personenkreise, die aufgrund der schlechten sozialen Situation Hilfe brauchen, ohne im medizinischen Sinn krank zu sein.

### 8.2.5 Mortalität

Die amtliche *Todesursachenstatistik* (Mortalität = Sterblichkeit) beruht auf den medizinischen Diagnosen auf den Leichenscheinen, in die der Arzt das Grundleiden einzutragen hat. Diese Eintragungen werden in den Gesundheitsämtern überprüft und in den Statistischen Landesämtern mit den Sterbefallzählkarten zusammengeführt. Tab. 8.**9** zeigt die Todesursachenstatistik für die alten Bundesländer (1989). Werden wieder Krankheitsgruppen zusammengefaßt, so ergibt sich die folgende Reihenfolge: ca. 50% der Todesfälle liegen Herz-Kreislauf-Erkrankungen zugrunde, ca. 25% Krebsleiden, gefolgt von Krankheiten der Atmungs- und der Verdauungsorgane (jeweils ohne Krebs).
Die Tab. 8.**10** zeigt die Aufgliederung der Todesursachen nach dem Alter. Im jugendlichen Alter ist der Kraftfahrzeugunfall Todesursache Nr. 1, der Suizid Todesursache Nr. 2. In den mittleren Lebensabschnitten sind Tumoren Todesursache Nr. 1. Man spricht von *verlorenen Lebensjahren*, deren Zahl bei frühem Tod eben besonders hoch ist.

Tabelle 8.**10** **Todesursache No. 1–5 nach Altersstufen** (Bundesrepublik alt, 1989)
Absolute Fallzahlen und Rang

| ICD-Nr. | Diagnose | 15–25 Jahre | 35–45 Jahre | 65–75 Jahre |
|---|---|---|---|---|
| E810–825 | Kfz-Unfall | 2288 (1.) | 652 (5.) | – |
| E950–959 | Suizid | 1074 (2.) | 1209 (3.) | – |
| 140–208 | Neoplasie | 535 (3.) | 4063 (1.) | 41076 (2.) |
| 390–459 | Herz/Kreislauf | 270 (4.) | 2505 (2.) | 55028 (1.) |
| 460-519 | Atmungsorgane | 150 (5.) | – | 6997 (4.) |
| 571 | chron. Lebererkrankung | – | 1185 (4.) | 2880 (5.) |
| 430–438 | zerebrovask. Erkrankung | – | – | 11133 (3.) |
| sämtliche Diagnosen | | 5551 | 13608 | 123692 |

## 8.3 Prävention und Gesundheitsvorsorge

### 8.3.1 Vorbemerkungen

Allmählich bürgert es sich ein, nicht erst beim Bestehen einer Erkrankung, also mit Leidensdruck, den Arzt aufzusuchen, sondern dies auch „vorsorglich" zu tun – wenn eine Reise bevorsteht, wenn im Bekanntenkreis jemand unerwartet erkrankt oder gar gestorben ist. Diese Motivation für Vorsorge reicht jedoch nicht aus, um in der Gesamtbevölkerung eine Stabilisierung der Gesundheit bei den Gesunden zu erreichen. Die systematische Prävention, so wie sie für möglichst alle wirksam werden soll, muß „Gruppen erfassen" – die Neugeborenen, die Schulkinder, die Arbeitnehmerschaft. Es ist Aufgabe der Gesundheitspolitik, dabei zwischen Gruppenzwang und dem Angebot an Einzelpersonen abzuwägen.
Prävention berührt genauso Fragen der inneren Struktur des Gesundheitsversorgungssystems: der Staat selbst organisiert den Öffentlichen Gesundheitsdienst (ÖGD) und könnte diesem „Vorsorge" übertragen. Er kann diese Aufgabe auch den selbstverwalteten Einrichtungen, den Krankenkassen und den vertraglich mit ihnen zusammenarbeitenden niedergelassenen Ärzten übergeben. In der Praxis der Bundesrepublik Deutschland hat sich überall da, wo ein personaler Kontakt zu einem Arzt erforderlich ist, eine Bevorzugung der niedergelassenen Ärzteschaft gegenüber dem Öffentlichen Gesundheitsdienst ergeben. Dieser hat jedoch nach wie vor, und in den letzten Jahren durch das Gebiet des gesundheitlichen Umweltschutzes vermehrt, in erheblichem Umfang Aufgaben der gesundheitlichen Prävention.

Tabelle 8.**11** **Präventive Gesundheitshilfen in verschiedenen Lebensabschnitten**

| Lebensalter | Maßnahme | Zweck |
|---|---|---|
| Geburt und Vorschulalter | • U1–U9 | Erkennung lebensbedrohlicher Zustände und augenfälliger Schäden sowie von Stoffwechselanomalien<br>Feststellen einer normalen körperlichen und geistigen Entwicklung<br>Rachitisprophylaxe |
| | • empfohlene Impfungen | Verhinderung von Diphtherie, Hepatitis B, Influenza, Keuchhusten, Kinderlähmung, Masern, Mumps, Röteln, Tbc, Wundstarrkrampf |
| | • Schuleingangsuntersuchung | Feststellung der Schulreife (u. a. Sehprüfung, Hörprüfung) |
| Schulalter | • 4. Schuljahr | allgemeine Gesundheitsvorsorge |
| | • Jugendzahnpflege | Kariesprophylaxe, Stellungsanomalien |
| | • Rötelimpfung bei Mädchen | Verhinderung der Rötelnembryopathie |
| Jugendliche | • Untersuchung nach dem Jugendarbeitsschutzgesetz | Abklärung einer besonderen Belastung des jugendlichen Organismus durch die Lehre und den angestrebten Beruf |
| | • ggf. sportärztliche Untersuchung | Beratung, Tauglichkeitsuntersuchung |
| | • Musterung | Feststellung der Eignung für den Wehr- bzw. Zivildienst |
| Erwachsene | • Impfungen | Schutz vor besonderen Infektionsgefährdungen (Tollwut, Hepatitis B, Wundstarrkrampf, Frühsommermeningoenzephalitis, tropische Infektionskrankheiten) |
| | • genetische Beratung, Schwangerenbetreuung | Beratung, ggf. Frühdiagnostik<br>Beratung und Erkennung von Risikoschwangerschaften |
| | • Vorsorgeuntersuchung (Krebs und allgem. Gesundheitsuntersuchung) | Früherkennung von Krankheiten |
| | • Einstellungsuntersuchung | Abklärung von Gesundheitsrisiken |
| | • arbeitsmedizinische Vorsorge | Schutz vor besonderen beruflichen Gefährdungen |
| | • Sozialdienst im Krankenhaus | Sicherung der ambulanten Nachsorge |
| alte Menschen | • soziale und pflegerische Dienste | Hilfe zur Erhaltung der Selbständigkeit, Pflege |

### 8.3.2 Übersicht zu den präventiven Kontakten mit dem Gesundheitswesen

Im Laufe des Lebens hat jeder Bürger, auch der Gesunde, vielfachen Kontakt zum Gesundheitswesen. Es geht hier um die Maßnahmen und Regelungen, mit denen die Gesellschaft, der Staat, die Gesundheit seiner Mitglieder fördern möchte, z. T. als bindende Verpflichtung für jeden einzelnen, z. T. als Angebot. Mit solchen Maßnahmen schützt der Staat die Gemeinschaft und auch den einzelnen. Damit kann eine Risikoabwägung verbunden sein, indem er einzelnen ein kleines Risiko zumutet, um die Gemeinschaft wirksam zu schützen. Dies war z. B. der Fall bei der früher gesetzlich vorgeschriebenen Pockenschutzimpfung, die das Risiko von Impfschäden mit sich brachte, aber ein Ausbrechen der Erkrankung in der durchgeimpften Bevölkerung wirksam verhindert hat. Solche Risiken sind mit dem Fortschritt der Medizin weniger geworden (die Pockenschutzimpfung ist abgeschafft).

Es gibt eine Reihe vom Staat empfohlener Impfungen. Die Impfstoffe müssen staatlich geprüft und zugelassen sein. Trägt jemand von einer staatlich empfohlenen Impfung (S. 926 ff) einen Schaden davon, gibt der Staat Hilfen (Versorgungsamt).

Tab. 8.**11** gibt eine Übersicht über die im Rahmen der präventiven Gesundheitshilfe in verschiedener Trägerschaft organisierten Maßnahmen.

### 8.3.3 Vorsorgeuntersuchungen bei Erwachsenen

Strenggenommen ist es keine Untersuchung, sondern es sind Maßnahmen und Verhaltensweisen, die der Gesundheit förderlich sind und die Wahrscheinlichkeit einer Erkrankung reduzieren. Eine Untersuchung sorgt nicht eigentlich vor, sondern stellt den Gesundheitszustand eines einzelnen oder der Bevölkerung fest. Daraus können sich weitere Schritte ergeben. Zeigen sich Anzeichen einer Erschöpfung, so ist die Wahrscheinlichkeit einer Dekompensation und schließlich einer Erkrankung groß; eine Vorsorgemaßnahme, z. B. eine Kur, wäre dann sinnvoll. Ergibt sich ein Übergewicht, zeigen sich Folgen des Rauchens oder des Alkoholgenusses, ist eine entsprechende Umstellung echte Vorsorge.

Das Aufsuchen des Arztes, auch wenn man sich gesund fühlt, ist eine noch relativ unbekannte Erfahrung. Auch die Ärzteschaft ist in ihrem Rollenwechsel vom Heiler von Krankheiten hin zum Hüter der Gesundheit noch keineswegs sicher.

Die Vorsorgeuntersuchungen, wie sie im Leistungskatalog der GKV niedergelegt sind, dienen als Maßnahmen der *sekundären Prävention* der Früherkennung von Krankheiten. Eine solche Maßnahme war z. B. auch die vom Öffentlichen Gesundheitsdienst durchgeführte und inzwischen aufgegebene Röntgenreihenuntersuchung zur Früherkennung der Tuberkulose.

Die *Gesundheitsuntersuchung* nach § 25 Gesundheitsreformgesetz von 1988 (SGB V) dient der Früherkennung von Krankheiten des Herz-Kreislauf-Systems, der Nieren und des Diabetes mellitus. Jeder Mann und jede Frau hat ab dem 36. Lebensjahr Anspruch auf eine solche Untersuchung jedes zweite Jahr bei einem Arzt der Wahl. Richtlinien legen das Ausmaß der diagnostischen Maßnahmen fest. Insbesondere ist eine ausführliche Besprechung des *Risikoprofils* Teil der Gesundheitsuntersuchung. Solche *Risikofaktoren* sind: Rauchen; Übergewicht, insbesondere eine Gewichtzunahme nach dem 25. Lebensjahr; Hypercholesterinämie und Hypertriglyzeridämie; Hypertonie; mangelnde körperliche Aktivität; Alkohol. Über die Untersuchung ist ein Bericht anzufertigen.

Die Teilnahmerate der Anspruchsberechtigten liegt bei etwa 20%. Bei etwa einem Fünftel der Untersuchungen wird eine Erhöhung der Blutfettwerte erstmals festgestellt. Es folgen Erkrankungen des Bewegungsapparates, Bluthochdruck (11%), Diabetes, Herz-, Nieren- und Hauterkrankungen.

Die *Krebsvorsorgeuntersuchungen* gibt es seit vielen Jahren. Es nehmen nur 34% der anspruchsberechtigten Frauen und nur 11% der Männer daran teil.

*Frauen:* Ab dem 20. Lebensjahr mit einem kleineren Untersuchungsumfang, der dann ab dem 45. Lebensjahr der Entdeckung von Krebserkrankungen an Genitale, Brust, Haut, Dickdarm und Rektum gilt (Inspektion und Pulpation der Brustdrüse und der axillären Lymphknoten, Abstriche von Portio und Zervixkanal, Urinuntersuchung, Schnelltest auf okkultes Blut im Stuhl, Beratung).

*Männer:* Ab dem 45. Lebensjahr Suche nach Krebserkrankungen der Prostata, des Genitales, der Haut, des Dickdarms und Rektums durch Inspektion und Palpation einschließlich der regionalen Lymphknoten.

Diese Untersuchungen sind insbesondere bei der Bekämpfung der Portiokarzinome ein großer Erfolg. Die Mortalität an dieser Krebsart ist stark zurückgegangen. Bei den anderen Tumoren erhöhen sich durch die Frühdiagnose vielfach die Heilungschancen.

Der Erfolg von Präventionsuntersuchungen hängt von der Teilnahmerate ab. Da sie so niedrig ist, wurden Gründe gesucht und Verbesserungsmöglichkeiten vorgeschlagen. Eine Verbesserungsmöglichkeit ist die Einladung durch die GKV im Rahmen ihres Kontaktes mit den Mitgliedern. Empfehlungen zur Erhöhung der Inanspruchnahme umfassen:

- günstige Termingestaltung zur Vermeidung von Wartezeiten,
- Abendsprechstunden für Berufstätige,
- bessere Information über Risiken,
- Abbau von Ängsten vor der Untersuchung,
- Überwindung von Informationsdefiziten bei Ausländern und „einfachen Leuten".

## 8.4 Gesundheitshilfe für Mutter und Kind

### 8.4.1 Gesundheitliche Betreuung von Schwangeren

Schwangere werden im Rahmen der Regelungen des SGB V § 77 gesundheitlich betreut. Die einzelnen Maßnahmen sind in den *Mutterschaftsrichtlinien*, einer Vereinbarung zwischen Ärzten und Krankenkassen, festgelegt. *Ziel der ärztlichen Schwangerenversorgung ist die frühzeitige Erkennung von Risikoschwangerschaften und Risikogeburten.* Dem gleichen Zweck dienen die Regelungen zum Mutterschutz am Arbeitsplatz, dem Schutz der erwerbstätigen Mutter (Mutterschutzgesetz). Die Erfolge bei der Bekämpfung der Müttersterblichkeit sind auch auf diese Vorsorge zurückzuführen.

Die *Erstuntersuchung* sollte so früh wie möglich nach Feststellung der Schwangerschaft durchgeführt werden. Der Arzt erstellt einen *Mutterpaß* und bescheinigt das Bestehen der Schwangerschaft zur Vorlage beim Arbeitgeber (Mutterschutzgesetz, s. unten). Die Erstuntersuchung dient der Bestätigung der Schwangerschaft, der Anamnese und einer Allgemeinuntersuchung (gynäkologische Untersuchung, Blutdruckmessung, Bestimmung des Körpergewichtes, Hämoglobinbestimmung, Urinuntersuchung). Die weiteren Untersuchungen finden alle vier Wochen statt. Zwei Ultraschalluntersuchungen (Sonographien) dienen der Beurteilung der Schwangerschaft (intrauteriner Sitz, Größenentwicklung, Lage, Mehrlinge, Plazentasitz usw.).

Als *Risikoschwangerschaften* gelten Schwangerschaften, bei denen aufgrund der Vorgeschichte oder erhobener Befunde mit einem erhöhten Risiko für Leben und Gesundheit für Mutter und Kind zu rechnen ist. Die Richtlinien zählen Beispiele auf, darunter auch Zustände nach Sterilitätsbehandlung, Erstgebärende über 34 Jahre oder mit Diabetes, Blutgruppenunverträglichkeit, Blutdruckerhöhung. Aus den Risikoschwangerschaften können sich Risikogeburten entwikkeln.

Teil der Untersuchung ist auch die Suche nach Infektionskrankheiten wie Lues, Röteln, ggf. ein HIV-Test und die Feststellung der Blutgruppe. Wird bei rh-negativen Schwangeren ein Antikörperanstieg festgestellt, kann mit der Anti-D-Immunglobulin-Prophylaxe schon während der Schwangerschaft begonnen werden.

Für erwerbstätige Schwangere gilt das *Mutterschutzgesetz.* Voraussetzung ist die Vorlage eines ärztlichen Zeugnisses, dessen Kosten der Arbeitgeber trägt. Der Arbeitgeber muß die Gewerbeaufsichtsbehörde benachrichtigen. Zahlreiche Vorschriften regeln den Arbeitseinsatz. So sind Unterbrechungen der Arbeit zulässig, die Exposition gegenüber gesundheitsgefährdenden Arbeitsstoffen ist verboten, das Ausmaß der körperlichen Belastung ist begrenzt, insbesondere in ungünstiger Körperhaltung. Die Gefahrstoffverordnung nennt Substanzen, mit denen Schwangere keinen Umgang haben dürfen.

Von dem Zeitpunkt von 6 Wochen vor dem vom Arzt angegebenen Entbindungstermin bis 8 Wochen nach der Entbindung (bei Mehrlingen 12 Wochen) dürfen Schwangere bzw. Wöchnerinnen nicht beschäftigt werden (Mutterschutz).

Für die Zeit der Schwangerschaft bis zum Ablauf von 4 Monaten nach der Entbindung besteht Kündigungsschutz.
Nach der Geburt eines Kindes bzw. nach Ende des Mutterschutzes können Regelungen in Anspruch genommen werden, die eine verbesserte Zuwendung zum Kind ermöglichen und somit auch der Gesundheit für Mutter und Kind dienen sollen: *Erziehungsgeld und Erziehungsurlaub.* Beides kann auch der männliche Erziehungsberechtigte in Anspruch nehmen. Mutterschaftsgeld, während der Schutzfrist nach der Geburt bezahlt, geht zunächst vor. Danach beträgt das Erziehungsgeld DM 600,– monatlich. Vom 7. Lebensmonat an bis zur Vollendung des 3. Lebensjahres ist seine Höhe in Abhängigkeit vom Einkommen und der Familiengröße niedriger. Eine Teilzeitarbeit bis zu 19 Stunden wöchentlich ist beim bisherigen Arbeitgeber möglich. Für die Zeit des Bezugs von Erziehungsgeld wird Erziehungsurlaub gewährt. Es besteht Kündigungsschutz. Für Einzelheiten sollten in jedem Fall Beratungsstellen aufgesucht werden. Zudem gibt es Unterschiede zwischen den Bundesländern und kurzfristige Änderungen der Leistungen.

### 8.4.2 Genetische Beratung

Es gibt erbliche Erkrankungen, d. h. Erkrankungen, die im Erbgut des Menschen angelegt sind und die sich z. T. schon bei der Geburt zeigen, z. T. erst im Laufe des Lebens zu klinischen Erscheinungen führen. Beispiele sind das Down-Syndrom, Stoffwechselerkrankungen wie die Phenylketonurie (s. Vorsorgeuntersuchungen für Neugeborene), Mukoviszidose, Neurofibromatose, Bluterkrankheit (Hämophilie A und B). Die Erbgänge dieser Erkrankungen sind großenteils bekannt. Bei einigen Erkrankungen ist das Gen und seine Lokalisation auf einem Chromosom bekannt. Dadurch sind neue diagnostische Möglichkeiten entstanden, die von erheblicher Bedeutung für die Beratung von Paaren aus belasteten Familien sind, wenn diese Kinderwunsch haben und sich fragen, ob ihre Kinder erbliche Erkrankungen bekommen können.
Genetische Beratung will im Gespräch zwischen dem Berater und der ratsuchenden Person bzw. Familie informieren über

- den medizinischen Hintergrund einschließlich der Diagnose, den mutmaßlichen Verlauf der Erkrankung und deren Behandlungsmöglichkeit,
- das Risiko des Auftretens und den Einfluß der genetischen Faktoren,
- den möglichen Umgang mit dem Risiko, ggf. dem Wiederholungsrisiko,
- Hilfestellungen für Entscheidungen entsprechend den Vorstellungen und dabei besonders den Wertvorstellungen der Ratsuchenden,
- Möglichkeiten für die betroffene Familie, sich auf die Erkrankung einzustellen, und die Nutzung von Förderungsmöglichkeiten und amtlichen Hilfen.

Die Beratung beinhaltet vor allem eine umfassende Anamnese einschließlich der Familienanamnese. Sie geht nur so weit, wie die Ratsuchenden dies wirklich wollen (Recht auf Nichtwissen).
Für die Diagnostik nach dem Eintritt einer Schwangerschaft (vorgeburtliche Diagnostik) gibt es im ersten Drittel der Schwangerschaft die Chorionbiopsie oder die Untersuchung von Fruchtwasserzellen (17.–20. Schwangerschaftswoche). Chromosomenuntersuchungen ermöglichen das Erkennen von Erkrankungen, denen äußere Veränderungen der Chromosomen zugrunde liegen (z. B. Down-Syndrom) oder die molekulargenetisch erfaßt werden können. Schwere Mißbildungen werden bei Ultraschallvorsorgeuntersuchungen erkannt.
Der Umgang mit dem Ergebnis der Diagnostik ist Teil der Beratung. In einer pluralistischen Gesellschaft, d. h. einer Gesellschaft mit einer Vielfalt von Wertvorstellungen, kann es keine festgelegten Vorgehensweisen geben. Die Möglichkeit eines Schwangerschaftsabbruchs besteht innerhalb gesetzlicher Vorschriften, die in jedem Einzelfall die Notwendigkeit einer Beratung in einer dafür zugelassenen Institution vorsehen.

### 8.4.3 Früherkennungsuntersuchungen bei Neugeborenen und Kleinkindern

Unmittelbar nach der Geburt soll die *Neugeborenenerstuntersuchung (U1)* durchgeführt werden. *Ihr Ziel ist es, lebensbedrohliche Zustände zu erkennen, augenfällige Schäden festzustellen und notwendige Sofortmaßnahmen einzuleiten.* Dies gilt für jedes Kind. Bei Risikokindern wird das Untersuchungsprogramm erweitert. Die Möglichkeit der Geburt eines Risikokindes sollte aufgrund der Betreuung während der Schwangerschaft auch weitgehend vorhersehbar geworden sein. Als Risikokinder gelten:

- Untergewichtige Neugeborene,
- Neugeborene bei Schnittentbindung,
- Neugeborene mit vorzeitigem Ikterus,
- Neugeborene mit Asphyxiezeichen (Sauerstoffunterversorgung),
- Neugeborene von diabetischen Müttern,
- Neugeborene von Müttern mit Gestosen,
- Mehrlingsgeburten,
- Neugeborene mit Zeichen von Plazentadysfunktion,
- Neugeborene bei Entbindungen aus Beckenendlagen.

Möglichst noch in der geburtshilflichen Abteilung sollte auch die zweite Untersuchung (U2), die *Neugeborenenbasisuntersuchung*, durchgeführt werden. Neben der Feststellung der regelrechten Entwicklung der Grundfunktionen des Körpers geht es um die Früherkennung angeborener Stoffwechselstörungen:

**Phenylketonurie.** Ein Enzymdefekt führt zu einem Anstieg von Phenylalanin und Phenylbrenztraubensäure mit der Folge einer irreversiblen Hirnschädigung. Der Anstieg ist im Urin und im Blut nachweisbar. Bekannt ist insbesondere der Windeltest (eine uringetränkte Windel wird mit 10%iger Ferrichloridlösung betropft; es bildet sich ein grünlicher Ring). Besser und für die ersten Lebenstage auch sicherer ist der Guthrie-Test mit einem Tropfen Blut auf einer Testkarte. Dieser Test ist zugleich für andere Untersuchungen geeignet, muß aber zur Auswertung eingesandt werden. Die Phenylketonurie kommt in einer Häufigkeit von 1 : 5000 bis 1 : 12 000 vor. 1986 wurden in der alten Bundesrepublik 130 positive Kinder entdeckt. Durch eine Diät kann die Hirnschädigung vermieden werden.

**Galaktosämie.** Es handelt sich um eine seltene, aber schon in den ersten Lebenswochen schweren Erkrankung. Auch sie wird mit dem Guthrie-Test festgestellt.

**Schilddrüsenunterfunktion.** Im Suchtest wird das schilddrüsenstimulierende Hormon, TSH, im Blut nachgewiesen. Seine Konzentration ist erhöht.

**Weitere Stoffwechselanomalien** sind Leuzinose, Homozysteinurie und einige Aminosäureerhöhungen, nach denen bei klinischen Zeichen spezifisch gesucht werden muß.

Die Feststellung einer Phenylketonurie bzw. einer Galaktosämie hat erhebliche Konsequenzen. Es gelingt durch eine strikte Diät in den ersten Lebensjahren, die Auswirkungen der Stoffwechselstörung zu vermeiden.
Auf zwei weitere angeborene Anomalien soll hier verwiesen werden, obwohl nach ihnen bei den Vorsorgeuntersuchungen nicht explizit gefahndet wird: Mukoviszidose und Zöliakie. Bei Mukoviszidose-Verdacht, vor allem aufgrund einer familiären Belastung, kann bei Neugeborenen der Mekoniumtest auf Albumin durchgeführt werden.
Die weiteren Untersuchungen U3–U9 erstrecken sich auf das erste (bis U6), das zweite (U7) und das vierte Lebensjahr (U8) sowie U9 im ersten Drittel des 6. Lebensjahres. Erkannt werden sollen Störungen der altersgemäßen Entwicklung, der Motorik, des Nervensystems, der Sinnesorgane, des Bewegungsapparates und dabei insbesondere von Fußdeformitäten und Störungen des Hüftgelenks. Dokumentationsbögen helfen dem Arzt bei der Systematik, die nach Richtlinien des Bundesausschusses der Ärzte und Krankenkassen zusammengestellt ist.
Die Krankenkassen versorgen ihre Mitglieder mit *Berechtigungsscheinen* für die Untersuchung. Die Mütter erhalten meist in der Gebärklinik ein *Untersuchungsheft für Kinder* in Analogie zum Mutterpaß.
Das gegenwärtige Gesundheitsversorgungssystem Deutschlands hat mit U1–U9 und der Schuleingangsuntersuchung hervorragende Möglichkeiten geschaffen. U1–U9 werden genutzt, allerdings mit einer mit dem Alter der Kinder fallenden Tendenz. Die Verantwortung liegt bei den Eltern. Die Krankenkassen können ebenso wie die Ärzte lediglich die Nutzung stimulieren.
Für das Erkennen von Störungen des Hörens, des Sehens und des Sprechens liegt die dann noch alle Kinder erreichende Schuleingangsuntersuchung schon sehr spät. Modelluntersuchungen haben gezeigt, daß einer Diagnose bei den Vorsorgeuntersuchungen in bis zu einem Drittel aller Fälle keine weiteren Maßnahmen folgten.
Um so wichtiger sind die weiteren spezifischen und unspezifischen Maßnahmen der primären Prävention, z. B. im Kindergarten, wo Gruppen von Kindern für das Zähneputztraining u. a. m. mit einfachen Maßnahmen der Gesundheitserziehung angehalten werden.

## 8.5 Gesundheitshilfe für Kinder und Jugendliche

### 8.5.1 Schulgesundheitspflege

Zu unterscheiden sind die Schuleingangsuntersuchung (Vorschuluntersuchung) und weitere Schuluntersuchungen.
Bei der *Schuleingangsuntersuchung* durch den Arzt des Öffentlichen Gesundheitsdienstes geht es um die Erkennung von Sprachstörungen, weiteren körperlichen oder geistigen Behinderungen und schließlich, integrierend, die Feststellung der *Schulreife*. Kommt der Arzt zu der Empfehlung einer Rückstellung, sollte dann, wenn keine spezifischen Maßnahmen eingeleitet werden, das Kind in einen *Vorschulkindergarten* kommen.
Für die weiteren Schuluntersuchungen gibt es keine festen Regelungen. Meistens werden im 4. Schuljahr, manchmal auch noch in der 7. oder 8. Klasse (Rötelnimpfung der Mädchen) Untersuchungen durchgeführt. Sie sind vor allem geeignet, für benachteiligte Kinder Hilfen zu eröffnen. Diese Untersuchungen sind ein Beitrag zur allgemeinen Gesundheitserziehung und zur Erkennung von Fehlentwicklungen.
Werden die Schuluntersuchungen genügend systematisch durchgeführt und ausgewertet, liefern sie wichtiges Material zur Gesundheitsberichterstattung, z. B. zur Pseudokrupp-Häufigkeit.
Die *Jugendzahnpflege* dient der Kariesfeststellung und -prophylaxe und der Zuweisung zur Korrektur von Stellungsanomalien. Karies ist mit ca. 80% Befall bei den 6jährigen eine Volkskrankheit. Sie ist auch keine Fluormangelkrankheit. Die Verwendung von Fluor im Trinkwasser, Zahnpflegemitteln, als Tabletten, fördert die Härte der Zähne und reduziert die Karieshäufigkeit. Grundsätzlich wichtiger sind jedoch Zähneputzen (schon im Kindergarten zu üben) und das Vermeiden von Süßigkeiten.
Aufgaben des Schularztes sind:

- Mitwirkung in der räumlichen Gestaltung der Schule,
- Mitwirkung bei der Stundenplan- und Pausengestaltung,
- Unfallbekämpfung (Schulweg und Schulgelände),
- Mitwirkung bei der Gestaltung des Getränke- und Lebensmittelangebots,
- Gesundheitliche Beratung beim Verdacht auf schulische Überforderung,
- Gesundheitserziehung.

### 8.5.2 Chronisch kranke und behinderte Kinder– Sozialpädiatrische Zentren

Hilfen für chronisch kranke oder behinderte Kinder müssen zwei Aufgaben erfüllen: Sie müssen dem Kind eine die Behinderung berücksichtigende optimale Entwicklung ermöglichen, und sie müssen die Familie entlasten. Ein Aufwach-

sen mit festen Bezugspersonen in der Familie ist einer Unterbringung vorzuziehen. Gleichzeitig sind aber Tatsachen zu berücksichtigen, die soziale Wirklichkeit sind: Berufstätigkeit der Eltern, Erschöpfung Alleinerziehender, ungünstige Wohnverhältnisse, mangelnde pädagogische Kenntnisse.
Um eine optimale Förderung der Kinder zu erreichen, müssen schulische, pädagogische, soziale und medizinische Maßnahmen kombiniert werden. Als Parallele kann die Rehabilitation Erwachsener angesehen werden, nur daß es sich bei den Kindern eben um das erstmalige Erlernen einer Befähigung (Habilitation) handelt, um eine Entwicklungsrehabilitation.
Die Palette der medizinischen und sozialpädagogischen Möglichkeiten ist groß. Sie reicht von Kuren für Kindern mit Asthma bronchiale, Neurodermitis oder Diabetes über eine soziale Förderung im Vorschulkindergarten bis hin zum Schulunterricht im Krankenhaus. Für geistig behinderte Kinder und junge Erwachsene gibt es Berufsbildungswerke und beschützende Werkstätten.

**Sozialpädiatrische Zentren.** Die Mitarbeiter dieser ambulanten Einrichtungen sind Ärzte, Heilpädagogen, Sozialarbeiter, Krankengymnasten, Ergotherapeuten, Logopäden, Psychologen. Sie arbeiten in der Rehabilitation (Prävention von Behinderungen nach Krankheit), in Diagnostik und Therapie und im Bemühen um eine soziale Eingliederung zusammen. Zu nennen sind weiter der Versuch einer integrierenden Betreuung Behinderter und Nichtbehinderter etwa im Kindergarten (zu nennen ist insbesondere die Montessori-Erziehung) oder in Sonderschulen. Im Idealfall (München) ist alles „unter einem Dach".

### 8.5.3 Jugendarbeitsschutz

Das Jugendarbeitsschutzgesetz hat zum Ziel, Heranwachsende vor besonderen beruflichen Belastungen zu schützen. Jeder Jugendliche, der vor dem 18. Lebensjahr eine Ausbildung oder eine Beschäftigung beginnt, muß ärztlich untersucht werden, von einem Arzt seiner Wahl. Der Arzt muß abwägen, ob aufgrund der Konstitution oder erkennbarer gesundheitlicher Einschränkungen die beabsichtigte berufliche Tätigkeit aufgenommen werden kann. Er wird z. B. Atopikern, also Personen mit einer Allergieneigung, von Berufen wie Bäcker oder Friseur abraten, er wird Personen mit Wirbelsäulenbeschwerden von Pflegeberufen abraten, Stoffwechselkranken von Ernährungsberufen usw. Nach einem Jahr findet eine Nachuntersuchung statt. Es handelt sich durchweg um eine beratende Tätigkeit. Seit nur noch ein Teil der Jugendlichen vor dem 18. Lebensjahr ins Berufsleben eintritt, hat diese Untersuchung an Bedeutung verloren.
Für Jugendliche gibt es eine Reihe von Beschäftigungsverboten. Jugendliche dürfen z. B. nicht länger als 8 Stunden täglich und 40 Stunden wöchentlich arbeiten, und auch nur zwischen 7 und 20 Uhr, Ausnahmen sind z. B. Gaststätten, Bäckereien, Landwirtschaft. Auch ist Arbeit unter Tage, Akkordarbeit, Arbeiten mit besonderer Kälte- oder Hitzeexposition, Umgang mit besonderen Gefahrstoffen verboten.

### 8.5.4 Soziale Hilfen für behinderte Kinder und deren Familien

Die staatlich organisierte Gemeinschaft ist bemüht, Benachteiligungen bei Behinderungen aller Art zu lindern. Im Rahmen von Gesetzen kann dies nur auf materieller Ebene geschehen. Darüber hinaus kennzeichnet es den inneren Zustand einer Gesellschaft, wie sie mit Behinderten umgeht. Es muß festgestellt werden, daß „Kinder haben" materielle Nachteile mit sich bringt, trotz Steuergesetzgebung, Kindergeld und vieler anderer Vergünstigungen. Das verfügbare Einkommen ist reduziert. In westlichen Gesellschaften ist es auch nicht so, daß Kinderreichtum die Chance einer gesicherten Existenz im Alter erhöht, wohl aber die Chancen, an ein erfülltes Leben zurückzudenken und bis ins hohe Alter in festen sozialen Bezügen zu leben.
Das *Steuerrecht* kennt Pauschbeträge (Steuerfreibeträge) bei Körperbehinderungen, die vom Versorgungsamt nach dem *Grad der Behinderung* (GdB) eingestuft wurden. Bei *Hilflosigkeit*, und d. h. bei Kindern, daß Zuwendung und Pflege erheblich über das Übliche hinausgehen, gibt es einen weiteren Pauschbetrag.
Im *Schwerbehindertengesetz* sind Schutzvorschriften und Hilfen für Schwerbehinderte (GdB von 50% und mehr) zusammengefaßt. Schwerbehinderte haben besonderen Kündigungsschutz und Zusatzurlaub, jedoch z. B. keine verkürzte Arbeitszeit. Arbeitgeber müssen, wenn sie mehr als 16 Personen beschäftigen, Schwerbehinderte einstellen (6%-Quote) oder eine Ausgleichsabgabe an die Hauptfürsorgestellen zahlen.
*Begleitende Hilfen* für Schwerbehinderte umfassen technische Hilfen, Hilfen zum Erreichen des Arbeitsplatzes, zur wirtschaftlichen Selbständigkeit, für die Wohnung, für die Erhaltung der Arbeitskraft, für die Weiterbildung. Auch Arbeitgeber können zur behindertengerechten Einrichtung von Arbeitsplätzen bei außergewöhnlicher Belastung Zuschüsse bekommen.
Aus der übrigen Sozialgesetzgebung ist vor allem das *Bundessozialhilfegesetz* zu nennen. Während es in seinen meisten Leistungsbereichen ausschließlich subsidiär, d. h. ersatzweise und damit dann, wenn kein anderer Träger zuständig ist, Hilfe bietet, ist dies bei der Hilfe zur Pflege von Kindern (Pflegegeld) anders. In einigen Bundesländern gibt es auch keine Bindung an das Einkommen der Eltern. Unterschieden wird erstens ein *Pflegegeld* (§ 69 Abs. 3 BSHG. „Ist ein Pflegebedürftiger, der das erste Lebensjahr vollendet hat, so hilflos, daß er für die gewöhnlichen und regelmäßig wiederkehrenden Verrichtungen im Ablauf des täglichen Lebens in erheblichem Umfang der Wartung und Pflege bedarf, so ist ihm Pflegegeld zu gewähren") und zweitens *außergewöhnliche Pflege* (§ 24 Abs. 2 BSHG). Der monatliche Satz bei außergewöhnlicher Pflege liegt um DM 1000,–.
Die *Gesetzliche Krankenversicherung* hat keinen Auftrag für einen Ausgleich bei Bestehen einer Behinderung. Sie *kann* jedoch *Vorsorgeleistungen* erbringen (§ 23 SGB V), um eine Schwächung der Gesundheit zu beseitigen, die in absehbarer Zeit zu einer Krankheit führen würde – physisch wie psychisch. In § 22 ist ausdrücklich von der Gefährdung der gesundheitlichen Entwicklung eines Kindes die Rede, in § 24 sind Vorsorgekuren für Mütter genannt. Die Leistung

besteht in einem Zuschuß zu den Kosten einer Kur oder deren vollständige Übernahme.
Die Gesetzliche Krankenversicherung kommt für alle medizinischen Maßnahmen bei Behinderten im Rahmen ihres üblichen Leistungsumfangs auf.

## 8.6 Suchthilfe

Die wichtigsten Drogen in Deutschland sind Alkohol und Zigaretten, ohne daß durch diese Aussage Haschisch, Marihuana, Cocain oder Opiate verharmlost werden.

### 8.6.1 Alkohol

Der *Alkoholkonsum* beginnt bei den 12jährigen, 30–35% der über 15jährigen nehmen täglich oder mehrmals wöchentlich Alkohol zu sich. Als gefährdet im Sinne der Entwicklung einer Abhängigkeit gelten 12–16% der erwachsenen Bevölkerung; bereits abhängig sind 5–10%. An 40% aller tödlichen Unfälle sind alkoholbeeinflußte Verkehrsteilnehmer beteiligt. Alkohol führt zu einer erhöhten Krebshäufigkeit, zu Leberschäden und zu mentalem Abbau.
Die Hilfe für Alkoholkranke besteht in der strikten Vereinbarung einer Alkoholkarenz. Diese Hilfe kann in der Familie gegeben werden, sofern diese selbst nicht betroffen bzw. stabil genug ist. Auch am Arbeitsplatz müssen Absprachen (Betriebsvereinbarungen) getroffen werden. Der wichtigste Schritt ist das schwierige Ansprechen des Problems. Alkohol gilt z. B. in der Form von Bier eher als Lebensmittel. Alkohol ist als Droge gesellschaftlich vielfach akzeptiert.
Ambulante Einrichtungen der Suchthilfe für Alkoholkranke gibt es in allen Städten. Sie sind sowohl Berater wie auch Vermittler zu Selbsthilfegruppen (Anonyme Alkoholiker). Sie vermitteln auch bei der Notwendigkeit einer stationären Entziehungskur.

### 8.6.2 Rauchen

Das *Zigarettenrauchen* ist möglicherweise keine Sucht im klinischen Sinne. Tatsache ist jedoch, daß ein Aufhören ohne fremde Hilfe vielfach nicht möglich ist. Jeder Raucher hat schon mindestens einen Versuch gemacht aufzuhören. Bereits 13% der 15- bis 20jährigen Frauen und mehr als 20% der jungen Männer sind regelmäßige Raucher (mehr als 20 Stück pro Tag). Im Bevölkerungsdurchschnitt sind es bei den Frauen 37%, bei den Männern 42%. In den letzten Jahren ist diese Zahl nur noch bei den Frauen angestiegen.
Es gibt soziale Unterschiede. Hauptschüler rauchen mehr als Personen mit höherem Abschluß, in Großstädten wird mehr geraucht als auf dem Land. Besondere Aufmerksamkeit muß den Schülern in Berufsschulen gewidmet werden.
Zigarettenrauchen ist die wichtigste Ursache für Krebserkrankungen, für die chronische Bronchitis, für Gefäßkrankheiten.
Für die Raucherentwöhnung gibt es kein einheitliches Vorgehen. Rauchfreie Zonen setzen sich allmählich durch, in Betriebsvereinbarungen werden Regelungen getroffen. Ärztliche Hilfe besteht z. B. im Einsatz von Nicotinpflastern zur Überwinderung von Entzugserscheinungen.

### 8.6.3 Sonstige Drogen

Unterschieden wird zwischen „weichen" und „harten" Drogen. Hinzu kommen Schnüffelstoffe und der Mißbrauch von Medikamenten. Mit weichen Drogen machen weit mehr als die Hälfte aller Jugendlichen Erfahrungen. Inwieweit sie als Einstiegsdrogen für den Konsum der harten Drogen wie LSD und Heroin angesehen werden müssen, ist umstritten.
Die Zahl der Erstkonsumenten harter Drogen, soweit sie polizeilich erfaßt wird, hat sich in den letzten 10 Jahren (1982–1992) auf 14 000 (alte Bundesländer) verdreifacht. Die Zahl der Drogentoten liegt bei etwa 2000 pro Jahr.

### 8.6.4 Einrichtungen der Suchthilfe

Insgesamt rechnet man in Deutschland mit ca. 3 Mill. Suchtkranken (ohne Raucher). Der weitaus größte Teil von ihnen sind die Alkoholabhängigen. *Suchthelfer*, d. h. ausgebildete Laien und oftmals ehemals Kranke, gibt es in jedem größeren Betrieb. Den Entziehungswilligen stehen als erste Anlaufstelle ambulante Beratungseinrichtungen zur Verfügung. Von diesen gibt es ca. 1100 in unterschiedlicher Trägerschaft. Die Dachorganisation für alle Einrichtungen der freien Wohlfahrtspflege, die sich der Suchtabwehr verschrieben haben, ist die Deutsche Hauptstelle gegen die Suchtgefahr. Etwa 550 Einrichtungen stehen für die stationäre Behandlung zur Verfügung. Auch den Selbsthilfegruppen (S. 117) und den Elternkreisen kommt große Bedeutung bei Therapie und Rehabilitation zu.

## 8.7 Gesundheitshilfe im Alter

### 8.7.1 Vorbemerkung

Alte Menschen gab es früher nur wenige. Sie lebten im Familienverband und konnten Lebenserfahrung in den Alltag einbringen. Der Rat der Alten bis hin zum Ältestenrat hatte Gewicht. Auch ohne daß dies aus heutiger Sicht romantisch verklärt werden müßte: das Alter brachte Anerkennung mit sich. Die industrielle Revolution und der rasche Wandel der Lebensverhältnisse hatten zur Folge, daß der Beitrag alter Menschen zum gesellschaftlichen Leben in der Wertschätzung abgenommen hat. Lebenserfahrung in praktischen Dingen hat angesichts des Wandels weniger Wert. Hinzu

Tabelle 8.**12** **Pflegebedürftigkeit nach Alter**

| | |
|---|---|
| unter 40 Jahren | 0,7% |
| 40–60 Jahre | 0,5% |
| 60–70 Jahre | 1,5% |
| 70–80 Jahre | 10,6% |
| über 80 Jahre | 20,0% |

kommt, daß es so viele alte Menschen gibt wie nie zuvor. Zur Erinnerung: Etwa 20% der 80 Mill. Deutschen im Jahr 1992 sind über 60, ca. 4% über 80 Jahre alt. Die Prognosen besagen, daß im Jahr 2030 rund 28% über 60 und 6% über 80 Jahre alt sein werden.

### 8.7.2 Zur sozialen Situation älterer Menschen

Die finanziellen Verhältnisse alter Menschen sind überwiegend durch eine eigene Rente oder eine Witwen-/Witwerrente gesichert. Trotzdem müssen etwa 20% als arm eingestuft werden, wobei als arm das Niveau der Sozialhilfe angesetzt wird. Als Beispiel sei angeführt, daß 22% der 1 Mill. alleinstehender Frauen über 65 Jahre mit einem Gesamtaufwand von unter DM 1200,– pro Monat lebt.
80% der Haushalte mit einem Haushaltsvorstand im Alter von 65 Jahren und darüber sind reine Altenhaushalte, die Hälfte davon Einpersonenhaushalte. Vereinsamung charakterisiert also das Leben sehr vieler alter Menschen. Nur 10% der Haushalte mit einer 65 Jahre alten oder älteren Person sind Zweigenerationenhaushalte.

### 8.7.3 Pflegebedürftigkeit

Pflegebedürftigkeit war bisher ausschließlich in Form der Schwerpflegebedürftigkeit im SGB V (Krankenversicherung) definiert als Voraussetzung für Leistungen der GKV (häusliche Pflege erhalten „Versicherte, die nach ärztlicher Feststellung wegen einer Krankheit oder Behinderung so hilflos sind, daß sie für die gewöhnlichen und regelmäßig wiederkehrenden Verrichtungen im Ablauf des täglichen Lebens auf Dauer in sehr hohem Maße der Hilfe bedürfen".) Diese Pflege dient der Vermeidung einer Krankenhauseinweisung. Diese Leistung wurde in den Leistungskatalog aufgenommen, nachdem oftmals eine Krankenhauseinweisung aus Gründen unzureichender häuslicher Pflegemöglichkeiten erfolgt war.
Seit 1994 gibt es die Pflegeversicherung als Teil der Sozialgesetzgebung. Sie kennt die häusliche Pflege mit Sachleistungen, Geldleistungen, eine Kombination davon, Pflegehilfsmittel und die teilstationäre Tages-Nachtpflege sowie die stationäre Pflege. Pflegebedürftigkeit wird in die folgenden drei Pflegestufen gegliedert:

- erhebliche Pflegebedürftigkeit,
- Schwerpflegebedürftigkeit,
- Schwerstpflegebedürftigkeit.

Pflegebedürftigkeit ist kein reines Altersrisiko. Es gibt von Geburt an Pflegebedürftige, es gibt schwer Unfallverletzte mit Dauerfolgen und krankheitsbedingt Pflegebedürftige in allen Altersgruppen (Tab. 8.**12**).
Die Zahl der Pflegebedürftigen beträgt in Deutschland 1,7 Mill. von denen 450 000 in Einrichtungen, 1,2 Mill. zu Hause leben (Stand 1993).
Die Zahl der Pflegebedürftigen wird zunehmen. Dazu tragen die weitere Verlängerung der Lebenserwartung und der medizinische Fortschritt bei, der einerseits Pflegebedürftigkeit hinausschiebt, aber andererseits sie auch verlängert. Im Jahr 2030 wird es vermutlich 2,3 Mill. Pflegebedürftige geben – etwas mehr als 3% der Bevölkerung.
Die häusliche Pflege erfolgt überwiegend durch Familienangehörige, danach durch Sozialstationen. Familienpflege leisten zu 25% Töchter, zu 22% Ehefrauen, zu 15% Mütter und zu 12% Ehemänner, dann Schwiegertöchter und andere Angehörige.

## 8.8 Sozialdienste

### 8.8.1 Ambulante Pflegedienste

Aufgabe und Ziel ambulanter Pflegedienste sind die Hilfe zur selbständigen und unabhängigen Lebensführung und die Betreuung bei Hilfs- und Pflegebedürftigkeit. Diese Aufgaben gehen über den engeren Bereich der Gesundheit hinaus. Zur sog. *Behandlungspflege* gehören Injektionen, Verbandwechsel, Medikamentenkontrolle, Atemgymnastik, Katheterwechsel; sie wird ärztlich angeordnet und von den Krankenkassen bezahlt.
Die ambulanten Pflegedienste sind in verschiedener Form und Trägerschaft organisiert und tragen unterschiedliche Bezeichnungen: Sozialstation, Diakoniestation, Gemeindepflegezentrum. Gemeint ist immer die Bündelung ambulanter, pflegerischer Dienste eines bestimmten Einzugsbereichs in einer Zentrale. Krankenpflege, Altenpflege sowie Haus- und Familienpflege muß durch eine solche Zentrale gewährleistet werden. Hinzu können Aktivitäten auf dem Gebiet der Gesundheitserziehung, der Anleitung von Familienangehörigen für häusliche Pflege, der psychosozialen Beratung kommen. Dem Team sollten angehören: 2–3 Krankenschwestern/Pfleger, 1 Altenpflegerin/Pfleger, 1 Haus- und Familienpflegerin, 1–2 Krankenpflegehelferinnen/Helfer, 1–2 Dorfhelferinnen. Diese fachlich qualifizierten Mitarbeiter werden ergänzt durch die Zuweisung von Zivildienstleistenden.
Träger sind in erster Linie Verbände der freien Wohlfahrtspflege, Krankenpflegevereine, ggf. auch Kommunen. Die Finanzierung erfolgt über eine Abrechnung mit den Krankenkassen, soweit es Behandlungspflege zur Vermeidung einer Krankenhauseinweisung ist, durch Rechnungen an die Betroffenen selbst und durch öffentliche Mittel. Die Pflegeversicherung von 1994 schafft hierzu einen neuen Rechtsrahmen.

Weitere Hilfen für alte Menschen, z. T. als „offene Hilfen" bezeichnet, sind u. a. Essen auf Rädern, Bücherdienste, Telefonketten und mobile Beratungsdienste.

### 8.8.2 Sozialdienst im Krankenhaus

Der Übergang von der stationären Versorgung in eine in der Regel weniger schützende und sorgende Umgebung kann große Schwierigkeiten bereiten. Dies gilt insbesondere für Alleinlebende, dauerhaft Behinderte oder alte Menschen, die oft in Kleinwohnungen leben. Die Möglichkeiten einer Unterstützung sind vielfältig und nicht genügend bekannt. Dies ist das Betätigungsfeld des Sozialdienstes im Krankenhaus, von der Beratung des Patienten bis hin zur Organisation der ersten Zeit außerhalb des Krankenhauses.
Auf die Notwendigkeit einer Hilfe hinweisen sollte den Sozialdienst jeder, der sie erkennt: der Patient selbst, Krankenpfleger, Ärzte, Seelsorger, ggf. auch die den Patienten schon länger betreuende Behörde, also meist das Sozialamt. Die wichtigste Aufgabe besteht in der Abklärung und Organisation der häuslichen Pflege durch Familienangehörige und ggf. durch Kontaktaufnahme mit z. B. einer Sozialstation und der Sicherstellung der ärztlichen Versorgung sowie in der Klärung von Finanzierungsfragen. Soll sich an den stationären Krankenhausaufenthalt eine medizinische oder berufliche Rehabilitationsmaßnahme anschließen, ist die Mitwirkung des Sozialdienstes ebenfalls hilfreich.

### 8.8.3 Selbsthilfegruppen

Neben staatlichen Einrichtungen, die als Behörden oft unpersönlich und bürokratisch erscheinen und in denen eine unmittelbare persönliche mitmenschliche Hilfe weniger erlebt werden kann, hat sich ein umfassendes System von Selbsthilfeorganisationen und Selbsthilfegruppen entwikkelt. Dieses System ist anerkannter Bestandteil des gesellschaftlichen Lebens geworden, mit Unterstützung durch öffentliche Gelder und in Zusammenarbeit mit öffentlichen Institutionen, wie z. B. den Krankenkassen. Überregionale Organisationen sind z. B. die Rheumaliga, die Multiple-Sklerose-Gesellschaft, Anonyme Alkoholiker, AIDS-Hilfe. Wesenskern von Selbsthilfegruppen ist die Laienhilfe, d. h. der persönliche Kontakt und Freundschaftsangebote, verbunden mit Hilfen zur Bewältigung des Alltags. Fachleute, etwa Ärzte, spielen eine nachgeordnete Rolle, Selbsthilfe steht im Vordergrund. Solche Gruppen gibt es in jeder Stadt: Mukoviszidose-Elternkreis, AIDS-Gruppe, Selbsthilfegruppen brustoperierter Frauen, Elterngruppe leukämiekranker Kinder, Club der Behinderten und ihrer Freunde, ILCO Selbsthilfegruppe (Träger eines Anus praeter und/oder Colitis-ulcerosa-Patienten), Infarktsportgruppen, Neurodermitis-Gruppe u. a.

#### Weiterführende Literatur

Ahlbohm, A., S. Norell: Einführung in die moderne Epidemiologie. BGA Schriftenreihe 2/91, MMV. Medizin Verlag, München 1991
Anhaltspunkte für die ärztliche Gutachtertätigkeit. Hrsg. von Bundesminister für Arbeit und Sozialordnung, Bonn 1983
Ashton, J.: Healthy Cities. Open University Press, Milton Keynes Philadelphia, 1992
Beske, F., J. G. Brecht, A. M. Reinkemeier: Das Gesundheitswesen in Deutschland. Struktur – Leistungen – Weiterentwicklung. Deutscher Ärzte-Verlag, Köln 1993
Daten des Gesundheitswesens. Ausgabe 1991. Bd. 3 der Schriftenreihe des Bundesministeriums für Gesundheit. Nomos, Baden-Baden 1991
v. Ferber, Ch., B. Badura: Laienpotential, Patientenaktivierung und Gesundheitsselbsthilfe. München 1983
Gesetz zur Sicherung der Eingliederung Schwerbehinderter in Arbeit, Beruf und Gesellschaft. Vom 26. August 1986
Mergler, O.: Bundessozialhilfegesetz. Kohlhammer, Stuttgart 1992
Müller, A., F. Seitz: Gesundheits-Reformgesetz. Königs Verlag, München 1989
Murken, J., H. Cleve: Humangenetik. Enke, Stuttgart 1988
Schmahl, F. W.: Probleme und Perspektiven der Präventiv- und Sozialmedizin. Stuttgart 1990
Seidel, H. J.: Grundlagen der sozialen Sicherung. In „arbeitsmedizin aktuell". Fischer, Stuttgart 1993, 13.5, 1–24
Seidel, H. J.: Sozialmedizin. In: Ökologisches Stoffgebiet. Duale Reihe. Hippokrates, Stuttgart 1991
Steuer, W., U. Lutz-Dettinger: Gesundheitswesen und Prävention. Ecomed, Landsberg 1991
Weber, I., et al. (Hrsg.): Dringliche Gesundheitsprobleme der Bevölkerung in der Bundesrepublik Deutschland. Nomos, Baden-Baden 1990

# 9 Krankenhauswesen

F. Beske

**Lernziel**

Nach Durcharbeit dieses Kapitels wird der Leser auf der Grundlage allgemeiner Kenntnisse über das Krankenhauswesen in der Lage sein, Angaben zu machen

- zur Krankenhausplanung
- zur Einteilung der Krankenhäuser
- zu wichtigen Begriffen des Krankenhauswesens
- zu den gesetzlichen Grundlagen des Krankenhauswesens

## 9.1 Entwicklung des Krankenhauswesens

Das Krankenhaus ist eine der ältesten Einrichtungen der menschlichen Gemeinschaft. Schon von den Hochkulturen der frühen Menschheitsgeschichte bei den Ägyptern und Babyloniern ist bekannt, daß es eine ärztliche Kunst und Spitäler (Spital oder Hospital: veraltete, aber noch gebrauchte Bezeichnungen für Krankenhaus) gegeben hat. So wie das Krankenhaus Ausdruck unserer gegenwärtigen Gesellschaftssituation ist, war es auch in früheren Jahrhunderten mit der gesellschaftlichen Entwicklung eng verbunden. Die Geschichte des Krankenhauswesens reflektiert damit die jeweiligen Zeitverhältnisse und ihre Entwicklungstendenzen neben denen der modernen naturwissenschaftlichen Medizin.

In früherer Zeit war das Krankenhaus ein Ort der Barmherzigkeit, in dem der arme Kranke Teilnahme und Pflege erhielt. In das Krankenhaus aufgenommen zu werden, war letzten Endes das Ergebnis eines sozialen Versagens. Nur für den *armen* Menschen konnte sich diese Notwendigkeit ergeben, denn jeder andere wurde im häuslichen Bereich besser ärztlich behandelt und gepflegt als im Krankenhaus. Die Sterblichkeit im Krankenhaus war im allgemeinen hoch.

Der Einzug der Naturwissenschaften in die Medizin und die Fortschritte der medizinisch-wissenschaftlichen Erkenntnisse haben das Krankenhaus zu einer Einrichtung werden lassen, in der spezielle diagnostische Verfahren und spezielle Therapien angewendet werden können. Das Krankenhaus ist damit nicht mehr der Aufenthaltsort der Armen, sondern die *Untersuchungs- und Behandlungsstätte für diejenigen, deren Krankheitsart oder Krankheitsschwere es nicht mehr zuläßt, zu Hause oder ambulant behandelt zu werden.* So ist das Krankenhaus heute auch nicht mehr mit dem Odium des schweren und oft hoffnungslosen Leidens behaftet. Der Gang ins Krankenhaus ist für den Menschen heute selbstverständlich geworden. Das zeigt sich nicht nur in der erheblich gestiegenen Zahl an Krankenhäusern, sondern auch in der Einstellung der Bevölkerung, die immer wieder erkennen läßt, daß eine vorbildliche Krankenhausversorgung als Anspruch des einzelnen und als Verpflichtung des Staates empfunden wird. Andererseits darf nicht übersehen werden, daß diese veränderte Einstellung die Arbeit des Krankenhauspersonals belasten und erschweren kann.

Das Krankenhaus ist heute auch ein *moderner Großbetrieb*. Es ist die Zusammenfassung spezieller wissenschaftlicher Erkenntnisse, ärztlich-praktischer, ärztlich-psychologischer und krankenpflegerischer Erfahrungen, technischer Apparatur auf höchstem Niveau, sachlicher Arbeitsteilung und spezialisierter Verwaltung mit allen dazugehörigen Funktionsbereichen (Kap. 10 „Krankenhausbetriebslehre“).

## 9.2 Zunahme von Krankenhausleistungen

In der stationären Versorgung ist eine steigende Inanspruchnahme von Leistungen zu beobachten. Dabei wird die quantitative Erweiterung der erbrachten Leistungen von einer ständigen Qualitätsverbesserung begleitet.

Indikatoren für die *quantitative Leistungssteigerung* sind u. a.:

- wachsende Zahl von Krankenhausärzten und Krankenpflegepersonen
- steigende Krankenhaushäufigkeit.

Indikatoren für die *qualitative Leistungssteigerung* sind u. a.:

- besser ausgebildetes Krankenhauspersonal
- erhöhte Qualität der medizinisch-technischen Ausstattung
- Qualitätssicherung für ärztliche und pflegerische Leistungen bis hin zu einem das gesamte Krankenhaus umfassenden Qualitätsmanagement.
- größeres Raumangebot je Bett.

Indikator für eine sowohl qualitative als auch quantitative Leistungssteigerung ist u. a. die

- sinkende durchschnittliche Verweildauer.

## 9.3 Entwicklung des Krankenhauspersonals

Die Zahl der Krankenhausärzte lag 1995 in der Bundesrepublik Deutschland bei rund 133 000. Damit ist fast die Hälfte aller Ärzte im Krankenhaus beschäftigt. Im Vergleich zum Jahre 1960 ist 1990 im früheren Bundesgebiet eine Steigerung auf das über Dreifache zu verzeichnen (Tab. 9.**1**).

Eine ähnliche Entwicklung ist bei den Pflegekräften und Hebammen, aber auch beim Verwaltungspersonal zu verzeichnen. So ist die Zahl der Krankenschwestern und Krankenpfleger im früheren Bundesgebiet von rund 84 000 im Jahre 1960 auf rund 260 000 im Jahre 1989 gestiegen. Im gleichen Zeitraum hat sich die Zahl der Kinderkrankenschwestern bzw. -pfleger von rund 9000 auf rund 29 000 erhöht. Außerdem waren 1989 u. a. rund 31 000 Krankenpflegehelfer und Krankenpflegehelferinnen sowie rund 6000 Hebammen am Krankenhaus tätig (Tab. 9.**2**). Ab 1991 ist in Tab. 9.**2** die Situation für Deutschland insgesamt dargestellt. Aus Tab. 9.**2** läßt sich auch die Auswirkung der Pflege-Personalregelung (PPR) erkennen. Von 1992 bis 1994 ist die Zahl der in Krankenhäusern und Vorsorge- und Rehabilitationseinrichtungen tätigen Krankenschwestern und Krankenpfleger um rund 21 000 gestiegen.

Tabelle 9.**1** **Ärzte in der stationären Versorgung 1960–1995**

| Jahr | Früheres Bundesgebiet | Ehemalige DDR | Gesamt |
|---|---|---|---|
| 1960 | 30 767 | – | – |
| 1965 | 34 785 | – | – |
| 1970 | 46 550 | – | – |
| 1975 | 60 635 | – | – |
| 1980 | 72 540 | 13 385 | 85 925 |
| 1985 | 83 082 | 16 816 | 99 898 |
| 1990 | 96 203 | 21 884 | 118 087 |
| 1995 | | | 132 736 |

Angaben ab 1990: Quelle Bundesärztekammer

Tabelle 9.**2** Pflegepersonen und Hebammen/Entbindungspfleger in der stationären Versorgung, bis 1989 getrennt für das frühere Bundesgebiet und die neuen Länder einschließlich Berlin-Ost, ab 1991 für Deutschland

| Jahr | Pflegepersonal | | | | | | Hebammen und Entbindungs-pfleger **Insgesamt** |
|---|---|---|---|---|---|---|---|
| | **Insgesamt** | Kranken-schwestern/ -pfleger | Kinder-kranken-schwestern/ -pfleger | Kranken-pflegehelfer/ -innen | Sonstige Pflegekräfte ohne staatl. Prüfung* | Säugl.- u. Kinderpfleger/ -innen** | |
| **Früheres Bundesgebiet** | | | | | | | |
| 1960 | 110 570 | 84 365 | 8967 | – | 17 238 | – | – |
| 1965 | 127 202 | 90 278 | 11 041 | 5999*** | 24 327 | 1556 | 5564 |
| 1970 | 175 183 | 106 745 | 14 096 | 20 318 | 31 585 | 2439 | 5563 |
| 1975 | 245 278 | 144 207 | 19 250 | 40 840 | 37 991 | 2990 | 4966 |
| 1980 | 549 651 | 450 797 | 23 163 | 40 563 | 33 081 | 2047 | 4981 |
| 1985 | 308 406 | 223 148 | 25 481 | 35 236 | 23 512 | 1029 | 5362 |
| 1989 | 345 269 | 260 189 | 28 697 | 31 058 | 24 432 | 893 | 6012 |
| **Neue Länder und Berlin-Ost** | | | | | | | |
| 1984 | 64 227 | 47 434 | 10 771 | 5640 | 241 | 141 | 2320 |
| 1985 | 65 290 | 48 370 | 10 947 | 5431 | 403 | 136 | 2436 |
| 1986 | 66 377 | 49 525 | 11 124 | 5218 | 368 | 142 | 2477 |
| 1987 | 67 417 | 49 997 | 11 425 | 44 580 | 351 | 164 | 2513 |
| 1988 | 68 542 | 50 638 | 11 708 | 5672 | 336 | 188 | 2546 |
| 1989 | 66 168 | 49 040 | 11 333 | 5204 | 366 | 225 | 2422 |
| **Deutschland** | | | | | | | |
| 1991 | 403 833 | 293 350 | 39 667 | 34 430 | 36 386 | – | 8826 |
| 1992 | 414 842 | 304 063 | 39 316 | 34 673 | 36 790 | – | 8812 |
| 1993 | 421 778 | 313 199 | 39 726 | 34 449 | 34 404 | – | 8917 |
| 1994 | 400 775 | 325 287 | 40 681 | 34 807 | – | – | 8939 |

* seit 1994 nicht mehr erfaßt   ** seit 1991 nicht mehr erfaßt   *** Ohne Schleswig-Holstein

Quelle: Statistisches Bundesamt, Fachserie 12, Reihe 6.1 und Bundesministerium für Gesundheit, Daten des Gesundheitswesens

## 9.4 Krankenhäuser und Krankenhausbetten

Der *Begriff des Krankenhauses* ist weder im Sprachgebrauch noch in der Gesetzgebung einheitlich. Nach der Definition des Krankenhausfinanzierungsgesetzes in der Fassung vom 11. April 1991 sind Krankenhäuser „Einrichtungen, in denen durch ärztliche und pflegerische Hilfeleistung Krankheiten, Leiden oder Körperschäden festgestellt, geheilt oder gelindert werden sollen oder Geburtshilfe geleistet wird und in denen die zu versorgenden Personen untergebracht und verpflegt werden können".
Der Krankenhausbegriff der amtlichen Statistik richtet sich nach § 107 Absatz 1 SGB V. Die amtliche Statistik unterscheidet „Krankenhäuser" nach § 107,1 und „Vorsorge- und Rehabilitationseinrichtungen" nach § 107,2. „Krankenhäuser" werden weiter unterschieden in „allgemeine Krankenhäuser" und „psychiatrisch/neurologische Krankenhäuser". Die Unterscheidung wurde gewählt, da psychiatrische und neurologische Krankenhäuser eine Struktur aufweisen, die mit den übrigen Krankenhäusern nicht vergleichbar ist. Dies zeigt sich z. B. an der längeren Verweildauer.
Bis 1990 wurden „Akutkrankenhäuser" von „Sonderkrankenhäusern" unterschieden. In Akutkrankenhäusern wurden Patienten behandelt, deren Erkrankungen sich nicht über einen längeren Zeitraum erstreckten. Demgegenüber waren Sonderkrankenhäuser Einrichtungen, in denen vorwiegend Patienten mit bestimmten Erkrankungen oder in bestimmten Altersgruppen behandelt wurden.
Als *Krankenhausträger* bezeichnet man diejenigen Einrichtungen oder Institutionen, die ein Krankenhaus besitzen oder betreiben. Dabei wird zwischen öffentlichen, frei-gemeinnützigen und privaten Krankenhausträgern unterschieden.

**Öffentliche Krankenhäuser:** Einrichtungen, die von Gebietskörperschaften (Bund, Land, Bezirk, Kreis, Gemeinde) oder von Zusammenschlüssen solcher Körperschaften wie Arbeitsgemeinschaften oder Zweckverbänden oder von Sozialversicherungsträgern wie Landesversicherungsanstalten und Berufsgenossenschaften betrieben oder unterhalten werden.

**Freigemeinnützige Krankenhäuser:** Einrichtungen, die von Trägern der kirchlichen und freien Wohlfahrtspflege, Kirchengemeinden, Stiftungen oder Vereinen unterhalten werden.

**Private Krankenhäuser:** Einrichtungen, die als gewerbliches Unternehmen einer Konzession nach § 30 Gewerbeordnung bedürfen.

1994 gab es in der Bundesrepublik 2337 Krankenhäuser mit 618 176 Betten. Dabei sind nur die *aufgestellten Betten* mitgezählt, d. h. die planmäßig vorhandenen Betten ohne zusätzlich aufgestellte Notbetten.
Von 2089 allgemeinen Krankenhäusern im Jahre 1994 hatten

876 Krankenhäuser = 41,9% einen öffentlichen Träger
848 Krankenhäuser = 40,6% einen frei-gemeinnützigen Träger
365 Krankenhäuser = 17,5% einen privaten Träger.

Die Verteilung ändert sich, wenn man die Verteilung der *Betten* auf die einzelnen Krankenhausträger betrachtet. So hatten 1994

327 071 Betten = 57,4% einen öffentlichen Träger
212 030 Betten = 37,2% einen frei-gemeinnützigen Träger
30 537 Betten = 5,4% einen privaten Träger.

Daraus ergibt sich, daß über die Hälfte aller Krankenhausbetten in öffentlichen Krankenhäusern steht und nur rund 5% in privaten Krankenhäusern. Die größten Krankenhäuser, wie z. B. die Universitätskliniken, sind ausschließlich öffentliche Krankenhäuser. Die überwiegende Mehrzahl der kleineren Krankenhäuser sind frei-gemeinnützige oder private Krankenhäuser.
Nach der *Aufgabenstellung* werden die Krankenhäuser in

- allgemeine Krankenhäuser oder Akutkrankenhäuser
- sonstige Krankenhäuser

untergliedert.

**Allgemeine Krankenhäuser:** Krankenhäuser, die über Betten in vollstationären Fachabteilungen verfügen, wobei die Betten nicht ausschließlich für psychiatrische und neurologische Patienten vorgehalten werden.

**Sonstige Krankenhäuser:** Krankenhäuser, die ausschließlich über psychiatrische oder psychiatrische und neurologische Betten verfügen, sowie reine Tages- oder Nachtkliniken, in denen ausschließlich teilstationäre Behandlungen durchgeführt werden und in denen Patienten nur eine begrenzte Zeit des Tages oder der Nacht untergebracht sind.

Nach der *Form des ärztlichen Dienstes* werden

- Anstaltskrankenhäuser
- Belegkrankenhäuser

unterschieden.
In *Anstaltskrankenhäusern* werden die ärztlichen Leistungen von beamteten oder angestellten Ärzten erbracht. Die Bezahlung der Leistungen der Ärzte regelt sich nach dem Besoldungs- oder Tarifrecht.
In *Belegkrankenhäusern* werden die ärztlichen Leistungen von niedergelassenen Ärzten erbracht, die neben ihrer Praxis für den ambulanten Bereich entweder eigene Betten in kleinen Krankenhäusern oder in Krankenhäusern eines anderen Trägers belegen und die von ihnen eingewiesenen Kranken dort stationär behandeln. Die ärztlichen Leistungen werden, je nach Versicherungsart des Patienten, nach dem Kassenarztrecht oder privat vergütet.
In der Regel werden an größeren Anstaltskrankenhäusern für die Fächer Hals-Nasen-Ohren-Heilkunde und Augenheilkunde, aber auch für andere Disziplinen wie Orthopädie oder Dermatologie kleinere Belegabteilungen vorgehalten.

# 9.5 Krankenhausplanung

Die Länder stellen Krankenhauspläne auf, wobei die Planbettenzahl in den einzelnen Ländern mit unterschiedlichen Methoden vermittelt wird. Bei der Definition von Versorgungsstufen folgen die Länder unterschiedlichen Kriterien, woraus allein aufgrund verschiedener Definitionen Unterschiede zwischen den Ländern resultieren, beispielsweise in Bezug auf Bettenzahl und Bettenstruktur. Einige Länder haben ganz auf die Bestimmung von Versorgungsstufen verzichtet.

Bei der Krankenhausplanung ist davon auszugehen, daß jedes Krankenhaus so ausgestattet sein muß, daß es in der Regel spezialisiertere Leistungen erbringen kann, als dies ambulant möglich ist. Es sollten daher nur solche Patienten in ein Krankenhaus eingewiesen werden, die dieser Leistungsmöglichkeit zur stationären Erkennung und Behandlung ihrer Krankheit bedürfen.

## 9.5.1 Krankenhäuser der Grund- und Regelversorgung

Abgesehen von kleineren Privatkliniken und Fachkrankenhäusern mit besonderer Zweckbestimmung verfügen Krankenhäuser der Grund- und Regelversorgung im allgemeinen über die drei *Hauptdisziplinen innere Medizin, Chirurgie* und *Frauenheilkunde/Geburtshilfe* sowie über eine *Intensivbehandlungseinheit* bzw. eine Überwachungseinheit. Dabei ist es erwünscht, daß innerhalb der inneren Medizin auch Infektionskrankheiten behandelt und Patienten isoliert werden können. Hinzu kommen ein der Größe des Krankenhauses und seiner Aufgabenstellung entsprechendes *Laboratorium* mit klinisch-chemischen Untersuchungsmöglichkeiten, eine röntgendiagnostische Abteilung oder Einrichtung, Operationsräume, Kreißsaal und eine physikalische Therapieabteilung mit Rehabilitationseinrichtungen. Die organisatorischen, personellen und apparativen Voraussetzungen für Blutübertragungen müssen gegeben sein. Der Anschluß an einen Bluttransfusionsdienst mit Einschaltung des Serologen ist schon wegen der Versorgung von Unfallverletzten unentbehrlich. Neben den genannten drei Hauptdisziplinen sollten Fachärzte für die Behandlung anderer Erkrankungen bei Bedarf und auf Anforderung zur Verfügung stehen, ggf. mit Belegbetten.

## 9.5.2 Krankenhäuser der Schwerpunktversorgung

Schwerpunktkrankenhäuser verfügen neben den Hauptdisziplinen innere Medizin, Chirurgie und Frauenheilkunde/Geburtshilfe über weitere Krankenhausabteilungen wie Urologie, Kinderheilkunde, Orthopädie oder Psychiatrie sowie über besondere Funktionseinrichtungen wie Strahlentherapie (Kobaltbombe, Linearbeschleuniger) und speziellere Untersuchungsmöglichkeiten im Labor. Schwerpunktkrankenhäuser haben im allgemeinen 400–500 Betten oder mehr. Sie sind in der Lage, auch komplizierte und schwere Fälle diagnostisch zu klären und therapeutisch zu versorgen.

## 9.5.3 Krankenhäuser der Zentralversorgung

Zentralkrankenhäuser haben etwa 800–1000 Betten und mehr. Krankenhäuser dieser Art enthalten weitere hauptamtlich geleitete Fachdisziplinen wie Dermatologie und Augenheilkunde, ferner eine Prosektur, Isotopendiagnostik, zentrale Speziallaboratorien (chemisches, bakteriologisch-serologisches Laboratorium mit hauptamtlichen Leitern).

In Zentralkrankenhäusern können einige Fachdisziplinen, insbesondere die großen Fachgebiete innere Medizin und Chirurgie, mehrfach vertreten sein. Das ist notwendig, um die einzelnen Abteilungen nicht zu groß und für einen leitenden Arzt nicht unübersehbar werden zu lassen, aber auch, um gleichzeitig eine Spezialisierung in diesen großen Fachgebieten zu ermöglichen. Ein Beispiel ist die Spezialisierung im Bereich der inneren Medizin z. B. für Kardiologie, Nephrologie, Hepatologie, Endokrinologie und Hämatologie. Die Tendenz zu einer Spezialisierung ist auch in anderen Fachgebieten erkennbar. Daneben gibt es besondere Zentren z. B. für Herzchirurgie mit extrakorporalem Kreislauf (Herz-Lungen-Maschine), für Hämodialyse (künstliche Niere), für Verbrennungen sowie für Nuklearmedizin.

Obwohl in den Zentralkrankenhäusern nicht immer sämtliche Spezialabteilungen vorhanden sein müssen, können jedoch, von wenigen Ausnahmen abgesehen, alle Erkrankungen diagnostiziert und behandelt werden.

Noch größer sind im allgemeinen *Universitätskliniken*, die fast stets die Funktion von Zentralkrankenhäusern ausüben. In ihnen sind in der Regel sämtliche Fachdisziplinen vertreten und hauptamtlich geleitet. Die Bettenzahl liegt in der Regel zwischen 1000 und 2000 Betten.

Die *Zahl der Betten* in einem Krankenhaus ist einerseits um so größer, je mehr Fachdisziplinen in ihm vorhanden sind. Andererseits ist man bemüht, Krankenhäuser nur so groß vorzusehen, wie es von der Zweckbestimmung und der Zielsetzung her unbedingt geboten ist. Je größer ein Krankenhaus ist, desto schwieriger wird es, den menschlichen und fachlichen Kontakt zwischen den einzelnen Abteilungen und den Mitarbeitern aufrechtzuerhalten. Dieser Kontakt ist jedoch unentbehrlich.

## 9.5.4 Abgestufte Krankenhausplanung

Die Einteilung in mehrere Stufen von Krankenhäusern ist eine wesentliche Grundlage für die Krankenhausplanung. Diese Abstufung bedeutet, daß sich die Planung nicht starr an Gemeinde- oder Stadtgrenzen orientieren kann. Vielmehr ist für einen größeren Raum und damit für eine Region zu planen, um sowohl den Notwendigkeiten aus der Sicht der Patienten als auch einer rationellen Ausnutzung der Krankenhauseinrichtungen Rechnung zu tragen. Der einer Planung zugrunde liegende Bedarf ergibt sich damit nicht aus Ortsgrenzen, sondern aus dem natürlichen Einzugsgebiet, das mit durch die vorhandenen Verkehrsverbindungen gebildet wird. Die Größe für eine solche *Krankenhausregion* liegt bei etwa 1–1,25 Millionen Einwohnern. Das entspricht einem Bedarf von etwa 6000–8000 Krankenhausbetten für

Akutkranke. Auf die einzelnen Fachdisziplinen verteilten sich diese Betten im gesamten Bundesgebiet auf der Basis von 2337 Krankenhäusern mit 618 176 Betten beispielhaft wie folgt (Stand 1994).

| | |
|---|---|
| Innere Medizin | 31% |
| Chirurgie | 24% |
| Frauenheilkunde/Geburtshilfe | 10% |
| Hals-Nasen-Ohren-Heilkunde | 3% |
| Augenheilkunde | 1% |
| Kinderheilkunde | 4% |
| Strahlentherapie | 1% |
| Urologie | 3% |
| Neurochirurgie | 1% |
| Orthopädie | 4% |
| Mund-, Kiefer- und Gesichtschirurgie | 0,5% |
| Haut- und Geschlechtskrankheiten | 1% |

## 9.6 Bettenangebot und Bettenbedarf

### 9.6.1 Bettenangebot

Das Bettenangebot in der Bundesrepublik zeigte bisher eine zunehmende Tendenz, ist jetzt jedoch rückläufig. Die *Bettendichte* (Krankenhausbetten je 10 000 Einwohner) bringt den Versorgungsgrad der Bevölkerung mit Krankenhausbetten zum Ausdruck. 1994 standen für je 10 000 Einwohner 97,1 Krankenhausbetten zur Verfügung (Tab. 9.**3**).

Die *Krankenhaushäufigkeit* ist der Krankenzugang je 1000 Einwohner im Jahr. Sie betrug 1994 rund 179.

Die *durchschnittliche Verweildauer* ist das Verhältnis zwischen den Aufenthaltstagen aller Patienten und der Zahl der Patienten, d. h. der durchschnittliche Aufenthalt eines Patienten im Krankenhaus. Sie errechnet sich damit aus den Pflegetagen und der Fallzahl eines Jahres und lag 1989 für Akutkranke bei 12,4 Tagen. Damit ist sie seit 1960 um 42,6% gesunken. Im Jahre 1994 betrug sie in Krankenhäusern in Deutschland ingesamt 12,7 Tage.

Die Senkung der durchschnittlichen Verweildauer ist zum Teil Ausdruck einer Steigerung der Krankenhausleistungen und der Arbeitsintensivierung im Krankenhaus. In diesem Zusammenhang sind vor allem das verstärkte Angebot an ärztlicher und pflegerischer Leistung sowie die verbesserte medizinisch-technische Ausstattung (z. B. Strahlendiagnostik und -therapie) zu nennen.

Als *durchschnittliche Ausnutzung der Bettenkapazität* wird eine Kapazitätsausnutzung von rund 85% angestrebt. Eine größere Ausnutzung ist im allgemeinen weder möglich noch erstrebenswert, weil stets eine gewisse Bettenzahl nicht oder nur mit bestimmten Patienten belegt werden kann (Infektionsbetten, Entbindungsbetten, Desinfektionsmaßnahmen, Geschlechtertrennung, Renovierungsarbeiten u. a.).

Einen Überblick über wichtige Krankenhausdaten nach dem Stand von 1994 gibt Tabelle 9.**4**, über die Versorgung der Bevölkerung mit Krankenhausbetten nach Bundesländern Tabelle 9.**5**. Danach ergeben sich erhebliche Unterschiede von 98,3 Betten je 10 000 Einwohnern in den Stadtstaaten bis zu 63,3 Betten je 10 000 Einwohner in Schleswig-Holstein.

### 9.6.2 Bettenbedarf

Die Ermittlung des derzeitigen und des künftigen Bettenbedarfs ist die Grundlage einer jeden Planung im Krankenhauswesen. Sie muß die Wandlungen im Krankheitsgeschehen, die Altersschichtung der Bevölkerung und nicht zuletzt die soziologischen Gegebenheiten berücksichtigen. Der notwendige Bettenbedarf muß sich schon aus Gründen der hohen Einrichtungskosten sowie der laufenden Betriebskosten, aber auch wegen des erforderlichen Personals an der unteren Grenze halten.

Einige Vergleiche zeigen den gestiegenen Bettenbedarf: Um die Jahrhundertwende wurden nur 1% aller Kinder in Krankenhäusern geboren; 1994 waren es fast 100%. 1994 wurden rund 14,6 Millionen Personen stationär im Krankenhaus be-

Tabelle 9.**3** **Bettendichte und Fallzahl in Einrichtungen der stationären Versorgung in Deutschland** 1960–1994 (StaBa FS 12, Reihe 6.1, 1994)

| Jahr | Bettendichte je 10 000 Einwohner | | | Fallzahl je 1 000 Einwohner | | |
|---|---|---|---|---|---|---|
| | Deutschland | Früheres Bundesgebiet | Ehemalige DDR | Deutschland | Früheres Bundesgebiet | Ehemalige DDR |
| 1960 | 107,8 | 104,3 | 119,1 | 122,8 | 124,4 | 117,4 |
| 1965 | 109,7 | 106,5 | 121,0 | 131,1 | 130,1 | 134,4 |
| 1970 | 111,9 | 112,0 | 111,3 | 143,9 | 146,3 | 135,6 |
| 1975 | 116,2 | 118,4 | 108,3 | 157,0 | 161,8 | 139,5 |
| 1980 | 112,2 | 114,8 | 102,7 | 172,8 | 181,5 | 140,9 |
| 1985 | 108,6 | 110,6 | 101,5 | 184,1 | 192,5 | 153,6 |
| 1990 | 103,1[1)] | 104,5[1)] | 97,4 | 189,9[1)] | 199,7[1)] | 151,7 |
| 1994 | 97,1 | 100,1 | 84,4 | 201,3 | 206,3 | 180,4 |

1 ohne Bundeswehrkrankenhäuser

handelt. Hierzu wurden rund 185 Millionen Pflegetage in den Krankenhäusern der Bundesrepublik geleistet.
Knapp die Hälfte aller Sterbefälle tritt in Krankenhäusern ein. Die Inanspruchnahme des Krankenhauses wird wesentlich auch durch die Zunahme des Anteils alter Menschen an der Gesamtbevölkerung beeinflußt. Damit ist das Durchschnittsalter der Patienten gestiegen. Sowohl die innere Medizin ist von den chronischen Krankheiten und Alterskrankheiten stark beeinflußt worden als auch die Chirurgie, für die sich durch neue Methoden (geringere Gefahren der Narkose, größere Möglichkeiten durch Blutübertragung, Endoprothetik u. a.) operative Möglichkeiten noch im hohen Lebensalter ergeben. Für das Gebiet der Psychiatrie sei hier nur an die Zunahme der Alterspsychosen erinnert.
Der Bettenbedarf wird mit der Relationsmethode oder analytischen Berechnungsmethode ermittelt. Bei der *Relationsmethode* geht man von der Bevölkerungszahl aus und berücksichtigt die Tatsachen, die erfahrungsgemäß auf den Bettenbedarf Einfluß haben, und kommt dabei zu einer Bezugszahl an Betten auf 1000 Einwohner.
Bei der *analytischen Berechnungsmethode* wird die Zahl der Krankenhausfälle eines Jahres mit der durchschnittlichen Verweildauer multipliziert und durch die durchschnittliche Ausnutzung (normal 85% = 305 Tage) dividiert.
Bei beiden Methoden ergibt sich nur eine geringfügige Differenz. Beide Methoden führen jedoch zu einem unbefriedigenden Ergebnis, weil wesentliche, oft nicht meßbare und sich häufig ändernde Faktoren wie Zahl der niedergelassenen Ärzte, Alten- und Pflegeheimbetten, soziale Dienste, Verkehrsführung, Industriestruktur und Bevölkerungszahl eine wissenschaftlich begründete Krankenhausplanung schwierig machen.
Der Bettenbedarf ist nach allgemeiner Erfahrung in der Stadt größer als auf dem Lande, wobei berücksichtigt werden muß, daß das Großstadtkrankenhaus eine gewisse Anziehungskraft auch auf die Landbevölkerung ausübt. In Industriegebieten ist der Bettenbedarf höher als in überwiegend landwirtschaftlich genutzten Gebieten.
Letztlich ist Krankenhausplanung die pragmatische und flexible Anwendung von Erfahrungswerten.

## 9.7 Gesetzliche Grundlagen

Angesichts der Vielfalt der Probleme, die sich im Krankenhauswesen anbieten, ist die Zahl der gesetzlichen Bestimmungen, die dieses Aufgabengebiet regeln, verhältnismäßig klein. Dabei ist davon auszugehen, daß die Gesetzgebung auf dem Gebiet des Gesundheitswesens in der Bundesrepublik in erster Linie Angelegenheit der Länder ist. Der Bundestag und der Bundesrat können nach Art. 74 des Grundgesetzes nur auf wenigen Gebieten des Gesundheitswesens im Rahmen der konkurrierenden Gesetzgebung tätig werden.
Seit 1972 kann der Bund aufgrund von Artikel 74 Nr. 19 a GG auf dem Gebiet der „wirtschaftlichen Sicherung der Krankenhäuser und der Regelung der Krankenhauspflegesätze" gesetzgeberisch tätig werden. Maßgebend ist heute das Krankenhausfinanzierungsgesetz in der Fassung vom 10. April 1991. Hierin sind Vorschriften über die Krankenhausbedarfsplanung der Länder und über finanzielle Förderungsmaßnahmen für Krankenhäuser enthalten.
Die *Förderungsmaßnahmen* erstrecken sich auf den Neu-, Um- und Erweiterungsbau von Krankenhäusern einschließlich der Ersteinrichtung sowie auf die Anschaffung und Wiederbeschaffung von medizinisch-technischen und anderen Ausstattungsgegenständen mit mehr als drei Jahren Nutzungsdauer. Eine Pauschalförderung dient der Wiederbeschaffung kurzfristiger Anlagegüter sowie der Finanzierung kleinerer baulicher Maßnahmen.
Neben den An- und Wiederbeschaffungskosten von Bau und Gerät entstehen durch die ärztlichen, pflegerischen und sonstigen Leistungen laufende Kosten für Personal und die notwendigen Sachmittel. Die Abgeltung dieser Kosten wird durch die „Verordnung zur Neuordnung des Pflegesatzrechts" (Bundespflegesatzverordnung – BPflV)" vom 26. September 1994 geordnet. Es sind dies die sog. *Benutzerkosten*, die von einem Kostenträger wie z. B. einer gesetzlichen Krankenkasse oder vom Patienten selbst, im allgemeinen über eine private Krankenversicherung, zu tragen sind (Kap. 10 Krankenhausbetriebslehre).
Das *Bundessozialhilfegesetz* vom 30. Juli 1961 (BGBl. I S. 815) hat mit der Neuordnung des Sozialhilferechts auch die Formen und Arten der Sozialhilfe bestimmt. Dazu gehört im Rahmen der Krankenhilfe auch die Krankenhausbehandlung. Vergleichbare Bestimmungen befinden sich im Gesetz über die Versorgung der Opfer des Krieges (Bundesversorgungsgesetz) vom 27. Juni 1960 (BGBl. I S. 453), zuletzt geändert am 19. 10. 1994.
Eine allgemeine Bestimmung, Krankenhäuser zu bauen, zu betreiben und zu finanzieren, gibt es nicht, doch läßt sich diese Verpflichtung aus dem Grundsatz der Allzuständigkeit der Gemeinden ableiten, die für die Gemeinschaft notwendigen Anlagen und Einrichtungen zur Verfügung zu stellen. Eindeutig ist dies für den Freistaat Bayern in der Landesverordnung von 1952 und in der Bayerischen Gemeindeordnung von 1952 festgelegt. Beide Vorschriften bestimmen u. a., daß die erforderlichen Maßnahmen auf dem Gebiet des Gesundheitswesens zu veranlassen sowie Krankenhäuser zu errichten und zu unterhalten sind. Diese Verpflichtung ist subsidiär zu sehen, d. h., sie wird nur dann wirksam, wenn nicht andere Träger genügend geeignete Einrichtungen zur Verfügung stellen.
In einigen Ländern sind *Bestimmungen über Anlage, Bau und Einrichtung von Krankenhäusern* erlassen worden (Berlin, Nordrhein-Westfalen). Diese Bestimmungen sind durch die Behörden zu berücksichtigen, die bei der Erteilung der Bauerlaubnis mitwirken. Sie sehen im allgemeinen auch eine Beteiligung der Gesundheitsämter vor.

Tabelle 9.4 **Krankenhausstatistik 1994**

| Parameter | Krankenhäuser insgesamt | darunter: allg. Krankenhaus |
|---|---|---|
| Krankenhäuser | 2337 | 2089 |
| darunter: | | |
| – öffentl. | | 876 |
| – frei-gem. | | 848 |
| – privat | | 365 |
| Betten | 618 176 | 569 638 |
| darunter: | | |
| – öffentl. | | 327 071 |
| – frei-gem. | | 212 030 |
| – privat | | 30 537 |
| in Prozent | | |
| – öffentl. | | 57,42 |
| – frei-gem. | | 37,22 |
| – privat | | 5,36 |
| Verweildauer | 12,7 Tage | 11,9 Tage |
| Fallzahl | 14 626 639 | 14 336 689 |
| Pflegetage | 185 178 403 | 170 010 393 |
| Personal | 880 150 | 822 928 |
| Krankenhaushäufigkeit | 179,38 | 175,83 |
| Mitarb. je Bett | 1,42 | 1,44 |
| Bevölkerung: | 81 538 603 | |

Quelle: Statistisches Bundesamt, Fachserie 12 Reihe 6.1, 1994

Tabelle 9.5 **Versorgung der Bevölkerung mit Krankenbetten in der Bundesrepublik Deutschland 1994** (Statistisches Bundesamt 1994)

| Bundesland | Betten je 10 000 Einwohner |
|---|---|
| Deutschland | 75,9 |
| Baden-Württemberg | 66,7 |
| Bayern | 73,2 |
| Brandenburg | 69,2 |
| Hessen | 70,9 |
| Mecklenburg-Vorpommern | 70,3 |
| Niedersachsen | 69,9 |
| Nordrhein-Westfalen | 85,7 |
| Rheinland-Pfalz | 73,3 |
| Saarland | 79,9 |
| Sachsen | 69,5 |
| Sachsen-Anhalt | 74,1 |
| Schleswig-Hostein | 63,3 |
| Thüringen | 76,4 |
| Stadtstaaten: Berlin, Bremen, Hamburg | 98,3 |
| Früheres Bundesgebiet | 76,9 |
| Neue Länder und Berlin-Ost | 71,7 |

## 9.8 Bau- und Betriebskosten

Die Zahl der Krankenhäuser und der Krankenhausbetten muß an der unteren Grenze des Bedarfs gehalten werden. Das ist vor allem wegen der außerordentlich hohen Kosten für den Bau und den Betrieb eines Krankenhauses notwendig. Die Anpassung an den medizinisch-technischen Fortschritt sowie an die vom Patienten und vom Personal kommenden Ansprüche haben die *Baukosten* ebenso wie die Betriebskosten beträchtlich erhöht. Der Neubau eines Krankenhauses kostet heute 600 000 DM und mehr je Krankenbett. Darin sind auch die stark gestiegenen Kosten für die technische und apparative Ausstattung enthalten, die nicht nur aus ärztlichen Gründen, sondern auch zur Entlastung des Personals oder zur Eindämmung des Personalzuwachses notwendig geworden sind.

Die gleichen Faktoren beeinflussen den Anstieg der *Betriebskosten*. Dabei gilt für alle Krankenhäuser, daß der Anteil der Personalkosten an den Gesamtausgaben bereits fast 70% ausmacht. Die Ursachen für diesen hohen Anteil der Personalkosten sind vornehmlich in der durch den medizinischen und technischen Fortschritt sowie durch Arbeitszeitverkürzungen bedingten Zunahme des Personalbestandes zu suchen. In den Krankenhäusern der Bundesrepublik Deutschland wurden 1994 durchschnittlich 1,42 Mitarbeiter je Krankenhausbett beschäftigt, in allgemeinen Krankenhäusern 1,44 Mitarbeiter je Krankenhausbett (Tab. 9.**4**). 1953 waren es noch 0,5 Mitarbeiter je Krankenhausbett.

## 9.9 Einfluß der baulichen Gestaltung auf den Betrieb

Wegen des entscheidenden Einflusses auf den Personalbedarf, den Betriebsablauf und die Betriebskosten ist die bauliche Gestaltung eines Krankenhauses von wesentlicher Bedeutung. Sie hat nicht nur die Erkenntnisse des medizinisch-technischen Fortschritts in Diagnostik und Therapie zu berücksichtigen, die vor allem zu einem immer besseren Ausbau der Funktionsräume führen, sie muß auch eine optimale Zusammenarbeit der verschiedenen Fachbereiche innerhalb eines Krankenhauses gewährleisten, alle Möglichkeiten der Rationalisierung ausnutzen und weite Wege für Patienten und Personal vermeiden. Alle diese Überlegungen führen zwangsläufig zu einer konzentrierten Bauweise, in

der versucht wird, möglichst alles unter einem Dach unterzubringen. In besonders krassem Gegensatz dazu steht das Pavillonsystem des vorigen Jahrhunderts, in dem weite Wege und Personalmangel keine Rolle spielten, sondern ein Vorteil in der relativen Ruhe und Abgeschiedenheit für den Patienten gesehen wurde.
Neben der Erfüllung dieser Forderungen muß das Krankenhaus außerdem so angelegt werden, daß der ständig fortschreitenden Entwicklung Rechnung getragen werden kann und eine Erweiterung nicht von vornherein unmöglich gemacht wird. Diese notwendige *Erweiterungsmöglichkeit* betrifft nicht nur die Angliederung von ergänzenden Bauten – vor allem an den Funktionstrakt –, sondern auch die Erweiterung bestehender Abteilungen innerhalb des vorhandenen Krankenhauses durch Verschiebung der Abteilungsgrenzen und Funktionsbereiche. Selbstverständlich gehört dazu auch, daß es möglich sein muß, zusätzlich Installationen verschiedener Art aufzunehmen.
Darüber hinaus soll ein Krankenhausbau architektonisch ansprechend sein und sich organisch in seine Umgebung einfügen.

## 9.10 Bauformen

Die heute notwendige konzentrierte Bauweise läßt nicht nur eine einzige Bauform zu, sondern gestattet eine Vielzahl von Gestaltungsmöglichkeiten. Dabei werden aus haustechnischen und organisatorischen Gründen die Pflegebereiche und die Untersuchungs- und Behandlungsbereiche in getrennten Gebäuden untergebracht, die in unterschiedlicher Weise miteinander verbunden werden können. Es besteht die Möglichkeit der Anordnung der Trakte nacheinander oder übereinander (Funktionstrakt unter dem Bettentrakt geschoben). Bei der Anordnung nebeneinander stellen die Verbindung der Trakte zentrale Verkehrselemente her und es entstehen T-, H- oder HH-Formen (Abb. 9.**1 a–c**). Heutzutage werden die Trakte relativ niedrig gehalten, was wegen der dann möglichen günstigen funktionellen Zuordnung der Funktionsstellen besonders für den Funktionstrakt gilt (Bettentrakt 4- bis 5geschossig, Funktionstrakt 3geschossig). Bei der Anordnung übereinander entstehen I-, L- oder Breitfußformen (Abb. 9.**1 d–e**). die Bettentrakte werden dann häufiger als Hochhäuser geplant, z. B. als Hochhäuser mit Anhängeflügeln.
Die Hochhausform ist vor allem bei großen Krankenhäusern in Betracht zu ziehen. Sie hat entscheidende Vorteile gegenüber einer horizontalen Anlage, denn die vertikale Verbindung zwischen den einzelnen Krankenhäusern ist kürzer, schneller und kreuzungsfrei. Damit wird gleichzeitig jeder Durchgangsverkehr im Interesse der Kranken vermieden.

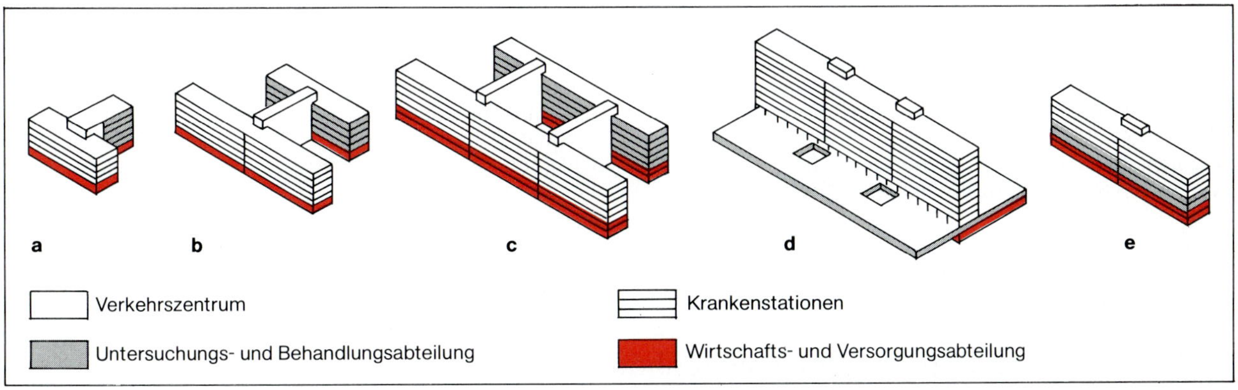


Abb. 9.**1** **Grundsätzliche Gruppierungsmöglichkeiten der Abteilungen bei allgemeinen Krankenhäusern. a** T-Bau, **b** H-Bau, **c** Doppel-H-Bau. **a–c** Bettentrakt mit 1, 2 oder 3 Stationen je Geschoß. Wirtschafts- und Versorgungsräume im Untergeschoß mit direkter Aufzugsverbindung zu Stationen und Behandlungsabteilungen. Über Verkehrszentren horizontale Zuordnung von Stationen an die meist frequentierten Behandlungsgruppen. Erweiterungen durch Anbau möglich. **d** Breitfußtyp. Wirtschaft und Versorgung auf Untergeschoßebene; Behandlung im verbreiterten Erdgeschoß mit nur horizontalem Verkehr; Stationen auf Obergeschossen. **e** I-Bau. Vertikaler Aufbau. Wirtschafts- und Versorgungsabteilung in unteren, Untersuchung und Behandlung in mittleren, Stationen in oberen Geschossen. Reiner Vertikalverkehr. Erweiterungen schwierig (aus E. Neufert: Bau- und Entwurfslehre. Ullstein, Darmstadt 1964).

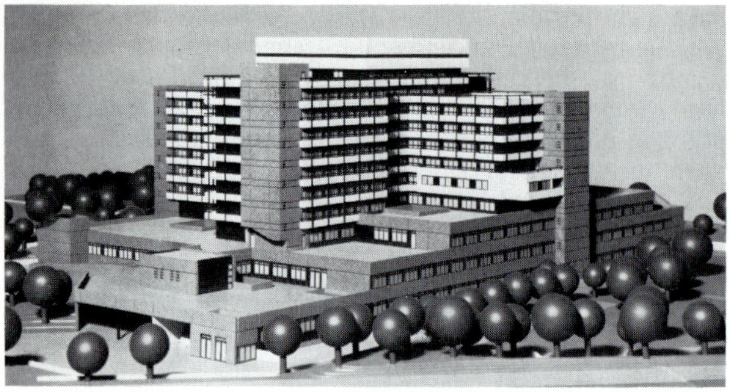

Abb. 9.2 **Breitfußtyp.** Modellaufnahme des DRK- und Freimaurer-Krankenhauses in Hamburg-Rahlstedt. Bettenhaus mit Pflegestationen und untergeschobenem und angeschlossenem Flachbau für die Funktionseinrichtungen (Architektenbüro Sieglitz und Neupert, Hamburg).

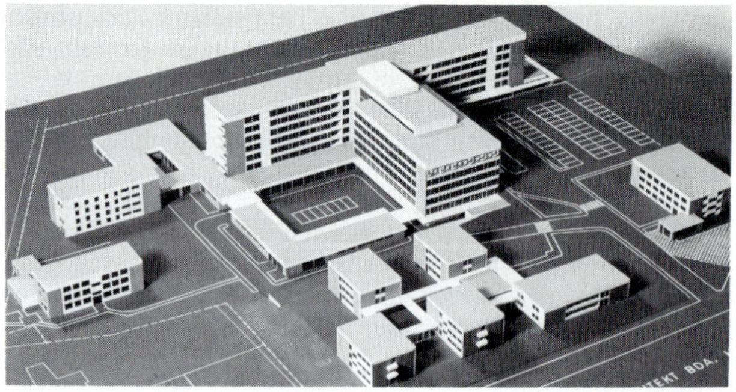

Abb. 9.3 **Großer T-Typ.** Modellaufnahme des Ev. Krankenhauses in Bad Godesberg. Die Pflegestationen befinden sich in dem schmaleren länglichen Trakt, die Funktionsräume in dem breiteren Mittelstück (Architektenbüro Sieglitz und Neupert, Hamburg).

## 9.11 Krankenstationen

Bei den heute in Deutschland noch allgemein üblichen Krankenstationen wird Wert darauf gelegt, eine überschaubare Größe nicht zu überschreiten, aber auch – vor allem wegen der damit verbundenen höheren Kosten – nicht zu kleine Stationen zu schaffen. Die richtige Größe liegt nach allgemeiner Ansicht bei etwa 30–35 Betten. Innerhalb der Krankenstationen sind *kurze Wege* vor allem für die Tätigkeit des Krankenpflegepersonals eine wesentliche Grundforderung. Die Krankenstation sollte außerdem so eingeteilt sein, daß wechselnde Belegungsmöglichkeiten denkbar sind (Männer, Frauen, verschiedene Fachgebiete). Auf diese Weise ist eine günstigere Anpassung an wechselnde Krankenziffern zu erzielen, die jahreszeitlich bedingt sind oder auch andere Ursachen haben können. Diese *elastische Belegungsmöglichkeit* führt außerdem zu einer besseren Ausnutzung der vorhandenen Bettenkapazität. Die bauliche Gestaltung muß allerdings auf diese Gegebenheiten Rücksicht nehmen, sonst kann der gewünschte Effekt nicht erzielt werden. So müssen manche Dienst- und Nebenräume doppelt vorhanden sein.

Die heute allgemein üblichen *kleineren Zimmer* fördern die Möglichkeiten, eine Krankenstation den jeweiligen Bedürfnissen angepaßt zu belegen. Vorteilhaft ist auch die in diesem Zusammenhang erwähnenswerte Tendenz, jedem Krankenzimmer eine *Sanitärzone* vorzuschalten, die Wascheinrichtungen, Toiletten, Schmutzraum und Abstellmöglichkeiten enthält und das Krankenzimmer gleichzeig gegen Lärmeinwirkung vom Stationsflur abschirmt.

Eine weitere Pflegeform ist die *Ganzheits-* oder *Gruppenpflege* (S. 144 f). Die kleineren Einheiten sollen den persönlichen Kontakt zu den Patienten fördern, die Überwachung der Kranken erleichtern und damit die Krankenpflege insgesamt günstig beeinflussen. Mehrere Pflegegruppen, jede geleitet von einer Gruppenschwester oder einem Gruppenpfleger, werden zu einer größeren Einheit zusammengefaßt, der eine Abteilungsschwester oder ein Abteilungspfleger vorsteht. Damit werden zugleich vermehrte Aufstiegsmöglichkeiten für das Krankenpflegepersonal geschaffen.

## 9.12 Rationalisierung im Krankenhaus

Der Einwand, Rationalisierung bedeute vermehrte Technik und sei im Interesse des Kontaktes zwischen den Patienten sowie den Ärzten und dem Krankenpflegepersonal abzulehnen, ist falsch. Manche Verbesserungen, die auf diesem Gebiet erreicht wurden und werden, beeinflussen das Verhältnis zwischen den Patienten und den Menschen, die sie behandeln und pflegen, ohnehin nur indirekt, z. B. die Einführung zentraler Botendienste zur Entlastung des Pflegepersonals, eine Rohrpostanlage für eilig zu befördernde Güter und Befunde, eine moderne Speiseversorgung mit beheiztem Transport- und Servierwagen oder speziell zur Warmhaltung der Speisen geeignetem Tablettsystem, evtl. auch die Verwendung von Tiefkühlkost zur rationellen Auslastung des Küchenbetriebs. Ebenso selbstverständlich ist heute die Verwendung moderner technischer Hilfsmittel zur Reinigung des Krankenhauses, des Geschirrs und anderer Gegen-

stände. Diese Rationalisierung kommt zum Teil auch dem Krankenpflegepersonal zugute und gibt ihm die Möglichkeit, sich von unnötigen Wegen und pflegefremder Arbeit zu entlasten und mehr Zeit für den Kranken und die eigentliche Pflege zu gewinnen.
Diesem Ziel sollen auch andere Einrichtungen und Verbesserungen dienen wie die Fernsehüberwachung schwerkranker oder frischoperierter Patienten sowie ein System, das es möglich macht, in Sonderfällen die Temperatur und die Herz- und Kreislauftätigkeit vom Stationsdienstzimmer aus zu kontrollieren. Zunehmend gewinnt im ärztlichen Bereich und im Verwaltungsbereich die elektronische Datenverarbeitung (EDV) an Bedeutung. Damit werden Möglichkeiten angedeutet, die ständig genutzt werden, um das Personal zu entlasten und Kosten zu sparen, in erster Linie aber dem Wohle des Patienten und damit dem Zweck des Krankenhauses zu dienen.
Zu den schwierigsten Aufgaben der Krankenhausträger und aller Mitarbeiter im Krankenhaus und dabei insbesondere des Krankenpflegepersonals gehört es, trotz der notwendigen Technisierung und Rationalisierung die Zuwendung zum Patienten in den Mittelpunkt der stationären Versorgung zu stellen.

## 9.13 Beaufsichtigung von Krankenhäusern

Die gesetzlichen Bestimmungen fordern eine Beaufsichtigung der Krankenhäuser durch die Gesundheitsämter. Bestimmungsgemäß sind die Krankenhäuser jährlich einmal abwechselnd im Sommer und Winter unter Hinzuziehung des leitenden Arztes und eines Vertreters der Krankenhausverwaltung eingehend zu besichtigen. Das Krankenhaus darf erst kurz vor der Besichtigung benachrichtigt werden. Bei der Besichtigung ist darauf zu achten, daß das Krankenhaus seine besondere Aufgabe erfüllt, hygienisch einwandfreie Verhältnisse herrschen, die Krankengeschichten ordnungsgemäß geführt und aufbewahrt sowie die Bestimmungen über die Beschäftigung des Krankenpflegepersonals beachtet werden. Es ist zu prüfen, ob ausreichend Personal vorhanden ist. Befindet sich in einem Krankenhaus eine Krankenpflegeschule oder eine Kinderkrankenpflegeschule, so ist zu überprüfen, ob die Ausbildung den Vorschriften entspricht und nicht unter einer zu starken Ausdehnung der praktischen Arbeit leidet. Durch das Gesetz über die Berufe in der Krankenpflege (Krankenpflegegesetz KrPflG) vom 4. Juni 1985 (BGBl. I S. 893) zuletzt geändert durch Gesetz vom 23. März 1992 (BGBl. I S. 719) sind im einzelnen die Anforderungen festgelegt, die an Krankenhäuser mit Krankenpflege- und Kinderkrankenpflegeschulen zu stellen sind.
Werden im Rahmen dieser Beaufsichtigung *Mängel* festgestellt, so wird deren Beseitigung durch das Gesundheitsamt verlangt. Falls erforderlich, können Auflagen erteilt werden. In besonderen Fällen ist es zulässig, die Schließung eines Krankenhauses anzuordnen oder, soweit es sich um private Krankenhäuser handelt, die nach der Gewerbeordnung erteilte Genehmigung zurückzunehmen. Im übrigen wird das Gesundheitsamt bei der Feststellung von Mängeln dafür Sorge tragen, daß durch Folgebesichtigungen die Erfüllung von Auflagen kontrolliert wird.
Staatliche Krankenhäuser werden nur überprüft, wenn dafür eine besondere Anweisung vorliegt. Im allgemeinen werden die Krankenhäuser durch die zuständigen Stellen der Landesregierung oder des Regierungspräsidenten beaufsichtigt. Der Amtsarzt (Leiter des Gesundheitsamtes) und sein Vertreter sind jedoch befugt, auch staatliche Krankenhäuser zu betreten, wenn dies z. B. zur Feststellung übertragbarer Krankheiten oder aus anderen Gründen notwendig ist.

### Weiterführende Literatur


Deutsche Krankenhausgesellschaft (Hrsg.): Zahlen, Daten, Fakten 1994/95. Deutsche Krankenhaus Verlagsgesellschaft mbH, Düsseldorf 1995

Deutsche Krankenhausgesellschaft (Hrsg.): Krankenhausrecht. Rechtsvorschriften des Bundes und der Länder. Deutsche Krankenhaus Verlagsgesellschaft mbH, Düsseldorf 1993

Dirichlet, G. L., F. Labryga, P. Poelzig, G. Sclenzig: Krankenhausbau. Koch, Stuttgart 1984

Gronemann, J., K. Keldenich: Krankenhausökonomie in Wissenschaft und Praxis. Festschrift für Professor D. Siegfried Eichhorn zum 65. Geburtstag. Baumann, Kulmbach 1988

Hoffmann, H.: Zur Situation des Krankenhauswesens in der Bundesrepublik Deutschland. Kohlhammer, Stuttgart 1985

Krankenhausreport '95. Hrsg.: Arnold, M., D. Paffrath. Gustav Fischer, Stuttgart 1995

Müller, H. W.: Führungsaufgaben im modernen Krankenhaus, 2. Aufl. Kohlhammer, Köln 1983

Statistisches Bundesamt (Hrsg.): Fachserie 12: Gesundheitswesen, Reihe 6.1–6.3, Krankenhäuser. Erscheinungsfolge: jährlich. Metzler-Poeschel, Stuttgart

Tuschen, K. H., M. Quaas: Bundespflegesatzverordnung. Kommentar mit einer umfassenden Einführung in das Pflegerecht. Kohlhammer, Stuttgart 1993

Vollmer, R.: Krankenhausrecht in der Fassung des Gesundheitsstrukturgesetzes 1993. AOK-Verlag, Remagen 1993

Nachstehende *Zeitschriften* veröffentlichen regelmäßig Berichte und Aufsätze über neue Entwicklungen und Erkenntnisse im Krankenhauswesen:

Das Krankenhaus. Zentralblatt für das deutsche Krankenhauswesen. Kohlhammer, Köln

Der Krankenhausarzt. Fachzeitschrift für das Krankenhauswesen. Braun, Karlsruhe

F & W: Führen und wirtschaften im Krankenhaus

Krankenhaus-Umschau. Zeitschrift für das gesamte Krankenhauswesen. Baumann, Kulmbach

# 10 Krankenhausbetriebslehre

S. Eichhorn

**Lernziel**

In diesem Kapitel soll der Leser zum einen Verständnis dafür gewinnen, daß man im Krankenhaus nicht nur nach einer bestmöglichen Versorgung der Patienten streben darf; so wie in jedem anderen Dienstleistungsbetrieb muß auch im Krankenhaus das Prinzip der sparsamen Wirtschaftsführung – auch Wirtschaftlichkeitsprinzip oder ökonomisches Prinzip genannt – beachtet werden. Zum anderen gewinnt der Leser einen Überblick über die organisatorische und bauliche Gliederung des Krankenhauses sowie über die Aufgabenstellung der Versorgungs- und Verwaltungsdienste. In diesem Zusammenhang wird auch über Krankenhauskosten und Krankenhausfinanzierung informiert.
Auf der Grundlage dieser Kenntnisse und Einsichten wird dann ein Verhalten verwirklicht werden können, das den Erfordernissen einer ökonomisch notwendigen Krankenhausbetriebsführung bei aller Sorgfalt der Krankenpflege und Patientenbetreuung nachkommt.

## 10.1 Gegenstand

Gegenstand der Krankenhausbetriebslehre sind Krankenhäuser, in denen Patienten Hilfeleistungen insbesondere ärztlicher und pflegerischer Art erhalten, durch die Krankheiten, Leiden oder Körperschäden festgestellt, geheilt oder gelindert werden sollen oder Geburtshilfe geleistet wird und in denen Patienten versorgt und untergebracht werden können. Krankenhäuser sind als Betriebe zu definieren.
Inhalt der Krankenhausbetriebslehre sind Entscheidungen und Handlungen des Krankenhauses, mithin das Treffen von Entscheidungen über die Ziele der Krankenhausversorgung und den zur Zielerreichung notwendigen Mitteleinsatz, die Durchsetzung dieser Entscheidungen sowie ihre Umsetzung in die Vielzahl der Krankenhausaktivitäten sowie die Kontrolle der Entscheidungsdurchführung. Im Mittelpunkt steht die Erklärung und Darstellung des formalen und rechtlichen Rahmens der Krankenhausarbeit, des Zielsystems, der Aufbau- und Ablauforganisation, der Entscheidung über Führungsprozesse, des eigentlichen Leistungsgeschehens, des Informations- und Rechnungswesens sowie der Finanzierung und Entgeltregelung.
Die *Krankenhausbetriebslehre* zieht darüber hinaus soziologische und sozialpsychologische Probleme des Krankenhausbetriebes ein, befaßt sich mit dem Gesundheits- und Krankheitsverhalten der Patienten aus der Sicht des Krankenhauses sowie mit politikwissenschaftlichen Fragen der Planung und Steuerung der Krankenhausregion. Sie analysiert schließlich die Wirkungen der Krankenhausaktivitäten nicht nur aus der Sicht des einzelnen Krankenhauses, sondern auch im Hinblick auf das gesellschaftliche Umfeld, für dessen Bedürfnisbefriedigung das Krankenhaus errichtet und betrieben wird. Schließlich erfaßt und analysiert die Krankenhausbetriebslehre die den Leistungserstellungsprozeß im Krankenhaus determinierenden ärztlichen und pflegerischen Entscheidungen und Handlungen sowie den interaktiven Prozeß zwischen Arzt und Pflegekraft einerseits und dem Patienten andererseits.
Davon ausgehend stehen im Mittelpunkt der Krankenhausbetriebslehre folgende Problemkreise:

- Welche medizinischen, paramedizinischen und sonstigen Leistungen werden im Gesamtsystem der Krankenhauswirtschaft in der Vielzahl der einzelnen Krankenhäuser erbracht? Wie ist diese Leistungserstellung organisiert? Was kostet diese Leistungserstellung, wie wird sie finanziert?
- Sind die für das Krankenhaus insgesamt zur Verfügung stehenden personellen und finanziellen Ressourcen optimal verteilt und effizient eingesetzt worden?
- Welche Effekte und Nutzenbeiträge ergeben sich aus der Krankenhauswirtschaft für den einzelnen Menschen und für die Gesellschaft?

## 10.2 Betriebstyp

Ausgehend von Struktur und Organisation der medizinischen, pflegerischen und sozialen Versorgung der Bevölkerung ist es Aufgabe der Krankenhauswirtschaft, die bedarfsgerechte Versorgung der Bevölkerung mit medizinisch zweckmäßigen und ausreichenden Krankenhausleistungen zu möglichst gleichen Bedingungen sowie unter Beachtung des Wirtschaftlichkeitsprinzips sicherzustellen. Sachziel des Krankenhausbetriebes ist mithin die voll- und teilstationäre, die vor- und nachstationäre sowie die ambulante Krankenhausversorgung mit den Teilleistungen der ärztlichen Behandlung, pflegerischen Betreuung, sozialen Fürsorge, seelsorgerischen Hilfe und Hotelversorgung. Hinzu treten können – je nach Aufgabenstellung im Einzelfall – Lehre und Forschung. Sozialversicherte Patienten haben nur dann Anspruch auf vorstationäre Behandlung, wenn das Behandlungsziel nicht durch teilstationäre, vor- und nachstationäre oder ambulante Versorgung einschließlich häuslicher Krankenpflege erreicht werden kann: Grundsatz des Vorranges der nichtvollstationären Versorgung.

Nach der Art der betrieblichen Leistung gehört das Krankenhaus zur Gruppe der *Dienstleistungsbetriebe.* Innerhalb dieser Gruppe rechnet es zu den sog. „Gastbetrieben".

Bestimmend dafür, Krankenhäuser zu errichten und zu betreiben, sind bei der überwiegenden Zahl der Krankenhäuser Prinzipien der Daseinsvorsorge, der Humanitas und der Caritas. Davon ausgehend ist formales Ziel des Krankenhausbetriebes die Deckung des Bedarfs der Bevölkerung an Krankenhausleistungen; das gesamte Betriebsgeschehen ist darauf ausgerichtet. Leistungserstellung zum Zweck der Bedarfsdeckung ist also nicht nur Mittel zum Zweck der Gewinnerzielung, wie das bei erwerbswirtschaftlichen Unternehmungen unserer Wirtschaft der Fall ist, sondern unmittelbar und alleiniger Sinn und Zweck aller Krankenhausaktivitäten. Dieser vom Krankenhausträger vorgegebene institutionelle Sinn nimmt im Zielsystem des Krankenhauses das relativ größte Gewicht ein, analog der Bedeutung des Gewinnstrebens in Unternehmungen unserer Wirtschaft. Er führt auch dazu, daß der Krankenhausbetrieb im Gegensatz zur privatwirtschaftlichen Betriebsführung der Unternehmungen gemeinnützig orientiert ist. Krankenhäuser bieten ihre Leistungen also der Allgemeinheit an und nicht etwa einem begrenzten, trägerseitig definierten Personenkreis. Der Betriebstyp des Krankenhauses läßt sich so gesehen als „bedarfswirtschaftlicher Betrieb" (Bedarfswirtschaft) definieren. Auch bedarfswirtschaftliche Krankenhäuser müssen die für alle Betriebe geltenden formalen Wirtschaftsgrundsätze der Leistungsfähigkeit und Wirtschaftlichkeit des Betriebsgeschehens beachten.

Von der Trägerschaft her gesehen kann bei den bedarfswirtschaftlich disponierenden Krankenhäusern nach öffentlicher und privater Trägerschaft klassifiziert werden. Bei öffentlicher Trägerschaft spricht man von öffentlichen Krankenhäusern, getragen von Gebietskörperschaften, Zweckverbänden oder aber auch von Sozialleistungsträgern, bei privater Trägerschaft von freigemeinnützigen Krankenhäusern, getragen von nichtstaatlichen, freien gesellschaftlichen Kräften wie Kirchengemeinden, kirchlichen und weltlichen Vereinigungen sowie Stiftungen. Die daneben bestehende relativ kleine Gruppe der Privatkrankenhäuser, getragen von einzelnen oder mehreren privaten Personen, wird erwerbswirtschaftlich geführt. Im Privatkrankenhaus dienen Bereitstellung und Erbringung von Krankenhausleistungen also primär der Erzielung von Einkünften.

## 10.3 Zielsystem

Die Zielsetzung des Krankenhauses kann erst dann Richtschnur und Maßstab für das Krankenhausgeschehen werden, wenn das Hauptziel als der institutionelle, d. h. vom Krankenhausträger vorgegebene Sinn nach Inhalt und Bedeutung durch die Vielzahl derjenigen Teilelemente konkretisiert wird, die im einzelnen die Entscheidungen und Handlungen im Krankenhaus determinieren und damit die Gesamtheit des Zielsystems ausmachen. Dabei lassen sich entsprechend den betrieblichen Teilaufgaben des Krankenhauses folgende Zielelemente unterscheiden:

- Leistungserstellungsziel
- Bedarfdeckungsziel
- Personalwirtschaftsziel
- Finanzwirtschaftsziel
- Angebotswirtschaftsziel
- Autonomie- und Integrationsziel

Begleitend zu dem Hauptziel des Krankenhauses, den Bedarf der Bevölkerung an Krankenhausleistungen zu decken, können in der Krankenhauspraxis ein oder mehrere Nebenziele treten, die parallel zum Hauptziel angestrebt werden: Ausbildung von Krankenhauspersonal, medizinische Forschung, Erzielen von Einkünften, Repräsentation des Krankenhausträgers, Verbesserung der Lebenslage des Krankenhauspersonals, Steigerung der Attraktivität des Krankenhauses, Ausdehnung des Einzugsgebietes, Missionierung von Patienten. In der Regel treten derartige Nebenziele in ihrer Bedeutung hinter das Hauptziel zurück, sind dann also ohne Einfluß auf die aus dem Hauptziel folgenden Zielelemente. Denkbar ist allerdings auch, daß mit zunehmender Bedeutung eines Nebenziels einzelne Zielelemente des Hauptziels eine Veränderung erfahren.

## 10.4 Struktur der Leistungserstellung

Die Primärleistung des Krankenhausbetriebes besteht in der Verbesserung des Gesundheits-/Krankheitszustandes des Patienten. Dazu bedarf es sowohl ärztlicher, pflegerischer und medizinisch-technischer Dienste, Versorgungs- und Verwaltungsdienste als auch einer Vielzahl von Sachgütern des medizinischen, technischen und wirtschaftlichen Be-

darfs, darüber hinaus der gesamten Krankenhausanlagen mit ihren Gebäuden und ihren medizinischen, technischen und wirtschaftlichen Einrichtungen und ihrer Ausstattung. Die Primärleistung ergibt sich dann aus dem Zusammenwirken von „Arbeitsleistungen", „Sachgütern" und „Betriebsmitteln", geplant, organisiert und kontrolliert durch die Krankenhausbetriebsleitung sowie die zuständigen Organe des Krankenhausträgers. Ergänzt wird diese für den Betriebsprozeß im Produktionsbetrieb typische Struktur durch das Hinzutreten des Humanfaktors „Patient" als „Dienstleistungsobjekt". Primärer Gegenstand des Krankenhausbetriebsprozesses sind mithin nicht die Veränderungen der Beschaffungsmerkmale und Eigenschaften von Materialien und Informationen, sondern des Gesundheits-/Krankheitszustandes derjenigen Personen, die als Patient die Krankenhausleistungen in Anspruch nehmen. Der Patient ist also in den Krankenhausbetriebsprozeß integriert. Er ergänzt die Beiträge der übrigen Produktivfaktoren und seinen Willen zum Gesundwerden, der für den Erfolg der Krankenhausarbeit unverzichtbar ist.
Die Grundstruktur des Krankenhausbetriebsprozesses stellt sich mithin zweistufig dar, eine Feststellung, die in dieser Form für alle Medizinbetriebe gilt. Die erste Stufe (Primärleistung) ist die Verbesserung des Gesundheits-/Krankheitszustandes des Patienten, z. B. definiert als geheilt oder gebessert, voll- oder teilreaktiviert, voll- oder teilrehabilitiert, wiederhergestellt oder verbessert. Primärer Mitteleinsatz ist die Vielzahl der Einzelleistungen im Bereich von Diagnostik, Therapie, Pflege und Hotelversorgung. Die zweite Stufe betrifft die Erstellung von Einzelleistungen, die aus dieser Sicht als Sekundärleistungen zu bezeichnen sind. Sekundärer Mitteleinsatz sind die eingesetzten Arbeitsleistungen, Sachgüter und Betriebsmittel in ihrer krankenhausspezifischen Ausbildung und Zusammensetzung.

## 10.5 Prozeß der Leistungserstellung

Aus prozessualer Sicht stellt sich die Leistungserstellung im Krankenhaus als ein gesteuerter, interaktiver und offener Prozeß mit komplexen Beziehungen und differenziertem Mitteleinsatz dar. „Krankenhausversorgung" als Dienstleistung des Krankenhauses ist nicht nur als die Summe aller Interaktionen, sondern als ein System zu verstehen, das nicht statisch ist, sondern Prozeßcharakter hat. Die Hauptelemente dieser den Versorgungsprozeß ausmachenden Interaktionen sind der Patient, das Krankenhaus sowie die interaktiven Beziehungen zwischen Patient und Krankenhaus. Der Patient ist charakterisiert durch sein Persönlichkeits- und sein Krankheitsartenmuster, das Krankenhaus durch das Qualitätsmuster der personellen und sachlichen Ressourcen, die interaktiven Beziehungen zwischen den Patienten und dem Krankenhaus durch das Leistungsmuster sowie das Ergebnismuster des Versorgungsprozesses.
Das *Persönlichkeitsmuster des Patienten* definiert die höchst individuelle Ausprägung von Persönlichkeit und Biographie des Patienten in der physiologisch-physischen, psychischen, sozialen und moralisch-ethischen Dimension, und zwar unabhängig von akuten oder chronischen Beeinträchtigungen seiner Gesundheit. Das *Krankheitsartenmuster des Patienten* definiert diejenigen gesundheitlichen Störungen, die im konkreten Einzelfall einen Krankenhausaufenthalt erforderlich machen. Von daher gesehen kann es zwar alle Möglichkeiten des Krankseins umfassen. Temporär reduziert es sich jedoch auf eine bestimmte Symptomkombination – einfach bis sehr komplex zusammengesetzt – und kann als akut und damit lebensbedrohlich oder aber auch als chronisch und damit eher als behindernd definiert sein. Es beinhaltet ferner nicht nur die objektiven Krankheitsbeschwerden sowie die Beeinträchtigungen von Befindlichkeit und sozialem Verhalten des Patienten, sondern ebenso auch seine Erwartungen an das Krankenhaus und damit an Zeitablauf und Ergebnis des Versorgungsprozesses. Das Krankheitsartenmuster des Patienten kann also bis zu einer fast unübersehbaren Vielfalt von Symptomkombinationen differenziert sein.
Das *Ressourcenmuster des Krankenhauses* wird von dem Fachwissen, der Erfahrung, den manuellen Fähigkeiten und dem mehr intuitiven Denk- und Einfühlungsvermögen des eingesetzten Personals determiniert, insbesondere der Ärzte, der Pflegekräfte sowie des medizinisch-technischen Personals, ferner von der Modernität und Betriebssicherung der Medizintechnik sowie der sonstigen Apparate und Geräte.
Der eigentliche *Versorgungsprozeß* ergibt sich aus den interaktiven Beziehungen zwischen dem Patienten einerseits und dem Krankenhaus andererseits. Bestimmend für die Ausgestaltung dieser Beziehungen ist die Interpretation des Persönlichkeits- und des Krankheitsartenmusters des Patienten auf dem Hintergrund der aus den krankenhausspezifischen Zielvorgaben abgeleiteten patientenbezogenen Versorgungsaufgaben. Ausgehend davon integriert man den Patienten in den Versorgungsprozeß, schreibt ihm krankenhaustypische Identität und Motive zu, klassifiziert ihn als akuten oder chronischen Fall und gestaltet ihn auf diese Weise zu einer immer technischer werdenden Aufgabe des Versorgungsprozesses. Zielsetzung und Aufgabe des Versorgungsprozesses im Einzelfall werden mithin „professionell" definiert, mit der Folge, daß der Ablauf des Leistungsgeschehens im Krankenhaus nicht vorstrukturiert ist, sondern von Patient zu Patient konkret ausgehandelt wird.
Das *Leistungsmuster* setzt sich aus der Vielzahl derjenigen diagnostischen, therapeutischen, pflegerischen, versorgungstechnischen und sozialfürsorgerischen Maßnahmen zusammen, die im Einzelfall verordnet und ausgeführt werden. Sieht man diesen Versorgungsprozeß unter strukturellen Aspekten, dann stellt er sich als das aus dem Leistungsmuster abgeleitete Beziehungsgefüge zwischen dem Patienten auf der einen und dem Krankenhaus auf der anderen Seite dar. Unter funktionalen Aspekten vollzieht sich der Versorgungsprozeß im Zeitablauf. Er beginnt mit der Definition von Versorgungsziel und Versorgungsaufgabe, beinhaltet in seinem Kern den Austausch von Informationen und

Leistungen, verbunden mit Rückkopplungseffekten über deren Wirkungen, und zwar so lange, bis das angestrebte Versorgungsziel erreicht ist oder feststeht, daß das Versorgungsziel nicht erreicht werden kann.
Ob und inwieweit das Versorgungsziel erreicht ist und damit die Versorgungsaufgaben erfüllt sind, findet seinen Niederschlag im *Ergebnismuster*, das sich in erster Linie auf die Verbesserung des Gesundheits-/Krankheitszustandes des Patienten bezieht, aber auch auf die Qualität des Prozeßablaufs.

## 10.6 Aufbauorganisation

Dem Sachziel der Krankenhausarbeit folgend, gliedert sich der Krankenhausbetrieb organisatorisch in

- Ärztlicher Dienst: Diagnostik und Therapie, medizinische Versorgung
- Pflegedienst
- Versorgungsdienst: wirtschaftliche und technische Versorgung
- Verwaltungsdienst.

Je nach der Aufgabenstellung treten Lehre und Forschung hinzu. Nach den Versorgungsformen unterscheidet man vollstationäre, teilstationäre, vor- und nachstationäre und ambulante Versorgung. Je nach Zielsetzung und Größe des Krankenhauses können diese Versorgungsformen organisatorisch zusammengefaßt oder aber auch separiert werden. Beispiele: Tagesklinik für teilstationäre Versorgung geriatrischer Patienten, Zentrum für ambulantes Operieren.
Der *Ärztliche Dienst* hat die der Aufgabenstellung des jeweiligen Krankenhauses entsprechende optimale Diagnostik und Therapie sicherzustellen. Für die Durchführung dieser Tätigkeiten sind die leitenden Abteilungsärzte (Chefärzte) verantwortlich. Infolge seiner klinischen Autonomie ist der leitende Abteilungsarzt bei der Diagnostik und Therapie seiner Patienten nicht dem Weisungsrecht der Krankenhausleitung unterworfen. Der Ärztliche Direktor des Krankenhauses ist verantwortlich für die Gesamtorganisation des Ärztlichen und des Medizinisch-technischen Dienstes.
Der *Pflegedienst* hat die sich aus der Aufgabenstellung des Krankenhauses ergebende allgemeine und spezielle Pflege (Grund- und Behandlungspflege) nach Spezialität und Intensität für alle Patienten sicherzustellen. Die Leitung aller Pflegeeinheiten des Krankenhauses obliegt der Pflegedienstleitung. Je nach der Größe des Krankenhauses, der Aufbauorganisation des Pflegebereichs und der Ablauforganisation der Pflegearbeit delegiert sich aus diesem Aufgabenbereich Entscheidungs- und Ausführungsverantwortung an Krankenhaus-, Abteilungs-, Gruppen- oder Stationsleitung.
*Wirtschaftsdienst, Technischer Dienst und Verwaltungsdienst* haben die sich aus der Aufgabenstellung des Krankenhauses ergebende allgemeine Versorgung sicherzustellen und die Durchführung der Krankenhausarbeit durch eine ordnungsgemäße Verwaltung auf Dauer zu ermöglichen. Sie unterstehen der Wirtschafts- und Verwaltungsleitung (kaufmännischen Leitung).

## 10.7 Krankenhausmanagement

### 10.7.1 Leitungsorganisation

Voraussetzung dafür, daß ein Krankenhaus seinen Versorgungsauftrag unter Beachtung der Prinzipien von Leistungsfähigkeit und Wirtschaftlichkeit erfüllt, ist die organisatorische und wirtschaftliche Verselbständigung des Krankenhausbetriebes. Auf diese Weise ist es möglich, dem Krankenhaus die notwendigen Entscheidungs- und Handlungsspielräume zu verschaffen und die Managementbefugnisse auf die Krankenhausleitung zu übertragen. In diesem Zusammenhang sind der finanziellen Eigenständigkeit und Autonomie des Krankenhausbetriebes und der damit verbundenen Finanzverantwortung der Krankenhausleitung besondere Bedeutung zuzumessen. Managementaufgaben verbleiben damit nur dann beim Krankenhausträger, wenn sie auf die Einhaltung der vom Träger vorgegebenen Sinngebung der Krankenhausarbeit sowie der daraus abgeleiteten trägerspezifischen Werte und Ziele sowie auf die dauerhafte Absicherung und Erfüllung des medizinischen und pflegerischen Versorgungsauftrages gerichtet sind.

Für die rechtliche Absicherung dieser Kompetenzabgrenzung zwischen Krankenhausträger und Krankenhausleitung bieten sich als Rechtsform des Krankenhauses vor allem folgende Möglichkeiten:

- Personengesellschaft für private Krankenhäuser
- Gesellschaft mit beschränkter Haftung für öffentliche, freigemeinnützige und private Krankenhäuser
- Eigenbetrieb für öffentliche Krankenhäuser
- rechtsfähige Anstalt des öffentlichen Rechts und vergleichbare Rechtsform des Kirchenrechts für öffentliche und freigemeinnützige Krankenhäuser.

Die *Leitung des Krankenhauses* ist in der Regel bereichsbezogen-berufsständisch als Krankenhausdirektorium organisiert, dem kollegial die ärztliche Leitung, die Pflegedienstleitung sowie die kaufmännische Leitung/Wirtschafts- und Verwaltungsleitung angehören. Die sich aus dieser bereichsbezogen-berufsständischen Versäulung der Leitungsorganisation ergebenden Beeinträchtigungen der Effektivität des Krankenhausmanagements werden gegenwärtig dadurch überwunden, daß man die primären Führungsaufgaben in der Geschäftsführung des Krankenhauses verankert, die dann die Führung der Leistungsbereiche an das nachgeordnete Krankenhausdirektorium delegiert. Ferner werden die ärztliche Leitung und die Pflegedienstleitung voll in die Entscheidungs-, Führungs- und Finanzverantwortung sowohl für das Gesamtkrankenhaus als auch für die jeweiligen Leistungsbereiche eingebunden. In diesem Zusammenhang werden die bisher mehr oder weniger ehrenamtlich wahrgenommenen ärztlichen Leitungsfunktionen (Ärztlicher Direktor als Sprecher der Chefärzte) hauptamtlich (voll oder teilweise) in der Leitungsorganisation des Krankenhauses verankert.

### 10.7.2 Führungsprozeß

Der sich in der Vergangenheit vollzogene Wertewandel bei den Krankenhausmitarbeitern ist bestimmend dafür, daß die Arbeitssituation im Krankenhaus heute nicht mehr vom Leitbild der Dienstgemeinschaft geprägt ist, sondern vielmehr von erwerbswirtschaftlichen, durchaus eigennützigen, mit den Trägerzielen des Krankenhauses nicht mehr korrespondierenden Wert- und Zielvorstellungen. Will man also die Leistungsbereitschaft der Mitarbeiter fördern und sie zur Erfüllung der ihnen übertragenen Aufgaben motivieren, dann muß der Krankenhausträger die dem Versorgungsauftrag seines Krankenhauses zugrundeliegende Sinngebung verdeutlichen und sie den im Krankenhaus tätigen Führungskräften und Mitarbeitern gegenüber im Rahmen der Krankenhauskultur über sog. Leitbilder sichtbar machen. Davon ausgehend müssen dann die wesentlichen Kriterien für die Verhaltensweisen im krankenhausinternen und krankenhausexternen Bereich im Rahmen von Verhaltensleitsätzen fixiert werden. In diesem Zusammenhang kommt den die Mitarbeiter betreffenden Verhaltensleitsätzen (Führungsrichtlinien oder Führungsgrundsätze) die größere Bedeutung zu. Führungsrichtlinien determinieren den Führungsprozeß, regeln mithin den Führungsstil, die Anwendung von Führungstechniken sowie die Form der Zusammenarbeit bei der Konfliktbewältigung. Dabei hängt die Effizienz des Führungsprozesses davon ab, ob und inwieweit es den Führungskräften gelingt, die auf die Erfüllung des Versorgungsauftrages ausgerichteten Ziele des Krankenhauses mit den persönlichen Erwartungen und Belangen der Mitarbeiter in Einklang zu bringen.

## 10.8 Leistungsfähigkeit und Wirtschaftlichkeit der Leistungserstellung

Ausgehend von den auch für die Gesundheitswirtschaft geltenden allgemeinformalen Wirtschaftsgrundsätzen ist auch das Krankenhaus gefordert, seine Leistungen in einem möglichst günstigen Verhältnis zu dem von ihm erstrebten Erfolg zu erbringen. Dabei haben die marktwirtschaftlichen Elemente der neuen Entgeltregelung für Krankenhausleistungen (Preisprinzip und Wettbewerb) den Druck auf das Krankenhaus verstärkt, sich von sich aus um Leistungsfähigkeit und Wirtschaftlichkeit zu bemühen. Während sich bisher die Pflegesätze nach den krankenhausindividuellen Leistungen und Kosten richteten, ist das Krankenhaus mit der Einführung fallpauschalierter Preise gezwungen, seine Leistungen und die damit verbundenen Kosten an den bundesweit geltenden Preisen zu orientieren. Es besteht also kein Anspruch des Krankenhauses mehr auf Erstattung der vorauskalkulierten krankenhausindividuellen Selbstkosten. Diese Umstellung erfordert ein Umdenken bei den Führungskräften und Mitarbeitern des Krankenhauses, vor allem dahingehend, daß Richtwerte für den Personalbedarf künftig nur noch Bedeutung für die krankenhausindividuelle Personaldisposition haben. Verbunden mit der Möglichkeit, durch eine sparsame Wirtschaftsführung auch Überschüsse erzielen zu können, geht somit von den fallpauschalierten Preisen ein erheblicher Druck auf das Krankenhaus aus, sich von sich aus um Leistungsfähigkeit und Wirtschaftlichkeit zu bemühen (10.11.1.3).

Unter Berücksichtigung der Zweistufigkeit des Krankenhausbetriebsprozesses setzen Wirtschaftlichkeitsüberlegungen auf zwei Ebenen an:

- Auf der Ebene der Primärleistungen ergibt sich die Wirtschaftlichkeit des Behandlungs- und Pflegeprozesses aus der Relation von Art und Umfang aller Einzelleistungen der Diagnostik, Therapie, Pflege und Hotelversorgung zur bewirkten Veränderung des Gesundheits-/Krankheitszustandes des Patienten – sog. „Leistungswirtschaftlichkeit".
- Auf der Ebene der Sekundärleistungen des Krankenhauses ergibt sich die Wirtschaftlichkeit des Leistungserstellungsprozesses aus der Relation der erstellten Einzelleistungen zu den eingesetzten Arbeitsleistungen, Sachgütern und Betriebsmitteln – sog. „Kostenwirtschaftlichkeit".

Die Leistungsfähigkeit schließlich bringt zum Ausdruck, ob und inwieweit es dem Krankenhaus gelungen ist, das Primärziel zu erreichen, d. h. den Gesundheits-/Krankheitszustand des Patienten verbessert zu haben.

Das System von Entscheidungen und Kontrollen im Hinblick auf die Leistungsfähigkeit und Wirtschaftlichkeit des Krankenhauses stellt sich mithin wie folgt dar:

- *Beurteilung und Kontrolle der Leistungsfähigkeit:* Definition des Leistungsziels; Dokumentation des Behandlungs- und Pflegeergebnisses; Analyse und Beurteilung des Behandlungs- und Pflegeergebnisses anhand des Leistungsziels. Dabei betrifft die quantitative Komponente der Leistungsfähigkeit Art und Zahl der behandelten Patienten. Die qualitative Komponente entspricht dem Behandlungsergebnis als Ausdruck für die Qualität des Versorgungsprozesses.

- *Beurteilung und Kontrolle der Leistungswirtschaftlichkeit des Behandlungs- und Pflegeprozesses:*
  Aufstellen von Standards für den Behandlungs- und Pflegeprozeß (Art, Umfang und Ablauf von Diagnostik, Therapie, Pflege und Hotelversorgung); Dokumentation; Analyse und Beurteilung des Behandlungs- und Pflegeprozesses.
- *Kontrolle der Kostenwirtschaftlichkeit:*
  Aufstellen von Kennzahlen für den Verbrauch an Arbeitsleistungen, Sachgütern und Betriebsmitteln für die Erstellung der Einzelleistungen; Ermittlung des Verbrauchs; Analyse und Beurteilung des Leistungserstellungsprozesses.

Hauptcharakteristikum des Leistungserstellungsprozesses im Krankenhaus sind die Personalintensität sowie die patientenorientierte Medizintechnologie. Dem Grundsatz nach unterscheiden sich Ansatzpunkte und Möglichkeiten zur Verbesserung von Leistungsfähigkeit und Wirtschaftlichkeit auf dem Wege der Rationalisierung nicht von denen der Unternehmenswirtschaft im herkömmlichen Sinne, abgesehen von dem Bereich der unmittelbaren Patientenbetreuung. Hier dürfen Organisation und Technik die humanen Belange der Krankenhausversorgung nicht tangieren.

## 10.9 Patientenorientierte Organisation und Information

Sieht man die Primärleistung des Krankenhauses darin, den Gesundheits-/Krankheitszustand der im Krankenhaus versorgten Patienten zu verbessern, dann erfordert dies, den Leistungsbezug auf den Behandlungserfolg als dem bei dem Patienten erzielten Leistungsergebnis auszurichten. Planung und Organisation konzentrieren sich dann nicht mehr ausschließlich auf die Organisation und Arbeitsgestaltung einzelner Leistungsstellen, z. B. Laboratorium, Abteilung für Strahlendiagnostik und Strahlentherapie, Küche oder Wäscherei. Primäre Sichtweite ist dann die optimale Organisation des patientenbezogenen Versorgungsprozesses, also die Abstimmung aller für den jeweiligen Patienten zu erbringenden diagnostischen, therapeutischen, pflegerischen und versorgungstechnischen Maßnahmen im Hinblick auf das patientenbezogene Versorgungsziel. Damit verbunden ist dann auch die Zurechnung der Ressourceninanspruchnahme und der damit verbundenen Kosten auf den einzelnen Patienten. Das Schwergewicht der Information verlagert sich also von den Kostenarten und Kostenstellen auf den „Kostenträger Patient". Das aber erfordert, daß die Leistungen der Diagnostik, Therapie, Pflege und Hotelversorgung sowie alle damit verbundenen Kosten patientenbezogen erfaßt, dokumentiert, evaluiert und nachgewiesen werden müssen. Ausgehend von der Forderung nach patientenorientierter Steuerung des Krankenhausleistungsgeschehens und des sich daraus ergebenden Informationsbedarfs muß damit das Berichts- und Informationswesen des Krankenhauses die lückenlose Erfassung der für den einzelnen Patienten erbrachten medizinischen und pflegerischen Leistungen sowie der Hotelleistungen, die verursachungsgerechte Zuordnung der dafür angefallenen Kosten sowie die Verknüpfung der Leistungen und Kosten mit dem inanspruchnehmenden Patienten ermöglichen. Darüber hinaus bedarf es der Ermittlung von Standards für Leistungen und Kosten, gleichermaßen zum Zwecke des Behandlungs- und Pflegemanagements, der Personalbedarfsermittlung und Personaleinsatzplanung, des Controllings und der Erfolgsermittlung. Dabei wird die Umstellung der Entgeltbasis von Selbstkostendeckung auf regional gültige Preise sowie die Ablösung der Abrechnungseinheit Pflegetag durch die Abrechnungseinheit Sonderentgelt und Fallpauschale (10.11.1.3) das Informationsbedürfnis der Krankenhäuser zwangsläufig von dem auf den Gesamtkosten des Krankenhauses aufgebauten Budget und den daraus abgeleiteten allgemeinen Pflegesätzen hin zu den auf die Versorgung der einzelnen patientenbezogenen Leistungen und Kosten, aber auch auf die Effektivität und Qualität des Versorgungsprozesses lenken.

## 10.10 Erfolgsmessung

Unmittelbar verbunden mit der Ausgestaltung von Organisation und Information ist die Frage der Erfolgsmessung. Sieht man das primäre Leistungsziel des Krankenhauses und will man dessen Erfüllung absichern, bedarf es nicht nur der aus finanzieller Sicht unbestreitbar notwendigen finanziellen Sicherung des Krankenhauses, also der Erwirtschaftung der zur Deckung der entstandenen Kosten notwendigen Erlöse. Ebenso bedeutsam ist eine laufende Kontrolle geeigneter Erfolgsindikatoren, ob und inwieweit die primären Leistungsziele erfüllt sind. Dabei findet die Erfüllung der primären Leistungsziele und damit der eigentliche Erfolg der Krankenhausarbeit ihren Ausdruck darin, ob und inwieweit es gelungen ist, den Gesundheits-/Krankheitszustand der das Krankenhaus aufsuchenden Patienten zu verbessern, hilfsweise aber auch in der Qualität des Behandlungs- und Pflegeprozesses. Hierzu bedarf es neben der Darstellung der Leistungen und der damit verbundenen Kosten der Information über alle nicht in entgeltlichen Erträgen und Aufwendungen zum Ausdruck kommenden Kategorien sowohl der medizinischen als auch der pflegerischen und der sozialen Betreuung.
Die besonderen Schwierigkeiten, den Versorgungsprozeß zu beurteilen und zu bewerten, liegen in der

- Komplexität des Persönlichkeits- und des Krankheitsartenmusters des Patienten
- Problematik, ausgehend vom Persönlichkeits- und vom Krankheitsartenmuster des Patienten, Versorgungsziel und Versorgungsaufgabe zu definieren
- Komplexität und Variabilität des Ressourcenmusters
- Notwendigkeit zur Kommunikation und zur Kooperation zwischen dem Patienten und dem Krankenhaus im Verlauf des Versorgungsprozesses, denn die Effektivität der Versorgungsleistung wird nicht vom Ressourcenmuster des Krankenhauses und vom Verhaltensmuster des Krankenhauspersonals beeinflußt, sondern ebenso auch vom Patientenverhalten
- Vielzahl der situationsabhängigen Bestimmungsfaktoren für den Ablauf des Versorgungsprozesses, die in der Regel außerhalb der direkten Einwirkungsmöglichkeiten des Behandlungs- und Pflegemanagements liegen.

Die spezifischen Elemente und die sich aus deren Beziehungen ergebenden Strukturen der Leistungserstellung im Krankenhaus – insbesondere deren Zweistufigkeit – sind der Grund dafür, daß es nicht ohne weiteres möglich ist, Erfolgsmaße aus der Unternehmenswirtschaft auf die Krankenhauswirtschaft zu übertragen.
Sieht man also im Erfolg einen Maßstab dafür, ob und inwieweit ein Betrieb das ihm vorgegebene Betriebsziel erreicht hat, dann bedarf es für die Erklärung des Erfolges der Krankenhausarbeit folgender Informationen:

- Darstellung von Art und Zahl der versorgten Patienten, medizinisch und soziographisch klassifiziert.
- Darstellung des patientenbezogenen Versorgungsergebnisses anhand von Erfolgsindikatoren für Diagnostik und Therapie, Pflege, Sozialfürsorge und allgemeine Versorgung.
- Darstellung des patientenbezogenen Behandlungs- und Pflegemanagements mit patientenbezogener Zuordnung aller Leistungen nach Art, Zahl und Kosten.
- Darstellung des Leistungserstellungsprozesses unter leistungsstellenbezogener Zuordnung des personellen, sachlichen und finanziellen Mitteleinsatzes.

## 10.11 Regionale Steuerung der Krankenhausversorgung – Krankenhausfinanzierung und Krankenhausplanung

### 10.11.1 Krankenhausfinanzierung

#### 10.11.1.1 Finanzierungsgrundsätze

Krankenhäuser rechnen zusammen mit den anderen Medizinbetrieben zur sozialen Infrastruktur. Die Vorhaltung von Krankenhäusern ist damit eine öffentliche Aufgabe. Die Gebietskörperschaften sind jedoch nur insoweit verpflichtet, Krankenhäuser zu betreiben, wie die gemeinnützige Initiative der freiwilligen Selbsthilfe (Verbände der freien Wohlfahrtspflege oder anderer Krankenhausträger) nicht ausreicht (Subsidiaritätsprinzip). Unbeschadet des Subsidiaritätsprinzips trägt der Staat dafür Sorge, daß der gesamten Bevölkerung Krankenhausleistungen zu möglichst gleichen Bedingungen angeboten werden. Über die Krankenhausfinanzierung regelt er die finanzielle Erschwinglichkeit, über die Krankenhausplanung die gleichwertige räumliche Erreichbarkeit der Krankenhausleistungen.
Die Krankenhausfinanzierung ist dualistisch geregelt. Für die Investitionsfinanzierung (Errichtung und Erhaltung von Krankenhäusern) sind die Länder verantwortlich. Die laufenden Betriebskosten (Personalkosten, Sachkosten, Instandhaltungskosten und Zinsen) werden von den Patienten oder deren Krankenkassen getragen.
Bis 1992 mußten die Investitionsförderung der öffentlichen Hand und die Entgelte der Benutzer zusammen die vorauskalkulierten Selbstkosten eines sparsam wirtschaftenden und leistungsfähigen Krankenhauses decken. Dieses „Selbstkostendeckungsprinzip" hat in der Vergangenheit dazu geführt, daß dem einzelnen Krankenhaus nahezu automatisch die nachgewiesenen krankenhausindividuellen Selbstkosten erstattet wurden. Damit fehlte sowohl für das Krankenhaus jeglicher Anreiz zur wirtschaftlichen Betriebsführung als auch für die Krankenkassen die Möglichkeit, die Leistungsfähigkeit und Wirtschaftlichkeit der Krankenhäuser zu kontrollieren. Diese Fehlsteuerungen wurden auch dadurch nicht beseitigt, daß seit 1985 das Krankenhaus seine Kosten prospektiv kalkulieren mußte und damit Gewinn und Verlust in bestimmtem Umfang im Krankenhaus verbleiben konnten. Hier hat sich vor allem das Fehlverhalten der Krankenkassen ausgewirkt, die immer dann, wenn tatsächlich ein Überschuß erzielt worden war, diesen in der nächsten Periode wieder weggesteuert haben (sog. „Kellertreppeneffekt").
Durch das Gesundheitsstrukturgesetz 93 sind die Grundsätze der Krankenhausfinanzierung neu geregelt worden. Dabei werden die Krankenhäuser dadurch wirtschaftlich gesichert, daß die Investitionskosten wie bisher im Wege öffentlicher Förderung übernommen werden und die Krankenhäuser vom Patienten oder deren Krankenkassen leistungsgerechte Erlöse aus den Pflegesätzen sowie aus Vergütungen für vor- und nachstationäre Behandlung und für ambulantes Operieren erhalten. Während bisher also die Erlöse aus den Pflegesätzen die vorauskalkulierten Selbstkosten eines sparsam wirtschaftenden und leistungsfähigen Krankenhauses decken mußten, haben Krankenhäuser künftig nur noch Anspruch auf medizinisch leistungsgerechte Pflegesätze. Dabei bedeutet „leistungsgerechte Pflege", daß es einem Krankenhaus in der Regel – also nicht dem einzelnen Krankenhaus – möglich sein muß, bei wirtschaftlicher Betriebsführung seinen Versorgungsauftrag zu erfüllen. Der Anspruch auf Fördermittel der Bundesländer ist unverändert geblieben. Ferner muß bei Ermitteln der Pflegesätze der Grundsatz der Beitragssatzstabilität beachtet werden. Dies bedeutet, daß die Pflegesätze nur in dem

Maße steigen sollen, wie sich die Beitragseinnahmen der Krankenkassen erhöhen. Dieser Grundsatz stellt jedoch keine starre Begrenzung dar. Höhere Pflegesatzabschlüsse sind möglich, wenn nur auf diese Weise die notwendige medizinische Versorgung gewährleistet werden kann. Darüber hinaus muß sich das Krankenhaus auch an den Leistungen und Pflegesätzen vergleichbarer Krankenhäuser messen lassen. Höhere eigene Kosten sind beispielsweise nur dann durchsetzbar, wenn das Krankenhaus auf Besonderheiten seines Leistungsangebotes verweisen kann und soweit dies zur Sicherstellung der Patientenversorgung der Region erforderlich ist.

#### 10.11.1.2 Investitionsfinanzierung

Das Gesundheitsstrukturgesetz 93 hat die Modalitäten der Investitionsfinanzierung nur unwesentlich beeinflußt. Nach wie vor hängt die Art der Investitionsförderung von der Nutzungsdauer der Investitionen ab. Auf Einzelantrag des Krankenhauses fördern die Länder Investitionskosten, die für die Einrichtung von Krankenhäusern einschließlich der Erstausstattung mit den notwendigen Anlagegütern entstehen, ferner die Kosten des Anlaufs, der Umstellung und der Schließung eines Krankenhauses sowie die Kosten des Grundstücks, soweit ohne eine solche Förderung die Aufnahme oder Fortführung des Krankenhausbetriebes gefährdet wäre.

Darüber hinaus stehen dem Krankenhaus feste jährliche Pauschalbeträge zu, mit denen es die Wiederbeschaffung kurzfristiger Anlagegüter (Nutzungsdauer bis zu 15 Jahre) sowie kleinere bauliche Maßnahmen finanzieren soll. Umfang, Bemessungsgrundlage und Zahlungsmodalitäten der Fördermittelpauschalen werden durch Landesgesetz geregelt.

#### 10.11.1.3 Betriebskostenfinanzierung

**Grundkonzeption des Entgeltsystems.** Die Hauptschwachstellen der bisherigen Betriebskostenfinanzierung betrafen gleichermaßen die Entgeltbasis und die Abrechnungseinheit. Zum einen konnte die Anbindung des prospektiven Krankenhausbudgets an die krankenhausindividuellen Selbstkosten das Krankenhaus dazu verleiten, in den Budgetverhandlungen mit den Krankenkassen eine möglichst hohe Selbstkostenkalkulation einzubringen und diese auch durchzusetzen. Hinzu kam, daß aufgrund des Verhaltens der Krankenkassen das Krankenhaus kaum Chancen hatte, Überschüsse zu erzielen. Zum anderen bestand bei der pflegetagproportionalen Abgeltung der Krankenhausleistungen über einen allgemeinen Pflegesatz für das Krankenhaus nach wie vor kein Anreiz, die Verweildauer der Patienten auf das medizinisch notwendige Maß zu begrenzen. Dabei wurde dieser Fehlsteuerungseffekt durch die bettenzahlabhängige pauschale Investitionsförderung noch verstärkt.

Mit der im GSG 93 vorgesehenen und inzwischen in Kraft getretenen preis- und fallorientierten Weiterentwicklung der Krankenhausentgelte entfallen diese Fehlsteuerungsanreize. Die Ausgestaltung der neueren Entgeltregelung basiert auf der ordnungspolitischen Vorstellung, daß sowohl eine rein marktwirtschaftliche als auch eine rein staatswirtschaftliche Alternative für die Steuerung und Koordination der Krankenhauswirtschaft ausscheiden, wenn man die traditionellen Werthaltungen der deutschen Gesundheits- und Krankenhauswirtschaft erhalten will. Davon ausgehend muß eine zwischen Staat und Markt angesiedelte Ordnungspolitik für die Krankenhauswirtschaft versuchen, durch Abbau externer staatlicher Reglementierungen und Förderung von Elementen marktwirtschaftlicher Steuerung, vor allem Stärkung des Wettbewerbs, Anwendung von Preisen und finanziellen Anreizen zur Steuerung des Leistungsangebotes und der Leistungserbringung, die Effektivität und die Effizienz der Krankenhausversorgung positiv zu beeinflussen, ohne die Autonomie des einzelnen Krankenhausbetriebes, die Vielgestaltigkeit der Krankenhausträger und der Organisationsformen der Leistungserbringung, die flächendeckende und qualitativ gleichmäßige, bedarfswirtschaftlich organisierte Versorgung der Gesamtbevölkerung sowie die gesellschaftlich wichtige Selbstbestimmung der Beteiligten zu gefährden.

Mittelfristiges Ziel für die Ausgestaltung der Entgeltregelung ist eine möglichst weitgehende Vergütung aller Krankenhausleistungen über Fallpreise in Form von sog. Fallpauschalen. Da sich systemverändernde Eingriffe in die Ordnungspolitik erfahrungsgemäß als sehr risikoreich erweisen, hat sich der Bundesgesetzgeber bei der Weiterentwicklung des Entgeltverfahrens für ein schrittweises Vorgehen entschlossen.

Der tagesgleiche allgemeine Pflegesatz soll so schnell und so weitgehend wie möglich durch fallbezogene Entgelte abgelöst werden. Dazu werden in einem ersten Schritt etwa 160 Sonderentgelte und 40 Fallpauschalen für operative Leistungen eingeführt. Alle nicht über Sonderentgelte und Fallpauschalen abgegoltenen Leistungen werden auch künftig über differenzierte Pflegesätze vergütet (Abb. 10.**1**).

**Sonderentgelte und Fallpauschalen.** Für die Sonderentgelte (Tab. 10.**1**) und Fallpauschalen (Tab. 10.**2**) sind bundeseinheitliche Bewertungsrelationen (Punktzahlen) vorgegeben. Die Preise selbst werden von den Verbänden der Kran-

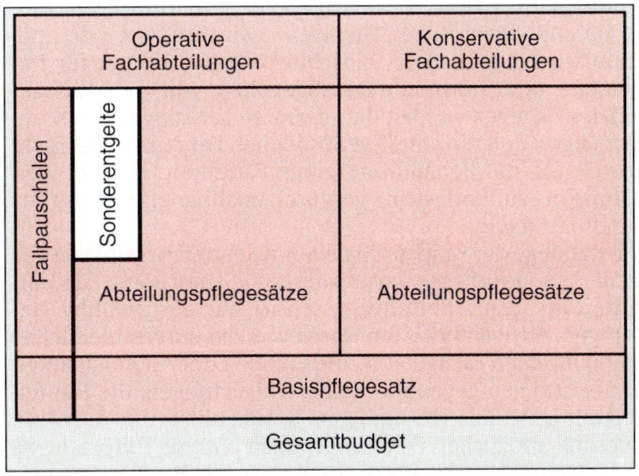


Abb. 10.1 **Entgeltregelung für Krankenhausleistungen.**

Tabelle 10.1 Sonderentgelte

| Sonderentgelt-Nummer | Sonderentgeltdefinition | ICPM | Hauptabteilung Sonderentgelt | | |
|---|---|---|---|---|---|
| | | | Punkte Personal | Punkte Sachmittel | Gesamtpunkte |
| Gruppe 12: Operationen am Verdauungstrakt | | | | | |
| 12.01 | Operative Bildung eines Kolon- oder Ileum-Conduits | | 3690 | 2700 | 6390 |
| 12.02 | Operativer Eingriff am Ösophagus bei abdominothorakalem Zugang mit intrathorakaler Verlagerung von Magen und Darmanteilen | | 4720 | 3830 | 8550 |
| 12.03 | Teilresektion des Magens (Prinzip B I oder B II) | | 2270 | 1620 | 3890 |
| 12.04 | Totale oder erweiterte Magenentfernung, einschl. Lymphknoten-Dissektion und ggf. Teilresektion von Nachbarorganen, auch mit Milzexstirpation | | 2640 | 2520 | 5160 |
| 12.05 | Vagotomie am Magen mit zusätzlichem Drainageverfahren (z. B. Anastomose, Pyloruserweiterung, einschl. Plastik) | | 2120 | 780 | 2900 |
| 12.06 | Teilresektion des Kolons – ggf. auch mit Anlage eines Anus praeter | | 1960 | 1710 | 3670 |
| 12.07 | Totale Kolektomie mit Ileostomie oder subtotale Kolektomie | | 2670 | 1930 | 4600 |
| 12.08 | Abdominoperineale Rektumexstirpation mit Anus praeternaturalis | | 2200 | 1750 | 3950 |
| 12.09 | Teilresektion der Leber oder Exzision eines Tumors, auch mit Zystektomie | | 1930 | 1610 | 3540 |
| 12.10 | Cholezystektomie, offen-chirurgisch | | 1240 | 440 | 1680 |

kenhäuser und Krankenkassen mit Hilfe von Punktwerten auf Landesebene festgelegt. Die Preise sind grundsätzlich für alle Krankenhäuser und alle Krankenkassen bindend. In Ausnahmefällen können Zu- oder Abschläge vereinbart werden, um z. B. die Versorgung der Patienten in einer Region sicherzustellen.

Mit den Sonderentgelten werden die im Operationssaal einschließlich Zentralsterilisation und Aufwachraum entstehenden Personalkosten des ärztlichen, medizinisch-technischen und pflegerischen Dienstes sowie die Kosten des medizinischen Sachbedarfs einschließlich der Kosten für Implantate und Transplantate abgegolten. Mit den Fallpauschalen dagegen werden die gesamten Leistungen des Krankenhauses und die damit verbundenen Personal- und Sachkosten für die Behandlung eines Patienten von der Aufnahme bis zur Entlassung vergütet, unabhängig von der Behandlungsdauer.

Die Kataloge der Fallpauschalen und Sonderentgelte werden in der Bundespflegesatzverordnung 95 bestimmt. Sie enthalten im ersten Einführungsschritt nur ausgewählte Leistungen. Auswahlkriterien waren u. a. die unterschiedlichen medizinischen Fachgebiete, die Eignung der Abgrenzbarkeit der Leistungen gegenüber anderen Leistungen, die Häufigkeit der Leistungserbringung im Krankenhaus und die Minimierung möglicher Fehlsteuerungen. Große Unterschiede im Schweregrad der Erkrankungen sowie bei der Behandlung sind bei der Leistungsdefinition berücksichtigt.

**Abteilungspflegesätze und Basispflegesatz.** Krankenhausleistungen, die nicht über Sonderentgelte und Fallpauschalen abzugelten sind, werden über ein krankenhausindividuell zu verhandelndes flexibles Budget vergütet, das entweder um die Erlöse oder um die Kosten der Sonderentgelte und Fallpauschalen reduziert ist. Das Budget wird gegenüber dem Patienten und seiner Krankenkasse über differenzierte Abschlagszahlungen in Form von Abteilungspflegesätzen und einem Basispflegesatz abgerechnet.

Den Abteilungspflegesätzen werden die Kosten zugeordnet, die aufgrund ärztlicher und pflegerischer Leistungserbringung entstehen. Hierzu gehören auch die Kosten der zentralen Leistungsstellen der Diagnostik und Therapie, z. B. Labor- und Röntgenleistungen. Alle nichtmedizinischen und nichtpflegerischen Kosten werden über einen für das Krankenhaus einheitlichen Basispflegesatz abgerechnet. Dieser enthält die Kosten der Hotelleistungen, der allgemeinen technischen und wirtschaftlichen Versorgung sowie der Verwaltung. Die Abteilungspflegesätze und der Basispflegesatz werden zwar aus dem prospektiv kalkulierten krankenhausindividuellen Budget abgeleitet, doch müssen bei der Vereinbarung der Pflegesätze der Grundsatz der Beitragssatzstabilität und die auf dem Wege eines Betriebsvergleichs ermittelten Vergleichspflegesätze beachtet werden.

Tabelle 10.**2** Fallpauschalen

| FP Nr. | Fallpauschalendefinition | | Fallpauschale Punkte Personal | Fallpauschale Punkte Sachmittel | Fallpauschale Gesamtpunkte | Hauptabteilung Anteil Basisleistungen Punkte Personal | Hauptabteilung Anteil Basisleistungen Punkte Sachmittel | Hauptabteilung Anteil Basisleistungen Gesamtpunkte | Verweildauer* | Grenzverweildauer** |
|---|---|---|---|---|---|---|---|---|---|---|
| Gruppe 17: Operationen an den Bewegungsorganen | | | | | | | | | | |
| 17.01 | Schenkelhalsfraktur, geschlossen | Einbau einer Hüftgelenks-Totalendoprothese | 7230 | 4730 | 11 960 | 1270 | 1290 | 2560 | 20,91 | 34 |
| 17.02 | Schenkelhalsfraktur, geschlossen | Einbau einer Hüftkopf-/Schaftprothese | 7230 | 4330 | 11 560 | 1270 | 1290 | 2560 | 20,91 | 34 |
| 17.03 | Schenkelhalsfraktur, geschlossen | Osteosynthetische Versorgung einer geschlossenen Schenkelhalsfraktur | 6470 | 2960 | 9430 | 1200 | 1220 | 2420 | 19,77 | 32 |
| 17.04 | Pertrochantäre Oberschenkelfraktur, geschlossen | Osteosynthetische Versorgung einer pertrochantären Oberschenkelfraktur | 6620 | 2880 | 9500 | 1230 | 1250 | 2480 | 20,33 | 31 |
| 17.05 | Sprunggelenksfraktur (Typ Weber B+C), geschlossen | Osteosynthetische Versorgung einer isolierten Außenknöchelfraktur, Typ Weber B+C | 3660 | 1590 | 5250 | 750 | 760 | 1510 | 12,29 | 20 |
| 17.06 | Koxarthrose | Einbau einer Hüftgelenks-Totalendoprothese bei Koxarthrose | 9510 | 8180 | 17 690 | 1520 | 1530 | 3050 | 24,16 | 41 |

* Verweildauer: Der Bewertungsrelation zugrunde gelegte Verweildauer **Grenzverweildauer: Erster zusätzlich abrechenbarer Tag

## 10.11.2 Krankenhausplanung

Die Aufgabe der Krankenhausplanung liegt zum einen darin, den Bedarf an Krankenhausleistungen zu ermitteln, zum anderen darin, das Angebot an Krankenbetten regional dergestalt zu verteilen, daß die verschiedenartigen Krankenhausleistungen für alle Bewohner der Region gleichermaßen erreichbar sind und die sich ergebenden Betriebseinheiten leistungsfähig und wirtschaftlich betrieben werden können. Zur Sicherstellung einer bedarfsgerechten Krankenhausversorgung stellen die Länder Krankenhauspläne und Investitionsprogramme auf. Folgekosten, insbesondere die Auswirkungen auf die Pflegesätze, sind zu berücksichtigen. Bei der Durchführung der Krankenhausplanung sind die Landesbehörden verpflichtet, mit den an der Krankenhausversorgung im Lande Beteiligten, insbesondere mit dem betroffenen Krankenhaus und den Krankenkassen, eng zusammenzuarbeiten und einvernehmliche Regelungen anzustreben.

In den Krankenhausplänen werden Standort, Fachabteilungen und Bettenzahlen, Versorgungsstufen und besondere Aufgabenzuordnungen und dabei vor allem medizinisch-technische Großgeräte für das einzelne Krankenhaus festgelegt, soweit sie für eine bedarfsgerechte Versorgung als notwendig erachtet werden. Die Investitionsprogramme geben den voraussichtlichen Bedarf an Fördermitteln an, die ein Bundesland für die Krankenhausversorgung aufbringen will. Die Krankenhäuser erhalten einen Feststellungsbescheid über die Aufnahme in den Landeskrankenhausplan. Nur die in den Krankenhausplan und – bei Neubauten – in das Investitionsprogramm aufgenommenen „Plankrankenhäuser“ haben Anspruch auf Fördermittel. Muß hinsichtlich der Aufnahme in den Plan oder in das Investitionsprogramm eine Auswahl zwischen mehreren Krankenhäusern vorgenommen werden, entscheidet die zuständige Landesbehörde unter Berücksichtigung der öffentlichen Interessen und der Vielfalt der Krankenhausträger.

Grundlage für die Krankenhausplanung ist die Ermittlung des Bedarfs an Krankenhausleistungen. Bedarfsprognosen im Bereich der Krankenhauswirtschaft implizieren Norm- oder Programmwerte über die Zahl der Patienten und deren Aufenthaltsdauer im Krankenhaus und, daraus abgeleitet, über Art und Zahl der vorzuhaltenden Krankenhäuser, Krankenhausbetten und Behandlungseinrichtungen. Da sich der Gesamtbedarf an Krankenhausbetten nicht gleichmäßig, sondern unterschiedlich auf die verschiedenen Fachgebiete verteilt, sind Spezialbehandlungen in Krankenhäusern mit überörtlichen Versorgungsaufgaben zentralisiert, während allgemeine Behandlungen in Krankenhäusern mit örtlichen Versorgungsaufgaben soweit wie möglich dezentralisiert sind. Voraussetzung dafür, daß Krankenhäuser sozialversicherte Patienten behandeln dürfen, ist der Abschluß eines Versorgungsvertrages mit den Krankenkassen. Bei Universitätskrankenhäusern und bei Plankrankenhäusern gilt die Aufnahme in den Landeskrankenhausplan als Abschluß des Versorgungsvertrages. Die Krankenkassen können den mit einem Krankenhaus abgeschlossenen Versorgungsauftrag aus Gründen mangelnder Leistungsfähigkeit, Wirtschaftlichkeit oder Bedarfsgerechtigkeit kündigen. Bei Plankrankenhäusern muß die zuständige Landesbehörde zustimmen.

### Weiterführende Literatur

Bertelsmann-Stiftung (Hrsg.): Aufbau eines entscheidungsorientierten Informations- und Berichtswesens im Krankenhaus; Pilotstudie im Städtischen Krankenhaus Gütersloh. Gütersloh 1985

Bertelsmann-Stiftung (Hrsg.): Patientenbezogene Leistungs- und Kostenbudgetierung, Ergebnisse aus der Pilotstudie im Städtischen Krankenhaus Gütersloh. Gütersloh 1987

Bertelsmann-Stiftung (Hrsg.): Professionalisierung des Krankenhausmanagements. Gütersloh 1990

Bertelsmann-Stiftung (Hrsg.): Leitung und Leistung im Krankenhaus – Führungsorganisation aus Sicht des Krankenhausträgers. Ein Symposium der Bertelsmann-Stiftung Gütersloh. Gütersloh 1993

Robert Bosch Stiftung GmbH (Hrsg.): Krankenhausfinanzierung in Selbstverwaltung, Teil I: Kommissionsbericht, Stuttgart 1987

Eichhorn, S.: Betriebswirtschaftliche Ansätze zu einer Theorie des Krankenhauses. ZfB (1979) 173–191

Eichhorn, S.: Die freigemeinnützigen Krankenhäuser aus der Sicht der betrieblichen Leistungserstellung. In: Ziele und Aufgaben der freigemeinnützigen Krankenhäuser, hrsg. von Robert Bosch Stiftung GmbH, Stuttgart, Gerlingen 1988

Eichhorn, S.: Krankenhausbetriebslehre, Theorie und Praxis des Krankenhausbetriebes, Bd. I, 3. Aufl., Köln 1975, Bd. II, 3. Aufl., Köln 1976, Bd. III, 1. Aufl., Köln 1987

Eichhorn, S.: Krankenhaus-Rechnungswesen, 2. Aufl. Wiesbaden 1988

Eichhorn, S.: Zur Problematik fallpauschalierter Krankenhausentgelte. f&w führen und wirtschaften im Krankenhaus 2 (1993)

Gronemann, J., K. Keldenich (Hrsg.): Krankenhausökonomie in Wissenschaft und Praxis – Festschrift für Siegfried Eichhorn, Kulmbach 1988

Hofer, M.: Patientenbezogene Krankenhausorganisation. In van Eimeren, W., B. Horisberger: Gesundheitssystemforschung, Heidelberg 1987

Weisser, G.: Der Sinn wirtschaftlichen Handelns im Krankenhaus. Stuttgart 1960

WIBERA AG (Hrsg.): Wirtschaftliches Handeln, Stuttgart 1989

### Einschlägige Gesetze (BGBl. = Bundesgesetzblatt)

Sozialgesetzbuch (SGB), Fünftes Buch (V), Gesetzliche Krankenversicherung, vom 20. Dezember 1988 (BGBl. I 2482), zuletzt geändert durch Gesetz vom 21. Dezember 1992 (BGBl. I S. 2266)

Gesetz zur wirtschaftlichen Sicherung der Krankenhäuser und zur Regelung der Krankenhauspflegesätze (Krankenhausfinanzierungsgesetz – KHG) in der Fassung der Bekanntmachung vom 10. April 1991 (BGBl. I, S. 885), zuletzt geändert durch Artikel 11 des GSG vom 21. Dezember 1992 (BGBl. I, S. 2266, 2309)

Verordnung zur Regelung der Krankenhauspflegesätze (Bundespflegesatzverordnung-BPflV) vom 26. September 1994

# 11 Organisation des Pflegedienstes

D. Hohlin

**Lernziel**

In diesem Kapitel wird der Leser über Zielsetzung, die Aufgaben und die Tätigkeiten der Krankenpflege informiert.
Es werden mögliche Organisationsmodelle in Zusammenhang mit inzwischen im pflegerischen Sprachgebrauch festen Begriffen erläutert.
Darüber hinaus wird nach einer kurzen Darstellung des prozessualen Ablaufs der Krankenpflege auf die Inhalte und Notwendigkeit der Pflegedokumentation eingegangen.
Diese Informationen werden den Leser in die Lage versetzen, in der praktischen Arbeit organisatorische Begriffe richtig zuzuordnen und inhaltlich nachzuvollziehen.

## 11.1 Grundlagen der Krankenpflege

Pflege ist eine grundlegende Tätigkeit des Menschen und in ihrer organisierten Form ein eigener Fachbereich innerhalb des Gesundheitswesens. Sie befaßt sich mit den psychosomatischen und psychosozialen Aspekten des Lebens und ihren Auswirkungen auf Gesundheit, Krankheit und Sterben.
Krankenpflege umfaßt somit die Gesamtheit pflegerischen Handelns bei gesunden und kranken Menschen aller Altersgruppen zur Erhaltung, Anpassung oder Wiederherstellung der normalen physischen, psychischen, geistigen und sozialen Funktionen und Aktivitäten des Lebens. Dazu gehören Kommunikation, Atmung, Kreislauf und Körpertemperatur, Ernährung und Ausscheidung, Ruhe und Schlaf, Mobilisation, Körperpflege und Kleidung, Sexualität, Arbeit und Freizeit, Weltanschauung und Religion, Sterben.
Krankenpflege ist eine abgrenzbare Disziplin mit einem Gebiet von Wissen und Können, das sie von anderen Fachgebieten des Gesundheitswesens unterscheidet.
Als eigenständiger Beruf und selbständiger Teil des Gesundheitsdienstes ist sie für die Planung, Ausführung und Bewertung der Pflege sowie für die Aus-, Fort- und Weiterbildung der eigenen Berufsgruppe verantwortlich.
Die Ausübung der professionellen Pflege erfordert die Anwendung von speziellem Wissen, technischen Fertigkeiten und das Erfassen von Zusammenhängen.
In Ausbildung, Ausübung und Forschung stützt sich die Krankenpflege auf Wissen und Methoden aus dem Bereich der Medizin sowie der Natur-, Sozial- und Geisteswissenschaften und bemüht sich, ihre eigene wissenschaftliche Basis weiterzuentwickeln.
Pflegepersonal arbeitet in Partnerschaft mit Angehörigen anderer Gesundheitsberufe.
In modernen Gesundheitsdiensten wird die Pflege von einem Pflegeteam geleistet, das aus unterschiedlich qualifizierten Berufsvertretern besteht.

## 11.2 Aufgaben der Krankenpflege

Die wichtigste Aufgabe der Pflegenden besteht in der unmittelbaren Betreuungsleistung für den einzelnen, die Familie oder die Gemeinschaft.
Aufgabe der Krankenpflege im einzelnen ist:

- die körperlichen, geistigen, seelischen und sozialen Bedürfnisse, Möglichkeiten und Probleme der anvertrauten Menschen zu erkennen und zu beurteilen;
- unter Einbeziehung dieses Wissens eine individuelle und umfassende Pflege zu planen, zu gewährleisten, zu dokumentieren und auszuwerten;
- bei der Wiedereingliederung des Kranken und Behinderten in seinen Lebensraum mitzuwirken;
- Gesunde und Kranke zu motivieren und anzuleiten, ihre Gesundheit zu erhalten oder wieder zu erlangen;
- individuelle Begleitung, Betreuung, Beratung und Versorgung von kranken und behinderten Menschen;
- Menschen aller Altersstufen in Problemen des Lebensendes beizustehen und dem einzelnen ein würdiges Sterben zu ermöglichen;
- zum Wohle des Kranken und Hilfebedürftigen, mit ihm, seinen Angehörigen und anderen Berufsgruppen im Gesundheitswesen zusammenzuarbeiten;
- Kranken und Hilfsbedürftigen nach dem Grad ihrer Pflegebedürftigkeit das entsprechend qualifizierte Pflegepersonal zuzuweisen;
- alle an der Behandlung und Betreuung des Kranken und Hilfebedürftigen Beteiligten im Rahmen des eigenen Aufgaben- und Kompetenzbereichs zu unterstützen;

- an der Weiterentwicklung und Verbesserung von Pflegemethoden und Pflegetechniken auf der Grundlage neuer Erkenntnisse zu arbeiten;
- Erfahrungen, Fertigkeiten und Kenntnisse ständig an den krankenpflegerischen Nachwuchs weiterzugeben;
- Krankenpflegepersonal aus-, weiter- und fortzubilden;
- bei der Aus-, Weiter- und Fortbildung anderer Berufe im Gesundheitswesen mitzuwirken.

Die *Aufgaben* bzw. *Arbeitsteilungen* orientieren sich nicht an Einzelmaßnahmen, sondern an der Gesamtpflegebedürftigkeit des gesunden oder kranken Menschen. Diese *Pflegebedürftigkeit* wird bestimmt von der qualitativ höchsten Anforderung an folgende Bereiche der Krankenpflege: Beobachtung, Beratung, Dokumentation, Kommunikation, Gesundheitserziehung, Krankenpflegetechnik, Mitarbeit bei Diagnostik, Therapie und Rehabilitation.

## 11.3 Allgemeine und spezielle Pflege

Es wird unterschieden zwischen allgemeiner und spezieller Pflege.
*Allgemeiner Pflege* bedürfen gesunde oder kranke Menschen aller Altersgruppen,

- die allgemeine Beratung benötigen,
- bei denen Krankenbeobachtung erforderlich ist,
- bei denen einfache pflegetechnische Maßnahmen durchzuführen sind,
- bei denen keine lebensbedrohlichen Komplikationen zu erwarten sind,
- die nicht einer besonderen psychischen sozialen Betreuung bedürfen.

*Spezieller Pflege* bedürfen

- kranke und behinderte Menschen aller Altersgruppen, die eine eingehende Beratung benötigen,
- bei denen differenziertere Krankenbeobachtung erforderlich ist,
- bei denen komplizierte pflegetechnische Maßnahmen durchzuführen sind,
- bei denen lebensbedrohliche Komplikationen zu erwarten sind,
- die eine besondere psychische und soziale Betreuung brauchen.

## 11.4 Grund- und Behandlungspflege

Grund- und Behandlungspflege sind Bestandteile sowohl der allgemeinen als auch der speziellen Pflege.
*Grundpflege* umfaßt diejenigen Tätigkeiten, die der Befriedigung der normalen Lebensbedürfnisse und der Bedürfnisse der psychischen und sozialen Betreuung des Patienten dienen.

*Behandlungspflege* umfaßt die Bedürfnisse des Patienten nach ärztlicher Behandlung im Bereich von Diagnostik und Therapie.

## 11.5 Tätigkeiten der Krankenpflege

Mit dem Gesundheitsstrukturgesetz 1993 trat ab 1. 1. 1993 die Regelung über Maßstäbe und Grundsätze für den Personalbedarf in der stationären Krankenpflege, die Pflegepersonalregelung, in Kraft. Diese regelt die Ermittlung des notwendigen Bedarfs an Krankenpflegefachpersonal für die Erwachsenen- und Kinderkrankenpflege. Kernpunkt dieser Regelung ist die Beschreibung von Tätigkeiten der Krankenpflegepersonen, orientiert an der jeweiligen Pflegeintensität der Patienten. Zu diesen Tätigkeiten gehören in der Erwachsenenkrankenpflege

*Leistungen im Zusammenhang mit der Körperpflege,* insbesondere:
- bereitstellen von Utensilien, nachbereiten, sowie orientierende Hilfen,
- waschen und pflegen des Körpers einschließlich Bekleidungswechsel,
- aktivieren zur Körperpflege. Haarpflege und Gesichtsrasur,
- Mundhygiene einschließlich Infektionsprophylaxe.

*Leistungen im Zusammenhang mit der Ernährung,* insbesondere:
erfassen der Essenswünsche einschließlich beraten,
- bereitstellen von Speisen, Getränken und Zwischenmahlzeiten,
- Hilfen beim Essen und Trinken einschließlich Sondenernährung und aktivieren,
- zubereiten oder erwärmen der Nahrung in der Pflegeeinheit,
- überwachen der Nahrungsaufnahme und abräumen des Geschirrs.

*Leistungen im Zusammenhang mit Ausscheidungen,* insbesondere:
- bereitstellen von Utensilien sowie kontrollieren und entleeren, orientierende Hilfen,
- begleiten zur Toilette,
- unterstützen bei Ausscheidungen (Blase, Darm, Erbrechen, Schwitzen),
- aktivieren zur Ausscheidung,
- pflegen und nachbereiten bei Ausscheidungen.

*Leistungen im Zusammenhang mit Bewegen und Lagern,* insbesondere:
- betten und Wäschewechsel,
- Mobilisationshilfe im Bett und außerhalb des Bettes, einschl. bereitstellen von Utensilien, ggf. an- und auskleiden,
- durchführen gesonderter prophylaktischer Maßnahmen (z. B. Dekubitus-, Thrombose-, Pneumonie und Kontrakturprophylaxe) sowie orientierende Hilfen,
- therapieunterstützendes Lagern.

*Kommunikation,* soweit sie nicht zeitgleich im Zusammenhang mit anderen pflegerischen Leistungen erbracht wird, insbesondere:
- entlastende und orientierungsgebende Patientengespräche,
- begleiten des Patienten in der Phase des Sterbens,
- Gespräche mit Angehörigen einschließlich beraten,
- patientenbezogene Informationsgespräche einschließlich telefonischer Kontakte.

*Pflegeplanung- und dokumentation,* insbesondere:
- individuelle Pflegeplanung (Pflegeprozeß),
- Pflegedokumentation (fortlaufend).

*Vitalzeichenkontrolle und begleitendes Beobachten des Patienten* (ohne Aufnahmeuntersuchung):
- Puls,
- Blutdruck,
- Temperatur,
- Atmung,
- Bewußtseinslage,
- Nierenfunktion. Ein- und Ausfuhrbilanz (einschließlich wiegen).

*Teilnahme an ärztlichen Visiten.*

*Leistungen im Zusammenhang mit Eingriffen und Maßnahmen des Arztes in der Pflegeeinheit* (einschließlich Notfallversorgung), insbesondere:
- vor- und nachbereiten,
- verarbeiten,
- Assistenz.

*Leistungen im Zusammenhang mit der Arzneimittelgabe,* auch in Verbindung mit Infusionstherapie, insbesondere:
- vor- und nachbereiten,
- Assistenz,
- Arzneimittel verabreichen, einschließlich Inhalation.

*Gewinnen von Untersuchungsmaterial durch die Pflegenden* (ohne Blutentnahmen aus Vene oder Arterie), insbesondere:
- vor- und nachbereiten,
- gewinnen,
- verarbeiten.

*Pflegetechnische Leistungen,* insbesondere:
- abführende Maßnahmen,
- legen und wechseln von Blasenkathetern und Sonden,
- Spülungen,
- apparatives Atemtraining,
- absaugen (Mund, Nase, Rachenraum, Tracheostoma).

*Äußere Anwendungen,* insbesondere:
- Wundbehandlung und Verbandwechsel,
- Drainagen- und Kanülenversorgung,
- Hautbehandlung,
- Kälte- und Wärmeanwendung sowie medizinische Bäder.

*Vor- und nachbereiten des Patienten für diagnostische und therapeutische Leistungen außerhalb der Station.*

*Patiententransporte*

*Anfordern von diagnostischen und therapeutischen Leistungen* (einschließlich Terminplanung, Koordination und Dokumentation).

*Tätigkeiten im Zusammenhang mit Aufnahmen von außen, Verlegungen und Entlassungen, Versorgung Verstorbener,* insbesondere:
- abholen von Patienten von der Notaufnahme zur Aufnahme in die Pflegeeinheit,
- Empfang und einweisen von Patienten und Angehörigen,
- durchführen erster Pflegemaßnahmen einschließlich Pflegeanamnese und einleiten diagnostischer Maßnahmen,
- zusammenstellen der erforderlichen Verlegungs- oder Entlassungsunterlagen einschließlich des Übergabeberichts der Pflege (Interne Verlegungen),
- Abschluß- und Informationsgespräch mit Patienten und Angehörigen sowie unterstützen bei der Entlassung und nachbereiten des Zimmers,
- Versorgung Verstorbener und Gespräch mit Angehörigen.

*Leistungen im Zusammenhang mit pflege- und behandlungsbezogenen Besprechungen:*
- Dienstübergaben,
- einarbeiten neuer Mitarbeiter einschl. anleiten und unterweisen,
- Teilnahme an innerbetrieblichen, stationsbezogenen Gesprächen zur Betreuung und Unterstützung der Pflegenden (z. B. Supervision),
- stationsbezogene Qualitätssicherung.

*Leistungen im Zusammenhang mit Leitungsaufgaben:*
- Personaleinsatzplanung,
- Mitarbeiterbesprechung und Einzelgespräche,
- Teilnahme an stationsübergreifenden Dienstbesprechungen,
- Kontrollaufgaben im Rahmen der internen Budgetierung.

*Leistungen im Zusammenhang mit der Ablauforganisation:*
- Disposition von Arzneimitteln und Materialien sowie Anforderung von Leistungen außerhalb von Diagnostik und Therapie,
- Verwaltungsaufgaben,

- nicht planbare Hol- und Bringdienste,
- Hygiene-, Sicherheits- und Umweltschutzmaßnahmen.

*Innerbetriebliche Fortbildung.*

Zu diesen Tätigkeiten gehören in der Kinderkrankenpflege *Leistungen im Zusammenhang mit der Körperpflege inkl. anleiten, helfen, motivieren zur Selbständigkeit,* insbesondere:
- vor- und nachbereiten (Utensilien),
- baden/waschen (inkl. Bekleidungswechsel),
- Haut-, Augen-, Nasen-, Ohrenpflege,
- Mund- und Zahnpflege,
- Nagelpflege
- Haarpflege (inkl. Haarwäsche),
- Prothesenversorgung.

*Leistungen im Zusammenhang mit der Ernährung inkl. anleiten, helfen, motivieren zur Selbständigkeit,* insbesondere:
- erfassen von Essenswünschen,
- vor- und nachbereiten (Nahrung), bereitstellen von Speisen, Getränken und Zwischenmahlzeiten,
- überwachen,
- füttern und/oder füttern per Sonde,
- teilfüttern per Sonde und/oder Trink- und Eßtraining.

*Leistungen im Zusammenhang mit Ausscheidungen inkl. anleiten, helfen, motivieren zur Selbständigkeit,* insbesondere:
- bereitstellen und entsorgen (Utensilien), kontrollieren,
- begleiten zur Toilette,
- unterstützen bei Ausscheidungen,
- versorgen bei Ausscheidungen, z. B. Erbrechen, Schwitzen, Blutungen,
- Blasen- und/oder Darmtraining.

*Leistungen im Zusammenhang mit Bewegen und Lagern inkl. anleiten, helfen, motivieren zur Selbständigkeit und vor- und nachbereiten,* insbesondere:
- betten und Bettwäsche wechseln,
- mobilisieren (inkl. an- und auskleiden),
- Durchführung prophylaktischer Maßnahmen,
- therapieunterstützendes Lagern.

*Leistungen im Zusammenhang mit Beschäftigen,* insbesondere:
- bereitstellen und Nachbereitung von Lektüre, Spiel-, Mal- und Bastelmaterial,
- Förderung der spielerischen Interaktion,
- basale kommunikative Stimulation,
- Einzelbetreuung.

*Pflegeplanung und Dokumentation,* insbesondere:
- individuelle Pflegeplanung (Pflegeprozeß),
- Pflegedokumentation.

*Leistungen im Zusammenhang mit Vitalzeichenkontrolle und Krankenbeobachtung,* insbesondere:
- Puls,
- Blutdruck,
- Temperatur,
- Atmung,
- Pupillenreaktion/Bewußtseinslage,
- Körpermaße/Gewicht,
- Nierenfunktion, Ein- und Ausfuhrbilanz,
- Blutzucker.

*Leistungen im Zusammenhang mit ärztlichen Visiten,* insbesondere:
- vor- und nachbereiten,
- Teilnahme,
- Konsilien

*Leistungen im Zusammenhang mit Eingriffen des Arztes in der Station:*
- vor- und nachbereiten,
- assistieren,

*Leistungen im Zusammenhang mit der Arzneimittelgabe,* insbesondere:
- vor- und nachbereiten, Kontrolle,
- Hilfestellung bei der Einnahme und/oder Gabe von Arzneimitteln (oral/rektal),
- äußere Applikation.

*Leistungen im Zusammenhang mit Gewinnung von Untersuchungsmaterial,* insbesondere:
- vor- und nachbereiten,
- gewinnen,
- verarbeiten.

*Pflegetechnische Leistungen,* insbesondere im Zusammenhang mit:
- physiotherapeutischen Maßnahmen,
- Wund- und Hautbehandlung,
- anlegen von Verbänden und Schienen,
- Sondierungen, Spülungen einschließlich Einläufen,
- legen von Magen- und Duodenalsonden,
- Kathetern, Drainagen,
- Saugsystemen, Stomata,
- liegenden Infusionen und Transfusionen.

*Tätigkeiten auf der Station im Zusammenhang mit Aufnahmen von außen, Entlassungen und Verlegungen, nach außen sowie der Versorgung Verstorbener,* insbesondere:
- abholen von Patienten in der Notaufnahme,
- Empfang und einweisen von Patienten und Angehörigen,
- einleiten der ersten pflegerischen und diagnostischen Maßnahmen inkl. Pflegeanamnese,
- Zusammenstellen der erforderlichen Verlegungs- oder Entlassungsunterlagen inkl. des Übergabeberichts der Pflege,
- Abschluß- und Informationsgespräch mit Patienten und deren Angehörigen sowie Unterstützung bei der Entlassung und Nachbereitung des Zimmers,
- Versorgung Verstorbener und Gespräch mit Angehörigen.

*Leistungen im Zusammenhang mit pflege- und behandlungsbezogenen Besprechungen:*
- Dienstübergaben,
- Einarbeitung neuer Mitarbeiter einschließlich Anleitung und Unterweisung,
- Teilnahme an innerbetrieblichen stationsbezogenen Gesprächen zur Betreuung und Unterstützung der Pflegenden (z. B. Supervision),
- stationsbezogene Qualitätssicherung.

*Leistungen im Zusammenhang mit Leitungsaufgaben:*
- Personaleinsatzplanung,

- Mitarbeiterbesprechungen und Einzelgespräche,
- Teilnahme an stationsübergreifenden Dienstbesprechungen,
- Kontrollaufgaben im Rahmen der internen Budgetierung.

*Leistungen im Zusammenhang mit der Ablauforganisation:*
- Disposition von Arzneimitteln und Materialien sowie Anforderung von Leistungen außerhalb von Diagnostik und Therapie,
- Verwaltungsaufgaben,
- nicht planbare Hol- und Bringdienste,
- Hygiene-, Sicherheits- und Umweltschutzmaßnahmen.

*Innerbetriebliche Fortbildung.*

*Leistungen im Zusammenhang mit der Kind-/Elternbetreuung*, insbesondere:
- anleiten und kontrollieren,
- erklären und aufklären,
- unterstützen und motivieren der Eltern zur Betreuung des Kindes,
- orientierungsgebende und angstnehmende Patienten- und Elterngespräche,
- begleiten sterbender Kinder und deren Angehörigen.

Die beschriebenen Tätigkeiten sind als Leistungen Grundlage für die Berechnung des Personalbedarfs im pflegerischen Bereich.

## 11.6 Organisatorische Gliederung der Pflegebereiche

Aufgrund gewachsener Strukturen in den Krankenhäusern ist es zum großen Teil noch üblich, die pflegerische Zuständigkeit der ärztlichen Fachdisziplin zuzuordnen. Wegen der auch im pflegerischen Dienst des Krankenhauses bestehenden Notwendigkeit wirtschaftlicher Arbeitsweisen und des Personaleinsatzes sollte aber, unter entsprechenden Voraussetzungen, bei der Festlegung der Größenordnung von Pflegeeinheiten von dem Prinzip der disziplinorientierten Pflegeeinheit abgewichen werden können. Dies bedeutet die Schaffung interdisziplinärer, möglichst verwandter Fachdisziplinen in überschaubaren Pflegeeinheiten (ca. 20–25 Betten).
Erfahrungen zeigen, daß wegen des erhöhten organisatorischen und administrativen Aufwandes wie Visiten nicht mehr als zwei Fachdisziplinen in einer Pflegeeinheit (Gruppe/Station) zusammengefaßt werden sollten.
Unabhängig von der Organisationsform der Krankenpflege sind zur Durchführung einer patientengerechten Pflege folgende Maßnahmen notwendig:

- Abgestimmtes Informations- und Dokumentationssystem, in dem auch der Krankenpflegeprozeß des Patienten aufgezeichnet werden kann.
- Bei der organisatorischen Ausgestaltung des pflegerischen Dienstes sind bei der Dienstplangestaltung ausreichende Übergabezeiten zwischen den Hauptschichten zu berücksichtigen, in deren Rahmen, möglichst unter ärztlicher Anwesenheit, auf der Grundlage einer Pflegedokumentation die Patienten an die nächste Schicht übergeben werden.
- Regelmäßige und umfassende Fort- und Weiterbildung des Pflegepersonals wegen der notwendigen Anpassung an die pflegerische, ärztliche und wirtschaftliche Entwicklung.

## 11.7 Progressivpflege

Die drei Organisationsmodelle der Krankenpflege (S. 144) ermöglichen auch unter Berücksichtigung der Durchführung der ganzheitlichen bzw. der funktionellen Pflege die Aufteilung der Patienten innerhalb der Progressivpflege.
Die Progressivpflege ist gegliedert nach der Zuordnung der Patienten und nach Art und Höhe der Pflegeintensität des Patienten. Sie orientiert sich nicht primär an den ärztlichen Fachdisziplinen.

*Typen der Progressivpflege* sind:

- *Minimalpflege* für Patienten, die einen Teil oder die Gesamtheit ihrer Grundpflege selbst erledigen können;
- *Normalpflege* für Patienten, die nicht dauernder Beobachtung bedürfen, aber ständig gepflegt werden müssen;
- *Intensivpflege* für Patienten, die dauernder Beobachtung bedürfen (s. unten);
- *Langzeitpflege* für Langzeitpatienten und chronisch kranke Patienten.

## 11.8 Intensivpflege

### 11.8.1 Definition

Vital bedrohte Schwerkranke benötigen eine intensive Pflege, Überwachung und Behandlung durch spezielle Maßnahmen, die unter dem Begriff Intensivpflege (auch Intensivmedizin) zusammengefaßt werden. Danach umfaßt Intensivpflege die pflegerische Betreuung von Patienten der Intensivüberwachung und der Intensivbehandlung.
*Intensivüberwachung* ist die Überwachung und Pflege von Frischoperierten nach schwierigen Eingriffen und von

Schwerverletzten und Schwerkranken bis zur Überwindung der kritischen Phase der Erkrankung.
*Intensivbehandlung* ist die Behandlung und Pflege von Schwerkranken, Schwerverletzten und Vergifteten, deren vitale Funktionen (Atem-, Herz- und Kreislauffunktionen, Temperatur- und Stoffwechselregulation, Bewußtseinslage) gefährdet oder gestört sind und durch besondere Maßnahmen aufrechterhalten und/oder wieder hergestellt werden müssen.
Aufgrund seiner hohen Überwachungs-, Behandlungs- und Pflegeintensität wird der *Beatmungspatient*, bei dem ein künstliches Beatmungsverfahren angewandt wird, als besonders pflege- und damit arbeitsaufwendig herausgehoben.

### 11.8.2 Organisation

Die Organisation der Intensivpflege richtet sich nach Struktur und Größe des Krankenhauses. Aus pflegerischen, ärztlichen, medizinischen, wirtschaftlichen und organisatorischen Gründen ist eine räumliche Zentralisierung der Intensivmedizin anzustreben.
Es wird unterschieden zwischen fachgebundenen und interdisziplinären Intensiveinheiten.
*Fachgebundene* Intensiveinheiten sind Bestandteile der jeweiligen Fachabteilung bzw. Klinik. Sie unterstehen damit auch der ärztlichen Leitung dieser Abteilung bzw. Klinik. Ärzte anderer Fachgebiete sind an der ärztlichen Behandlung im notwendigen Umfange zu beteiligen.
*Interdisziplinäre* Intensiveinheiten sind fachbereichsgebundene Einheiten der konservativen Fächer unter der ärztlichen Leitung des Internisten oder fachbereichsgebundene Einheiten der operativen Fächer unter der ärztlichen Leitung des Anästhesisten.
*Zentrale* Intensiveinheiten betreuen Patienten der konservativen und der operativen Fächer unter der Leitung des Anästhesisten oder eines in der Intensivmedizin ausgebildeten Arztes.
Die *Größe der Intensiveinheiten* ist im Interesse einer optimalen intensivpflegerischen und ärztlichen Versorgung der Patienten je Einheit überschaubar zu halten, um eine physische und psychische Überlastung der pflegerischen und ärztlichen Mitarbeiter zu vermeiden. Andererseits dürfen Intensiveinheiten aus wirtschaftlichen Gründen eine gewisse Größe nicht überschreiten. Intensiveinheiten sollen daher mindestens 6 Betten, optimal 12 Betten, maximal 16 Betten umfassen. Überschreitet der Bedarf an Intensivbetten die angegebene Maximalbettenzahl, soll eine weitere Intensiveinheit eingerichtet werden.

## 11.9 Organisationsformen der Krankenpflege

In der Krankenhauspraxis haben sich vom Grundsatz her drei verschiedene Organisationsmodelle entwickelt:

- *Gruppenpflege.* 4–6 Pflegegruppen steht eine Abteilungsleitung vor, welche die Gruppen von administrativen Aufgaben und Aufgaben der Ver- und Entsorgung entlastet, aber auch für gruppenübergreifende Personaldispositionen zuständig ist, wobei jeder Pflegegruppe eine Gruppenleitung und eine Vertretung zur Verfügung steht. Abgesehen von der Aufteilung in überschaubare Verantwortungs- und Kompetenzbereiche bieten sich bei diesem Organisationsmodell Aufstiegsmöglichkeiten für den einzelnen pflegerischen Mitarbeiter an.
- *Stationspflege.* Es werden reine Stationen geschaffen, bei denen zwangsläufig eine entsprechende Entlastung durch eine pflegerische Abteilungsleitung nicht erfolgt, sich die Aufgaben der Stationsleitung im administrativen Bereich und im Ver- und Entsorgungsbereich im Verhältnis zur Gruppenleitung erweitern und die stationsübergreifende Personaldisposition direkt der Pflegedienstleitung unterliegt.
- *Stationspflege in Gruppengliederung.* Als atypische Mischform ist ein Organisationsmodell zu bezeichnen, in dem Stationen von 30–40 Betten in zwei Pflegegruppen aufgeteilt werden mit der Konsequenz, daß die Stationsleitung zwei Vertretungen hat, die gleichzeitig die Funktion der Gruppenleitung übernehmen.

Bei jedem der Organisationsmodelle sind die Aufgaben der einzelnen pflegerischen Führungskräfte verschieden. Deshalb ist es erforderlich, diese in Aufgabenkatalogen festzulegen, um unnötige Überschneidungen zu vermeiden.

## 11.10 Pflegeprinzipien

Es wird grundsätzlich zwischen zwei Pflegeprinzipien unterschieden, die beide in jeder Organisationsform durchführbar sind: Ganzheitspflege (auch ganzheitliche Pflege genannt) und Funktionspflege (auch funktionelle Pflege genannt).

**Ganzheitspflege.** In der ganzheitlichen Pflege werden die an einem Patienten zu verrichtenden pflegerischen Tätigkeiten nach Möglichkeit von einer Pflegekraft durchgeführt, zumindest aber von einer für den Patienten überschaubaren Zahl von Pflegekräften. Diese müssen von ihrer Qualifikation her in der Lage sein, sämtliche pflegerischen Tätigkeiten und Aufgaben am Patienten durchzuführen. Der Patient soll in der Ganzheitspflege nicht nur hinsichtlich seiner physischen Erkrankungen betreut, sondern gleichermaßen

sollen auch die psychischen und sozialen, auch die seelisch-geistigen Zusammenhänge des Patienten bei der Pflege mit berücksichtigt werden.
Wichtig für die Durchführung der Ganzheitspflege ist ein nahtlos funktionierendes schriftliches Informationssystem, in dem der prozessuale Ablauf der Pflege des Patienten (Krankenpflegeprozeß) dokumentiert wird (Pflegedokumentation).

**Funktionspflege.** In der funktionellen Pflege sind die pflegerischen Tätigkeiten am Patienten ausschließlich in Funktionen eingeteilt. Es wird also am Patienten tätigkeitsbezogen arbeitsteilig gepflegt. Hierbei führt die jeweils für eine bestimmte Tätigkeit kompetenteste Pflegekraft diese Tätigkeit aus. Diese Arbeitseinteilung birgt die Gefahr, daß die einzelnen Pflegekräfte die individuelle, auf den jeweiligen Patienten bezogene Pflege nicht zusammenhängend, also ganzheitlich, erkennen.

## 11.11 Der Krankenpflegeprozeß

Nach dem Modell der WHO wird der Pflegeprozeß nach dem in Abb. 11.**1** dargestellten Schema beschrieben. Der Pflegeprozeß ist somit ein Instrument zur Systematisierung des pflegerischen Handelns, bei dem der Patient ganzheitlich als Individuum gesehen wird. Er ist ein logischer, systematischer Zugang zur ganzheitlichen Pflege des Patienten und setzt sich aus folgenden Stufen zusammen:

**Stufe 1:** Festlegung des Pflegebedarfs des Patienten/Klienten und der Datensammlung, d. h.
- Sammeln wichtiger persönlicher Angaben des Patienten,
- Erkennen der gegenwärtigen und der vorhersehbaren Probleme des Patienten.

**Stufe 2:** Pflegeplanung, d. h.:
- Prioritäten bei der Festlegung pflegerischer Maßnahmen, setzen
- Pflegeziele festlegen,
- Angemessene Pflegemaßnahmen auswählen,
- Pflegepläne erstellen.

**Stufe 3:** Durchführung des Pflegeplanes, d. h. die Pflege entsprechend dem erstellten Pflegeplan unter Berücksichtigung der evtl. dabei auftretenden Patientenprobleme und -bedürfnisse sorgfältig durchzuführen.

**Stufe 4:** Erfolgskontrolle und Feedback, d. h. den Pflegeerfolg prüfen:
- die ersten drei Phasen des Pflegeprozesses kritisch analysieren und ggf. notwendige Änderungen vornehmen,
- bei Nichterreichen der Ziele des Patienten oder der Pflegeziele weitere Informationen sammeln und neue Pflegemaßnahmen festlegen.

Prozeß als Krankenpflegeprozeß bedeutet in diesem Fall eine Folge von notwendigerweise zusammenhängenden pflegerischen Maßnahmen und eine geordnete Arbeits-und Vorgehensweise, um jeden Patienten entsprechend seinen individuellen Bedürfnissen zu pflegen, wobei der Patient am Genesungsprozeß im Rahmen seiner Ressourcen selbst mitarbeiten soll.

## 11.12 Pflegedokumentation

Der Fachausschuß für Krankenhausorganisation der Deutschen Krankenhausgesellschaft (DKG) hat unter Mitwirkung des Verfassers im März 1983 Grundsätze für Anforderungen an die patientenbezogene Pflegedokumentation erarbeitet und vom Vorstand verabschieden lassen. Danach sollte zur Durchführung der patientengerechten Pflege in Krankenhäusern ein abgestimmtes Informations- und Dokumentatinssystem angestrebt werden, in dessen Rahmen der pro-

Abb. 11.1 **Krankenpflegeprozeß.**

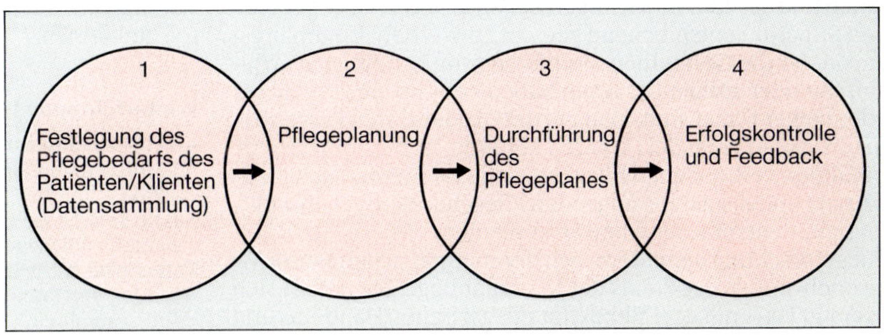

zessuale Ablauf der pflegerischen Versorgung, d. h. der Krankenpflegeprozeß des Patienten, aufgezeichnet wird. Danach ist die Pflegedokumentation wegen der arbeitsorganisatorisch bedingten wechselnden pflegerischen Bezugspersonen (Schichtdienste) vor allem Grundlage und Gewähr für eine kontinuierliche, zielgerichtete, gesicherte und nachvollziehbare Pflege.
In der Pflegedokumentation sollen alle Schritte des prozessualen Ablaufs der pflegerischen Versorgung dargestellt werden und unabhängig von den individuellen Gegebenheiten des einzelnen Krankenhauses folgende Angaben enthalten:

- Daten zur Patientenidentifikation,
- Aufnahmezustand des Patienten – pflegerisch sowie auch ärztlich,
- Pflegebedürfnisse für bestehende und auftretende Probleme,
- Pflegeziele,
- Planung der notwendigen Pflegemaßnahmen,
- ärztliche Verordnungen und pflegerische Maßnahmen,
- Pflegebericht,
- pflegerische Krankenbeobachtung und Verlaufsbeschreibung während des stationären Aufenthaltes,
- Entlassungsbefund.

Die Durchführung der Pflegedokumentation unterliegt bestimmten organisatorischen Grundsätzen. Dazu gehören:

- Ständige Fortschreibung der Pflegedokumentation während des Krankenhausaufenthaltes des Patienten, auch als schriftliche Grundlage zur Durchführung von Visiten.
- Klar gegliederte Form der Pflegedokumentation, die Aufschluß darüber geben kann, wer was wann in welcher Form warum und in welchem Umfang verordnet und/oder durchgeführt hat mit Datum, Uhrzeit und Namenszeichen.
- Der Pflegebericht soll objektive Beobachtungen und Fakten enthalten und darüber hinaus auch subjektive Empfindungen der Patienten nach deren Angaben darstellen, und letztlich soll ärztliche und pflegerische Dokumentation patientenbezogen zusammengeführt werden.

## 11.13 Qualitätssicherung in der Pflege

Aus dem Krankenpflegegesetz ist abzuleiten, daß Pflege ein prozeßorientiertes Geschehen ist (s. Pflegeprozeß S. 145). Daraus folgt, daß Pflegende Aufgaben wahrzunehmen haben, die eines speziellen Wissens bedürfen, wobei die primäre Verantwortung bei den Pflegenden liegt. Sie haben den individuellen Bedarf durch die Ermittlung der Pflegesituation herauszufinden und anhand der Pflegediagnose pflegerische Ziele zu setzen und diese Ziele dann mit geeigneten Maßnahmen möglichst zu erreichen und die Ergebnisse zu überprüfen.
Der *Pflegeprozeß* dient als ein Instrument der Qualitätssicherung, wobei Pflegestandards (Handlungsrichtlinien) als Maßstab zur Qualitätsbeurteilung dienen. Dieser Ergebnisqualität pflegerischen Handelns, die sich im Gesundheits- und Zufriedenheitszustand des Patienten ausdrückt, sind die Struktur- und Prozeßqualität vorgeschaltet.
Die *Strukturqualität* bezieht sich auf die Rahmenbedingungen, unter denen Pflege erfolgt, z. B. die finanziellen, personellen, baulichen und ausstattungsmäßigen Voraussetzungen, insbesondere aber die Qualifikation der Pflegenden.
Die *Prozeßqualität* orientiert sich an Art und Umfang pflegerischer Interventionen auf der Grundlage von Handlungsrichtlinien (Pflegestandards).
Qualitätssicherungsmaßnahmen gehören zur professionellen Verantwortung der Pflegenden.

## 11.14 Pflegeforschung

Nach einer Definition der Arbeitsgruppe Pflegeforschung im Deutschen Berufsverband für Pflegeberufe von 1988 braucht kompetente, professionelle Pflege systematisiertes und fundiertes Wissen, um den komplexen Bedürfnissen des Menschen und der für ihn wichtigen Bezugsperson in der gegebenen Situation entsprechend gerecht zu werden. Unabhängig davon, ob die Gesundheitsprobleme primär physische, psychische oder soziale Ursachen haben oder ob sie von kurzer oder langer Dauer sind, akut auftreten oder durch Präventivmaßnahmen verändert werden könnten, immer müssen die mit ihnen verbundenen Pflegebedürfnisse methodisch identifiziert und die daraus folgenden Pflegehandlungen ihrer Effektivität entsprechend bewertet werden.
Pflegeforschung dient demnach der methodischen Wissensvermehrung in der Praxis der Krankenpflege. Sie befaßt sich in erster Linie mit der Effektivität pflegerischen Handelns und mit den dieses Handeln unmittelbar beeinflussenden Faktoren. Die in zunehmendem Maße geforderte Qualitätssicherung der Gesundheitsversorgung einschließlich der Krankenpflege erfordert quantitative und qualitative Pflegeforschung, um den Beitrag der Pflege identifizieren und bewerten zu können.

### Weiterführende Literatur

Arbeitsgemeinschaft Deutscher Schwesternverbände und Deutscher Berufsverband für Pflegeberufe: Pflegepersonalregelung, Mai 1993
Heath, Y., G. M. Law: Krankenpflege nach Maß. Deutscher Berufsverband für Pflegeberufe 1988
Krohwinkel, M., u. a.: Der pflegerische Beitrag zur Gesundheit in Forschung und Praxis, Bd. XII Schriftenreihe des Bundesministeriums für Gesundheit

# 12 Sicherheit und Gesundheitsschutz am Arbeitsplatz

A. Liese

**Lernziel** Der Leser wird nach Durcharbeitung dieses Kapitels die Bedeutung der Sicherheit und des Gesundheitsschutzes am Arbeitsplatz verstehen und berücksichtigen. Er wird dabei

- den Zusammenhang zwischen den Arbeitsbedingungen im Pflegebereich und berufsbedingten Erkrankungen und Unfällen erläutern und Schwerpunkte nennen;
- die Teilgebiete des Arbeitsschutzes erläutern und nennen;
- die Aufgaben des Staates im Rahmen des Arbeitsschutzes erläutern und wichtige Arbeitsschutzgesetze und -verordnungen erläutern;
- die Aufgaben der gesetzlichen Unfallversicherung und die Tätigkeiten der Unfallversicherungsträger erläutern;
- die Verantwortung und die Aufgaben des Unternehmers erläutern und die innerbetriebliche Organisation des Arbeitsschutzes erläutern und verstehen;
- die für den Pflegebereich wichtigen Arbeitsschutz- und Verhaltensmaßnahmen und deren Inhalte erläutern und verstehen.

## 12.1 Arbeitsbelastungen und Erkrankungen in der Krankenpflege

In der Krankenpflege unterliegen die Arbeiten hohen physischen und psychischen Belastungen, die oftmals unter hohem Arbeitsdruck, bei vielfach unzureichender Qualifikation der Beschäftigten oder auch in ungenügenden Organisationsverhältnissen ausgeführt werden müssen. Kennzeichen der Situation sind u. a. hohe Arbeitsausfallzeiten durch Krankheiten und Unfälle.
Sowohl die gegenwärtige Arbeitssituation als auch die sich abzeichnenden Herausforderungen im Pflegedienst verlangen umfassende und vorausschauende Innovationen, die beitragen zur

- Verminderung bzw. Vermeidung vorhandener oder zu erwartender Beanspruchungen und gesundheitlicher Gefährdungen,
- Verbesserung der Qualität der Arbeitsplätze sowie zur Förderung der Motivation und Persönlichkeitsentwicklung der Beschäftigten,
- Verbesserung der Qualität und Wirtschaftlichkeit der Versorgung.

### 12.1.1 Arbeitsbelastungen

Der Arbeitsalltag im Bereich der Pflege unterliegt neben organisatorischen Zwängen auch einer Fülle von physischen und psychischen Belastungen. Zum einen resultieren diese Belastungen aus ungünstigen arbeitszeitlichen Regelungen und hoher Arbeitsintensität, zum anderen führen einseitige körperliche Beanspruchungen zu Belastungen und Überforderung.
Außerordentliche körperliche Beanspruchungen entstehen durch ständiges Gehen und Stehen, Bücken, Heben und Tragen. Obgleich zahlreiche technische Hilfsmittel entwickelt worden sind, werden diese häufig nicht genutzt, weil sie unhandlich sind und weit ab vom Ort des Geschehens gelagert werden und der Hin- und Hertransport zu zeitaufwendig wäre. Häufig werden technische Hilfsmittel auch deshalb nicht angewendet, weil sie bei kranken Menschen Ängste auslösen können. Oft werden Patienten auch nicht, wie vorgeschrieben, von drei, sondern nur von zwei Pflegekräften gehoben und umgelagert.
Körperlich belastend sind auch das tägliche Bettenmachen sowie das Waschen von Patienten, da bei diesen Tätigkeiten Pflegekräfte über längere Zeit in stark vornübergeneigten Haltungen arbeiten.
Zu diesen körperlichen Beanspruchungen kommen andere hinzu, die sich aus dem Umgang mit gefährlichen Stoffen am Arbeitsplatz ergeben können. Hier sind insbesondere zu nennen:

- Gefährdungen durch radioaktive Strahlung bzw. Röntgenstrahlen, und zwar nicht nur in den dafür besonders vorgesehenen und gekennzeichneten Bereichen, sondern auch in Pflegebereichen, im Operationsraum und im Gipsraum z. B. dann, wenn mit mobilen Geräten gearbeitet wird. Die Praxis zeigt, daß die Schutzmaßnahmen nicht immer eingehalten werden.
- Gefährdungen durch das Einatmen von medikamentösen oder desinfizierenden Sprays, Pudern, Dämpfen und Gasen. Besondere Bedeutung haben in bestimmten pflegerischen Arbeitsbereichen, insbesondere im Operationsbereich, die Narkosegase. Es hat sich immer wieder gezeigt, daß das ständige Einatmen auch kleinerer Mengen von Narkosegasen zu gesundheitlichen Beeinträchtigun-

gen führen kann. Frühgeburten und anormale Schwangerschaftsverläufe sind bekannt. Ein Ursachenzusammenhang wird auch hinsichtlich einer Fruchtschädigung und Erbgutveränderung diskutiert.
- Gefährdungen beim Umgang mit gesundheitsschädigenden und vor allem auch krebserzeugenden Arbeitsstoffen. Hier sind insbesondere Substanzen mit zytotoxischer Wirkung (Zytostatika), Desinfektionsmittel (Formaldehyd) und Sterilisationsgase (Ethylenoxid) zu nennen.
- Gefährdungen durch Infektionserreger. Infektionsgefährdung ist im Pflegebereich nahezu permanent vorhanden, vor allem bei direktem Kontakt mit Blut- und Blutprodukten bei der Benutzung schneidender und stechender Werkzeuge, aber auch beim täglichen Umgang mit Ausscheidungen, Gewebe und Körperflüssigkeiten.

Nicht selten müssen pflegerische Tätigkeiten in vollklimatisierten Räumen oder in Räumen mit ausschließlich künstlicher Beleuchtung ausgeführt werden. Die Einflüsse dieser künstlich geprägten Arbeitsumwelt trägt ebenfalls dazu bei, Gesundheitsbeeinträchtigungen zu begünstigen.
In vielen Arbeitsbereichen des Pflegedienstes sind die Tätigkeiten zudem durch große psychische Anspannung infolge ständiger Konzentration und Reaktionsbereitschaft gekennzeichnet. Außerdem werden durch den Einsatz der komplizierten Medizintechnik erhöhte Anforderungen gestellt, die in nicht unerheblichem Maße zu Überforderungen und Fehlverhalten führen.

### 12.1.2 Arbeitsbedingte Erkrankungen und Unfälle

#### 12.1.2.1 Berufskrankheiten

Als Berufskrankheiten im Gesundheitsdienst werden diejenigen arbeitsbedingten Erkrankungen bezeichnet, die in der Liste der Berufskrankheiten nach der Berufskrankheitenverordnung aufgeführt und für den Gesundheitsdienst charakteristisch sind.
In Einrichtungen des Gesundheitsdienstes wird das Gefahrenrisiko maßgeblich bestimmt durch:

- **Infektionskrankheiten,** insbesondere Tuberkulose und Hepatitis,
- **Atemwegserkrankungen,**
- **Hautkrankheiten** und **Allergien,**
- **Wirbelsäulenerkrankungen.**

Die Entwicklung der Berufskrankheiten zeigt, daß Hauterkrankungen und Allergien in zunehmender Weise dominieren. Infektionskrankheiten hatten schon immer ihre Bedeutung und galten bisher als typische Berufskrankheiten im Gesundheitsdienst. Dies hat sich zugunsten von Hauterkrankungen und Allergien verschoben. Die Zunahme der Atemwegserkrankungen bedarf ebenfalls großer Aufmerksamkeit.
Die Bedeutung der Wirbelsäulenerkrankungen im Gesundheitsdienst ist bekannt. Diese Erkrankungen wurden in der Vergangenheit nicht als Berufskrankheiten im Sinne der Berufskrankheitenverordnung bezeichnet und sind als solche nicht zahlenmäßig erfaßt worden. Mit der Änderung der Berufskrankheitenverordnung werden nunmehr auch berufsbedingte Verschleißerscheinungen der Wirbelsäule als Berufskrankheiten bezeichnet. Welche Bedeutung diese Berufskrankheit bei Tätigkeiten in der Krankenpflege haben wird, bleibt abzuwarten.

#### 12.1.2.2 Arbeitsunfälle

Das Arbeitsunfallgeschehen im Bereich des Gesundheitsdienstes ist maßgeblich geprägt durch:

- **Sturz- und Rutschunfälle,**
- **Stich- und Schnittverletzungen,**
- **Unfälle auf dem Weg zur Arbeit und zurück (Wegeunfälle).**

Der Anteil der Sturz- und Rutschunfälle bei Tätigkeiten im Pflegedienst ist überproportional hoch und beträgt ca. ein Viertel des Unfallgeschehens. Diese Unfallart ist mit z. T. erheblichen Unfallfolgen und Ausfallzeiten verbunden.
Stich- und Schnittverletzungen gelten ebenfalls als typische Unfallart für den Pflegedienst. Dieser Unfallart wird in der Praxis zuwenig Aufmerksamkeit gewidmet, da die Unfallfolgen zumeist als gering eingestuft werden. Dabei wird verkannt, daß Stich- und Schnittverletzungen mögliche Ursache von schweren Erkrankungen sein können.
Wegeunfälle gelten als Unfallart mit den schwersten Verletzungsfolgen. Die Quote der tödlichen Wegeunfälle macht beim Unfallgeschehen mit tödlichem Ausgang den größten Anteil aus. Nicht zuletzt deshalb gilt der Arbeitsweg heute als der „gefährlichste Arbeitsplatz".
Die Arbeitsbelastungen und Erkrankungen im Pflegebereich machen deutlich, daß sich Sicherheit und Gesundheitsschutz für Berufstätigkeiten im Pflegedienst nicht nur auf die Verhütung von Arbeitsunfällen und Berufskrankheiten sowie auf deren Entschädigung beschränken darf. Vielmehr müssen auch die Ursachen arbeitsbedingter Erkrankungen erforscht werden. Der Zusammenhang von Arbeitsbedingungen im Pflegebereich und arbeitsbedingten Erkrankungen sowie dem aktuellen Unfall- und Berufskrankheitengeschehen muß von allen Beteiligten erkannt werden.

## 12.2 Arbeitsschutz und Teilgebiete des Arbeitsschutzes

Der Begriff Arbeitsschutz umfaßt die Gesamtheit der Rechtsvorschriften und ihre praktische Umsetzung in Maßnahmen zum Schutz der Beschäftigten gegen Gefahren für Leben und Gesundheit bei der Berufsarbeit.

**Sicherheit und Gesundheitsschutz am Arbeitsplatz** bezeichnen den von allen Disziplinen des Arbeitsschutzes direkt oder indirekt angestrebten praktischen Endzustand am

Arbeitsplatz. Sie drücken das Ziel aller Bemühungen des Arbeitsschutzes aus.

**Unfallverhütung** umfaßt die Gesamtheit aller vorbeugenden, vorwiegend technischen und verhaltensbeeinflussenden Tätigkeiten und Maßnahmen, die der Arbeitssicherheit unmittelbar dienen.

**Arbeitsmedizin** ist die Lehre von den Wechselbeziehungen zwischen Arbeit und Beruf und ihren Einflüssen auf die Gesundheit. Als Querschnittdisziplin erstreckt sie sich über weite medizinische Teilbereiche.

**Ergonomie** befaßt sich mit der Anpassung technischer Arbeitsmittel an den Menschen und deren optimale funktionelle Gestaltung, um das Zusammenwirken von Mensch und Technik zu verbessern.

**Sozialer Arbeitsschutz** umfaßt in der Hauptsache den Arbeitszeitschutz sowie den Schutz für Jugendliche, Frauen, werdende und stillende Mütter sowie Schwerbehinderte.

**Erste Hilfe** ist das Bindeglied zwischen Unfallverhütung und Rehabilitation. Während die präventiv ausgerichtete Unfallverhütung den Eintritt eines Schadensfalles ausschließen soll, greift die Erste Hilfe als Rettungsmaßnahme während des Gefahrenzustandes oder unmittelbar nach Eintritt des Unfallereignisses zur Verhütung weitergehenden Schadens ein. Zur Ersten Hilfe gehören auch vorbereitende Maßnahmen wie das Bereitstellen von Verbandmaterial, von Verletztentransport- und Rettungsmitteln, die Einrichtung von Erste-Hilfe-Stationen sowie die Ausbildung von Ersthelfern.

## 12.3 Aufgaben des Staates

Der Arbeitsschutz und damit auch die Unfallverhütung sind feste Bestandteile unserer in der Verfassung verbürgten Gesellschaftsordnung. Damit hat der Gesetzgeber die Pflicht, den Arbeitsschutz durch Gesetze und Rechtsverordnungen zu regeln. Gemäß der in der Verfassung festgelegten Zuständigkeiten teilen sich Bund und Länder diese Aufgabe in konkurrierender Gesetzgebung. Bund und Länder regeln einerseits durch gesetzliche Vorschriften unmittelbar bestimmte Bereiche des Arbeitsschutzes. Andererseits haben sie die Durchführung bestimmter der Sicherheit und dem Gesundheitsschutz dienender Aufgaben den Unfallversicherungsträgern der gesetzlichen Unfallversicherung übertragen.
Auf Bundesebene liegt die Zuständigkeit für den Arbeitsschutz beim Bundesminister für Arbeit und Sozialordnung. Bei den Bundesländern liegt die Zuständigkeit für den Arbeitsschutz bei den jeweiligen Ministern oder Senatoren für Arbeit und Sozialordnung.
Die Durchführung der gesetzlichen Aufgaben auf dem Gebiet des Arbeitsschutzes sowie des Öffentlichkeits- und Umweltschutzes obliegt in der Hauptsache der Gewerbeaufsicht. Diese Institutionen sind Landesbehörden und regional in Gewerbeaufsichtsämter oder Ämter für Arbeitsschutz mit zugehörigen Amtsbezirken gegliedert.
Die Überwachungstätigkeit der Gewerbeaufsichtsbeamten findet parallel zu der Besichtigungs- und Beratungstätigkeit der Technischen Aufsichtsbeamten der Unfallversicherungsträger statt.

### 12.3.1 Gesetzliche Grundlagen

Es gibt bis heute noch kein spezielles Arbeitsschutzgesetz. Arbeitsschutzbestimmungen sind in verschiedenen Gesetzen und Verordnungen sowie in den Unfallverhütungsvorschriften der Unfallversicherungsträger festgelegt.
Schutzvorschriften können sich auf einzelne Gewerbezweige und Berufe, z. B. Gesundheitsdienst, aber auch auf bestimmte technische Anlagen bzw. Geräte, z. B. Medizingeräte, oder die Gestaltung von Arbeitsplätzen, z. B. Bildschirmarbeitsplätze, beziehen. Außerdem gibt es Vorschriften über den Einsatz bestimmter Stoffe, die am Arbeitsplatz verwendet werden, z. B. Desinfektionsmittel, sowie Vorschriften, die für bestimmte Personengruppen, z. B. Jugendliche, gelten.
Im Zuge der Herstellung der Deutschen Einheit wurde im Einigungsvertrag auch festgelegt, daß es Aufgabe des gesamtdeutschen Gesetzgebers ist, den öffentlich-rechtlichen Arbeitsschutz in Übereinstimmung mit dem Recht der Europäischen Gemeinschaft und den damit konformen Teil des Arbeitsschutzrechts der ehemaligen Deutschen Demokratischen Republik zeitgemäß neu zu regeln. Für das Gesamtkonzept zur Lösung beider Aufgaben ergibt sich folgende Neuordnung:

- Neuregelung des Bereichs der Beschaffenheitsanforderungen an Geräte, Maschinen und Anlagen durch eine Novellierung des Gerätesicherheitsgesetzes und Erlaß darauf gestützter Rechtsverordnungen.
- Neuregelung des Bereichs des betrieblichen Arbeitsschutzes durch Erlaß eines Gesetzes über Sicherheit und Gesundheitsschutz am Arbeitsplatz (Arbeitsschutzrahmengesetz) und darauf gestützter Rechtsverordnungen sowie Erweiterung des Präventionsauftrages der gesetzlichen Unfallversicherungsträger nach der Reichsversicherungsordnung (RVO).

### 12.3.2 Gerätesicherheitsgesetz

Das Gerätesicherheitsgesetz (GSG) ist aufgrund der Entwicklung in der Europäischen Union für den Binnenmarkt wesentlich geändert worden. Es trat am 1. Januar 1993 in der Neufassung in kraft. Es gilt grundsätzlich für alle technischen Arbeitsmittel, und dies sind auch überwachungsbedürftige Anlagen, z. B. Aufzüge.
Adressaten des GSG sind alle diejenigen, die technische Arbeitsmittel in den Verkehr bringen und ausstellen, also nicht nur Hersteller und Einführer. Das GSG gilt auch für die Errich-

tung und den Betrieb überwachungsbedürftiger Anlagen. Nach dem GSG muß der Hersteller eines technischen Arbeitsmittels beim Inverkehrbringen einen Nachweis führen bzw. erklären, daß das von ihm hergestellte oder verkaufte Erzeugnis mit den Anforderungen der jeweiligen EG-Richtlinien übereinstimmt (Konformitätsnachweis). Nach außen sichtbar wird dies durch das vorgeschriebene Anbringen des „CE-Zeichens" am Erzeugnis.
Im Bereich der freiwilligen Prüfung von Erzeugnissen wird auch weiterhin das bekannte „GS-Zeichen" von Bedeutung sein. Das GS-Zeichen besagt auch weiterhin, welche Stelle bei der Prüfung und Beurteilung eines technischen Arbeitsmittels eingeschaltet worden ist.

### 12.3.3 Arbeitsstättenverordnung

Die Arbeitsstättenverordnung legt Mindestvorschriften in bezug auf Sicherheit und Gesundheitsschutz in Arbeitsstätten fest. Sie enthält sicherheitstechnische und soziale Arbeitsschutzforderungen an Orte in den Gebäuden des Unternehmens und/oder Betriebes, die zur Nutzung für Arbeitsplätze vorgesehen sind, einschließlich jedes Orts auf dem Gelände des Unternehmens und/oder Betriebes, zu dem Arbeitnehmer im Rahmen ihrer Arbeit Zugang haben. Wichtige sicherheitstechnische Arbeitsschutzforderungen sind z. B.:

- Fluchtwege und Notausgänge,
- Brandmeldung und -bekämpfung,
- Lüftung umschlossener Räume,
- Raumtemperatur,
- natürliche und künstliche Beleuchtung der Räume,
- Verkehrswege und Fußböden.

Wichtige soziale Arbeitsschutzanforderungen sind z. B.:

- Pausenräume,
- Sanitärräume (Umkleiden, Waschgelegenheiten, Toiletten),
- Räume für die Erste Hilfe.

Die Arbeitsstättenverordnung wird künftig auch für die Arbeitsstätten in Krankenhäusern gelten. Ausnahmeregelungen, die sich bisher aufgrund der Gewerbeordnung ergaben, werden durch das Arbeitsschutzrahmengesetz geändert und aufgehoben.

### 12.3.4 Medizinproduktegesetz

Das Medizinproduktegesetz gilt unter anderem für das Inverkehrbringen und Ausstellen von medizinisch-technischen Geräten und für das Errichten und Betreiben dieser Geräte. Bestimmte medizinisch-technische Geräte, z. B. energetisch betriebene Infusionsgeräte, dürfen nur von Personen angewendet werden, die an diesem Gerät unter Berücksichtigung der Gebrauchsanweisung in die sachgerechte Handhabung eingewiesen worden sind. Diese Einweisungen müssen regelmäßig wiederholt werden. Der für das Betreiben der medizinisch-technischen Geräte Verantwortliche muß sich außerdem stets davon überzeugen, daß die Geräte bestimmungsgemäß und richtig eingesetzt werden.

### 12.3.5 Berufskrankheitenverordnung

Die Budesregierung ist ermächtigt, durch Rechtsverordnung die gesetzliche Unfallversicherung auf bestimmte berufsbedingte Erkrankungen auszudehnen. Als Berufskrankheiten werden diejenigen Erkrankungen bezeichnet, die nach den Erkenntnissen der medizinischen Wissenschaft durch besondere Einwirkungen verursacht und denen bestimmte Personengruppen durch ihre Arbeit in erheblich höherem Grade als die übrige Bevölkerung ausgesetzt sind.
Je nach der Entwicklung der arbeitsmedizinisch-wissenschaftlichen Erkenntnisse ist die Liste der Berufskrankheiten alle acht bis zehn Jahre ergänzt worden. Die nunmehr geltende Berufskrankheiten-Liste 1993 ist die zehnte Berufskrankheiten-Liste.
Für den Gesundheitsdienst sind insbesondere folgende in der Berufskrankheiten-Liste genannten Erkrankungen von Bedeutung:

**Berufskrankheiten-Listen-Nr. 2108.** Bandscheibenbedingte Erkrankungen der Lendenwirbelsäule durch langjähriges Heben und Tragen schwerer Lasten oder durch langjährige Tätigkeiten in extremer Rumpfbeugehaltung, die zur Unterlassung aller Tätigkeiten gezwungen haben, die für die Entstehung, die Verschlimmerung oder das Wiederaufleben der Krankheit ursächlich waren oder sein können.

**Berufskrankheiten-Listen-Nr. 3101.** Infektionskrankheiten, wenn der Versicherte im Gesundheitsdienst, in der Wohlfahrtspflege oder in einem Laboratorium tätig oder durch eine andere Tätigkeit der Infektionsgefahr in ähnlichem Maße besonders ausgesetzt war.

**Berufskrankheiten-Listen-Nr. 4301 und 4302.** Durch allergisierende Stoffe verursachte obstruktive Atemwegserkrankungen (einschließlich Rhinopathie) oder durch chemisch-irritativ oder toxisch wirkende Stoffe verursachte Atemwegserkrankungen, die zur Unterlassung aller Tätigkeiten gezwungen haben, die für die Entstehung, die Verschlimmerung oder das Wiederaufleben der Krankheit ursächlich waren oder sein können.

**Berufskrankheiten-Listen-Nr. 5101.** Schwere oder wiederholt rückfällige Hauterkrankungen, die zur Unterlassung aller Tätigkeiten gezwungen haben, die für die Entstehung, die Verschlimmerung oder das Wiederaufleben der Krankheit ursächlich waren oder sein können.

### 12.3.6 Gefahrstoffverordnung

Die Verordnung über gefährliche Stoffe (Gefahrstoffverordnung) vom 26. August 1986 regelt auf der Grundlage des Chemikaliengesetzes, des Mutterschutzes und des Jugendarbeitsschutzgesetzes den Umgang mit gefährlichen Stoffen, auch von Arbeitsstoffen, die ihrer Art nach erfahrungsgemäß Krankheitserreger übertragen können.

### 12.3.7 Strahlenschutz- und Röntgenverordnung

Das Atomgesetz ermächtigt und verpflichtet die Bundesregierung zum Erlaß von Strahlenschutzverordnungen.

**Die Verordnung über den Schutz vor Schäden durch ionisierende Strahlen** (Strahlenschutzverordnung in der Fassung vom 13. Oktober 1976) regelt die Anwendung radioaktiver Stoffe in Medizin und Technik.

**Die Verordnung über den Schutz vor Schäden durch Röntgenstrahlen** (Röntgenverordnung i. d. F. vom 8. Januar 1987) legt Schutzbestimmungen beim Umgang mit Röntgenstrahlen fest.

Schutzgedanke beider Verordnungen ist es, die Strahlenbelastung für alle beruflich strahlenexponierten Personen möglichst gering zu halten.

### 12.3.8 Arbeitszeitordnung

Die Arbeitszeitordnung mit nachfolgenden Ergänzungen legt lediglich Höchstnormen fest, während die Tarifpartner, also Arbeitgeber- und Arbeitnehmerorganisationen, im gesetzlichen Rahmen Absprachen über Arbeitszeit und Urlaubsdauer treffen können.

### 12.3.9 Jugendarbeitsschutzgesetz

Das Gesetz zum Schutze der arbeitenden Jugend (Jugendarbeitsschutzgesetz) enthält das Verbot der Kinderarbeit, jeder übermäßigen Beanspruchung Jugendlicher, die Regelung der erforderlichen Freizeit zur körperlichen Erholung und von Vorsorgeuntersuchungen beim Eintritt in das Berufsleben.

### 12.3.10 Mutterschutzgesetz

Das Gesetz zum Schutz der erwerbstätigen Mutter (Mutterschutzgesetz) verbietet z. B. die Beschäftigung von werdenden Müttern mit Arbeiten, bei denen sie der Gefahr einer Berufserkrankung im Sinne der Vorschriften über Ausdehnung der Unfallversicherung auf Berufskrankheiten ausgesetzt sind (§ 4).

### 12.3.11 Gesetz über die Angleichung der Leistungen zur Rehabilitation

Das Gesetz über die Angleichung der Leistungen zur Rehabilitation vom 7. August 1974 regelt die medizinische, berufliche und soziale Rehabilitation neu und für die Sozialversicherungen nach einheitlichen Gesichtspunkten. Durch dieses Gesetz wurde der in der Unfallversicherung versicherte Personenkreis dahingehend erweitert, daß nun auch Patienten unfallversichert sind, wenn ihnen von einem Träger der gesetzlichen Krankenversicherung oder der gesetzlichen Rentenversicherung oder einer landwirtschaftlichen Alterskasse stationäre Behandlung gewährt wird.

### 12.3.12 Richtlinie für Krankenhaushygiene und Infektionsprävention

Die Richtlinie für Krankenhaushygiene und Infektionsprävention wurde von einer Expertenkommission des Bundesgesundheitsamtes erarbeitet und veröffentlicht. Es handelt sich um Empfehlungen zur Verminderung nosokomialer (in einem Krankenhaus entstandener) Infektionen. Diese Richtlinien werden durch detaillierte Anlagen zu den einzelnen Punkten ergänzt. Sie dienen zur Verbesserung der Hygiene im Krankenhaus, und zwar zum Schutz des Patienten und der Beschäftigten.
Besonders hervorzuheben ist die Forderung, Hygienefachschwestern bzw. -fachpfleger einzusetzen, um Krankenhausinfektionen zu erfassen und die Wirksamkeit von Hygienemaßnahmen zu kontrollieren.

## 12.4 Aufgaben der gesetzlichen Unfallversicherung

Die gesetzliche Unfallversicherung zählt zusammen mit der gesetzlichen Krankenversicherung und der gesetzlichen Rentenversicherung zu den klassischen Sozialversicherungsgesetzen, die 1911 in der *Reichsversicherungsordnung (RVO)* zusammengefaßt wurden. Die RVO ist in vielen Bereichen in das *Sozialgesetzbuch (SGB)* übergeführt worden, das eine Zusammenfassung des Rechts der sozialen Sicherheit darstellt.
Bei der Einführung der gesetzlichen Unfallversicherung standen folgende Ziele im Vordergrund:

- Ablösung der bis dahin bestehenden Einzelhaftpflicht des Unternehmers durch die Solidarhaftpflicht der durch Gesetz zu Berufsgenossenschaften zusammengeschlossenen Unternehmen gleichartiger Gewerbezweige (Berufsgenossen).
- Vereinigung von Unfallverhütung und Unfallentschädigung in einer Hand.

Grundgedanke dabei war, daß der allein für die Kosten der Heilbehandlung und Entschädigungsleistungen nach Unfällen aufkommende Unternehmer bzw. Arbeitgeber schon aus wirtschaftlichen Gründen in hohem Maße an einer intensiven Unfallverhütung interessiert sein muß. Ausschlaggebend war außerdem die Tatsache, daß gerade die fachliche Gliederung besonders geeignet ist, die spezifischen unfalltechnischen Erfahrungen eines Wirtschaftszweiges zu erfassen und auszuwerten. Damit sollten die Voraussetzungen für eine ins einzelne gehende und gewerbespezifisch wirksame Unfallverhütung geschaffen werden. Die Kopplung zwischen solidarer Haftpflicht für Unfallfolgen durch die Unfallversicherung und der Verantwortlichkeit des Unternehmers für die in seinem Betrieb durchzuführenden Unfallverhütungsmaßnahmen ist bis heute die erfolgreich wirksame Kraft der gesetzlichen Unfallversicherung.

### 12.4.1 Gesetzliche Grundlagen

Aufgaben und Maßnahmen der gesetzlichen Unfallversicherung auf dem Gebiet der Unfallverhütung sind gesetzlich wie folgt festgelegt:

**Sozialgesetzbuch (SGB).** Im SGB sind Leistungen, die nach dem Recht der gesetzlichen Unfallversicherung in Anspruch genommen werden können, festgelegt. Hierzu zählen auch Maßnahmen zur Unfallverhütung und Ersten Hilfe bei Arbeitsunfällen, bei gleichgestellten Unfällen und bei Berufskrankheiten sowie Maßnahmen zur Früherkennung von Berufskrankheiten.

### 12.4.2 Unfallversicherungsträger

Mit der Durchführung der gesetzlichen Unfallversicherung sind Unfallversicherungsträger beauftragt, die als Körperschaften des öffentlichen Rechts in paritätischer Selbstverwaltung unter staatlicher Aufsicht diese Aufgabe zu erfüllen haben. Zu den Trägern der gesetzlichen Unfallversicherung zählen neben den gewerblichen Berufsgenossenschaften unter anderem auch die Gemeindeunfallversicherungsverbände, Eigenunfallversicherungen von Städten, die Bundesausführungsbehörde für Unfallversicherung sowie spezifische Unfallkassen für bestimmte Berufsgruppen.
Mitglieder der gesetzlichen Unfallversicherungsträger sind die Unternehmer, die in den jeweiligen fachlichen Zuständigkeitsbereich des Unfallversicherungsträgers gehören. Die Unternehmer haben allein die Finanzmittel zur Durchführung der gesetzlichen Unfallversicherung aufzubringen. Die in der gesetzlichen Unfallversicherung Versicherten zahlen selbst keine Beiträge zur gesetzlichen Unfallversicherung.
Versicherte in der gesetzlichen Unfallversicherung sind alle, die aufgrund eines Arbeits-, Dienst- oder Lehrverhältnisses beschäftigt sind. Im Einzelfall kann der Schutz der gesetzlichen Unfallversicherung auch für andere Tätigkeiten gelten. Näheres hierzu ergibt sich jeweils aus dem Gesetz.
Die gesetzlichen Unfallversicherungsträger sind zuständig für alle Unfälle, die ein bei ihnen Versicherter bei einer beruflichen Tätigkeit oder auf dem Wege zwischen seiner Wohnung und der beruflichen Tätigkeit erleidet. Als Arbeitsunfall gilt auch eine Erkrankung, die die Bundesregierung durch Rechtsverordnung (Berufskrankheitenverordnung) bezeichnet, wenn diese Erkrankung mit Wahrscheinlichkeit durch die Gefährdung am Arbeitsplatz bedingt ist.

### 12.4.3 Unfallverhütungsvorschriften

Die Träger der gesetzlichen Unfallversicherung sind vom Gesetzgeber ermächtigt worden, Unfallverhütungsvorschriften zur Durchsetzung der Unfallverhütung in den ihnen angeschlossenen Unternehmen zu erlassen (Präventionszwang). Die Unfallverhütungsvorschriften sind Ausdruck der den Unfallversicherungsträgern übertragenen autonomen Rechtssetzungsbefugnis; sie sind Grundlage der Unfallverhütungsarbeit. So erlassen die Träger der gesetzlichen Unfallversicherung Unfallverhütungsvorschriften über:

- Einrichtungen, Anordnungen und Maßnahmen, welche die Unternehmer zur Verhütung von Arbeitsunfällen zu treffen haben;
- das Verhalten, das die Versicherten zur Verhütung von Arbeitsunfällen zu beobachten haben;
- ärztliche Untersuchungen von Versicherten, die vor der Beschäftigung mit Arbeiten durchzuführen sind, deren Verrichtung mit außergewöhnlichen Unfall- und Gesundheitsgefahren für sie oder Dritte verbunden ist;
- die Maßnahmen, die der Unternehmer zu treffen hat, um die sich aus dem Arbeitsschutzrahmengesetz ergebenden Pflichten zu erfüllen (früher Arbeitssicherheitsgesetz).

Unfallverhütungsvorschriften verpflichten gleichermaßen den Unternehmer und alle Beschäftigten zu gefahrenbewußtem Verhalten und zur Beachtung der Sicherheitsbestimmungen. Unfallverhütungsvorschriften sind autonome Rechtsnormen und haben somit eine unmittelbare Rechtswirkung. Verstöße gegen Unfallverhütungsvorschriften gelten als Ordnungswidrigkeiten und können mit einem Bußgeld bis zu 20000 DM, geahndet werden.

#### 12.4.3.1 Allgemeine Vorschriften

Die Unfallverhütungsvorschrift „Allgemeine Vorschriften" bildet die Basis des Vorschriftenwerkes der gesetzlichen Unfallversicherungsträger. In dieser Vorschrift werden die grundlegenden Pflichten des Unternehmers festgelegt und die Pflichten der Versicherten geregelt.

#### 12.4.3.2 Spezielle Vorschriften

Für Tätigkeiten im Gesundheitsdienst ist die Unfallverhütungsvorschrift *„Gesundheitsdienst"* von Wichtigkeit. Diese Vorschrift konkretisiert die in den allgemeinen Vorschriften festgelegten grundlegenden Pflichten von Unternehmern und Versicherten und beschreibt die für den Gesundheitsdienst typischen Gefährdungen und Maßnahmen gegen arbeitsbedingte Gesundheitsgefahren.
Die Unfallverhütungsvorschrift *„Arbeitsmedizinische Vorsorge"* ist für den Gesundheitsdienst ebenfalls von Bedeutung. Sie legt fest, daß insbesondere bei Tätigkeiten mit Infektionsgefährdung vor Aufnahme der Tätigkeit und in regelmäßigen Zeitabständen besondere arbeitsmedizinische Vorsorgeuntersuchungen duchzuführen sind. Weitere spezielle Unfallverhütungsvorschriften regeln im Einzelnen den Umgang mit technischen Geräten und Anlagen, z. B. elektrische Betriebsmittel, oder den Umgang mit gefährlichen Stoffen, z. B. Sauerstoff.
Außer Unfallverhütungsvorschriften erarbeiten die Unfallversicherungsträger andere wichtige Informationen und Schriften, die zum einen die Forderungen der Unfallverhütungsvorschriften konkretisieren und mögliche Lösungen beschreiben, zum anderen der Information von Unternehmern und Versicherten dienen.

### 12.4.4 Technischer Aufsichtsdienst und Öffentlichkeitsarbeit

Zur Überwachung der Durchführung der Unfallverhütung und zur Beratung der Mitgliedsunternehmen haben die Un-

schäftigt werden, deren Gesundheitszustand vor Aufnahme der Tätigkeit und in regelmäßigen Abständen (12–36 Monate) durch *arbeitsmedizinische Vorsorgeuntersuchungen* überwacht wird. Für diese arbeitsmedizinischen Vorsorgeuntersuchungen sind folgende Voraussetzungen notwendig:

- Sie dürfen nur von besonders *ermächtigten Ärzten* nach besonderen *arbeitsmedizinischen Grundsätzen*, z. B. Einwirkungen von Infektionserregern, durchgeführt werden.
- Den Umfang der Untersuchungen legt der untersuchende Arzt aufgrund der Eigen- und Arbeitsplatzanamnese fest. Aus diesem Grunde können zum Untersuchungsumfang auch die Belastbarkeit der Wirbelsäule durch Heben und Tragen und die Widerstandsfähigkeit der Haut bei Kontakt mit Desinfektionsmitteln oder sonstigen gesundheitsschädlichen Stoffen gehören.
- Die Ergebnisse der Untersuchungen unterliegen der ärztlichen Schweigepflicht und dürfen nur mit Zustimmung des Untersuchten weitergegeben werden. Über den Untersuchungsbefund ist der Arbeitnehmer zu unterrichten.
- Der untersuchende Arzt erstellt für den Arbeitgeber eine *ärztliche Bescheinigung*. Im Falle gesundheitlicher Bedenken muß er dem Arbeitgeber schriftlich empfehlen, den Arbeitsplatz zu überprüfen, wenn nach dem Untersuchungsergebnis der Untersuchte infolge der Arbeitsplatzverhältnisse gefährdet ist. Außerdem hat er dem Arbeitnehmer schriftlich zu empfehlen, sich medizinischen Maßnahmen zu unterziehen, wenn nach dem Untersuchungsergebnis der Untersuchte gesundheitlich gefährdet ist und dieser Gefährdung durch medizinische Maßnahmen begegnet werden kann.
- Der Arbeitgeber hat eine *Gesundheitsdatei* für jeden zu untersuchenden Arbeitnehmer zu führen, in der u. a. die Ergebnisse der arbeitsmedizinischen Vorsorgeuntersuchungen in Form der ärztlichen Bescheinigung zu dokumentieren sind.
- Der Arbeitgeber veranlaßt die arbeitsmedizinischen Vorsorgeuntersuchungen und trägt dafür die Aufwendungen.
- Aufgrund der Beschäftigungsvoraussetzungen im Pflegedienst sind die Arbeitnehmer gehalten, sich den vom Arbeitgeber veranlaßten arbeitsmedizinischen Vorsorgeuntersuchungen zu unterziehen.

### 12.6.3 Immunisierung

Bei Infektionsgefährdung ist die Immunisierung (Schutzimpfung) eine geeignete Maßnahme des Gesundheitsschutzes. Bei Tätigkeiten im Pflegedienst ist eine Infektionsgefährdung immer anzunehmen.

- bei Kontakt mit Blut, z. B. beim Setzen von Spritzen, bei der Kanülenentsorgung oder der Wundversorgung,
- beim Kontakt mit Körperausscheidungen und -flüssigkeiten, z. B. Stuhl oder Speichel.

Aus diesem Grund hat der Arbeitgeber die Arbeitnehmer über die für sie in Frage kommenden Maßnahmen zur Immunisierung, z. B. Hepatitis B und Röteln, bei Aufnahme der Tätigkeit und bei gegebener Veranlassung zu unterrichten. Im Rahmen der arbeitsmedizinischen Vorsorgeuntersuchungen hat der Arzt Maßnahmen zur Immunisierung im Einzelfall zu prüfen und durchzuführen.
Immunisierungsmaßnahmen sind – soweit geboten – vom Unternehmer kostenlos zu ermöglichen.
Ein Zwang zur Immunisierung besteht für den Arbeitnehmer nicht. Der Versicherungsschutz bleibt davon unberührt.

### 12.6.4 Arbeitskleidung und Schutzkleidung

Arbeitnehmer dürfen bei der Arbeit nur Kleidung tragen, durch die ein Arbeitsunfall nicht verursacht werden kann. Die *Arbeitskleidung* muß demnach für den jeweiligen Einsatz geeignet sein.
Aufgrund der erheblichen Rutsch- und Sturzgefährdung im Pflegebereich ist neben vielen Einflüssen das *Schuhwerk* von besonderer Bedeutung. *Geeignetes Schuhwerk* muß folgenden Anforderungen genügen:

- Die Schuhe müssen die Füße fest umschließen. Bei hinten offenem Schuhwerk ist ein besonderer Fersenhalt (Fersenriemen) notwendig. Ausgenommen ist spezielles Schuhwerk für den Operationsbereich. Für diesen Zweck gibt es Schuhe, die dem Fuß den nötigen Halt bieten, gleichzeitig aber auch den hygienischen Anforderungen genügen. Diese Schuhe dürfen hinten offen und ohne Fersenriemen und antistatisch sein.
- Die Schuhe sollten vorn geschlossen sein, um vor herabfallenden Gegenständen oder festen Kanten zu schützen.
- Die Besohlung der Schuhe muß rutschhemmende Eigenschaften haben. Diese Forderung erfüllen in der Regel Gummi- und Kunststoffsohlen mit Profil. Auch die Absatzhöhe ist entscheidend. Sie sollte nicht zu hoch sein, da sonst die Stabilität beim Gehen eingeschränkt wird.
- Das Fußbett soll orthopädisch ausgebildet sein. Die in Pflegeberufen häufig getragenen Holz-Clogs sind nicht geeignet. Sie verhindern das natürliche Abrollen des Fußes durch ihr starres Fußbett.

Im Bereich des Gesundheitsdienstes ist der Schutz der Arbeitnehmer gegen die Verschmutzung mit Krankheitskeimen mehr oder weniger ausschließlich nur durch *Schutzkleidung* bzw. durch die *persönliche Schutzausrüstung* in Form von Kitteln, Schürzen, Handschuhen, Mund- und Augenschutz zu erreichen. Die persönlichen Schutzausrüstungen sollen vor belastenden oder gesundheitsschädlichen Einflüssen bewahren. Andererseits kann Schutzkleidung auch die Umgebung bzw. Dritte (Patienten) vor den Einflüssen schützen, die vom Träger der Schutzkleidung ausgehen können.
Es muß zwischen Dienst-, Arbeits- und Schutzkleidung unterschieden werden.
*Schutzkleidung* muß für den jeweiligen Einsatzzweck geeignet und so beschaffen sein, daß das jeweilige Schutzziel auch erreicht wird. Geeignete Schutzkleidung für den Pflegedienst sollte folgenden Anforderungen genügen:

- *Kittel und Schürzen* sollen mindestens die Vorderseite des Rumpfes bedecken.

- *Textile Gewebe* sollen wasch- und desinfizierbar sein, sofern nicht Einwegkleidung verwendet wird.
- *Kurzärmeligen Kitteln* ist der Vorzug zu geben, um die Hände- und Unterarmdesinfektion zu erleichtern.
- Für Arbeiten in *nassen Bereichen* müssen wasserundurchlässige *Schürzen* und *Schuhe* zur Verfügung stehen.
- *Einweghandschuhe* in verschiedenen Größen sind bereitzuhalten für Blutentnahmen und für die Versorgung von Patienten nach der Defäkation oder bei anderen pflegerischen Maßnahmen wie beim Verbandwechsel, wo eine Berührung mit Krankheitserregern nicht ausgeschlossen werden kann.
- Für Arbeiten mit *zytotoxischen Substanzen* müssen *Mundschützer* und *Schutzbrillen* bereitgehalten werden.
- Bei Arbeiten mit *Laserstrahlung* sind besondere *Schutzbrillen* erforderlich.

Die persönlichen Schutzausrüstungen hat der Arbeitgeber in ausreichender Anzahl *zur Verfügung zu stellen.* Er hat außerdem für die *Reinigung* und *Desinfektion* sowie die *Instandhaltung* zu sorgen.
Die Arbeitnehmer sind verpflichtet, die ihnen zur Verfügung gestellte Schutzkleidung zu benutzen. Vorn verschließbare Schutzkleidung ist auch wirklich geschlossen zu tragen.
Schutzkleidung, die beim Untersuchen, Behandeln und Pflegen benutzt wurde, ist beim Verlassen der Arbeitsbereiche sowie beim Betreten von Aufenthaltsräumen und Gemeinschaftseinrichtungen (Cafeteria) abzulegen.
Getragene Schutzkleidung muß von anderer Kleidung getrennt aufbewahrt werden.

### 12.6.5 Hygieneplan und Entsorgung

Die Durchführung von Hygienemaßnahmen bei der Pflege ist sowohl zum Schutz der Arbeitnehmer als auch für die Patienten von Bedeutung.
In zunehmendem Maße treten Schäden beim Umgang mit Reinigungs- und Desinfektionsmitteln auf (Hauterkrankungen und Allergien).
Die steigende Zahl von Meldungen berufsbedingter Schädigungen beim Pflege- und Reinigungspersonal hat die Unfallversicherungsträger veranlaßt, Maßnahmen organisatorischer und technischer Art zu fordern.
Ein schriftlicher Hygieneplan ist notwendig, damit sich die Beschäftigten im Zweifelsfall informieren können. Er ist auch von Bedeutung für die Überprüfung und Wirksamkeit der festgelegten Maßnahmen. Aus diesen Gründen muß der Hygieneplan Angaben enthalten über Maßnahmen zur Reinigung, desinfizierenden Reinigung, Desinfektion und Sterilisation sowie zur Verwendung persönlicher Schutzausrüstungen. Darüber hinaus muß der Ablauf der Ver- und Entsorgung festgelegt, die mit der Durchführung und Überwachung in den einzelnen Arbeitsbereichen beauftragten Personen müssen benannt werden.
Um einen sicheren Desinfektionserfolg zu erzielen, sind diejenigen Desinfektionsmittel und -verfahren zu verwenden, die

- in der Liste nach § 10 c Bundes-Seuchengesetz oder
- in der Liste der Deutschen Gesellschaft für Hygiene und Mikrobiologie (DGHM) aufgeführt sind.

Beim Umgang mit Desinfektionsmitteln sind Gebrauchsanweisungen und Warnhinweise des Herstellers strikt einzuhalten. Dazu gehört auch, daß die notwendige Konzentration nur mit geeigneten Dosierhilfen zubereitet wird. Die „Schußdosierung" ist nicht mehr zeitgemäß und unzulässig.
Im Hygieneplan muß festgelegt werden, wie benutzte Pflegeartikel, Wäsche und medizinische Gegenstände aus den Arbeitsbereichen entsorgt werden, damit von ihnen keine Gefahr ausgeht.
Grundsätzlich gelten für Abfälle, die den Betrieb verlassen, die Abfallbeseitigungsbestimmungen.
Zum Schutz der Beschäftigten sind bei der Entsorgung zusätzliche Maßnahmen nötig, damit spitze, scharfe und zerbrechliche Gegenstände sicher umschlossen in den Abfall gelangen. Die Behältnisse müssen vor dem Transport fest verschlossen werden. Die Wände der Behältnisse dürfen von Spritzen nicht durchstochen werden. Gebrauchte Spritzen sind ohne jede Manipulation, z. B. Aufstecken von Schutzkappen, direkt in einen sicheren Behälter zu entsorgen. Anderer Abfall, z. B. gebrauchte Pflegeartikel, ist in ausreichend widerstandsfähigen, dichten Einwegbehältern zu sammeln. Dies kann auch ein Müllsack mit mind. 0,08 mm Wandstärke sein.
Wäsche, die beim Pflegen und Versorgen anfällt, ist für die Waschverfahren unmittelbar zu sortieren und in geeigneten Behältnissen zu sammeln. Vor dem Waschen darf die Wäsche nicht mehr sortiert werden.
Der Abfall und die Wäsche sind so zu transportieren, daß die Behältnisse nicht beschädigt werden bzw. aufgehen.
Abwurfschächte dürfen nur benutzt werden, wenn sie spezielle Bestimmungen des Arbeitsschutzes, der Hygiene und des vorbeugenden Brandschutzes erfüllen.

### 12.6.6 Händedesinfektion und Hautschutz

Große Bedeutung für die Gesunderhaltung haben die zweckmäßige Hautpflege und der Schutz der Hände. Voraussetzung dafür sind Handwaschplätze, die

- leicht erreichbar sind,
- mit kaltem und warmem Wasser ausgestattet sind,
- mit Direktspendern für hautschonende Waschmittel, Händedesinfektionsmittel und Hautpflegemittel ausgestattet sind,
- mit Handtüchern zum einmaligen Gebrauch ausgerüstet sind.

Basis für gesunde Hände und gesunde Haut sind:

- Hautschutz in Form von Schutzhandschuhen oder Pflegemitteln mit Schutzfunktion, die vor den Arbeiten aufgetragen werden.
- Richtige Hautdesinfektion und -reinigung,
- Hautpflege.

Die Auswahl geeigneter Hautschutzmittel, der Reinigungs- und Desinfektionsmittel sowie der Hautpflegepräparate ist gemeinsam mit dem Arzt, der die arbeitsmedizinischen Vorsorgeuntersuchungen durchführt, oder mit einem Hautfacharzt zu treffen.
Da sich unter Ringen, Uhren und Armbändern Infektionserreger oder Reinigungs- und Desinfektionsmittelreste in

hautschädigender Konzentration anreichern können, ist das Tragen von Schmuck an Händen und Unterarmen im Pflegedienst generell unzulässig.

### 12.6.7 Heben und Tragen

Mehr als die übrige Bevölkerung klagen Beschäftigte in Pflegeberufen über Schmerzen im Wirbelsäulenbereich. Ursache hierfür sind oft arbeitsbedingte Belastungen durch Heben und Tragen.
Besonders beim Heben mit gebeugtem Rücken wird die Bandscheibe so überlastet, daß Schäden auftreten können. Die gefährdende Beugehaltung wird verstärkt durch eine nicht an die Pflegetätigkeit angepaßte Gestaltung der Arbeitsumgebung, z. B. von Betten und Badewannen. So hat auch die Höhe der Liegefläche eines Bettes einen wesentlichen Einfluß auf die Belastung der Wirbelsäule. In der Pflege sollte der Abstand Fußboden-Matratzenrahmen durch höhenverstellbare Betten zur Anpassung an die Körpermaße veränderbar sein.
Gefahr für die Wirbelsäule besteht auch durch Heben und Tragen von besonders schweren oder unbeweglichen Personen sowie bei ruckartigem Nachfassen, um Personen vor dem Stürzen zu bewahren. Ungünstig beeinflußt wird der Arbeitsablauf beim Heben und Tragen durch organisatorische Mängel, z. B. Zeit- oder Personalmangel, sowie durch bauliche Mängel, welche die Benutzung von Hebehilfen erschweren, z. B. fehlende Abstellmöglichkeiten für Hebehilfen in der Nähe des Einsatzortes oder Platzmangel in den Räumen.
Da rückenbelastende Tätigkeiten in der Pflege generell nicht zu vermeiden sind, kann die Gefahr für die Wirbelsäule durch folgende Maßnahmen vermindert werden:

- Praxisgerechte Hebehilfen aussuchen, zur Verfügung stellen und benutzen.
- Ständige Unterweisung und Training in rückenschonenden Hebe- und Tragetechniken.
- Die Arbeit so organisieren, daß bei notwendigem Heben und Tragen ohne Hebehilfen mehrere Beschäftigte tätig werden.
- Bei der Planung neuer Einrichtungen oder von Umbaumaßnahmen den Einsatz von Hebehilfen berücksichtigen.
- Maßnahmen zur Regeneration anbieten und durchführen, z. B. Rückenschule.

### 12.6.8 Erste Hilfe

In jedem Betrieb ist dafür zu sorgen, daß eine wirksame Erste Hilfe geleistet werden kann. Hierzu sind vom Unternehmer folgende sächlichen und organisatorischen Voraussetzungen zu schaffen:

- Ersthelfer benennen und z. B. bei den Erste-Hilfe-Organisationen ausbilden lassen.
- Ersthelfer im Betrieb einsetzen und bekanntmachen.
- Erste-Hilfe-Material und Rettungsgerät zur Verfügung stellen.
- Meldeeinrichtungen installieren.
- Meldeverfahren festlegen und bekanntmachen.

Bei Beschäftigten mit einer Ausbildung in einem Beruf des Gesundheitsdienstes ist im Einzelfall zu prüfen, ob Kenntnisse für eine wirksame Erste Hilfe noch vorhanden sind.
Die Beschäftigten haben sich als Ersthelfer zur Verfügung zu stellen und auch wiederholt ausbilden zu lassen.
Erste-Hilfe-Leistungen sind z. B. im Verbandbuch zu dokumentieren. Jede Verletzung und jeder Gesundheitsschaden aus Anlaß eines Arbeitsunfalles ist der vom Unternehmer benannten Stelle im Betrieb unverzüglich zu melden und sollte ebenfalls dokumentiert werden.

#### Abkürzungen

| | | |
|---|---|---|
| RVO | = | Reichsversicherungsordnung |
| GSG | = | Gerätesicherheitsgesetz |
| MPG | = | Medizinproduktegesetz |
| BKVO | = | Berufskrankheitenverordnung |
| SGB | = | Sozialgesetzbuch |

#### Weiterführende Literatur

Umfangreiches Schrifttum der Träger der gesetzlichen Berufsgenossenschaften, herausgegeben von:

- Berufsgenossenschaft für Gesundheitsdienst und Wohlfahrtspflege – BGW – Pappelallee 35–37, 22089 Hamburg
- Bundesverband der Unfallversicherungsträger der öffentlichen Hand e. V. – BAGUV – Fochensteinstr. 1, 81539 München
- Bekanntmachung des Bundesministers für Forschung und Technologie vom April 1991 über die Förderung von Forschung und Entwicklung zur Verbesserung der Arbeitsbedingungen bei der Pflege und Betreuung von Alten, Kranken und Behinderten im Rahmen des Forschungsprogramms „Arbeit und Technik" Bundesanzeiger, Jahrgang 43, Nr. 76 vom 23. April 1991, Seite 2773–2774

# 13 Rettungswesen und Katastrophenschutz

A. Windorfer

**Lernziel** Der Leser lernt, daß sich wesentliche Bereiche der Notfallrettung in die vorstationäre Versorgung verlegt haben, und er erkennt die große Bedeutung dieser vorstationären Maßnahmen. Er wird vertraut gemacht mit den wesentlichen gesetzlichen Grundlagen sowie den einzelnen Teilen der Rettungskette. Er begreift die Wichtigkeit des Ineinandergreifens dieser Rettungskette und ist in der Lage, dies im Detail und im Zusammenwirken wiederzugeben.
Ferner lernt der Leser die wichtigsten organisatorischen Grundlagen des Katastrophenschutzes und die Bedeutung der Träger kennen und zu begreifen.

## 13.1 Rettungswesen

### 13.1.1 Entwicklung des Rettungsdienstes

Noch vor wenigen Jahrzehnten war die Hauptaufgabe des Rettungsdienstes der Krankentransport. Die medizinische Erstversorgung fand dann im Krankenhaus statt. Die fast revolutionäre Entwicklung der Intensivmedizin und die Möglichkeit, Patienten auch aus verzweifelt erscheinenden Notfallsituationen noch retten zu können, ließ die Erkenntnis wachsen, daß die Möglichkeiten für den Patienten erheblich verbessert werden müßten und auch könnten, wenn die erste medizinische Hilfe bereits so kurz wie möglich nach dem Schadensereignis oder nach dem Krankheitsbeginn, d. h. noch am Schadensort sowie auch während des Krankentransportes erfolgen würde. Aus dem Krankenträger z. B. des Deutschen Roten Kreuzes (DRK) war damit der Rettungssanitäter und aus dem Anästhesisten und Intensivmediziner war der Notarzt geworden.
Im Zuge dieser Entwicklung konnte eindeutig gezeigt werden, daß durch schnelle und sachgerechte Hilfe noch am Ort des Schadensereignisses erheblich mehr Leben gerettet, Heilungsverläufe verkürzt und vor allem Folgeschäden vermindert oder sogar vermieden werden können.

### 13.1.2 Notfallpatient

Früher verwendete man im Rettungsdienst je nach dem Schadensereignis unterschiedliche Definitionen für den jeweiligen Patienten: Unfallverletzter, Kranker, Verwundeter. Heute sieht man dies anders. Patienten, bei denen eine lebensbedrohliche Störung der Vitalfunktionen (Atmung und Kreislauf) vorliegt oder droht oder bei denen schwere Störungen weiterer wichtiger Funktionsmechanismen (z. B. Bewußtsein, Elektrolythaushalt, Säure-Basen-Haushalt) vorliegen oder drohen, sind einheitlich *Notfallpatienten.* Dabei spielt die Art des auslösenden Notfalls keine Rolle.

### 13.1.3 Gesetzliche Grundlagen des Rettungsdienstes

Entscheidend für das Funktionieren des Rettungsdienstes ist die sog. Rettungskette. Auf der Basis eines von einem Bund-/Länderausschuß „Rettungswesen" erarbeiteten Mustergesetzes wurde in den Ländern der Bundesrepublik Deutschland der Rettungsdienst Mitte der 70er Jahre gesetzlich geregelt und zu einer öffentlichen Aufgabe erklärt. Als Träger des Rettungsdienstes wurden in der Regel von den Länderbehörden die Kommunen, d. h. die kreisfreien Städte und Landkreise, bestimmt.
In den jeweiligen Versorgungsgebieten wurden zentrale *Leitstellen* errichtet bzw. entsprechend den Länder-Rettungsdienstgesetzen ausgebaut. Diesen Leitstellen unterstehen sämtliche Rettungswachen im Versorgungsgebiet. Die Leitstellen müssen rund um die Uhr besetzt und erreichbar sein. Notrufe werden an die Leitstelle vermittelt. Die Leitstelle lenkt und leitet dann die einzelnen Einsätze. Die Leitstellen führen einen zentralen Krankenbettennachweis, der eine Übersicht über die Behandlungsmöglichkeiten in den Krankenhäusern sowie über die Zahl und Zweckbestimmung der freien Betten gewährleistet. Sie haben damit eine zentrale Steuerungsfunktion in der Rettungskette. Eine gut funktionierende Rettungskette ist Voraussetzung für die Chancen von Notfallpatienten.

### 13.1.4 Rettungskette

#### 13.1.4.1 Laienhilfe

**Sofortmaßnahmen** am Notfallort (z. B. bei Herzinfarkt) sollte jeder Augenzeuge anwenden können, um bereits kurze Zeit nach Schädigungsereignis eine Verschlechterung des Zustandes zu vermeiden. Jeder Bürger, um so mehr jeder Angehörige eines Gesundheitsberufes, sollte daher die elementaren Verfahren wie

- schnelle Rettung aus Gefahrenbereichen durch die Anwendung von Rettungsgriffen,
- Seitenlagerung Bewußtloser,
- Überstreckung des Kopfes bei Verdacht auf Atemwegsverlegung,
- Anlegen von Notverbänden,
- Atemspende,

beherrschen und anwenden können (Erste Hilfe).
Nach § 330c des Strafgesetzbuches ist die allgemeine Hilfspflicht für jedermann festgelegt und lautet: „Wer bei Unglücksfällen oder gemeiner Gefahr oder Not nicht Hilfe leistet, obwohl dies erforderlich und ihm auch den Umständen nach zuzumuten ist, insbesondere ohne erhebliche eigene Gefahr und ohne Verletzung anderer wichtiger Pflichten möglich ist, wird mit Freiheitsstrafe bis zu einem Jahr oder mit Geldstrafe bestraft" (Unterlassene Hilfeleistung).

**Melde- und Alarmsystem.** Die Meldung erfolgt an die nächste Rettungsleitstelle über ein Melde-, Alarm- und Koordinationssystem. Notrufe gehen über private Telefonanschlüsse, aber auch gebührenfrei über öffentliche Münzfernsprecher mit der einheitlichen Notrufnummer 110 bei einer Notrufzentrale ein, in der Regel der Polizei, und werden dann an die Leitstellen des Rettungsdienstes weitergegeben.

Die Güte der Meldung ist von entscheidender Bedeutung für die folgenden Hilfsmaßnahmen.

### 13.1.4.2 Professionelle Hilfe

**Rettungsdienst.** Aufgabe des Rettungsdienstes ist es, an jedem Ort und zu jeder Zeit unterschiedslos jedem Menschen

- dringende lebensrettende Sofortmaßnahmen,
- medizinische Maßnahmen zur Herstellung der Transportfähigkeit und zur Vermeidung weiterer Schäden sowie
- geeignete Transportmöglichkeiten

zur Verfügung zu stellen. Hierunter sind auch Maßnahmen, welche die durch Schmerzen und Angst verursachte menschliche Not lindern, zu verstehen.
Die Kommunen als Träger des Rettungsdienstes führen diese Aufgabe entweder selbst durch, z. B. in größeren Städten mit der Berufsfeuerwehr, oder delegieren die Aufgabe an Hilfsorganisationen wie das Deutsche Rote Kreuz (DRK), den Johanniter-Unfalldienst (JU), den Malteser-Hilfs-Dienst (MHD) oder an private Unternehmer.
Die den Rettungsdienst durchführenden Organisationen unterhalten *Rettungswachen*. In diesen befindet sich der Fahrzeugpark, bestehend aus den Krankenkraftwagen. Hierzu zählen Notarztwagen (NAW), Rettungswagen (RTW) und Krankentransportwagen (KTW). NAW und RTW kommen für die Versorgung und den Transport von Notfallpatienten, KTW für die Beförderung von Nichtnotfallpatienten zum Einsatz. Außerdem ist in den Rettungswachen das erforderliche qualifizierte Personal einsatzbereit. Die Rettungswachen sind damit das ausführende Organ des Rettungsdienstes.

Aufgrund der in den letzten Jahren in allen Ländern der Bundesrepublik Deutschland erlassenen Rettungsdienstgesetze ist sichergestellt, daß jeder Notfallpatient medizinische Hilfe innerhalb von bis zu acht Minuten erhält. In dünner besiedelten Gebieten reichen die Toleranzzeiten allerdings bis zu 15 Minuten.

**Personal.** Das Personal wird durch Rettungssanitäter und Rettungsassistenten gestellt. Die Leistungsfähigkeit des Rettungsdienstes wird zwar auch von der Güte der technischen Ausrüstung, mehr aber noch von der Qualifikation des Personals bestimmt.
In den 80er Jahren war eine zunehmende Diskrepanz zwischen guter Ausstattung, ja sogar einer überhöhten Technisierung und einer zu langsamen Zunahme der personellen Qualifikation festzustellen gewesen. Seit 1977 war für viele Jahre die höchste Qualifikation die Ausbildung zum Rettungssanitäter. Der Rettungssanitäter war allerdings kein staatlich anerkanntes Berufsbild, und die für ihn am Notfallort durchzuführenden Maßnahmen bei einem Notfallpatienten waren in ihrem Ausmaß erheblich umstritten. Die Ausbildung zum Rettungssanitäter beinhaltete 520 Stunden theoretischer und praktischer Unterweisung.
Das seit dem 1. 9. 1989 in Kraft getretene *Rettungsassistentengesetz* regelt erstmals in Form eines Berufsbezeichnungsschutzgesetzes das Berufsbild des im Rettungsdienst tätigen Personals. Es schreibt einen längeren Ausbildungsgang vor. Neben dem Rettungsassistenten wird allerdings auch in Zukunft noch der Rettungssanitäter seine Bedeutung behalten. Die Aufgaben des Personals werden in den Rettungsdienstgesetzen festgehalten. Prinzipiell ist seine Aufgabe, bei Notfallpatienten lebensrettende Maßnahmen durchzuführen und die Transportfähigkeit der Patienten zu gewährleisten. Wenn ein Notarzt eingesetzt ist, wird der Rettungsassistent ihm helfen. Falls der Rettungsassistent allein am Notfallort eintrifft, muß er die lebensrettenden Maßnahmen allein durchführen. Neben diesen selbständigen und assistierenden Tätigkeiten kommen noch Aufgaben der technischen Rettung sowie der Einsatz in der Leitstelle. Zusätzlich befördern Rettungsassistenten und Rettungssanitäter Kranke, Verletzte und sonstige hilfsbedürftige Personen, auch wenn sie nicht Notfallpatienten sind, unter sachgerechter Betreuung.
Noch immer ist nicht in allen Ländern der Bundesrepublik den Trägern des Rettungsdienstes verbindlich vorgeschrieben, welche Qualifikation der am Rettungsdienst teilnehmende *Arzt* haben muß. Wenn auch häufig in der Intensivmedizin und im Rettungsdienst erfahrene Ärzte den Notarztdienst versehen, werden nicht selten auch in diesem Problembereich unerfahrene Ärzte zu Notfallpatienten geschickt. Der Bundesangestelltentarifvertrag erhebt die Notarzttätigkeit im Krankenhaus zur Dienstaufgabe. Es ist auch festgehalten, daß „ein Arzt, der nach der Approbation noch nicht mindestens 1 Jahr klinisch tätig war, nicht zum Einsatz im Rettungsdienst herangezogen werden darf". In den neuen Weiterbildungsrichtlinien ist eine Zusatzbezeichnung „Rettungsmedizin" enthalten. Dies ist in den Ländern allerdings noch umzusetzen. Es muß daher unabhängig von der Fachrichtung jeder Arzt erweiterte ärztliche Sofortmaßnahmen durchführen können. Dazu gehören u. a. die Beat-

mung mit Beatmungsgeräten, die Schockbehandlung und die medikamentöse Therapie akuter Notfallsituationen.

**Stationäre Behandlung.** In dem der Rettungskette zugehörigen Krankenhaus ist eine zentrale Notaufnahme unerläßlich, um hier alle Funktionen zusammenzufassen, die für die Erstversorgung eines Notfallpatienten notwendig sind, gleichgültig, ob es sich um eine Verletzung oder um eine akute Erkrankung handelt. Hierfür müssen auf dem Funk- oder Telefonweg möglichst eingehende Vorinformationen durch den Rettungsassistenten/-sanitäter gegeben werden, um die benötigten Vorbereitungen treffen zu können. Die Informationen müssen von der Rettungsleitstelle an das Krankenhaus fließen.

### 13.1.5 Rettungshubschrauber

Neben dem bodengebundenen Rettungsdienst, der durch KTW, RTW und NAW geleistet wird, gibt es den „luftgebundenen Rettungsdienst". Dieser besteht aus Rettungshubschraubern, die an besonders leistungsfähigen Krankenhäusern stationiert sind. Die vorrangige Aufgabe der Rettungshubschrauber liegt in der schnellen Heranführung von Ärzten und Rettungsassistenten/-sanitätern an den Notfallort sowie den schnellen Transport des Notfallpatienten an ein Krankenhaus. Weiterhin ist es ihre Aufgabe, medizinisch erstversorgte Patienten aus einem Krankenhaus in ein für die Weiterbehandlung geeignetes Krankenhaus zu befördern (Sekundärtransport). Sie können aber auch zur Befreiung von Menschen aus Lebensgefahr oder in dringenden Fällen zu Sachtransporten eingesetzt werden, z. B. Organtransplantate oder Transport von Blutkonserven.

### 13.1.6 Rettung auf See

Die Deutsche Gesellschaft zur Rettung Schiffbrüchiger (DGzRS) betreibt an der deutschen Nord- und Ostseeküste 36 SAR-Einheiten (search and rescue). Dies sind Seenotkreuzer, deren Einsatz durch die Seenotleitung Bremen, vergleichbar einer Rettungsleitstelle an Land, koordiniert wird. Die Notfallmedizin muß sich hierbei den maritimen Belangen unterwerfen. Dies zeigt sich neben der Ausstattung auch bei dem Personal, das in erster Linie hohes seemännisches Können aufweisen muß. Im Unterschied zum bodengebundenen Rettungsdienst ist man auf See besonders auf Unterkühlung vorbereitet.
Neben der Deutschen Gesellschaft zur Rettung Schiffbrüchiger führt die Bundesmarine an den deutschen Küstengebieten den SAR-Dienst aus. Hierfür werden ausschließlich Hubschrauber eingesetzt.

### 13.1.7 Rettung auf Binnengewässern

Die Sicherstellung der Hilfeleistung auf zum Baden zugelassenen künstlichen oder natürlichen Gewässern (Badeanstalten, Badeseen) obliegt der jeweiligen Kommune oder dem privaten Besitzer. In vielen Fällen wird diese Aufgabe an die Deutsche Lebens-Rettungs-Gesellschaft (DLRG) übertragen, die mit meist ehrenamtlichen Helfern diesen Dienst versieht.

### 13.1.8 Rettung im Gebirge

Die Rettung im Gebirge wird durch hauptamtliche Mitarbeiter der Deutschen Bergwacht/Skiwacht wahrgenommen, die durch eine große Zahl von ehrenamtlichen Helfern unterstützt werden. Der medizinische Level der Bergwachtmitarbeiter entspricht dem einer Sanitätsausbildung, wobei vor allem Wert auf die Behandlung von Frakturen sowie bei Hypothermie gelegt wird. Wenn ein Arzt erforderlich ist, wird dieser durch einen Hubschrauber innerhalb von 30–40 Minuten eingeflogen. Diese Hubschrauber kommen entweder von zivilen Hubschrauberstationen, oder bei notwendigem Einsatz einer Winde wird ein SAR-Hubschrauber der Bundeswehr angefordert.

## 13.2 Katastrophenschutz

### 13.2.1 Aufgaben

Eine Katastrophe ist ein Ereignis, das im Gegensatz zu einem „normalen" Notfall das Leben und die Gesundheit zahlreicher Menschen gefährdet und zu dessen Bewältigung außergewöhnliche Maßnahmen erforderlich sind. Große Zerstörungen von Infrastruktur, Sachwerten, Verbindungen und Vorräten sind oft bei Katastrophen zu erwarten und erschweren zusätzlich die Betreuung der betroffenen Bevölkerung.
In der Bundesrepublik Deutschland sind für den Katastrophenschutz die Länder zuständig, die durch Landesgesetze die Katastrophenschutzaufgaben den Landkreisen und kreisfreien Städten übertragen haben. Eine Ausnahme stellt lediglich die größtmögliche nationale Katastrophe, der Verteidigungsfall, dar. Bei diesem ist die Verantwortung des Bundes gegeben.

Aufgabe des Katastrophenschutzes ist es, das Bestmögliche für die größte Zahl der Opfer zur rechten Zeit und am richtigen Ort zu tun, um eine möglichst große Zahl von Opfern retten zu können. Hierfür sind in den verantwortlichen Kommunen *Katastrophenschutzpläne* aufgestellt. Ein kennzeichnendes Charakteristikum für eine Katastrophensituation ist das Mißverhältnis zwischen notwendiger und möglicher Hilfeleistung, wie es sich z. B. bei einer Tankwagenexplosion auf einem Campingplatz in Spanien im Jahre 1978 mit zahlreichen Toten und etwa 200 schwer Brandverletzten oder bei einem Bombenattentat auf dem Münchener Oktoberfest im Jahre 1981 ergab. Bei einer solchen Katastrophe herrscht eine Umkehr der normalen Verhältnisse, d. h., die Situation ist mit den üblichen Mitteln der Organisation und den herkömmlichen Prinzipien der Individualmedizin nicht mehr zu beherrschen. Dies bedeutet auch, daß Katastrophen sich oft nur graduell von großen Unfällen unterscheiden.

### 13.2.2 Organisation

Voraussetzung für ein Funktionieren des Katastrophenschutzes ist eine vorbereitende Organisation. Das Ausmaß des Schadens muß erkundet, Informationen müssen gesammelt werden. Medizinische Einrichtungen, Personal, Material, Fahrzeuge und Medikamente müssen an den Katastrophenort oder in die Nähe gebracht werden. Eine weitere Voraussetzung für die gesundheitliche und medizinische Betreuung der Opfer ist das enge Zusammenwirken des Sanitätsdienstes mit dem Brandschutzdienst, dem Bergungsdienst und den Polizeikräften. Diese erst schaffen die Voraussetzung für den Einsatz des Sanitätsdienstes.
Der Sanitätsdienst wird in der Regel von den Hilfsorganisationen wie DRK, Johanniter-Unfalldienst und MHD gestellt. Es kann aber auch Personal anderer Organisationen zu einem Einsatz verpflichtet werden.
Bei der medizinischen Versorgung von Katastrophenopfern hat die Sichtung (Triage) auf jeder Ebene absoluten Vorrang. Die Sichtung steht unter Zeitmangel und hat das Ziel, möglichst viele Opfer zu retten und vor weiterer Schädigung zu bewahren.
Der Arzt am Katastrophenort hat bei der ersten Triage drei Dringlichkeitsstufen zu beachten:

1. Sofortige Behandlung lebensbedrohlicher Zustände (Atmung, Kreislauf, Blutung, Schock).
2. Frühbehandlung für Transportfähigkeit in einer geeigneten Einrichtung.
3. Verzögerte Behandlung sowohl bei leichteren Verletzungen als auch bei nichttransportfähigen Schwerverletzten.

Die Sichtungsentscheidungen sind keine Dauerentscheidungen und müssen auf jeder Ebene neu vorgenommen werden.

### 13.2.3 Verhalten und psychische Reaktionen

Der akute Fall, das plötzlich hereinbrechende lebensbedrohliche Ereignis, löst bei allen Betroffenen Schreck und Angst aus. Diese ersten Schreck- und Angstreaktionen klingen jedoch bei vielen Beteiligten rasch wieder ab. Es folgt bei vielen Menschen eine 2. Phase des aktiven Handelns. Man kann durchaus auch im Zustand großer Angst einen klaren Kopf bewahren. Auf der anderen Seite kann man davon ausgehen, daß in jedem Katastrophenfall Verhaltensstörungen und abnorme psychische Reaktionen auftreten und hierfür keine fachärztliche Hilfe zur Verfügung steht. Der Betreffende muß daher alle ihm zu Gebote stehende Kraft aufwenden, um inmitten der turbulenten Ereignisse das Gefühl relativer Sicherheit und der Aussicht auf Rettung zu vermitteln. Ziel des Handelns muß zunächst die Verminderung der Angst sein. Dazu gehört auch, daß in ruhigem Ton klare Informationen über die reale allgemeine Gefahr und über die jeweils individuelle Situation gegeben werden. Warnungen vor Gefahren sollen nur mit Bedacht, aber so rechtzeitig wie möglich und möglichst nur dann ausgesprochen werden, wenn die Warnung mit einer Handlungsanweisung verbunden werden kann.
Gut ausgebildetes Personal der Gesundheitsfachberufe muß den Ärzten auf allen Ebenen der medizinischen Katastrophenhilfe zur Verfügung stehen, da davon die Chance der Opfer entscheidend abhängt.

# 14 Psychologie

A. Schirmer und A. Brühl

**Lernziel**

Dieser Abschnitt soll dem Leser

- in einem ersten Überblick den empirischen Charakter von Psychologie als Wissenschaft aufzeigen;
- den erweiterten Verhaltensbegriff als den zentralen Gegenstand der Psychologie verständlich machen;
- Verständnis vermitteln, daß eine wissenschaftliche Disziplin ganz allgemein (hier Psychologie) von mehreren, sich gegenseitig nicht unbedingt ausschließenden Grundpositionen aus betrachtet werden kann.

## 14.1 Gegenstand der Psychologie

### 14.1.1 Definition von Psychologie

Während sich der Begriff Psychologie in früheren Jahrhunderten allgemein auf etwas Geheimnisvolles, Magisches und Unfaßbares bezog, haben heute „Psychologie" und „psychologisch" in unserer Alltagssprache einen beachtenswerten Platz eingenommen, wenngleich eine klare Wortbedeutung und ein einigermaßen einheitliches Verständnis nach wie vor fehlen. Beispielsweise wird man erfolgreichen Verkäufern durchaus gute „psychologische Fähigkeiten" zuschreiben können; bei der Plazierung eines Abfahrtslaufes gibt es psychologisch günstige und weniger günstige Ränge; Argumente haben ihre psychologische Wirkung usw. Daneben werden ganz selbstverständlich Begriffe aus der Psychologie benutzt, die allerdings nicht selten unterschiedlichen Verständniswert haben, da ihnen keine einheitliche Definition zugrunde liegt und da sie vielfach unterschiedlichen Grundpositionen zuzuordnen sind. Man denke beispielsweise an „Frustration", „Test", „Konflikt" oder „Libido". So hat man sich lange Zeit auch mit der Übersetzung von Psychologie als „Lehre von der Seele" oder von den „seelischen Erscheinungen" schwer getan. Als im vergangenen Jahrhundert der Wissenschaftsbegriff half, Unterscheidungsmerkmale zwischen Alltagspsychologie und der beginnenden wissenschaftlichen Disziplin Psychologie aufzuzeigen, wurde es möglich, diesen wissenschaftlichen Gegenstand „Psychologie" etwas genauer zu definieren, wenngleich sich dadurch nicht nur keine Einheitlichkeit in der Beschreibung ergab, sondern vielmehr die unterschiedlichen Zugangswege und -möglichkeiten für die „Wissenschaft von der Seele" erst recht deutlich wurden.
Die Psychologie als Wissenschaft bzw. deren Zielsetzung wird nach wie vor am treffendsten von Thomae u. Feger (1976) beschrieben: „Sie (die Psychologie) möchte menschliches Verhalten und Erleben möglichst angemessen erfassen, d. h. es nach Konstanz und Veränderlichkeit beschreiben und wenn möglich messen, die Bedingungen von Konstanz und Veränderlichkeit festlegen und den künftigen Verlauf, soweit es geht, vorhersagen."

Diese empirische Definition bringt den heutigen Schwerpunkt in der Psychologie durch die Akzentuierung des Begriffs „Verhalten" klar zum Ausdruck (Remschmidt 1988). Wiederum im Gegensatz zum allgemeinen Verständnis wird der Verhaltensbegriff recht weit gefaßt und bezieht sich nicht mehr nur auf äußerlich beobachtbares Verhalten, sondern schließt psychologische, emotional-subjektive, motivational-affektive, kognitive und verbal-kognitive Manifestationen ein. Anders ausgedrückt bezieht sich „Verhalten" auf

- Reaktionsmuster des Organismus auf äußere Reizgegebenheiten,
- eigenständige Reaktionen von Organen und Organsystemen,
- Prozesse des Denkens und Lernens,
- Wahrnehmung und Informationsverarbeitung,
- situatives Erleben und Befindlichkeit (Emotionen),
- interne und externe Rückkoppelungsmechanismen und -prinzipien u. a.

Bei der Erfassung und bei der Messung von Verhalten und von denjenigen Bedingungen, die es in Gang bringen, aufrechterhalten und/oder verändern, sind die *Methoden* angesprochen, mit deren Hilfe man zu Aussagen gelangt, die brauchbar sind.
Hierbei kommt der Anspruch von Psychologie als Wissenschaft zum Tragen, was nichts anderes heißt, als daß von Gesetzmäßigkeiten (etwa im Gegensatz zu Meinungen) erst dann gesprochen wird, wenn die Wissenschaftskriterien erfüllt sind:

- Systematik des Vorgehens bei der Gewinnung von Erkenntnissen (methodische Transparenz);
- eindeutige Formulierung von Aussagen, Leitsätzen usw. (logische Konsistenz);
- Nachvollziehbarkeit von Ergebnissen (zuverlässige Reproduzierbarkeit).

### 14.1.2 Verweis auf Teildisziplinen

Gleichermaßen wie jede Wissenschaft gliedert sich auch die Psychologie in *Einzeldisziplinen* auf, die inhaltlich miteinander zusammenhängen, die aber gleichzeitig – jede für sich – einen sehr komplexen Forschungsgegenstand darstellen. Eine Darstellung der einzelnen Teildisziplinen würde den Rahmen des Kapitels sprengen. Hierzu verweisen wir auf die weiterführende Literatur am Ende des Kapitels. Ein Beispiel soll dennoch die Unterschiedlichkeit der Fragestellungen, der möglichen Forschungsansätze und die Einheitlichkeit des Gegenstandes erhellen.
Sucht man Antwortmöglichkeiten auf die Frage, warum der auf Zimmer XY liegende und wegen der Folgen einer tätlichen Auseinandersetzung zu behandelnde Patient Z sich auf eine tätliche Auseinandersetzung eingelassen hat, so könnte die *Sozialpsychologie* die Rolle der verschiedenen Beteiligten untersuchen; *Lern-* und *Entwicklungspsychologie* würden nach den individuellen Bedingungen der Biographie von Z fragen; und die *Persönlichkeitspsychologie* würde Eigenschaften, grundsätzliche Verhaltensdispositionen von Z zu beschreiben haben. Antworten auf diese Fragen kämen unter Zuhilfenahme der psychologischen *Diagnostik* zustande, deren Aussagefähigkeit wiederum *methodenabhängig* ist. Damit allerdings sind bei weitem nicht alle Möglichkeiten psychologischer Fragestellungen aufgezeigt, die sich an dieses Beispiel anknüpfen lassen.

### 14.1.3 Grundpositionen

Zum Verständnis der „Psychologie" gehört notwendigerweise die Unterscheidung möglicher theoretischer Grundpositionen. Im folgenden seien der Kognitivismus, die Tiefenpsychologie und der Behaviorismus kurz dargestellt:

**Kognitivismus.** Er baut auf der Überzeugung auf, daß menschliches Handeln durch Einsicht geleitet wird und sinnvoll ist. Dieser Einsicht zugänglich ist das *Selbstbild*, d. h. die Art, wie man sich selbst erlebt (anderen gegenüber offen oder verschlossen; ehrgeizig oder gleichgültig; sympathisch oder unsympathisch; aggressiv oder tolerant). Auch das *Fremdbild* oder *Weltbild* ist der Einsicht zugänglich (wie eine Person die anderen sieht; wie sie zu Normen steht; was sie – in unserem vorhergehenden Beispiel – zur tätlichen Auseinandersetzung veranlaßt hat); gleichermaßen wie die *Handlungen*, die vollzogen werden. In der Regel handelt es sich bei alldem um bewußte Erkenntnisse – um *Kognitionen*. Sie ermöglichen die Beurteilung

- von Situationen,
- von eigenen Handlungen unter Einbeziehung der Gefühle und Absichten,
- der Konsequenzen von Handlungsausgängen,

so daß zukünftige Ereignisse durch begründbare Erwartungen vorweggenommen werden können.

**Tiefenpsychologie.** Sie geht davon aus, daß der Mensch in seinem Verhalten Einflüssen unterworfen ist, die seinem bewußten Erleben nicht zugänglich sind. Diese Einflüsse resultieren sowohl aus der Stammesentwicklung als auch aus frühkindlichen Erfahrungen; sie gehen vom Unbewußten aus, welches in der Gesamtpersönlichkeit einen erheblichen Platz einnimmt. Dadurch können menschliche Handlungen oft unvernünftig und unangemessen ausfallen. Die Tiefenpsychologie versucht Inhalte des Unbewußten bewußt zu machen, um so unvernünftige und unangemessene Verhaltensweisen abzubauen.
Durchaus unterschiedlich sind in der Tiefenpsychologie die Lehrmeinungen über die Entstehung und die Inhalte des Unbewußten. Entsprechend unterscheiden sich auch die einzelnen tiefenpsychologischen Schulen im Hinblick auf ihren theoretischen Ansatz und auf ihre therapeutischen Behandlungsmethoden (z. B. *S. Freud;* Psychoanalyse; *C. G. Jung;* analytische Psychologie; *A. Adler,* Individualpsychologie).

**Behaviorismus** (engl.: behaviour = Verhalten). Er lehnt (in seiner ursprünglichen Form) Begriffe wie „seelischer Zustand", „Angst", „Freude" usw. als vorwissenschaftlich ab. Gültigkeit hat nur, was objektiv als Reiz-Reaktions-Einheit meßbar ist. Auch Konsequenzen auf Reaktionen gehören zu diesem Beziehungssystem. So werden z. B. Helligkeitswahrnehmungen als „Reaktion auf Licht" und nicht als „Empfindungen" bezeichnet. Was gemessen und bestimmt wird, ist die Beziehung, die zwischen einem Reiz und einer Reaktion besteht. Auf diese Weise ist Verhalten durch Lernvorgänge beschreibbar: Ein Reiz aus der Umgebung löst eine Reaktion aus, die Reaktion hat eine Konsequenz; sie stellt sich als Rückmeldereiz dar und hat wiederum eine Reaktion zur Folge usw. Das Bemühen um Objektivität bei den Messungen der sehr vielfältigen Reiz-Reaktions-Beziehungen des Verhaltens hat zu einer umfangreichen Entwicklung von Registriertechniken im psychophysiologischen Bereich geführt (z. B. Meßgeräte zur Registrierung der Reaktionszeiten, des Blutdrucks, der Pulsfrequenz, des elektrischen Hautwiderstandes usw.).
Die Teildisziplinen innerhalb der Psychologie betonen unterschiedliche Elemente menschlichen Verhaltens. Die vorgestellten theoretischen Grundpositionen haben auf die Frage, wie es überhaupt zu menschlichem Verhalten kommt, sehr verschiedene Antworten und führen zum Teil zu sehr unterschiedlichen Vorgehensweisen, sowohl in wissenschaftlicher als auch in angewandter Psychologie.

# 14.2 Methoden der Psychologie

**Lernziel** Der Leser soll nach Durchsicht dieses Abschnitts

- verschiedene psychologische Methoden prinzipiell voneinander unterscheiden können;
- angeben können, zu welchem Zweck verschiedene Methoden eingesetzt werden;
- einige psychologische Methoden nennen und beschreiben können;
- einen Überblick besitzen, durch welche Faktoren jede Methode beeinflußt werden kann und wie diese Einflüsse kontrolliert werden können.

Prinzipiell unterscheiden sich die Methoden der Psychologie von denen der Medizin nicht. Sie dienen dazu, unter dem Gesichtspunkt einer bestimmten Fragestellung Informationen zu gewinnen, diese miteinander zu vergleichen und daraus Schlüsse zu ziehen, die der Beantwortung einer gestellten Frage dienlich sind.

Deutliche Unterschiede zwischen Medizin und Psychologie liegen jedoch in den Gegenständen, die bei ein und derselben Fragestellung von Bedeutung sind. Geht man z. B. von einer chirurgisch notwendigen Korrektur eines verletzten Körperteils aus und mögen sich dabei Chirurg und Anästhesist für Blutgerinnungswerte u. v. a. m. interessieren, so sind für Pflegeberufe völlig andere Fragen wichtig, wie etwa die Ausprägung der Angst vor und die individuelle Art der Auseinandersetzung (coping) mit der Operation.

Wie wesentlich eine möglichst angemessene Erfassung des Erlebens von Patienten im Bereich der Chirurgie ist, um bei diesem Beispiel zu bleiben, haben schon in früheren Jahren Janis u. Mitarb. (1969) nachgewiesen. Demnach zeigten Patientengruppen, die vor einer Operation eingehend über deren Verlauf und die postoperativen Folgen informiert wurden, eine wesentlich günstigere postoperative Anpassung gegenüber uninformierten oder nur routinemäßig informierten Patienten. Der günstigere postoperative Verlauf äußerte sich nicht nur in größerem Wohlbefinden und weniger Auseinandersetzung mit Ärzten und Pflegepersonal, sondern er war auch im organischen Bereich durch ein Absinken der verlangten schmerzstillenden Mittel nachweisbar.

Meist sind Fragestellungen im psychologischen Bereich sehr komplex und bedürfen einer aufschlüsselnden Präzisierung. Bevor auf einige psychologische Methoden der Datengewinnung eingegangen wird, sei zum Verständnis erläutert, daß es in der Psychologie wie auch in anderen Wissenschaften *die* Methode nicht gibt, sondern daß eine Vielzahl von unterschiedlichen Methoden je nach Fragestellung und Intention des Fragestellers zur Verfügung steht. Sie alle haben Vor- und Nachteile. Es ist Aufgabe des Fragestellers, unter Berücksichtigung seiner Zielsetzung und Möglichkeiten, abzuwägen, welche Methoden sich für ihn unter gegebenen Bedingungen als zweckmäßig anbieten.

Vorgestellt werden Methoden, die momentan angewandt werden. Auf die Logik ihrer Entwicklung und die Rahmenbedingungen ihres Einsatzes kann nur am Rande eingegangen werden.

### 14.2.1 Anamnese und Exploration

Als Methode bedeutet *Anamnese* im erweiterten Sinn die Ermittlung aller möglichen Informationen über die Lebensvorgeschichte einer Person. Im engeren Sinn bezieht sie sich auf die Gewinnung von wichtigen Daten eines bestimmten Verlaufs der Vorgeschichte eines Menschen, z. B. den der Krankheitsvorgeschichte. Hierbei müssen Einzelheiten aus folgenden Bereichen berücksichtigt werden:

- Biographie,
- Einzelerlebnisse im Zusammenhang individueller Krisen,
- aktuelle Lebensumstände/aktuelle Problembereiche,
- Risiken.

Aus solchen Erkundungen ergeben sich wichtige Hinweise, um die aktuelle Situation eines Kranken von seinem bisherigen Werdegang her zu verstehen. Daneben bieten die gesammelten Informationen aus der Anamneseerhebung entscheidende Hinweise für eine sich anschließende *Exploration.*

Vielfach wurde und wird die Exploration als Kernstück der Informationsgewinnung über einen Patienten bezeichnet. Formal stellt sie eine im Rahmen eines persönlichen Gesprächs stattfindende Befragung eines Patienten über alle wichtigen Gesichtspunkte dar. Wenngleich diese Form wegen ihrer hohen Subjektivität häufig in Frage gestellt und ihr tatsächlicher Wert im Hinblick auf die Phase der Informationsgewinnung oft bezweifelt wurde, wird man im klinischen Bereich wohl kaum darauf verzichten können.

Viele Kritiker sind der Ansicht, ein Befrager (Explorator) sei bei der Fülle von Details überfordert, diese entsprechend ihrer tatsächlichen Bedeutung für den Patienten systematisch gewichten zu können. Andere beziehen ihre Skepsis auf das nicht zu leugnende Problem von ungerechtfertigten Vor- und Eindrucksurteilen oder auf das der Tagesverfassung der Gesprächspartner. Demgegenüber mag ein in Explorations- und Gesprächstechniken geschulter Befrager durchaus in der Lage sein, ansonsten nicht zu ermittelnde persönliche Stellungnahmen, Einstellungen oder subjektive Beurteilungen zu erhalten.

Grundsätzlich kann zunächst durch positive Wertschätzung des Befragten eine Atmosphäre der Gelöstheit und des Vertrauens, aber auch der Sachlichkeit geschaffen werden. Auf diese Weise lassen sich, was nicht selten der Fall ist, Widersprüchlichkeiten in der Anamnese diskutieren, wichtige Zusatzinformationen für den Krankheitsverlauf gewinnen, Uneindeutigkeiten klären oder Standardangaben präzisieren usw.

Jede ernsthaft durchzuführende Exploration erfordert allerdings eine wichtige Voraussetzung; derjenige, der sie durchführt, muß vorbereitet sein. Folgende Themen sollten in einer Exploration angesprochen werden:

- Darstellung des Problems oder der Beschwerden durch den Patienten,
- bisherige Erkrankungen oder Auffälligkeiten und durchgeführte therapeutische Maßnahmen,
- lebensgeschichtlicher Hintergrund,
- berufliche und familiäre Situation,
- Lebensgewohnheiten,
- Sozialbeziehungen,
- aktuelles Befinden.

In jedem Fall sind für den Entwurf eines „Explorationsleitfadens“ die vorhandenen Vorinformationen über einen Patienten maßgeblich. Ein solcher Leitfaden stellt einen genauen Wegweiser dar, bei einer Frage- oder Problemstellung das Ziel einer Befragung nicht aus dem Auge zu verlieren. Er erhöht die Ökonomie einer Exploration und hilft, ein Abgleiten in unerhebliche Nebensächlichkeiten zu verhindern. Ob ein solcher Leitfaden Punkt für Punkt hintereinander oder dem Gesprächsverlauf entsprechend flexibel durchgegangen werden soll, muß von Fall zu Fall entschieden werden. Ebenfalls einer Fallentscheidung muß die Festsetzung des Zeitpunkts für eine Exploration überlassen werden. Erleichtert ein exploratives Eingangsgespräch bei Kennenlernen des Patienten den persönlichen Zugang, so kann eine umfangreiche Exploration nach Datensammlung das vorliegende Informationsspektrum ergänzen oder manchen Laborwert erklären (Abb. 14.**1**).

Die bereits erwähnte Skepsis im Hinblick auf die Brauchbarkeit der Ergebnisse einer Exploration bezieht sich neben fundierten Bedenken an erster Stelle auf die nachfolgend genannten *Standardfehler*, deren Nichtbeachtung verzerrte oder verfälschte Informationen liefert.

**Vorbereitung.** Mangelnde Vorbereitung kann dazu führen, daß wesentliche Teilprobleme einer Fragestellung übersehen und nicht angesprochen werden.

Berichte zur Vorgeschichte eines Patienten können *Antworttendenzen* enthalten. Beispielsweise ist dies dann der Fall, wenn Angaben zu bestimmten Problembereichen nach dem Gesichtspunkt der *„sozialen Erwünschtheit“* gemacht wurden. (Wenn etwa die Frage nach dem Alkoholkonsum von wesentlicher Bedeutung für die Beurteilung einer Erkrankung ist und aus der Vorgeschichte überwiegend falsche Angaben hervorgehen). Wenn bereits *interpretierte Berichte* vorliegen, sollte überprüft werden, welche reinen Informationen hierin enthalten sind. Dasselbe gilt für *Bewertungen* oder gefühlsbetonte *Beurteilungen* über einen Patienten.

Angaben über *Ereignisse*, die bereits *längere Zeit zurückliegen*, beziehen sich in den meisten Fällen auf das, was das Gedächtnis nicht „ausgefiltert“ hat.

**Durchführung.** Eine explorative Befragung ist ein Gespräch, *kein Verhör*. Sollte der Patient den Eindruck bekommen, ausgehorcht zu werden, wird er sich wahrscheinlich rasch in sich zurückziehen und seine Angaben filtern (soziale Erwünschtheit).

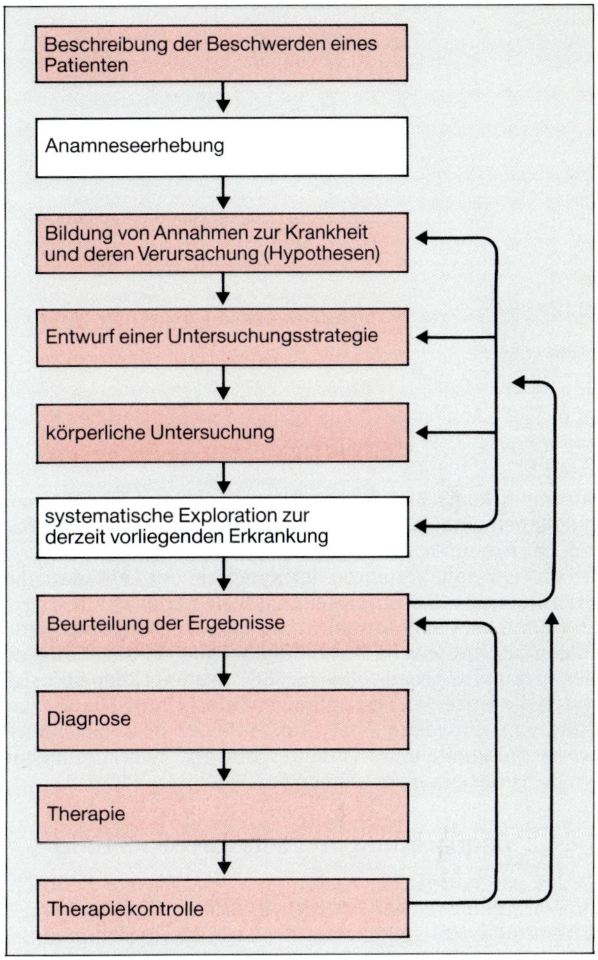


Abb. 14.**1** **Vereinfachtes Schema eines klinischen Handlungsprozesses,** beginnend bei der Beschreibung der Beschwerden eines Patienten bis zur Therapiekontrolle. (Die Pfeile deuten mögliche Verlaufsrichtungen an.)

*Suggestivfragen* (z. B. „Sie sind doch sicher auch, wie die meisten, der Meinung...“) manipulieren Antworten im Sinne des Befragers.

Eine Exploration hat – von speziellen therapeutischen Techniken abgesehen – *keine Beratungsfunktion*, so daß das Erteilen von guten Ratschlägen ebenso fehl am Platze ist wie moralische Wertungen, das Üben von Kritik oder das Austauschen von persönlichen Erfahrungen. Heute werden zur Erleichterung, aber auch zur Ökonomisierung des explorativen Vorgehens zahlreiche Fragebögen und Beurteilungsskalen benutzt. Deren umfangmäßiger Einsatz hängt nicht nur vom persönlichen Stil des Explorierenden ab, sondern wird auch von der Zielsetzung der Gesamtfragestellung be-

Als Kind hatte ich folgende Krankheiten: ______________

______________________________

Speisen, die ich nicht vertrage: ______________

______________________________

Bei ______________ passiert mir folgendes:

______________________________

usw.

Abb. 14.**2** Anamneseerhebungsbogen zur persönlichen Krankheitsvorgeschichte (auszugsweise).

stimmt. Die nachfolgenden Beispiele (Abb. 14.**2**–14.**4**) ermöglichen einen Einbllick in den unterschiedlichen Aufbau solcher Arbeitsmaterialien.

Ob das einzelne Verfahren der Kategorie der Leitfäden, der orientierenden Selbstbeurteilungsskalen oder der Tests zuzuordnen ist, hängt formal von dessen Konstruktionsmerkmalen ab, die jeweils Auskunft über die Aussagefähigkeit des Verfahrens geben sollen (S. 168). In allen Fällen läßt sich durch die einzelnen Feststellungen selbst (Item-Ebene) eine Fülle von Hinweisen über Problemfelder oder beachtenswerte Merkmale eines Patienten zur ggf. zweckdienlichen Weiterverarbeitung gewinnen (zur Rechtslage Kap. 4).

### 14.2.2 Beobachtung und Selbstbeobachtung

„Jedes psychologische Wissen geht letztlich auf Beobachtungen irgendwelcher Art zurück." Dieses Zitat von Traxel betont die wichtige Rolle der Beobachtung im Rahmen der Informationsgewinnung innerhalb der Psychologie. Die Beobachtung ist eine der Hauptquellen der Erkenntnis.

In der klinischen Praxis zeigt sich dies in vielerlei Hinsicht, beispielsweise in der Tatsache, daß mancher Patient kurzzeitig „zur Beobachtung" in ein Krankenhaus eingewiesen wird. Intensivstationen erfordern besonders sorgfältige Beobachtungen, und das äußere Verhalten eines Menschen ist ebenfalls nur durch Beobachtung beschreibbar. Wenngleich anders gelagert, so stellt sich das Problem vom Prinzip her ähnlich dar, wenn es darum geht, zu ermitteln, wie sich ein Patient nach der Einnahme von Medikamenten fühlt oder wie er seine Schmerzen im Verlauf einer physikalischen Therapie beurteilt. In allen genannten Fällen ist man auf „Beobachtungen irgendwelcher Art" angewiesen. Hier soll es um die Gesichtspunkte des *Verhaltens* gehen, wobei der umfassende Verhaltensbegriff (S. 162) zugrunde liegt.

Von *Fremdbeobachtung* spricht man dann, wenn sich außenstehende Beobachter darum bemühen, mit oder ohne technische Hilfsmittel verschiedene Merkmale eines Menschen zu fassen, das Beobachtete zu systematisieren und auszuwerten, um es letztlich in einer möglichst zutreffenden Beschreibung zusammenzufassen.

*Beispiel:* Verschiedene Mitglieder eines Arbeitsteams in einer Klinik berichten, was sie, jeder in seinem Bereich, an einem Patienten beobachtet haben. Schwester A gibt an: „Herr X traf zur angesetzten Funktionsprüfung verspätet ein, so daß wir unseren Vormittagsplan ändern mußten. Er humpelte leicht. Außerdem zitterte er beim Ausfüllen des Anmeldeformulars mit den Händen." Assistentin B stellt fest: „Ich konnte an ihm nichts Besonderes beobachten." Stationsarzt C berichtet: „Während ich seinen Blutdruck gemessen habe, hat er mir seinen halben Lebenslauf erzählt." Das Beispiel verweist auf die Verschiedenartigkeit von Be-

| | trifft genau zu | | | trifft keinesfalls zu |
|---|---|---|---|---|
| Ich teile meine Arbeit immer genau ein | 4.... | 3.... | 2.... | 1.... |
| Ich habe oft das Gefühl, nicht genug geleistet zu haben | 4.... | 3.... | 2.... | 1.... |
| Ich nehme mir häufig mehr vor, als ich erledigen kann | 4.... | 3.... | 2.... | 1.... |

usw.

Abb. 14.**3** Auszug aus den Testbogen zur Erfassung gesundheitsgefährdender Verhaltensmuster (Typ A-Verhalten), das zu einem erhöhten Risiko für ischämische Herzkrankheiten führen kann.

| | stimmt | stimmt nicht |
|---|---|---|
| Hin und wieder gebe ich ein bißchen an | ○ | ○ |
| Ich bemerke häufiger ein unwillkürliches Zucken, z.B. um meine Augen | ○ | ○ |
| Ich bin im Grunde eher ein ängstlicher Mensch | ○ | ○ |
| Ich habe Spaß an schwierigen Aufgaben, die mich herausfordern | ○ | ○ |
| Ich habe Schwierigkeiten einzuschlafen oder durchzuschlafen | ○ | ○ |

usw.

Abb. 14.**4** Standardisierter Persönlichkeitsfragebogen FPIR (auszugsweise) aus J. Fahrenberg u. a.: Das Freiburger Persönlichkeitsinventar FPI. Hogrefe, Göttingen 1984).

obachtungen an ein und demselben Menschen. Deswegen können subjektive Beobachtungsdaten recht unterschiedlich ausfallen und zu ebenso unterschiedlichen Charakterisierungen einer Person führen. Diese verständliche Tatsache findet sich in vielen wissenschaftlich fundierten Kritiken im Hinblick auf die Methode der Fremdbeobachtung wieder. Die wesentlichsten Einflußfaktoren auf Beobachtungs- und Beurteilungsprozesse sind im folgenden zusammengefaßt.

*Reaktivität:* Personen, die wissen, daß sie beobachtet werden, verlieren mehr oder weniger das, was man als Unbefangenheit bezeichnet. Ihr „normales" Verhalten ist verändert.

*Mildeeffekt.* Er bezeichnet die Neigung eines Beobachters, überwiegend gute (milde) Urteile abzugeben.

*Beispiel:* Bei Personenbeurteilungen fallen dadurch weniger günstige, jedoch ebenfalls wahre Angaben fort.

*Mittentendenz.* Beobachter, die keine eindeutigen Stellungnahmen abgeben können oder solche (angstvoll) umgehen, neigen bevorzugt zur Abgabe von mittleren Schätzungen.

*Beispiel:* Es werden über einen Patienten bevorzugt unverbindliche Angaben gemacht.

*Projektionsfehler.* Beobachter schreiben dem Beobachteten Eigenschaften zu, die nicht oder nur geringgradig ausgeprägt vorliegen, vielmehr für den Beobachter selbst zutreffen.

*Beispiel:* Eine Kollegin sagt einer anderen nach, sich durch übertriebenen Ehrgeiz beim Chef beliebter machen zu wollen. In Wahrheit liegt (unbewußt) der genau umgekehrte Fall vor: Sie selbst möchte gerne beliebter sein und bemüht sich durch erhöhten Ehrgeiz darum.

*Logische Fehler.* Eigene innere Annahmen über miteinander zusammenhängende Eigenschaften eines Menschen führen zu Fehlbeurteilungen.

*Beispiel:* Wer raucht, hat grundsätzlich einen schwachen Willen.

*Reihenfolgeeffekt.* Wenn sich mehrere Beobachter oder Informationen aneinanderreihen, behält man bevorzugt die zuerst und/oder die zuletzt genannten.

*Beispiel:* Wenn ein Patient hintereinander recht viele Beschwerden schildert, kann es sein, daß die in der Mitte liegenden weniger beachtet werden oder manchmal unberücksichtigt bleiben (Primacy- und Recency-Effekt).

*Halo-Effekt.* Er besagt allgemein, daß Erwartungen, die man von einer Person hat, dazu führen, bevorzugt das an ihr wahrzunehmen, was den eigenen Erwartungen entspricht oder in der Nähe dieses Erwartungsspektrums angesiedelt ist (griechisch/englisch halo = Hof, Heiligenschein). Daneben beschreibt er auch die Tendenz, eine Person aufgrund eines ersten, womöglich markanten Eindrucks insgesamt diesem Eindruck entsprechend zu beurteilen.

*Beispiel:* Eine Krankenschwester, die von einem Patienten die Vorinformation hat, daß er sympathisch sei, wird ihn bei der persönlichen Begegnung ebenfalls als eher sympathisch beurteilen. – Die Intensität der Beschwerden eines Patienten wird zu gering beurteilt, weil er insgesamt einen „guten Eindruck" macht.

*Kontrastfehler.* Der wahrgenommene Unterschied zwischen zwei Beurteilungsgegenständen (Kontrast) kann zu Fehlbeurteilungen führen.

*Beispiel:* Wenn ein Patient über „wahnsinnige" Schmerzen bei möglicherweise nur mäßigem Schmerz klagt, kann die Beurteilung des Zustandes des nachfolgenden Patienten, der seine starken Schmerzen zurückhaltend artikuliert, falsch sein.

Durch Kenntnis und Berücksichtigung dieser Einflußfaktoren gewinnen Feststellungen zu einer Person, ermittelt durch die *Methode der Fremdbeobachtung,* an Verläßlichkeit. Als Grundlage für Verläßlichkeit gelten ferner die nachfolgend aufgeführten systematischen Gesichtspunkte.

- *Genaue Planung der Beobachtung.* Zunächst muß der Beobachtungsgegenstand so eindeutig wie möglich festgelegt werden, also das, *was* beobachtet werden soll.
  In Verbindung damit stellt sich die Frage nach dem Beobachtungsverfahren, also danach, *wie* beobachtet werden soll. Zumeist sind hier Kompromisse notwendig, da jede Verfahrensweise nur begrenzte Beobachtungsmöglichkeiten bietet. Um die oben beschriebenen Mängel der direkten Beobachtung zu verringern, kann die „verdeckte Beobachtung" sinnvoll sein. Da hierbei die Beobachteten keine Kenntnis vom Tatbestand der Beobachtung haben, sind Fragen der Aufklärungspflicht zu bedenken. Die Methode der „teilnehmenden Beobachtung" bietet dahingehend Vorteile, das unmittelbare Geschehen, z. B. innerhalb einer Therapiegruppe, als Beobachter direkt mitzuerleben. Auch hierbei kann offen oder verdeckt vorgegangen werden. Außerdem gilt es, die Frage des Beobachtungszeitraums bzw. der Beobachtungsspanne zu klären, d. h., ob nur gelegentlich (punktuell), zu gewissen regelmäßigen Zeitpunkten (fraktioniert) oder ganze Zeitabschnitte ständig (permanent) beobachtet werden sollen.
- *Bemühung um größtmögliche Objektivität.* Sie kann durch die gleichzeitige Beteiligung mehrerer Beobachter und/oder durch Hinzuziehung technischer Aufzeichnungsgeräte angestrebt werden.
- *Eindeutige sprachliche Beschreibung der Beobachtungskategorien.* Mit Hilfe von vorgefertigten Schätzskalen (s. unten) oder durch das Anfertigen von Frequenztabellen kann das Problem der Barriere der sprachlichen Beschreibung umgangen werden.
- Eine *Begrenzung* der Beobachtung auf *Teilaspekte des Verhaltens* muß vorgenommen werden.
- *Einteilung des Beobachtungsgegenstandes nach objektiven Sachverhalten*, an denen man sich bei der Beobachtung orientieren kann. Darunter versteht man die eindeutige begriffliche Beschreibung eines Beobachtungsgegenstandes durch Verwendung von verbindlichen Kenngrößen, um Subjektivität auszuschließen. Nach dieser Methode sind beispielsweise „mäßiger" und „starker" Hunger nicht zwei voneinander unterscheidbare Zustände an sich, sondern Zustände nach einer bestimmten Zeit der Enthaltung von Nahrung, festgelegt z. B. in Stunden.

Die Grenze der Fremdbeobachtung liegt dort, wo es um die Erfassung des subjektiven Befindens eines Patienten geht. Im Pflegebereich ist gerade das oft ausschlaggebend für seine Gesamtbeurteilung. Um Informationen darüber zu erhalten, ist man auf die Methode der *Selbstbeobachtung* und *Selbstbeurteilung* angewiesen, denn Gefühle sind von außen nicht beobachtbar, Denkprozesse nicht registrierbar und Schmerzen nicht meßbar. Hierfür kommt nur die eigene Be-

obachtung von Emotionen oder Denkprozessen, von Befindlichkeitsschwankungen oder Zustandsveränderungen und deren nachträgliche Beschreibung in Frage. Dem wird allerdings größte Skepsis entgegengebracht, da wir nicht gleichzeitig, während wir denken, während wir etwas empfinden, fühlen oder wollen, auch unser eigener Beobachter sein können. Wir können allenfalls unmittelbar danach das wiederzugeben versuchen, was sich vorher in uns selbst abgespielt hat – soweit dies überhaupt erfaßbar ist. Ein bekanntes Beispiel aus der Denkpsychologie gibt Aufschluß über die generelle Schwierigkeit der Selbstbeobachtung.
Die Aufgabe 3×19 erlaubt unterschiedliche gedankliche Lösungswege. Einer davon könnte sein: Neunzehn liegt nahe bei Zwanzig. Wenn ich zu 19 die 1 addiere (20), dann mit dem entsprechenden Faktor (3) multipliziere (60) und danach die 1 vom Ergebnis wieder so oft substrahiere, sooft ich sie entsprechend dem Multiplikator hilfsweise addiert habe (3), muß das richtige Ergebnis herauskommen (57). Ein anderer Lösungsweg: ich hole aus meinem Gedächtnis die einmal gelernte Lösung hervor.
Es liegt auf der Hand, daß sich bei der selbstbeobachtenden Erfassung des eigenen Befindens oder von immer wiederkehrenden, häufig automatisch ablaufenden Gedankenbildungen Schwierigkeiten ergeben. Deshalb liegen sehr kontroverse Meinungen darüber vor, ob die Absicht, sich selbst zu beobachten, nicht an sich schon hinderlich ist und hemmend wirkt. Hinzu kommt das Problem vieler Menschen, das durch Innenschau Erfaßte mit Worten auszudrücken. Daneben wird auf die Problematik der Interpretation dessen, was jemand äußert, hingewiesen. Diesen Sachverhalt vergegenwärtige man sich beispielhaft mit Hilfe der Feststellungen „mir geht es schlecht" oder „ich habe ein dumpfes Gefühl in der Magengegend".
Trotz aller Einwände, gestützt vor allem durch die anfängliche Position des Behaviorismus, stellen hier sorgfältig konstruierte Selbstbeobachtungsskalen eine akzeptable Möglichkeit dar, um zu brauchbaren Informationen zu kommen. Dem Gesichtspunkt der Operationalisierung (s. oben) fällt dabei eine besondere Rolle zu, denn nur dadurch werden subjektiv erlebte Zustände in etwa mitteilbar. In der Praxis wird dieses Vorgehen häufig mit dem der Exploration verbunden.

## 14.2.3 Testverfahren

Im klinischen Bereich werden zunehmend auch psychologische Testverfahren zur diagnostischen Urteilsbildung eingesetzt. Bei den meisten sozialmedizinischen Fragestellungen oder in der Rehabilitation sind Testverfahren heute kaum noch wegzudenken. Grob gegliedert läßt sich die Vielzahl der verfügbaren Tests in fünf Gruppen einteilen:

- Persönlichkeits- und Einstellungstests,
- Befindlichkeitstests,
- Leistungstests,
- Neigungs- und Interessentests,
- Fähigkeits- und Intelligenztests.

Uneinheitlich, häufig auch verbunden mit der Vorstellung des Gefährlichen, ist das öffentliche Wissen über das, was man unter Testverfahren versteht.

Lienert (1969) definiert wie folgt: „Ein Test ist ein wissenschaftliches Routineverfahren zur Untersuchung eines oder mehrerer empirisch abgrenzbarer Persönlichkeitsmerkmale mit dem Ziel einer möglichst quantitativen Aussage über den relativen Grad der individuellen Merkmalsausprägung."
Der Begriff „Wissenschaftliches Routineverfahren" bedeutet, daß die Vorbedingung des Einsatzes von Tests von Fachleuten geklärt werden muß. Ein empirisch abgrenzbares Persönlichkeitsmerkmal könnte z. B. die Intelligenz eines Patienten sein. Eine quantitative Aussage über den Grad der Merkmalsausprägung wäre in diesem Fall die Nennung eines bestimmten Intelligenz-Testwertes. Relativ ist diese Merkmalsausprägung, wenn sie mit den Merkmalsausprägungen anderer Personen direkt verglichen werden kann.
Er führt weiter die wichtigsten Forderungen dieser Definition aus:

- wissenschaftliches Routineverfahren,
- empirisch abgrenzbare Persönlichkeitsmerkmale,
- quantitative Aussage über eine relative individuelle Merkmalsausprägung.

Damit ist gemeint: Ein wissenschaftliches Routineverfahren muß nach bestimmten methodischen Gesichtspunkten konstruiert werden und genau festgelegten Gütekriterien (s. unten) entsprechen. Dabei sind die Testaufgaben oder Testfragen nach eindeutigen Kriterien zu erstellen. Als ein wichtiges Kriterium gilt die „Trennschärfe". Sie drückt zahlenmäßig aus, wie gut eine Testaufgabe oder eine Testfrage in der Lage ist, Individuen mit unterschiedlicher Merkmalsausprägung voneinander zu unterscheiden (trennen). Zum Beispiel dürfen Testaufgaben, die „Ängstlichkeit" messen sollen, nur von ängstlichen Personen positiv beantwortet werden.
Auch hier begegnet uns der Begriff der operationalen Definition wieder. Eindeutig voneinander abgrenzbare Persönlichkeitsmerkmale beispielsweise sind nur durch eindeutige, überprüfte und überprüfbare Feststellungen über ein bestimmtes Merkmal zu gewinnen. So ist das oben aufgeführte Merkmal Ängstlichkeit nicht direkt meßbar. Seine Ausprägung kann nur über Aussagen, die mit „Ängstlichkeit" in direktem Zusammenhang stehen, ermittelt werden.
Die Frage der Normierung eines Verfahrens stellt sich immer dann, wenn eine getestete Person mit der sog. Norm verglichen werden soll, d. h., ob der erzielte Testwert innerhalb oder außerhalb des Durchschnittswerts der zugrundeliegenden Population liegt.
Unter dem Begriff „Gütekriterien" versteht man diejenigen Kenngrößen eines Tests, die über seine Brauchbarkeit und Aussagefähigkeit Auskunft geben. Sie schlüsseln sich auf in

- Objektivität,
- Reliabilität (Zuverlässigkeit),
- Validität (Gültigkeit).

Ein Test gilt dann als *objektiv*, wenn er bei merkmalsgleichen Individuen keine unterschiedlichen Ergebnisse zeigt und wenn Auswerter-Übereinstimmung gewährleistet ist, d. h., wenn verschiedene Auswerter bei demselben Datenbefund zum selben Auswertungsergebnis gelangen.
Als *zuverlässig* gilt ein Test dann, wenn er das (die) Merkmal(e), das (die) er zu messen vorgibt, exakt erfaßt und auch bei wiederholten Messungen gleiche Ergebnisse liefert.

*Gültigkeit* eines Tests liegt dann vor, wenn er wirklich das (die) Merkmal(e) mißt, das (die) er zu messen vorgibt, wenn er also bei einem „Fähigkeitstest" wirklich das vorgegebene Merkmal mißt, z. B. „Konzentrationsfähigkeit", und nicht etwa das Ausmaß der psychischen Stabilität in Leistungs- oder Belastungssituationen.
Die heute vorliegenden Testverfahren unterscheiden sich hinsichtlich der Erfüllung dieser Kriterien erheblich voneinander.
Unabhängig davon ist bei ihrer Anwendung ebenfalls der Einfluß von Fehlerquellen zu berücksichtigen, da sie sich auf das Testergebnis mitunter beträchtlich auswirken.
Die häufigste und wohl auch einflußreichste Fehlerquelle ist die *Testangst.* Wer kennt nicht die Beklemmung bei Prüfungen und deren geradezu blockierenden Einfluß auf die Äußerungsfähigkeit. Ein Äquivalent hierzu stellt das „Vergessen" in der ärztlichen Sprech- oder Beratungsstunde dar: Hinterher fällt einem dann wieder ein, was man eigentlich hätte fragen wollen. Ähnlich verhält es sich mit dem bekannten Phänomen des situativ bedingten Bluthochdrucks. Wer umgekehrt unbefangen an Testaufgaben herangeht und wem das Ergebnis mehr oder weniger gleichgültig ist, wird eine andere innere *Einstellung* zur Prozedur eines Tests haben als jemand, für den vom erzielten Ergebnis etwas abhängt.
Der *Bekanntheitsgrad* von Aufgaben oder Vorgehensweisen ist ebenfalls bedeutsam. Jemand, der weiß, daß er Ähnliches schon einmal gemacht oder erlebt hat, der den Testleiter, die Krankenschwester oder die Assistentin, die Räumlichkeiten und die evtl. zum Einsatz gelangenden Geräte kennt, kann sich besser auf die Situation einstellen und erzielt in der Regel auch bessere Ergebnisse als jemand, der von allen erdenklichen Unsicherheitsfaktoren umgeben ist.
Ein anderes Problem stellt die *Antwortbereitschaft* des einzelnen dar. Gleichermaßen wie bei explorativem Vorgehen (S. 164f.) können hier Hemmschwellen oder Antworttendenzen, insbesondere bei Fragebogenverfahren, auftreten und Ergebnisse verfälschen. Solche Fehlerquellen zunächst zu erkennen, ist nicht immer einfach, und es empfiehlt sich, Anwendung und Auswertung von Testverfahren qualifiziertem Fachpersonal (z. B. Diplom-Psychologen) zu überlassen. Dies gilt insbesondere für solche Verfahren, deren Aussagefähigkeit umstritten ist, z. B. bei Intelligenztests oder bei sog. projektiven Verfahren. Schließlich gilt bezüglich der Verwertung von Testergebnissen der Grundsatz, daß sie nur *eine* von mehreren Datenquellen im Verlauf einer Urteilsbildung sein können.

### 14.2.4 Experiment

Auch das Experiment ist im eigentlichen Sinn Beobachtung, nur unter anderen Bedingungen und anderen Zielsetzungen als die bisher beschriebenen methodischen Vorgehensweisen. Die drei wesentlichen Kriterien eines Experiments sind

- Willkürlichkeit,
- Wiederholbarkeit,
- Variierbarkeit.

Unter *Willkürlichkeit* ist zu verstehen, daß ein Versuchsleiter die verschiedenen Variablen (veränderliche Größen) eines Experiments sowie die einzelnen Bedingungen wie Ort, Uhrzeit, Umgebung und Versuchspersonen willkürlich bestimmen kann. Unter dem Gesichtspunkt der *Wiederholbarkeit* muß es außerdem unter bekannten experimentellen Bedingungen und unter Zugrundelegung der gleichen Variablen vom gleichen wie von anderen Versuchsleitern in gleicher Weise durchgeführt werden können. Bedingungsgemäß müssen sich dadurch dieselben Ergebnisse einstellen. Schließlich muß die Bedingung der systematischen *Variierbarkeit* der sog. unabhängigen Variablen erfüllt sein.
Zum Begriff „Variable" ein einfaches *Beispiel:* Im Rahmen einer klinisch-experimentellen Fragestellung interessiert man sich u. a. dafür, ob sich die Verabreichung eines Schlafmittels auf die Schlafdauer von Patienten auswirkt. Vom Prinzip her könnte ein entsprechendes Experiment wie folgt geplant sein:

- Formulierung der Fragestellung.
- Festlegung der Dosis.
- Zusammenstellung einer Versuchsgruppe („Experimentalgruppe"), die das Medikament verabreicht bekommt.
- Zusammenstellung einer anderen, vergleichbaren Gruppe („Kontrollgruppe"), die kein Schlafmittel erhält.
- Herstellung vergleichbarer Bedingungen bei beiden Gruppen (gleiche körperliche Aktivierung während des Tages, kein Alkoholgenuß, gleicher Versuchsbeginn usw.).
- Messung der Schlafzeiten beider Gruppen.
- Vergleich der Ergebnisse und Schlußfolgerung.

In diesem Beispiel kommt es, so wird deutlich, auf zwei Dinge wesentlich an: auf das Schlafmittel und auf die Schlafdauer. Sie stellen die *Variablen* dieses einfachen Experiments dar. Dabei wird vermutet, daß die Schlafdauer höchstwahrscheinlich von der Verabreichung und der Höhe der Dosis des Schlafmittels abhängt. Deshalb wird die Variable Schlafdauer als *abhängige Variable* bezeichnet. Das nach Hersteller und Dosis willkürlich veränderbare (variierbare) Schlafmittel wird als *unabhängige Variable* bezeichnet. Eine dritte Gruppe von Variablen sind die *intervenierenden Variablen.* Darunter versteht man Einflußgrößen, welche sich auf das Ergebnis auswirken (wie hier z. B. individuelles Schlafbedürfnis, Lebensalter), die aber im Experiment nicht gemessen werden und häufig auch nicht gemessen werden können. Qualifizierte experimentelle Versuchspläne zeichnen sich u. a. durch eine hohe Kontrolle von möglichst vielen intervenierenden Variablen aus.
Aus diesen Ausführungen lassen sich die Zielsetzungen von psychologischen Experimenten ersehen: *Es sollen Annahmen* von Zusammenhängen, die sowohl von wissenschaftlichen Überlegungen als auch von Alltagserfahrungen stammen können, *überprüft* und, wenn möglich, *zahlenmäßig ausgedrückt* werden. Weiterhin dienen Experimente zur möglichst genauen Bestimmung von Einflußgrößen für Verhalten und zur Erarbeitung von entsprechenden Gesetzmäßigkeiten. Wegen dieser Zielsetzungen hat die experimentelle Psychologie in jüngster Zeit an Bedeutung gewonnen. Dies gründet sich nicht nur in der Überprüfbarkeit und Nachvollziehbarkeit experimenteller Befunde, sondern vor allem auch darin, daß mit Hilfe von experimentellen Methoden, z. B. auf dem Gebiet der menschlichen Wahrnehmung

oder auf dem der Lernpsychologie, bedeutsame Ergebnisse geliefert werden konnten.
Trotz dieser Fortschritte haben experimentalpsychologische Untersuchungen auch Schwächen. Zum einen haftet jedem experimentellen Vorgehen eine gewisse Künstlichkeit an, so daß eine unmittelbare Übertragbarkeit von Erkenntnissen auf die sog. Realsituation nicht immer möglich ist. Zum anderen können in Experimentalsituationen immer nur Teilaspekte des gesamten und komplizierten Verhaltensspektrums eines Menschen genau erfaßt werden. Zum dritten versteht es sich von den Kriterien eines Experiments her von selbst, daß im Humanbereich moralische und ethische Grenzen gesetzt sind.
Trotz dieser Einschränkungen kann die moderne Psychologie ohne das Experiment nicht existieren, denn nur dadurch kann die Verläßlichkeit dieser Wissenschaft weiter erhöht werden (S. 168).

## 14.3 Entwicklungspsychologische Grundlagen des Verhaltens

**Lernziel**

Nach der Durcharbeitung dieses Abschnitts soll der Leser

- einen Überblick über gleichzeitig miteinander in Verbindung stehende Wirkfaktoren der menschlichen Entwicklung haben,
- die wichtigsten Entwicklungsabschnitte im menschlichen Leben charakterisieren,
- die als Retardation und Akzeleration bezeichneten Entwicklungsabweichungen beschreiben und erklären,
- zwei brauchbare Entwicklungstheorien darlegen,
- den Begriff der Sozialisation erläutern können.

Im Rahmen der Psychologie ist es Aufgabe der Entwicklungspsychologie, menschliches Verhalten in seinem zeitlichen Verlauf unter dem Gesichtspunkt der *Veränderung* zu beschreiben und unter Berücksichtigung der jeweils herrschenden Bedingungen zu erklären. Unter diesen Gesichtspunkten ist Entwicklungspsychologie eine fächerübergreifende Disziplin, in die medizinische Erkenntnisse gleichermaßen einfließen wie sozialpsychologische, persönlichkeitspsychologische, motivationale, pädagogische und linguistische Erkenntnisse, um nur die wichtigsten zu nennen. Ursprünglich bezog sich der Begriff „Entwicklung" auf einen Tatbestand, der weitab von jedem biologischen oder psychologischen Geschehen lag. Er leitet sich her von „evolutio" und meinte zunächst das Auseinanderrollen einer Buchrolle, im übertragenen Sinne dann die Erörterung und Interpretation eines Textes. Da sich auch im Verlauf des menschlichen Lebens ein „Auseinanderrollen" im Sinne von Entfaltung und Reifung beobachten läßt, und da die Ursachen hierfür erörtert und interpretiert werden können, wurde der Entwicklungsbegriff auch in den Humanbereich übernommen. Häufig fand und findet sich hier eine Gleichsetzung mit „Wachstum". Entwicklung und Wachstum meinen jedoch unterschiedliche Vorgänge, selbst wenn diese nicht losgelöst voneinander gesehen werden können. Bezieht sich „Wachstum" mehr auf quantitative Veränderungen wie die stetige Zunahme an Körpergröße und -gewicht im ersten Lebensviertel, so sind unter „Entwicklung" mehr qualitative Veränderungen zu verstehen.

### 14.3.1 Determinanten der Entwicklung

Das oben beschriebene Anliegen der Entwicklungspsychologie ist durch die nachfolgenden drei Grundfragen spezifiziert:

- Was verändert sich?
- Wie lassen sich diese Veränderungen beschreiben?
- Wodurch kommen diese Veränderungen zustande?

Finden sich im Hinblick auf die wissenschaftliche Behandlung der ersten beiden Grundfragen vom Prinzip her wenig kontroverse Ansätze, so entfacht sich an der dritten Grundfrage der Streit um die Anlage-Umwelt-Problematik stets von neuem. Hierzu liegen konträre Positionen vor. Sehr deutlich wird diese Problematik durch die längst nicht befriedigend geklärte Frage, ob menschliche Fähigkeiten und Fertigkeiten, berufliche Interessen, Motive, Einstellungen, Werte usw., aber auch eine Vielzahl von Krankheiten vorwiegend auf *endogene* Faktoren (individuelle Anlagen oder anlagemäßig vorprogrammierte innere Reifungsprozesse) oder vorwiegend auf *exogene* Faktoren (soziokulturelle Bedingungen, die dazu beitragen, Verhalten zu aktivieren oder zu verändern, sowie physikalisch-chemische Einflüsse) zurückzuführen sind. Für beide Positionen spricht jeweils eine Vielzahl von wissenschaftlichen Ergebnissen. So kann die Anlagetheorie dort nicht geleugnet werden, wo als Grundlage für die menschliche Individualentwicklung die Gesamtheit aller biologisch übertragenen (vererbten) Faktoren einschließlich der wichtigen Strukturen des Gehirns und des Nervensystems gemeint ist. Sie bestimmen die Wachstums- und Veränderungssequenzen, die konstitutionellen Ausprägungen und viele artspezifische Verhaltensweisen. Von daher spricht man bei der Wirkung der Erbanlagen von *Reifung*. Körperwachstum, Proportionsänderung, die Entwicklung von Körpermerkmalen, Einsetzen der Geschlechtsreife, Klimakterium u. v. a. m. sind Funktionen, die der Reifung zugeschrieben werden (S. 171 ff.). In der Regel vollziehen sie sich auch dann, wenn „von außen" nichts dazugetan wird.
Andererseits, so die Milieutheorie, kommt im Entwick-

lungsverlauf den gesamten Umweltfaktoren die entscheidende Bedeutung zu. Dies gilt vor allem für die Selektion von individuellen Merkmalen, also für die Entfaltungsrichtung, aber auch für die Qualität von Merkmalsausprägungen und deren lebenslange Veränderung. Dabei werden die Anlagen eines Menschen lediglich als biologische Voraussetzungen für die verschiedenen, darauf aufbauenden Entwicklungsprozesse betrachtet (S. 173 f.).
Schon seit längerem wird diesen beiden Extrempositionen eine recht deutliche Absage erteilt (Niemitz 1987). Die Wirkung von Erbanlagen und die von Umwelteinflüssen stehen immer in einem gegenseitigen Wechselspiel (*Interaktion*), auch wenn sich dieses Wechselspiel im Hinblick auf verschiedene Merkmale eines Menschen nicht immer im Gleichgewicht befindet. Diesem Zusammenwirken von Anlage und Umwelt trägt W. Stern bereits um die Jahrhundertwende in seinen „Ideen zu einer differentiellen Psychologie" (1900) Rechnung und formuliert die sog. Konvergenzhypothese: „Seelische Entwicklung ist nicht ein bloßes Hervortreten angeborener Eigenschaften, aber auch nicht ein bloßes Empfangen äußerer Einwirkungen, sondern das Ergebnis der Konvergenz innerer Angelegenheiten mit äußeren Entwicklungsbedingungen."
Ein weiterer Faktor, der häufig bei entwicklungspsychologischen Theoriebildungen übersehen oder als stillschweigende Voraussetzung für Entwicklung betrachtet wird, ist die *Zeit*. Neben der Diskussion um die Einflußdauer von Wirkfaktoren, z. B. bei der Entwicklung von Fertigkeiten oder der von Krankheiten, spielt der Zeitfaktor insofern eine Rolle, als sich bestimmte Entwicklungen offenbar zu bestimmten Zeitpunkten einstellen müssen, damit das vorhandene Erbpotential nicht auf Dauer verlorengeht oder in der Folgezeit nur noch zum Teil aktiviert werden kann. Solche Zeitpunkte werden *sensible Phasen* genannt. Sie scheinen beim Kind immer dann zu beginnen, wenn eine bestimmte Funktionsreifung abschließt und sich dadurch neue Möglichkeiten des Funktionstrainings und somit auch des Erfahrungszugewinns eröffnen (Oerter u. Montada 1987). Beispielhaft würde dies für die Entwicklung von Persönlichkeitsmerkmalen, z. B. Selbstwert oder Selbstbehauptung, oder von Fertigkeiten gelten, womit dem Sprichwort „was Hänschen nicht lernt, lernt Hans nimmermehr" eine tiefere Bedeutung beizumessen wäre. Demnach dürfte dieser Gesichtspunkt künftig u. a. bei der klinisch-stationären Langzeitbehandlung von Kindern von besonderem Interesse sein.
Die genannten Determinanten finden sich in allen Definitionen zur Entwicklungspsychologie wieder. Die gängigste Definition beschreibt Entwicklung als eine „Reihe von miteinander zusammenhängenden Veränderungen, die bestimmten Orten des zeitlichen Kontinuums eines individuellen Lebenslaufs zuzuordnen sind" (Thomae 1959).
In den einzelnen Theorien und Modellen zur menschlichen Entwicklung werden diese Determinanten sehr unterschiedlich gewichtet und diskutiert, weshalb gelegentlich von Uneinheitlichkeit gesprochen wird. Nirgendwo anders wird man jedoch für komplexe Phänomene oder Systeme einheitliche Theorien vorfinden (*die* Theorie des Menschen gibt es zum Beispiel nicht). Der Mensch verdient eine viel zu vielschichtige wissenschaftliche Betrachtung, als daß dies im Rahmen eines einzigen theoretischen Ansatzes sinnvoll geschehen könnte.
Folgende Entwicklungsmodelle und -theorien gelten gegenwärtig als brauchbar:

- Stufen- und Phasenlehren;
- psychoanalytische Theorie der Entwicklung (S. Freud, E. H. Erikson);
- Theorie der kognitiven Entwicklung (J. Piaget);
- Differenzierungsmodelle;
- Feldtheorie der Entwicklung (K. Lewin);
- Theorie der Entwicklung als soziales Lernen bzw. als Sozialisationsprozeß.

Im folgenden soll auf drei der genannten Ansätze abrißhaft eingegangen werden.

### 14.3.2 Entwicklungsstufen und Lebensphasen

Das Bestreben, den menschlichen Lebenslauf in Abschnitte (Stufen, Phasen) einzuteilen, reicht von der Antike bis in die heutige Zeit. Das Gemeinsame aller Einteilungsprinzipien ist die möglichst gültige Erstellung eines „Lebensfahrplans", und nach Meinung von Michael Kamen, Historiker an der Cornell University, „wollen wir unser Leben überschauen, vorhersehen, und wir suchen verzweifelt nach Definitionen für ‚das Normale'" (1987). Und in der Tat: Was würde eine Kinderkrankenschwester oder ein Kinderarzt einer fragenden Mutter im Hinblick auf die Normalität des Entwicklungsverlaufs ihres Kindes antworten, stünden nicht die orientierenden Angaben über die einzelnen Lebensabschnitte zur Verfügung. Auch in organisierten Staatsformen werden z. B. Einschulungsalter, Wahlrecht, Führerscheinerwerb, Geschäftsfähigkeit, Strafrecht, Mindestabgabealter für alkoholische Getränke usw. entwicklungsmäßig begründet. Und auch in unserer Alltagssprache finden sich Stufenprinzipien, denkt man an Begriffe wie „Trotzalter", „Flegeljahre", „Wechseljahre", „Altersstarrsinn" usw.
Solchen Einteilungsprinzipien – sie werden der sog. beschreibenden Entwicklungspsychologie zugeordnet – liegen zumeist folgende, auf biologische Begründungen zurückgehende Annahmen zugrunde:

- Reihenfolge und zeitlicher Verlauf der einzelnen Stufen beruhen auf einer „inneren Gesetzmäßigkeit". Soziale Einflüsse sind, sofern sie nicht störend oder hemmend wirken, kaum von Bedeutung.
- Ein bestimmter körperlicher und seelischer Entwicklungsstand dauert längere Zeit an. Eine wesentliche Veränderung findet während dieser Zeit nicht statt. Das Erreichte wird ausgebaut und gefestigt, bevor sich eine neue Veränderung einstellt.
- Zwischen den einzelnen Stufen liegt ein auffälliger Übergang, der häufig als „Krisenzeit" bezeichnet wird.
- Die einzelnen Stufen folgen in einer bestimmten, nicht umkehrbaren oder vertauschbaren Reihenfolge aufeinander. Eine höhere Stufe baut auf einer niedrigeren auf.
- Nicht zur Kennzeichnung einer Stufenlehre gehören genaue Angaben über die Dauer eines Abschnitts sowie Altersangaben über Beginn und Ende einer Stufe. Solche

Zeitmarken sind lediglich als Hilfswerte gedacht. Sie können sich individuell zum Teil erheblich verschieben.

Eine Stufen- bzw. Phaseneinteilung des menschlichen Lebenslaufs findet sich in Tab. 14.**1**.
Den Vorteilen von Stufen- und Phasenmodellen, die zunächst durch ihre Klarheit und Folgerichtigkeit im Aufbau bestechen, stehen in der wissenschaftlichen Fachliteratur nicht unerhebliche Einwände gegenüber. Sie richten sich generell gegen solche Systematisierungen, da diese in der Regel vereinfachende Darstellungsversuche eines sehr komplexen Entwicklungsverlaufs bedeuten. Aus der Vielzahl der Einwände sind die wesentlichsten in den drei nachfolgenden Punkten zusammengefaßt:

- Die abschnittsweise Einteilung des Lebenslaufs erfordert die Hervorhebung bestimmter, möglichst allgemeingültiger Prinzipien. Auf diese Weise wird eine Einheitlichkeit vorgetäuscht, die in Wirklichkeit nicht möglich sein kann, weil individuelle Bedingungen keine Berücksichtigung finden. Gerade sie führen zu teilweise erheblichen Abweichungen von Altersnormen.
- Die abschnittsweise Einteilung des Lebenslaufs begünstigt normorientiertes entwicklungspsychologisches Denken, d. h., es besteht die Gefahr, „zur Mitte hin", also zum statistischen Mittelmaß hin zu beurteilen, zu fördern, zu pflegen oder zu behandeln. Neben der dadurch bestehenden Tendenz zu (hier nicht weiter ausgeführten) Zirkelschlüssen werden „Normabweichungen" auch als solche akzentuiert. Es braucht nicht weiter ausgeführt zu werden, was es für jemanden bedeutet, als unnormal groß oder dick oder während des Wachstums als „noch nicht so weit wie die anderen" eingestuft zu werden. Solche in der Praxis häufig anzutreffenden Klassifizierungen sind Ausdruck für eine Verkehrung der als „Richtwerte" gemeinten Einteilungsprinzipien in „Sollwerte".
- Die abschnittsweise Einteilung des Lebenslaufs erzeugt die Einstellung, als handle es sich bei der Gesamtentwicklung des Menschen um ein abschnitthaftes, vorprogrammiertes Geschehen. Der Prozeßcharakter, die Kontinuität und die Stetigkeit von Entwicklung finden zu wenig Beachtung und führen zu Mißverständnissen.

Ein weiterer wichtiger Kritikpunkt gegen derlei Einteilungsprinzipien leitet sich aus den zunehmenden Beobachtungen über Entwicklungsverläufe außerhalb von bestehenden Normsystemen ab. Man spricht hierbei von Entwicklungsbeschleunigungen bzw. -verzögerungen, die als *Akzeleration* und *Retardation* bezeichnet werden. Als Ursache dafür werden individuelle Erbanlagen angesehen, aber auch unterschiedliche Umwelteinflüsse wie bessere Ernährung mit ihrer funktionssteigernden Wirkung auf wachstumsfördernde Drüsen (insbesondere Hypophysenvorderlappen, Nebennieren und Schilddrüse) oder die gegenüber früher deutlich angestiegene Streßdichte mit ihrer nicht nur schädigenden, sondern auch stimulierenden Komponente bezüglich der genannten Drüsen.
Eine Vielzahl von vergleichenden Untersuchungen über den körperlichen Reifestand Jugendlicher – sie reichen zum Teil bis ins 18. Jahrhundert zurück – erwähnt übereinstimmend zunächst eine generelle immer früher einsetzende puberale Entwicklung. Man bezeichnet dieses Phänomen als *säkularen Trend.* Damit ist eine während der letzten Jahrzehnte allgemein beobachtbare körperliche Entwicklungsbeschleunigung gemeint. Sie bezieht sich sowohl auf das Körperwachstum als auch auf die geschlechtliche Reife von Jugendlichen. Von dieser Beschleunigung sind alle Altersstufen gleichermaßen betroffen. Besonders deutlich tritt sie während der Reifezeit in Erscheinung. Selbst bei Neugeborenen werden durchschnittlich größere Körpermaße und ein größeres Körpergewicht gegenüber früheren Jahrzehnten angegeben.
Neben der Größen- und Gewichtszunahme lassen sich bei Säuglingen und Kleinkindern auch andere Entwicklungsbeschleunigungen beobachten, wie die um einen Monat früher erreichte Verdoppelung des Geburtsgewichts, ein früherer Durchbruch der Zähne und entsprechend eine bis zu einem Jahr vorverlegte zweite Zahnung sowie eine Beschleunigung der Skelettentwicklung.
Inwieweit und wie stark sich der säkulare Trend fortsetzen wird, kann lediglich vermutet werden. Die Mehrzahl der Untersuchungen spricht für eine Fortsetzung dieser Tendenz. Im Unterschied zu diesem Gesamttrend kann unter Akzeleration auch eine individuelle Entwicklungstendenz verstanden werden, d. h., ein einzelner hebt sich hinsichtlich der Entwicklungsgeschwindigkeit von psychischen und/oder physischen Merkmalen von der Bezugsnorm ab. Im alltäglichen Sprachgebrauch würde er z. B. als „überdurchschnittlich" oder „auffallend" groß, intelligent, reif usw. bezeichnet werden.
Das entsprechend Umgekehrte gilt für die Retardation oder Entwicklungsverzögerung. Zeitpunkt und Umfang von physischen und/oder psychischen Entwicklungsmerkmalen liegen hier im Vergleich mit allgemeingültigen Normen zurück. Analog würde man unter diesem Gesichtspunkt von „unterdurchschnittlich" groß oder „auffallend" klein, unreif usw. sprechen.
Hier sollen einige Konsequenzen dieser Phänomene, die in den Stufen- und Phasenlehren keine Berücksichtigung finden, erörtert werden, nicht nur, weil retardierte und akzelerierte Jugendliche mit verschiedenartigen Schwierigkeiten zusätzlich zurechtzukommen haben, sondern weil sich hierbei auch besondere Prozesse und Probleme bei der Fremd- und Selbstbeobachtung bzw. -beurteilung aufzeigen lassen (S. 166).
Das Selbstbild der Jugendlichen wird entscheidend durch ihr äußeres Aussehen beeinflußt. Körpergröße und Stimmlage beispielsweise wirken sich auf das Selbstbewußtsein und auf den sozialen Rangplatz, den jemand in einer Gruppe einnimmt, bedeutsam aus. Vor anderen Eigenschaften möchten viele Jugendliche am liebsten Veränderungen an ihrem Körper vornehmen, wenn sie Unzufriedenheit mit sich selbst im Vergleich mit ihrem Idealbild feststellen. Besonders bei spätreifen Jungen wurde die Entstehung eines negativen Selbstkonzepts festgestellt. Gegenüber Gleichaltrigen fühlen sie sich häufig zurückgesetzt und verspüren ebenso häufig eine mangelhafte Beachtung durch ihre Umwelt. Umgekehrt scheinen frühreife Mädchen von Gleichaltrigen mit durchschnittlich geringerem Entwicklungsstand eher in Außenseiterpositionen gedrängt zu werden. Ferner wird sowohl bei Jugendlichen als auch bei Erwachsenen dem Zeitpunkt der Geschlechtsreife eine besondere Bedeu-

Tabelle 14.1: **Entwicklungsaufgaben von der Geburt bis ins hohe Alter** (Nach Havighurst, 1953)

| | |
|---|---|
| Frühe Kindheit (Geburt–6 Jahre) | Gehen lernen; Lernen, feste Nahrung aufzunehmen; Lernen, die Körperausscheidungen zu kontrollieren; Erreichen physiologischer Stabilität; Bildung einfacher Konzepte sozialer und physikalischer Realitäten; Schaffung emotionaler Bindungen an Eltern, Geschwister u. a.; Unterscheidung zwischen „richtig“ und „falsch“ und Entwicklung des Bewußtseins |
| Mittlere Kindheit (6–12 Jahre) | Erlernen von Fähigkeiten, die für normales Spielen notwendig sind; Erlernen einer gesunden Selbsteinschätzung; Lernen, sich mit gleichaltrigen Spielgenossen zu vertragen; Erlernen einer passenden männlichen und weiblichen sozialen Rolle; Erlernen von Lesen, Schreiben und Rechnen; Entwicklung von Konzepten, die für das tägliche Leben von Bedeutung sind; Entwicklung von Bewußtsein, Moral und einer Reihe von Werten; Erlernen einer persönlichen Unabhängigkeit; Entwicklung einer Einstellung gegenüber sozialen Gruppen und Institutionen |
| Jugendalter (12–18 Jahre) | Bildung neuerer und reiferer Verhältnisse mit Gleichaltrigen beiderlei Geschlechts; Erlernen einer persönlichen, einer männlichen oder weiblichen sozialen Rolle; Adäquater Gebrauch des eigenen Körpers; Erreichen emotionaler Unabhängigkeit von Eltern, anderen Erwachsenen; Gewißheit, ökonomische Unabhängigkeit zu erreichen; Auswahl und Vorbereitung auf einen Beruf; Vorbereitung auf Ehe und Familienleben; Entwicklung intellektueller Fähigkeiten und Entwicklung von Konzepten, die für das Leben notwendig sind; Entwicklung sozialen Verantwortungsbewußtseins; Aneignung eines ethischen Wertsystems, welches das eigene Verhalten lenkt |
| Frühes Erwachsenenalter (18–35 Jahre) | Wahl eines Partners; Lernen mit dem Partner zu leben; Gründung einer Familie; Aufziehen von Kindern; Gestaltung eines Heimes; Beginn im Beruf; Gesellschaftliche Verantwortung; Anschluß an eine passende soziale Gruppe |
| Mittleres Alter (35–60 Jahre) | Gesellschaftliche und soziale Verantwortung; Vorbereitung der eigenen Kinder auf ein verantwortungsbewußtes und zufriedenstellendes Erwachsenenalter; Vernünftige Freizeitgestaltung; Pflege der Beziehungen zum Partner; Anpassung an die physiologischen Veränderungen des mittleren Alters; Anpassung an alte Eltern |
| Hohes Alter (60 und mehr Jahre) | Anpassung an das Nachlassen der Kräfte und der Gesundheit; Anpassung an den Ruhestand und an ein vermindertes Einkommen; Anpassung beim Tod des Partners; Anpassung an die eigene Altersgruppe; Fortführung sozialer und gesellschaftlicher Verpflichtungen; Anpassung an die entsprechenden Wohn- und Lebensbedingungen |

Quelle: Zimbardo, P. G./Ruch, F. L.: Lehrbuch der Psychologie, 3. Aufl., Springer Verlag Berlin 1978, S. 93

tung beigemessen. Gerade hier scheint eine starke Normorientierung innerhalb sehr enger Grenzen vorzuliegen, so daß Abweichungen nach beiden Seiten hin, d. h. Frühentwickler gleichermaßen wie Spätentwickler, schnell als unnormal angesehen werden und die Betroffenen sich deshalb verständlicherweise ebensoschnell als Außenseiter fühlen. Am stärksten betrifft dies offensichtlich spätreife Jungen, denn sie werden auf fast allen Ebenen gegenüber gleichaltrigen Kameraden mit ihrer Entwicklungsverzögerung konfrontiert. Die Folgen solcher Einflüsse sind weitreichend und lassen sich vielfach auch noch im Erwachsenenalter feststellen. Am bedeutendsten scheinen negative Selbstwerterfahrungen zu sein. Deren bleibender Charakter wurde in Form von späterer Zurückgezogenheit und von Verunsicherungstendenzen nachgewiesen.

Das hier nur angeschnittene Problem verkompliziert sich weiter, wenn beim allgemeinen Entwicklungsstand nicht nur Normabweichungen, sondern in psychischer und in physischer Hinsicht außerdem Asynchronie (Abweichung von bzw. Fehlen einer ansonsten etwa zeitgleichen Entwicklung von Merkmalen wie Motorik und Intelligenz) vorliegt. Im Falle psychischer Entwicklungsverzögerung bei körperlich normaler oder beschleunigter Entwicklung kann dies aufgrund des äußeren Erscheinungsbildes zu der falschen Annahme führen, die geistigen Funktionen seien ähnlich weit wie die körperlichen Funktionen entwickelt. Eine Folge davon könnte sein, daß ein solcher Jugendlicher mit geistigen Anforderungen konfrontiert wird, denen er vom geistigen Entwicklungsstand her noch nicht gewachsen ist, wenn ihm also beispielsweise Verantwortung auferlegt und Umsicht abverlangt wird, was er beides nicht vollbringen kann. Tritt dies dann ein, kann das wiederum zu Fehleinschätzungen bzw. -beurteilungen mit entsprechenden Folgen führen (Huppmann u. Wilker 1988).

Für die zuletzt aufgeführten Befunde gilt dasselbe, worauf im gesamten Abschnitt abgehoben wurde: Der einzelne Fall, also die Individualität des einzelnen, kann nicht unbedingt an Vergleichsdaten gemessen werden. Wenn also von psychologischen Folgeerscheinungen wegen Fehleinschätzung des jeweils gegebenen tatsächlichen Entwicklungsstandes die Rede ist, so heißt das nicht zwingend, daß bei einzelnen genau das eintreten muß, was man in Vergleichsuntersuchungen herausgefunden hat. Auch dabei kann es sich nur um bedenkenswerte Orientierungshilfen, nicht aber um Gesetzmäßigkeiten handeln.

### 14.3.3 Entwicklung als Differenzierung und Kanalisierung

Das gesamte Entwicklungsgeschehen kann unabhängig davon, ob man es eher als anlage- oder umweltbedingt betrachtet, auch als Prozeß zunehmender Differenzierung auf-

gefaßt werden. *Differenzierung* ist ein Prototyp organischer Entwicklung und geht auf den biologischen Prozeß der Zellteilung zurück. Auch in allen Bereichen der psychischen Entwicklung finden solche Differenzierungsvorgänge statt, wodurch die zunehmende Funktions- und Leistungsfähigkeit mit zunehmendem Lebensalter erklärt werden kann. Am deutlichsten lassen sich Differenzierungsvorgänge an der kindlichen und jugendlichen Entwicklung ablesen. Mit steigendem Lebensalter verfeinert sich z. B. das Erlebensspektrum, die motorischen Fähigkeiten entwickeln sich von ganzheitlichen Bewegungen in jungen Jahren (Grobmotorik) zu feingliedrigen Bewegungsfolgen (Feinmotorik) in späteren Jahren. Auch bei der Intelligenzentwicklung wurden schon sehr früh durch faktorenanalytische Untersuchungen entsprechende Befunde erhoben. Demnach werden mit zunehmendem Lebensalter im Bereich des intelligenten Verhaltens auch zunehmend mehr unterscheidbare Faktoren wirksam, auf deren Grundlage eine Vielzahl von menschlichen Fähigkeiten und Fertigkeiten aufbaut. Ein zeitlicher Schlußpunkt der Differenzierungsfähigkeit wird dabei nicht angenommen, denn auch im höheren Lebensalter ist der Mensch grundsätzlich noch differenzierungsfähig (Lehr 1987).
Bildhaft ist die „Differenzierungshypothese“ mit der Vergrößerung des Lebensraumes eines Menschen zu vergleichen. Wer neu in die Stadt zieht, versucht in der Regel zunächst, sich die wichtigsten Straßen und Orientierungspunkte zu merken. Erst später beginnt er, die übrigen Straßen sowie die nahe und die weitere Umgebung zu erkunden, so daß sich ein immer differenzierteres Orientierungsvermögen entwickelt. Mit solchen Differenzierungsvorgängen läuft eine scheinbar entgegengesetzte Tendenz einher, die sog. *Zentralisation.* Darunter versteht man den Prozeß der Zusammenfassung von Elementen in ein übergeordnetes und funktionsfähiges System. Ursprünglich für sich stehende Funktionen werden immer mehr koordiniert. Auf dem Gebiet der Motorik wird dies besonders deutlich: Einzelne und für sich stehende Willkürbewegungen des Kleinkindes werden allmählich zu gezielten und zentral gelenkten Bewegungsabläufen zusammengefaßt.
Was für solche Einzelbewegungen gilt, läßt sich auch auf das Gesamtverhalten übertragen: Mit zunehmendem Lebensalter werden Einzelverhaltensweisen durch Wille und Absicht gelenkt. Es erfolgt eine konsequentere Koordination einzelner Verhaltensweisen. Dafür kann beispielhaft die Entwicklung des Gehens betrachtet werden: Steht am Anfang dieser Prozeß als eigenständige Fertigkeit für sich allein, dient er später einer Vielzahl von übergeordneten Zielen, wie zur Arbeit zu gehen, einen Kranken besuchen usw.
Differenzierungs- und Zentralisationsvorgänge zeigen neben einer inneren Entfaltungslogik eine starke Umweltabhängigkeit. Es kommt hier der Begriff der Entwicklungs*richtung* erneut zum Tragen. Was bedeutet dies?
Theoretisch hat ein Neugeborenes unendlich viele individuelle Entfaltungsmöglichkeiten. Mit den ersten wesentlichen Lebensentscheidungen der Eltern für das Kind treten erste Festlegungen ein, die für den späteren Entwicklungsverlauf bereits richtungsweisende Funktion haben. Der praktizierte Erziehungsstil der Eltern bewirkt bereits in starkem Maße solche Festlegungen, später die Wahl der Schullaufbahn, der Ausbildung usw., bis sich daraus schließlich der einzige, der individuelle Weg, der persönliche Lebenslauf ergibt. Wer z. B. einen Beruf im Bereich der Krankenpflege wählt, muß gleichzeitig auf eine Ausbildung in anderen Bereichen verzichten. Da solche Entscheidungen ganz allgemein einen zunächst völlig offenen Lebensweg in bestimmte Bahnen lenken, spricht man bei diesem Prozeß von *Kanalisierung.* Oft sind die Folgen solcher Kanalisierungsvorgänge aus vielerlei Gründen nicht mehr oder nur sehr schwer wieder rückgängig zu machen – soziale und wirtschaftliche Verhältnisse, aber auch Gewohnheiten können dies behindern –, weswegen man bei fortschreitendem Alter von zunehmender *Verfestigung* von Strukturen spricht.
Diese Modellvorstellung von Entwicklung ist sehr allgemein und akzentuiert ein bestimmtes Entwicklungs*prinzip*.

### 14.3.4 Entwicklung als Sozialisationsprozeß

Den beiden bisher dargestellten Annahmen über den Entwicklungsverlauf ist bei aller Verschiedenheit ihres Ansatzes eines gemeinsam: Die bislang dargestellten Ansätze beziehen beide Umwelteinflüsse nicht mit ein. Solche nativistischen Theorien und Modelle betonen zwar allgemein den Anteil der Umwelt, stützen sich jedoch hauptsächlich auf biologische und physiologische Grundlagen. Zur Entwicklung gehören vor allem aber auch jene Prozesse, die durch das gesamte Einflußfeld der (sozialen) Umgebung in Gang gebracht und aufrechterhalten werden. Am Beispiel der Sprachentwicklung wird dies deutlich: Ein Mensch ist von Natur aus *nicht* auf eine bestimmte Sprache festgelegt, sondern er übernimmt diejenige seiner Umgebung („Muttersprache“, internationaler Begriff: „Natursprache“). Betrachtet man diesen Entwicklungsvorgang im einzelnen, so kennzeichnet er eine Situation, die allgemein als *Verhaltensänderung* zu bezeichnen ist. Das Kind *lernt* schrittweise, aus einzelnen Lauten Worte zu bilden, um diese alsbald in einen Sinnzusammenhang zu bringen und so sein Sprachverhalten allmählich aufzubauen. Hierbei spielen äußere Anleitung, Ermunterung, Bekräftigung, korrigierendes Üben u. a. m. die ausschlaggebende Rolle. Würde demgegenüber das Kind vollkommen allein aufwachsen, würde es keine in unserem Sinn kommunikationsfähige Sprache ausbilden können. Voraussetzung für diesen Vorgang ist selbstverständlich die *Funktionsreifung.*
Ein Beispiel macht es deutlich: Erst wenn Zentralnervensystem und Sprechmotorik einen bestimmten Entwicklungsstand erreicht haben, ist das Grundgerüst der Sprache vorhanden. *Funktionsreifung und Lernen greifen dabei ineinander*, wodurch sich die hierarchische Struktur des Erlernens von Sprache begründet. Im letztlich ausgebildeten Sprachschatz spiegelt sich beim einzelnen die sprachliche Umwelt wider. Bezieht man nun das „Prinzip des Hineinwachsens“, auf die gesamte kulturelle Umwelt, also auf Verhaltensweisen, auf Einstellungen, Meinungen, innere Werthaltungen, soziale Rollen usw., kurzum auf alle äußeren Anregungen, die ein Mensch *lernend* übernimmt, so spricht man von *Sozialisation* („Sozialisierung“). Der Akzent ist hierbei auf den Gesichtspunkt der Persönlichkeitsentwicklung gelegt mit dem Ziel des Erwerbs von sozialer Handlungsfähigkeit. Das, was ein Individuum im Verlauf dieses Prozesses leistet,

nennt man *soziales Lernen*. Recht häufig begegnet man dabei allerdings dem Mißverständnis, es handele sich bei „sozialem Lernen" letztlich bloß um Übernahme eines vorgegebenen äußeren sozialen Rahmens oder primär um den Erwerb von Anpassungsfähigkeit, da *Anpassung* an gesellschaftliche Normen und Wertvorstellungen, wie angeführt, kennzeichnendes Merkmal jeglicher Sozialisation ist. Bei solchen Anpassungsprozessen verhält sich ein Mensch jedoch keinesfalls passiv, sondern es findet gleichzeitig eine ständige *aktive Auseinandersetzung* zwischen eigenen Impulsen und äußeren Erwartungen statt mit dem Ziel, sich im Verlauf dessen einen individuell akzeptablen Kompromiß zu erarbeiten. Dabei engen sich die Verhaltens-, Erlebens- und Erfahrungsspielräume eines Menschen nicht zunehmend ein, sondern sie erfahren innerhalb des vorhandenen Bezugsrahmens eine stetige Erweiterung.
Was zeichnet die Brauchbarkeit dieses entwicklungspsychologischen Ansatzes aus? In Anlehnung an Oerter u. Montada (1995) sprechen für ihn zumindest vier Tatbestände:

- Er ist ökonomisch und erfordert weniger Grundannahmen als andere Theorien. Soziales Lernen als Prinzip des Erwerbs von Verhalten, sofern es auf Erfahrung und Übung beruht, erklärt Entwicklungsprozesse unter Berücksichtigung der jeweils vorliegenden Bedingungen besser als andere Ansätze. Zu diesen Bedingungen zählen Erbanlagen und Umwelteinflüsse gleichzeitig.
- Er erklärt den zeitlichen Verlauf der psychischen Entwicklung einleuchtender als andere Theorien. Damit wird berücksichtigt, daß psychische Entwicklung nicht an feste Zeitintervalle gebunden ist. Es wird auch der von Individuum zu Individuum unterschiedlich ablaufenden Funktionsreifung, an welche die psychische Entwicklung letztlich gebunden ist, Rechnung getragen.
- Er erklärt somit auch Entwicklungsunterschiede von Individuen gleichen Alters besser als andere Theorien („Verhaltensvarianz innerhalb einer Altersstufe").
- Er berücksichtigt ausdrücklich soziokulturelle Faktoren und schließt damit besonders die Möglichkeit von Veränderungen der psychischen Entwicklung unter veränderten Bedingungen ein.

Mit dieser Skizzierung von Sozialisation wurde auf einen erweiterten Entwicklungsbegriff hingewiesen, dem permanente, lebenslange Verhaltensänderungen infolge von Umwelteinflüssen zugrunde liegen. Dieser Ansatz steht nicht in Konkurrenz zu anderen entwicklungspsychologischen Modellen. Er berücksichtigt lediglich die einzelnen Determinanten von Entwicklung konsequenter.

## 14.4 Innere Determinanten des Verhaltens

**Lernziel**

Nach Durcharbeitung dieses Abschnitts soll der Leser in der Lage sein,

- unterschiedliche psychologische Persönlichkeitsmodelle prinzipiell zu beschreiben;
- zur Frage von „intelligentem Verhalten" unter den Gesichtspunkten Anlage, Umwelt und Testen von Intelligenzleistungen kritisch Stellung zu nehmen;
- in Verbindung mit dem vorherigen Abschnitt darzulegen, daß menschliches Verhalten durch das Zusammenwirken von Motiven, Emotionen und äußeren Bedingungen bestimmt ist;
- einige wesentliche motivationale Bedingungen für Verhaltensänderungen anzugeben.

Die klinische Alltagserfahrung zeigt einerseits, daß sich Patienten in bestimmten Situationen ähnlich verhalten. Andererseits beobachtet man aber auch genau das Gegenteil: Patienten zeigen in derselben Situation völlig unterschiedliches Verhalten. Diese Feststellung verweist auf zwei wesentliche Problembereiche bei dem Versuch, menschliches Verhalten erklären oder vorhersagen zu wollen. Bezieht sich der eine auf diejenigen Bemühungen, einzelne (äußere) Bedingungen und Einflußgrößen zu finden, die zu ähnlichem Verhalten führen, so betrifft der andere Problembereich die relevante Frage, welche inneren Determinanten für die Erklärung unterschiedlichen Verhaltens unter ähnlichen Bedingungen verantwortlich sind. Bei den Überlegungen dazu müssen wenigstens die drei Bereiche „Persönlichkeit", „Intelligenz", „Motivation und Emotion" als innere Determinanten des Verhaltens voneinander getrennt betrachtet werden, wenngleich sie de facto miteinander in Interaktion stehen.

### 14.4.1 Persönlichkeit

Zweifelsohne ist es für unser Zusammenleben attraktiv, Einteilungsmöglichkeiten für einzelne „Typen" aufgrund irgendwelcher Merkmale zu besitzen, durch die sie sich augenscheinlich besonders auszeichnen („der Angeber", „der Intellektuelle", „der Geizige"...). Auf vielerlei Ebenen mag man sich mit Erfolg solcher „naiven Persönlichkeitstheorien", wie diese Kategorienbildungen genannt werden, bedienen. Die Zuverlässigkeit solcher Theorien hängt jedoch weitgehend vom Zufall ab. Dies rührt daher, daß man in der Regel einen Menschen nach einigen wenigen Grundmerkmalen beurteilt – ihn gewissermaßen nach dem „ersten Ein-

Tabelle 14.2 **Klinische Typologie nach K. Schneider** (nach Delay u. Pichot)

| Typ | Kennzeichnende Eigenschaften |
|---|---|
| Hyperthermer oder hypomanischer Typ | euphorische Grundstimmung und manische Hyperaktivität; Bild der Hypomanie in nichtpsychologischem Dauerzustand |
| Depressiver Typ | depressive, gedrückte Grundstimmung; geringe emotionale Mitschwingungsfähigkeit |
| Selbstunsicherer Typ | entscheidungsschwach; überempfindlich in allen Erlebnissen; psychisch kaum entlastungsfähig |
| Fanatischer Typ (auch paranoider Typ) | geistig nicht flexibel; Ich-Hypertrophie (Stolz); Paralogismus (überlogisches Denken auf der Grundlage falscher Prämissen) |
| Geltungsbedürftiger Typ (auch pseudologischer Typ) | oberflächliches Gefühlsleben; wenig Einfühlungsvermögen in die Belange anderer; ausgeprägte Tendenz zum Fabulieren |
| Stimmungslabiler Typ | Stimmungslabilität; auch in sozialer Hinsicht labil |
| Explosiver Typ | heftige Affektreaktionen, vorwiegend aggressiver Art; „Kurzschlußreaktionen" |
| Apathischer, gemütlicher Typ | gefühlsmäßige Unempfindlichkeit und Kälte; in sozialer Hinsicht gleichgültig |
| Abulischer, willenloser Typ | Willensschwäche; Verhalten leicht von außen beeinflußbar |
| Asthenischer Typ | übersensible Empfindsamkeit und Selbstunterschätzung |

druck" einem Typ zuordnet. Vielfach bleiben dabei Überprüfungen solcher Zuordnungen aus, und nicht selten sind solche anfänglichen Kategorisierungen nachträglich nur schwer korrigierbar. Ähnliches gilt für sog. naive Kausalitätsbildungen, etwa in Form des volksmundlichen Spruchs „wer lügt, der stiehlt".

Demgegenüber bemüht sich die Persönlichkeitspsychologie darum, durch systematische Gewinnung von menschlichen Eigenschaften oder Merkmalen wissenschaftlich fundierte Persönlichkeitsmodelle zu finden, die eine grundsätzlich zuverlässigere Beurteilung eines Individuums ermöglichen. Auch hier stehen die Fragen der Erklärung und der Vorhersage von Verhalten im Vordergrund. Mit ihren Ergebnissen liefert die Persönlichkeitspsychologie auch Grundlagenwissen für die Erstellung und Anwendung psychodiagnostischer Verfahren, z. B. der Persönlichkeits- oder Intelligenztests. Umgekehrt stellt die Psychodiagnostik Methoden und Instrumente für die empirische Erforschung der Persönlichkeit zur Verfügung.

Von den nachfolgenden Modellen versucht jedes Modell im Hinblick auf seine theoretische Grundlage, „Persönlichkeit" durch die Beziehung von feststellbaren bzw. erschlossenen Merkmalen zum Verhalten zu beschreiben.

Tabelle 14.3 **Instanzenmodell nach S. Freud** (nach Wyss)

| Typ | Kennzeichnende Eigenschaften |
|---|---|
| Oraler Typ | braucht andere Menschen für seine Selbstachtung (passiv-abhängige Grundhaltung); teilweise widersprüchliche Persönlichkeitszüge, die sich auf den Aspekt des Gebens und Empfangens beziehen (Verschwendung – Geiz; bewegliche Redegewandtheit – verstocktes Schweigen) |
| Analer Typ | Sparsamkeit, Redlichkeit, bis zur Pedanterie gehende Ordnungsliebe und Eigensinn |
| Urethraler Typ | Ehrgeiz und Wettbewerbsstreben, d. h. Züge, die mit „Ehre" in Verbindung stehen |
| Phallischer Typ | Verwegenheit, Entschlossenheit und Sicherheit, was zum Teil eine Wunschrealisierung infolge von Kastrationsängsten darstellt |
| Genitaler Typ | entspricht der geltenden Idealform der Persönlichkeit (normaler Mensch) |

### 14.4.1.1 Klinische Typologie

Eine weitverbreitete und ursprünglich auf die *Beschreibung von Persönlichkeitsanomalien* zurückgehende Typologie ist die von K. Schneider. Er faßte die Mehrzahl der von anderen Autoren beschriebenen Klassifizierungen zusammen und unterscheidet 10 Typen (Tab. 14.**2**).

Soll ein Patient einem der genannten Typen zugeordnet werden, ist eine hinreichend ausführliche Persönlichkeitsdiagnostik erforderlich. Die heute gebräuchlichen Klassifizierungen der ICD oder des DSM-III-R (diagnostisches und statistisches Manual psychischer Störungen) z. B. würden ebenfalls hierunter fallen.

### 14.4.1.2 Psychoanalytisches Instanzenmodell

Das psychoanalytische Instanzenmodell geht auf S. Freud zurück. Durch umfangreiche systematische Beobachtungen entwickelte er das „Instanzenmodell der Persönlichkeit". Das Verhalten ist durch die Dynamik zwischen Es (Triebe, Lustprinzip), Ich (Wahrnehmung, Fähigkeiten...; Realitätsprinzip) und Über-Ich (Moral, Normen, Gewissen) gekennzeichnet. Es wurde in der Folgezeit von anderen namhaften Psychoanalytikern teilweise modifiziert.

Das Prinzip: Beschreibung *libidinöser Typen*, für die der libidinöse Entwicklungsverlauf bestimmend ist. Je nach Fixierung einer individuellen Entwicklung auf ein libidinöses Stadium entwickelt sich eine entsprechende Persönlichkeit.

Nach Tab. 14.**3** sind fünf Typen zu unterscheiden. Das Freudsche Modell erklärt das menschliche Verhalten plausibel. Eine Voraussage auf der Basis des Freudschen Modells ist dann möglich, wenn man weiß, wie sich die psychosexuelle Entwicklung im konkreten Fall gestaltet hat.

#### 14.4.1.3 Morphopsychophysiologische Typologie

Die morphopsychophysiologische Typologie beschreibt Typologien, die von der *morphologischen Struktur* und der damit zusammenhängenden Prädisposition für bestimmte Psychosen ausgehen. Entsprechend werden auch der morphologischen Struktur bestimmte physiologische Stoffwechsel- und endokrine Funktionen und psychologische Eigenheiten zugeschrieben.

Die in unserem Sprachraum bekannteste Typologie dieser Art ist E. Kretschmer zuzuschreiben. Sie hat ihren Ursprung in der Beobachtung pathologischer Fälle. Anfangs beschränkte sie sich auf zwei Haupttypen, später wurde sie auf drei und einen zusätzlichen, weniger deutlich konturierten Typ erweitert (Tab. 14.**4**).

In experimentellen Untersuchungen konnten zwar zum großen Teil Unterschiede zwischen Pyknikern und Leptosomen gefunden werden; für die Athletiker ergaben sich aber meist keine klaren Ergebnisse. Zu bedenken ist außerdem, daß sich diese Typologie auf die sog. reinen Typen bezieht, die mit einer durchschnittlichen Häufigkeit von ca. 14% auftreten.

Tabelle 14.4 **Typologie nach Kretschmer**
(aus E. Kretschmer: Körperbau und Charakter, 26. Aufl. Springer, Berlin 1977)

| Typ | Kennzeichnende Eigenschaften |
|---|---|
| Pyknisch-zyklothymer Typ | gesellig, umgänglich, heiter, realistisch; starke Ablenkbarkeit, frühe, aber allmählich auftretende Ermüdung; extrovertiert; Disposition zu manisch-depressiver Psychose |
| Leptosomer oder asthenisch-schizothymer Typ | ungesellig, kühl, überempfindlich; geringe Ablenkbarkeit; aber plötzlich auftretende Ermüdung; introvertiert; Disposition zur Schizophrenie |
| Athletisch-visköser Typ | phlegmatisch, explosibel, geringe geistige Flexibilität; zuverlässig, ausdauernd; Disposition zur Epilepsie |
| Dysplastischer Typ | (weniger deutlich herausgearbeitet) Disposition zur Epilepsie |

#### 14.4.1.4 Faktorenanalytische Modelle

Hauptgegenstand und -intention der faktoranalytischen Modelle ist es, Zahl und Art von Grundbedingungen („Faktoren") für menschliches Verhalten zu isolieren. „Der Vorteil der Faktoren ist es, daß sie als Grundeigenschaften versprechen, die wirklichen strukturellen Einflüsse zu sein, die der Persönlichkeit zugrunde liegen" (Cattell 1950). Die Technik der Gewinnung von Faktoren ist schwierig und wird hier nur erwähnt (Tab. 14.**5**).

Für die praktische Arbeit stehen auf dieser Basis zur Zeit erst wenige Verfahren zur Verfügung, die eine annähernd befriedigende Beschreibung von Persönlichkeitseigenschaften ermöglichen.

#### 14.4.1.5 Lerntheoretisch orientierte Modelle

Im Abschnitt über entwicklungspsychologische Grundlagen des Verhaltens wurde bereits auf die Bedeutung von Lernprozessen im Verlauf der menschlichen Entwicklung hingewiesen (S. 174). Das Prinzip läßt sich wie folgt formulieren: Grundsätzlich behält ein Individuum solche Verhaltensweisen bei, die zur Vermeidung oder Verminderung unangenehmer Zustände führen. Dieses Verhalten wird als *erfolgreich* erlebt und im Laufe der Lerngeschichte verallgemeinert. Dies schließt nicht aus, daß sich einmal erworbene Verhaltensweisen durch die Änderung von Bedingungen wiederum verändern können. Allerdings ist dies je nach Persönlichkeitsdisposition, organischen Bedingungen und Lebensalter in unterschiedlichem Ausmaß möglich.

Ihre Kritik an den übrigen Persönlichkeitsmodellen stützen die Lerntheoretiker, von der experimentellen Psychologie her kommend, darauf, beständige Beziehungen zwischen operationalisierbaren Bedingungen und Verhalten lägen dort nur unzureichend vor. Demgegenüber versuchen sie, eindeutige Bedingungen und Bedingungszusammenhänge für das menschliche Verhalten anzugeben.

### 14.4.2 Intelligenz und Denken

Die Frage, ob und ab wann jemand als intelligent zu bezeichnen ist, kann durch eine einfache Aussage nicht beantwortet werden. Hierzu bedarf es hinreichend zuverlässiger Kriterien, denn Intelligenz kann nicht direkt gemessen, sondern nur auf indirektem Wege erschlossen werden (s. unten).

Seit Beginn der Intelligenzforschung gibt es keine übereinstimmende Auffassung darüber, ob Intelligenz eine einheitliche, allgemeine Fähigkeit bzw. Funktion ist oder ob sie sich aus einer Anzahl von mehr oder weniger speziellen Fähigkeiten, die voneinander unterscheidbar sind, zusammensetzt. Dementsprechend vielfältig sind auch die Definitionen von Intelligenz.

Als eine am ehesten für die Praxis brauchbare Definition gilt die von Wechsler (1964). Er versteht unter Intelligenz „die zusammengesetzte oder globale Fähigkeit eines Individuums, zweckvoll zu handeln, vernünftig zu denken und sich mit seiner Umwelt wirkungsvoll auseinanderzusetzen".

Zum Verständnis des Intelligenzbegriffs sind darüber hinaus folgende Gesichtspunkte wesentlich:

- Intelligenz ist nicht direkt beobachtbar oder meßbar, sondern kann nur aus dem als intelligent definierten Verhalten erschlossen werden.
- Eine wesentliche Voraussetzung für Verhalten, das nach wissenschaftlicher Übereinkunft als „intelligent" zu bezeichnen ist, stellt die Funktionsfähigkeit des Zentralnervensystems dar.
- Die Bedingungen für intelligentes Verhalten liegen nicht

Tabelle 14.5 **Beispiel eines faktorenanalytischen Persönlichkeitsmodells** nach Eysenck und Cattell (aus Ch. Michel, F. Novak: Kleines psychologisches Wörterbuch. Herder, Freiburg 1979)

| 1. Ebene der spezifischen Verhaltensweisen | 2. Ebene der habituellen Verhaltensweisen | 3. Ebene der Eigenschaft (Faktor 1. Ordnung) | 4 Ebene des Typs (Faktor 2. Ordnung) |
|---|---|---|---|
| – Geht oft aus<br>– Lädt Leute zu sich ein<br>– Ist an Problemen anderer interessiert<br>– Setzt sich für einen wohltätigen Zweck ein<br>– Macht sich nicht viel Gedanken, wenn etwas mißlungen ist<br>– Ist nicht lange traurig, wenn er von der Freundin versetzt wird | 1. gesellig<br>2. warmherzig<br>3. unbeschwert | Zyklothymie | Extraversion |
| – Glaubt, seine Ansichten seien der Zeit voraus<br>– Fühlt sich durch selbstsichere Personen nicht beeinträchtigt<br>– Findet lieber selbst heraus, wie etwas zu machen ist<br>– Hat schon einmal ein Plakat heruntergerissen<br>– Setzt auch ungewöhnliche Lösungen durch | 4. selbstbehauptend<br>5. eigenständige Meinung<br>6. unbefangen | Dominanz | |
| – Andere sagen von ihm, er sei unterhaltsam<br>– Bevorzugt Situationen, in denen man sich mit anderen unterhalten kann<br>– Schildert sich als sorglos<br>– Hört lieber Schlager als ernste Musik<br>– Andere sagen von ihm, er sei begeisterungsfähig<br>– Unternimmt gern verrückte Dinge | 7. gesprächig<br>8. heiter<br>9. munter | Beschwingtheit | |
| – Qualifiziert andere nur selten als Spinner ab<br>– Hält nur wenige Leute für eingebildet<br>– Er meint, daß nur wenige Dinge ihn wirklich aufregen<br>– Es macht ihm wenig aus, wenn er sich einmal ungeschickt benimmt<br>– Glaubt, man sollte generell mehr Lob und Anerkennung gegenüber anderen äußern<br>– Glaubt, daß niemand ihm etwas Böses will | 10. tolerant<br>11. gelassen<br>12. vertrauensvoll | Vertrauen | |
| – Würde ein neues Projekt am liebsten nur mit anderen anfangen<br>– Hat nur gute Einfälle, wenn er mit anderen zusammen ist<br>– Ärgert sich, wenn man ihn für unkonventionell hält<br>– Meint, man solle seine Lebensführung mehr an dem ausrichten, was üblich ist<br>– Möchte, daß man ihn häufig um Rat fragt<br>– Läßt sich gerne von anderen wegen seiner Erfolge bewundern | 13. bevorzugt Teamwork<br>14. konventionell<br>15. stark anerkennungsbedürftig | Gruppenbezogenheit | |

ausschließlich in einem Individuum selbst. Vielmehr spielen auch die von der Umwelt ausgehenden Einflüsse für die Intelligenzentwicklung eine Rolle (Interaktion Anlage – Umwelt).

- Intelligenz äußert sich nicht immer einheitlich als Gesamtfunktion, sondern je nach den Umständen als Summe derjenigen mehr oder weniger zsuammenhängenden Einzelfunktionen, die an der Lösung eines Problems beteiligt sind.
- Der Intelligenzbegriff ist nicht eindeutig von den Begriffen Lernen, Gedächtnis, Denken und Kreativität abzugrenzen.

Man kann folglich nicht ohne weiteres nach der Intelligenz von jemandem fragen, sondern muß immer auch berücksichtigen, auf welche Weise sie sich äußert bzw. äußern soll. Obwohl die Lehrmeinungen darüber recht weit auseinandergehen, hat man sich zur allgemeinen Verständigung dennoch auf eine Kenngröße der Intelligenz geeinigt: den *Intelligenzquotienten* (abgekürzt: IQ). Ihm lagen zunächst zwei Größen zugrunde, die zueinander in Beziehung gesetzt wurden: das Intelligenzalter (IA) und das Lebensalter (LA). Das Intelligenzalter ist nach A. Binet (ein früher Vertreter der experimentellen Psychologie) diejenige Höhe der geistigen Leistungsfähigkeit, welche der eines normalen Kindes von durchschnittlicher Begabung in einem bestimmten Alter entspricht. Demnach hätte z. B. ein 6jähriges Kind ein IA von 6 Jahren dann, wenn seine geistige Leistung der eines normal begabten 6jährigen Kindes gleichkommt. Nach der Definition des Intelligenzquotienten

$$IQ = \frac{IA}{LA} \times 100$$

errechnet sich daraus für dieses Kind ein IQ von 100.
In Tabelle 14.**6** ist das Prinzip einer Intelligenz-Klassifizierung nach Wechsler dargestellt.
Allen Leistungen, denen man die Beteiligung von „Intelligenz" zuschreibt, gehen Denkprozesse voraus. Diese brauchen nicht immer klar bewußt abzulaufen. Wie oft hört man, daß jemand „instinktiv" das Richtige getan hat. Von Zufällen einmal abgesehen, handelt es sich dabei in den seltensten Fällen um Instinkthandlungen, sondern stets um ein inneres Abwägen von möglichen Lösungen und evtl. von deren Konsequenzen in Problemsituationen. Dieses „innere Handeln" wird in zwei verschiedene Kategorien eingeteilt, in

- konvergierendes Denken und
- divergierendes Denken.

Beim konvergierenden Denken wird ein Problem durch schrittweise Lösungsversuche, die einseitig auf das Ziel hin gerichtet sind, angegangen. Es werden erprobte Lösungswege verwendet. Testaufgaben von Intelligenztests z. B. fordern größtenteils diese Denkweise.
Aufgabenbeispiel aus der Kinderpsychologie: „Baue aus den 16 Holzklötzchen eine Brücke, einen Turm. Lege dieses Muster nach..." usw.
Beim divergierenden Denken werden in Problemsituationen verschiedene Lösungsmöglichkeiten provoziert.
Aufgabenbeispiel aus der Kinderpsychologie: „Was kann man mit diesen 16 Holzklötzchen alles bauen? Welche Muster lassen sich legen?..." usw.
Im Methodenabschnitt wurde bereits darauf hingewiesen, daß situationsspezifische Faktoren Untersuchungsergebnisse beeinflussen können. Konkret heißt dies hier, daß wahre Informationen (Testwerte) dann nicht vorliegen, wenn Denkprozesse gestört sind, also diese nicht „normal" ablaufen. Es ist der Fall, wenn

- zuviele Informationen gleichzeitig verarbeitet werden müssen,
- die Schwierigkeit der Aufgabe ein Individuum überfordert,
- persönliche Betroffenheit durch ein Ereignis vorliegt (z. B. Kopfschmerzen, Liebeskummer, Beleidigung, Erfolgszwang usw.),
- starker Zeitdruck herrscht.

In manchen Fällen können diese Einflüsse so stark wirksam sein, daß regelrechte Denkblockaden auftreten, wie in Prüfungen, nach Unfällen, bei starkem Unterlegenheitsgefühl.
Bei Berücksichtigung lediglich dieser elementaren Ausführungen wird die Kritik gegenüber dem Intelligenzbegriff und der Messung der Intelligenz verständlich. Eine genauere Analyse der Denkvorgänge, die beim Lösen von Aufgaben zur Intelligenzmessung ablaufen, wurde im Rahmen der Intelligenz-Prozeßforschung angestellt. Es zeigte sich, daß beispielsweise viele Aufgaben zum „räumlichen Vorstellungsvermögen", ein Element der Intelligenz, de facto etwas anderes erfassen, nämlich so etwas wie generelle Problemlösefähigkeit. Daneben liegen Nachweise vor, daß zum erfolgreichen Bewältigen von Problemsituationen sehr viel mehr gehört als die Geschwindigkeit und Genauigkeit geistiger Operationen, die in der Regel von Intelligenztests geprüft werden. Es werden höhere Organisationsformen des Denkens wie komplizierte Problemlöseprozesse und Variablen wie Kreativität nicht erfaßt. Gerade diese Gesichtspunkte gehen in die heutige Diskussion um die Intelligenz entscheidend mit ein. Es geht dabei im wesentlichen um die mannigfachen Äußerungsformen von Intelligenz, die durch die verfügbaren Tests, gleich, welchen theoretischen Hintergrundes, nicht zu erfassen sind.
Greift man den Bereich „praktische Intelligenz" heraus, würden hierunter sicherlich Fähigkeiten fallen wie: ein Kind trösten oder den berühmten Nagel in die Wand schlagen. Es würden also Geschicklichkeit, Sensibilität und Flexibilität in konkreten Alltagssituationen angesprochen sein. Unter „sozialer Intelligenz" würde man beispielsweise das Gespür für die Bedürfnisse des anderen, das Einfühlungsvermögen in die Wertsetzungen anderer usw. verstehen können (Peters 1988).
Völlig umgekrempelt wird schließlich das Etikett von „primitiven" Kulturen, deren Lebensbewältigung heute ebenfalls als intelligente Anpassung an schwierige Lebensumstände, also mit den Worten Wechslers als wirkungsvolle Auseinandersetzung mit der Umwelt anerkannt wird. Denn, so die Begründung, die Intelligenz von Eskimos oder von Nomaden muß nicht unbedingt geringer als die eines Mitteleuropäers ausgebildet sein – sie ist eben anders.

Tabelle 14.**6** **Intelligenzklassifizierung nach Wechsler** (aus D. Wechsler: Die Messung der Intelligenz Erwachsener. Huber, Bern 1964)

| Verbale Klassifikation | IQ-Grenzen | Jeweils %-Anteil an der BRD-Bevölkerung |
|---|---|---|
| Extrem niedrige Intelligenz (Schwachsinn) | 62 u. kleiner | 2,20 |
| Sehr niedrige Intelligenz | 63–78 | 6,72 |
| Niedrige Intelligenz | 79–90 | 16,13 |
| Durchschnittliche Intelligenz | 91–109 | 50,00 |
| Hohe Intelligenz | 110–117 | 16,13 |
| Sehr hohe Intelligenz | 118–126 | 6,72 |
| Extrem hohe Intelligenz | 127 u. größer | 2,20 |

### 14.4.3 Motivation und Emotion

In der Alltagssprache wird Verhalten, hinter dem man bewußte Absichten vermutet, als „motiviert" bezeichnet. Die

„Motive" sind es, nach denen man fragt, wenn man die Ursachen für Verhalten aufdecken möchte. Es wäre eine zu einfache Annahme, jeder Mensch trage eine gewisse Anzahl an Motiven mit sich herum, die je nach Situation und Befinden zur Wirkung kommen (etwa nach den Aussagen: Er ist so veranlagt; er neigt dazu; er ist stark motiviert usw.). Dadurch würden sich einige wesentliche Fragen über das Verhalten des einzelnen nicht beantworten lassen. Diese Fragen umfassen folgende Tatbestände:

- Verschiedene Menschen reagieren in der gleichen äußeren Situation unterschiedlich.
- Ein Individuum verhält sich in verschiedenen äußeren Situationen nicht unterschiedlich, sondern gleich.
- Ein Individuum reagiert auf dieselbe äußere Situation zu verschiedenen Zeiten unterschiedlich.
- Jemand verhält sich in einer Situation anders, als er es selbst möchte.

Es muß demnach „etwas" geben, was Verhalten – es handelt sich um *zielgerichtetes* Verhalten – in Gang setzt, aufrechterhält und steuert, was aber nicht direkt beobachtbar ist. Dieses „Etwas", das eine Vielzahl psychologischer Prozesse vor, während und nach einem Verhalten umschreibt, ist das hypothetische Konstrukt (gedankliche Konstruktion, angenommene Größe) „Motivation". Motiviertes Verhalten wurde als zielgerichtet bezeichnet. Diese Zielgerichtetheit kann sich auf die Verfolgung von *Nahzielen* (z. B. Erledigung der einzelnen täglichen Pflichten) wie auf die von *Fernzielen* (z. B. Erlangen einer beruflichen Position) beziehen.

Hierzu folgende Annahme, die gleichzeitig die verschiedenen Ursachen von motiviertem Verhalten verdeutlicht und diese begrifflich auseinanderhält: Würde man sich genauer dafür interessieren, *warum* jemand Krankenschwester oder -pfleger geworden ist oder werden will, bekäme man auf entsprechende Fragen wahrscheinlich eine Anzahl unterschiedlicher Antworten, z. B. um Geld zur Existenzsicherung zu verdienen, um anderen zu helfen, um Menschen kennenzulernen, um soziale Sicherheit und Anerkennung zu erhalten, um sich selbst zu verwirklichen, aus christlicher Nächstenliebe, als Vorstufe zu einem höheren beruflichen Ziel. Diese Antworten spiegeln die verschiedenen Bedürfnisse der einzelnen wider und geben somit Aufschluß über die Motive für diese Tätigkeit, sprich, für das beobachtbare, zielgerichtete Verhalten.

Jetzt kann gefolgert werden: Motivationen sind abhängig von der äußeren und inneren Situation, in der sich jemand befindet. Sie setzen eine Verhaltensfolge in Gang, halten diese aufrecht und steuern sie auf ein Ziel hin, um mit der Zielerreichung wieder zu verschwinden bzw. neues zielgerichtetes Verhalten in Gang zu setzen.

Ein *Motiv* ist eine relativ stabile, individuell unterschiedlich ausgeprägte Antriebskraft, die angenommen wird, um das Verhalten zu erklären.

*Bedürfnis* bezeichnet einen biologisch-physiologischen oder psychologischen Mangelzustand, der nach Befriedigung strebt. Bedürfnisse wie Motive geben „Soll-Werte" vor, die mit den vorhandenen „Ist-Werten" verglichen werden. Weichen beide Werte voneinander ab, entsteht ein Spannungszustand („Bedürfnisspannung"), der nach Ausgleich („Bedürfnisbefriedigung") strebt.

Der Begriff *Trieb* bezeichnet angeborene, biologische Energie („Triebspannung"), die ebenfalls Verhalten auslöst, damit sie dadurch abgeführt werden kann („Triebbefriedigung"). Die beiden Begriffe „Trieb" und „Bedürfnis" werden in der Literatur oft synonym verwendet, da sie inhaltlich nicht exakt voneinander zu trennen sind.

Die motivationale Struktur eines Individuums wird um so komplexer, je größer seine Erfahrung wird. Der Erwachsene hat z. B. viele Motive in seiner Rolle als Ehepartner, Vater oder Mutter oder auch als Berufstätiger, die er als Kind nicht hatte. Es sind viele Versuche unternommen worden, um die Bedürfnisse und Motive erwachsener Menschen zu kategorisieren. Schönpflug (1980) z. B. nimmt die in Tab. 14.**7** aufgeführte Übersicht vor (er bezeichnet sie alle als „menschliche Motive").

Tabelle 14.**7** **Menschliche Motive** (nach Schönpflug)

| | |
|---|---|
| Biologische Triebe | – Hunger<br>– Durst<br>– sexuelle Erregung<br>– Sauerstoffbedarf u. ä. |
| Leistungsmotive | – Bedürfnis nach Bewältigung von Aufgaben<br>– Bedürfnis, eigenen Anforderungen zu entsprechen u. ä. |
| Soziale Bedürfnisse | – Altruismus<br>– Dominanzstreben<br>– Aggressionstrieb<br>– Bedürfnis nach Anerkennung u. ä. |
| Identitätsbedürfnisse | – Bedürfnisse nach Entfaltung eigener Fähigkeiten und Neigungen (Selbstverwirklichung)<br>– Wunsch nach Individualität |
| Metaphysische Bedürfnisse | – Wunsch nach einer Realität außerhalb der erfahrbaren Wirklichkeit (Metaphysik)<br>– Wunsch nach Kenntnis der metaphysischen Wirklichkeit (Glaubensbedürfnis)<br>– Wunsch nach eigener Beziehung zur metaphysischen Wirklichkeit (Wunsch nach Transzendenz) |

Nicht immer ist es nur ein Bedürfnis, das unser Verhalten beeinflußt. Manchmal stehen mehrere Bedürfnisse im Widerstreit und drängen nach Befriedigung; jedoch kann nur ein Bedürfnis befriedigt werden. Diese Situation kennzeichnet einen *Konflikt*. Je nachdem, ob ein Bedürfnis Verhalten auslöst, das auf ein Objekt hin oder von einem Objekt weggerichtet ist, spricht man von Appetenz oder Aversion. Durst löst z. B. Appetenzverhalten, Schmerz Aversionsverhalten aus.

Auf diese Weise kann man drei Konflikttypen (Kurt Levin 1982, S. 187) unterscheiden:

- Appetenz-Appetenz-Konflikt (in einem Kaufhaus kann man sich zwischen zwei Gegenständen nicht entscheiden);
- Aversions-Aversions-Konflikt (man muß sich für eine von zwei Situationen entscheiden, die man beide ablehnt);
- Aversions-Appetenz-Konflikt. Er ist der häufigste Konflikt und dadurch gekennzeichnet, daß dasselbe Objekt gleichzeitig Ziel zweier entgegengesetzter Bedürfnisse ist (ein bestimmtes Objekt, das man besitzen möchte, ist nur durch ein bestimmtes Opfer zu erkaufen).

Für die *Konfliktlösungsmöglichkeiten* gibt es mehrere Erklärungsansätze. Im Normalfalle wird man zwischen den einzelnen Bedürfnissen und Befriedigungsmöglichkeiten abzuwägen haben, um dann zu einer Entscheidung zu kommen (rationale Entscheidungsfindung). Vielfach wird dieser Prozeß durch äußere Faktoren unterstützt.

Aus psychoanalytischer Sicht spielt der Geschlechtstrieb (sexuelle Bedürfnisse) bei der Konfliktentstehung eine entscheidende Rolle. Die Art der Lösung hängt vom zugrundeliegenden Konflikt und von den Persönlichkeitseigenschaften eines Individuums ab.

Konflikte sowie ihre Lösungen spielen sich im Unbewußten ab. Das beobachtbare Verhalten ist in der Regel erst das Endergebnis dieser Prozesse. Treten im üblichen Ablauf motivierten Verhaltens Widerstände auf, so daß eine Umorganisation des beabsichtigten Zielverhaltens notwendig wird, spricht man von *frustrierendem Ereignis.* Die dabei erlebten Bewußtseinsinhalte werden meist als „Erwartungsenttäuschung“ oder „Wunschversagung“ bezeichnet. Je nach Art und Ausmaß der Motivation, nach Art des frustrierenden Hindernisses und nach Persönlichkeitseigenschaften eines Individuums treten Reaktionen auf die erlebten Frustrationen auf.

Auf eine Unterscheidung sei hier hingewiesen: Besteht das frustrierende Ereignis im Fehlen des Objekts, das für die Durchführung eines spezifisch motivierten Verhaltens notwendig ist, spricht man von *primärer Frustration.* Dies ist der Fall, wenn jemand z. B. Durst hat, mit entsprechender Erwartung zum Kühlschrank geht und darin kein Getränk vorfindet.

Steht dem motivierten Verhalten ein (innerer oder äußerer) Widerstand entgegen, spricht man von *sekundärer Frustration.* Sie liegt vor, wenn z. B. moralische Gründe einem gewünschten Verhalten entgegenstehen oder wenn für die Erreichung eines Ziels die Mittel fehlen.

Als Reaktionen auf Frustrationen sind eine Reihe von Verhaltensweisen bekannt (hinnehmen; das motivierte Verhalten gedanklich rückgängig machen; sich zurückziehen u. ä.).

Wegen ihrer sozialen Bedeutsamkeit sei auf die *Aggressionen* als eine mögliche Frustrationsfolge hingewiesen. Sie ist häufig gegen die Frustrationsursache selbst gerichtet, bei Kindern direkter als bei Erwachsenen. Letztere haben wegen bestehender sozialer Schranken nicht immer die Möglichkeit der direkten Reaktion. So wird das Aggressionsobjekt „verändert“ oder ersetzt, oder es wird die Aggressionsform verändert. Wenn jemand von seinem Vorgesetzten getadelt wird, so tadelt der Betroffene möglicherweise seine ihm unterstellten Personen oder seine Familienangehörigen. Zeitlich muß dies nicht immer unmittelbar erfolgen, auch ein Aufschub ist möglich. Diese „Verschiebung“ geschieht gewöhnlich unbewußt. Auch bestimmte Formen der Ironie sind Ausdruck von Aggression. Im klinischen Bereich sind Aggressionsverschiebungen auf Patienten, etwa in Form schmerzhafter Maßnahmen, beobachtbar. Aggressive Impulse bei Patienten, etwa infolge Frustration durch mangelnde Pflege, können sich nicht immer direkt äußern. So beklagen sich Patienten beispielsweise verstärkt über das Essen oder über die Klinikverwaltung.

Im allgemeinen stellt jede aggressive Handlung einen Akt des Abreagierens von Energie dar. Es sollte deshalb im Hinblick auf die Reduzierung neuer Aggressionsakte oder auf den Abbau eines psychosozialen „Reizklimas“ deren Nutzen bedacht werden.

Obwohl bestimmte grundlegende Motive und Bedürfnisse bei jedem Menschen vorhanden zu sein scheinen, hängt doch die Art und Weise, in der sie befriedigt werden, von der Umwelt eines Individuums und von seinen eigenen *Emotionen* (Gefühlen) ab.

Für die Entstehung von Gefühlen ist die individuelle, bewußte oder nicht bewußte Beurteilung einer Situation ausschlaggebend. Wie beurteilt wird, hängt vom vergangenen Lernen ab, vom Anreiz der Situation und von den Erwartungen und Erfahrungen, die mit dieser Situation verknüpft sind.

Allgemein gilt: Positive Gefühle beeinflussen unser Verhalten positiv und umgekehrt.

*Beispiele:* Subjektive Zufriedenheit eines Patienten kann dessen Genesungsprozeß zum Teil erheblich beschleunigen. Anerkennung für vollbrachte Leistungen regt zu neuen Leistungen an. Prüfungsangst beeinträchtigt unser Denken. Das Gefühl eines „mittleren Aktivierungsgrades“ beeinflußt unser Leistungsverhalten positiv.

Um einen Überblick über den Emotionsbereich zu geben, sei er mit folgenden 5 Feststellungen umrissen:

- Emotionen bezeichnen subjektive Befindlichkeiten eines Individuums (Freude, Zorn, Angst, Abneigung usw.).
- Emotionen werden hervorgerufen durch äußere und/ oder innere Reize und stellen das Resultat dieser Reizverarbeitung dar.
- Emotionen können unterschiedlich intensiv sein und als angenehm oder unangenehm erlebt werden.
- Da Emotionen immer vorhanden sind, wirken sie sich auch auf das gesamte Verhalten aus. Sie führen z. B. dazu, daß bestimmte Situationen, Objekte oder Personen gemieden, andere aufgesucht werden. Sie beeinflussen körperliche Vorgänge (psychophysische Wechselbeziehungen) genauso wie die soziale Interaktion. Sie wirken auf die Wahrnehmung gleichermaßen, wie sie Handlungsdruck hervorrufen können.
- Mit zunehmendem Überwiegen der emotionalen Komponenten verringert sich die verstandesmäßige Verhaltenskontrolle (Affektreaktionen).

# 14.5 Sozialpsychologische Grundlagen des Verhaltens

**Lernziel** Der Leser soll nach der Bearbeitung dieses Abschnitts in der Lage sein,

- Gruppenprozesse zu erörtern und dabei nachzuweisen, daß individuelles Verhalten von Gruppenprozessen beeinflußt wird;
- darzulegen, daß das Verhaltensspektrum eines Individuums durch seine Rolle innerhalb einer Gruppe definiert wird;
- zu verdeutlichen, daß Verhalten durch die Verknüpfung von individuellen und sozialen Faktoren bestimmt ist;
- aufzuzeigen, daß Krankenpflege ein Interaktionsprozeß zwischen Krankenschwester/-pfleger und Patient ist;
- mögliche Ursachen für die Entstehung zwischenmenschlicher Konflikte zu nennen;
- einige Möglichkeiten erfolgreicher Interaktion und Konflikthandlung nachzuvollziehen.

Als Inhalte sozialpsychologischer Themen- und Forschungsgebiete sind zu nennen:

- soziale Wahrnehmung und Personenwahrnehmung,
- Einstellungen, Stereotype, Vorurteile,
- Konfliktverhalten,
- soziale Norm und soziale Rolle,
- soziale Interaktion und Kommunikation,
- Gruppenverhalten und Gruppendynamik.

Diese Inhalte machen von der Themenstellung her die Position eines einzelnen Menschen deutlich: Er ist Teil einer sozialen Einheit, der er gezwungenermaßen (Schule, Berufsfeld, Krankenhaus usw.) oder freiwillig (Bekanntschaftskreise, Vereine usw.) angehört. Von dieser sozialen Einheit wird er andererseits wiederum beeinflußt, da er von ihr mehr oder weniger stark abhängig ist.
In klassischen sozialpsychologischen Experimenten wurde dies untersucht, im Alltag zeigt es sich ständig: Man paßt sich als einzelner einer Mehrheit an, oder man wird von dieser Mehrheit irgendwie bestraft; man pflegt von der Art und von der Intensität her unterschiedliche soziale Kontakte; man hat gleichzeitig mehrere soziale Rollen inne und ist mehr oder weniger häufig sozialen Konflikten ausgesetzt. Hinter diesen, auf jeweils einen sehr einfachen Nenner gebrachten sozialen Situationen verbirgt sich eine Reihe sozialer Bedingungen, die hier unter dem Gesichtspunkt der „Gruppe" näher erläutert werden.

## 14.5.1 Gruppe und soziale Interaktion

Unter *sozialer Gruppe* wird hier ein überschaubarer Kreis von Personen verstanden, die miteinander in *Interaktion* treten (z. B. Pflegepersonal, Ärzte, Patienten, Verwaltungspersonal), d. h., sie beeinflussen sich wechselseitig. Die Interaktion wird durch *Normen* geregelt, die für alle verbindlich sind. Solche Normen stellen Verhaltenserwartungen an den einzelnen dar, die je nach seiner Position in der Gruppe verschieden sind. *Kommunikation* bezeichnet den verbalen (sprachlichen) und nonverbalen (nichtsprachlichen) Austausch von Informationen. Die Wechselseitigkeit von Kommunikation und Interaktion ist so auszudrücken: Wer kommuniziert, interagiert gleichzeitig – und umgekehrt.

Unter den einzelnen Gruppenmitgliedern sind in der Regel Interaktion und Kommunikation unterschiedlich intensiv und häufig. Durch die Beobachtung mehr oder minder konstanter Interaktionen der Gruppenmitglieder über einen längeren Zeitraum sind Rückschlüsse auf die Gruppenstruktur möglich.
*Beispiel:* Das Arbeitsteam einer Abteilung eines Krankenhauses, bestehend aus Ärzten, Pflegepersonal und Hilfspersonen, trifft sich täglich zu einer gemeinsamen, kurzen Dienstbesprechung. Die Interaktions- und Kommunikationsstruktur dieser Gruppe läßt sich graphisch darstellen (Abb. 14.**5**).
Die einem Außenstehenden als geschlossenes Ganzes erscheinende Gruppe weist in sich noch andere Strukturen auf, die durch Kooperation (die Mitglieder arbeiten einander zu) und Konkurrenz (die Mitglieder arbeiten einander entgegen) bestimmt sind.
*Interaktion* schließt oft eine Anweisungsbefugnis ein, die zudem mit einer Sanktionsgewalt, also dem Recht auf Belohnung und Bestrafung, verbunden sein kann. Mit der Höhe der Anweisungsbefugnis drückt sich gleichzeitig der *Rang* eines Mitglieds innerhalb einer Gruppe aus. Der Rang bestimmt auch die soziale Einflußnahme auf die Gruppe und die soziale *Macht* über die Gruppenmitglieder. *Machtstrukturen* einer Gruppe lassen sich nach dem gleichen Prinzip wie oben darstellen.

Mögliche Kriterien zur Charakterisierung einer Gruppe sind:

- Die Verbindlichkeit bestimmter Verhaltensnormen,
- die Gruppenidentität,
- die Häufigkeit von Interaktionen in der Gruppe,
- die Intensität von Interaktionen in der Gruppe,
- die Abgrenzung von anderen Gruppen durch ein positives Bild der Eigengruppe und Vorurteilen gegenüber Fremdgruppen.

Anhand dieser Kriterien können Gruppen verschieden charakterisiert werden. Konformität (Angepaßtheit) wird durch Zuwendung, soziale Anerkennung, Unterstützung, Einladungen usw. belohnt; Nonkonformität (Unangepaßtheit) wird durch Mißachtung, Spott bis hin zum Ausschluß bestraft.

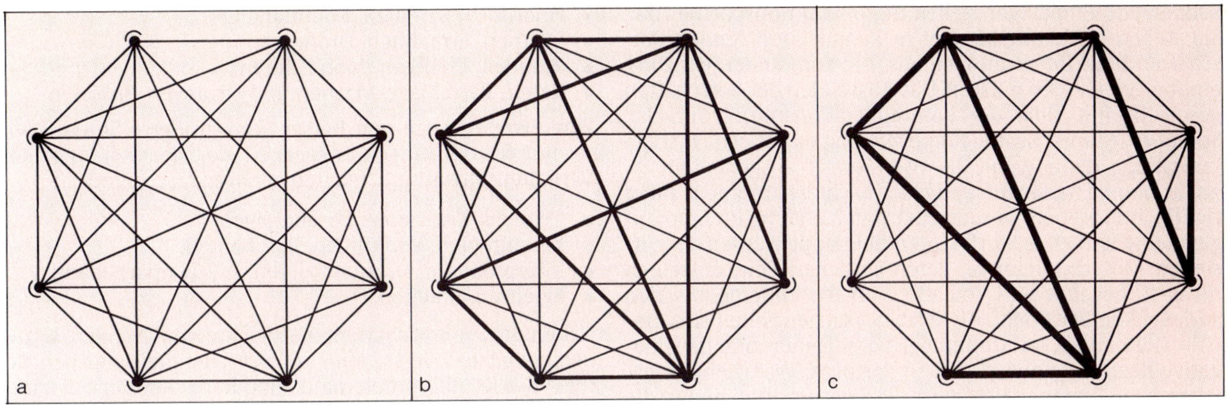


Abb. 14.5 Interaktions- und Kommunikationsstruktur einer Gruppe. (Die Strichstärke drückt die Intensität von Kommunikation und Interaktion aus.)
**a** Alle sitzen gemeinsam an einem Tisch und haben Blickkontakt. Sie nehmen z. B. den Bericht der Nachtschwester zur Kenntnis, planen den Tagesablauf. Die Beziehungen zwischen den einzelnen sind nicht sehr eng. **b** Mehrere sprechen sich mit Vornamen an. Die gegenseitigen Beziehungen sind enger. **c** Einige treffen sich auch außerhalb des Dienstes regelmäßig. Solche Beziehungen sind relativ eng, treten aber seltener auf.

## 14.5.2 Rolle und Konflikt

Die *Rollenverteilung* innerhalb einer Gruppe sorgt für die klare Verhaltenserwartung der Gruppe im Hinblick auf den Rollenträger. An die Rolle der Krankenschwester beispielsweise werden seitens der Gesellschaft, der Klinik und der Kranken bestimmte, allgemein verbindliche Erwartungen geknüpft, die in der Interaktion zwischen Krankenschwester und ihrem Gegenüber zu erfüllen sind. Nach vorliegenden Untersuchungen erwartet der Patient in stationärer Behandlung vom Pflegepersonal folgende Eigenschaften:

- positive innere Einstellung zum Beruf,
- Zurückstellung eigener Bedürfnisse,
- qualifizierte Fachkenntnisse,
- Zeit für den Kranken,
- Offenheit für seine Probleme,
- Herzlichkeit.

Es wird in nur geringem Maße toleriert, daß Pflegepersonal Verhalten zeigt, das auf einen „schlechten Tag" oder auf persönliche Probleme hindeutet. In dieser Erwartungshaltung kommt zum Ausdruck, wie stark die religiösen Wurzeln des Schwesternberufs auch heute noch ein Stück Selbstaufgabe von Krankenpflegerinnen und -pflegern zu fordern scheinen. Nicht immer sind die Rollen so klar wie die genannten definiert. Die Rolle des „Jugendlichen" beispielsweise läßt eine größere Variabilität von Verhalten zu.

Die Krankenrolle ist zeitlich begrenzt, mit zunehmender Genesung wird sie abgelegt. Der Kranke ist durch die Unfähigkeit gekennzeichnet, sich den täglichen Verpflichtungen im Zustand der Krankheit zu stellen, zu versorgen. Durch die besondere Zuwendung, die der Kranke erhält, wird der Genesungsprozeß beschleunigt. Der Kranke selbst reagiert auf die besondere Zuwendung in der Regel positiv und entwickelt eine aktive Gesundheitseinstellung, die ihn dazu bewegt, den Anordnungen Folge zu leisten, die verordneten Medikamente einzunehmen, nicht mehr Pflege zu beanspruchen, als notwendig usw. Nicht immer kommt dieser positive Interaktionszirkel in Gang. Bei Menschen, für die die pflegende Zuwendung einen lebensnotwendigen Ersatz für die sonst ausbleibende Selbstbestätigung darstellt, ist nicht damit zu rechnen, daß sie den Genesungsprozeß von sich aus unterstützen. Im Gegenteil: für sie bedeutet „Flucht in die Krankheit" einen persönlichen Gewinn. Wegen dieser Aufmerksamkeitszuwendung seitens der Umwelt verstehen es manche Personen geradezu meisterhaft, in Gesellschaft ihre Krankheiten zu diskutieren. Kenntnisse über das Ausmaß und den Verlauf einer Krankheit und über den psychsozialen Hintergrund erleichtern die Entscheidung über die Interaktionsform.

Beim Interaktionsprozeß zwischen Krankenschwester/-pfleger und Patient sind die Ausgangslagen der beiden beteiligten Seiten zu berücksichtigen. In der Interaktion zwischen Krankenschwester/-pfleger und Patient kann ein partnerschaftliches Verhältnis hergestellt werden. Dies wird nur erreicht, wenn die beiderseitigen bestehenden Bedürfnisse bekannt sind und wenn bei den Interaktionspartnern die Bereitschaft vorhanden ist, auf die Bedürfnisse des anderen einzugehen. Vielfach verhalten sich aber Interaktionspartner entgegen den Erwartungen bzw. Bedürfnissen des anderen. Dies äußert sich schlicht darin, daß man mit dem/den anderen nicht zurechtkommt. Anstatt einer Verständigung entsteht ein Streit oder eine gespannte und unangenehm erlebte Situation.

Die interaktionale Situation läßt sich vom Prinzip her so darstellen:

| | | | | |
|---|---|---|---|---|
| Sender | ↔ | Kommunikationsmittel | ↔ | Empfänger |

Sender und Empfänger stellen die Interaktionspartner dar. Sie stehen beide miteinander in Kontakt und senden Botschaften bzw. Informationen aus, die vom anderen richtig empfangen werden müssen. Das Aussenden der Botschaften geschieht mit Hilfe der Kommunikationsmittel Sprache, Sprechen, Mimik, Gestik, Körperhaltung usw. Gestört ist die Interaktion dann, wenn die vom Sender ausgehenden Signale beim Empfänger entweder nicht ankommen, nicht richtig interpretiert werden oder durch andere, im Empfänger selbst wirkende Störfaktoren überlappt werden. Es entstehen Mißverständnisse, deren Ursachen dem einzelnen oft nicht bekannt sind, so daß er nur das Endergebnis, den *sozialen Konflikt*, erlebt. Als solche Ursachen gelten situationale Gereiztheit, Verstimmung, Voreingenommenheit, negative Beziehung zwischen den Partnern, Wahrnehmungsverzerrung. Unter letzterem ist die Eigenschaft gemeint, die Situation des anderen einseitig vom eigenen Standpunkt aus zu sehen und zu beurteilen. Man gibt sich entweder nicht die Mühe, dessen Bedürfnisse zu sehen, oder man ist unfähig dazu, da man das Verhalten anderer nur nach eigenen Bedürfnissen beurteilt. Der andere kommt sozusagen gar nicht zu Wort. Auch die persönliche Art, jemandem gegenüberzutreten, kann von vornherein jeglichen Interaktionsansatz ersticken. Ein abweisender, desinteressierter oder aggressiver Gesamtausdruck schüchtert ein und hindert den anderen, sich auszudrücken oder mitzuteilen. Man vergegenwärtige sich täglich, daß ein Patient für alle „Signale" seiner Umgebung eine sehr sensible „Antenne" hat. Dies ist verständlich, denn er muß sich in der neuen Situation zunächst orientieren, um sich dann zurechtfinden zu können. Er wird für einige Zeit Mitglied einer Gruppe, in der gruppendynamische Prinzipien ebenso Gültigkeit haben wie draußen; nur sind die Inhalte anders und zahlreicher, und dadurch gestaltet sich für ihn die Situation komplizierter. Er tritt in Interaktion und Kommunikation mit einer Anzahl Personen und unterschiedlichem sozialem Niveau, unterschiedlicher Gruppenzugehörigkeit und unterschiedlichen Rollen. Eine besondere Position nimmt hierbei die Krankenschwester bzw. der Krankenpfleger für ihn ein. Sie können für die Dauer des Krankenhausaufenthaltes als Bezugspersonen bezeichnet werden, da sie mit dem Patienten den häufigsten relevanten Kontakt pflegen, seine Grundbedürfnisse befriedigen und als Mittler zwischen ihm und den Ärzten auftreten sollen.

Der Patient wird auch, ausgesprochen oder nicht, seine durch den stationären Klinikaufenthalt zusätzlich entstandenen Probleme zu seinen Bedürfnissen zählen. Sie werden mit hoher Wahrscheinlichkeit in den Kommunikations- bzw. Interaktionsprozeß mit einbezogen. In dieser besonderen Hinsicht gilt es, neben den bereits erwähnten Störfaktoren für eine Interaktion zusätzliche Verhaltensweisen bewußt zu kontrollieren. Es handelt sich hierbei um sog. *Botschaften*, die entweder unbewußt, weil zum Normalverhalten der betreffenden Pflegeperson gehörend, oder bewußt gutgemeint „gesandt" werden. Sie stören den Interaktionsprozeß oder lassen einen solchen erst gar nicht in Gang kommen, da sie den Erwartungen des Patienten widersprechen und entstandene Konflikte nicht beseitigen oder solche erst entstehen lassen. Vier Kategorien dieser Botschaften sind zu nennen:

- Anordnen, Befehlen, Kommandieren;
- Warnen, Ermahnen, Drohen;
- Zureden, Predigen, Moralisieren;
- Raten, Vorschläge-Machen und Lösungen-Anbieten.

Eine zweite Klasse von Botschaften größerer Störwirkung sei nur für denjenigen angegeben, der sie, weil zu seinen Verhaltenseigentümlichkeiten gehörend, „versendet":

- Urteilen, Kritisieren, Beschuldigen;
- Beschimpfen, Verhöhnen, Beschämen;
- Interpretieren, Diagnostizieren, Psychoanalysieren;
- Belehren, Anleiten.

Neben diesen Botschaften, die sich auf den „Sender" beziehen, spielt das *Verständnis* im zwischenmenschlichen Bereich der Konfliktproblematik eine Rolle. Auf der Verständnisebene liegende gestörte Interaktion geht auf folgende Wurzeln zurück:

- „Der andere ist mir unsympathisch."
- „Ich verstehe den anderen nicht."
- „Der andere will mich nicht verstehen."
- „Ich weiß nicht, was der andere von mir erwartet."
- „Ich weiß nicht, wie ich auf den anderen wirke."
- „Ich kann dem anderen nicht mitteilen, was ich von ihm erwarte."
- „Ich erwarte zuviel vom anderen."
- „Der andere erwartet zuviel von mir."

Die durch diese Ursachen ausgelösten Konflikte erfahren meist eine typische „Lösung": Sie werden entweder unterdrückt („es ist alles in Butter") oder beschwichtigt („es ist alles nicht so schlimm"). Es ist dabei unerheblich, ob die Ursache nur kurze Zeit oder über viele Jahre wirkte. In der gegenwärtigen wissenschaftlichen Diskussion besteht eine weitgehende Einigkeit darin, daß diese Konfliktbehandlungen ungeeignet sind, weil sie keine Lösung herbeiführen. Ebenfalls ungünstige Konfliktlösungsstrategien stellen einfaches Nachgeben und instrumentelle Aggression dar.

Es wäre sinnvoll, Konflikte konstruktiv auszutragen und destruktive Prozesse zu vermeiden.

Der destruktive Konfliktverlauf zeichnet sich aus durch eine Tendenz zur Eskalation und Expansion. Er löst sich von der eigentlichen Ursache ab und wird zum festen Bestandteil zwischen den Beteiligten. Oft schlägt einer der Partner eine Gewaltstrategie ein, um die Kontrolle über die andere Partei zu erlangen und den Konflikt zu „gewinnen". In Wirklichkeit beginnt dadurch ein Teufelskreis der Eskalation und Verhärtung.

Der konstruktive Konfliktverlauf richtet sich in seinem Lösungsansatz an alle Beteiligten. Hier kommt es wesentlich auf die Art des Kommunikationsprozesses zwischen den Konfliktpartnern an. Auf dieser Grundlage schlägt Gordon (1979) sechs brauchbare Schritte der Problemlösung vor:

1. Konflikt identifizieren und definieren.
2. Alternativlösungen entwickeln.
3. Alternativlösungen kritisch bewerten.
4. Entscheidung für die beste annehmbare Lösung treffen, d. h. solche, die für keinen völlig unannehmbar und für jeden so weit wie möglich akzeptabel ist.
5. Wege zur Ausführung der Lösung absprechen.

6. Nach einiger Zeit die vereinbarte Lösung kritisch bewerten.

Bei allen Methoden der konstruktiven Konfliktbehandlung kommt es somit nicht darauf an, „Führungstechniken" zu erlernen, deren Zielsetzung sich darin erschöpft, durch Redegewandtheit, Argumentationsverhalten und dergleichen ein besseres Durchsetzungsvermögen zu erreichen. Sie ersticken den sozialen Kontakt und schaffen eine formale Atmosphäre. Aktive und konstruktive Konfliktbehandlung – dies muß wegen der Wichtigkeit nochmals betont werden – richtet sich an *alle* Beteiligten. Sie verlangt ihnen auch einiges ab, was hier thesenhaft zusammengefaßt wird:

- Bereitschaft und Mut, sich selbst zu erfahren (Austausch des Scheinbildes gegen das Realbild).
- Bereitschaft, den anderen zu akzeptieren.
- Sensibilisierung der Wahrnehmungsfähigkeit für eigene und fremde Gefühle und Wünsche.
- Übung der Fähigkeit, eigene Gefühle und Wünsche angemessen mitzuteilen.
- Übung, dem anderen aufmerksam und interessiert zuzuhören.

Diese Interaktionstechniken können in der Regel vom Anwärter krankenpflegerischer Berufe nicht als vorhanden vorausgesetzt werden (auch nicht unbedingt von erfahrenen Praktikern), weshalb anzustreben ist, sie im Rahmen von qualifizierten Sensitivity-Trainings, Selbsterfahrungsgruppen oder ähnlichen gruppendynamischen Seminaren zu erlernen.
Ein erster Schritt dahin führt über das *aktive Zuhören.* Diese Form der Kommunikation ist eine wesentliche Voraussetzung für eine Konfliktlösung. Wesentliche Kennzeichen des aktiven Zuhörens sind:

- Die Aussagen des Patienten umformulieren und wiederholen,
- vertiefende Fragen,
- Augenkontakt,
- leichtes Kopfnicken,
- freundlicher Gesichtsausdruck.

Gordon führt folgende Vorteile auf:

- Aktives Zuhören läßt erkennen, daß das Anliegen des Konfliktpartners ernst genommen und anerkannt wird.
- Es ermöglicht eine offene und ehrliche Kommunikation.
- Es vermeidet durch die Rückmeldung eine verzerrte Kommunikation.
- Es gibt dem Konfliktpartner das Gefühl, verstanden zu werden, so daß dieser nicht in eine verkrampfte Verteidigungshaltung zu verfallen braucht, sondern sich bemühen kann, sein Gegenüber ebenfalls zu verstehen.

Eine andere Methode der Konfliktvermeidung oder -lösung bzw. der Verbesserung des Umgangs mit anderen gibt dem Leser die eigene Überprüfungsmöglichkeit seiner sozialintegrativen Fähigkeiten:

- Rückkoppelung des Gehörten, um Mißverständnisse zu vermeiden;
- Kontrolle, ob die eigenen Informationseinheiten so verstanden wurden, wie sie gemeint waren;
- glaubwürdige, ehrliche Kommunikation.

Diese Methode eignet sich darüber hinaus überall dort, wo keine Möglichkeiten der systematischen Erweiterung gruppendynamischer Fähigkeiten bestehen oder wo sich der Anwender in einer kollegialen Umgebung befindet, in der ihm nur der Alleingang den Nutzen verbesserter sozialer Interaktion bringt.

### Fachwortverzeichnis

abhängige Variable: s. Variable

Alltagspsychologie: naive, ohne wissenschaftliche Fundierung vorgenommene Deutung und Erklärung menschlichen Verhaltens

Appetenz: Suchen; Streben; Neigung, etwas aus Verlangen zu tun

autonom: unabhängig

Aversion: Abneigung; Widerwille

Bedürfnis: elementares Antriebserlebnis; Bestrebung, einen erlebten (psychischen oder physischen) Mangelzustand zu beseitigen, meist verbunden mit konkreten Zielvorstellungen

Bezugsperson: jemand, mit dem man sich identifiziert und an dem man sich orientiert. Einer Bezugsperson wird häufig auch Vertrauen entgegengebracht

Determinante: Bestimmungsgröße, Bedingung

Disposition: Bereitschaft, Angelegenheit. Sie kann angeboren oder erworben sein (Beispiel: Anfälligkeit für Krankheiten); auch Prädisposition; Anlage, Empfänglichkeit

Entwicklung: eine Reihe von miteinander zusammenhängenden Veränderungen, die bestimmten Orten des zeitlichen Kontinuums eines individuellen Lebenslaufes zuzuordnen sind. Damit ist Entwicklung sowohl offen für die Entfaltung von Anlagen im Sinne endogen vorprogrammierter Funktionsreifungen als auch für die Interpretation des Entwicklungsgeschehens im Sinne umweltbezogener Positionen

Entwicklungspsychologie: Teilgebiet der Psychologie, das sich mit der Beschreibung, Analyse und Erklärung der seelisch-geistigen Entwicklung sowohl von Individuen als auch von Klassen von Individuen befaßt

Entwicklungstheorien: möglichst widerspruchsfreie Aussagen zur Beschreibung, Analyse und Vorhersage von Veränderungen des Verhaltens und Erlebens, die für die Biographien einzelner Individuen, bestimmter Gruppen von Personen oder aller Menschen charakteristisch sind

Es: die Instanz des psychischen Apparates, die die instinktiven Triebregungen verkörpert, die zu unmittelbarer Befriedigung drängen

Euphorie: Glücksgefühl, gesteigertes Lebensgefühl

Experiment: unter kontrollierten Bedingungen stattfindende Beobachtung

Experimentalgruppe: Gruppe, an der die Wirkung einer experimentellen Bedingung überprüft werden soll

extrovertiert: nach außen gewendet; Grundtypus, der stärker auf die Anschauungswelt, die Wirklichkeit anspricht

Frustration: Erwartungsenttäuschung. Vereitelung angestrebter Ziele oder Behinderungen auf dem Wege dorthin

Frustrations-Aggressions-Theorie: Annahme, daß Aggression eine Folge von Frustration ist. Sie ist nicht die einzige Aggressionstheorie und gehört wie die Instinkttheorie zu den älteren Aggressionstheorien. In jüngerer Zeit hat die soziale Lerntheorie der Aggression mehr an Bedeutung gewonnen, nach der aggressives Verhalten auf Lernprozesse zurückgeführt wird

Habitus: Erscheinungsbild; (auch: dauerndes Verhalten, Haltung)

Hypomanie: milder Grad der Manie (s. dort)

Hypothese: wissenschaftliche Annahme über oder vorläufige Erklärung für komplexe Zusammenhänge, deren endgültige Analyse und Überprüfung noch erbracht werden muß

hypothetisches Konstrukt: gedankliche Hilfskonstruktion, die Dinge und Eigenschaften bezeichnet, die nicht konkret beobachtbar, sondern nur aus Beobachtbarem erschließbar sind

Ich: die Instanz des psychischen Apparates, die für die Anpassung des Verhaltens einer Person an die Umwelt sorgt

Identifikation: psychologischer Vorgang, durch den eine Person Verhaltensmerkmale bzw. Eigenschaften eines anderen übernimmt bzw. sich vollständig oder teilweise nach dem erlebten Vorbild eines anderen verändert

Instanz: 1. von S. Freud verwendeter Ausdruck für Teile des psychischen „Apparates"; 2. zuständige Stelle

Intelligenzalter: Grad der Intelligenzentwicklung, der dem Lebensalter entspricht, in dem im Durchschnitt eine bestimmte Anzahl von Intelligenzaufgaben gelöst werden

Intelligenzquotient, abgekürzt IQ: auf W. Stern zurückgehendes Verhältnis zwischen Intelligenzalter (s. dort) und Lebensalter, häufig mit 100 multipliziert. Heute versteht sich der IQ meist als Abweichungsquotient individueller Leistungen vom Mittelwert einer entsprechenden Altersgruppe

Interaktion: Wechselbeziehung, wechselseitige Bedingtheit des Verhaltens (s. soziale Interaktion)

interindividuell: zwischen verschiedenen Individuen

intraindividuell: innerhalb eines Individuums

introvertiert: nach innen gerichtet; Grundtypus, der stärker auf die Innenwelt, auf Geistiges, vielfach Abstraktes gerichtet ist

Kommunikation: Informationsübermittlung von einem Organismus (Sender) zu einem anderen (Empfänger) mit Hilfe von Gesten, verbalen Äußerungen oder anderen Symbolen der Informationsvermittlung

Kommunikationsmittel: Gesten, verbale Äußerungen oder andere Symbole der Informationsvermittlung (s. Kommunikation)

Kontrollgruppe: Gruppe in einem Experiment, die keiner experimentellen Behandlung unterzogen wird (s. Experimentalgruppe). Erst ein Vergleich der Ergebnisse der Kontrollgruppe mit denen der Experimentalgruppe ermöglicht in der Regel eine Aussage über die Wirkung der experimentellen Bedingung

Latenzphase (Latenzperiode): Entwicklungsabschnitt relativer Ruhe und Stetigkeit, nach Freud zwischen 6. und 10. Lebensjahr und auf die sexuelle Entwicklung bezogen

Lernen (hier: auf beobachtbares Verhalten bezogen): systematische Veränderungen in der Wahrscheinlichkeit, mit der bestimmte Verhaltensweisen – unter bestimmten Reizbedingungen – auftreten. Derartige Veränderungen müssen auf individueller Erfahrung begründet sein und dürfen z. B. nicht auf spontane organismische Reifung, Verletzung oder Erkrankung sowie äußere Beeinflussung des Organismus (z. B. durch Medikamente) zurückzuführen sein

Libido: biologisch verankerter Grundtrieb, der alle lustsuchenden Bestrebungen umfaßt, nicht nur sexuelle

Manie: affektiver Extremzustand, gekennzeichnet durch übersprudelnde Tätigkeit bis Unrast. Heitere Grundstimmung und gehobenes, wenig selbstkritisches Selbstgefühl

Motiv: überdauernde, individuell ausgeprägte Antriebskraft, die zielgerichtetem, aktuellem Verhalten als zugrundeliegend angenommen wird

Motivsystem: System der Selbstaktivierung, Selbstbewertung und Selbstbekräftigung, nach dem ein Individuum sein eigenes Verhalten reguliert und zunehmend unabhängiger wird von äußeren Bekräftigungen

Ödipuskomplex: Elektrakomplex: nach der griechischen Sage von Ödipus und Elektra aufgenommener Begriff, der inzestuöse Wunschbeziehungen des Knaben zur Mutter (Ödipuskomplex) oder des Mädchens zum Vater (Elektrakomplex) bezeichnet. Die Konfliktsituation entsteht für das Kind in dieser Entwicklungsphase dadurch, daß es sich wegen seiner inzestuösen Regungen vom gleichgeschlechtlichen Elternteil bedroht fühlt. Aus Angst vor Strafe wird das Kind zur Verdrängung (psychischer Prozeß) seiner Wünsche gezwungen. Die Verdrängung wird ermöglicht durch Identifikation mit den Werten und Normen des gleichgeschlechtlichen Elternteils, die in die eigene Psyche aufgenommen werden und dadurch zur Bildung des Über-Ich beitragen

operational, von Operationalismus: genaue Definition von Begriffen durch hinreichend genaue Beschreibung der konkreten Vorgehensweisen, durch die die Begriffe (experimentell) faßbar werden (z. B. könnte „Fieber" operationalisiert werden als: Körpertemperatur über 38° Celsius)

Persönlichkeitseigenschaften: Verhaltensmerkmale, die aus dem Verhalten erschlossen werden und als überdauernd und für ein Individuum kennzeichnend gelten

Phasentheorien (Phasenlehren oder auch Stufen): ihnen liegt die Auffassung zugrunde, daß sich Entwicklung in einer festen Aufeinanderfolge einzelner Abschnitte vollzieht

Proband: die zu prüfende oder zu untersuchende Person

rational: auf Vernunft, Einsicht beruhend

Rolle: Verhaltenserwartung an ein Amt oder eine Position eines Individuums in der Gruppe

soziale Interaktion: Wechselbeziehung zwischen zwei oder mehreren Personen, deren Verhalten sich gegenseitig beeinflussen kann

Sozialisation: Prozeß des Hineinwachsens eines Individuums in seine (kulturelle) Umgebung, wobei es die Normen und Werte der Gruppe, in die es hineinwächst, durch Lernprozesse übernimmt

Sozialpsychologie: Teilgebiet der Psychologie, das sich mit der Beschreibung, Analyse und Erklärung individuellen Verhaltens im Rahmen zwischenmenschlicher Beziehungen befaßt

Stufe: längerdauernder Entwicklungsabschnitt, in dem sich kein sichtbarer Entwicklungsfortschritt zeigt, in dem aber das Erreichte gefestigt und ausgebaut wird (kürzerdauernde Entwicklungsabschnitte bezeichnet man meist als Phasen)

Theorie: wissenschaftlich begründete Annahme, die von einem bestimmten Erkenntnisstand abhängig ist. Sie dient nicht allein der Erklärung von Bekanntem, sondern auch der Vorhersage von Unbekanntem

Typologie: Strukturierung von Individuen entsprechend genau festgelegter psychischer und/oder physischer Merkmale

Über-Ich: Instanz des psychischen Apparates, in der die moralischen Werte angesiedelt sind. Es wirkt teils bewußt, teils unbewußt und veranlaßt das Ich zur Abwehr nicht akzeptierter Impulse des Es

### Weiterführende Literatur


Angleitner, A.: (1980) *Einführung in die Persönlichkeitspsychologie.* 2 Bd. Huber, Bern

Bischoff, C., P. Novak, F.-W. Wilker: (1994) *Medizinische Psychologie, Medizinische Soziologie.* 2. Aufl. Urban & Schwarzenberg, München

Bodenheimer, A. R.: (1989) *Verstehen heißt antworten.* Im Waldgut, Frauenfeld

Cattell, R. B.: (1950) *Personality.* Mc Graw Hill: New York

Dörner, D., H. Selg: (1996) *Psychologie.* 2. Aufl. Kohlhammer, Stuttgart

Gordon, T.: (1979) *Managerkonferenz.* Hoffmann & Campe, Hamburg

Hampden-Turner, Ch.: (1993) *Modelle des Menschen.* 3. Aufl. Beltz, Weinheim

Herkner, W.: (1992) *Psychologie.* 2. Aufl. Springer, Berlin

Herkner, W.: (1993) *Lehrbuch der Sozialpsychologie.* 5. Aufl. Huber, Bern

Hornung, R., J. Lächler: (1995) *Psychologisches und soziologisches Grundwissen für Krankenpflegeberufe.* 7. Aufl. Psychologie Verlags Union, Weinheim

Janis, E. L.: (1969) *Personality Dynamics.* Harcourt, Brace and World, New York

Kamen, M.: (1987) *Die Krisen und Phasen des Erwachsenen,* zit nach Rosenfeld, A., E. Stark. In: Psychologie heute. H. 10. S. 46–53

Lehr, U.: (1987) *Psychologie des Alterns.* 6. Aufl. Quelle & Meyer, Heidelberg

Lewin, K.: (1982) *Psychologie der Entwicklung und Erziehung.* Kurt-Lewin-Werkausgabe, Bd. 6. Klett-Cotta, Stuttgart

Lienert, G. A.: (1969) *Testaufbau und Testanalyse.* Beltz, Weinheim

Nickel, H.: (1981) *Entwicklungspsychologie des Kindes- und Jugendalters.* Bd. 2, 3. Aufl. Huber, Berlin. Vergriffen

Nickel, H.: (1982) *Entwicklungspsychologie des Kindes- und Jugendalters.* Bd. 1. 4. Aufl. Huber, Berlin. Vergriffen

Niemitz, C.: (1987) *Erbe und Umwelt.* Suhrkamp, Frankfurt am Main. Vergriffen

Oerter, R., L. Montada, et al.: (1995) *Entwicklungspsychologie.* 3. Aufl. Psychologie Verlags Union, Weinheim

Peters, R.: (1988) *Praktische Intelligenz.* Moderne Verl.-Ges., Landsberg. Vergriffen

Remschmidt, H.: (1988) *Psychologie für Krankenpflegeberufe.* 5. Aufl. Thieme, Stuttgart

Schönpflug, W., G. Schönpflug: (1995) *Psychologie.* 3. Aufl. Psychologie Verlags Union, Weinheim

Silbereisen, R. K., L. Montada: (1983) *Entwicklungspsychologie. Ein Handbuch in Schlüsselbegriffen.* Psychologie Verlags Union, Weinheim. Vergriffen

Spada, H.: (1992) *Lehrbuch allgemeine Psychologie.* 2. Aufl. Huber, Bern

Steil, L. K., G. Summerfield, Demare: (1986) *Aktives Zuhören.* Sauer, Heidelberg

Thomae, H.: (1959) *Handbuch der Psychologie.* Bd. 3, Entwicklungspsychologie. Hogrefe, Göttingen

Thomae, H., M. Feger: (1976) *Einführung in die Psychologie.* Bd. 7. Hauptströmungen der neueren Psychologie. Akademische Verl.-Ges., Frankfurt am Main

Traxel, W.: (1974) *Grundlagen und Methoden der Psychologie.* Huber, Bern

Wechsler, D.: (1964) *Die Messung der Intelligenz Erwachsener.* Huber, Bern. Vergriffen

Zapotoczky, H. G., D. O. Nutzinger: (1995) *Psychologie am Krankenbett.* 2. Aufl. Psychologie Verlags Union, Weinheim

Zimbardo, P. G.: (1995) *Psychologie.* 6. Aufl. Springer, Berlin

# 15 Soziologie

J. Bauch

**Lernziel**

Der Leser soll durch die Lektüre dieses Kapitels befähigt werden, sich mit konkreten Einsichten in die eigene berufliche Rolle und die des Kranken einzufühlen. Durch das Studium dieses Kapitels soll er erfahren.

- Was typisch medizinsoziologische Fragestellungen und Methoden sind.
- Wie sich die soziale Rolle des Arztes, der Pflegeperson und des Patienten gestalten.
- Wie sich die Medizin als eigenes gesellschaftliches Subsystem ausdifferenziert hat.
- Was unter Professionalismus zu verstehen ist.
- Wie sich Interaktion und Kommunikationsprozesse im Krankenhaus gestalten.
- Was unter Gesundheits- und Krankheitsverhalten zu verstehen ist.
- Wie Gesundheits- und Krankheitsverhalten schichtspezifisch variiert.
- Was unter Sozialepidemiologie zu verstehen ist und wie Krankheiten nach sozialen und demographischen Kriterien unterschiedlich auftreten.
- Wie sich der Wandel des Krankheitspanoramas gestaltet.
- Wie ein Konzept der Soziogenese von Krankheit entwickelt werden kann.
- Von welchen sozialen Einflüssen die Arzt-Patient- und Pflegeperson-Patient-Interaktion geprägt ist.

## 15.1 Begriffsbestimmung

Wenn sich die Soziologie mit dem Sozialverhalten der Menschen im allgemeinen befaßt, so befaßt sich die medizinische Soziologie mit dem Sozialverhalten von Menschen im Umgang mit Gesundheit und Krankheit. Solchermaßen ist die medizinische Soziologie die Anwendung soziologischer Theorie und soziologischer Methoden auf das Gebiet des Gesundheits- und Krankheitsverhalten und der Medizin, ihre Organisation und die darin beschäftigten Berufsgruppen. Nach Robert Strauss (1957) wird dabei unterschieden zwischen

- „Soziologie der Medizin", wobei die Soziologie die Medizin von „außen" vom Primat der soziologischen Perspektive her betrachtet. Organisationsstrukturen, Rollenbeziehungen, Wertesysteme, Bräuche und Funktionsweisen der Medizin werden dabei der soziologischen Analyse unterzogen
- „Soziologie in der Medizin". Hier wird die Soziologie zur „Hilfswissenschaft" der Medizin. Es wird versucht, unter Einbeziehung soziologischer Erkenntnisse zur Erweiterung und Optimierung des Wissens über die Entstehung von Krankheiten, ihrer Prävention und Therapie beizutragen.

Für Krankenpflegeberufe ist die medizinische Soziologie insofern von Relevanz, als diese im Rahmen einer „Soziologie der Medizin" ihre Position im Gesamtgefüge sozialer Beziehungen im Medizinsystem erfassen kann. Im Sinne einer „Soziologie in der Medizin" können Krankenpflegepersonen erfahren, wie z. B. ihr Umgang mit dem Patienten Einfluß nimmt auf den Heilungsprozeß. Krankheit und Gesundheit sind immer „sozial vermittelt". Für alle „Leistungserbringer" im Gesundheitssystem ist es sinnvoll, die sozialen Komponenten von Krankheit und Gesundheit zu kennen, um diese im Umgang mit den Patienten berücksichtigen zu können.

## 15.2 Medizin als gesellschaftliches System

Jeder, der mit der Medizin in Berührung kommt, sei es als Patient oder als Berufsgruppenangehöriger eines medizinischen Berufes, erfährt, daß es sich hier um eine „eigene Welt" handelt, eine „Welt", die anderen Regeln folgt als anderswo im gesellschaftlichen Leben. Er spürt, daß er mit einem ausdifferenzierten und funktional spezifischen System in Beziehung getreten ist, ein System, das im wesentlichen die Aufgabe der Krankenbehandlung übernommen hat und somit alle Organisationsstrukturen, alle Normen und Werte, alle Sozialbeziehungen auf diese Aufgabe der Heilung von Erkrankten ausgerichtet hat.

Die Institutionalisierung eines ausdifferenzierten Systems der Krankenbehandlung ist, historisch gesehen, keine Selbstverständlichkeit. Das Medizinsystem ist im Prinzip eine „Erfindung" der Neuzeit. In früheren Gesellschaftsformen wurde Krankheit im Laiensystem behandelt, in der Familie, im Clan-Verbund. Allenfalls wurde der Rat von Priestern und Schamanen eingeholt. Die Medizin blieb so eine „Unterabteilung" von religiösen, sinnstiftenden Systemen.

Das Medizinsystem hat sich im Gefolge der Geschichte von religiösen, politischen und alltagsweltlichen Deutungen und Einbindungen befreit und hat, bezogen auf ihre Funktion der Krankenbehandlung, eine eigene „medizinische Kultur" etabliert. Voraussetzung für diese medizinische Kultur war die naturwissenschaftlich initiierte „Freilegung" des Körpers des erkrankten Patienten. Erst als der Patient im Krankheitsfalle wirklich als „krank" galt und nicht als verhext, versündigt, konnte sich das Medizinsystem auf eine Krankheit individueller Körper konzentrieren und das System seine Struktur auf diese seine Aufgabe ausrichten.

Im Gefolge der Freilegung des individuellen Körpers konnte sich der „klinische Blick" der Medizin etablieren. Der menschliche Organismus wurde als naturhaft vorgegebener Funktionszusammenhang gesehen. Krankheit galt als Störung dieser naturhaft vorgegebenen Funktionsabläufe. Im Verlaufe der Entwicklung der Medizin verengte sich dieser klinische Blick immer mehr auf die Betrachtung und Beobachtung einzelner Organe. Die Medizin verlor den Menschen insgesamt, seine Einbettung in Sozialzusammenhänge, dabei weitgehend aus den Augen. Dies ist der zentrale Ansatzpunkt medizinsoziologischer Kritik am Medizinsystem.

Eng verbunden mit der gesellschaftlichen Ausdifferenzierung eines relativ autonomen Medizinsystems ist die Entwicklung des ärztlichen Professionalismus (Freidson 1970, Freidson 1979). Unter Professionalismus soll dabei verstanden werden, daß eine Berufsgruppe weitgehend die Bedingungen ihrer Berufstätigkeit selbständig bestimmen kann und daß sie über ein Monopol für eine bestimmte Dienstleistung verfügt, die nur diese Berufsgruppe erbringen darf. Nach Siegrist (1975) verfügen die Ärzte in Fragen der Organisation und Kontrolle ihrer Tätigkeit über die höchste Autonomie aller professionellen Berufe unserer Zeit. Diese professionelle Eigenständigkeit des Arztes hat wesentlich zur Autonomisierung des Medizin- und Gesundheitswesens beigetragen.

Der spezifisch ärztliche Professionalismus ergibt sich dadurch, daß der Arzt

- über eine spezielle, durch formale Ausbildungskriterien festgelegte Wissensbereiche verfügt,
- über eine spezifische Lizenz verfügt, die nur ihn zur Krankenbehandlung berechtigt,
- über ein Definitionsmonopol im Bereich seiner Handlungsgebiete verfügt: Ärzte definieren, welche Befindlichkeiten als Krankheit einzustufen sind. Dabei ist ihr Definitionsmonopol gesellschaftlich sanktioniert.

Aus dem Professionalismus der Ärzte speisen sich unter anderem auch die Anforderungen an die Arztrolle, die Talcott Parsons bereits in den 50er Jahren beschrieben hat (Parsons 1958). Unter „Rolle" sollen dabei die Summen der Erwartungen verstanden werden, die den Inhaber einer sozialen Position über sein Verhalten entgegengebracht werden. Für den Arzt gilt nach Parsons:

1. Universalismus. Der Arzt darf nicht an einzelnen Gruppen, er muß an allen kranken Menschen orientiert sein. Der Arzt soll dadurch auch gegen „partikularistische" Anforderungen (Freundschaften, Liebesverhältnisse) abgesichert werden.
2. Der Arzt hat Expertenstatus. Er ist Vertreter eines speziellen Fachgebietes, d. h. auf einem abgegrenzten, wenn auch umfangreichen Gebiet; seine Rolle ist funktionalspezifisch auf Beurteilung von Gesundheit und Krankheit und Krankheitsbehandlung gerichtet.
3. Der Arzt ist affektiv neutral. Er kann sich nicht darauf beschränken, nur ihm sympathische Menschen zu behandeln und ihm unsympathische abzuweisen. Hierin wird zugleich die notwendige Trennung der beruflichen Tätigkeit des Arztes von seinen Privatangelegenheiten und -interessen angesprochen.
4. Der Arzt ist in seiner Tätigkeit nicht profitorientiert, sondern kollektivorientiert, d. h., seine Arbeit ist im Kern – im Gegensatz zum Handel- und Gewerbetreibenden – nicht am Erwerb, sondern an der Gesundheit, die eine öffentliche Aufgabe ist, interessiert.

Die Komplementärrolle zu der des Arztes ist die des Patienten. Auch der Patient muß bei der Kontaktnahme zum Gesundheitswesen, wo ihm erst der Status des Patienten zugewiesen wird, Rollenerwartungen erfüllen, die Parsons wie folgt beschrieben hat:

- Der Kranke ist von normalen Rollenverpflichtungen befreit. Das bedeutet, daß vom Kranken vor allem in der Schule, am Arbeitsplatz und in der Familie nicht verlangt wird, der üblichen Tätigkeit nachzugehen und seine Pflichten auszuüben.
- Dem Kranken wird nicht die Schuld an seiner Krankheit gegeben. Man kann daher auch nicht von ihm erwarten, daß er dadurch gesund wird, daß er sich zusammennimmt.
- Kranksein ist sozial unerwünscht. Daher besteht eine Verpflichtung zu dem Willen, wieder gesund zu werden.
- Krank sein bedeutet hilfsbedürftig zu sein. Daher besteht eine Verpflichtung, fachkundige Hilfe aufzusuchen und mit dem Arzt bzw. der Pflegekraft zu kooperieren.

Die Patientenrolle ist unterschiedlichen Anforderungen ausgesetzt, je nachdem, welche Art medizinischer Dienste der Patient in Anspruch nimmt. So mögen die Grundanforderungen an die Patientenrolle identisch sein, doch macht es einen großen Unterschied, ob der Patient ambulant oder stationär Dienste des Medizinsystems in Anspruch nimmt. Im Krankenhaus wird die Patientenrolle „radikalisiert". „Die Aufnahme markiert bereits recht drastisch den Bruch mit der Alltagswelt des Patienten. Der Kranke erfährt durch Zuweisung eines für ihn vorbestimmten Ortes sowie durch umfangreiche Verhaltensreglementierungen die Übermacht einer Institution über seinen individuellen und sozialen Bewegungsspielraum" (Siegrist 1975, S. 144). Nach Goffman läßt sich vom Krankenhaus als „totaler Institution" sprechen (Goffman 1967). Bei totalen Institutionen finden alle Angelegenheiten des Lebens an ein und derselben Stelle, unter ein und derselben Autorität statt.

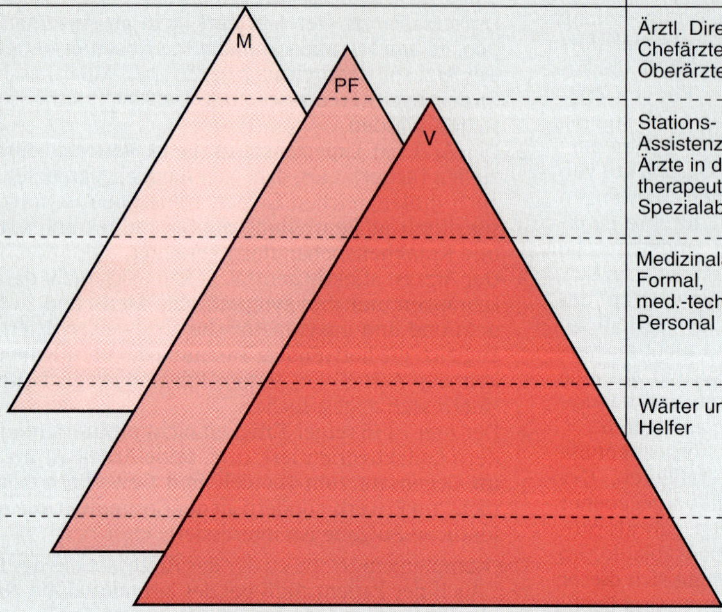


| | M | PF | V |
|---|---|---|---|
| I | Ärztl. Direktor, Chefärzte, Oberärzte | Oberin Oberschwester | Verw.-Direktor |
| II | Stations- und Assistenzärzte, Ärzte in diagn. u. therapeutischen Spezialabteilg. | Oberschw., Unterrichtsschw., OP-Schwestern, Stationsschw. | stellv. Verw.-Direktor, Oberinspektor, Inspektoren |
| III | Medizinalassist. Formal, med.-techn. Personal | Zweitschwestern, Vollschwestern, Pfleger | gehobenes Büropersonal (Oberbuchhalter, Sekretärinnen), techn. Aufsicht |
| IV | Wärter und Helfer | Hilfsschwestern, Pflegerinnen, Schülerinnen | Büropersonal, Mechaniker, Köchinnen, Kraftfahrer |
| V | | Wärter und Wärterinnen | Pförtner, Boten, angel. Hilfskräfte (Küchenhilfen, Träger usw.) |

Abb. 15.**1** **Die Sozialstruktur des Krankenhauses** (nach Rohde).

Auch die Krankenpflegeberufe sind spezifischen Rollenerwartungen im Medizinsystem ausgesetzt. Zwischen Arzt und Patient nehmen sie eine „mittlere" Position ein, indem sie wie der Arzt auf das Verhalten des Patienten Einfluß nehmen können. Historisch ist ihre Autorität „abgeleitet", sie stützt sich auf die Autorität des Arztes, dessen Anweisungen sie umzusetzen haben.
In den letzten Jahren sind die Krankenpflegeberufe in ihrer Rolle im Medizinsystem aufgewertet worden. Krankenpflege ist als eigenständige Profession weitgehend anerkannt. Eine Pflegewissenschaft hat sich entwickelt.
Zur soziologischen Betrachtung des Medizin- und Gesundheitssystems gehört nicht nur die Analyse der Rollenerwartungen von Patienten und Leistungserbringern, sondern auch die Analyse von Institutionen und Organisationen im Gesundheitswesen, unter deren Dach letztlich die Rollenerwartungen formuliert, durchgesetzt und überwacht werden.
Eine besondere Institution im Gesundheitswesen stellt das Krankenhaus dar, das in seiner Organisationsstruktur, mit seinen Interaktions- und Kommunikationsprozessen in besonderem Maße soziologisches Interesse gefunden hat (Rhode 1974). Dabei richtete sich die soziologische Analyse hauptsächlich auf die unterschiedlichen Interaktions- und Kommunikationsprozesse im Krankenhaus.
Die Kommunikation im Krankenhaus hat zwei Schwerpunkte: Die Kommunikation des Krankenhauspersonals mit den Patienten und die Kommunikation des Krankenhauspersonals untereinander.
Die Analysen zeigen, daß die Kommunikation des Krankenhauspersonals, keineswegs an einem Strang ziehend, lediglich auf die offizielle Funktion der Krankenhausarbeit zielt. Es gibt vielfache Konflikte zwischen den einzelnen Gruppierungen des Krankenhauspersonals: Ärzte agieren gegen die Krankenhausverwaltung, Ärzteschaft und Pflegeberufe ringen um Privilegien usw.
Neben der offiziellen sozialen und fachlich legitimierten Hierarchie entsteht ein informelles soziales Netzwerk von Beziehungen, das vielfach die offizielle Zweckstruktur des Krankenhauses unterläuft. Diese Konflikte auf Interaktions- und Kommunikationsebene werden durch die „Sozialstruktur" des Krankenhauses gefördert. Wie in Abb. 15.**1** zu sehen, überschneiden sich die drei Funktionskreise (medizinischer, pflegerischer und administrativer Funktionskreis), mit ihren internen Hierarchien, so daß Gruppenspannungen an Kompetenzen durch die Sozialstruktur vorprogrammiert sind.
Von besonderem Interesse für Krankenpflegeberufe dürfte die 1985 von Anselm Strauss u. Mitarb. (1985) veröffentlichte Studie über hochtechnisierte Akutkrankenhäuser im Großraum San Francisco sein. Strauss legt in dieser Arbeit eine „Phänomenologie" der Krankenhausarbeit vor. Dabei betrachtet Strauss nicht einzelne Abteilungen, Berufsgruppen und deren Zusammenspiel (wie bisher üblich in sozio-

Abb. 15.**2** **Stufen der Behandlung** (nach Fry).

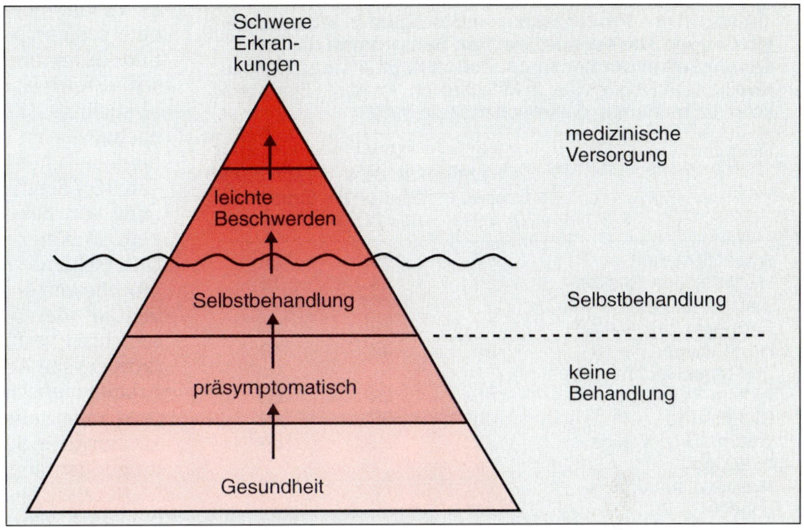


logischen Analysen), sondern er analysiert einzelne Tätigkeiten und Verrichtungen, die in Arbeitssequenzen miteinander verkettet sind. So ist auch nicht der einzelne Patient das Objekt der Verrichtung und Bearbeitung, sondern der „Krankheitsverlauf" (illness trajectory"). Um den Krankheitsverlauf beeinflussen zu können, unterscheidet Strauss drei Formen von Verrichtungen, die in der Krankenhausarbeit vollzogen werden müssen:

1. Die Maschinenarbeit (Einsatz medizinischer Technik).
2. Das Risikomanagement, (das Zentrum medizinisch-pflegerischer Tätigkeiten im Krankenhaus) als Stabilisierung und Absicherung von Krankheitsverläufen.
3. Die Beurteilung psychosozialer Probleme („sentimental work").

Durch die Technisierung der Krankenhäuser werden oftmals psychosoziale Aspekte des Krankheitsverlaufs zugunsten körperbezogener Bearbeitungsvorgänge verdrängt. Die medizinische Intervention marginalisiert Pflegearbeit, die gleichwohl großen Einfluß auf den Krankheitsverlauf ausübt (Badura 1993).

Neben Krankenhäusern sind auch andere Institutionen des Medizinsystems soziologischer Betrachtungen unterzogen worden, so Ärzteorganisationen (Bauch 1982, Stobrawa 1979), aber auch Institutionen der Steuerung des Gesundheitswesens wie die Konzertierte Aktion (Smiegielski 1980, Schmitt 1989). In den letzten Jahren hat sich darüber hinaus die Gesundheitssystemforschung etabliert. Die Gesundheitssystemforschung betrachtet das Gesundheitswesen als komplexes System von aufeinander abgestimmter (oder unabgestimmter) Funktionseinheiten und untersucht deren Beziehungen untereinander, um ggf. Rationalisierungsreserven entdecken zu können, z. B. zwischen ambulanter und stationärer Versorgung (Arnold 1993).

## 15.3 Gesundheitsverhalten/Krankheitsverhalten

Die Medizinsoziologie beschäftigt sich nicht nur mit dem Medizinsystem und dem Gesundheitswesen mit seinen Institutionen, Organisationen und Rollenstrukturen, es befaßt sich auch mit dem Gesundheits- und Krankheitsverhalten des Menschen.

Unter Gesundheits/Krankheitsverhalten versteht man den ganzen Komplex von Motiven, Entscheidungen und Handlungen, die auf Gesundheit und Krankheit bezogen sind. Dies reicht von der gesunden Lebensführung über präventive Maßnahmen bis hin zum Verhalten im Krankheitsfall.

Der wesentliche Teil des Gesundheits/Krankheitsverhaltens spielt sich außerhalb des Medizin- und Gesundheitssystems ab, so daß es falsch wäre, wenn man sich darauf beschränken würde, das Gesundheitsverhalten/Krankheitsverhalten alleine in den Institutionen des Gesundheitswesens zu betrachten. In den letzten Jahren hat sich das Interesse der Medizinsoziologie immer mehr auf das Gesundheitsverhalten/Krankheitsverhalten im Laiensystem konzentriert und hat die Bedeutung des Laiensystems und die tendenzielle Überschätzung des Medizinsystems in bezug auf Krankheits/Gesundheitsverhalten erkannt. Kickbusch kommt sogar zu dem Schluß, das offizielle medizinische System als Ergänzung des Laiensystems zu betrachten (Kickbusch 1979).

Anhand angelsächsischer Forschungsergebnisse läßt sich feststellen, daß jede Person neun morbide Episoden (Krankheitsfälle) pro Jahr aufweist. 75% dieser morbiden Episoden werden allein im Laiensystem, also ohne Kontakt zum Medizinsystem, bewältigt (Fry 1978; Abb. 15.**2**). In einer Studie

Tabelle 15.**1** **Prozentsatz von Befragten in jeder sozialen Gruppe, die bei spezifischen Symptomen die Notwendigkeit ärztlicher Konsultation bejahen** (aus Koos, L.: Krankheit in Regionville. In Mitscherlich, A., et al.: Der Kranke in der modernen Gesellschaft, Köln 1967)

| Symptom | Ober schicht Gruppe I (n = 51) | Mittel schicht Gruppe II (n = 335) | Unter schicht Gruppe III (n = 128) |
|---|---|---|---|
| Appetitlosigkeit | 57 | 50 | 20 |
| Hartnäckiges Rückenweh | 53 | 44 | 19 |
| Fortgesetztes Husten | 77 | 78 | 23 |
| Hartnäckige Glieder- und Muskelschmerzen | 80 | 47 | 19 |
| Blut im Stuhl | 98 | 89 | 60 |
| Blut im Urin | 100 | 93 | 69 |
| Übermäßige Vaginalblutungen | 92 | 83 | 54 |
| Anschwellen d. Fußknöchel | 77 | 76 | 23 |
| Gewichtsverlust | 80 | 51 | 21 |
| Zahnfleischbluten | 79 | 51 | 20 |
| Chronische Müdigkeit | 80 | 53 | 19 |
| Kurzatmigkeit | 77 | 55 | 21 |
| Hartnäckiges Kopfweh | 80 | 56 | 22 |
| Ohnmachtsanfälle | 80 | 51 | 33 |
| Schmerz im Brustkorb | 80 | 51 | 31 |
| Kloß in der Brust | 94 | 71 | 44 |
| Kloß im Unterleib | 92 | 65 | 34 |

(Prozentsatz auf- und abgerundet)

des „Office of Health Economics" in London 1970 wurde festgestellt, daß von drei überstandenen Krankheiten zwei dem Arzt überhaupt nicht zur Kenntnis gelangten (OHE, 1970).
Vor der Kontaktaufnahme mit dem offiziellen Gesundheitssystem durchläuft der potentielle Patient verschiedene Stadien des Hilfesuchens. In der Regel kontaktiert er das Medizinsystem erst, wenn die vorgeschalteten Hilfsangebote keine Krankheitslinderung erbracht haben. Das Krankheitsverhalten setzt ein mit der Symptomwahrnehmung und der individuellen Zuschreibung, krank zu sein. Das individuell definierte Ausmaß der Bedrohung durch Krankheit bestimmt dann, ob die Person glaubt, mit der morbiden Episode allein fertig werden zu können, oder ob sie eine Konsultation im Verwandten- oder Bekanntenkreis (Laiensystem) vornimmt. Auf der Basis dieser Ratschläge entscheidet die Person dann, ob eine Selbstmedikation erfolgt oder ob sie professionelle Hilfe in Anspruch nimmt, entweder in Form von Berufsgruppen wie Apotheker oder Heilpraktiker oder ob sie direkt den Arzt konsultiert.
Es wird deutlich, daß das Medizinsystem eigentlich die letzte Zuständigkeitsinstanz für Krankheit ist, daß Krankheit in vielfältige Funktionskreise der Laienwelt verwoben ist (Ferber u. Badura 1983). Entscheidend für das Gesundheits/Krankheitsverhalten ist somit das alltagsweltlich geprägte Gesundheits- und Krankheitsbild von Personen und sozialen Gruppierungen, die sog. „Symptomsensibilität" von unterschiedlichen demographischen und sozialen Gruppen.

In vielen medizinsoziologischen Untersuchungen konnte eine schichtspezifische Variation der Symptomsensibilität und Symptomeinschätzung nachgewiesen werden. Aufschlußreich ist eine von Koos in den USA durchgeführte Untersuchung (Koos 1967). In dieser Untersuchung konnte nachgewiesen werden, wie das Inanspruchnahmeverhalten medizinischer Dienste sozialschichtspezifisch variiert.
Tab. 15.**1** zeigt, daß in der sozialen Oberschicht die Einschätzung von Behandlungsbedürftigkeit von Symptomen einheitlich höher ist als in der Mittel- und Unterschicht. Diese Unterschiede in der Symptomwahrnehmung und Symptombewertung sind durch die unterschiedlichen „Lebenswelten" der Sozialschichten zu erklären. Soziale Unterschichten verfügen durch ihre Stellung in der Arbeitswelt (körperliche Arbeit bzw. weisungsgebundene teilrepetitive Arbeit) mehr als dies Mittel- und Oberschicht tun über ein „instrumentelles Körperverständnis". Beschwerden werden als normale Begleiterscheinungen der sozialen Lebensbedingungen angesehen. Der eigene Körper wird in starkem Maße als Objekt des organisch-biologischen Verschleißes begriffen. Beschwerden wie Rückenweh oder chronische Müdigkeit werden als berufsspezifische Krankheitssymptome und damit eher als Zeichen getaner Arbeit denn als Anzeichen einer Krankheit interpretiert.
Krankheitswahrnehmung und -bewertung werden von einer Reihe von Einstellungen und Motiven beeinflußt, die zumindest teilweise auf schichtspezifische Erfahrungen vor allen Dingen im Rahmen familialer Erziehung beruhen. Als wesentliches Merkmal des Krankheitsverhaltens der unteren Schicht gilt das geringe Maß an rationaler Planung hinsichtlich der eigenen gesundheitlichen Belange. Aufgrund der restriktiven Arbeitssituation und begrenzter beruflicher Aufstiegschancen besitzen die meisten Angehörigen der Unterschicht einen sozialen Erfahrungshorizont, der die unmittelbare Bedürfnisbefriedigung vor den Versuch einer längerfristigen Sicherung stellt. Verbunden mit geringerer Aufmerksamkeit Krankheitssymptomen gegenüber ist hierin eine wesentliche Ursache für die mangelhafte gesundheitssichernde Lebensführung zu sehen. Umgekehrt zeigt sich bei der sozialen Mittel- und Oberschicht aufgrund einer relativ höheren Autonomie und der Existenz von Aufstiegsmöglichkeiten in der Arbeitswelt eine stärkere Zukunftsorientierung, die einer längerfristigen Gesundheitsplanung zuträglich ist. Mittelschichtangehörige sind auch eher „Selbstzuschreiber", Unterschichtsangehörige eher „Fremdzuschreiber" („Locus of health control", Wallston, Wallston 1982), d. h., in der Mittel- und Oberschicht ist die Überzeugung verbreiteter, daß man selber etwas für die Gesundheit tun könne, daß man diese in eine rationale Lebensplanung integrieren könne.
Dieser unterschiedliche Stellenwert der Gesundheit in der Lebensplanung hat weitreichende Konsequenzen in der Nutzung medizinischer Dienste und insbesondere im Präventivverhalten einschließlich der Nutzung präventiver Dienstleistungsangebote des Gesundheitswesens. In empirischen Studien über die Nutzung medizinischer Versorgungsangebote wurde festgestellt, „daß soziale Gruppen und Schichten mit starker Verwurzelung in ihrer Primärgruppe, mit Kollektivorientierung und geringer räumlicher wie sozialer Mobilität – damit sind vor allem die unteren Sozialschichten, die

Landbevölkerung und subkulturellen Minderheiten gemeint – einen geringeren Informationsgrad über Gesundheitsprobleme sowie Skepsis und soziale Distanz gegenüber der Rationalität der medizinischen Wissenschaft aufweisen " (Geissler u. Thoma 1979). Dies wirkt sich auch auf das Gesundheitsvorsorgeverhalten sowie auf die Nutzung präventiver Dienstleistungen aus. Angehörige der unteren Sozialschichten nutzen beispielsweise die Angebote zur Krebsfrüherkennung deutlich weniger (Reichel 1970). Grundsätzlich ist die Bereitschaft zur Gesundheitsvorsorge in den sozialen Unterschichten geringer ausgeprägt als in den Mittel- und Oberschichten (Voigt 1978). So kommt es für die Präventivmedizin und die Gesundheitserziehung oftmals zu der paradoxen Situation, daß die Angebote präventiver Dienstleistungen von den ohnehin schon gesundheitsbewußteren Bevölkerungskreisen genutzt werden, die eigentliche Zielgruppe aber systematisch verfehlt wird.
Für Krankenpflegeberufe sind diese Erkenntnisse der Medizinsoziologie von großer Relevanz. Da die soziale Distanz der Krankenpflegeberufe zu den Unterschichtangehörigen geringer ist als beispielsweise der Unterschichtangehörigen zum Arzt, können die Angehörigen der Krankenpflegeberufe diese Distanz überbrücken. In der Sprache des Patienten können sie besser auf dessen unmittelbare Bedürfnisse eingehen und daher eher ein Gesundheitsbewußtsein vermitteln als der Arzt.

## 15.4 Sozialepidemiologie

Im Rahmen der Medizinepidemiologie nimmt die Sozialepidemiologie einen bedeutenden Platz ein. In Anlehnung an die Definition von Hellmeier, Brand u. Laaser (1993) wird unter Sozialepidemiologie die Verteilung und Determination von Krankheitshäufigkeiten in menschlichen Populationen unter besonderer Berücksichtigung sozialer Faktoren verstanden. Die Sozialepidemiologie dokumentiert die Tatsache, daß Krankheiten nicht gleich verteilt in Populationen auftreten, daß es Krankheitshäufungen bei bestimmten Teilpopulationen gibt. Diese Ungleichverteilung läßt Rückschlüsse auf ätiologische (verursachende) Faktoren zu, z. B. bestimmte Lebensverhältnisse, die Krankheitshäufigkeiten stimulieren. Die Epidemiologie beschreibt somit nicht nur Vorkommenshäufigkeiten von Erkrankungen (deskriptive Epidemiologie), sondern fragt auch nach den Verursachungszusammenhängen von unterschiedlichen Erkrankungsvorkommenshäufigkeiten (analytische Epidemiologie).
Die Sozialepidemiologie beschreibt die Mortalität (Sterberate), die Morbidität (Erkrankungsrate) anhand der Prävalenz (Vorkommenshäufigkeit) und Inzidenz (Neuerkrankungen) von infektiösen, chronischen und degenerativen Erkrankungen und setzt diese Maßzahlen in Beziehung zu Sozialschichten, den Wandel der industriellen Produktionsweise, der Einführung der gesetzlichen Krankenversicherung, die Technisierung der Medizin etc. (Ridder 1988). So konnte anhand der Sozialepidemiologie ein Wandel des „Krankheitspanoramas" konstatiert werden, beginnend in den 30er Jahren unseres Jahrhunderts (Abb. 15.**3**).
So zeigt die Todesursachenstatistik einen kontinuierlichen Rückgang von Infektionskrankheiten und einen erheblichen Anstieg der Sterblichkeitsrate durch chronisch degenerative Erkrankungen wie Diabetis mellitus, bösartige Neubildungen und Krankheiten des Kreislaufssystems anhand ischämischer Herzkrankheiten.
Der Wandel des Krankheitspanoramas mit seiner Zunahme der chronisch degenerativen Erkrankungen steht in enger Beziehung zu gesellschaftlichen Prozessen. So war ein Anstieg der Lebenserwartung zum Ende des 19. Jahrhunderts zu konstatieren, der auf einen Schwund an Sterblichkeit durch Infektionskrankheiten zurückzuführen ist. Noch gegen Mitte des 19. Jahrhunderts ging ein Drittel aller Todesursachen auf Infektionskrankheiten zurück. Allein die Tuberkulose verursachte über ein Fünftel aller Todesfälle.
Wie McKeown (1952) nachwies, ist die starke Reduktion der Mortalität durch Tuberkulose, Scharlach, Pocken, Typhus, Cholera, Ruhr etc. weniger der Leistung der Medizin als vielmehr der Verbesserung der allgemeinen Lebensbedingungen (Hygiene, Ernährungslage) der modernen Gesellschaft zuzuschreiben. Für viele Epidemiologen ist diese Zurückdrängung der Infektionskrankheiten gleichzeitig der entscheidende Auslöser für die Zunahme der chronisch degenerativen Erkrankungen, da durch die Ausschaltung der Infektionskrankheiten „Alterskrankheit" erst wirksam werden konnte: „Der Tod durch Herzinfarkt oder Schlaganfall ist meist ein Alterstod. An Herz-Kreislauf-Leiden sterben Menschen überwiegend in Ländern, in denen die Krankheiten zurückgedrängt werden konnten, an denen sonst viele junge Menschen sterben." (Junge u. Hoffmeister 1987). An-

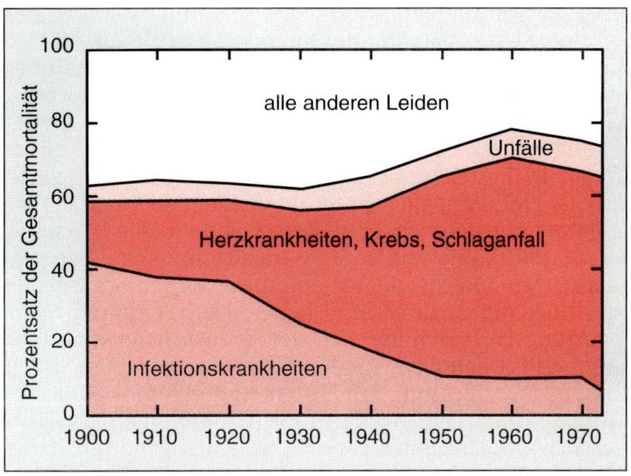


Abb. 15.3 **Beitrag chronischer und infektiöser Erkrankungen an der Gesamtmortalität in den USA** (Alter und Geschlecht kontrolliert) von 1900–1973 (nach Ridder).

dere Epidemiologen bringen die Zunahme chronisch degenerativer Erkrankungen nicht nur mit der Altersdynamisierung in Zusammenhang, sie betonen auch die Zunahme krankmachender Faktoren in der modernen industriellen Lebenswelt (Suchtverhalten, Streß, Umweltgefährdung etc. (Schäfer 1976).
Zur Identifizierung der zu chronisch degenerativen Erkrankungen disponierenden Faktoren wurde in den 50er Jahren das „Risikofaktorenmodell" entwickelt. Bei diesem Modell wurde versucht, leicht zu ermittelnde physiologische Faktoren oder Verhaltensfaktoren mit einem erhöhten Risiko für das Neuauftreten chronisch degenerativer Erkrankungen zu korrelieren. Dabei wurden folgende Risikofaktoren ermittelt: Rauchen, Bluthochdruck, erhöhte Cholesterinwerte, Bewegungsarmut, Übergewicht, psychische Faktoren der sog. Typ-A-Persönlichkeit (Selbstzuschreiber, Karriereorientierung). Bis Mitte der achtziger Jahre wurden bis zu 250 Risikofaktoren erster, zweiter, dritter Ordnung physiologischer, psychologischer und soziologischer Provenienz zusammengetragen (Trautner u. Berger 1993).
Kritik am Risikomodell wurde insbesondere von soziologisch orientierten Epidemiologen laut, weil die Varianzerklärungen der relevanten physiologischen Risikofaktoren nie sehr hoch waren. Weniger medizinische Risikofaktoren wie Bluthochdruck oder Blutfette erklären die Prävalenz und Inzidenz von kardiovaskulären Erkrankungen, weil weniger als die Hälfte der Menschen, die Herz-Kreislauf-Erkrankungen zum Opfer fallen, rauchen oder an Bluthochdruck oder an erhöhten Blutfettwerten leiden. Sozialepidemiologische Forschungen zeigen, daß es darüber hinaus noch weitere Erklärungen geben muß, die psychosoziale Faktoren in die Pathogenese einbeziehen müssen.
Die Einbeziehung psychosozialer Faktoren zur Erklärung der Pathogenese chronisch degenerativer Erkrankungen hat dazu geführt, daß zunehmend mehr das biomedizinische Modell der Risikofaktorenmedizin durch ein zumindest soziologisch „durchtränktes" Modell, das „Belastungs-Bewältigungs-Paradigma" (Kleiber 1992) ersetzt wird. Nach diesem Modell werden Belastungen des Subjekts wie streßauslösende Lebensereignisse (stressful life-events) und deren subjektive Bedeutung für das Subjekt saldiert und mit den Bewältigungspotentialen („Coping-Ressourcen", z. B. soziale Unterstützung über soziale Netzwerke, Wissen, Einstellung, Kontrollerleben, subjektive Handlungskontrolle) in Verbindung gebracht. Anhand dieses Konzeptes kann langfristig bei weiterer Forschung ein Modell der Soziogenese (der sozialen Verursachung) von Krankheit entwickelt werden (Ridder 1988).

## 15.5 Arzt-Patient- und Pflegeperson-Patient-Interaktion

Während die Arzt-Patient-Interaktion geradezu als Kernstück der Medizinsoziologie gut untersucht ist (Ferber 1978), liegen vergleichsweise wenige Untersuchungen über die Interaktion von Krankenpflegeberufen zu Patienten vor. Unter Interaktion soll die wechselseitige Beeinflussung des Verhaltens von Individuen oder Gruppen verstanden werden. Wo immer zwei oder mehrere Individuen sich zueinander verhalten, in Verhandlungen, im Gespräch, im Spiel oder Streit, sprechen wir von sozialen Interaktionen oder zwischenmenschlicher Kommunikation.
Bezüglich der Interaktion zwischen Arzt und Patient ist der asymmetrische Charakter der Interaktionsbeziehung in der Medizinsoziologie besonders erforscht worden. Resultierend aus der funktionalen Autorität des Arztes (Kompetenz, Wissensvorsprung, hoher Sozialstatus) und der eingeschränkten Handlungsfähigkeit des Patienten (u. a. durch Krankheit) bestehen zwischen Arzt und Patient ungleich verteilte Einflußmöglichkeiten auf Verlauf und Inhalt der Interaktion. Wie unter anderem Korsch untersuchte (Korsch u. Mitarb. 1968), verwenden Ärzte im allgemeinen einen sog. elaborierten Sprachcode. Patienten, die diesen Sprachcode nicht oder nur unzureichend beherrschen, erfahren mehr Erwartungsenttäuschung bei der Inanspruchnahme des Arztes als Patienten aus den höheren Sozialschichten. Ihnen gelingt es weniger gut, ihre Absichten und Informationsbedürfnisse sprachlich angemessen zu artikulieren. So verringert sich bei sinkender sozialer Schichtzugehörigkeit die Dauer der Konsultation und die Zahl der freiwillig gegebenen Informationen von seiten des Arztes.
Wie Siegrist betont, sind Ärzte eher geneigt, Diagnosen mit negativen sozialen Wirkungen bei Patienten mit geringerem sozioökonomischen Status zu stellen als bei höherrangigen Personen. Dies gilt insbesondere in der Psychiatrie. In einer klassisch zu nennenden Studie haben Hollingshead u. Redlich (1958) nachgewiesen, daß eine signifikante Beziehung zwischen Schichtzugehörigkeit und Art der Diagnose besteht, die der Psychiater den Patienten stellt. Bekanntgeworden ist auch die Studie von Balint, die schildert, wie mehrere Ärzte auf den gleichen Patienten emotional unterschiedlich reagieren und wie die Selektion und die Akzentuierung ihrer Wahrnehmung zu unterschiedlichen Diagnosen und Therapien führt.
Zur Aufarbeitung der unbewußten Haltungen von Ärzten in Interaktionen gegenüber den Patienten dient die Institutionalisierung von Balint-Gruppen. In ihnen sprechen Ärzte einzelne Behandlungsfälle durch und versuchen, ihre Erwartungen und Reaktionen auf den Patienten zu diskutieren, um dadurch Erkenntnisse und Einsichten in ihre unbewußte Reaktionen auf den Patienten zu gewinnen (Balint 1957).
Während die Arzt-Patient-Interaktion im wesentlichen durch die funktionale Autorität des Arztes und den instrumentellen Erfordernissen von Diagnose und Therapie geprägt ist, wird vom Pflegepersonal in der Interaktion mit dem Patienten eher affektive Zuwendung und Empathie erwartet. Wie Schulman (1972) ausführt, ist bei Krankenschwestern oft ein Konflikt zwischen affektgeprägter „Mutter-Ersatzrolle" und kognitivistisch angelegter „Heiler- oder Expertenrolle" aufzufinden, der die Krankenpflegeberufe in den Interaktionen zu den Patienten verunsichert. Neuere Studien zeigen, daß die Mutter-Ersatzfunktion zunehmend durch Expertenfunktion ersetzt wird und daß sich nur noch ein Teil der Arbeit auf die konkrete Pflege der Patienten be-

zieht. Es wäre jedoch zu bedauern, wenn die Pflegeberufe in den Strudel der Differenzierung und Spezialisierung medizinischer Tätigkeiten hineingeraten würden. Gerade für die technisierte Hochleistungsmedizin ist kompensatorisch eine ganzheitlich orientierte Pflege erforderlich. Insbesondere für das Pflegepersonal ist es daher wichtig, sensibel zu sein für die Gefühle und Handlungen des Patienten und für die eigenen emotionalen und kognitiven Reaktionen. Soziales Handeln in der Medizin ist ein Handeln, das der gesellschaftlichen Erwartung kompetenter, technisch und qualitativ hochstehender Hilfe durch medizinische Experten gerecht werden muß, gleichzeitig aber auch den grundlegenden Anforderungen eines humanen Ethos, das den Patienten in seinen Leiden annimmt und sich ihm mit einfühlendem Verständnis und rückhaltloser Hilfe zuwendet. Aufgabe medizinischer Interaktionsanalysen ist es in diesem Zusammenhang, die medizinischen Dienstleistungserbringer dahingehend zu sensibilisieren, daß Interaktion und Kommunikation nicht nur der Informationsübermittlung dienen, sondern daß jede Interaktion und Kommunikation neben einem Inhalt auch einen Beziehungsaspekt innehat und daß jede Kommunikation neben dem Sachinhalt Selbstoffenbarung und Einschätzung des Interaktionspartners impliziert. Diese oft unbewußt in der Kommunikation mitgelieferten Aspekte müssen insbesondere dem Pflegepersonal bewußt sein, damit eine humane Behandlung des Patienten möglich ist.

### Weiterführende Literatur


Arnold, M.: Gesundheitssystemforschung. In Hurrelmann, K., U. Laaser: Gesundheitswissenschaften, Beltz, Weinheim 1993

Badura, B.: Soziologische Grundlagen der Gesundheitswissenschaften. In Hurrelmann, K., U. Laaser, Gesundheitswissenschaft, Beltz, Weinheim 1993

Balint, M.: Der Arzt, sein Patient und die Krankheit. Klett, Stuttgart 1957

Bauch, J.: Zwischen Gesinnungsethik und Verbandszwang, Ärzteverbände als Korrektiv der soziologischen Organisationstheorie. Soziale Welt 2 (1982) 221–235

Fabian, E. E.: Der fragmentierte Patient und das Modell einer Medizin für den ganzen Mensch. Helix, München 1991

von Ferber, Ch. u. L.: Der kranke Mensch in der Gesellschaft. rororo, Reinbek 1978 (S. 107 ff.)

von Ferber, Ch., B. Badura: Laienpotential, Patientenaktivierung und Gesundheitsselbsthilfe. Oldenbourg, München 1983

Freidson, E., Professional Dominance. The Social Structure of Medical Care. Aldine Publ., Houthorne 1970

Freidson, E.: Der Ärztestand, Enke, Stuttgart 1979

Frey, J.: A New Approach to Medicine. Priorities and Principles of Health Care. University Park Press, Baltimore 1978

Geissler, B., P. Thoma: Medizinsoziologie. Eine Einführung für medizinische und soziale Berufe, 2. Aufl. Campus, Frankfurt 1979

Goffman, E.: Stigma, Suhrkamp, Frankfurt 1967

Hampel, K.: Professionalisierungstendenzen in den Krankenpflegeberufen. Diss., Münster 1983

Heinemann, L., u. a.: Epidemiologie und Gesundheitsforschung, Methodeneinführung und Repetitorium, Infratest Gesundheitsforschung, München 1989

Hellmeier, W., H. Brand, U. Laaser: Epidemiologische Methoden der Gesundheitswissenschaften. In Hurrelmann, K., U. Laaser: Gesundheitswissenschaften. Beltz, Weinheim 1993

Hollingshead, A. B., F. C. Redlich: Social Class and Mental Illness. John Wiley, New York 1958

Hurrelmann, K., U. Laaser: Gesundheitswissenschaften, Beltz, Weinheim 1993

Junge, B., H. Hoffmeister: Der Tod durch Herzinfarkt oder Schlaganfall ist meist ein Alterstod. Lebensversicherungs-Medizin 2 (1987)

Mc Keown, Th.: Die Bedeutung der Medizin. Suhrkamp, Frankfurt 1982

Kickbusch, I.: Laiensystem und Krankheit. Konzepte und Befunde aus den USA und Großbritannien, Med. Mensch Ges. 4 (1979) 2–8

Kleiber, D.: Gesundheitsförderung, Hintergründe, Grundauffassung, Konzepte und Probleme. Psychomed 4 (1992)

König, R., M. Tönnismann: Probleme der Medizin-Soziologie. Westdeutscher Verlag, Köln 1978

Koos, L.: Krankheit in Regionville. In Mitscherlich, A., u. a.: Der Kranke in der modernen Gesellschaft. Kiepenheuer & Witsch, Köln 1967 (S. 304–310)

Korsch, B. W., u. a.: Gaps in doctor-patient communication. Pediatrics 42 (1986) 855

Krisan, R., R. Reimann, A. Wlodarczak: Soziologie in der Krankenpflege. Kohlhammer, Stuttgart 1985

Lesky, E.: Sozialmedizin. Wissenschaftliche Buchgesellschaft, Darmstadt 1977

Micheelis, W., J. Bauch: Mundgesundheitszustand und -verhalten in der Bundesrepublik Deutschland. Deutscher Ärzte-Verlag, Köln 1991

OHE, Ohne Rezepte, without Description. Schriftenreihe des Bundesfachverbandes der Heilmittelindustrie. Die Selbstmedikation, Köln 1970 (S. 17–38)

Parsons, T.: Struktur und Funktion in der modernen Medizin. In König, R., M. Tönismann: Probleme der Medizinsoziologie. Westdeutscher Verlag, Köln 1958

Pflanz, M., Medizinsoziologie. In König, R.: Handbuch der empirischen Sozialforschung, 2. Aufl., Bd. 14. Enke, Stuttgart 1979 (S. 238–344)

Reichel, D.: Zur geringen Inanspruchnahme der von der Krankenkasse angebotenen Krebsvorsorgeuntersuchungen. Die Krankenkasse 12 (1979) 298–300

Ridder, P.: Einführung in die Medizinische Soziologie. Stuttgart 1988

Rohde, J. J.: Soziologie des Krankenhauses, 2. Aufl. Enke, Stuttgart 1974

Schaefer, H.: Lebenserwartung und Lebensführung. Med. Mensch. Ges. 1 (1976) 27–32

Schmitt, R.: Kooperatismus als Struktur und Verhandlungsmechanismus im Gesundheitswesen, Diplomarbeit. Konstanz 1989

Schuller, A., N. Hein, G. Halusa: Medizinsoziologie. Ein Studienbuch. Kohlhammer, Stuttgart 1992

Schulman, S.: Mother Surrogate – After a Decade. In Jaco E. G.: Patients, Physicians and Illness, 2nd ed. New York 1972

Siegrist, J.: Lehrbuch der medizinischen Soziologie. Urban & Schwarzenberg, München 1975

Smigilski, E.: Die Konzertierte Aktion im Gesundheitswesen als Steuerungsinstrument für die Honorarverhandlungen zwischen Krankenkassen und Kassenärztlichen Vereinigungen. Studienverlag Dr. N. Brockmeyer, Bochum 1980

Strauss, A., u. a.: Social Organization of Medical Work. University of Chicago Press, Chicago 1985

Strauss, R.: The nature and status of medical sociology. Amer. Sociol. Rev. 22 (1957) 200–204

Strobrawa, F. F.: Die ärztlichen Organisationen – Entstehung und Struktur, 2. Aufl. Droste, Düsseldorf 1989

Trautner, Ch., M. Berger: Medizinische Grundlagen der Gesundheitswissenschaften. In Hurrelmann, K., U. Laaser: Gesundheitswissenschaften. Beltz, Weinheim 1993

Voigt, D.: Gesundheitsverhalten, Kohlhammer, Stuttgart 1978

Wallston, K. A., B. S. Wallston: Who is responsible for your health? The construct of health locus of control. In Sanders, G. S., J. Suls: Social Psychologie of Health and Illness. 1982 London (pp. 65–95)

# 16 Pädagogik

I. Judith-Wallraven, überarbeitet von Gabriele Keymling

**Lernziel** Mit der folgenden Darstellung werden Krankenpflegeschülerinnen und Krankenpflegeschüler in pädagogisches Denken und Handeln eingeführt. An verschiedenen Situationen aus der Pflegepraxis wird das, was daran pädagogisch ist, beispielhaft beschrieben und mit Hilfe entsprechender Begriffe und Denkweisen diskutiert.
Den Pflegenden sollen Kriterien vermittelt werden, pädagogische Situationen und Probleme am Krankenbett zu erkennen. Sie sollen Anregungen erhalten, die eigene pädagogische Handlungskompetenz zu erweitern.

## 16.1 Perspektiven der Pädagogik in der Krankenpflege

Unter Pädagogik wird üblicherweise die Theorie und Praxis von Erziehung und Bildung verstanden.
Was haben Erziehung und Bildung mit der Krankenpflege zu tun?

### 16.1.1 Anknüpfungspunkte

#### 16.1.1.1 Pädagogik als Erfahrung der eigenen Erziehungs- und Bildungsgeschichte

Zu dem Zeitpunkt, an dem die Leser diesen Lehrbuchbeitrag aufschlagen, hat die Pädagogik bereits den persönlichen Lebenslauf maßgeblich beeinflußt. In Kindergarten, Familie und Schule hat Erziehung stattgefunden, wurden Bildungsprozesse eingeleitet. Einige Effekte des pädagogischen Handelns von Eltern, Erziehern oder Lehrern und eigener Bildungsbemühungen sind unmittelbar zugänglich: Sie werden z. B. als Lernfähigkeit, als Wissensbestand, als Selbstvertrauen oder als soziale und kommunikative Fähigkeiten wahrgenommen.
Ausdrücklich über Pädagogik nachzudenken, d. h., ihre Theorie kennenzulernen, ihre Begriffe und Modelle zu untersuchen, praktisches pädagogisches Handeln zu begründen, ist außerhalb einer wie hier gegebenen beruflichen Ausbildungssituation selten erforderlich. Und wenn es geschieht, läßt sich kaum unbefangen darüber reden. Zu sehr sind die persönlichen Erinnerungen an die Familienerziehung oder auch an Lernsituationen in der Schule von Gefühlen und Bewertungen geprägt. Erinnerungen an leidvolle Erfahrungen, aber auch an Schutz und Zuwendung lassen die persönliche Erziehungs- und Bildungsgeschichte widersprüchlich erscheinen. In der Deutung unserer Erfahrung wird allerdings eines klar: Erziehung und Bildung greifen fundamental und mit weitreichenden Folgen in unseren Lebenslauf ein, d. h., gleich, wie wir über Pädagogik diskutieren, mittels unserer „Alltagstheorien“, also eher mit naiven Erfahrungsdeutungen, oder wie im folgenden eher begrifflich und methodisch, wir betreiben ein Stück Selbstreflexion.

#### 16.1.1.2 Inhalte des Faches Pädagogik

In der Ausbildungs- und Prüfungsordnung für die Berufe in der Krankenpflege vom 16. Oktober 1985 erscheint die Pädagogik als Lehrgebiet mit den Teilbereichen „Anthropologische Grundlagen der Erziehung“; „Erziehungsziele, Führungsstile“; „Pädagogik in der Krankenpflege“. Geprüft wird Pädagogik am Ende der Ausbildung nicht, d. h., daß ihre Inhalte nicht als Kenntnisse nachgewiesen werden müssen und dadurch formal nur eine geringe Geltung für das Berufswissen haben. Die zahlreichen und differenzierten naturwissenschaftlichen Themen sowie die umfangreichen fachlichen Anforderungen der Krankenpflege setzen, auf den ersten Blick, andere Akzente im berufsrelevanten Wissen und Können. Zieht man jedoch das Krankenpflegegesetz (KrPflG), insbesondere § 4 (Ausbildungsziele) und die entsprechende Auslegung in Kommentaren heran oder beschäftigt sich mit der Praxis der Krankenpflege, erscheint die Pädagogik in einem anderen Licht.
Ausdrücklich erwähnt werden in § 4 Abs. 3 (KrPflG) Aufgabenstellungen („die Anregung und Anleitung zu gesundheitsförderndem Verhalten“), in denen pädagogisches Handeln notwendig wird. Denn offenbar ist damit ja gemeint, daß Krankenschwestern und -pfleger Patienten und ggf. deren Angehörige in ihrem Verhalten beeinflussen sollen. Sie sollen ihnen „beibringen“, sich so zu verhalten, daß sie ihre Gesundheit schützen. „Beibringen“ beinhaltet, die Änderung eines Verhaltens anzuregen, Informationen für neues Wissen bereitzustellen, Lernhilfen zu geben, anzuleiten und zu beraten. Dies sind pädagogische Tätigkeiten, die in der Praxis der Krankenpflege alltäglich vorkommen und einen pädagogischen Aufgabenbereich charakterisieren. Folglich werden aus dem Lehrgebiet Pädagogik jene Inhalte und Fragestellungen auszuwählen sein, die pädagogisches Handeln in der Pflege erklären und begründen.

#### 16.1.1.3 Ähnlichkeiten von Pflege und pädagogischem Handeln

Pflegen und pädagogisches Handeln haben von der Natur der Sache her Ähnlichkeiten.

- Die Notwendigkeit von Pflege wie die Notwendigkeit von Erziehung werden gleichermaßen mit der *Bedürftigkeit* des Menschen begründet. Gemeint ist damit zum einen, daß Neugeborene ohne Zuwendung und Hilfe nicht überleben können, wie auch Menschen, die erkranken, von der Hilfe anderer abhängig sind. Zugleich hat Bedürftigkeit noch einen weiteren Sinn. Es geht nicht allein um die unmittelbare sorgende soziale Zuwendung und Befriedigung der leiblich-seelischen Basisbedürfnisse. Um sich in seiner Umwelt überhaupt zurechtzufinden und in ihr lebensfähig zu sein, muß das Kind vieles lernen und hohe Anpassungsleistungen erbringen. Dazu ist es auf ständige Unterstützung und Lernhilfe angewiesen. Es bedarf der Erziehung und Bildung.
  Aus der Sicht der Pflege im heutigen Pflegeverständnis kann auch die Bedürftigkeit des Patienten nicht mehr allein als Angewiesensein auf die unmittelbare Hilfe und Betreuung verstanden werden. Um Gesundheit zu erhalten, Gesundheitsprobleme zu überwinden oder Krankheit zu akzeptieren, sind vielfältige Lernprozesse nötig. Krankenpflege als Gesundheitspflege (Gesundheitsförderung, Gesundheitsberatung, Hilfe zur Selbsthilfe) ist somit auch ein „Bildungsberuf" mit erheblichen pädagogischen Anteilen (Juchli 1987, S. 52).
- Krankenpflege und Pädagogik haben es beide mit Menschen zu tun. Hinter dieser so selbstverständlichen Feststellung verbirgt sich die Gemeinsamkeit der *personalen Orientierung.* Im pflegerischen wie im pädagogischen Handeln treten Menschen zueinander in Beziehung.
- Pflegerisches wie auch pädagogisches Handeln sind *planvolles, soziales Handeln*, nämlich auf die Veränderung von Menschen bzw. von menschlichen Verhältnissen und Bedingungen gerichtet. Dabei teilen sie eine Eigentümlichkeit: Beide sind vom Grundsatz her darauf angelegt, *sich überflüssig zu machen*. Pflege ist darauf gerichtet, daß Erkrankte wieder gesund werden und sich selbständig versorgen (die besondere Situation der finalen Erkrankungen und in der Sterbehilfe bleibt hierbei unberücksichtigt). Das pädagogische Geschehen dient, von den Normen seines Selbstverständnisses her betrachtet, der Entwicklung von Eigenständigkeit und Unabhängigkeit des Lernenden. Es hat also von seiner intentionalen Struktur her die Tendenz, sich selbst aufzuheben. Augenscheinlich haben Krankenpflege und Pädagogik viel Ähnlichkeit. Ihre Gemeinsamkeiten genauer zu untersuchen, aber auch Unterschiede herauszuarbeiten und auf Probleme zu achten, ist das Anliegen, das diesen Text begleitet.

### 16.1.2 Standpunkt und Vorgehen

Pädagogische Fragen und Probleme werden vom Standpunkt des Handelnden aus betrachtet und beschrieben. Für ihre pflegerische Praxis sollen Krankenschwestern und Krankenpfleger Hilfen erhalten, pädagogische Situationen zu erkennen, zu verstehen und das eigene Handeln zu reflektieren.
Folgende Thesen (Leitsätze) liegen den Ausführungen zugrunde:

- Die zentrale Aufgabe des pädagogischen Handelns in der Pflege ist es, Lernen zu ermöglichen. Pflegende sind *Lernhelfer.*
- Auch *Erwachsene* sind *lernbedürftig* und *lernwillig.* Insbesondere verlangt die Bewältigung von Krankheit Neu- und Umlernen.
- Pädagogisches Handeln in der Krankenpflege ist Intervention (Einmischung) in die Lebensgeschichte der Patienten und von daher immer *begrenzt.*
- Die pädagogischen Beziehungen zwischen Pflegenden und Patienten sind *Berufsbeziehungen* und Teil der berufsmäßigen Pflege.
- Pädagogik in der Krankenpflege ist im akut-stationären Bereich überwiegend *Kurzzeitpädagogik.*

Diese Thesen werden in den folgenden Ausführungen untersucht. Dabei sind die einzelnen Abschnitte so geschrieben, daß sie auch für sich gelesen und bearbeitet werden können. Zumeist sind den einzelnen Abschnitten oder Fragestellungen Beispiele zugeordnet, die im Krankenpflegeunterricht auch vor dem Lesen des begleitenden Textes zur Auseinandersetzung genutzt werden können. Vielleicht werden die Beispiele anders gedeutet oder es werden andere Schlußfolgerungen gezogen. Dies ist möglich. Der Zweck der Beispiele, nämlich der Aufklärung und Reflexion pädagogischen Handelns zu dienen, ist dann ebenso erfüllt.

### 16.1.3 Perspektiven der Pädagogik in der Krankenpflege

Ein Mensch, der in ein Akutkrankenhaus eingeliefert wird, erwartet normalerweise, daß durch eine sorgfältige Diagnose, eine wirkungsvolle Therapie und zuwendungsorientierte Pflege seine Krankheit geheilt wird, zumindest seine Beschwerden gelindert werden. Er hofft also auf eine medizinische und pflegerische Dienstleistung zur Wiederherstellung seiner Gesundheit. Er erwartet keine Pädagogik. Das gilt ähnlich auch für die ambulante Krankenpflege, wenngleich sich in diesem Bereich viele Angehörige neben der Unterstützung auch eine „Lernhilfe" für den richtigen Umgang mit dem Patienten erhoffen.
In den Alltagsvorstellungen wird Pädagogik in Verbindung gebracht mit der Erziehung kleiner Kinder, mit schulischem Unterricht und beruflicher Aus- und Fortbildung, vielleicht noch mit Einrichtungen der Erwachsenenbildung, also mit gesellschaftlichen Institutionen, deren Zweck in der zielgerichteten Erziehung und Bildung Heranwachsender oder in der Weiterbildung Erwachsener liegt. Im Krankenhaus wird Therapie erwartet. Heilen ja, aber Lernen? Das Krankenhaus als pädagogisches Handlungsfeld? Pädagogik am Krankenbett? Es gibt keine pauschale Antwort, aber einige Fragestellungen aus verschiedenen Blickwinkeln.

**Adressaten.** Die Adressaten sind Patienten eines Krankenhauses. Unter welchen Bedingungen, in welchen Situationen kommt es zu pädagogisch relevanten Interaktionen zwischen Pflegenden und erwachsenen Patienten? Was für eine Art von Pädagogik ist dann zu rechtfertigen?

**Handlungsfeld.** Ist im Akutkrankenhaus Raum für pädagogisches Handeln? Ist es überhaupt erforderlich? Wie verändern sich das Handlungsfeld und die Begründungen für pädagogisches Handeln in der häuslichen Krankenpflege bzw. Gemeindekrankenpflege, in Kurkliniken oder Rehabilitationseinrichtungen?

**Situation.** Welche Bedeutung hat die Erkrankung im Lebenszusammenhang? Ist es eine akute, kurzfristige Störung des Alltags oder eine chronische, sogar lebensbedrohende Erkrankung? Welche Bewältigungsstrategien werden entwickelt? In welchem sozialen Umfeld muß die Erkrankung verarbeitet werden? Ergeben sich aus der Situationsanalyse pädagogische Aufgabenstellungen für die Pflegenden?

## 16.2 Pädagogische Kommunikation

**Lernziel**

- Soziales und pädagogisches Handeln werden verglichen und unterschieden.
- Eigenschaften (Regeln) der Kommunikation werden dargestellt.
- Die pädagogische Bedeutung der Kommunikation wird untersucht.
- Merkmale und Wirkungen verschiedener Führungsstile werden betrachtet.

### 16.2.1 Pflegesituation und pädagogisches Handeln

*Beispiel:* Frau A., 35 Jahre, wurde mit einer akuten Appendizitis ins Krankenhaus gebracht (zum Krankheitsbild s. Bd. II, S. 312). Nach der Operation liegt sie auf einer allgemeinchirurgischen Station. Sie erzählt Schwester Anne ihre Krankengeschichte, wie sie plötzlich von den Schmerzen überfallen wurde, Fieber bekam und ihr Mann den Arzt anrief. Sie schildert die Aufregung zu Hause, ihren Schrekken über die Krankenhauseinweisung und ihre Angst vor der überraschenden Operation. Schwester Anne mißt den Blutdruck der Patientin und hört zu. Sie nimmt wahr, daß Frau A. sehr unruhig und besorgt wirkt. Auf Nachfrage bestätigt Frau A., daß sie aufgeregt sei, die Nacht kaum geschlafen habe und unter Kopfschmerzen leide. Sie mache sich Gedanken darüber, wie es zu Hause gehe, wer die Kinder betreue, ob die Familie ohne sie zurechtkäme. Schwester Anne versucht Frau A. zu beruhigen.

Handelt Schwester Anne pädagogisch?
Wir erfahren, daß sie den Blutdruck mißt, zuhört, nachfragt und zu beruhigen versucht. Eine alltägliche Situation am Krankenbett, in der Pflegehandlung und aktive Zuwendung im Sinne einer bedürfnisorientierten Pflege verbunden sind. Kommunikation hat stattgefunden, in der die Krankenschwester aufmerksam die direkten Mitteilungen und die eher unterschwelligen Aussagen wahrgenommen hat. Schwester Anne hat die Situation so definiert, daß sie sich als Zuhörerin gebraucht sah, und dieses Beziehungsangebot angenommen. Später mag sie noch darüber nachdenken, ob ihr Beruhigungsversuch angesichts der Belastung, die Frau A. spürt, wirkungsvoll sein kann, auch über weitere Gesprächsangebote entscheiden und/oder pflegerisch-therapeutische Maßnahmen wegen der Schlaflosigkeit und der Kopfschmerzen veranlassen.
Diese Überlegungen geben noch keine überzeugenden Hinweise, ob wir es mit einer pädagogischen Situation zu tun haben. Miteinander sprechen und sich aufeinander beziehen, wahrnehmen und eine soziale Situation angemessen erfassen, reflektieren, überprüfen, entscheiden sind allgemeine *Verhaltensweisen sozialen Handelns.* Sie werden naturgemäß deshalb auch in der Pflege gebraucht. Da *pädagogisches Handeln* durch seine personale Orientierung *immer auch soziales Handeln* ist, sind die genannten Verhaltensweisen zugleich auch Fähigkeiten, die dem pädagogischen Handeln zugrunde liegen. Worin besteht dann der Unterschied? Was wäre das spezifisch Pädagogische?
Wir kommen der Antwort näher, wenn wir uns den Zweck pädagogischen Handelns klarmachen. Wenn z. B. Eltern erziehen oder Lehrer unterrichten, verfolgen sie eine Absicht, nämlich die, daß Kinder und Jugendliche lernen sollen. Die Inhalte können sehr unterschiedlich sein. Es kann um neues Wissen, aber auch um Regeln des Zusammenlebens oder um eine bestimmte Fertigkeit gehen. Die Absicht ist, unabhängig von den Inhalten, die gleiche: durch gezielte Maßnahmen sollen Veränderungen bewirkt werden.
Nun lernen Menschen in allen Lebensaltern auch ohne pädagogische Begleitung ständig etwas, was sie noch nicht wußten oder konnten. Sie nehmen Informationen im Umgang mit anderen Menschen und durch Medien auf. Sie machen Erfahrungen, die Denk- und Erlebensweisen ändern. Sie passen sich neuen Anforderungen an und bewältigen Lebensprobleme. Auch in unserem Beispiel ist nicht ausgeschlossen, daß gelernt wurde, etwa von Schwester Anne, auf beschwichtigende Formeln künftig zu verzichten (verändertes Kommunikationsverhalten), oder von Frau A., die sich vielleicht vornimmt, ihrem Mann und den Kindern mehr Beteiligung im Haushalt abzuverlangen, damit sie sich unabhängig von der Mutter versorgen können (veränderte Einstellung zur familialen Arbeitsteilung). Diese Einsichten und möglicherweise eintretenden Verhaltensänderungen wären ohne absichtliche pädagogische Intervention (Einmischung) entstanden. Es ist also grundsätzlich zu unterschei-

den zwischen der „zufälligen" Lernwirksamkeit zwischenmenschlicher (sozialer) Situationen und der planvollen Herstellung von Lernsituationen. Welche Folgen hat diese Erkenntnis für die Pädagogik in der Krankenpflege?

- Der Begriff des pädagogischen Handelns soll nur gelten für *alle planvollen Arrangements, in denen Erfahrungs- (Lern-)Angebote gemacht und Lernhilfe bereitgestellt werden.* Dies betrifft in der Krankenpflege Informations-, Anleitungs- und Beratungssituationen, die ausdrücklich pädagogischen Handlungsabsichten unterliegen.
- Zugleich schärft die eben vorgenommene Unterscheidung den Blick dafür, daß es auch in der Krankenpflege eine Fülle pädagogisch bedeutsamer Situationen gibt, die nicht planmäßig und absichtlich zu einem pädagogischen Zweck organisiert sind und in denen Lernen gleichsam nebenbei stattfindet. Äußere oder innere Geschehnisse oder Ereignisse bewirken eine Veränderung in der Person. Üblicherweise wird dieser Vorgang als *funktionales Lernen* bezeichnet, wenn man ihn vom inneren Geschehen her benennt, oder als *funktionale Erziehung* erklärt, wenn die unabsichtlichen lernwirksamen Einflüsse auf die Person gemeint sind. Ein großer Teil der die Person verändernden und formenden Lerneinflüsse geschieht ohne bewußtes und planvolles pädagogisches Handeln.

**Lernen und Pädagogisches Handeln.** Lernen wird zumeist definiert *als die relativ andauernde Veränderung von Verhalten und Erleben aufgrund von Erfahrung.*
Es umfaßt die Entwicklung bzw. Veränderung von

- Kenntnissen und Fertigkeiten,
- Wahrnehmung und Denken,
- Motivation und Emotion,
- Kommunikation (s. Kap. 14).

Lernen ist als innerer Prozeß nicht direkt beobachtbar. Man kann erst an den Veränderungen feststellen, ob gelernt wurde. Dabei spricht man von Lernen erst, wenn sich die Veränderungen in verschiedenen Situationen zeigen, also *situationsüberdauernd* sind.
Lernen ist ein Vorgang, der sich in der Auseinandersetzung des Lernenden mit den Anforderungen seiner Umwelt vollzieht. Deshalb kann niemand einem anderen das Lernen abnehmen. Was jemand anders tun kann, ist *Lernhilfen* anzubieten.
Pädagogisches Handeln ist im Kern *die Bereitstellung von Erfahrung, damit jemand anderes sich lernend entwickeln kann.*

Für die Darstellung der Pädagogik in der Krankenpflege sind beide Ereignisse, das zielbezogene, geplante pädagogische Handeln wie auch die „heimlichen" Lernwirkungen von Interesse.
In beiden Fällen geht es um Kommunikationsvorgänge. Um verstehen zu können, was dabei geschieht, soll im folgenden zunächst der Begriff der Kommunikation erklärt werden. Anschließend wird die pädagogische Bedeutung der Kommunikation aus der Sicht der Pflege untersucht.

## 16.2.2 Pädagogisches Handeln als Kommunikation

### 16.2.2.1 Anmerkungen zur Kommunikation

Während mit dem Begriff der sozialen Interaktion gemeint ist, daß Menschen aufeinander bezogen (inter) handeln (agieren), wird mit dem Begriff der *Kommunikation* der *Austausch* von *Mitteilungen* zwischen den Beteiligten im Interaktionsprozeß bezeichnet. Alltäglich erscheint uns Kommunikation als Austausch von Informationen und Verständigungen, im einzelnen zusammengesetzt aus Rede und Gegenrede, Frage und Antwort, Anweisung, Ratschlag, Wunsch und Ablehnung usw. Diese Mitteilungen erfolgen keineswegs nur durch Worte, sondern durch das gesamte Ausdrucksverhalten eines Menschen, also durch Körperhaltung, Mimik, Gestik (Körpersprache), aber auch durch Sprechgeschwindigkeit, Tonfall, Lachen usw. Auch Schweigen hat Mitteilungscharakter, wenngleich die Mitteilung vieldeutig sein kann (Schweigen als Ausdruck von Konzentration, Zustimmung, aber auch als Ausdruck von Unaufmerksamkeit, Unsicherheit, Angst, Ablehnung).
Das Ausdrucksverhalten eines Menschen ist nicht leicht zu entziffern. Gleichwohl gilt es, die Mitteilung zu erkennen. Bei äußerungsbehinderten Patienten, z. B. in der Intensivtherapie, ist die Körpersprache oft der einzige Weg, sich mitzuteilen. Mit ihnen können nichtsprachliche (nonverbale) Zeichen wie Kopfnicken oder Augenschließen als Antworten vereinbart werden, durch die sie sich eindeutig verständlich machen können. Selbst dann, wenn kein gesprochenes Wort die Kranken zu erreichen scheint, können Berührungen oder der Klang der Stimme als Mitteilung wirken, die verstanden wird.
In der Kommunikation sind zwei Aspekte enthalten: *Inhalts-* und *Beziehungsaspekt.* Damit ist gemeint, daß in der Mitteilung nicht allein Sachinhalte transportiert werden. Man kann nicht über Sachen reden, ohne einander gleichzeitig in irgendeiner Weise zu behandeln. Wie redet der/die eigentlich mit mir, mag jemand sich ärgern. Dieser Jemand reagiert nicht auf die Sache, sondern auf die Beziehungsaussage, die Auskunft darüber gibt, was die Beteiligten voneinander halten und wie sie sich sehen. Eine solche persönliche Stellungnahme kann Achtung und Zuneigung ausdrücken, aber auch Distanz, Geringschätzung, Abwertung usw. vermitteln. Diese Beziehungsaussage wird direkt durch Worte oder zwischen den Zeilen durch das Ausdrucksverhalten geäußert. Für den Beziehungsaspekt der Kommunikation sind Menschen im allgemeinen besonders hellhörig, erfahren sie doch eine Mitteilung zur Person, die weniger mit dem Verstand als gefühlsmäßig aufgenommen wird.
Schulz von Thun (1981 und 1989) hat im „Vierkantenmodell" der Kommunikation die Mitteilung weiter differenziert, indem er dem Inhalts- und Beziehungsaspekt zwei weitere Gehalte zugeordnet hat (Abb. 16.**1**). In jeder Äußerung *(Nachricht)* zeigt sich der Sprecher *(Sender)* als Person *(Selbstkundgabe)* und teilt seinem Gesprächspartner *(Empfänger)* offen oder versteckt mit, was er von ihm will *(Appell, Handlungsaufforderung).*

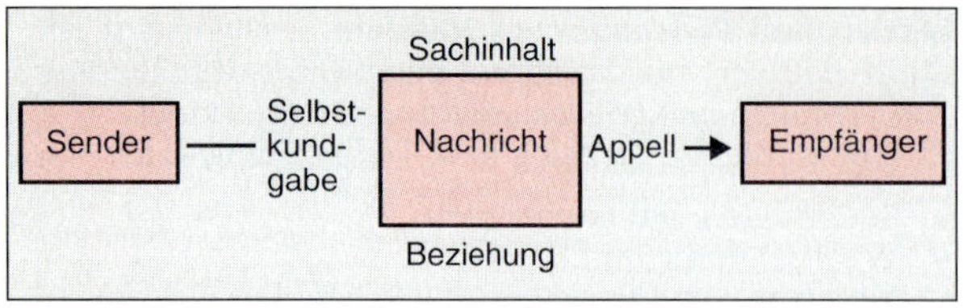


Abb. 16.1 **Die vier Seiten (Aspekte) einer Nachricht.** Ein psychologisches Modell der zwischenmenschlichen Kommunikation (nach Schulz von Thun).

*Beispiel:* Während der Chefarztvisite wendet sich der Stationsarzt an den Patienten und sagt: „Ich hoffe, Sie halten sich inzwischen an meine Anweisung, nicht mehr zu rauchen." Herr X. schweigt.

Der Stationsarzt sagt etwas zur Sache (Rauchverbot). Er zeigt sich als Person, die um die Gesundheit des Patienten bemüht ist und im Umgang mit ihm konsequent ihre Absichten verfolgt. Mag sein, daß auch Besorgnis in der Selbstkundgabe beinhaltet ist. Zugleich wird die Rollenverteilung zum Ausdruck gebracht. Der Stationsarzt erteilt Anweisungen, die der Patient zu befolgen hat, und übt Kritik (... inzwischen). Darin liegt eine Beziehungsdefinition (Verhältnis zum Patienten wird hierarchisch gesehen), aber auch die Definitionsmacht als Teil der Selbstkundgabe (ich habe die Zuständigkeit). Möglicherweise richtet sich diese Selbstdarstellung im Sinne einer Selbstvergewisserung an die Adresse des Chefarztes und der weiteren anwesenden Personen. Die mitenthaltene Handlungsaufforderung (Appell) an den Patienten, nämlich den Anweisungen zu folgen und nicht zu rauchen, ist eindeutig.

Der Patient schweigt und verzichtet auf eine Rückmeldung zur Sache. Vielleicht wäre eine korrekte Sachantwort für den Patienten unangenehm (er raucht heimlich weiter; raucht weniger, kann aber nicht gänzlich verzichten). Wir können auch vermuten, daß er mit der Art und Weise, wie er angesprochen und sozialer Kontrolle ausgesetzt wird, nicht einverstanden ist. Warum bringt der Patient seinen möglichen Ärger nicht zur Sprache, zumindest nicht in Worten? Seine gefühlsmäßige Reaktion könnten wir vielleicht im Ausdrucksverhalten erkennen. Hat er notgedrungen die Rollenverteilung und Definitionsmacht des Arztes als institutionelle Regel akzeptiert (Beziehung wird angenommen)? Leistet er stillschweigend Widerstand (die Beziehungsdefinition wird heimlich abgelehnt)? Spürt der Patient Angst, seinen Ärger offen auszudrücken, weil er Sanktionen befürchtet (Selbstkundgabe)? Will er sein schlechtes Gewissen, versagt zu haben (Selbstkundgabe), nicht vor aller Ohren und in dieser Beziehungssituation mitteilen? Liegt im Schweigen die Aufforderung an den Arzt, schnell zum nächsten Patienten weiterzugehen und die „peinliche" Angelegenheit im unklaren zu lassen (Handlungsappell)?

Das Beispiel zeigt, daß Kommunikation ein vielschichtiger und störanfälliger Prozeß ist. Der Sprecher hat eine bestimmte Absicht, die er deutlich machen will, im Beispiel etwa die Ernsthaftigkeit der ärztlichen Anordnung im Interesse des Patienten. Die Wirkung, die er erzielt, ist eine ganz andere, als er wahrscheinlich beabsichtigt hat. Der Patient spürt nicht die Besorgnis, sondern fühlt sich ertappt. Er deutet die Mitteilung auf seine Weise und erlebt sie als Bloßstellung. Manchmal ist einem Sprecher auch selbst nicht bewußt, welche Absichten seine Kommunikation eigentlich bestimmen. Er ist z. B. überzeugt, zu einer Diskussion nur sachlich klärend beizutragen, während er im Grunde danach strebt, sich selbst darzustellen und sich Geltung zu verschaffen.

Für die Pflegenden kann das vorgestellte Modell Hilfe sein, unklare Kommunikationssituationen zu beobachten und die Mitteilung einschließlich der versteckten Botschaften besser zu verstehen. Allerdings erklärt das Modell nicht, warum Menschen sich in einer bestimmten Weise mitteilen. Das wird nun erläutert.

### 16.2.2.2 Pädagogische Bedeutung der Kommunikation

**Kommunikation als Ergebnis und als Medium von Erziehung.**

Wenn Pflegende und Patienten sich begegnen, haben sie eine lange „Kommunikationsgeschichte" hinter sich, die mit der Geburt begann. Die Art und Weise, sich darzustellen und miteinander umzugehen, die persönlichen Fähigkeiten, durch Sprache Inhalte zu ordnen, zu bezeichnen und zu bearbeiten, die individuellen Möglichkeiten, durch eigenes Handeln die Kommunikation zu gestalten, die Muster der Einflußnahme, der Sinnerschließung und Deutung, alles dies sind Ergebnisse eines lebenslangen Erziehungs- und Sozialisationsprozesses, sind Ergebnisse des Lernens.

Durch das Teilhaben am Leben der Erwachsenen wird das Kind in die jeweilige Lebensform willentlich oder unwillkürlich eingeführt. Eltern und später andere Bezugspersonen präsentieren eine spezifische Kommunikationsweise, die Ausdruck dieser Lebensform ist. Überwiegend durch Beobachtung, Deutung und Nachahmung dessen, wie Eltern oder andere Bezugspersonen miteinander und mit dem Kind umgehen, wie sie sich mitteilen und ihre Absichten darstellen, wird Kommunikation gelernt (Lernen am Modell). Erfolg und Mißerfolg des eigenen Handelns regulieren, welches Verhalten, wie und ob es überhaupt eingesetzt wird.

Was für die Kommunikation sinnvolle Handlungsmuster sind, nimmt das Kind also grundlegend durch das Teilnehmen am Leben der Erwachsenen auf. Der nicht eigens geplante Teil dieses Lernens wurde oben als „funktionales Lernen" bezeichnet. Daneben wenden sich Erwachsene dem Kind willentlich zu (pädagogisches Handeln, intentionale Erziehung), um ihm die nach ihrem Dafürhalten wichtigen Erfahrungen zu vermitteln.

Sie repräsentieren aus dem Ganzen der gesellschaftlich-historischen Kultur jenes, was sie für die Zukunft des Kindes für bedeutungsvoll und mitteilenswert halten. Das sind Wissensbestände, aber auch Wertorientierungen oder Regelsysteme sowie das kommunikative Handeln selbst. Mit der alltäglichen Aufforderung an ein Kind: „Wehr dich doch, hau' doch auch mal zu" oder anders: „Vertragt euch doch, rede doch erst mal mit deinem Freund" werden die für wichtig erachteten Vorstellungen dem Kind übermittelt. Diese zeigen einerseits, welches die jeweils gültigen Maßstäbe für das Handeln sind, und andererseits, welche Kommunikationsmuster (hier: in jedem Falle durchsetzen bzw. Verständigung suchen) für angemessen gehalten werden. Zugleich ist der Weg, auf dem Eltern dies ihren Kindern vermitteln, selbst Kommunikation. Kommunikation ist das Medium der Vermittlung. Wenn Patienten und Pflegende miteinander sprechen, tun sie das auf die ihnen eigentümliche Art und Weise. Sie spiegeln die Erfahrung eines langen Lernprozesses. Wenn im Beispiel der Arzt die Anordnung wählt, um seine Absichten durchzusetzen, können wir vermuten, daß er sie als Kommunikationsmittel für geeignet, in der Situation für angemessen und gemäß den an ihn gerichteten Erwartungen für sinnvoll hält.

Es kann nun durchaus sein, daß ein Patient genau dieses Handlungsmuster erwartet und seinerseits nicht anders handeln würde. Auch er könnte gewohnt sein, seine Absichten und Wünsche durch Anweisung mitzuteilen („Machen Sie doch endlich das Licht aus"), und er könnte den Mitpatienten für überempfindlich halten, der sich gegen die Bevormundung wehrt.

*Zusammenfassung des bisherigen Gedankenganges.* Kommunikation wurde als ein Geschehen dargestellt, das durch die vier verschiedenen Mitteilungsaspekte vielschichtig ist. Der Verzerrungswinkel zwischen dem Gesagten und dem Aufgenommenen macht die Kommunikation interpretationsbedürftig. Hinter den sprachlichen Ausdrucksformen stehen Erfahrungen (Haltungen, Erwartungen, Deutungen, Gefühle), welche die persönlichen Kommunikationsmuster im Laufe der Lebensgeschichte herausgearbeitet haben.

Diese Kommunikationsmuster und die sie begründenden Erfahrungen sind Ergebnisse von willentlicher und unwillkürlicher Beeinflussung und des entsprechenden Lernens. Sie repräsentieren das in einer bestimmten Lebensform und dem jeweiligen sozialen Bezugssystem als sinnvoll gelernte Handeln.

**Beziehungsstrukturen.** Menschen setzen sich zueinander in Beziehung. Diese Beziehung kann erstens als Interaktion, also von ihrer Form her erfaßt und beschrieben werden (wie ordnen sich Menschen einander zu), und zweitens von ihrer inhaltlichen Qualität her untersucht werden (wie gehen sie miteinander um, was halten sie voneinander).

Watzlawick u. Mitarb. (1974) unterscheiden zwischenmenschliche Kommunikationsabläufe, je nachdem ob die Beziehung zwischen den Akteuren auf Gleichheit oder auf Unterschiedlichkeit beruht. In einer *symmetrischen* Beziehungsform handeln die Beteiligten als gleiche, während in einer *komplementären* Beziehungsform ihre Rollen und Verhaltensweisen auf einer sich gegenseitig ergänzenden Unterschiedlichkeit basieren. Wäre die Beziehungsform in der geschilderten Szene symmetrisch, so könnte der Patient sich reversibel (umkehrbar) verhalten, also seinerseits dem Arzt Weisung erteilen. Dies scheint kaum möglich. Der Arzt hat die überlegene (superiore) Position beansprucht und dadurch die Position des Patienten als ungleiche, nicht gleichrangige Position definiert. Der Patient hat sich ergänzend verhalten. Sein Stillschweigen ist sowohl Folge des ärztlichen Verhaltens als auch Bedingung dafür, daß der Arzt in der beschriebenen Weise agieren kann. Das Typische einer komplementären Beziehung ist, daß sich unterschiedliche, aber einander ergänzende Verhaltensweisen gegenseitig auslösen.

Beziehungen zwischen Eltern und Kindern, Lehrern und Schülern, Vorgesetzten und Mitarbeitern, Ärzten und Patienten, Pflegenden und Patienten sind von der Form her immer komplementär. Das leuchtet unmittelbar ein. Ohne Pflegebedürftigkeit der Kranken gibt es keinen Handlungsbedarf bei den Pflegenden. Kranke sind in einer anderen Ausgangslage als die Pflegenden. Die Verhaltensweisen ergänzen aber einander und lösen sich wechselseitig aus.

Es ergeben sich aus dieser Komplementarität der Beziehungsform einige Folgen. Durch gegebene soziale und kulturelle Verhältnisse werden die jeweiligen Positionen bewertet und durch Rollenzuschreibungen sowie ungleiche Berechtigungen mit einseitiger Dominanz versehen. Aus einer ungleichen Beziehungsform wird eine ungleichrangige, in der Überlegenheit bzw. Unterlegenheit entsteht (s. Beispiel Arzt-Patient-Beziehung). In dieser Bewertung liegt ein pädagogisches Problem. Wie gelingt es trotz der ungleichen Ausgangslage, trotz der faktischen Überlegenheit (Ungleichrangigkeit) von Eltern, Erziehern, Lehrern oder Pflegenden, *Gleichwertigkeit* in der Kommunikation zu erreichen?

Daß so gefragt werden muß, ergibt sich durch eine besondere pädagogische Norm, die hier dem pädagogischen Geschehen als Orientierung vorgeschrieben wird. Diese Norm heißt, daß das pädagogische Handeln in den Dienst der Mündigkeit und Selbstbestimmung des Lernenden gestellt werden soll. Daraus folgt als Selbstverpflichtung, die Unterlegenheit des Kindes wie auch des lernenden Erwachsenen aufzulösen. Dies ist einerseits ein Zukunftsziel, andererseits ein Anspruch für die konkrete Situation und damit eine Anforderung an die Qualität der Kommunikation. Es gibt nämlich keine Zwangsläufigkeit, die ungleiche Beziehung in Überlegenheitsmitteilungen (von oben herab) zu übersetzen, die im Erleben des Angesprochenen Unterlegenheits- und Abhängigkeitsgefühle auslösen. Gängeleien, Bevormundungen, Befehle sprechen im Grunde dem Interaktionspartner die Fähigkeit ab, selbst zu denken und zu entscheiden, und wirken als Mißachtung und Kränkung der Person. Deren Selbstwertgefühl zu schützen und zu fördern, ist wiederum ein pädagogisches Anliegen. Die pädagogische Kommunikation hat es mit zwei unterschiedlichen Bedingungen der Beziehung zu tun.

Der Ungleichheit des Interaktionspartners, bezogen auf seine Pflege- bzw. Lernbedürftigkeit, ist seine Gleichwertigkeit als Person zur Seite zu stellen.

Dies gelingt in der Praxis unterschiedlich gut. Trotz der Vielfalt individueller Verhaltensweisen gibt es typische Kommunikationsmuster, in denen sich die eben beschriebenen Probleme der Beziehungsstruktur und die jeweiligen Ausprägungen in der Kommunikation widerspiegeln. Als *Führungsstile* sind diese Muster wohl am bekanntesten geworden. Der Begriff wird zumeist gebraucht, wenn es um die Leitung von Gruppen geht. Als Kommunikationsmuster tauchen die Führungsstile viel allgemeiner auf. Sie können auch als Stile pädagogischen Handelns betrachtet werden. Sie zeigen recht deutlich, wie pädagogisch Handelnde den Widerspruch zwischen komplementärer Beziehungsform und Gleichwertigkeit des Interaktionspartners in der Kommunikation überwinden können. Sie zeigen aber auch, was geschieht, wenn die Überlegenheit der Position zugleich als Überlegenheit in der Kommunikation durchgesetzt werden soll.

### 16.2.2.3 Führungsstile

**Autoritärer Stil.** Autorität besitzt oder ist jemand, der durch seine fachliche Leistung und seine Persönlichkeit hohes Ansehen hat. Als „autoritär" wird jemand bezeichnet, der diktatorisch herrscht.

*Merkmale.* Kennzeichnend für den autoritären Führungsstil ist die herausgehobene Position des Gruppenleiters (der Führungsperson). Er setzt die Ziele, gibt die Anordnungen, erwartet Gehorsam und überwacht mit strikter Kontrolle die Durchführungen der Arbeit. Er ermutigt kaum, tadelt hingegen rasch.

Der autoritäre Führungsstil hat mehrere Varianten. Das krasseste Beispiel ist der „Herrscher", der sich nach dem Grundsatz „Ich sage, was gemacht wird" über die Gruppe stellt und der festen Überzeugung ist, daß er allein und am besten wisse, was der Gruppe gut tut.

Eine mildere Spielart des autoritären Stils finden wir in dem Gruppenleiter, der statt Befehle zu erteilen, seine Auffassungen vorträgt und immerhin Rückmeldungen oder auch Gegenvorschläge zuläßt. Allen Gruppenmitgliedern ist jedoch klar, daß die Entscheidung bei der Führungsperson liegt. Dieser Führungsstil ist nicht von vornherein unangemessen. Autorität im eigentlichen Sinn wird das Handlungsmuster dann, wenn Gruppenmitglieder nur zum Schein um ihre Meinungen gefragt werden, Entscheidungen aber schon längst getroffen sind.

Wieder eine andere, etwas verdeckte Form der autoritären Führung ist der „personalistische Führungsstil". Die Führungsperson knüpft persönliche Beziehungen zu einzelnen Gruppenmitgliedern. Sie ordnet nicht an, sucht aber auch keine Beratung durch die Gruppe. Sie wählt die Bitte oder das eigene Vormachen als Mittel der Beeinflussung. „Ihr zuliebe" tun die Gruppenmitglieder, was die Führungsperson will. Manchmal ist es zu Beginn einer Gruppenentwicklung ganz sinnvoll, über persönliche Beziehungen die Gruppe anzusprechen. Problematisch wird dieser Stil dann, wenn Interaktion und Kommunikation in der Gruppe selbst verhindert werden und wegen der guten persönlichen Beziehungen abweichende Meinungen nicht zur Sprache kommen.

*Auswirkungen* (insbesondere der strikten Varianten). Das Leistungsergebnis erscheint zunächst günstig, fällt mit der zunehmenden Passivität und Entmutigung der Gruppe dann aber ab. Initiative und Einfallsreichtum der einzelnen Gruppenmitglieder versickern, während Kränkungen, Aggressivität, Vergeltungswünsche wachsen.

**Laissez-faire-Stil.** *Merkmale.* Laissez-faire bedeutet auf französisch „machen lassen". Dem Stil liegt eine Haltung zugrunde, die weitgehend passiv-nachgiebig geschehen läßt. Die Gruppe bleibt sich selbst überlassen, erhält weder Anweisungen noch Anregungen oder Vorschläge. Nach dem Motto: die Gruppe wird schon selbst das Richtige finden und tun, hält sich die Führungsperson außen vor. Hinter dieser scheinbar freizügigen Haltung verbirgt sich meist eine bedenkliche Gleichgültigkeit dem Gruppen-(oder Arbeits-) Prozeß gegenüber. Die Vermutung liegt nahe, daß diese Gleichgültigkeit persönliche Resignation, Angst vor Auseinandersetzung oder aggressive Gefühle der Gruppe oder einzelnen Mitgliedern gegenüber tarnen soll.

*Auswirkungen.* Die Folge eines solchen Führungsstils ist zunächst Ratlosigkeit und Unsicherheit in der Gruppe. In der Folge setzen sich häufig die „Starken" in der Gruppe durch, während schwächere Mitglieder unterdrückt werden. Die Gruppe zerfällt rasch in einzelne Cliquen und rivalisierende Einzelpersonen.

**Demokratischer oder sozial-integrativer oder kooperativer Führungsstil.** *Merkmale.* Der Gruppenleiter versucht aus einer kooperativen Grundhaltung heraus zu führen. Er vermeidet Alleinentscheidungen, stellt Probleme zur Diskussion, gibt Ziele und Lösungen nicht vor, sondern macht sie zur Gruppenaufgabe. Seinen Einfluß nutzt er, um Gruppenmitglieder zur selbständigen Aufgabenerfüllung zu motivieren, Verfahrenshilfen zu geben, Diskussionen/Beratungen zu leiten und dafür zu sorgen, daß sachgerechte Beschlüsse gefaßt und ausgeführt werden können. Er ist am Gruppenprozeß mit Engagement beteiligt und bezieht Position. Die Mitglieder der Gruppe werden als gleichwertig geachtet und in ihrer Selbstentfaltung gefördert. In der Kommunikation werden andere Meinungen angehört. Es gibt viel Toleranz. Eigene Interessen werden nicht um jeden Preis gegen andere durchgesetzt. Andererseits werden die eigenen Meinungen angstfrei vertreten.

*Auswirkungen.* In einer kooperativ geführten Gruppe gelingt es den Mitgliedern, zielbezogen und aktiv an der Aufgabe zu arbeiten und befriedigende Beziehungen zueinander aufzubauen. Konflikte können bearbeitet werden. Das Arbeitsklima ist entspannt.

Die Darstellung der Führungsstile ist der gebotenen Kürze wegen vereinfacht. Dennoch sind die typischen Kennzeichen in der Praxis gut beobachtbar. Insbesondere unter großem Arbeits- und Zeitdruck wie auch in hierarchisch organisierten Institutionen neigen Gruppenleiter, Vorgesetzte, Lehrer dazu, autoritär zu führen. Die Vorstellung von Zeitersparnis und Arbeitseffektivität, die oft als Begründung angeführt wird, erweist sich angesichts der Wirkungen auf den einzelnen und auf die Gruppe langfristig als Trugschluß.

Warum hält sich gerade das Modell autoritärer Führung in vielen Stationszimmern, Klassenräumen, Vorgesetztenbüros, an Krankenbetten und in Elternhäusern? Warum praktizieren andere eine kooperative Führung? Dies sind wieder Fragen an die Pädagogik.

Eine einzige Antwort läßt sich allerdings nicht geben. Dazu ist der Zusammenhang zu kompliziert. Einige Hinweise mögen genügen.

Trotz eigener leidvoller Erfahrungen mit autoritären Eltern oder Lehrern reproduzieren Menschen das gleiche andere unterdrückende (repressive) Verhalten. Sie haben im Grunde keine anderen Modelle kennengelernt und keine alternativen Handlungsweisen entwickeln können. Es fehlte die Lernmöglichkeit, anderes soziales und kommunikatives Verhalten auszuprobieren und zu trainieren.

Vielfach wird der Spieß im Erwachsenenalter gerade umgedreht. War das Kind früher ausgeliefert und fühlte sich oft ohnmächtig, will der Erwachsene dies ausgleichen, indem er nun selbst herrscht und seine vorhandenen Selbstwertzweifel hinter der Fassade autoritären Verhaltens verbirgt.

Insgesamt ist auch zu bedenken, wie schwer es ist, andere

Kommunikationsformen in einer beruflichen oder privaten Umwelt zu entwickeln, die eher autoritäre Muster ausgebildet hat.
Dennoch können die Pflegenden aus dem Wissen um die verschiedenen Führungsstile und die Probleme der Kommunikation Hilfen für das eigene Handeln gewinnen.

- Es ist gut, sich selbst klarzumachen, welche Kommunikationsmodelle die eigene Persönlichkeit geprägt haben, und zu erkennen, welchen Vorstellungen und Mustern das eigene Verhalten folgt.
- Des weiteren lassen sich Spannungen und Konflikte mit Patienten, aber auch zwischen Patienten und unter den Pflegenden selbst mit der Kommunikationslupe untersuchen und erklären. Häufig schützt das Begreifen einer Situation die eigene Person vor allzu großer gefühlsmäßiger Betroffenheit. Ein unangenehmes Verhalten eines Patienten, von dem sich die Krankenschwester z. B. wie ein Dienstbote behandelt fühlt, wird nicht so heftigen Ärger auslösen, wenn es als Ausdruck gelernten und vielleicht oft bestätigten Machtgebarens verstanden werden kann und nicht als Angriff auf die eigene Person interpretiert wird. Oder ein anderes Beispiel: Ein Patient will gar nicht selbständig agieren, sondern hat die unselbständige Patientenrolle gerne angenommen. Er erwartet dominantes Verhalten und kann mit dem auf Selbständigkeit zielenden partnerschaftlichen Kommunikationsangebot der Krankenschwester nicht umgehen. Es wäre zu kurzschlüssig, aus dieser Situation die Konsequenz zu ziehen, zukünftig auf ein kooperatives Angebot zu verzichten, auch wenn die momentane Enttäuschung groß ist.
- Schließlich sind die Pflegenden als pädagogisch Handelnde aufgefordert, ihren absichtlichen und den eher unwillkürlichen (funktionalen, „heimlichen") pädagogischen Einfluß, den sie durch die Art ihrer Kommunikation ausüben, zu überprüfen.

## 16.3 Pädagogisches Handeln und das Problem der Ziele

**Lernziel**

- Probleme pädagogischer Zielsetzung werden erörtert.
- Aspekte und Schwierigkeiten der Zielerreichung und der pädagogischen Interaktion werden untersucht.
- Die Selbsttätigkeit des Lernenden wird der pädagogischen Einflußnahme gegenübergestellt.

### 16.3.1 Probleme der Zielformulierung

*Beispiel:* Eine Patientin höheren Lebensalters leidet unter einem Syndrom verschiedener Beschwerden (Übergewicht, eingeschränkte Mobilität durch Arthrosen der Hüft- und Kniegelenke, Altersdiabetes; zu den Krankheitsbildern s. Bd. II, S. 154). In der Analyse des Krankheitsbildes wird deutlich, daß die akute Therapie Linderung bringen wird, längerfristig aber nur eine veränderte Lebensweise ein allzu rasches Fortschreiten der Krankheit aufhalten kann. Als Pflegeziel wird u. a. die Änderung der Ernährungsgewohnheiten formuliert.

Dieses Pflegeziel kann aus dem Krankheitsbild heraus gut begründet werden. Erreicht wäre es durch eine stabile Verhaltensänderung der Patientin, also als Ergebnis eines Lernprozesses. Es geht nicht mehr allein um heilen (lindern). Die Patientin wird als lernbedürftig angesehen. Sie soll sich zukünftig angemessen ernähren (Soll-Vorstellung), was ihr bisher offensichtlich nicht gelang (Defizitannahme). Das Pflegeziel ist ein *pädagogisches Ziel.* Die Pflegenden haben mit dieser Perspektive eine (gesundheits)pädagogische Situation hergestellt, die sie selbst planvoll gestalten und methodisch arrangieren.
Machen wir uns die *Bedingungen* klar, die diese pädagogische Situation prägen. Die Patientin wird wegen einer Stoffwechselentgleisung ins Krankenhaus eingeliefert und dort vermutlich so lange behandelt, bis sich die Blutzuckerwerte normalisiert und stabilisiert haben. Die übliche Verweildauer vorausgesetzt, wird es den Pflegenden nicht möglich sein zu überprüfen, ob sie ihr weitreichendes und allgemein formuliertes pädagogisches Ziel wirklich erreicht haben. Das Ergebnis, also Erfolg oder Mißerfolg der pädagogischen Bemühungen, wird erst im späteren Alltagshandeln der Patientin sichtbar werden. In der Pflegeplanung wie auch im pädagogischen Selbstverständnis gehören die Prüfung des Ergebnisses, die Reflexion über den Prozeß sowie ggf. eine Korrektur des Handelns im Prinzip zur Situationsgestaltung. Mit der über die Situation hinausweisenden Perspektive bleibt die tatsächliche Bedeutung der Intervention offen.
Mit diesem Beispiel stellen sich folgende Probleme pädagogischer Zielsetzung:

- Viele wichtige pädagogische Ziele sind so allgemein und umfassend (z. B. Selbständigkeit, Kooperationsfähigkeit), daß sie nicht durch einzelne pädagogische Lernangebote erreichbar sind. Erst in der Verknüpfung vieler Lernsituationen kommt man dem Ziel vermutlich näher. Auch mit dem gesundheitspädagogischen Ziel der Änderung von Ernährungsgewohnheiten ist eine langfristige Perspektive eröffnet, in der die Pflegenden nur eine begrenzte Erfahrungsmöglichkeit bereitstellen können.

- Das weitgesteckte und allgemein formulierte Ziel könnte natürlich konkretisiert werden, indem man es in Teillernschritte zerlegt, die aufeinander aufbauen und als beobachtbare Verhaltensweisen beschrieben werden können (Operationalisierung). Einzelne Lernschritte ließen sich dann noch im Rahmen des Krankenhausaufenthaltes überprüfen. Eine solche Zielformulierung wäre etwa, die Patientin solle für sie ungünstige Nahrungsmittel kennen und nicht zu sich nehmen (auch nicht, wenn Verwandte sie mitbringen). Im methodischen Arrangement wären eine entsprechende Informationsbroschüre und die Beratung durch die Diätassistentin vorgesehen. Als therapeutische Maßnahme würde überdies eine Diabetikerdiät (Reduktionsdiät) verordnet. Jetzt wären die Effekte des „Lernprogramms" leichter feststellbar.
  Diese Überlegungen sprechen für eine Begrenzung pädagogischer Zielsetzung auf das, was in einem begrenzten Zeitraum (z. B. Dauer des Krankenhausaufenthaltes) machbar und im Ergebnis beobachtbar ist. Was wird aber geschehen, wenn die Patientin wieder zu Hause ißt? Wird sie schädliche Nahrungsmittel vermeiden? Wird das Wissen um die gesunde Ernährung wirklich dazu führen, daß sie ihre Ernährungsgewohnheiten umstellt? Es entstehen Zweifel an der tatsächlichen Wirksamkeit der pädagogischen Maßnahmen.
- Die meisten gesundheitspädagogischen Bemühungen zielen auf die Änderung von Verhaltensweisen, die in der Biographie eines Menschen als Gewohnheit erscheinen und einen spezifischen lebensgeschichtlichen Sinn haben. In eine bestimmte Lebensweise eingebunden, ist das einzelne Verhalten Teil eines umfassenden, komplexen Handlungssystems.
  Warum ißt die Patientin zu viel und falsch? Ist sie wirklich nicht informiert? Dann wäre es in der Tat ausreichend, ihr die fehlenden Informationen zu geben und sie zu befähigen, ihre Nahrungsmittel zu kontrollieren (berechnen, abwiegen usw.). Was aber, wenn die Patientin schon seit vielen Jahren ihre Einsamkeitsgefühle und die Eintönigkeit ihres Alltags mit Essen kompensiert? Vielleicht hatte Essen in der Familientradition schon immer einen hohen Stellenwert. Zuviel Ernährung wurde über lange Zeit und am Modell gelernt. Die Patientin bewegt sich wahrscheinlich auch zu wenig. Es macht durchaus einen persönlichen Sinn, fehlende Sozialkontakte und eine wenig anregende Umwelt durch Nahrung zu überbrücken. Essen tritt als zufriedenstellende Aktivität an die Stelle außenorientierter eigener Anstrengungen.

Diese Überlegungen machen klar, in welchen komplexen Wirkungszusammenhang eine gesundheitspädagogische Zielsetzung hineinreichen kann und welche Unsicherheiten das pädagogische Handeln begleiten müssen. Oder anders: Je mehr vom Lebenszusammenhang und der sozialen Situation der Patientin offenbar würde, desto interpretationsbedürftiger würden die Zielsetzungen, desto mehr müßten sie sich verändern. Auf das Ziel „Änderung der Ernährungsgewohnheiten" müßte möglicherweise zunächst ganz verzichtet werden, weil es an den psychosozialen Ursachen, die das Ernährungsverhalten erst provozieren, vorbeigeht. Die Patientin brauchte Hilfe, um zu verstehen, daß sie das Essen gleichsam als lebensgeschichtlich begründeten Weg der Problemlösung benutzt.
Angemessener erscheinen daher engere und operationalisierbare Zielsetzungen. Für die Pflegenden im Akutkrankenhaus läßt sich allerdings die Unsicherheit nicht ausräumen, ob ihre pädagogischen Bemühungen im Lebenszusammenhang der Patientin Bedeutung haben werden. In der Gemeindekrankenpflege oder in Rehabilitationseinrichtungen mit längerer Verweildauer ergeben sich bessere Chancen, weitreichendere gesundheitspädagogische Ziele zu erreichen.

### 16.3.2 Aspekte der Zielerreichung

- Die Frage nach den Zielen steht am Anfang jedes geplanten Vorgehens in der Pflege wie in der Pädagogik. Diese Ziele werden in beiden Fällen begründet (legitimiert) und beschrieben. Als Soll-Vorstellung leiten sie das Handeln und prägen die Interaktion, die absichtsvoll (intentional) geschieht. Die entsprechende Veränderung in der Kommunikation erleben Krankenpflegeschüler und -schülerinnen selbst, wenn z. B. nach einem Pausengespräch mit der Dozentin der Unterricht erneut beginnt. War die Unterhaltung eben noch ein wechselseitiger Austausch von diesem und jenem, eher eine offene Situation, in der viele Themen möglich waren, beginnt mit dem Unterricht eine strukturierte Situation, in der Mitteilungen (Darstellung von Sachverhalten, Fragen und Antworten) zweckgerichtet erfolgen. Eine bestimmte Einsicht soll geweckt, das hierzu notwendige Wissen soll vermittelt, gestellte Probleme sollen gelöst werden.
- Die Verwirklichung der Ziele ist nicht dem Zufall überlassen. Vielmehr wird der Weg für den Lernprozeß geplant, indem die pädagogische Situation *methodisch arrangiert* wird. Textauswahl, Formulierungen von Fragestellungen, Wahl der Arbeitsformen und Medien im Krankenpflegeunterricht sind Beispiele für eine solche Gestaltung. Für die Diabetespatientin könnten die Information durch die Diätassistentin und durch eine Broschüre sowie ein Gespräch mit einer Bewegungstherapeutin Teile des Arrangements sein. Dieses wird pädagogisch um so wirkungsvoller sein, je genauer die Lernbedingungen der Adressaten (z. B. ihre Vorkenntnisse, ihre vorhandenen Fähigkeiten, ihre Motivation), die Lernumstände (z. B. Zeit- und Organisationsrahmen, Verwendung des Gelernten), die notwendigen Lernhilfen (z. B. Strukturierung der Information, Darstellung von Zusammenhängen, Veranschaulichung) mitbedacht werden.
- Eine Besonderheit des Pädagogischen ist noch nicht angesprochen. Mit jeder Zielformulierung zur Veränderung des Wissens, des Könnens oder der Einstellungen wird etwas über den gesagt, für den die Ziele formuliert und das Vorgehen geplant wurde. Gedacht oder ausgesprochen geht es um die Annahme eines Mangels, eines Defizits im Bereich des Wissens, der Einsicht, des Handelns. Das macht die Stellung der Interaktionspartner zunächst *ungleich.* Eine in der Sache „überlegene" Person setzt ihren Wissensvorsprung ein, um eine andere am Wissen teilhaben zu lassen, um Einsicht zu wecken und kompe-

tentes, eigenverantwortliches Handeln zu fördern. Mit der Zielerreichung soll das ungleiche Verhältnis ausgeglichen sein. Das ist in der Praxis nicht ganz leicht. Es muß nämlich ein Problem gelöst werden. Wie gelingt es, obwohl der Beginn des pädagogischen Handelns durch Ungleichheit geprägt ist, diese im Interaktions- und Kommunikationsprozeß zu überwinden und sich selbst in zunehmendem Maße als Lernhelfer überflüssig zu machen?

### 16.3.3 Selbsttätigkeit der Person

„Sie müßten es doch einsehen und ihr Verhalten ändern", denken Eltern, Lehrer und auch Pflegende, wenn Kinder, Schüler oder Patienten den pädagogischen Absichten Widerstand entgegensetzen. Eine Sache, eine Verhaltensvorschrift, die in den Augen der Erzieher, Lehrer oder Pflegenden so einleuchtend ist, wird nicht angenommen. Wie läßt sich das erklären?

Lernende sind keine „Objekte", gleichsam veränderbare „Materie", die der Formung unterliegt. Sie handeln selbst und haben auch die Freiheit, sich angebotenen Inhalten oder Verhaltenszielen offen oder innerlich (manchmal gar nicht bewußt) zu widersetzen. Beispielsweise kann es sein, daß ein Lernbedarf durch die Person selbst nicht wahrgenommen wird. Oder die geforderten Inhalte oder Verhaltensweisen sind aus der Sicht des Lernenden nicht wichtig. Manchmal stehen pädagogische Ziele in Widerspruch zu Handlungsmustern, die für die Person subjektiv sinnvoll sind, wie die Interpretation des Beispiels zeigte. Im Prinzip entspricht die Selbsttätigkeit des Lernenden, sich Fremdziele nicht „unbesehen" zu eigenen Handlungszielen zu machen, dem pädagogischen Grundgedanken der Mündigkeit und Selbstbestimmung.

In der Praxis wird die Abwehr von Fremdbestimmung aber oft als Konfrontation erlebt. Die Krankenschwester, die der Diabetespatientin die Bedeutung der Ernährung erklärt und dringend eine Verhaltensänderung empfiehlt, fühlt sich möglicherweise in ihrer Sachkompetenz nicht ernst genommen und in ihrer Verantwortlichkeit gekränkt, wenn keine aktive Resonanz der Patientin erfolgt. In ihrer Enttäuschung und Verärgerung zieht sich die Pflegende vielleicht zurück, anstatt die vermeintliche Uneinsichtigkeit zu klären und festzustellen, daß die Patientin das Wissensangebot auf ihre Weise deutet. Das Aufrechterhalten ihrer Gewohnheiten könnte ihr in ihrer Lebenssituation wichtiger sein als eine Veränderung, die zwar der Gesundheit nützt, aber mit Selbstdisziplin und Anstrengung verbunden ist. Die Lernhilfe kommt nicht an. Oftmals ist die Abwehr weniger ein rationaler Vorgang als vielmehr eine gefühlsmäßige Reaktion.

Für die Krankenschwester, die auf Sachverstand und kritisch-prüfende Beurteilung des Handelns setzt, ergibt sich eine spannungsvolle Situation. Das ist verständlich, aber insbesondere im Umgang mit Erwachsenen überflüssig.

Der Selbstbestimmung ist die Eigenverantwortung unausweichlich verbunden.

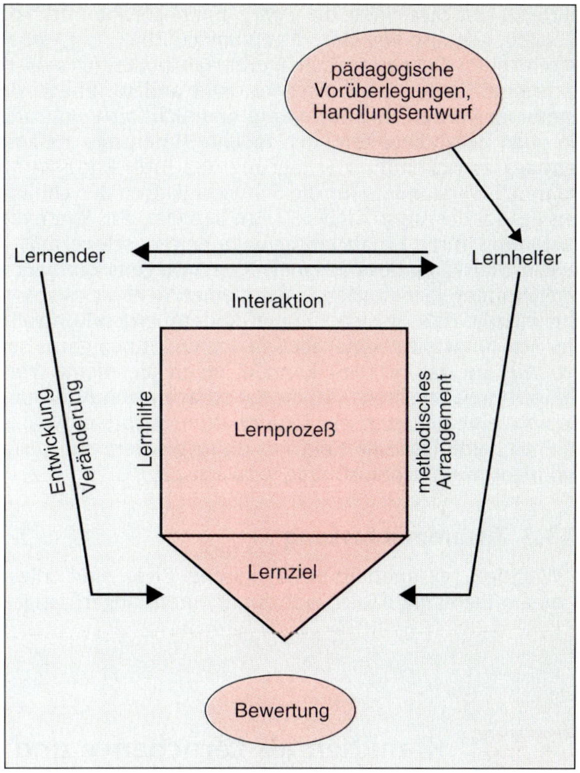


Abb. 16.**2** **Modell des pädagogischen Prozesses.**

Die Aufgabe der Krankenschwester ist es, Bedingungen und Möglichkeiten so bereitzustellen, daß die Patientin die pädagogische Zielsetzung zu ihrem Handlungsziel machen kann, wenn sie das will. Wenn sie das Angebot der Lernhilfe ablehnt, übernimmt sie diese Entscheidung in ihre Eigenverantwortung. Grundvoraussetzung ist dafür allerdings, daß die Eigenverantwortlichkeit auch tatsächlich besteht und nicht aufgrund psychiatrischer Erkrankungen eingeschränkt oder gar nicht gegeben ist (s. S. 217 ff.).

### 16.3.4 Kommunikationsprobleme

Um die pädagogischen Absichten zu verwirklichen, werden manchmal Mittel der Beeinflussung gewählt, die selbst Spannungen erzeugen und die Zielerreichung in Frage stellen. In ihrem Bemühen, die Patientin zur Verhaltensänderung zu bewegen, bedrängt und belehrt sie diese („Sie müssen mir schon glauben"). Den ernsthaften Anlaß der Einrede nutzt sie, um der Patientin Angst vor den Folgen ihres Fehlverhaltens zu machen, kritisiert die Maßlosigkeit der Patientin beim Essen und erzeugt dadurch ein schlechtes Gewissen. Die Pflegende glaubt vielleicht, daß Druck bei der Patientin die Bereitschaft erhöhen wird, sich mit ihrem Eßverhalten auseinanderzusetzen.

Das ist in aller Regel ein Irrtum. Die Krankenschwester wird eher Abwehr erzeugen. Bevormundung, Drohungen, Verurteilungen sind Strategien, die wenig innere Lernbereitschaft erzeugen, genauso wie Unterlegenheitsgefühle, Angst oder ein schlechtes Gewissen ein magerer Nährboden für selbstbestimmtes Lernen sind. Es geht auch anders. Pflegende können ihr Wissen als Information und nicht als Belehrung von oben herab anbieten („Ich möchte Ihnen den Zusammenhang zwischen Ihrer Ernährung und Ihrer Erkrankung erklären"). Verständnis für die Schwierigkeiten des Umlernens ersetzt die Angstmacherei („Ich begreife, daß Ihnen die Umstellung Ihrer Ernährungsgewohnheiten schwerfällt"). Die Ernsthaftigkeit des pädagogischen Anliegens kann auch ohne Drohung klar werden („Aus meiner Sicht ist es schon sehr wichtig, daß Sie sich zu einer konsequenten Kontrolle Ihrer Nahrungsmittel entschließen. Ich will Ihnen gerne sagen, wie Sie das machen können, wenn sie meine Vorschläge hören möchten"). In diesen sprachlichen Äußerungen wird eine pädagogische Grundhaltung sichtbar, welche die Entscheidungsfreiheit der Person respektiert und Lernhilfe nicht mit Machtausübung verwechselt.

### 16.3.5 Zusammenfassung

- Wichtige (gesundheits)pädagogische Ziele sind allgemeine Ziele, die häufig erst durch einen längerfristigen kontinuierlichen Lernprozeß erreichbar sind, der über die normale Verweildauer in einem Akutkrankenhaus und die hier mögliche Kurzzeitpädagogik hinausweist. Begrenzte und operationalisierte Ziele haben den Vorteil, daß das Lernergebnis leichter zu überprüfen ist. Das gibt mehr Sicherheit im pädagogischen Handeln. Dafür bleibt die Reichweite der Bemühungen oft im unklaren.
- Der begründeten Zielformulierung folgt ein geplanter, intentionaler Interaktionsprozeß, in dem der Weg zur Zielerreichung methodisch arrangiert wird.
- Die pädagogische Interaktion zielt, dem normativen Selbstverständnis folgend, auf die Mündigkeit und Selbstbestimmung des Lernenden.
- Pädagogisches Handeln ist immer auf das Handeln anderer bezogen und von daher hinsichtlich seines Erfolges vom Interaktionspartner abhängig. Dem Angebot der Lernhilfe ist von vornherein die Handlungsperspektive des Patienten gegenüberzustellen, der für die Herausbildung seiner Persönlichkeit und sein Lernen selbst verantwortlich ist.
- Die Zielerreichung hängt auch von der Art und Weise der Einflußnahme ab. Mittel erzieherischer Beeinflussung autoritären Zuschnitts werden eher Abwehr erzeugen als Lerninteresse wecken.

## 16.4 Krankheit als Lernchance und Lernproblem

**Lernziel** Krankheit wird als Ereignis im Lebenslauf charakterisiert, das Lernen provoziert. Dieser Lernchance stehen allerdings häufig Lernprobleme entgegen, die sich aus den Schwierigkeiten der Krankheitsbewältigung entwickeln.
Aus der Problemanalyse ergeben sich Folgerungen für das pädagogische Handeln (Bildungsberuf Krankenpflege).

Im pädagogischen Umgang mit erwachsenen Menschen muß deren Selbständigkeit und Eigenverantwortung zunächst einmal prinzipiell anerkannt werden. Die Phase des Lebens, in der üblicherweise eine gezielte pädagogische Beeinflussung stattfindet, ist abgeschlossen.
Nun kann man allerdings zu Recht argumentieren, daß die klare Trennlinie zwischen den Generationen unter den Gesichtspunkten lebenslangen Lernens und fortgesetzter Sozialisation verschwimmt. Zunehmend werden Menschen in ihren Einstellungen, Gewohnheiten und Deutungen der Lebens- und Zukunftsanforderungen verunsichert.
Der Wandel der Lebensverhältnisse insgesamt, z. B. durch technologische Entwicklungen, wie auch Veränderungen des persönlichen Lebens, z. B. durch Berufswechsel, Krisen in der Familie, Finden der Altersrolle, nötigen heute auch den Erwachsenen weiterzulernen. Man spricht dann jedoch üblicherweise nicht von Erwachsenenerziehung, sondern von Erwachsenenbildung oder Erwachsenensozialisation. Mit diesen Bezeichnungen werden – wenngleich mit unterschiedlichen Akzenten – Notwendigkeit und Bedürfnis ausgedrückt, auch im Erwachsenenalter durch Lernen neues Wissen aufzunehmen, mit den eigenen Erfahrungen zu verbinden und (Neu-)Orientierungen für das Handeln zu gewinnen.

### 16.4.1 Lernchance

*Beispiel:* Ein Mann mittleren Alters erleidet einen Herzinfarkt (zum Krankheitsbild s. Bd. II, S. 38). Die akute Lebensgefahr ist vorbei, allmählich bessert sich sein Gesundheitszustand. Es ist aber deutlich, daß er sein früheres Leben nicht in gleicher Weise fortsetzen kann: zweifellos eine Erschütterung im Lebenslauf. Es gilt nun, den Einbruch der persönlichen und sozialen Kontinuität zu verarbeiten. Lernen wird notwendig.

Unter dem *Blickwinkel der Erwachsenensozialisation* können wir die Erkrankung als soziales Ereignis fassen, das eine Neuanpassung an die soziale Umwelt erzwingt. In diesem Prozeß wird der Patient im Austausch mit den unmittelbaren Bezugspersonen (Familie, Verwandte) und in Interaktion mit der weiteren Umwelt (Pflegepersonal, Ärzte, Ar-

beitgeber, Kollegen) Normen ändern, seine Selbsteinschätzung wandeln, sein bisheriges Rollenverhalten, z. B. als hochleistungsfähiger Mitarbeiter, als geselliger und trinkfester Freund, als „starker" Mann überprüfen müssen.
Unter dem *Blickwinkel pädagogischen Nachdenkens* wird deutlich, daß dieser Prozeß des sozialen Lernens und der Identitätsumgestaltung nur gelingen kann, wenn zugleich ein innerer Verarbeitungsprozeß erfolgt. In einer solchen reflexiven, selbsttätigen Auseinandersetzung mit sich und der Umwelt wird es dem Patienten vielleicht möglich, zu einer korrigierten Selbstauffassung zu gelangen, andere Bewertungen und Deutungsmuster seines persönlichen und sozialen Lebens zu finden und den Willen zu einer veränderten Lebensweise zu entwickeln. Diese „Suchbewegung" nach Neuorientierung läßt sich nicht erzwingen.
Inwieweit hilft diese Erörterung des Beispiels zur Klärung eines pädagogischen Bedarfs?
Einerseits wird Lernen im Erwachsenenalter insbesondere dann provoziert, wenn Veränderungen des Lebens Unsicherheit erzeugen, wenn Defizite erfahren und Widersprüchlichkeiten erlebt werden. *Somit stellt das Krankheitsereignis eine Lernchance dar.*
Andererseits wird Krankheit vom Betroffenen nicht umstandslos als Lernanlaß bewertet, sondern viel häufiger als bedrohliches und angstauslösendes Ereignis erlebt.
Wie könnte es dennoch gelingen, den Patienten zur lernenden „Suchbewegung" zu ermutigen? Wie könnte man es erreichen, daß er Lernhilfe haben möchte?
Um diese Fragen beantworten zu können, ist es nützlich, sich zunächst einige Lernprobleme klarzumachen, die mit dem Krankheitsereignis einhergehen.

## 16.4.2 Lernprobleme

### 16.4.2.1 Krankheitsbewältigung und Problemlösen

Im allgemeinen kann man von einer Wechselwirkung zwischen Krankheitserleben, den auf die Krankheit gerichteten Kognitionen (alle Informationsverarbeitungsprozesse wie Wahrnehmungen, Denkprozesse, Bewertungen) und dem Verhalten (Bewältigungsstrategien) ausgehen. In diesem Zusammenhang wird häufig der Begriff des *Coping* (engl. = mit etwas fertig werden) benutzt, der für die Gesamtheit der Kognitionen steht, die Krankheitserleben und -bewältigung beeinflussen. Die Wahrnehmungen, Erwartungen, Bewertungen richten sich

- *auf die eigene Person*, z. B. „natürlich mußte es mich treffen" oder auch „ich habe schon Schlimmeres erlebt";
- *auf die Krankheit*, z. B. „das werde ich kaum überstehen" oder auch „ich werde bald gesund sein";
- *auf die Therapie und die Umwelt*, z. B. „mir kann niemand helfen" oder auch „die Behandlung wird mir gut tun".

Bewältigungsstrategien spiegeln die Umsetzung dieser Deutungsprozesse in das Verhalten.
Aus pädagogischer Sicht ist vor allem der Teil der Bewältigung von Krisen interessant, der meistens als *Problemlösen* bezeichnet wird. Damit sind alle Versuche des Betroffenen gemeint, in eine belastende Situation aktiv handelnd einzugreifen, diese zu ändern und Probleme zu klären. Diesen aktiven, auf Informationssuche und Planung gerichteten Problemlösungsversuchen stehen Formen gegenüber, die sich als Aktivitätsverweigerung oder Aktivitätshemmung zeigen. Aktivitätsverweigerung oder Aktivitätshemmung beobachten Pflegende bei Patienten gleichsam als Phase der Abwehr, Regression und Verdrängung der Krankheit (eine innerpsychische Bewältigungsform). Welche Möglichkeiten gibt es, hier pädagogisch einzugreifen und eine günstigere Problemlösung zu fördern?
Es ist bekannt, daß ein hoher Grad an Ungewißheit direkte Aktionen hemmt, wie Behandlungen zu unterstützen, die Aktivitäten des täglichen Lebens wieder selbst zu übernehmen, nach praktischer Anleitung zu fragen, Gefühle auszudrücken. Direkte Aktionen würden jedoch als Beginn eines Problemlösungsprozesses zumeist zu positiven Veränderungen der Befindlichkeit führen. Ungewißheit hemmt aber nicht nur progressive (stufenweise fortschreitende, sich entwickelnde) Handlungen, sie setzt auch verstärkt die Informationssuche in Gang. Vergebliche Informationssuche verstärkt erneut die Ungewißheit, verzögert oder verhindert dadurch auch aktive Bewältigungsformen und begünstigt somit eine innerpsychische Reaktion der Angst und Verzweiflung. In Verbindung mit entsprechenden Krankheitsdeutungen („ich werde bestimmt nie wieder richtig gesund") steigt der Grad der Bedrohung und möglicherweise das Ausmaß der empfundenen Hilfslosigkeit. Ein wahrer Teufelskreis deutet sich an.
Halten wir vorläufig folgendes fest: Die Erfüllung von Informationsbedarf und Informationsbedürfnis (S. 212 f.) dient meist als Grundlage von Neubewertungen und alternativen Verhaltensweisen, kann also als Bedingung für Lernen betrachtet werden. Demgegenüber verhindert Ungewißheit oft aktive Lösungsversuche. Vergebliche Informationssuche kann geradezu *blockierende* psychische Reaktionen hervorrufen.

### 16.4.2.2 Widerstände gegen Veränderung und Neuorientierung

In der Information über seinen Gesundheitszustand wird der Herzinfarktpatient – unterstellen wir, er ist Raucher – vermutlich über die schädigende Wirkung des Nikotinabusus aufgeklärt. Es wird ihm dringend empfohlen, auf das Rauchen zu verzichten. Im günstigen Fall wertet der Patient diesen dringenden Rat als Herausforderung, die in eine umgehende Problemlösung mündet. Er gibt das Rauchen auf.
Wenn wir aber annehmen, daß sein Risikoverhalten bereits eine Lösungsstrategie und persönlich sinnvolle, sozial akzeptierte Handlungsform zur Bewältigung der Alltagsan- und -überforderungen war, gerät der Patient in einen Entscheidungskonflikt. Mit der Entscheidung für die Gesundheit und ein streßarmes Leben verbindet sich für ihn vielleicht ein Abschied von einer sozial gewünschten und anerkannten beruflichen Tüchtigkeit. Er muß in der Tat zu einer veränderten Selbstauffassung gelangen. Zur Klärung dieses Entscheidungskonfliktes wird ein vielschichtiger Lernprozeß nötig sein.

Gesundheitserleben, Copingmuster und Handlungsstrategien sind in der persönlichen Lebensgeschichte gelernt und für den einzelnen subjektiv sinnvoll, d. h., sie stellen seine persönliche und soziale Identität dar. Veränderungen sind nur als Selbsttätigkeit denkbar, die den Willen zur Selbstverwirklichung, zu vernünftigem Handeln und zur Neuorientierung hervorbringen kann. Angesichts der in diesem Beispiel beschriebenen, aber auch bereits bei der Erörterung pädagogischer Zielsetzungen (S. 204) angedeuteten Schwierigkeiten, die in diesem Vorgang liegen können, muß man von einem langfristigen, widersprüchlichen Prozeß ausgehen. Diese weitreichende Perspektive, aber auch die grundsätzliche Schwierigkeit gesundheitspädagogischen Handelns innerhalb und außerhalb des Krankenhauses werden mit dem eingangs zitierten Stichwort des *Bildungsberufes Krankenpflege* erfaßt. Denn den eben skizzierten komplexen Lernvorgang kennzeichnet man am besten als *Bildungsprozeß*. Die angemessene pädagogische Handlungsform ist die *Beratung*, in die das Informationsangebot eingefügt werden kann.

Allerdings ist pädagogische Beratung auf den Austausch von sprachlich erschlossenen Erfahrungen angewiesen. Damit werden Situationen ausgegrenzt, in denen Patienten Probleme und Widersprüche (noch) nicht rational bearbeiten können (wollen). Wenn der Grad der Bedrohung durch die Krankheit sehr hoch ist, Patienten Verzweiflung empfinden und den Rückzug aus der Realität antreten, können die notwendigen Hilfen nicht mehr als pädagogische Intervention betrachtet werden. Notwendig und sinnvoll sind dann psychologische oder psychotherapeutische Interventionen (S. 217 ff.).

### 16.4.3 Zusammenfassung

Die Eingangsfrage war, ob erwachsene Patienten im Krankenhaus eine *pädagogische* Beziehung zu den Pflegenden brauchen. Diese Frage wurde bejaht. Aus der Tatsache, daß Erkrankung ein kritisches Ereignis im Lebenslauf sein kann, das persönliche und soziale Folgen hat, wurde die *Notwendigkeit zum Lernen* begründet.

Mit dieser Argumentation war jedoch noch nicht zu belegen, daß die Betroffenen dieses Ereignis auch selbst als Lernaufgabe (Lernchance) definieren und demgemäß *Bedarf* nach Lernhilfe äußern. Der kritische Punkt liegt in unterschiedlichen persönlichen Verarbeitungsmöglichkeiten. Belastende Ereignisse können niederdrücken und zu innerpsychischen Bewältigungen wie Leugnung, Verdrängung und Regression führen. Demgegenüber werden Krisen auch als Herausforderung zur konstruktiven Problemlösung und Anregung, zur Erschließung neuer persönlicher und sozialer Erfahrungen genutzt. Welche Verarbeitungsmöglichkeiten der einzelne hat, hängt nicht nur von lebensgeschichtlich erworbenen Orientierungen und Handlungskompetenzen ab, sondern auch von den während der Erkrankung zur Verfügung gestellten Ressourcen. *Kommunikation ist eine solche Ressource, durch die Lernbedürfnisse* im Sinne konstruktiver Verarbeitungsformen der Erkrankung *geweckt werden können.* Allerdings hat das pädagogische Kommunikationsangebot zu berücksichtigen, daß Veränderungsprozesse eine selbstbestimmte und selbsttätige Leistung des Lernenden sind.

Pädagogische Kommunikation erhält ihren Sinn in der Unterstützung, Begleitung und Beratung eines komplexen Bildungs- und Problemlösungsprozesses.

## 16.5 Pädagogische Beziehung als Berufsbeziehung

**Lernziel** Die pädagogische Beziehung wird in ihrer berufsmäßigen Form aufgrund der Rahmenbedingungen als wenig dauerhaft, unstetig, begrenzt und nicht frei wählbar gekennzeichnet. Diese Charakterisierung steht im Widerspruch zum Selbstverständnis der Krankenpflege als einem „Beziehungsberuf". Die Widersprüchlichkeit wird durch den „Mischberuf" erklärt.

### 16.5.1 Rahmenbedingungen der Kommunikation

#### 16.5.1.1 Fristigkeit der Beziehung

Die Verweildauer der Patienten im Krankenhaus ist begrenzt und soll zur Kostendämpfung weiter abgesenkt werden. Die Pflegenden selbst haben das erklärte Handlungsziel, zur raschen Gesundung des Kranken beizutragen und sich damit möglichst schnell überflüssig zu machen.

Um stabile Beziehungen aufzubauen, braucht es Zeit. Dieses Entwicklungsmoment in der Kommunikation steht im Gegensatz zur üblichen Verweildauer, somit auch zur Dauer der Beziehungen im Krankenhaus. Auch während des Arbeitsalltags verläuft die Kommunikation unstetig. Normalerweise können die Beziehungen zu den Patienten kaum kontinuierlich gestaltet werden. In der Funktionspflege scheint dies beinahe unmöglich. In der Gemeindekrankenpflege ergeben sich mehr Chancen für eine Kontinuität im Beziehungsprozeß.

#### 16.5.1.2 Begrenzungen der Beziehung

Nicht nur die Gesamtdauer der Beziehung zu den einzelnen Patienten ist knapp bemessen. Ebenfalls wird die Zuwendung dadurch begrenzt, daß sie von anderen, pflegefremden beruflichen Aufgaben der Organisation und Verwaltung unterbrochen wird, deren Erfüllung Zeit beansprucht. In manchen Funktionsbereichen (z. B. Operationssaal, Ambulanz) ist es bereits schwierig, überhaupt persönliche Kontakte zu Patienten herzustellen. Aufmerksamkeit und Kommunikation werden darüber hinaus auf mehrere Patienten „aufgeteilt", also auf eine Vielzahl unterschiedlicher Beziehungssituationen. Nach dem Dienst lösen andere Beziehungsstrukturen (in der Familie, im Freundeskreis usw.) die Beziehungen zum Patienten ab.

#### 16.5.1.3 Verordnete Beziehung

Im Unterschied zur privaten Beziehung ist die Berufsbeziehung nicht in wechselseitigen persönlichen Bindungen und auf einem gemeinsamen Erfahrungshintergrund verankert. Pflegende wie auch Patienten haben keine Wahlmöglichkeit. Sie können einander nicht aussuchen, sondern werden einander zugeordnet.

> Die Pflegebeziehung und als deren Teil die pädagogische Beziehung sind gekennzeichnet als *wenig dauerhaft, unstetig, begrenzt* und *nicht frei wählbar.*

Diese Bestimmungsmomente sind charakteristisch für berufliche Arbeit. Kommunikation folgt in ihrer berufsmäßigen Form einer spezifischen Logik. Sie ist einerseits unerläßlich, um die Arbeit zu tun, d. h., sie ist funktional im Sinne der Aufgabenerfüllung. Andererseits darf sie aber auch nur so lange dauern, wie die Organisationszwecke und ökonomischen Zeitmuster es vorsehen.
Stelle man sich vor, eine Krankenschwester folge spontan den unmittelbar geäußerten Bedürfnissen einer Patientin und verbringe mehrere Stunden an deren Bett. Um ungestört mit der Patientin sprechen zu können, wehrt sie diagnostische Maßnahmen (Blutentnahme, Röntgen o. ä.) und auch die Visite ab. Ihre anderen Aufgaben nimmt sie nicht wahr, um sich ganz auf die Patientin zu konzentrieren. Eine solche Handlungsweise folgt zweifellos der Logik intensiver menschlicher Kommunikation, verletzt aber zugleich die Regeln ökonomischer Zeitverwendung, der Organisationsabläufe und der Arbeitsteilung.

#### 16.5.1.4 Widersprüche zwischen Rahmenbedingungen und Selbstverständnis

Obwohl diese Bestimmungsmomente klar ersichtlich sind, scheint es besonders schwierig, die Ausschnitthaftigkeit und Begrenztheit der pädagogischen Beziehung in der Krankenpflege zu rechtfertigen.
Dies hat zwei Gründe, einen, der sich aus der Tradition der Pädagogik selbst, und einen weiteren, der sich aus dem Selbstverständnis der Pflege ergibt.

- Es ist auffällig, daß das zur Beschreibung pädagogischer Beziehungen üblicherweise herangezogene Modell des *pädagogischen Bezugs* zur berufsmäßig ausgeübten pädagogischen Beziehung im Widersprich steht. Das dem pädagogischen Bezug zugrundegelegte Verhältnis (intensive Zuwendung, umfassende Verantwortlichkeit, Vertrauen, Bindung) stellt ein Beziehungsmuster dar, das sich auf das Vorbild (Ideal) familialer (privater) Kommunikation stützt, die, eben im Gegensatz zur beruflichen Form, von Dauer und umfassend ist, weil sie auf einem gemeinsamen Lebenszusammenhang beruht.
- Das Beziehungsmodell der traditionellen Pädagogik scheint verwandt mit den Anforderungen in der Krankenpflege, die körperlichen, geistigen und psychosozialen Bedürfnisse der Patienten umfassend wahrzunehmen und unmittelbare, intensive „tragende" Beziehungen herzustellen, also Krankenpflege als *Beziehungsberuf* wahrzunehmen (Juchli 1994).

In diesem Verständnis von Pflege taucht, ähnlich wie im Modell des pädagogischen Bezugs, eine weitreichende Definition von Beziehung auf. Auch diese Bestimmung des Verhältnisses zwischen Pflegenden und Patienten widerstrebt den eben vorgetragenen Merkmalen beruflichen Handelns. Wie läßt sich der Widerspruch erklären?

### 16.5.2 Krankenpflege zwischen Professionalisierung und Privatheit

*Privatheit* meint das nichtöffentliche, häusliche (familiäre), persönliche Leben. Zum privaten Alltag, zumeist zur Alltagsarbeit von Frauen, gehören pflegerische Tätigkeiten, einen kranken Angehörigen zu versorgen, ihn zu betten, zu waschen, zu trösten, Fieber zu messen usw. Die dazu notwendigen Kenntnisse und Methoden werden durch Beobachtung, Erfahrung, Tradition erworben und im Sozialisationsprozeß vermittelt. Die private häusliche Pflege ist eingebettet in einen persönlichen, einmaligen Kontext und unmittelbaren Bezug zu nahestehenden Menschen (Kind, Mann, Verwandter, Freund). Das Besondere dieser Alltagsarbeit ist, daß sie der Befriedigung elementarer und unmittelbarer leiblich-seelischer Bedürfnisse anderer gilt. Helfen und Fürsorglichkeit, Geduld, die Fähigkeit einfühlsamen Verstehens (Empathie), das Zurückstellen eigener Bedürfnisse kennzeichnen das sog. *weibliche Arbeitsvermögen.*
Im Unterschied zur privaten Alltagsarbeit ist *Beruflichkeit*-über ein festgelegtes Ausbildungsprofil, über den vorgeschriebenen Ausbildungsgang und über die Bezahlung definierbar. Das gilt auch für die Pflege. Wir erwarten in der berufsmäßigen Ausübung der Pflege spezielles Fachwissen anstelle von Erfahrungswissen. Wir rechnen weiter auf Expertentum im beruflichen Können, z. B. Beherrschen von Pflegemethoden.
Während Wissen und Methoden im privaten Bereich dem konkreten und dem gemeinsamen Leben verbunden sind und z. B. Empathie auf einer gemeinsamen Beziehungsgeschichte, etwa zwischen Mutter und Kind, beruht, lösen sie sich in ihrer berufsmäßigen Form von gemeinsamen Erfahrungen ab. Einfühlungsvermögen wird zur methodischen Kompetenz, also eher zu einer Frage von richtig und falsch

als zu einer Frage von umfassender Verbundenheit und Intuition (Rommelspacher 1986).
Ähnliche Unterschiede gelten für die Zeit. Im Beruf Krankenpflege gilt die *normierte Zeit.* Krankenpflege findet in einer Umwelt statt, in der das Handeln durch die Normen der Zeitökonomie und Aufteilbarkeit der Zeit strukturiert ist.
Dagegen besteht im Privaten ein eher *natürliches Zeitmaß.* Geduld und Fürsorglichkeit, Wärme und Kommunikationsbereitschaft sind eigentlich Rund-um-die-Uhr-Qualitäten. Die Zeitstrukturen der Alltagsarbeit folgen den spontanen leiblich-seelischen Bedürfnissen. Naturgebundene Arbeit kennt im Prinzip keinen Feierabend.
Widersprüchlich sind auch das private und berufliche Moralsystem. „In sozialen Berufen wird Zuwendung gegen Geld getauscht. Die Hilfsbereitschaft wird Mittel zum Zweck, zum Geldverdienen. Hingegen gilt die familiäre Beziehungsarbeit als ‚unbezahlbar', die Bedürfnisbefriedigung ist Selbstzweck. Jeder eigennützige Zweck würde deren Qualität zerstören. Es gilt, für den anderen da zu sein, um seiner selbst willen. Sobald der Zuwendung eigennützige Motive unterlegt werden, verletzt dies die Privatmoral. In der Arbeitswelt dagegen herrscht die Moral des Tauschens und des individuellen Vorteils" (Rommelspacher 1986).
Diese Gegenüberstellung einiger Momente von privater und beruflicher Arbeit soll zur Erklärung der widersprüchlichen und konflikthaften Beziehungsstruktur zwischen Pflegenden und Patienten beitragen.

> Krankenpflege ist ein „Mischberuf", der berufliche und nichtberufliche, alltagsarbeitsnahe Elemente vereinigt.

Das erklärt sich aus der Besonderheit (Spezifikum), daß der Gegenstand der Arbeit unmittelbar der Mensch ist (Ostner u. Pieper 1980).

Dieses Spezifikum ihres „Mischberufes" erfahren die Pflegenden täglich als Widersprüchlichkeit in ihrem Handeln. Ein ängstlicher, weinender Patient oder ein verschlossener, bedrückter Patient brauchten einfühlsame Zuwendung, die im Stationsablauf aber als zeitraubende Störung erscheint. Die Wirklichkeit körperlich-seelischer Lebensäußerungen von Menschen (Patienten wie Pflegenden) erweist sich in der beruflichen Rationalität als widerständiges Element. Auch sperrt sich der diffuse (wenig klar abgrenzbare) Charakter der Beziehungsarbeit einer funktional spezifischen Arbeitsteilung.
Der Mischberuf Krankenpflege erklärt, wie der Exkurs erbrachte, die besondere Schwierigkeit, die pädagogische Beziehung als berufliche Beziehung zu definieren. Allerdings werden die verschiedenen Widersprüche im Umgang mit der Pflegebedürftigkeit der Patienten krasser auftreten als in der pädagogischen Lernhilfe. Diese beinhaltet von vornherein, so die bisherigen Ergebnisse unserer Darstellung, das Wissen um ihre Begrenztheit und das Bewußtsein über die voneinander getrennten Lebensgeschichten. Während durch die pflegerische Zuwendung viele unmittelbare, naturgebundene Bedürfnisse der Kranken zu befriedigen sind, konzentriert sich die pädagogische Kommunikation auf das Lernbedürfnis.
Während Pflege auch in regressiven Phasen des Krankheitserlebens und der Krankheitsbewältigung gefordert ist, wird in der pädagogischen Kommunikation das progressive Bedürfnis nach Lernen zur Geltung gebracht. Patienten können in ihrem Leid von der körperlichen und seelischen Zuwendung der Pflegenden abhängig sein, sind aber als Lernende selbsttätig. In Situationen großer emotionaler Hilfsbedürftigkeit (Angst, Schmerzen) können Ansprüche an Zuwendung spontan entstehen und zeit-„maßlos" werden, doch ist die pädagogische Beziehung auf den Lernzweck eingerichtet und endet, wenn die pädagogische Aufgabe erfüllt ist.

## 16.6 Formen des pädagogischen Handelns in der Krankenpflege

**Lernziel**

- Der Unterschied zwischen Alltagshandeln und berufsmäßiger Form wird erklärt.
- Drei Formen pädagogischen Handelns, die in der Krankenpflege maßgeblich vorkommen, werden begründet und dargestellt: Informieren, Anleiten (Unterweisen) und Beraten.

### 16.6.1 Intention und Professionalisierung

*Beispiele:* In der Krankenpflegeschule referiert die Internistin über Symptomatik, Diagnostik und Therapie des Ulcus duodeni. – Die Stationsschwester erklärt und zeigt dem Schüler die Pneumonieprophylaxe. – Einem Meniskusoperierten erläutert der Krankenpfleger die Benutzung der Gehhilfen. – Einem Infarktpatienten wird geraten, seinen beruflichen Arbeitseinsatz zu begrenzen.
Vormachen, zeigen, erklären, informieren, begründen, einen Rat geben, beurteilen, zu etwas ermuntern, bestätigen usw. sind Tätigkeiten, die zum Repertoire alltäglichen sozialen Handelns gehören. Wie kommt es nun, daß jene Alltagstätigkeiten pädagogisch werden?

#### 16.6.1.1 Intention

Betrachten wir die Beispiele, finden wir einen ersten Hinweis. Die Kommunikation ist zweckbestimmt derart, daß ein Adressat etwas wissen, begreifen, können, ändern soll, was er zuvor noch nicht berücksichtigte, wußte, konnte. Die Beispielsituationen sind auf Lernen angelegt, und das Handeln steht in diesem pädagogischen Dienst. Das Tun im einzelnen könnte als Element eines pädagogischen Vermittlungsprozesses verstanden werden und dadurch planvoll Inhalt und Verlauf der Kommunikation beeinflussen.

Das heißt, daß Alltagshandeln durch den Sinn, den eine Situation enthält, und die intentionale Gestaltung der Kommunikation in pädagogisches Handeln überführt (transformiert) wird.

### 16.6.1.2 Professionalisierungsaspekt

Dieser Aspekt wird in Analogie zur Pflege herausgearbeitet. Einen kranken Angehörigen zu versorgen, ihn zu betten, zu waschen, zu trösten, Fieber zu messen, Medikamente zu verabreichen usw. sind pflegerische Tätigkeiten und zumeist der Alltagsarbeit von Frauen zugeordnet. Alltagswissen, Tradition, Erfahrung leiten das Tun. Was geschieht nun, wenn das Pflegen von der „Allerweltstätigkeit“ zur Berufsarbeit wird?

In der berufsmäßigen Ausübung erwarten wir ein spezielles (spezialisiertes) Fachwissen einschließlich der entsprechenden Terminologie anstelle des laienhaften Alltagswissens. Wir rechnen weiter auf Expertentum im beruflichen Können. Beides, fachliches Wissen und spezielles Können, sowie die begründende Theorie werden durch Ausbildung erworben und in Prüfungen nachgewiesen.

Wir erwarten weiterhin von denjenigen, die Pflege berufsmäßig ausführen, eine umfangreiche Kompetenz (Zuständigkeit) für Fragen der Gesundheit und Krankheit. Das „Ganze“ muß erfaßt werden. Einzelhandlungen sind im Lichte einer umfassenden Konzeption und Berufsethik zu begründen.

Von professionellen Pädagogen erwarten wir, daß sie Fachleute für Lernprozesse sind und ein präzises berufliches Können haben. Wie bei den Pflegenden soll die Einzelhandlung in einem geplanten, systematischen Zusammenhang stehen und auch beruflich gekonnt ausgeführt werden.

Pflegende sind in allererster Linie für ihr Metier ausgebildet und zuständig. Sie sind Pflegeexperten, keine pädagogischen Experten. Vermutlich handeln sie in pädagogischen Situationen, die sie ohne weiteres herstellen können, eher „laienhaft“, gestützt auf ihr Alltagswissen. Das kann in der Praxis zu Spannungen führen. Warum?

Nehmen wir das bereits verwendete Beispiel (S. 206) wieder auf. Der Gesundheitszustand des Herzinfarktpatienten hat sich stabilisiert. Als Schwester Monika nachmittags sein Zimmer betritt, hat Herr Y. auf Tisch und Bett Stapel von Akten ausgebreitet und ist dabei, Unterlagen durchzusehen. Er strahlt Schwester Monika an und sagt: „Sehen Sie, wie gut es mir wieder geht. Ich habe wieder Lust zum Arbeiten. Mein Mitarbeiter hat mir die dringlichen Geschäftsunterlagen vorbeigebracht.“

Schwester Monika reagiert so: „Aber Herr Y., Sie sollen sich doch noch schonen. Sie wissen doch, daß Ihre Arbeitswut ein Grund für Ihren Zusammenbruch war. Auch der Arzt hat gesagt, daß Sie in Zukunft kürzer treten müssen. Packen Sie Ihre Akten lieber wieder zusammen und ruhen Sie sich aus.“

Wir können sicher davon ausgehen, daß Schwester Monika spontan reagiert, vielleicht besorgt darüber, daß der Patient sich zu viel zumutet. Vielleicht ist sie auch ärgerlich darüber, daß Herr Y. sich über „Vorschriften“ seiner Patientenrolle hinweggesetzt hat (das Krankenzimmer zum Büro zu machen, entspricht normalerweise nicht den Verhaltensregeln im Krankenhaus). Aus der Sicht ihrer Pflegeverantwortung handelt sie durchaus vernünftig, wenn sie verhindern will, daß Herr Y. seine alten Gewohnheiten augenscheinlich wieder unverzüglich aufnehmen will.

Vermutlich ist Schwester Monika nicht bewußt, daß sie mit ihrem Eingreifen eine pädagogisch relevante Situation hergestellt hat. Aber welcher Art ist diese Situation?

Sicher handelt Schwester Monika nicht geplant und planvoll. Die überraschende Szene mobilisiert ihr Gesundheitswissen (z. B. Streßtypen), spricht ihre Pflegekompetenz an (z. B. Pflegeplanung: viel Ruhe) und provoziert rasches Eingreifen. Der Patient hört Belehrung, Vorwürfe, Anweisung. Wie mag er sich fühlen? Eine kommunikationspsychologische Deutung der Szene wäre sicher interessant (S. 199 f. als Anregung), würde aber an dieser Stelle vom Gedankengang ablenken. Hier geht es darum, Schwester Monikas Verhalten als wenig professionell im Sinne pädagogischen Handelns (Lernhilfe) herauszuarbeiten. Schwester Monika meint zu wissen, was gut für den Patienten ist. Um ihn dazu zu bringen, sich aus ihrer Sicht vernünftig zu verhalten (Verhalten zu ändern), benutzt sie, sicher in der besten Absicht, Erziehungsmittel der Belehrung, Bevormundung, Anweisung. Über deren Problematik für das Lernen wurde schon gesprochen. Schwester Monika läuft auch Gefahr, daß sich die Kommunikation mit Herrn Y. verschlechtert. So mag er von ihr nicht behandelt werden. Sie wiederum könnte gekränkt reagieren, wenn Herr Y. ihre gutgemeinten Ratschläge ignoriert. Wenn oben vom Aspekt der Professionalisierung die Rede war, dann ist dies gemeint: Im berufsmäßigen pädagogischen Handeln sollen Kommunikationssituationen in ihrer Bedeutung erfaßt werden. Die Handlungsweise entspringt nicht dem Alltagsrepertoire. Sie erfolgt reflektiert und methodisch kompetent. Das gilt nicht nur für geplante, sondern auch für eher zufällig sich ergebende pädagogische Situationen.

Welche Grundformen pädagogischen Handelns sollten nun Pflegende, die nicht hauptberufliche Pädagogen sind, einigermaßen beherrschen? Im wesentlichen sind es die drei Grundformen:

- Informieren;
- Anleiten, Unterweisen, Instruieren;
- Beraten.

Diese drei Grundformen werden ergänzt durch die Fähigkeit, Lernsituationen zu *arrangieren*.

### 16.6.2 Informieren

Lernen macht Information notwendig. Deshalb umfaßt pädagogisches Handeln zweifellos auch immer das Informieren.

Als Information wird zweckbezogenes Wissen bezeichnet, das wir brauchen, um uns zu orientieren, um zielbezogene Entscheidungen treffen und um uns angemessen verhalten zu können.

Wer andere informiert, gibt Auskunft über etwas, was diese wissen wollen oder vermutlich als Auskunft benötigen. Nicht informiert zu sein oder zu werden bedeutet, daß Orientierungs- und Handlungsunsicherheit wachsen.
Im Krankenhaus gibt es zahlreiche Informationsanlässe und Informationsnotwendigkeiten, damit Patienten sich zurechtfinden und angemessen verhalten können. Beim Krankenhauseintritt, vor jedem diagnostischen oder therapeutischen Eingriff, zur Erläuterung von Pflegemaßnahmen usw. sind die Patienten besonders auf Information angewiesen.

### 16.6.2.1 Informationsbedarf und Informationsbedürfnis

Warum wird zwischen *Bedarf* und *Bedürfnis* unterschieden? Damit Patienten zweckmäßig handeln und sich angemessen verhalten können, brauchen sie Antworten auf ihre Fragen. Gut informierte Patienten bewältigen ihre Krankheit erheblich besser. Am Informationsbedarf gibt es keinen Zweifel. Unter pädagogischer Perspektive behindern ein hoher Grad an Ungewißheit, fehlende Information sowie vergebliche Informationssuche eine aktive Problemverarbeitung und damit Entwicklungsprozesse (S. 207).
Stellen wir uns vor, ein Patient fragt nach, wie seine Therapie im einzelnen ablaufen wird. Er fragt seinen behandelnden Arzt, er fragt die betreuende Krankenschwester, er fragt die Stationsschwester. Dies tut er nicht nur einmal, sondern mehrfach. Er wirkt in seinem Informationswunsch geradezu unersättlich.
Wie ist dies zu erklären?
Unterstellen wir, daß der Patient tatsächlich alle aus der Sicht des therapeutischen Teams notwendigen Informationen erhalten hat: Der Informations*bedarf* scheint wirklich erfüllt. Gehen wir auch davon aus, daß die Informationen verständlich vermittelt wurden. Und dennoch scheinen die Informations*bedürfnisse* unzureichend befriedigt.

- Eine Erklärung liegt darin, daß die Informationssuche und -verarbeitung bereits eine Form aktiver Krankheitsbewältigung ist. Dieser Vorgang läßt sich nicht nur als ein rationales Geschehen begreifen. Verarbeiten heißt, Denkprozesse und die sie begleitenden Gefühle hin und her zu wenden, zu zweifeln, sich erneut zu vergewissern. In der Sprache, durch Fragen, im Erzählen, z. B. bei Patienten, die unermüdlich und ausführlich immer wieder über die Diagnose sprechen, drückt sich dieser notwendige innere Prozeß aus.
- Eine andere Erklärung für die „Maßlosigkeit" von Informationsbedürfnissen bei Patienten bietet die vielbeachtete Bedürfnishierarchie nach Maslow, in der in einer Rangreihenfolge menschliche Motive geordnet sind (Abb. 16.**3**).

Zu den primären Motiven zählt die Befriedigung der Basisbedürfnisse: Stillen von Hunger und Durst, Befriedigung der Bedürfnisse nach Schlaf, nach Bewegung usw.
Sind diese zufriedengestellt, fordert ein weiteres grundlegendes Bedürfnis seine Befriedigung: Das Bedürfnis nach Sicherheit, z. B. ökonomischer Sicherheit. Die nächste Bedürfnisstufe beinhaltet soziale Bedürfnisse nach Zuwendung, Freundschaft, Liebe. Der Wunsch nach Anerkennung und Wertschätzung der Person und ihrer Kompetenz ist der äußere Ausdruck für das Verlangen nach einem positiven Selbstwertgefühl und einer intakten Selbstachtung. Erst wenn diese, auf den Ausgleich von Mängeln (Mangelerfahrungen) gerichteten Bedürfnisse gestillt sind, wird die Person frei sein, nach Selbstverwirklichung und Weiterentwicklung der eigenen Möglichkeiten zu streben.

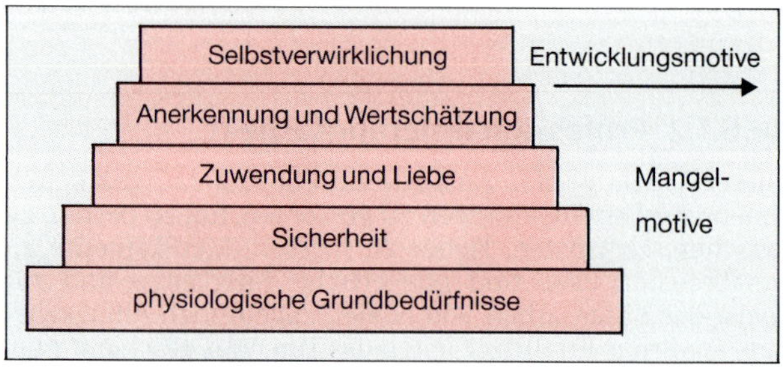


Abb. 16.**3** **Bedürfnishierarchie nach Maslow.**

Aus pädagogischer Perspektive wird das Problem deutlich, daß Selbstverwirklichung die Befriedigung anderer Bedürfnisse voraussetzt, d. h., das Bedürfnis, sich lernend weiterzuentwickeln, entsteht relativ spät und wird in dem Maße labil sein, wie grundlegende Bedürfnisse nicht (mehr) erfüllt werden können.
Folgt man dem Ansatz von Maslow, gewinnt man eine weitere Erklärung für die Informationsbedürfnisse von Patienten und hat neben einem pädagogischen Problem auch Hinweise für das pädagogische Handeln. Es ist einleuchtend, daß das Informieren nicht allein durch sachliche Erklärung erledigt werden kann, wenn der Patient, der das dritte Mal nach seiner Therapie fragt, gar nicht auf der Suche nach Sachwissen, sondern auf der Suche nach innerer und äußerer Sicherheit und Zuwendung ist. Es wird sicher leichter seine Bedürfnisse indirekt in der Informationsfrage verpakken („Was ist das für eine Therapie"), als offen seinen Wunsch nach Hilfe vorzutragen („Ich bin beunruhigt, ob ich gesund werde" oder „Ich fühle mich so mutlos. Bitte helfen Sie mir").
Kranksein versagt häufig bereits die Grundbedürfnisse, z. B. nach Schlaf. Die offene Frage nach dem Gesundwerden beunruhigt das Sicherheitsbedürfnis, löst oft Furcht aus und setzt eine Klärung der Zukunft genauso in Gang wie das vermehrte Verlangen nach sozialer Unterstützung. Die Bedürfnisbefriedigung ist nun nicht nur durch die Erkrankung allein, sondern auch durch die Übernahme der Patientenrolle und durch einengende organisatorische Bedingungen im Krankenhaus bedroht (Verlust von Selbständigkeit, Einschränkung der Bewegungsfreiheit, Anpassung an einen weitgehend fremdbestimmten Tagesrhythmus usw.). In der Kommunikation mit den Patienten werden Pflegende diese strukturellen Probleme nicht lösen. Was sie allerdings tun können, ist, das Informieren als wesentliche Handlungsform zu professionalisieren.

Damit ist folgendes gemeint:

- Den *Informationsbegriff* derart zu *erweitern*, daß er neben dem intentionalen Austausch zweckbezogenen Wissens das Gespräch über die psychosoziale Situation des Patienten einschließt. Diese Erweiterung ist im Verständnis ganzheitlicher Pflege erfaßt.
- Die Suche der Patienten nach Information im Ganzen zu sehen, nämlich einerseits als *wichtige aktive Krankheitsbewältigungsform* und andererseits als *Ausdruck emotionaler und sozialer Bedürfnisse.*
- Das über eine sachliche Bedarfsfeststellung weit hinausreichende *Informationsbedürfnis* im eben definierten umfassenden Sinne gedanklich bewußt vorwegzunehmen (zu *antizipieren*). Dies ermöglicht einerseits aktive Handlungsformen der Pflegenden, z. B. eine „Kommunikationsvisite" und eine pädagogische Prophylaxe, nämlich Regressionstendenzen vorzubeugen und dadurch Lernfähigkeit zu erhalten. Auch schützt eine solche Antizipation vor allzu spontanen, ungeduldigen Reaktionen unter Zeitnot.
- Eine *methodische Kompetenz* in den Informationsvorgängen und der pädagogischen Kommunikation überhaupt.

#### 16.6.2.2 Verständlichkeit der Information

Wie sollten Informationen nun formuliert werden, damit sie verstanden werden können?
Informationen können mündlich oder schriftlich, als Texte oder Zeichnungen, z. B. im direkten Gespräch oder auch durch Medien wie Fernsehen, Video, Zeitung usw. gegeben werden. Der Sinn des Informierens liegt zweifellos darin, Sachverhalte, Probleme, aber auch Meinungen oder Gefühle so zu verdeutlichen, daß sie verstanden werden. Verstehen setzt voraus, daß derjenige, der informiert, und derjenige, der die Information aufnehmen soll, über gemeinsame „Zeichen" verfügen, z. B. die gleiche Sprache sprechen, und das Gesagte mit einer annähernd gleichen Bedeutung verbinden können.
Abstrakte Begriffe, wie die hier verwendeten Begriffe des Lernens oder der Mündigkeit, können verschieden ausgelegt werden. Sie sind nicht eindeutig und müssen erklärt werden. Auch Fachbegriffe benötigen eine Übersetzung. „Sie haben eine Anämie", sagt die Ärztin zum Patienten und meint: Das ist nichts Schlimmes. Der Patient erschrickt. Er versteht die Mitteilung nicht, unterstellt dem Fachbegriff aber eine bedrohliche Bedeutung.
Insgesamt ist das Informieren eine anspruchsvolle Angelegenheit. Sie fordert vom Sprecher Verständlichkeit im doppelten Sinne, nämlich Klarheit in Sache und Sprache sowie Eindeutigkeit der Mitteilung. Hilfen für die Verständlichkeit im Informieren werden im folgenden gegeben, wenn die pädagogische Handlungsform des Anleitens und Instruierens dargestellt wird. Informieren zu können dient nämlich als Grundlage dafür, andere pädagogische Handlungsformen zu entwickeln.
Hier noch abschließend ein Hinweis, den die Pflegenden in der Praxis längst ernst nehmen, der wegen seiner Bedeutung allerdings noch eigens erwähnt werden soll: Die Adressaten der Informationsvermittlung sind neben den Patienten auch deren Angehörigen. Sie in den Informationsprozeß mit einzubeziehen ist nötig, um die sachlichen Grundlagen für einen gemeinsamen konstruktiven Umgang mit der Krankheit zu schaffen. Zugleich können die Wünsche im Informationsbedürfnis, die sich hinter der Sachfrage verbergen, wie Apelle nach sozialer Sicherheit oder nach sozialer Zuwendung und Akzeptanz der Person, durch Angehörige oft viel umfassender und intensiver erfüllt werden. Dies setzt u. a. aber gerade voraus, daß Informationsverarbeitung als gemeinsame Bewältigungsform von Patienten und Angehörigen möglich wird.

### 16.6.3 Anleiten und Unterweisen

#### 16.6.3.1 Pädagogische Aufgabe

Die pädagogischen Handlungsformen *Anleiten* und *Unterweisen* tauchen in der Krankenpflege auf zwei Ebenen auf, einmal als Unterweisung von Patienten und/oder deren Angehörigen, zum anderen als praktische Anleitung im Rahmen des klinischen Unterrichts. Beide Situationen haben viele Gemeinsamkeiten. Hier wird der Schwerpunkt auf das pädagogische Handeln im Umgang mit den Patienten gelegt. Übereinstimmungen mit der Ausbildungssituation liegen in der Natur der Sache.
Wann wird die Unterweisung der Patienten zur pädagogischen Aufgabe? Das geschieht immer dann, wenn, durch die Erkrankung bedingt, neues konkretes Wissen und Können vermittelt werden sollen, etwa als Teil der Rehabilitation und /oder begleitender gesundheitspädagogischer Maßnahmen. Der Prozeß des Anleitens und Unterweisens (Instruktionsprozeß) ist eine relativ geschlossene pädagogische Situation, gleichsam ein Unterricht in Miniaturform.

#### 16.6.3.2 Strukturmerkmale der Handlungsform

*Beispiel*: Eine Stomapatientin ist vor ihrer Darmoperation über die spätere Stomapflege informiert worden (zum Krankheitsbild vgl. Bd. II, S. 277). Sie soll nun nach den ersten postoperativen Tagen zur selbständigen Stomapflege angeleitet werden. In dem Krankenhaus, in dem sie operiert wurde, gibt es keine Stoma-Beratungsstelle, so daß die Unterweisung durch die Pflegenden selbst erfolgen muß.

**Ziel** (Abb. 16.**4**). Ein erstes Strukturmerkmal ergibt sich von vornherein aus der Definition pädagogischen Handelns: Geplantes Tun beinhaltet ein Ziel. Was soll die Patientin nach der Unterweisung wissen und können, heißt die allgemeine, zielgerichtete Frage.

Die Absichten der Pflegenden werden im gewählten Beispiel vermutlich darin liegen, der Patientin die Stomapflege beizubringen. Soll sie die Versorgung des Stomas im Liegen oder auch im Stehen beherrschen? Sollen einige Grundregeln der Ernährung vermittelt werden? Soll auch die Anus-praeter-Spülung gelernt werden?

Die Beantwortung dieser Fragen und damit die genauere Formulierung des Unterweisungszieles wird von verschiedenen Bedingungen abhängen.

Wie ist das Befinden der Patientin? Was kann ihr schon zugemutet werden? Was hat sie von den präoperativen Informationen behalten? Welche Lernbereitschaft ist zu erkennen? Verlangt sie selbst schon danach, sich selbständig zu versorgen oder wirkt sie hilflos und abwehrend? Welche Lernfähigkeit vermuten die Pflegenden?

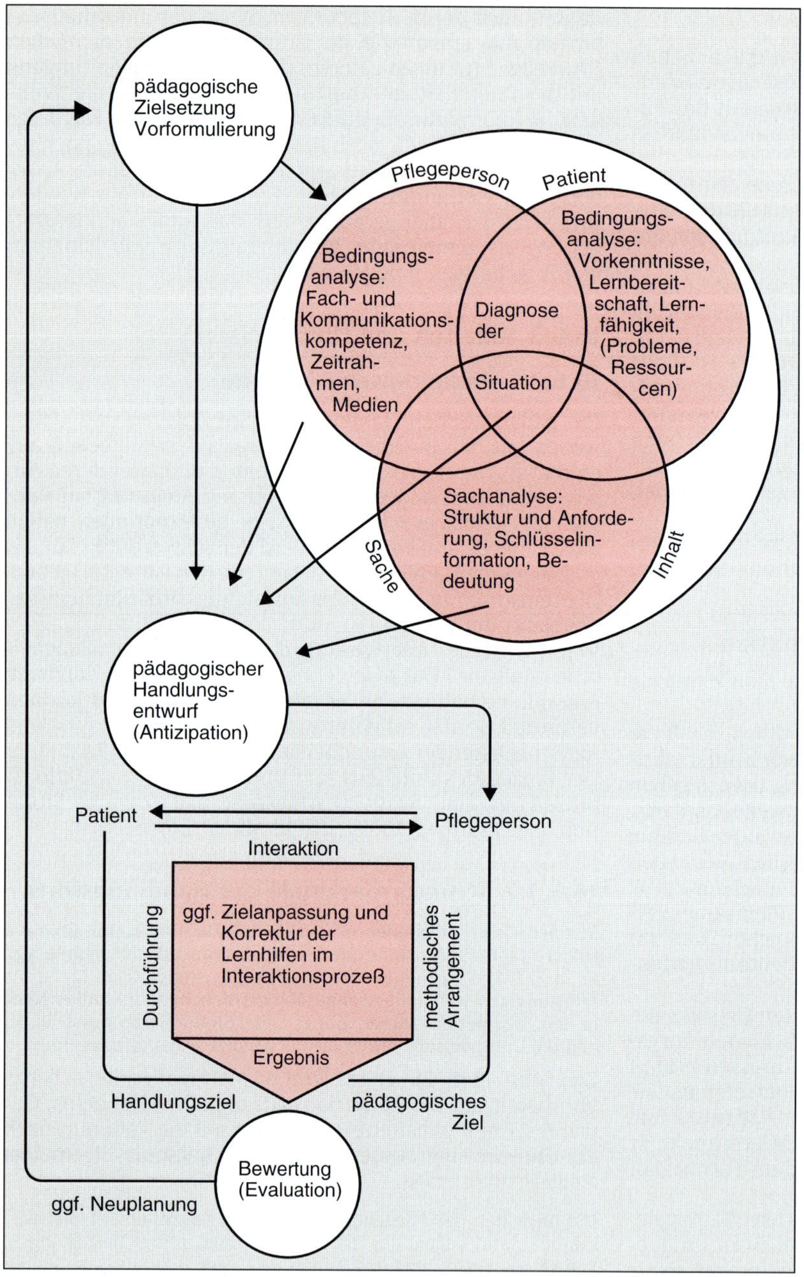


Abb. 16.4 **Modell des Unterweisungsprozesses.**

**Diagnose der Situation.** Diese und andere Fragen werden gestellt, wenn die Diagnose der Situation erfolgt. Zu dieser Diagnose gehören nicht nur die Vermutungen über Erwartungen, Lernbereitschaft und Lernfähigkeit der Patientin. Auch die Analyse der Sache, ihrer Struktur und ihrer Anforderungen sowie deren didaktische Reflexion (Schlüsselinformationen, Wichtiges und weniger Wichtiges, Erklärung von Fachbegriffen) gehören in die Situationsdiagnose ebenso wie die Frage nach der Bedeutung der Unterweisung für die Patientin. Zur Bedingungsanalyse zählen auch die Reflexion der persönlichen Fachkompetenz, eine Einschätzung der zeitlichen Möglichkeiten und der Hilfsmittel, die bereitzustellen sind, z. B. Basis-Set, aber auch solche Medien, die zusätzlich genutzt werden können, wie Abbildungen und Informationsmaterial.

Nach dieser Informationssammlung, Analyse und Abwägung der Bedingungen für das pädagogische Handeln kann die Zielsetzung präzisiert und evtl. die Vorformulierung korrigiert werden.

**Handlungsentwurf.** Die einzelnen Instruktionsschritte, die Lernhelfertätigkeiten, der zeitliche Ablauf, also das Arrangement, werden dann in der gedanklichen Vorstellung als Handlungsentwurf aufgebaut. Die Planung der Maßnahmen erfolgt demnach in einem gedanklichen Prozeß der Zielvorformulierung, der Informationssammlung (Diagnose), der Abwägung (Interpretation), der Zielanpassung und der didaktischen Entscheidung.

Am gewählten Beispiel verdeutlicht: Die Pflegenden entscheiden, daß die Patientin zunächst nur zur selbständigen Versorgung des Stomas im Liegen angeleitet werden soll. Die Informationssammlung hat ergeben, daß die Patientin noch recht schwach erscheint. Sie wirkt auch stark verunsichert. Einen Wunsch, die selbständige Versorgung des Stomas zu lernen, haben die Pflegenden nicht beobachtet. Deshalb halten sie es für günstig, in kleinen Schritten vorzugehen und sich zunächst auf die liegende Stomapflege zu beschränken. Vermutet wird auch, daß die Patientin vieler Lernhilfen bedarf: langsames Vormachen, genaues Erklären, mehrere, begleitende Übungsmöglichkeiten mit Fehlerkorrektur, viel Ermutigung. Ferner wird auch entschieden, daß die erste Unterweisung in der ruhigeren Zeit am Nachmittag erfolgen und daß die Tochter der Patientin dabei sein soll, wenn die Patientin einverstanden ist.

Dieses Vorgehen erscheint zunächst sehr aufwendig. Nach einiger Zeit ist das Planungsmodell vertraut, der Handlungsentwurf kostet weniger Zeit. Bei allzu großem Routinehandeln steigt allerdings die Gefahr von Fehleinschätzungen.

**Interaktion.** Nicht erst bei der Durchführung der Anleitung, sondern bereits im Handlungsentwurf ist zu bedenken, daß das pädagogische Handeln soziales Handeln ist und in der Interaktion vom Handeln der Patientin beeinflußt wird. Das heißt, daß die Verständigung mit der Patientin über die Unterweisung und während der Anleitung als handlungsleitender und -verändernder Aspekt einzubeziehen ist.

Es könnte z. B. durchaus sein, daß die Patientin nicht wünscht, daß ihre Tochter bei der ersten Unterweisung dabei ist. Während der Anleitung stellt sich heraus, daß die Patientin viel geschickter und aktiver ist, als vermutet wurde. Sie fragt von sich aus nach weiteren Informationsmöglichkeiten. Oder es wird im Gegenteil die Befürchtung bestätigt, daß die Patientin noch nicht zu aktiver Krankheitsbewältigung und Problemlösung fähig ist. Die Anleitung erscheint eher als „mechanisches" Training durch Vormachen-Nachmachen. Die selbständige Versorgung wird (noch) nicht zum Handlungsziel der Patientin. Zugleich kann aber das Umgehen mit der Körperveränderung, das zugewandte Gespräch während der Instruktion zur Ermutigung und dem Bedürfnis nach Krankheitsverarbeitung führen, etwa wenn die Pflegende die Demonstration der Wundrandsäuberung unterbricht und die Patientin nach ihren Empfindungen zu ihrer Körperveränderung fragt.

**Bewertung.** Im Austausch mit der Patientin werden also erneut Interpretationen zur Zielsetzung und den Maßnahmen nötig, wie natürlich die Durchführung der Anleitung insgesamt auf ihren Verlauf und ihr Ergebnis hin – am besten mit der Patientin zusammen – überprüft werden muß. Diese Bewertung gehört zu den Merkmalen pädagogischen Handelns wie auch die ggf. notwendige Korrektur, weil das Ergebnis unbefriedigend ist.

Die Ähnlichkeit des vorgeschlagenen pädagogischen Handlungsmodells mit den Merkmalen des Krankenpflegeprozesses liegt klar vor Augen. Auch die didaktischen Wege von Patientenanleitung, praktischer Anleitung von Schülern und geplanter Pflege sind verwandt. Viele Informationen über die Situation der Patienten können gleichermaßen zur pädagogischen Planung wie zur Pflegeplanung genutzt werden.

#### 16.6.3.3 Zur Wirksamkeit des Anleitens und Unterweisens

Bei der Instruktion ist das *Lehrverhalten* maßgeblich am Lernerfolg beteiligt. Zur Erklärung darstellender Lehrverfahren hat Ausubel (1974) in seiner Theorie des sinnvollen Lernens wesentliche Hinweise gegeben.

- Es ist wichtig, zu Beginn der Unterweisung eine vorstrukturierende Lernhilfe („advance organizer") anzubieten. Damit ist gemeint, Auskunft darüber zu geben, „wohin die Reise gehen soll". Dazu gehören der Ausblick auf das, was mit der Instruktion bezweckt wird, also auf das Ziel der Reise, die Erklärung des geplanten Vorgehens, also des Weges, sowie das Anknüpfen an bereits Bekanntes, an Vorkenntnisse, Beobachtungen, Erfahrungen. Dieser Einstieg verdient besondere Beachtung, um tatsächlich eine Verständigung über Ziel und Methode herzustellen (die Patientin soll ja mitreisen). Sinnvolles Lernen ist ein Prozeß der Einordnung neuen Wissens in eine vorhandene Erfahrungsstruktur, also muß auch die vorhandene Erfahrung ernstgenommen werden.
- Nach Ausubel ist in jeder Lehr-Lern-Situation zu prüfen, ob die Vorkenntnisse zum Verständnis des neuen Inhalts ausreichen. Sonst muß durch sprachliche Hinweise, Erklärung unbekannter Begriffe, insbesondere der Fachbegriffe, Lernhilfe gegeben werden. Auch das unterschiedliche Sprachvermögen von Patienten kann durch einfache Vokabeln und einfache Satzmuster berücksichtigt werden. Die zu ermittelnden Kenntnisse sollten in einer klaren Schrittfolge aufgebaut sein.
- Durch Hinweise auf besonders wichtige Punkte, durch anschauliches Erklären, z. B. mit Hilfe von Zeichnungen, durch Beispiele, durch Vergleichen und/oder Vormachen werden die Verständlichkeit und der Lerneffekt erhöht.
- Ein weiteres Merkmal der Lernhilfe ist die Vergewisserung, daß die Patienten Sachverhalte und Techniken verstehen. Vergewissern kann man sich z. B. durch Rückfragen und/oder dadurch, daß die Patientin einen Vorgang selbst ausprobiert und ggf. wiederholt. Ermutigung tut gut.
- Zusammenfassungen, Wiederholungen, Übungen sichern das neue Wissen und Können.
- Die Patienten sollten ausdrücklich ermutigt werden, über die neue Erfahrung zu sprechen, zu sagen, welche Bedeutung das Gelernte für sie hat, ihre Befürchtungen zu äußern wie auch ihre Zufriedenheit bzw. Unzufriedenheit mit dem Lernergebnis.

## 16.6.4 Beraten

### 16.6.4.1 Pädagogische Aufgabe

Jemanden um Rat fragen, einem anderen einen Rat geben ist etwas Alltägliches und keinesfalls von vornherein eine pädagogische oder professionelle Handlungsform.
Vom Wortsinn her meint *Beratung* einerseits das Ergebnis (die Empfehlung, den Rat), andererseits den Vorgang selbst (beraten, gemeinsam überlegen). In der Alltagskommunikation wird über vieles beraten, was unklar erscheint. Durch Erzählen und Nachfragen, Zuhören und Abwägen werden offene Fragen, Sorgen, Probleme besprochen. Vernünftigerweise geht man mit seiner Frage zu jemandem, der für das spezielle Problem sachkundig und vertrauenswürdig erscheint. In dieser Form finden in der Pflege täglich Beratungsgespräche statt und werden wahrscheinlich kaum ausdrücklich als „Beratung" wahrgenommen.

Die Tochter einer Patientin fragt um Rat, wie sie ihre nach der Operation überaus ängstliche Mutter zu mehr Bewegung motivieren soll. Eine Kollegin beschreibt ihre Schwierigkeiten im Umgang mit einem Patienten und fragt nach den Erfahrungen der anderen...

Heute ergänzen institutionalisierte Formen der Beratung mit spezieller Fachkompetenz und Methodik die Alltagsberatung in vielen Lebensbereichen. Beispiele sind materielle Beratungen wie Steuerberatung oder Verbraucherberatung; Beratungen zur Zukunftsplanung wie Berufsberatung, Bildungsberatung oder auch Beratung bei Belastungen und Krisen wie Ehe- und Scheidungsberatung oder Suchtberatung. Die Anlässe sind unterschiedlich gewichtig, haben aber die Gemeinsamkeit, daß Fragestellungen nicht im normalen Alltagsgespräch beantwortet, Probleme nicht mehr auf der Basis der Lebenserfahrung und der bisherigen Handlungsfähigkeit gelöst werden können (sollen). In der Krankenpflege entstehen neben den erwähnten unauffälligen Situationen Beratungsanlässe, die auch bei den Pflegenden eine besondere Form des Beratens notwendig machen. Aber: *Beraten will gelernt sein.*

*Beispiel:* Schwester Silke pflegt Frau D., 35 Jahre, postoperativ nach einer vaginalen Hysterektomie (zum Krankheitsbild vgl. Bd. II, S. 403). Als sie das Zimmer betritt, das Frau D. mit einer anderen, etwas älteren Patientin teilt, hört sie gerade noch deren letzten Satz: „Ach, machen Sie sich doch nicht so viel draus. Sie sind doch sowieso schon ein bißchen zu alt, um noch Kinder zu haben..." Schwester Silke sieht Frau D. an und bemerkt, daß diese mit den Tränen kämpft. Sie geht auf die Patientin zu. Frau D. sagt, wobei sie sich deutlich zusammenreißt: „Ich hatte überlegt, ob ich trotz meiner Berufstätigkeit ein Kind haben möchte. Was mach' ich jetzt nur?" Spontan will Schwester Silke die Patientin trösten und hat schon folgenden Satz auf den Lippen: „Wenn Sie sich erst wieder richtig von der Operation erholt haben, sieht die Welt bestimmt ganz anders aus. Sie werden sicher auch ohne Kind glücklich sein können." Dann unterdrückt sie diese Äußerung. Statt dessen fragt sie Frau D.: „Wenn Sie möchten, daß wir darüber sprechen, treffen wir uns in einer halben Stunde im Besucherzimmer." Frau D. nickt und sagt: „Danke, ich komme."

Was ist geschehen?
Eine Patientin ist durch das Krankheitsereignis in eine unklare und noch ratlose Lebenssituation gekommen. Sie erlebt Verunsicherung. Die ihr bisher sinnvoll erschienene Lebensplanung und deren Begründung ist unterbrochen. Sie muß sich neu orientieren. Hätte Schwester Silke spontan reagiert, hätte also ihren Rat gegeben, wäre die Beratungssituation beendet. Mit welchem Ergebnis? Ob Frau D. mit diesem Ratschlag hätte viel anfangen können? Es wäre keine (gute) Beratung gewesen. Warum?

**Probleme auf der Kommunikationsebene.** Die spontane Reaktion von Schwester Silke zeigt eine Antworttendenz des Beschwichtigens und Tröstens, die im Beratungsgespräch als Kommunikationssperre wirkt. Hier wäre ein so rasch geäußerter „guter Rat" eher wenig hilfreich. Bereits die Mitpatientin hat, aus gut gemeinter Absicht heraus und den üblichen Alltagsgewohnheiten folgend, Frau D. trösten wollen. Es ist merkwürdig, aber Antworttendenzen des Tröstens und Beschwichtigens wirken nicht als Trost und Hilfe, sondern eher blockierend. Sie sind der Vielschichtigkeit des Problems nicht angemessen. Mit einem „Machen Sie sich nicht so viel daraus" werden im Kern die Bedeutung des Problems und die emotionale Betroffenheit nicht wirklich ernst genommen. Ganz anders klingt es so: „Ich spüre (sehe) Ihren Kummer. Es ist bestimmt nicht leicht für Sie, mit dieser Situation fertig zu werden."
Das Beschwichtigen könnte allerdings etwas über die Ratgeberin sagen, nämlich z. B über Schwester Silke, daß sie es eilig hat, zwar mit ihren Worten der Patientin Anteilnahme zeigen will, aber eigentlich jetzt oder generell nichts mit dem Problem zu tun haben will.
Die Beratungssituation ist, nicht nur in diesem Fall, sondern im allgemeinen besonders störanfällig. Eine der Einflußgrößen ist die Beraterin selbst: Hat sie ihr Alltagsverständnis von Beratung reflektiert und weiß um die Wirkung eines allzu schnellen „guten Rates"? Wie sind ihre eigenen Einstellungen und Wertungen zum Problem? Steht sie dem Problem eher distanziert gegenüber oder ist die Identifikation mit der Ratsuchenden groß? Diese persönlichen Einstellungen beeinflussen die Wahrnehmung des Problems sowie die Kommunikation selbst.
Im folgenden sind einige Antworttendenzen zusammengestellt, die als *Kommunikationssperren* im Beratungsgespräch wirken.

- *Wertende Antworten.* Sie zeigen einen moralischen Standpunkt, beinhalten ein ablehnendes oder zustimmendes Urteil über den anderen.
- *Interpretierende Antworten.* Die Beraterin versteht nur das, was sie verstehen möchte; sie drückt das aus, was ihr wichtig erscheint, läßt „Unwichtiges" weg; sie verzerrt dadurch die Aussage ihrer Gesprächspartnerin. Oder sie beginnt, gleich die Aussagen ihrer Gesprächspartnerin zu deuten.
- *Tröstende Antworten.* Sie sollen die Gesprächspartnerin beruhigen oder ablenken; das Problem wird etwas kleiner gemacht; die Gesprächspartnerin soll von extremen Reaktionen (Weinen, Wut usw.) abgehalten werden.
- *Nachforschende Antworten.* Die Beraterin verlangt zusätzliche Informationen, die ihr wichtig erscheinen; sie drängt und fragt aus.
- *Antworten, die das Problem lösen.* Sie enthalten Tips und Lösungen, welche die Beraterin für die einzig richtigen hält, drängen die Gesprächspartnerin zum Handeln; sie nehmen der Gesprächspartnerin die Verantwortung.

Nun sind es nicht allein solche ungünstigen Verhaltensweisen, auf die aufmerksam gemacht werden soll. Das Beispiel weist auf ein weiteres Problem der Beratungssituation hin.

**Einschätzung der Situation** Schwester Silke hat gehört, daß Frau D. ihre Situation emotional und gedanklich noch nicht bewältigt hat. Sie nimmt den Beratungsbedarf („Was mach' ich jetzt nur?") wahr, vergewissert sich aber zunächst, ob Frau D. das Gespräch jetzt und sie als Beratende überhaupt wünscht („Wenn *Sie möchten*, daß *wir* darüber sprechen..."). Schwester Silke schätzt auch die Störfaktoren der Beratungssituation ein: Sie selbst hat im Moment wenig Zeit und ist durch andere Pflichten beansprucht. Die Mitpatientin hört zu. Diese Momente stehen den Anforderungen einer Beratungssituation entgegen: Konzentration auf das Problem und den Prozeß; geschützte, nichtöffentliche Situation.

Unterstellen wir Schwester Silke weitere, ihr rasch durch den Sinn gehende abwägende Überlegungen: Die Einschätzung der Situation ist auch inhaltlich noch unklar. Welche Dimension hat das Problem vermutlich? Ist es überhaupt schon definiert? Was ist z. B., wenn es nur sekundär um den Abschied vom Kinderwunsch geht und primär Selbstzweifel oder Beziehungsängste eine Rolle spielen? Wie sind überhaupt die Lebensumstände von Frau D.? Welche Neuorientierungen sind nötig? Welche Sachinformationen braucht die Patientin vielleicht noch?

Diese Abwägungen im Ganzen sind uns als *Diagnose der Situation* aus dem oben entwickelten pädagogischen Handlungsmodell (S. 213 ff.) bekannt.

Die Interpretation des Beispiels läßt sich auch nach den dort vorgetragenen Strukturmerkmalen des pädagogischen Handelns ordnen. Allerdings gibt es zwischen dem *Modell des Unterweisungsprozesses* und dem *Modell des Beratungsprozesses* einige wesentliche Unterschiede (Abb. 16.**5**).

### 16.6.4.2 Strukturmerkmale der pädagogischen Beratung

Ziehen wir das oben entwickelte Modell heran, so fällt auf, daß sich die Schrittfolge verändert hat. Beraten beginnt offenbar mit der *sozialen Interaktion* zwischen Ratsuchenden und Beratenden, in der klar wird, daß jemand ein Problem hat. Nicht die pädagogisch Handelnden formulieren Ziel und Sache vorab, sondern die Ratsuchenden äußern mehr oder weniger direkt ihre Absicht und ihren Bedarf. Selbst wenn Pflegende auf Patienten zugehen und ihnen Beratung anbieten, bleibt es bei dem Grundsatz, daß die „Auftraggeber" die *Ratsuchenden* sind. Sie *setzen das Handlungsziel.*

Dennoch kann auf die *Diagnose der Situation* nicht verzichtet werden. In der Bedingungsanalyse ist es nützlich, sich die bereits bekannten Informationen über die Ratsuchenden zu vergegenwärtigen, um eine Vorstellung von möglichen Schwierigkeiten, aber auch eine Idee über mögliche Ressourcen zu gewinnen, die den vermutlichen Handlungsspielraum der Ratsuchenden kennzeichnen. Es ist sicher nicht nützlich, wenn sich Ratsuchende unrealistische Ziele setzen und durch erfolgloses Handeln ihre Ausgangsprobleme eher verstärken. Die tatsächlichen Bedingungen, Absichten, Schwierigkeiten und Perspektiven werden während der Beratung genauer herausgearbeitet. Das gilt ebenso für den Aspekt der Problemanalyse. *Was Sache ist, wird im Gespräch definiert.* Dennoch ist die gedankliche Vorwegnahme eine wichtige Aufgabe. Insbesondere ist auch die Einschätzung der persönlichen Beratungskompetenz sowie der Situationsbedingungen notwendig.

In der Beratungssituation selbst wird es zunächst darum gehen, das *Problem herauszuarbeiten.* Dies ist ein schwieriger Vorgang, weil zur Frage, was die Ratlosigkeit ausmacht, sehr viel gehören kann, im gewählten Beispiel vielleicht das Problem, den veränderten Körper zu akzeptieren und eine Neuorientierung als Frau zu finden, oder die Besorgnis über die Folgen für die private Beziehung, aber möglicherweise auch Unklarheit über die physischen Folgen der Operation. Die Beraterin wird in dieser Phase des Gesprächs der Ratsuchenden *viel Zeit lassen* und durch *genaues Zuhören* die Vielschichtigkeit eines Problems erfassen müssen. Es gilt, alle Zweifel, Gefühle, Unklarheiten zu akzeptieren, da sie die Wahrnehmung der Ratsuchenden ausmachen. Jetzt wäre es ausgesprochen destruktiv, „Straßensperren" in der Kommunikation zu errichten.

Im weiteren Fortgang des Gespräches *(Phase der Suche nach Lösungsmöglichkeiten)* werden Handlungs- und Verhaltensmöglichkeiten überlegt und präzisiert. Hier können dann auch Informationen nötig werden. Die Beraterin wird die Patientin beim *Abwägen verschiedener Lösungsvorschläge* unterstützen (was spricht für oder gegen eine bestimmte Lösung), sich aber bei der Entscheidung für eine bestimmte Lösung zurückhalten. Da die Betroffene die Ziele setzt, kann das *Ergebnis* auch nur eine Handlungsverabredung mit sich selbst sein.

Das Ergebnis der Beratung ist vom Grundsatz her offen.

Eine *Bewertung* des Prozesses wird durch die Ratsuchenden erfolgen, etwa dadurch, daß sie mit dem Gespräch zufrieden sind, sich erleichtert fühlen und sich eine Problemlösung vorstellen können. Die Wirksamkeit wird sich erst in der Zukunft zeigen, nämlich im Handeln und durch progressive Problemverarbeitung. Im Unterschied zum Instruktionsprozeß, wo das Ergebnis z. B. durch Nachmachen neuerworbener Fertigkeiten überprüft werden kann, bleibt der Erfolg der Beratung unwägbarer. Allerdings kann sich auch hier weiterer Beratungsbedarf ergeben, etwa wenn Handlungsmöglichkeiten überschätzt werden und Lösungen nicht greifen.

Die Reflexion des eigenen Beraterverhaltens gehört zur Evaluation dazu.

### 16.6.4.3 Bedeutung der pädagogischen Beratung in der Pflege

Es ist sicher aufgefallen, daß die Betonung immer wieder auf die *pädagogische* Beratung gelegt wurde. Dies hängt mit der Trennung von pädagogischer Gesprächsführung (Beratung) und psychotherapeutischer Intervention zusammen, für die sehr spezielle Kompetenzen erforderlich werden.

Abb. 16.5 **Modell des Beratungsprozesses.**

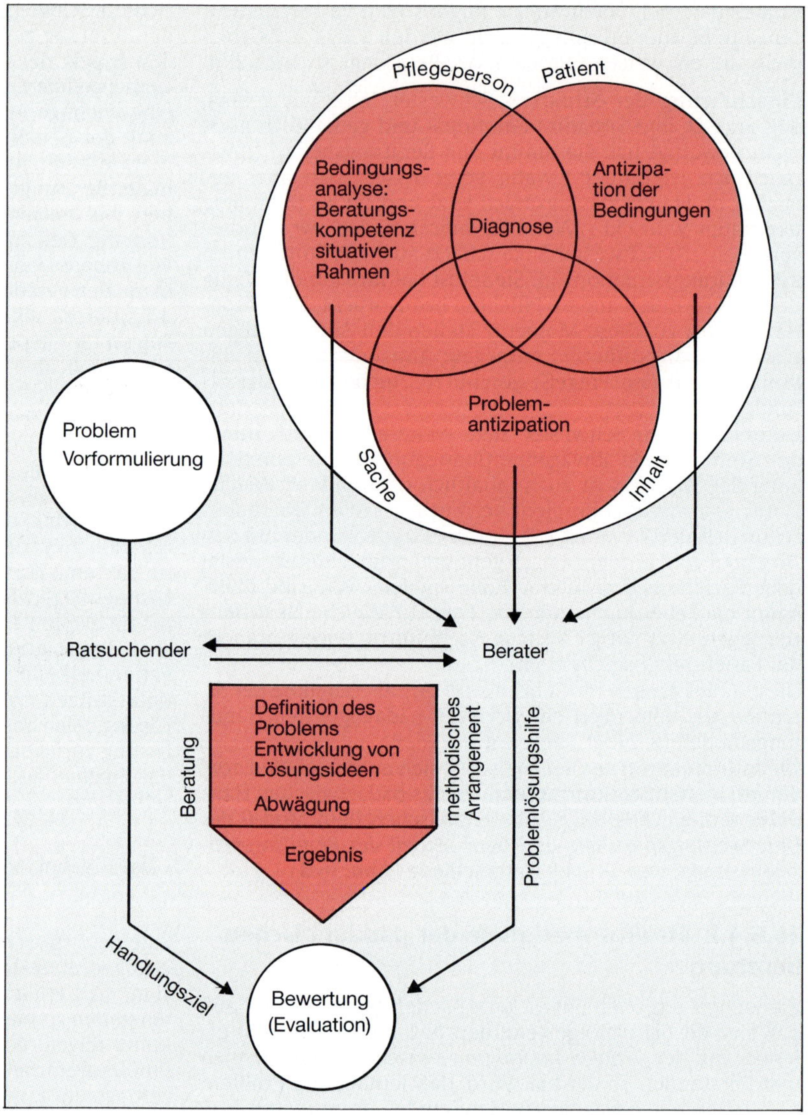


Der Unterschied kann mit einem Bild erklärt werden.

„Lernen gleicht dem beständigen Um-, Aus- und Weiterbau eines nie fertigen Hauses. Heilen (Psychotherapie, d. Verf.) gleicht der Erschütterung eines Hauses (wie bei einem Erdbeben bis zum Einsturz), so daß ein Neuaufbau mit alten und neuen Materialien und neuer Statik notwendig wird. In dem Haus, das wie Lernen wächst und sich neuen Erfordernissen, Vorstellungen und Wünschen anpaßt, kann man gleichzeitig einigermaßen angstfrei wohnen. Lernen ist progressiv orientiert. In dem Haus, das wie Heilen erschüttert wird und Neuordnungen erzwingt, kann man nicht gleichzeitig angstfrei wohnen" (Mader, 1983).

Ratlosigkeit wäre in beiden Fällen unser Ausgangspunkt. Wo liegt der Unterschied also? Lernen kann auf vorhandenen Handlungsmustern *aufbauen* und eine im Prinzip funktionierende Problemlösungskompetenz erweitern (verändern). Der Lernprozeß ist progressiv voranschreitend auf Neuorientierung und Weiterentwicklung bedacht. Natürlich ist es risikoreich, Vertrautes und Gewohntes zu verändern. Um im Bild Maders zu bleiben: Der Umbau des Hauses ist ein Wagnis, aber auch etwas unmittelbar Zukunftsorientiertes. Bei den notwendigen „Baumaßnahmen" ist es gut, Hilfe (Beratung) zu haben. Die Beratung ist im argumentativen Austausch möglich, da das Problem rational (der Vernunft) und der Reflexion zugänglich ist.

Demgegenüber wird Heilen (Psychotherapie) nötig, wenn ein Mensch mit einem Problem konfrontiert wird, an dem die bisherigen Problemlösungen und Verarbeitungsmuster scheitern, ja sogar selbst die Ursache dafür sind, daß der Betroffene keinen Zugang mehr zum Problem findet. Er steckt in einer Sackgasse. Eine solche Erfahrung erschüttert.

„Dieser Mensch hat Angst, weil er spürt, daß jeder Schritt tiefer in die Sackgasse – also in die Richtung, die bisher Vorankommen bedeutete – hineinführen könnte" (Mader 1983).

Eine solche angstvolle, weil aussichtslos erscheinende Situation führt zumeist in tiefe emotionale Erschütterung und zur Regression. Dies ist dann der Anlaß und zugleich der Grund für die Wirksamkeit von psychotherapeutischen Interventionen.
Pädagogische Beratung in der Pflege als *Lernhilfe* ist sinnvoll zur Unterstützung der Bemühungen nach Orientierung und Veränderung. Im Selbstverständnis der Pflege als einem Bildungsberuf trifft das Beraten in Verbindung mit dem Informieren und Instruieren den Kern der gesundheitspädagogischen Aufgabe.
Entscheidungshilfen dafür, ob pädagogische Beratung oder therapeutische Intervention angezeigt sind, finden Pflegende in verschiedenen beobachtbaren Hinweisen.
Pädagogische Beratung wird dann sinnvoll, wenn

- Patienten auf Informationssuche sind;
- Patienten direkte handlungsbezogene Problemlösungsversuche wagen;
- dabei Schwierigkeiten auftreten derart, daß das Alltagswissen nicht mehr ausreicht, Selbstkonzepte korrigiert werden müssen, frühere Entscheidungen fragwürdig geworden sind und neue noch nicht getroffen werden können, gelernte Handlungsmuster interpretationsbedürftig erscheinen;
- die Hilfe jedoch auf einer rationalen Begründungs- und Argumentationsebene des Miteinandersprechens stattfinden kann.

Die Anlässe sind zahlreich. Dies liegt in der Natur des Phänomens Krankheit, das, von unerheblichen Befindlichkeitsstörungen abgesehen, als Lernchance und Lernproblem begriffen werden kann.
Im Beispiel wurde als Erklärung dafür, was das Beraten kennzeichnet, eine weitreichende und persönliche Beratungssituation dargestellt. Manchmal brauchen Patienten lediglich eine vorwiegend sachlich-fachliche Beratung z. B. über Diätmaßnahmen, Bewegungstherapien, Rehabilitationsmöglichkeiten. Oft sind Fragen zur Sache aber auch Auslöser, um über das Krankheitserleben und die damit verbundenen Unsicherheiten zu sprechen. Die Pflegenden müssen dann entscheiden, ob sie sich die notwendige Beratungskompetenz zutrauen und ob sie in die Beratungssituation eintreten wollen. Das wird aus legitimen persönlichen Gründen oder durch die beruflichen Belastungen nicht immer möglich sein. Zu erwägen ist dann, ob eine andere Beratungsperson (Psychologe, Seelsorger) hinzugezogen werden soll.

### Weiterführende Literatur


Ausubel, D. P.: Psychologie des Unterrichts. Beltz, Weinheim 1974
Bachmair, S., u. a.: Beraten will gelernt sein, 3. Aufl. Beltz, Weinheim 1985
Bischoff, C.: Frauen in der Krankenpflege. Campus, Frankfurt/M. 1984
Giesecke, H.: Pädagogik als Beruf. Grundformen pädagogischen Handelns. Juventa, München 1987
Hurrelmann, K.: Sozialisation und Gesundheit. Juventa, München 1988
Hurrelmann, K., u. a.: Prävention, Gesundheitsförderung und Gesundheitserziehung. In Hurrelmann, K., u. a.: Gesundheitswissenschaften. Handbuch für Lehre, Forschung und Praxis, Beltz, Weinheim 1993 (S. 176–203)
Juchli, L.: Krankenpflege. Praxis und Theorie der Gesundheitsförderung und Pflege Kranker, 5. Aufl. Thieme, Stuttgart 1994
Mader, W.: Lernen oder Heilen? In Schlutz, E.: Erwachsenenbildung zwischen Schule und sozialer Arbeit. Klinkhardt, Bad Heilbrunn 1984 (S. 184–198)
Mollenhauer, K.: Vergessene Zusammenhänge, 2. Aufl. Juventa, München 1985
Ostner, I., E. Beck-Gernsheim: Mitmenschlichkeit als Beruf. Campus, Frankfurt/M. 1979
Ostner, I., A. Krutwa-Schott: Krankenpflege – ein Frauenberuf? Campus, Frankfurt/M. 1981
Ostner, I., I. Pieper: Arbeitsbereich Familie. Campus, Frankfurt/M. 1980
Rommelspacher, B.: Zukunft des Helfens – Zukunft der Frauen? In Kleiber, D., B. Rommelspacher: Die Zukunft des Helfens. Juventa, München 1986 (S. 161–183)
Schulz von Thun, F.: Miteinander reden: Störungen und Klärungen. Rowohlt, Reinbek 1981
Schulz v. Thun, F.: Miteinander reden 2: Stile, Werte und Persönlichkeitsentwicklung. Rowohlt, Reinbek 1989
Vent, A.: Gesundheit und Krankheit als Bildungsproblem. Klinkhardt, Bad Heilbrunn 1987
von Troschke, J.: Gesundheits- und Krankheitsverhalten. In Hurrelmann, K., u. a.: Gesundheitswissenschaften. Handbuch für Lehre, Forschung und Praxis. Beltz, Weinheim 1993 (S. 155–175)
Watzlawick, P., u. a.: Menschliche Kommunikation, 4. Aufl. Huber, Bern 1974

# 17 Gesundheitserziehung

E. Pott

**Lernziel** Dieses Kapitel soll beim Leser Gesundheitsbewußtsein schaffen und ihn zum Verstehen von Konzeption, Zielen, Inhalten und Methoden moderner Gesundheitserziehung/Gesundheitsförderung führen. Es soll ihm konkrete Hilfen geben und ihn motivieren, Gesundheitserziehung/Gesundheitsförderung in der Krankenpflege umzusetzen. Die Auseinandersetzung mit diesem Thema soll den Leser befähigen, Patienten bei einer angestrebten Verhaltensänderung zu einer gesundheitsförderlichen Lebensweise zu unterstützen.

## 17.1 Begriffsbestimmung

Der Begriff Gesundheitserziehung ist bis heute nicht eindeutig definiert. Vielfach wird er neben die Begriffe Gesundheitsberatung (z. B. durch den Arzt), Gesundheitsbildung (z. B. in Volkshochschulen) und Gesundheitsaufklärung (verstanden als reine Informationsvermittlung) gestellt, als handele es sich um völlig unterschiedliche Begriffe mit unterschiedlichen Inhalten. Überwiegend wird der Begriff Gesundheitserziehung aber, obwohl er altväterlich klingt, auch heute noch – häufig mit dem Zusatz „moderne" – als übergreifender Begriff verstanden und angewandt.
Es gibt lediglich einen Minimalkonsens darüber, daß Gesundheitserziehung Maßnahmen zur Beeinflussung von Verhalten umfaßt. Mit der Weiterentwicklung der Konzeption von Gesundheitserziehung über einen nur das individuelle Verhalten beeinflussenden Ansatz hinaus zu einem systematischen Ansatz im Rahmen einer umfassenden Prävention, der den einzelnen handlungskompetenter macht und soziale und Umweltaspekte mit einbezieht, entwickelte sich der noch umfassendere Begriff der Gesundheitsförderung.
*Gesundheitsförderung* wird als Verbesserung von Lebens*weisen* und Lebens*bedingungen* verstanden. Sie setzt an den Lebenszusammenhängen an und ist bemüht, persönliche und gesellschaftliche Verantwortlichkeit miteinander in Einklang zu bringen, um auf eine gesündere Zukunft hinzuwirken.

## 17.2 Vom humanbiologischen Modell zur Gesundheitsförderung

Gesundheitserziehung als teil einer umfassenden Prävention steht bis heute im Schatten der kurativen Medizin. In der Fachwelt setzt sich erst langsam die Erkenntnis durch, daß die vorherrschenden Krankheitsbilder auch mit dem Einsatz modernster Technik und Behandlungskonzepte nicht wirksam bekämpft werden können. Zum Beispiel sind in den letzten 30 Jahren trotz großer Forschungsinvestitionen entscheidende Fortschritte in der Krebstherapie nicht erzielt worden. Diese Erkenntnis führt zu einem langsamen Umdenken in Richtung Gesundheitserziehung/Gesundheitsförderung.
Die Gesundheitserziehung kann auf eine längere Geschichte und einen entscheidenden Wandel im Verlauf ihrer konzeptionellen Entwicklung zurückblicken.
In neuerer Zeit entwickelte sich Gesundheitserziehung zunächst nach dem sog. biomedizinischen Modell. Gesundheitserziehung war zunächst eine medizinische Angelegenheit, die sich auf medizinische Probleme konzentrierte. Sie richtete sich ausschließlich auf das Individuum und ging davon aus, daß durch Informationsvermittlung über biologische Vorgänge und ihre Veranschaulichung gesundes Verhalten ausgelöst werden kann. Bevormundende Belehrung, Ermahnung mit „erhobenem Zeigefinger" und abschreckender Darstellungen waren gebräuchliche Methoden.
Entsprechend dem biomedizinischen Modell waren das Deutsche Hygienemuseum in Dresden und das nach dem Krieg nach seinem Vorbild gegründete „Deutsche Gesundheitsmuseum – Zentralinstitut für Gesundheitserziehung e. V." in Köln für die Gesundheitserziehung in Deutschland zuständig. Entsprechend diesem biomedizinischen Ansatz in der Gesundheitserziehung wurden humanbiologische Lehr- und Anschauungsmittel wie der „gläserne Mensch" sowie anatomische Präparate und Exponate für Ausstellungen hergestellt und für die Gesundheitserziehung eingesetzt. Man ging davon aus, daß die Darstellung von Aufbau und Funktion von Organteilen bzw. die Darstellung auf rationaler Ebene eine Verhaltensänderung von Defekten beim Auftreten von Krankheiten bewirkte. Hinter diesem Modell standen erkennbar eine mechanistische Vorstellung von Gesundheit und Krankheit und die Vorstellung, daß Menschen

sich automatisch für das richtige Verhalten entscheiden, wenn sie nur wissen, was richtig und was falsch ist.
Dieses Konzept führte nicht zum Erfolg. Gleichzeitig nahm die Kenntnis von sozialpsychologischen Zusammenhängen zu. Neuere Erkenntnisse gingen dahin, daß Verhalten nicht ausschließlich und nicht unmittelbar aus Wissen abzuleiten ist. Verhalten wird vielmehr wesentlich durch psychologische und soziale Einflüsse wie Wertvorstellungen, Gefühle und Umgebungseinflüsse bestimmt.
Infolgedessen wurde ein sozialpsychologischer Ansatz in der Gesundheitserziehung entwickelt, der medizinische Fakten durchaus berücksichtigte, aber viel stärker die Absicht verfolgte, Verhalten über psychologische Beeinflussung zu ändern. Typisch für diese Phase ist z. B. die Entwicklung von Kursprogrammen zur Übergewichtsreduktion oder zur Raucherentwöhnung, die auf den Erkenntnissen von Verhaltensforschung beruhen. Allerdings blieben auch diese Ansätze noch ganz dem „Risikofaktorenmodell", d. h. dem Abbau einzelner als gesundheitsschädlich erkannter Verhaltensweisen verhaftet. Ein umfassendes Verständnis von Gesundheit war auch mit diesem Ansatz noch nicht verbunden.
Die hinter den Erwartungen zurückbleibenden Erfolge der Gesundheitserziehung – die Menschen wurden zwar inzwischen immer älter, aber nicht gesünder – führten immer wieder dazu, daß Gesundheitserziehung überhaupt in Frage gestellt wurde. In der kritischen Auseinandersetzung mit dem Erreichten wurde deutlich, daß die bisher entwickelten Modelle immer nur Teilaspekte von gesundheitsbewußtem Verhalten analysiert und berücksichtigt hatten. Es fehlte in der Gesundheitserziehung immer noch an einem umfassenden Ansatz.
In dieser Situation wurde insbesondere im Rahmen der Weltgesundheitsorganisation (World Health Organization – WHO) das sog. *Lebensweisenkonzept* entwickelt. Das Lebensweisenkonzept geht davon aus, daß Gesundheitsverhalten nur *eine* Facette eines Lebensstils ist, der als ganzes von der materiellen, beruflichen, familiären und lebensgeschichtlichen Situation eines Individuums oder einer Gruppe geprägt ist. Dieser Aspekt war im individualpsychologischen Ansatz in dieser Deutlichkeit noch nicht gesehen worden.
Heute geht man davon aus, daß Gesundheitsverhalten ein Teil des Alltagshandelns ist. Den Menschen müssen hier Wege aufgezeigt werden, wie gesundheitsgerechtes und -förderliches Handeln in den Alltag integriert werden kann, wenn Verhaltensänderung beim Individuum oder in der Gruppe erreicht werden soll.

## 17.3 Methoden der Gesundheitserziehung

Entsprechend den konzeptionellen Vorstellungen von Gesundheitserziehung haben sich auch die Strategien verändert, mit denen Gesundheitserziehung in die Praxis umgesetzt wurde. In der Phase des biomedizinischen Modells waren humanbiologische Präparate und Exponate, Atlanten und Darstellungen wesentliche Instrumente der Wissensvermittlung in der Gesundheitserziehung. Der (sozial)psychologische Ansatz wurde mit Hilfe von modernen Massenmedien und von geschulten Multiplikatoren umgesetzt. In beiden Phasen spielte die appellative Form der Gesundheitserziehung noch eine entscheidende Rolle. Insbesondere Angstappelle und furchtauslösende Darstellungen sollten zu Verhaltensänderungen motivieren.
Heute weiß man, daß zuviel Angst lähmt, aber nicht zu rationalem Handeln führt. Bestenfalls kann eine kurzzeitige Verhaltensänderung erreicht werden. Selbst diese geht meistens nicht in die gewünschte Richtung, sondern bewirkt häufig nur eine vorübergehende „Erstarrung". Diese Methoden sind inzwischen verlassen worden.
Verhaltensänderung kann am besten in angstfreier Atmosphäre durch das Angebot konkreter Hilfen, die auf die spezielle Situation des Betreffenden eingehen, also von ihm gelebt werden können, erreicht werden.
Wenn wir Gesundheit stärker im Kontext der sozialen Lebensräume des Menschen betrachten, in der Familie, am Arbeitsplatz, im Freundes- und Bekanntenkreis, dann wird deutlich, daß eine moderne Gesundheitserziehung, die sich am Lebensweisenkonzept orientiert, einen gemeinschaftsorientierten Ansatz braucht. In Übersetzung des englischen Begriffs „community-based" wird von „gemeindeorientierter Gesundheitserziehung" gesprochen. Sie muß die Lebensbedingungen und sozialen Bezugsgruppen in ihre Überlegungen mit einbeziehen. Moderne Gesundheitserziehung, wie sie das Lebensweisenkonzept erfordert, arbeitet nicht mit Angstappellen, nicht mit Moral oder Belehrungen. Sie nimmt den Menschen mit seinem Lebensentwurf, seinen Norm- und Wertvorstellungen ernst. Sie berücksichtigt strukturelle und gesellschaftliche Einflüsse. Sie fördert selbständige und individuelle Fähigkeiten.
Das Regionalprogramm der Weltgesundheitsorganisation für Europa hat unumgängliche Grundpositionen bzw. Methoden für Gesundheitserziehung und Lebensweisen beschrieben:

- Gesundheitserziehung sollte mit neuen Leitbildern und einem positiven Gesundheitskonzept arbeiten.
- Gesundheitserziehung sollte innovative pädagogische Technologien verwenden.
- Gesundheitserziehung sollte auf Gemeinschaftsaktion und Laienbeteiligung abgestellt sein.
- Gesundheitserziehung setzt ein multisektorales und multidisziplinäres Vorgehen voraus.
- Gesundheitserziehung muß neue Strategien auf verschiedenen Aktionsebenen entwickeln, z. B. Regierungs-, Gesetzgebungs-, Berufs-, Gemeinschaftsebene.
- Gesundheitserziehung muß soziale Faktoren und Umweltfaktoren berücksichtigen, die Gesundheitsentscheidungen beeinflussen.

In diesem Sinne ist Gesundheitserziehung heute wesentlicher Bestandteil eines umfassendes Konzeptes von Gesundheitsförderung.

## 17.4 Gesundheitsförderung – Konzept und Ziele

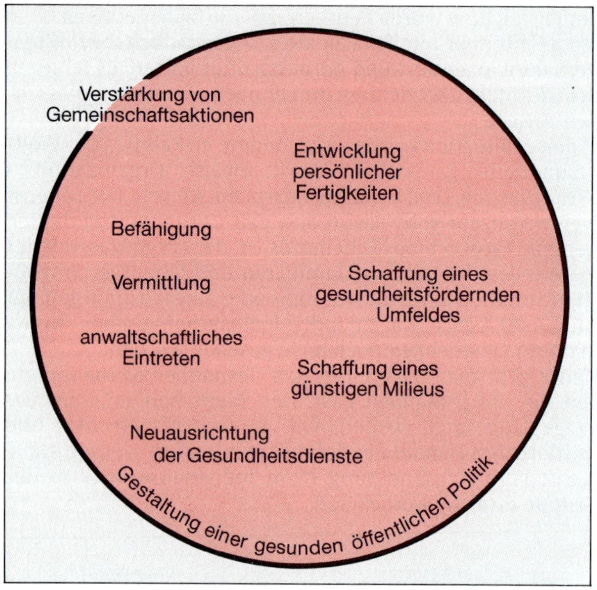


Abb. 17.**1** **Ottawa-Charta zur Gesundheitsförderung 1986.**

Das Gesundheitsförderungskonzept ist in der Erkenntnis entwickelt worden, daß eine nur individuell ansetzende Gesundheitserziehung, wie sie in der Vergangenheit verbreitet war, zu kurz greift, und der Ansatz von Krankheitsverhütung ebenfalls noch nicht bedeutet, daß durch die Verhütung einer Krankheit automatisch mehr Gesundheit erreicht wird. Weil aber der Begriff der Gesundheitserziehung immer noch weitverbreitet mit der Vorstellung vom individualistischen Ansatz in Verbindung gebracht wird, ist dieses neue Konzept einer umfassenden Gesundheitsförderung entwickelt worden. 1986 fand in Ottawa eine Erste Internationale Konferenz über Gesundheitsförderung statt. Als Ergebnis dieser Tagung wurde eine Rahmenkonzeption für Gesundheitsförderung, die *Ottawa-Charta*, verabschiedet. Sie beschreibt die Grundposition für neue Gesundheitsprogramme (Abb. 17.**1**).

Ziel der Gesundheitsförderung ist der eigenverantwortlich, selbstbewußt und selbständig handelnde Mensch, der eingebunden in sein soziales Umfeld seine eigenen Gesundheitsziele definiert und gemeinsam mit der Familie, Freunden usw. umsetzt. Deshalb sind Maßnahmen der Gesundheitsförderung nicht mehr in erster Linie der Abbau von Risikofaktoren, z. B. zur Verhütung von Herz-Kreislauf-Krankheiten durch Kontrolle des Cholesterinspiegels oder Verminderung des Rauchens oder der Abbau von Über- und Fehlernährung in Gewichtsreduktionskursen. Im Mittelpunkt von Gesundheitsförderung steht vielmehr die Befähigung des Menschen zu eigenverantwortlichem Handeln. „Gesundheit wird von Menschen in ihrer alltäglichen Umwelt geschaffen und gelebt: Dort, wo sie spielen, lernen, arbeiten und lieben. Gesundheit entsteht dadurch, daß man sich um sich selbst und für andere sorgt, daß man in die Lage versetzt ist, selber Entscheidungen zu fällen und eine Kontrolle über die eigenen Lebensumstände auszuüben sowie dadurch, daß die Gesellschaft, in der man lebt, Bedingungen herstellt, die all ihren Bürgern Gesundheit ermöglichen" (Ottawa-Charta).

## 17.5 Gesundheitserziehung/Gesundheitsförderung in Gesellschaft und Gesundheitswesen

### 17.5.1 Wo soll sie stattfinden?

Entsprechend dem modernen Ansatz von Gesundheitserziehung/Gesundheitsförderung kann Gesundheitserziehung/Gesundheitsförderung nicht an einem einzigen Ort stattfinden und nicht Aufgabe einer einzelnen Institution oder Berufsgruppe sein. Wenn heute einerseits von einem gemeindeorientierten und andererseits von einem lebensbegleitenden Ansatz ausgegangen wird, so bedeutet das, daß wesentliche Orte für Gesundheitserziehung/Gesundheitsförderung die Familie, die Schule, der Arbeitsplatz und das Gesundheitswesen – die Kommune – sind. In allen diesen Lebensbereichen kann Gesundheit erlebt, geschädigt oder gefördert werden. Die Einflüsse dieser Lebensbereiche überschneiden sich deutlich, so daß hier die Vielfalt der Einflüsse und ihre Verzahnung offensichtlich wird. Strategien zur Gesundheitsförderung müssen deshalb vorrangig hier ansetzen.

### 17.5.2 Zuständigkeit

Wichtige Multiplikatoren für Gesundheitsförderung sind im Sinne des oben beschriebenen Konzepts Eltern, Kindergärtnerinnen, Lehrer, Gesundheitsämter, Kommunalpolitiker, Arbeitgeber, Arbeitnehmervertreter, Ärzte, Krankenschwestern und andere Gesundheitsberufe, Sozialarbeiter, Sozialversicherungsträger, Beratungsstellen der Familien- und Sozialberatung. Gesundheitsförderung ist also eine Querschnittsaufgabe. Niemand hat das Monopol für Gesundheitsförderung, sondern alle Institutionen und Berufsgruppen müssen intensiv und fachübergreifend zusammenarbeiten, wenn die Ziele der Gesundheitsförderung erreicht werden sollen. Dabei spielt eine veränderte Einstellung zum Bürger/Klienten/Patienten eine entscheidende Rolle. Während in der Vergangenheit in der Familie, in der Schule, im Arzt-Patient-Verhältnis ein eher autoritärer Umgang zwischen „Älteren–Jüngeren"/„Erfahrenen–Erfahrenden"/„Experten–Laien" usw. üblich war, erfordert eine moderne Gesundheitsförderungsstrategie den Abbau von autoritären, bevormundenden Verhaltensweisen. Zur Erreichung der Ziele von Gesundheitsförderung bedarf es nicht einer autoritären, sondern einer unterstützenden Gesundheitserziehung. Es kommt entscheidend darauf an, daß sich Bürger selbst aktiv an den Maßnahmen beteiligen. Wenn ein Ziel von Gesundheitsförderung die Entwicklung von persönlichen Kompetenzen, die Befähigung zu mehr Selbständigkeit und Vertretung eigener Interessen heißt, dann muß der Bürger als eigener Experte in Fragen seiner persönlichen Gesundheit akzeptiert werden. Deshalb muß sich das Selbstverständnis von Multiplikatoren ändern.

Daneben muß aber darauf hingewiesen werden, daß es eine Reihe von Beispielen bereits praktizierter Gesundheitsförderung gibt, die nicht explizit unter diesem Etikett bekannt sind: der Arzt, der die soziale Problematik bei seinem Patienten, der wegen Schlaflosigkeit ein Schlafmittel haben möchte, erkennt und statt Medikamente zu verordnen den Patienten in eine Selbsthilfegruppe vermittelt; der Arbeitgeber, der nicht nur dafür sorgt, daß die Arbeitsschutzvorschriften in seinem Betrieb eingehalten werden, sondern sich auch mit den Ursachen von arbeitsbedingten Erkrankungen in seinem Betrieb auseinandersetzt; die Kommune, die zugunsten einer Verminderung der Umweltbelastung öffentliche Verkehrsmittel und Radwege ausbaut, statt Autostraßen zu bauen.

### 17.5.3 Selbsthilfe

Die Beteiligung und Einbeziehung von Laieninitiativen erfordert von den Multiplikatoren, daß sie sich stärker als Berater und Förderer verstehen, die dort, wo notwendig, fachlichen Rat geben, soziale Unterstützung vermitteln, die aber nicht durch Bevormundung dem Bürger die eigene Kompetenz streitig machen oder durch autoritäres Handeln Eigeninitiative und Eigenverantwortung behindern. Die Kompetenz des einzelnen findet heute im professionellen System wenig Anerkennung und gesundheitserzieherische Unterstützung. In diesem Bereich ist Wesentliches durch Selbsthilfegruppen geleistet worden, die als eine Form gegenseitigen Lernens und gegenseitiger Hilfe zunächst unter Betroffenen bei bestimmten chronischen Leiden entstanden sind. Diese Gruppen haben auf verschiedenen Gebieten außergewöhnlich erfolgreiche Arbeit geleistet, z. B. auf dem Gebiet der Suchterkrankungen. Heute ist die Selbsthilfebewegung in der Bundesrepublik Deutschland dabei, sich auf neue Gebiete auszuweiten.

Die Unterstützung von Selbsthilfegruppen ist eine zentrale Maßnahme eines Gesundheitsförderungskonzepts. Praktische Gesundheitserziehung durch Selbsthilfegruppen wird zunehmend wichtiger angesichts der demographischen Entwicklung und der Entwicklung des Krankheitsspektrums. Die Zahl der chronisch Kranken und der mehrfach Geschädigten nimmt weiter zu. Bereits heute leidet etwa jeder Zehnte an einer chronischen Krankheit oder lebt mit einer dauerhaften Behinderung. Den Gesundheitsberufen kommt die Aufgabe zu, Ansätze von gegenseitiger Hilfe unter den Patienten zu fördern. Sie können Selbsthilfeinitiativen unterstützen. Sie können an Gruppen teilnehmen, bei denen ehemalige Patienten und Fachkräfte ein Team bilden. Selbsthilfegruppen sind in vielen Fällen auf fachliche Hilfe angewiesen.

### 17.5.4 Aus- und Weiterbildung

In allen in Frage kommenden Berufen für die Zusammenarbeit in der Gesundheitsförderung ist heute noch ein erhebliches Aus- und Weiterbildungsdefizit festzustellen. Zwar ist Gesundheitserziehung als Ausbildungsfach inzwischen in der Krankenpflegeausbildung vorhanden, doch erschöpft sich die Ausbildung häufig immer noch in den für die Krankenpflege typischen Themen wie z. B. Umgang mit Rauschmitteln, Hygiene oder allenfalls noch der Erläuterung des Risikofaktorenkonzepts. Die Ausbildungserfordernisse sind aber genauso komplex wie die Konzepte moderner Gesundheitserziehung oder Gesundheitsförderung. Eine Neuorientierung der Ausbildung an diesen Konzepten ist daher dringend erforderlich.

Neuerdings wird in der Fachwelt die Notwendigkeit für die Einrichtung qualifizierter Ausbildungsstätten, die eine konzeptionskonforme, interdisziplinäre Ausbildung für die in Frage kommenden Berufsgruppen anbieten, für notwendig gehalten. Es gibt erste Gründungen von Studiengängen „Gesundheitswissenschaften" und „schools of public health" wie sie im anglo-amerikanischen Raum schon lange existieren.

### 17.5.5 Neurorientierung von Gesundheitsdiensten

Der Gesundheitssektor muß als ein zentraler Bereich, der Verantwortung für Gesundheitsförderung trägt, angesehen werden. Allerdings ist zur Umsetzung der Ziele erforderlich, daß sich die Gesundheitsdienste neu orientieren. Ihre Aufgabe ist es, neben der klinischen und kurativen Aufgabenstellung mehr Verantwortung für Gesundheitsförderung zu übernehmen.

## 17.6 Krankenpflegeberufe in der Gesundheitserziehung

### 17.6.1 Rolle in der Gesundheitserziehung

Zunächst ist festzustellen, daß Krankenpflegepersonen selbst Betroffene in bezug auf die Gesundheitserziehung sind. Ihre Arbeitssituation ist heute häufig gekennzeichnet von körperlicher und seelischer Überlastung durch zu knappe Personalausstattung. Die Belastung mit zusätzlicher nichtpflegerischer Arbeit, die Betreuung Schwer- und Schwerstkranker ohne ausreichende Supervision und Unterstützung ist verbreitet. Viele Pflegekräfte sind deshalb in

Gefahr „auszubrennen", oder sie wechseln nach kurzer Zeit den Beruf, ziehen sich in das Privatleben zurück oder greifen zu gesundheitsschädlichen Bewältigungsstrategien wie Rauchen oder Medikamenten. Gesundheitsförderung muß daher sowohl den Betreuten als auch den Betreuer einschließen.

Im Vergleich zu anderen Institutionen, die sich an der Gesundheitsförderung beteiligen, ist die Zielgruppe für das Krankenpflegepersonal nicht der gesunde Mensch, sondern der Patient, der bereits mit Gesundheitsschäden zur Behandlung kommt. Hier kann Gesundheitsförderung ansetzen. Während in Umfrageergebnissen immer wieder der hohe Stellenwert, den der einzelne seiner Gesundheit beimißt, hervorgehoben wird, werden in der realen Lebenssituation häufig andere Ziele mit höherer Priorität verfolgt. Das Streben nach einer guten beruflichen Position, nach Beförderung, nach Macht und Einfluß sind Ziele, denen im praktischen Leben häufig Vorrang vor Gesundheit eingeräumt wird – solange man gesund ist. Andere Wünsche werden also auch auf Kosten von Gesundheit befriedigt. Erst wenn z. B. aufgrund einer Erkrankung der Leidensdruck groß genug wird, besteht plötzlich ein Grund, den eigenen Lebensstil, die Lebensgewohnheiten in Frage zu stellen und nach Alternativen zu suchen. Gerade in einer solchen Situation kann Gesundheitsförderung zu einer Besinnung auf ursprünglich wichtig gewesene elementare Bedürfnisse beitragen. Durch Bewußtmachung von Zusammenhängen zwischen Lebensstil und Krankheit kann der Wunsch nach Veränderung verstärkt werden. Die Motivation zu einem gesünderen Lebensstil kann dort ansetzen.

### 17.6.2 Möglichkeiten der Gesundheitserziehung

Nach aller Erfahrung hat ein Patient, der in ein Krankenhaus eingeliefert wird, zunächst den Wunsch, ausführlich über seine Krankheit informiert zu werden – über ihre Entstehung, ihren zu erwartenden Verlauf, über Einflußfaktoren und über Konsequenzen für sein zukünftiges Leben. Der Patient will verstehen, was er für eine Krankheit hat und warum er sie bekommen hat. Diese Fragen zu beantworten ist Aufgabe sowohl des Arztes als auch des Pflegepersonals, doch haben Krankenpflegepersonen durch ihre Nähe zum Patienten besonders große Einwirkungsmöglichkeiten. In der Frage der Lebensführung, der Konsequenzen für den Alltag, für das Familienleben, für die Berufstätigkeit sind ebenfalls Arzt und Pflegepersonal gemeinsam gefordert. Hier kommt allerdings dem Pflegepersonal eine Schlüsselrolle zu, weil sich das ärztliche Gespräch häufig auf Basisinformationen beschränkt, die pflegerische Betreuung jedoch, die sich rund um die Uhr erstreckt, für eine ausführliche Beratung und Anleitung genutzt werden kann. In der Gesundheitserziehung/Gesundheitsförderung ist die Glaubwürdigkeit des „Erziehers" von großer Bedeutung. Das Krankenpflegepersonal hat für diese Aufgabe günstige Voraussetzungen. Es genießt bei den Patienten Ansehen und Autorität. Es gilt als kompetent in Gesundheitsfragen und als vertrauenswürdig. Dabei wird ihm praktische Erfahrung zugeschrieben.

### 17.6.3 Gesundheitserziehung in der Auseinandersetzung mit der Krankheit

Gleichzeitig besteht für den Patienten eine Situation, in der er durch die Konfrontation mit seiner Krankheit verunsichert ist. Häufig beginnt er durch die Auseinandersetzung mit seiner Krankheit über seinen bisherigen Lebensstil nachzudenken. Diese Situation sollte für die Gesundheitserziehung genutzt werden. Dazu gehört zunächst die Beratung über Medikamenteneinnahme bzw. über Notwendigkeit und Form bestimmter Behandlungsmethoden. Insbesondere bei längerfristig notwendiger und komplizierter Medikation oder Diäteinhaltung kann die Compliance (das vertrauende Einwilligen und Mitmachen) entscheidend von einfühlsamer und überzeugender Beratung abhängen. Dazu gehört aber vor allen Dingen die Ermutigung, die Krankheit zu akzeptieren, die Aktivierung und Motivation, sich auf die Krankheit einzustellen und mit ihr leben zu lernen. Dazu gehört ggf. die Stärkung des Selbstbewußtseins, daß dies alles zu schaffen ist, sowie die Einbeziehung der Familie, die sich ebenfalls mit der Krankheit und ihren Konsequenzen auseinandersetzen muß. Durch Vorbereitung auf eine neue Situation des Patienten sollte die Familie nach der Entlassung aus dem Krankenhaus in der Lage sein, ihn in seinem neuen Lebensstil zu unterstützen, statt ihn zu entmutigen oder zu behindern.

Die Vermittlung in Selbsthilfegruppen oder die Kontaktaufnahme zu ambulanten Diensten und Institutionen kann ebenfalls zu einer solchen Beratung gehören. Es ist heute nachgewiesen, daß soziale Unterstützung durch kleine soziale Netze eine wichtige Funktion im Rahmen der Gesundheitsförderung hat.

Neben der Beratung über unmittelbar mit der Krankheit in Zusammenhang stehenden Fragen entwickelt sich dann häufig auch das Interesse an Gesundheitsfragen, z. B. Fragen nach Gesundheitsrisiken wie Rauchen, Ernährung, Bewegung, Streß. Hier kann dann über das bisherige Gesundheitsverhalten mit seinen Einflußfaktoren sowie über denkbare Verhaltensalternativen beraten werden. Dabei muß noch einmal daran erinnert werden, daß es nicht um Belehrung, Ermahnung oder Verbot geht. Raucher z. B. sind Menschen, die sich nach Beruf, Alter, Geschlecht unterscheiden und in verschiedenen Situationen aus unterschiedlichen Motiven rauchen. Das gilt für andere gesundheitsschädliche Verhaltensweisen ebenso. Dieser Hintergrund, die sozialen und Umweltfaktoren und die Einbindung von Verhalten in das Alltagshandeln müssen berücksichtigt werden. Es sollte also nicht nur über Verhaltensänderung, sondern immer auch über Belastungsreduktion, Expositionsprophylaxe, Veränderung von Rahmenbedingungen beraten werden.

### 17.6.4 Gespräch als Maßnahme der Gesundheitserziehung

Zentrale Maßnahme der Gesundheitsförderung durch Krankenpflegepersonal ist das Gespräch.

Je schwerer erkrankt der Patient ist, um so mehr braucht er das Gespräch. Untersuchungen haben gezeigt, daß das Verhalten von Pflegepersonal und Ärzten häufig genau gegenläufig zu diesem Bedürfnis ist. Gerade bei langdauernder

und schwerer werdender Krankheit ist der Verlust an Kommunikation und das damit verbundene Gefühl des Ausgeschlossenseins eine deutliche Verschlimmerung einer bereits schweren Situation. Der mit einer solchen Situation einhergehenden Entmündigung und dem Entstehen von Hoffnungslosigkeit bei Schwerkranken kann nur durch das Angebot zu Gesprächen entgegengewirkt werden.
Die Bewältigung dieser Aufgaben erfordert vom Krankenpflegepersonal die Fähigkeit zuzuhören und einfühlsam zu beraten. Sie erfordert gute Kenntnisse auf dem Gebiet der Sozialpsychologie und der Psychoimmunologie. Zusätzlich sind Kenntnisse in Kommunikation und Gesprächsführung notwendig.

### 17.6.5 Einwirkung auf das Lebensumfeld des Patienten

Es muß nochmals betont werden, daß Gesundheit von Menschen in ihrer alltäglichen Umwelt gelebt wird. Nur wenn die nächste Umgebung den Betroffenen bei seinem Bemühen um eine Umstellung seines Lebensstils unterstützt und sich ebenfalls für einen gesunden Lebensstil entscheidet, wird sich eine solche Umstellung auch „draußen" verwirklichen und stabilisieren lassen. Die Einbeziehung der Familie, von Freunden und Kollegen ist deshalb ein wichtiger Faktor. Nun wird eine Pflegekraft nicht mit allen Personen aus dem sozialen Umfeld eines Patienten Kontakt aufnehmen können. Aber die Einbeziehung von Angehörigen, Ehepartnern usw. im möglichen Rahmen ist ein unverzichtbarer Bestandteil von Gesundheitsförderung und Beratung. Je positiver das Gesundheitsklima im sozialen Umfeld ist oder sich entwickelt, desto leichter wird es dem Patienten fallen, einen gesunden Lebensstil zu erwerben.

### 17.6.6 Gesundheitsförderung bei chronischen Krankheiten

Die Zahl der chronischen Krankheiten nimmt in der Bundesrepublik Deutschland wie in allen Industrieländern ständig zu. Einrichtungen, die sich mit Prävention bzw. Gesundheitsförderung befassen, zielen mit ihren Maßnahmen jedoch mehr auf Schutz und Erhaltung der Gesundheit von noch gesunden Menschen.
Die Verwirklichung von Gesundheitsförderung in der Betreuung von chronisch kranken Menschen stellt eine besondere Herausforderung dar. Vor diese Herausforderung sehen sich heute die Betroffenen selber, die Angehörigen, die betreuenden Gesundheitsberufe sowie Laienhelfer in den medizinischen und sozialen Diensten und am Arbeitsplatz gestellt.
Bei der Gesundheitsförderung von chronisch Kranken geht es insbesondere darum, für diejenigen, die bereits erkrankt sind, durch Maßnahmen der Gesundheitsförderung solange wie möglich eine aktive und selbständige Lebensgestaltung zu erreichen und die Zeit der Abhängigkeit und Isolation zu verkürzen. Wie aber kann nun Gesundheitsförderung bei chronisch kranken Menschen verwirklicht werden?
Zwei Aspekte sind von besonderer Bedeutung:

- der Gedanke der Selbstbestimmung und Partizipation an der eigenen und gemeinschaftlichen Gesundheit, wie er in den obengenannten Prinzipien der Ottawa-Charta mit Befähigen, Vermitteln und aktiver Interessenvertretung ausgedrückt wird,
- der Gedanke eines ökologischen Verständnisses von Gesundheit: öffentliches Handeln, unterstützende soziale Netze, verstärkte gemeinschaftliche Aktionen, Schulung der persönlichen Fähigkeiten, Weiterentwicklung und Umdenken in der Gesundheitsversorgung.

Die Situation chronisch kranker Menschen ist heute noch charakterisiert durch Behandlungskonzepte aus der Akutkrankenversorgung. Das heißt, es wird eine Krankheit behandelt, nicht ein kranker Mensch. Die Behandlung zielt auf Heilung, nicht auf Lebenlernen und Umgehenlernen mit einer nicht heilbaren Krankheit. Charakteristisch ist die Flucht in das Hoffen auf ein in Zukunft zu erwartendes Medikament, mit dem Heilung möglich wird. Damit ist häufig der Glaube verbunden, daß die Forschung das Problem irgendwann lösen werde. In dieser Haltung verharren häufig aber nicht nur der Patient, sondern auch viele Betreuer. Übersehen wird, daß die Erwartung eines Lebens mit der Krankheit realistischer ist. Daraus ergeben sich für die Betreuer Konsequenzen:

- Ein chronisch Kranker braucht viel mehr als ein akut Kranker Verständnis für die lebensgeschichtliche Entwicklung und Bedeutung seiner Krankheit.
- Er muß lernen, das Leiden an seiner Krankheit zu bewältigen.
- Er braucht Hilfe, damit aus einer chronischen Krankheit nicht weitere Krankheit durch Ausgrenzung, Isolation und den Abbruch sozialer Kontakte entsteht.
- Er braucht Hilfe, um die häufig unkoordiniert nebeneinander stehenden Anlaufstellen im Gesundheitswesen bedürfnisgerecht nutzen zu können.

Leiden an einer Krankheit zu ertragen erfordert ein erhebliches Umdenken gegenüber der verbreiteten Vorstellung der Machbarkeit von Gesundheit. Während die Vorstellung von Krankheit und Gesundheit den einzelnen als Mensch oft nicht mehr wahrnimmt, sondern nur Leistungsfähigkeit, Arbeitsfähigkeit und Genußfähigkeit als Gesundheit mißt, hat der chronisch Kranke in besonderem Maße das Bedürfnis, als leidender Mensch ernstgenommen und behandelt zu werden. Hier spielt das Verhalten von Ärzten und Pflegepersonen, der Betreuer, eine entscheidende Rolle.
Zur Aufgabe der Krankenpflege gehört es vor allem, das immer noch verbreitete Konzept der Schonung und Verwahrung abzulösen durch einen aktiven Gesundheitsansatz, wie er in der Gesundheitsförderung verankert ist. Gesundheitsförderung bei chronisch kranken Menschen umfaßt Aufgaben der aktivierenden Gesundheitsberatung, der Information und Erklärung, der Entängstigung, der Compliance-Förderung und psychischen Stützung bis hin zum Extremfall der Betreuung terminaler Kranker und ihrer Angehörigen.
Darüber hinaus besteht eine wesentliche Möglichkeit zur Förderung der Gesundheit von chronisch Kranken in der Vermittlung in Selbsthilfegruppen. Gerade für die Lebensqualität chronisch Kranker ist die Schaffung kleiner sozialer Netze, die Bildung von Selbsthilfegruppen, eine entscheidende Notwendigkeit. Sie sind in besonderer Weise auf so-

ziale Einbettung, auf Selbstbestätigung, Zuneigung, Nähe und Wärme angewiesen. Gerade das Krankenhauspflegepersonal kann hier eine Vermittlerrolle übernehmen. Dazu sind eine gute Kenntnis der Infrastruktur vor Ort und eine gute Kenntnis des Patienten und seiner Bedürfnisse notwendig. Es muß geklärt werden, welche Möglichkeiten der Selbsthilfe und der gegenseitigen Unterstützung es gibt.

Welche besonderen Anforderungen stellt die Situation des Patienten, um das Gesundheitspotential eines chronisch kranken Menschen zu fördern? Wie lassen sich veränderte Bedürfnisse im Hinblick auf soziale Beziehungen, gesellschaftliche Anerkennung, Ernährung, Aktivität, Zuwendung und Versorgung erfüllen? Wie können gleichzeitig persönliche Entwicklung und Unabhängigkeit gefördert werden?

## 17.7 Sonderfälle

Die bisherigen Ausführungen haben sich auf das im Mittelpunkt der Diskussion stehende Krankenpflegepersonal im Krankenhaus bezogen. Neben diesem Bereich der Krankenpflege gibt es aber viele Spezialgebiete, in denen Gesundheitserziehung/Gesundheitsförderung durch Krankenpflegepersonal eine wichtige Rolle spielt. Dazu gehören z. B. die Aufgabenbereiche der Kinderkrankenschwester und der Gemeindeschwester.

### 17.7.1 Gesundheitsförderung in der Kinderkrankenpflege

Für die Kinderkrankenschwester gehört zur altersgerechten Gesundheitsförderung ihrer Patienten insbesondere die Kenntnis der Entwicklungsstufen des Kindes und die enge Zusammenarbeit mit den Eltern. Gerade für Kinder spielen die Gestaltung der Umgebung, kindgemäße Möglichkeiten der Darstellung, z. B. Spiele, eine wichtige Rolle. Entscheidend ist aber der Aufbau eines Vertrauensverhältnisses zu den Eltern und die Befähigung der Eltern, ihr Kind in einem für die Gesundheit förderlichen Klima aufwachsen zu lassen. Dazu gehören auch der richtige Umgang mit Gesundheitsstörungen und die Motivation zur Teilnahme an den Kinderfrüherkennungsuntersuchungen.

### 17.7.2 Gesundheitsförderung in der Gemeindekrankenpflege

Ein zweiter Sonderfall ist die Gemeindekrankenschwester, die in der Hauskrankenpflege tätig ist und heute in aller Regel in einer Sozialstation der Gemeinde oder einer kirchlichen oder gemeinnützigen Organisation arbeitet.

Alle Ausführungen über die Notwendigkeit einer umfassenden Gesundheitsförderung treffen auf ihre Arbeit in besonderem Maße zu. Der für die Gesundheitsförderung als besonders günstig bewertete Ansatz einer Gemeindeorientierung entspricht dem ebenfalls gemeinwesensorientierten Ansatz der Sozialstationen. Da sich die Erfordernisse an konzeptionellen und inhaltlichen Aussagen im Grundsatz mit den obengenannten Aussagen für den stationären Bereich decken, soll an dieser Stelle auf sie verwiesen werden. Ein wesentlicher Vorteil für die Arbeit des Krankenpflegepersonals in Sozialstationen ist die dort bereits vorhandene enge Verzahnung mit anderen Bereichen und Institutionen, z. B. dem Gesundheitsamt, dem Sozialamt oder dem Jugendamt. Auf diese Weise lassen sich die Anforderungen, die an eine gemeindeorientierte Gesundheitsförderung zu stellen sind leichter verwirklichen:

- Orientierung an Interessen und Bedürfnissen der Bevölkerung;
- Angebote im alltäglichen Lebensraum der Betroffenen;
- Beteiligung der Betroffenen an der Programmgestaltung;
- Einbettung der Maßnahmen in die Gemeindevorsorge;
- Betreuung durch qualifizierte Gesundheitsberater;
- Handlungsorientierung der Maßnahmen.

Ein zusätzlicher Vorteil liegt in der Tatsache, daß in vielen Fällen eine ambulante Betreuung langfristiger angelegt ist als eine stationäre Behandlung. Durch die größere Nähe zur alltäglichen Lebenssituation und die längerfristige zeitliche Gelegenheit zur Einflußnahme ist die Ausgangssituation für Krankenpflegepersonal in der ambulanten Betreuung günstiger.

#### Weiterführende Literatur

Badura, B.: Gesundheitserziehung – Begriff, Möglichkeiten, Perspektiven. In: Gesundheit für alle – alles für die Gesundheit. Bundesvereinigung für Gesundheitserziehung, Bonn 1988

Bundesgesundheitsrat, Ausschuß 3: Votumsentwurf zur Verwirklichung der Einzelziele der WHO-Strategie „Gesundheit 2000" in der Bundesrepublik Deutschland (Fassung vom 5. Dezember 1988)

Bundeszentrale für gesundheitliche Aufklärung: Europäische Monographien zur Forschung in Gesundheitserziehung 5. Veröffentlicht im Rahmen des Europa-Büros der Internationalen Union für Gesundheitserziehung und in Zusammenarbeit mit dem Regionalbüro für Europa der Weltgesundheitsorganisation, Köln 1983

Kickbusch, I.: Betroffenheit und Beteiligung. Ein soziales Konzept der Gesundheitserziehung. Int. J. Gesundh.-Erz. 24 (1981) 226–231

Levin, L. S.: Selbsthilfe. Zum Zwecke grundlegender Veränderungen in nationalen Strategien. Int. J. Gesundh.-Erz. 24 (1981) 236–246

Mahler, H.: The new look in health education. Hygie 1 (1982)

Ottawa-Charta zur Gesundheitsförderung 1986. Weltgesundheitsorganisation. Genf 1987

Schipperges, H.: Gesünder leben – eine Herausforderung für uns alle. In: Lebe gesünder – es lohnt sich! Bundesvereinigung für Gesundheitserziehung, Bonn 1986

v. Troschke, J.: Voraussetzungen und Ziele einer modernen Gesundheitserziehung. In: Gesundheit für alle – alles für die Gesundheit. Bundesvereinigung für Gesundheitserziehung, Bonn 1988

v. Uexhüll, R.: Lehrbuch der psychosomatischen Medizin. 2. Aufl. Urban & Schwarzenberg, München 1981

Verma, D.: Applying the principles of educational planing to adult health education. Hygie 4 (1985)

Verres, R.: Präventive Krebesbekämpfung als Thema der medizinischen Psychologie. Untersuchungsmöglichkeiten der Motivation zur Krebsvorsorge. In: Krebs und Angst. Springer, Berlin 1986

Waller, H.: Sozialmedizin. Kohlhammer, Stuttgart 1985

# 18 Rehabilitation

R. G. Diehl

**Lernziel**

Nach der Lektüre dieses Kapitels wird der Leser über orientierende Kenntnisse und Informationen zum Bereich der medizinischen und beruflichen Rehabilitation durch die gesetzlichen Sozialversicherungsträger verfügen, beispielsweise

- zum Begriff der Behinderung und seiner Klassifikation,
- zu den Rechten und Pflichten des Behinderten,
- zu den Aufgaben und zur Zusammenarbeit der gesetzlichen Sozialversicherungsträger,
- zur medizinischen und beruflichen Rehabilitation,
- zu den Aufgaben und Möglichkeiten der sozialen Rehabilitation,
- zu den Aufgaben und der Einbindung der Krankenpflegeberufe in der Rehabilitationskette.

## 18.1 Begriff und Arten der Behinderung

Mindestens 600 Millionen von ca. 6 Milliarden Menschen in aller Welt sind heute aufgrund von körperlichen, geistigen oder sensorischen Schäden behindert, wobei davon auszugehen ist, daß in Abhängigkeit vom untersuchten Land und von der dort möglichen diagnostischen Gründlichkeit jeder Achte bis Zehnte behindert ist (Tab. 18.**1 a** und **b**).
Die verschiedenen Ebenen der Behinderung (Abb. 18.**1**) werden deutlich im Konzept der Weltgesundheitsorganisation: Neben dem ärztlich festgestellten *objektiven* Schaden (impairment) und der damit verbundenen *direkten Einschränkung* oder dem völligen Verlust der beim Gesunden vorhandenen körperlichen oder geistigen Organstrukturen und Funktionen unterscheidet die WHO-Klassifikation die *funktionelle Einschränkung* (disability), d. h. die aus dem ursprünglichen Schadensbild resultierenden Einschränkungen von Funktionen und Fähigkeiten, sowie die *soziale Benachteiligung* (handicap), die sich aus den morphologischen Schäden und den hieraus folgenden funktionellen Einschränkungen im beruflichen und privaten Alltag ergibt.

## 18.2 Rechtliche Grundlagen der Rehabilitation – Stellung des Behinderten in der Gesellschaft

In der Bundesrepublik Deutschland (Tab. 18.**2**) ist das Recht des einzelnen auf persönliche Entfaltung und Entwicklung, das Recht auf Lernen, Arbeit und schöpferische Tätigkeit im Grundgesetz gleichermaßen für Behinderte und Nichtbehinderte festgelegt (S. 114 ff., Gesundheitshilfe für Behinderte).
Die Rechte jedes Behinderten und von Behinderung Bedrohten auf notwendige Hilfen zur Eingliederung und Wiedereingliederung werden im Sozialgesetzbuch (SGB), beispielsweise im § 10 des SGB I, und im „Gesetz über die Angleichung der Leistungen zur Rehabilitation“, kurz Reha-Angleichungsgesetz (RehaAnglG), aus dem Jahr 1974 vor allem in den §§ 1–13 konkretisiert. Nach § 1 des RehaAnglG ist es Aufgabe der Rehabilitation, alle medizinischen, berufsfördernden und ergänzenden Maßnahmen und Leistungen darauf auszurichten, körperlich, geistig oder seelisch Behinderte nach Möglichkeit auf Dauer in Arbeit, Beruf und Gesellschaft „(wieder)einzugliedern“ (lat. = rehabilitare). Bei der Anwendung dieses Gesetzes stehen den Behinderten diejenigen gleich, denen eine Behinderung droht.
In dem 1984 (2. Auflage 1994) unter dem Titel „Die Rehabilitation Behinderter“ von der Bundesarbeitsgemeinschaft für Rehabilitation herausgegebenen Wegweiser für Ärzte wird der *Rehabilitationsbegriff aus ärztlicher Sicht definiert* als „die Gesamtheit der Bemühungen, einen durch Krankheit, angeborenes Leiden oder äußere Schädigungen körperlich, geistig oder seelisch behinderten Menschen über die Akutbehandlung hinaus durch umfassende Maßnahmen auf medizinischem, schulischem, beruflichem und allgemein sozialem Gebiet in die Lage zu versetzen, eine Lebensform und Stellung, die ihm entspricht und seiner würdig ist, im Alltag, in der Gemeinschaft und im Beruf zu finden bzw. wiederzuerlangen“.
Für diese Maßnahmen sind auf der Grundlage des gegliederten Systems sozialer Sicherung in der Bundesrepublik Deutschland verschiedene Sozialleistungsträger zuständig und kostenpflichtig.
Einen einheitlichen *Rehabilitationsträger* gibt es in Deutschland nicht. Die Rehabilitation wird vielmehr von den Sozial-

Tabelle 18.1 a **Behinderte und Ursachen der Behinderung in der Weltbevölkerung.** Weltbevölkerung ca. 6 Milliarden = 6000 Millionen (Behinderte also ≈ 10%)

| Medizinische Ursache | Geschätzte Zahl der Geschädigten in Millionen | % |
|---|---|---|
| Angeborene Schädigungen | | |
| – geistige Retardierung | 40 | 7,7 |
| – somatische erbliche Defekte | 40 | 7,7 |
| – nichtgenetische Störungen | 20 | 3,9 |
| Ansteckende Krankheiten | | |
| – Poliomyelitis | 1,5 | 0,3 |
| – Trachom | 10 | 1,9 |
| – Lepra | 3,5 | 0,7 |
| – Onchozerkose | 1 | 0,2 |
| – andere ansteckende Krankheiten | 40 | 7,7 |
| Nichtansteckende somatische Krankheiten | 100 | 19,3 |
| Funktionelle psychische Störungen | 40 | 7,7 |
| Chronischer Alkoholismus und Drogenmißbrauch | 40 | 7,7 |
| Verletzungen/Schädigungen durch | | |
| – Verkehrsunfälle | 30 | 5,8 |
| – Betriebsunfälle | 15 | 2,9 |
| – häusliche Unfälle | 30 | 5,8 |
| – andere | 3 | 0,6 |
| Ernährungsmangel | 100 | 19,3 |
| Andere | 2 | 0,4 |
| Summe | 516 | 100 |
| Korrektur für mögliche doppelte Berechnung (–25%) | –129 | |
| Summe | 387 | |

Tabelle 18.1 b **Behinderte in Europa** in Prozent der Gesamtbevölkerung* (letztverfügbarer Stand)

| | |
|---|---|
| Belgien | 2,4 |
| Italien | 2,5 |
| Irland | 2,6 |
| Portugal | 6,4 |
| Dänemark | 7,6 |
| Frankreich | 9,7 |
| Westdeutschland | 10,4 |
| Norwegen | 11,5 |
| Großbritannien | 11,6 |
| Spanien | 14,9 |

* Belgien, Dänemark und Portugal: nur Personen im erwerbsfähigen Alter, die aufgrund ihrer Behinderung nicht erwerbstätig sind

leistungsträgern (gesetzliche Kranken-, Renten- und Unfallversicherung sowie Arbeitsförderung u. a.) im Rahmen ihrer Hauptaufgabenstellung wahrgenommen. Dies ist in der vorgegebenen unterschiedlichen Zielsetzung der Sozialleistungsträger begründet, die zum einen verschiedenartige Lebensrisiken (Krankheit, Unfall, Berufs- und Erwerbsunfähigkeit, Arbeitslosigkeit, Alter, Tod) abzudecken und zum anderen auch z. T. unterschiedliche Personenkreise zu betreuen haben. Es ist daher eine enge Zusammenarbeit der Rehabilitationsträger erforderlich, damit das Ziel der umfassenden Rehabilitation in einem einheitlichen und lückenlosen Rehabilitationsverfahren zügig erreicht werden kann (Nahtlosigkeit).
Die in Frage kommenden Rehabilitationsträger sind im § 2 des RehaAnglG aufgeführt (Tab. 18.**3** und S. 41 ff.). Erfüllt ein

Tabelle 18.**2** **Rehabilitanden nach Art der Behinderung und Geschlecht in der Bundesrepublik Deutschland** (Quelle: Statistisches Bundesamt. Wirtschaft u. Statistik Gruppe VII D, Rehabilitationsmaßnahmen! 1990)

| Art der Behinderung | Insgesamt Anzahl | % | Männlich Anzahl | % | Weiblich Anzahl | % |
|---|---|---|---|---|---|---|
| Infektiöse und parasitäre Krankheiten | 8380 | 0,7 | 6368 | 0,8 | 2012 | 0,4 |
| Neubildungen | 67369 | 5,2 | 23852 | 3,1 | 43517 | 8,5 |
| Störungen der Drüsen mit innerer Sekretion, Ernährungs- und Stoffwechselkrankheiten, Krankheiten des Blutes und der blutbildenden Organe | 38899 | 3,1 | 22608 | 2,9 | 17291 | 3,4 |
| Geistige oder seelische Störungen | 186705 | 14,5 | 101407 | 13,1 | 85298 | 16,7 |
| Krankheiten des Nervensystems und der Sinnesorgane | 42967 | 3,3 | 27539 | 3,6 | 15428 | 3,0 |
| Krankheiten des Kreislaufsystems | 151214 | 11,8 | 105764 | 13,7 | 45.450 | 8,9 |
| Krankheiten der Atmungsorgane | 64255 | 5,0 | 40032 | 5,2 | 24223 | 4,8 |
| Krankheiten der Verdauungsorgane | 29138 | 2,3 | 19653 | 2,5 | 9485 | 1,9 |
| Krankheiten des Skeletts, der Muskeln und des Bindegewebes | 502228 | 39,1 | 234330 | 38,0 | 207898 | 40,6 |

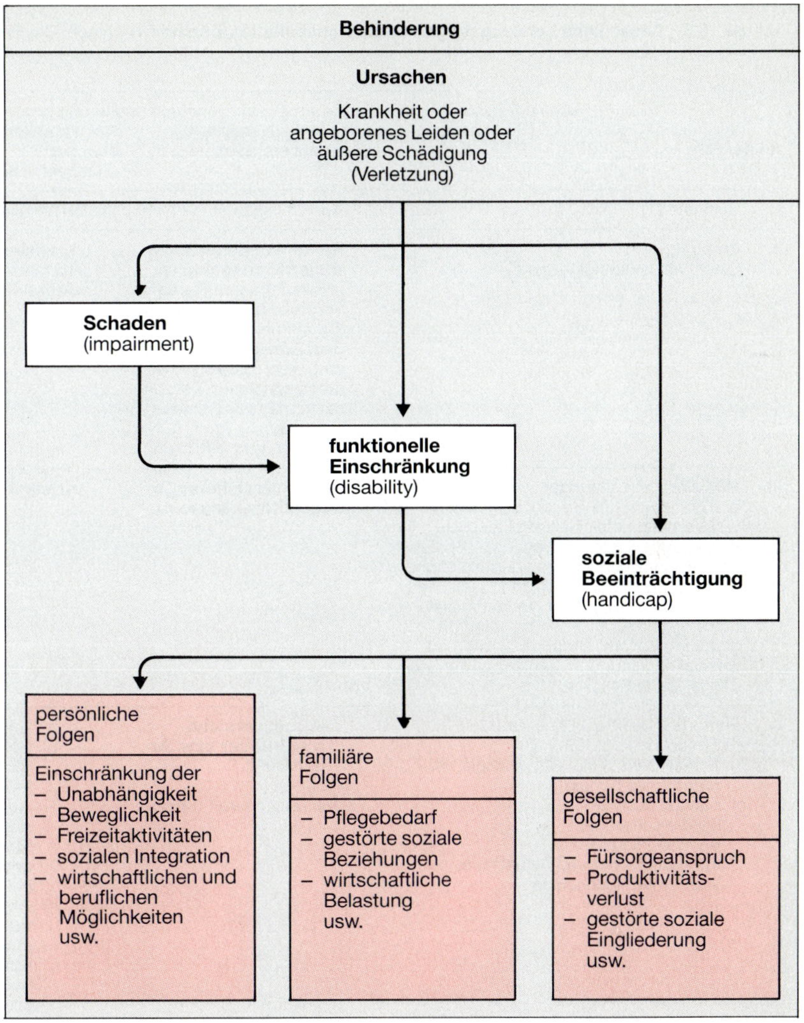


Abb. 18.1 **Der Begriff der Behinderung und seine Klassifikation** (aus Bundesarbeitsgemeinschaft für Rehabilitation: Die Rehabilitation Behinderter. Deutscher Ärzte-Verlag, Köln 1984).

Tabelle 18.**2** Fortsetzung

| Art der Behinderung | Insgesamt Anzahl | % | Männlich Anzahl | % | Weiblich Anzahl | % |
|---|---|---|---|---|---|---|
| Schädelfraktur, Frakturen der Wirbelsäule, des Rumpfskeletts, der Extremitäten; intrakranielle Verletzungen | 60294 | 4,7 | 43093 | 5,6 | 17201 | 3,4 |
| Traumatische Abtrennung von Gliedmaßen oder Teilen von Gliedmaßen (Amputationen) | 18675 | 1,5 | 17686 | 2,3 | 989 | 0,2 |
| Sonstige Verletzungen und Schädigungen | 54424 | 4,2 | 44648 | 6,8 | 8776 | 1,9 |
| Komplikationen nach chirurgischen Eingriffen (einschl. postoperativer Zustände) | 1403 | 0,1 | 894 | 0,1 | 509 | 0,1 |
| Sonstige Krankheiten oder Schäden | 57115 | 4,4 | 26730 | 3,5 | 30385 | 6,0 |
| insgesamt | 1284066 | 100 | 774604 | 100 | 509462 | 100 |

Tabelle 18.3 **Gesetzliche Leistungsträger für die Rehabilitation Behinderter** (nach: Die Rehabilitation Behinderter, 8. Aufl.

| | | 1 | 2 | 3 |
|---|---|---|---|---|
| Art der Hilfe: | Arten der Behinderung (Personenkreis): | Alle Leiden (außer Spalten 5 und 6) und zwar: wenn krankenversichert und rentenversichert | wenn krankenversichert, aber nicht rentenversichert | wenn rentenversichert, aber nicht krankenversichert |
| I. | Auskunft (1) | Auskunftsstellen für Rehabilitation bei allen Leistungsträgern sowie den Versicherungsämtern | | |
| II. | Beratung durch den Leistungsträger (1) | **Rentenversicherungsträger/Krankenkasse;** in Berufsfragen: **Rentenversicherungsträger** im Zusammenwirken mit dem Arbeitsamt; Arbeitsamt, wenn die versicherungsrechtlichen Voraussetzungen zur Rentenversicherung (gem. § 11 SGB VI) nicht erfüllt sind | **Krankenkasse;** in Berufsfragen: **Arbeitsamt** | **Rentenversicherungsträger** in Berufsfragen: im Zusammenwirken mit dem Arbeitsamt: wenn die versicherungsrechtlichen Voraussetzungen zur Rentenversicherung (gem. § 11 SGB VI) nicht erfüllt sind |
| III. | Medizinische Leistungen – insbes.: ärztl. und ggf. zahnärztl. Behandlung, Arznei- und Verbandmittel, Heilmittel einschl. Krankengymnastik, Bewegungs-, Sprach- und Beschäftigungstherapie, Ausstattung mit Körperersatzstücken, orthopädischen und anderen Hilfsmitteln, Belastungserprobung und Arbeitstherapie, statt Behandlung in Krankenhäusern, Kur- und Spezialeinrichtungen, häusliche Krankenpflege | **Rentenversicherungsträger/Krankenkasse** | **Krankenkasse** | **Rentenversicherungsträger,** sonst – soweit nicht Dritte vorrangig verpflichtet – **Sozialhilfeträger** |
| IV. | Förderung des Besuches von: a) Sonderkindergarten, b) Schule (Vorschule, Hauptschule, weiterführende Schule), c) Fachoberschule, Berufsfachschule, Berufsaufbauschule, Fachschule, höhere Fachschule, Akademie, Hochschule | **Rentenversicherungsträger bzw. Arbeitsamt** nur c) in besonderen Fällen | a) **Sozialhilfeträger** b) **Schulträger,** ergänzend Sozialhilfeträger: **Amt für Ausbildungsförderung** (für obere Klassen): **Arbeitsamt** in besonderen Fällen c) **Amt für Ausbildungsförderung,** ergänzend Sozialhilfeträger: **Arbeitsamt:** als Fortbildung oder Umschulung | **Rentenversicherungsträger bzw. Arbeitsamt** nur c) in besonderen Fällen |
| V. | Berufsfördernde Leistungen | **Rentenversicherungsträger** im Zusammenwirken mit dem Arbeitsamt (2); **Arbeitsamt** (s. oben) | **Arbeitsamt** | **Rentenversicherungsträger** im Zusammenwirken mit dem Arbeitsamt (2); **Arbeitsamt** (s. oben) |
| VI. | Ergänzende Leistungen – insbes.: Verletztengeld, Übergangsgeld, Krankengeld, Versorgungskrankengeld, Haushaltshilfe, Reisekosten, Behindertensport, sonst. Leistungen zur Sicherung des Reha-Zieles, soziale Sicherung der Behinderten | **Rentenversicherungsträger/Krankenkasse/Arbeitsamt** (s. oben) | **Krankenkasse;** bei berufsfördernden Maßnahmen: **Arbeitsamt** | **Rentenversicherungsträger/Arbeitsamt** (s. oben) |
| VII. | Nachgehende Hilfe im Arbeitsleben | **Hauptfürsorgestelle** in Zusammenarbeit mit dem **Arbeitsamt** und dem Träger der **Renten-** | | |
| VIII. | Leistungen der Pflegeversicherung um Pflegebedürftigkeit zu vermeiden, zu überwinden, zu mindern oder ihre Verschlimmerung zu verhüten | Krankenkasse als Pflegekasse, Rentenversicherungsträger nur in besonderen Fällen | Krankenkasse als Pflegekasse | **Rentenversicherungsträger** nur in besonderen Fällen |

(1) s. auch „Gesamtvereinbarung über Auskunft und Beratung nach dem Gesetz über die Angleichung der Leistungen zur Rehabilitation" vom 1. Juli 1977.
(2) s. auch „Gesamtvereinbarung über die Beteiligung der Bundesanstalt für Arbeit bei beruflicher Rehabilitation" vom 1. April 1977.
(3) s. auch „Gesamtvereinbarung über die Gewährung vorläufiger Leistungen" vom 1. Januar 1978.

Bundesarbeitsgemeinschaft für Rehabilitation, Frankfurt 1993; Stand: 1. Mai 1992)

| 4 | 5 | 6 | 7 |
|---|---|---|---|
| wenn nicht krankenvers. u. nicht rentenversichert (auch nicht als Familienangehöriger) | Arbeitsunfall einschl. Unfall beim Besuch von Kindergarten, Schule, Hochschule; Berufskrankheit | Kriegs-/Wehrdienstbeschädigung, Impfschäden, Opfer von Gewalttaten o. a. | Alle Leiden (Spalten 1–6), wenn Zuständigkeit ungeklärt |
| und Gesundheitsämtern | | | |
| **Sozialhilfeträger/ Jugendämter** (5) in Berufsfragen: **Arbeitsamt** | **Unfallversicherungsträger;** in Berufsfragen: im Zusammenwirken mit dem Arbeitsamt (2) | **Versorgungsamt** im Zusammenwirken mit der Krankenkasse; in Berufsfragen: im Zusammenwirken mit dem Arbeitsamt (2) **Fürsorgestelle für Kriegsopfer/ Hauptfürsorgestelle** | **vorleistungspflichtiger Träger:** entsprechend Spalte 7 Ziffern III bis VII |
| **Sozialhilfeträger,** soweit nicht Dritte vorrangig verpflichtet **Jugendämter (5)** | **Unfallversicherungsträger** | **Versorgungsamt/ Krankenkasse/ Orthopädische Versorgungsstelle/ Fürsorgestelle für Kriegsopfer** | vorleistungspflichtiger Träger: **Rentenversicherungsträger** (3); für Personenkreis nach Spalte 4: **Sozialhilfeträger** |
| a) **Sozialhilfeträger, Jugendämter** (5) b) Schulträger, ergänzend Sozialhilfeträger; Jugendämter (5), Amt für Ausbildungsförderung (für obere Klassen); Arbeitsamt in besonderen Fällen c) Amt für Ausbildungsförderung, ergänzend Sozialhilfeträger; Jugendämter (5) Arbeitsamt: als Fortbildung oder Umschulung | **Unfallversicherungsträger** | **Hauptfürsorgestelle/ Fürsorgestelle für Kriegsopfer** | vorleistungspflichtiger Träger: **Sozialhilfeträger**, bei berufsfördernden Maßnahmen: **Arbeitsamt** |
| **Arbeitsamt** | **Unfallversicherungsträger** im Zusammenwirken mit dem Arbeitsamt (2) | **Hauptfürsorgestelle** im Zusammenwirken mit dem Arbeitsamt (2) | vorleistungspflichtiger Träger: **Arbeitsamt** (3) |
| **Sozialhilfeträger,** soweit nicht Dritte vorrangig verpflichtet; bei berufsfördernden Maßnahmen: **Arbeitsamt** | **Unfallversicherungsträger;** bei berufsfördernden Maßnahmen im Zusammenwirken mit dem Arbeitsamt | **Fürsorgestelle für Kriegsopfer/ Hauptfürsorgestelle** im Zusammenwirken mit der Krankenkasse; bei berufsfördernden Maßnahmen: im Zusammenwirken mit dem Arbeitsamt; **Versorgungsamt** | vorleistungspflichtiger Träger: **Träger der Grund-Vorleistung** entsprechend Spalte 7 Ziffern III bis V (3) |
| oder **Unfallversicherung,** der die Rehabilitation durchgeführt hat. | | | vorleistungspflichtiger Träger: **Hauptfürsorgestelle** |
| Sozialhilfeträger soweit nicht dritte vorrangig verpflichtet | Unfallversicherungsträger | Versorgungsamt im Zusammenwirken mit der Krankenkasse | Vorleistungspflichtiger Träger: Krankenkasse als Pflegekasse |

(4) = zum „Leistungsumfang" siehe jeweils die Ausführungen bei den einzelnen Trägergruppen
(5) = bei seelisch behinderten oder von einer solchen Behinderung bedrohten jungen Menschen (vgl. S. 36)

Behinderter aufgrund zu kurzer oder nicht vorhandener Vorversicherungszeiten die versicherungsrechtlichen Voraussetzungen der auf S. 41 ff. genannten Sozialleistungsträger nicht, ist die Sozialhilfe leistungspflichtig. Aufgrund der Subsidiarität der Sozialhilfe erfolgt vor einer Leistung der Sozialhilfe die Prüfung der Zuständigkeit aller gegebenenfalls leistungspflichtigen *anderen* Kostenträger. Weiterhin müssen auch das private Einkommen und Vermögen des Behinderten und seiner Familie berücksichtigt werden.

Wenngleich auch jeder Sozialleistungsträger im Rahmen seiner Zuständigkeit die für den einzelnen Behinderten notwendigen Leistungen so vollständig und umfassend wie möglich zu erbringen hat, wird bei der Komplexität vieler Behinderungen und der Vielfältigkeit der zur Rehabilitation dieser Behinderten notwendigen Leistungen die enge und lückenlose Zusammenarbeit mehrerer verschiedener Träger und Rehabilitationseinrichtungen oft unvermeidlich sein. Ihre Verpflichtung zur engen Zusammenarbeit bei der Einleitung und Durchführung von Rehabilitationsmaßnahmen (Nahtlosigkeit) hat der Gesetzgeber im § 5 RehaAnglG festgelegt. Nur so besteht Aussicht auf eine dauerhaft erfolgreiche Rehabilitation, die mehr als die akutklinische Behandlung und vor allem auch „Hilfe zur Selbsthilfe" für den Behinderten sein muß. Rehabilitation soll weiterhin – sofern eine vollständige Heilung der oft chronischen Leiden nicht möglich ist – das „Leben-Lernen mit der Behinderung" ermöglichen und erleichtern. Ein Beispiel, zitiert aus einer Informationsbroschüre der Landesversicherungsanstalten mit dem Titel „Die Rehabilitation", soll dies veranschaulichen:

Den 35jährigen Aufzugsmonteur Peter S. hatte das Schicksal hart getroffen. Wegen eines chronischen Nierenleidens mußte er sich zwei komplizierten Operationen unterziehen. Nach seiner Entlassung aus dem Krankenhaus leitete die zuständige Landesversicherungsanstalt ein umfassendes Rehabilitationsverfahren in die Wege. Zunächst machte S. eine Heilbehandlung (Anschlußheilbehandlung) in einer Fachklinik mit. Dank der gezielten fachärztlichen Therapie, an deren Gelingen S. durch eigenes Bemühen nach besten Kräften mitwirkte, besserte sich sein Gesundheitszustand beträchtlich. Dennoch konnte er nicht in seinen früheren Beruf zurückkehren. Die mit der Arbeit eines Aufzugsmonteurs verbundene Tätigkeit in kalten, zugigen Neubauten und die körperlichen Anstrengungen hätten sein Leiden nach Meinung der Ärzte wieder verschlimmert. Deshalb sah der Plan der Landesversicherungsanstalt in Fortführung der Maßnahmen eine Umschulung vor. S. hatte in einem Beratungsgespräch den Wunsch geäußert, zum Elektroniker ausgebildet zu werden. Ein arbeitspsychologisches Gutachten bestätigte seine Eignung für diesen Beruf. Daraufhin erhielt der Betreute einen Ausbildungsplatz in einem Berufsförderungswerk. Während der „zweiten Lehrzeit" widmete er sich mit vollem Einsatz der nicht einfachen Ausbildung und bestand schließlich die Abschlußprüfung als Elektroniker – Fachrichtung industrielle Elektronik – mit gutem Ergebnis. Von materiellen Sorgen während des gesamten Rehabilitationsverfahrens blieb er verschont, denn die Landesversicherungsanstalt übernahm nicht nur die Behandlungs- und Unterbringungskosten, sondern zahlte zur wirtschaftlichen Sicherstellung der Familie ein Übergangsgeld. Heute ist S. als Elektroniker in der EDV-Abteilung eines Maschinenbauunternehmens beschäftigt. Sein Leiden macht ihm zwar hin und wieder noch Beschwerden, aber für seine neue Berufsarbeit ist es ohne einschränkende Bedeutung.

## 18.3 Zusammenarbeit der Kostenträger und Verfahrensgrundsätze

Alle Rehabilitationsträger, aber auch die ortsansässigen Gemeindebehörden haben Gesunde und Behinderte über die Möglichkeiten und Maßnahmen zur (Wieder-)Eingliederung der Behinderten zu informieren und zu beraten.

Grundlage für jede von der gesetzlichen Sozialversicherung finanzierte Rehabilitationsmaßnahme ist der Antrag des Versicherten (Ausnahme Unfallversicherung), der in der Regel durch die Bescheinigung eines behandelnden Arztes unterstützt wird. Auch für den behandelnden Kassenarzt besteht die Möglichkeit, gemäß § 92 Abs. 5 SGB V (früher § 368s RVO) direkt bei der Krankenkasse die Durchführung von Rehabilitationsmaßnahmen anzuregen. Die Krankenkasse oder jeder andere angesprochene Kostenträger prüft die Zuständigkeit und gibt den Antrag an den zuständigen Kostenträger weiter.

Während für die Gewährung medizinischer Rehabilitationsleistungen der gesetzlichen Krankenversicherung beispielsweise Rehabilitationsziel ist, einer drohenden Behinderung oder Pflegebedürftigkeit vorzubeugen, eine Behinderung zu beseitigen, zu bessern oder eine Verschlimmerung zu verhüten (§ 11 Abs. 2 SGB V), muß bei der gesetzlichen Rentenversicherung die begründete Aussicht auf Wiederherstellung oder wesentliche Besserung einer erheblich gefährdeten oder bereits geminderten Erwerbsfähigkeit § 9 ff. SGB VI bestehen (Tab. 18.**4**).

Die Zuständigkeit richtet sich nach dem verfolgten Ziel (§ 11 Abs. 2 SGB V oder § 9 SGB VI) und nach der Erfüllung der versicherungsrechtlichen Voraussetzungen. Im Zweifelsfall müssen zunächst der Träger der gesetzlichen Rentenversicherung für medizinische Rehabilitationsmaßnahmen und die Bundesanstalt für Arbeit für berufsfördernde Rehabilitationsmaßnahmen (spätestens nach Ablauf einer Frist von 6 Wochen nach Antragstellung des Behinderten) vorläufig Leistungen erbringen.

Die besondere Verantwortung der Träger der gesetzlichen Rentenversicherung – d. h. der Bundesversicherungsanstalt für Angestellte, der Landesversicherungsanstalten (der Arbeiterrentenversicherung), der Bundesbahnversicherungsanstalt, der Bundesknappschaft und der Seekasse – für die Einleitung und Durchführung von medizinischen Rehabilitationsmaßnahmen wird aus dem Grundsatz von § 7 RehaAnglG deutlich, der den *Vorrang der medizinischen und beruflichen Rehabilitation vor Gewährung einer Rente* wegen Minderung der Erwerbsfähigkeit oder wegen Erwerbsunfähigkeit ausspricht. Dies gilt auch für Renten der Unfallversicherung wegen Arbeitsunfällen oder Berufserkrankungen,

Tabelle 18.4 **Leistungen sowie medizinische und versicherungsrechtliche Voraussetzungen bei der Gewährung von Rehabilitationsmaßnahmen der Rentenversicherung** (nach: Rehabilitationsleistungen der Rentenversicherung. Verband deutscher Rentenversicherungsträger, Frankfurt/M. 1988)

| | Medizinische Rehabilitation | Berufliche Rehabilitation | Sonstige Leistungen |
|---|---|---|---|
| **Art der Leistungen** | Stationäre Heilbehandlungen in Kur- und Spezialeinrichtungen, auch als Anschlußheilbehandlung (AHB) im unmittelbaren Anschluß an eine Krankenhausbehandlung. Sie können insbesondere umfassen:<br>– ärztliche Behandlung<br>– Arznei- und Verbandmittel<br>– Heilmittel einschl. Krankengymnastik, Bewegungstherapie, Sprachtherapie und Beschäftigungstherapie<br>– Ausstattung mit Körperersatzstücken, orthopädischen und anderen Hilfsmitteln sowie<br>– Belastungserprobung und Arbeitstherapie | – Leistungen zur Erhaltung oder Erlangung eines Arbeitsplatzes, einschließlich der Leistungen zur Förderung der Arbeitsaufnahme.<br>– Berufsvorbereitung, einschließlich der wegen einer Behinderung erforderlichen Grundausbildung.<br>– beruflichen Anpassung, Fortbildung, Ausbildung und Umschulung, einschließlich eines zur Inanspruchnahme dieser Leistungen erforderlichen schulischen Abschlusses.<br>– Arbeits- und Berufsförderung im Eingangsverfahren und im Arbeitstrainingsbereich einer anerkannten Werkstatt für Behinderte. | Kinderheilbehandlung<br>Nach- und Festigungskuren bei Krebserkrankungen.<br>Leistungen für Versicherte, die eine besonders gesundheitsgefährdende, ihre Erwerbsfähigkeit ungünstig beeinflussende Beschäftigung ausüben. |
| | Ergänzende Leistungen: Übergangsgeld, Beiträge hieraus zur Krankenversicherung, zur Pflegeversicherung, zur Unfallversicherung und zur Bundesanstalt für Arbeit, Reisekosten, Rehabilitationssport, Haushaltshilfe, Prüfungsgebühren, Lernmittel, Arbeitskleidung, Arbeitsgeräte sowie sonstige Leistungen zur Erreichung oder Sicherung des Rehabilitationsziels<br>Beamte und Empfänger von Beamtenversorgung erhalten keine Leistungen | | |
| **Medizinische Voraussetzungen** | Durch Krankheit oder Behinderung ist die Erwerbsfähigkeit erheblich gefährdet oder gemindert und die Leistung kann voraussichtlich die erhebliche Gefährdung beseitigen oder, bei bereits geminderter Erwerbsfähigkeit, eine erhebliche Besserung oder Wiederherstellung erreichen oder Berufs-/Erwerbsfähigkeit (BU/EU) abwenden.<br>Wiederholung der Heilbehandlung nicht vor Ablauf von drei Jahren, es sei denn, die Wiederholung ist aus gesundheitlichen Gründen bereits vorher dringend erforderlich* | | Die erhebliche Gefährdung der Gesundheit des Angehörigen eines Versicherten kann voraussichtlich beseitigt werden, oder seine beeinträchtigte Gesundheit kann voraussichtlich wesentlich gebessert oder wiederhergestellt werden.<br>Wiederholungen bei Nach- und Festigungskuren in aller Regel nur bis zum Ablauf von 3 Jahren nach beendeter Primärbehandlung |
| **Versicherungsrechtliche Voraussetzungen** | Versicherungspflichtige Beschäftigung oder (selbstständige) Tätigkeit**<br>– 6 Monate in den vorausgegangenen 24 Monaten oder<br>– z. Z. ausgeübt und binnen 2 Jahren nach Ausbildungsende aufgenommen oder<br>– 180 Monate Versicherungszeit oder<br>– 60 Monate Versicherungszeit, wenn verminderte Erwerbsfähigkeit besteht oder in absehbarer Zeit zu erwarten ist. | 180 Monate Versicherungszeit<br>oder<br>Bezug einer Rente wegen BU/EU sowie gemäß § 11 Abs. 2 a SGB VI: wenn ohne diese Leistungen Rente wegen verminderter Erwerbsfähigkeit zu leisten wäre oder wenn sie für eine voraussichtlich erfolgreiche Rehabilitation unmittelbar im Anschluß an medizinische Leistungen der Träger der Rentenversicherung erforderlich sind. | Für Angehörige in der Regel dann, wenn der Versicherte die versicherungsrechtlichen Voraussetzungen für medizinische Rehabilitation erfüllt hat<br>aber auch für Bezieher von Altersruhegeld und deren Angehörige sowie für Bezieher von Hinterbliebenenrente |
| **Antrag** | Leistungen werden grundsätzlich nur auf Antrag gewährt.<br>Der Antrag kann beim Rentenversicherungsträger, bei einer seiner Auskunfts- und Beratungsstellen, beim Versicherungsamt, aber auch bei der Krankenkasse oder – zur beruflichen Rehabilitation – beim Arbeitsamt gestellt werden. | | |

* Nach dem „Wachstums- und Beschäftigungs-Förderungsgesetz 1996" (WFG) ist mit einer Regelrehabilitationsdauer für stationäre Reha-Maßnahmen von drei Wochen und mit einer Wiederholungsfrist der Heilbehandlung nicht vor Ablauf von vier Jahren zu rechnen. (Ausnahme: Die Verlängerung der Rehabilitationsdauer bzw. die vorzeitige Wiederholung ist aus gesundheitlichen Gründen dringend erforderlich). Weiterhin ist die Einbringung von zwei Urlaubstagen für jede Woche einer stationären medizinischen Rehabilitationsmaßnahme durch den Versicherten geplant.

** Versicherungszeit = Beitrags- und Ersatzzeiten; Monat = Kalendermonat

die ebenfalls erst nach Überprüfung des Grundsatzes *Rehabilitation vor Rente* gewährt werden sollen.
Zur Vermeidung von Überschneidungen und Lücken bei der Rehabilitation von Behinderten hat der primär zuständige Träger einen *Rehabilitationsgesamtplan* aufzustellen mit dem Ziel einer nahtlosen und zügigen Rehabilitation bis zur vollständigen und dauerhaften (Wieder-)Eingliederung des Versicherten. Die von den verschiedenen Trägern erbrachten Leistungen sollen bei vergleichbaren Behinderungen hierbei dem Umfang und der Qualität nach auch gleichwertig erbracht werden.
Einleitung und Durchführung von Rehabilitationsmaßnahmen dürfen nur mit Zustimmung des Behinderten geschehen. Die Zustimmung äußert sich zum einen im Antrag, aber auch in der aktiven Mitarbeit des Behinderten während der Maßnahme (Mitwirkungspflicht in §§ 60 ff. SGB I).

## 18.4 Medizinische, berufliche, ergänzende und soziale Leistungen zur Rehabilitation

### 18.4.1 Medizinische Leistungen

Die medizinischen Leistungen zur Rehabilitation umfassen neben ärztlicher Behandlung und damit auch krankenpflegerischer Betreuung vor allem die verordneten Arznei- und Verbandmittel sowie Heilmittel einschließlich Krankengymnastik, Bewegungstherapie, Sprachtherapie und Beschäftigungstherapie, die Versorgung mit Körperersatzstücken und anderen Hilfsmitteln sowie die Belastungserprobung und Arbeitstherapie.
Ergänzend zu den obengenannten Leistungen zur medizinischen Rehabilitation, wie sie im RehaAnglG bzw. SGB V und SGB VI aufgeführt sind, haben sich weitere medizinische Leistungen entwickelt, wie z. B. der Bereich der Gesundheitserziehung einschließlich der Diätberatung, die verschiedenen Verfahren der ortsgebundenen physikalischen Therapie (Heilwässer oder Peloide wie Moor- oder Fangoanwendungen), Elektrotherapie oder die Möglichkeiten der Psychotherapie.
Die medizinischen Leistungen werden ambulant, teilstationär, vor allem aber stationär in Kur- und Spezialeinrichtungen sowie in Rehabilitationskliniken (einschließlich Unterkunft und Verpflegung) erbracht. Das Spektrum der in Frage kommenden Kur- und Spezialeinrichtungen reicht dabei von der Unterbringung in Privatpensionen bei Kuranwendungen im Kurmittelhaus und badeärztlicher Betreuung („offene Badekur") über Kurkliniken bis hin zu hochspezialisierten Schwerpunktkliniken wie etwa zur Durchführung von Anschlußheilbehandlungen nach einem Aufenthalt im Akutkrankenhaus bei ausgewählten Indikationen. Hinzu kommen zunehmend regionale Angebote teilstationärer und ambulanter Rehabilitationsmaßnahmen.

### 18.4.2 Berufsfördernde Leistungen

Während die medizinischen Leistungen zur Rehabilitation alle Hilfestellungen zur Vorbeugung, Besserung oder Beseitigung einer Behinderung bzw. zur Verhütung ihrer Verschlimmerung am Patienten selbst beinhalten, umfassen die berufsfördernden Leistungen solche Maßnahmen, welche die Erwerbsfähigkeit des Behinderten am Arbeitsplatz erhalten, bessern, herstellen oder wiederherstellen sollen mit dem Ziel einer möglichst dauerhaften (Wieder-)Eingliederung. Neben Hilfen zur Erlangung oder zum Erhalt eines Arbeitsplatzes (einschließlich Kraftfahrzeugbeihilfe) und Leistungen zur Förderung der Arbeitsaufnahme sowie Eingliederungshilfen an den Arbeitgeber sind hier vor allem auch Maßnahmen der Berufsfindung und Arbeitserprobung, der Berufsvorbereitung sowie der beruflichen Anpassung, Fortbildung, Ausbildung und Umschulung zu nennen. Ist der Behinderte nicht mehr in der Lage, eine angemessene und geeignete Erwerbs- oder Berufstätigkeit auf dem allgemeinen Arbeitsmarkt auszuüben, gilt es unter Umständen, ihm eine Tätigkeit in einer Werkstatt für Behinderte (S. 114) zu ermöglichen.
Wie auch bei den stationären medizinischen Rehabilitationsleistungen kann die berufsfördernde Rehabilitationsleistung auch die Übernahme der Kosten für Unterkunft und Verpflegung beinhalten, wenn dies für die Teilnahme an der Maßnahme erforderlich ist.
Ähnlich wie bei den medizinischen Rehabilitationsmaßnahmen erfordert auch die Gewährung beruflicher Rehabilitationsmaßnahmen eine hinreichende Aussicht auf erfolgreichen Abschluß der Maßnahmen.
In den letzten Jahren hat die *berufliche Umschulung* von Behinderten an Bedeutung gewonnen. Die Kostenträger belegen für Maßnahmen dieser Art Berufsförderungswerke, die sich für die Ausbildung Behinderter besonders eignen und in denen zugleich eine ausbildungsbegleitende medizinische Betreuung möglich ist. Lehrkräfte mit berufsspezifischem Wissen sowie neuartige Unterrichtsformen und Lernsysteme sorgen für eine praxisnahe Umschulung. Psychologische und sozialberatende Dienste bieten darüber hinaus den Betreuten Hilfen bei der Bewältigung ihrer Probleme. Der neue Beruf soll sich auf vorhandene Anlagen und erworbene Fähigkeiten stützen, dem Streben nach beruflichem Fortkommen und sozialem Aufstieg entsprechen und auf dem Arbeitsmarkt Zukunft haben. Die Ausbildung schließt mit einer ordentlichen Prüfung ab – in der Regel vor der Industrie- und Handelskammer oder Handwerkskammer – die durch ein Abschlußzeugnis belegt wird. Damit ist der Nachweis einer vollwertigen Berufsausbildung erbracht. Berufsumschulungen, die zu einer solchen neuen, Berufsausbildung führen, sollen die Dauer von zwei Jahren nicht überschreiten.
Zur Beseitigung von Lücken an Schulkenntnissen usw. werden bei Bedarf vor einer Umschulung zusätzlich *Vorförderungsmaßnahmen* durchgeführt. Ihre Dauer (in der Regel drei Monate) wird nicht auf den Umschulungszeitraum von höchstens zwei Jahren angerechnet.

### 18.4.3 Sonstige Leistungen

Neben medizinischen und berufsfördernden Leistungen bestehen für die gesetzliche Rentenversicherung Möglichkeiten, sonstige Leistungen auf der Basis des § 31 SGB VI zu erbringen. Diese sonstigen Leistungen sind nicht unmittelbar an die erfolgreiche Wiederherstellung einer erheblich gefährdeten oder bereits geminderten Erwerbsfähigkeit gebunden, sondern kommen teilweise auch nicht erwerbstätigen Versicherten und ihren Angehörigen zugute (z. B. stationäre Nach- und Festigungskuren bei Krebserkrankungen für Hausfrauen). Diese Nach- und Festigungskuren können nach den hierzu ergangenen Richtlinien in der Regel maximal bis zum Ablauf von drei Jahren nach beendeter Primärbehandlung der Tumorerkrankung gewährt werden und dauern drei bis vier Wochen.
Eine andere Form sonstiger Leistungen des Rentenversicherungsträgers sind die stationären Kinderheilbehandlungen für Kinder von rentenversicherten Erwerbstätigen (Regeldauer vier bis sechs Wochen) oder die drei Wochen dauernden Leistungen für Versicherte, die eine besonders gesundheitsgefährdende, ihre Erwerbsfähigkeit ungünstig beeinflussende Beschäftigung ausüben.

### 18.4.4 Ergänzende Leistungen

Neben den medizinischen und beruflichen Rehabilitationsleistungen können ergänzend folgende Leistungen zur *wirtschaftlichen Sicherung* des Behinderten und seiner Familie während der Rehabilitationsmaßnahme von den Kostenträgern gewährt werden:

- Krankengeld, Versorgungskrankengeld, Verletztengeld oder Übergangsgeld,
- Beiträge zur gesetzlichen Kranken-, Pflege-, Unfall- und Rentenversicherung sowie zur Arbeitslosenversicherung,
- Übernahme der erforderlichen Kosten, die mit einer berufsfördernden Leistung in unmittelbarem Zusammenhang stehen,
- Übernahme der erforderlichen Reisekosten,
- Rehabilitationssport in Gruppen und unter ärztlicher Betreuung,
- Haushaltshilfe unter bestimmten Voraussetzungen,
- sonstige Leistungen.

Die ergänzenden Barleistungen wie Krankengeld und Übergangsgeld errechnen sich bei Arbeitnehmern in abgestuften prozentualen Anteilen aus dem vor Beginn der Rehabilitationsmaßnahme erzielten Arbeitsentgelt. Sie dürfen das durch die Rehabilitationsmaßnahme entgangene Nettoentgelt nicht übersteigen.

### 18.4.5 Soziale Rehabilitation

Die Möglichkeiten der medizinischen und beruflichen Rehabilitation dienen genauso wie die pädagogische bzw. schulische Rehabilitation der gesellschaftlichen (Wieder-)Eingliederung des Behinderten in Arbeit, Beruf und Privatleben. Am Ende einer erfolgreichen Rehabilitation sollte der Behinderte in jeder Hinsicht und unter Berücksichtigung seiner Erfahrungen, Fähigkeiten und Neigungen bei möglichst vollständiger sozialer Einbindung wieder eingegliedert sein. Es ist damit das Ziel aller Maßnahmen, die soziale Benachteiligung in den verschiedenen Bereichen sozialen Lebens (Familie, Arbeit, Kultur, Freizeit) zu bewältigen. Dabei kommt der sog. sozialen Rehabilitation besondere Bedeutung zu. Allgemein wird hierunter das Bündel von Maßnahmen verstanden, das darauf ausgerichtet ist, *die Teilnahme am Leben in der Gesellschaft zu ermöglichen.*
Für die soziale Rehabilitation kommen vor allem „Leistungen zur Eingliederung Behinderter" gemäß § 29 Abs. 1 Nr. 3 SGB I in Betracht:
Leistungen zur allgemeinen sozialen Eingliederung, insbesondere Hilfen

- zur Entwicklung der geistigen und körperlichen Fähigkeiten vor Beginn der Schulpflicht;
- zur angemessenen Schulbildung einschließlich der Vorbereitung hierzu;
- für Behinderte, die nur praktisch bildbar sind, zur Ermöglichung einer Teilnahme am Leben in der Gemeinschaft;
- zur Ausübung einer angemessenen Tätigkeit, soweit berufsfördernde Leistungen nicht möglich sind;
- zur Ermöglichung und Erleichterung der Verständigung mit der Umwelt;
- zur Erhaltung, Besserung und Wiederherstellung der körperlichen und geistigen Beweglichkeit sowie des seelischen Gleichgewichts;
- zur Ermöglichung und Erleichterung der Besorgung des Haushalts;
- zur Verbesserung der wohnungsmäßigen Unterbringung;
- zur Freizeitgestaltung und zur sonstigen Teilnahme am gesellschaftlichen und kulturellen Leben.

*Leistungsträger* ist bei diesen Maßnahmen insbesondere die Sozialhilfe mit ihren nach dem Bundessozialhilfegesetz vorgesehenen Leistungen der Eingliederungshilfe für Behinderte (§ 39, 47 BSHG). Als Teil öffentlicher Fürsorge unterliegen diese Sozialhilfeleistungen an Behinderte im Grundsatz den gleichen Voraussetzungen wie Leistungen an Personen, die sich in einer anderen besonderen Lebenslage, z. B. Krankheit und Alter, befinden.

## 18.5 Aufgaben der Krankenpflege in der Rehabilitation

Die Fortschritte der Medizin führten in den letzten Jahren dazu, daß die Zahl der Patienten, die an schweren chronischen Krankheiten leiden, zugenommen hat. Die Betreuung dieser Patienten erfordert ein hohes Maß an Erfahrung und Kompetenz vom therapeutischen Team und insbesondere vom Pflegepersonal. Krankenschwestern und Krankenpfleger müssen in diesem Rahmen bei ihren Patienten ein vertrauensvolles Klima schaffen, in dem sie als kompetente Gesprächspartner und Berater des Patienten tätig werden. Gerade das Pflegepersonal ist hierzu besonders geeignet, da es die meiste Zeit am Patienten verbringt und oft intensiver als Ärzte die Ängste, Nöte und Probleme der Patienten kennenlernt.

Wenn auch diese quasi psychosoziale Betreuung parallel von Ärzten, Psychologen und Sozialarbeitern im Krankenhaus vorgenommen werden sollte, so liegt hierin noch unzweifelhaft auch ein Betätigungsfeld des Pflegepersonals. Durch die unmittelbare Patientennähe und die im Patient-Krankenpfleger-Kontakt oft geringere Hemmschwelle kann das Pflegepersonal nicht nur wichtiger Vermittler zwischen Arzt und Patient sein, sondern ein erster kompetenter Ratgeber des Behinderten hinsichtlich seiner Chancen und Möglichkeiten, aber auch seiner Rechte und Pflichten während der einzelnen Rehabilitationsmaßnahme und der gesamten Rehabilitationskette. Ganz gleich, in welcher Phase und in welcher Einrichtung der medizinischen Rehabilitation die Krankenschwester bzw. der Krankenpfleger tätig ist, Grundkenntnisse der Rehabilitation und zum Rehabilitationsgesamtplan sind unerläßlich, um eine gezielte und differenzierte Einordnung des eigenen Tätigkeitsbereiches in den Gesamtplan und eine qualifizierte Beratung des Behinderten innerhalb des Gesamtplanes sicherstellen zu können.

Die Arbeits- und Aufgabenschwerpunkte des Pflegepersonals beinhalten damit zusätzliche Aufgabenschwerpunkte wie die Gesprächsführung mit Patienten und Angehörigen, die Mitarbeiterführung auf der Station und die Mitarbeit im interdisziplinären Therapeutenteam der Rehabilitationsklinik, wobei gerade die Krankenschwester bzw. der Krankenpfleger aufgrund der Mittler- und Zentralfunktion ein hohes Maß an eigenverantwortlicher, selbständiger Arbeit zu leisten hat.

## 18.6 Leitsätze der Rehabilitation

1. Das Konzept der Weltgesundheitsorganisation unterscheidet zwischen dem ärztlich festgestellten objektiven Schaden (impairment), der in der Regel hieraus folgenden funktionellen Einschränkung (disability) und der als Folge aus beidem zu erwartenden sozialen Beeinträchtigung (handicap). Hieraus entstehen im allgemeinen sowohl persönliche als auch familiäre und gesellschaftliche Folgen.
2. Inhalt der Rehabilitation ist die Gesamtheit aller medizinischen, berufsfördernden, sozialen und ergänzenden Maßnahmen, Leistungen und Hilfen mit dem Ziel, körperlich, geistig oder seelisch Behinderte nach Möglichkeit auf Dauer in Arbeit, Beruf und Gesellschaft (wieder) einzugliedern.
3. Um das teilweise komplexe Zusammenwirken verschiedener Kostenträger und Rehabilitationseinrichtungen sicherzustellen sowie zur Vermeidung von Überschneidungen und Lücken bei der Rehabilitation des Behinderten hat der primär zuständige Kostenträger einen Rehabilitationsgesamtplan aufzustellen mit dem Ziel einer nahtlosen und zügigen Rehabilitation bis zur vollständigen und dauerhaften (Wieder-)Eingliederung des Behinderten (Prinzip der Nahtlosigkeit).
4. Die wesentlichsten Bereiche der Rehabilitation in der Bundesrepublik Deutschland sind die medizinische, die berufliche und die soziale Rehabilitation.
5. Vor Gewährung einer Rente wegen Berufs- oder Erwerbsunfähigkeit ist der Grundsatz „Rehabilitation vor Rente" zu berücksichtigen, d. h., es ist zu prüfen, inwieweit eine mögliche Frühberentung durch gezielte medizinische oder berufliche Rehabilitationsmaßnahmen vermieden werden kann.
6. Das Ziel einer medizinischen Rehabilitationsmaßnahme ist u. a. abhängig vom zuständigen Kostenträger. Bei Zuständigkeit der gesetzlichen Krankenversicherung ist dies im wesentlichen, „einer drohenden Behinderung oder Pflegebedürftigkeit vorzubeugen, eine Behinderung zu beseitigen, zu bessern oder eine Verschlimmerung zu verhüten. (§ 11 Abs. 2 SGB V), bei der gesetzlichen Rentenversicherung die „Wiederherstellung oder wesentliche Besserung einer erheblich gefährdeten oder bereits geminderten Erwerbsfähigkeit" (§ 9 ff. SGB VI, Tab. 18.**4**). Es ist das Ziel berufsfördernder Rehabilitationsleistungen, den Betreuten möglichst auf Dauer beruflich einzugliedern (§ 16 ff. SGB VI, Tab. 18.4).
7. Ergänzende Leistungen können zur wirtschaftlichen Sicherung des Behinderten und seiner Familie während der Durchführung einer Rehabilitationsmaßnahme dienen (Tab. 18.**4**).
8. Alle gesetzlichen Leistungsträger können Leistungen nur im Rahmen ihrer Zuständigkeit und bei Erfüllung der versicherungsrechtlichen Voraussetzungen erbringen: die Träger der gesetzlichen Krankenversicherung vorrangig Leistungen zur medizinischen Rehabilitation, die Träger der gesetzlichen Rentenversicherung Leistungen zur medizinischen und beruflichen Rehabilitation, die Bundesanstalt für Arbeit Leistungen zur beruflichen Rehabilitation. Die Träger der gesetzlichen Unfallversicherung können bei Vorliegen ihrer Zuständig-

keit medizinische, schulische und pädagogische sowie berufliche und soziale Rehabilitationsleistungen erbringen. Das gleiche Leistungsspektrum gilt auch für die Träger der Sozialhilfe, sofern keiner der anderen Kostenträger zuständig ist.

In der sozialen Pflegeversicherung gibt es seit dem 1. 1. 1995 ebenfalls gesetzliche Vorschriften, nach denen im Einzelfall die Frage geeigneter und zumutbarer Leistungen zur Rehabilitation durch die Pflegekasse zu prüfen ist.

Die Pflegekasse kann ambulante medizinische Leistungen zur Rehabilitation ausnahmsweise auch vorläufig erbringen, wenn eine sofortige Leistungserbringung erforderlich ist (§§ 31 u. 32 SGB XI).

9. Leistungen zur sozialen Eingliederung sind beispielsweise Hilfen zur Entwicklung geistiger und körperlicher Fähigkeiten vor Beginn der Schulpflicht; Leistungen zur angemessenen Schulbildung; Hilfen für Behinderte, die nur praktisch bildbar sind, zur Ermöglichung ihrer Teilnahme am Leben in der Gemeinschaft. Soweit berufsfördernde Leistungen nicht möglich sind, gehören hierzu auch Hilfen zur Ausübung einer angemessenen Tätigkeit. Weiterhin können Leistungen zur allgemeinen sozialen Eingliederung beinhalten: Hilfen zur Ermöglichung und Erleichterung der Verständigung mit der Umwelt; zur Erhaltung, Besserung und Wiederherstellung der körperlichen und geistigen Beweglichkeit; zur Ermöglichung und Erleichterung der Besorgung des eigenen Haushalts; zur Verbesserung der wohnungsmäßigen Unterbringung; zur Freizeitgestaltung; zur allgemeinen Teilnahme am gesellschaftlichen und kulturellen Leben.
10. Bei den medizinischen und berufsfördernden Leistungen ist die Zuständigkeit und Leistungspflicht der Kostenträger definiert, sofern die versicherungsrechtlichen und medizinischen Voraussetzungen gegeben sind und die trägerspezifischen Aufgaben zutreffen. Für die sozialen Eingliederungshilfen gilt hingegen der Grundsatz, daß Leistungen der Sozialhilfe zur Eingliederung für Behinderte, die über ausreichendes Einkommen und Vermögen zur Selbsthilfe verfügen, nicht gewährt werden können.

### Weiterführende Literatur

Ade, G., R. W. Heckl, W. Schell: Rehabilitation in der Krankenpflege. Thieme, Stuttgart 1990

Blohmke, M.: Ökologischer Kurs: Teil Sozialmedizin, 2. Aufl. Enke, Stuttgart 1986

Blohmke, M., C. v. Ferber, K. P. Kisker, H. Schaefer: Handbuch der Sozialmedizin, Bd. I–III. Enke, Stuttgart 1975–1977

Bundesarbeitsgemeinschaft für Rehabilitation: Die Rehabilitation Behinderter – Wegweiser für Ärzte. Deutscher Ärzte-Verlag, 2. Auflage, Köln 1994

Bundesarbeitsgemeinschaft für Rehabilitation: Wegweiser – Eingliederung von Behinderten in Arbeit, Beruf und Gesellschaft. 9. Aufl. Frankfurt/M. 1995

Deutsche Vereinigung für die Rehabilitation Behinderter: Praktische Hilfen für Körperbehinderte, Loseblattsammlung, 3. Aufl. Heidelberg 1983

Deutsche Vereinigung für die Rehabilitation Behinderter/Bundesarbeitsgemeinschaft für Rehabilitation: Rehabilitation Behinderter – Hinweise für Beratungsdienste. Rehabilitation 22, Sonderband 1983

Greul, W., Rehabilitative Medizin systematisch, Uni-Med Verlag, Lorch/Württ., 1995

Jochheim, K.-A., J. F. Scholz: Rehabilitation, Bd. I–III. Thieme, Stuttgart 1975

Jochheim, K.-A. u. a.: Einrichtungen der medizinischen Rehabilitation. Schriftenreihe des Bundesministers für Jugend, Familie und Gesundheit, Bd. 39. Kohlhammer, Stuttgart 1977

Kolb, R., E. Seidel: Rehabilitationsrecht, Kommentar. Aschendorff, Münster/Westf. 1985

Silomon, H., R. Brennecke, C. v. Ferber, U. Laaser: Sozialmedizin, Sozialrecht, Gesundheitsökonomie. Springer, Berlin 1986

SGB-Sozialgesetzbuch mit aktuellen Nebengesetzen. Stand Januar 1996. Bundesversicherungsanstalt für Angestellte – Landesversicherungsanstalten – im Verband Deutscher Rentenversicherungsträger.

Viefhues, H.: Lehrbuch der Sozialmedizin. Kohlhammer, Stuttgart 1981

*Zeitschriften*

Das Gesundheitswesen. Thieme, Stuttgart

Prävention. Deutscher Bundes-Verlag, Bonn

Praxis der klinischen Verhaltensmedizin und Rehabilitation. Modernes Lernen, Dortmund

Die Rehabilitation. Thieme, Stuttgart

Die Sozialversicherung. Rausch, Heidelberg

Prävention und Rehabilitation ‚Dustri', München sowie die vielen Informationsbroschüren, regelmäßigen Zeitschriften und Nachrichtenhefte der gesetzlichen Sozialversicherung

## Anschriften der Krankenversicherung

Es wird davon ausgegangen, daß Behinderten, die selbst oder deren Familienangehörige bei einer gesetzlichen Krankenkasse versichert sind, die Anschrift der Krankenkasse bzw. der entsprechenden Zweigstelle bekannt ist. Die Anschriften der Spitzenverbände der gesetzlichen Krankenkassen lauten:

**AOK-Bundesverband**
Kortrijker Straße 1
53177 Bonn
Telefon (02 28) 8 43-0

**Verband der Angestellten-Krankenkassen e. V.**
Frankfurter Straße 84
53721 Siegburg
Telefon (0 22 41) 10 81

**Bundesverband der Betriebskrankenkassen**
Kronprinzenstraße 6
45128 Essen
Telefon (02 01) 1 79-01

**Verband der Arbeiter-Ersatzkassen e. V.**
Frankfurter Straße 84
53721 Siegburg
Telefon (0 22 41) 10 81

**Bundesverband der Innungskrankenkassen**
Kölner Straße 1–5
51429 Bergisch Gladbach
Telefon (0 22 04) 4 40

**Bundesknappschaft Abteilung I**
Königsallee 175
44789 Bochum
Telefon (02 34) 3 04-0

**Bundesverband der landwirtschaftlichen Krankenkassen**
Weißensteinstraße 72
34131 Kassel
Telefon (05 61) 9359-0

**See-Krankenkasse**
Reimerstwiete 2
20457 Hamburg
Telefon (0 40) 3 61 37-0

## Anschriften der Rentenversicherung

**Verband Deutscher Rentenversicherungsträger**
Eysseneckstraße 55
60322 Frankfurt/M.
Telefon (0 69) 15 22-0

**Träger der Rentenversicherung der Arbeiter**

*Landesversicherungsanstalten*

**Baden**
Gartenstraße 105
76135 Karlsruhe
Telefon (07 21) 8 25-0

**Hessen**
Städelstraße 28
60596 Frankfurt
Telefon (0 69) 60 52-0

**Niederbayern-Oberpfalz**
Am alten Viehmarkt 2
84028 Landshut
Telefon (08 71) 81-0

**Oberbayern**
Thomas-Dehler-Straße 3
81737 München
Telefon (0 89) 67 81-0

**Oberfranken und Mittelfranken**
Wittelsbacherring 11
95444 Bayreuth
Telefon (09 21) 6 07-0

**Schwaben**
An der Blauen Kappe 18
86152 Augsburg
Telefon (08 21) 5 00-0

**Unterfranken**
Friedenstraße 14
97072 Würzburg
Telefon (09 31) 8 02-0

**Württemberg**
Adalbert-Stifter-Straße 105
70437 Stuttgart
Telefon (07 11) 8 48-1

**Braunschweig**
Kurt-Schumacher-Straße 20
38102 Braunschweig
Telefon (05 31) 70 06-0

**Freie und Hansestadt Hamburg**
Überseering 10
22297 Hamburg
Telefon (0 40) 63 81-0

**Hannover**
Lange Weihe 2
30880 Laatzen
Telefon (05 11) 8 29-1

**Oldenburg-Bremen**
Huntestraße 11
26135 Oldenburg
Telefon (04 41) 2 33-1

**Rheinprovinz**
Königsallee 71
40215 Düsseldorf
Telefon (02 11) 937-0

**Schleswig-Holstein**
Kronsforder Allee 2–6
23560 Lübeck
Telefon (04 51) 4 85-0

**Westfalen**
Gartenstraße 194
48147 Münster
Telefon (02 51) 2 38-0

**Rheinland-Pfalz**
Eichendorffstraße 4–6
67346 Speyer
Telefon (0 62 32) 17-0

**f. d. Saarland**
Martin-Luther-Straße 2–4
66125 Saarbrücken
Telefon (06 81) 30 93-0

**Berlin**
Messedamm 1
14055 Berlin
Telefon (0 30) 30 02-1

**Brandenburg**
Kosmonautensteig 16
15236 Frankfurt/Oder
Telefon (03 35) 54 58 31

**Mecklenburg-Vorpommern**
Neustrelitzer Straße 120
17033 Neubrandenburg
Telefon (03 95) 4 45-0

**Sachsen**
Georg-Schumann-Straße 146
04159 Leipzig
Telefon (03 41) 2 17 9-0

**Sachsen-Anhalt**
Paracelsusstraße 21
06114 Halle
Telefon (03 45) 51 00-0

**Thüringen**
Kranichfelder Straße 3
99097 Erfurt
Telefon (03 61) 4 82-0

*Sonderanstalten*

**Bundesbahn-Versicherungsanstalt**
Karlstraße 4–6
60329 Frankfurt
Telefon (0 69) 2 65-1

**Seekasse**
Reimerstwiete 2
20457 Hamburg
Telefon (0 40) 3 61 37-0

**Träger der Rentenversicherung der Angestellten**

Bundesversicherungsanstalt
für Angestellte
Ruhrstraße 2
10709 Berlin
Telefon (0 30) 8 65-1

**Träger der Knappschaftlichen Rentenversicherung**
Bundesknappschaft
Pieperstraße 14–28
44789 Bochum
Telefon (02 34) 3 04-0

## Anschriften der überörtlichen Träger der Sozialhilfe

**Bundesarbeitsgemeinschaft der überörtlichen Träger der Sozialhilfe**
Ernst-Frey-Straße 9
76135 Karlsruhe
Telefon (07 21) 81 07-2 79

**Baden-Württemberg**
Landeswohlfahrtsverband Baden
– Landessozialamt -
Ernst-Frey-Straße 9
76135 Karlsruhe
Telefon (07 21) 81 07-0
Landeswohlfahrtsverband
Württemberg-Hohenzollern
– Landessozialamt -
Lindenspürstraße 39
70176 Stuttgart
Telefon (07 11) 63 75-0

**Bayern**
Bezirk Mittelfranken
- Sozialverwaltung -
Thurnitzstr. 28
91522 Ansbach
Telefon (09 81) 18 09-0
Bezirk Oberfranken
- Sozialverwaltung -
Cottbacher Str. 23
95445 Bayreuth
Telefon (09 21) 80 30
Bezirk Niederbayern
- Sozialverwaltung -
Maximilianstr. 15
84028 Landshut
Telefon (08 71) 2 08 01
Bezirk Unterfranken
- Sozialverwaltung -
Petersplatz 9
97070 Würzburg
Telefon (09 31) 3 80-1
Bezirk Schwaben
- Sozialverwaltung -
Hafnerberg 10
88152 Augsburg
Telefon (08 21) 31 01-1
Bezirk Oberbayern
- Sozialverwaltung -
Maximilianstraße 39
80538 München
Telefon (0 89) 41 77-1
Bezirk Oberpfalz
- Sozialverwaltung -
Ägidienplatz 1
93047 Regensburg
Telefon (09 41) 56 80-0

**Brandenburg**
Landesamt für Soziales und
Versorgung des Landes
Brandenburg
Weinbergstraße 10
03050 Cottbus
Telefon (03 55) 4 81-0

**Berlin**
Der Senator für Arbeit und
Soziales
An der Urania 12
10787 Berlin
Telefon (0 30) 2 12 21

**Bremen**
Der Senator für Jugend, Gesundheit
und Soziales
- Landessozialamt -
Bahnhofsplatz 29
28195 Bremen
Telefon (04 21) 36 10

**Hamburg**
Behörde für Arbeit, Gesundheit
und Soziales
- Landessozialamt -
Hamburger Straße 47
22083 Hamburg
Telefon (0 40) 2 91 88-1
Behörde für Arbeit,
Gesundheit u. Soziales
- Landessozialamt -
Kaiser-Wilhelm-Str. 85
22083 Hamburg
Telefon (0 40) 3 50-30

**Hessen**
Landeswohlfahrtsverband Hessen
- Landessozialamt -
Kölnische Straße 30
34117 Kassel
Telefon (05 61) 10 04-0

**Mecklenburg-Vorpommern**
Der Sozialminister des Landes
Mecklenburg-Vorpommern
Werderstraße 124
19055 Schwerin
Telefon (03 85) 588-0

**Niedersachsen**
Landessozialamt Niedersachsen
- Abteilung für Sozialhilfe -
Domhof 1
31134 Hildesheim
Telefon (0 51 21) 3 04-1

**Nordrhein-Westfalen**
Landschaftsverband Rheinland
- Überörtlicher Träger der Sozialhilfe -
Kennedy-Ufer 2
50679 Köln
Telefon (02 21) 8 09-0
Landschaftsverband Westfalen-Lippe
- Abt. f. Sozialhilfe
und Sonderschulen -
Freiherr-v.-Stein-Platz 1
48147 Münster
Telefon (02 51) 5 91-01

**Rheinland-Pfalz**
Landesamt für Jugend und
Soziales Rheinland-Pfalz Sozialabtlg.
Rheinallee 97–101
55118 Mainz
Telefon (0 61 31) 96 70

**Saarland**
Der Minister für Frauen, Arbeit,
Gesundheit und Soziales
- Überörtlicher Träger der Sozialhilfe -
Franz-Josef-Röder-Straße 23
66119 Saarbrücken
Telefon (06 81) 5 01-1

**Sachsen**
Sächsisches Landesamt
für Sozialhilfe
Thomasiusstraße 1
04109 Leipzig
Telefon (03 41) 71 77-0

**Sachsen-Anhalt**
Landesamt für Versorgung und
Soziales des Landes
Sachsen-Anhalt
Neustädter Passage 9
06122 Halle a. d. Saale
Telefon (03 45) 6 25-0

**Schleswig-Holstein**
Ministerium für Arbeit,
Gesundheit und Soziales
Adolf-Westphal-Str. 4
24143 Kiel
Telefon (04 31) 9 88-0

**Thüringen**
Landesamt für Soziales und Familie
Thüringen
Abteilung 6 – Landessozialamt -
Am Drachenberg 4
98617 Meiningen
Telefon (0 36 93) 4 60-0

### Anschriften der Verbände der Freien Wohlfahrtspflege

Außer den gesetzlichen Trägern der Rehabilitation werden von der Freien Wohlfahrtspflege umfangreiche Hilfen für Behinderte gewährt. Auskünfte sind auf Bundesebene bei folgenden Adressen zu erhalten:*)

Bundesarbeitsgemeinschaft der
Freien Wohlfahrtspflege e. V.
Franz-Lohe-Straße 17
53129 Bonn
Telefon (02 28) 2 26-1

**Verbände der Freien Wohlfahrtspflege:**
Arbeiterwohlfahrt
- Bundesverband e. V. -
Oppelner Straße 130
53119 Bonn
Telefon (02 28) 6 68 50
Deutscher Caritasverband e. V.
Karlstraße 40
74104 Freiburg
Telefon (07 61) 2 00-0
Deutsches Rotes Kreuz e. V.
Friedrich-Ebert-Allee 71
53113 Bonn
Telefon (02 28) 54 11
Zentralwohlfahrtsstelle der
Juden in Deutschland e. V.
Hebelstraße 6
60318 Frankfurt
Telefon (0 69) 43 02 06-08
Diakonisches Werk
der Evangelischen Kirche
in Deutschland e. V.
Stafflenbergstraße 76
70184 Stuttgart
Telefon (07 11) 21 59-0

Deutscher Paritätischer
Wohlfahrtsverband e. V.
– Gesamtverband e. V. -
Heinrich-Hoffmann-Straße 3
60528 Frankfurt
Telefon (0 69) 67 06-0

### Anschriften der Einrichtungen der Berufsbildung, Berufsförderung und der Werkstätten für Behinderte

Wegen der Vielzahl dieser Einrichtungen werden nur die jeweiligen Anschriften der Bundesarbeitsgemeinschaften genannt, bei denen nähere Auskünfte zu erhalten sind:

Bundesarbeitsgemeinschaft
der Berufsbildungswerke
Waldwinkler Straße 1
84544 Aschau am Inn
Telefon (0 86 38) 6 42 50
Arbeitsgemeinschaft Deutscher
Berufsförderungswerke
August-Krogmann-Straße 52
22159 Hamburg
Telefon (0 40) 64 58 12 01
Bundesarbeitsgemeinschaft der
Werkstätten für Behinderte e. V.
Sonnemannstraße 5
60314 Frankfurt
Telefon (0 69) 43 99 05
Bundesarbeitsgemeinschaft der
medizinisch-beruflichen
Rehabilitationseinrichtungen
Waldstraße 2–10
53177 Bonn
Telefon (02 28) 38 12 06

### Anschriften von Behindertenverbänden

Wertvolle Unterstützung erhalten Behinderte durch die Behindertenverbände und Selbsthilfeorganisationen. Nachfolgend einige Hinweise von Bundesverbänden der Behinderten:

Bund der Kriegsblinden
Deutschlands e. V.
Schuhmannstraße 35
53113 Bonn
Telefon (02 28) 21 31 34
Bundesarbeitsgemeinschaft der Clubs
Behinderter und ihrer Freunde e. V.
Eupener Straße 5
55131 Mainz
Telefon (0 61 31) 22 55 14
Deutscher Schwerhörigenbund e. V.
Wagnerstr. 42
22081 Hamburg
Telefon (0 40) 2 99 72 65
Reichsbund der Kriegs- und
Wehrdienstopfer, Behinderten,
Sozialrentner und Hinterbliebenen e. V.
Beethovenallee 56–58
53173 Bonn
Telefon (02 28) 36 30 71
Bund Deutscher Hirnbeschädigter e. V.
Humboldtstraße 32
53115 Bonn
Telefon (02 28) 65 10 12

Deutscher
Behinderten-Sportverband e. V.
Friedrich-Alfred-Straße 10
47055 Duisburg
Telefon (02 03) 7 38 16 20
Deutsches Katholisches
Blindenwerk e. V.
Eschstraße 12
52351 Düren
Telefon (0 24 21) 5 11 55
Verband der Kriegs- und Wehrdienstopfer,
Behinderten und Sozialrentner
Deutschlands e. V. (VdK)
Wurzerstraße 2–4
53175 Bonn
Telefon (02 28) 8 20 93-0
Bund Deutscher Kriegsopfer, Körperbehinderter und Sozialrentner
(BDKK) e. V.
Bonner Talweg 88
53113 Bonn
Telefon (02 28) 21 61 16
Bundesarbeitsgemeinschaft
„Hilfe für Behinderte" e. V.
Kirchfeldstraße 149
40215 Düsseldorf
Telefon (02 11) 3 10 06-0
„Interessenvertretung Selbstbestimmtes
Leben"
Deutschland e. V. – ISL
Luitpoldstraße 42
91052 Erlangen
Telefon (0 91 31) 20 75 91
Allgemeiner Behindertenverband
in Deutschland e. V. – ABiD
Am Köllnischen Park 6/7
10179 Berlin
Telefon (0 30) 2 75 80

**Mitgliedsverbände der Bundesarbeitsgemeinschaft „Hilfe für Behinderte" e. V.:**
Allergiker- und Asthmatikerbund e. V.
Hindenburgstraße 110
41061 Mönchengladbach
Telefon (0 21 61) 18 30 24
Bundesverband der Angehörigen
psychisch Kranker e. V.
Thomas-Mann-Straße 49 a
53111 Bonn
Telefon (02 28) 63 26 46
Bundesverband Skoliose
Selbsthilfe e. V.
Düstergasse 9 a
42897 Remscheid
Telefon (0 21 91) 6 39 93
Lernen Fördern - Bundesverband zur Förderung
Lernbehinderter e. V.
Rolandstraße 61
50677 Köln
Telefon (02 21) 38 06 66
Bundeselternvereinigung
für anthroposophische
Heilpädagogik und Sozialtherapie e. V.
Schloßstraße 9
91209 Echzell
Telefon (0 60 35) 8 11 90

Arbeitsgemeinschaft
Allergiekrankes Kind – Hilfen für
Kinder mit Asthma, Ekzem oder
Heuschnupfen e. V.
Hauptstraße 29 II
35745 Herborn
Telefon (0 27 72) 4 12 37
Bundesverband der Kehlkopflosen e. V.
Obererle 65
45897 Gelsenkirchen
Telefon (02 09) 59 22 82
Bundesverband für die
Rehabilitation der Aphasiker e. V.
Georgstraße 9
50389 Wesseling
Telefon (0 22 36) 4 66 98
Dachverband Psychosozialer Hilfsvereinigungen e. V.
Thomas-Mann-Straße 49 a
53111 Bonn
Telefon (02 28) 63 26 46
Arbeitsgemeinschaft Spina bifida
und Hydrocephalus (ASbH) e. V.
Münsterstraße 13
44145 Dortmund
Telefon (02 31) 83 47 77
Bundesverband für Körper-
und Mehrfachbehinderte e. V.
Brehmstraße 5–7
40239 Düsseldorf
Telefon (02 11) 62 66 51
Bundesverband Selbsthilfe
Körperbehinderte e. V.
Altkrautheimerstraße 17–25
74238 Krautheim/Jagst
Telefon (0 62 94) 6 80
Deutsche Gesellschaft
„Bekämpfung der Muskelkrankheiten" e. V.
Rennerstr. 4
79106 Freiburg
Telefon (07 61) 27 79 32
Arbeitskreis Kunstfehler
in der Geburtshilfe
Rosental 23–25
44135 Dortmund
Telefon (02 31) 52 58 72
Arbeitskreis überaktives Kind e. V.
Dietrichstr. 9
30159 Hannover
Telefon (05 11) 3 63 27 29
Bund zur Förderung
Sehbehinderter e. V.
Kassenberg 37
45479 Mühlheim/Ruhr
Telefon (02 08) 42 52 02
Bundesverband „Hilfe für das
autistische Kind" e. V.
Bebelallee 141
22297 Hamburg
Telefon (0 40) 5 11 56 04
Bundesvereinigung „Lebenshilfe für
geistig Behinderte" e. V.
Raiffeisenstraße 18
35043 Marburg
Telefon (0 64 21) 49 11 67

Deutsche Gesellschaft zur Bekämpfung der Mucoviszidose e. V.
Bendenweg 101
53121 Bonn
Telefon (02 28) 66 10 26-727

Bundesverband Contergangeschädigter e. V.
Hilfswerk vorgeburtlich Geschädigter
Paffrather Str. 132–134
51069 Köln
Telefon (02 21) 6 80 34 79

Bundesverband Legasthenie e. v.
Gneisenaustraße 2
30175 Hannover
Telefon (05 11) 85 34 65

Bundesvereinigung Stotterer Selbsthilfe e. V.
Kasparstraße 4
50670 Köln
Telefon (02 21) 73 07 31

Deutsche Gesellschaft zur Förderung der Gehörlosen und Schwerhörigen e. V.
Veit-Stoß-Straße 14
80687 München
Telefon (0 89) 58 88 48

Deutsche Hämophiliegesellschaft zur Bekämpfung von Blutungskrankheiten e. V.
Halenseering 3
22149 Hamburg
Telefon (0 40) 6 72 29 70

Gesellschaft zur Förderung behinderter türkischer Kinder e. V.
Vahrenwalder Straße 194
30165 Hannover
Telefon (05 11) 7 98 40 43

Deutsche Vereinigung Morbus Bechterew e. V.
Metzgergasse 16
97421 Schweinfurt
Telefon (0 97 21) 2 29 55

Freundeskreis Camphill e. V.
Gütergotzer Straße 85
14165 Berlin
Telefon (0 30) 8 01 20 69

Deutsche Heredo Ataxie-Gesellschaft
Bundesverband e. V.
Haußmannstr. 6
70188 Stuttgart

Deutsche Multiple Sklerose Gesellschaft e. V.
Weißenburger Str. 43
80331 München
Telefon (0 89) 4 80 29 26

Selbsthilfegruppe Sklerodermie in Deutschland e. V.
Bergschlagsweg 38
61169 Hünxe
Telefon (0 20 64) 3 02 32

Deutscher Neurodermitiker Bund
Mozartstraße 11
22083 Hamburg
Telefon (0 40) 2 20 57 57

Deutsche Ileostomie-Colostomie-Urostomie-Vereinigung e. V.
Kepserstr. 50
85356 Freising
Telefon (0 81 61) 8 49 09

Deutsche Parkinson Vereinigung – Bundesverband e. V. –
Moselstraße 31
41464 Neuss
Telefon (0 21 31) 4 10 16/7

Deutscher Blindenverband e. V.
Bismarckallee 30
53173 Bonn
Telefon (02 28) 35 40 37

Gesellschaft für Osteogenesis imperfecta Betroffene e. V.
Wangerooger Str. 3
354037 Delmenhorst
Telefon (0 42 21) 2 51 99

Deutsche Interessengemeinschaft für Kinder mit Phenylketonurie (PKU) und verwandten angeborenen Stoffwechselstörungen e. V.
Adlerstr 6
91077 Kleinsendeibach
Telefon (0 91 26) 44 53

Deutsche Retinitis Pigmentosa Vereinigung e. V.
Schulstraße 7
25451 Quickborn
Telefon (0 41 06) 32 96

Deutscher Diabetiker-Bund e. V.
Danziger Weg 1
58511 Lüdenscheid
Telefon (0 23 51) 8 50 53

Deutsche Huntington-Hilfe e. V.
Angerhauser Str. 476
47259 Duisburg
Telefon (02 03) 78 87 77

Deutsche Narkolepsie-Gesellschaft e. V.
Postfach 1107
42755 Haan
Telefon (0 21 29) 5 37 23

Deutsche Rheuma-Liga e. V.
Rheinallee 69
53173 Bonn
Telefon (02 28) 35 54 25

Deutscher Psoriasisbund e. V.
Oberaltenallee 20 A
Chilehaus A
22081 Hamburg
Telefon (0 40) 2 27 09 85

Dialysepatienten Deutschland e. V.
Weberstraße 2
55130 Mainz
Telefon (0 61 31) 8 51 52

Deutsche Morbus Crohn/Colitis Ulcerosa Vereinigung
Bundesverband für entzündliche Erkrankungen des Verdauungstraktes (DCCV)
Paracelsusstr. 15
51375 Leverkusen
Telefon (02 14) 7 59 57

Deutsche Tinnitus-Liga e. V.
Erbschlöerstraße 22
42369 Wuppertal
Telefon (02 02) 46 45 84

Deutscher Verein der Blinden und Sehbehinderten in Studium und Beruf e. V. – DVBS
Frauenbergstraße 8
35039 Marburg
Telefon (0 64 21) 48 14 50

Schutzverband für Impfgeschädigte e. V.
Postfach 11 60
57271 Hilchenbach
Telefon (02 71) 5 50 19

Deutsche Leukämie Forschungshilfe Aktion für krebskranke Kinder e. V.
Joachimstraße 20
53113 Bonn
Telefon (02 28) 22 18 33

Deutsche Zöliakie-Gesellschaft e. V.
Filderhauptstraße 61
70599 Stuttgart
Telefon (07 11) 45 45 14

Frauenselbsthilfe nach Krebs - Bundesverband e. V.
B6, 10/11
68159 Mannheim
Telefon (06 21) 2 44 34

Verein kleinwüchsiger Menschen e. V. Bundesverband
Nerthusstr. 2
51107 Köln
Telefon (02 21) 86 56 33

Deutsche Epilepsievereinigung e. V.
Friedrich-Meinel-Str. 11
95622 Wunsiedel
Telefon (0 92 32) 30 27

Deutsche Alzheimer Gesellschaft e. V.
Mauerkircherstr. 21
81679 München
Telefon (0 89) 98 66 23

Wolfgang Rosenthal Gesellschaft e. V.
Selbsthilfevereinigung zur Förderung der Behandlung der Lippen-, Kiefer-, Gaumen-, Segelspaltträger
Paul-Schneider-Str. 12
35615 Hütenberg
Telefon (0 64 03) 55 75 oder 24 69

Deutsche Sarkoidose-Vereinigung e. V.
Sperberweg 53
40668 Meerbusch
Telefon (0 21 50) 8 00 (abends)

Elterngruppe kleinwüchsiger Kinder e. V.
Informations- und Beratungsstelle
Hardenbergstr. 56
28201 Bremen
Telefon (04 21) 55 62 00

**Verzeichnis von ausgewählten Institutionen, die für die Rehabilitation Bedeutung haben**

Bundeszentrale für gesundheitliche Aufklärung
Ostmerheimer Straße 200
51109 Köln
Telefon (02 21) 89 92-1

Deutsche Krebsgesellschaft e. V.
Paul-Ehrlich-Straße 41
60596 Frankfurt
Telefon (0 69) 63 00 96-0

Stiftung Rehabilitation Heidelberg
Bonhoefferstraße
69123 Heidelberg
Telefon (0 62 21) 88-0

Deutscher Verein für öffentliche und private Fürsorge
Am Stockborn 1–3
60439 Frankfurt
Telefon (0 69) 5 80 31

Deutsche Gesellschaft für Soziale Psychiatrie e. V.
Stuppstraße 14
50823 Köln
Telefon (02 21) 51 10 03

Deutsche Krebshilfe e. V.
Thomas-Mann-Straße 40
53111 Bonn
Telefon (02 28) 7 29 90-0

Deutsche Vereinigung für die Rehabilitation Behinderter e. V.
Friedrich-Ebert-Anlage 9
69117 Heidelberg
Telefon (0 62 21) 2 54 85

Bundesselbsthilfeverband Schlaganfallbetroffener und gleichartig Behinderter e. V.
Altenessener Straße 392
45329 Essen
Telefon (02 01) 35 00 21-22

Deutsche Gesellschaft für Prävention und Rehabilitation von Herz- und Kreislauferkrankungen e. V.
Rizzastraße 34
56068 Koblenz
Telefon (02 61) 30 92 31

Kuratorium Deutsche Altershilfe – Wilhelmine-Lübke-Stiftung e. V. -
An der Pauluskirche 3
50677 Köln
Telefon (02 21) 31 30 71

# 19 Chemie

J. Friedland

**Lernziel**

Der Lernende soll nach Durcharbeit dieses Kapitels in der Lage sein,

- zu erklären, welche Aufgaben die Chemie zu lösen hat;
- die Grundbegriffe der Chemie verstehend anzuwenden;
- Bildung, Eigenschaften, Zusammensetzung und Reaktionen einschlägiger chemischer Substanzen zu erklären;
- elektrochemische Prozesse zu schildern;
- die Gesetzmäßigkeiten der Chemie in ihren Grundzügen bezüglich seines Tätigkeitsfeldes aufzuzeigen;
- grundlegende biochemische Vorgänge zu erfassen.

## 19.1 Allgemeine und anorganische Chemie

### 19.1.1 Aufgabe der Chemie

Die Naturwissenschaft Chemie ordnet die Vielfalt der stofflichen Erscheinungen und führt sie auf allgemeingültige Gesetze und Theorien zurück. Der Chemiker stellt die Eigenschaften der Stoffe fest, ermittelt ihre Zusammensetzung (Analyse), versucht sie zu verändern, um günstigere Eigenschaften zu erreichen, und stellt neue Stoffe her (Synthese), die dem Menschen das Leben erleichtern.

Die Chemie hat nicht geringen Anteil daran, daß die Lebenserwartung der Europäer seit der Jahrhundertwende um 20 Jahre auf 70 Jahre gestiegen ist:

- Chemotherapeutika haben eine wirksame Seuchenbekämpfung ermöglicht.
- Dank chemischer Desinfektionsmittel ist die Mütter- und Säuglingssterblichkeit drastisch gesunken.
- Die Erkennung der biochemischen Grundlagen des normalen und pathologisch veränderten Stoffwechsels haben Diagnose und Therapiemöglichkeiten verbessert.
- Produktion von Dünge- und Schädlingsbekämpfungsmitteln haben die Voraussetzungen für eine ausreichende Versorgung mit Nahrungsmitteln trotz steigender Bevölkerungsdichte geschaffen.

Mit Hilfe der Chemie werden sich Probleme, welche die Menschen bedrängen, lösen lassen:

- Wie kann der Verbrauch von Rohstoffen, die nicht unbegrenzt zur Verfügung stehen, z. B. Erdöl, eingeschränkt werden?
- Wie kann die Luft- und Wasserverschmutzung durch Schadstoffe verhindert oder eingedämmt werden?

Für die Medizin ist die Chemie eine *Hilfswissenschaft.*

- Sie ermöglicht es, physiologische und pathologische Vorgänge auf stoffliche Veränderungen zurückzuführen, die sich mit Hilfe chemischer Gesetze erklären und in der chemischen Fachsprache beschreiben lassen.
- Sie schafft neue Stoffe, die nach Prüfung auf pharmakologische Wirksamkeit medizinisch eingesetzt werden.
- Sie entwickelt und verfeinert die Methoden zur Untersuchung körpereigener Substanzen.

### 19.1.2 Stoff

#### 19.1.2.1 Stoffliche Eigenschaften

Der Begriff *Stoff* oder *Substanz* wird im Sprachgebrauch für Dinge benutzt, die aus bestimmten Materialien bestehen und eine Masse und somit ein Gewicht haben. An einem Stoff lassen sich spezifische Eigenschaften feststellen, z. B. Schmelzpunkt (Schmp.), Siedepunkt (Sdp), Dichte, elektrische Leitfähigkeit und Wärmeleitfähigkeit, Farbe, Härte und Kristallform. Diese Eigenschaften sind *physikalische Eigenschaften*, weil ein Zustand gemessen wird und sich die stoffliche Zusammensetzung bei der Messung nicht ändert.

Brennbarkeit, Geruch und Geschmack, Reaktionsfähigkeit mit anderen Stoffen sind Beispiele für *chemische Eigenschaften*, weil ihre Feststellung nur über eine stoffliche Veränderung möglich ist. So ist der Geschmack eines Stoffes nur feststellbar, wenn eine reversible Bindung des Stoffes an die Geschmackspapillen der Zunge eingetreten ist.

#### 19.1.2.2 Stoffe in den drei Aggregatzuständen

Stoffe erscheinen uns in verschiedenen äußeren Formen, den Aggregatzuständen.

**Gasförmig** erfüllt ein Stoff jeden beliebigen Raum. Durch Einwirkung äußerer Kraft (Druck) läßt er sich leicht komprimieren. Gase lassen sich in jedem Verhältnis miteinander mischen, z. B. Narkosegas und Sauerstoff.

**Flüssige Stoffe** haben ebenfalls keine definierte Gestalt; sie hängt von Flüssigkeitsvolumen und Behälter ab. Änderungen des Drucks haben nur geringen Einfluß auf das Volumen.

**Feststoffe** besitzen eine Gestalt und ein Volumen. Der Einfluß von Druck auf Feststoffe ist äußerst gering.
Die unterschiedlichen Eigenschaften eines Stoffes in den drei Aggregatzuständen lassen sich am anschaulichsten erklären, wenn man von der Vorstellung ausgeht, daß alle Stoffe aus kleinsten Teilchen bestehen; eine Annahme, die schon von Demokrit (5. Jahrhundert v. Chr.) ausgesprochen wurde.
Ein Stoff ist *gasförmig*, wenn zwischen den kleinsten Teilchen keine Anziehungskräfte bestehen und sie sich regellos und frei im Rahmen bewegen. Sie besitzen die größte Bewegungsenergie (kinetische Energie).
*Flüssig* ist ein Stoff, dessen kleinste Teilchen einander so genähert sind, daß Anziehungskräfte wirksam werden, die sie ungeordnet zusammenhalten. Da sich die Teilchen nicht mehr unabhängig voneinander bewegen können, ist ihre Bewegung viel langsamer und ihre kinetische Energie demnach geringer.
Im *festen* Zustand sind die Anziehungskräfte so groß, daß eine Ordnung der Teilchen vorliegt. Man sagt auch *Gitterordnung* oder einfach nur *Gitter*. Die Teilchen können auf ihrem Platz im Gitter nur noch Pendelbewegungen ausführen; ihre kinetische Energie ist klein.

### 19.1.2.3 Schmelzen, Sieden, Verdunsten

Führt man einem festen Stoff Wärme (Schmelzwärme) zu, so wächst die kinetische Energie des einzelnen Teilchens und damit seine Beweglichkeit, so daß sich zunächst das Volumen des Stoffes vergrößert. Der *Schmelzpunkt* ist erreicht, wenn die kinetische Energie größer ist als die Gitterkräfte. Der Stoff verflüssigt sich. Ist durch weitere Wärmezufuhr (Verdampfungswärme) die kinetische Energie aller Teilchen größer als die Anziehungskräfte, so ist der *Siedepunkt* erreicht, d. h., alle Teilchen können die Flüssigkeitsoberfläche verlassen und jeden beliebigen Raum ausfüllen. Der Siedepunkt eines Stoffes wird heraufgesetzt, wenn der Druck, der auf dem Flüssigkeitsspiegel lastet, erhöht ist. Das Sterilisieren im Autoklaven beruht auf diesem Prinzip.
Neben dem Schmelzen und Sieden spielt auch das *Verdunsten* von Flüssigkeiten im medizinischen Bereich eine Rolle. Wie beschrieben enthalten die Teilchen im flüssigen Zustand bereits so viel kinetische Energie, daß sie gegeneinander verschiebbar sind. Die Eigengeschwindigkeit ist allerdings nicht bei allen gleich. Schnellere Teilchen können die Flüssigkeitsoberfläche verlassen und sind nun als Gas völlig frei beweglich. Damit ist aber die durchschnittliche kinetische Energie des flüssigen Stoffes vermindert. Er kühlt sich ab. Der Patient spürt beim Abreiben der Hautoberfläche mit einem Alkoholtupfer diese *Verdunstungskälte*, denn die Temperaturdifferenz zwischen Haut und Flüssigkeit gleicht sich rasch aus, d. h., die Haut kühlt sich ab. Der eingesiegelte Alkoholtupfer bleibt feucht, weil sich die Teilchen mit höherer kinetischer Energie nicht beliebig weit entfernen können. Es stellt sich ein Gleichgewicht zwischen gasförmigem und flüssigem Zustand ein: Teilchen mit höherer kinetischer Energie verlassen die Oberfläche und solche mit geringerer kehren in den flüssigen Zustand zurück. Der Raum über dem getränkten Tupfer ist stets gesättigt mit gasförmigen Teilchen.

### 19.1.2.4 Gemische

Viele Naturstoffe sind nicht einheitlich, sondern bestehen aus unterschiedlichen Stoffen, auch wenn das Auge die Verschiedenheit nicht wahrnehmen kann. Es sind Gemische.
Granit ist ein Beispiel für ein *heterogenes* Gemisch. Die drei festen Phasen Glimmer, Feldspat und Quarz sind deutlich unterscheidbar. Auch Milch ist ein heterogenes Gemisch aus zwei Phasen. Man erkennt allerdings erst unter dem Mikroskop die feinen Tröpfchen des Milchfetts. Die Bestandteile *homogener* Einphasengemische sind nicht auszumachen. Erdöl ist ein homogenes Gemisch, ebenso mit Wasser verdünntes Äthanol. Luft ist ein einphasiges Gemisch aus verschiedenen Gasen.

**Trennungsmethoden.** Zweiphasengemische mit den Phasen fest und flüssig lassen sich durch Maßnahmen wie Filtrieren und Sedimentieren (Absitzenlassen) der festen Phase trennen. Das *Sedimentieren* kann beschleunigt werden, wenn man die Fliehkraft ausnutzt, die in einer Zentrifuge erzeugt werden kann (Bestimmung des Hämatokritwertes S. 638 oder Untersuchung des Harnsediments S. 653ff.). Gemische mit zwei flüssigen Phasen unterschiedlicher Dichte lassen sich im Scheidetrichter voneinander trennen, z. B. ein Wasser-Chloroform-Gemisch.
Die wichtigste Trennmethode für homogene flüssige Gemische ist das *Destillieren*. Destillieren heißt, aus einem flüssigen Gemisch den Stoff mit dem niedrigeren Siedepunkt durch Verdampfen entfernen und die entstandenen Dämpfe durch Kühlung kondensieren (verflüssigen). Das Verfahren ist besonders wirksam, wenn die Siedepunkte der gemischten Stoffe weit auseinander liegen. So kann man Äthanol (Siedepunkt 78 °C) aus Wein durch Destillation („Brennen") gewinnen. Das Vielstoffgemisch Erdöl wird in Raffinerien durch Destillation in Stoffgemische mit nahe zusammenliegenden Siedepunkten getrennt. Benzin, Petroleum, Heiz- und Dieselöl, Vaselin und Paraffin sind also wiederum Stoffgemische. Sie können aber in geeigneten Destillationsapparaturen weiter in Reinstoffe getrennt werden.

### 19.1.2.5 Reinstoffe

Stoffe, die sich durch die erwähnten physikalischen Methoden nicht mehr zerlegen lassen, werden als Reinstoffe bezeichnet. Reinstoffe, die durch chemische Methoden in weitere Bestandteile mit anderen Eigenschaften zerlegt werden können, heißen *Verbindungen*. Reinstoffe, die mit chemischen und den allgemein zugänglichen physikalischen Verfahren nicht mehr weiter zerlegt werden können, sind *Elemente*. Reinstoffe haben individuelle physikalische Eigenschaften, im Gegensatz zu Gemischen, bei denen das variable Mischungsverhältnis der Komponenten Veränderungen bedingt.

**Verbindungen.** Die Stoffe, aus denen sich eine Verbindung aufbaut, sind die Elemente. Verbindungen sind meist aus zwei oder mehr verschiedenen Elementen zusammengesetzt. Die Massenverhältnisse in einer Verbindung liegen genau und unveränderbar fest. Wasser ist eine Verbindung. Die beiden Elemente Wasserstoff und Sauerstoff, aus denen Wasser aufgebaut ist, stehen immer im Massenverhältnis

1 : 8 zueinander (Gesetz der konstanten Proportionen). Ein anderes Verhältnis kann es für Wasser nicht geben. Die zahl der bekannten Verbindungen geht in die Millionen und kann praktisch unbegrenzt durch Neuaufbau (Synthese) erweitert werden (Abb. 19.**1**).

**Elemente.** Demgegenüber ist die Anzahl der Elemente mit 109 klein. 85 Elemente sind am Aufbau der Erde und ihrer Lebewesen beteiligt, die restlichen 24 sind nur künstlich herstellbar, darunter das im Reaktor vom Typ „Schneller Brüter" entstehende Plutonium.

Die Elemente lassen sich nach ihrem *Aggregatzustand* einteilen, den sie unter Normaldruck und -temperatur innehaben. Die meisten Elemente sind fest, 11 sind gasförmig, darunter so wichtige wie Wasserstoff, Sauerstoff, Chlor, Stickstoff. Zwei Elemente, nämlich Brom und Quecksilber, sind flüssig.

Eine wichtige Unterscheidung ist die in *Metalle* und *Nichtmetalle*, weil dadurch gleichzeitig wesentliche Aussagen über Eigenschaften gemacht werden (Tab. 19.**1**).

Die Unterteilung in Metalle und Nichtmetalle ist nur grob möglich, da es Übergänge *(Halbmetalle)* gibt und manche Elemente in metallischer und nichtmetallischer Erscheinungsform (sog. Modifikation) auftreten. 17 Elemente sind *Nichtmetalle*, darunter Sauerstoff, Wasserstoff, Stickstoff, Kohlenstoff, Schwefel, Fluor, Chlor, Brom und Jod und die Edelgase. Zu den Halbmetallen gehören Bor, Silicium, Arsen, Germanium u. a. Sie haben in der Steuerungs- und Regeltechnik große Bedeutung. Die meisten Elemente sind Metalle.

Als sich die Chemie zu Beginn des 19. Jahrhunderts stürmisch zu entwickeln begann, wurden zusätzlich zu den langen und oft regional verschiedenen Elementnamen *Symbole* eingeführt. Die durch internationale Übereinkunft festgelegten Elementnamen sind latinisiert. Oft haben sie eine griechische Wurzel, z. B. Hydrogenium, oder sie sind der arabisch beeinflußten Alchimistensprache entlehnt, z. B. Natrium und Kalium. Der Anfangsbuchstabe des lateinischen Elementnamens ist auch der erste Buchstabe des Symbols. Beginnen mehrere Elemente mit dem gleichen Buchstaben, so wird noch ein zweiter, nicht unbedingt der zweite der Namens, angefügt (Tab. 19.**2**). Die Symbole machten es möglich, eine Formelsprache zu entwickeln, die unmißverständlich und auf kleinem Raum chemische Sachverhalte auszudrücken vermag.

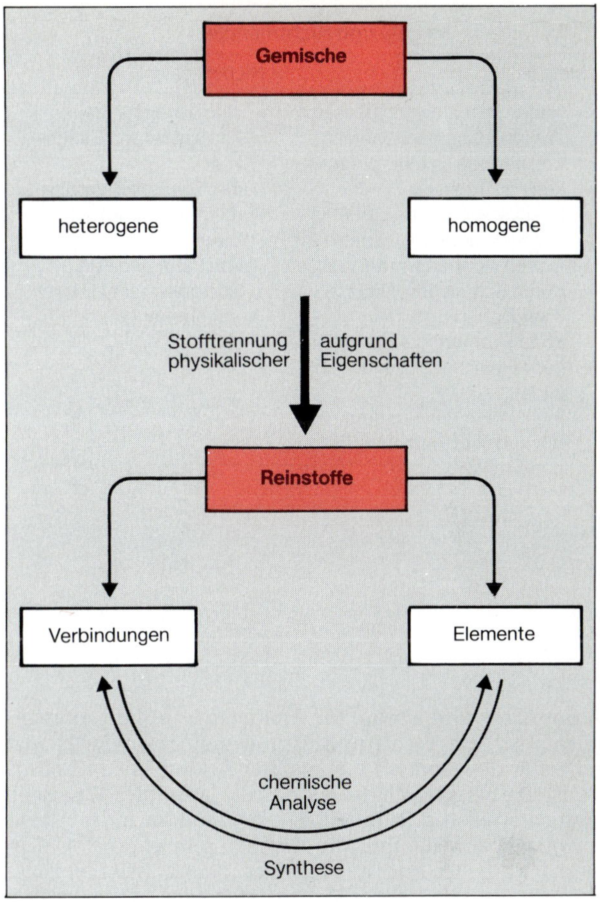


Abb. 19.1 **Stoffe, Verbindungen, Elemente.**

### 19.1.2.6 Teilchenmodelle

**Atom.** Um die Änderung der Aggregatzustände erklären zu können, haben wir von Teilchen gesprochen, ohne näher auf sie einzugehen.

Anfang des 19. Jahrhunderts griff Dalton die Teilchentheorie des Altertums wieder auf und übernahm auch das griechische Wort atomos (unteilbar) für die kleinsten am Aufbau der Materie beteiligten Partikel. Er stellte ferner die Hypothese auf, daß ein Element aus Atomen gleicher Art bestehen muß. Es gibt keine ernsthaften Einwände gegen Daltons Hypothese.

Heute weiß man, wie groß Atome sind. Ihr Durchmesser liegt im Bereich von $10^{-10}$ m. Dalton konnte nicht wissen, daß es im 20. Jahrhundert gelingen sollte, auf physikalischem Wege Vorstellungen über den Aufbau eines Atoms aus *Elementarteilchen* zu gewinnen und diese Elementarteilchen auch aus Atomen zu isolieren. Das Unteilbarkeitsprinzip gilt also streng genommen nicht mehr.

**Elementarteilchen.** Die wichtigsten Elementarteilchen sind Protonen, Neutronen und Elektronen (Tab. 19.**3**).

**Atomkern.** Im Atomkern befinden sich dicht gepackt Protonen und Neutronen. Die Protonen stoßen sich trotz gleichnamiger elektrischer Ladung nicht ab, weil die ungeladenen Neutronen eine Art Pufferwirkung haben. Die *Kernladungszahl* oder auch *Ordnungszahl* entspricht der Anzahl der Protonen in einem Kern. Fast die gesamte Masse eines Atoms wird vom Atomkern gestellt. Die Massenzahl ist die Summe von Neutronen und Protonen im Kern. Aus der Differenz zwischen Massenzahl und Ordnungszahl ergibt sich die Neutronenzahl. Die Masse der Elektronen ist vernachlässigbar klein.

Tabelle 19.1 **Metalle und Nichtmetalle**

| Metalle | Nichtmetalle |
|---|---|
| – haben im festen und flüssigen Zustand Oberflächenglanz und geringe Lichtdurchlässigkeit<br>– besitzen eine hohe Leitfähigkeit für Wärme und Elektrizität<br>– lassen sich verformen, z. B. durch Schmieden, Walzen oder Ziehen<br>– können untereinander Einphasengemische (Legierungen) bilden<br>– ihre Sauerstoffverbindungen (Oxide) sind Basenbildner | – sind schlechte Leiter für Wärme und Elektrizität<br>– ihre Sauerstoffverbindungen (Oxide) sind Säurebildner<br>– von Fluor und den Edelgasen sind Oxide nicht bekannt |

Tabelle 19.2 **Elementnamen**

| Deutsch | Lateinisch | Symbol |
|---|---|---|
| Wasserstoff | Hydrogenium | H |
| Sauerstoff | Oxygenium | O |
| Kohlenstoff | Carboneum | C |
| Stickstoff | Nitrogenium | N |
| Schwefel | Sulfur | S |
| Eisen | Ferrum | Fe |
| Quecksilber | Hydrargyrum | Hg |
| Blei | Plumbum | Pb |

Tabelle 19.3 **Die wichtigsten Elementarteilchen**

| Elementarteilchen | Symbol | Atommasse | Absolute Masse | Ladung |
|---|---|---|---|---|
| Proton | p | 1,0073 u | $10^{-24}$g | + e |
| Neutron | n | 1,0087 u | $10^{-24}$g | elektrisch neutral |
| Elektron | e | 0,00055 u | $10^{-27}$g | – e |

**Atommasse und Isotop.** Die Atommasse (früher: Atomgewicht) ist eine Verhältniszahl und sagt aus, wieviel mal schwerer das Atom als ein Zwölftel des Kohlenstoffisotops $^{12}C$ ist. Dies ergibt sich daraus, daß die (absolute) Masse der Elementarteilchen (s. Tab. 19.**3**) und damit auch der Atome unvorstellbar klein und zum Rechnen sehr unpraktisch ist. Deshalb arbeitet man mit relativen Atommassen. Bezugsgröße ist ein Zwölftel des Kohlenstoffisotops $^{12}C$; es wird als 1u bezeichnet. Ein Atom Wasserstoff, nur aus einem Proton und einem Elektron bestehend, hat die Masse 1,008 u. In der Praxis kann man ohne großen Fehler auf 1 u runden. Ebenso ergeben sich ganzzahlige oder fast ganzzahlige Atommassen für viele andere wichtige Elemente. Bei manchen Elementen ist dies jedoch nicht der Fall. Das Element Chlor (Cl) hat die Atommasse 35,5, Magnesium (Mg) 24,3. Solche (Misch-)Elemente bestehen aus Atomen mit gleicher Protonen-, aber unterschiedlicher Neutronenzahl. 75% der Atome des Elementes Chlor haben die Atommasse 35, bestehen also aus 17 p und 18 n; 25% der Atome mit der Masse 37 haben 17 p und 20 n.

Solche verschieden schweren Atome eines Elementes werden als Isotope bezeichnet. Ist es notwendig, sie zu kennzeichnen, so schreibt man links oben neben das Elementsymbol die Massenzahl, ggf. auch darunter die Ordnungszahl:

$^{35}_{17}Cl$ $\quad$ $^{37}_{17}Cl$ $\quad$ $^{23}_{12}Mg$ $\quad$ $^{25}_{12}Mg$ $\quad$ $^{26}_{12}Mg$

In der Strahlenheilkunde ist es auch üblich, die Massenzahl rechts neben den Elementnamen zu schreiben:

$^{60}_{27}Co$ ist Kobalt 60 $\quad$ $^{125}_{53}J$ ist Jod 125.

**Atomhülle.** Der im Verhältnis sehr weite, etwa kugelsymmetrische Raum um den Atomkern ist den *Elektronen* vorbehalten. Sie bewegen sich in diesem Raum jedoch nicht regellos, sondern je nach ihrer Lageenergie (potentiellen Energie) in einer bestimmten Zone, der sog. *Elektronenschale.* In der kernnächsten Schale, der K-Schale, halten sich Elektronen mit geringster potentieller Energie auf. Je weiter eine Schale vom Kern entfernt ist, um so größer ist die potentielle Energie der in ihr enthaltenen Elektronen.

Um den Kern können bis zu sieben Schalen (K bis P) angelegt sein und die *Hülle* bilden. Jede Schale kann nur eine bestimmte Anzahl von Elektronen, steigend mit der Schalennummer, aufnehmen. Die äußere Schale, auch *Außenschale* genannt, kann jedoch nie mehr als 8 Elektronen besitzen, auch wenn das Fassungsvermögen größer ist. Alles, was sich bei chemischen Reaktionen abspielt, ist letztlich eine Veränderung in der Außenschale. Die tiefer gelegenen Schalen und der Atomkern bleiben davon unberührt.

**Atommodelle.** Das älteste Atommodell stammt von Niels Bohr. Es zeigt die Elektronen auf elliptischen Bahnen um den Kern. Alle Bahnen mit gleichem Radius gehören zu einer Schale. Diese Darstellung ist bestechend einfach und anschaulich und wird auch in diesem Buch verwendet. Seine Unzulänglichkeit soll aber nicht verschwiegen werden. Grundsätzlich ist es nämlich nicht möglich, gleichzeitig Aufenthaltsort und Geschwindigkeit eines Elektrons zu bestimmen. Man kann nur den Bereich innerhalb einer Schale angeben, in dem sich ein Elektron mit großer Wahrscheinlichkeit befindet. Ein solcher Schalenbereich wird in modernen Atommodellen treffend Elektronenwolke genannt, weil seine Grenzen verschwimmen. Ein Schalenbereich (Orbital) kann höchstens zwei Elektronen aufnehmen.

Abb. 19.**2** zeigt die ersten 18 Elemente, geordnet nach der

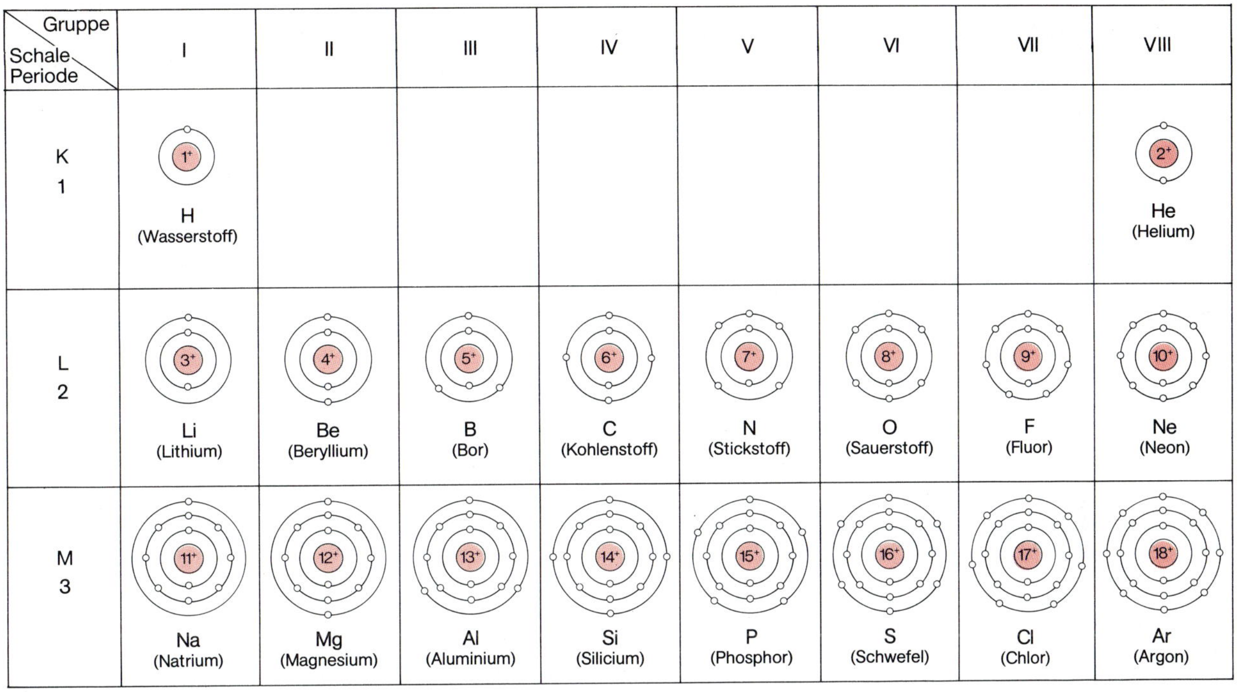


Abb. 19.2 **Der Atombau der ersten 18 Elemente nach Bohr und ihre Stellung im Periodensystem.**

*Ordnungszahl.* Die tatsächlichen Atomradien sind nicht berücksichtigt, und der Kern ist im Verhältnis viel zu groß gezeichnet. Um nicht zu verwirren, wird auf die Darstellung der Neutronen im Kern verzichtet und auch statt einzelner Protonen nur die Gesamtzahl ihrer positiven Ladungen eingetragen. Die Anzahl der Elektronen (negativ geladen) muß mit der der positiven Ladungen übereinstimmen, denn ein Atom ist elektrisch neutral.

**Periodensystem der Elemente (PSE).** Abb. 19.**2** zeigt die ersten 18 Elemente in einer ganz bestimmten Anordnung. Der Schalenbau der Elektronenhülle und die Besetzung der Außenschale mit maximal 8 Elektronen gestattet es, alle 109 Elemente in ein System zu bringen, aus dem sich für jedes Element bereits wichtige Fakten ablesen lassen (Abb. 19.**3**). Es ist eine große Hilfe, wenn man das Periodensystem benutzen kann!
Die senkrecht untereinanderstehenden Elemente gehören zu einer *Gruppe* und haben alle die gleiche Anzahl von Außenelektronen, angegeben durch die Gruppennummer. Die Elemente, die sich in einer waagerechten Zeile zusammenfassen lassen, gehören zu einer *Periode*. Die Periodennummer gibt an, welche Schale die Außenschale ist.
Beim Element der 1. Periode/VIII. Gruppe ist eine Abweichung festzustellen, weil die erste Schale nur 2 Elektronen aufnehmen kann. Damit ist sie abgeschlossen und verhält sich genau so wie die Schale der Elemente mit 8 Außenelektronen, die ebenfalls den maximalen Füllungszustand der Außenschale erreicht haben.

Das in der Abb. 19.**3** aufgeführte Element Kalium (K) steht in der 4. Periode und in der I. Gruppe. Es hat der Gruppennummer entsprechend nur ein Außenelektron und ähnliche Eigenschaften wie das über ihm stehende Natrium (Na) oder das darunterstehende Rubidium (Rb), denn die Zahl der Außenelektronen ist maßgebend für die chemischen Eigenschaften eines Elementes.

| Gruppe / Periode | I | II | III | IV | V | VI | VII | VIII |
|---|---|---|---|---|---|---|---|---|
| 1 | $_{1}$H | | | | | | | $_{2}$He |
| 2 | $_{3}$Li | $_{4}$Be | $_{5}$B | $_{6}$C | $_{7}$N | $_{8}$O | $_{9}$F | $_{10}$Ne |
| 3 | $_{11}$Na | $_{12}$Mg | $_{13}$Al | $_{14}$Si | $_{15}$P | $_{16}$S | $_{17}$Cl | $_{18}$Ar |
| 4 | $_{19}$K | $_{20}$Ca | $_{31}$Ga | $_{32}$Ge | $_{33}$As | $_{34}$Se | $_{35}$Br | $_{36}$Kr |
| 5 | $_{37}$Rb | $_{38}$Sr | $_{49}$In | $_{50}$Sn | $_{51}$Sb | $_{52}$Te | $_{53}$J | $_{54}$Xe |
| 6 | $_{55}$Cs | $_{56}$Ba | $_{81}$Tl | $_{82}$Pb | $_{83}$Bi | $_{84}$Po | $_{85}$At | $_{86}$Rn |
| 7 | $_{87}$Fr | $_{88}$Ra | | | | | | |

Abb. 19.3 **Kurzform des Periodensystems der Elemente.**

Tabelle 19.4 **Sammelbezeichnungen von Elementgruppen**

| Gruppe | Sammelbezeichnung | Elemente | Gemeinsame Eigenschaften |
|---|---|---|---|
| I | Alkalimetalle | Li, Na, K, Rb, Cs | weiche, unedle Metalle, reagieren heftig mit Wasser, typische Flammenfärbung |
| II | Erdalkalimetalle | Be, Mg, Ca, Sr, Ba, Ra | unedle Metalle, reagieren langsam mit Wasser, typische Flammenfärbung |
| VII | Halogene | F, Cl, Br, J | „Salzbildner" mit Metallen, sehr reaktionsfähig, gasförmig oder leicht verdampfbar, ätzender oder stechender Geruch |
| VIII | Edelgase | He, Ne, Ar, Kr, Xe | gasförmig, äußerst reaktionsträge |

Einigen Elementgruppen hat man aufgrund der Ähnlichkeit ihrer Elemente Sammelbezeichnungen gegeben (Tab. 19.**4**).

**Molekül.** Wie das Atom das kleinste existente Teilchen eines Elementes ist, so ist das Molekül das kleinste existente Teilchen einer Verbindung. Moleküle einer Verbindung sind einander gleich. Die Verbindung Wasser besteht nur aus Wassermolekülen, die Verbindung Harnstoff nur aus Harnstoffmolekülen.

Wenn Verbindungen aus Elementen durch chemische Reaktionen entstehen, so kann geschlossen werden: 2 oder mehr Atome reagieren miteinander und bilden ein Molekül. Da eine Verbindung aus identischen Molekülen besteht, gilt das Gesetz der konstanten Proportionen natürlich auch für ein Molekül dieser Verbindung. Meistens vereinigen sich Atome zweier verschiedener Elemente zu unterschiedlichen Molekülen. Das Wassermolekül besteht aus 2 Atomen Wasserstoff (Atommasse 1) und 1 Atom Sauerstoff (Atommasse 16), das Verhältnis der Atommassen im Wassermolekül ist $(1 \cdot 2){:}16$ oder (gekürzt) 1:8.

Das Molekül Wasserstoffperoxid besteht aus 2 Atomen Wasserstoff und 2 Atomen Sauerstoff. Hier ist das Verhältnis $(1 \cdot 2){:}(16 \cdot 2)$ oder (gekürzt) 1:16.

Daraus läßt sich das *Gesetz der multiplen Proportionen* ableiten. Die Massenverhältnisse von Atomen zweier verschiedener Elemente, die sich zu verschiedenen Molekülen vereinigen, stehen im Verhältnis einfacher ganzer Zahlen zueinander. Dieses Gesetz läßt sich sinngemäß auch für Verbindungen anwenden.

Die Masse eines Moleküls heißt *Molekülmasse* (Molekulargewicht). Zur Berechnung wird die (relative) Atommasse der am Molekül beteiligten Atome addiert. Wasser hat demnach die Molekülmasse $1 \cdot 2 + 16 = 18$. Die Molekülmasse ist wie die Atommasse eine Verhältniszahl und bleibt entweder dimensionslos oder erhält das Symbol u. Die *Molmasse* (Einheit Mol, Zeichen mol) ist die in g ausgedrückte Molekülmasse. 1 mol Wasser entspricht also 18 g Wasser, 1 mol Wasserstoffperoxid entspricht $(1 \cdot 2) + (16 \cdot 2) = 34$ g. 1 mol einer Verbindung enthält immer die gleiche Anzahl Moleküle, nämlich $6{,}02 \cdot 10^{23}$ (Avogadrosche Zahl). Auch $6{,}02 \cdot 10^{23}$ andere Teilchen, z. B. Atome oder die noch zu besprechenden Ionen, bilden je 1 mol.

Die Einheit Mol gehört zu den Basiseinheiten des Internationalen Systems (SI). Der 1000. Teil wird als 1 mmol (Millimol), der 1000000. Teil als µmol (Mikromol) angegeben. Das sind Größenordnungen, wie sie im medizinischen Bereich häufig vorkommen. Eine molare Lösung (1M-Lösung) enthält 1 mol gelösten Stoff pro Liter Lösung.

### 19.1.3 Chemische Formel

Wenn man die Elementsymbole kennt, ist eine chemische Formel keine geheimnisvolle Kurzschrift mehr. Eine kleine Ziffer rechts unterhalb des Symbols sagt aus, wie oft ein Atom dieses Elementes in dem betrachteten Molekül auftritt. Die Formel für Wasser $H_2O$ sagt aus, daß 2 Atome Wasserstoff, aber nur 1 Atom Sauerstoff im Molekül vorhanden sind. Leicht läßt sich nun auch die Formel für Schwefelsäure $H_2SO_4$ entschlüsseln. Häufig kommt es vor, daß in einer Formel Klammern gebraucht werden. Dann liegen Atomgruppen vor, die sinngemäß zusammengehören und in der durch die Indexzahl angegebenen Anzahl vorkommen. $Ca(OH)_2$ wird man aus gutem Grund nicht $H_2CaO_2$ schreiben!

Vor eine Formel gestellte Ziffern gelten für das ganze Molekül, 2 HCl bedeutet zwei Moleküle HCl. Unsinnig wäre in diesem Fall $H_2Cl_2$, weil damit nur ein Molekül gemeint ist. Aus einer Formel kann man leicht die Molekülmasse und damit auch 1 mol berechnen.

### 19.1.4 Chemische Bindung

#### 19.1.4.1 Edelgaskonfiguration

Ein einzelnes Atom kann sich mit gleichartigen oder anderen Atomen zu einem Molekül, das gänzlich andere Eigenschaften hat, verbinden. Worauf beruht diese Bindungsfähigkeit?

Daß *Edelgase* keine Verbindungen bilden können, liegt daran, daß ihre Atome 8 Außenelektronen besitzen. Damit ist ein stabiler, energiearmer Zustand erreicht, die Edelgaskonfiguration. Die Atome aller übrigen Elemente haben, wie aus ihrer Gruppennummer im PSE hervorgeht, weniger als 8 Elektronen. Sie streben aber für ihre Außenschale die Edelgaskonfiguration an; die Außenschale soll mit 8 Elektronen besetzt sein. Das gelingt

- durch Auffüllen mit Elektronen,
- durch Abgabe eigener Außenelektronen, so daß die be-

stehende Außenschale entfällt und die darunterliegende mit 8 Elektronen (stabile Edelgaskonfiguration!) zur Außenschale wird, oder

- durch gemeinsames Benutzen von Außenelektronen durch zwei gleiche oder verschiedene Atome.

### 19.1.4.2 Ionenbindung

Die Komplettierung der Außenschale durch Aufnahme fehlender Elektronen wird vor allem bei Atomen der Elemente auftreten, die bereits 6 oder 7 Außenelektronen haben (VI. und VII. Gruppe), während die Abgabe von Außenelektronen am günstigsten für die Atome der Elemente mit der Gruppennummer I oder II ist.

Aufnahme und Abgabe von Elektronen bedeutet immer, daß nun die unveränderliche Kernladungszahl nicht mehr mit der Anzahl der Gesamtelektronen übereinstimmt. Die elektrische Neutralität - ein Kennzeichen des Atoms - ist aufgehoben. Es sind elektrisch geladene Teilchen entstanden, die *Ionen*.

Negativ geladene Ionen liegen vor, wenn die Anzahl der Elektronen größer ist als die Kernladungszahl. Sie heißen *Anionen*, weil sie in wäßriger Lösung dann, wenn Gleichstrom durch die Lösung geschickt wird, zum positiven Pol *(Anode)* wandern. Zu den Elementen, die Anionenbildner sind, gehören vor allem die Halogene (VII. Gruppe).

Woher stammen nun die empfangenen Elektronen? Elektronengeber sind die Atome von Metallen, besonders der I. und II. Gruppe. Sie besitzen nach der Abgabe ebenfalls kein ausgewogenes Verhältnis zwischen Kernladungen und Elektronen mehr. Hier überwiegen die positiven Ladungen, die Atome sind zu positiv geladenen Ionen, den *Kationen*, geworden. Kationen wandern an den negativen Pol, die *Kathode*.

Zusammenfassung: Kationen und Anionen zeichnen sich durch eine stabile Außenschale mit 8 Elektronen aus. Sie tragen eine elektrische Ladung, deren Vorzeichen und Größe davon abhängt, wieviel Elektronen abgegeben bzw. aufgenommen wurden.

Beide Vorgänge der Abb. 19.**4** bedingen einander.

Natriumatome sind die Elektronengeber, Chloratome die Empfänger. Aus dem Modell ist zu ersehen, daß nur die Außenschale bei der Entstehung einer Ionenbindung eine Rolle spielt. Kern und übrige Schalen bleiben unverändert. Elektronenabgabe und -aufnahme lassen sich wie in Abb. 19.**5** zusammenfassen.

Entstanden ist Natriumchlorid (Kochsalz) mit der Formel NaCl.

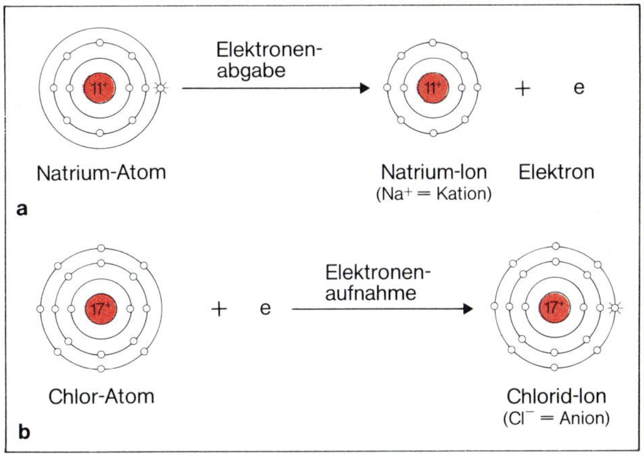


Abb. 19.**4** **a Bildung von Kationen, b Bildung von Anionen.**

Für Metalle der II. Gruppe ist die Abgabe von 2 Elektronen erforderlich, um für das Kation Edelgaskonfiguration zu erreichen (Abb. 19.**6**).

Die Formel für das entstandene Magnesiumchlorid ist $MgCl_2$.

Verbindungen wie Natriumchlorid und Magnesiumchlorid kristallisieren gut und bilden stabile Gitter, die nur durch sehr hohe Schmelzwärme zerstört werden können.

### 19.1.4.3 Atombindung

Bilden zwei gleiche Nichtmetallatome ein Molekül, so sind zwischen den Atomen keine elektrostatischen Bindungskräfte wie bei der Ionenbindung wirksam. Die Atome sind einander so weit genähert, daß sie eines oder mehrere ihrer Außenelektronen gemeinsam zu Vervollständigung ihrer Edelgaskonfiguration benutzen.

Das Molekül Wasserstoff $H_2$ besteht aus 2 Atomen H; jedes hat ein Außenelektron. Durch Annäherung stehen nun für beide Atome 2 gemeinsame Außenelektronen zur Verfügung; damit ist die Edelgaskonfiguration (Helium) der K-Schale für beide Atome erreicht. Das gemeinsam benutzte Elektronenpaar wird in vereinfachter Schreibweise nur als Strich angegeben:

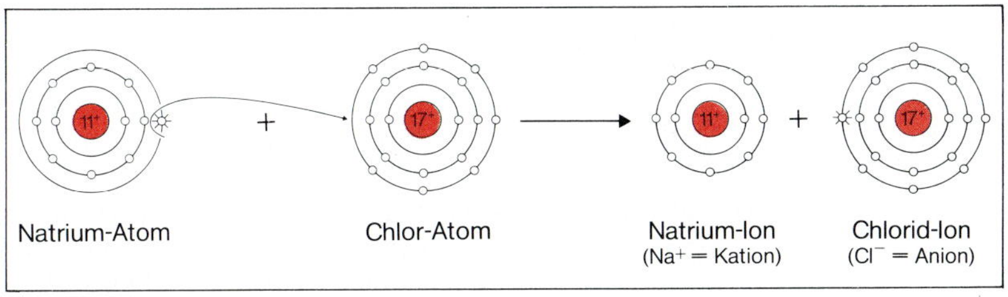


Abb. 19.**5** **Modell der Elektronenabgabe und Elektronenaufnahme.**

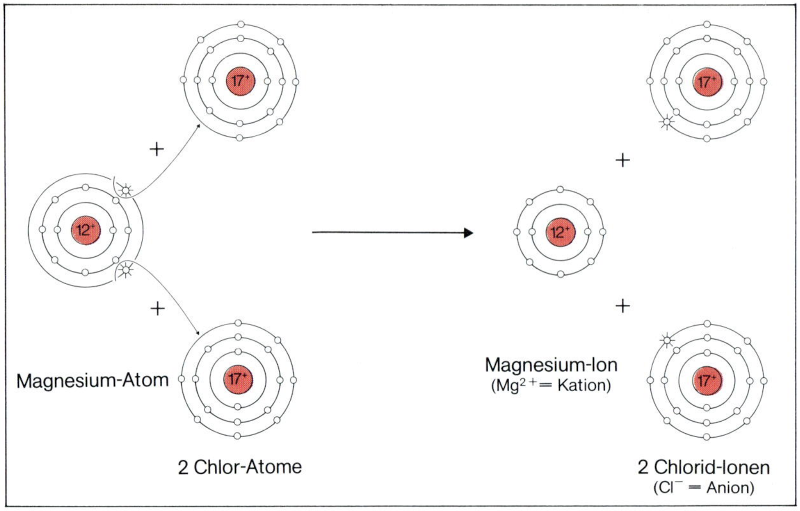


Abb. 19.**6** **Modell zur Bildung einer Edelgaskonfiguration.**

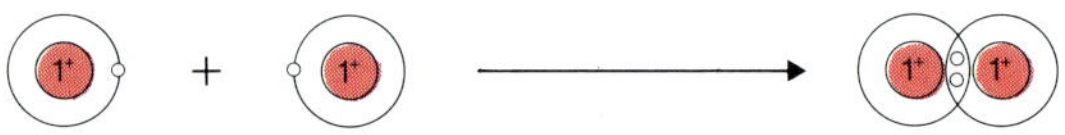


$H\cdot \quad + \quad \cdot H \longrightarrow$ H:H oder H—H oder $H_2$

Für die Bildung des Sauerstoffmoleküls $O_2$ müssen 4 Außenelektronen gemeinsam benutzt werden, damit die Edelgaskonfiguration (Neon) der L-Schale erreicht wird:

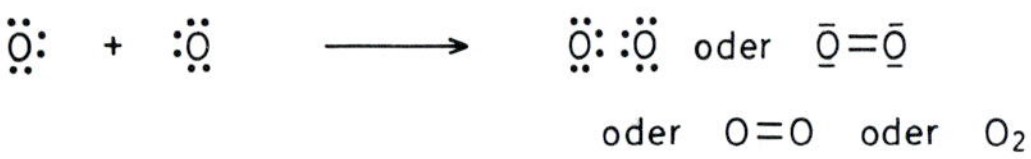


Auch nicht zur Bindung herangezogene Elektronenpaare kann man als Strich zeichnen; meistens berücksichtigt man sie jedoch nicht.
Im Kohlendioxid $CO_2$ liegen ebenfalls Atombindungen vor:

$\overline{O}=C=\overline{O}$ oder nur O=C=O

Die Atombindung ist die häufigste Bindungsart.
Alle Verbindungen des Kohlenstoffs, die in den Bereich der organischen Chemie fallen, haben Atombindung. Atombindung wird auch als Elektronenpaarbindung oder kovalente Bindung bezeichnet.
Es ist auch möglich, daß ein gemeinsames Elektronenpaar nur von einem Partner gestellt wird. An Ammoniak kann sich noch ein Wasserstoffion $H^+$ (hat kein Außenelektron mehr!) anlegen und das Elektronenpaar mitbenutzen. Die Ladung wird auf das ganze Ammoniumion übertragen:

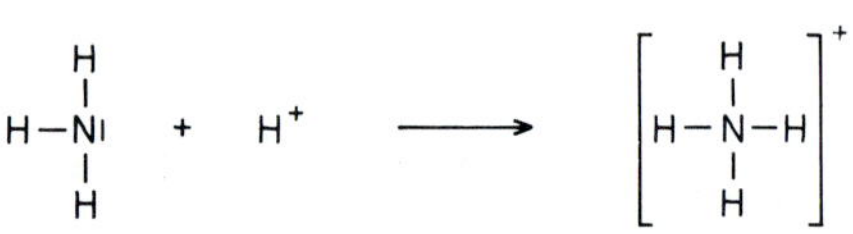

### 19.1.4.4 Wertigkeit

Der Begriff Wertigkeit sagt aus, wieviel Elektronen ein Atom zur gemeinsamen Atombindung beigesteuert hat. Danach ist Wasserstoff in Verbindungen einwertig, Sauerstoff zweiwertig, Kohlenstoff vierwertig. Auch für einfache Ionen läßt sich der Begriff anwenden. Die Wertigkeit deckt sich dann mit der Ladungszahl. In Natriumchlorid ist Natrium +I-wertig, das Chlor –I-wertig. Aus unserem Modell ist zu erkennen, daß Magnesium +II-wertig ist. Die Wertigkeit von Metallen deckt sich meist mit der Gruppennummer.
Schwieriger ist es, die Wertigkeit in komplexen aufgebauten Molekülen zu berechnen. Man kann davon ausgehen, daß Sauerstoff immer –II-wertig und Wasserstoff +I-wertig ist. Die Summe der Wertigkeiten muß 0 ergeben. Aus der Formel $H_2SO_4$ läßt sich nun die Wertigkeit des Schwefels mit +VI ermitteln. Aus $H_2SO_3$, der schwefligen Säure, mit +IV. In $H_3PO_4$ ist Phosphor +V-wertig, in $PH_3$ ist er –III-wertig.

Manchmal ist es nötig, die Wertigkeit eines Elementes im Namen der Verbindung anzugeben, dann nämlich, wenn es in mehreren Wertigkeitsstufen auftreten kann. In Eisen(II)-chlorid ($FeCl_2$) liegt zweiwertiges, in Eisen(III)-chlorid ($FeCl_3$) dreiwertiges Eisen vor.

## 19.1.5 Wasser als Lösungsmittel

Zwischen den Wasserstoff- und Sauerstoffatomen im Wassermolekül bestehen Atombindungen. Wir dürfen uns das Molekül aber nicht gestreckt H-O-H vorstellen wie bei $CO_2$, sondern gewinkelt:

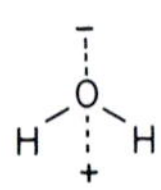

Die Bindungselektronen liegen nicht genau in der Mitte zwischen H und O, sondern sind etwas zum O hin verschoben. Dadurch entsteht eine ungleichmäßige Ladungsverteilung. Moleküle mit solchen positiven und negativen Ladungsschwerpunkten heißen *Dipole*. Seine Dipoleigenschaften machen das Wasser zu einem hervorragenden Lösungsmittel für Ionengitter, aber auch für Verbindungen mit polaren Atombindungen.

#### 19.1.5.1 Lösevorgang

An einem Kochsalzkristall (NaCl) läßt sich feststellen, daß ein Ionengitter sehr stabil ist. Es ist durch Druck nicht zu beeinflussen und schmilzt erst bei hoher Temperatur (800 °C). Die elektrostatischen Kräfte, mit denen sich die Ionen anziehen, sind also sehr groß.
Bringt man einen Kristall in das Dipol Wasser, so werden die Kräfte innerhalb des Gitters so stark herabgesetzt, daß schon die geringe Pendelbewegung, welche die Ionen im Gitter ausführen können, und die Bewegung der Wassermoleküle ausreichen, das Gitter auseinanderfallen zu lassen. Nun bewegen sich die Ionen $Na^+$ und $Cl^-$ frei in der Lösung.

#### 19.1.5.2 Hydratation

Die Ionen werden aber sofort von einer Hülle aus Wassermolekülen (Hydrathülle) umgeben. Jedes $Na^+$ umgibt sich mit etwa $6H_2O$, jedes $Cl^-$ mit mindestens 4 $H_2O$. Die Wassermoleküle sind so zum Ion gedreht, daß der dem Ion entgegengesetzte Ladungsschwerpunkt auf das Ion gerichtet ist. Das Wasserstoffion ist mit einem Molekül $H_2O$ nur geringfügig hydratisiert. Da dieser Hydratation aber bei der Betrachtung der Säuren eine besondere Bedeutung zukommt, hat man dem aus $H^+$ und $H_2O$ entstandenen Teilchen $H_3O^+$ den Namen *Hydroxoniumion* gegeben.
Die *Hydrathülle* schützt jedes Ion vor den elektrostatischen Kräften entgegengesetzt geladener Ionen, so daß eine erneute Gitterbildung nicht möglich ist.
Im medizinischen Bereich ist die Hydratation bei der Ausschwemmung von Ödemen ein wichtiger Faktor. Gelingt es, durch Diuretika die tubuläre Rückresorption von $Na^+$, $Cl^-$ und $HCO_3^-$ zu verhindern, so werden mit diesen Ionen auch erhebliche Mengen Hydratationswasser ausgeschieden. Einige Ionenpaare vermögen mit einer genau definierten Hydrathülle ein Ionengitter zu bilden. Bekannt ist das Kupfersulfat ($CuSO_4{\cdot}5H_2O$), das in großen, blauen, durchsichtigen Kristallen kristallisiert. Das Kupferion $Cu^{2+}$ ist von 5 Wassermolekülen umgeben. Beim Erhitzen auf 200 °C verliert es die Hydrathülle (Kristallwasser) und geht in wasserfreies weißes $CuSO_4$ über, das unter Blaufärbung leicht wieder Wasser aufnehmen kann (Nachweis für Wasserspuren z. B. in Alkohol). Gipsbinden enthalten weitgehend wasserfreien Gips (Calciumsulfat, $CaSO_4{\cdot}{}^1/_2H_2O$), der nach dem Anfeuchten der Binde zu einer festen, aus feinfaserigen, miteinander verfilzten Gipskriställchen ($CaSO_4{\cdot}2H_2O$) bestehenden Masse abbindet.

### 19.1.6 Elektrolyte

Verbindungen, die in wäßriger Lösung oder in geschmolzenem Zustand in Ionen zerfallen, nennt man *Elektrolyte*. In echten Elektrolyten, zu denen beispielsweise Salze und viele Basen gehören (s. Abschn. 19.1.8), sind schon im festen Zustand Ionen vorhanden (Ionengitter s. o.). Sie dissoziieren d. h., sie zerfallen in Ionen, wenn Wasser oder Schmelzwärme die Gitterkräfte aufheben. Elektrolytschmelzen oder -lösungen leiten den elektrischen Strom, weil die Kationen und Anionen der Elektrolyte frei beweglich sind.
Potentielle Elektrolyte wie die Säuren haben ein oder mehrere Wasserstoffatome, die durch eine polare Atombindung mit anderen Atomen im Molekül verbunden sind. Das Elektronenpaar liegt also nicht genau zwischen Wasserstoff und seinem Partneratom, sondern etwas zum Partner hin verschoben. Durch Reaktion mit dem Lösungsmittel Wasser wird die Atombindung in eine Ionenbindung umgewandelt, so daß nun das für Säuren charakteristische Wasserstoffion (Proton, $H^+$) überhaupt erst entstehen kann. Es hydratisiert zu dem Hydroxoniumion $H_3O^+$:

$$H:Cl + H_2O \rightarrow H_3O^+ + Cl^-$$

Chlorwasserstoff HCl oder wasserfreie Schwefelsäure sind demnach elektrische Nichtleiter, da keine Ionen vorliegen. Verdünnte Schwefelsäure oder Salzsäure (HCl in Wasser gelöst) sind jedoch gute Leiter.
Der Zerfall einer Verbindung in bewegliche Ionen heißt *elektrolytische Dissoziation*. Die Dissoziation ist stark konzentrationsabhängig. Sie ist um so größer, je verdünnter die Lösung ist.
Man unterscheidet *starke und schwache Elektrolyte*.
*Starke Elektrolyte* sind bereits in konzentrierten Lösungen etwa zu 50% und in stark verdünnten Lösungen vollständig in Ionen zerfallen. Alle Salze und die starken Säuren wie Salzsäure, Schwefelsäure und Salpetersäure sind starke Elektrolyte.
Die Kohlensäure $H_2CO_3$ und die organischen Säuren wie Essigsäure und Milchsäure dissoziieren auch in größter Verdünnung nicht vollständig, ebenso viele Basen. Es sind *schwache Elektrolyte*.

#### 19.1.6.1 Elektrolyse

Die in einer Lösung oder Schmelze enthaltenen Ionen wandern (griech. ionos = wandernd) in einem elektrischen Gleichspannungsfeld (12 V), die positiv geladenen Kationen zur Kathode, die negativ geladenen Anionen zur Anode. Sie werden dort entladen, d. h., Kationen erhalten Elektronen und Anionen geben Elektronen ab, bis sie elektrisch neutral sind. Kernladungszahl und Elektronenzahl stimmen überein. Das bedeutet, daß aus den Ionen Atome geworden sind. Diesen Vorgang nennt man Elektrolyse. Die Elektrolyse von Natriumchlorid NaCl läßt sich schematisch darstellen:

Kathode: $Na^+ + e^- \rightarrow Na$
Anode: $Cl^- - e^- \rightarrow Cl$
$2\,Cl \rightarrow Cl_2$

An der Kathode scheidet sich metallisches Natrium ab, an der Anode werden Chlormoleküle $Cl_2$ als Gas frei. Weil das sehr reaktionsfähige Natrium sogleich mit dem Lösungsmittel Wasser reagieren würde, läßt sich die Elektrolyse in der oben beschriebenen Form nur in einer Natriumchloridschmelze durchführen.

### 19.1.6.2 Medizinisch wichtige Elektrolyte

Das Wasser des menschlichen Organismus (55–60% des Körpergewichtes, bei Neugeborenen bis 79%, bestehen aus Wasser) ist nie chemisch rein, sondern immer eine Lösung von Elektrolyten und undissoziierten Stoffen (Glucose, cholesterol u. a.).
Innerhalb des Elektrolythaushaltes kommt es nur auf Ionen an, nicht aber auf die Betrachtung der undissoziierten Salze, Säuren oder Basen. Im *medizinischen Sprachgebrauch* wird der Begriff Elektrolyt deshalb auch für die Ionen einer Körperflüssigkeit gebraucht.
Die Zusammensetzung der Elektrolyte in den einzelnen Flüssigkeitsräumen ist unterschiedlich und wird durch komplizierte Regelmechanismen innerhalb engster Grenzen konstant gehalten.
Mit dieser als *Homöostase* bezeichneten Konstanz des Wasser- und Elektrolythaushaltes ist verbunden:

- Aufrechterhaltung der Isohydrie (Säure-Basen-Gleichgewicht, Elektroneutralität),
- Aufrechterhaltung der Isoionie (Konstanz der Ionenzusammensetzung),
- Aufrechterhaltung der Isotonie (Konstanz des osmotischen Druckes).

Der Niere kommt bei dieser Regulation die wichtigste Aufgabe zu. Überflüssige, die Homöostase störende Ionen werden mit dem Harn ausgeschieden. Geringere Elektrolytmengen werden auch mit dem Schweiß und der Ausatemluft abgegeben. Die Elektrolyte in Körperflüssigkeiten werden zweckmäßig nicht in Milligramm pro Liter (mg/l) Körperflüssigkeit angegeben, sondern in Millimol pro Liter (mmol/l). Dadurch wird der Teilchenanzahl Rechnung getragen, die im Elektrolythaushalt eine größere Rolle spielt als deren Masse. Das kommt schon darin zum Ausdruck, daß sich als physiologische Regulationsmaßnahme auch einzelne Ionen vertreten können. Wird z. B. reichlich salzsäurehaltiger Mageninhalt erbrochen, so wird das $Cl^-$-Defizit vorübergehend durch geringere Abatmung von $CO_2$ (Kohlendioxid) ausgeglichen:

$$CO_2 + H_2O \rightarrow H^+ + HCO_3^-$$

Das Hydrogencarbonation ($HCO_3^-$) vertritt $Cl^-$. Neben der empfohlenen Angabe in mmol/l wird auch immer noch in mval/l gerechnet. 1 val (Grammäquivalent) berechnet sich aus der Masse eines Ions in g, die durch die Anzahl der Ionenladung zu teilen ist. Mit der Einheit Val (val) wird also auch die elektrische Ladung eines Ions miterfaßt. Sie gibt die Verhältnisse zwischen Anionen und Kationen korrekt wieder. In einer Elektrolytlösung muß die Summe aller val Kationen gleich der der Anionen sind.

An Rechenbeispielen soll der Zusammenhang zwischen mol und val verdeutlicht werden.

Calcium (Ca) hat die Atommasse 40, das Ion $Ca^{2+}$ ebenfalls, da die Masse der beiden fehlenden Elektronen nicht ins Gewicht fällt:

$$1 \text{ mol } Ca^{2+} \triangleq 40 \text{ g } Ca^{2+}$$
$$1 \text{ mmol } Ca^{2+} \triangleq 0{,}04 \text{ g } Ca^{2+}$$
$$1 \text{ val } Ca^{2+} \triangleq \tfrac{40}{2} \text{ g} = 20 \text{ g } Ca^{2+}$$
$$1 \text{ mval } Ca^{2+} \triangleq 0{,}02 \text{ g } Ca^{2+}$$

Die Ionenmasse des Sulfations $SO_4^{2-}$ errechnet sich aus den Atommassen für S = 32 und O = 16 mit 96.

$$1 \text{ mol } SO_4^{2-} = 96 \text{ g}$$
$$1 \text{ mmol } SO_4^{2-} = 0{,}096 \text{ g}$$
$$1 \text{ val } SO_4^{2-} = \tfrac{96}{2} \text{ g} = 48 \text{ g}$$
$$1 \text{ mval } SO_4^{2-} = 0{,}048 \text{ g}$$

Für die einwertigen Ionen $Na^+$, $K^+$, $Cl^-$, $HCO_3^-$ usw. gilt mol = val.

*Beispiel:*

Atommasse Natrium 23
$1 \text{ mol } Na^+ = 23 \text{ g}$
$1 \text{ val } Na^+ = \tfrac{23}{1} \text{ g} = 23 \text{ g}$

Leicht zugänglich und bestimmbar sind die Elektrolyte des Serums. Im Liter Serum sind enthalten:

| | | | |
|---|---|---|---|
| *Kationen* | | | |
| $Na^+$ | 142 mval | 142 mmol | 3266 mg |
| $K^+$ | 5 mval | 5 mmol | 196 mg |
| $Ca^{2+}$ | 5 mval | 2,5 mmol | 100 mg |
| $Mg^{2+}$ | 2 mval | 1 mmol | 24,3 mg |
| *Anionen* | | | |
| $Cl^-$ | 103 mval | 103 mmol | 3657 mg |
| $HCO_3^-$ | 27 mval | 27 mmol | 1647 mg |
| $HPO_4^{2-}$ | 2 mval | 1 mmol | 31 mgP |
| $SO_4^{2-}$ | 1 mval | 0,5 mmol | 16 mgS |

organische Anionen 21 mval

Mit dem Harn werden pro Tag etwa folgende Elektrolytmengen ausgeschieden:

| | | |
|---|---|---|
| *Kationen* | | |
| $Na^+$ | 180 mval | 180 mmol |
| $K^+$ | 100 mval | 100 mmol |
| $Ca^{2+}$ | 10 mval | 5 mmol |
| $Mg^{2+}$ | 16 mval | 8 mmol |
| $NH_4^+$ | 74 mval | 74 mmol |
| *Anionen* | | |
| $Cl^-$ | 200 mval | 200 mmol |
| $HPO_4^{2-}$ | 50 mval | 25 mmol |
| $SO_4^{2-}$ | 80 mval | 40 mmol |

organische Anionen 50 mval

Bei pathologischen Störungen des Elektrolythaushalts stehen zahlreiche Elektrolytlösungen zur Infusion zur Verfügung, die den Wasser- und Elektrolytmangel ausgleichen oder die gestörte Elektrolytzusammensetzung korrigieren können.

### 19.1.6.3 Diffusion, Osmose und Dialyse

Das selbsttätige Vermischen zweier oder mehrerer Gase bezeichnet man als *Diffusion*. Die Diffusion erklärt sich durch die thermische Eigenbewegung der voneinander unabhängigen Teilchen. Der Begriff Diffusion läßt sich auch auf Lösungen anwenden. Schichtet man zwei Lösungen verschiedener Konzentration vorsichtig übereinander, so findet allmählich ein Konzentrationsausgleich statt, der sich auch dann einstellt, wenn die Lösungen durch eine poröse, für Lösungsmittel und gelöste Teilchen durchlässige Scheidewand (Membran) getrennt sind.
Erfolgt die Trennung durch eine Membran, die nur für das Lösungsmittel durchgängig ist, so spricht man von *Osmose*.

Auch jetzt wird ein Konzentrationsausgleich angestrebt. Das Lösungsmittel – in biologischen Systemen Wasser – diffundiert von der Seite der geringeren auf die Seite der höheren Konzentration, bis ein Konzentrationsausgleich erreicht ist. Der Druckunterschied zwischen Lösungsmittel und Lösung an einer halbdurchlässigen (semipermeablen) Membran heißt *osmotischer Druck*. Gleichviele Teilchen verschiedener Stoffe erzeugen in der gleichen Menge Wasser bei konstanter Temperatur den gleichen osmotischen Druck.

Eine Lösung von 1 mol Harnstoff pro Liter (60 g/l) hat den gleichen osmotischen Druck wie eine Glucoselösung von 180 g (1 mol) pro Liter. Beide Stoffe sind Nichtelektrolyte, also undissoziiert. Etwa den gleichen osmotischen Druck ruft eine Lösung hervor, die $^1/_2$mol Natriumchlorid pro Liter ($\frac{58,5}{2}$ = 29,2 g/l) enthält. Der Elektrolyt Natriumchlorid ist vollständig in seine Ionen $Na^+$ und $Cl^-$ dissoziiert, die jeweils als selbständige Teilchen zum osmotischen Druck beitragen.

Mit dem Maß Osmol (osm) wird die Molkonzentration aller osmotisch wirksamen Teilchen in 1 kg Lösungsmittel bezeichnet. Im medizinischen Bereich rechnet man mit dem 1000. Teil, dem Milliosmol (mosm).
Lösungen verschiedener Stoffe mit dem gleichen osmotischen Druck sind einander *isotonisch*. Eine Lösung mit geringerem osmotischen Druck als eine Vergleichslösung ist *hypotonisch*, solche mit einem höheren Druck *hypertonisch*. Eine dem Blutplasma isotonische Natriumchloridlösung enthält 9,448 g Natriumchlorid pro Liter.
Die Porengröße biologischer Membranen gestattet nur kleinen gelösten Teilchen und Lösungsmitteln den Durchtritt. Große (Makro-)Moleküle wie die der Proteine (Eiweiße) können nicht hindurch. Man kann künstliche Membranen mit geeigneter Porenweite herstellen, die eine solche Siebwirkung haben. Die Trennung großer und kleiner Teilchen mit Hilfe einer semipermeablen Membran wird *Dialyse* genannt. Das Prinzip der Dialyse wird bei Ausfall der Nierenfunktion angewandt, um harnpflichtige, niedermolekulare gelöste Stoffe und Elektrolyte aus dem Blut zu entfernen. Bei der peritonealen Dialyse wirkt das Bauchfell als semipermeable Membran, bei extrakorporaler Hämodialyse (lat. extra = außerhalb, corpus = Körper; extrakorporal = außerhalb des Körpers) wird heparinisiertes Blut an einer künstlichen Membran entlanggepumpt, auf deren Gegenseite sich eine Dialyseflüssigkeit befindet.

### 19.1.7 Kolloide Lösungen, Emulsionen, Suspensionen

Elektrolytlösungen oder Lösungen von niedermolekularen Stoffen wie Glucose oder Harnstoff sind homogene „echte“ Lösungen; es liegen Ionen oder Einzelmoleküle in der Lösung vor. Viele Stoffe gehen aber in größeren Konglomeraten (größer als 0,1 μm) in Lösung. Ab einer bestimmten Teilchengröße ändern sich die Eigenschaften der Lösung entscheidend. Man nennt sie dann kolloide Lösung. Sie erscheint dem Auge zwar klar, zeigt aber im durchfallenden Licht bei seitlicher Beobachtung eine Trübung: Die einzelnen kolloiden Partikel streuen das Licht (Tyndall-Effekt). Aufgrund der sehr großen Plasmaeiweißmoleküle ist das *Plasma eine kolloide Lösung*. Auch Dextran-, Gelatine- und Polyvidonlösungen, die als Plasmaersatzmittel (Plasmaexpander) verwendet werden, sind kolloide Lösungen, z. B. Macrodex. Viele kolloide Lösungen verdanken ihre Stabilität der gleichsinnigen elektrischen Ladung ihrer Partikel, die durch Abstoßung das Zusammenwachsen zu größeren Konglomeraten und damit die Ausflockung verhindern. Solche geladenen kolloiden Teilchen wandern im elektrischen Feld. Man nennt den Vorgang *Elektrophorese*.
Sind zwei Flüssigkeiten, die nicht ineinander löslich sind, miteinander vermischt, so liegt eine *Emulsion* vor. Öl und Wasser können eine Emulsion bilden, z. B. in der Milch. Auch im Plasma liegt eine Emulsion vor, denn die Lipide (Fette und fettähnliche Substanzen) sind im Wasser feinverteilt vorhanden.
Besteht ein Zweiphasengemisch aus relativ groben Feststoffpartikeln und Flüssigkeit, so liegt eine *Suspension* vor. Die Blutkörperchen sind im Plasma suspendiert. Schüttelmixturen enthalten feingepulverte Feststoffe wie Zinkoxid und Talk in Wasser, Glycerol oder Öl suspendiert.

### 19.1.8 Säuren, Basen, Salze

#### 19.1.8.1 Säuren und Basen

Die erste allgemeingültige Theorie für Säuren und Basen ist schon 100 Jahre alt. Sie besagt schlicht, daß Säuren Elektrolyte sind, die zu $H^+$-Ionen (Protonen) und einem Anion dissoziieren, Basen dagegen zu $OH^-$-Ionen (Hydroxidionen) und einem Kation.
Eine erweiterte Fassung (1923) formuliert noch allgemeiner:

- *Säuren* sind Verbindungen, die Protonen abspalten können, sie sind Protonenspender;
- *Basen* sind Verbindungen, die Protonen aufnehmen können, sie sind Protonenfänger.

Wenn die Dissoziation der Säuren mit $H^+$ und $A^-$ ($A^-$ steht für ein beliebiges Anion) geschrieben wird, so ist nicht zu vergessen, daß freie Protonen nicht existent sind und sogleich mit Wasser zu $H_3O^+$ hydratisieren. Der Übersichtlichkeit wegen wird im folgenden auf diese zusätzliche Schreibweise verzichtet.
*Säurebildner* sind Nichtmetalloxide, die auch als Säureanhydride (Säure ohne Wasser) bezeichnet werden, obwohl sie keine Säureeigenschaften haben (Tab. 19.**5**).
Einige Nichtmetalle, besonders die Halogene (VII. Gruppe PSE) können mit Wasserstoff Verbindungen bilden, die in wässriger Lösung ebenfalls Säuren sind.
„Sauer“stoff ist also nicht unbedingt Bestandteil einer Säure (Tab. 19.**6**).
*Basenbildner* sind Metalloxide. Sie reagieren mit Wasser:

$$Me_2O + H_2O \rightarrow 2\ MeOH$$

(Me für beliebiges Metall).

Die Löslichkeit der Metalloxide in Wasser ist sehr unterschiedlich. Die Oxide der Alkalimetalle (I. Gruppe PSE) lösen sich leicht, die des Magnesiums, Aluminiums, Kupfers und vieler anderer Metalle sind schwer oder sehr schwer löslich. Dementsprechend sind die schwerlöslichen Metalloxide als Basenbildner uninteressant.

Metallhydroxide bilden sich auch aus den Elementen durch Wassereinwirkung:

Tabelle 19.**5** **Säurebildner**

| Element (Nichtmetall) | Name des Oxids | Formel + Wasser → Säure | Name der Säure | Dissoziation zu | | Name des Anions |
|---|---|---|---|---|---|---|
| C | Kohlendioxid | $CO_2 + H_2O \rightarrow H_2CO_3$ | Kohlensäure | $H^+$ | $HCO_3^-$ | Hydrogencarbonation |
| S | Schwefeltrioxid | $SO_3 + H_2O \rightarrow H_2SO_4$ | Schwefelsäure | $2\,H^+$ | $SO_4^{2-}$ | Sulfation |
| N | Distickstoffpentoxid | $N_2O_5 + 2\,H_2O \rightarrow 2\,HNO_3$ | Salpetersäure | $H^+$ | $NO_3^-$ | Nitration |
| P | Diphosphorpentoxid | $P_2O_5 + 3\,H_2O \rightarrow 2\,H_3PO_4$ | Phosphorsäure | $3\,H^+$ | $PO_4^{3-}$ | Phosphation |

Tabelle 19.**6** **Sauerstofffreie Säuren**

| Element | Formel | Name der wäßrigen Lösung | Dissoziation zu | | Name des Anions |
|---|---|---|---|---|---|
| F | HF | Fluorwasserstoffsäure Flußsäure | $H^+$ | $F^-$ | Fluoridion |
| Cl | HCl | Chlorwasserstoffsäure Salzsäure | $H^+$ | $Cl^-$ | Chloridion |
| Br | HBr | Bromwasserstoffsäure | $H^+$ | $Br^-$ | Bromidion |
| J | HJ | Jodwasserstoffsäure | $H^+$ | $J^-$ | Jodidion |
| S | $H_2S$ | Schwefelwasserstoffsäure | $2\,H^+$ | $S^{2-}$ | Sulfidion |

$$2\,Me + 2\,H_2O \rightarrow 2\,MeOH + H_2$$

Allerdings sind zu dieser Reaktion nur sehr reaktionsfreudige Metalle wie die Alkalimetalle und Calcium und Barium (II. Gruppe PSE) befähigt, denn es muß eine (polare) Atombindung innerhalb des Wassers in eine Ionenbindung umgewandelt werden. Das Metallatom gibt ein oder mehrere Elektronen ab. Sie werden auf Protonen des Wassers übertragen, so daß Wasserstoff $H_2$ entwickelt wird.
Andere Metalle reagieren mit Wasser sehr langsam, die edlen Metalle Kupfer, Silber und Gold überhaupt nicht. Metallhydroxide sind Elektrolyte, die in geschmolzenem Zustand oder in wäßriger Lösung, meist Lauge genannt, den elektrischen Strom leiten, da eine Dissoziation in $Me^+$ und $OH^-$ stattgefunden hat (Tab. 19.**7**).

Auch Ammoniak $NH_3$ ist eine Base. Es ist ein Protonenfänger, der imstande ist, Protonen aus dem Wasser aufzunehmen. Dabei entstehen Hydroxidionen:

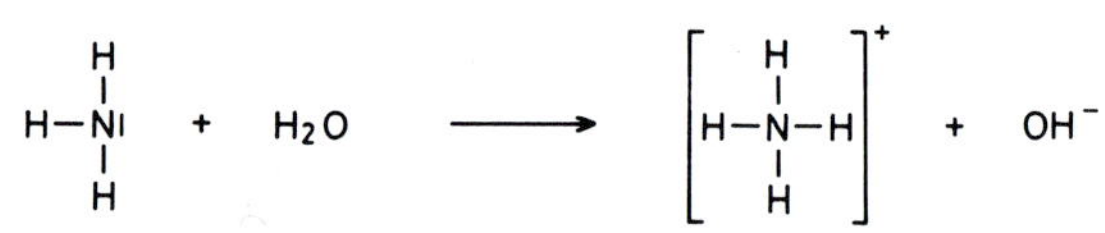

Die wäßrige Ammoniaklösung heißt auch *Salmiakgeist*.

## 19.1.8.2 pH-Wert

Wäßrige Lösungen der Säuren und Basen können nach ihrem Dissoziationsgrad in stark und schwach eingeteilt werden. Bei starken Säuren ist der Zerfall $HA \rightarrow H^+ + A^-$ praktisch vollständig eingetreten, bei schwachen liegt der größte Teil undissoziiert vor:

Tabelle 19.**7** **Basen**

| Metall | Hydroxid | Bezeichnung | Volkstümliche Bezeichnung Feststoff | Volkstümliche Bezeichnung Lösung |
|---|---|---|---|---|
| Na | NaOH | Natriumhydroxid | Ätznatron | Natronlauge |
| K | KOH | Kaliumhydroxid | Ätzkali | Kalilauge |
| Ca | $Ca(OH)_2$ | Calciumhydroxid | gelöschter Kalk | Kalkwasser |
| Ba | $Ba(OH)_2$ | Bariumhydroxid | | Barytwasser |

$HA \leftarrow H^+ + A^-$

Für Basen ist die Dissoziation $MeOH \rightarrow Me^+ + OH^-$ entsprechend vollständig (starke Base) oder unvollständig (schwache Base).

Auch im Wasser ist ein minimaler Anteil der $H_2O$-Moleküle in $H^+$ und $OH^-$ zerfallen. Wasser ist deshalb aber weder eine Säure noch eine Base, weil $H^+$ und $OH^-$ zu gleichen Anteilen vorliegen. Bei 22 °C sind in 10 Millionen Litern ($10^7$) nur 1 mol Wasser (18 g) in Ionen zerfallen. Das Verhältnis 1 : $10^7$ läßt sich auch mit $\frac{1}{10^7}$ oder $10^{-7}$ ausdrücken. In einem Liter Wasser sind also $10^{-7}$ mol $H^+$ und $10^{-7}$ mol $OH^-$ enthalten. Das Produkt der Ionen des Wassers (Ionenprodukt) ergibt $10^{-14}$.

In der Praxis rechnet man mit der negativen Hochzahl der $H^+$-Konzentration, setzt sie als positive Grundzahl und definiert das Ergebnis als *pH-Wert*. Aus dem unanschaulichen Konzentrationswert $10^{-7}$ wird dadurch pH 7.

Da das Ionenprodukt immer $10^{-14}$ ist, genügt es im folgenden, wenn man nur die H-Konzentration ausdrückt, denn durch Ergänzung auf 14 läßt sich ohne Schwierigkeiten die $OH^-$-Konzentration ermitteln.

Wasser hat pH 7, es ist neutral. Säuren haben eine höhere $H^+$-Konzentration: 1 mol $H^+$ ist bereits in weniger als $10^7$ Litern Wasser enthalten, angenommen in $10^3$ Litern. Die Säure hat somit pH 3.

In Basenlösungen ist das Verhältnis von 1 mol $H^+$ zu undissoziiertem Wasser größer. Ist 1 mol $H^+$ z. B. in $10^{12}$ Litern Wasser enthalten, so hat die Lösung pH 12. Erinnert man sich an das Ionenprodukt des Wassers ($10^{-14}$), so kann man erkennen, daß in dieser Lösung pOH 2 sein muß. Die Angabe in pH gestattet also sowohl die $H^+$-Konzentrationen in Säuren als auch (indirekt) die $OH^-$-Konzentration in Basen eindeutig festzulegen. pH $<7$ bedeutet immer ein Überwiegen von $H^+$, also eine Säure. Je kleiner pH, um so größer die $H^+$-Konzentration. pH $>7$ bedeutet immer ein Überwiegen von $OH^-$, also eine basische Lösung. Je größer der pH-Wert, um so größer die $OH^-$-Konzentration. Größere Werte als pH 14 kann es nicht geben (Abb. 19.**7**).

Der pH-Wert von Körperflüssigkeiten wird in engem Rahmen konstant gehalten, denn die meisten biochemischen Reaktionen können nur bei einem ganz bestimmten pH-Wert ablaufen. Insbesondere der pH-Wert des Blutes darf nur in sehr engen Grenzen schwanken, andernfalls treten lebensbedrohliche Zustände (Azidose pH $<$ 7,38, Alkalose pH $>$ 7,41) ein.

Die genaueste *pH-Messung* wird elektrisch mit Hilfe von Glaselektroden durchgeführt. Für die Praxis genügen aber *Indikatoren*, d. h. organische Farbstoffe, die verschiedene pH-Bereiche durch unterschiedliche Farben anzeigen (lat. indicare = anzeigen). Ein Indikator mit geringer Empfindlichkeit ist *Lackmus*, ein Pflanzenfarbstoff, der auf Papier aufgezogen werden kann. Er ist im sauren Bereich rot, im alkalischen blau. Die Tab. 19.**8** zeigt die Umschlagsgebiete und die auftretenden Farben einiger Indikatoren.

Durch Kombination mehrerer Indikatoren lassen sich Universal-Indikatorpapiere herstellen, die in engen pH-Bereichen eine jeweils andere Färbung zeigen. Auf der Verpackung ist eine Farbskala mit den entsprechenden pH-Werten zum Vergleich angebracht. Indikatorpapiere müssen trokken aufbewahrt werden.

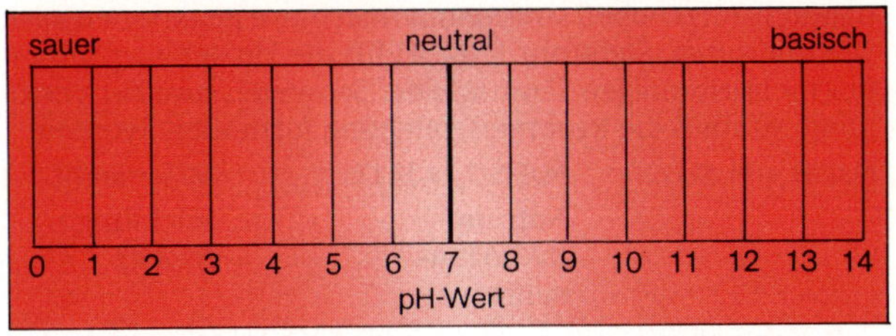


Abb. 19.**7** **Mögliche Veränderungen des pH-Wertes.**

Tabelle 19.**8** **pH-Indikationen**

| Name | Umschlagsbereich pH | Farbänderung |
|---|---|---|
| Thymolblau | 1,2–2,8 | rot → gelb |
| Methylorange | 3,1–4,4 | rot → gelborange |
| Lackmus | 5–8 | rot → blau |
| Phenolphthalein | 8–9,2 | farblos → rotviolett |

### 19.1.8.3 Salze

Salze sind aus Kationen und Anionen aufgebaute Verbindungen, die in festem Zustand ein Ionengitter bilden und im allgemeinen einen hohen Schmelz- und Siedepunkt haben. In geschmolzenem und gelöstem Zustand sind Sie vollständig dissoziiert; es sind demnach starke Elektrolyte.

Für die Bildung von Salzen gibt es mehrere Möglichkeiten.

- Äquivalente Mengen einer Base und einer Säure reagieren miteinander. Es entstehen ein Salz und Wasser.

*Beispiel:*

| | | | | | | |
|---|---|---|---|---|---|---|
| $NaOH$ | + | $HCl$ | → | $NaCl$ | + | $H_2O$ |
| Natriumhydroxid in Lösung | | Salzsäure | | Natriumchlorid | | |
| Base | + | Säure | → | Salz | + | Wasser |
| 40 | | 36,5 | | 58,5 | | 18 |

Die Reaktion läuft unter Wärmeentwicklung ab, d. h., sie ist *exotherm = wärmeabgebend*. Pro mol $H_2O$ werden 57,3 kJ frei.

Aus der Gleichung geht hervor, daß nur 1 mol NaOH und 1 mol HCl bzw. gleiche Bruchteile oder Vielfache beider miteinander reagieren können. Die Reaktionspartner auf der linken Seite der Gleichung entsprechen nicht nur formelmäßig, sondern auch in den Mengen denen der rechten Seite (Gesetz von der Erhaltung der Masse). Die Umsetzung von Natriumhydroxid mit Schwefelsäure verläuft analog. Es ist nur zu berücksichtigen, daß $H_2SO_4$ über 2 $H^+$ verfügt.

| | | | | |
|---|---|---|---|---|
| $2\ NaOH +$ | $H_2SO_4 \rightarrow$ | $Na_2SO_4 +$ | $2\ H_2O$ | Wärmeentwicklung: |
| $2 \cdot 40$ | 98 | 152 | $2 \cdot 18$ | $2 \cdot 57{,}3$ kJ/mol |

Da in beiden Beispielen $OH^-$ und $H^+$ zu undissoziiertem $H_2O$ zusammentreten und die Eigenschaften von Säure und Base dadurch aufgehoben sind, nennt man diese Reaktionen auch *Neutralisation.* Steht nur 1 NaOH für die Umsetzung mit einer mehrprotonigen Säure wie der Schwefelsäure zur Verfügung, so muß die Reaktionsgleichung formuliert werden:

| | | |
|---|---|---|
| $NaOH + H_2SO_4 \rightarrow$ | $NaHSO_4 + H_2O$ Natrium hydrogen-sulfat | Wärmeentwicklung 57,3 kJ |

Salze, die noch $H^+$ enthalten, werden als *Hydrogensalze* bezeichnet, in älterer Form auch als *Bisalze.* Ein bekanntes Hydrogensalz ist $NaHCO_3$ (Natriumhydrogencarbonat, Natriumbicarbonat, volkstümlich *Natron*).

- Salze können auch direkt aus den Elementen gebildet werden; die Anionen sind allerdings immer sauerstofffrei.

  $Fe + S \rightarrow FeS$ Eisen-(II-)sulfid

- Salze entstehen, wenn Metalle in Säuren gelöst werden. Dabei wird Wasserstoff frei. Edle Metalle können sich in Salzsäure nicht lösen.

| | | | |
|---|---|---|---|
| $Zn + 2\ HCl \rightarrow$ | $ZnCl_2$ | + | $H_2$ |
| Zink | Zinkchlorid | | Wasserstoff |

### 19.1.8.4 Pufferlösungen

Lösungen, deren pH-Wert bei Säuren- oder Basenzusatz nahezu konstant bleibt, nennt man Pufferlösungen. Eine Pufferlösung besteht aus einer schwachen Säure und deren Salz, meist dem Natriumsalz, oder einer schwachen Base und deren Salz, meist dem Chlorid.

Im Blut liegt ein solches Puffersystem vor. Es besteht aus der sehr schwachen Kohlensäure $H_2CO_3 \leftarrow H^+ + HCO_3^-$ und deren Natriumsalz $NaHCO_3$, dissoziiert in $Na^+$ und $HCO_3^-$ und wird *Bicarbonatpuffer* genannt.

Im Stoffwechsel entstandene Säuren können den pH-Wert des Blutes nicht nennenswert verändern, denn die zusätzlichen $H^+$ werden von $HCO_3^-$ (Bicarbonationen) abgefangen:

$$H^+ + HCO_3^- \rightarrow H_2CO_3$$

$H_2CO_3$ ist kaum dissoziiert und zerfällt nicht in Ionen, sondern in Wasser und Kohlendioxid; letzteres kann abgeatmet werden:

$$H_2CO_3 \rightarrow H_2O + CO_2$$

Auch geringe Mengen zugesetzter $OH^-$-Ionen können den pH-Wert nicht verändern:

$$NaOH + H_2CO_3 \rightarrow NaHCO_3 + H_2O$$

Es ist einsehbar, daß die Kapazität eines Puffers nicht unbegrenzt ist. Die Pufferwirkung des Bicarbonatpuffers ist erschöpft, wenn durch zugegebene große Mengen $H^+$ alle $HCO_3^-$-Ionen reagiert haben oder durch zugegebene $OH^-$ alles undissoziierte $H_2CO_3$ umgesetzt ist.

In biologischen Systemen kommen auch noch andere Pufferlösungen vor.

## 19.1.9 Wichtige Elemente und ihre Verbindungen

### 19.1.9.1 Wasserstoff

*Vorkommen.* Wasserstoff (Symbol H, Atommasse 1,008) ist im Weltall wahrscheinlich das häufigste Element. Auf der Erde kommt es nur in Verbindungen (Wasser, Säure, fast alle organische Verbindungen) vor.

*Darstellung.* Wasserstoff läßt sich durch Elektrolyse von verdünnten Säuren herstellen. Großtechnisch ist die Gewinnung aus Wasser von Bedeutung. Man leitet dazu Wasserdampf über glühende Kohle:

$$2H_2O + 2\ C \rightarrow H_2 + CO_2$$

Diese Reaktion ist stark *endotherm*, läuft also nur ab, wenn Wärme zugeführt wird.

*Eigenschaften.* Wasserstoff ist ein farb- und geruchloses, sehr leichtes Gas. Luft ist 14,4mal schwerer als Wasserstoff. Wasserstoff verbrennt mit Sauerstoff zu Wasser, wobei Temperaturen von 2700 °C erreicht werden (stark exotherme Reaktion). Ein Gemisch von Wasserstoff und Sauerstoff ist hochexplosiv und wird *Knallgas* genannt. Wenn Wasserstoff in Schneidbrennern o. ä. verbrannt wird, so muß der notwendige Sauerstoff erst an der Entzündungsstelle durch einen Spezialhahn zugeführt werden, um Explosionen zu vermeiden.

*Anwendung.* Wasserstoff kommt komprimiert in rotgestrichenen Stahlflaschen in den Handel. Es ist ein in der Technik viel gebrauchtes Reduktionsmittel, d. h., es kann sauerstoffhaltigen Verbindungen Sauerstoff entziehen oder aber Verbindungen wasserstoffreicher machen. Die Härtung der flüssigen Pflanzenfette zur Margarineherstellung beruht auf einer Wasserstoffanlagerung.

Die Wasserstoffisotope, deren Kern aus 1 p und 1 oder 2 n besteht, sind die einzigen Isotope, die Namen und Symbol erhalten haben: Deuterium D ist $^2H$, Tritium T ist $^3H$. $D_2O$ wird auch *schweres Wasser* genannt.

### 19.1.9.2 Sauerstoff

*Vorkommen.* Erdrinde, Meere und der Luftgürtel um die Erde bestehen fast zur Hälfte aus Sauerstoff (Symbol O, Atommasse 16). In dem Gasgemisch Luft ist Sauerstoff zu 21 Vol% enthalten, zusammen mit Stickstoff (78 Vol%), Edelgasen (0,93 Vol%) und 0,03% Kohlendioxid.

*Darstellung.* Luft läßt sich durch Abkühlung und Druck verflüssigen und dann durch Destillation in ihre Bestandteile trennen, denn die Siedepunkte für Stickstoff (–196 °C) und für Sauerstoff (–183 °C) liegen weit genug auseinander. Die Destillation flüssiger Luft ist die wichtigste Möglichkeit der technischen Sauerstoffgewinnung.

Im Labor erhitzt man feste sauerstoffhaltige, instabile Verbindungen wie Kaliumpermanganat $KMnO_4$ oder Kaliumchlorat $KClO_3$. Die Sauerstoffabgabe erfolgt besonders rasch, wenn man einen Katalysator zugibt. *Katalysatoren* sind Stoffe, die eine grundsätzlich mögliche, aber sehr langsam ablaufende chemische Reaktion beschleunigen, ohne dabei selbst verändert zu werden. Braunstein $MnO_2$ ist ein guter Katalysator, um den thermischen Zerfall von $KClO_3$ zu beschleunigen.

*Eigenschaften.* Sauerstoff, ein farb- und geruchloses Gas, ist

für Lebewesen mit Ausnahme der Anaerobier unentbehrlich. Biologische Prozesse wie Atmung und Verwesung sind oxidative Vorgänge. Es wird dabei Sauerstoff benötigt, um organische Kohlenstoffverbindungen zu $CO_2$ und $H_2O$ zu oxidieren. Dabei entsteht Energie in den verschiedensten Formen, z. B. als Wärme, aber auch als mechanische, chemische oder elektrische Energie. Manche Lebewesen vermögen die gewonnene Energie auch als Licht abzustrahlen. Ohne die bei der Atmung gewonnene Energie wäre die Aufrechterhaltung der Lebensvorgänge nicht möglich.
Die Natur hat dafür gesorgt, daß das Verhältnis von Sauerstoff zu Kohlendioxid in der Luft annähernd konstant bleibt. Grüne Pflanzen sind nämlich in der Lage, mit Kohlendioxid aus der Luft und Wasser aus dem Erdboden organische Verbindungen wie Glucose, Stärke und Cellulose aufzubauen. Quasi als Nebenprodukt entsteht dabei Sauerstoff. Der Vorgang heißt *Photosynthese*. Der Name drückt aus, daß die Synthese von organischen Verbindungen Energie in Form von Sonnenlicht (griech. photos = Licht) benötigt:

$$6\,CO_2 + 6\,H_2O \rightarrow C_6H_{12}O_6 + 6\,O_2$$

Sauerstoff reagiert nicht nur mit Kohlenstoff und organischen Kohlenstoffverbindungen zu Kohlendioxid, er bildet auch mit allen anderen Elementen Oxide, mit Ausnahme der Edelgase und des Fluors. Die Reaktionsgeschwindigkeit ist jedoch unterschiedlich. Magnesium wird, wenn eine bestimmte Zündtemperatur erreicht ist, augenblicklich zu Magnesiumoxid MgO oxidiert (Anwendung bei Blitzlicht). Eisen rostet langsam zu Eisenoxid, und die entstehende Energie wird kaum meßbar über lange Zeit als Wärme frei. Bei der Aufstellung von Oxidationsgleichungen muß man die Wertigkeit (Oxidationsstufe) des zu oxidierenden Elementes berücksichtigen. Der Sauerstoff in Oxiden liegt immer –II-wertig vor.
Das Verbrennen von Magnesium läßt sich in einer Reaktionsgleichung fassen:

$$2\,Mg + O_2 \rightarrow 2\,MgO$$

ebenso das Rosten des Eisens:

$$4\,Fe + 3O_2 \rightarrow 2\,Fe_2O_3 \text{ Eisen(III)-oxid}$$

Auch Nichtmetalle lassen sich oxidieren. Schwefel verbrennt an der Luft:

$$S + O_2 \rightarrow SO_2 \text{ Schwefeldioxid}$$

Schwefeldioxid wird zum Ausschwefeln (Desinfizieren) von Weinfässern benutzt.
Jede Oxidation ist mit einer Reduktion verknüpft. Ist der Schwefel im letzten Beispiel von 0 auf die Wertigkeitsstufe +IV oxidiert, so ist der Sauerstoff auf –II reduziert.
*Anwendung.* Sauerstoff kommt komprimiert in blau gekennzeichneten Stahlflaschen in den Handel. Er wird in der Medizin zur künstlichen und zusätzlichen Beatmung bei Narkosen, Vergiftungen, Asthma u. a. gebraucht. *Ozon* $O_3$ ist eine energiereichere Form des $O_2$. Es entsteht in der Nähe von Quarzlampen und hat einen charakteristischen Geruch. Niedere Lebewesen werden durch Ozon zerstört, weshalb man Ozon gelegentlich noch zur Trinkwasserentkeimung und zur Verbesserung der Luft in geschlossenen Räumen benutzt.
Der Ozongehalt in höheren Schichten der Atmosphäre absorbiert einen Großteil der schädlichen UV-Strahlung unserer Sonne. Diese Schutzschicht ist durch die Anreicherung von Spraydosentreibgasen zunehmend gefährdet. Das Verbot der Verwendung der sog. „Ozonkiller" soll dazu beitragen, die weitere Zerstörung der Ozonschicht zu verhindern.

**Wichtige Oxide.** *Wasser*, das Oxid des Wasserstoffs, ist das wichtigste Oxid. Natürlich vorkommendes Wasser ist nie ganz rein. Regen- und Schneewasser enthält gelöste Gase aus der Luft. In Quell-, Fluß- und Grundwasser sind Salze gelöst, vorwiegend Calcium- und Magnesiumsalze. Je nach der Menge dieser Salze wird das Wasser als hart oder weich bezeichnet.
*Chemisch reines Wasser* erhält man durch Destillation. Die Verunreinigungen haben einen wesentlich höheren Siedepunkt und bleiben im Destillierkolben zurück.
Alle Elektrolyte lassen sich aus dem Wasser auch durch Ionenaustausch entfernen.

Zum Ionenaustausch läßt man das elektrolythaltige Wasser über Kunstharzkügelchen laufen, die mit $H^+$- und $OH^-$-Ionen besetzt sind. Die Elektrolytionen verdrängen diese und haften fest am Kunstharz. Die freigesetzten $H^+$- und $OH^-$-Ionen treten zu undissoziiertem Wasser zusammen. Nach einer gewissen Zeit – sie hängt vom Elektrolytgehalt des Leitungswassers und der Durchflußrate ab – ist der Ionenaustauscher erschöpft, erkennbar am Ausschlag des Leitfähigkeitsmessers, der am Gerät angebracht ist. Elektrolytfreies Wasser ist praktisch nichtleitend, Spuren von nicht ausgetauschten Elektrolyten erhöhen die Leitfähigkeit meßbar.

Das durch Ionenaustausch gereinigte Wasser ist in fast allen seinen Merkmalen mit destilliertem Wasser vergleichbar. Für Infusionslösungen muß jedoch destilliertes, pyrogenfreies (von fiebererzeugenden Bakterienbruchstücken freies) Wasser verwendet werden.
Chemisch reines Wasser erstarrt bei 0 °C und siedet bei 100 °C. Diese Fixpunkte können für die Eichung der Thermometer verwendet werden. Jeder in Wasser gelöste Stoff setzt den Gefrierpunkt herab und den Siedepunkt herauf. Aus der Temperaturänderung kann man auf die zugesetzte Teilchenzahl schließen. Isotonische Lösungen müssen die gleiche Gefrierpunkterniedrigung bzw. Siedepunkterhöhung haben. Über Wasser als Lösungsmittel und als Transportmittel für Elektrolyte durch Membranen s. S. 250 u. 252 f.
Wasserstoffperoxid $H_2O_2$ ist ein starkes Oxidationsmittel, denn es zersetzt sich in exothermer Reaktion:

$$2\,H_2O_2 \rightarrow 2\,H_2O + O_2$$

Bei Zimmertemperatur verläuft die Reaktion sehr langsam, läßt sich aber durch Katalysatoren wie feinverteilte Metalle, Staub, Blut u. a. erheblich beschleunigen. Auch die Alkaliionen $Na^+$ und $K^+$ aus dem Glas können als Katalysator wirken. Deshalb sind Wasserstoffperoxidlösungen 3%ig oder 30%ig (Vorsicht!) in Polyäthylenflaschen haltbarer.

#### 19.1.9.3 Alkalimetalle

**Natrium und Kalium.** Die Alkalimetalle Natrium (Symbol Na, Atommasse 23) und Kalium (Symbol K, Atommasse 39,1), beide I. Gruppe PSE, sind weiche, sehr reaktionsfähige Metalle, die sofort mit Wasser reagieren: $2\,Na + 2\,H_2O \rightarrow 2\,NaOH + H_2$. Deshalb werden sie unter wasserfreien Flüssigkeiten, z. B. Petroleum, aufbewahrt.

Medizinisch sind nur ihre Verbindungen von Interesse. Natriumionen finden sich hauptsächlich in extrazellulären Flüssigkeitsräumen, während 98% der Kaliumionen intrazellulär anzutreffen sind. $Na^+$ und $K^+$ sind wesentlich an neuromuskulären Aktionen und dem elektrophysikalischen Verhalten der Zelle beteiligt. Eine der wichtigsten Aufgaben dieser Elektrolyte ist die *Osmoregulation* (konstantes Verhältnis zwischen Wasser und gelösten Teilchen). $Na^+$-Mangel oder -Überschuß wirkt sich in einer entsprechenden Änderung des extrazellulären Volumens aus.

Bei Verabreichung von Diuretika kommt es neben der (erwünschten) $Na^+$- und $Cl^-$-Ausscheidung meistens auch zu unerwünschten $K^+$-Verlusten. $K^+$-Mangel äußert sich in Störungen der Herzfunktion. Die Empfindlichkeit gegenüber Digitalisglykosiden ist gesteigert. Außerdem können Schwäche und Lähmung der quergestreiften Muskulatur und Darmatonie auftreten.

Der Tagesbedarf des gesunden Menschen beträgt etwa 100 mmol $Na^+$, das sind rund 6 g NaCl, und 50 mmol $K^+$.

Viele Arzneimittel werden in Form ihrer Natriumsalze angeboten, weil sie dadurch gut löslich sind und von $Na^+$ keine zusätzliche Wirkung ausgeht.

Das wichtigste Natriumsalz ist *Natriumchlorid* (NaCl). Sein volkstümlicher Name *Kochsalz* deutet auf seine allgemeine Verwendung. Es kann aus Salzlagern bergmännisch oder in warmen Ländern aus Meerwasser durch Verdunstung gewonnen werden.

Natriumchlorid kann sehr rein hergestellt werden. In Form der isotonischen Natriumchloridlösung wird es zur Volumenauffüllung infundiert.

*Natriumhydrogencarbonat,* Natriumbicarbonat $NaHCO_3$, ist ein Antazidum. Es neutralisiert überschüssige Magensalzsäure:

$$NaHCO_3 + HCl \rightarrow NaCl + H_2O + CO_2$$

Über seine Bedeutung im Puffersystem s. S. 256.

Kaliumsalze werden aus Kalisalzlagern bergmännisch gewonnen.

Kaliumnitrat und Kaliumphosphat sind wichtige Düngemittel. Der Mensch deckt seinen $K^+$-Bedarf über pflanzliche Kost.

Kaliumchlorid wird bei $K^+$-Mangelerscheinungen per os gegeben. Auch Infusionslösungen enthalten häufig einen Kaliumchloridanteil.

Im Gegensatz zu Natriumsalzen können Kaliumsalze in Mengen ab 15 g toxisch wirken.

$Na^+$ und $K^+$ werden im Serum flammenphotometrisch bestimmt.

### 19.1.9.4 Erdalkalimetalle

Die Erdalkalimetalle (II. Gruppe PSE) Magnesium, Calcium und Barium haben in der Medizin ebenfalls eine besondere Bedeutung.

**Magnesium** (Symbol Mg, Atommasse 24,3). *Magnesiumsulfat* $MgSO_4$ kommt in abführenden Bitterwässern (Kissingen, Mergentheim) vor. Der tägliche Bedarf mit ca. 40 mval $Mg^{2+}$ wird mit der Normalkost voll gedeckt. $Mg^{2+}$-Mangelzustände werden bei chronischem Alkoholismus und längerfristig gesteigerter Diurese beobachtet. Sie ähneln denen des $Ca^{2+}$-Mangels.

**Calcium** (Symbol Ca, Atommasse 40,1) ist in Form seiner schwerlöslichen Carbonate (Kreide, Kalkstein), Sulfate, Silicate, Phosphate und Fluoride maßgeblich an der Gesteinsbildung beteiligt. Mehr als 90% des menschlichen Calciumbestandes befinden sich als Phosphat und Carbonat in Knochen. Das Serumcalcium liegt teils ionisiert, teils an Plasmaproteine gebunden vor. Der $Ca^{2+}$-Haushalt wird von Parathormon und Vitamin D gesteuert.

$Ca^{2+}$ spielt bei Muskelerregungen und beim Ablauf aller Reaktionsstufen der Blutgerinnung eine entscheidende Rolle. Zur Plasmauntersuchung wird das entnommene Blut mit einem Antikoagulans behandelt. Diese Stoffe bilden mit freien $Ca^{2+}$ undissoziierte Verbindungen. Als Antikoagulans geeignet sind Oxalsäure, Natriumcitrat, Äthylendiamintetraessigsäure (EDTA oder Titriplex III) und Heparin.

Der *Calciumbedarf des Menschen* liegt bei ca. 1 g/Tag. *Mangel* führt zu Störungen im Knochenwachstum und zu tetanischen Krämpfen.

**Barium** (Symbol Ba, Atommasse 137,3) ist in der Medizin nur als Bariumsulfat $BaSO_4$ von Bedeutung. Es ist ein sehr schwer lösliches Salz, das wegen seines hohen Absorptionsvermögens für Röntgenstrahlen als Kontrastmittel bei Magen- und Darmuntersuchungen geeignet ist.

### 19.1.9.5 Quecksilber

Quecksilber (Symbol Hg, Atommasse 200; II. Nebengruppe PSE), ein flüssiges Edelmetall, ist wegen seiner beträchtlichen thermischen Ausdehnung ein geeignetes Füllmittel für Fieberthermometer. Die Ausdehnung ist zwischen 0 und 100 °C direkt proportional der Temperatur. Auch für andere Geräte (Manometer, Barometer) wird Hg gebraucht. Mit Quecksilber gefüllte Quarzlampen erzeugen UV-Licht. Aus Silber und Quecksilber wird eine pastenförmige Legierung (Amalgam) für Zahnfüllungen hergestellt.

Lösliche Quecksilberverbindungen, z. B. Quecksilber (II)-chlorid, Sublimat, $HgCl_2$ sind stark giftige Desinfektionsmittel. Sie sind heute durch organische Quecksilberverbindungen wie Merfen und Thiomersal abgelöst.

Auch *Hg-Dämpfe* sind *giftig*. Deshalb müssen Rückstände aus zerbrochenen Thermometern sofort mit Jodkohle, Zink- oder Kupferfeilspänen bestreut werden.

### 19.1.9.6 Uran

(Symbol U, Atommasse 238; III. Nebengruppe PSE) ist ein radioaktives Element und wandelt sich mit einer Halbwertzeit von $451 \cdot 10^9$ Jahren in Blei um. Ein Zwischenprodukt der Zerfallsreihe ist das Radium. Uran wird zur Energieerzeugung in Kernkraftwerken und zur Darstellung von Radioindikatoren benutzt.

### 19.1.9.7 Kohlenstoff

Relativ reiner Kohlenstoff (Symbol C, Atommasse 12; IV. Gruppe PSE) liegt in *Aktivkohle* vor, die an ihrer großen

Oberfläche (800 $m^2/g$) toxische Stoffe adsorbieren kann und deshalb als Antidiarrhoikum und zur Entgiftung des Darminhalts Verwendung findet. Der Diamant ist Kohlenstoff in einer anderen Gestaltform (Modifikation).
Kohlenstoff nimmt unter den Elementen eine Sonderstellung ein durch seine Fähigkeit, sich in fast beliebiger Weise zu Ketten und Ringsystemen zu verknüpfen, in denen der Kohlenstoff stets vierwertig ist (S. 260).
*Kohlenmonoxid* CO ist ein farb- und geruchloses, giftiges Gas. Es bildet beim Einatmen CO-Hämoglobin und blockiert so den für die Atmung notwendigen Sauerstofftransport.
*Kohlendioxid* $CO_2$ ist in Luft, Meerwasser und Mineralquellen („Sauerbrunnen") enthalten und entsteht bei der Verbrennung der Kohle, der Zersetzung der Carbonate mit Säuren (S. 256) und in Atmungs- und Gärungsprozessen. Ausatemluft enthält etwa 5% $CO_2$. In der Einatemluft wirken 10% $CO_2$ bereits toxisch.
*Kohlendioxidgas* kommt unter Druck verflüssigt in Stahlflaschen in den Handel. Läßt man es daraus ausfließen, so verdampft ein Teil davon rasch. Durch die dabei verbrauchte Verdampfungswärme erstarrt der Rest zu „Kohlensäureschnee" (Prinzip vieler Feuerlöscher).
Kohlendioxid ist das Anhydrid der Kohlensäure, die nur zu 0,1% in Wasser löslich ist:

$$\underset{99{,}9\%}{CO_2 + H_2O} \rightarrow \underset{0{,}1\%}{H_2CO_3}$$

Salze der Kohlensäure sind die Carbonate, z. B. Natriumcarbonat (Soda), $Na_2CO_3$, und die Hydrogencarbonate, z. B. Natriumhydrogencarbonat $NaHCO_3$.

### 19.1.9.8 Blei

Blei (Symbol Pb, Atommasse 207,2; IV. Gruppe PSE) wird beim Umgang mit radioaktivem Material und Röntgenstrahlen zur Strahlenabsorption in Form von Klötzen und Blechen und stark bleihaltigem Glas verwendet. Röntgenologen und ihre Mitarbeiter tragen bleibeschwerte Gummischürzen und -handschuhe.
Lösliche Bleiverbindungen und Bleistaub sind giftig.

### 19.1.9.9 Stickstoff

Stickstoff (Symbol N, Atommasse 14; V. Gruppe PSE) liegt in der Luft als $N_2$ vor und kann nur von wenigen Lebewesen, z. B. von Knöllchenbakterien in den Wurzeln der Schmetterlingsblütler, nutzbar gemacht werden. Um den Luftstickstoff reaktionsfähig zu machen, mußten schwierige technische Probleme gelöst werden. Die Ammoniaksynthese aus Luftstickstoff und Wasserstoff ist ein Beispiel für die Zusammenarbeit von Chemiker und Techniker (Haber-Bosch). Sie machte Deutschland von der Einfuhr stickstoffhaltiger Verbindungen (Natriumnitrat aus Chile) unabhängig.
*Ammoniak* $NH_3$ ist ein Gas, das sich sehr gut in Wasser löst; die Lösung reagiert basisch:

$$NH_3 + H_2O \rightarrow NH_4^+ + OH^-.$$

Viele *Ammoniumsalze* sind Düngemittel. Ammoniumchlorid $NH_4Cl$ ist Bestandteil der sekretlösenden Salmiakpastillen.

Von den *Oxiden des Stickstoffs* ist nur das Distickstoffoxid $N_2O$, auch *Lachgas* genannt, von medizinischem Interesse. Es ist im Gemisch mit Sauerstoff ein gut steuerbares Inhalationsnarkotikum. *Salpetrige Säure* $HNO_2$ ist ein Oxidationsschutz für Instrumente, die in Desinfektionslösung eingelegt sind. Ihre Salze heißen Nitrite.
*Salpetersäure* $HNO_3$ ist ein wichtiges Reagens, z. B. bei der Untersuchung von Harnsediment. Salpetersäure ist stark ätzend, ihre Dämpfe sind giftig. Die Salze heißen Nitrate. *Silbernitrat* $AgNO_3$ ist ein Ätzmittel (Höllenstein). Die Verbindung zerfällt auf der Haut und färbt sie durch Silberablagerung schwarz.
Lebensnotwendige Stickstoffverbindungen wie die Aminosäuren und Nucleinsäuren werden im Abschnitt Organische Chemie besprochen.

### 19.1.9.10 Phosphor

Phosphor (Symbol P, Atommasse 31; V. Gruppe PSE) ist in Knochen und Zähnen als Calciumphosphat und in den Nucleinsäuren enthalten. Lecithin ist eine phosphatübertragende Substanz, die im Stoffwechsel eine Rolle spielt.
Phosphate sind die Salze der Phosphorsäure $H_3PO_4$, die Salze vom Typ $MeH_2PO_4$, $Me_2PO_4$ und $Me_3PO_4$ bilden kann. Ein Gemisch der Natriumphosphate ist als Phosphatpuffer bekannt.

### 19.1.9.11 Schwefel

Schwefel (Symbol S, Atommasse 32,1; VI. Gruppe PSE) kommt in der Natur in Schwefellagern vor. Gereinigter, feinverteilter Schwefel ist in Salben, Seifen und Schüttelmixturen enthalten, die gegen Akne und andere Hautkrankheiten eingesetzt werden.
*Schwefelwasserstoff* $H_2S$ enthält –II-wertigen Schwefel. In Wasser eingeleitet dissoziiert er und ist eine Säure. Die Salze heißen Sulfide. Selendisulfid wird bei fettendem Haar und Kopfschuppen als Antiseborrhoikum verwendet.
Sauerstoffhaltige Säuren des Schwefels sind:

- schweflige Säure, $H_2SO_3$; ihre Salze heißen Sulfite.
- Schwefelsäure $H_2SO_4$; ihre Salze heißen Sulfate. Sie ist die meistgebrauchte Säure in Labor und Technik.
- Thioschwefelsäure $H_2S_2O_3$, von der nur die Salze bekannt sind. Natriumthiosulfat wird als Fixiersalz in der Photographie verwendet.

### 19.1.9.12 Halogene

Die Halogene Fluor, Chlor, Brom und Jod gehören zur VII. Gruppe PSE.

**Fluor** (Symbol F, Atommasse 19) ist als Calciumfluorid im Zahnschmelz enthalten. Zahnpasten sind zur Kariesverhütung häufig mit Fluoriden versetzt. Aus gleichem Grund wird in einigen Ländern Trinkwasser fluoridiert.

**Chlor** (Symbol Cl, Atommasse 35,5) kommt, wie alle Halogene, in der Natur nur in Verbindungen, z. B. als Natriumchlorid, vor, aus denen es sich durch Elektrolyse leicht gewinnen läßt. In Chlorwasserstoff HCl ist Chlor –I-wertig. Dieses Gas löst sich sehr gut in Wasser und wird dann *Salz-*

*säure* genannt. Konzentrierte Salzsäure ist 32%ig, verdünnte 10%ig. Die Salze der Salzsäure heißen Chloride.
Chlor kann gegenüber Sauerstoff auch +I-, +II-, +V- und +VII-wertig sein und Säuren bilden. Die Verbindungen der Chlor-(V-)Säure heißen Chlorate und sind Oxidationsmittel, z. B. Kaliumchlorat $KClO_3$.

**Jod** (Symbol J, Atommasse 126,9) ist im Schilddrüsenhormon enthalten. Die Jodisotope $^{131}J$ und $^{125}J$ sind radioaktiv und werden in der Schilddrüsendiagnostik verwendet. Eine alkoholische Jodlösung ist die *Jodtinktur*, ein Antiseptikum. Intravenös oder intraarteriell applizierte Röntgenkontrastmittel enthalten Jod in organischen Verbindungen. Bevorzugt werden sog. nichtionische Verbindungen, aus denen durch Stoffwechselvorgänge keine Jodidionen $J^-$ freigesetzt werden können.

#### 19.1.9.13 Eisen und Kobalt

Eisen (Symbol Fe) und Kobalt (Symbol Co), beide aus der VII. Nebengruppe PSE, sind lebenswichtige Elemente: Eisen als Bestandteil des Hämoglobins, Kobalt als Bestandteil des für die Blutbildung wichtigen Vitamin $B_{12}$.

## 19.2 Organische Chemie

### 19.2.1 Strukturen in der organischen Chemie

Die Verbindungen der organischen Chemie sind gekennzeichnet durch die Fähigkeit der Kohlenstoffatome, sich miteinander zu verbinden (Tab. 19.**9**). Zwischen den Atomen besteht mindestens eine Atombindung. Da die Vierwertigkeit des Kohlenstoffs streng gewahrt bleibt, sind die weiteren Bindungsmöglichkeiten der beteiligten C-Atome mit H oder O, seltener auch mit N oder S oder den Halogenen besetzt. Das einfachste Molekül ist Methan mit der Summenformel $CH_4$.

Aus seiner Strukturformel 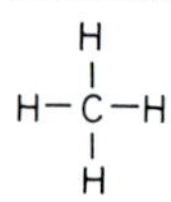 läßt sich ersehen, daß jedes der beteiligten Atome Edelgaskonfiguration erreicht hat. Die Formel stellt jedoch die räumlichen Verhältnisse nicht korrekt dar. Man muß sich das Kohlenstoffatom in der Mitte einer dreiseitigen Pyramide vorstellen, deren Ecken jeweils von einem H besetzt sind:

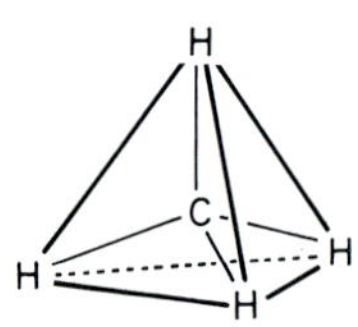


Um aber zu übersichtlichen Formeln zu kommen, werden die räumlichen Bilder in die Papierebene projiziert und häufig sogar die Striche für die Bindungselektronenpaare ganz fortgelassen.

#### 19.2.1.1 Kettenbildung

Verknüpfungen von Kohlenstoffatomen untereinander werden durch Striche wiedergegeben. Die einfachste Kette besteht aus

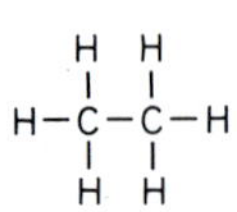 vereinfacht zu 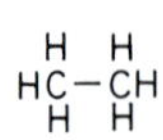

oder nur $H_3C - CH_3$

Beliebige Kettenverlängerung ist möglich:

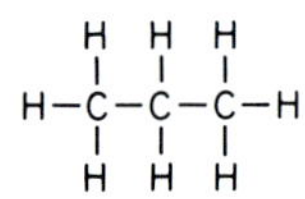 vereinfacht zu 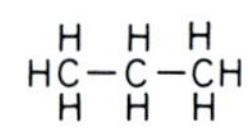

oder nur $H_3C - CH_2 - CH_3$

Tabelle 19.**9** **Unterschiede zwischen anorganischen und organischen Verbindungen**

| Anorganische Verbindungen | Organische Verbindungen |
|---|---|
| – an Verbindungen können fast alle Elemente beteiligt sein | – nur wenige Elemente sind beteiligt C, H, O, N, S, P, Halogene |
| – Ionenbindung häufig | – Atombindung überwiegt bei weitem |
| – Schmelzen und Lösungen häufig leitend | – Schmelzen und Lösungen meist nicht leitend |
| – viele Verbindungen in Wasser löslich, in organischen Lösungsmitteln (z. B. Äther) unlöslich | – viele Verbindungen in organischen Lösungsmitteln löslich, in Wasser unlöslich |
| – meist hoher Schmelzpunkt | – Schmelzpunkt < 350 °C |
| – Ablauf von Reaktionen sehr schnell | – langsamer Reaktionsverlauf |
| – Summenformeln genügen zur Kennzeichnung | – Ketten- und Ringsysteme durch Bindung mehrerer C-Atome; räumliche Struktur |
| | – Summenformel genügt nicht zur Charakterisierung |

Es gibt auch Verzweigungen der Kette

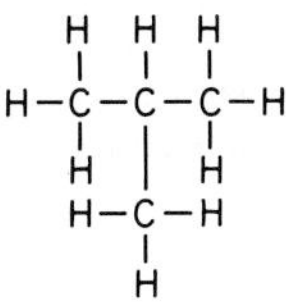

vereinfacht zu

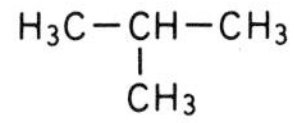

Innerhalb der Kette können auch Doppelbindungen

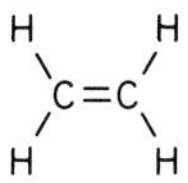

vereinfacht zu $H_2C{=}CH_2$

oder Dreifachbindungen vorliegen

$H{-}C \equiv C{-}H$ vereinfacht zu $HC \equiv CH$.

### 19.2.1.2 Ringbildung

Auch Ringbildung ist möglich. Allerdings darf die Spannung zwischen den Ringgliedern weder zu groß noch zu klein sein. Deshalb sind nur Ringe aus 5 oder 6 C-Atomen stabil.

Summenformel $C_6H_{12}$

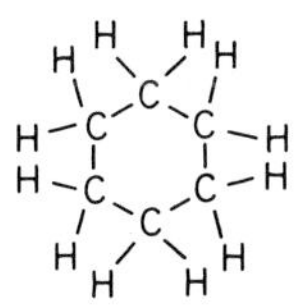

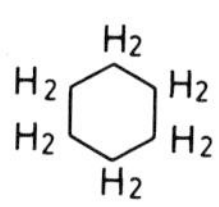

oder

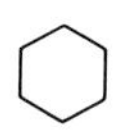

Das wichtigste Ringsystem hat die Summenformel $C_6H_6$:

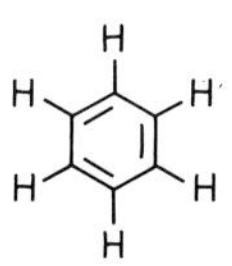

vereinfacht zu

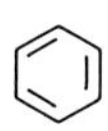

Auch mehrere Ringe können miteinander verbunden sein:

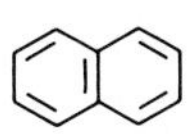

## 19.2.2 Funktionelle Gruppen

Verbindungen, die nur aus C und H bestehen, sind sehr reaktionsträge. Wenn anstelle eines oder mehrerer H andere Atome oder Atomgruppen treten, so werden die in der Nähe liegenden Atombindungen polarisiert und damit die chemischen und physikalischen Eigenschaften des ganzen Moleküls verändert:

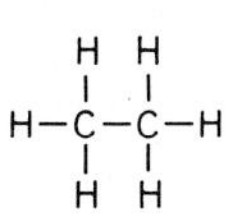

und

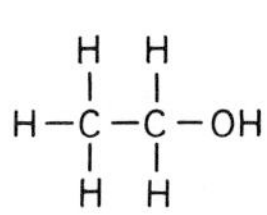

gehören zwei grundsätzlich verschiedenen Verbindungstypen an.

Gruppen oder Atome, die solche Änderungen herbeiführen können, nennt man funktionelle Gruppen. Einige wichtige sind:

– F, – Cl, – Br, – J Halogene
– $NH_2$ Aminogruppe
– OH Hydroxylgruppe

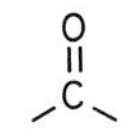

Carbonylgruppe

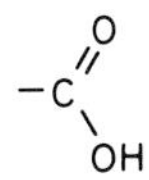

Carboxylgruppe

## 19.2.3 Kohlenwasserstoffe

Kohlenwasserstoffe (KW) bestehen nur aus Kohlenstoff und Wasserstoff.

### 19.2.3.1 Alkane

Das einfachste Alkan ist *Methan* $CH_4$. Das folgende Alkan unterscheidet sich durch den Mehrbesitz von $CH_2$ und heißt *Äthan* $H_3C\text{-}CH_3$, das folgende wiederum durch $CH_2$, so daß sich eine homologe Reihe aufstellen läßt mit der allgemeinen Alkanformel $C_nH_{2n+2}$:

gasförmig:

| Methan | Äthan | Propan | Butan |
|---|---|---|---|
| $CH_4$ | $CH_3-CH_3$ | $CH_3-CH_2-CH_3$ | $CH_3-CH_2-CH_2-CH_3$ |

flüssig:

| Pentan | Hexan | Heptan usw. |
|---|---|---|
| $CH_3-CH_2-CH_2-CH_2-CH_3$ | $CH_3-CH_2-CH_2-CH_2-CH_2-CH_3$ | $CH_3-CH_2-CH_2-CH_2-CH_2-CH_2-CH_3$ |

*Methan* ist Bestandteil des Erdgases. Auch *Propan* wird als Heizgas verwendet. Die flüssigen Alkane bis $C_{10}H_{22}$ bilden das *Benzin. Erdöl* ist ein Gemisch von flüssigen und halbfesten Alkanen, die durch Destillation voneinander getrennt werden können. *Vaselin*, ebenfalls ein Erdölprodukt, ist ein Alkangemisch mit Kettenlängen bis zu 60 C-Atomen.

### 19.2.3.2 Alkene

Kettenförmige Kohlenwasserstoffe, die 2 Wasserstoffe weniger als die Alkane enthalten, also der allgemeinen Summenformel $C_nH_{2n}$ entsprechen, werden Alkene genannt.

Äthen Propen Buten usw.

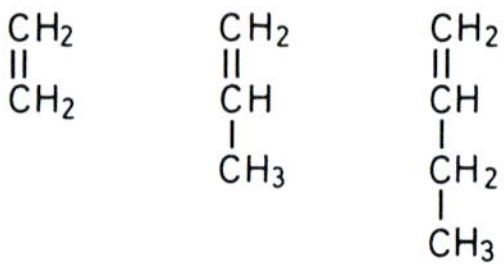

Durch die Doppelbindung sind die Alkene wesentlich reaktionsfähiger als die Alkane. Es können sich z. B. Halogene oder Wasserstoff anlagern. Alkene können sich auch untereinander zu Makromolekülen verbinden. Deshalb sind Äthen und Propen wichtige Ausgangsprodukte für Kunststoffe.

### 19.2.3.3 Alkine

Kettenförmige Kohlenwasserstoffe, die eine Dreifachbindung enthalten, heißen Alkine mit der allgemeinen Alkinformel $C_nH_{2n-2}$.
Wichtigster Vertreter ist das Äthin (Acetylen) H C ≡ C H als Ausgangsprodukt für viele Synthesen. Es wird gelegentlich auch als Inhalationsnarkotikum verwendet.

### 19.2.3.4 Ringförmige Kohlenwasserstoffe

Wichtig ist *Benzol* $C_6H_6$

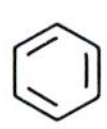

als Lösungsmittel und als Ausgangsprodukt für Arzneimittelsynthesen. Benzol ist giftig und sehr leicht entzündlich.

## 19.2.4 Alkane mit funktionellen Gruppen

### 19.2.4.1 Halogenderivate

Ein oder mehrere H eines Alkans können durch Halogene (F, Cl. Br, J) ersetzt sein. Einige der vielen möglichen Derivate haben medizinische Bedeutung (Tab. 19.**10**).

### 19.2.4.2 Aminoderivate

Aminoderivate tragen die Gruppe $-NH_2$. Die Hormone *Adrenalin* und *Noradrenalin* sind „biogene" Amine, ebenso Histamin und Serotonin. Sie entstehen im Organismus durch Abbau von Aminosäuren, den Bausteinen der Proteine.

### 19.2.4.3 Carbonsäurederivate

Die Gruppe 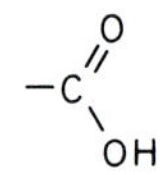 auch oft verkürzt nur –COOH geschrieben, wird als *Carboxylgruppe* bezeichnet. Das erste Glied der homologen Reihe besteht nur aus der Carboxylgruppe und H:

Ameisensäure Essigsäure

Salz: Formiat Salz: Acetat

Propionsäure

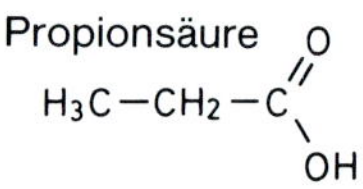

Salz: Propionat usw.

Tabelle 19.**10** **Halogenderivate in der Medizin**

| Name | Formel | Aggregatzustand | Verwendung |
|---|---|---|---|
| Trichlormethan<br>Chloroform | $CHCl_3$ | flüssig<br>Siedepunkt 60 °C | Inhalationsnarkotikum, wegen seiner Nebenwirkungen nur noch selten verwendet; Lösungsmittel |
| Difluor-dichlormethan<br>Freon 12 | $CF_2Cl_2$ | gasförmig | in Treibgasaerosolen (FCKW) |
| Trijodmethan<br>Jodoform | $CHJ_3$ | fest<br>Schmelzpunkt 119 °C | Antiseptikum |
| Monochloräthan<br>Äthylchlorid | $H_3C\text{-}CH_2Cl$ | gasförmig<br>läßt sich leicht unter Druck verflüssigen | zur örtlichen Kälteanästhesie; gelegentlich als Inhalationsnarkotikum. Brennbar! |
| 1,1,1-Trifluor-2-brom-2-chlor-äthan<br>Halothan | $CF_3\text{-}CHClBr$ | flüssig<br>Siedepunkt 50 °C | wichtiges Inhalationsnarkotikum |

Die Carbonsäuren dissoziieren in und können Salze bilden, z. B.

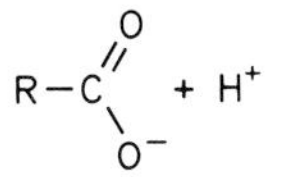

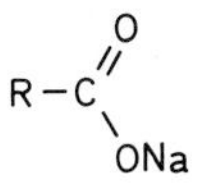

R steht für einen beliebigen Kohlenwasserstoffrest. Dicarbonsäuren haben 2 Carboxylgruppen:

Oxalsäure

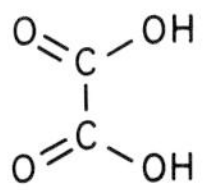

Malonsäure

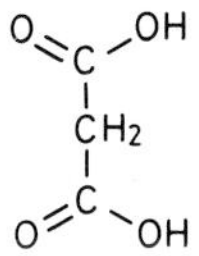

usw.

Citronensäure ist eine Tricarbonsäure, sie hat 3 Carboxylgruppen:

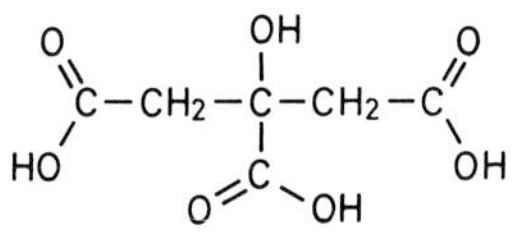

Die Anionen der Di- und Tricarbonsäuren sind $Ca^{2+}$-Fänger und bilden mit der $Ca^{2+}$-Ionen des Blutes stabile lösliche, aber nicht dissoziierte Salze (Komplexsalze). Will man den Blutstatus bestimmen, so muß man die Gerinnung des Untersuchungsgutes verhindern, denn normalerweise ist Venenblut bereits nach 5 Minuten in der Einmalspritze geronnen. Entkalzifiziertes Blut (1 Teil Natriumcitratlösung 3,8%ig und 9 Teile Venenblut) ist jedoch ungerinnbar. Auch Natriumoxalat und EDTA eignen sich als $Ca^{2+}$-Fänger.

#### 19.2.4.4 Carbonylderivate

Die Carbonylgruppe $>C=O$ ist charakteristisch für Aldehyde (Carbonylgruppe endständig) und Ketone (mittelständig):

Formaldehyd

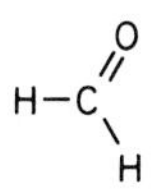

Acetaldehyd

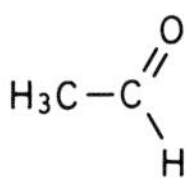

Aceton (wichtigstes Keton)

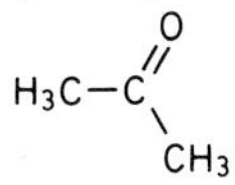

#### 19.2.4.5 Hydroxylderivate

Hydroxylgruppen an Kohlenwasserstoffketten kennzeichnen Alkohole:

| Methanol | Äthanol | Propanol |
|---|---|---|
| $H_3C-OH$ | $H_3C-CH_2-OH$ | $H_3C-CH_2-CH_2-OH$ |

Steht die Hydroxylgruppe nicht am endständigen C-Atom, so wird die Kohlenwasserstoffkette beziffert. 2-Propanol, auch Isopropylalkohol genannt:

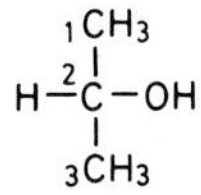

Es können auch mehrere Wasserstoffe an verschiedenen C-Atomen der Kohlenwasserstoffkette ersetzt sein. Man benutzt dann den Begriff Wertigkeit, obwohl er hier etwas ganz anderes bedeutet als in der anorganischen Chemie:

- einwertige Alkohole haben 1 OH,
- zweiwertige Alkohole haben 2 OH,
- dreiwertige Alkohole haben 3 OH usw.

*Glycerol*, früher Glycerin, ist ein dreiwertiger Alkohol und kann auch als Propantriol bezeichnet werden.
Sind H am Benzolring durch OH ersetzt, so spricht man von *Phenolen*. Phenol im eigentlichen Sinne hat nur 1 H ersetzt. Eine ca. 5%ige wäßrige Lösung ist zur Grobdesinfektion (Stuhl, Harn, Sputum, Wäsche), eine 1- bis 2%ige zur Instrumentendesinfektion geeignet, da Phenol stark *bakterizid* wirkt. Es schädigt aber auch lebendes Gewebe und wird deshalb zur Antisepsis am Körper nicht mehr verwendet, gelegentlich noch als Depotantiseptikum in der Zahnheilkunde.
Sein charakteristischer, intensiver Geruch hatte früher den Krankenschwestern zu dem Spitznamen „Carbolmäuschen" verholfen (Carbol = veralteter Name für Phenol). Heute benutzt man chlorierte Phenole, z. B. in Sagrotan, die weniger stark riechen und eine größere therapeutische Breite haben.

### 19.2.5 Sauerstoffhaltige Derivate der Kohlenwasserstoffe in Einzeldarstellung

Die sauerstoffhaltigen Derivate der Kohlenwasserstoffe – Alkohole, Aldehyde und Ketone sowie die Carbonsäuren – stehen in einem chemischen Zusammenhang. Man kann sie nicht oder nur mühsam aus den Kohlenwasserstoffen herstellen, weil diese, wie schon erwähnt, recht reaktionsträge sind.

#### 19.2.5.1 Alkohole

Alkohole, die formal als einfachste Oxidationsprodukte der Kohlenwasserstoffe aufgefaßt werden können, werden nicht aus den reaktionsträgen Kohlenwasserstoffen hergestellt.

**Methanol** (andere Bezeichnung: Methylalkohol) wird aus Kohlenmonoxid und Wasserstoff hergestellt:

$$CO + 2H_2 \xrightarrow[\text{Katalysator}]{\text{Zn/Cr}} CH_3OH$$

Methanol hat wegen seiner formalen Verwandtschaft zum Wasser als Lösungsmittel mit diesem noch viel Ähnlichkeit. Es ist hydrophil (wasserfreundlich). Diese Eigenschaft verliert sich innerhalb der homologen Reihe der Alkohole mit steigender Anzahl der C-Atome. Etwa ab $CH_3CH_2CH_2CH_2OH$ (Butanol) werden Alkohole zunehmend lipophil (fettfreundlich) und hydrophob (wasserfeindlich).

Methanol ist giftig. Schon Mengen von 10 ml können zu Erblindung führen, größere Mengen sind tödlich.
Methanol wird zur Konservierung anatomischer Präparate und als Lösungsmittel benutzt. *Achtung: feuergefährlich!*

**Äthanol** (Äthylalkohol) wird in Deutschland hauptsächlich durch Vergären von Melasse gewonnen. Das ist der zuckerhaltige Rückstand, der in den Zuckerfabriken anfällt. Enzyme der Hefe setzen Zucker zu Äthanol und Kohlendioxid um. Die vergorene Flüssigkeit kann 10–18% Äthanol enthalten. Es wird in Destillierkolonnen abdestilliert. Allerdings haften etwa 4% Wasser durch Wasserstoffbrückenbildung so fest an Äthanol, daß sich ein konstant bei 78 °C siedendes Gemisch bildet. Das wichtigste Handelsprodukt der Brennereien ist deshalb *96%iges Äthanol.* Zur Herstellung von *absolutem Alkohol* (99,9%iges Äthanol) destilliert man 96%iges Äthanol über Calciumoxid, das das Wasser fester bindet als Äthanol. Absoluter Alkohol wird zur Konservierung mikroskopischer und anatomischer Präparate benutzt. Die höchste Desinfektionskraft hat 70%iges Äthanol (Spiritus dilutus). *Brennspiritus* ist vergälltes 96%iges Äthanol zu Desinfektions-, Heiz- und Reinigungszwecken. Er ist wesentlich billiger als Äthanol, weil auf ihm keine hohe Branntweinsteuer liegt.

**Isopropanol,** 2-Propanol oder Isopropylalkohol genannt, hat in 50%iger Verdünnung die gleiche Desinfektionskraft wie 70%iges Äthanol. Alkoholtupfer können mit Isopropanol getränkt sein.

**Glycerol**, ein dreiwertiger Alkohol, wirkt glättend auf die äußeren Hautschichten und in Klistieren oder Zäpfchen mild abführend. Glycerol ist in Fetten enthalten und wird aus ihnen durch Verseifen gewonnen.

### 19.2.5.2 Aldehyde

Aldehyde lassen sich durch Oxidation von Alkoholen darstellen, welche die Hydroxylgruppe endständig haben. Der Name *Al*(cohol)*dehyd*(rogenatus) weist darauf hin, daß die Oxidation auf einer Entziehung von Wasserstoff beruht. Das Symbol R steht für einen beliebigen KW-Rest:

$$2\ R{-}\overset{\displaystyle H}{\underset{\displaystyle H}{C}}{-}OH \xrightarrow{+O_2} 2\ R{-}\overset{\displaystyle H}{C}{=}O + 2\ H_2O$$

Nach der wissenschaftlichen Nomenklatur erhalten Aldehyde die Endungen -al. Methanal ist

$H{-}\overset{H}{C}{=}O$, Äthanal $H_3C{-}\overset{H}{C}{=}O$

Viel gebräuchlicher sind die volkstümlichen Namen, die darauf hinweisen, zu welcher Säure sich der Aldehyd oxidieren läßt: *Formaldehyd* (für Methanal) und *Acetaldehyd* (für Äthanal).

**Formaldehyd** $H\overset{H}{C}{=}O$ wirkt bakterizid und wird zur Raum- und Sputumdesinfektion benutzt (1%ig). Zur Fixierung von Gewebe für anatomische Präparate wird eine 5- bis 10%ige Lösung verwendet. *Formalin* ist eine 35%ige Formaldehydlösung, die ca. 10% Methanol zur Stabilisierung enthält. Formaldehyddämpfe reizen die Schleimhäute der Atemwege und können (bei Ratten) Karzinome hervorrufen.

**Acetaldehyd** $H_3C-\overset{H}{C}=O$ ist eine tiefsiedende Flüssigkeit (Siedepunkt 22 °C) und wird zur Essigsäurefabrikation verwendet. Acetaldehyd ist keine körperfremde Substanz. Es entsteht intermediär im Kohlenhydratstoffwechsel, wird aber rasch enzymatisch zu Essigsäure oxidiert. Der „Kater" nach übermäßigem Alkoholgenuß beruht auf einer Anreicherung von Acetaldehyd im Organismus.

### 19.2.5.3 Ketone

Ketone entstehen durch Oxidation von alkoholischen Hydroxylgruppen, die nicht endständig sind. Das wichtigste Keton ist *Aceton*, das man durch Oxidation von Isopropanol erhält:

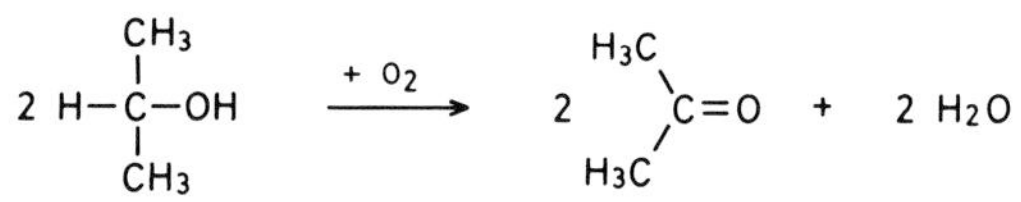

Aceton ist ein gutes Lösungsmittel. *Achtung: feuergefährlich!* Bei gestörtem Fettstoffwechsel (Diabetes, extrem kohlenhydratfreie Diät) können Aceton und andere Ketone im Urin erscheinen und mit Teststreifen (Ketostix) nachgewiesen werden.

### 19.2.5.4 Carbonsäuren

Carbonsäuren entstehen durch Oxidation der Aldehyde:

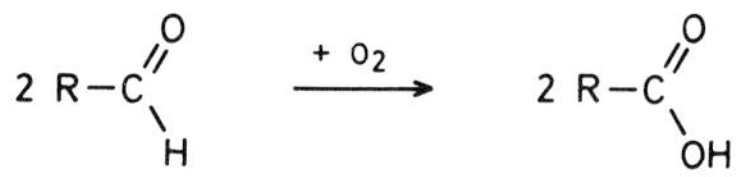

Sie sind echte Protonenspender,

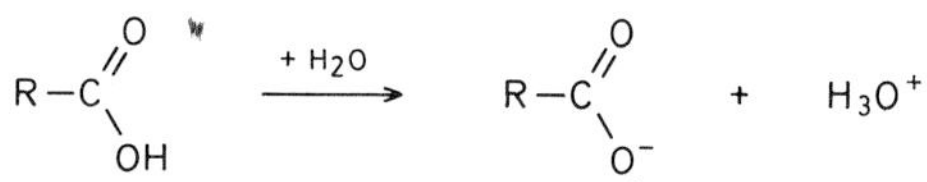

allerdings nur schwach dissoziiert.

**Ameisensäure** ist das Oxidationsprodukt des Formaldehyds:

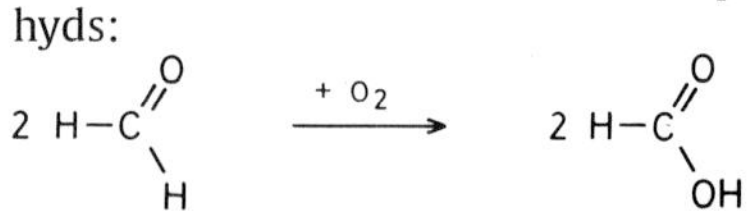

Formaldehyd Ameisensäure

Die Salze der Ameisensäure heißen *Formiate* (lat. formica = Ameise). Verdünnte Ameisensäure (25%) wird gelegentlich zu Rheumaeinreibungen und zur Lebensmittelkonservierung verwendet.
Ameisensäure ist die einzige Carbonsäure, die sich zu $CO_2$ oxidieren läßt:

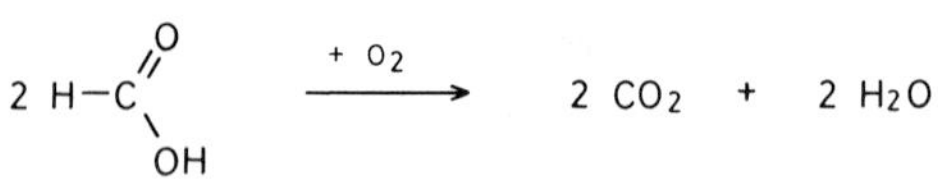

**Essigsäure** wird durch Vergären von Wein (enthält etwa 8% Äthanol) gewonnen. Enzyme der Essigbakterien besorgen den Vorgang. Synthetisch kann man Essigsäure aus Äthin (Acetylen) erhalten. Sie entsteht auch bei vielen Stoffwechselvorgängen als Metabolit (Zwischenprodukt) und wird durch Coenzym A als aktivierte Essigsäure in den biologisch wichtigen Citronensäurezyklus eingeschleust.
Essigsäure ist die billigste organische Säure. Ihre Salze heißen Acetate. Ein Natriumacetat-Essigsäure-Gemisch ist ein wirksamer Puffer.

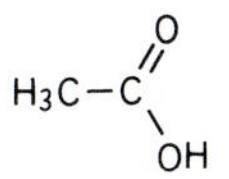

Essigsäure

**Höhere Carbonsäuren.** Carbonsäuren ab 10 C-Atomen werden *Fettsäuren* genannt, weil sie in pflanzlichen und tierischen Fetten vorkommen (Tab. 9.**11**).

**Carbonsäuren mit zusätzlicher Hydroxylgruppe** (Hydroxycarbonsäuren). *Milchsäure* entsteht durch bakteriellen Abbau des Milchzuckers (Sauerwerden der Milch, Joghurt). Im menschlichen Stoffwechsel kann sich Milchsäure beim Glucoseabbau bilden und bei anhaltender Muskelarbeit im Muskel anreichern; sie verursacht dann den Muskelkater. Milchsäure wird als Ätzmittel und verdünnt (0,5%ig) zu Spülungen der Mundhöhle oder der Vagina verwendet. Ihre Salze heißen Lactate:

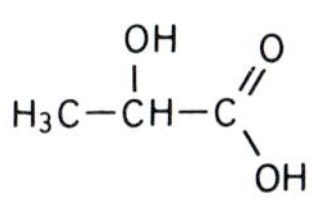

*Citronensäure* ist eine Hydroxytricarbonsäure und ein wichtiges Stoffwechselzwischenprodukt:

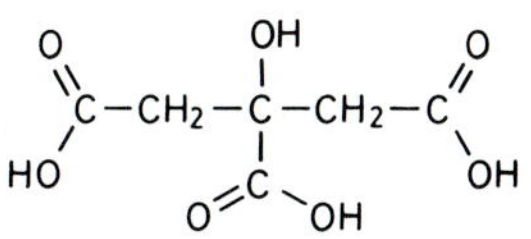

Ein Abschnitt des Stoffwechsels hat den Namen Citronensäurezyklus bekommen. Calciumcitrat ist Bestandteil von Kalktabletten; Natriumcitrat S. 263.

**Carbonsäuren mit zusätzlicher Aminogruppe** (Aminocarbonsäuren) werden auch kurz nur *Aminosäuren* genannt. Die als Proteinbausteine vorkommenden 20 Aminosäuren tragen die Aminogruppe – $NH_2$ grundsätzlich am C-Atom, das auf die Carboxylgruppe folgt. Das Bauprinzip der Aminosäuren läßt sich deshalb mit der allgemeinen Formel ausdrücken:

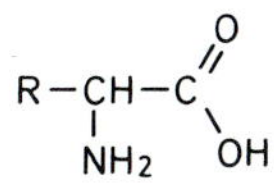

Aminosäuren werden in der Regel nicht nach wissenschaftlicher Nomenklatur, sondern mit Trivialnamen bezeichnet. 7 der 20 sind *lebensnotwendig (essentiell)*, nämlich Isoleucin (Ileu), Leucin (Leu), Lysin (Lys), Methionin (Met), Phenylalanin (Phe), Threonin (Thr), Tryptophan (Try) und Valin (Val). Sie können nicht aus anderen Aminosäuren in der Leber synthetisiert, sondern müssen mit der Nahrung zugeführt werden. In der Fachliteratur werden für alle Aminosäuren meist nur die Kürzel verwendet.

### 19.2.6 Esterbildung und Verseifung

Die Bildung von Estern beruht auf der Reaktion eines Alkohols mit einer Säure. Dabei treten das Wasserstoffatom der alkoholischen Hydroxylgruppe und die OH-Gruppe der Carbonsäure zu $H_2O$ zusammen:

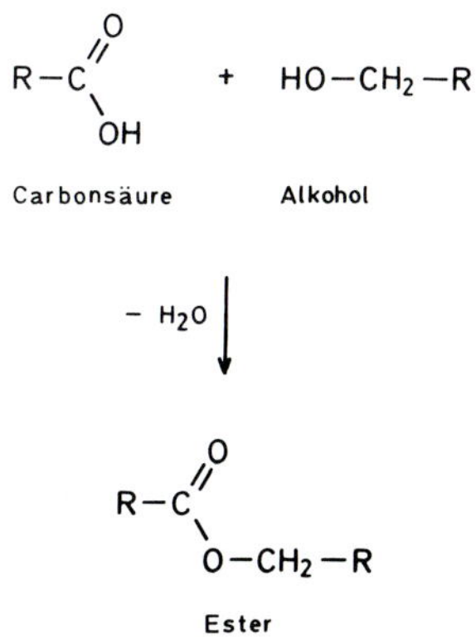


Trotz aller Ähnlichkeit mit der Neutralisation (S. 256) handelt es sich hier nicht um eine Salzbildung, denn das Estermolekül kann nicht in Ionen dissoziieren. Die Reaktion läuft auch viel langsamer ab als bei der Salzbildung aus Säuren und Basen. Ester sind *lipophil*, d. h., sie lösen sich nicht in Wasser, son-

Tabelle 19.**11** **Die wichtigsten höheren Fettsäuren**

| Bezeichnung | Formel | Bindung |
|---|---|---|
| Stearinsäure | $C_{17}H_{35}COOH$ | gesättigt, d. h. ohne Doppelbindung im KW-Rest |
| Palmitinsäure | $C_{15}H_{31}COOH$ | gesättigt, d. h. ohne Doppelbindung im KW-Rest |
| Ölsäure | $C_{17}H_{33}COOH$ | ungesättigt, d. h. eine Doppelbindung im KW-Rest |
| Linolsäure | $C_{17}H_{31}COOH$ | zweifach ungesättigt, d. h. zwei Doppelbindungen im KW-Rest |
| Linolensäure | $C_{17}H_{29}COOH$ | dreifach ungesättigt, d. h. drei Doppelbindungen im KW-Rest |

dern nur in organischen Lösungsmitteln. Unsere Nahrungsfette und -öle sind Ester des Glycerols und der Fettsäuren. Ein Ester liegt auch in der Acetylsalicylsäure (Aspirin) vor. Die Salicylsäure ist eine Hydroxycarbonsäure, deren Hydroxylgruppe mit Essigsäure verestert ist:

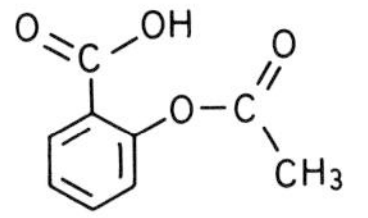

Es sind auch Ester zwischen Alkoholen und anorganischen Säuren möglich. So sind die Ester der Salpetersäure wichtige Koronartherapeutika („Nitro"präparate).
Die Umkehrung der Esterbildung wird *Verseifung* genannt:

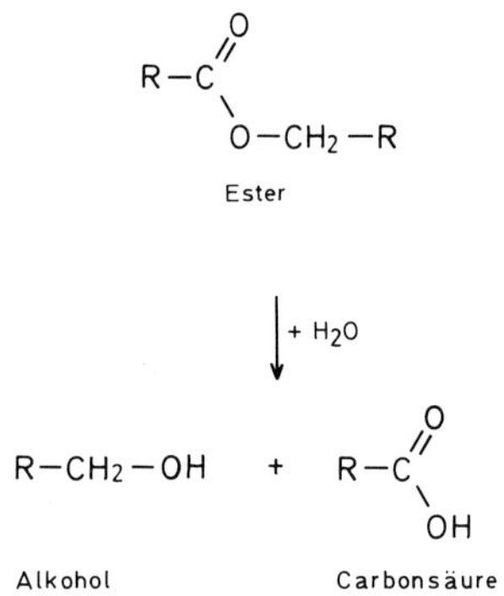


Diese Esterspaltung verläuft unter Normalbedingungen sehr langsam, läßt sich aber durch Temperatur- und Druckerhöhung beschleunigen. Enzyme, die die Esterspaltung katalysieren können, heißen *Esterasen.* Die wichtigste Esterase im Verdauungstrakt ist die aus dem Pankreassaft stammende *Lipase.*
Der Name „Verseifung" leitet sich von der Esterspaltung der Fette durch Basen (Natrium- oder Kaliumhydroxidlösungen) ab, die zu Seifen führt. *Seifen* sind die Salze der höheren Fettsäuren:

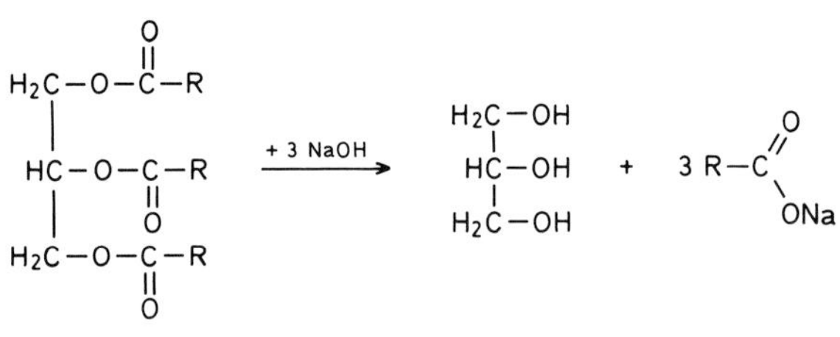


Ist die Verseifung abgeschlossen und das Reaktionsgemisch erkaltet, so schwimmt die spezifisch leichtere Rohseife auf dem Glycerol und kann abgeschöpft und getrocknet werden. Man schnitzelt sie, fügt ggf. Farb- und Duftstoffe, Wollwachs als Überfetter und Arzneistoffe (Schwefel, Teer, Kamillenauszüge) zu und verpreßt die Mischung zu handlichen Stükken.
Verseift man Fette mit Kaliumhydroxidlösung (Kalilauge), so trennt sich Glycerol nicht ab. Es entsteht die weiche *Schmierseife*, die außer den Kaliumsalzen der Fettsäuren noch Glycerol und Wasser enthält.

Als „Seifen" werden ganz allgemein die Salze der Fettsäuren bezeichnet, doch nur die Alkaliseifen haben Reinigungskraft. Die Waschwirkung beruht auf der Emulgatoreigenschaft der Seife, deren Moleküle aus einem fettfreundlichen (lipophilen) und einem wasserfreundlichen (hydrophilen) Teil bestehen:

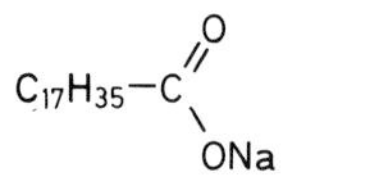

lipophil - hydrophil

Die Seifenmoleküle ordnen sich auf dem Hautfett: Der lipophile Anteil ragt in das Hautfett hinein, der hydrophile ins Waschwasser. Durch diese Verzahnung wird die Grenzflächenspannung zwischen Hautfett und Wasser stark herabgesetzt. Es entsteht eine stabile Fett-Wasser-Emulsion, die abwaschbar ist. Der in und auf dem Hautfett haftende Schmutz wird mit abgewaschen. *Seifenschaum* ist ebenfalls ein stabiles Zweiphasensystem aus Luft und Wasser, das durch die Emulgatorwirkung der Seife ermöglicht wird. Dem Schaum wird mechanische Reinigungskraft zugeschrieben. Seifenlösungen haben einen pH-Wert von über 9, reagieren also basisch. Leitungswasser, das viele Calcium- und Magnesiumionen enthält (hartes Wasser), schäumt mit Seife nicht und entwickelt auch keine Waschkraft, weil sich schwerlösliche Erdalkaliseifen bilden.
Die Pufferfähigkeit der Haut kann durch häufiges Waschen mit Seife überfordert werden. Bei gesunder Haut regeneriert sich die Pufferhülle schnell wieder; auf empfindlicher Haut können sich jedoch Erytheme bilden.
synthetische Stoffe (waschaktive Substanzen WAS, Tenside), die die Oberflächenspannung des Wassers herabsetzen, haben die Nachteile der Seife nicht. Wäßrige Lösungen dieser Stoffe reagieren neutral, schäumen auch in hartem Wasser und sind gegenüber Säuren und Basen beständig.

Die wichtigsten waschaktiven Substanzen sind Schwefelsäureester höherer Alkohole ($C_nH_{2n+1}$–O–$SO_3Na$ Fettalkoholsulfate) oder organische Ammoniumverbindungen, die auch antiseptische und desinfizierende Eigenschaften besitzen, z. B. Zephirol und Quartamon.

## 19.2.7 Chemie der Nähr- und Wirkstoffe

### 19.2.7.1 Kohlenhydrate

Kohlenhydrate (KH) sind, wie der Name Kohlen(stoff)hydrat andeutet, nur aus C, O und H aufgebaute Naturstoffe, in denen C und $H_2O$ im Verhältnis 1 : 1 zueinander stehen. Zu ihnen gehören die *Zucker* und hochmolekulare Substanzen wie *Stärke* und *Cellulose*. Damit sind Kohlenhydrate mengenmäßig die größte Gruppe der biochemisch wichtigen Stoffe. Die Entstehung der Kohlenhydrate beruht auf der Photosynthese (S. 257). In der wissenschaftlichen Nomenklatur erhalten die Kohlenhydrate die Endung -ose.

**Monosaccharide.** Die einfachsten Kohlenhydrate bestehen aus einer Kette von 5 oder 6 C-Atomen, die alle (bis auf eines) alkoholische Hydroxylgruppen tragen, auf denen ihre gute Wasserlöslichkeit beruht. Sie heißen Monosaccharide

(Einfachzucker). Ein C-Atom liegt als Carbonylgruppe >C = O vor.
Kohlenhydrate mit 6 C-Atomen heißen *Hexosen*. Sie haben die Summenformel $C_6H_{12}O_6$. Die wichtigste Hexose ist *Glucose*, die auch als Traubenzucker oder Dextrose bezeichnet wird:

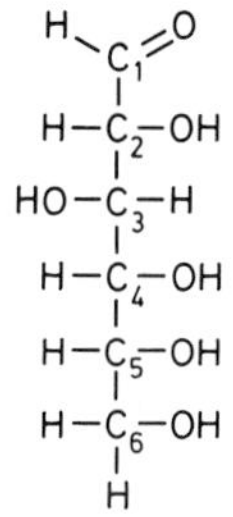

Glucose
(offene Form)

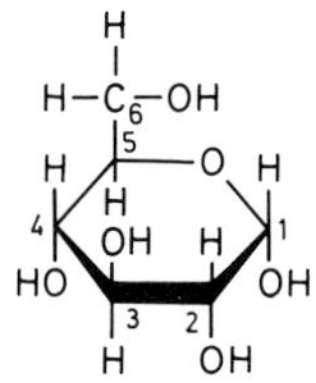

Glucose
(Ringform)

vereinfacht

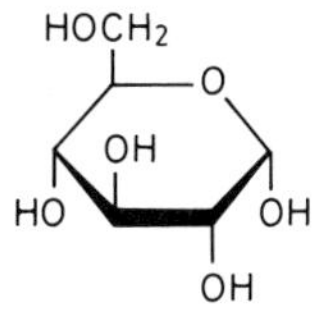

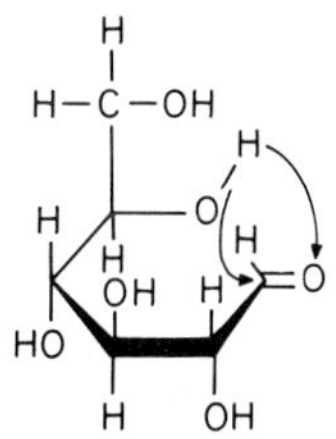

*innere* Addition zum Ringschluß

Glucose ist eine Aldohexose, d. h., sie trägt endständig eine Aldehydgruppe, auf der einige wichtige Eigenschaften, z. B. die Reduktion einer $Cu^{2+}$-Lösung zu $Cu^{+}$, beruhen (Fehlingsche Probe). Aus der Schreibweise in offener Form sind jedoch einige Reaktionen der Glucose nicht erklärlich, z. B. die Bildung von hochmolekularen Glucoseketten, die Fehlingsche Lösung nicht zu reduzieren vermögen. Tatsächlich liegt nur ein verschwindend geringer Bruchteil (0,2%) in offener Form vor. Der größte Teil der Moleküle hat sich durch innere Addition einer alkoholischen Hydroxylgruppe an die Aldehydgruppe zu einem ringförmigen Molekül zusammengelagert. Auf S. 261 ist erwähnt, daß nur Ringe mit 5 oder 6 Gliedern stabil sind. Deshalb kommt für die Ringbildung bevorzugt die Hydroxylgruppe am 5. C-Atom in Frage, weil nun durch die Addition ein stabiler sechsgliedriger Ring entsteht. Dem aufmerksamen Betrachter fällt auf, daß die Hydroxylgruppen sowohl in der offenen als auch in der Ringform in einer bestimmten Stellung an den C-Atomen stehen. C-Atome, die wir uns als Mittelpunkt einer Pyramide gedacht haben, können sich frei um ihre Achse drehen. Das führt zu unterschiedlichem Molekülaufbau, wenn die Pyramidenecken von verschiedenen Atomen oder Atomgruppen besetzt sind.

Für Aldohexosen in Ringform sind allein 16 verschiedene Stellungen der C-Atome 1–5 denkbar (Stereoisomerie). Das C-Atom mit der Ziffer 6 hat zwei gleiche Atome gebunden, nämlich 2 H. Seine Drehung ergibt infolgedessen keine Veränderung im Raum.

C-Atome mit vier verschieden besetzten Ecken nennt man *asymmetrisch* oder *optisch aktiv*. Moleküle, die über asymmetrische C-Atome verfügen, zeigen in wäßriger Lösung die Eigentümlichkeit, den in einer Ebene schwingenden, polarisierten Lichtstrahl in einem bestimmten Winkel nach rechts oder links abzulenken. Geräte, mit denen man diesen Winkel messen kann, heißen *Polarisationsapparate.*
Werden Arzneimittel synthetisiert, die im Molekül ein asymmetrisches Kohlenstoffatom enthalten, so ist in vielen Fällen der Drehungssinn für die Wirksamkeit keineswegs gleichgültig. Oftmals sind nur die Moleküle einer Drehungsrichtung wirksam. Bei der üblichen Synthese entstehen aber Moleküle beider Richtungen zu gleichen Teilen. Durch aufwendige Trennverfahren oder – eleganter – durch eine gezielt nur auf das wirksame optische Isomer hinführende Synthese kann das Problem gelöst werden, den Organismus bei der Arzneimittelapplikation nicht unnötig mit 50% unwirksamem Material zu belasten.
Von den 16 möglichen Stereoisomeren der Aldohexosen sind nur Glucose und Galactose für die menschliche Ernährung von Bedeutung. *Glucose* ist das häufigste Monosaccharid in der Natur. Sie kommt in Früchten und im Honig vor und ist Baustein der hochmolekularen Kohlenhydrate. Für die Gewinnung reiner Glucose geht man von Kartoffel- oder Maisstärke aus.
Glucose ist relativ schnell im Organismus abbaubar. Deshalb sind Glucoselösungen für die parenterale Ernährung sehr geeignet. Der Abbau (Dissimilation) ist eine Umkehrung der Photosynthese und liefert pro Mol (180 g) Glucose 2870 kJ

$$C_6H_{12}O_6 + 6\ O_2 \rightarrow 6\ CO_2 + 6\ H_2O$$

Diese Gleichung ist eine Zusammenfassung vieler enzymatisch gesteuerter Teilreaktionen, u. a. des bereits erwähnten Citronensäurezyklus. Die erhebliche Energiemenge wird dadurch „scheibchenweise" und auch nur zum Teil als Wärme frei. Der größte Teil wird in übertragbare chemische Energie umgewandelt, die für andere Stoffwechselreaktionen zur Verfügung steht. *Galactose* ist Bestandteil des Milchzuckers.
*Fructose* (Fruchtzucker, Lävulose) ist eine Ketohexose, hat also auch die Summenformel $C_6H_{12}O_6$, besitzt aber am 2. C-Atom eine Ketogruppe. Auch Fructose liegt überwiegend in Ringform vor.

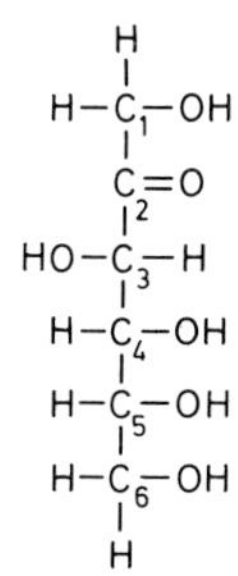

Fructose
(offene Form)

Fructose ist im Honig vorhanden; sie ist süßer als Glucose. In der Leber wird sie schnell in die Leberstärke *Glykogen* umgesetzt. Diabetiker können bis zu einer Tagesmenge von 50 g Fructose der Diät zufügen, ohne daß die Insulindosis erhöht zu werden braucht.
*Pentosen* sind Monosaccharide mit der Summenformel $C_5H_{10}O_5$. *Ribose* ist die wichtigste Pentose, deren Hydroxylgruppen mit

Phosphorsäure verestert und mit einer organischen stickstoffhaltigen Base (Adenin, Thymin, Guanin oder Cytosin) verbunden die *Nucleinsäuren* bilden.

Außerhalb des Zellkerns kommt die Boten-Nucleinsäure *Ribonucleinsäure* (RNS) vor, im Zellkern die *Desoxyribonucleinsäure* (DNS), welche die Erbinformationen gespeichert enthält. Desoxyribose ist am 2. C-Atom sauerstofffrei.

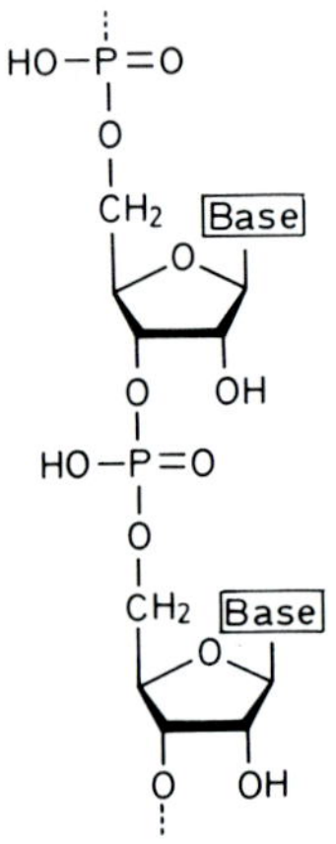


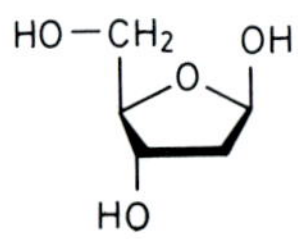


Desoxyribose

Ausschnitt aus einer RNS

**Disaccharide.** Zwei Monosaccharide können unter Wasseraustritt zu Disacchariden (Zweifachzucker) kondensieren:

$2\ C_6H_{12}O_6 \rightarrow C_{12}H_{22}O_{11} + H_2O$

Ausschnitt:

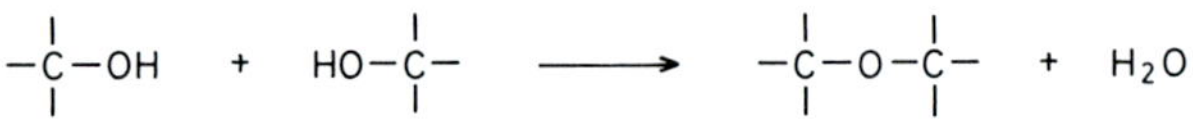


Verknüpfungsstelle

Die Umkehrung dieser Reaktion wird durch starke Säuren katalysiert (Säurehydrolyse).
Das wichtigste Disaccharid ist die im Sprachgebrauch als Zucker bezeichnete *Saccharose*. Sie ist nach obigem Schema aus Glucose und Fructose entstanden. Saccharose ist leicht und in großen Mengen aus Zuckerrüben oder -rohr herstellbar. *Lactose* (Milchzucker) läßt sich durch das Enzym Galactosidase in Glucose und Galactose zerlegen. Lactose ist in der Milch der Säugetiere enthalten (Kuhmilch ca. 4,6%, Frauenmilch ca. 7%). Sie ist Trägersubstanz für Arzneimittel bei der Tablettenherstellung.

**Polysaccharide.** Polysaccharide (Vielfachzucker) sind Reservekohlenhydrate (*Stärke* für Pflanzen, *Glykogen* für Mensch und Tier) oder Gerüstsubstanzen (*Cellulose* für Pflanzen).
Auch *Chitin* (Gerüstsubstanz für Pilze und Insekten), *Pektin* (Gelierstoff in Früchten) und *Schleime*, z. B. Agar, sind Polysaccharidderivate.
Polysaccharide entstehen durch Kondensation vieler Glucosemoleküle unter Wasseraustritt und bilden Makromoleküle mit Molekülmassen in der Größenordnung von $10^6$. Das Cellulosemolekül kann aus ca. 5000 Glucoseeinheiten aufgebaut sein. Die Verknüpfung der Cellulose ist so beschaffen, daß sie – im Gegensatz zu Stärke und Glykogen – nicht von den Enzymen des menschlichen Verdauungsapparates hydrolysiert werden kann. Cellulose ist deshalb kein Energiespender für den Menschen, hat jedoch Bedeutung als Ballaststoff. Pflanzenfresser wie die Kühe haben im Magen eine Bakterienflora, welche die zur Celluloseverdauung notwendigen Enzyme liefert.
Cellulose quillt aufgrund der besonderen Verknüpfung der Glucosemoleküle nicht in Wasser, während Stärke und Glykogen ein hohes Quellungsvermögen haben und nach Kochen in Wasser kolloide Lösungen geben. Kolloide Polysaccharidlösungen (Dextrane) sind wichtige Plasmaexpander, z. B. Macrodex.
Stärke und Glykogen können durch Amylasen und Glucosidasen zu Glucose gespalten werden. Umgekehrt kann überschüssige Glucose vom Stoffwechselgesunden als Glykogen in der Leber und in geringem Maße auch im Muskel gespeichert werden. Die *Glykogenreserve* beträgt ca. 400–500 g und reicht etwa für einen halben Tag. Bei aufgefüllten Glykogendepots wird Glucose in der Leber in Fett umgewandelt. Ebenso kann die Leber im Bedarfsfall Nichtkohlenhydrate, wie z. B. Aminosäuren, Fette und Milchsäure, zum Aufbau von Kohlenhydraten verwenden (Gluconeogenese).

## 19.2.7.2 Proteine

Als Proteine *(Eiweißstoffe)* bezeichnet man hochmolekulare Stoffe, die aus Aminosäuren (S. 265) aufgebaut sind. Da die Aminosäuren zwei funktionelle Gruppen, nämlich eine Carboxylgruppe – COOH und eine Aminogruppe – $NH_2$ haben, ist die Kondensation vieler Aminosäuremoleküle zu einer Kette möglich:

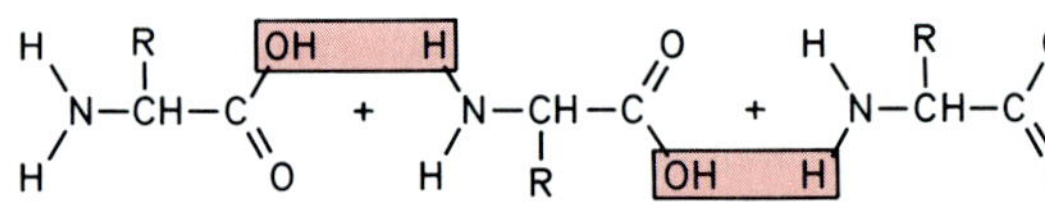


Die Verknüpfung – CO–NH – wird *Peptidbindung* genannt. Da es 20 verschiedene natürliche Aminosäuren gibt, ist die Vielfalt der Proteine ungeheuer groß. Proteine lösen sich – wenn überhaupt – nur kolloidal in Wasser, weil es Makromoleküle sind. Einige mit relativ kurzer Kette sind in der Reihenfolge der Aminosäuren bekannt. Solche kurzkettigen Proteine werden auch *Polypeptide* genannt:

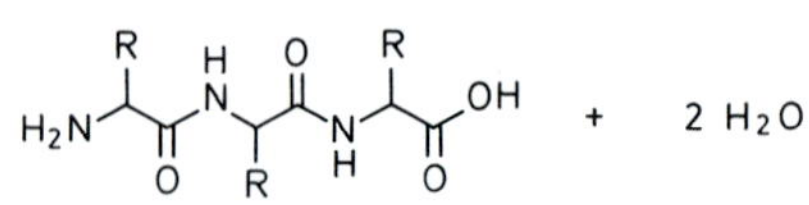


Das Hormon Insulin ist ein Polypeptid aus 51 Aminosäuren. Da zwischen den Aminosäuren immer eine Peptidbildung besteht, genügt es, wenn man für die beteiligten Aminosäuren das Kürzel verwendet und sie mit einem die Peptidbindung symbolisierenden Strich verbindet. So läßt sich das wehenfördernde Hormon Oxytocin ohne Formel und doch eindeutig schreiben:

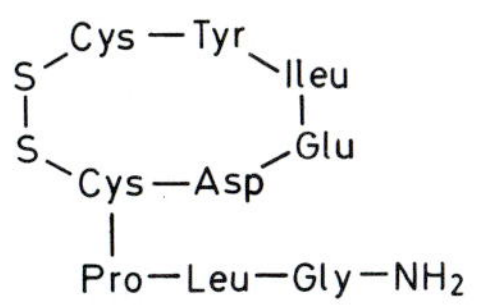

Solche kurzkettigen Polypeptide lassen sich auch synthetisieren, was bei langen, verknäuelten Proteinketten bisher auf unüberwindliche Schwierigkeiten gestoßen ist. Seit 1982 ist Humaninsulin erhältlich, das von Bakterien, deren Erbsubstanz (DNS) entsprechend verändert wurde, hergestellt ist (Gentechnologie).

Proteine gehören zusammen mit Fetten und Kohlenhydraten zu den *Energiespendern* (1 g ≙ 16 kJ). Während sich Fette und Kohlenhydrate gegenseitig vertreten und zeitweilig auch ganz in der Nahrung fehlen können, ist der Mensch auf ständige Zufuhr von Protein (1 g/kg Körpergewicht/Tag) angewiesen, weil das Körperprotein einem Um- und Abbau unterliegt. So sind z. B. die Muskelproteine bereits nach 158 Tagen zur Hälfte durch neue ersetzt, die Proteine der Leber schon nach 10 Tagen.
Die Verdauung der Proteine besorgen *Proteasen*, proteinspaltende Enzyme wie Pepsin, Trypsin und Erepsin, die Proteine bis zu Aminosäuren aufspalten. Diese können die Darmwand passieren und werden zu körpereigenen Bau- und Gerüstproteinen, zu Blut- und Protoplasmaproteinen, zu Enzymen u. a. zusammengesetzt. Darüber hinaus können Proteine in den Stoffwechsel einbezogen und zur Gluconeogenese herangezogen werden. Endprodukte des Proteinstoffwechsels sind Harnstoff, Kreatinin und Ammoniumsalze.

### 19.2.7.3 Fette

Die festen, halbfesten und bei Zimmertemperatur flüssigen Fette sind alle Glycerolester der höheren Fettsäuren (S. 265). Ein Molekül Glycerol ist dabei mit drei Molekülen einer einzigen oder auch mit drei Molekülen verschiedener Fettsäuren verestert:

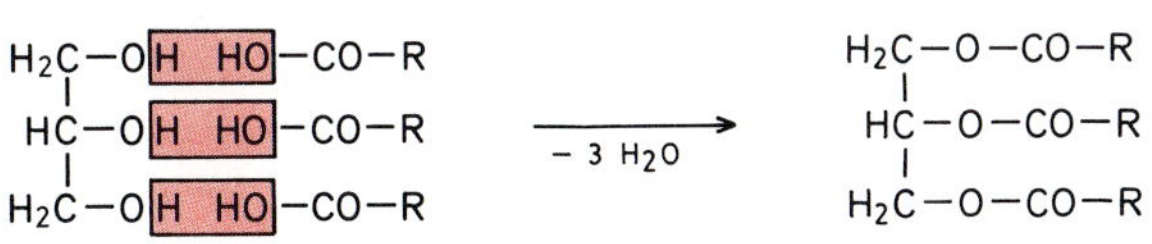

In der Natur kommen meist gemischte Ester vor, deshalb lassen sich auch keine bestimmten Formeln, Molekülmassen oder scharfe Schmelzpunkte angeben. Auch das Depotfett des Menschen hat nicht überall die gleiche Zusammensetzung. An der Peripherie überwiegen die Glycerolester ungesättigter Fettsäuren. Deshalb ist es dünnflüssiger, denn je höher der Anteil an ungesättigten Fettsäuren, um so niedriger liegt der Erweichungspunkt. Trotzdem hat das Körperfett überall die gleiche Konsistenz, da es im Körperinnern aufgrund höherer Temperatur dünnflüssiger ist.
Fette sind – bedingt durch die drei langen Fettsäureketten und das Fehlen polarer Atomgruppen – ausgeprägt *hydrophob*. Sie lösen sich gut in lipophilen Lösungsmitteln wie Äther, Chloroform und Benzin. Bei einer Dichte $<1$ schwimmen sie auf Wasser. Fettbrände lassen sich nicht mit Wasser löschen.
Fette werden durch Auspressen (Olivenöl aus Oliven, Leinöl aus Leinsamen usw.) oder durch Ausschmelzen z. B. als *Schmalz* gewonnen. Sie stellen neben den Kohlenhydraten und Proteinen die dritte große Gruppe der Energiespender dar und liefern mehr als doppelt so viel Verbrennungswärme als diese (1 g ≙ 37 kJ).
Sowohl Glycerol als auch Stearin-, Palmitin- und Ölsäure können vom Organismus selbst gebildet und miteinander verestert werden. Nur die mehrfach ungesättigten Fettsäuren wie Linol- und Linolensäure vermag der Körper nicht zu synthetisieren. Sie sind *essentiell und müssen mit der Nahrung zugeführt werden.* Die essentiellen Fettsäuren senken überhöhte Cholesterol- und Gesamtfettwerte im Blut und sind Vorstufen für körpereigene Wirkstoffe wie die Prostaglandine. Sie sind besonders in Maiskeim-, Sonnenblumen-, Soja- und Leinöl enthalten. Tierische Fette sind arm an essentiellen Fettsäuren.
Bei Pankreaserkrankungen, Ausbleiben der Galleproduktion, Säuglingsdyspepsien u. a. spielen mittelkettige Triglyceride (*m*iddle *c*hain *t*riglycerides – MCT) eine Rolle in der Ernährung. MCT sind Ester des Glycerols mit Fettsäuren einer Kettenlänge von 6–12 C-Atomen. Solche Fette kommen in der Natur nicht vor. Sie werden teilsynthetisch aus Kokosfett hergestellt. MCT brauchen weder Gallensäuren zur Emulgierung noch Pankreasenzyme (fettspaltende Lipasen) wie die normalen Fette, sondern werden als ganzes Molekül von den Mukosazellen des Dünndarms aufgenommen und dem Pfortaderblut zugeführt.
Weiche und flüssige Fette sind leichter verdaulich als z. B. der feste Hammeltalg, weil sie schneller durch Gallensekrete emulgiert werden und somit dem fettspaltenden Enzym Lipase eine größere Angriffsfläche bieten. Die freien Fettsäuren und Glycerol passieren die Darmwand, werden aber noch in den Zellen des Darms wieder verestert und über das Lymphsystem in die Blutbahn transportiert. Ein 65 kg schwerer Mann verfügt über ca. 9 kg Körperfett, davon sind 8 kg Depotfett, das in Hungersituationen mobilisiert werden kann.

### 19.2.7.4 Vitamine

Vitamine sind unentbehrliche organische Wirkstoffe, die dem Körper in kleinen bis kleinsten Mengen zugeführt werden müssen. In der Regel sind sie Nahrungsbestandteil. In einigen Fällen werden die in der Nahrung enthaltenen unwirksamen Vorstufen *(Provitamine)* erst im Organismus in die Wirkform umgewandelt. Die normale Darmflora kann einige Vitamine der B-Gruppe und Vitamin K synthetisieren. Eine Ordnung der Vitamine nach chemischen Gesichtspunkten ist nicht möglich, weil sie sowohl den Gerüsten als auch den funktionellen Gruppen nach ganz verschiedenen Stoffklassen angehören. Auch die Benennung mit Großbuchstaben ist rein willkürlich. Sie hat historische Ursachen und sagt nichts über den chemischen Aufbau oder die Wirkungsweise aus. Deshalb trägt jedes Vitamin noch einen weiteren Namen, der entweder etwas über die Chemie, z. B. Thiamin

für Vitamin $B_1$, oder über die Herkunft, z. B. bei Folsäure von lat. folium = das Blatt, oder über die Wirkung, z. B. Calciferol = Calciumüberträger für Vitamin $D_2$, aussagt. Allgemein üblich ist eine Unterteilung in *fettlösliche Vitamine* (Vitamin A, D, E und K) und *wasserlösliche Vitamine* (B-Gruppe, C). Diese Unterteilung gibt immerhin Anhaltspunkte über die Speicherfähigkeit und Ausscheidbarkeit.
Als einziges Vitamin soll das *Vitamin C* besprochen werden, dessen Name Ascorbinsäure auf Skorbut, die Vitamin-C-Mangelkrankheit, und auf den Säurecharakter hinweist.

Vitamin C ist den Hexosen nahe verwandt. Vitamin C für Brausetabletten u. ä. wird aus Glucose hergestellt. Die Aldehydgruppe ist zur Carboxylgruppe oxidiert (daher der Name -säure). Eine 5%ige Lösung zeigt pH 2. In kristalliner Form liegt Ascorbinsäure aber in Ringform vor, die durch eine innere Esterbildung zwischen der Carboxylgruppe und der alkoholischen Hydroxylgruppe am 4. C-Atom zustande gekommen ist:

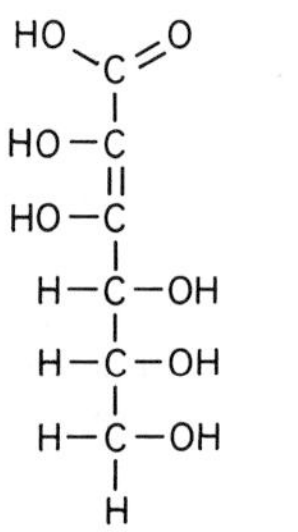

Ascorbinsäure
(offene Form)

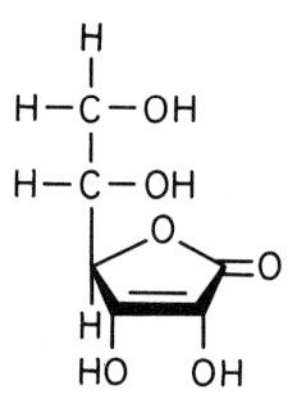

Ascorbinsäure
(Ringform)

Durch die Doppelbindung zwischen dem 2. und 3. C-Atom ist Ascorbinsäure ein starkes *Reduktionsmittel* und wird entsprechend leicht oxidiert, z. B. durch Luftsauerstoff. Spuren von Schwermetallen katalysieren die Oxidation zu unwirksamen Produkten.

Auch bei sachgemäßer Lagerung werden Vitamin-C-Tabletten nach einiger Zeit gelblich. Eine geringfügige Verfärbung beeinträchtigt die Wirkung nicht.

### 19.2.7.5 Enzyme und Stoffwechsel

Biochemische Reaktionen laufen unter den Temperaturbedingungen, wie sie in und um Lebewesen herrschen (–20 °C bis +50 °C), so langsam ab, daß ein merklicher Stoffumsatz in angemessener Zeit nicht zu erreichen ist. Die meisten dem Körper zugeführten bzw. in ihm vorhandenen organischen Verbindungen sind reaktionsträge (metastabil). Sie müssen durch so hohe Energiezufuhr aktiviert werden, wie sie der Organismus nicht bereitstellen kann.
Am Beispiel Glucose ist das einleuchtend zu erklären. Glucose ist bei Zimmertemperatur und noch weit darüber hinaus und auch bei Anwesenheit von Luftsauerstoff eine (meta)stabile Verbindung, die nicht meßbar in Kohlendioxid und Wasser zerfällt gemäß

$$C_6H_{12}O_6 + 6\ O_2 \rightarrow 6\ CO_2 + 6\ H_2O + \text{Energie (Wärme)}.$$

Wird allerdings ein brennendes Streichholz (Aktivierungsenergie!) darangehalten, so brennt Glucose wie oben angegeben. Die Reaktionsprodukte Kohlendioxid und Wasser sind energieärmer als das Ausgangsprodukt, weil Energie in Form von Wärme abgegeben wurde.
Der Organismus verfügt über passende Enzyme (ältere Bezeichnung: Fermente), welche die Aktivierungsenergie drastisch herabsetzen, ohne selbst dabei eine chemische Veränderung zu erfahren. Man kann deshalb Enzyme als Biokatalysatoren bezeichnen, die biochemische Reaktionen steuern können.
Solche Reaktionen führen entweder zur Synthese neuer körpereigener Verbindungen (anaboler Stoffwechsel) oder dienen der Energiegewinnung (kataboler Stoffwechsel). Die bei letzterem entstehenden Endprodukte sind energiearm, z. B. Kohlendioxid, Wasser und Harnstoff, und werden über Lunge, Niere und Haut ausgeschieden. Die Energiedifferenz zwischen Ausgangs- und Endprodukten steht zum Teil als Wärme zur Verfügung oder wird in den energiereichen Phosphaten, besonders Adenosintriphosphat (ATP) oder Kreatinphosphat, gespeichert. Diese Verbindungen können Phosphatreste (Symbol Ⓟ) abspalten. Die freiwerdende Bindungsenergie wird auf andere Systeme übertragen bzw. in Leistung, z. B. Muskelkontraktion, Stofftransport und elektrische Energie für die Nervenfunktion umgewandelt.
Das Schema zeigt die Verknüpfung von katabolem Stoffwechsel und Bereitstellung von energiereichem ATP.

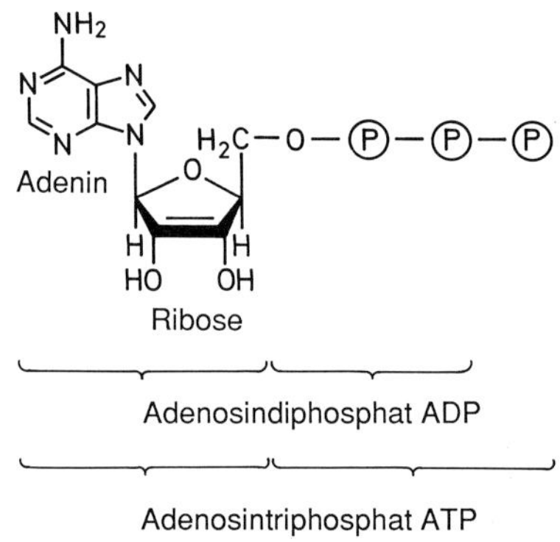


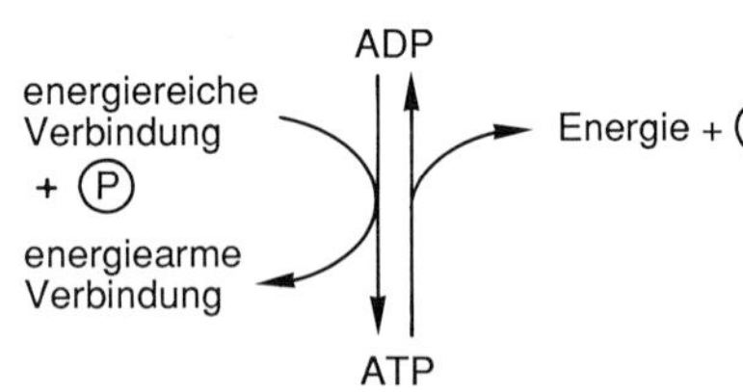


Der Abbau von Glucose läuft über viele enzymatisch gesteuerte Teilreaktionen (Metabolismus), wobei pro mol Glucose (180 g) 38 mol ATP gebildet werden. Der Reaktionsschritt

ADP + Ⓟ → ATP

erfordert 34,5 kJ pro Mol ATP, so daß insgesamt 38 · 34,5 kJ = 1211 kJ gebraucht werden. Der Gesamtenergiegewinn aus

1 mol Glucose beträgt jedoch 2870 kJ, so daß noch etwa 1659 kJ, das sind 54%, als Wärmeenergie verfügbar sind.
In jeder Zelle und in vielen Körperflüssigkeiten müssen ständig die unterschiedlichsten Stoffwechselprozesse ablaufen. Die Anzahl der dazu notwendigen verschiedenen Enzyme schätzt man auf mehr als 1000 in einer Zelle. Besonders reich an Enzymen ist die Leber als wichtigstes Stoffwechselorgan.
Allen Enzymen ist gemeinsam, daß sie aus einer Proteinkette bestehen, die auf ganz bestimmte Art gefaltet und geknäuelt ist, so daß in die entstehende Tasche oder Rinne nur das Molekül hineinpaßt, das aktiviert werden soll. Ein Enzym kann also nur eine ganz bestimmte Verbindung umsetzen (Substratspezifität). Es kann aber auch nur eine von vielen möglichen Reaktionen des Substrats katalysieren (Wirkungsspezifität). Nach Ablauf der Reaktion steht das Enzym erneut für weitere Umsetzungen zur Verfügung, so daß ein einziges Enzymmolekül eine enorme Substratmenge umsetzen kann.
Die Wirkungsweise des Enzyms (E) am Substrat (S) zeigt das folgende Schema

$$E + S \rightarrow ES \rightarrow E + \text{Reaktionsprodukt(e)}.$$

Viele Enzyme haben innerhalb der verknäuelten Proteinkette noch ein Nichtprotein (Coenzym), z. B. ein Vitamin der B-Gruppe, das die Wirkungsspezifität vermittelt. Bekannt ist das Coenzym A (CoA), das als Bestandteil verschiedener Enzyme am Fett- und Kohlenhydratstoffwechsel beteiligt ist. In wasserstoffübertragenden Prozessen spielt NAD (Nicotinamid-adenindinucleotid) als Coenzym eine Rolle.
Seit langem bekannte Enzyme wie Pepsin und Trypsin tragen Trivialnamen. Nach neuerer Bezeichnungsweise wird die Art der katalysierten Reaktion angegeben und die Endung *-ase* angehängt. So sind Transaminasen Enzyme, welche die Aminogruppe – $NH_2$ von einem Substrat auf ein anderes Substrat übertragen können. Bei einigen Enzymen werden auch das umgesetzte Substrat und die Reaktionsart bezeichnet, z. B. bei Glucoseoxidase. In der klinischen Chemie gebraucht man meist Abkürzungen wie LDH für Lactatdehydrogenase.
Enzyme haben ihr Wirkungsoptimum innerhalb eines engen Temperaturbereichs. Bei einer Körpertemperatur von mehr als 42 °C erlöschen die Lebensvorgänge auch deshalb, weil die Enzyme denaturieren, d. h. ihre charakteristische Knäuelstruktur verlieren, die für ihre Funktion unerläßlich ist. Größere pH-Schwankungen in Körperflüssigkeiten inaktivieren Enzyme ebenfalls. Deshalb ist die wirksame Pufferung eine Lebensnotwendigkeit.
Bestimmte Arzneimittel können die körpereigene Synthese von Enzymen, besonders von Leberenzymen, fördern (Enzyminduktion). Dadurch kann der Metabolismus anderer, gleichzeitig applizierter Arzneimittel beschleunigt sein, so daß evtl. eine Dosisanpassung erforderlich wird.
Enzymhemmer (Inhibitoren) wie z. B. Kaliumcyanid und viele Schwermetallsalze blockieren die Lebensvorgänge, weil sie sich untrennbar an den aktiven Teil des Enzyms anlagern (nichtkompetitive Enzyminhibition). Es sind auch kompetitive Enzyminhibitoren bekannt, die reversibel an das Enzym gebunden sind und durch einen großen Substratüberschuß vom Enzym verdrängt werden können.

Enzyme lassen sich aus tierischem und pflanzlichem Material isolieren und als Arzneimittel einsetzen. So lassen sich aus der Magenwand von Kälbern das proteinspaltende Pepsin, aus Pankreasgewebe von Schlachttieren und aus Pflanzen (Ananas, Papaya) weitere Verdauungsenzyme gewinnen, die bei Verdauungsstörungen, die auf Enzymmangel beruhen, eingesetzt werden.
Fibrinolytisch wirkende (fibrinspaltende) Enzyme wie Streptokinase (gewonnen aus Streptokokken) oder das körpereigene Enzym Urokinase werden zur Auflösung frischer Thromben eingesetzt. Proteinspaltende Enzyme wie Trypsin können nekrotisches Gewebe an Wundrändern beseitigen.
Enzyme werden zweckmäßig nach Aktivitätseinheiten deklariert. Angaben in Gramm (g) bzw. dessen Untereinheiten sind nicht sinnvoll, weil sich Enzyme nur selten in definierter Form darstellen lassen.
In der Laboratoriumsdiagnostik nimmt die Bestimmung von Enzymen eine herausragende Stellung ein. Jedes Organ besitzt sein für die Organfunktion zugeschnittenes Enzymmuster. Bei Organerkrankungen, z. B. Hepatitiden, sind die Werte der Leberenzyme im Blut erhöht und können bestimmt werden.
Auch die Bestimmung von Substraten kann direkt oder indirekt mit Enzymen erfolgen. Viele Farbreaktionen auf Teststreifen zur Schnellbestimmung von pathologischen Bestandteilen in Blut und Urin beruhen auf einer enzymatisch katalysierten Umsetzung. Beispielhaft sei der Nachweis von Glucose im Harn genannt. Im Teststreifen sind zwei Enzyme und ein Indikator (reduziert, farblos bis gelblich) eingebracht. Im ersten Reaktionsschritt katalysiert das Enzym Glucoseoxidase (GOD) die Oxidation der Glucose zu Gluconolacton und Wasserstoffperoxid $H_2O_2$, das im zweiten Schritt durch das Enzym Peroxidase (POD) zu Wasser reduziert wird. Der Indikator oxidiert zu einem blaugrünen Farbstoff.

$$\text{Glucose} + H_2O \xrightarrow{\text{GOD}} \text{Gluconolacton} + H_2O_2$$

$$H_2O_2 + \text{Indikator}_{\text{red}} \xrightarrow{\text{POD}} \text{Indikator}_{\text{ox}} + H_2O$$

Im klinischen Laboratorium werden Enzymreaktionen photometrisch ausgewertet, so daß eine exakte quantitative Aussage möglich wird.

### 19.2.7.6 Hormone

Hormone sind körpereigene, physiologisch hochwirksame Substanzen, die aus innersekretorischen Drüsen direkt in die Blutbahn abgegeben werden und an den Wirkungsorten einen charakteristischen Einfluß ausüben.
Hormone gehören neben den Vitaminen und Enzymen zu den drei großen Wirkstoffgruppen im Organismus. Ihre Aufgabe ist es – wahrscheinlich über die Steuerung enzymatischer Prozesse – Stoffwechselvorgänge zu regeln. Ein sinnvoller Regelkreis sorgt für optimale Konzentration im Organismus.
Alle Hormone sind in kleinsten Mengen wirksam und werden schnell in der Leber zu inaktiven Stoffwechselprodukten abgebaut und ausgeschieden. Synthese und Abbau hal-

ten sich die Waage. Eine chemische Stoffklasse „Hormone" gibt es nicht. Man unterscheidet nach ihrer Struktur drei Gruppen:

- *Proteohormone* (Eiweißhormone). Zu diesen gehören die Hormone des Hypophysenvorderlappens (HVL), des Hypophysenhinterlappens und die Hormone des Pankreas.
- Hormone, die sich von der Aminosäure Tyrosin ableiten. Das Schilddrüsenhormon und die Hormone des Nebennierenmarks fallen darunter.
- *Steroidhormone* In dieser Gruppe gehören die Nebennierenrindenhormone (Cortison u. a.) und die Sexualhormone.

Eine weitere Gruppe von körpereigenen Substanzen, die Hormoncharakter haben, sind die *Gewebehormone*. Sie werden nicht in innersekretorischen Drüsen, sondern in spezialisierten Zellen oder Zellverbänden gebildet und wirken unmittelbar auf die Nachbarzellen ein. Einige, so das *Histamin* und das *Serotonin*, entstehen unmittelbar aus Aminosäuren durch Abspaltung der Carboxylgruppe (Decarboxylierung).

Aminosäure Histidin $\rightarrow$ Histamin + $CO_2$
Aminosäure Tryptophan $\rightarrow$ 5-Hydroxytryptophan
$\rightarrow$ Serotonin + $CO_2$

*Histamin* wird in Mastzellen und basophilen Leukozyten gespeichert und wirkt bei Freisetzung erweiternd auf die benachbarten Arteriolen, erhöht die Permeabilität der Kapillaren und steigert die Sekretion von Magensaft. Bei Überempfindlichkeitsreaktionen und Sonnenbrand wird es in unphysiologisch hohen Mengen aus Mastzellen freigesetzt. *Serotonin* ist u. a. ein Botenstoff im Zentralnervensystem (Neurotransmitter).

Aus mehrfach ungesättigten Fettsäuren werden im Organismus *Prostaglandine* gebildet, deren physiologische Bedeutung trotz intensiver Forschung noch immer Rätsel aufgibt. Prostaglandine kontrahieren die Uterusmuskulatur und werden deshalb in der Geburtshilfe verwendet. Gesichert ist auch ihre Beteiligung an schmerzhaft-entzündlichen Vorgängen. Durch Hemmung des Enzyms Prostaglandinsynthetase kann eine symptomatische Schmerztherapie betrieben werden, die besonders zur Linderung rheumatischer Beschwerden geeignet ist. Ein Prostaglandinsynthetasehemmer ist z. B. die Acetylsalicylsäure ASS, die unter dem Handelsnamen *Aspirin* weltweit bekannt wurde.

Schmerzauslöser sind auch die Gewebehormone, die unter der Bezeichnung *Kinine* zusammengefaßt werden. Hier handelt es sich um Peptide, die aus einem Globulin des Blutplasmas entstehen.

### Weiterführende Literatur

Beyermann, K.: Chemie für Mediziner, 7. Aufl. Thieme, Stuttgart 1993
Christen, H.-R.: Chemie. Diesterweg, Frankfurt/M.
Flechtner-Flemming, M.-J.: Biochemie. Hirzel, Stuttgart 1982
Mortimer, Ch. E.: Chemie, 6. Aufl. Thieme, Stuttgart 1996
Pitsch, W. J.: Chemie für Krankenpflegeberufe, 3. Aufl. Thieme, Stuttgart 1992
Spegg, H.: Der Pharmazeutisch-technische Assistent Bd. I. Apotheker-Verlag, Stuttgart 1992
Truniger, B., P. Richards: Wasser- und Elektrolythaushalt, 5. Aufl. Thieme, Stuttgart 1985

# 20 Physik

Ch. Wolff

**Lernziel**

Dieses Kapitel soll es dem Leser ersparen, aus Lehrbüchern der allgemeinen Physik die für ihn wichtigen Grundlagen herauszulesen. Der angestrebte Verständnisgrad ist dabei bewußt unterschiedlich gehalten:

- Der Abschnitt „Materie" soll nur einen gerade notwendigen Überblick geben.
- Die Abschnitte „Elektrizität", „Akustik", „Wärme" und „Wellenoptik" sind eingehender auf die Anforderungen der Medizin ausgerichtet.
- Der Abschnitt „Geometrische Optik" beschränkt sich auf den Strahlengang im Auge, in Korrekturlinsen und im Mikroskop.
- Die Abschnitte „ionisierende Strahlung", „Strahlenbiologie" und „Radioaktivität" sind recht ausführlich gehalten, weil das Verständnis dieser Grundlagen jedem medizinisch Tätigen ein Leben lang bei seiner Arbeit oder im Strahlenschutz nützlich ist.

Der Lernende soll dadurch in die Lage versetzt werden, wesentliche physikalische Grundlagen seiner beruflichen Tätigkeit zu verstehen und auf Befragen darzulegen.

## 20.1 Materie

### 20.1.1 Gase und Flüssigkeiten

Im Gegensatz zum festen Körper sind in Gasen und Flüssigkeiten die kleinsten Teilchen, die Moleküle oder Atome, *gegeneinander verschieblich.* Unter dem Einfluß der Temperatur bewegen sie sich auf Zickzackbahnen, da sie stets mit benachbarten Teilchen zusammenstoßen. Diese Bewegung wirkt den Anziehungskräften der Flüssigkeits- und Gasmoleküle entgegen. Bei Gasen sind diese Kräfte sehr klein; daher bewegt sich jedes Gasmolekül nahezu frei zwischen den Zusammenstößen. Daraus resultiert die Fähigkeit der Gase, jedes Volumen gleichmäßig auszufüllen. In Abhängigkeit von der Gasmenge und der Temperatur ergibt sich in dem vorgegebenen Volumen ein Druck (Summe aller Teilchenstöße auf die Wand). Die Einheit des Drucks ist Pascal (Pa; alte Einheiten/Torr, bar). Bei einem Stoffgemisch setzt sich der Gesamtdruck aus den Druckanteilen der Gemischkomponenten zusammen, den Partialdrücken. Die Größe des jeweiligen Partialdrucks hängt von der Konzentration des zugehörigen Stoffes ab. Die Summe aller Partialdrücke ist der Gesamtdruck. Auch in Flüssigkeiten hat ein gelöster Stoff einen Partialdruck (Beispiel: Sauerstoff im Blut).

Durch die eingeschränkte zwischenmolekulare Beweglichkeit bei Flüssigkeiten mit ihren stärkeren Anziehungskräften der Moleküle wird nur eine Anpassung an die Gefäßgestalt möglich, eine gleichmäßige Verteilung im angebotenen Volumen kann nicht erfolgen. Daher lassen sich zwar Gase zusammendrücken (komprimieren), Flüssigkeiten aber nicht. Von deren Inkompressibilität wird technisch vielfältiger Gebrauch gemacht (Hydraulik).

Durch die geschilderte *Molekularbewegung* (nach dem Physiker Brown auch „Brown-Molekularbewegung" genannt) wird die *Diffusion* verständlich. Unter Diffusion wird der Vorgang verstanden, bei dem ein Stoff aufgrund seiner molekularen Bewegung in einen anderen Stoff eindringt oder ihn ganz durchdringt. Werden z. B. zwei verschieden gefärbte Flüssigkeiten sorgfältig in einem Gefäß übereinandergeschichtet, so läßt sich die Vermischung durch Diffusion gut verfolgen.

Ein spezielles Phänomen des Diffusionsvorganges ist die *Osmose.* Sie ist eine Wechselwirkung zwischen zwei Lösungen mit unterschiedlicher Stoffkonzentration. In den beiden Lösungen herrscht ein unterschiedlicher Partialdruck auch des Lösungsmittels. Diese Druckdifferenz sucht das System durch Wanderung des Lösungsmittels auszugleichen. Besonders stark ist die Triebkraft bei einem System aus einer Lösung und dem reinen Lösungsmittel. Es gibt eine Anzahl poröser Stoffe mit der Eigenschaft, von einer Lösung nur das Lösungsmittel hindurchzulassen, nicht aber den gelösten Stoff. Dünne Wände aus diesen Stoffen nennt man ***halbdurchlässige*** (oder ***semipermeable) Membranen.*** Wird z. B. eine konzentrierte Zuckerlösung durch eine solche Membran von einem mit destilliertem Wasser gefüllten Raum getrennt, so durchdringt das Wasser die Membran und verdünnt die Zuckerlösung. Diese einseitige Diffusion setzt einen Partialdruckunterschied voraus, der als *osmotischer Druck* bezeichnet wird. Lösungen, die dieselbe Zahl von Molekülen im Volumen enthalten, haben den gleichen osmotischen Druck. Sie werden daher als *isotonisch* bezeichnet.

Osmotische Vorgänge sind in biologischen Systemen weit verbreitet. So geschieht z. B. der Stofftransport durch Zellmembranen aufgrund des osmotischen Druckes. Das Quellen von Bohnen und Erbsen geschieht ebenfalls durch Osmose. Abb. 20.**1** zeigt die Messung des osmotischen Drukkes. Das Wasser dringt durch die Membran. Durch den osmotischen Druck steigt die Lösung im Steigrohr an.

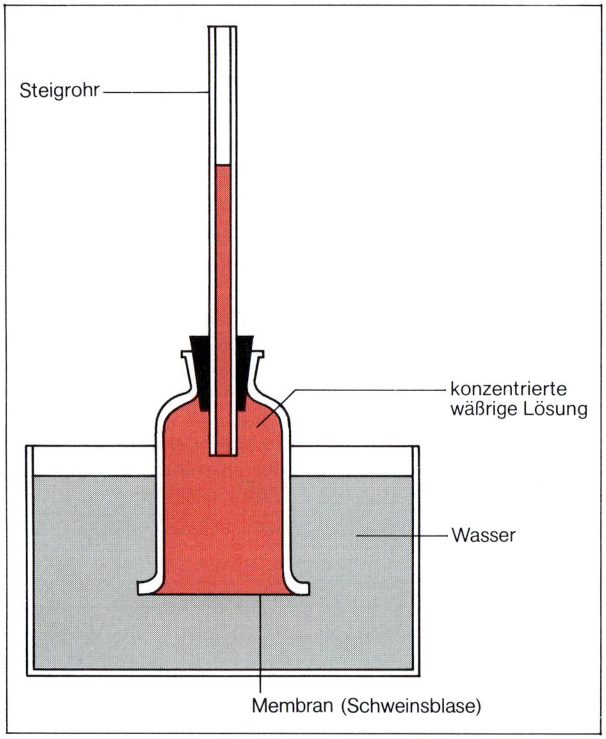


Abb. 20.1 **Zur Messung des osmotischen Druckes.**

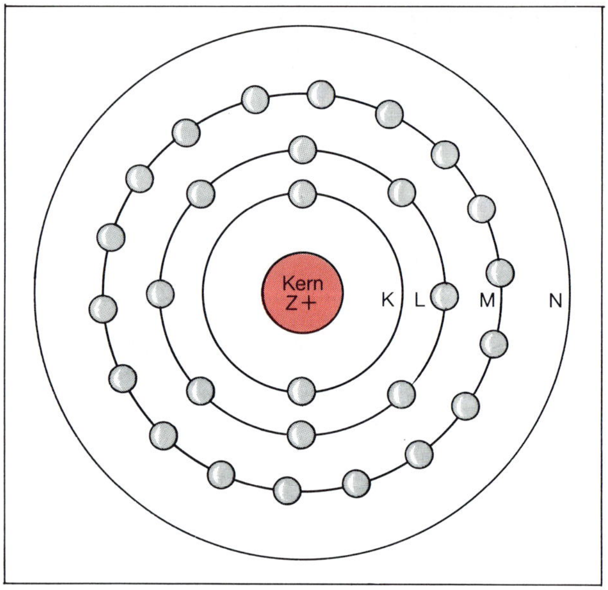


Abb. 20.2 **Atommodell.**

## 20.1.2 Aufbau der Atome

Die kleinsten Teilchen einer chemischen Verbindung sind die Moleküle. Werden diese weiter geteilt, so geht die Eigenschaft der chemischen Verbindung verloren, und es treten die Eigenschaften der einzelnen Atome hervor. Die Atome sind also die Grundlage oder Elemente der gesamten Materie.

Ein Vergleich der Atomgewichte der Elemente zeigt, daß sie meist ganze Vielfache des Atomgewichtes des Wasserstoffs sind. Das Bohrsche Atommodell erklärt diese Tatsache und teilt dadurch das Atom in sog. Elementarteilchen auf. Die wesentlichen Bauelemente des Atoms sind das Proton, das Neutron und das Elektron. Das *Elektron* ist elektrisch negativ geladen und von vernachlässigbarer (1/1840) Masse im Vergleich zum Proton und Neutron. Das *Proton* ist positiv geladen, und zwar genau gleichstark wie das Elektron, nur eben mit anderem Vorzeichen. Das *Neutron* hat nahezu die gleiche Masse des Protons, nur keinerlei elektrische Ladung (daher sein Name). Das *Modell des Atoms* gleicht einem Sonnensystem, wobei die Protonen und Neutronen in einem Kern vereinigt die Sonne darstellen und die Elektronen diesen Kern ähnlich wie die Planeten umkreisen. Abb. 20.**2** zeigt diesen Aufbau. Die Ordnungszahl Z gibt die Anzahl der Protonen im Kern an, die über die Art des chemischen Elements entscheidet. Sie gibt gleichzeitig die Anzahl der kreisenden Elektronen an, so daß ein Atom nach außen elektrisch neutral ist.

Die im Kern zusätzlich vorhandene Anzahl von Neutronen verändert weder die chemische Natur des Atoms noch die Elektronenhülle, sondern nur das Atomgewicht. Atome gleicher Ordnungszahl, jedoch unterschiedlicher Massenzahl heißen Isotope.

Die *Elektronenbahnen* sind Schalen, die vom Kern nach außen fortschreitend mit K, L, M, N, O, P, Q bezeichnet werden. Die K-Schale kann 2 Elektronen aufnehmen, die L-Schale 8, die M-Schale 18, die N-Schale 32 (in Abb. 20.**2** nicht mehr eingezeichnet) usw. ... Atome mit voll besetzten inneren Schalen und 8 Elektronen auf der äußeren (Ausnahme: Helium mit 2 Elektronen auf der einzigen, der K-Schale) sind chemisch besonders stabil. Wir nennen sie Edelgase, (He, Ne, Ar usw.). Atome mit nur einem äußeren Elektron (Li, Na, K usw.) sind chemisch besonders reaktionsfreudig, ebenso Atome, die nur noch ein Elektron zur vollständigen Auffüllung ihrer äußeren Schale benötigen (F, Cl, Br, J).

## 20.1.3 Bindung

Durch Zufuhr äußerer Energie (chemische Einflüsse, Strahlung, Zusammenstöße) ist es möglich, Elektronen von einer Schale auf eine andere zu verschieben. Dieser instabile Zustand eines Atoms heißt *Anregung* und ist mit einer mechanisch gespannten Feder vergleichbar. Nach Ablauf einer bestimmten Zeit kehrt dann das Atom unter Energieabgabe in seinen Grundzustand zurück.

Werden dem Atom noch größere Energiebeträge zugeführt, so gelingt es, Elektronen aus dem Verband des Atoms zu entfernen. Das Restatom ist dann positiv und kann sich daher in einem elektrischen Feld bewegen.

Dieser Abtrennungsvorgang heißt Ionisation. Eine andere Möglichkeit der Ionisation tritt bei der Spaltung von chemischen Verbindungen auf. Hier entstehen direkt positiv und auch negativ geladene Atome oder Atomgruppen, die wir Ionen nennen. Das positive Ion (*Kation*) mit der Ladung $Q_1$ und das negative Ion (*Anion*) mit der Ladung $Q_2$ ziehen sich mit der Coulombschen Kraft K an:

$$K = \frac{Q_1 \cdot Q_2}{\varepsilon \cdot r^2}$$

Dabei sind r der Abstand der Ionen voneinander und ε die sog. Dielektrizitätskonstante des umgebenden Mediums. So führt die Verbindung von positiven Natriumionen und negativen Chlorionen in Luft zum bekannten Kochsalz NaCl. Die Verbindung hält also durch elektrostatische Coulombsche Kräfte zusammen, die allgemein als Ionenbindungen oder heteropolare Bindungen bezeichnet werden. Wird nun eine solche Verbindung in einen Stoff mit hohem ε-Wert eingebracht, so sinkt die Kraft zwischen den Ionen auf den ε-ten Teil. Wird z. B. Wasser als Lösungsmittel verwendet, so sinkt die Kraft wegen des hohen ε-Wertes von 81 auf den 81. Teil. Dann reicht die elektrostatische Kraft zwischen den Ionen nicht mehr aus, um die Verbindung zusammenzuhalten: sie *dissoziiert*. Alle gelösten Salze liegen also in Ionenform vor (Abb. 20.**3**).

Die homöopolare Bindung oder Elektronenpaarbindung der organischen Chemie ist weitaus schwerer verständlich und entzieht sich einfachen Modellvorstellungen. Wesentlich ist die Gemeinsamkeit der Elektronen für mehrere Atome. Die Elektronen dienen als eine Art Bindemittel für die Atome, die auf diesem Wege zu einem Molekül zusammentreten. Eine Dissoziation im vorgenannten Sinne ist also bei dieser Art der chemischen Bindung nicht möglich.

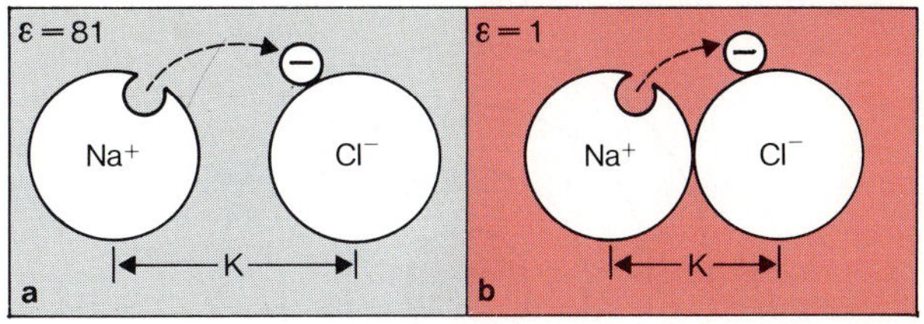


Abb. 20.**3** **Ionenbildung.** **a** Dissoziation von Kochsalz in Wasser. **b** Bindung zum Molekül. K Coulombsche Kraft.

Eine besondere Gruppe der durch solche Austauschkräfte gebundenen Festkörper sind die *Metalle*. Ihre äußersten Elektronen trennen sich unter entsprechenden Bedingungen von ihren Atomen und wandern frei durch das metallische Kristallgitter. Man spricht daher in Analogie zur Gasbewegung von einem „Elektronengas" in Metallen. Unter dem Einfluß einer elektrischen Spannung lassen sich die Elektronen zum Fließen bringen. Daher sind die Metalle elektrische Leiter.

## 20.2 Elektrizität

Die um die positiven Atomkerne kreisenden negativen Elektronen können als die Träger der elektrischen Erscheinungen betrachtet werden. Trennt man Elektronen von ihrem Atomkern ab, so sind die Restatome positive Ionen, und andere Atome, an die Elektronen angelagert sind, bilden negative Ionen.

Vorrichtungen, die Elektronen von einem leitenden Pol zum anderen pumpen, werden *Stromquellen* oder *Generatoren* genannt.

Zwei Pole, zwischen denen eine Differenz in der Elektronenbesetzung besteht, haben gegeneinander eine *elektrische Spannung*. Werden sie mit einem Leiter verbunden, so fließen in diesem die Elektronen so lange, bis ein Ausgleich in der Elektronenbesetzung erfolgt ist (Kurzschluß).

Wird ein Nichtleiter zwischen die beiden elektrischen Pole eingeschaltet, so fließt nur ein ganz kurzer elektrischer Stromstoß. Im Nichtleiter sind nämlich die Elektronen fest an ihre zugehörigen Atome gebunden. Wenn keine äußeren Kräfte einwirken, so liegen in einem Atom der Schwerpunkt $S^+$ der positiven Ladung und der Schwerpunkt $S^-$ der negativen Ladung aufeinander (Abb. 20.**4**). Werden jetzt die Atome des nichtleitenden Materials in ein elektrisches Feld zwischen zwei verschieden geladenen Polen gebracht, so zieht der positive Pol die Elektronen, der negative Pol die positiven Atomkerne an. Dies ist der genannte kurze Aufladestromstoß. Nun fallen aber die Schwerpunkte $S^+$ und $S^-$ nicht mehr zusammen, sondern sind räumlich getrennt. Ein Gebilde mit zwei getrennten Polen heißt jedoch *Dipol*. Den ganzen Vorgang nennt man daher *Polarisation*.

Wenn sich die Elektronenzahl auf den stromzuführenden Polen (Elektroden) schnell ändert, so werden Minus und Plus periodisch vertauscht. Dies kann durch eine *Wechselspannung* hervorgerufen werden, die ein Wechselfeld aufbaut. Die Atomdipole wechseln laufend ihre Richtung. Sie führen also Schwingungen aus. Atomschwingungen verursachen Wärme.

### 20.2.1 Einheiten und Stromarten

Die Differenz in der Elektronenbesetzung zweier elektrischer Pole wird durch die *Spannung* angegeben. Eine Spannung kann also nur zwischen zwei Polen bestehen. Sie wird gemessen in *Volt* (V). Abgeleitete Einheiten sind:

$1/1\,000\,000 \; V = 1 \mu V$
$1/1\,000 \; V = 1 \; mV$
$1000 \; V = 1 \; kV$
$1\,000\,000 \; V = 1 \; MV$

Verbindet man die beiden Elektroden mit einem Leiter, so fließt über diesen ein elektrischer *Strom*. Das ist tatsächlich ein Strom von Elektronen durch den Leiterquerschnitt. Er wird gemessen in *Ampere* (A). Abgeleitete Einheiten sind:

$1/1\,000\,000 \; A = 1 \mu A$
$1/1\,000 \; A = 1 \; mA$

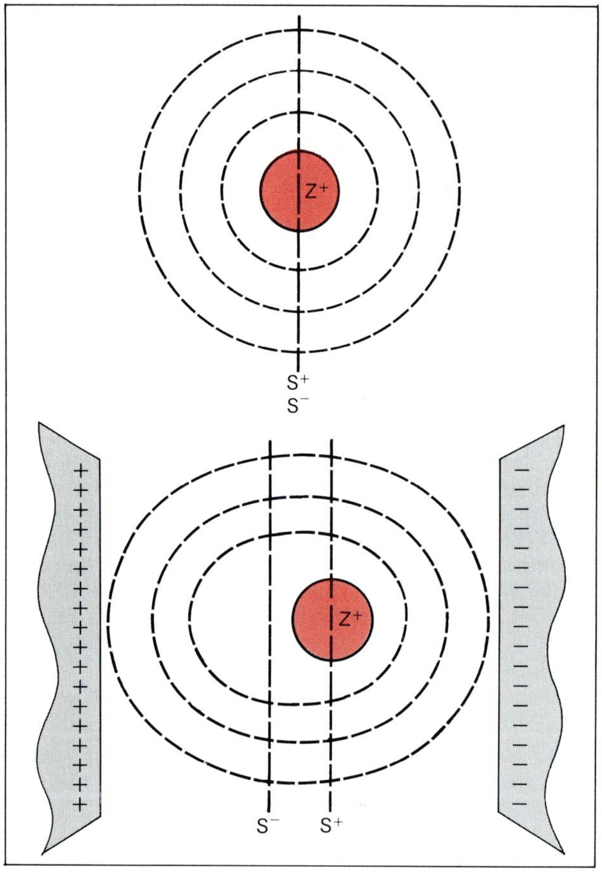


Abb. 20.**4** **Elektrische Polarisation.** Erklärung s. Text.

Wenn nun der Leiter sehr gut leitet, so fließt der die Elektronenzahl ausgleichende Strom sehr stark *(Kurzschluß)*. Je weniger das Leitermaterial aber leitet, um so kleiner wird der Strom. Diese Leitungseigenschaften werden durch den Begriff des *elektrischen Widerstandes* gekennzeichnet. Gemessen wird er in *Ohm* (Ω). Abgeleitete Einheiten sind:

$$1\,000\ \Omega = 1\ \mathrm{k}\Omega$$
$$1\,000\,000\ \Omega = 1\ \mathrm{M}\Omega$$

Diese drei elektrischen Größen werden durch das *Ohmsche Gesetz* verbunden:

$$\text{Strom} = \frac{\text{Spannung}}{\text{Widerstand}}$$

$$(\mathrm{A}) = \frac{(\mathrm{V})}{(\Omega)}$$

Die Spannungsangabe auf einem elektrischen Gerät muß mit der Netzspannung übereinstimmen (z. B. 220 V). Der Strom hingegen wird je nach Widerstand des Verbrauchers verschieden groß sein.

*Gerätesicherungen* sollen den Strom begrenzen. Sie sind daher in Ampere klassifiziert. Wird die Sicherung entgegen der Firmenangabe zu groß gewählt, so begrenzt sie den Strom nicht hinreichend, und das abzusichernde Gerät kann Schaden leiden. Wird die Sicherung in der Ampere-Angabe zu klein gewählt, so kann sie bereits bei Einschaltung des Gerätes durchbrennen, ohne daß ein Defekt vorliegt.
Maßgebend für den Verbrauch an elektrischer Energie ist die *elektrische Leistung*, gemessen in *Watt*.

Es ist

$$\text{Leistung} = \text{Strom} \times \text{Spannung}$$

und daher

$$\text{Watt} = \text{Ampere} \times \text{Volt}$$

*Leistungsschilder* finden sich auf jedem elektrischen Gerät vom Bügeleisen und Staubsauger bis zur Röntgenanlage. Da die Netzspannung meist konstant 220 Volt beträgt, ist die Leistung auch maßgebend für den Stromverbrauch.
Die genannten elektrischen Größen und Einheiten gelten gleichermaßen für Gleichstrom wie für Wechselstrom. Während für Gleichstrom der eine elektrische Pol eindeutig negativ, der andere eindeutig positiv ist, sind beim *Wechselstrom* beide Pole gleichberechtigt. Die Spannung wechselt nämlich periodisch ihre Richtung oder Polarität. In Abb. 20.**5** ist die Zeitabhängigkeit einer Wechselspannung aufgetragen. Es ergibt sich eine stets von positiv nach negativ und zurück wechselnde Sinuskurve. Der vollständige Spannungsverlauf von Null über ein positives Maximum, ein negatives Maximum wieder zu Null ist ein Zyklus, der eine bestimmte Dauer und eine bestimmte Amplitude (Stromstärke) hat. Die Zahl der Zyklen pro Sekunde wird *Frequenz* genannt. Ihre Einheit ist das *Hertz* (Hz). Unser technischer Wechselstrom in Europa hat in der Regel 50 Hz, also 50 Zyklen pro Sekunde. Man verwendet Wechselstrom, weil sich dieser herauf und hinunter *transformieren* läßt, was mit Gleichstrom nicht möglich ist.
Die Erzeugung elektrischer Spannungen geschieht mit *Generatoren*, die im Kraftwerk mechanische Energie in elektrische Energie umformen. Das gleiche geschieht im Auto in kleinerem Umfange durch die sog. Lichtmaschine. Generatoren stellen eigentlich Elektronenpumpen dar, die unter Energieaufwand die Spannung am Verbraucher aufrechterhalten.
Eine zweite Möglichkeit zur Erzeugung elektrischer Energie ist die Umwandlung aus *chemischer Energie*. Zwei Elektroden aus verschiedenem Material stehen in einem *Elektrolyten*. Durch chemische Umsetzungen des Elektrodenmaterials entsteht zwischen ihnen eine elektrische Spannung. Werden dabei die Elektroden verbraucht, so heißt eine solche Anordnung *Batterie*.
Läßt sich durch einen Aufladevorgang die spannungsliefernde chemische Reaktion rückgängig machen, so nennt man diese Stromquelle *Akkumulator*, kurz Akku. Sehr verbreitet ist der in Abb. 20.**6** dargestellte Bleiakkumulator.

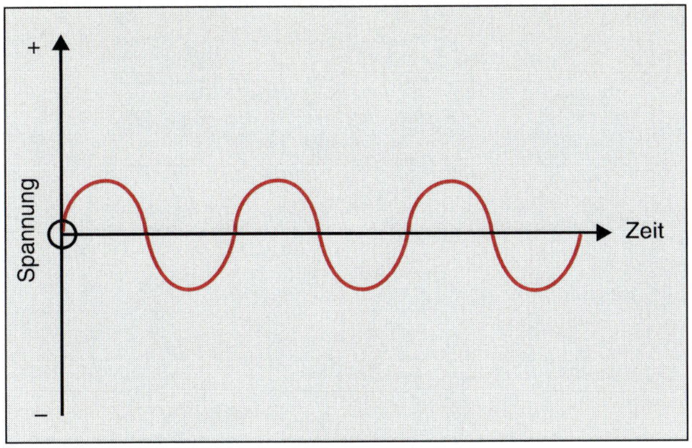


Abb. 20.**5** **Zeitabhängigkeit der Wechselspannung.**

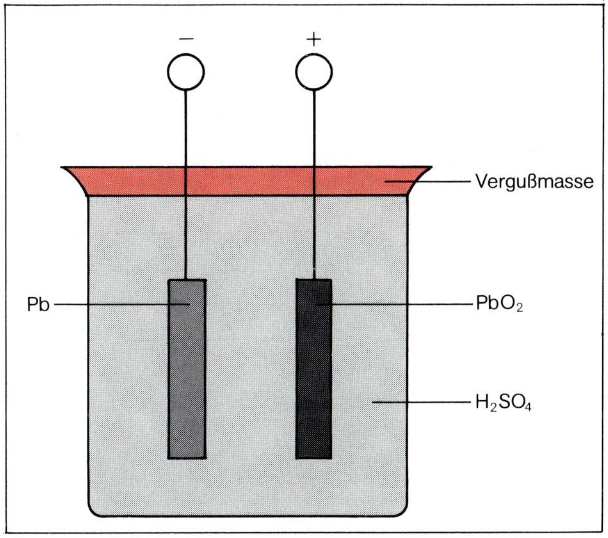


Abb. 20.**6** **Bleiakkumulator.**

Blei und Bleioxid wandeln sich in Schwefelsäure bei der Entladung in Bleisulfat um. Bei Ladung läuft die Reaktion rückwärts ab, und aus Bleisulfat werden wieder Blei und Bleioxid.

## 20.2.2 Wirkung elektrischer Ströme auf den menschlichen Körper

Die von Gehirn und Rückenmark ausgehenden Befehle für Bewegungen und Reaktionen sind elektrische Signale. Dabei beträgt die Ruhespannung an den Nervenzellen etwa 30–40 mV. In diesem Millivoltbereich bauen sich im menschlichen Körper selbständig elektrische Spannungen auf und ab. Bei jeder Muskelkontraktion und bei jeder Reizbeantwortung eines Nervs entsteht eine Spannung, der zufolge ein *Aktionsstrom* fließt. Ihre Messung und Aufzeichnung führt zum *Elektrokardiogramm.*
Mit Spannungsimpulsen über 50 mV können also Reaktionssignale simuliert werden. Dies ist z. B. wichtig, wenn nach einer Nervenverletzung ein Muskeltraining durchgeführt werden soll. Zur Kontaktgabe werden die mit Kochsalzlösung benetzten Elektroden des Elektrobehandlungsgerätes auf die Haut aufgelegt. Je weiter die Elektroden voneinander entfernt sind, um so größer ist der Körperwiderstand dazwischen, um so höher muß die Spannung gewählt werden. Dabei muß der fließende Strom sorgfältig beachtet werden. Zu diagnostischen Zwecken wird man meist mit einigen mA auskommen. Während ein gesunder Muskel fast schlagartig auf einen Stromimpuls antwortet, ist die Reaktion eines kranken Muskels wurmförmig und träge.
Auch bei der Therapie von Neuralgien, Hexenschuß usw. wird man mit einigen mA auskommen. Nur bei der Behandlung geisteskranker Patienten durch Elektroschock wird ein Strom bis zu 500 mA benötigt. Dies ist nicht ungefährlich.
Wenn der Stromkreis über die Herzregion geschlossen wird, so gelten etwa folgende Stromgrenzen:

25 mA Atmungsbehinderung,
80 mA Herzrhythmusstörungen,
100 mA möglicher Herzstillstand,
mehr als 100 mA Herzkammerflimmern, meist tödlich.

Wenn das Herz nicht im Stromkreis liegt, so können diese Grenzen weit überschritten werden. Nur darum ist auch die Hirnbehandlung mit Elektroschock möglich.

## 20.2.3 Medizinische Anwendung hochfrequenter Wechselströme

Wird Materie in ein elektrisches Feld gebracht, so erfahren die Atome dieser Materie eine Kraftwirkung. Der positive Kern wird vom negativen Pol angezogen, die negative Elektronenhülle vom positiven Pol.
Handelt es sich bei dieser Materie um einen Nichtleiter, so können die genannten Ladungsträger ihren Platz nicht verlassen. Es findet nur eine leichte Verschiebung von Kern gegen Elektronenhülle statt. Wechselt nun die Polarität der Elektroden, so daß der bisher positive Pol negativ wird und der bisher negative Pol positiv, so wechselt auch die Anziehung der ladungstragenden Atomkerne bzw. Elektronenhüllen. Während beim unbeeinflußten Atom die Schwerpunkte der positiven – und der negativen – Ladungen stets im Mittelpunkt des Atoms vereinigt sind, ist das bei einem durch ein elektrisches Feld verzerrtes Atom nicht mehr der Fall. Die Schwerpunkte der positiven Ladung und die der negativen Ladung liegen nun nebeneinander. Ein Gebilde mit zwei elektrischen Polen heißt aber Dipol. Damit wird jedes Atom unter der Einwirkung eines elektrischen Feldes zum Dipol. Wechselt nun die Polarität des elektrischen Feldes, dann wechselt auch die Polarität der Atomdipole.
Der Prototyp eines wechselnden elektrischen Feldes ist die *Wechselspannung* an zwei Kondensatorplatten. Jede Wechselspannung hat eine Frequenz, die durch die Zahl der Wechsel pro Sekunde in der Einheit Hertz (Hz) ausgedrückt wird.
Je höher die Frequenz ist, um so schneller wechseln auch die Dipole ihre Polarität. Sie geraten also zunächst in Schwin-

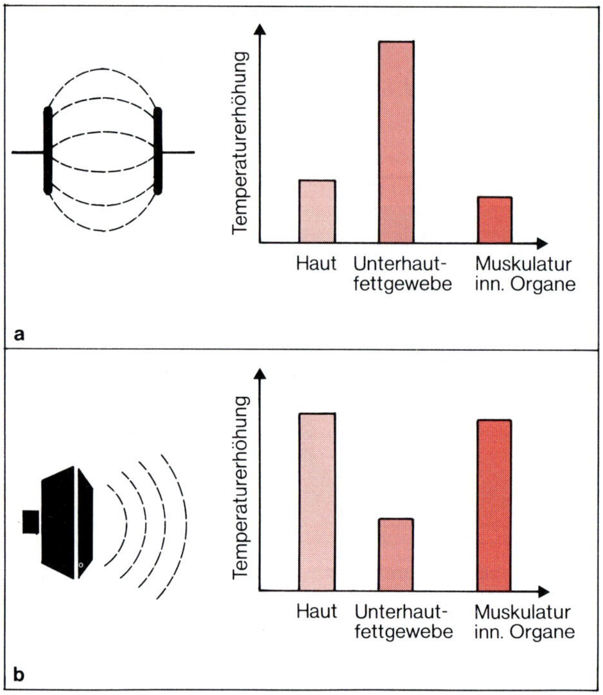


Abb. 20.7 **Temperaturverteilung im Körper. a** Bei Kurzwellen im 11-m-Bereich, **b** Bei Mikrowellen im 12-m-Bereich.

gungen, die letztlich zu Bewegungen des gesamten Moleküls entarten. Atom- und Molekülbewegungen sind aber die Ursachen für das Phänomen „Wärme".

Dieser Durchwärmungseffekt wurde von Esau und Schliephake 1925 medizinisch angewendet. Der Patient oder ein Glied werden zwischen zwei Elektroden gebracht, die an einen *Kurzwellensender* angeschlossen sind. Im menschlichen Gewebe fließen nun Verschiebeströme durch Dipol-Umpolungen. Dadurch wird eine intensive Durchwärmung erzeugt. Diese steht im Gegensatz zur Oberflächenwärme durch Wärmeflaschen, Heizkissen usw. Gegen die Verschiebeströme, also die Verschiebungen von Ladungen längs des schwingenden Atomdipols, hat der menschliche Organismus keine Gegenreaktionsmöglichkeiten, so daß hier der volle Wärmeeffekt für die Therapie zur Verfügung steht.

Während beim Kondensatorfeld in Abb. 20.7**a** das Unterhautfettgewebe thermisch stark belastet wird, ist dies bei der Anwendung von Mikrowellen (Dezimeterbereich) nicht mehr der Fall. *Mikrowellen* sind sehr kurzwellige elektromagnetische Wellen, die eine noch höhere Frequenz haben als die Fernsehwellen.

Die in Abb. 20.7**b** gezeigte Mikrowellenelektrode enthält einen strahlenden Antennendipol, der eine Verkleinerung der bekannten Antennendipole ist, wie wir sie auf jedem Dach als Fernsehantenne sehen können. Dieser Antennendipol strahlt also Mikrowellen in das menschliche Gewebe hinein. Mikrowellen ihrerseits bewirken bei Molekülteilen Rotationen, die letztlich auch als Bewegungen des ganzen Moleküls, folglich als „Wärme" enden. Bei dieser Verfahrensweise wird keine Gegenelektrode mehr benötigt, und die medizinische Anwendung ist einfacher.

Beispiele der klinischen Anwendung sind: Behandlung entzündlicher Prozesse in Nebenhöhlen, Gelenken, Harnblase usw. Auch die Erzeugung künstlichen Fiebers ist mit dieser Methode möglich.

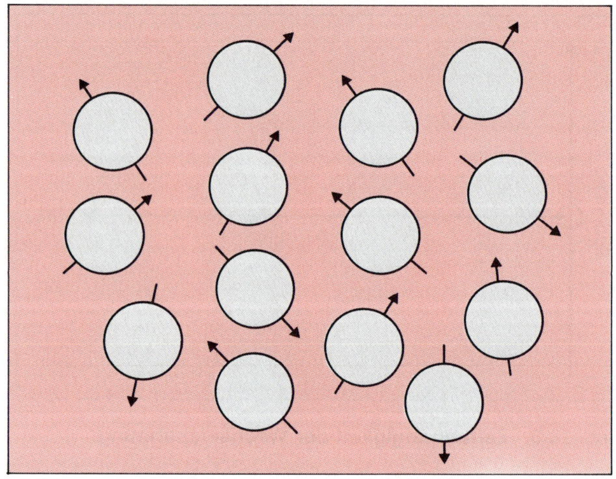

Abb. 20.**8** **Protonen ohne äußeres Magnetfeld.**

### 20.2.4 Prinzip der Kernspintomographie

Die Kernspintomographie hat sich als bildgebendes Verfahren in der Diagnostik bewährt. Sie stellt keinen Ersatz für die Röntgen-Computertomographie dar, sondern deren Ergänzung. Dies ist durch die völlig andersartige Bilderzeugung verständlich.

In einem sehr starken Magnetfeld regen elektromagnetische Felder eines Kurzwellensenders bestimmte Atome zu Resonanzsignalen an, aus denen eine Bildinformation zusammengesetzt wird. Prinzipiell läßt sich ein solches System wie folgt erklären: Das Proton (als wichtigstes Beispiel, gilt aber

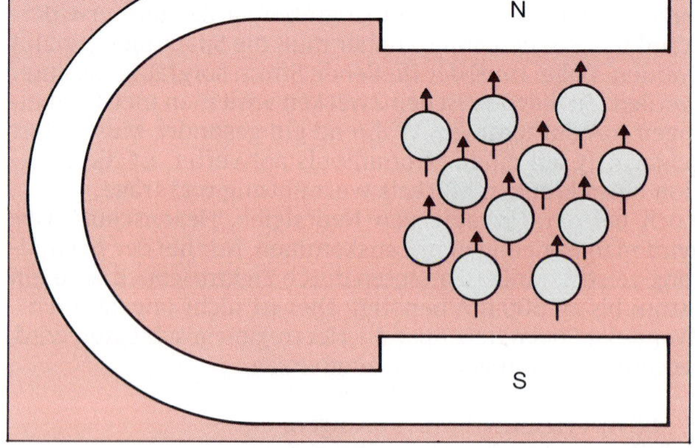


Abb. 20.**9** **Parallelausrichtung der Protonen im Magnetfeld.**

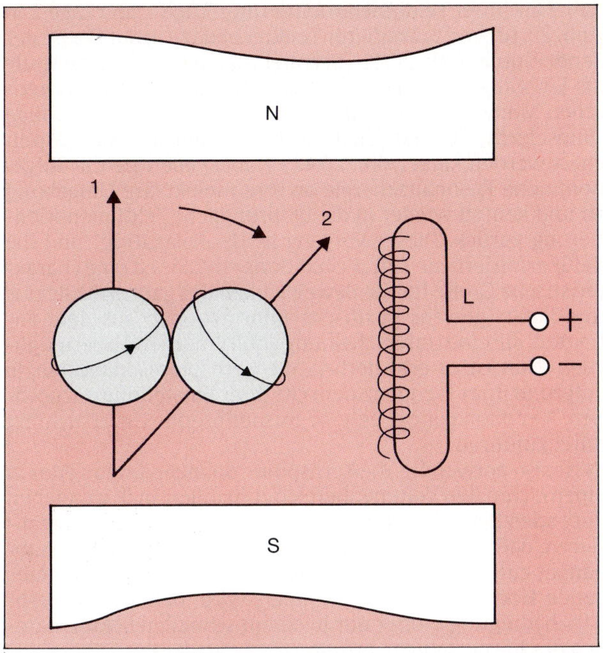


Abb. 20.**10** **Auslenkung der Kernachse durch Magnetfeld um L von Lage 1 in Lage 2.**

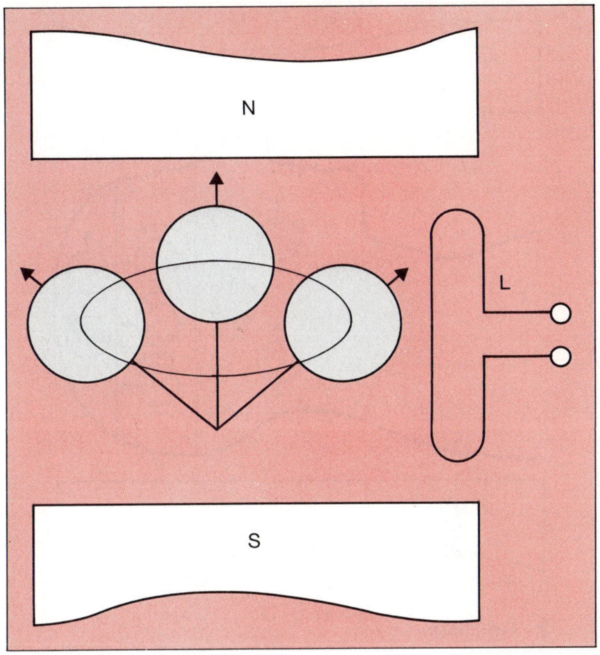


Abb. 20.**11** **Präzessionsbewegung der Kernachsen nach Abschaltung von L.**

auch für einige andere Atome) rotiert stets um seine eigene Achse mit einer Frequenz, die u. a. durch seine Umgebung im Molekül beeinflußt wird. Dadurch besitzt es einen Drehimpuls, auch „Spin" genannt. Das Proton ist aber auch ein Ladungsträger. Durch seine Rotation entsteht ein magnetisches Moment.

In protonenhaltiger Materie, z. B. Wasser, sind die Kernspins ohne äußeres Magnetfeld ungeordnet. Abb. 20.**8** zeigt das Prinzip. Bringt man nun wasserstoffhaltige Materie, also auch den menschlichen Körper, in ein starkes äußeres Magnetfeld, so orientieren sich die Spins sofort parallel oder antiparallel zu den äußeren Feldlinien. Dabei überwiegt ein kleiner Bruchteil von Spins in paralleler Ausrichtung. Abb. 20.**9** soll den Zustand verdeutlichen. Diesen Anteil der Wasserstoffkerne können wir uns wie Kreisel vorstellen, die sich alle in derselben Ausrichtung drehen. Stoßen wir nun gleichzeitig die Kreisel an, so weichen sie dem Stoß rechtwinklig aus und drehen sich zusätzlich zu ihrer Eigenrotation in der Ebene, aus welcher der Stoß erfolgte. Man nennt das „Präzession". Wir übertragen jetzt das Bild wieder auf die Wasserstoffkerne. Durch das elektromagnetische Feld einer Spule können wir die Spinorientierung im Magnetfeld stören, wenn die Frequenz der Spule mit der Frequenz der Kernspins übereinstimmt (Resonanzfall). Die magnetischen Momente kippen

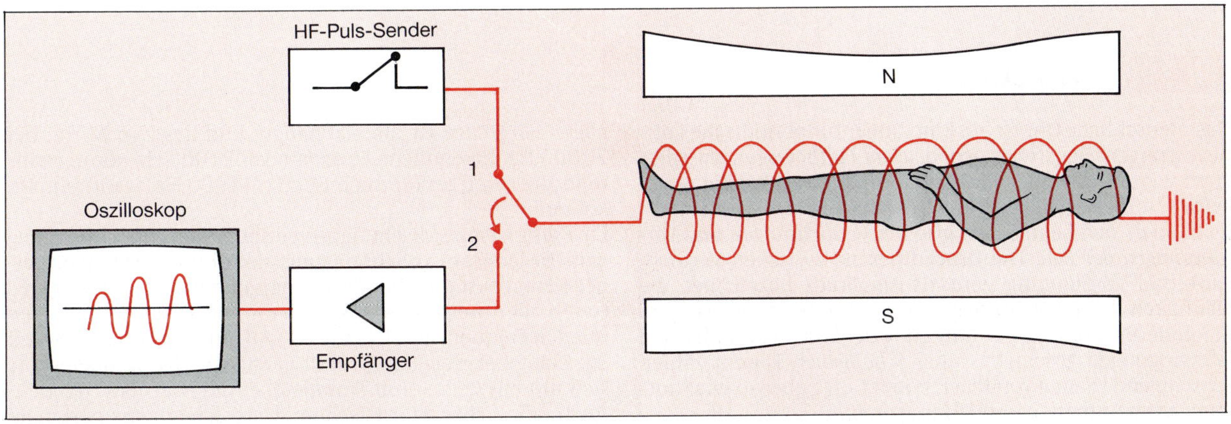


Abb. 20.**12** **Kernresonanzapparatur.** Anregung der Präzession durch Hochfrequenzimpuls, dann nach Umschaltung von 1 auf 2 Messung des in die Spule induzierten Kernresonanzsignals.

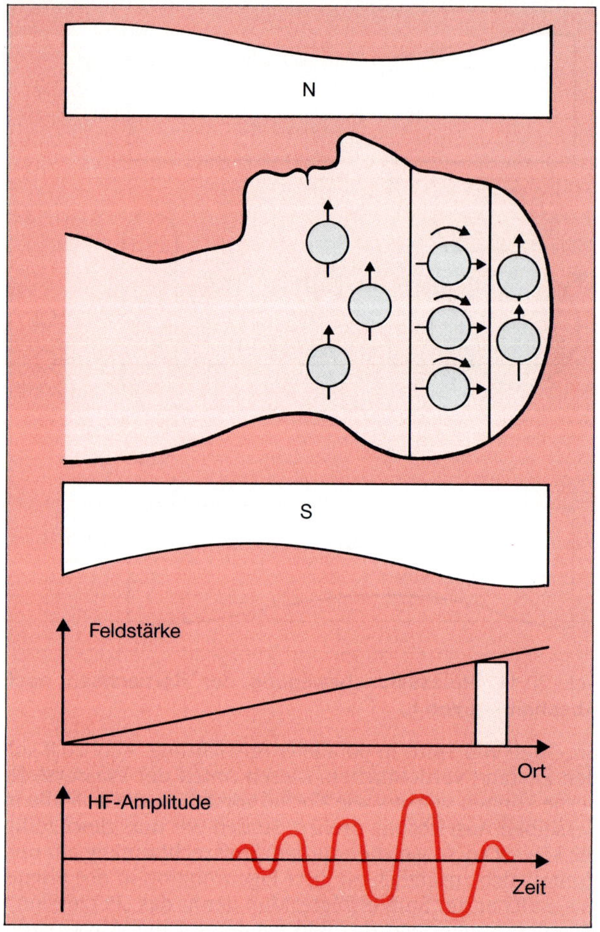


Abb. 20.**13** **Anregung einer Körperschicht.** Ein modulierter HF-Impuls korreliert mit der Magnetfeldstärke so, daß nur in einer Schicht die Resonanzbedingung erfüllt ist.

dabei aus ihrer Feldlinienorientierung (Lage 1 und Lage 2 in Abb. 20.**10**) und präzedieren senkrecht dazu in der Ebene der Senderspule (Abb. 20.**11**). Schaltet man jetzt die Sendespule als Empfänger, so induzieren die präzedierenden magnetischen Momente in ihr ein Signal, das auf einem Oszilloskop (Bildschirm) sichtbar gemacht und in einem Rechner gespeichert werden kann (Abb. 20.**12**). Dabei geben sie die aufgenommene Resonanzenergie an ihre molekulare Umgebung ab und kehren wieder in die ursprüngliche Feldlinienorientierung zurück. Dieser Vorgang heißt „Relaxation" und die dafür erforderliche Zeit „Relaxationszeit". Sie ist eine charakteristische Größe für die Beweglichkeit des ganzen Moleküls und liefert gewebsspezifische Informationen aus dem Patienten, die eine Unterscheidung von Tumorgewebe ermöglichen. Nun ist es erforderlich, die Kernspinresonanzsignale aufgrund ihrer Frequenz dem Ort ihrer Entstehung zuzuordnen. Nur dann gelingt es, eine ortsauflösende Untersuchung durchzuführen.

Es ist also notwendig, die Kernspinresonanzbedingung nur in einem schmalen Volumenbereich zu erfüllen, in den daneben liegenden Bereichen aber nicht. Dies läßt sich dadurch realisieren, daß, wie in Abb. 20.**13** dargestellt, ein linear ortsabhängig zunehmendes Magnetfeld verwendet und die anregende Hochfrequenz so moduliert wird, daß sie die Resonanzbedingung immer nur in einem schmalen Sektor, nämlich der Körperschicht, erfüllt.

Nun können die ortsabhängig erzeugten Kernspinresonanzsignale mit Hilfe eines Computers zu einem Schichtbild zusammengesetzt werden. Viele Schichtbilder ergeben dann – wie aus dem Röntgen-CT bekannt – eine Untersuchungsserie. Dieses Verfahren der lokalen Resonanzerzeugung und -zuordnung zusammen mit der organabhängigen Relaxationszeitmessung ergibt im Tomogramm Kontraste, die diagnostisch ausgewertet werden können.

Insbesondere zur Differenzierung von grauer und weißer Hirnsubstanz ist hier ein überlegenes bildgebendes Verfahren entstanden. Auch im Bereich der Gelenke sind die Magnetresonanztomographie-(MRT-)Bilder konkurrenzlos.

## 20.3 Akustik

Das menschliche Ohr ist ein Empfänger für periodische Luftbewegungen. Bei *streng periodischen Luftbewegungen* sprechen wir von *Ton* oder *Klang*, während *unregelmäßig wechselnde Luftbewegungen* als *Geräusch* bezeichnet werden.

Es handelt sich beim *Schall also um Verdichtungen und Verdünnungen der Luft.* Die Druckdifferenz zwischen Verdichtung und Verdünnung wird als *Amplitude* bezeichnet, die Häufigkeit der Verdichtungs- und Verdünnungswechsel pro Sekunde als *Frequenz*. Die Anregung der Luft zu periodischen Schwingungen geschieht durch *Schallgeber*. Hierzu zählen schwingende Saiten von Klavier oder Geige ebenso wie Lautsprechermembranen und Stimmgabeln.

Als *untere Hörgrenze* werden vom Ohr 16 Schwingungen pro Sekunde = 16 Hertz (Hz) als tiefster Baß wahrgenommen. Die *obere Hörgrenze* ist altersabhängig und liegt im Mittel bei 20 000 Hz. Jugendliche können noch 24 000 Hz hören, während alte Leute gerade noch 14 kHz (14 000 Hz) wahrnehmen können.

Ein *Klang* ist eine Mischung aus periodischen Luftschwingungen. Die langsamste Schwingung, also die tiefste Frequenz eines Klanges ist die Grundschwingung mit der Frequenz f. Es treten aber meist im Klang noch die sog. *Oberschwingungen* mit den Frequenzen 2 f., 3 f., 4 f. ... auf. Ihr prozentualer Anteil am Klang bei gleichem Grundton entscheidet darüber, ob es sich um ein Cello, eine Trompete, ein Klavier usw. handelt. Auch die charakteristischen Unterscheidungsmerkmale menschlicher Stimmen sind auf die unterschiedliche Mischung der Obertöne zurückzuführen. Da bei alten Menschen

das Hörspektrum von oben her beschnitten wird, leidet also primär die Erkennung von Charakteristika in den Stimmen verschiedener Personen. Wir kennen alle die noch weitergehende Sprachverzerrung durch Höhenreduzierung bei der telefonischen Verständigung.
Der *Schall als Materiebewegung* breitet sich *relativ langsam* mit nur 331 m/s aus. In Flüssigkeiten und Festkörpern sind die Schallgeschwindigkeiten viel höher.
Die *Hörfähigkeit eines Menschen* läßt sich mit Hilfe eines *Audiometers* prüfen. Der Grad der Schwerhörigkeit wird bestimmt, indem man mißt, wieviel mal so groß die Amplitude eines Tones im Vergleich zur normalen Hörschwelle sein muß, um vom Patienten gehört zu werden. Bei dieser Untersuchung wird die Frequenz des Tones stufenweise erhöht. Es entsteht dann das registrierte *Audiogramm*, das die Hörfähigkeit in Abhängigkeit von der Tonfrequenz darstellt. Das Audiogramm dient als Basis bei der Anpassung von Hörhilfsgeräten.
Schnellere Schallschwingungen als 24000 Hz können von Menschen nicht mehr wahrgenommen werden. Sie werden daher als *Ultraschall* bezeichnet. Ultraschallwellen, erzeugt in Flüssigkeit, eignen sich hervorragend für Reinigungszwecke.
Sehr viel höhere Frequenzen bis 5000000 Hz verwendet seit einigen Jahren die *Sonographie* zur bildlichen Darstellung von Organen. Die Ultraschallwellen werden dabei in den Körper geleitet und pflanzen sich dort gewebsspezifisch fort. In charakteristischer Weise ist jede Gewebeart entsprechend ihrer Dichte für Ultraschall durchlässig oder reflektiert ihn. Daraus resultieren das Durchschallungs- und das Echoverfahren als Möglichkeiten der bildlichen Organerfassung. Aus der Zeit zwischen Schallaussendung und Registrierung des reflektierten Schalls lassen sich die Dicke und der Umfang eines beschallten Organs bestimmen. Ein analoges Beispiel in der Natur ist der Orientierungssinn der Fledermäuse.
Besondere Bedeutung hat die Sonographie als Echoenzephalographie zur Erkennung von raumfordernden Prozessen im Schädelinneren wie Tumorbildung, Blutungen usw. Aus der pränatalen Diagnostik ist die Sonographie zur bildlichen Darstellung des ungeborenen Kindes nicht mehr wegzudenken. Wegen ihrer weitgehenden Unschädlichkeit ergänzt sie in hervorragender Weise die Röntgendiagnostik.

## 20.4 Wärme

Wie bereits erwähnt, stellt Wärmeenergie eine Form der Schwingungsenergie dar. Mit steigender Temperatur nimmt die Amplitude der schwingenden Atome des erwärmten Stoffes zu. Da sich diese Amplitude an den Enden eines erwärmten Körpers zu seiner Länge addieren, nimmt also die Länge zu. Dies ist die sog. *Wärmeausdehnung.*

### 20.4.1 Wärmeeinheiten und Temperaturbegriff

Die Wärmeausdehnung von Flüssigkeiten in einem dünnen Glasrohr kann zur *Temperaturmessung* verwendet werden. Diese als *Thermometer* bekannte Einrichtung gestattet die Unterteilung in Grade. Dafür gibt es verschiedene Meßsysteme. Bei uns wird die Einteilung nach Celsius verwendet. Sie basiert auf den Festtemperaturen des Gefrierpunktes und Kochpunktes von Wasser. Diese Differenz ist in 100 Teile unterteilt, die Grad-Celsius heißen.
Ebenfalls auf unserem Eichstoff Wasser basiert die alte Einheit der Wärmemenge, die *Kalorie*, während die neue Einheit der Wärmemenge als universellere Energieeinheit das *Joule* ist:

- 1 Grammkalorie (cal) ist diejenige Wärmemenge, die erforderlich ist, um 1 g Wasser von 14,5 °C auf 15,5 °C zu erwärmen = 4,19 Joule (J).
- 1 Kilokalorie (kcal) = 1000 Kalorien sind erforderlich, um 1 kg Wasser von 14,5 °C auf 15,5 °C zu erwärmen. Dies entspricht 4190 Joule.

### 20.4.2 Verdampfung und Verflüssigung

Wird bei gegebenem Druck einem festen Stoff Wärme zugeführt, so steigt seine Temperatur bis zur *Schmelztemperatur* und bleibt dann konstant. Dies dauert so lange an, bis sich alle feste Substanz in Flüssigkeit umgewandelt hat. Erst dann steigt bei anhaltender Wärmezufuhr die Temperatur weiter. Dieser Effekt der Wärmestabilisierung ist z. B. aus der Benutzung von Eisbädern bekannt, deren Temperatur so lange konstant bleibt, bis die letzten Eisstückchen geschmolzen sind. Läßt man umgekehrt die gebildete Flüssigkeit durch Wärmeentzug abkühlen, so wird bei Erreichung der *Erstarrungstemperatur* die Temperatur wieder so lange konstant gehalten, bis alle Flüssigkeit zum festen Stoff geworden ist. Erst dann sinkt die Temperatur weiter ab.
Zum Schmelzen von 1 Gramm fester Substanz ist eine bestimmte Wärmemenge erforderlich, die *Schmelzwärme*. Diese Wärmemenge wird als *Erstarrungswärme* wieder frei, wenn der Stoff vom flüssigen in den festen Zustand übergeht.
Ähnliche Vorgänge laufen beim Stoffübergang flüssig-dampfförmig ab. Wird eine flüssige Substanz erhitzt, so tritt bei konstantem Druck bei einer bestimmten Temperatur das *Sieden* aus dem Inneren spontan ein, und es beginnt der Übergang in *Dampf*. Trotz weiterer Wärmezufuhr bleibt die Temperatur nun wieder konstant, bis alle Flüssigkeit in Dampf übergegangen ist. Erst dann steigt sie weiter an (Abb. 20.**14**).
Die *Verdampfungs-* oder *Siedetemperatur* ist eine charakteristische Konstante unserer Stoffe. Umgekehrt ist es bei der Abkühlung des Dampfes: In dem Augenblick, in dem die erste Spur flüssiger Substanz auftritt, zeigt das Thermometer so lange die konstante *Kondensationstemperatur* an, bis aller Dampf in Flüssigkeit umgewandelt ist.
Auch hier wird eine konstante Wärmemenge verbraucht, um 1 Gramm Flüssigkeit in Dampf der gleichen Temperatur umzuwandeln. Diese Verdampfungs- bzw. Kondensationswärme hat die gleiche Ursache wie die Schmelz- bzw. Er-

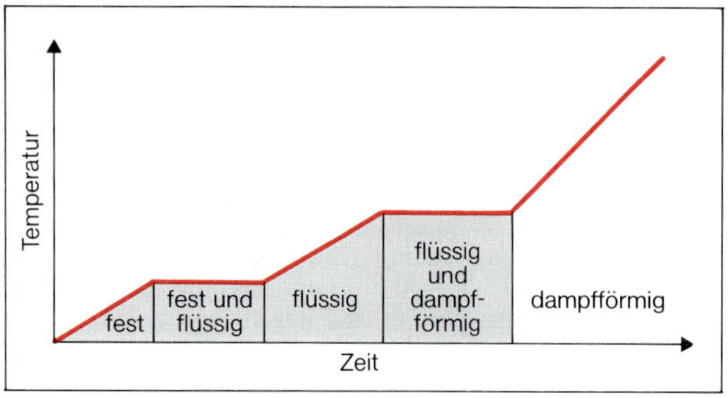


Abb. 20.**14** **Schematischer Verlauf der Temperatur** bei Änderung des Aggregatzustandes.

starrungswärme. Durch Wärmezufuhr werden die Anziehungskräfte der Moleküle überwunden. Bei Abkühlung wird dieser Energiebetrag dann wieder frei.
Auch unterhalb der Verdampfungstemperatur gelingt es gelegentlich einigen Molekülen, die Anziehungskräfte ihrer Nachbarn zu überwinden und zu verdampfen. Dieser Vorgang ereignet sich um so häufiger, je weiter sich die Temperatur der Verdampfungstemperatur nähert. Die Verdampfung erfolgt also mit einem gewissen temperaturabhängigen Druck, dem *Dampfdruck*. Verdampfung bei geringen Dampfdrücken wird als *Verdunstung* bezeichnet. Da auch bei der Verdunstung Energie verbraucht wird, um die Anziehungskräfte der Flüssigkeitsmoleküle zu überwinden, sinkt die Temperatur der offenen Flüssigkeit bei der Verdunstung. Man spricht von *Verdunstungskälte*. Bekannt ist die Erzeugung von Verdunstungskälte durch Verdampfung von Äthylchlorid.
Das System Eis–Wasser–Wasserdampf bestimmt weitgehend das Klima auf der Erde: Einerseits wird bei starker Sonneneinstrahlung so viel Wasser verdunstet, daß die Temperatur durch Entzug von Verdampfungswärme nur wenig ansteigt. Ferner werden die verdampften Wassermengen in Form von Wolken als belebendes Wasserreservoir benötigt. Andererseits wird bei starker Abkühlung durch die Erstarrungswärme des Eises die Temperatur stabilisiert. Wo es wenig Wasser gibt, diese Ausgleichsvorgänge also vermindert auftreten, ist der Temperaturwechsel auch viel stärker: Man spricht von *Kontinentalklima*. In Küstennähe dagegen ist die geschilderte Temperaturstabilisierung besonders auffällig.
Diese Temperaturstabilisierung macht sich auch der menschliche Körper zunutze: Er beantwortet Temperaturerhöhung mit Schweißausscheidung. Seine Verdunstung reduziert durch Entzug von Verdampfungswärme wieder die Körpertemperatur. Daher muß die Kleidung den Abtransport von Wasserdampf gestatten, da andernfalls die Schweißverdunstung nicht funktioniert und der Mensch durch Überhitzung stark leiden kann.
Auch die *Dampfsterilisierung* wird nun verständlich. Selbst in einem stark kochenden Wasserbad steigt die Temperatur nicht über 100 °C an. Erst wenn alles Wasser verdampft ist, geht der Temperaturanstieg auf die gewünschte Sterilisationstemperatur weiter. Dies ist also nur im *Dampfsterilisator* zu erzielen.

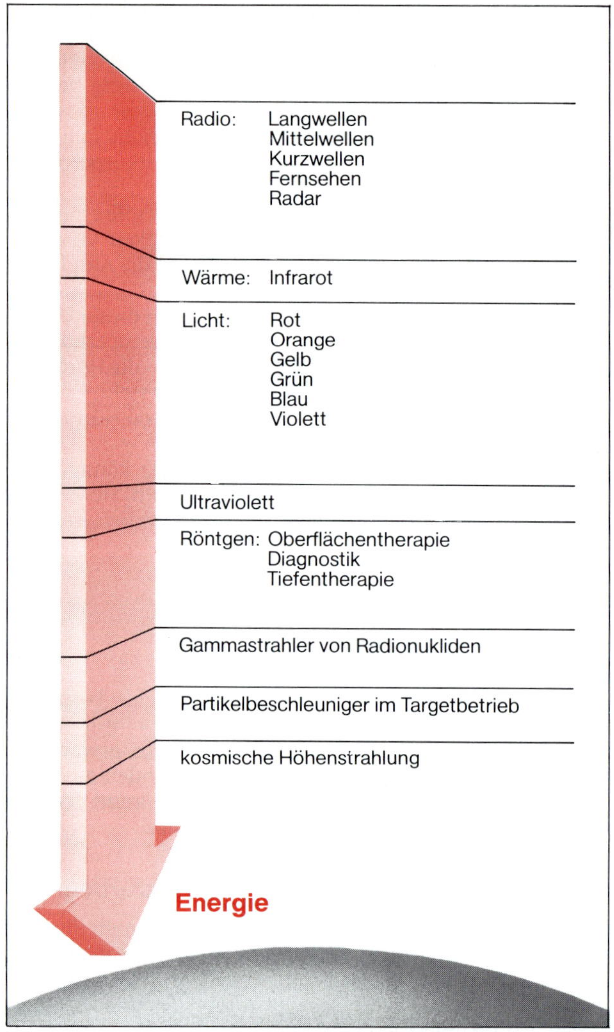


Abb. 20.**15** **Elektromagnetische Strahlungen,** nach der Frequenz geordnet.

## 20.4.3 Wärmeausbreitung und Wärmetransport

Wenn sich zwei verschieden temperierte Körper berühren, so fließt stets Wärme vom wärmeren zum kälteren Körper. Dies ist das Prinzip der *Wärmeleitung*. Davon zu unterscheiden ist die Fortleitung erwärmter Flüssigkeiten oder Gase durch Druckdifferenzen, wie es in der Zentralheizung verwendet wird.
Die *Druckdifferenz* kann auch dadurch entstehen, daß sich erwärmte Substanzen ausdehnen und somit spezifisch leichter werden. Das warme Wasser steigt also hoch, da es auf dem kalten und somit schwereren Wasser schwimmt

(Schwerkraftheizung). Dieses Prinzip der *Konvektion* (Mitführung) verursacht auch das Aufsteigen der erwärmten Luft über den Zentralheizungskörpern und die sich ausbildende Kreisbewegung der Zimmerluft. Völlig anders ist das Prinzip der *Wärmestrahlung*. Diese benötigt keine Materie, um vom Sender zum Empfänger zu gelangen.
Beispiel: Die Sonnenwärme gelangt durch den Weltraum (Vakuum) zur Erde.
Diese Strahlungswärme folgt vielmehr optischen Gesetzen. Sie ist eine Erscheinung, die sich leicht zwischen den Bereichen der Rundfunkwellen und denen des sichtbaren Lichtes einordnen läßt (Abb. 20.**15**).
Da das sichtbare Spektrum mit der Farbe Rot beginnt, die Wärmestrahlung aber darunter oder darüber (je nach Betrachtungsart) liegt, nennt man die Wärmestrahlung auch *Infrarot* oder *Ultrarot*. Sie kann genauso gebündelt werden wie Licht- oder Radiowellen. Diesen Effekt zeigen Heizsonnen sehr deutlich, deren Reflektor die Wärmestrahlung in einen schmalen Raumwinkel bündelt. Die Wärmestrahlung gehört ebenso zu den *elektromagnetischen Wellenstrahlungen* wie Radio, Licht, Röntgenstrahlung usw. Es handelt sich dabei um eine materielose Verknüpfung von elektrischen und magnetischen Feldern, deren periodischer Wechsel durch die Frequenz in Hertz angegeben wird. Dabei ist das Produkt aus Frequenz f und Wellenlänge λ immer konstant, nämlich die *Lichtgeschwindigkeit* c = 300 000 km/s; also

$$f \cdot \lambda = c$$

$$\text{oder } \lambda = \frac{c}{f}$$

$$\text{oder } f = \frac{c}{\lambda}$$

Zur größeren Frequenz gehört also die kleinere Wellenlänge und umgekehrt.
Werden die technisch genutzten Bereiche elektromagnetischer Strahlungen mit steigender Frequenz von oben nach unten aufgetragen, so ergibt sich die in Abb. 20.**15** gezeigte Darstellung. Da die Energie der Strahlung von der Frequenz abhängt und dieser proportional ist, zeigt also Abb. 20.**15** die Skala der Strahlungen in ihrer Ordnung nach steigender Strahlungsenergie.

## 20.5 Wellenoptik

In Abb. 20.**15** ist das sichtbare Licht als Bereich in der Vielzahl der elektromagnetischen Strahlungen gekennzeichnet. Seine Abgrenzung wird durch die *spektrale Empfindlichkeitskurve des menschlichen Auges* bedingt. Diese reicht, wie Abb. 20.**16** zeigt, von 400 nm (Violett) bis 700 nm (Dunkelrot). Danach wird die Farbe Gelbgrün (560 nm) von dem helladaptierten Auge am hellsten bewertet. Im Dämmerungsbereich bei dunkeladaptiertem Auge wird dagegen Grün (520 nm) am höchsten bewertet. Zu den spektralen Bereichsgrenzen nimmt dann die Augenempfindlichkeit steil ab. Das Auge ist daher als Leuchtdichte-(Helligkeits-) Meßgerät nur dann geeignet, wenn der Leuchtdichtevergleich bei gleicher Farbe vorgenommen wird.
Der Begriff *Farbe* ist näher zu definieren: Die Summe aller sichtbaren Spektralfarben von Violett bis Rot gibt Weiß. Wenn dieses Weiß auf eine total reflektierende Fläche trifft, so wird das reflektierte Licht ebenfalls weiß sein. Fällt dagegen weißes Licht auf einen roten Farbstoff, so wird von diesem nur der rote Anteil des Lichtes reflektiert, während alle anderen Farben absorbiert werden. Daher sehen wir diesen Stoff als Rot. So ist es auch bei den anderen Farben. Blau ist ein Stoff, der alle Farben außer Blau absorbiert und in Wärme umsetzt, während die reflektierte Blaukomponente unser Auge erreicht. Ein Stoff, der alle Farben gleichmäßig absorbiert, erscheint uns schwarz.
Eine sehr verbreitete Analysenmethode im klinisch-chemischen Laboratorium ist nun zu verstehen. Durch chemische Zusätze wird die Prüflösung in eine gefärbte Verbindung der zu untersuchenden Substanz überführt. Die selektive Absorption dieser Lösung für hindurchfallendes Licht wird gemessen. Die Lichtmessung heißt *Photometrie*. Die Methode nennt man daher *Spektralphotometrie*. Da die Summe aller Spektralfarben im Weiß enthalten ist, muß es auch möglich sein, Weiß in seine Einzelkomponenten zu zerlegen. Dies ist mit Hilfe der *Lichtbrechung an Grenzflächen* möglich.

Jede Fläche eines Materials, die an ein anderes Material grenzt, wird Grenzfläche genannt.

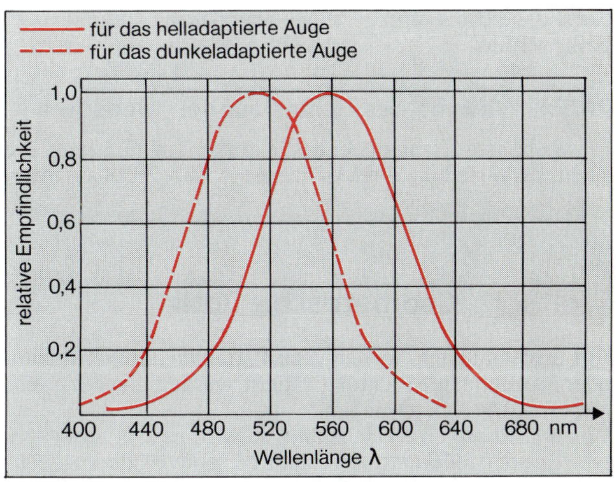


Abb. 20.16 **Spektrale Empfindlichkeit des menschlichen Auges.**

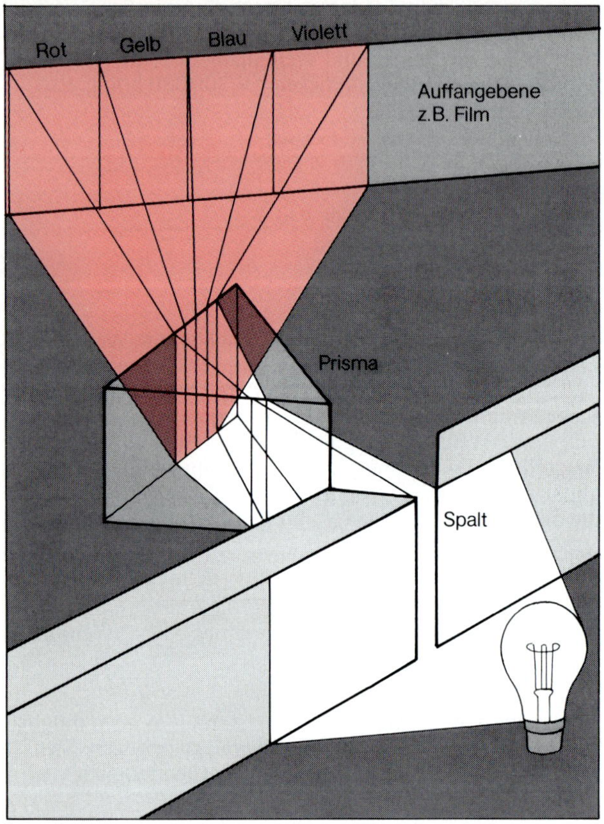


Abb. 20.**17** **Lichtzerlegung mit dem Glasprisma.**

Da die Lichtbrechung von der Wellenlänge der Strahlung abhängig ist, gelingt z. B. mit einem Prisma die in Abb. 20.**17** gezeigte spektrale Lichterzeugung. Dadurch kann die Spektralphotometrie sehr genau gemacht werden, denn die Farbe des Lichtes kann derjenigen der Lösung optimal angepaßt werden.

### 20.5.1 Wirkung des Lichtes auf den Menschen

Die wichtigste Strahlenquelle ist naturgemäß die Sonne. Die spektrale Verteilung ihres Lichtes ist in Abb. 20.**18** aufgetra-

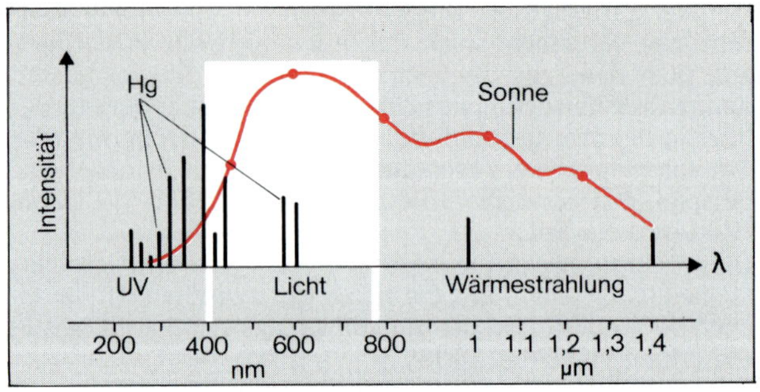


Abb. 20.**18** **Sonnen- und Quecksilberspektrum.** Braune Kurve = Sonnenspektrum senkrechte Stäbe = Quecksilberspektrum.

gen. Dabei grenzen die beiden senkrechten Linien mit ihrem grauen Bereich das schmale Intervall des sichtbaren Lichtes ein. Der größere Spektralbereich liegt also im Infrarot und Ultraviolett. Infrarot ist derjenige Bereich der elektromagnetischen Strahlung, der auch als *Wärmestrahlung* bezeichnet wird. Gleichzeitig ist in Abb. 20.**18** das Linienspektrum der als Höhensonne bekannten Quecksilberdampfentladung aufgetragen. Die meisten Linien liegen im UV-Bereich. Im Gegensatz zu Temperaturstrahlern wie Glühlampe oder Heizsonne geben elektrisch angeregte Gase nur einige exakt definierte Lichtquantenenergien ab. Diese werden als *Linien* bezeichnet. Die atomartspezifischen Linien eines Elements ergeben das *Linienspektrum*. Dies ist auch die Basis der *Flammenphotometrie*.
Im vorliegenden Fall des ultravioletten Lichtes haben die Spektralbereiche die nachstehend aufgeführten Wirkungen:

200–300 nm bakterizide Wirkung,
250–300 nm Vitamin-D-Bildung,
250–320 nm Erythemerzeugung,
300–420 nm Lupus erythematodes heilend (Lichttherapie),
780–1200 nm Tiefenerwärmung.

Die UV-Bereiche werden auch wie folgt bezeichnet:

(315–400 nm) UV A,
(280–315 nm) UV B,
(200–280 nm) UV C.

## 20.6 Geometrische Optik

Alle Erscheinungen, bei denen Lichtstrahlen durch Reflexion oder Brechung ihre Richtung ändern, werden durch die *geometrische Optik* beschrieben.
Wenn Licht auf eine Fläche fällt, so wird es z. B. zurückgeworfen oder *reflektiert*. Geschieht diese *Reflexion ungerichtet*, so liegt eine *diffuse Reflexion* vor. Beispiele wie helle Tapeten, Lichtbildwände usw. sind hinreichend bekannt. Fällt das Licht dagegen auf eine spiegelnde Fläche, so wird es unter einem ganz bestimmten Winkel zurückgeworfen. Diese Erscheinung heißt *reguläre Reflexion*. Wie Abb. 20.**19** zeigt, sind bei der regulären Reflexion Einfallswinkel und Ausfallswinkel stets gleich *(Reflexionsgesetz)*.
Gehen Lichtstrahlen von einem durchsichtigen Stoff in einen anderen über, so erfahren sie im allgemeinen eine Richtungsänderung, die *Brechung* genannt wird. Sind α und β die Winkel, die ein Strahl im Stoff I und Stoff II mit dem Einfalls-

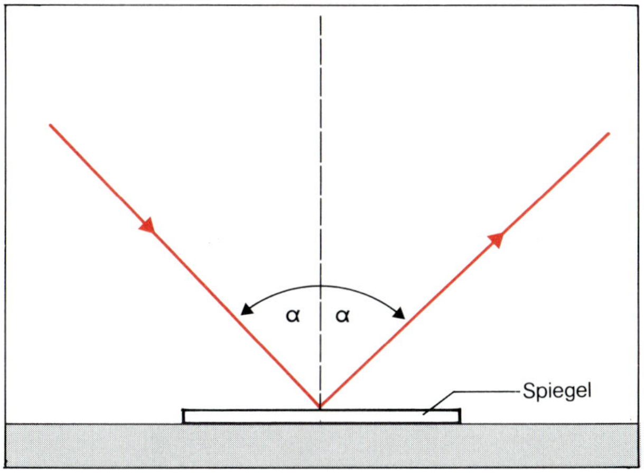


Abb. 20.**19** **Reguläre Reflexion.**

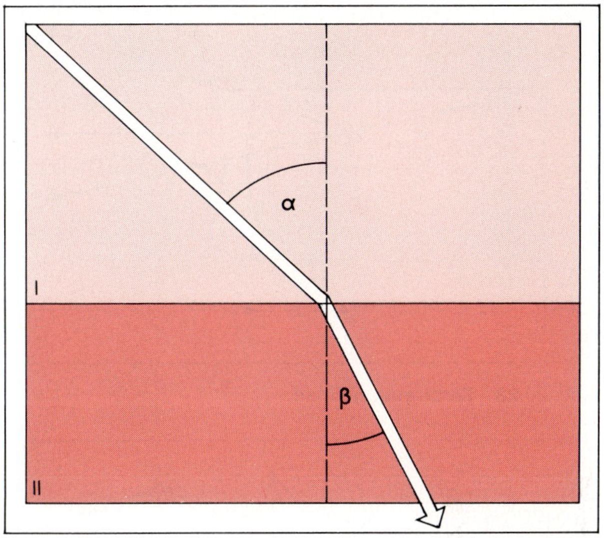


Abb. 20.**20** **Brechung des Lichtes in ein dichteres Medium.**

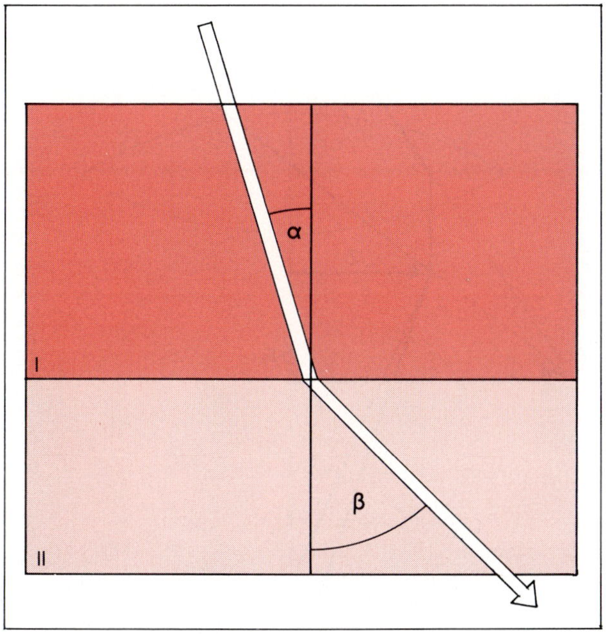


Abb. 20.**21** **Brechung des Lichtes in ein dünneres Medium.**

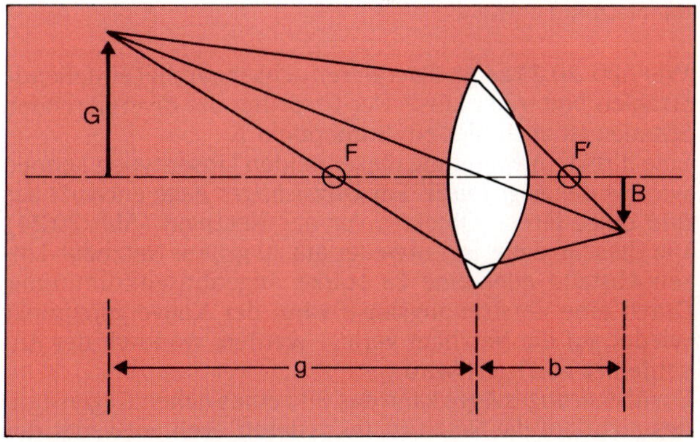


Abb. 20.**22** **Sammellinse.**

lot bildet, so gilt folgende Brechungsregel: Beim Übergang des Lichtstrahls in den optisch dichteren Stoff wird der Lichtstrahl zum Einfallslot hin gebrochen (Abb. 20.**20**).Tritt dagegen der Strahl aus dem optisch dichteren Medium in das dünnere Medium, so wird er vom Lot fort gebrochen (Abb. 20.**21**).

Mit diesen Kenntnissen sind nun auch die *optischen Instrumente* zu verstehen. Gekrümmte Flächen optisch dichter Stoffe wie Glas können in geeigneter Form zur Abbildung herangezogen werden. Abb. 20.**22** zeigt eine *Sammellinse*. Der Gegenstand G wird durch Sammlung der von ihm ausgehenden Lichtstrahlen im verkleinerten Maßstab als Bild B abgebildet. Entscheidend für den Grad der Verkleinerung ist das Verhältnis von Gegenstandsweite g zu Bildweite b. F und F' sind die beiden *Brennpunkte* der Linse. Ihr Abstand von der Linsenmittelachse heißt *Brennweite* und ist allen Fotografen ein bekannter Begriff.

Für *Zerstreuungslinsen* gelten entsprechende Überlegungen.

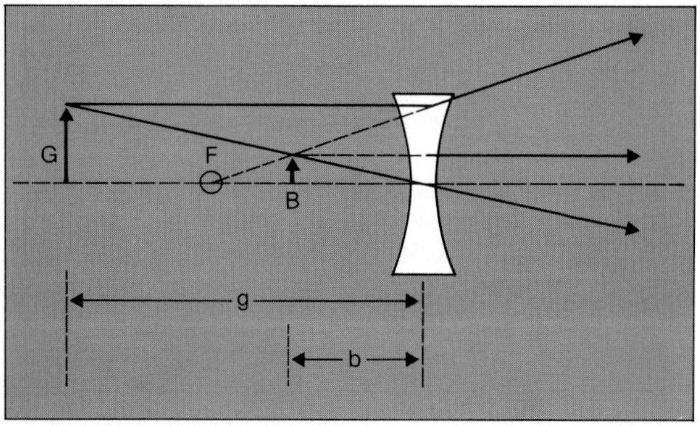


Abb. 20.**23** **Zerstreuungslinse.**

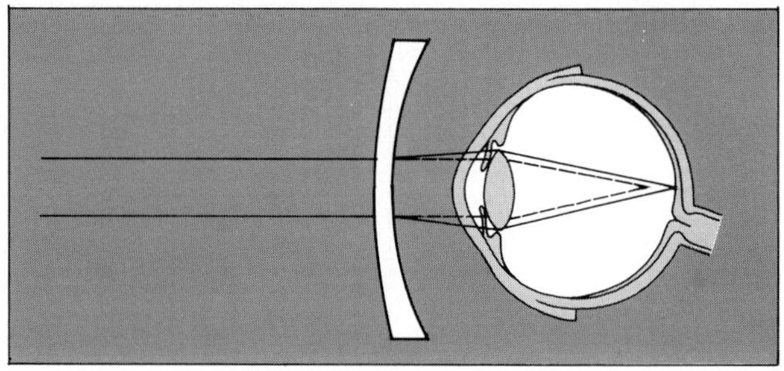

Abb. 20.**24** **Korrekturlinse für ein kurzsichtiges Auge.** Durch die Zerstreuungslinse wird die zu geringe Bildweite der Augenlinse auf die Bildweite der Netzhaut verlängert.

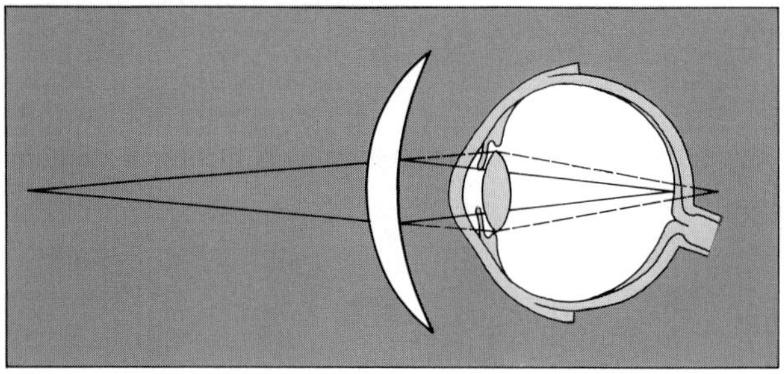

Abb. 20.**25** **Korrekturlinse für ein übersichtiges Auge.** Die Sammellinse vor dem Auge verringert die Brennweite der Augen, so daß das Bild nun nicht mehr hinter der Netzhaut, sondern auf der Netzhaut entsteht.

Wie Abb. 20.**23** zeigt, divergieren achsenparallel einfallende Strahlen hinter der Linse. Der Ursprung der divergierenden Strahlen ist auch hier ein Brennpunkt F.
Eine direkte Anwendung dieser beiden Linsentypen kennen wir aus der *Augenoptik*. Ein *kurzsichtiges Auge* entwirft das Bild eines fernen Objektes *vor* der Netzhaut (Abb. 20.**24**). Die Ursache dafür ist entweder ein zu großer Netzhaut-Linsen-Abstand oder eine zu starke Augenlinsenkrümmung. Durch eine Zerstreuungslinse kann der Konvergenzpunkt wieder auf die Netzhaut verlegt werden, wodurch der Augenfehler korrigiert wird.
Ein *übersichtiges Auge* kann das Bild eines nahen Gegenstandes nicht auf die Netzhaut fokussieren, weil entweder der Netzhaut-Linsen-Abstand zu klein oder die Augenlinse zu wenig gekrümmt ist. Wie Abb. 20.**25** zeigt, kann dieser Fehler durch Vorschaltung einer Sammellinse ausgeglichen werden.
Um hohe Vergrößerungen zu erzielen, benutzt man ein *Mikroskop*. Es besteht aus zwei Sammellinsen, die sich nach Abb. 20.**26** auf einer gemeinsamen optischen Achse befinden. Das Objekt (die untere Linse) wird so nahe an den Gegenstand G herangebracht, daß der Brennpunkt $F_1$ nur wenig vor dem Gegenstand G liegt. Es entwirft dann ein stark vergrößertes Zwischenbild Z. Dieses Zwischenbild wird mit der oberen Linse, dem *Okular* nochmals vergrößert und kann dann betrachtet werden. Das Okular stellt also eigent-

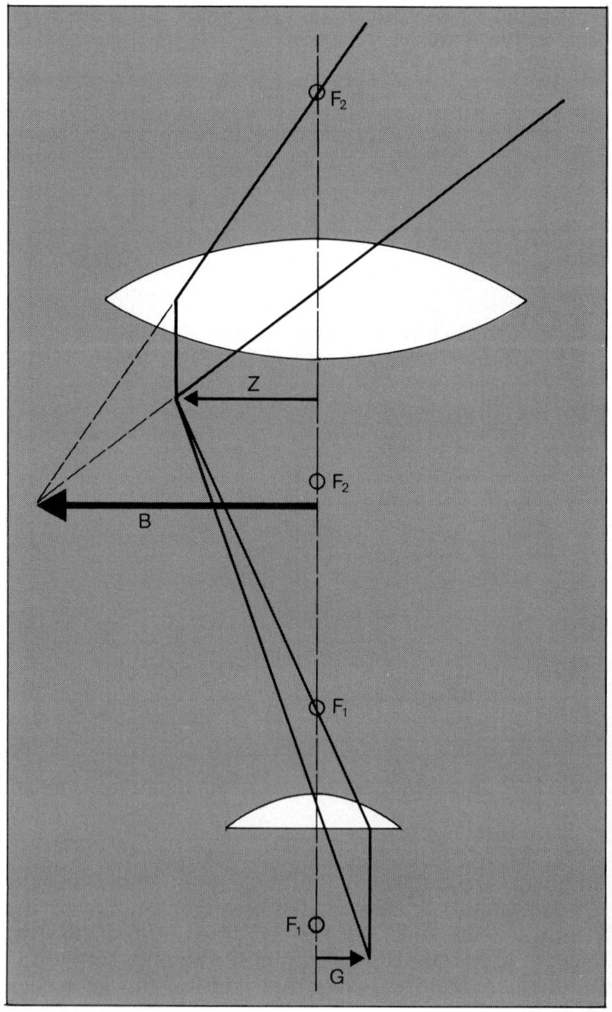


Abb. 20.**26** **Bildkonstruktion beim Mikroskop.**

lich eine *Lupe* dar, mit der das Zwischenbild vergrößert sichtbar gemacht werden kann. Eine starke Nachvergrößerung ist sinnlos, wenn das Objektiv schlecht ist oder zu wenig vergrößert. Ein schlechtes Objektiv ist ein Objektiv, das bezüglich seiner Abbildungsschärfe oder seiner Farbtauglichkeit unzureichend konstruktiv korrigiert ist.
Das Objektiv ist für die *Bildgüte* entscheidend. Ein hochwertiges Objektiv besteht aus einer Mehrzahl von Gläsern, die miteinander verkittet sind. Präzisionsobjektive können bis zu sechs Teillinsen aufweisen, die durch Oberflächenbedampfung entspiegelt sind. Je kleiner die Brennweite des Objektivs, um so stärker die Vergrößerung. Die Wellenlänge des Lichtes begrenzt schließlich die Vergrößerung.
Die Vergrößerung von kleineren Objekten als etwa $5 \cdot 10^{-5}$ cm wird erst möglich, wenn man *Elektronen* zur Abbildung heranzieht. Elektronen lassen sich durch Magnetfelder ablenken und bei geeigneter Magnetspulenform auch bündeln. Dies ist uns aus den Fernsehbildröhren im Alltag wohlbekannt. Dort machen *Elektronenlinsen* eine scharfe Abbildung des Fernsehbildes. Diese Elektronenlinsen können dann ebenfalls zu einem Mikroskop zusammengesetzt werden. Da aber Elektronen von 50–100 kV durch Luftmoleküle gebremst werden, muß der ganze Strahlengang im Vakuum erfolgen. Biologische Objekte verändern sich jedoch unter Vakuum meist so stark, daß sie nicht direkt untersucht werden können. Durch eine komplizierte Präparationstechnik werden daher Metallaufdampfschichten als eine Art „Abdruck" des Originalpräparates untersucht. Ferner kann man Elektronen nicht sehen. Die Abbildung muß daher entweder fotografisch erfolgen, oder die Elektronen müssen nach Durchdringung des Objektes mit Fernsehtechnikmitteln wiedergegeben werden. Die Abbildung erfolgt dann auf einem Bildschirm, wie er von jedem Fernsehgerät bekannt ist. Diese kurze Beschreibung zeigt, daß zur *Elektronenmikroskopie* stets eine Arbeitsgruppe von Spezialisten notwendig ist.

## 20.7 Ionisierende Strahlung

Durch Zufuhr von Energie können Elektronen von einer Schale des Atoms zu einer anderen angehoben werden. Dadurch wird ein labiler Zustand erzielt. Beim Zurückfallen der Elektronen auf ihre ursprüngliche Bahn wird diese Energie wieder frei und kann in Form eines Strahlungsquantes abgegeben werden. (Analogie: Zupfen einer Gitarrensaite unter Erzeugung eines Tones). Diese *Anregung* ist die Basis für alle leuchtenden Gasentladungen wie Höhensonne, Reklamebuchstaben usw.
Wenn nun die zugeführte Energie sehr groß ist, können Bahnelektronen nicht nur angehoben werden, sondern sie werden völlig aus dem Verband des Atoms entfernt. Das Restatom ist dann positiv geladen, also ein Ion. Das abgerissene und damit freie Elektron kann sich aber zusätzlich an ein Atom anlagern, das dann infolge der überwiegenden negativen Ladung ein negatives Ion darstellt. Strahlungen einer Energie, die diese hervorrufen, werden daher *ionisierende Strahlungen* genannt. Während Ultraviolett nur noch Anregungen verursacht, ist beim Übergang zur Röntgenstrahlung auch diese Ionisationsgrenze überschritten. Alle darüber liegenden Strahlungen ionisieren gleichfalls.
Für den Vorgang der Ionisation kennt die Natur drei Effekte, die zur Elektronenablösung führen und in Abb. 20.**27** dargestellt sind.

- *Photoeffekt:* Die gesamte Energie des einfallenden Röntgenquantes oder -photons wird auf das ausgelöste Elektron (e) übertragen. Der Photoeffekt dominiert bei kleineren Röntgenenergien, z. B. in der Diagnostik mit Röntgenstrahlen. Er ist von der Ordnungszahl des absorbierenden Materials abhängig und trägt somit zum Kontrast in der Röntgendarstellung bei.
- *Comptoneffekt:* Es wird wieder ein Elektron abgelöst. Dafür wird aber nicht die gesamte Energie des Primärphotons f verbraucht, sondern es bleibt ein Energiebetrag übrig. Dieser wird als langwelliges und daher energiearmes Röntgenphoton f' abgestrahlt. Dieser Effekt herrscht in der Röntgentherapie vor. Er gewinnt mit zunehmender Energie an Einfluß und wird im Bereich der Therapie mit ultraharter Bremsstrahlung vom nachfolgend beschriebenen Paarbildungseffekt abgelöst.
- *Paarbildungseffekt:* Oberhalb einer Photonenenergie von 1,05 MeV beginnt die Umwandlung des Primärphotons in zwei Elementarteilchen entgegengesetzter elektrischer Ladung, ein Elektron und ein Positron. Dabei ist ein Positron ein Teilchen mit den gleichen Eigenschaften eines Elektrons, nur mit positiver Ladung. Daher wird die Gesamtheit von Positron und Elektron als *Paar* bezeichnet. Der Paarbildungseffekt ist die hauptsächlichste Wechselwirkung in der Betatrontherapie und der Photonentherapie mit Linearbeschleunigern.

### 20.7.1 Strahlenabsorption und Strahlenstreuung

Die Reflexion von Strahlung niederer Energie ist bekannt. So kann man z. B. Licht spiegeln. Diese Strahlung dringt also nicht in die Materie ein. In der Materie haben die Atome einen Abstand von etwa $10^{-8}$ cm. Wenn die Wellenlänge der Strahlung wie beim Licht größer ist, so wird die Strahlung reflektiert, ist sie kleiner, so kann sie eindringen.
Analogie: Wenn die Strahlungsphotonen mit Bällen verglichen werden und die Materie mit Maschendraht, so kann dieses Modell den Übergang zur Röntgenstrahlung erklären. Lichtstrahlung wäre vergleichbar mit Tennisbällen, die am Maschendraht abprallen, also reflektiert werden. Pingpongbälle wären dann die größten, die gerade die Drahtmaschen passieren, sie entsprechen also Röntgenstrahlen niederer Energie.
Werden nun Maschendrahtnetze sauber aufeinander gelegt, so entstehen Drahtröhren oder Drahtstege. Wenn ein Pingpongball durch eine Masche paßt, dann paßt er auch durch die Drahtröhre. Derartig sauber geschichtete Netze entspre-

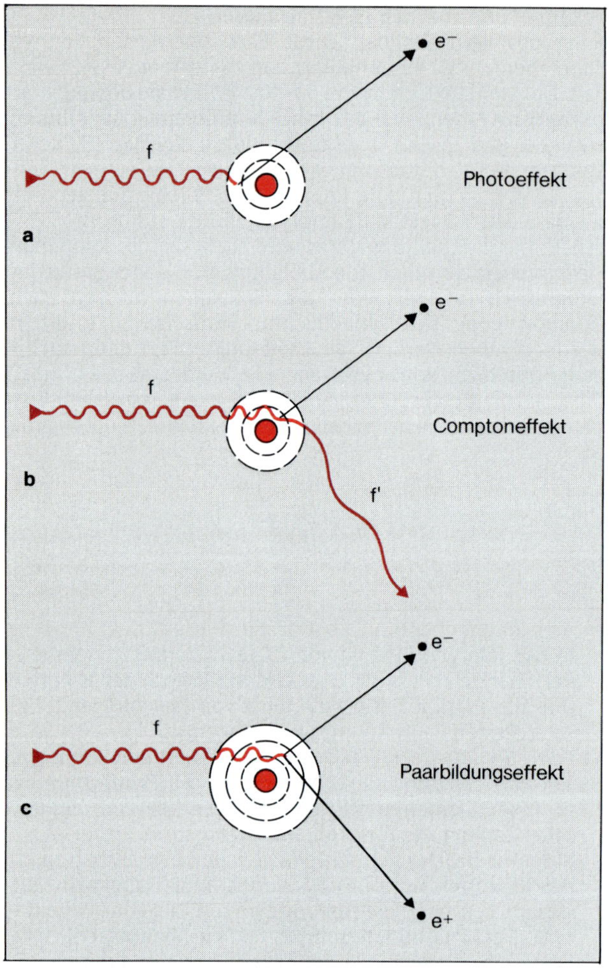


Abb. 20.**27** **Wechselwirkungseffekte zwischen Photonen und Materie.** f Photon, $e^-$ Elektron, $e^+$ Positron.

chen in der Natur der kristallisierten Materie, für die es solche Photonendurchlässigkeiten gibt. Der menschliche Körper wäre mit einem Haufen regellos hingeworfener Maschendrahtstücke zu vergleichen. Wenn ein Ball durch eine Drahtmasche hindurchgeht, so wird er wahrscheinlich kaum durch ein zweites Netz hindurchgehen. Die Passage weiterer Netze wird immer unwahrscheinlicher. Die Durchdringungsfähigkeit wird aber sofort größer, wenn der Durchmesser der Bälle abnimmt. Mit Murmelkugeln werden mehr Drahtnetze durchdrungen, und mit Schrotkugeln wird man z. B. den ganzen Haufen der Drahtnetze durchdringen.

Der abnehmende Balldurchmesser entspricht in der Natur einer abnehmenden Wellenlänge der Strahlung, also zunehmender Strahlungsenergie. Daher muß in der medizinischen Anwendung von Röntgenstrahlung die Energie regelbar sein, um die Dicke der Patienten ausgleichen zu können.

Wenn nun Strahlungsphotonen auf Atome auftreffen, so können sie in ihrer Richtung abgelenkt werden. Dieser Streueffekt hat ein optisches Analogon: Wenn ein scharf gebündelter Lichtstrahl durch ein trübes Medium fällt, wie z. B. einige Tropfen Milch in Wasser, so wird Licht an den Milchteilchen gestreut und gelangt auch in den Raum außerhalb des Lichtbündels. So wird bei der Durchleuchtung von Menschen mit Röntgenstrahlen Streustrahlung seitlich abgestrahlt und gelangt in den eigentlich strahlungsfreien Raum.

## 20.7.2 Röntgenstrahlen

Bei der Erzeugung von Röntgenstrahlen wird folgendermaßen vorgegangen: Zunächst werden Elektronen erzeugt, die mit hoher Beschleunigungsspannung auf eine Anode beschleunigt werden. Beim Aufprall geben die Elektronen ihre während der Beschleunigung gewonnene Bewegungsenergie schlagartig wieder ab. Dabei entstehen am Ort des Aufpralls Wärme, Licht und Röntgenstrahlung, die auch Bremsstrahlung genannt wird, weil sie beim Vorgang der Elektronenabbremsung entsteht.

In Abb. 20.**28** ist das Prinzip zu erkennen: Die Röhre ist über den Pumpstutzen evakuiert worden. Der mit Netzspannung betriebene Heiztransformator heizt die Glühkathode, so daß diese Elektronen emittiert. Der Hochspannungstransformator erzeugt Hochspannung, die zwischen der Kathode und der Anode liegt. Mit dieser Hochspannung werden die Elektronen beschleunigt und prallen dann auf die Anode auf, wo sie ihre Energie schlagartig abgeben. Damit kann die schräge Anodenfläche Röntgenstrahlen emittieren. Der Regler dient zur Regelung des Stromes (mA) durch die Kathode. Damit können deren Temperatur und damit die Elektronenemission geregelt werden.

Um die hohen Wärmemengen der Anode abzuführen, gibt es zwei Verfahren. Bei Therapieröhren wird die Anode von Öl durchströmt, das außerhalb gekühlt wird. Bei Diagnostikröhren rotiert die Anode. Abb. 20.**29** zeigt das Prinzip: Die Kathode ist über die Zuleitung angeschlossen. Der Anodenteller rotiert, so daß sich der von der Kathode ausgehende „Brennfleck" auf den ganzen Umfang des Anodentellers verteilt.

## 20.7.3 Strahlenmessung und Dosierung

Wie jedes Medikament, so kann auch Strahlung *dosiert*, d. h. ihre Menge in Maß und Zahl angegeben werden. Zur Dosierung bedient man sich der ionisierenden Eigenschaften der Strahlung. Man erzeugt Ionisation in Luft und saugt die Elektronen und Ionen ab. Diese repräsentieren einen elektrischen Strom, der dann ein Maß für die auslösende Strahlenmenge ist. Das würfelförmige Gefäß in Abb. 20.**30** soll genau 1 $cm^3$ Luftvolumen fassen. Die beiden dunkelbraunen Wände des Gefäßes seien mit Metall leitend belegt. Die Beläge heißen dann Elektroden und sind über eine Spannungsquelle und ein Meßinstrument miteinander verbunden. Das Gefäß heißt *Ionisationskammer*, weil bei Bestrahlung die in ihm erzeugten Ionen und Elektronen eine Ladung transportieren. Die Dosis von 1 Röntgen (1 R) erzeugt in 1 $cm^3$ Luft eine elektrostatische Ladungseinheit (alte Definition). Die Ionendosis (J) ist der Quotient aus der gebildeten Ladung in Coulomb (C) und der Masse Luft in Kilogramm (kg). Die gültige Einheit für die Ionendosis heißt C/kg.

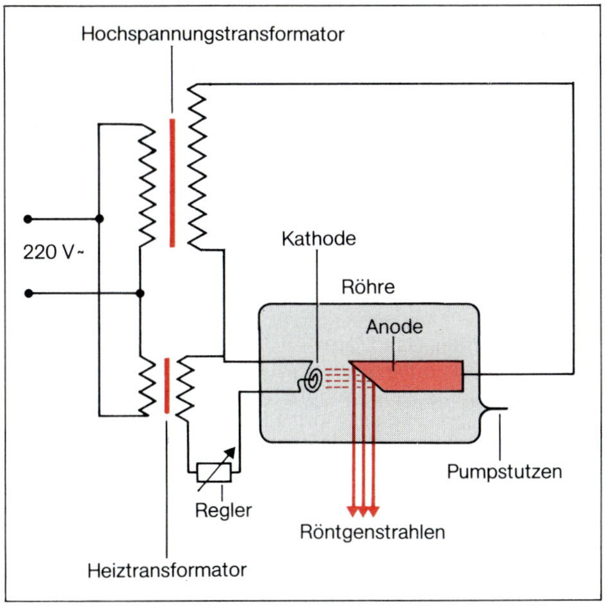


Abb. 20.**28** **Prinzip der Röntgenröhre.**

Es ist

1 C/kg = 3876 R,
1 R = 0,258 mC/kg.

Nun durchdringt die Röntgenstrahlung je nach Härte den Patienten mehr oder weniger. Die Ionendosis sagt also noch nichts über die Strahlenwirkung im Menschen aus. Sie ist sicher abhängig von der durch die Strahlung übertragenen Energie in Joule (J) bezogen auf die Masse Gewebe in Kilogramm. Dieser Dosisbegriff heißt Energiedosis (D) und wird in der Einheit Gray (Gy; nach dem Physiker Gray) angegeben (1 Gy = 1 J/kg), die mit der früheren Einheit Rad (*r*adiation *a*bsorbed *d*ose; rd) durch 1 Gy = 100 rd, 1 rd = 10 mGy, verknüpft ist.
Mittels energie- und gewebeabhängigen (Knochen, Muskel) Faktoren kann die im Patienten schwer meßbare Energiedosis aus der meßtechnisch gut erfaßbaren Ionendosis ermittelt werden.
Außer der Röntgenstrahlung gibt es noch andere ionisierende Strahlen wie Neutronen, Protonen, Elektronen, Alphateilchen und Mesonen, die entsprechend ihrer Masse und Energie auf menschliches Gewebe sehr unterschiedlich wirken. Vergleicht man ihre Wirkung auf den Menschen mit der einer vorgegebenen Röntgenstrahlung, so erhält man Bewertungsfaktoren (q), deren Produkt mit der Energiedosis den Dosisbegriff Äquivalentdosis ergibt. Die Äquivalentdosis (H) ist der Dosisbegriff im Strahlenschutz, die Einheit ist das Sievert (Sv.).
Die noch bis 1985 gültige alte Einheit war das Rem (*r*oentgen *e*quivalent *m*en; rem). Es gilt 1 Sv = 100 rem bzw. 1 rem = 10 mSv.
Der Bewertungsfaktor für 5 MeV-Alphastrahlen (He-Kerne) beträgt q = 14 Sv/Gy, d. h., diese sehr dicht ionisierende Alphastrahlung wirkt 14mal stärker als die gleiche Energiedosis der Vergleichsröntgenstrahlung H = 14 D.

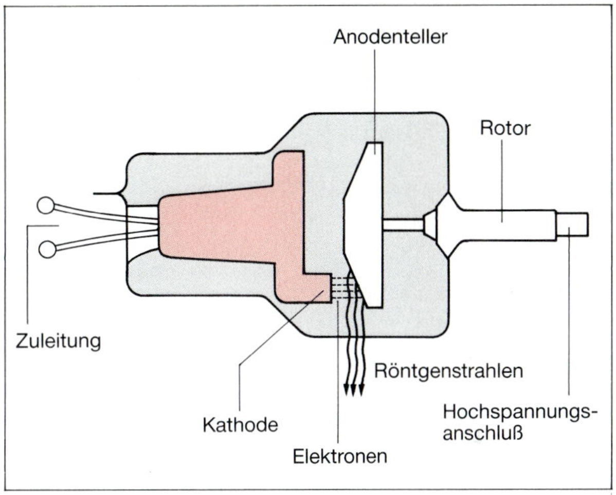


Abb. 20.**29** **Drehanoden-Röntgenröhre.**

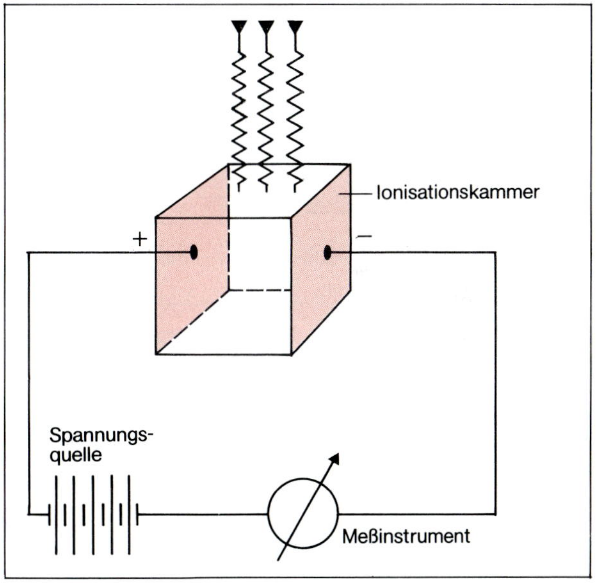


Abb. 20.**30** **Prinzip der Ionisationskammer.**

Für die locker ionisierende Röntgen- und Gammastrahlung ist q etwa = 1 Sv/Gy, d. h., im klinischen Bereich können die Zahlenwerte der Energiedosis gleich denen der Äquivalentdosis gesetzt werden (bei den alten Einheiten war dies 1 rem = 1 rd = 1 R).
Um die Leistung oder auch die Gefährlichkeit einer Strahlenquelle abzuschätzen, benützt man die Dosisangabe pro Zeit. Dieser Begriff heißt Dosisleistung je

nach Angabe als Ionendosisleistung in $\frac{C}{kg \cdot s}$ (alt R/s oder R/h).
Energiedosisleistung in Gy/s (alt rd/s).
Äquivalentdosisleistung in Sv/s (alt rem/s).

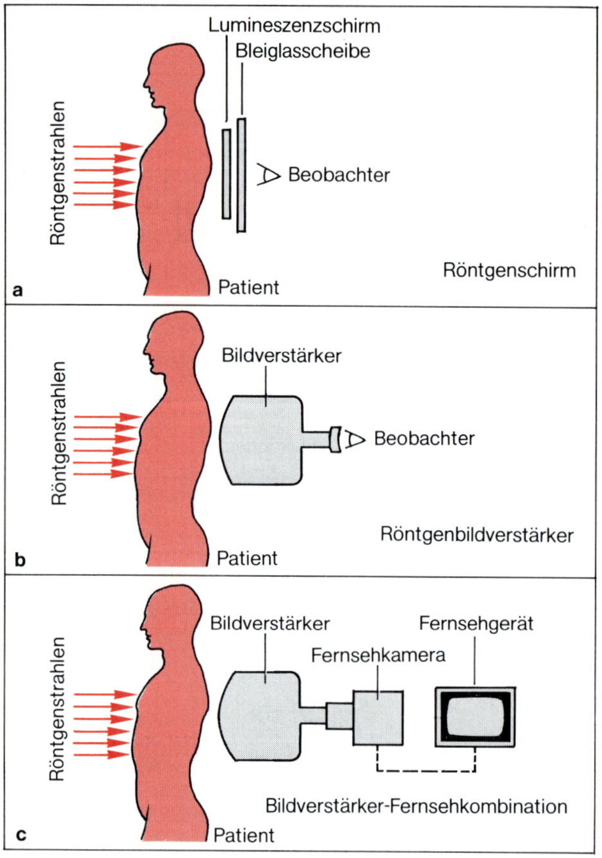


Abb. 20.**31** **Verschiedene Röntgen-Durchleuchtungssysteme.**

Geräte, die Dosisleistung bzw. Dosis messen, werden *Dosimeter* genannt. Ionendosimeter (z. B. Stabdosimeter) messen die Ionisation in der luftgefüllten Ionisationskammer.

## 20.7.4 Röntgenbild

Das Röntgenbild ist ein Schattenbild, denn die menschlichen Gewebe, Knochen, Muskeln und Fette absorbieren die Röntgenstrahlung verschieden stark. Damit ist im Knochenschatten weniger Strahlung vorhanden als z. B. hinter Lungengewebe. Die aus dem Patienten auf der röntgenröhrenabgewandten Seite austretende Strahlung enthält also das Bild als *Intensitätsrelief*. Diese Strahlung muß nun im einfachsten Fall so umgewandelt werden, daß sie für den untersuchenden Arzt sichtbar wird. Wie Abb. 20.**31 a** zeigt, genügt dazu ein *Lumineszenzschirm*, der die unsichtbare Röntgenstrahlung absorbiert und dafür sichtbares Licht emittiert. Das sichtbare Licht ist gelbgrün und liegt somit im Maximum der spektralen Augenempfindlichkeit. Um den betrachtenden Arzt zu schützen, ist die Bleiglasscheibe vorgeschaltet.

Da derartige Durchleuchtungsbilder sehr lichtschwach sind, ist die Lichtverstärkung mit Hilfe eines elektronischen Bildverstärkers (Abb. 20.**31 b**) vorgeschrieben. Das sichtbare Bild auf dem Sekundärschirm ist zwar verkleinert und muß durch eine Lupe betrachtet werden, dafür ist es außerordentlich hell. Wenn die Durchleuchtung während eines Eingriffes am Patienten erfolgt, so stört der Zwang, das Auge stets am Einblickstubus zu halten. In diesem Falle kann der elektronische Bildverstärker mit einer Fernsehkamera (Abb. 20.**31 c**) verbunden werden. Das Durchleuchtungsbild erscheint dann an beliebiger Stelle auf einem Fernsehgerät. Seine Helligkeit und sein Kontrast können das Bild verbessern und erlauben eine höhere Leuchtdichte im Untersuchungsraum, der nun nicht mehr vollständig abgedunkelt sein muß.

Für *photographische Röntgenaufnahmen* ist in Abb. 20.**32 a** der einfachste Fall dargestellt. Es handelt sich dabei um die Aufnahme einer Hand, also sog. kleiner Knochen, die eine hohe Detailerkennbarkeit erfordern. Die Hand liegt auf der strahlendurchlässigen Tischplatte. Der zweiseitig mit Photoschicht versehene Spezialfilm befindet sich in der lichtdichten Papierverpackung. Die durch die Hand durchtretende Röntgenstrahlung schwärzt also den Film entsprechend der Durchlässigkeit der Hand.

In einer Filmschicht kann nur wenig Röntgenstrahlung absorbiert werden, so daß in Abb. 20.**32 a** der größte Teil der

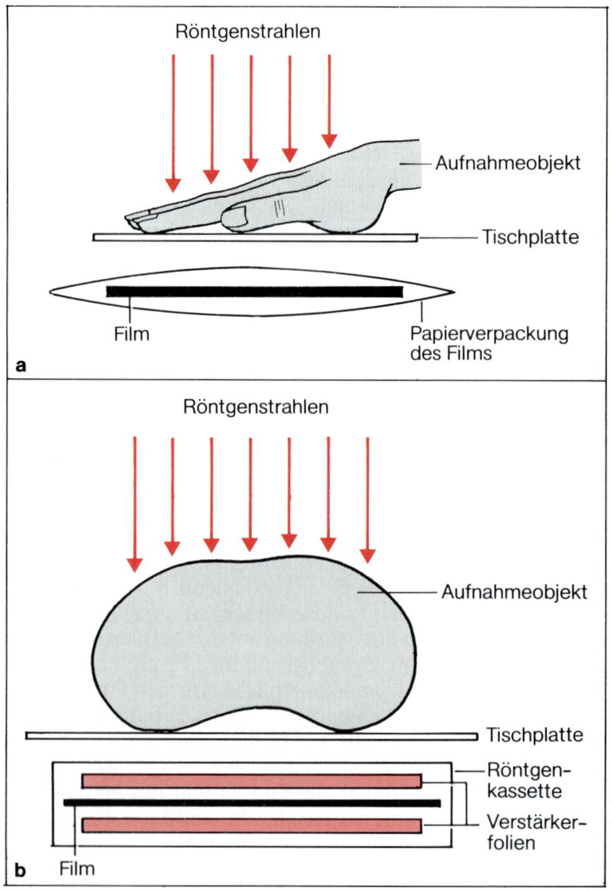


Abb. 20.**32** **Photographische Röntgenaufnahme.** **a** Auf folienlosem Film in Papierhülse, **b** auf Folienfilm.

bildgebenden Röntgenstrahlung ungenutzt verlorengeht. Daher muß man sich bei schwereren Aufnahmen dickerer Objekte anders helfen. In Abb. 20.**32b** ist in der Kassette vor und hinter dem Film je eine Lumineszenzstoffschicht angeordnet. Diese Lumineszenzstoffschichten auf Karton werden Verstärkerfolien genannt. Die durch Patient und Tischplatte durchtretende bildgebende Röntgenstrahlung wird in den Verstärkerfolien in blaue Lichtstrahlung umgewandelt, die den doppelseitig begossenen Film von beiden Seiten kräftig belichtet. Dadurch wird die Strahlung vollständig in Filmschwärzung umgewandelt.

Bei der Aufnahme dicker Objekte wie Lendenwirbelsäule usw. entsteht ein hoher Anteil an ungerichteter Streustrahlung. Diese gelangt auch in Schattenbereiche hinter Bilddetails und setzt so den Kontrast herab. Um nur die geradlinig verlaufende bildgebende Strahlung zu erhalten, wird zwischen Patient und Kassette ein *Raster* aus dünnen, in Strahlrichtung geordneten Bleilamellen angeordnet. Wie Abb. 20.**33** zeigt, wird durch eine solche Rasterblende wohl die Primärstrahlung durchgelassen, nicht aber die schräg verlaufende Streukomponente.

In zunehmendem Maße beginnen neue Techniken in die Röntgendiagnostik-Arbeitsplätze einzudringen. Unter dem Stichwort „digitales Röntgen" wird heute eine computerunterstützte Version eines Angiographie-Untersuchungsgeräts verstanden (Abb. 20.**34**).

Das Absorptionsbild des Patienten wird von einem hochauflösenden Bildverstärker in elektronische Signale umgesetzt. Diese entstehen am Ausgang der Fernsehkamera des Bildverstärkers in Signalen, wie sie unser Heimfernseher auch verarbeitet. Daher kann jetzt das Bild auf einem Video-Bandspeicher abgespeichert und konventionell auf einem Fernsehgerät dargestellt werden.

Es ist aber auch wahlweise folgendes möglich: Durch einen logarithmischen Verstärker wird der Kontrastumfang des Bildes eingeengt und durch einen sog. *Analog-Digital-Converter* (ADC) in computertaugliche Digitalinformationen umgesetzt. Die Übersichts- oder Leeraufnahmen werden in dem oberen Digitalspeicher abgespeichert, die dann folgenden

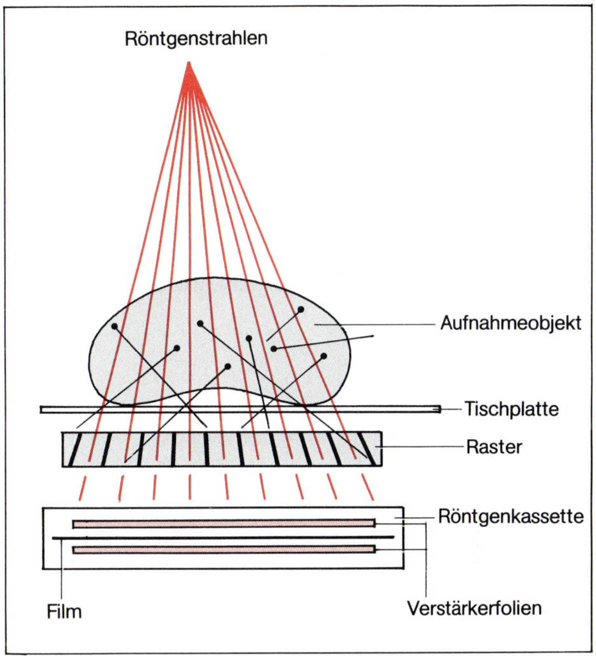


Abb. 20.**33** **Prinzip der Rasterblende zur Reduzierung der Streustrahlung.**

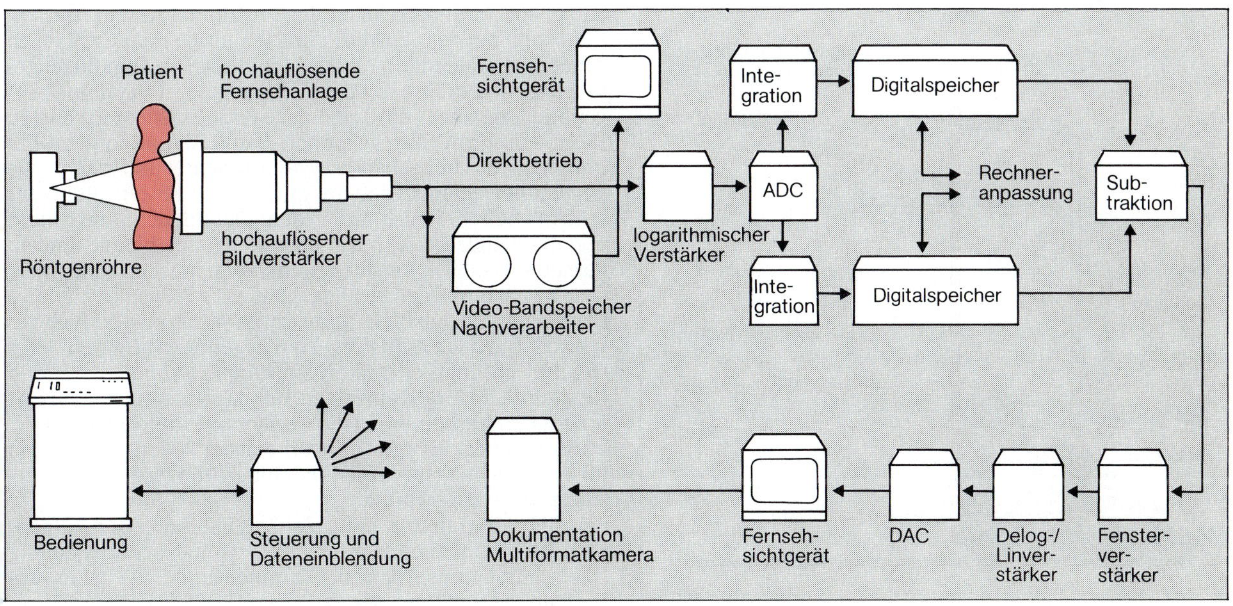


Abb. 20.**34** **Prinzip eines digitalen Röntgen-Arbeitsplatzes.** A analog, D digital, C converter.

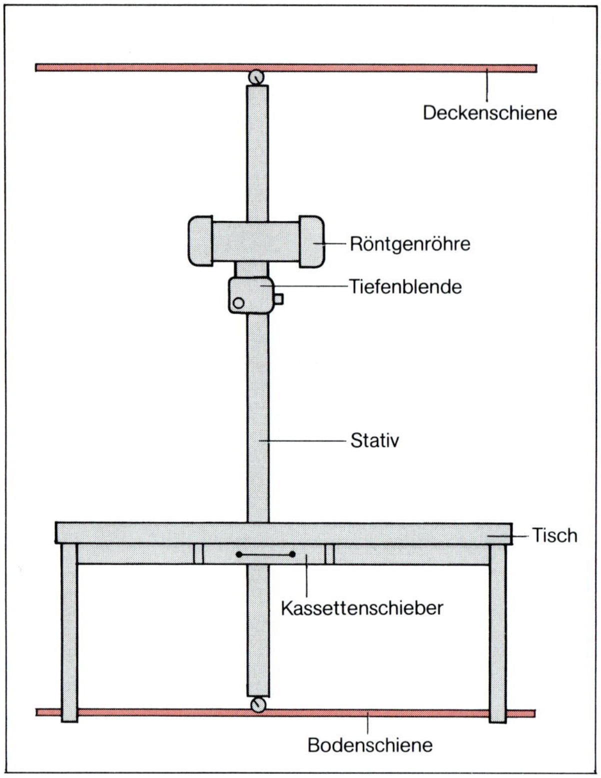


Abb. 20.**35** **Röntgenapparat für Aufnahmen am liegenden Patienten.**

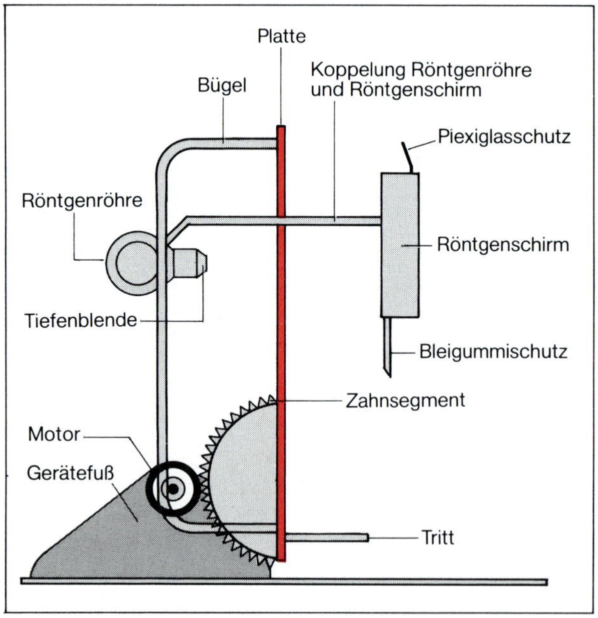


Abb. 20.**36** **Röntgenapparat für Durchleuchtungen.**

Aufnahmen mit Kontrastmittel in dem unteren Digitalspeicher. Nun können die Leeraufnahmen von den Kontrastmittelaufnahmen in der Subtraktionseinheit voneinander abgezogen werden. Damit werden alle Bilddetails, die in beiden Speichern vorkommen, gelöscht, und es werden nur noch die reinen Kontrastmitteldarstellungen, z. B. das Gefäßsystem, allein wiedergegeben. Durch einen sog. Fensterverstärker kann sich der Arzt die bildwichtigsten Details in einen für sein Sehvermögen optimalen Bereich einrücken.
Im Delogarithmierungsverstärker geschieht das Umgekehrte wie im Logarithmierungsverstärker, d. h., die Bildinhaltskompression wird rückgängig gemacht. Danach folgt die Rückwandlung der Computersignale in Fernsehsignale (DAC), so daß schließlich die Beurteilung des Bildes wieder auf einem Fernsehsichtgerät möglich ist bzw. die Herstellung von Röntgenfilmbildern auf einer sog. Multiformatkamera.
Diese digitale Röntgeneinrichtung läßt Angiographien mit wenig Kontrastmitteln bei Füllung über den venösen Weg zu.

### 20.7.5 Röntgenapparate

Für *Aufnahmetechniken am liegenden Patienten* ist die in Abb. 20.**35** schematisch dargestellte Apparatur gebräuchlich. Die Röntgenröhre ist an der Stativsäule befestigt und kann in der Höhe verstellt werden. Die Seitenverschiebung geschieht mittels Rollen in einer Bodenschiene und einer Deckenschiene. Der Patient liegt auf dem Tisch mit strahlendurchlässiger Platte. Der Querschnitt des belichtenden Röntgenstrahlenbündels wird mit Hilfe der Tiefenblende so gewählt, daß nur das Aufnahmefeld im Strahlenkegel liegt. Mit dem Stativ ist der Kassettenschieber starr gekoppelt, so daß er bei jeder Bewegung des Stativs mitläuft. In dem Kassettenschieber befindet sich die Rasterblende, die Kassette und die Haltemechanik für die verschiedenen Kassettenformate.
Grundsätzlich anders ist ein Apparat für *Durchleuchtungen* aufgebaut. In Abb. 20.**36** ist das Prinzip dargestellt. Der Patient steht auf dem Trittbrett und lehnt sich mit dem Rücken gegen die strahlendurchlässige Platte. Die an dem Bügel geführte Röntgenröhre mit der Tiefenblende ist mit dem Röntgenbildverstärker (RBV) und der Fernsehkamera im Kasten „Röntgenschirm" starr gekoppelt. Damit ist die Röntgenröhre immer auf das bildgebende System gerichtet und macht jede Vertikalbewegung der Röhre mit. In dem Kasten „Röntgenschirm" befinden sich außer dem Durchleuchtungssystem und der Bleiglasplatte meist noch eine Rasterblende und ein Kassettenschieber, um auch Aufnahmen machen zu können. Der Arzt ist durch den Plexiglasschutz vor Tröpfcheninfektionen und durch den Bleigummischutz vor Streustrahlung geschützt. Um auch Aufnahmen am liegenden Patienten unter Durchleuchtungskontrolle durchführen zu können, ist in den Gerätefuß ein Motor eingebaut, der das Untersuchungsgerät über das Zahnsegment in die Horizontale umlegen kann.
Im Moment der Röntgenaufnahme ist der Patient meist allein im Untersuchungsraum. Bei Durchleuchtungen ist der untersuchende Arzt geschützt.
Bei Kleinapparaten, z. B. für Zahnaufnahmen oder Aufnahmen am Krankenbett, muß das Personal Schutzkleidung (Bleischürze) tragen bzw. sich in mindestens 2 m Abstand außerhalb des Strahlenfeldes aufhalten. Die fahrbaren Kleingeräte sind einfache Röntgenstrahler, deren Sicherheitseinrich-

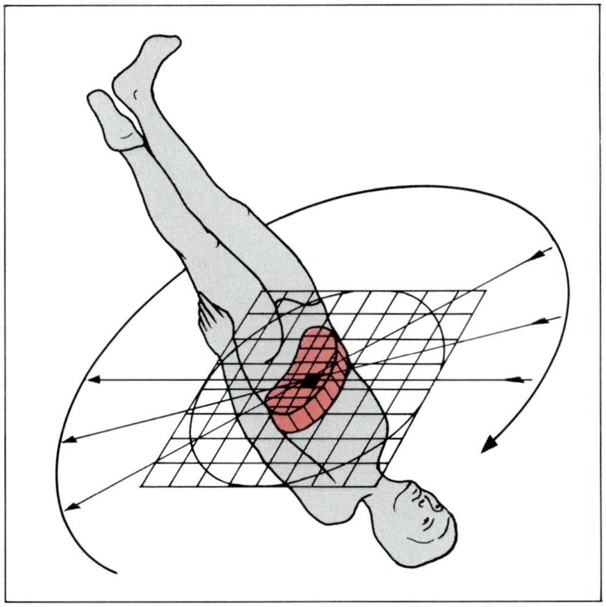

Abb. 20.**37** **Meßprinzip des Computertomographen.**

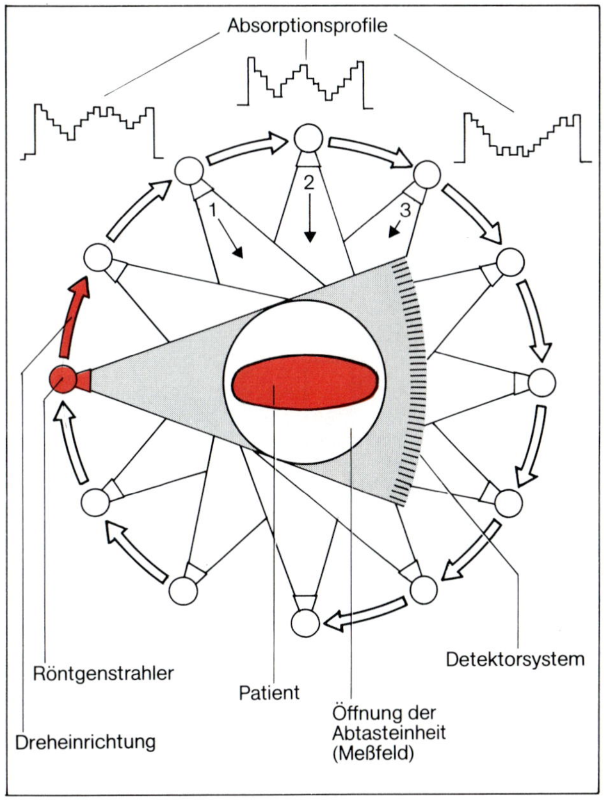


Abb. 20.**38** **Prinzip der CT-Abtastung mit einem fächerförmigen System** (fan-beam).

tungen nicht so umfangreich sein können wie bei den fest installierten Röntgenanlagen. Daher ist die Bedienung auch dieser Röntgengeräte belehrtem Personal vorbehalten.

Während sich im konventionellen Röntgenbild die Organe überlagern, erlaubt ein neues Verfahren, die sog. Computertomographie (CT), die schichtweise Darstellung, wie sie aus Abb. 20.**37** ersichtlich ist.

Röntgenröhre und Strahlendetektor umkreisen den Patienten. Dabei erfolgen ununterbrochen Röntgenschüsse in einem eng ausgeblendeten Kegel. Der starr gekoppelte Detektor erhält also auf seinem Vollkreis um den Patienten alle Absorptionssignale. Diese Absorptionssignale werden für die Dauer der kreisförmigen Abtastung in einen Computer eingelesen und dort gespeichert.

Der Patient wird also aus allen Projektionsrichtungen gleichmäßig durchstrahlt, so daß im Computer die Absorptionswerte einer Körperscheibe enthalten sind. Abb. 20.**38** verdeutlicht das System.

Mit Hilfe einer intelligenten Programmierung des Computers (Software) ist es nun möglich, auf einem Bildschirm die Absorptionswerte und ihre Ortskoordinaten zu einem Transversalbild zusammenzusetzen. Damit können Körperquerschnitte dargestellt werden, die alle Organe dieser Ebene ebenfalls als Schnittbilder zeigen. Die Organe stehen sich also nicht mehr – wie beim konventionellen Durchstrahlbild – im Wege.

Der gewaltige Bildumfang eines solchen Schnittbildes läßt sich nun kontrastmäßig in 2000 Kontraststufen unterteilen. Diese nach ihrem Erfinder Houndsfield benannte Skala erlaubt die Diagnostik sowohl sehr dichter als auch sehr transparenter Geweberegionen. Dies ist in Abb. 20.**39** wiedergegeben.

Diese CT-Technik stellt eine großartige Erweiterung der röntgendiagnostischen Möglichkeiten dar. Darüber hinaus ist die Schichtdarstellung aber auch die ideale Vorgabe für eine Bestrahlungsplanung in der Strahlentherapie.

Völlig anders sehen die Röntgengeräte für die *Strahlentherapie* aus. In Abb. 20.**40** ist ein solches Gerät schematisch dargestellt. Der Patient liegt auf dem in beiden Richtungen horizontal verschiebbaren Tisch. Der das Strahlenfeld begrenzende Tubus am Strahlenaustritt der Röhre wird auf den Patienten aufgesetzt. Daher ist die Röhre über das Kreuzstück auf dem Stativ vertikal einstellbar. Durch Schienen können Stativ und Tisch schnell so verschoben werden, daß die Lagerung des Patienten keine unnötigen Zeiten beansprucht. Zwischen Röhre und Tubus ist der Schieber angeordnet, in den verschieden dicke Metallfilter eingeführt werden können. Diese absorbieren diejenigen Anteile der Röntgenstrahlung, welche infolge zu geringer Energie nicht zu dem Herd vorzudringen vermögen und damit nur das gesunde Gewebe belasten würden.

Nicht gezeichnet ist der im Schaltraum stehende Schalttisch

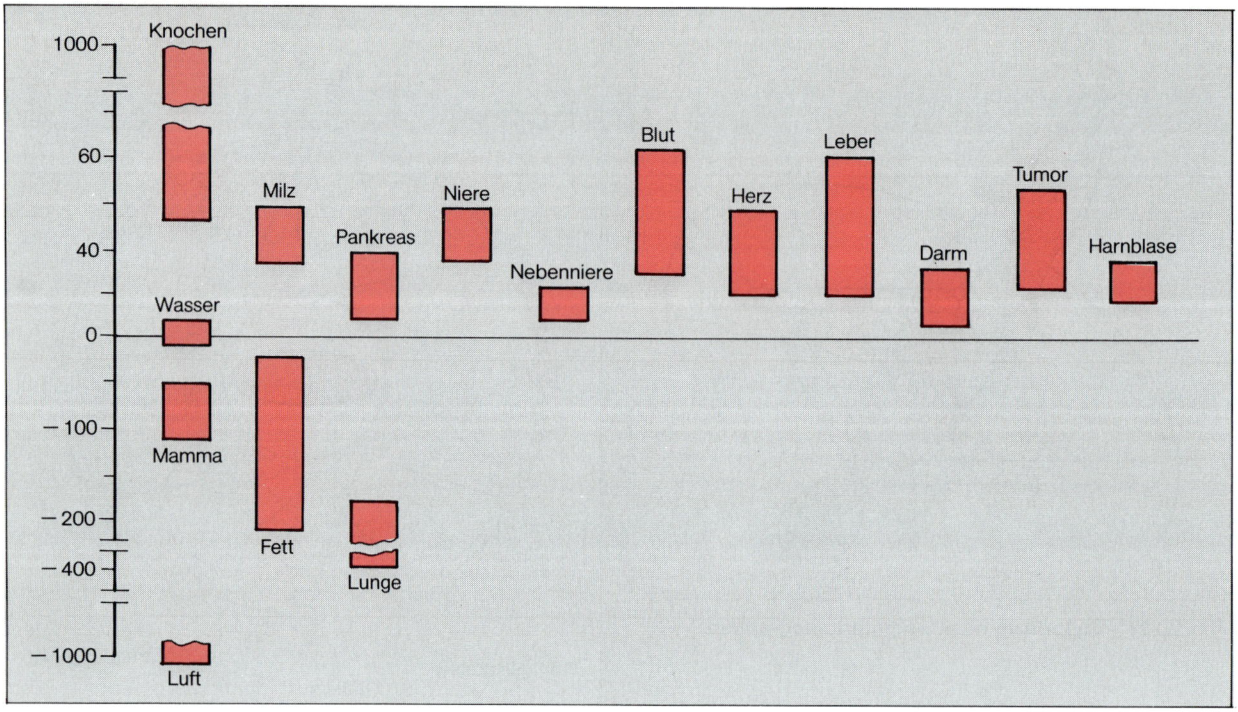


Abb. 20.39 **Ungefähre CT-Wertebereiche verschiedener Gewebearten in der CT-Schwächungswertskala.**

und der Hochspannungserzeuger mit Ölpumpe für die Röntgenröhre. Derartige Geräte werden mit Spannungen bis 300 kV betrieben.

Wenn ein Tumor z. B. in 10 cm Gewebetiefe gelegen ist, so gelangen von einer 100%-Dosis auf der Hautoberfläche nur etwa 35% (bei 250 kV) in 10 cm Tiefe. Dies ist unbefriedigend. Daher gibt es konventionelle Geräte, die die Röntgenröhre in einem Kreisbogen um den Patienten herumführen, wobei die Strahlung stets auf den Tumor gerichtet ist. Diese *Pendel-* oder *Rotationsgeräte* gestatten eine größere Tumordosis bei geringerer Hautdosis.

Noch günstiger ist es, mit höheren Spannungen, also größeren Strahlungsenergien, zu behandeln. Dann reicht aber die technische Möglichkeit, Wechselspannungen hinaufzutransformieren, nicht mehr aus. Auch die besten Isolationsstoffe halten mehrere Millionen Volt nicht aus. Daher wählt man hier das Prinzip, die aus der Kathode austretenden Elektronen nicht in einem Gang auf die Anode, sondern auf einer Kreisbahn auf die Anode hin zu beschleunigen. Wenn sie z. B. bei einem Umlauf 35 Volt an Beschleunigungsspannung zunehmen, dann haben sie nach einer Million Umläufen 35 Millionen Volt (35 MV). Mit 35 MV besteht aber in der Tiefe von 10 cm Gewebe eine Dosis von 95% einer Maximaldosis von 100% in etwa 6 cm Tiefe, während die Haut nur mit 35% davon belastet wird. Diese *Kreisbeschleuniger* für Elektronen werden *Betatron* genannt.

Mit der immer zuverlässigeren Technik von Hochfrequenzsendern hielt ein gleichaltes Prinzip vom gleichen Erfinder Wideröe Einzug in die strahlentherapeutische Praxis. Es ist das System der sog. Linearbeschleuniger. Es handelt sich dabei um einen Beschleuniger, der die Elektronen längs einer geraden Laufstrecke beschleunigt, um sie dann auf den Tumor zu fokussieren.

Nun ist es nicht einmal notwendig, die beschleunigten Elektronen auf eine Anode zu schicken, um Röntgenstrahlen zu erzeugen. Derart schnelle Elektronen können auch direkt aus dem Beschleuniger austreten und zur Therapie benutzt werden. Das hat Vorteile. Wenn ein Elektronenschwarm für die Dauer von einer Million Umläufen beieinander geblieben ist, so sind zum Schluß alle Elektronen völlig gleich schnell (monoenergetisch). Sie haben daher auch alle die exakt gleiche Reichweite im Gewebe. Dahinter ist die Dosis Null. Die Reichweite ist aber leicht regelbar und kann der Tiefenlage des Tumors angepaßt werden. Damit wird das dahinter liegende Gewebe geschont. Elektronen wirken biologisch ebenso wie Röntgenstrahlen, denn bei diesen sind es die durch Photoeffekt, Comptoneffekt und Paarbildung ausgelösten Ladungsträger, die die biologische Wirkung verursachen.

Damit können zusammenfassend folgende *Apparatetypen* in der Klinik unterschieden werden:

| | |
|---|---|
| 50– 60 kV | Kleinapparate, |
| 40–125 kV | Röntgendiagnostikgeräte, |
| 10–100 kV | Oberflächentherapiegeräte, |
| 100–250 kV | konventionelle Therapiegeräte, |
| 5– 45 MV | Beschleuniger für die Hochvolttherapie. |

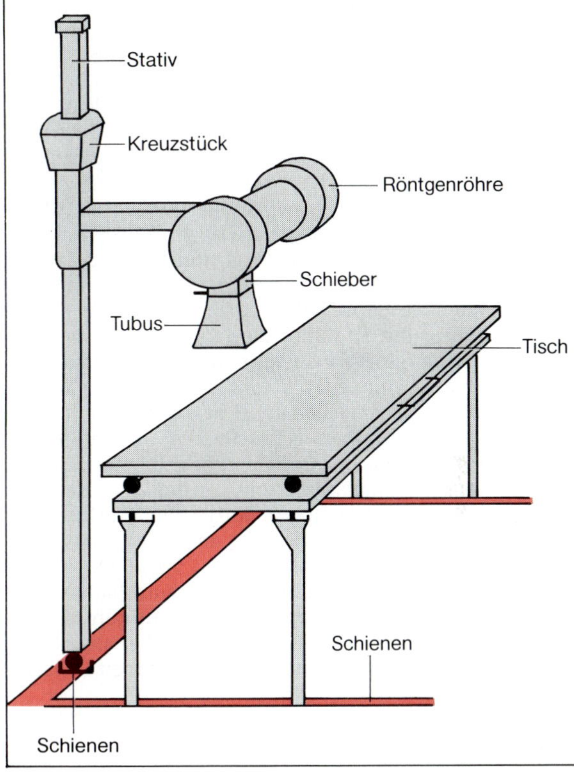


Abb. 20.**40** **Röntgengerät für konventionelle Strahlentherapie.**

## 20.8 Strahlenbiologie

Ionisation durch Strahlung erfolgt auch im bestrahlten menschlichen Gewebe. Dabei können die Ionen merkwürdige und unphysiologische chemische Verbindungen verursachen, so z. B. $HO_2$, $H_2O_2$ usw., denn ein großer Teil des Gewebes besteht ja aus Wasser ($H_2O$). Diese unphysiologischen Verbindungen zerfallen wieder unter Ionenabgabe. Es bewegen sich also nicht nur die ausgelösten Ionen und Elektronen durch das bestrahlte Gewebe, sondern auch die Ionen der unstabilen Verbindungen.

Nun sind die Zellen des Organismus in ihrem größten Bereich recht unempfindlich. Nur im *Zellkern* gibt es strahlenempfindliche Bereiche, die sich auf die Gene lokalisieren lassen. In diesen ist die Desoxyribonucleinsäure (DNS) der empfindlichste Teil. Die DNS ist der Träger der Erbanlagen der Zelle und, wenn die Zelle zum Erbgut gehört, auch Träger der Erbeigenschaften. Wird die DNS von Ladungsträgern getroffen, so kann dadurch der Zelltod herbeigeführt werden, was ohne jeden Effekt ist und einen günstigen Fall darstellt. Der Zelltod kann sofort oder erst nach Stunden bis Tagen eintreten. Der Ladungstreffer kann aber auch Schaden in der DNS anrichten, ohne daß es zum Zelltod kommt. Dann wird dieser Schaden auf die Folgezellen vererbt. Auch das ist meist ohne Bedeutung. Wenn die geschädigte Zelle allerdings zum Erbgut gehört, dann kann dieser Zellschaden eine Erbschädigung des neuen Lebewesens hervorrufen. Daher müssen wir exakt unterscheiden zwischen diesen *genetischen Strahlenschäden* und den *somatischen Schäden*, die nur allgemein-körperliche Nachteile für das Individuum darstellen.

### 20.8.1 Genetische Strahlenreaktionen

Genetische Strahlenreaktionen sind für das betreffende Individuum meist ohne Bedeutung. Wird das Erbgut betroffen, so kann sich ein Erbschaden in der ersten, aber auch erst in einer späteren Generation manifestieren. Da die Trefferwahrscheinlichkeit statistischen Gesetzen unterworfen ist, gibt es also für genetische Strahlenreaktionen keine kritische Grenze oder Toleranzgrenze. Dabei muß aber daran erinnert werden, daß wir auf der Erde in einem dauernden Strahlenfeld leben, das aus Höhenstrahlung und terrestrischer Strahlung zusammengesetzt ist. Die durch technische Einrichtungen erzeugte Strahlung stellt dann nur eine zusätzliche zivilisatorische Strahlenbelastungskomponente dar.

### 20.8.2 Somatische Strahlenreaktionen

Bei der somatischen Strahlenreaktion muß zunächst zwischen Ganzkörperstrahlung und Teilkörperstrahlung unterschieden werden.

Die *Strahlentherapie der Geschwulstkrankheiten* stellt letzten Endes den gezielten Prototyp einer Teilkörperbestrahlung dar. Es soll hier möglichst nur die Geschwulst mit Dosis belastet werden, nicht aber das gesunde Gewebe. Diese Forderung wäre hoffnungslos, wenn Tumorzellen und ruhende Normalzellen die gleiche Strahlenempfindlichkeit aufweisen würden. Dies ist aber nicht der Fall. Eine Zelle ist dann besonders empfindlich, wenn der Teilungsvorgang des Zellkerns einsetzt. In dieser Phase der Zelle kann ein Treffer zum sofortigen, meist aber zum verzögerten Zelltod führen. Da sich malignes Tumorgewebe vom Normalgewebe gerade durch seine ungehemmte Vermehrungstendenz unterscheidet, laufen also im Krebsgewebe viel mehr Zellteilungen ab als im gesunden Gewebe. Daher nur gelingt es überhaupt, maligne Tumoren mit Strahlung zum Abheilen zu veranlassen, ohne auch das gesunde Gewebe zu zerstören. Da die getroffene Krebszelle nur selten sofort abstirbt, ja sogar noch einige Teilungen durchmachen kann, bevor sie und ihre Folgezellen spontan absterben, gehorcht die Tumorabheilung statistischen Gesetzen. Der Bestrahlungserfolg kann daher erst nach einigen Monaten beurteilt werden.
Um einen tiefliegenden Tumor zu bestrahlen, muß stets die Haut durchstrahlt werden. Diese ist aber gleichfalls empfindlich. Um die Tumordosis von ca. 50–60 Gy (5000–6000 rd) zu erzielen, muß häufig eine Hautschädigung in Kauf genommen werden. Diese heilt aber in den meisten Fällen wieder aus und ist als notwendiges Übel anzusehen. Erythem und Epitheliolyse sind üblich und haben Epilation (Haarausfall) und Pigmentierung zur Folge. Bei der älteren, konventionellen Röntgentherapie sind auch schwere Hautschäden unvermeidlich.
Während bei der üblichen Tumorbehandlung die Strahlung auf eng begrenzte Volumina gerichtet und vom Patienten noch relativ gut vertragen wird, unterliegt die Ganzkörperbestrahlung mit etwa 10 Gy (1000 rd) zur Leukämiebehandlung einer anderen Zielsetzung: totale Ausschaltung der krankhaft veränderten Knochenmarkzellen und anschließender Ersatz mit gesunden Knochenmarkzellen. Diese Behandlung kann nur an sehr gut ausgerüsteten Zentren für Knochenmarktransplantation durchgeführt werden.
Während Schwangere von jeder Strahlenbelastung ferngehalten werden sollen, können allgemein Dosen von einigen Röntgeneinheiten pro Jahr für Erwachsene als absolut ungefährlich angesehen werden. Höchste Beachtung müssen jedoch hohe Dosen in kurzer Applikationszeit finden. Für derartige *Einzeldosen* gilt folgende Richtskala:

- 25 rd: Unbehagen und Übelkeitsgefühl;
- 100 rd: Strahlenkrankheit über einige Wochen, selten Todesfälle;
- 400 rd: schwere Strahlenkrankheit, 50% Todesfälle;
- 700 rd: letale Dosis, Tod innerhalb von 3 Wochen.

Während die Teilkörperbestrahlung hohe Dosen zuläßt, ist die Ganzkörperbestrahlung als ausgesprochen gefährlich anzusehen.

## 20.9 Radioaktivität

Jede Atomart, also jedes Element, hat seinen Platz oder seine *Ordnungszahl* im periodischen System der Elemente. Die Ordnungszahl ist also das Kriterium dafür, um welchen Stoff es sich handelt. Dabei können aber die einzelnen Atome ein und desselben Elementes durchaus verschiedene Massen haben. Dies liegt daran, daß in den Atomkernen nicht nur die ordnungszahlbestimmenden Protonen enthalten sind, sondern auch sog. Neutronen. Diese haben zwar die gleiche Masse wie Protonen, jedoch keinerlei elektrische Ladung. Sie stellen also eine Art Ballast für Atomkerne dar. Die unterschiedlich schweren Atome ein und desselben Elementes nennt man *Isotope*. Dafür gibt es verschiedene Schreibweisen. Dies sei für den einfachsten Fall des Wasserstoffs mit Hilfe von Abb. 20.**41** erklärt:

| | |
|---|---|
| chemisches Symbol | H |
| Massenzahl | 1 |
| Ordnungszahl | 1 |

also $^{1}_{1}\mathrm{H}$

Da aber Symbol und Ordnungszahl stets das gleiche aussagen, kann man die Ordnungszahl weglassen. Es genügt nur die Massenzahl, in der Schreibweise

$^{1}$H oder H-1

Kommt ein weiteres Neutron hinzu, so handelt es sich um den im Wasser vorkommenden *schweren Wasserstoff* oder *Deuterium* $^{2}$*H* oder *H-2*. Es gelingt aber auch mit Hilfe von Kernreaktoren, ein weiteres Neutron in den Kern hineinzubringen. Dann ergibt sich *Tritium* $^{3}$*H* oder *H-3*. Dies ist aber nicht mehr stabil, sondern zerfällt wieder nach einer begrenzten Zeit unter Aussendung eines Elektrons. Tritium ist daher *radioaktiv*. Es ist also ein *radioaktives Isotop*.

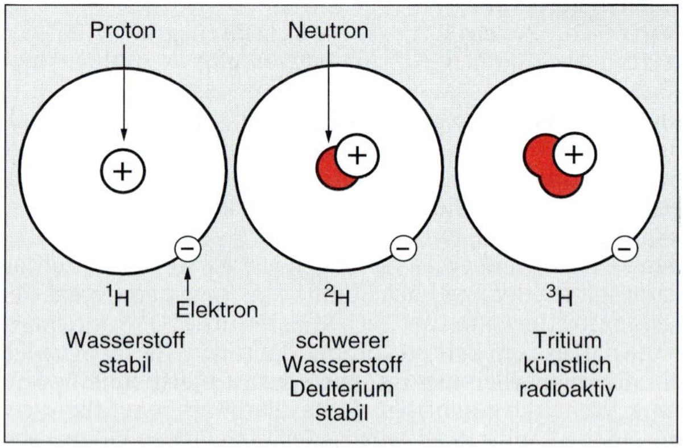


Abb. 20.**41** **Isotope des Wasserstoffs.**

Tabelle 20.**1** **Halbwertzeit von radioaktiven Isotopen**

| Element | Radioaktives Isotop | Halbwertzeit (HWZ) |
|---|---|---|
| Tritium | $^{3}H$ | 12,26 Jahre |
| Kobalt | $^{60}Co$ | 5,3 Jahre |
| Jod | $^{131}J$ | 8,1 Tage |
| Phosphor | $^{32}P$ | 14,0 Tage |
| Gold | $^{198}Au$ | 2,7 Tage |
| Radium | $^{226}Ra$ | 1620 Jahre |

Radioaktive Isotope zerfallen unter Aussendung von Teilchen. Die Zeit, die vergeht, bis die Hälfte der radioaktiven Substanz zerfallen ist, nennt man die *Halbwertzeit (HWZ)*, sie ist charakteristisch für die verschiedenen radioaktiven Isotope, die auch *Radionuklide* genannt werden (Tab. 20.**1**).

## 20.9.1 Natürliche und künstliche Radionuklide

Radionuklide sind so alt wie die Erde. Die meisten davon sind aber infolge des Alters der Erde längst abgeklungen und in stabile Elemente übergegangen. Nur einige wenige sind infolge ihrer langen Halbwertzeit bis in unsere Zeiten erhalten geblieben, so z. B. das natürliche *Kaliumisotop $^{40}K$*, das im natürlichen Kalium zu einem kleinen Prozentsatz enthalten ist. Da Kalium ein wichtiges Element im menschlichen Körper darstellt, enthalten wir also alle den Strahler $^{40}K$. Er trägt allerdings zur natürlichen Ganzkörperdosis mit etwa 300 μSv pro Jahr bei.

Anders ist es mit *Radium*, das aus Uran gewonnen wird. Dieses Radionuklid läßt sich chemisch so stark konzentrieren, daß es für die Krebstherapie eingesetzt werden kann. Radium wird in kleine Röhrchen hermetisch eingeschlossen, da es nur so verwendet werden kann. Diese Röhrchen werden in sog. Träger eingeschraubt. Damit werden Tumoren behandelt, an die das Präparat dicht herangebracht werden kann. Die Röhrchen müssen stets dicht sein. Man nennt sie *umschlossene radioaktive Präparate*. Offenes Radium ist sehr gefährlich, denn es wird vom Knochen eingebaut und verbleibt dort ständig, da seine Halbwertszeit 1620 Jahre beträgt.

Davon zu unterscheiden sind die *künstlich radioaktiven Stoffe*. Sie entstehen durch Neutronenbestrahlung stabiler Elemente in Kernreaktoren. Neutronen sind die idealen Geschosse, um bis zum Atomkern vorzudringen. Jedes elektrisch geladene Teilchen als Geschoß wird ja entweder von den Hüllenelektronen eines Atomkerns oder vom Atomkern selbst abgelenkt, weil sich gleichnamige Ladungen abstoßen. Nur das Neutron, das elektrisch keine Ladung hat, wird vom Atom nicht bemerkt und kann somit bis in den Kern vordringen. Dort bleibt es stecken und kann den Kern radioaktiv machen. Diese Aktivierung gelingt nur bei Neutronenbeschuß im Kernreaktor.

Patienten, die mit Röntgenstrahlen oder Elektronen bestrahlt worden sind, strahlen selbst natürlich nicht!

## 20.9.2 Einheiten der Radioaktivität

Die Radioaktivität besteht darin, daß Atomkerne spontan zerfallen und sich dabei in stabile Elemente umwandeln. Die Zahl der Zerfälle in einem radioaktiven Präparat ist also ein Maß für seine Radioaktivität. Da Radium als erster radioaktiver Stoff erforscht wurde, wurde Radium als Basis für die Einheit genommen. Die in einem Gramm Radium pro Sekunde ablaufende Anzahl an Zerfällen wurde als *1 Curie* definiert (nach Mme. Curie, der Entdeckerin des Radiums). Diese Einheit erwies sich für die meisten praktischen Fälle als zu groß, so daß man meist mit 1000stel Teilen arbeitete. Dann ist also die Zerfallszahl in einem Milligramm Radium ein *Millicurie*.

Als die künstliche Aktivierung von Elementen im Kernreaktor bekannt wurde, stimmte die Relation zwischen Gewicht und Zerfallszahl nicht mehr. Bei einem kurzlebigen künstlichen Radionuklid ändert sich zudem die Aktivität kontinuierlich. Sie nimmt entsprechend der Halbwertzeit ab. Um die Curie-Einheit (Ci) beizubehalten, ermittelte man die in einem Gramm Radium pro Sekunde zerfallende Kernzahl zu $3{,}7 \cdot 10^{10}$. Nun kann die Curie-Einheit unabhängig von der Menge oder Masse der radioaktiven Substanz auch auf die künstlichen Radionuklide ausgedehnt werden. Es ist

| | | | |
|---|---|---|---|
| 1 Ci | = | $3{,}7 \cdot 10^{10}$ | Zerfälle/s 37 GBq |
| 1 mCi | = | $3{,}7 \cdot 10^{7}$ | Zerfälle/s 37 MBq |
| 1 Bq | = | 1 | Zerfall/s (27 pCi) |
| 1 kBq | = | $10^{3}$ | Zerfälle/s (27 nCi) |
| 1 MBq | = | $10^{6}$ | Zerfälle/s (27 μCi) |
| 1 GBq | = | $10^{9}$ | Zerfälle/s (27 mCi) |
| 1 TBq | = | $10^{12}$ | Zerfälle/s (27 Ci) |

Nach den neuesten SI-Einheiten wird das Ci durch das „Becquerel“ (Bq) ersetzt.

Dabei ist es nun völlig gleichgültig, in welchem Volumen sich die Zerfälle abspielen. Im Fall des Radiums bleibt die Beziehung zu Gramm und Milligramm natürlich bestehen.

Wenn man z. B. im Falle einer radioaktiven Lösung die Konzentration der Aktivität angeben will, so benutzt man den Begriff der *spezifischen Aktivität* oder Aktivitätskonzentration und meint damit die Aktivität pro Volumeneinheit, also $Bq/cm^3$ ($mCi/cm^3$). Bei festen Stoffen heißt dieser Begriff spezifische Aktivität und ist die Aktivität pro Gramm, also Bq/g (Ci/g).

## 20.9.3 Offene und umschlossene radioaktive Strahler

Wie bereits erwähnt, wird Radium nur als *umschlossener Strahler* verwendet. Die aus diesen Präparaten austretende Strahlung heißt *Gammastrahlung*. Es ist eine materielose elektromagnetische Strahlung, die ebenso verwendet werden kann wie Röntgenstrahlung. Die Dosierung dieser Strahlung erfolgt also auch in R. Dabei gilt folgender Zusammenhang:

1 GBq $^{226}Ra$ gibt in 1 Stunde in 1 cm Abstand 2,16 Gy ab (1 mCi unter gleichen Bedingungen etwa 8 R). Da ein einlegefertiges Präparat durchschnittlich 4 GBq $^{226}Ra$ (ca. 100 mCi) enthält, wird ein in Kontakt befindlicher Tumor in einer Stunde mit 8,65 Gy bestrahlt.

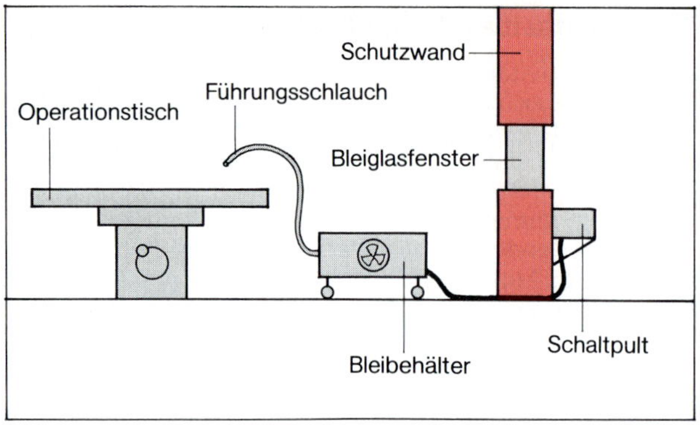


Abb. 20.**42** **Prinzip eines Therapie-Arbeitsplatzes mit Afterloading-System.**

Nun nimmt die Strahlung im Quadrat mit der Entfernung ab, d. h. bei doppeltem Abstand ist nur noch ein Viertel der Dosis vorhanden usw.
Wenn sich z. B. ein weiterer Patient in 1 m Abstand von der mit 100 mCi $^{226}Ra$ behandelten Patientin aufhält, so erhält er nur den 10000. (100 · 100) Teil der Dosis, also 80 mR/h (0,856 mGy/h). *Abstand ist also auch für das Pflegepersonal der beste Schutz.*
Eine neue Form der Applikation umschlossener Strahler beginnt allmählich das Radium aus der intrakavitären Therapie zu verdrängen. Diese als Afterloading eingeführte Methode (Abb. 20.**42**) arbeitet wie folgt: In einem strahlengeschützten Applikationsraum wird der Patient auf dem OP-Tisch gelagert. Der leere flexible Führungsschlauch wird an den Ort der Bestrahlung gebracht und dort z. B. mit Leukoplast auf dem Oberschenkel fixiert. Dann verläßt das Personal den Raum und geht in den Schaltraum daneben, der von dem Strahlraum mit einer Schutzwand und einem Bleiglasfenster getrennt ist. Nach Vorgabe des physikalischen und medizinischen Bestrahlungsplanes wird nun die Bestrahlung am Schaltpult gestartet. Daraufhin fährt aus dem Bleibehälter die Quelle aus, durchläuft den Führungsschlauch und gelangt somit an den Herd.
Die Quelle verbleibt nun für die Bestrahlungsdauer dort und wird nach Ablauf der Bestrahlungszeit automatisch in den Schutzbehälter zurückgezogen.
Als Quellen werden $^{137}Cs$ oder $^{192}Ir$ im Curiebereich verwendet. Damit liegen die Bestrahlungszeiten im Minutenbereich. Der Vorteil ist einmal, daß die Bestrahlung so schnell geht, daß keine hochgeschützten Patientenzimmer benötigt werden und andererseits das Personal keinerlei Personendosis erhält.
Auch langlebige künstliche Radionuklide werden zu umschlossenen Präparaten verarbeitet. So schließt man z. B. Kobalt-60 in Goldperlen, Röhrchen und Platten ein, um damit Tumorkranke zu behandeln. Alle diese Präparate werden nach Ende der Bestrahlung aus dem Patienten entfernt.
Völlig anders ist der Umgang mit *offenen Strahlern.* Diese emittieren stets Elektronenstrahlung, sog. *Betastrahlung.* In umschlossenen Präparaten wird diese durch die Umhüllung am Austreten gehindert. Aus offenen Präparaten kann diese Bestrahlung frei austreten und damit in das Gewebe eindringen. Beispiel: Körnchen aus radioaktivem Gold-198 werden zur Tumorbehandlung in die Tumoren eingestochen und können dort verbleiben. Infolge der geringen Halbwertzeit von 2,7 Tagen klingt die Radioaktivität rasch ab. Sie ist so bemessen, daß die von der Beta- und der Gammastrahlung gemeinsam verursachte Strahlendosis gerade zur Tumorvernichtung ausreicht.
Ein völlig anderes Anwendungsgebiet ist die *Diagnostik mit radioaktiven Stoffen.* Diese hat nichts mit der Tumorbehandlung zu tun. Es geht also nicht darum, eine bestimmte Dosis zu erzielen. Daher können die Aktivitätsmengen auch um den Faktor 1000 geringer sein. Während bei der Therapie die Aktivitäten im mCi-Bereich liegen, genügen für die Diagnostik einige µCi. Das Prinzip ist einfach zu verstehen: Radioaktive Stoffe verraten ihre Anwesenheit auch in geringsten Spuren durch ihre Strahlung. Nun sind aus der Pharmakologie viele Stoffe bekannt, die den Stoffwechsel von Organen mitmachen bzw. in den Organen chemisch verändert werden. Wenn derartige Stoffe bei der Herstellung mit radioaktiven Atomen versehen werden, so kann durch deren Strahlung der Weg des Medikaments im Organismus verfolgt und somit die Funktion einzelner Organe geprüft werden.
Diese *etikettierten oder markierten Pharmaka* können nun entweder reine Betastrahler sein oder aber Beta- und Gammastrahler. Da die Betastrahlung infolge ihrer geringen Reichweite nicht außerhalb des Körpers gemessen werden kann, bleibt nur die Messung der Ausscheidungen oder des Blutes übrig. Werden Gammastrahler verwendet, so ist eine Verfolgung des radioaktiven Stoffes in Organen möglich.
Als Therapie mit offenen radioaktiven Stoffen ist die Schilddrüsenbehandlung mit $^{131}J$ bekannt. Hier werden z. B. Aktivitäten GBq (ungefähr 100 mCi) appliziert, die sich in der Schilddrüse ansammeln und das umliegende Gewebe bestrahlen.

### 20.9.4 Meßtechnik für radioaktive Stoffe

Die zu diagnostischen Zwecken verabreichten Aktivitätsmengen können äußerst gering sein. Es braucht nur eine Menge gegeben zu werden, deren Strahlung ein wenig über der Strahlung der Umgebung liegt. Die Umgebungsstrahlung oder der *Nulleffekt* ist natürlichen Ursprungs und rührt von den in allen Stoffen enthaltenen Spuren langlebiger natürlicher Strahler her. Diese applizierten Aktivitäten im µCi-Bereich reichen nicht aus, um einen kontinuierlichen Photonen- oder Elektronenstrom zu messen, denn dazu kommen diese wenigen Quanten oder Teilchen zu selten am Meßgerät an. Sie haben einen zu großen zeitlichen Abstand. Daher müssen sie einzeln abgezählt werden. Dies gelingt mit einer Ionisationskammer nicht mehr. Es müssen empfindlichere Meßmethoden angewandt werden.
Das einfachste Meßgerät dieser Art ist der *Geiger-Müller-Zähler.* Der Detektor, das *Geiger-Müller-Zählrohr,* macht auch von der Gasionisation Gebrauch, hat aber gleichzeitig eine hohe Verstärkung. Wie Abb. 20.**43** zeigt, besteht es aus einem Gehäuse, in das durch das Fenster die Strahlung eintritt. Durch den Isolator ist die Anode eingeführt, an der eine positive Spannung liegt. Im Rohrinneren besteht ein geringerer Gasdruck, so daß die Gasmoleküle große Abstände

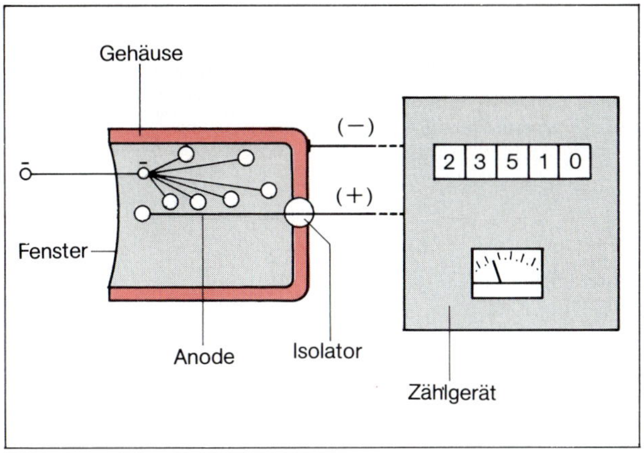


Abb. 20.**43** **Geiger-Müller-Zähler.**

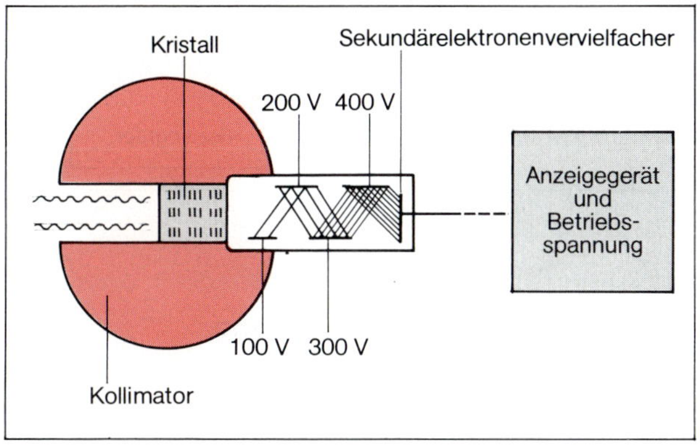


Abb. 20.**44** **Szintillationszähler.**

voneinander haben. Wenn ein Elektron einfällt, so verursacht es z. B. eine Ionisation. Diese Ionen haben infolge der Abstände genug Anlaufweg, um auf ihrem Weg zu den Elektroden durch neue Ionisationen andere Moleküle zu ionisieren. Dadurch entsteht eine ganze Ionenwolke, die einen Verstärkungseffekt gibt, denn aus einem einfallenden Elektron wird eine ganze Ionenlawine, die leicht zu messen ist. Die Messung geschieht in dem abgeschlossenen Zählgerät, das auch die Betriebsspannung für das Rohr erzeugt. Diese Geräte sind vor allem für *Strahlenschutzmessungen* gut brauchbar.

Für Patientenmessungen sind Geiger-Müller-Geräte nicht empfindlich genug. Daher verwendet man dafür *Szintillationszähler.* Diese sind durch Vergleich mit einem Röntgendurchleuchtungsschirm leicht zu verstehen. Abb. 20.**44** zeigt das Prinzip. Die Strahlung trifft auf einen Kristall, der die unsichtbare Gammastrahlung in sichtbares Licht umwandelt. In optischem Kontakt befindet sich der Sekundärelektronenvervielfacher, der das Auge des Radiologen darstellt. Er wandelt die vom Kristall kommenden Lichtblitze (Szintillationen) über eine Photokathode in Elektronen um, die stufenweise durch steigende Spannungen vermehrt werden. Schließlich entsteht ein gut meßbarer Stromimpuls, der angezeigt werden kann. Um die Umgebungsstrahlung zurückzuhalten, ist der Kristall durch einen Kollimator aus Blei geschützt.

Mit diesem Meßgerät lassen sich auch Organe darstellen, die radioaktive Medikamente gespeichert haben. Das ist wichtig, denn nicht alle Organe lassen sich röntgendiagnostisch darstellen. Dazu wird dem Patienten eine kleine Testmenge einer radioaktiven, sich organselektiv speichernden Substanz verabreicht und gewartet, bis sie im Organ gespeichert ist. Dann wird der Patient auf eine Liege gelegt (Abb. 20.**45**). Ein über dem Patienten angeordneter Szintillationszähler läuft nun in Zeilenform über dem Patienten ab. Über einen Arm starr gekoppelt, läuft ein Schreibkopf über das Registrierpapier. Immer wenn der Meßkopf Strahlung erhält, schreibt der Schreibkopf diese auf Papier auf. Dadurch wird das Abbild des Organs zeilenweise zusammengesetzt. Eine solche Apparatur heißt *Szintiscanner* (Abb. 20.**45**).

Durch die Fortschritte der Elektronik hat inzwischen ein anderes Szintigraphieprinzip den bewegten Szintiscanner weitgehend verdrängt. Dieses Prinzip, nach seinem Erfinder *Anger-Kamera* genannt, wird auch mit den Schlagworten *Gammakamera* oder *Szintikamera* bezeichnet. Abb. 20.**46** zeigt das Prinzip der Anger-Kamera.

Über dem Patienten befindet sich der Aufnahmekopf, der einen die Strahlung in Soll-Richtung leitenden Kollimator enthält. Dieser entwirft ein Abbild des strahlenden Organs auf eine szintillierende Kristallscheibe. Die Lichtemissionen werden durch Spezialphotozellen (Sekundär-Elektronen-Vervielfacher = SEV) gesehen. Durch Impulssortierung werden ortsabhängige Signale erzeugt, die über einen elektronischen Verstärkerteil oder besser noch über einen Computer zur Darstellung auf einem Bildschirm führen.

Dieses System arbeitet mit ruhendem Detektor und ist wesentlich schneller als der bewegte Szintiscanner. Damit können auch schnelle Stoffwechselvorgänge im Organismus verfolgt werden. So sind heute sogar schnelle Herzstudien

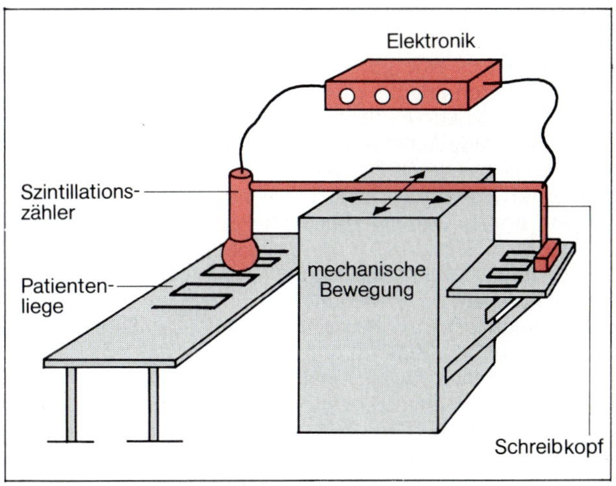


Abb. 20.**45** **Szintiscanner.**

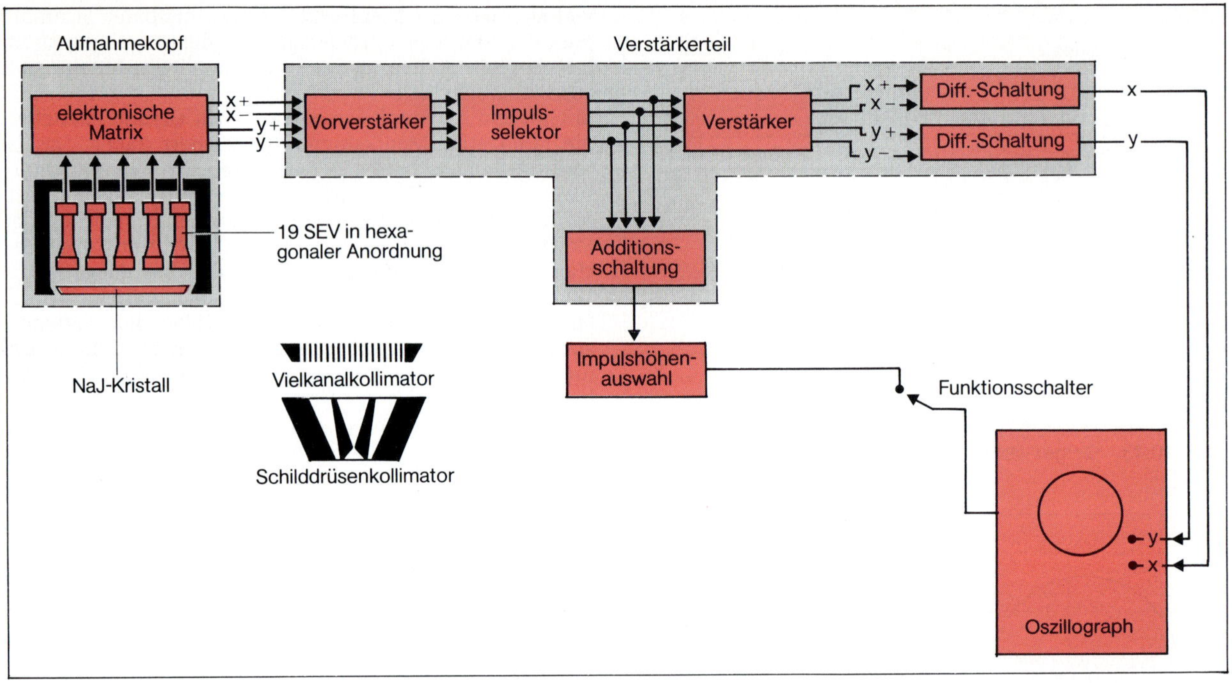


Abb. 20.**46** **Anger-Kamera.** Prinzip der Schaltung.

mit der Gammakamera möglich. Die Verbindung mit einem Bildauswertecomputer erlaubt Bildserien, die als kardiologische Untersuchungen einen hohen Stellenwert haben.

### 20.9.5 Telegammageräte

Nach der technischen Möglichkeit, Stoffe künstlich radioaktiv zu machen, lag es nahe, durch ihre Gammastrahlung die Röntgenstrahlen zu ersetzen. Dies hat für die Strahlentherapie zu großen Erfolgen geführt. Besonders das *Isotop Kobalt-60* hat sich bewährt. Durch seine hohe Energie der Strahlung, die einer Röntgenröhre von 2,5 Millionen Volt entspricht, hat es eine gute Tiefenwirkung. Die Halbwertzeit von 5,3 Jahren erlaubt eine lange Benutzung der Strahlenquelle. Um zu kurzen Bestrahlungszeiten zu kommen, wird eine sehr große Aktivität benötigt. Die gebräuchlichen $^{60}$Co-Quellen liegen bei 3000–5000 Ci (185 TBq).
Diese Aktivität muß natürlich gegen die Umgebung hervorragend abgeschirmt werden, um Patient und Personal zu schützen. In Abb. 20.**47** ist das Prinzip gezeigt. Die Strahlenquelle ist durch den Abschirmkopf völlig abgeschirmt. Nur in Richtung auf den Patienten ist eine kegelförmige Öffnung als Strahlenaustritt vorhanden. Die Größe des Bestrahlungsfeldes wird mit den dicken Schwermetallblenden eingestellt. Diese werden bei Abschaltung des Gerätes völlig geschlossen. Mit Hilfe des Armes ist das Gerät über die Welle drehbar aufgehängt, um auch Bewegungsbestrahlungstechnik und Stehfeldbestrahlungen aus verschiedenen Strahlrichtungen zu ermöglichen.

### 20.9.6 Strahlenschutzverordnung

Wer mit Strahlung umgeht, muß geschützt werden. Der Schutz ist keine Ermessensfrage, sondern gesetzlich geregelt. Die Basis ist die Strahlenschutzverordnung von 1976. Sie verlangt den Nachweis der Fachkunde für diejenigen, die mit Strahlung arbeiten. Von einem *Strahlenschutzbeauftrag-*

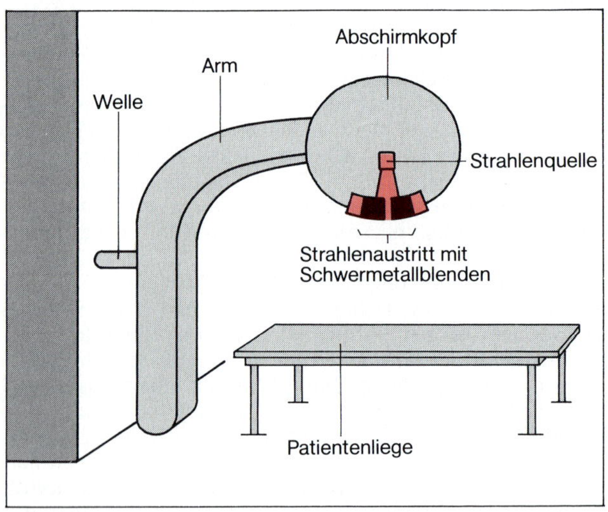


Abb. 20.**47** **Prinzip einer Telegammaanlage.**

*ten* wird gefordert, daß er den Strahlenschutzregeln Geltung verschafft und die Strahlenanwendung beaufsichtigt.

Arbeitsräume, in denen die Möglichkeit einer Personendosisbelastung von mehr als 15 mSv/Jahr (1,5 rem/Jahr) besteht, sind als *Kontrollbereiche* zu kennzeichnen, abzugrenzen und zu sichern. Wenn in Arbeitsräumen pro Jahr mehr als 0,15 rem auftreten können, so sind sie zu Überwachungsbereichen zu erklären. In solchen Räumen dürfen nur Personen arbeiten, die ständig überwacht werden. Sie dürfen nicht mehr als 50 mSv im Jahr (5 rem/Jahr) an Personendosis aufnehmen, und dies auch nicht auf einmal, sondern verteilt auf die 50 Wochen. Bei diesen beruflich strahlenexponierten Personen gilt für Hände, Unterarme und Füße als Dosisgrenzwert 600 mSv im Jahr (60 rem/Jahr).

Die *Überwachung* der Personen erfolgt einmal mit füllfederhalterähnlichen Ionisationskammern, genannt Stabdosimeter, die jederzeit zur Kontrolle der Arbeitsweise ablesbar sind. Die Meßwerte sind täglich aufzuzeichnen. Das amtliche Dosimeter ist das *Filmdosimeter*, mit dem alle beruflich strahlenexponierten Personen überwacht werden müssen. Die Auswertung erfolgt monatlich von einer amtlichen Meßstelle.

Alle beruflich strahlenexponierten Personen werden regelmäßig von einem ermächtigten Arzt (Strahlenschutzarzt) untersucht.

Die an den Kontrollbereich angrenzenden Räume sind zu Überwachungsbereichen zu erklären, wenn Personen im Jahr mehr als 5 mSv (0,5 rem) bei Daueraufenthalt erhalten können.

Die Strahlenschutzverordnung und zugehörige Ausführungsbestimmungen geben klare Richtlinien für den Umgang mit radioaktiven Stoffen und für die Anwendung von Beschleunigern in der Medizin. Für Röntgengeräte gilt die Röntgenverordnung (RöV).

Durch diese Maßnahmen ist sichergestellt, daß der Umgang mit Strahlung heute als absolut ungefährlich angesehen werden kann.

### Weiterführende Literatur

Ewen, K., G. Schmitt: Grundlagen des praktischen Strahlenschutzes. Enke, Stuttgart 1975

Feine, U., K. zum Winkel: Nuklearmedizin, Szintigraphische Diagnostik; 2. Aufl. Thieme, Stuttgart 1980

Felix, R., B. Ramm: Das Röntgenbild einschließlich Computertomographie, Nuklearmedizin, Ultraschall, MRT, Thermographie, Digitale Radiographie, Strahlenbiologie, Strahlenschutz: 3. Aufl. Thieme, Stuttgart 1988

Hellenthal, W.: Physik und ihre Anwendung in der Praxis für Pharmazeuten, Mediziner und Biologen, 3. Aufl. Thieme, Stuttgart 1984

Hug, O.: Medizinische Strahlenkunde. Springer, Berlin 1974

Jaeger, R. G., W. Hübner: Dosimetrie und Strahlenschutz, 2. Aufl. Thieme, Stuttgart 1974

Marsch, F., D. Marsch: Physik für Krankenpflegeberufe, 3. Aufl. Thieme, Stuttgart 1986

Reiser, M., W. Semmler: Magnetische Resonanztomographie. Springer, Berlin 1990

Scherer, E.: Strahlentherapie, 3. Aufl. Thieme, Stuttgart 1981

Schlungbaum, W.: Medizinische Strahlenkunde, 6. Aufl. De Gruyter, Berlin 1978

Schröder, V. G.: Physik für Mediziner. Enke, Stuttgart 1993

Wachsmann, F., G. Drexler: Kurven und Tabellen für die Radiologie. Springer, Berlin 1976

# 21 Biologie und Anatomie des Menschen

M. Schünke

## 21.1 Allgemeine Biologie der Zelle

**Lernziel** In diesem Kapitel erwirbt der Leser die notwendigen Grundkenntnisse zur Morphologie und Biologie der Zelle. Er soll danach den Aufbau und die Funktion der wichtigsten Zellorganellen kennen, den genetischen Code und das Prinzip der Eiweißsynthese verstehen und die formalen Abläufe der Mitose und Meiose erläutern können. Schließlich soll er in der Lage sein, die Mendel-Regeln sinngemäß wiederzugeben.

### 21.1.1 Einleitung

Der Grundbaustein des menschlichen Körpers sowie aller Tiere und Pflanzen ist die einzelne Zelle. Sie ist die kleinste selbständig lebende Einheit und tritt als eigenständiger Organismus in Form von Einzellern (z.B Geißeltierchen und Amöben) auf. Bei den Mehrzellern bilden die Zellen große Verbände und sind funktionelle Einheiten im Rahmen einer übergeordneten Struktur. Bei den einzelligen Organismen wie Bakterien und Pilzen weisen alle Zellen einen identischen Grundbauplan auf. Auch bei Mehrzellern wie Pflanzen, Tieren und Menschen zeigen sie ein in ihrem Grundmuster einheitliches Bild. Es bestehen jedoch große Unterschiede in der Aufgabenvielfalt, und jeder Zelltyp ist darauf spezialisiert, eine besondere Aufgabe im Organismus zu übernehmen. So transportieren z. B. die roten Blutkörperchen (Erythrozyten) Sauerstoff, andere Zellen stehen im Dienst der Erregungsleitung (Nervenzellen) oder dienen der Fortpflanzung (Keimzellen).

Die innerhalb eines Organismus erbrachten Leistungen jeder einzelnen Zelle beruhen auf einer spezifischen genetischen Information. Sie ist in der Zelle in bestimmten Abschnitten der Desoxyribonukleinsäure (DNS) in den Genen gespeichert und besteht aus einem Programm zur Steuerung der Zellvermehrung sowie zur Synthese von Eiweißstoffen. Beide Eigenschaften sind unabdingbar, damit sich aus einer befruchteten Eizelle ein vielzelliger Organismus entwickelt und damit sich aus gemeinsamen Vorläuferzellen so unterschiedlich differenzierte Zellen wie Gehirn-, Lungen-, Muskel- oder Leberzellen entwickeln.

### 21.1.2 Anzahl, Größe, Form und Eigenschaften von Zellen

**Zahl, Größe und Form**. Der menschliche Körper besteht etwa aus 75 x $10^{12}$ Zellen (=75 000 Milliarden), von denen allein 25 x $10^{12}$ als Erythrozyten im Blut vorkommen und somit den am häufigsten vorkommenden Zelltyp darstellen. Von den verbleibenden Zellen entfallen wiederum 25 x $10^{9}$ (=25 000 Millionen) auf das Nervensystem. Bei einer so hohen Zellzahl muß jeder einzelne Baustein mikroskopisch klein sein, und so schwankt die Zellgröße beim Menschen zwischen 5 (z. B. einige Bindegewebszellen) und 150 µm (weibliche Eizellen. Einige Zellen können jedoch zusammen mit ihren Zellfortsätzen eine beträchtliche Länge erreichen, z. B. Nervenzellen, die vom Gehirn zum Rückenmark ziehen und bis zu einem Meter lang sind. Unterschiedlich ist auch die Form von Zellen. Eizellen sind rund, Bindegewebszellen weisen Fortsätze auf und andere wiederum sind spindelförmig (Muskelzellen) oder platt, kubisch oder hochprismatisch (Epithelzellen). Unterschiedliche Größe und Form stehen häufig in engem Zusammenhang mit den Eigenschaften von Zellen. Allen Zellen ist eine Reihe von **Grundeigenschaften** gemeinsam, auch wenn sie im Hinblick auf die Übernahme bestimmter Aufgaben differenziert sind:

**Stoffwechsel und Energiegewinnung**. Jede Zelle besitzt einen Stoffwechsel, über den aufgenommene Stoffe zu zelleigenen, dem Aufbau der Zelle dienenden Verbindungen umgewandelt und in Form von Endprodukten abgegeben werden. So benötigen Zellen zur Aufrechterhaltung ihrer normalen Lebensfunktion Nährstoffe, aus denen sie die nötige Energie für ihre Aufgaben gewinnen. Die chemischen Prozesse zur Energiegewinnung, die sich bei der Umwandlung von Nährstoffen (Fette, Eiweiße und Kohlenhydrate) abspielen, sind in allen Zellen grundsätzlich gleich, genau wie die Abgabe der Endprodukte an die die Zellen umgebende Flüssigkeit.

**Vermehrung und Lebenserwartung.** Mit wenigen Ausnahmen haben fast alle Zellen die Fähigkeit, sich durch Teilung zu vermehren. Diese Eigenschaft wird häufig lebenslang beibehalten und ist Voraussetzung für den Ersatz zugrunde gegangener Zellen bzw. für die Regeneration (Wiederherstellung) von Geweben und Organen nach Verletzungen. So bilden das menschliche Knochenmark stündlich etwa 160 Millionen rote Blutkörperchen und die Keimdrüsen (Hoden) des Mannes etwa 85 Millionen Spermien pro Tag. Eine hohe Zellteilungsrate charakterisiert z. B. auch die Schleimhautzellen des Dünndarms, die eine durchschnittliche Lebensdauer von nur wenigen Stunden aufweisen. Andere Zellen wiederum teilen sich nur in einer bestimmten Entwicklungsphase und bleiben danach lebenslang erhalten, z. B. Nervenzellen und Muskelzellen.

**Reizaufnahme und Reizbeantwortung.** Fast alle Zellen stehen mit ihrer unmittelbaren Umgebung durch spezifische Zelloberflächenstruktuen (z. B. Rezeptoren) in Verbindung und können unterschiedliche Reize aufnehmen, auswerten und beantworten.

Neben diesen Grundeigenschaften besitzen bestimmte Zellen spezifische Eigenschaften, z. B. im Hinblick auf ihre Fähigkeit zur Bewegung (z. B. Abwehrzellen im Bindegewebe, männliche Spermien im weiblichen Genitaltrakt), die Aufnahme und Abgabe von Stoffen (z. B. Aufnahme von Zelltrümmern durch Abwehrzellen, Sekretabgabe von Drüsenzellen) oder die Ausbildung bestimmter Oberflächendifferenzierungen (z. B. Flimmerhaare auf Schleimhautepithelzellen des Atemtraktes, Bürstensaum auf Schleimhautepithelzellen des Dünndarms).

### 21.1.3 Aufbau der Zelle und Zellorganellen

**Grundbauplan.** Bei lichtmikroskopischer Betrachtung einer Zelle erkennt man einen flüssigen Zelleib (Zytoplasma), einen Zellkern (Nucleus) und die umgebende Zellmembran (Plasmalemm). Das Zytoplasma enthält eine Reihe hochorganisierter, oft nur mit einem Elektronenmikroskop sichtbare Körperchen, die als Zellorganellen bezeichnet werden (Abb. 21.**1**). Außerdem enthält es bestimmte formgebende Strukturen (Anteile des Zytoskeletts) sowie zahlreiche Zelleinschlüsse (z. B. Ausgangs- und Endprodukte des Stoffwechsels).

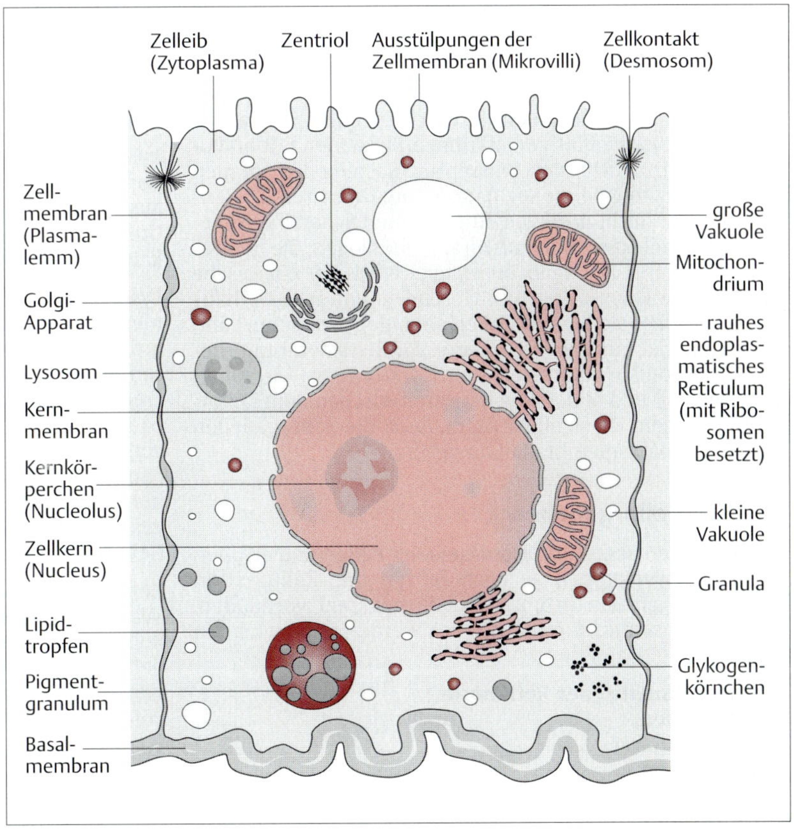


Abb. 21.**1** Vereinfachte Darstellung einer Zelle nach elektronenmikroskopischen Befunden.

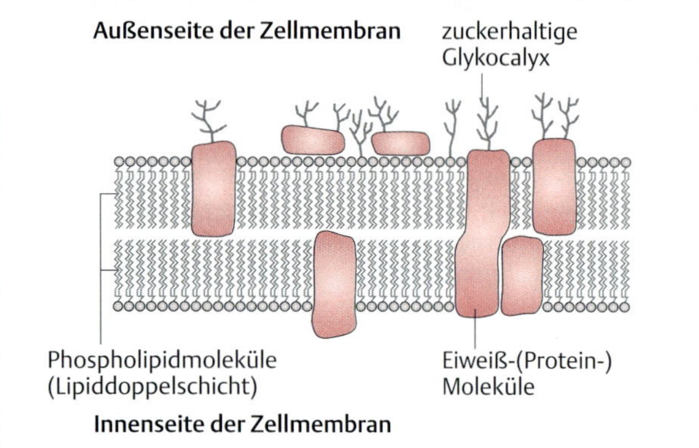


Abb. 21.**2** Schematischer Querschnitt durch eine Zellmembran (nach Leonhardt).

### 21.1.3.1 Zellmembran

Die umgebende Zellmembran hält den flüssigen Zelleib zusammen und zeigt im elektronenmikroskopischen Schnitt einen dreischichtigen Aufbau einer inneren und äußeren Eiweißschicht und einer dazwischenliegenden fettähnlichen Lipidschicht (Abb. 21.**2**). Die mittlere Lipidschicht besteht aus zwei Lagen von Lipidmolekülen (Phospholipide), wobei die einzelnen Moleküle derart angeordnet sind, daß ihre mehr fettlöslichen Anteile (Fettsäuren) einander zugekehrt sind, während die mehr wasserlöslichen Anteile an die Eiweißschichten grenzen. An einigen Stellen sind in die Zellmembran besonders große Eiweißmoleküle eingelagert, die manchmal die gesamte Membran durchsetzen. Diese Eiweißmoleküle haben vielfältige Funktionen. Sie dienen z. B. als Poren für den Durchtritt von Wasser und Salzen oder nehmen als Rezeptorproteine an Regulationsvorgängen teil. Die äußere Eiweißschicht wird von einer dünnen Schicht komplexer Zuckermoleküle (Kohlenhydrate) überzogen, die in ihrer Gesamtheit als Glykokalyx bezeichnet wird. Der chemische Bau der Glykokalyx ist genetisch festgelegt und spezifisch für jede Zelle. Über sie können Zellen einander „erkennen" und miteinander kommunizieren. Diese „Einheitsmembran" hat eine Dicke von 7.5 Nanometer (1 µm [Mikrometer] = 1000 nm [Nanometer]) und bildet eine Barriere zwischen dem Zellinneren und dem Extrazellulärraum. Auch die Zellorganellen sind von Einheitsmembranen umgeben.

### 21.1.3.2 Zellorganellen

Zellorganellen liegen im Zytoplasma der Zellen und erfüllen spezifische Funktionen. Je nach Zelltyp und Zellfunktion sind die Organellen in unterschiedlicher Zahl vorhanden. Folgende wesentliche Zellorganellen werden unterschieden (Abb. 21.**1**):

- **Endoplasmatisches Retikulum,**
- **Ribosomen,**
- **Golgi-Apparat,**
- **Lysosomen,**
- **Zentriolen,**
- **Mitochondrien**

**Endoplasmatisches Retikulum**. Das endoplasmatische Retikulum durchzieht das Zytoplasma in Form von röhren- und bläschenförmigen Strukturen, die von Einheitsmembranen umgeben sind. Es unterteilt das Zellinnere im Sinne einer Kompartimentierung und ermöglicht entlang seiner Hohlräume den intrazellulären Stofftransport. Durch seine große Oberfläche ermöglicht es einen schnellen Ablauf von unterschiedlichen Stoffwechselreaktionen (z. B. Protein- und Lipidsysnthese). An vielen Stellen ist das endoplasmatische Retikulum mit kleinen körnchenartigen Strukturen, den Ribosomen, besetzt (rauhes endoplasmatisches Retikulum). Sie dienen vor allem der Eiweißsynthese (s.u.). Rauhes endoplasmatisches Retikulum findet sich besonders ausgeprägt z.B in Bauchspeicheldrüsenzellen. Fehlen die Ribosomen, so spricht man von glattem endoplasmatischem Retikulum, das z. B. vor allem in hormonproduzierenden Zellen vorkommt. Mit Ausnahme der roten Blutkörperchen besitzen alle Zellen endoplasmatisches Retikulum.

**Ribosomen** stehen im Dienst der Eiweißsynthese und kommen entweder einzeln in Form zusammengelagerter Polyribosomen oder in Verbindung mit dem endoplasmatischen Retikulum vor. Während sie als Polyribosomen an der Produktion von Transportproteinen beteiligt sind, bilden sie im rauhen endoplasmatischen Retikulum zelleigene Proteine (z. B. Enzyme, Strukturproteine).

**Golgi-Apparat**. Der Golgi-Apparat setzt sich aus mehreren Golgi-Feldern zusammen und stellt ebenfalls ein inneres Hohlraumsystem dar, das an der Aufnahme und an der Ausschleusung von Stoffen in Form von membranbegrenzten Sekretvesikeln beteiligt ist. Die Golgi-Felder besitzen eine Aufnahme- und eine Abgabeseite. Vorstufen von Eiweißsekreten wandern aus dem rauhen endoplasmatischen Retikulum zur Aufnahmeseite des Golgi-Feldes, wo sie in Transportvesikel verpackt und über die Abgabeseite aus der Zelle ausgeschleust werden. Eine weitere wichtige Funktion des Golgi-Apparates ist die andauernde Erneuerung der Glykokalyx.

**Lysosomen**. Die mehr oder weniger kugelförmigen Lysosomen sind die Verdauungsorgane der Zelle. Sie enthalten große Mengen von Enzymen, insbesondere saure Hydrolasen und Phosphatasen, mit deren Hilfe sie aufgenommene Fremdkörper oder zelleigene überalterte Organellen abbauen und dem zellulären Stoffwechsel in Form von Ausgangsstoffen wieder zur Verfügung stellen können (Recycling). Die Lysomenmembran schützt intakte Zellen vor einer unkontrollierten Wirkung der lysosomalen Enzyme. In geschädigten Zellen können die freigesetzten Enzyme zur Gewebsautolyse z. B. bei eitrigen Geschwüren beitragen.

**Zentriolen** sind Hohlzylinder mit offenem Ende, deren Wand aus Mikrotubuli aufgebaut ist. Sie spielen eine große Rolle bei der Zellteilung, indem sie ein Fasergerüst von Spindelfasern aufbauen, das im Zusammenhang mit den Bewegungen der Chromosomen steht. Dabei wird offenbar die Polarität der Zelle für die Richtung der Zellteilung bestimmt.

**Mitochondrien**. Mitochondrien sind kleine 2 – 6 µm lange fadenförmige Gebilde, die in wechselnder Menge (wenige bis über tausend) in allen Zellen mit Ausnahme der roten

Abb. 21.**3** Schematische Darstellung der Energieumwandlungsprozesse in einer Zelle.
ATP Adenosintriphosphat
ADP Adenosindiphosphat
P Phosphat
$CO_2$ Kohlendioxid
$O_2$ Sauerstoff
$H_2O$ Wasser

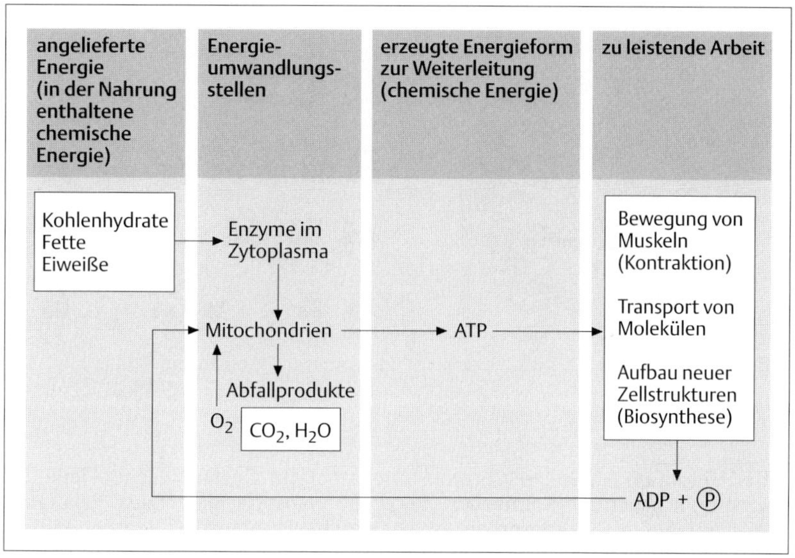


Blutkörperchen vorkommen. Ihre Wände bestehen aus einer inneren und einer äußeren Einheitsmembran, wobei die innere Membran nochmals stark aufgefaltet ist und somit eine große Oberfläche besitzt. Mitochondrien sind die „Kraftwerke" der Zellen, da sie die für alle Stoffwechselprozesse notwendige Energie in Form eines universellen biologischen Brennstoffs, Adenosintriphosphat (ATP), liefern. Die Herstellung von ATP aus den drei Grundnahrungsstoffen, Proteine, Fette und Kohlenhydrate, findet nahezu ausschließlich in den Mitochondrien statt (Abb. 21.**3**), indem im Rahmen eines Verbrennungsprozesses mit Hilfe von Sauerstoff (mitochondriale Atmungskette) die freiwerdende Energie nicht in Form von Hitze, sondern in Form energiereicher Verbindungen (ATP) gespeichert wird.

ATP besteht aus drei chemischen Substanzen, einem stickstoffhaltigen Adenin, dem Zucker Ribose sowie drei Molekülen Phosphat, die untereinander durch energiereiche Verbindungen verknüpft sind (Adenosin-tri-phosphat). Bei Abspaltung eines Phosphatmoleküls wird Energie freigesetzt, und aus dem ATP entsteht ADP (Adenosin-di-phosphat), das unter Energieaufwand in den Mitochondrien wieder in ATP überführt werden kann. Aus den Mitochondrien gelangt ATP zu den energieverbrauchenden Orten innerhalb der Zelle. Es wird unter anderem benötigt für den Transport von Stoffen durch die Zellmembran, für die Synthese von Eiweiß und anderen Zellbestandteilen oder für die Bewegung (Kontraktion) von Muskeln.

### 21.1.3.3 Zellkern

Jede Zelle mit Ausnahme der roten Blutkörperchen besitzt einen Zellkern (Nucleus). Es gibt jedoch auch Zellen mit zwei (manche Leberzellen) und mehr Zellkernen, z. B. Osteoklasten im Knochengewebe (5 – 20) oder Skelettmuskelzellen (über 1000). Zellen ohne Zellkern können sich nicht mehr teilen. Die Zellkerne werden durch zwei Einheitsmembranen vom umgebenden Zytoplasma abgetrennt, stehen aber über Kernporen mit dem endoplasmatischen Retikulum in Verbindung. Innerhalb der Kernmembran liegt meist eine deutliche runde Struktur, das Kernkörperchen (Nucleolus). Bei inaktiven Zellen ist das Kernkörperchen unauffällig, bei stoffwechselaktiven Zellen ist es jedoch stark angeschwollen. Größe und Form des Zellkerns variieren von Zelle zu Zelle. Seine Gestalt kann rund, gelappt oder langgestreckt sein. Außerdem sind Form und Struktur abhängig davon, in welcher Phase des Zellzyklus sich die Zelle befindet. So sieht man in der Phase der Zellteilung fadenförmige Strukturen, die Chromosomen, die zwischen zwei Teilungsphasen, in der Interphase, unsichtbar bleiben.

**Chromosomen und Gene**. Chromosomen sind die Träger der Erbanlagen, die als Gene bezeichnet werden. Menschliche Zellkerne enthalten 46 Chromosomen (diploider Chromosomensatz) in Form von 23 Chromosomenpaaren (23 väterliche und 23 mütterliche Chromosomen) (Abb. 21.**4a**). Die einzelnen Chromosomen lassen sich anhand der Gesamtlänge, der Länge der Chromosomenarme sowie der Lage von Einschnürungen unterscheiden. Auf diese Weise kann man die einzelnen Chromosomenpaare bestimmten Gruppen zuordnen (Aufstellung eines Karyogramms) und sie nach abnehmender Größe von 1 – 22 durchnumerieren (Abb. 21.**4b**). Mit Ausnahme der Geschlechtschromosomen (heterologe Chromosomen = Gonosomen) entsprechen sich mütterliche und väterliche Chromosomen (homologe Chromosomen = Autosomen) in den Erbmerkmalen. Während das weibliche Geschlecht zwei gleich große Geschlechtschromosomen (XX) aufweist, besitzt das männliche Geschlecht ein großes und ein kleines Geschlechtschromosom (XY).

Beim Menschen enthalten 23 Chromosomenpaare etwa zweimal 100000 Erbmerkmale oder Gene. Hierbei kommt jedes Gen zweimal vor, und zwar als mütterliches und als

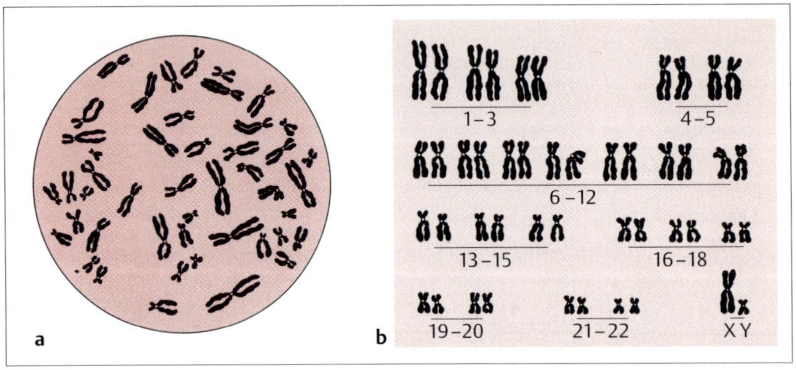


Abb. 21.4 **a** u. **b** Chromosomensatz einer normalen menschlichen Zelle (nach Langman).
**a** Die Chromosomen werden dargestellt und sichtbar gemacht, indem man die Zellen in einem künstlichen Medium kultiviert und anschließend mit einer Colchicinlösung behandelt. Dadurch werden die Mitosen in der Metaphase blockiert. Anschließend werden die Zellen fixiert, auf einem Objektträger ausgebreitet und gefärbt. **b** Anordnung der in **a** dargestellten Chromosomen im Karyogramm nach Gesamtlänge und Lage des Zentromers. Die beiden Geschlechtschromosomen (XY) bestimmen das Geschlecht (männlich).

väterliches Gen (diploider Chromosomensatz). Im Gegensatz hierzu haben die Keimzellen (Ei- und Samenzelle) jeweils nur einen Chromosomensatz (haploider Chromosomensatz). Bei 23 Chromosomen mit 100 000 Merkmalen enthält also jedes Chromosom rund 4400 Gene.

**Aufbau eines Chromosoms**. Man unterscheidet am einzelnen Chromosom zwei Chromosomenarme, die durch eine Einschnürung (Zentromer) verbunden sind (Abb. 21.**5 a**). In den Chromosomenarmen sind während bestimmter Zellteilungsphasen zwei spiralig aufgewundene Chromatiden zu sehen. Jede Chromatide besteht aus einem einzigen kompliziert gefalteten und aufgewundenen doppelsträngigen Riesenmolekül in Form einer Doppelhelix, der Desoxyribonucleinsäure (DNS) (Abb. 21.**5 c**). Sie besteht aus zwei nur etwa zwei millionstel Millimeter dünnen Fäden, die je nach Menge der gespeicherten Information kürzer oder länger sind. Würde man z. B. die DNS aller Chromosomen eines Zellkerns aneinanderreihen, ergäbe sich bei einem Bakterium eine Länge von etwa einem Millimeter, beim Menschen hingegen von über zwei Metern. Die antiparallel (entgegengesetzt) laufenden Fäden verhalten sich wie ein Nega-

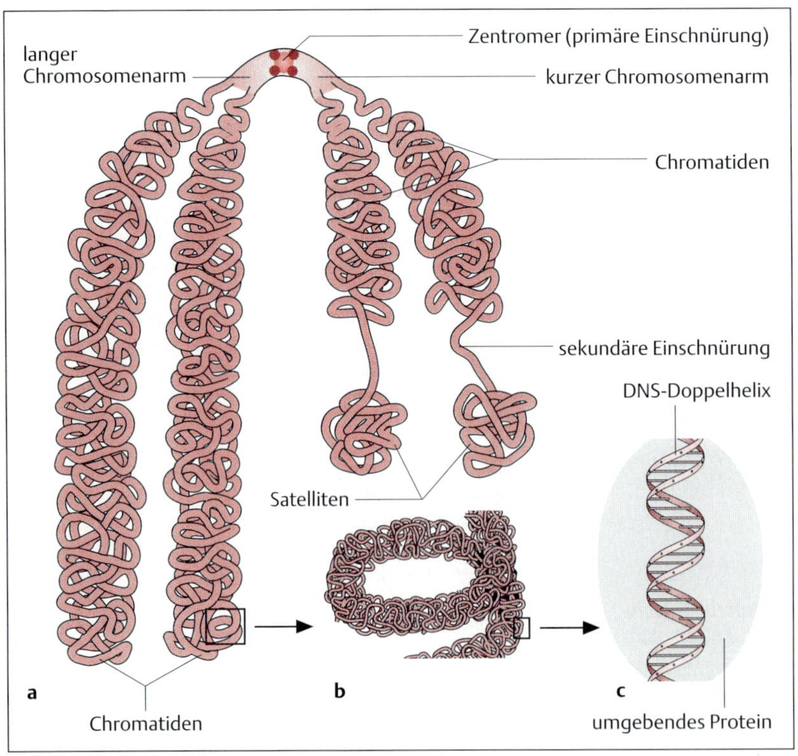


Abb. 21.**5 a–c** Schema eines Metaphasechromosoms (nach Hadorn u. Wehner).
**a** Zentromer (primäre Einschnürung) zwischen den beiden unterschiedlich langen Chromosomenarmen, die aus jeweils zwei Chromatiden bestehen und stark aufgewunden erscheinen (primäre Windungen):
**b** Ausschnitt aus **a** mit feineren Windungen (sekundäre Windungen);
**c** DNS-Doppelhelix als zentrales Element einer Chromatide (DNS = Desoxyribonukleinsäure).

tiv zu seinem Positivabzug. Sie winden sich um eine gedachte Achse und sind mit einer verdrehten Strickleiter zu vergleichen (Doppelhelix).
Die DNS enthält vier verschiedene Bausteine, die meist in wechselnder Reihenfolge angeordneten Nukleotide. Die Bausteine der DNS sind die Nukleotide (Abb. 21.**6**). Sie bestehen aus einer Base (Adenin, Thymin, Cytosin oder Guanin) sowie einem Zucker (Desoxyribose) und sind über saure Phosphatbrücken miteinander verbunden. Die 4 Basen ermöglichen die Bildung von 4 verschiedenen Nukleotiden. Verglichen mit einer Strickleiter, bilden die Zucker- und Phosphatsäureeinheiten die Holme und die Basen die Sprossen der Leiter. Dabei verhalten sich je zwei gegenüberliegende Basen wie Nut und Feder. Aufgrund chemischer Wechselwirkungen bilden stets Adenin und Thymin sowie Guanin und Cytosin ein Basenpaar.
Beim Menschen enthalten 23 Chromosomenpaare die gesamte Erbsubstanz in Form der Desoxyribonucleinsäure. Die DNS oder DNA (englisch: deoxyribonucleic acid) läßt sich in einzelne Abschnitte, Gene oder Erbfaktoren, unterteilen und hat drei wichtige Funktionen:

1. Speicherung der genetischen Information (genetischer Code)
2. Übertragung der Information für die Biosynthese von Eiweißen (Proteinbiosynthese)
3. identische Verdopplung (Replikation) der genetischen Information bei der Zellteilung.

**Genetischer Code**. Die genetische Information für den Aufbau von Eiweißen folgt aus Art und Anordnung von Aminosäuren. Die Verschlüsselung dieser Erbinformation, der genetische Code, ist durch die Anordnung der vier Basen innerhalb der DNS gekennzeichnet und in allen Lebewesen gleich. In ähnlicher Weise wie die sinnvoll aneinandergereihten Buchstaben des Alphabets den Informationsgehalt eines Textes ausmachen, bestimmt die wechselnde Aufeinanderfolge der verschiedenen Basen den spezifischen Informationsgehalt der Gene für den Bauplan von Millionen unterschiedlicher Eiweißmoleküle.
Jeweils drei Basen bilden in unterschiedlicher Kombination eine definierte Informationseinheit, ein Wort -auch Triplett oder Codon genannt –, das in eine der zwanzig in Eiweißen vorkommenden Aminosäuren übersetzt werden muß. So bildet beispielsweise die Anordnung der Basen Guanin (G), Adenin (A) und Thymin (T) – kurz GAT – die Information für die Aminosäure Asparaginsäure, AAG wiederum für die Aminosäure Lysin. Somit ergeben sich bei vier Bausteinen $4^3$ (4 mal 4 mal 4 = 64) Kombinationsmöglichkeiten (Informationseinheiten = Wörter). Von diesen werden 61 als Anweisung für die Bildung von Eiweißen benutzt, die übrigen Tripletts signalisieren Anfang und Ende eines Eiweißmoleküls bzw. eines Gens.

**Proteinbiosynthese**. In allen Organismen erfüllen Proteine lebensnotwendige Aufgaben. Als Bau- und Betriebsstoffe gehören sie zu den wichtigsten Bestandteilen der Zelle. Einige von ihnen, wie z. B. das Kollagen in den Binde- und Stützgeweben, übernehmen wichtige Aufgaben beim Aufbau und verleihen dem Organismus seine Struktur. Andere, wie z. B. das Myosin der Muskelzellen, ermöglichen die Verkürzung (Kontraktion) von Muskeln und damit die Bewegung. Wiederum andere Proteine transportieren Sauerstoff (das Hämoglobin der roten Blutkörperchen) oder wirken als Schutz- und Abwehrstoffe im Immunsystem (Antikörper). Von besonderer Bedeutung sind solche Proteine, die als Biokatalysatoren (Enzyme) die Stoffwechselprozesse im Organismus stimulieren. Mit Hilfe der Enzymproteine wird alles, was eine Zelle braucht, um lebensfähig zu sein (z. B. Fette und Kohlenhydrate) synthetisiert.
Betrachtet man die genetische Information als biologischen Datenspeicher, so muß die Information jederzeit abrufbar sein und bei Bedarf durch einen biochemischen Mechanismus innerhalb der Zelle aus dem Zellkern an den Ort der Eiweißbiosynthese (Ribosomen) übertragen werden. Zu diesem Zweck wird im Zellkern der genetische Code durch die ähnlich aufgebaute, jedoch einsträngige Ribonucleinsäure (RNS) abkopiert (Abb. 21.**7**), ein Vorgang, den man als Überschreibung oder Transkription bezeichnet. Die RNS bringt

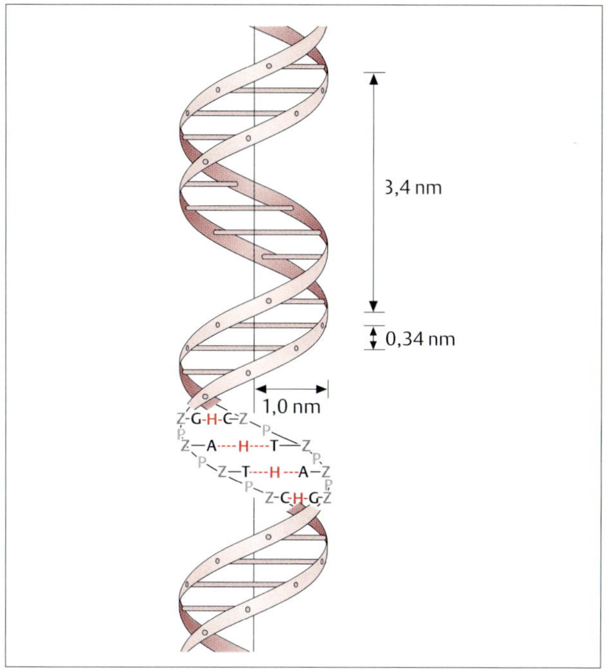


Abb. 21.**6** Aufbau eines DNS-Moleküls. Die Doppelhelix besteht aus den Basen Adenin (A), Thymin (T), Cytosin (C) und Guanin (G), dem Zucker Desoxyribose (Z) und aus sauren Phosphatresten gebildeten Phosphatbrücken (P). Eine der Basen bildet jeweils mit dem Zucker (Z) und einem Phosphatrest (P) ein Nukleotid. Verglichen mit einer Strickleiter, bilden die Zucker- und Phosphatsäureeinheiten die Holme und die Basen die Sprossen der Leiter. Aufgrund chemischer Wechselwirkungen bilden stets Adenin (A) und Thymin (T) sowie Guanin (G) und Cytosin (C) Basenpaare, die jeweils untereinander über Wasserstoffbrückenbindungen (H) verbunden sind. Die Abstände zwischen den einzelnen Sprossen und der Radius der Doppelspirale sind in Nanometer (nm) angegeben (1 nm = 1 milliardstel Meter = $10^{-9}$ m).

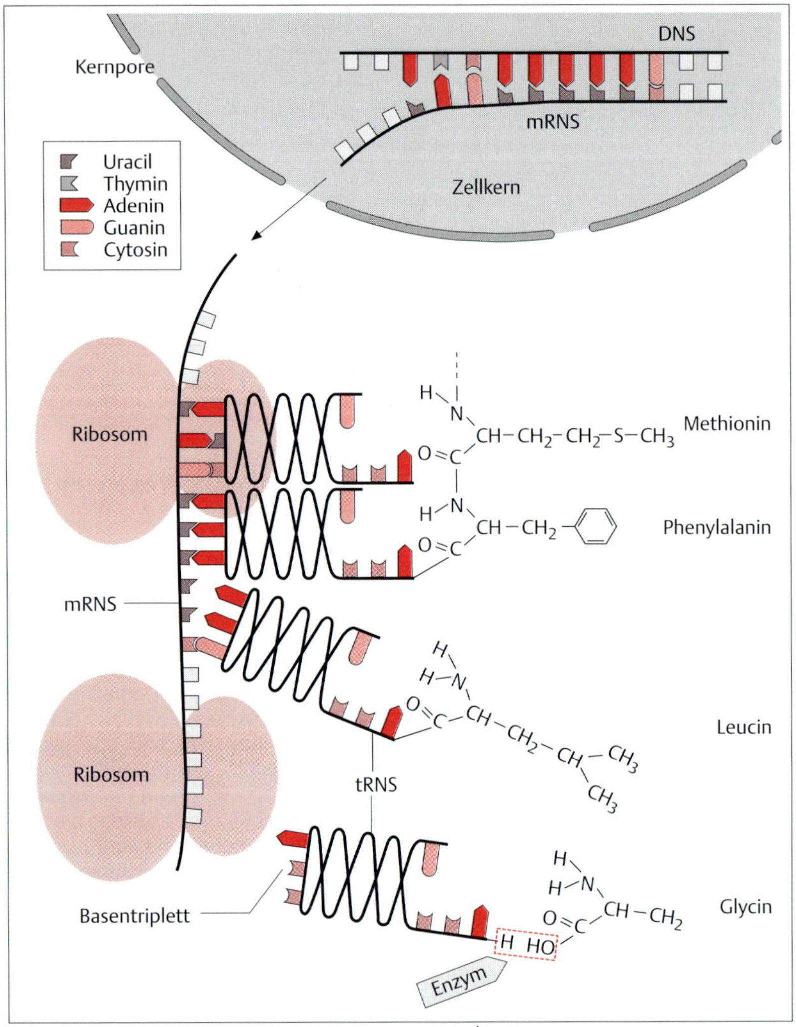


Abb. 21.**7** Vereinfachte Darstellung der Proteinsynthese einer Zelle. Informationsübertragung der Bauanweisung für ein Protein durch Kopierung (Transkription) der einsträngigen DNS mit Hilfe einer mRNS (innerhalb der mRNS ist die Base Thymin durch die Base Uracil ersetzt). An der Oberfläche der Ribosomen anschließend Aufbau des Proteinmoleküls (Translation) mit Hilfe von tRNS-Molekülen, die entsprechend ihrer Basensequenz (Triplett) spezifisch einzelne Aminosäuren, z. B. Leucin, Glycin oder Methionin, im Zytoplasma binden und sie zu den Ribosomen transportieren. Mit Hilfe von Enzymen und ATP werden die einzelnen Aminosäuren zu einem Proteinmolekül (Polypeptidkette) zusammengebaut (nach Nultsch).

diese Botschaft zu den Ribosomen des endoplasmatischen Retikulums und wird daher auch als Botschafter-RNS oder m-RNS (im Englischen messenger = Bote) bezeichnet. Sie setzt sich wie die Desoxyribonucleinsäure aus Nucleotiden zusammen, enthält jedoch anstelle des Thymins die Base Uracil und anstelle des Zuckers Desoxyribose die Ribose.

Andere, relativ kurze RNS-Moleküle, die ebenfalls im Zellkern synthetisiert werden, binden jeweils eine der im Zytoplasma vorhandenen Aminosäuren und transportieren diese zu den Ribosomen, auf denen die m-RNS mit den kopierten Basentripletts sitzt. Diese kurzen RNS-Moleküle werden daher auch als t-RNS (Transport oder Transfer) bezeichnet und sind für jeweils eine Aminosäure und das dazugehörende Triplett auf der m-RNS spezifisch. Auf diese Weise werden entsprechend der Abfolge der Tripletts auf der m-RNS die verschiedenen Aminosäuren mit Hilfe von Enzymen zu einer Proteinkette verknüpft (Abb. 21.**7**). Die dabei freiwerdenden t-RNS-Moleküle können nun im Zytoplasma wieder mit der gleichen Aminosäure beladen werden. Dieser Vorgang, den man auch als Übersetzung oder Translation bezeichnet, setzt sich so lange fort, bis das komplette Eiweißmolekül synthetisiert ist. Je nach Art des Proteins hat die Eiweißkette eine unterschiedliche Länge (wenige bis mehrere hundert Aminosäuren) und kann sich im weiteren Verlauf durch chemische Wechselwirkungen zu einem dreidimensional funktionstüchtigen Eiweißmolekül auffalten.

**Verdoppelung des genetischen Materials (Replikation).** Die Struktur der DNS-Einzelstränge ermöglicht bei der Zellteilung eine identische Verdoppelung. Hierbei trennen sich die Basenpaare der Doppelhelix wie ein Reißverschluß in der Mitte (Abb. 21.**8**), und an jedem Einzelstrang wird ein exakt komplementärer Strang synthetisiert. Auf diese Weise entsteht eine Kopie der beiden Einzelstränge des ursprünglichen Moleküls. Durch die identische Verdoppelung der DNS, die Replikation, erfolgt die Übertragung der Erbinformation auf die Nachkommen.

### 21.1.4 Zellteilung

Die Verdoppelung (Replikation) der DNS und die damit verbundene Weitergabe der genetischen Information auf die beiden Tochterzellen geht jeder Zellteilung (Mitose) voraus und findet in der Interphase statt. Als *Interphase* bezeichnet man das Stadium zwischen zwei Zellteilungen. Es ist die Arbeitsphase der Zelle. Durch Verdopplung des genetischen Materials während der Interphase entstehen Chromosomen mit zwei Chromatiden. Damit sind die Voraussetzungen für eine mitotische Zellteilung geschaffen. Als Zeichen ihrer Verdoppelung weisen die Chromosomen einen Längsspalt auf. Durch zunehmende Spiralisierung verkürzen und verdicken sich die Chromosomen. Nach erfolgter Zellteilung entspiralisieren sich die Chromosomen und erfahren während der nun folgenden Interphase eine erneute Autoreduplikation.
Mitotische Zellteilungen lassen aus einer befruchteten Eizelle einen Organismus heranwachsen. Sie sind Voraussetzung für die physiologische Zellerneuerung und führen zur Regeneration des Gewebes nach Verletzungen. Mit Ausnahme weniger Zellen (Nervenzellen, Herz-und Skelettmuskelzellen) geht die Teilungsfähigkeit während des gesamten Lebenszyklus nicht verloren. Allerdings ist die Teilungsfähigkeit von Zellen unterschiedlich ausgeprägt. In der Regel sind Mitosen in hochdifferenzierten Geweben seltener.

**Ablauf der Mitose.** Im Verlauf einer Zellteilung (Abb. 21.**9**), die sich einer Interphase (inter = zwischen) anschließt, lassen sich verschiedene Mitosestadien unterscheiden:

- Prophase (pro = vor),
- Metaphase (meta = inmitten),
- Anaphase (ana = aufwärts),
- Telophase (telos = Ende, Ziel).

Mit Beginn der *Prophase* rundet sich die Zelle ab, und im Kern

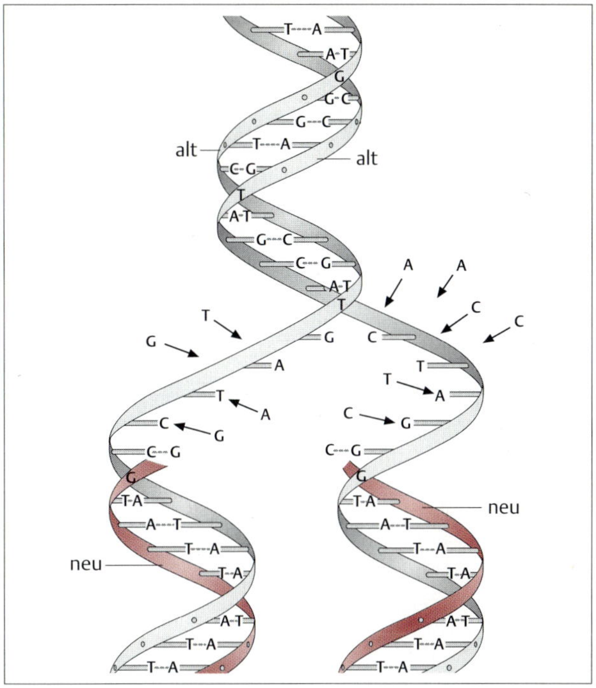


Abb. 21.**8** Doppelhelix der DNS und ihre Verdopplung (Replikation). Öffnung des doppelsträngigen DNS-Moleküls nach Art eines Reißverschlusses und Bildung von zwei neuen, vollkommen identischen DNS-Molekülen. Die alten Stränge sind grau, die neugebildeten rot dargestellt (Zucker-Phosphorsäure-Kette als Band; A = Adenin, T = Thymin, C = Cytosin, G = Guanin; freie Nukleotidbausteine mit Pfeilen gekennzeichnet) (nach Hadorn u. Wehner).

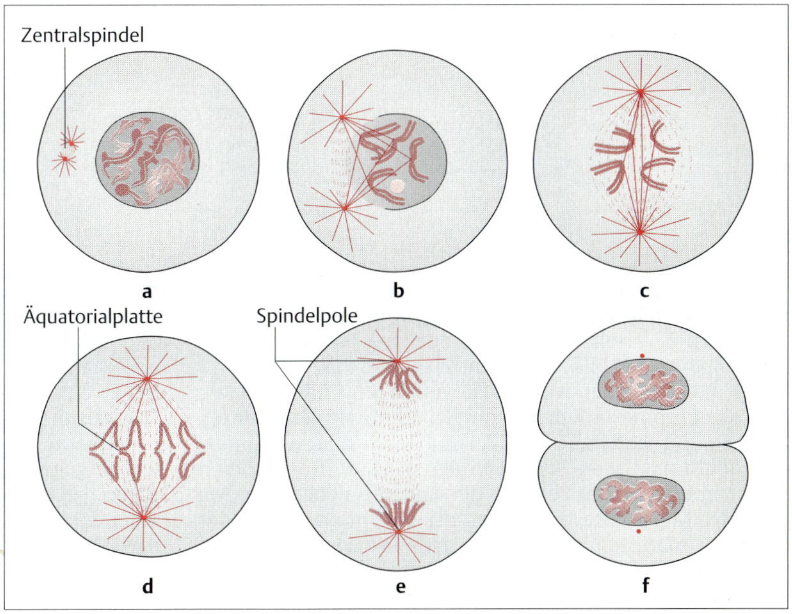


Abb. 21.**9 a–f** Schema der Zellteilung (Mitose) (nach Hadorn u. Wehner).
**a** Prophase: Chromosomen im Kern werden durch Spiralisierung sichtbar, und der Spindelapparat bildet die Zentralspindel aus;
**b** frühe Metaphase: Streckung der Zentralspindel und Wanderung der Chromosomen in Richtung Äquatorialplatte;
**c** späte Metaphase: die Aufteilung der Chromosomen in jeweils zwei Chromatiden ist deutlich sichtbar, Anordnung im Äquator der Spindel ist abgeschlossen;
**d** u. **e** Anaphase: Auseinanderrücken der Tochterchromosomen in Richtung der Spindelpole;
**f** Telophase: Entspiralisierung der Chromosomen, Ausbildung einer Kernmembran und Durchschnürung des Zelleibs.

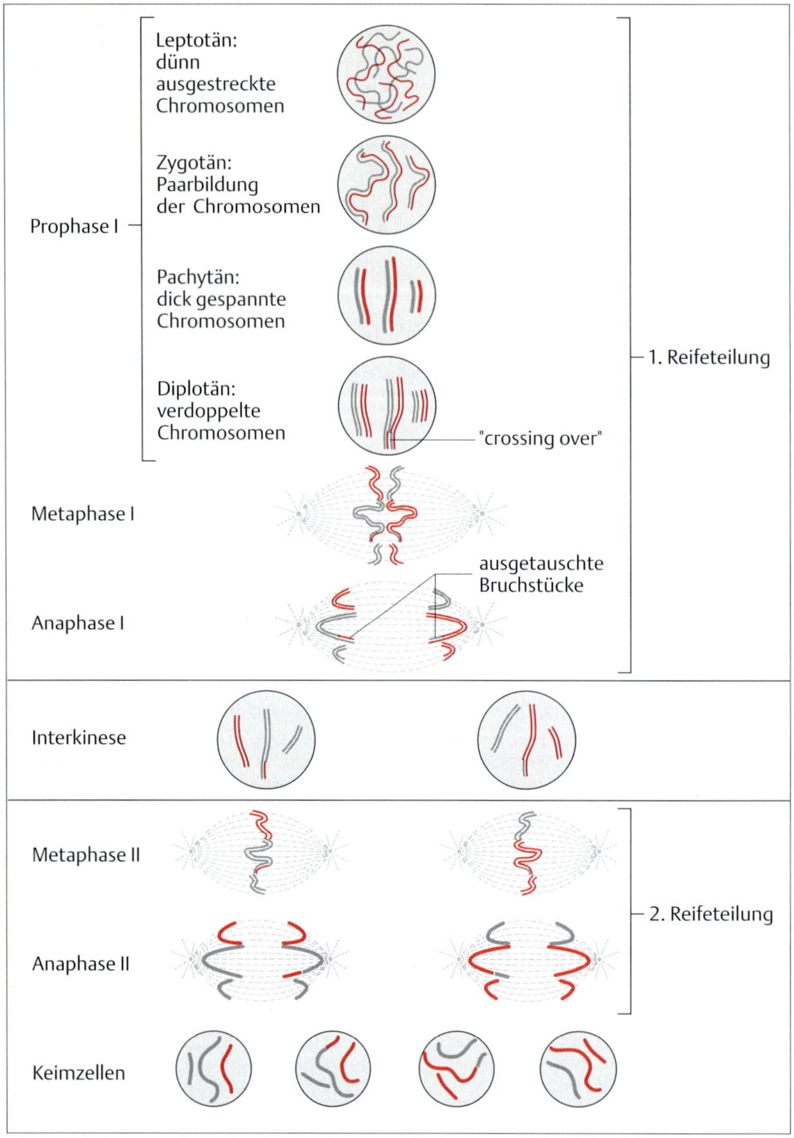


Abb. 21.**10** Schema der Reifeteilung (Meiose). Aus Gründen der besseren Übersicht ist der Ablauf der beiden Reifeteilungen an einer Keimzelle mit drei Chromosomenpaaren beispielhaft dargestellt (rote Chromosomen = väterlich, graue Chromosomen = mütterlich). Im Pachytän der Prophase der 1. Reifeteilung werden die Chromatiden sichtbar, väterliche und mütterliche Chromosomen lagern sich aneinander und bilden eine Tetrade (zwei Chromosomen mit jeweils zwei Chromatiden). Dabei überlagern sich väterliche und mütterliche Chromatiden teilweise, und beim Auseinanderweichen kommt es zum Austausch von Bruchstücken („crossing over"). In der Metaphase der 1. Reifeteilung erfolgt die Trennung der homologen (väterlichen und mütterlichen) Chromosomen, die nach dem Zufallsprinzip auf die beiden Tochterzellen verteilt werden. Es entstehen zwei haploide Tochterzellen mit einem einfachen Chromosomensatz. In der 2. Reifeteilung erfolgt in Form einer mitotischen Zellteilung die Trennung der beiden Tochterchromatiden, und es entstehen am Schluß der 1. und 2. Reifeteilung vier haploide Geschlechtszellen.

erscheinen die Chromosomen als knäuelförmige, fädige Strukturen. Gleichzeitig verschwindet die Kernmembran und die beiden Zentriolen rücken auseinander. Sie wandern zu den Zellpolen und bilden die Zentralspindel aus.

In der nun folgenden Metaphase verkürzen und verdicken sich die Chromosomen, die beiden Chromatiden werden sichtbar und sie sind in Größe und Form deutlich unterscheidbar. Im weiteren Verlauf ordnen sich die Chromosomen zwischen den beiden Polen in der Äquatorialebene an. Am Ende der Metaphase haben sich die Chromosomen in der Äquatorialplatte so angeordnet, daß ihre jeweiligen Einschnürungen (Zentromere) zur Mittelachse gerichtet sind. Aufgrund der sternförmigen Anordnung aus Sicht der beiden Pole nennt man diese Anordnung einen „Monaster" (griechisch: Einzelstern).

Mit Beginn der *Anaphase* wandern die Chromatiden (Chromosomenhälften) der einzelnen Chromosomen auseinander, und es entstehen zwei sternförmige Figuren, sog. „Diaster" (Doppelsterne). Durch die Wanderung jeweils einer Chromosomenhälfte (Tochterchromatide) zu jeweils einem der beiden entgegengesetzten Pole wird das gesamte genetische Material identisch auf beide Tochterzellen verteilt.

In der anschließenden *Telophase* versammeln sich die Chromatiden, die jetzt die Chromosomen der beiden Tochterzellen bilden, in der Nähe des Zentriols, entspiralisieren sich und werden wieder unsichtbar. Mit Bildung einer neuen Kern-

membran sind zwei neue Interphasekerne entstanden. Nachfolgend kommt es zur endgültigen Durchschnürung des Zellleibs, und in aller Regel entstehen zwei gleich große eigenständige Tochterzellen.
Durchschnittlich dauert eine Mitose etwa 60 Minuten, wobei die Anaphase mit etwa 3 Minuten die kürzeste Phase darstellt.

### 21.1.5 Reduktions- oder Reifeteilung

Eine besondere Form der Zellteilung stellt die Reduktions- oder Reifeteilung (Meiose) dar. Als Vorbereitung für die spätere Befruchtung müssen die männlichen und weiblichen Keimzellen ihren Chromosomensatz halbieren (haploider Satz), damit bei der Vereinigung von Ei- und Samenzelle wieder ein normaler doppelter (diploider) Chromosomensatz entsteht. Diesen Vorgang bezeichnet man als Meiose. Er umfaßt zwei Zellteilungsschritte: die 1. und 2. Reifeteilung. Kurz vor der ersten Reifeteilung verdoppeln die männlichen und weiblichen Geschlechtszellen wie bei der Mitose ihre DNS, so daß jedes Chromosom zwei identische Chromatiden aufweist. Bei der Meiose dauert die Prophase der 1. Reifeteilung sehr viel länger als die Prophase bei der Mitose, bei männlichen Keimzellen in der Regel 24 Tage und bei weiblichen, aufgrund einer eingeschalteten Ruhephase (Diktyotän), u. U. mehrere Jahrzehnte (S. 428). Die Prophase gliedert sich in vier Phasen: ein Leptotän, ein Zygotän, ein Pachytän sowie ein Diplotän (Abb. 21.**10**).
**1. Reifeteilung**. Im Leptotän der Prophase werden die Chromosomen als feine Fäden sichtbar und lagern sich im anschließenden Zygotän paarweise zusammen (Chromosomenpaarung). Hierbei liegen immer die entsprechenden (homologen) mütterlichen und väterlichen Chromosomen der Länge nach dicht aneinander. Da jedes einzelne Chromosom zwei Chromatiden enthält, bestehen die Chromosomenpaare aus vier Chromatiden, zwei mütterlichen und zwei väterlichen. Diese Vierergruppe bildet eine Tetrade, die im Pachytän der Prophase besonders deutlich in Erscheinung tritt. In der nun folgenden Phase, dem Diplotän, beginnen die homologen Chromosomen sich zu trennen. Hierbei kann es durch Überkreuzungen (Chiasmata) und Verklebungen parallel nebeneinanderliegender homologer väterlicher und mütterlicher Chromatiden zu einem Austausch homologer Stücke kommen („crossing over").
In der nachfolgenden Metaphase I ordnen sich, ähnlich wie bei der Mitose, die Chromosomen in der Äquatorialplatte an. Während der Anaphase I wird die Trennung der homologen Chromosomen unter Vermittlung des Spindelapparates beendet. Die Telophase beendet die 1. Reifeteilung. Die beiden Tochterzellen haben jetzt nur jeweils die Hälfte der Chromosomen der Ausgangszelle, wobei jedoch die einzelnen Chromosomen noch aus zwei Chromatiden bestehen.
**2. Reifeteilung**. Nach einer kurzen Phase, in der die DNS nicht mehr verdoppelt wird (Interkinese), schließt sich die 2. Reifeteilung an. Diese Reifeteilung läuft wie eine ganz normale mitotische Zellteilung ab, d. h. in der Anaphase V werden die beiden Chromatiden der jeweiligen Chromosomen getrennt und auf zwei Tochterzellen verteilt. Dies bedeutet, daß nach Halbierung des doppelten Chromosomensatzes während der 1. Reifeteilung die haploiden Tochterzellen während der 2. Reifeteilung ihre DNS-Menge wieder halbieren.
**Ergebnis der beiden Reifeteilungen = reife Geschlechtszellen**. Aus den beiden Teilungsschritten der Meiose gehen also insgesamt vier Tochterzellen (reife Geschlechtszellen) hervor, bei denen sowohl die Zahl der Chromosomen als auch die DNS-Menge auf die Hälfte reduziert worden ist. Außerdem sind ihre Chromosomen aufgrund des „crossing over" **umgebaut** und durch die zufällige Verteilung der beiden homologen Chromosomen auf die beiden Tochterzellen während der 1. Reifeteilung neu **kombiniert**. In dieser Durchmischung von genetischem Material liegt die eigentliche biologische Bedeutung der Meiose.

### 21.1.6 Mendel-Regeln

Richtet man sein Augenmerk nun nicht auf die Summe aller Erbanlagen, sondern verfolgt die Weitergabe bestimmter einzelner Erbanlagen von Generation zu Generation, so ergeben sich aus dem Verteilungsmechanismus der Chromosomen während der Reifeteilungen bestimmte Regeln. Diese Regeln wurden von dem Augustinerpater Mendel bereits im Jahre 1866 bei Kreuzungsversuchen mit Erbsen erkannt, ohne daß er etwas über die Prozesse der Reifeteilungen wußte. Sie werden daher heute meist als Mendel-Regeln bezeichnet.
Voraussetzung für eine Erkennung der Verteilungsregeln der Erbanlagen ist es allerdings, daß man für die notwendigen Kreuzungsexperimente reinerbige Organismen verwendet. Denn nur in reinerbigen Organismen kommt es nicht zu der oben geschilderten vielfältigen und daher verwirrenden Durchmischung der Keimzellen. Alle Keimzellen reinerbiger Organismen enthalten die gleichen Erbanlagen.
Bei den meisten Organismen, wie auch beim Menschen, beginnt die Entwicklung mit der Verschmelzung von Eizelle und Samenzelle. Wenn bestimmte Erbanlagen, z. B. die Erbanlagen für blaue Augen und blonde Haare, sowohl in der Eizelle als auch in der Samenzelle vorliegen, so ist der sich aus der Verschmelzung dieser Zellen entwickelnde Mensch reinerbig (homozygot) für diese Erbanlagen. Wenn dieser Mensch wieder Keimzellen bildet, so werden sie stets trotz aller Erbgutmischung die Erbanlagen für blaue Augen und blonde Haare enthalten, denn andere Erbanlagen für diese Eigenschaften stehen ihm nicht zur Verfügung.
Der Gegensatz zur Reinerbigkeit (Homozygotie) ist die Gemischterbigkeit (Heterozygotie). Gemischterbig (heterozygot) ist ein Mensch dann, wenn er z. B. aus der Verschmelzung einer Eizelle mit Erbanlagen für blaue Augen und blonde Haare und einer Samenzelle mit Erbanlagen für braune Augen und schwarze Haare hervorgeht. Dieser Mensch wird dann braune Augen und schwarze Haare haben.
Dieses einfache Beispiel zeigt, daß es Erbanlagen gibt, die im gemischterbigen Zustand vorherrschen und andere, die im gemischterbigen Zustand nicht zur Auswirkung kommen, also unterdrückt werden. Erstere nennt man dominante, letztere rezessive Erbanlagen. Neben der Alternative „vorherrschend oder dominant" bzw. „unterdrückt oder rezessiv" gibt es auch noch eine Zwischenform der Ausprägung von Erbmerkmalen, den intermediären Erbgang (interme-

diär = Zwischenformen bildend). Ein bekanntes Beispiel hierfür liefern Kreuzungen zwischen bestimmten Pflanzen mit weißen Blüten und Partnern mit roten Blüten. In der ersten Tochtergeneration werden in diesem Fall nicht weiße oder rote, sondern rosa Blüten gebildet.
Unabhängig davon, ob sich in gemischterbigen Organismen, die aus einer Kreuzung reinerbiger Eltern hervorgingen, bestimmte Erbanlagen dominant oder intermediär ausbilden, wirken sie sich in allen Geschwistern der ersten Generation ($F_1$-Generation) gleichartig aus.
Es gilt also die Uniformitätsregel: Wenn aus einer Kreuzung zwischen reinerbigen Eltern in der ersten Generation gemischterbige Kinder entstehen, so sind in diesen die erblichen Merkmale einheitlich ausgeprägt. Erst in der Nachkommenschaft der gemischterbigen Kinder 2. oder $F_2$-Generation treten in bestimmten Prozentsätzen neben den dominanten auch rezessive Erbanlagen wieder in Erscheinung (Spaltungsregel). Das geschieht dadurch, daß die dominanten und rezessiven Erbanlagen für bestimmte Merkmale während der Reifeteilungen der Keimzelle voneinander getrennt werden.
Nur in den Fällen, in denen eine Eizelle und eine Samenzelle mit der rezessiven Anlage für ein bestimmtes Merkmal zusammentreffen, entstehen Nachkommen, in denen sich die rezessiven Erbanlagen auswirken können. Blauäugige und blonde Kinder können also nur entstehen, wenn beide Eltern diese rezessiven Erbanlagen enthalten. Sind beide Eltern hierfür reinerbig, werden alle Kinder blauäugig und blond sein. Ist ein Elternteil oder sind beide Eltern gemischterbig für diese Merkmale, so hat nur ein gewisser Prozentsatz der Kinder diese Merkmale. Ist ein Elternteil dagegen reinerbig für die dominanten Erbanlagen, braunäugig und schwarzhaarig, so wird kein Kind blaue Augen und blonde Haare haben.
Diese Regeln ergeben sich aus den Verteilungsmechanismen der Erbanlagen auf den Chromosomen während der Reifeteilungen und dem zufälligen Zusammentreffen von Eizelle und Samenzelle mit dominanten oder rezessiven Erbanlagen für ein bestimmtes Merkmal. Sie gelten natürlich nicht nur für die Vererbung der Augen- oder Haarfarbe, die wir hier als einfaches, anschauliches Beispiel gewählt haben, sondern für die Verteilung aller erblich fixierten Merkmale. Da wir beim Menschen kaum reinerbige Individuen finden, ist die Verteilung bestimmter Merkmale in der Generationsfolge in der Regel recht komplex, und es bedarf stets einer erbbiologischen Analyse, um eindeutige Schlüsse über die Erblichkeit bestimmter Merkmale, ihre dominante oder rezessive Eigenschaft und ihre Verteilung in bestimmten Generationen erlangen zu können.

## 21.2 Gewebe

**Lernziel** In diesem Abschnitt wird der Leser die verschiedenen Gewebe und Beispiele für ihre Aufgaben kennenlernen. Er sollte danach die einzelnen Gewebe charakterisieren und die wichtigsten zellulären und extrazellulären Anteile erklären können.

### 21.2.1 Definition und Einteilung

Gewebe sind Verbände gleichartig differenzierter Zellen und ihrer Abkömmlinge, den Interzellularsubstanzen. Sie üben eine Tätigkeit oder mehrere Tätigkeiten aus. Man unterscheidet herkömmlicherweise vier Gewebearten:

- Epithelgewebe,
- Binde- und Stützgewebe,
- Muskelgewebe,
- Nervengewebe.

### 21.2.2 Epithelgewebe

Innerhalb der Epithelgewebe unterscheidet man im Hinblick auf die im Vordergrund stehenden Leistungen die oberflächenbildenden Epithelien, die Drüsenepithelien und die Sinnesepithelien.

**Funktion.** Alle Epithelien sitzen einer dünnen Basalmembran (Glashaut) auf, die dem Epithel mechanischen Halt gibt. Als oberflächenbildende Epithelien bedecken sie äußere und innere Oberflächen des Körpers, bieten ihm Schutz (Protektion) und setzen den Körper durch Stoffausscheidung (Sekretion) und Stoffaufnahme (Resorption) mit der Umwelt in Verbindung. Als Drüsenepithelien produzieren sie Stoffe (Sekrete), die sie über Ausführungsgänge an innere oder äußere Körperoberflächen abgeben (exokrine Drüsen) oder die direkt, ohne Vermittlung eines Ausführungsganges, ins Blut gelangen, z. B. als Hormone (endokrine Drüsen). Als Sinnesepithelien sind sie am Aufbau von Sinnesorganen beteiligt und vermitteln Sinnesempfindungen, z. B. als Netzhaut im Auge.

**Gestalt und Anordnung.** Nach der Gestalt unterscheidet man Plattenepithel, isoprismatisches (kubisches) und hochprismatisches (Zylinder-)Epithel und aufgrund der Anordnung (Schichtenbildung) einschichtiges, mehrschichtiges und mehrreihiges Epithel (Abb. 21.**11**). Bei mehrschichtigen Epithelien erfolgt die Benennung immer nach der Gestalt der obersten Zellschicht, z. B. mehrschichtiges Plattenepithel. Mehrreihige Epithelien sind dadurch charakterisiert, daß alle Epithelzellen der Basalmembran aufsitzen, aber nicht alle die freie Oberfläche erreichen, z. B. zweireihiges Flimmerepithel der Atemwege. Eine besondere Form des mehrreihigen Epithels stellt das Übergangsepithel der ablei-

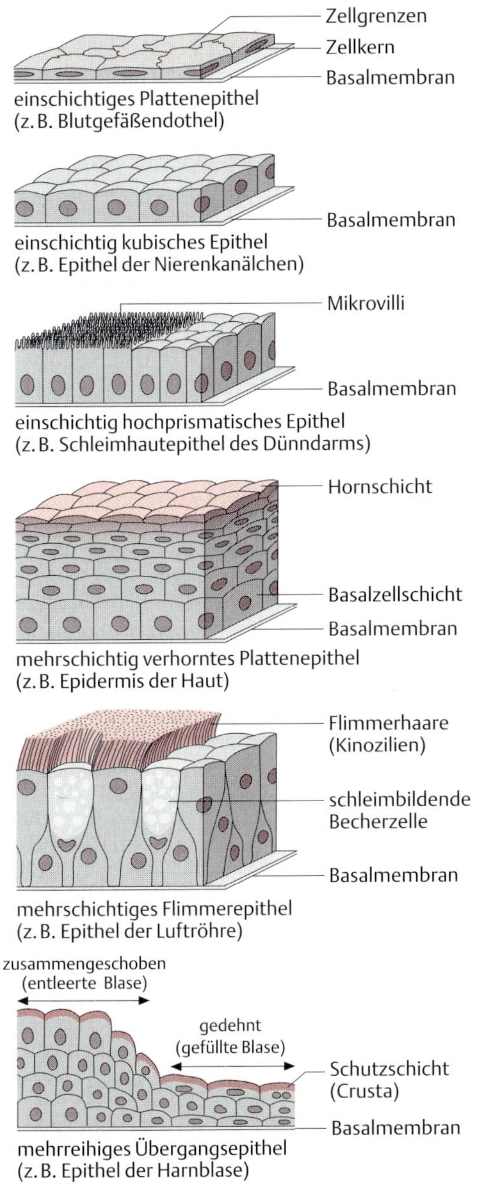


Abb. 21.**11** Form und Anordnung von Epithelzellen.

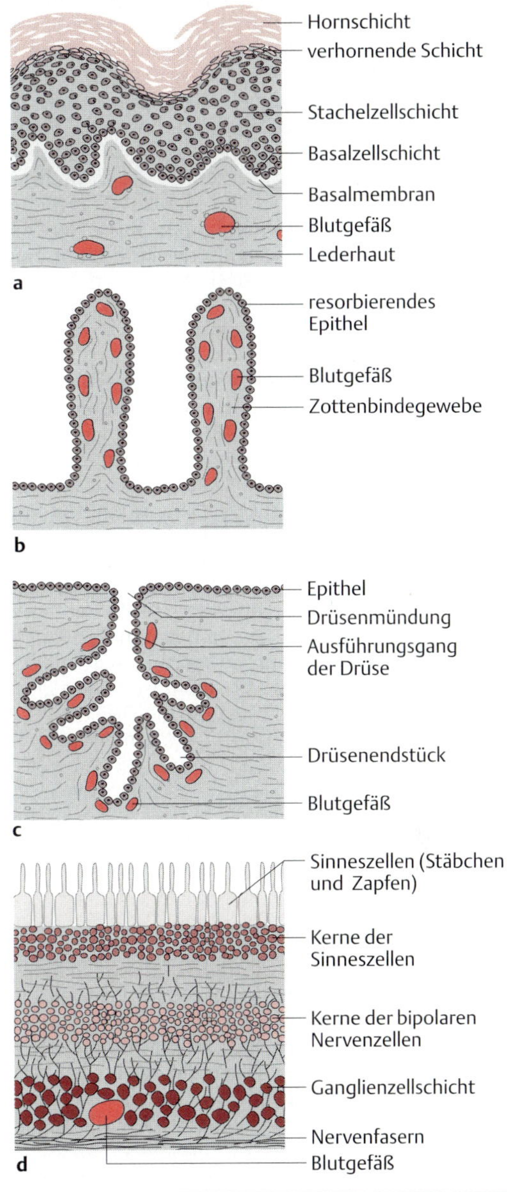


Abb. 21.**12 a–d** Beispiele unterschiedlicher Epithelfunktionen.
**a** Epidermis der Haut; **b** Dünndarmzotten;
**c** exokrine Drüse; **d** Netzhaut im Auge.

tenden Harnwege dar, das sich z. B. bei der Harnblase erheblichen Oberflächenveränderungen anpassen kann.

**Oberflächendifferenzierung.** Besondere Oberflächendifferenzierungen einzelner Epithelzellen stehen in unmittelbarem Zusammenhang mit der Funktion. Resorbierende und sezernierende Epithelzellen besitzen an ihrer Oberfläche häufig charakteristische fingerförmige Ausstülpungen der Plasmamembran (Mikrovilli), die eine starke Oberflächenvergrößerung hervorrufen (Abb. 21.**11**). Dieser sog. Bürstensaum beschleunigt im Dünndarm die Aufnahme von Nahrungsbestandteilen und dient z. B. in der Gallenblase durch Resorption von Flüssigkeit der Eindickung der Galle. Eine besondere Form der Zellausstülpungen stellen die Stereozilien dar, die schmaler als Mikrovilli und häufig in dichten Büscheln auf der Zelloberfläche angeordnet sind. Im Nebenhodengang dienen sie ebenfalls Resorptions- und Sekretionsvorgängen. Sind die Zellfortsätze eigenbeweglich, spricht man von Kinozilien. Sie kommen z. B. am respiratorischen Epithel des Atemtraktes vor, wo eine Zelle zwischen 200 und 300 Kinozilien trägt (Abb. 21.**11**). Durch koordinierte wellenartige Bewegung verteilen die Kinozilien Schleim auf der Epitheloberfläche und können somit einen gerichteten Flüssigkeitsstrom erzeugen. Beim mehrschichtig verhornten Plattenepithel der Haut sind die obersten Zellschichten abgestorben und bilden somit eine schützende Hornschicht gegenüber äußeren Einflüssen. Auch im Übergangsepithel der Harnblase sind die oberflächennahen Zellmembranen durch eine Verdichtung bestimmter Eiweißsubstanzen (Crusta) vor dem Einfluß des aggressiven Harns geschützt (Abb. 21.**11**).

**Drüsen- und Sinnesepithelien** stellen innerhalb der Epithelgewebe besonders spezialisierte Vertreter dar (Abb. 21.**12 c**). Drüsenzellen können als Einzelzellen innerhalb von Epithelzellen (z. B. Becherzellen im Dickdarm) oder in Form epithelialer Organe (Schweißdrüsen, Speicheldrüsen, Tränendrüsen, Bauchspeicheldrüse) vorkommen. Die von den Drüsen gebildeten Substanzen (Sekrete) werden häufig nicht am Ort ihrer Entstehung benötigt, sondern werden im Falle der exokrinen Drüsen über Ausführungsgänge an den Ort ihrer Wirksamkeit transportiert. Fehlt ein spezieller Ausführungsgang, wie z. B. bei den hormonproduzierenden Drüsen (Schilddrüse, Hirnanhangsdrüse), wird das Sekret direkt an das Blut abgegeben, um auf diesem Weg an seinen Bestimmungsort zu gelangen (endokrine Drüsen).

Sinneszellen innerhalb von Epithelverbänden dienen der Reizaufnahme (Sinnesfunktion), wobei die auftreffenden Reize (Licht, chemische Stoffe, mechanischer Druck, Schmerzen) in elektrische Signale umgewandelt und als Erregung in der Nervenfaser weitergeleitet werden (Abb. 21.**12**, Beispiel: Licht = Sinneszellstäbchen und -zapfen).

### 21.2.3 Binde- und Stützgewebe

Binde- und Stützgewebe (Knorpel- und Knochengewebe) sind äußerlich recht verschieden. Sie gehören aber dennoch aufs engste zusammen, weil sie beide gemeinsamen Ursprungs sind. Sie entstehen aus dem Mesenchym, einem embryonalen Bindegewebe. Während Epithel-, Muskel- und Nervengewebe hauptsächlich aus zelligen Strukturen bestehen, gibt es im Binde- und Stützgewebe Zellen und zwischenzellige Substanzen (Interzellularsubstanz), die flüssig, halbflüssig oder fest sein können. Beide sind am Aufbau von Binde- und Stützgewebsstrukturen in qualitativ und quantitativ unterschiedlicher Weise beteiligt. Je weniger die Stützfunktion ausgeprägt ist, um so mehr tritt die Stoffwechselfunktion in den Vordergrund.

#### 21.2.3.1 Bindegewebe

**Bindegewebszellen.** In dem Raum, den das Bindegewebe einnimmt, liegen einerseits die „fixierten Bindegewebszellen", die Fibroblasten (Fibrozyten), welche die zwischenzelligen Substanzen (Grundsubstanz und Bindegewebsfasern) produzieren. Andererseits findet man hier freie Zellen, die aus den Blutgefäßen ausgetreten sind und größtenteils dem

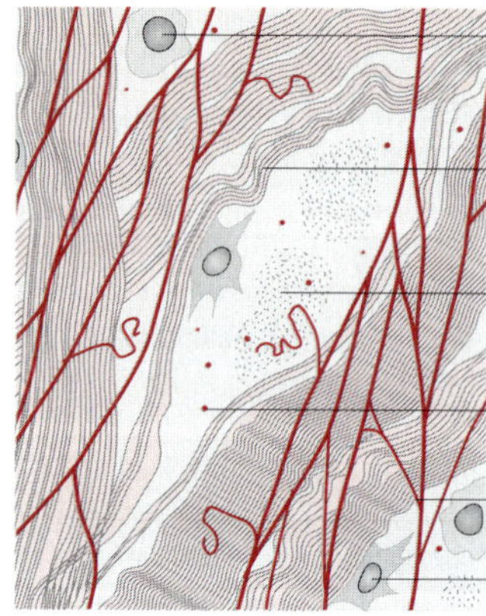


Abb. 21.**13** Lockeres Bindegewebe.

Abwehrsystem angehören. Diese „freien Bindegewebszellen" sind nicht ortsständig, sondern können sich aufgrund ihrer amöboiden Eigenbeweglichkeit innerhalb des Bindegewebes fortbewegen. Nach heutiger Auffassung entstammen alle freien Bindegewebszellen dem embryonalen Mesenchym und stellen Formen der weißen Blutkörperchen (Leukozyten) dar, die aus der Blutbahn in das Bindegewebe eingewandert sind (Kap. 21.5).

**Zwischenzellsubstanz (Extrazellulärmatrix).** Die unterschiedliche Ausbildung der Interzellularsubstanzen macht den Bindegewebsraum einerseits zur Transitstrecke zwischen Blutgefäßen und Organen (Grundsubstanz), andererseits zum Bindegewebe (Bindegewebsfasern). Die Grundsubstanz (Extrazellulärmatrix) besteht im wesentlichen aus interstitieller Flüssigkeit, Proteoglykanen und Glykoproteinen. Proteoglykane verleihen der interstitiellen Flüssigkeit visköse bis feste Eigenschaften. Sie sind aufgrund ihrer Wasserbindungseigenschaften z. B. für die elastische Formbeständigkeit des Gelenkknorpels und für die Durchsichtigkeit der Hornhaut (Cornea) verantwortlich. Glykoproteine kommen unter anderem an der Zelloberfläche als Glykokalyx (Abb. 21.**2**) und als Bestandteile der Basalmembran vor. Sie haben z. T. mechanische Aufgaben (Zell-Extrazellulärmatrix-Haftung) und bilden wahrscheinlich eine regulierende Stofftransportschranke zwischen interstitiellen Räumen und anliegenden Zellen.

Bei den Bindegewebsfasern unterscheidet man im wesentlichen drei unterschiedliche Typen: Retikulinfasern, elastische Fasern und Kollagenfasern. *Kollagenfasern* sind zugfest und entstehen unter Zugbeanspruchung (Sehnen, Bänder), *Retikulinfasern* sind biegungselastisch und bilden z. B. im Lymphknoten und in der Milz das Grundgerüst in Form räumlicher Netze, *elastische Fasern* sind zugelastisch und können auf das 1 1/2fache reversibel gedehnt werden (Blutgefäße).

##### Funktion

**Bindefunktion** (1) lockeres zwischenzelliges (interstitielles) Bindegewebe (Abb. 21.**13**), das als Stroma innerhalb von Organen die spezifischen Gewebsanteile miteinander ver-

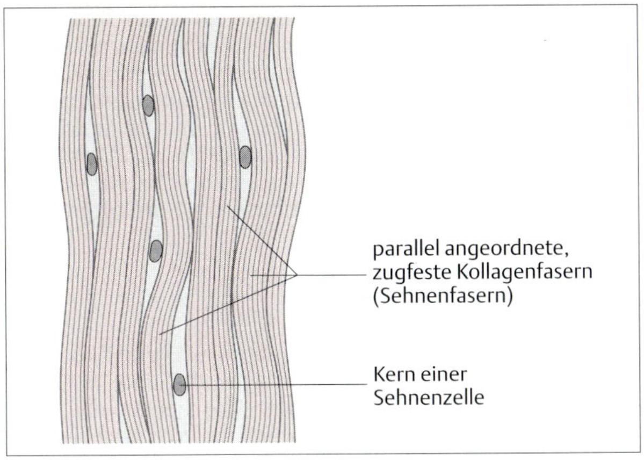


Abb. 21.**14** Straffes parallelfaseriges Bindegewebe einer Sehne.

bindet bzw. Nerven und Gefäße in ihre Umgebung einbaut und fixiert. Darüber hinaus dient es als Wasserspeicher und Verschiebeschicht, (2) straffes, faserreiches Bindegewebe, bei dem die Zellen mengenmäßig in den Hintergrund treten und der Faseranteil überwiegt. Man unterscheidet straffes geflechtartiges und straffes parallelfaseriges Bindegewebe (Abb. 21.**14**). Innerhalb des geflechtartigen Bindegewebes verlaufen die Kollagenfasern in Bündeln, die ein filzartiges Geflecht bilden, z. B. Organkapseln, Lederhaut, harte Augenhaut (Sklera), harte Hirnhaut (Dura mater). Beim straffen parallelfaserigen Bindegewebe werden die Kollagenfasern unter dem Einfluß von Zugkräften (Kraftübertragung vom Muskel auf den Knochen) einer makroskopisch sichtbaren Ausrichtung (Abb. 21.**15 a, b**) unterworfen, z. B. Sehnen und Aponeurosen = flächenhafte Sehnen.

**Stoffwechselfunktion.** Während der Stoffwechsel in erster Linie von den Zellen übernommen wird, erfolgt der Stoffaustausch innerhalb der Interzellularsubstanz. Die aus dem Blut austretenden Nährstoffe diffundieren über die Interzellularsubstanz zu den Zellen. Das Bindegewebe dient somit der Nährstoffverteilung. Entsprechend gelangen die Ausscheidungsstoffe von den Zellen über das Bindegewebe zu den abführenden Blutkapillaren und den Lymphgefäßen.

**Wasserhaushalt.** Ein Großteil der extrazellulären Flüssigkeit befindet sich in den Spalträumen des lockeren Bindegewebes, in denen große Wassermengen gespeichert werden können. Bei Nieren- und Herzerkrankungen können z. B. abnorme Wasseransammlungen im Gewebe zu Ödemen führen.

**Wundheilung.** Wunden verheilen unter Bildung von Bindegewebe (Granulationsgewebe), das später in derbes Narbengewebe übergeht.

**Abwehr.** Einzelne spezialisierte Bindegewebszellen, z. B. weiße Blutkörperchen, sind für die Abwehr von Krankheitskeimen und Fremdkörpern verantwortlich. Sie haben die Fähigkeit zur Phagozytose (Aufnahme von geformten Bestandteilen in das Zellinnere) und unterstützen durch Bildung von Antikörpern die körpereigene Abwehr.

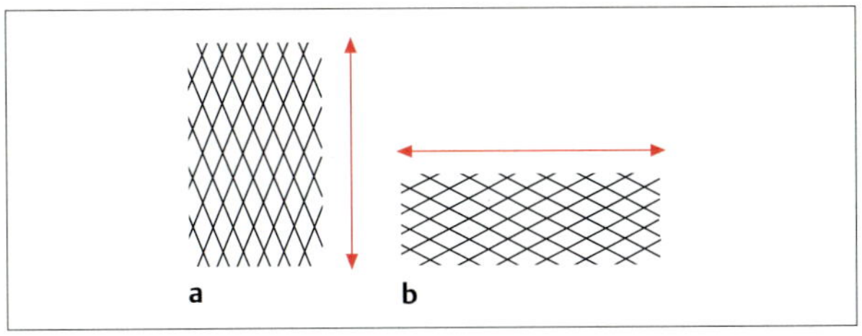


Abb. 21.**15 a** u. **b** Scherengitterstruktur zugfester Kollagenfasern.
**a** Im gedehnten und
**b** im ungedehnten Zustand.

### Retikuläres Bindegewebe

Das retikuläre Bindegewebe steht formal dem embryonalen Bindegewebe, dem Mesenchym, sehr nahe. Es besteht aus speziellen Bindegewebszellen, den Retikulumzellen, und netzartig angeordneten Retikulumfasern, den Gitterfasern (Abb. 21.**16**). Retikuläres Bindegewebe bildet z. B. das Grundgerüst von lymphatischen Organen (Milz, Lymphknoten), wobei die Maschenräume mit „freien Zellen" angefüllt sind (Zellen der Abwehr, z. B. Lymphozyten, Kupffer-Zellen der Leber). Im Knochenmark befinden sich zwischen dem räumlich angeordneten Verband von Retikulumfasern Blutbildungszellen. Auf diese Weise bildet das retikuläre Bindegewebe mit den „freien Zellen" eine Funktionsgemeinschaft. Retikulumfasern kommen jedoch auch sonst im lockeren Bindegewebe und in Eingeweideorganen (z. B. Leber, Niere) vor, ohne das man im eigentliche Sinne von retikulärem Bindegewebe spricht. So umspinnen die Retikulumfasern die glatten und quergestreiften Muskelfasern und verbinden sie zu einem einheitlichen Ganzen.

### Fettgewebe

Fettgewebe kann man als spezialisierte Form des retikulären Bindegewebes ansehen. Fettzellen (Lipozyten oder Adipozyten) speichern Fettsubstanzen, die durch Pinozytose aus dem Blut aufgenommen werden oder aus Kohlenhydra-

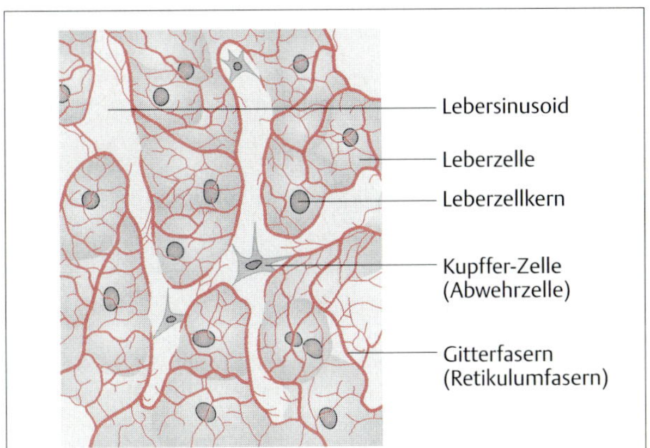


Abb. 21.**16** Retikulumfasern in der Leber.

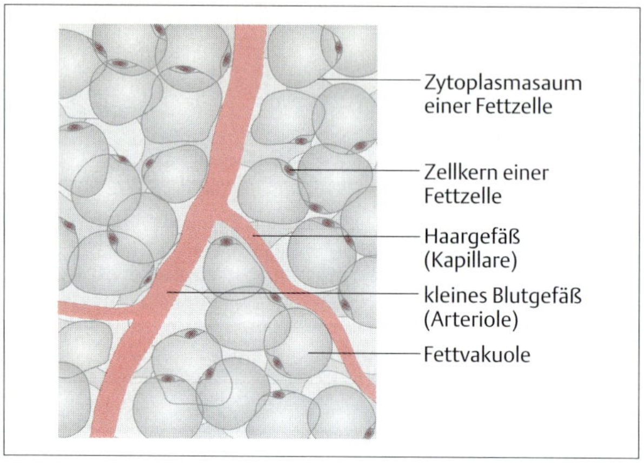


Abb. 21.**17** Fettgewebe.

ten (Zuckern) in den Zellen direkt gebildet werden. Dadurch verlagert sich ihr stark abgeplatteter Zellkern an den äußeren Rand und liegt in einem dünnen Zytoplasmasaum (Abb. 21.**17**). Das Fettgewebe hat mechanische Aufgaben, dient als Kaloriendepot und dem Wärmeschutz.

**Speicherfett.** Mit einem doppelt so hohen Brennwert wie Kohlenhydrate oder Eiweiße ist Fett ein hervorragender Kalorienspeicher. Das lockere Bindegewebe in der Umgebung von Blutgefäßen im Unterhautbindegewebe z. B. nimmt bei Überangebot Fett auf, das im Hungerzustand wieder abgebaut werden kann. Die Zellen überleben aber und können erneut Fett speichern. Neueren Vorstellungen zufolge soll die Zahl der bereits in früher Kindheit erworbenen (ausgebildeten) Fettzellen zeitlebens als potentieller Fettspeicher erhalten bleiben.

**Baufett.** Im Gegensatz zum Speicherfett dient das Baufett als Polstermateraial (z. B. Fußsohle, Handteller, Gesäß, der Fettkörper der Augen und der Wangen) und ist als normaler Bestandteil des Körpers notwendig. Es wird erst in fortgeschrittenem Hungerzustand eingeschmolzen und der Kalorienbildung zugeführt (tiefliegende Augen, eingefallene Wangen).

**Braunes Fettgewebe.** Eine besondere Form des Fettgewebes ist das wegen seiner zahlreichen Mitochondrien mit hohem Zytochromgehalt dunkler aussehende braune Fettgewebe. Es kommt beim Neugeborenen vor allem in der Gegend zwischen den Schulterblättern vor und ist in den ersten Lebensmonaten ein wichtiges Depot für die Wärmebildung. Beim Erwachsenen wird es kaum noch, bei Nagetieren aber regelmäßig beobachtet (Erhöhung der Körpertemperatur nach dem Winterschlaf).

### 21.2.3.2 Stützgewebe

Als typische Stützgewebe gelten das Knorpel- und Knochengewebe. Dazu kommen das Chordagewebe und, als hoch spezialisiertes und extrem hartes Knochengewebe, das Zahngewebe. Sie enthalten vorwiegend kollagene Fasern und besitzen damit die Zugfestigkeit von Bindegewebsstrukturen. Durch besondere Ausbildung der extrazellulären Matrix beim Knorpel und durch Einlagerung von Kalksalzen beim Knochen wird zusätzlich ihre Druckfestigkeit erhöht.

#### Chordagewebe

Das Chordagewebe ist ähnlich gebaut wie das Fettgewebe. Der Zellinhalt besteht jedoch nicht aus Fett, sondern aus Flüssigkeit. Es kommt beim Menschen wie auch bei Wirbeltieren als „Chorda dorsalis", dem embryonalen primitiven Achsenorgan, vor. Die prall gefüllten Zellen geben ihr eine elastische Festigkeit, ähnlich einem straff aufgeblasenen Schlauch. Beim Erwachsenen sind möglicherweise Teile der Zwischenwirbelscheiben (Nucleus pulposus) Reste des Chordagewebes.

#### Knorpelgewebe

Knorpelgewebe kommt vorwiegend im Skelett und in den Luftwegen vor. Kennzeichnend für das Knorpelgewebe sind die Knorpelzellen (Chondrozyten), die mehr oder weniger abgerundet und in kleinen Gruppen, ohne miteinander Kontakt zu haben, in der Knorpelgrundsubstanz (Extrazellulärmatrix) liegen. In Abhängigkeit von Art und Menge an Fasern unterscheidet man hyalinen Knorpel, elastischen Knorpel und Faserknorpel (Abb. 21.**18 a–c**). Alle drei Arten von Knorpel sind beim Erwachsenen frei von Blutgefäßen. Ihre Versor-

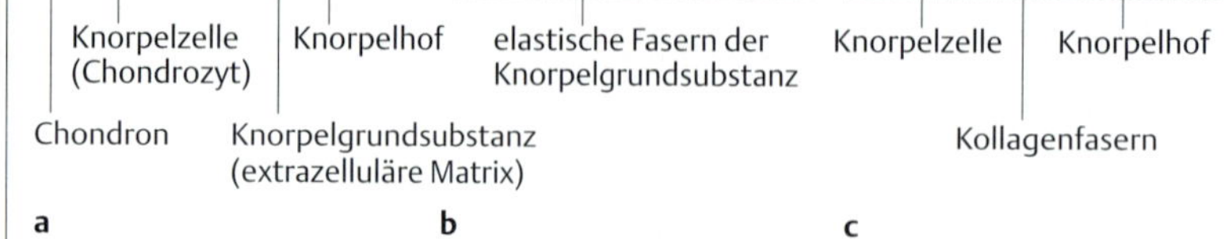


Abb. 21.**18 a–c** Verschiedene Knorpelgewebe.
**a** Hyaliner Knorpel; **b** elastischer Knorpel; **c** Faserknorpel

gung mit Nährstoffen erfolgt durch Diffusion entweder von einer gefäßführenden Knorpelhaut (Perichondrium) oder, im Falle des hyalinen Gelenkknorpels, direkt durch die Gelenkflüssigkeit (Synovia). Knorpel zeichnet sich durch eine hohe Druckfestigkeit aus, ist viskoelastisch verformbar und besitzt einen hohen Widerstand gegenüber Scherkräften.

**Hyaliner Knorpel** sieht in frischem Zustand bläulich-milchig aus und wird wegen seiner durchscheinenden Beschaffenheit als glasartig bezeichnet (Abb. 21.**18a**). Er überzieht die Gelenkflächen, bildet den Rippenknorpel, einen Teil der Nasenscheidewand, das Kehlkopfskelett und die Spangen der Luftröhre sowie der großen Bronchien. Während der Embryonalperiode wird der größte Teil des späteren knöchernen Skeletts knorplig vorgebildet, beim Heranwachsenden bestehen die Epiphysenfugen (Wachstumsfuge) innerhalb der Röhrenknochen aus hyalinem Knorpel, der erst nach Abschluß des Wachstums durch Knochen ersetzt wird. Die Regenerationsfähigkeit des hyalinen Gelenkknorpels ist gering. Neuer Knorpel kann aber ausgehend vom Perichondrium (Knorpelhaut) gebildet werden. Fehlt die Knorpelhaut, wie z. B. beim hyalinen Gelenkknorpel, kann nach Zerstörung (entzündliche und degenerative Gelenkerkrankungen) kein funktionsfähiger Knorpel mehr aufgebaut werden.

**Elastischer Knorpel** enthält zusätzlich zu den Strukturen des hyalinen Knorpels elastische Fasernetze (Abb. 21.**18b**), die netzartig um die Chondrozyten verlaufen und in das angrenzende Perichondrium einstrahlen. Er hat wegen der elastischen Fasern ein gelbliches Aussehen und kommt beim Menschen nur in der Ohrmuschel, in Teilen des Kehlkopfskeletts, im Kehldeckel (Epiglottis) sowie in der Gehörtrompete (Tuba auditiva) vor.

**Faserknorpel.** Der Faser- oder Bindegewebsknorpel enthält gegenüber dem hyalinen Knorpel deutlich mehr Kollagenfasern (Abb. 21.**18c**) und findet sich überall dort, wo Sehnen oder Bänder auf Druck beansprucht werden, so z. B. in den Zwischenwirbelscheiben (Anulus fibrosus) und in den Gelenkzwischenscheiben (Diskus und Meniskus).

### Knochengewebe

Das Knochengewebe ist als Baumaterial der Knochen bzw. des Skeletts das Hauptstützgewebe des Knochens. Der ausdifferenzierte Knochen ist nach dem Zahnmaterial die härteste Substanz des Körpers. Er besitzt eine hohe Druck- und Zugfestigkeit und ist außerordentlich widerstandsfähig gegenüber Biegebeanspruchung. Der Knochen wird, mit wenigen Ausnahmen (im Bereich des Gelenkknorpels), von einer Knochenhaut (Periost) überzogen, von der z. B. nach einer Knochenfraktur die Knochenbruchheilung ihren Ausgang nimmt.

**Knochenzellen und Interzellularsubstanz.** Die Knochenzellen (Osteozyten) haben lange Ausläufer und sind über diese netzartig untereinander verbunden. Sie werden allseitig von Knochengrundsubstanz (Extrazellulärmatrix) eingeschlossen, die in bezug auf Zusammensetzung und Anordnung einige Besonderheiten aufweist. Die Extrazellulärmatrix ist reich an Kollagenfasern, die in einer mit anorganischen Salzen (Kalksalze, vor allem Calciumphosphat und Calciumcarbonat) angereicherten Grundsubstanz verlaufen. Sie besteht zu 20 – 25% aus Wasser, zu 25 – 30% aus organischer und zu ca. 50% aus anorganischer Substanz. Die Mineralien sind in kristalliner Form eingelagert und verleihen dem Knochen seine große physikalische Härte. Seine biologische Plastizität erlangt der Knochen aufgrund seiner außerordentlich guten Gefäßversorgung, die einen intensiven Stoffwechsel ermöglicht. Das starre und äußerst harte Knochenmaterial ist eine lebende Substanz, die sich veränderten statischen Bedingungen im Körper, z. B. durch eine neue Belastungsrichtung im Knochen, durch Umbau leicht an-

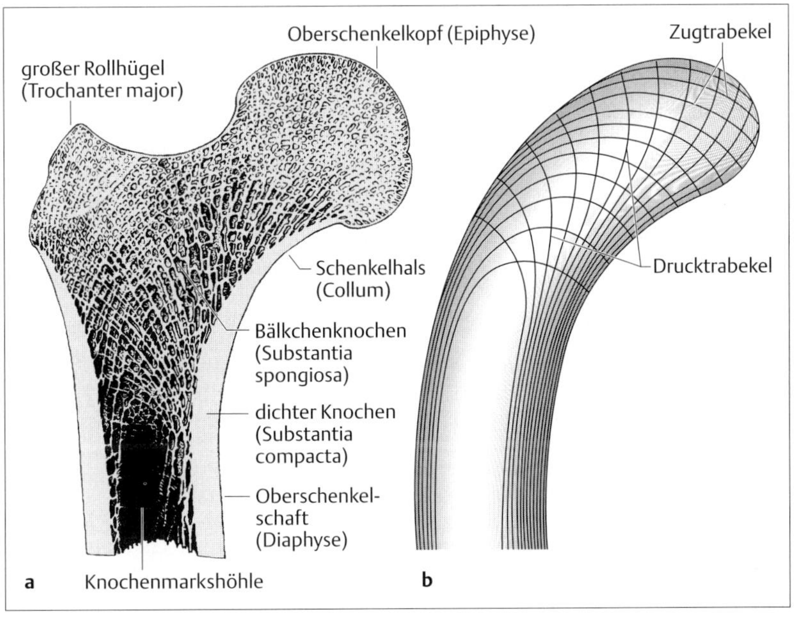


Abb. 21.**19a** u. **b** Oberschenkelknochen.
**a** Sägeschnitt durch Kopf, Hals, großen Rollhügel und proximalen Schaft;
**b** Vereinfachte Darstellung der Zug- und Drucktrabekel der Substantia spongiosa.

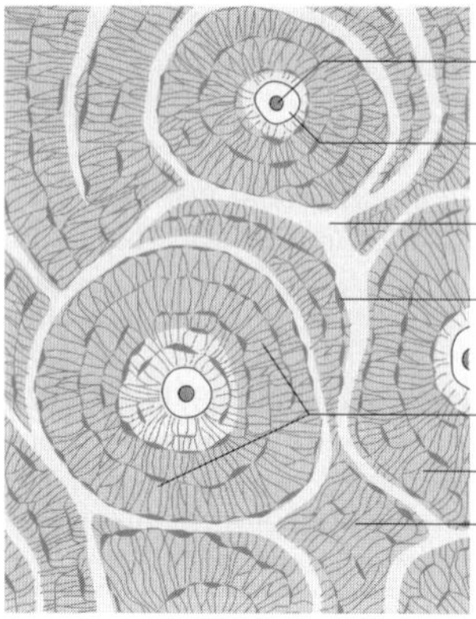


Abb. 21.**20** Querschnitt durch die Substantia compacta eines Lamellenknochens. Im Bild sind zwei vollständige Osteone (Havers-Systeme) sowie Bruchstücke alter Systeme angeschnitten.

paßt. Die organischen und anorganischen Bestandteile durchdringen sich gegenseitig und können erst im mikroskopischen Bereich voneinander unterschieden werden. Glüht man Knochen aus, so bleibt nur das anorganische Mineralgerüst übrig, und der Knochen wird brüchig. Legt man einen Knochen in Säure, so bleibt der organische Anteil übrig, und der Knochen wird gummiartig biegsam.

**Aufbau eines Lamellenknochens.** Am Sägeschnitt durch einen Röhrenknochen wird der Aufbau besonders deutlich. Man unterscheidet einen äußeren dichten Knochen (Substantia compacta oder kurz Kompakta) von einem inneren Bälkchenknochen, Substantia spongiosa oder kurz Spongiosa (Abb. 21.**19 a**). Während die Kompakta im gesamten äußeren Bereich eines Röhrenknochens vorhanden und im Schaft (Diaphyse) besonders gut ausgebildet ist, ist die Spongiosa vor allem an den Enden (Epiphysen) eines Röhrenknochens ausgebildet. Hierin äußert sich die „Leichtbauweise" des Knochens: mit einem Minimum an Material wird ein Maximum an Festigkeit erreicht. Durch die Ausrichtung der Spongiosabälkchen (Trabekel) kann sich der Knochen funktionell anpassen. Die Trabekel bilden sich unter dem Einfluß von Biegebeanspruchung, und zwar in Form von Druck- und Zugtrabekeln (Abb. 21.**19 b**). In den Hohlräumen zwischen den Spongiosatrabekeln befindet sich das rote, blutbildende Knochenmark. Gelbes Fettmark hingegen ist im Bereich der Markhöhle der Diaphyse besonders ausgebildet.
Seinen Namen verdankt der Lamellenknochen dem lamellenartigen Aufbau der Substantia compacta eines Röhrenknochens. Am Querschnitt wird die Verteilung der Lamellensysteme (Osteone oder Haverssche Systeme) innerhalb der Kompakta besonders deutlich. Im Zentrum eines Osteons befindet sich ein ernährendes Blutgefäß, um das die Osteozyten und die Extrazellulärmatrix ringförmig angeordnet sind (Abb. 21.**20**). Die Knochenzellen liegen stets zwischen den Lamellen mit spiraliger Anordnung der Kollagenfasern. Die Zellen stehen untereinander in Verbindung und können auf diese Weise die Nährstoffe von innen (Blutgefäß) nach außen weiterreichen. In einem im Aufbau befindlichen Osteon siedeln sich von innen Knochenbildungszellen (Osteoblasten) in großer Menge an und bauen eine Schicht Knochensubstanz wie eine Tapete an. In dieser röhrenförmigen Lamelle sind die Kollagenfasern parallel und spiralig eingelagert. Zwischen den Fasern liegen in bestimmter räumlicher Anordnung die anorganischen Salze in Kristallform. Im folgenden wird von innen eine weitere Lamelle angelegt, in der die Kollagenfasern mit jeweils gekreuztem Verlauf zu den vorangegangenen Kollagenfasern verlaufen, bis schließlich in dem verbleibenden Kanal (Abb. 21.**20**) nur noch wenig Platz für etwas Bindegewebe und die zur Ernährung erforderlichen Blutgefäße bleibt. Ein fertiges Osteon ist etwa 1 cm lang und besteht aus 10 – 20 ineinandergeschachtelten Röhrenlamellen. Zwischen den Knochenlamellen sind die Knochenzellen regelrecht eingemauert. Sie sind über feine Zytoplasmafortsätze mit den Nachbarzellen verbunden.
Innerhalb der Spongiosa ist der Knochen ebenfalls lamellenartig aufgebaut, wobei die Lamellen jedoch wie beim Sperrholz in Form von Platten aufgebaut sind. Da die Knochenzellen innerhalb der Spongiosa ebenfalls einen hohen Stoffwechsel haben und mit Nährstoffen versorgt werden müssen, können die Spongiosatrabekel nur eine bestimmte Dicke erreichen (etwa einen 1/2 mm), da der Stoffaustausch ausschließlich durch Diffusion vom umgebenden Knochenmark erfolgt.
Die Osteone werden zeitlebens umgebaut und können sich veränderten statischen Bedingungen (nach Knochenbrüchen) sehr gut anpassen. Auf diese Weise werden innerhalb der Kompakta und der Spongiosa alte Lamellensysteme abgebaut (Abb. 21.**20**) und neue aufgebaut. Der Abbau erfolgt durch spezialisierte knochenabbauende Zellen (Osteoklasten). Die im Umbau befindlichen Osteone werden Schaltlamellen genannt.

**Entwicklung des Knochengewebes.** Die Struktur des ausdifferenzierten (ausgebildeten) menschlichen Knochens, des Lamellenknochens, entsteht nicht primär. Zunächst wird in der Embryonalperiode, aber z. B. auch bei Knochenbruchheilung, Geflechtknochen gebildet. Im Geflechtknochen sind Anordnung der Blutgefäße und Verlauf der Kollagenfaserbündel ungeordnet. Er entspricht einem erhärteten, faserreichen Bindegewebe. Der Geflechtknochen kann auf zweierlei Weise entstehen: (1) Der Knochen geht direkt aus dem Mesenchym hervor, und es entsteht ein sog. Bindegewebsknochen. Den Verknöcherungsvorgang nennt man desmale oder direkte Ossifikation. (2) Aus dem Mesenchym entsteht zunächst ein knorpeliges Vorskelett, dessen Umbau zum Knochen führt (Ersatzknochen). Diesen Verknöcherungsvorgang nennt man chondrale oder indirekte Ossifikation. In Anpassung an den wachsenden Organismus wird der neugebildete Knochen laufend umgestaltet. Er wächst durch Abbau an der einen und Anbau an einer anderen Stelle. Höhere funktionelle Beanspruchung, z. B. zunehmendes Körpergewicht, führt später zu einem Umbau in Lamellenknochen (Knochenumbau).

**Entwicklung eines Röhrenknochens.** Die meisten Knochen entstehen indirekt über eine knorpelige Vorstufe. Nur wenige Knochen (einige Schädelknochen sowie das Schlüsselbein) entstehen durch direkte Ossifikation. Aber auch innerhalb eines knorpelig vorgebildeten Röhrenknochens können Teile durch desmale Ossifikation entstehen, z. B. die knöcherne Manschette, die im Bereich der Diaphyse entsteht und auf deren Grundlage der Knochen in die Dicke wächst: perichondrale Ossifikation (Abb. 21.**21**). Innerhalb des Knochens (enchondral) entsteht Knochen indirekt, indem er zunächst weggeräumt und dann durch chondrale Ossifikation ersetzt wird. Am Übergang der Diaphyse zu den Epiphysen entsteht die knorpelige Wachstumsfuge (Epiphysenfuge), in der sich die Knorpelzellen bis zum Abschluß des Wachstums teilen, und in der das Längenwachstum stattfindet (Abb. 21.**21**). Diese Wachstumszone ist im Röntgenbild aufgrund fehlender Calciumeinlagerungen sichtbar. Die Knochenbildung innerhalb der Epiphysen (Epiphysen- bzw. Knochenkern) setzt erst zum Zeitpunkt der Geburt ein; viele Knochenkerne entstehen erst in den ersten Lebensjahren. Als Apophysen bezeichnet man die aus besonderen Knochenkernen hervorgehenden Anbauten von Knochen, an welche die Sehnen von Muskeln angeheftet werden.

**Vergleich Knochen-Knorpelgewebe.** Der gefäßreiche Knochen, dessen Zellen ein dichtes Stofftransportsystem bilden, regeneriert gut und paßt sich durch stetigen Umbau veränderten statischen Bedingungen laufend an. Der gefäßfreie Knorpel, dessen Zellen isoliert voneinander und weitab von Nährstoffquellen liegen, regeneriert weniger gut und zeigt nur eine geringe biologische Anpassungsfähigkeit.

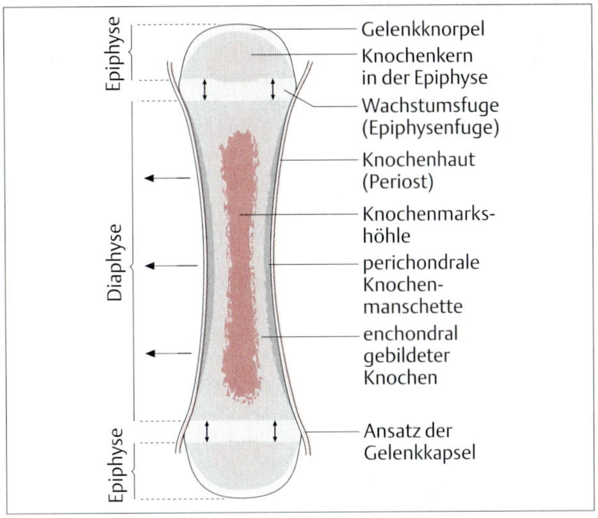


Abb. 21.**21** Vereinfachte Darstellung der Entwicklung eines Röhrenknochens.
← = Dickenwachstum
↕ = Längenwachstum

## 21.2.4 Muskelgewebe

### 21.2.4.1 Aufbau und Aufgabe

Die Zellen des Muskelgewebes können, ähnlich wie Nervenzellen, chemisch und elektrisch erregt werden. Die Muskelzelle jedoch hat die Fähigkeit zur Verkürzung (Kontraktion), die durch die Erregung ausgelöst wird und an die Anwesenheit bestimmter Eiweißstrukturen (Myofibrillen) gebunden ist. Außerdem spielen Muskeln eine wichtige Rolle im Wärmehaushalt des Organismus, denn bei der Kontraktion von Muskeln wird Energie verbraucht, die zum größten Teil als Wärme frei wird.
In ihrem allgemeinen Aufbau gleichen die Muskelzellen den übrigen Zellen des Körpers. Als Besonderheit aber liegen in den Muskelzellen in hoher Konzentration die als Myofibrillen bezeichneten Eiweißstrukturen, die sich bei Erregung der Muskelfasern zusammenziehen oder kontrahieren. Die Myofibrillen sind aus kurzen Eiweißfäden, den Myofilamenten, zusammengesetzt. Man unterscheidet dünne Actinfilamente und dicke Myosinfilamente. Die Auslösung einer Kontraktion erfolgt durch einen Nervenerregung, die durch Vermittlung eines Überträgerstoffes, dem Acetylcholin, an der motorischen Endplatte auf den Muskel übertragen wird. Die Farbe des Muskels entsteht durch Myoglobin, ein bezüglich Bau und Aufgabe dem Hämoglobin nahestehender, im Zytoplasma gelöster Farbstoff.
Nach Bau und Funktion unterscheidet man glattes und quergestreiftes Muskelgewebe (Abb. 21.**22**).

Abb. 21.**22 a–c** Muskelgewebe.
**a** Glattes Muskelgewebe;
**b** quergestreifte Skelettmuskulatur;
**c** Herzmuskulatur.

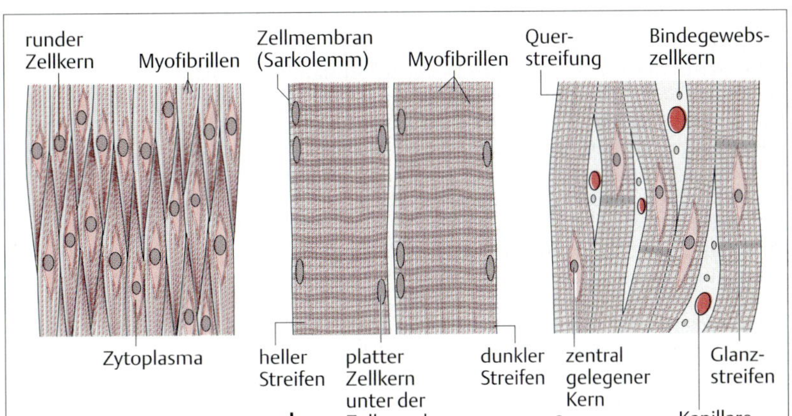

### 21.2.4.2 Glattes Muskelgewebe

Glattes Muskelgewebe ist hauptsächlich das Muskelgewebe der Eingeweide. Es bildet den größten Teil der Wände von Hohlorganen (Magen-Darm-Trakt, Gallenblase, harnableitende Wege, Geschlechtsorgane, Blutgefäße etc.), kommt in den tiefen Atemwegen, am Auge sowie an den Haaren und Drüsen vor. Glattes Muskelgewebe steht unter dem Einfluß des autonomem (vegetativen) Nervensystems, wird aber auch in vielen Organen durch passive Dehnung erregt (myogene Erregung).
Die spindelförmige glatte Muskelzelle ist etwa 25 µm lang und hat einen zentral gelegenen länglichen Zellkern (Abb. 21.**22a**). In der Gebärmutter (Uterus) können sich die Muskelzellen am Ende der Schwangerschaft aber erheblich vergrößern und etwa einen 1/2 mm groß werden (1 mm = 1000 µm). Die für die Kontraktion verantwortlichen Myofibrillen liegen im Zytoplasma, sind aber im Gegensatz zur quergestreiften Skelettmuskulatur weniger streng angeordnet. Glatte Muskulatur kontrahiert sich langsam und kann z.B im Darm durch gleichmäßige Kontraktionswellen (Peristaltik) den Darminhalt transportieren. Sie kann jedoch auch in einem bestimmten Kontraktionszustand (Tonus) sehr lange verharren (z. B. Schließmuskel am Übergang vom Magen zum Zwölffingerdarm). Muskelzellen sind durch Bindegewebsfasern (Retikulumfasern) untereinander und mit ihrer Umgebung verbunden. Die Auslösung der Kontraktion erfolgt durch bestimmte chemische Überträgerstoffe wie Acetylcholin und Adrenalin (Parasympathikus und Sympathikus, S. 468 ff).

### 21.2.4.3 Quergestreiftes Muskelgewebe

Innerhalb des quergestreiften Muskelgewebes unterscheidet man Skelettmuskelgewebe und Herzmuskelgewebe. Die sehr regelmäßige Anordnung der Myofibrillen sowie ihrer Untereinheiten (Actin- und Myosinfilamente) innerhalb der einzelnen Muskelzellen zeigt sich im Lichtmikroskop als gleichmäßige Hell-Dunkel-Bänderung der Muskelzellen, die dem Skelettmuskel und dem Herzmuskel auch den Namen quergestreifter Muskel gegeben hat.

#### Skelettmuskelgewebe

Die Skelettmuskulatur ist mit einem Anteil am Gesamtkörpergewicht von 40–50% das weitaus am stärksten ausgebildete Organ des Menschen. Zum größten Teil handelt es sich dabei um die Muskulatur des aktiven Bewegungsapparates, die in ähnlicher Form auch in Gesicht (mimische Muskulatur), Zunge, Rachen, Kehlkopf, Auge, Mittelohr, Beckenboden etc. vorkommt. Sie wird von Nerven des animalischen (willkürlichen) Nervensystems versorgt.
Im Skelettmuskel sind Muskelfasern und Bindegewebe funktionell eng miteinander verküpft. Eine derbe Bindegewebshülle aus straffem kollagenem Bindegewebe (Muskelfaszie) umgibt den Muskel, hält ihn zusammen und verleiht ihm Verschieblichkeit gegen die Umgebung. Die Muskeln setzen sich aus einzelnen Faserbündeln (Fleischfasern) zusammen, die mit dem bloßen Auge noch gut sichtbar und untereinander durch lockeres Bindegewebe (Perimysium externum) verbunden sind. Innerhalb des Perimysium externum verlaufen Gefäße und Nerven, die auf diese Weise bis in das Innere des Muskels gelangen.
Die einzelnen Faserbündel wiederum sind aus vielen hunderten Muskelfasern (Muskelzellen) aufgebaut, die von zartem Bindegewebe (Endomysium) umgeben sind und untereinander ebenfalls über lockeres Bindegewebe (Perimysium internum) in Verbindung stehen. Jede einzelne Muskelzelle ist ein langer, von einer Zellmembran (Sarkolemm) begrenzter Zytoplasmaschlauch, in dessen Verlauf die Zellgrenzen fehlen und die mehrere hundert am Rand gelegene Zellkerne besitzt (Abb. 21.**22b**). Auf diese Weise sind Muskelzellen fadenförmige, oft mehrere Zentimeter lange Zellen mit einem Durchmesser von 10–100 µm Durchmesser. Sie durchlaufen meist die Gesamtlänge eines Muskels und gehen an beiden Enden in bindegewebige Sehnen über, durch die der Muskel am Knochen befestigt ist.
Die Muskeln befinden sich im Wachzustand in einem aktiven Spannungszustand (Tonus). Fehlt der Muskeltonus, so sprechen wir von einer schlaffen Lähmung. Ist die Muskelspannung bei gleichzeitiger Unbeweglichkeit erhöht, so handelt sich um eine straffe oder spastische Lähmung.

**Muskelschwund (Atrophie) und Muskelzuwachs (Hypertrophie).** Bei geringer Beanspruchung des Muskels oder bei Verletzungen der die Muskeln versorgenden Nerven kommt es zur Atrophie des Muskels. Andererseits verdicken sich die einzelnen Muskelfasern bei starker Muskeltätigkeit durch sportliche Betätigung, und der Muskel hypertrophiert. Bei starker Schädigung des Muskelgewebes durch Verletzungen entwickelt sich eine bindegewebige Narbe. Die Regenerationsfähigkeit des Muskelgewebes ist gering.

**Leichenstarre.** Bei der Leichenstarre, die meist 4–10 Stunden nach Eintritt des Todes auftritt, fehlt aufgrund des nicht mehr ablaufenden Stoffwechsels innerhalb der Muskelzelle ATP (Adenosintriphosphat), das normalerweise im Anschluß an eine Kontraktion die Verbindung der Actin- und Myosinfilamente untereinander löst. Die Leichenstarre beginnt in der Regel bei der Kaumuskulatur und verschwindet nach etwa 1–3 Tagen wieder, sobald die Gewebsstruktur insgesamt zu zerfallen beginnt (Autolyse).

#### Herzmuskelgewebe

Herzmuskelgewebe ist eine besondere Form des quergestreiften Muskelgewebes, das sich vom quergestreiften Skelettmuskel hauptsächlich in drei Punkten unterscheidet:

- Im Unterschied zu den randständigen Kernen des Skelettmuskels liegen die Herzmuskelzellen meist zentral (Abb. 21.**22c**). Außerdem hat die Herzmuskelzelle einen kleineren Querschnitt als die Skelettmuskelfaser.
- Die Herzmuskelzellen sind im Gegensatz zu den unverzweigten Fasern der Skelettmuskulatur alle netzförmig durch sog. Glanzstreifen miteinander verknüpft (Abb. 21.**22**). Auf diese Weise breitet sich eine an irgendeiner Stelle des Herzens ausgelöste Erregung immer über das gesamte Herz aus und bringt es damit nahezu gleichzeitig zur Kontraktion.
- Eine weitere Besonderheit des Herzmuskels liegt in der Fähigkeit eines Teils seiner Zellen, Erregungen nicht nur als Antwort auf einen von außen kommenden Reiz, son-

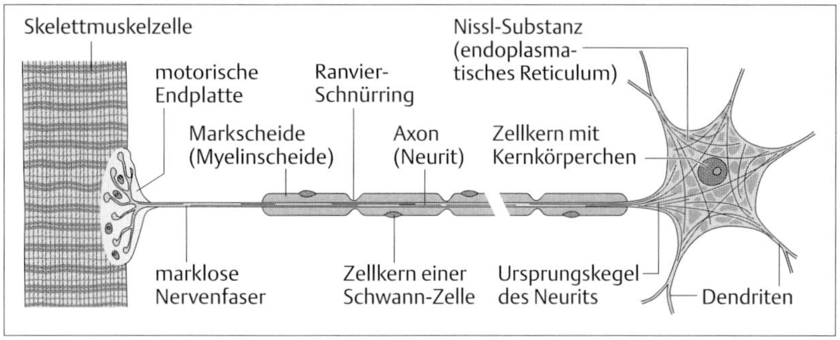


Abb. 21.**23** Vereinfachte Darstellung eines motorischen Neurons.

dern spontan auszubilden. Darüber hinaus kann die Tätigkeit der Herzmuskelzellen vom vegetativen Nervensystem beeinflußt werden. So steigert z. B. der Sympathikus die Herzschlagfrequenz, während der Parasympathikus die Frequenz erniedrigt.

## 21.2.5 Nervengewebe

### 21.2.5.1 Aufbau und Funktion

Nervengewebe als Bauelement des Nervensystems ist, wie alle anderen Organe des Körpers auch, aus einzelnen Zellen aufgebaut, den Nervenzellen (Neurone) und den Gliazellen (Neuroglia). Während die Nervenzellen für Reizaufnahme, Erregungsleitung und Reizverarbeitung zuständig sind, können die Gliazellen als eine Art „Nervenbindegewebe" verstanden werden. Sie sind gleichsam Ernährungs- und Stützgewebe für die Nervenzellen und dienen zusätzlich der Abwehr sowie der Isolierung von Nervenfasern. Somit sind sie -wenn auch nur indirekt – an der Erregungsleitung beteiligt. Gliazellen haben, anders als Neurone, die sich nach der Geburt nicht mehr teilen können, zeitlebens die Fähigkeit zur Zellteilung. Dadurch dienen sie als Ersatz für zugrunde gegangene Nervenzellen (Krankheit, Sauerstoffmangel, Verletzung).

### 21.2.5.2 Neuron

Innerhalb des Nervensystems bilden die Nervenzellen oder Neurone (Abb. 21.**23**) strukturell und funktionell selbständige Grundeinheiten, von denen allein das menschliche Gehirn etwa 20 – 25 Milliarden besitzt. Die Neurone stehen untereinander über Synapsen in Verbindung und bilden Neuronenketten bzw. Neuronenkreise. Größe und Form dieser Neuronen schwanken in weiten Grenzen, der Grundbauplan ist jedoch immer derselbe. Eine Nervenzelle gliedert sich, entsprechend der Richtung des Erregungsablaufs, in drei Abschnitte:

- Dendriten (rezeptive Strukturen)
- Perikaryon oder Soma (Zelleib, Stoffwechselzentrum)
- Neurit oder Axon (effektorische Strukturen)

**Dendriten** (bis zu tausend pro Zelle) empfangen als baumartig verzweigte, vielgestaltige Fortsätze über spezielle Kontaktstellen (Synapsen) Erregungen aus vorgeschalteten Neuronen, leiten diese Reize weiter zum Perikaryon, von dem in der Regel ein Neurit (Axon) die Erregung dem Erfolgsorgan (z. B. Skelettmuskel) oder einem weiteren Neuron zuleitet (Abb. 21.**23**). Die Erregungsübertragung vom Axon der einen Nervenzelle zu den Dendriten der nachfolgenden Nervenzellen erfolgt nicht direkt, sondern mit Hilfe chemischer Überträgersubstanzen, den Neurotransmittern, im Bereich der Synapsen. Die Kontaktstelle zwischen einem Axon und einer Muskelfaser wird motorische Endplatte (Abb. 21.**23**) genannt.

Der **Neurit** entspringt mit schmaler Basis am Axonhügel als Ursprungskegel (21.**23**) und kann sich in seinem unterschiedlich langen, wenige Millimeter bis nahezu 100 Zentimeter messenden Verlauf in zahlreiche Kollaterale (Abgänge) aufteilen. Die Neuriten sind von einer unterschiedlich dicken Myelinhülle (Markscheide oder Schwann-Scheide) aus phospholipidhaltigen Membranen umgeben (Abb. 21.**23** u. 21.**24**), die in bestimmten Abständen Einschnürungen (Ranvier-Schnürringe) aufweisen. Die Bedeu-

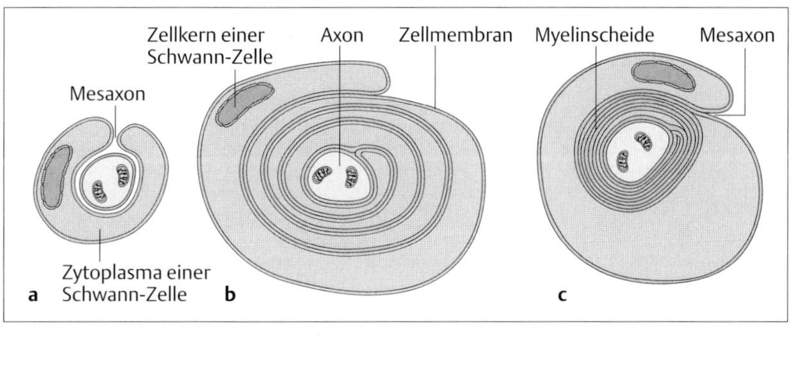


Abb. 21.**24 a–c** Entwicklung einer Myelinscheide (Markscheide) um eine Nervenfaser.
**a** Umlagerung des Axons durch eine Schwann-Zelle; das Mesaxon ist die Stelle, an der die Fortsätze der Schwann-Zellen aufeinandertreffen;
**b** Aufwicklung des Axons durch eine dünne Zytoplasmalage der Schwann-Zelle;
**c** das Zytoplasma zwischen den aufgewikkelten Zellmembranen der Schwann-Zelle wird ausgepreßt und zurück bleibt eine mehrlagige Membranhülle aus Myelin um das Axon.

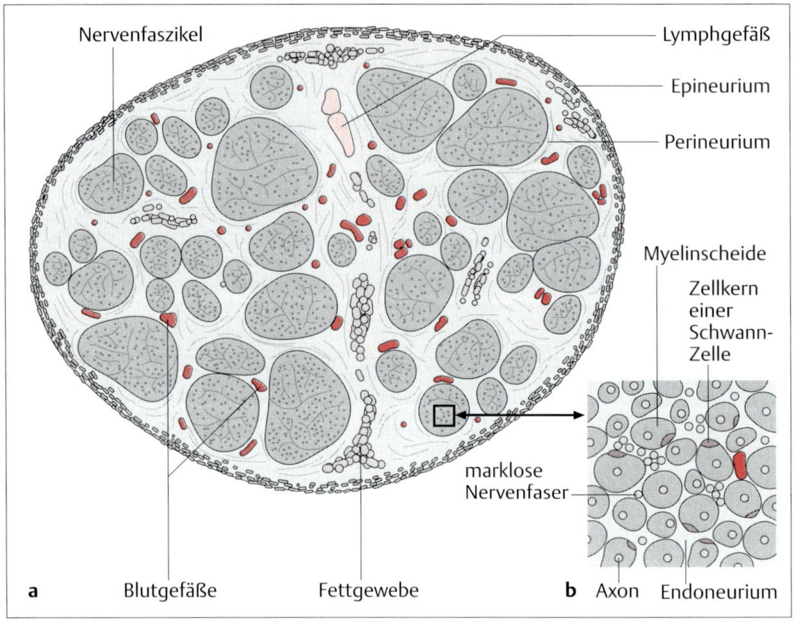


Abb. 21.**25 a** u. **b** Querschnitt durch einen peripheren Nerv.
**a** Übersicht; **b** stark vergrößerter Ausschnitt aus **a**.

tung der Markscheide für die Erregungsleitung liegt darin, daß bei markhaltigen Nervenfasern eine sprunghaft von Schnürring zu Schnürring ablaufende saltatorische, also wesentlich schnellere Erregungsleitung möglich wird (Leitungsgeschwindigkeit bis zu 120 m/s). Gebildet werden die Myelinscheiden von bestimmten Gliazellen, den Schwann-Zellen (peripheres Nervensystem) und den Oligodendrozyten (zentrales Nervensystem).

Das **Perikaryon** hat unterschiedliche Größe und Gestalt. Es enthält außer dem Zellkern nur wenige Zellorganellen. Die auffälligsten sind die Nissl-Schollen (Abb. 21.**23**), schollenartig angeordnetes rauhes endoplasmatisches Retikulum. Dazwischen liegen Ribosomen, Mitochondrien sowie zahlreiche Neurotubuli und Neurofilamente, die am Axonhügel in den Neuriten eintreten. Über die Neurotubuli z. B. erfolgt gerichteter Stofftransport unlöslicher Eiweiße (Transmitter, Enzyme) zu den Synapsen.

### 21.2.5.3 Nerven

Als Nerven bezeichnet man nur periphere Bahnen. Für die Bahnen von Gehirn und Rückenmark hingegen ist die Bezeichnung „Nerven" nicht gebräuchlich. Sie werden als zentrale Bahnen (z. B. Tractus) bezeichnet. In einem Nerv werden mehrere Bündel von Nervenfasern (Faszikel) zusammengefaßt (21.**25**). Von einem gemischten Nerv spricht man, wenn sensible (afferente) und motorische (efferente) Nervenfasern gemeinsam verlaufen. Ein solcher Nerv enthält somit Hunderte von einzelnen Axonen, die zusätzlich zu ihrer Schwann-Scheide von einer bindegewebigen Schicht, dem Endoneurium umgeben sind. Einzelne Faszikel wiederum werden durch eine weitere Bindegewebsschicht (Perineurium) zusammengefaßt. Die zum peripheren Nerv gebündelten Faszikel werden schließlich von lockerem kollagenem Bindegewebe, dem Epineurium umgeben (Abb. 21.**25**). Die verschiedenen Hüllen bieten den Nerven nicht nur mechanischen Schutz, sondern sind aufgrund der in ihnen verlaufenden Gefäße auch für die Ernährung der Nervenfasern wichtig. Außerdem stellt insbesondere das Perineurium eine wichtige Diffusionsschranke dar.

# 21.3 Bewegungsapparat

**Lernziel** Der Leser soll in diesem Kapitel die Anteile des passiven und aktiven Bewegungsapparates kennenlernen. Er solle in der Lage sein, die wichtigsten Elemente des Rumpfskeletts, der Rumpfmuskeln, des Zwerchfells und des Beckenbodens zu beschreiben. Er wird Bau und Funktion der oberen und unteren Extremität einschließlich des Schulter- und Beckengürtels erklären können. Schließlich wird er den Gesichts- und Gehirnschädel sowie die Schädelbasis und die wichtigsten Muskeln am Kopf kennen.

## 21.3.1 Achsen, Ebenen sowie Orientierungsbezeichnungen

### 21.3.1.1 Körperachsen und Körperebenen

Durch den menschlichen Körper lassen sich beliebig viele Achsen und Ebenen legen. Es werden jedoch meist drei Hauptachsen definiert, die senkrecht aufeinander stehen und die drei Raumkoordinaten angeben (Abb. 21.**26**):

- *Längsachse* (Vertikal- oder Longitudinalachse) des Körpers, die bei aufrechtem Stand senkrecht zur Unterlage steht.
- *Querachse* (Transversal- oder Horizontalachse), die von links nach rechts verläuft und senkrecht auf der Längsachse steht.
- *Pfeilachse* (Sagittalachse), die von der Hinterfläche zur Vorderfläche des Körpers verläuft und senkrecht zu den beiden vorher genannten Achsen steht.

Es lassen sich demnach drei Hauptebenen angeben:

- *Sagittalebene*: alle vertikalen Ebenen, die entlang der Pfeilachse ausgerichtet sind (die vertikale Ebene, die den Körper in zwei seitengleiche Hälften teilt, wird Medianebene genannt),
- *Transversalebene*: alle quer durch den Körper verlaufenden Ebenen,
- *Frontalebene*: alle parallel zur Stirn ausgerichteten Ebenen.

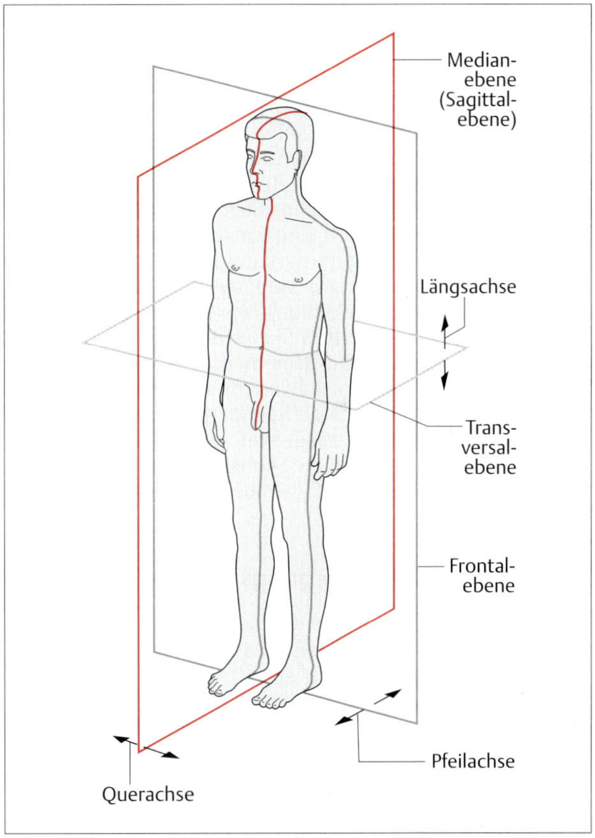


Abb. 21.**26** Hauptachsen und -ebenen am menschlichen Körper. Ansicht von links und vorn.

### 21.3.1.2 Lage- und Richtungsbezeichnungen

Die folgenden Lage- und Richtungsbezeichnungen dienen der genauen Beschreibung der Lage von Bauteilen des menschlichen Körpers. Es bedeuten:

**Am Stamm**

| | |
|---|---|
| kranial oder superior | zum Kopfende hin |
| kaudal oder inferior | zum Steißende hin |
| ventral oder anterior | zur Vorderfläche (Bauchseite) hin |
| dorsal oder posterior | zur Rückenfläche hin |
| medial | zur Medianebene hin |
| lateral | von der Medianebene weg |
| median | in der Medianebene |
| zentral | zum inneren des Körpers hin |
| peripher | zur Oberfläche des Körpers hin |

**an den Extremitäten**

| | |
|---|---|
| proximal | zum Rumpf hin |
| distal | zum Ende der Gliedmaßen hin |

| | |
|---|---|
| radial | zur Speichenseite (Daumenseite) hin |
| ulnar | zur Ellenseite (Kleinfingerseite) hin |
| tibial | zur Schienbeinseite (Großzehenseite) hin |
| fibular | zur Wadenbeinseite (Kleinzehenseite) hin |
| palmar (volar) | zur Handfläche (Hohlhand) hin |
| plantar | zur Fußsohle hin |
| dorsal | zum Hand-, Fußrücken hin |

Folgene Abkürzungen werden verwendet:

| | | | |
|---|---|---|---|
| A. | = Arteria | (Aa. | = Arteriae) |
| V. | = Vena | (Vv. | = Venae) |
| M. | = Musculus | (Mm. | = Musculi) |
| N. | = Nervus | (Nn. | = Nervi |
| Lig. | = Ligamentum | (Ligg. | = Ligamenta) |
| R. | = Ramus | (Rr. | = Rami) |

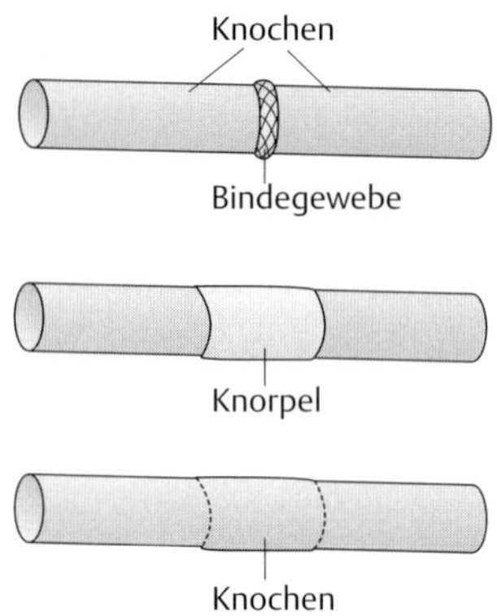


Abb. 21.**27** Vereinfachte Darstellung der verschiedenen Haften (Synarthrosen).

## 21.3.2 Allgemeine Anatomie des Bewegungsapparats

### 21.3.2.1 Aufbau und Funktion

Knöcherne und knorpelige Skelettelemente, die durch Bindegewebsstrukturen verbunden sind, bilden das Stützgerüst des Körpers, das Skelett. Seine Teile werden durch die Skelettmuskulatur bewegt oder in einer bestimmten Stellung bzw. Lage gehalten. Skelett und Muskelsystem werden unter dem Obergriff Bewegungsapparat zusammengefaßt. Der passive Bewegungsapparat besteht aus dem Skelett und den Skelettverbindungen (Gelenken), der aktive Bewegungsapparat aus der quergestreiften Skelettmuskulatur. Die durch Gelenke verbundenen Skelettelemente haben für die Skelettmuskulatur bei der Fortbewegung neben der Stützfunktion eine Hebelfunktion. Skelettelemente, Gelenke und Skelettmuskulatur bilden gemeinsam die Fortbewegungsorgane. Darüber hinaus üben die Skelettelemente eine Schutzfunktion für andere Organsysteme aus (Schädelknochen, Wirbelkanal, Brustkorb).

### 21.3.2.2 Passiver Bewegungsapparat

#### Knochen

Das knöcherne Skelett besteht aus Knochen unterschiedlicher Form und Gestalt. Beim erwachsenen Menschen setzt sich das Skelett aus etwa 200 Einzelknochen zusammen, die über echte und unechte Gelenke miteinander in Verbindung stehen. Eine bindegewebige Hülle, die Knochenhaut (Periost), umschließt wie ein Strumpf die einzelnen Knochen, mit Ausnahme der knorpeligen Gelenkflächen und apophysären Sehnenansatzzonen.

Die Gestalt der einzelnen Knochen ist genetisch festgelegt. Ihre Struktur hängt jedoch weitgehend von Art und Größe der mechanischen Beanspruchung ab. Nach der äußeren Form unterscheidet man lange, kurze, flache und unregelmäßige Knochen. Beispiele für lange Knochen sind die Knochen der freien Extremität mit Ausnahme der Handwurzel- und Fußwurzelknochen. Bei den langen Knochen (Röhrenknochen) unterscheidet man einen Schaft (Diaphyse) und an den Enden jeweils eine Epiphyse. Während des Wachstums sind Diaphyse und Epiphyse durch die Epiphysenfuge (Wachstumsfuge) getrennt (Abb. 21.**21**). Zu den kurzen Knochen werden die würfelförmigen Hand- und Fußwurzelknochen gezählt. Flache Knochen sind z. B. Rippen, Brustbein, Schulterblatt sowie die Knochen des Schädels. Zu den unregelmäßigen Knochen zählt man die Wirbel und die Knochen der Schädelbasis. Einige Knochen im Schädelbereich (Stirnbein, Siebbein, Oberkiefer) enthalten luftgefüllte Hohlräume und werden als lufthaltige Knochen bezeichnet. Als Sesambeine werden in Sehnen eingelagerte Knochen bezeichnet, z. B. die Kniescheibe. Schließlich treten vor allem im Hand- und Fußbereich sogenannte überzählige oder akzessorische Knochen auf, die bei der Beurteilung eines Röntgenbildes zu einer falschen Diagnose (Knochenabsprengung infolge eines Knochenbruchs) führen können.

#### Gelenke

Gelenke sind Verbindungen zwischen knorpeligen und/oder knöchernen Skelettelementen. Sie ermöglichen Bewegungen der einzelnen Abschnitte des Rumpfes und der Extremitäten und übertragen Kräfte. Je nach Art der Verbindung unterscheidet man „echte" und „unechte" Gelenke.

**Unechte Gelenke (Synarthrosen).** Von unechten Gelenken oder Synarthrosen sprechen wir, wenn zwischen den Skelettanteilen ein Füllgewebe aus Knorpel- oder Bindegewebe liegt (sog. kontinuierliche Gelenke). Eine andere Bezeichnung ist Hafte, Fuge oder Füllgelenk. Nach der Art des jeweiligen Füllgewebes unterscheidet man (Abb. 21.**27**):

- Syndesmosen (Bandhaften),
- Synchondrosen (Knorpelhaften),
- Synostosen (Knochenhaften).

Bei Syndesmosen sind zwei Knochen durch Bindegewebe miteinander verbunden. Beispiele hierfür sind die Zwischenknochenmembran (Membrana interossea) zwischen der Elle (Ulna) und der Speiche (Radius) des Unterarms, die häutigen Stellen (Fontanellen) am Schädel eines Neugeborenen und die Schädelnähte (Suturen) zwischen den Schädelknochen. Die bindegewebige Verankerung der Zahnwurzel im knöchernen Ober- und Unterkiefer ist ebenfalls eine Bandhaft. Sie wird als Einzapfung (Gomphosis) bezeichnet.

Abb. 21.**28** Aufbau eines echten Gelenks am Beispiel des Großzehengrundgelenks.

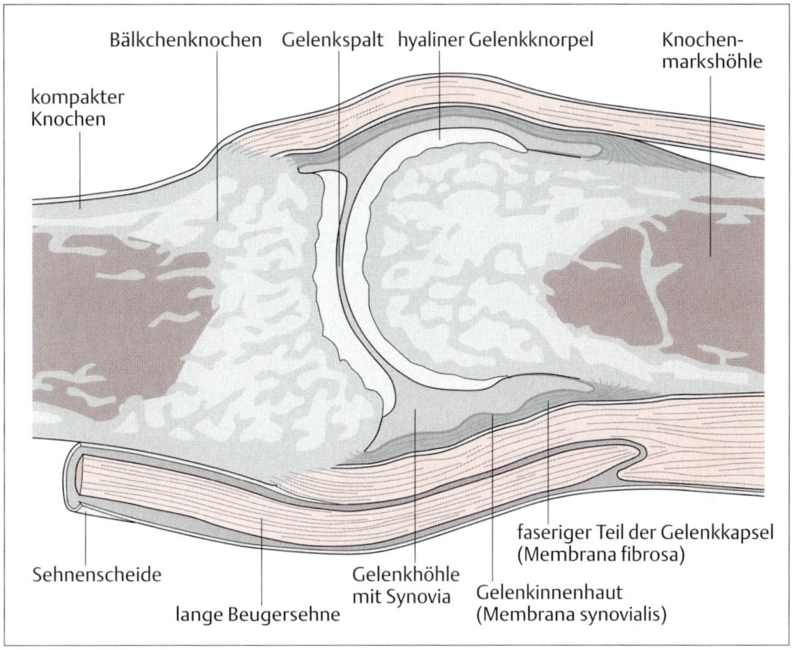


Synchondrosen enthalten als verbindendes Gewebe Knorpel, z. B. die Verbindung zweier Wirbelkörper durch die faserknorpelige Zwischenwirbelscheibe (Discus intervertebralis) oder die Verbindung der beiden Schambeine durch die Schamfuge (Symphyse). Auch die Verbindung zwischen der knöchernen Diaphyse und der Epiphyse eines jugendlichen Röhrenknochens durch die knorpelige Epiphysenfuge stellt eine Synchondrose dar.
Bei Synostosen sind Einzelknochen sekundär durch Knochengewebe verschmolzen. Ein typisches Beispiel hierfür ist das Kreuzbein (Os sacrum), das zunächst aus fünf Einzelwirbeln besteht, die nach Ende des Wachstums miteinander verschmelzen. Auch das Hüftbein (Os coxae) beim Erwachsenen besteht vor Abschluß des Wachstums aus drei einzelnen Knochen, dem Schambein (Os pubis), dem Darmbein (Os ilium) und dem Sitzbein (Os ischii).

**Echte Gelenke (Diarthrosen).** Bei den echten Gelenken sind die Knochen durch einen Gelenkspalt voneinander getrennt (Abb. 21.**28**). Außerdem besitzen sie die vom hyalinen Knorpel bedeckten Gelenkflächen und eine Gelenkhöhle, die von der Gelenkkapsel eingeschlossen ist. In manchen Gelenken sind Zwischenscheiben (Discus, Meniscus), Gelenklippen oder intraartikuläre Bänder ausgebildet. Menisken z. B. sind aus Faserknorpel aufgebaut, haben eine halbmondförmige Gestalt und unterteilen das Kniegelenk unvollständig. Gelenke mit einem Discus sind u. a. das Kiefergelenk und das Schlüsselbein-Brustbein-Gelenk. Zwischenscheiben haben die Aufgabe, die Kontaktfläche zweier miteinander in Verbindung stehender Gelenkflächen zu vergrößern.

**Gelenkknorpel.** Der an seiner Oberfläche glatte Gelenkknorpel besteht zumeist aus hyalinem Gelenkknorpel, dessen mechanische Eigenschaften und „Stoßdämpferfunktion“ im wesentlichen von seiner Extrazellulärmatrix abhängen. Wesentliche Bestandteile der Extrazellulärmatrix sind Kollagenfasern, Makromoleküle (Proteoglykane) und Wasser. Die Dicke des Gelenkknorpels variiert stark. Durchschnittlich beträgt sie 2 – 3 mm. An manchen Stellen (Gelenkfläche der Kniescheibe) kann er jedoch bis zu 8 mm dick sein. Da der Gelenkknorpel keine Blutgefäße enthält, muß er von der Gelenkflüssigkeit (Synovia) durch Diffusion ernährt werden. Eine optimale Versorgung mit Nährstoffen setzt eine regelmäßig Bewegung (Be- und Entlastung) des Knorpels voraus, um die Synovia in den Knorpel zu pressen. Bewegungsmangel und unphysiologisch hohe Belastungen führen besonders beim alten Menschen zu degenerativen Veränderungen (Arthrosen) des hyalinen Gelenknorpels. Aufgrund der fehlenden Knorpelhaut (Perichondrium) ist das Regenerationsvermögen des Gelenkknorpels gering.

**Gelenkkapsel.** Die Gelenkkapsel (Abb. 21.**28**) ist eine Fortsetzung der Knochenhaut (Periost) und besitzt eine äußere straffe, kollagenfaserige Schicht (Membrana fibrosa) und eine innere locker gebaute, gefäß- und nervenreiche Gelenkinnenhaut (Membrana synovialis), die in unterschiedlichem Maße auch Fettzellen enthalten kann. Die äußere Membrana fibrosa wird häufig durch Bänder (Ligamenta) verstärkt. Je nach ihrer Funktion werden sie als Verstärkungsbänder (für die Gelenkkapsel), Führungsbänder (bei Bewegungen) oder Hemmungsbänder (zur Bewegungseinschränkung) bezeichnet. Bei längerer Ruhigstellung eines Gelenks verkürzen sich die Bindegewebsfasern, die Gelenkkapsel schrumpft und die Beweglichkeit des Gelenks kann stark eingeschränkt sein (Gelenkkontraktur). Die innere Membrana synovialis besitzt

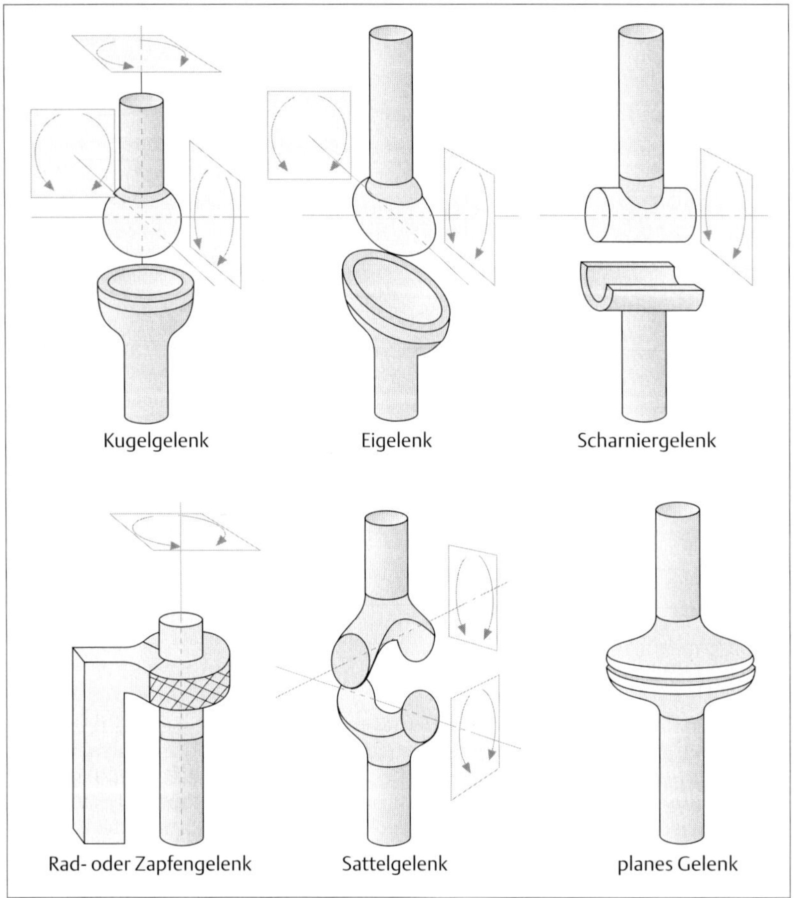


Abb. 21.**29** Gelenkformen. Die Pfeile bezeichnen die Richtung, in der die Skelettelemente um die jeweilige Achse bewegt werden können.

nach innen vorspringende Falten und Zotten und grenzt an den Gelenkinnenraum mit spezialisierten Bindegewebszellen, die für die Bildung (Produktion) und die Aufnahme (Resorption) der Gelenkflüssigleit (Synovia) zuständig ist. Die dickflüssige (visköse) Synovia ernährt nicht nur den Gelenkknorpel, sondern setzt als Gelenkschmiere die Reibung der Gelenkflächen herab.

**Gelenkformen.** Gelenke können nach verschiedenen Gesichtspunkten eingeteilt werden, z. B. nach der Anzahl der Bewegungsachsen, der Freiheitsgrade oder der Gelenkkörper. Nach Gestalt und Form der Gelenkflächen werden unterschieden (Abb. 21.**29**):

- Kugelgelenke,
- Eigelenke,
- Scharniergelenke,
- Rad- oder Zapfengelenke,
- Sattelgelenke,
- plane Gelenke.

**Kugelgelenke** bestehen aus einem kugelförmigen Gelenkkopf und einer entsprechend geformten Gelenkpfanne. Sie besitzen drei senkrecht zueinander stehende Hauptachsen und ermöglichen sechs Hauptbewegungen. Typische Kugelgelenke sind Hüftgelenk und Schultergelenk.

**Eigelenke** besitzen ellipsenförmige Gelenkkörper mit einer konvexen und konkaven Gelenkfläche. Es sind Bewegungen um zwei Hauptachsen möglich, die senkrecht aufeinander stehen. Damit können vier Hauptbewegungen ausgeführt werden. Beispiele sind das Gelenk zwischen Unterarmknochen und Handwurzelknochen (proximales Handwurzelgelenk) und die Gelenke zwischen Atlas und den Kondylen des Hinterhauptknochens.

**Scharniergelenke und Rad- oder Zapfengelenke** werden auch als *Walzengelenke* bezeichnet. Bei Scharniergelenken greift ein walzenförmiger Gelenkkörper in die rinnenförmige Vertiefung eines hohlzylinderförmigen Skelettelements. Aus diesem Grund haben Scharniergelenke nur eine Bewegungsachse mit zwei Hauptbewegungen (Ellenbogengelenk). Bei Rad- oder Zapfengelenken steht ein walzenförmiges Skelettelement mit dem entsprechenden Teil eines Hohlzylinders und einem ringförmigen Band gelenkig in Verbindung. Typisches Beispiel hierfür ist das proximale (zur Körpermitte gelegene) Gelenk zwischen Speiche (Radius) und Elle (Ulna)

und dem Ringband. Es sind Drehbewegungen um eine Achse mit zwei Hauptbewegungen möglich.
**Sattelgelenke** bestehen aus je einer konvex und einer konkav gekrümmten Gelenkfläche mit zwei Hauptbewegungsachsen, die senkrecht zueinander stehen und vier Hauptbewegungen zulassen. Ein Beispiel ist das Daumensattelgelenk zwischen dem ersten Mittelhandknochen und einem Handwurzelknochen, dem großen Vieleckbein (Os trapezium).
**Plane Gelenke** gestatten Verschiebebewegungen der ebenen Gelenkflächen (Translationsbewegungen) wie z.B bei den kleinen Wirbelgelenken.
**Amphiarthrosen** werden auch als *straffe Gelenke* bezeichnet, deren Beweglichkeit durch die Form ihrer Gelenkkörper und durch straffe Bänder stark eingeschränkt ist. Zu den Amphiarthrosen zählen die Gelenke zwischen proximalem Schien- und Wadenbein (Tibia und Fibula) sowie zwischen Kreuzbein (Os sacrum) und Darmbein (Os ilium), dem Iliosakralgelenk.

#### Gelenkmechanik

Die Richtung der Gelenkbewegungen wird nicht nur durch die Form der Gelenkflächen, sondern auch durch die Anordnung der Muskeln und Bandstrukturen bedingt. Die Gelenke des Menschen sind „kraftschlüssig". Ihr Zusammenhalt wird durch Muskelkräfte gesichert, die auch Richtung und Art der Bewegung bestimmen. Gelenkkörper, Muskeln, Bänder und Weichteile begrenzen das Ausmaß der Bewegung. Man unterscheidet daher Knochen-, Muskel-, Band- und Weichteilhemmung.
Gelenkbewegungen erfolgen um Bewegungsachsen. Die Richtung der Bewegung wird von der Lage der Muskeln zu den Achsen bestimmt. Wir unterscheiden drei Hauptachsen des Körpers, die aufeinander senkrecht stehen (S. 323). Zusätzlich zu diesen Hauptachsen gibt es gelenkspezifische Bewegungsachsen, die nach Art der Bewegung benannt werden, z.B Pro- und Supinationsachse des proximalen und distalen Radioulnargelenkes (Ellen-Speichen-Gelenk), um die man die Handfläche ein- und auswärts drehen kann (Pronation und Supination).
Um jede Achse sind grundsätzlich Bewegungen in zwei entgegengesetzte Richtungen möglich. Beispiele sind:
Beugung – Streckung (Flexion – Extension), z. B. Ellenbogengelenk.
Abspreizen – Heranführen (Abduktion – Adduktion), z. B. Hüftgelenk.
Innenrollung – Außenrollung (Innenrotation – Außenrotation), z. B. Schultergelenk.
Vorwärtsbewegung – Rückwärtsbewegung (Anteversion – Retroversion), z. B. Hüftgelenk.
Vorneigung – Rückneigung (Inklination – Reklination), z. B. Wirbelsäule.
Gegenüberstellung – Zurückstellung (Opposition – Reposition), z. B. Daumensattelgelenk.
Die Wirkung eines Muskels auf ein Gelenk hängt von seinem Hebelarm ab, d. h. vom senkrechten Abstand seines Ansatzes von der Gelenkachse (Kraftarm). Kraft und Last sind miteinander im Gleichgewicht, wenn Kraft x Kraftarm = Last x Lastarm ist. Das Produkt aus Kraft x Kraftarm und Last x Lastarm heißt Drehmoment (Abb. 21.**30**).

### 21.3.2.3 Aktiver Bewegungsapparat

Der aktive Teil des Bewegungsapparates besteht aus der quergestreiften Skelettmuskulatur und ihren Hilfsorganen, z.B Schleimbeutel, Sehnenscheiden und Sesambeine.

#### Funktion und Bauprinzip des Skelettmuskels

Am Skelettmuskel unterscheidet man einen unterschiedlich geformten Muskelbauch und die meist deutlich dünneren Sehnen, die sich am Skelett oder an Bindegewebsstrukturen des Bewegungsapparates (Faszien, Zwischenknochenhaut) anheften und den Muskelzug direkt oder indirekt auf die Skeletteile übertragen. Im allgemeinen bezeichnet man an den Extremitäten die rumpfnahe (proximale) Anheftungsstelle als Ursprung, die rumpffernere (distale) als Ansatz. Am Rumpf liegt der Ursprung eines Muskels immer kopfwärts. Ursprung und Ansatz eines Muskels sind willkürlich festgelegt worden und dürfen nicht mit Punctum fixum und Punctum mobile verwechselt werden. Hierbei wird die Anheftungsstelle am bewegten Skeletteil Punctum mobile, am unbewegten Punctum fixum genannt. Obwohl an den Extremitäten bei den meisten Bewegungsabläufen Punctum fixum und Muskelursprung übereinstimmen, ist dies jedoch nicht zwangsläufig der Fall, da Punctum fixum und Punctum mobile in Abhängigkeit von der durchzuführenden Bewegung auch wechseln können.
Am Ursprung findet sich häufig ein Muskelkopf (Caput), der in einen Muskelbauch (Venter) übergeht. Hat ein Muskel mehrere Ursprünge, spricht man von zwei-, drei- oder vierköpfigen Muskeln, die sich zu einem gemeinsamen Muskelbauch vereinigen und in einer gemeinsamen Sehne enden (Abb. 21.**31**). Besitzt ein Muskel nur einen Kopf, jedoch eine oder mehrere Zwischensehnen, dann bezeichnet man ihn als zwei- oder mehrbäuchigen Muskel (Abb. 21.**31**). Ziehen Muskeln über ein oder mehrere Gelenke hinweg, spricht man von ein-, zwei-oder mehrgelenkigen Muskeln. Die Muskeln, die bei einer Bewegung zusammenarbeiten, sind Synergisten (Mitspieler) und jene, die entgegengesetzte Bewegungen ausführen, nennt man Antagonisten (Gegenspieler).
Nach dem Verhalten der Muskelfasern zur Sehne (Fiederungswinkel) unterscheidet man verschiedene Muskelformen (Abb. 21.**31**). Beim parallelfaserigen Muskel wird mit verhältnismäßig geringer Kraftentfaltung ein große Hubhöhe erreicht, aufgrund des kleinen Gesamtquerschnitts seiner Muskelfasern (physiologischer Querschnitt) ist die Hubkraft aber eher gering. Die Muskelfasern eines einfach gefiederten Muskels inserieren jeweils an einer Seite der Ursprungs- und Ansatzsehne. Dadurch wird ein relativ hoher physiologischer Querschnitt erreicht und somit eine große Muskelkraft wirksam. Aufgrund seiner kurzen Muskelfasern ist die Hubhöhe gering. Beim doppelt gefiederten Muskel entspringen die Muskelfasern von einer gabelförmigen Ursprungssehne und ziehen zu beiden Seiten der Ansatzsehne. Der physiologische Querschnitt und somit die Kraftentfaltung sind hier noch höher als beim einfach gefiederten Muskel.
Der Feinbau der Muskeln wird außer von quergestreiften Muskelfasern von Bindegewebsstrukturen bestimmt, welche die einzelnen Baueinheiten des Skelettmuskels gegeneinan-

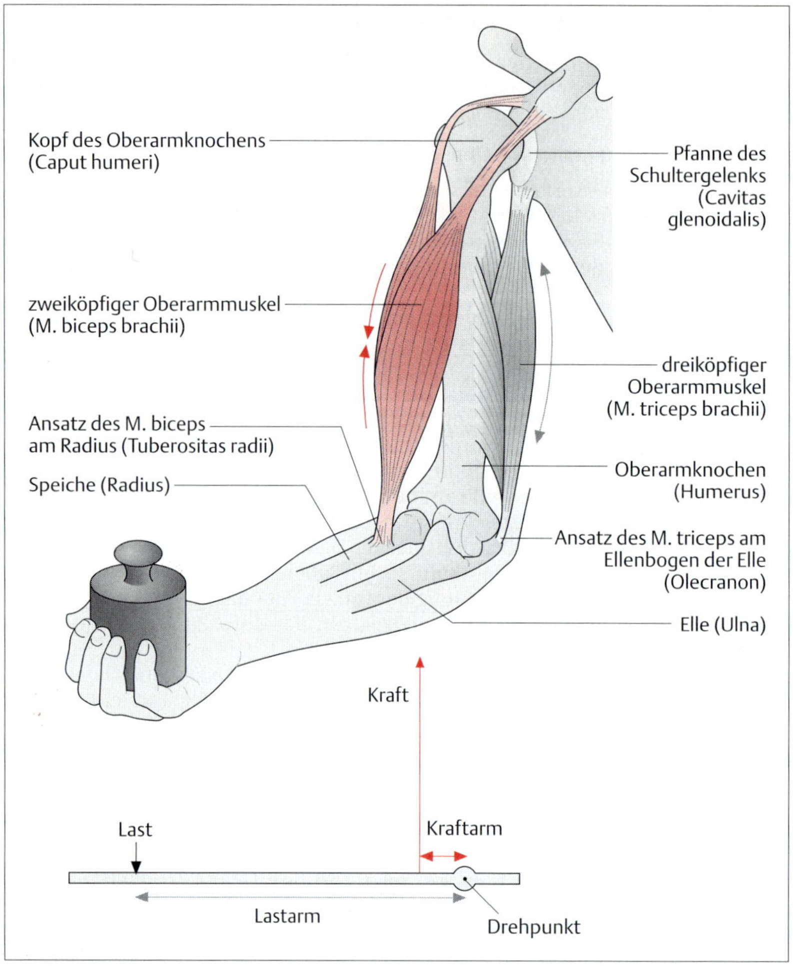


Abb. 21.**30** Wirkung der Beuger und Strecker des Oberarms auf die Bewegung am Unterarm. Beuger im Ellenbogengelenk: zweiköpfiger Oberarmmuskel (M. biceps brachii); Strecker im Ellenbogengelenk: dreiköpfiger Oberarmmuskel (M. triceps brachii). Im Sinne der Muskelmechanik gilt: Last × Lastarm = Kraft × Kraftarm (das Produkt aus Kraft × Kraftarm und Last × Lastarm ist das jeweilige Drehmoment).

der abgrenzen und die Nerven und Gefäße den Muskelfasern zuführen. Lockeres Bindegewebe umhüllt als Endomysium die einzelnen Fasern, die wiederum durch etwas strafferes Bindegewebe (Perimysium internum) gruppenweise zu Primärbündeln zusammengefaßt werden. Mehrere Primärbündel werden von einer kräftigen Bindegewebshülle, dem Perimysium externum, zu den mit dem bloßen Auge sichtbaren Sekundärbündeln (Fleischfasern) vereinigt. Eine derbe Bindegewebshülle, die Muskelfaszie, umhüllt den gesamten Muskel. Lockeres Bindegewebe (Epimysium) grenzt den Muskel zur Muskelfaszie ab. Mehrere Muskelindividuen können von einer Gruppenfaszie umschlossen werden.

### Muskelsehnen

Die Sehnen, über welche die Muskeln am Knochen befestigt sind, bestehen aus zugfesten kollagenen Faserbündeln. Sie übertragen bei der Muskelkontraktion die Kraft vom Muskel auf das Skelett. Die Anheftungsstellen der Sehnen am Knochen (Sehnenansatzzone) haben eine große funktionelle Bedeutung, da an diesen Stellen die Elastizität der Sehnen der Elastizität des Knochens angepaßt werden muß.
Sehnen können aufgrund ihrer Form unterschieden werden. Es gibt sehr kurze Sehnen, die mit bloßem Auge nicht zu sehen sind. Man spricht in diesem Fall von einem „fleischigen" Ursprung oder Ansatz eines Muskels wie z. B. am großen Brustmuskel (M. pectoralis major). Demgegenüber sind die Sehnen der Fuß- und Handmuskeln sehr lang und schmal. Flächenhafte Sehnen, wie sie z. B. an den schrägen Bauchmuskeln vorkommen, nennt man Aponeurosen (Abb. 21.**31**). Verläuft die Sehne in Hauptrichtung zum Muskel und wird sie ausschließlich auf Zug beansprucht, spricht man von Zugsehnen. Ändern die Sehnen ihre Verlaufsrichtung, indem sie um einen Knochen herumziehen und auf ihrer dem Knochen zugewandten Seite auf Druck beansprucht werden, werden sie Drucksehnen genannt. Den Knochen bezeichnet man in diesem Fall als einen Dreh- oder Stützpunkt (Hypo-

Abb. 21.**31** Unterschiedliche Muskeltypen (nach Platzer).

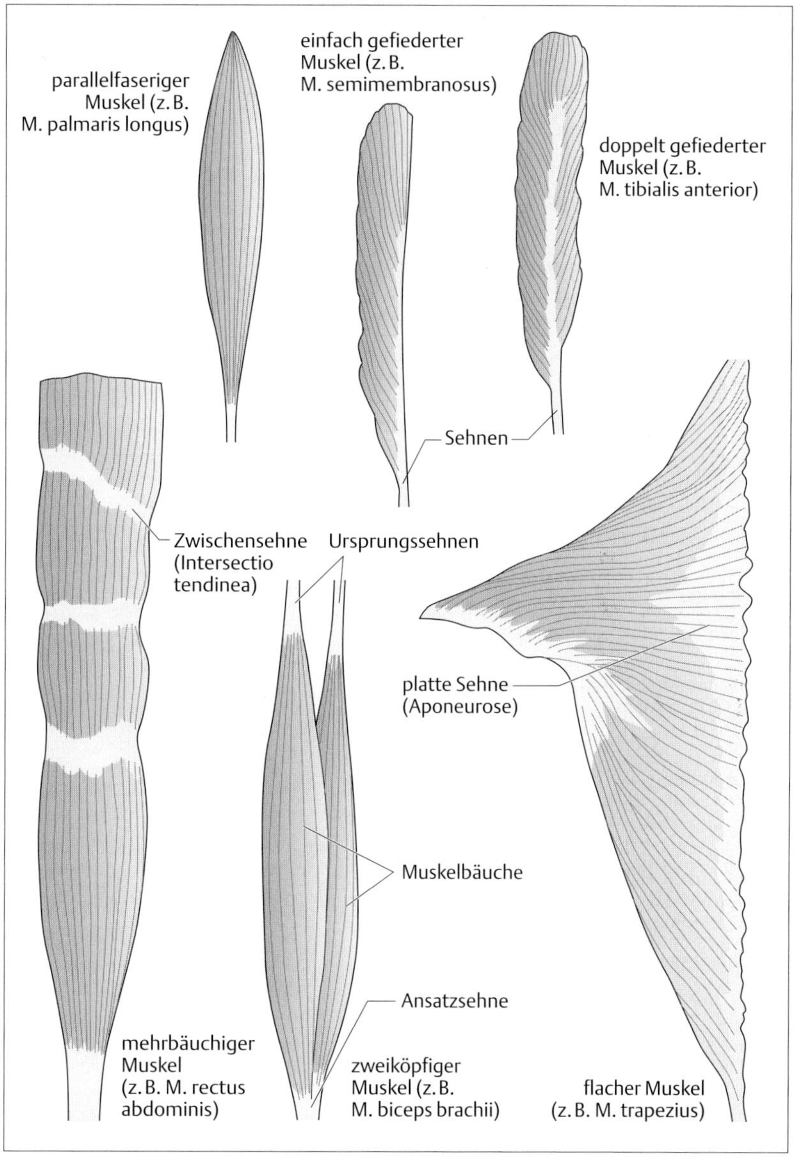


mochlion). Beispiel: Ansatzsehne des langen Wadenmuskels (M. peronaeus longus), die am Fuß seitlich um das Würfelbein herumzieht, um an der Unterseite des Fußes anzusetzten.

#### Hilfseinrichtungen der Muskeln und Sehnen

Muskelfaszien, Sehnenscheiden, Schleimbeutel und Sesambeine haben die Aufgabe, die Reibung bei der Muskelarbeit so herabzusetzten, daß die Kraftminderung möglichst auf ein Minimum reduziert wird. Faszien ermöglichen ein Aneinandergleiten einzelner Muskeln oder Muskelgruppen. Verlaufen Sehnen unmittelbar auf dem Knochen oder ziehen um einen Knochenvorsprung herum (Hypomochlion), werden sie durch Führungskanäle geschützt, die ihre Gleitfähigkeit verbessern. Der Wandaufbau solcher Sehnenscheiden (Vaginae synoviales) gleicht dem einer Gelenkkapsel, und die Flüssigkeit zwischen Wand und Sehne enspricht der Synovia (Abb. 21.**32**). Zieht ein Muskel unmittelbar über einen Knochen, wird er durch einen ebenfalls mit Synovia gefüllten Schleimbeutel (Bursa synovialis) geschützt, der wie ein Wasserkissen wirkt und den Druck gleichmäßig verteilt (Abb. 21.**33**). Am häufigsten treten Schleimbeutel am Ur-

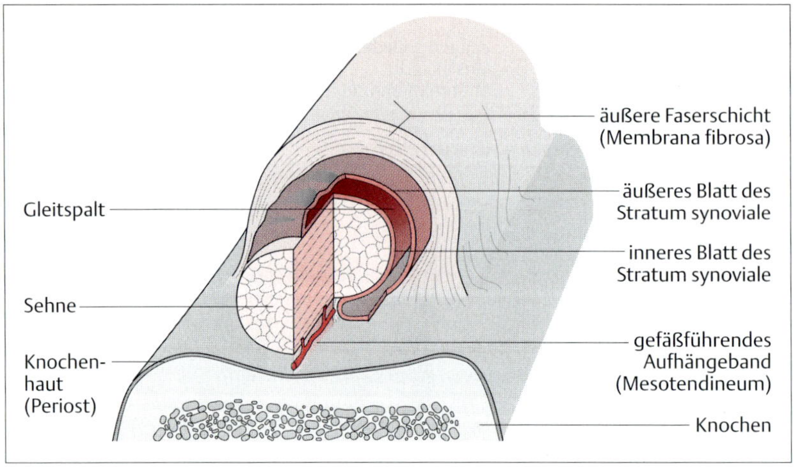


Abb. 21.**32** Aufbau einer Sehnenscheide (Vagina synovialis) (nach Frick).

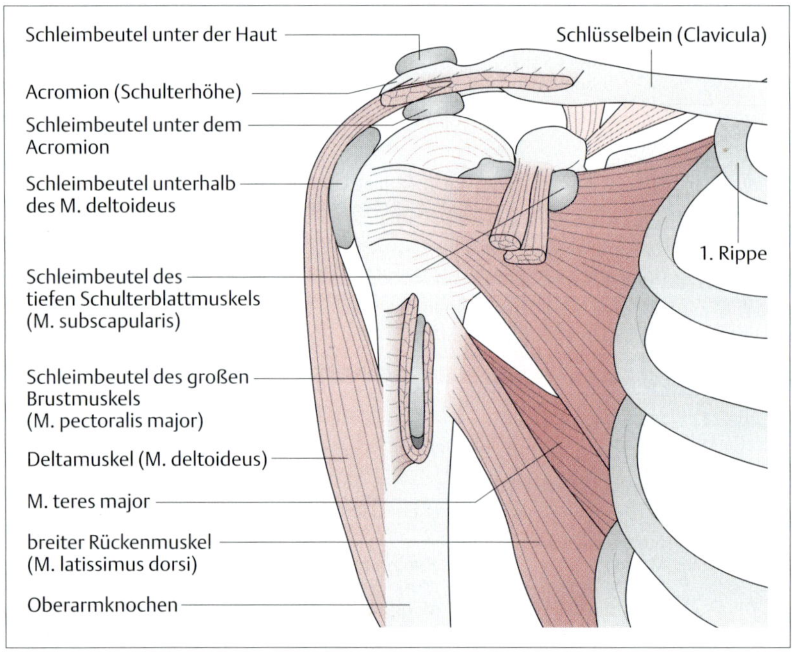


Abb. 21.**33** Schleimbeutel (Bursae synoviales) im Bereich der Schulter. Rechte Schulter in der Ansicht von vorn, die Muskeln sind zum Teil entfernt.

sprungs- oder Ansatzbereich von Muskeln auf, sind aber auch in Gelenknähe zu finden. Gelegentlich können sie mit der Gelenkhöhle in Verbindung treten. Sie werden dann als Ausstülpung oder Recessus bezeichnet. Sesamknochen oder -beine (Ossa sesamoidea) sind in Sehnen eingelagerte Knochen. Ihre funktionelle Bedeutung liegt in einer Verlängerung des wirksamen Hebelarms eines Muskels und einer damit einhergehenden Kraftersparnis. Das größte Sesambein beim Menschen ist die Kniescheibe. Sehnenscheiden und Schleimbeutel können sich bei chronischer Reizung entzünden (Tendovaginitis bzw. Bursitis).

### 21.3.3 Spezielle Anatomie des Bewegungsapparates

#### 21.3.3.1 Rumpfskelett und Rumpfmuskulatur

Mit dem Übergang zum aufrechten Gang erfuhr die Gestalt des menschlichen Körpers einen ausgeprägten Wandel, und der Rumpf (Truncus), der sich senkrecht über den unteren Gliedmaßen erhebt, wurde zum Träger des Kopfes und der oberen Gliedmaßen. Dadurch wurden die unteren Extremitäten zu Fortbewegungsorganen, die oberen Extremitäten hingegen zu wichtigen „Werkzeugen“ mit Greif- und Tastfunktionen. Mit Aufrichtung des Rumpfes wurden die für

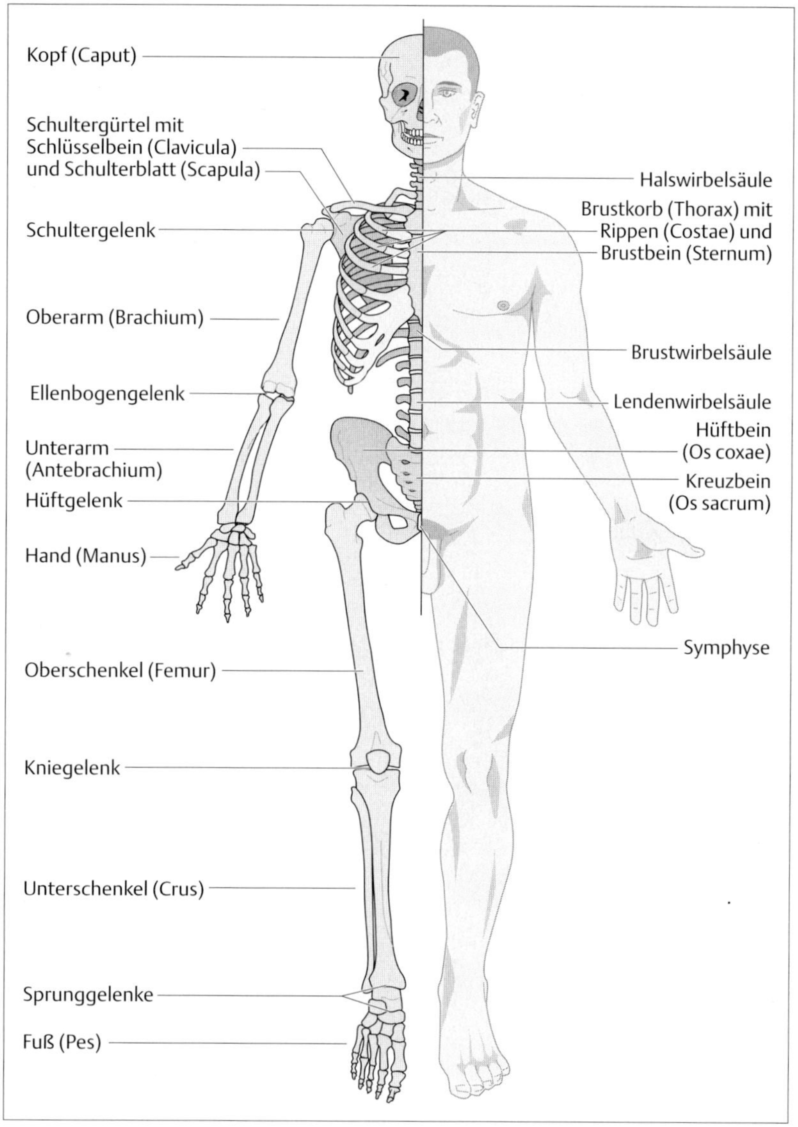


Abb. 21.**34** Übersicht über die Knochen und Gelenke des Skeletts mit gleichzeitiger Darstellung der Oberflächengestaltung des menschlichen Körpers.

den Menschen typischen Krümmungen der Wirbelsäule und die Verbreiterung der Hüftbeine ausgebildet, die sich mit dem Kreuzbein zum fest in den Rumpf eingefügten Bekkenring verbinden.

Zum Rumpfskelett werden Wirbelsäule (Columna vertebralis) und Brustkorb (Thorax) gezählt, der aus Rippen (Costae) und Brustbein (Sternum) besteht (Abb. 21.**34**). In der Wirbelsäule verläuft der Wirbelkanal mit dem Rückenmark. Die Rippen verlaufen von der Wirbelsäule aus nach vorn (ventral) und bilden die knöcherne Grundlage der Brusthöhle (Cavitas thoracis). Nach unten schließt sich die Bauchhöhle (Abdomen) an. Brust-und Bauchhöhle werden von der Rumpfwand umschlossen, die man aus topographischen Gründen in eine vordere, seitliche und hintere Brust- und Bauchwand aufgliedert. Als Rücken bezeichnet man die dorsale Leibeswand, die sich vom Hinterhaupt bis zur Steißbeinspitze erstreckt. Der untere Teil des Rumpfes, der von Teilen der Leibeswand und den unteren Extremitäten aufgebaut wird, kann als Becken (Pelvis) abgegrenzt werden. Während das Zwerchfell (Diaphragma) Brust- und Bauchhöhle trennt, grenzt die Beckenbodenmuskulatur den Bauchraum nach unten ab.

#### Wirbelsäule

Die Wirbelsäule (Columna vertebralis) bildet das Achsenskelett des menschlichen Körpers. Sie besteht aus 33 – 34

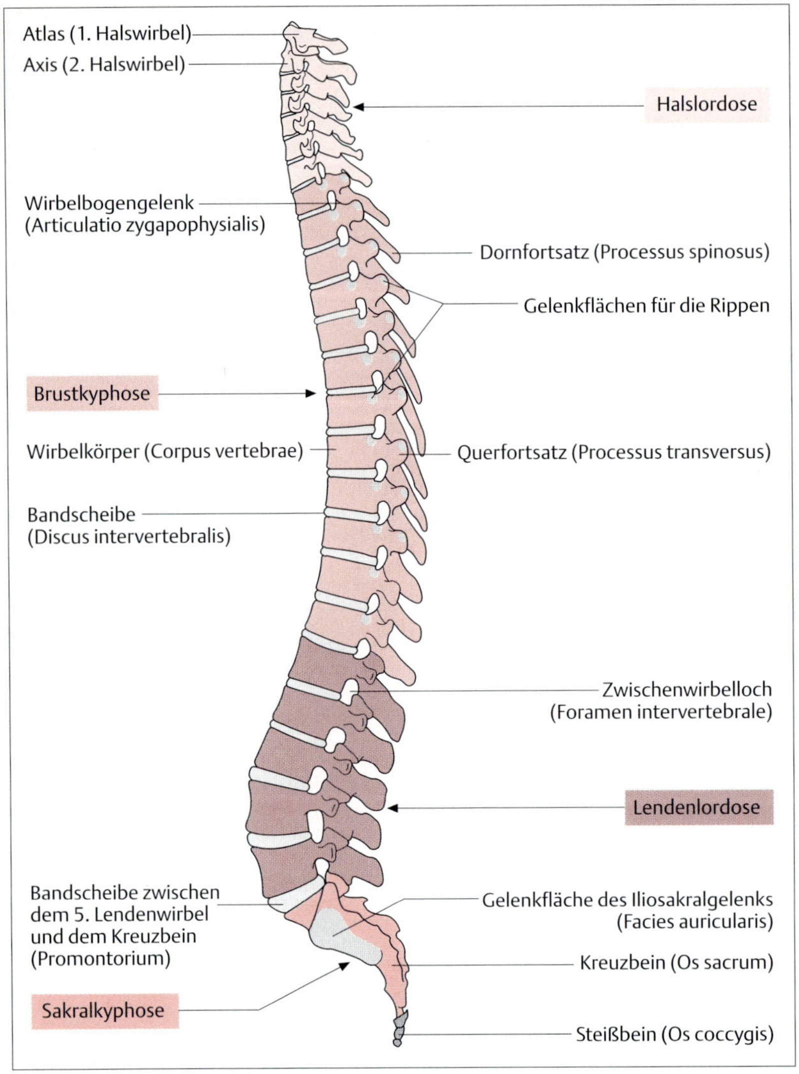


Abb. 21.**35** Linke Seitenansicht der Wirbelsäule.

Wirbeln (Vertebrae), den Zwischenwirbelscheiben (Disci intervertebrales) und dem Bandapparat (Abb. 21.**35**). Die Wirbel gliedern sich in 7 Halswirbel (Zervikalwirbel), 12 Brustwirbel (Thorakalwirbel), 5 Lendenwirbel (Lumbalwirbel), 5 Kreuzbeinwirbel (Sakralwirbel) und 4 – 5 Steißbeinwirbel (Coccygealwirbel). Man bezeichnet die oberhalb des Kreuzbeins liegenden 24 Wirbel als freie oder präsakrale Wirbel, die die sog. freie Wirbelsäule bilden und beim Erwachsenen durchschnittlich 55 – 63 cm lang ist (35% der Körperlänge). Kreuzbein- und Steißbeinwirbel sind untereinander knöchern verschmolzen und bilden das Kreuzbein (Os sacrum) und das Steißbein (Os coccygis).

Die Wirbelsäule des Erwachsenen ist bei aufrechter Körperhaltung in der Sagittalebene doppelt S-förmig gekrümmt. Sie weist zwei nach vorne konvexe (Hals- und Lendenlordose) und zwei nach vorne konkave (Brust- und Sakralkyphose) Krümmungen auf (Abb. 21.**35**). Auf diese Weise stellt sie einen biegsamen, elastisch federnden Stab dar, der vor allem axiale (vertikale) Belastungen, etwa beim Laufen oder Springen, ideal abfangen kann. Das Ausmaß der Wirbelsäulenkrümmungen ist individuell unterschiedlich. Seitliche Verkrümmungen der Wirbelsäule sind pathologisch und werden als Skoliose bezeichnet.

Vom Bauprinzip her kann man die Wirbelsäule mit einer Bogen-Sehnen-Konstruktion vergleichen. Während im Rumpfbereich die kyphotisch gekrümmte Brustwirbelsäule den Bogen und die Bauchmuskeln die verspannende Sehne darstellen, erfolgt die Verspannung der Hals-und Lendenlordose durch die dorsal liegenden Rückenmuskeln und Bänder. Ein Ungleichgewicht dieser Verspannungssysteme, z.B bei schwach ausgebildeter Bauchmuskulatur, kann zu einer verstärkten Lendenlordose (Hyperlordosierung) führen.

Abb. 21.**36 a** u. **b** Grundform eines Wirbels am Beispiel des 6. Brustwirbels.
**a** Ansicht von oben; **b** Ansicht von rechts (nach Frick).

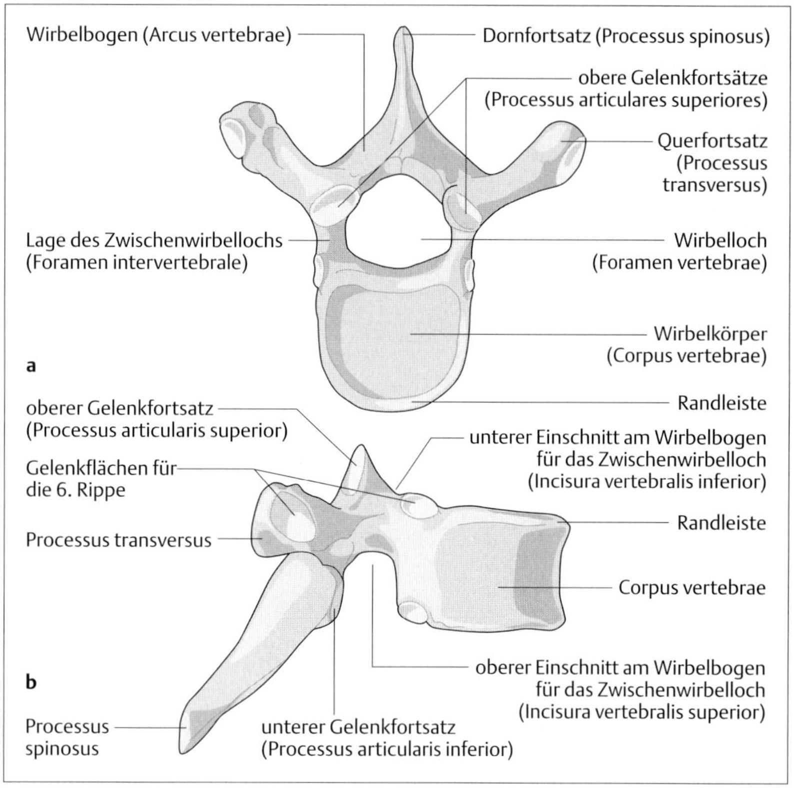


### Aufbau eines Wirbels

Die Wirbel besitzen eine einheitliche Grundform, die in den einzelnen Abschnitten der Wirbelsäule in Anpassung an die unterschiedlichen statischen Erfordernisse abgewandelt ist. Jeder Wirbel (Abb. 21.**36**) besitzt – mit Ausnahme des 1. Halswirbels (Atlas) – einen Wirbelkörper (Corpus vertebrae), einen Wirbelbogen (Arcus vertebrae), einen Dornfortsatz (Processus spinosus), zwei Querfortsätze (Processus transversus) und vier Gelenkfortsätze (Processus articulares). Wirbelkörper und Wirbelbogen umschließen das Wirbelloch (Foramen vertebrale). Die Gesamtheit der Wirbellöcher bildet den Wirbelkanal, in dem das Rückenmark liegt. Die Größe der Wirbelkörper nimmt entsprechend der zunehmenden Belastung von oben nach unten zu. Körper und Querfortsätze der Brustwirbel tragen Gelenkflächen für die Rippen. Jeder Wirbelbogen zeigt an seinem Ursprung oben und unten je eine Einbuchtung (Incisura vertebralis). Dadurch bilden zwei benachbarte Wirbel das Zwischenwirbelloch (Foramen intervertebrale), durch das die Rückenmarknerven (Spinalnerven) austreten.
Erster und zweiter Halswirbel (Atlas und Axis) nehmen eine Sonderstellung ein (Abb. 21.**37**). Dem Atlas, der den Kopf trägt, fehlt der Wirbelkörper; er hat die Form eines Ringes. Die beiden oberen Gelenkfortsätze bilden mit den Gelenkfortsätzen (Kondylen) des Hinterhauptbeins (Os occipitale) das obere Kopfgelenk. Es hat die Form eines Eigelenkes und gestattet sowohl Seitwärtsneigungen als auch Vor- und Rückwärtsbewegungen. Der Wirbelkörper des Axis trägt an seiner oberen Fläche einen zahnartigen Fortsatz (Dens axis), der an seiner Vorderfläche eine Gelenkfläche besitzt und über diese mit dem Atlas zusätzlich gelenkig in Verbindung steht. Atlas und Axis bilden das untere Kopfgelenk, das funktionell Drehbewegungen des Kopfes zu beiden Seiten zuläßt (Gesamtbewegungsumfang etwa 50°). Die Querfortsätze der Halswirbel umschließen jeweils ein Loch (Foramen transversarium), durch das auf beiden Seiten die Wirbelarterie (A. vertebralis) nach oben zum Kopf zieht. Der 7. Halswirbel besitzt einen besonders großen Dornfortsatz, der als erster durch die Haut tast- und sichbar ist (Vertebra prominens).

### Gelenke und Bänder der Wirbelsäule

Die Wirbelsäule ist aus Bewegungssegmenten zusammengesetzt, die über echte (Diarthrosen) und unechte Gelenke (Synarthrosen) miteinander verbunden sind. Ein Bewegungssegment ist eine funktionelle Einheit und setzt sich aus den Knochen zweier benachbarter Wirbel mit der sie

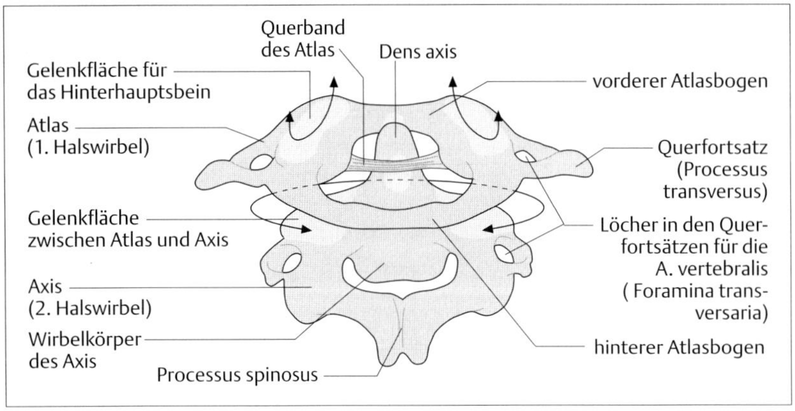


Abb. 21.**37** 1. und 2. Halswirbel (Atlas und Axis) in der Ansicht von hinten. Die beiden Wirbel sind wegen der besseren Übersicht etwas voneinander abgehoben; Pfeile geben die Hauptbewegungsrichtung an.

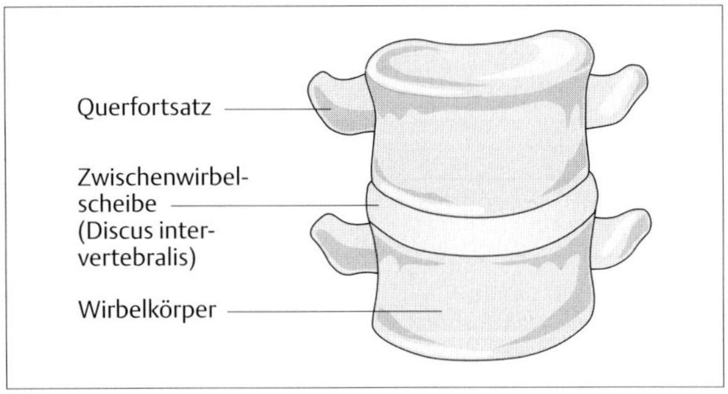


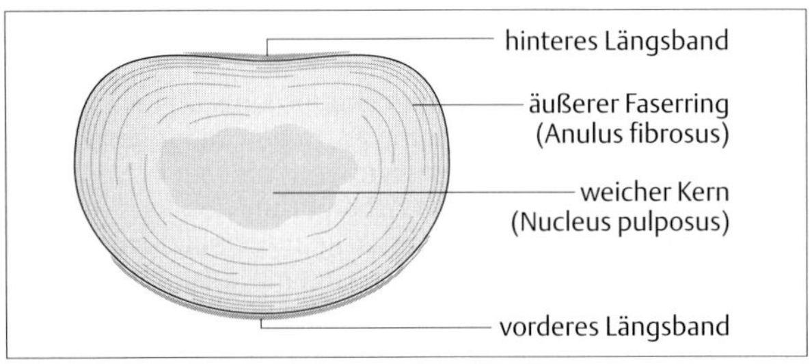


verbindenen Zwischenwirbelscheibe (Abb. 21.**38**), aus den kleinen Wirbelgelenken, dem Bandapparat und den Muskeln für den entsprechenden Bereich zusammen. Innerhalb des Bewegungssegmentes nimmt die Zwischenwirbelscheibe (Discus intervertebralis) eine zentrale Stellung ein. Sie besteht (Abb. 21.**39**) aus einem äußeren straffen Faserring (Anulus fibrosus) und einem zentralen gallertigen Kern (Nucleus pulposus). Die Disci intervertebrales sind mit den benachbarten Wirbelkörpern synchondrotisch verbunden und durch das vordere und hintere Längsband zusätzlich in ihrer Lage gesichert. Darüber hinaus sind die Dornfortsätze, die Querfortsätze und die Wirbelbögen untereinander durch einen starken Bandapparat verbunden. Die kleinen Wirbelbogengelenke besitzen plane Gelenkflächen und zählen zu den Diarthrosen. Die unterschiedliche Stellung ihrer Gelenkflächen beeinflußt die Beweglichkeit in den einzelnen Wirbelsäulenabschnitten.

### Funktion der Zwischenwirbelscheibe

Die Funktion der Zwischenwirbelscheiben (Bandscheiben) ist vergleichbar mit der Aufgabe der Stoßdämpfer eines Autos. Durch Belastung (beim Stehen) werden sie zusammengedrückt und bei länger andauernder Entlastung (beim Liegen) nehmen sie wieder die ursprüngliche Form an. Sie gleichen einem „Wasserkissen", das den Druck bei zentrischer Belastung gleichmäßig über den Nucleus pulposus auf den angrenzenden Anulus fibrosus überträgt. Kommt es zu einem Einriß des Faserringes und damit zu einem Austritt von Teilen des Nucleus pulposus, sprechen wir von einem Bandscheibenvorfall. Drückt das Gewebe auf einen austretenden Rückenmarknerv, kann es zu Schmerzen oder Lähmungserscheinungen im Bereich der unteren Extremitäten kommen.

### Bewegungen der Wirbelsäule

Die freie Beweglichkeit der Wirbelsäule resultiert aus der Summe von Einzelbewegungen in mehreren Bewegungssegmenten. Das Bewegungsausmaß ist in den einzelnen Abschnitten unterschiedlich. Man unterscheidet folgende Hauptbewegungen:

- Beugung (Ventralflexion) und Streckung (Dorsalextension) bzw. Vor- und Rückneigung (Inklination -Reklination) in der Sagittalebene,
- Seitwärtsneigung (Lateralflexion) in der Frontalebene,
- Drehung (Rotation, Torsion) um eine vertikale Achse.

Die Beweglichkeit der Halswirbelsäule ist am größten. Der Brustteil der Wirbelsäule gestattet vor allem Drehbewegungen, während im Lendenbereich hauptsächlich Beugung und Streckung möglich sind. Das Bewegungsausmaß schwankt individuell und hängt wesentlich von der Dehnbarkeit der Muskeln, der Bänder sowie vom Körperbau ab.

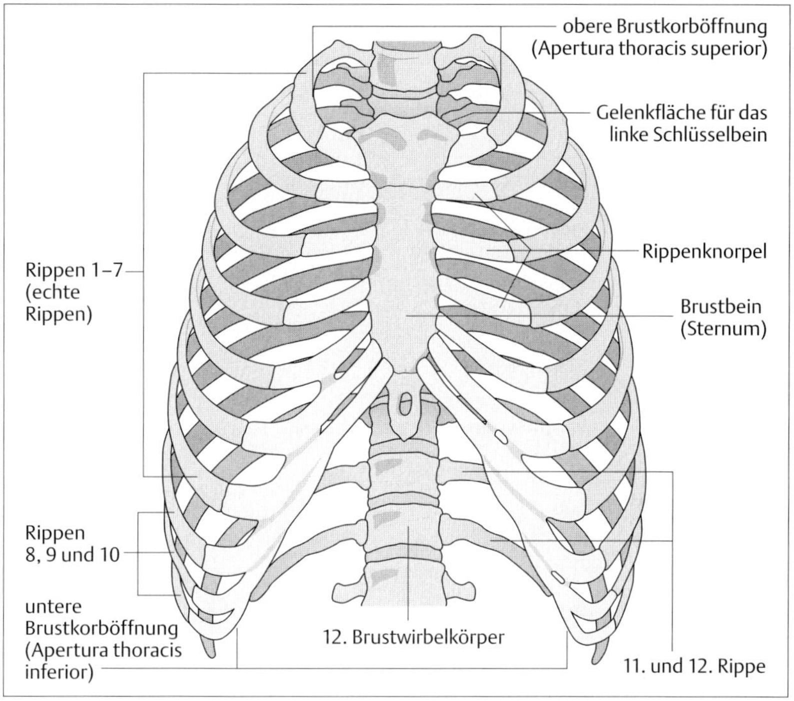


Abb. 21.**40** Brustkorb (Thorax) von vorn (nach Feneis).

**Brustkorb**

Der knöcherne Brustkorb (Thorax) umschließt die Brusthöhle (Cavitas thoracis) und besitzt eine obere und untere Öffnung (Apertur). Er gewährt den Organen der Brusthöhle Schutz und wird von Brustbein (Sternum), Rippen (Costae) und Brustwirbelsäule gebildet (Abb. 21.**40**). Das Sternum ist ein platter Knochen und besteht aus einem Handgriff (Manubrium), dem Körper (Corpus sterni) und einem unterschiedlich geformten Schwertfortsatz (Processus xiphoideus) (Abb. 21.**41**). Am Bau des Brustkorbs sind normalerweise zwölf Rippenpaare beteiligt, von denen die ersten sieben Paare als sog. echte Rippen das Brustbein erreichen. Von den restlichen fünf Rippenpaaren beteiligt sich das 8., 9. und 10. Paar am Aufbau des Rippenbogens. Die beiden letzten Rippenpaare enden gewöhnlich frei zwischen den Muskeln der seitlichen Bauchwand. Die knöchernen Rippen sind über ihren knorpeligen Anteil, den Rippenknorpel, synchondrotisch mit dem Sternum verbunden. Zwischen dem 1.–7. Rippenknorpel und dem Corpus sterni sind regelmäßig echte Gelenkverbindungen ausgebildet (Abb. 21.**41**).

An der knöchernen Rippe unterscheidet man Rippenkopf (Caput costae), Rippenhals (Collum costae) und Rippenkörper (Corpus costae). Zwischen Rippenkörper und Rippenhals befindet sich ein Höcker (Tuberculum costae), an dem die Rippen einen starken Knick nach vorn aufweisen (Abb. 21.**42**). Über die Rippen-Wirbel-Gelenke stehen die Rippen gelenkig mit den Wirbeln in Verbindung. Mit Ausnahme der 11. und 12. Rippe haben alle Rippen zwei Gelenkflächen, eine am Tuberculum costae und eine am Caput costae. Über diese Gelenkflächen treten die Rippen mit dem Querfortsatz und dem Wirbelkörper in gelenkigen Kontakt.

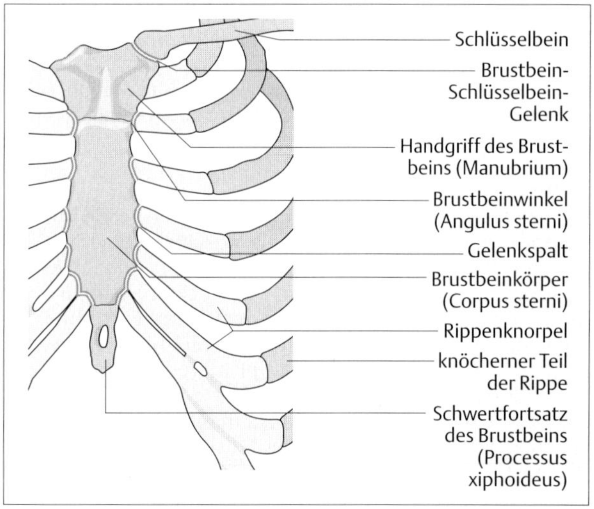


Abb. 21.**41** Brustbein mit 1.–7. Rippe und linkem Brustbein-Schlüsselbein-Gelenk (Articulatio sternoclavicularis) in der Ansicht von vorn. Rippe 1–7 sind regelmäßig über echte Gelenke mit dem Sternum verbunden.

Beide Gelenke sind in ihrer Beweglichkeit zwangsläufig miteinander kombiniert.

Die Bewegungen der Rippen durch die in den Zwischenrippenräumen (Interkostalräumen) verlaufenden Zwischenrippenmuskeln (Mm. intercostales interni und externi) die-

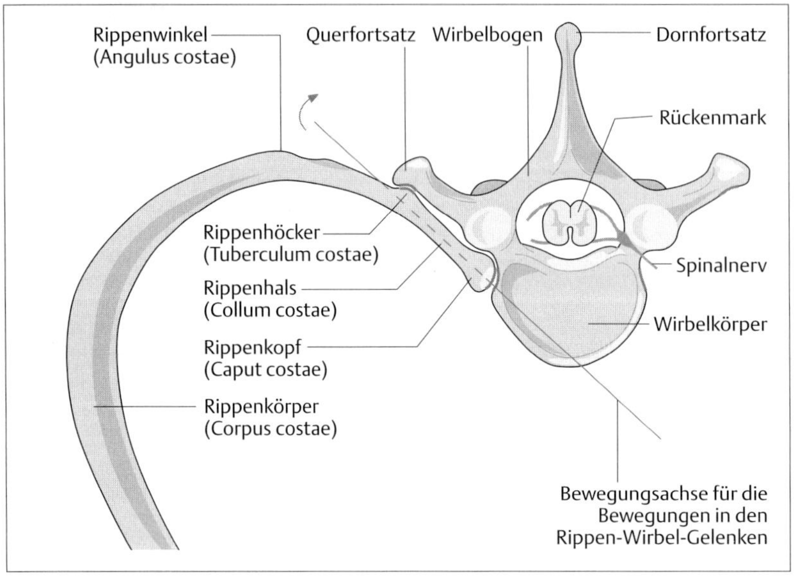


Abb. 21.**42** Brustwirbel und gelenkige Verbindung (Articulatio costovertebralis) mit einer rechten Rippe in der Ansicht von oben.

nen der Atmung und führen zur Erweiterung und Verengung des Brustkorbs. Als Atemhilfsmuskeln sind weitere Muskeln an der Brustkorbbewegung beteiligt.

Der knorpelige Anteil der Rippen kann schon frühzeitig durch Kalkeinlagerungen seine Elastizität verlieren und somit die Beweglichkeit des Bruskorbs einschränken. Das unmittelbar unter der Haut liegende Sternum enthält als platter Knochen rotes Knochenmark, das für diagnostische Zwecke durch eine Sternalpunktion entnommen werden kann.

### Rumpfmuskulatur

Die Bewegungen des Rumpfes erfolgen durch große Muskelgruppen, die überwiegend auf die Wirbelsäule wirken. Außer von der eigentlichen Rumpfmuskulatur (Abb. 21.**43** und 21.**44**) werden vor allem Brust und Rücken zusätzlich von Muskeln des Schultergürtels und der oberen Extremität besetzt, die im Laufe der stammesgeschichtlichen Entwicklung ihre Ursprünge auf den Rumpf ausgedehnt haben (eingewanderte Rumpfmuskulatur). Wie das Skelett so wird auch die Muskulatur des Rumpfes in einzelnen Segmenten angelegt. Mit Ausnahme weniger Muskeln (z. B. die Interkostalmuskeln) bleiben die Segmente vielfach nicht erhalten, sondern verschmelzen mit Nachbarsegmenten zu größeren Muskelindividuen. Innerhalb der eigentlichen Rumpfmuskeln unterscheidet man Brust-, Bauch-, Hals- und Rückenmuskulatur (Abb. 21.**43**. und 21.**44**.).

### Rücken

Die dem Achsenskelett direkt aufgelagerte eigentliche Rükkenmuskulatur verläuft in zwei großen Muskelsträngen beiderseits der Wirbelsäule vom Hals bis auf Höhe des Bekkens. Diese in seiner Gesamtheit als Rückenstrecker (M. erector spinae) bezeichnete Muskulatur wird als autochthone (ortsständige) Rückenmuskulatur der eingewanderten Rückenmuskulatur gegenübergestellt. Sie wird nahezu vollständig von Muskeln des Schultergürtels, dem trapezförmigen Muskel (M. trapezius), dem großen und kleinen rautenförmigen Muskel (M. rhomboideus major und M. rhomboideus minor), dem Schulterblattheber (M. levator scapulae), und von Muskeln der freien oberen Extremität (breiter Rückenmuskel – M. latissimus dorsi) überlagert (Abb.21.**43** u. 21.**44**). Der M. trapezius entspringt vom Hinterhaupt und den Dornfortsätzen der Wirbelkörper. Er setzt am Schlüsselbein (Clavicula), an der Schulterhöhe (Acromion) und an der Schultergräte (Spina scapulae) an und ist einer der wichtigsten Muskeln für die Bewegungen des Schulterblattes. Der M. latissimus dorsi kommt hauptsächlich von den Dornfortsätzen und dem Beckenkamm (Crista iliaca) und inseriert unterhalb des kleinen Höckers am Oberarm (Crista tuberculi minoris). Seine Hauptwirkung entfaltet er auf das Schultergelenk, indem er den Arm an den Körper heranzieht (Adduktion), ihn nach hinten führt (Retroversion) und ihn nach innen rollt (Innenrotation).

### Brustwand

Die Muskulatur der Brustwand ist dreischichtig. Nach Verlauf und Lage der Muskeln innerhalb der Zwischenrippenräume unterscheidet man äußere, innere und innerste Zwischenrippen- oder Interkostalmuskeln (Mm. intercostales externi, interni und intimi). Sie bilden die eigentlichen Atemmuskeln und sind für die Bewegungen des Brustkorbs bei der Einatmung (Inspiration) und der Ausatmung (Exspiration) zuständig und werden ebenfalls von oberflächlichen Muskeln bedeckt. Die Treppenmuskeln (Mm. scaleni) setzen die Interkostalmuskulatur kopfwärts fort. Sie entspringen im Bereich der Halswirbel und haben ihren Ansatz an den ersten drei Rippen. Sie sind für die ruhige Einatmung die wichtigsten Muskeln, da sie den Thorax heben.

Zu den eingewanderten Rumpfmuskeln, die ihren Ansatz am

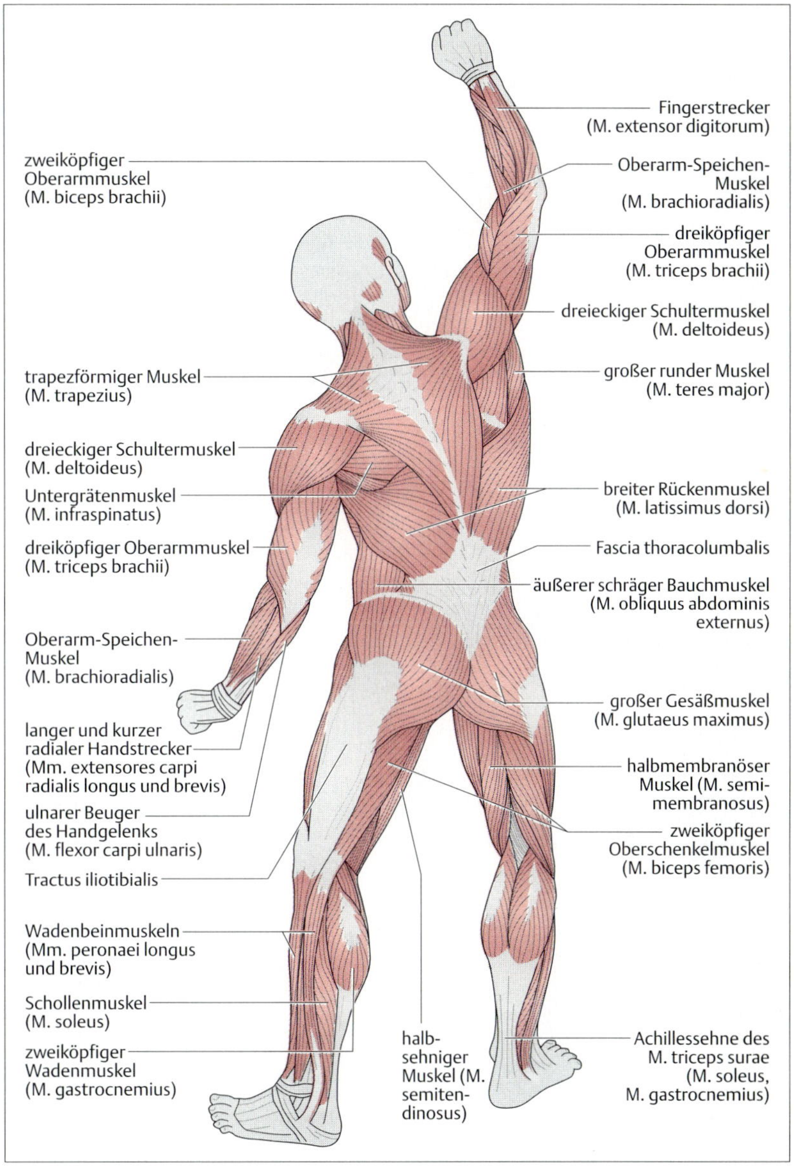


Abb. 21.**43** Ansicht der Oberflächenmuskulatur von hinten-seitlich.

Schultergürtel haben, zählt man den vorderen Sägemuskel (M. serratus anterior) (Abb. 21.**44**), der mit seinen Zacken von der 1. – 9. Rippe entspringt und im Bereich des inneren Schulterblattrandes (Margo medialis scapulae) inseriert. Er zieht das Schulterblatt nach vorn und kann mit seinem unteren Teil (Pars inferior) den unteren Schulterblattwinkel nach vorne drehen (Abb. 21.**45**). Diese Bewegung ermöglicht die Hebung des Armes über die Waagerechte (Elevation). Bei fixiertem Schultergürtel kann der M. serratus anterior als Rippenheber und damit als Hilfsmuskel bei der Atmung mitwirken.

Ein weiterer eingewanderter Rumpfmuskel ist der große Brustmuskel (M. pectoralis major) (Abb. 21.**44**), der als Schultermuskel hauptsächlich vom Schlüsselbein, vom Sternum und von den Rippen entspringt und unterhalb des großen Höckers (Crista tuberculi majoris) am Oberarm ansetzt. Er ist ein kräftiger Muskel, der den Oberarm zum Körper zieht (Adduktion) und ihn nach innen rollen kann (Innenrotation). Auch er kann bei festgestellter Extremität als Atemhilfsmuskel wirken, indem er den Brustkorb hebt.

Ein weiterer Muskel, der den Brustkorb heben kann, ist der Kopfdreher (M. sternocleidomastoideus) (Abb. 21.**44**). Er ist wie der M. trapezius ein eingewanderter Kopfmuskel, der mit zwei Köpfen vom Schlüsselbein und vom Brustbein entspringt und im Bereich des Warzenfortsatzes (Processus

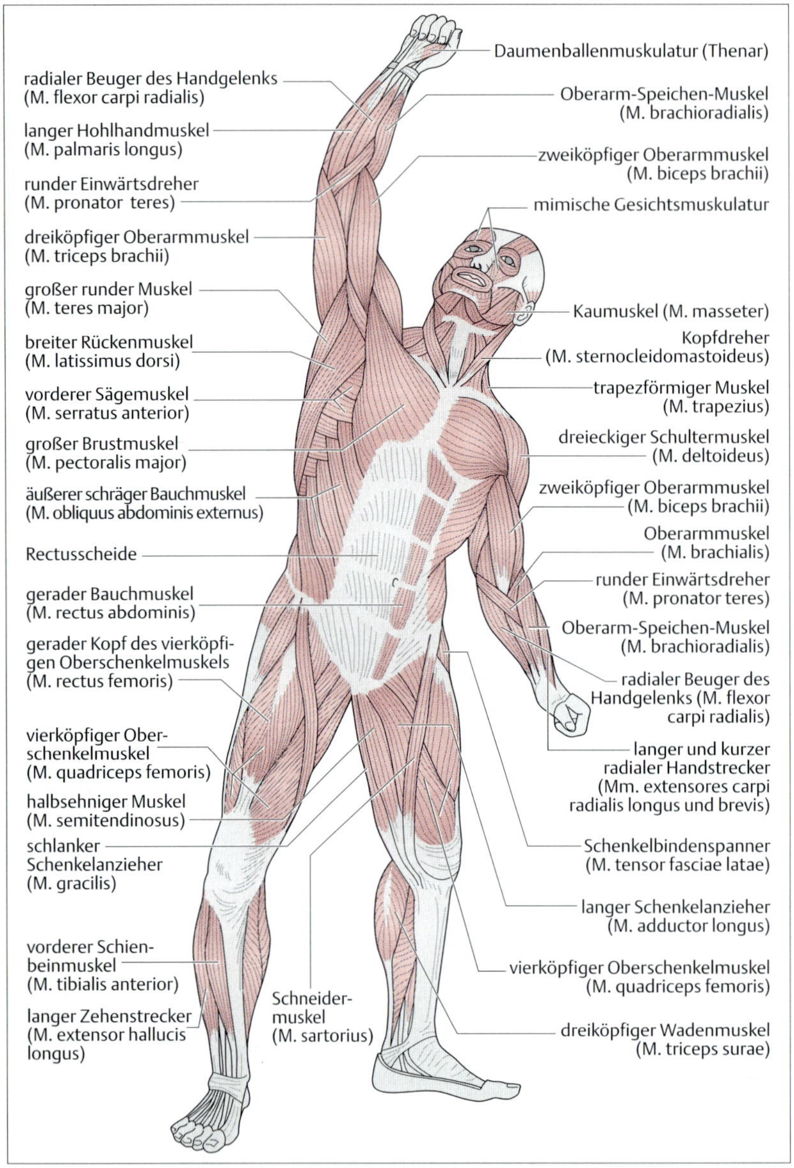


Abb. 21.**44** Ansicht der Oberflächenmuskulatur von vorn-seitlich.

mastoideus) am Hinterhauptbein ansetzt. Der M. sternocleidomastoideus wirkt primär auf die Kopf- und Halswirbelgelenke. Bei beidseitiger Kontraktion wird der Kopf in den Nacken geworfen, bei einseitiger Verkürzung neigt der Muskel den Kopf zur gleichen Seite und dreht ihn zur gegenüberliegenden Seite. Bei fixiertem Kopf ist er ebenfalls ein sehr wichtiger Atemhilfsmuskel.

**Bauchwand**

Die Muskeln der Bauchwand werden nach ihrer Lage in gerade (vordere), schräge (seitliche) und tiefe Bauchmuskeln unterteilt. Die schrägen Muskeln liegen in drei Schichten übereinander und bilden mit ihren flächenhaften Ansatzsehnen (Aponeurosen) im Bereich der vorderen Bauchwand eine Scheide (Rectusscheide), die den geraden Bauchmuskel (M. rectus abdominis) einschließt und ihm als Führungsrinne dient (Abb. 21.**44** u. 21.**46**). Der M. rectus abdominis weist mehrere Zwischensehnen auf (mehrbäuchiger Muskel) und zieht vom Schambeinoberrand seitlich der Symphyse nach oben zu den Rippenansätzen am Brustbein. Von den schrägen Bauchmuskeln liegt der äußere schräge Bauchmuskel (M. obliquus abdominis externus) oberflächlich und verläuft von den Außenseiten der unteren Rippen schräg nach vorne zum Darmbeinkamm sowie zur Rectus-

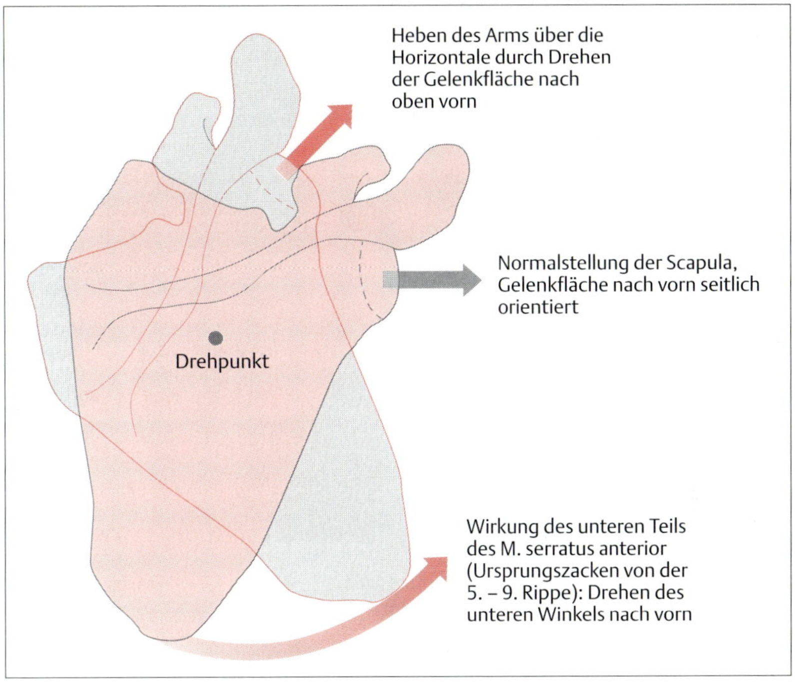


Abb. 21.**45** Wirkung des unteren Teils (Pars inferior) des vorderen Sägemuskels (M. serratus anterior) für das Heben des Oberarms über 90 Grad (Elevation). Normalstellung des Schulterblattes und seiner Gelenkpfanne (rot); gedrehtes Schulterblatt bei der Elevation (grau) (nach Faller).

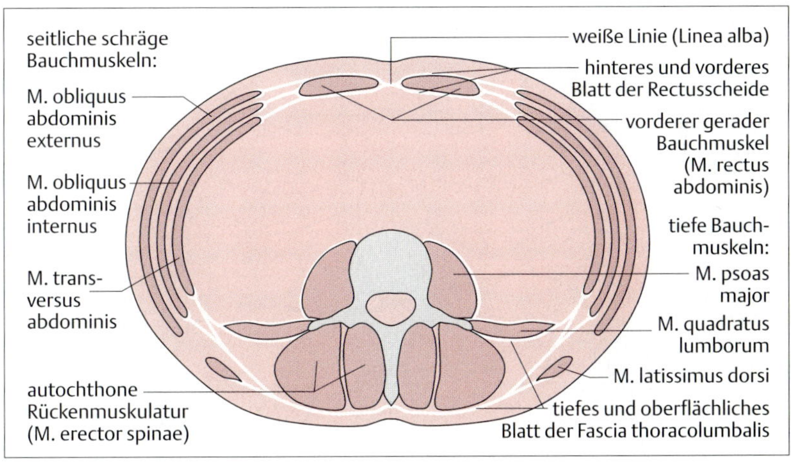


Abb. 21.**46** Schematischer Querschnitt durch den Rumpf zur Darstellung der Bauchmuskeln (nach Faller).

scheide (Abb. 21.**44**). In der nächsttieferen Schicht liegt der innere schräge Bauchmuskel (M. obliquus abdominis internus), dessen Faserverlauf nahezu senkrecht zum äußeren schrägen Bauchmuskel gerichtet ist. Auch er strahlt mit seiner Aponeurose in die Rektusscheide ein. In der innersten Schicht liegt der quere Bauchmuskel (M. transversus abdominis). Die tiefen Bauchmuskeln (großer Lendenmuskel, M. psoas major, und quadratischer Lendenmuskel, M. quadratus lumborum) begrenzen zusammen mit der Lendenwirbelsäule die hintere Bauchwand (Abb. 21.**46**).

Die Muskeln der Bauchwand bilden mit ihren Aponeurosen eine Funktionsgemeinschaft, indem sie unterschiedlich verlaufende Verspannungssysteme bilden. Man spricht in diesem Zusammenhang auch von einer „Schräggurtung". Die Anordnung der Bauchwandmuskulatur ermöglicht Drehung, Beugung und Seitwärtsneigung des Rumpfes. Zusätzlich wirkt die Muskulatur auf den Inhalt des Bauchraumes (Bauchpresse) und unterstützt auf diese Weise die Entleerung der Harnblase und des Enddarms. Ebenso ist sie an der Ausatmung (Hochschieben des Zwerchfells) beteiligt.

### Zwerchfell

Das kuppelförmige Zwerchfell (Diaphragma) ist der wichtigste Atemmuskel. Er trennt als muskulös-sehnige Scheide-

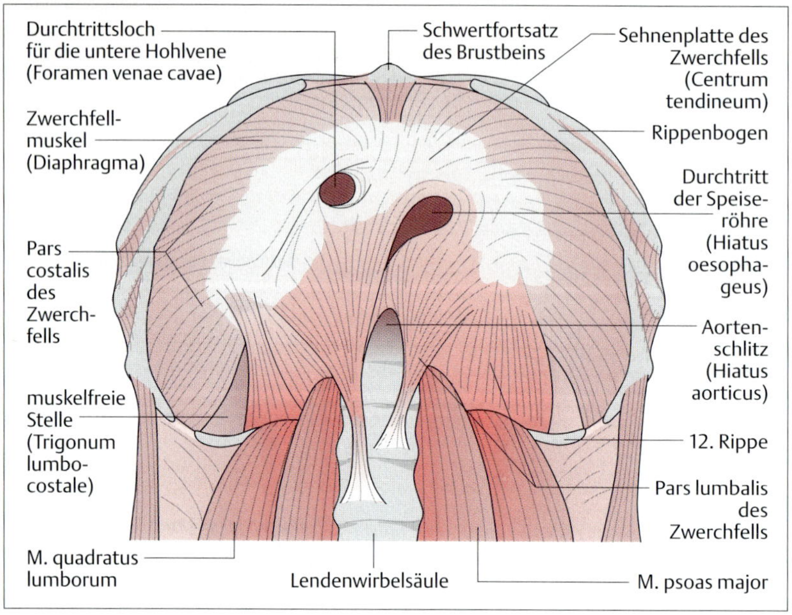


Abb. 21.**47** Zwerchfell (Diaphragma) in der Ansicht von unten.

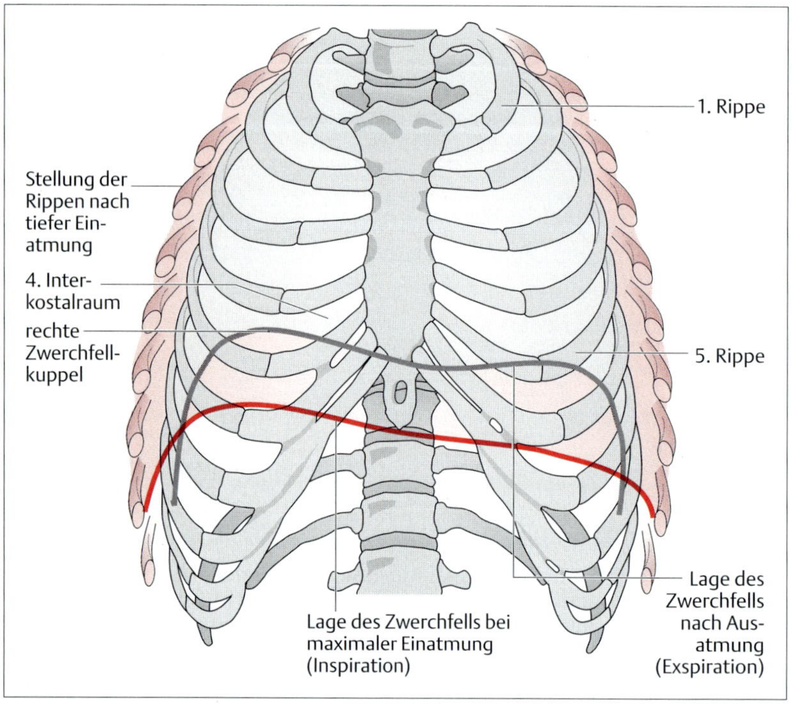


Abb. 21.**48** Rippenstellung und Zwerchfellstand bei maximaler Ein- und Ausatmung. Bei maximaler Einatmung (Inspiration) erweitert sich der Brustkorb, und das Zwerchfell flacht sich ab, nach maximaler Ausatmung (Exspiration) wölbt sich das Zwerchfell wieder in den Brustkorb vor, und der Brustkorb verschmälert sich (nach Frick u. Mitarb.).

wand den Brustraum vom Bauchraum ab. Der Muskel entspringt ringförmig an der unteren Brustkorböffnung (Abb. 21.**47**). Seine Muskelfasern ziehen bogenförmig aufwärts und strahlen in eine zentrale Sehnenplatte (Centrum tendineum) ein. Entsprechend ihrem unterschiedlichen Ursprung unterscheidet man einen Rippenteil (Pars costalis), einen Lendenteil (Pars lumbalis) und einen Brustteil (Pars sternalis). Durch eine Öffnung in der Sehnenplatte zieht die untere Hohlvene (V. cava inferior); die große Körperschlagader (Aorta) und die Speiseröhre (Oesophagus) treten durch

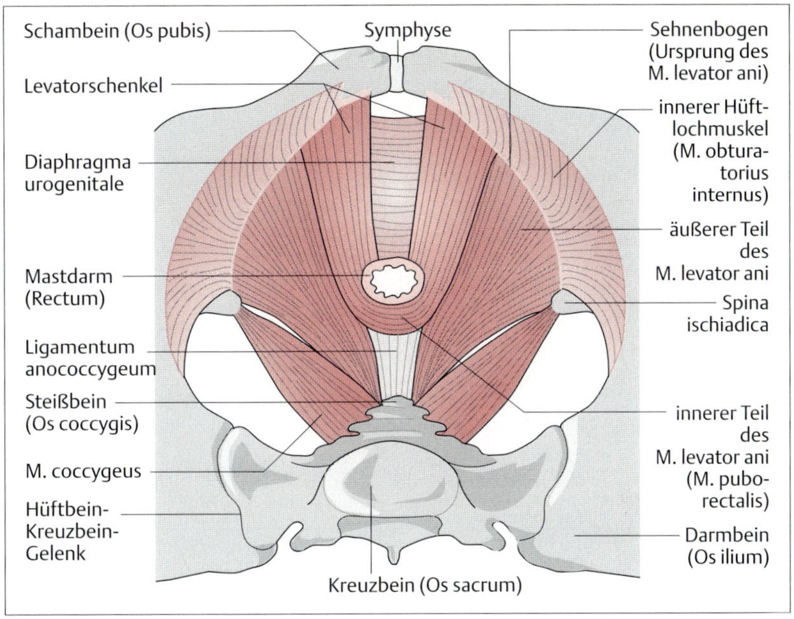


Abb. 21.**49** Muskulärer Beckenboden in der Ansicht von oben (nach Faller).

schlitzförmige Öffnungen (z. B. Aortenschlitz – Hiatus aorticus) innerhalb der Pars lumbalis vom Brust-in den Bauchraum (Abb. 21.**47**).
Beim Lebenden ändern sich Lage und Form des Zwerchfells mit der Atmung (Abb. 21.**48**), der Haltung und Stellung des Körpers sowie der Füllung der Eingeweide. Bei Kontraktion des Zwerchfells vergrößert sich der Brustraum und unterstützt dadurch die Einatmung (Inspiration). Im erschlafften Zustand und bei gleichzeitiger Kontraktion der Bauchmuskeln (Bauchpresse) verlagert sich das Zwerchfell nach oben und führt zur Ausatmung (Exspiration). Jede Verschiebung des Zwerchfells wirkt sich auf die Lage der Bauchorgane aus. So tritt beispielsweise der Unterrand der Leber bei Einatmung nach unten, um sich bei der Ausatmung wieder nach oben zu verlagern. Im aufrechten Stand projiziert sich die linke Zwerchfellkuppel bei maximaler Exspiration auf den Oberrand der 5. Rippe, rechts liegt die Zwerchfellkuppel etwas höher auf Höhe des 4. Interkostalraumes. Bei maximaler Inspiration verlagern sich beide Kuppeln etwa 3 – 6 cm nach unten (Abb. 21.**48**).

**Beckenboden**

Der Beckenausgang, und hiermit auch der Bauchraum, wird durch Muskel- und Bindegewebsplatten unvollständig verschlossen. Sie bilden zusammen den Beckenboden (Abb. 21.**49**), dem eine wesentliche Rolle für die Lagesicherung der Becken- und Bauchorgane zukommt. Der Durchtritt des Darmrohrs sowie der Harn- und Geschlechtswege begrenzt die mechanische Widerstandsfähigkeit der muskulären und bindegewebigen Platten.
Am Aufbau beteiligt sind ein trichterförmiger Muskel, der Anheber des Afters (M. levator ani), der mit seiner bindegewebigen Hülle das Diaphragma pelvis bildet, und der unmittelbar darunter verlaufende, bindegewebig durchsetzte quere Damm-Muskel (M. transversus perinei profundus), der als Diaphragma urogenitale bezeichnet wird. Der M. levator ani ist an der Innenseite des kleinen Beckens halbkreisförmig befestigt und besitzt eine nach vorn gerichtete, spaltförmige Öffnung (Levatorschlitz). Durch diese Öffnung treten die Harnröhre (Urethra) und der Enddarm (Rektum) und bei der Frau zusätzlich die Scheide (Vagina). Verschlossen wird der Levatorschlitz vom Diaphragma urogenitale, das sich zwischen den beiden unteren Schambeinästen trapezförmig ausspannt.
Der innere Teil des M. levator ani (M. puborectalis) bewirkt mit dem äußeren Ringmuskel des Afters (M. sphincter ani externus) einen wirkungsvollen (willkürlichen) Verschlußmechanismus des Enddarms (Abb. 21.**50**). Der M. sphincter urethrae kann willkürlich die Harnröhre verschließen und damit den Harnabfluß verhindern.
Eine Überdehnung der Beckenbodenmuskeln, z. B. bei der Geburt, kann bei der Frau zu einer Senkung der inneren Geschlechtsorgane führen. Auch Einrisse während des Geburtsvorganges (Dammrisse) können den M. levator ani oder den M. sphincter ani externus so schädigen, daß der Darminhalt nicht mehr kontrolliert abgegeben werden kann (Inkontinenz).

### 21.3.3.2 Obere Extremität (Schultergürtel und freie obere Gliedmaße)

Beim Menschen steht das obere Extremitätenpaar im Dienste des Greifens und des Tastens. Grundlage für diese Tätigkeiten ist eine große Beweglichkeit der oberen Extremität, die der Hand einen möglichst großen Bewegungsspielraum eröffnet. Zur oberen Extremität zählt man den Schultergürtel und die freie obere Gliedmaße.

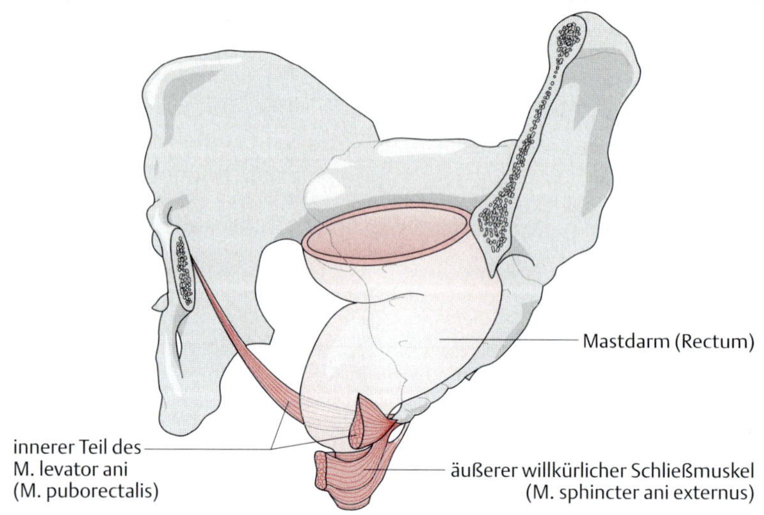


Abb. 21.**50** Lage des Mastdarms (Rectum) in Beziehung zum Beckenboden. Ansicht von links vorn, Teile des knöchernen Beckens sind entfernt (nach Leonhardt).

#### Schultergürtel

Der Schultergürtel besteht aus Schlüsselbein (Clavicula) und Schulterblatt (Scapula). Er bildet die Basis der oberen Extremität und ist – im Gegensatz zum Beckengürtel – nicht fest am Rumpf verankert (Abb. 21.**51**). Er besitzt eine gelenkige Verbindung mit dem Rumpf, das Brustbein-Schlüsselbein-Gelenk (Articulatio sternoclavicularis), das aufgrund seiner Bewegungsmöglichkeiten ein funktionelles Kugelgelenk darstellt. Das Schulterblatt wird durch Muskelschlingen beweglich am Thorax geführt.

Das Schlüsselbein ist ein S-förmig gebogener Knochen und verbindet das Brustbein mit dem Schulterblatt. Kräftige Bänder zur ersten Rippe, zum Brustbein und zum Rabenschnabelfortsatz (Processus coracoideus) befestigen es am Rumpf. Über das Schultereckgelenk (Articulatio acromioclavicularis) ist das Schlüsselbein mit dem Schulterblatt gelenkig verbunden. Das Schulterblatt ist ein dreieckiger platter Knochen, der am oberen seitlichen Ende eine flache Gelenkpfanne (Cavitas glenoidalis) für das Schultergelenk besitzt. Die Rückfläche zeigt die schräg nach oben verlaufende Schultergräte (Spina scapula), deren äußeres Ende die von außen gut tastbare Schulterhöhe (Acromion) bildet (Abb. 21.**51**). Acromion, Processus coracoideus und das sie verbindende kräftige Band (Lig. coracoacromiale) bilden das Schulterdach (Fornix humeri).

Am unteren Schulterblattwinkel (Angulus inferior) vereinigen sich der seitliche und mittlere Rand (Margo lateralis und Margo medialis) der Scapula. In Form von Muskelschlingen wird das Schulterblatt am Rumpf bewegt. Zu den Schultergürtelmuskeln zählt man den trapezförmigen Muskel (M. trapezius), den vorderen Sägemuskel (M. serratus anterior), den Heber des Schulterblattes (M. levator scapulae) sowie den großen und kleinen rautenförmigen Muskel (Mm. rhomboidei major und minor) (Abb. 21.**43** u. 21.**44**).

#### Freie obere Gliedmaße

Die freie obere Gliedmaße beginnt im Schultergelenk und besteht aus dem Oberarmknochen (Humerus), den beiden Unterarmknochen Speiche (Radius) und Elle (Ulna) und der aus Handwurzel (Carpus), Mittelhand (Metacarpus) und Fingern (Digiti) aufgebauten Hand (Manus). Gegen die Finger nimmt die Zahl der Knochen und damit die Möglichkeit gelenkiger Verbindungen zu. Wichtige Gelenke der freien oberen Extremität sind das Schultergelenk, das Ellenbogengelenk, das proximale und distale Handwurzelgelenk, das Daumensattelgelenk sowie die Fingergrund, -mittel- und -endgelenke.

#### Knochen von Oberarm, Unterarm und Hand

**Oberarm (Brachium).** Am Oberarmknochen (Humerus), einem langen Röhrenknochen, unterscheidet man einen Schaft (Corpus oder Diaphyse) sowie ein proximales und distales Ende (Extremitas oder Epiphyse). Das körpernahe Ende wird vom Oberarmkopf (Caput humeri) gebildet, der gelenkig mit der Gelenkpfanne (Cavitas glenoidalis) in Verbindung steht (Abb. 21.**51**.). Am Übergang zum Humerusschaft, im Bereich des Schenkelhalses (Collum), sind zwei kräftige Knochenhöcker (Tubercula) ausgebildet, die den Muskeln, die auf das Schultergelenk wirken, als Ansatz dienen. Vorn liegt das kleinere Tuberculum minus, das nach distal (körperfern) in einer Leiste ausläuft (Crista tuberculi minoris), und seitlich findet sich das kräftige Tuberculum majus, das sich ebenfalls in einer Leiste fortsetzt (Crista tuberculi majoris). Zwischen beiden Höckern liegt eine Furche (Sulcus intertubercularis) für die Sehnen des langen Bizepskopfes.

Das distale Ende des Humerusschaftes weist ein kugelförmiges Köpfchen (Capitulum) zur gelenkigen Verbindung mit der Speiche (Radius) und eine deutlich größere Gelenkrolle (Trochlea) zur gelenkigen Verbindung mit der Elle (Ulna) auf (Abb. 21.**52**). Auf der Innen- und Außenseite des distalen En-

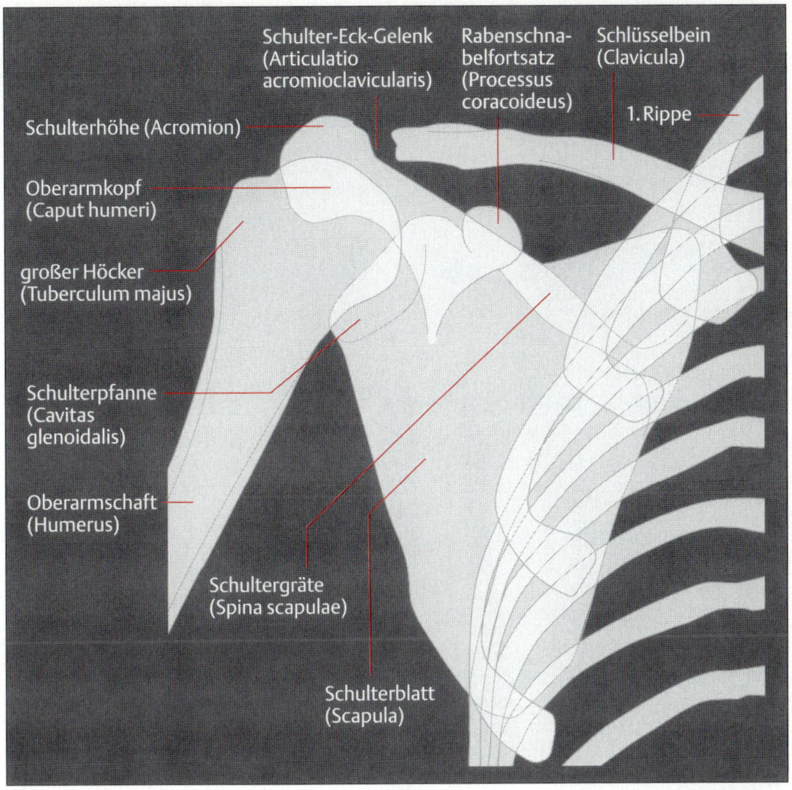


Abb. 21.**51** Vereinfachte Durchzeichnung einer Röntgenaufnahme der rechten Schulter in einer Ansicht von vorn. Bei Röntgenaufnahmen erscheint der Gelenkspalt breiter, da der Gelenkknorpel nicht abgebildet wird.

des liegt jeweils ein großer Knochenvorsprung (Epicondylus). Hinter dem stärkeren inneren Epicondylus läuft der Ellennerv (N. ulnaris) zum Vorderarm und zur Hand. Wird der Nerv in diesem Bereich gegen den Knochen gedrückt, fühlt man ein zuckenden Schmerz, der bis in den kleinen Finger ausstrahlt.

**Unterarm (Antebrachium).** Das Skelett des Unterarms wird von Speiche (Radius) und Elle (Ulna) gebildet. Beide Knochen sind im Schaftbereich durch eine Zwischenknochenmembran (Membrana interossea) verbunden, die den Zusammenhalt gewährleistet und Zug- und Druckbelastungen eines Knochens auf den anderen überträgt. Zusätzlich dient sie als Ursprungsfläche für Unterarmmuskeln. Die Elle besitzt proximal einen kräftigen, hakenförmigen Fortsatz (Olecranon), der innen eine Leiste trägt (Abb. 21.**52**). Mit diesem Fortsatz umgreift die Elle die Trochlea und bildet so das Scharniergelenk zwischen Humerus und Ulna. Nach distal verschmälert sich die Elle und trägt dort nur mit einer kleinen Fläche zur Bildung des Handgelenks bei. Demgegenüber ist die Speiche proximal schmaler und distal breiter und kräftiger entwickelt. An ihrem proximalen Ende trägt sie einen kleinen, flachen Kopf (Caput radii), der mit seiner überknorpelten Gelenkfläche einerseits mit dem Humerus und andererseits mit der Elle gelenkig in Verbindung steht. Das distale Speichenende trägt ebenso wie das distale Ende der Elle an der Außenseite einen kleinen Griffelfortsatz (Processus styloideus), die beide von außen gut tastbar sind (Abb. 21.**52**).

**Hand (Manus).** Die Handwurzel besteht aus acht Knochen, die in zwei Reihen, einer proximalen und einer distalen Reihe, angeordnet sind (Abb. 21.**53**). Die proximale Reihe besteht aus dem speichenwärts (radial) gelegenen Kahnbein (Os scaphoideum oder Os naviculare), dem mittleren Mondbein (Os lunatum) und den ellenwärts (ulnar) liegenden Dreiecksbein (Os triquetrum) und Erbsenbein (Os pisiforme). Innerhalb der distalen Handwurzelknochenreihe unterscheidet man von radial nach ulnar das große Vieleckbein (Os trapezium), das kleine Vieleckbein (Os trapezoideum), das große zentral liegende Kopfbein (Os capitatum) sowie das Hakenbein (Os hamatum).

Von den fünf Mittelhandknochen (Ossa metacarpalia) bildet als einziger der Mittelhandknochen des Daumens (Os metacarpale I) mit dem großen Vieleckbein das sehr gut bewegliche Daumensattelgelenk. Alle anderen Mittelhandknochen sind durch straffe Gelenke (Amphiarthrosen) mit den distalen Handwurzelknochen verbunden. An die Mittelhandknochen schließen sich die Fingerknochen an (Phalangen), bei denen man jeweils ein Grund-, Mittel- und Endglied (Phalanx proximalis, media und distalis) unterscheidet. Der Daumen besitzt nur zwei Phalangen, die Mittelphalanx fehlt (Abb. 21.**53**).

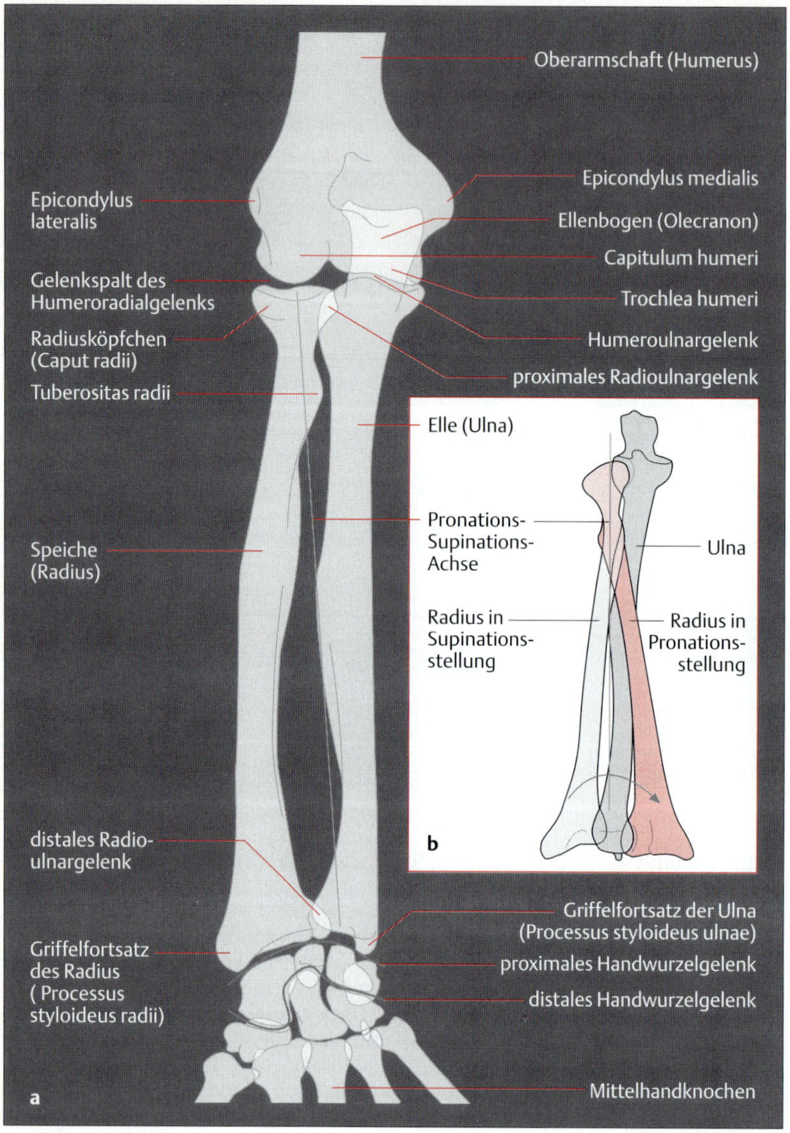


Abb. 21.**52a** u. **b** Vereinfachte Durchzeichnung einer Röntgenaufnahme des rechten Unterarms.
**a** Supinationsstellung, Elle und Speiche stehen parallel zueinander;
**b** Speiche in Supinations- und Pronationsstellung.

**Schultergelenk**

Das Schultergelenk (Articulatio humeri) ist das beweglichste Kugelgelenk am menschlichen Körper. Aufgrund der unterschiedlich großen Gelenkflächen von Oberarmkopf und Schulterpfanne besitzt das Gelenk eine geringe Knochenführung. Es wird vorwiegend muskulär, zum geringen Teil auch durch Bänder gesichert. Aus diesen Gründen sind Verrenkungen (Luxationen) am Schultergelenk besonders häufig (etwa 45% aller Luxationen entfallen auf das Schultergelenk).

Die flache Gelenkpfanne wird im Randbereich durch eine 5 mm breite faserknorpelige Gelenklippe begrenzt, die den Gelenkkontakt und damit auch die kraftaufnehmende Fläche vergrößert. Die Gelenkkapsel ist weit und schlaff und zeigt bei herunterhängendem Arm auf der Innenseite eine Aussackung (Recessus axillaris). Durch diese Reservefalte wird, besonders bei Abspreizbewegungen, kein Widerstand entgegengesetzt.

Das Schulterdach (Fornix humeri, s. S. 342) begrenzt die Bewegungsmöglichkeit nach oben und sichert gleichzeitig den Kopf in der Pfanne. Soll der Arm über die Horizontale angehoben werden, muß das Schulterblatt und damit die Gelenkpfanne gedreht werden. Die Bewegungen im Schultergelenk finden, wie in jedem Kugelgelenk, um drei Hauptachsen statt. An der Muskelführung beteiligen sich vor allem die Muskeln der Rotatorenmanschette (M. supraspinatus, M. infraspinatus, M. subscapularis und M. teres minor)

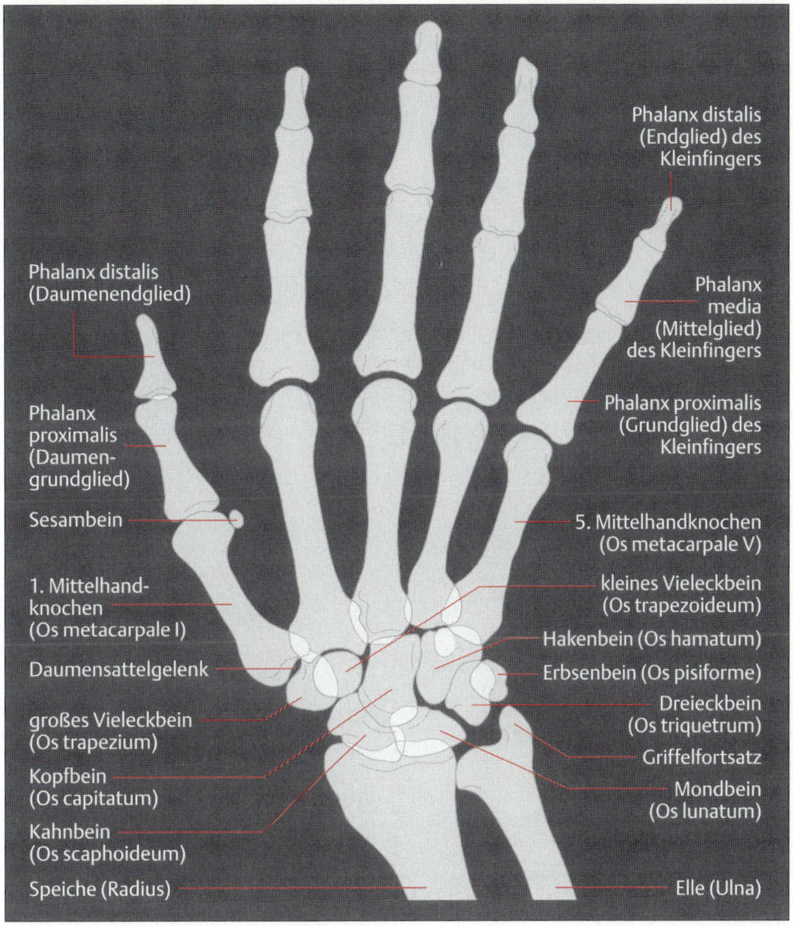


Abb. 21.**53** Vereinfachte Durchzeichnung einer Röntgenaufnahme der rechten Hand in einer Ansicht von dorsal.

und der dreieckige Schultermuskel (M. deltoideus), der den wichtigsten Muskel für das Abspreizen (Abduktion) des Oberarms darstellt (21.**43**). Außerdem hebt der vordere Teil (Pars clavicularis) des M. deltoideus den Arm nach vorn (Anteversion) und sein hinterer Teil (Pars scapularis) führt den Arm nach hinten (Retroversion).

Die Muskeln der Rotatorenmanschette entspringen alle am Schulterblatt und haben ihren Ansatz entweder am großen oder kleinen Höcker des Oberarms. Während der kleine runde Muskel (M. teres minor) und der Untergrätenmuskel (M. infraspinatus) den Oberarm nach außen rollen (Außenrotation), ist der Unterschultermuskel (M. subscapularis) ein wichtiger Innenroller (Innenrotation). Der Obergrätenmuskel (M. supraspinatus) schließlich ist an der Abspreizbewegung beteiligt und vor allem für die Anfangsbewegung wichtig. Großer Brustmuskel (M. pectoralis major), breiter Rückenmuskel (M. latissimus dorsi) und großer runder Muskel (M. teres major) ziehen den Arm zum Rumpf hin (Adduktion) und können in unterschiedlichem Maße auch nach außen oder innen rollen (Abb. 21.**43** u. 21.**44**).

**Ellenbogengelenk**

Das Ellenbogengelenk (Articulatio cubiti) ist ein Scharniergelenk und ein zusammengesetztes Gelenk mit drei Gelenkkörpern innerhalb der schlaffen Gelenkkapsel. Es besteht aus drei Einzelgelenken, dem Humeroradialgelenk, dem Humeroulnargelenk und dem proximalen Radioulnargelenk (Abb. 21.**52**). Während das Gelenk zwischen Oberarmknochen und Elle (Humeroulnargelenk) als typisches Scharniergelenk Beugung (Flexion) und Streckung (Extension) zuläßt, steht der Speichenkopf einerseits mit dem Oberarmknochen und andererseits mit der Elle in gelenkigem Kontakt.

Das proximale Radioulnargelenk gestattet zusammen mit dem distalen Radioulnargelenk ein Umwendbewegung (Pronation und Supination). Bei dieser Umwendbewegung der Hand, die sich zwischen den Unterarmknochen abspielt, dreht sich die Speiche im Ellenbogengelenk an Ort und Stelle, während sie handwärts (distal) um die die Elle herumgeführt wird. Stehen die Unterarmknochen parallel zueinander und schaut die Hohlhand nach oben, spricht man von Supination. Überkreuzen sich Speiche und Elle und schaut der Handrücken nach oben spricht man von Prona-

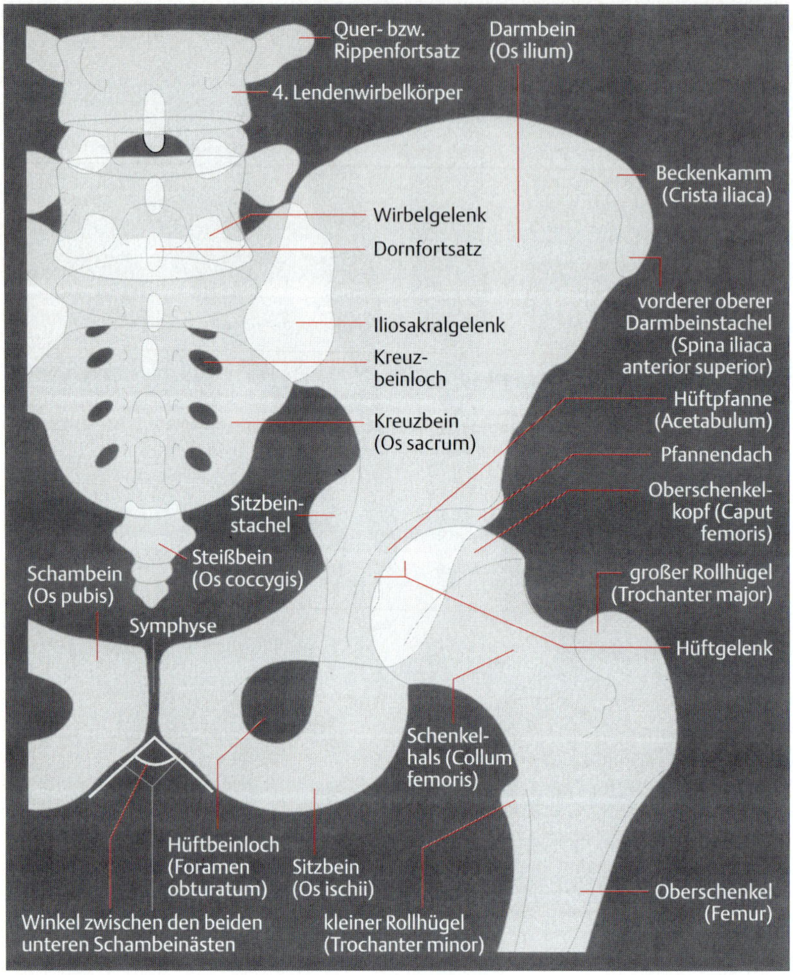


Abb. 21.**54** Vereinfachte Durchzeichnung einer Röntgenaufnahme des Beckens und des linken Hüftgelenks (Articulatio coxae).

tion. Neben zwei Führungsbändern (Kollateralbändern) wird der Speichenkopf zusätzlich durch ein Ringband (Lig. anulare radii), das ringförmig um das Radiusköpfchen herumführt, fixiert.

Von den Muskeln, die ihren Ursprung am Oberarm oder am Schultergürtel haben und an der Elle ansetzen, verläuft der dreiköpfige Oberarmmuskel (M. triceps brachii) auf der Hinterseite des Oberarms und streckt im Ellenbogengelenk (Extension) (Abb. 21.**43**). Auf der Vorderseite liegen der Oberarmmuskel (M. brachialis) und der zweiköpfige Oberarmmuskel (M. biceps brachii), die das Gelenk beugen (Flexion). Zwei- und dreiköpfiger Oberarmmuskel entspringen mit jeweils einem Kopf am Schulterblatt und wirken aus diesem Grund auch auf das Schultergelenk (Abb. 21.**43** u. 21.**44**). An den Pronations- und Supinationsbewegungen sind im wesentlichen vier Muskeln beteiligt, zwei Einwärtsdreher (M. pronator teres und M. pronator quadratus) und zwei Auswärtsdreher (M. supinator und M. biceps brachii).

Neben seiner Funktion als Beuger im Ellenbogengelenk ist der M. biceps brachii, der an einer Rauhigkeit der Speiche (Tuberositas radii) ansetzt, der kräftigste Supinator. Diese Auswärtsdrehung wird besonders kräftig durchgeführt, wenn gleichzeitig das Ellenbogengelenk gebeugt ist und bei der Supinationsbewegung sich die zuvor an der Speiche aufgewickelte Bizepssehne abrollt.

### Handgelenke

Zwischen Speiche und Elle einerseits und der proximalen Handwurzelreihe andererseits liegt das proximale Handwurzelgelenk (Articulatio radiocarpea), ein typisches Eigelenk. Das distale Handwurzelgelenk (Articulatio mediocarpea) wird von der proximalen und der distalen Handwurzelreihe gebildet und besitzt einen verzahnten „S"-förmigen Gelenkspalt (Abb. 21.**52 a**). Bei den Bewegungen der Hand wirken beide Handgelenke zusammen, wobei die größten Bewegungsausschläge jedoch im proximalen vorkommen. Um eine quer zur Speiche und Elle laufende Achse erfolgen Beugung (Palmarflexion, Palma = Handinnenfläche) und Streckung (Dorsalextension). Um eine zweite Achse, die senkrecht durch einen Handwurzelknochen (Kopfbein) läuft, erfolgen

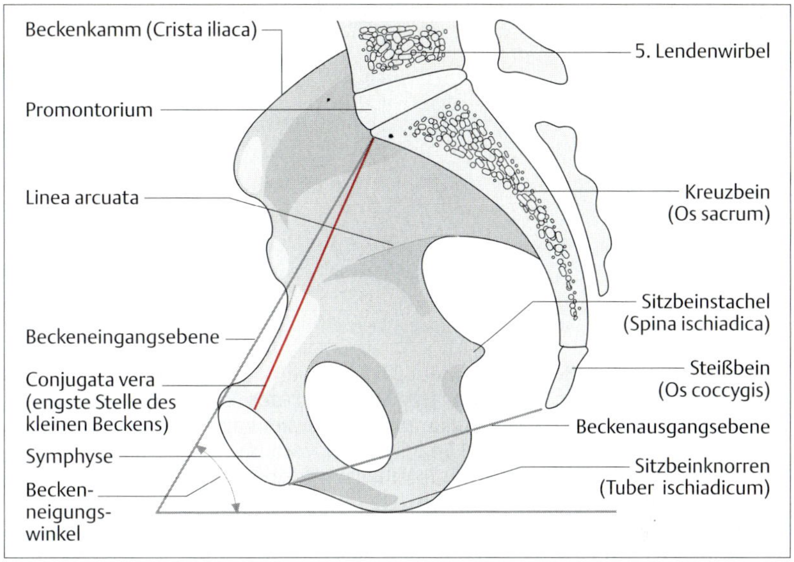


Abb. 21.**55** Rechte Beckenhälfte in der Ansicht von innen (Sagittalschnitt). Der Beckenneigungswinkel zwischen Beckeneingangsebene und der Horizontalen ist im Stehen etwa 60 Grad (nach Faller).

die Randbewegungen der Hand, eine Abduktion nach ulnar und nach radial. Aufgrund der Verzahnung zwischen proximaler und distaler Handwurzelreihe erfolgt diese Bewegung ausschließlich im proximalen Handwurzelgelenk.
Ein außerordentlich bewegliches Gelenk befindet sich zwischen dem großen Vieleckbein und dem ersten Mittelhandknochen, das Daumensattelgelenk (Articulatio carpometacarpea pollicis) (Abb. 21.**53**). Aufgrund seiner sattelförmigen Gelenkflächen sind vier Hauptbewegungen möglich, Heranführen und Abspreizen des Daumens (Abduktion und Adduktion) sowie Beugung und Streckung des Daumens (Flexion und Extension). Zusätzlich läßt das Daumensattelgelenk eine zusammengesetzte Rotationsbewegung zu (Opposition), bei der sich Daumen und Kleinfinger berühren.
Die auf die Handgelenke, auf das Daumensattelgelenk sowie auf die Fingergrund-, -mittel- und -endgelenke wirkenden Muskeln haben ihren Ursprung, mit Ausnahme der kurzen Handmuskeln, überwiegend am Unterarm. Ihre Sehnen ziehen, geschützt durch Sehnenscheiden, zur Handwurzel bzw. zu den Mittelhandknochen und wirken damit ausschließlich auf die Handgelenke, oder sie ziehen zu den Fingern, die sie unter gleichzeitiger Wirkung auf die Handgelenke bewegen. Eine Einteilung der Unterarmmuskeln erfolgt nach ihrer Lage. Dabei trennen die Speiche und die Elle sowie die Zwischenknochenmembran die vorn liegenden Beuger (Flexoren) von hinten liegenden Streckern (Extensoren). Zwischen beiden Muskelgruppen kann noch eine radiale Muskelgruppe abgetrennt werden (Radialisgruppe). Sowohl bei den Beugern als auch bei den Streckern können oberflächliche von tiefen Muskeln unterschieden werden.

### 21.3.3.3 Untere Extremität

Die unteren Extremitäten (Beckengürtel und freie Extremitäten) sind beim Menschen ausschließlich Stütz- und Fortbewegungsorgane. Wir unterscheiden einen Beckengürtel und die freie untere Gliedmaße. Der Beckengürtel ist im Gegensatz zum Schultergürtel fest in das Achsenskelett eingebaut.

#### Beckengürtel und Becken

Bestandteile des Beckengürtels sind die beiden Hüftbeine (Ossa coxae), die mit dem Kreuzbein (Os sacrum) den knöchernen Beckenring bilden. Kreuzbein und Hüftbein sind beiderseits durch die Kreuzbein-Darmbein-Gelenke (Articulationes sacroiliacae oder Iliosakralgelenke) miteinander verbunden. Sie sind aufgrund ihres straffen Bandapparates typische Amphiarthrosen. Auf der Vorderseite stehen beide Hüftbeine durch die knorpelige Schambeinfuge (Symphyse) in Verbindung (Abb. 21.**54**). Iliosakralgelenke und Schambeinfuge verbinden die knöchernen Anteile des Beckens zu einem stabilen Ring und erlauben nur eine geringe Beweglichkeit.
Das knöcherne Becken (Pelvis) besteht aus den beiden Hüftbeinen und dem Kreuzbein. Am Hüftbein unterscheidet man drei Anteile, das Darmbein (Os ilium), das Sitzbein (Os ischii) und das Schambein (Os pubis) (Abb. 21.**54**). Die knöchernen Anteile verschmelzen um das 20. Lebensjahr im Bereich der Gelenkpfanne des Hüftgelenks zu einem gemeinsamen Knochen, dem Hüftbein. Kreuzbein und Hüftbein sind auf beiden Seiten durch zwei kräftige Bänder verbunden, die großen Einfluß auf die Stabilität des Beckens haben. Das kräftigere Band (Lig. sacrotuberale) zieht vom Sitzbeinknorren (Tuber ischiadicum) zum Kreuzbein, das zweite, schwächere Band (Lig. sacrospinale) verbindet den Sitzbeinstachel (Spina ischiadica) mit dem Kreuzbein.
Man unterscheidet ein großes und ein kleines Becken. Die Grenze (Linea terminalis) liegt in Höhe der Beckeneingangsebene, die durch eine bogenförmige knöcherne Linie (Linea arcuata), den Oberrand der Schambeinfuge und die Zwischenwirbelscheibe zwischen dem 5. Lendenwirbel und dem Kreuzbein (Promontorium) gebildet wird. Bei aufrechtem Stand bildet die Beckeneingangsebene mit der Horizontalen einen Winkel von 60° (Abb. 21.**55**). Das große Becken

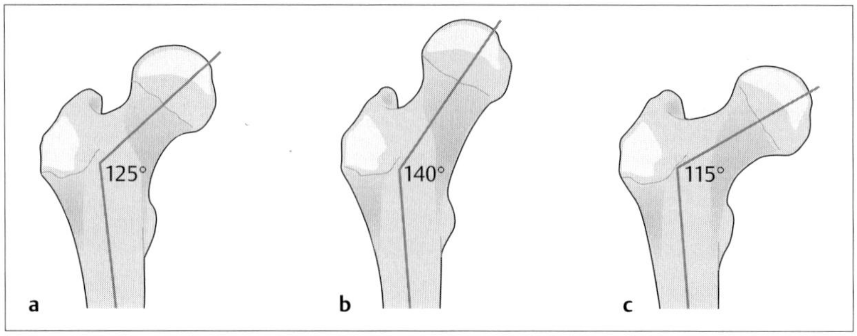


Abb. 21.**56 a–c** Schenkelhalswinkel (CCD-Winkel). CCD-Winkel (Centrum-Collum-Diaphysen-Winkel) beim Erwachsenen (**a**), beim 3jährigen Kind (**b**) und beim alten Menschen (**c**) (nach Frick).

wird seitlich von den Beckenschaufeln der Darmbeine sowie hinten vom Kreuzbein begrenzt. Der Oberrand der Beckenschaufeln wird als Darmbeinkante oder Beckenkamm (Crista iliaca) bezeichnet (Abb. 21.**54**). Sie endet vorn im vorderen oberen Darmbeinstachel (Spina iliaca anterior superior), von wo sich das Leistenband (Lig. inguinale) zum Schamhöcker (Tuberculum pubicum) spannt.

Das kleine Becken wird von den beiden Schambeinen und den beiden Sitzbeinen begrenzt. Zwischen oberem und unterem Schambeinast sowie dem sich hinten anschließenden Sitzbein liegt eine ovale Öffnung (Foramen obturatum), die durch eine bindegewebige Membran (Membrana obturatoria) verschlossen ist (Abb. 21.**54**). Der Beckenausgang befindet sich auf Höhe des Steißbeines, der beiden Sitzbeinstacheln und der beiden Sitzbeinknorren. Beckeneingang, Beckenkanal und Beckenausgang des kleinen Beckens haben als Geburtskanal große praktische Bedeutung.

Die Beckenform zeigt ausgesprochene Geschlechtsunterschiede. Bei der Frau laden die beiden Beckenschaufeln weiter seitlich aus. Der Übergang vom großen zum kleinen Bekken ist beim weiblichen Becken queroval, beim männlichen kleiner und hinten durch das stärker vorspringende Promontorium eingeengt. Der Winkel zwischen den beiden unteren Schambeinästen ist beim weiblichen Becken größer als beim männlichen Becken (Abb. 21.**54**). Schließlich ist das Foramen obturatum des weiblichen Beckens queroval, das des männlichen Beckens nahezu rund. Auch der Beckenausgang, der durch die Abstände der Sitzbeinknorren und der Sitzbeinstacheln bestimmt wird, ist im weiblichen Becken breiter.

### Freie untere Gliedmaße

Die freie untere Gliedmaße steht über das Hüftgelenk in gelenkiger Verbindung mit dem Beckengürtel (Abb. 21.**54**). Sie besteht aus dem Oberschenkelknochen (Femur), dem aus Schienbein (Tibia) und Wadenbein (Fibula) gebildeten Unterschenkel sowie dem aus Fußwurzel (Tarsus), Mittelfuß (Metatarsus) und Zehen (Digiti) zusammengesetzten Fuß. Die Bewegungen zwischen Ober- und Unterschenkel erfolgen im Kniegelenk, das einen zentralen Bestandteil des Bewegungsablaufs beim Gehen darstellt. Schienbein und Wadenbein sind mit dem Fuß über das obere Sprunggelenk verbunden, dessen freie Beweglichkeit zusammen mit dem unteren Sprunggelenk sowie den übrigen Fußgelenken die Abrollbewegungen des Fußes beim Gehen ermöglicht.

### Knochen von Oberschenkel, Unterschenkel und Fuß

**Oberschenkel.** Der Oberschenkelknochen (Femur) ist der längste und kräftigste Knochen des menschlichen Skeletts. Der Femurschaft (Corpus oder Diaphyse) trägt an seinem proximalen Ende einen schräg nach oben innen gerichteten Femurhals (Collum), dem der Gelenkkopf (Caput femoris) aufsitzt. Der Winkel zwischen Hals und Schaft, CCD-Winkel (Centrum-Collum-Diaphysen-Winkel), beträgt beim Erwachsenen etwa 126°. Beim Neugeborenen ist der Winkel noch deutlich größer (ca. 150°), beim alten Menschen kann er kleiner als 126° werden (Abb. 21.**56**). Der Oberschenkelknochen trägt am Übergang zwischen Schaft und Hals zwei Knochenhöcker (Abb. 21.**54**), den kräftigen nach außen gerichteten großen Rollhügel (Trochanter major) und den etwas kleineren nach innen gerichteten kleinen Rollhügel (Trochanter minor). Beide Rollhügel dienen als Ansatzstelle für Muskeln. Vorn und seitlich ist der Femurschaft glatt. An seiner Hinterseite verläuft eine rauhe Linie (Linea aspera) mit einer inneren und äußeren Lippe für Muskelansätze.

Nach distal verbreitert sich der Oberschenkelknochen zu den beiden Gelenkknorren (Condylus medialis und Condylus lateralis), die einen ausgedehnten Gelenkknorpelüberzug aufweisen. Auf der Vorderfläche stehen sie eine durch flache überknorpelte Rinne, die Kniescheibenfläche (Facies patellaris femoris), in der sich die Kniescheibe (Patella) bei Beugung des Knies nach unten bewegt (Abb. 21.**57**). Auf der Rückseite sind die beiden Gelenkknorren durch eine breite Grube (Fossa intercondylaris) voneinander getrennt.

**Unterschenkel (Crus).** Schienbein (Tibia) und Wadenbein (Fibula) bilden das Skelett des Unterschenkels. Das Schienbein ist der kräftigere Knochen und stellt als eigentlicher Stützpfeiler die Verbindung zwischen Oberschenkelknochen und Fußskelett her. Beide Knochen sind proximal durch das straffe Schienbein-Wadenbein-Gelenk (Articulatio tibiofibularis) verbunden. Distal sind beide Knochen durch eine Bandhaft (Syndesmose) gesichert und bilden mit dem inneren und dem äußeren Knöchel (Malleolus medialis und lateralis) die Knöchelgabel (Malleolengabel), die mit der Sprungbeinrolle im oberen Sprunggelenk gelenkig in Verbindung steht (Abb. 21.**58**).

Nach proximal verbreitert sich das Schienbein. Es besitzt auf der Vorderseite die Schienbeinrauhigkeit (Tuberositas tibiae), an der der vierköpfige Oberschenkelmuskel (M. quadriceps femoris) ansetzt. Über die beiden Gelenkknorren (Condylus medialis und Condylus lateralis), die das Tibiapla-

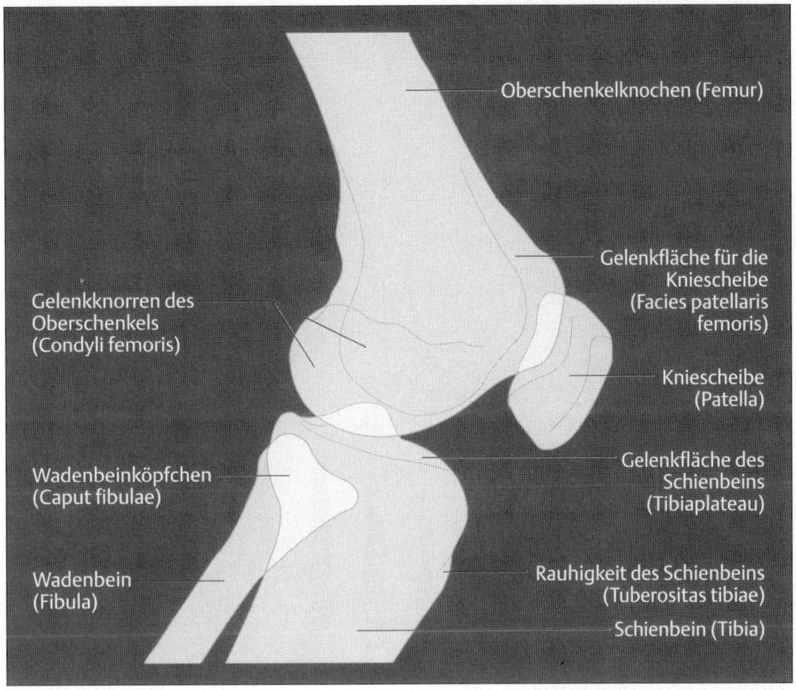


Abb. 21.**57** Vereinfachte Durchzeichnung einer seitlichen Röntgenaufnahme des Kniegelenks.

teau (Abb. 21.**57**) bilden, steht das Schienbein mit dem Femur in gelenkigem Kontakt (Kniegelenk). Schienbein und Wadenbein sind ähnlich wie Elle und Speiche durch eine Zwischenknochenmembran (Membrana interossea) verbunden, die einigen Unterschenkelmuskeln als Muskelursprung dient.

**Fuß (Pes).** Am Fuß unterscheidet man, ähnlich wie an der Hand, drei hintereinanderliegende Abschnitte (Abb. 21.**58**): Fußwurzel (Tarsus), Mittelfuß (Metatarsus) und Zehen (Digiti). Von den sieben Fußwurzelknochen liegen Sprungbein (Talus), Kahnbein (Os naviculare) und die drei Keilbeine (Ossa cuneiformia) auf der Innenseite, Fersenbein (Calcaneus) und Würfelbein (Os cuboideum) auf der Außenseite. Das Fersenbein ist der größte Knochen des Fußes und bildet mit seinem nach hinten gerichteten Fersenhöcker (Tuber calcanei) die knöcherne Grundlage der Ferse. Die fünf Mittelfußknochen (Ossa metatarsalia) sind, ähnlich wie die Mittelhandknochen, Röhrenknochen, an denen man eine Basis, einen Körper und einen Kopf unterscheidet. Der innerste Mittelfußknochen (Os metatarsale I) ist der stärkste und kräftigste Knochen. Von den Zehenknochen besitzen die 2.-5. Zehe jeweils ein Grund-, Mittel- und Endglied (Phalanx proximalis, Phalanx media und Phalanx distalis), während der erste Zeh (Großzeh) nur ein Grund- und ein Endglied besitzt (Abb. 21.**58**).
Bei Betrachtung des Fußskeletts fällt auf, daß im hinteren Abschnitt die Knochen übereinander, im mittleren und vorderen Abschnitt jedoch nebeneinander liegen. Dadurch entsteht auf der Innenseite ein ausgeprägtes Längsgewölbe und auf Höhe der Keilbeine und der Mittelfußknochen ein von innen nach außen verlaufendes Quergewölbe. Zur Aufrechterhaltung der Fußwölbungen dienen Bänder, Muskeln und Sehnen. Als knöcherne Stützpunkte des Gewölbes, auf denen das gesamte Körpergewicht ruht, sind auf ebener Grundlage der Fersenhöcker (Tuber calcanei) und die Köpfe des ersten und fünften Mittelfußknochens anzusehen (Abb. 21.**58**).

### Hüftgelenk

Das Hüftgelenk (Articulatio coxae) ist ein Kugelgelenk, in dem die Hüftpfanne (Acetabulum) und der Femurkopf (Caput femoris) miteinander in gelenkigem Kontakt stehen (Abb. 21.**54**). Die Hüftpfanne umgreift den kugeligen Gelenkkopf fast bis zur Hälfte, was dem Hüftgelenk eine gute knöcherne Führung gibt. Der gelenkige Kontakt wird durch eine faserknorpelige Gelenklippe (Labrum acetabuli), die das Acetabulum kreisförmig umgibt, über den Äquator hinaus vergrößert und gewährleistet auf diese Weise in jeder Gelenkstellung eine große Festigkeit und Stabilität. Die Kapsel des Hüftgelenks wird durch drei kräftige Bandzüge verstärkt, die von den drei Teilen des Hüftbeins zum Femur ziehen: Lig. iliofemorale, Lig. pubofemorale und Lig. ischiofemorale. Das erstgenannte ist mit einer Zugfestigkeit von etwa 350 kg das stärkste Band des Körpers.
Die Bänder verlaufen in charakteristischer Weise schraubenförmig um den Schenkelhals herum. Sie sind im aufrechten Stand angespannt, bei Beugung im Hüftgelenk hingegen entspannt und ermöglichen dadurch im gebeugten Zustand eine größere Beweglichkeit. Aufgrund der drei Hauptachsen in einem Kugelgelenk kann das Bein um eine transversale Achse nach vorn und hinten geführt (Anteversion und Retroversion

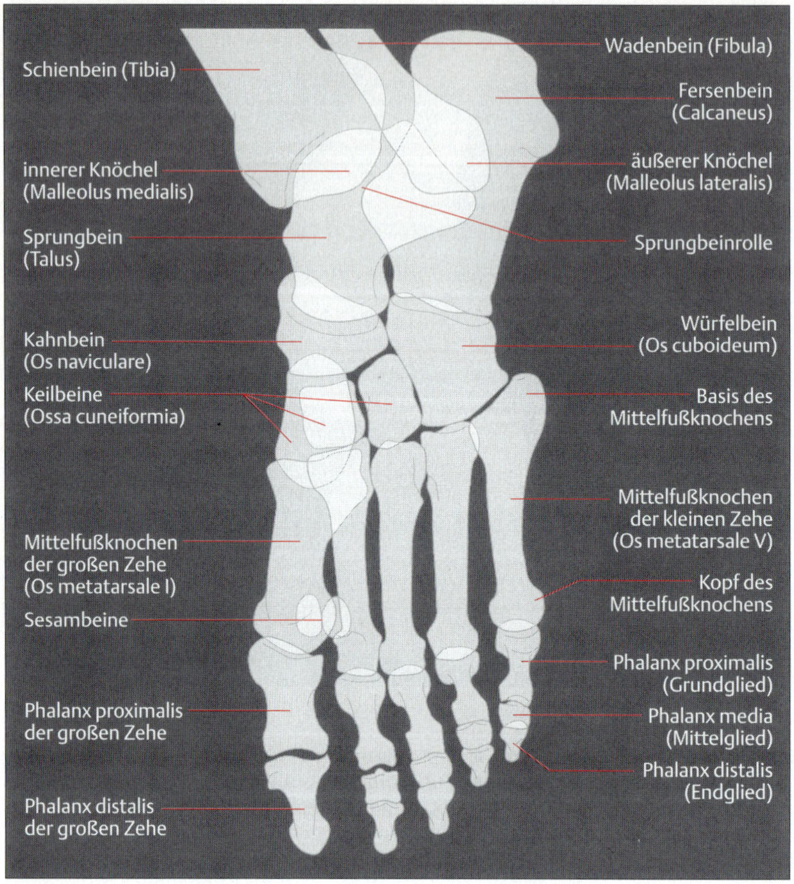


Abb. 21.**58** Vereinfachte Durchzeichnung einer Röntgenaufnahme eines fußsohlenwärts gebeugten Fußes in einer seitlichen Ansicht.

bzw. Flexion und Extension), um eine sagittale Achse vom Rumpf weg- bzw. an ihn herangeführt (Abduktion und Adduktion) sowie um eine vertikale Achse nach innen und außen rotiert werden (Innenrotation und Außenrotation).

Die wichtigsten Beuger im Hüftgelenk sind der Hüft-Lenden-Muskel (M. iliopsoas), der Schneidermuskel (M. sartorius) und der gerade Oberschenkelmuskel (M. rectus femoris). Strecker im Hüftgelenk sind der große Gesäßmuskel (M. glutaeus maximus) und die Sitzbein-Unterschenkel-Muskeln (ischiokrurale Muskeln), die vom Sitzbeinknorren entspringen und am Unterschenkel ansetzen (Abb. 21.**43** u. 21.**44**): zweiköpfiger Oberschenkelmuskel (M. biceps femoris), halbsehniger (M. semitendinosus) und halbmembranöser Muskel (M. semimembranosus). Als Abspreizer (Abduktoren) wirken der mittlere und der kleine Gesäßmuskel (M. glutaeus medius und M. glutaeus minimus).

Zwischen den Extensoren (Streckern) und Flexoren (Beugern) liegt auf der Innenseite des Oberschenkels eine Muskelgruppe, die den Oberschenkel an den Rumpf heranführt (Adduktoren). Sie entspringt vom Becken und setzt an der inneren Lippe der Linea aspera des Oberschenkels an. Außenroller sind diejenigen Muskeln, die auf der Rückseite des Beckens entspringen und zum Oberschenkel ziehen, z. B. der große Gesäßmuskel. Als Innenroller wirken die vorderen Anteile des mittleren und kleinen Gesäßmuskels. Bei allen Bewegungen im Hüftgelenk ist darauf zu achten, ob das Bein frei gegen die Hüfte (Spielbein) oder die Hüfte gegen das feststehende Bein (Standbein) bewegt wird. Beim Gehen wird jedes Bein abwechselnd Spiel- und Standbein.

### Kniegelenk

Das Kniegelenk (Articulatio genus) ist das größte Gelenk des menschlichen Körpers. Es ist ein zusammengesetztes Gelenk, in dem Femur, Tibia und Patella sowie zwei Faserknorpelringe (Menisken) miteinander in gelenkiger Verbindung stehen (Abb. 21.**57**). Man unterscheidet ein Femorotibialgelenk zwischen Femur und Tibia von einem Femoropatellargelenk zwischen Femur und Patella. Durch die beiden Menisken werden die Gelenkflächen von Femur und Tibia einander angepaßt, und die kraftaufnehmende Fläche wird vergrößert. Bei Beugung im Kniegelenk führt der Femur eine kombinierte Gleit- und Rollbewegung auf der tibialen Gelenkfläche durch, wodurch die Menisken mit zunehmender Beugung nach hinten verlagert werden. Die Bewegungen im Kniegelenk werden durch zwei Bandsysteme geführt, die Seitenbänder (Lig. collaterale laterale und Lig. collaterale

mediale) und die Kreuzbänder (Lig. cruciatum anterius und Lig. cruciatum posterius).
Während die Seitenbänder vor allem das gestreckte Gelenk sichern, übernehmen die Kreuzbänder hauptsächlich im gebeugten Zustand die Sicherung im Kniegelenk. Wegen der ungleichen Krümmung der Oberschenkelkondylen sind die Seitenbänder nur im gestreckten Kniegelenk straff gespannt, während sie in Beugestellung erschlafft sind. Innen- und Außendrehung des Unterschenkels im gebeugten Kniegelenk werden durch die Kreuzbänder eingeschränkt. Hierbei ist die Innendrehung (Innenrotation) durch die Aufwicklung der Kreuzbänder in einem größeren Ausmaß als die Außenrotation gehemmt.
Muskeln, die an der Innenseite der Tibia ansetzen (z. B. M. semimembranosus und M. semitendinosus), rotieren nach innen. Der zweiköpfige Oberschenkelmuskel (M. biceps femoris) hat seinen Ansatz am Wadenbeinköpfchen (Caput fibulae) und rotiert als einziger Muskel den Unterschenkel nach außen. Alle drei Muskeln beugen im Kniegelenk. Als wichtigster Strecker im Kniegelenk wirkt der vierköpfige Oberschenkelmuskel (M. quadriceps femoris), der mit seiner Ansatzsehne (Lig. patellae) an der Rauhigkeit des Unterschenkels (Tuberositas tibiae) ansetzt. Als größtes Sesambein des menschlichen Körpers ist die Kniescheibe (Patella) in das Lig. patellae eingelagert (Abb. 21.**57**). Sie besitzt eine dreiseitige Gestalt und artikuliert mit der Vorderfläche des distalen Femurs (Facies patellaris femoris). Bei zunehmender Beugung im Kniegelenk bewegt sich die Kniescheibe nach unten. Aufgrund der großen Kraftübertragung im Femoropatellargelenk, insbesondere in Beugestellung, ist es das am höchsten belastete Gelenk des Körpers und zeigt am frühesten und häufigsten degenerative Knorpelveränderungen.

**Oberes und unteres Sprunggelenk**

Die Bewegungen des Fußes gegen den Unterschenkel erfolgen in zwei Gelenken, dem oberen und dem unteren Sprunggelenk (Articulatio talocruralis und Articulatio talotarsalis). Im oberen Sprunggelenk stehen das Schienbein (Tibia), das Wadenbein (Fibula) und das Sprungbein (Talus) in gelenkiger Verbindung (Abb. 21.**58**). Die distalen Enden von Tibia und Fibula umfassen als Knöchelgabel (Malleolengabel) die Sprungbeinrolle (Talusrolle). Es ist ein Scharniergelenk, dessen Achse durch die Talusrolle verläuft und beide Knöchel (Malleolus medialis und Malleolus lateralis) verbindet. Die Bewegungen in diesem Gelenk werden als Dorsalextension (Heben der Fußspitze) und Plantarflexion (Senken der Fußspitze gegen die Fußsohle = Planta pedis) bezeichnet. Bei feststehendem Fuß bewegt sich der Unterschenkel nach vorn und hinten. Das obere Sprunggelenk ist durch einen kräftigen Bandapparat gesichert. Man unterscheidet drei Außenbänder und ein deltaförmiges Innenband. Durch eine Bandhaft (Syndesmose) sind Tibia und Fibula auf Höhe der Malleolengabel straff verbunden.
Das untere Sprunggelenk besteht aus zwei funktionell eng miteinander wirkenden Einzelgelenken, in denen Fersenbein (Calcaneus), Sprungbein und Kahnbein (Os naviculare) in gelenkiger Verbindung stehen. Die Bewegungsachse des unteren Sprunggelenks verläuft schräg von der Mitte des Kahnbeins abwärts nach seitlich-hinten durch das Fersenbein hindurch. Die Bewegungen im unteren Sprunggelenk sind Umwendbewegungen und werden als Supination (Heben des inneren = medialen Fußrandes) und Pronation (Heben des äußeren = lateralen Fußrandes) bezeichnet.
Die Muskeln, die vom Unterschenkel zum Fuß ziehen, wirken auf oberes und unteres Sprunggelenk. Nach ihrer Lage am Unterschenkel werden sie in drei Gruppen eingeteilt:

- Die auf der Rückseite liegenden Wadenmuskeln wirken bei der Plantarflexion (Senken der Fußspitze) mit und beugen die Zehen. Je nach Lage zur Pronation-Supination-Achse können sie den inneren Fußrand heben oder senken.
- Die Muskeln der Unterschenkelvorderseite führen eine Dorsalextension (Heben der Fußspitze) durch. Die lateralen Wadenbeinmuskeln bewirken hauptsächlich die Pronation und helfen bei der Plantarflexion mit.
- Die kräftigste Muskelgruppe ist die oberflächliche Wadenmuskulatur (M. triceps surae), die aus dem Schollenmuskel (M. soleus) und dem zweiköpfigen Wadenmuskel (M. gastrocnemius) besteht (Abb. 21.**43** u. 21.**44**). Sie gehen über in die gemeinsame Achillessehne, die am Fersenhöcker (Tuber calcanei) ansetzt. Fällt der M. triceps surae durch einen Riß der Achillessehne aus, ist kein Zehenstand mehr möglich und die Supination ist ebenfalls stark abgeschwächt.

## 21.3.3.4 Hals und Kopf

### Hals

Der Hals (Collum) verbindet den Rumpf mit dem Kopf und beinhaltet die Leitungsbahnen (Blut- und Lymphgefäße sowie Nervenfasern), die vom Kopf zum Rumpf und zu den oberen Extremitäten ziehen. Die Grenze zwischen Rumpf und Hals liegt auf der Vorderseite in Höhe der Schlüsselbeine und hinten in Höhe des Dornfortsatzes des 7. Halswirbels. In Richtung Kopf reicht der Hals bis zu einer Linie, die den Unterrand des Unterkiefers (Mandibula), die Spitzen beider Warzenfortsätze (Processus mastoidei) sowie den äußeren Hinterhauptvorsprung (Protuberantia occipitalis externa) verbindet. Die hintere Region des Halses wird als Nacken (Nucha), die vordere als „Hals im engeren Sinne" (Cervix) bezeichnet.
Die Halseingeweide liegen vor der Halswirbelsäule. Zu ihnen zählt man den Rachen (Pharynx), den Halsteil der Speiseröhre (Oesophagus), den Kehlkopf (Larynx) sowie den Halsteil der Luftröhre (Trachea). Den seitlichen Bereich des Eingeweideraumes nimmt die Schilddrüse (Glandula thyroidea) ein. Ebenfalls im seitlichen Halsbereich verlaufen die Leitungsbahnen (A. carotis communis mit ihren Aufzweigungen, V. jugularis interna, Lymphbahnen des Halses, N. vagus, Truncus sympathicus).
Der Eingeweideraum wird allseitig von bindegewebigen Hüllen (Halsfaszien) und Muskeln umschlossen. Hinten wird der Muskelmantel von den autochthonen Nackenmuskeln gebildet, die größtenteils vom Kapuzenmuskel (M. trapezius) sowie seitlich von den beiden Kopfdrehern (Mm. sternocleidomastoidei) bedeckt werden (Abb. 21.**43** u. 21.**44**). Vor und seitlich der Halswirbelsäule liegen die Abkömmlinge der Rumpfmuskulatur, die Treppenmuskeln

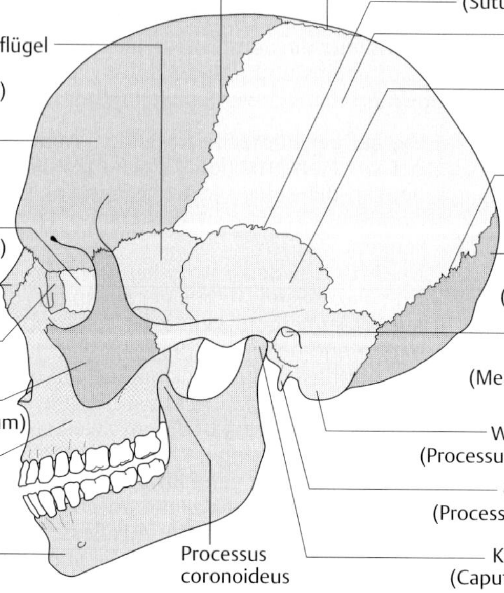


Abb. 21.**59** Schädel eines Erwachsenen in seitlicher Ansicht.

(Mm. scaleni) und die prävertebralen Muskeln, z. B. M. longus capitis und M. longus colli. Vor den Halseingeweiden verlaufen die unteren Zungenbeinmuskeln (infrahyale Muskulatur). Am oberflächlichsten liegt das Platysma, ein zur mimischen Muskulatur zählender Hautmuskel.

### Kopf

Die knöcherne Grundlage des Kopfes ist der Schädel (Cranium). Er dient einerseits als knöcherne Kapsel für Gehirn und Sinnesorgane, und andererseits bildet er die Grundlage für das Gesicht und enthält den Beginn des Verdauungs- und Atmumgstraktes. Am Schädel lassen sich der Hirnschädel (Neurocranium) und der Gesichtsschädel (Viscerocranium) unterscheiden, die beide die schräg nach hinten abfallende Schädelbasis gemeinsam haben. Die Grenze zwischen beiden Anteilen liegt im Bereich der Nasenwurzel, dem oberen Rand der Augenhöhlen und reicht bis zu den äußeren Gehörgängen (Abb. 21.**59**). Die Schädelbasis dient dem Hirnschädel als Boden und in ihrer vorderen Hälfte dem Gesichtsschädel als Dach. Die hintere Hälfte ist gelenkig über das obere Kopfgelenk mit der Wirbelsäule verbunden und dient den Halsmuskeln als Ansatz.

#### Der Schädel als Ganzes

Hirnschädel und Gesichtsschädel bestehen aus einzelnen Knochen, die mit Ausnahme des Unterkiefers, der Gehörknöchelchen und des Zungenbeins durch Knochennähte (Suturen) und Knorpelhaften (Synchondrosen) oder durch Knochen (Synostosen) miteinander verbunden sind.

**Schädeldach.** Das Schädeldach (Calvaria) erstreckt sich von den oberen Rändern der Augenhöhlen bis zur oberen Nackenlinie (Linea nuchae superior). Es besteht aus den beiden Stirnbeinen (Ossa frontalia), den beiden Scheitelbeinen (Ossa parietalia), Teilen der beiden Schläfenbeine (Ossa temporalia) sowie dem obersten Anteil des Hinterhauptbeins (Os occipitale). Über eine Kranznaht (Sutura coronalis) sind die beiden Scheitelbeine vorn mit dem Stirnbein verbunden (Abb. 21.**59**). Hinten liegt zwischen den Scheitelbeinen und dem Hinterhauptsbein die Lambdanaht (Sutura lambdoidea). Die Pfeilnaht (Sutura sagittalis) verläuft zwischen den beiden Scheitelbeinen von der Mitte der Kranznaht bis zur Lambdanaht. Seitlich verbindet sich das Schläfenbein (Os temporale) über die Schuppennaht (Sutura squamosa) einerseits mit dem Scheitelbein und andererseits dem großen Keilbeinflügel.

**Fontanellen.** Beim Neugeborenen liegen zwischen den Knochen des Schädeldachs breite bindegewebige Lücken, die Fontanellen (Abb. 21.**60**). Die vordere größte Fontanelle wird von den beiden Stirnbeinanlagen und den beiden parietalen Anlagen begrenzt und schließt sich erst im 36. Lebensmonat vollständig. Die hintere dreieckige Fontanelle liegt zwischen den beiden Scheitelbeinanlagen und der Anlage der Hinterhauptsschuppe. Sie verschließt sich als erste im 3. Lebensmonat. Die Lage der Fontanellen gestattet, die Position des kindlichen Kopfes während des Geburtsvorgangs zu bestimmen.

**Gesichtsschädel.** Zum Gesichtsschädel (Abb. 21.**59**) gehören Oberkiefer (Maxilla), Jochbein (Os zygomaticum), Nasenbein (Os nasale), Tränenbein (Os lacrimale), Gaumenbein (Os palatinum), Pflugscharbein (Vomer) sowie der Unterkiefer (Mandibula). Der Oberkiefer beteiligt sich am Auf-

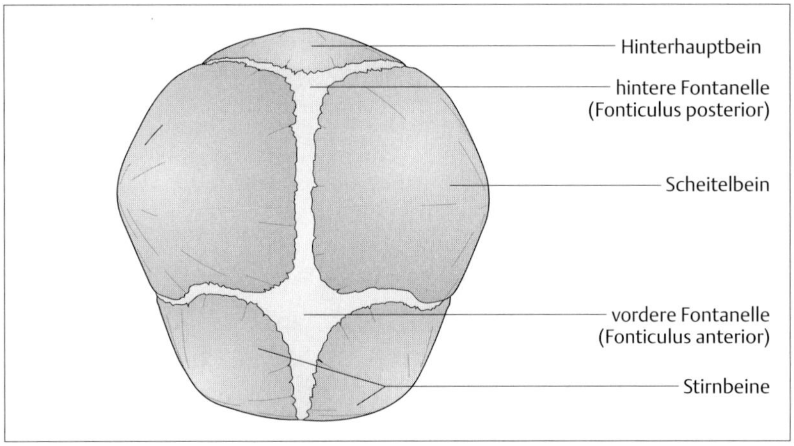


Abb. 21.**60** Schädel eines Neugeborenen in der Ansicht von oben.

bau der Augenhöhle, der Nasenhöhle sowie des Daches der Mundhöhle (harter Gaumen) und trägt mit seinem zahntragenden Fortsatz die Wurzeln der oberen Zahnreihe. Mit seinem Körper umschließt er die größte der vier Nasennebenhöhlen, die Kieferhöhle (Sinus maxillaris) (Abb. 21.**61**).

Der Unterkiefer ist über die beiden Kiefergelenke beweglich mit dem übrigen Schädel verbunden und besteht aus einem Körper, zwei Gelenkfortsätzen, zwei Unterkieferästen sowie den von ihnen abzweigenden Muskelfortsätzen, an die sich die Schläfenmuskeln festheften. Die Zahnreihe des Unterkiefers liegt auf einem Bogen, den man als Alveolarbogen bezeichnet. In ihm liegen die Wurzelfächer (Alveoli dentales). Auf der Innenseite des Unterkieferastes beginnt ein Kanal (Canalis mandibulae), in dem der Nerv und die Gefäße für die Zähne verlaufen. Er hat seitlich vorn jeweils eine Öffnung, durch die Nerven und Gefäße zur Versorgung der Kinnhaut heraustreten.

**Innere und äußere Schädelbasis.** Unter der Schädelbasis versteht man den Boden der Schädelhöhle, dem das Gehirn aufliegt (Abb. 21.**61**). Die äußere Schädelbasis ist der äußerlich sichtbare Teil, wenn man von außen auf den Schädelboden sieht, die innere Schädelbasis der von außen nicht sichtbare Teil.

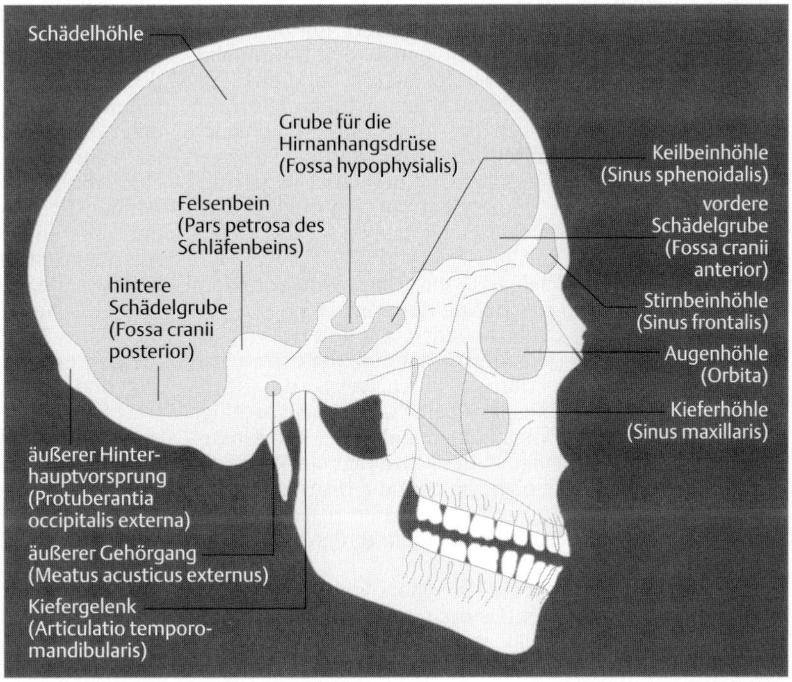


Abb. 21.**61** Vereinfachte Durchzeichnung einer seitlichen Röntgenaufnahme des Schädels.

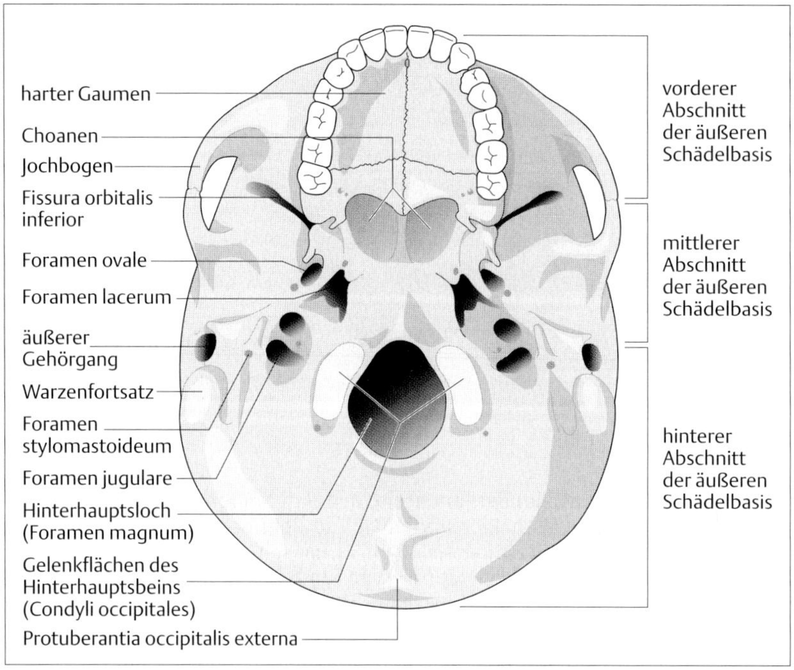


Abb. 21.**62** Aufsicht auf die äußere Schädelbasis (nach Faller).

Die äußere Schädelbasis (Abb. 21.**62**) reicht von dem äußeren Hinterhauptsvorsprung bis zu den Schneidezähnen des Oberkiefers. Die seitlichen Grenzen werden von den gedachten Verbindungslinien zwischen den Zahnbögen und den Warzenfortsätzen gebildet. Der vordere Teil bildet das Dach der Mundhöhle sowie den Boden der Nasenhöhle (Abb. 21.**62**). Am hinteren Ende des harten Gaumens liegt der Eingang in die Nasenhöhle (Choanen). Im hinteren Teil der Schädelbasis öffnet sich das große Hinterhauptsloch (Foramen magnum), dem seitlich die beiden Gelenkhöcker (Condyli occipitales) anliegen, die mit dem Atlas in gelenkiger Verbindung stehen. Unmittelbar vor den beiden Warzenfortsätzen findet man die Gelenkpfannen für das Kiefergelenk.

Die Innenseite der Schädelbasis (Abb. 21.**63**) wird vorn vom Stirnbein gebildet, das gleichzeitig das Dach beider Augenhöhlen darstellt. Dazwischen befinden sich Teile des von außen nicht sichtbaren Siebbeins (Os ethmoidale) mit der Siebbeinplatte (Lamina cribrosa), durch welche die Riechnerven zur Nasenschleimhaut ziehen. Das Siebbein beteiligt sich an der Bildung der Nasenhöhlen und an der inneren Begrenzung der Augenhöhlen. In der Mitte ragt ein Knochenkamm (Crista galli) nach oben, an dem die Hirnsichel befestigt ist. Stirnbein und Siebbeinplatte bilden zusammen mit den kleinen Keilbeinflügeln die beiden vorderen Schädelgruben.

Nach hinten folgt das Keilbein (Os sphenoidale), an welches sich das Hinterhauptsbein (Os occipitale) anschließt. Seitlich liegen die beiden Schläfenbeine (Ossa temporalia). Das Keilbein ist der Mittelpunkt der Schädelbasis. Es besteht aus dem Keilbeinkörper, der die Keilbeinhöhle umgibt und den Türkensattel bildet, an dessen Boden die Hirnanhangsdrüse (Hypophyse) liegt. Die beiden großen Keilbeinflügel beteiligen sich am Boden der mittleren Schädelgruben und geben nach unten die beiden Flügelfortsätze ab. Den hinteren Teil der mittleren Schädelgrube bildet die vordere, obere Wand des Felsenbeins (Felsenbeinpyramide), in dem Mittel- und Innenohren liegt. Der Boden der hinteren unpaaren Schädelgrube wird fast ganz vom Hinterhauptsbein gebildet. Es ist in der Mitte von dem großen Hinterhauptsloch durchbrochen, durch welches das Gehirn mit dem Rückenmark verbunden ist. Vorne seitlich beteiligt sich das Felsenbein an der hinteren Schädelgrube.

Aus allen Schädelgruben öffnen sich nach unten Löcher und Kanäle (Abb. 21.**63**), durch die Hirnnerven und Gefäße treten. Zwischen dem kleinen und großen Keilbeinflügel liegt die obere Augenhöhlenspalte (Fissura orbitalis superior), die den ersten Hauptast des N. trigeminus (N. ophthalmicus) und die Hirnnerven III, IV und VI (N. oculomotorius, N. trochlearis und N. abducens) zu den äußeren Augenmuskeln in die Augenhöhlen durchtreten läßt. Sehnerv (N. opticus) und Augenarterie (A. ophthalmica) benützen einen eigenen Kanal, den Sehnervenkanal (Canalis opticus). Der zweite Ast des N. trigeminus (N. maxillaris) verläßt den Schädel durch das runde Loch (Foramen rotundum) im großen Keilbeinflügel, während der dritte Ast des N. trigeminus (N. mandibularis) durch das ovale Loch (Foramen ovale) des großen Keilbeinflügels tritt. Dahinter liegt ein kleines Loch (Foramen spinosum) für den Durchgang der Arterie, welche die harte Hirnhaut versorgt (A. meningea media).

Abb. 21.**63** Schädelbasis von innen.
A vordere,
B mittlere und
C hintere Schädelgrube (Fossa cranii anterior, Fossa cranii media, Fossa cranii posterior).

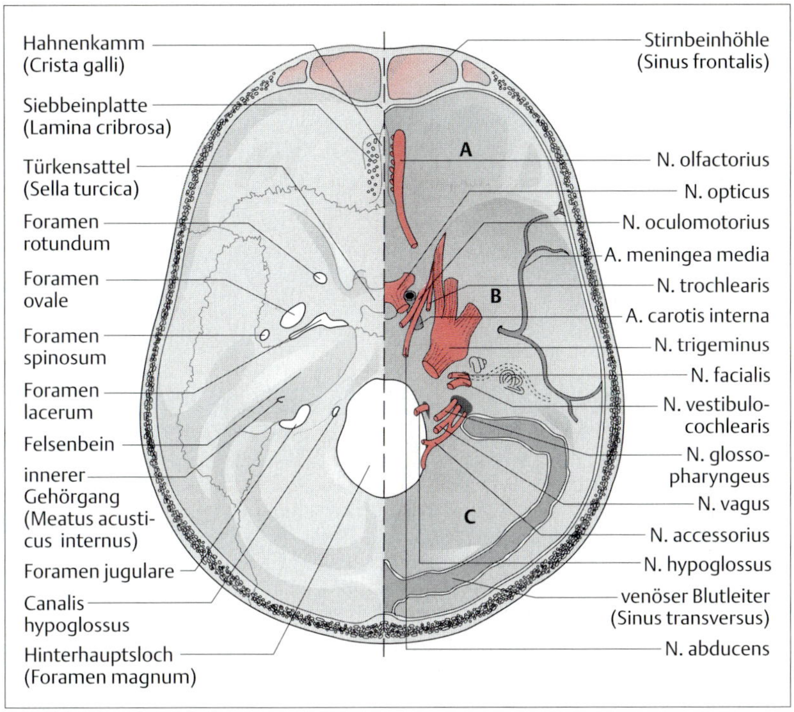


Im Bereich der Felsenbeinpyramide verläuft der innere Gehörgang (Abb. 21.**63**), durch den der VII. und VIII Hirnnerv (N. facialis und N. vestibulocochlearis) in das Felsenbein eintreten. Beiderseits des Türkensattels liegt ein besonderer Kanal (Foramen lacerum), durch den die innere Halsschlagarterie (A. carotis interna) ins Schädelinnere eintritt. Zwischen Schläfenbein und Hinterhauptsbein öffnet sich beiderseits ein Loch (Foramen jugulare), durch welches der IX. (N. glossopharyngeus), der X. (N. vagus) und der XI. Hirnnerv (N. accessorius) durch die Schädelbasis ziehen. Außerdem fließt durch das Foramen jugulare das venöse Blut des Gehirns in die innere Drosselvene (V. jugularis interna) ab. Durch einen Kanal (Canalis hypoglossalis) unmittelbar neben dem Hinterhauptsloch verläßt der XII. Hirnnerv (N. hypoglossus) das Schädelinnere.

### Schädelmuskeln

Am Gesichtsschädel unterscheidet man zwei Muskelgruppen, die Kaumuskeln und die mimische Muskulatur. Die Kaumuskeln entspringen an der Schädelbasis sowie an der Seitenwand des Schädels und inserieren am Unterkiefer. Die mimischen Muskeln sind Hautmuskeln. Sie haben eine wichtige Bedeutung bei der Mimik, besitzen Schutzfunktion und stehen im Dienste der Nahrungsaufnahme. Beide Muskelgruppen bewegen und belasten die Schädelknochen und beeinflussen deren Form und Struktur.
Am Kauakt beteiligen sich Muskeln unterschiedlicher Herkunft und Funktion (Abb. 21.**64**). Als Kaumuskeln im engeren Sinne bezeichnet man den Kaumuskel (M. masseter), den inneren und äußeren Flügelmuskel (M. pterygoideus lateralis und M. pterygoideus medialis) sowie den Schläfenmuskel (M. temporalis). Sie werden alle vom motorischen Anteil des N. trigeminus innerviert. Von allen Muskeln ist der M. temporalis der größte und kräftigste Kaumuskel, der fast 50% der Kaukraft aufbringt. Der äußere Flügelmuskel nimmt unter allen Kaumuskeln eine Sonderstellung ein, da er die Bewegung der Kieferöffnung steuert, indem er den Unterkiefer nach vorne zieht. Unterstützt wird er durch die obere Zungenbeinmuskulatur (suprahyale Muskeln), die, neben der Schwerkraft, ebenfalls an der Mundöffnung beteiligt sind.
Die mimischen Muskeln bestehen größtenteils aus dünnen Muskelfaserplatten, die unmittelbar unter dem Unterhautfettgewebe liegen (Abb. 21.**65**). Sie haben im Gegensatz zu den Skelettmuskeln keine bindegewebige Hülle (Faszie) und spannen sich zwischen Knochen und Haut aus. Auf diese Weise können sie die Haut bewegen. Die ursprüngliche Anordnung der mimischen Muskeln um die Augenhöhlen, um Nase, Mundöffnung und Ohrmuschel ist in vollständiger Form nur noch am Auge und Mund erhalten. Zur mimischen Muskulatur gehören auch der Stirn- und Hinterhauptsmuskel (M. occipitofrontalis bzw. M. epicranius), zwischen denen eine derbe sehnige Platte, die Kopfschwarte, befestigt ist. Alle mimischen Muskeln werden vom VII. Hirnnerv (N. facialis) versorgt.

### Kiefergelenk

Die Kiefergelenke (Articulationes temporomandibulares) sind Scharniergelenke. Ihre Bewegungen dienen beim Menschen nicht nur der Nahrungsaufnahme, sondern auch der

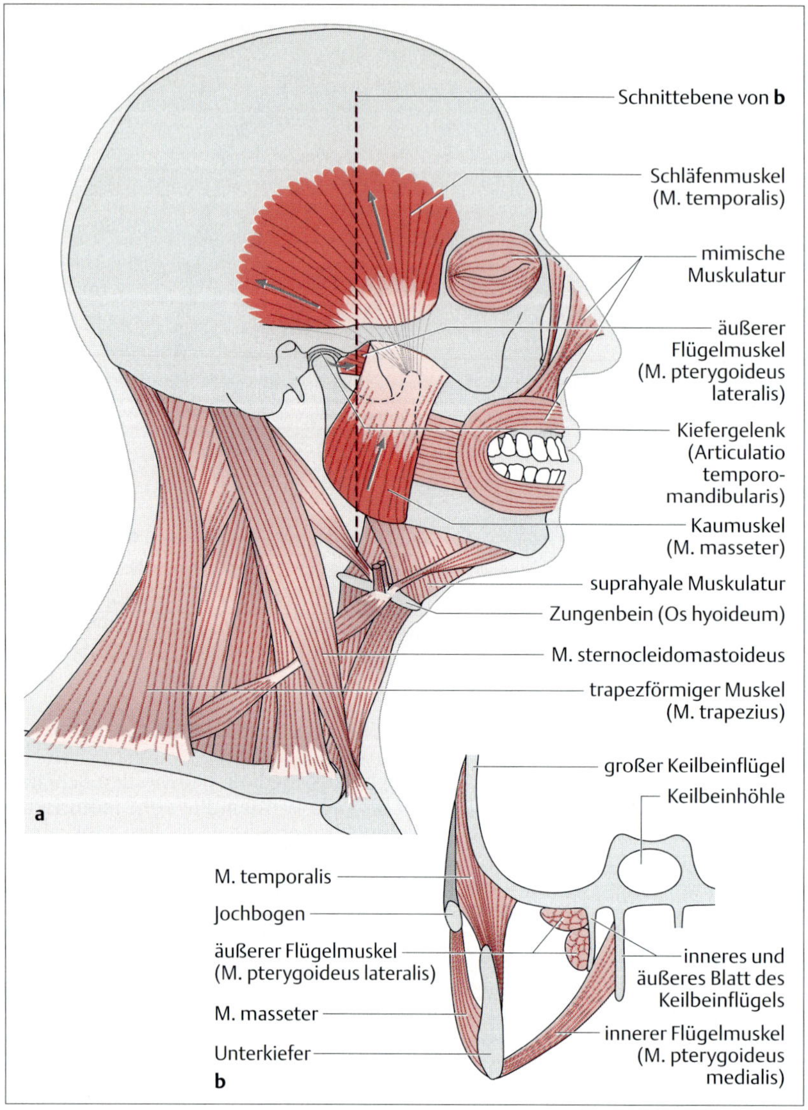


Abb. 21.**64** **a** u. **b** Kaumuskulatur (dunkelrot hervorgehoben) in der seitlichen Ansicht (**a**) und im Frontalschnitt, nur linke Seite dargestellt (**b**).

Artikulation beim Sprechen, bei der Gestik und beim Singen. Im Kiefergelenk stehen der Unterkiefer und das Schläfenbein miteinander in gelenkigem Kontakt (Abb. 21.**66**). Zwischen dem walzenförmigen Gelenkkopf des Unterkiefers (Caput mandibulae) und der Gelenkpfanne am Schläfenbein (Fossa mandibularis) liegt eine Gelenkscheibe (Discus articularis), durch die das Kiefergelenk in zwei vollständig getrennte Kammern geteilt ist.
Die Bewegungen im Kiefergelenk finden um eine von außen vorn nach hinten innen sowie um eine von schräg oben nach unten verlaufende Achse statt. Beim Menschen führen die Kiefergelenke im Zusammenhang mit der Kaufunktion zwei Hauptbewegungen aus: 1. Heben (Adduktion) und Senken (Abduktion) des Unterkiefers, 2. Mahlbewegungen. Bei jeder Öffnung werden Kieferköpfchen und Gelenkscheibe auf den Gelenkhöcker (Tuberculum articulare) vorgezogen. Erfolgt die Bewegung des Vorziehens nur einseitig, entsteht eine Mahlbewegung.

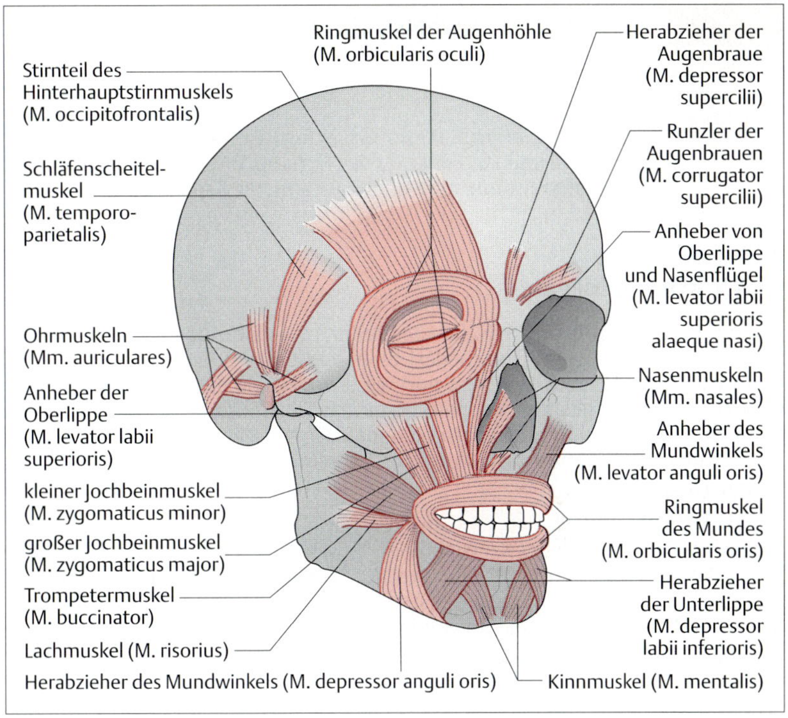


Abb. 21.**65** Übersicht über die mimische Muskulatur. Oberflächliche Muskeln hellrot.

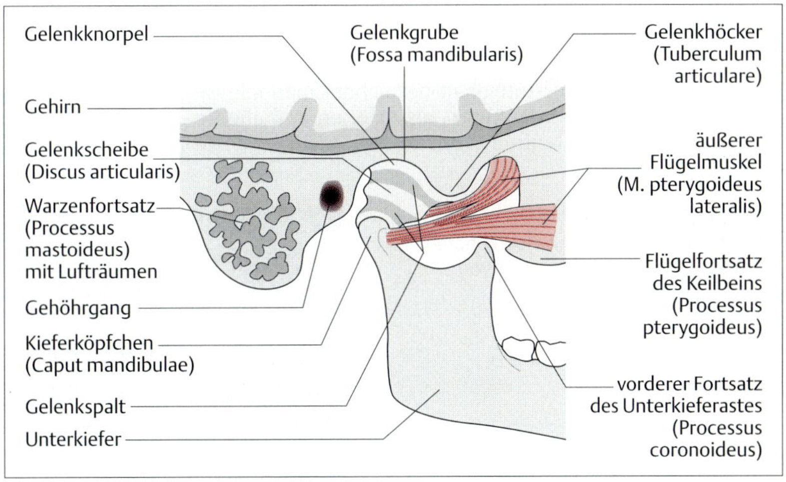


Abb. 21.**66** Topographie des Kiefergelenks (nach Faller).

# 21.4 Herz und Gefäßsystem

**Lernziel** Der Leser erwirbt Kenntnisse zum Aufbau, zur Lage und zur Funktion des Herzens sowie zur Organisation des Gefäßsystems. Außerdem lernt er die wichtigsten Arterien und Venen des menschlichen Körpers kennen.

## 21.4.1 Kreislauforgane

Um das Blut in unmittelbare Nähe aller Zellen eines vielzelligen Organismus zu bringen, bedarf es besonderer Kreislauforgane, die das Blut bewegen und weiterleiten. Zu diesem Zweck ist der gesamte Körper von einem Transportsystem durchsetzt, in das die verschiedenen Organsysteme eingebaut sind. Zu den Kreislauforganen zählen:

- **das Herz**,
- **das Gefäßsystem**.

Das Herz ist der Motor des Kreislaufs. Durch seine Pumpleistung wird ein ständiger Blutfluß aufrechterhalten. Das Blut zirkuliert in einem geschlossenen System elastischer Röhren, dem Gefäßsystem, das sich in folgende Abschnitte gliedert:

- **Schlagadern** (Arterien), die das Blut vom Herzen wegleiten und verteilen,
- **Haargefäße** (Kapillaren), in denen der Stoffaustausch stattfindet,
- **Blutadern** (Venen), die das Blut zum Herzen zurückführen,
- **Lymphgefäße**, die im Dienste des Transports von Flüssigkeit und Abwehrzellen stehen.

Unabhängig vom Sauerstoffgehalt bezeichnet man alle Gefäße, die vom Herzen wegführen, als Arterien und alle Gefäße, die zum Herzen hinführen, als Venen. So führt die Lungenarterie, die vom Herzen zur Lunge zieht, sauerstoffarmes Blut. Die Lungenvenen hingegen, die von den Lungen zum Herzen ziehen, führen sauerstoffreiches Blut. In ähnlicher Weise führen die Nabelarterien sauerstoffarmes, die Nabelvene hingegen sauerstoffreiches Blut.

## 21.4.2 Herz

### 21.4.2.1 Gestalt und Lage

Das Herz (Cor) ist ein muskuläres Hohlorgan und liegt in einem Bindegewebsraum (Mediastinum) zwischen Wirbelsäule und Brustbein. Es wird vollständig von einem Herzbeutel (Perikard) umhüllt, der sich zwischen Brustfellhöhlen (Pleurahöhlen), dem Zwerchfell (Diaphragma) und den großen Gefäßen ausspannt. Die Größe entspricht etwa dem Anderthalbfachen der geballten Faust eines Menschen, kann aber durch Training bzw. unter pathologischen Umständen erheblich gesteigert werden. Sein Gewicht beträgt etwa 0.5% des Körpergewichtes und liegt im Durchschnitt zwischen 300 und 350 Gramm. Die Gestalt des Herzens gleicht einem abgerundeten Kegel, dessen Grundfläche als Herzbasis bezeichnet wird. Die Herzspitze berührt die vordere Brustwand im linken 5. Zwischenrippenraum etwas einwärts einer Senkrechten durch die Mitte des Schlüsselbeins (Abb. 21.**67**). An der Herzbasis treten die großen Gefäße ein und aus und verankern auf diese Weise die Herzbasis im

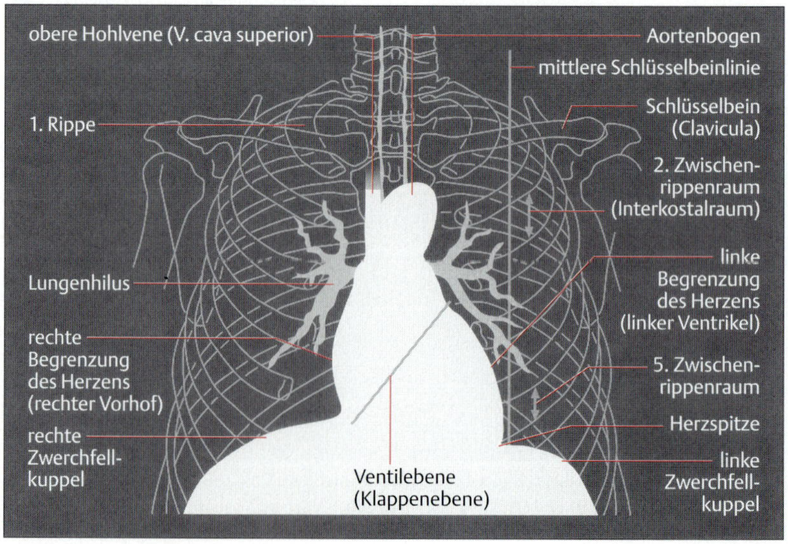


Abb. 21.**67** Vereinfachte Röntgenskizze einer Brustaufnahme mit Herzschatten. Strahlengang von hinten nach vorn.

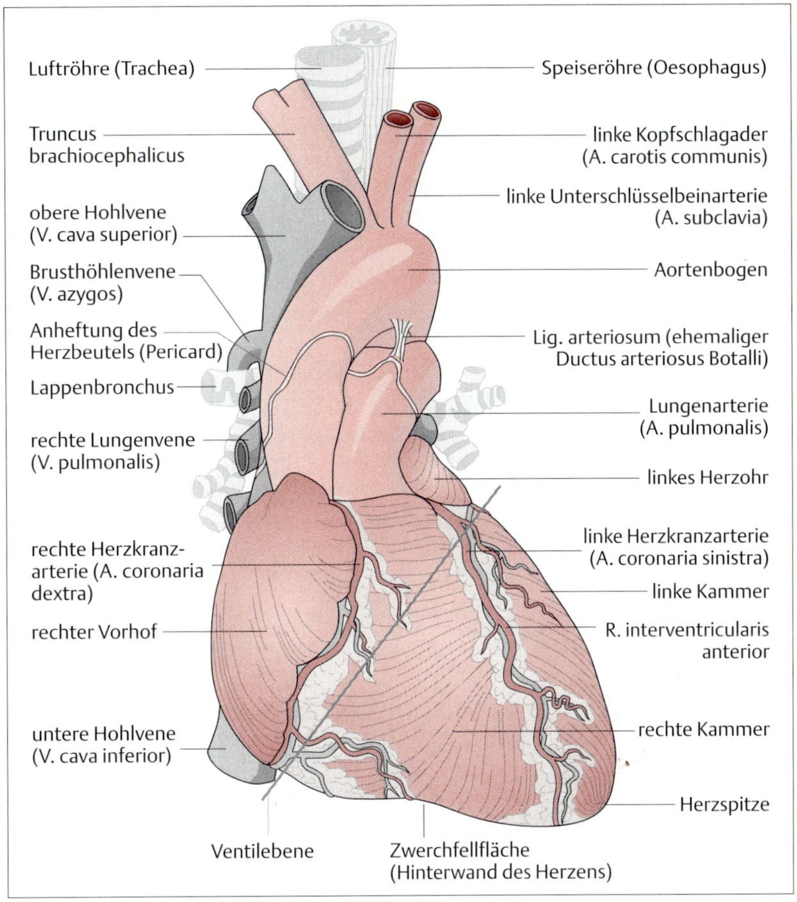


Abb. 21.**68** Herz und herznahe Gefäße in der Ansicht von vorn. Der Herzbeutel (Perikard) ist entfernt worden.

Mediastinum. Die Herzspitze dagegen ist innerhalb der Perikardhöhle frei beweglich.

### 21.4.2.2 Aufbau des Herzens

Das Herz ist durch die Herzscheidewand in ein „rechtes Herz" für den Lungenkreislauf und in ein „linkes Herz" für den Körperkreislauf vollständig unterteilt. Beide Hälften haben jeweils einen Vorhof (Atrium) und eine Kammer oder Ventrikel (Ventriculus).

Bei der Betrachtung von außen wird die Vorderwand des Herzens im wesentlichen von der rechten Kammer gebildet (Abb. 21.**68**). Nach rechts schließt sich der rechte Vorhof an, in den die obere und untere Hohlvene (V. cava superior und V. cava inferior) münden. An die linken Seite der rechten Kammer grenzt ein Teil der linken Kammer. Dazwischen verläuft in einer Rinne (Sulcus interventricularis anterior) der vordere Ast (Ramus interventriculais anterior) der linken Herzkranzarterie (A. coronaria sinistra). Die aus der linken Kammer entspringende Körperschlagader (Aorta) zieht nach rechts oben und macht über der aus der rechten Kammer kommenden Lungenarterie (siehe Abb.) (A. pulmonalis = Truncus pulmonalis) einen Bogen (Aortenbogen), um dann hinter dem Herzen weiter abwärts zu verlaufen.

Die Unterfläche (Zwerchfellfläche = Hinterwand) des Herzens ist abgeplattet, liegt dem Diaphragma auf und wird größtenteils vom linken und zu einem geringen Teil auch vom rechten Ventrikel gebildet. Die linke Kammerwand wird durch eine rinnenartige Vertiefung (Sulcus interventricularis posterior) gegen die rechte Ventrikelwand abgegrenzt. In ihr verläuft der Endast (R. interventricularis posterior) der rechten Herzkranzarterie (A. coronaria dextra) in Richtung Herzspitze. Die der Wirbelsäule zugewandte Seite des Herzens wird im wesentlichen von dem linken Vorhof und den in ihn einmündenden Lungenvenen (Vv. pulmonales) eingenommen. An der Vorhof-Kammer-Grenze senkt sich die Kranzfurche (Sulcus coronarius) ein. In ihr verlaufen die großen Herzvenen, die im Sinus coronarius in den rechten Vorhof einmünden.

Auf einer posterior-anterioren Röntgenaufnahme (Strahlengang von hinten nach vorne) des Brustkorbes können innerhalb des Herzschattens nur die randbildenden Strukturen beurteilt werden (Abb. 21.**67** u. 21.**69**). Die rechte Kontur des Herzschattens wird vom rechten Vorhof und der oberen

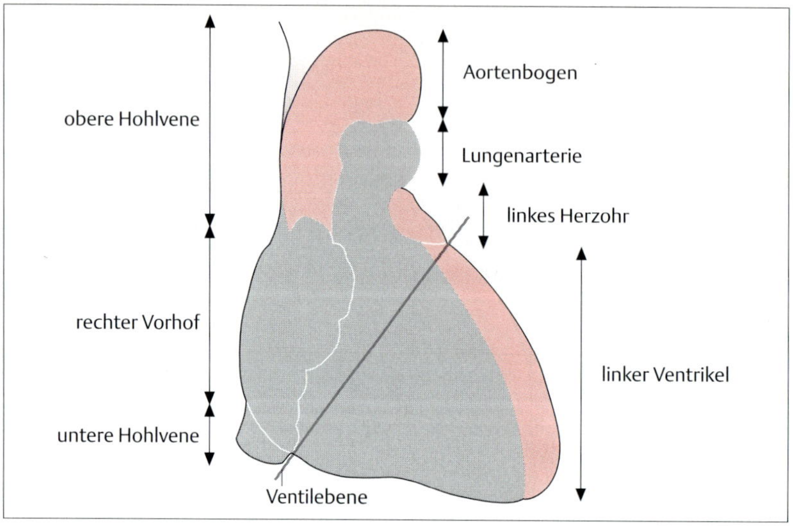


Abb. 21.**69** Randbildende Strukturen einer schematisierten Röntgenaufnahme des Herzens und der herznahen Gefäße. Strahlengang von hinten nach vorn. Das linke Herz ist rot, das rechte Herz grau dargestellt; die randbildenden Strukturen der rechten Seite sind im wesentlichen obere Hohlvene und rechter Vorhof; die randbildenden Strukturen der linken Seite sind Aortenbogen, Lungenarterie, linkes Herzohr und linker Ventrikel.

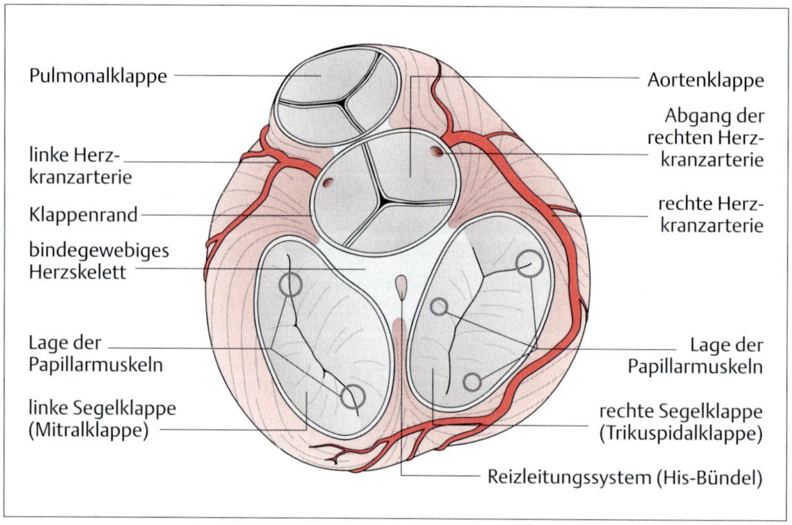


Abb. 21.**70** Aufsicht auf die Klappenebene (Ventilebene) des Herzens nach Wegnahme der Vorhöfe. Die Lage der Papillarmuskeln ist durch kleine Kreise angedeutet.

Hohlvene gebildet, während sich linksseitig folgende Konturen von oben nach unten darstellen: Aortenbogen, Lungenarterie (s. Abb.), linkes Herzohr (Teil des linken Vorhofs) und linker Ventrikel. Will man z. B. den linken Vorhof oder die rechte Kammer randbildend darstellen, muß man Röntgenbilder mit schrägem oder seitlichem Strahlengang anfertigen.

**Binnenräume und Klappen des Herzens.** Von den Binnenräumen des Herzens haben nur die Hauptteile der Vorhöfe eine glatte Wandung. In den Herzohren und vor allem in den Kammern springen Muskelwülste in das Innere vor (Trabeculae carneae). Der gesamte Innenraum wird von einem einschichtigen Epithel (Endokard) ausgekleidet. Die vier Klappen des Herzens sind in Bindegewebsfaserringen befestigt, die annähernd in einer Ebene (Ventilebene) liegen. Sie bilden zusammen mit dem dazwischenliegenden Bindegewebe das sog. Herzskelett, von dem die Muskulatur der Vorhöfe und Kammern nach oben und unten abgeht.

Die Klappen zwischen den Vorhöfen und den Kammern werden als Segelklappen (Atrioventrikularklappen) bezeichnet und entspringen als Endokardduplikaturen am Herzskelett (Abb. 21.**70**). Die freien Enden der Segel sind durch Sehnenfäden (Chordae tendineae) an den Papillarmuskeln befestigt. Diese zapfenartigen Vorsprünge an der Innenseite der Kammerwände verhindern zusammen mit den Sehnenfäden ein Zurückschlagen der Segel während der Kammerkontraktion. Zwischen rechtem Vorhof und rechter Kammer befindet sich eine dreizipflige Segelklappe (Valva tricuspidalis = Trikuspidalklappe). Linker Vorhof und linke

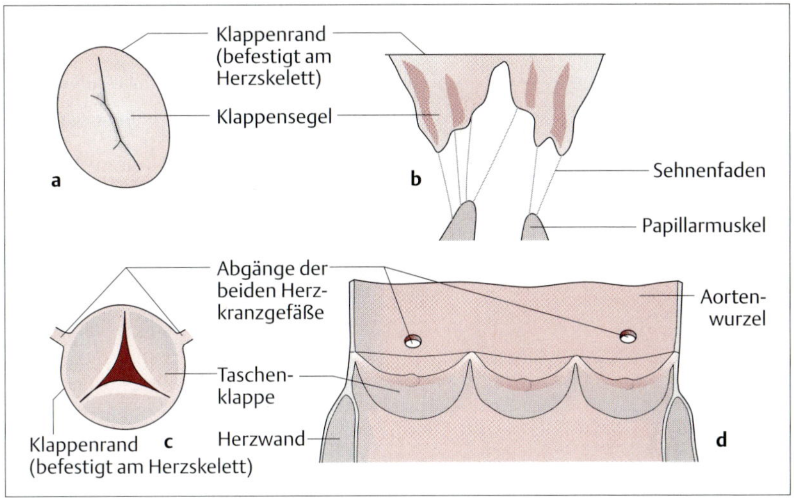


Abb. 21.**71 a–d** Schematische Darstellung der Herzklappen.
**a** Aufsicht auf die Mitralklappe (Bikuspidalklappe);
**b** ausgebreitete Segel der Mitralklappe;
**c** Aufsicht auf die Aortenklappe (Klappe leicht geöffnet);
**d** aufgeklappte Aortenklappe.

Kammer sind durch eine zweizipflige Segelklappe (Valva bicuspidalis = Mitralklappe) getrennt (Abb. 21.**71 a**, **b**).
Am Eingang in den Truncus pulmonalis und in die Aorta befinden sich die Taschenklappen (Semilunarklappen), die das Zurückfließen des Blutes nach erfolgter Kammerkontraktion verhindern (Abb. 21.**71 c**, **d**). Pulmonalis- und Aortenklappe bestehen aus drei taschenartigen, in das Lumen hineinragende Endokardduplikaturen, deren Unterseiten herzwärts gerichtet sind. Bei geschlossenen Klappen legen sich die Klappenränder eng aneinander, das Ventil ist geschlossen. Bei Druckanstieg innerhalb der Kammern weichen die Klappenränder auseinander, und das Ventil wird geöffnet.

**Herzwand.** Die Herzwand besteht aus drei ungleich dicken und unterschiedlich gebauten Schichten (Abb. 21.**72**): der inneren Herzhaut (Endokard), der eigentlichen Herzmuskulatur (Myokard) und der äußeren Herzhaut (Epikard). Zwischen Epikard und der Innenfläche des Herzbeutels (Perikard) liegt ein dünner, mit wenig Flüssigkeit gefüllter Gleitspalt, der eine reibungslose Bewegung des Herzens im Herzbeutel gestattet. Das Myokard besteht aus quergestreifter Muskulatur und ist im Bereich der rechten Kammer etwa 0,7 cm dick. Die linke Kammer weist aufgrund des höheren Drucks und der damit verbundenen höheren Arbeitsleistung eine Wandstärke von durchschnittlich 1,4 cm auf.

### 21.4.2.3 Erregungsleitungssystem

Im Vergleich zum Skelettmuskel besteht bei der Erregung des Herzens, der Erregungsleitung und der Kontraktion des Herzmuskels eine Reihe von Besonderheiten (Abb. 21.**73**). Wird das Herz z. B. aus dem Körper herausgenommen, vermag es bei ausreichender Nährstoff- und Sauerstoffzufuhr über längere Zeit außerhalb des Körpers spontan zu schlagen, ohne das eine Nervenversorgung von außen notwendig ist. Das Herz besitzt ein eigenständiges (autonomes) Erregungszentrum, den Sinusknoten, der im rechten Vorhof in Höhe der Einmündung der oberen Hohlvene liegt. Es ist das Schrittmacherzentrum mit einer Frequenz von etwa 60–70 Schlägen pro Minute. Über die Vorhofmuskulatur, die dadurch zur Kontraktion angeregt wird, erreicht die Erregung den Atrioventrikularknoten (AV-Knoten). Von dort gelangt die Erregung über das His-Bündel, das durch das bindegewebige Herzskelett zieht, zum Kammermyokard. Sie läuft in

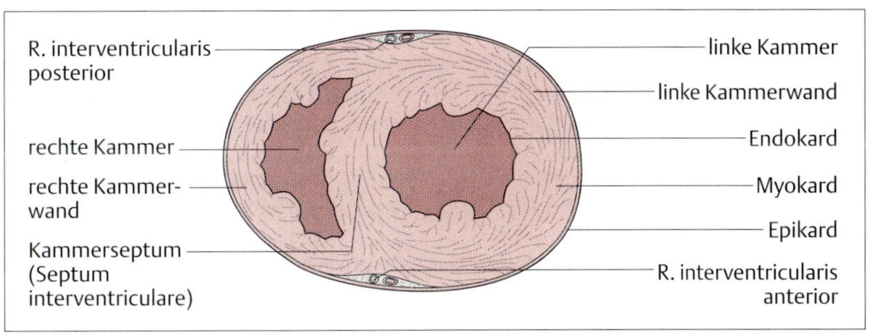


Abb. 21.**72** Querschnitt durch die beiden Herzkammern.

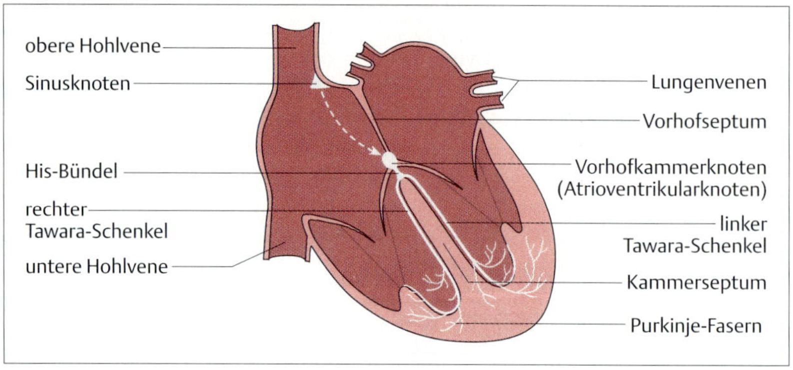


Abb. 21.**73** Reizleitungssystem des Herzens.

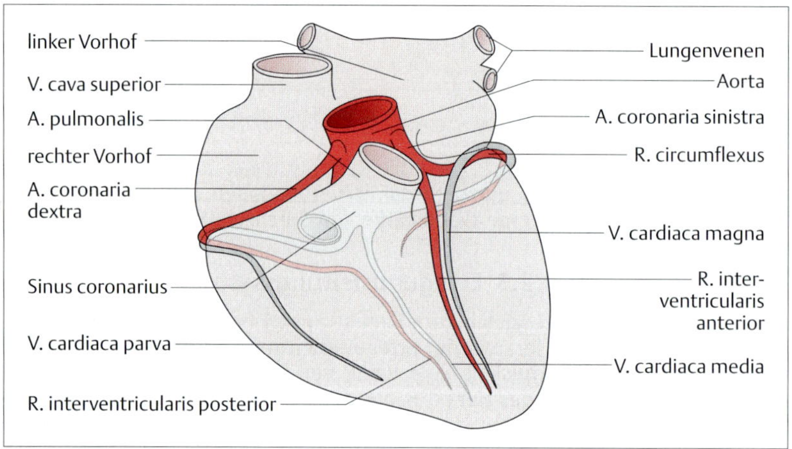


Abb. 21.**74** Verlauf der Herzkranzgefäße. Schematische Darstellung des Herzens in der Ansicht nach vorn (nach Faller).

den Tawara-Schenkeln entlang dem Kammerseptum spitzenwärts und verteilt sich über die Purkinje-Fasern im gesamten Ventrikelmyokard (Abb. 21.**73**). Auf diese Weise wird die Herzmuskulatur entlang dem Reizleitungssystem erregt und kontrahiert sich rhythmisch.
Herzfrequenz, Erregungsgeschwindigkeit und Kontraktionskraft werden durch das vegetative Nervensystem (Sympathikus und Parasympathikus) beeinflußt. Auf diese Weise wird die Herzleistung den körperlichen Bedürfnissen (z. B. Steigerung des Herzminutenvolumens bei schwerer Arbeit) angepasst.

### 21.4.2.4 Herzkranzgefäße

Die Herzkranzgefäße (A. coronaria dextra und A. coronaria sinistra) dienen ausschließlich der Versorgung des Herzmuskels (Abb. 21.**74**). Sie entspringen als erste Äste unmittelbar oberhalb der Aortenklappe aus der Aorta und verlaufen mit ihren größeren Ästen auf dem Myokard, um mit ihren Endaufzweigungen von außen in die Muskulatur einzudringen.
Die rechte Herzkranzarterie verläuft nach ihrem Abgang aus der Aorta, zunächst vom rechten Herzohr bedeckt, im Sulcus coronarius um den rechten Herzrand zur Zwerchfellfläche des Herzens und zieht mit ihrem Endast, dem Ramus interventricularis posterior, in Richtung Herzspitze (Abb. 21.**74**). Die linke Herzkranzarterie teilt sich nach kurzem Verlauf in den auf der Vorderfläche verlaufenden R. interventricularis anterior und den auf die Rückseite ziehenden R. circumflexus. Die Venen sammeln das Blut in den Kranzvenen, die in der Kranzfurche (Sinus coronarius) verlaufen und in den rechten Vorhof münden. Bei Verengung der Herzkranzgefäße (Arteriosklerose) wird die betroffene Herzmuskelregion mangelhaft mit Sauerstoff versorgt und kann bei vollständigem Gefäßverschluß zugrunde gehen (Herzinfarkt).

### 21.4.2.5 Systole und Diastole

Die Herzkammern treiben das Blut schubweise und synchron in A. pulmonalis (oder Lungenarterie) und Aorta. In diesem sich ständig wiederholenden zweiphasigen Herzzyklus wird die Kontraktion des Kammermyokards als Systole, die Erschlaffung als Diastole bezeichnet (Abb. 21.**75a** u. **b**). Zu Beginn der Systole kommt es zur Anspannung des Kammermyokards. Durch Verschluß der Segelklappen und bei noch nicht geöffneten Taschenklappen steigt der Kammerdruck bei gleichem Volumen stark an (isovolumetrische Kontraktion). Sobald der Ventrikeldruck jedoch den Blut-

Abb. 21.**75 a** u. **b** Vereinfachte Darstellung der einzelnen Herzaktionen.
**a** Füllungsphase der Kammer (Diastole);
**b** Austreibungsphase der Kammer (Systole). In der Füllungsphase sind die Segelklappen geöffnet und die Taschenklappen geschlossen; in der Austreibungsphase sind die Segelklappen geschlossen (die Papillarmuskeln verhindern ein Zurückschlagen der Klappen) und die Taschenklappen geöffnet. Die Ventilebene bewegt sich bei der Systole in Richtung Herzspitze, bei der Diastole in Richtung Herzbasis (nach Leonhardt).

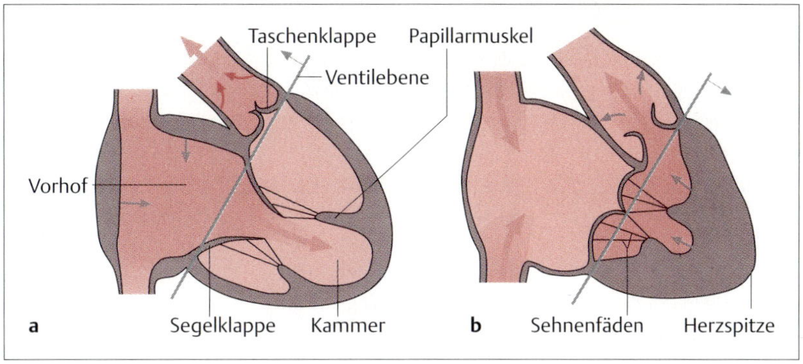


druck in der Aorta (etwa 120 mm Hg) bzw. in der A. pulmonalis (etwa 20 mm Hg) erreicht hat, öffnen sich die Taschenklappen, und die Austreibungsphase beginnt. Dabei verkürzt sich das Kammermyokard, und in Ruhe wird ein Blutvolumen von 70 ml (Schlagvolumen) in die Arterien ausgeworfen. Anschließend sinkt der Kammerdruck wieder unter den Arteriendruck ab und die Taschenklappen schließen sich.
Auf die Systole folgt bei zunächst noch geschlossenen Segelklappen und unverändertem Kammervolumen (Restvolumen 70 ml) die Entspannung des Ventrikelmyokards, die Diastole. Dabei sinkt der Kammerdruck unter den Vorhofdruck, wodurch sich die Segelklappen öffnen und das Blut aus den Vorhöfen in die Kammern strömt (Füllungszeit). Treibende Kräfte sind dabei die beginnende Kontraktion der Vorhofmuskulatur und vor allem der Ventilebenenmechanismus (Abb. 21.**75**). Hierbei nähert sich während der Austreibungsphase die Ventilebene der Herzspitze, so daß unter Dehnung der Vorhöfe Blut aus den Venen angesogen wird (Saugpumpe). Bei Erschlaffung der Kammermuskulatur wandert die Ventilebene wieder aufwärts, und das Blut gelangt durch die geöffneten Segelklappen in die Kammern.

**Herztöne.** Die beginnende Kammersystole und der Schluß der Segelklappen erzeugen den ersten dumpfen Herzton. Der Schluß der Taschenklappen ist als zweiter heller und kurzer Klappenton hörbar. Da die Herztöne mit dem Blutstrom fortgeleitet werden, entsprechen die Projektionsstellen der Herzklappen auf dem Brustkorb nicht den Abhörstellen (Auskultationsstellen). Der Herzklappen können am besten dort auskultiert werden, wo sich der Blutstrom der Brustwand am meisten nähert (Abb. 21.**76**):

- **Trikuspidalklappe**; rechter Brustbeinrand in Höhe des 5. Zwischrippenraumes,
- **Mitralklappe**; an der Herzspitze im 5. Zwischenrippenraum links,
- **Pulmonalklappe**; im 2. Zwischenrippenraum am linken Brustbeinrand,
- **Aortenklappe**; im 2. Zwischenrippenraum am rechten Brustbeinrand.

Sind die Herzklappen krankhaft verändert und können sich nicht mehr ausreichend öffnen (Stenose) oder schließen (Insuffizienz), entstehen durch Verwirbelung des Blutstroms

Abb. 21.**76** Auskultationsstellen des Herzens. Auskultationsstellen sind durch rote Kreise markiert. Die Klappen liegen in der Ventilebene, die Pfeile geben die Richtung des Blutsstroms (Fortleitung des Herztons) an (nach Faller).

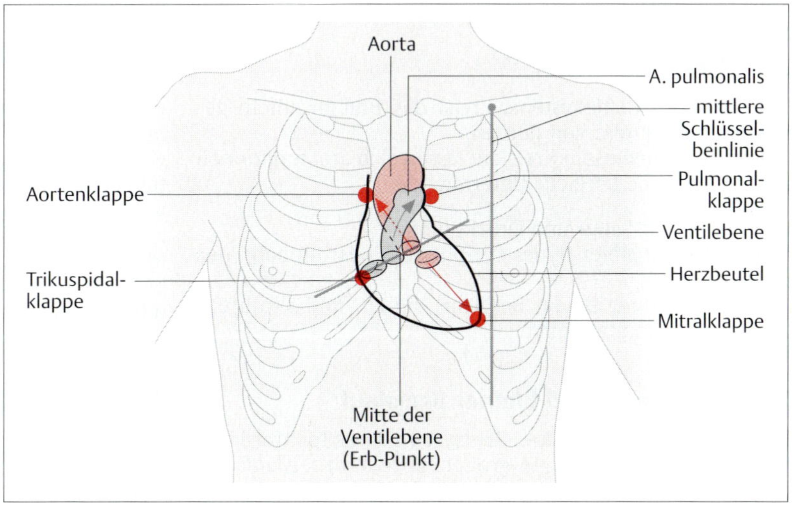

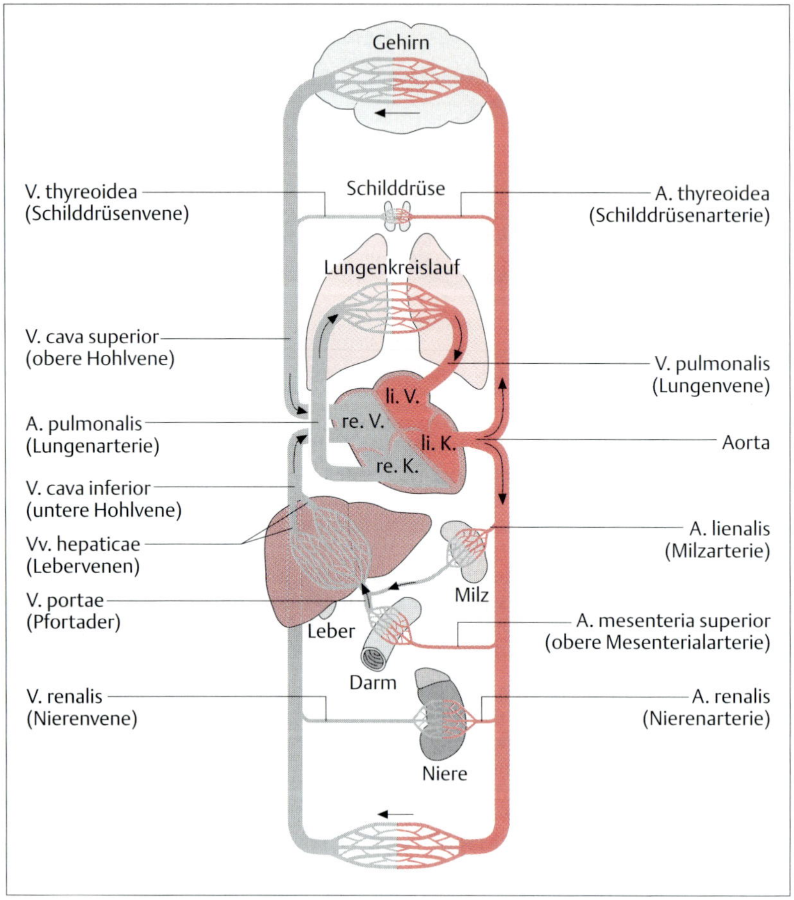


Abb. 21.**77** Großer und kleiner Kreislauf (Körper- und Lungenkreislauf).
li. V. linker Vorhof
re. V. rechter Vorhof
li. K. linke Kammer (Ventrikel)
re. K. rechte Kammer (Ventrikel)
Die Pfeile geben die Stromrichtung des Blutes an.

Herzgeräusche. Intensität und zeitliches Auftreten des Geräuschs in bezug auf den 1. oder 2. Herzton lassen an den Auskultationsstellen auf die Art des Klappenfehlers schließen.

### 21.4.3 Gefäßsystem

Innerhalb des Gefäßsystems kreist das Blut in einem geschlossenen System von Röhren
(= Kreislauf). In diesem Kreislauf lassen sich drei funktionell unterschiedliche Bereiche unterscheiden:

- das Herz als Saug- und Druckpumpe,
- das Kapillargebiet in der Peripherie (Endstrombahn der Haargefäße),
- die Verbindung beider Bereiche, die zu- und abführenden Arterien und Venen.

#### 21.4.3.1 Großer und kleiner Kreislauf

Funktionell können im Kreislaufsystem zwei Teilkreisläufe unterschieden werden, ein großer (Körper-) Kreislauf und ein kleiner (Lungen-)Kreislauf (Abb. 21.**77**). Das sauerstoffarme („venöse") Blut aus den unteren und oberen Körperregionen gelangt über die großen Venenstämme zum rechten Vorhof und über den rechten Ventrikel und die A. pulmonalis zur Lunge (Lungenkreislauf). Das in der Lunge mit Sauerstoff angereicherte („arterialisierte") Blut strömt über die Vv. pulmonales zurück zum Herzen in den linken Vorhof. Von dort gelangt es in den linken Ventrikel, der das Blut über die Aorta in den großen Kreislauf pumpt (Körperkreislauf). Innerhalb der großen und kleinen Arterien wird das Blut im gesamten Körper verteilt (Verteilerfunktion) und gelangt schließlich in die Endstrombahn der Kapillaren. Nach Stoff- und Gasaustausch im Gewebe gelangt das Blut über den venösen Schenkel zurück zum Herzen.
Im großen Kreislauf kommt dem Pfortaderkreislauf eine besondere Bedeutung zu. In diesem Kreislauf sind zwei Kapillargebiete hintereinander geschaltet. Das die Eingeweide versorgende Blut wird zusammen mit den im Darm aufgenommenen Verdauungsprodukten (1. Kapillargebiet) über die Pfortader (V. portae) der Leber zugeführt. Innerhalb der Leber strömt das venöse Blut durch ein 2. Kapillargebiet, das der Speicherung (z. B. Glykogen), der Entgiftung (z. B. Medikamente) und dem Umbau der aufgenommen Bestandteile dient. Im weiteren Verlauf strömt das Blut über

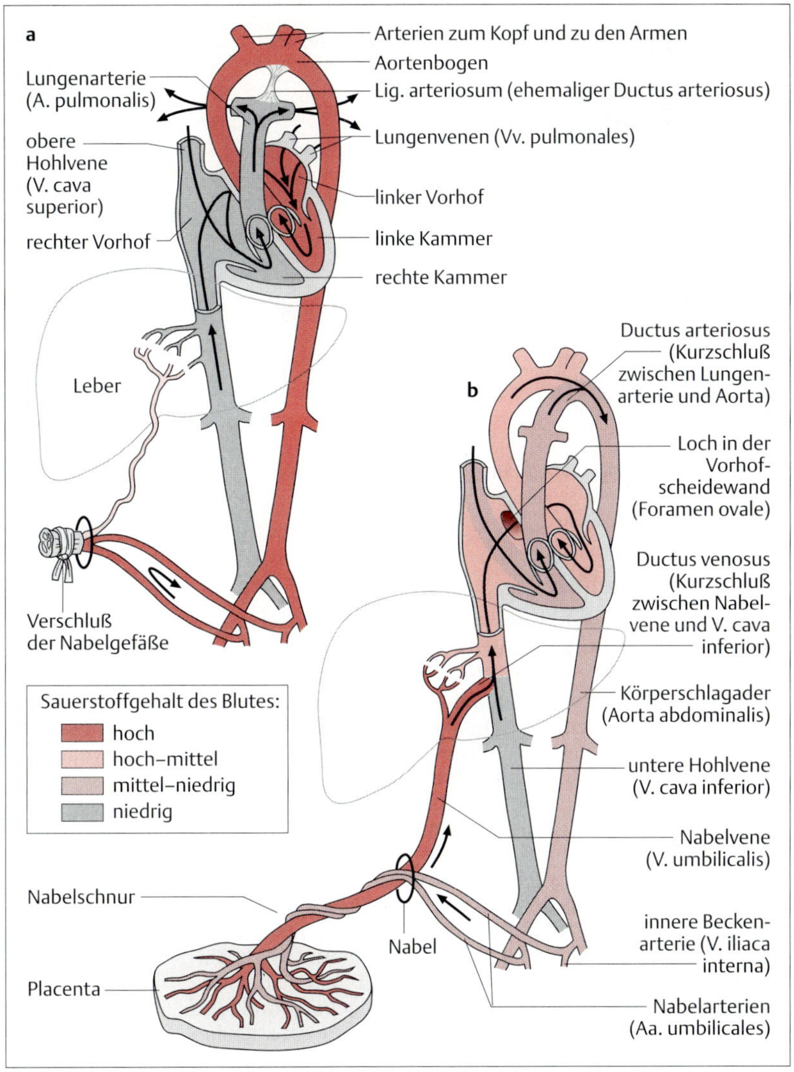


Abb. 21.**78** Postnataler (**a**) und fetaler Kreislauf (**b**). Der kleine Kreislauf ist angelegt, wird aber durch Kurzschlüsse größtenteils umgangen (nach Leonhardt).

die Lebervenen (Vv. hepaticae) zurück zur unteren Hohlvene.

### 21.4.3.2 Fetaler Kreislauf

Der vorgeburtliche Kreislauf unterscheidet sich in wesentlichen Punkten vom Kreislauf des Neugeborenen. Da die Lungen des ungeborenen Kindes noch nicht belüftet werden und somit kein Gasaustausch stattfindet, muß das Blut über einen Kurzschluß an den Lungen vorbeigeführt werden (Abb. 21.**78 b**). Ein Großteil des Blutes gelangt über ein Loch in der Vorhofscheidewand (Foramen ovale) direkt vom rechten zum linken Vorhof und umgeht auf diese Weise den Lungenkreislauf. Der Teil des Blutes, der über die rechte Kammer in die A. pulmonalis gelangt, fließt über einen weiteren Kurzschluß (Ductus arteriosus) zur Aorta und umgeht somit ebenfalls den Lungenkreislauf. Der notwenige Gasaustausch findet während des vorgeburtlichen Kreislaufs in der Plazenta (Mutterkuchen) statt. Über die beiden Nabelarterien (Aa. umbilicales) strömt sauerstoffarmes Blut zur Plazenta und über die Nabelvene (V. umbilicalis) sauerstoffreiches Blut zurück zum kindlichen Organismus.

Nach der Geburt entfalten sich die Lungen, und durch die stark erhöhte Durchblutung entsteht der Lungenkreislauf. Gleichzeitig verschließen sich durch die veränderten Druckverhältnisse das Foramen ovale und der Ductus arteriosus (Abb. 21.**78 a**). Damit ist die Umstellung auf Hintereinanderschaltung der beiden Kreisläufe abgeschlossen.

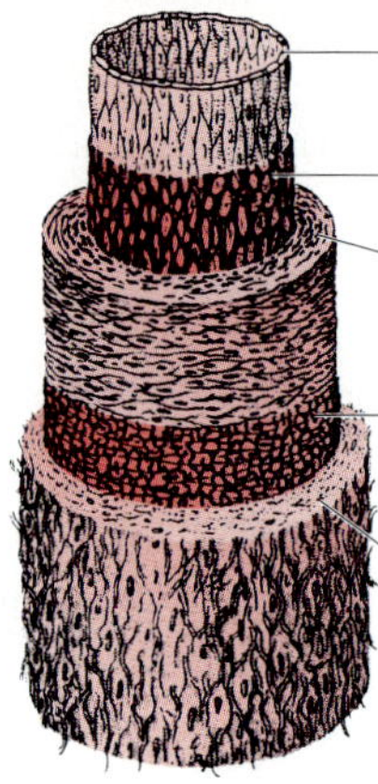


Abb. 21.**79** Wandschichten einer Schlagader (Arterie) (nach Leonhardt).

### 21.4.3.3 Blutgefäße

Im Kreislaufsystem sind die Kapillargebiete über Arterien und Venen mit dem Herzen verbunden. Arterien und Venen dienen ausschließlich dem Bluttransport und nicht dem Stoffaustausch. Aufgrund des unterschiedlichen Blutdrucks im arteriellen und venösen Schenkel unterscheidet man ein Hochdruck- (Arterien) und ein Niederdrucksystem (Venen). Ihr grundsätzlicher Aufbau aus drei Wandschichten ist bei Arterien und Venen ähnlich, wobei jedoch, in Anpassung an deren unterschiedliche Aufgaben im Kreislauf, die einzelnen Wandschichten verschieden gebaut sind (Abb. 21.**79**). Die innere Schicht (Tunica intima) besteht aus platten, einschichtigen Endothelzellen, die einer dünnen Bindegewebsschicht (Basalmembran) aufsitzen. Die mittlere Schicht (Tunica media) enthält vor allem glatte Muskulatur sowie elastische Fasern. Die äußere Schicht (Tunica adventitia) vermittelt hauptsächlich den Einbau in die Umgebung und wird im wesentlichen aus Bindegewebe gebildet. Die Arterien besitzen zwischen innerer und mittlerer Schicht zusätzlich eine elastische, gefensterte Membran (Membrana elastica interna). Meist liegt zwischen mittlerer und äußerer Schicht ebenfalls eine etwas dünnere elastische Membran (Membrana elastica externa).
Innerhalb der kleinsten Blutgefäße, der Kapillaren, sind die Schichten bis auf die Tunica intima reduziert (Abb. 21.**80 e**); dadurch wird der Flüssigkeits- und Gasaustausch erleichtert. Der Stoffaustausch erfolgt grundsätzlich in beiden Richtungen, aus dem Blut durch die Endothelzellen und die Basalmembran in das umgebende Gewebe und umgekehrt. Arterien zeichnen sich durch eine besonders stark entwickelte Muskelschicht aus, die in den einzelnen Regionen unterschiedliche Anteile von elastischen Fasern enthält (Arterien vom elastischen und muskulären Typ). Sie steht vorwiegend im Dienste der Gefäßmotorik (Abb. 21.**80 a–d**). Durch Erweiterung (Vasodilatation) und Verengung (Vasokonstriktion) des Gefäßdurchmessers können durchfließende Blutmenge und Blutdruck reguliert und gesteuert werden. Herznahe Arterien haben einen hohen Anteil an elastischen Fasern und zeichnen sich durch ihre „Windkesselfunktion“ aus: das während der Systole ausgeworfene Blutvolumen wird z. T. unter Dehnung der Arterienwand aufgenommen und während der nachfolgenden Diastole durch elastische Rückstellung weiterbefördert. Dadurch wird eine kontinuierliche Blutströmung erreicht.
Venen sind insgesamt weitlumiger und dünnwandiger als Arterien. Die Dreischichtung ist weniger stark ausgeprägt, die Muskelschicht schwächer ausgebildet. Die meisten Venen, mit Ausnahme der herznahen großen Venen, besitzen Venenklappen (Abb. 21.**80 h**). Diese taschenartigen, in das Gefäßlumen vorspringenden Endothelduplikaturen wirken wie Ventile, die den Blutstrom zum Herzen lenken und den Rückstrom verhindern.

### 21.4.3.4 Lymphgefäße

Das Lymphgefäßsystem verläuft parallel zum venösen Schenkel des Blutkreislaufs. Es beginnt „blind“ im Bereich des Kapillargebietes mit den Lymphkapillaren, die Lymphflüssigkeit aufnehmen und sie über kleine und große Lymphgefäße zurück ins Venenblut transportieren. Die Wand der Lymphgefäße besteht aus einem Endothel und einer dünnen Schicht glatter Muskelzellen, die sich rhythmisch kontrahieren. Ähnlich wie bei den Venen unterstützen zahlreiche Klappen den Transport der Lymphflüssigkeit. In den Verlauf von Lymphgefäßen sind Lymphknotenstationen eingeschaltet, die eine Art biologische Filter darstellen und wichtige Funktionen in der Immunabwehr übernehmen.
Die von den Beinen und vom Bauchraum kommenden Lymphgefäße vereinigen sich an der Hinterwand des Oberbauches zum Brustlymphgang (Ductus thoracicus), der von dort zwischen Wirbelsäule und Aorta aufwärts verläuft (Abb. 21.**81**). Er mündet in den Zusammenfluß der linken Schlüsselbein-und Halsvene (linker Venenwinkel), in den auch die Lymphflüssigkeit von Brust, Hals, Kopf und Arm der linken Seite fließt. Die entsprechenden Lymphbahnen der rechten Seite münden in den rechten Venenwinkel.

## 21.4.4 Wichtige arterielle und venöse Gefäßstämme

### 21.4.4.1 Einleitung

Mit Ausnahme einiger großer Gefäßstämme haben Arterien und Venen die gleichen Namen (z.B A. und V. femoralis). Innerhalb des venösen Systems unterscheidet man ganz allgemein ein oberflächliches, zwischen Muskelfaszie und Haut eingelagertes Venennetz von einem System in der Tiefe gelegener Venen. Oberflächliches und tiefes Venennetz sind miteinander durch Perforansvenen verbunden. Große Arterien werden von einem Venenstamm, kleinere Arterien werden in der Regel von zwei Venenstämmen begleitet. Im Bereich der Extremitäten verlaufen die großen Gefäße stets auf der Beugeseite von Gelenken.
An zahlreichen Stellen des großen Kreislaufs bestehen Umwegmöglichkeiten, über die das Blut bestimmte Gebiete in-

Abb. 21.**80** Aufbau der Blutgefäße in den einzelnen Abschnitten des großen Kreislaufs (nach Leonhardt).
**a–d** Arterien;
**e** Haargefäß (Kapillare);
**f–i** Venen;
**a** Wandaufbau der Aorta (Arterie vom elastischen Typ);
**b** große herzferne Arterie (Arterie vom muskulären Typ);
**c** kleine herzferne Arterie;
**d** Arteriole mit 1–2 Lagen glatter Muskelzellen;
**e** Wand der Kapillare besteht nur aus dem Endothel und einer Basalmembran;
**f** Venole;
**g** kleine Vene;
**h** große Vene mit einer Venenklappe;
**i** Wandaufbau der Hohlvene, elastische Fasern ausschließlich in der Muskelschicht.

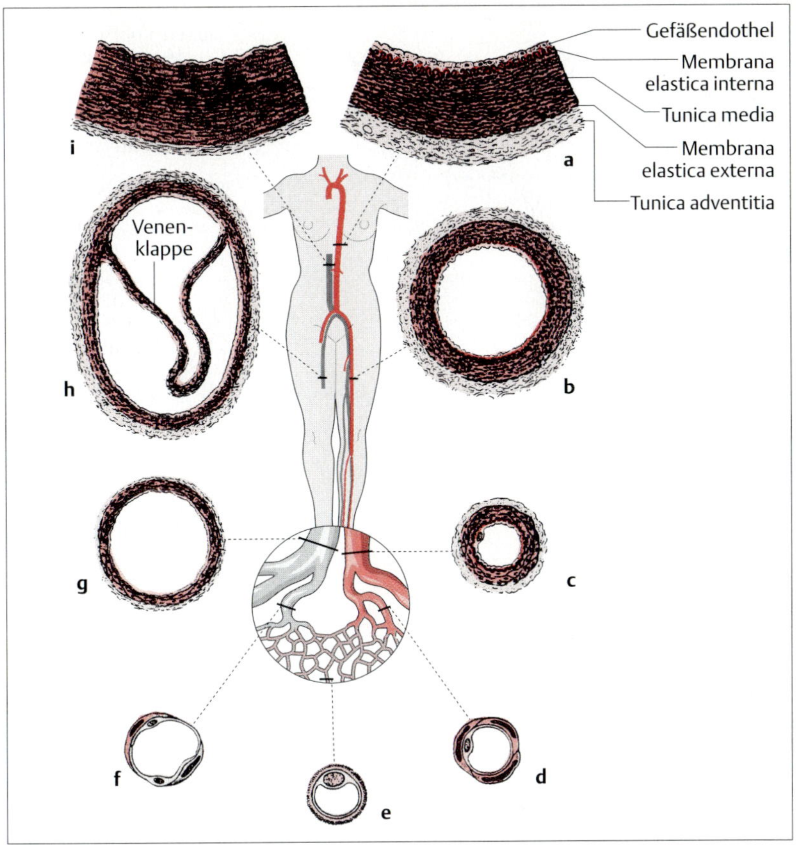


direkt erreichen kann. Lassen sich die Nebenwege so ausweiten, daß trotz Unterbrechung des Hauptweges eine genügende Blutversorgung gewährleistet bleibt, spricht man von einem Umgehungskreislauf (Kollateralkreislauf). Dies trifft sowohl für Venen als auch für Arterien zu.

### 21.4.4.2 Arterien

Alle Arterien (Schlagadern) des großen Kreislaufs gehen aus der Aorta hervor (Abb. 21.**82**). Nach Abgang der beiden Herzkranzgefäße (Aa. coronariae) steigt die Aorta etwas nach rechts auf (Aorta ascendens), krümmt sich als Aortenbogen (Arcus aortae) nach links, um dann auf der linken Seite vor der Wirbelsäule nach unten zu ziehen (Aorta descendens = Aorta thoracica). Nach Durchtritt durch das Zwerchfell im Hiatus aorticus verläuft die Bauchaorta (Aorta abdominalis) bis in Höhe des 4. Lendenwirbels, wo sie sich in die zwei Beckenarterien (Aa. iliacae) aufteilt (Bifurcatio aortae).

Aus dem Aortenbogen zweigen die großen Stämme für Kopf und Arm ab. Als erster Abgang entspringen auf der rechten Seite in einem gemeinsamen Stamm (Truncus brachiocephalicus) die rechte Unterschlüsselbeinarterie (A. subclavia

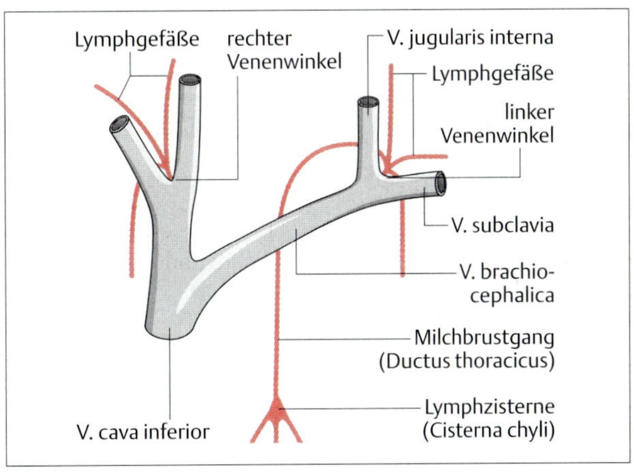


Abb. 21.**81** Mündungsstellen der großen Lymphstämme in das venöse System.

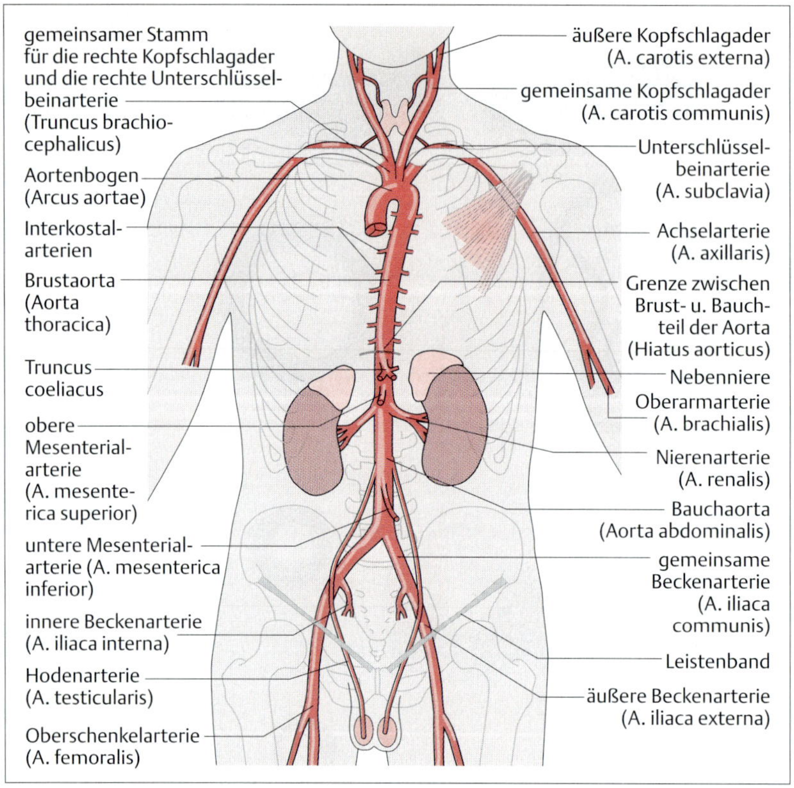


Abb. 21.**82** Übersicht über die von der großen Körperschlagader (Aorta) ausgehenden Gefäße.

dextra) und die rechte Kopfschlagader (A. carotis communis dextra). Als zweiter und dritter Ast verlassen die linke Kopfschlagader (A. carotis communis sinistra) und die linke Unterschlüsselbeinarterie (A. subclavia sinistra) den Aortenbogen. Die beiden Kopfschlagadern ziehen kopfwärts und teilen sich in Höhe des 4. Halswirbels in die äußere (A. carotis externa) und innere Kopfschlagader (A. carotis interna). Während die A. carotis externa die äußere Gesichtsregion versorgt, zieht die A. carotis interna durch die Schädelbasis zum Gehirn.

Die A. subclavia setzt sich im Bereich der Achselhöhle in die Achselarterie (A. axillaris) und am Oberarm in die Oberarmarterie fort (Abb. 21.**82** u. 21.**83**). In Höhe der Ellenbeuge teilt sie sich in die Speichen- (A. radialis) und Ellenarterie (A. ulnaris) auf, die Unterarm und Hand versorgen. Auf der Handinnenseite bilden beide Arterien bzw. ihre Äste den oberflächlichen und tiefen Hohlhandbogen (Arcus palmaris superficialis und profundus), von denen die Fingerarterien (Aa. digitales) entspringen.

Aus der Aorta thoracica ziehen die paarigen Zwischenrippenarterien (Aa. intercostales) zur Interkostalmuskulatur. Außerdem gehen aus ihr Äste für die Speiseröhre, für den Herzbeutel und für das Mediastinum hervor. Nach dem Durchtritt der Aorta durch das Zwerchfell im Hiatus aorticus (Abb. 21.**82**) entspringen von der Aorta abdominalis paarige Äste zur Unterfläche des Zwerchfells (Aa. phrenicae inferiores), zu den Nieren (Aa. renales), zu den Nebennieren (Aa. suprarenales) und zu den Keimdrüsen (Aa. ovaricae bzw. Aa. testiculares). Zu den Oberbauchorganen ziehen die Leberarterie (A. hepatica communis), die linke Magenarterie (A. gastrica sinistra) und die Milzarterie (A. lienalis), die alle drei aus einem gemeinsamen Stamm (Truncus coeliacus) hervorgehen (Abb. 21.**82**). Unmittelbar darunter verlassen als unpaare Abgänge die obere und untere Mesenterialarterie (A. mesenterica superior und A. mesenterica inferior) zum Dünn- und Dickdarm die Bauchaorta.

Nach Aufteilung der Aorta in die linke und rechte Beckenarterie (A. iliaca communis) gabeln sich beide in die innere (A. iliaca interna) und äußere Beckenarterie (A. iliaca externa) (Abb. 21.**84**). Während die A. iliaca interna die Beckeneingeweide (Harnblase, Geschlechtsorgane und Rektum) versorgt, zieht die A. iliaca externa zur unteren Extremität und wird unterhalb des Leistenbandes zur Oberschenkelarterie (A. femoralis). Nach Abgang der tiefen Oberschenkelarterie (A. profunda femoris) zieht sie auf die Rückseite des Kniegelenks und wird zur Kniekehlenarterie (A. poplitea).

Auf der Rückseite des Unterschenkels teilt sie sich in die Wadenbeinarterie (A. fibularis) sowie in die vordere (A. tibialis anterior) und hintere Schienbeinarterie (A. tibialis posterior) auf. Nachdem die A. tibialis anterior durch die Zwischenknochenmembran (Membrana interossea) auf die Vorderseite des Unterschenkels getreten ist, zieht sie weiter zum Fuß, um als Fußrückenarterie (A. dorsalis pedis) zu enden. Auch die A. tibialis posterior verläuft auf der Unter-

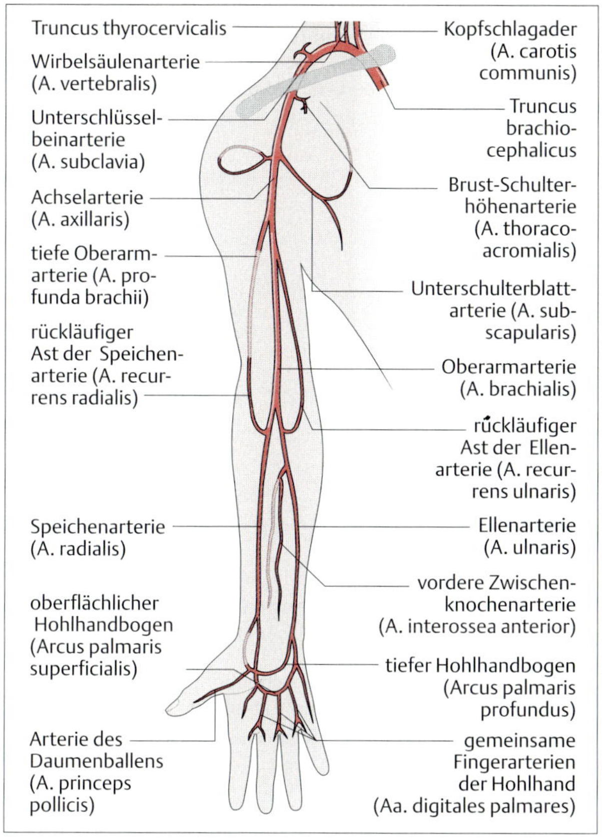


Abb. 21.**83** Übersicht über die Arterien (Schlagadern) der oberen Extremität.

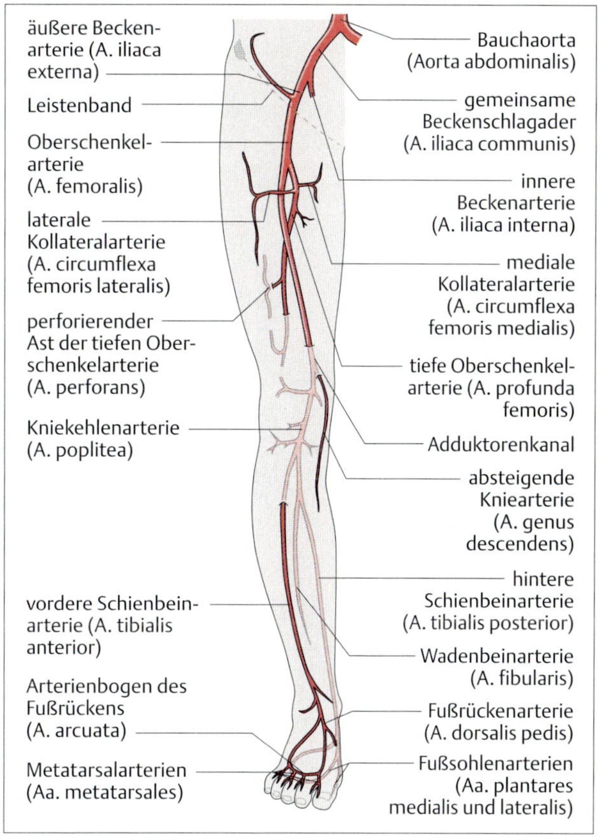


Abb. 21.**84** Übersicht über die Arterien (Schlagadern) der unteren Extremität.

schenkelrückseite weiter in Richtung Fuß. In Höhe des Innenknöchels teilt sie sich in die mediale (A. plantaris medialis) und laterale Fußsohlenarterie (A. plantaris lateralis) auf. Von ihrer Vereinigung, dem tiefen Fußsohlenbogen (Arcus plantaris profundus), entspringen Gefäße zu den Mittelfußknochen sowie zu den Zehen.

### 21.4.4.3 Venen

Im Bereich des Körperstammes sind die Venen (Blutadern) nach einem grundsätzlich anderen Prinzip angeordnet als die Arterien. Die obere Hohlvene (V. cava superior) sammelt das Blut von Kopf, Hals und Arm (Abb. 21.**85**). Sie entsteht durch den Zusammenfluß zweier kurzer Venenstämme (Vv. brachiocephalicae), die sich ihrerseits durch die Vereinigung der Unterschlüsselbeinvene (V. subclavia) und der inneren Drosselvene (V. jugularis interna) der linken und rechten Seite bilden. In die V. cava superior mündet außerdem die V. azygos, die unter anderem das Blut aus den Zwischenrippenräumen aufnimmt. Über die Vv. subclaviae fließt das Blut aus den oberen Extremitäten ab (Abb. 21.**86**.).
Die untere Hohlvene (V. cava inferior) entsteht rechts zwischen dem 4. und 5. Lendenwirbel durch Vereinigung der rechten und linken gemeinsamen Beckenvene (V. iliaca communis). Sie ist mit einem Durchmesser von etwa 3 cm die stärkste Vene des Körpers (Abb. 21.**85**). Auf ihrem Weg nach oben nimmt sie die beiden Nierenvenen (Vv. renales) sowie kurz vor ihrem Durchtritt durch das Zwerchfell (Foramen venae cavae) die drei Lebervenen (Vv. hepaticae) auf, um unmittelbar über dem Zwerchfell in den rechten Vorhof einzutreten. Das Blut aus den unpaaren Bauchorganen wie Magen, Dünndarm, Dickdarm, Milz und Bauchspeicheldrüse wird über die Pfortader (V. portae) zur Leber transportiert. Über die beiden gemeinsamen Beckenvenen (Vv. iliacae communes) gelangt das Blut aus dem kleinen Becken (Vv. iliacae internae) sowie aus der unteren Extremität (Vv. iliacae externae) in die untere Hohlvene (V. cava inferior) (Abb. 21.**87**.).
Im kleinen Kreislauf wird das sauerstoffgesättigte Blut durch die beiden rechten und linken Lungenvenen (Vv. pulmonales) dem linken Vorhof zugeführt.

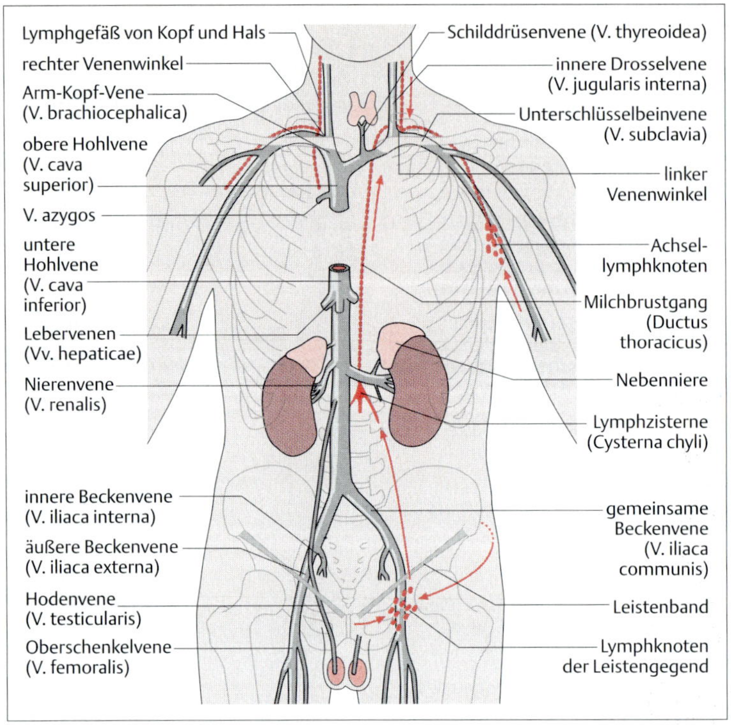


Abb. 21.**85** Übersicht über die wichtigsten zentralen Venen-(Blutadern-) und Lymphstämme. Die Pfeile deuten die Verlaufsrichtung des Lymphstromes an.

Abb. 21.**86** Übersicht über die wichtigsten Venen der oberen Extremität.

Abb. 21.**87** Übersicht über die wichtigsten Venen der unteren Extremität. ▼

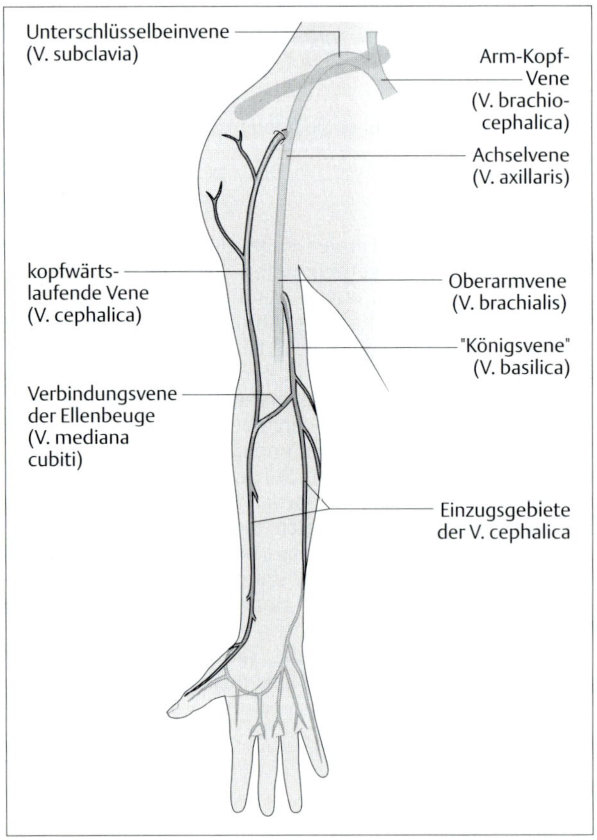


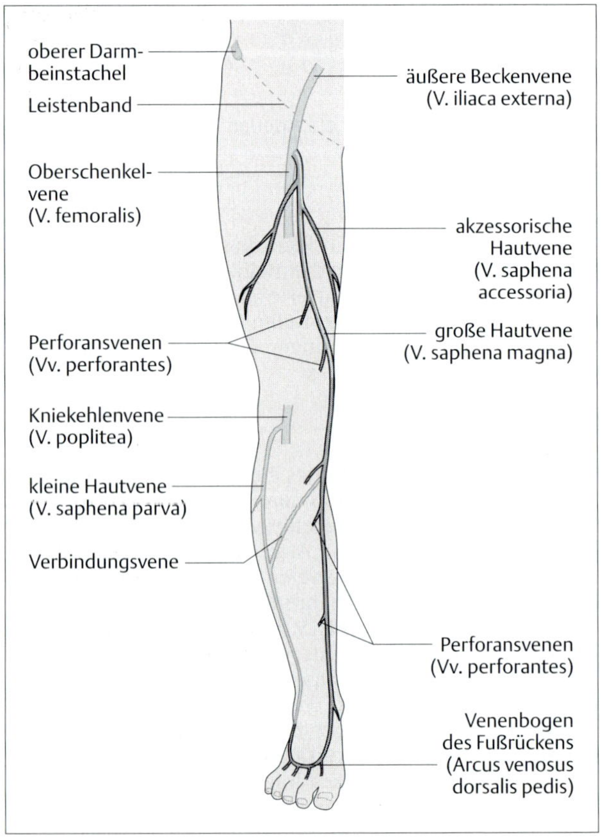

# 21.5 Blut, Lymph- und Immunsystem

**Lernziel** In diesem Abschnitt lernt der Leser die wichtigsten Blutbestandteile kennen. Außerdem wird er in der Lage sein, die wesentlichen Bestandteile des Immunsystems sowie den Bau und die Funktion der lymphatischen Organe zu erklären.

Die Zellen des Blutes und die Abwehrzellen als freie Bindegewebszellen sind z. T. identischer Herkunft und leiten sich entwicklungsgeschichtlich beide aus dem Mesenchym her. Sie entstehen größenteils in derselben Bildungsstätte, dem Knochenmark. In ihrem Aufenthalts- und Wirkort (Blut bzw. Bindegewebe) unterscheiden sie sich jedoch beträchtlich.

## 21.5.1 Blut

Man kann das Blut als Gewebe, als eine Art flüssiges Transportgewebe ansehen, dessen Interzellularsubstanz das Blutplasma darstellt. Die zellulären Anteile dieses Gewebes (Abb. 21.**88**) sind rote (Erythrozyten) und weiße Blutkörper-

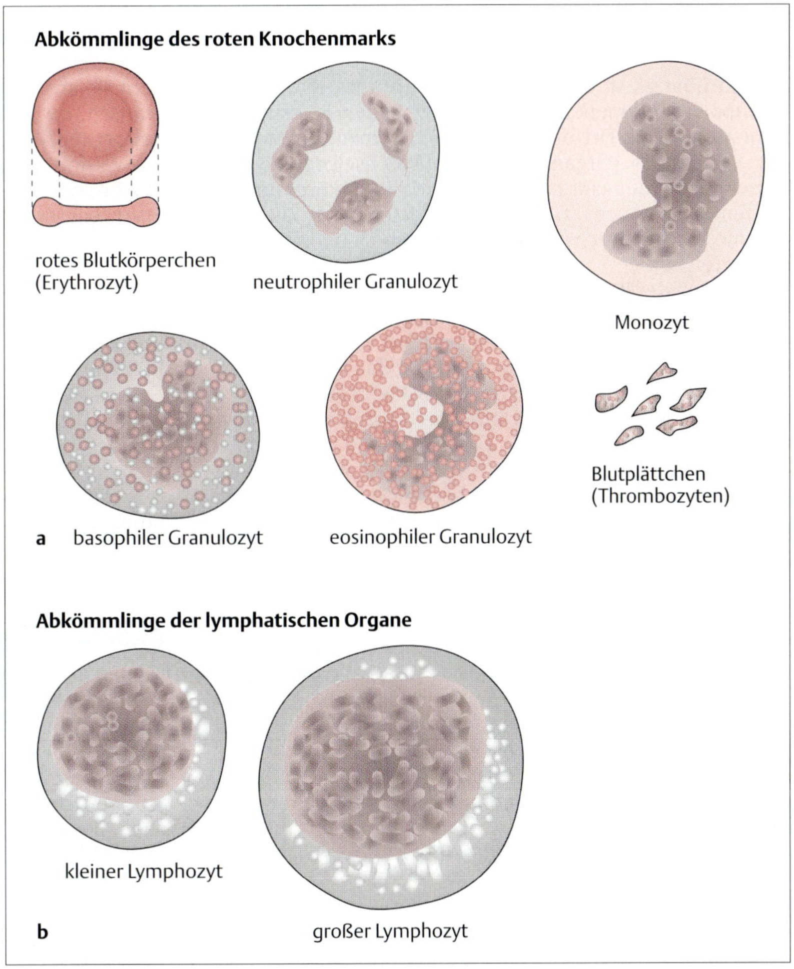


Abb. 21.**88 a** u. **b** Blutzellen. Blutzellen werden von einer gemeinsamen Stammzelle, dem Hämozytoblasten, im roten Knochenmark gebildet und nach einer bestimmten Zeit der Reifung in das periphere Blut ausgeschwemmt. Mit Ausnahme der Lymphozyten, die sich auch in lymphatischen Organen vermehren, werden alle Blutzellen zeitlebens im roten Knochenmark hergestellt.

chen (Leukozyten) sowie Blutplättchen (Thrombozyten). Den prozentualen Anteil aller Blutzellen am Gesamtblutvolumen (100%) bezeichnet man als Hämatokrit. Er liegt etwa bei 45% und ist gewöhnlich bei Männern geringfügig höher (47%) als bei Frauen (43%).

**Blutmenge.** Die gesamte zirkulierende Blutmenge beim Menschen beträgt etwa 8% vom Körpergewicht, d. h., eine 70 kg schwere Person besitzt ungefähr 5,6 Liter Blut.

**Aufgaben des Blutes.** Das Blut hat vielfältige Funktionen, die in unmittelbarem Zusammenhang mit seinen Bestandteilen und dem Gefäßsystem stehen. Während die Gefäße eine allgemeine Verteilerfunktion übernehmen (Wärmeregulation und Stoffverteilung), haben die geformten und nichtgeformten Blutbestandteile z. T. sehr spezifische Funktionen.
Rote Blutkörperchen z. B. übernehmen den Transport von Atemgasen von der Lunge zu den Geweben (Sauerstoff) und vom Gewebe zurück zur Lunge (Kohlendioxid). Weiße Blutkörperchen dienen der Abwehr von Krankheitserregern und körperfremden Stoffen (Immunabwehr). Diese Aufgaben verrichten sie größtenteils außerhalb der Blutgefäße im Bindegewebe. Das Blut ist hierbei lediglich das Transportmittel von den Bildungsstätten (Knochenmark) zu ihren Wirkorten.
Die Blutflüssigkeit, das Blutplasma, erfüllt unterschiedliche Transportfunktionen. Es übernimmt z. B. den Transport von Nährstoffen vom Ort der Aufnahme (Darmzotten) zum Ort des Verbrauchs (Organe), von Stoffwechselprodukten zu den Ausscheidungsorganen (Nieren), von körpereigenen Stoffen (Hormonen) zu ihren Wirkorten, aber auch von Wärme aus stoffwechselaktiven Organen zu oberflächennahen Bereichen.
Im Rahmen der Blutgerinnung sind die im Blutplasma gelösten Gerinnungsfaktoren, das Fibrinogen sowie die Blutplättchen, bei Verletzungen von Gefäßen von lebenswichtiger Bedeutung. Darüber hinaus enthält das Blutplasma neben Wasser viele verschiedene Salze (Elektrolyte), Proteine (Albumine und Globuline), Lipide (Fettsäuren und Cholesterin), Kohlenhydrate (Glucose als Blutzucker) sowie zahlreiche Vitamine, Spurenelemente und Enzyme. Die weitgehend gleichbleibende Zusammensetzung, ein relativ konstanter osmotischer Druck und ein nur geringfügig schwankender pH-Wert (7,2 – 7,4) sind weitere Besonderheiten des Blutes („stabiles inneres Milieu").

## 21.5 2 Blutzellen

Für die geformten Bestandteile des Blutes lassen sich folgende Durchschnittswerte pro µl (mm³) angeben:

| | |
|---|---|
| Erythrozyten | 4,5 – 5,5 Millionen |
| Leukozyten | 4000 – 8000 |
| Thrombozyten | 150 000 – 350 000 |

Innerhalb der Leukozyten unterscheidet man weiter (Differentialblutbild):

| | |
|---|---|
| neutrophile Granulozyten | 60 – 70% |
| eosinophile Granulozyten | 2 – 3% |
| basophile Granulozyten | 0.5 – 1% |
| Lymphozyten | 20 – 30% |
| Monozyten | 4 – 5% |

### 21.5.2.1 Erythrozyten

Erythrozyten sind runde, scheibenförmige Gebilde mit einem Durchmesser von etwa 7.5 µm. Sie sind auf beiden Seiten eingedellt und haben auf diese Weise ein optimales Oberflächen-Volumen-Verhältnis (Abb. 21.**88**). Diese Form begünstigt die Sauerstoffaufnahme und -abgabe (kurze Diffusionsstrecken) und erleichert ihre passive Verformbarkeit beim Passieren enger Kapillaren. Ihr gesamter Zellinhalt besteht nahezu ausschließlich aus dem roten, eisenhaltigen Blutfarbstoff Hämoglobin, der den Sauerstoff reversibel binden kann. Er läßt sauerstoffangereichertes Blut hellrot erscheinen (arterialisiertes Blut), sauerstoffarmes Blut hingegen dunkelrot (venöses Blut).
Die Zahl der roten Blutkörperchen beträgt beim Mann durchschnittlich 5,3 Milionen/µl Blut und bei der Frau 4.6 Millionen/µl. Ihre Zahl hängt vom Sauerstoffbedarf des Körpers und vom Sauerstoffangebot in der Lunge ab. So nimmt z. B. in großen Höhen die Zahl zu (Polyglobulie). Sind aufgrund krankhafter Prozesse Bildung oder Lebensdauer der Erythrozyten ungenügend, spricht man von einer Anämie. Häufigste Ursachen hierfür sind Eisenmangel sowie Mangel an Vitamin $B_{12}$ oder Folsäure.

**Bildung, Lebensdauer und Abbau.** Die Bildungs- und Reifungsstätte der Erythrozyten ist das rote Knochenmark, in dem sie aus kernhaltigen Vorstufen (Stammzellen) gebildet werden. Im Laufe ihrer Reifung verlieren sie Zellkern und Zellorganellen und werden in das periphere Blut ausgeschwemmt. Beim Menschen werden etwa 160 Millionen Erythrozyten pro Minute gebildet. Im Blut sind die jüngsten Erythrozyten (etwa 1%) an einer durch besondere Färbung darstellbaren körnigen Struktur zu erkennen (Retikulozyten). Nach Blutverlusten ist z. B. die Retikulozytenzahl im peripheren Blut erhöht.
Die Lebensdauer der roten Blutzellen beträgt durchschnittlich 120 Tage. Ihr Abbau erfolgt im wesentlichen in Milz und Leber. Aus den eisenfreien Hämoglobinanteilen entstehen Gallenfarbstoffe (Bilirubin). Das freiwerdende Eisen wird gespeichert und erneut zum Aufbau von Hämoglobin verwendet.
In hypertonen Lösungen tritt Wasser aus und die Erythrozyten schrumpfen (Stechapfelform), in hypotonen Lösungen hingegen nehmen sie Wasser auf und platzen (Hämolyse). Hierbei wird Hämoglobin freigesetzt und die Zellen werden durchsichtig (lackfarben).

### 21.5.2.2 Leukozyten

Neben den roten Blutkörperchen enthält das Blut relativ farblose (weiße) Blutzellen, die Leukozyten. Zu ihnen zählt man die Granulozyten, die Lymphozyten und die Monozyten (Abb. 21.**88**). Ihre Lebenszeit ist, im Gegensatz zu derjenigen der Erythrozyten, sehr unterschiedlich und kann Stunden, aber auch Jahre betragen. Die weißen Blukörperchen bilden zusammen mit den lymphatischen Organen (z. B. Milz, Thymus, Lymphknoten, Mandeln) das Immunsystem, das man in ein unspezifisches und ein spezifisches Immunsystem gliedert.
Die Anzahl der Leukozyten im Blut schwankt zwischen 4000 und 8000/µl. Bei Entzündungen kann die Zahl deutlich

über 10 000/µl erhöht sein (Leukozytose). Sind die Leukozyten unter 2000/µl vermindert, spricht man von einer Leukopenie (z. B. nach Schädigung der Bildungsstätten). Wie die roten Blutkörperchen, so werden auch die Leukozyten im roten Knochenmark gebildet und nach Heranreifung und Vermehrung in das periphere Blut ausgeschwemmt. Eine Ausnahme hierbei bilden die Lymphozyten, deren Stammzellen sich ebenfalls im Knochenmark befinden, die sich jedoch in anderen lymphatischen Organen (z. B. im Thymus oder im Lymphknoten) vermehren und differenzieren.
Der weitaus größte Teil der Leukozyten benutzt das zirkulierende Blut jedoch nur als Transportsystem vom Bildungsort im Knochenmark zu den Funktionsorten. Ihre Tätigkeit im Rahmen der Immunabwehr entfalten die Leukozyten fast ausschließlich außerhalb des Gefäßsystems, im Bindegewebe. Dort können sie sich aufgrund ihrer amöboiden Eigenbeweglichkeit fortbewegen, nachdem sie die Wand der Kapillaren und der postkapillären Venolen durchwandert haben (Leukozytendiapedese).

**Granulozyten.** Je nach Anfärbbarkeit ihrer Granula (membranbegrenzte Zelleinschlüsse) unterscheidet man neutrophile, eosinophile und basophile Granulozyten (Abb. 21.**88 a**). Sie besitzen alle einen charakteristischen mehrfach segmentierten Kern („segmentkernige Granulozyten"). Unreife Stadien hingegen erkennt man an ihren stabförmigen Kernen („stabkernige Granulozyten").
Neutrophile Granulozyten werden aufgrund ihrer Eigenschaft zur Phagozytose auch als „Freßzellen" bezeichnet. Sie gehören zu den Zellen des unspezifischen Immunsystems, die als erste am Entzündungsort eintreffen. Ihre Granula enthalten eine Vielzahl lysosomaler Enzyme, die aufgenommene Krankheitserreger und Zelltrümmer abtöten und sie somit unschädlich machen. Dabei gehen die Granulozyten meist selbst zugrunde (Eiterbildung).
Eosinophile Granulozyten sind ebenfalls zur Phagozytose befähigt, vor allem von Antigen-Antikörper-Komplexen (s. S. 374). Sie sind an allergischen Reaktionen beteiligt, indem sie z. B. überschüssiges von Mastzellen bzw. basophilen Granulozyten ausgeschüttetes Histamin binden und inaktivieren können. Ihre Hauptaufgabe besteht somit in der Begrenzung allergischer Reaktionen. Außerdem enthalten ihre Granula eine Reihe aggressiver Enzyme, die im Bedarfsfalle freigesetzt werden und die Zielzellen schädigen.
Basophile Granulozyten machen im menschlichen Blut einen nur sehr geringen Teil aus. Ihre Granula enthalten hauptsächlich Histamin und Heparin. Während Histamin bei der Auslösung allergischer Sofortreaktionen beteiligt ist (Steigerung der Gefäßdurchlässigkeit, Kontraktion der glatten Muskulatur), wirkt Heparin der Blutgerinnung entgegen.

**Lymphozyten.** Die im strömenden Blut vorkommenden Lymphozyten (kleine Lymphozyten) haben etwa die Größe von Erythrozyten, während die größeren Lymphozyten sich vorwiegend in den lymphatischen Organen aufhalten (Abb. 21.**88 b**). Lymphozyten haben einen auffallend großen Zellkern und ein zellorganellreiches Zytoplasma. Sie werden als Zellen des spezifischen Abwehrsystems ebenfalls im Knochenmark gebildet, gelangen danach über den Blutweg jedoch in die verschiedenen lymphatischen Organe, wo sie sich zu spezifischen Immunzellen entwickeln.

**Monozyten.** Die größten der weißen Blutzellen sind die Monozyten (Abb. 21.**88 a**). Sie haben einen ovalen bis nierenförmigen Zellkern und zahlreiche Lysosomen im Zytoplasma, werden wie die anderen Leukozyten im Knochenmark gebildet, aber sie halten sich nach ihrer Ausschleusung nur etwa 20–30 Stunden im Blut auf. Danach verlassen sie das Blutgefäßsystem und bilden sich im Gewebe zu Makrophagen um. Monozyten und Makrophagen haben vielfältige Aufgaben innerhalb des Abwehrsystems und sind vor allem an der unspezifischen Immunabwehr beteiligt. Dazu gehören Phagozytose und intrazelluläre Abtötung von Bakterien, Pilzen, Parasiten und geschädigten körpereigenen Zellen. Darüber hinaus sind sie aber auch an der spezifischen Immunabwehr beteiligt, indem sie Informationen über körperfremde Antigene an die Lymphozyten weitergeben.

#### 21.5.2.3 Thrombozyten

Die Thrombozyten oder Blutplättchen spielen eine wichtige Rolle bei der Blutgerinnung und der Blutstillung. Sie entstehen im Knochenmark aus Knochenmarksriesenzellen (Megakaryozyten) als Zytoplasmaabschnürungen und werden in Form unregelmäßig geformter Plättchen in das Blut ausgeschwemmt (Abb. 21.**88**). Ihr Zytoplasma ist kernlos und besitzt wenige Zellorganellen. Thrombozyten haben eine Lebensdauer von 5 -10 Tagen und werden danach in der Milz abgebaut. Bei Verletzung eines Blutgefäßes lagern sie sich an der Gefäßwand ab, zerfallen und setzten Enzyme (z. B. Thrombokinase) frei, die zusammen mit weiteren Faktoren (Thrombin, Fibrinogen) die Blutgerinnung auslösen.

### 21.5.3 Immunsystem

Die Fähigkeit des menschlichen Organismus, Infektionen von Bakterien, Viren, Pilzen und Parasiten abzuwehren, verdanken wir unserem Immunsystem, einem wirkungsvollen Netzwerk von Zellen, löslichen Proteinen und Organen. Es ist in der Lage, augenblicklich auf eindringende Krankheitserreger, körperfremde Stoffe oder entartete körpereigene Zellen (z. B. Tumorzellen) zu reagieren und diese zu bekämpfen. Das Immunsystem wird unterstützt durch äußere Schutzsysteme (Haut und Schleimhäute), die ein Eindringen der meisten Infektionserreger bereits im Vorfeld verhindern. Sind die Erreger aber trotzdem in den Körper gelangt, müssen sie vom Immunsystem bekämpft werden. Innerhalb der immunologischen Abwehr unterscheidet man ein unspezifisches und spezifisches Immunsystem. Zu beiden Systemen gehören Zellen (zelluläre Abwehr) und lösliche Faktoren (humorale Abwehr), die über den ganzen Körper verteilt sind.

#### 21.5.3.1 Unspezifische Immunabwehr

Die unspezifische Immunabwehr stellt die erste Verteidigungslinie dar. Die wichtigsten Zellen hierbei sind Granulozyten, Monozyten und Makrophagen, die als erste an den Ort des Geschehens, z. B. an den Infektionsherd, gelangen. Ihre Aufgabe ist es, körperfremdes Material zu phagozytieren und unschädlich zu machen. Zusätzlich produzieren Monozyten und Makrophagen eine Vielzahl löslicher Faktoren (Zytokine), die wiederum zur Einwanderung und Aktivierung anderer Abwehrzellen führen. Unterstützt werden die Zellen der unspezifischen Abwehr durch das Komplementsystem, ein System von löslichen Plasmaproteinen, die sich auf der Oberfläche des Eindringlings festsetzen, Löcher in dessen Zellmembran brechen und die Zelle zum Platzen bringen.

### 21.5.3.2 Spezifische Immunabwehr

Nicht immer gelingt es den Zellen und den löslichen Faktoren der unspezifischen Immunabwehr, die Eindringlinge vollständig zu vernichten. Darüber hinaus sind Granulozyten, Monozyten und Makrophagen auch nicht in der Lage, ihre Reaktion den unterschiedlichen Krankheitserregern anzupassen oder diese nach wiederholtem Befall des Organismus wiederzuerkennen. An dieser Stelle greift das spezifische Immunsystem ein, das aus den B- und T-Lymphozyten (zelluläre Abwehr) sowie den von den B-Lymphozyten produzierten löslichen Antikörpern (humorale Abwehr) besteht. Die Lymphozyten können über spezifische Rezeptoren (Bindungsstellen) fast jede Fremdsubstanz (Antigen) erkennen und von körpereigenen Substanzen unterscheiden. Hierbei erkennt und bindet ein einzelner Lymphozyt jeweils nur ein bestimmtes Antigen. Die Bindung des Antigens an den Lymphozyten bewirkt dessen Teilung und Vermehrung, so daß viele Lymphozyten mit der gleichen Antigenspezifität entstehen. Dies gilt sowohl für B- als auch für T-Lymphozyten.
B-Lymphozyten reifen nach dem Antigenkontakt zu antikörperproduzierenden Zellen (Plasmazellen) heran, die die Antikörper in das Blutplasma oder in umgebende Körperflüssigkeiten abgeben (humorale Reaktion). Bei den T-Lymphozyten hingegen bleibt der produzierte Antikörper an der Oberfläche der Lymphozyten gebunden (zelluläre Reaktion). Dieser Vorgang ist sehr spezifisch, da jedes Antigen einen ihm eigenen Antikörper erzeugt. Antigen und Antikörper reagieren in einer sog. Antigen-Antikörper-Reaktion miteinander, durch die das Antigen unschädlich gemacht wird.
Ein Teil der durch die Antigene stimulierten Lymphozyten wandelt sich in Gedächtniszellen um. Sie verlassen das Blut und wandern in die lymphatischen Gewebe und Organe. Hier zirkulieren sie lange Zeit, mitunter jahrzehntelang, bis sie erneut auf das spezielle Antigen stoßen. Auf diesen Gedächtniszellen beruht die Immunität. Bei wiederholtem Kontakt mit dem gleichen Antigen kann der Organismus schneller und besser reagieren als bei der ersten Auseinandersetzung, so daß eine erneute Erkrankung ausbleibt oder wesentlich schwächer verläuft.
Bildet der Organismus bei einer Auseinandersetzung mit Krankheitskeimen die Antikörper selbst, spricht man von aktiver Immunisierung. Sie kann ebenfalls erreicht werden, wenn man dem Organismus abgeschwächte, nicht krankmachende Erreger (Antigen) verabreicht (aktive Schutzimpfung). Diese erworbene aktive Immunität kann mitunter jahrelang erhalten bleiben. Unter passiver Immunisierung (passive Schutzimpfung) versteht man, daß dem Organismus keine Antigene, sondern fertige, durch aktive Immunisierung in einem anderen Organismus erzeugte Antikörper zugeführt werden. Diese passive Immunisierung hält jedoch meist nur wenige Wochen an, da die Antikörper vom Organismus abgebaut werden.
Neben den B-und T-Lymphozyten gibt es noch eine dritte, bisher noch wenig erforschte Lymphozytenart, die „natürlichen Killerzellen" (NK-Zellen). Sie werden vor allem im Kampf gegen Tumorzellen und virusinfizierte Zellen eingesetzt, indem sie sich an veränderte Oberflächenstrukturen dieser Zellen binden und sie abtöten.
Des weiteren verfügen die Zellen des spezifischen Immunsystems, und hier vor allem die T-Lymphozyten, über die Eigenschaft, körpereigene Substanzen von körperfremden Substanzen zu unterscheiden. So besitzt jede Körperzelle bestimmte Oberflächenstrukturen, deren Ausprägung genetisch festgelegt und für jedes Individuum einmalig ist. Sie werden vom Lymphozyten als „körpereigen" erkannt und im Unterschied zu „körperfremden Strukturen" nicht angegriffen. Diese Eigenschaft bezeichnet man als immunologische Toleranz. Sie ist die Voraussetzung für eine erfolgreiche Abwehr und Vernichtung infektiöser Keime, ohne daß körpereigene Zellen angegriffen werden. Von Autoimmunerkrankungen spricht man, wenn veränderte körpereigene Substanzen als „fremd" erkannt und ebenfalls angegriffen und zerstört werden.

## 21.5.4 Lymphatische Organe

Die Überwachung des Körpers durch Immunzellen und deren schnelles Eingreifen setzt nicht nur ein feinmaschiges Transportsystem (Blut- und Lymphgefäße), sondern auch eine Organisation von Zellen in lymphatischen Organen voraus. Die lymphatischen Organe (Immunorgane) sind mit Außnahme des Thymus als Vertreter des spezifischen Abwehrsystems an den Gefahrenstellen, den Eintrittspforten von Krankheitserregern, lokalisiert.
Man unterscheidet aufgrund ihrer Funktion zwei Typen von lymphatischen Organen, primäre und sekundäre lymphatische Organe (Abb. 21.**89**).
**Primäre lymphatische Organe**, die der Bildung, Entwicklung und Reifung der Immunzellen dienen. Dazu gehören beim Erwachsenen vor allem der Thymus und in gewisser Weise auch das Knochenmark.
**Sekundäre lymphatische Organe**, zu denen man Milz, Lymphknoten sowie das lymphatische Gewebe der Schleimhäute (z. B. Mandeln des Rachens sowie Peyersche Platten des Darms) zählt.
Das Grundgerüst aller sekundären lymphatischen Organe ist ein Maschenwerk aus retikulärem Bindegewebe, in das reichlich Lymphozyten eingelagert sind. Sie bilden stellenweise rundliche Zellansammelungen, die Lymphfollikel. Diese können als Funktionseinheit der lymphatischen Organe angesehen werden. In lymphatischen Organen halten sich etwa 98% aller Lymphozyten auf, und nur etwa 2% befinden sich im Blut. Ein großer Teil der Lymphozyten rezirkuliert zwischen lymphatischen Organen und Blut (Lymphozytenrezirkulation), d. h. sie verlassen das Blut in postkapillären Venolen (Übergangsstücke zwischen Venen und Blutkapillaren) innerhalb der lymphatischen Organe, um nach einer bestimmten Zeit wieder über die Lymphgefäße und letztlich, z. B. über den Ductus thoracicus, wieder in das

periphere Blut zurückzugelangen. Unter besonderen Bedingungen, z. B. bei Entzündungen, können Lymphozyten die Blutgefäße auch an anderen Stellen als innerhalb der lymphatischen Organe verlassen.
Die Lymphgefäße sind ein Drainagesystem des Bindegewebes. Sie führen Gewebsflüssigkeit, die mit dem Stofftransport aus den Blutgefäßen ins Bindegewebe gelangt, in das venöse Blut zurück. Auf diese Weise stellen sie also einen Parallelweg zum venösen Schenkel des Kreislaufs dar. In ihren Verlauf sind Lymphknoten in Form „biologischer Filter" eingeschaltet, in denen z. B. die Auseinandersetzung von Antigenen und Abwehrzellen stattfindet. Nach ihrer Vermehrung verlassen die Lymphozyten die Lymphknoten, um über das Lymphgefäßsystem zurück ins Blut und an andere Orte im Körper zu gelangen.

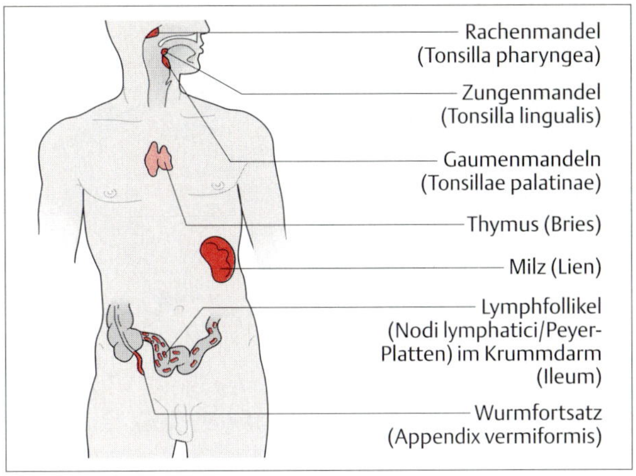


Abb. 21.**89** Lymphatische Organe (ohne Lymphknoten) (nach Frick u. Mitarb.).

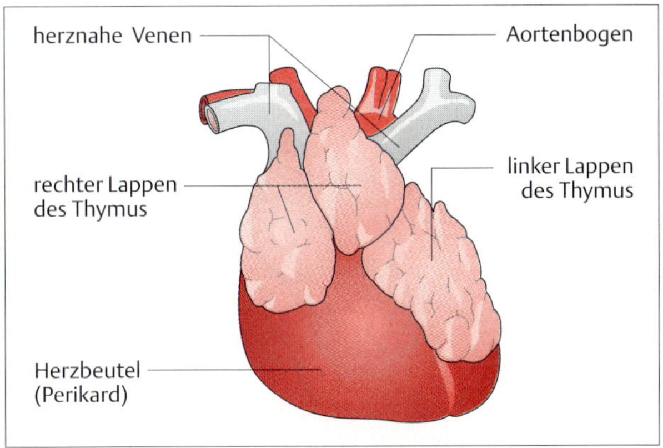


Abb. 21.**90** Thymus eines Neugeborenen. Der Thymus liegt vor dem Herzbeutel und hinter dem Brustbein (nach Feneis).

### 21.5.4.1 Thymus

Der Thymus liegt hinter dem oberen Brustbein (Abb. 21.**89**) und ist besonders beim Neugeborenen und beim Heranwachsenden gut entwickelt (Abb. 21.**90**). Die Oberfläche des kindlichen Thymus ist in einzelne Läppchen gegliedert, in denen sich mikroskopisch eine Rinden- und eine Markzone unterscheiden lassen. Während vor allem in den Rindenbereichen massenhaft Lymphozyten eingelagert sind, befinden sich innerhalb des Marks zahlreiche Blutgefäße und auffallend weite Kapillaren. Nach der Pubertät bildet er sich größtenteils zurück und wandelt sich in einen Fettkörper um.
Der Thymus ist als übergeordnetes Immunorgan für die Entwicklung der zellulären Immunität unentbehrlich. Hier gewinnen vor allem die T-(Thymus)Lymphozyten während der Embryonalzeit ihre Immunkompetenz. Sie gelangen als T-Vorläuferzellen von ihrem Produktionsort, dem Knochenmark, über den Blutweg in den Thymus, wo sie geprägt werden. Sie lernen, körpereigene von körperfremden Strukturen zu unterscheiden. Außerdem reifen die T-Lymphozyten unter dem Einfluß spezifischer, vom Grundgerüst abgegebener Stoffe (Thymopoetin) zu unterschiedlich differenzierten Zellen heran (T-Helferzellen, T-Suppressorzellen und zytotoxische T-Zellen). Diese sind nun in der Lage, auf Antigene in spezifischer Weise immunkompetent zu reagieren. Nach diesem Prozess der Prägung, Reifung und Differenzierung gelangen die Lymphozyten wieder in die Blutbahn, um von dort die peripheren Immunorgane wie Tonsillen, Lymphknoten und Milz zu besiedeln.

### 21.5.4.2 Lymphknoten

Lymphknoten sind als biologische Filter hintereinander in den Verlauf von Lymphgefäßen eingeschaltet. Sie kontrollieren auf diese Weise die aus der Peripherie kommende Lymphe. Organnahe Lymphknoten, die als erste von einem Organ oder einer umschriebenen Region Lymphe erhalten, werden als regionale Lymphknoten bezeichnet. Nachgeschaltete Lymphknoten, die Lymphe aus mehreren regionalen Lymphknoten erhalten, sind sogenannte Sammellymphknoten (Abb. 21.**91**).
Im Lymphknoten ist das lymphatische Gewebe allseits von einer derben Bindegewebskapsel umschlossen, so daß ein bohnenförmiges, mehrere Millimeter großes Körperchen entsteht. Aus der Kapsel ziehen Bindegewebssepten in das Innere und teilen zusammen mit einem Grundgerüst aus retikulärem Bindegewebe den Lymphknoten in ein lockeres Netzwerk auf, in das zahlreiche Lymphfollikel eingelagert sind (Abb. 21.**92**). Mehrere heranführende Lymphgefäße durchbohren auf einer Seite die Kapsel, während auf der gegenüberliegenden Seite meist nur ein oder zwei Lymphgefäße den Lymphknoten verlassen. An diesen Stellen treten auch die Blutgefäße ein und aus.
Die Lymphflüssigkeit gelangt auf ihrem Weg durch den Lymphknoten großflächig mit dem Lymphknotengewebe in Kontakt. Fremdkörper, Krankheitserreger und Zelltrümmer werden von Zellen, die dem Makrophagensystem angehören, kontrolliert und phagozytiert. Bei Entzündungen in ihrem Einzugsgebiet schwellen die Lymphknoten an, werden schmerzhaft und sind von der Oberfläche meist gut tastbar. Gleichzeitig stimulieren die Makrophagen Lymphozyten zur

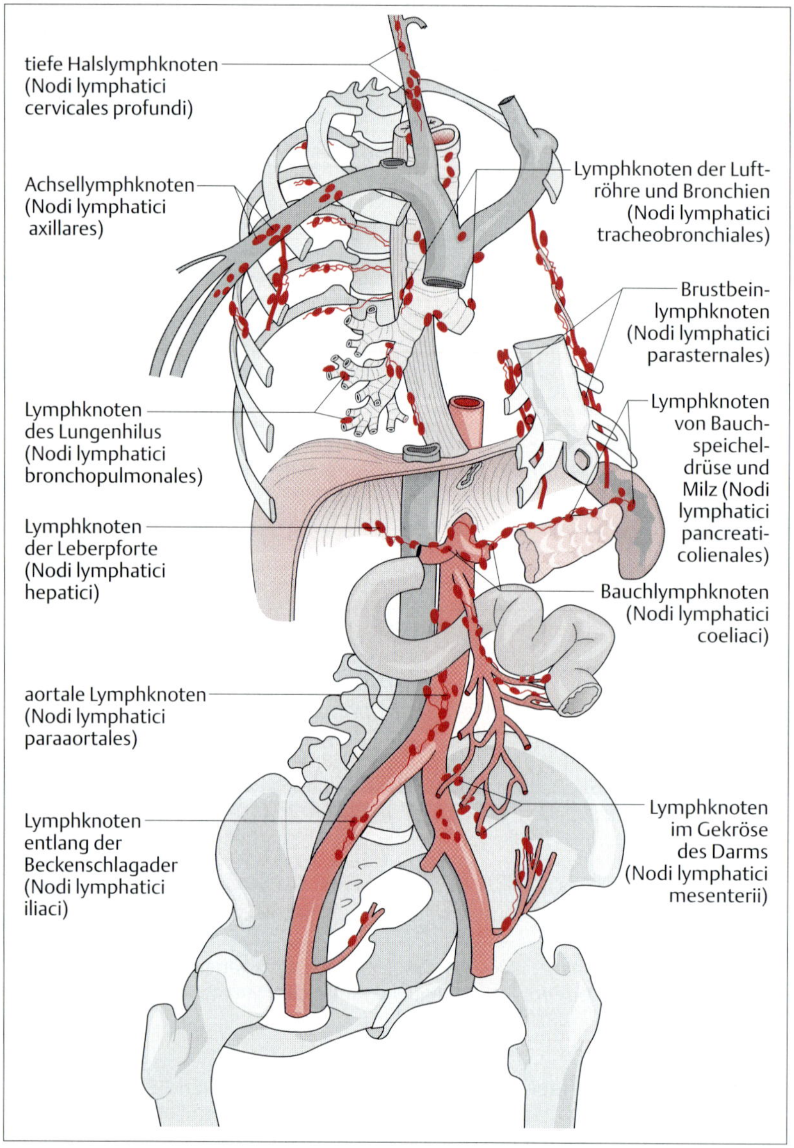


Abb. 21.**91** Die wichtigsten Lymphknoten des Rumpfes.

Proliferation (Teilung) und zur spezifischen Antikörperbildung. Auf demselben Weg gelangen z. B. auch Krebszellen in den Lymphknoten und können Lymphknotenmetastasen bilden. Vom Lymphknoten gelangen die antikörperproduzierenden Plasmazellen über die abführenden Lymphgefäße in andere Lymphknoten und schließlich zurück in das Blut.

### 21.5.4.3 Milz

Die Milz (Lien) ist als einziges lymphatisches Organ in den Blutstrom eingeschaltet und kann als Kontroll-und Filtrationsorgan des Blutes aufgefaßt werden. In ihr werden überalterte Erythrozyten ausgesondert, und sie dient der immunologischen Überwachung des Blutes. Sie ist von weicher Beschaffenheit, faustgroß (150 – 200 g) und hat die Form einer Kaffeebohne. Sie liegt im linken Oberbauch unter dem Zwerchfell (Abb. 21.**93**) und ist durch die Rippen normalerweise von außen gut geschützt.

Schneidet man eine frische Milz auf, kann man schon mit bloßem Auge innerhalb einer bindegewebigen Kapsel rotes Gewebe (rote Pulpa) erkennen, das von vielen kleinen, weißen Knötchen durchsetzt ist (weiße Pulpa). Rote und weiße Pulpa liegen eingebettet in ein derbes Bindegewebsgerüst, das in Form von Septen von der Kapsel nach innen zieht

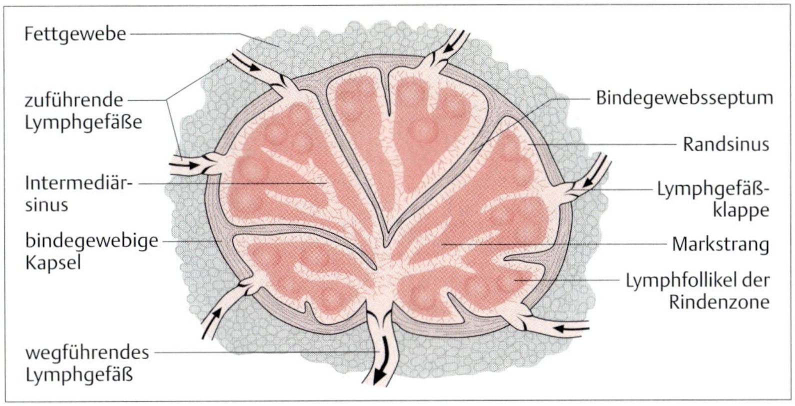


Abb. 21.**92** Aufbau eines Lymphknotens.

(Abb. 21.**94**). Die rote Pulpa (80% des Milzvolumens) ist aus einem Gerüst von retikulärem Bindegewebe aufgebaut, das von einem kompliziert aufgebauten Gefäßsystem durchzogen wird. Die feinsten Verzweigungen der Blutgefäße ziehen als Zentralgefäße durch je ein Milzknötchen hindurch. Innerhalb der Milzknötchen sind die Lymphfollikel in Form von Lymphsträngen angeordnet. Gelangen Antigene über den Blutweg in die Lymphfollikel, werden Antikörper gebildet. Auf diese Weise nimmt die Milz als Immunorgan an immunologischen Vorgängen teil.
Aus der Zentralarterie zweigen sich zahlreiche Kapillaren auf, die, bevor sie in die Venen übergehen, in einen vorgeschalteten Sinus münden. Die Sinuswände (rote Pulpa) werden von Retikulumzellen ausgekleidet, zwischen denen mehr oder weniger weite Spalten bestehen. An diesen Stellen müssen die Erythrozyten Engstellen überwinden, die nur von intakten, noch verformbaren roten Blutkörperchen überwunden werden können. Unbrauchbare Erythrozyten werden von den Retikulumzellen phagozytiert und abgebaut. Bei Krankheiten, die mit einem vermehrten Blutabbau einhergehen (z. B. Malaria) kann die Milz stark anschwellen. Schließlich können Stoffe, die weiter verwendet werden können, z. B. das Eisen aus dem Hämoglobinabbau, gespeichert werden.

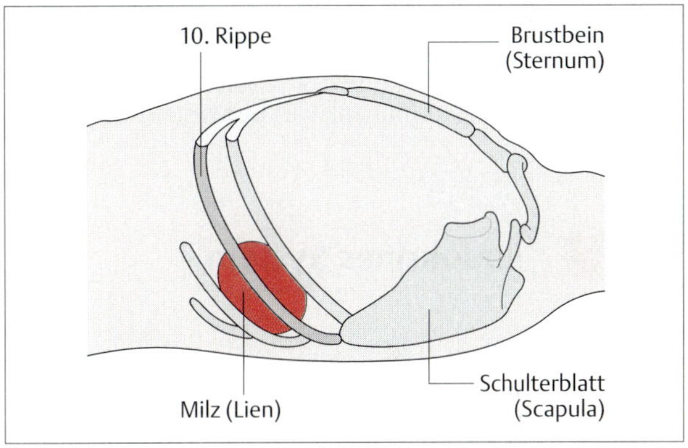


Abb. 21.**93** Lage der Milz beim liegenden Patienten (Ansicht von links). Die normalgroße Milz ist nicht tastbar, sie liegt im linken Oberbauch mit ihrer Längsachse in der Höhe der 10. Rippe.

### 21.5.4.4 Lymphatisches Gewebe der Schleimhäute

**Mandeln (Tonsillen).** Die Tonsillen (Abb. 21.**89**) bilden als Gaumenmandel (Tonsilla palatina), Rachenmandel (Tonsilla pharyngea) und Zungenmandel (Tonsilla lingualis) den lymphatischen Rachenring (S. 400). Hinzu kommt das lymphatische Gewebe der seitlichen Rachenwand (Seitenstrang), das besonders dicht im Bereich der Ohrtrompete (Verbindung zwischen Mundhöhle und Rachen) angeordnet ist. Die Mandeln liegen unter dem Epithel. Ihr Grundgerüst besteht ebenfalls aus retikulärem Bindegewebe, in das Lymphfollikel eingelagert sind. An vielen Stellen dringt das Epithel tief zwischen das lymphatische Gewebe ein und vergrößert auf diese Weise die Kontaktfläche. So können Antigene, die durch Nase und Mund eindringen, frühzeitig mit Immunzellen in Kontakt kommen und die spezifische Abwehr aktivieren. Kommt es z. B. zu einer massiven Bakterieninvasion, vergrößern sich die Lymphfollikel infolge starker Vermehrung der antikörperproduzierenden Lymphozyten. Durch die Spannung der bindegewebigen Kapsel können heftige Schmerzen auftreten (Mandelentzündung). Bei heranwachsenden Kindern kommt es häufig zu einer Vergrößerung der Rachenmandel („Rachenpolypen"), die am Übergang vom Nasen- zum Rachenraum (Choanen) liegt. Dadurch kann die Nasenatmung erschwert werden.

**Darmassoziiertes lymphatisches System (z. B. Peyer-Platten).** Innerhalb der Magen- und Dünndarmschleimhaut sowie in der Schleimhaut des Wurmfortsatzes (Appendix vermiformis) liegen diffus verteilte Lymphfollikel, die besonders zahlreich im Krummdarm (Ileum) in Form von dicht aneinanderliegenden Follikeln (Peyer-Platten) vorkommen.

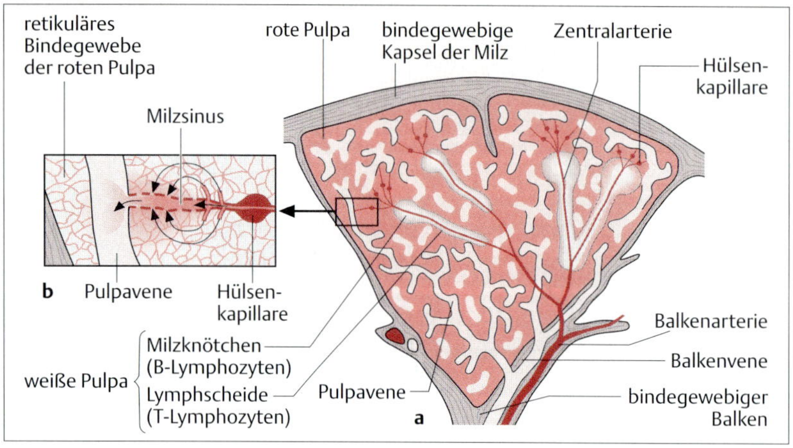


Abb. 21.**94 a** u. **b** **a** Vereinfachte Darstellung des inneren Aufbaus der Milz. **b** Ausschittsvergrößerung aus **a**.

Das darüber befindliche Schleimhautepithel weist besondere Zellen auf, die Antigene aus dem Darmlumen aufnehmen können und an Makrophagen weitergeben. Dadurch wird eine spezifische Immunantwort hervorgerufen. Die antikörperproduzierenden Plasmazellen kehren nach einer Passage durch den Körper in das Schleimhautgewebe des Magen-Darm-Traktes zurück, um bei einem erneuten Kontakt mit dem Antigen ihre Abwehrfunktion zu erfüllen.

## 21.6 Endokrines System

**Lernziel** In diesem Abschnitt soll der Leser die Organe des endokrinen Systems kennenlernen und die Grundzüge hormonaler Steuersysteme erarbeiten.

### 21.6.1 Aufbau und Funktion

Zum endokrinen System zählt man alle Organe und Zellsysteme, die Botenstoffe (Hormone) produzieren und diese entweder über den Blut- oder Lymphweg an entfernte Zielzellen entsenden oder sie, sofern es sich um unmittelbar benachbarte Zellen handelt, an die Interzellularflüssigkeit abgeben (parakrine Sekretion). Das endokrine System unterscheidet sich somit von dem System der exokrinen Drüsen des Körpers, das ihr Sekret direkt oder über bestimmte Ausführungsgänge an äußere oder innere Körperoberflächen (Haut, Darm) abgibt (Abb. 21.**95**).

Innerhalb des endokrinen Systems unterscheidet man endokrine Drüsen (Abb. 21.**96**), die ausschließlich mit der Produktion von Hormonen befaßt sind (z. B. Schildrüse), und endokrin tätige Organe, die vorwiegend andere Funktionen erfüllen (z. B. Magen-Darm-Trakt). Darüber hinaus gehören auch Teile des Zentralnervensystems zum endokrinen System (z. B. Hypophyse).

**Hormone.** Hormone sind chemische Botenstoffe unterschiedlicher Stoffgruppen (z. B. Proteine, Peptide, Steroide), die meist in sehr geringen Mengen auf Stoffwechselvorgänge ihrer Zielzellen wirken. Sie können relativ einfache, jedoch auch kompliziert gebaute Moleküle sein. Hormone beeinflussen unter anderem die Vermehrung sowie die Produktion bestimmter Enzyme ihrer Zielzellen und können auf diese Weise bestimmte Leistungen des Organismus koordinieren und kontrollieren. Obwohl die Botenstoffe über den Blutkreislauf auf den ganzen Körper verteilt werden, sprechen Sie nur bestimmte Zellen, Organe oder Gewebe an. Hormone wirken auf ihre Zielzellen über spezifische Rezeptoren, die entweder auf Zellmembranen oder im Zytoplasma der Zielzellen lokalisiert sind. Meist besitzen die Zellen unterschiedliche Hormonrezeptoren, so daß verschiedene Hormone gebunden werden können. Die Empfindlichkeit einer Zelle gegenüber einem bestimmten Hormon hängt z. T. von der Anzahl der verfügbaren Rezeptoren ab. Nach der Hormonbindung sowie nach Entfaltung seiner spezifischen Wirkung wird das Hormon inaktiviert.

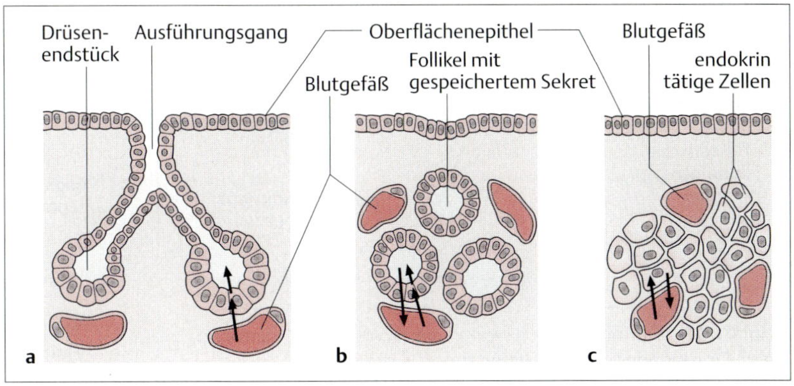


Abb. 21.**95 a–c** Einteilung der Drüsen nach dem Transport des Sekrets.
**a** Exokrine Drüse;
**b** endokrine Drüse mit Follikelbildung;
**c** endokrine Drüse ohne Follikelbildung.
– Die Pfeile geben die Transportrichtung der Sekretbausteine aus den Blutgefäßen sowie die Richtung des Sekretflusses an.

**Steuerung der Hormonsekretion.** Um einen gleichbleibenden Hormonspiegel im Blut aufrechtzuerhalten, müssen Hormone stets neu gebildet werden. Durch komplizierte Steuerungsmechanismen (Rückkopplungsvorgänge) werden konstante Konzentrationen im Blut erreicht. Beim Absinken des Hormonspiegels im Blut wird mehr Hormon gebildet. Ist zuviel Hormon vorhanden, muß die Produktion hingegen gedrosselt werden. Der Anstoß zur Hormonausschüttung aus endokrinen Drüsen geht in vielen Fällen vom Zentralnervensystem aus. Die hierfür entscheidenden Regionen des Zentralnervensystems befinden sich im Hypothalamus (S. 449), einem Teil des Zwischenhirns. Der Hypothalamus steht mit der Hirnanhangsdrüse (Hypophyse) in enger Funktionsgemeinschaft und wirkt im Sinne einer übergeordneten Organisationszentrale, von der die Hormonproduktion der peripheren endokrinen Drüsen gesteuert wird (Hypothalamus-Hypophysen-System).

**Hypothalamus-Hypophysen-System.** Der Hypothalamus ist über zahlreiche Nervenbahnen und Blutgefäße mit der unmittelbar darunterliegenden Hypophyse verbunden. Durch bestimme Steuerhormone („Liberine" und „Statine"), die im Hypothalamus gebildet werden und durch Nerven bzw. über den Blutweg zur Hypophyse gelangen, wird innerhalb der Hirnanhangsdrüse die Produktion sowie die Freisetzung von Hormonen in Gang gesetzt. Diese können entweder über den Blutweg einen direkten Einfluß auf periphere Organe ausüben (Effektorhormone) oder zunächst auf periphere endokrine Drüsen wirken (glandotrope Hormone), die ihrerseits Hormone produzieren, die schließlich wieder über den Blutweg auf das Erfolgsorgan wirken. Andererseits ist der Hypothalamus in der Lage, die Hormonkonzentration bestimmter peripher gebildeter Hormone im Blut zu bestimmen, um auf diese Weise durch vermehrte oder verminderte Abgabe von Steuerhormonen einen Einfluß auf die Blutkonzentration zu nehmen (Rückkopplungssystem).

## 21.6.2 Hypophyse

Die etwa 1 g schwere und erbsengroße Hypophyse liegt im Bereich der Schädelbasis im Türkensattel über der Keilbeinhöhle (Sinus sphenoidalis). Sie besteht aus zwei funktionell und entwicklungsgeschichtlich unterschiedlichen Teilen: einem Hirnteil, dem Hypophysenhinterlappen (Neurohypophyse) und einem Drüsenteil, dem Hypophysenvorderlappen (Adenohypophyse). Beide sind über den Hypophysenstiel (Infundibulum) mit dem Hypothalamus verbunden (Abb. 21.**97** u. 21.**98**).

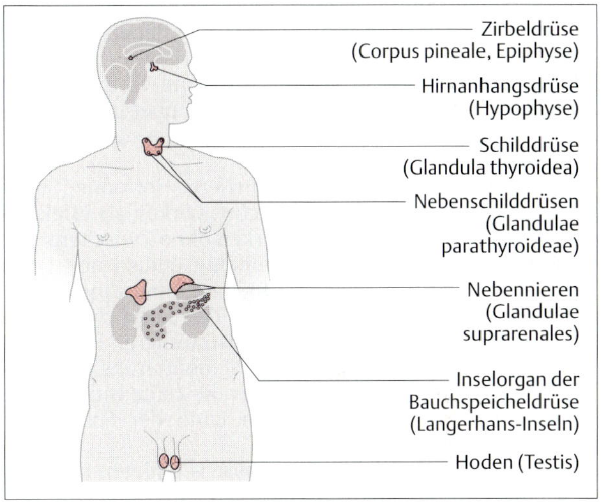


Abb. 21.**96** Endokrine Drüsen eines Mannes (nach Leonhardt).

Die Neurohypophyse besteht aus einem Filz von Gliazellen mit zahlreichen Kapillaren. Sie bildet selber keine Hormone, sondern ist ausschließlich Stapel- und Abgabeorgan für die im Hypothalamus gebildeten Effektorhormone Vasopressin (Adiuretin, ADH) und Oxytocin (Abb. 21.**97**). Sie gelangen über Nervenbahnen (Axone) zur Neurohypophyse – ein Vorgang, den man als Neurosekretion bezeichnet –, wo sie ins Blut abgegeben werden. Oxytocin führt zur Kontraktion sensibilisierter glatter Muskulatur (z. B. fördert es die Wehentätigkeit der Gebärmutter während des Geburtsvorgangs), während Vasopressin die Wasserresorption in den Sammelrohren der Niere fördert und auf diese Weise den Blutdruck steigert (Erhöhung des Blutvolumens).

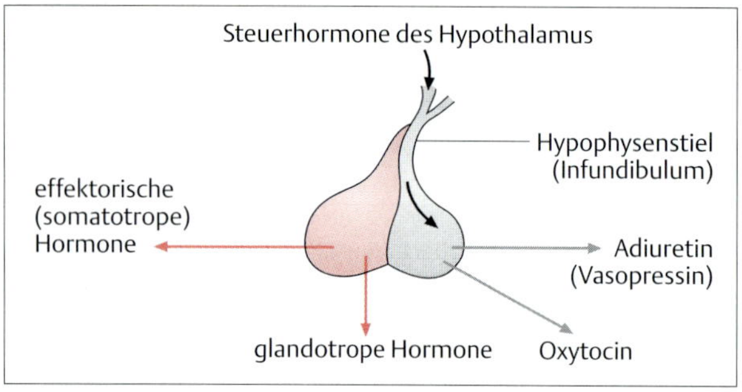


Abb. 21.**97** Hormone des Hypophysenvorder- und hinterlappens (Vorderlappen = rot, Hinterlappen = grau).

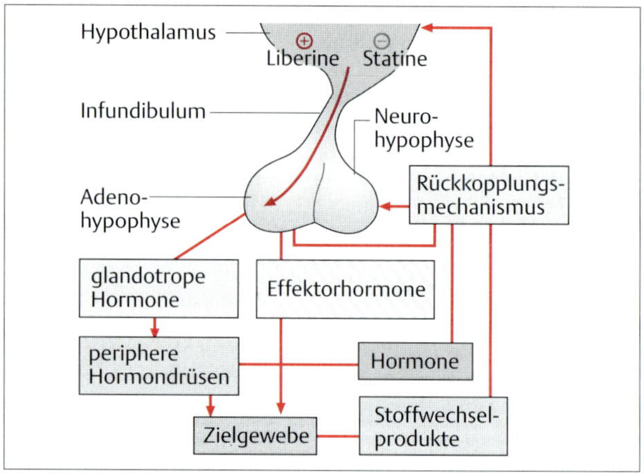


Abb. 21.**98** Rückkopplungsmechanismus des Hypophysenvorderlappens (Adenohypophyse).

Die Adenohypophyse besteht aus unregelmäßigen Ansammlungen von Drüsenzellen, zwischen denen ein ausgedehntes Kapillarnetz ausgespannt ist. Die Freisetzung der in der Adenohypophyse gebildeten Hormone wird durch hypothalamische Steuerhormone (s.o.), die über den Blutweg zum Hypophysenvorderlappen gelangen, gesteigert (Liberine) bzw. gehemmt (Statine).

Drei in der Adenohypophyse produzierte Hormone (Somatotropin, Melanotropin und Prolactin) wirken als effektorische Hormone direkt, d. h. sie wirken ohne Zwischenschaltung einer nachgeordneten peripheren endokrinen Drüse auf das Erfolgsgewebe (Abb. 21.**98**). Das Somatotropin (STH) oder Wachstumshormon stimuliert das Körperwachstum. Das Melanotropin oder melanozytenstimulierende Hormon (MSH) steuert unter anderem die Pigmentierung der Haut. Prolactin (PRL) schließlich stimuliert die Zellteilung und die Sekretbildung der Brustdrüse am Ende der Schwangerschaft.

Die restlichen in der Adenohypophyse gebildeten Hormone veranlassen als glandotrope Hormone nachgeordnete periphere endokrine Drüsen zu Wachstum, Hormonbildung und -abgabe (Abb. 21.**98**). Innerhalb der glandotropen Hormone unterscheidet man gonadotrope Hormone, die auf die Keimdrüsen (Gonadenwinkel) von nichtgonadotropen Hormonen, die z. B. auf Nebenniere und Schildrüse wirken.

Zu den gonadotropen Hormonen zählt man das Follitropin oder follikelstimulierende Hormon (FSH) und das Lutropin oder luteinisierende Hormon (LH). Sie wirken sowohl auf weibliche als auch auf männliche Keimdrüsen. FSH stimuliert bei der Frau die Follikelreifung im Eierstock (Ovar) und fördert beim Mann die Spermatogenese. LH wirkt auf die Zwischenzellen des Ovars und des Hodens durch Stimulation des Eisprungs (Ovulation) im weiblichen Geschlecht und Steigerung der Testosteronsekretion im männlichen Geschlecht.

Zu den nichtgonadotropen Hormonen rechnet man das Corticotropin oder adrenokortikotrope Hormon (ACTH) und das Thyrotropin oder thyroideastimulierende Hormon (TSH). Während das ACTH auf die Hormonproduktion der Nebennierenrinde einwirkt, stimuliert TSH die Produktion von Schildrüsenhormonen.

### 21.6.3 Zirbeldrüse (Corpus pineale)

Die etwa 1 cm lange Zirbeldrüse oder Epiphyse ist ein Teil des Zwischenhirns und liegt oberhalb des Mittelhirns. Sie weist eine Läppchenstruktur mit Bindegewebe sowie zahlreichen Gefäßen auf und spielt eine wichtige Rolle in der Koordination hormonaler Vorgänge im Hypothalamus. Das wichtigste Hormon der Zirbeldrüse ist das Melatonin, ein Abkömmling des Serotonins. Die Bildung von Melatonin ist lichtabhängig, in manchen Fällen auch saisonabhängig. Man bezeichnet die Zirbeldrüse daher auch als „biologische Uhr" (Zirkadianrhythmus). Bei Ratten hemmt Melatonin die Freisetzung gonadotroper Hormone und damit die Keimdrüsenentwicklung. Beim Menschen sollen bestimmte Formen der vorzeitigen Geschlechtsreife (Pupertas praecox) auf eine Unterfunktion der Zirbeldrüse zurückzuführen sein. Im Alter kommt es zu degenerativen Veränderungen und zu Kalkeinlagerungen in die Drüse. Sie dient daher auf einem Röntgenbild des Kopfes als Orientierungsmarke.

### 21.6.4 Periphere endokrine Hormondrüsen

Zu den peripheren endokrinen Hormondrüsen zählt man die Schildrüse (Glandula thyroidea), die Nebenschildrüsen (Epithelkörperchen oder Glandulae parathyroideae), die Nebennieren (Glandulae suprarenales), das Inselorgan der Bauchspeicheldrüse (Pankreas), die Keimdrüsen Ovar und Hoden (siehe Kap. 21.10 Harn- und Geschlechtsapparat) sowie das System der gastrointestinalen endokrinen Zellen (siehe Kap. 21.9 Verdauungssystem).

#### 21.6.4.1 Schildrüse

Die Schildrüse (Glandula thyroidea) wiegt zwischen 15 und 60 g, besteht aus zwei durch eine Brücke (Isthmus) verbundene Lappen und liegt unterhalb des Kehlkopfes beiderseits der Luftröhre (Abb. 21.**99**). Die Drüse wird von einer binde-

Abb. 21.**99** Lage der Schilddrüse und der Epithelkörperchen sowie ihre Blutversorgung.

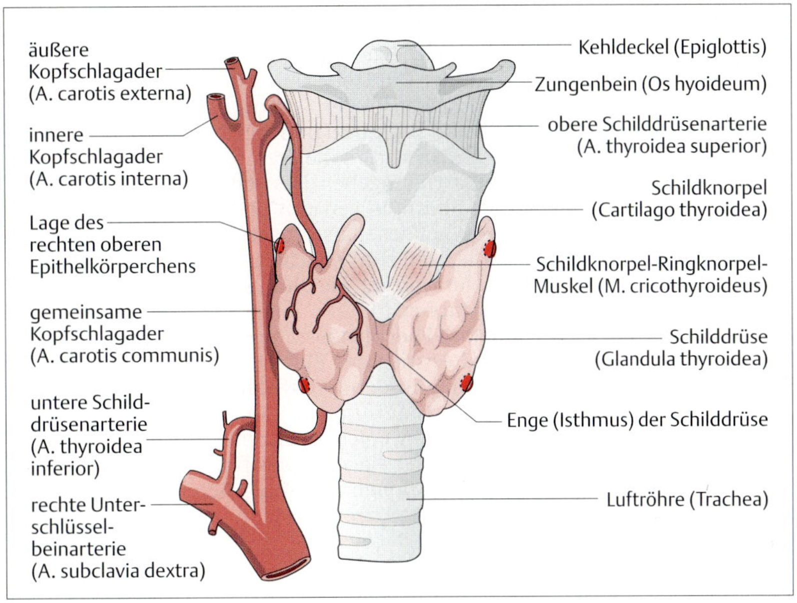


gewebigen Organkapsel eingehüllt und ist durch Bindegewebe in einzelne Läppchen unterteilt. Innerhalb der Läppchen liegen zahlreiche und unterschiedlich große schlauchförmige Hohlräume (Follikel), die von Drüsenepithelzellen umgeben werden (Abb. 21.**100**) und in denen die gebildeten Hormone in größeren Mengen gespeichert werden können (Stapeldrüse). Bei Bedarf werden die Hormone von den Drüsenzellen wieder aufgenommen und an angrenzende Blutgefäße abgegeben.

Die in der Schilddrüse gebildeten Hormone, Thyroxin und Trijodthyronin, zeichnen sich durch ihren Jodgehalt aus und wirken stimulierend auf den Zellstoffwechsel. Sie sind für das normale Körperwachstum erforderlich. Produktion und Abgabe beider Hormone ins Blut wird durch das Hypothalamus-Hypophysen-System unter Vermittlung von TSH reguliert. Sinkt z. B. der Thyroxinspiegel im Blut ab, wird dies im Hypothalamus registriert, der daraufhin ein Steuerhormon freisetzt, das wiederum die Adenohypophyse zur Bildung von TSH veranlaßt. TSH stimuliert die Schildrüse, und Thyroxin wird ins Blut ausgeschüttet.

Bei Überfunktion der Schilddrüse (Hyperthyreose) nehmen die Verbrennungsvorgänge in den Zellen zu (erhöhter Grundumsatz), was zur Abmagerung, zu einer Erhöhung der Körpertemperatur und zu einer beschleunigten Herztätigkeit führt. Außerdem liegt meist eine nervöse Übererregbarkeit vor. Bei Unterfunktion der Schilddrüse (Hypothyreose) sind Stoffwechsel, Wachstum und geistige Tätigkeit verlangsamt. Die häufigste Ursache für eine Hypothyreose ist der Jodmangel der Nahrung bzw. des Trinkwassers, wodurch die Hypophyse zu einer vermehrten TSH-Ausschüttung veranlaßt wird. Dadurch vergrößert sich die Schildrüse und es entsteht ein Jodmangelkropf. Bei angeborener Unterfunktion entstehen Zwergwuchs und Idiotie (Kretinismus).

Neben den beiden Hormonen Thyroxin und Trijodthyronin wird in wenigen sog. parafollikukären Zellen (C-Zellen) ein weiteres Hormon, das Calcitonin, gebildet. Calcitonin senkt den Blutcalciumspiegel und fördert somit die Knochenbildung.

Abb. 21.**100 a** u. **b** Histologischer Schnitt durch die Schilddrüse. Es sind Schilddrüsenfollikel in unterschiedlichen Funktionszuständen zu sehen:

- **a** Stapelphase (das Hormon wird gestapelt, das Follikelepithel ist niedrig),
- **b** Phase der Hormonbildung bzw. -abgabe (das Hormon wird in den Follikel aufgenommen oder vom Follikel in das Blut abgegeben).

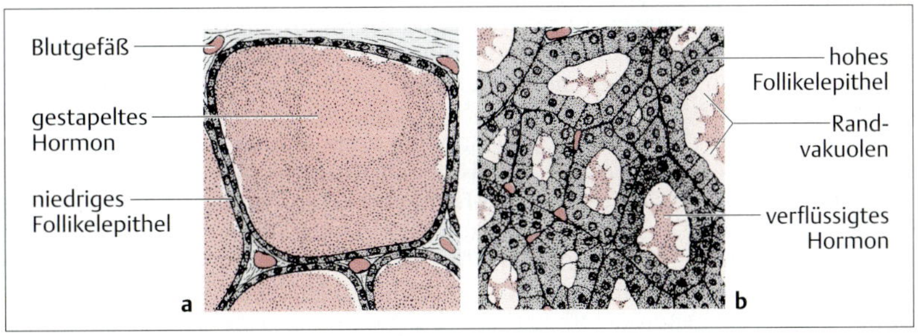

### 21.6.4.2 Nebenschildrüsen

Die vier Nebenschildrüsen oder Epithelkörperchen (Glandulae parathyroideae) liegen auf der Rückseite der Schilddrüse und sind häufig in die Organkapsel der Schilddrüse eingeschlossen (Abb. 21.**99**). Sie sind flach-oval und von linsenartiger Gestalt. Die Zellen werden von retikulärem Bindegewebe und zahlreichen Kapillaren umgeben. Das von ihnen gebildete Hormon wird Parathormon genannt und ist an der Regulation des Calcium- und Phosphatstoffwechsels beteiligt. Es stimuliert die Osteoklasten zum Knochenabbau und erhöht somit den Blutcalciumspiegel im Blut. Somit wirkt es antagonistisch zum Calcitonin.
Überfunktion verursacht vermehrte Phosphatausscheidung, Knochenabbau (Entkalkung) und Anstieg des Blutcalciumspiegels mit vermehrter Ablagerung in den Gefäßwänden. Bei Ausfall der Epithelkörperchen (Unterfunktion) kommt es zu einem Abfall der extrazellulären Calciumkonzentration und zu einer Übererregbarkeit der Nerven. Dies führt häufig zu starken motorischen Reaktionen innerhalb der Muskulatur; es treten Krämpfe auf (Tetanie).

### 21.6.4.3 Nebennieren

Die beiden jeweils etwa 5 g schweren Nebennieren (Glandulae suprarenales) sitzen den beiden Nieren kappenartig am oberen Pol auf (Abb. 21.**96**). Sie sind von der Fettkapsel der Nieren eingeschlossen und zeichnen sich durch eine starke Blutgefäß- und Nervenversorgung aus. Am Schnittpräparat eines unmittelbar nach dem Tod entnommenen Organs unterscheidet man eine intensiv gelb gefärbte Rinde, die etwa 80% des Organs ausmacht, von einem mehr rötlich-grau gefärbten Mark (Abb. 21.**101**). Nebennierenrinde und Nebennierenmark sind nach Entstehung und Funktion verschiedene endokrin tätige Organe.

**Nebennierenrinde.** Die Nebennierenrinde gliedert sich morphologisch und funktionell in drei unterschiedlich breite Zonen, die alle aus Epithelzellsträngen aufgebaut sind und zwischen denen Bindegewebe, Blutgefäße und Nerven radiär von der Rinde in Richtung Mark verlaufen (Abb. 21.**101**). Alle drei Schichten bilden Hormone der Steroidgruppe, die Corticosteroide, die ihren Wirkungen entsprechend in drei Gruppen zusammengefaßt werden: Mineralocorticoide, Glucocorticoide und Geschlechtshormone.
Die äußerste Zone (Zona glomerulosa) liegt unmittelbar unter der Organkapsel und produziert als wichtigstes Mineralocorticoid das Aldosteron. Dieses Hormon unterliegt nicht der Steuerung durch das Hypothalamus-Hypophysen-System, sondern wird durch das Renin-Angiotensin-System reguliert. Aldosteron wirkt auf die Niere und beeinflußt den Wasserhaushalt durch Kaliumausscheidung und Natriumrückgewinnung in den ableitenden Nierenkanälchen (Na/K-ATPase im distalen Tubulus).
Die mittlere Zone der Nebennierenrinde, die Zona fasciculata, bildet die Glucocorticoide. Cortisol und Cortison als wichtigste Vertreter regulieren den Kohlenhydrat, Fett- und Eiweißstoffwechsel. Außerdem bewirken sie eine Abnahme der Lymphozyten im Blut, hemmen die Phagozytosetätigkeit der Granulozyten und Monozyten und können auf diese Weise entzündungshemmend wirken. Zugleich verzögern sie aber auch die Wundheilung. Eine große Bedeutung haben die Glucocorticoide bei extremen Belastungen des Körpers wie z. B. Hunger, Durst, extremer Temperaturwechsel oder starke physische Beanspruchung (Streß). Ein zu hoher Blutspiegel (Überfunktion oder medikamentöse Überdosierung) von Glucokorticoiden erzeugt ein „Cushing-Syndrom“ mit Vollmondgesicht und vermehrter Fettablagerung am Körper. Unterfunktion der Zona fasciculata hingegen bedingt eine Abnahme des Blutzuckerspiegels (Hypoglykämie) und eine allgemeine Widerstandsschwäche, die u. U. zum Tod führen kann.
Die innere Zone, die Zona reticularis, bildet vor allem männliche (Androgene) und weibliche Geschlechtshormone (Östrogene), und zwar beide Hormone in beiden Geschlechtern gleichermaßen. Sie entstehen jedoch als Zwischenprodukte beim Ab- und Aufbau von Corticosteroiden ebenfalls in der mittleren Zone. Androgene stimulieren den Proteinstoffwechsel und den Muskelaufbau und haben somit einen anabolen (aufbauenden) Effekt. Abkömmlinge des Hormons (Anabolika) werden im Leistungssport häufig als Doping-Mittel zur Vermehrung der Muskelmasse eingesetzt. Ein überhöhter Blutspiegel von Androgenen führt zur frühzeitigen Geschlechtsreife (Pubertas praecox) und bei der Frau zur Vermännlichung der sekundären Geschlechtsmerkmale (z. B. männlicher Behaarungstyp).
Die mittlere und innere Zone der Nebennierenrinde sind vom Hypothalamus-Hypophysen-System abhängig und werden durch das ACTH in ihrer Aktivität beeinflußt.

**Nebennierenmark.** Das Nebennierenmark nimmt eine Sonderstellung zwischen dem vegetativen Nervensystem und dem endokrinen System ein. Die Zellen des Nebennierenmarks entsprechen einem zweiten Sympathikusneuron, das keine Zellfortsätze aussendet. Sie werden von präganglionären sympathischen Nervenfasern des vegetativen Nervensystems versorgt. Die granulahaltigen Zellen (Abb. 21.**101**) liegen in Form von Nestern zwischen Kapillaren und größeren, muskelstarken Venen und bilden die beiden Hormone Adrenalin (80%) und Noradrenalin (20%). Die Ausschüttung von Adrenalin und Noradrenalin in die Blutbahn erfolgt unter Streßbedingungen und wirkt auf den gesamten Organismus im Sinne einer erhöhten Energiebereitstellung. Beide Hormone aktivieren z. B. die Freisetzung von Fettsäuren aus den Fettdepots und stellen Glucose aus den Glykogenspeichern der Leber bereit (Erhöhung des Blutzuckerspiegels). Sie erhöhen den Blutdruck und das Schlagvolumen des Herzens und können in bestimmten Gefäßgebieten zu einer Blutgefäßverengung (Vasokonstriktion) führen.

### 21.6.4.4 Inselorgan der Bauchspeicheldrüse

Der endokrine Anteil der Bauchspeicheldrüse (Pankreas), der insgesamt als Inselorgan bezeichnet wird, besteht aus etwa 1 – 2 Millionen Inseln (Langerhans-Inseln). Die runden und z. T. ovalen Inseln liegen innerhalb des exokrinen Pankreasgewebes und bestehen aus Drüsenzellen, die von zahlreichen Blutkapillaren umgeben sind (Abb. 21.**102**). Als wichtigste Hormone werden Insulin (B-Zellen) und Glucagon (A-Zellen) produziert, die antagonistische Wirkung haben. Etwa 80% aller Zellen produzieren Insulin, 20% Glucagon.

Insulin fördert die Glykogensynthese in der Leber und erleichtert die Aufnahme des Blutzuckers in die Zellen. Damit senkt es den Blutzuckerspiegel. Unter der Wirkung von Glucagon wird Glykogen aus der Leber freigesetzt und somit der Blutzuckerspiegel erhöht. Bei angeborener oder erworbener Unterfunktion der insulinproduzierenden Zellen kommt es zur Zuckerkrankheit (Diabetes mellitus), eine weitverbreitete Stoffwechselerkrankung. Die Behandlung besteht in einer strengen kohlenhydratarmen Diät sowie in einer Zufuhr von Insulin. Durch ungenaue Kontrolle des Blutzuckerspiegels kann es durch die Hyperglykämie (erhöhter Zuckergehalt) im Blut zu schwerwiegenden Spätschäden kommen (Trübungen der Augenlinsen, Nierenschäden, Schäden des Gefäßsystems).

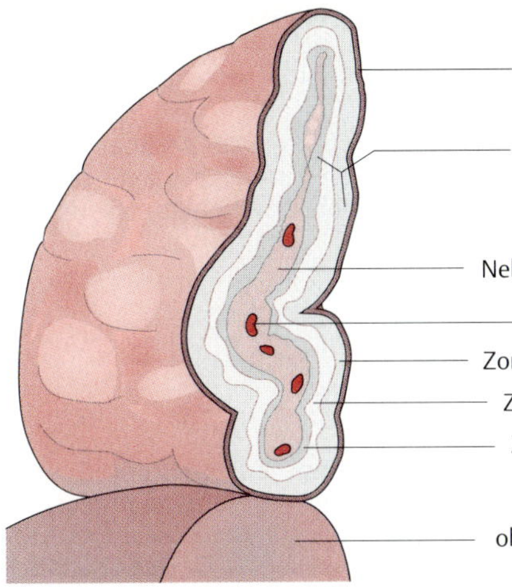


Abb. 21.**101** Schnitt durch eine Nebenniere.

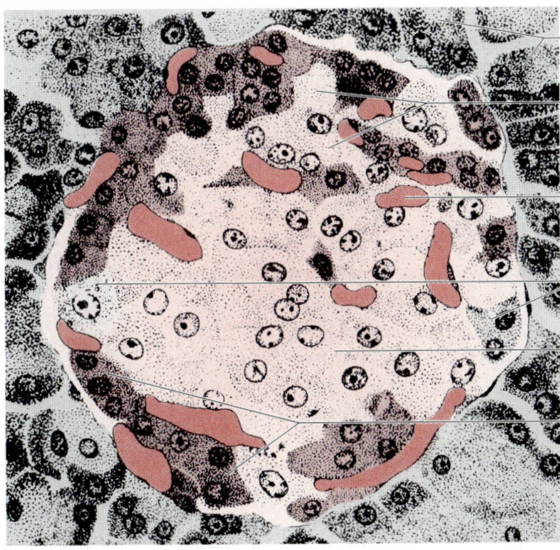


Abb. 21.**102** Langerhans-Insel mit endokrinen Zellen im exokrinen Drüsengewebe der Bauchspeicheldrüse. Exokrines Drüsengewebe ist grau dargestellt.

# 21.7 Atmungssystem

**Lernziel** Der Leser erwirbt Kenntnisse über die oberen und unteren Luftwege sowie den Bau und die Funktion des Kehlkopfes und der Lungen.

## 21.7.1 Funktion

Der menschliche Körper gewinnt einen Großteil seiner Energie durch die Verbrennung (oxidativer Abbau) von Nährstoffen und ist daher auf die ständige Zufuhr von Sauerstoff ($O_2$) zu jeder einzelnen Zelle des Organismus angewiesen. Bei dem oxidativen Abbau von Nährstoffen entsteht wiederum Kohlendioxid ($CO_2$), das aus den Zellen an die Außenluft abgegeben werden muß. Man bezeichnet diese Verbrennungsvorgänge im Stoffwechsel als „innere Atmung".
Den Gasaustausch in der Lunge und im Gewebe sowie den Gastransport zu und von den Zellen mit Hilfe des Blutes bezeichnen wir als „äußere Atmung". Hierzu dienen die Atmungsorgane, bei denen man die luftleitenden Anteile (obere und untere Luftwege) von denen dem Gasaustausch zwischen Luft und Blut dienenden Lungen unterscheidet.

## 21.7.2 Luftleitende Atmungsorgane

### 27.7.2.1 Aufbau und Funktion

Zu den luftleitenden Atmungsorganen (Abb. 21.**103**) zählt man die oberen (Nasen- und Mundhöhle, Nasennebenhöhlen, Rachen, Kehlkopf) und die unteren Luftwege (Luftröhre und Bronchialbaum). Sie dienen zur Anwärmung, Befeuchtung, Reinigung und Kontrolle (Geruchsempfindung) der Atemluft. Der Kehlkopf ermöglicht als Verschluß- und Stimmorgan die Lautbildung.
Die luftleitenden Atemwege sind, mit wenigen Ausnahmen, von einer Schleimhaut (Mukosa) ausgekleidet, die aus einem mehrreihigen hochprismatischen Flimmerepithel besteht. Zahlreiche schleimbildende Becherzellen sowie seromuköse Drüsen der Mukosa halten die Schleimhaut feucht. Die Flimmerhärchen (Kinozilien) des Epithels schlagen in fast allen Abschnitten rachenwärts und transportieren den Schleim sowie darin aufgenommene Staubpartikel nach außen.

### 21.7.2.2 Nasenhöhle und Nasennebenhöhlen

Die beiden Nasenhöhlen (Cavitates nasi) werden durch eine teils knöcherne, teils knorpelige Nasenscheidewand (Septum nasi) getrennt. Die Seitenwände der Nasenhöhlen erfahren durch jeweils eine obere, mittlere und untere Nasenmuschel eine starke Oberflächenvergrößerung. Die Nasenmuscheln (Conchae nasales) sind schleimhautüberzogene Knochen, die jeweils einen Nasengang begrenzen (Abb. 21.**103**, 21.**104 b** und 21.**105**). Der Boden wird vom harten und weichen Gaumen gebildet. Nach außen öffnen sich die Nasenhöhlen mit den Nasenlöchern. In jedem Nasenloch steht ein Kranz kurzer Haare, die gegen Fremdkörper schützen. Den Übergang zum Rachen bilden die inneren Nasenlöcher (Choanen).
Im Bereich der oberen Muschel und des oberen Teils des Nasenseptums befindet sich die Riechschleimhaut (Regio olfactoria) mit zahlreichen Riechnerven (Nn. olfactorii), die im Nasendach durch die Lamina cribrosa des Siebbeins austreten (Abb. 21.**105**). Die den restlichen Teil der Nasenhöhlen auskleidende Schleimhaut (Regio respiratoria) enthält zahlreiche Venen, die vor allem in der Wand der Muscheln Schwellkörper bilden, durch deren Füllung die Schleimhaut stark anschwellen kann.
Zu den Nasennebenhöhlen (Sinus paranasales) zählt man die Stirnbeinhöhlen (Sinus frontales), die Kieferhöhlen (Sinus maxillares), die Siebbeinhöhlen (Sinus ethmoidales) mit den Siebbeinzellen und die Keilbeinhöhlen (Sinus sphenoidales) (Abb. 21.**104**). Sie sind ebenfalls mit Schleimhaut ausgekleidet und dienen im wesentlichen der Vorwärmung der Luft und der Klangbildung (Resonanzraum) der Stimme. Mit Ausnahme der Keilbeinhöhlen münden alle Nasennebenhöhlen in den jeweiligen oberen und mittleren Nasengang unterhalb der Nasenmuscheln (Abb. 21.**105**). Die Ausführungsgänge der beiden Kieferhöhlen liegen im oberen Bereich der Höhle, wodurch der Abfluß von Sekret erschwert ist. In den unteren Nasengang mündet der Tränennasengang (Ductus nasolacrimalis), der die Tränenflüssigkeit vom Auge in die Nase ableitet.

### 21.7.2.3 Rachen

Aus der Nasenhöhle (Abb. 21.**105**) führt der Luftweg über die Choanen in den Rachen (Pharynx). Die Atemluft gelangt zunächst in den oberen Rachenaum (Epipharynx), kreuzt im mittleren Bereich (Mesopharynx) den Speiseweg und erreicht im unteren Rachenraum (Hypopharynx) den Kehlkopf (Abb. 21.**103**). Unmittelbar hinter den Choanen liegt auf jeder Seite die Mündung der Ohrtrompete (Tuba auditiva) in den seitlichen Rachen. Sie stellt eine Verbindung zum Mittelohr her und dient der Belüftung und dem Druckausgleich des Mittelohrs.

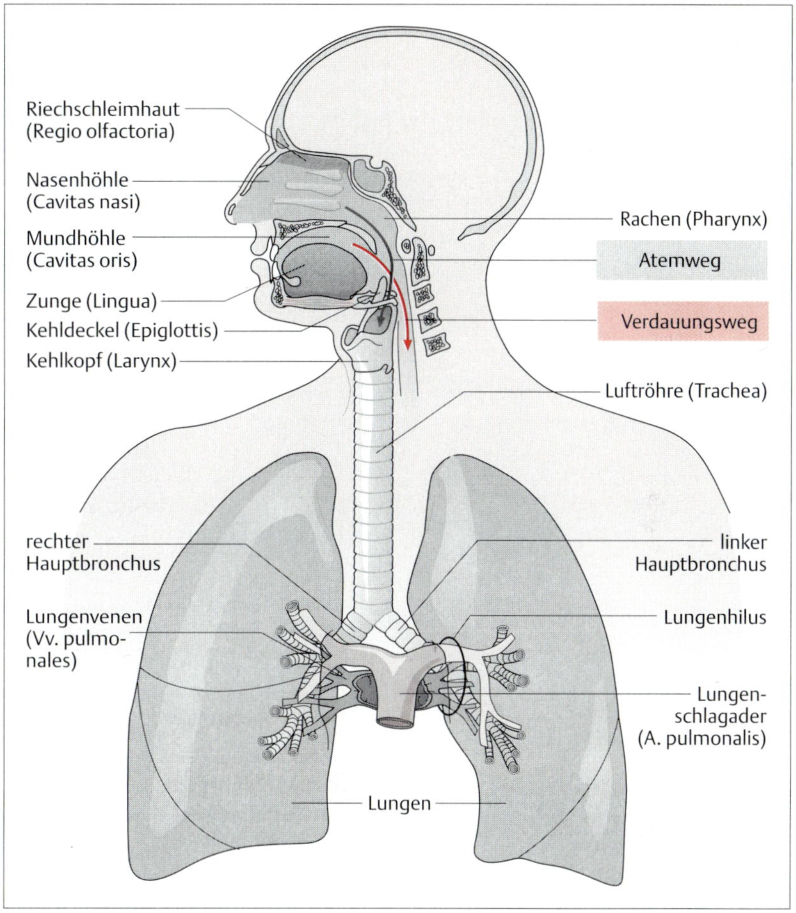


Abb. 21.**103** Übersicht über die Atmungsorgane. Im Rachen kreuzen sich Atem- und Verdauungsweg (nach Leonhardt).

### 21.7.2.4 Kehlkopf

Der Kehlkopf (Larynx) kann die unteren Luftwege (Luftröhre und Bronchien) gegen den Rachenraum verschließen und ermöglicht dadurch eine Drucksteigerung im Brust- und Bauchraum, die zum Pressen und Husten nötig ist. Darüber hinaus ist der Kehlkopf ein wichtiges Organ der Stimmbildung. Sein größtenteils von Schleimhaut überzogenes Knorpelgerüst dient dem Ursprung und Ansatz der Kehlkopfmuskeln. Durch äußere Kehlkopfbänder steht der Kehlkopf nach oben mit dem Zungenbein (Os hyoideum) und nach unten mit der Luftröhre (Trachea) in Verbindung (Abb. 21.**106**). Innere Kehlkopfbänder verbinden Teile des Kehlkopfskeletts miteinander.

**Kehlkopfskelett.** Das Kehlkopfskelett besteht größtenteils aus hyalinem (Schild, Ring- und Stellknorpel) und elastischem (Kehldeckel) Knorpel. Beim Mann bedingen die männlichen Geschlechtshormone ein stärkeres Wachstum vor allem des Schildknorpels. Nach der Pubertät beginnt bei beiden Geschlechtern eine unterschiedlich schnell verlaufende Verknöcherung der hyalinen Knorpelelemente.

Der Schildknorpel (Cartilago thyroidea) bildet mit seinen beiden Seitenwänden in der Mitte des Halses eine schiffsbugförmige Vorwölbung, den Adamsapfel (Abb. 21.**106**). Nach hinten ist der Schildknorpel offen. An beiden Seiten geht am Hinterrand der Knorpelplatten jeweils ein Fortsatz nach oben und nach unten. Die beiden unteren Fortsätze artikulieren über Gelenke mit dem Ringknorpel (Cartilago cricoidea), der vorne einen Ring, hinten eine Platte aufweist (Siegelringform). Auf der Platte sitzen zwei gelenkig verbundene pyramidenförmige Stellknorpel (Cartilagines arytaenoideae = Aryknorpel) mit jeweils einem nach oben, nach vorne (Stimmbandfortsatz, Processus vocalis) und zur Seite (Muskelfortsatz, Processus muscularis) gerichteten Fortsatz (Abb. 21.**107 b**). Vom Processus vocalis zieht beiderseits das Stimmband (Lig. vocale) nach vorn zu der rückwärtigen Fläche des Schildknorpels. Durch Kippen des Ringknorpels nach hinten kann das Stimmband gespannt werden. Die beiden Aryknorpel können einander genähert, voneinander entfernt und um eine Längsachse gedreht werden. Dadurch wird die Stimmritze (Glottis) zwischen den beiden Stimmbändern weiter oder enger (Abb. 21.**107 c** u. 21.**108 a**).

Abb. 21.**104 a** u. **b** Nasennebenhöhlen (nach Platzer).
**a** In seitlicher Ansicht;
**b** in der Ansicht von vorn.

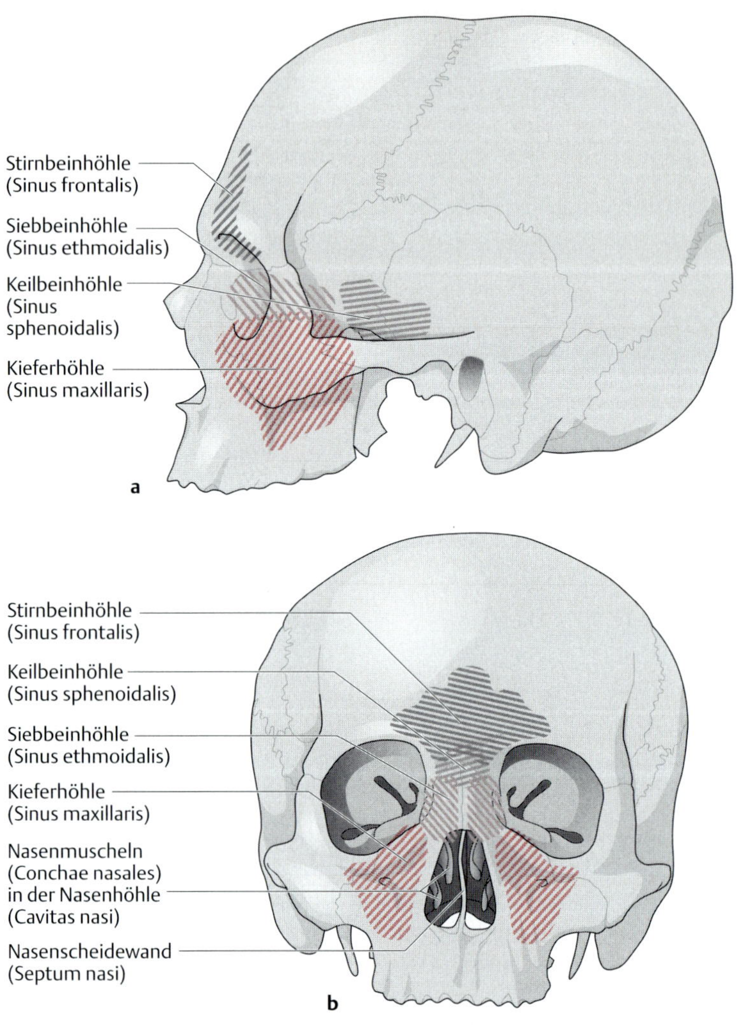


Unmittelbar oberhalb der Befestigung der beiden Stimmbänder an der Rückfläche des Schildknorpels ist der Kehldeckel (Epiglottis) befestigt. Beim Schluckakt senkt er sich über den Kehlkopfeingang und verhindert ein Eindringen der Nahrung in die Luftröhre.

**Kehlkopfmuskeln.** Während die oberen und unteren Zungenbeinmuskeln den Kehlkopf heben und senken, bewegen die Kehlkopfmuskeln Teile des Kehlkopfgerüstes gegeneinander (Abb. 21.**107** und 21.**108**). Man unterscheidet innere und äußere Kehlkopfmuskeln, die alle vom X. Hirnnerv (N. vagus) innerviert werden. Die quergestreiften und somit dem Willen unterworfenen Muskeln des Kehlkopfes können die Stimmritze öffnen und schließen sowie die Spannung der Stimmbänder verändern.
Als einziger (!) Öffner der Stimmritze zieht der M. cricoarytaenoideus posterior von der dorsalen Ringknorpelplatte zum Processus muscularis des Stellknorpels (Abb. 21.**107 c** u. **d**). Er gibt die Stimmritze frei für den Durchgang der Atemluft. Alle anderen Muskeln (Abb. 21.**107 a–d**) verengen die Glottis (M. cricoarytaenoideus lateralis, M. thyroarytaenoideus und Mm. arytaenoidei obliquus und transversus) bzw. spannen die Stimmbänder (M. cricothyroideus, M. vocalis). Sie bewirken die Phonationsstellung der Stimmbänder zur Tonbildung und übernehmen die Feineinstellung ihrer Spannung. Der M. aryepiglotticus schließlich hilft bei der Verengung des Kehlkopfeingangs.

**Kehlkopfschleimhaut.** Das Kehlkopfskelett, der Bandapparat und die Kehlkopfmuskeln werden innen von Schleimhaut überzogen. Sie bildet auf beiden Seiten zwischen Kehldeckel und Stellknorpel jeweils eine Falte (Plica aryepiglot-

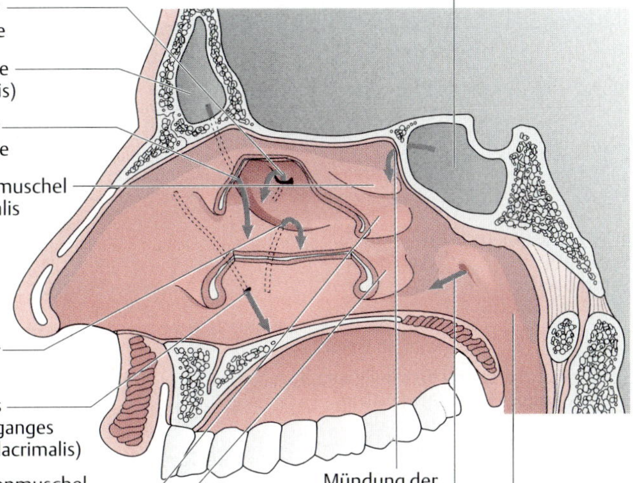


Abb. 21.**105** Mündungen der Nasennebenhöhlen, des Tränennasenganges sowie der Ohrtrompete in die Nasenhöhle. Ansicht von innen auf die rechte Wand der Nasenhöhle, die Nasenmuscheln sind teilweise entfernt. Die Pfeile markieren die Mündungen der Nasennebenhöhlen, der Ohrtrompete sowie des Tränennasenganges (nach Leonhardt).

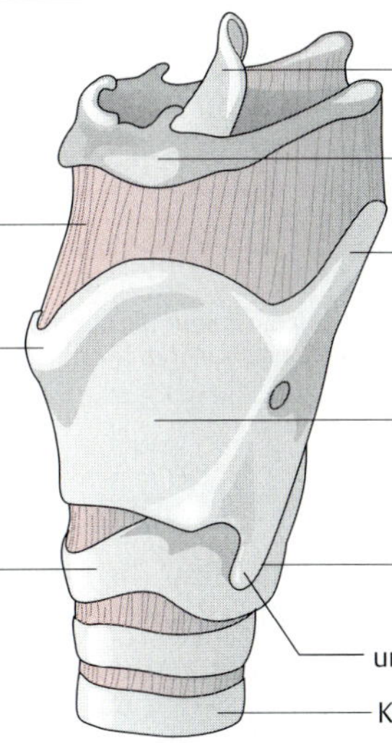


Abb. 21.**106** Kehlkopfskelett in der Ansicht von seitlich vorn (nach Feneis).

tica), die den Kehlkopfvorhof begrenzt (Abb. 21.**107 c**). Seitlich der Falten verläuft auf beiden Seiten eine Schleimhautrinne (Recessus piriformis), über welche die Nahrung am Kehlkopfeingang vorbei in die Speiseröhre gelangt (Abb. 21.**108 a**). Der Kehlkopfvorhof verengt sich nach unten zu einem sagittal gestellten Schlitz, den zwei Taschenfalten (Plicae vestibulares) begrenzen. Man bezeichnet sie häufig als falsche Stimmfalten. Unter den beiden Taschenfalten erweitert sich der Raum beidseitig, um unmittelbar darunter von zwei weiteren sagittal ausgerichteten Falten, den eigentlichen Stimmfalten (Plicae vocales), eingeengt zu werden. Die von Stimmbändern und Stimmbandmuskeln gebildeten Stimmfalten begrenzen die Stimmritze (Abb. 21.**108 a** u. **b**). Außer auf den Stimmfalten liegt die Schleimhaut rela-

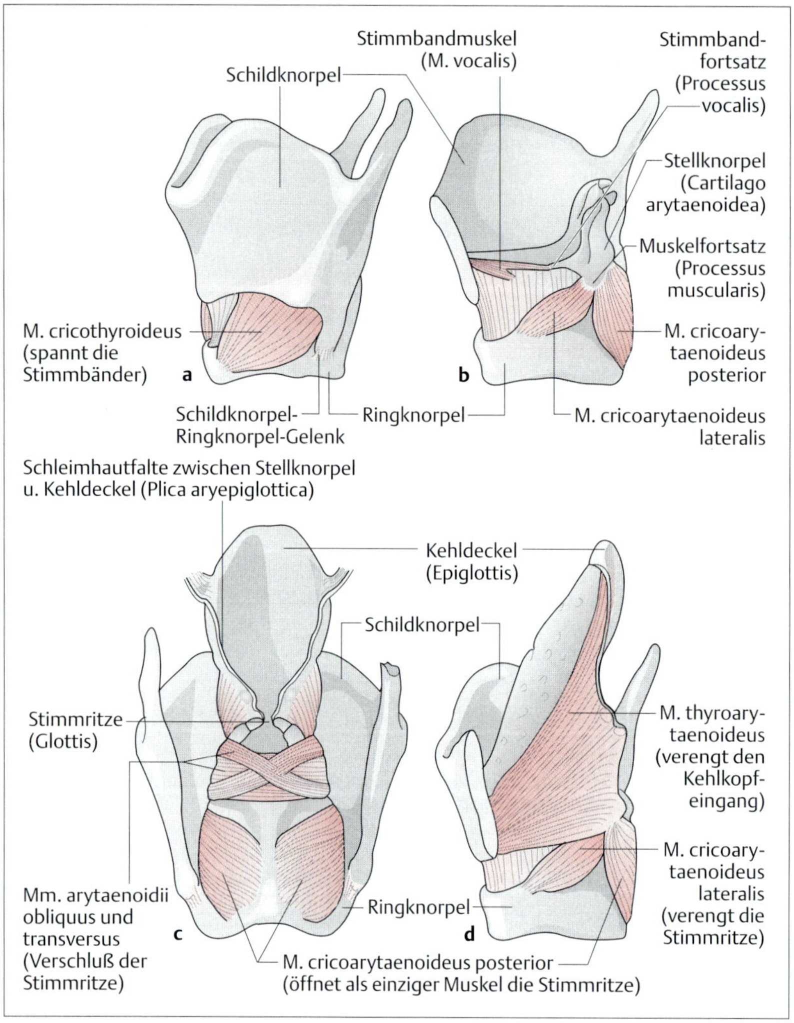


Abb. 21.**107 a–d** Kehlkopfmuskeln und ihre Funktionen (nach Leonhardt).
**a** In seitlicher Ansicht;
**b** in seitlicher Ansicht, Kehldeckel und Kehldeckelmuskulatur sind entfernt;
**c** in der Ansicht von hinten;
**d** in seitlicher Ansicht, linker Teil der Schildknorpelplatte ist entfernt.

tiv locker auf der Unterlage auf und birgt die Gefahr einer Schwellung (Glottisödem), die zum Ersticken führen kann.

**Stimmbildung.** Zur Stimmbildung (Phonation) werden die Stimmbänder aneinandergelegt und durch das Durchpressen der Atemluft in Schwingungen versetzt. Durch willkürliche Veränderung der Stimmbänderspannung kann z. B. ein Vokal in verschiedenen Höhen gesungen werden. Vokale entstehen durch Umformung des Ansatzrohres, Konsonanten hingegen durch Geräuschbildung im Mund mit Hilfe des Gaumens, der Zunge der Zähne und der Lippen. Die Lautstärke hängt von der Stärke des Luftstromes ab, die Tonhöhe wird durch die Schwingungsfrequenz bestimmt. Als Resonatoren wirken Rachen- und Mundraum, Nasen- und Nasennebenhöhlen.

### 21.7.2.5 Luftröhre und Bronchialbaum

Luftröhre, Hauptbronchien, Lappenbronchien und Segmentbronchien bilden die unteren Luftwege (Abb. 21.**109**). Sie verzweigen sich fortlaufend und bilden mit ihren kleinsten Aufteilungen den Bronchialbaum. Am blinden Ende des Luftweges liegen die Lungenbläschen (Alveolen), in denen der Gasaustausch stattfindet. Zusammen mit den Bronchien verlaufen die Blutgefäße des kleinen Kreislaufs (A. und V. pulmonalis), die auf Höhe der Lungenbläschen ein ausgedentes Kapillarnetz bilden.

**Luftröhre.** Die Luftröhre (Trachea) ist ein 10 – 12 cm langes und 2 cm weites Rohr, das durch etwa 20 nach hinten offene, hufeisenförmige Knorpelspangen offengehalten wird (Abb. 21.**109**). Die Knorpelspangen werden vorne und seit-

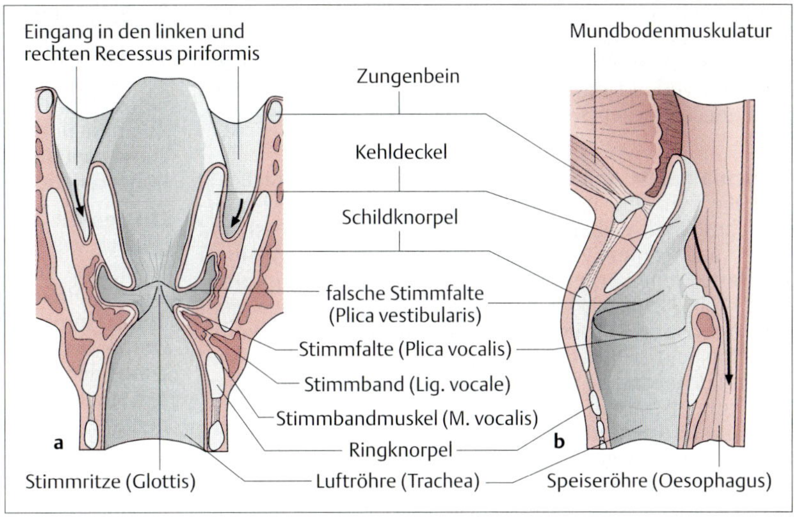


Abb. 21.**108 a** u. **b** Kehlkopf von innen. **a** Frontalschnitt und **b** Sagittalschnitt durch den Kehlkopf; die Pfeile geben den Weg des Speisebreis an (nach Leonhardt).

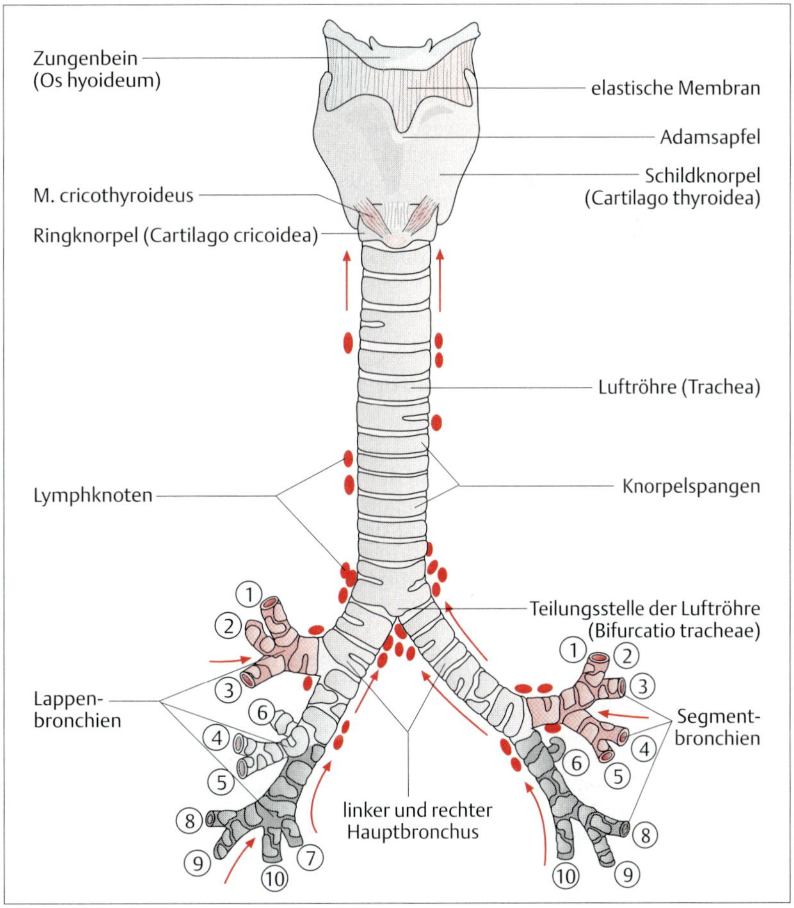


Abb. 21.**109** Kehlkopf, Luftröhre und Bronchialbaum in der Ansicht von vorn. Die Zahlen in den Kreisen geben die entsprechenden Segmentbronchien an (im linken Unterlappen fehlt das 7. Segment). Äste des Oberlappens rot, des Mittellappens hellgrau und des Unterlappens dunkelgrau, die Pfeile geben die Richtung des Lymphabflusses an.

lich durch Bandstrukturen zusammengehalten. An der Hinterseite sind sie durch Bindegewebe und Muskeln (M. trachealis) zu einem Ring geschlossen. Unmittelbar hinter der Luftröhre verläuft die Speiseröhre. Das Innere der Trachea wird von typischer Schleimhaut der Atemwege ausgekleidet.

**Bronchialbaum.** An der Teilungsstelle (Bifurcatio tracheae) geht die Luftröhre in den linken und den rechten Hauptbronchus über, wobei der rechte Bronchus weiter ist und steiler nach unten verläuft. Aus diesem Grund gelangen aspirierte Fremdkörper meistens in den rechten Hauptbronchus (Abb. 21.**109**). Über dem linken Hauptbronchus zieht der Aortenbogen, unter diesem und vor dem linken Hauptbronchus teilt sich der Truncus pulmonalis in die linke und rechte Lungenarterie auf. Jeder Hauptbronchus gabelt sich nach kurzem Verlauf in Lappenbronchien auf, auf der rechten Seite in drei und auf der linken Seite in zwei. Aus den Lappenbronchien gehen auf beiden Seiten jeweils zehn Segmentbronchien hervor. Diese teilen sich in weiteren Schritten in immer feinere Äste auf. Die letzten Verzweigungen des Bronchialbaumes sind die im Durchmesser weniger als 1 mm großen Bronchioli. Im Gegensatz zu den vorangegangenen Abschnitten des Bronchialbaums, die wie die Luftröhre Knorpelstücke als Wandverstärkung aufweisen, besitzen die Bronchioli kein Knorpelskelett mehr. Sie sind reich an glatter Muskulatur. Ihr Lumen wird durch den Zug von elastischen Fasern der Lunge offengehalten.

**Schleimhaut.** Die Schleimhaut der Bronchien besitzt wie die anderen luftleitenden Atemwege ein respiratorisches Flimmerepithel mit zahlreichen Becherzellen. Außerdem kommen besonders in den stark verzweigten Anteilen des Bronchialbaums viele endokrine Zellen im Epithelverband vor. Sie sollen an der Steuerung der Lungendurchblutung und des Spannungszustandes der Bronchialmuskulatur beteiligt sein.

## 21.7.3 Lungen

### 21.7.3.1 Seröse Höhlen und Häute des Brust- und Bauchraums

Die serösen Höhlen im Brust- und Bauchraum trennen einen Teil der Eingeweide dieser Räume von der muskulären und knöchernen Rumpfwand und ermöglichen Verschiebungen der Eingeweide gegen die Rumpfwand und untereinander (Abb. 21.**110**). Man unterscheidet die Brustfell- oder Pleurahöhle (Cavitas pleuralis), die Herzbeutel- oder Perikardhöhle (Cavitas pericardialis) und die Bauchfell- oder Peritonealhöhle (Cavitas peritonealis).
Die seröse Haut (kurz: Serosa) ist ein dünne, spiegelnde epithelartige Schicht, die über Bindegewebe mit der Rumpfwand oder den Organen verbunden ist. Sie erlaubt einen intensiven Flüssigkeitsaustausch zwischen der Höhle und ihrer Umgebung und kann an vielen Stellen große Flüssigkeitsmengen aus den serösen Höhlen resorbieren (aufnehmen). Die serösen Häute überziehen als viszerales Blatt die Eingeweide und bilden als parietales Blatt die Wände der serösen Höhlen.

### 21.7.3.2 Lage und Aufbau der Lungen

Die Lungen sind paarige Organe und liegen im Brustraum (Thorax) beiderseits des Mittelfells (Mediastinum) in jeweils einer Pleurahöhle. Die Begrenzung nach unten ist das Zwerchfell, zu den Seiten und nach oben der Brustkorb. Die Lungenspitzen ragen in die obere Thoraxöffnung und stehen höher als die erste Rippe.

**Lungenfell und Rippenfell.** Zwischen dem Lungenfell (Pleura visceralis oder plumonalis), das die Lungen überzieht, und dem Rippenfell (Pleura parietalis oder costalis), das die Pleurahöhlen auskleidet, liegt ein kapillärer Spaltraum (seröse Höhle) mit wenig Flüssigkeit (Abb. 21.**110**). Durch den Unterdruck in dem Pleuraspalt muß sich die Lunge den Bewegungen des Thorax und des Zwerchfells bei der Einatmung anpassen; sie kann sich auf diese Weise ausdehnen. Die Flüssigkeit im Pleuraspalt verhindert eine zu große Reibung zwischen den beiden Pleurablättern.

**Äußerer Aufbau.** Jede Lunge wird durch tiefe Einschnitte in Lungenlappen unterteilt, die rechte durch die Fissura horizontalis und die Fissura obliqua in drei Lappen (Ober-, Mittel- und Unterlappen), die linke durch eine Fissura obliqua in Ober- und Unterlappen. Die Lungenlappen lassen sich wiederum in Lungensegmente unterteilen, die jeweils von einem Segmentbronchus versorgt werden (Abb. 21.**111**). Sie werden mit den Ziffern 1–10 bezeichnet und spielen für die Röntgendiagnositk und für chirurgische Eingriffe eine Rolle.

**Lungenhilus.** An der zum Mittelfell gerichteten Seite liegt die Lungenwurzel oder -pforte (Hilus), wo Bronchien, Arterien und vegetative Nerven eintreten und Venen sowie Lymphgefäße austreten (Abb. 21.**103**). Im Bereich des Lungenhilus befinden sich wichtige Lymphknotenstationen (Nodi lymphatici bronchopulmonales), welche die Lymphe aus den Lungen aufnehmen. Am Lungenhilus geht das Rippenfell in das Lungenfell über, wobei der Umschlagsrand gegen das Zwerchfell zipfelartig ausgezogen ist (Lig. pulmonale).

**Innerer Aufbau der Lungen.** Die Endverzweigungen des Bronchialbaums (Bronchioli terminales) gehen in die Alveolengänge (Ductuli alveolares) über, an denen die Lungenbläschen (Alveolen) hängen. Die Enden dieser Gänge bilden Alveolarsäckchen (Saccus alveolaris), in deren Wänden die Alveolen dicht an dicht stehen (Abb. 21.**112** und 21.**113**). Alle Lungenbläschen, die von einem Bronchiolus terminalis versorgt werden, bilden ein Lungenläppchen (Lobulus = Acinus). Die Läppchen sind durch Bindegewebssepten gegeneinander abgegrenzt und an der Lungenoberfläche als polygonale Areale sichtbar. Das Lungenläppchen wird als Baueinheit der Lunge verstanden und umfaßt bei einem Durchmesser von wenigen Millimetern etwa 200 Alveolen. Zusammen besitzen beide Lungen ca. 300 Millionen Lungenbläschen, von denen jedes einen Durchmesser von etwa 0,2 mm hat. Aus diesen Zahlen kann man für eine erwachsene Person nach Einatmung eine Gesamtoberfläche der zum Gasaustausch zur Verfügung stehenden Fläche von ca. 100 $m^2$ errechnen.

**Lungengefäße.** Die Äste der Lungenarterien (Aa. pulmoneales) folgen dem Bronchialbaum bis zu den Alveolen, die von

Abb. 21.**110a** u. **b** Seröse Höhlen (nach Frick u. Mitarb.).
**a** Pleura- und Peritonalhöhle eröffnet, Perikardhöhle geschlossen;
**b** Horizontalschnitt durch den Brustkorb in Höhe des 8. Brustwirbels.

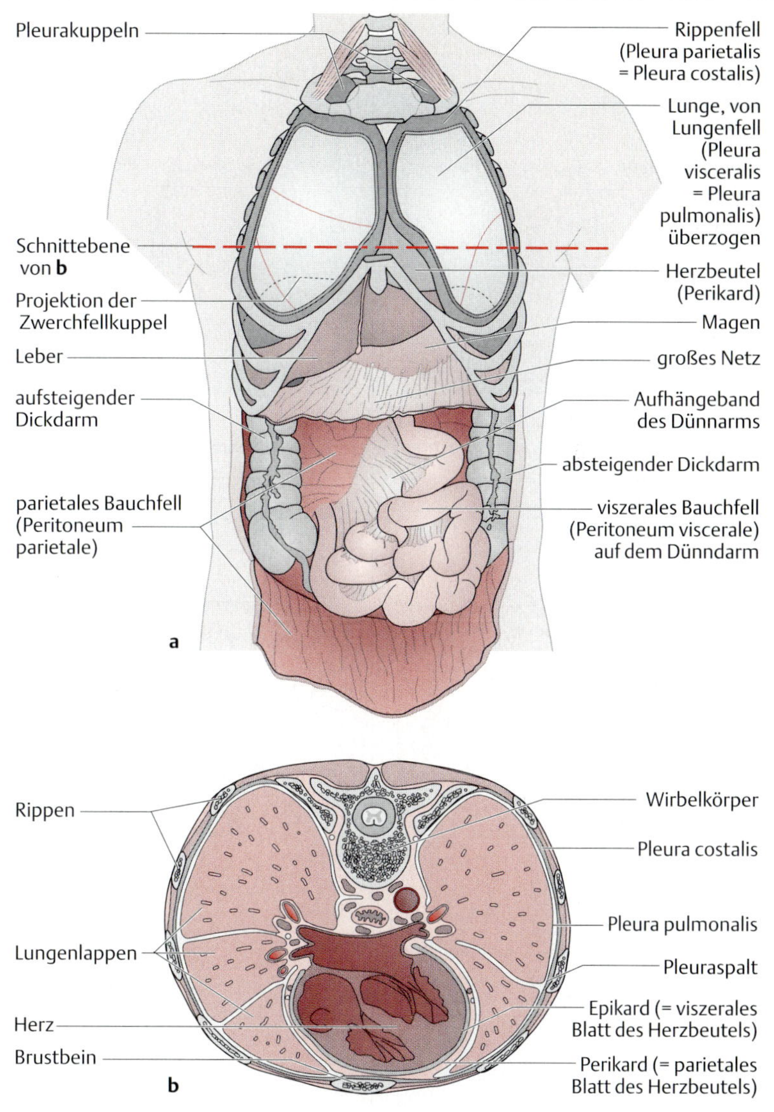


einem Kapillarnetz umgeben sind (Abb. 21.**112** und 21.**113**). Die postkapillären Venen verlaufen im interlobulären und intersegmentalen Bindegewebe und erst die größeren Venen schließen sich den Arterien und Bronchien an. Die Äste der Lungenarterien und -venen stehen im Dienste des Gasaustauschs in den Alveolen (Vasa publica).

Ein weiteres Gefäßnetz dient der Ernährung des Lungenparenchyms (Vasa privata): die Bronchialarterien und Bronchialvenen versorgen Bronchien, Pleura und Bindegewebsstrukturen der Lunge. Die Arterien entspringen hauptsächlich aus der Aorta und verzweigen sich mit dem Bronchialbaum. Der Abfluß der Bronchialvenen erfolgt größtenteils über die Lungenvenen.

**Nerven und Lymphgefäße.** Parasympathische und sympathische Nerven ziehen durch den Lungenhilus zur Gefäß- und Bronchialmuskulatur der Lunge. Die Lymphgefäße entspringen aus dem lockeren Bindegewebe unter dem Lungenfell, von den Bindegewebssepten sowie aus dem Bindegewebe um die Gefäße und Bronchien. Sie führen die Lymphe zu den regionären Lymphknoten am Lungenhilus.

### 21.7.3.3 Gasaustausch und Blut-Luft-Schranke

Die Lungenbläschen (Alveolen) sind die Atmungskammern der Lunge. Jede Alveole wird von zahlreichen Blutkapillaren umgeben, wobei man zwischen Ruhekapillaren für die

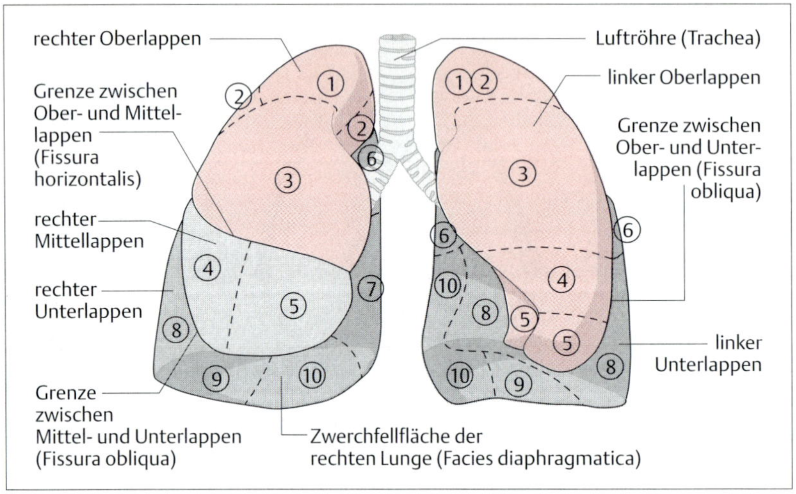


Abb. 21.**111** Lungensegmente in der Ansicht von vorn. Die Zahlen in den Kreisen geben die Lungensegmente 1–10 an (dem linken Unterlappen fehlt das 7. Segment), die gestrichelten Linien markieren die Segmentgrenzen.

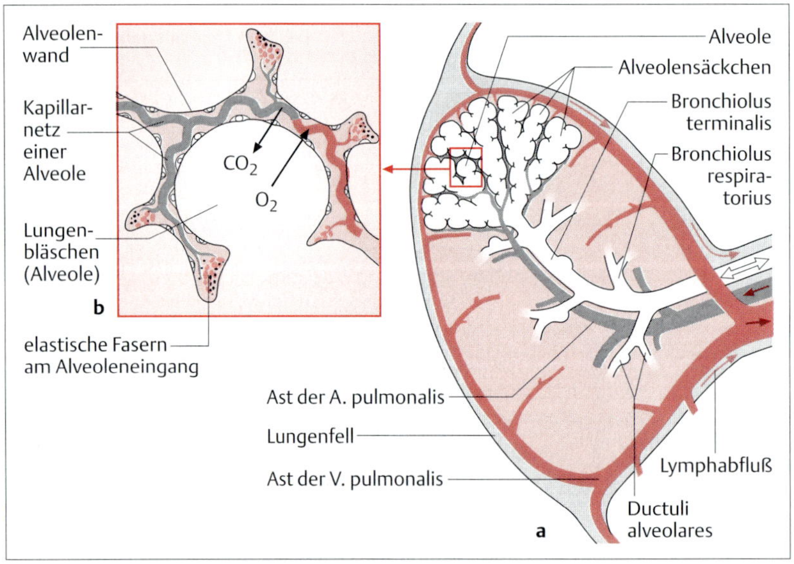


Abb. 21.**112a** u. **b** Feinbau der Lunge.
**a** Gefäßversorgung eines Acinus (die Pfeile geben die Richtung des Blutflusses an);
**b** Schema eines Lungenbläschens (Alveole).

„Dauerdurchblutung" und „Arbeitskapillaren" bei erhöhtem Sauerstoffbedarf unterscheidet. Die Wand der Lungenbläschen wird von kleinen Alveolarzellen (Pneumozyten) aufgebaut, die einer Basalmembran aufsitzen und denen außen die Kapillaren dicht aufliegen. Zusätzlich liegen in der Wand der Alveolen vereinzelt große Alveolarzellen, die den „Surfactant" produzieren, eine aus Phospholipiden bestehende oberflächenaktive Substanz. Sie kleidet die Lungenbläschen innen aus und verhindert, daß während der Ausatmung durch Herabsetzung der Oberflächenspannung Alveolen zusammenfallen.

Kapillarendothel, Alveolenwand und die dazwischenliegende Basalmembran bilden die Blut-Luft-Schranke, die etwa ein µm (1/1000 mm) dick ist und über die der Gasaustausch durch Diffusion erfolgt (Abb. 21.**112b**). Aufgrund der kurzen Diffusionswege für Sauerstoff und Kohlendioxid und der stark verlangsamten Blutströmung in den Kapillaren dauert die Aufnahme von Sauerstoff ($O_2$) in das Blut und die Abgabe von Kohlendioxid ($CO_2$) in die Alveolen weniger als eine Sekunde. Da der Druck des Sauerstoffs in den Alveolen höher als im venösen Blut ist, wird er aus den Alveolen in das Blut transportiert. Andererseits ist der $CO_2$-Druck im Blut größer als in den Alveolen, und somit diffundiert $CO_2$ aus dem Blut in die Alveolen, um anschließend abgeatmet zu werden.

### 21.7.3.4 Atemmechanik

Durch Erweiterung des Brustraumes wird Luft in die Lungen eingesaugt (Einatmung = Inspiration) und durch Verkleinerung des Brustraumes wieder ausgestoßen (Ausatmung = Exspiration) (Abb. 21.**114** und 21.**115**). Aufgrund des Unter-

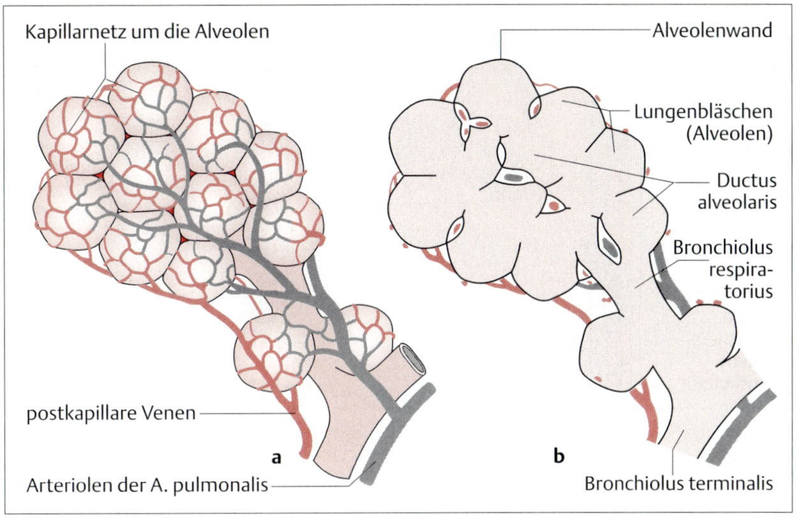


Abb. 21.**113a** u. **b** Blutversorgung eines Alveolensäckchens (nach Leonhardt).
**a** Alveolensäckchen;
**b** Längsschnitt durch **a**.

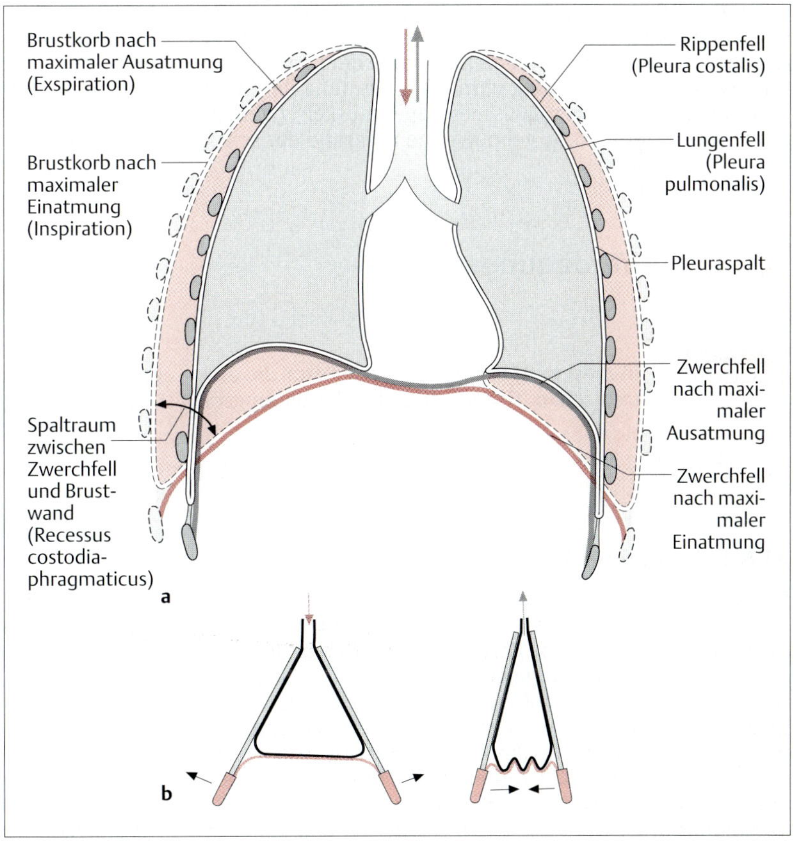


Abb. 21.**114a** u. **b** Atemmechanik.
**a** Frontalschnitt der Lunge in Ein- und Ausatmungsstellung (rosa und grau unterlegt), der Recessus costodiaphragmaticus wird bei Einatmung größer.
**b** Vergleich der Lungen mit einem Blasebalg. Wird der Rauminhalt vergrößert, so strömt Luft ein; wird er verkleinert, so wird Luft ausgepreßt.

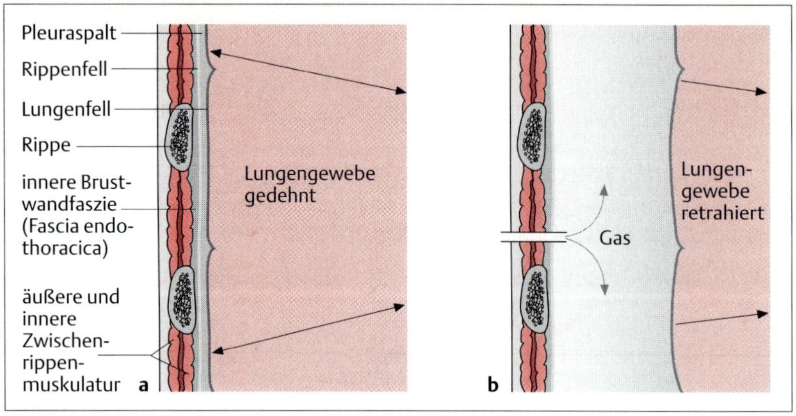


Abb. 21.**115a** u. **b** Pleuraspalt.
**a** Normales Verhalten;
**b** Pneumothorax (z. B. nach Verletzungen der Brustwand).

drucks im Pleuraspalt folgen die Lungen den Bewegungen passiv. Hierbei kommt dem Zwerchfell die Hauptaufgabe zu. Die Zwerchfellatmung wird durch Rippenatmung unterstützt. Bei ruhiger Atmung werden etwa 75% der intrathorakalen Volumenveränderungen durch Zwerchfellatmung bewirkt.
Bei der Einatmung kontrahiert sich die Zwerchfellmuskulatur, das Centrum tendineum (s. Abb. 21.**47**, S. 340) tritt tiefer, und der Raum zwischen Zwerchfell und Brustwand (Recessus costodiaphragmaticus) entfaltet sich. Der freiwerdende Raum wird unter Volumenzunahme der Lunge ausgefüllt. Bei der Rippenatmung wird bei Einatmung der Brustkorb durch die äußeren Zwischenrippenmuskeln (Mm. intercostales externi) aktiv gehoben und aufgrund der schräg gestellten Rippen erweitert. Bei forcierter Einatmung heben die Treppenmuskeln (Mm. scaleni) und andere Atemhilfsmuskeln (z. B. M. sternocleidomastoideus, M. pectoralis major) den Brustkorb zusätzlich an.
Bei der Ausatmung erschlafft das Zwerchfell und wird durch den Druck im Bauchraum nach oben gepreßt. Unterstützend hierbei können die Bauchwandmuskeln durch die Bauchpresse den Druck zusätzlich erhöhen. Aufgrund seines elastischen Aufbaus kehrt der Brustkorb nach Einatmung passiv in die Atemruhelage zurück. Nur bei forcierter Ausatmung wird er durch die inneren Zwischenrippenmuskeln (Mm. intercostales interni) aktiv gesenkt. Unterstützung hierbei leistet der M. latissimus dorsi, der den Brustraum zusätzlich verkleinern kann.

## 21.8 Verdauungssystem

**Lernziel** In diesem Abschnitt lernt der Leser die anatomischen Grundlagen der Verdauungsorgane kennen und kann sie in Beziehung zu ihrer Funktion setzen.

### 21.8.1 Aufbau und Funktion

Die Nahrungsaufnahme von Nährstoffen (Eiweißen, Fetten, Kohlenhydraten, Vitaminen, Mineralien und Spurenelementen) ermöglicht dem Körper, Energie durch „Verbrennung“ der Nährstoffe zu gewinnen, um seine Organisation (Baustoff- und Betriebsstoffwechsel) und die damit verbundenen Lebensfunktionen (Wachstum, Zellerneuerung, Körpertemperatur, mechanische und chemische Arbeit) aufrechtzuerhalten. Die Nährstoffe werden in den verschiedenen Abschnitten des Verdauungstraktes durch Enzyme der Verdauungsdrüsen zerkleinert, in chemische und damit resorbierbare Spaltprodukte zerlegt und über die Schleimhaut des Magen-Darm-Kanals aufgenommen (resorbiert).
Funktionell lassen sich die Verdauungsorgane einem Kopf- und einem Rumpfteil (Kopf- und Rumpfdarm) zuordnen. Als Kopfdarm bezeichnet man die Mundhöhle mit ihren Speicheldrüsen sowie den mittleren und unteren Teil des Rachens (Schlund). Zum Rumpfdarm (Abb. 21.**116**) werden Speiseröhre, Magen, Dünndarm (Zwölffingerdarm, Leerdarm und Krummdarm), Dickdarm (Blinddarm, Wurmfortsatz, aufsteigender, querer, absteigender und S-förmiger

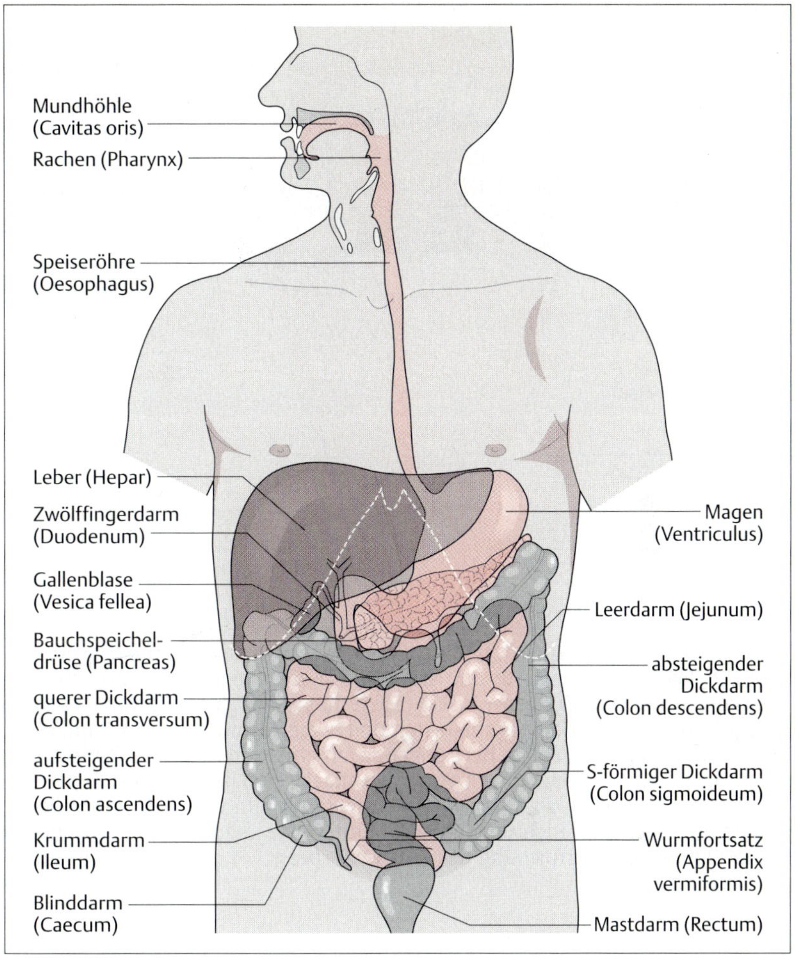


Abb. 21.**116** Übersicht der Verdauungsorgane (nach Leonhardt).

Dickdarm sowie Mastdarm) und seine Verdauungsdrüsen (Leber, Bauchspeicheldrüse) gezählt.

## 21.8.2 Mundhöhle

### 21.8.2.1 Aufbau und Funktion

Vorn wird die Mundhöhle (Cavitas oris) von den Lippen, seitlich von den Wangen, unten durch den muskulären Mundboden und oben durch den harten und weichen Gaumen begrenzt. Nach hinten endet die Mundhöhle mit der Rachenenge, die von den beiden Gaumenbögen (Arcus palatoglossus und Arcus palatopharyngeus) und dem in der Mitte liegenden Zäpfchen (Uvula) gebildet wird (Abb. 21.**117**). Zwischen den beiden Gaumenbögen liegt auf beiden Seiten die Gaumenmandel (Tonsilla palatina). Das Innere der Mundhöhle, die hauptsächlich von der Zunge ausgefüllt wird, ist von Schleimhaut mit einem mehrschichtigen, unverhornten Plattenepithel ausgekleidet.

Die Aufnahme der Nahrung, ihre mechanische Zerkleinerung, die Umwandlung in einen halbflüssigen Speisebrei sowie der Transport in Richtung Schlund erfolgt in der Mundhöhle. Mit Hilfe von Zähnen, Lippen und Zunge wird die Nahrung aufgenommen und zerkleinert. Eine Kontrolle der chemischen Beschaffenheit nehmen Geschmacks- und Geruchsrezeptoren wahr. Durch das Sekret der großen Speicheldrüsen wird die Nahrung gleitfähig gemacht. Außerdem wird durch bestimmte Speichelenzyme (z. B. Amylase) bereits im Mund die Kohlenhydratspaltung (z. B. Stärke) eingeleitet.

### 21.8.2.2 Zunge

Die Zunge (Lingua) ist ein von Schleimhaut überzogenes muskuläres Transportorgan, das beim Kauen und Saugen hilft und Sinnesorgane für Geschmack und Tastempfindungen trägt. Außerdem spielt die Zunge eine wichtige Rolle bei der Sprachbildung.

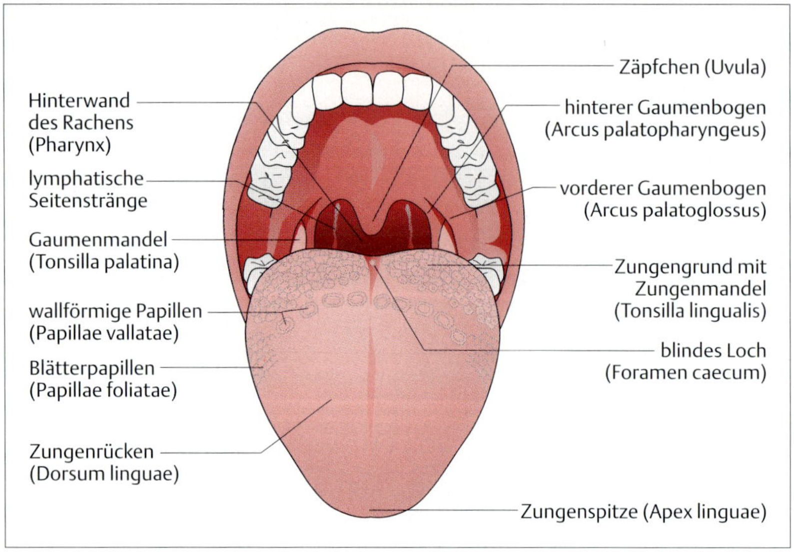


Abb. 21.**117** Einblick in die Mundhöhle bei herausgestreckter Zunge (nach Faller).

Man unterscheidet innere und äußere Zungenmuskeln (Abb. 21.**118**). Der wichtigste und stärkste äußere Zungenmuskel ist der Kinn-Zungen-Muskel (M. genioglossus), der in der Mitte des Unterkiefers entspringt und fächerförmig in die Zunge von Zungenspitze bis Zungengrund einstrahlt. Er zieht die Zunge als Ganzes nach vorne und flacht gleichzeitig den Zungenrücken ab. Die inneren Zungenmuskeln verlaufen in allen drei Richtungen des Raumes. Sie dienen hauptsächlich der Verformung des Zungenkörpers.

**Tast- und Geschmackspapillen.** Der Zungenrücken trägt zahlreiche unterschiedliche Papillen, die der Tast-und Geschmacksempfindung dienen (Abb. 21.**119**). Die fadenförmigen Papillen (Papillae filiformes) sind über den gesamten Zungenrücken verstreut und dienen vor allem der Tast-, Tiefen-, Temperatur- und Schmerzempfindung. Innerhalb der Geschmackspapillen unterscheidet man pilzförmige Papillen (Papillae fungiformes), wallförmige Papillen (Papillae vallatae) und Blätterpapillen (Papillae foliatae). Sie enthal-

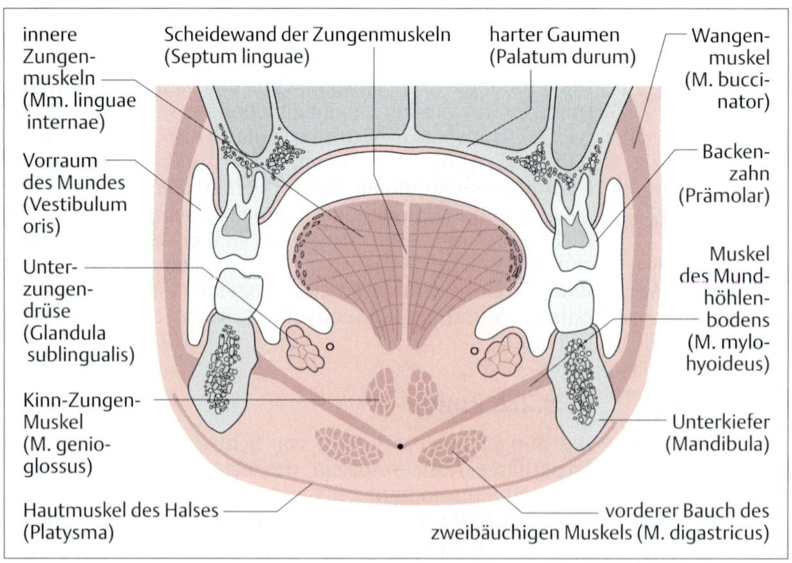


Abb. 21.**118** Frontalschnitt durch die Mundhöhle (nach Faller).

ten Geschmacksknospen und kommen an umschriebenen Stellen auf dem Zungenrücken vor. Es können vier Geschmacksqualitäten wahrgenommen werden: sauer, salzig, bitter und süß (Abb. 21.**120**). Hinter den V-förmig angeordneten Wallpapillen schließt sich der Zungengrund mit der Zungenmandel (Tonsilla lingualis) an. In der Mitte, unmittelbar hinter der V-Spitze, liegt das blinde Loch (Foramen caecum), der Bildungsort der Schilddrüse.

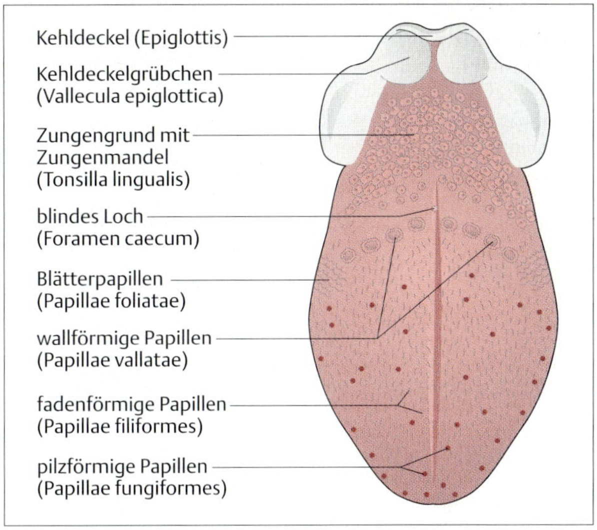


Abb. 21.**119** Tast- und Geschmackspapillen der Zunge.

### 21.8.2.3 Zähne

Die Zähne (Dentes) des menschlichen Gebisses sind in zwei Zahnreihen, dem oberen und unteren Zahnbogen, im Ober- und Unterkiefer verankert. Es werden zunächst Milchzähne gebildet, die später durch bleibende Zähne abgelöst werden. Die Zähne des Menschen sind unterschiedlich gestaltet und verrichten verschiedene Aufgaben. Die Schneidezähne dienen dem Abbeißen. Die zur Seite sich anschließenden Eckzähne helfen beim Reißen und Festhalten. Die folgenden Backen- und Mahlzähne führen mit ihren Kauflächen Mahlbewegungen durch und leisten den größten Teil der Kauarbeit. Schneide- und Eckzähne werden auch als Frontzähne, Backen- und Mahlzähne als Seitenzähne bezeichnet.

**Bau des Zahns.** Am Zahn werden Krone, Hals und Wurzel unterschieden. Die Krone überragt das Zahnfleisch und wird von Schmelz überzogen (Abb. 21.**121**). Die Zahnwurzel steckt in dem Wurzelfach (Alveole) des Ober- und Unterkiefers und ist von Zement überkleidet. Über die Wurzelhaut ist sie im Knochen verankert. Als Zahnhals bezeichnet man den Teil des Zahnes, an dem Schmelz und Zement aneinandergrenzen. Die Wurzelspitze wird von dem Wurzelkanal durchbohrt, durch den Gefäße und Nerven in die Zahnhöhle gelangen. Innerhalb der Zahnhöhle liegt die Zahnpulpa.
Jeder Zahn besteht aus drei knochenähnlichen Hartsubstanzen: Zahnbein (Dentin), Zahnschmelz (Enamelum) und Zement (Cementum). Das Zahnbein bildet die Hauptmasse des Zahnes und umgrenzt die Zahnhöhle (Abb. 21.**121**). Im Bereich der Zahnkrone wird das Dentin von Schmelz überlagert, an der Zahnwurzel von Zement überdeckt. Das Zahnbein ist schmerzempfindlich. Der Schmelz ist die härteste Substanz des menschlichen Körpers und besteht zu 97% aus anorganischen Salzen (überwiegend Hydroxylapatit). Der Anteil der anorganischen Substanz ist beim Dentin (70%) und beim Zement (65%) geringer.

**Zahnhalteapparat.** Durch die kollagenfaserige Wurzelhaut (Desmodontium) ist der Zahn federnd in der knöchernen Alveole befestigt (Abb. 21.**121**). Die Kollagenfasern verlaufen zwischen Alveolenwand und Zement und ziehen größtenteils in Richtung Wurzelspitze. Aufgrund ihres Verlaufs werden sie durch den Kaudruck zugbelastet. Die Wurzelhaut enthält ein gut ausgebildetes Gefäßnetz sowie sensible Nerven (Drucksinn). In Richtung Zahnhals wird die Wurzelhaut vom Zahnfleisch (Gingiva) bedeckt und gleichzeitig geschützt. Der Zahnhalteapparat (Parodontium) wird gebildet von Alveolenknochen, Zahnfleischrand, Wurzelhaut sowie vom Wurzelzement.

**Zahnformel.** Das Dauergebiß des Menschen besteht aus 32 bleibenden Zähnen (8 Schneidezähne, 4 Eckzähne, 8 Bak-

Abb. 21.**120** Orte der Geschmacksempfindungen auf der Zunge (nach Silbernagl u. Despopoulos).

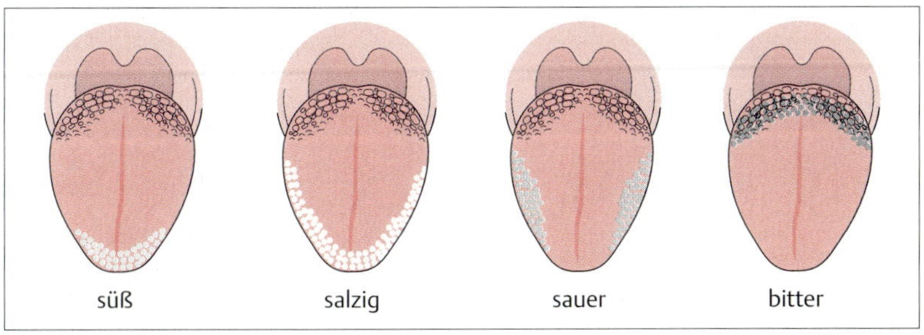

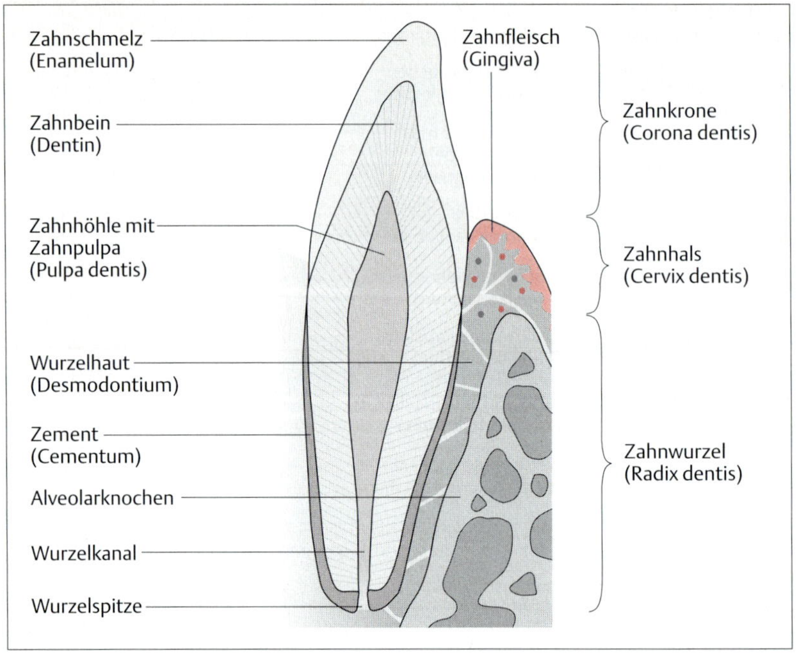


Abb. 21.**121** Schematischer Längsschnitt durch einen unteren Schneidezahn.

kenzähne und 12 Mahlzähne). In jeder Kieferhälfte folgen von innen nach außen (Abb. 21.**122**):

2 Schneidezähne (Dentes incisivi = I),
1 Eckzahn (Dens caninus = C),
2 Backenzähne (Dentes praemolares = P),
3 Mahlzähne (Dentes molares = M).

Anzahl und Folge der Einzelzähne lassen sich in Kurzfassung durch die Zahnformel ausdrücken. Sie wird bei symmetrischer Ausbildung nur für eine Kieferhälfte ausgeschrieben und lautet: I2, C, P2, M3.

**Form der bleibenden Zähne.** Schneidezähne haben eine meißelförmige Krone mit scharfer horizontaler Schneidekante. Die Eckzähne sind die längsten Zähne. Ihre Kronen haben jeweils zwei Schneidekanten, die spitz zulaufen (Kauspitze). Die Backenzähne besitzen eine Kaufläche mit einer zweihöckerigen Krone. Ihre Wurzeln sind häufig gespalten, besonders bei den oberen Backenzähnen. Die Mahlzähne liegen in der Verlaufsrichtung der Kaumuskeln. Ihre Kaufläche bildet meistens vier Höcker, wobei die Höcker der oberen Mahlzähne bei Schluß des Gebisses zwischen die Höcker der unteren Mahlzähne reichen und umgekehrt. Während die oberen Mahlzähne drei Wurzeln haben, ist bei den unteren meist nur eine Wurzel ausgebildet. Die 3. Mahlzähne (Weisheitszähne) haben unterschiedliche Formen und sind manchmal gar nicht ausgebildet.

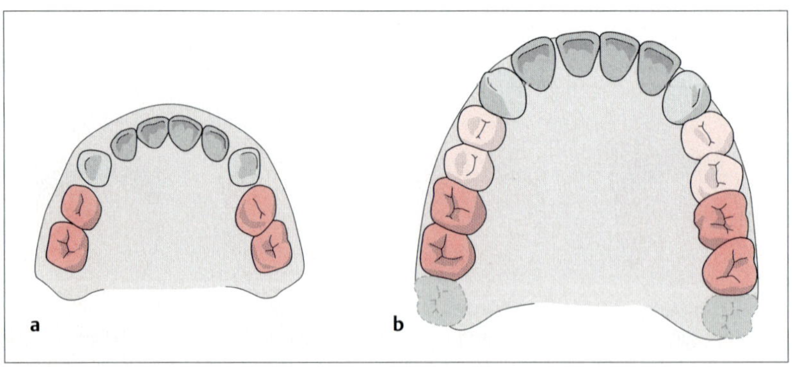


Abb. 21.**122 a** u. **b** Milch- und Dauergebiß.

**a** Milchgebiß: Schneidezähne (dunkelgrau), Eckzähne (hellgrau), Milchmolaren (dunkelrot);

**b** Dauergebiß: Schneidezähne (dunkelgrau), Eckzähne (hellgrau), Prämolaren (rosa), Molaren (dunkelrot), 3. Molar (Weisheitszahn) noch nicht durchgebrochen.

**Milchgebiß und Zahndurchbruch.** Vom Dauergebiß (zweite Dentition) unterscheidet man das Milchgebiß (erste Dentition). Es hat 20 Zähne (Abb. 21.**122a** und 21.**123**) und gleicht mit Ausnahme der Backenzähne den bleibenden Zähnen (8 Schneidezähne, 4 Eckzähne und 8 Milchmahlzähne). Zwischen dem 6. und 12. Lebensmonat brechen als erste die Schneidezähne des Milchgebisses durch. Mit zwei Jahren ist das Milchgebiß gewöhnlich vollständig.
Von den bleibenden Zähnen tritt als erster der 1. Mahlzahn durch. Da er im 6. Lebensjahr erscheint, nennt man ihn den 6-Jahres-Molar. Der letzte Mahlzahn (Weisheitszahn) zeigt oft einen verspäteten Durchbruch oder Rückbildungserscheinungen (Abb. 21.**123**). Folgende Durchbruchszeiten (Lebensjahre) für die bleibenden Zähne lassen sich unterscheiden:

| Zahn: | I1 | I2 | C | P1 | P2 | M1 | M2 | M3 |
|---|---|---|---|---|---|---|---|---|
| Zahndurchbruch (Jahre): | 7 | 8 | 11 | 9 | 10 | 6 | 12 | ? |

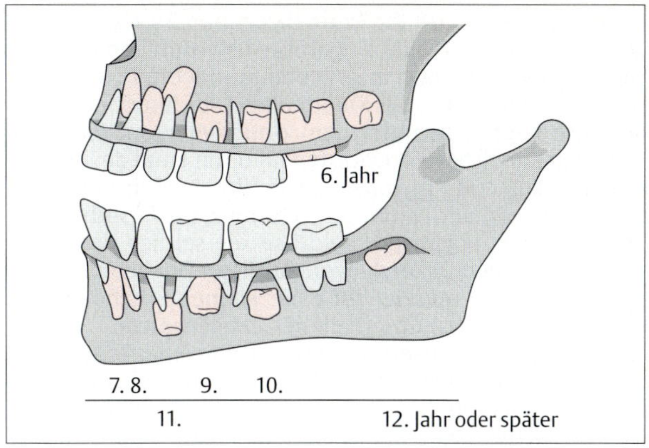


Abb. 21.**123** Durchbruch des Dauergebisses. Milchgebiß grau, Anlagen des Dauergebisses rosa; angegeben sind die Zeitpunkte des Zahndurchbruchs (3. Molar = Weisheitszahn noch nicht angelegt).

### 21.8.2.4 Speicheldrüsen

Speicheldrüsen sind exokrine Drüsen und sondern ihr Sekret im Gegensatz zu endokrinen Drüsen (Kap. 21.6.), über einen Ausführungsgang nach außen ab. Die Speicheldrüsen der Mundhöhle (Glandulae salivariae) unterteilt man in kleine und große Speicheldrüsen. Die kleinen Speicheldrüsen liegen mit ihren kurzen Ausführungsgängen in der Schleimhaut von Lippe, Wange, Zunge und Gaumen. Zu den großen Speicheldrüsen (Abb. 21.**124**) zählt man die Ohrspeicheldrüse (Glandula parotis), die Unterkieferspeicheldrüse (Glandula submandibularis) und die Unterzungenspeicheldrüse (Glandula sublingualis). Die Ohrspeicheldrüse ist die größte Speicheldrüse. Sie liegt vor dem Ohr auf dem aufstei-

Abb. 21.**124** Die großen Speicheldrüsen des Mundes.

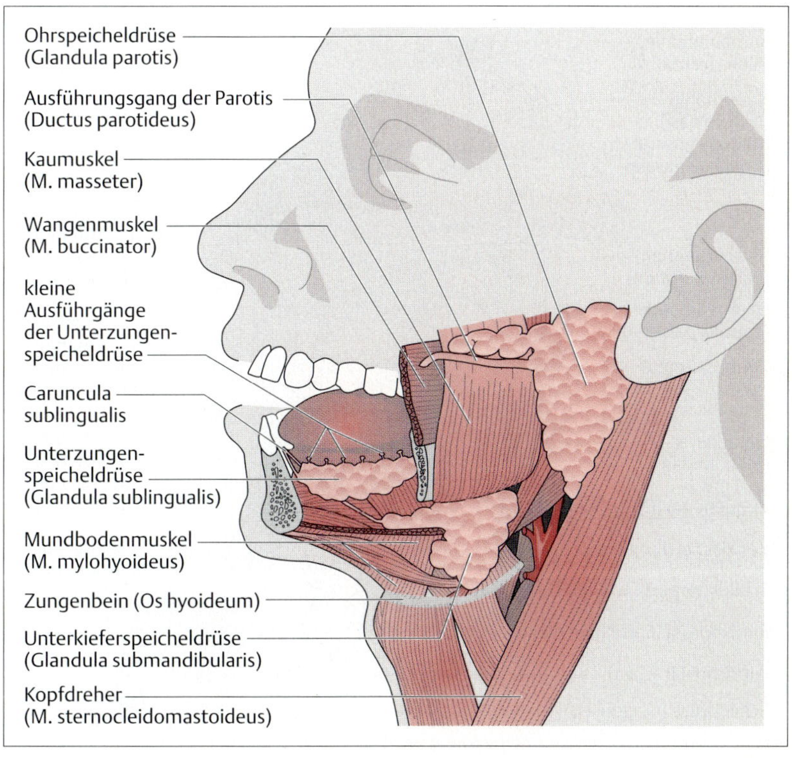

genden Unterkieferast. Ihr 3 mm dicker und 5 – 6 cm langer Ausführungsgang (Ductus parotideus) durchbohrt den Wangenmuskel (M. buccinator) und mündet in Höhe des 2. oberen Mahlzahnes in die Mundhöhle. Die Unterkieferspeicheldrüse liegt dicht unter dem Unterkiefer und umfährt mit einem länglichen Fortsatz den hinteren Rand des Mundbodenmuskels (M. mylohyoideus). Ihr Ausführungsgang zieht nach vorn und vereinigt sich mit dem Ausführungsgang der Unterzungenspeicheldrüse, die seitlich unterhalb der Zunge auf dem M. mylohyoideus liegt. Der gemeinsame Ausführungsgang mündet auf einer kleinen Erhebung (Caruncula sublingualis) unterhalb der Zungenspitze.
Von allen Speicheldrüsen werden im Laufe eines Tages etwa 1 – 1,5 l Speichel abgesondert. Man unterscheidet einen zähflüssigen (mukösen) Speichel von einem dünnflüssigen (serösen) Speichel. Beide Speichelarten werden von den großen und kleinen Speicheldrüsen gebildet. Der Speichel erhöht die Gleitfähigkeit der zerkauten Nahrung. Durch seinen Gehalt an zuckerspaltenden Enzymen (Amylase) beginnt der dünnflüssige Speichel bereits mit der Verdauung im Mund. Die Speichelsekretion unterliegt dem vegetativen Nervensystem. Der Parasympathikus fördert, der Sympathikus hingegen hemmt die Speichelbildung.

### 21.8.2.5 Rachen

Der Rachen (Pharynx) ist der gemeinsame Teil des Luft- und Speiseweges im Anschluß an Nasen- und Mundhöhle. Er ist ein etwa 12 cm langer, an der Schädelbasis aufgehängter Schlauch. Im oberen Abschnitt (Epipharynx) mündet die Nasenhöhle, in den mittleren (Mesopharynx) die Mundhöhle und in den unteren (Hypopharynx) die Kehlkopföffnung bzw. die Speiseröhre (Abb. 21.**125**). Am Übergang der Nasen- und Mundhöhle in den Rachen liegen die Mandeln (Tonsillen) des lymphatischen Rachenrings. Ihre Aufgabe ist es, möglichst frühzeitig Krankheitserreger durch Aktivierung der spezifischen Abwehr zu attackieren. Nach ihrer Lage unterscheidet man:

- unpaare Rachenmandel (Tonsilla pharyngea) am Rachendach (Abb. 21.**125**),
- paarige Gaumenmandeln (Tonsillae palatinae) zwischen den beiden Gaumenbögen (Abb. 21.**125**),
- unpaare Zungenmandel (Tonsilla lingualis) am Zungengrund (Abb. 21.**117**),
- lymphatisches Gewebe in der seitlichen Rachenwand (Seitenstrang), das sich um den Eingang in die Ohrtrompete verdichtet (Tonsilla tubaria), die Rachenraum und Paukenhöhle des Mittelohrs verbindet (Abb. 21.**117**).

Die Wand des Pharynx besteht aus Schleimhaut, quergestreifter Muskulatur und umgebendem Bindegewebe. Innerhalb der Rachenmuskulatur unterscheidet man Schlundschnürer und Schlundheber. Während die Schlundschnürer (Mm. constrictores pharynges) kräftige Muskeln darstellen und den Rachenraum einengen sowie Kehlkopf und Zungenbein anheben können, sind die Schlundheber (Mm. leva-

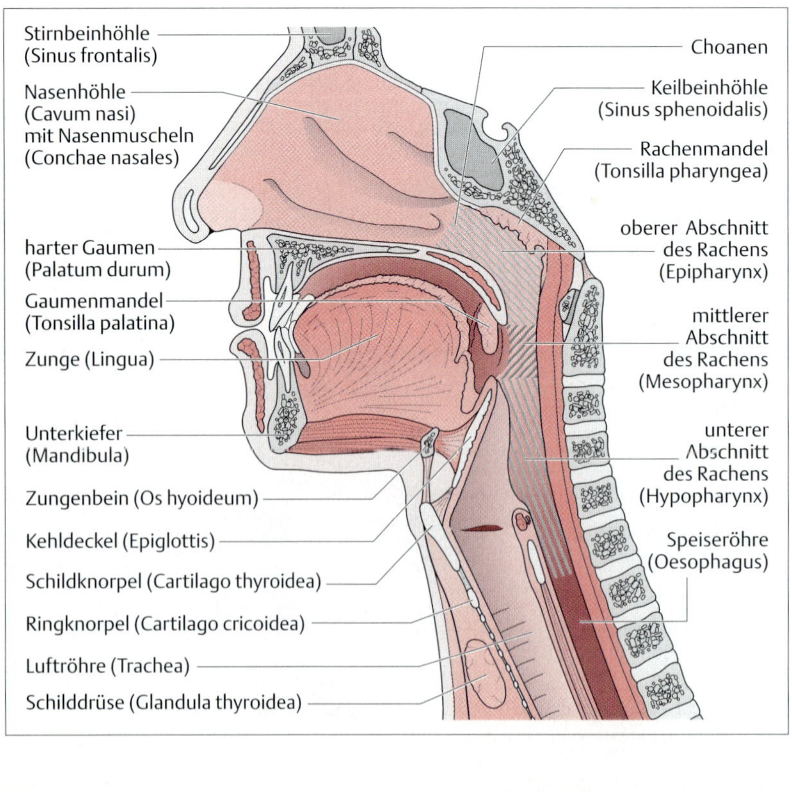


Abb. 21.**125** Topographie des Rachens. Mittelschnitt in der Ansicht von innen (nach Frick u. Mitarb.).

tores pharynges) eher schwach ausgebildet. Sie heben den Pharynx an und verkürzen ihn.

**Schluckakt.** Der Schluckakt verhindert, daß die Nahrung in die Luftröhre gelangt. Man unterscheidet hierbei willkürliche und unwillkürliche (reflektorische) Phasen (Abb. 21.**126**). Am Beginn des Schluckaktes wird willkürlich der Mundboden kontrahiert und die Zunge mit dem Bissen gegen den weichen Gaumen gepreßt. Hierdurch erfolgt reflektorisch (Schluckreflex) und damit unwillkürlich die Sicherung des Atemweges. Durch Anhebung des weichen Gaumens gegen die hintere Pharynxwand werden die oberen Luftwege vom Speiseweg abgetrennt. Durch die Kontraktion des Mundbodens werden das Zungenbein und der Kehlkopf angehoben, und der Kehldeckel (Epiglottis) nähert sich dem Kehlkopfeingang. Gleichzeitig kommt es zum Verschluß der Stimmritze und zum Atemstillstand. Dadurch sind auch die unteren Atemwege vom Speiseweg abgetrennt. Die Koordination dieses wichtigen und komplizierten Reflexes erfolgt in dem Schluckzentrum, das im verlängerten Mark (Medulla oblongata) des Gehirns liegt.

## 21.8.2.6 Speiseröhre

Die Speiseröhre (Oesophagus) transportiert den Bissen aus dem Rachen in den Magen. Dieser Transport erfolgt durch ringförmige Muskelkontraktionen (Peristaltik), die normalerweise magenwärts gerichtet sind. Außerdem steht der Ösophagus unter einer Längsspannung, durch die sein Verlauf stabilisiert wird und der Durchtritt des Nahrungsbreis beim Schlucken begünstigt wird. Die Speiseröhre ist beim Erwachsenen etwa 25 – 30 cm lang und verläuft im Brustbereich hinter der Luftröhre und vor der Wirbelsäule. Weiter unten zieht die Speiseröhre im Hiatus oesophageus durch das Zwerchfell, um unmittelbar danach in den Magen einzumünden. Man unterscheidet am Ösophagus (Abb. 21.**127**) einen kurzen Halsteil (Pars cervicalis), einen Brustteil (Pars thoracica) und einen Bauchteil (Pars abdominalis).
An bestimmten Stellen, den Ösophagusengen, ist die Speiseröhre enger. Die oberste Enge liegt in Höhe des Ringknorpels und ist die engste Stelle mit einem Durchmesser von etwa 14 mm. Eine mittlere Enge wird vom eng anliegenden Aortenbogen (Arcus aortae) verursacht. Die untere Enge entspricht dem Durchtritt durch das Zwerchfell und entsteht im Zusammenhang mit einem komplizierten Verschlußmechanismus. Im Bereich dieser umschriebenen Engstellen können größere Bissen unter Umständen steckenbleiben und starke Schmerzen verursachen.
Der Ösophagus besitzt die für den gesamten Magen-Darm-Trakt charakteristischen Wandschichten. Auf eine innere Schleimhaut (Tunica mucosa = Mucosa) folgt eine lockere Bindegewebsschicht (Tunica submucosa = Submucosa), in der größere Blut- und Lymphgefäße verlaufen. Die sich anschließende Muskelschicht (Tunica muscularis = Muscularis) besteht aus einer inneren Ringmuskelschicht und einer äußeren Längsmuskelschicht. Die Anordnung der Muskulatur begünstigt durch abschnittsweise ablaufende Kontraktionen (Peristaltik) den Nahrungstransport in Richtung Magen. Sie ist somit der motorisch wirksame Teil des Darmrohres und wird durch das vegetative Nervensystem versorgt. Nach außen schließt sich eine Bindegewebsschicht (Tunica adventitia = Adventitia) an, die dem Einbau des Ösophagus in die Umgebung und der Beweglichkeit dient.

## 21.8.2.7 Magen

Im Magen (Ventriculus, Gaster) wird die Nahrung durch den stark sauren Magensaft (pH 1.5 – 2), der im wesentlichen aus Wasser, Schleim, Salzsäure sowie eiweißspaltenden Enzymen (z. B. Pepsin) besteht, chemisch zerkleinert bzw. verflüssigt. Der Speisebrei (Chymus) wird hin- und herbewegt und nach unterschiedlich langer Verweildauer (1 – 5 Stunden) schubweise in den Dünndarm befördert. Bei der Magensaftsekretion werden zwei Phasen unterschieden, die nervöse und die gastrische Sekretion. Die nervöse Sekretion wird über den N. vagus (X. Hirnnerv) vermittelt und durch Sinneseindrücke (Schmecken, Riechen, Sehen) stimuliert. Sie tritt auch bei leerem Magen ein. Die gastrische Sekretion

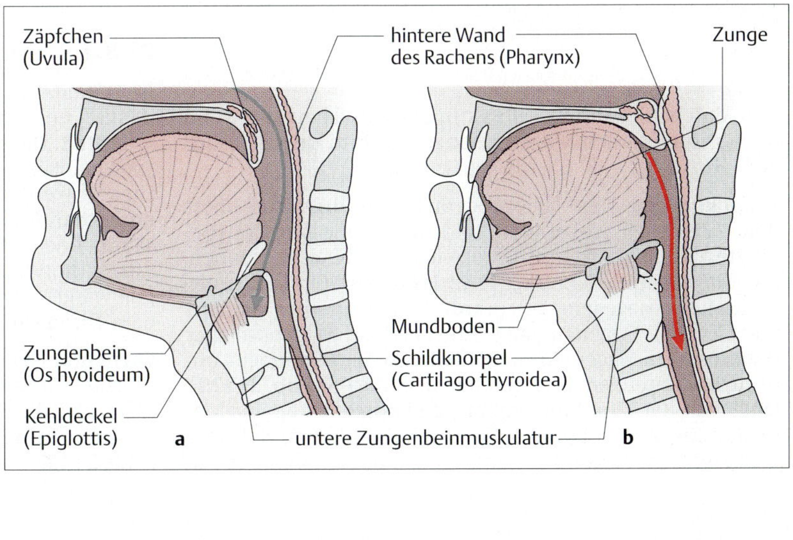


Abb. 21.**126a** u. **b** Darstellung des Schluckaktes. Im Mesopharynx kreuzen Atemweg (grauer Pfeil in **a**) und Speiseweg (roter Pfeil in **b**). Man unterteilt den Schluckakt in eine willkürlich eingeleitete Phase (Kontraktion des Mundbodens und Transport des Bissens in Richtung weicher Gaumen) und eine reflektorische Sicherung des Atemweges (Anhebung des weichen Gaumens, Verschluß der oberen Luftwege und Anhebung des Zungenbeins und des Kehlkopfes sowie Verschluß des Kehlkopfeingangs durch den Kehldeckel (nach Leonhardt).

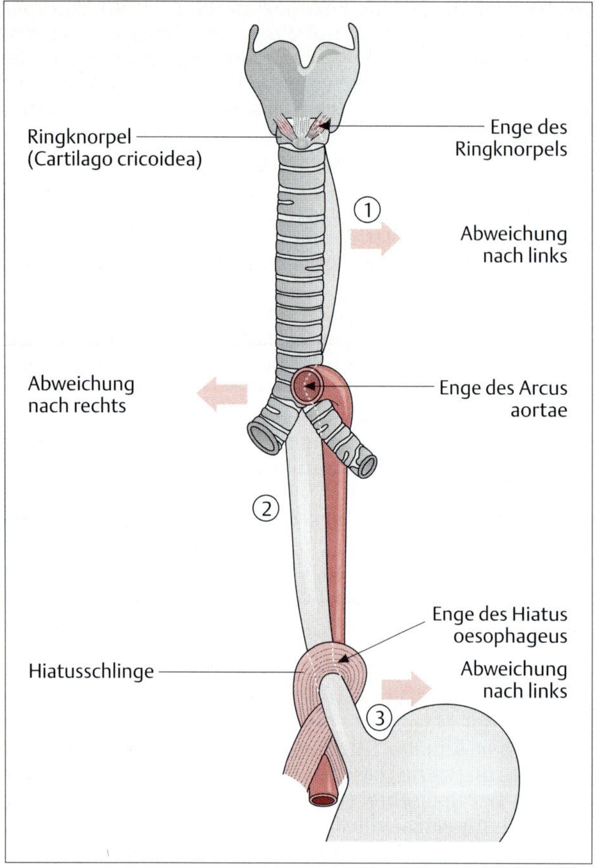


Abb. 21.**127** Einteilung, Abweichung und Engen des Ösophagus.
1 Pars cervicalis
2 Pars thoracica,
3 Pars abdominalis;
rote Pfeile markieren die Abweichungen und schwarze Pfeile die physiologischen Engen. Die Hiatusschlinge ist ein Teil des Zwerchfellmuskels (nach Faller).

wird durch die Nahrung selbst stimuliert und beginnt, wenn die Nahrung in den Magen gelangt. Sie wird durch besondere Hormone (z. B. Gastrin) ausgelöst.

**Form und Lage.** Der Magen liegt im linken Oberbauch unter dem Zwerchfell, wobei Form und Lage große funktionsbedingte (Füllungszustand) Unterschiede aufweisen können. Das Magenvolumen beträgt etwa 1200 – 1600 ml. Man unterscheidet Mageneingang (Cardia), Magenkörper (Fundus und Corpus), Magenausgang (Antrum) und Magenpförtner (Pylorus). Am Mageneingang öffnet sich der Ösophagus unmittelbar unter dem Zwerchfell in den Magen (Abb. 21.**129**). Links von der Mündung erhebt sich kuppelförmig der Magenfundus, der im Röntgenbild regelmäßig durch die „Magenblase" (verschluckte Luft im Fundus) sichtbar ist (Abb. 21.**128**). Der Magenkörper wird am oberen Rand von der kleinen Krümmung (Curvatura ventriculi minor), am unteren Rand von der großen Krümmung (Curvatura ventriculi major) begrenzt (Abb. 21.**129**). Am Ausgang zum Zwölffingerdarm (Duodenum) liegt eine Erweiterung (Antrum pyloricum) und unmittelbar dahinter der Magenpförtner, ein ringförmiger Schließmuskel. Außen ist der Magen von Bauchfell (Peritoneum) überzogen, das eine gute Verschieblichkeit gegenüber anderen Organen ermöglicht.

**Schleimhaut und Muskelschicht.** Die Schleimhautoberfläche zeigt zahlreiche längs verlaufende Auffaltungen (Magenfalten), die an der kleinen Kurvatur die Magenstraße bilden (Abb. 21.**129**). Auf den Falten lassen sich millimetergroße Felder erkennen, in denen mit Hilfe einer Lupe dicht an dicht liegende punktförmige Grübchen (Foveolae gastricae) sichtbar werden. In jedes Grübchen münden mehrere Magendrüsen. Um sich vor Selbstverdauung durch die Salzsäure zu schützen, produzieren die Mukosazellen einen zähen Schleim, der die Schleimhautoberfläche überzieht. Die Magendrüsen im Fundus und Corpus des Magens sind gestreckt und enthalten drei Zellarten (Abb. 21.**130**). Die hauptsächlich im Drüsenhals liegenden Nebenzellen bilden Schleim und zeigen viele Mitosen (Regeneration!). Weiter unten im Mittelstück der Magendrüsen liegen Haupt- und Belegzellen. Die Hauptzellen bilden eine Vorstufe des eiweißspaltenden Pepsins, das Pepsinogen, das durch die in den Belegzellen gebildete Salzsäure aktiviert wird. Außerdem wirkt die Salzsäure bakterizid und tötet auf diese Weise einen großen Teil der mit der Nahrung aufgenommenen Bakterien ab. Zusätzlich zur Salzsäure produzieren die Belegzellen den „Intrinsic factor", der die Aufnahme von Vitamin $B_{12}$ im unteren Dünndarm (Ileum) ermöglicht.
Die glatte Muskulatur der Magenwand besitzt zusätzlich zu der Ring- und Längsmuskelschicht eine weitere, innen gelegene, schräg verlaufende Muskelschicht. Am Pylorus bildet die Ringmuskelschicht einen kräftigen Schließmuskel. Beim gefüllten Magen verlaufen etwa alle drei Minuten peristaltische Wellen vom Fundus zum Pylorus. Die Magenentleerung wird hauptsächlich durch unterschiedliche Druckverhältnisse zwischen Magen und Dünndarm beeinflußt und über Gewebshormone gesteuert.

### 21.8.2.8 Dünndarm

Im Dünndarm (Intestinum tenue) findet die eigentliche Verdauung und Aufnahme (Resorption) der Nahrungsbestandteile statt. Die Nährstoffe werden durch Enzyme der Bauchspeicheldrüse zu resorbierbaren Bestandteilen abgebaut. Hierbei werden Kohlenhydrate zu einfachen Zuckern (Monosaccharide), Eiweiße zu Aminosäuren und Fette zu Fettsäuren und Glyzerin zerlegt. Zur Fettverdauung sind Gallensäuren notwendig. Durch Misch- und Transportbewegungen wandert der Speisebrei durch den Dünndarm und wird dem Dickdarm zugeführt.

**Form und Lage.** Der Dünndarm beginnt jenseits des Magenpförtners und endet an der Einmündung in den Dickdarm (Abb. 21.**131**). Er ist in Abhängigkeit von dem Kontraktionszustand seiner Längsmuskelschicht etwa 3–5 m lang (Abb. 21.**131**). Man unterscheidet drei aufeinanderfolgende

Abb. 21.**128** Röntgenaufnahme von Speiseröhre (unterer Teil), Magen und Anfangsteil des Zwölffingerdarms nach Schlucken von Kontrastbrei im Stehen.

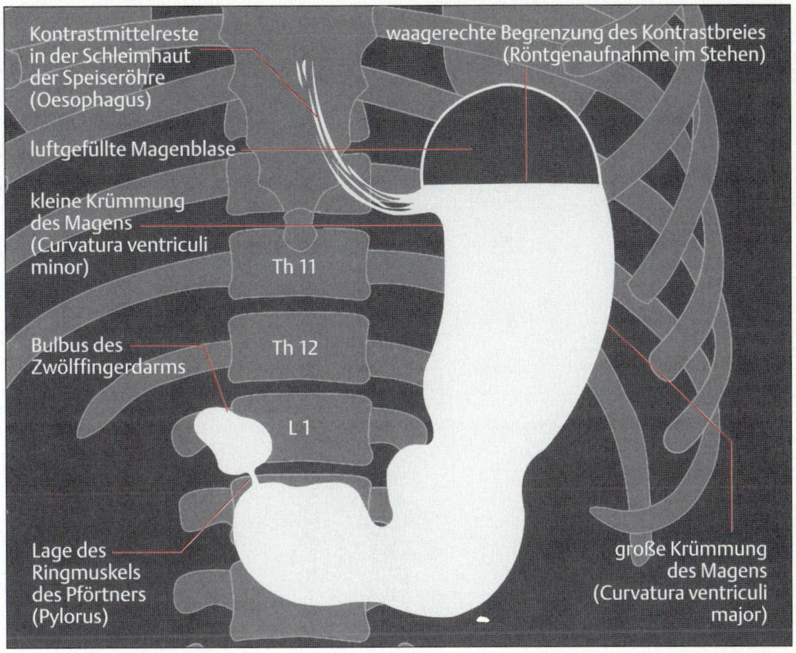


Abb. 21.**129** Topographie und innere Oberfläche eines aufgeschnittenen Magens.

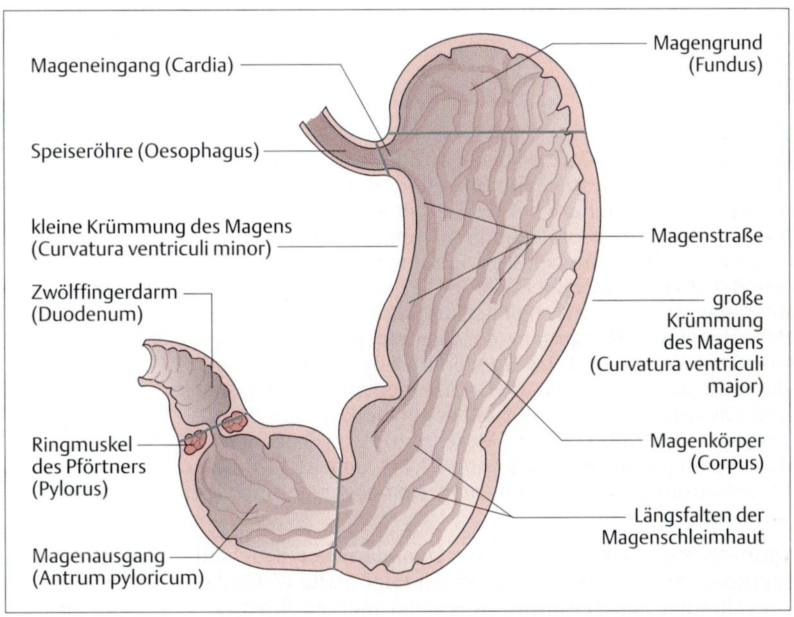

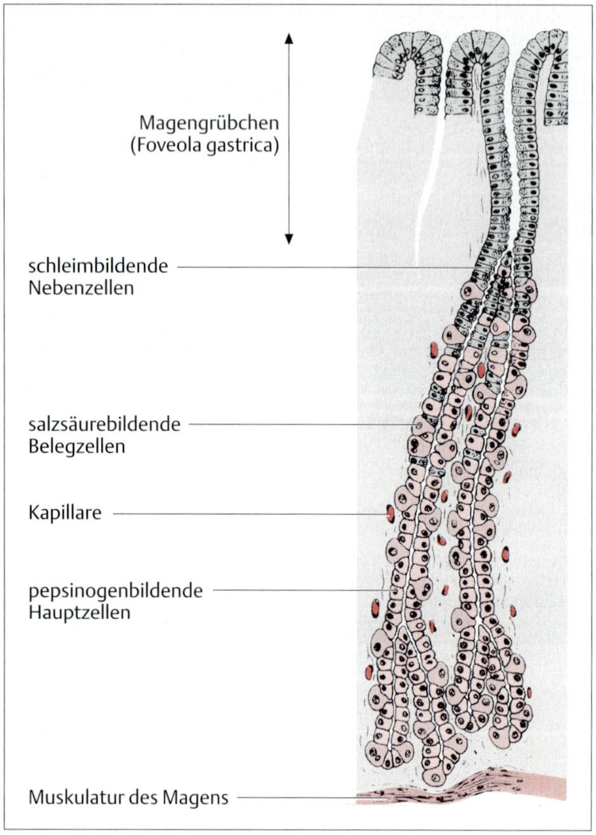


Abb. 21.**130** Schittpräparat einer Magendrüse.

Abschnitte: den 25–30 cm langen Zwölffingerdarm (Duodenum), den Leerdarm (Jejunum) und den Krummdarm (Ileum). Das Duodenum hat die Gestalt eines den Kopf der Bauchspeicheldrüse umfassenden C und ist an der Rückwand der Leibeswand befestigt. In seinen absteigenden Teil mündet auf einer kleinen Erhebung (Papilla duodeni major) der Gallengang (Ductus choledochus) häufig zusammen mit dem Hauptausführungsgang der Bauchspeicheldrüse (Ductus pancreaticus). Auf das Duodenum folgen Jejunum und Ileum, die beide ohne scharfe Grenze ineinander übergehen und das Dünndarmkonvulut bilden. Beide Darmabschnitte sind über ein Aufhängeband (Mesenterium) an der hinteren Bauchhöhlenwand befestigt (Abb. 21.**131** und 21.**132**). Das Mesenterium dient der Blut- und Nervenversorgung des Dünndarms.

**Dünndarmmotorik.** Außen ist der Dünndarm von Bauchfell (Peritoneum) überzogen. Nach innen folgt glatte Muskulatur mit einer äußeren Längs- und einer inneren Ringmuskelschicht (Abb. 21.**132**). Durch abwechselnde Kontraktion und Erschlaffung der Längs-und Ringmuskulatur kommt es zu einer Durchmischung des Darminhalts (Pendel- und Segmentationsbewegungen). Der Transport des Darminhalts erfolgt durch peristaltische Wellenbewegungen. Sie werden durch die bei der Füllung des Darmes erfolgende Dehnung der Darmwand ausgelöst (s. S. 473 Darmwandnervensystem) und verlaufen in Form von wandernden Kontraktionsringen; hierbei wird der Darminhalt vorwärtsgeschoben.

**Dünndarmschleimhaut.** Um die Resorption der Nahrungsstoffe im Dünndarm zu erleichtern, weist die Schleimhautoberfläche eine beträchtliche Oberflächenvergrößerung durch Falten, Zotten und Mikrovilli auf (Abb. 21.**133**). Die insgesamt etwa 600 ringförmigen Falten (Kerckring-Falten) springen als Auffaltungen der Submukosa einen cm in das Darmlumen vor und vergrößern die Oberfläche auf ungefähr einen Quadratmeter.
Die Dünndarmzotten sind etwa 1 mm hohe und 00.1 mm dicke, fingerförmige in das Darmlumen gerichtete Ausstülpungen der Schleimhaut und geben ihr ein samtartiges Aussehen. Ein $mm^2$ der Schleimhaut kann bis zu 40 Dünndarmzotten tragen (Abb. 21.**133 b**). Sie vergrößern die Oberfläche auf etwa 5–6 $m^2$. Jede Zotte enthält ein Bindegewebsgerüst mit Arteriolen, Venolen sowie ein Netz von Blutkapillaren und ein zentrales Lymphgefäß (Abb. 21.**134** u. 21.**135**). Das Zottenepithel ist einschichtig und besteht aus hochprismatischen Saumzellen und schleimbildenden Becherzellen (Abb. 21.**135**). Saumzellen stehen im Dienste der Resorption und besitzen an ihrer dem Darmlumen zugewandten Zellmembran einen Bürstensaum (Mikrovilli). Mikrovilli sind Ausstülpungen der Plasmamembran (pro Zelle etwa 3000, pro $mm^2$ etwa 200 Millionen), durch die der Dünndarm eine Gesamtschleimhautoberfläche von über 120 $m^2$ aufweist.
Für die Resorption des Speisebreis stellen die Dünndarmzotten eine Funktionseinheit dar. Die über das Kapillarnetz aufgenommenen Nährstoffe (Aminosäuren, Zucker, freie Fettsäuren etc.) gelangen ins Blut und werden über Venen der Pfortader und schließlich der Leber zugeführt. Über ein zentrales Lymphgefäß (Chylusgefäß) werden die im Epithel bereits wieder synthetisierten Fette (Triglyzeride) abtransportiert und gelangen entlang des Milchbrustganges (Ductus thoracicus) ins venöse Blut.
Die ausgeprägten Oberflächenvergrößerungen der Dünndarmschleimhaut nehmen zum Ende des Dünndarms kontinuierlich ab, da die Resorption von Nährstoffen geringer und zunehmend Wasser resorbiert wird. Im Ileum verstreichen die Falten, und die Zotten werden niedriger.

**Darmassoziiertes lymphatisches Gewebe.** Innerhalb der Schleimhaut des Magen-Darm-Traktes liegen vereinzelt oder in Gruppen zahlreiche Lymphfollikel, die man zusammen mit diffus verteilten Lymphozyten in ihrer Gesamtheit als darmassoziiertes lymphatisches System bezeichnet. Es stellt einen Teil des spezifischen Abwehrsystems dar, das sich mit Antigenen im Darm auseinandersetzt. Besonders im Ileum liegen die Lymphfollikel dicht gedrängt in Form zusammengesetzter Platten in der Schleimhaut (Peyer-Platten). Ihre Organisation ist dadurch gekennzeichnet, daß sie Antigene nicht über Lymphgefäße, sondern über die Darmoberfläche erhalten. Das Schleimhautepithel über den Peyer-Platten enthält zahlreiche spezialisierte Epithelzellen (M-Zellen), die Antigene aus dem Darmlumen aufnehmen und an die darunterliegenden Lymphozyten weitergeben. Nach Antigenkontakt wandeln sich die B-Lymphozyten im

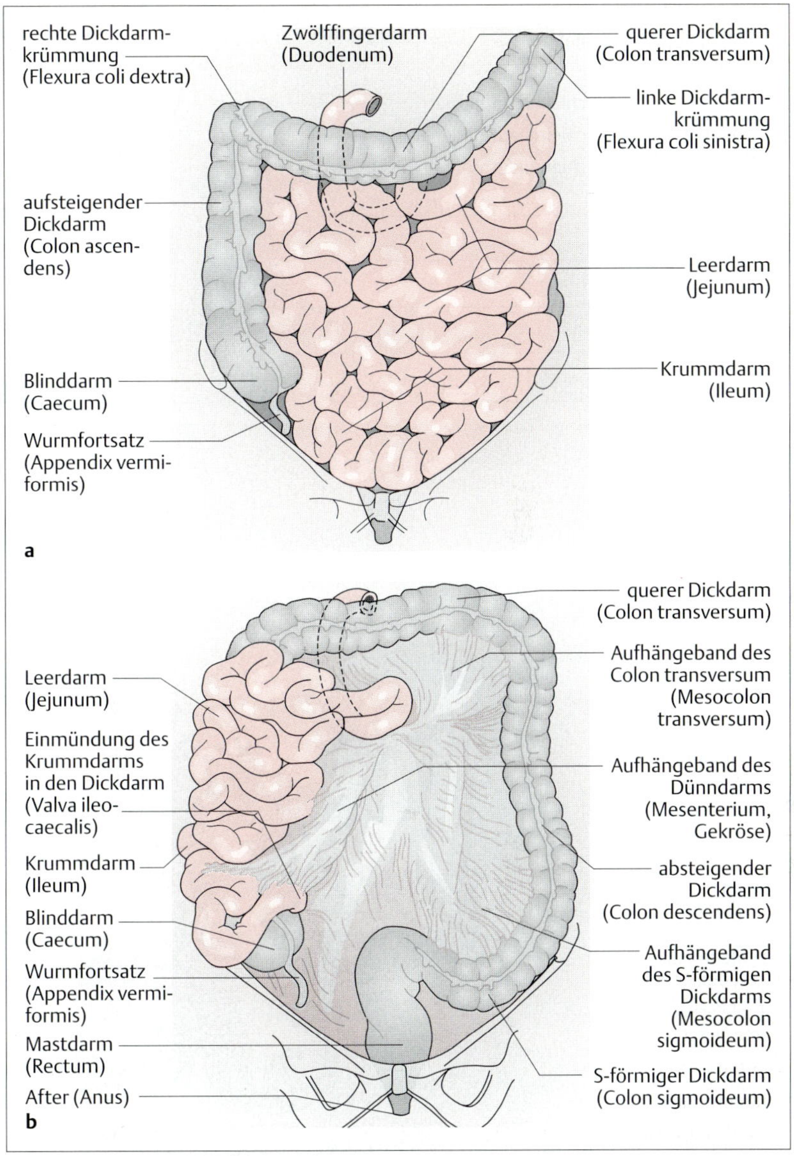


Abb. 21.**131** **a** und **b**. Lage des Dünn- und Dickdarms im Bauchsitus (nach Leonhardt).
**a** Normale Lage;
**b** Dünndarm nach rechts, querer Dickdarm nach oben herausgeklappt.

antikörperproduzierende Plasmazellen um und wandern über das Lymph- und Blutgefäßsystem in andere Darmteile, um dort Abwehraufgaben zu übernehmen.

### 21.8.2.9 Dickdarm

Hauptaufgabe des aus Blinddarm (Caecum) und Grimmdarm (Colon) bestehenden Dickdarms (Intestinum crassum) ist die Rückresorption von Wasser und Salzen, die mit den Verdauungssäften in den Darm gelangen. Der Dickdarm enthält unverdauliche Nahrungsreste, die durch Bakterien in Gärungs- und Fäulnisprozessen zersetzt werden.

**Form und Lage.** Im linken Unterbauch mündet das Ileum in Höhe der Dickdarmklappe (Valva ileocaecalis) in den etwa 1,5–1,8 m langen Dickdarm (Abb. 21.**131** und 21.**136**). Unterhalb der Dickdarmklappe buchtet sich nach unten der Anfangsteil des Dickdarms, der Blinddarm, aus. An ihm hängt der etwa 8 cm lange und 0,5–1 cm dicke Wurmfortsatz (Appendix vermiformis), der beim Menschen eine wichtige Funktion innerhalb des spezifischen Abwehrsystems des Darms hat (s. S. 377). Auf den Blinddarm folgt der Grimmdarm, der den Dünndarm wie ein Rahmen umgibt.
Das Kolon beginnt auf der rechten Seite mit einem aufsteigenden Teil (Colon ascendens), der unterhalb der Leber nach

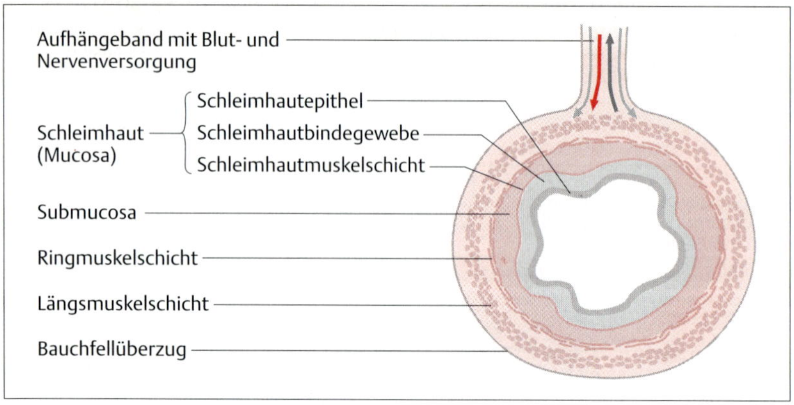


Abb. 21.**132** Querschnitt durch den Dünndarm (Schichtenaufbau) (nach Leonhardt).

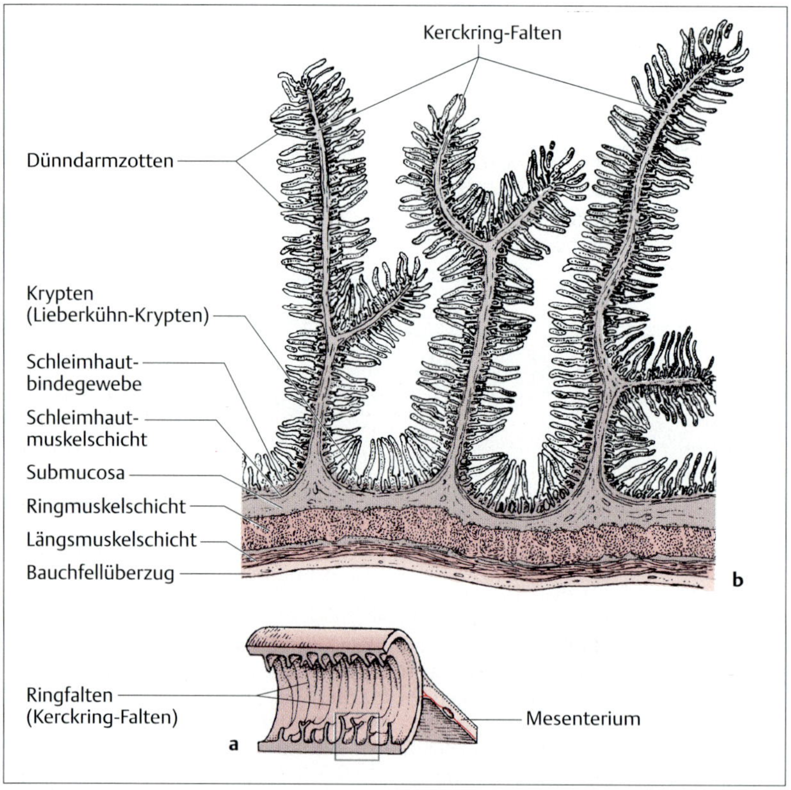


Abb. 21.**133 a** u. **b** Längsschnitt durch das Jejunum.
**a** Schnitt durch den Dünndarm; **b** vergrößerter Ausschnitt aus **a**.

links umbiegt (Flexura coli dextra) und sich in einen queren Teil (Colon transversum) nach links verlaufend fortsetzt (Abb. 21.**136**). An der linken Kolonflexur (Flexura coli sinistra) biegt er nach unten und verläuft an der seitlichen Bauchwand als absteigender Teil (Colon descendens). Im Bereich der linken Darmbeinschaufel geht der Dickdarm über in einen S-förmig gekrümmten Abschnitt (Colon sigmoideum), der weiter ins kleine Becken zieht. In Höhe des 2.-3. Kreuzbeinwirbels schließt sich dem Colon sigmoideum (Abb. 21.**138**) der etwa 15 cm lange Mastdarm (Rectum) an, der mit dem Anus unterhalb des Analkanals endet.

Äußerlich ist der Dickdarm durch eine charakteristische Anordnung von Längsmuskelstreifen, Einschnürungen, Aussackungen sowie durch Fettanhängsel gekennzeichnet. Die Längsmuskelstreifen (Taeniae coli) entstehen durch eine straffe Bündelung der äußeren Längsmuskelschicht. Entlang der Tänien hängen zahlreiche zipfelförmige Fettanhängsel (Appendices epiploicae, Abb. 21.**137**). Durch Kontraktion der Ringmuskulatur bilden sich typische Einschnürungen (Plicae semilunares), die in das Dickdarmlumen vorspringen (Abb. 21.**137**). Zwischen den Plicae semilunares buckelt sich die Darmwand in Form von Aussackungen (Haustra coli) nach außen.

**Dickdarmschleimhaut.** Die Schleimhaut des Dickdarms weist eine wesentlich geringere Oberflächenvergrößerung als die Dünndarmschleimhaut auf. Es fehlen Zotten, und die Oberfläche wird ausschließlich durch tiefe Einsenkungen (Lieberkühn-Krypten) vergrößert. Als Ausdruck einer starken Wasserrückresorption besteht das Schleimhautepithel überwiegend aus schleimbildenden Becherzellen und aus mit einem Bürstensaum ausgestatteten Epithelzellen. In der Schleimhaut kommen zahlreiche Lymphfollikel vor.

**Dickdarmmotorik.** Das Kolon läßt zwei Arten von Bewegungen erkennen. Peristaltische Wellen von abwechselnder

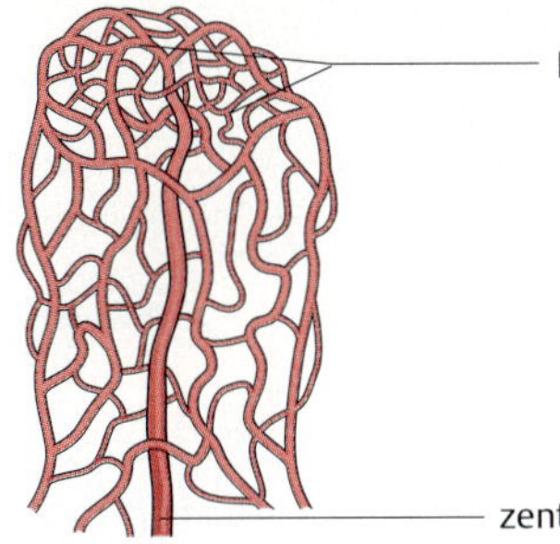


Abb. 21.**134** Gefäßinjektionspräparat einer Dünndarmzotte. Ein mit Kunststoff gefülltes Gefäßpräparat einer Dünndarmzotte zeigt eine zentrale Arterie, die an der Zottenspitze in ein Kapillarnetz übergeht.

Kontraktion und Erschlaffung laufen vom Colon transversum nach beiden Seiten und durchmischen den Inhalt. Durch wenige in Richtung Mastdarm verlaufende Transportbewegungen gelangt der Darminhalt über die linke Kolonflexur hinaus in das Colon sigmoideum und schließlich in den Mastdarm. Stuhldrang entsteht mit der Füllung der Ampulle des Mastdarms (Ampulla recti).

**Analverschluß.** Am Verschluß des Analkanals wirken ein innerer glatter (M. sphincter ani internus) und ein äußerer quergestreifter Schließmuskel (M. sphincter ani externus) sowie ein Teil der Beckenbodenmuskulatur mit. Der innere Schließmuskel ist eine Verdickung der inneren Ringmuskelschicht des Dickdarms, und der willkürlich innervierte äu-

Abb. 21.**135** Querschnitt einer Dünndarmzotte bei starker Vergrößerung.

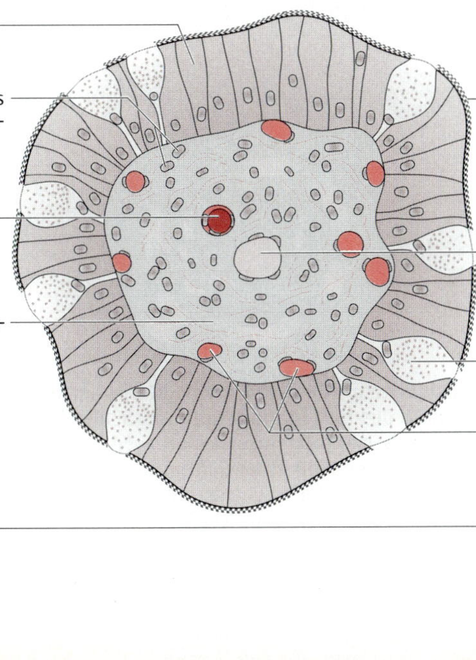

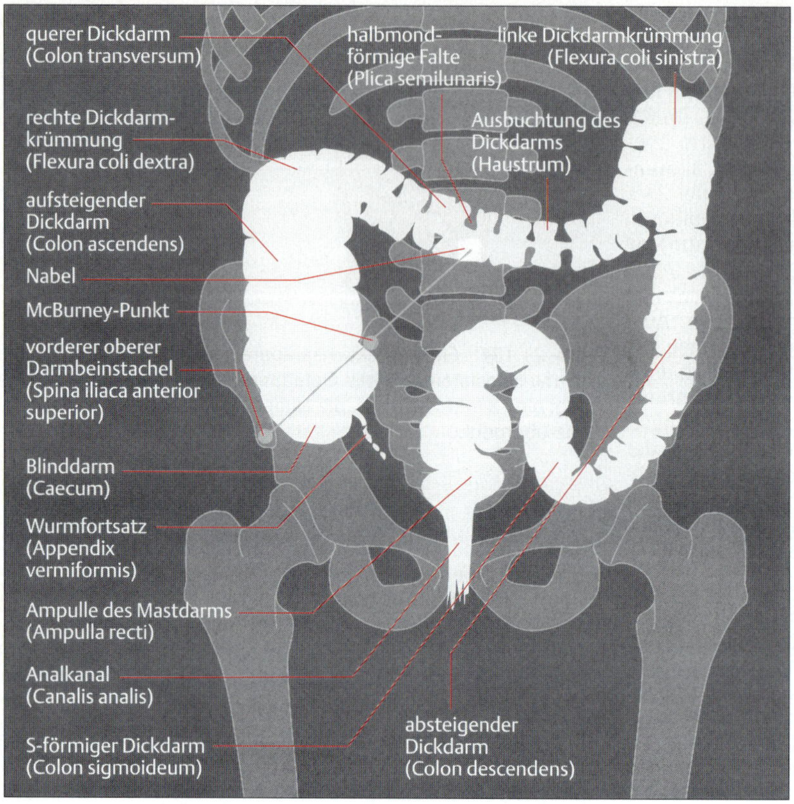


Abb. 21.**136** Röntgenaufnahme nach Kontrasteinlauf in Mast- und Dickdarm in der Ansicht von vorn. Die Stelle des Nabels ist durch ein viereckiges Bleiklötzchen, das einen Schatten gibt, markiert. Der McBurney-Punkt entspricht der Einmündung des Ileums in das Colon (Mitte einer Verbindungslinie: Nabel – vorderer oberer Darmbeinstachel).

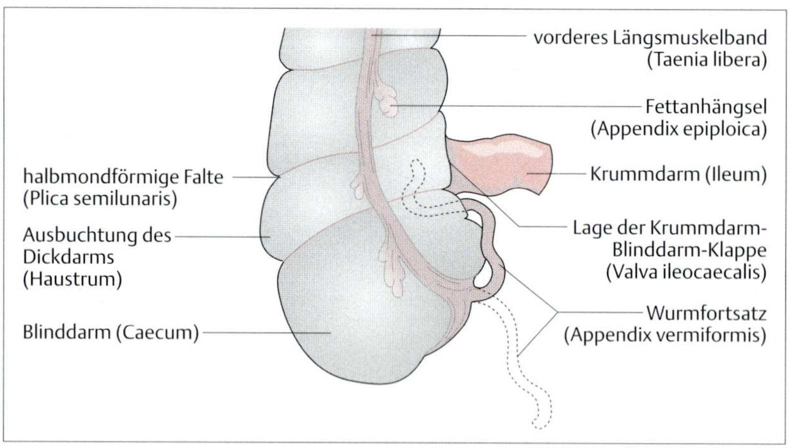


Abb. 21.**137** Blinddarm, Wurmfortsatz und Einmündung des Ileums in den Dickdarm. Wurmfortsatz hinter dem Ileum gelegen, normale Lage gestrichelt.

ßere Schließmuskel sitzt dem inneren wie eine Manschette von außen auf. Oberhalb des inneren und äußeren Schließmuskels liegt als Teil der Beckenbodenmuskulatur (M. levator ani) der M. puborectalis, der mit einer Schlinge von vorn um den Mastdarm zieht. Er ist der wichtigste Analschließmuskel, da seine Verletzung in höherem Maße zu einer Inkontinenz (Unfähigkeit, den Darminhalt zu behalten) führt als die Verletzung der beiden anderen Schließmuskeln. Einen zusätzlichen Verschlußmechanismus stellt ein Schwellkörper im Bereich des Analkanals dar (Corpus cavernosum ani), der unter der Schleimhaut liegt und häufig krankhaft vergrößert ist (Hämorrhoiden).

Abb. 21.**138** Seitliche Röntgenaufnahme nach Kontrasteinlauf in Mast- und S-förmiger ... und ... bel ...

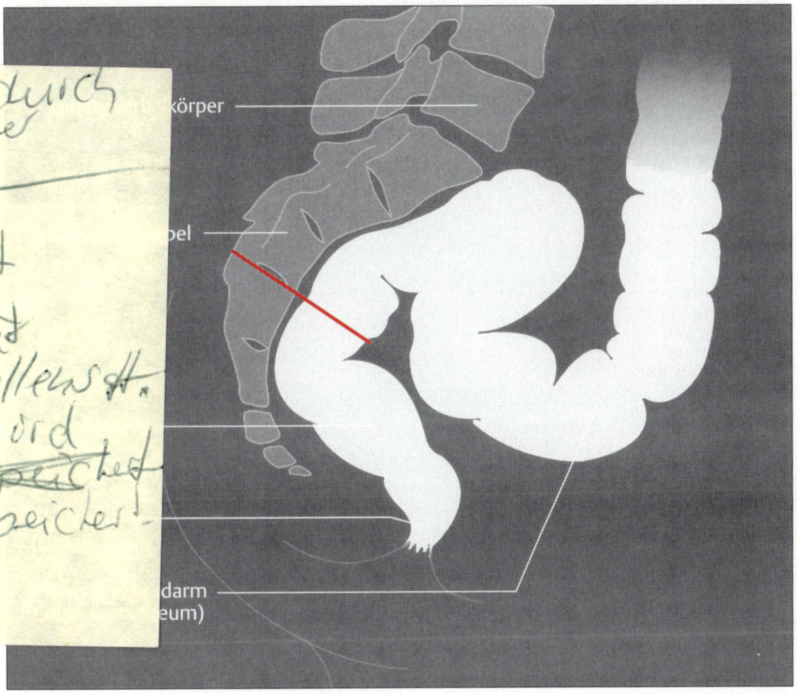

Resorption ~~über~~ durch Blutgefäße in der Dickdarmwand
Leber produziert ~~Gallenflüssigkeit~~ 600–700 ml Gallensaft. Der Gallensaft wird in der ~~Gallegespeichert~~ Gallenblase gespeichert!

### 21.8.1.10 Bauchfellverhältnisse und Mesenterien der Bauchorgane

Die Bauchfellhöhle (Peritonealhöhle) ist ein mit Bauchfell (Peritoneum) ausgekleideter Spaltraum, in dem sich eine geringe Menge seröser Flüssigkeit befindet. Die in der Peritonealhöhle gelegenen Organe füllen diese vollkommen aus und werden von dem viszeralen Blatt des Bauchfells überzogen (Peritoneum viscerale). Sie sind häufig durch bandartige Strukturen, in denen Gefäße und Nerven zu den Organen ziehen (Mesenterien und Ligamenta), mit dem außerhalb der Peritonealhöhle gelegenen und vom parietalen Blatt des Bauchfells überzogenen Bindegewebslager der Rumpfwand verbunden (Abb. 21.**139**). Man spricht in diesem Zusammenhang auch von einer intraperitonealen Lage der Organe, z. B. Magen, Leber und Dünndarm. Außerhalb der Bauchfellhöhle gelegene Organe haben ein sogenannte retroperitoneale Lage, z. B. Nieren und Bauchspeicheldrüse.

### 21.8.2.11 Bauchspeicheldrüse

Die Bauchspeicheldrüse (Pancreas) ist die wichtigste Verdauungsdrüse. Sie produziert als exokrine Drüse den Pankreassaft (Bauchspeichel). Mit ihrem endokrin tätigen Inselapparat ist sie an der Regulierung des Blutzuckerspiegels beteiligt (Insulin, Glucagon). Der alkalische Pankreassaft zeichnet sich durch seinen hohen Bicarbonatgehalt aus, der das saure Milieu des Zwölffingerdarms neutralisiert. Der Bauchspeichel enthält zahlreiche Enzyme für die Fettverdauung (Lipasen), die Eiweißverdauung (Proteasen) und die Kohlenhydratverdauung (Amylasen). Die Enzyme werden in Form inaktiver Vorstufen in das Duodenum abgegeben, wo sie aktiviert werden.

**Form und Lage.** Die Bauchspeicheldrüse liegt hinter dem Magen in Höhe des 2. Lendenwirbels und hat die Form eines quergestellten Keils. Mit dem Pankreaskopf liegt sie in der C-förmigen Schleife des Zwölffingerdarms und reicht mit dem Pankreaskörper und dem Pankreasschwanz bis unmittelbar an den Milzhilus im linken Oberbauch (Abb. 21.**140**). Ihr etwa 2 mm dicker Ausführungsgang (Ductus pancreaticus) durchzieht die Drüse in ihrer gesamten Länge und mündet, häufig zusammen mit dem Gallengang (Ductus choledochus), in den absteigenden Teil des Zwölffingerdarms auf der Papilla duodeni major.

**Inselapparat**. Der endokrine Anteil der Bauchspeicheldrüse ist der Inselapparat mit den Langerhansschen Insel (Kap. 21.6.4.4).

### 21.8.2.12 Leber

Die Leber (Hepar) ist mit einem Gewicht von 1500 – 2000 g die größte Drüse des menschlichen Körpers und im Hinblick auf die Galleproduktion eine exokrine Drüse. Hauptbestandteil der Gallenflüssigkeit sind die Gallensäuren, die im Darm die Fette emulgieren und somit ihre Resorption ermöglichen. Die Gallenfarbstoffe sind Endprodukte des Hämoglobinabbaus (Bilirubin) von zugrundegegangenen roten Blutkörperchen. Mit der Galle werden außerdem zahlreiche Stoffe (Cholesterin, Mineralstoffe) ausgeschieden.

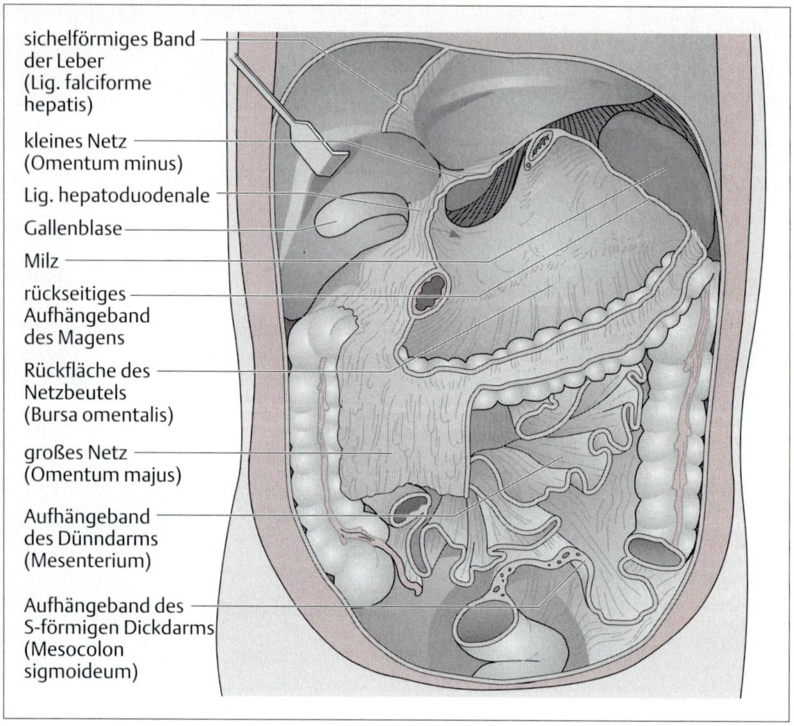


Abb. 21.**139** Übersicht über die Mesenterien der Bauchorgane (Magen, Dünndarm und Sigmoid sind entfernt worden). rosa: Angeschnittene Mesenterien und Bänder; hellgrau: in der Bauchhöhle gelegene, von Bauchfell allseitig umgebene Organe (z. B. Leber, Milz, Quercolon) sowie sekundär an die Rückseite der Bauchhöhle „angeklebte" Organe (z. B. auf- und absteigendes Colon, Rectum); das Band von der Leberpforte zum Duodenum (LIg. hepatoduodenale) enthält die Pfortader, den Gallengang und die Leberarterie (nach Feneis).

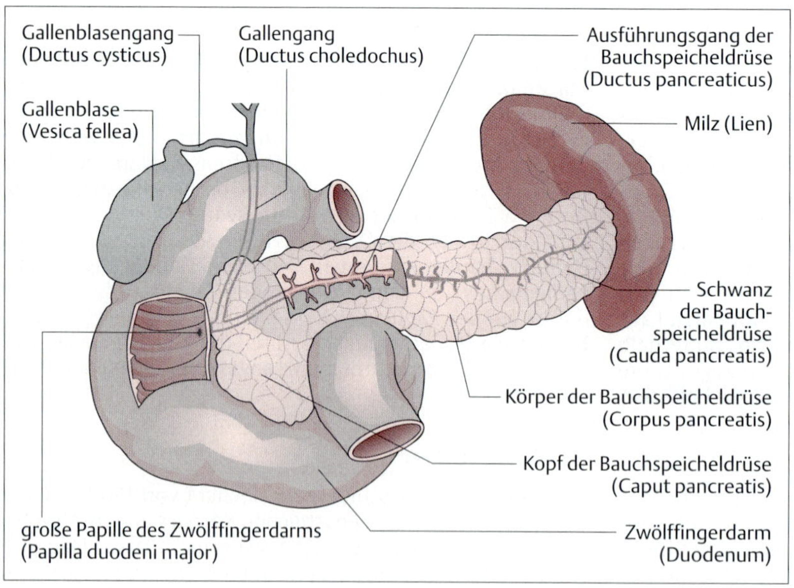


Abb. 21.**140** Zwölffingerdarm, Bauchspeicheldrüse, Gallenwege und Milz.

Als größtes Stoffwechselorgan verrichtet die Leber wichtige Funktionen innerhalb des Kohlenhydrat-, Eiweiß- und Fettstoffwechsels sowie bei der Entgiftung. Aus diesem Grund wird die Leber pro Minute von etwa 1,5 l sauerstoffreichen Blutes über die Leberarterie (A. hepatica propria) durchströmt. Zusätzlich gelangen die im Darm resorbierten Nährstoffe über den venösen Pfortaderkreislauf in die Pfortader (V. portae) und von dort in die Leber. Innerhalb der Leber werden Kohlenhydrate in Form von Glykogen gespeichert und bei Bedarf wieder abgegeben. Fette und Eiweiße unterliegen einem ständigen Um- und Abbau. Körperfremde Stoffe wie z. B. Medikamente oder Giftstoffe werden inaktiviert. Außerdem ist die Leber an der Produktion zahlreicher Blutbestandteile (z. B. Albumin, Gerinnungsfaktoren) beteiligt.

**Form und Lage.** Die Leber liegt im rechten Oberbauch unmittelbar unter dem Zwerchfell, mit dem sie teilweise verwachsen ist (Abb. 21.**141** u. 21.**116**). Seitlich verläuft der untere Leberrand mit dem Rippenbogen. Mit ihrem linken Leberlappen reicht sie bis vor den Magen. Linker und rechter Leberlappen werden an der dem Zwerchfell zugewandten Seite von einer bandartigen Struktur (Lig. falciforme hepatis) oberflächlich unterteilt. Es setzt an der Innenfläche der Bauchwand an. In seinem Unterrand verläuft ein rundes Band (Lig. teres hepatis), das Reste der ehemaligen fetalen Nabelvene (V. umbilicalis) enthält.
An ihrer den Eingeweiden (dem Darm) zugewandten Fläche liegt die Leberpforte (Porta hepatis) mit den ein- und austretenden Gefäßen (Pfortader, Leberarterie, Gallengang, Lymphgefäße) und Nerven. Vor der Leberpforte wölbt sich der viereckige (Lobus quadratus), hinter ihr der geschwänzte Leberlappen (Lobus caudatus) vor (Abb. 21.**141**). Zur rechten Seite schließt sich an der Grenze zum rechten Leberlappen eine Furche an, in der vorne die Gallenblase und hinten die untere Hohlvene liegt. Links von der Leberpforte beginnt der linke Leberlappen, zu dem unter funktionellen Gesichtspunkten auch der Lobus caudatus und der Lobus quadratus gezählt werden.

**Feinbau der Leber.** Unter der von Bauchfell überzogenen derben Leberkapsel liegt ein zartes, schwammartiges Bindegewebsgerüst, in dem die Blutgefäße verlaufen. Das Lebergewebe ist in Leberläppchen von etwa 1 – 2 mm Durchmes-

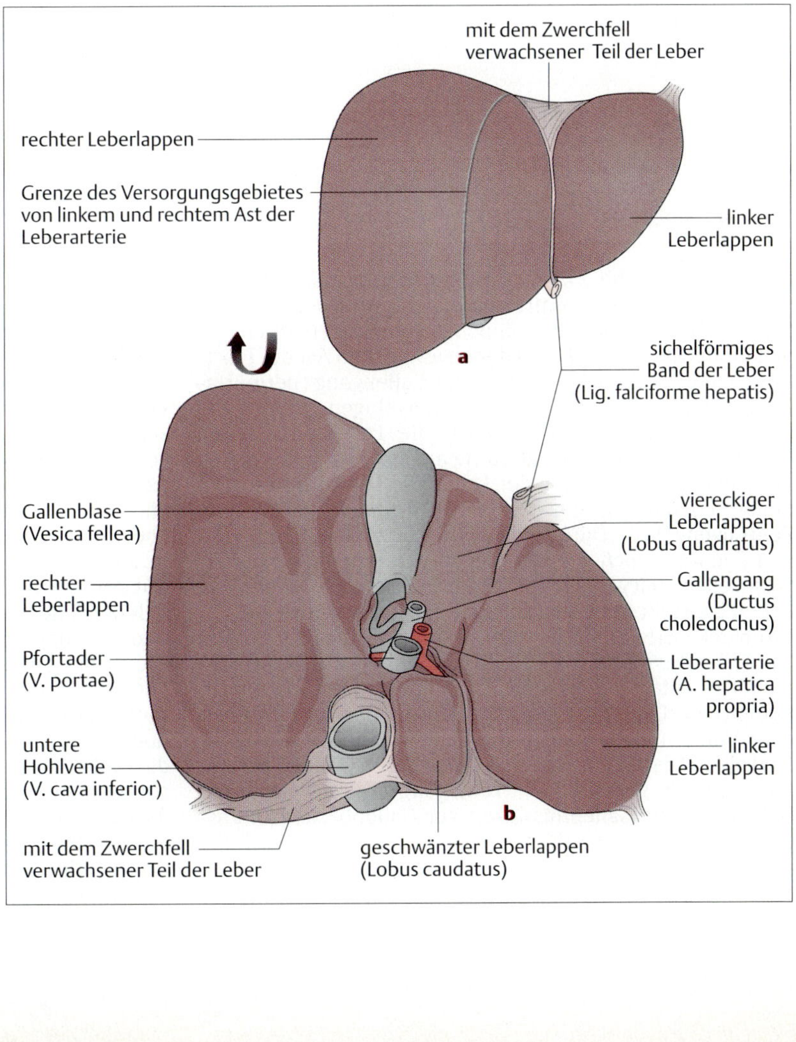


Abb. 21.**141** **a** u. **b** Vorderfläche und Eingeweidefläche der Leber (nach Leonhardt).
**a** Leber in der Ansicht von vorne;
**b** Leber in der Ansicht von unten (Eingeweidefläche).

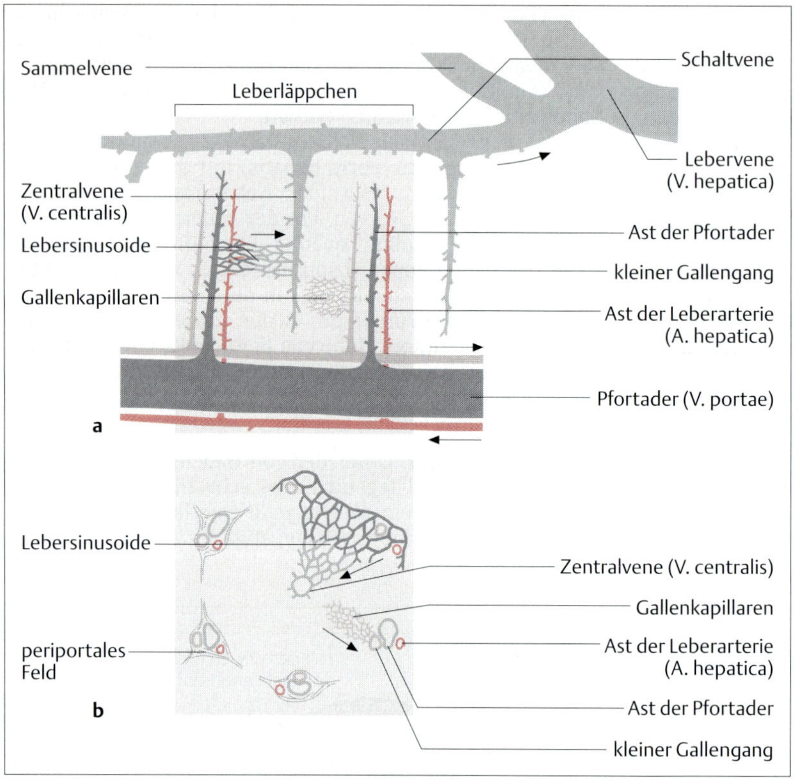


Abb. 21.**142 a** u. **b** Vereinfachter Längs- (**a**) und Querschnitt (**b**) durch ein Leberläppchen. Dargestellt sind die Lebergefäße und die Gallengänge, die Pfeile geben die Stromrichtung an.

ser gegliedert (Abb. 21.**142**). Im Querschnitt erscheinen sie sechseckig mit einem zentralen Gefäß (Zentralvene). An den Stellen, an denen mehrere Läppchen aneinanderstoßen, liegen Bindegewebszwickel, in denen jeweils ein Ast der Pfortader und der Leberarterie sowie der Gallengang (periportales Feld) verlaufen. Von der bindegewebigen Umrandung des Läppchens ausgehend liegen die Leberepithelzellen sternförmig um die Zentralarterie angeordnet. Dazwischen verlaufen die Haargefäße der Leber, die Lebersinusoide, in denen das Blut von der Peripherie kommend in Richtung Zentralvene fließt. Die Wand der sinusoiden Kapillaren wird von Endothelzellen gebildet, denen von innen die Kupffer-Sternzellen anliegen. Sie stehen im Dienste der Abwehr und haben als Freßzellen die Fähigkeit zur Phagozytose.

In umgekehrter Richtung zum Blutfluß erfolgt der Abfluß der Gallenflüssigkeit in den Gallenkapillaren, die in Form erweiterter Interzellularräume zwischen angrenzenden Leberepithelzellen liegen (Abb. 21.**142**). Sie besitzen keine eigene Wand und münden in die Gallengänge der periportalen Felder. Diese schließen sich zu größeren Gängen zusammen, um als gemeinsamer Lebergang (Ductus hepaticus communis) die Gallenflüssigkeit zur Gallenblase zu transportieren.

**Gallenblase und Gallengang.** Die Gallenblase (Vesica fellea) ist ein dünnwandiger, birnenförmiger Sack mit einem Fassungsvolumen von etwa 30–50 ml. Sie liegt auf der Eingeweidefläche der Leber und kann als Gallenreservoir angesehen werden (Abb. 21.**140**). In ihr wird die Gallenflüssigkeit eingedickt (Blasengalle) und bei Bedarf über den Gallenblasengang (Ductus cysticus) in den großen Gallengang entlassen. Nach Vereinigung von Ductus cysticus und Ductus hepaticus communis wird der große Gallengang als Ductus choledochus bezeichnet. Der 6–8 cm lange Ductus choledochus ist etwa bleistiftdick und zieht hinter dem Duodenum in Richtung Pankreaskopf (Abb. 21.**140**). Nach Vereinigung mit dem Ausführungsgang der Bauchspeicheldrüse (in etwa 77% der Fälle) mündet der gemeinsame Gang auf der Papilla duodeni major ins Duodenum.

Die Gallengänge besitzen glatte Muskulatur. Unmittelbar vor der Einmündung in das Duodenum hat der gallenführende Gang einen Ringmuskel (M. sphincter ductus choledochi), der in Verdauungsruhe kontrahiert ist. Dadurch wird die Galle durch den Gallenblasengang in die Gallenblase zurückgestaut. Kurz nach der Nahrungsaufnahme öffnet sich die Gallengangsmündung. Glatte Muskulatur im Bereich der Einmündung des Ausführungsgangs der Bauchspeicheldrüse verhindert in der Regel den Eintritt von Gallenflüssigkeit in den Ductus pancreaticus.

# 21.9 Harn- und Geschlechtsapparat

**Lernziel** Der Leser erhält einen Überblick über Lage, Aufbau und Funktion der Harn- und Geschlechtsorgane.

Die Ausführungswege der Harn- und Geschlechtsorgane (Urogenitalorgane) hängen entwicklungsgeschichtlich eng zusammen. Embryologisch wird daher das Urogenitalsystem in zwei Teile unterteilt:

- **Nieren und Harnwege (Harnsystem),**
- **Geschlechtsorgane (Genitalsystem).**

Beide Systeme entwickeln sich aus dem intermediären Mesoderm. Die Ausführungsgänge beider Systeme münden während der Embryonalentwicklung anfänglich in eine gemeinsame Höhle, die Kloake.

## 21.9.1 Harnapparat

Innerhalb des Harnapparates bereiten die Nieren den Harn, indem sie schädliche Stoffwechselprodukte (Schlackenstoffe) zusammen mit Wasser ausscheiden. Auf diese Weise wird das innere Milieu der Gewebe reguliert, der Flüssigkeitshaushalt ausgeglichen und die Wasserstoffkonzentration konstantgehalten. Im einzelnen kommen den Nieren folgende Funktionen zu:

1. Ausscheidung von Stoffwechselprodukten und giftigen Substanzen, z. B. Harnstoff und Harnsäure als Abbauprodukte des Eiweißstoffwechsels oder Arzneistoffe.
2. Aufrechterhaltung der Elektrolytkonzentration (z. B. Natrium- und Kaliumsalze), des Wassergehaltes und des osmotischen Druckes der Körperflüssigkeiten.
3. Beteiligung an der Kreislaufregulation und Blutbildung durch Produktion hormonähnlicher Substanzen, z. B. Renin, Erythropoetin.

Beide Nieren werden im Laufe eines Tages von etwa 1500 l Blut durchströmt. Die Ausscheidung der Schlackenstoffe erfolgt prinzipiell in zwei Schritten: Zuerst entsteht ein sog. Ultrafiltrat des Blutplasmas (Primärharn), in dem die gelösten Stoffe, mit Ausnahme der Eiweiße, in gleicher Konzentration wie im Blutplasma vorliegen. Anschließend werden aus dem Primärharn (etwa 180 l pro Tag) bestimmte Stoffe (z. B. Natriumsalze, Glucose, Aminosäuren, kleine Eiweißmoleküle, Vitamine) zusammen mit Wasser wieder rückresorbiert. Auf diese Weise wird der Harn auf etwa 1% des ursprünglichen Volumens konzentriert (Sekundärharn) und über die harnableitenden Organe (Harnleiter, Blase, Harnröhre) ausgeschieden.

### 21.9.1.1 Nieren

**Form und Lage.** Die Nieren (Ren) haben eine bohnenförmige Gestalt, sind etwa 10 cm lang, 5 cm breit und 4 cm dick. Man unterscheidet einen oberen und unteren Nierenpol sowie einen medialen und lateralen Rand. Sie wiegen zwischen 120 und 300 g und liegen in der Lendengegend beiderseits der Wirbelsäule (Abb. 21.**144**) in einem hinter der Bauchhöhle gelegenen Bindegewebsraum (Retroperitonealraum). Die rechte Niere liegt unterhalb der Leber, die linke unterhalb der Milz. In den meisten Fällen liegt der rechte obere Nierenpol etwa eine halbe Wirbelhöhe tiefer als der linke. An der zur Wirbelsäule gerichteten eingedellten Seite liegt die Nierenpforte (Hilum renalis), durch die Gefäße, Nerven und Nierenbecken ein- und austreten (Abb. 21.**143**).
Jede Niere ist von einer Fettkapsel (Capsula adiposa) umgeben und von einem bindegewebigen Sack (Fasziensack) umhüllt. Beides hält die Nieren in ihrer Lage verschieblich. Wird das Fettgewebe (Speicherfett) im Hungerzustand eingeschmolzen, erhöht sich die Beweglichkeit der Nieren. Dem oberen Nierenpol jeder Seite sitzt eine Nebenniere auf, die ebenfalls in die Fettkapsel miteingeschlossen ist (Abb. 21.**143**).

**Nierenrinde und Nierenmark.** Ein Längsschnitt durch die Niere zeigt schon mit bloßem Auge eine Gliederung des Nierengewebes in Nierenrinde (Cortex renalis) und Nierenmark (Medulla renalis). Die Rinde liegt als etwa 8 mm breiter, dunkelrot gefärbter Streifen unmittelbar unter der bindegewebigen Organkapsel (Abb. 21.**145**). Ihr dunkelrotes Aussehen erhält die Rinde durch zahlreiche kleine, mit einer Lupe sichtbare Nierenkörperchen, die jeweils ein Gefäßknäuel (Glomerulus) enthalten.
Die Nierenrinde grenzt an das Nierenmark, das von 10 – 12 Markpyramiden gebildet wird. Die breite Grundfläche der Pyramiden ist gegen die Rinde gerichtet und läuft in Markstrahlen aus. Zwischen den Nierenpyramiden reicht die Rinde in Form von Säulen bis tief ins Nierenmark (Abb. 21.**145**). Die Pyramidenspitzen bilden die Nierenpapillen, die kelchförmig in das Nierenbecken ragen. Zwischen den Kelchen liegt lockeres Binde- und Fettgewebe (Sinus renalis), in dem die Nierengefäße verlaufen.

**Nierengefäße.** Die beiden Nierenarterien (Aa. renales) führen den Nieren etwa 20% des vom Herzen in die Aorta ausgeworfenen Blutes zu (Abb. 21.**146**). Am Nierenhilus teilt sich die A. renalis in 5–6 Aa. interlobares auf, aus den die Aa. arcuatae hervorgehen, die in einem bogenförmigen Verlauf entlang der Mark-Rinden-Grenze verlaufen. Aus der A. arcuata ziehen Arterien in die Rinde (Aa. interlobulares), von denen in regelmäßigen Abständen Arteriolen abzweigen, die das Blut den Kapillarschlingen des Glomerulus zuführen (Vasa afferentia). Aus den Gefäßknäueln leiten wegführende Arteriolen das Blut ab (Vasa efferentia), um erneut ein Kapillarnetz zu bilden, das teilweise in Richtung Nierenmark ver-

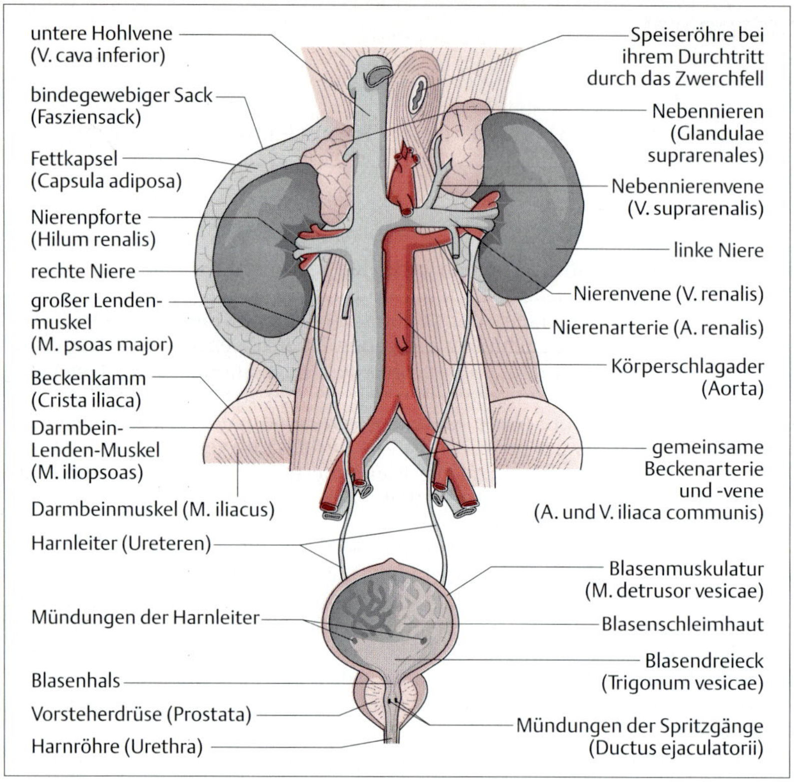


Abb. 21.**143** Männliche Harnorgane.

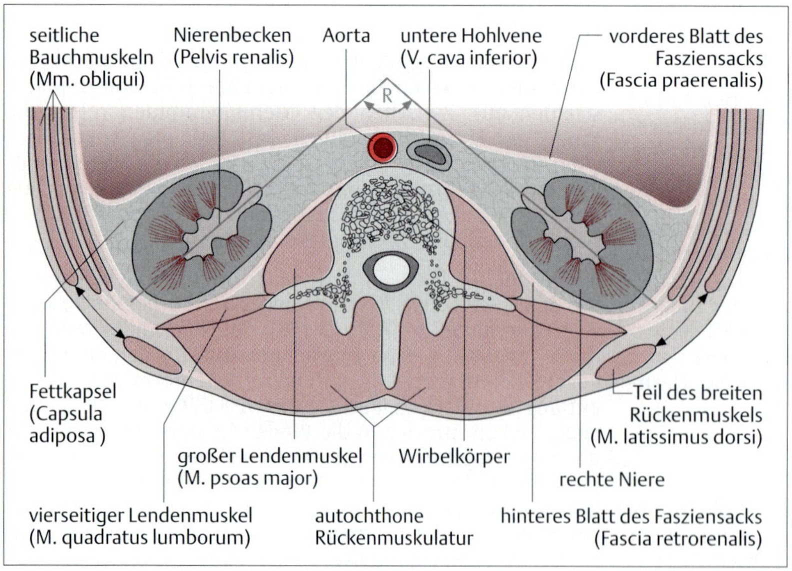


Abb. 21.**144** Nieren, Fettkapsel und Fasziensack in ihrer Lage zur Muskulatur von Bauchdecke und Rumpfwand (Horizontalschnitt), die Achsen beider Nieren treffen sich im rechten Winkel (R) vor der Wirbelsäule. Die schwarzen Pfeile markieren das untere Lendendreieck (Trigonum lumbale).

Abb. 21.**145** Vereinfachter Mittelschnitt durch eine Niere.

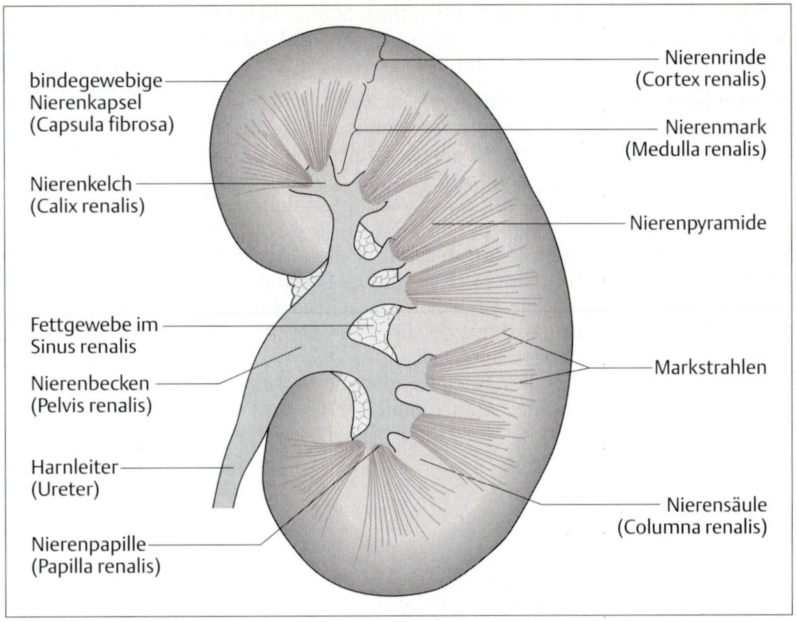


Abb. 21.**146** Blutgefäße der Niere im schematischen Schnittpräparat (nach Leonhardt).

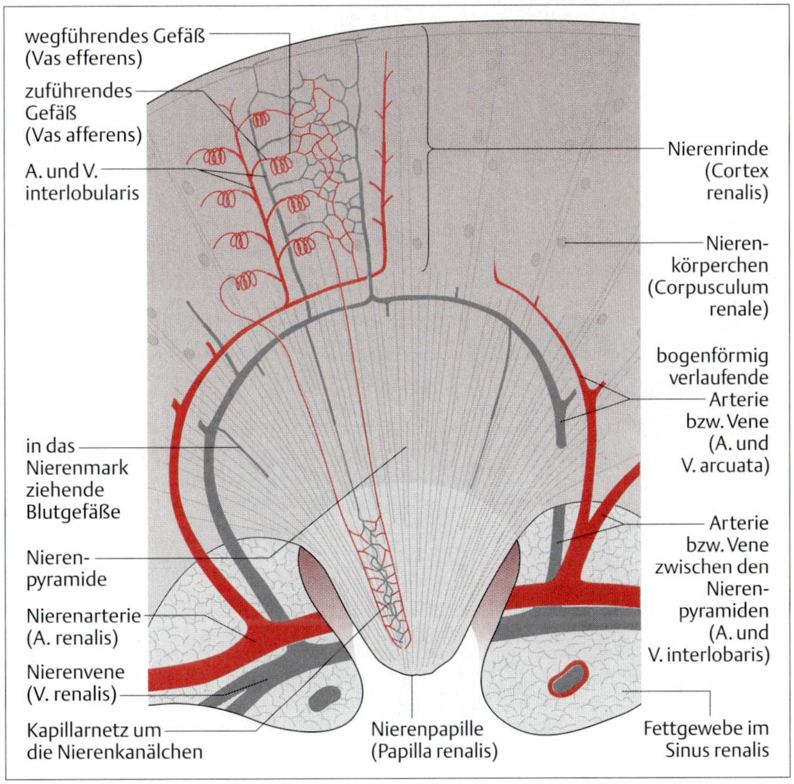

läuft und die Nierenkanälchen umspinnt. Schließlich sammelt sich das Blut in kleinen Venen und gelangt über die Nierenvenen (Vv. renales) in die untere Hohlvene.

**Nierenkörperchen und Harnfilter.** Die Niere besitzt außer den Blutgefäßen ein Kanälchensystem, das aus Nephronen und Sammelrohren besteht. Nephrone bilden die Bau- und Arbeitseinheit der Niere und bestehen aus dem Nierenkörperchen und dem dazugehörigen Nierenkanälchen. Die etwa eine Million Nierenkörperchen liegen in der Nierenrinde und enthalten den Harnfilter, durch den der Primärharn aus dem Blut abfiltriert wird (Abb. 21.**147**). In den Nierenkanälchen erfolgt im wesentlichen durch Rückresorption die Bildung des Sekundärharns, der über die Sammelrohre in das Nierenbecken abgeleitet wird.
An jedem Nierenkörperchen (Corpusculum renis, Malpighi-Körperchen) unterscheidet man einen Gefäß- und einen Harnpol. Am Gefäßpol wird der blindsackförmige Anfang des Nierenkanälchens (Tubulus) von etwa 30 Blutkapillarschlingen (Glomerulus) eingestülpt, so daß ein doppelwandiger Becher entsteht (Bowman-Kapsel). Der Spalt zwischen beiden Wänden nimmt den Primärharn auf und leitet ihn am Harnpol in das ableitende Nierenkanälchen (Abb. 21.**147**). Der Harnfilter ist beim Erwachsenen insgesamt etwa 0,8 $m^2$ groß und besteht aus drei Strukturen:

1. dem Kapillarendothel,
2. den Zellen, die die innere Wand der Bowman-Kapsel bilden (Podozyten),
3. der gemeinsamen Basalmembran der Endothelzellen und der Podozyten.

Die Filtration durch den Harnfilter ist ein passiver Vorgang und ausschließlich abhängig vom arteriellen Blutdruck. Wasser und kleinmolekulare Stoffe (z. B. Harnstoff, Glucose,

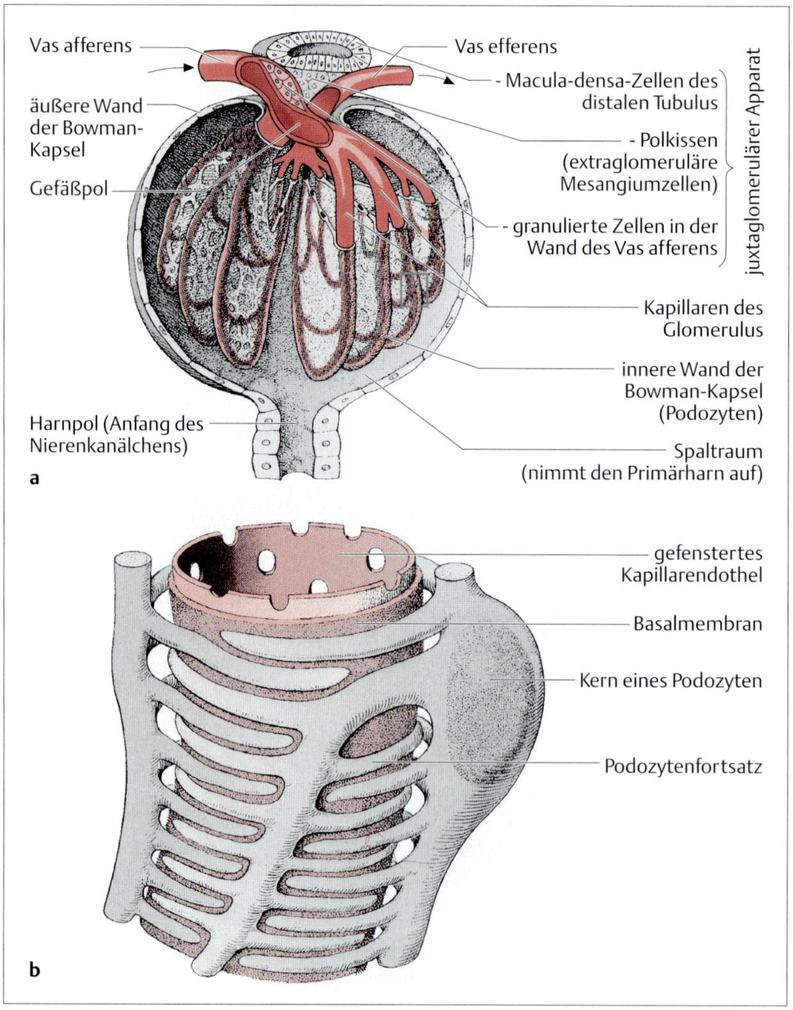


Abb. 21.**147 a** u. **b** Schema eines Nierenkörperchens und Bau des Harnfilters.
**a** Nierenkörperchen, schwarzer Kasten: Ausschnittvergrößerung in **b**;
**b** Harnfilter (nach Leonhardt), Ausschnitt aus **a**.

Salze, Aminosäuren, Natriumchlorid) können ungehindert den Filter passieren, während große Eiweißmoleküle (z. B. Albumine und Globuline) sowie rote Blutkörperchen normalerweise nicht hindurchtreten.

**Nierenkanälchen und Sammelrohre**. Das Nierenkanälchen (Nierentubulus) ist ein wenige Zentimeter langes, unverzweigtes, aus einschichtigem Epithel gebildetes Röhrchen, das am Harnpol des Nierenkörperchens beginnt (Abb. 21.**147 a** u. 21.**148**). Am Nierentubulus unterscheidet man gewundene und gestreckte Abschnitte:

1. ein gewundenes und gestrecktes Hauptstück (proximaler Tubulus),
2. eine dünnes Überleitungsstück (Henle-Schleife),
3. ein gestrecktes und gewundenes Mittelstück (distaler Tubulus),
4. ein kurzes Verbindungsstück.

Während die gewundenen Haupt- und Mittelstücke größtenteils in der Rinde liegen, ziehen die gestreckten Tubulusabschnitte sowie die dünnen Überleitungsstücke in das Mark. Über die Verbindungsstücke erfolgt der Anschluß an das Sammelrohrsystem. Die Sammelrohre münden mit feinen Öffnungen an der Spitze der Nierenpapillen.

### 21.9.1.2 Ableitende Harnwege

Der Harn tritt aus den Nierenpapillen in die Nierenkelche und ins Nierenbecken über und wird entlang des Harnleiters in kleinen Portionen peristaltisch in die Harnblase transportiert. Von dort wird er durch die Harnröhre nach außen entleert. Die Wand der harnableitenden Organe besitzt glatte Muskulatur und wird innen von Schleimhaut ausgekleidet, die größtenteils ein Übergangsepithel aufweist.

**Harn**. Der Sekundärharn ist hell- bis dunkelgelb gefärbt und reagiert leicht sauer, bei Pflanzenkost auch leicht alkalisch. Er enthält neben organischen Substanzen (z. B. Harnstoff, Harnsäure, Kreatinin) eine Reihe von anorganischen Stoffen (z. B. Salze), die im Harnsediment (Bodensatz) auskristallisieren können.

**Nierenbecken**. Das Nierenbecken (Pelvis renalis) ist ein kurzer, trichterförmiger Schlauch mit röhrenförmigen Fortsätzen (Nierenkelche), in denen die Nierenpapillen stecken (Abb. 21.**145**). Je nach Aufteilung und Länge der Nierenkelche (Calices) unterscheidet man zwei Grundformen des Nierenbeckens: eine dendritische und eine ampulläre Form (Abb. 21.**149**). Der ampulläre Typ hat kurze, plumpe Kelche, beim dendritischen Typ hingegen ist das Nierenbecken

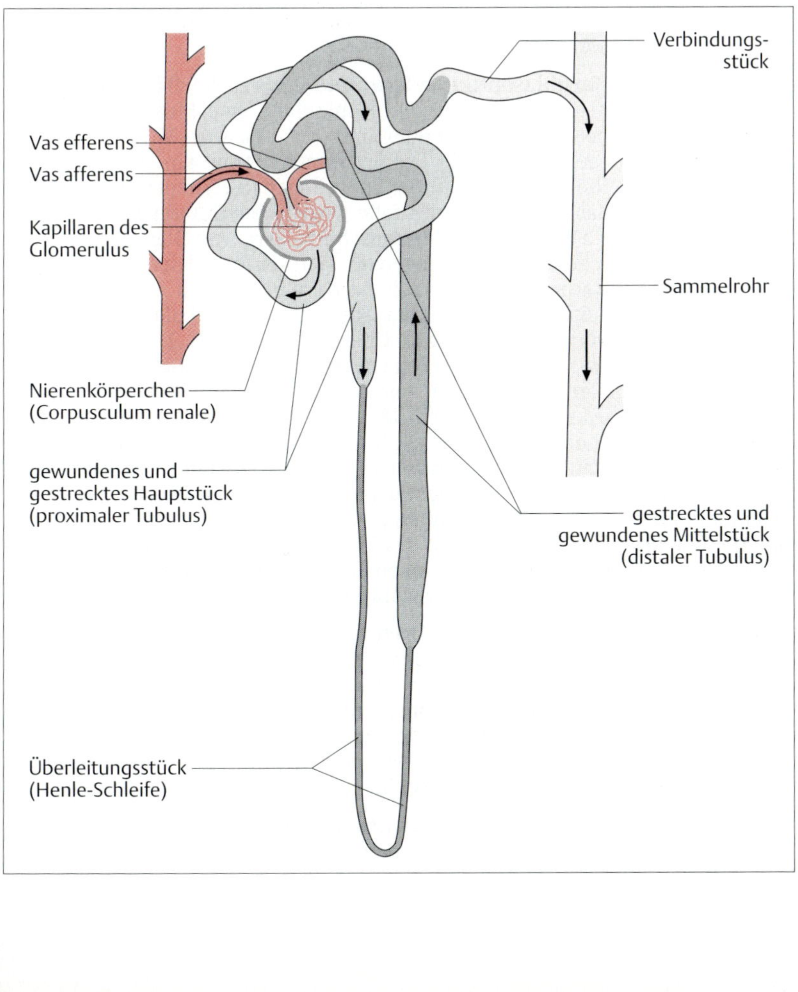


Abb. 21.**148** Nephron (Arbeitseinheit der Niere).

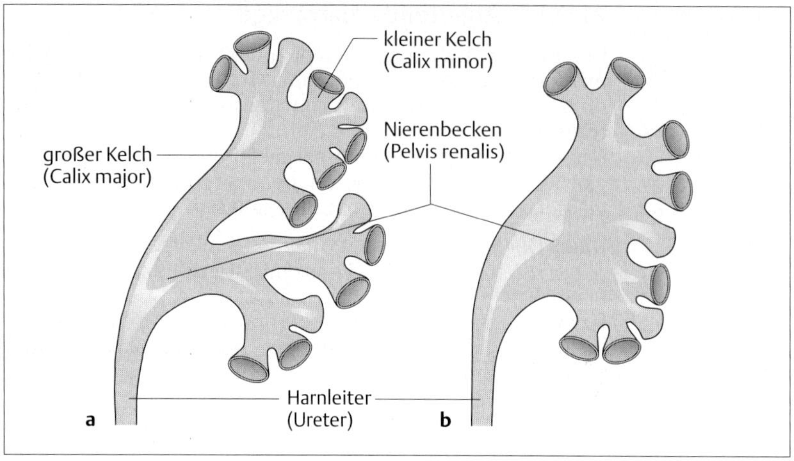


Abb. 21.**149 a** u. **b** Grundformen des Nierenbeckens (Pelvis renalis) (nach Faller). **a** Dendritische Form; **b** ampulläre Form.

bäumchenartig verzweigt mit schlanken, langen Kelchen. Das Nierenbecken hat ein durchschnittliches Fassungsvolumen von etwa 3 – 8 ml und kann nach Gabe von harnpflichtigen Kontrastmitteln durch eine Röntgenkontrastuntersuchung (Ausscheidungspyelogramm) dargestellt werden (Abb. 21.**150**).

**Harnleiter.** Der Harnleiter (Ureter) dient dem Transport des Harns aus dem Nierenbecken in die Harnblase. Er hat die Form eines leicht abgeplatteten Rohres von etwa 5 mm Durchmesser und ist ca. 25 cm lang. Die beiden Harnleiter beginnen am Nierenbecken und verlaufen an der hinteren Bauchwand abwärts, überkreuzen jeweils den M. psoas major und am Eingang in das kleine Becken die großen Beckengefäße (A. und V. iliaca communis). Danach ziehen sie von beiden Seiten an den Boden der Harnblase, durchbohren schräg im Abstand von etwa 5 cm die Harnblasenwand und münden schlitzförmig in die Harnblase(Abb. 21.**143** u. 21.**151**).
Im Verlauf des Harnleiter treten drei physiologische Engstellen (Ureterengen) auf, an denen bevorzugt Nierensteine eingeklemmt werden. Sie liegen am Abgang des Ureters aus dem Nierenbecken, an der Kreuzungsstelle mit den Beckengefäßen und im Verlauf durch die Harnblasenwand.
Die Wand des Harnleiters besteht aus einer inneren Schleimhaut mit Übergangsepithel, einer Muskelschicht mit spiralig angeordneter glatter Muskulatur sowie einer bindegewebigen Adventitia. Der Bau der Ureterwand erlaubt eine starke Erweiterung des Harnleiters. Durch peristaltische Wellen wird der Harn schubweise (1 bis 4 mal pro Minute) in die Harnblase befördert.

**Harnblase.** Die Harnblase (Vesica urinaria) liegt beim Erwachsenen im kleinen Becken unter dem Bauchfell (subperitoneal), unmittelbar hinter der Symphyse auf dem Beckenboden. Seitlich und vorn wird die Harnblase von lockerem Bindegewebe umgeben, in dem Gefäße und Nerven verlaufen. Der Blasenkörper bildet das Dach der Harnblase (Abb. 21.**143**). Er läuft nach vorn oben in den Blasenscheitel aus, der beweglich an der vorderen Bauchwand befestigt ist. Den gegen den Beckenboden gerichteten Teil der Harnblase bezeichnet man als Blasengrund, der sich nach unten trichterförmig verschmälert und im Bereich des Blasenhalses in die Harnröhre übergeht (Abb. 21.**143** u. 21.**151**). Die Größe der Harnblase wechselt mit dem Füllungszustand. Harndrang entsteht bei einer Füllung von 350 ml, willkürlich hingegen können mehr als das Doppelte zurückgehalten werden.

**Harnblasenmuskulatur und innere Oberfläche.** Die Harnblase besitzt wie alle Hohlorgane eine Muskelschicht aus netzartig verlaufender glatter Muskulatur (M. detrusor vesicae, Abb. 21.**151**). Die Schleimhaut trägt ein Übergangsepithel, das sich Volumenänderungen rasch anpassen kann und das durch eine spezielle Oberflächendifferenzierung (Crusta) gegen den Harn geschützt wird. Am Blasengrund zwischen den Mündungen der Harnleiter und dem Ausgang der Harnröhre ist die Schleimhaut im Bereich des Blasendreiecks (Trigonum vesicae) fest mit der Muskulatur verbunden und weist eine glatte Oberfläche auf (Abb. 21.**143** u. 21.**151**). Zwischen den beiden Uretermündungen liegt eine Schleimhautfalte (Plica interureterica). In die Spitze des Blasendreiecks wölbt sich ein längsgestellter Wulst, das Blasenzäpfchen (Uvula vesicae). In den übrigen Abschnitten bildet die Schleimhaut, je nach Kontraktionszustand der Harnblase, mehr oder weniger ausgeprägte, in das Innere der Harnblase vorspringende Falten aus.
Die Muskelschicht des Blasendreiecks bildet Verschluß- und Öffnungseinrichtungen für die Harnleitermündungen und für die innere Harnröhrenöffnung.

**Muskulatur der Uretermündungen.** Äußere Muskelzüge des Ureters umgeben schlingenförmig die Uretermündung (Abb. 21.**152**). Bei Kontraktion der Muskelbündel wird die Mündung angehoben und geöffnet (Öffnungsschlinge). Muskelschlingen, die zwischen den beiden Harnleitermündungen verlaufen, ziehen die Mündung nach unten und verschließen sie (Verschlußschlinge).

**Muskulatur der Harnröhrenmündung.** Längsmuskelzüge der Harnblase und ringförmige Muskelzüge bilden den in-

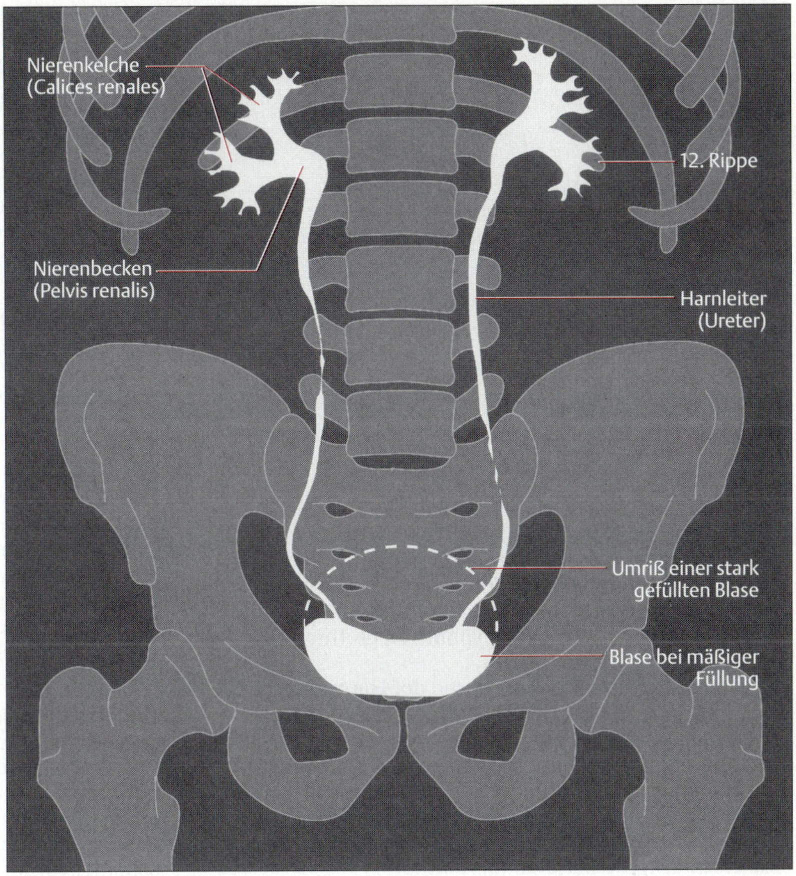


Abb. 21.**150** Vereinfachte Durchzeichnung einer Röntgenaufnahme nach intravenöser Gabe eines Kontrastmittels (intravenöses Pyelogramm). Das Kontrastmittel wird in den Nierenkörperchen filtriert und erscheint im Urin. Darstellung der Nierenbecken, der Harnleiter und der Blase.

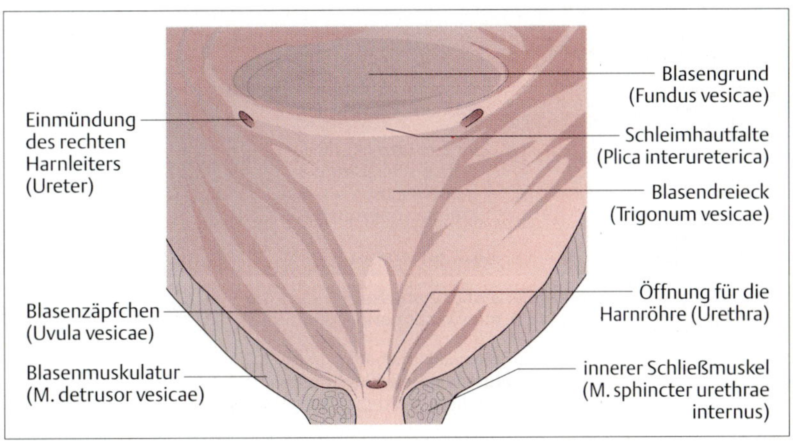


Abb. 21.**151** Blasendreieck (Trigonum vesicae) (nach Faller).

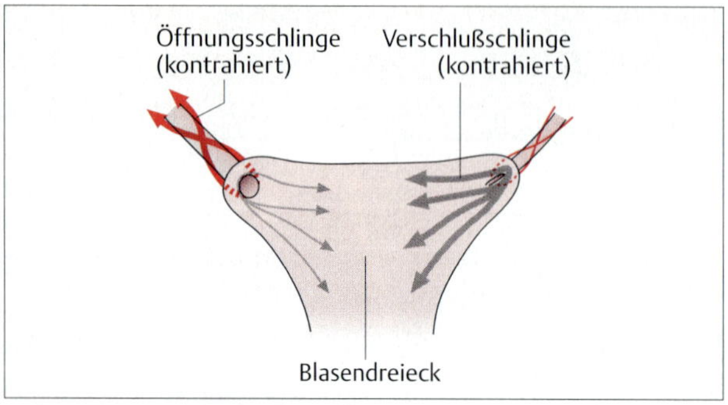


Abb. 21.**152** Verschlußmechanismus der Harnleitermündung. Öffnungsschlinge kontrahiert = Uretermündung ist offen, Verschlußschlinge kontrahiert = Uretermündung ist verschlossen (nach Leonhardt).

neren unwillkürlichen glatten Schließmuskel (M. sphincter urethrae internus) im Bereich des Blasenhalses. Der willkürliche quergestreifte Schließmuskel besteht aus Muskelfasern, die sich von der Beckenbodenmuskulatur (M. transversus perinei profundus) abspalten und die Harnröhre in Spiralschlingen umgeben (M. sphincter urethrae externus) (Abb. 21.**153**).
Die glatte Muskulatur der Blase und der Harnröhrenöffnung wird vom vegetativen Nervensystem innerviert. Unter dem Einfluß des Sympathikus erschlafft die Blasenmuskulatur (M. detrusor vesicae) und der unwillkürliche M. sphincter urethrae internus kontrahiert sich. Die Blase füllt sich. Unter dem Einfluß des Parasympathikus kontrahiert sich der M. detrusor vesicae und der glatte M. sphincter urethrae internus erschlafft. Die Blase entleert sich.

**Harnröhre**. Über die Harnröhre (Urethra) gelangt der Harn aus der Harnblase nach außen. Männliche und weibliche Harnröhre unterscheiden sich vor allem hinsichtlich der Länge und der beim Mann vorhandenen gleichzeitigen Nutzung als Ausführungsgang für die Geschlechtsprodukte.

**Männliche Harnröhre**. Die männliche Harnröhre ist 20 – 25 cm lang und wird durch Einmündung des Samenweges und der Geschlechtsdrüsen zur Harn-Samenröhre. In ihrem Verlauf unterscheidet man drei Abschnitte (Abb. 21.**154**):

1. einen etwa 3 cm langen Harnröhrenteil, der an der inneren Harnröhrenöffnung beginnt und durch die Prostata zieht (Pars prostatica),
2. einen sehr kurzen, aber engen Harnröhrenabschnitt, der durch den Beckenboden zieht (Pars membranacea)
3. einen langen Abschnitt, der durch den Penisschwellkörper zieht (Pars spongiosa) und an der äußeren Harnröhrenöffnung endet.

Im Bereich der Pars prostatica münden die beiden Spritzkanälchen (Ductus ejaculatorii), der gemeinsame Ausführungsgang des Samenleiters und der Samenbläschen (Bläschendrüsen), sowie die Ausführungsgänge der Prostatadrüsen. In der Pars membranacea bilden Muskelfasern des Beckenbodens den willkürlichen Harnröhrenschließmuskel. In den Anfangsteil der Pars spongiosa münden die erbsengroßen Cowper-Drüsen und im weiteren Verlauf zahlreiche kleine Harnröhrendrüsen (Abb. 21.**154**).
Die Schleimhaut der Harnröhre weist Längsfalten im Sinne von Reservefalten auf, die zusätzlich dem Verschluß dienen. In der Pars prostatica geht das Übergangsepitel der Schleimhaut in das mehrreihige prismatische Epithel der Harnröhre über, das im Bereich der Peniseichel (Glans penis) von mehrschichtig unverhorntem Plattenepithel abgelöst wird.

**Weibliche Harnröhre**. Die weibliche Harnröhre ist mit etwa 3 – 4 cm deutlich kürzer als die männliche. Sie beginnt unmittelbar über dem Beckenboden mit der inneren Harnröhrenöffnung, durchquert den Beckenboden und verläuft nach vorne zwischen Symphyse und vorderer Scheidenwand. Mit der äußeren Harnröhrenöffnung mündet die Harnröhre im Scheidenvorhof (Abb. 21.**162**, S. 427) kurz hinter dem Kitzler (Clitoris).
Die Schleimhaut der weiblichen Harnröhre weist Längsfalten auf, durch die ihre Lichtung eingeengt wird. Zusätzlich verlaufen im Schleimhautbindegewebe elastische Netze und ein ausgedehntes Venengeflecht, das als Art Verschlußpolster am Verschluß der Harnröhre beteiligt ist.

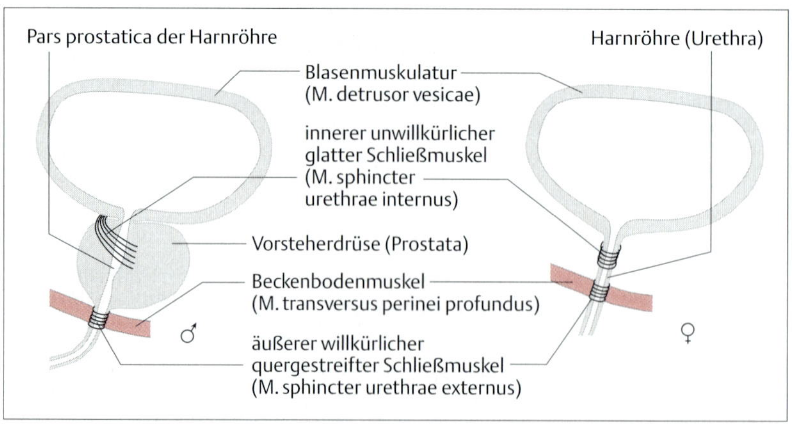


Abb. 21.**153** Schließmuskeln der Harnröhre beim männlichen und weiblichen Geschlecht (Schema).

Abb. 21.**154** Mittelschnitt durch ein männliches Becken.

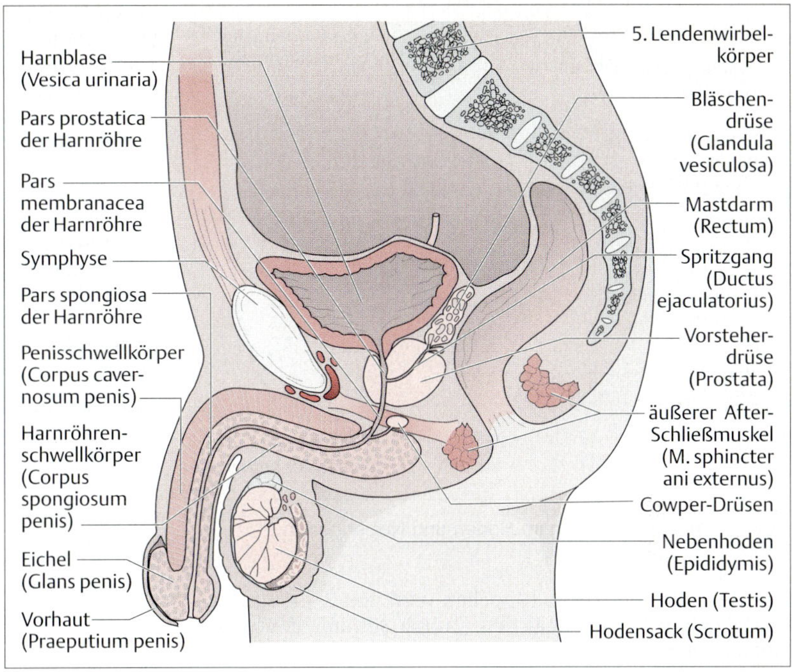


## 21.9.2 Geschlechtsapparat

### 21.9.2.1 Aufbau und Funktion

Die Geschlechtsorgane haben die Aufgabe, Geschlechtszellen (Keimzellen) zu bilden, deren Vereinigung zu ermöglichen und schließlich der befruchteten Eizelle die Möglichkeit zu geben, sich vom Embryo bis zum geburtsreifen Fetus zu entwickeln. Außerdem haben die Geschlechtsorgane durch ihre Bildung von Hormonen Anteil an der geschlechtsspezifischen äußeren Prägung des menschlichen Körpers.

Zu den männlichen und weiblichen Geschlechtsorganen gehören:

1. die Keimdrüsen (Gonaden), die Geschlechtszellen und Geschlechtshormone produzieren,
2. die Geschlechtswege zum Transport der Geschlechtsprodukte,
3. die Geschlechtsdrüsen, deren Sekrete die Vereinigung von Ei- und Samenzelle begünstigen
4. die äußeren Geschlechtsorgane, die der geschlechtlichen Vereinigung dienen.

### 21.9.2.2 Männliche Geschlechtsorgane

Innerhalb der männlichen Geschlechtsorgane werden nach ihrer Entstehung innere und äußere unterschieden. Als innere männliche Geschlechtsorgane faßt man Hoden, Nebenhoden, Samenleiter, Samenbläschen und Prostata zusammen. Die äußeren männlichen Geschlechtsorgane bestehen aus dem Penis und dem Hodensack (Abb. 21.**154**).

**Übersicht**. Vom Hoden, der die Geschlechtszellen und die männlichen Geschlechtshormone produziert, gelangen die Samenzellen über ein Kanälchensystem in den Nebenhoden, der als Aufbewahrungsort dient (Abb. 21.**155**). Über den Samenleiter, der durch den Leistenkanal zieht, gelangen die Samenzellen in Höhe der Vorsteherdrüse in die Harnröhre. Kurz vor ihrer Einmündung nehmen sie die Ausführungsgänge der Samenbläschen auf. Die Gänge der Vorsteherdrüse und Cowper-Drüsen münden direkt in die Harnröhre. Unter dem Einfluß der in den Drüsen gebildeten Sekrete erlangen die Samenzellen ihre Beweglichkeit. Den weiteren Transport der Samenflüssigkeit übernimmt die Harnröhre, deren Schwellkörper die Aufrichtung des Penis (Erektion) und damit das Eindringvermögen in die weibliche Scheide gewärleisten (Abb. 21.**154**).

#### Innere männliche Geschlechtsorgan

**Hoden**. Die beiden pflaumengroßen Hoden (Testes) sind die Keimdrüsen des Mannes. Sie liegen in einer Hauttasche, dem Hodensack (Scrotum) (Abb. 21.**154**). Am Ende der Fetalentwicklung treten die Hoden aus einer Bauchfelltasche an der Hinterwand der Leibeshöhle durch den Leistenkanal in den Hodensack (Descensus des Hodens). Dadurch werden sie der inneren Körpertemperatur entzogen, welche die Heranreifung der Samen beeinträchtigen würde. Verbleiben die Hoden in der Bauchhöhle oder im Leistenkanal, spricht man von Kryptorchismus.

Jeder Hoden wird von einer derben Bindegewebshülle umgeben (Tunica albuginea), von der Bindegewebssepten (Septula testis) nach innen ziehen. Dadurch wird das Hodengewebe in mehr als 200 Hodenläppchen (Lobuli testis) unvoll-

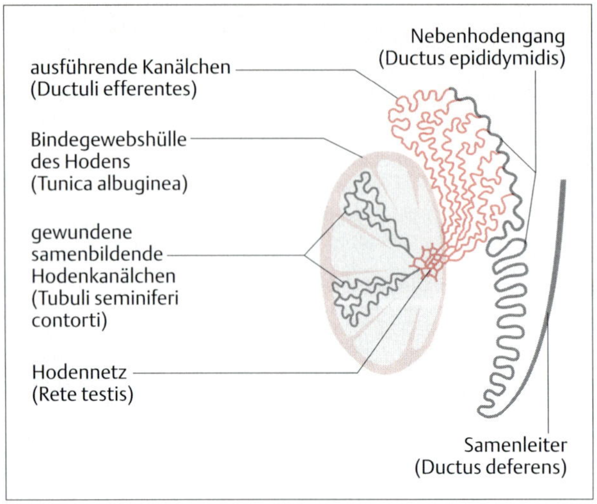


Abb. 21.**155** Kanälchen im Hoden und Nebenhoden.

ständig unterteilt. Jedes Läppchen wird von 2 – 4 stark geschlängelten Hodenkanälchen (Tubuli seminiferi contorti) aufgebaut, die in ihrer Gesamtheit etwa 350 m lang sind und in deren Epithel die Samenzellbildung (Spermatogenese) stattfindet (Abb. 21.**155**).

**Testosteronproduktion**. Im Bindegewebe zwischen den Hodenkanälchen liegen die endokrinen Leydig-Zwischenzellen (Abb. 21.**156**), die das männliche Geschlechtshormon (Testosteron) bilden und an die Blutbahn abgeben. Testosteron fördert die Samenzellbildung, fördert das Wachstum der äußeren Geschlechtsorgane und bestimmt das geschlechtsspezifische Verhalten. Außerdem entwickeln sich unter dem Einfluß des männlichen Geschlechtshormons die sekundären Geschlechtsmerkmale (z. B. Behaarung). Darüber hinaus hat es eine anabole Wirkung auf den Stoffwechsel. Die Testosteronproduktion in den Leydig-Zwischenzellen sowie die Samenzellbildung werden vom Hypothalamus über Freisetzungshormone gesteuert, die in der Adenohypophyse die Produktion von Lutropin (LH) und Follitropin (FSH) auslösen. FSH fördert direkt die Spermatogenese in den Hodenkanälchen und LH regt die Leydig-Zwischenzellen zur Testosteronproduktion an. Der Testosteronspiegel im Blut wiederum beeinflußt das Hypothalamus-Hypophysen-System im Sinne eines Rückkopplungsmechanismus (s. S. 379).

**Samenzellbildung**. Die Wand der Hodenkanälchen wird von dem Keimepithel (Abb. 21.**156**), das einer Basalmembran aufsitzt, gebildet. Innerhalb des Keimepithels bilden die Sertoli-Zellen ein stützendes Grundgewebe, in das die Keimzellen eingebettet sind. Die Samenzellbildung beginnt in der Pubertät und dauert bis ins hohe Alter an. Sie läuft in mehreren Schritten ab, wobei die Zellen von der Peripherie zum Zentrum des Hodenkanälchens wandern:

1. Vermehrungsperiode,
2. Reifungsperiode,
3. Differenzierungsperiode.

In der Vermehrungsperiode teilen sich die Ursamen- oder Stammzellen (Spermatogonien) mitotisch, um weitere Stammzellen zu bilden. Während der Reifungsperiode durchlaufen die Spermatogonien die beiden Reifeteilungen (Meiose) und bilden zunächst große und dann kleine Spermatozyten (Abb. 21.**156**), die nur noch einen halben Chromosomensatz aufweisen. Am Ende der Reifungsperiode, die etwa 72 Stunden dauert, entstehen aus einer Spermatogonie acht Spermatiden, von denen vier ein X- und vier ein Y-Chromosom enthalten. Im Verlauf der Differenzierungsperiode wandeln sich die Spermatiden in die Transportform der Keimzellen, die Samenfäden (Spermatozoen oder Spermien) um, die mit ihren Schwänzen in das Lumen der Hodenkanälchen ragen. Jede Stunde verlassen etwa 1 Million Spermien den Hoden in Richtung Nebenhoden.

**Samenfäden**. Die Samenfäden oder Spermien sind bewegliche, geschwänzte Zellen von etwa 50 – 60 µm Länge (1/20 mm). Der Kopf enthält den haploiden Zellkern und eine kappenartig aufsitzende Struktur (Akrosom) (Abb. 21.**157**), mit der das Spermium die Eihülle durchdringen kann. Nach unten folgt dem Kopf ein kurzes Halsstück, ein relativ dickes Mittelstück sowie ein Hauptstück, das den längsten Teil des Schwanzes darstellt. Im Bereich des Halses liegt das Zentriol für die Bildung der Teilungsspindel nach Vereinigung des Spermiums mit der Eizelle. Im Mittelstück liegen um den Anfangsteil der Geißel, spiralig angeordnet, zahlreiche Mitochondrien (Spiralfäden), die der Energiebereitstellung für die Bewegung dienen. Im Hauptstück läuft die Geißel als Schwanzstück aus.
Spermien können sich mit Hilfe ihres Schwanzes durch schlängelnde Bewegung mit einer Geschwindigkeit von 3 – 4 mm in der Minute vorwärtsbewegen. Um zur befruchtungsfähigen Eizelle zu gelangen, müssen die Spermien durch die Gebärmutterhöhle und entlang der Eileiter bis zu deren Ende wandern. Für diesen Weg benötigen sie ungefähr 1 – 3 Stunden. Nach Ankunft in der Ampulle des Eileiters sind die Spermien etwa 24 – 72 Stunden befruchtungsfähig.

**Nebenhoden**. Über das Hodennetz (Rete testis), ein weitmaschiges, lakunenartig erweitertes Kanälchensystem, gelangen die Spermien mit einem Flüssigkeitsstrom in den Nebenhoden (Epididymis), der dem Hoden schweifartig aufsitzt und als Samenspeicher dient (Abb. 21.**155**). Man unterscheidet Nebenhodenkopf, -hodenkörper und -schwanz (Abb. 21.**158**). Der Nebenhoden besteht aus den Ausführungsgängen (Ductuli efferentes) des Hodens und dem etwa 5 m langen Nebenhodengang (Ductus epididymidis). Die Gänge verlaufen stark geschlängelt und sind auf engem Raum bindegewebig zu einem einheitlichen Körper verpackt. Im Nebenhodenschwanz geht der Nebenhodengang in den Samenleiter (Ductus deferens) über (Abb. 21.**155** u. 21.**158**).
Das Epithel des Nebenhodenganges resorbiert einen großen Teil der Flüssigkeit und sezerniert Stoffe, die hauptsächlich der endgültigen Ausreifung und dem Schutz der Spermien im sauren Milieu des Nebenhodenganges dienen. Durch das saure Milieu werden die Spermien, die nur im alkalischen Milieu beweglich sind, ruhiggestellt („Säurestarre") und dadurch dem Sauerstoffmangel angepaßt.

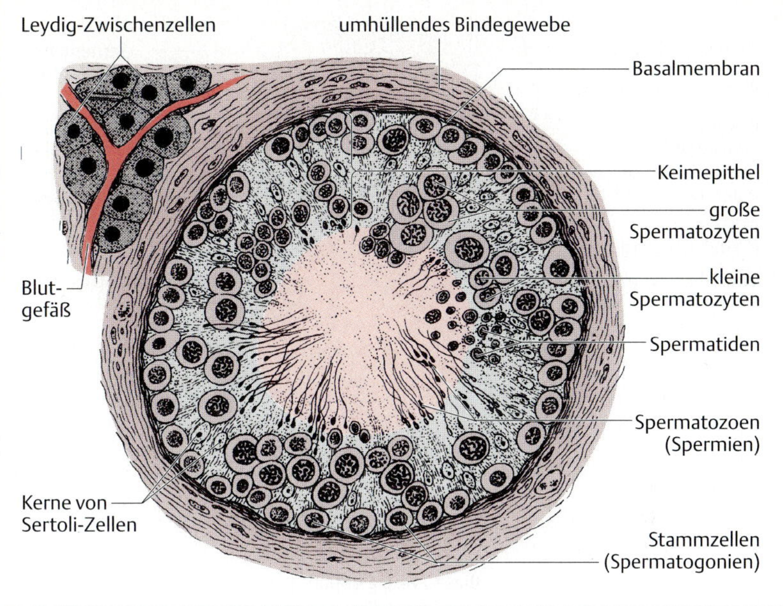


Abb. 21.**156** Querschnitt durch ein Hodenkanälchen (Tubulus seminiferus contortus).

Der Transport der Spermien durch den Nebenhoden benötigt etwa 10 – 12 Tage. Zur vollständigen Entleerung des Nebenhodens bedarf es mehrerer Samenergüsse (Ejakulationen) im Laufe von 24 Stunden. Erfolgt über längere Zeit keine Ejakulation, kommt es zum Abbau von Spermien im Nebenhodenschwanz, hierbei werden die Abbauprodukte vom Epithel bzw, von Makrophagen aufgenommen.

**Samenleiter**. Der Samenleiter (Ductus deferens) ist etwa 50 – 60 cm lang und dient dem Transport der Spermien beim Samenerguß (Abb. 21.**158**). Er wird mit den zum Hoden ziehenden Gefäßen und Nerven durch Bindegewebe zum Samenstrang (Funiculus spermaticus) gebündelt, der durch den Leistenkanal verläuft und weiter in das kleine Becken zieht. Gegen das Ende hin erweitert sich der Samenleiter zu einer spindelförmigen Ampulle (Ampulla ductus deferentis), nimmt die Mündung des Samenbläschens auf und durchbohrt als Spritzkanälchen (Ductus ejaculatorius) die Vorsteherdrüse (Prostata), um in die Pars prostatica der Harnröhre zu münden (Abb. 21.**158**).
Der Samenstrang besitzt eine dreischichtige, etwa 1.5 mm dicke glatte Muskelschicht, die spiralig angeordnet ist und bei Kontraktion (Samenerguß) eine Erweiterung des Lumens bei gleichzeitiger Verkürzung des Samenleiters gestattet. Dadurch werden die Spermien aus dem Nebenhoden regelrecht angesogen. Innerhalb des Samenstranges ist der Ductus deferens aufgrund seiner harten Beschaffenheit leicht zu ertasten.

**Samenbläschen (Bläschendrüsen)**. Die beiden Samenbläschen (Vesiculae seminales) oder Bläschendrüsen (Glandulae vesiculosae) sind große, dünnwandige Drüsen von etwa 10 cm Länge, liegen auf der Rückseite der Harnblase und grenzen an den Mastdarm (Abb. 21.**159**). Der Ausführungsgang des Samenbläschens (Ductus excretorius) mündet un-

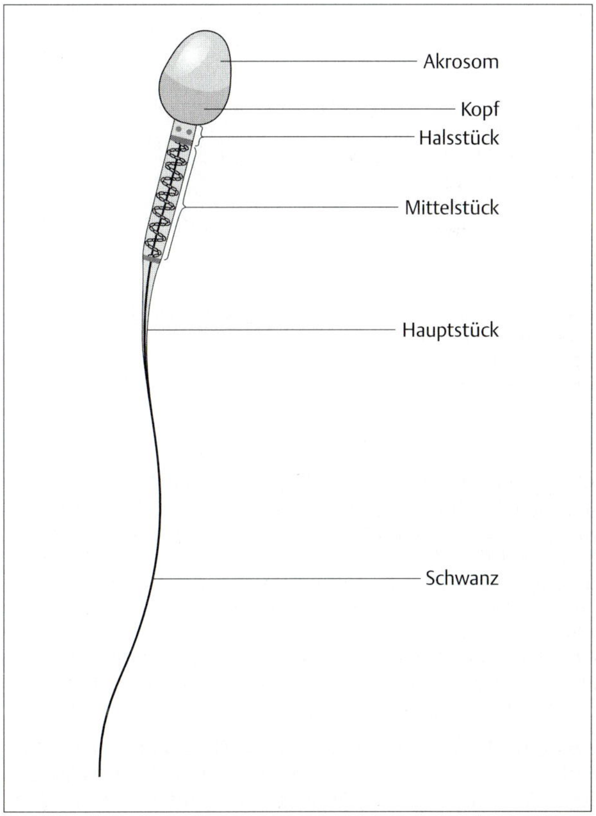


Abb. 21.**157** Bau eines Spermiums (Vergrößerung etwa 1650fach).

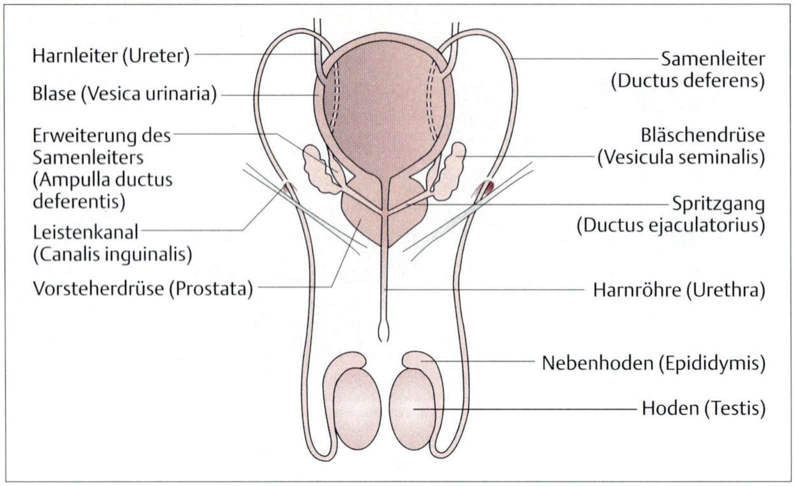


Abb. 21.**158** Verlauf der ableitenden Samenwege.

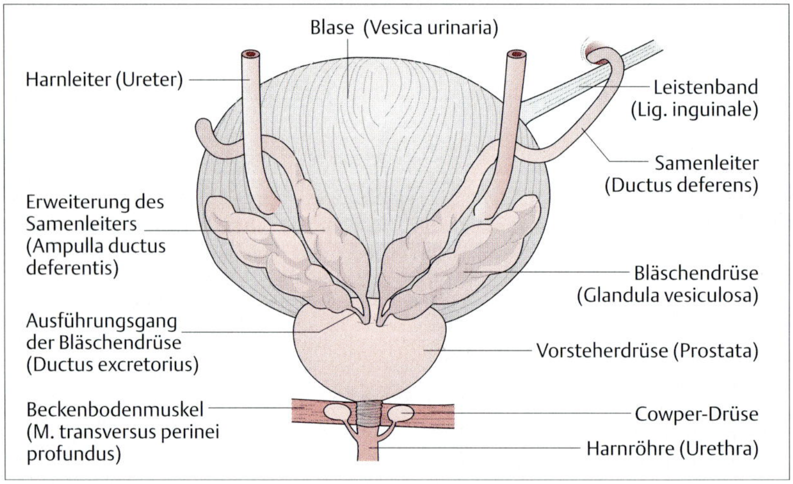


Abb. 21.**159** Aufsicht auf Harnblase und Prostata von hinten.

terhalb der Ampulle spitzwinklig in den Samenleiter, der als Spritzkanal (Ductus ejaculatorius) die Vorsteherdrüse von hinten-seitlich durchbohrt und in die Pars prostatica der Harnröhre mündet.

Entgegen der Bezeichnung beinhalten die Samenbläschen keine Samenfäden, sondern produzieren ein leicht alkalisches, proteinreiches Sekret, das die Spermien im sauren Scheidenmilieu beweglich macht. Außerdem enthält das Sekret Fructose, einen einfachen Zucker, der als Energielieferant für die Bewegung der Spermien dient.

**Vorsteherdrüse**. Die Vorsteherdrüse (Prostata) hat die Gestalt und die Größe einer Eßkastanie und liegt zwischen dem Beckenboden (Diaphragma urogenitale) und dem Harnblasengrund (Abb. 21.**154** und 21.**159**). Ihre Hinterfläche grenzt unmittelbar an den Mastdarm, über den sie mit dem Finger getastet werden kann (rektale Untersuchung der Prostata). Sie besteht aus 30 – 50 Einzeldrüsen, die von einer derben Bindegewebskapsel umschlossen sind. Ihre Ausführungsgänge münden in die Harnröhre, die senkrecht durch die Prostata verläuft.

Die Prostata bildet ein leicht saures, dünnflüssiges, milchig trübes Sekret mit kastanienartigem Geruch. Es enthält zahlreiche Enzyme (z. B. saure Phosphatase), Immunglobuline sowie Prostaglandine zur Stimulation des Uterus. Spermin, ein Protein im Prostatasekret, fördert die Beweglichkeit und die Befruchtungsfähigkeit der Spermien. In der eingetrockneten Samenflüssigkeit bildet es Kristalle, deren Nachweis in der Scheide bei rechtsmedizinischen Gutachten den Tatbestand einer Vergewaltigung dokumentieren kann.

Innerhalb des Drüsengewebes der Prostata werden unscharf drei Zonen unterschieden (Abb. 21.**160**), eine Außenzone,

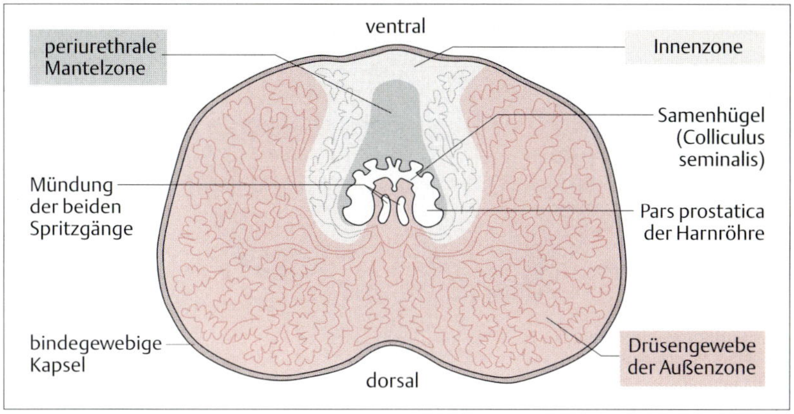


Abb. 21.**160** Horizontalschnitt durch die Prostata (nach Leonhardt).

eine Innenzone und eine Mantelzone, die direkt die Harnröhre umgibt (periurethrale Zone). Die Außenzone liegt unter der Bindegewebskapsel und stellt den größten Teil des Drüsengewebes. Im Bereich dieser Zone entwickeln sich häufig bösartige Geschwülste (Prostatakarzinome). Das Prostatakarzinom ist einer der häufigsten Tumoren des älteren Mannes. Innerhalb der periurethralen Mantelzone entwikkeln sich sehr häufig gutartige Geschwulste (Prostataadenome), von denen über die Hälfte aller Männer über 60 Jahre betroffen sind. Die Prostataadenome führen zu einer Einengung der Harnröhre mit nachfolgenden Blasenentleerungsstörungen.

**Cowper-Drüsen**. Die beiden erbsengroßen Cowper-Drüsen (Glandulae bulbourethrales) liegen in der Beckenbodenmuskulatur des Diaphragma urogenitale und münden mit ihren Ausführungsgängen in den Anfangsteil der Pars spongiosa der Harnröhre (Abb. 21.**159**). Ihr schwach alkalisches Sekret geht der Ejakulation voraus und dient der Neutralisation des sauren Harnröhrenmilieus.

**Zusammensetzung des Ejakulats**. Die Hauptflüssigkeitsmenge des Ejakulats (Sperma) entstammt der Prostata (20%) und den Samenbläschen (80%). Das Sperma ist insgesamt schwach alkalisch und bildet auf diese Weise einen Schutz gegen das saure Scheidenmilieu. Nach 3tägiger sexueller Enthaltsamkeit werden mit einer Ejakulation etwa 3 – 6 ml Sperma mit 80 -100 Millionen Spermien pro ml abgegeben (Normozoospermie). Unter den Spermien eines Ejakulats sind regelmäßig 10 – 20% nicht voll entwickelt oder mißgestaltet. Liegt die Spermienzahl unter 40 Millionen pro ml, spricht man von Oligospermie. Sind keine Spermien im Ejakulat nachzuweisen, liegt eine Azoospermie vor.

### Äußere männliche Geschlechtsorgane

Die äußeren männlichen Geschlechtsorgane, Hodensack und Penis, sind Bildungen der Bauchwand.

**Hodensack**. Die Hoden liegen außerhalb der Körperhöhle im Hodensack (Scrotum). Hier ist die Umgebungstemperatur etwa 3° C niedriger als die Körpertemperatur in der Bauchhöhle. Dieser Temperaturunterschied ist Voraussetzung für eine optimale Samenzellbildung. In der Haut des Hodensacks verlaufen zahlreiche glatte Muskelzellen (Fleischhaut oder Tunica dartos), welche die Hautoberfläche runzeln oder glätten können und somit zur Temperaturregulierung beitragen (Oberflächenverringerung).

**Penis**. Am Penis, dem männlichen Glied, unterscheidet man die fest am Beckenboden und an den beiden Schambeinästen verankerte Peniswurzel und einen freibeweglichen Penisschaft, der mit der Eichel (Glans penis) endet. Die über dem Penis frei verschiebliche Penishaut bildet über der Eichel eine Hautduplikatur, die Vorhaut (Praeputium). Ist die Vorhaut verengt, spricht man von einer Phimose.
Als Begattungsorgan besitzt der Penis drei Schwellkörper, die eine Aufrichtung des Gliedes (Erektion) ermöglichen (Abb. 21.**161**):

- ein paariger Penisschwellkörper (Corpus cavernosum penis),
- ein unpaarer Harnröhrenschwellkörper (Corpus spongiosum penis).

Der an der Unterseite des Penis verlaufende Harnröhrenschwellkörper umgibt die Harnröhre. Nach hinten verbreitert er sich zu einer Anschwellung (Bulbus penis), nach vorn endet er in der Glans penis. Der Bulbus penis wird von den beiden in der Mitte verwachsenen Mm. bulbospongiosi bedeckt, die helfen, den Harnröhreninhalt auszupressen. Der Penisrücken wird von den beiden Penisschwellkörpern eingenommen, die durch eine bindegewebige Scheidewand (Septum penis) getrennt sind. Über zwei Schenkel sind die Penisschwellkörper an den unteren Schambeinästen befestigt. Alle drei Schwellkörper werden von einer derben 1 – 3 mm dicken Bindegewebshülle (Tunica albuginea) umgeben (Abb. 21.**161**).

**Feinbau des Penis**. Der Feinbau des Penis wird hauptsächlich von den blutgefüllten Räumen der Schwellkörper bestimmt (Abb. 21.**161**). Der paarige Penisschwellkörper stellt ein von Endothel ausgekleidetes Schwammwerk aus kollagenen und elastischen Bindegewebsfasern dar. Im leeren Zustand sind die Hohlräume spaltförmig, nach Blutfüllung erreichen sie jedoch einen Durchmesser von mehreren Mil-

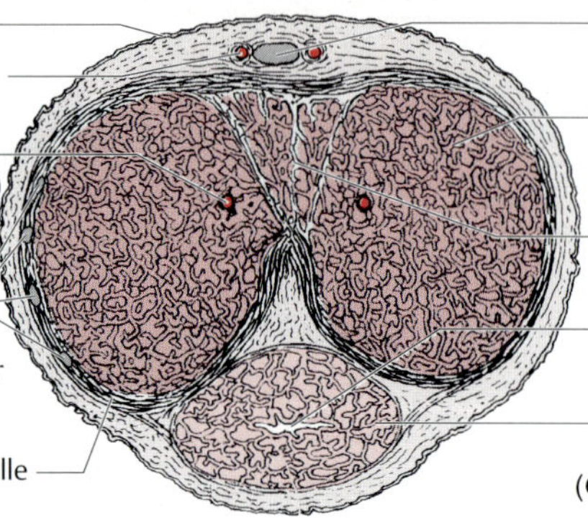


Abb. 21.**161** Querschnitt durch den Penis.

limetern. Der Harnröhrenschwellkörper hingegen wird größtenteils von einem dichten Venengeflecht ausgefüllt.
In der Mitte der beiden Penisschwellkörper verläuft jeweils eine tiefe Arterie (A. profunda penis), deren Aufzweigungen rankenförmig (Rankenarterien) verlaufen. Sie münden in die Hohlräume des Schwellkörpers und können an ihrem Ende verschlossen werden. Aus den Hohlräumen führen Venen durch die derbe Bindegewebshülle und münden z. T. in die obere Vene des Penis (V. dorsalis penis).

**Erektion**. Bei einer Erektion öffnen sich die rankenförmig verlaufenden Arterien und das einströmende Blut spannt die Tunica albuginea. Gleichzeitig werden die durch die Bindegewebshülle verlaufenden Venen komprimiert: es herrscht Blutzufuhr bei gedrosseltem Abfluß. Die Penisschwellkörper sind daher sehr hart. Bei Erschlaffung des Penis verschließen sich die Rankenarterien, und bei entspannter Tunica albuginea kann vermehrt Blut über die Venen abfließen.
Das Venengeflecht des Harnröhrenschwellkörpers wird bei der Erektion vermehrt mit Blut gefüllt, das jedoch jederzeit abfließen kann. Dadurch bleibt die Anschwellung relativ weich und ermöglicht so den Transport des Spermas durch die Harnröhre.

**Ejakulation**. Erektion und Ejakulation sind komplexe Vorgänge und werden durch das vegetative Nervensystem gesteuert. Während die Erektion ein parasympathisch beeinflußter Vorgang ist, wird die Ejakulation durch den Sympathikus hervorgerufen. Bei der Ejakulation kommt es zunächst zur Kontraktion der glatten Prostatamuskulatur, der Samenbläschen, des Samenleiters sowie zu einem Verschluß des Blasenhalses. Nach Bereitstellung des Spermas in der Pars prostatica der hinteren Harnröhre (Emission) kontrahiert sich die Beckenbodenmuskulatur ruckartig. Dadurch wird das Ejakulat stoßweise aus der Harnröhrenöffnung getrieben.

### 21.9.2.3 Weibliche Geschlechtsorgane

Ähnlich wie bei dem Mann unterscheidet man bei der Frau ebenfalls innere und äußere Geschlechtsorgane. Zu den im kleinen Becken liegenden inneren Geschlechtsorganen zählt man die beiden Eierstöcke, die beiden Eileiter, die Gebärmutter und die Scheide. Bei den äußeren Geschlechtsorganen werden die großen und kleinen Schamlippen, die Klitoris, der Scheidenvorhof und die Vorhofdrüsen unterschieden (Abb. 21.**162**).

**Übersicht**. In den Eierstöcken der Frau wachsen die Eizellen zyklusabhängig heran und gelangen nach dem Eisprung in den Eileiter. Nach erfolgter Befruchtung im ampullären Teil des Eileiters wandert der Keim mit einem Flüssigkeitsstrom in die Gebärmutter, in der die Einnistung in eine hormonell vorbereitete Schleimhaut erfolgt. Den Eintritt einer Schwangerschaft signalisiert der Keim bereits wenige Tage nach der Befruchtung der Hirnanhangsdrüse, unter deren Einfluß der Eierstock Hormone produziert, welche die Erhaltung der Gebärmutterschleimthaut in den nachfolgenden Monaten sichert. Die Gebärmuttermuskulatur paßt sich durch Hypertrophie dem heranwachsenden Embryo an. Im weiteren Verlauf bilden embryonale und mütterliche Anteile eine Plazenta, über die Ernährung und Sauerstoffversorgung des Keims erfolgen. Bei der Geburt wird durch wiederholte Kontraktionen der Gebärmuttermuskulatur (Wehen) der Keim durch den Geburtskanal ausgetrieben und die Plazenta als Nachgeburt aus der Schleimhaut herausgelöst.

#### Innere weibliche Geschlechtsorgane

**Eierstöcke**. Die Eierstöcke (Ovarien) entstehen, ähnlich wie die Hoden, an der Rückwand der Bauchhöhle und wandern im Verlauf der Entwicklung nach unten (Descensus) in Richtung kleines Becken. Dort liegen sie an der Grenze zwischen großem und kleinem Becken etwa in Höhe der Teilungsstelle der äußeren und inneren Beckenschlagader (A. iliaca externa und A. iliaca interna). Über Bandstrukturen sind sie mit der Beckenwand (Lig. suspensorium ovarii) und der Gebärmutter (Lig. ovarii proprium) verbunden (Abb. 21.**162** und 21.**167 a**). Nach vorn sind sie durch ein Aufhängeband (Mesovarium) beweglich am breiten Mutterband (Lig. latum uteri) aufgehängt (Abb. 21.**167 a** u. **b**). In Form und Größe gleichen die Eierstöcke zwei Mandeln von je etwa 10 – 14 g. Neben der Heranreifung und Bereitstellung von Eizellen werden im Ovar Hormone produziert, die über den Blutweg die Vorgänge innerhalb der Gebärmutter und der Scheide koordinieren (Östrogen, Progesteron).

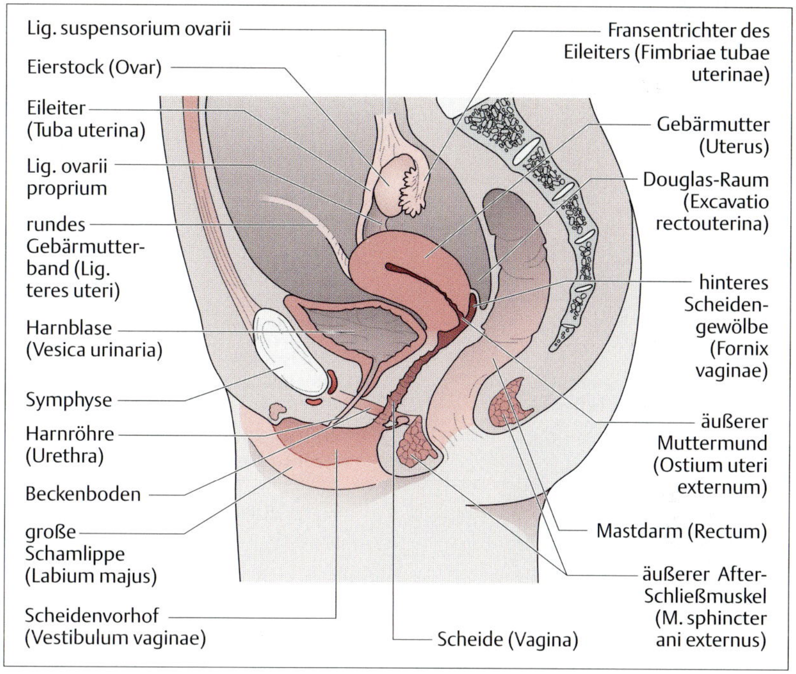


Abb. 21.**162** Mittelschnitt durch ein weibliches Becken.

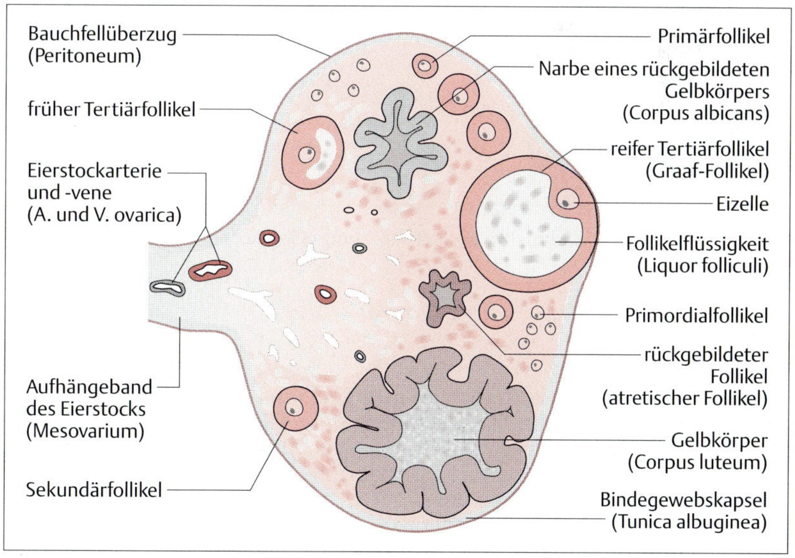


Abb. 21.**163** Schnittpräparat eines Eierstocks (Längsschnitt).

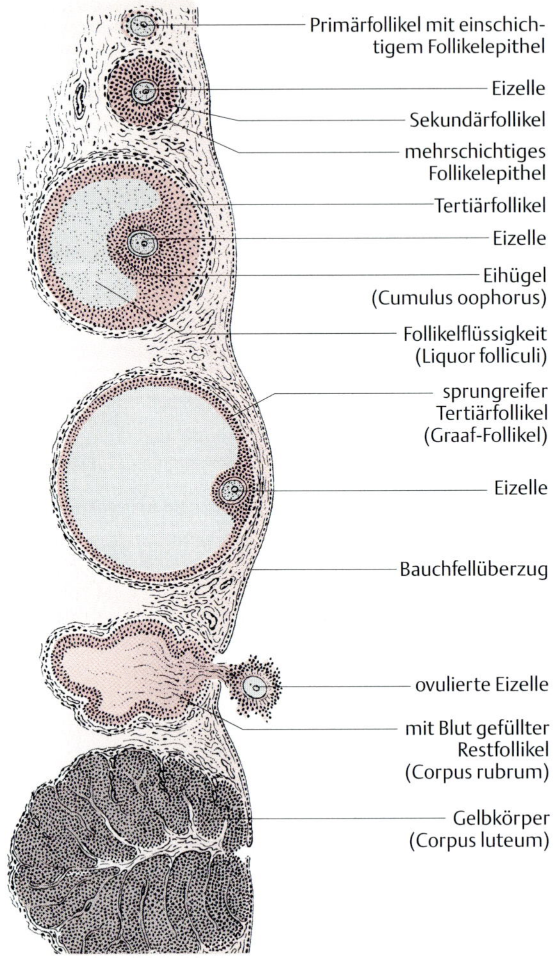


Abb. 21.**164** Follikelreifung, Follikelsprung und Gelbkörper (nach Leonhardt).

**Feinbau des Ovars.** Im Eierstock kann man eine Rinde und ein Mark unterscheiden. Im Mark verlaufen Blutgefäße, die über das Mesovarium in das Ovar eintreten (Abb. 21.**163**). In der Rinde eines reifen Ovars einer Frau im fortpflanzungsfähigen Alter liegen unmittelbar unter der Oberfläche verschiedene Stadien von Eifollikeln (Primär-, Sekundär- und Tertiärfollikel), in der Rückbildung befindliche Eifollikel (atretische Follikel) sowie Gelbkörper (Corpus luteum) und ihre narbigen Reste (Corpus albicans).

**Eizellbildung und Follikelreifung.** Bei der Eizellbildung (Oogenese) lassen sich, wie bei der Spermatogenese, Vermehrungsperiode und Reifungsperiode unterscheiden. Eine Differenzierungsperiode fehlt. Im Gegensatz zur Samenzellbildung beim Mann, die bis ins hohe Alter erfolgen kann, ist im Ovar zum Zeitpunkt der Geburt die Vermehrungsperiode abgeschlossen. Die Eizellen (Oogonien) wachsen gegen Ende der Fetalzeit zu primären Oozyten heran, die in die Prophase der 1. Reifeteilung eintreten (Meiose, Kap. 21.1.5). In diesem Stadium verharren sie bis zum Eintritt in die Pubertät bzw. bis zu ihrem Untergang. Follikelepithelzellen umgeben die Eizellen (primäre Oozyten) und ernähren sie. Zum Zeitpunkt der Geburt enthalten beide Ovarien etwa eine Million dieser Primärfollikel, von denen bis zur Pubertät eine große Zahl zugrunde geht (Follikelatresie). Reift nach Eintritt der Geschlechtsreife eine Eizelle heran (Follikelreifung), (Abb. 21.**164**), beendet die primäre Oozyte kurz vor dem Eisprung (Ovulation) die erste Reifeteilung, und es entstehen zwei Eizellen mit haploidem Chromosomensatz. Während des Eisprungs wird die 2. Reifeteilung eingeleitet (vier Eizellen mit haploiden Chromosomensatz) und nur beendet, wenn die Eizelle befruchtet wird.
Im Rahmen der Eireifung findet auch die Umbildung zum Sekundär- und Tertiärfollikel statt. Mit Beginn der Pubertät treten einige der verbleibenden Primärfollikel in die Entwicklung zum Sekundärfollikel ein, von denen sich innerhalb eines jeden Menstruationszyklus einige wenige zu Tertiärfollikeln weiterentwickeln.

**Follikelsprung (Ovulation).** Im Verlauf der Entwicklung vom Primär- zum Sekundärfollikel und schließlich zum Tertiärfollikel teilt sich das Follikelepithel und wird unter dem Einfluß des follikelstimulierenden Hormons (FSH, Follitropin) der Hypophyse mehrschichtig (Abb. 21.**165** und 21.**166**). Die den Follikel umgebenden endokrin tätigen Zellen produzieren weibliche Geschlechtshormone (z. B. Östrogene), die über den Blutweg zur Gebärmutter gelangen und die Schleimhaut aufbauen (Proliferationsphase).
Ein sprungreifer Tertiärfollikel (Graaf-Follikel) besitzt innen eine flüssigkeitsgefüllte Höhle, in deren Wand in einem Hügel von Follikelepithelzellen (Cumulus oophorus) die Eizelle sitzt. Zur Mitte des Menstruationszyklus rückt einer der reifen Tertiärfollikel gegen die Oberfläche des Ovars, und durch den Druck der Follikelflüssigkeit sowie mit Hilfe von Enzymen kommt es zum Follikelsprung (Ovulation). Die ausströmende Flüssigkeit schwemmt die Eizelle aus dem Follikel in den Anfangsteil des Eileiters, der sich zum Zeitpunkt der Ovulation mit seinen Fimbrien über das Ovar stülpt. Durch den Sog des Eileiters gelangt die Eizelle in den ampullären Eileiterteil (Ampulla tubae) (Abb. 21.**167 a**), in dem auch die Befruchtung stattfindet. Wird die Eizelle nicht innerhalb von 12 Stunden befruchtet, geht Sie zugrunde.

**Gelbkörper (Corpus luteum).** Das im Eierstock zurückbleibende Follikelepithel wandelt sich innerhalb weniger Tage unter dem Einfluß des Luteinisierungshormons (LH, Lutropin) der Hirnanhangsdrüse zum Gelbkörper um (Corpus luteum) und beginnt mit der Bildung von Gelbkörperhormonen (z. B. Progesteron) (Abb. 21.**165** und 21.**166**). Unter ihrem Einfluß wird die Gebärmutterschleimhaut für die Einnistung der befruchteten Eizelle vorbereitet (Sekretionsphase). Im Falle einer Befruchtung übernimmt der Keim bereits nach wenigen Tagen die Bildung von Choriongonadotropinen, die wiederum den Gelbkörper zur weiteren Produktion von Progesteron anregen. Der Gelbkörper wird zum

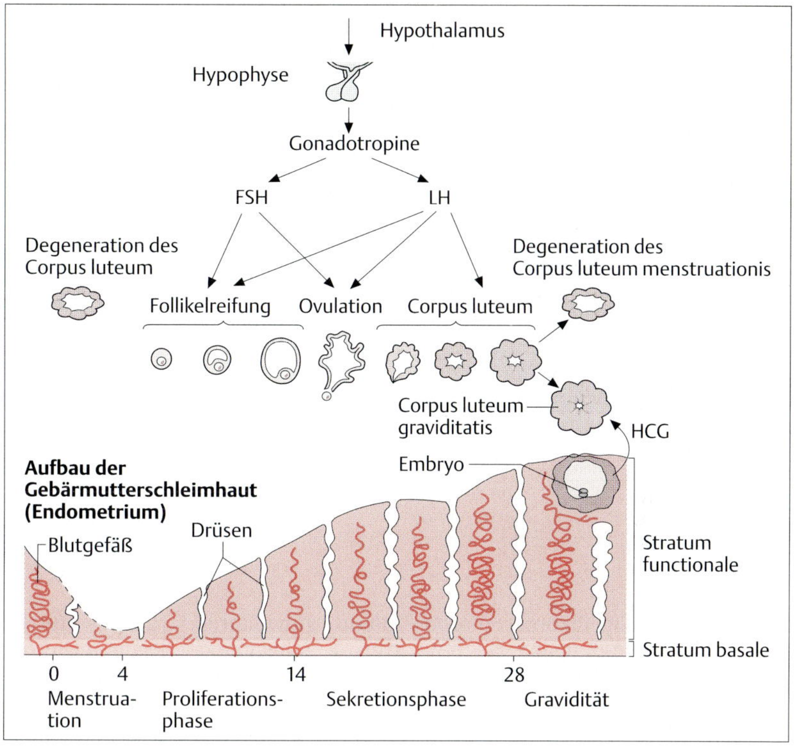


Abb. 21.**165** Schematische Darstellung des Ovarialzyklus und der Veränderungen in der Gebärmutterschleimhaut. Unter dem Einfluß der Hypophysenvorderlappenhormone FSH (follikelstimulierendes Hormon) und LH (Luteinisierungshormon) kommt es im Ovar zum Wachstum des Follikels, zum Eisprung sowie zur Ausbildung des Gelbkörpers. Hormone des Ovars (Östradiol und Progesteron) wirken über den Blutweg auf die Gebärmutterschleimhaut. Bei einer Schwangerschaft bildet der implantierte Keim das Hormon HCG (humanes Choriongonadotropin), welches den Gelbkörper zur weiteren Produktion von Progesteron anregt (Corpus luteum graviditatis) (nach Langman).

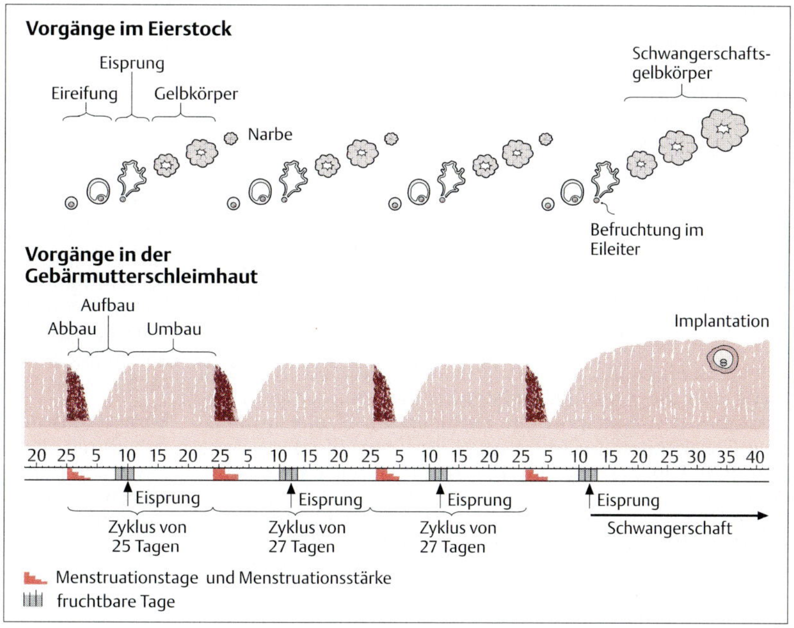


Abb. 21.**166** Vereinfachte Darstellung der regelmäßigen zyklischen Veränderungen im Ovar und in der Gebärmutterschleimhaut.

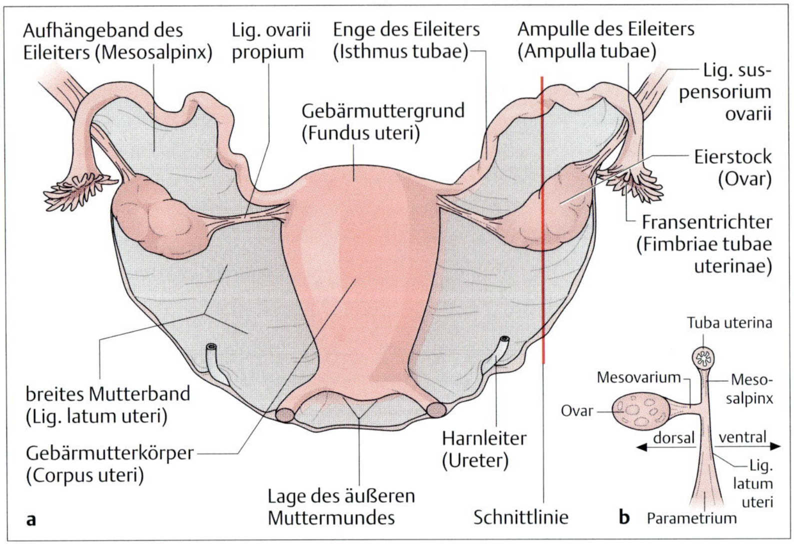


Abb. 21.**167 a** u. **b** Gebärmutter, Eileiter und Eierstöcke.
**a** In der Ansicht von hinten (dorsal);
**b** Querschnitt durch **a** entlang der eingezeichneten Schnittlinie.

Schwangerschaftsgelbkörper (Corpus luteum graviditatis) und erfüllt seine Aufgabe bis etwa zum 4. Schwangerschaftsmonat. Danach geht er zugrunde, und die Plazenta übernimmt die Gelbkörperfunktion.
Wird die Eizelle nicht befruchtet, stellt das Corpus luteum seine Hormonproduktion nach etwa zwei Wochen ein (Menstruationsgelbkörper = Corpus luteum menstruationis). Durch Absinken des Progesteronspiegels im Blut kommt es innerhalb der Gebärmutterschleimhaut zu einer Abbruchblutung (Menstruationsblutung), und die Schleimhaut wird abgestoßen (Abb. 21.**166**).

**Eileiter.** Die Eileiter (Tubae uterinae) sind 10 – 20 cm lange Schläuche, die über ein Aufhängeband (Mesosalpinx) an dem breiten Mutterband (Lig. latum uteri) befestigt sind (Abb. 21.**167 b**). Sie beginnen mit einer fransigen trichterförmigen Öffnung (Fimbriae tubae) (Abb. 21.**167 a**) in Höhe des Ovars und münden am Tubenwinkel in die Gebärmutter (Uterus). Man unterscheidet einen uterusnahen engeren Abschnitt (Isthmus tubae) und einen erweiterten äußeren Teil (Ampulla tubae), in dem die Befruchtung stattfindet.
Die Schleimhautoberfläche des Eileiters wird durch mehrere längsverlaufende Falten stark vergrößert. Die Schleimhaut besitzt ein einschichtiges Flimmerepithel mit zahlreichen Drüsenzellen, die zyklusabhängig ein schleimiges Sekret produzieren. Das Flimmerepithel erzeugt mit seinen Kinozilien einen uteruswärts gerichteten Flüssigkeitsstrom, gegen den die Spermien aufsteigen müssen, der andererseits aber den Transport der befruchteten Eizelle in Richtung Gebärmutter fördert. Unterstützt wird die 4 – 6 Tage dauernde Tubenwanderung des Keims durch eine uteruswärts gerichtete Peristaltik der Tubenmuskulatur.

**Gebärmutter**. Die Gebärmutter (Uterus) dient in der Schwangerschaft als Fruchthalter. Sie hat die Gestalt und Größe einer Birne und liegt zwischen Harnblase und Mastdarm (Abb. 21.**162**). Man unterscheidet einen Uteruskörper (Corpus uteri), einen zwischen den Eileitermündungen gelegenen Uterusgrund (Fundus uteri) und eine am Übergang vom Uteruskörper zum Uterushals (Cervix uteri) gelegene Uterusenge (Isthmus uteri). Der Uterushals ist drehrund und nach hinten-unten gegen das Scheidengewölbe gerichtet. Der in die Scheide ragende und von Scheidenepithel überzogene Halsteil (Portio vaginalis) hat eine Öffnung, den äußeren Muttermund (Ostium uteri) (Abb. 21.**168**).
Die Uterushöhle (Cavitas uteri) ist spaltförmig verengt und von Schleimhaut (Endometrium) ausgekleidet. Als weitere Wandschichten folgen nach außen eine bis zu 3 Zentimeter dicke Muskelschicht (Myometrium) sowie ein Bauchfellüberzug im Bereich des Corpus und des Fundus uteri (Perimetrium). Der Bindegewebsraum seitlich der Gebärmutter wird als Parametrium bezeichnet. In ihm verlaufen wichtige Strukturen wie der Harnleiter oder die zum Uterus ziehenden Gefäße, z. B. A. uterina (Abb. 21.**167 b** u. 21.**168**).
Die Uterusschleimhaut ist in Abhängigkeit vom Zyklus zwischen zwei und acht mm dick und trägt ein einschichtiges Epithel. Im Schleimhautbindegewebe liegen zahlreiche tubulöse Drüsen, die mit ihren Ausführungsgängen in die Uterushöhle münden. Man unterscheidet innerhalb der Schleimhaut zwei Schichten, eine der Muskulatur unmittelbar anliegende (Stratum basale) sowie eine darüberliegende Schicht (Stratum functionale) (Abb. 21.**165**). Von den zyklusabhängigen Veränderungen an der Schleimhaut ist hauptsächlich das Stratum functionale betroffen.

**Menstruationszyklus**. Während der Geschlechtsreife werden durch den ovariellen Zyklus zyklische Veränderungen innerhalb der Gebärmutterschleimhaut ausgelöst, die periodisch zu einer Schleimhautabstoßung (Menstruationsblutung) führen. Der Beginn der Menstruationszyklen (Menarche) liegt zwischen dem 10. und 15. Lebensjahr, das Ende (Menopause) um das 50. Lebensjahr leitet das Klimakterium ein. In dieser Lebensphase sinkt allmählich die ovarielle

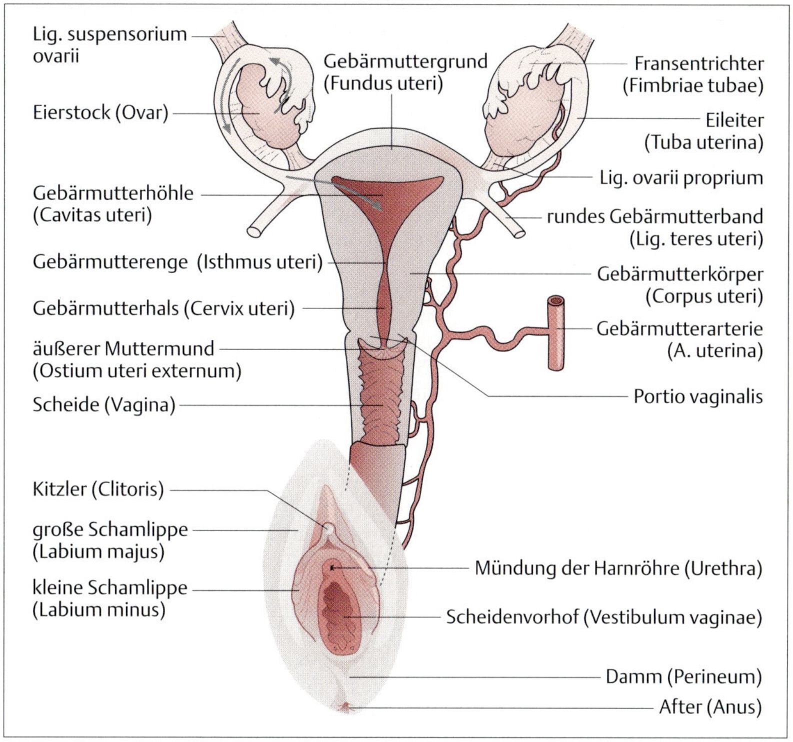


Abb. 21.**168** Schnitt durch Gebärmutter (Uterus) und Scheide (Vagina) mit Ansicht auf Eierstöcke (Ovarien), Eileiter (Tubae uterinae) und äußere Geschlechtsorgane (graue Pfeile: Weg der Eizelle vom Ovar zum Uterus).

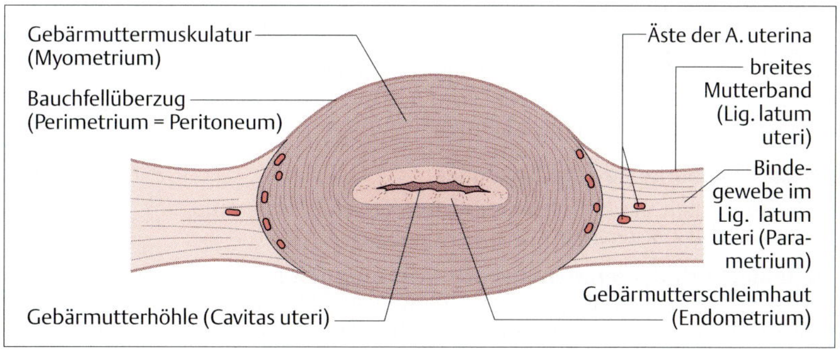


Abb. 21.**169** Querschnitt durch einen menschlichen Uterus.

Hormonproduktion ab, Follikelwachstum und Follikelsprung finden nicht mehr statt, und die Gebärmutterschleimhaut wird zunehmend dünner.
Der Menstruationszyklus wird in drei Phasen eingeteilt und dauert durchschnittlich etwa 28 Tage. Abweichungen nach unten und oben sind sehr häufig. Als ersten Zyklustag bezeichnet man den 1. Tag der Menstruationsblutung. Man unterscheidet (Abb. 21.**165**):

1. Abstoßungs- (Desquamations-) und Regenerationsphase: 1. – 5. Tag
2. Follikelphase (Proliferationsphase): 5. – 15. Tag
3. Gelbkörperphase (Sekretionsphase): 15. – 28. Tag

Am Tag der Ovulation (Tag 15) geht die Proliferationsphase in die Sekretionsphase über.
Da die Sekretionsphase auch bei kürzerer oder längerer Zyklusdauer immer etwa 13 – 14 Tage dauert, verschiebt sich entsprechend der Ovulationstermin nach vorne bzw. nach hinten.
Die Abstoßung der Gebärmutterschleimhaut im Rahmen der Menstruationsblutung wird durch den Ausfall des Progesterons verursacht, da sich der Gelbkörper bei nicht eingetretener Schwangerschaft nach 13 – 14 Tagen zurückbil-

det. Gleichzeitig kommt es zu einer vorübergehenden Verringerung der Thrombozytenzahl mit herabgesetzter Blutgerinnung. Unmittelbar danach beginnt die Regeneration der Schleimhaut aus dem verbliebenen Stratum basale.
In der nun folgenden Proliferationsphase wächst das Endometrium, die Drüsen der Schleimhaut vergrößern sich. Diese Vorgänge stehen unter dem Einfluß von Östrogenen, die von dem im Ovar heranwachsenden Follikel gebildet werden und über den Blutweg die Gebärmutterschleimhaut erreichen. Die Proliferationsphase endet am 15. Tag zum Zeitpunkt des Eisprungs.
Die anschließende Sekretionsphase steht unter dem Einfluß des Progesterons aus dem Gelbkörper und bereitet die Schleimhaut für die Einnistung (Implantation) des Keimes vor. In dieser Phase erreichen die Schleimhautdrüsen ihre größte Länge und bilden ein schleimiges Sekret. Nach der Ovulation steigt durch die Wirkung von Progesteron die Körpertemperatur um 0,5 – 1° C an.

**Scheide**. Die Scheide (Vagina) ist ein etwa 10 cm langer, dünnwandiger Schlauch mit einer schwach entwickelten Muskelschicht (Abb. 21.**168**). Mit ihrem blinden Ende umgibt sie die Portio vaginalis der Gebärmutter und bildet das Scheidengewölbe. Ihre vordere Öffnung mündet in den Scheidenvorhof. Sie wird von einem mehrschichtigen unverhornten Epithel ausgekleidet, das ebenfalls zyklusabhängige Veränderungen aufweist. Während der Glykogengehalt der Zellen um den Ovulationstermin besonders hoch ist, kommt es in der zweiten Phase des Zyklus zu einer vermehrten Abstoßung der oberflächlichen Epithelzellen.
Der Schleim der Drüsen im Uterushals (Zervixdrüsen) und die abgestoßenen Epithelzellen bilden das saure Scheidensekret. Verursacht wird das saure Scheidenmilieu (pH 4 – 4.5) durch physiologische Milchsäurebakterien, die das Glykogen der abgestoßenen Epithelzellen zur Milchsäure umsetzen. Diese sogenannte physiologische Scheidenflora ist eine wirksame Schranke gegen das Eindringen von Bakterien oder anderen Krankheitskeimen.

### Äußere weibliche Geschlechtsorgane

Die Gesamtheit der äußeren weiblichen Geschlechtsorgane wird als Vulva bezeichnet.

**Scheidenvorhof, kleine und große Schamlippen und Klitoris**. In den Scheidenvorhof (Vestibulum vaginae) münden die Harnröhre, die Scheide sowie verschiedene Vorhofdrüsen (Abb. 21.**168**). Er wird seitlich und hinten von Hautfalten, den kleinen und großen Schamlippen, vorn von der Klitoris und hinten von einem Hautbändchen (Frenulum) begrenzt. Die beiden Mm. bulbospongiosi sind nicht wie beim männlichen Geschlecht miteinander verwachsen, sondern liegen seitlich der kleinen Schamlippen und vereinigen sich auf Höhe des Damms (Perineum). Die beiden Muskeln bedecken die Vorhofschwellkörper (Bulbi vestibuli), ein dichtes schwellfähiges Venengeflecht, das dem Harnröhrenschwellkörper im männlichen Geschlecht entspricht.
Die großen Schamlippen enthalten Fettgewebe, Talgdrüsen, Schweiß- und Duftdrüsen. Die Klitoris entspringt mit zwei Ästen von den unteren Schambeinästen und endet mit der Glans clitoris, einem der männlichen Eichel vergleichbaren Schwellkörper. Die Scheidenmündung kann bis zum ersten Geschlechtsverkehr durch ein Häutchen (Hymen) teilweise verschlossen sein. Beiderseits der Scheidenöffnung münden die großen Vorhofdrüsen (Bartholin-Drüsen) mit einem 1 – 2 cm langen Ausführungsgang, die den Scheideneingang befeuchten.

### Weibliche Brust und Brustdrüse

Die weibliche Brust (Mamma) und die Brustdrüse (Glandula mammaria) sind Bildungen der Haut. Sie stehen bei der Frau in enger funktioneller Beziehung zu den Geschlechtsorganen, entwickeln sich in der Pubertät unter hormonellem Einfluß und bauen sich aus Drüsen-, Fett- und Bindegewebe auf (Abb. 21.**170** u. 21.**171**).
Die geschlechtsreife Brust hat die Gestalt einer verformbaren Halbkugel und liegt frei verschieblich auf dem großen Brustmuskel (M. pectoralis major) in Höhe der 3. – 7. Rippe. Ungefähr auf der Brustmitte erhebt sich die Brustwarze (Mamille), auf der die Milchgänge (Ductus lactiferi) als Ausführungsgänge der einzelnen Drüsen mit 15 – 20 Öffnungen (Sinus lactiferi) münden.
Während der Schwangerschaft wachsen unter dem Einfluß des Östrogens und des Progesterons das Drüsengangsystem und die Drüsenendstücke heran; die Brustdrüse nimmt erheblich an Größe zu. Gleichzeitig tritt die Brustwarze stärker hervor, und der Warzenhof färbt sich dunkler. Im letzten Schwangerschaftsmonat wird zunächst eine „Vormilch" (Colostrum) gebildet, die aus Fetttröpfchen und abgestoßenen Zellen besteht. Nach der Geburt führt Prolactin, ein Hormon der Adenohypophyse, zur Milchbildung, und es kommt zum Einschießen der Milch. Ein Hormon der Neurohypophyse, das Oxytocin, fördert im weiteren Verlauf die Milchabgabe, indem es spezialisierte Zellen um die Drüsenendstücke, sogenannte Myoepithelzellen, zur Kontraktion anregt.

Abb. 21.**170** Längsschnitt durch die weibliche Brust (nach Leonhardt).

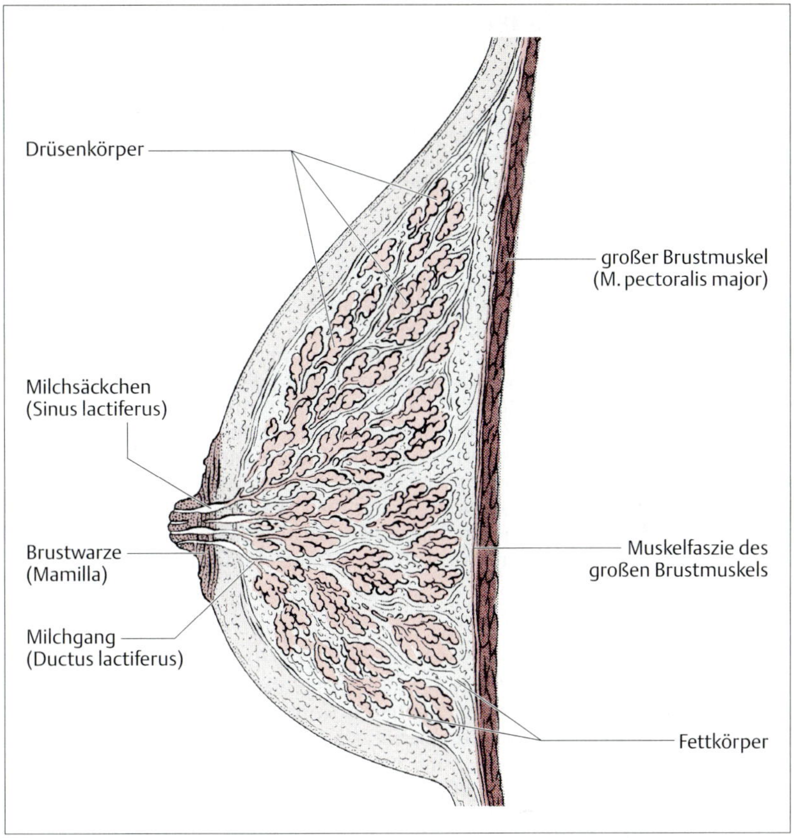


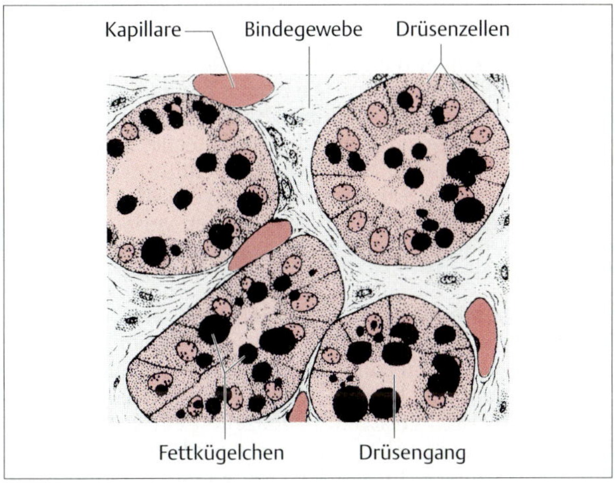


Abb. 21.**171** Schnitt durch eine milchbildende Brustdrüse. Die Drüsenzellen bilden die Fettkügelchen der Milch. Fetteinschlüsse der Zelle sind mit Osmiumsäure schwarz angefärbt.

# 21.10 Fortpflanzung, Entwicklung und Geburt

**Lernziel** Der Leser lernt die Vorgänge bei der Befruchtung sowie die wichtigsten Stationen der Embryonal- und Fetalentwicklung kennen. Außerdem wird er in der Lage sein, den Geburtsvorgang und die Reifezeichen eines Neugeborenen zu beschreiben.

Die geschlechtliche Fortpflanzung des Menschen ist gekennzeichnet durch die Vereinigung einer männlichen Samenzelle mit einer weiblichen Eizelle (Befruchtung), den anschließenden Transport des Keims durch den Eileiter, seine Einnistung (Implantation) in die Gebärmutterschleimhaut und die sich anschließende Entwicklung zu einem lebensfähigen Säugling (Embryonal- und Fetalentwicklung). Am Ende der 8. Schwangerschaftswoche geht die Embryonalentwicklung (Embryogenese), in der die Organanlagen gebildet worden sind, über in die Fetalentwicklung (Fetogenese), die durch Wachstum und Differenzierung der Organsysteme gekennzeichnet ist.

## 21.10.1 Befruchtung

Zur Befruchtung müssen die Spermien zur Eizelle wandern. Für diesen beschwerlichen Weg durch die Gebärmutterhöhle bis zur Ampulle des Eileiters benötigen sie bei einer Wanderungsgeschwindigkeit von drei mm pro Minute ungefähr 1 – 3 Stunden. Von den 200 – 300 Millionen Spermien, die bei einem Geschlechtsverkehr (Kohabitation) im hinteren Scheidengewölbe deponiert werden, erreichen nur etwa 300 Spermien die Eizelle. Im Gegensatz zu den Spermien, die bis zu 4 Tagen im weiblichen Genitalapparat überleben können, müssen die Eizellen nach erfolgter Ovulation innerhalb von 6 – 12 Stunden befruchtet werden.
Bei der Befruchtung dringt die Samenzelle mit Hilfe der Enzyme im Akrosom in die Eizelle ein (Abb. 21.**172 a**), und sein Kopfteil bildet den männlichen Vorkern (Abb. 21.**172 c**). Fast gleichzeitig beendet die Eizelle ihre 2. Reifeteilung und bildet den weiblichen Vorkern. Die beiden haploiden Vorkerne mit jeweils 23 mütterlichen und 23 väterlichen Chromosomen verschmelzen zu einer diploiden Zelle, der Zygote. Nach etwa 30 Stunden erfolgt die erste mitotische Zellteilung, aus der zwei Tochterzellen mit jeweils 46 Chromosomen entstehen (Abb. 21.**172 d**). Im weiteren Verlauf wird die Zellzahl durch mitotische Zellteilungen laufend verdoppelt (Abb. **e**+**f**).

**Gechlechtsbestimmung**. In Abhängigkeit von dem Geschlechtschromosom (X oder Y) des männlichen Vorkerns wird bei der Verschmelzung das genetische Geschlecht festgelegt. Während alle haploiden Eizellen immer ein X-Chromosom aufweisen, besitzen Samenzellen entweder ein X- oder Y-Chromosom (Abb. 21.**173**). Je nachdem ob ein Spermium mit einem X-Chromosom oder einem Y-Chromosom auf die Eizelle trifft, kann die entstehende Zygote als Geschlechtschromosomen XX (weiblich) oder XY (männlich) aufweisen.

## 21.10.2 Eileitertransport und Furchung

Während seiner 4- bis 5tägigen Wanderung durch den Eileiter zur Gebärmutter (Abb. 21.**174**.) teilt sich die befruchtete Eizelle und kommt etwa im 16-Zellen-Stadium im Uteruslumen an. Die befruchtete Eizelle wird mit Hilfe eines Flüssigkeitsstroms und durch den uteruswärts gerichteten Zilienschlag der Flimmerzellen in Richtung Gebärmutter transportiert. Kommt es zu einer Behinderung des Tubentransports, kann sich der Keim in die Schleimhaut des Eileiters einnisten und zu einer Eileiterschwangerschaft (Tubargravidität) führen. Hierbei kann es bereits nach kurzer Zeit (6 – 9 Wochen) durch das Wachstum des Embryos zu einem Aufplatzen des Eileiters (Tubenruptur) mit nachfolgender massiver, meist lebensbedrohlicher Blutung kommen. Gelangt die befruchtete Eizelle in die freie Bauchhöhle, entsteht eine Bauchhöhlenschwangerschaft.
Die durch fortlaufende Zellteilungen entstandenen Furchungszellen bilden eine Furchungskugel (Morula), die kaum größer ist als die befruchtete Eizelle (Abb. 21.**174** u. 21.**175**). In diesem Stadium erreicht der Keim das Uteruslumen. Hier entwickelt sich innerhalb der nächsten zwei Tage aus der Morula eine Keimblase (Blastozyste), an der man eine äußere Zellhülle (Trophoblast) und eine innere Zellgruppe (Embryoblast) unterscheiden kann (Abb. 21.**175**). Zu diesem Zeitpunkt senkt sich der Keim mit Hilfe von Enzymen in die Uterusschleimhaut ein, ein Vorgang, den man Einnistung oder Implantation nennt. Während sich aus dem Embryoblast im weiteren Verlauf der Embryo entwickelt, bildet der Trophoblast die kindlichen Anteile des Mutterkuchens (Plazenta).

## 21.10.3 Implantation und Ausbildung des Mutterkuchens

Die Implantation des Keims findet normalerweise im fundusnahen Abschnitt der Gebärmutterhöhle statt. Zu diesem Zeitpunkt, etwa 5 – 6 Tage nach der Ovulation, befindet sich die Uterusschleimhaut auf dem Höhepunkt der Sekretionsphase. Sie wird im weiteren Verlauf als Dezidua (hinfällige Haut) bezeichnet, weil sie als Teil des Mutterkuchens nach der Geburt des Kindes abgestoßen wird.
Zum Zeitpunkt der Implantation in die Uterusschleimhaut (Abb. 21.**176**) bildet der Trophoblast Zotten aus (Chorionzotten oder Zottenhaut), die zunächst einen Bindegewebskern und später kindliche Blutgefäße aufweisen (kindlicher Teil des Mutterkuchens). Sie bilden zusammen mit Anteilen der Uterusschleimhaut (mütterlicher Teil des Mutterkuchens)

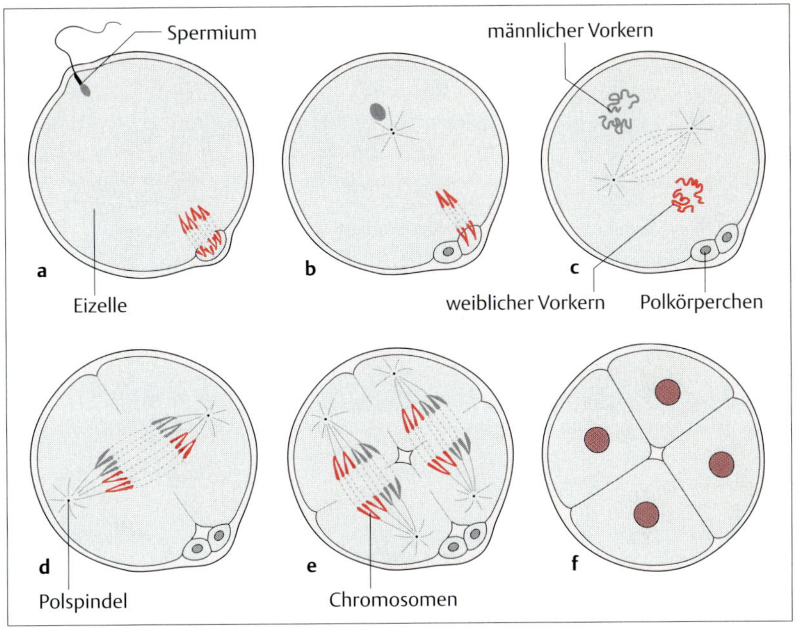


Abb. 21.**172 a–f** Vereinfachte Darstellung der Verschmelzung von Ei- und Samenzelle bei der Befruchtung.
**a** Eindringen des Spermiums in die Eizelle;
**b** Kopf der Samenzelle schwillt an und bildet u. a. das Zentralkörperchen, Eizelle beendet die 2. Reifeteilung;
**c** Samenzelle bildet den männlichen Vorkern, Eizelle den weiblichen Vorkern;
**d** erste mitotische Zellteilung der befruchteten Eizelle, beide Tochterzellen haben einen vollständigen Chromosomensatz;
**e** zweite Teilung;
**f** Embryo im 4-Zellen-Stadium.

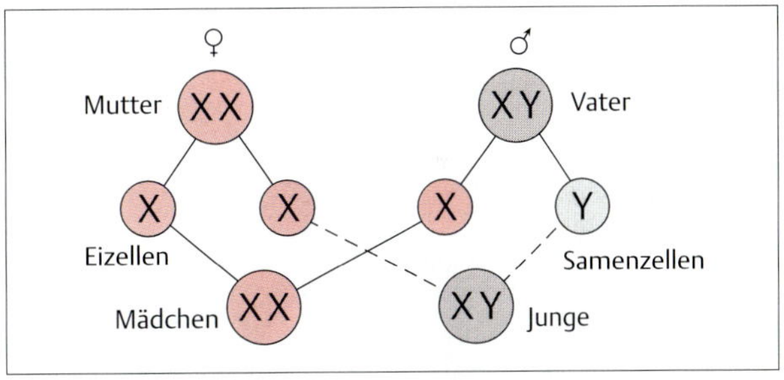


Abb. 21.**173** Geschlechtsbestimmung.

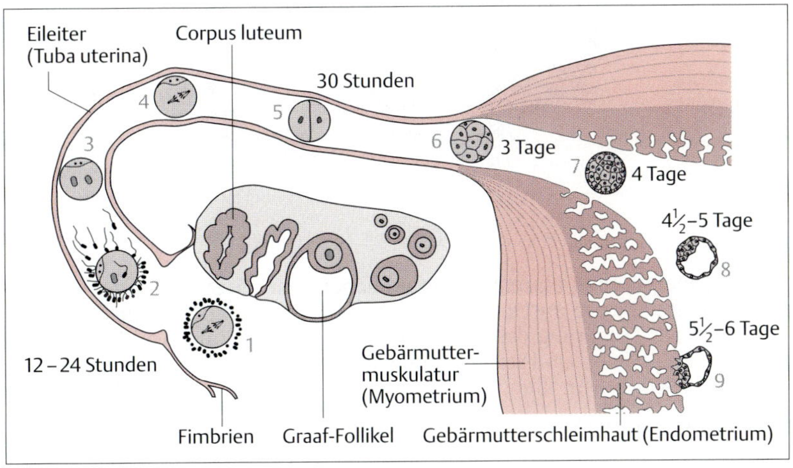


Abb. 21.**174** Schematische Darstellung der Entwicklungsvorgänge beim Menschen in der 1. Woche (nach Langman).
1 Eizelle direkt nach der Ovulation,
2 Befruchtung innerhalb von 12 Stunden,
3 Stadium mit männlichem und weiblichem Vorkern,
4 erste Furchungsteilung,
5 2-Zellen-Stadium,
6 Morulastadium,
7 Eintritt in die Gebärmutterhöhle,
8 Blastozyste,
9 frühes Stadium der Einnistung (Implantation).

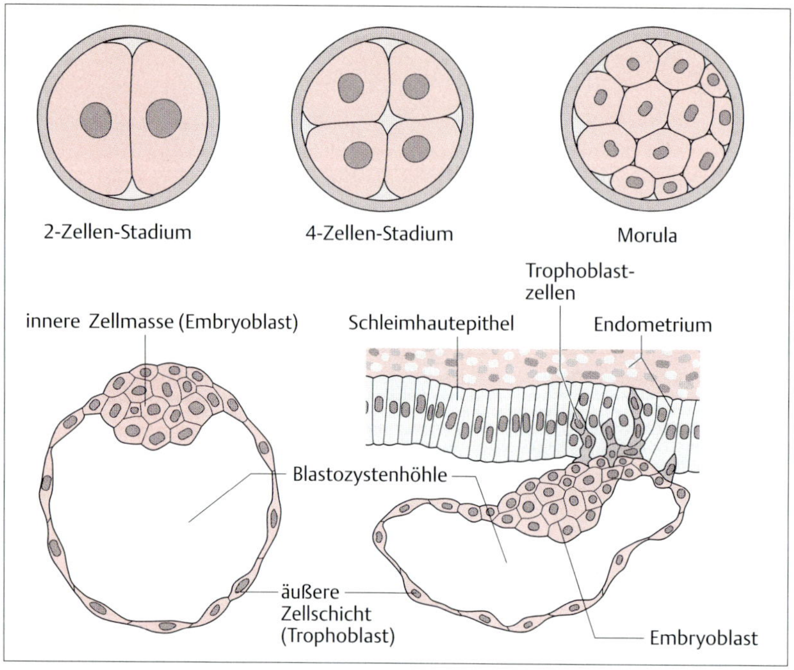


Abb. 21.**175** Schematische Darstellung der Zygotenentwicklung (Zygote = befruchtete Eizelle) vom 2-Zellen-Stadium bis zur Implantation der Blastozyste in die Gebärmutterschleimhaut um den 5.–6. Tag (nach Langman).

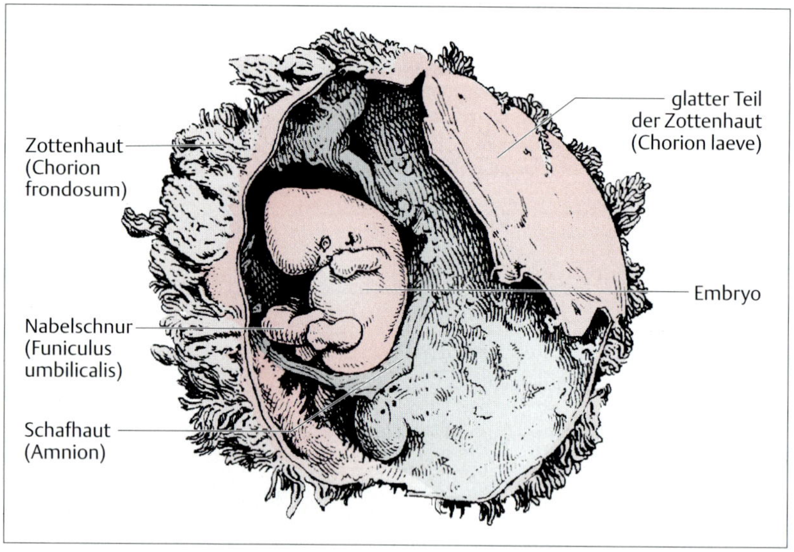


Abb. 21.**176** Menschlicher Embryo im 2. Schwangerschaftsmonat mit eröffneten Eihüllen.

die scheibenförmige Plazenta (Mutterkuchen), ein Organ, mit dem der Embryo durch die Nabelschnur verbunden ist. Sie dient der Ernährung des heranwachsenden Keims und übernimmt den Gas- und Stoffaustausch zwischen mütterlichem und kindlichem Blut.

**Aufbau des Mutterkuchens**. Der reife Mutterkuchen (Placenta) ist scheibenförmig mit einem Durchmesser von etwa 18 cm, wiegt zwischenen 450 und 500 g und hat die Gestalt eines flachen Topfes. Der Topfboden wird von der Uterusschleimhaut (Decidua basalis), der Deckel des Topfes von kindlichen Trophoblastanteilen (Chorionplatte) gebildet (Abb. 21.**177**). Von der Chorionplatte ragen etwa 15 – 20 Zottenbäume (Chorionzotten) in den mit mütterlichem Blut gefüllten Topf. Im Inneren der mit einem Epithel überkleide-

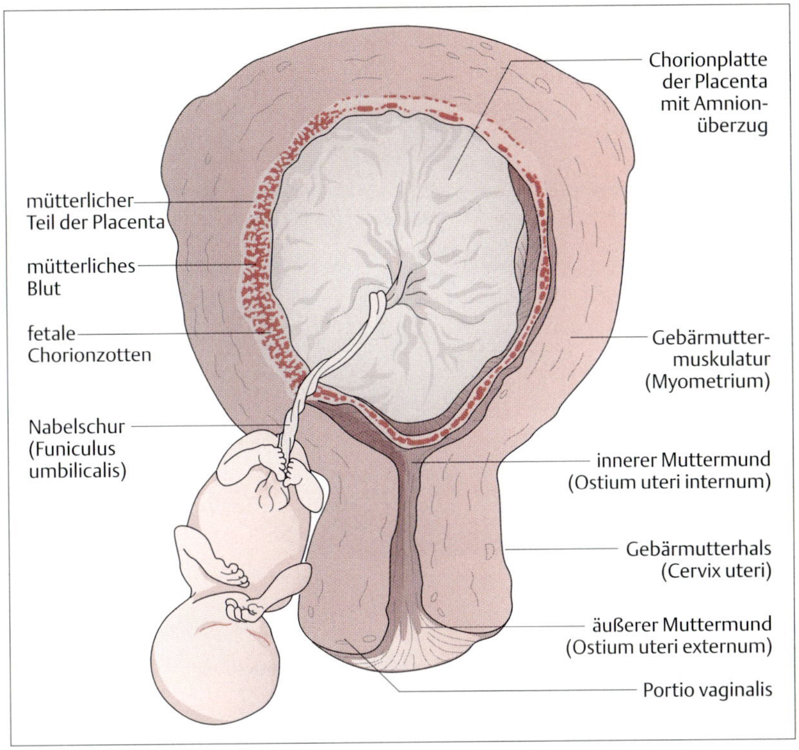


Abb. 21.**177** Gebärmutter, Fetus, Mutterkuchen (Placenta), Nabelschnut und Eihäute im 6. Schwangerschaftsmonat.

ten Chorionzotten liegen die kindlichen Gefäße im Zottenbindegewebe. Die Gesamtzottenoberfläche in der reifen Plazenta beträgt zwischen 8 und 14 $m^2$. Der Gas- und Stofftransport zwischen mütterlichem und kindlichem Blut muß das Zottenepithel, das Zottenbindegewebe und die Gefäßwand der kindlichen Gefäße durchqueren (Plazentaschranke). Eine Vermischung von mütterlichem und kindlichem Blut findet in der Regel nicht statt.

Neben dem Gas- und Stofftransport hat die Plazenta zahlreiche weitere Aufgaben. Sie sichert den Fortbestand der Schwangerschaft, indem sie Aufgaben der Hypophyse und des Ovars übernimmt und wichtige Hormone wie z. B. Östrogene, Progesterone und Choriongonadotropine (plazentares Hormon) bildet.

**Nabelschnur**. Das in der Plazenta mit Sauerstoff angereicherte kindliche Blut gelangt über eine unpaare Nabelvene (V. umbilicalis) zum kindlichen Organismus. Über zwei Nabelarterien (Aa. umbilicales) fließt das sauerstoffarme Blut zurück zur Plazenta (siehe auch S. 365, fetaler Kreislauf). Nabelarterien und Nabelvene verlaufen, eingehüllt in gallertiges Bindegewebe, in der etwa 1.5 cm dicken und bis zu 1 m langen Nabelschnur (Funiculus umbilicalis) (Abb. 21.**177**).

## 21.10.4 Embryonalentwicklung

Die Zellen des Embryoblasten bilden nach vollständiger Implantation eine zweiblättrige Keimscheibe, die aus dem inneren (Entoderm) und dem äußeren Keimblatt (Ektoderm) besteht und aus der sich der Embryo entwickelt. Dem Entoderm und dem Ektoderm liegt jeweils ein flüssigkeitsgefülltes Bläschen auf, das Entodermbläschen (Dottersack) und das Ektodermbläschen (Schafshaut- oder das die Amnionhöhle bildende Amnion) (Abb. 21.**178**). Während der Dottersack sich langsam zurückbildet, wächst der Embryo in die von Amnion gebildete Amnionhöhle herein (Abb. 21.**181**). Sie enthält am Ende der Schwangerschaft etwa ein Liter Fruchtwasser (Amnionflüssigkeit), das eine schützende und ernährende Funktionen ausübt.

Bei einem etwa 16 Tage alten Embryo erscheint auf der Oberfläche des Ektoderms der Primitivstreifen (Abb. 21.**179**), eine schmale Rinne, die sich vertieft und zur Primitivrinne wird. Das vordere Ende des Primitivstreifens wird zur Primitivgrube, von der sich in Richtung des späteren Kopfendes ein Kopffortsatz (Chordaanlage) unter das Ektoderm schiebt. In diesem Gebiet finden ausgiebige Zellwanderungen und Zellverschiebungen statt (Gastrulation). Im Bereich des Primitivstreifens wandern Zellen in die Tiefe und bilden zwischen dem Entoderm und dem Ektoderm das mittlere Keimblatt, das Mesoderm.

**Abkömmlinge der Keimblätter**. Aus den drei Keimblättern, die am Ende der Embryonalentwicklung (8. Schwangerschaftswoche) alle angelegt sind, entwickeln sich die Organanlagen. Das äußere Keimblatt bildet im wesentlichen die Anlage des Zentralnervensystems: Gehirn und Rückenmark sowie Ohrbläschen, Riechgrube und Augenlinsen. Aus dem mittleren Keimblatt entstehen das Skelett, die Skelettmus-

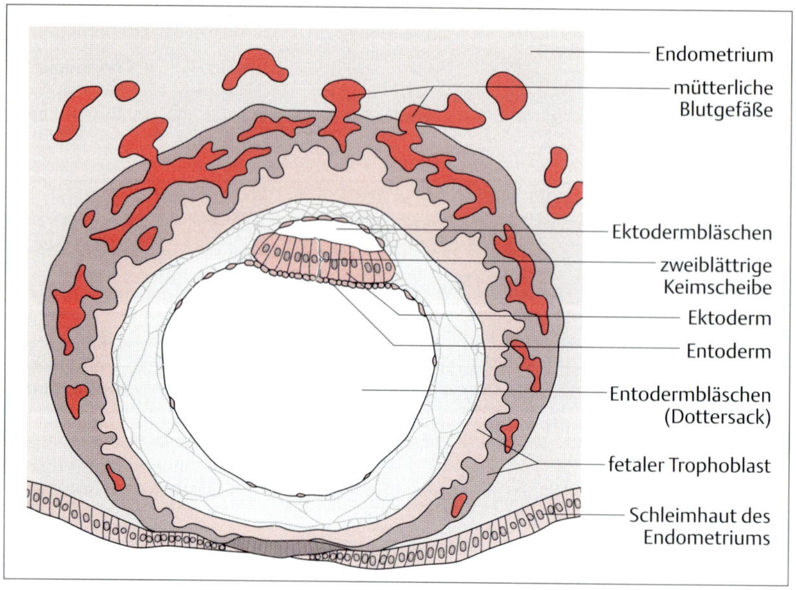


Abb. 21.**178** Schematische Darstellung einer 12 Tage alten menschlichen Blastozyste (nach Langman).

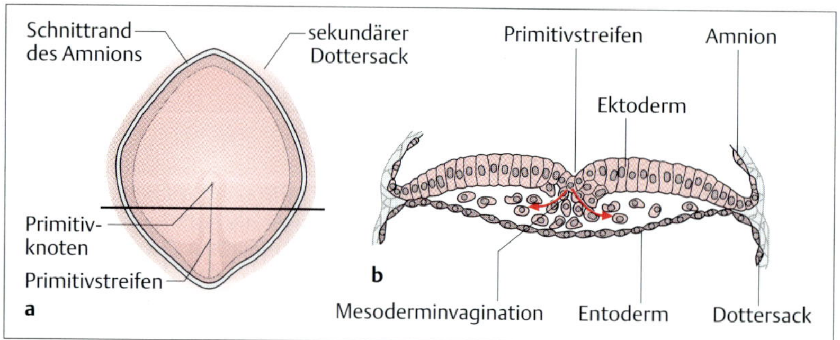


Abb. 21.**179 a** u. **b** Schematische Darstellung einer 16 Tage alten menschlichen Keimscheibe (nach Langman).
**a** Aufsicht auf die Keimscheibe;
**b** Schnitt durch die Keimscheibe; im Bereich des Primitivstreifens wandern Zellen in die Tiefe und bilden zwischen dem Entoderm und dem Ektoderm das mittlere Keimblatt, das Mesoderm.

kulatur, die Kreislauforgane sowie der Harn- und Geschlechtsapparat. Das Entoderm schließlich liefert in der weiteren Entwicklung vor allem die epithelialen Anlagen Verdauungs- und Atemwege.

**Ausbildung der Körperform**. Der zunächst flache, schildförmige Embryo beginnt sich am Vorder- und Hinterende abzuheben. Am Ende der 4. Woche ist die Grundform des Rumpfes herausgearbeitet. Der Kopf wächst sehr schnell und nimmt etwa ein Drittel der Gesamtlänge des Embryos ein. Seine Form wird von den drei Gehirnbläschen und den Augenanlagen bestimmt. Zu Beginn der 5. Woche treten die oberen und unteren Gliedmaßen (Extremitätenknospen) als plumpe Knospen an der seitlichen Rumpfwand in Erscheinung. Der Rumpf ist durch die Anlage des Herzschlauchs und der Leber vorgewölbt. Nach hinten verjüngt sich der Rumpf zum gebogenen Schwanz (Abb. 21.**180**).
Im Verlauf des 2. Monats krümmt sich der Embryo stark, wobei besonders die Nacken- und Scheitelbeuge betont werden (Abb. 21.**180**). Der Kopf nimmt bereits die Hälfte der Gesamtlänge ein. Dabei tritt die Anlage des Vorderhirns besonders hervor. Die Augenlider werden in Form von Falten angelegt, und Nase, Lippen und Kinn sind erkennbar. Am Übergang zum Hals sind die Ohrmuscheln zu erkennen. Finger- und Zehenstrahlen werden an den Extremitätenknospen sichtbar.

## 21.10.5 Fetalentwicklung

Vom Beginn des 3. Schwangerschaftsmonat an nennt man den Keim Fetus. Innerhalb der Fetalentwicklung kommt es zum Wachstum und zur Differenzierung der Organsysteme. Hierbei verlaufen die Wachstumsvorgänge in Schüben. Während die Wachstumsgeschwindigkeit bis zur 16. Schwangerschaftswoche gering ist, beschleunigt sich das Körperwachstum bis zur 27. Woche. Danach folgt eine Periode maximalen Wachstums, die bis zur 37. Woche anhält.

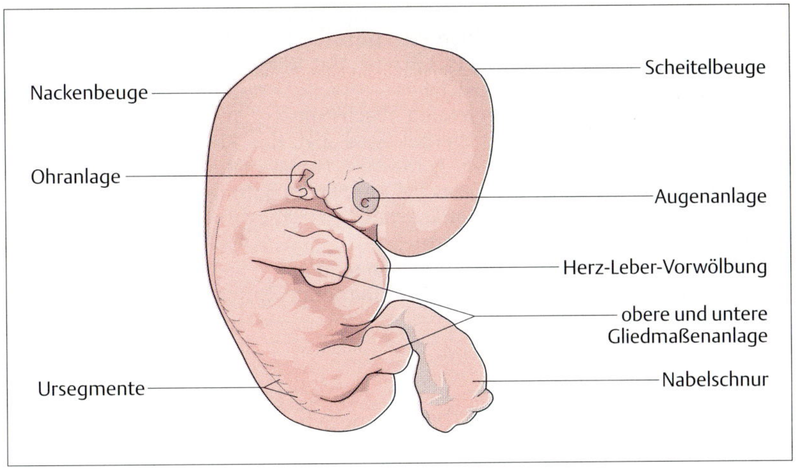


Abb. 21.**180** Menschlicher Embryo im Alter von 6 Wochen. Natürliche Größe (Scheitel-Steiß-Länge) etwa 13 mm.

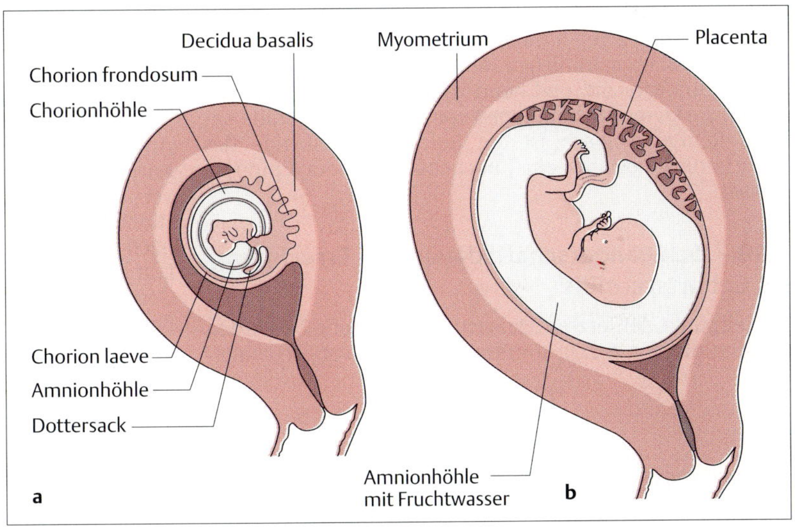


Abb. 21.**181 a** u. **b** Schematische Darstellung der Beziehung zwischen Eihäuten und Gebärmutterwand (nach Langman).
**a** Am Ende des 2. Schwangerschaftsmonats. Chorion frondosum = zottentragendes Chorion, wird zum fetalen Teil der Placenta, Chorion laeve = zottenloses Chorion nimmt nicht an der Placentabildung teil. Am Ende des 2. Monats verschwindet die Chorionhöhle. Decidua basalis = mütterlicher Teil der Placenta.
**b** Am Ende des 3. Schwangerschaftsmonats. Die Placenta ist voll entwickelt.

Zu Beginn des 3. Monats nimmt der Kopf fast die Hälfte der Gesamtkörperlänge ein, im 5. Monat ein Drittel und zum Zeitpunkt der Geburt ein Viertel.
Den Zusammenhang zwischen Körperlänge und Alter menschlicher Feten zeigt die Haase-Regel, die anhand von Längenmaßen einen Anhalt für das Alter geben kann. Danach entspricht die Gesamtlänge (Scheitel-Fersen-Länge) des Embryos bzw. des Fetus bis zum 5. Fetalmonat dem Quadrat der Monatszahl, ab dem 6. Monat dem 5fachen der Monatszahl. In der folgenden Tabelle sind zusätzlich die mittleren Körpergewichte angegeben. Die Längenangaben für den 1., 2. und 3. Schwangerschaftsmonat weichen von der Haase-Regel ab, sie beziehen sich auf die Scheitel-Steiß-Länge, da die untere Extremität zunächst nur als kurzer Fortsatz vorhanden ist.

| **Schwangerschaftsalter** | | **Körperlänge in cm** | | **Körpergewicht in g** |
|---|---|---|---|---|
| Ende | 1. Monat | 0,4 | | 3 |
| | 2. Monat | 3 | | 6 |
| | 3. Monat | 6 | | 20 |
| | 4. Monat | 16 | (4x4) | 130 |
| | 5. Monat | 25 | (5x5) | 400 |
| | 6. Monat | 30 | (6x5) | 700 |
| | 7. Monat | 35 | (7x5) | 1100 |
| | 8. Monat | 40 | (8x5) | 1800 |
| | 9. Monat | 45 | (9x5) | 2750 |
| | 10. Monat | 50 | (10x5) | 3300 |

Zwischen dem 1. Schwangerschaftsmonat und der Geburt nimmt die Körperlänge um das 50fache zu, während das

Körpergewicht in etwa vertausendfacht wird. Nach der Geburt vermehrt sich die Körperlänge bis zum Abschluß des Wachstums nur noch um etwa das 3,5fache, das Körpergewicht hingegen um etwa das 20fache.
Eine sehr genaue Kontrolle des fetalen Wachstums ist mit Hilfe des Ultraschalls möglich. Hierbei wird z. B. der Abstand der beiden Scheitelbeine gemessen (biparietaler Durchmesser), da der Kopf des Fetus bei der Ultraschalluntersuchung gut sichtbar ist. Eine annähernde Längenbestimmung des Feten erfolgt nach der Formel:
biparietaler Durchmesser x 5,5 = Körperlänge in cm
Zum Zeitpunkt der Geburt beträgt der biparietale Durchmesser etwa 9 cm.

### 21.10.6 Reifezeichen

Normalreife Kinder haben bei der Geburt eine Scheitel-Fersen-Länge von etwa 49 – 51 cm mit einer Sitzhöhe (Scheitel-Steiß-Länge) von etwa 33 cm. Das Gewicht beträgt durchschnittlich 3200 g (weiblich) bis 3400 g (männlich), mindestens aber 2500 g. Wollhaare (Lanugohaare) sind kaum mehr anzutreffen, und die Kopfhaare haben eine Länge von etwa 2 cm. Die Finger- und Zehennägel überragen die Fingerkuppen. Beim männlichen Neugeborenen hat der Hoden das Skrotum erreicht, und beim weiblichen Neugeborenen werden die kleinen Schamlippen von den großen gerade bedeckt. Röntgenologisch ist am unteren Gelenkende des Oberschenkelknochens ein Knochenkern in der Epiphyse sichtbar.

### 21.10.7 Schwangerschaftsdauer und Errechnung des Geburtstermins

Der Zeitpunkt der letzten Menstruationsblutung bildet den Bezugspunkt für die Bestimmung der Schwangerschaftsdauer. Hierbei beträgt die durchschnittliche Schwangerschaftsdauer, berechnet vom 1. Tag der letzten Regelblutung, 280 Tage, die mittlere Tragzeit hingegen, berechnet vom Zeitpunkt des Eisprungs, 266 Tage. Zur Vereinfachung wird die normale Schwangerschaftsdauer mit 10 Mondmonaten zu 28 Tagen = 280 Tage = 40 Wochen angegeben.

Die Errechnung des genauen Geburtstermins erfolgt nach der Naegel-Regel und legt einen 28tägigen Menstruationszyklus zugrunde:

1. Tag der letzten Menstruation minus 3 Kalendermonate, plus 7 Tage, plus 1 Jahr = Geburtstermin.
Bei verkürztem (z. B. 25tägigem) oder verlängertem (z. B. 30tägigem) Zyklus müssen die nach unten oder oben abweichenden Tage subtrahiert (3 Tage) bzw. addiert (2 Tage) werden.
*Beispiel*: 1. Tag der letzten Menstruationsblutung: 22. 10. 1990. Berechnung auf der Basis eines 28tägigen Zyklus: 22.10.1990 minus 3 Monate (= 22. 7. 1990) plus 7 Tage (= 29. 7. 1990) plus 1 Jahr (Geburtstermin = 29. 7. 1991).
Bei 25tägigem Zyklus wäre der Geburtstermin am 26. 7. 1991 und bei 30tägigem Zyklus am 31. 7. 1991.

### 21.10.8 Geburt

Am Ende der Schwangerschaft liegt das Kind mit gebeugtem Körper und gekreuzten Armen und Beinen geburtsgerecht verpackt (Abb. 21.**182**), und es kann entweder der Kopf (Kopflage) oder der Steiß (Steißlage oder Beckenendlage) nach vorne gerichtet sein. Man unterscheidet im Geburtsablauf eine Eröffnungsphase und eine Austreibungsphase.
Gegen Ende der Schwangerschaft (Erstgebärende) oder mit Beginn der Wehen (Mehrgebärende) tritt der kindliche Kopf in den Beckeneingang. In der Eröffnungsphase wird eine mit

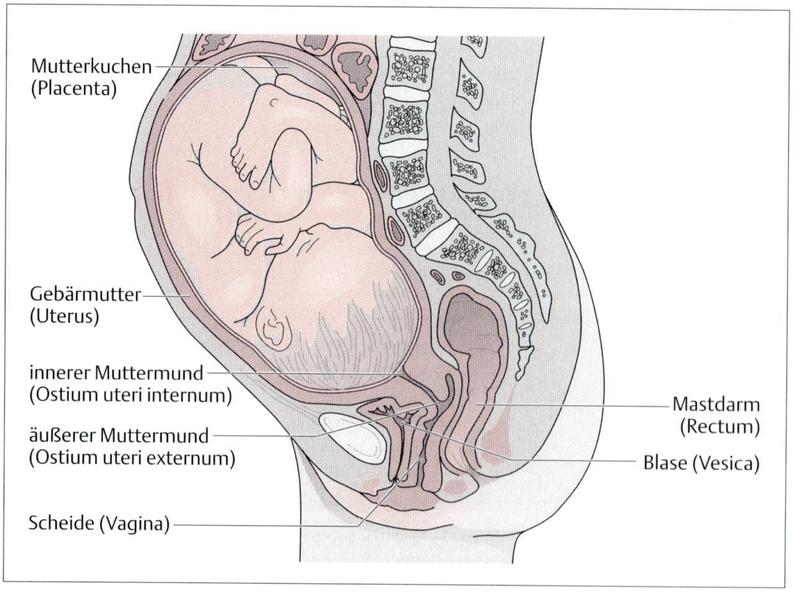


Abb. 21.**182** Schnitt durch die Gebärmutter mit geburtsreifem Kind (nach Leonhardt).

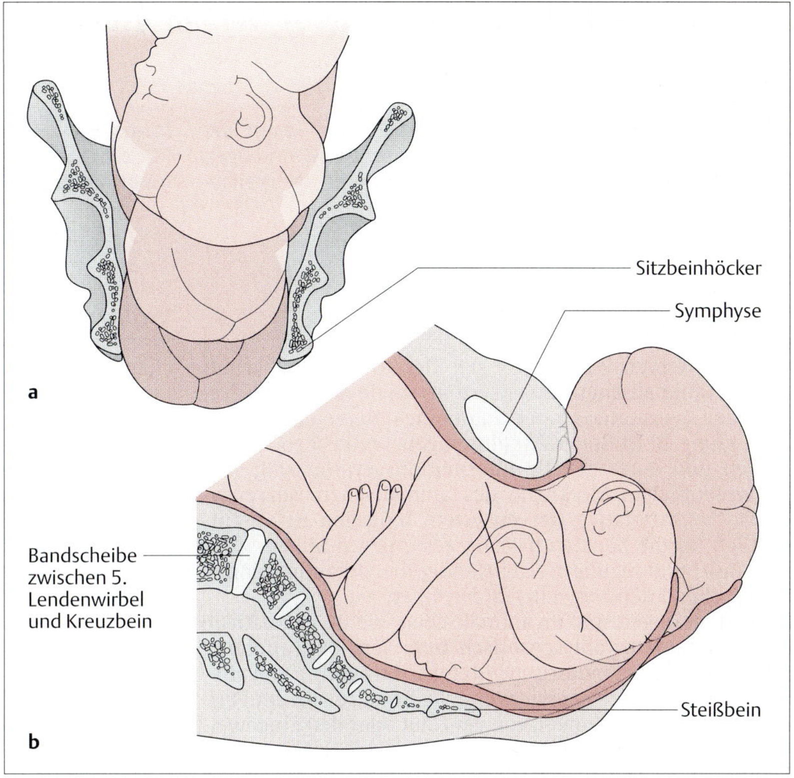


Abb. 21.**183 a** u. **b** Geburtsvorgang (nach Leonhardt).
**a** Knöchernes Becken und kindlicher Kopf während der Geburt in der Ansicht von vorn;
**b** „Durchschneiden" des kindlichen Kopfes während der Geburt in der seitlichen Ansicht. Aufgrund des querovalen Beckeneingangs und des längsovalen Beckenausgangs muß der kindliche Kopf beim „Durchschneiden" eine Drehung um 90 Grad durchführen.

Fruchtwasser (Amnionflüssigkeit) gebildete Fruchtblase gebildet, die dem kindlichen Kopf vorausgeht und die Weichteile des Geburtskanals weitet. Hierbei dienen Gebärmutterhals, Scheide und Beckenboden als „Weichteilansatzrohr", ein gleichmäßig weiter Schlauch. Am Ende der Eröffnungsphase kommt es zum „Blasensprung", und das Fruchtwasser fließt ab.

Die Austreibungsphase beginnt unmittelbar nach Eröffnung des äußeren Muttermundes. Mit Unterstützung der Bauchpresse und durch rhythmische Preßwehen (Muskelkontraktionen des Uterus) verkürzt sich die Uterusmuskulatur und das Kind wird nach vorne geschoben. Aufgrund der querovalen Form des Beckeneingangs und des längsovalen Beckenausgangs muß der kindliche Kopf auf seinem Weg durch das Becken eine Drehung um 90° durchführen (Abb. 21.**183 a** u. **b**). Anschließend stellt sich auch die Schulterbreite zuerst in den queren Durchmesser des Beckeneingangs und im weiteren Verlauf in den längsovalen Beckenausgang. Dadurch führt der schon geborene Kopf erneut eine Drehung um 90° durch, unterstützt und gehalten vom Geburtshelfer. Im Anschluß wird die Nabelschnur unterbunden und durchtrennt. Dadurch reichert sich das kindliche Blut mit Kohlensäure an, was zur Aktivierung des Atemzentrums führt. Mit dem „ersten Schrei" beginnt das Neugeborene zu atmen. Gleichzeitig beginnt die Umstellung des fetalen Kreislaufs auf den eigenen Körper-und Lungenkreislauf des Neugeborenen (S. 365).

Nach der Geburt des Kindes verkleinert sich die Gebärmutter. Dabei löst sich die Plazenta von der Uteruswand ab und wird 1 – 2 Stunden später ebenfalls „geboren" (Nachgeburt).

# 21.11 Zentrales und peripheres Nervensystem

**Lernziel** Nach Studium dieses Abschnitts kennt der Leser die neuroanatomischen Grundlagen des zentralen und peripheren Nervensystems. Er wird in der Lage sein, wichtige Strukturen des Rückenmarks und des Gehirns in ihrem Aufbau und ihrer funktionellen Bedeutung erklären zu können.

## 21.11.1 Gliederung des Nervensystems

Über das Nervensystem steht der Organismus mit seiner Umwelt (animalisches Nervensystem) sowie mit seinen Eingeweiden (vegetatives oder autonomes Nervensystem) in Verbindung. Bewußte Wahrnehmungen, willkürliche Bewegungen und eine schnelle Informationsverarbeitung sind die wesentlichen Merkmale des animalischen Nervensystems. Das vegetative Nervensystem hingegen ist verantwortlich für die Konstanthaltung des inneren Milieus (Homöostase) und reguliert eigenständig die Organfunktionen entsprechend den Umwelterfordernissen.

Die Verbindungen sind im animalischen wie im vegetativen Nervensystem sowohl sensorisch bzw. sensibel (afferente Erregung) als auch motorisch (efferente Erregung). Von afferenter Leitung sprechen wir, wenn die Impulse von der Peripherie, z. B. Empfindungen von der Haut oder den Eingeweiden, zum Zentrum (Gehirn und Rückenmark) geleitet werden. Werden die Erregungen vom Zentrum zur Peripherie (z. B. Skelettmuskulatur, glatte Muskulatur, Drüsenzellen) fortgeleitet, handelt es sich um eine efferente Leitung (Abb. 21.**184**).

Von seinem räumlichen Aufbau wird das Nervensystem in ein peripheres Nervensystem (PNS) und ein zentrales Nervensystem (ZNS) eingeteilt. Zum ZNS gehören das Gehirn und das Rückenmark; zum PNS werden alle animalischen und vegetativen Nerven einschließlich der Nervenzellansammlungen (Ganglien) gezählt.

Zentrales und peripheres Nervensystem stimmen die Leistungen der Organsysteme direkt (über Nerven) oder indirekt (über Hormondrüsen) als übergeordnete Instanz aufeinander ab. Sie steuern die Aktivitäten des Bewegungsapparates, des Atmungs-, Kreislauf-, Verdauungs-und Urogenitalsystems sowie des Systems der endokrinen Drüsen.

Während im Zentralnervensystem Integration und Auswertung einlaufender Erregungen erfolgen, vermittelt das periphere Nervensystem einerseits die im ZNS entstandenen Erregungen an die Körperperipherie, andererseits leitet es Impulse aus der Peripherie zum ZNS. Darüber hinaus sind „höhere" Leistungen des Nervensystems (Gedächtnis, Lernfähigkeit, Denkvermögen, Urteilsfähigkeit, Sprache) an die Tätigkeit des zentralen Nervensystems gebunden.

## 21.11.2 Entwicklung des Nervensystems

Die Anteile des zentralen und peripheren Nervensystems entwickeln sich aus dem äußeren Keimblatt, dem Ektoderm. Die erste Anlage erscheint um den 18. Tag als flächenhafte Verdickung des Ektoderms (Neuralplatte) der Keimscheibe. Innerhalb der Neuralplatte entsteht zwischen zwei seitlichen Auffaltungen (Neuralwülste) eine Vertiefung, die Neuralrinne, die sich im weiteren Verlauf zu einem Neuralrohr schließt und in die Tiefe verlagert. Teile der Neuralwülste, die sich nicht an der Bildung des Neuralrohrs beteiligen, werden zur Neuralleiste (Abb. 21.**185**).

Das Neuralrohr wird zum zentralen Nervensystem (Gehirn und Rückenmark), während aus den Neuralleisten das periphere Nervensystem (periphere Nerven und Ganglien) sowie der periphere Teil des vegetativen Nervensystems hervorgeht.

## 21.11.3 Aufbau des Zentralnervensystems

**Lage.** Das zentrale Nervensystem gliedert sich in das Gehirn (Encephalon) und das Rückenmark (Medulla spinalis). Beide Teile sind durch knöcherne Wände und durch die Polsterwirkung einer Flüssigkeit (Liquor cerebrospinalis) gut gegen äußere Einwirkungen geschützt. Das Gehirn ist in der Schädelhöhle von einer knöchernen Kapsel, das im Wirbelkanal gelegene Rückenmark wird von der knöchernen Wirbelsäule umgeben. Beide sind eingehüllt in Hirn- und Rückenmarkshäute, die einen mit Liquor cerebrospinalis gefüllten Raum umschließen.

**Entwicklung und Einteilung.** Die Einteilung des Gehirns in Großhirn, Zwischenhirn, Mittelhirn, Brücke, Kleinhirn sowie verlängertes Mark (Abb. 21.**187**) basiert auf der Entwicklung aus den drei primären embryonalen Hirnbläschen (Vorderhirn, Mittelhirn und Rautenhirn), die sich am vorderen Neuralrohrende herausbilden (Abb. 21.**186**). Der hintere Teil des Neuralrohrs wird zum Rückenmark. Die Wand des Neuralrohrs bildet die graue und weiße Substanz von Gehirn und Rückenmark, während sich das Lumen des Neuralrohrs im Bereich des Gehirns zu einem Hohlraumsystem (Gehirnventrikel) und im Rückenmark zu einem engen Kanal (Canalis centralis) entwickelt.

Aus der folgenden Aufstellung lassen sich die Abkömmlinge der primären Hirnbläschen erkennen (Abb. 21.**186**):

| | | | | |
|---|---|---|---|---|
| Vorderhirn (Prosencephalon) | → | Großhirn (Telencephalon) mit den Großhirnhemisphären | → | Seitenventrikel |
| | → | Zwischenhirn (Diencephalon) | → | III. Ventrikel |
| Mittelhirn (Mesencephalon) | → | Mittelhirn (Mesencephalon) | → | Aquaeductus cerebri |

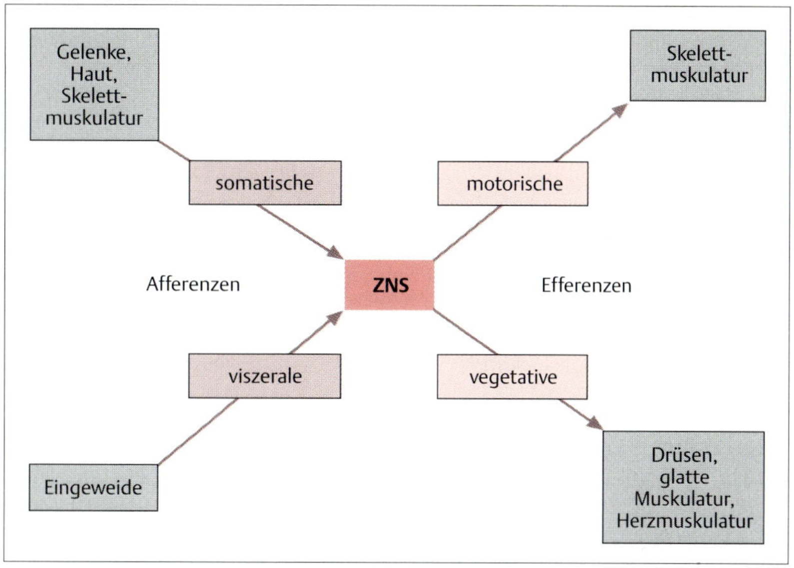


Abb. 21.**184** Schema der Verbindungen zwischen zentralem und peripherem Nervensystem. ZNS = Gehirn und Rückenmark.

| | | | | |
|---|---|---|---|---|
| Rautenhirn (Rhombencephalon) | → | Brücke (Pons) und Kleinhirn (Cerebellum) | → | IV. Ventrikel (oberer Teil) |
| | → | verlängertes Mark (Medulla oblongata) | → | IV. Ventrikel (unterer Teil) |

Das Ventrikelsystem besteht aus vier im Inneren des Gehirns liegenden Hohlräumen, den beiden Seitenventrikeln der Großhirnhemisphären, dem III. Ventrikel des Zwischenhirns und dem IV. Ventrikel des Rautenhirns. Sie stehen untereinander in Verbindung, z. B. III. und IV. Ventrikel über den Aquaeductus cerebri, und enthalten eine Flüssigkeit, den Liquor cerebrospinalis.

## 21.11.4 Gehirn

Das Gehirn (Encephalon) eines Neugeborenen wiegt etwa 400 g und wächst in den ersten neun Monaten nach der Geburt auf etwa 800 g heran. Sein nahezu endgültiges Gewicht von etwa 1310 g erreicht es bereits im Alter von 5 – 7 Jahren. Mit zehn Jahren ist es voll ausgewachsen. Die Angaben über das Hirngewicht schwanken erheblich (1100 – 1600 g). Das Gehirn des Mannes wiegt durchschnittlich 1375 g, das der Frau ungefähr 1245 g. Hierbei soll das geringere Hirngewicht der Frau auf die schwächere Ausbildung des Bewegungsapparates und seiner demzufolge geringeren Repräsentation im ZNS zurückzuführen sein.

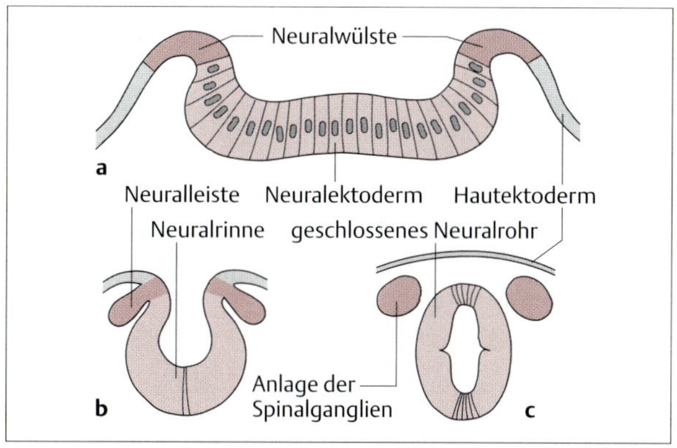


Abb. 21.**185 a–c** Entwicklung des Nervensystems. Schematischer Querschnitt durch den oberen Teil einer etwa 20 Tage alten menschlichen Keimscheibe (nach Faller).
**a** Neuralektoderm (Neuralplatte), das seitlich im Bereich der Neuralwülste in das Hautektoderm übergeht;
**b** Bildung der Neuralrinne und Abgliederung der Neuralleisten;
**c** die Neuralrinne hat sich zum Neuralrohr geschlossen und liegt jetzt unter dem Hautektoderm. Aus dem Neuralleistenmaterial entstehen u. a. die Spinalganglien.

### 21.11.4.1 Großhirn

**Großhirnhemisphären.** Das Großhirn (Endhirn; Telencephalon) ist das höchste Integrationszentrum des ZNS und ist daher der am stärksten differenzierte Gehirnabschnitt beim Menschen. Es setzt sich aus zwei wesentlichen Strukturen zusammen: den beiden Großhirnhemisphären und mehreren paarigen grauen Kernen (Basalganglien). Die letzteren, die Teilaufgaben der motorischen Aktivität übernehmen, hier besonders die Einleitung und Durchführung langsamer Bewegungen, liegen tief im Innern der Hemisphären und werden erst sichtbar, wenn man das Gehirn durchschneidet. Die beiden umfangreichen Großhirnhemisphären sind voneinander durch einen tiefen Einschnitt, die Fissura longitudinalis cerebri, getrennt und machen den größten Anteil der sichtbaren Gehirnsubstanz aus.

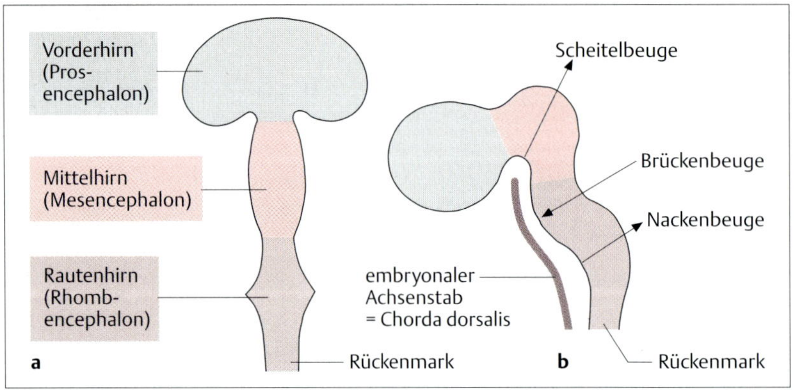


Abb. 21.**186 a** u. **b** Entwicklung des Gehirns (Drei-Bläschen-Stadium) (nach Faller).

**a** Aufsicht;

**b** Ansicht von der Seite. Die drei primären embryonalen Hirnbläschen entstehen im Bereich des vorderen Neuralrohrendes, der hintere Teil des Neuralrohrs wird zum Rückenmark.

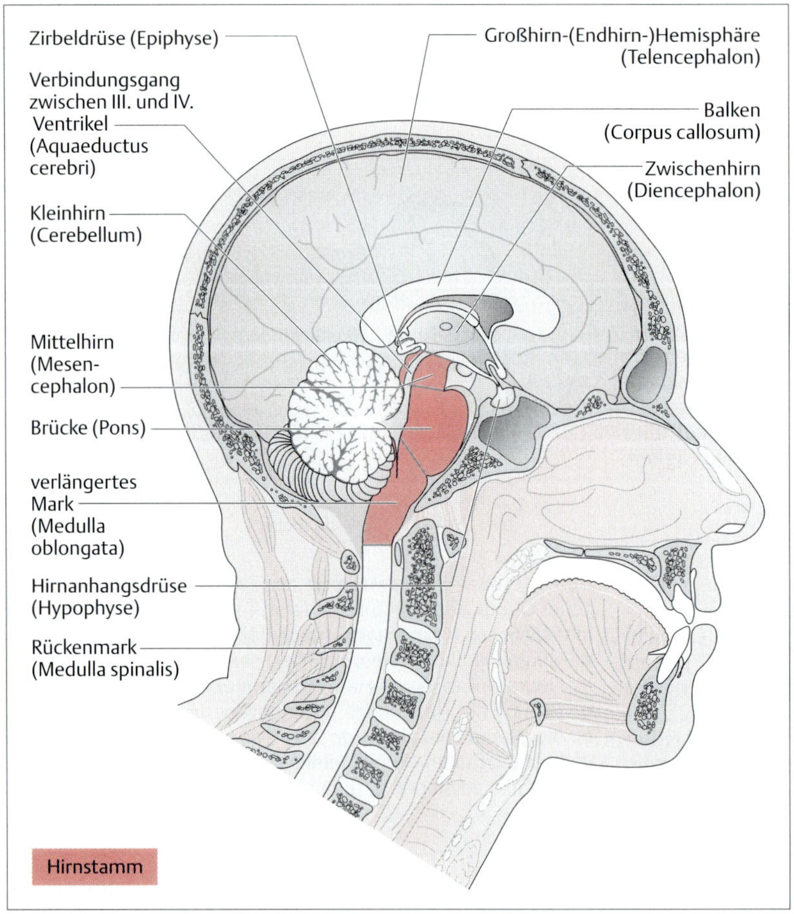


Abb. 21.**187** Gliederung der Gehirns. Mittelschnitt durch den Kopf eines erwachsenen Mannes, Ansicht von medial auf die linke Hälfte. Mittelhirn, Brücke und verlängertes Mark bilden den Hirnstamm.

**Hirnlappen**. Die Gehirnoberfläche wird von Windungen (Gyri) gebildet, die voneinander durch Furchen (Sulci) getrennt sind (Abb. 21.**188**). Mit Hilfe von zwei Furchen, der seitlichen Hirnfurche (Sulcus lateralis) und der Zentralfurche (Sulcus centralis) läßt sich jede Hemisphäre in vier Hirnlappen aufteilen:

- Stirnlappen (Lobus frontalis),
- Scheitellappen (Lobus parietalis),
- Schläfenlappen (Lobus temporalis),
- Hinterhauptslappen (Lobus occipitalis).

Der Stirnlappen (Lobus frontalis) liegt vor dem Sulcus centralis, der Scheitellappen (Lobus parietalis) liegt hinter ihm (Abb. 21.**188**). Unterhalb des Sulcus lateralis befindet sich der Schläfenlappen (Lobus temporalis), und eine imaginäre Linie, die von der Scheitel-Hinterhaupt-Furche (Sulcus parietooccipitalis) abwärts gezogen wird, trennt den Scheitellappen vom Hinterhauptslappen (Lobus occipitalis). In der Tiefe der seitlichen Hirnfurche liegt die Insel (Insula), die von Stirn-, Scheitel- und Schläfenlappen bedeckt wird. Die Insel wird haüfig als fünfter Lappen angesehen. Sie hat beim Menschen keine bekannte Funktion.
Jeder Lappen wiederum hat seine spezifischen Windungen und Furchen. So ist z. B. im Frontallappen die vordere Zentralwindung (Gyrus praecentralis), die direkt vor der Zentralfurche liegt, das motorische Zentrum, das Impulse zu den willkürlich innervierten Muskeln sendet. Der am weitesten stirnwärts gelegene Punkt, der Stirnpol (Frontalpol), ist der Sitz der Persönlichkeit.

**Graue und weiße Substanz**. Wenn man das Gehirn in der horizontalen oder frontalen Ebene durchschneidet, sieht man, daß die Großhirnhemisphären aus einer äußeren etwa 2 – 5 mm dicken grauen Rindenschicht, der Großhirnrinde (Cortex cerebri), die vorwiegend Zellkörper enthält, und einer inneren weißen Markschicht, die aus Nervenfasern (myelinisierten Axonen) besteht, zusammengesetzt sind (Abb. 21.**189** und 21.**190**). Man rechnet innerhalb der Großhirnrinde bei einer Gesamtoberfläche von ca. 2200 $cm^2$ mit etwa 10000 – 30000 Nervenzellen pro $mm^3$. Demgegenüber liegt in der weißen Substanz eine Gesamtlänge aller Nervenfasern von etwa 300000 – 400000 km vor.

**Marklager und innere Kapsel (Capsula interna)**. Nervenfasern, die von einer Hemisphäre zur anderen ziehen, heißen Kommissurenfasern. Ein Beispiel ist der mächtige Balken (Corpus callosum), ein Fasersystem, in dem ca. 200 Millionen Nervenfasern zusammenlaufen. Demgegenüber heißen Nervenfasern, die innerhalb einer Hemisphäre verlaufen Assoziationsfasern. Sie ziehen in derselben Hemisphäre von Lappen zu Lappen oder von Furche zu Furche. Schließlich gibt es Nervenfasern, die zwischen der Großhirnrinde und anderen Bereichen des ZNS vermitteln, die Projektionsfasern, von denen die meisten die innere Kapsel (Capsula interna) bilden (Abb 21.**189** und 21.**190**). Diese Struktur besteht aus einem vorderen Schenkel (Crus anterius), einem hinteren Schenkel (Crus posterius) und einem Abschnitt dazwischen, dem Knie (Genu).

**Basalganglien**. Seitlich zum Knie der inneren Kapsel sind einige Basalganglien (Abb. 21.**189 a**, 21.**190 a** u. 21.**191**) lokalisiert, z. B. der bleiche Kern oder Körper (Globus pallidus) und der Schalenkern (Putamen). Globus pallidus und Putamen werden zusammen auch als Linsenkern (Nucleus lentiformis) bezeichnet. Der vordere Schenkel der inneren Kapsel wird vom Schwanzkern (Nucleus caudatus) und der Schale des Linsenkerns begrenzt, die zusammen den Streifenkörper (Corpus striatum) bilden. Der hintere Schenkel der inneren Kapsel wird innen vom Thalamus begrenzt. Er stellt ein wichtiges Kerngebiet des Zwischenhirns dar und wird nicht zu den Basalganglien gezählt.
Die Basaganglien haben eine wichtige Funktion innerhalb des extrapyramidalen Systems (Kap. 21.11.6). Bei Schäden der Basalganglien kommt es vor allem zu Störungen des Muskeltonus sowie zu unwillkürlichen Bewegungsabläufen.

**Seitenventrikel**. In den beiden Großhirnhemisphären liegen die Seitenventrikel, Teile eines Hohlraumsystems (Hirnkammern), in dem sich Gehirnflüssigkeit (Liquor cerebrospinalis) befindet. Der Liquor wird von einem Adergeflecht (Plexus choroideus) gebildet, das in beide Seitenventrikel hineinreicht. Jeder Seitenventrikel besitzt ein Vorderhorn, ein Zentralteil, ein Hinterhorn und ein Unterhorn (Ventrikelsystem (Abb. 21.**207 a** u. **b** in Kap. 21.11.8). Durch eine Öffnung (Foramen interventriculare) sind beide Seitenventrikel mit dem III. Ventrikel des Zwischenhirns verbunden.

**Limbisches System**. Die Bezeichnung „limbisches System" stammt von der topographischen Lage zum Balken, den es wie ein Saum (Limbus) umgibt (Abb. 21.**192**). Während der Evolution entstand das limbische System aus einem alten Teil des Großhirns, der hauptsächlich aus dem Palaeocortex und dem Archicortex besteht. Palaeocortex und Archicortex faßt man auch häufig als Allocortex zusammen, der z. B. bei niederen Säugetieren den größten Teil der Hirnrinde ausmacht. Beim Menschen werden diese alten Hirnteile von dem entwicklungsgeschichtlich jüngeren und stark entwikkelten Neocortex (Isocortex) überwachsen.
Der Palaeocortex besteht im wesentlichen aus dem Riechhirn. Zum Archicortex gehören u. a. der Mandelkern (Corpus amygdaloideum), das Ammonshorn (Hippocampus), die gezähnte Furche (Gyrus dentatus) und die Gürtelwindung (Cingulum) sowie der graue Überzug (Indusium griseum) auf dem Balken. Vom Hippocampus verläuft eine Faserbahn, der Fornix (Gewölbe), bogenförmig zu Gebieten des Hypothalamus, vor allem zu den Mamillarkörpern (Corpora mamillaria) (Abb. 21.**192**). Von den Mamillarkörpern wiederum ziehen Bahnen zur Formatio reticularis des Hirnstammes.
Im limbischen System werden Erlebnisinhalte affektiv bewertet und emotionale Reaktionen ausgelöst. Bei Reizung dieser Gebiete können z. B. Wut-, aber auch Lustreaktionen erzeugt werden. Somit ist es nicht verwunderlich, daß ein Großteil der Bahnen im Hypothalamus, dem Hauptkoordinations- und Reflexzentrum für viele Empfindungen wie beispielsweise Geruch und Geschmack, endet. Da der Hypothalamus auch das Kontrollzentrum für das vegetative Nervensystem darstellt, ist es auch verständlich, daß psychische Erregungen zu vegetativen Störungen (Blutdrucksteigerung, Erröten, Erblassen usw.) und, umgekehrt, vegetative Störungen zu emotionalen Äußerungen (psychosomatischen Erkrankungen) führen.

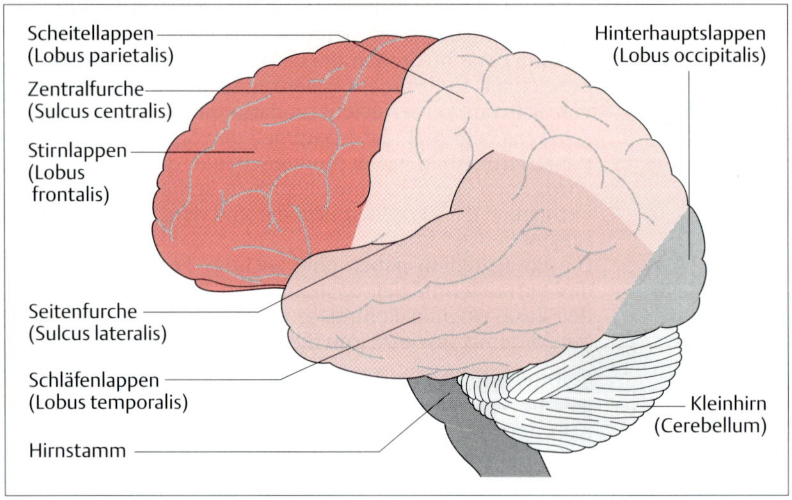


Abb. 21.**188** Lappengliederung des Großhirns. Ansicht von links (nach Frick u. Mitarb.).

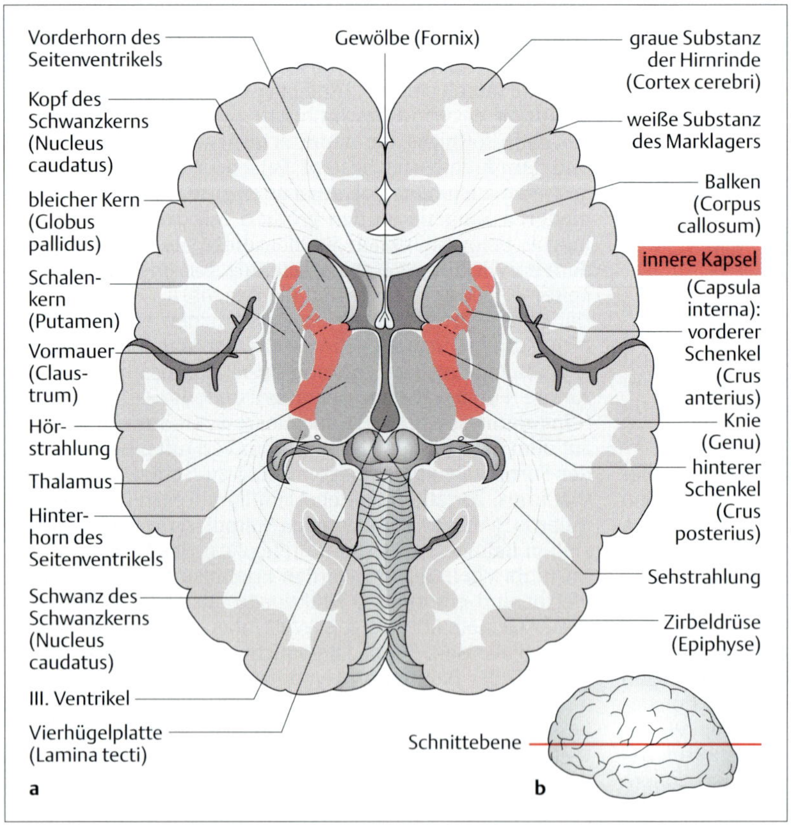


Abb. 21.**189a** u. **b** Horizontalschnitt durch Großhirn und Zwischenhirn. Die innere Kapsel ist rot dargestellt.
**b** Lage des Horizontalschnitts.

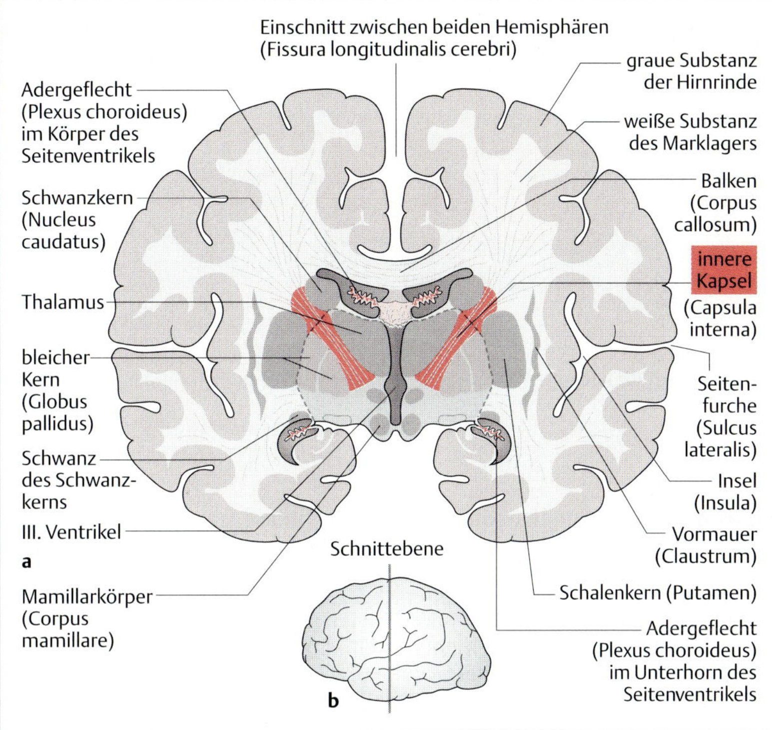


Abb. 21.**190 a** u. **b** Frontalschnitt durch Großhirn und Zwischenhirn. Grenze zwischen Diencephalon und Telencephalon gestrichelt. Die innere Kapsel ist rot hervorgehoben.
**b** Lage des Frontalschnitts.

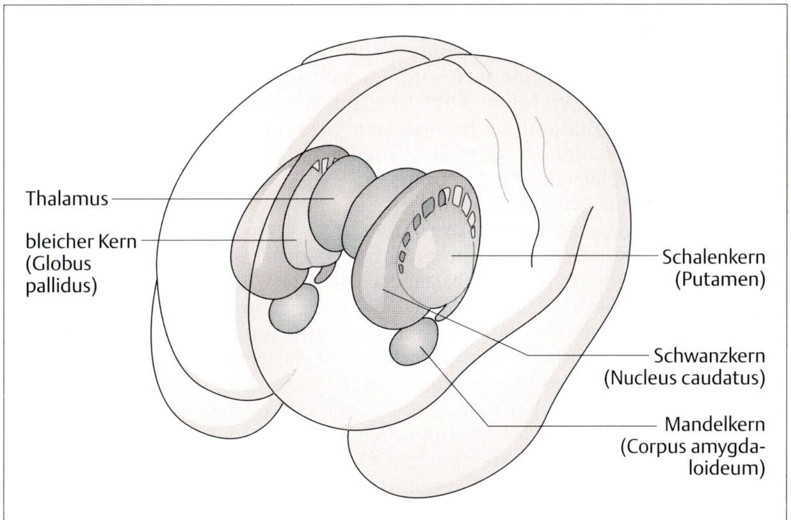


Abb. 21.**191** Lage der Basalganglien in der Ansicht von links vorn. Der Thalamus dient zur Orientierung, er wird nicht zu den Basalganglien gezählt. Schalenkern und bleicher Kern = Linsenkern (Nucleus lentiformis), Schwanzkern und Putamen = Streifenkörper (Corpus striatum) (nach Duus).

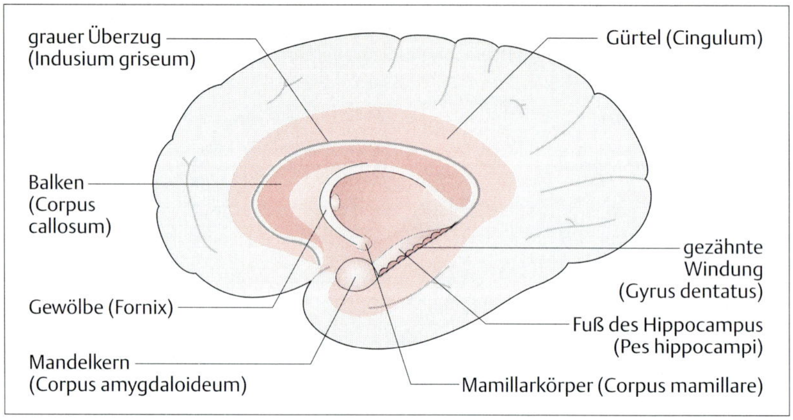


Abb. 21.**192** Limbisches System. Rechte Großhirnhälfte in der Ansicht von innen. Das limbische System ist rot hervorgehoben.

**Funktionelle Hirnrindenareale**. Die Großhirnrinde (zerebraler Cortex) ist beim Menschen besonders hoch entwickelt (Abb. 21.**193**). Sie ist für die Eigenschaften verantwortlich, die den Menschen vom Tier unterscheiden, z. B. die Fähigkeit, die Hand für geschickte und schwierige Bewegungen zu benutzen, die sehr hoch entwickelte Sprache, logisches Denken, Persönlichkeit und Gewissen. Das alles ist bekannt, weil diese Qualitäten verlorengehen oder stark reduziert sind, wenn bestimmte Areale der Großhirnrinde geschädigt werden.
Innerhalb der beiden Großhirnhemisphären ist in 80 – 90% der Fälle die linke Hemisphäre dominant, was sich auch zumeist durch Rechtshändigkeit dokumentiert (Projektion der linken Hemisphäre auf die rechte Körperhälfte durch Überkreuzung der Nervenfasern). Man weiß außerdem, daß beide Großhirnhemisphären in bezug auf ihre intellektuelle Leistungsfähigkeit unterschiedlich sind. So sind in der linken Hemisphäre z. B. die Fähigkeiten zu lesen, zu sprechen und zu schreiben besonders ausgeprägt. Demgegenüber dominieren in der rechten Hemisphäre Fähigkeiten wie z. B. Gedächtnis, Sprachverständnis, räumliches Vorstellungsvermögen und Musikverständnis.
Bei niederen Säugetieren ist der zerebrale Cortex klein und nahezu ausschließlich für die Verarbeitung von Geruchseindrücken zuständig (Archi- und Palaeocortex), die für die entsprechenden Tiere zu den wichtigsten Empfindungen gehören. Im Thalamus werden alle sensiblen und sensorischen Erregungen verarbeitet, er bildet das sensorische Zentrum. Die Basalganglien sind die motorischen Zentren.
Im Verlauf der Evolution hat sich der zerebrale Cortex vergrößert (Neocortex) und andere Funktionen übernommen. Zum Beispiel ist das wichtigste Zentrum für bewußte Körperempfindungen (somatosensibles Zentrum) nun der hinter der Zentralfurche gelegene Gyrus postcentralis (Abb. 21.**193**) und das phylogenetisch ältere Zentrum, der Thalamus, wird zu einer Durchgangs- und Umschaltstelle für alle der Großhirnrinde zufließenden sensiblen und sensorischen Erregungen, die uns bewußt werden. Die Entstehung des motorischen Cortex (Gyrus praecentralis) hat zur Folge, daß die Basalganglien beim Menschen nur noch für grobe motorische Aktivität verantwortlich sind (s. S. 445).
Mit der vermehrten Differenzierung des Neocortex und der Zunahme von Funktionen, die er übernimmt, steigt auch die Zahl der Neuronen. Sie sind in sechs charakteristischen Schichten angeordnet. Um bei gleichbleibendem Cortexvolumen die Oberfläche stark vergrößern zu können, wirft die Großhirnrinde Falten auf, die charakteristischen Gyri und Sulci. Bei niederen Säugern, wie beispielsweise der Ratte, ist die Oberfläche des zerebralen Cortex noch glatt.
Wie bereits erwähnt, kommen bestimmten Gebieten der Großhirnrinde spezifische Funktionen zu. Man unterscheidet Primärgebiete und Sekundärgebiete (Assoziationsgebiete). In Primärgebieten beginnen oder enden spezifische Projektionsbahnen (s. S. 445, Capsula interna). Beispielsweise haben große Teile der Pyramidenbahn (Willkürmotorik) in der vorderen Zentralwindung ihren Ursprung, und in der hinteren Zentralwindung enden sensible Bahnen des Thalamus. 80% der Großhirnoberfläche hingegen werden von Assoziationsgebieten eingenommen, die einzelne Primärgebiete umgeben und der Informationsverarbeitung dienen.
Die vordere Zentralwindung (Gyrus praecentralis); (Abb. 21.**193**) ist für die Ausführung willkürlicher Bewegungen verantwortlich (primär motorische Rinde), wohingegen es sich bei der hinteren Zentralwindung (Gyrus postcentralis) um das somatosensible Zentrum für bewußte Empfindungen handelt (primär sensible Rinde). Auf der Innenseite beider Hinterhauptslappen liegt eine Region beiderseits der Sehfurche (Sulcus calcarinus), die das Zentrum des bewußten Sehens (primär visuelle Rinde) darstellt (Abb. 21.**193**). Sie wird von optischen Assoziationsgebieten, die dem optischen Erkennungsvermögen dienen, umgeben. Die Querwindungen des Schläfenlappens in der Tiefe der seitlichen Hirnfurche (Gyri temporales transversi) bilden die Hörrinde (primär auditorische Rinde). Sie werden vom auditorischen Assoziationsgebiet (sekundäres Hörzentrum) umrahmt (Abb. 21.**193**).

**Sensorische Aphasie**. Wenn dieses Assoziationsgebiet auf der dominanten Seite geschädigt ist (die linke Hemisphäre

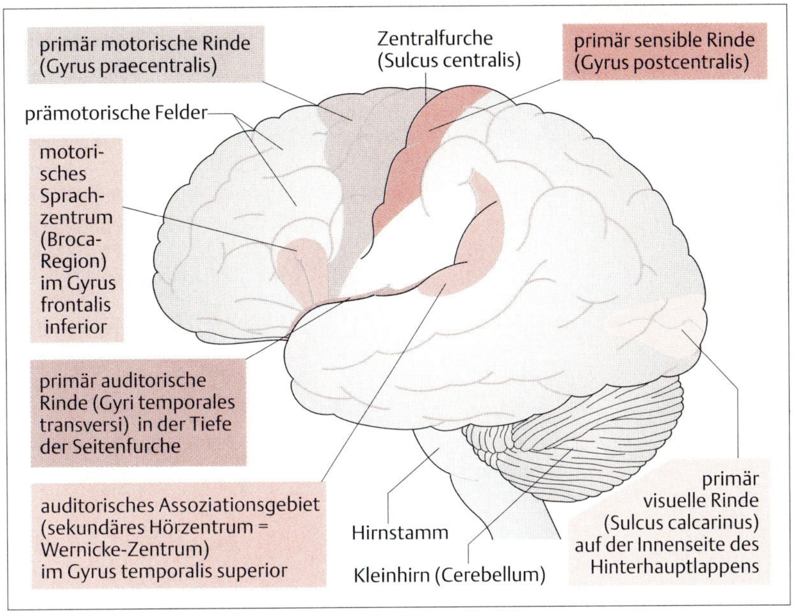


Abb. 21.**193** Funktionelle Hirnrindenareale in der linken Großhirnhemisphäre (nach Frick u. Mitarb.).

ist in bezug auf die Sprache bei den meisten Menschen, auch bei Linkshändern, die dominante Seite), spricht man von auditorischer oder sensorischer Aphasie. Der betroffene Patient hört zwar Geräusche bzw. Töne, sie sind jedoch ohne Bedeutung für ihn. Es ist so, als würde um ihn herum in einer fremden Sprache gesprochen. Unter Aphasie versteht man die Unfähigkeit, Informationen in Form von Sprache oder Schrift zu verstehen bzw. zu begreifen und anschließend mitzuteilen.

**Motorische Aphasie**. Auf der unteren Stirnwindung (Gyrus frontalis inferior) befindet sich das motorische Sprachzentrum (Broca-Region; Abb. 21.**193**). Wenn diese Region bei einem Erwachsenen auf der dominanten Seite verletzt wird, ist der Patient nicht in der Lage zu sprechen, obwohl die Kehlkopfmuskeln nicht gelähmt sind (motorische Aphasie). Der Patient weiß, was er sagen will, aber das einzige, was er hervorbringt, sind verzerrte Töne oder immer wieder aufs neue wiederholte Wörter. Tritt die Verletzung in der Kindheit auf, kann das Kind die Sprache neu erlernen, indem die nicht dominante Seite genutzt wird.

### 21.11.4.2 Zwischenhirn

Das Zwischenhirn (Diencephalon) ist ein Hirngebiet, das zwischen den Großhirnhemisphären liegt und den III. Ventrikel umgibt. Es besteht aus dem Thalamus, der die zentrale Schaltstation sensibler Nervenbahnen (Schmerz, Temperatur, Druck, Berührung sowie Sehen und Hören) darstellt, und dem darunter gelegenen Hypothalamus (Abb. 21.**194**). Der Hypothalamus ist ein lebenswichtiges Areal, das z. B. die Körpertemperatur kontrolliert, den Wasserhaushalt regelt, die Nahrungsaufnahme steuert, für das Gefühlsleben verantwortlich ist und die Kontrolle über das vegetative Nervensystem besitzt. Durch den Hypophysenstiel (Infundibulum) wird das Zwischenhirn zur wichtigsten Verbindung zum Hauptorgan der hormonalen Steuerung, der Hypophyse.

Zum Zwischenhirn gehören auch die inneren und äußeren Kniehöcker (Corpora geniculata mediale und laterale), wichtige Umschaltstellen der Seh- und Hörbahn, die als Metathalamus zusammengefaßt werden, sowie die Zirbeldrüse (Corpus pineale) und die Habenulae (Zügel), die den Epithalamus bilden.

### 21.11.4.3 Mittelhirn

Das Mittelhirn (Mesencephalon) ist der kleinste Gehirnteil und liegt zwischen dem Zwischenhirn und der Brücke (Abb. 21.**194** und 21.**195**). Das Areal über dem Aquaeductus cerebri ist das Mittelhirndach (Tectum), das sich aus vier hügeligen Vorsprüngen, der „Vierhügelplatte" (Lamina tecti) zusammensetzt (Abb. 21.**198**). Die beiden oberen Hügel bilden die Colliculi superiores und die beiden unteren die Colliculi inferiores. Von hier ziehen optische und akustische Reflexbahnen zum Rückenmark.

Durch die unter dem Mittelhirndach gelegene Haube (Tegmentum) des Mittelhirns ziehen verschiedene Faserbündel (Abb. 21.**195**). Hier sind auch der rote Kern (Nucleus ruber) sowie die Kerne der äußeren Augenmuskelnerven III (N. oculomotorius) und IV (N. trochlearis) gelegen. An der Basis des Mittelhirns findet man ein Paar gewaltiger Faserbündel, die Hirnschenkel (Crura cerebri), die aus den absteigenden Projektionsfasern (z.B Pyramidenbahn) der inneren Kapsel

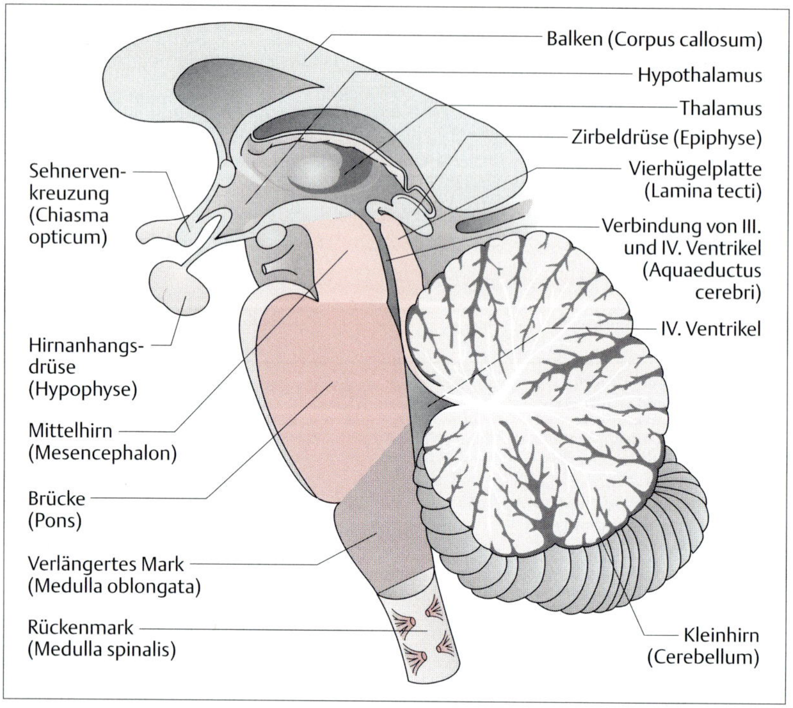


Abb. 21.**194** Ein schematischer Längsschnitt durch das Zwischenhirn, den Hirnstamm und das Kleinhirn. Thalamus, Hypothalamus, Zirbeldrüse und Hirnanhangdrüse sind Bestandteile des Zwischenhirns; der Hirnstamm wird von Mittelhirn, Brücke und verlängertem Mark gebildet (nach Duus).

(Capsula interna) bestehen. Schließlich befindet sich zwischen der Haube und den Hirnschenkeln die schwarze Substanz (Substantia nigra), die zusammen mit den Crura cerebri und dem Tegmentum die Großhirnstiele (Pedunculi cerebri) bildet. Eine Einklemmung des Hirnstamms, speziell des Mittelhirns, z. B. durch eine Blutung, kann zu Bewußtlosigkeit, Koma oder sogar zum Tod führen.

### 21.11.4.4 Brücke und Kleinhirn

Die Brücke (Pons) und das Kleinhirn (Cerebellum) bilden zusammen das Hinterhirn. Das Kleinhirn liegt in der hinteren Schädelgrube unterhalb des Hinterhauptlappens des Großhirns, von dem es durch das Kleinhirnzelt (Tentorium cerebelli) getrennt ist. Seine Vorderfläche bildet das Dach des IV. Ventrikels. Über die Kleinhirnschenkel steht es mit dem Mittelhirn, der Brücke und dem verlängerten Mark in Verbindung. Das Kleinhirn ist für das Gleichgewicht, den Muskeltonus und die Koordination der willkürlichen Muskelaktivität (Zusammenspiel entgegengesetzt wirkender Muskelgruppen, z. B. Beuger/Strecker) verantwortlich.

Das Kleinhirn wiegt etwa 130 – 140 g und gliedert sich in einen unpaaren Mittelteil, den Kleinhirnwurm (Vermis cerebelli), sowie die beiden Kleinhirnhemisphären (Abb. 21.**196**). Die Kleinhirnoberfläche weist eine große Zahl schmaler und annähernd parallel verlaufender Windungen und Furchen auf, die viel ausgeprägter sind als beim Großhirn. Vergleicht man die Gesamtoberfläche von Gehirn und Kleinhirn, so beträgt die Kleinhirnoberfläche etwa 75% der Gehirnoberfläche bei allerdings nur einem Zehntel des Gewichts.

Das Urkleinhirn (Archicerebellum) ist der entwicklungsgeschichtlich älteste Teil des Kleinhirns und besteht aus dem Nodulus des Kleinhirnwurms (Vermis cerebelli) und dem paarigen Flocculus (Abb. 21.**196**). Sie bilden zusammen den Lobus flocculonodularis, der für das Gleichgewicht verantwortlich ist. Das Altkleinhirn (Palaeocerebellum) ist ein alter Teil des Kleinhirns, der sich aus dem vorderen Lappen (Lobus anterior) der Kleinhirnhemisphären und einem Teil des Kleinhirnwurms zusammensetzt. Es ist vorwiegend für den Muskeltonus zuständig. Der entwicklungsgeschichtlich jüngste und größte Teil des Kleinhirns ist das Neukleinhirn (Neocerebellum), das aus dem hinteren Lappen (Lobus posterior) der Kleinhirnhemisphären sowie dem größten Teil des Wurmes besteht und für die Koordination willkürlicher Muskelaktivität verantwortlich ist.

Außen hat das Kleinhirn eine graue Rinde, nach innen folgt die weiße Substanz, das Marklager, das vier wichtige Kerngebiete (graue Kerne) enthält. Der wichtigste dieser Kerne ist der gezähnte Kern (Nucleus dentatus). Betrachtet man einen Mittelschnitt durch das Kleinhirn, erkennt man eine bäumchenartige Struktur der Schnittfläche (Abb. 21.**194**), die als Lebensbaum (Arbor vitae) bezeichnet wird.

Die in das Kleinhirn ein- und austretenden Bahnen bilden die drei Kleinhirnschenkel, den oberen (Pedunculus cerebellaris superior), den mittleren (Pedunculus cerebellaris

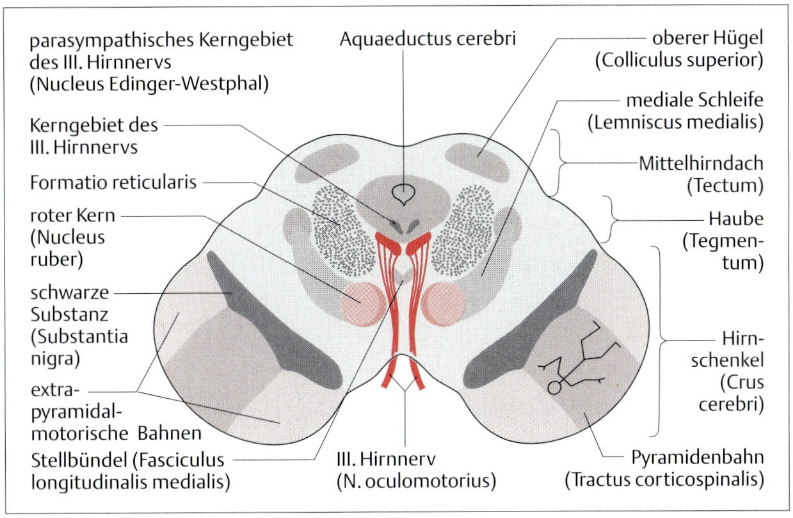


Abb. 21.**195** Querschnitt durch das Mittelhirn in Höhe der oberen Hügel. Innerhalb der Pyramidenbahn sind die einzelnen Nervenfasern somatotopisch angeordnet. In der Umgebung des Aquaeductus cerebri liegt die zentrale graue Substanz (Substantia grisea centralis).

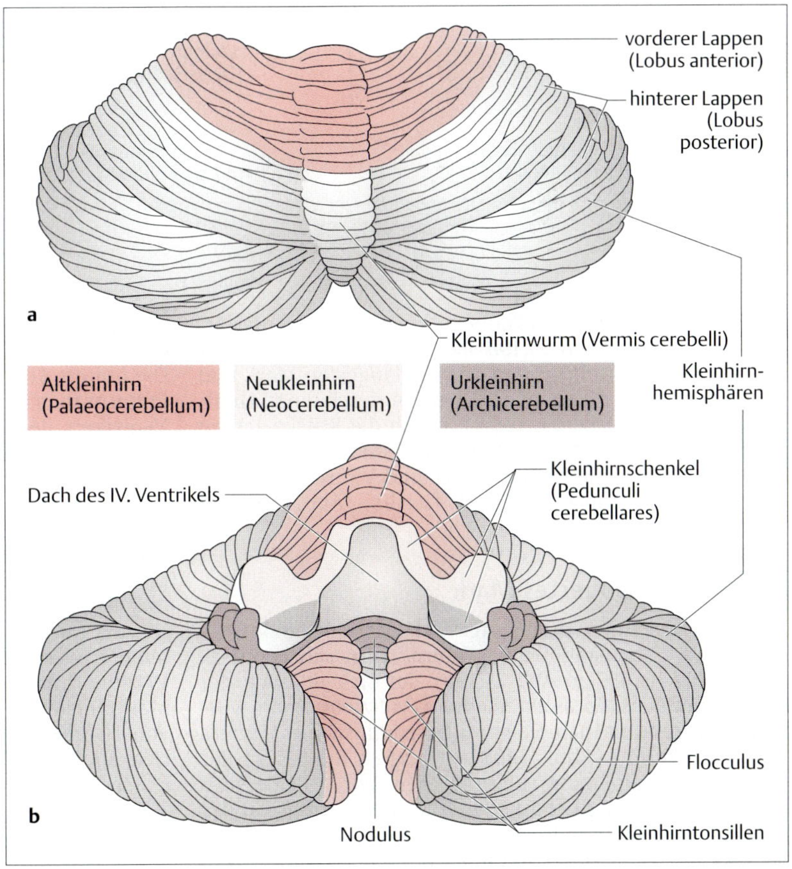


Abb. 21.**196 a** u. **b** Kleinhirn (nach Duus).
**a** Ansicht von oben; **b** Ansicht von unten, Kleinhirnschenkel sind durchtrennt.

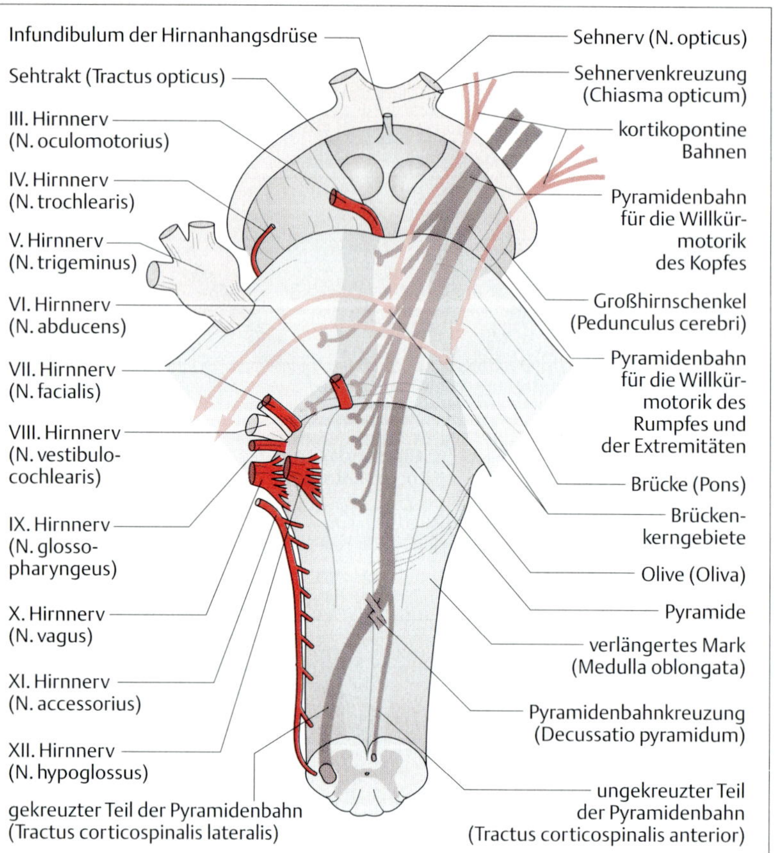


Abb. 21.**197** Hirnstamm mit Großhirnschenkeln, Brücke und verlängertem Mark in der Ansicht von vorn. Auf der rechten Seite sind die Hirnnerven auf der linken Seite die wichtigsten absteigenden Bahnen dargestellt (nach Faller).

medius) und den unteren (Pedunculus cerebellaris inferior) Kleinhirnschenkel (Abb. 21.**196** und 21.**198**). Die Brücke liegt zwischen dem Mittelhirn und dem verlängerten Mark und ist von dem darüberliegenden Kleinhirn durch einen Hohlraum, den IV. Ventrikel, getrennt. Durch die Brücke ziehen verschiedene aufsteigende und absteigende Faserbündel, und sie enthält die Kerne des V., VI. und VII. Hirnnervs (N. trigeminus, N. abducens und N. facialis) (Abb. 21.**194** u. 21.**197**).

### 21.11.4.5 Verlängertes Mark

Das etwa 4 cm lange verlängerte Mark (Medulla oblongata) bildet den Übergang vom Gehirn zum Rückenmark (Abb. 21.**194**, 21.**197** u. Abb. 21.**198**), der sich in Höhe des Hinterhauptlochs (Foramen magnum) vollzieht. In der Vorderansicht erkennt man einen mittleren Einschnitt (Fissura mediana anterior) (Abb. 21.**198**), der durch die Fasern der Pyramidenbahnkreuzung unterbrochen wird. Beiderseits hiervon verläuft in zwei Strängen die wichtigste Bahn der Willkürmotorik (Pyramidenbahn, s. S. 457), die sich unterhalb der Brücke zu den Pyramiden verdickt. Seitlich davon wölbt sich die Olive, ein gefalteter grauer Kern, vor (Abb. 21.**197**).

Die hintere Fläche wird teilweise vom Kleinhirn überdeckt. Entfernt man das Kleinhirn, blickt man auf den Boden des IV. Ventrikels, der aufgrund seiner Form auch als Rautengrube bezeichnet wird (Abb. 21.**198**). Den vorderen Teil der Rautengrube zählt man zur Brücke, den hinteren Teil zum verlängerten Mark. Die Vorwölbungen innerhalb der Rautengrube stellen Orte dar, unter denen bestimmte Hirnnervenkerne liegen. Beiderseits der Rautengrube weist das verlängerte Mark jeweils zwei Höcker auf (Nuclei cuneatus und gracilis), in denen die zum Thalamus ziehenden sensiblen Hinterstrangbahnen (Fasciculi cuneatus und gracilis) umgeschaltet werden.

Wie die Brücke und das Mittelhirn enthält das verlängerte Mark aufsteigende und absteigende Fasern und die Kerne von Hirnnerven (VIII bis XII) (Abb. 21.**197**). Hier befindet sich auch der Sitz des Atmungs- und Kreislaufzentrums. Durch Erhöhung des intrakraniellen Drucks, hervorgerufen z. B. durch Blutung oder Tumoren, wird die Medulla komprimiert, was zum Koma oder zum Tod führen kann.

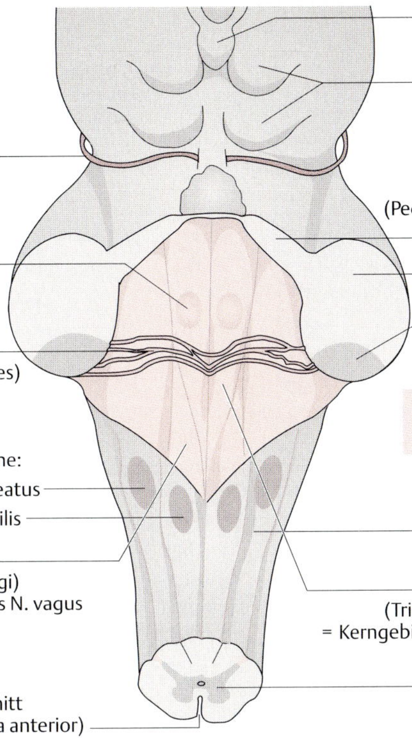


Abb. 21.**198** Hirnstamm in der Ansicht von hinten. Kleinhirn entfernt und Rautengrube freigelegt (nach Faller).

### 21.11.4.6 Hirnstamm

Das Mittelhirn (Mesencephalon), die Brücke (Pons) und das verlängerte Mark (Medulla oblongata) bilden zusammen eine keilförmige Struktur, den Hirnstamm (Abb. 21.**197** und 21.**198**), die sich von der Gehirnbasis zum Foramen magnum des Schädels erstreckt. Im Bereich des Hirnstammes Pliegen die Kerngebiete der Hirnnerven, die den Hirnstamm als 12 Hirnnervenpaare verlassen. Mit Ausnahme der ersten beiden Hirnnerven (Riechnerv und Sehnerv) sind es echte periphere Nerven (S. 462).

**Retikuläres System**. Tief im Hirnstamm liegt eine Gruppe von diffusen Kerngebieten, die man als retikuläres System (Formatio reticularis) bezeichnet (Abb. 21.**195**). Sie reichen vom verlängerten Mark durch den ganzen Hirnstamm bis zum Zwischenhirn. In der Haube des Mittelhirns sind sie am stärksten entwickelt. Diese Kerngebiete erhalten Stimuli von hypothalamischen Faserbündeln und stehen ebenfalls mit den Basalganglien in Verbindung. Mit absteigenden Bahnen erreichen sie das Rückenmark und treten in synaptischen Kontakt mit Vorderhornzellen und präganglionären Neuronen des vegetativen Seitenhorns (S. 455/457). Außerdem erhalten sie von allen wichtigen sensiblen und sensorischen Bahnen, z. B. Schmerz, Temperatur, Druck, Berührung sowie Sehen und Hören, Informationen, die zum Thalamus, Schaltstation zahlreicher sensibler und motorischer Fasern, weitergeleitet werden und schließlich auch den zerebralen Cortex erreichen.

Das retikuläre System spielt u. a. eine bedeutende Rolle für den Zustand der Bewußtseinslage, d. h. sowohl für einen aufmerksamen Wachzustand als auch für den Schlaf-Wach-Rhythmus. Es wird vermutet, daß Wachzustand und/oder Schlaf von der Zahl der Stimuli abhängt, die den zerebralen Cortex über das retikuläre System erreicht. Wird z. B. die Zahl der Reize aus der Umgebung verringert, läßt die Aufmerksamkeit nach, und es erfolgt ein Übergang in den Schlafzustand. Steigt andererseits die Zahl der Stimuli, die den zerebralen Cortex erreicht, führt dies zu erhöhter Aufmerksamkeit und somit zu einem Übergang in den Wachzustand.

### 21.11.5 Rückenmark und Rückenmarksnerven

Das Rückenmark ist ein im Wirbelkanal verlaufender, etwa 40 – 45 cm langer, zylindrischer fingerdicker Strang, der am Hinterhauptsloch (Foramen magnum) beginnt und in Höhe des ersten bis zweiten Lendenwirbels endet. In ihm verlaufen die auf-und absteigenden Faserbündel, welche die peripheren Nerven mit dem Gehirn verbinden. Die peripheren Nerven sind dem Rückenmark in Form von 31 Spinalnerven-

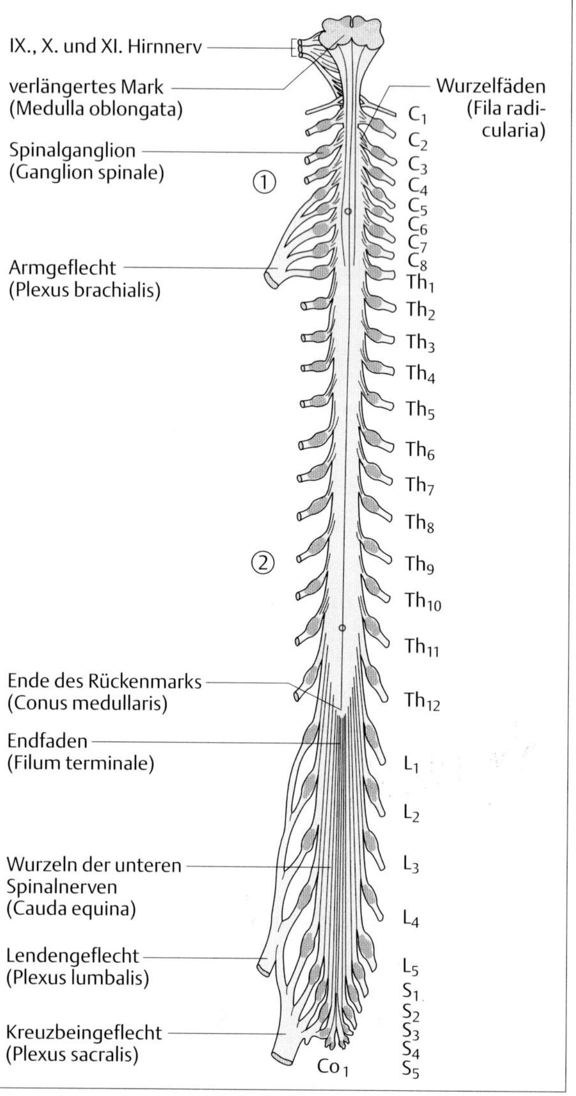


Abb. 21.**199** Rückenmark und austretende Rückenmarksnerven in der Ansicht von hinten.
1 Hals-Arm-Anschwellung (Intumescentia cervicalis),
2 Lenden-Kreuzbein-Anschwellung (Intumescentia lumbalis).

paaren zugeordnet (Abb. 21.**199** und 21.**200**). Das Rückenmark weist im oberen und unteren Bereich jeweils eine Verdickung auf, in der besonders viele Nervenzellen liegen (Intumescentiae cervicalis und lumbalis). Diese Nervenzellen sind mit ihren Spinalnervenpaaren der oberen und unteren Extremität zugeordnet.

**Rückenmarksnerven (Spinalnerven).** Jedes Spinalnervenpaar tritt zwischen zwei benachbarten Wirbeln im Zwischenwirbelloch (Foramen intervertebrale) aus (Abb. 21.**200**). Die Zahl der Spinalnervenpaare entspricht mit einer Ausnahme (im Halsbereich 7 Halswirbel, 8 Spinalnervenpaare) der Zahl der Wirbel. Es gibt 8 zervikale Spinalnervenpaare aus dem Halsmark ($C_1$-$C_8$), 12 thorakale Nervenpaare aus dem Brustmark ($Th_1$-$Th_{12}$), 5 Lumbalnervenpaare aus dem Lendenmark ($L_1$-$L_5$), 5 Sakralnervenpaare aus dem Kreuzbeinmarkmark ($S_1$-$S_5$) und 1–2 Coccygealnervenpaare aus dem Steißbeinmark ($Co_1$-$Co_2$). Das erste zervikale Spinalnervenpaar ($C_1$) tritt zwischen der Schädelbasis und dem ersten Halswirbel (Atlas) aus. Jeder Rückenmarksabschnitt, aus dem ein Nervenpaar stammt, wird als Segment bezeichnet.

**Wurzeln der Spinalnerven.** Die Spinalnerven bilden sich aus der vorderen und hinteren Wurzel (Radix ventralis und dorsalis) (Abb. 21.**201 a**), die in Form von Wurzelfäden (Fila radicularia) das Rückenmark verlassen (Abb. 21.**199**). Die hintere Wurzel weist eine Anschwellung auf (Spinalganglion), in der sich sensible Nervenzellen der afferenten Nervenbahnen aus der Peripherie befinden. Die efferenten Nervenbahnen, die vom Rückenmark in die Peripherie ziehen, verlaufen ausschließlich in der vorderen Wurzel. Beide Wurzeln vereinigen sich kurz hinter dem Spinalganglion und bilden den gemischten Spinalnerv (afferente und efferente Nervenfasern), der sich nach kurzem Verlauf (1,5 cm) in einen hinteren und vorderen Ast (R. dorsalis und R. ventralis) aufteilt (Abb. 21.**201 a**).
Die Wurzeln der oberen Rückenmarksnerven laufen mehr oder weniger waagerecht und sind relativ kurz. Je weiter man nach unten kommt, desto mehr verlaufen die Wurzeln nach schräg unten und um so länger ist ihr Verlauf im Wirbelkanal, bevor sie aus dem Zwischenwirbelloch austreten. Ursprünglich haben Rückenmark und Wirbelkanal die gleiche Länge, so daß jeder Spinalnerv durch das in gleicher Höhe liegende Zwischenwirbelloch austreten kann. Im Laufe der Entwicklung nimmt jedoch die Wirbelsäule erheblich mehr an Länge zu als das Rückenmark, so daß dessen unteres Ende im Verhältnis zu den umgebenden Wirbeln immer höher steigt. Je tiefer die Wurzeln aus dem Rükkenmark entspringen, um so länger ist ihr Verlauf im Wirbelkanal (Abb. 21.**200**). Unterhalb des Rückenmarkendes (Conus medullaris) enthält der Wirbelkanal nur noch Nervenwurzeln, die aufgrund ihres pferdeschwanzähnlichen Aussehens als Cauda equina (Pferdeschwanz) bezeichnet werden (Abb. 21.**199** u. 21.**200**).

**Graue und weiße Substanz.** Das Rückenmark wird durch das bindegewebige hintere Septum (Septum dorsale) und durch einen tiefen vorderen Einschnitt (Fissura mediana anterior) in zwei symmetrische Hälften gegliedert (Abb. 21.**202**). Im Rückenmarksquerschnitt sind zwei verschiedene Bezirke zu erkennen, die in den einzelnen Bereichen des Rückenmarks variieren: die unterschiedlich große schmetterlingsförmige graue Substanz (Substantia grisea) und die sie von allen Seiten umgebende weiße Substanz (Substantia alba) (Abb. 21.**201 b** u. 21.**202**). Genau wie in den Großhirnhemisphären setzt sich die graue Substanz vorwiegend aus Zellkörpern und die weiße Substanz aus markhaltigen Nervenfasern zusammen. Die hinteren Vorwölbungen der grauen Substanz werden als Hinterhörner (Cornua posteriores) und die vorderen Vorwölbungen als

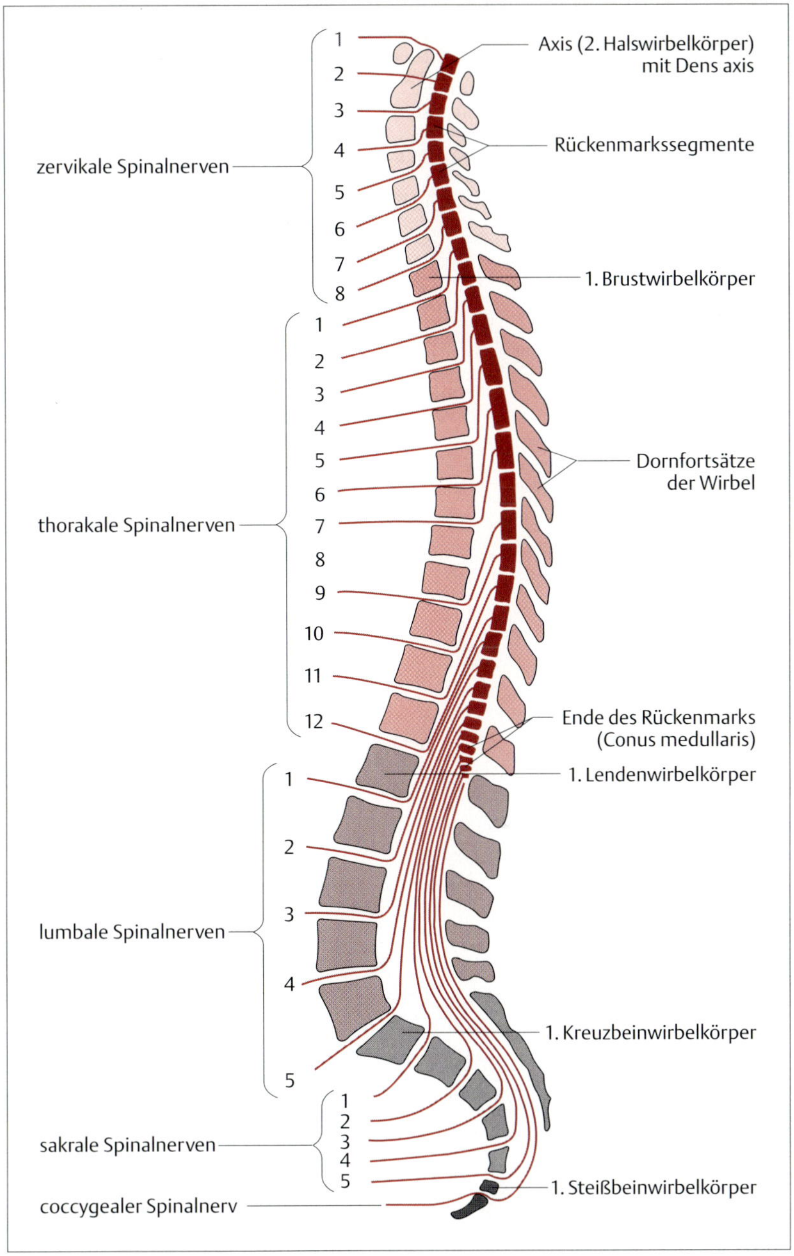


Abb. 21.**200** Seitenansicht des Wirbelkanals mit Rückenmark und austretenden Rückenmarksnerven (nach Kahle).

Vorderhörner (Cornua anteriores) bezeichnet. Im Brustbereich des Rückenmarks liegt zwischen Hinter- und Vorderhorn jeweils noch ein Seitenhorn (Cornu laterale) (Abb. 21.**201 a**).

- Die *Vorderhörner* enthalten motorische Nervenzellen, deren Axone das Rückenmark durch die vordere Wurzel verlassen und hauptsächlich die Körpermuskulatur innervieren.
- Die *Hinterhörner* enthalten sensible Nervenzellen, an denen ein Teil der über die hintere Wurzel eintretenden afferenten Nervenfasern aus der Peripherie synaptisch enden und umgeschaltet werden.
- Die *Seitenhörner* enthalten motorische Nervenzellen des

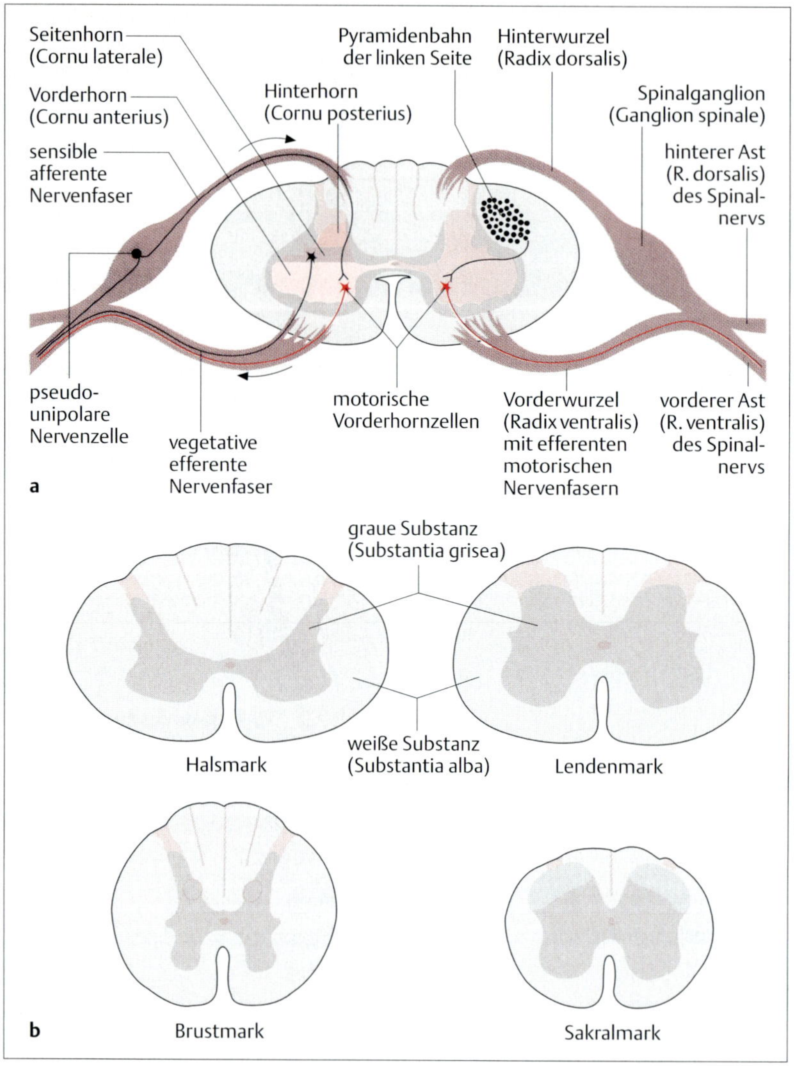


Abb. 21.**201 a** u. **b** Querschnitt durch das Rückenmark,
**a** mit den hinteren und vorderen Wurzeln,
**b** in vier unterschiedlichen Abschnitten.

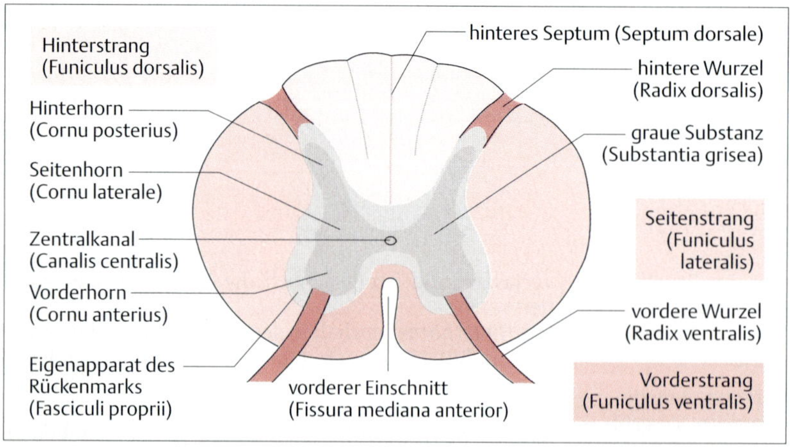


Abb. 21.**202** Graue und weiße Substanz des Rückenmarks. Hinterstränge, Seitenstränge und Vorderstränge bilden zusammen die weiße Substanz (nach Faller).

vegetativen Nervensystems, deren Nervenfasern das Rückenmark ebenfalls über die Vorderwurzeln verlassen und beispielsweise zur glatten Eingeweidemuskulatur und zu den Drüsen ziehen.

**Auf- und absteigende Bahnen**. Die weiße Substanz des Rückenmarks besteht vorwiegend aus aufsteigenden und absteigenden markhaltigen Nervenfasern, die entsprechend ihrer Funktion in gut abgrenzbare (Fasciculi) oder weniger gut abgrenzbare Faserbündel (Tractus) zusammengefaßt werden und in der Regel nach Herkunft und Ziel ihres Verlaufs benannt werden. Unmittelbar um die graue Substanz verlaufen die Fasern des Eigenapparates des Rückenmarks (Fasciculi proprii). Sie bleiben innerhalb des Rückenmarks und dienen vor allem den Rückenmarksreflexen. Nach außen folgen die Hinter-, Vorder- und Seitenstränge (Funiculi dorsales, ventrales und laterales), wobei die beiden letzteren als Vorderseitenstrang zusammengefaßt werden (Abb. 21.**202**).

#### Aufsteigende Bahnen

*Vorderseitenstrangbahnen*: Afferente Bahnen zum Thalamus für Druck-, grobe Tast- und Berührungsempfindungen der Extremitäten und des Rumpfes (Tractus spinothalamicus lateralis und Tractus spinothalamicus anterior).
*Hinterstrangbahnen*: Afferente Bahnen zum Thalamus für bewußte Tiefensensibilität (Informationen über die Stellung von Gelenken und die Spannung von Muskeln = Propriozeption), feine Tast- und Berührungsempfindungen der Extremitäten und des Rumpfes (Fasciculus gracilis und Fasciculus cuneatus).
*Kleinhirnseitenstränge*: Afferente Bahnen zum Kleinhirn für unbewußte Tiefensensibilität (Propriozeption) aus Muskeln, Sehnen und Gelenken (Tractus spinocerebellaris ventralis und Tractus spinocerebellaris dorsalis).

#### Absteigende Bahnen

*Pyramidenbahn*: Efferente Bahnen von der motorischen Rinde zu den motorischen Vorderhornzellen für die Willkür- und Feinmotorik (Tractus corticospinalis) der Extremitäten und des Rumpfes.
*Extrapyramidale Bahnen*: Efferente Bahnen aus dem Hirnstamm zu den motorischen Vorderhornzellen für die unwillkürliche Motorik, z. B. Stellung und Haltung, automatisierte Bewegungsabläufe, Mitbewegungen (Tractus reticulospinalis etc.)

### 21.11.6 Bahnen der Willkürmotorik (Pyramidenbahn)

**Herkunft**. Der Tractus corticospinalis ist die Hauptbahn für die gesamte willkürlich innervierte Muskelaktivität. Er hat seinen Ursprung in der vorderen Zentralwindung (Gyrus praecentralis) des Stirnlappens des Großhirns (Abb. 21.**203**). Hier liegen seine großen Zellkörper. Da viele von ihnen eine pyramidenähnliche Gestalt haben, wird der Tractus corticospinalis auch Pyramidenbahn (Tractus pyramidalis) genannt. Ausgehend von den Zellkörpern verlassen die Axone die Großhirnrinde und ziehen durch die innere Kapsel (Capsula interna), die in Wirklichkeit keine Kapsel ist, sondern den Hauptweg für alle absteigenden und aufsteigenden Bahnen darstellt (s. S. 445).

**Willkürmotorik des Kopfes**. Wenn die Axone die innere Kapsel verlassen haben, ziehen sie durch die Hirnschenkel des Mittelhirns (Crura cerebri), um im Hirnstamm zum verlängerten Mark zu gelangen. Auf ihrem Weg durch den Hirnstamm verlassen die Nervenfasern für die Willkürmotorik des Kopfes die Pyramidenbahn (Tractus corticonuclearis), um auf die Gegenseite zu kreuzen und in den motorischen Kerngebieten der Hirnnerven zu enden (Abb. 21.**203**). Dort treten sie in synaptischen Kontakt mit Neuronen, die mit den Hirnnerven den Hirnstamm verlassen und die quergestreiften Kopfmuskeln (z.B. Kaumuskulatur) innervieren.

**Willkürmotorik des Rumpfes und der Extremitäten**. Im verlängerten Mark kreuzen 80–90% der Pyramidenbahnaxone auf die gegenüberliegende (kontralaterale) Seite des verlängerten Marks, um danach im Rückenmark abzusteigen. Da die absteigenden Fasern in den Seitensträngen des Rückenmarks verlaufen, werden sie als Tractus corticospinales laterales bezeichnet. Die Axone, die im verlängerten Mark nicht auf die Gegenseite kreuzen, ziehen auf derselben Seite durch die Vorderstränge des Rückenmarks nach unten und werden deswegen Tractus corticospinales anterior (ventralis) genannt (Abb. 21.**203**).
Die Axone des Tractus corticospinalis lateralis verlieren auf unterschiedlichen Ebenen des Rückenmarks ihre Markscheiden und treten in die graue Substanz des Vorderhorns ein, wo sie enden und mit den motorischen Vorderhornzellen synaptisch in Verbindung treten. An den entsprechenden Stellen des Rückenmarks kreuzen auch die Axone des Tractus corticospinalis anterior auf die Gegenseite und enden ebenfalls synaptisch an motorischen Vorderhornzellen. Es muß hierbei betont werden, daß sowohl der Tractus corticospinalis lateralis als auch der Tractus corticospinalis anterior in seinem gesamten Verlauf von der vorderen Zentralwindung bis zum Vorderhorn aus einzelnen nicht unterbrochenen Neuronen besteht. Diese Neurone werden auch erste motorische Neurone (1. efferente Neurone) genannt. Sie treten mit sekundären Neuronen in synaptischen Kontakt, deren Axone in den Vorderwurzeln verlaufen und in der Peripherie die willkürlichen Muskeln versorgen (Abb. 21.**203**). Diese sekundären Neurone werden als zweite motorische Neurone bezeichnet. Die Unterscheidung zwischen ihnen und den ersten motorischen Neuronen ist klinisch sehr wichtig. Bei einer etwa 1,80 m großen Person sind die Axone, welche die Zehen versorgen, nahezu 90 cm lang. Dabei beginnen die ersten motorischen Neurone in der vorderen Zentralwindung und enden im unteren Rückenmark, wo die zweiten motorischen Neurone beginnen, deren Axone zu den an der Fußsohle sitzenden Muskeln ziehen.

**Somatotope Anordnung**. Die Zellkörper der ersten motorischen Neurone sind innerhalb der grauen Substanz der vorderen Zentralwindung (Gyrus praecentralis) in der Art und Weise angeordnet, daß die Neurone, welche die Füße und die Muskulatur der unteren Extremität versorgen, auf dem oberen mittleren Teil des Gyrus liegen (Abb. 21.**204**). Gelangt man nach seitlich-unten, findet man die Regionen, welche die Muskulatur von Rumpf, Brust, Armen, Händen

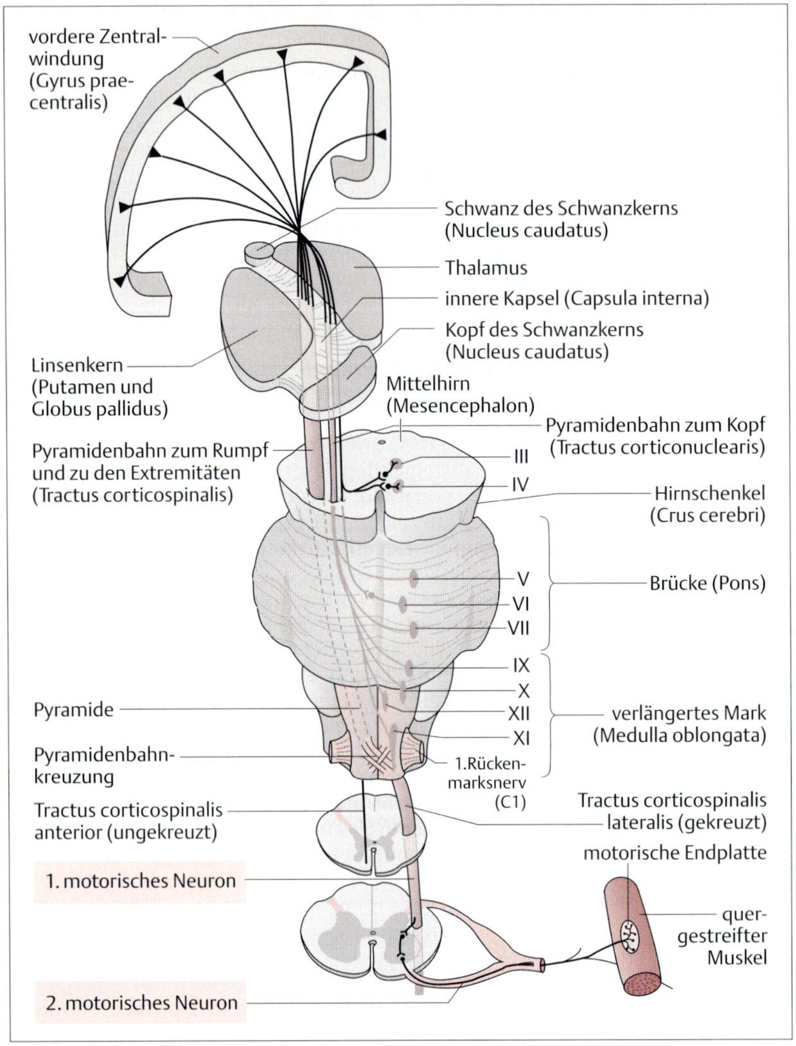


Abb. 21.**203** Verlauf der Pyramidenbahn. Die Pyramidenbahn zum Kopf (Tractus corticonuclearis) endet an den motorischen Kerngebieten der Hirnnervenkerne. (III) N. oculomotorius, (IV) N. trochlearis, (V) N. trigeminus, (VI) N. abducens, (VII) N. facialis, (IX) N. glossopharyngeus, (X) N. vagus, (XI) N. accessorius, (XII) N. hypoglossus. Die Bahnen zu den Kerngebieten des III., IV. und VI. Hirnnervs sind nicht sicher nachgewiesen (nach Duus).

und Gesicht innervieren. Will man es plastischer beschreiben, so entspricht das Verteilungsmuster einer auf den Kopf gestellten Person, deren Füße in der Fissura longitudinalis und deren Kopf am Rand des Sulcus lateralis liegt (Abb. 21.**204**). Man spricht von einer somatotopischen Anordung der einzelnen Körperregionen, denen unterschiedlich große Areale auf dem Gyrus praecentralis zugeordnet sind.

Die Körperabschnitte, deren Muskulatur differenzierte Bewegungen auszuführen hat, sind in besonders großen Arealen des Gyrus praecentralis angeordnet. Somit ist die Fläche der Neurone, die beispielsweise die Hand versorgt, unverhältnismäßig groß und spiegelt die große Zahl von Neuronen wider, die nötig ist, um so feine und komplizierte Bewegungen wie beim Violinespielen, Operieren oder Schreiben ausführen zu können. Eine somatotopische Anordnung findet man auch in der inneren Kapsel, dem Hauptweg der aufsteigenden und absteigenden Fasern. Bei einem horizontalen Schnitt durch die Großhirnhemisphären (Abb. 21.**189**) wird die innere Kapsel mit ihrem vorderen und hinteren Schenkel sowie der dazwischenliegenden verbindenden Region, dem Knie, sichtbar. Die Fasern, die das Gesicht versorgen, sind im Knie lokalisiert und diejenigen, die für den Rest des Körpers zuständig sind, findet man in den vorderen zwei Dritteln des hinteren Schenkels. Ist die Knieregion verletzt, so sind die Muskeln des Gesichts betroffen, ist jedoch der mittlere Bereich des hinteren Schenkels geschädigt, so erhalten die Muskeln der unteren Extremität keine Impulse.

**Hemmender Anteil der Pyramidenbahn.** Nicht alle Neurone des Tractus pyramidalis haben ihren Ursprung in der vorderen Zentralwindung. Viele von ihnen kommen aus ei-

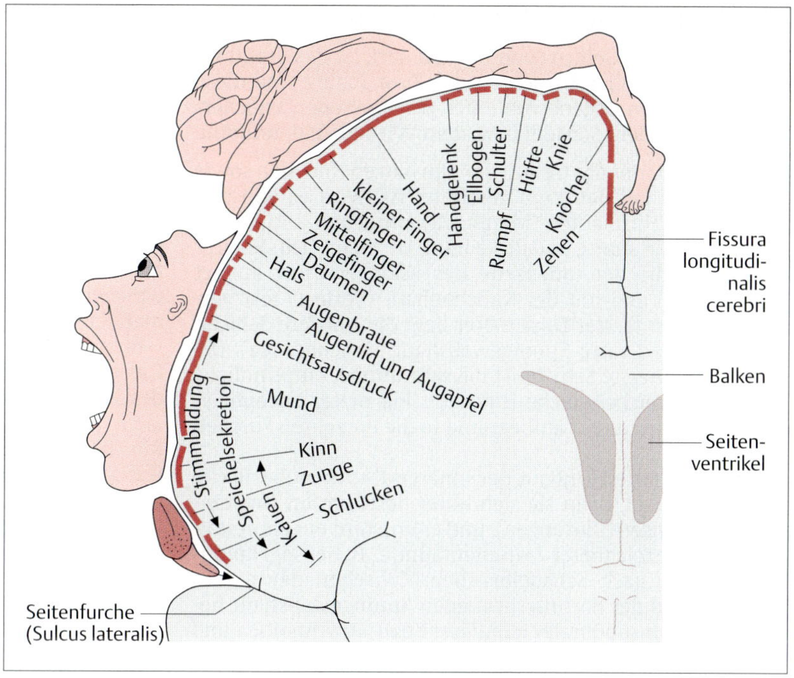


Abb. 21.**204** Motorische Rinde mit somatotopischer Anordnung der Körperregionen (nach Frick u. Mitarb.).

ner Hirnregion, die vor der vorderen Zentralwindung liegt. Fasern, die in dieser Region ihren Ursprung haben, senden keine erregenden Impulse zu den willkürlichen Muskeln, sondern sie wirken hemmend auf die ersten motorischen Neurone und verhindern auf diese Weise überschießende reflektorische Reaktionen der Muskulatur auf sensible Stimuli. Häufig werden diese hemmenden Anteile auch als extrapyramidalmotorisches System bezeichnet, da sie z. T. in den Basalganglien umgeschaltet werden.

**Schädigung des zweiten motorischen Neurons (schlaffe Lähmung).** Eine schlaffe Lähmung entsteht z. B. bei der Durchtrennung eines peripheren Nervs auf seinem Weg zum Muskel oder wenn die Zellkörper der Vorderhörner durch das Poliomyelitisvirus (Kinderlähmung) selektiv zerstört werden. In beiden Fällen sind die Muskeln ihrer direkten Nervenversorgung beraubt. Sie sind unfähig, sich zu kontrahieren und zeigen die charakteristischen Symptome einer schlaffen Lähmung, d. h., sie werden weich, schlaff und atrophisch. Da der efferente Schenkel des Reflexbogens unterbrochen ist, können die Muskeln nicht auf einen sensiblen Reiz reagieren.

**Schädigung des ersten motorischen Neurons (spastische Lähmung).** Eine spastische Lähmung entsteht, wenn bestimmte Teile des Tractus corticospinalis irgendwo in ihrem Verlauf geschädigt sind: die Zellkörper in der vorderen Zentralwindung oder die absteigenden Fasern in der inneren Kapsel, im Hirnstamm oder im Rückenmark. Der häufigste Ort der Schädigung liegt innerhalb der Hemisphären, noch vor der Pyramidenbahnkreuzung. Verletzungen treten häufig auf, wenn es zu einem Arterienverschluß oder zu einer Hirnblutung kommt und die Nerven ohne Sauerstoffversorgung absterben (Hirninfarkt, Apoplex oder Schlaganfall). Wenn sich die Schädigung oberhalb der Pyramidenbahnkreuzung befindet, dann zeigen die Muskeln auf der kontralateralen Seite die typischen Lähmungssymptome. Ist die Läsion unterhalb der Pyramidenbahnkreuzung lokalisiert, z. B. eine Verletzung auf der linken Seite des Rückenmarks, dann wird die nachfolgende Lähmung auf derselben Seite auftreten.

Dieser Lähmungstyp unterscheidet sich in wesentlichen Punkten von der schlaffen Lähmung. Zunächst einmal sind, anders als bei der schlaffen Lähmung, die zweiten motorischen Neurone nicht geschädigt, so daß der Reflexbogen intakt ist und Reflexe ablaufen können. Statt dessen sind bei einer Schädigung der ersten motorischen Neurone aufgrund des engen benachbarten Verlaufs stets auch die hemmenden Fasern betroffen, die somit ihren Einfluß auf die zweiten motorischen Neurone nicht mehr ausüben können. Das Ergebnis ist eine überschießende Reaktion der Muskeln auf sensible Reize, weil die zweiten motorischen Neurone unkontrolliert Impulse entsenden. Man bezeichnet diesen Zustand als Hyperreflexie. Wenn z. B. das Handgelenk des gelähmten Armes ergriffen und festgehalten wird, findet eine Reihe schnell aufeinanderfolgender, starker Muskelkontraktionen (Kloni) statt. Diesen Zustand gesteigerter Eigenreflextätigkeit, der auf einer Schädigung der ersten motorischen Neurone beruht, bezeichnet man als spastische Lähmung.

### 21.11.7 Hirn- und Rückenmarkshäute

Das Gewebe von Gehirn- und Rückenmark ist das empfindlichste Gewebe aller Körpergewebe. Zum Schutz sind diese lebenswichtigen Organe von einer geschlossenen knöchernen Kammer, dem Schädel bzw. dem Wirbelkanal, umhüllt.

**Hirnhäute**. Damit das Gehirn vor den harten Knochen sowie vor Schlägen auf den Kopf geschützt ist, wird es von drei Häuten, den Hirnhäuten (Meningen), umgeben. Die äußerste Haut ist die straffe und dicke harte Hirnhaut (Dura mater encephali), die der Innenseite des Knochens fest anliegt (Abb. 21.**205**) und mit der Knochenhaut (Periost) fest verbunden ist. Unter der Dura mater liegt die mittlere Schicht, die dünne und zarte Spinngewebshaut (Arachnoidea). Die dritte und innerste Schicht ist die sehr dünne, empfindliche und kapillarreiche weiche Hirnhaut (Pia mater encephali), die dem Gehirn direkt aufliegt und in die einzelnen Furchen hineinzieht.
Obwohl die harte Hirnhaut der inneren Knochenoberfläche sehr eng anliegt, kann sie sich unter bestimmten Umständen von ihr lösen (Blutungen), und es entsteht ein als epiduraler Spalt bezeichneter Zwischenraum, z. B. bei sog. Epiduralblutungen nach Schädelbrüchen. Zwischen der harten Hirnhaut und der darunterliegenden Spinngewebshaut befindet sich ein subduraler kapillärer Spalt. Arachnoidea und weiche Hirnhaut werden durch einen relativ großen Spalt getrennt, den Subarachnoidealraum, der mit Liquor cerebrospinalis gefüllt ist (Abb. 21.**205**). Diese klare Flüssigkeit füllt den gesamten Spaltraum aus und umhüllt auf diese Weise das Gehirn wie ein schützendes Kissen. Als weitere Schutzeinrichtung wirken bindegewebige Stränge, sogenannte arachnoideale Septen, die zwischen Arachnoidea und Pia mater liegen. Sie befestigen das Gehirn an der Arachnoidea und verhindern auf diese Weise, daß es sich übermäßig bewegt, wenn der Kopf plötzlichen Erschütterungen ausgesetzt ist. In dem flüssigkeitsgefüllten Subarachnoidealraum verlaufen die Gehirnarterien und -venen. Die Pia mater ist so fest mit dem darunterliegenden Gehirn verbunden, daß kein Zwischenraum vorhanden ist. Auf diese Weise hält die weiche Hirnhaut das Gehirngewebe zusammen.
Die Dura mater zieht in die Fissura longitudinalis cerebri hinein. Diese Falte zwischen den beiden Hemisphären wird als Hirnsichel (Falx cerebri) bezeichnet (Abb. 21.**205**). Auch der Raum zwischen dem Kleinhirn und dem darüberliegenden Hinterhauptslappen wird von der harten Hirnhaut ausgekleidet, die auf diese Weise eine zeltartige Bedeckung des Kleinhirns, das Kleinhirnzelt (Tentorium cerebelli), bildet. Schließlich zieht die Dura zwischen die Kleinhirnhemisphären als Kleinhirnsichel (Falx cerebelli). Die Hirnhäute, der Subarachnoidealraum und der Liquor cerebrospinalis passieren das Hinterhauptsloch (Foramen magnum) an der Schädelbasis.

**Rückenmarkshäute**. Nach ihrer Passage durch das Hinterhauptsloch umhüllen die Hirnhäute in ihrem weiteren Verlauf im Wirbelkanal als Rückenmarkshäute das Rückenmark und die Spinalnervenwurzeln (Abb. 21.**206**). Die harte Rükkenmarkshaut (Dura mater spinalis) bildet einen kräftigen Sack, der am Hinterhauptsloch und in den Zwischenwirbellöchern verankert ist und bis zum zweiten Kreuzbeinwirbel hinunterreicht. Sie ist im Gegensatz zur harten Hirnhaut des Gehirns, die am Periost der Schädelknochen fest verankert ist, nicht mit dem Knochen des Wirbelkanals verbunden, sondern durch einen Zwischenraum (Epiduralraum = Cavum epidurale) getrennt. Der Raum ist mit Fettgewebe ausgefüllt und enthält einen starken Venenplexus.
Von innen liegt die Spinngewebshaut (Arachnoidea spinalis) der harten Rückenmarkshaut fest an und ist durch feine Bindegewebsstränge mit der weichen Rückenmarkshaut (Pia mater spinalis) verbunden. Zwischen Spinngewebshaut und weicher Rückenmarkshaut, die der Oberfläche des Rückenmarks unmittelbar aufliegt, befindet sich der mit Liquor cerebrospinalis gefüllte Subarachnoidealraum (Abb. 21.**206**).
Das im Wirbelkanal gelegene Rückenmark endet auf Höhe des zweiten Lendenwirbels, die weiche Rückenmarkshaut zieht jedoch als Endfaden des Rückenmarks weiter zur Rückfläche des Steißbeins, an der es als Filum terminale befestigt ist (Abb. 21.**199**). Darüber hinaus weist die weiche Rückenmarkshaut über die gesamte Länge des Rückenmarks zahnähnliche Ausziehungen auf, die Ligg. denticulata. Diese sind an der Dura und der Arachnoidea befestigt und stabilisieren das Rückenmark in der Frontalebene.
Alle Spinalwurzeln, auch die der Cauda equina, sind von der weichen Rückenmarkshaut überzogen, die beim Austritt der Spinalnerven aus dem Wirbelkanal die beiden anderen Rükkenmarkshäute einfach „mitnimmt". Auf diese Weise sind die Spinalnerven beim Verlassen des Wirbelkanals auch von der harten Rückenmarkshaut und der Spinngewebshaut umhüllt, die sich im weiteren Verlauf in das Peri- bzw. Epineurium fortsetzen (s. Nerven, S. 322).

### 21.11.8 Gehirnflüssigkeit und Ventrikelsystem

Die Gehirnflüssigkeit (Liquor cerebrospinalis) ist eine klare Flüssigkeit, die mit einem Volumen von etwa 130 – 150 ml den gesamten Subarachnoidealraum ausfüllt. Sie wirkt wie ein schützendes „Flüssigkeitskissen" um das Gehirn und das Rückenmark, indem sie Erschütterungen dämpft, die von Schlägen oder Stürzen verursacht werden. Darüber hinaus stellt der Liquor eine wertvolle diagnostische Hilfe dar. Bei einem relativ einfachen Verfahren, der Lumbalpunktion, entnimmt der Arzt eine Probe des Liquors und ist nach Untersuchung der Probe in der Lage, sich ein Bild vom Geschehen innerhalb des Schädels und des Gehirns zu machen (Liquordiagnostik bei Störungen innerhalb des ZNS).
Tief im Innern des Gehirns befindet sich das Ventrikelsystem (Abb. 21.**207**). Es besteht aus untereinander in Verbindung stehenden Kammern, in denen der Liquor zirkuliert und auch produziert wird. In jeder zerebralen Hemisphäre liegt ein großer Hohlraum, der Seitenventrikel, der aus einem im Stirnlappen liegenden Vorderhorn (Cornu anterius), einem im Stirn- und Scheitellappen liegenden Zentralteil (Pars centralis) sowie aus einem im Hinterhauptslappen liegenden Hinterhorn (Cornu posterius) und einem in den Schläfenlappen ziehenden Unterhorn (Cornu inferius) besteht (Abb. 21.**207**). In jedem Seitenventrikel sowie im III. (Zwischenhirn) und IV. Ventrikel (unter dem Kleinhirn) befindet sich ein Adergeflecht (Plexus choroideus) (Abb. 21.**208**). Der Plexus ist die Produktionsstätte des Li-

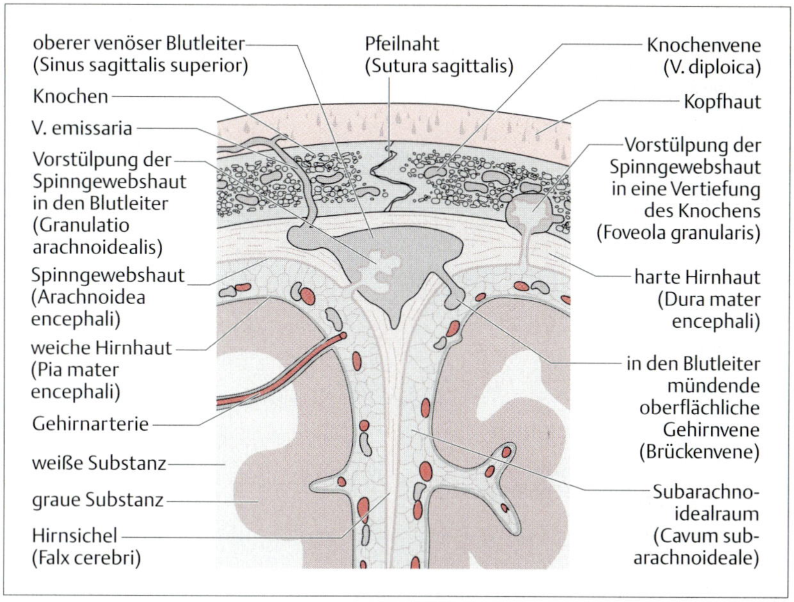


Abb. 21.**205** Frontalschnitt durch Schädel, Hirnhäute und Gehirn. Dargestellt ist ein Ausschnitt im Bereich der Hirnsichel (Falx cerebri).

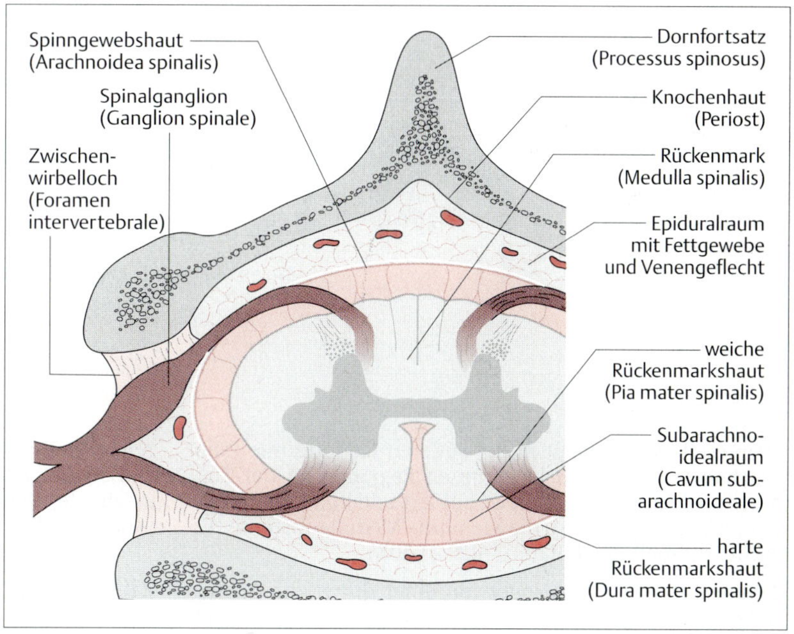


Abb. 21.**206** Querschnitt durch den Wirbelkanal mit Rückenmark und Rückenmarkshäuten.

quors, der durch Diffusion und aktiven Transport in die Ventrikel gelangt.
Von den Seitenventrikeln fließt der Liquor über jeweils eine Öffnung (Foramen interventriculare) in den unpaaren III. Ventrikel, der in der Mittellinie zwischen den Wänden des linken und rechten Zwischenhirns liegt (Abb. 21.**207 a**). Der in den Ventrikeln produzierte Liquor fließt schließlich über einen im Mittelhirn liegenden engen Kanal (Aquaeductus cerebri) zum IV. Ventrikel, um von dort aus durch drei Öffnungen (Aperturen) im Dach des IV. Ventrikels in die äußeren Liquorräume abzufließen (Abb. 21.**208**). Über diese drei Öffnungen verläßt der Liquor die inneren Liquorräume

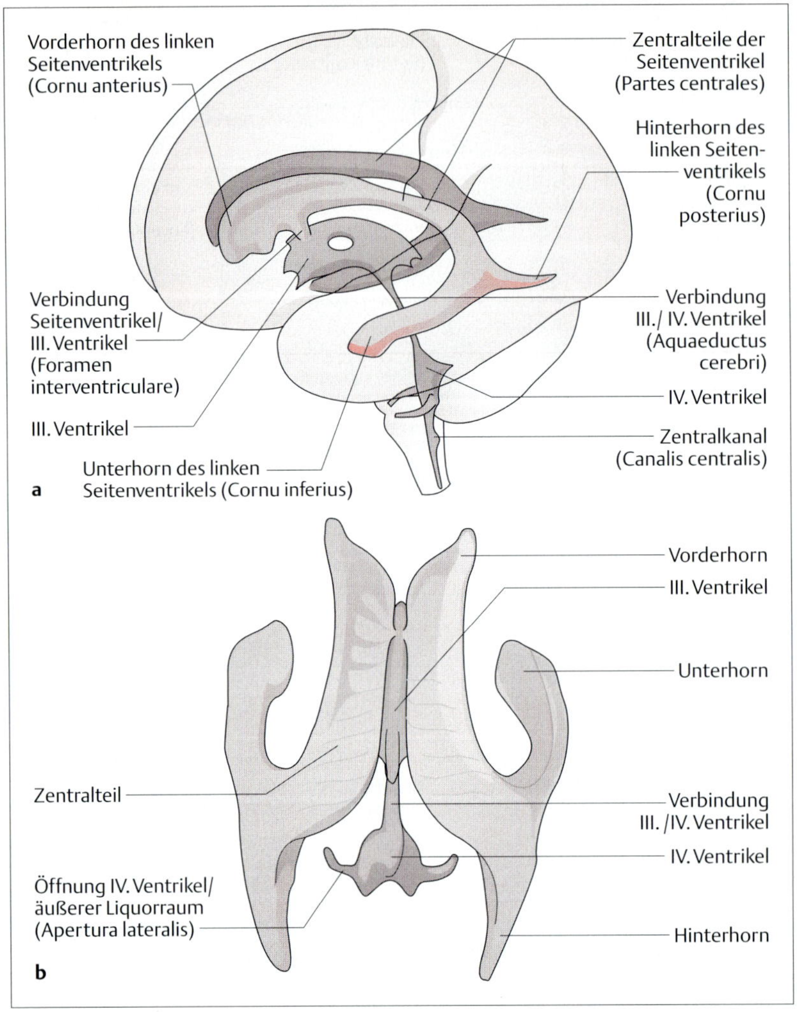


Abb. 21.**207 a** u. **b** Schematische Darstellung der Hirnkammern (Ventrikel) (nach Duus und nach Kahle).
**a** Seitliche Ansicht mit Gehirnumriß;
**b** Ansicht von oben.

(Ventrikel) und gelangt in die äußeren Liquorräume (Subarachnoidealraum). In bestimmten Regionen ist der Subarachnoidealraum deutlich vergrößert und bildet die Zisternen, wie beispielsweise die Kleinhirn-Medulla-Zisterne (Cisterna cerebellomedullaris) (Abb. 21.**208**).

**Liquorabfluß.** Da der Liquor mit einer durchschnittlichen Rate von 30 ml pro Stunde gebildet wird, bleibt die Frage offen, wohin die Flüssigkeit abfließt. Im Bereich des oberen venösen Blutleiters (Sinus sagittalis superior) stülpt sich die Spinngewebshaut durch kleine Öffnungen der harten Hirnhaut in den venösen Blutleiter. Die Ansammlung des Liquors erzeugt einen Druck, durch den die Flüssigkeit über die Arachnoidealzotten in das venöse Blut geleitet wird (Abb. 21.**205**). Bei der makroskopischen Betrachtung sehen diese Arachnoidealzotten wie Zucker- oder Salzkörner aus und werden deswegen als Granulationes arachnoideales bezeichnet. Der Abfluß des Liquors im Bereich des Rückenmarks erfolgt am Abgang der Spinalnerven, wo ein Übertritt in dichte Venengeflechte und Lymphgefäße stattfindet (Abb. 21.**208**).

### 21.11.9 Peripheres Nervensystem

Zum peripheren Nervensystem werden die vom Rückenmark (Rückenmarksnerven) und vom Hirnstamm (Hirnnerven) in die Körperperipherie und vice versa ziehenden Leitungsbahnen (periphere Nerven) sowie Anhäufungen von Nervenzellkörpern (Ganglien) gezählt.

**Peripherer Nerv.** Ein peripherer Nerv ist ein gemischter Nerv, da er sowohl afferente als auch efferente somatische und vegetative Nervenfasern enthält. Somatische Fasern sind einerseits Fasern, die von einem Rezeptor (z. B. Haut-

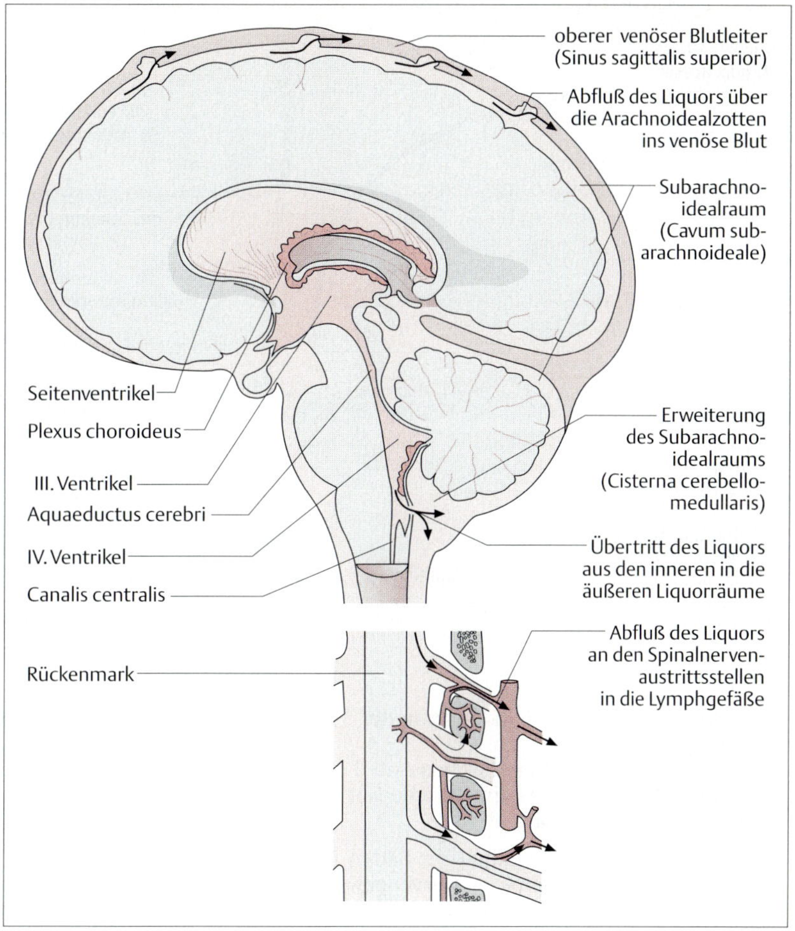


Abb. 21.**208** Schema der inneren (Ventrikel) und äußeren Liquorräume (Subarachnoidealraum) (nach Kahle).

oder Schmerzrezeptor) zum Rückenmark (somatisch afferent) und andererseits von motorischen Vorderhornzellen des Rückenmarks zur Skelettmuskulatur (somatisch efferent) ziehen. Vegetative Fasern sind jene, die mit den Eingeweiden, Gefäßen und Drüsen afferent wie efferent in Verbindung stehen.

**Ganglien** sind wenige Millimeter große Verdickungen in Nerven oder Nervenwurzeln und beinhalten Nervenzellkörper. Man unterscheidet sensible (sensorische) Ganglien und vegetative Ganglien. Sensible Ganglien (z. B. Spinalganglien oder Hirnnervenganglien) enthalten die Zellkörper des 1. afferenten Neurons sowohl des animalischen als auch des vegetativen Nervensystems. Die Zellkörper haben einen peripheren Fortsatz, der z. B. von einem Schmerzrezeptor der Haut oder der Eingeweide kommt, und einen zentralen Fortsatz, der das Ganglion mit dem Rückenmark verbindet.

Vegetative Ganglien enthalten die Zellkörper des 2. efferenten Neurons, z.B parasympathische Kopfganglien oder sympathische Grenzstrangganglien. Im Ganglion findet eine synaptische Umschaltung von vegetativen Nervenfasern, die aus dem Rückenmark oder aus dem Hirnstamm kommen (präganglionärer Verlauf = 1. efferentes Neuron), auf die Nervenzellkörper des 2. efferenten Neurons statt, dessen Nervenfasern (postganglionärer Verlauf) in die Peripherie zum Erfolgsorgan (z. B. Drüsen oder glatte Muskulatur) ziehen.

### 21.11.9.1 Rückenmarksnerven

Rückenmarksnerven (Spinalnerven) teilen sich, nachdem sie den Wirbelkanal verlassen haben, in der Regel in jeweils vier Äste (Rami) auf (Abb. 21.**209**):

1. einen hinteren Ast (R. dorsalis), der die Haut auf dem Rücken sensibel und einen großen Teil der Wirbelsäulenmuskulatur (autochthone Rückenmuskeln) motorisch versorgt,
2. einen vorderen Ast (R. ventralis) für die sensible und motorische Versorgung des übrigen Rumpfes und der Gliedmaßen,
3. einen sensiblen Ast für die Versorgung der Rücken-

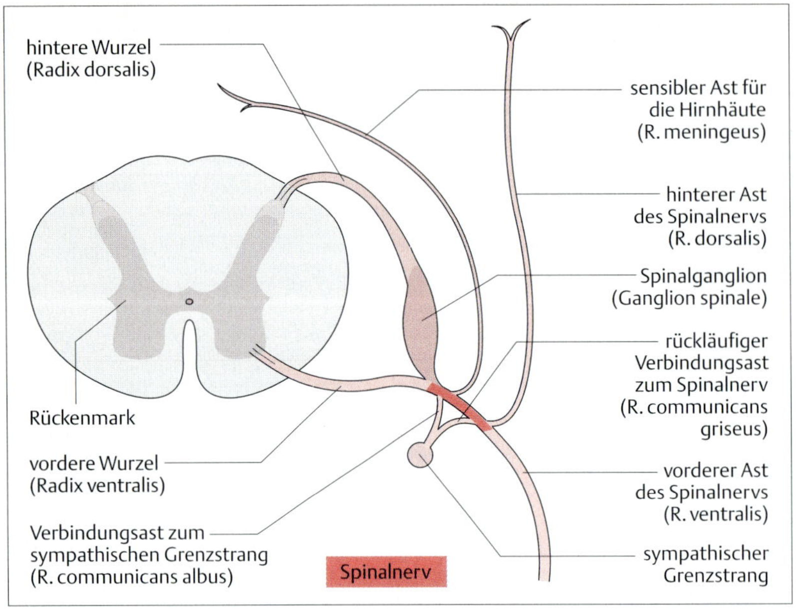


Abb. 21.**209** Spinalwurzeln, Spinalnerv und seine Äste (nach Faller).

markshäute und den Bandapparat der Wirbelsäule (R. meningeus),

4. einen Ast, der den sympathischen Anteil des vegetativen Nervensystems und das animalische Nervensystem verbindet (R. communicans albus).

Die vorderen Äste der Spinalnerven bilden im Hals-, Lenden- und Kreuzbeinbereich Nervengeflechte (Plexus) (Abb. 21.**199**): Halsgeflecht (Plexus cervicalis, $C_1$-$C_4$), Armgeflecht (Plexus brachialis, $C_5$-$Th_1$), Lendengeflecht (Plexus lumbalis, $Th_{12}$-$L_4$) und Kreuzbeingeflecht (Plexus sacralis, $L_5$-$S_4$).
Die Nerven des Halsgeflechtes versorgen die Hals- und Schulterregion sensibel und sind für die motorische Innervation der Zungenbeinmuskeln und des Zwerchfells (N. phrenicus) verantwortlich.
Aus dem *Armgeflecht* entspringen motorische Nerven für die Schultergürtelmuskulatur und die obere Extremität sowie sensible Äste für die Haut der Schulter- und Extremitätenregion. Von den Nerven, die in die obere Extremität ziehen, sind die wichtigsten Nerven (Abb. 21.**210** und 21.**211**):

- Ellennerv (N. ulnaris),
- Muskel-Haut-Nerv (N. musculocutaneus),
- Mittelnerv (N. medianus),
- Radialnerv (N. radialis).

Die Nerven des *Lendengeflechts* sind für die sensible Versorgung der Bauchhaut, der Genitalregion und des vorderen Oberschenkels zuständig (Abb. 21.**212**). Die motorischen Äste versorgen hauptsächlich die Hüftmuskulatur und mit dem Schenkelnerv (N. femoralis) den großen vierköpfigen Oberschenkelmuskel (M. quadriceps femoris).
Das *Kreuzbeingeflecht* schließlich ist an der motorischen und sensiblen Versorgung der Beckenbodenmuskulatur, der Muskulatur der unteren Extremität sowie der Haut der hinteren Genitalregion (Dammbereich) und der unteren freien Gliedmaße beteiligt. Aus ihm entspringt auch der mächtigste Nerv des ganzen Körpers (Abb. 21.**212**), der Ischiasnerv (N. ischiadicus).

### 21.11.9.2 Hirnnerven

Die 12 Hirnnervenpaare (Abb. 21.**213**) können unter mehreren Gesichtspunkten in Gruppen zusammengefaßt werden, beispielsweise im Hinblick auf ihre zentrale Lokalisation. Die Hirnnerven I und II, der Riechnerv (N. olfactorius) und der Sehnerv (N. opticus), sind keine echten peripheren Nerven, sondern eigentlich vorgeschobene Teile des Großhirns bzw. Zwischenhirns. Die Nn. oculomotorius und trochlearis, die Hirnnerven III und IV, sind mit dem Mittelhirn verknüpft. Der N. trigeminus (V), der N. abducens (VI) sowie der N. facialis (VII) befinden sich in Höhe der Brücke, und die restlichen Hirnnerven, der N. vestibulocochlearis (VIII), der N. glossopharyngeus (IX), der N. vagus (X), der N. accessorius (XI) und der N. hypoglossus (XII), stehen in Verbindung mit dem verlängerten Mark.
Eine andere Möglichkeit, die Hirnnerven in Gruppen zusammenzufassen, ist eine Einteilung aufgrund ihrer funktionellen neuronalen Bestandteile vorzunehmen. Einige der Nerven haben ausschließlich sensorische Neurone. Hierzu gehören:

- **N. olfactorius (I)**, der für das Riechen zuständig ist
- **N. opticus (II)**, der das Sehen ermöglicht
- **N. vestibulocochlearis (VIII)**, der der Fortleitung der Gehör- und Gleichgewichtsempfindungen dient.

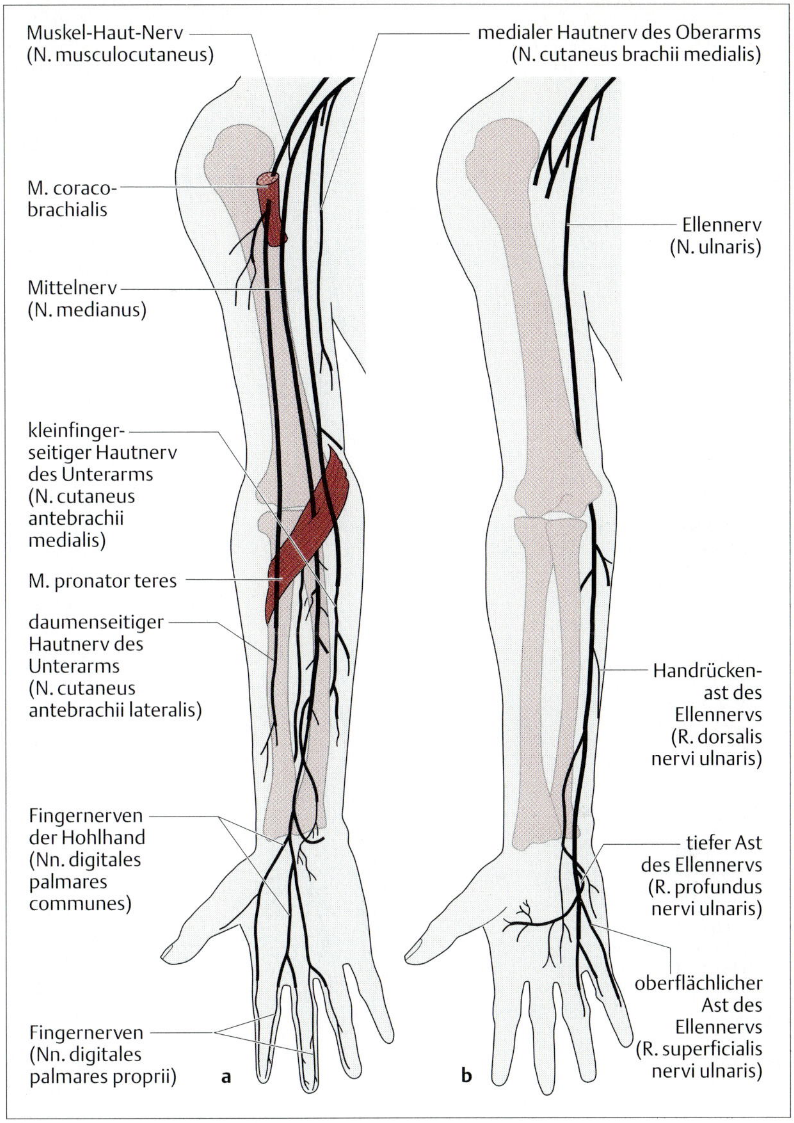


Abb. 21.**210a** u. **b** Verlauf der langen Armnerven aus dem Armgeflecht (Plexus brachialis) auf der Vorderseite der oberen Extremität (nach Feneis).
**a** Der Ellennerv (N. ulnaris) ist nicht eingezeichnet;
**b** Verlauf des N. ulnaris.

Andere Hirnnerven sind ausschließlich aus motorischen Neuronen zu der willkürlich innervierten Muskulatur zusammengesetzt. Zu ihnen gehören:

- **N. trochlearis (IV)**, der einen der äußeren Augenmuskeln, den M. obliquus superior, innerviert.
- **N. abducens (VI)**, der ebenfalls einen der äußeren Augenmuskeln, und zwar den M. rectus lateralis, innerviert.
- **N. accessorius (XI)**, der zwei wichtige Muskeln außerhalb des Kopfes innerviert, und zwar den M. trapezius sowie den M. sternocleidomastoideus.
- **N. hypoglossus (XII)**, der sämtliche Muskeln der Zunge innerviert.

Die verbleibenden Hirnnerven haben gemischte neuronale Funktionen. Es sind:

- **N. oculomotorius (III)**, der motorische und parasympathische Anteile hat:
  1. Willkürliche motorische Fasern zu den vier äußeren Augenmuskeln (Mm. recti superior, inferior und medialis sowie M. obliquus inferior) und dem Lidheber (M. levator palpebrae superioris).

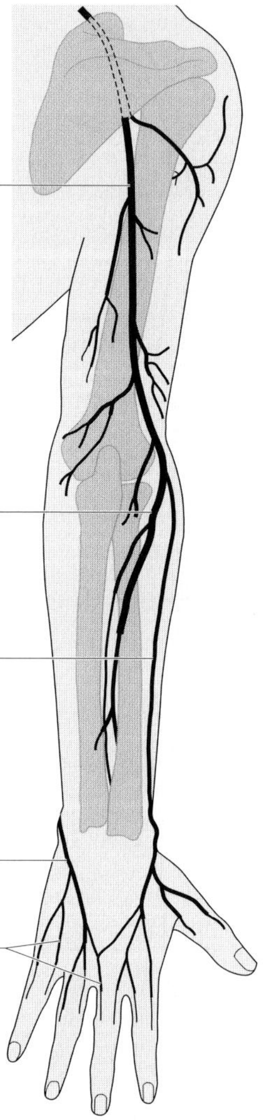


Abb. 21.**211** Verlauf des Speichennervs (N. radialis) aus dem Armgeflecht auf der Rückseite der oberen Extremität (nach Feneis).

2. Parasympathische Nervenfasern für den M. sphincter pupillae (Verengung der Pupille) und den M. ciliaris (Akkomodation).

- **N. trigeminus (V)**, der sowohl sensible als auch motorische Anteile hat:
1. Sensible Fasern vermitteln Schmerz-, Temperatur-, Berührungs-, Druck- sowie propriozeptive Empfindungen vom Gesicht, von der Hornhaut des Auges (Cornea), dem Mund, den Nasennebenhöhlen, der Zunge, den Zähnen, den Hirnhäuten, der äußeren Oberfläche des Trommelfells sowie vom Kiefergelenk.
2. Motorische Anteile für die Kaumuskulatur (Mm. masseter, temporalis, pterygoideus lateralis und medialis) und für Muskeln im Bereich des Mundbodens (vorderer Bauch des M. digastricus, M. mylohyoideus), des weichen Gaumens (M. tensor veli palatini) und der Ohrtrompete (M. tensor tympani).

- **N. facialis (VII)**, ein komplexer Nerv mit drei Hauptkomponenten:
1. Spezielle sensorische Fasern für Geschmack in den vorderen zwei Dritteln der Zunge.
2. Parasympathische Fasern zu den Speicheldrüsen (Glandula sublingualis und Glandula submandibularis), zur Tränendrüse (Glandula lacrimalis) sowie zu sekretproduzierenden Drüsenzellen des Mundes und der Nase (Glandulae palatinae und Glandulae nasales).
3. Willkürliche motorische Fasern zu den mimischen Muskeln sowie zu Muskeln des Zungenbeins (M. stylohyoideus), des Mundbodens (hinterer Bauch des M. digastricus) und des Mittelohrs (M. stapedius).

- **N. glossopharyngeus (IX)**, der ebenfalls drei Hauptanteile hat:
1. Spezielle sensorische Geschmacksneurone für das hintere Drittel der Zunge.
2. Parasympathische Fasern über das vegetative Ganglion oticum für die Ohrspeicheldrüse (Glandula parotis).
3. Sensible Neurone (Schmerz-, Temperatur-, Druck- und Berührungsempfindungen) für die Ohrtrompete, den Zungengrund, die innere Oberfläche des Trommelfells, den Schlund sowie den Sinus caroticus (Änderungen des Blutdrucks).

- **N. vagus (X)**, ein lebenswichtiger Nerv, mit drei Hauptbestandteilen:
1. Parasympathische Neurone zu allen vegetativen Strukturen des Brust- und Bauchraumes bis zur linken Krümmung des querverlaufenden Dickdarms (z. B. Herz, Koronararterien, Bronchien, Magen, große und kleine Dünndarmarterien sowie Drüsen).
2. Motorische Fasern zu den Muskeln des Kehlkopfes und des Rachens, die zum Sprechen und Schlucken benötigt werden.
3. Sensible Neurone vom Kehlkopf, von den Eingeweiden, dem Glomus caroticum (ein Chemorezeptor), dem Sinus caroticus, von der Hirnhaut der hinteren Schädelgrube sowie dem unteren Teil des Rachens.

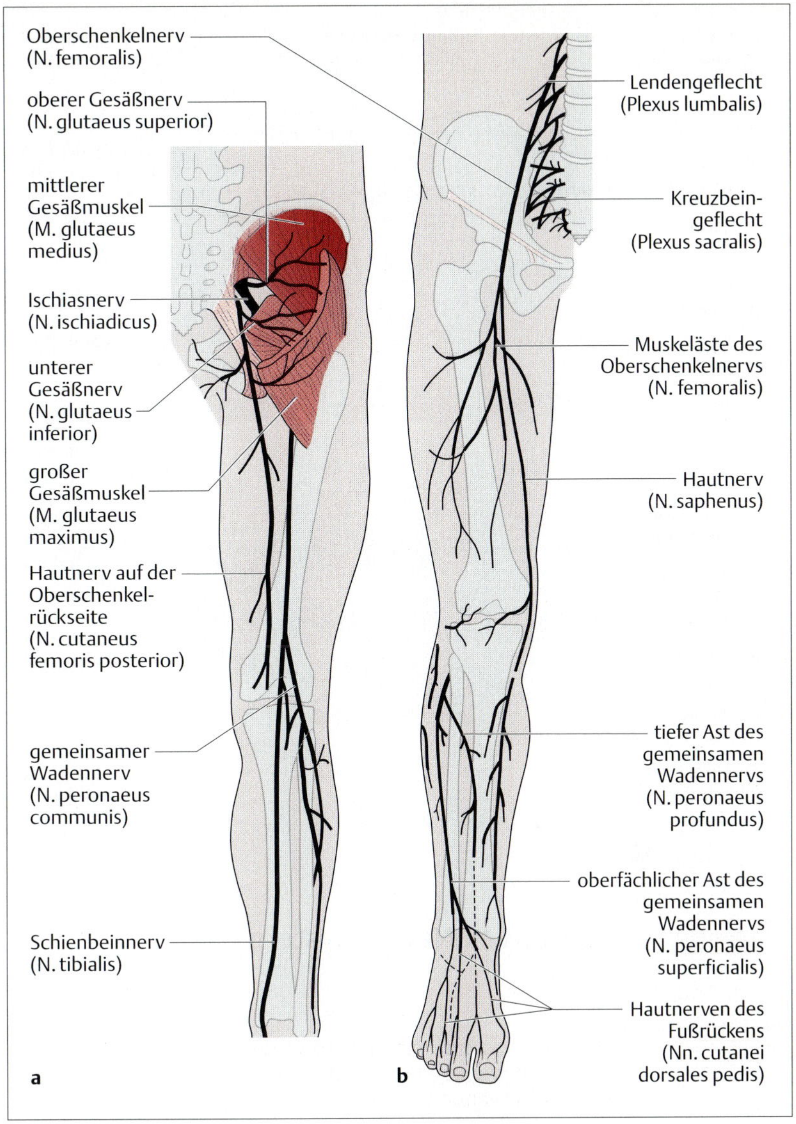


Abb. 21.**212 a** u. **b** Verlauf der wichtigsten Beinnerven aus dem Lenden- u. Kreuzbeingeflecht an der Rückseite (**a**) und an der Vorderseite der unteren Extremität (**b**) (nach Feneis).

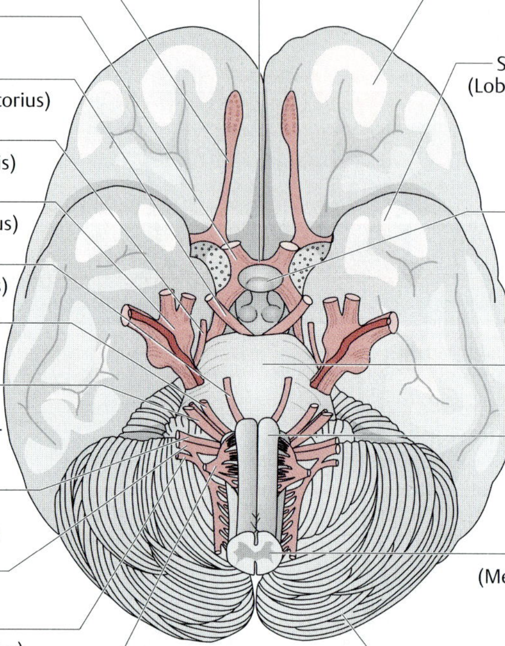


Abb. 21.**213** Hirnbasis mit austretenden Hirnnerven.

## 21.12 Vegetatives Nervensystem

**Lernziel** In diesem Abschnitt lernt der Leser den Aufbau und die wichtigsten Funktionen des vegetativen Nervensystems kennen.

**Funktion und Bestandteile.** Das vegetative Nervensystem, das man auch autonomes oder viszerales Nervensystem nennt, stimuliert und kontrolliert Organfunktionen, die unwillkürlich und unbewußt ablaufen. So unterliegen z. B. Herz-, Kreislauf- und Atmungsfunktion, Verdauung, Stoffwechsel und Ausscheidung sowie Wärme- und Energiehaushalt der ständigen Kontrolle durch das vegetative Nervensystem. Es stimuliert die quergestreifte Herzmuskulatur, die meisten Drüsen sowie die gesamte glatte Muskulatur, die man in vielen Organen findet. Man unterscheidet drei Teile innerhalb des vegetativen Nervensystems:

- das sympathische Nervensystem (Sympathikus),
- das parasympathische Nervensystem (Parasympathikus),
- das Darmwandnervensystem (enterisches Nervensystem).

In der Regel werden Organe sowohl vom Sympathikus (Abb. 21.**214**) als auch vom Parasympathikus innerviert. Dabei wirken die beiden Systeme als Gegenspieler (Antagonisten). Zum Beispiel führt sympathische Stimulation des Herzens zu einer höheren Schlagfrequenz, wohingegen parasympathische Stimulation die Frequenz erniedrigt. Sym-

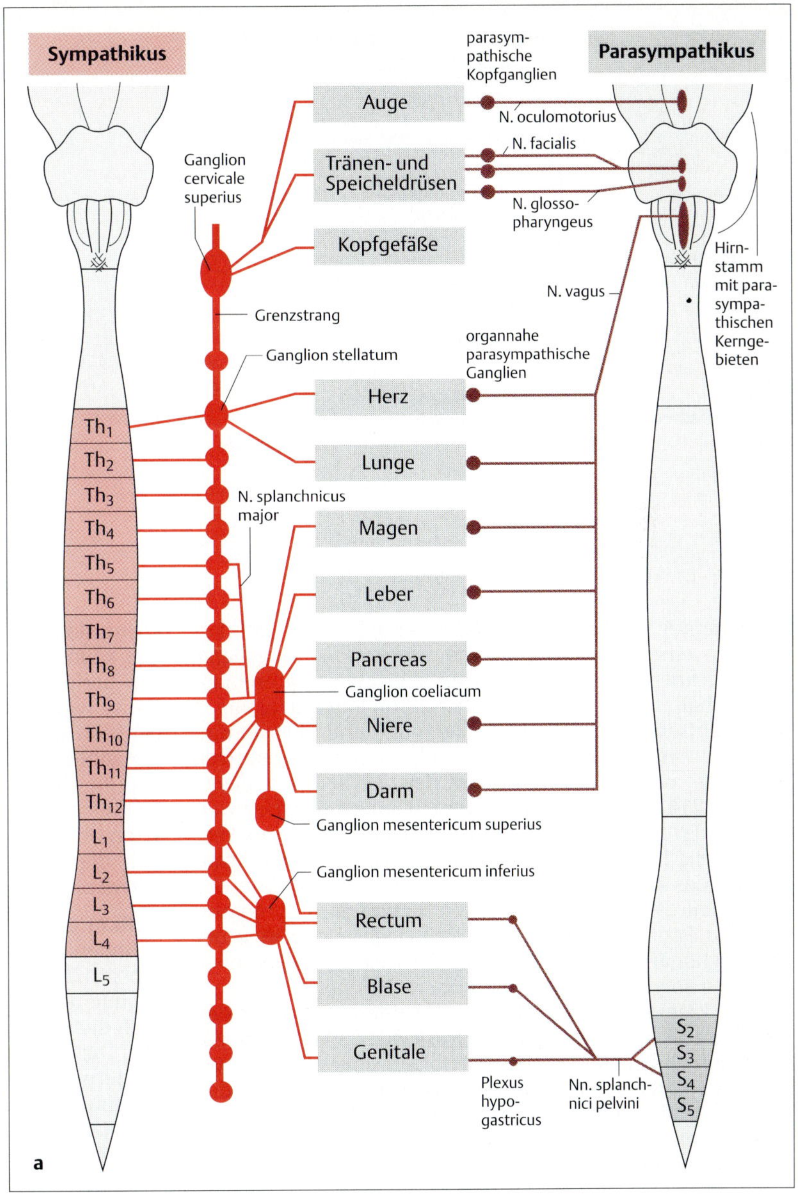


Abb. 21.**214 a** Vereinfachte Darstellung des autonomen Nervensystems.
**a** Ursprünge von Sympathikus und Parasympathikus und von ihnen innervierte Organe (nach Kahle).

pathische Impulse bewirken eine Erweiterung der Pupillen, wohingegen parasympathische zu einer Verengung führen. Dementsprechend ist das Gleichgewicht von Sympathikus und Parasympathikus Voraussetzung für eine optimale Organfunktion.

Das Darmwandnervensystem oder enterische Nervensystem des Magen-Darm-Traktes wird als eigenständiger dritter Teil des vegetativen Nervensystems betrachtet. Argumente für diese Sonderstellung sind die relative funktionelle Unabhängigkeit des Darmwandnervensystems, die extrem hohe Zahl von Nervenzellen (10 – 100 Millionen) sowie eine besondere funktionelle Organisation. Die Eigenständigkeit des enterischen Nervensystems erklärt sich aus der Tatsache, daß der adäquate Reiz für die Auslösung einer Darmbewegung (Peristaltik) die passive Dehnung der Magen- bzw. Darmwand selbst ist.

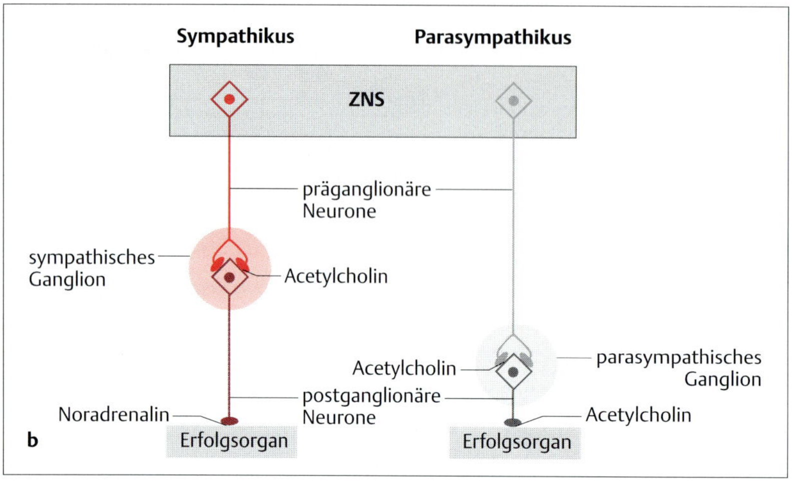


Abb. 21.**214 b** Vereinfachte Darstellung des autonomen Nervensystems.
**b** Verschaltung der efferenten sympathischen und parasympathischen Nervenfasern.

**Allgemeiner Aufbau**. Sympathikus und Parasympathikus besitzen eine efferente und eine afferente Leitungsbahn. Kennzeichnend für die Efferenzen sind zwei hintereinandergeschaltete Neurone. Das erste Neuron leitet Erregungen vom Zentralnervensystem (Rückenmark und Hirnstamm) zu einer synaptischen Umschaltstelle, einem vegetativen Ganglion, wo die Nervenzellen des 2. Neurons liegen (Abb. 21.**214 a** u. **b** und 21.**215**). Diese wiederum ziehen weiter zum Erfolgsorgan. Aufgrund seiner Beziehung zur Umschaltstelle im Ganglion wird das erste Neuron als präganglionär, das zweite als postganglionär bezeichnet. Trotz des prinzipiell gleichen Aufbaus unterscheiden sich Sympathikus und Parasympathikus hinsichtlich der Ursprünge der präganglionären Neurone im ZNS, der Lage der vegetativen Ganglien sowie der chemischen Überträgerstoffe.
Die Rückmeldungen von den Eingeweiden, z. B. über den Füllungszustand von Organen (Druck oder Spannung), zurück zum Zentralnervensystem erfolgen über afferente vegetative Nervenfasern, deren Zellkörper, ähnlich wie bei den somatisch afferenten Fasern, in den sensiblen Spinalganglien liegen. Es gibt also im Gegensatz zur efferenten Bahn nur ein Neuron.

## 21.12.1 Sympathisches Nervensystem

**Funktion**. Das sympathische Nervensystem dominiert, wenn man sich in einer physischen oder psychischen Streßsituation befindet. In beiden Fällen fühlt man sich bedroht, und der Körper reagiert automatisch mit der Vorbereitung zur Flucht oder zum Kampf. Unter diesen Umständen beginnen die Muskeln verstärkt zu arbeiten, so daß sie mehr Sauerstoff und Energie benötigen. Die Atemfrequenz steigt, und die Bronchien öffnen sich für eine schnellere und höhere Luftzufuhr. Das Herz schlägt schneller und heftiger, um den Auswurf an Blut im Herzen zu erhöhen und den Blutdruck ansteigen zu lassen. Die Arterien des Herzens und der Willkürmuskulatur erweitern sich, damit mehr Blut durchfließen kann, wohingegen sich die Arterien zur Haut sowie zu den peripheren Gebieten des Körpers verengen. Auf diese Weise wird mehr Blut zu den aktiven Muskeln gelenkt. Daher fühlt sich die Haut in Streßsituationen kalt an. Die Leber metabolisiert Glykogen zur schnellen Energiebereitstellung, und die Darmperistaltik geht zurück, da der Körper weder Zeit noch Energie zur Verdauung bereitstellt. Um einen besseren Überblick über die Umgebung zu gewinnen, erweitern sich die Pupillen, die Haare stellen sich auf, und man schwitzt.

**Aufbau**. Die Zellkörper des ersten sympathischen Neurons befinden sich im Seitenhorn des Rückenmarks (Abb. 21.**215**), und zwar nur zwischen dem ersten thorakalen und dem dritten lumbalen Segment ($Th_1$ – $L_3$). Daher ist auch die Bezeichnung „thorakolumbales System" gebräuchlich. Die Nervenfasern verlassen das Rückenmark über die Vorderwurzel und treten über einen Verbindungsast (R. communicans albus) in den sympathischen Grenzstrang (Truncus sympathicus) ein, der aus einer Anzahl von Ganglien und Nervenfasern besteht und sich beiderseits der Wirbelsäule vom Hals bis zum Kreuzbein erstreckt (Abb. 21.**214 a**). Der Grenzstrang wird auch als paravertebrale Ganglienkette bezeichnet.
Zur sympathischen Innervation der Schweißdrüsen, der glatten Muskulatur der Hautgefäße sowie der Haare verlassen die präganglionären sympathischen Axone das Rückenmark, spalten sich vom Spinalnerv ab, um die Rr. communicantes albi zu bilden (Abb. 21.**215**), die den Spinalnerv mit den sympathischen Ganglien verbinden. Nach Umschaltung in den Ganglien verlaufen die marklosen postganglionären Axone in den Rr. communicantes grisei wieder zurück zum Spinalnerv und erreichen mit den peripheren Nerven ihre Erfolgsorgane.
Die Zellkörper der Neurone, die für die sympathische Inner-

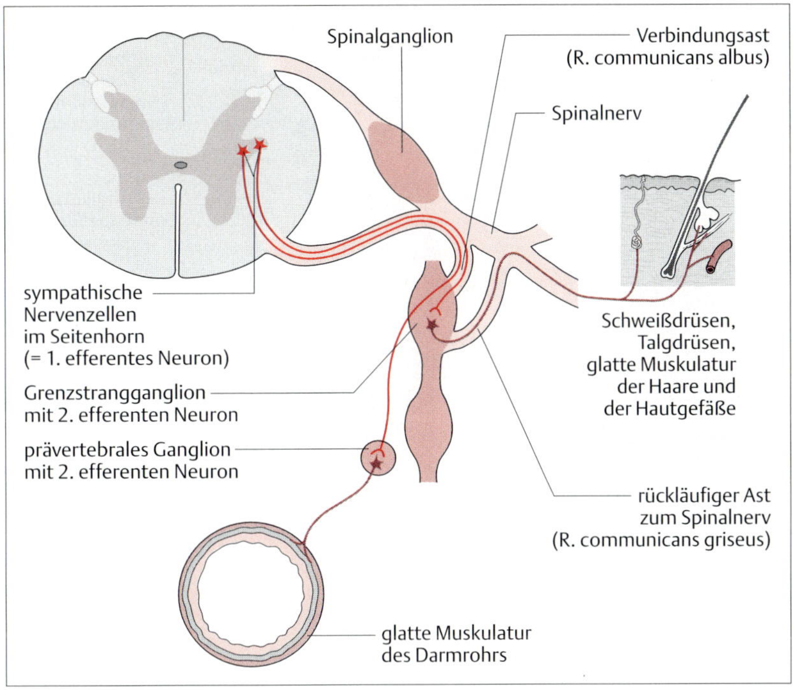


Abb. 21.**215** Prä- und postganglionäre Nervenfasern im Sympathikus. Präganglionäre Fasern sind dunkelrot, postganglionäre rotbraun dargestellt.

vation von Herz und Lunge verantwortlich sind, befinden sich im Seitenhorn der Segmente $Th_1$ – $Th_4$. Die Axone verlassen das Rückenmark und treten über den R. communicans albus in die Grenzstrangganglien ein, wo sie mit dem zweiten Neuron in synaptischen Kontakt treten. Die letzteren Neurone verlassen die Ganglien und bilden spezifische Nerven, die das Herz und die Lungen erreichen. Das erste Neuron wird als präganglionäres Neuron bezeichnet und ist markhaltig, das zweite ist das postganglionäre Neuron und weist keine Markscheide auf.

Die sympathischen Nervenfasern für die Versorgung der Drüsen (z. B. Speicheldrüsen) und der glatten Muskulatur im Bereich des Kopfes verlassen als präganglionäre Neurone auf Höhe des ersten thorakalen Segments ($Th_1$) das Rückenmark, treten über den R. communicans albus in den Grenzstrang ein und steigen auf, bis sie das oberste sympathische Halsganglion (Ganglion cervicale superius) in der oberen Halsregion erreicht haben (Abb. 21.**214 a**). Hier treten sie in synaptischen Kontakt mit einem zweiten Neuron, dessen postganglionäre Fasern das Ganglion verlassen und Drüsen sowie andere Strukturen innervieren. Das postganglionäre Axon erreicht sein Zielgebiet, indem es das Ganglion cervicale superius verläßt und sich um die Arterien windet, welche die innervierten Strukturen versorgen. Auf diese Weise erreicht das Neuron zusammen mit den Arterien die Drüsen und glatten Muskeln, um sie zu innervieren.

Die sympathischen Fasern, die für die Versorgung der Baucheingeweide zuständig sind, befinden sich in den Seitenhörnern der Segmente $Th_5$ – $Th_{12}$. Ihre Axone durchziehen den Grenzstrang, bilden die Nn. splanchnici major und minor und werden erst in den prävertebralen Ganglien (Ganglion coeliacum, Ganglion mesentericum superius) auf das zweite Neuron umgeschaltet (Abb. 21.**214 a**). Die postganglionären Axone bilden netzartige Geflechte, z. B. das Sonnengeflecht des Ganglion coeliacum = Plexus solaris (Abb. 21.**216**), und ziehen mit den Gefäßen zu den Erfolgsorganen.

Einige der präganglionären Axone verlaufen direkt zur Nebenniere. Die Zellen des Nebennierenmarks sind umgewandelte Nervenzellen (Zellkörper postganglionärer Neurone), die auf die Sekretion von Adrenalin spezialisiert sind.

Die meisten der präganglionären Zellkörper für die Beckenorgane befinden sich in den Seitenhörnern der Rückenmarkssegmente $L_1$ – $L_4$ (Abb. 21.**214**). Ihre Axone treten über den R. communicans albus in den Grenzstrang ein, ziehen ohne synaptischen Kontakt hindurch, um bis zum Ganglion mesentericum inferius abzusteigen. Von hier aus spalten sich die postganglionären Axone fächerförmig auf, um die Harn- und Genitalorgane sowie den absteigenden Dickdarm, den S-förmige Dickdarm und den Enddarm zu versorgen (Abb. 21.**214 a**).

**Überträgerstoffe**. Der chemische Überträgerstoff (Transmitter) des präganglionären Neurons ist Acetylcholin, der des postganglionären Neurons ist Noradrenalin sowie geringe Mengen von Adrenalin, Ausnahme: Acetylcholin an den Schweißdrüsen der Haut.

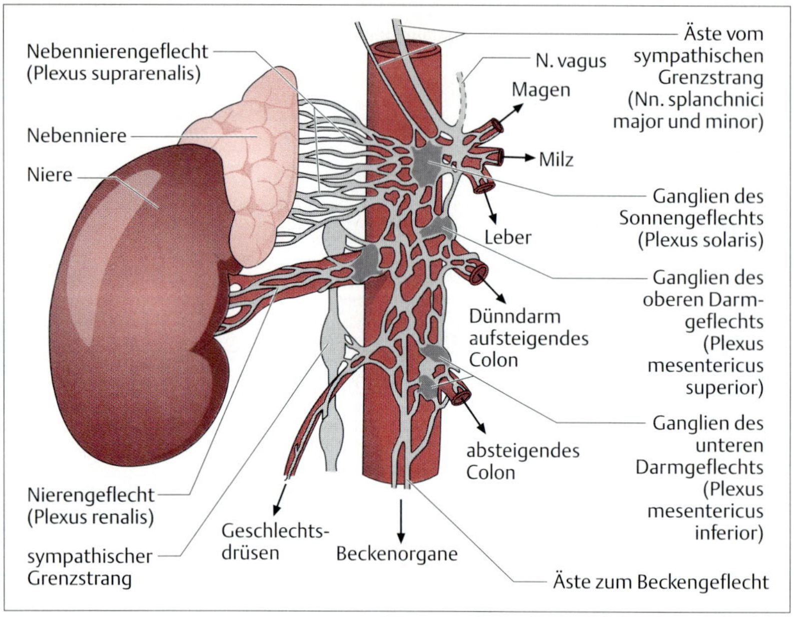


Abb. 21.**216** Die vegetativen Geflechte im Bauchraum.

### 21.12.2 Parasympathisches Nervensystem

**Funktion**. Während das sympathische Nervensystem in Streßsituationen dominiert und seine Aktivität katabolen (Körpersubstanz abbauenden) Charakter hat, dominiert das parasympathische System, wenn man ruhig und entspannt ist. In solchen Situationen schlägt das Herz langsamer, die Peristaltik und andere Verdauungsfunktionen sind aktiv, die Pupillen sind verengt und die Atemfrequenz ist verlangsamt. Diese Stoffwechselprozesse haben anabolen (Körpersubstanz aufbauenden) Charakter.

**Aufbau**. Anatomisch gesehen liegen die präganglionären Zellkörper im Hirnstamm sowie in den Seitenhörnern der Kreuzbeinregion des Rückenmarks, und deswegen wird dieses System auch „kraniosakrales System" genannt.

**Überträgerstoff**. Der chemische Transmitter des Parasympathikus ist sowohl prä- als auch postganglionär Acetylcholin.

#### 21.12.2.1 Kopfteil des Parasympathikus

Im Hirnstamm liegen die Zellkörper in verschiedenen spezifischen Kernen, deren parasympathische Axone sich dem III., VII., IX. und X. Hirnnerv anschließen (Abb. 21.**214a** u. 21.**217**).

- **III. Hirnnerv (N. oculomotorius)**: Auf Höhe des Mittelhirns liegen präganglionäre Zellkörper im Nucleus Edinger-Westphal, einem parasympathischen Kerngebiet. Die Axone schließen sich den zweiten motorischen Neuronen des N. oculomotorius an, um zusammen mit ihnen den Hirnstamm zu verlassen und zum Auge zu ziehen (Abb. 21.**217**). Kurz vorher spalten sich die präganglionären Axone von dem Nerv ab und treten in das Ganglion ciliare ein, um mit postganglionären Axonen in synaptischen Kontakt zu treten. Diese verlaufen als kurze Axone (Nn. ciliares breves) zum M. sphincter pupillae (Verengung der Pupille = Miosis) sowie zum M. ciliaris (Akkommodation = Fern- und Nahsehen).
- **VII. Hirnnerv (N. facialis)**: Die präganglionären Zellkörper, die mit dem N. facialis assoziiert sind, liegen im Nucleus salivatorius superior. Ihre Axone verlaufen zum Ganglion pterygopalatinum sowie zum Ganglion submandibulare (Abb. 21.**217**). Von hier aus ziehen die postganglionären Axone zur Tränendrüse und den Nasen- und Gaumendrüsen sowie zu der Unterkieferspeicheldrüse und der Unterzungenspeicheldrüse (Glandulae submandibularis und sublingualis).
- **IX. Hirnnerv (N. glossopharyngeus)**: Die präganglionären Zellkörper des parasympathischen Anteils des N. glossopharyngeus liegen im Nucleus salivatorius inferior. Die Axone ziehen zum Ganglion oticum, von dem aus postganglionäre Fasern zur Ohrspeicheldrüse (Glandula parotis) verlaufen (Abb. 21.**217**).
- **X. Hirnnerv (N. vagus)**: Der N. vagus (X. Hirnnerv) ist der wichtigste Hirnnerv, denn die meisten seiner Fasern sind parasympathische Neurone, die Herz, Lungen sowie alle Baucheingeweide bis zur linken Dickdarmkrümmung (Flexura coli sinistra) innervieren. Die präganglionären Zellkörper liegen im Nucleus dorsalis n. vagi. Die Axone

Abb. 21.**217** Kopfteil des Parasympathikus. Die parasympathischen Fasern verlassen den Hirnstamm mit dem III. (N. oculomotorius), VII. (N. facialis) und IX. Hirnnerv (N. glossopharyngeus) und werden in den vegetativen Kopfganglien von prä- auf postganglionär geschaltet. Die Fasern des X. Hirnnervs (N. vagus) werden organnah in den Brust- und Bauchganglien umgeschaltet.

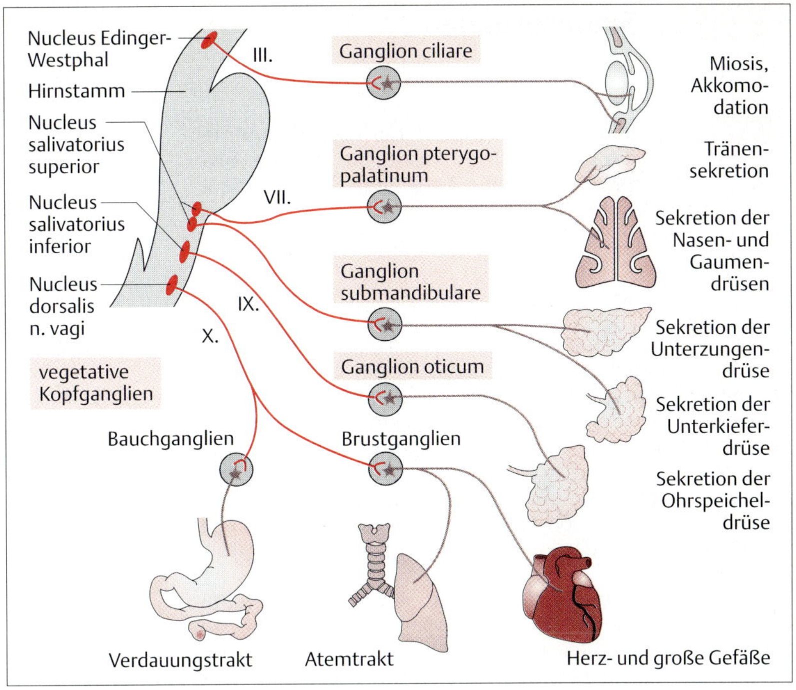


ziehen mit dem N. vagus in die Peripherie, um in Ganglien, die in den Organwänden der obengenannten Organe (intramurale Ganglien) oder in deren Nähe liegen (parasympathische Brust- und Bauchganglien), zu enden (Abb. 21.**217**). Von diesen Ganglien aus innervieren postganglionäre Neurone die betreffenden Strukturen.

#### 21.12.2.2 Sakraler Parasympathikus

Ab der linken Dickdarmkrümmung werden der Dickdarm wie auch das Urogenitalsystem vom sakralen Anteil des Parasympathikus innerviert. Hier liegen die präganglionären Zellkörper in den Seitenhörnern der Rückenmarkssegmente $S_2 - S_5$. Die Axone verlaufen über die vorderen Wurzeln zum Spinalnerv, den sie nach kurzem Verlauf verlassen, um als Beckennerven (Nn. splanchnici pelvini) an den parasympathischen Ganglien des Plexus hypogastricus inferior zu enden. Nach Umschaltung auf die postganglionären Neurone ziehen die Axone weiter zum absteigenden Dickdarm, zum S-förmigen Dickdarm, zum Mastdarm, zum Harnleiter, zur Blase sowie zu den Genitalorganen (Abb. 21.**214 a**).

### 21.12.3 Das Darmwandnervensystem

Das Darmwandnervensytem steuert wesentliche Funktionen des Magen-Darm-Kanals als Verdauungsorgan, endokrines Organ und Immunorgan. Zum enterischen Nervensystem gehören alle neuronalen Elemente innerhalb des Magen-Darm-Kanals vom Ösophagus bis zum inneren ringförmigen Afterschließer (M. sphincter ani internus). Es besteht aus mehreren Nervengeflechten (Plexus), die sich in den verschiedenen Schichten der Darmwand ausbreiten. Die Nervenzellen befinden sich hauptsächlich in den Ganglien der drei großen Nervengeflechte:

- Plexus myentericus (Auerbach),
- Plexus submucosus externus (Schabadasch),
- Plexus submucosus internus (Meissner).

Der Plexus myentericus liegt zwischen äußerer Längs- und innerer Ringmuskulatur, die beiden anderen Geflechte befinden sich in der Submukosa.

## 21.13 Sinnesorgane

**Lernziel** In diesem Kapitel lernt der Leser den Aufbau der wichtigsten Sinnesorgane kennen: Auge, Ohr, Nase sowie Tast- und Geschmacksorgane.

Auge, Ohr, Nase sowie Tast- und Geschmacksorgane sind die klassischen Sinnesorgane. Die Haut, in der die Rezeptoren für die Tastempfindungen lokalisiert sind, vermittelt jedoch eine Vielzahl weiterer Sinneseindrücke, für die spezielle Rezeptoren in der Haut sitzen, z. B. Temperatur- und Schmerzrezeptoren. Es sind Einrichtungen der objektiven Sinneswahrnehmung. Die subjektive Wahrnehmung hingegen, d. h. die Auslösung von Empfindungen oder entsprechendem Verhalten, ist das Ergebnis der zentralen Verarbeitung der Impulse.
Die Rezeptoren (Empfänger) der Sinnesorgane nehmen Umweltreize sowie Reize aus dem Körperinneren auf, z. B. aus den Eingeweiden oder aus den Muskeln, Sehnen oder Gelenken. Sie sprechen entweder auf physikalische Reize (z. B. Druck-, Photo- oder Temperaturrezeptoren) oder auf chemische Reize (z. B. Chemorezeptoren) an.

**Sinneszellen**. Dem Bau nach unterscheidet man hauptsächlich zwei unterschiedliche Arten von Zellen mit Rezeptorfunktion. Primäre Sinneszellen sind umgewandelte Nervenzellen mit einem Rezeptorende und einem Nervenfortsatz (Neurit), der die Erregungen dem Nervensystem zuleitet (z. B. Riechzellen, Sehzellen in Form von Stäbchen und Zapfen). Sekundäre Sinneszellen sind Epithelzellen, die mit Rezeptoren versehen sind (Geschmackszellen, Rezeptorzellen des Innenohrs) und ihre Erregung über Synapsen auf Nervenzellen übertragen.

### 21.13.1 Auge

Zum eigentlichen Sehorgan gehören der Augapfel mit seinem Sehnerv und Hilfseinrichtungen in Form von Augenlidern, Tränenapparat und äußeren Augenmuskeln.

#### 21.13.1.1 Augapfel

**Lage und Wandaufbau des Augapfels**. Der annähernd kugelförmige Augapfel (Bulbus oculi) liegt in der knöchernen Augenhöhle (Orbita), eingebettet in Fettgewebe. Der Wandaufbau des Augapfels besteht aus drei Schichten, die in der vorderen und hinteren Hälfte des Augapfels unterschiedliche Aufgaben wahrnehmen. Von außen nach innen folgen (Abb. 21.**218**):

- *äußere Augenhaut (Tunica fibrosa bulbi)*, die in der hinteren Hälfte die Lederhaut (Sclera) und in der vorderen Hälfte die Hornhaut (Cornea) bildet
- *mittlere Augenhaut (Tunica vasculosa bulbi)*, die als Gefäßhaut (Uvea) in der hinteren Hälfte die Aderhaut (Choroidea) und in der vorderen Hälfte die Regenbogenhaut (Iris) und den Ziliarkörper (Corpus ciliare) bildet
- *innere Augenhaut (Tunica interna bulbi)*, die als Netzhaut (Retina) in der hinteren Hälfte die lichtempfindlichen Sinneszellen enthält und in der vorderen Hälfte das Pigmentepithel des Ziliarkörpers sowie die Regenbogenhaut bildet.

Der vordere Teil des Augapfels enthält den lichtbrechenden Apparat, der auf der Netzhaut ein Bild erzeugt und aus folgenden Strukturen aufgebaut ist:

- vordere und hintere Augenkammer,
- Linse (Lens) und Ziliarkörper (Corpus ciliare),
- Regenbogenhaut (Iris) mit einer zentralen Öffnung (Pupille)
- durchsichtige Hornhaut (Cornea).

**Vordere und hintere Augenkammer**. Man kann am Auge drei Räume gegeneinander abgrenzen (Abb. 21.**218** u. 21.**219**), die vordere Augenkammer, die hintere Augenkammer und das Augeninnere, den Glaskörper (Corpus vitreum). Die hinter der Hornhaut liegende vordere Augenkammer enthält das Kammerwasser und reicht nach hinten bis an die Pupille und die Regenbogenhaut. Im Bereich des Kammerwinkels, der aus Hornhaut und Regenbogenhaut gebildet wird, liegt ein bindegewebiges Maschenwerk, durch dessen Spalträume das Kammerwasser in eine ringförmig verlaufende Vene, den Schlemmschen Kanal (Sinus venosus sclerae), gelangt und abfließt. Im Bereich der Pupille steht die vordere mit der hinteren Augenkammer, in der das Kammerwasser gebildet wird, in Verbindung. Die hintere Augenkammer wird von der Hinterfläche der Regenbogenhaut, vom Ziliarkörper sowie vom vorderen Anteil des Glaskörpers begrenzt. Der Glaskörper besteht aus einer wasserklaren gallertigen Substanz, die im wesentlichen aus Kollagen und wasserbindender Hyaluronsäure besteht.

**Linse**. Durch die hinten stärker als vorn gekrümmte Linse wird das einfallende Licht gebündelt. Die Linse ist vollkommen durchsichtig und über ein ringförmig angeordnetes Fasersystem (Zonulafasern) am ebenfalls ringförmig verlaufenden M. ciliaris ausgespannt (Abb. 21.**219**). Bei Kontraktion des Muskels kann sich die Linse ihrer Elastizität folgend vermehrt wölben. Auf diese Weise werden die einfallenden Lichtstrahlen stärker gebrochen, und das Auge akkommodiert auf Nahsehen. Erschlafft der parasympathisch innervierte M. ciliaris, flacht sich die Linse entsprechend dem Zug

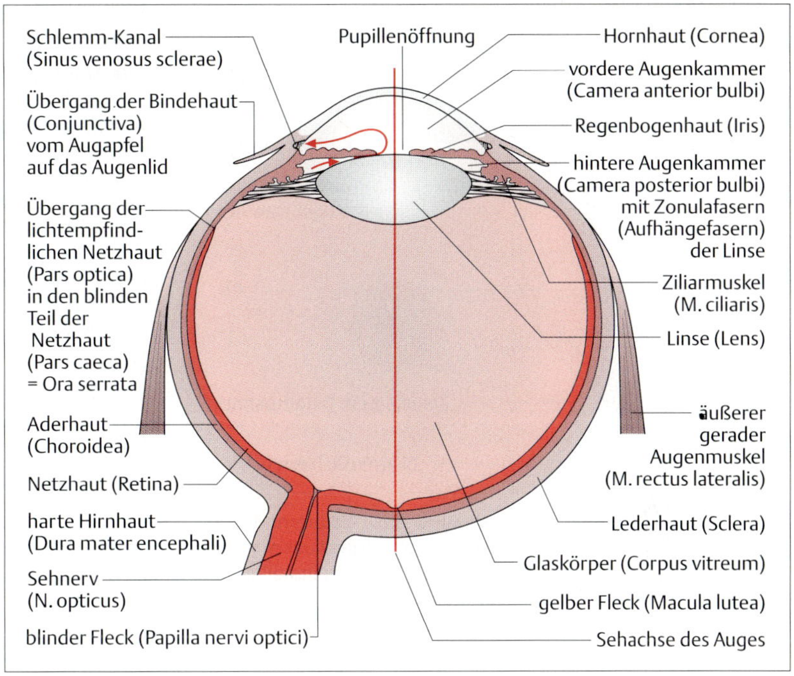


Abb. 21.**218** Horizontalschnitt durch das rechte menschliche Auge.
Rote Pfeile: Abfluß des Kammerwassers

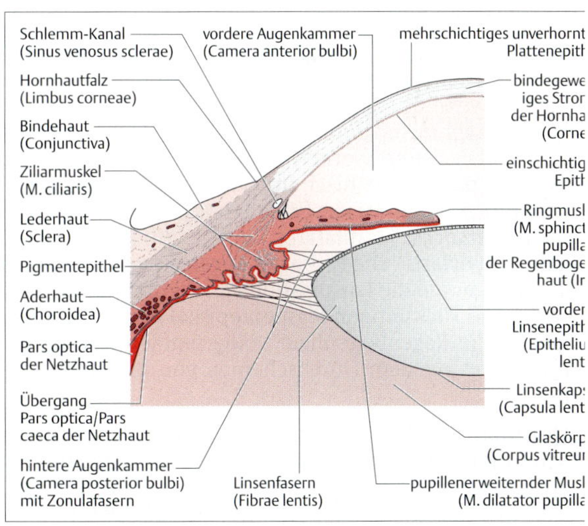


Abb. 21.**219** Horizontalschnitt durch den vorderen Teil des Augapfels (nach Faller).

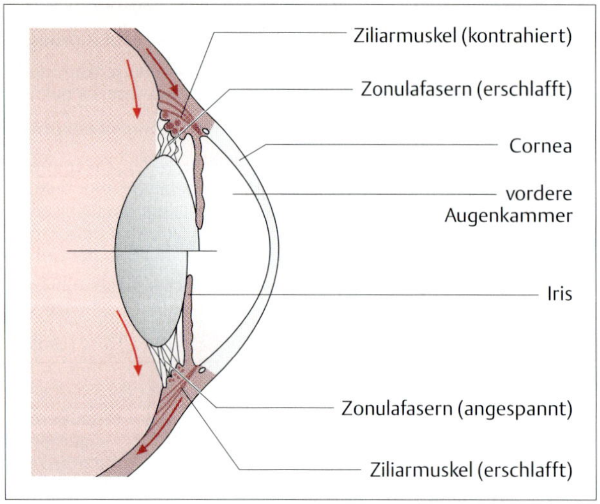


Abb. 21.**220** Vereinfachte Darstellung des Akkommodationsvorganges. Obere Hälfte: Naheinstellung (Ziliarmuskel kontrahiert, Zonulafasern erschlafft), untere Hälfte: Ferneinstellung (Ziliarmuskel erschlafft, Zonulafasern angespannt).

der Zonulafasern ab, und das Auge akkommodiert auf Fernsicht (Abb. 21.**220**). Im Alter verlieren die Linsen ihre Elastizität und die Linse erstarrt in Ferneinstellung (Altersweitsichtigkeit).

**Regenbogenhaut**. Die Regenbogenhaut bildet vor der Linse eine Art Lochblende (Pupille), deren Öffnung durch zwei im Bindegewebe der Regenbogenhaut verlaufende glatte Muskeln (M. sphincter pupillae und M. dilatator pupillae) verengt und erweitert werden kann (Abb. 21.**219**). Die Kontraktion des parasympathisch innervierten M. sphincter pupillae führt zu einer Miosis (Verengung), während der sympathisch versorgte M. dilatator pupillae die Pupille erweitern kann (Mydriasis). Die Farbe der Regenbogenhaut wird durch die Menge und die Lokalisation von Pigmenten im Bindegewebe und rückseitigen Pigmentepithel der Iris hervorgerufen. Ist die Regenbogenhaut völlig pigmentfrei, beruht die rote Farbe auf dem Durchscheinen von Blutgefäßen (Albinos).

**Hornhaut**. Die Hornhaut sitzt entsprechend ihrer stärkeren Krümmung als flache Vorwölbung der Vorderseite des Augapfels auf. Sie ist frei von Blutgefäßen und wird über Diffusion vom Kammerwasser ernährt (Abb. 21.**219**). Ihr bindegewebiges Stroma wird an der Vorderfläche von einem mehrschichtigen, unverhornten (Der Begriff „Hornhaut" ist daher irreführend!) Plattenepithel, hinten von einem einschichtigen Epithel bedeckt. Ihre Durchsichtigkeit beruht auf einem bestimmten Flüssigkeitsgehalt und Quellungszustand der kollagenfasrigen Lamellen des Stromas. Verändert sich der spezifische Quellungszustand kommt es zu einer Trübung der Hornhaut. Im hinteren Abschnitt des Augapfels befinden sich die Lederhaut, die Aderhaut sowie der Wahrnehmungsapparat in Form von Sinneszellen der Netzhaut, deren Fortsätze über den Sehnerv (N. opticus) aus der Bulbushinterwand austreten.

**Lederhaut**. Die undurchsichtige Lederhaut (Sclera) besteht aus straffen Bündeln kollagener Fasern und hält als dehnungsfeste Bindegewebskapsel, unterstützt durch den Augeninnendruck und den Zug der äußeren Augenmuskeln, die Form des Augapfels aufrecht. Im vorderen Bereich geht die Lederhaut in Höhe des Limbus corneae in die Hornhaut über (Abb. 21.**219**), die etwa ein Sechstel der Oberfläche des Augapfels darstellt. An der Austrittsstelle des Sehnervs ist die Lederhaut siebartig durchbrochen (Lamina cribrosa) und setzt sich als harte Hirnhaut und Spinngewebshaut auf dem Sehnerv fort (Abb. 21.**218**).

**Aderhaut**. Die 0,2 mm dicke Aderhaut (Choroidea oder Uvea) ist der Lederhaut von innen aufgelagert und bildet vor dem Limbus corneae den Ziliarkörper, der im Gegensatz zur glatten Aderhaut Leisten, Falten und Fortsätze aufweist. Sein bindegewebiges Stroma setzt sich in die Regenbogenhaut fort. Die Aderhaut besteht aus zartem pigmentiertem Bindegewebe und enthält zahlreiche Blutgefäße (Abb. 21.**222**). Die Aderhautgefäße dienen vor allem der Ernährung der angrenzenden Schichten, insbesondere der gefäßfreien äußeren Netzhautschichten.

**Netzhaut.** Die Netzhaut (Retina) gliedert sich in den hinteren, lichtempfindlichen Abschnitt (Pars optica retinae) und in einen vorderen, lichtunempfindlichen Teil (Pars caeca retinae) (Abb. 21.**218**). Die Grenze zwischen beiden Retinaabschnitten verläuft in Form einer gezackten Linie (Ora serrata) am hinteren Rand des Ziliarkörpers. Die Pars caeca retinae bedeckt als einschichtiges Epithel den Ziliarkörper und die Hinterfläche der Regenbogenhaut. Im Bereich der Iris ist das Epithel stark pigmentiert.
Die Pars optica retinae (Abb. 21.**222**) kleidet den gesamten hinteren Bereich des Augapfels aus und besteht aus zwei Blättern, dem äußeren Pigmentepithel (Stratum pigmentosum) und der inneren lichtempfindlichen Schicht (Stratum nervosum). Das einschichtige Pigmentepithel grenzt unmittelbar an die Aderhaut und weist längliche braune Pigmetkörnchen auf. Mit unterschiedlich gestalteten Zellfortsätzen reicht das Pigmentepithel bis an die Photorezeptoren des Stratum nervosum. Ihre Hauptfunktion ist die Ernährung der Photorezeptoren.
Der eigentliche lichtempfindliche Teil der Retina ist aus drei Schichten aufgebaut, in denen die Sinneszellen (Photorezeptoren) sowie die 2. und 3. Neurone liegen. Von außen nach innen folgen aufeinander
(Abb. 21.**221**):

- Schicht der *Photorezeptoren (Stratum neuroepitheliale)*
- Schicht der *bipolaren Retinaganglienzellen (Stratum ganglionare retinae)*
- die Schicht der *Optikusganglienzellen (Stratum ganglionare optici)*.

Die *lichtempfindlichen Photorezeptoren*, die Stäbchen und Zapfen, liegen in der äußersten, an das Pigmentepithel grenzenden Schicht und werden von Nervenzellen der beiden inneren Schichten überlagert. Dadurch sind die lichtempfindlichen Zellen von der Seite des Lichteinfalls abge-

kehrt, d. h. das Licht muß zunächst die inneren Schichten der Retina durchdringen, bevor es die Stäbchen und Zapfen erreicht. Man spricht deswegen von einem „inversen Auge".
Die lichtempfindlichen Sinneszellen bestehen aus etwa 120 Millionen Stäbchen (Hell-Dunkel-Sehen sowie Sehen in der Dämmerung) und etwa 6 Millionen Zapfen (Farbensehen). Sie treten in synaptischen Kontakt mit Schaltzellen (*Retinaganglienzellen* der mittleren Schicht), deren Axone an den *Optikusganglienzellen* der innersten Schicht synaptisch enden. Die Anzahl der Retina- und Optikusganglienzellen ist erheblich geringer als die der Sinneszellen. Dies bedeutet, daß die Erregung von mehreren Sinneszellen auf nur eine Retina- bzw. Optikusganglienzelle weitergeleitet wird (Konvergenz der Erregungsleitung).
Schließlich ziehen die zentralen Fortsätze der Optikusganglienzellen zu einer Sammelstelle im Bereich des hinteren Augenpols (Papilla nervi optici) (Abb. 21.**218**), verlassen das Auge über die siebartig unterbrochene Lederhaut (Lamina cribrosa) und ziehen als Sehnerv (N. opticus) zum Zwischenhirn. Im Bereich der Papilla nervi optici fehlen Sinneszellen (blinder Fleck). An dieser Stelle treten Gefäße des Sehnervs (A. centralis retinae) ein (Abb. 21.**223**).

**Gelber Fleck**. Am gelben Fleck (Macula lutea), der etwa 4 mm seitlich der Papilla nervi optici liegt (Abb. 21.**218**), ist die Netzhaut nahezu gefäßfrei und enthält im Bereich einer Vertiefung (Fovea centralis) ausschließlich Zapfen. Die übrigen Retinaschichten sind an dieser Stelle zur Seite gedrängt (Abb. 21.**222**), und das einfallende Licht erreicht direkt die Sinneszellen. Macula und Fovea sind daher die Orte des schärfsten Sehens.

**Augenhintergrund**. Mit einem Augenspiegel kann der rötlich-orange gefärbte Augenhintergrund direkt betrachtet werden (Abb. 21.**223**). In der nasenwärts gelegenen Hälfte liegt die Papilla nervi optici, in der sich alle Nervenfasern der Netzhaut sammeln und den Augapfel verlassen. Die inmitten der Papille eintretende A. centralis retinae zweigt sich in mehrere Äste auf, von denen einige in Richtung gelber Fleck ziehen. Die etwas dunkleren und stärkeren Venen vereinigen sich zur V. centralis retinae und verlassen die Netzhaut ebenfalls über die Papille. Die Spiegelung des Augenhintergrundes gestattet eine direkte Betrachtung der Gefäße sowie Veränderungen innerhalb der Netzhaut.

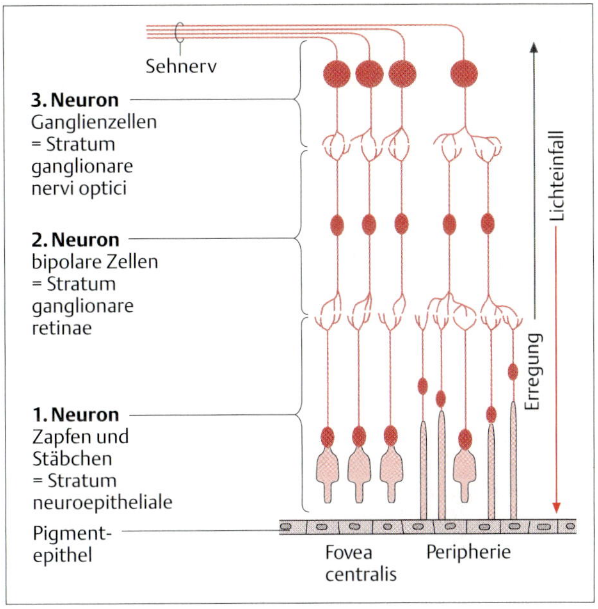


Abb. 21.**221** Schema der Netzhautschichten. Im Bereich der Fovea centralis des gelben Flecks kommen als Sinneszellen nur Zapfen vor, außerhalb der Fovea centralis (Peripherie) auch Stäbchen. Man beachte die Richtung des Lichteinfalls (nach Duus).

## 21.13.1.2 Sehbahn

Jedes Auge hat eine äußeres (temporales) und ein inneres (nasales) Gesichtsfeld, wobei das einfallende Licht des temporalen Gesichtsfeldes auf den nasalen Teil der Netzhaut trifft und das nasale Gesichtsfeld auf den temporalen Teil der Netzhaut projiziert wird (Abb. 21.**224**).
Die Sehbahn beginnt in der Netzhaut und endet in der Sehrinde im Bereich des Sulcus calcarinus des Hinterhauptlappens. Sie besteht aus vier hintereinandergeschalteten Neuronen, von denen die Zellkörper der ersten drei Neurone in der Netzhaut liegen, und zwar die Photorezeptoren (1. Neu-

Abb. 21.**222** Schnitt durch den gelben Fleck (Macula lutea) eines menschlichen Auges. In der Fovea centralis fällt das Licht direkt auf die Zapfen.

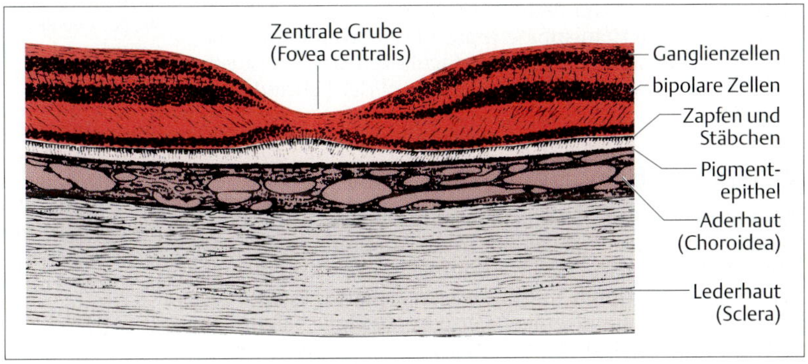

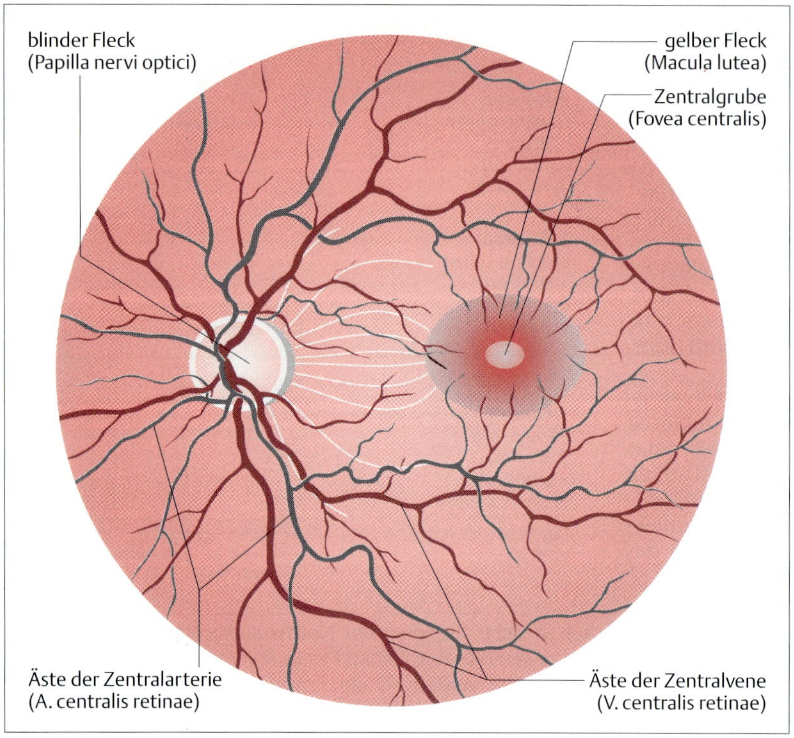


Abb. 21.**223** Der normale Augenhintergrund eines linken Auges. In der Papilla nervi optici (blinder Fleck) sammeln sich die Nervenfasern zum N. opticus, und die A. centralis retinae tritt ein.

ron), die Retinaganglienzellen (2. Neuron) und die Optikusganglienzellen (3. Neuron), deren Axone im Sehnerv nach hinten ziehen (Abb. 21.**221**). In Höhe der Sehnervenkreuzung (Chiasma opticum) unterhalb des Zwischenhirns kreuzen die Axone von den nasalen Netzhauthälften, um sich den nicht kreuzenden Axonen von den temporalen Netzhauthälften anzuschließen. Sie ziehen gemeinsam im Sehtrakt (Tractus opticus) weiter nach hinten und enden im äußeren Kniekörper des Zwischenhirns (Corpus geniculatum laterale). Dort treten sie in synaptischen Kontakt mit den 4. Neuronen, deren Axone die Sehstrahlung bilden, die in der Sehrinde des Großhirns endet (Abb. 21.**224**).
Auf diese Weise wird das linke Gesichtsfeld von jedem Auge auf die Sehrinde der rechten Hemisphäre repräsentiert, wohingegen die rechten Gesichtsfelder auf der Sehrinde der linken Hemisphäre repräsentiert werden. Der Bezirk des schärfsten Sehens, die Macula mit der Fovea centralis, wird im weitaus größten Abschnitt der Sehrinde dargestellt.

### 21.13.1.3 Hilfseinrichtungen

**Augenlider**. Auf der Vorderseite wird der Augapfel schützend von den Augenlidern (Palpebrae) bedeckt (Abb. 21.**225**). Oberlid und Unterlid begrenzen die Lidspalte und sind jeweils durch eine Bindegewebsplatte (Tarsus) versteift. In den Lidrand eingelagerte verzweigte Talgdrüsen fetten den Lidrand, an dem in mehreren Reihen Augenwimpern stehen. Während der äußere Teil der Augenlider von mehrschichtig verhorntem Plattenepithel bedeckt ist, wird die Innenwand der Lider von der Augenbindehaut (Conjunctiva) ausgekleidet, deren unverhorntes mehrschichtiges Plattenepithel an der oberen und unteren Umschlagsfalte in die Lederhaut des Augapfels übergeht.
Die wichtigsten Muskeln der Augenlider sind der vom III. Hirnnerv innervierte obere Augenlidheber (M. levator palpebrae superioris) und der vom VII. Hirnnerv versorgte Ringmuskel der Augenhöhle (M. orbicularis oculi), der die Lidspalte schließt. Beide Muskeln unterliegen der Willkürmotorik.

**Tränenapparat**. Zum Tränenapparat gehören die Tränendrüse (Glandula lacrimalis) und die ableitenden Tränenwege. Die seitlich oben vom Augapfel liegende Tränendrüse mündet mit mehreren Ausführungsgängen in den äußeren Teil der oberen Umschlagsfalte. Die Tränenflüssigkeit hält die Vorderfläche des Augapfels ständig feucht und dient der Reinigung und Ernährung der Hornhaut. Sie wird durch den Lidschlag gleichmäßig verteilt und sammelt sich im inneren Augenwinkel.
Die ableitenden Tränenwege beginnen mit den Tränenpünktchen, von denen die Flüssigkeit über das Tränenröhrchen in den Tränensack mündet (Abb. 21.**225**). Von dort gelangt die Tränenflüssigkeit entlang des Tränen-Nasen-Ganges (Ductus nasolacrimalis) in die Nasenhöhle im Bereich der unteren Nasenmuschel.

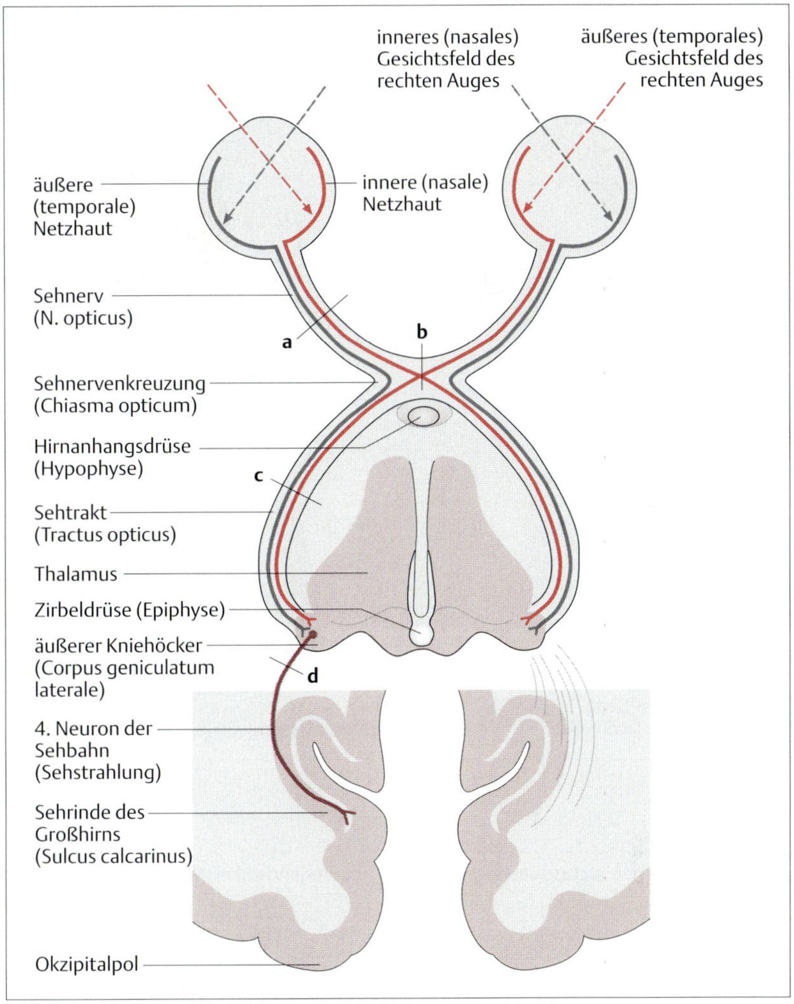


Abb. 21.**224** Sehbahn. Das innere (nasale) Gesichtsfeld bildet sich auf der äußeren (temporalen) Netzhauthälfte ab, das äußere (temporale) Gesichtsfeld bildet sich auf der inneren (nasalen) Netzhauthälfte ab; Optikusfasern aus der äußeren Netzhauthälfte (grau) laufen ungekreuzt, Optikusfasern aus der inneren Netzhauthälfte (rot) kreuzen auf die Gegenseite. Ausfälle bei Verletzungen des N. opticus (**a**), der inneren Sehnervenkreuzung (**b**), des Tractus opticus (**c**) und des 4. Neurons im Bereich der Sehstrahlung (**d**).

**Äußere Augenmuskeln.** Der im Fettgewebe der Augenhöhle (Orbita) liegende Augapfel kann durch sechs quergestreifte äußere Augenmuskeln in alle Richtungen des Raumes bewegt werden (Abb. 21.**226** und 21.**227**). Hierbei sind die Bewegungen beider Augäpfel funktionell miteinander gekoppelt (konjugierte Augenbewegungen). Man unterscheidet vier gerade (Mm. recti superior, inferior, medialis und lateralis) und zwei schräge Augenmuskeln (Mm. obliqui superior und inferior), die vom III., IV. und VI. Hirnnerv innerviert werden.

Die geraden Augenmuskeln entspringen von einem Sehnenring im Bereich des Sehnervkanals (Canalis opticus) und ziehen zur Innen- bzw. Außenseite sowie zur oberen und unteren Seite des Augapfels, wo sie mit ihren Sehnen nahe der Cornea in der Lederhaut ansetzen. Aufgrund ihres Verlaufs können sie den Augapfel um eine horizontale Achse heben und senken bzw. um eine senkrechte Achse nach innen und nach außen drehen.

Der obere schräge Augenmuskel entspringt ebenfalls im Bereich des Sehnenrings und zieht entlang der inneren Wand der Augenhöhle schräg nach vorn. Nahe dem Augenhöhlenrand verläuft er durch eine bindegewebige Schlinge (Trochlea), biegt spitzwinklig nach hinten und setzt unter der Sehne des oberen geraden Augenmuskels (M. rectus superior) an. Der untere schräge Augenmuskel kommt vom unteren Orbitarand und zieht zur äußeren Seite des Augapfels. Beide Muskeln bewegen den Bulbus um eine von vorn nach hinten verlaufende (sagittale) Achse (Abb. 21.**227**).

## 21.13.2 Ohr

Das Ohr enthält zwei Sinnesorgane mit unterschiedlichen Funktionen (Gehör- und Gleichgewichtsorgan), die aber anatomisch eine Einheit, das Innenohr, bilden (Abb. 21.**228**). Es liegt in der Felsenbeinpyramide des Schläfenbeins und besteht aus der Gehörschnecke (Cochlea) und dem Gleich-

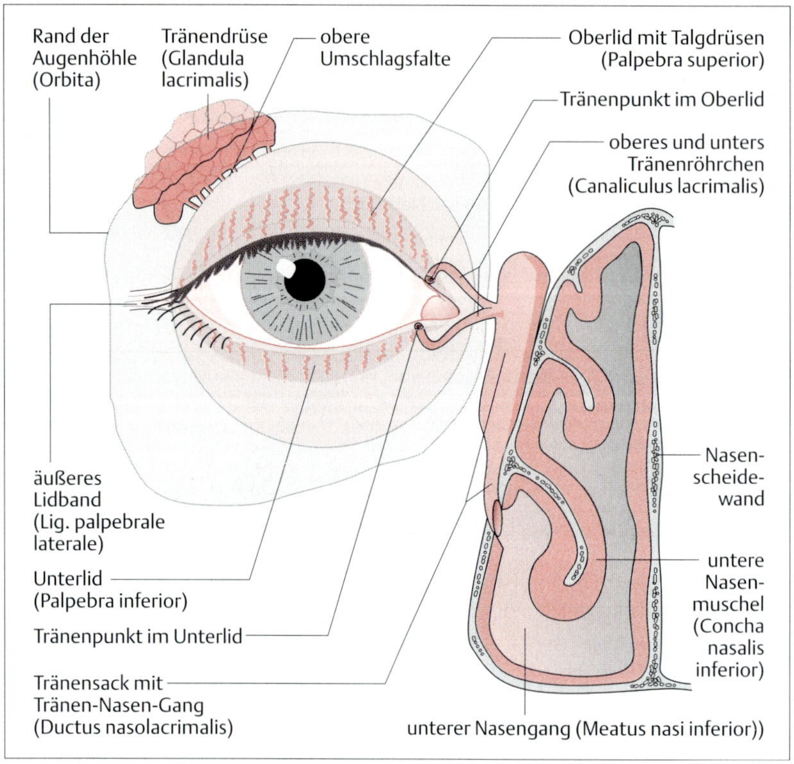


Abb. 21.**225** Tränenapparat.

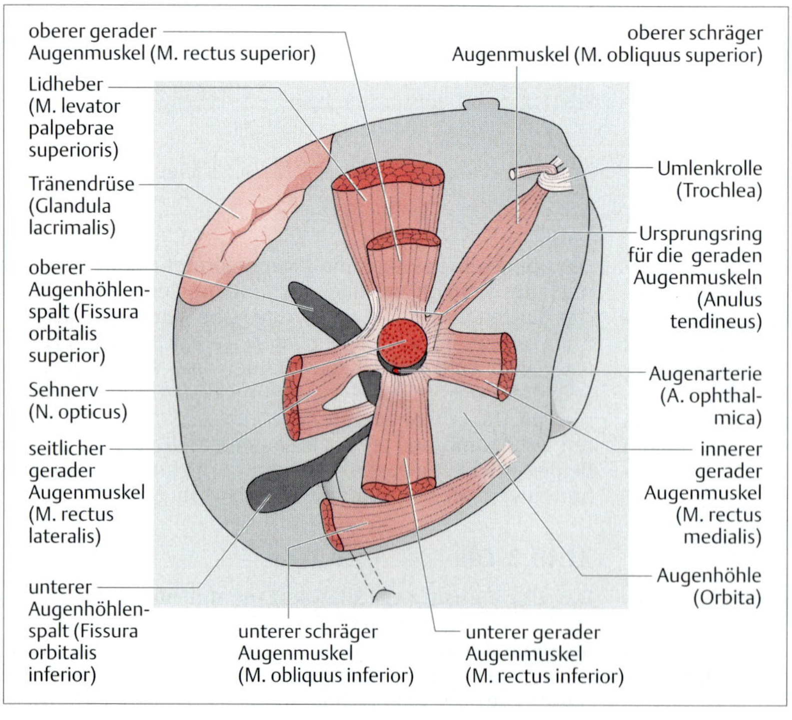


Abb. 21.**226** Ursprung der äußeren Augenmuskeln. Ansicht von vorn auf die Hinterwand der Augenhöhle (Orbita), Augapfel entfernt (nach Faller).

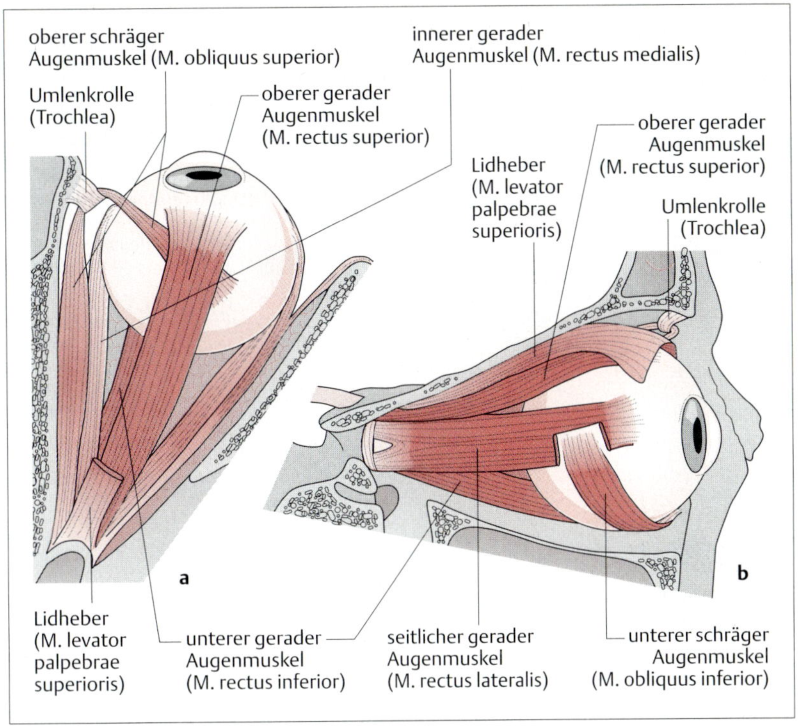


Abb. 21.**227** **a** u. **b** Äußere Augenmuskeln des rechten Auges in der Ansicht von oben (**a**) und von der Seite (**b**). Vorderer Teil des Lidhebers (M. levator palpebrae superioris) in **a** entfernt (nach Kahle).

gewichtsorgan, das aus zwei flüssigkeitsgefüllten Räumen (Utriculus und Sacculus) und drei ebenfalls mit Flüssigkeit gefüllten Bogengängen (Ductus semicirculares) besteht. Das Gehörorgan hat im Gegensatz zum Gleichgewichtsorgan noch Hilfseinrichtungen, die für die Zuleitung der Schallwellen verantwortlich sind, das äußere Ohr und das Mittelohr.

### 21.13.2.1 Gehörorgan

**Äußeres Ohr**. Zum äußeren Ohr zählt man die Ohrmuschel (Auricula), den etwa 3 cm langen äußeren Gehörgang (Meatus acusticus externus) und das Trommelfell (Membrana tympani). Die Ohrmuschel besteht größtenteils aus elastischem Knorpel, der sich in den Anfangsteil des äußeren Gehörganges fortsetzt (Abb. 21.**228 a**). Nach innen folgt der knöcherne Teil des Ganges, der eine leichte S-förmige Krümmung aufweist. Im knorpeligen Teil befinden sich zahlreiche Drüsen (Glandulae ceruminosae), die das „Ohrenschmalz" absondern. Am Ende des knöchernen Gehörganges spannt sich das Trommelfell aus und bildet die Grenze zum Mittelohr.

**Mittelohr**. Am Mittelohr unterscheidet man eine von Schleimhaut ausgekleidete Paukenhöhle (Cavum tympani) mit den Gehörknöchelchen (Hammer, Amboß und Steigbügel), ihre Fortsetzung nach vorn in Richtung Rachenraum, die Ohrtrompete (Tuba auditiva), sowie zahlreiche kleine mit Schleimhaut ausgekleidete Hohlräume im Bereich des Warzenfortsatzes. Das annähernd runde Trommelfell mit einem Durchmesser von etwa 1 cm bildet die äußere Wand der Paukenhöhle und ist aus drei Schichten aufgebaut (Abb. 21.**229** und 21.**230**). Das größtenteils straffe, bindegewebige Gerüst des Trommelfells (Pars tensa) ist nur in einem kleinen oberen Bezirk schwächer ausgebildet (Pars flaccida) und innen von Schleimhaut und außen von Haut bedeckt. Durch den Zug des am Trommelfell befestigten langen Hammergriffs wölbt es sich trichterförmig nach innen. Zusammen mit dem Trommelfell bilden die Gehörknöchelchen den Schalleitungsapparat. Hammer (Malleus), Amboß (Incus) und Steigbügel (Stapes) verbinden gelenkig das Trommelfell mit dem ovalen Fenster (Fenestra vestibuli), in das die Fußplatte des Steigbügels eingelassen ist (Abb. 21.**228 a**). Die Gehörknöchelchen leiten die durch Schallwellen hervorgerufene Schwingung des Trommelfells weiter über das ovale Fenster zum Innenohr, daß mit der unteren Windung der Gehörschnecke die innere knöcherne Begrenzung der Paukenhöhle (Promontorium) bildet. Der Steigbügelfuß im ovalen Fenster überträgt die Schwingungen auf die Flüssigkeit des Innenohrs. Hammer und Steigbügel werden zusätzlich durch zwei Muskeln fixiert, den Spannmuskel des Trommelfells (M. tensor tympani) sowie den Steigbügelmuskel (M. stapedius). Beide können auf die Empfindlichkeit der Übertragung Einfluß nehmen (Abb. 21.**230**).

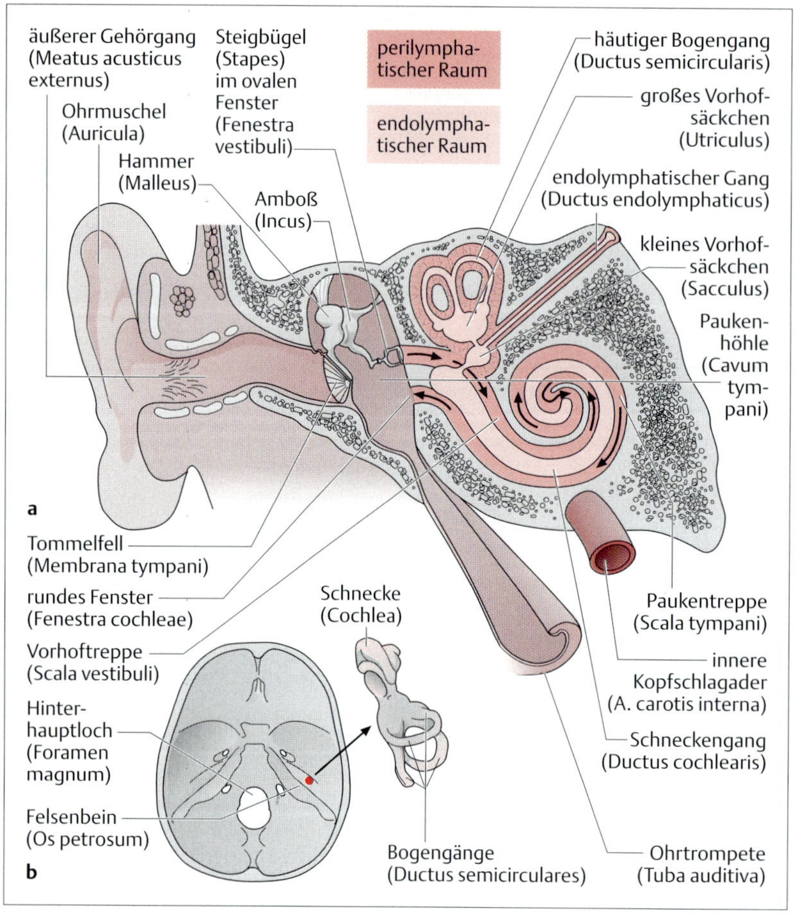


Abb. 21.**228** **a** u. **b** Schematische Übersicht des äußeren Ohrs, des Mittelohrs und des Innenohrs (Frontalschnitt) (nach Kahle).

**a** Äußeres Ohr (bis zum Trommelfell), Mittelohr (Gehörknöchelchen und Ohrtrompete) und Innenohr (Gleichgewichtsorgan und Schnecke);

**b** Lage des Innenohrs im Schädel (Aufsicht auf die Schädelbasis von oben) mit einem Ausgußpräparat des Gehör- und Gleichgewichtsorgans.

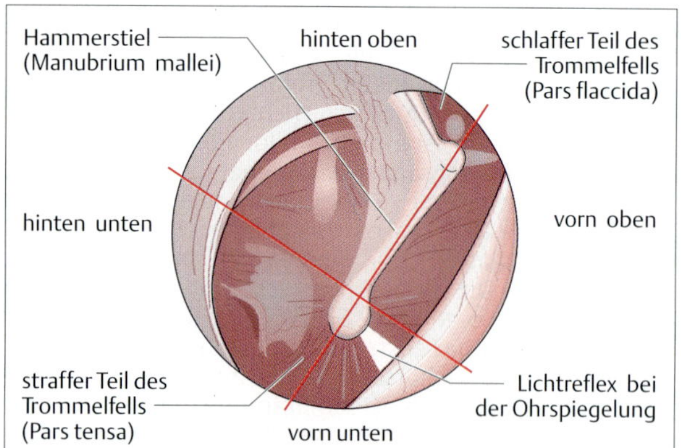


Abb. 21.**229** Aufsicht auf das rechte Trommelfell von außen. In das Ohrspiegelbild sind hinteres oberes, hinteres unteres, vorderes oberes und vorderes unteres Viertel eingetragen. Vergrößerung ca. 4fach.

**Innenohr**. Das Innenohr wird von einer harten Knochenkapsel umgeben und stellt ein verzweigtes System von Gängen und Hohlräumen dar (knöchernes Labyrinth), das mit einer Flüssigkeit (Perilymphe) gefüllt ist (Abb. 21.**228**). In das mit Perilymphe gefüllte knöcherne Labyrinth ist das häutige Labyrinth eingelagert, das ebenfalls mit einer Flüssigkeit (Endolymphe) gefüllt ist. Peri- und Endolymphe unterscheiden sich vor allem in ihrem Gehalt an Natrium- und Kaliumionen. Das häutige Labyrinth enthält das Hör- und Gleichgewichtsorgan.

Die etwa 3 cm lange knöcherne Schnecke (Cochlea) des Innenohrs stellt einen Gang dar, der sich beim Menschen etwa 2½mal um eine knöcherne Achse, die Schneckenspindel (Modiolus) windet (Abb. 21.**231**). In einem Querschnitt durch eine Schneckenwindung lassen sich drei voneinander getrennte Räume unterscheiden (Abb. 21.**232**): einen mittleren Schneckenkanal (Ductus cochlearis) sowie die darüberliegende Vorhoftreppe (Scala vestibuli) und die darunterliegende Paukentreppe (Scala tympani). Scala vestibuli und Scala tympani, die an der Schneckenspitze (Helico-

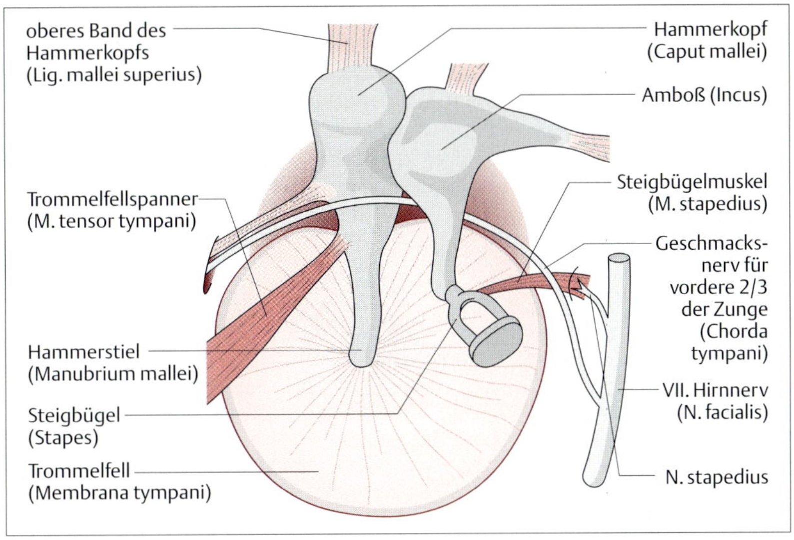


Abb. 21.**230** Aufsicht auf das rechte Trommelfell von innen (nach Faller).

trema) ineinander übergehen, sind mit Perilymphe gefüllt und enden am runden Fenster (Scala tympani) bzw. am ovalen Fenster (Scala vestibuli) (Abb. 21.**228 a**).

Der mittlere Schneckenkanal ist mit Endolymphe gefüllt und grenzt mit einer Basilarmembran (Lamina basilaris) an die Scala tympani und mit der Reissner-Membran an die Scala vestibuli. Die Basilarmembran trägt das Corti-Organ mit mehreren in Reihen angeordneten Hörsinneszellen (innere und äußere Haarzellen) sowie zahlreichen Stützzellen (Abb. 21.**232**). Die Sinneshaare der Haarzellen sind mit einer darübergelegenen gallertigen Schicht (Membrana tectoria) verbunden. Die Haarzellen treten in synaptischen Kontakt mit Neuronen, deren Zellkörper im Ganglion spirale im Bereich der Schneckenspindel liegen. Von hier aus ziehen die zentralen Fortsätze mit dem Hörnerv (N. cochlearis) und dem Gleichgewichtsnerv (N. vestibularis) als VIII. Hirnnerv (N. vestibulocochlearis) zum Hirnstamm. Dort enden die Axone des N. cochlearis in den Kochleariskernen (Nuclei cochleares), die des N. vestibularis in den Vestibulariskernen (Nuclei vestibulares). Auf ihrem Weg zur Hörrinde im Bereich der queren Schläfenlappenwindungen wird die Hörbahn mehrmals umgeschaltet, u. a. im inneren Kniehöcker des Zwischenhirns (Corpus geniculatum mediale).

Schwingungen, die über das Trommelfell und die Gehörknöchelchen auf das ovale Fenster treffen, erzeugen in der Perilymphe der Vorhoftreppe fortlaufende Druckwellen, die sich zur Schneckenspitze fortsetzen und durch die Paukentreppe zurücklaufen. Durch die gegenläufigen Flüssigkeitsströmungen der Perilymphe in Vorhof- und Paukentreppe wird die Endolymphe im Ductus cochlearis in Schwingungen versetzt, und die Sinneszellen werden über die Sinneshaare in der Membrana tectoria erregt. Da die Basilarmembran an der Schneckenbasis schmal und an der Schneckenspitze breiter ist, nimmt die Frequenz der Druckwellen gegen die Schneckenspitze zu. Auf diese Weise werden die hohen Töne an der Schneckenbasis, die tiefen Töne an der Schneckenspitze gehört.

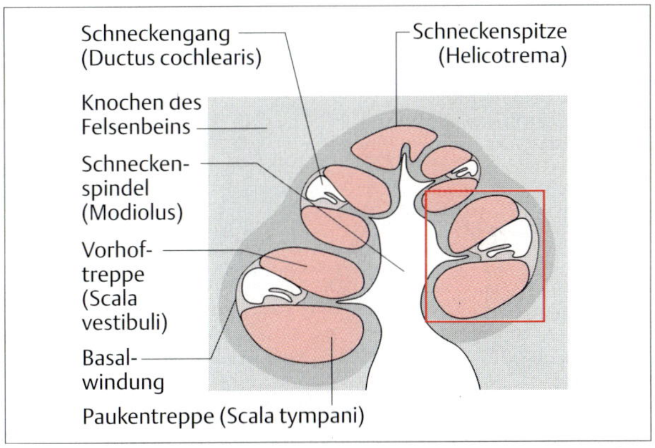


Abb. 21.**231** Querschnitt durch eine menschliche Schnecke. Schneckenspitze (Helicotrema) mit Übergang der Vorhoftreppe (Scala vestibuli) in die Paukentreppe (Scala tympani) (Ausschnitt s. Abb. 21.**232**).

### 21.13.2.2 Gleichgewichtsorgan

Zum Gleichgewichtsorgan (Vestibularorgan) gehören drei Bogengänge (Ductus semicirculares) mit ihren Erweiterungen (Ampullae), in denen sich die Sinnesleisten mit den Sinneszellen (Cristae ampullares) befinden sowie das größere Vorhofsäckchen (Utriculus) und das kleine Vorhofsäckchen

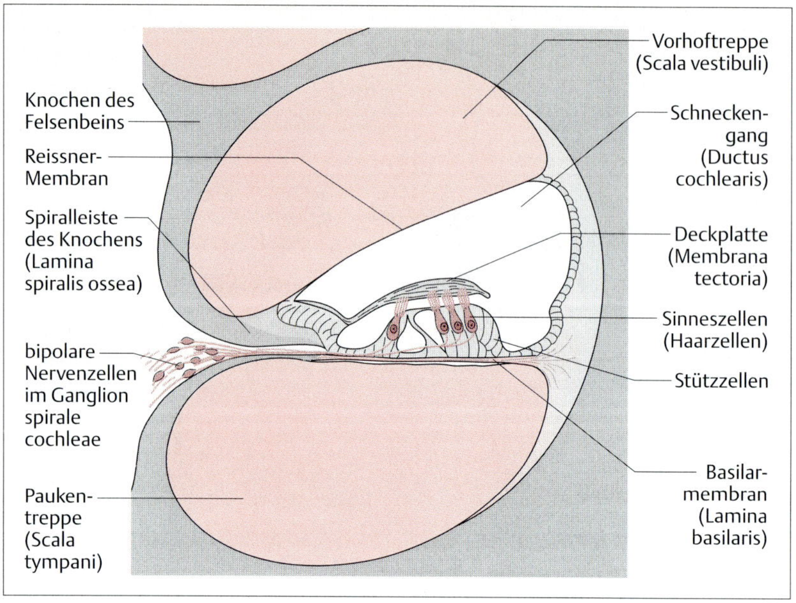


Abb. 21.**232** Schnitt durch eine Schneckenwindung. Ausschnitt aus Abb. 21.**231**.

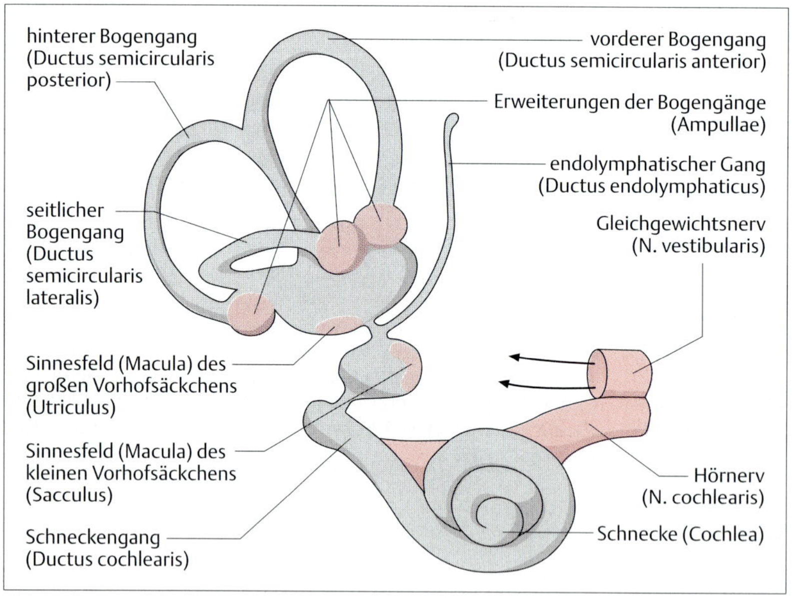


Abb. 21.**233** Häutiges Labyrinth der rechten Seite.

(Sacculus) mit ihren Sinnesfeldern (Macula utriculi und Macula sacculi) (Abb. 21.**228** u. 21.**233**). Sie bilden das mit Endolymphe gefüllte häutige Labyrinth und dienen der Registrierung von Beschleunigungen und Lageveränderungen und somit der Orientierung im Raum (Abb. 21.**234**). In die Endolymphe ragen spezialisierte Sinneszellen hinein, die empfindlich auf Flüssigkeitsbewegungen reagieren. Bei einer Verlagerung oder einem Wechsel der Position des Kopfes erfolgt eine Bewegung der Endolymphe. Die dadurch stimulierten Sinneszellen senden die Information zum Kleinhirn, das reflektorisch auf die Veränderung reagiert.

**Macula utriculi und Macula sacculi.** Die beiden Sinnesfelder des großen und kleinen Vorhofsäckchens registrieren hauptsächlich geradlinige Beschleunigungen, vor allem horizontale (z. B. Abbremsen eines Autos) und senkrechte Geschwindigkeitsveränderungen (z. B. Fahrstuhl fahren).
Das den Sacculus und den Utriculus auskleidende Epithel ist an bestimmten Stellen verdickt und zu speziellen Stütz- und Sinneszellen differenziert (Abb. 21.**234**). Auf diesen Sinnesfeldern (Maculae) liegt eine gallertige Membran (Statolithenmembran), die mit winzigen Kalksteinchen (Statolithen) beschwert ist. Von unten ragen Fortsätze der Sinneszellen, die Sinneshaare oder Zilien, in die gallertige Membran hinein. Durch Scherkräfte kommt es zu einer Verschiebung zwischen Sinnesepithel und Statolithenmembran und damit zur Auslenkung der Zilien. Da die Macula utriculi am Boden des Utriculus nahezu horizontal ausgerichtet ist, werden ihre Sinneszellen vor allem durch Horizontalbeschleunigungen stimuliert. Andererseits ist die Macula sacculi nahezu senkrecht an der Vorderwand des Sacculus befestigt und reagiert somit bevorzugt auf Vertikalbeschleunigungen.

**Crista ampullaris.** Die Sinnesleisten (Cristae ampullares) der Bogengänge registrieren vor allem Drehbeschleunigungen, welche die Endolymphe in Bewegung setzen (Abb. 21.**235**). Sie liegen in den drei Hauptebenen des Raumes und dienen im wesentlichen den reflektorischen Blickbewegungen der Augen.
Jeder Bogengang enthält in seiner Erweiterung eine Sinnesleiste (Crista ampullaris), die Sinnes- und Stützzellen trägt. Mit den Sinneshaaren ragen die Sinneszellen in einen gallertigen Hut (Cupula), der jeder Sinnesleiste kappenartig aufsitzt. Wird durch eine Bewegung der Endolymphe die Cupula mit den Sinneshaaren ausgelenkt, kommt es zu einer Erregung der Sinneszellen.
An den Sinneszellen der Maculae und der Cristae enden synaptisch die peripheren Axone des Gleichgewichtsnervs (N. vestibularis), dessen Zellkörper im Ganglion vestibulare im Bereich des inneren Gehörgangs liegen. Die in Richtung Hirnstamm verlaufenden zentralen Axone vereinigen sich mit den Neuronen des N. cochlearis und bilden den VIII. Hirnnerv (N. vestibulocochlearis). Sie enden in vier vestibulären Kerngebieten (Nuclei vestibulares), von denen Verbindungen vor allem zum Kleinhirn, zu den Kernen der äußeren Augenmuskelnerven und zum Rückenmark bestehen.

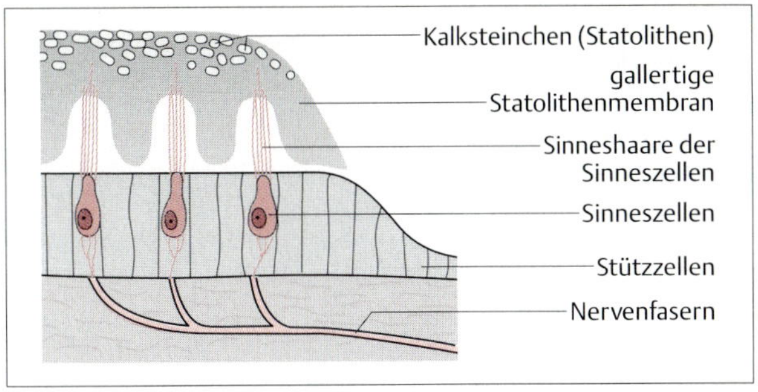


Abb. 21.**234** Vereinfachte Darstellung eines Sinnesfeldes (Macula).

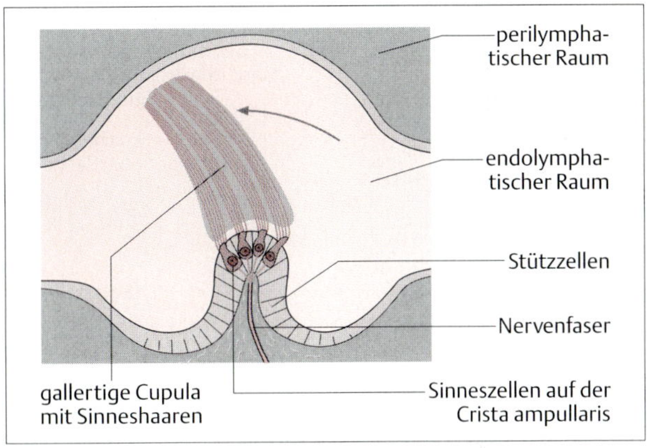


Abb. 21.**235** Vereinfachte Darstellung einer Bogengangsampulle. Durch Bewegungen der Endolymphe im endolymphatischen Raum wird die gallertige Cupula ausgelenkt (Pfeil).

## 21.13.3 Geschmackssinn

Die Sinneszellen für die verschiedenen Geschmackswahrnehmungen liegen zusammen mit Stützzellen in Geschmacksknospen, die im Bereich der Geschmackspapillen der Zunge angeordnet sind (s. S. 486). Geschmacksknospen haben die Form einer Tulpenknospe und liegen im mehrschichtig unverhornten Plattenepithel der Zunge (Abb. 21.**236**). Im Bereich der Epitheloberfläche haben sie eine grübchenförmige Einsenkung mit einer Öffnung, dem Geschmacksporus (Abb. 21.**237**), in den die Sinneszellen mit einem „Geschmacksstiftchen" hineinragen. Jede Geschmacksknospe wird von mehreren Nervenfasern versorgt, die über verbindende Nerven auch Beziehung zu anderen Geschmacksknospen haben. Die vorderen zwei Drittel der Zunge werden von sensorischen Neuronen des N. facilais (VII. Hirnnerv), das hintere Drittel von sensorischen Neuronen des N. glossopharyngeus (IX. Hirnnerv) versorgt.
Die vier Geschmacksqualitäten (süß, sauer, salzig und bitter) werden in verschiedenen Regionen der Zunge wahrgenommen und wahrscheinlich auch durch unterschiedliche Rezeptoren in den einzelnen Geschmacksknospen registriert. Sauer wird besonders an den seitlichen Zungenrändern wahrgenommen, salzig an Rändern und Zungenspitze, bitter am Zungengrund und süß vor allem an der Zungenspitze (s. S. 396/397).

## 21.13.4 Geruchssinn

Die Riechschleimhaut des Menschen umfaßt ein etwa 500 mm² großes Areal im Bereich der oberen Nasenmuscheln sowie beiderseits des oberen Nasenseptums (Regio

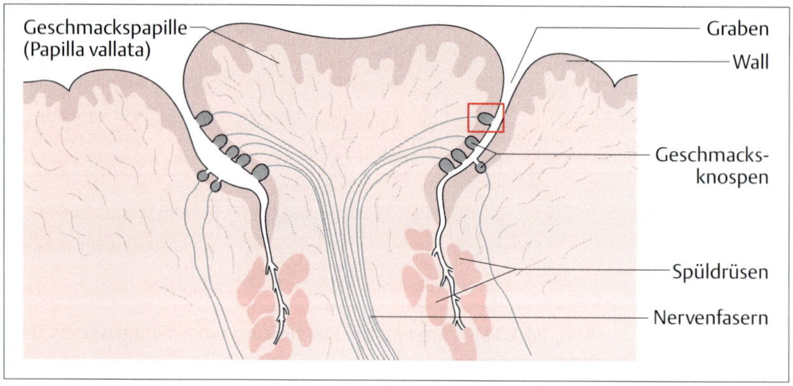


Abb. 21.**236** Schnitt durch eine Geschmackspapille (Papilla vallata). Ausschnitt s. Abb. 21.**237**.

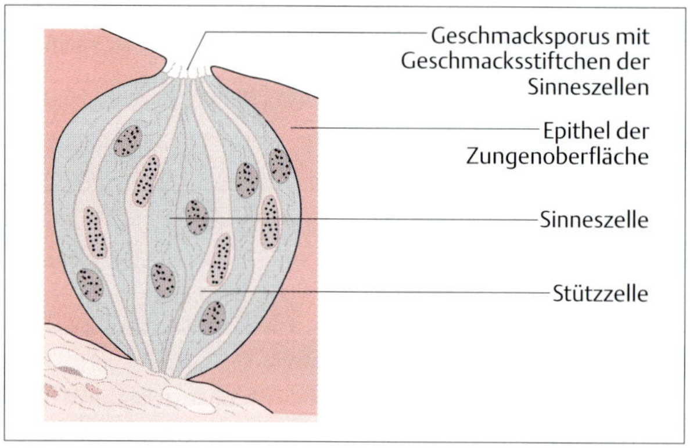


Abb. 21.**237** Schnitt durch eine Geschmacksknospe. Ausschnitt aus Abb. 21.**236**.

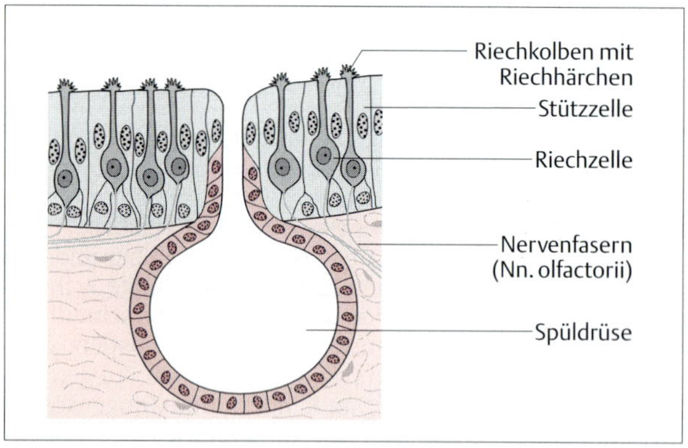


Abb. 21.**238** Schnitt durch die Riechschleimhaut.

olfactoria). Sie unterscheidet sich von der übrigen Nasenschleimhaut (Regio respiratoria) durch ein deutlich höheres Epithel, das vor allem Basalzellen (Ersatzzellen), Stützzellen und Sinneszellen enthält. Die beim Menschen etwa 10 Millionen Sinneszellen (Riechzellen) sind bipolare Nervenzellen (Nn. olfactorii), die das 1. Neuron der Riechbahn bilden. Sie tragen am oberen Ende (Dendrit) eine kleine Verdickung, den Riechkolben, mit zahlreichen Riechhärchen (Abb. 21.**238**). Ihre unteren Fortsätze (Axone) verlaufen durch eine siebartig durchlöcherte Knochenplatte (Lamina cribrosa des Siebbeins) im Bereich der vorderen Schädelgrube (Abb. 21.**63**, S. 355) und enden synaptisch an den Nervenzellen (2. Neuron) des Bulbus olfactorius, einer Verdikkung des Riechnervs (N. olfactorius). Der N. olfactorius zieht zum Riechhirn, wo die entsprechenden Sinneseindrücke entstehen.

Unter der Riechschleimhaut liegen zahlreiche „Spüldrüsen", die mit ihren Ausführungsgängen auf dem Epithel münden und deren Sekret für die Lösung und Entfernung von Riechstoffen zuständig ist (Abb. 21.**238**).

# 21.14 Haut und Hautanhangsgebilde

**Lernziel** In diesem Kapitel lernt der Leser den Aufbau der Haut und seiner Anhangsgebilde kennen.

Die Haut bildet als Hautdecke (Integumentum commune) die äußere Körperoberfläche. Sie ist über den verschiedenen Körperregionen unterschiedlich differenziert. Als Hautanhangsgebilde bezeichnet man spezifische Bildungen der Haut, wie z. B. die Hautsinnesorgane, die Hautdrüsen, die Nägel sowie die Haare.

## 21.14.1 Haut (Cutis)

### 21.14.1.1 Hautschichten

Die Hautdecke hat beim erwachsenen Menschen eine Oberfläche von annähernd 1,7 $m^2$ und setzt sich aus der Haut (Cutis) und der Unterhaut (Subcutis) zusammen. An der Haut unterscheidet man eine Oberhaut (Epidermis) mit einem mehrschichtig verhornten Plattenepithel und eine Lederhaut (Dermis) mit einem engen Geflecht aus kollagenen und elastischen Fasern. Die Unterhaut ist fest mit der Lederhaut verbunden und durch derbe Bindegewebsfasern unterkammert (Abb. 21.**239**).

**Oberhaut**. Die Oberhaut (Epidermis) bildet mit ihrem Epithel die oberflächlichste Schicht der Körperoberfläche. Das mehrschichtig verhornte Plattenepithel ist im Bereich der Felderhaut, die den größten Anteil der Haut stellt, etwa 0,1 – 0,2 mm dick. An der Hohlhand und der Fußsohle ist sie als Leistenhaut ausgebildet und deutlich dicker (0,8 – 1,5 mm) (Abb. 21.**240 a** u. **b**). In Form von Papillarleisten zeigt sie ein erblich festgelegtes Muster von Linien.
In den untersten Zellagen der Epidermis (Stratum basale und Stratum spinosum) teilen sich die Zellen fortwährend (Regenerationsschicht), wobei eine Tochterzelle zur Oberfläche wandert, während die andere sich erneut teilt. Auf ihrem Weg nach oben verhornen die Zellen (Hornbildungsschicht) und werden an der Oberfläche in Form von Hornschuppen (Hornschicht) abgestoßen (Abb. 21.**239**).
Innerhalb des Epithelverbandes kommen drei weitere Zellarten vor: Merkel-Zellen, Melanozyten und Langerhans-Zellen. Merkel-Zellen stellen als sekundäre Sinneszellen Mechanorezeptoren dar und kommen hauptsächlich an empfindlichen Hautstellen (Fingerspitzen) vor. Melanozyten sind große Zellen mit langen Ausläufern und enthalten Pigmente (Melanin), deren Bildung durch verstärkte Sonneneinstrahlung provoziert wird (Abb. 21.**241**). Langerhans-Zellen schließlich sind Zellen des spezifischen Abwehrsystems und können Antigene aufnehmen.

**Lederhaut**. Die Lederhaut (Dermis oder Chorium) verleiht der Haut ihre Reißfestigkeit und ihre Verformbarkeit. Sie besteht aus einem dichten Geflecht aus kollagenen und elastischen Fasern und enthält Blut- und Lymphgefäße, Nervenfasern sowie Bindegewebszellen und Zellen der Abwehr. Aufgrund der Faseranordnung unterscheidet man eine Papillarschicht (Stratum papillare) und eine Geflechtschicht (Stratum reticulare).
Die Papillarschicht grenzt unmittelbar an die Epidermis und ist mit ihr durch Bindegewebspapillen verzahnt (Abb. 21.**240**). Höhe und Zahl der Papillen hängen von der lokalen mechanischen Beanspruchung ab. Unterschiedlich angeordnete elastische Fasergeflechte der Geflechtschicht verleihen der Haut ihr Dehnbarkeit und sind für das Klaffen einer Hautwunde verantwortlich.

**Unterhaut**. Die Unterhaut (Subcutis) ist von lockerem, durch Bindegewebszüge unterkammertem, fettgewebsreichem Bindegewebe aufgebaut und stellt die Verbindung zur oberflächlichen Körperfaszie her (Abb. 21.**239**). Sie ermöglicht die Verschieblichkeit der Haut. Das Unterhautfettgewebe ist individuell und regional unterschiedlich stark ausgebildet und dient als Fettspeicher. Man unterscheidet „Baufett" (z. B. an der Fußsohle) und „Depotfett" (z. B. in Form von Fettpolstern am Bauch). Zwischen Subcutis und Cutis verläuft ein Netz von Arterien und Venen, aus dem Äste bis in die Papillarkörper der Lederhaut ziehen.

### 21.14.1.2 Hautsinnesorgane

Zu den Hautsinnesorganen in der Epidermis, der Leder- und Unterhaut zählt man Nervenendkörperchen (Mechanorezeptoren) und freie Nervenendigungen (Mechano-, Schmerz-, Druck- und Temperaturrezeptoren) (Abb. 21.**242**). Ihre afferenten Nervenfasern verlaufen zusammen mit vegetativen efferenten Axonen, die zu Blutgefäßen, Drüsen und Haarmuskeln ziehen, in den Hautnerven.
Außer den in der Epidermis liegenden Merkel-Zellen (Merkel-Tastscheiben) kommen Meissner-Tastkörperchen in den Bindegewebspapillen der Lederhaut sowie Vater-Pacini-Lamellenkörperchen in der Unterhaut vor. Freie Nervenendigungen liegen vor allem in der Lederhaut und in Form von Nervenmanschetten um die Haarbälge (Abb. 21.**242**).

### 21.14.1.3 Aufgaben der Haut

Mit seinen einzelnen Schichten nimmt die Haut als Organ vielfältige Funktionen wahr:

- *Schutzfunktion*: Durch Verhornung des Epithels und Abgabe von Drüsensekreten Schutz vor mechanischen, thermischen und chemischen Schäden,
- *Temperaturregulation*: Regulierung der Körpertemperatur durch Erweiterung und Verengung von Hautgefäßen sowie durch Flüssigkeitsabgabe über Hautdrüsen.

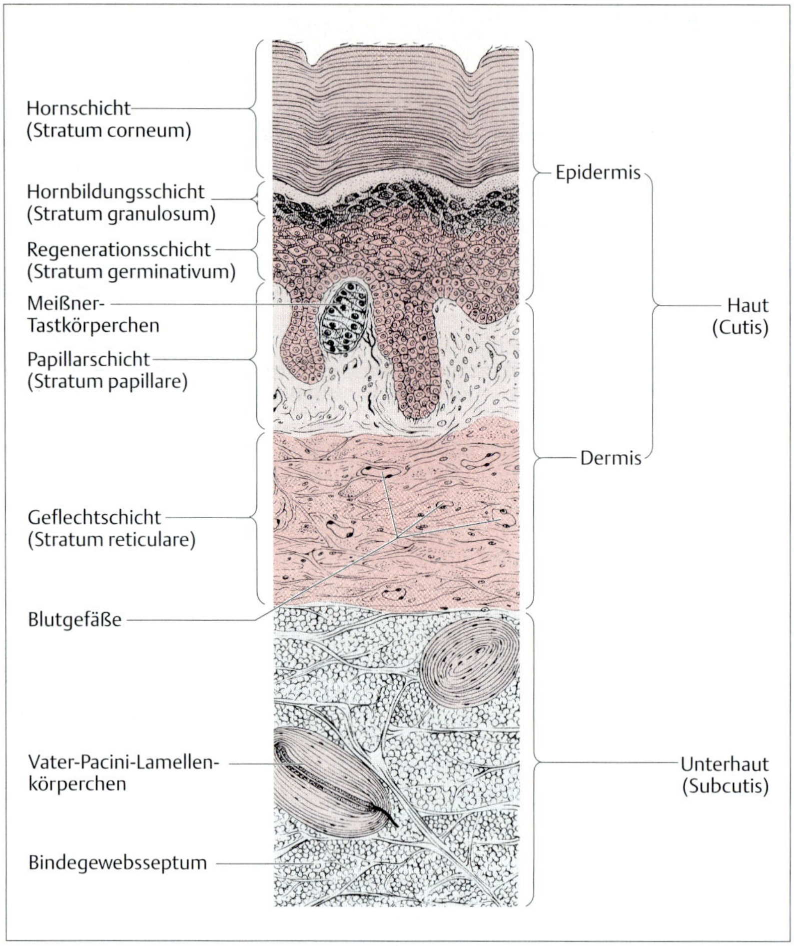


Abb. 21.**239** Schnitt durch die menschliche Haut (Leistenhaut). Stratum germinativum = Stratum basale + Stratum spinosum (nach Feneis).

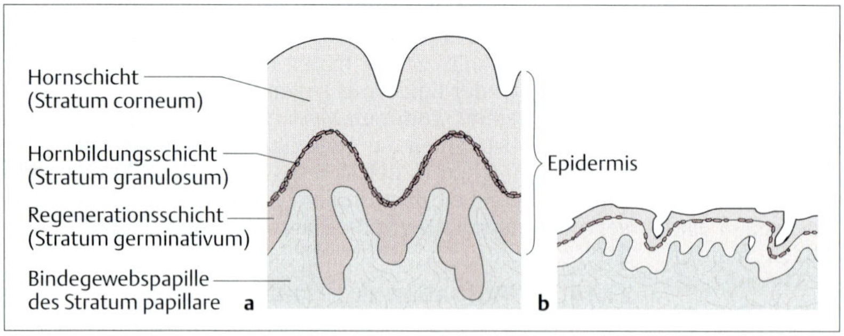


Abb. 21.**240 a.** u. **b** Epidermis der Leistenhaut der Handinnen- und Fußsohlenfläche (**a**) und der Felderhaut der übrigen Körperregionen (**b**).

- *Wasserhaushalt*: Schutz vor Flüssigkeitsverlusten sowie kontrollierte Abgabe von Flüssigkeit und Salzen über Drüsen.
- *Sinnesfunktion*: Hautsinnesorgane in Form von Schmerz-, Temperatur-, Druck- und Tastrezeptoren.
- *Immunfunktion*: Hoher Anteil an spezifischen Abwehrzellen.
- *Kommunikation*: Z. B. Erröten und Erblassen als Ausdruck vegetativer Reaktionen.

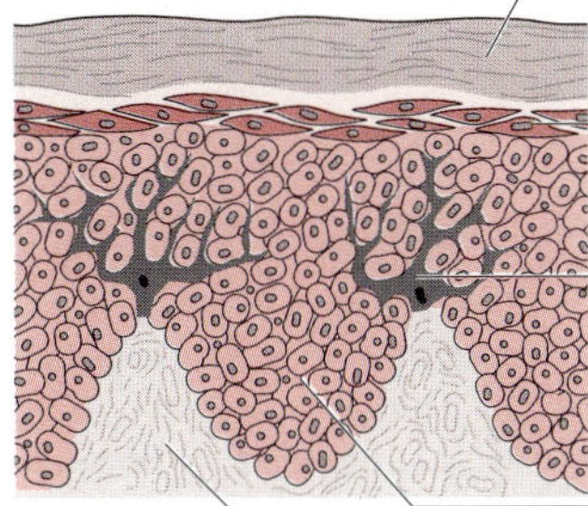


Abb. 21.**241** Pigmentzellen (Melanozyten) in der Epidermis (nach Leonhardt).

### 21.14.2 Hautanhangsgebilde

Zu den epithelialen Hautanhangsgebilden werden Hautdrüsen, Haare und Nägel gezählt. An ihrem Aufbau beteiligt sich das umliegende Bindegewebe.

#### 21.14.2.1 Hautdrüsen

Innerhalb der Hautdrüsen unterscheidet man Schweißdrüsen, Duftdrüsen und Talgdrüsen. Die insgesamt zwei Millionen Schweißdrüsen sind vermehrt in der Haut von Stirn, Handinnenfläche und Fußsohlen lokalisiert. Ihr saures Sekret bildet einen „Säureschutzmantel" auf der Hautoberfläche und hemmt dadurch das Bakterienwachstum. Duftdrüsen kommen vor allem in Gesellschaft mit Haaren vor (Achselhöhlen, Kopf- und Schambehaarung). Sie produzieren ein eher alkalisches Sekret und werden durch Sexualhormone stimuliert. Talgdrüsen kommen, wie die Duftdrüsen, ebenfalls fast nur in der behaarten Haut vor (Haarbalgdrüsen) (Abb. 21.**242**). Ihr Sekret, der Hauttalg, ist reich an Fettsäuren und macht in Verbindung mit dem Schweiß die Haut geschmeidig und trägt zum Glanz der Haare bei.

#### 21.14.2.2 Haare

Haare kommen in Form von Lanugohaaren beim Neugeborenen und als Terminalhaare beim Erwachsenen vor. Sie dienen dem Wärmeschutz und der Tastempfindung. Das Terminalhaar steckt in einer Wurzelscheide, in die eine Talgdrüse mündet. Unterhalb der Talgdrüse entspringt auf der geneigten Seite der Haarmuskel (M. arrector pili), der aufwärts zur Epidermis zieht. Er stellt die Haare auf (sympathische Reaktion), indem er die Epidermis grübchenförmig einzieht (Gänsehaut).

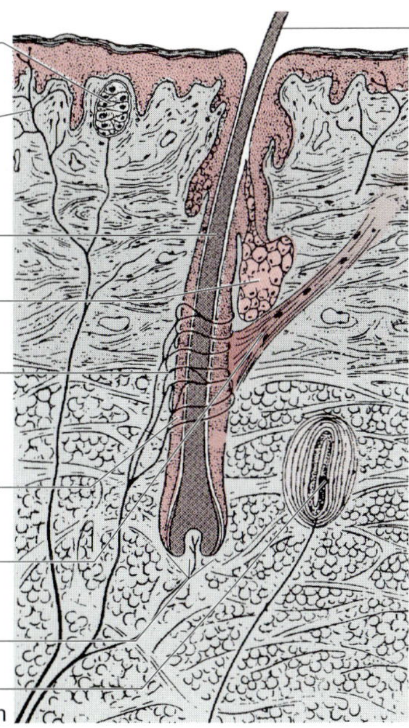


Abb. 21.**242** Haar und Nervenendigungen in der Haut (nach Leonhardt).

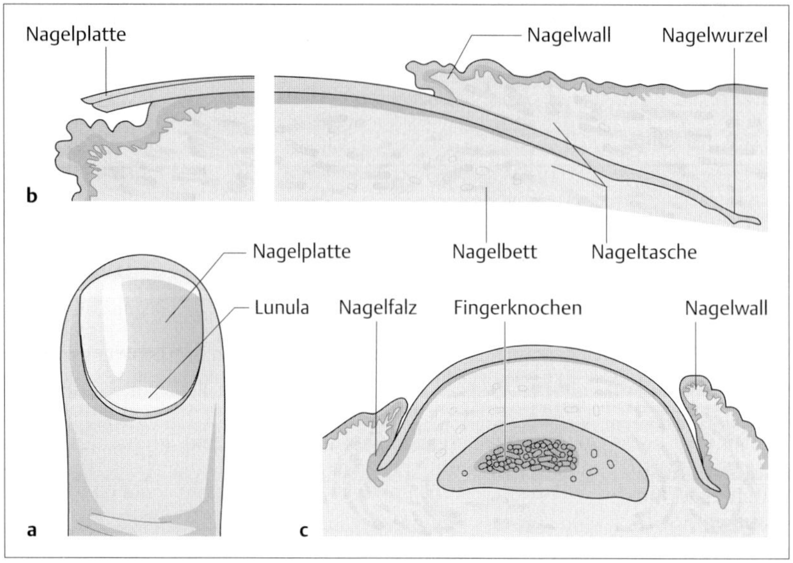


Abb. 21.**243 a–c** Fingernagel (nach Rauber-Kopsch).
**a** Aufsicht; **b** Längsschnitt durch das Nagelbett; **c** Querschnitt durch das Nagelbett.

Am Haar unterscheidet man einen verhornten Haarschaft mit einer epithelialen Wurzelscheide und die Haarwurzel, die mit der epithelialen Haarzwiebel auf einer bindegewebigen Haarpapille sitzt (Abb. 21.**242**). Haarzwiebel und Haarpapille bilden gemeinsam den Haarfollikel, der von Blutgefäßen versorgt wird und von dem das Haarwachstum ausgeht. Die Haarfarbe hängt u. a. vom Pigmentgehalt (Melanin) der Haare ab. Erlischt die Melaninproduktion oder kommt es zur Einlagerung von Luftbläschen in das Haar, erscheint es grau bis weiß.

### 21.14.2.3 Nägel

Nägel sind, wie die Haare, spezielle Bildungen der Epidermis. Sie sind als 0,5 mm dicke Hornplatten (Nagelplatten) im Nagelbett verankert (Abb. 21.**243**). Das Nagelbett ist das epitheliale Gewebe, aus dem der Nagel ständig nachwächst. Der hintere Rand der Nagelplatte steckt in einer Nageltasche, der seitliche in einem Nagelfalz. Vor der Nageltasche schimmert das nagelbildende epitheliale Gewebe als weißliches Feld (Lunula) halbmondförmig durch den Nagel. Durchscheinende Kapillaren geben dem Nagel seine rosa Farbe.
Die Nägel schützen die Endglieder der Finger und Zehen und bilden ein Widerlager für den Druck, der auf den Tastballen ausgeübt wird. Dadurch sind die Nägel wichtige Hilfseinrichtungen für das Tastgefühl.

#### Literatur

Appell, H.-J., C. Stang-Voss: Funktionelle Anatomie. 2. Aufl. Springer, Berlin 1990
Drews, U.: Taschenatlas der Embryologie, Thieme, Stuttgart 1993
Duus, P.: Neurologisch-topische Diagnostik, 6. Aufl. Thieme, Stuttgart 1995
Faller, A.: Der Körper des Menschen, 12. Aufl. Thieme, Stuttgart 1995
Faller, A.: Anatomie in Stichworten. Enke, Stuttgart 1980
Feneis, H.: Anatomisches Bildwörterbuch. 7. Aufl. Thieme, Stuttgart 1992
Frick, H., H. Leonhardt, D. Starck: Spezielle Anatomie I und II, 4. Aufl. Thieme, Stuttgart 1992
Hadorn, W., R. Wehner: Allgemeine Zoologie, 24. Aufl. Thieme, Stuttgart 1991
Kahle, W., H. Leonhardt, W. Platzer: Taschenatlas der Anatomie, Bd. I, II und III, 6. Aufl. Thieme, Stuttgart 1991
Langman, J.: Medizinische Embryologie, 8. Aufl. Thieme, Stuttgart 1989
Leonhardt, H.: Histologie, Zytologie und Mikroanatomie, 8. Aufl. Thieme, Stuttgart 1990
Mörike, K., E. Betz, W. Mergenthaler: Biologie des Menschen, 12. Aufl. Quelle & Meyer, Heidelberg 1989
Platzer, W.: Atlas der topographischen Anatomie. Thieme, Stuttgart 1982
Rauber, A., F. Kopsch: Lehrbuch und Atlas der Anatomie des Menschen. Bd. I Bewegungsapparat (hrsg. und bearbeitet von B. Tillmann und G. Töndery). Thieme, Stuttgart 1987
Rauber, A., F. Kopsch: Lehrbuch und Atlas der Anatomie des Menschen. Bd. II Innere Organe (hrsg. und bearbeitet von H. Leonhardt). Thieme, Stuttgart, New York, 1987
Rauber, A., F. Kopsch: Lehrbuch und Atlas der Anatomie des Menschen. Bd. III Nervensystem, Sinnesorgane (hrsg. von H. Leonhardt, G. Töndery, K. Zilles). Thieme, Stuttgart 1987
Rauber, A., F. Kopsch: Lehrbuch und Atlas der Anatomie des Menschen. Bd. IV Topographie der Organsysteme, Systematik der peripheren Leitungsbahnen (hrsg. und bearbeitet von H. Leonhardt, B. Tillmann, K. Zilles), Thieme, Stuttgart 1987
Schmidt, R.F.: Medizinische Biologie des Menschen. Piper Verlag, München 1983
Thews, G., E. Mutschler, P. Vaupel: Anatomie, Physiologie, Pathophysiologie des Menschen, 3. Aufl. Wissenschaftliche Verlagsgesellschaft, Stuttgart 1989

**Glossar**

**A**

| | |
|---|---|
| Abdomen | Bauch, Unterleib |
| Acetabulum | Hüftgelenkspfanne |
| Acromion | Schulterhöhe, Fortsatz des Schulterblattes |
| Adnexe | Anhangsgebilde der Gebärmutter (Eierstöcke und Eileiter) |
| Alveoli | kleine Mulden, Hohlräume |
| – dentales | Zahnfächer in Ober- und Unterkiefer |
| – pulmonis | Lungenbläschen |
| Amnion | das Fruchtwasser umgebende Eihaut des menschlichen Keims |
| Anatomie | „Zergliederungskunst", Lehre von der Gestalt und Struktur des menschlichen Körpers und seiner Organe |
| Angulus | Winkel |
| – venosus | Venenwinkel am Zusammenfluß von Hals- und Armvene |
| – inferior | unterer Schulterblattwinkel |
| Antebrachium | Unterarm |
| Antrum | Höhle |
| – mastoideum | Höhle des Warzenfortsatzes im Mittelohr |
| – pyloricum | vor dem Magenpförtner liegender Abschnitt des Magens |
| Anus | After |
| Aorta | große Körperschlagader |
| Apertura | Öffnung, Loch |
| Appendix vermiformis | Wurmfortsatz des Blinddarms („Blinddarm" in der Laiensprache) |
| Aquädukt | Wasserleitung |
| Aquaeductus cerebri | Verbindungsgang zwischen 3. und 4. Ventrikel im Mittelhirn |
| Arbor | Baum |
| Arcus | Bogen |
| Arachnoidea | Spinngewebshaut des Gehirns und Rückenmarks |
| Arteria (-ae) | Schlagader |
| – mesenterica | Darmschlagader |
| – pulmonalis | Lungenschlagader |
| – hepatica | Leberschlagader |
| – femoralis | Oberschenkelschlagader |
| – carotis | Kopfschlagader |
| – brachialis | Oberarmschlagader |
| – renalis | Nierenschlagader |
| – vertebralis | den hinteren Teil des Gehirns versorgende Wirbelschlagader |
| Articulatio | Gelenk |
| – acromioclavicularis | Schultereckgelenk |
| – carpometacarpea pollicis | Daumensattelgelenk |
| – coxae | Hüftgelenk |
| – cubiti | Ellenbogengelenk |
| – genus | Kniegelenk |
| – humeri | Schultergelenk |
| – radiocarpea | proximales Handwurzelgelenk |
| – sternoclavicularis | Brustbein-Schlüsselbein-Gelenk |
| – talocruralis | oberes Sprunggelenk |
| – talotalaris | unteres Sprunggelenk |
| Atlas | 1. Halswirbel |
| Atrium | Vorhof |
| Auricula | kleines Ohr, Ohrmuschel |
| Auris | Ohr |
| Auskultation | Abhören von Tönen und Geräuschen am Körper des Patienten mit Hilfe eines Stethoskops |
| autonomes Nervensystem | vom Willen unabhängiges Nervensystem |
| Axis | 2. Halswirbel, um dessen Achse sich der Kopf dreht |
| azygos | unpaarig |

**B**

| | |
|---|---|
| Bifurcatio | Gabelung |
| – tracheae | Teilungsstelle der Luftröhre in die beiden Hauptbronchien |
| – aortae | Teilungsstelle der Aorta in die beiden Beckenschlagadern |
| bikuspidal | zweizipflig |
| Brachium | Arm (Oberarm) |
| Bronchus | Seitenast der Luftröhre |
| Bronchiolus | feiner knorpelloser Ast des Bronchialbaums |
| Bulbus | zwiebelförmige Auftreibung |
| – duodeni | Anfangsteil des Zwölffingerdarms |
| – oculi | Augapfel |
| Bursa | Schleimbeutel |

**C**

| | |
|---|---|
| Caecum | Blinddarm |
| Calcaneus | Fersenbein |
| Calices renales | Kelche des Nierenbeckens |
| Calvaria | Schädeldach |
| Canalis | Kanal, Gang |
| – pyloricus | Magenabschnitt vor dem Pförtner |
| – opticus | Sehnervkanal |
| Capitulum | Köpfchen |
| Caput | Kopf |
| – femoris | Oberschenkelkopf |
| – humeri | Oberarmkopf |
| – mandibulae | Gelenkkopf des Unterkiefers |
| Cardia | Magenmund |
| Carpus | Handwurzel |
| Cartilago | Knorpel |
| Caruncula | warzenförmige Erhebung |
| Cauda equina | „Pferdeschweif", spitz zulaufendes Ende des Rückenmarks mit pferdeschwanzähnlichem Austritt der Rückenmarksnerven im Lenden- und Kreuzbeinbereich |
| Cavum tympani | Paukenhöhle im Mittelohr |
| Cerebellum | Kleinhirn |
| Cerebrum | Gehirn, Großhirn |
| Cervix | Nacken, Hals |
| Cervix uteri | Gebärmutterhals |
| Chiasma | Kreuzungsstelle |
| Choane | hintere Nasenöffnung zum Rachen |

| | |
|---|---|
| Chorda tympani | „Paukensaite“, Ast des VII. Hirnnervs, der durch die Paukenhöhle zieht |
| Chorion | Zottenhaut des Embryos |
| Choroidea | Aderhaut des Auges |
| Ciliae | Wimpern |
| Cisterna | flüssigkeitsgefüllter Hohlraum |
| – chyli | Lymphsammelraum im Oberbauch (erweitertes unteres Ende des Brustmilchganges) |
| Clavicula | Schlüsselbein |
| Clitoris, Klitoris | Kitzler |
| Cochlea | Schnecke im Innenohr |
| Collum | Hals |
| – femoris | Schenkelhals |
| – cervicis | Gebärmutterhals |
| – chirurgicum | halsähnliche, bruchempfindliche Stelle im oberen Drittel des Oberarmes |
| Colon, Kolon | Dickdarm |
| – descendens | absteigender (linker) Teil des Dickdarms |
| – transversum | im Oberbauch quer verlaufender Teil des Dickdarms |
| – ascendens | aufsteigender (rechter) Teil des Dickdarms |
| – sigmoideum | S-förmig gekrümmter unterster Teil des Dickdarms |
| Columna | Säule |
| Columna vertebralis | Wirbelsäule |
| Compacta, Kompakta | Kurzform für Substantia compacta (kompakte Knochensubstanz, meist in den äußeren Knochenschichten gelegen |
| Condylus | Gelenkknorren, am Ende langer Röhrenknochen gelegen |
| Conjunctiva, Konjunktiva | Bindehaut des Auges |
| Cor | Herz |
| Cornea | Hornhaut des Auges |
| Corpus | Körper, auch Mittelteil eines Knochens |
| – vertebrae | Wirbelkörper |
| – sterni | Brustbeinkörper |
| – pineale | Zirbeldrüse |
| – uteri | Gebärmutterkörper |
| – cavernosum penis | Schwellkörper des männlichen Gliedes |
| – ventriculi | Magenkörper |
| – vitreum | Glaskörper des Auges |
| Costa | Rippe |
| Cranium | Schädel |
| Crus | Schenkel (Unterschenkel) |
| Curvatura | Krümmung |
| Cutis | Haut |
| **D** | |
| Dens | Zahn, auch der zahnförmige Fortsatz am 2. Halswirbel |
| Dentes | Zähne |
| Diaphragma | Zwerchfell |

| | |
|---|---|
| Diaphyse | Schaftteil langer Röhrenknochen |
| Diastole | Erschlaffungsphase der Herzmuskulatur |
| Digiti | Finger und Zehen |
| Diploe | Schwammknochensubstanz am Schädel |
| Disci intervertebrales | Zwischenwirbelscheiben oder Bandscheiben |
| Ductus | Gang, Verbindungsgang |
| – deferens | Samenleiter |
| – semicirculares | Bogengänge im Innenohr |
| – choledochus | große Gallengang |
| – cysticus | Gallenblasengang |
| – thoracicus | Brustmilchgang |
| – hepaticus | Lebergang |
| Duodenum | Zwölffingerdarm |
| Dura mater | harte Hirnhaut |
| **E** | |
| Embryo | Leibesfrucht bis zum Ende des 2. Schwangerschaftsmonats |
| Encephalon | Gehirn |
| Endokard | Herzinnenhaut |
| Epididymis | Nebenhoden |
| Epiglottis | Kehldeckel |
| Epiphyse | verdicktes Ende langer Röhrenknochen |
| Erythrozyten | rote Blutkörperchen |
| **F** | |
| Femur | Oberschenkel (Oberschenkelknochen) |
| Fetus | Leibesfrucht, ab dem 3. Schwangerschaftsmonat |
| Fibrin | geronnener Bluteiweißstoff |
| Fibula | Wadenbein |
| Flexura | Biegung |
| – coli dextra | rechte Dickdarmbiegung |
| – coli sinistra | linke Dickdarmbiegung |
| Fontanellen | häutige Stellen zwischen den Anlagen der Schädelknochen |
| Foramen | Loch |
| – magnum | Hinterhauptsloch |
| – intervertebrale | Zwischenwirbelloch |
| Fornix | Gewölbe |
| Fundus ventriculi | oberer Magenanteil (Magenkuppel) |
| **G** | |
| Gaster | Magen |
| Genu | Knie |
| Glandula (-ae) | Drüse(-n) |
| – thyroidea | Schilddrüse |
| – suprarenalis | Nebenniere |
| – parathyroideae | Nebenschilddrüsen |
| – mammariae | Brustdrüsen |
| Granulozyten | eine bestimmte Art weißer Blutkörperchen |
| **H** | |
| Hämoglobin | roter Blutfarbstoff |
| Haustra coli | taschenartige Aussackungen des Dickdarms |
| Hemisphäre | Halbkugel |

| | |
|---|---|
| Hepar | Leber |
| Hiatus oesophageus | Zwerchfellschlitz, durch den die Speiseröhre hindurchtritt |
| Hilum pulmonis | Lungenpforte (Eintrittsstelle der Bronchien und Gefäße) |
| Humerus | Oberarmknochen |
| humoral | die Körperflüssigkeiten betreffend |
| hyalin | durchscheinend, glasartig |
| Hymen | Jungfernhäutchen |
| Hypochondrium | Region unter dem Rippenbogen |
| Hypopharynx | unterer Teil des Rachens |
| Hypophyse | Hirnanhangsdrüse |

**I**

| | |
|---|---|
| Iliosakralgelenk | Gelenk zwischen Kreuzbein und Hüftbein |
| Ileum | Krummdarm, unterer Teil des Dünndarms |
| Infundibulum | Hypophysenstiel |
| Innervation | Nervenversorgung eines Körperteils oder Organs |
| Intestinum tenue | Dünndarm |
| Iris | Regenbogenhaut |

**J**

| | |
|---|---|
| Jejunum | Leerdarm, oberer Teil des Dünndarms |

**K**

| | |
|---|---|
| Kapillaren | Haargefäße |
| Koronararterien | Herzkranzgefäße |
| Kyphose | die nach hinten konvexe Krümmung der Wirbelsäule |

**L**

| | |
|---|---|
| Labia pudendi | Schamlippen |
| Lamina | Blatt, dünne Platte, Gewebsschicht |
| – externa | äußere Knochenplatte des Hirnschädels |
| – interna | innere Knochenplatte des Hirnschädels |
| Larynx | Kehlkopf |
| Leukozyten | weiße Blutkörperchen |
| Lien | Milz |
| Ligamentum | Band |
| – latum uteri | seitliches Aufhängeband des Uterus (breites Band) |
| Linea terminalis | knöcherne Begrenzungslinie zwischen kleinem und großem Becken |
| Liquor cerebrospinalis | Hirn-Rückenmarks-Flüssigkeit |
| Lobus | Lappen |
| Lordose | die nach vorn konvexe Krümmung der Wirbelsäule |
| Lumbalisation | Ausbildung des 1. Kreuzbeinwirbels als Lendenwirbel |
| Lymphozyten | eine bestimmte Art weißer Blutkörperchen |

**M**

| | |
|---|---|
| Malleolus | Hämmerchen, Knöchel |
| Mamille | Brustwarze |
| Mammae | Brüste |
| Mandibula | Unterkiefer |
| Manubrium sterni | oberster Teil („Handgriff") des Brustbeins |
| Manus | Hand |
| Maxilla | Oberkiefer |
| Meatus | Gang |
| – acusticus internus | innerer Gehörgang |
| – acusticus externus | äußerer Gehörgang |
| Mediastinum | Mittelfell |
| Medulla spinalis | Rückenmark |
| – oblongata | verlängertes Rückenmark (Übergang zum Gehirn) |
| Membrana tympani | Trommelfell |
| Meniskus | „mondförmiger Körper", knorpelige Zwischenscheibe im Kniegelenk |
| Menstruation | Monatsblutung im weiblichen Zyklus |
| Metacarpus | Mittelhand |
| Metatarsus | Mittelfuß |
| Myokard | Herzmuskel |

**N**

| | |
|---|---|
| Nervus(-i) | Nerv(-en) |
| Nodus(-i) | Knoten |
| Nodi lymphatici | Lymphknoten |
| – inguinales | Leistenlymphknoten |
| – iliaci | Hüftlymphknoten |
| – bronchopulmonales | Hiluslymphknoten |
| – lumbales | Lendenlymphknoten |
| – axillares | Achsellymphknoten |
| – paraaortales | neben der Bauchschlagader liegende Lymphknoten |

**O**

| | |
|---|---|
| Oesophagus, Ösophagus | Speiseröhre |
| Olecranon | Knochenvorsprung der Elle am Ellenbogen |
| Orbita | Augenhöhle |
| Os(-sa) | Knochen, Gebein |
| – frontale | Stirnbein |
| – ethmoidale | Siebbein |
| – temporale | Schläfenbein |
| – zygomaticum | Jochbein |
| – coccygis | Steißbein (wörtlich: „Kuckucksbein") |
| – hyoideum | Zungenbein |
| – sphenoidale | Keilbein |
| – coxae | Hüftbein |
| – nasale | Nasenbein |
| – lacrimale | Tränenbein |
| – ilium | Darmbein |
| – ischii | Sitzbein |
| – occipitale | Hinterhauptsbein |
| – palatinum | Gaumenbein |
| – sacrum | Kreuzbein |
| – pubis | Schambein |
| – parietale | Scheitelbein |
| Ostium | Mündung |
| – urethrae internum | Abgang der Harnröhre aus der Blase |

| | |
|---|---|
| – uterinum tubae | Mündung der Eileiter in die Gebärmutter |
| – uteri | Muttermund |
| Ovarium | Eierstock |

**P**

| | |
|---|---|
| Palatum | Gaumen |
| Palpebrae | Augenlider |
| Pancreas, Pankreas | Bauchspeicheldrüse |
| Parametrium | das die Gebärmutter stützende Beckenbindegewebe |
| Parasympathikus | Teil des autonomen Nervensystems |
| Patella | Kniescheibe |
| Pelvis | Becken |
| – renalis | Nierenbecken |
| Penis | männliches Glied |
| Perikard | Herzbeutel |
| Periost | Knochenhaut |
| Peristaltik | wellenförmige Kontraktionsbewegungen der Eingeweidemuskulatur |
| Peritoneum | Bauchfell |
| Pes | Fuß |
| Phalangen | Finger- und Zehenglieder |
| Pharynx | Rachen, Schlund |
| Pia mater | weiche Hirnhaut |
| Placenta, Plazenta | Mutterkuchen (Nachgeburt) |
| Plasma | Blutflüssigkeit |
| Pleura | Brustfell |
| – costalis | Rippenfell |
| – pulmonalis | Lungenfell |
| Portio vaginalis cervicis | in die Scheide ragender Uterusabschnitt |
| Processus | Vorsprung |
| – transversus | Querfortsatz |
| – xiphoideus | Schwertfortsatz am Brustbein |
| – coracoideus | Rabenschnabelfortsatz am Schulterblatt |
| – mastoideus | Warzenfortsatz am Schläfenbein |
| – coronoideus | Vorsprung für den Muskelansatz am Unterkiefer |
| – condylaris | Gelenkvorsprung |
| – spinosus | Dornfortsatz am Wirbel |
| Prostata | Vorsteherdrüse |
| Pulmo | Lunge |
| Pylorus | Magenpförtner |
| Pyramis, (-des) | Organ von pyramidenförmiger Gestalt; durch die Nervenfasern der Pyramidenbahn gebildete pyramidenförmige Erhebung an der ventralen Seite des verlängerten Marks |

**R**

| | |
|---|---|
| Radius | Speiche |
| Ramus | Ast |
| Rectum, Rektum | Mastdarm |
| Ren | Niere |
| Retina | Netzhaut |
| Retroperitoneum | Bauchraum hinter der Bauchhöhle |

**S**

| | |
|---|---|
| Sakralisation | Ausbildung des 5. Lendenwirbels als Teil des Kreuzbeins |
| Salpinx | Eileiter, in der Klinik gebräuchliche Bezeichnung für die Tuba uterina |
| Scapula | Schulterblatt |
| Sclera, Sklera | Lederhaut des Auges |
| Scrotum, Skrotum | Hodensack |
| Sella turcica | Türkensattel (Vertiefung im Keilbein) |
| Serum | wäßriger, nicht gerinnungsfähiger Teil der Blutflüssigkeit |
| Sinus | Einbuchtung |
| – sphenoidalis | Keilbeinhöhle |
| – frontalis | Stirnhöhle |
| – maxillaris | Kieferhöhle |
| – ethmoidales | Siebbeinzellen |
| Spermatozoen | männlichen Samenzellen |
| Spina scapulae | Schulterblattgräte |
| Spongiosa | Schwammknochensubstanz |
| Sternum | Brustbein |
| Subarachnoidealraum | Raum zwischen Spinngewebshaut und weicher Hirnhaut, in dem sich die Hirn-Rückenmarks-Flüssigkeit befindet |
| Sulcus costae | Rinne am unteren Rippenrand |
| Sutura | Naht (Knochennaht am Schädel) |
| – lambdoidea | Lambdanaht |
| – sagittalis | Pfeilnaht |
| – coronalis | Kranznaht |
| Sympathikus | Teil des autonomen Nervensystems |
| Symphysis pubica | Schamfuge |
| Systole | Kontraktionsphase der Herzmuskulatur |

**T**

| | |
|---|---|
| Tarsus | Fußwurzel |
| Testis | Hoden |
| Thorax | Brustkorb |
| Thrombozyten | Blutplättchen |
| Thymus | Thymusdrüse (Bries) |
| Tibia | Schienbein |
| Tonsillae, Tonsillen | Mandeln |
| Trachea | Luftröhre |
| Trochanter | Rollhügel (Knochenvorsprung am Oberschenkel) |
| – major | großer Rollhügel |
| – minor | kleiner Rollhügel |
| Truncus pulmonalis | Stamm der Lungenschlagadern |
| Tuba uterina | Eileiter |
| Tuberculum | Knochenvorsprung („Höckerchen") |
| – majus | großer Knochenvorsprung am Oberarm |
| – minus | kleiner Knochenvorsprung am Oberarm |
| Tuberositas | „Rauhigkeit" am Knochen (Ansatzstelle eines Muskels) |

**U**

| | |
|---|---|
| Ulna | Elle |
| Ureter | Harnleiter |
| Urethra | Harnröhre |
| Uterus | Gebärmutter |

**V**

| | |
|---|---|
| Vagina | Scheide |
| Valva | Klappe |
| – mitralis | Mitralklappe (zwischen linkem Vorhof und linker Herzkammer) |
| – tricuspidalis | Trikuspidalklappe (zwischen rechtem Vorhof und rechter Herzkammer) |
| Vasa lymphatica | Lymphgefäße |
| vegetatives Nervensystem | autonomes Nervensystem |
| Vena(-e) | Blutader |
| – jugularis | die das Blut vom Kopf abführende große Halsvene |
| – hepatica | Lebervene |
| – cava | große Hohlvene |
| – portae | Pfortader |
| – pulmonalis | Lungenvene |
| – renalis | Nierenvene |
| Ventriculus, Ventrikel | flüssigkeitsgefüllte Hohlräume im Gehirn, Herzkammer, Magenhohlraum |
| Vertebra | Wirbel |
| – prominens | 7. Halswirbel |
| – lumbalis | Lendenwirbel |
| – cervicalis | Halswirbel |
| – thoracica | Brustwirbel |
| Vesica | Blase |
| – fellea | Gallenblase |
| – urinaria | Harnblase |
| Vesiculae seminales | Samenbläschen |
| Vomer | Pflugscharbein |
| Vulva | äußere weibliche Geschlechtsorgane (Scheidenvorhof, Schamlippen) |

**Z**

| | |
|---|---|
| Ziliarkörper | Strahlenkörper |
| Zytologie | Lehre von den Zellen |

# 22 Physiologie

S. Silbernagl, M. Gekle und E. Humpeler

**Lernziel**

Dieser einleitende Abschnitt soll den Leser in die Grundlagen der Physiologie einführen. Dabei soll er im einzelnen darüber Kenntnisse erwerben und nachweisen,

- welches Maßsystem in der Physiologie und Medizin verwendet wird und welche Meßgrößen und Maßeinheiten dabei Verwendung finden;
- auf welche Weise verschiedene Maßeinheiten ineinander umgerechnet werden;
- in welcher Art die Meßergebnisse mathematisch behandelt und dargestellt werden können;
- welche Transportprozesse an der Zellmembran und im Organismus stattfinden;
- welche elektrischen Phänomene die Zelle aufweist;
- wie Energie im Organismus nutzbar gemacht wird bzw. in andere Energieformen umgewandelt werden kann;
- auf welche Art und Weise im Organismus Informationen übermittelt werden und welche Steuerungssysteme hierfür existieren.

## 22.1 Grundlagen

### 22.1.1 Maße und Messen in Physiologie und Medizin

*Physiologie ist die Lehre von den Lebensvorgängen und den Körperfunktionen.* Da diese Vorgänge und Funktionen u. a. auf physikalischen und chemischen Gesetzmäßigkeiten beruhen, sind ihre quantitative Bestimmung (wieviel? wie groß?) ihre Erforschung, ihr Erlernen, ihre Beurteilung und ihre Beeinflussung untrennbar mit dem Messen physikalischer, chemischer und sonstiger Größen verbunden; sei es, daß z. B. der Blutdruck, die Harnmenge oder das Hörvermögen gemessen oder daß der pH-Wert (Maß für den Säuregrad) des Blutes oder eine Enzymaktivität bestimmt werden.

#### 22.1.1.1 Maßsysteme

In der Medizin, und somit auch in der Physiologie, existiert eine verwirrende Vielzahl von *Maßeinheiten* für dieselbe *Meßgröße*. Beispiel: Für die Angabe der Meßgröße Konzentration gibt es die Einheiten g/l, g/100 ml, g/ml, mg%, ppm (w/v); oder für eine Druckangabe findet man die Maßeinheiten $mmH_2O$, $cmH_2O$, mmHg, Torr, at, atü, bar, $kg/cm^2$ usw.
Dieses Durcheinander hat mehrere *Nachteile:*

- Der Vergleich oder die Verrechnung zweier Maßeinheiten (z. B. $cmH_2O$ und mmHg) für eine Meßgröße (hier: Druck) erfordert (meist schlecht zu merkende) Umrechnungsfaktoren.
- Die Berechnung einer Meßgröße aus anderen Meßgrößen (z. B. Masse aus Volumen mal Konzentration) erfordert ebenfalls umständliche Umrechnungen, wenn die benützten Basiseinheiten (s. unten) nicht dieselben sind.
- Die unterschiedlichen Maßeinheiten und die Umrechnungen bieten Anlaß zu Verwechslungen und Rechenfehlern, die besonders im Umgang mit Patienten verhängnisvolle Folgen haben können.

Um hier Abhilfe zu schaffen, wurden in der Bundesrepublik Deutschland (Einheitengesetz vom 2. Juli 1969) und in Österreich (Bundesgesetz über das Maß- und Eichwesen vom 5. Juli 1950 und vom 20. März 1973) mit Wirkung vom 1. Januar 1978 die international verwendeten *SI-Einheiten* (SI = Système International d'Unités = System der internationalen Einheiten) gesetzlich vorgeschrieben.
Diese SI-Einheiten werden in den folgenden Kapiteln verwandt. Um das Umlernen und Umdenken von den bisher üblichen Einheiten in die SI-Einheiten während der Übergangsperiode zu erleichtern, sind die alten Maßeinheiten meist in Klammern beigefügt. Außerdem sind in den folgenden Abschnitten, wo nötig, Umrechnungstabellen für die jeweiligen Maßeinheiten eingefügt. Die Basiseinheiten des SI-Systems sind

- für die *Länge:* m (Meter),
- für die *Masse:* kg (Kilogramm),
- für die *Zeit:* s (Sekunde),
- für die *Stoffmenge:* mol (Mol),
- für die *Stromstärke:* A (Ampere),
- für die *Temperatur:* K (Kelvin),
- für die *Lichtstärke:* cd (Candela).

Diese Basiseinheiten sind untereinander unabhängig und genau definiert (so gibt es z. B. ein Urmeter in Paris). Alle anderen Einheiten sind von den Basiseinheiten *abgeleitet*, und zwar zum größten Teil dadurch, daß die Basiseinheiten miteinander multipliziert oder durcheinander dividiert werden, z. B.

- für Fläche (Länge mal Länge) : $(m \cdot m) = m^2$,
- für Geschwindigkeit (Länge pro Zeit) : m/s.

Wird die neue Einheit dabei zu kompliziert, bekommt sie einen neuen Namen mit eigenem Symbol, z. B.

- für Kraft: $\frac{kg \cdot m}{s^2}$ = N (Newton),
- für Energie, Arbeit und Wärmemenge:

$\frac{m^2 \cdot kg}{s^2}$ = J (Joule).

### 22.1.1.2 Bruchteile und Vielfache von Maßeinheiten

Da es umständlich ist, z. B. 1000 g oder 0,000001 g zu schreiben, verwendet man Vorsilben vor der Maßeinheit, die dezimale Vielfache und Bruchteile (in 1000er-Schritten) bezeichnen; im ebengenannten Beispiel sagt und schreibt man 1 kg (Kilogramm) statt 1000 g bzw. 1 μg (Mikrogramm) statt 0,000001 g.
Die Faktoren und Symbole sind in Tab. 22.**1** enthalten. Die Vorsilben werden nicht nur vor die Basiseinheiten (s. oben), sondern auch vor die davon abgeleiteten Einheiten mit eigenem Symbol gesetzt, also z. B. vor

- Hz (Hertz) bei der Frequenz,
- N (Newton) bei der Kraft,
- Pa (Pascal) beim Druck,
- J (Joule) bei Arbeit, Energie und Wärmemenge,
- W (Watt) bei der Leistung,
- l (Liter = $1/1000\ m^3$) beim Volumen (s. unten).

Ein kPa z. B. sind $1000(10^3)$ Pascal, 1 μl ist ein millionstel $(10^{-6})$ Liter usw.
Daneben werden für manche Maßeinheiten noch Vorsilben für kleinere Dezimalschritte verwendet.

10fach = $10^1$: Deka- (da, früher auch dk)
100fach = $10^2$: Hektro- (h)
1/10 = $10^{-1}$: Dezi- (d)
1/100 = $10^{-2}$: Zenti- (c)

Bei Zeitangaben werden auch die gewohnten, nichtdezimalen Vielfachen weiter verwendet, also Minute (min), Stunde (h) und Tag (d).

### 22.1.1.3 Länge, Fläche, Volumen

*Länge*: SI-Einheit der Länge ist das *Meter (m)*. Andere in der Physiologie noch gebräuchliche und wichtige Längeneinheiten sind u. a.:

Ångström (Å) = $10^{-10}$ m = 0,1 nm
Mikron (μ) = $10^{-6}$ m = 1 μm

Amerikanische und britische Längeneinheiten sind:

| | |
|---|---|
| inch = Zoll | = 0,0254 m |
| | = 25,4 mm |
| foot (Mehrzahl: feet) = Fuß | = 0,3048 m |
| yard = Elle | = 0,9144 m |
| mile = Meile | = 1609,344 m |
| | ≈ 1,61 km |

Tabelle 22.**1** **Faktoren und Symbole**

| Faktor | Zehnerpotenz S. 501 f. | Vorsilbe | Symbol |
|---|---|---|---|
| 1 Trillion | $= 10^{18}$ | Exa- | E |
| 1 Billiarde | $= 10^{15}$ | Peta- | P |
| 1 Billion | $= 10^{12}$ | Tera- | T |
| 1 Milliarde | $= 10^{9}$ | Giga- | G |
| 1 Million | $= 10^{6}$ | Mega- | M |
| 1000 | $= 10^{3}$ | Kilo- | k |
| 1/1000 | $= 10^{-3}$ | Milli- | m |
| 1 Millionstel | $= 10^{-6}$ | Mikro- | μ |
| 1 Milliardstel | $= 10^{-9}$ | Nano- | n |
| 1 Billionstel | $= 10^{-12}$ | Piko- | p |
| 1 Billiardstel | $= 10^{-15}$ | Femto- | f |
| 1 Trillionstel | $= 10^{-18}$ | Atto- | a |

*Fläche.* Abgeleitete SI-Einheit der Fläche ist das *Quadratmeter* $(m \cdot m) : m^2$.
Bei Umrechnungen, z. B. in $km^2$, ist zu beachten, daß $1\ km^2 = 1$ Million $(10^6) m^2$, da
$1\ km = 10^3 m$, $1\ km \cdot 1\ km = 10^3 m \cdot 10^3 m = 10^6 m^2$ (S. 501).
Ähnliches gilt bei Bruchteilen des $m^2$:
$1\ mm^2 = 10^{-6} m^2$
$1\ \mu m^2 = 10^{-12} m^2$
*Volumen.* Abgeleitete SI-Einheiten des Volumens (Rauminhaltes) ist das *Kubikmeter* $(m \cdot m \cdot m) : m^3$.
Bei Umrechnungen in Vielfache und Bruchteile mit den entsprechenden Vorsilben ist zu beachten, daß z. B.
$1\ m^3 = (10^3 mm \cdot 10^3 mm \cdot 10^3 mm) = 10^9 mm^3$.
Eine besonders für Flüssigkeiten und Gase häufig benützte Sondergröße für das *Volumen* ist das *Liter (l):*

1 l $= 10^{-3}\ m^3 = 1\ dm^3$
1 ml $= 10^{-6}\ m^3 = 1\ cm^3$
1 μl $= 10^{-9}\ m^3 = 1\ mm^3$

Britische und amerikanische Volumeneinheiten werden folgendermaßen umgerechnet:

| | |
|---|---|
| 1 fluid ounce (amerikanisch) | = 29,57 ml |
| 1 fluid ounce (britisch) | = 28,41 ml |
| 1 U.S. liquid gallon | = 3,785 l |
| 1 Imperial gallon (britisch) | = 4,546 l |

### 22.1.1.4 Geschwindigkeit, Frequenz, Beschleunigung

*Geschwindigkeit.* Die Geschwindigkeit (v) ist der zurückgelegte Weg (Δs) pro Zeit (t) ($v = {}^{\Delta s}/_{\Delta t}$). Die Einheit ist m/s.
Bei Geschwindigkeiten von Flüssigkeiten werden neben dieser sog. Lineargeschwindigkeit noch die Begriffe „Volumengeschwindigkeit", „Flußrate" u. a. verwendet. Gemeint ist damit ein *Volumen*fluß pro Zeit mit der Einheit l/s oder $m^3/s$.
*Frequenz.* Mit der Frequenz gibt man an, *wie oft* irgend ein Ereignis (Pulsschlag, Atemzüge usw.) pro Zeiteinheit statt-

findet. SI-Einheit ist 1/s, auch Hertz (Hz) genannt. Oft wird auch noch als Frequenzeinheit 1/min verwendet, wobei gilt 1/min = 1/60 HZ ≈ 0,01667 Hz

*Beschleunigung.* Unter Beschleunigung (a) versteht man die Geschwindigkeits*änderung* pro Zeit ($\Delta v/\Delta t$) die Einheit ist daher m/s pro s = m/s². Eine Beschleunigungsangabe mit negativem Vorzeichen wird auch *Verzögerung* genannt. Wie schnell z. B. ein Auto beschleunigen kann und wie schnell es gebremst werden kann, wird beidesmal in m/s² ausgedrückt.

### 22.1.1.5 Kraft, Druck

*Kraft.* Kraft ist definiert als das Produkt aus einer Masse (m) multipliziert mit der Beschleunigung (a), die sie erfährt. (Spezialfall: „Gewicht" = Gewichts*kraft* = Masse mal Erdbeschleunigung). Die Beziehung F = m · a ist das Newton'sche Axiom. Sie läßt sich nicht herleiten. Da die Einheit der Masse das Kilogramm (kg) ist und die der Beschleunigung m/s² (s. oben) gilt:

$$F = m \cdot a\ [kg \cdot \frac{m}{s^2} = N\ (Newton)]$$

Einheit der *Kraft:* $\frac{kg \cdot m}{s^2} = N\ (Newton)$

*Druck.* Druck ist definiert als der Quotient aus einer Kraft geteilt durch die Fläche (A) auf die sie wirkt. Einheit der Kraft ist N, die der Fläche m², es gilt also

($P = \frac{F}{A}$) Einheit des *Druckes:* N/m² = *Pa (Pascal)*

Andere Druckeinheiten werden in die SI-Einheit Pa folgendermaßen umgerechnet:

| | |
|---|---|
| 1 mm$H_2O$ | ≈ 9,8 Pa |
| 1 cm$H_2O$ | ≈ 98 Pa |
| 1 mmHg = 1 Torr | = 133,3 Pa = 0,1333 kPa |
| 1 techn. Atmosphäre (at) | ≈ 98067 Pa = 98,067 kPa |
| 1 physikal. Atmosphäre (atm) | = 101,324 kPa |
| 1 bar | = 100 000 Pa = 100 kPa |

### 22.1.1.6 Arbeit, Energie, Wärmemenge, Leistung

*Arbeit.* Arbeit (W) ist definiert als Kraft multipliziert mit der Strecke entlang der sie wirkt. Einheit der Kraft ist N (Newton, s. oben), die des Weges m (Meter). Es gilt also:

W = F · S = N · m = *J (Joule)*

Arbeit kann nur geleistet werden, wenn Energie vorhanden ist. D. h. Energie (E) ist gespeicherte Arbeit: W = E mit der Einheit Joule (J). Da F = P · A ist W = P · A · S; da A · S = Volumen ist W = P · V. Energie und Wärmemenge haben die gleiche Einheit, da Wärmemenge nur eine Form der Arbeitsspeicherung ist.

Einheit der *Energie* und *Wärmemenge: J (Joule)*

Andere Einheiten für Arbeit, Wärmemenge und Energie werden in die SI-Einheit J folgendermaßen umgerechnet:
1 erg = $10^{-7}$ J = 0,1 μl
1 cal ≈ 4,185 J
1 kcal ≈ 4185 J = 4,185 kJ
1 Ws = 1 J
1 kWh = 3,6 Millionen J = 3600 kJ = 3,6 MJ

*Leistung.* Leistung ist Arbeit pro Zeit; Einheit der Arbeit ist J, die der Zeit s. Damit gilt

Einheit der *Leistung:* J/s = *W (Watt)*

Andere Einheiten für die Leistung und den Wärmestrom werden in die SI-Einheit W folgendermaßen umgerechnet:
1 erg/s = $10^{-7}$ W = 0,1 μW
1 cal/h = 1,163 · $10^{-3}$ W = 1,163 mW
1 PS = 735,5 W = 0,7355 W

### 22.1.1.7 Masse, Stoffmenge, Konzentration

*Masse.* Masse hat die Basiseinheit *Kilogramm (kg),* d. h., hier wurde ausnahmsweise die mit der Vorsilbe „kilo" versehene Einheit als Basiseinheit verwendet. 1 kg ist die Masse des Urkilogramms zu Paris.

Die Masse eines Moleküls oder eines Atoms (Molekular- bzw. Atom„gewicht") wird meist in *Dalton* ausgedrückt (keine SI-Einheit), wobei 1 Dalton = 1/12 der Masse eines $^{12}C$-Atoms = 1 Proton, mit einer Masse von 1,66 · $10^{-24}$ g = 1 Dalton (Da).

*Stoffmenge.* Eine der Masse verwandte Meßgröße ist die Stoffmenge, die in Mol (Symbol: *mol*) angegeben wird. Das Wassermolekül $H_2O$ besteht aus 18 Kernteilchen: 2 Protonen + 8 Protonen + 8 Neutronen mit je einer Masse von 1,66 · $10^{-24}$ g = 1 Dalton. Ein $H_2O$-Molekül hat also eine Atommasse von 2,988 · $10^{-23}$ g = 18 Da. Multipliziert man die Masse mit der Loschmidtzahl (= 6,02252 · $10^{23}$ Moleküle) so erhält man 18 g. D. h. 6,02252 · $10^{23}$ Moleküle wiegen genau so viel in g wie Kernteilchen im Molekül sind. Umgekehrt gilt, daß in einer Masse in g, die der Anzahl der Kernteilchen entspricht 6,02252 · $10^{23}$ Moleküle sind. Diese Molekülzahl nennt man 1 Mol.
Atommasse von Na: 23 Da
→ 1 mol $Na^+$-Ionen = 23 g $Na^+$-Ionen.
Molmasse von $CaCl_2$
(40 + 2 · 35,5) = 111 Da
→ 1 mol $CaCl_2$ = 111 g $CaCl_2$.
(In 1 mol $CaCl_2$ sind 2 mol $Cl^-$-Ionen und 1 mol $Ca^{2+}$-Ionen enthalten.)

Teilt man mol durch die Wertigkeit des betroffenen Stoffes (S. 250 f.), ergibt sich die relative Äquivalentmasse mit der Maßeinheit *val, aeq* oder *eq* (keine SI-Einheiten!).
Bei einwertigen Stoffen sind mol und val gleich groß:
1 val (eq) $Na^+$ = 1 mol $Na^+$.
Bei zweiwertigen Stoffen (z. B. $Ca^{2+}$, s. oben) gilt:
1 val (eq) $Ca^{2+}$ = 1/2 mol $Ca^{2+}$
oder
1 mol $Ca^{2+}$ = 2 val (= eq) $Ca^{2+}$

Eine weitere, von der Einheit mol abgeleitete Größe ist das Osmol (Symbol: *osm*) (S. 500).

*Konzentration.* Der Ausdruck Konzentration kann mehreres bedeuten:

- Masse eines Stoffes pro Volumeneinheit (z. B. g/l) (*Massenkonzentration* oder Konzentration im engeren Sinn),
- Stoffmenge pro Volumeneinheit (mol/l) (*Stoffmengenkonzentration* = mola**r**e Konzentration),
- Stoffmenge pro Masse Lösungsmittel (z. B. mol/kg $H_2O$) (**molale** Konzentration),
- Massenanteil pro Gesamtmasse [g/g = 1] *(Massenverhältnis),*
- Volumenanteile pro Gesamtvolumen [l/l = 1] *(Volumenverhältnis).*

Die beiden letzten Größen sind *relative Anteile (Fraktionen),* die daher auch *fraktionelle Konzentrationen* genannt werden.
SI-Einheit der *Massenkonzentration* ist g/l (kg/l, mg/l usw.). Umrechnung in einige bisher benützte Größen:

| | |
|---|---|
| 1 g/100 ml | = 10 g/l (= 1 g/dl) |
| 1 g% | = 10 g/l |
| 1 % (w/v) | = 10 g/l |
| 1 g‰ | = 1 g/l |
| 1 mg% | = 0,01 g/l = 10 mg/l |
| 1 mg/100 ml | = 0,01 g/l = 10 mg/l |
| 1 μg% | = $10^{-5}$ g/l = 10 μg/l |
| 1 γ% | = $10^{-5}$ g/l = 10 μg/l |

SI-Einheit der *Stoffmengenkonzentration* ist mol/l (bzw. mmol/l, μmol/l usw.).
Umrechnungen:

| | |
|---|---|
| 1 M („molar“) | = 1 mol/l |
| 1 N („normal“) | = (1/Wertigkeit) · mol/l |
| 1 mM („millimolar“) | = $10^{-3}$ mol/l = 1 mmol/l |
| 1 val (eq)/l | (1/Wertigkeit) · mol/l |

Die Konzentration eines gelösten Stoffes wird häufig auf die *Volumeneinheit der Lösung* bezogen; bei Mengenkonzentrationen ist dies die *Mola**r**ität* (mol/l). In biologischen Flüssigkeiten trägt das Volumen der gelösten Stoffe allerdings oft wesentlich zum Gesamtvolumen bei. 1 l Blutplasma z. B. enthält 0,07 l gelöste Stoffe (vor allem Proteine) und daher nur 0,93 l Wasser. Für chemische Reaktionen sowie für biophysikalische und biologische Vorgänge ist es aber meist wichtiger, die Konzentration bezogen auf das *Volumen* des *Lösungsmittels* $H_2O$ zu kennen. Wandelt man nun zusätzlich die temperaturabhängige Größe Volumen in Masse um, erhält man die *Mola**l**ität* (mol/kg $H_2O$). Gleiches gilt für die Begriffe „Osmola**r**ität“ und „Osmola**l**ität“ (S. 500 f.).

Die *fraktionellen Konzentrationen (Massenverhältnis* und *Volumenverhältnis)* haben die „Einheit“ 1 (bzw. $10^{-3}$, $10^{-6}$usw.). Umrechnungen (Benützung von Zehnerpotenzen s. S. 501 f.):

| | |
|---|---|
| 1% | = 0,01 |
| 1‰ | = $1 \cdot 10^{-3}$ |
| 1 Vol% | = 0,01 |
| 1 l/l | = 1 |
| 1 ppm | = $1 \cdot 10^{-6}$ |
| 1 ppb | = $1 \cdot 10^{-9}$ |
| 1 g/kg | = $1 \cdot 10^{-3}$ |

Für die *Konzentration der $H^+$-Ionen* (Protonen) wird eine spezielle Einheit, der *pH-Wert,* verwendet (Kap. 19 Chemie). Der *pH-Wert ist die negative Hochzahl (Logarithmus* S. 501) *der $H^+$-Ionen-Konzentration in mol/l. Das heißt:*

| | |
|---|---|
| 1 mol/l | = $10^{-0}$ mol/l:pH 0 |
| 0,1 mol/l | = $10^{-1}$ mol/l:pH 1 |
| 0,01 mol/l | = $10^{-2}$ mol/l:pH 2 |
| 0,001 mol/l | = $10^{-3}$ mol/l:pH 3 |
| usw. bis | $10^{-14}$ mol/l:pH 14 |

### 22.1.1.8. Elektrische Maßeinheiten

Das Wandern von elektrisch geladenen Teilchen, also z. B. von negativ geladenen Elektronen durch einen Draht, bezeichnet man als elektrischen Strom. Wieviel Teilchen/Zeit dabei fließen, wird mit der *Stromstärke* ausgedrückt. Deren Einheit ist das *Ampere* (A). Auch eine Wanderung von Ionen ($Na^+$, $K^+$ usw.), z. B. durch eine Zellmembran, also ein *Ionenstrom,* kann in A ausgedrückt werden. Ein elektrischer Strom kann nur fließen, wenn eine elektrische *Potentialdifferenz,* auch kurz *Spannung* oder *Potential* genannt, besteht. Eine Batterie oder ein Dynamo z. B. erzeugen eine solche Spannung. Im Organismus entstehen elektrische Spannungen meist durch den *Transport von Ionen.*

Die Einheit der elektrischen *Spannungen* ist das *Volt (V).*
$V = W \cdot A^{-1} = m^2 \cdot kg \cdot s^{-3} \cdot A^{-1}$.

Wieviel Strom bei gegebener Spannung fließt, hängt vom elektrischen *Widerstand* ab.
Spannung = Strom · Widerstand
*(Ohmsches Gesetz).*

Die *Einheit* des elektrischen Widerstandes ist das *Ohm* (Ω).
$\Omega = V \cdot A^{-1} = m^2 \cdot kg \cdot A^{-2} \cdot s^{-3}$.

Sein Kehrwert (1/Widerstand) ist die *elektrische Leitfähigkeit.* Ihre Einheit ist das *Siemens* (S = 1/Ω). Auch die Durchlässigkeit, z. B. einer Zellmembran, für Ionen kann mit der elektrischen Leitfähigkeit *(Ionenleitfähigkeit)* dieser Membran beschrieben werden.

*Elektrische Arbeit* oder *Energie* wird wie jede Arbeit in *Joule (J)* oder *Wattsekunden (Ws)* ausgedrückt, die *elektrische Leistung* wie jede Leistung in *Watt (W).*

Während beim *Gleichstrom* der Strom immer in derselben Richtung fließt, ändert sich die Richtung des Stromflusses beim *Wechselstrom* dauernd. Wie oft dieser Wechsel pro Zeit erfolgt, wird mit der *Frequenz* (Hz) ausgedrückt. Das normale Lichtnetz z. B. hat eine Frequenz von 50 Hz.

### 22.1.1.9 Temperatur

SI-Einheit der Temperatur ist das Kelvin (K), wobei 0 K (absoluter Nullpunkt) die tiefste der überhaupt möglichen Temperaturen darstellt. Von der Kelvin-Skala abgeleitet ist die Celsius-Skala mit der Einheit Grad Calsius (°C). Es gilt:
Temperatur in °C = Temperatur in K – 273,15 K.

Im Amerikanischen wird die Temperatur meist in Grad Fahrenheit (°F) angegeben. Für die Umrechnung in °C gilt folgendes (Tab. 22.**2**):
Temperatur in °F = (9/5 · Temperatur in °C) + 32; und umgekehrt
Temperatur in °C = 5/9 · (Temperatur in °F – 32).

Tabelle 22.2 **Einige wichtige Temperaturen umgerechnet**

| | °C | °F |
|---|---|---|
| Gefrierpunkt von $H_2O$ | 0 | +32 |
| Zimmertemperatur | +20 bis +25 | +68 bis +77 |
| Körpertemperatur | +37 | +98,6 |
| Fieber | bis +42 | bis +107,6 |
| Siedepunkt des Wassers (Meereshöhe) | +100 | +212 |

## 22.1.1.10 Osmolarität, Osmolalität, osmotischer und onkotischer Druck

Unter *Osmolarität* versteht man die *Konzentration osmotisch wirksamer Teilchen*, gleichgültig um welche Stoffe bzw. Stoffmischungen es sich dabei handelt. Einheit ist das *Osmol pro Liter (osm/l;* osm ist keine SI-Einheit!).
Da die Osmolarität auf eine Volumeneinheit der Lösung bezogen ist und Volumen nicht nur von der Temperatur, sondern auch vom Volumen der gelösten Substanzen (Plasma ca. 7%, Erythozyten ca. 30%!) abhängig ist, wird, analog der Molalität, die *Osmolalität* mit der Einheit *osm/kg $H_2O$* verwendet. Die (reale) Osmolalität ist es auch, die normalerweise gemessen wird (s. u.) und die in das van't Hoffsche Gesetz (s. u.) eingesetzt werden kann.
Die *ideale Osmolalität* wird vom mol der betreffenden Substanz abgeleitet. Wird z. B. 1 mmol (180 mg) Glucose in 1 kg Wasser (1 l bei 4 °C) gelöst, beträgt die Molalität 1 mmol/kg $H_2O$ und die Osmolalität daher 1 mosm/kg $H_2O$. Das ändert sich, wenn Elektrolyte wie NaCl gelöst werden, da sie dissoziieren ($NaCl \rightleftarrows Na^+ + Cl^-$). Jedes dieser beiden Ionen ist osmotisch aktiv. Das heißt, wenn ein dissoziierender Stoff in 1 kg $H_2O$ gelöst wird, gilt: (ideale) Osmolalität = Molalität mal Zahl der Dissoziationsprodukte, bei 1 mmol NaCl also 2 mosm/kg $H_2O$. Im Gegensatz zu NaCl dissoziieren schwache Elektrolyte bei physiologischem pH-Wert nur teilweise; hier muß der Dissoziationsgrad mit in Rechnung gestellt werden.
Diese Berechnung der Osmolalität gilt nur für ideale, also extrem verdünnte Lösungen. Die Körperflüssigkeiten sind hingegen *nichtideale (reale) Lösungen*, in denen die gelösten Teilchen so hoch konzentriert sind, daß sie sich gegenseitig beeinflussen. Um die *reale Osmolalität* zu errechnen, muß der Wert für die ideale Osmolalität mit dem *osmotischen Koeffizienten (g)* multipliziert werden; g ist konzentrationsabhängig und beträgt z. B. für NaCl 0,926 bei (idealer) Osmolalität von 300 mosm/kg $H_2O$. Die reale Osmolalität dieser NaCl-Lösung ist also nur 278 mosm/kg $H_2O$.

Gemessen wird die (reale) Osmolalität mit einem sog. *Osmometer.* Ein Typ davon arbeitet nach dem Prinzip der *Gefrierpunkterniedrigung.* Reines Wasser gefriert bei 0 °C. Je mehr osmotisch wirksame Teilchen darin gelöst sind, desto mehr sinkt der Gefrierpunkt ($\Delta T$) der Lösung unter 0 °C (die Salzstreuung auf winterlichen Straßen verhindert nach dem gleichen Prinzip die Glatteisbildung). Bestimmt man daher, wie weit der Gefrierpunkt erniedrigt ist, so kann man daraus ableiten, wie hoch die reale Osmolalität ist (z. B. Plasma: $\Delta T = -0{,}54$ °C → 290 mosm/kg $H_2O$).

Lösungen, welche die gleiche Osmolalität wie das Plasma haben, werden in der Biologie und Medizin *isosmolal,* die eine höhere oder niedrigere haben, *hyper-* bzw. *hyposmolal* genannt.
Die *Tonizität (iso-, hyper-hypoton)* bezeichnet hingegen den *osmotischen Druck* $\pi$ (Pi) relativ zu einer Vergleichslösung, in der Medizin zum Blutplasma. $\pi$ wird durch osmotisch aktive Lösungsbestandteile an einer *selektiven Membran* hervorgerufen, wobei die Selektivität für jede der gelösten Substanzen durch den *Reflexionskoeffizient* $\sigma$ (Sigma) beschrieben wird. Wenn die Membran nur das Lösungsmittel, nicht aber die gelösten Stoffe ($\sigma = 1$) durchläßt, spricht man bezüglich des gelösten Stoffes von einer *semipermeablen Membran.*
Bei einer Osmolalitätsdifferenz ($\Delta C_{osm}$) über die Membran kann die osmotische Druckdifferenz $\Delta\pi$ nach *Van't Hoff* berechnet werden aus:

$$\Delta\pi = \sigma \cdot R \cdot T \cdot \Delta\, C_{osm},$$

wobei R = allgemeine Gaskonstante ($8{,}314\ J \cdot K^{-1} \cdot osm^{-1}$), T = absolute Temperatur (in K) und $\sigma$ der Reflexionskoeffizient. Die Einheit für $C_{osm}$ ist $osm/m^3$ = mosm/l.
Eine isosmolale Lösung ist daher nur isoton, wenn $\sigma = 1$. Häufig ist $\sigma < 1$. Zellmembranen sind z. B. für Harnstoff durchlässig und die Blutkapillaren je nach Organ in unterschiedlichem Ausmaß für Proteine. Die osmotische (bei Proteinen: onkotische) Druckdifferenz ist in diesen Fällen daher kleiner, als es die Konzentrationsdifferenz von Harnstoff bzw. Proteinen erwarten läßt.
Im Organismus spielt der osmotische Druck an vielen Stellen eine wichtige Rolle. Werden z. B. aus den Nierentubuli $Na^+$- und $Cl^-$-Ionen heraustransportiert, wird der Primärharn hypoton. Es entsteht ein osmotischer Druckunterschied; Wasser fließt deswegen den Ionen hinterher und wird so auch aus den Tubuli resorbiert.
Auch große Moleküle, z. B. die *Proteine* des Blutplasmas, erzeugen einen osmotischen Druck, der in diesem Fall den Namen *onkotischer* oder *kolloidosmotischer Druck* trägt. Er spielt deshalb im Organismus eine so große Rolle, weil die Wände der Blutkapillaren für die großen Proteinmoleküle nur wenig durchlässig sind, Wasser und kleinere gelöste Teilchen jedoch leicht durchtreten können. Die Kapillarwände bilden also eine selektive Membran, wie sie für das Wirksamwerden des osmotischen (hier des onkotischen) Druckes notwendig ist.
Tritt trotzdem Wasser aus den Kapillaren aus, so erhöht sich der onkotische Druck, der dem Wasseraustritt zunehmend entgegenwirkt. Dieser Anstieg des onkotischen Druckes ist dabei wesentlich höher als es das van't Hoffsche Gesetz erwarten ließe. Grund dieser Abweichung, die wesentlich zur Konstanthaltung des Plasmavolumens beiträgt, sind bestimmte biophysikalische Eigenschaften der Plasmaproteine.

## 22.1.2 Mathematik in Physiologie und Medizin

### 22.1.2.1 Rechnen mit Potenzen

Zahlen, die sehr viel größer oder sehr viel kleiner als 1 sind, lassen sich nur umständlich und unübersichtlich schreiben: z. B. 10 000 000 (zehn Millionen) oder 0,000 004 (4 Millionstel). Man verwendet daher sog. *Zehnerpotenzen*, die folgendermaßen entstehen:

$$100 = 10 \cdot 10 = 10^2$$
$$1\,000 = 10 \cdot 10 \cdot 10 = 10^3$$
$$10\,000 = 10 \cdot 10 \cdot 10 \cdot 10 = 10^4$$

*Wie oft* die 10 bei diesem Malnehmen vorkommt, wird also vereinfacht mit einer *Hochzahl* (Exponent) ausgedrückt.
Ist die Zahl nicht genau eine Zehnerpotenz (z. B. 34 500), teilt man durch die nächstniedrige Zehner-Potenz (10 000) und schreibt das Ergebnis (3,45) als Multiplikator vor diese Zehnerpotenz: $3{,}45 \cdot 10^4$.
10 kann man nach dem eben Gesagten auch $10^1$ schreiben. Noch kleinere Zahlen werden folgendermaßen gebildet:

$$1 = 10:10 = 10^0$$
$$0{,}1 = 10:10:10 = 10^{-1}$$
$$0{,}01 = 10:10:10:10 = 10^{-2}$$
usw.

0,04 z. B. kann man dabei ähnlich wie zuvor auflösen in $4 \cdot 0{,}01$ oder $4 \cdot 10^{-2}$.

*Merke:* Bei Zahlen, die kleiner als 1 sind, errechnet sich die (negative) Potenz daraus, an welcher Stelle *nach dem Komma* die 1 steht, bei 0,001 z. B. an 3. Stelle: $0{,}001 = 10^{-3}$.
Bei Zahlen ab 10 zieht man von den Stellen *(vor dem Komma) 1 ab. Der Rest entspricht dann der (positiven) Hochzahl.*
*Beispiele:*
100 hat 3 Stellen, es muß also $10^2$ heißen; 1124,5 hat 4 Stellen vor dem Komma, es muß als $1{,}1245 \cdot 10^3$ heißen.

Auch *Maßeinheiten* können mit Hochzahlen versehen sein, z. B. $m^3$. Das heißt dann, genau wie bei $10^3$, daß die Basis, also m, 2mal mit sich selbst malgenommen wird ($m \cdot m \cdot m$; S. 497). Auch negative Hochzahlen werden bei Maßeinheiten benützt: genauso wie man $^1/_{10} = 10^{-1}$ schreibt, kann man $\frac{1}{s} = s^{-1}$ schreiben oder statt mol/l ($mol \cdot \frac{1}{l}$ oder $mol \cdot l^{-1}$). Die Hochzahl „$^{-1}$" neben einer Maßeinheit heißt also, daß die Maßeinheit unter einen Bruchstrich gehört.

Das *Rechnen mit den Potenzen* hat eigene Regeln: *Zusammenzählen (Addition) und Abziehen (Subtraktion)* ist nur bei *gleicher Hochzahl* möglich.
*Beispiele:*
$(2{,}5 \cdot 10^2) + (1{,}5 \cdot 10^2) = 4 \cdot 10^2$; aber
$(2 \cdot 10^3) + (3 \cdot 10^2)$ muß umgewandelt werden in
$(2 \cdot 10^3) + (0{,}3 \cdot 10^3) = 2{,}3 \cdot 10^3$.
*Malnehmen* (Multiplizieren) der Potenzen *bedeutet Zusammenzählen der Hochzahlen. Teilen der Potenzen* bedeutet *Abziehen der Hochzahlen.*
*Beispiele:*
$10^2 \cdot 10^3 = 10^{2+3} = 10^5$
$10^4:10^2 = 10^{4-2} = 10^2$
$10^2:10^4 = 10^{2-4} = 10^{-2}$
Zahlen *vor* den Zehnerpotenzen werden dabei wie gewohnt behandelt; z. B.:
$(3 \cdot 10^2) \cdot (2 \cdot 10^3) = 2 \cdot 3 \cdot 10^{2+3} = 6 \cdot 10^5$.
Man kann auch mit den Hochzahlen alleine rechnen; man spricht dann vom *Logarithmenrechnen:* Wird irgendeine Zahl (z. B. 100) als Potenz ($10^2$) geschrieben, so wird die Hochzahl (2) als Logarithmus von 100 (abgekürzt log 100) bezeichnet. Solche Logarithmen finden in der Physiologie z. B. bei der Definition des pH-Wertes oder bei der Auftragung des Schalldruckes mit der Dezibelskala (S. 588) Verwendung.

### 22.1.2.2 Zeichnerische Darstellung von Meßdaten

Um z. B. den Verlauf der Körpertemperatur bei einem Patienten über längere Zeit zu überschauen, stellt man die Temperatur mit der zugehörigen Uhrzeit zeichnerisch (graphisch) dar („Fieber"kurve, s. Abb. 22.**35**, S. 559).
Die beiden *Achsen*, auf denen in diesem Fall Temperatur und Zeit aufgetragen sind, nennt man allgemein *Koordinaten*. Dabei wird die *senkrechte* Achse *Ordinate* (hier: Temperatur), die *waagrechte* Achse *Abszisse* (hier: Uhrzeit) genannt. Mit dieser graphischen Methode kann man alle möglichen Meßwerte gegen andere, jeweils zugehörige Meßwerte auftragen, z. B. Körpergröße gegen Lebensalter, Medikamentenkosten einer Krankenstation gegen die Zahl der Patientenbetten usw.

Dabei kann man auch erkennen, ob die beiden *Meßgrößen voneinander abhängig sind oder nicht.* Trägt man z. B. auf der Ordinate (senkrecht) die Körpergröße auf, auf der Abszisse (waagrecht) das Alter (Abb. 22.**1**), dann steigt die Kurve während des Körperwachstums an. Ab ca. dem 17. Lebensjahr verläuft die Kurve jedoch *waagrecht.* Das bedeutet, daß die Körpergröße in der ersten Phase vom Alter abhängig, in der zweiten (waagrechten) Phase jedoch altersunabhängig ist. Diese formalmathematische Abhängigkeit *(Korrelation)* kann, aber muß nicht auch eine ursächliche sein. So gibt es Gegenden, wo die (sinkende) Anzahl der Störche mit der (sinkenden) Geburtenrate korreliert.

Die Temperaturkurve eines Patienten verläuft meist *nicht waagrecht*, sondern ist nachmittags höher als morgens. Auch hier besteht also eine Abhängigkeit der Temperatur von der Tageszeit.

Will man in ihrer Größe *sehr unterschiedliche Meßdaten* (1–100 000 z. B.) auf einer Koordinate unterbringen, dann können entweder die kleinen Größen (z. B. 5 und 7) nicht mehr getrennt voneinander dargestellt werden, oder aber die Koordinate wird zu lang. Man hilft sich in diesem Fall mit der Auftragung der Daten in Form *ihrer Potenzen* oder *ihrer Logarithmen* (s. oben): statt 1, 10, 100, 1000 usw. schreibt man $10^0$, $10^1$, $10^2$, $10^3$ usw. oder die Logarithmen 0, 1, 2, 3 usw., da log 1 = 0, log 10 = 1, log 100 = 2 usw. ist. In dieser Form sind also die *niedrigen Zahlen* relativ *genau darzustellen*, und trotzdem passen die großen Zahlen noch auf die (vernünftig lange) Koordinatenachse (Abb. 22.**2**; Hörkurven S. 588).

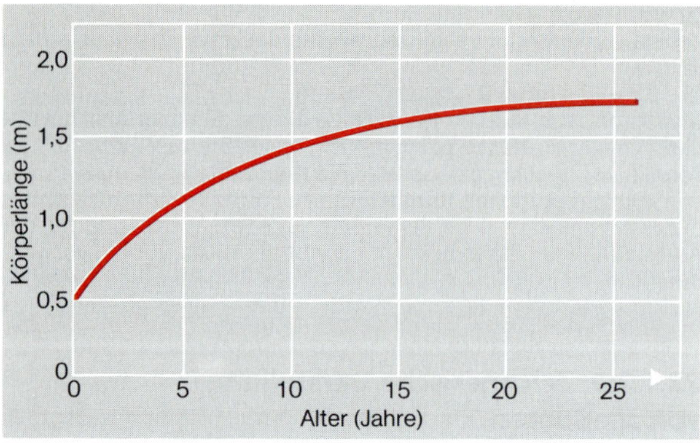


Abb. 22.1 **Graphische Darstellung der Meßgröße Körperlänge in Abhängigkeit vom Lebensalter** (Durchschnittswerte für Mädchen).

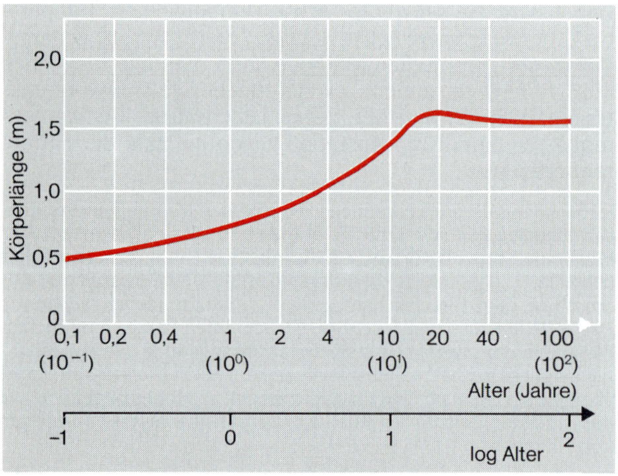


Abb. 22.2 **Graphische Darstellung der Meßgröße Körperlänge in Abhängigkeit vom Lebensalter.** Um das Längenwachstum zwischen dem Säuglingsalter und der Pubertät genauer zu erfassen und um gleichzeitig das ganze Erwachsenenalter darzustellen, wurde hier, anders als in Abb. 22.**1**, das Alter in Zehnerpotenzen (obere Abszisse) bzw. in Logarithmen (untere Abszisse) aufgetragen.

## 22.1.3 Physikalische und chemische Grundprozesse des Lebens

### 22.1.3.1 Transportprozesse, Diffusion

(Abb. 22.**3**)

Ein fundamentaler Transportprozeß ist die *Diffusion* eines Stoffes (s. Kapitel Chemie). Ein Transport durch Nettodiffusion (Hindiffusion minus Rückdiffusion) kann dann ablaufen, wenn der Stoff *am Ausgangsort höher konzentriert ist als am Zielort*, d. h., wenn ein *Konzentrationsgefälle* besteht.

Stellt man z. B. in einem Raum Käse auf den Tisch, durchdringt der Duftstoff des Käses die Zimmerluft (auch *ohne* Luftbewegung!), d. h., er *diffundiert* vom Ort hoher Konzentration (Käse) zum Ort niedriger Konzentration (Umgebung).

In Luft (und allgemein in Gasen) geht dieser Diffusionsprozeß relativ rasch vonstatten, in Flüssigkeiten weniger schnell und im Körpergewebe besonders langsam. Wie schnell eine Substanz in einer Umgebung diffundiert, gibt der Diffusionskoeffizient an. Bei gleichem Konzentrationsgefälle ist der Diffusionskoeffizient um so größer, je schneller die Substanz diffundiert. Wie lange ein Stoff für die Diffusion braucht, hängt außerdem von der *Diffusionsstrecke* ab (der oben genannte Käse wird am Ende eines Saales später zu riechen sein als am Ende einer kleinen Kammer). Auch die *Diffusionsfläche* spielt eine Rolle: je größer die Austauschfläche zwischen dem Ort mit hoher und dem mit niedrigerer Konzentration ist, desto schneller geht die Diffusion vonstatten.
Durch Diffusion wird im Organismus z. B. Sauerstoff aus der Lungenalveole in die roten Blutkörperchen und Kohlendioxid in der umgekehrten Richtung transportiert. Voraussetzung für diesen Transportvorgang ist auch in diesem Fall ein *Konzentrationsgefälle* für diese beiden Stoffe (S. 533 ff.). Auch an jeder *Zellmembran* findet ein Stoffaustausch durch Diffusion statt. Begrenzt ist der Stofftransport mittels Diffusion durch die Diffusionsstrecke: Während bei einem einzelligen Lebewesen (z. B. einer Amöbe) wegen der kurzen Entfernung zur Umwelt der Transport (z. B. von Sauerstoff) schnell genug mittels Diffusion ablaufen kann, sind bei einem vielzelligen Wesen zusätzliche Transportmechanismen notwendig (die Diffusion von Sauerstoff von der Körperoberfläche zu den inneren Organen würde viele Monate dauern).

#### Konvektion

Um solch große Strecken beim Stofftransport überwinden zu können, wird die Flüssigkeit oder das Gas bewegt und die darin gelösten Stoffe, ähnlich wie ein Floß im Fluß, mitgerissen (Transport durch „Mitführen" = *Konvektion*). Beispiele dafür sind der *Blutkreislauf*, die *Belüftung der Lunge*, die *Ausscheidung des Urins* und *des Stuhls* usw. Beim Kohlendioxidtransport z. B. wechseln Diffusion (D) und Konvektion (K) miteinander ab:

D: Gewebe → Blut,
K: mit dem Blut vom Gewebe → Lunge,
D: Blut → Alveolarluft,
K: in Luft von der Alveole ins Freie.

#### Filtration

An verschiedenen Trennwänden im Organismus findet auch ein *Transport durch Filtration* statt. Voraussetzung dafür ist, daß die *Trennwand wasserdurchlässig* ist. Besteht dann ein *Druckunterschied* zwischen beiden Seiten der Trennwand (z. B. relativ hoher Blutdruck in den Blutkapillaren und kleiner Druck im Zwischenzellraum), wird die Flüssigkeit durch die Wand *hindurchgepreßt*. Stoffe, für die die Poren in der Trennwand zu klein sind (in den Blutkapillaren z. B. für Eiweißkörper und Zellen), bleiben zurück, während andere Stoffe mit kleinerer Molekülgröße (z. B. $Na^+$, $Cl^-$) mit ihrem Lösungsmittel durch die Trennwand filtriert werden (z. B. glomeruläre Filtration S. 543 f.).

**Aktiver Transport**

An vielen Stellen im Organismus ist es nötig, daß Stoffe *gegen ein Konzentrationsgefälle* („bergauf") transportiert werden, d. h. von Orten niedriger Konzentration des jeweiligen Stoffes zu Orten hoher Konzentration. Diese Aufgabe läßt sich *nicht* mittels Diffusion lösen, da diese ja in der Gegenrichtung („bergab") abläuft (s. oben), sondern nur mit sog. *aktiven Transportmechanismen*. Diese benötigen Energie, da sie den Stoff „bergauf" transportieren müssen. Ein beträchtlicher Teil der dem Körper in Form von Nahrung zugeführten und durch „Verbrennen" freigesetzten Energie wird für den *aktiven Transport* verwendet (z. B. $Na^+$-, Glucose- und Aminosäurentransport aus den Nierenkanälchen, Aufnahme dieser Stoffe aus dem Darm, Sekretion von Magensäuren, $Na^+$- und $K^+$-Transport in Nerven- und Muskelzellen).

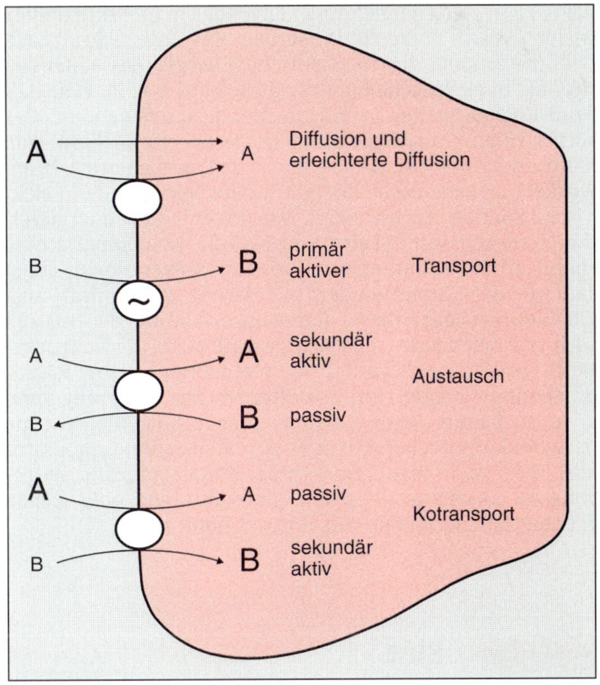


Abb. 22.**3** **Transportprozesse an der Zellmembran.** Überquert eine Substanz die Zellmembran allein aufgrund unterschiedlicher Konzentrationen (entlang des Konzentrationsgradienten), so spricht man von *Diffusion*. Sie kann durch ein Transportmolekül beschleunigt und gesteuert werden (*erleichterte Diffusion*). Wird für den Transport Energie benötigt, so spricht man von *aktivem Transport*. Dieser kann Substanzen auch gegen einen Konzentrationsgradienten transportieren. Transportiert ein Transportmolekül zwei Substanzen in entgegengesetzte Richtung, so spricht man von Austausch oder *Gegentansport*. Werden beide Substanzen in dieselbe Richtung transportiert, so spricht man von *Kotransport*.

### 22.1.3.2 Elektrische Vorgänge

Elektrische Vorgänge spielen im Organismus eine lebenswichtige Rolle. Auf ihnen beruht z. B. die Funktion der Sinnesorgane, des Nervensystems, des Gehirns, der Muskeln und des Herzens. Auf der anderen Seite sind diese elektrischen Vorgänge in der Medizin für das Erkennen von Krankheiten wichtig. Benützt werden z. B.

- das **E**lektro**k**ardio**g**ramm (EKG), von dem die elektrischen Vorgänge am Herzen abgelesen werden können;
- das **E**lektro**e**nzephalo**g**ramm (EEG), das Auskunft über die elektrischen Vorgänge im Gehirn gibt;
- das **E**lektro**m**yo**g**ramm (EMG), das bei der Diagnose von Muskelerkrankungen wichtig sein kann.

*Wie kann* nun z. B. *an einer Nervenzelle eine elektrische Spannung* (Potential) entstehen?
*Im Zellinneren* herrscht normalerweise eine *viel höhere Konzentration an $K^+$-Ionen* als außerhalb der Zelle. Dies führt zu einer *Diffusion* (S. 502) *von $K^+$-Ionen aus der Zelle heraus.* $K^+$ ist, wie das „$^+$" angibt, aber positiv elektrisch geladen. Dadurch entsteht ein *Membranpotential,* das innen negativ ist und an den meisten Zellen etwa –60 bis –80 mV beträgt. Die Durchlässigkeit der Zellwand für Ionen hängt vom Vorhandensein sog. Kanäle ab (= Proteine, die als Poren für bestimmte Ionen dienen). Da diese Kanäle nur bestimmte Ionen (z. B. nur $K^+$) durchlassen, ist die Diffusion nur dieser Ionen möglich. In Ruhe bleibt dieses Zellmembranpotential bestehen, weil $Na^+$-Ionen durch Einstrom in die Zelle nicht für einen Ladungsausgleich sorgen können. Die Zellmembran ist nämlich für $Na^+$ normalerweise nur sehr wenig durchlässig. Dieses durch Diffusion (von relativ wenigen $K^+$-Ionen) hervorgerufene Potential wird *Diffusionspotential* genannt, das, wie jede Spannung, in Volt gemessen wird. Zusätzlich zur Entstehung eines solchen Diffusionspotentials ist es notwendig, daß $K^+$ zuvor in der Zelle angehäuft wird, wofür ein eigenes *aktives Transportsystem* (s. oben) in der Zellwand existiert.
Auf welche Weise elektrische Erscheinungen an der Zelle zur Entstehung von weitergeleiteten Impulsen (sog. Aktionspotentiale) in den Nervenfasern verwendet werden, ist in Abb. 22.**40** gezeigt und auf S. 568 beschrieben.

### 22.1.3.3 Energiegewinnung und -umwandlung

*Leben ist ohne Zufuhr von Energie* (Arbeitsvermögen) *nicht möglich.* Energie braucht der Organismus zuerst um seine Struktur (= innere Ordnung) aufrecht zu erhalten. Darüber hinaus braucht er Energie z. B. für aktive Transportvorgänge (s. oben), für die Erregbarkeit von Nervengewebe, für die Bewegung der Muskeln an Herz, Skelett, Darm, bei der Atmung usw.

*Energie* kommt *in verschiedener Form* vor, u. a. als

- mechanische Energie,
- elektrische Energie,
- chemische Energie,
- Wärmeenergie.

Dabei kann *eine Energieform in* eine oder in mehrere *andere Energieformen übergeführt werden.* Ein Wasserkraftwerk z. B. verwandelt die mechanische Energie des fallenden Wassers in elektrische Energie; diese wird z. B. im Haushalt beim Kochen weiter in Wärmeenergie umgewandelt. Der *Körper* nimmt *vorwiegend chemische Energie* in Form von Nahrungsstoffen auf. Diese chemische Energie wird z. B. am Muskel in mechanische Energie, an der Nervenzelle in elektrische Energie umgewandelt. Dabei werden die energiereichen Nahrungsstoffe (Fette, Eiweißstoffe, Kohlenhydrate) in energiearme Verbindungen (Harnstoff, Kohlendioxid) abgebaut, die der Körper wieder (mit Harn bzw. Atemluft) ausscheidet. Bei jeder dieser Energieumwandlungen entsteht auch Wärmeenergie (man sagt deshalb auch, die Nahrungsstoffe werden „verbrannt"). Wärme(energie) ist bei kühler Umgebung wichtig, um die Körpertemperatur auf rund 37 °C zu halten. Meist entsteht aber unnütz viel Wärme (z. B. bei körperlicher Arbeit oder hohen Außentemperaturen). Diese Wärmeenergie gibt der Körper an seine Umgebung ab, was an sich eine Energievergeudung, aber wegen der Überhitzungsgefahr des Körpers nötig ist.

#### 22.1.3.4 Informationsübertragung und Steuerung

Ein so komplizierter Mechanismus wie unser Organismus ist ohne *Steuerung* seiner Einzelfunktion nicht denkbar. Die beiden Steuerungssysteme des Organismus sind das Nervensystem und die Hormone. Zu dieser Steuerung ist es nötig, daß *Informationen* (Meldungen) weitergeleitet werden, und zwar von der Steuerungszentrale zum ausführenden Organ und umgekehrt. Die *Rückmeldung* vom ausführenden Organ dient der Steuerungszentrale zur Überprüfung, inwieweit der ursprüngliche Steuerungsbefehl ausgeführt wurde. Ein solches *Steuerungssystem mit Rückmeldung* wird *Regelkreis* genannt. Regelkreise spielen im Organismus eine sehr große Rolle: Jede Muskelbewegung, das Körpergleichgewicht, das Blutvolumen, der Blutdruck, der Sauerstoffgehalt des Blutes, der pH-Wert, die Körpertemperatur, der Blutzuckerspiegel und sehr viele andere Größen werden im Körper geregelt. Der Regelkreis ist dabei entweder im Organ selbst (Autoregulation z. B. S. 545 f.) organisiert, oder er wird von einem übergeordneten Organ (Zentralnervensystem, Hormondrüsen) gesteuert.

## 22.2 Blut

**Lernziel**

In diesem Abschnitt soll der Leser Kenntnisse über die Funktion und Zusammensetzung des Blutes erwerben.
Dabei soll er im einzelnen lernen,
- was der Hämatokrit ist, welche Aussagekraft ihm zukommt

und welche Aufgaben die
- Erythrozyten,
- Leukozyten,
- Thrombozyten haben.

Außerdem sollen ihm
- die Blutplasmabestandteile und deren Aufgaben,
- die Vorgänge bei der Blutstillung und Blutgerinnung sowie die Bedeutung des
- Immunabwehrsystems vertraut werden.

### 22.2.1 Aufgabe des Blutes

Die Aufgaben des Blutes sind:

- *Transport* von Nährstoffen (Ernährung sämtlicher Organe), Stoffwechselprodukten (Entsorgung von Abfallstoffen), Gasen ($O_2$, $CO_2$), Vitaminen, Salzen (Elektrolyte), Hormonen (Signalübermittlung) und Wärme,
- *Abwehr* körperfremder Organismen und Substanzen,
- *Pufferung* des pH-Wertes (s. Säure-Basen-Haushalt).

Darüber hinaus ist das Blut im klinischen Alltag ein wichtiges *Diagnoseorgan*, da es mit allen anderen Organen des Körpers in Kontakt steht (Transportfunktion). Dadurch ist es in vielen Fällen möglich, aus Veränderungen im Blut, Veränderungen in bestimmten Organen zu erkennen (z. B. Erkrankungen der Leber).
Damit das Blut seine Aufgaben erfüllen kann, muß es in ausreichender Menge und in der richtigen Zusammensetzung vorhanden sein. Ein genügend großes Blutvolumen ist nötig, um die für die Funktionen des Organismus notwendigen Substanzen in ausreichender Menge transportieren zu können (*Transportkapazität*). Normalerweise besteht ein Gleichgewicht zwischen dem Abbau alter und der Bereitstellung neuer Blutbestandteile.
Da das Blut eine Flüssigkeit ist, was notwendig für die Erfüllung der Transportfunktion ist, muß es in einem abgeschlossenen System gehalten werden (→ Gefäßsystem). Entsteht an einer Stelle dieses Systems ein Leck, so droht die Gefahr, daß Blut verlorengeht und das Blut daher seine Aufgaben nicht mehr erfüllen kann. Dies zu verhindern ist Aufgabe der *Blutstillung und Blutgerinnung.*

### 22.2.2 Blutvolumen und Zusammensetzung des Blutes

Bei Erwachsenen beträgt das Blutvolumen 6–8% des Körpergewichts (Dichte des Blutes ~1 kg/l). Somit hat ein Erwach-

sener mit einem Körpergewicht von 70 kg ca. 5 l Blut ($70 \cdot 0{,}07 = 4{,}9$). Dieses Blutvolumen ist notwendig, um den Transport der obenerwähnten Stoffe zu gewährleisten, da jede Volumeneinheit Blut nur eine begrenzte Menge eines jeden Stoffes transportieren kann (Transportkapazität).
Wird einem Patienten Blut aus der Vene entnommen und läßt man dieses Blut für einige Zeit stehen, so sieht man, daß sich zwei Phasen voneinander abtrennen (Abb. 22.**4**). Die untere Phase ist eine dicke, dunkelrote Masse, wogegen die obere Phase aus einer gelblichen Flüssigkeit besteht.
Betrachtet man nun die untere Phase unter dem Mikroskop, finden sich darin nur Zellen (korpuskulärer Anteil), und zwar hauptsächlich rote Blutkörperchen, die *Erythrozyten*. Neben den Erythrozyten besteht der korpuskuläre Anteil des Blutes noch aus Abwehrzellen (*Leukozyten*) und den Blutplättchen (*Thrombozyten*).
Physiologischerweise befinden sich in 1 μl Blut (*Blutbild*):

- 5 Millionen Erythrozyten,
- 4000–10 000 Leukozyten,
- 150 000–300 000 Thrombozyten.

In der oberen Phase befinden sich keine Zellen (flüssige Phase). Diese Phase wird *Plasma* genannt, wenn das Blut bei seiner Entnahme ungerinnbar gemacht wurde, oder *Serum*, wenn das Blut geronnen ist.
Das Volumen, das der korpuskuläre Anteil am Gesamtblutvolumen einnimmt, nennt man *Hämatokrit* (ursprüngliche Bezeichnung für das Gerät zur Bestimmung des korpuskulären Anteils), abgekürzt Hkt.

- *Hkt = Volumen der Blutzellen/Gesamtblutvolumen.*

Der Hämatokrit wird in Prozent oder als Fraktion (Anteile) von 1,0 angegeben. Bei Frauen beträgt der Hämatokrit ca. 41% (0,41), bei Männern ca. 45% (0,45). Da die Erythrozyten etwa 99% des Blutzellvolumens ausmachen, ist der Hämatokrit ein gutes Maß für den Anteil der Erythrozyten am Gesamtblut. Unter der Annahme, daß die Gesamtplasmamenge nicht verändert ist, kann der Hämatokrit dazu benutzt werden, ein Absinken der Anzahl der Erythrozyten (Anämie) oder ein Ansteigen der Anzahl der Erythrozyten (Polyglobulie) abzuschätzen. Allerdings ist zu beachten, daß der Hämatokrit auch dadurch verändert sein kann, daß das Plasmavolumen erhöht oder erniedrigt ist.

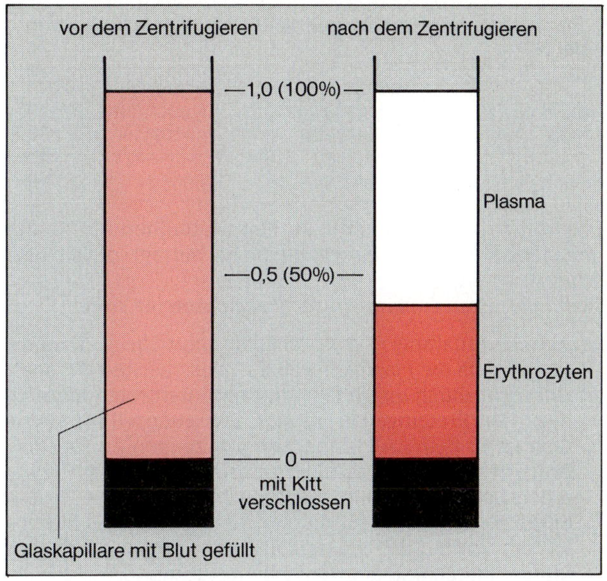


Abb. 22.**4** **Bestimmung des Hämatokritwertes.** Blut wird in ein zylindrisches Glasröhrchen gefüllt, das verschlossen und zentrifugiert wird, worauf sich die Erythrozyten als rote Säule vom Plasma (fast farblos) trennen. Nach Messung der Länge der Säulen errechnet sich der Hämatokrit aus Länge Erythrozyten/Länge (Erythrozyten + Plasma).

## 22.2.3 Blutplasma

Die flüssige Phase des ungeronnenen Blutes wird Plasma genannt. Der relative Anteil des Plasmas am Gesamtblut ergibt sich somit aus der Differenz: 1,0 – Hkt. Läßt man Plasma einige Zeit stehen, so erhält man eine gelatineartige Masse. Dies beruht darauf, daß die Blutgerinnung einsetzt (S. 510). Dabei wird dem Plasma das für die Gerinnung entscheidende Protein *Fibrinogen* entzogen, und es bleibt eine Flüssigkeit übrig, die *Serum* genannt wird. Da Serum nicht mehr gerinnt, kann lange Zeit damit gearbeitet werden.
Plasma besteht aus folgenden Komponenten:

- Wasser 92%
- kleinmolekulare Substanzen + Elektrolyte (Salze) ~1%
- Proteine ~7%

Unter *kleinmolekularen Substanzen* versteht man z. B. Glucose, Aminosäuren, Fette und Vitamine sowie manche Hormone und viele Stoffwechselprodukte. Diese Stoffe sind zwar äußerst wichtig (S. 550 ff.) für den Organismus, jedoch mengenmäßig nur von untergeordneter Bedeutung. Z. B. beträgt die Glucosekonzentration im Plasma ca. 2 g/l. Das sind 2 g Glucose pro 1000 g Plasma oder 0,2%).
Die *Elektrolyte* im Plasma haben in mehrerlei Hinsicht große Bedeutung für den Organismus. Zum einen sind sie hauptverantwortlich für den osmotischen Druck (S. 500) des Plasmas (vor allem $Na^+$, $Cl^-$ und $HCO_3^-$), zum anderen sind sie maßgeblich an der Funktion der Zellen, insbesondere der Nerven- und Muskelzellen, beteiligt (S. 568, $K^+$ und $Ca^{2+}$) sowie an der Konstanthaltung des pH-Wertes des Blutes (S. 537, $HCO_3^-$) und am Mineralstoffhaushalt der Knochen ($Ca^{2+}$ und $PO_4^{3-}$).
Die Konzentration der *Plasmaproteine* beträgt 65–80 g/l Plasma. Trennt man sie mittels Elektrophorese auf (Unterscheidung anhand der Wanderungsgeschwindigkeit im elektrischen Feld; S. 254 f.), so erhält man 5 verschiedene Anteile (Fraktionen):

- Albumin 60%
- Globuline (40)%:
  - $\alpha_1$ 4%
  - $\alpha_2$ 8%
  - β 12%
  - γ 16%

Tabelle 22.3 **Abweichungen der Erythozytengrößen von der Norm**

| | erhöht | erniedrigt |
|---|---|---|
| MCH | hyperchrom | hypochrom |
| MCV | makrozytär | mikrozytär |

Das Verhältnis von Albumin zu den Globulinen im Plasma nennt man den *Eiweißquotienten.* Er beträgt physiologischerweise ~1,5.
Die wichtigsten *Funktionen der Plasmaproteine* sind:

- Aufrechterhaltung des *kolloidosmotischen Druckes* (S. 500). Da die Plasmaproteine in den meisten Organen fast nicht durch die Gefäßwand hindurchtreten können, liegt der Proteingehalt in der Zwischenzellflüssigkeit weit unter dem im Plasma. Somit erzeugen die Plasmaproteine eine osmotische Druckdifferenz (S. 500) zwischen Gefäßlumen und Zwischenzellraum. Diese Druckdifferenz ist wichtig für die Konstanthaltung des Blutvolumens und für den Flüssgikeitsaustausch zwischen den Blutkapillaren und dem Zwischenzellraum (S. 522). Prinzipiell nehmen alle Plasmaproteine an der Bildung des kolloidosmotischen Druckes teil, jedoch kommt Albumin aufgrund seiner hohen Konzentration eine besondere Bedeutung zu.
- *Transport verschiedener Stoffe im Blut.* Eine Reihe von Substanzen liegt nicht oder nur z. T. frei im Plasma vor. Sie werden hauptsächlich an Proteine gebunden transportiert (z. B. Eisen, Bilirubin, Fettsäuren, Hormone, Medikamente und $Ca^{2+}$). Dadurch können zum einen Stoffe, die in freier Form schlecht wasserlöslich sind, im Plasma transportiert werden, und zum anderen wird die Ausscheidung von wertvollen Substanzen in der Niere verhindert (S. 543). Albumin bindet eine Reihe von Stoffen und ist somit ein unspezifisches Transportprotein, wogegen in der α- und β-Fraktion der Globuline Proteine vorkommen, die speziell für den Transport einzelner Substanzen zuständig sind z. B. Transferrin für den Eisentransport.
- *Pufferfunktion.* Dadurch, daß sich $H^+$ an Proteine anlagern kann (Proteine sind vielfach negativ geladene Moleküle), wirken die Plasmaproteine als Puffer und sind an der Konstanthaltung des pH-Wertes des Blutes beteiligt (S. 537).
- *Mitwirkung an der Blutgerinnung.* Die meisten Faktoren der Blutgerinnung (S. 510) sind Proteine (α- und β-Fraktion).
- *Mitwirkung am Immunsystem.* Die meisten Plasmaproteine der γ-Fraktion der Globuline (γ-Globuline) sind Antikörper (S. 509).

## 22.2.4 Erythrozyten

Die *Aufgabe* der Erythrozyten (rote Blutkörperchen) ist der Transport von Sauerstoff ($O_2$) zwischen der Lunge und dem Gewebe der einzelnen Körperorgane sowie von Kohlendioxid ($CO_2$) in der umgekehrten Richtung. Die Erythrozyten besitzen Scheibenform mit einem Durchmesser von 7,5 μm und einer Dicke von 2 μm. Im Blut von Frauen finden sich ca. 4,5 Millionen Erythrozyten pro μl, im Blut von Männern ca. 5 Millionen/μl. Die Fähigkeit, $O_2$ transportieren zu können, verdanken die Erythrozyten einem Protein in ihrem Zellinneren, dem *Hämoglobin* (Hb, roter Blutfarbstoff; S. 534). 1 Liter Blut enthält bei Frauen 145 g und bei Männern 160 g Hämoglobin. Teilt man den Hb-Gehalt des Blutes durch die Anzahl der Erythrozyten, so erhält man den *mittleren korpuskulären Hämoglobingehalt* (MCH):

- *MCH = Hb [g/l]/Erythrozytenanzahl pro Liter* = ca. 32 pg Hb pro Erythrozyt,

In gleicher Weise kann auch der Anteil des Erythrozytenvolumens am Gesamtblutvolumen (Hkt) durch die Anzahl der Erythrozyten dividiert werden. Daraus ergibt sich das *mittlere korpuskuläre Volumen* (d. i. das Volumen eines Erythrozyten, MCV):

- *MCV = Hkt/Erythrozytenanzahl pro μl* = ca. 90 fl.

Teilt man nun MCH durch MCV, so erhält man die *mittlere korpuskuläre Hämoglobinkonzentration* (MCHC):

- *MCHC = MCH/MCV* = ca. 350 g/l.

Diese Größen sind in der Klinik bei der Beurteilung der Erythrozyten von Bedeutung. Weichen die Größen MCH und MCV von der Norm ab, so werden die Erythrozyten wie in Tab. 22.**3** dargestellt benannt.

Die Scheibenform der Erythrozyten ist aus zwei Gründen wichtig. Erstens ist dadurch die Oberfläche im Verhältnis zum Volumen relativ groß, wodurch die Diffusion der Gase (S. 532) erleichtert wird. Zweitens ermöglicht diese Form eine gute Verformbarkeit. Dies ist einerseits für die Durchblutung kleiner Kapillaren wichtig und dient außerdem als Parameter für die Funktionsfähigkeit (s. u.).
Die *Bildung* der Erythrozyten (Abb. 22.**5**) erfolgt bei Erwachsenen ausschließlich im Knochenmark (bei Feten auch in der Leber und in der Milz). Aus *pluripotenten Stammzellen* (Zellen die zu allen im Blut vorkommenden Zellen heranreifen können) entstehen die *Erythroblasten.* Diese vermehren sich (Proliferation) und wandeln sich unter Ausstoßung des Zellkerns zu *Retikulzyten* um, d. h. zu Zellen, die sich wegen des fehlenden Kerns nicht mehr teilen und nicht mehr vermehren können. Die Retikulozyten verlassen das Knochenmark und stoßen auf dem Weg in die Blutbahn ihre Mitochondrien aus, wodurch ein fertiger *Erythrozyt* entsteht. Erythrozyten sind also Zellen ohne Kern und ohne Mitochondrien. Das Ausstoßen der Mitochondrien hat zur Folge, daß die Erythrozyten den $O_2$, den sie zum Gewebe transportieren, nicht selbst verbrauchen können. Sie decken ihren Energiebedarf anaerob, d. h., sie gewinnen ihre Energie dadurch, daß sie Glucose ohne Verbrauch von Sauerstoff spalten. Dabei wird Energie frei, die in Form von ATP (s. Kapitel Biochemie), dem Erythrozyten zur Verfügung steht. Physiologischerweise findet man im Blut 50000 Retikulozyten/μl. Steigt dieser Wert an, so ist dies ein Zeichen gesteigerter Erythrozytenbildung und -ausschüttung, wobei vermehrt unreife Formen in das Blut gelangen.

Die Erythrozyten zirkulieren ca. 120 Tage im Blut. Ihre Funktionsfähigkeit wird ständig dadurch überprüft, daß sie sehr schmale Poren in der Milz passieren müssen. Alten Erythrozyten gelingt dies nicht mehr; von den Makrophagen in der Milz werden sie daraufhin abgebaut (S. 508). Wiederverwertbare Anteile (Aminosäuren und Eisen) werden zur Neusynthese verwendet, während der Hämanteil des Hämoglobins zu Bilirubin umgewandelt und ausgeschieden wird (S. 557).

Die *Bildung der Erythrozyten* im Knochenmark ist keine feste Größe, sondern kann unterschiedlichen Anforderungen angepaßt werden. Hierbei spielt ein in der Niere gebildetes Hormon, das *Erythropoetin*, eine wichtige Rolle. Fällt der $O_2$-Gehalt des Blutes ab (z. B. bei einem Aufenthalt in großer Höhe, Höhentraining), so wird diese Veränderung in der Niere registriert. Bestimmte Zellen der Niere geben dann mehr Erythropoetin an das Blut ab, wodurch dieses Hormon auch in das Knochenmark gelangt. Dort bewirkt es die vermehrte Ausreifung und Ausschüttung von Erythrozyten. Dadurch wird erreicht, daß bei einem verminderten $O_2$-Gehalt der Außenluft (oder bei einem krankhaften $O_2$-Mangel) eine ausreichende Menge $O_2$ im Blut vorhanden ist (es wird die Transportkapazität erhöht (S. 534)). Steigt der $O_2$-Gehalt wieder an, so wird die Erythropoetinausschüttung und damit auch die Erythrozytenfreisetzung aus dem Knochenmark gedrosselt.

### 22.2.5 Fließeigenschaften des Blutes

Unbedingte Voraussetzung dafür, daß das Blut seine Funktionen erfüllen kann, ist seine Fähigkeit, das gesamte Gefäßbett zu durchströmen (S. 518). Das Plasma als Flüssigkeit bereitet hierbei keine Probleme, im Gegensatz zu den korpuskulären Bestandteilen des Blutes, d. h. hauptsächlich den Erythrozyten. Wichtig ist, daß das Volumenverhältnis von Erythrozyten zum Gesamtblut (Hkt) nicht zu groß wird, da ein Anstieg des Anteils korpuskulärer Bestandteile die Fließeigenschaften verschlechtert. Weiterhin ist es von großer Bedeutung, daß die Erythrozyten als kernlose Zellen sehr leicht verformbar sind. Dadurch ist die Zähigkeit des Blutes nur etwa doppelt so hoch wie jene des Plasmas. Jede größere Zunahme des Hkt oder jede Verschlechterung der Verformbarkeit der Erythrozyten (z. B. bei einer Sichelzellanämie) führt zu ungünstigeren Fließeigenschaften. Dadurch kann es zu Durchblutungsstörungen bis hin zum Blutstillstand an kritischen Stellen (z. B. Gefäßverengungen) kommen. Bei einem solchen durchblutungsbedingten $O_2$-Mangel stirbt das Gewebe ab, es kommt zum Infarkt.

### 22.2.6 Immunsystem

Die *Funktion* des Immunsystems (Abwehrsystem) besteht in der Abwehr von Angriffen auf die Integrität des Körpers von außen und von innen. *Angriffe von außen* sind gleichbedeutend mit dem Eindringen von Mikroorganismen, d. h. von *Erregern* wie Bakterien, Pilzen, Parasiten und Viren, die unter physiologischen Bedingungen nicht im Körper vorkommen. Mikroorganismen, die physiologischerweise im Körper vorkommen (z. B. Darmflora, Mundflora = *physiologische Keimflora*), werden vom Immunsystem toleriert. Teilweise sind diese Mikroorganismen (meist Bakterien) sogar von funktioneller Bedeutung für den Körper. (Z. B. sorgen gewisse Bakterien für das saure Scheidenmilieu und sind damit am Aufbau einer Schutzbarriere beteiligt (*Symbiose*).)

*Angriffe von innen* kommen hauptsächlich durch Zellen zustande, die aus dem physiologischen Zellverband ausgebrochen sind und sich ungehindert vermehren (entartete Zellen → *Tumorzellen*). Diese Zellen können vom Immunsystem erkannt und unschädlich gemacht werden.

Die *Bestandteile* des Immunsystems lassen sich in einen zellulären und einen nichtzellulären *humoralen* Anteil sowie in

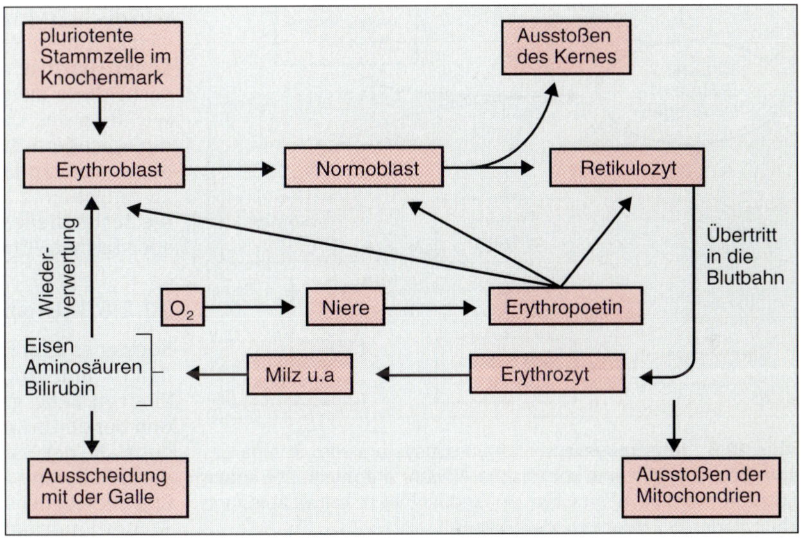


Abb. 22.5 **Erythropoese.** Aus Zellen im Knochenmark, welche die Fähigkeit haben, sich zu allen Blutzellen zu entwickeln, entstehen auch die Vorläufer der Erythrozyten (Erythroblasten). Während der Reifung zu Erythrozyten gehen Kern- und Mitochondrien verloren. Alte Erythrozyten werden in der Milz abgebaut. Ein Teil der Abbauprodukte wird wiederverwendet, andere (Bilirubin) werden ausgeschieden. Die Bildungsrate der Erythrozyten wird durch den Sauerstoffgehalt des Blutes reguliert. Dieser beeinflußt die Erythropoese über das Hormon Erythropoetin.

eine Gruppe von Signalstoffen (*Zytokine*) aufteilen. Der zelluläre Anteil wird von den *Leukozyten* (weiße Blutkörperchen) gebildet. Abwehrzellen kommen aber auch außerhalb des Blutes vor, d. h. im Bindegewebe. Diese *freien Bindegewebszellen* stammen von Leukozyten ab und sind vom Blut in das Bindegewebe ausgewandert.
Die Leukozyten (4000–10 000/μl) werden wie folgt unterteilt:

- *Granulozyten:*
  neutrophile 64%
  eosinophile 2%
  basophile 0,7%
- *Makrophagen* und *Monozyten* (Freßzellen) 4–8%
- *Lymphozyten* 25–40%

Die Unterteilung der Granulozyten geschieht anhand der unterschiedlichen Anfärbbarkeit der intrazellulären Bläschen (Vesikel), doch besitzen sie auch unterschiedliche Funktionen. So sind die neutrophilen Granulozyten an der Abwehr akuter bakterieller Infektionen beteiligt, wobei sie zur Eiterbildung beitragen. Eosinophile Granulozyten sind hauptsächlich an der Abwehr von Parasiten (z. B. Wurmerkrankungen) beteiligt. Die genaue Aufgabe der basophilen Granulozyten ist noch nicht klar, jedoch weiß man, daß sie bei gewissen allergischen Reaktionen beteiligt sind (Heuschnupfen) und z. B. *Histamin* freisetzen können.
Im Gegensatz zu den Erythrozyten sind Leukozyten kernhaltig, verfügen über Eigenbeweglichkeit (amöboide Bewegungen) und besitzen Enzyme zum Abbau von Fremdstoffen sowie zur Bildung aggressiver Sauerstoffradikale. Die *Bildung* von Leukozyten verläuft ähnlich wie die der Erythrozyten: pluripotente Stammzellen des Knochenmarks reifen zu verschiedenen Vorläuferzellen (Myeloblasten, Monoblasten und Lymphoblasten), die dann zu den entsprechenden Leukozyten heranreifen.
Die *nichtzellulären Anteile* des Immunsystems bestehen aus

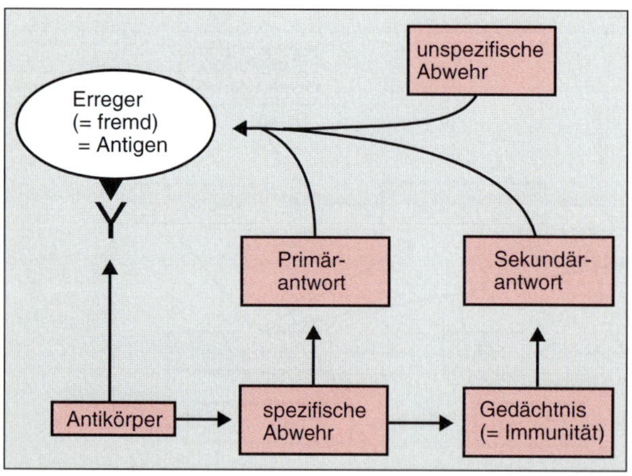


Abb. 22.**6** **Immunsystem.** Das Immunsystem wird in eine unspezifische und in eine spezifische Abwehr aufgeteilt. Die spezifische Abwehr ist in der Lage ein Gedächtnis zu entwickeln, und kann dadurch Erreger wiedererkennen.

Tabelle 22.**4** **Bestandteile des unspezifischen und des spezifischen Abwehrsystems**

| | zellulär | nichtzellulär |
|---|---|---|
| unspezifisch | Granulozyten, Makrophagen | Lysozym, Komplementsystem |
| spezifisch | Lymphozyten, Makrophagen | Antikörper, Komplementsystem |

Proteinen mit verschiedenen Aufgaben. Die Gammaglobuline oder *Antikörper* (S. 509) sind Moleküle, die jeweils ganz bestimmte (spezifisch) Fremdstoffe (*Antigene*) erkennen und binden können (spezifische Immunabwehr) und sie dadurch unschädlich machen oder anderen Teilen des Immunsystems zu erkennen geben. Das *Komplementsystem* ist eine Kaskade (Reaktionskette) von Enzymen, die zum Ziel haben, Mikroorganismen relativ unspezifisch zu zerstören, indem sie deren Schutzhülle (z. B. Bakterienwand) mit Poren durchsetzen. Dadurch kann diese Schutzhülle ihrer Aufgabe nicht mehr gerecht werden. *Lysozym* ist ein Enzym, welches vor allem in der Nasen- und Mundschleimhaut und in der Tränenflüssigkeit vorkommt. Es wehrt eindringende Bakterien ab, da es die Fähigkeit hat, Bestandteile ihrer Wand zu spalten.
*Zytokine* (Stoffe, die Zellen bewegen) sind Signalstoffe (z. B. Interleukine, Interferone), die von Zellen des Immunsystems oder von Zellen, die von Erregern befallen sind (z. B. virusbefallene Leberzellen), ausgeschüttet werden. Treten sie mit Abwehrzellen in Kontakt, so können sie deren Funktion steuern und sie zu bestimmten Stellen, z. B. zu infizierten Zellen, lotsen. Eine solche Kommunikation zwischen den Abwehrzellen ermöglicht eine effiziente Reaktion auf die Angriffe von außen und innen.
Aufgrund der Funktionsweise werden im Immunsystem zwei Anteile unterschieden: die *unspezifische* und die *spezifische Abwehr* (Abb. 22.**6**). Das unspezifische Abwehrsystem, das von Geburt an vorhanden, also angeboren ist, versucht alle eindringenden Erreger auf unspezifische Weise unschädlich zu machen. Das spezifische Abwehrsystem, das sich erst nach der Geburt entwickelt, also erworben ist, erkennt spezifisch einzelne Erregertypen als fremd und versucht diese zielgerichtet unschädlich zu machen. Die Entwicklung des spezifischen Immunsystems wurde notwendig, nachdem die Evolution Erreger hervorgebracht hatte, die es verstanden, das „alte" unspezifische Abwehrsystem zu umgehen (z. B. Mykobakterien, Viren). In Tab. 22.**4** sind die Bestandteile des Immunsystems der unspezifischen und spezifischen Abwehr zugeordnet.

### 22.2.6.1 Unspezifische Abwehr

Kommt es zum Eindringen *(Invasion)* von Bakterien, so werden im Blut zirkulierende neutrophile Granulozyten an die Eindringstelle gelockt (*Chemotaxis*, durch bakterieneigene und bei der Invasion freigewordene körpereigene Stoffe). In der Nähe der Eindringstelle heften sich die Granulozyten an die Gefäßwand (*Margination*) und wandern mit Hilfe ihrer Eigenbeweglichkeit durch die Wand hindurch (*Migration*). An der Eindringstelle nehmen sie die Bakterien in sich auf (daher der Name „Freßzelle") und „verdauen" sie mit Hilfe ihrer Enzyme (*Phagozytose*). Bei diesem Vorgang, der die erste Abwehrwelle darstellt, entstehen die typischen Entzündungszeichen wie Rötung, Schwellung, Erwärmung und Schmerz.

Mit etwas Verzögerung wandern auch Makrophagen aus der Blutbahn zum Invasionsherd und phagozytieren die Erreger. Diese zweite Abwehrwelle dauert länger an und dient der vollständigen Entfernung der Erreger. Gleichzeitig präsentieren die Makrophagen Teile des veränderten Erregers der spezifischen Abwehr (*Antigenpräsentation*, S. 510) und bilden somit das Bindeglied zwischen den beiden Abwehrsystemen.

Werden eingedrungene Bakterien von Antikörpern im Blut erkannt und somit markiert, so können diese Bakterien besser von den unspezifischen Abwehrzellen unschädlich gemacht werden. Diesen Vorgang nennt man *Opsonierung* (schmackhaft machen). Auch hierbei kommt es zu einem Zusammenspiel von unspezifischen und spezifischem Abwehrsystem.

Zum Teil werden auch Viren unspezifisch abgewehrt. Hierbei spielen *natürliche Killerzellen* (NKZ, Teil der Blutlymphozyten) eine wichtige Rolle. Virusinfizierte Körperzellen setzen Interferone frei, wodurch die NKZ angelockt werden und die infizierten Zellen zerstören. Dadurch werden zwar körpereigene Zellen zerstört, jedoch wird den Viren die Möglichkeit, sich weiterhin zu vermehren, genommen, und sie werden für andere Teile des Immunsystems angreifbar.

### 22.2.6.2 Spezifische Abwehr

Bei der spezifischen Abwehr (Abb. 22.**7**) spielen die Lymphozyten eine zentrale Rolle. Bevor sie an der spezifischen Abwehr teilnehmen können, müssen sie eine Vorbereitungsphase durchlaufen (*Prägung*), in der sie für ihre Aufgaben befähigt werden. Ein Teil der Lymphozyten erfährt diese Prägung im *Thymus* (Bries) und wird aus diesem Grund *T-Lymphozyten* bezeichnet. Ein anderer Teil wird im „Bursaäquivalent"[1] (Knochenmark) zu *B-Lymphozyten* geprägt. Nachdem die Lymphozyten ihre Prägung erfahren haben, finden sie sich hauptsächlich im Blut, den Lymphknoten und der Milz wieder (sekundäre lymphatische Organe).

Die *T-Lymphozyten* lassen sich gemäß ihrer Funktion weiter unterteilen. Die wichtigste Gruppe sind die *„regulierenden Lymphozyten"*, d. h. Lymphozyten, welche die Aktivität des gesamten Immunsystems steuern können. Diese Gruppe besteht im wesentlichen aus zwei Zelltypen: den *Helfer-T-Lymphozyten* ($T_H$, stimulieren das Immunsystem) und den *Suppressor-T-Lymphozyten* ($T_S$, hemmen das Immunsystem). Das Wechselspiel dieser beiden Zelltypen ist äußerst wichtig für ein sinnvoll funktionierendes Immunsystem.

Der Erreger, der „Erworbenen Immunschwächekrankheit" (AIDS), das HIV-Virus, befällt die $T_H$-Zellen, aber nicht die $T_S$-Zellen. Dadurch kommt es zu einer Störung des Wechselspiels mit einem Übergewicht der hemmenden T-Zellen, wodurch das Immunsystem geschwächt wird.

Ihre Steuerungsfunktion üben diese Zellen mit Hilfe bestimmter Zytokine aus, die sie produzieren und sezernieren. Eine andere Gruppe von T-Lymphozyten sind die *T-Killerzellen* ($T_K$). Sie greifen körpereigene Zellen, die durch Infektion mit einem Erreger (z. B. Hepatitis) oder durch Entartung (Tumor) „auffällig" geworden sind, an und zerstören sie (zytotoxisch, vgl. NKZ). Auffällig werden solche Zellen dadurch, daß auf ihrer Membran Proteine erscheinen, die physiologischerweise nicht vorkommen (z. B. Protein eines Erregers) und somit als *Antigene* fungieren, welche die $T_K$-Zellen aktivieren.

Die Aufgabe der *B-Lymphozyten* besteht hauptsächlich in der Produktion von *Antikörpern* (Immunglobuline, abge-

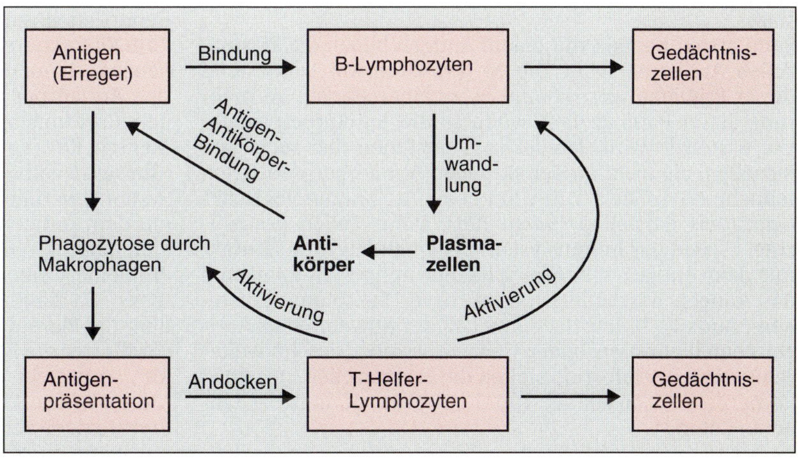


Abb. 22.**7** **Spezifische Abwehr.** An der spezifischen Abwehr sind Lymphozyten und Makrophagen beteiligt. Sie erfüllen die Aufgaben der Antikörperbildung, der Bildung von Gedächtniszellen sowie der fein abgestuften Regulation der Abwehrvorgänge. Die B-Lymphozyten sind für die Bildung der Antikörper verantwortlich. Die T-Lymphozyten (bestehend aus T-Helfer- und T-Suppressor- zellen) sind für die Regulation der Abwehrvorgänge verantwortlich.

[1] Die Bursa Fabricii ist das Organ bei Vögeln, in welchem die Prägung der B-Lymphozyten stattfindet.

Tabelle 22.**5** **Klassifizierung der Antikörper**

| *Typ* | *rel. Molekulargewicht (D)* | *Funktion* |
|---|---|---|
| IgG | 150 000 | Sekundärantwort, Rhesusantikörper; plazentagängig |
| IgM | 900 000 | Primärantwort; Blutgruppen-AB0-Antikörper |
| IgA | 150 000–350 000 | Schleimhäute; Oberflächenabwehr |
| IgD | 180 000 | ? |
| IgE | 190 000 | Allergien; anaphylaktische Reaktionen |

kürzt Ig). Antikörper sind Proteine, die spezifisch ganz bestimmte Fremdstoffe, *Antigene*, erkennen und binden können. Dadurch werden die Fremdstoffe unschädlich oder für andere Teile des Immunsystems erkennbar gemacht (s. Opsonierung).

Um antigen wirksam zu sein, muß ein Fremdstoff zwei Bedingungen erfüllen:

1. Er darf physiologischerweise nicht im Körper vorkommen (körpereigene Stoffe werden nicht angegriffen = *Immuntoleranz*).
2. Er muß eine gewisse Größe haben. Kleine Stoffe, wie z. B. die meisten Medikamente wirken als solche nicht antigen, sondern erst dann, wenn sie an Proteine gebunden sind und damit eine bestimmte Größe überschreiten. Solche Moleküle nennt man *Haptene*.

In Tab. 22.**5** ist die Klassifizierung der Antikörper anhand ihrer Größe aufgeführt und ihrer Funktion gegenübergestellt. B-Lymphozyten, die durch ein Antigen aktiviert wurden und Antikörper produzieren, nennt man *Plasmazellen*. Für jedes Antigen gibt es B-Lymphozyten, die dieses (ausschließlich) erkennen und dagegen Antikörper zu bilden in der Lage sind.

Beim ersten Kontakt mit einem Antigen bilden die Plasmazellen Antikörper vom Typ M (*Primärantwort*). Während dieser Primärantwort kommt es zu einer starken Vermehrung dieser Plasmazellen, wodurch die Antikörperproduktion gesteigert wird. Parallel dazu entstehen aber auch Plasmazellen, die nicht an der aktuellen Antikörperproduktion teilnehmen, sondern ruhen und eine Art immunologisches *Gedächtnis* darstellen (*Immunität*). Diese Zellen ermöglichen es, daß das Immunsystem bei einem zweiten Kontakt mit dem Antigen sehr viel schneller antworten kann und das Antigen unschädlich macht, bevor Symptome entstehen[2]. Auch $T_H$-Zellen, die einmal an der Abwehr eines Antigens beteiligt waren, bilden Gedächtniszellen aus. Im weiteren Verlauf der Infektion stellen die Plasmazellen ihre Antikörperproduktion auf den Typ G um (*Sekundärantwort*, längeranhaltend).

[2] Dieses Prinzip macht man sich bei Impfungen zunutze, indem man eine kleine Menge eines Erregers, der unschädlich gemacht wurde, verabreicht und dadurch die Bildung der Gedächtniszellen auslöst (aktive Immunisierung).

Tabelle 22.**6** **AB0-Blutgruppen**

| Blutgruppe | Antikörper im Plasma | Antigen der Erythrozyten |
|---|---|---|
| A | Anit-B | A |
| B | Anti-A | B |
| AB | keine | A u. B |
| 0 | Anti-A/-B | keine |

Die *Makrophagen*, die auch an der unspezifischen Abwehr beteiligt sind, spielen auch bei der spezifischen Abwehr eine wichtige Rolle. Nachdem sie einen Erreger phagozytiert und verdaut haben, bauen sie Bestandteile (Proteine) dieses Erregers in leicht veränderter Form (kombiniert mit einem körpereigenen Protein) in ihre Membran ein und „zeigen" sie den $T_H$-Zellen (*Antigenpräsentation*). Die $T_H$-Zellen werden dadurch aktiviert und sezernieren nun bestimmte Zytokine, die verschiedenen Teile des Immunsystems stimulieren, u. a. B-Lymphozyten und Makrophagen.

### 22.2.7 Blutgruppen

Auf der Membran eines jeden Erythrozyten befinden sich bestimmte Proteine, die bei den Erythrozyten eines Menschen gleich sind, jedoch bei Erythrozyten von verschiedenen Menschen unterschiedlich sein können. Parallel dazu befinden sich im Plasma Antikörper gegen diejenigen Membranproteine (Antigene), die nicht auf den eigenen Erythrozyten vorhanden sind. Von den vielen Proteinen sind zwei (Blut-)Gruppen von besonderer Bedeutung, da sie stark antigen wirken und im Fall einer fehlerhaften Bluttransfusion zu schweren Komplikationen führen.

Zum *AB0-System* gehören die beiden Membranproteine A und B sowie die beiden Antikörper Anti-A und Anti-B. In Tab. 22.**6** sind die Blutgruppen und die dazugehörigen Antikörper und Antigene aufgeführt. Die Antikörper sind von Geburt an vorhanden und gehören dem Typ M an.

Zum *Rhesussystem* gehören fünf Membramproteine, von denen jedoch nur das Protein D von Bedeutung ist. Der zugehörige Antikörper wird Anti-D bezeichnet. Befindet sich auf den Erythrozyten das Protein D, so ist der betreffende Mensch $Rh^+$ (sprich Rhesus positiv), im anderen Falle $rh^-$ (Rhesus negativ). Im Gegensatz zu den Antikörpern des AB0-Systems werden die des Rhesussystems erst nach Kontakt mit dem Antigen gebildet (*Sensibilisierung*), so daß z. B. die erste falsche Bluttransfusion ohne Komplikationen abläuft. Probleme können auch während einer Schwangerschaft auftreten. Da die Rhesusantikörper vom Typ G sind, können sie über die Plazenta in den kindlichen Kreislauf gelangen. Hat die Mutter die Blutgruppe $rh^-$ und das Kind die Blutgruppe $Rh^+$, so besteht die Gefahr, daß Rhesusantikörper von der Mutter in den kindlichen Kreislauf übertreten und dort die Erythrozyten zerstören (Hämolyse). Dies geschieht natürlich nur, wenn die Mutter sensibilisiert wurde. Eine solche Sensibilisierung kann nicht nur bei falschen Bluttransfusionen auftreten, sondern auch bei Schwangerschaften, bei denen die rhesusnegative Mutter ein rhesuspositives Kind erwartet. Insbesondere während des Geburtsvorgangs treten häu-

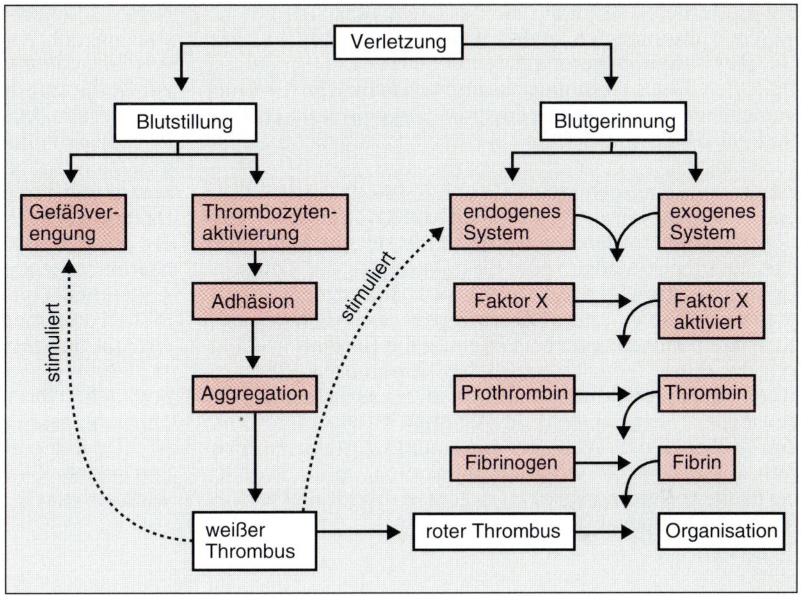


Abb. 22.**8** **Blutstillung.** Die Blutstillung ist ein schneller Prozeß (1–3 Min.), der zur vorläufigen Abdichtung eines Gefäßes führt. Damit der Defekt bleibend verschlossen wird, muß der Thrombus über die Blutgerinnung stabilisiert werden.

fig kleine Mengen kindlichen Blutes in den mütterlichen Kreislauf über und regen dort die Bildung von Rhesusantikörpern an, die das nächste rhesuspositive Kind dieser Mutter schon als Fetus gefährden. Aus diesem Grund wird nach jeder Schwangerschaft mit obiger Konstellation die Anti-D-Prophylaxe durchgeführt (S. 412 Bd. II).
Soll einem Menschen Fremdblut übertragen werden, so muß darauf geachtet werden, daß das Fremdblut und das Empfängerblut die gleiche Blutgruppe haben. Sonst erkennen Antikörper die Erythrozyten als fremd und zerstören diese (*Transfusionszwischenfall*).

## 22.2.8 Blutstillung und Blutgerinnung

Blutstillung und Blutgerinnung (Abb. 22.**8**) dienen dazu, Defekte im Gefäßsystem zu verschließen und damit den Verlust von Blut zu verhindern. Die Blutstillung dient dem schnellen Verschluß (innerhalb von 1–3 Min.) von eröffneten Gefäßen, während die Blutgerinnung für die dauerhaftere Abdichtung des Lecks sorgt und die endgültige Reparatur des Gefäßschadens einleitet.
An der *Blutstillung* (primäre Hämostase) wirken das Gefäß selbst, die Thrombozyten (Blutplättchen) sowie Gerinnungsfaktoren aus dem Blut und dem Gewebe mit. *Thrombozyten* sind kleine (1–3 μm), kernlose Zellen, die durch Zytoplasmaabschnürungen ihrer Vorläuferzellen, der Megakaryozyten, im Knochenmark entstehen.
Eine Gefäßverletzung führt dazu, daß das Blut mit Teilen der Gefäßwand (vor allem Kollagenfasern), die unter dem *Endothel* (S. 366) liegen, in Berührung kommt. Thrombozyten wandern aus dem Blut zur verletzten Gefäßwand (*Margination*), lagern sich an diese Kollagenfasern an (*Adhäsion*) und werden dabei aktiviert, d. h., sie geben gespeicherte Stoffe ab, die einerseits dazu führen, daß sich vermehrt Thrombozyten an der defekten Stelle zusammenlagern (*Aggregation* → reversible Bildung eines Thrombozytenpfropfes, sog. weißer Thrombus) und andererseits zu einem Zusammenziehen des verletzten Gefäßes führen, z. B. Serotonin, das zur *Vasokonstriktion* führt. Beide Mechanismen führen zu einem vorläufigen Abdichten des Defektes.
Parallel dazu wird die *Blutgerinnung* durch zwei Mechanismen aktiviert, nämlich durch das endogene und das exogene System. An beiden Systemen der Blutgerinnung sind hauptsächlich Plasmaproteine, sog. *Gerinnungsfaktoren* (Alpha- und Beta-Globuline, Bildung in der Leber), sowie Calcium ($Ca^{2+}$) beteiligt.
Liegt ein großer Gefäßwanddefekt vor, so werden aus dem verletzten Gewebe große Mengen von Phospholipiden (*Gewebsthrombokinase*) freigesetzt: *exogenes System*, da nicht aus dem Blut kommend. Diese Gewebsthrombokinase aktiviert den Gerinnungsfaktor VII (Prokonvertin), der wiederum den Gerinnungsfaktor X aktiviert (Stuart-Prower-Faktor). Liegt nur ein kleiner Defekt vor, so wird der Gerinnungsfaktor XII (Hageman-Faktor) durch den Kontakt mit Kollagen aktiviert (*endogenes System*). Die Aktivierung von Faktor XII führt unter der Beteiligung von mehreren Gerinnungsfaktoren (u. a. dem Faktor VIII, der bei der bekanntesten Bluterkrankheit, der Hämophilie A, defekt ist), $Ca^{2+}$ und einem von Thrombozyten ausgeschütteten Faktor, dem Thrombozytenfaktor 3 (TF3), zur Aktivierung von Faktor X. Beide Systeme führen also letztendlich zu einer Aktivierung von Faktor X.
Der aktivierte Faktor X führt zusammen mit $Ca^{2+}$, TF3 und Gerinnungsfaktor V zur Umwandlung von Prothrombin (Faktor II) in Thrombin. Dieses wiederum wandelt Fibrinogen in Fibrin um, der eigentlichen gerinnenden Substanz.

Die Fibrinmoleküle bilden ein Netzwerk, das sich zusammen mit Erythrozyten in den weißen Thrombus einlagert (→ roter Thrombus) und ihn dadurch verfestigt. Schließlich zieht sich dieser Thrombus zusammen (*Retraktion*), worauf umliegendes Bindegewebe einsproß (*Organisation*) und zur Narbenbildung führt. Damit ist der ursprüngliche Defekt verschlossen.
Die in der Leber gebildeten Gerinnungsfaktoren II, VII, IX und X können nur in Anwesenheit von Vitamin K in funktionsfähiger Form gebildet werden. Einerseits bedeutet dies, daß Vitamin-K-Mangel oder Erkrankungen der Leber zu Gerinnungsstörungen führen können, andererseits macht man sich diese Vitamin-K-Abhängigkeit auch therapeutisch zu Nutzen. Möchte man bei Patienten die Gerinnungsfähigkeit des Blutes reduzieren (z. B. bei Thrombosen oder nach einem Gefäßverschluß = Infarkt), so verabreicht man Gegenspieler (Antagonisten) des Vitamin K (Dicumarol), um den Aufbau funktionsfähiger Gerinnungsfaktoren zu drosseln. Diese Therapie wirkt allerdings nicht sofort, da noch vorhandene Gerinnungsfaktoren gemäß ihrer Halbwertszeit (5–72 Std.) abgebaut werden müssen.

Neben Vitamin-K-Antagonisten können auch andere Substanzen zur Beeinflussung der Gerinnung herangezogen werden. $Ca^{2+}$-bindende Substanzen (Citrat, EDTA) können zur Gerinnungshemmung von entnommenem Blut verwendet werden (nicht im Patienten!). Heparin verstärkt die Wirkung von Antithrombin 3 (s. u.), Aspirin hemmt die Aggregation der Thrombozyten, und Substanzen wie Streptokinase und Urokinase aktivieren Plasminogen (s. u.).
Da eine gewisse Aktivierung der Gerinnungsfaktoren ständig abläuft, ist es notwendig, daß ein System dafür sorgt, daß entstehendes Fibrin wieder abgebaut wird: *Fibrinolyse*. Anderenfalls würde es zur ausgedehnten Gerinnung im Gefäßbett kommen (Thrombose). Der wichtigste Bestandteil des Fibrinolysesystems ist das Plasminogen, das zu Plasmin aktiviert werden kann und in dieser Form Fibrin spaltet. Neben dem Fibrinolysesystem gibt es noch einen anderen Thromboseschutzfaktor, das Protein *Antithrombin* III (AT III). AT III wirkt gerinnungshemmend, indem es an Thrombin und andere Gerinnungsfaktoren bindet und sie somit unwirksam macht.

## 22.3 Herz und Kreislauf

**Lernziel**

Beim Studium dieses Abschnitts soll der Leser Kenntnisse über die Aufgaben des Herz-Kreislauf-Systems erwerben und danach im besonderen darlegen können,

- auf welche Art und Weise Erregungen im Herzen entstehen und sich ausbreiten;
- in welcher Hinsicht die Herztätigkeit über die Herznerven beeinflußt wird;
- was ein Elektrokardiogramm ist und was es aussagt;
- welche Phasen eines Herzzyklus unterschieden werden;
- was das Herzzeitvolumen ist und auf welche Weise es reguliert wird;
- welche Äußerungen der Herztätigkeit an der Körperoberfläche registriert werden können;
- was der Herzspitzenstoß ist;
- was man unter den sog. Herztönen versteht;
- was als Stromstärke, Strömungsgeschwindigkeit, Druck und Widerstand in den Gefäßen bezeichnet wird;
- in welcher Beziehung diese Größen miteinander stehen;
- auf welche Art und Weise die Blutströmung im arteriellen System sowie der arterielle Puls und der Blutdruck zustandekommen;
- nach welcher Methode der Blutdruck gemessen wird;
- welche Besonderheiten es in der Kapillarzirkulation gibt;
- nach welchen Gesetzmäßigkeiten der Stoffaustausch zwischen Blut und Gewebe erfolgt;
- auf welche Weise die Blutströmung im venösen System aufrechterhalten wird und welche Druckwerte dabei erreicht werden;
- worin die Funktion der Lymphe besteht;
- wie der Blutdruck reguliert wird;
- welche Umstellung der Kreislauf bei Muskelarbeit zeigt und
- wodurch er bei Blutverlust um einen Ausgleich bemüht ist.

### 22.3.1 Aufgabe des Herz-Kreislauf-Systems

Der Blutkreislauf, angetrieben durch das Herz, bildet ein *Transportsystem*, dessen überragende Bedeutung darin liegt, Stoffe rasch von einem Organ zum anderen zu transportieren.

Dieses Transportsystem ist mit einem dichten Straßennetz vergleichbar, auf dem große Mengen diverser Güter rasch zu den Bestimmungsorten transportiert werden. Dies bedeutet, daß Organe, die etwa der Nahrungsaufnahme, der Nahrungsumsetzung und der Energiegewinnung sowie der Stoffausscheidung dienen (Magen-Darm-Trakt, Lunge, Leber, Niere usw.), nicht in unmittelbarer Nachbarschaft z. B. der Muskeln sein müssen, die für ihre Tätigkeit sehr viel Nahrungsstoffe und Sauerstoff benötigen und dabei erhebliche Mengen an Stoffwechsel-Endprodukten freisetzen. Welche Bedeutung dieses Transportsystem hat, kann man an folgendem Beispiel erkennen: Müßte ein Sauerstoffmolekül den Weg von der Lunge zu einer entfernten Muskelzelle durch Diffusion (S. 502) – sozusagen „zu Fuß querfeldein" – zurücklegen, so würde es dafür Jahre benötigen. Durch Benützung des Blutkreislaufsystems beträgt die Zeit jedoch nur wenige Sekunden (Transport durch Konvektion S. 502). Der *Kreislauf* ist aus folgenden Gründen für *Transportaufgaben* besonders geeignet:

- Das *Blut* als Transportmittel besitzt wegen seiner hochspezialisierten Inhaltsstoffe (z. B. Hämoglobin) eine besonders große *Faßkraft (Kapazität)* für die zu transportierenden Stoffe.
- Die *Geschwindigkeit*, mit der das Blut durch den Kreislauf fließt, ist schon unter Ruhebedingungen relativ *groß* und kann, wenn notwendig, *um ein Vielfaches gesteigert* werden.
- Durch die Aufspaltung der großen Blutgefäße in ein *Netz von kleinen und kleinsten Gefäßen* ist gewährleistet, daß die Stoffe so nahe wie möglich an die einzelnen Zellen herantransportiert werden können, so daß letztlich die Strecke, die diese Substanzen noch durch Diffusion (S. 502) zurücklegen müssen, um vom Blut in die Zelle zu gelangen, sehr kurz wird.

## 22.3.2 Bauelemente des Herz-Kreislauf-Systems

Wie schon der Name „Kreislauf" sagt, bilden die Blutgefäße ein Röhrensystem, in dem das Blut eine in sich geschlossene Bahn durchströmt. Deshalb auch der Name *Zirkulation* („das Blut fließt im Kreise").

Für die Blutbewegungen sorgen *zwei Pumpen*, die in einem Organ, dem *Herzen*, vereinigt sind. Die eine Pumpe, die *linke Herzkammer* (linker Ventrikel), treibt das mit Sauerstoff ($O_2$) angereicherte und daher hellrote (arterielle) Blut in die *Aorta* (Hauptschlagader), von der zahlreiche *Arterien* abgehen. Diese spalten sich in weitere, kleinere Arterien auf, die sich erneut in eine große Anzahl von *Arteriolen* und letztlich in die *Kapillaren* aufzweigen. Nachdem es in den Kapillaren u. a. Sauerstoff ($O_2$) abgegeben und Kohlendioxid ($CO_2$) aufgenommen hat, gelangt das nun dunkle, venöse Blut über kleine *Venen* in größere und fließt über die *untere* und *obere Hohlvene* in den *rechten Vorhof* des Herzens und von dort in die *rechte Herzkammer* (rechter Ventrikel). Dieser *rechte Ventrikel* ist die zweite Pumpe, die das Blut nun in die *Lunge* befördert, von wo es nach Abgabe von $CO_2$ und Aufnahme von $O_2$ weiter über den *linken Vorhof* in die *linke Kammer* gelangt. Daraus ist ersichtlich, daß der Mensch, entgegen einem häufig verwendeten Sprachgebrauch, eigentlich nicht zwei Kreisläufe – einen großen und einen kleinen – mit einem Herzen hat, sondern *einen* Kreislauf, in den die zwei Herzkammern als Pumpen hintereinandergeschaltet sind (Abb. 22.**9**).

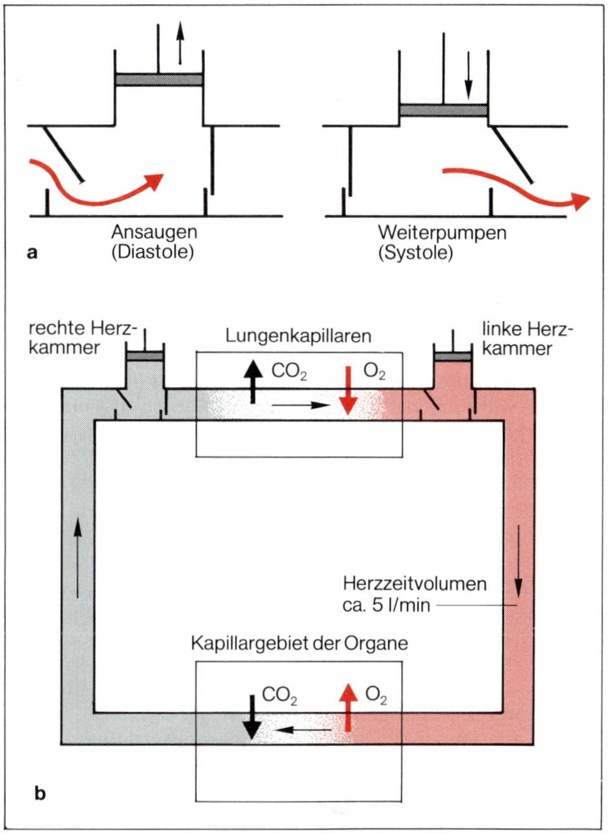


Abb. 22.**9** **Arbeitsweise einer Ventilpumpe (a) und schematische Darstellung des Kreislaufs (b).** Die Herzkammern sind entsprechend ihrer Funktion getrennt dargestellt. Die Ventilklappen können sich nur in einer Richtung, die des normalen Blutstromes, öffnen.

Das Herz-Kreislauf-System besteht also aus folgenden Teilen:

- *Herz.* Seine zwei Kammern dienen als Pumpen für die Blutbewegung.
- *Arterien.* Sie bilden ein Leitungsnetz, in dem das Blut überall hin *verteilt* werden kann.
- *Arteriolen.* Sie besitzen die Fähigkeit, aufgrund ihrer besonders muskelstarken Wand ihren Innendurchmesser relativ stark zu verändern. Dadurch können sie einerseits den gesamten *Gefäßwiderstand* (S. 520 f.) *verändern* und andererseits die *Blutzufuhr* zu den einzelnen Organen *regulieren.*
- *Kapillaren.* Sie sind sehr dünnwandig. In ihrem Bereich erfolgt der *Austausch der Stoffe* ($O_2$, $CO_2$, Nährstoffe, Abbauprodukte) mit den Gewebezellen.
- *Venen.* In ihnen fließt das Blut *zurück* zum *Herzen.* Ein besonderes Merkmal des Venensystems ist sein *großes Fassungsvermögen.* Das Blutvolumen im venösen System ist etwa *viermal* größer als im arteriellen.

## 22.3.3 Herz

### 22.3.3.1 Entstehung und Ausbreitung der Erregung im Herzen

Wenngleich der Herz- und der Skelettmuskel in ihrem Aufbau und ihrer Funktion vieles gemeinsam haben, so unterscheiden sie sich u. a. in einem Punkt sehr wesentlich: Der *Skelettmuskel* kann unter physiologischen Bedingungen *nur* über einen *Nerv erregt* und dadurch zur Kontraktion (Muskelzuckung) gebracht werden. Im *Herzmuskel* dagegen befinden sich *spezialisierte Muskelzellen*, die in der Lage sind, spontan (von sich aus) *Erregungen zu bilden* und diese weiterzuleiten (*im Erregungsleitungssystem*, s. unten). Das bedeutet, daß das Herz, unter geeigneten Versuchsbedingungen aufbewahrt, auch außerhalb des Brustkorbes weiterschlägt, während der aus dem Organismus entfernte Skelettmuskel schlaff ist und nur durch *künstliche Reize* zur *Kontraktion* gebracht werden kann. Diese spontane Erregbarkeit des Herzens wird als *Herzautomatie* oder *Herzautorhythmie* bezeichnet.

Wie schon im vorigen Abschnitt erklärt wurde, ist das Herz mit zwei Ventilpumpen (Abb. 22.**9**) vergleichbar, deren einzige, aber unbedingt lebensnotwendige *Aufgabe* darin besteht, das Blut durch das Gefäßsystem zu pumpen, und zwar derart, daß der Blutkreislauf den jeweiligen Erfordernissen (Ruhe, körperliche Anstrengung, usw.) angepaßt ist. Dieser Aufgabe kann das Herz durch seine rasche Anpassungsfähigkeit an die jeweiligen Erfordernisse gerecht werden. Die Häufigkeit (Frequenz) des Herzschlags kann dabei ebenso reguliert werden wie das ausgeworfene Blutvolumen. Ein *Herzstillstand* bedeutet den *Tod* des Individuums.

Der Pumpmechanismus muß auch innerhalb des Herzens genau gesteuert werden. So müssen zuerst die Vorhöfe das Blut in die Kammern pumpen, bevor diese es in die Aorta bzw. Pulmonalarterie weiterpumpen. Die Autorhythmie muß also in der Herzmuskulatur nach einem bestimmten Schema zur Aktivierung der Herzmuskelzellen führen. Die Aufgabe erfüllt das *Erregungsbildungs-* und *Erregungsleitungssystem* des Herzens (S. 361 f.):

- der Sinusknoten,
- der Atrioventrikularknoten (AV-Knoten),
- das His-Bündel mit rechtem und linkem Schenkel,
- die Purkinje-Fasern.

Das Gewebe des *Sinusknotens* ist befähigt, ohne äußeres Zutun (spontan) *elektrische Impulse* (Erregungen) mit einer bestimmten *Frequenz* (Impulse pro Zeit) zu bilden. Vom Sinusknoten breitet sich die Erregung in der Wand der Vorhöfe aus. Dies bedeutet einerseits, daß sich die Vorhöfe kontrahieren (= pumpen) und andererseits, daß sie die Erregung weiter Richtung Kammer leiten. Über den AV-Knoten und die daran anschließenden Teile des Erregungsleitungssystems gelangt der Impuls zur Kammermuskulatur, die so selbst erregt und zur Kontraktion gebracht wird. Da es der Sinusknoten ist, in dem normalerweise die Impulse gebildet werden, die zur Kontraktion des Herzmuskels führen, wird der Sinusknoten auch als *Schrittmacher des Herzens* bezeichnet. Durch seine Impulsfrequenz wird diejenige Frequenz bestimmt, mit der das Herz schlägt (in Ruhe etwa 60–80 Schläge pro Minute). Ist diese Impulsbildung oder -leitung gestört, können auch andere Teile des Reizleitungssystems (z. B. der AV-Knoten) die Schrittmacherfunktion übernehmen. Die Frequenz ist dabei gewöhnlich niedriger als die normale Sinusknotenfrequenz.

Bei der Impulsbildung und Impulsleitung im Herzen handelt es sich um elektrische Erscheinungen, deren Grundlagen Verschiebungen von Ionen in die bzw. aus den Herzmuskelzellen sind. Auf diese elektrischen Eigenschaften der Herzmuskelzellen wird auf S. 569 und S. 571 näher eingegangen.

Jede Erkrankung, die mit einer Störung der Impulsbildung bzw. Impulsleitung einhergeht, kann lebensbedrohlich werden. Werden keine Impulse mehr gebildet bzw. weitergeleitet, ist ein Herzstillstand die Folge. Um dies zu verhindern, werden solchen Patienten *künstliche Schrittmacher* implantiert. Es handelt sich dabei um Geräte, die in der Lage sind, elektrische Impulse zu bilden. Diese Impulse gelangen über einen dünnen Draht zum Herzen, wo sie – statt des natürlichen Schrittmachers – Kontraktionen des Herzmuskels auslösen.

### 22.3.3.2 Herznerven

Wie oben erwähnt, ist zwar das Herz in der Lage, Impulse selbst zu bilden und daher sogar auch außerhalb des Organismus weiterzuschlagen; es ist aber nicht mehr in der Lage, die Schlagfrequenz und die Herzkraft wesentlich zu *verändern*. Dazu bedarf es der *Herznerven*, über die Impulse vom Zentralnervensystem (ZNS) zum Herzen und umgekehrt gelangen können. *Afferente* Herznerven leiten die Impulse *vom Herzen* zum *Zentralnervensystem*, während über die *efferenten Nerven* Impulse *vom Zentralnervensystem zum Herzen* gelangen. Die efferenten Nervenbahnen sind es, über die die Herzaktion in mehrfacher Hinsicht beeinflußt werden kann:

- Beeinflussung der *Herzschlagfrequenz* (chronotrope Wirkung);
- Beeinflussung der *Kontraktionskraft* und damit auch Beeinflussung der Größe des Schlagvolumens und der Geschwindigkeit, mit der dieses Blutvolumen in die Gefäße ausgeworfen wird (inotrope Wirkung S. 524 ff.);
- Beeinflussung der *Geschwindigkeit*, mit der die Erregungen im Erregungsleitungssystem wandern (dromotrope Wirkung).

Die efferenten Herznerven des *Sympathikus* haben ganz allgemein einen *fördernden* Einfluß auf die Herztätigkeit, d. h., Impulse des Sympathikus wirken *positiv chronotrop, inotrop und dromotrop.*

Der *Parasympathikus* (N. vagus), der nur die Vorhöfe innerviert, dagegen *hemmt* die Herzaktion, er wirkt *negativ chronotrop, dromotrop* und *(indirekt) inotrop.*

*Merke:* Daß das Herz überhaupt schlägt, dafür sorgt sein eigenes Erregungsbildungs- und -leitungssystem. Daß sich die Herztätigkeit den jeweiligen Erfordernissen anpaßt, dafür sorgen die Herznerven. Oder: Impulse der Herznerven lösen keine Kontraktion aus, sie *regulieren* aber die automatische Herztätigkeit.

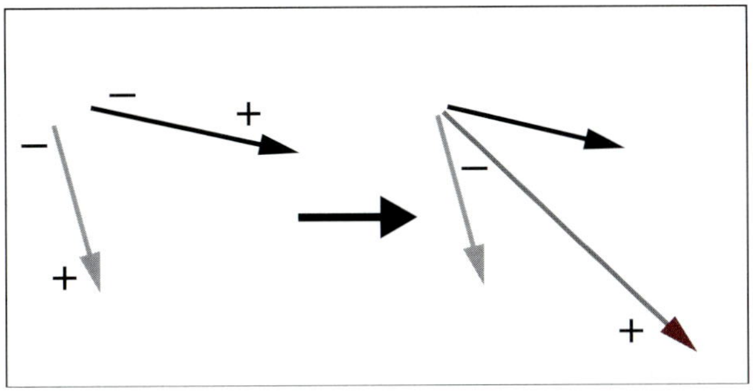


Abb. 22.**10 a** **Summenvektor** Bei der Erregungsausbreitung im Herzen entstehen viele kleine Potentialunterschiede (S. 569 f.) zwischen depolarisierten und nicht depolarisierten Herzmuskelzellen, die im linken Teil der Abbildung durch die von – nach + verlaufenden Pfeile dargestellt sind. Bei der EKG-Ableitung werden nun nicht diese vielen einzelnen Potentiale registriert, sondern deren Summe, da über den ganzen Herzmuskel abgeleitet wird. Die einzelnen Potentiale kann man als Vektoren (s. Kap. Physik) auffassen, so daß bei der Addition ein Summenvektor entsteht, wie im rechten Teil dargestellt. Wie aus der Abbildung ersichtlich ist spielt bei der Vektoraddition der Einzelpotentiale die Richtung eine wichtige Rolle, so daß sich einzelne Potentiale gegenseitig aufheben können. (aus S. Silbernagl, A. Despopoulos: Taschenatlas der Physiologie, 4. Aufl. Thieme, Stuttgart 1991).

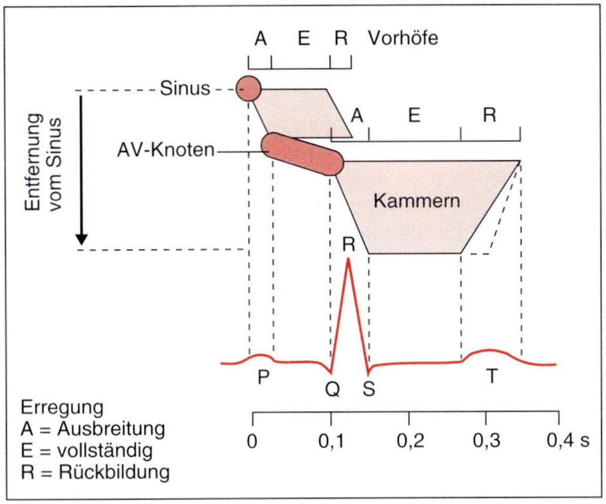


Abb. 22.**10 b** Physiologischerweise geht die Reizbildung im Herzen von Sinusknoten aus, mit einer Frequenz von 60–80/min. Anschließend erfolgt die Erregung der Vorhöfe (dargestellt durch die hellrote Raute) und, noch während die Vorhoferregung stattfindet (beachte die Zeitachse), die Überleitung am AV-Knoten auf die Kammern. Der AV-Knoten leitet die Erregung nur verzögert zu den Kammern weiter (vgl. die Zeit, wenn die Erregung den AV-Knoten erreicht, 0,02 s, mit der Zeit wenn die Ausbreitung der Erregung über die Kammern beginnt, 0,1 s). Während sich die Erregung über die Kammern (dargestellt durch das dunkelrote Trapez) ausbreitet, bildet sie sich in den Vorhöfen schon wieder zurück (die Raute endet bei ca. 0,12 s). Man beachte auch, daß sich in den Vorhöfen die Erregung in der gleichen Reihenfolge rückbildet wie sie sich ausbreitet, was zu der Rautenform führt, wogegen in den Kammern die Erregung sich in den Abschnitten zuerst rückbildet, die sie zuletzt erreicht. Dadurch kommt die Trapezform zustande. Das parallel zur Erregungsausbreitung dargestellte EKG macht deutlich, daß die „großen" EKG-Zacken immer dann auftreten wenn sich Erregung ausbreitet oder rückbildet, da zu diesen Zeitpunkten die Summenvektoren (Abb. 22.**10 a**) am größten sind. Das liegt daran, daß viele Herzmuskelzellen unterschiedlich polarisiert sind und sich somit bei der Addition ein großer Summenvektor ergibt. (Nach Trautwein, aus: Silbernagl, S., A. Despopoulos: Taschenatlas der Physiologie, 4. Aufl. Thieme, Stuttgart 1991).

### 22.3.3.3 Elektrokardiogramm

Bei der Herzaktion laufen an jeder Herzmuskelzelle bestimmte *elektrische Veränderungen* ab. Befindet sich die Zelle in unerregtem Zustand (in Ruhe), so kann man an der Zellwand eine elektrische Spannung messen, wobei die *Innenseite* der Zelle gegenüber der Außenseite elektrisch *negativ* ist.

Diese Spannung wird als *Ruhemembranpotential* (S. 568) bezeichnet. Wird die Zelle nun erregt, so bricht dieses Potential zusammen *(Depolarisation)*, um sich anschließend wieder aufzubauen *(Repolarisation)*. Der ganze Vorgang dieser Potentialveränderungen wird als *Aktionspotential* bezeichnet. (Eine ausführliche Darstellung dieser Vorgänge erfolgt auf S. 568 ff.)

Mit entsprechenden Geräten kann man die Summe der Potential*änderungen*, die an den Muskelzellen während ihrer Erregung ablaufen, messen und aufzeichnen. Da die Körperflüssigkeiten eine gute Leitfähigkeit aufweisen, ist es möglich, das Wandern der Erregung durch das Herz sogar an der *Körperoberfläche* zu registrieren. Diese Aufzeichnung wird als *Elektrokardiogramm (EKG)* bezeichnet. Das EKG wird üblicherweise von drei Extremitäten sowie von bestimmten Punkten der Thoraxwand abgeleitet, mit einem entsprechenden Gerät gemessen und auf einem Papierstreifen fortlaufend aufgezeichnet. Das Gerät wird als Elektrokardiograph bezeichnet.

In Abb. 22.**10 b** ist eine EKG-Kurve dargestellt. Die einzelnen Abweichungen von der sog. *Null-* oder *isoelektrischen Linie* bezeichnet man als *Zacken* und die Linien dazwischen als *Strecken* bzw. Segmente. Den Zacken sind die Buchstaben P, Q, R, S, T zugeordnet. Die *P-Zacke* ist Ausdruck der sich ausbreitenden *Vorhoferregung* (Vorhofdepolarisation). Die Zeit, die die Erregung braucht, um vom Sinusknoten über Vorhof und AV-Knoten in die Kammer zu gelangen, wird als das *PQ-Intervall* oder als die *Überleitungszeit* bezeichnet (gemessen vom Beginn der P-Zacke bis zum Beginn des QRS-Komplexes). Die *Q-, R- und S-Zacken* (QRS-Komplex) entstehen durch die *Depolarisation* (Erregungsausbreitung) der Kammer, während die *T-Zacke* der elektrische Ausdruck der Kammer-*Repolarisation* (Erregungsrückgang) ist. Mit unterschiedlichen *Ableitungen* wird die Herzerregung aus verschiedenen „Blick“winkeln „betrachtet“: Je nachdem, wo die EKG-Elektroden an der Körperoberfläche angelegt werden, variieren daher Höhe und Form der einzelnen Zacken. (Abb. 22.**10**).

**Bedeutung des Elektrokardiogramms.** Das EKG gibt genaue Auskunft über die Erregungsbildung und Erregungsleitung im Herzen, d. h., durch das EKG werden die *elektrischen* Veränderungen während einer Herzaktion aufgezeichnet. Rückschlüsse auf die mechanische Herzarbeit sind aus dem EKG nur bedingt zulässig.

Wie schon erwähnt, hat jede Erregung normalerweise ihren Ursprung im Sinusknoten, der in rhythmischer Folge etwa 70 Impulse in der Minute bildet (normal in Ruhe 60–80 Impulse/min). Diese Frequenz wird als normaler *Sinusrhythmus* bezeichnet. Eine Verlangsamung der Herzfrequenz wird *Bradykardie*, eine Erhöhung *Tachykardie* genannt. Jede Abweichung von der rhythmischen Erregungsbildung im Sinusknoten sowie Änderungen der Erregungsleitungszeiten werden als *Arrhythmie* bzw. *Rhythmusstörungen* bezeichnet. Eine vor allem bei Jugendlichen *normalerweise* anzutreffende Rhythmusunregelmäßigkeit ist die sog. *respiratorische Arrhythmie.* Darunter versteht man eine Zunahme der Herzfrequenz bei Einatmung (Inspiration) und eine Frequenzabnahme bei Ausatmung (Exspiration).

Es gibt eine breite Skala von Rhythmusstörungen, die von relativ harmlosen Störungen bis hin zu solchen reicht, die unmittelbar lebensbedrohlich sind. Einige Beispiele sollen hier angeführt werden. *Vorhofflattern:* Schlagfrequenz der Vorhöfe liegt über 220–350/min. *Vorhofflimmern:* Schlagfrequenz der Vorhöfe liegt über 350/min. In den meisten Fällen erreichen von diesen vielen Erregungen nur vereinzelte die Kammern, so daß deren Schläge zwar unregelmäßig sind (absolute Arrhythmie), aber oft noch eine einigermaßen normale Frequenz haben. Ein *Flimmern der Kammern* jedoch bedeutet, daß kein Blut mehr transportiert werden kann; dies hat daher die gleiche tödliche Auswirkung wie ein Herzstillstand. *Extrasystolen:* Unter bestimmten (oft krankhaften) Umständen können Impulse auch außerhalb des Schrittmachers entstehen, so daß es zu einem Herzschlag außer der Reihe (Extrasystole) kommt.

Ist nicht die Erregungsbildung, sondern die *Erregungsleitung* beeinträchtigt, so spricht man von einem *Block.* So kann z. B. die Überleitung der Erregung vom Vorhof in die Kammern in der Weise gestört sein, daß die Erregung *verzögert*, nur *ab und zu* oder *überhaupt nicht* mehr zur Kammer geleitet wird. Im letzten Fall übernehmen dann andere, tiefer liegende Teile des Erregungsleitungssystems die Schrittmacherfunktion (z. B. der AV-Knoten). Deren Erregungsfrequenz ist kleiner als die des Sinusknotens, so daß es zur Bradykardie kommt.

## 22.3.3.4 Herzzyklus

Der im vorigen Abschnitt beschriebene Erregungsvorgang läuft *immer nur über den ganzen Muskel ab (Alles-oder-nichts-Reaktion* des Herzmuskels) und bewirkt die *Kontraktion* (Systole) *zuerst* der *Vorhöfe* und *dann* der *Kammern.* Anschließend erfolgt in derselben Reihenfolge die *Erschlaffung des Herzmuskels (Diastole).* Systole und Diastole zusammen werden als *Herzzyklus* bezeichnet (Abb. 22.**11**).

**Phasen des Herzzyklus.** Der Herzzyklus läuft in *vier Phasen* ab:

- Anspannungsphase } Systole
- Auswurfphase } Systole

- Erschlaffungsphase } Diastole
- Füllungsphase } Diastole

Die *Dauer* eines Herzzyklus hängt von der Schlagfrequenz des Herzens ab. Bei 60 Schlägen in der Minute dauert ein Herzzyklus eine Sekunde; dabei beanspruchen die Anspannungs- und Erschlaffungsphase sehr wenig, die Auswurf- und besonders die Füllungsphase den Großteil der Zeit.

*Anspannungsphase.* Nach der Füllung der Ventrikel (am Ende der Diastole des vorangegangenen Herzzyklus) schließen sich die Klappen zwischen den Vorhöfen und den Kammern (AV-Klappen). (Die Klappen zwischen den Kammern und der Aorta bzw. A. pulmonalis [Arterienklappen] haben sich schon früher geschlossen.) Jetzt beginnt sich der Herzmuskel zu kontrahieren. Da aber zu diesem Zeitpunkt der *Blutdruck* in der Aorta (bzw. in der A. pulmonalis) *über* dem Druck im Ventrikel liegt, können sich die Klappen zwischen der linken Herzkammer und der Aorta (bzw. zwischen rechter Kammer und A. pulmonalis) noch nicht öffnen, und es kann daher auch kein Blut aus dem Ventrikel in die Gefäße gelangen; d. h., das Blutvolumen in den beiden Ventrikeln ändert sich trotz der Muskelkontraktion nicht: iso(volu)metrische Kontraktion (S. 571). Während dieser Muskelanspannung steigt der Druck in den Ventrikeln stark an, und in dem Augenblick, wo die Druckwerte in den Ventrikeln *über* denen in der Aorta (zu diesem Zeitpunkt normalerweise 10,6 kPA = 80 mmHg) bzw. in der A. pulmonalis (1,3 kPA = 10 mmHg) liegen, öffnen sich die Aorten- und Pulmonalklappen und es beginnt nun die 2. Phase der Systole.

*Auswurfphase.* Die weitere Kontraktion des Herzmuskels während der 2. Phase führt dazu, daß das Blut in die Aorta bzw. A. pulmonalis ausgeworfen wird. Gleichzeitig steigt der Druck im Ventrikel und in den herznahen Arterien weiter an und erreicht einen Maximalwert, den *systolischen Druck.* Er liegt im linken Ventrikel normalerweise bei etwa 16 kPa (120 mmHg), im rechten Ventrikel um 3,3 kPa (25 mmHg).

Von jedem Ventrikel werden pro Herzaktion etwa 70–90 ml Blut ausgeworfen (*Schlagvolumen*, Abb. 22.**11**). Da jedoch das gesamte Füllungsvolumen des Ventrikels etwa 140 ml beträgt, bleibt am Ende der Systole ein Restvolumen von etwa 50–70 ml Blut im Ventrikel zurück *(endsystolisches Ventrikelvolumen).* Nach Beendigung der Auswurfphase schließen sich die Aorten- und Pulmonalklappen, weil der Ventrikeldruck wieder unter den Blutdruck in Aorta bzw. A. pulmonalis absinkt. Es beginnt nun die 3. Phase.

*Erschlaffungsphase.* Während der 3. Phase sinkt der Druck im Ventrikel aufgrund der Erschlaffung der Ventrikelmuskulatur weiter stark ab. In dem Augenblick, wo der Druck in den Kammern unter den Druck im (dazugehörigen) *Vorhof* abfällt, öffnen sich die Klappen zwischen Vorhöfen und Kammern.

*Füllungsphase.* In der Füllungsphase (4. Phase) strömt Blut von den Vorhöfen in die Ventrikel ein. Am Ende der Füllungsphase befinden sich im Ventrikel normalerweise etwa 140 ml Blut *(enddiastolisches Volumen).*

Mit dem Beginn der nun folgenden *Anspannungsphase* schließt sich der Herzzyklus.

Abb. 22.**11** **Aktionsphasen des Herzens (Herzzyklus). 1.** Zu Beginn der **Anspannungsphase** der Systole schließen sich die AV-Klappen, die Vorhof und Ventrikel (Kammer) verbinden, da sich die Ventrikel kontrahieren und daher der Ventrikeldruck den Vorhofdruck übersteigt. Auch die Arterienklappen (Aorten- und Pulmonalklappe) sind noch geschlossen, so daß der Ventrikeldruck steil ansteigt. Das Ventrikelvolumen hat jetzt seinen höchsten Wert. **2.** Am Beginn der **Austreibungsphase** der Systole übersteigt der Ventrikeldruck den Aorten- (bzw. Pulmonalarterien-)Druck, so daß sich die Arterienklappen öffnen und das Schlagvolumen in Aorta bzw. Pulmonalarterie ausgeworfen wird. Damit steigt der Aorten- bzw. Pulmonalarteriendruck (letzterer nicht in der Abbildung) von seinem diastolischen auf seinen systolischen Wert. Gleichzeitig wird durch die Senkung der Ventilebene neues venöses Blut die Vorhöfe angesaugt. Am Ende dieser Phase fällt der Ventrikeldruck unter den Aortendruck, so daß die Arterienklappen zuschlagen. Das Ventrikelvolumen ist inzwischen auf das (endsystolische) Restvolumen abgesunken. **3.** In der **Entspannungsphase** der Diastole sind alle Klappen geschlossen, und der Ventrikeldruck sinkt rasch ab, bis er am Ende den Vorhofdruck unterschreitet, so daß sich die AV-Klappen öffnen. **4.** In der **Füllungsphase** der Diastole strömt neues Blut aus den Vorhöfen in die Ventrikel, deren Volumen nun rasch wieder ansteigt. Nach Erregung der Vorhöfe (P-Welle im EKG) kontrahieren sich die Vorhöfe, was die Füllung der Ventrikel abschließt (enddiastolisches Ventrikelvolumen). In dieser Phase fällt der Aorten- bzw. Pulmonaldruck langsam vom systolischen zum diastolischen Wert ab, da das Blut ja ohne Unterbrechung (Windkesseleffekt) von dort in die Peripherie abfließt. Am Ende dieser Phase wird der Ventrikel erneut erregt (QRS-Komplex im EKG), der Ventrikeldruck übersteigt den Vorhofdruck, so daß die AV-Klappen zuschlagen. Damit beginnt die nächste Anspannungsphase.

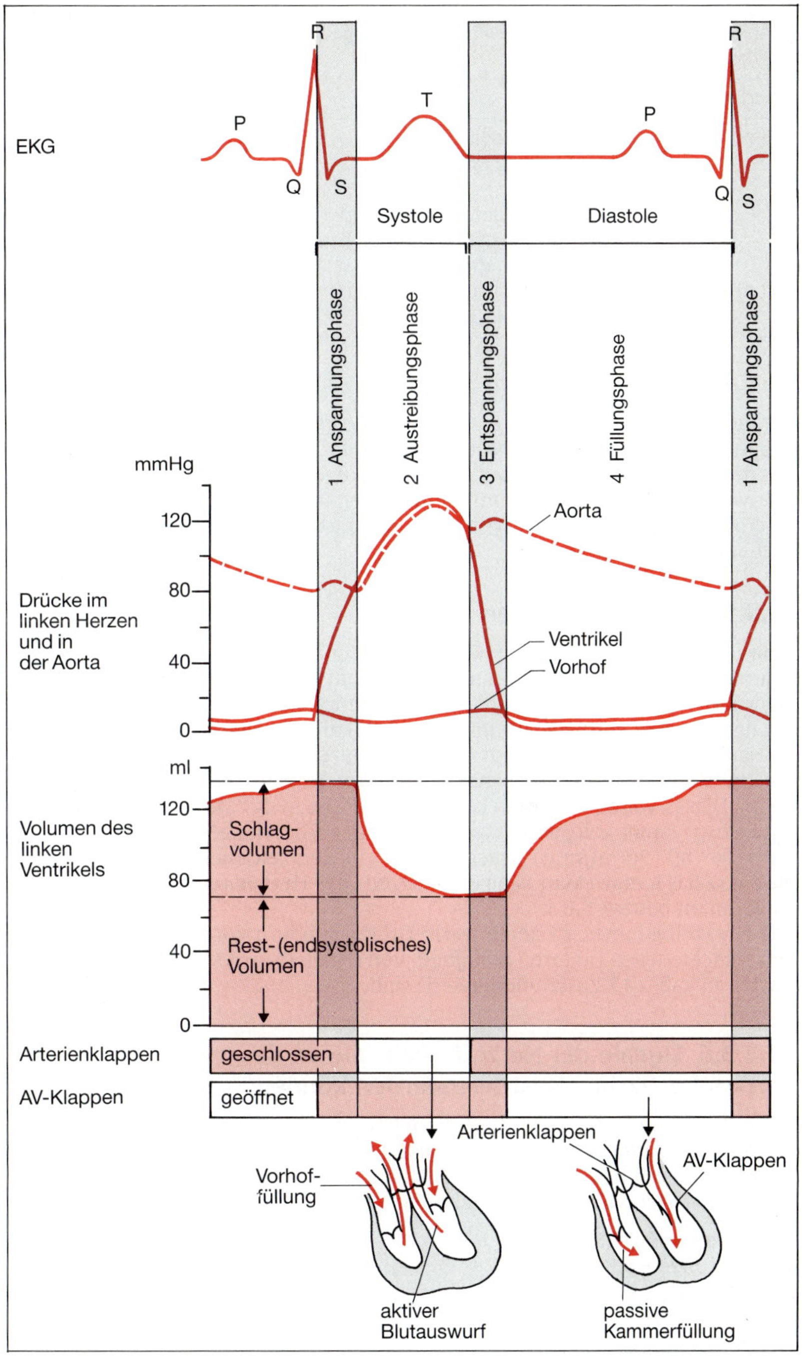

Tabelle 22.**7** **Einige Ursachen für Änderungen des Herzzeitvolumens**

| Änderung | Ursache |
|---|---|
| Zunahme | – Muskelarbeit<br>– Angst und Erregung<br>– Essen<br>– hohe Umgebungstemperatur<br>– Schwangerschaft (gegen Ende zunehmend) |
| Abnahme | – Aufstehen aus dem Liegen<br>– Arrhythmie des Herzens |

Die *Aufgabe* der *Vorhöfe* während eines Herzzyklus besteht hauptsächlich darin, ein *Reservoir* (Vorratsgefäß) zu bilden, aus dem die Ventrikel in kurzer Zeit mit genügend Blut gefüllt werden können. Diese Ventrikelfüllungen unterstützen die Vorhöfe dadurch, daß sie sich am Ende der Kammerdiastole *kontrahieren.*

### 22.3.3.5 Herzzeitvolumen

Unter dem Herzzeitvolumen (HZV) versteht man das Blutvolumen, das in einer bestimmten Zeiteinheit vom Herzen gefördert wird. Das Herzzeitvolumen errechnet sich daher aus dem *Produkt* von *Schlagvolumen* (s. oben) und *Schlagfrequenz.* Das Schlagvolumen liegt bei einem durchschnittlich großen Menschen in körperlicher Ruhe normalerweise bei 80 ml. Dieses Volumen wird in körperlicher Ruhe in der Minute etwa 70mal gefördert (Schlagfrequenz = 70 Schläge/min). Aus 80 · 70(ml/min) errechnet sich ein Herzzeitvolumen von 5,6 1/min. (Man kann auch sagen: das Herz*minuten*volumen beträgt 5,6 1.)
Das Herzzeitvolumen ist keine starre Größe, sondern wird von verschiedenen Faktoren *beeinflußt,* von denen die wichtigsten in Tab. 22.**7** zusammengestellt sind.

### 22.3.3.6 Signale der Herztätigkeit, die an der Körperoberfläche registriert werden können

Äußerungen oder Signale der Herztätigkeit, die am Körper von außen erkannt werden können, sind deshalb von großer Bedeutung, weil sie ohne große Belastung des Patienten registriert werden können. Dazu gehören:

- arterieller Puls (S. 521),
- Herzspitzenstoß (s. unten),
- Herztöne (s. unten),
- EKG (S. 514).

**Herzspitzenstoß.** Bei jeder Herzkontraktion kann man – mehr oder weniger stark – im 5. Zwischenrippenraum in der linken Medioklavikularlinie eine kurzdauernde Vorwölbung tasten und, vor allem bei mageren Menschen, auch sehen. Bei bestimmten Herzerkrankungen kann es zu einer *Verlagerung* bzw. *Verstärkung* des Herzspitzenstoßes kommen.

**Herztöne.** (Abb. 22.**11**) Mit einem geeigneten Abhörgerät (Stethoskop) können während eines Herzzyklus normalerweise *zwei* sog. *Herztöne* gehört werden. Nimmt man sie mit einem Mikrofon auf und schließt dieses an einen Schreiber an, so können sie aufgezeichnet werden *Phonokardiogramm).* Der *1. Herzton* (Anspannung der Kammermuskulatur) ist zu *Beginn der Systole* der *2. Herzton* (Schluß der Pulmonal- und Aortenklappen) am *Ende der Systole* zu hören. Von diesen beiden normalen Herztönen sind ein 3. und 4. Herzton und die *Herzgeräusche* zu unterscheiden, die durch krankhafte Veränderungen der Herzklappen verursacht werden. Solche Störungen führen dazu, daß sich die Klappen entweder nicht mehr genügend öffnen (Klappenstenosen) oder aber nicht mehr richtig schließen können (Klappeninsuffizienz).

## 22.3.4 Blutgefäßsystem

Die Blutgefäße sind Bestandteile des Herz-Kreislauf-Systems und bilden ein geschlossenes Röhrensystem, in dem das Blut von der linken Herzkammer zu den einzelnen Organen gepumpt wird, um von dort wieder in die rechte Herzkammer zurückzufließen. Von hier wird es in die Lunge und weiter ins linke Herz befördert. Eine schematische Darstellung des Kreislaufes zeigt Abb. 22.**12**, aus der unter anderem auch hervorgeht, daß die Gefäße, die zu den einzelnen Organen führen, *parallel* (nebeneinander) geschaltet sind. (Das vom linken Herzen ausgeworfene Blut verteilt sich sozusagen gleichzeitig auf die einzelnen Organe). Die Lunge ist zu allen anderen Organen *in Serie* (hintereinander) geschaltet, d. h., sie ist so in den Kreislauf eingebaut, daß das *ganze Blut* von der rechten Kammer durch die Lunge strömt. In der Abbildung ist auch eingezeichnet, welcher Anteil des Herzzeitvolumens in körperlicher Ruhe jeweils durch die einzelnen Organe fließt. Diese Anteile hängen natürlich vom Funktionszustand des jeweiligen Organs ab. So wird ein tätiger Skelettmuskel stärker durchblutet als ein ruhender.

### 22.3.4.1 Strömung, Druck und Widerstand in den Gefäßen (allgemeine physikalische Bemerkungen)

Strömung, Druck und Widerstand im Blutgefäßsystem stehen miteinander in einer gesetzmäßigen Beziehung. Diese Beziehung Herz-Kreislauf-System ist durch das *Ohmsche* Gesetz geregelt (S. 276):

$$\text{Stromstärke (Ampere)} = \frac{\text{Spannung (Volt)}}{\text{Widerstand (Ohm)}}$$

Dieses Gesetz gilt auch für die Strömung, den Druck und den Widerstand im Blutgefäßsystem. Dabei *entsprechen*

Abb. 22.**12** **Herz-Kreislauf-System.** Beachte die parallel verlaufenden Gefäßgebiete (Nieren, Gehirn usw.), in denen ein bestimmter Anteil des Herzzeitvolumens zu den einzelnen Organen fließt. (Ausnahme: Lunge; sie ist in Serie zum großen Kreislauf geschaltet, d. h., durch den Lungenkreislauf fließt das gesamte Herzzeitvolumen.) Die Prozentzahlen gelten für körperliche Ruhe. ▶

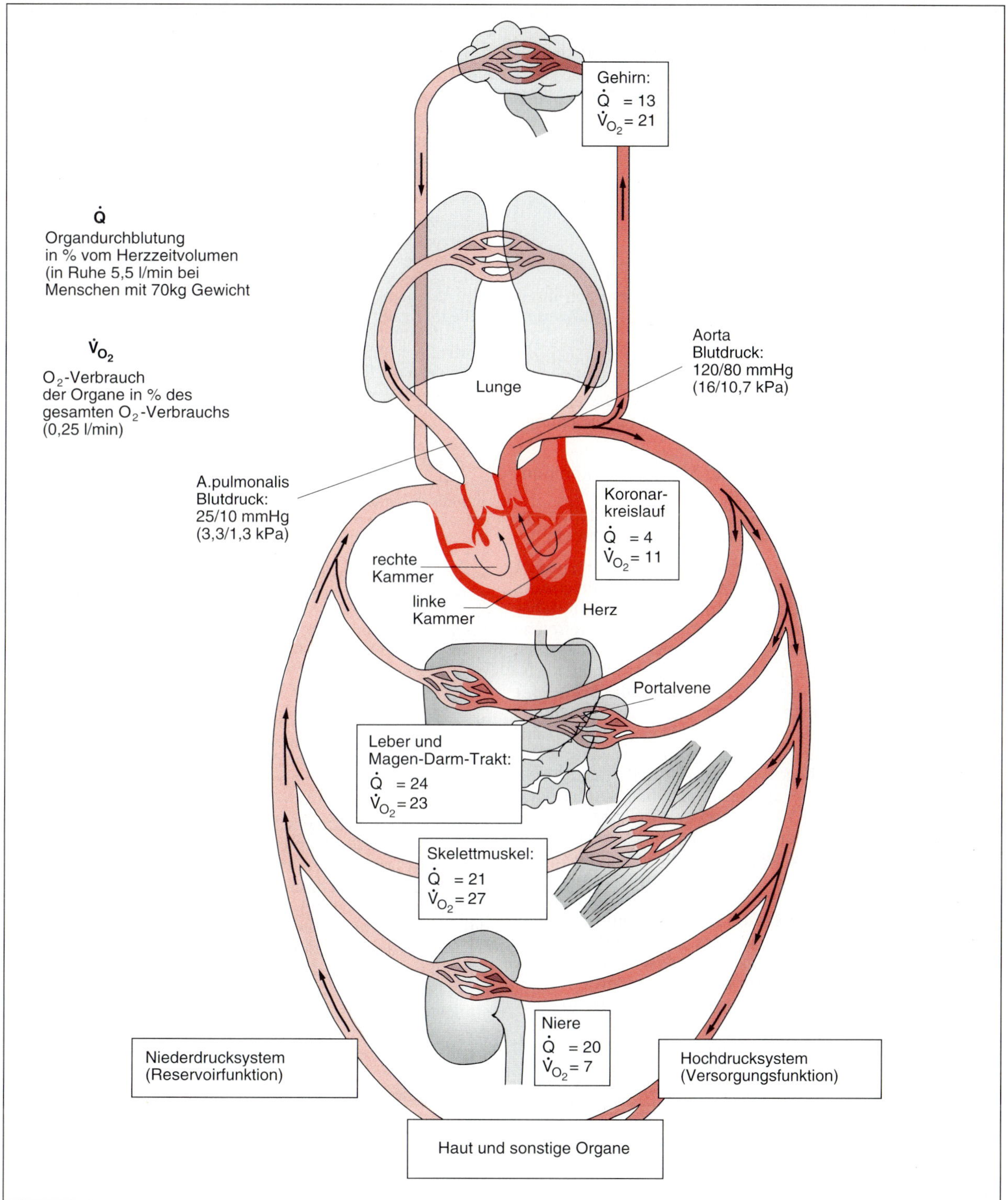
Gehirn:
$\dot{Q}$ = 13
$\dot{V}_{O_2}$ = 21
$\dot{Q}$
Organdurchblutung in % vom Herzzeitvolumen (in Ruhe 5,5 l/min bei Menschen mit 70kg Gewicht
$\dot{V}_{O_2}$
$O_2$-Verbrauch der Organe in % des gesamten $O_2$-Verbrauchs (0,25 l/min)
Aorta
Blutdruck:
120/80 mmHg
(16/10,7 kPa)
Lunge
A.pulmonalis
Blutdruck:
25/10 mmHg
(3,3/1,3 kPa)
Koronar-kreislauf
$\dot{Q}$ = 4
$\dot{V}_{O_2}$ = 11
rechte Kammer
linke Kammer
Herz
Portalvene
Leber und Magen-Darm-Trakt:
$\dot{Q}$ = 24
$\dot{V}_{O_2}$ = 23
Skelettmuskel:
$\dot{Q}$ = 21
$\dot{V}_{O_2}$ = 27
Niere
$\dot{Q}$ = 20
$\dot{V}_{O_2}$ = 7
Niederdrucksystem (Reservoirfunktion)
Hochdrucksystem (Versorgungsfunktion)
Haut und sonstige Organe

- der elektrischen Stromstärke die *Stromstärke* des Blutes (gemessen z. B. in l/min),
- der elektrischen Spannung der *Druck* (kPa), durch den das Blut weitergetrieben wird,
- dem Widerstand des Stromleiters der *Widerstand*, den das Blut im Gefäß überwinden muß.

Jetzt heißt das Gesetz:

$$\text{Stromstärke des Blutes (l/min)} = \frac{\text{Druck (kPa)}}{\text{Widerstand (kPa} \cdot \text{min/l)}}$$

Der *Widerstand* in den Gefäßen hängt vor allem von ihren Durchmessern ab. Schon eine geringgradige Gefäßverengung bedeutet eine starke Zunahme des Widerstandes. Bei einer laminaren Strömung ist der Widerstand proportional 1/(Radius$^4$) (Hagenpoisseulsches Gesetz). D. h., daß eine Halbierung des Gefäßdurchmessers, den Widerstand auf das 16fache ansteigen läßt. Dies führt dazu (s. Gleichung), daß

- bei gleichbleibendem Druck die Stromstärke abnimmt oder
- daß der (das Blut treibende) Druck in den Gefäßen zunehmen muß, soll die Stromstärke nicht abnehmen.

Etwa die Hälfte des Widerstandes im Kreislauf konzentriert sich auf einen relativ kleinen Gefäßabschnitt, die *Arteriolen*. Hier kann der Gesamtwiderstand im Körperkreislauf daher besonders wirkungsvoll reguliert werden. Die muskelreiche Wand der Arteriolen wird von vegetativen Nervenfasern (nur vom Sympathikus S. 591 ff.) versorgt, womit die Kreislauf„zentren" einen steuernden Einfluß auf die Weite der Arteriolen gewinnen. Eine generelle Enger- (bzw. Weiter-) stellung (besonders in Niere, Haut und Magen-Darm-Trakt) ist, neben der Änderung der Herztätigkeit, der zweite wichtige Mechanismus zur Regulation des arteriellen Blutdrucks (S. 521 f.). So wird z. B. bei einem allgemeinen Blutdruckabfall (z. B. im Schock) der Widerstand in Körperregionen die nicht akut lebensnotwendig sind (z. B. Haut) soweit erhöht, daß in Gehirn und Herz wieder ein ausreichender Blutdruck herrscht.

Bei der Beurteilung der Blutströmung im Gefäßsystem spielt neben der *Stromstärke* (die nach dem Ohmschen Gesetz mit dem Widerstand und dem Druck verknüpft ist) auch die *Strömungsgeschwindigkeit* eine gewisse Rolle. Diese beiden Begriffe dürfen nicht verwechselt werden!

Die *Stromstärke* (Q) gibt jenes Blut*volumen* an, das in einer bestimmten Zeiteinheit einen bestimmten Gefäßquerschnitt durchfließt. Die Stromstärke wird daher oft auch *Stromzeitvolumen* genannt, angegeben in m$^3$/s oder l/min.

Die *Strömungsgeschwindigkeit* dagegen gibt an, wie *schnell* die *einzelnen Flüssigkeitsteilchen* durch ein Gefäß fließen, ausgedrückt in m/s.

Wenn Druck und Gesamtwiderstand im Gefäßsystem gleich gehalten werden, so errechnet sich eine dazugehörige Stromstärke (Ohmsches Gesetz). Während nun die *Stromstärke* bei konstantem Druck und Widerstand an jedem Querschnitt, den man irgendwo durch das gesamte Gefäßbett (z. B. durch alle Kapillaren bzw. durch alle Arteriolen) legt, immer *gleich* ist, ist die *Strömungsgeschwindigkeit unterschiedlich*. Sie ist in den Arterien groß, in den Kapillaren klein und nimmt in den Venen wieder zu.

Es stellen sich also zwei Fragen:

1. Warum ist die Stromstärke (unter der Annahme, daß Druck und Gesamtwiderstand gleich bleiben) an jedem Gesamtquerschnitt im Gefäßsystem gleich?
2. Warum ändert sich trotzdem im Kreislauf die Strömungsgeschwindigkeit?

Antwort auf die Frage 1: Wie auf S. 513 dargelegt, pumpt das Herz immer so viel Blut weiter, wie es aus den Venen angeboten bekommt, oder anders betrachtet, dem linken Vorhof fließt normalerweise so viel Blut in einer bestimmten Zeit zu, wie der Ventrikel auswirft. Das bedeutet, daß der Gesamtquerschnitt an einer beliebigen Stelle im Gefäßsystem in einer bestimmten Zeiteinheit immer von demselben Blutvolumen durchströmt werden muß. Mit anderen Worten: Jenes Blutvolumen, das in einer bestimmten Zeiteinheit durch die Aorta fließt, muß in derselben Zeit auch durch die gesamten Kapillaren des Körperkreislaufs fließen. Daher muß also die *Stromstärke*, bezogen auf den Gesamtgefäßquerschnitt, ***überall gleich*** sein.

Antwort auf die Frage 2: Die *Geschwindigkeit*, mit der das Blut durch die Gefäße fließt, hängt von deren Durchmessern ab. Muß ein Flüssigkeitsvolumen in einer bestimmten Zeiteinheit durch ein dünnes und ein daran anschließendes dickes Rohr, so wird es im dünnen schneller und im dicken langsamer fließen.

*Beispiel:* Wenn sich ein schmaler Gebirgsbach zu einem See erweitert, fließt das Wasser im See langsamer als zuvor im Bach, um dann wieder reißend zu werden, wenn es den See in einer engen Rinne verlassen muß. Trotzdem fließt sowohl im engen Bachbett als auch im See immer dasselbe Wasservolumen pro Zeiteinheit, d. h., die Stromstärke bleibt gleich.

In unserem Gefäßsystem kommt es zwar nicht vor, daß ein dünnes Gefäß in ein dickes übergeht (und umgekehrt), aber es kann sich ein Gefäß in viele kleine Gefäße (z. B. Kapillaren) aufzweigen. Diese vielen kleinen Gefäße können – was ihren Gesamtquerschnitt betrifft – dem dicken Rohranteil (bzw. dem See) gleichgesetzt werden. Es wird daher die Strömungsgeschwindigkeit (nicht die Stromstärke!) in den vielen kleinen Gefäßen abnehmen (großer Gesamtquerschnitt der Kapillaren, S. 522), um dann wieder zuzunehmen, wenn sie in ein einzelnes Gefäß mit einem kleineren Gesamtquerschnitt münden.

Besteht der Gesamtquerschnitt aus mehreren parallel laufenden Gefäßen, z. B. Gesamtquerschnitt aller Arteriolen, so teilt sich die Gesamtstromstärke auf die einzelnen parallel laufenden Gefäße auf, und zwar so, daß durch jene Gefäße, die einen geringeren Widerstand aufweisen, der relativ größere Anteil der Gesamtstromstärke fließt. Auf diese Weise erfolgt die Verteilung des vom Herzen gelieferten Gesamtstromes auf die – parallel liegenden – Organe. Wenn z. B. die Muskeln stark beansprucht werden und sie daher ihren Stoffwechsel stark steigern müssen, dann ist dazu eine entsprechende Erweiterung ihrer Gefäße nötig. Sie werden jetzt einen größeren Teil von der gesamten Blutstromstärke (Herzzeitvolumen) erhalten, während andere parallel geschaltete Organe einen dementsprechenden kleineren Anteil bekommen.

### 22.3.4.2 Zirkulation im arteriellen System (Arterien und Arteriolen)

Bei jeder Herzkontraktion wird ein bestimmtes Blutvolumen *(Schlagvolumen)* in die arteriellen Blutgefäße ausge-

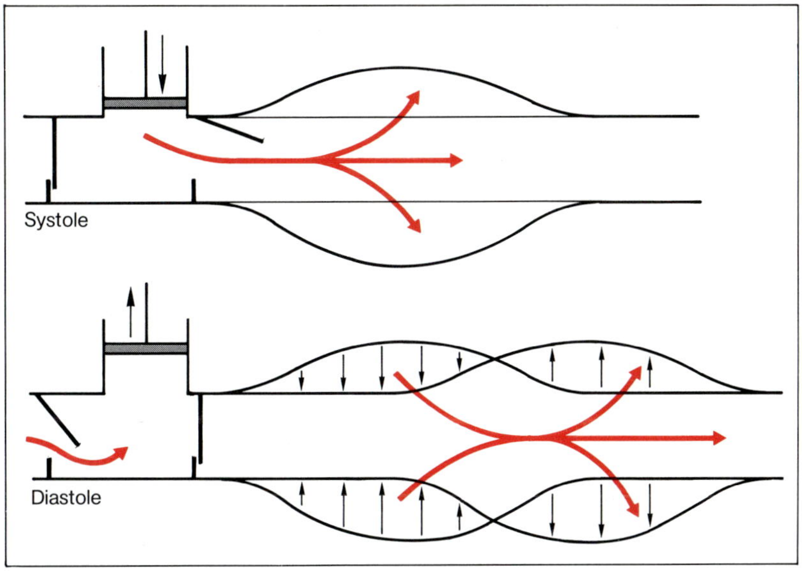


Abb. 22.**13** **Schematische Darstellung der Windkesselfunktion von Aorta und großen Arterien.** Während der Systole dehnt sich die Gefäßwand und speichert in den Ausbuchtungen Blut, das in der Diastole durch Entdehnen weitergetrieben wird und zur Ausbuchtung der Gefäßwand im anschließenden Teil führt. Aus der anfänglichen stoßweisen Blutströmung am Beginn der Aorta wird so spätestens bis zu den Kapillaren eine kontinuierliche Strömung hergestellt.

worfen. Die Folge davon ist, daß das Blut *nicht gleichmäßig (kontinuierlich)*, sondern *„schubweise" (diskontinuierlich)* strömt: Während der *Systole* fließt das Blut *schneller*, während der *Diastole langsamer*. Wird z. B. bei einer Verletzung eine Arterie eröffnet, so strömt das Blut nicht gleichmäßig aus der Wunde, sondern es spritzt rhythmisch aus dem Gefäß. Besonders ausgeprägt sind diese Strömungsunterschiede in den herznahen Arterien.

Das Weiterfließen des Blutes auch in der Diastole, während der ja kein Blut vom Herzen ausgeworfen wird, wird durch die *Elastizität der Arterienwände* verursacht: Aufgrund der Druckerhöhung während der Systole bauchen sich die elastischen Gefäßwände aus. In diesen Ausbuchtungen wird ein Teil des Blutes gespeichert. In der darauffolgenden Diastole des Herzens zieht sich die gedehnte Gefäßwand wieder elastisch zusammen, wodurch das gespeicherte Blut weitergetrieben wird (Abb. 22.**13**). Dieser Mechanismus wird als *Windkesselwirkung* bezeichnet (S. 362 f.).

**Arterieller Puls.** Die oben beschriebenen rhythmischen Ausbuchtungen der arteriellen Gefäßwand, jeweils verursacht durch die *Druckerhöhung*, während der Herzkontraktion, pflanzen sich entlang der Gefäße fort (Abb. 22.**13**). Diese Veränderung an der Gefäßwand wird als *Pulswelle* bezeichnet, die sich mit einer bestimmten Geschwindigkeit *(Pulswellengeschwindigkeit)* fortpflanzt. Mit geeigneten Geräten kann man die Pulswelle als sog. *Pulskurve* aufzeichnen. Da für die Pulswelle die jeweiligen Druckänderungen im Gefäß verantwortlich sind, erhält man durch die Registrierung der Pulskurve auch Auskunft über den Druckverlauf *(Pulsdruckkurve)*.

An oberflächlich gelegenen Arterien kann man die Pulswelle (den „Puls") tasten. Die Prüfung des Pulses erfolgt üblicherweise an der A. radialis und ermöglicht ohne technischen Aufwand manche zum Teil sehr wichtige Aussagen über den Zustand des Herz-Kreislauf-Systems. Beim „Fühlen" des Pulses läßt sich nicht nur die *Regelmäßigkeit der Schlagfolge* prüfen, sondern auch die *Pulsfrequenz* und damit die *Schlagfrequenz des Herzens* bestimmen. Beide Werte stimmen normalerweise überein. Sind einige der Herzkontraktionen zu schwach, um eine spürbare Pulswelle auszulösen, ist die Pulsfrequenz niedriger als die Herzfrequenz (sog. *Pulsdefizit*).

Es gibt darüber hinaus noch andere Pulsqualitäten, die (heute nur noch selten) mit lateinischen Namen angegeben werden.

**Arterieller Blutdruck.** Unter dem arteriellen Blutdruck wird der Druck verstanden, der in den Arterien herrscht. Während eines Herzzyklus (Systole und Diastole) erreicht dieser Druck einen Spitzenwert *(systolischer Blutdruck)* und einen Minimalwert *(diastolischer Blutdruck)*. Systolischer Druck minus diastolischer Druck wird als *Druckamplitude* bezeichnet. Der durchschnittliche Blutdruck in Systole und Diastole heißt *mittlerer Blutdruck*.

Für die *Höhe* des mittleren *Blutdrucks* sind entscheidend

- das Herzzeitvolumen (HZV; S. 516) und
- der totale periphere Gefäßwiderstand

$$\text{Stromstärke (hier: HZV)} = \frac{\text{Druck (hier: mittlerer Blutdruck)}}{\text{Widerstand (hier: totaler peripherer Widerstand)}}$$

oder

$$\text{mittlerer Blutdruck} = \text{HZV} \cdot \text{totaler peripherer Widerstand}$$

Die gesetzmäßige Abhängigkeit dieses Drucks vom Herzzeitvolumen und vom Gefäßwiderstand (Ohmsches Gesetz S. 518) bedeutet, daß es grundsätzlich *zwei Ursachen* einer *Blutdruckveränderung* gibt:

- Änderung des Herzzeitvolumens,
- Änderung des Widerstandes.

Der Blutdruck eines jungen Erwachsenen in Ruhe liegt normalerweise *systolisch* bei max. 16 pKa (120 mmHg) und *diastolisch* bei max. 10,6 kPa (80 mmHg). Eine Erhöhung der Blutdruckwerte über die Norm wird als *Hypertonie* (Hochdruck), eine Erniedrigung als *Hypotonie* (Unterdruck) bezeichnet.

Von der Weltgesundheitsorganisation (WHO) wurde folgende Klassifizierung empfohlen (systol./diast.):
*normaler Blutdruck:* bis 18,5/11,8 kPa (139/89 mmHg),
*Grenzbereich:* 18,6–21,1/12–12,5 kPa (140–159/90–94 mmHg),
*Hypertonie:* 21,3/12,6 kPa (160/95 mmHg) und darüber.
Zu einem Bluthochdruck (Hypertonie) kann es prinzipiell dann kommen (Ohmsches Gesetz), wenn das Herzzeitvolumen stark zunimmt (sog. *Volumenhochdruck*) oder wenn der Gefäßwiderstand zunimmt *(Widerstandshochdruck).*

Der Blutdruck ist im Gefäßsystem nicht überall gleich groß. Während er sich in den großen und mittleren Arterien kaum verändert, fällt er in den *Arteriolen* stark ab (enge Gefäße, großer Widerstand!) und sinkt in den Kapillaren und im venösen System noch weiter ab. Daher: venöses System = Niederdrucksystem (S. 523).

**Messung des Blutdrucks.** Heute üblich ist die *auskultatorische* (abhörende) Methode nach *Riva-Rocci und Korotkoff,* bei der es sich um eine indirekte (ohne Punktion der Arterien), aber dennoch zuverlässige Methode handelt. Um den Oberarm des sitzenden oder liegenden Patienten wird eine aufblasbare Manschette gelegt, die mit einem Manometer (Druckmesser) verbunden ist. Außerdem wird ein Stethoskop (Hörrohr) über der A. brachialis in der Ellenbeuge aufgesetzt. Nun pumpt man die Manschette rasch auf, bis der Druck in der Manschette über dem erwarteten systolischen Druck in der A. brachialis liegt (man tastet dabei den Puls der A. radialis des gleichen Arms: Verschwindet der Puls, so erhöht man den Manschettendruck noch um weitere ca. 4 kPa ≈ 30 mmHg). Da die Manschette die Arterie nun völlig zusammendrückt, kann kein Blut mehr durch und man hört mit dem Stethoskop kein Geräusch. Nun vermindert man den Manschettendruck soweit, bis ein pochendes Geräusch zu hören ist. Dies hört man dann, wenn der Manschettendruck gerade unter den systolischen Druck in der Arterie abfällt, denn jetzt schießt mit jeder Systole etwas Blut in die Arterie. Daher ist dieser Manschettendruck identisch mit dem *systolischen Druck.* Vermindert man den Manschettendruck weiter, wird das Geräusch zuerst lauter, dann leiser und hört meistens schließlich ganz auf. Dem *diastolischen Blutdruck* am nächsten kommt jener Manometerdruck, der beim *Leiserwerden* des Geräusches abgelesen wird.

### 22.3.4.3 Zirkulation in den Kapillaren – Stoffaustausch zwischen Blut und Gewebe

Aufgabe der Blutkapillaren ist die Versorgung des Gewebes mit Nährstoffen $O_2$ u. a. und der Abtransport von Abfallstoffen. Da die Kapillaren nur eine sehr dünne Wand haben und das Blut in ihnen sehr langsam fließt, sind sie hervorragend für diesen Stoffaustausch geeignet.
Zwei Transportprozesse sind für den transkapillären Stoffaustausch verantwortlich:

- *Diffusion* (S. 502): Liegt eine Substanz wie z. B. $O_2$ in den Kapillaren höher konzentriert vor als im Interstitium, so kann sie aus den Kapillaren herausdiffundieren und in das Gewebe gelangen. Liegt sie in den Kapillaren in niedrigerer Konzentration vor als im Interstitium wie z. B. $CO_2$, so gelangt sie aus dem Gewebe in die Blutbahn. Die Diffusion ist für die meisten Stoffe der wichtigste Transportmechanismus.
- *Filtration:* Unter Filtration versteht man das Hindurchpressen von Flüssigkeit ($H_2O$) durch eine Trennwand wie z. B. die Kapillarwand. Wird die Flüssigkeit abfiltriert, wo werden natürlich auch darin gelöste Stoffe durch die Trennwand transportiert. Allerdings müssen diese Stoffe kleiner sein als die Poren in der Trennwand (z. B. Elektrolyte, aber nicht die Proteine). Gelangt Flüssigkeit aus dem Interstitium in die Kapillaren, so nennt man dies *Resorption.* Auch hierbei werden gelöste Stoffe mitgerissen. Somit ist Filtration/Resorption der zweite, wenn auch indirekte, Transportmechanismus für Nährstoffe und Abfallprodukte.
  Pro Tag werden in den Kapillaren des Körpers (abgesehen von den Kapillaren in den Glomeruli) 20 l Flüssigkeit abfiltriert und 18 l resorbiert. Die Differenz von 2 l fließt über die Lymphwege ab. Physiologischerweise ist also die Bilanz
  $$\textit{Filtration} = \textit{Resorption} + \textit{Lymphe}$$
  ausgeglichen.

Der arterielle Druck sinkt in den Arteriolen stark ab (auf etwa 4,7 kPa bzw. 35 mmHg). Somit herrscht am arteriellen Ende der Kapillaren („Anfang der Kapillaren") ein hydrostatischer Druck von 35 mmHg. Dagegen beträgt der hydrostatische Druck im Interstitium ca. 6 mmHg. Diese Druckdifferenz ($\Delta P$ = 29 mmHg) bewirkt eine Filtration von Flüssigkeit in das Interstitium. Am venösen Ende der Kapillaren beträgt der hydrostatische Druck in den Kapillaren ca. 21 mmHg und $\Delta P$ somit 15 mmHg (21–6 mmHg). Also bewirkt auch hier die hydrostatische Druckdifferenz eine, wenn auch schwächere Filtration. Es muß also noch einen weiteren Mechanismus geben, der zur Resorption führt.
Dies ist der „kolloidosmotische" oder „onkotische" Druck (S. 500), der von den Proteinen erzeugt wird. Vereinfacht gesagt ist der kolloidosmotische Druck Ausdruck für die Fähigkeit von Proteinen, Wasser zurückzuhalten, wenn sie eine Trennwand nicht durchqueren können. Der kolloidosmotische Druck ($\pi$) ist in den Kapillaren größer als im Interstitium, da dort die Proteinkonzentration wesentlich höher ist. Die kolloidosmotische Druckdifferenz ($\Delta\pi$) zwischen Kapillaren und Interstitium ist entlang der gesamten Kapillarstrecke gleich und beträgt ca. 20 mmHg. Das heißt mit anderen Worten, daß die Proteine ständig bestrebt sind, Wasser in den Kapillaren zu halten.
Betrachtet man nun beide Druckdifferenzen zusammen, so hängt es von der Differenz

$$\Delta P - \Delta\pi$$

ab, ob filtriert oder resorbiert wird. Ist diese Differenz positiv, so findet Filtration statt (arterielles Ende der Kapillare), ist sie negativ, so findet Resorption statt (venöses Ende der Kapillare). Da die oben angegebene Bilanz ausgeglichen sein soll, muß diese Differenz, über die gesamte Kapillare betrachtet, auch ausgeglichen sein.
Störungen der oben angegebenen Bilanz führen meist zu einem Überschuß an Filtration, d. h., es gelangt zu viel Flüssigkeit in das Interstitium und lagert sich dort ab. Diese Ablagerung nennt man *Ödem*. Da die interstitiellen Drücke relativ konstant sind, kommt als mögliche Ursache für die Ödementstehung in Frage:

- erhöhter hydrostatischer Druck in den Kapillaren, z. B. Herzinsuffizienz mit Rückstau, wodurch sich besonders am venösen Ende der hydrostatische Druck erhöht,
- verminderter kolloidosmotischer Druck in den Kapillaren, z. B. durch Proteinmangel (Hunger, Leberschäden, Eiweißverlust mit dem Harn),
- erhöhte Durchlässigkeit der Kapillarwand, wodurch die Proteine nicht mehr kolloidosmotisch wirken, z. B. bei Allergien,
- gestörter Lymphabfluß, wodurch Flüssigkeit, die nicht resorbiert wird, im Interstitium verbleibt, z. B. nach Operationen, bei denen Lymphknoten und Lymphwege entfernt werden mußten.

### 22.3.4.4 Zirkulation in den Venen

In den Venen befindet sich bis zu 80% des gesamten Blutes. Daraus resultiert die Reservoirfunktion der Venen. Da sie über eine dünne und elastische Wand verfügen, kann die Blutmenge in den Venen schwanken, ohne daß sich dies auf den Druck in den Venen stark auswirkt. Die kleinen Druckschwankungen im venösen System, die durch unterschiedliche Füllungszustände zustande kommen, werden als zentraler Venendruck gemessen (ZVD). Da, wie gesagt 80% des Blutes sich in den Venen befindet, gibt der ZVD Auskunft über die Volumenbilanz des Organismus.
Kommt es zu einer negativen Flüssigkeitsbilanz (Zufuhr < Ausscheidung), so nimmt das Extrazullarvolumen und damit auch das Blutvolumen ab. Die daraufhin verminderte Füllung der Venen führt zu einem vermindertem ZVD.
**Treibende Kräfte des venösen Rückstroms zum Herzen.** In den Venen erfolgt der Rückstrom des Blutes von den Kapillaren zum rechten Herzen. Folgende Mechanismen bewirken den venösen Rückstrom im Körperkreislauf:

- Pumpleistung des linken Ventrikels (Schub „von hinten"),
- Einfluß der Atmung,
- Pumpleistung der Skelettmuskulatur,
- Ventilebenenmechanismus des Herzens.

*Pumpleistung des linken Ventrikels.* Der vom linken Ventrikel erzeugte Druck reicht, wenngleich er im Arteriolen- und Kapillargebiet stark abnimmt, auch noch im venösen System aus, das Blut zum rechten Vorhof weiterzutreiben.
*Einfluß der Atmung.* Während der Inspiration sinkt der *intrathorakale* oder *intrapulmonale Druck* (S. 527). Dies führt zu einer Erweiterung der Venen im Thoraxraum und damit zu einer Druckabnahme in diesen Gefäßen. Ein verstärkter Bluteinstrom aus den außerhalb des Brustkorbes gelegenen Venen ist die Folge. Dieser Einstrom wird noch dadurch verstärkt, daß der *Druck im Bauchraum* während der Einatmung zunimmt (das Zwerchfell senkt sich inspiratorisch), was wiederum bewirkt, daß das venöse Blut herzwärts gepreßt wird. Ein Rückströmen in die Extremitäten wird durch die *Venenklappen* verhindert.
*Pumpleistung der Skelettmuskulatur.* Die Venen sind in den Extremitäten von Skelettmuskeln umgeben. Bei jeder Muskelkontraktion werden die Venen *zusammengedrückt* und so das Blut herzwärts gepumpt; auch hier verhindern die *Venenklappen* ein Zurückströmen des Blutes in die Peripherie.

Welche Bedeutung diese „Muskelpumpe" haben kann, soll an einem Beispiel gezeigt werden: Muß jemand längere Zeit *ruhig stehen*, dann wird der Druck swohl in den Arterien als auch in den Venen der unteren Extremitäten stark erhöht sein. Zusätzlich zum Blutdruck übt nämlich die Blutsäule aufgrund der Schwerkraft einen sog. hydrostatischen Druck aus, der um so stärker ist, je größer der Abstand zwischen Herzniveau und den „darunter" liegenden Gefäßen ist. So wird der Druck in den Gefäßen (Arterien und Venen) des Fußes beim stehenden Menschen um etwa 13,3 kPa (100 mmHg) höher als auf Herzniveau sein. Da die Venen im Gegensatz zu den Arterien nur dünnwandig sind und sich daher aufgrund des zugenommenen Innendruckes erweitern, wird es zu einer vermehrten Füllung der Beinvenen kommen. Es können auf diese Weise etwa 500 ml Blut „versacken". Da beim ruhigen Stehen die „Muskelpumpe" ausfällt, vermindert sich der venöse Rückstrom und damit auch die Füllung des Ventrikels. Dies führt zu einer Abnahme der Auswurfleistung des Herzens; eine Ohnmacht kann die Folge sein. Wird die Beinmuskulatur dagegen beim Gehen rhythmisch kontrahiert, wird das dort „angesammelte" Blut von der „Muskelpumpe" zum Herzen befördert.
Ein solcher „Blutstau" mit Venenerweiterung tritt auch dann auf, wenn die Venenklappen nicht mehr richtig schließen („Krampfadern").

*Ventilebenenmechanismus des Herzens.* Bei der Systole der Kammern wird die Ebene, in der die AV-Klappen liegen (Ventilebene), nach unten gezogen (S. 359 ff.). Dadurch wird Blut in die Vorhöfe *angesaugt* und der venöse Rückstrom somit wesentlich unterstützt.

**Drücke im venösen System.** Die Druckwerte in den Venen unterscheiden sich charakteristischerweise von den arteriellen Druckwerten. In den Venolen herrscht noch ein Druck von etwa 2 kPa (15 mmHg), der herzwärts weiter absinkt, bis er im rechten Vorhof bei etwa 0,4 kPa (3 mmHg) liegt. Dieser Wert stellt einen Mittelwert dar, der im Rhythmus der Atmung und der Herzaktion erheblich schwankt. Aufgrund dieser niedrigen Druckwerte wird der venöse Kreislauf incl. Lungenkreislauf und linkem Vorhof, als *Niederdrucksystem* bezeichnet. Eine Messung des venösen Drucks kann – im Gegensatz zur unblutigen arteriellen Druckmessung – nur über einen mit dem Druckmeßgerät (Manometer) verbundenen Venenkatheter erfolgen.
Ein ungefähres Bild vom Druck im rechten Vorhof und in den beiden Hohlvenen *(zentraler Venendruck)* kann man sich jedoch auch auf unblutige Weise verschaffen. Hebt man langsam den Oberkörper eines liegenden Patienten, so wird der zentrale Venendruck ab einer bestimmten Höhe nicht mehr ausreichen, die Jugularvenen (am Hals), die der Betrachtung zugänglich sind, offenzuhalten. Diese Venen kollabieren dann, wenn der Druck in ihnen auf Null sinkt. In

dieser Stellung ist der senkrechte Abstand zwischen Halshöhe und rechtem Vorhof dann identisch mit dem zentralen Venendruck, gemessen in cm Blutsäule = cm Wassersäule (Umrechnung in kPa S. 498). Auf der anderen Seite deuten stark hervortretende Jugularvenen immer auf eine Erhöhung des Venendruckes hin. Ursache dafür ist eine verminderte Pumpleistung des rechten Herzens (Rechtsherzinsuffizienz) oder eine übermäßige Flüssigkeitszufuhr durch Infusionen.

### 22.3.4.5 Lymphsystem

Wie auf S. 522 beschrieben, erfolgt im Kapillargebiet ein starker Flüssigkeitsaustausch *(transkapillärer Austausch)*. Dabei übertrifft das ausströmende (filtrierte) Volumen die wieder in die Kapillare zurückströmende Flüssigkeitsmenge. Die im Überschuß filtrierte Flüssigkeit fließt als Lymphe in den Lymphgefäßen zurück in den venösen Kreislauf. Für die *Fortbewegung* der Lymphe sorgen rhythmische Kontraktionen der in den Lymphgefäßwänden eingelagerten glatten Muskeln sowie der gleiche Mechanismus, der als „Muskelpumpe" der Venen oben beschrieben ist. Eingebaute Klappen sorgen auch hier dafür, daß die Lymphe nur venenwärts fließen kann.

Abgesehen vom Eiweißgehalt gleicht die Zusammensetzung der Lymphe – täglich werden etwa 2–3 l gebildet – im wesentlichen derjenigen des Blutplasmas. Je nachdem, aus welchem Gebiet die Lymphe kommt, variiert jedoch deren Eiweißgehalt; er liegt in der Leber- und Eingeweidelymphe bei etwa 60 g/l (6 g%), macht aber in der Lymphe aus anderen Organen nur 10–20 g/l (1–2 g%) aus. Eine besondere Rolle spielt die Lymphe beim Transport von Cholesterin und Fetten (in Chylomikronen), die aus dem Darm resorbiert worden sind (S. 555).
Auf die Bedeutung der *Lymphknoten*, die in die größeren Lymphgefäße eingebaut sind, wurde auf S. 375 f. hingewiesen.

### 22.3.4.6 Regulationsmechanismen des Herz-Kreislauf-Systems

**Regulation des Herzzeitvolumens.** Der Körper besitzt zahlreiche Möglichkeiten, die Herz-Kreislauf-Tätigkeit zu regulieren. Sinn all dieser Regulationsvorgänge ist es, die Organe entsprechend ihren Bedürfnissen zu durchbluten bzw. in Notfallsituationen (z. B. Blutverlust) dafür zu sorgen, daß die Durchblutung wichtiger Organe (Gehirn und Herz) gewährleistet ist, auch wenn dies auf Kosten anderer Organe erfolgen muß. Da das Herzzeitvolumen das Produkt von Schlagvolumen und Schlagfrequenz ist, kann eine Regulation dadurch erfolgen, daß

- das Schlagvolumen oder
- die Schlagfrequenz

oder beides verändert wird.
Die *Schlagfrequenz* wird über die efferenten *Herznerven* (Sympathikus, Parasympathikus) gesteuert (S. 591). Mit ihrer zusätzlichen Wirkung auf die Kontraktionskraft (inotrope Wirkung) des Herzens beeinflussen die Herznerven auch das *Schlagvolumen*.
Darüber hinaus unterliegt das Schlagvolumen noch einer weiteren Steuerung, die *unabhängig* von den Herznerven ist. Wie kräftig sich gesunde Herzmuskelfasern (und damit das Herz) kontrahieren, hängt nämlich von ihrer *Länge* zu Beginn der Kontraktion ab (Frank-Starling-Gesetz). Die Länge der Herzmuskelfasern wird wiederum vom *Blutvolumen* bestimmt, mit dem die Ventrikel gefüllt sind. Je größer demnach die Füllung des Herzens am Ende der Diastole ist, desto kräftiger ist die Kontraktion und um so größer ist das Schlagvolumen. Durch diesen Mechanismus ist sichergestellt, daß das Herz immer so viel Blut weiterpumpt, wie es aus den Venen angeboten bekommt.

Wäre dies nicht der Fall, käme es zu Stauungen des Blutes vor dem Herzen oder (bei einem zu hohen Schlagvolumen) zu einem Leerpumpen der venösen Gefäße. Solche Störungen hätten unter anderem auch zur Folge, daß das linke Herz u. U. mehr pumpt als das rechte Herz. Der Frank-Starling-Mechanismus sorgt also auch dafür, daß die Blutverteilung zwischen Lungen- und Körperkreislauf nicht wesentlich verändert wird. Wie wichtig das ist, zeigt sich z. B. dann, wenn die Kontraktionskraft des linken Ventrikels krankhaft vermindert ist (Linksherzversagen): Der rechte Ventrikel pumpt weiter Blut in die Lunge. Dort staut es sich, und es kommt zum gefährllichen Lungenödem.

**Regulation der Gefäßweite.** Durch die Veränderung der Gefäßweite kann die Durchblutung von Gewebebezirken sehr wesentlich beeinflußt werden, d. h., die Regulation der Gefäßweite ist gleichzusetzen mit der Regulation der Durchblutung. Es gibt verschiedene Möglichkeiten, die Gefäßweite zu verändern:

- nervale Regulationsmechanismen,
- Einfluß von Hormonen,
- Auswirkungen einer gesteigerten Stoffwechseltätigkeit.

*Nervale Regulationsmechanismen.* Mit Ausnahme der Kapillaren enthalten alle Blutgefäßwände glatte Muskulatur, die Impulse vom vegetativen Nervensystem erhält. Besonders dicht ist die Nervenversorgung der Arteriolen. Die Nervenfasern gehören dem Sympathikus an und haben hauptsächlich gefäßverengende Wirkung (Vasokonstriktion), daneben aber auch vereinzelt gefäßerweiternde Wirkung (Vasodilatation).
*Hormone.* Zu ihnen zählen *Adrenalin* und *Noradrenalin* aus dem Nebennierenmark (S. 566). Während die Gefäßmuskulatur auf Noradrenalin mit einer Kontraktion antwortet, erzeugt Adrenalin zum Teil eine Kontraktion, zum Teil eine Dilatation der Gefäße.
Ein gefäßerweiterndes und damit durchblutungssteigerndes Gewebehormon ist das *Bradykinin*, das u. a. in den Schweiß- und Speicheldrüsen während deren Sekretionstätigkeit entsteht. Ein hochwirksames, *gefäßverengendes* Hormon ist das *Angiotensin II*, das vor allem bei mangelnder Nierendurchblutung freigesetzt wird. Das *Serotonin* spielt u. a. bei der Blutstillung eine besondere Rolle, wo es – aus den Thrombozyten freigesetzt – eine Verengung des verletzten Gefäßes bewirkt (S. 511).
*Gesteigerte Stoffwechseltätigkeit.* Im arbeitenden Skelettmuskel z. B. führen der Abfall des Sauerstoffpartialdrucks (S. 535) und die Abnahme des pH-Wertes (Milchsäure im Blut!) ebenso wie die Zunahme des $CO_2$-Partialdrucks im Blut zu einer lokalen Gefäßerweiterung. Eine gegenteilige Wirkung haben eine Zunahme des pH-Wertes bzw. eine Abnahme des $CO_2$-Drucks. Diese Einflüsse auf die Gefäßweite

spielen bei den Gehirngefäßen eine ausschlaggebende Rolle; z. B. besteht bei Hyperventilation – etwa beim Aufblasen einer Luftmatratze – ein verringerter $CO_2$-Partialdruck im Blut. Die dadurch verursachte Gefäßverengung im Gehirn führt unter Umständen zu Schwindel und Bewußtlosigkeit.

Direkt und auf nervalem Weg gefäßerweiternd wirkt auch eine *Temperaturzunahme*. Dieser Mechanismus ist für die Wärmeabgabe über die Haut bedeutsam.

**Regulation des Blutdrucks.** Ein ausreichender und ausgeglichener Blutdruck wird durch *Steuerung* des *Herzzeitvolumens* und des *Gefäßwiderstandes* gewährleistet. Kommt es z. B. zu einem bedrohlichen *Blutdruckabfall*, so kann durch *Erhöhung* des *Herzzeitvolumens* und des *Gefäßwiderstandes* (durch Gefäßverengung) der Druck wieder angehoben werden. Die Steuerung erfolgt vereinfacht in folgender Weise: Im Bereich des Aortenbogens sowie in den Gabelungsstellen der beiden Karotisarterien liegen in der Gefäßwand Rezeptoren (S. 581 f.), die den Blutdruck im Gefäß messen. Die Druckwerte werden durch Nervenimpulse über afferente Nerven zum Gehirn, genauer zur Medulla oblongata (verlängertes Mark) geleitet, wo sich die Kreislaufzentren befinden. Von dort aus gelangen nun entsprechende Impulse über die efferenten Bahnen zum Herzen (Herznerven) und zur glatten Muskulatur der Gefäße, vor allem der Arteriolen.

*Beispiel:* Ein Blutdruckabfall, z. B. beim Aufstehen aus dem Liegen („Versacken" des Blutes; s. oben), wird von den Druckrezeptoren registriert und dem Kreislaufzentrum gemeldet. Als Antwort kommen von dort Impulse, die eine fördernde Wirkung auf die Kraft und die Frequenz des Herzens haben (Sympathikus S. 591), was eine Zunahme des Herzzeitvolumens zur Folge hat. Weitere Impulse gelangen zu den Gefäßen, wo sie eine Verengung bewirken. Die Folge dieser beiden Maßnahmen ist ein Wiederanstieg des Blutdrucks. Auch ein akuter Anstieg des Blutdrucks wird über diesen Regelkreis (S. 504 f.) normalisiert. In diesem Fall werden die Herztätigkeit herabgesetzt und die Gefäße erweitert.

Diese nervalen Mechanismen sorgen vor allem kurzfristig für einen konstanten Blutdruck. Die *Langzeitregelung* des Blutdrucks ist nicht ganz geklärt. Die Regulation des Salz- und Wasserhaushaltes durch die *Niere* spielt hierbei eine wichtige Rolle (s. Renin-Angiotensin-System).

## 22.3.5 Umstellung des Kreislaufs bei Muskelarbeit

Soll ein Muskel über längere Zeit arbeitsfähig bleiben, so muß eine ausreichende Versorgung mit Sauerstoff und Nährstoffen sowie der Abtransport der Stoffwechselprodukte gewährleistet sein. Dies ist nur möglich, wenn die *Durchblutung* im arbeitenden Muskel *erhöht* wird, was durch

- Erweiterung (Dilatation) seiner Gefäße und
- Erhöhung des Herzzeitvolumens erreicht wird.

Die Gefäßerweiterung erfolgt durch

- nervöse Impulse: schon *vor* einer beabsichtigten Leistung sind beim Menschen Durchblutungssteigerungen feststellbar. Solche Umstellungen werden allgemein als *Erwartungsreaktionen* bezeichnet. Dabei wird über Verbindungen zwischen den motorischen und den vegetativen Zentren die beabsichtigte Bewegung auch dem Kreislaufzentrum gemeldet. Dies löst eine Durchblutungssteigerung in jenen Muskeln aus, mit denen die geplante Bewegung durchgeführt werden soll;
- Stoffwechselprodukte, die bei Arbeit im Muskel anfallen (z. B. Milchsäure S. 574 f.);
- einen Abfall des $P_{O_2}$ und Anstieg des $P_{CO_2}$ im Muskel (s. oben).

Die Erhöhung des Herzzeitvolumens (bis zum ca. sechsfachen des Ruhewertes) kommt vor allem durch *Steigerung* der *Schlagfrequenz*, aber auch durch *Zunahme* des *Schlagvolumens* zustande. Ursache dieser Veränderungen ist eine gesteigerte Tätigkeit des Sympathikus, die schon vor Beginn der beabsichtigten Muskelarbeit zu beobachten ist (sog. Erwartungsreaktion s. oben).

Neben diesen Kreislaufumstellungen und der Steigerung der Atmung wird als eine weitere Anpassungsreaktion bei körperlicher Arbeit die Entkoppelung des Sauerstoffs vom Hämoglobin (S. 534 f.) erleichtert, so daß dieser leichter an die Muskelzellen abgegeben werden kann.

## 22.3.6 Blutverlust

Ein Blutverlust stellt immer eine Bedrohung der Sauerstoffversorgung der Zelle dar (Hypoxie S. 535). Da es bei größeren Blutverlusten zu einer Verringerung des venösen Rückstroms und damit der Herzfüllung kommt, *fällt das Herzzeitvolumen* und damit der Blutdruck ab.

Als *Schock* bezeichnet man ein Mißverhältnis zwischen der vom Gewebe benötigten Menge Blut und der vom Herzen transportierten Menge, das zu Sauerstoffmangel und Stoffwechselstörungen im Gewebe führt. *Kollaps* ist ein plötzlicher Blutdruckabfall mit kurzer Bewußtseinseintrübung (Hypotone Kreislaufregulation). Der Kollaps ist ein kurzfristiges Ereignis, das ohne Eingriff von Außen endet. Der Schock, dagegen, geht ohne Eingriff mit schweren Organschäden einher, die in einem Teufelskreis, die Schocksymptomatik steigern und bis zum Tod führen können.

Im klinischen Alltag bedient man sich des sog. Schockindex, um einen Schock frühzeitig zu erkennen: Wenn der Quotient

$$\frac{\text{Blutdruck}}{\text{Pulsfrequenz}} < 1$$

ist, spricht man von Schock.

Einen Blutverlust und dessen Folgen versucht der Organismus auf mehrere Arten auszugleichen. Dabei wird unterschieden zwischen

- Sofortreaktionen und
- Langzeitreaktionen.

*Sofortreaktionen* sind:

- *Verengung arterieller Gefäße*, besonders ausgeprägt in der Haut (blasse, kühle Haut), in den Nieren (Senkung der Harnfiltration) und in den Eingeweiden.
- *Verengung von venösen Gefäßen*, besonders in den Eingeweiden, aber auch in der Haut und in den Lungen. Durch dieses „Auspressen" der Venen wird dem arteriellen

Kreislaufteil mehr Blut zugeführt, d. h., die Venen bilden in diesem Fall ein Blutreservoir;

- Steigerung der Herzfrequenz und damit Wiederanstieg des Herzzeitvolumens;
- Steigerung der Sekretion von Nebennierenmarkhormonen, die u. a. die vorigen Mechanismen verstärken;
- Auslösung von Durst;
- vermehrte Ausschüttung der Hormone Aldosteron (aus der Nebennierenrinde), und Adiuretin (Hypophysenhinterlappen), die die Salz- bzw. Wasserausscheidung durch die Niere drosseln;
- Einströmen von Zwischenzellflüssigkeit in die Kapillaren (S. 522 f.), dadurch Vermehrung des Blutvolumens und Abnahme des Hämatokrits (S. 505).

*Langzeitreaktionen* sind:

- Steigerung der Bildung von Plasmaproteinen in der Leber, was den onkotischen Druck des Plasmas (S. 500 u. S. 522) erhöht, wodurch mehr Wasser in den Gefäßen gehalten wird;
- Steigerung der Erythropoese (S. 506), was den $O_2$-Transport normalisiert. In 4–8 Wochen sind alle Blutzellen wieder ersetzt.

Während ein akuter, großer Blutverlust schnell lebensgefährlich wird, kommt es bei chronischer Blutarmut (Anämie) erst bei sehr tiefen Hämoglobinwerten zu bedrohlichen Symptomen.

# 22.4 Atmung

**Lernziel**

In diesem Abschnitt soll der Leser Kenntnisse über die Aufgabe, die Mechanismen und die Regelung des Gasaustausches zwischen Außenluft und Gewebe erwerben und im besonderen Auskunft geben können über

- den Gaswechsel zwischen Außenluft und Alveolen in der Lunge, seine treibenden Kräfte und die ihn begleitenden Druckveränderungen,
- die einzelnen Gasräume (Volumina und deren Messung,
- künstliche Beatmung,
- die Folgen einer Öffnung des Pleuraraumes (Pneumothorax),
- die Zusammensetzung der Atemgase,
- den Gasaustausch zwischen Alveolen und Blut,
- den Gastransport im Blut,
- den Gasaustausch zwischen Blut und Gewebe.

Der Leser soll außerdem beschreiben können,

- welche Ursachen und Folgen ein Sauerstoffmangel hat und auf welche Art und Weise
- Arbeit,
- Tauchen sowie
- der Aufstieg in große Höhen

die Atmung beeinflussen.

## 22.4.1 Aufgabe der Atmung

Es ist Aufgabe der Atmung,

- dem Organismus auch unter wechselnden Bedingungen ausreichend Sauerstoff ($O_2$) zur Verfügung zu stellen,
- überflüssiges Kohlendioxid ($CO_2$) aus dem Körper zu entfernen,
- zusammen mit der Niere den Säure-Basen-Haushalt im Gleichgewicht zu halten.

Mit der Atmung ist hier die „äußere" Atmung gemeint. Die „innere" Atmung ist die Umwandlung von Nahrungsstoffen und $O_2$ in Wasser und $CO_2$.

## 22.4.2 Atemmechanik

Damit die Atemluft in die Lunge gelangt (Einatmung = *Inspiration*) bzw. wieder aus ihr ausströmt (Ausatmung = *Exspiration*), muß ein *Druckunterschied* zwischen außen und innen erzeugt werden. Diese Tatsache, die auch für Flüssigkeiten gilt, kann man sich z. B. an einer Injektionsspritze klarmachen: Soll die Spritze gefüllt werden, muß man am Spritzenstempel *ziehen*, damit im Inneren ein erhöhtes Volumen (Rauminhalt) und damit ein *niedrigerer Druck* („Unterdruck" = „Sog") als der Druck in der *Außenluft* herrscht. *Drückt* man dagegen auf den Spritzenstempel, wird durch die Verkleinerung des Volumens der *Innendruck höher als der Außendruck:* der Spritzeninhalt gelangt nach außen. Wie solche Druckunterschiede beim Atmen erzeugt werden, ist im folgenden Abschnitt beschrieben.

### 22.4.2.1 Brustkorb und Atemmuskeln

Die Lunge *(Pulmo)* liegt innerhalb des Brustkorbes *(Thorax)*, der nach unten vom Zwerchfell *(Diaphragma)* abgeschlossen ist (S. 384 ff.). Erweitert sich der Brustkorb bzw. senkt sich das Zwerchfell, so vergrößert sich auch das Lungenvolumen (S. 528 ff.). Ganz ähnlich wie bei der Injektionsspritze sinkt dadurch der Druck in der Lunge *(intrapulmonaler Druck)* und Außenluft strömt in die Lunge. Wird der Rauminhalt des Brustkorbes kleiner und steigt das Zwerchfell wieder, so übersteigt der intrapulmonale Druck den Außendruck: es kommt zur Ausatmung (Abb. 22.**14**, 22.**15**).
Wichtigster *Einatmungsmuskel* ist das *Zwerchfell*. Bei seiner Anspannung flacht es ab, d. h., es senkt sich und vergrößert dadurch den Brustraum nach unten. Nach der Seite und

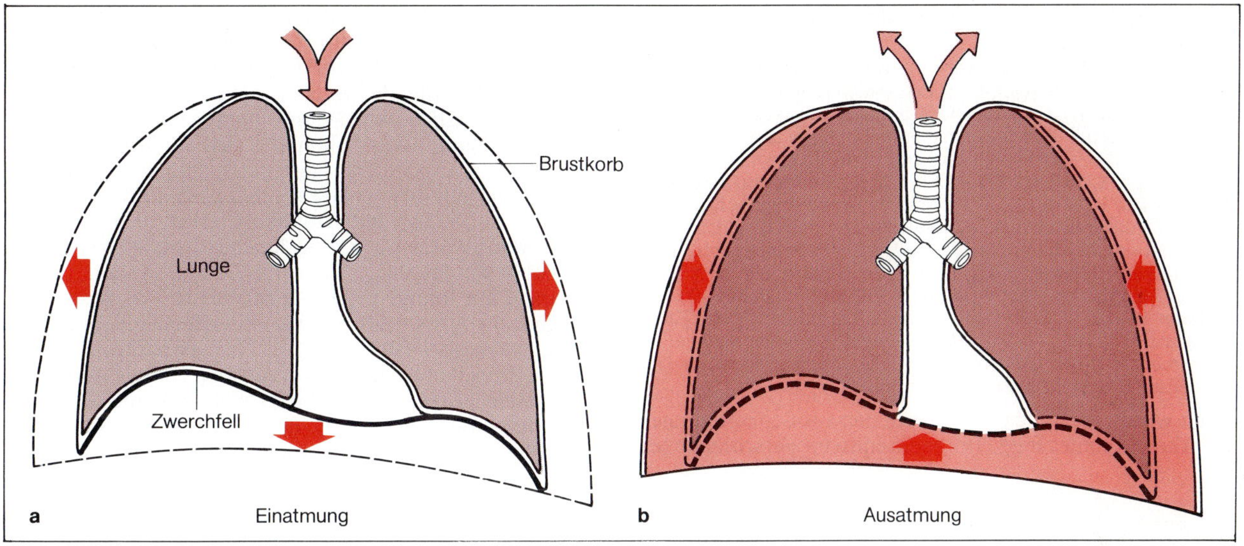


Abb. 22.**14** **Einatmung und Ausatmung. a** Bei der Einatmung wird durch die Erweiterung des Brustkorbes und durch die Senkung des Zwerchfells ein Unterdruck in der Lunge erzeugt, so daß Luft in die Lunge einströmt. **b** Bei der Ausatmung treibt der Überdruck in der Lunge die Atemluft wieder ins Freie.

Abb. 22.**15** **Druckverlauf in den Lungenbläschen** (intrapulmonal; obere Kurve) **und im Pleuraraum** (intrapleural; untere Kurve) während der Ein- und Ausatmung. Die Drücke sind relativ zum Barometerdruck angegeben (0 = Barometerdruck). Erklärung s. Text S. 527 f.

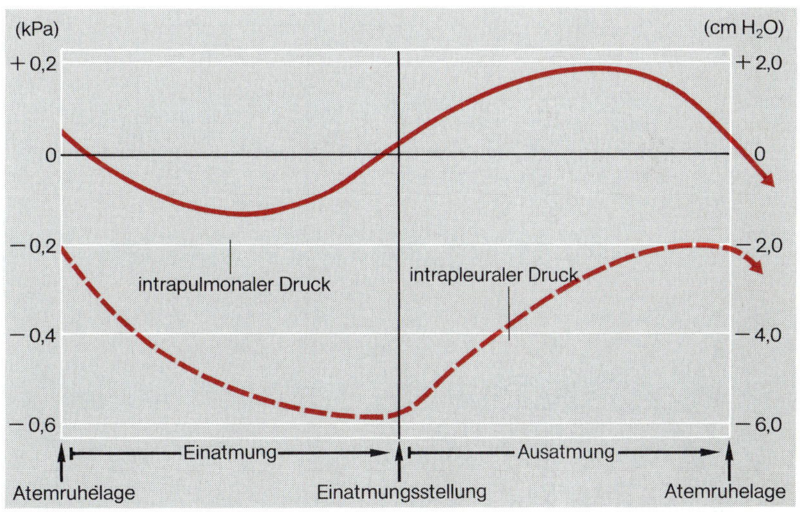


nach vorne erweitert sich der Brustkorb, wenn die Rippen angehoben werden. Verantwortlich dafür sind die äußeren Zwischenrippenmuskeln (Mm. intercostales externi) und die Skalenusmuskeln.

Eine *normale Ausatmung* geschieht meist *ohne Muskelkraft*, da schon die *Elastizität* von Bändern und Knorpeln des Thorax, die *Eigenelastizität der Lunge* und die *Schwerkraft* genügen, den Thorax wieder in die normale Ausatmungsstellung (sog. *Atemruhelage*) zu bringen. Verstärkt und beschleunigt wird die Ausatmung durch die *Exspirationsmuskeln*, d. h. die inneren Zwischenrippenmuskeln (Mm. intercostales interni) und die Bauchmuskulatur. Erstere senken und verkleinern den Thorax, letztere drückt als *„Bauchpresse"* auf die Eingeweide, die wiederum das Zwerchfell nach oben drängen.

### 22.4.2.2 Druckveränderungen in Lunge und Thorax

Drücke werden nach der SI-Norm in *Pascal (Pa)* angegeben. Für die Physiologie meist handlicher ist die 1000fache

Größe, das *Kilo-Pascal (kPa)*. Zur Umrechnung bisher üblicher Maßeinheiten S. 498.

Wie im vorigen Abschnitt geschildert, ist der intrapulmonale Druck bei der Inspiration kleiner, bei der Exspiration größer als der Außendruck. Der Außen- oder Barometerdruck aber wechselt bekanntlich. Der intrapulmonale Druck wird daher meist *relativ zum Außendruck* angegeben, wobei letzterer gleich 0 gesetzt wird. Ist der intrapulmonale Druck z. B. zum 0,2 kPa größer als der Außendruck, schreibt man +0,2 kPa, ist er um 0,3 kPa kleiner, heißt es – 0,3 kPa. Mißt man den intrapulmonalen Druck während eines Atemzyklus (Inspiration + Exspiration), bekommt man folgenden Druckverlauf (Abb. 22.**15**, obere Kurve). In Atemruhelage herrscht der (relative) Druck 0. Während der Inspiration sinkt er auf ca. – 0,2 kPa ($\approx$ –2 cm $H_2O$). Am Ende der Inspiration ist er wieder 0 (der Luftstrom ist in dieser Einatmungsstellung daher auch 0). Während der Exspiration wird der intrapulmonale Druck nun positiv (+ 0,2 kPa), um in Atemruhelage wieder auf 0 zu sinken.

Oben wurde gesagt, daß die Lunge den Größenänderungen des Thoraxraumes folgt. Trotzdem müssen Verschiebungen zwischen innerer Thoraxwand und Lunge möglich sein, eine Bedingung, die z. B. eine am Thorax festgewachsene Lunge nicht erfüllen würde. In Wirklichkeit sind die Lungen mit dem Lungenfell, die Thoraxinnenwand mit dem Rippenfell, zusammen *Brustfell* oder *Pleura* überzogen. Zwischen diesen beiden Pleurablättern befindet sich ein schmaler, *flüssigkeitsgefüllter Spalt*. Die Flüssigkeit dient einerseits als *Schmierfilm*, andererseits läßt sie sich *nicht ausdehnen*. Eine Trennung von Lunge und Thorax ist daher nicht möglich, ebensowenig wie sich z. B. zwei feuchte Glasplatten voneinander abheben lassen.

Die Lunge hat infolge ihrer Eigenelastizität das Bestreben, sich auch in Atemruhelage zusammenzuziehen, während die Thoraxwand bestrebt ist, sich zu erweitern. Dadurch entsteht im Pleuraspalt ein (negativer) *intrapleuraler (intrathorakaler) Druck*. Auch er zeigt während eines Atemzyklus einen typischen Verlauf (Abb. 22.**15**, untere Kurve): In Atemruhelage beträgt der intrapleurale Druck ca. – 0,3 kPa

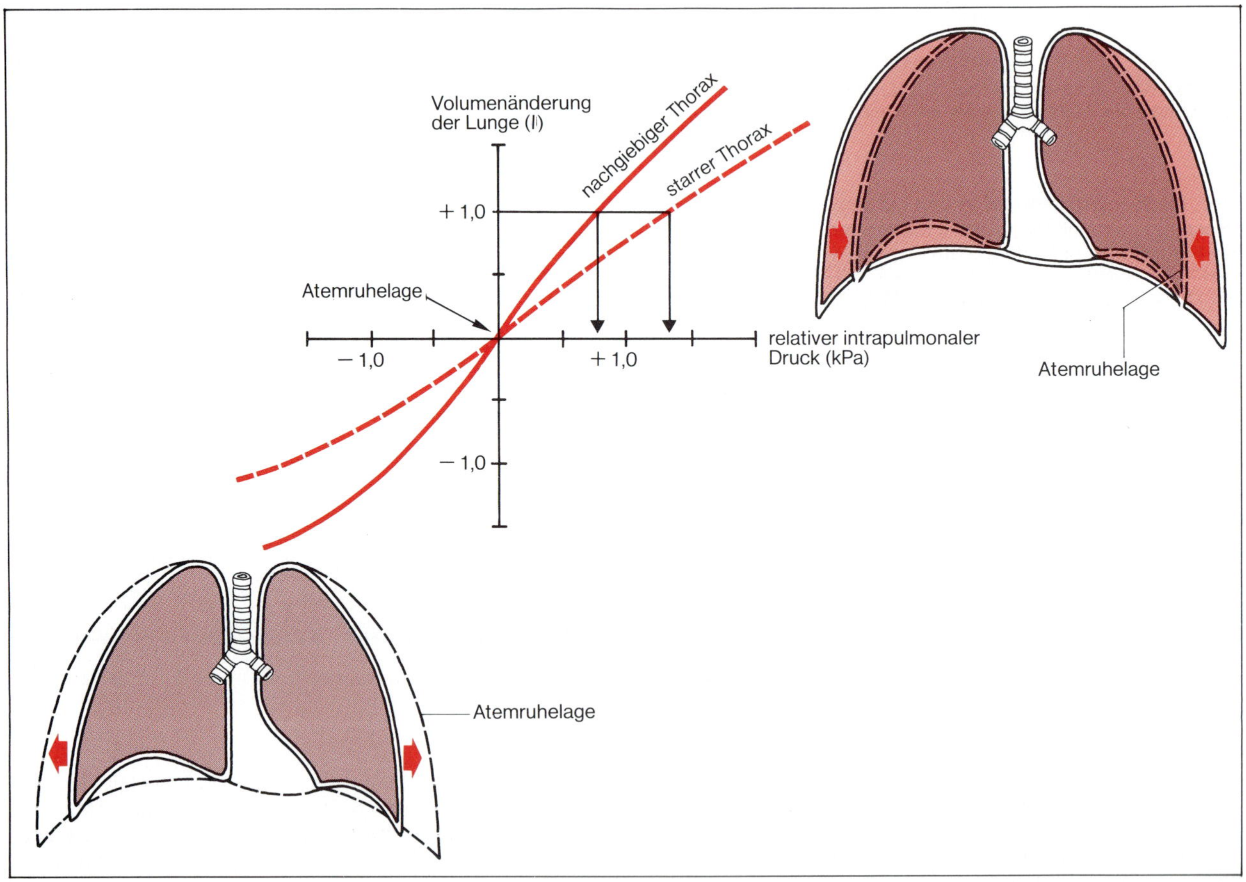


Abb. 22.**16** **Ruhedehnungskurve von Lunge und Thorax.** Atmet man aus der Atemruhelage ein bestimmtes Volumen ein und schließt Mund und Nase, so entsteht in der Lunge ein gegenüber der Umgebung höherer („+") Druck, da der Brustkorb das Bestreben hat, wieder in die Atemruhelage zurückzukehren. Nach Ausatmung aus der Ruhelage entsteht aus dem gleichen Grund ein Unterdruck (Sog). Trägt man zu jedem intrapulmonalen Druckwert das gegenüber der Atemruhelage veränderte Lungenvolumen auf, ergeben sich die roten Kurven (Ruhedehnungskurven) (Dehnbarkeit von Lunge und Thorax S. 529).

($\sim$ – 3 cm $H_2O$). In Inspirationsstellung wird der Druck noch negativer (– 0,6 kPa), da die gedehnte Lunge verstärkt am Thorax „zerrt". Erst wenn der intrapleurale Druck z. B. durch eine Brustkorbverletzung auf den Außendruck absinkt, fällt die Lunge in sich zusammen. Die Folgen eines solchen *Pneumothorax* sind auf S. 530 geschildert.

### 22.4.2.3 Strömungswiderstand

Bei der Einatmung muß die Luft durch Nase bzw. Mund, Rachen, Luftröhre (Trachea), Bronchien und deren kleinste Verzweigungen hindurch, bis sie zu den *Alveolen* (Bläschen) der Lunge kommt. Dieses Röhrensystem setzt der ein- und ausströmenden Luft einen Reibungswiderstand entgegen. Je *dünner* die Röhre ist, desto größer ist der Widerstand. Sind bei einem Schnupfen z. B. die Nasenwege zum Teil mit Schleim verlegt, ist der Widerstand dort größer, d. h. das Atmen beschwerlicher. Ähnlich verhält es sich beim *Asthma bronchiale*, bei dem die kleinen Bronchien durch einen Krampf (Spasmus) ihrer eigenen Muskulatur verengt sind.

### 22.4.2.4 Dehnbarkeit von Lunge und Thorax

In der Atemruhelage ist der intrapulmonale Druck 0. Wird die Lunge nun zusätzlich mit Luft gefüllt und werden sofort Mund und Nase verschlossen, ist der intrapulmonale Druck *positiv*. Der Grund dafür ist, daß auch ohne Muskelanstrengung die elastischen Rückstellkräfte und die Schwerkraft den Thorax in die Atemruhelage zurückbringen wollen und dabei die Luft in den Lungen, die in diesem Falle nicht entweichen kann, zusammenpressen. Dieser sog. *Ruhedehnungsdruck* von Lunge und Thorax wird stärker positiv, wenn das Lungenvolumen noch größer wird. Wenn das Lungenvolumen kleiner ist, als es der Atemruhelage entspricht, wird der Ruhedehnungsdruck *negativ*. Zeichnerisch dargestellt ergibt diese Beziehung die *Ruhedehnungskurve von Lunge und Thorax* (Abb. 22.**16**). In der Jugend verläuft diese Kurve steiler als im Alter, d. h., der jugendliche Thorax ist nachgiebiger als der älterer Menschen. Dieses Verhalten ist auch für die künstliche Überdruckbeatmung wichtig: Wie aus Abb. 22.**16** ersichtlich, muß bei einem relativ starren Thorax (flachere Kurve) ein höherer Druck aufgewendet werden, um das gleiche Volumen in die Lunge zu pressen wie bei einem nachgiebigeren Brustkorb.

## 22.4.3 Atemvolumina

Maßeinheiten für den Rauminhalt (Volumen) sind der *Liter* (l) und das *Kubikmeter* ($m^3$). Dabei sind 1 l = 1/1000 $m^3$. Der tausendste Teil eines Liters ist 1 Milliliter (ml) = 1 $cm^3$ (S. 497).

### 22.4.3.1 Spirometer

Das Spirometer ist ein Gerät zur Messung von Gasvolumina (Abb. 22.**17**). In einem mit Wasser gefüllten Topf hängt ein zweiter Behälter mit der Öffnung nach unten, so daß ein bestimmtes Volumen an Gas „eingesperrt" ist. Ein Zugang zu diesem Gas besteht nur durch ein Rohr. Damit das Gas nicht durch die Schwere des oberen Behälters zusammengepreßt wird, ist dieser durch ein Ausgleichsgewicht ausbalanciert. An der Aufhängung des oberen Behälters ist außerdem ein Zeiger angebracht, dem eine Volumenskala (Liter) zugeordnet ist. Statt Zeiger und Skala werden auch ein Schreibstift und eine ablaufende Papierrolle verwendet. Das Gerät heißt dann *Spirograph*.
Bläst man nun in das Rohr, erhöht sich das „eingesperrte" Gasvolumen im Gerät, der obere Behälter steigt hoch und auf der Volumenskala wird das vergrößerte Volumen angezeigt. Genau so können aus dem Spirometer auch ganz bestimmte Volumina entnommen bzw. eingeatmet werden.
Spirometer bzw. Spirographen werden klinisch z. B. bei der Messung des $O_2$-Verbrauchs und für Lungenfunktionsprüfungen verwendet.

### 22.4.3.2 Atemzugvolumen, Reservevolumina

Schließt man eine Versuchsperson an einen Spirographen an, kann man die geatmeten Volumina als Kurve verfolgen (Abb. 22.**18**). Die normale Ausatmungsstellung wird *Atemruhelage* (ARL) genannt. Das hierbei noch in der Lunge befindliche Gasvolumen ist in Abb. 22.**18** mit 0 bezeichnet. Vergrößerungen dieses Lungenvolumens sind mit Plus (+), Verminderungen mit Minus (–) bezeichnet. Bei einer normalen Einatmung vergrößert sich das Lungenvolumen um das normale *Atemzugvolumen* ($V_T$, von engl. tidal volume), meist etwa 0,5 l. Es kann aber noch ein zusätzliches Volumen eingeatmet werden, das sog. *inspiratorische Reservevolumen* (IRV), bei einem 70 kg schweren Mann normalerweise rund 2,5 l. Umgekehrt kann bei maximaler Exspiration aus der Atemruhelage das *exspiratorische Reservevolumen* (ERV) abgegeben werden (rund 1,5 l). IRV + $V_T$ + ERV ergeben zusammen die *Vitalkapazität*. Sie ist also dasjenige Volumen, welches nach extremer Inspiration maximal ausgeatmet werden kann, und beträgt bei einem jungen, 70 kg schweren Mann rund 4,5 l kann jedoch je nach Alter, Konstitution und Geschlecht Werte zwischen ca. 2,5 und 7 l annehmen.

### 22.4.3.3 Residualvolumen

Auch nach extremer Ausatmung verbleibt in der Lunge noch ein Gasvolumen von ca. 1,3 l, das sog. *Residualvolumen*

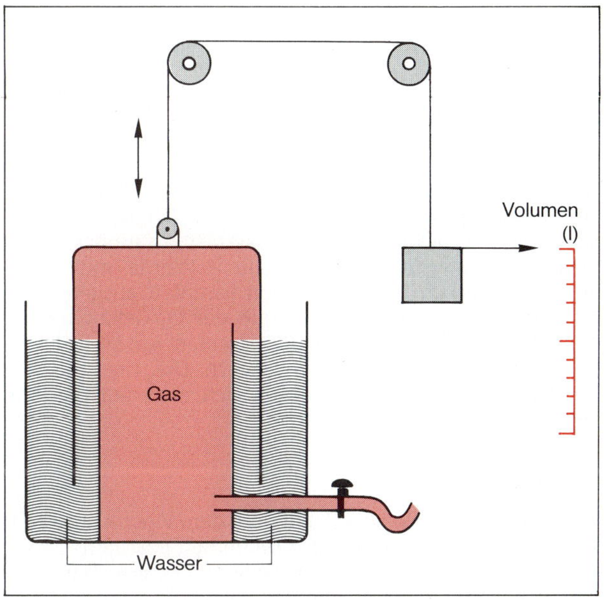


Abb. 22.17 **Spirometer.** Erklärung s. Text.

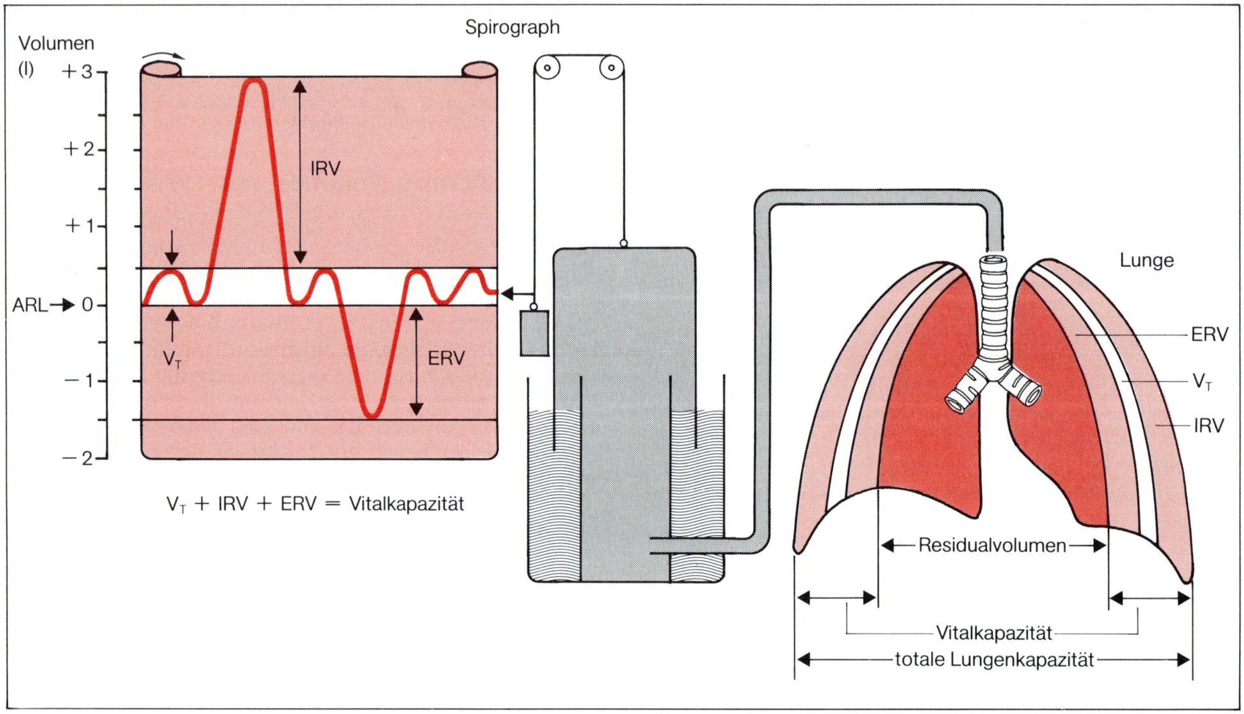


Abb. 22.**18** **Messung des Atemzugvolumens ($V_T$), des inspiratorischen und des exspiratorischen Reservevolumens (IRV bzw. ERV) mit dem Spirographen.** ARL = Atemruhelage.

(Abb. 22.**18**, rechts). Zusammen mit der Vitalkapazität bildet es die *totale Lungenkapazität:*

- Vitalkapazität + Residualvolumen = totale Lungenkapazität.

Das Residualvolumen kann natürlich *nicht* mit dem Spirometer gemessen werden, sondern man bedient sich dafür z. B. sog. *Gasverdünnungsmethoden.* Residualvolumen und exspiratorisches Reservevolumen werden zusammen auch *funktionelle Residualkapazität* genannt, die z. B. beim Emphysem (Lungenblähung) erhöht ist. Die Aufgabe des Residualvolumens besteht darin, die Gaskonzentrationen in den Alveolen relativ konstant zu halten. Würde mit jedem Atemzug die Luft in den Alveolen komplett ausgetauscht, so wäre zu Beginn der Inspiration der $O_2$-Gehalt niedrig (und der $CO_2$-Gehalt hoch) in den Alveolen. Am Ende der Inspiration wäre es genau umgekehrt. Die rhythmischen Schwankungen der Gase würden sich auch auf das Blut übertragen.

## 22.4.3.4 Ventilation

Unter Ventilation ($\dot{V}_T$; der Punkt über dem V heißt „pro Zeiteinheit") versteht man das pro Zeiteinheit geatmete Gasvolumen, auch *Atemzeitvolumen* genannt. Es errechnet sich aus der Multiplikation von Atemzugvolumen $V_T$ [l] und Atemfrequenz f [1/min]:

$$\dot{V}_T = V_T \cdot f \text{ [l/min]}$$

In Ruhe beträgt $V_T$ ca. 0,5 l (Abb. 22.**18**), f ca. 12 pro Minute, was eine Ventilation von 6 l/min ergibt. Bei Arbeit, Sauerstoffmangel u. a. kann dieser Wert sehr viel höher sein (S. 536).
Ein $\dot{V}_T$ von 6 l/min ergibt sich auch dann, wenn z. B. $V_T$ = 0,25 l, f dafür aber 24 pro Minute beträgt. Eine solche „flache" Atmung arbeitet trotzdem weniger ökonomisch, da

- der Anteil der Totraumventilation (s. unten) stark ansteigt,
- ein größerer Teil der Atemarbeit dafür benützt werden muß, doppelt so oft wie zuvor die Luftsäule aus dem Stillstand zu beschleunigen.

## 22.4.3.5 Totraum

Unter *Totraumvolumen* ($V_D$) versteht man denjenigen Anteil des Atemzugvolumens, der *nicht* am Gasaustausch in der Lunge teilnimmt, d. h. in einem belüfteten Teil findet kein Gasaustausch zwischen Alveolen und Blut statt. Normalerweise ist das Totraumvolumen gleich dem sog. *anatomischen Totraum*, der aus Mund bzw. Nase, Rachen, Trachea, Bronchien und Bronchiolen besteht mit zusammen ca. 0,15 l. Das restliche Gasvolumen in der Lunge befindet sich

in den Alveolen, durch deren Wand der Gasaustausch stattfindet. Wenn dieser gestört ist, kann sich der Totraum vergrößern, d. h., der *funktionelle Totraum* wird dann größer als der anatomische Totraum.
Die *Aufgabe des Totraumes* besteht darin, die Einatmungsluft

- zu den Alveolen zu leiten,
- anzuwärmen,
- anzufeuchten,
- zu reinigen.

Kleine Schmutzpartikel werden zum Teil durch die *Flimmerepithelien* der Luftwege nach außen geschafft, zum Teil von Makrophagen phagozytiert und zu den *Lungenlymphknoten* abtransportiert. Größere Fremdkörper werden durch Schutzreflexe (Husten, Niesen) aus den Luftwegen entfernt.
Das Atemzugvolumen ($V_T$) setzt sich aus dem Totraumvolumen ($V_D$) und dem *alveolären Volumen* ($V_A$) zusammen:

$$V_T = V_D + V_A$$

$V_A$ beträgt in Ruhe (0,5–0,15 =) ca. 0,35 l. Da die funktionelle Residualkapazität (s. oben) etwa 2,8 l ausmacht, wird in Ruhe pro Atemzug nur etwa $^1/_8$ der Luft im Alveolarraum erneuert.
Genau wie aus $V_T$ und der Atemfrequenz f die Ventilation $\dot{V}_T$ errechnet wird, kann eine Totraumventilation ($\dot{V}_D$) und eine alveolare Ventilation ($\dot{V}_A$) bestimmt werden, deren Summe $\dot{V}_T$ ergibt:

$$\dot{V}_D = V_D \cdot f\ [l/min];\ \dot{V}_A = V_A \cdot f\ [l/min]$$

$$\dot{V}_T = \dot{V}_D + \dot{V}_A\ [l/min]$$

Im vorigen Abschnitt wurde bereits gesagt, daß der Totraumventilation eine große Bedeutung für die Wirksamkeit der Atmung zukommt.

Angenommen, zwei Personen haben das gleiche $\dot{V}_T$ von 6 l/min und denselben Totraum von 0,15 l. Die eine Person atme 12mal pro Minute 0,5 l (Normalwerte bei körperlicher Ruhe). An der Ventilation $\dot{V}_T$ mit 6 l/min sind dann $\dot{V}_D$ mit 0,15 · 12 = 1,8 l/min und die für den Gasaustausch verantwortliche alveolare Ventilation $\dot{V}_A$ (= $\dot{V}_T$–$\dot{V}_D$) mit 6–1,8 = 4,2 l/min beteiligt. Die andere Person habe eine sog. *flache Atmung*, was z. B. oft nach Operationen vorkommt. Sie atmet 24mal pro Minute 0,25 l, was ebenfalls ein $\dot{V}_T$ von 6 l/min bedeutet. Jetzt beträgt $\dot{V}_D$ 0,15 · 24 = 3,6 l/min, ist also auf das Doppelte angestiegen. $\dot{V}_A$ dagegen ist mit 6–3,6 = 2,4 l/min auf fast die Hälfte abgesunken, ein Wert, der für einen normalen Gasaustausch nicht mehr ausreicht.

Dieses Beispiel zeigt, daß ein normales Atemzeitvolumen ($\dot{V}_T$) nicht gleichbedeutend sein muß mit einem ausreichenden Gasaustausch in der Lunge.

## 22.4.4 Pneumothorax

Unter Pneumothorax versteht man eine Luftansammlung im Pleuraraum, d. h. zwischen Lungen- und Rippenpleura (S. 526 f.). ein solcher Lufteintritt kann z. B. verursacht sein durch

- eine Verletzung des Brustkorbs *(offener Pneumothorax)*,
- einen spontanen Riß in der Lunge *(Spontanpneumothorax)*.

Die Lunge der betroffenen Seite fällt dabei infolge ihrer Eigenelastizität in sich zusammen (kollabiert), da die eingedrungene Luft das „Anhaften" der Lungenpleura an der Thoraxwand verhindert und außerdem *ausdehnbar* ist. Eine solche kollabierte Lunge folgt daher nicht mehr den Bewegungen der Thoraxwand und nimmt folglich nicht mehr am Gaswechsel teil.

Besonders gefährlich wird ein Pneumothorax dann, wenn zwar Luft bei der Inspirationsbewegung des Brustkorbs eindringt, bei der Exspiration aber nicht mehr ins Freie zurückgelangt. Bei einem solchen *Ventilpneumothorax* erhöht sich der Druck im betroffenen Pleuraraum immer mehr, so daß das Mediastinum (Mittelfell) mit dem Herzen, den großen Blutgefäßen u. a. m. zur gesunden Seite gedrängt wird. Dadurch werden der Kreislauf und schließlich auch die Atmung auf der gesunden Seite lebensbedrohlich beeinträchtigt.

## 22.4.5 Konzentration, Partialdruck und Löslichkeit von Gasen

### 22.4.5.1 Gaskonzentration

Der Anteil eines Gases am Gesamtvolumen wurde früher in Vol% (ml/100 ml) angegeben. Nach der SI-Norm (S. 499 f.) werden solche Prozentangaben als Bruchteil (Fraktion) von 1,0 angegeben, z. B. statt 25 Vol% also 0,25 (l/l). Man spricht deshalb auch von einer *fraktionellen Konzentration* eines Gases (Abkürzung: F) im Gegensatz zu einer Mengenkonzentration (Abkürzung: c), die die Meßgröße Stoffmenge/Volumen (also z. B. mol/l) aufweist (S. 499 f.). Fraktionelle Konzentrationsangaben beziehen sich auf *trockene* Gasgemische, was für die Berechnung von Gaspartialdrücken bedeutsam ist.

### 22.4.5.2 Partialdruck von Gasen

Hat ein Gasgemisch, das aus mehreren Gasen zusammengesetzt ist einen bestimmten Druck, so trägt jedes der einzelnen Gase zu diesem Gesamtdruck bei. Wie groß der Beitrag eines einzelnen Gases zum Gesamtdruck ist, hängt von seiner fraktionellen Konzentration ab. Dabei gilt as Daltonsche Gesetz, wonach der Anteil eines Gases am Gesamtdruck gleich dem Anteil am Gesamtvolumen ist. Für eine Mischung von Sauerstoff ($O_2$), Kohlendioxid ($CO_2$) und Stickstoff ($N_2$) z. B. gilt:

$$P = P_{O_2} + P_{CO_2} + P_{N_2}$$

$P_{O_2}$, $P_{CO_2}$ und $P_{N_2}$ sind dabei die Partialdrücke der einzelnen Gase, und P ist der Gesamtdruck des *trockenen* Gasgemisches. Ist das Gasgemisch *feucht*, muß auch der Partialdruck des Wasserdampfes ($P_{H_2O}$) berücksichtigt werden:

$$P = P_{O_2} + P_{CO_2} + P_{N_2} + P_{H_2O}$$

oder

$$P - P_{H_2O} = P_{O_2} + P_{CO_2} + P_{N_2}$$

Aus fraktionellen Konzentrationen können nun *Partialdrücke* (und umgekehrt) berechnet werden. Der Partialdruck, z. B. des Gases x ($P_x$), ist gleich der fraktionellen Konzentration dieses Gases ($F_x$) mal dem Gesamtdruck des trockenen Gases ist ($P_{tr}$):

$$P_x = F_x \cdot P_{tr}$$

$P_{tr}$ errechnet sich aus dem Gesamtdruck des feuchten Gases (P) minus $P_{H_2O}$:

$$P_{tr} = P - P_{H_2O}$$

Eingesetzt in die vorige Gleichung ergibt sich:

$$P_x = F_x \cdot (P - P_{H_2O})$$

*Beispiel:* Wie hoch ist der Sauerstoffpartialdruck ($P_{O_2}$) in einem voll wassergesättigten Gasgemisch ($P_{H_2O}$ bei 37 °C = 6,3 kPa ≈ 47 mmHg), das einen Gesamtdruck (P) von 100 kPa (750 mmHg) und eine fraktionelle $O_2$-Konzentration ($F_{O_2}$) von 0,2 hat?

Formel: $P_{O_2} = F_{O_2} \cdot (P - P_{H_2O})$

Einsetzen: $P_{O_2} = 0{,}2 \cdot (100 - 6{,}3)$

Rechnen: $P_{O_2} = 18{,}74$ kPa

Auch in Flüssigkeiten (z. B. im Blutplasma) üben physikalisch gelöste Gase (z. B. $CO_2$) einen Partialdruck aus (s. unten).

### 22.4.5.3 Löslichkeit von Gasen

Gase können in Flüssigkeit gelöst werden. Welche Konzentration ($c_x$) das Gas x in dieser Flüssigkeit hat, hängt

- vom Partialdruck ($P_x$) und
- von der Löslichkeit (Löslichkeitskoeffizient $\alpha_x$)

des betreffenden Gases in der betrachteten Flüssigkeit ab. Es gilt:

$$c_x = \alpha_x \cdot P_x$$

wobei $c_x$ eine Mengenkonzentration (Stoffmenge/Volumen [mol/l] darstellt). $\alpha$ ist temperaturabhängig und beträgt z. B. für $O_2$ und $CO_2$ in Plasma bei 37 °C:

$\alpha_{O_2} = 11\ [\text{nmol} \cdot l^{-1} \cdot \text{Pa}^{-1}]$

$\alpha_{CO_2} = 225\ [\text{nmol} \cdot l^{-1} \cdot \text{Pa}^{-1}]$

Vergleicht man diese beiden Werte, so fällt auf, daß der Wert für $CO_2$ rund 20mal größer ist als der Wert für $O_2$, d. h., *$CO_2$ ist im Plasma 20mal besser löslich als $O_2$*. Unter Löslichkeit wird hier die rein physikalische Löslichkeit verstanden und nicht die chemische Bindung z. B. von $O_2$ an Hämoglobin.

*Beispiel:* Wie hoch ist die $CO_2$-Konzentration (bei 37 °C) im arteriellen Plasma, wo der $P_{CO_2}$ normalerweise 5,2 kPa (39 mmHg) beträgt? Wir setzen die gegebenen Werte in die Gleichung

$c_{CO_2} = \alpha_{CO_2} \cdot P_{CO_2}$

ein, müssen aber zuvor 5,2 [kPa] in 5200 [Pa] umrechnen (S. 497), da in der Maßeinheit für $\alpha_{CO_2}$ nicht kPa, sondern Pa verwendet ist (s. oben). Außerdem wandeln wir nmol ($10^{-9}$ mol) in mmol ($10^{-3}$ mol) um:

$c_{CO_2} = 225 \cdot 5200[\text{nmol/l}]$

$c_{CO_2} = 1{,}17[\text{mmol/l}]$

Dieses physikalisch gelöste $CO_2$ spielt im Säure-Basen-Haushalt (S. 537 ff.) eine wichtige Rolle.

## 22.4.6 Zusammensetzung der Luft und deren Veränderung bei der Atmung

### 22.4.6.1 Zusammensetzung der Inspirationsluft

Die trockene atmosphärische Luft (im folgenden auch Inspirationsluft [Index „I“] genannt) ist ein Gasgemisch von ziemlich konstanter Zusammensetzung. Die fraktionellen Konzentrationen ihrer Bestandteile betragen rund

- $F_{IO_2} = 0{,}209$,
- $F_{ICO_2} = 0{,}0003$,
- $F_{IN_2} = 0{,}781$,
- $F_{IEG} = 0{,}01$.

(EG = Edelgas, wobei Argon den Hauptbestandteil bildet.) Vereinfacht läßt sich sagen: *$F_{IO_2}$ beträgt 0,2 l und der Rest der Luft besteht aus $N_2$ + Edelgasen. $F_{ICO_2}$ ist vernachlässigbar klein.*

### 22.4.6.2 Veränderungen der Luftzusammensetzung bei der Atmung

Der Inspirationsluft wird in den Lungenalveolen (Lungenbläschen) $O_2$ entnommen und $CO_2$ zugefügt. Bei der Passage durch die Atemwege wird die Luft außerdem angefeuchtet. Das ausgeatmete Gasgemisch (die Exspirations„luft“) setzt sich nach ihrer Trocknung etwa folgendermaßen zusammen (Normalwerte in Ruhe):

- $F_{EO_2} = 0{,}16$,
- $F_{ECO_2} = 0{,}04$,
- $F_{EN_2} = 0{,}80$,

wobei E für Exspiration steht und mit $N_2$ auch die Edelgase gemeint sind.

Diese Exspirationsluft kommt nur teilweise aus den Alveolen, da ja ein gewisser Teil aus dem Totraum stammt, in dem die Inspirationsluft (außer der Anfeuchtung) unverändert blieb.

Die fraktionellen Konzentrationen in den Alveolen (Alveolar„luft“ [Index „A“]) betragen (in Ruhe) nach der Trocknung normalerweise rund

- $F_{AO_2} = 0{,}14$,
- $F_{ACO_2} = 0{,}06$,
- $F_{AN_2} = 0{,}80$.

Damit ändern $O_2$ und $CO_2$ bei der Atmung ihre fraktionellen Konzentrationen (s. unten), während der Anteil an $N_2$ und Edelgasen gleich bleibt.

## 22.4.7 $O_2$-Verbrauch, $CO_2$-Abgabe und respiratorischer Quotient

Der $O_2$-Verbrauch und die $CO_2$-Abgabe hängen von der Aktivität des Stoffwechsels ab:

Je mehr Arbeit der Organismus leistet, desto höher ist sein $O_2$-Verbrauch und desto mehr $CO_2$ entsteht dabei. Die Hauptenergiequelle der Zellen ist ATP (S. 304 f.), das in den Mitochondrien unter Verbrauch von $O_2$ und Bildung von $CO_2$ entsteht. Da Arbeit nur unter „Verbrauch" von Energie geleistet werden kann, wird bei vermehrter Arbeit mehr ATP verbraucht. Dadurch wird auch mehr $O_2$ verbraucht und mehr $CO_2$ gebildet.

### 23.4.7.1 $O_2$-Verbrauch

Will man den *$O_2$-Verbrauch ($\dot{V}_{O_2}$)* messen, stellt man folgende Bilanz auf:

$$\begin{pmatrix}\text{verbrauchtes}\\ O_2\text{-Volumen/Zeit } [=\dot{V}_{O_2}]\end{pmatrix} = \begin{pmatrix}\text{eingeatmetes}\\ O_2\text{-Volumen/Zeit}\end{pmatrix} - \begin{pmatrix}\text{ausgeatmetes}\\ O_2\text{-Volumen/Zeit}\end{pmatrix}$$

Das *eingeatmete $O_2$-Volumen/Zeit errechnet sich aus der fraktionellen $O_2$-Konzentration in der Einatmungsluft* ($F_{IO_2}$, s. oben) mal dem Atemzeitvolumen ($\dot{V}_T$). Das *ausgeatmete $O_2$-Volumen/Zeit ist das Produkt aus $O_2$-Konzentration in der Ausatmungsluft* ($F_{EO_2}$, s. o.) und dem Atemzeitvolumen ($\dot{V}_T$). In Kurzschreibweise heißt die obige Bilanz also:

$$\dot{V}_{O_2} = \dot{V}_T \cdot F_{IO_2} - \dot{V}_T \cdot F_{EO_2} \text{ oder}$$
$$\dot{V}_{O_2} = \dot{V}_T\,(F_{IO_2} - F_{EO_2})$$

In Ruhe betragen

- $\dot{V}_T$ rund 6 l/min (S. 528),
- $F_{EO_2} = 0{,}16$ s. oben),
- $F_{IO_2} = 0{,}21$ (s. oben).

Setzt man diese Werte ein, ergibt sich:

$$\dot{V}_{O_2} = 6\,(0{,}21–0{,}16)\,[\text{l/min}] = 6 \cdot 0{,}05\,[\text{l/min}]$$
$$\dot{V}_{O_2} = 0{,}3\,[\text{l/min}]$$

*In Ruhe beträgt der $O_2$-Verbrauch also rund 0,3 l/min oder etwa 430 l pro Tag.*

### 22.4.7.2 $CO_2$-Abgabe

Ganz ähnlich wie $\dot{V}_{O_2}$ errechnet sich die $CO_2$-Abgabe ($\dot{V}_{CO_2}$), nur daß hierbei die Bilanz mit umgekehrten Vorzeichen gemacht wird:

$$\dot{V}_{CO_2} = \dot{V}_T \cdot (F_{ECO_2} - F_{ICO_2})$$

$F_{ICO_2}$ (0,003) kann vernachlässigt werden; es bleibt übrig:

$$\dot{V}_{CO_2} = \dot{V}_T \cdot F_{-ECO_2}$$
$$\dot{V}_{CO_2} = 6 \cdot 0{,}04 = 0{,}24\,[\text{l/min}]$$

*In Ruhe werden pro Minute also ca. 0,24 l $CO_2$ abgeatmet.*

### 22.4.7.3 Respiratorischer Quotient

Ein für Stoffwechselberechnungen wichtiger Wert ist der *respiratorische Quotient (RQ)*. Er gibt das *Verhältnis von $CO_2$-Abgabe* ($\dot{V}_{CO_2}$) *zu $O_2$-Aufnahme* ($\dot{V}_{O_2}$) an:

$$RQ = \frac{\dot{V}_{CO_2}}{\dot{V}_{O_2}}$$

Setzt man die oben errechneten Werte für $\dot{V}_{O_2}$ und $\dot{V}_{CO_2}$ ein, ergibt sich

$$RQ = \frac{0{,}24}{0{,}3} = 0{,}8$$

Ein solcher respiratorischer Quotient wird bei gemischter Nahrung gefunden (durchschnittlich 0,83). Bei reiner Kohlenhydratnahrung steigt der respiratorische Quotient auf 1,0, bei reiner Fettnahrung fällt er auf 0,7. Die Nahrungsabhängigkeit des RQ entsteht dadurch, daß z. B. bei reiner Kohlenhydratverstoffwechselung im Körper pro mol verbrauchen $O_2$ 1,0 mol $CO_2$, bei reiner Fettverstoffwechselung jedoch pro mol verbrauchtem $O_2$ nur etwa 0,7 mol $CO_2$ entstehen.

## 22.4.8 Gasaustausch zwischen Alveole und Blut

In den Lungenbläschen (Alveolen) findet der Gasaustausch zwischen der eingeatmeten Luft, genauer der Alveolar„luft" (S. 531), und dem Blut statt. Das Blut, das in der Peripherie des Körpers mit zusätzlichem $CO_2$ beladen wurde und das dort gleichzeitig einen Teil seines $O_2$ abgegeben hat (venöses Blut), wird vom rechten Herzen in die Lunge gepumpt, um schließlich in die Lungenkapillaren zu gelangen. Diese bilden ein vielfach verzweigtes Netz um die Alveolen, so daß Alveolarluft und Blut nur noch durch eine sehr dünne Wand, die *Alveolarmembran*, getrennt ist (Abb. 21.**112**, S. 392).

### 22.4.8.1 Treibende Kraft beim Gasaustausch

Der Gasaustausch findet durch die Alveolarmembran statt, und zwar mittels *Diffusion* (S. 331, 536) von $O_2$ in Richtung Blut und von $CO_2$ in Richtung Alveole. *Wichtig* sind dabei:

- eine *große Austauschfläche;* die rund 200 Millionen Alveolen haben zusammen eine Oberfläche von rund 100 m²;
- eine *geringe Dicke* der Austauschmembran (1 µm!);
- eine *treibende Kraft* für die Diffusion, d. h. ein *unterschiedlicher Partialdruck* (S. 531) in *Blut und Alveole.*

Für einen wirksamen Gasaustausch muß also in der Alveole ein höherer $P_{O_2}$ und ein niedriger $P_{CO_2}$, herrschen als im venösen Blut. Es findet dann so lange ein Gasaustausch statt, bis sich die Partialdrücke beiderseits der Alveolarmembran angeglichen haben, bis also der Blut-$P_{CO_2}$ (bzw. der Blut $P_{O_2}$)

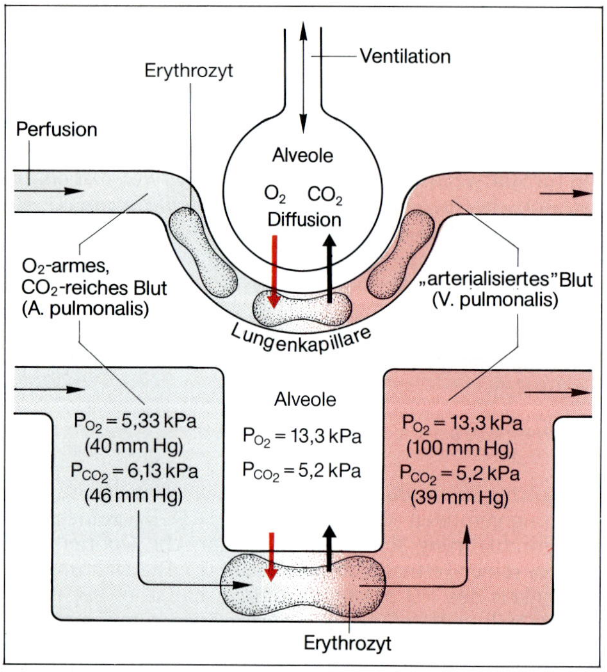


Abb. 22.**19** **Gasaustausch zwischen dem Alveolarraum (Lungenbläschen) und den Blutkapillaren.** Die Gase diffundieren (S. 502) dabei von dem Ort, an dem ein höherer Partialdruck (P) herrscht, zu dem Ort mit einem niedrigeren Partialdruck (brauner Pfeil $O_2$, schwarzer dicker Pfeil $CO_2$), d. h., die Gaspartialdrücke des ankommenden, venösen Blutes gleichen sich den alveolären Partialdrücken an. Das Blut wird „arterialisiert". Voraussetzung dafür ist eine ausreichende Belüftung (Ventilation) der Alveole, eine intakte Durchblutung (Perfusion) der Lungenkapillaren und eine hohe Durchlässigkeit (Permeabilität) der Alveolarwand für die diffundierenden Gase.

gleich dem der Alveolarluft geworden ist. Damit ist das vorher venöse Blut *arterialisiert* worden (Abb. 22.**19**).

### 22.4.8.2 Störungen des alveolären Gasaustausches

Der alveoläre Gasaustausch in der Lunge kann durch eine Reihe von Faktoren gestört sein, z. B. dadurch, daß

- die Lunge im ganzen oder Teile von ihr *nicht ventiliert* (belüftet) werden, z. B. bei Pneumothorax oder bei Verschluß eines Bronchus durch einen Fremdkörper;
- Teile der Lunge *nicht durchblutet* werden, z. B. bei Lungenembolie, was bei fortbestehender Ventilation in diesem Lungenteil zu einer Vergrößerung des funktionellen Totraumes führt (S. 530);
- die *Diffusionsstrecke* zwischen Alveole und Blut *verlängert* ist, z. B. beim Lungenödem;
- die *Austauschfläche* der Alveolen *verkleinert* ist, z. B. beim Emphysem (Lungenblähung), wo aus vielen kleinen Alveolen wenige große Emphysemblasen mit relativ kleiner Gesamtoberfläche entstehen;
- die *Transportfunktion des Blutes (s. unten) gestört* ist.

Beeinträchtigt ist bei den Diffusionsstörungen immer *zuerst der Austausch von $O_2$*, da dieser auch normalerweise schon *langsamer diffundiert* als $CO_2$:
Weitere Ursachen des $O_2$-Mangels (Hypoxie bzw. Anoxie) sind auf S. 535 beschrieben.

### 22.4.9 $O_2$-Transport im Blut

### 22.4.9.1 $O_2$-Löslichkeit im Blut

In den Alveolen herrscht ein $O_2$-Partialdruck ($P_{AO_2}$) von normalerweise rund 13,3 kPa (≈ 100 mmHg).
Dieser Wert errechnet sich mit $F_{AO_2}$ (S. 532) und einem Barometerdruck ($P_B$) von 101 kPa nach (S. 531):

$$\text{alveolärer } P_{AO_2} = F_{AO_2} \cdot (P_B - P_{H_2O}) = 0{,}14 \cdot (101 - 6{,}3) = 13{,}3\ [\text{kPa}]$$

Während der Passage des Blutes durch die Lungenkapillare findet ein Partialdruckausgleich zwischen Alveole und Blut statt (Abb. 22.**19**), so daß der *arterielle $O_2$-Partialdruck praktisch denselben Wert hat wie der alveoläre $O_2$-Partialdruck:*

$$\text{artieller } P_{O_2} = 13{,}3\ [\text{kPa}]\ (\approx 100\ \text{mmHg})$$

Mit $c_{O_2} = \alpha_{O_2} \cdot P_{O_2}$ (S. 531) errechnet sich, daß im arteriellen Blut bei diesem $P_{O_2}$ nur etwa 0,15 mmol $O_2$/l Blut physikalisch gelöst sind. Tatsächlich enthält arterielles Blut maximal jedoch fast das 70fache, nämlich fast 10 mmol/l ($O_2$-Kapazität des Blutes, s. unten). Der weitaus größere Teil des Blut-$O_2$ ist nämlich *chemisch* in den Erythrozyten (roten Blutkörperchen) *gebunden* (s. unten). Demnach spielt also der physikalisch gelöste $O_2$ für den $O_2$-Transport im Blut mengenmäßig keine Rolle. Trotzdem ist eine, wenn auch geringe, $O_2$-Lösung im Blut notwendig, damit $O_2$ überhaupt von der Alveole (durch das Plasma) in die Erythrozyten gelangen (diffundieren) kann.

### 22.4.9.2 Hämoglobin

Der rote Blutfarbstoff, das Hämoglobin (Abb. 22.**20**), ist ein *eisenhaltiger Eiweißkörper*, der sich in hoher Konzentration in den *roten Blutkörperchen* (Erythrozyten) befindet.
Das Hämoglobin hat *drei Aufgaben:*

- *Sauerstoff ($O_2$) zu transportieren* (wichtigste Aufgabe, s. unten);
- *Kohlendioxid ($CO_2$) zu transportieren* (S. 535),
- $H^+$-Ionen zu binden oder abzugeben, d. h., *als Puffer zu wirken.*

1 Molekül Hämoglobin besteht aus 4 Eiweißketten mit jeweils einer sog. Hämgruppe, in die *Eisen* (Fe) in seiner *zweiwertigen* Form eingebaut ist. Solcherart gebundenes Eisen kann $O_2$ binden, und zwar pro Eiweißkette 1 Molekül $O_2$ oder *pro Molekül Hämoglobin 4 Moleküle $O_2$*.

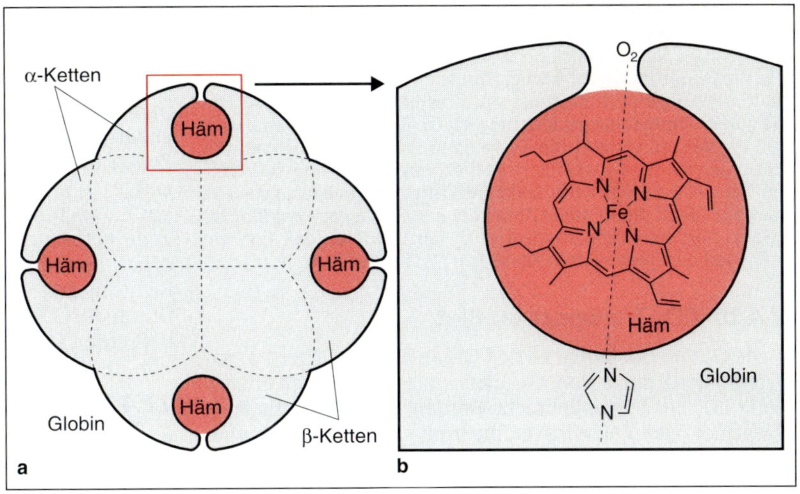


Abb. 22.**20** **a** Ein Molekül **Hämoglobin** besteht aus vier zusammengelagerten Proteinen und bildet somit ein Tetramer. Jeweils zwei davon sind identisch: die beiden α-Ketten und die beiden β-Ketten. In jedem der vier Proteine ist eine Hämgruppe eingebettet. **b** Eine Hämgruppe besteht aus einem Porphyringerüst das ein Eisenatom (Fe) umgibt. An jedes dieser Eisenatome kann sich ein Sauerstoffmolekül anlagern, so daß ein Hämoglobinmolekül maximal vier Sauerstoffmoleküle transportieren kann (aus P. Scheid: Atmung. In R. Klinke, S. Silbernagl: Lehrbuch der Physiologie. Thieme, Stuttgart 1994).

Mit $O_2$ beladenes Hämoglobin (Hb) heißt *oxygeniertes (nicht:* oxidiertes) Hb. Ist kein $O_2$ gebunden, spricht man von *desoxygeniertem Hb.*

Wird das Hämoglobin jedoch wirklich *oxidiert*, d. h., wird das zweiwertige Eisen in dreiwertiges Fe überführt, so entsteht *Methämoglobin* (auch Hämiglobin genannt), das keinen $O_2$ mehr binden kann. Stoffe, die Hb in Methämoglobin überführen, *vergiften* also den Sauerstofftransport im Blut.
Eine prinzipiell andere Vergiftungsmöglichkeit des Hb (mit *Kohlenmonoxid*) ist auf S. 536 f. beschrieben.
Im vorigen Abschnitt wurde gesagt, daß pro Liter Blut maximal ca. 10 mmol $O_2$ gebunden werden können. Wie kommt man zu dieser Zahl?

1 Molekül Hb bindet (maximal) 4 Moleküle $O_2$; d. h.
1 mol Hb bindet 4 mol $O_2$;
1 mol Hb = 64 450 g Hb.

Daraus folgt: 1 g Hb bindet $\frac{4}{64\,450}$ mol $O_2$

oder: 1 g Hb bindet 0,000 062 mol = 62 μmol $O_2$ = 1,38 ml $O_2$

- 1 l Blut enthält rund 150 g Hb.

150 g Hb binden daher 150 · 62 μmol = 9,3 mmol $O_2$ oder 150 · 1,38 ml = 0,207 l $O_2$. Also können in 1 l Blut, das einen Hb-Gehalt von 150 g/l hat, maximal 9,3 mmol oder 0,207 l $O_2$ gelöst werden. Man nennt diesen Wert auch *$O_2$-Kapazität* (maximale $O_2$-Aufnahmefähigkeit des Blutes). Die $O_2$-Kapazität ist von der *Hb-Konzentration im Blut abhängig:* Sinkt diese z. B. von 150 g/l auf 100 g/l, so beträgt die $O_2$-Kapazität nur noch 2/3 von 9,3, nämlich 6,2 mmol/l. Wieviel von der $O_2$-Kapazität wirklich *ausgenützt* wird, d. h., wie hoch die *$O_2$-Sättigung* ist, das hängt vom $P_{O_2}$ im Blut ab (s. u.).

### 22.4.9.3 $O_2$-Bindung an das Hämoglobin

Je höher der Partialdruck (S. 531) des $O_2$ im Blut ist (d. i. die physikalisch gelöste Menge), desto mehr $O_2$ wird an Hämoglobin (Hb) gebunden. Diese Tatsache kann als *$O_2$-Bindungskurve* zeichnerisch dargestellt werden (Abb. 22.**21**). Dabei wird auf einer Koordinatenachse der *$O_2$-Partialdruck*, auf der anderen die *$O_2$-Sättigung* aufgetragen. Die $O_2$-Sättigung beschreibt, welcher Bruchteil des gesamten Hämoglobins (Hb) oxygeniert (an $O_2$ gebunden ist: $O_2$-Sättigung 1,0 heißt, daß alles Hb oxygeniert ist, was einer vollen Ausnützung der $O_2$-Kapazität entspricht (s. o.). 0,2 z. B. heißt, daß nur 1/5 des Hb oxygeniert ist.
Die $O_2$-Bindungskurve (Abb. 22.**21**) ist S-förmig gekrümmt: Bei einem $P_{O_2}$, von über 13 kPa verläuft die Kurve praktisch *waagerecht*

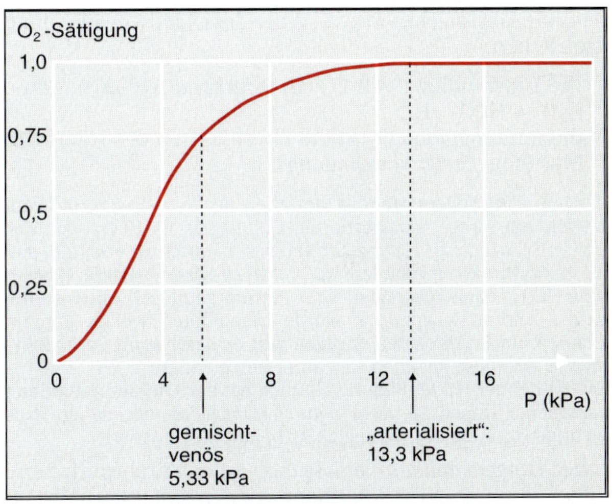


Abb. 22.**21** **Sauerstoffbindungskurve.** Je höher der Sauerstoffpartialdruck ($P_O$) steigt, desto mehr wird das Hämoglobin im Blut mit $O_2$ gesättigt. Bei hohen $O_2$-Drücken verläuft die Kurve fast waagerecht (nur noch unbedeutende Zunahme der $O_2$-Sättigung), bei tieferen $O_2$-Drücken ist die Kurve sehr steil (große Sättigungsänderungen bei kleinen $O_2$-Druck-Schwankungen).

($O_2$-Sättigung fast 1,0); d. h., daß in den Lungenkapillaren das Hämoglobin praktisch voll mit $O_2$ beladen wird, solange dort der $P_{O_2}$, nicht unter 13 kPa fällt. Aber auch noch bei $P_{O_2}$-Werten bis herab zu 9 kPa sinkt die $O_2$-Sättigung nur wenig, nämlich bis auf 0,9. Das bedeutet, daß in der Lunge auch noch bei solch niedrigen $O_2$-Partialdrücken eine gute $O_2$-Aufnahme ins Blut möglich ist. Bei noch tieferen alveolären $P_{O_2}$-Werten verläuft die Kurve dann sehr steil; d. h., wenn in diesem Bereich der $P_{O_2}$, abfällt, sinkt die Sättigung sehr rasch (bei einem Fall von 9 auf 4 kPa z. B. sinkt die Sättigung von 0,9 auf ca. 0,5). Sehr sinnvoll ist dieser steile Abfall bei der *$O_2$-Abgabe vom Blut ins Gewebe:* Dort herrschen so *niedrige $O_2$-Partialdrücke*, daß hier ein großer Teil des oxygenierten Hb seinen $O_2$ abladen kann (s. u.).

### 22.4.10 $CO_2$-Transport im Blut

So wie $O_2$ von der Lunge zu den Organen des Körpers transportiert wird, muß von dort das im Stoffwechsel entstehende $CO_2$ zur Lunge gebracht werden, von wo es ins Freie abgeatmet wird. $CO_2$ wird im Blut zum kleineren Teil in physikalisch gelöster Form, zum größeren Teil in chemisch umgewandelter Form transportiert.

#### 22.4.10.1 $CO_2$-Löslichkeit im Blut

Die Löslichkeit von $CO_2$ ($\alpha_{CO_2}$ S. 531) im Blut ist rund 20mal größer als die von $O_2$:
Bei einem *normalen arteriellen $CO_2$-Partialdruck von 5,3 kPa sind rund 1,2 mmol/l $CO_2$ im Blut physikalisch gelöst* (Beispiel S. 531). Diese Konzentration spielt für den $CO_2$-Transport nur eine untergeordnete Rolle, hat jedoch eine enorme Bedeutung für den pH-Wert des Blutes (S. 537).

#### 22.4.10.2 $CO_2$-Bindung im Blut

$CO_2$ diffundiert aus den Geweben des Körpers in die Blutkapillaren. In physikalisch gelöster Form dringt $CO_2$ rasch in die Erythrozyten ein, wo zwei Wege der *chemischen Bindung* offenstehen:

- Die Umwandlung von $CO_2$ in *Bicarbonat* ($HCO_3^-$): $CO_2 + H_2O \rightarrow HCO_3^- + H^+$;
- die Bindung von $CO_2$ an die Eiweißketten des Hämoglobins (sog. *Carbaminobindung*).

Mengenmäßig bedeutsamer ist die erstere Reaktion. Fast 2/3 des vom Gewebe zur Lunge transportierten $CO_2$ liegen als $HCO_3^-$ vor, der größte Teil davon im Plasma. Letzteres ist dadurch zu erklären, daß das im Erythrozyten gebildete $HCO_3^-$ diesen wieder verläßt. Warum wird $HCO_3^-$ dann nicht gleich im Plasma gebildet? Antwort: Im Plasma (und im Reagenzglas) würde diese Bildung viel zu langsam ablaufen. Im Erythrozyten dagegen gibt es das Enzym *Carboanhydratase*, das diese Reaktion sehr stark beschleunigt.
Sowohl bei der $HCO_3^-$-Bildung als auch bei der Carbaminobindung entstehen $H^+$-Ionen. Sie werden *durch Hämoglobin abgepuffert*, eine wichtige Funktion des Hämoglobins beim $CO_2$-Transport.

In der *Lungenkapillare* verläßt das in der Körperperipherie aufgenommene $CO_2$ die Blutbahn wieder, und innerhalb von rund 1 Sekunde laufen all die eben geschilderten Mechanismen *rückwärts* ab: $HCO_3^-$ wird im Erythrozyten wieder zu $CO_2$ umgewandelt, die Carbaminobindungen lösen sich usw. In der Lunge wird nur diejenige $CO_2$-Menge abgeatmet, welche in der Peripherie zusätzlich ins Blut gelangt ist, da ja arterielles Blut auch $HCO_3^-$ und $CO_2$ enthält.

### 22.4.11 Gasaustausch zwischen Blut und Gewebe

Sinn der Atmung ist es, zusammen mit dem Blutkreislauf $O_2$ in die Nähe aller Körperzellen zu bringen und $CO_2$ von dort abzutransportieren. Der Gasaustausch zwischen Blut und Zellen erfolgt – ähnlich wie an der Alveolarmembran der Lunge (S. 532) – durch *Diffusion* (S. 502). Treibende Kraft dabei ist auch hier wieder ein *Gefälle des Partialdruckes:* Die Zelle verbraucht laufend $O_2$. Dadurch sinkt der $O_2$-Partialdruck dort unter den des arteriellen Blutes, so daß $O_2$ in Richtung Zelle diffundieren kann. Umgekehrt ist es bei $CO_2$: Durch die $CO_2$-Produktion in der Zelle steigt dort der $P_{CO_2}$, so daß eine $CO_2$-Diffusion ins Blut stattfinden kann.

### 22.4.12 Störungen der $O_2$-Versorgung

Bekommen die Zellen des Organismus *zu wenig $O_2$* für ihren Stoffwechsel, spricht man von *Hypoxie*. (*Anoxie* bezeichnet ein völliges Fehlen von $O_2$, doch werden beide Begriffe oft ohne Unterschied benützt.)

#### 22.4.12.1 Ursachen des $O_2$-Mangels

Da an der Aufnahme und dem Transport des $O_2$ sehr viele Organe und Mechanismen beteiligt sind, gibt es auch eine Vielfalt von Hypoxieursachen.
Die wichtigsten Hypoxieursachen sind im folgenden aufgezählt, und zwar als erste Gruppe die *Störungen der $O_2$-Aufnahme in Lunge und Blut:*

- zu niedriger $O_2$-Partialdruck in der Einatmungsluft, z. B. Atmung in großen Höhen; leere $O_2$-Flasche bei der Narkose;
- Lähmung der Atemmuskulatur (S. 526);
- eingeschränkte Brustkorbbeweglichkeit, z. B. starke Rückgratverkrümmung;
- Verlegung der Luftwege, z. B. durch Fremdkörper, Epiglottisödem;
- Pneumothorax (S. 530 f.);
- Mangel an gesundem Lungengewebe, z. B. durch Tbc;
- Störung des alveolären Gasaustausches (z. B. Lungenödem);
- Gestörter Atemantrieb durch ZNS-Schädigung.

Eine zweite Gruppe betrifft *Störungen des $O_2$-Transportes im Blut:*

- ungenügender Blutkreislauf, z. B. bei Herzinsuffizienz (Herzschwäche) oder beim Schock;
- ungenügende lokale Durchblutung, z. B. bei Verstopfung einer Arterie;
- zu wenig Erythrozyten bzw. zu wenig Hämoglobin (Anämie),
- Hämoglobin„vergiftung", z. B. Methämoglobinbildung (S. 534 f.) oder Kohlenmonoxid-(CO-)Vergiftung. (CO besetzt die $O_2$-Bindungsstellen des Hämoglobins und macht es für den $O_2$-Transport somit unbrauchbar.)

Eine dritte Gruppe betrifft den *$O_2$-Austausch vom Blut zum Gewebe* und die *$O_2$-Verwertung*, im Stoffwechsel:

- Vergrößerung der Diffusionswege zwischen Blutkapillaren und Zellen bei einer Hypertrophie (Vergrößerung) eines Organs (z. B. Herz);
- Vergiftung der $O_2$-Verwertung in der Zelle, z. B. durch Cyankali (wirkt hemmend auf die Atmungskette in den Mitochondrien).

#### 22.4.12.2 Folgen der Hypoxie

Eine ungenügende $O_2$-Zufuhr führt zu *Störungen der Organfunktionen* und schließlich zum *Absterben des Organs*. Ist der ganze Körper von der Hypoxie oder Anoxie betroffen, reagiert das *Gehirn am empfindlichsten* auf den $O_2$-Mangel: Schon 15 Sekunden nach Beginn der Anoxie setzt *Bewußtlosigkeit* ein. Wird die Anoxie jetzt behoben, ist noch eine völlige Erholung möglich. Dauert die Anoxie länger als ca. 3 Minuten, treten bereits unheilbare Schäden des Gehirns auf. Nach rund 7 Minuten völliger Anoxie kommt es zum endgültigen *Gehirntod*.

### 22.4.13 Steuerung der Atmung

*Atmen ist ein zentral gesteuerter Mechanismus.* Er bleibt meist unbewußt, kann jedoch willkürlich beeinflußt werden.

#### 22.4.13.1 Atemzentrum

Im verlängerten Mark *(Medulla oblongata)* liegen Nervenzellen, die immer wieder automatisch erregt werden *(„Atemzentrum")*. Sie senden dann über das Rückenmark Impulse zu den Einatmungsmuskeln (S. 526 f.), was zur Einatmung, d. h. zur Dehnung der Lunge führt. In der Lunge gibt es *Dehnungsfühler (Dehnungsrezeptoren)*, die um so mehr Nervenimpulse zum Atemzentrum senden, je weiter die Lunge gedehnt ist. Dadurch werden im Atemzentrum die für die *Einatmung* verantwortlichen Nervenzellen *gehemmt* und gleichzeitig die für die *Ausatmung erregt*. Hört bei der Exspiration die Dehnung der Rezeptoren auf, erregen sich die für die Einatmung verantwortlichen Nervenzellen wieder usw. Der Wechsel zwischen Ein- und Ausatmung ist aber nicht nur auf diese periphere Rückkoppelungsschleife zurückzuführen, sondern erfolgt zum Teil auch automatisch im Atemzentrum.

#### 22.4.13.2 Chemorezeptoren

Zusätzlich zu der durch die Lungendehnung mitbestimmten Regelung der Tiefe des einzelnen Atemzuges gibt es für die längerfristige Atmungsregulation zwei *Rückkoppelungssysteme* (sich selbst regelnde Vorgänge S. 504 f.). Dabei werden der $CO_2$-Partialdruck (bzw. der Blut-pH-Wert, S. 537 ff.) und der $O_2$-Partialdruck von sog. *Chemorezeptoren* (S. 581 f.) gemessen. Diese Chemorezeptoren liegen *peripher* in der Aorta und in der Halsschlagader (A. carotis) und *zentral* an der Gehirnoberfläche (in der Nähe des Liquors) in der Medulla oblongata; sie sind über Nerven mit dem Atemzentrum verbunden. Die Chemorezeptoren regeln die Atmung nach folgendem Prinzip:

- Ist der $Po_2$ im *Blut* (periphere Chemorezeptoren) zu niedrig, wird die Atmung so lange *verstärkt*, bis genug $O_2$ aufgenommen worden ist, oder
- ist der $Pco_2$ im *Liquor* zu hoch bzw. der pH-Wert zu niedrig, wird die Atmung so lange *verstärkt*, bis genug $CO_2$ abgeatmet worden ist.

Hierbei ist allerdings zu beachten, daß ein zu starker Anstieg der $CO_2$ (>60 mmHg) dazu führt, daß $CO_2$ die Atmung nicht mehr stimuliert. In diesem Fall ist $O_2$ der alleinige Atmungsantrieb und eine künstliche $P_{O_2}$-Erhöhung ($O_2$-Zufuhr über Nasgusonde) kann zum Atemstillstand führen.

Damit nimmt der Reiz auf die Chemorezeptoren ab, die Atmung verlangsamt sich wieder usw.

### 22.4.14 Atmung bei körperlicher Arbeit

Bei körperlicher Arbeit wird von der Muskulatur mehr Energie verbraucht als in Ruhe, d. h., es werden mehr Nahrungsstoffe „verbrannt" und damit auch mehr $O_2$ verbraucht. Um diesen erhöhten $O_2$-Bedarf zu decken (bzw. das vermehrt gebildete $CO_2$abzutransportieren), muß

- die Atmung verstärkt werden, um mehr $O_2$ aufnehmen bzw. mehr $CO_2$ abgeben zu können;
- der Blutkreislauf beschleunigt werden, um den zusätzlich aufgenommenen $O_2$ von der Lunge zur Muskulatur zu bringen bzw. das vermehrt anfallende $CO_2$ und andere Stoffwechselprodukte (Milchsäure!) abzutransportieren.

Diese Umstellung der Atem- und Kreislauftätigkeit wird *zentral gesteuert*. Dabei wird neben der Erhöhung des Herzzeitvolumens (S. 516) die Ventilation ($\dot{V}_T$) gesteigert (S. 529). Das geschieht zum Teil dadurch, daß das Atemzugvolumen auf Kosten des exspiratorischen und des inspiratorischen Reservevolumens vergrößert wird (s. Abb. 22.**18**), zum Teil dadurch, daß die Atemfrequenz erhöht wird.

### 22.4.15 Atmung beim Tauchen

Beim Tauchen lastet auf dem Brustkorb zusätzlich zum Barometerdruck der *Druck des Wassers*. In 2 m Tiefe z. B. ist er mit fast 20 kPa (200 cm Wassersäule) bereits so hoch, daß die Kraft der Einatmungsmuskeln nicht mehr ausreicht, den Brustkorb zu erweitern. Ein Schnorchel zur Wasseroberfläche würde in dieser Tiefe also bereits nichts mehr nützen. Außerdem würde durch das Schnorchelrohr der Totraum viel zu groß. In größeren Wassertiefen wird deshalb mit *Geräten* getaucht, die die Atemluft mit um so höherem Druck in die Atemwege pressen, je tiefer getaucht wird.
Durch den hohen Gesamtdruck beim Tiefentauchen steigen allerdings auch die Partialdrücke (S. 531) der einzelnen Gase und damit auch ihre Lösung im Blut und im Gewebe (S. 531 f.) an. Beim Auftauchen müssen die vermehrt gelösten Gasmengen wieder abgeatmet werden. Wird *zu schnell* aufgetaucht, bilden sich im Blut und Gewebe *Gasbläschen* (vorwiegend Stickstoff), die in kleinen Blutgefäßen den Kreislauf behindern und besonders im Gehirn fatale Folgen haben (sog. Caissonkrankheit).
Ein zu schnelles Auftauchen ist auch deswegen gefährlich, weil sich im Körper eingeschlossene Gasvolumina (z. B. Luft in der Lunge bei angehaltener Luft) ausdehnen und zu Gewebezerreißungen *(Barotrauma) führen können.*

### 22.4.16 Atmung in großen Höhen

In Meereshöhe beträgt der Barometerdruck rund 100 kPa (760 mmHg). Da die fraktionelle Konzentration von $O_2$ ($F_{IO_2}$) 0,21 beträgt (S. 531 f.), errechnet sich daraus ein $O_2$-Partialdruck (S. ■) von 21 kPa. In größeren Höhen nimmt der Barometerdruck bekanntlich ab, in 5000 m Höhe z. B. etwa auf die Hälfte. Da die *Zusammensetzung* der Luft, also auch $F_{IO_2}$ gleichbleibt, fällt demnach der $P_{O_2}$ ebenso auf die Hälfte, also auf rund 10 kPa. Dadurch fällt auch der $P_{O_2}$ im Blut; er beträgt in dieser Höhe statt normal 13 kPa nur noch etwa 6 kPa. Bei unveränderter Atmung führt dieser Wert bei solchen Personen, die nicht an solche Höhen angepaßt sind, bereits zur *Hypoxie* (S. 536). Der niedrige $P_{O_2}$ im Blut reizt jedoch die $O_2$-Chemorezeptoren (s. oben), was zu einer verstärkten Ventilation führt. Das erhöht zwar die $O_2$-Zufuhr, bringt jedoch mit sich, daß auch $CO_2$ vermehrt abgeatmet wird, wodurch der pH-Wert des Blutes steigt (respiratorische Alkalose S. 540 f.).

In Höhen bis zu rund 13 000 m ist in Ruhe der $P_{O_2}$ dann noch ausreichend, wenn reiner $O_2$ geatmet wird, da dabei $F_{IO^2}$ = 1,0 und somit der $O_2$-Partialdruck gleich dem Barometerdruck (minus $P_{H_2O}$) ist. In dieser Höhe werden z. B. Transatlantikflüge durchgeführt, da dort mit $O_2$-Atmung auch bei undichter Flugkabine noch ein Überleben der Passagiere gesichert ist.

## 22.5 Säure-Basen-Haushalt

**Lernziel**

Nach dem Studium dieses Abschnitts soll der Leser Aussagen darüber machen können,

- was der pH-Wert bedeutet,
- wie groß dieser Wert in der extrazellulären Flüssigkeit und besonders im Blut ist.

Außerdem soll er in der Lage sein, Kenntnisse nachzuweisen über

- die Wirkungsweise eines Puffers im allgemeinen,
- die im Körper bedeutsamen Puffer,
- den Bicarbonat-$CO_2$-Puffer im besonderen,
- die Henderson-Hasselbalch-Gleichung.

Ebenso sollen ihm die

- möglichen Störungen des Säure-Basen-Haushalts,
- deren Kompensationsmechanismen,
- die Normalwerte der für den Säure-Basen-Haushalt wichtigen Größen

geläufig sein.

### 22.5.1 pH-Wert

Alle Flüssigkeiten des Körpers sind wäßrige Lösungen, d. h., ihr Lösungsmittel ist Wasser. In diesen Lösungen liegt immer eine bestimmte Menge an $H^+$-Ionen *(Protonen)* vor. Sie stammen zum einen aus der Dissoziation des Wassers selbst ($H_2O \leftrightarrow H^+ + OH^-$), zum anderen aus darin gelösten Substanzen, die Protonen abgeben (Dissoziation: $HA \leftrightarrow H^+ + A^-$). Diese Substanzen werden *Säuren* genannt und sind Protonenabgeber. Substanzen, die Protonen binden, werden *Basen* genannt (Protonenaufnehmer; $B^- + H^+ \leftrightarrow HB$).

In der Biologie hängen viele Vorgänge von der Protonenkonzentration in der Lösung ab, z. B. die Molekülform der Proteine oder die Enzymaktivitäten. Ist die Protonenkonzentration zu niedrig oder zu hoch, so können z. B. Enzyme nicht mehr ausreichend funktionieren. Bei genauerer Untersuchung stellt man fest, daß diese Lebensvorgänge nicht direkt von der Protonenkonzentration abhängen, sondern vom Logarithmus der Protonenkonzentration, d. h. eine Verdopplung der $H^+$-Konzentration bewirkt keine Verdopplung einer Enzymaktivität, sondern nur eine Steigerung um ca. 30% (log 2 = 0,3).

Untersucht man verschiedene Körperflüssigkeiten, so findet man stark unterschiedliche Protonenkonzentrationen. Das Sekret der Bauchspeicheldrüse enthält z. B. 0,000 000 007 mol/l und der Urin 0,000 032 mol/l (7 nmol/l bzw. 32 µmol/l). Das entspricht einem ca. 4600fachen Unterschied.

Um die Handhabung der Protonenkonzentration zu erleichtern und um ein Maß zu besitzen, welches das biologische Verhalten besser widerspiegelt, vereinbarte man, den *Logarithmus zur Basis 10* als Maß zu nehmen ($\log_{10}[H^+]$). Da die Protonenkonzentration im Körper immer kleiner als 1 mol/l ist, ergeben sich für $\log_{10}[H^+]$ immer Werte, die kleiner als 0 sind. Aus diesem Grund wird der negative Logarithmus als Maß herangezogen. Den *negativen Logarithmus der $H^+$-Ionen-Konzentration* (in mol/l) nennt man *pH-Wert:* $pH = -\log_{10}[H^+]$.

In purem Wasser liegen $10^{-7}$ mol/l Protonen vor, woraus sich ein pH von 7 ergibt. Dieser Wert wird als *neutral* bezeichnet. Werden Säuren hinzugegeben, so steigt die Protonenkonzentration, z. B. auf $10^{-6}$ mol/l und der pH-Wert sinkt in diesem Beispiel auf einen Wert von 6, was $10^{-6}$ mol/l entspricht ($-\log 10^{-6} = 6$!). Wird eine Lösung also *sauer*, so sinkt der pH-Wert und ist kleiner als 7. Werden Basen hinzugefügt, so sinkt die Protonenkonzentration und der pH-Wert steigt (pH > 7). Eine Lösung mit einem pH > 7 nennt man *alkalisch*.

### 22.5.2 Puffer

Gibt man zu reinem Wasser Säuren und damit Protonen hinzu, so ändert sich der pH-Wert entsprechend der zugegebenen Menge. Gibt man z. B. zu 1 Liter Wasser 1 mmol = 1000 µmol Protonen, so steigt die Protonenkonzentration im Wasser von 0,1 µmol/l auf 1000,1 µmol/l und

Abb. 22.**22** **Puffer.** In diesem Diagramm sind die pH-Werte nach Zugabe von $H^+$-Ionen aufgetragen: Zu jeweils 1 Liter Wasser bzw. einer Lösung, die $HCO_3^-$ und $CO_2$ enthält, werden Protonen zugegeben. Es ist deutlich zu sehen, daß die pH-Änderungen in Wasser im Vergleich zu den gepufferten Lösungen sehr groß sind. Ist das $HCO_3^-/CO_2$-System offen, d. h. bleibt die $CO_2$-Konzentration immer gleich, so sind die pH-Änderungen am geringsten.

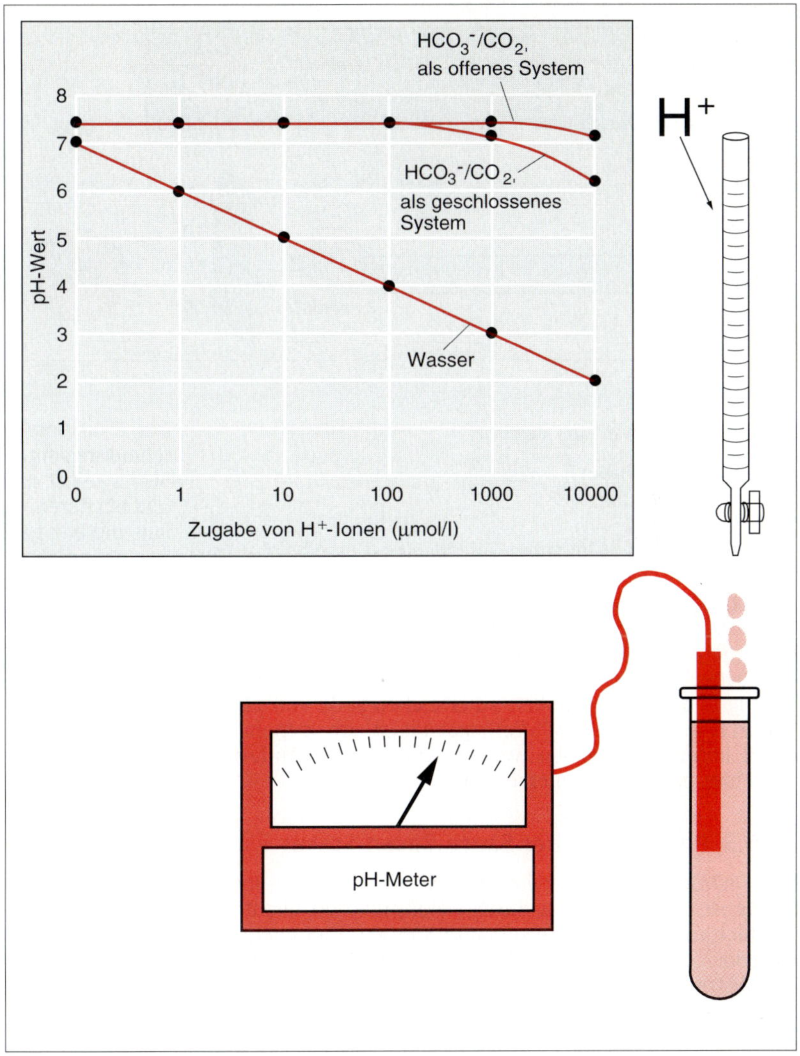


der pH-Wert sinkt von 7 auf 3. Würde man die gleiche Menge Protonen dem Blut zufügen, so wäre die pH-Änderung viel kleiner (Abb. 22.**22**). Offensichtlich werden im Blut also Protonen abgefangen, so daß die $H^+$-Konzentration nicht so stark ansteigt. Dieses Abfangen von Protonen nennt man *abpuffern*. Substanzen, welche die Fähigkeit haben, Protonen abzufangen, nennt man *Puffer:* $Puffer^- + H^+ \leftrightarrow$ Puffer-H. Puffer halten also den pH-Wert trotz Zugabe oder Wegnahme von Protonen relativ konstant.

Auch für die Reaktion eines Puffers mit $H^+$-Ionen gilt das Massenwirkungsgesetz, und zwar in folgender Form:

$$\frac{[Puffer^-] \cdot [H^+]}{[Puffer - H]} = \text{konstant} = K$$

Durch Logarithmieren ergibt sich:

$$\log \frac{[Puffer^-] \cdot [H^+]}{[Puffer - H]} = \log K$$

oder:

$$\log \frac{[Puffer^-]}{[Puffer - H]} + \log[H^+] = \log K$$

$-\log [H^+] = pH$ und $-\log K$ wird pK-Wert genannt, woraus folgt:

$$\log \frac{[Puffer^-]}{[Puffer - H]} - pH = -pk$$

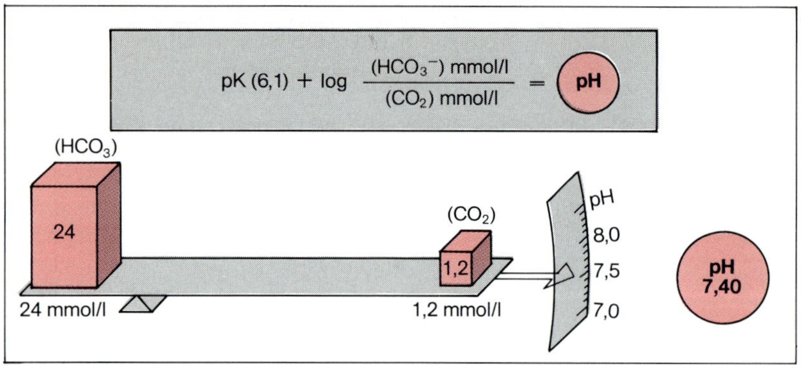


Abb. 22.**23** **Henderson-Hasselbalch-Gleichung und „Balance" zwischen $HCO_3^-$ und $CO_2$-Konzentration im Blut.** Steigt das Verhältnis $HCO_3^-$:$CO_2$ über ca. 22 : 1 (durch $HCO_3^-$-Zunahme oder $CO_2$-Abnahme), so entsteht eine Alkalose (pH > 7,45), fällt es hingegen unter ca. 18 : 1, kommt es zu einer Azidose (pH < 7,35) (aus S. Silbernagl, A. Despopoulos: Taschenatlas der Physiologie, 3. Aufl. Thieme, Stuttgart – DTV, München 1988).

durch Umformen ergibt sich:

$$pH = pK + \log \frac{[Puffer^-]}{[Puffer - H]}$$

Mit Hilfe dieser Gleichung *(Henderson-Hasselbalch-Gleichung)* läßt sich der pH-Wert einer gepufferten Lösung berechnen. Der pK-Wert ist der pH-Wert, bei dem die Konzentration von Puffer⁻ gleich der Konzentration von Puffer-H ist. Als *Pufferkapazität* bezeichnet man die Menge an Protonen, die zugegeben oder entfernt werden muß, um eine pH-Änderung von einer pH-Einheit zu erreichen (z. B. von pH 7,4 auf pH 6,4). Je höher die Pufferkapazität ist, um so mehr $H^+$-Ionen können zugegeben werden, um eine pH-Änderung von einer pH-Einheit zu erzeugen.

### 22.5.3 Physiologischer Säure-Basen-Status

Das wichtigste Organ für die Feststellung des *Säure-Basen-Status* ist das Blut. Es ist durch Gefäßpunktion leicht zugänglich und mit allen Geweben in Kontakt. Viel wichtiger ist jedoch die Tatsache, daß Blut eine bedeutende Rolle bei der Aufrechterhaltung des normalen Säure-Basen-Status spielt.

Im Stoffwechsel entstehen ständig Säuren, so etwa Milchsäure, HCl, $H_2SO_4$, Ketosäuren u. a. sowie $CO_2$, da in wäßriger Lösung aus $CO_2 + H_2O \leftrightarrow H_2CO_3$ = *Kohlensäure* entsteht. Darüber hinaus können mit der Nahrung Säuren und Basen zugeführt werden. Es sind vor allem Säuren, welche die Konstanz des pH-Wertes gefährden. Da diese Konstanz lebensnotwendig ist, muß es Mechanismen geben, die diese Gefahr abwehren.

Die im Stoffwechsel entstehenden Säuren werden von den Zellen in den Extrazellularraum abgegeben, wo sie in direktem Kontakt mit dem Blut stehen. Diese Säuren müssen nun den Körper verlassen, d. h., sie müssen zu Organen gelangen, die in der Lage sind, Säure an die Umgebung abzugeben. Diese „Ausscheidungsorgane des Säure-Basen-Haushaltes" sind Lunge und Nieren.

Der Transport der Säuren vom Entstehungsort zum Ausscheidungsorgan ist Aufgabe des Blutes. Der pH-Wert des Blutes selbst darf bei der Aufnahme von Säure (im Gewebe) und bei deren Abgabe (in den Ausscheidungsorganen) ebenfalls die eng gesetzten Grenzen nicht überschreiten.

Der *physiologische pH-Wert* des Blutes und somit auch des Extrazellulärraumes beträgt 7,40 für Frauen und 7,39 für Männer, mit einer Schwankungsbreite von jeweils ± 0,015. Dieser Wert bleibt trotz der Beladung im Gewebe mit Protonen und deren Abgabe in Lunge und Niere relativ konstant, da das Blut über sehr effektive *Puffer* verfügt. Die beiden wichtigsten Blutpuffer sind:

- *Blutproteine.* Hierbei spielt das Hämoglobin (Hb) der Erythrozyten die größte Rolle. Proteine sind große negativ geladene Moleküle, an die sich Protonen anlagern können (Anziehung gegensätzlicher Ladungsträger).

  $$[Hb^-] + [H^+] \leftrightarrow [HbH]^3$$

  Zusammen mit weiteren, weniger wichtigen Puffern (z. B. $HPO_4^{2-} + H^+ \leftrightarrow H_2PO_4^-$), nennt man die Blutproteine die *Nicht-Bicarbonat-Puffer (NBP).*
- *Bicarbonat ($HCO_3^-$).* Bicarbonat entsteht, wenn Kohlensäure ein Proton abgibt:

  $$[H_2CO_3] \leftrightarrow [H^+] + [HCO_3^-]$$

Da der Kohlensäuregehalt des Blutes direkt vom $CO_2$-Gehalt abhängt, wird dieses Puffersystem als *$HCO_3^-$/$CO_2$-Puffer* bezeichnet.

Auf dieses System läßt sich die Henderson-Hasselbalch-Gleichung wie folgt anwenden:

$$pH = 6{,}1 + \log ([HCO_3^-]/[CO_2])$$

wobei pK = 6,1, $HCO_3^-$ = Base und $CO_2$ = Säure.

Der pH-Wert des Blutes sowie die $HCO_3^-$- und $CO_2$-Konzentrationen stehen also in einem festen Verhältnis zueinander (Abb. 22.**23**). Da der Blut-pH und das $CO_2$ einfach zu messen sind und somit die $HCO_3^-$-Konzentration errechnet werden kann, eignet sich das $HCO_3^-$/$CO_2$-System gut für diagnostische Zwecke. Da das $HCO_3^-$/$CO_2$-System mit den NBP in einem Fließgleichgewicht steht:

$$CO_2 + H_2O \leftrightarrow H^+ + HCO_3^-$$
$$H^+ + Hb^- \leftrightarrow HbH$$

[3] Da Protonen an Proteinen an unterschiedlichen Stellen binden können, ist hier die Henderson-Hasselbalch-Gleichung nicht anwendbar.

Tabelle 22.**8** **Normwerte des Säure-Basen-Status**

| *Parameter* | *Frauen* | *Männer* |
|---|---|---|
| pH | 7,40 | 7,39 |
| $P_{CO_2}$ (mmHg)[4] | 38 | 41 |
| $P_{CO_2}$ (kPa) | 5,07 | 5,47 |
| $[CO_2]$ (mmol/l) | 1,14 | 1,23 |
| $[HCO_3^-]$ (mmol/l) | 24 | 24 |

läßt sich der Säure-Basen-Status eines Menschen über die drei Größen pH, $[CO_2]$ und $[HCO_3^-]$ genau bestimmen. In Tab. 22.**8** sind die Normwerte des Säure-Basen-Status dargestellt.

Nun gibt es noch einen weiteren wichtigen Unterschied zwischen dem $HCO_3^-/CO_2$-Puffersystem und den NBP. Gemäß dem Massenwirkungsgesetz wird bei Zugabe von Protonen zu einer Pufferlösung Säure gebildet. Dadurch wird die Konzentration des freien Puffers ($Puffer^-$) kleiner und die Konzentration des gebundenen Puffers (Puffer-H) größer, d. h., der Quotient in der Henderson-Hasselbalch-Gleichung wird kleiner (S. 538).

*Beispiel:* Ist die Ausgangssituation

$$pH = 6{,}8 + \log(40/10) = 7{,}4,$$

und es kommen 10 mmol $H^+$ pro Liter hinzu, die mit der Pufferbase reagieren, so fällt der Zähler um 10 mmol/l und der Nenner steigt um 10 mmol/l, so daß sich ergibt:

$$pH = 6{,}8 + \log(30/20) = 7{,}0$$

Diese Situation liegt bei den NBP vor. Die „Säure" im $HCO_3^-/CO_2$-Puffersystem dagegen ist das $CO_2$ und somit ein Gas, das über die Lungen nach außen abgegeben wird. Hier spricht man daher von einem ***offenen Puffersystem***, im Gegensatz zum ***geschlossenen Puffersystem*** bei NBP. Durch die Lunge wird die $CO_2$-Konzentration und damit die Säurekonzentration immer konstant gehalten, vorausgesetzt, die Lungenfunktion ist nicht eingeschränkt. Dadurch ergibt sich folgende Situation:

*Beispiel:* Ausgangssituation

$$pH = 6{,}1 + \log(24/1{,}2) = 7{,}4$$

Zugabe von 10 mmol $H^+$ pro Liter

$$pH = 6{,}1 + \log(14/1{,}2) = 7{,}2$$

Das offene Puffersystem kann also bei gleicher pH-Änderung mehr Protonen abpuffern, als das geschlossene Puffersystem. Diese Eigenschaft macht das $HCO_3^-/CO_2$-System so wichtig für den Säure-Basen-Haushalt.

### 22.5.4 Lunge und Niere im Säure-Basen-Haushalt

Die Bedeutung der *Lunge* ergibt sich aus ihrer $CO_2$-Ausscheidungsfunktion. Sie muß sowohl das ständig im Stoffwechsel anfallende $CO_2$ ausscheiden als auch die gute Puffereigenschaft des $HCO_3^-/CO_2$-System aufrechterhalten (Abschnitte 22.4.8 u. 22.4.11).

Das zweite wichtige Organ im Säure-Basen-Haushalt ist die *Niere*. Die Niere scheidet Protonen aus und sorgt dafür, daß bei der Urinbildung nicht zuviel $HCO_3^-$ verlorengeht (S. 547). Aus der Rolle der beiden Organe ergibt sich, daß sich Erkrankungen von Lunge oder Niere auch auf den Säure-Basen-Status auswirken können. Da in beiden Organen Säure ausgeschieden wird, führen Funktionsstörungen zur Säureansammlung im Körper, d. h. der Blut-pH-Wert sinkt.

### 22.5.5 Störungen des Säure-Basen-Haushaltes

Störungen des Säure-Basen-Haushaltes können folgende Ursachen haben:

- *veränderte Ausscheidung* von Säuren oder Basen, d. h. veränderte $CO_2$-Abgabe über die Lunge oder reduzierte Protonen- und erhöhte $HCO_3^-$-Ausscheidung über die Niere,
- *vermehrte Bildung* von Säuren, z. B. führt $O_2$-Mangel zur Bildung von Milchsäure und damit zu einer Laktazidose; beim Diabetes mellitus ist der Fettabbau unvollständig, so daß Ketosäuren anfallen: Ketoazidose,
- *vermehrte Aufnahme* von Säuren oder Basen (z. B. $HCO_3^-$-Infusion),
- *unphysiologischer Verlust* von Säuren (Erbrechen) oder Basen (Durchfall).

Grundsätzlich unterteilt man die Störungen in zwei Gruppen: Störungen, die auf einer veränderten Lungenfunktion beruhen *(respiratorische Störung)*, von allen anderen Störungen *(nichtrespiratorische = metabolische Störung)*. Da die Funktion der Lunge im Säure-Basen-Haushalt in der $CO_2$-Abgabe besteht, sind respiratorische Störungen durch primäre Veränderungen des $CO_2$-Gehaltes im Blut (und damit des $P_{CO_2}$) gekennzeichnet. Bei nichtrespiratorischen Störungen liegt dagegen keine primäre Veränderung des $CO_2$ vor; es wird nach wie vor von der Lunge reguliert und bleibt damit konstant. In diesem Fall muß also eine Veränderung des pH-Wertes mit einer Veränderung der Bicarbonatkonzentration einhergehen (s. Henderson-Hasselbalch-Gleichung). Der pH-Wert kann in zwei Richtungen vom Normbereich abweichen:

→ zu viele Protonen → zu niedriger pH-Wert → Azidose,
→ zu wenig Protonen → zu hoher pH-Wert → Alkalose.

Somit ergeben sich grundsätzlich vier verschiedene Störungen des Säure-Basen-Haushaltes, die in Tab. 22.**9** aufgeführt sind.

### 22.5.6 Kompensation von Störungen

Fallen Säuren oder Basen vermehrt an, so werden sie sogleich von den Puffern abgefangen und der Ausscheidung zugeführt. Ist die Kapazität der Puffer erschöpft, kommt es zu einer pH-Änderung, d. h., eine der in Tabelle 22.**9** gezeigten Störungen tritt auf. Jetzt versucht der Körper, die Störung zu beheben. Dabei ist das Ziel, den pH-Wert wieder auf den Normwert zurückzuführen *(Kompensation)*. Für diese Kompensationsversuche gilt folgendes:

[4] Die $CO_2$-Konzentration ist direkt vom $CO_2$-Partialdruck ($P_{CO_2}$) abhängig. Gemäß dem herrschenden Gasdruck löst sich eine ganz bestimmte Menge $CO_2$, die sich aus dem Produkt $P_{CO_2} \cdot 0{,}03$ ergibt, wenn $P_{CO_2}$ in mmHg angegeben ist (s. a. 22.4.6.2).

- Ist die primäre Ursache eine *respiratorische Störung*, so erfolgt die Kompensation über die Niere *(renale oder metabolische Kompensation)*.
- Ist die primäre Ursache eine *metabolische Störung*, so erfolgt die Kompensation über die Lunge *(respiratorische Kompensation)* und, wenn die Niere nicht an der Störung beteiligt ist, auch über die Niere.

Gelingt es dem Körper, den pH-Wert zu normalisieren, ohne daß die Konzentrationen von $CO_2$ und $HCO_3^-$ ihre Normwerte erreicht haben, d. h. ohne daß die primäre Ursache behoben ist, so spricht man von einer *kompensierten Störung*. Kompensierte Störungen sind nicht mehr einfach nach Tab. 22.**9** zu diagnostizieren.

*Beispiel*

- Angenommen, es handle sich primär um eine metabolische Azidose mit einer Senkung der $HCO_3^-$-Konzentration auf 15 mmol/l, so gilt:

  $$pH = 6{,}1 + \log(15/1{,}2) = 7{,}2$$

  Dieser niedere pH-Wert stimuliert den Atemantrieb, wodurch über die Lunge vermehrt $CO_2$ abgegeben wird, d. h., es kommt zur respiratorischen Kompensation mit einer $CO_2$-Konzentration von nur noch 0,75. Damit ergibt sich ein pH-Wert von

  $$pH = 6{,}1 + \log(14{,}5/0{,}75) = 7{,}38$$ [5]

  Der pH-Wert ist also normalisiert, obwohl $CO_2$ und $HCO_3^-$ nicht im Normbereich liegen = *kompensierte metabolische Azidose.*
- Handelt es sich primär um eine respiratorische Azidose mit einer auf 1,8 mmol/l erhöhten $CO_2$-Konzentration, so gilt:

  $$pH = 6{,}1 + \log(24/1{,}8) = 7{,}2$$

  Aus dem vermehrten $CO_2$ bilden sich auch vermehrt Protonen und Bicarbonat ($CO_2 + H_2O \leftrightarrow H^+ + HCO_3^-$). Die Protonen werden über die Niere ausgeschieden, das Bicarbonat aber im Körper zurückgehalten.
  Damit ergibt sich ein pH-Wert von

  $$pH = 6{,}1 + \log(32/1{,}8) = 7{,}35$$

  und somit eine renal *kompensierte* respiratorische Azidose.

**Tabelle 22.9 Die verschiedenen Typen von Störungen des Säure-Basen-Haushaltes**

| Störung | Ursache | pH | $[CO_2]$ | $[HCO_3^-]$ |
|---|---|---|---|---|
| Azidose | respiratorisch | ↓ | ↑ | – |
| | metabolisch | ↓ | – | ↓ |
| Alkalose | respiratorisch | ↑ | ↓ | – |
| | metabolisch | ↑ | – | ↑ |

### 22.5.7 Bestimmung des Säure-Basen-Status

Der Säure-Basen-Status wird über die Parameter pH-Wert $CO_2$- und $HCO_3^-$-Konzentration bestimmt. Früher wurde der pH und der $P_{CO_2}$ gemessen und mittels eines Siggaard-Andersen-Nomogramms der Säure-Basen-Status bestimmt. Im klinischen Alltag werden die Parameter heute mit einem Blutgasanalysegerät vollautomatisch bestimmt.

Für die Beurteilung des Säure-Basen-Status ist ein zusätzlicher Parameter von Bedeutung: das *Standardbicarbonat.* Unter Standardbicarbonat versteht man jene $HCO_3^-$-Konzentration, die im Blut vorliegen würde, läge die $CO_2$-Konzentration bzw. der $P_{CO_2}$ im Normbereich, d. h. standardisiert auf 40 mmHg $P_{CO_2}$(Tab. 22.**8**). Auch diesen Wert liefert das Blutgasanalysegerät vollautomatisch. Das Standardbicarbonat dient zur Differenzierung von primär metabolischen Störungen und kompensierten respiratorischen Störungen (Abschnitt 22.5.6). Wird die $CO_2$-Konzentration im Blutgasanalysegerät auf den Normwert eingestellt, so ergibt sich bei der kompensierten respiratorischen Störung eine Standardbicarbonatkonzentration, die ebenfalls normal ist. Bei einer metabolischen Störung hingegen weicht die Standardbicarbonatkonzentration vom Normwert ab. Da $HCO_3^-$ mit den anderen Puffern im Gleichgewicht steht, bedeutet eine Abnahme der Standardbicarbonatkonzentration eine Verringerung der Blutpufferkonzentration und eine Zunahme der Standardbicarbonatkonzentration eine Erhöhung der Blutpufferkonzentration. Diese Abweichung der Blutpufferkonzentration vom Normwert wird *Basenexzeß* genannt (Normwert ± 2 mmol/l). Er ist positiv, wenn zuviel, und negativ, wenn zuwenig Puffer im Blut ist. Das Bicarbonat kann also unabhängig vom Blut-$CO_2$ beurteilt werden. Eine Veränderung weist auf eine metabolische Störung hin.

[5] Bei $CO_2$-Abatmung geht auch etwas Bicarbonat verloren.

# 22.6 Niere, Wasser- und Salzhaushalt

**Lernziel**

Nach dem Studium dieses Abschnitts soll der Leser Auskunft darüber erteilen können, welche Aufgaben die Niere hat und auf welche Art und Weise der Salz- und Wasserhaushalt geregelt wird. Im einzelnen soll er Kenntnisse darüber erwerben und nachweisen,

- welche Funktionen die strukturellen Bestandteile der Niere haben;
- wie der Primärharn gebildet wird und zusammengesetzt ist;
- auf welche Art und Weise die Menge des Glomerulusfiltrates gemessen werden kann;
- welche Besonderheiten die Nierendurchblutung aufweist;
- in welcher Weise der Primärharn entlang des Nephrons in Menge und Zusammensetzung verändert wird;
- welche Ausscheidungsfunktionen die Niere hat;
- wie die Niere an der Regulation des Wasser-, Salz- und Säure-Basen-Haushaltes beteiligt ist;
- woraus der Endharn zusammengesetzt ist;
- in welchen Räumen das Körperwasser verteilt ist;
- welche Funktion der Durst hat;
- welche Werte die tägliche Wasserbilanz aufweist;
- welche Folgen ein Wassermangel für den Organismus hat.

## 22.6.1 Aufgaben der Niere

Die Niere hat folgende Hauptaufgaben:

- Regelung des Wasserhaushaltes und des Blutvolumens;
- Regelung des Salzhaushaltes und damit des Extrazellulärraumes (der Flüssigkeitsraum außerhalb der Zellen, also Plasma- und Zwischenzellraum);
- Regelung des Säure-Basen-Haushaltes (zusammen mit der Lunge);
- Ausscheidung von Stoffwechselprodukten und anderen Substanzen, *ohne* daß dabei nützliche Substanzen mit dem Harn verlorengehen;
- Produktion verschiedener Hormone, z. B. des für die Bildung roter Blutkörperchen wichtigen Erythropoetins (S. 506).
- Regelung des Blutdruckes (Renin-Angiotensin).

Über die drei zuerst genannten Mechanismen hält die Niere auch die Zusammensetzung der Zwischenzellflüssigkeit konstant, was für eine ungestörte Funktion der benachbarten Zellen äußerst wichtig ist.

## 22.6.2 Niere und Nephron

Ein Schnitt durch die Niere (S. 415) zeigt die zwei Hauptanteile dieses Organs: *Nierenrinde* und *Nierenmark*. Die Rinde (Kortex) enthält vorwiegend die Nierenkörperchen mit den *Glomeruli* (Kapillarknäuel) und die gewundenen Teile der *Nierentubuli* (Nierenkanälchen). Das Mark (Medulla) enthält die geraden Anteile der Nierentubuli und die *Sammelrohre*, die an den *Papillen* der Niere ins Nierenbecken münden (S. 415 ff.).
Die kleinste Arbeitseinheit der Niere ist das *Nephron*. Es besteht aus folgenden Teilen (Abb. 22.**24** sowie 21.**148**, S. 417):

- *Glomerulus;*
- *proximaler Tubulus*, auch Hauptstück genannt, mit einem gewundenen und einem geraden Abschnitt (letzterer ist Teil der Henle-Schleife);
- *Henle-Schleife* mit einem dicken, absteigenden Teil (s. o.), einem dünnen (Überleitungsstück) und einem dicken, aufsteigenden Teil (gerader Teil des distalen Tubulus);
- gewundener Teil des *distalen Tubulus*, auch Mittelstück genannt;
- eine kurze *Sammelrohrstrecke* (Verbindungsstück), die mit denen mehrerer anderer Nephrone in die Sammelrohre münden.

Die beiden Nieren des Menschen enthalten jeweils mehr als eine Million solcher Nephrone.

### 22.6.2.1 Glomerulus

Der Glomerulus (Abb. 22.**25**) ist der Ort in der Niere, wo aus dem Blut der *Primärharn* abfiltriert wird, der daher auch *Glomerulusfiltrat* genannt wird (s. u.). Das *Vas afferens* (heranführendes Gefäß) leitet Blut aus der Nierenarterie in den Glomerulus, verzweigt sich dort in *Glomeruluskapillaren*, die sich wieder zum *Vas efferens* (herausführendes Gefäß) vereinigen. Aus den Kapillarschlingen wird der Primärharn in die *Bowman-Kapsel* gepreßt, die den Beginn des Tubulus darstellt.

### 22.6.2.2 Tubulus

Der Tubulus (s. Abb. 21.**148**, S. 417) ist ein *Kanälchen*, das als *proximaler Tubulus* mit seinem gewundenen Teil in der Nierenrinde liegt und mit seinem geraden Teil in das Nierenmark absteigt. Im proximalen Tubulus wird u. a. der Hauptanteil des Wassers und der Salze aus dem Primärharn durch die Tubuluswand zurück ins Blut transportiert (*resorbiert* S. 545). Dieser Nephronteil ist außerdem der Ort, wo z. B. Glucose und Aminosäuren vollständig resorbiert werden

und andere Substanzen zusätzlich in den Tubulus hineingelangen (*Sekretion* S. 546).
An den gewundenen proximalen Tubulus schließt sich die *Henle-Schleife* an, die haarnadelförmig in das Nierenmark ab- und wieder aufsteigt. Sie dient dem *Konzentrierungs- und Verdünnungsmechanismus* der Niere.
Im gewundenen Teil des *distalen Tubulus*, der sich an die Henle-Schleife anschließt und wieder in der Nierenrinde liegt, wird ein weiterer Anteil der Salze und des Wassers resorbiert. Die *Feineinstellung der Ausscheidung* bestimmter Salze bzw. Ionen ($Na^+$, $K^+$) wird hier durch ein Hormon aus der Nebennierenrinde *(Aldosteron)* besorgt.
Das *Sammelrohr* schließlich dient u. a. gemeinsam mit der Henle-Schleife der *Konzentration* (Eindickung) *des Urins*, wobei das Hormon *Adiuretin* (ADH S. 546 f.) eine wichtige Rolle spielt.

## 22.6.3 Primärharn

### 22.6.3.1 Bildung des Primärharns

Die relativ dünnen Gewebeschichten zwischen den Glomeruluskapillaren und dem Bowman-Kapselraum (s. o.) sind mit einem sehr feinen Filter vergleichbar, durch den der Primärharn (Glomerulusfiltrat) aus dem Blut *abgepreßt* wird. Die *treibende Kraft* dabei ist der *Blutdruck* in den Glomeruluskapillaren, dem der Druck in der Bowman-Kapsel und der onkotische Druck des Blutplasmas (S. 522) entgegenwirken. Sinkt der mittlere Blutdruck bei einem Patienten unter etwa 9 kPa (≈ 70 mmHg), heben sich diese Drücke gegenseitig auf, d. h., es wird kein Primärharn und damit auch kein Endurin mehr produziert *(Anurie)*. Dieser Zustand ist über längere Zeit nicht mit dem Leben vereinbar. Läßt sich die Anurie nicht beheben, muß der Patient dialysiert werden (S. 546).

### 22.6.3.2 Zusammensetzung des Primärharns

Das *glomeruläre Filter* (s. oben) läßt Wasser und darin gelöste Stoffe bis zu einer relativen Molekularmasse (S. 498) von rund 7000 Dalton vollständig hindurch. Substanzen mit höheren Molekularmassen werden nur noch teilweise durchgelassen, und für Stoffe mit Molekularmassen über ca. 70 000 Dalton (z. B. Serumglobuline) ist das Filter praktisch nicht mehr passierbar. Die *Blutzellen*, die noch viel größer als Eiweißmoleküle sind, werden erst recht nicht mehr durchgelassen. Das Glomerulusfiltrat unterscheidet sich daher vom Blut

- durch das weitgehende Fehlen von Eiweißkörpern,
- durch das Fehlen von Blutzellen.

Ansonsten sind Primärharn und Blut praktisch gleich zusammengesetzt.
Ist das *glomeruläre Filter geschädigt*, z. B. bei einer Glomerulusentzündung *(Glomerulonephritis)*, kann es für Eiweißstoffe und evtl. sogar für rote Blutzellen undicht werden. Sie erscheinen dann auch im Urin, ein für diese Art der Nierenerkrankung typischer Befund.

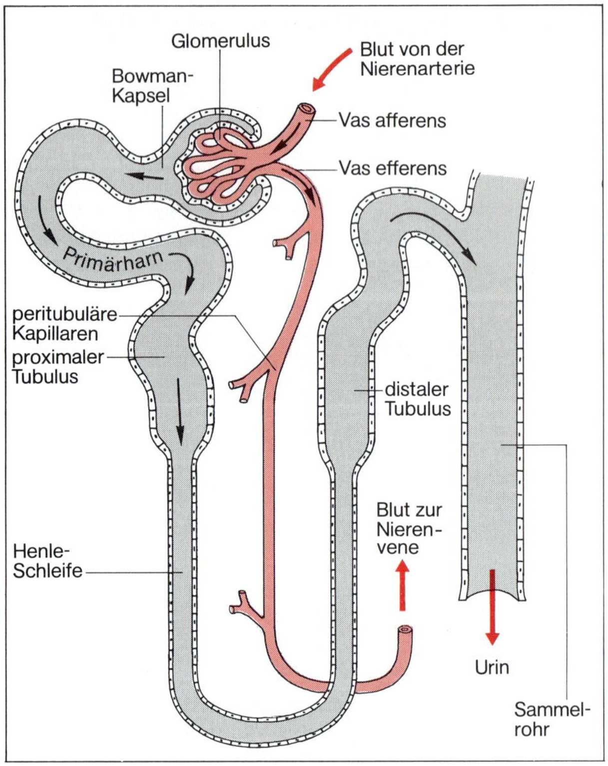


Abb. 22.**24** **Schema des Nephrons** (s. Abb. 21.**147**, S. 416).

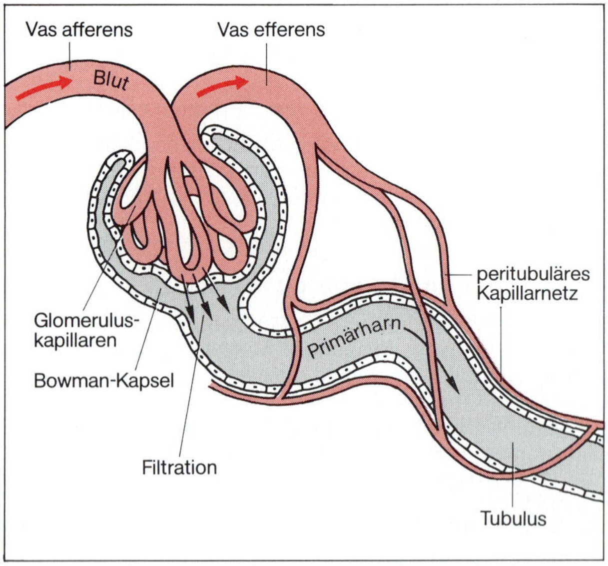


Abb. 22.**25** **Glomeruläres und peritubuläres Kapillarnetz** sind hintereinandergeschaltet.

### 22.6.3.3 Messung des Glomerulusfiltrates – Clearance

Dasjenige Primärharnvolumen, das alle Glomeruli der Nieren pro Zeit gemeinsam produzieren, wird **g**lomeruläre ***F***iltrations***r***ate (GFR) genannt. Da die Bildung einer ausreichenden GFR die wesentlichste Voraussetzung für fast alle Nierenfunktionen ist, nimmt die GFR-Bestimmung einen herausragenden Platz in der Funktionsdiagnostik der Nieren ein. Zur GFR-Messung bedient man sich bestimmter *Teststoffe* mit u. a. folgenden Eigenschaften:

- Sie müssen im Glomerulus *vollständig filtrierbar* sein.
- Sie dürfen *in keiner Richtung durch die Tubuluswand hindurchtreten* können.

Der Stoff *Kreatinin*, der normalerweise im Blut vorkommt, entspricht weitgehend diesen Eigenschaften.
Es kann nun folgende Überlegung angestellt werden: Die *Kreatininmenge/Zeit*, die *filtriert* wird, muß der *Kreatininmenge/Zeit* entsprechen, die *im Endurin* erscheint (Abb. 22.**26**), da ja die Tubuluswand für diesen Stoff *dicht* ist (s. 2. Bedingung).

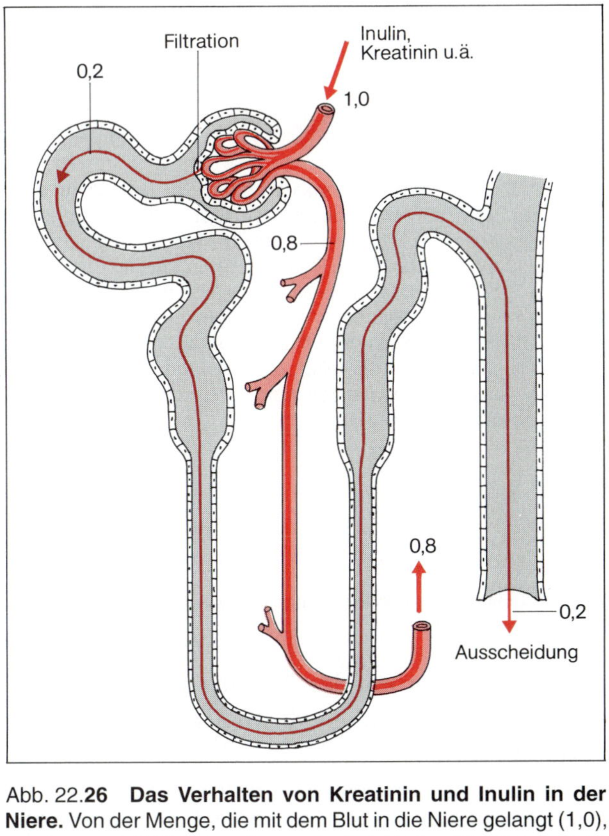


Abb. 22.**26** **Das Verhalten von Kreatinin und Inulin in der Niere.** Von der Menge, die mit dem Blut in die Niere gelangt (1,0), werden ca. 0,2 filtriert und unverändert ausgeschieden; filtrierte Menge = ausgeschiedene Menge. Substanzen, die sich in dieser Weise im Tubulus verhalten, werden als Indikatoren für die glomeruläre Filtrationsrate (GFR) verwendet.

Es kann also gleichgesetzt werden:

| filtrierte Kreatininmenge/Zeit<br>=<br>ausgeschiedene Kreatininmenge/Zeit |
|---|

Eine *Menge* (Masse) eines Stoffes kann ganz allgemein aus
der *Konzentration* des Stoffes
multipliziert mit
dem *Volumen*, in dem der Stoff gelöst ist,
bestimmt werden.

Das heißt für diesen Fall:

(filtriertes Volumen/Zeit (*GFR*) [ml/min]) × (Kreatininkonzentration im Filtrat [mmol/l])

=

(ausgeschiedenes Urinvolumen/Zeit [ml/min]) × (Kreatininkonzentration im Urin [mmol/l])

oder abgekürzt: $GFR \cdot P_{Kr} = \dot{V}_U \cdot U_{Kr}$
oder

$$GFR = \frac{\dot{V}_U \cdot U_{Kr}}{P_{Kr}}$$

GFR ist die gesuchte glomeruläre Filtrationsrate. Sie kann also bestimmt werden aus

- dem Urinvolumen, das pro Minute ausgeschieden wurde ($\dot{V}_U$),
- der Kreatininkonzentration im Plasma ($P_{Kr}$), die er im Filtrat völlig gleicht, da freie Filtrierbarkeit des Teststoffes ja vorausgesetzt war,
- der Kreatininkonzentration im Urin ($U_{Kr}$).

Die beiden Konzentrationen werden im Labor photometrisch bestimmt. $\dot{V}_U$ wird dadurch bestimmt, daß der Urin (nach Blasenentleerung = Zeit 0) über etwa 24 h gesammelt wird und man dieses Volumen durch die Min. teilt, die zwischen erster und letzter Leerung verflossen sind. Durch dieses Verfahren werden mögliche Fehlbeurteilungen durch tageszeitliche Schwankungen der Kreatininausscheidung vermieden.

Die glomeruläre Filtrationsrate beträgt normalerweise rund 80–140 ml/min. Das sind 115–200 l pro Tag! Davon werden nur rund 1/100 (0,01) als Urin ausgeschieden, d. h., 0,99 von 1,0 müssen aus den Nierenkanälchen wieder resorbiert werden (S. 545 ff.).
Zu beachten ist, daß die glomeruläre Filtrationsrate tagsüber höher als nachts ist und im Alter bis auf die Hälfte der früheren Werte absinkt.
Die mit Kreatinin bestimmte glomeruläre Filtrationsrate wird auch *endogene Kreatinin-Clearance* (s. u.) genannt; endogen heißt dabei, daß Kreatinin im Körper schon vorhanden ist.

Ein anderer solcher Teststoff *(Inulin)* bringt etwas genauere GFR-Werte (Inulin-Clearance), muß jedoch für die Messung infundiert werden, da Inulin im Körper nicht vorkommt.

Eine *Verringerung* der glomerulären Filtrationsrate tritt bei vielen Nierenerkrankungen auf, sei es, daß z. B. die Glomeruli entzündet sind (Glomerulonephritis), sei es daß das Nierengewebe durch bakterielle Entzündung (Pyelonephritis) allgemein geschädigt ist u. a. m.
Der Ausdruck $\dot{V}_u \cdot U/P$ [ml/min] wird ganz allgemein *Clearance* genannt. Der Ausdruck „Clearance" kommt von klären bzw. säubern. Es wird damit zum Ausdruck gebracht, welches Blutvolumen pro Zeit von einer Substanz befreit wird. Die Clearance für Kreatinin und Inulin entspricht der GFR (s. o.). Die Clearance für irgendeinen Stoff x, also $\dot{V}_u \cdot U_x/P_x$, kann *kleiner* als die GFR sein, wenn ein Teil dieses Stoffes nach der Filtration wieder resorbiert wird (z. B. $Na^+$, $Ca^{2+}$, $Cl^-$, Glucose, Aminosäure usw.; Abb. 22.**27**). Die Clearance eines Stoffes kann aber auch *größer* als die GFR sein, nämlich dann, wenn dieser Stoff nicht nur filtriert, sondern zusätzlich noch sezerniert wird (Abb. 22.**28** u. S. 546). Zu diesen Stoffen gehören nicht nur $K^+$ (bei $K^+$-Überschuß) und eine ganze Reihe von Fremdstoffen, die der Körper möglichst rasch ausscheiden möchte, sondern auch einige Medikamente (z. B. Penicillin) und Teststoffe (PAH). Ihre Verweildauer im Körper ist daher besonders kurz.

## 22.6.4 Durchblutung der Niere

Die Niere ist ein Organ mit sehr hoher Durchblutung. Obwohl beide Nieren zusammen nur etwa 1/200 des Körpergewichtes wiegen, fließt rund 1/4 des Herzzeitvolumens durch die Nieren.

### 22.6.4.1 Autoregulation der Niere

Da der Blutdruck die treibende Kraft für die Filtration im Glomerulus ist (S. 543) müßten Blutdruckschwankungen zu einer wechselnden glomerulären Filtration führen. Ein solches Verhalten wäre für die Regulationsaufgabe der Niere jedoch sehr störend. Um derartige Blutdruckschwankungen in der Nierenrinde zu verhindern, wird der Durchmesser des *Vas afferens* (s. Abb. 22.**25**) *automatisch* an den Blutdruck *angeglichen (Autoregulation):* Je höher der Blutdruck steigt, desto enger stellt sich das Vas afferens und desto größer ist der Druckabfall in diesem Gefäß. Die Weite des Vas afferens wird dabei so reguliert, daß in den nachfolgenden Glomeruluskapillaren der Druck und damit auch die glomeruläre Filtration (S. 544 ff.) konstant bleibt. Dieses Verhalten gilt natürlich nur ab einem gewissen *Mindestblutdruck*, da bei einem zu niedrigen Blutdruck (im Schock z. B.) auch ein noch so weit gestelltes Vas afferens ein Versiegen der glomerulären Filtration nicht verhindern kann.

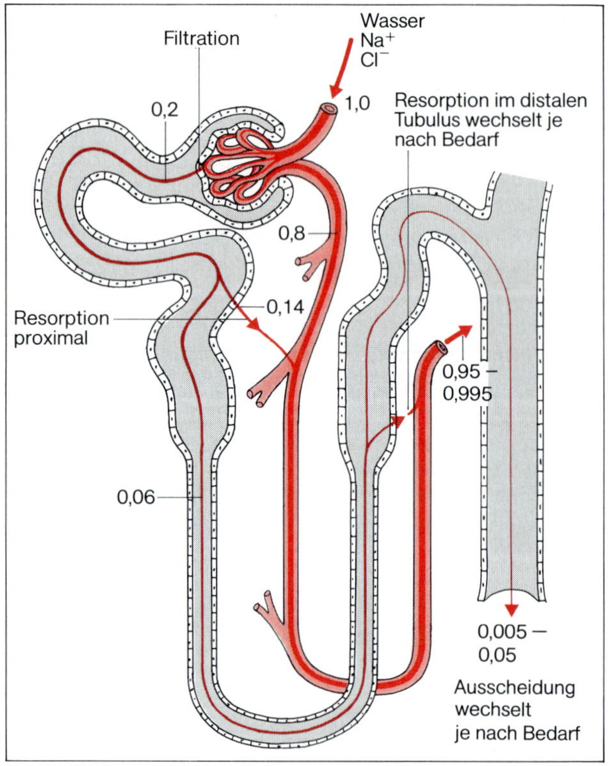


Abb. 22.**27** **Das Verhalten von Wasser, $Na^+$ und $Cl^-$ u. a. in der Niere.** Von der Menge, die mit dem Blut in die Niere gelangt (1,0), werden ca. 0,2 filtriert: im proximalen Tubulus wird der Großteil (0,14) resorbiert. Die Resorption von Wasser und $Na^+$ im distalen Tubulus und damit die Ausscheidung paßt sich dem Bedarf des Körpers an. Glucose, Aminosäuren, Lactat und viele andere Stoffe werden nach der Filtration fast vollständig im proximalen Tubulus wieder resorbiert, ein Umstand, der diese biologisch so wertvollen Substanzen vor der Ausscheidung durch die Nieren bewahrt.

### 22.6.4.2 Durchblutung von Rinde und Mark

Die Blutkapillaren des Glomerulus vereinigen sich wieder zum Vas afferens. Dieses Blutgefäß verzweigt sich danach innerhalb der Nierenrinde erneut in ein Netz von feinen Blutgefäßen, den *peritubulären* (um die Nierenkanälchen herum gelegenen) *Kapillaren* (Abb. 22.**25**). Sie sind es, welche die aus dem Tubulus *resorbierten Stoffe aufnehmen* bzw. aus denen *Stoffe in den Tubulus sezerniert* werden (s. u.).
Die *Durchblutung der Nierenrinde* ist sehr gleichmäßig; der Grund dafür ist, daß das Blut der peritubulären Kapillaren vorher das Vas afferens passiert hat, das ja der Autoregulation unterliegt.
Die *Blutgefäße des Nierenmarks* (Vasa recta) sind langgestreckte, haarnadelförmige Schlingen, die die Henle-Schleife und die Sammelrohre bis zur Nierenpapille begleiten. *Im Nierenmark* gibt es *keine Autoregulation*, d. h., die Durchblutung dort steigt und fällt mit dem Blutdruck.

## 23.6.5 Veränderung des Primärharns im Tubulus

### 23.6.5.1 Resorption von Stoffen aus dem Tubulus

Die Wand des Tubulus (Nierenkanälchen) ist nicht absolut dicht. Besteht für einen Stoff ein Konzentrationsgefälle zwischen dem Inneren des Tubulus und den peritubulären Kapillaren, dann kann dieser Stoff in Richtung des Gefälles diffundieren (S. 502). Zusätzlich zu dieser *passiven Stoffdiffusion* durch die Tubuluswand gibt es dort einen *aktiven Stoff-*

*transport* (S. 503). Im proximalen und zum Teil im distalen Tubulus werden z. B. *Natriumionen ($Na^+$)* aktiv aus dem Tubulusinneren in das peritubuläre Kapillarblut transportiert (*resorbiert*, s. Abb. 22.**27**). Ähnliches geschieht mit *Kalium-($K^+$-), Calcium-($Ca^{2+}$), Magnesium-($Mg^{2+}$-) und Phosphationen*, mit Glucose, Aminosäuren und anderen Stoffen.

Mengenmäßig spielen $Na^+$-Ionen dabei die größte Rolle. Da sie positiv geladen sind, ziehen sie negativ geladene Chloridionen ($Cl^-$) mit sich. Würden nur die gelösten Stoffe das Tubulusinnere verlassen, entstünde im Primärharn bald ein hoher Wasserüberschuß. Dem ist jedoch nicht so. Das *Wasser* wird vielmehr von den resorbierten Stoffen aus osmotischen Gründen durch die Wand des proximalen Tubulus hindurch mitgezogen (Abb. 22.**27**).

*Der Sinn dieser Resorption* liegt einmal darin, das *Wasser* und andere für den Körper *nützliche Stoffe* in das Blut der peritubulären Kapillaren zurückzutransportieren und nur die *harnpflichtigen Substanzen* (Stoffe, die ausgeschieden werden müssen, s. unten) im Tubulus zu belassen. Zum anderen können so im distalen Tubulus einmal mehr und einmal weniger $Na^+$-Ionen usw. resorbiert werden, je nachdem, was für die Regulation des Salzhaushaltes notwendig ist (S. 547).

### 22.6.5.2 Sekretion von Stoffen in den Tubulus

Manche Stoffe können *zusätzlich* zu ihrer Filtration im Glomerulus durch die Tubuluswand *in das Innere des Tubulus transportiert (sezerniert)* werden. *$K^+$-Ionen* gehen diesen Weg und auch *$H^+$-Ionen*, was eine wichtige Rolle für den Säure-Basen-Haushalt spielt (S. 537 ff.). Größere Moleküle, wie z. B. PAH und Penicillin können ebenfalls sezerniert werden (Abb. 22.**28**). Mit diesem Mechanismus können pro Nierenpassage bis über 90% eines solchen Stoffes aus dem Nierenblut entfernt werden. Bei alleiniger Filtration sind es maximal nur rund 20%. Auch manche Röntgenkontrastmittel werden sezerniert. Das ermöglicht es, die Nierenfunktion im Röntgenbild zu verfolgen.

### 22.6.5.3 Konzentrierung und Verdünnung des Harns

Zur Regulation des Wasserhaushaltes (s. unten) muß die Niere je nach Bedarf einmal einen konzentrierten, d. h. gegenüber dem Blutplasma *hypertonen* und einmal einen verdünnten, d. h. *hypotonen Urin* ausscheiden können. Beteiligt an diesem Mechanismus ist vor allem das *Nierenmark* mit der Henle-Schleife, dem Sammelrohr und den dort langgestreckten Blutgefäßen (Vasa recta). Treibende Kraft des Konzentrierungsmechanismus ist eine aktive (S. 503) NaCl-Resorption im aufsteigenden Teil der Henle-Schleife. Regulierendes Hormon ist das *a*nti*d*iuretische *H*ormon (*ADH*, s. unten).

## 22.6.6 Niere als Ausscheidungsorgan

### 22.6.6.1 Harnpflichtige Substanzen

Eine der Aufgaben der Niere ist es, bestimmte Stoffe mit dem Urin auszuscheiden. Es sind dies die sog. *harnpflichtigen Substanzen*. Dazu zählen u. a.

- Harnstoff,
- Harnsäure,
- Kreatinin.

Auch

- $H^+$-Ionen,
- $K^+$-Ionen,
- Phosphationen

u. a. sind mehr oder weniger harnpflichtig, je nachdem wie hoch die Zufuhr bzw. die Bildung dieser Substanzen im Organismus ist. Ist die Nierenleistung durch irgendeine Erkrankung stark eingeschränkt (Niereninsuffizienz), werden diese Stoffe nicht mehr ausreichend ausgeschieden. Im fortgeschrittenen Zustand kommt es zur *Urämie* (Harnvergiftung), bei der wegen der mangelhaften Ausscheidung die Konzentration harnpflichtiger Substanzen im Blut stark ansteigt (sog. Retention).

### 22.6.6.2 Dialyse

Wenn die Nieren ihre Ausscheidungsaufgabe nicht mehr erfüllen können, kann eine zum Tode führende Urämie (s. o.) entweder durch Transplantation einer gesunden Spenderniere oder durch eine Dialyse, d. h. eine Art „Blutwäsche", verhindert werden. Mehrere Methoden werden dazu verwendet, u. a.:

- die Peritonealdialyse,
- die Hämodialyse mit der künstlichen Niere.

Prinzip und praktische Durchführung dieser Methoden in Bd. II, Kap. 32, Bd. II, S. 178 ff. Innere Medizin.

## 22.6.7 Niere als Regulationsorgan

### 22.6.7.1 Wasserhaushalt

(s. auch S. 548)

Die Wasserzufuhr kann je nach Trinkmöglichkeit und Trinkgewohnheit ganz unterschiedlich sein. Angenommen, jemand trinkt 1 l Bier oder Tee, so wird im Magen-Darm-Trakt diese Flüssigkeit ins Blut und zum Teil in den Zwischenzellraum aufgenommen, d. h.,

- das Blut wird *verdünnt*, und
- das *Blutvolumen* wird *vermehrt*.

Beides kann ein Ausgleich eines vorherigen Mangelzustandes, z. B. durch Schwitzen, sein. Wenn das nicht der Fall ist, würde der Liter zusätzliches Wasser den Organismus aus dem Gleichgewicht bringen. Um das zu verhindern, scheidet die Niere das überflüssige Wasser wieder aus.

Folgender Mechanismus läuft dabei ab:
- *Volumenrezeptoren* (Volumenfühler) im Kreislaufsystem melden den Volumenanstieg;
- *Osmorezeptoren* (Fühler für die Osmolalität S. 500) vor allem im Hypothalamus messen die Blutverdünnung.

Auch der Volumenanstieg wird über Nervenverbindungen zum Hypothalamus gemeldet. Daraufhin wird die Ausschüttung des *a*nti*d*iuretischen *H*ormons *(ADH)* aus der Hypophyse *gebremst*.
ADH erhöht in der Wand des distalen Tubulus und des Sammelrohrs die Wasserdurchlässigkeit. Ist die ADH-Auschüttung gebremst, wird dort die Tubuluswand weniger wasserdurchlässig. Da dort aber weiter $Na^+$, $Cl^-$ und andere Stoffe resorbiert werden, entsteht im Tubulus

und im Sammelrohr ein Überschuß an Wasser (s. unten), der *ausgeschieden* wird. Einen solchen, wenig konzentrierten Urin erkennt man schon mit bloßem Auge daran, daß er kaum gelb ist. Mißt man seine Osmolalität, also die Konzentration der gelösten Teilchen, ist sie gegenüber dem Blut erniedrigt (*„hypoton“* S. 500). Damit wird also relativ mehr Wasser als gelöste Teilchen ausgeschieden (sog. *Wasserdiurese*). Das hält so lange an, bis sich das Blutvolumen und die Blutosmolalität wieder normalisiert haben. Die ADH-Ausschüttung steigt dann wieder an und der Urin wird wieder mehr konzentriert.
Wird, verglichen mit der Wasserabgabe, zu wenig Wasser aufgenommen, steigt die ADH-Ausschüttung stark an, und die Niere kann dann einen gegenüber dem Blut rund viermal konzentrierteren Urin bilden. Mit ihm können die harnpflichtigen Substanzen (s. o.) bei größtmöglicher Wasserersparnis ausgeschieden werden. Die wichtige Rolle des ADH geht auch daraus hervor, daß Patienten, bei denen ADH nicht ausgeschüttet wird oder an der Niere nicht wirkt *(Diabetes insipidus)*, täglich bis zu 20 l Urin ausscheiden und solche Mengen dann natürlich auch wieder trinken müssen.
Ein sehr hoch konzentrierter Urin kann zur Bildung von *Harnsteinen* führen. Manche Substanzen im Urin (z. B. Harnsäure) sind sehr schlecht löslich. Wird jetzt der Urin zu stark konzentriert, fallen diese Stoffe in Form von Kristallen aus, aus denen Harnsteine werden können. Vorbeugend bei solchen Patienten wirkt u. a. eine reichliche Wasserzufuhr.

## 22.6.7.2 Natrium- und Kaliumhaushalt

Von den im *Extrazellulärraum* (Blutplasma + Zwischenzellraum u. a. S. 548) gelösten Stoffen weisen Natriumionen mit rund 140 mmol/l die höchste Konzentration auf. Da die Konzentration der gelösten Teilchen (Osmolalität S. 500) vom Organismus konstant gehalten wird (s. oben), führt z. B. ein zu hoher $Na^+$-Bestand des Körpers zu einem vergrößerten Extrazellulärraum, was sich ab einer gewissen Grenze als *Ödem* (Gewebeanschwellung durch Flüssigkeitseinlagerung in die Zwischenzellräume) bemerkbar macht. Ein gleichbleibender $Na^+$-Bestand ist deswegen und auch aus anderen Gründen für den Organismus wichtig. Da die *$Na^+$-Zufuhr* mit der Nahrung aber schwanken kann, muß die $Na^+$-Bilanz über die *$Na^+$-Ausscheidung geregelt* werden.
Die wechselnde $Na^+$-Ausscheidung durch die Niere wird durch eine mehr oder minder starke $Na^+$-Resorption, besonders im distalen Tubulus, erreicht (s. Abb. 22.**27**). Beteiligt an dieser Regelung ist ein Enzym aus der Niere *(Renin)* und ein Hormon aus der Nebennierenrinde *(Aldosteron)*, das die $Na^+$-Auscheidung vermindert.
Auch die Kalium-($K^+$-)Ausscheidung variiert je nach Bedarf: $K^+$ kann aus dem distalen Tubulus *resorbiert* werden *(bei $K^+$-Mangel)* oder in ihn *sezerniert* werden *(bei $K^+$-Überschuß)*. Aldosteron erhöht die $K^+$-Ausscheidung.

## 22.6.7.3 Säure-Basen-Haushalt

Mit zwei Hauptmechanismen nehmen die Nieren an der Regelung des Säure-Basen-Haushaltes teil (S. 537 ff.):

- mit der *Resorption von Bicarbonat* ($HCO_3^-$),
- mit der *Ausscheidung von $H^+$-Ionen*, also von Säure.

*$HCO_3^-$-Ionen* werden *filtriert* und sind demnach Bestandteil des Primärharns. Normalerweise wird $HCO_3^-$anschließend aus dem Tubulus wieder fast vollständig *resorbiert*. Dazu werden sezernierte $H^+$-Ionen benötigt. Steigt im Blut der

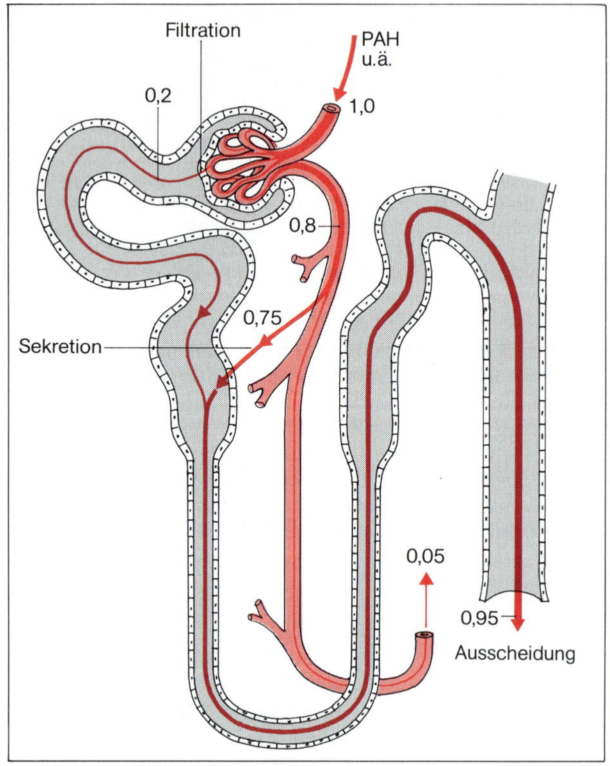


Abb. 22.**28** **Das Verhalten von PAH, Penicillin, Sulfonamiden und vielen anderen Stoffen in der Niere.** Von der Menge, die mit dem Blut in die Niere gelangt (1,0), werden ca. 0,2 filtriert. Zusätzlich gelangen je nach Substanz bis zu 0,75 durch Sekretion in den Tubulus. Die dabei ausgeschiedene Menge (0,95) entspricht also (fast) der Menge im Blut der Nierenarterien (1,0), d. h., schon nach einer Nierenpassage ist fast das gesamte durch die Niere fließende Blut von der betreffenden Substanz befreit. Mit diesem sehr wirkungsvollen Sekretionsmechanismus kann sich der Organismus sehr rasch von u. U. toxischen Fremdstoffen befreien. Handelt es sich dabei um Medikamente, ist dies allerdings oft ein Nachteil.

pH-Wert jedoch auf zu hohe Werte an, sei es durch zu viel $HCO_3^-$ oder durch zu wenig $CO_2$ im Blut, wird die Resorption von $HCO_3^-$ aus dem Tubulus vermindert, d. h., $HCO_3^-$ wird dann vermehrt ausgeschieden.
Die Niere scheidet bei gemischter Kost mit dem Urin *$H^+$-Ionen* aus. Der größte Teil dieser $H^+$-Ionen liegt im Urin in *gebundener Form* vor, da sonst der pH-Wert (S. 537) des Urins zu stark abfallen würde. Der niedrigste pH-Wert im Urin beträgt ca. 4.8.

*$H^+$-Ionen* werden durch die Tubuluswand in den Primärharn *sezerniert* (S. 546). Sie werden im Tubulus nicht nur zur $HCO_3^-$-Resorption benötigt, sondern auch an sekundäres (2fach geladenes) *Phosphat* und an *Ammoniak* ($NH_3$) gebunden.
Sekundäres Phosphat ($HPO_4^{2-}$) ist im Primärharn vorhanden und bindet $H^+$ folgendermaßen:
$HPO_4^{2-} + H^+ \rightarrow H_2PO_4^-$.

Das primäre, einfach geladene *Phosphat* ($H_2PO_4^-$) erscheint dann im Urin (sog. titrierbare Säure). Ammoniak ($NH_3$) diffundiert aus den Zellen der Tubuluswand in den Primärharn. $NH_3$ bindet dort $H^+$-Ionen folgendermaßen:
$NH_3 + H^+ \rightarrow NH_4^+$.
*$NH^{4+}$-(Ammonium-)Ionen* werden so ein Bestandteil des Urins. Muß die Niere vermehrt $H^+$-Ionen ausscheiden, kann letzterer Mechanismus seine Leistung in 1–2 Tagen auf das Vielfache steigern.

### 22.6.8 Zusammensetzung des Endharns

Der von der Niere gebildete Urin fließt dauernd aus dem *Nierenbecken* über die beiden *Harnleiter (Ureter)* in die *Harnblase*. Dort wird er gesammelt und von Zeit zu Zeit über die *Harnröhre (Urethra)* entleert. *Pro Tag* werden *1–1,5 l Urin* ausgeschieden, Werte, die bei *Wassermangel* auf rund *0,5 l* absinken *(Antidiurese)*, bei hoher Flüssigkeitszufuhr auf das Vielfache ansteigen können (*Wasserdiurese*, s. oben). In ersterem Fall steigt die *Osmolalität* (S. 500) des Harns auf Werte um 1400 mosm/kg $H_2O$, bei der Wasserdiurese fällt sie bis zu Werten von 50 mosm/kg $H_2O$. Zum Vergleich: Blutplasma hat eine Osmolalität von rund 290 mosm/kg $H_2O$.
Der *normale pH-Wert des Urins* ist bei gemischter Kost meist sauer (bis zu pH 4,8), kann jedoch, z. B. bei rein pflanzlicher Kost, auch alkalisch sein (bis rund 7,5). Auch bei übermäßiger $HCO_3^-$-Infusion oder bei Gabe von Medikamenten, die die $HCO_3^-$-Resorption in der Niere hemmen, wird der Urin alkalisch.
Der pH-Wert des Urins wird manchmal aus therapeutischen Gründen alkalisch gemacht. Zwei Dinge können damit erreicht werden:

- Vorbeugung gegen bestimmte Nierensteine, da manche Stoffe, die Harnsteine (S. 547) bilden, im alkalischen Urin *besser löslich* sind;
- *beschleunigte Ausscheidung schwacher organischer Säuren*, wie z. B. Barbitursäure (Schlafmittel). Sie werden aus einem alkalischen Tubulusharn schlechter resorbiert und daher vermehrt ausgeschieden, ein Verhalten, das z. B. bei der Behandlung einer Barbitursäurevergiftung nutzbar gemacht werden kann.

Die Hauptmasse der gelösten Stoffe, die im Urin ausgeschieden werden, sind

- Harnstoff: 220–500 mmol/Tag (13–30 g/Tag) und
- NaCl (Kochsalz): 120–220 mmol/Tag (7–13 g/Tag).

Die *Harnstoffausscheidung* (S. 546) hängt zum Teil von der Protein-(Eiweiß-)Zufuhr mit der Nahrung ab, da Harnstoff das wichtigste Endprodukt des Proteinstoffwechsels ist.
Die *NaCl-Ausscheidung* richtet sich normalerweise nach der NaCl-Zufuhr mit der Nahrung.

### 22.6.9 Renin-Angiotensin-System

Die Niere ist ein wichtiges Organ bei der Blutdruckregulation. Für diese regulierende Wirkung ist das *Renin-Angiotensin-System* von besonderer Bedeutung. *Angiotensinogen* ist ein in der Leber synthetisiertes Protein, das über den Blutkreislauf in die Niere gelangt. Dort wird durch *Renin* (eine Protease) das Dekapeptid *Angiotensin I* abgespalten. Dieses gelangt wiederum über den Blutkreislauf in die Lunge, wo ein weiteres Enzym, das *Angiotensinconvertingenzyme* (ACE), gebildet wird (neben der Lunge kann auch die Niere ACE bilden, jedoch in geringeren Mengen). ACE spaltet aus Angiotensin I das Oktapeptid *Angiotensin II* ab, welches die blutdruckregulierende Wirkung der Niere somit indirekt vermittelt. Die Freisetzung von Renin wird durch eine akute Erniedrigung des Blutdrucks bzw. durch eine akute Verminderung des Volumens im Gefäßsystem stimuliert. Dadurch entsteht vermehrt Angiotensin II, welches über drei Mechanismen der Druckminderung entgegenwirkt:

1. Durch Verengung der Gefäße (Vasokonstriktion) kommt es zu einer Zunahme des Gefäßwiderstandes und dadurch zu einem Anstieg des Blutdrucks (S. 518).
2. In der Nebennierenrinde stimuliert Angiotensin II die Produktion und Freisetzung von Aldosteron, das die Ausscheidung von Wasser und $Na^+$ vermindert. Dadurch wird das Gefäßvolumen erhöht. (Kap. 22.9.8.1).
3. Durch eine Stimulation des Kreislaufzentrums im Hirnstamm führt Angiotensin II zu einer zusätzlichen Vasokonstriktion. Außerdem kann Angiotensin II vermehrte Durstempfindung auslösen und somit zu vermehrter Wasseraufnahme führen. Ist die Durchblutung nur einer Niere gestört, so kommt es dort (trotz normalem systemischem Blutdruck) zu vermehrter Reninfreisetzung. Folge ist eine übermäßige Erhöhung des systemischen Blutdrucks (*renale Hypertonie*).

### 22.6.10 Wasserhaushalt des Körpers

Der Körper eines Erwachsenen besteht zu mehr als der Hälfte aus Wasser ($H_2O$), dessen Unentbehrlichkeit in seinen außergewöhnlichen physikalischen und chemischen Eigenschaften begründet ist.

*Wasser*

- ist für fast alle lebenswichtigen Stoffe ein *gutes Lösungsmittel*. Diese Stoffe müssen in Wasser gelöst sein, um in die Zellen überhaupt eindringen zu können. Wichtig ist auch, daß Wasser fast alle darin gelösten Stoffe chemisch nicht verändert;
- hat eine hohe Verdunstungswärme, d. h., es nimmt bei seiner Verdunstung sehr viel Wärme auf, ein Verhalten, das für die Regelung der Körpertemperatur durch das *Schwitzen* wichtig ist;
- hat eine hohe spezifische Wärme, d. h., es nimmt Wärme besonders langsam auf bzw. gibt sie besonders langsam ab. Damit bildet Wasser einen ausgezeichneten *Puffer gegen Temperaturschwankungen.*

#### 22.6.10.1 Wasserverteilung im Organismus

Während der Körper eines Säuglings zu fast $^3/_4$ aus Wasser besteht, beträgt der Wassergehalt des erwachsenen Körpers 0,46–0,64 (46–64%). Der Wasseranteil ist bei Frauen (0,46–0,53) geringer als bei Männern (0,53–0,64), da der bei Frauen höhere Fettanteil des Körpers weniger Wasser enthält. Das gesamte Körperwasser verteilt sich bei einem Mann durchschnittlich folgendermaßen (Körpergewicht = 1,0):

- Wasser *in* den Zellen = *intrazelluläres* Wasser: ca. 0,36;
- Wasser *außerhalb* der Zellen = *extrazelluläres* Wasser: ca. 0,24; es setzt sich hauptsächlich aus dem Wasser in den

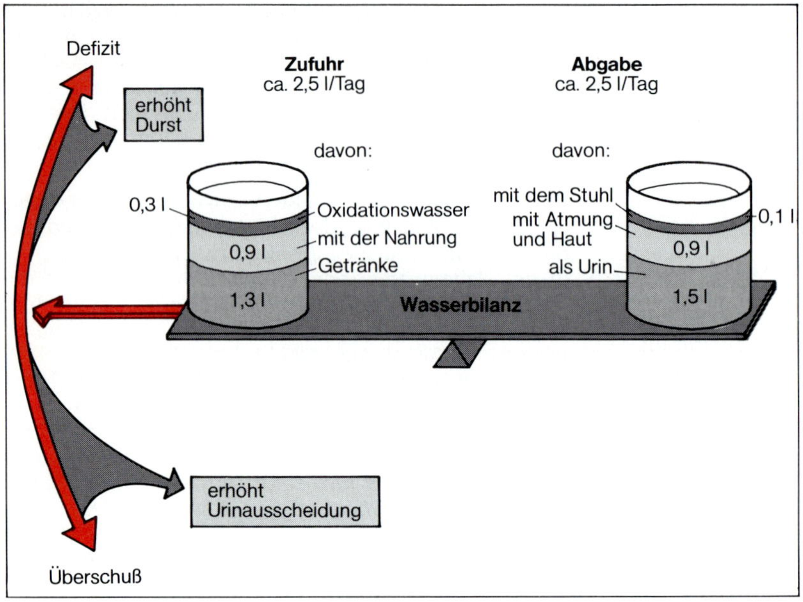


Abb. 22.**29** **Wasserbilanz des Körpers.** Bei den angegebenen Volumina handelt es sich um Durchschnittswerte. Große Abweichungen ergeben sich z. B. bei starker körperlicher Arbeit oder bei hohen Außentemperaturen, also Bedingungen, unter denen die $H_2O$-Abgabe mit Atmung und Schweiß steigt. Eine genügend hohe $H_2O$-Zufuhr in Form von Getränken (und evtl. Einsparungen bei der $H_2O$-Ausscheidung im Urin) sind dann zum Ausgleich der Bilanz nötig (aus S. Silbernagl, A. Despopoulos: Taschenatlas der Physiologie. 3. Aufl. Thieme, Stuttgart – DTV, München 1988).

Blutgefäßen (*intravaskuläres* oder *Plasmawasser*) und dem Wasser zwischen den Zellen (*interstitielles* Wasser) zusammen.

Der *Austausch von Wasser* und darin *gelöster Stoffe* zwischen Blut und Zwischenzellraum (Interstitium) findet durch die Wand der Blutkapillaren statt (S. 522). Der *Zwischenzellraum* hat zwei Hauptfunktionen:

- Das in ihm enthaltene Wasser übermittelt die gelösten Stoffe vom Blut zur Zelle und umgekehrt.
- Er spielt eine gewisse Rolle als Überlaufgefäß bzw. Reservoir für das Blutvolumen. Erniedrigt sich das Blutvolumen, z. B. durch starkes Schwitzen oder durch Blutverlust, kann Flüssigkeit aus dem Interstitium in die Blutgefäße aufgenommen werden; erhöht sich das Blutvolumen, z. B. durch Wasseraufnahme aus dem Darm, fließt überflüssiges Wasser in den Zwischenzellraum ab. Diese Konstanterhaltung des Blutvolumens, an der auch die Niere und hormonelle Regulationsvorgänge beteiligt sind, ist für die normale Funktion des Kreislaufs überaus wichtig.

### 22.6.10.2 Durst

Der Durst, also der Drang zu Trinken, reguliert den Wasserhaushalt auf der Einnahmeseite. Fehlt Wasser im Körper, werden im Extrazellulärraum (s. oben) die gelösten Teilchen eingedickt, d. h., die Osmolalität (S. 500) steigt. Die Entstehung des Durstdranges wird hauptsächlich damit erklärt, daß diese hohe Osmolalität sog. Osmorezeptoren (-fühler) im Gehirn erregt, wodurch außerdem die ADH-Ausschüttung erhöht wird (S. 584). Erwähnenswert ist, daß der Mensch während körperlicher Arbeit bei kleineren Wasserverlusten (1,5–2 l) erst *nach* dieser Arbeit Durst bekommt, und das Wasserdefizit meist erst bei der nächsten Mahlzeit ausgleicht.

### 22.6.10.3 Tägliche Wasserbilanz

Die Wasserbilanz gliedert sich auf in *Wasseraufnahme* und *Wasserabgabe* (Abb. 22.**29**). Zur Aufnahme zählen

- Wasser in der festen *Nahrung*, sog. präformiertes Wasser: rund 0,75 l/Tag;
- Wasser aus dem *Stoffwechsel* (Oxidationswasser); etwa 0,32 l/Tag;
- Wasser in *Getränken:* rund 0,63 l/Tag.

Diese mittleren Zahlenwerte gelten für einen 70 kg schweren Mann bei durchschnittlicher Ernährung, normaler Umgebungstemperatur und leichter Arbeit.
Diese Aufnahme von zusammen 1,7 l/Tag ist eine *Mindestmenge* (Abb. 22.**29** enthält die durchschnittlichen Werte, die höher sind). Bei ungewöhnlichen Wasserverlusten und durch zusätzliches Trinken ohne Durst kann sich die Wasseraufnahme in Form von Getränken stark erhöhen. Die *Abgabe des Wassers* aus dem Körper verteilt sich (bei obiger Aufnahme) folgendermaßen:

- mit der *Haut* (Wasserdiffusion vom Blut zur Hautoberfläche sowie Schweißbildung S. 558) und der *Atemluft* (Ausatmungsluft ist voll wassergesättigt, Einatmungsluft meist nicht): rund 0,84 l/Tag;
- mit dem *Urin:* ca. 0,76 l/Tag;
- mit dem *Stuhl:* ca. 0,10 l/Tag.

Die Summe ist wieder 1,7 l/Tag, d. h., die Bilanz ist ausgeglichen.

Hohe Außentemperaturen und starke körperliche Arbeit können zu einem vielfach stärkeren Wasser- und Salzverlust durch Schwitzen führen (s. o.). Unnötig aufgenommene $H_2O$-Mengen werden andererseits mit dem Harn zusätzlich ausgeschieden (S. 548).

Bezogen auf das Körpergewicht hat ein *Säugling* von z. B. 7 kg einen sehr viel höheren Wasserumsatz: Er trinkt ca. 620 ml Wasser in der Milch, erzeugt ca. 80 ml Wasser im Stoffwechsel und gibt diese 0,7 l ($^1/_{10}$ des Körpergewichtes!) überwiegend als Urin (500 ml) auch wieder ab.

### 22.6.10.4 Folgen des Wassermangels

Wassermangel führt zur Wasserverarmung im Extrazellulärraum (S. 548). Das hat u. a. zur Folge, daß die Haut schlaff wird. Man sagt: der Hautturgor nimmt ab. Oft kann man daran einen chronischen Wassermangel (Dehydrierung) erkennen, der bei älteren Personen relativ häufig vorkommt. Ein größerer Wassermangel führt zu einer *Verminderung des Blutvolumens* mit gleichzeitiger Erhöhung des Hämatokrits (S. 505). Diese Eindickung des Blutes *erschwert die Herzarbeit* und erhöht die Thromboseneigung. Ist der Wassermangel durch Schwitzen bei starker körperlicher Arbeit oder bei hohen Außentemperaturen entstanden, verschlechtert sich der Kreislaufzustand zusätzlich. Das Herz muß dann nämlich das wenige Blutvolumen *schneller* als zuvor durch den Kreislauf pumpen, um genug *Wärme* an die Körperoberfläche zu transportieren (S. 558). Extra- und Intrazellulärraum setzen sich wegen der Wasserdurchlässigkeit der Zellmembran über längere Zeit immer ins osmotische Gleichgewicht. Bei fortschreitendem Wassermangel, bei dem die Osmolalität (S. 500) im Extrazellulärraum laufend ansteigt, kommt es daher zu einem zunehmenden Wasserausstrom aus den Zellen. Für eine solche Dehydrierung (Entwässerung) sind die Zellen des Gehirns besonders empfindlich. Verwirrtheitszustände, Bewußtseinsstörungen u. ä. sind daher regelmäßige Symptome eines gravierenden Wassermangels.

## 22.7 Verdauungstrakt

**Lernziel**

Nach dem Studium dieses Abschnitts soll der Leser informiert sein über die Zusammensetzung, Aufnahme, Verdauung und Verwertung der Nahrungsstoffe und im einzelnen in der Lage sein, richtige Aussagen zu machen

- über den chemischen Aufbau von Eiweißstoffen, Fetten und Kohlenhydraten;
- über sonstige wichtige Nahrungsbestandteile;
- über die Speichelproduktion und -zusammensetzung;
- über die Funktion des Kauens und des Speichels;
- über die Magensaftbildung und deren Steuerung;
- darüber, welche Aufgaben dem Magensaft zukommen;
- auf welche Art und Weise der Pankreassaft und die Galle gebildet und ausgeschüttet werden;
- über die Verdauungsvorgänge im Dünndarm;
- über die Aufnahme der Nahrungsstoffe in die Darmwand bzw. in Blut und Lymphe;
- über die Aufgaben der Leber;
- über die Rolle des Dickdarms bei der Verdauung;
- über die Entleerung des Darms und die Zusammensetzung des Stuhls.

### 22.7.1 Aufgaben des Verdauungstraktes

Die Aufgaben des Verdauungstraktes bestehen aus

- Aufnahme von Nahrung und Flüssigkeit *(Ernährung)*,
- Zerkleinerung und Aufschließung der Nahrungsbestandteile *(Verdauung)*,
- Aufnahme von Flüssigkeit ($H_2O$) und Nahrungssubstanzen in die Blutbahn *(Resorption)*,
- Ausscheidung von Abfallstoffen.

Der Verdauungstrakt beginnt mit der Mundhöhle, genauer gesagt an den Lippen, und endet im Dickdarm. Tab. 22.**10** stellt die einzelnen Abschnitte des Verdauungstraktes und ihre Aufgaben dar.
Die Bedeutung der in Tab. 22.**10** aufgelisteten Aufgaben des Verdauungstraktes für den Gesamtorganismus ergibt sich aus der Tatsache, daß für die Aufrechterhaltung der *Körperhomöostase* (Gleichgewicht des inneren Milieus) tägliche *Energie- und Wasserzufuhr* unerläßlich sind. Alle Vorgänge im Körper, auch die alleinige Aufrechterhaltung der Körperstruktur ohne jegliche Aktivität, sind nur unter Verbrauch von Energie möglich. Dabei ist der Körper als Biomaschine nur zur Nutzung von *chemischer Energie* in der Lage. Nur Energie, die in Form von organischen Molekülen (z. B. Zukker) gespeichert ist, kann von den Zellen genutzt werden. Zufuhr von Energie in Form von z. B. Wärme kann nicht umgesetzt werden.
Weiterhin ist für den Organismus ein ausgeglichener Wasserhaushalt unabdingbar (S. 549). Wasser ist das zentrale Lösungsmittel im Körper, im Zellinneren wie im Extrazellularraum, und somit Grundvoraussetzung für alle Vorgänge. Da täglich Wasser mit dem Urin, dem Stuhl, der Atmung und über die Haut verlorengeht, ist Zufuhr von Wasser lebensnotwendig.

Tabelle 22.**10** **Die Abschnitte des Verdauungstraktes und deren Funktionen**

| Abschnitt | Funktion |
|---|---|
| Mundhöhle | Nahrungsaufnahme, Zerkleinerung, Verdauung |
| Ösophagus | Transport |
| Magen | Speicher, Zerkleinerung, Verdauung, Schutzfunktion, Transport |
| Dünndarm | Verdauung, Resorption, Transport |
| Leber | Produktion von Gallenflüssigkeit, Entgiftung, Stoffwechsel |
| Pankreas | Produktion von Verdauungsenzymen, Hormonproduktion |
| Dickdarm | Wasser- und Mineralstoffresorption, Transport, Speicher |

### 22.7.2 Zusammensetzung der Nahrung

Die Nahrung muß grundsätzlich folgende Bestandteile enthalten:

- Energiereiche Stoffe (Kohlenhydrate, Eiweiße, Fett),
- Wasser,
- Mineralstoffe ($Na^+$, $K^+$, $Ca^{2+}$, $Mg^{2+}$, $Cl^-$, Phosphat, u. a.),
- Spurenelemente,
- Vitamine,
- Ballaststoffe.

Die Menge an Energie, die im Körper benötigt wird, bezeichnet man als *(Energie)Umsatz*. Der Umsatz, der allein zur Aufrechterhaltung der Körperstruktur notwendig ist *(Grundumsatz)* beträgt ca. 7000 kJ/Tag. Je nach Tätigkeit kommen noch 4000–13 000 kJ/Tag hinzu. Der Grundumsatz zuzüglich der durch Tätigkeit hinzukommenden Energie wird *Arbeitsumsatz* genannt. Diese benötigte Energie kann grundsätzlich aus drei Nahrungsbestandteilen gewonnen werden:

- Eiweiß (Proteine),
- Fette (Lipide),
- Kohlenhydrate (Zucker, Glucose).

Allerdings sollte nicht der ganze Energiebedarf aus einem der drei Nährstoffe gewonnen werden, sondern aus einer Kombination aller Nährstoffe. Die ideale Zusammensetzung ist dann gegeben, wenn etwa 15% der Energie über Proteine, 25% über Fette und 60% über Kohlenhydrate gewonnen werden.
Ein Grundanteil an Proteinen in der Nahrung ist deshalb notwendig, weil sie nicht nur der Energielieferung dienen, sondern mit ihnen auch wichtige Bausteine für die körpereigene Proteinsynthese (*Aminosäuren*, Kap. 19, S. 262) aufgenommen werden. Von besonderer Bedeutung sind hierbei Aminosäuren, die der Körper nicht selbst herstellen kann (*essentielle Aminosäuren*) und auf deren Zufuhr der Körper angewiesen ist.
Gleiches gilt auch für die Fette. Bestimmte Fette, die der Körper nicht selbst herstellen kann, sind für ihn als Botenstoffe und Bestandteile von Zellmembranen notwendig *(essentielle Fettsäuren)*. Außerdem gehören bestimmte Vitamine (A, D, E, K) chemisch zur Gruppe der Fette (s. auch Kap. 27 „Ernährungslehre").

### 22.7.3 Mundhöhle

Die Aufgaben der Mundhöhle bestehen in der *Aufnahme, Zerkleinerung und Anfeuchtung* der Nahrung. Die Zerkleinerung der Nahrung geschieht einerseits mechanisch durch das Kauen, zum anderen beginnt in der Mundhöhle aber auch die eigentliche Verdauung (Spaltung von Molekülen). Eine wichtige Funktion dabei hat der *Speichel* aus den verschiedenen *Speicheldrüsen* (Kap. 21.8.2.4). Pro Tag werden etwa 0,5–1,5 l Speichel produziert, wobei 95% von den Unterkiefer- und Ohrspeicheldrüsen stammt. Ort der Speichelbildung sind die Azini („Beeren" = Ursprung der einzelnen Speicheldrüsengänge). Dieser *Primärspeichel* wird beim Durchfließen der Ausführungsgänge modifiziert (Resorption von $Na^+$ und $H^+$ sowie Sekretion von $K^+$ und $HCO_3^-$), und es entsteht der *Sekundärspeichel*, der in die Mundhöhle abgegeben wird. Durch diese Modifikation wird der Speichel relativ (im Vergleich zum Plasma) NaCl-arm sowie $KHCO_3$-reich und ist somit *alkalisch* (hoher pH-Wert). Neben den genannten Elektrolyten und Wasser enthält der Speichel noch

- Schleimstoffe (Gleitmittel),
- Immunglobulin A (Abwehr von Keimen),
- Lysozym (schädigt die Bakterienwand),
- $\alpha$-Amylase (kohlenhydratspaltendes Enzym),
- Lipase (fettspaltendes Enzym aus den Zungengrunddrüsen).

Durch das alkalische Milieu des Speichels wird die $\alpha$-Amylase aktiviert und beginnt mit der Verdauung von Kohlenhydraten. Die Lipase dagegen ist nur im sauren Milieu aktiv und beginnt mit der Fettspaltung erst, wenn die Nahrung den Magen erreicht hat.
Die Speichelbildung und der Speichelfluß werden vom vegetativen Nervensystem und von verschiedenen Botenstoffen (Hormonen) geregelt. Somit kann sowohl die Menge an Speichel als auch seine Zusammensetzung (schleimig oder wäßrig) den jeweiligen Anforderungen angepaßt werden. Die*Speichelsekretion* wird reflektorisch durch drei verschiedene Reize ausgelöst: Geruch, Geschmack und Berührung der Mundhöhlenschleimhaut.

### 22.7.4 Schlucken

Der im Mund vorbereitete Bissen wird mit der Zunge *willkürlich* nach hinten geschoben, wo er den *Schluckreflex* auslöst. Der eigentliche Schluckvorgang läuft *unwillkürlich* ab. Durch Anhebung des Gaumensegels wird der Nasenraum verschlossen, durch Absenken des Kehldeckels wird die Luftröhre verschlossen und zusätzlich wird die Atmung kurzzeitig angehalten. Nun wird der Bissen durch einen von oben nach unten wandernden Abschnürungsring der *Ösophagusmuskulatur* zum Magen hin transportiert. Ist der Bissen im unteren Ösophagusteil angelangt, öffnet sich kurzzeitig der *Mageneingang* (Cardia) und der Bissen gelangt in den Magen.
Beim *Erbrechen* wird Mageninhalt durch den Ösophagus zurück in die Mundhöhle transportiert. Bei angespanntem Zwerchfell kontrahiert sich die Bauchmuskulatur und die Muskulatur des Zwölffingerdarmes, wobei gleichzeitig die

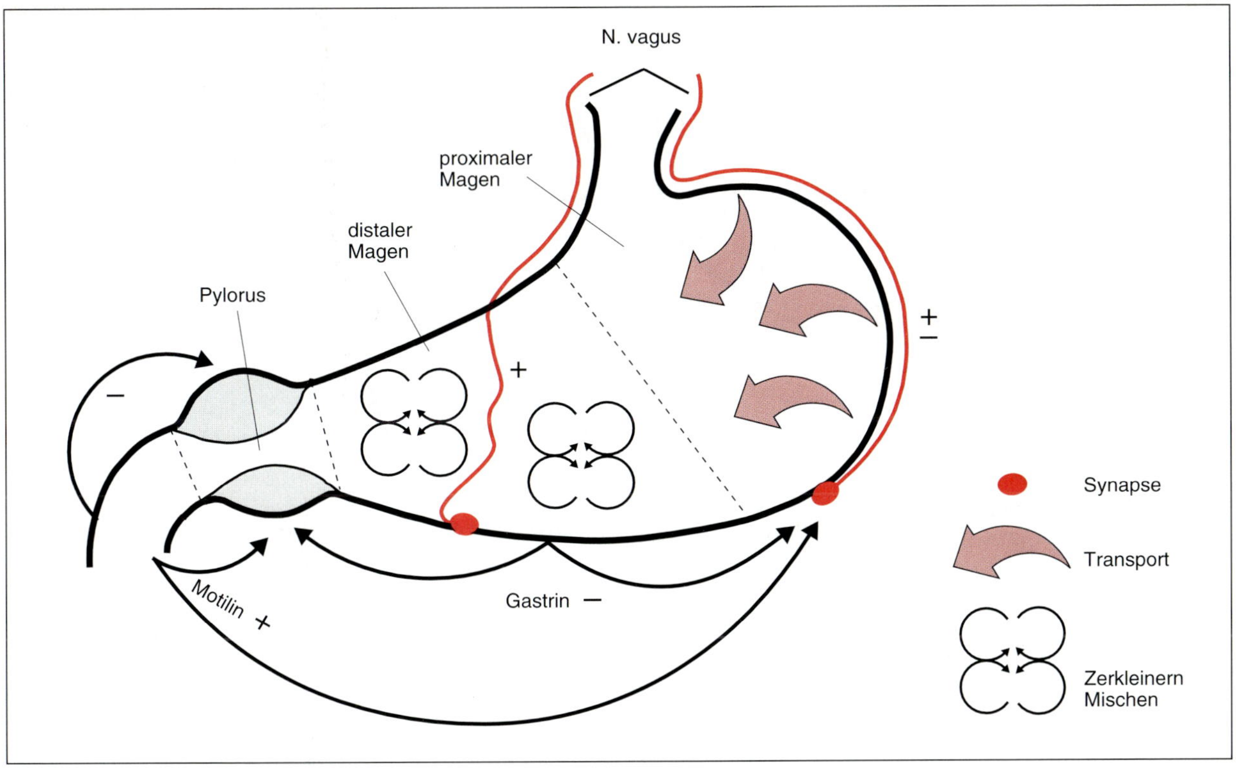


Abb. 22.**30** **Magenmotilität.** Die Eigenbeweglichkeit des Magens bewirkt den Weitertransport sowie die Durchmischung und Zerkleinerung der Nahrung. Die Bewegungen des proximalen Magens sind für die langsame Entspeicherung zuständig, die Bewegungen des distalen Magens für die Durchmischung und Zerkleinerung. Die Motilität wird durch lokale, intestinale und zentralnervöse Einflüsse gesteuert. + bedeutet Stimulation, – bedeutet Hemmung.

Kardia geöffnet ist. Der auf den Mageninhalt ausgeübte Druck läßt den Mageninhalt den Weg des geringsten Widerstandes gehen, was in diesem Fall der Weg durch den Ösophagus in die Mundhöhle ist.
Erbrechen ist ein Schutzreflex, der schädigende Stoffe aus dem Magen hinausbefördern soll. Da dieser Reflex vom Zentralnervensystem gesteuert wird, können auch Einwirkungen, die das Zentralnervensystem, jedoch nicht den Magen betreffen, zu Erbrechen führen. So kann es bei Verletzungen oder Erkrankungen des Zentralnervensystems sowie in der Schwangerschaft zu Erbrechen kommen, ohne daß dem Magen schädigende Stoffe zugeführt werden.

## 22.7.5 Magen

Der Magen ist ein muskuläres Hohlorgan mit folgenden Aufgaben:

- Vorübergehende Speicherung aufgenommener Nahrung (maximale Füllung 1,5 l),
- Mechanische Zerkleinerung der Nahrung, Emulgierung,
- Beginn der Verdauung von Eiweißen und in geringem Umfang von Fetten,
- Abtötung von eindringenden Keimen,
- Weitertransport der Nahrung.

Um diese Aufgaben zu erfüllen, muß der Magen zweierlei können:

- Er muß seinen Inhalt bewegen können (Mischen und Weiterbefördern = Eigenbeweglichkeit).
- Er muß den Magensaft produzieren können (Verdauung und Abwehrfunktion).

Die Eigenbeweglichkeit *(Motilität)* des Magens erfüllt zwei Aufgaben. Zum einen befördert sie die Nahrung weiter in Richtung Dünndarm, und zum anderen zerkleinert sie die Nahrung mechanisch.
Die Bewegungen des Magens werden Eigenbeweglichkeit genannt, da sie nicht von außen gesteuert werden, sondern durch die Muskulatur des Magens selbst. Die beiden Aufgaben der Magenmotilität werden von zwei verschiedenen Abschnitten des Magens wahrgenommen.
Der *proximale Magen* (Abb. 22.**30**) ist für die Speicherung und den Transport zuständig. Dadurch, daß sich der Magen zusammenzieht, schiebt er die Nahrung langsam in den *distalen Magen.* Die Kontraktionen des proximalen Magens

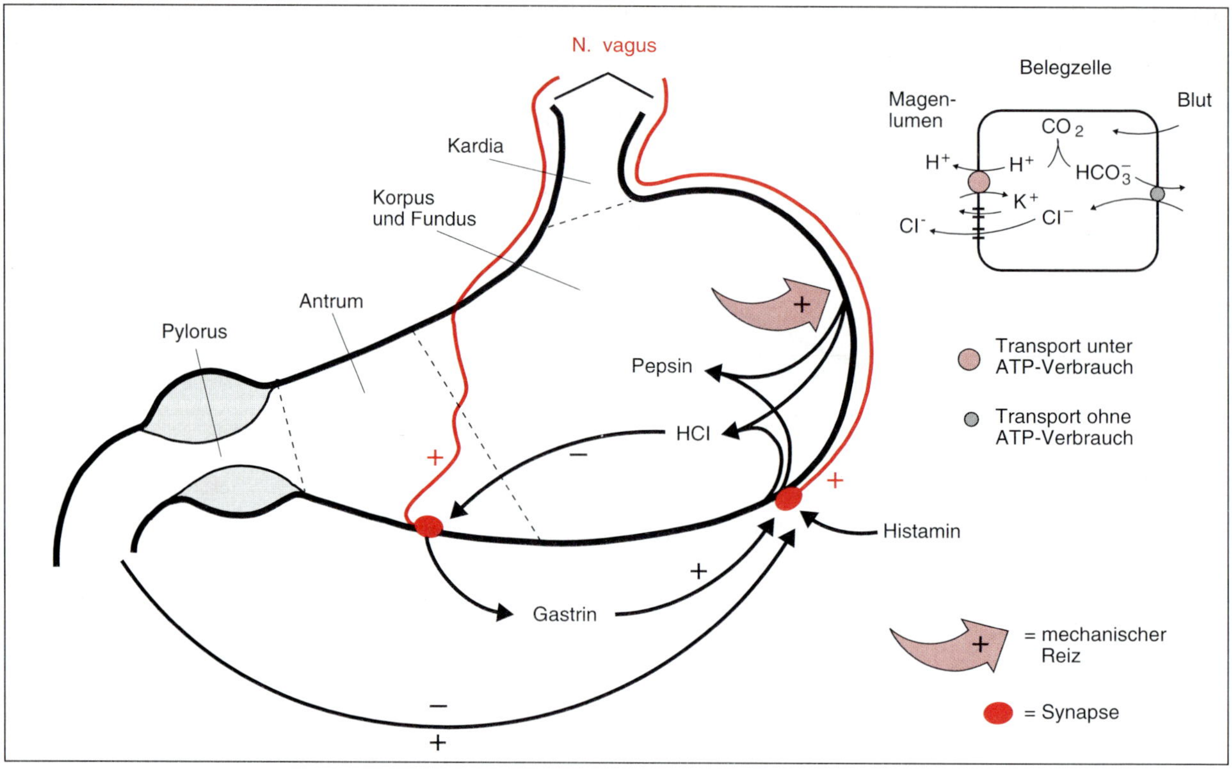


Abb. 22.**31** **Magensaftbildung.** Die Ausschüttung des Magensaftes wird durch lokale Mechanismen (z. B. Histamin, Gastrin), durch intestinale Einflüsse und durch zentralnervöse Einflüsse (über den N. vagus) reguliert. + bedeutet Stimulation, – bedeutet Hemmung. Die eingefügte Abb. zeigt das Modell einer Belegzelle. Aus $CO_2$, das in die Zelle diffundiert, entsteht $H^+$. Dies gelangt im Austausch mit $K^+$ in das Magenlumen. $Cl^-$ gelangt im Austausch gegen Bicarbonat in die Zelle und gelangt durch einen Kanal in das Magenlumen.

unterliegen der Steuerung des vegetativen Nervensystems und verschiedener Hormone. So führt z. B. *Gastrin* (ein Hormon, das ausgeschüttet wird, wenn im Magen unverdaute Nahrung vorliegt) zu einer Hemmung der Bewegung des proximalen Magens, wodurch der distale Magen mehr Zeit für die Zerkleinerung und Verdauung hat. Das Hormon *Motilin* (wird in der Dünndarmschleimhaut gebildet) stimuliert die Beweglichkeit des proximalen Magens und fördert dadurch den Transport von Mageninhalt in den Dünndarm. Motilin ist wahrscheinlich für den Weitertransport von unverdaulichen Bestandteilen in der *interdigestiven* Phase („zwischen den Mahlzeiten") verantwortlich.

Im *distalen Magen* wird die Nahrung *zermahlen*, mit dem Magensaft *vermischt*, was die Verdauung unterstützt, und es werden Fette *emulgiert*, d. h. es werden die schlecht wasserlöslichen Fette als kleine Tröpfchen im Mageninhalt gelöst, um den Enzymen eine größere Angriffsfläche zu bieten. Die Nahrung muß mechanisch so weit zerkleinert werden, daß die einzelnen Teilchen einen Durchmesser von weniger als 0,3 mm haben. Erst dann werden sie in den Dünndarm entlassen. Auch die Motilität des distalen Magens unterliegt einer fein abgestimmten Steuerung durch das vegetative Nervensystem und durch Hormone, z. B. stimuliert Gastrin die distale Motilität.

Für die *Entleerung des Magens* spielt auch der Pförtner *(Pylorus)* eine wichtige Rolle. Er kann weit- oder enggestellt sein und somit Nahrung passieren lassen oder im Magen halten. Für den Transport der Nahrung vom Magen in den Dünndarm ist also die Motilität des proximalen Magens und die Öffnung des Pylorus von Bedeutung.

Pro Tag werden bis zu 3 l Magensaft produziert. Er wird von den Zellen der Magendrüsen des Korpus und Fundus gebildet und besteht aus

- Schleim (produziert in den Nebenzellen),
- Pepsinogene (produziert in den Hauptzellen),
- Salzsäure (HCl; produziert in den Belegzellen),
- Intrinsicfactor (IF; notwendig für die Resorption von Cobalamin, Vitamin $B_{12}$ im Darm).

Der *pH-Wert* (s. Kap. 23.5.1) *des Magensaftes* beträgt während der Verdauung 1,5–4,0, d. h., der Magensaft ist sehr sauer. Dadurch ist die Abtötung von mit der Nahrung aufgenommenen Keimen gewährleistet. Weiterhin wird durch den sauren pH mit der Nahrung aufgenommenes dreiwertiges Eisen in zweiwertiges Eisen überführt, das im Darm resorbiert werden kann. Dieser niedrige pH-Wert kommt durch die Sekretion von HCl *(Magensäure)* und somit von Protonen zustande ($HCl \leftrightarrow H^+ + Cl^-$). Die Anreicherung von Säure im Magen ist ein Prozeß, der viel Energie (ATP) verbraucht und durch ein Transportprotein bewerkstelligt wird, das $H^+$ gegen $K^+$ austauscht ($H^+/K^+$-ATPase, Abb. 22.**31**). $Cl^-$ folgt den Protonen durch einen Kanal in das Magenlumen. Starkes Erbrechen führt zu einem Verlust von Säure. Dies kann zu einer metabolischen Alkalose führen (Kap. 22.5.5).

*Pepsinogene* sind die Vorstufen von eiweißspaltenden Enzymen *(Pepsine)* und werden erst im Magenlumen durch den sauren pH aktiviert. Die Pepsine sind dafür verantwortlich, daß im Magen bereits ein wesentlicher Teil der *Eiweißverdauung* stattfindet, und zwar die Zerlegung von großen Proteinen in kleinere Bruchstücke, die Polypeptide. Auch die in der Mundhöhle dem Speisebrei beigefügte Lipase (saure Lipase) wird jetzt aktiviert und beginnt mit der Fettverdauung, allerdings nur zu einem kleinen Teil: 10–30%.

Der *Schleim*, der von den Nebenzellen produziert wird, bildet einen Schutz für die Magenschleimhaut gegen den aggressiven Magensaft. Ist die Produktion des Schleimes gestört, kommt es zur Schädigung der Magenschleimhaut (Gastritis, Ulzera).

Die *Bildung des Magensaftes* (Abb. 22.**31**) wird durch psychisch-nervale Einflüsse (vegetatives Nervensystem, insbesondere der N. vagus), durch lokale Reize (mechanische und chemische Reize auf die Magenschleimhaut) und vom Dünndarn aus (intestinal) gesteuert. Lokale Reize können die Magensaftbildung direkt oder über den Umweg von Hormonen beeinflussen. Der Dünndarm beeinflußt die Magensaftbildung über Hormone.

*Psychisch-nervale Reize* sind zum einen die Wahrnehmung von Nahrung (Geschmack, Geruch oder auch nur der Anblick), die stimulierend auf die Magensaftsekretion wirkt. Es können aber auch andere Reize wie z. B. Streß, Aggressionen und Angst die Magensaftsekretion beeinflussen. Aggression und Streß stimulieren die Magensaftsekretion („Managergeschwür"), Angst dagegen hemmt sie. Prinzipiell kann sich jede Beeinflussung des vegetativen Nervensystems auf die Magensaftsekretion auswirken.

Gelangt die Nahrung in den Magen, so löst sie durch den Kontakt mit der Magenschleimhaut Magensaftsekretion aus *(lokaler Reiz)*. Allerdings kann die Nahrung auch die Ausschüttung des Hormons *Gastrin* bewirken und somit indirekt die Magensaftsekretion stimulieren. *Gastrin* wird in den G-Zellen des Magenantrums gebildet und gelangt auf dem Blutweg zu den Belegzellen, wo es seine stimulierende Wirkung entfaltet. Ein weiterer wichtiger Signalstoff ist *Histamin*. Es wird in den H-Zellen in der Magenschleimhaut gebildet und stimuliert an den benachbarten Belegzellen die Säuresekretion.

Auch im *Dünndarm* übt der dort ankommende Nahrungsbrei mechanische und chemische Reize auf die Schleimhaut aus. Kommt nicht genügend vorverdaute Nahrung an, so wird ein (unbekanntes) Hormon ausgeschüttet, das die Magensaftbildung stimuliert. Ist die Nahrung allerdings zu sauer, so werden *Sekretin* und *GIP* (gastrointestinales Peptid) ausgeschüttet, die die Magensaftsekretion hemmen. Auch diese beiden Hormone gelangen auf dem Blutweg zum Magen.

Bei einer Überproduktion von Säure oder einer Störung der schützenden Schleimschicht kann es zu einer Schädigung der Magenschleimhaut kommen, was die Gefahr eines Geschwürs (Ulkus) heraufbeschwört. Therapeutisch wird dann versucht, die Säuresekretion zu verringern. So kann die Wirkung des Histamins blockiert werden, indem man Substanzen zuführt, die den Histaminrezeptor belegen, aber keine stimulierende Wirkung haben (Histaminrezeptorenblokker). Eine andere Strategie besteht darin, die $H^+/K^+$-ATPase (mit Omeprazol) zu blockieren und damit jegliche Säuresekretion zu verhindern.

### 22.7.6 Dünndarm

Zu den *Aufgaben* des Dünndarmes gehören:

- Verdauung der Nahrung,
- Aufnahme von Nahrungsbestandteilen ins Blut (Spaltprodukte, Elektrolyte, Vitamine, Wasser u. a.),
- Transport der Nahrung.

Der Dünndarm, bestehend aus Duodenum, Jejunum und Ileum, ist ca. 2 m lang und hat eine *Oberfläche* von mehr als 100 $m^2$. Diese große Fläche kommt dadurch zustande, daß die Oberfläche (I) ringförmige Falten aufweist (Kerckring-Falten), (II) auf diesen Falten Aufwerfungen der Schleimhaut sitzen (Zotten) und (III), daß die einzelnen Epithelzellen eine dichte Fältelung an der Oberfläche aufweisen (Mikrovilli). Da die Aufnahme von Nahrungsbestandteilen abhängig ist von der Fläche, über die der Transport stattfindet (Kap. 22.1), wird deutlich, welche wichtige Bedeutung die Oberflächenvergrößerung hat.

Um die ihm gestellten Aufgaben bewältigen zu können, ist auch der Dünndarm, ähnlich wie der Magen, auf eine *Eigenbeweglichkeit* angewiesen (Motilität). Hierbei werden drei funktionell verschiedene Bewegungstypen unterschieden:

- Eigenbeweglichkeit der Zotten: Sie dient der Herstellung des Kontaktes zwischen Speisebrei und Darmoberfläche (→ Resorption).
- Mischbewegungen: Sie dienen der Durchmischung des Speisebreis und fördern damit die Aufspaltung der Nahrung.
- Peristaltik: Sie dient der Fortbewegung des Darminhaltes.

Ist der Nahrungsbrei einmal vom Magen in den Dünndarm gelangt, so werden seine Bestandteile (große Moleküle wie Fette, Eiweiße und Kohlenhydrate) dort aufgespalten und dann resorbiert, d. h. in Blut und Lymphe des Darmes aufgenommen. Die weitere Aufspaltung der großen Moleküle geschieht mit Hilfe der Pankreasenzyme (Kap. 22.7.7), die über den Pankreasgang in das Duodenum gelangen (Abb. 22.**33**). Für die Aufspaltung der Stärke, des quantitativ wichtigsten *Kohlenhydrats*, ist die $\alpha$-Amylase[6] verantwortlich. Sie spaltet die verschiedenen Kohlenhydrate in Monosaccharide, z. B.

[6] $\alpha$-Amylase wird bereits von den Mundspeicheldrüsen ausgeschüttet. Somit beginnt die Kohlenhydratverdauung bereits im Mund, wird aber im Magen wegen des niedrigen pH-Wertes wieder unterbrochen (Kap. 22.7.3).

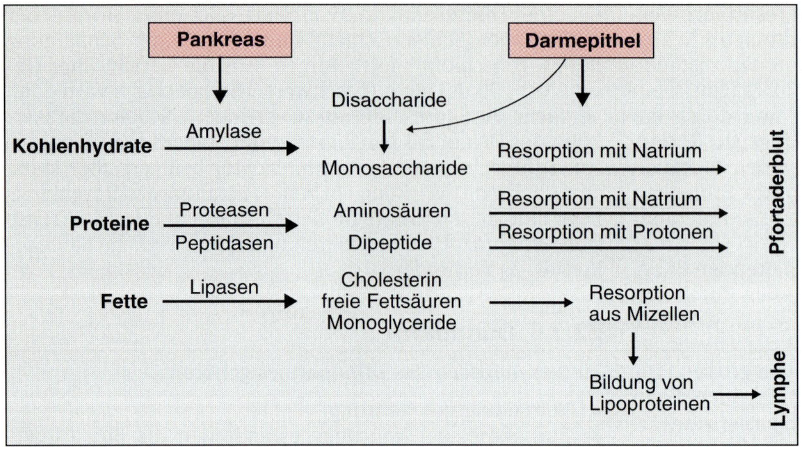


Abb. 22.**32** **Verdauung und Resorption im Dünndarm.** Schematische Darstellung der Verdauung und Resorption der großen Moleküle im Dünndarm. Die dargestellten Vorgänge sind im Text ausführlich beschrieben.

Glucose, oder Disaccharide (bestehend aus zwei Zuckermolekülen). Die Monosaccharide werden zusammen mit Natrium (Kotransport) in die Epithelzellen aufgenommen und gelangen von dort in das Blut (Pfortaderblut). Disaccharide werden erst noch an der Schleimhautoberfläche zu Monosacchariden gespalten und dann resorbiert.
Die Verdauung und Aufnahme von *Proteinen* läuft prinzipiell auf die gleiche Weise ab. Proteine werden mit Hilfe von Pankreasenzymen (Trypsin, Chymotrypsin und Carboxypeptidasen) in Aminosäuren oder Dipeptide (bestehend aus zwei Aminosäuren) gespalten. Die Aminosäuren werden, wie Monosaccharide, zusammen mit Natrium aufgenommen. Die Dipeptide gelangen zusammen mit Protonen in die Epithelzellen. Beide gelangen dann in das Pfortaderblut. Die Aufnahme zusammen mit Natrium oder Protonen hat den Vorteil, daß die Nahrungsbestandteile in den Epithelzellen höhere Konzentrationen erreichen können als im Darm (Anreicherung).
Die Verdauung und Resorption von *Fetten* ist wegen ihrer schlechten Wasserlöslichkeit etwas komplizierter. Die mit der Nahrung aufgenommenen Fette können in vier Gruppen unterteilt werden:

- Triglyceride sind Energieträger.
- Cholesterin ist wichtig für die Steroidhormonsynthese und den Aufbau von Zellmembranen.
- Phospholipide sind wichtig für den Aufbau von Zellmembranen.
- Fettlösliche Vitamine (Vitamine A, D, E und K) sind für verschiedene Stoffwechselvorgänge von Bedeutung.

Die Emulgierung der Fette im Magen (Kap. 22.7.5) führt dazu, daß kleine Fettkügelchen vorliegen, die den Verdauungsenzymen des Pankreas eine große Angriffsfläche bieten. Da die Spaltprodukte der Fette ebenfalls schlecht wasserlöslich sind, müssen sie speziell verpackt werden, um an die Schleimhautoberfläche zu gelangen. Diese Verpackung geschieht mit Hilfe der – wasserlöslichen – Gallensalze (Bestandteile der Galle, Kap. 22.7.8). Die Gallensalze lagern sich mit den Spaltprodukten der Fette zu sog. Mizellen (Krümelchen) von ca. 5–20 nm Durchmesser zusammen. Diese Mizellen erlauben einen engen Kontakt der Fettspaltprodukte mit der Darmschleimhaut, so daß sie in die Epithelzellen aufgenommen werden können.
Im Gegensatz zu den Kohlenhydraten und Aminosäuren gelangen die Fettspaltprodukte nicht einfach in das Pfortaderblut. Vielmehr werden die Fette in der Darmschleimhaut resynthetisiert und in große *Lipoproteine* (Zusammenlagerung von Fetten und Proteinen) eingebaut. Anschließend werden diese Lipoproteine von den Epithelzellen in die Darmlymphe abgegeben. Von dort gelangen sie direkt in den großen Kreislauf (Obere Hohlvene).
In Form dieser Lipoproteine zirkulieren die Fette im Kreislauf und gelangen zu ihren Bestimmungsorten, z. B. zu den

- Muskelzellen: Bereitstellung von Energie.
- Fettzellen: Speicherung der Fette.
- Endokrinen Zellen: Bildung von Steroidhormonen.
- Leberzellen: Bereitstellung von Energie, Speicherung und Aufbau von Lipoproteinen.

*Elektrolyte* und die meisten *Vitamine* liegen schon in der resorptionsfähigen Form vor, d. h., sie müssen nicht mehr verdaut werden. Mit Ausnahme von *Cobalamin (Vitamin $B_{12}$)* werden alle wasserlöslichen Vitamine über Transportproteine (ähnlich wie Zucker) aufgenommen. Für die Aufnahme von Cobalamin ist ein Protein aus der Magenschleimhaut, der Intrinsic factor (Kap. 22.7.5) notwendig. Dieses Protein bindet Cobalamin, und dieser erste Komplex kann von den Epithelzellen aufgenommen werden.
Eine weitere wichtige Aufgabe des Darms ist die Aufnahme von Wasser und NaCl. Pro Tag müssen 7–8 l Wasser resorbiert werden, nämlich

- 1,5 l Getränke und Flüssigkeit in der Nahrung,
- bis zu 1,5 l Speichel,
- bis zu 3 l Magensaft,
- bis zu 2 l Pankreassaft,
- bis zu 0,7 l Galle.

Angetrieben wird die Resorption von Wasser durch die Aufnahme von NaCl aus dem Darmlumen. Dadurch sinkt die Salzkonzentration im Darmlumen ab, wogegen die Salzkonzentration auf der Blutseite steigt. Dies führt dazu, daß Wasser vom Darmlumen in das Blut fließt. Paralell zur NaCl-Resorption werden in Darm Kalium und Bicarbonat auch sezerniert, so daß im Stuhl hohe Konzentrationen vorliegen können. Dies hat zur Folge, daß starke Durchfälle zu Kalium- und Bicarbonatverlust führen können (metabolische Azidose, Kap. 22.5.5).

### 22.7.7 Bauchspeicheldrüse

Die Bauchspeicheldrüse (*Pancreas*, Abb. 22.**33**) hat grundsätzlich zwei verschiedene Aufgaben:

- Produktion von Hormonen (z. B. Insulin) = endokrine Funktion (Kap. 22.9.9).
- Produktion von Verdauungsenzymen = exokrine Funktion.

Große Moleküle weden im Dünndarm mit Hilfe der Pankreasenzyme aufgespalten (Kap. 22.7.6). Dabei unterscheidet man drei *Gruppen von Enzymen:*

- Proteasen: Spalten Proteine,
- $\alpha$-Amylase: spaltet Kohlenhydrate,
- Lipasen: spalten Fette.

Die Proteasen und Lipasen werden vom Pankreas als inaktive Vorstufe (Pro-Form) abgegeben und erst im Darm durch Enteropeptidasen aktiviert. Dies hat den Sinn, daß diese Enzyme nicht das Pankreas selbst angreifen und schädigen.
Der eigentliche *Pankreassaft* ($<2$ l/d), mit dem die Enzyme abgegeben werden, wird prinzipiell auf die gleiche Weise gebildet wie der Mundspeichel (Kap. 22.7.3). Auch im Pankreassaft ist viel Bicarbonat enthalten (bis zu 5mal so viel wie im Plasma). Dieser hohe Bicarbonatgehalt ist notwendig für die Neutralisierung des sauren Nahrungsbreies aus dem Magen. Die Pankreasenzyme sind nur bei einem pH-Wert um 7 voll funktionsfähig.
Die Sekretion des Pankreassaftes wird über den N. vagus und zwei Hormone aus dem Dünndarm (Sekretin und Cholecystokinin, CCK) gesteuert. Alle drei wirken stimulierend.

### 22.7.8 Leber und Galle

#### 22.7.8.1 Aufgaben der Leber

Die Leber ist das wichtigste Stoffwechselorgan des Körpers. Ihr werden mit dem Pfortaderblut aus fast allen Abschnitten des Darmes resorbierte Stoffe zugeführt. Die Leber ist in der Lage (I) diese Stoffe zur Energiegewinnung abzubauen, (II) sie zu anderen wichtigen Stoffen umzubauen oder (III) sie zu speichern. Darüber hinaus kann sie auch im Körper anfallende oder von außen zugeführte Abfall- und Giftstoffe durch Kopplung an bestimmte Substanzen unschädlich machen. Diese Aufgaben gehören zur *Stoffwechselfunktion* der Leber.
Weiterhin ist die Leber in der Lage, aufgenommene oder selbst hergestellte Stoffe mit der Galle auszuscheiden *(Exkretion)*.

#### 22.7.8.2 Galle

Galle nennt man die Flüssigkeit, die von der Leber sezerniert wird. Innerhalb der Leber werden die Gallenbestandteile zusammen mit Wasser in die Gallenkanälchen abgegeben *(Sekretion)*. Von dort gelangen sie über die Gallengänge entweder in die Gallenblase oder über den Ductus choledochus in das Duodenum (Abb. 22.**33**).
Die Aufgaben der Galle lassen sich grob in zwei Gruppen aufteilen:

- Ausscheidung von Stoffen, die für den Körper schädlich werden können, z. B. Medikamente, Giftstoffe und im Körper selbst entstehende Stoffe wie z. B. *Bilirubin*.
- Abgabe von Substanzen in das Darmlumen, die für die Fettverdauung notwendig sind (Gallensalze, Kap. 22.7.6).

Außerdem findet man in der Galle Elektrolyte, Steroidhormone, Cholesterin, Lecithin (ein Spaltprodukt der Phospholipide) u. v. m.
Die laufend in der Leber produzierte Galle *(Lebergalle)* wird in den Verdauungspausen in der Gallenblase gespeichert. Während der Verdauung wird Lebergalle auch direkt in das Duodenum abgegeben. Betrachtet man die Produktion an Galle (700 ml/Tag) und vergleicht sie mit dem Fassungsvermögen der Gallenblase (50 ml), so sieht man, daß die Lebergalle nicht einfach gespeichert werden kann. Vielmehr muß die Gallenblase das Volumen der Lebergalle verkleinern (Konzentrierung), um z. B. die Gallensalze in ausreichender Menge so lange vorrätig zu halten, bis sie zur Fettverdauung benötigt werden. Diese Konzentrierung geschieht durch Wasserentzug in der Gallenblase, wodurch das Volumen auf $^1/_5$ bis $^1/_{10}$ eingeengt wird. Das Konzentrat nennt man *Blasengalle*.
Erreicht der Speisebrei das Duodenum, so setzt er dort das Hormon *Cholecystokinin* (CCK) frei. Dies gelangt über den Blutweg zur Gallenblase und bewirkt dort ein Zusammenziehen der Gallenblasenmuskulatur (Kontraktion). Dadurch wird die Blasengalle ins Duodenum abgegeben und kann dort die Verdauung unterstützen.
Es gibt Nahrungsstoffe, welche die Freisetzung von CCK besonders stark stimulieren wie z. B. Eigelb oder Schokolade. Die Aufnahme dieser Nahrungstoffe führt zu einer besonders starken Kontraktion der Gallenblase und dadurch zu einer ausgeprägten Abgabe von Blasengalle. Sie werden deshalb auch *Cholagoga* („Gallenbeweger") genannt.
Die Konzentrierung von gelösten Stoffen in einer Flüssigkeit birgt immer die Gefahr in sich, daß diese ausfallen, d. h. nicht mehr gelöst bleiben. Das passiert dann, wenn die Konzentration der Stoffe eine gewisse Grenze überschreitet (sog. *Löslichkeitsprodukt*).
Nehmen Sie einmal ein Glas Wasser und geben Sie dort Löffel für Löffel Salz hinein. Sie werden plötzlich merken, wie sich trotz Umrühren am Boden ein trüber Niederschlag bildet. Jetzt haben Sie das Löslichkeitsprodukt überschritten!
Diese Gefahr besteht auch bei der Konzentrierung der Galle. Dabei ist das Verhältnis der Anteile der Gallensalze, des Cholesterins und des Lecithins von besonderer Bedeutung. Stimmt dieses *Mischungsverhältnis*, so ist das Löslichkeitsprodukt groß genug und es fallen keine Stoffe aus. Stimmt dieses Mischungsverhältnis jedoch nicht, so fällt Cholesterin aus und bildet Kristalle. Diese Cholesterinkristalle wer-

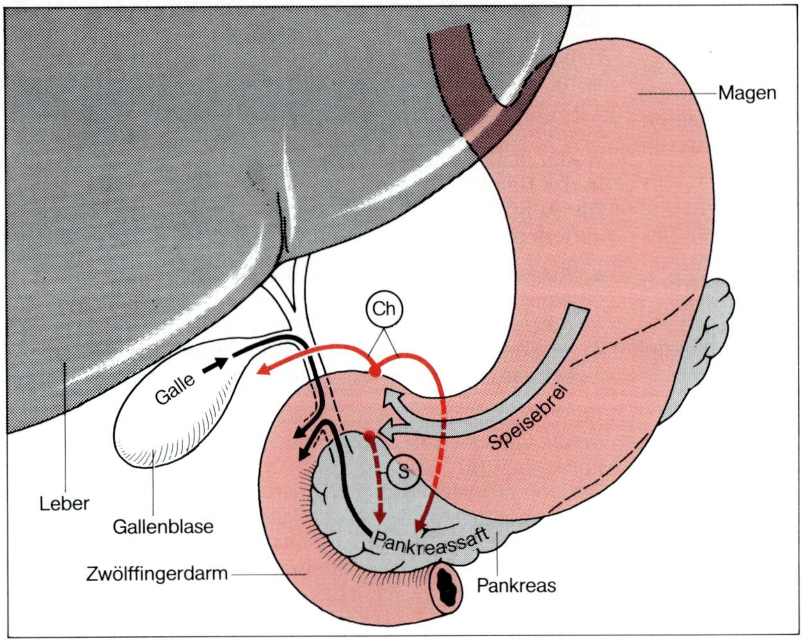


Abb. 22.**33** **Auslösung der Gallen- und Pankreassaftausschüttung.** Gelangt Speisebrei in den Zwölffingerdarm, wird dort einerseits das Hormon Cholecystokinin-Pankreozymin (Ch) freigesetzt, andererseits das Hormon Sekretin (S). Ch führt zur Zusammenziehung der Gallenblase mit Gallenausschüttung und außerdem zur Verdauungsenzymausschüttung in den Pankreassaft. Sekretin erhöht das Volumen und den Bicarbonatgehalt des Pankreassaftes. Auch direkte Nerveneinwirkung (N. vagus) führt zur Ausschüttung von Pankreassaft (S. 556).

den mit der Zeit immer größer und führen zur Bildung von *Gallensteinen.*

### 22.7.8.3 Bilirubin

Bilirubin entsteht aus dem *Hämanteil* des Hämoglobins beim Abbau alter Erythrozyten (Kap. 22.4.10.2). Bilirubin an sich ist schlecht wasserlöslich und wird deshalb im Blut zum größten Teil an Albumin gebunden.
Die Labormedizin nennt das albumingebundene Bilirubin „indirektes Bilirubin" und das nicht gebundene „direktes = konjugiertes Bilirubin". Der Grund ist ein Unterschied beim klinisch-chemischen Nachweis der beiden. Eines kann „direkt" nachgewiesen werden, das andere erst nach Vorbehandlung.
An Albumin gebunden gelangt Bilirubin zur Leber, wo es von den einzelnen Leberzellen aufgenommen wird. Ziel der Leber ist es, das Bilirubin mit der Galle auszuscheiden. Dies ist jedoch nur möglich, wenn sich Bilirubin in der wäßrigen Galle lösen kann. Um dies zu erreichen, wird jedes Molekül Bilirubin mit einem Molekül einer wasserlöslichen Substanz gekoppelt *(Glucuronsäure).* Nach dieser Koppelung *(Glucuronidierung),* gelangt das Bilirubin über die Galle in den Darm, wo es mit dem Stuhl ausgeschieden wird. Innerhalb des Darmes erfährt das Bilirubin noch einige Veränderungen (z. B. durch die dort ansässigen Bakterien), wodurch es wieder in den Kreislauf gelangt, um über die Niere ausgeschieden zu werden (Stercobilinogen, 1% des ausgeschiedenen Bilirubins). Andere Abbauprodukte geben dem Stuhl seine braune Farbe (Urobilin und Stercobilin).
Ist die Ausscheidung von Bilirubin gestört, so steigt der Bilirubingehalt des Plasmas an und es kommt zur Färbung der Augenbindehaut und der Körperhaut *(Gelbsucht = Ikterus).* Hierbei werden drei Typen von Störungen unterschieden:

- Störung *vor* der Leber: Es entsteht zuviel Bilirubin durch z. B. verstärkten Erythrozytenzerfall (Hämolyse). Dadurch wird die Koppelungs- und Ausscheidungskapazität der Leber überschritten *(prähepatischer Ikterus mit Anstieg des indirekten Bilirubins).*
- Störung *in* der Leber: Erkrankungen der Leber (z. B. Hepatitis) reduzieren die Kopplungs- und Ausscheidungskapazität der Leber *(intrahepatischer Ikterus).*
- Störung *nach* der Leber: Bilirubin kann nicht mit der Galle abfließen, da die Gallenwege verlegt sind. Dies kann z. B. durch Gallensteine oder Tumoren verursacht sein *(posthepatischer Ikterus mit Anstieg von v. a. direktem Bilirubin).*

## 22.7.9 Dickdarm

Der Dickdarm dient in erster Linie als *Speicher* für den Darminhalt bis zur Entleerung. Dabei werden aus dem Dünndarm, weiterhin Wasser und Elektrolyte resorbiert.
Die Fähigkeit des Dickdarms zur Resorption von Stoffen aus dem Darminhalt macht man sich auch im klinischen Alltag zunutze. Sollen Medikamente nicht dem sauren Milieu des Magens ausgesetzt werden oder nicht die Leber passieren, so können sie in Form von Zäpfchen verabreicht werden. Auch bei bestimmten Notfällen, wie z. B. bei Kindern mit epileptischen Anfällen, können Medikamente „rektal" verabreicht werden. Sie erreichen den Kreislauf fast so schnell wie intravenös gegebene Medikamente.

Im Dickdarm befindet sich eine *physiologische Keimflora.* Das sind Bakterien, mit denen wir in Symbiose leben. Wir bieten ihnen ein geeignetes Milieu zum Überleben, und sie übernehmen einen Teil der Verdauung für uns und bilden u. a. das wichtige Vitamin K.
In gewissen Abständen wird der verdaute Darminhalt ausgeschieden (Defäkation). Die Defäkationshäufigkeit hat eine große Schwankungsbreite (zwischen 3mal pro Tag und 3mal pro Woche ist alles physiologisch!). Erreicht die Füllung des Mastdarms (Rektum) ein gewisses Ausmaß, so löst die Reizung von Druckrezeptoren der Darmwand den Stuhldrang aus (Bewußtwerden der Mastdarmfüllung). Wird diesem Stuhldrang nachgegeben, kommt es zur reflektorisch gesteuerten Entleerung des Mastdarmes. Ist die Bewußtwerdung der Mastdarmfüllung oder die reflektorische Steuerung der Defäkation gestört (z. B. Querschnittlähmung), so läuft die Entleerung nicht mehr kontrolliert ab und es kommt zur *Inkontinenz.*
Pro Tag werden ca. 60–180 g Stuhl ausgeschieden. Dieser besteht zu drei Viertel aus Wasser. Das restliche ein Viertel setzt sich aus abgeschilfertem Darmepithel, Bakterien und Nahrungsresten (nur ca. 10%!) zusammen.

## 22.8 Temperaturregulation

**Lernziel** Nach dem Studium dieses Abschnitts sollte der Leser informiert sein über die
- normale Körpertemperatur und über ihre physiologischen (normalen) und pathologischen (krankhaften) Änderungen.

Außerdem soll der Leser lernen und darstellen können, wie
- Wärme gebildet,
- Wärme vom Körper transportiert und
- Wärme an die Umgebung abgegeben wird,
- die Regulation dieser Vorgänge erfolgt, und außerdem,
- wo die Grenzen der Regulation liegen bzw.
- welche Temperaturen noch ertragen werden können.

### 22.8.1 Körpertemperatur

#### 22.8.1.1 Normale Körpertemperatur

Der menschliche Organismus kann seine Körpertemperatur auch bei großen Schwankungen der Umgebungstemperatur in engen Grenzen *konstant* halten. Alle Lebewesen, die diese Fähigkeit besitzen, werden als *homoiotherme* (gleichwarme) Lebewesen bezeichnet. (*Poikilotherme* [wechselarme] Organismen [z. B. der Frosch] passen ihre Temperatur der jeweiligen Umgebungstemperatur an.) Es haben jedoch nicht alle Körperteile die gleiche Temperatur. So ist z. B. die Körperoberfläche üblicherweise kühler als das Körperinnere. Besonders stark können die Temperaturen an den Extremitäten von den übrigen Körpertemperaturen abweichen, wobei die Temperatur nicht nur von innen nach außen, sondern auch von proximal nach distal (in Richtung Finger bzw. Zehen) abnimmt. Daraus ergibt sich, daß von der Körpertemperatur schlechthin nicht zu reden ist. Es wird daher zweckmäßigerweise unterschieden zwischen:

- Körperoberflächentemperatur (Temperatur in der Körperschale),
- Körperkerntemperatur (Temperatur im Körperinneren).

Während die *Oberflächentemperatur* in Abhängigkeit von der Umgebungstemperatur *starken Schwankungen* unterworfen sein kann, ist die Temperatur im Körperinneren dagegen *relativ konstant* (Abb. 22.**34**). Als Kerntemperatur kann jede in einer Körperhöhle gemessene Temperatur gelten. Für klinische Zwecke erfolgt die *Messung* mit besonders geeichten Thermometern (Fieberthermometer) entweder im *Mund (oral)* oder im *Mastdarm (rektal).*

Die Messung der Körperkerntemperatur sollte *nicht* mehr *axillar* durchgeführt werden, weil sie mit sehr großen Fehlern behaftet sein kann. So ist bei ausgekühlter Körperschale, etwa bei niedriger Umgebungstemperatur oder bei einer aus anderen Gründen erniedrigten Hautdurchblutung, was ja gerade beim Fieberanstieg der Fall sein kann, eine Meßzeit von etwa 1/2 Stunde notwendig, damit – auch bei kräftigem Anlegen des Oberarms an den Thorax – die tatsächliche Körperkerntemperatur gemessen wird.

Als Normalwert im Menschen gilt für die orale Temperatur 37 °C; die rektale Temperatur liegt um etwa 0,5 °C höher.

#### 22.8.1.2 Schwankungen der Körpertemperatur

Obwohl die Kerntemperatur relativ konstant ist, ist sie dennoch keine starre Größe, sondern zeigt eine regelmäßige *Tagesschwankung*, die bis zu 1,5 °C und darüber betragen kann. Die niedrigste Temperatur wird etwa um 6 Uhr früh gemessen, die höchste am späten Nachmittag um etwa 18 Uhr (Abb. 22.**35**). Zu diesen täglichen Schwankungen kommen bei Frauen noch Temperaturschwankungen im Verlaufe des Menstruationszyklus hinzu. Mit der *Ovulation* steigt die Temperatur um etwa 0,5 °C an und bleibt in der zweiten Hälfte des Zyklus erhöht. Tritt eine *Schwangerschaft* ein, bleibt diese erhöhte Temperatur bestehen, ansonsten sinkt sie nach der Menstruation wieder ab.
Bei *körperlicher Arbeit* kommt es ebenfalls zu einer Temperatursteigerung, weil die vom tätigen Muskel verstärkt pro-

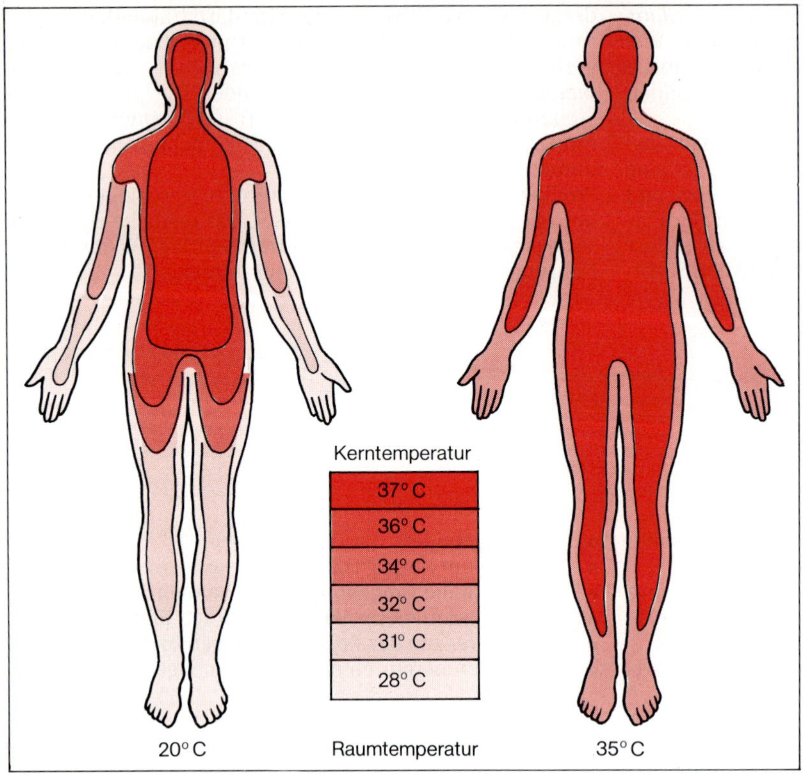


Abb. 22.**34** **Schematisierte Temperaturzonen in der Körperschale bei 20 °C und bei 35 °C Raumtemperatur** (unbekleidet). Das homoiotherme Kerngebiet ist dunkelbraun (nach Aschoff).

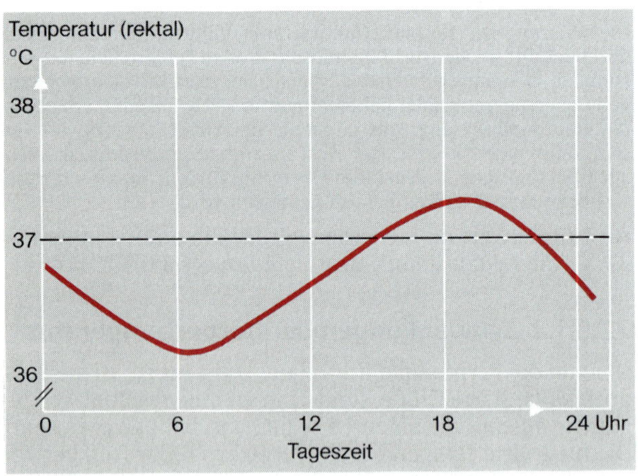


Abb. 22.**35** **Tagesschwankungen der Körperkerntemperatur.**

duzierte Wärme nicht mehr genügend schnell abgegeben werden kann.

Eine wenn auch geringe Erhöhung der Temperatur kann durch *psychische Erregung* (z. B. Aufregung eines Patienten bei Krankenhausaufnahme!) eintreten.

Bei allen Erkrankungen, die mit einer *Steigerung des Grundumsatzes* einhergehen, findet man erhöhte Temperaturen (z. B. bei Hyperthyreose = Schilddrüsenüberfunktion), während bei *vermindertem Grundumsatz* die Temperatur erniedrigt ist (z. B. Hypothyreose = Schilddrüsenunterfunktion).

#### 22.8.1.3 Fieber

Fieber ist eine Sonderform der Temperaturerhöhung. Während normalerweise die Temperaturregulation des Körpers so arbeitet, daß die Kerntemperatur bei 37 °C konstant gehalten wird, ist beim *Fieber* der „Thermostat" durch bestimmte körpereigene oder körperfremde Substanzen (Pyrogene) *nach oben verstellt.* In diesem Falle wird die Wärmebildung und Wärmeabgabe so reguliert, daß die *erhöhte Kerntemperatur konstant* gehalten wird. Die gesamte Temperaturregulation ist also auf ein höheres Temperaturniveau verlegt.

### 22.8.2 Wärmebildung

Bei den zahlreichen *chemischen Abbauprozessen*, die in unserem Körper ununterbrochen zum Zwecke der Energiegewinnung ablaufen (S. 503), entsteht Wärme. Kommt es aus irgendwelchen Gründen zu einer Steigerung dieser „Verbrennungs"vorgänge, so führt dies auch zu einem Anstieg der Wärmeproduktion, z. B. bei körperlicher Arbeit. Die Auf-

nahme von Nahrung führt zusätzlich zu einer weiteren Zunahme der Wärmeproduktion, und zwar deshalb, weil schon allein die Resorption aus dem Darm und der Umbau der Nahrungsstoffe in der Leber (S. 556) zu einer erhöhten Stoffwechseltätigkeit und damit zu einer vermehrten Wärmeproduktion in diesem Organ führt. Diese Wirkung der Nahrungsstoffe wird *spezifisch-dynamische Wirkung* genannt. Sie ist bei allen Nahrungsstoffen vorhanden, besonders ausgeprägt beim *Eiweiß*.
Während in Ruhe die meiste Wärme in den Brust- und Baucheingeweiden gebildet wird, stellt bei körperlicher Tätigkeit die *Muskulatur* eine Hauptquelle der Wärmeproduktion dar. Bei jeder Muskelkontraktion wird als Folge chemischer und physikalischer Vorgänge Wärme produziert und abgegeben. Daß bei starkem Absinken der Umgebungstemperatur vor allem die Muskeln für die Wärmebildung sorgen, ist daraus zu erkennen, daß kurz nach einer Kälteeinwirkung Zuckungen (Kontraktionen) vieler Muskeln eintreten können (*„Kältezittern"*).

### 22.8.3 Wärmetransport

Die im Körper gebildete Wärme wird hauptsächlich mit dem Blutstrom an die Körperoberfläche transportiert (Konvektion S. 502). Durch Änderung der Hautdurchblutung kann die Wärmeabgabe stark variiert werden. So ist bekanntlich die Hautdurchblutung bei kalter Umgebungstemperatur gedrosselt und in warmer Umgebung erhöht.

### 22.8.4 Wärmeabgabe an die Umgebung

Der menschliche Organismus hat *vier Möglichkeiten, Wärme abzugeben:*

- *Wärmeleitung.* Wärmeaustausch zwischen Körpern, die verschiedene Temperatur haben und die in Kontakt miteinander stehen; dabei fließt Wärme vom wärmeren auf den kälteren Körper. Auf diese Weise erfolgt der Wärmeübertritt von der Haut in die Luftschicht, die den Körper umgibt.
- *Wärmekonvektion.* Transport von Wärme mit Hilfe von Gasen und Flüssigkeiten. Die dem Körper anliegende Luft wird durch die Körperwärme auf die oben beschriebene Weise (Wärmeleitung) erwärmt und kann nun durch verschiedene Maßnahmen, wie z. B. Wedeln mit einem Fächer oder Handtuch, aber auch durch Luftzug oder starken Wind von der Körperoberfläche weggebracht werden. Dies ist auch der Grund, warum bei Windstille tiefe Temperaturen als weniger kalt empfunden werden als bei Wind.
- *Wärmestrahlung.* Wärmeabgabe von einem Objekt auf ein anderes ohne direkten Kontakt und ohne daß sich zwischen den Körpern ein Medium, z. B. Luft, befinden muß. So kommt es z. B. zu einer Wärmeabgabe vom Körper an eine kalte Zimmerwand trotz warmer Lufttemperatur oder, umgekehrt, zu einer Wärmeaufnahme bei Infrarotbestrahlung trotz kalter Luft.
- *Wärmeabgabe durch Verdunsten* von Wasser auf der Körperoberfläche.

Wie weit die einzelnen Wärmeabgabeformen an der gesamten Wärmeabgabe beteiligt sind, hängt von der *Umgebungstemperatur* ab. Bei kühler Umgebungstemperatur spielt die Wärmeabgabe durch Verdunstung eine untergeordnete Rolle. Sie wird immer bedeutender, je höher die Umgebungstemperatur steigt. Erhöht sich die Temperatur der Umgebung *über* die des Körpers, kann *nur* noch durch Verdunsten Wärme abgegeben werden, denn Wärme kann durch Leitung, Konvektion und Strahlung nur dann vom Körper abgegeben werden, wenn die Umgebungstemperatur *unter* der der Körperoberfläche liegt. Ist das Umgekehrte der Fall, so tritt Wärme in den Körper über.
Die Wasserverdunstung auf der Hautoberfläche und an den Schleimhäuten der Atemwege ist ein sehr wirksames Mittel der Wärmeabgabe. Bei jeder Verdampfung von 1 l Wasser wird dem Körper eine Wärmemenge in der Größenordnung von etwa 2400 kJ ($\approx$ 580 kcal) entzogen. Eine gewisse Wassermenge wird ständig – also auch bei kühler Umgebungstemperatur – verdampft. Dieses Wasser gelangt durch *Diffusion* (S. 502) durch die Haut. Eine solche Wasserabgabe wird als *Perspiratio insensibilis* bezeichnet (bis zu 1 l Wasser am Tag).
Daneben aber hat der Körper die Möglichkeit, mit Hilfe der vom vegetativen Nervensystem aktivierten *Schweißdrüsen* Wasser in großer Menge an der Hautoberfläche austreten zu lassen. Bei dieser Wasserabsonderung (Schweißbildung) handelt es sich um einen *aktiven Sekretionsvorgang, der als Perspiratio sensibilis* bezeichnet wird. Kurzfristig kann bis zu 4 l Schweiß in 1 Stunde abgesondert werden.

### 22.8.5 Mechanismus der Temperaturregulation

Damit die Körperkerntemperatur um 37 °C konstant bleibt, ist ein Gleichgewicht zwischen Wärmeproduktion und Wärmeabgabe notwendig. Die Temperaturregulation kann daher sowohl über die *Regulation der Wärmeproduktion* als auch der *Wärmeabgabe* erfolgen, wobei folgender, stark vereinfachter Regelkreis (S. 504) abläuft:

Tabelle 22.**11** **Mechanismen der Temperaturregulation**

| | In kalter Umgebung | In warmer Umgebung |
|---|---|---|
| Wärmeproduktion | *gesteigert*<br>– Kältezittern<br>– gesteigerte körperliche Aktivität<br>– sonstige Stoffwechselsteigerung | *herabgesetzt*<br>– körperliche Ruhe |
| Wärmeabgabe | *vermindert*<br>– Verengung der Hautgefäße<br>– Gänsehaut<br>– Zusammenkauern | *gesteigert*<br>– Erweiterung der Hautgefäße<br>– Schweißbildung<br>– gesteigerte Atmung |

*Fühler* (Rezeptoren) messen die *Körperkerntemperatur* (Istwert). Dieser Wert wird einer zentralen Stelle im Zentralnervensystem (ZNS) gemeldet, wo dann der Istwert (die aktuelle Körpertemperatur) mit der Temperatur, die sein sollte (Sollwert, normalerweise 37 °C), verglichen wird. Ist der Istwert über dem Sollwert, besteht also eine erhöhte Temperatur, wird die Wärmeabgabe erhöht (gesteigerte Hautdurchblutung, vermehrte Schweißsekretion usw.) und die Wärmeproduktion vermindert. Liegt der Istwert unter dem Sollwert, müssen vermehrt Wärme produziert und die Wärmeabgabe gedrosselt werden (Tab. 22.**11**). Die Meldungen der *Kälterezeptoren* der Haut werden vom ZNS dazu benützt, die Wärmeproduktion anzuheben bzw. die Wärmeabgabe zu drosseln, *bevor* die Kerntemperatur absinkt.

#### 22.8.5.1 Grenzen der Regelung und der Verträglichkeit

Der Bereich, innerhalb dessen die Regulationsmechanismen noch funktionieren, erstreckt sich von etwa 40,5–33 °C Rektaltemperatur. Davon unterscheidet man die *Überlebensgrenze* (27 °C bzw. 42 °C). Das sind jene Kerntemperaturen, die der Mensch noch *ertragen* kann, ohne einen dauernden *Schaden* zu erleiden, von denen er aber von selbst (mit Hilfe seiner Regulationsmechanismen) nicht mehr zu einer normalen Kerntemperatur zurückgelangen kann, sondern nur noch durch fremde Hilfe, etwa durch Aufwärmen oder Abkühlen. Kerntemperaturen über 42 °C und unter 27 °C sind immer als lebensbedrohlich anzusehen.

## 22.9 Hormone

**Lernziel**

Nach dem Studium dieses Abschnitts soll der Leser auf der Grundlage des Wissens,
- was Hormone sind,
- welche Aufgaben sie haben und
- auf welche Weise ihre Bildung gesteuert wird,
- ihren Wirkungsmechanismus und
- ihre Einteilung

darstellen können. Dies gilt insbesondere für die Wirkung der einzelnen Hormone
- des hypothalamisch-hypophysären Systems,
- der Schilddrüse,
- der Nebenniere,
- der Langerhans-Zellen des Pankreas.

Außerdem soll er darlegen können,
- durch welche Hormone der Calcium- und Phosphathaushalt reguliert wird,
- welche Sexualhormone wo gebildet werden und
- welche Rolle Gewebehormone spielen.

### 22.9.1 Was sind Hormone?

Hormone sind – chemisch betrachtet – sehr unterschiedliche Substanzen, denen aber allen folgende Eigenschaften gemeinsam sind:

- Sie werden von bestimmten Organen, den *endokrinen Drüsen* gebildet; „endokrin" deshalb, weil sie keine Ausführungsgänge besitzen und die gebildeten Hormone nach „innen", direkt an das Blut abgeben. *Exokrine* Drüsen, wie z. B. die Ohrspeicheldrüsen (S. 551 u. S. 399 f.) oder die Bauchspeicheldrüse (S. 555, S. 409 f.), geben die in ihnen gebildeten Stoffe (u. a. die Enzyme) über Ausführungsgänge nach „außen" (z. B. in die Mundhöhle oder in den Dünndarm) ab.
- Hormone werden hauptsächlich auf dem Blutweg zum Wirkort transportiert.
- An ihren Bestimmungsorten (den Ziel- oder Erfolgsorganen) rufen sie ganz *bestimmte Wirkungen* hervor (und fast immer sind *nur sie* dazu in der Lage). Dabei wird die Tätigkeit der Organe bzw. der Ablauf diverser Stoffwechselprozesse immer in einer Weise beeinflußt, die jeweils für das zuständige Hormon charakteristisch ist. Die Wirkung der Hormone ist also *spezifisch*.

Alle Hormone zusammen bilden, neben dem Nervensystem, das zweite System zur Steuerung und Integration der verschiedenen Körperfunktionen.

### 22.9.2 Bedeutung und Aufgaben der Hormone

Die Bedeutung der Hormone liegt darin, daß sie schon in sehr niedriger Konzentration die Tätigkeit der Organe und Organsysteme beeinflussen, wobei man sie mit *Boten* vergleichen könnte, die auf dem Blutweg und schließlich durch Diffusion bestimmte *Informationen* zu bestimmten *Zielzellen* überbringen und dort spezifische Reaktionen auslösen. Auf diese Art greifen sie *steuernd* und *koordinierend* in die Stoffwechselprozesse ein. Eine weitere Möglichkeit, Meldungen zu übermitteln, ist dem Organismus mit dem Nervensystem gegeben, in dem Informationen in Form von elektrischen Impulsen sehr rasch zu den einzelnen Organen gelangen (Abb. 22.**36**).
Die *Hormone* sind u. a. *notwendig* für

- ein normales Wachstum;
- eine normale sexuelle und geistige Entwicklung;
- die Fähigkeit des Organismus, sich Veränderungen in der Umwelt anzupassen;

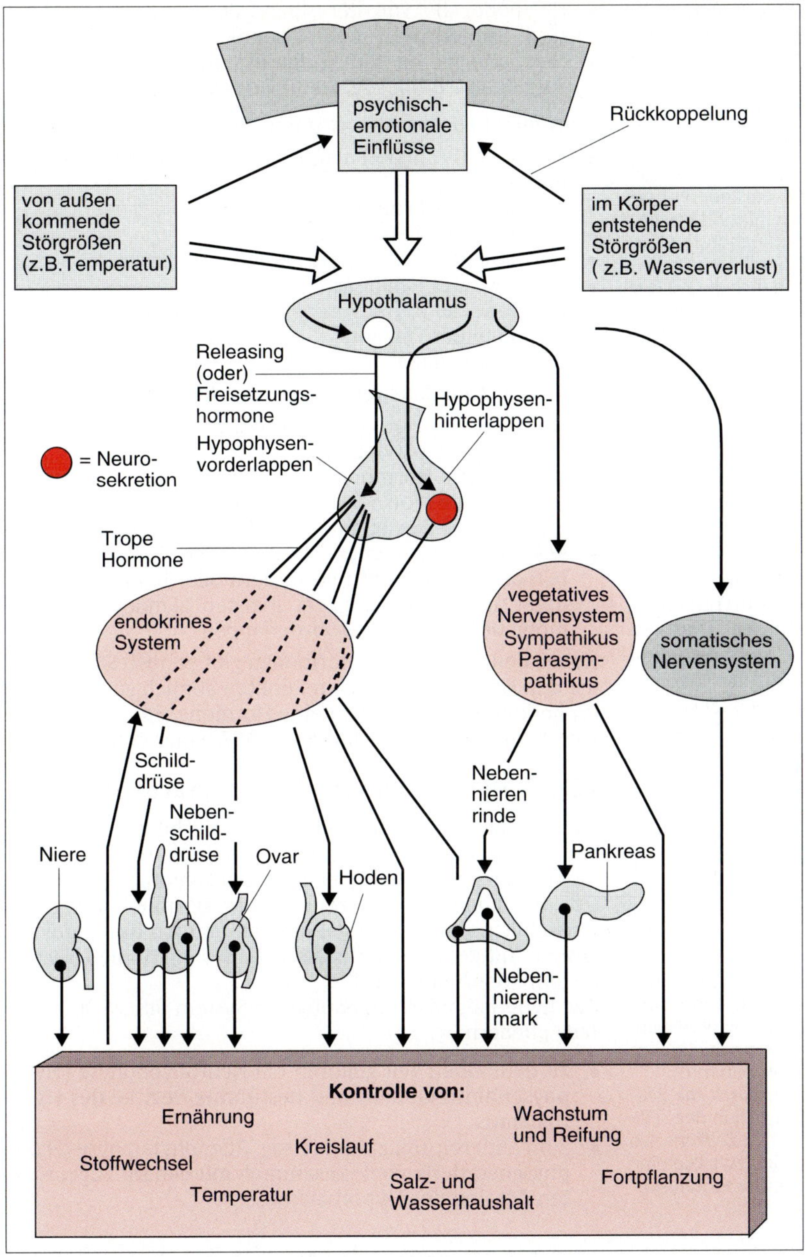


Abb. 22.**36** **Übersicht über die Steuerung vegetativer Funktionen (Ernährung, Kreislauf usw.) durch Hormone (endokrines System), durch das vegetative Nervensystem (Sympathikus und Parasympathikus) und durch das somatische Nervensystem**. „Neurosekretion" bedeutet, daß die Hormone aus Nervenendigungen freigesetzt werden. (aus S. Silbernagl, A. Despopoulos: Taschenatlas der Physiologie, 3. Aufl. Thieme, Stuttgart – DTV, München 1988).

- die Konstanthaltung bestimmter wichtiger Zustände im Körper. So wird z. B. durch das Hormon Insulin (zusammen mit anderen Hormonen) die Glucosekonzentration im Blut geregelt.

### 22.9.3 Regelung der Hormonproduktion

Sowohl die *Produktion* als auch die *Freisetzung* von Hormonen aus ihren Bildungsstätten ist genau geregelt und dem Bedarf des Organismus angepaßt. Die Regelung erfolgt in sog. Regelkreisen (S. 504) (Abb. 22.**37**), wobei die geregelte Größe unterschiedlich sein kann. In einigen Fällen wird die vom Hormon beeinflußte *Stoffwechselgröße*, also z. B. die Glucose- oder $Ca^{2+}$-Konzentration im Plasma, geregelt.

*Beispiel:* Insulin (S. 566) ist ein Hormon, das auf diese Art den Blutzuckerspiegel konstant hält. Über Fühler (Rezeptoren) wird die Glucosekonzentration im Blut gemessen. Eine Erhöhung der Glucosekonzentration bewirkt eine Steigerung der Insulinproduktion. Das vermehrt gebildete Insulin führt nun zu einer Abnahme der Glucosekonzentration, was von den Rezeptoren registriert und „gemeldet“ wird, worauf die Insulinproduktion abnimmt usw.

In anderen Fällen stellt die *Hormonkonzentration* selbst die für die Regelung ausschlaggebende Größe dar.

*Beispiel:* Cortisol heißt ein Hormon, das in der Nebennierenrinde gebildet wird. Die Produktion des Cortisols wird durch ein anderes Hormon einer übergeordneten Drüse (S. 565) gesteuert. Eine Steigerung der Hormonproduktion dieser Drüse führt zu einer Zunahme der Cortisolproduktion in der Nebennierenrinde. Der dadurch verursachte Anstieg der Cortisolkonzentration im Blut hemmt jedoch die weitere Hormonproduktion der übergeordneten Drüse, worauf auch die Cortisolproduktion schwächer wird und der Cortisolspiegel wieder absinkt. Umgekehrt löst ein Absinken des Blutcortisolspiegels eine Zunahme der Hormonproduktion in der übergeordneten Drüse aus.

### 22.9.4 Wirkungsweise der Hormone

Die Wirkung der Hormone auf die Erfolgsorgane besteht darin, daß Aktivität und Konzentration jener Enzyme (Definition der Enzyme) beeinflußt werden, die in den Zellen der Erfolgsorgane den Ablauf von Stoffwechselprozessen katalysieren (ermöglichen und beschleunigen). Darüber hinaus können Hormone auch die Aktivität und Anzahl von Transportmolekülen in der Plasmamembran beeinflussen. Dadurch wird der Transport von Stoffen in Zellen und über Epithelien geregelt (z. B. $Ca^{2+}$). Über diese Beeinflussung der Enzyme greifen die Hormone regelnd in den Zellstoffwechsel sein.
Die spezifische Wirkung der Hormone wird dadurch ermöglicht, daß jene Zielzellen, die auf das Hormon „antworten“ sollen Rezeptoren haben (spezielle hormonbindende Proteine). Nur an Zellen mit Rezeptoren kann ein Hormon wirken. Durch diesen Mechanismus wird verhindert, daß Hormone, die mit dem Blut im ganzen Körper verteilt werden, alle Zellen „ansprechen“.

Bei der Hormonwirkung auf Zellen mit Rezeptoren lassen sich *zwei verschiedene Mechanismen* unterscheiden:

- Die *Peptidhormone* (s. unten) und die *Catecholamine* (S. 591) dringen nicht in die Zellen des Erfolgsorgans ein, sondern werden *außen an die Zellmembran gebunden.* Durch diese Bindung wird dann in der Zelle ein zweiter *Botenstoff* gebildet und „losgeschickt“, der die eigentliche Veränderung des Zellstoffwechsels bewirkt.
- Die *Steroidhormone* (s. unten) *dringen* hingegen *durch die Zellmembran* des Erfolgsorgans hindurch, verbinden sich in der Zelle mit einem Eiweißkörper und gelangen dann in den *Zellkern*, wo sie ihre eigentliche Hormonwirkung ausüben. Sie bewirken eine vermehrte DNA-Ablesung und damit eine vermehrte Proteinsynthese.

### 22.9.5 Einteilung der Hormone

Die Hormone können nach verschiedenen Gesichtspunkten eingeteilt werden:

- nach ihrem chemischen Aufbau,
- nach ihrem Entstehungsort,
- nach ihrer Funktionsweise.

*Nach ihrem chemischen Aufbau* unterscheidet man

- Hormone, die aus Aminosäureketten bestehen: Peptidhormone und Proteohormone;
- Hormone, die von der Aminosäure Tyrosin abgeleitet sind (Schilddrüsen- und Nebennierenmarkhormone);
- Hormone, deren Molekülgerüst aus mehreren Ringen aufgebaut ist, die sog. *Steroidhormone.*

*Nach ihrem Entstehungsort* unterscheidet man

- Hormone des hypothalamisch-hypophysären Systems (s. unten);
- Hormone der Schilddrüse;
- Hormone der Nebenschilddrüse;
- Hormone der Nebenniere (Rinde und Mark);
- Hormone des Pankreas;
- Hormone der Keimdrüsen (Hoden und Ovar);
- Hormone der Plazenta;
- Gewebshormone.

*Nach ihrer Funktionsweise* unterscheidet man die

- *effektorischen* Hormone: sie wirken *unmittelbar* auf die *Erfolgsorgane* bzw. *-zellen*;
- *glandotropen* Hormone: sie wirken auf andere, ihnen untergeordnete Hormondrüsen und steuern dort die Produktion und Freisetzung von effektorischen Hormonen;
- *Releasing-(Freisetzungs-)*Hormone: sie werden im Hypothalamus gebildet und fördern oder hemmen die Bildung und Freisetzung der meisten glandotropen Hormone des Hypophysenvorderlappens.

Neben den eigentlichen Hormonen gibt es noch Substanzen, die den Hormonen in vielen Punkten ähnlich sind, die aber im herkömmlichen Sinne keine Hormone sind, die sog. *Gewebshormone*; auf sie wird auf S. 567 näher eingegangen.

### 22.9.6 Hypothalamisch-hypophysäres System

Hypothalamus (S. 450) und Hypophyse bilden zusammen ein System, das eine überragende Stellung unter allen hormonproduzierenden Organen hat. Der Hypothalamus ist der Ort, wo höhere Gehirnzentren die Hormonbildung und -ausschüttung beeinflussen können und wo das endokrine System mit dem vegetativen und dem somatischen Nervensystem koordiniert wird.
Das hypothalamisch-hypophysäre System läßt sich in *zwei Teile* gliedern:

- zu dem einen Teil gehören die Neurohypophyse (Hypophysenhinterlappen) und bestimmte Bezirke des Hypothalamus;
- zum anderen Teil zählt die sog. Adenohypophyse (Hypophysenvorderlappen) zusammen mit den ihr zugeordneten Arealen des Hypothalamus.

#### 22.9.6.1 Hormone der Neurohypophyse und der dazugehörenden Teile des Hypothalamus

In Nervenzellen bestimmter Bezirke des Hypothalamus werden die Hormone *Oxytocin* und *Adiuretin* gebildet und mittels einer Trägersubstanz innerhalb der Fortsätze dieser Nervenzellen über den Hypophysenstiel zur Neurohypophyse (Hypophysenhinterlappen) transportiert. Dort werden sie gespeichert bzw. im Bedarfsfalle durch Erregung des betreffenden Nervs an das Blut, das durch die Kapillaren dieses Gebietes fließt, abgegeben.

**Oxytocin.** Das Hormon Oxytocin (Okytocin) verursacht zu bestimmten Zeiten, besonders am Ende der Schwangerschaft und nach der Geburt, Kontraktionen der *Gebärmutter* (Uterus) und spielt daher eine gewisse Rolle beim Geburtsakt. Eine weitere Wirkung besteht darin, daß sich unter dem Einfluß dieses Hormons die *Milchgänge* der Brustdrüse kontrahieren (verengen), wodurch die Auspressung der Milch (*nicht* die Produktion!) gefördert wird.

Durch das Saugen des Neugeborenen an der Brustwarze wird *reflektorisch* die Oxytocinsekretion angeregt; dadurch wird die *Milchabgabe* erleichtert.

**Adiuretin.** Die Wirkung des Adiuretins (antidiuretisches Hormon = ADH = Vasopressin) besteht in einer *Hemmung der Diurese*, d. h. in einer verminderten Wasserausscheidung durch die Niere (S. 546).

### 22.9.6.2 Hormone der Adenohypophyse und der dazugehörenden Teile des Hypothalamus

In der Adenohypophyse werden – mit einer Ausnahme – nur *glandotrope Hormone* gebildet. Sie regeln in ihnen untergeordneten, endokrinen Drüsen die Produktion und Freisetzung der Hormone. Die glandotropen Hormone werden nach ihren *Zielorganen* folgendermaßen benannt:

- *gonadotrope Hormone* (Wirkung auf die Keimdrüsen);
- das *thyreotrope Hormon* (Wirkung auf die Schilddrüse);
- das *adrenokortikotrope Hormon* (Wirkung auf die Nebennierenrinde).

Neben diesen glandotropen Hormonen wird in der Adenohypophyse auch ein zumindest zum Teil *effektorisches Hormon*, das *Somatotropin*, gebildet.
In bestimmten Arealen des Hypothalamus werden für alle glandotropen Hormone und für das Somatotropin die sog. *Releasing-Hormone* (Freisetzungshormone) gebildet, deren Aufgabe darin liegt, die Sekretion der Adenohypophysenhormone zu fördern (*stimulierende* Releasing-Hormone). Für manche Hormone der Adenohypophyse sind auch sekretionshemmende Hormone bekannt (*inhibitorische* Releasing-Hormone).

**Gonadotrope Hormone.** Zu der Gruppe der gonadotropen Hormone gehören:

- das *follikelstimulierende* Hormon (FSH), das bei der Frau die *Follikelreifung* und beim Mann die Samenbildung *(Spermiogenese)* stimuliert (anregt);
- das *Luteinisierungshormon* (LH), das mit dem interstitielle Zellen stimulierenden Hormon (ICSH) identisch ist; es löst bei der Frau den Follikelsprung und die *Bildung des sog. Gelbkörpers* aus und steigert beim Mann in den sog. Leydig-Zwischenzellen des Hodens die Produktion des männlichen Sexualhormons *Testosteron;*
- das *Prolactin* (lactotropes Hormon, LTH), das beim Menschen in erster Linie das *Brustdrüsengewebe* auf die Milchproduktion umstellt und in die Steuerung des Menstruationszyklus eingreift.

**Thyreotropes Hormon (thyreostimulierendes Hormon, TSH).** Das Zielorgan des TSH ist die Schilddrüse. Unter dem Einfluß des thyreotropen Hormons werden

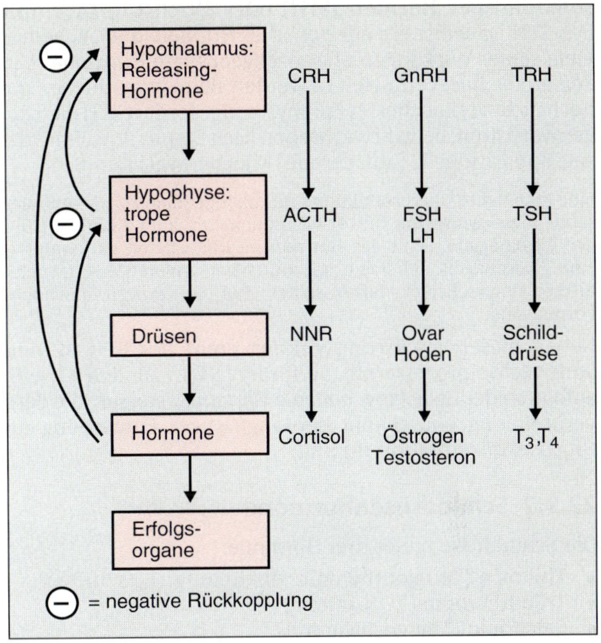


Abb. 22.**37** **Hierarchie des endokrinen Systems.** Im endokrinen System sind verschiedene Ebenen untereinander angeordnet. Die höher liegende Ebene stimuliert meist die nächst unter ihr befindliche Ebene. Die tiefer liegende Ebene wirkt hemmend auf die darüberliegenden Ebenen (negative Rückkopplung). Dadurch ergibt sich ein fein abstufbares System, das physiologischerweise den erforderlichen Regelbereich nicht überschreitet. Ein zu starkes Absinken wird durch die stimulierenden Elemente verhindert, ein zu starker Anstieg durch die negative Rückkopplung.

- das *Wachstum* der *Schilddrüse* stimuliert; eine gesteigerte Produktion von TSH kann daher zu einer Vergrößerung der Schilddrüse (Kropf) führen;
- die *Bildung* und die *Freisetzung* der *Schilddrüsenhormone* gesteuert.

Die Bildung und Ausschüttung des TSH wird vom übergeordneten Releasing-Hormon (Thyroliberin, TRH) gefördert. Das Ausmaß dieser Förderung hängt von der Konzentration des im Blut zirkulierenden aktiven Schilddrüsenhormons ab. Sinkt die Konzentration der Schilddrüsenhormone z. B. infolge eines Jodmangels in der Nahrung ab, so wird vermehrt TSH gebildet. Dies bewirkt eine Wachstumssteigerung der Schilddrüse. Die Folge ist ein Kropf (Struma).

**Adrenokortikotropes Hormon (ACTH).** Unter dem Einfluß eines Corticotropin-Releasing-Hormons (CRH), auch als Corticoliberin bezeichnet, wird das ACTH (Corticotropin) in der Adenohypophyse gebildet. ACTH wirkt auf die Nebennierenrinde, die unter dem Einfluß dieses glandotropen Hormons *wächst* und verschiedene effektorische Hormone, nämlich die *Glucocorticoide*, die *Mineralcorticoide* und die *Nebennierenrindenandrogene* bildet. Die Produktion des CRH (Corticotropin-Releasing-Hormon) wiederum wird durch die Konzentration des Glucocorticoids Cortisol gesteuert (Abb. 22.**37**).

**Somatotropes Hormon (STH) oder Wachstumshormon.** Das STH ist selbst ein *effektorisches Hormon,* doch scheinen viele seiner Wirkungen über nachgeordnete Hormone (sog. *Somatomedine*) vermittelt zu werden. Beim Jugendlichen mit noch nicht verknöcherter Epiphysenfuge fördert STH das Längenwachstum, beim Erwachsenen nach Epiphysenschluß das sog. appositionelle (anlagernde) Knochenwachstum.

Eine krankhafte Überproduktion führt im Jugendalter zum hypophysären *Riesenwachstum,* im Erwachsenenalter zum Krankheitsbild der Akromegalie. Fehlt das Hormon im Kindesalter, so kommt es zum Zwergwuchs, der sich u. a. dadurch von anderen Zwergwuchsformen unterscheidet, daß in seinem Fall die Körperproportionen normal sind.

Neben dieser Wachstumswirkung greift das STH in viele Stoffwechselprozesse ein. So fördert STH z. B. den Eiweißaufbau in der Zelle (sog. *anabole Wirkung*), steigert die Fettverbrennung und erhöht bei langfristiger Einwirkung die Glucosekonzentration im Blut.

## 22.9.7 Schilddrüsenhormone

Die Schilddrüse bildet drei Hormone:

- Thyroxin (Tetrajodthyronin, Abkürzung: $T_4$, s. unten);
- Trijodthyronin ($T_3$, s. unten),
- Calcitonin (Thyreocalcitonin).

Die Bildung und Freisetzung von Thyroxin und Trijodthyronin wird durch das thyreotrope Hormon der Adenohypophyse gesteuert (s. oben). Die Bildung und Speicherung erfolgt in den sog. Schilddrüsenfollikeln.
Calcitonin – von Zellen in den Follikelzwischenräumen gebildet – wird zusammen mit denjenigen Hormonen besprochen, die den $Ca^{2+}$-Haushalt steuern (S. 566).

**Thyroxin und Trijodthyronin.** Für die Bildung von Thyroxin ($T_4$) und Trijodthyronin ($T_3$) muß ausreichend *Jodid* (Jodsalz) im Blutplasma vorhanden sein, von wo es in die Follikelzellen aufgenommen wird. Bei ihrer Bildung an der Zellmembran der Follikelepithelzellen sind die beiden Hormone an Eiweißkörper gebunden und werden in dieser Form – bezeichnet als *Thyreoglobuline* – in den Follikeln gespeichert. Bevor die Hormone $T_4$ und $T_3$ an das Blut abgegeben werden, wird die Verbindung mit dem Eiweißkörper gelöst. Im Plasma werden $T_4$ und $T_3$ dann erneut locker an Proteine gebunden, die sozusagen Träger für die Schilddrüsenhormone im Blut darstellen. Mengenmäßig überwiegt das Thyroxin, doch wirkt das Trijodthyronin stärker. Man nimmt sogar an, daß $T_3$ die einzig wirksame Hormonform ist und $T_4$ als Speicher dient, wobei die Umwandlung von $T_4$ in $T_3$ auch noch in der Zielzelle stattfinden kann.
Am Erfolgsorgan werden $T_3$ und $T_4$ wieder aus der Eiweißbindung gelöst. Erst in ihrer *freien Form* sind $T_3$ und $T_4$ nämlich in der Lage, in die Zellen einzudringen und dort ihre Wirkung zu entfalten. $T_3$ (und indirekt $T_4$) beeinflussen verschiedene *Stoffwechselvorgänge* und sind notwendig für eine normale *körperliche* und *geistige Entwicklung.*
*Wirkung auf Stoffwechselvorgänge.* Unter dem Einfluß von $T_4$ und $T_3$ kommt es zu einer *Steigerung* der *Stoffwechselprozesse,* d. h. zu einem vermehrten Um- und Abbau von Nahrungsstoffen. Da für den Ablauf dieser Prozesse vermehrt Sauerstoff notwendig ist, nimmt unter dem Einfluß dieser Schilddrüsenhormone der *Sauerstoffverbrauch* in den einzelnen Zellen (und damit im gesamten Organismus) zu. Da bei solchen chemischen Prozessen ein Teil der Energie als Wärme frei wird, ist auch die *Wärmeproduktion* des Menschen eng mit der Wirkung dieser Hormone verknüpft.
Aus dieser Grundwirkung (Beeinflussung des Stoffwechsels) heraus sind auch die Symptome erklärbar, die auftreten, wenn die Schilddrüse zu viel (Hyperthyreose) oder zu wenig Hormone (Hypothyreose) produziert.
Eine weitere wichtige Wirkung der Schilddrüsenhormone ist ihr *Einfluß* auf das *Wachstum,* besonders auf das Längenwachstum der Knochen, und auf die *geistige Entwicklung.* Beide Vorgänge sind bei einer verminderten Schilddrüsentätigkeit gestört (Kretinismus).
Die *Regelung* der Produktion und der Ausschüttung von $T_3$ und $T_4$ erfolgt durch das thyreotrope Hormon (TSH), dessen Ausschüttung durch TRH gefördert wird (S. 564). Die TRH-Bildung wiederum wird durch die Konzentration der Schilddrüsenhormone geregelt.

## 22.9.8 Hormone der Nebenniere

In der Nebenniere sind zwei vollkommen *unterschiedliche hormonale Organe* vereinigt, nämlich

- Nebennierenrinde (s. unten),
- Nebennierenmark (s. unten bzw. S. 591).

### 22.9.8.1 Hormone der Nebennierenrinde

In der Nebennierenrinde (NNR) werden folgende Hormone (sog. Corticosteroide oder kurz Corticoide) gebildet:

- Glucocorticoide,
- Mineralocorticoide,
- Androgene.

**Glucocorticoide.** Zu den in der NNR gebildeten Glucocorticoiden gehören das *Cortisol* und das Corticosteron. Daneben gibt es eine Reihe von synthetischen Glucocorticoiden, z. B. das *Cortison.*
Diese Hormone wirken u. a. auf

- den *Zuckerstoffwechsel* – es wird vermehrt Glucose (Traubenzucker) aus Aminosäuren gebildet. Dieser Vorgang wird *Glukoneogenese* genannt. *Folge:* Erhöhung des Blutzuckerspiegels;
- den *Eiweißstoffwechsel* – der Aufbau von Körpereiweiß aus Aminosäuren wird gehemmt (sog. *katabole Wirkung*). Damit stehen vermehrt Aminosäuren zur Glukoneogenese zur Verfügung;
- die *Antikörperproduktion* (Antikörper S. 509 ff.), die durch Glucocorticoide in sehr hoher Konzentration *gehemmt* wird.

Diese Hemmung der Antikörperproduktion wird therapeutisch ausgenützt, um eine überschießende Antigen-Antikörper-Reaktion (anaphylaktischer Schock) zu verhindern. Außerdem wirkt das Cortisol *entzündungshemmend,* was therapeutisch z. B. bei rheumatischen Gelenkentzündungen ausgenützt wird.

Die *Bildung* der Glucocorticoide erfolgt unter dem Einfluß des ACTH (adrenokortikotropes Hormon) in folgendem *Regelkreis:* CRH (Corticotropin-Releasing-Hormon) – gebildet im Hypothalamus – gelangt über spezielle Blutgefäße in die Adenohypophyse und setzt dort adrenokortikotropes Hormon (ACTH) frei, das über die Blutbahn in die Nebennierenrinde (NNR) gelangt und dort die Glucocorticoide freisetzt. Ausschlaggebend für die CRH-Produktion ist dabei die *Konzentration der Glucocorticoide* im Blut. Nimmt der Cortisolspiegel im Blut zu, wird die CRH-Produktion gehemmt und umgekehrt. Daneben aber kann die CRH-Produktion auch durch Adrenalin und durch Signale, die von anderen Teilen des Zentralnervensystems zum Hypothalamus gelangen, beeinflußt werden (s. Abb. 22.**36**).

Dies bedeutet, daß die Einwirkung verschiedener Reize, wie z. B. Kälte, Hitze, Sauerstoffmangel, aber auch emotionale Reize, wie etwa Angst und Schrecken, zu einer erhöhten Produktion des CRH und damit zu einer Steigerung des Glucocorticoidspiegels führt. Jeder Streß fördert die Cortisolproduktion.

**Mineralocorticoide.** Hauptvertreter der Mineralocorticoide ist das *Aldosteron*, dessen Aufgabe die *Regulierung* des *Wasser-* und *Elektrolythaushaltes* ist. Der wichtigste Angriffspunkt des Aldosterons ist der distale Nierentubulus, wo die $Na^+$- und $K^+$-Resorption bzw. -Ausscheidung gesteuert werden (S. 547). Aber auch an anderen Geweben, wo $Na^+$ bzw. $K^+$ transportiert werden (z. B. am Dickdarm), ist dieses Hormon wirksam. Da $Na^+$-Ionen über ihren osmotischen Druck (S. 500) auch das Volumen des Extrazellulärraumes (S. 548) beeinflussen, greift das Aldosteron auch entscheidend in den Wasserhaushalt des Organismus ein.

**Nebennierenandrogene.** Neben den Gluco- und Mineralocorticoiden produziert die Nebennierenrinde auch Androgene (männliche Sexualhormone). Eine vermehrte Produktion dieser Hormone führt zum sog. adrenogenitalen Syndrom, d. h. bei der Frau zur Vermännlichung, beim Knaben zur sexuellen Frühreife.

### 22.9.8.2 Hormone des Nebennierenmarks

Die Hormone des Nebennierenmarks (NNM) sind das *Adrenalin* und das *Noradrenalin*, die zusammen als *Catecholamine* bezeichnet werden. Noradrenalin kommt nicht nur in den Zellen des Nebennierenmarks vor, sondern spielt auch bei der Erregungsübertragung als sog. Überträgerstoff (S. 570) eine besondere Rolle. Die Wirkungen der Hormone sind auf S. 593 beschrieben. Besondere Streßsituationen (psychische und physische Belastungen) führen (über eine Erregung des sympathischen Nervensystems) zu einer gesteigerten Tätigkeit der Zellen des Nebennierenmarks. Das dabei ausgeschüttete Adrenalin wiederum erhöht indirekt auch die Cortisolausschüttung (s. Abb. 22.**36**).

## 22.9.9 Inselzellenhormone des Pankreas

In inselförmig in der Bauchspeicheldrüse (Pankreas) liegenden Zellgruppen, den sog. *Langerhans-Inseln* (S. 382 f.), werden im wesentlichen zwei Hormone gebildet:

- Insulin und
- Glucagon.

Beide Hormone beeinflussen (in entgegengesetzter Weise) den Glucosespiegel im Blut: Insulin *senkt*, Glucagon *erhöht* den Blutzuckerspiegel. Die Wirkung des Insulins überwiegt

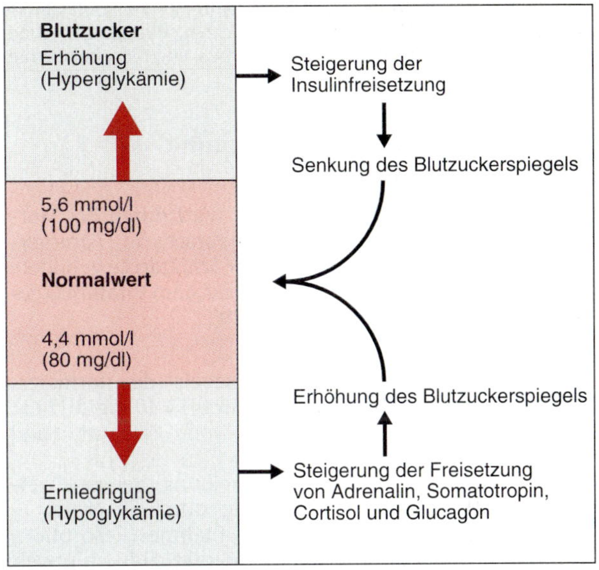


Abb. 22.**38** **Regelung der Zucker-(Glucose-) Konzentration im Blut (vereinfacht).**

jedoch erheblich die des Glucagons. Unter dem Einfluß von Insulin wird

- die Durchlässigkeit (Permeabilität) der Zellwand für Glucose erhöht. Dadurch kann Glucose besser vom Blut in die Zellen gelangen;
- vermehrt Glucose aus dem Blut entnommen und vor allem in der Leber in Form des Glykogens gespeichert;
- der Umbau von Aminosäuren in Glucose (Glukoneogenese) gehemmt. Insulin hat daher eine z. B. dem Cortisol oder dem Adrenalin (s. o., S. 593) entgegengesetzte (antagonistische) Wirkung.

All diese angeführten Wirkungen führen zu einer *Senkung* des *Blutglucosespiegels.*
Die *blutzuckersteigernde Wirkung* des *Glucagons* wird u. a. darauf zurückgeführt, daß dieses Hormon

- das in der Leber *gespeicherte Glykogen* wieder in *Glucose* umwandelt, die dann in das Blut gelangt, und
- die Umwandlung von Aminosäuren in Glucose (Glukoneogenese) fördert.

Die *Steuerung* der *Insulinfreisetzung* erfolgt in der Weise, daß der Glucosespiegel im Pankreas (β-Zellen) gemessen wird und jede *Zunahme* der Zuckerkonzentration im Blut zu einer *Steigerung der Insulinsekretion* führt. Sinkt der Glucosespiegel unter den Normalwert ab (normal liegt er bei 4,4–5,6 mmol/l [80–100 mg/dl] Blut), werden vermehrt *blutzuckersteigernde Hormone*, wie z. B. Adrenalin (s. oben), Somatotropin (S. 564), Cortisol (S. 565) und Glucagon ausgeschüttet. Mit anderen Worten: Ein erhöhter Zuckerspiegel wird durch vermehrt freigesetztes Insulin normalisiert, ein erniedrigter sowohl durch vermindert gebildetes Insulin als auch durch gesteigerte Sekretion anderer (blutzuckersteigernder) Hormone auf den Normwert zurückgebracht (Abb. 22.**38**).

Eine erhöhte Blutglucosekonzentration wird als Hyperglykämie, eine verminderte als Hypoglykämie bezeichnet. Häufigste Ursache einer Hyperglykämie ist der Diabetes mellitus, einer Hypoglykämie die Überdosierung von Insulin.

### 22.9.10 Hormone, die den Calcium- und Phosphathaushalt steuern

Der Calcium- und Phosphathaushalt wird durch das Hormon der *Nebenschilddrüse*, das sog. Parathyrin (*Parathormon*, PTH), durch das vor allem in der *Schilddrüse* gebildete *Calcitonin* und das in Leber und Niere aus dem Vitamin D gebildete *D-Hormon* geregelt (Abb. 22.**39**).
Das *Parathyrin bewirkt*

- eine Erhöhung des Blutcalciumspiegels (der normalerweise konstant bei 2,5 mmol/l [5 mval/l = 10 mg/dl] liegt durch gesteigerte Freisetzung von Calcium (und Phosphat) aus den *Knochen;*
- eine Erniedrigung der $Ca^{2+}$-Ausscheidung (bei gleichzeitig erhöhter Phosphatausscheidung) durch die *Niere;*
- eine Verbesserung der Calciumaufnahme (Resorption) im *Darm*, wobei diese Wirkung indirekt dadurch erzielt wird, daß Parathyrin die Bildung von D-Hormon (1,25[OH]$_2$-Vitamin $D_3$) in der Niere ankurbelt und D-Hormon die $Ca^{2+}$-Aufnahme aus dem Darm antreibt.

Durch diese drei Mechanismen wird unter der Parathyrin- und D-Hormon-Wirkung die Blutkonzentration von *$Ca^{2+}$ erhöht,* wobei die von Phosphat etwas abfällt bzw. gleichbleibt. Gesteigerte Nebenschilddrüsentätigkeit wird als Hyperparathyreoidismus, verminderte als Hypoparathyreoidismus bezeichnet.
*Calcitonin* wirkt dem Parathormon entgegen, d. h., es *senkt* den (erhöhten) Calciumspiegel des Blutes.
Für die *Steuerung* der Hormonproduktion ist vor allem der Calciumspiegel im Blut ausschlaggebend. Erhöhungen der Calciumkonzentration hemmen die Sekretion von Parathormon (und indirekt von D-Hormon) und fördern die von Calcitonin und umgekehrt.

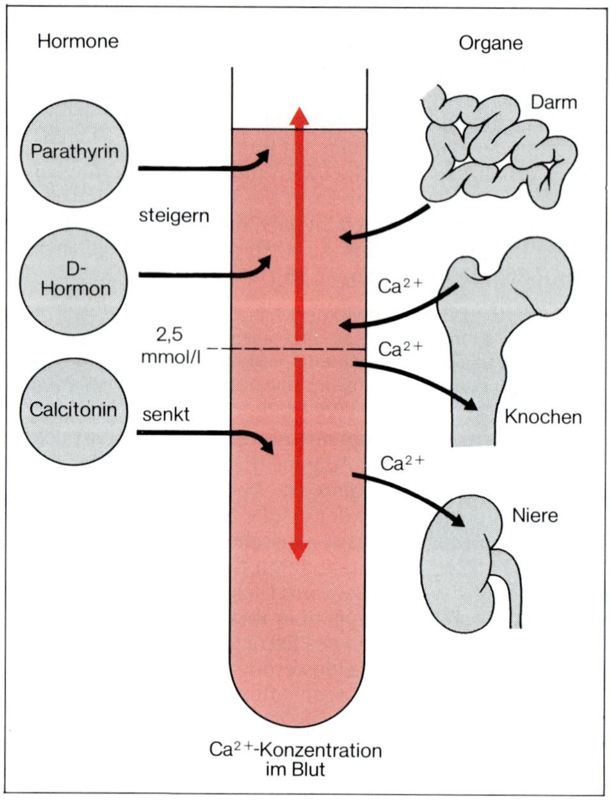


Abb. 22.**39** **Einflüsse auf die $Ca^{2+}$-Konzentration im Blut.** *Parathyrin* (aus den Nebenschilddrüsen), *D-Hormon* (wird in der Leber und anschließend in der Niere aus Vitamin D gebildet) und *Calcitonin* (aus der Schilddrüse) steuern den $Ca^{2+}$- und Phosphathaushalt. Beeinflußt, wird dabei in erster Linie die Konzentration von $Ca^{2+}$ im Plasma, die normalerweise 2,5 mmol/l beträgt. Die drei Hormone steuern die $Ca^{2+}$-Aufnahme aus dem Darm (Nahrungs-$Ca^{2+}$!), den Auf- und Abbau der Knochenmineralien ($Ca^{2+}$ und Phosphat) und die $Ca^{2+}$- und Phosphatausscheidung durch die Niere. Näheres s. Text S. 566f. (aus S. Silbernagl, A. Despopoulos: Taschenatlas der Physiologie, 3. Aufl. Thieme, Stuttgart – DTV, München 1988).

### 22.9.11 Sexualhormone

Die Sexualhormone dienen der *Geschlechtsdifferenzierung*, dem *Wachstum*, der körperlichen und seelischen *Reifung* und der *Fortpflanzung* (Fruchtbarkeit, Schwangerschaft, Milchproduktion). Die Sexualhormone sind chemisch den Nebennierenrindenhormonen (S. 565) sehr ähnlich und zählen wie diese zu den *Steroidhormonen.* Ihre wichtigsten Vertreter sind

- *Östrogene (Östradiol* u. a.);
- *Gestagene (Progesteron* u. a.) – beide zusammen werden auch als *weibliche Geschlechtshormone* bezeichnet;
- *männliche Geschlechtshormone (Androgene) Testosteron* und Dihydrotestosteron.

Östrogene und Gestagene werden bei der Frau im *Ovar* und in der *Plazenta* gebildet, beim Mann in geringer Menge im Hoden. Die Androgene werden beim Mann im *Hoden*, bei der Frau in geringer Menge in der Nebennierenrinde (S. 565) gebildet.

*Wirkung und Steuerung der Geschlechtshormone* werden ausführlich auf S. 382f., Bd. II und S. 397ff., Bd. II besprochen.

Die *Plazenta* (Mutterkuchen) dient nicht nur der Ernährung, der Sauerstoffversorgung und dem Abtransport von Stoffwechselprodukten des *Fetus* (ungeborenes Kind), sondern ist auch die *Bildungsstätte von Hormonen.* Im ersten Drittel der Schwangerschaft produziert die Plazenta vor allem *Choriongonadotropin (HCG).* Im *Fetus* fördert es die Produktion von Nebennierenrindenhormonen; im *Ovar* (Eierstock) *der Mutter* unterdrückt HCG die Follikelbildung und fördert den Aufbau der weiblichen Geschlechtshormone *Progesteron* und *Östradiol.*
Auf dem Nachweis hoher HCG-Konzentration im mütterlichen Urin zu Beginn der Schwangerschaft basieren die meisten *Schwangerschaftstests.*

In den letzten zwei Dritteln der Schwangerschaft produziert die Plazenta *Progesteron* und *Östradiol*, d. h. sie übernimmt die Funktion, die das mütterliche Ovar zu Beginn der Schwangerschaft innehatte.

### 22.9.12 Gewebshormone

Mit dem Begriff „Gewebshormone" wird eine Gruppe unterschiedlicher Substanzen bezeichnet, die wie die Hormone an Zielorganen zwar spezifische Wirkungen hervorrufen, die aber nicht von eigenen endokrinen Drüsen gebildet werden. In jüngerer Zeit wird dieser Begriff jedoch nicht mehr für alle früher einmal als Gewebshormone bezeichneten Substanzen verwendet. So werden die Hormone des Verdauungstraktes als *Enterohormone* bezeichnet. Zu ihnen zählen z. B. das *Gastrin*, das *Cholecystokinin-Pankreozymin*, das *Sekretin* u. a. Andere Stoffe, die früher als Gewebshormone bezeichnet wurden, werden heute den nervalen Überträgerstoffen (Neurotransmitter) zugerechnet, wie z. B. das Acetylcholin. Zu den Gewebshormonen zählen heute noch:

- *Erythropoetin*, das bei der Blutneubildung eine besondere Rolle spielt (S. 506);
- *Serotonin*, das an Nervenendigungen bestimmter Hirnbezirke, aber auch in den Thrombozyten vorkommt. Aus diesen wird es bei Verletzungen freigesetzt und bewirkt eine Gefäßverengung an den Verletzungsstellen (Blutstillung S. 511);
- *Histamin*, das an der Regelung der Magensaftproduktion beteiligt ist, bei Antigen-Antikörper-Reaktionen (S. 509 ff.) freigesetzt wird und Ursache vieler sog. allergischer Reaktionen ist;
- *Angiotensin*, das bei der Regelung des Blutvolumens, des Blutdrucks und des $Na^+$-Haushaltes eine Rolle spielt.

Außerdem zählt man zu dieser Gruppe noch andere Stoffe, wie *Bradykinin* und *Kallidin* (die u. a. stark gefäßerweiternd wirken), und die *Prostaglandine*, die in viele Funktionen des Organismus eingreifen, deren Bedeutung aber noch nicht in allen Punkten geklärt ist.

## 22.10 Erregbare Zellen, Muskelphysiologie

**Lernziel**

Der Leser kann nach dem Studium dieses Abschnitts über die elektrischen Vorgänge in erregbaren Zellen (Nerv und Muskel), im besonderen über
- Ruhemembranpotential und
- Aktionspotential

Auskunft geben.
Er wird des weiteren die Funktion der Muskulatur, insbesondere
- neuromuskuläre Übertragung von Impulsen,
- anatomische Grundlagen der Kontraktion,
- Elementarvorgang der Kontraktion,
- elektromechanische Koppelung,
- Einzelzuckung und Tetanus,
- Alles-oder-nichts-Gesetz,
- Begriffe Tonus, Kontraktur und Starre,
- Muskelstoffwechsel in Ruhe und bei körperlicher Belastung,
- Sauerstoffschuld,
- motorische Einheit,
- Möglichkeiten der Abstufung der Muskeltätigkeit

beschreiben können.
Außerdem wird er die wichtigsten funktionellen Unterschiede zwischen Herzmuskel, glatter Muskulatur und Skelettmuskulatur herausstellen können.

Die Muskeln sind hochspezialisierte Bewegungsorgane, die einerseits dem Menschen freie und aktive *Beweglichkeit* ermöglichen (Skelettmuskulatur) und die andererseits *innerhalb des Körpers mechanische Arbeit* verrichten, z. B. Herzmuskel beim Bluttransport, Muskel in der Magen-Darm-Wand für die Fortbewegung der aufgenommenen Speisen. Bei den Muskeln handelt es sich um „Maschinen", die *chemische Energie direkt in mechanische Arbeit* und *in Wärme umwandeln.* Die mechanische Arbeit leistet der Muskel durch die sog. *Muskelzuckung (Kontraktion).*
Der Besprechung der Muskelphysiologie vorangestellt sind die ersten beiden Abschnitte, in denen a) jene elektrischen Vorgänge besprochen werden, die in erregbaren Zellen, also Nerven- und Muskelzellen ablaufen, und b) die Frage erörtert wird, auf welche Art und Weise elektrische Impulse vom Nerv auf den Muskel übergeleitet werden.
Wird in den weiteren Abschnitten von Muskeln gesprochen, so ist der *Skelettmuskel* gemeint, während der sog. glatten Muskulatur und dem Herzmuskel die beiden abschließenden Abschnitte gewidmet sind.

### 22.10.1 Elektrische Vorgänge in Nerv und Muskel, Erregbarkeit der Zelle

Muskel- wie Nervenzellen sind durch ein bestimmtes elektrisches Verhalten, d. h. durch bestimmte Potentiale gekennzeichnet: durch das *Ruhemembranpotential* im Ruhezustand und durch das *Aktionspotential* während der Erregung. Eine Impulsübertragung bzw. eine Kontraktion wäre ohne diese elektrischen Vorgänge nicht möglich.

#### 22.10.1.1 Ruhemembranpotential

Zwischen dem Inneren einer Zelle und ihrer Umgebung kann man mit geeigneten Meßgeräten eine *elektrische Span-*

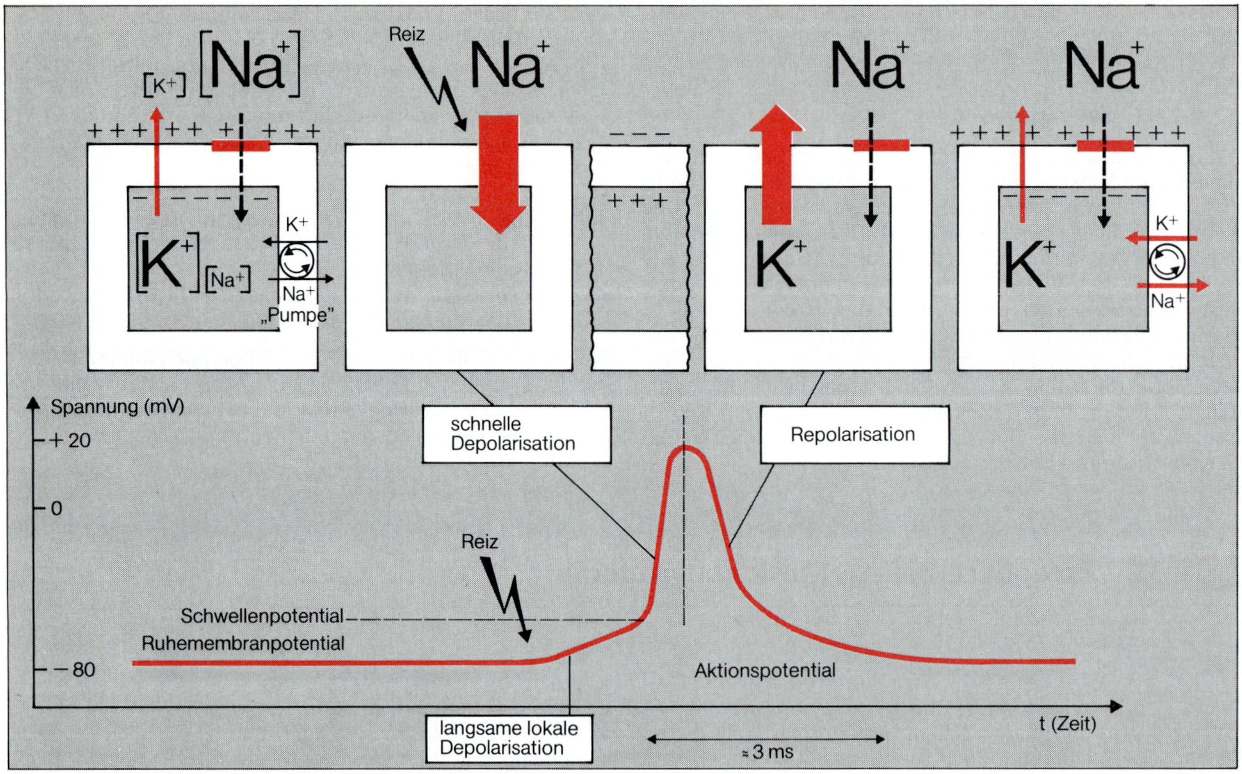


Abb. 22.**40** **Entstehung eines Aktionspotentials (vereinfacht).** Wie jede Zelle besitzt die erregbare Zelle (Nerv, Muskel) in der Zellmembran ein Transportprotein, das $Na^+$-Ionen aus der Zelle heraus- und $K^+$-Ionen in die Zelle hineinschafft *($Na^+$-$K^+$-„Pumpe")*. Dazu ist chemische Energie (S. 498) nötig. Durch die hohe *$K^+$-Konzentration im Zellinneren* entsteht ein sog. **Ruhepotential** (Zellinneres ca. – 80 vM gegen Zelläußeres; S. 503). Wird die Nerven- oder Muskelzelle gereizt, vermindert sich das Zellpotential erst zögernd *(langsame Depolarisation)*, bei Erreichen eines bestimmten *Schwellenpotentials* (ca. – 50 mV) kommt es jedoch plötzlich zu einer sehr raschen *Depolarisation*, wobei sich das Zellpotential sogar umdreht (ca. + 20 mV). Ursache für diese Depolarisation ist ein lawinenartiger *$Na^+$-Einstrom* (positive Ladung!) in die Zelle. Dem Reiz folgt also eine *erhöhte Durchlässigkeit der Zellmembran für $Na^+$*. Die $Na^+$-Durchlässigkeit sinkt allerdings sofort wieder ab und wird nun von einer etwas länger andauernden *Erhöhung der $K^+$-Durchlässigkeit* gefolgt. Sie unterstützt die *Repolarisation,* also das rasche Zurückkehren des Potentials zum Ruhewert. Diese Vorgänge (De- und Repolarisation) werden als *Aktionspotential* bezeichnet. Es pflanzt sich entlang der Nerven- oder Muskelfaser fort und ist Grundlage der Informationsübertragung im Nerv bzw. Voraussetzung für das Zustandekommen einer Muskelzuckung. Form und Dauer der Aktionspotentiale von Nerv, Skelett-, Herz- und glatten Muskeln können sich wesentlich voneinander unterscheiden.

*nung (Potential)* feststellen, wobei sich das *Zellinnere* gegenüber der *Zellaußenseite* elektrisch *negativ* verhält. Diese Potentialdifferenz über die Zellmembran hinweg existiert an jeder Zelle (Zellpotential) und wird bei Muskel- und Nervenzellen als Ruhemembranpotential bezeichnet. Die Entstehung dieses Potentials – es ist ein sog. *Diffusionspotential* – wird ausführlich auf S. 503 behandelt.

## 22.10.1.2 Aktionspotential

Nerven- und Muskelzellen sind *elektrisch erregbar.* Eine solche Erregung kann beim Nerv von einem Rezeptor (Fühler S. 581) oder von einem anderen Nerv, beim Skelettmuskel vom zugehörigen (sog. motorischen) Nerv und beim Herzmuskel vom Erregungsleitungssystem (S. 513) kommen und beim glatten Muskel von selbst oder durch einen Nerven- oder Hormonreiz entstehen. Nerv und Muskel lassen sich aber auch künstlich, z. B. durch einen Stromstoß, reizen.

Wird ein Nerv oder ein Muskel erregt (gereizt), *ändert* sich sein *Ruhepotential* (s. o.): Es wird weniger negativ (braune Kurve in Abb. 22.**40**). Ist der Reiz stark genug und hält er lange genug an, wird das sog. *Schwellenpotential* (ca. – 50 mV) erreicht, d. h., ein solcher Reiz ist *überschwellig. Unabhängig* vom ursprünglichen Reiz kommt es nach Überschreitung des Schwellenpotentials *(„Zündschwelle")* zu sehr schnell ablaufenden Potentialänderungen, die zusammen *Aktionspotential* genannt werden: Das zuvor im Zellinneren noch negative Potential wird sehr rasch Null und dann sogar positiv (sog. *Depolarisationsphase* des Aktionspotentials), um anschließend wieder (etwas langsamer) negativ

zu werden *(Repolarisationsphase)*. Schließlich wird das ursprüngliche Ruhepotential von ca. –80 mV wieder erreicht (braune Kurve in Abb. 22.**40**), d. h., die Zelle ist wieder bereit für ein weiteres Aktionspotential.
Genügen Stärke und Dauer des Reizes nicht, das Schwellenpotential zu erreichen, handelt es sich nur um einen *unterschwelligen Reiz*. Er löst *kein* Aktionspotential aus, und die von ihm verursachte leichte Potentialänderung wird bald wieder rückgängig gemacht.

Dem Aktionspotential liegen *Durchlässigkeits-(Permeabilitäts-)Änderungen der Zellwand für* $Na^+$- und $K^+$-Ionen und vor allem im Herzmuskel auch für $Ca^{2+}$-Ionen zugrunde. Obwohl die $Na^+$-Ionen außerhalb der Zelle in viel höherer Konzentration vorliegen als in der Zelle und daher (und auch wegen der sie anziehenden negativen Ladung des Zellinneren) bestrebt sind, *in* die Zelle *hineinzudiffundieren* (S. 502 f.), können sie unter Ruhebedingungen kaum in die Zelle gelangen, da die Wand für $Na^+$-Ionen praktisch undurchlässig (impermeabel) ist. Das Ruhepotential, das durch $K^+$-Ionen entsteht, die aus der Zelle herausdiffundieren, kann daher in Ruhe nicht durch einströmende $Na^+$-Ionen aufgehoben werden. Nach einem Reiz jedoch wird die Zellmembran plötzlich für kurze Zeit für $Na^+$-Ionen durchlässig (permeabel), so daß diese geradezu „lawinenartig" in die Zelle einströmen (Abb. 22.**40**). Dieses massive Hineinströmen der *positiven* $Na^+$-Ionen im Anschluß an eine Reizung der Zellmembran führt dazu, daß das *Ruhemembranpotential zusammenbricht* (Depolarisation, s. o.), was die Durchlässigkeit für $Na^+$-Ionen kurzzeitig noch weiter erhöht. Diese gegenseitige Beeinflussung von $Na^+$-Einstrom und Zellpotential führt so weit, daß das Membranpotential sogar kurzzeitig umgedreht wird. Jetzt ist die Zelle innen positiv und außen negativ. Schon kurz davor wurde die Membran wieder undurchlässig für $Na^+$-Ionen, und es kann sich das ursprüngliche Ruhepotential wieder aufbauen (Repolarisation).
Die Repolarisation wird dadurch beschleunigt, daß in dieser Phase auch die *$K^+$-Durchlässigkeit* vorübergehend *ansteigt*. Das führt vorübergehend zu einem vermehrten $K^+$-Ausstrom (Diffusion) aus der Zelle. Da die $K^+$-Diffusion ja die Ursache des Ruhemembranpotentials ist (S. 503), führt dieser erhöhte $K^+$-Ausstrom besonders schnell wieder zur Stabilisierung des Ruhemembranpotentials.
Die Menge an $Na^+$- und $K^+$-Ionen, die bei einem einzelnen Aktionspotential in die bzw. aus der Zelle fließen, ist im Vergleich zum gesamten Bestand der Zelle zwar äußerst gering; da in erregbaren Zellen jedoch oft viele Hunderte von Aktionspotentialen pro Sekunde ablaufen, stellt eine energieverbrauchende *$Na^+$-$K^+$-„Pumpe" in der Zellmembran* (aktiver Transport S. 502) immer wieder die ursprünglichen Ionenkonzentrationen her (Abb. 22.**40**).

Ein Aktionspotential dauert an der Skelettmuskelzelle und an der Nervenzelle zwischen 1 und 4 ms. Trifft ein neuer Reiz eine Zellmembran mitten im Ablauf eines Aktionspotentiales, so ist dieser Reiz *wirkungslos*. Die Zeit, in der ein neuer Reiz kein Aktionspotential auslösen kann, wird als *absolute Refraktärzeit* bezeichnet. Kurz danach (gegen Ende des Aktionspotentials) kann ein zweiter Reiz wieder wirksam werden, und zwar dann, wenn er sehr stark ist. Die Zeit, in der nur ein besonders starker Reiz in der Lage ist, die Zellmembran noch während eines Aktionspotentials zu depolarisieren, heißt *relative Refraktärzeit*.
Ein an einer Stelle ausgelöstes *Aktionspotential wandert* in der Weise *weiter*, daß es in seiner Nachbarschaft das Auftreten eines neuen Aktionspotentials verursacht, und dieses löst wieder ein weiteres aus usw. Auf diese Weise pflanzen sich die Aktionspotentiale (Impulse) über den ganzen Muskel bzw. entlang der ganzen Nervenfaser fort.
Die Nerven dienen der Informationsübermittlung im Körper. Diese „Meldungen" werden in Form von Aktionspotentialen „verschlüsselt". Was dabei am Aktionspotential verändert wird, ist *nicht* die Höhe oder Länge des einzelnen Aktionspotentials (hier gilt das *„Alles-oder-nichts-Gesetz"*), sondern seine *Frequenz*, d. h., *wie oft* pro Sekunde ein solcher Impuls die Nervenfaser durchläuft.

## 22.10.2 Neuromuskuläre Übertragung

Eine Muskelkontraktion erfolgt erst dann, wenn am Muskel ein Aktionspotential ausgelöst wird (s. o.). Normalerweise werden im menschlichen Organismus Kontraktionen des Skelettmuskels durch *Nervenimpulse* ausgelöst, die dem Muskel über die efferenten motorischen Nerven vom Zentralnervensystem zugeleitet werden. Der Nervenimpuls kann jedoch nicht einfach vom Nerv auf den Muskel „überspringen". Dort, wo die Nervenfaser auf den Muskel auftrifft, ist die Muskelwand verdickt und gefaltet. Das Nervenende verbreitert sich plattenartig und liegt den Falten der Muskelzellmembran eng an. Diese Übertragungsstelle, die im Prinzip eine Synpase (S. 571) ist, wird *motorische Endplatte* genannt (Abb. 22.**41**).
Im Nervenende befinden sich kleine Bläschen (Vesikel), in denen ein *Überträgerstoff*, das *Acetylcholin* gespeichert ist. Gelangt ein Nervenimpuls (Aktionspotentiale S. 569) in diesen Bereich, so wird unter seinem Einfluß das Acetylcholin freigesetzt. Dieses diffundiert durch den Spalt zwischen Nervenende und Muskelfaser und löst an letzterer durch Änderung der $Na^+$-Permeabilität (s. o.) eine *Potentialveränderung* aus, die ihrerseits die Entstehung eines Aktionspotentials bewirkt, welches sich dann über die ganze Muskelfaser ausbreitet.

Durch verschiedene Stoffe kann man diese Impulsübertragung blokkieren. Eine solche Substanz ist z. B. das *Curare* (ein Pfeilgift der Indianer), das zu einer Lähmung des Muskels führt, ohne die Nerven- oder Muskeltätigkeit direkt zu beeinflussen. In ähnlicher Weise wirken die bei operativen Eingriffen verwendeten *Muskelrelaxanzien*. Auch krankhafterweise kann die neuromuskuläre Impulsübertragung gestört sein (z. B. bei Myasthenia gravis).

## 22.10.3 Mechanische Vorgänge am Muskel

Kommt ein Aktionspotential an der Verbindungsstelle zwischen Nerv und Muskelfaser an (= motorische Endplatte), so löst es an der Membran der Muskelfaser ebenfalls ein Aktionspotential aus. Dieses „Muskelaktionspotential" breitet sich über die gesamte Muskelfaser aus, also auch in den transversalen Tubuli (S. 327 ff.). Das von der motorischen Endplatte ausgehende und über die gesamte Muskelfaser fortwandernde Aktionspotential löst etwa 2 ms nach Beginn der Depolarisation die Muskelzuckung *(Kontraktion)* aus.
Das Bindeglied zwischen dem Aktionspotential (= elektrischer Vorgang), und der Kontraktion (= mechanischer Vorgang) ist die Erhöhung der $Ca^{2+}$-Konzentration in der Muskelfaser. Diese Umwandlung eines elektrischen in einen mechanischen Vorgang nennt man elektromechanische Kopplung. Im einzelnen geschieht dabei Folgendes: das Aktionspotential gelangt über die transversalen Tubuli in unmittelbarer Nähe des sarkoplasmatischen Retikulums. Dies ist eine schlauchartige Struktur (Sonderform des endoplasma-

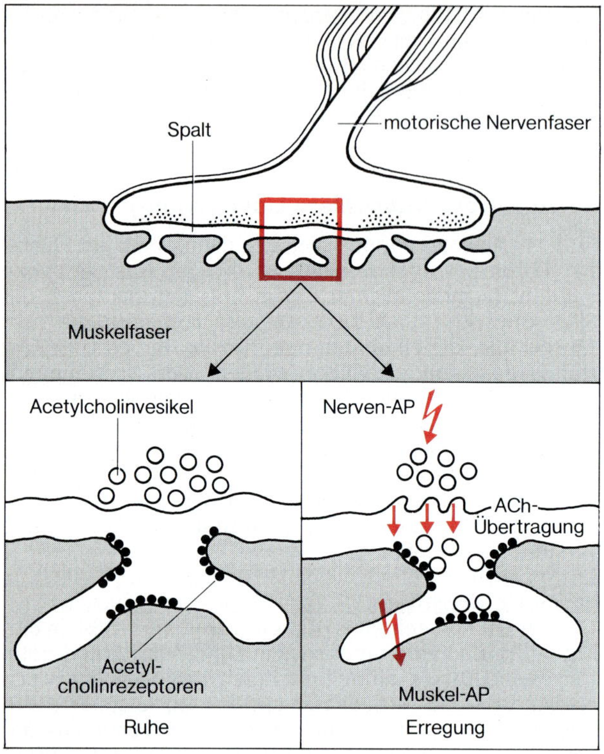


Abb. 22.**41** **Neuromuskuläre Erregungsübertragung an der motorischen Endplatte des Skelettmuskels.** In den Enden der motorischen Nervenzellen ist *Acetylcholin* in Form kleiner Bläschen *(Vesikel)* gespeichert. In der Nervenfaser ankommende Impulse (Aktionspotentiale = AP) führen dazu, daß sich der Inhalt der Vesikel in den *Spalt* zwischen Nervenende und Muskelfaser entleert. Acetylcholin diffundiert durch den Spalt zu speziellen *Rezeptoren* (Aufnahmestellen) an der gegenüberliegenden Muskelzellmembran, wo es die $Na^{+}$-Durchlässigkeit erhöht und damit nun auch an der Muskelfaser ein Aktionspotential auslöst. Acetylcholin wirkt bei der neuromuskulären Erregungsübertragung also als chemische *Überträgersubstanz (Transmitter).*

tischen Retikulums), die große Mengen an $Ca^{2+}$ enthält. Bei dem Eintreten eines Aktionspotentials wird $Ca^{2+}$ aus dem sarkoplasmatischen Retikulum ausgeschüttet, so daß sich die $Ca^{2+}$-Konzentration in der Muskelfaser um den Faktor 100–1000 erhöht. Diese $Ca^{2+}$-Auschüttung setzt nun die Kontraktion in Gang. Am Ende einer Kontraktion wird das $Ca^{2+}$ wieder in das sarkoplasmatische Retikulum gepumpt, so daß die $Ca^{2+}$-Konzentration wieder auf die Ausgangswerte absinkt.

### 22.10.3.1 Anatomische Grundlagen der Kontraktion

Der *Skelettmuskel* besteht aus einzelnen Muskelfasern, die zwischen den Sehnen parallel so angeordnet sind, daß sich die Kräfte der Einzelfasern bei der Kontraktion addieren. Die *Muskelfaser* (die eigentliche Muskelzelle) hat eine langgestreckte, zylindrische Gestalt und besteht hauptsächlich aus den sog. *Fibrillen*, die im Zellplasma (Sarkoplasma) der Muskelzelle eingebettet sind. Die *Fibrillen* wiederum sind aus den *Filamenten* aufgebaut. Ihre Bausteine sind längere Eiweißketten, von denen mehrere in einem Bündel (Filament) zusammengefaßt sind. Man unterscheidet *dicke* und *dünne* Filamente. Die Eiweißkörper der dicken Filamente heißen *Myosin*, die der dünnen *Actin*. Abschnitte, in denen jeweils dicke und dünne Filamente in charakteristischer Weise angeordnet sind, werden als *Sarkomere* bezeichnet. Eine *Muskelfibrille* ist aus diesen in der Längsrichtung der Faser hintereinander angeordneten Sarkomeren aufgebaut. Die Sarkomere sind „in Serie" geschaltet!

### 22.10.3.2 Elementarvorgang der Kontraktion

Eine Verkürzung der Muskelfibrillen und damit der Muskelfaser erfolgt dadurch, daß sich die vielen „in Serie" geschalteten Sarkomere verkürzen. Zu dieser Sarkomerverkürzung kommt es, weil sich die *Actin-* und *Myosinfilamente*, die zueinander parallel angeordnet sind, mittels Querverbindungen gegeneinander bzw. ineinander verschieben können. Dabei binden sich die Myosinköpfe an das Actin, klappen um („Ruderschlag") und bewegen dabei die Actin- gegen die Myosinfilamente. In Abb. 22.**42** ist die Verkürzung mehrerer Sarkomere durch Ineinandergleiten der Filamente schematisch dargestellt. Daraus ist auch zu ersehen, daß diese Sarkomerverkürzung zustande kommt, ohne daß sich die Filamente selbst verkürzen. Nach dem Lösen der Actin-Myosin-Verbindung (ATP-Verbrauch!) und dem erneuten „Anspannen" der Myosinköpfe kann ein weiterer „Ruderschlag" stattfinden. Ein jeder solcher Zyklus verkürzt den Muskel um ca. 1%. Jeder dieser Ruderschläge ist nur in Anwesenheit von $Ca^{2+}$ möglich.

### 22.10.3.3 Kontraktionsformen

Unter Kontraktion des Muskels versteht man prinzipiell die *Verkürzung* der kontraktilen (zusammenziehbaren) Teile des Muskels (Sarkomere). Dies muß aber *nicht* notwendigerweise bedeuten, daß sich bei der Muskelkontraktion der gesamte Muskel verkürzt. Der Muskel weist nämlich neben den *kontraktilen* auch sog. *elastische* Bauelemente auf, die mit den kontraktilen Anteilen in Serie geschaltet sind. Das heißt: in Längsrichtung der Muskelfasern wechseln *kontraktile* und *elastische* Anteile einander ab. Wenn nun die Verkürzung der Muskels verhindert wird (z. B. zu schwere Last), so führt eine Kontraktion der kontraktilen Elemente ohne Verkürzung des Gesamtmuskels zu einer starken Zunahme der Muskelspannung – die zwischen den kontraktilen Teilen liegenden elastischen Strukturen werden dabei stark gedehnt.

Es gibt daher zwei *Grundformen* der Muskelkontraktion (Abb. 22.**43**).

- *isotone Kontraktion* – der Muskel verkürzt sich, er hat nur einen leichteren Gegenstand zu heben, die Spannung bleibt gleich;
- *die isometrische Kontraktion* – der Muskel kann sich nicht verkürzen, z. B. beim Versuch, eine zu schwere Last zu

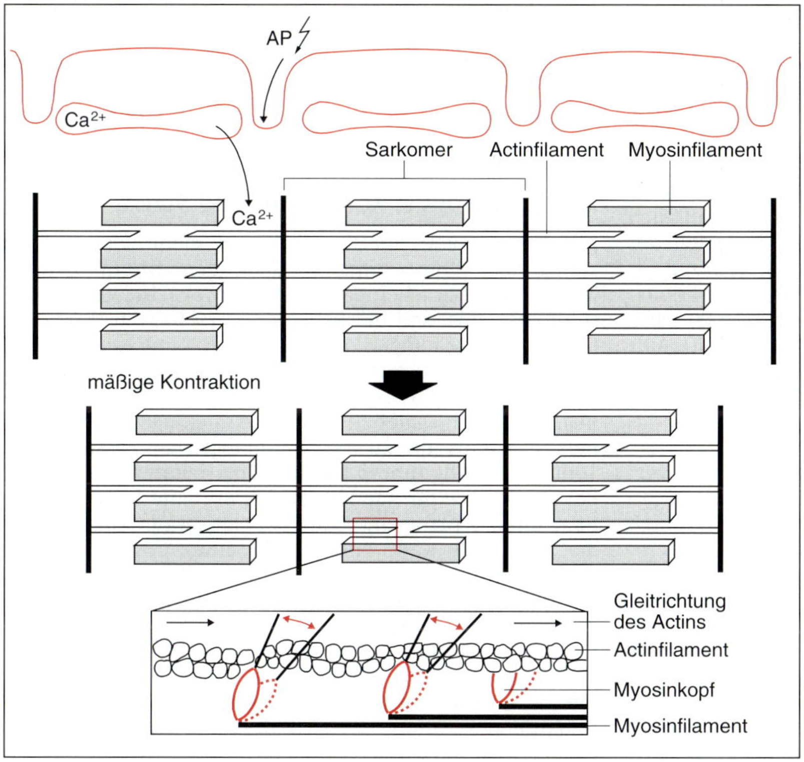


Abb. 22.**42** **Schema des Elementarvorganges der Muskelkontraktion.** Die funktionelle Grundeinheit des Skelettmuskels ist das *Sarkomer*, es kann sich verkürzen. Seine Elemente sind zwei verschiedene Eiweißketten, das *Actinfilament* und das *Myosinfilament*. Beide ändern ihre Länge nicht, sondern gleiten (wie die gespreizten Finger beider Hände) ineinander, sog. *Filamentgleiten;* d. h., die Verkürzung des Sarkomers kommt dadurch zustande, daß sich die Filamente zunehmend stärker überlappen (dicker Pfeil). Ein Aktionspotential am Muskel setzt $Ca^{2+}$ in der Muskelfaser frei und bewirkt damit, daß Actin und Myosin miteinander reagieren. Dabei binden sich die sog. Köpfe des Myosins an das Actin, kippen anschließend um und ziehen dabei das Actin ein Stück an sich vorbei, lösen sich wieder, binden sich erneut usw.

heben; es tritt jedoch eine starke Spannungszunahme auf.

Isotone und isometrische Kontraktionen sind Grenzfälle der Muskeltätigkeit. Häufiger sind die Kontraktionsformen, die sich von diesen beiden Grundformen ableiten lassen (Abb. 22.**43**):

- *auxotone Kontraktion* – der Muskel verkürzt sich und gleichzeitig nimmt auch die Spannung zu;
- *Unterstützungszuckung* – der Muskel kontrahiert sich zuerst isometrisch und dann isotonisch. Beispiel: Beim Heben einer relativ schweren Last wird zuerst die Spannung im Muskel stark erhöht, die Last jedoch noch nicht gehoben. Erst wenn die Spannungsentwicklung groß genug ist, wird die Last abgehoben. Der Muskel verkürzt sich dann mit gleichbleibender Spannung.
- *Anschlagszuckung* – zuerst kommt es zu einer isotonen, dann zu einer isometrischen Kontraktion. Beispiel: Eine leichtere Last wird aus einer Vertiefung gehoben (isotone Kontraktion). Die Last bleibt an irgend etwas hängen, so daß ein weiteres Heben trotz stärkster Muskelkontraktion nicht mehr möglich ist (isometrische Kontraktion).

## 22.10.3.4 Einzelzuckung, Tetanus

Trifft ein einzelnes überschwelliges Aktionspotential einen Muskel, so erfolgt eine einmalige, kurze Muskelkontraktion, die als *Einzelzuckung* (rasche Verkürzung mit nachfolgender Erschlaffung) bezeichnet wird. Dabei beginnt die Kontraktion nicht sofort nach der Reizung, sondern erst mit einer kurzen *Verzögerung* (Latenz). Die Zeit zwischen Reiz und Beginn der Kontraktion heißt *Latenzzeit*. Während der Latenz-

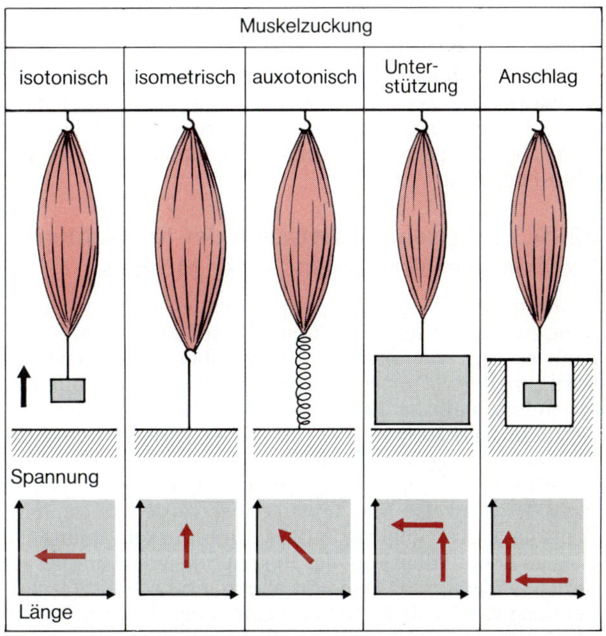


Abb. 22.**43** **Kontraktionsformen des Muskels bei verschiedenen äußeren Bedingungen mit den dazugehörigen Änderungen von Längen und/oder Spannung.**

zeit laufen das Aktionspotential und die Vorgänge der elektromechanischen Koppelung ab. Sie variiert von Muskel zu Muskel und beträgt eine bis mehrere Millisekunden.
Wird der Muskel oftmalig hintereinander gereizt, so antwortet er *jedesmal* mit einer Zuckung. Bei einer Erhöhung der Reizfrequenz kommt der Punkt, wo der neue Reiz auf den Muskel noch während der vorherigen Kontraktion einwirkt. Die Folge ist, daß während einer Kontraktion eine neue Kontraktion ausgelöst wird: Die neue Kontraktion „pfropft" sich auf die alte „auf". Entscheidend für die Wirksamkeit des zweiten Reizes ist, daß er den Muskel zwar noch während der Zuckung, aber erst gegen Ende oder nach Ablauf des Aktionspotentials, also nach der absoluten Refraktärphase, trifft. Dieser Vorgang wird als *Summation* oder *Superposition* („Aufpfropfen") der Kontraktion bezeichnet. Seine Bedeutung liegt darin, daß auf diese Weise eine *Spannungszunahme* bzw. eine *Verkürzung* des Muskels erreicht wird, die weit über das Ausmaß der Einzelzuckung hinausgehen.
Wird die Reizfolge noch schneller (etwa 20 Hz), so verschmelzen die Einzelzuckungen zu einer einzigen, kräftigen *Dauerkontraktion*, die als *Tetanus* bezeichnet wird. Dadurch wird die Muskelkraft auf das 4fache erhöht.

#### 22.10.3.5 Alles-oder-nichts-Gesetz

Damit ein Reiz an einer Muskelfaser ein Aktionspotential und in dessen Gefolge eine Muskelzuckung auslösen kann, muß er eine bestimmte Stärke haben (sog. Schwellenreiz). Reize, die nicht in der Lage sind, Aktionspotentiale auszulösen, sind sog. *unterschwellige Reize*, während Reize, die stärker als die Schwellenreize sind, *überschwellig* genannt werden. Die durch einen einmaligen Schwellenreiz ausgelöste Zuckung einer Muskelfaser (genauer: einer motorischen Einheit, S. 574) hat bereits eine maximale Stärke. Mit einer höheren Reiz*stärke* kann also keine stärkere Muskelzuckung hervorgerufen werden, wohl aber mit *mehreren* Reizen (s. o.). Die Muskelfasern einer motorischen Einheit (S. 574), nicht aber der ganze Skelettmuskel, gehorchen damit dem Alles-oder-nichts-Gesetz.

#### 22.10.3.6 Beziehung zwischen der Kontraktionskraft und der Vordehnung eines Muskels

Wird ein Muskel in einer entsprechenden Versuchsanordnung zwischen zwei Fixpunkten eingespannt und gereizt, so kann er sich zwar nicht verkürzen, aber seine Spannung wird zunehmen *(isometrische Kontraktion)*. Dabei kann man feststellen, daß die Kraft der isometrischen Kontraktion (Spannungsentwicklung) um so größer wird, je weiter die zwei Befestigungspunkte auseinander liegen, d. h., je stärker der Muskel vor der Reizung gedehnt wurde (sog. *Vordehnung* des Muskels). Mit zunehmender Vordehnung nimmt die isometrische Kontraktionskraft des Muskels anfangs zu (s. auch Kontraktionskraft des Herzens, die vom Füllungsvolumen abhängt, S. 524) nimmt aber dann bei weiterer Vordehnung wieder ab. Es gibt also eine Länge, bei welcher ein Muskel seine maximale Kraft entwickeln kann. Bei dieser Länge haben die einzelnen Actin- und Myosinfilamente die ideale Stellung zueinander. Ist der Muskel kürzer, so ist die Überlappung der Filamente zu groß und sie behindern sich gegenseitig (Abb. 22.**42**). Ist der Muskel länger, so können nicht mehr genügend Aktin-Myosin-Brücken ausgebildet werden, wodurch die Kraft abnimmt. Viele ruhende Muskeln in unserem Körper haben gerade jene Länge oder Vordehnung, von der aus sie die größte Kontraktionskraft entfalten können (Abb. 22.**44**).

#### 22.10.3.7 Tonus, Kontraktur und Starre

Spricht man von *Tonus*, so ist jener mehr oder weniger starke *Spannungszustand* gemeint, den ein innervierter Muskel auch bei scheinbarer Ruhe aufweist. Ursache für diesen Ruhetonus sind die Reflexbögen (S. 577), welche dazu führen, daß ständig Aktionspotentiale (mit der Ruhefrequenz) zu der Muskulatur gelangen. Durch psychische Anspannung oder Erregung wird dieser Tonus, oft unwillkürlich, gesteigert. Daneben gibt es Erkrankungen des Zentralnervensystems, die zu einer pathologischen (krankhaften) Tonussteigerung führen können (Spastizität, Rigidität).
Bei der *Kontraktur* handelt es sich um eine *Dauerkontraktion*, deren Ursache eine Dauerdepolarisation sein kann und die z. B. durch Kälte oder durch Säuren auslösbar ist. So führt z. B. eine längerdauernde Muskelleistung bei mangelnder Sauerstoffversorgung zu einer Zunahme der Milchsäurekonzentration im Muskel (s. u.), wodurch eine sog. Ermüdungskontraktur („Krampf") ausgelöst wird. *Beachte:* Auch unter Tetanus versteht man eine Dauerkontraktion, die jedoch im Gegensatz zur Kontraktur nicht durch eine Dauerdepolarisation, sondern durch rasch nacheinander eintreffende Aktionspotentiale ausgelöst wird.
*Muskelstarre.* Dauert eine Kontraktur zu lange, so verliert der Muskel seine Dehnbarkeit und *erstarrt* in seiner *verkürzten Form.* Diese Starre unterscheidet sich also von der Kontraktur dadurch, daß die *Kontraktur* ein reversibler (umkehrbarer) Zustand ist, während die Starre *irreversibel* (nicht umkehrbar) ist. Verantwortlich für das Eintreten der Starre ist eine Abnahme von *ATP* (Adenosintriphosphat) in den kontraktilen Teilen des Muskels. Grund: Das ATP liefert bei seiner Spaltung die *notwendige Energie* für das Lösen der Filamente (S. 572 f.), was dazu notwendig ist, daß sich die Filamente kontinuierlich verschieben können, d. h., daß der Muskel weich bleibt („Weichmacherwirkung des ATP"). Fehlt das ATP z. B. durch zu lange Beanspruchung des Muskels oder durch Absinken des ATP-Spiegels nach Eintritt des Todes, können sich die Filamente nicht mehr verschieben, der Muskel wird *starr.* Darauf beruht die *Totenstarre.* Sie tritt in denjenigen Muskeln früher ein, welche vor dem Tode noch stärker beansprucht wurden und daher schon von vornherein weniger ATP besaßen.

### 22.10.4 Muskelstoffwechsel

Wie auf S. 568 einleitend besprochen, ist der Muskel eine „Maschine", die chemische Energie *direkt* in mechanische Energie umwandelt. Dabei entsteht zwar auch Wärmeenergie (S. 498), doch ist der Muskel nicht mit einer Wärmekraftmaschine (wie z. B. der Dampfturbine) vergleichbar, in der chemische Energie zuerst vollständig in Wärmeenergie und dann erst in mechanische Energie umgewandelt wird. Die notwendige chemische Energie für die Muskelkontraktion (Gleiten der Filamente) wird bei der *Spaltung von ATP* (Adenosintriphosphat) frei (ATP → ADP + Phosphat + Energie). Dadurch nehmen die ATP-Vorräte im Muskel natürlich ab und müssen, sollen weitere Muskelkontraktionen erfolgen können, wieder aufgefüllt werden.

Dies geschieht folgendermaßen: In der Muskelzelle befindet sich eine weitere, sog. *energiereiche Verbindung*, das *Kreatinphosphat (KP)*, bei dessen Spaltung ebenfalls Energie frei wird (KP → Kreatin + Phosphat + Energie). Die dabei freiwerdende Energie wird verwendet, um ATP aus Adenosindiphosphat + Phosphat nachzubilden (ADP + P + Energie → ATP). Gehen auch die KP-Speicher zu Ende, so muß Energie zur ATP-Bildung auf andere Weise gebildet werden, und zwar durch „Verbrennen" (Abbau) von Kohlenhydraten. Für den Abbau der Kohlenhydrate ist Sauerstoff notwendig (aerober Abbau), jedoch können Kohlenhydrate auch ohne Sauerstoff relativ rasch abgebaut werden (anaerober Abbau). Endprodukte beim aeroben Abbau sind *Kohlendioxid, Wasser* und (relativ viel) *Energie*, beim anaeroben Abbau *Milchsäure* (relativ wenig) *Energie*.
Die bei beiden Abbauwegen freiwerdende Energie wird dazu verwendet, aus ADP + P → ATP bzw. aus Kreatin + Phosphat → KP (Kreatinphosphat) zu bilden, d. h., laufend ATP nachzuliefern bzw. nach Beendigung der Muskeltätigkeit die Energiespeicher wieder aufzufüllen.

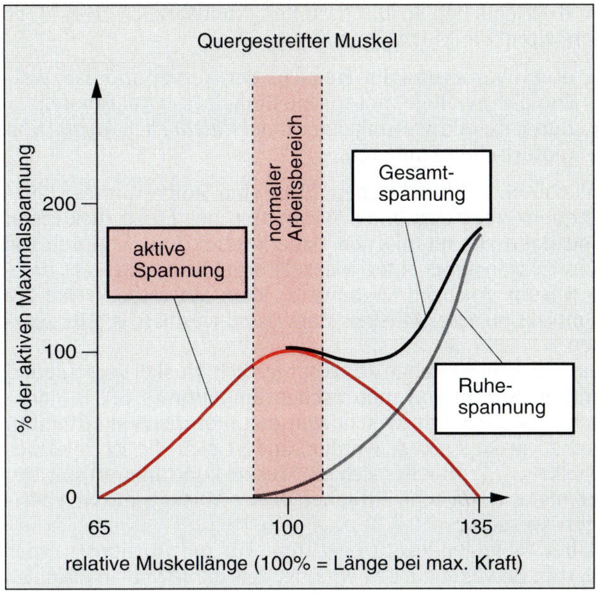


Abb. 22.**44** **Länge/Spannungs-Kurven.**

### 22.10.4.1 Muskelstoffwechsel bei körperlicher Arbeit, Sauerstoffschuld

Eine gesteigerte körperliche Arbeit (z. B. sportliche Tätigkeit) wird durch eine gesteigerte ATP-Spaltung möglich gemacht. Damit jedoch immer genügend ATP vorhanden ist, muß auch die Energiegewinnung durch den Kohlenhydratstoffwechsel gesteigert werden. Der aerobe Stoffwechsel (s. o.) kann erst nach einer gewissen „Anlaufzeit" gesteigert werden, da zuest Atmung, Herzarbeit und Durchblutung an den erhöhten Bedarf angepaßt werden müssen. In der Zwischenzeit liefert der anaerobe Stoffwechsel die notwendige Energie. Die dabei entstehende Milchsäure bremst jedoch zunehmend den Muskelstoffwechsel, weil sie eine pH-Abnahme (Ansäuerung)

(Milchsäure + $HCO_3^-$ → $Lactat^-$ + $CO_2$ + $H_2O$)

verursacht. Die Energiegewinnung auf dem Wege des anaeroben Kohlenhydratabbaues ist daher nur für kurze Zeit möglich und wird deshalb vor allem für *kurzdauernde Höchstleistungen* benötigt. In den ersten Minuten *nach* einer solchen Höchstleistung müssen einerseits die ATP-Speicher wieder gefüllt und andererseits das vermehrt entstandene Lactat abgebaut werden. Für diese Prozesse ist Sauerstoff notwendig, der nach einer solchen Belastung zusätzlich zu dem auch in Ruhe benötigten Sauerstoff aufgenommen werden muß. Diese *zusätzliche Sauerstoffmenge* wird als *Sauerstoffschuld* bezeichnet, die man während der Belastung „eingegangen" ist und die danach durch Mehraufnahme von $O_2$ „abgestattet" wird. Da vermehrt entstandene $H^+$-Ionen der Milchsäure den anaeroben Prozeß der Energiegewinnung hemmen, ist verständlich, daß *Dauerleistungen* nur dann erbracht werden können, wenn die dazu notwendige Energie schnell genug durch den aeroben Kohlenhydratabbau aufgebracht wird.

## 22.10.5 Eigenschaften des Muskels im Körper

Normalerweise kontrahiert sich ein Skelettmuskel im intakten Organismus nur unter dem Einfluß von *Nervenimpulsen*, die ihm über efferente motorische Nerven vom Zentralnervensystem (S. 576 f.) zugeleitet werden. Ist diese nervöse Versorgung des Muskels zerstört, so kommt es aufgrund der fehlenden (da nicht mehr möglichen) Beanspruchung des Muskels zur Muskelatrophie (Muskelschwund).

### 22.10.5.1 Motorische Einheit

Efferente motorische Nerven, die Impulse vom Zentralnervensystem zum Muskel leiten, bestehen aus vielen Nervenfasern. Jede dieser Nervenfasern (Axon einer motorischen Nervenzelle) spaltet sich am Muskel in mehrere Äste (Kollateralen) auf. Eine einzelne Nervenfaser versorgt mit diesen Kollateralen eine gewisse Anzahl von Muskelfasern, die über den ganzen (anatomischen) Muskel verstreut sein können. Diese von *einer* Nervenfaser versorgte Gruppe von Muskelfasern wird *„motorische Einheit"* genannt. Aus wievielen Muskelfasern eine motorische Einheit besteht, ist von Muskel zu Muskel verschieden. Während z. B. bei den äußeren Augenmuskeln eine Nervenfaser etwa sechs Muskelfasern versorgt, können in anderen Muskeln über eine Nervenfaser bis zu 1000 Muskelfasern erregt werden. (Die Bedeutung der motorischen Einheit ist unten dargestellt.)

### 22.10.5.2 Abstufung der Muskeltätigkeit

Auf S. 573 wurde bereits darauf hingewiesen, daß die einzelnen motorischen Einheiten dem Alles-oder-nichts-Gesetz gehorchen, d. h., daß jeder Impuls, der überschwellig ist, immer eine maximale Kontraktion der zugehörigen Muskelfasern bewirkt. Warum ist es dennoch möglich, daß der Muskel seine Kontraktion abstufen kann?

Im menschlichen Körper bestehen grundsätzlich zwei Möglichkeiten, die Muskelkraft abzustufen:

- durch Variierung der *Frequenz* der Nervenimpulse, welche die jeweilige motorische Einheit (s. o.) aktivieren;
- durch die Aktivierung einer *unterschiedlichen Anzahl* von motorischen Einheiten.

Wie auf S. 573 beschrieben, führt eine Steigerung der Reizfrequenz zuerst zu einer Summation der Einzelzuckungen und dann zur tetanischen Dauerkontraktion, wodurch die Kontraktionskraft eines Muskels erheblich gesteigert werden kann. Auch im Organismus kann auf diese Weise die Kontraktion eines Muskels stark (rund vierfach) erhöht werden.
Die Muskeln bestehen aus einer je nach Muskel verschieden großen Anzahl von motorischen Einheiten (s. o.). Je nachdem, wie viele und welche von den motorischen Einheiten eines Muskels erregt werden, ändert sich die Kraft dieses Muskels. Je kraftvoller sich ein Muskel kontrahieren soll, desto mehr motorische Einheiten dieses Muskels müssen aktiviert werden.
Dabei ist folgendes zu beachten: Für die Ausübung einer glatten Bewegung ist es wichtig, daß die jeweils eingesetzten motorischen Einheiten eines Muskels sich *nicht alle zugleich* (synchron) kontrahieren, sondern *zu verschiedenen Zeiten* (asynchron). Die *Summe aller Kontraktions- und Erschlaffungsphasen* der jeweils aktivierten motorischen Einheiten zusammen ergibt die *Gesamtbewegung* bzw. *-spannung* des Muskels.

## 22.10.6 Herzmuskel

Der Herzmuskel unterscheidet sich vom Skelettmuskel außer in seinem Feinbau (Histologie) vor allem in zwei Punkten:

- in der Dauer des Aktionspotentials,
- in der Dauer der Refraktärzeit.

*Aktionspotential.* Während ein Aktionspotential (Depolarisation und Repolarisation) am *Skelettmuskel 2–4 ms* beträgt, dauert es am *Herzmuskel rund 200 ms*, wobei vor allem die Repolarisation sehr viel länger dauert.
*Refraktärzeit.* Sowohl die Skelett- als auch die Herzmuskelfaser ist während des Großteils der Zeit des Aktionspotentials *absolut refraktär* (S. 513). Der Unterschied ist der, daß am Herzmuskel aufgrund des sehr viel länger dauernden Aktionspotentials auch die absolute Refraktärzeit um vieles länger ist als die des Skelettmuskels. Während bei letzterem ein zweiter Reiz noch während der vorherigen Kontraktion wirksam werden kann, zu einem Zeitpunkt also, zu dem das erste Aktionspotential längst beendet ist (Superposition bzw. Tetanus S. 573), fällt der Großteil des Aktionspotentials des Herzens mit der Herzmuskelkontraktion zeitlich zusammen. Da aber während der Zeit des Aktionspotentials kein Reiz wirksam werden kann (Refraktärzeit), ist auch die Auslösung einer neuen Kontraktion des Herzmuskels unmöglich, solange noch eine vorhergehende abläuft. Der Herzmuskel ist daher *nicht tetanisierbar.* Deswegen und weil sich die Herzerregung immer über die ganzen Vorhöfe und über die ganzen Kammern ausbreiten kann, folgen die Herzkammern (bzw. die Vorhöfe), im Gegensatz zum Skelettmuskel, *als Ganze* dem Alles-oder-nichts-Gesetz. Diese Eigenschaften sind die Grundlage für die rhythmisch-geordnete Herzkontraktion, also die Voraussetzung für die Pumpfunktion des Herzens.

## 22.10.7 Glatte Muskulatur

Die Unterschiede zwischen Skelett- und glatter Muskulatur bestehen u. a.

- im anatomischen Bau,
- im Ruhemembranpotential,
- in der Latenzzeit,
- in der Kontraktionsgeschwindigkeit,
- im Dehnungsverhalten und in der Spannungsentwicklung.

Das *Ruhemembranpotential* liegt in der glatten Muskulatur mit etwa −60 mV deutlich niedriger und ist außerdem instabil, d. h., es kann ohne äußere Reizeinwirkung (spontan) zum Auftreten eines Aktionspotentials und damit zur Auslösung einer *spontanen Kontraktion* kommen.
*Latenzzeit:* Die Zeit vom Beginn des Aktionspotentials bis zum Kontraktionsbeginn ist wesentlich länger als beim Skelettmuskel. Ebenso ist die Kontraktionsgeschwindigkeit der glatten Muskulatur wesentlich geringer als beim Skelettmuskel.
*Dehnungsverhalten und Spannungsentwicklung.* Viele glatte Muskeln verhalten sich, wenn sie gedehnt werden, oft nicht mehr wie elastische, sondern wie sog. plastische Körper. Dies soll am Beispiel der Harnblase (glatte Muskulatur) gezeigt werden. Wird die Harnblase gefüllt, so kommt es vorübergehend zu einer Spannungszunahme in der Muskelwand und dadurch zu einer Druckzunahme in der Blase. Anschließend nimmt die Spannung trotz gleichbleibender Füllung wieder ab. (Die Muskelwand „gibt nach“ = *plastisches Verhalten*). Auf diese Weise wird bei zunehmender Füllung der Harnblase über längere Zeit ein zu starkes Ansteigen des Innendrucks verhindert.

# 22.11 Zentrales und peripheres Nervensystem

**Lernziel**

Beim Studium dieses Abschnitts soll der Leser einen Einblick gewinnen in
- die Aufgaben des zentralen und peripheren Nervensystems sowie in
- die Bedeutung und Funktion der Neurone.

Auf dieser Wissensgrundlage wird er in die Lage versetzt darzulegen,
- was eine Synapse ist;
- auf welche Art und Weise die Erregungen an der Synapse übertragen werden;
- was man unter einem Reflex versteht;
- wie ein Reflexbogen aufgebaut ist und
- welche Arten von Reflexen es gibt.

Des weiteren soll der Leser Kenntnisse erwerben über
- die Bedeutung und Unterteilung des motorischen Systems,
- das sensorische System,
- die Registrierung der elektrischen Veränderungen des Zentralnervensystems,
- das Schlafverhalten und über
- Bewußtsein, Sprache und Gedächtnis.

## 22.11.1 Aufgaben des zentralen und peripheren Nervensystems

Das Zentralnervensystem *(ZNS)* besteht aus *Gehirn* und *Rükkenmark.* Anatomisch kann es vom peripheren Nervensystem dadurch abgegrenzt werden, daß es in einer knöchernen Hülle liegt. Die *Aufgabe* des ZNS besteht 1. darin, die Organe des Körpers miteinander über die peripheren Nerven zu ***koordinieren.*** So wird z. B. die Tätigkeit der Muskeln aufeinander abgestimmt und den jeweiligen Anforderungen angepaßt (motorisches System S. 578). Zweitens erhält das ZNS Informationen über Sinnesorgane und periphere Nerven aus der Umwelt, sowie aus dem Körper selbst (sensorisches System S. 579f.), die es verarbeiten muß. Das Nervensystem ist außerdem Sitz von Bewußtsein, Gedächtnis, Geist und Seele des Menschen.

Die *Grundeinheit* des Nervensystems ist die Nervenzelle mit ihren Fortsätzen (das *Neuron*). Das menschliche Gehirn besitzt viele Milliarden Nervenzellen. Trotz dieser großen Zahl nehmen die Neuronen nur etwa das halbe Volumen von Gehirn und Rückenmark ein. Die andere Hälfte wird von den sog. *Gliazellen* angefüllt, die die Nervenzellen umgeben und Stütz-, Ernährungs- und Abwehrfunktion haben. Da die Neuronen die „Träger" aller Leistungen des Zentralnervensystems sind, ist der folgende, allgemein gehaltene Abschnitt über die Neuronen der speziellen Besprechung des Nervensystems vorangestellt.

## 22.11.2 Neuronen und ihre Verbindungen untereinander

Bei den Neuronen (Nervenzellen) handelt es sich um unterschiedlich große Zellen, die aber alle einen ähnlichen, charakteristischen Bau aufweisen. Sie bestehen aus dem Zellkörper *(Soma)*, von dem üblicherweise (aber nicht bei allen Zellen) kurze Fortsätze *(Dendriten)* abgehen. Ein weiterer Fortsatz (*Axon* oder *Neurit*), der oft eine beträchtliche Länge aufweisen kann, verbindet die Neuronen miteinander oder mit anderen Zellen. Die Kontaktstelle zwischen zwei Neuronen wird als *Synapse* bezeichnet (Abb. 22.**45**).

Entlang der Axone des Neurons werden die *Informationen* in Form von elektrischen Impulsen zur nächsten Nervenzelle (Soma oder Dendrit), zur Muskulatur, zu Drüsen usw. weitergegeben. Diese „elektrischen Impulse" sind *weitergeleitete Aktionspotentiale* (S. 569). Sie breiten sich in sog. *markhaltigen Nervenfasern* sprungartig und damit schneller (5–120 m/s) aus als in *marklosen Nervenfasern* (1–2 m/s). Hat ein Axon keine Markscheide, so werden AP's in der Weise weitergeleitet, daß kontinuierlich AP's im Abstand von ca. 10 µm gebildet werden. An Axonen mit Markscheide müssen AP's nur alle 1,5 mm gebildet werden (an den sog. Schnürringen) da die Strecke dazwischen elektrisch isoliert ist. Die Verzögerung bei der Erregungsfortleitung entsteht hauptsächlich durch die Bildung von AP's, so daß klar ist, daß bei Bildung von weniger AP's pro Strecke die Fortleitung schneller ist.

Je stärker eine Nervenzelle gereizt wird, desto *öfter* wird ein Aktionspotential weitergeleitet, d. h. desto höher ist die *Frequenz* (S. 497) des Aktionspotentials (und nicht etwa dessen Höhe!).

### 22.11.2.1 Synapse

An der Synapse, der Verbindungsstelle eines Neurons mit einem zweiten Neuron, einer Muskelzelle oder einer Drüsenzelle, unterscheidet man einen *präsynaptischen* und einen *postsynaptischen* Teil (lat. prä = vor, post = hernach, nach; Abb. 22.**41**). Beide Teile sind durch den sog. *synaptischen Spalt* getrennt. Je nachdem, wo das Axon endet – an einem Dendriten, am Soma oder am Axon des anderen Neurons – spricht man von *axodendritischen, axosomatischen* oder *axoaxonischen* Synapsen.

### 22.11.2.2 Erregungsübertragung an den Synapsen

Erregungen (elektrische Impulse = Aktionspotentiale S. 569) gelangen von einem Neuron auf das andere meist durch eine *chemische Transmission.* Darunter versteht man folgenden Vorgang (s. auch neuromuskuläre Impulsübertragung S. 570f.): Ein über das Axon wandernder Impuls setzt *präsynaptisch* eine Substanz frei, die dort in Vesikeln (Bläschen)

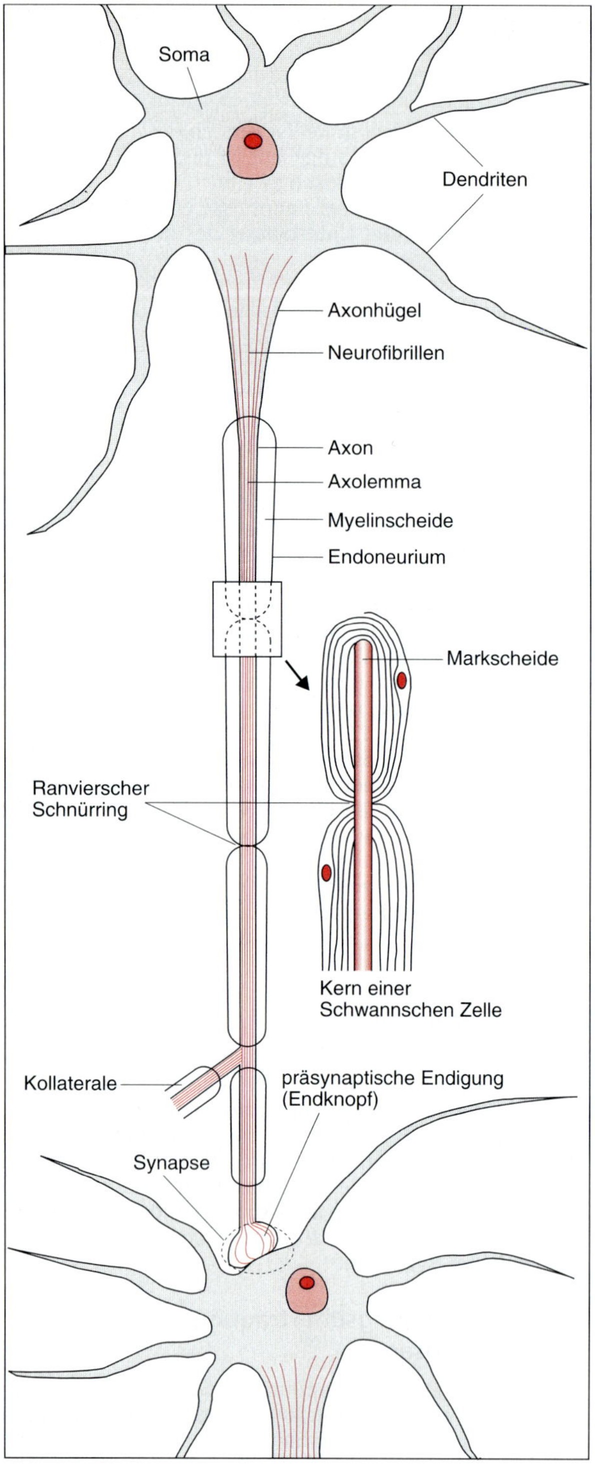


Abb. 22.**45** **Neuron und Synapse (Schema).**

gelagert ist. Diese Substanz (Transmitter- oder Überträgerstoff S. 592) wird in den synaptischen Spalt entleert, durchquert ihn durch Diffusion und verbindet sich mit Teilen der *postsynaptischen* Membran, was zu einer Veränderung der Durchlässigkeit (Permeabilität) dieser Membran entweder für $Na^+$-Ionen (u. a.) oder vorwiegend für $K^+$-Ionen führt. Die Folgen dieser Permeabilitätsänderungen sind unterschiedlich: Strömen $Na^+$-Ionen ein, wird postsynaptisch eine *Depolarisation* (S. 569) *ausgelöst*, aus der sich ein *fortgeleitetes Aktionspotential* (S. 569) entwickeln kann (aber nicht muß). An solchen Synapsen fördert also eine ankommende Erregung die Weiterleitung, ein Vorgang, den man als *Bahnung* bezeichnet. Erhöht die freigesetzte Transmittersubstanz postsynaptisch nur die $K^+$-Permeabilität, wird wegen der Hyperpolarisation das Entstehen eines Aktionspotentials *verhindert*. An diesen Synapsen kommt es daher zu einer *Hemmung* der Impulsübertragung.
Transmittersubstanzen sind u. a.:

- *Acetylcholin*, das im vegetativen Nervensystem (S. 591 f.), an der neuromuskulären Synapse (S. 570), aber auch im Zentralnervensystem zu finden ist;
- *Noradrenalin* (S. 592) und *Dopamin* (hemmt z. B. Prolactinausschüttung),
- *Serotonin* dem wie dem *Histamin* und den *Prostaglandinen* Transmittereigenschaften in bestimmten Teilen des Zentralnervensystems zugeschrieben werden;
- verschiedene *Aminosäuren*, z. B. Glycin, Glutaminsäure und Gammaaminobuttersäure (GABA), die wichtige Transmitter im ZNS sind.

Synapsen dienen, bei einer (gegenüber dem Axon) relativ *langsamen Leitungsgeschwindigkeit* (Diffusion!), in erster Linie als

- Ventil bei der Erregungsfortleitung, d. h., sie lassen Impulse nur in einer Richtung durch;
- Angriffspunkt von zum Teil gleichzeitiger Bahnung und Hemmung (s. oben) auf die Impulsfortleitung (am Soma eines Motoneurons des Rückenmarks z. B. enden rund 1000 verschiedene Neurone).

### 22.11.2.3 Reflexe

Unter Reflexen versteht man unbewußte, in der Regel gleichförmig ablaufende (stereotype) Reaktionen des Organismus auf eine Meldung, die das Zentralnervensystem entweder aus der Umwelt oder aus dem Körperinneren erhält.

**Reflexbogen.** Der Reflexbogen ist die funktionelle Einheit von miteinander verbundenen Neuronen, die Informationen von einem Rezeptor aufnehmen, an das Zentralnervensystem weiterleiten, dort „verarbeiten" bzw. umschalten und Impulse dann zum Erfolgsorgan leiten, wo bestimmte Reaktionen ausgelöst werden.
Der *Reflexbogen besteht aus*

- einer Sinneszelle oder mehreren *Sinneszellen (Rezeptoren):* Aufnahme und Weiterleitung von Informationen;
- einem *afferenten Neuron*, über das die Impulse zum Zentralnervensystem geleitet werden;
- aus einer oder mehreren *Synapsen*, in denen die *Umschaltung* auf ein oder mehrere andere Neurone erfolgt;

- einem oder mehreren *efferenten Neuronen*, über die die Impulse vom Zentralnervensystem zu den entsprechenden Erfolgsorganen geleitet werden;
- aus einem oder mehreren *Erfolgsorganen*.

**Reflexarten.** Je nachdem, ob zwischen afferentem und efferentem Neuron ein oder mehrere Synapsen liegen, spricht man von *monosynaptischen* (*eine* Synapse) und *polysynaptischen* (*mehrere* Synapsen) Reflexen.
Beispiel eines *monosynaptischen* Reflexes ist der sog. *Patellarsehnenreflex:* Durch einen leichten Schlag (z. B. mit einem „Reflexhammer") auf die Sehne des M. quadriceps femoris unterhalb der Patella wird dieser Muskel etwas *gedehnt*. Ein Sinnesorgan im Muskel, die sog. *Muskelspindel*, registriert diese Dehnung und meldet sie über afferente Bahnen dem Zentralnervensystem, in diesem Fall dem Rückenmark. Dort erfolgt über *eine* Synapse die Umschaltung (Übertragung) des Impulses auf ein anderes sog. *motorisches Neuron*, das dadurch erregt wird. Die Erregung wandert über dessen Axon (efferente Bahn) peripherwärts zum M. quadriceps (Erfolgsorgan) und ruft dort eine kurzdauernde Kontraktion (Muskelzuckung) hervor, wodurch sich der (freihängende) Unterschenkel leicht nach vorne bewegt. Da sowohl das registrierende Sinnesorgan (Muskelspindel) als auch das Erfolgsorgan (Muskelfasern des M. quadriceps) in *einem Organ vereinigt* sind, wird dieser Reflex als (monosynaptischer) *Eigenreflex* bzw. auch als (monosynaptischer) *Dehnungsreflex* bezeichnet, da er durch Dehnung des Muskels ausgelöst wird. Der Sinn solcher Reflexe liegt u. a. darin, die Länge und den sog. Haltetonus (Spannungszustand) eines Muskels zu kontrollieren. Ohne diesen Haltetonus z. B. des M. quadriceps würden bei aufrechtem Stand die Kniegelenke einknikken. Durch den monosynaptischen Dehnungsreflex ist gewährleistet, daß das geringste *unbeabsichtigte* Einknicken im Kniegelenk durch die dabei verursachte Dehnung des M. quadriceps eine Kontraktion dieses Muskels auslöst und dadurch die Streckstellung im Kniegelenk wiederherstellt.
Bei *polysynaptischen Reflexen* sind mehr als zwei Neurone am Reflexbogen beteiligt. Sie werden *Fremdreflexe* genannt, wenn, wie meistens, die Rezeptoren vom Erfolgsorgan räumlich getrennt sind.
Ein typischer polysynaptischer Reflex ist der *Fluchtreflex*. Als Antwort auf einen schmerzhaften Reiz im Bereich der Haut, z. B. am Fuß, kommt es zur Kontraktion der Beuger und Erschlaffung der Strecker, wodurch das Bein gebeugt und vom Reiz *weggezogen* wird.
Beispiele weiterer Fremdreflexe sind *Schutzreflexe* wie Tränenfluß, Husten, Niesen usw. oder aber der Ernährung dienende Reflexe wie Schlucken und Saugen.

### 22.11.3 Motorik

Eine der wichtigsten Aufgaben des Zentralnervensystems ist es, die *Körperhaltung* zu kontrollieren (Stützmotorik) und die *Bewegungen* des *Körpers* und seiner Teile zu steuern (Zielmotorik). Bevor eine gezielte Bewegung ausgeführt werden kann, muß der Körper mit seinen Gliedmaßen vorher in eine bestimmte *Ausgangslage* gebracht werden (z. B. Abstützung zur Erhaltung des Gleichgewichtes), aus der heraus die beabsichtigte Bewegung optimal ausgeführt werden kann. Gesteuert werden diese *Bewegungsvorbereitungen* und die *Bewegung selbst* von den sog. *motorischen Zentren des Zentralnervensystems*, die sowohl im Rückenmark (spinale motorische Zentren) als auch im Gehirn lokalisiert sind (supraspinale Zentren, oberhalb des Rückenmarks). Bei komplizierten und vor allem bei bewußt gesteuerten Bewegungen arbeiten die spinalen und supraspinalen Systeme eng zusammen, während die Steuerung einfacher Halte- und Bewegungsvorgänge ohne Mitwirkung des Gehirns durch spinale (Rückenmark-)Reflexbögen (s. o.) möglich ist.

#### 22.11.3.1 Motorische Zentren des Gehirns

Aufgaben der motorischen Zentren des Gehirns (supraspinale motorische Zentren) sind,

- die Tätigkeit der Muskulatur auf die Meldungen aus den Sinnesorganen abzustimmen und eine Verbindung zwischen den motorischen und anderen Funktionen des Gehirns (z. B. vegetative Funktionen) herzustellen;
- bewußt durchgeführte Bewegungen (sog. Willkürbewegungen) zu ermöglichen und dabei die Bewegungen der einzelnen Muskeln so zu koordinieren, daß daraus *zielgerichtete Handlungen* werden. Dazu werden von den supraspinalen Zentren auch Eigen- und Fremdreflexe (s. oben) unterdrückt, wenn eine solche Beeinflussung für die Willkürbewegung notwendig ist.

Systeme mit motorischer Funktion sind das

- pyramidale System,
- sog. extrapyramidale System.

Die Einteilung in ein pyramidales und ein extrapyramidales System erfolgt vor allem aus anatomischen Gesichtspunkten und soll nicht zum Trugschluß verleiten, daß es sich um zwei funktionell völlig voneinander getrennte motorische Systeme handelt.

**Pyramidales System** (S. 448 ff.). Im Gyrus praecentralis (Abb. 21.**192**, S. 448) der motorischen Hirnrinde (Abb. 21.**193**, S. 449) liegen besonders große Nervenzellen, deren Axone in der sog. Pyramidenbahn (s. Abb. 21.**197**, S. 452) zu den einzelnen Abschnitten des Rückenmarks ziehen (Pyramidenbahn deshalb, weil die Fasern durch die Pyramide der Medulla oblongata [Abb. 21.**197**, S. 452] gehen). In diesen *Fasern* der *Pyramidenbahn* werden Impulse für *willkürliche Bewegungen* geleitet, wobei die Impulse, die aus anderen Teilen des Gehirns zum pyramidalen System gelangen, zuvor in den Zellen des *Gyrus praecentralis umgeschaltet* werden. Wo im Gehirn die Handlungen geplant und die Bewegungen entworfen werden, wo also Denken und Wollen Impulse entstehen lassen, die zur gewünschten Muskelbewegung führen, ist weitgehend unbekannt. Da die Pyramidenbahn keine Unterbrechungen und eine kurze Leitungszeit aufweist, dient sie vor allem der Übermittlung von Impulsen für *schnelle Willkürbewegungen*.

**Extrapyramidal-motorisches System.** Das extrapyramidalmotorische System umfaßt eine Anzahl von Kerngebieten des Gehirns, die alle motorische Funktionen (Bewegungsfunktionen) auszuführen haben. Die Axone der Nervenzellen des extrapyramidal-motorischen Systems sind in Bahnen zusammengefaßt, die außerhalb der Pyramide (daher extrapy-

ramidal) ins Rückenmark absteigen, wobei die Fasern im Gegensatz zur Pyramidenbahn mehrfach unterbrochen sind und Querverbindungen zu anderen Kerngebieten haben.
Zum extrapyramidal-motorischen System werden (meist) Teile der Großhirnrinde, die Basalganglien, Kerne im Mittelhirn, Teile der Formatio reticularis, Vestibulariskerne und zum Teil auch das Kleinhirn gerechnet.
Die *Funktionen* dieser motorischen Zentren sind:

- *Verbindung* des *vegetativen* und *sensorischen* Systems mit dem *motorischen*, da diese Zentren fortlaufend Informationen aus allen Sinnesorganen und aus dem vegetativen Nervensystem erhalten;
- *Steuerung* unwillkürlich ablaufender Bewegungen (z. B. Körperstellung und -haltung, Muskeltonus usw.);
- unbewußte, zeitliche und örtliche Koordinierung und Feineinstellung von Willkürbewegungen.

**Kleinhirn.** Das Kleinhirn (Cerebellum S. 450 f.) hat entscheidend Anteil an der Kontrolle unwillkürlicher Muskeltätigkeit.

Obwohl Menschen mit angeborenem Fehlen des Kleinhirns nur geringe Störungen der Motorik zeigen, steht die bedeutende Rolle des Kleinhirns dennoch außer Zweifel. Dies beweisen auch die bei akutem Ausfall auftretenden schweren motorischen Störungen.

Die *Aufgabe* des Kleinhirns besteht vor allem darin, andere motorische Zentren in ihrer Funktion zu unterstützen und ihre Tätigkeit zu *koordinieren.*
Im einzelnen spielt das Kleinhirn u. a. eine Rolle bei der

- Erhaltung des Gleichgewichtes.
- Anpassung des Muskeltonus an die jeweiligen Erfordernisse,
- zeitlichen Koordination der Bewegungen (z. B. wechselnder Einsatz von Beuger und Strecker).

Wahrscheinlich sind im Kleinhirn auch *Bewegungsprogramme* (für schnelle Willkürbewegungen) gespeichert, die vom Großhirn bei Bedarf abgerufen werden können.

### 22.11.4 Sensorik

Zum *sensorischen System* gehören alle die Strukturen, die *Informationen aufnehmen* (Rezeptoren, Sinnesorgane), *weiterleiten* (Nervenbahnen) und *verarbeiten.* Letzteres geschieht in den sensorischen Teilen des Zentralnervensystems. Der Großteil dieser aufgenommenen Meldungen, die sowohl aus der Umwelt als auch aus dem Körperinneren dem Zentralnervensystem zugeleitet werden, gelangt in den Gyrus postcentralis (Abb. 21.**193** S. 449). Die Meldungen von Auge und Ohr gelangen zu weiteren Anteilen der Großhirnrinde.
Die Informationen kommen

- von höheren Sinnesorgane (Auge, Ohr, Geruchs- und Geschmacksorgane);
- von Hautrezeptoren, die über Druck, Berührung, Schmerz und Temperatur informieren;
- von Rezeptoren in den Muskeln, Sehnen, Gelenken, die Meldungen über Körperstellung, Muskeltonus usw. liefern;
- von den Rezeptoren im Gleichgewichtsorgan.
- von den inneren Organen.

Der Informationsfluß von der Körperperipherie zur Großhirnrinde und zu anderen Teilen des Zentralnervensystems erfolgt in bestimmten *Bahnen des Rückenmarks.* So ist z. B. die sog. Hinterstrangbahn zuständig für die Leitung von Informationen über Druck und Berührung, während Meldungen über Schmerz und Temperatur in einer anderen Bahn zentralwärts geleitet werden. Dies kann dazu führen, daß bei Rückenmarkverletzungen, bei denen die Hinterstrangbahn unterbrochen wurde, Druck- und Berührungsempfindungen nicht mehr möglich sind, daß aber Informationen über Schmerz und Temperatur noch zentralwärts geleitet werden. Meldungen aus dem Kopfbereich (Augen, Ohren usw.) werden über die *Hirnnerven* direkt zum Gehirn geleitet. Ganz allgemein betrachtet spielen dabei folgende Vorgänge eine Rolle: spezialisierte Zellen nehmen einen Reiz auf und verändern dadurch ihr Membranpotential (Rezeptor → Rezeptorpotential). Je stärker ein Reiz ist, um so größer ist die Potentialänderung. Diese löst an der nachgeschalteten Nervenzelle Aktionspotentiale aus. Je größer die Potentialänderung, um so höher die Frequenz der AP's (die Information wird also in Form der AP-Frequenz weitergeleitet = Frequenzkodierung). Über das periphere Nervensystem gelangt die Information nun in das Rückenmark und von dort in das Gehirn.

### 22.11.5 Elektrisches Verhalten des Zentralnervensystems, Elektroenzephalogramm

Bei jeder Erregung eines Neurons entstehen Potentialänderungen (S. 569). Ähnlich wie beim EKG (S. 514) kann die Summe der Großhirnpotentiale von der Körperoberfläche, in diesem Fall im Bereich der Schädeldecke, abgeleitet werden: *Elektroenzephalogramm* (EEG). Mit Hilfe der *EEG-Kurven* (Beurteilung der Wellenform, der Wellenhöhe [Amplitude] und der Wellenhäufigkeit [Frequenz]) können relativ grobe Aussagen über normale oder krankhafte Aktivitäten des Gehirns gemacht werden.

#### 22.11.5.1 Schlafverhalten

Während des Schlafens treten je nach *Schlaftiefe* charakteristische *Veränderungen* im EEG auf. Danach wird der Schlaf in verschiedene *Stadien* eingeteilt, die vom *Leichtschlaf* bis zum *Tiefschlaf* reichen. Diese Stadien werden in einer Nacht etwa 4- bis 5mal durchlaufen. Ein Stadium nimmt eine Sonderstellung ein, weil es einerseits durch ein fast vollkommenes Fehlen des Muskeltonus (S. 573 f.), andererseits durch gleichzeitig auftretende rasche Augenbewegungen (rapid eye movements = REM) gekennzeichnet ist. Dieses Schlafstadium, auch REM-Schlaf bezeichnet, ist zusätzlich dadurch charakterisiert, daß Menschen, die aus dem REM-Schlaf geweckt werden, meistens von Träumen berichten. Aus solchen Beobachtungen kann geschlossen werden, daß das Gehirn im Schlaf nicht einfach ruht, sondern vielmehr nur in einer anderen Form als im Wachzustand arbeitet.

### 22.11.6 Bewußtsein, Sprache und Gedächtnis

*Bewußtsein* kann als die Gesamtheit von psychischen (seelisch-geistigen) Vorgängen, die *uns gegenwärtig* (eben „bewußt") sind, bezeichnet werden. Aus verschiedenen Verhaltensweisen eines Menschen kann auf das Vorliegen von Bewußtsein geschlossen werden:

- Er zeigt Aufmerksamkeit, die er auch gezielt auf etwas lenken kann.
- Er kann abstrahieren (Erfahrenes und Gedachtes in Begriffe fassen).
- Er vermag, früher gemachte Erfahrungen wieder zu verwerten.
- Er ist in der Lage, den Wert von beabsichtigten Handlungen abzuschätzen.
- Er ist befähigt, andere und sich selbst zu erkennen.
- Er kann Vorgänge in Worte kleiden usw.

Wenngleich sicher ist, daß für das menschliche Bewußtsein ein hochentwickeltes Nervensystem die Voraussetzung ist, so weiß man doch noch wenig, welche Neurone bzw. Neuronenverbände für das Bewußtsein zuständig sind.
Eine wichtige Leistung des Gehirns ist die *Sprache* sowie sprachverwandte Tätigkeiten wie Lesen, Schreiben und Rechnen, durch die es möglich ist, einmal aufgenommene Nachrichten wiederzugeben, Begriffe zu bilden u. a. m. In bestimmten Großhirnteilen sind sog. *Sprachregionen* lokalisiert, deren Ausfälle zu *Sprachstörungen* führen *(Aphasie)*.

Man unterscheidet drei Formen der Aphasie:

- *Motorische Aphasie.* Störung jener motorischen Zentren im Gehirn, die die „Sprechmuskeln" versorgen: der Patient möchte reden, kann aber die notwendigen Muskeln nicht aktivieren.
- *Sensorische Aphasie.* Störung des Sprachverständnisses: der Patient kann zwar reden, versteht das Gesprochene aber nicht.
- *Amnestische Aphasie.* Störungen der Wortfindung: dem Patienten fällt das richtige Wort nicht ein – „das Ding da".

*Gedächtnis.* Man unterscheidet ein sensorisches, primäres, sekundäres und tertiäres Gedächtnis. Dem primären oder *Kurzzeitgedächtnis* vorangeschaltet ist das *sensorische Gedächtnis*, wo die Sinneseindrücke nur für sehr kurze Zeit gespeichert werden und nach Sichtung und Bewertung entweder vergessen oder weitergeleitet werden (auch Ultrakurzgedächtnis genannt). Die Speicherung im *primären Gedächtnis* dauert einige Sekunden (deshalb auch Kurzzeitgedächtnis). Eine Speicherung im *sekundären Gedächtnis* (Langzeitgedächtnis) ist nur durch mehrmaliges *Üben* möglich. Eine Zahl, z. B. eine Telefonnummer, die man gerade nachgesehen hat, vergißt man sofort wieder, oder sie wird durch Üben (oder häufiges Benützen) in das Langzeitgedächtnis übertragen. Im *tertiären Gedächtnis* werden jene Tätigkeiten und jenes Wissen gespeichert, die durch besonders häufiges Üben ein Leben lang nicht mehr vergessen werden (z. B. Schreiben, Lesen, der eigene Name) und im Gegensatz zum sekundären Gedächtnis schnell abrufbar sind. Gedächtnisstörungen werden *Amnesien* genannt.

## 22.12 Sinnesorgane und Stimme

**Lernziel**

Nach dem Studium dieses Abschnitts soll der Leser über Aufgaben, Wirkungsweise und Leistung von Auge, Ohr, Gleichgewichts-, Geruchs- und Geschmackssinn und über die Stimmbildung Bescheid wissen, so daß er in der Lage ist, darzulegen,

- welche Prinzipien der Funktion der Sinnesorgane zugrundeliegen;
- auf welche Art und Weise das Auge Sehreize mit seinem optischen Apparat abbildet;
- auf welche Art und Weise der Sehreiz von der Netzhaut verarbeitet wird;
- welche Einrichtungen und Mechanismen die Anpassung (Adaptation) des Auges an wechselnde Lichtverhältnisse erlauben;
- was Sehschärfe ist und nach welchen Methoden sie gemessen werden kann;
- wodurch das Farbensehen zustande kommt;
- auf welche Weise der Seheindruck im Gehirn verarbeitet wird;
- was Schall ist und wie er vom Ohr aufgenommen wird;
- auf welchem Wege der Schall vom Trommelfell zum Innenohr übertragen wird;
- auf welche Weise der Schall im Innenohr verarbeitet wird;
- welche Schallstärken und Tonhöhen (Frequenzen) das Ohr verarbeiten kann;
- was Lautstärke ist;
- wodurch es zur Stimmbildung kommt und welchen Umfang die Stimme hat;
- auf welche Art und Weise das Gleichgewichtsorgan arbeitet, auf welche Reize es antwortet und wofür diese Informationen wichtig sind;
- auf welche Reize Geruchs- und Geschmackssinn reagieren und wie sie diese Reize verabeiten.

### 22.12.1 Grundbegriffe der Sinnesphysiologie

Die Sinnesorgane *informieren* den Körper über seine Umgebung. Sie reagieren auf *Reize physikalischer Art*, also

- Licht,
- Temperatur,
- Druck,
- Schall,
- Bewegung,
- Dehnung,

oder auf Reize *chemischer Art*, also z. B. über die Zusammensetzung

- der Luft,
- der Nahrung,
- des Blutes.

Die Teile des Sinnesorgans, die den jeweiligen Reiz verarbeiten und in Nervenerregung umarbeiten (transformieren), heißen *Rezeptoren* (Fühler). So sind die Zapfen und Stäbchen der Netzhaut *Lichtrezeptoren*, die Zellen der Geschmacksknospen auf der Zunge *Chemorezeptoren*, die Organe für die Druck-, Schall-, Dehnungs- und Bewegungsmessung *Mechanorezeptoren*. Umgekehrt heißt dies, daß jedes Sinnesorgan seinen *spezifischen (adäquaten) Reiz* hat. Für das Auge z. B. ist es das sichtbare Licht.
Es gibt auch nichtadäquate Reize, die einen Sinneseindruck hervorrufen: Beim Auge können z. B. durch einen Schlag (Druckreiz) Lichtblitze („Sterne") „gesehen" werden.
Ein Sinnesorgan stellt nicht nur fest, *ob* ein Reiz vorhanden ist oder nicht, sondern es kann auch messen,

- wie *stark* der Reiz ist (Reizintensität),
- wie *schnell* der Reiz sich ändert.

Bei komplizierter zusammengesetzten Reizen (Licht, Schall) wird durch das Sinnesorgan neben der Intensität z. B. auch die Wellenfrequenz (Farbe des Lichtes bzw. Tonhöhe des Schalles) festgestellt.

Für jedes Sinnesorgan gibt es außerdem *Schwellenwerte* des Reizes, unterhalb derer der Reiz im Sinnesorgan keine weitergeleitete Erregung auslöst. Diese Schwellen können verstellt werden. Dieser Vorgang, auch *Adaptation* genannt, ist die Grundlage der *Gewöhnung* an einen Reiz. Kommt man z. B. in eine verrauchte Wirtsstube, spricht der Geruchssinn beim Eintritt stark an. Nach einigen Minuten nimmt man den Mief nicht mehr wahr: Die Schwelle der Geruchsrezeptoren hat sich erhöht.
Die Adaptation dient auch zur *Einstellung des Rezeptors auf den* jeweils herrschenden *Intensitätsbereich:* Nach einem Aufenthalt im Dunkeln wird das Auge durch helles Licht „geblendet", d. h., Einzelheiten des Gesehenen werden schlecht erkannt, was sich erst nach einiger Zeit der Adaptation ändert. Auch beim Wechsel vom Hellen ins Dunkle muß das Auge erst adaptiert (angepaßt, gewöhnt) werden, bevor es Einzelheiten erkennen kann.
Diese Begriffe der Sinnesphysiologie (Reiz, adäquater Reiz, Reiztransformation, Schwelle, Adaptation usw.) treffen auch auf Rezeptoren zu, die auf Reize reagieren, die im Körperinneren entstehen. Dazu zählen z. B.

- Druckrezeptoren (z. B. im Herzen und in den großen Blutgefäßen),
- Dehnungsrezeptoren (z. B. in Muskeln und Sehnen, in Magen und Darm, in der Lunge),
- Chemorezeptoren (z. B. in den großen Blutgefäßen und im Gehirn),
- Osmorezeptoren, d. h. Fühler, die die Konzentration der gelösten Teilchen im Blut messen (z. B. im Gehirn, S. 546).

Fast alle diese Rezeptoren sind in körpereigene *Regelmechanismen* (S. 504) eingebaut. So dienen z. B. die Chemorezeptoren in den großen Blutgefäßen der Atmungsregulation (S. 536 f.), die Dehnungsrezeptoren in Muskeln und Sehnen der Einstellung von Körperbewegungen und die Druckrezeptoren in den großen Blutgefäßen zum Teil der Regulierung des Blutdrucks (Rezeptoren in den großen Arterien), zum Teil der des Blutvolumens (Rezeptoren im sog. Niederdrucksystem).

## 22.12.2 Auge

### 22.12.2.1 Prinzip des Sehvorgangs

Der adäquate Reiz für das Auge ist das sog. sichtbare Licht, das sind elektromagnetische Strahlungen (S. 282) im Wellenlängenbereich von 400 nm (Violett) bis 700 nm (Rot). Dieses Licht muß (Abb. 22.**46**).

- ins Auge gelangen können, d. h., alle Schichten, die vor den Rezeptoren der Netzhaut liegen, müssen durchsichtig sein;
- vom optischen Apparat des Auges so gebrochen werden, daß das Gesehene auf der Netzhaut scharf abgebildet wird;
- einerseits stark genug sein, die Lichtrezeptoren zu erregen, d. h., es muß überschwellig sein; andererseits muß dafür Sorge getragen sein, daß der Sehvorgang nicht durch eine zu starke Lichtintensität gestört wird.

Die *Lichtrezeptoren*, also die Stäbchen und Zapfen der Netzhaut (Retina) sind in der Lage, Lichtreize in Nervenerregungen umzuformen. Dabei spielen die Sehfarbstoffe in den Rezeptoren eine wesentliche Rolle. Die Nervenerregung gelangt über mehrere Umschaltstationen schließlich zu dem Teil der Hirnrinde, der für das Sehen verantwortlich ist. Dort wird aus den einzelnen Nervenimpulsen, die von den verschiedenen Netzhautbezirken beider Augen eintreffen, wieder ein „Bild zusammengesetzt" (Abb. 22.**46**).
Das Vorhandensein von *zwei* Augen ermöglicht das *räumliche* (sterische) *Sehen*.

### 22.12.2.2 Schutzeinrichtungen

Das Auge hat mehrere Schutzeinrichtungen, nämlich

- die Lider,
- den Tränenapparat,
- die Pupillen.

Die *Lider* haben die Aufgabe,

- bei Berührung der Kornea, ja sogar schon bei einer bedrohlichen Bewegung in der Umgebung (z. B. Gegenstand fliegt in Richtung Auge) oder bei plötzlich grellem Licht, das Auge zu schließen; dieser wichtige Schutzreflex des Auges heißt *Kornealreflex;*
- die Tränenflüssigkeit zu verteilen;
- die Augen beim Schlafen zu schützen.

Die *Tränenflüssigkeit* wird in den Tränendrüsen produziert, fließt über das Auge (Verteilung durch Lidschlag), gelangt vom inneren Augenwinkel in den Tränensack und schließlich in die Nasenhöhle (s. Abb. 21.**227**, Kap. Anatomie). Aufgabe der Tränenflüssigkeit ist es,

- die Hornhaut feucht (und damit durchsichtig) zu halten (Tränenreflex bei Austrocknung, z. B. durch Wind),

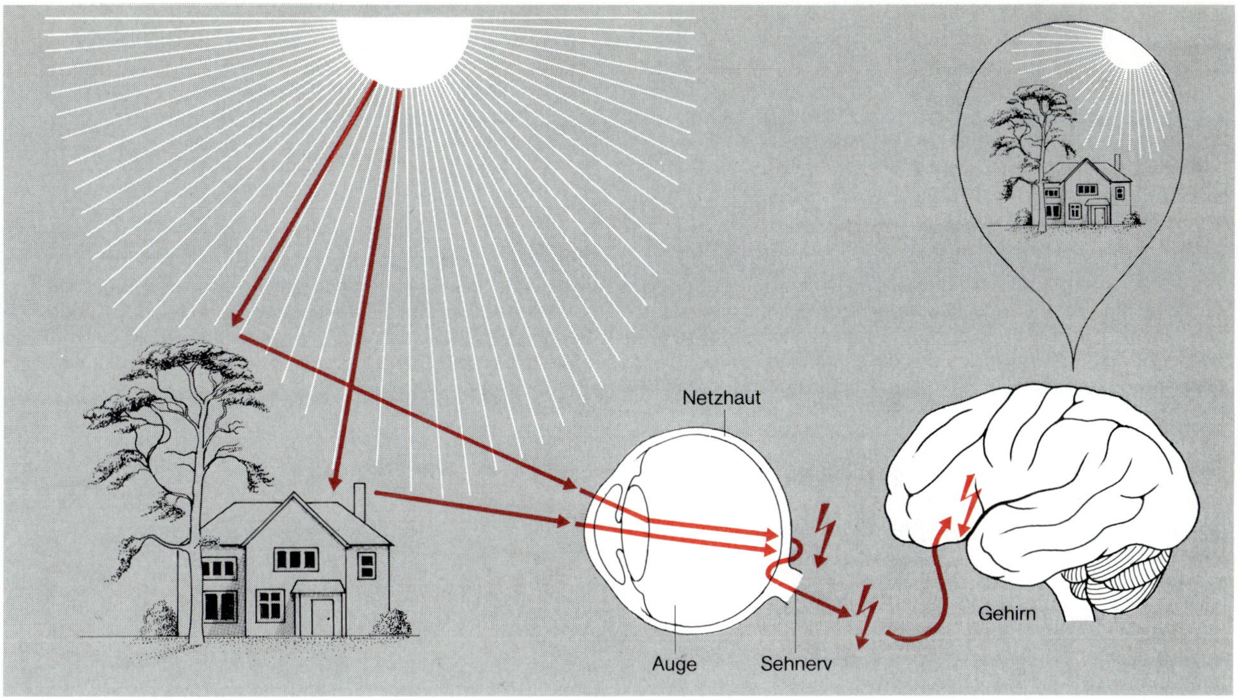


Abb. 22.**46** **Prinzip des Sehvorgangs.** Das Licht einer Lichtquelle (hier der Sonne) wird von den Einzelheiten des gesehenen Gegenstandes reflektiert und gelangt ins Auge. Dort wird der Gegenstand durch den optischen Apparat des Auges auf der Netzhaut abgebildet, wobei das Licht die Stäbchen und Zapfen der Netzhaut erregt. Diese elektrische Erregung wird im Sehnerv weitergeleitet und gelangt in die Hirnrinde, wo aus den einzelnen Impulsen der Sehnervfasern ein Erregungsmuster entsteht, das zur Wahrnehmung des Gesehenen führt.

- den Lidschlag zu „schmieren";
- Fremdkörper und reizende chemische Substanzen wegzuspülen (Tränenreflex bei Berührung der Augen, z. B. mit Staub oder Zwiebeldunst);
- Unebenheiten in der Kornea auszugleichen und damit deren Lichtbrechungseigenschaften zu verbessern;
- in Form von Tränen als emotionales Ausdrucksmittel zu dienen.

Die *Pupille* ist das Loch im Zentrum der *Iris* (Regenbogenhaut). Sie arbeitet ähnlich wie eine *Blende* in einem Fotoapparat, d. h., sie kann den Lichteinfall ins Auge in gewissen Grenzen regeln (Teil der *Adaptation* S. 586).

Als *Schutz* dient dieser Mechanismus dann, wenn plötzlich grelles Licht auf das Auge trifft. Aus diagnostischen Gründen wird dieser *Pupillenreflex* mit einer Taschenlampe geprüft: Beleuchtung eines Auges führt zur Verengung der betreffenden Pupille. Dabei verengt sich normalerweise auch die Pupille des anderen Auges, da im Gehirn die Bahnen des Pupillenreflexes für beide Augen zusammengeschaltet sind.

## 22.12.2.3 Optischer Apparat

Fällt Licht ins Auge, gehen die Strahlen durch den Tränenfilm und nacheinander durch folgende Augenanteile (Abb. 21.**218** S. 474 ff.):

- Hornhaut (Kornea),
- vordere Augenkammer (mit Kammerwasser),
- Pupille,
- hintere Augenkammer (mit Kammerwasser),
- Linse,
- Glaskörper,
- Netzhaut (Retina).

Durch die *Krümmungsradien* und *Brechungseigenschaften* dieser Augenteile wird die Brechung des Lichtes bestimmt. Um scharf zu sehen, muß diese Brechung so beschaffen sein, daß alle Strahlen, die von einem Punkt eines Gegenstandes herrühren, sich auf der Netzhaut wieder punktförmig vereinigen. Der optische Apparat des Auges muß also wie eine Sammellinse wirken. Wenn die Brechungseigenschaften dieses Systems unveränderlich wären, käme es zu einer solchen punktförmigen Abbildung nur bei einem ganz bestimmten Abstand zwischen dem Auge und dem gesehenen Gegenstand. Um die Dinge der Umwelt aber auch in unterschiedlicher Entfernung scharf sehen zu können, kann die Lichtbrechungsfähigkeit im Auge verstellt werden, d. h., es kann auf unterschiedliche Entfernung *akkommodiert* werden (Abb. 22.**47**). Durch einen Muskel im Augeninneren wird dabei die *Krümmung der Augenlinse* verändert:

- Beim *Sehen in die Nähe* muß die *Brechung verstärkt* (die Brechkraft des Auges erhöht) werden, d. h., die Linse muß stärker gekrümmt sein.
- Beim *Sehen in die Ferne* ist eine *geringere Brechkraft* nötig,

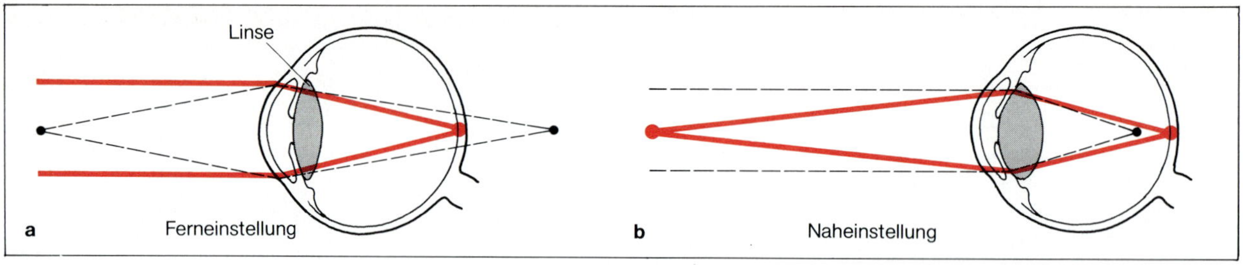


Abb. 22.**47** **Nah- und Ferneinstellung (Akkommodation) des Auges. a** Bei der *Ferneinstellung* ist die Linse des Auges flach, so daß zwar die von einem Punkt aus der Ferne kommenden parallelen Strahlen auf der Netzhaut wieder als Punkt („scharf") abgebildet werden, nicht aber die aus der Nähe kommenden Strahlen (– –). **b** Bei der *Naheinstellung* ist die Linse mehr gewölbt, d. h., die ankommenden Strahlen werden stärker gebrochen, so daß bei dieser Einstellung ein Punkt in der Nähe auf der Netzhaut als Punkt („scharf") abgebildet wird. Bei dieser Naheinstellung wird die Ferne (– –) unscharf gesehen.

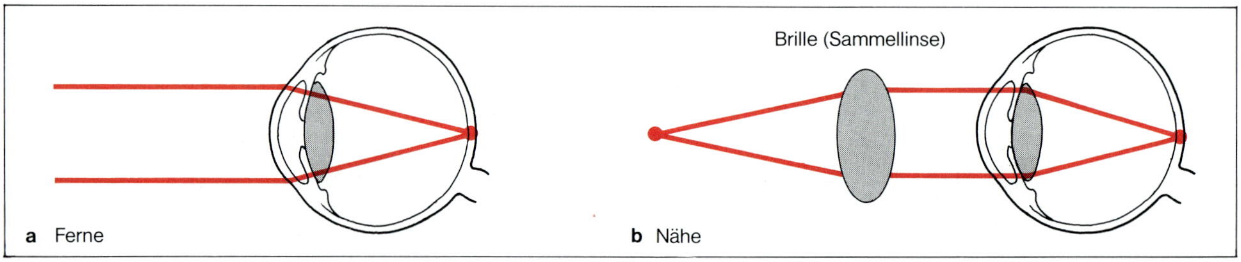


Abb. 22.**48** **Alterssichtigkeit (Presbyopie). a** Ein alterssichtiger Patient sieht in der Ferne ohne Schwierigkeiten scharf, **b** muß aber für die Nähe (Lesen) eine Brille mit Sammellinse tragen, da die Wölbung (und damit die Brechkraft) der Augenlinse im Alter nicht mehr ausreichend vergrößert werden kann. Die Brille bricht die Strahlen dabei so, als ob die Strahlen aus der Ferne kämen.

d. h., die Linse flacht ab.

In Ruhe ist das Auge auf die Ferne eingestellt (fernakkommodiert), während zum Sehen in die Nähe (Lesen) die Akkommodationsmuskeln angespannt werden. Durch das *Anspannen* dieser Muskeln *entspannt* sich die Linse, sie wird kugeliger, d. h., ihre Brechkraft erhöht sich. Diese für das Nahsehen wichtige Entspannungsfähigkeit der Linse nimmt *im Alter* mehr und mehr ab, d. h., die Beweglichkeit der Linse in Richtung Brechkrafterhöhung ist eingeschränkt. Ein Scharfeinstellen des Auges auf die Nähe (Lesen) wird dadurch zunehmend erschwert *(Alterssichtigkeit = Presbyopie)*. Ältere Leute brauchen deshalb auch dann eine Lesebrille, wenn sie in der Jugend normalsichtig waren. Die Lesebrille für Alterssichtige ist eine Sammellinse, die die Brechkaft erhöht. In die Ferne sehen Alterssichtige nach wie vor (ohne Brille) scharf (Abb. 22.**48**).

Die Linse kann, besonders im Alter, auch trübe werden *(grauer Star = Katarakt)*. In fortgeschrittenen Fällen muß dabei die trübe Linse entfernt werden. Die dadurch verminderte Brechkraft des Auges muß durch starke Sammellinsen (Starbrille) oder durch Einpflanzung einer Kunststofflinse ausgeglichen werden.

Auch in der Jugend kann es schon zur Fehlsichtigkeit kommen. Sehr verbreitet sind

- die *Kurzsichtigkeit (Myopie)*,
- Die *Weit-* oder *Übersichtigkeit (Hyperopie)*.

In beiden Fehlsichtigkeiten stimmt die Achsenlänge des Augapfels (Bulbus) nicht mit den Brechungseigenschaften überein:

- Bei der *Kurzsichtigkeit* ist der Bulbus relativ zu *lang*, d. h., die Strahlen treffen sich schon *vor* der Netzhaut, um dann wieder auseinanderzulaufen.
- Bei der *Weitsichtigkeit* ist der Bulbus relativ zu kurz, d. h., die Strahlen vereinigen sich erst *nach* der Netzhaut wieder zu einem Punkt.

In beiden Fällen entsteht ein *unscharfes Bild*. Der *Kurzsichtige* sieht zwar in der Nähe scharf, ist aber auch bei völliger Abflachung der Linse nicht in der Lage, ein scharfes Bild entfernter Dinge einzustellen. Zur Korrektur wird eine *Zerstreuungslinse* verwendet.

Der *Weitsichtige* muß schon beim Sehen in die Ferne seine Akkommodationsmuskulatur anspannen, d. h., die Linsenkrümmung verstärken. Für das Sehen in die Nähe ist dann sozusagen schon ein Teil der Akkommodationsreserve (-breite) verbraucht, so daß nicht mehr voll auf die Nähe akkommodiert werden kann. Zur Korrektur muß eine *Sammellinse* verwendet werden.

Für die einwandfreie Abbildung im Auge ist auch eine *konstante Form des Bulbus* notwendig. Ähnlich wie bei einem Fußball herrscht dafür im Inneren ein erhöhter Druck, dem eine nichtdehnbare Hülle (Lederhaut = Sklera) gegenübergestellt ist.

Der *Augeninnendruck* wird durch die Produktion und den

Abfluß des *Kammerwassers* im Auge bestimmt. Ist die Produktion zu stark oder ist (meistens) der Abfluß gehemmt, steigt der Innendruck an *(grüner Star = Glaukom)*. Wird dieser erhöhte Druck nicht behandelt, kommt es zu Druckschäden der Netzhaut und schließlich zur Erblindung.

### 22.12.2.4 Sehschärfe

Bei ausreichend heller Beleuchtung ist ein normales Auge in der Lage, zwei 1,5 mm voneinander entfernte Punkte aus 5 m Entfernung zu erkennen (in 10 m Entfernung z. B. müssen die Punkte 3 mm auseinander sein, in 2,5 m Entfernung 0,75 mm usw.).
Man prüft die *Sehschärfe* (Visus) meist mit Tafeln, auf die Buchstaben oder andere Zeichen aufgedruckt sind. Ein Buchstabe, dessen Einzelheiten 1,5 mm groß sind, muß normalerweise aus 5 m Entfernung gelesen werden können. Kann dies ein Patient, ist er normalsichtig, d. h., seine Sehschärfe beträgt $^5/_5$, da gilt:

$$\text{Sehschärfe} = \frac{\text{tatsächliche Leseentfernung}}{\text{Soll-Leseentfernung}}$$

Kann ein Patient den gleichen Buchstaben z. B. erst aus 2 m Entfernung erkennen, beträgt die Sehschärfe nur $^2/_5$.

### 22.12.2.5 Netzhaut

Der Bulbus (Augapfel) ist in seinem Inneren größtenteils mit der *Netzhaut (Retina)* ausgekleidet (S. 476). In ihr liegen die lichtempfindlichen Rezeptoren, die *Stäbchen und Zapfen*. Durch Licht werden sie elektrisch erregt. Diese Erregung wird noch innerhalb der Retina auf Nervenzellen übertragen, deren Fortsätze an der sog. *Papille* den Augapfel verlassen und als *Sehnerv* (N. opticus) zum Gehirn ziehen.

Die Papille kann (ebenso wie das Blutgefäßsystem im Auge) mit dem *Augenspiegel* beobachtet werden, eine Methode, die von großer diagnostischer Bedeutung ist.

Gegenüber der Pupille liegt in der Retina ein gelber Fleck mit einer Vertiefung *(Fovea centralis)*. Mit diesem Teil der Retina kann *am schärfsten* gesehen werden, d. h., hier wird ein vom Auge *fixierter* Gegenstand abgebildet. Der Grund für diese hohe Sehschärfe liegt darin, daß die Rezeptoren des gelben Flecks (fast ausschließlich Zapfen) besonders zahlreiche Verbindungen zum Sehzentrum in der Hirnrinde haben. Bei weiter seitlich gelegenen Netzhautteilen sind dagegen viele Rezeptoren (überwiegend Stäbchen) mit nur wenigen Verbindungen zum Sehzentrum ausgestattet. Letzteres bedeutet einerseits geringe Sehschärfe; andererseits können sich bei dieser Schaltung viele, im einzelnen unterschwellige Reize zu einer weitergeleiteten Lichtempfindung *summieren*; d. h., bei dieser Anordnung ist die Lichtempfindlichkeit besonders groß (Abb. 22.**49**). Zusammengefaßt heißt das:

- *Tagessehen* mit der Fovea centralis und deren näherer Umgebung (fast nur Zapfen): hohe Sehschärfe, aber geringe Lichtempfindlichkeit.
- *Dämmerungssehen* mit Netzhautperipherie (überwiegend Stäbchen): geringe Sehschärfe, aber hohe Lichtempfindlichkeit.

### 22.12.2.6 Anpassung (Adaptation) des Auges

Die Leuchtdichte auf einem sonnenbeschienenen Gletscherfeld ist rund 1 Billion mal ($10^{12}$mal) größer als die in einer Neumondnacht. Trotzdem kann unter beiden Extrembedingungen noch einigermaßen gut gesehen werden. Das ist nur möglich, wenn das Auge an den jeweiligen Leuchtdichtebereich adaptiert (angepaßt) wird.
Mehrere Mechanismen stehen dafür zur Verfügung:

- die wechselnde Größe der Pupille – es wird mehr oder weniger Licht ins Auge eingelassen (S. 583);
- die wechselnde Anzahl der Lichtrezeptoren, die auf eine Sehnervfaser geschaltet wird (s. oben und Abb. 22.**49**).
- die wechselnde Konzentration der Sehfarbstoffe in den Rezeptoren – je höher diese Konzentration ist, desto weniger Licht wird für eine Reizantwort gebraucht und umgekehrt.

Während die Gewöhnung an helles Licht relativ schnell vonstatten geht (einige Minuten), braucht die totale Dunkeladaptation ca. $^1/_2$ Stunde, eine Zeit, die vor allem für die Regeneration der Sehfarbstoffe benötigt wird.

### 22.12.2.7 Farbensehen

Während die Stäbchen nur auf schwarzweiße Lichtreize reagieren, sind die Zapfen in der Lage, farbig zu sehen. Es gibt *dreierlei Zapfentypen*, davon ist je einer empfindlich für

- blauviolettes,
- grünes,
- gelbrotes

Licht. Man kann mit dem Licht dieser drei Farben jede andere Farbe und auch Weiß erzeugen. Umgekehrt „sucht" sich jeder Zapfentyp den Anteil aus einem Lichtreiz „heraus", für den er empfindich ist, und leitet seine Information zum Sehzentrum, wo die ursprüngliche Farbe wieder „zusammengesetzt" wird.
Da bei geringer Leuchtdichte (Dämmerungssehen) *nur* die *Stäbchen* tätig sind (s. o.), werden unter diesen Bedingungen keine Farben erkannt („nachts sind alle Katzen grau"). Mit anderen Worten: Die Schwelle für das Farbensehen liegt *höher* als die (sog. absolute) *Schwelle für das Sehen überhaupt*.

Durchschnittlich etwa jede 200. Frau und jeder 12. Mann leiden unter einer (erblichen) Störung des Farbensehens, sei es, daß dabei nur eine *Farbschwäche*, sei es daß eine *Farbblindheit* vorliegt. Am häufigsten betroffen sind die Empfindlichkeiten für Rot und Grün, was z. B. an Verkehrsampeln, bei Eisenbahnsignalen, beim Autolackieren und in einer Schneiderei weitreichende Konsequenzen haben kann.

### 22.12.2.8 Verarbeitung der Seheindrücke im Gehirn

Die durch den Lichtreiz hervorgerufene elektrische Erregung der Lichtrezeptoren wird schon innerhalb der Retina auf zwei anschließende Nervenzellen umgeschaltet. Dabei können wechselnd viele Rezeptoren zusammengeschaltet werden, was einer der Mechanismen bei der Adaptation ist (Abb. 22.**49**). Das Nervensignal wird dann über den Sehnerv, dessen Fasern zum Teil auf die andere Seite kreuzen, zum

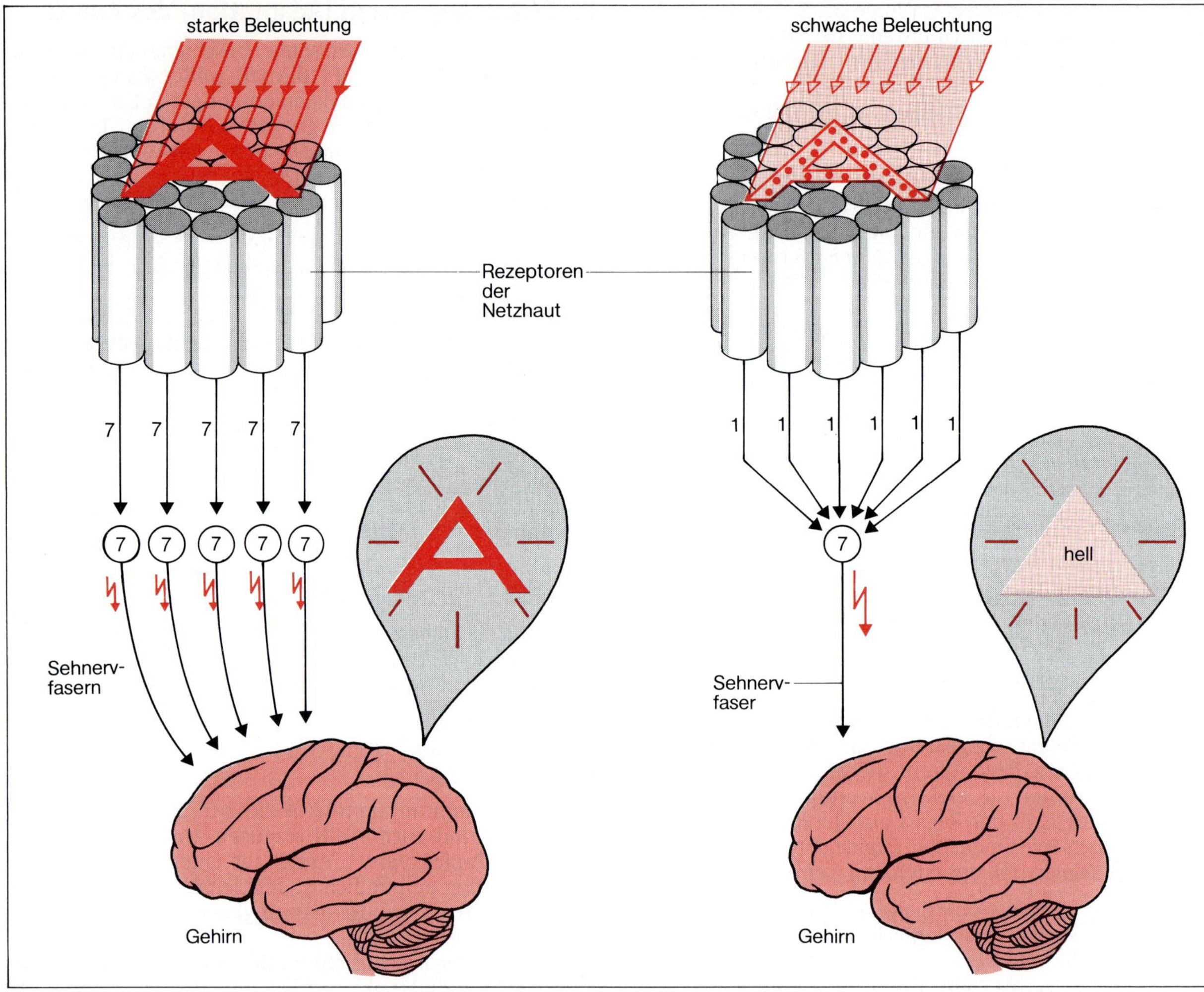


Abb. 22.**49** **Tagessehen und Dämmerungssehen.** Wenn bei einer relativ starken Beleuchtung jeder Lichtrezeptor der Netzhaut gerade noch so stark erregt wird (Erregung „7"), daß der Reiz in der Sehnervfaser zum Gehirn weitergeleitet wird, dann kann dort das Bild („A") wieder „zusammengesetzt", d. h. erkannt werden. Sinkt die Beleuchtungsstärke, werden die Lichtrezeptoren weniger erregt (Erregung „1"). Um auch in diesem Fall noch eine Reizweiterleitung zu erreichen, müssen mehrere (im Bild: 7) Rezeptoren auf eine gemeinsame Sehnervfaser geschaltet werden (Adaptation durch räumliche Summation des Reizes). Was in diesem Fall aber verlorengeht, ist die Information über die genaue Form des Lichtreizes („A"). Damit steigt beim Dämmerungssehen zwar die Lichtempfindlichkeit, dafür verschlechtert sich aber die Sehschärfe.

Zwischenhirn geleitet. Hier ist wieder eine Umschaltstation. Die Fasern zu den Zentren für den Pupillenreflex und den Kornealreflex (S. 583) gehen von dort ab. Die weitere Sehbahn zieht zu den Sehzentren der Hirnrinde (im Hinterhauptlappen des Großhirns). Von der Hirnrinde wird das Gesehene wieder zusammengesetzt, werden die Signale von den beiden Augen verglichen (womit ein plastisches Bild entstehen kann), und hier wird das momentan Gesehene mit der Erinnerung an früher Gesehenes verglichen und begrifflich eingeordnet. (Die Mechanismen all dieser Vorgänge im Gehirn sind größtenteils unbekannt.)

Erst nach dieser Analyse kann, wiederum vom Großhirn ausgehend, bewußt auf Gesehenes reagiert werden, z. B. mit einer Bewegung oder mit einer sprachlichen Äußerung.

## 22.12.3 Ohr

### 22.12.3.1 Natur des Schalles

Beim Schall handelt es sich um Verdichtungen und Verdünnungen eines Mediums (meist Luft), also um *Druckschwankungen*, die sich von der Schallquelle (Abb. 22.**50**) her ausbreiten (S. 280 f.).

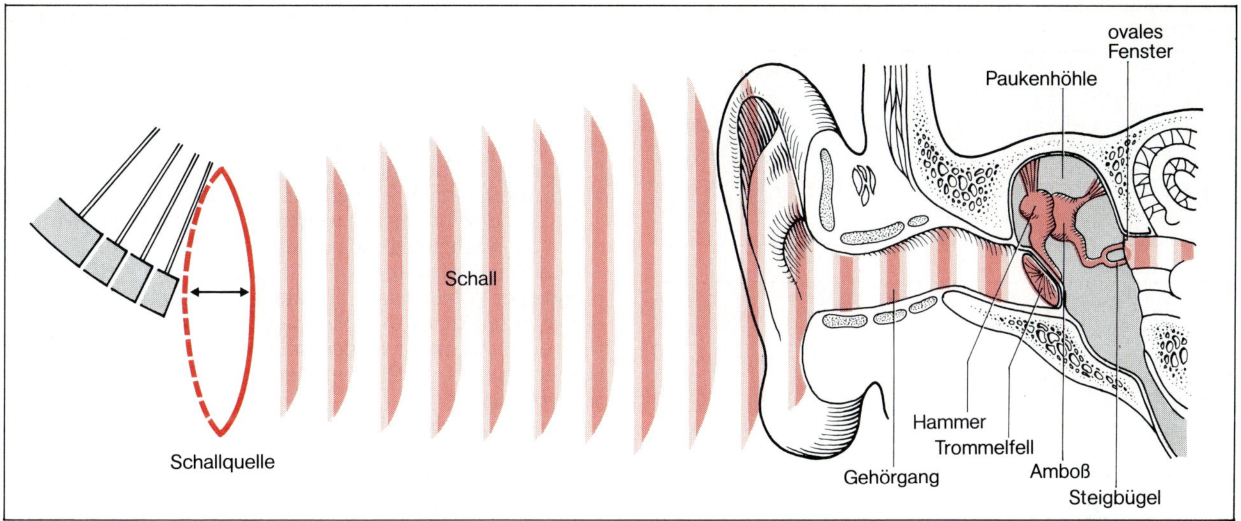


Abb. 22.**50** **Schallerzeugung, -aufnahme und -weiterleitung.** Durch eine Schallquelle (z. B. Gong) wird Luft abwechselnd verdichtet (Luftdruck erhöht) und verdünnt (Luftdruck erniedrigt), d. h., es entsteht ein Schall. Er pflanzt sich fort und erreicht das Trommelfell, das dadurch ebenfalls in Schwingung gerät. Dadurch wiederum werden auch die Gehörknöchelchen erregt, also der Hammer, der Amboß und schließlich der Steigbügel. Letzterer überträgt seine Schwingung auf das ovale Fenster, dessen Membran die luftgefüllte Paukenhöhle von der mit Außenlymphe gefüllten Paukentreppe trennt (s. Abb. 21.**230** S. 483).

Mißt man diese Druckschwankungen an einer Stelle im Raum über längere Zeit und trägt den gemessenen *Druck* gegen die *Zeit* zeichnerisch auf, ergibt sich bei einem bestimmten Ton ein *wellenförmiges Bild* (Abb. 22.**51**).
Der größte Abstand des Drucks von der Ruhelage ist die *Amplitude* (a) der Schallwelle. Als *Frequenz* des Schalls wird die Größe bezeichnet, die angibt, wie oft die Luft pro Zeiteinheit maximal verdichtet wird.

- Die *Amplitude* der Schallwelle ist ein Maß für die *Stärke* (Druck [kPa]) des Schalls.
- Die *Frequenz* [1/s = Hz] der Schallwelle ist ein Maß für die (Ton-)*Höhe* des Schalls.

Unter einem *Ton* versteht man strenggenommen nur eine reine, sog. Sinusschwingung (Abb. 22.**51**) einer einzigen Frequenz. Der „Ton" einer Singstimme oder eines Klaviers ist eigentlich ein *Klang* und besteht aus mehreren Tönen, nämlich dem Grundton und den Obertönen. Während auch ein Klang noch eine periodisch wiederkehrende Wellenform hat, besteht ein *Geräusch* (z. B. Raschel- und Kratzgeräusche) aus *nichtperiodischen* Druckschwankungen (Abb. 22.**52**).

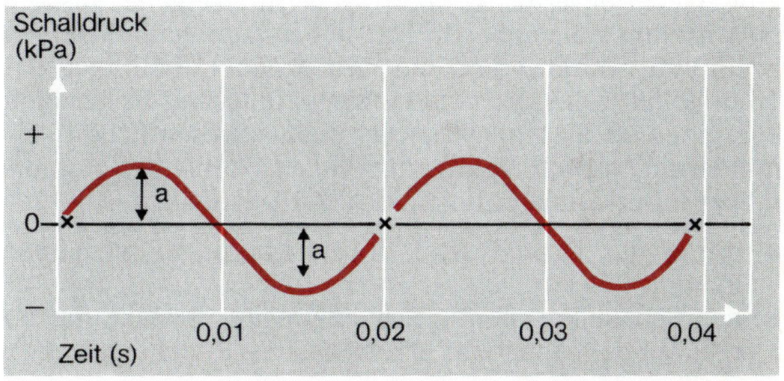


Abb. 22.**51** **Zeichnerische Darstellung eines Tones (Schall„welle").** Mißt man an einer Stelle des Schallausbreitungsfeldes den Druck über einige Zeit, ist er einmal kleiner (–), einmal größer (+) als der normale Luftdruck, der hier gleich 0 gesetzt ist. Die so aufgenommene, periodische Schallkurve ist bei einem einzelnen Ton eine sog. Sinuskurve. Die größte Druckabweichung (+ oder –) ist die Amplitude (a), ein Maß für die Schallstärke. Mit Frequenz (Hz S. 497) bezeichnet man die Anzahl der vollen Schwingungen (Abstand x–x) pro Sekunde, hier 1/0,02 = 50 Hz.

## 23.12.3.2 Schallaufnahme und -leitung im Ohr

Die von einer Schallquelle her sich ausbreitenden Druckschwankungen (Abb. 22.**50**) erreichen über den *Gehörgang* das *Trommelfell* (S. 481 f.). Genau wie ein angeschlagener Gong oder eine gezupfte Saite die Luft zur Schwingung bringen kann, also Schall erzeugt, sind diese Schallschwingungen umgekehrt auch in der Lage, das Trommelfell (und den Schädelknochen) in Schwingung zu versetzen.

Hinter dem Trommelfell, im *Mittelohr* (S. 481 f.), befinden sich die drei *Gehörknöchelchen* (Hammer, Amboß und Steigbügel). Der Griff des Hammers ist am Trommelfell befestigt. Gerät es in Schwingungen, werden diese vom Hammer auf den Amboß und schließlich auf den Steigbügel übertragen (Abb. 22.**50**). Dieser ist im sog. *ovalen Fenster* befestigt, das die Grenze zum Innenohr bildet (s. u.).
*Aufgabe der Gehörknöchelchen* ist es, die Trommelfell-

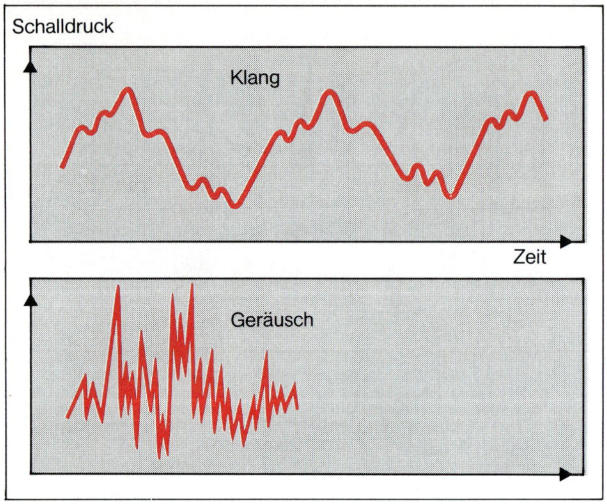


Abb. 22.**52** **Klang und Geräusch.** Ein Klang ist aus mehreren Tönen verschiedener Frequenz zusammengesetzt, enthält jedoch, im Gegensatz zum Geräusch, noch periodische Wiederholungen in seiner Kurvenform.

schwingungen auf die Membran des ovalen Fensters ohne großen Energieverlust zu übertragen. Durch eigene Muskeln im Mittelohr kann dabei die Schallübertragung über Nerven beeinflußt werden. Sind die Gehörknöchelchen und das Trommelfell z. B. durch eine Mittelohreiterung beschädigt, kommt es auf diesem Ohr zwar zu einer wesentlichen Verminderung, jedoch nicht zum völligen Verlust des Hörvermögens. Der Grund dafür ist, daß der Schall auch

- direkt das ovale Fenster in Schwingungen versetzen kann,
- den Schädelknochen in Schwingungen versetzt, die direkt auf das Innenohr wirken können (Knochenleitung).

### 22.12.3.3 Innenohr

Die eigentlichen Sinneszellen für das Hören befinden sich in der *Schnecke* des Innenohrs (Abb. 21.**231**, S. 483). Der Schneckengang ($2^1/_2$ Windungen) besteht wiederum aus *drei* zueinander parallel laufenden *Gängen* (Treppen): Die *Vorhoftreppe* beginnt an der Membran des ovalen Fensters und läuft zur Schneckenspitze; von hier läuft die *Paukentreppe* wieder zurück und endet am *runden Fenster*, das wie das ovale Fenster mit einer Membran zum Mittelohr hin verschlossen ist. Der dritte Gang, der Schneckenkanal *(Ductus cochlearis*, s. Abb. 21.**233**, S. 484) läuft *zwischen* den beiden Treppen. Alle drei Gänge sind mit Flüssigkeit (Lymphe) gefüllt, die beiden Treppen mit sog. *Perilymphe* (Außenlymphe), der Ductus cochlearis mit *Endolymphe* (Innenlymphe). Durch die Schwingung des ovalen Fensters bildet sich in der Perilymphe der Vorhoftreppe eine sog. *Wanderwelle* aus. An der Stelle, wo diese Wanderwelle ihren größten Schwingungsbauch (Amplitude) hat, wird der Ductus cochlearis am meisten verbogen. Eine solche *Verformung* des Ductus cochlearis führt zur *Erregung der Haarzellen* an der betroffenen Stelle (Abb. 21.**234**, S. 485). Diese Haarzellen sind es, die die mechanische Verformung (Verbiegung der Haare) in elektrische Nervenimpulse umsetzen, die dann zum Gehirn weitergeleitet werden. Damit der Ductus cochlearis überhaupt verbogen werden kann, muß sich die Perilymphe auf der anderen Seite (also in der Paukentreppe) wegdrücken lassen; ermöglicht wird diese Ausweichbewegung der ja selbst nicht zusammendrückbaren Perilymphe durch die Nachgiebigkeit der Membran im runden Fenster.
An welcher Stelle entlang der Schnecke sich die größte Amplitude der Wanderwelle ausbildet, hängt von der Frequenz des gehörten Tones ab. *Hohe Frequenzen* verbiegen den Ductus cochlearis mehr *in der Nähe der Fenster*, also an der Schneckenbasis, *tiefe Frequenzen* mehr *in der Nähe der Schneckenspitze.*
Ein Klang besteht aus Tönen unterschiedlicher Frequenz. Verschiedene Frequenz heißt aber nach dem eben Gesagten: unterschiedlicher Erregungsort in der Schnecke. Daraus folgt, daß der Klang *im Innenohr* in seine Töne *zerlegt* wird. Der ursprüngliche Klang wird erst wieder *im Gehirn „zusammengesetzt“.*

### 22.12.3.4 Schallstärke, Lautstärke, Hörumfang

Das menschliche Ohr kann *Frequenzen* zwischen 16 und 20000 Hz wahrnehmen. Dabei darf der Schalldruck eine gewisse Mindeststärke *(Schwelle)* nicht unterschreiten. Überschreitet andererseits der Schalldruck eine obere Grenze, kommt es zu Schmerzempfindungen und zu Gehörschäden. Trägt man den *Schalldruck* gegen die *Frequenz* zeichnerisch auf, umschließen diese Frequenz- und Schalldruckgrenzen eine Fläche, innerhalb der ein Hören möglich ist („Hörbereich“, Abb. 22.**53**).
Für die Verständigung mit der menschlichen Stimme ist ein weit kleinerer Bereich notwendig („Hauptsprachbereich“ in Abb. 22.**53**). Zu beachten ist bei der Abb. 22.**53**, daß der Schalldruck in Zehnerpotenzen aufgetragen ist (z. B. von oben nach unten 200 ($20 \cdot 10^2$), 20 ($2 \cdot 10^1$) usw. (S. 501)). Man benützt statt dessen meist die übersichtlichere *Dezibelskala (dB);* $2 \cdot 10^{-5}$Pa = 0 dB; $2 \cdot 10^{-4}$ Pa = 20 dB usw. (Abb. 22.**53**).
Bei der Hörschwelle, die in Abb. 22.**53** eingezeichnet ist, fällt auf, daß sie zwischen 1000 Hz und 4000 Hz um 0 dB liegt, bei höheren und besonders bei niedrigeren Frequenzen aber bei einem weit höheren Schalldruck. Das bedeutet auch, daß man – bei gleichem Schalldruck – einen Ton von z. B. 1000 Hz lauter hört als einen von 30 Hz. Für den Lärmschutz und die Prüfung der Hörfähigkeit z. B. eignet sich also weniger eine Schalldruckskala (Pa oder dB) als vielmehr eine *Lautstärke*skala.
Die Lautstärke wird in *Phon* ausgedrückt. Bei 1000 Hz wird definitionsgemäß 1 dB = 1 Phon gesetzt. Bei anderen Frequenzen wird die Phonzahl *subjektiv* ermittelt: Erst wird ein Ton von 1000 Hz mit z. B. 60 dB angeboten. Bei einer anderen Frequenz wird dann der Schalldruck (Pa oder dB) so lange angehoben, bis die Versuchsperson den neuen Ton *gleich laut* wie den zuvor gehörten Ton von 1000 Hz empfindet. Unter diesen Bedingungen ist dann auch die *Lautstärke* beider Töne *gleich* (also 50 Phon), obwohl die *Schalldrücke* (dB) beidesmal *verschieden* sind.

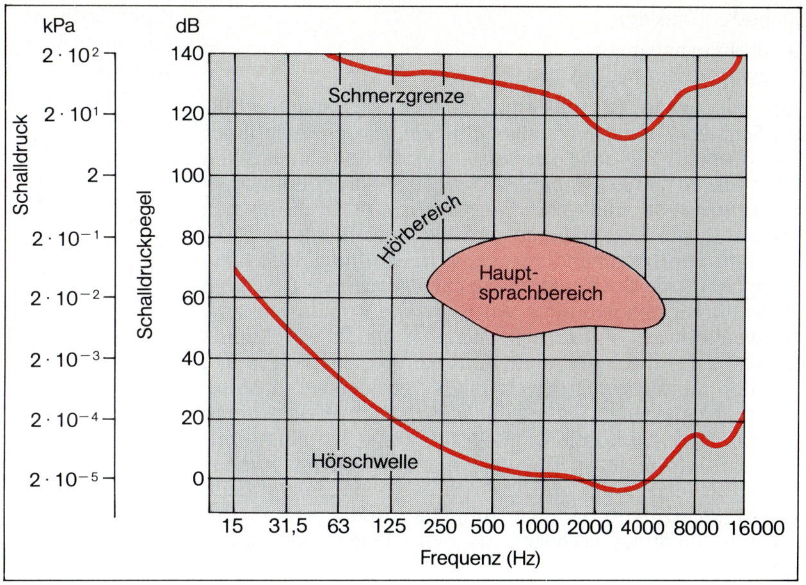


Abb. 22.**53** **Schalldruck (kPa) und Schalldruckpegel (dB) von Hörschwelle, Hauptsprachbereich und Schmerzgrenze in Abhängigkeit von der Schallfrequenz (Hz).**

Die Hörschwelle liegt bei 4 Phon, Flüstersprache hat 20–40 Phon, Umgangssprache 60–70 Phon, Verkehrslärm um 80 Phon, Autohupen um 100 Phon, Preßlufthämmer und Düsentriebwerke bis über 130 Phon, wo auch die Schmerzgrenze der Lautstärke liegt.

## 22.12.4 Stimme

Die Stimme dient in erster Linie der zwischenmenschlichen *Verständigung*. Die Leistung der Stimme ist daher ganz auf das Hörvermögen des Menschen ausgerichtet (s. o.). An der Stimmbildung beteiligt sich

- der sog. *Windraum* (Luftröhre, Bronchien),
- der *Spalt* (Stimmritze) zwischen den schwingungsfähigen Stimmlippen („Stimmbändern“) des Kehlkopfes,
- der sog. *Luftraum (Ansatzrohr)*, der aus Rachen-, Mund- und Nasenhöhle besteht.

Beim Sprechen und Singen wird die Luft aus dem Windraum durch den Spalt in den Luftraum und schließlich ins Freie geblasen.
Die große Variationsbreite der Stimme erklärt sich dadurch, daß alle drei Anteile des Stimmapparates verändert werden können:

- die *Stärke des Luftstroms* aus dem Windraum verändert die *Lautstärke* der Stimme;
- die *Spannung der Stimmlippen* und die *Weite und Form der Stimmritze* beeinflussen hauptsächlich den *Grundton der Stimme;*
- die *Größe und Form des Luftraumes* bestimmt die Klangfarbe bzw. die *Formanten* (s. u.) der Stimme.

An der Stimmbildung sind also die Vielzahl von Muskeln beteiligt:

- die Atemmuskulatur (für den Windraum),
- die Kehlkopfmuskulatur (für den Spalt),
- die Mund-, Zungen- und Rachenmuskulatur (für den Luftraum).

Der *Kehlkopf* weist außer den motorischen Nerven für die Kehlkopfmuskulatur auch Nerven auf, die zum Gehirn zurückführen. Sie dienen

- der Rückmeldung der Stellung der Stimmlippen sowie
- der Auslösung des Hustenreflexes, wenn Fremdkörper die Kehlkopfschleimhaut berühren.

Außerdem bestehen enge Verbindungen mit der *Hörbahn* im Gehirn. Sie erlauben es, die Stimmbildung über die Kontrolle durch das Ohr rasch zu korrigieren. Spricht man verschiedene Vokale (A, U, I z. B.), klingen sie verschieden, auch wenn die Stimme in jedem Fall gleich hoch war. Der Grund dafür ist, daß nur der Grundton dieselbe Frequenz hatte, die Klangfarbe (hier die Art des Vokals) jedoch auf die *Beimischung* unterschiedlicher, *höherer Frequenzen* (sog. *Formanten*) zurückzuführen ist. Der *Frequenzumfang der menschlichen Stimme* beträgt (mit den Formanten) ca. 40–2000 Hz. Relativ hohe Frequenzanteile haben Zischlaute (S, Z), die deswegen an die Radio- oder Telefonübertragung besondere Ansprüche stellen.
Der Stimmumfang (ohne Formanten) beträgt beim Sprechen rund eine Oktave (beim Mann ca. 100–200 Hz, bei der Frau ca. 210–420 Hz), beim Singen normalerweise zwei Oktaven (bei Sängern zum Teil über drei Oktaven). Eine Oktave bedeutet die Verdoppelung der Frequenz: Beginnt eine Sopranstimme z. B. bei 230 Hz und umfaßt sie zwei Oktaven, so endet sie bei (230 · 2 · 2 =) 920 Hz.

## 22.12.5 Gleichgewichtsorgan

Das Gleichgewichtsorgan (Vestibularorgan) liegt beiderseits im Innenohr (S. 483).

Es besteht aus den

- drei Bogengängen,
- zwei Sinnes„flecken" (Makulaorgane).

Ein Bogengang ist ein kreisförmiger, flüssigkeitsgefüllter Schlauch. In diesen Schlauch hinein ragt ein biegsamer Keil (Cupula), der auf einer Leiste (Crista) mit Sinneszellen sitzt. Macht nun der *Kopf* oder der ganze *Körper* eine *Drehbewegung* in der Ebene des Bogenganges, dreht dieser sich zwar mit, die Flüssigkeit in ihm bleibt aber infolge ihrer Trägheit vorübergehend zurück, d. h., es findet eine *Strömung* statt, die *der Kopfdrehung entgegengesetzt* ist. Durch diese Flüssigkeitsströmung wird nun die Kupula wie eine Schwenktür aus ihrer Lage gebogen. Da in die Kupula Sinneshaare eingebettet sind, führt das dazu, daß diese sich bei der Kupulabewegung ebenfalls verbiegen und so zu einer Erregung der Sinneszellen im Gleichgewichtsorgan führen. Hört die Kopfbewegung auf, kreist die Flüssigkeit (wieder infolge ihrer Trägheit) noch eine Weile weiter, und zwar jetzt in der *gleichen Richtung wie die ursprüngliche Kopfbewegung*. Dadurch wird die Kupula jetzt in der anderen Richtung verbogen als beim Beginn der Bewegung.

Die Bogengänge registrieren mit ihren Sinneszellen also

- kreisförmige (Dreh-)Beschleunigungen,
- kreisförmige (Dreh-)Verzögerungen

des Kopfes bzw. des Körpers (Abb. 22.**54**).

*Drei* Bogengänge sind für die Bewegungen in den *drei Raumebenen* nötig: Nicken, Schütteln und Seitwärtsneigen des Kopfes (bzw. entsprechende Körperbewegungen). Bei Mischungen dieser Bewegungstypen werden die Rezeptoren von zwei oder drei Bogengängen gleichzeitig erregt.

Die *Makulaorgane* besitzen ähnliche Rezeptorzellen mit Sinneshaaren wie die Bogengänge. Diese Haare sind jedoch in eine gallertartige Masse eingebettet, die kleine Steinchen *(Statolithen)* enthält. Wird der Körper plötzlich in irgendeiner Richtung (geradlinig) bewegt, bleibt die Gallerte mit den Steinchen (wegen der Trägheit) momentan (ähnlich wie bei einem Pudding, dem man den Teller wegzieht) ein wenig zurück. Dadurch verbiegen sich die Sinneshaare, und die Sinneszellen werden erregt. Zusätzlich zu dieser

- geradlinigen Beschleunigung

und zum Gegenteil der

- geradlinigen Verzögerung

des Kopfes bzw. des Körpers messen die Makulaorgane auch die

- Erdanziehung,

da durch die letztere die Statolithen infolge ihrer Schwere dauernd die Sinneshaare verbiegen. Das Gleichgewichtsorgan mißt also laufend

- geradlinige Lageänderungen des Kopfes und seine
- Stellung gegenüber der Erdanziehung.

Von zusätzlichen Meldungen aus den Muskelspindeln der *Halsmuskulatur* kann dann das Gehirn auf die Stellung des Kopfes gegenüber dem Rumpf schließen und damit entscheiden, ob die vom Gleichgewichtsorgan stammenden Informationen nur den Kopf oder den ganzen Körper betreffen. Wie wichtig diese Unterscheidung ist, zeigt folgendes Beispiel: Kippt der ganze Körper aus der Senkrechten, muß er sofort mit einem Bein abgestützt werden. Wird nur der Kopf bewegt, würde diese Beinbewegung nicht nur nichts nützen, sondern den Körper sogar aus dem Gleichgewicht bringen.

Das Gleichgewichtsorgan ist also ein sehr wichtiges Sinnesorgan für die *Halte- und Stützbewegungen* des ganzen Körpers. Es beeinflußt die Halte- und Stützmuskeln sowohl direkt als auch, über das *Kleinhirn*, indirekt. Hier werden die Informationen des Gleichgewichtsorgans und die momentane Körperstellung mit dem, was man „will", also mit den Befehlen der Hirnrinde, verglichen; erst dann wird die Skelettmuskulatur entsprechend aktiviert.

Eine zweite wichtige Verbindung vom Gleichgewichtsorgan zieht zu den Zentren, von denen aus die *Augenbewegungen* kontrolliert werden. Sinn dieser Verbindung ist es, daß bei Kopf- oder Körperbewegungen die Umgebung nicht „aus den Augen verloren" wird, d. h. die optische Orientierung nicht verlorengeht. Das aber ist nur möglich, wenn die Augen bei einer Kopf- oder Körperbewegung dauernd nachgestellt werden.

## 22.12.6 Geschmack

Die Sinneszellen für den Geschmack liegen hauptsächlich auf der Zungenoberfläche (S. 485 f.). Folgende Geschmacksqualitäten können unterschieden werden:

- süß (an der Zungenspitze),
- salzig (an Zungenspitze und -rand),
- sauer (am Zungenrand),
- bitter (an der Zungenwurzel).

Hauptaufgabe des Geschmacksinnes ist es, genießbare von ungenießbaren Speisen zu unterscheiden. Eine besonders niedrige Schwelle besteht dabei für die Geschmacksqualität „bitter", was für die Erkennung der meist bitteren Giftstoffe (z. B. in Pflanzen) wichtig ist. Angenehme Geschmacksempfindungen lösen reflektorisch u. a. die Sekretion von

- Speichel und
- Magensaft

aus.

## 22.12.7 Geruch

Die Sinneszellen (Rezeptoren) des Geruchsinnes liegen am Dach der Nasenhöhle. Die Geruchstoffe gelangen dorthin mit der eingeatmeten Luft, was durch Schnüffeln verstärkt werden kann.

Im Gegensatz zum Geschmacksinn ist der Geruchsinn sehr empfindlich. Verteilt man z. B. die geringe Menge von 4 mg des im Knoblauch enthaltenen Methylmercaptans in 100 Millionen ($10^8$) $m^3$ Luft (entspricht etwa 100 großen Fabrikhallen), so genügt diese winzige Konzentration, den Geruchsinn zu reizen. Man riecht bei dieser Schwellenkonzentration zuerst, *daß es nach etwas riecht (Absolutschwelle)*. Um den Geruch zu identifizieren, ist eine rund 50fach höhere Konzentration notwendig *(Erkennungsschwelle)*.

Solche Schwellenkonzentrationen gelten nur für den ersten Augenblick, in dem die Substanz an die Geruchsrezeptoren gelangt. Bald danach tritt eine Gewöhnung (Adaptation S. 581) an den Geruch auf.

Der Geruchsinn hat folgende Aufgaben:

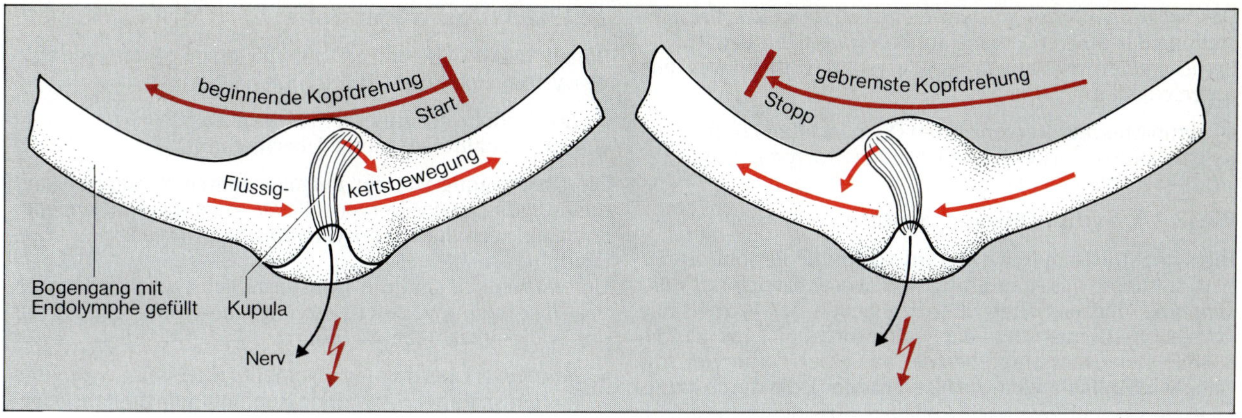


Abb. 22.**54** **Funktion der Bogengänge.** Eine beginnende Kopfdrehung nach links führt zur Verbiegung der Kupula nach rechts, da die Flüssigkeit (Endolymphe) infolge ihrer Trägheit der Kopfbewegung nicht gleich folgt. Wird hingegen eine längerdauernde Kopfdrehung (nach links) plötzlich gebremst, kreist die Endolymphe infolge ihrer Trägheit weiter nach links und verbiegt jetzt die Kupula in dieser Richtung.

- Auslösung der Speichel- und Magensaftsekretion (angenehme Gerüche);
- Warnung vor ungenießbaren (z. B. verdorbenen) Speisen durch ekelhaften Geruch (kann bis zu Übelkeit und Erbrechen führen);
- Warnung vor stechend riechenden (meist ätzenden) Gasen, wodurch reflektorisch die Atmung angehalten und so die Lunge geschützt wird;
- die Überwachung der Körperhygiene (Schweiß, Exkremente),
- die (im Tierreich noch sehr wichtige) Information darüber, wer zur Familie gehört (heimische „Atmosphäre") bzw. wer Feind ist („den kann ich nicht riechen");
- Einflüsse auf das Sexualverhalten und die allgemeine Gemütslage (Lust- und Unlustgefühle usw.).

# 22.13 Vegetatives Nervensystem

**Lernziel**

Nach Durcharbeit dieses Abschnitts wird der Leser Aufgabe und Arbeitsweise des vegetativen (autonomen) Nervensystems darlegen und im einzelnen beschreiben können,

- aus welchen Teilen dieses System besteht und wie es organisiert ist;
- auf welche Art und Weise in ihm die Erregungsübertragung erfolgt;
- welche Aufgaben jeweils das sympathische und das parasympathische System haben und wie beide als Gegenspieler wirken können;
- wodurch die Erregungsübertragung gehemmt und gefördert werden kann;
- welche Rolle das Nebennierenmark spielt; schließlich,
- welche Aufgaben die vegetativen Zentren des Rückenmarks und des Gehirns haben.

## 22.13.1 Bau und Organisation

Dem somatischen (den Körper betreffenden) Nervensystem wird üblicherweise das autonome oder vegetative Nervensystem gegenübergestellt (S. 468 ff.). Dieser Teil des Nervensystems wird vegetativ bzw. autonom genannt, da er dem unmittelbaren Willenseinfluß entzogen ist. Die beiden Systeme können allerdings, besonders im zentralen Nervensystem, nicht völlig voneinander getrennt werden. Häufig führen vegetative Reize zu Reaktionen im somatischen Nervensystem und umgekehrt.

Das periphere vegetative Nervensystem besteht aus *efferenten Nervenfasern*, die

- das Herz versorgen,
- zur glatten Muskulatur (z. B. Blutgefäße, Bronchien, Magen, Darm, Blase) führen und
- die Drüsen (z. B. Speicheldrüsen, Schweißdrüsen) zur Sezernierung anregen.

Das vegetative Nervensystem dient hauptsächlich der Einstellung der inneren Organe auf den jeweiligen Bedarf.
Im peripheren vegetativen Nervensystem werden zwei Teile unterschieden:

- sympathisches Nervensystem (Sympathikus) und
- parasympathisches Nervensystem (Parasympathikus).

### 22.13.1.1 Sympathisches System

Die sympathischen Nervenfasern, die in die Peripherie ziehen, stammen aus dem *Brust-* und *Lendenbereich* des *Rükkenmarks* und erreichen über den neben der Wirbelsäule gelegenen *Grenzstrang* die Erfolgsorgane (Abb. 21.**214**, S. 469). Der Grenzstrang besteht aus einer Reihe von sog. Ganglien (Anhäufungen von Nervenzellen), die durch kurze, zellfreie Faserstränge nach Art einer Strickleiter zu einem einheitlichen Strang zu beiden Seiten der Wirbelsäule von der Schädelbasis bis zur Steißbeinspitze verbunden sind.
Die *Umschaltung* dieser Nervenverbindungen auf eine zweite Nervenfaser (an einer sog. Synapse) erfolgt in *Ganglien*. Die Nervenverbindung *vor* dieser Umschaltung heißt daher *präganglionäre Faser*, die *nach* der Umschaltung *postganglionäre Faser*.
Die *Orte der Umschaltung* sind entweder schon die Ganglien des Grenzstranges oder aber Ganglien, die weiter in der Peripherie (besonders im Bauchraum) gelegen sind.
In ihrem weiteren Verlauf bilden die sympathischen Nervenfasern meist Geflechte um die Arterien und gelangen mit diesen zu den Erfolgsorganen.
Afferente Nervenfasern, die Informationen über Schmerz, Temperatur oder Druck von den inneren Organen zum Rükkenmark leiten, laufen zwar häufig im gleichen (anatomischen) Nerv wie die Sympathikusfasern, werden aber nicht in den Ganglien, sondern erst im Rückenmark umgeschaltet.

### 22.13.1.2 Parasympathisches System

Die Zentren des parasympathischen Nervensystems (S. 472 f.) sind

- die Kerne verschiedener Hirnnerven (wichtigster: *N. vagus*) im *Hirnstamm* (von wo aus *Kopf, Brust- und Bauchraum* versorgt werden) sowie
- die parasympathischen Anteile des *Rückenmarks* im *Kreuzbein-*(Sakral-)*Bereich*, woher die *Beckenorgane* versorgt werden.

Auch die (ebenfalls in die Peripherie laufenden) Fasern des parasympathischen Nervensystems werden in Ganglien von prä- auf postganglionär umgeschaltet (s. oben). Diese Umschaltung erfolgt jedoch meist erst ganz in der Nähe des Erfolgsorgans oder sogar erst in dessen Innerem.

## 22.13.2 Erregungsübertragung

Wie dies allgemein im Nervensystem geschieht, so wird auch innerhalb des vegetativen Nervensystems an der Umschaltstelle von einer Nervenfaser auf die nächste Nervenzelle *(Synapse)* oder auf das Erfolgsorgan ein Überträgerstoff (Transmittersubstanz) freigesetzt.

### 22.13.2.1 Überträgerstoffe

Vor allem zwei Überträgerstoffe spielen im vegetativen Nervensystem eine Rolle (Abb. 22.**55**).

- Acetylcholin (cholinerge Übertragung),
- Noradrenalin (adrenerge Übertragung).

Die Übertragung *von* der *präganglionären* Nervenfaser *auf* die *postganglionäre* Nervenzelle ist sowohl beim *sympathischen* als auch beim *parasympathischen* Nervensystem *cholinerg.*
Unterschiedlich sind die Transmittersubstanzen jedoch bei der *Übertragung* von der *postganglionären Nervenfaser auf das Erfolgsorgan* (Abb. 22.**55**):

- *adrenerge* Übertragung (Noradrenalin) beim *Sympathikus* (Ausnahme: Schweißdrüsen und manche Muskelgefäße, die cholinerg sind);
- *cholinerge* Übertragung beim *Parasympathikus.*

### 23.13.2.2 Hemmung und Förderung der Erregungsübertragung

Der Überträgerstoff erregt die nächste Nervenzelle oder das Erfolgsorgan. Beide müssen daher in ihrer Zellmembran eine Aufnahmestelle *(Rezeptor)* für diesen Überträgerstoff besitzen. Besetzt man diesen Rezeptor mit einer *ähnlichen,* aber *unwirksamen Substanz,* ist die Übertragung *blockiert.* Stoffe, welche die cholinerge Synapse zwischen prä- und postganglionärer Nervenfaser blockieren, heißen *Ganglienblocker.* Sie werden z. B. zur Behandlung eines stark erhöhten Blutdrucks verwendet. Dabei beeinflussen sie allerdings auch die (ebenfalls cholinerge) parasympathische Übertragung von postganglionärer Faser auf das Erfolgsorgan (z. B. am Darm und an der Blase) und haben daher eine Reihe meist unerwünschter Nebenwirkungen.
Am Erfolgsorgan können sowohl die adrenerge (Sympathikus) als auch die cholinerge (Parasympathikus) Übertragung gehemmt oder gefördert werden.

*Sympathikusfördernde Stoffe* (Sympathikomimetika) sind neben dem eigentlichen Überträgerstoff Noradrenalin z. B. auch Adrenalin, Isoproterenol und Ephedrin.
*Sympathikushemmende Stoffe* (Sympathikolytika) sind u. a. Yohimbin und Ergotamin.
Bei der Anwendung dieser Stoffe hat man festgestellt, daß man damit an der glatten Muskulatur ganz unterschiedliche Reaktionen bekommt:

- Noradrenalin führt z. B. zu einer Erregung der glatten Muskulatur (Wirkung an sog. *Alpharezeptoren*, z. B. an den Blutgefäßen).
- Isoproterenol führt z. B. hauptsächlich zu einer Hemmung der glatten Muskulatur (Wirkung an sog. *Betarezeptoren*, z. B. an den Bronchialmuskeln).
- Adrenalin hingegen erregt die *Alpha- und Betarezeptoren gleichzeitig* (Gefäßverengung *und* Bronchuserweiterung).

Wichtig ist diese Unterscheidung deswegen, weil es Medikamente gibt, die die Erregungsübertragung entweder nur an den Alpha- oder nur an den Betarezeptoren beeinflussen können. Damit hat man z. B. die Möglichkeit, einen Krampf (Spasmus) der Bronchialmuskeln zu lösen, ohne dabei die Gefäßmuskulatur zu beeinflussen und umgekehrt.
*Stoffe, die den Parasympathikus fördern* (Parasympathikomimetika), sind neben dem normalen Überträgerstoff *Acetylcholin* u. a. *Pilocar-*

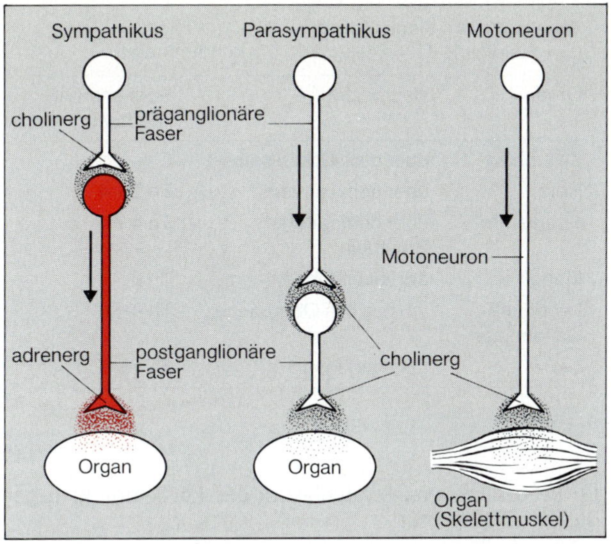


Abb. 22.**55** **Efferente (zur Körperperipherie führende) Nervenbahnen.** Beim vegetativen Nervensystem werden die Nervenbahnen in Ganglien von präganglionär auf postganglionär umgeschaltet. Der Überträgerstoff ist dabei sowohl im Sympathikus als auch beim Parasympathikus Acetylcholin, d. h., diese Übertragung ist cholinerg. Bei der Übertragung von postganglionärer Faser auf das Erfolgsorgan wird beim Sympathikus meist Noradrenalin ausgeschüttet, d. h., es ist eine adrenerge Übertragung. Beim Parasympathikus dagegen ist auch diese Übertragung cholinerg; ebenso ist im somatischen Nervensystem die neuromuskuläre Übertragung vom Motoneuron auf den Skelettmuskel cholinerg (S. 570).

*pin* und *Neostigmin. Stoffe, die den Parasympathikus hemmen* (Parasympathikolytika), sind z. B. *Atropin* und *Scopolamin.*

## 22.13.3 Aufgaben des sympathischen und des parasympathischen Nervensystems

An vielen Organen sind Sympathikus und Parasympathikus als Gegenspieler (Antagonisten) wirksam. Während eine allgemeine *Sympathikuserregung* vorwiegend im Dienste einer *Leistungssteigerung* steht (z. B. bei Anstrengung, bei Schreckreaktionen), haben die jeweils gegenteiligen Auswirkungen der *Parasympathikuserregung* eine *Schonungs- und Erholungsfunktion.* Einige solche Reaktionen sind in Tab. 22.**12** angeführt.

Eine *Sympathikuserregung* führt am Herzen zu einer Leistungssteigerung (Frequenz, Schlagvolumen), an vielen *peripheren Gefäßen* (Haut, Magen-Darm, Nieren u. a.) zur Verengung. Damit kann, neben den Herzkranzgefäßen, die Skelettmuskulatur verstärkt durchblutet werden ohne daß es zu einem Absinken des Blutdrucks kommt. Auch bei einem bedrohlichen Blutdruckabfall im Schock ist die Sympathikuserregung (Erhöhung der Herzfrequenz, Gefäßverengung) eine oft lebensrettende Notreaktion des Organismus. Das Überwiegen der *Sympathikuserregung* mit *Leistungssteigerung* von Kreislauf, Atmung und Muskulatur wechselt

Tabelle 22.**12** **Wirkungen des Sympathikus und des Parasympathikus**

| Wirkung auf | Sympathikus bewirkt | Parasympathikus bewirkt |
|---|---|---|
| Herzkraft | Erhöhung | (Erniedrigung) |
| Herzfrequenz | Beschleunigung | Verlangsamung |
| Bronchialmuskulatur | Erweiterung | (Verengung) |
| Atmung | Beschleunigung | Verlangsamung |
| Magen-Darm-Funktion | meist Hemmung | Aktivierung |
| Pupillen | Erweiterung | Verengung |

normalerweise mit *parasympathischen Erholungsphasen* ab, in denen Kreislauf und Atmung geschont werden und unter reger Tätigkeit der Verdauungsorgane *neue* Energie mit der Nahrung aufgenommen und zum Teil (als Glykogen) gespeichert wird.

Weitere Aufgaben hat das vegetative Nervensystem u. a. bei der

- Entleerung von *Harnblase* und *Mastdarm,*
- Funktion der *Geschlechtsorgane,*
- Regulation des *Stoffwechsels.*

Diese Mechanismen werden durch übergeordnete Zentren im Zentralnervensystem gesteuert (S. 594).

## 22.13.4 Nebennierenmark

Das Nebennierenmark enthält in großen Mengen *Adrenalin* (hauptsächlich) und *Noradrenalin,* die bei Bedarf in die Blutbahn ausgeschüttet werden können.

Obwohl das Nebennierenmark vom sympathischen Nervensystem abstammt und von diesem auch gesteuert wird, spielt es vorwiegend die Rolle einer *Hormondrüse,* wobei Adrenalin und Noradrenalin in diesem Fall als Hormone betrachtet werden. Vorwiegend bei *Alarm-* und *Streßreaktionen* aktiviert, unterstützt das Nebennierenmark das sympathische Nervensystem bei der Blutgefäßverengung (in Niere, Magen-Darm-Trakt und Haut, *nicht* aber in Muskel, Gehirn, Herz und Leber) und damit bei der Verhinderung eines Blutdruckabfalls (s. o.). Außerdem fördert Adrenalin den Abbau der Fett- und Glykogenreserven, d. h., es setzt daraus Fettsäuren und Glucose frei, die für körperliche Leistungssteigerung bzw. in Alarm- oder Notsituationen (s. o.) vermehrt als Energieträger gebraucht werden.

## 22.13.5 Zusammenhänge zwischen vegetativem und somatischem Nervensystem

Das vegetative Nervensystem ist efferent und wird von sog. viszeralen (von den Eingeweiden kommenden) afferenten Fasern ergänzt. Das somatische Nervensystem besitzt *effe-*

*rente* (in die Peripherie führende) und *afferente* (von der Peripherie kommende) *Nervenfasern.* Die efferenten Sympathikusfasern z. B. verlassen das Rückenmark an der Vorderwurzel und versorgen das Herz, die glatten Muskeln, die Drüsen, die Blutgefäße usw.; die afferenten viszeralen Fasern kommen von den Druck-, Schmerz- und Temperaturrezeptoren (Fühlern) der inneren Organe. Deren Informationen aus der Peripherie können zu einer Antwort *(Reflex)* in den efferenten sympathischen oder parasympathischen Fasern führen. Man bezeichnet einen solchen Reflex als *viszeroviszeral*, d. h., Reiz- *und* Erfolgsorgan sind ein inneres Organ (lat. viscera = Eingeweide). Ein Beispiel dafür ist der Bezold-Jarisch-Reflex am Herzen: Wenn die Druckrezeptoren in der linken Kammer einen gefährlich hohen Druck registrieren und nach zentral melden, erfolgt reflektorisch prompt eine Antwort in den (parasympathisch) efferenten Herznerven, die u. a. die Herzfrequenz herabsetzen, wodurch der Druck wieder abfällt.
Neben solchen viszeroviszeralen Reflexbögen kommen auch Reflexe vor, bei denen sowohl das vegetative als auch das somatische Nervensystem (z. B. Haut- und Skelettmuskelnerven) beteiligt sind. Der Reflexbogen kann dabei laufen

- von der *Haut* zu den *inneren Organen* (kutiviszeraler Reflex; lat. cutis = Haut);
- von den *inneren Organen* zur *Haut* (viszerokutaner Reflex);
- von den *inneren Organen* zur *Skelettmuskulatur* (viszeromotorischer Reflex).

Über *kutiviszerale Reflexe* kann z. B. die Durchblutung und die Aktivität des Magen-Darm-Kanals durch Erwärmung oder Abkühlung der Bauchhaut (Umschläge wirken so) beeinflußt werden.
Mit viszeromotorischen Reflexen kann z. B. erklärt werden, daß es bei Reizung (z. B. Entzündung) der Bauchorgane zu einer *Abwehrspannung* der Bauchmuskulatur kommt.

Neben diesen Reflexen bestehen noch weitere, praktisch wichtige Verbindungen zwischen den viszeralen Afferenzen und dem somatischen Nervensystem: So enden in einem bestimmten Rückenmarksegment die afferenten viszeralen Fasern (von den inneren Organen) zum Teil an den *gleichen Schaltstellen* wie die afferenten somatischen Fasern von den Schmerzrezeptoren der Haut. Von diesen Schaltstellen im Rückenmark gelangen die Informationen aus beiden Nervensystemen *gemeinsam* zur Hirnrinde (wodurch die Schmerzempfindung bewußt gemacht wird). Dabei kann aber nicht mehr unterschieden werden, aus welchem der beiden Nervensysteme der Schmerz gemeldet wurde. In *beiden Fällen* wird der *Schmerz im jeweiligen Hautbezirk empfunden, unabhängig davon,* ob er wirklich dort verursacht wurde oder ob er aus den inneren Organen stammt, die vom gleichen Rückenmarksegment versorgt werden.
Dabei gehören zu bestimmten inneren Organen typische Hautbezirke (sog. *Head-Zonen*, Tab. 22.**13**).

### 22.13.6 Vegetative Zentren

Das periphere vegetative Nervensystem steht unter der Kontrolle bestimmter Zentren innerhalb des Rückenmarks und des Gehirns (s. Abb. 21.**214**, S. 469).

Tabelle 22.**13** **Head-Zonen**
(C = Halsmark, Th = Brustmark, L = Lendenmark)

| Organ | Hautbezirk | Rückenmark-segment |
|---|---|---|
| Zwerchfell | über dem Schlüsselbein | C 4 |
| Herz | über dem Herzen | Th 3 + 4 |
| Speiseröhre | über dem unteren Brustbein | Th 4 + 5 |
| Magen | am linken Oberbauch | Th 8 |
| Leber und Gallenblase | am rechten Oberbauch | Th 8–11 |
| Niere | Leistengegend | Th 10–L 1 |

Im Kreuzbein- und Lendenbezirk des Rückenmarks liegen die drei Zentren für

- Harnentleerung,
- Stuhlentleerung,
- Funktion der Geschlechtsorgane.

Sowohl in der Harnblase als auch im Mastdarm werden ab einer gewissen Füllung Druckrezeptoren erregt, die zum Harn- bzw. Stuhldrang führen. Während bei Säuglingen die Harn- bzw. Stuhlentleerung auf diesen Reiz hin reflektorisch erfolgt, können das ältere Kind und der Erwachsene diesen Reflex durch übergeordnete Bahnen aus dem Großhirn unterdrücken.

Gestört können diese Mechanismen u. a. dann sein, wenn Medikamente gegeben werden, die das vegetative Nervensystem beeinflussen (S. 592), oder wenn z. B. eine Querschnittlähmung des Rückenmarks vorliegt. In letzterem Fall kann es wieder zur reflektorischen Stuhl- und Darmentleerung wie im Säuglingsalter kommen.

Auch die *Funktion der Geschlechtsorgane* wird durch vegetative Zentren im unteren Rückenmark gesteuert. Beim Mann gibt es ein Zentrum für die Erregung (Erektion) des Gliedes (Penis), ein zweites Zentrum für das Ausstoßen (Ejakulation) der Samenflüssigkeit (Sperma). Bei der Frau steuern ähnliche Zentren die Erregung des Kitzlers (Klitoris) und die Kontraktionen der Scheidenmuskulatur auf dem Höhepunkt (Orgasmus) der Erregung.

Für die Genital-(Geschlechts-)Funktionen spielen lokale Reflexe eine Rolle; doch stehen diese beim Menschen unter einer sehr weitgehenden zentralen Steuerung, wobei psychisch-emotionelle Einflüsse die Hauptrolle spielen.

Im oberen Rückenmark liegt ein weiteres vegetatives Zentrum, von dem aus die sympathische Nervenversorgung des *Auges* erfolgt (u. a. Pupillenerweiterung S. 583).

Auch im *Hirnstamm* finden sich vegetative Zentren, die zum Teil lebenswichtig sind:

- Atemzentrum (S. 536 f.),
- Kreislaufzentrum (S. 524 f.),
- Zentren für die Speichelsekretion (S. 551),
- Zentren für die Augenreflexe (S. 582 f.).

Diesen einzelnen Zentren übergeordnet sind noch höhere Strukturen des Gehirns, wobei der *Hypothalamus* die wichtigste Stellung einnimmt.

Von hier aus werden u. a. (zum Teil über *Hormone* der in enger Verbindung stehenden *Hypophyse*)

- Wachstum,
- Wärmehaushalt,
- Stoffwechsel,
- Wasserhaushalt,
- für die Fortpflanzung wichtige Mechanismen,
- Gesamtreaktion des vegetativen Nervensystems

gesteuert, wobei letztere entweder

- auf eine *Leistungssteigerung*,
- auf die Bedürfnisse der *Fortpflanzung* (Sexualleben, Schwangerschaft, Geburt, Stillen)

oder

- auf *Erholung und Schonung* des Organismus ausgerichtet ist (S. 592).

Der Hypothalamus ist eng mit einigen entwicklungsgeschichtlich älteren Hirnrindenbezirken verbunden, denen u. a. das Riechhirn angehört. Diese Bezirke bilden das sog. *limbische System*. Es beeinflußt viele vegetative Erregungsprozesse und ist für (angeborene) *Trieb-* und *Instinkthandlungen* und für *emotionelle Reaktionen* wie Freude, Angst, Wut, Lust, Unlust u. a. verantwortlich.

### Weiterführende Literatur

*Lehrbücher der Physiologie*

Klinke R., S. Silbernagl: Lehrbuch der Physiologie, Thieme, Stuttgart 1994

Schmidt, R. F., G. Thews: Physiologie des Menschen, 24. Aufl. Springer, Berlin 1990

Silbernagl, S., A. Despopoulos: Taschenatlas der Physiologie, 4. Aufl. Thieme, Stuttgart und Deutscher Taschenbuch-Verlag, München 1991

# 23 Bildgebende Verfahren, Strahlentherapie und Strahlenschutz

## 23.1 Bildgebende diagnostische Verfahren, radiologisch-interventionelle Therapie

### 23.1.1 Konventionelle Röntgendiagnostik

F. Fobbe

**Lernziel**

- Der Leser soll im Grundsatz die Aufnahmetechniken in der konventionellen Röntgendiagnostik kennen;
- er soll den wesentlichen diagnostischen Einsatz dieser Methode wissen;
- er muß die für die jeweilige Untersuchung notwendige Vorbereitung kennen;
- die in der Röntgendiagnostik verwendeten Kontrastmittel und ihre möglichen unerwünschten Nebenwirkungen müssen bekannt sein.

#### 23.1.1.1 Grundlagen

Eine Röntgenaufnahme entsteht, indem elektromagnetische Wellen durch den Körper des Patienten geschickt und die Abschwächung dieser Strahlung durch die unterschiedlichen Gewebearten des Körpers festgehalten werden. Das Ausmaß der Abschwächung hängt von der Zusammensetzung des untersuchten Organs ab: Im Knochen wird ein größerer Teil der eingestrahlten Energie zurückgehalten als z. B. im Fettgewebe.

Zur Erzeugung der Röntgenstrahlung ist eine spezielle Röhre notwendig, in der unter Hochspannung (25 000 – 120 000 V) Elektronen von der Glühkathode ausgehend beschleunigt und beim Aufprall dieser Elektronen auf die Anode wieder abgebremst werden. Beim Aufprall der Elektronen auf die Anode entsteht die *Bremsstrahlung* ( Röntgenstrahlung). Etwa 99% der dabei eingesetzten Energie werden in Wärme umgewandelt, und nur 1% steht für die Bildherstellung zur Verfügung. Diese Strahlung wurde 1895 von Wilhelm Conrad Röntgen in Würzburg entdeckt und nach ihm benannt. Röntgenstrahlen sind ionisierende Strahlen, d. h., daß diese Strahlen die Elektronenzahl in der Hülle eines Atoms oder Moleküls verändern und so das Körpergewebe schädigen können (s. auch Kap. 20.**7** und 23.**3**).

Die Abschwächung der Röntgenstrahlung in den einzelnen Strukturen des Körpers kann mit zwei unterschiedlichen Methoden festgehalten werden:

1. Die aus dem Körper wieder austretenden Röntgenstrahlen treffen auf einen Film, der mit einer strahlenempfindlichen Schicht versehen ist ähnlich wie in der Photographie. Der Film wird entsprechend der auftreffenden Energie unterschiedlich geschwärzt. Nach der Entwicklung kann der Film dann an einem Leuchtkasten betrachtet werden.
2. Die aus dem Körper austretenden Röntgenstrahlen treffen auf eine strahlenempfindliche Schicht von Kristallen, die entsprechend der auftreffenden Energie sichtbares Licht erzeugen. Unmittelbar dahinter liegt dann die *Photokathode*, die das sichtbare Licht in elektrische Signale umwandelt. Diese Signale werden dann auf einen Fernsehbildschirm ausgegeben (Durchleuchtung, digitale Radiographie wie z. B. bei der digitalen Subtraktionsangiographie = DSA). Zur Zeit werden die meisten Untersuchungen noch auf einem Röntgenfilm festgehalten. Die digitale Technik wird aber immer häufiger eingesetzt und wird in Zukunft wahrscheinlich die direkte Belichtung eines Röntgenfilms ersetzen.

Bei der Röntgenübersichtsaufnahme (Abb. 23.**1**) wird die Abschwächung der Röntgenstrahlung beim Durchtritt durch den Körper gemessen und die unterschiedlichen Abschwächungswerte werden auf einen Film oder am Bildschirm durch unterschiedliche Grauwerte dargestellt. Das bedeutet, daß aus dem dreidimensionalen Körper ein zweidimensionales Bild wird. Es kommt zu einer Überlagerung aller der Strukturen, die in der Ausbreitungsrichtung der Strahlen liegen. Nur die Strukturen unterschiedlicher Dichte, die quer zur Verlaufsrichtung der Röntgenstrahlung liegen, also nebeneinander, sind bei dieser Technik zu unterscheiden (Abb. 20.**32**). Dieses Verfahren wird heute als *konventionelle Röntgendiagnostik* bezeichnet.

Um bestimmte Areale innerhalb des Körpers von den davor oder dahinter liegenden Strukturen dennoch abgrenzen zu können, kann eine *Tomographie*, auch konventionelle Tomographie genannt, durchgeführt werden. Bei dieser Methode bewegen sich sowohl die Röntgenröhre als auch der Röntgenfilm während der Aufnahme auf gegenläufigen Bahnen. Dadurch werden frei wählbare Schichten scharf abgebildet, während die vor und hinter der gewählten Schicht liegenden Strukturen verwischt, also unscharf abgebildet werden. Dieses Verfahren wird heute aber nur noch selten eingesetzt. Es wurde durch die Schnittbildverfahren im wesentlichen abgelöst.
Im Gegensatz zur Röntgenübersichtsaufnahme sind die *Schnittbildverfahren* (Abb. 23.**1**) zu nennen. Bei diesen Verfahren werden die unterschiedlichen Strukturen in allen Ebenen überlagerungsfrei dargestellt. Zu den Schnittbildverfahren gehören Ultraschall, Computertomographie, Kernspintomographie und bestimmte szintigraphische Methoden, z. B. ECT (Kap. 23.1.5).

### 23.1.1.2 Röntgenkontrastmittel

Auf einer Röntgenübersichtsaufnahme des menschlichen Körpers ist eine Unterscheidung der einzelnen Strukturen nur eingeschränkt möglich. Von allen biologischen Strukturen schwächen die Knochen die Röntgenstrahlung am meisten ab. In solchen Bereichen wird der Röntgenfilm nur wenig belichtet und bleibt deshalb nahezu weiß. In luft- und gashaltigen Organen wie z. B. der Lunge werden die Röntgenstrahlen nur gering abgeschwächt. Der Film wird in diesen Bereichen stark belichtet und erscheint fast schwarz. Die übrigen Organe können aber nicht unterschieden werden, da sie eine ähnliche Strahlenabsorption besitzen. So sind auf einer Abdomenübersichtsaufnahme zwar die Kontur der Niere und die gasgefüllten Anteile des Darms zu erkennen, eine Aussage über die Darmschleimhaut oder den Aufbau der Niere ist aber nicht möglich. Um eine solche Unterscheidung zu ermöglichen, müssen deshalb bei einer großen Zahl von Untersuchungen Röntgenkontrastmittel eingesetzt werden.
Röntgenkontrastmittel sind Substanzen, die die Röntgenstrahlung entweder *stärker* (positive Kontrastmittel) oder *schwächer* (negative Kontrastmittel) als die umliegenden Organe des Körpers *abschwächen*.

**Positive Kontrastmittel.** Alle positiven Kontrastmittel bestehen aus einer Substanz mit einer hohen Ordnungszahl (starke Strahlungsabsorption). Entsprechend ihren Eigenschaften werden sie in drei Gruppen eingeteilt: *wasserlösliche*, *wasserunlösliche* und *ölhaltige* Kontrastmittel.
Alle zur Zeit verfügbaren *wasserlöslichen* Röntgenkontrastmittel bauen auf einem Benzolring auf, in dem drei Jodatome eingeschlossen sind. Die Strahlenabsorption – also die Kontrastmittelwirkung – erfolgt nur durch die Jodatome. Die Bindung der Jodatome in dem Benzolring ist notwendig, um die notwendige Wasserlöslichkeit von Jod zu erreichen und um die Verträglichkeit zu verbessern. Im Handel sind eine Reihe von Präparaten, die sich nur durch die Struktur der Seitenketten des Benzolrings unterscheiden. In Deutschland werden heute meist „nichtionische" jodhaltige Kontrastmittel verwandt, (z. B. Solutrast, Ultravist).

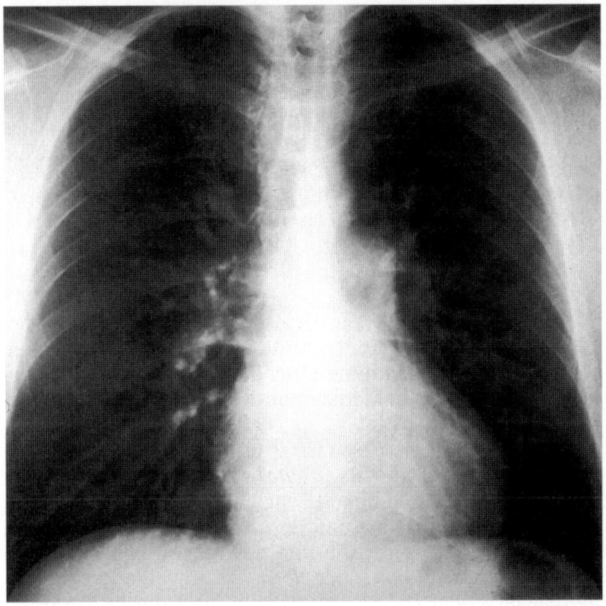

a

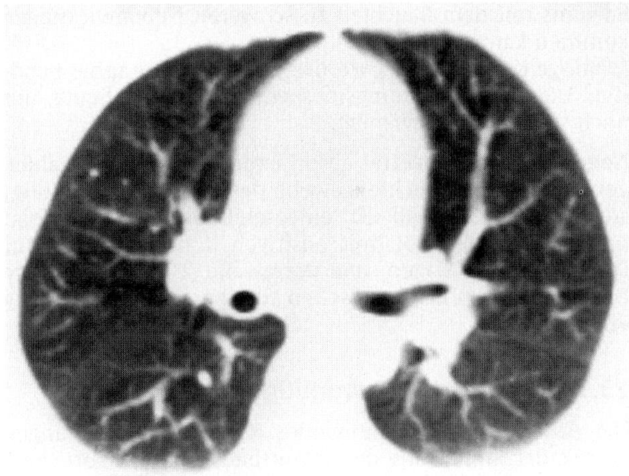

b

Abb. 23.1 **Aufnahmen des Thorax mit zwei unterschiedlichen Methoden.**
**a** Übersichtsaufnahme: Der gesamte Thorax ist abgebildet, Lungengefäße, mediastinale Strukturen und die Form sowie die Größe des Herzens können beurteilt werden. **b** Computertomographie der Lunge (im „Lungenfenster") in Höhe des Lungenhilus als Beispiel für eine Aufnahme eines Schnittbildverfahrens: nur ein schmaler Streifen der Thoraxorgane kann beurteilt werden. Als Vorteil können jedoch alle Strukturen überlagerungsfrei betrachtet werden.

Das Haupteinsatzgebiet der wasserlöslichen Kontrastmittel ist die Darstellung von Venen und Arterien sowie der Nieren und der Harnwege. Außerdem werden sie zur besseren Gewebeunterscheidung in der Computertomographie verwandt.

Die intravasale Anwendung von jodhaltigen Kontrastmitteln kann zu unerwünschten Nebenwirkungen führen. Neben einem Hitzegefühl vor allem bei der intraarteriellen Gabe können Juckreiz, Übelkeit, Erbrechen, Luftnot und Schwäche bis hin zum Kreislaufkollaps und Herzstillstand auftreten.

Vor jeder Gabe eines Kontrastmittels ist deshalb zu prüfen, ob die für die Behandlung einer Kontrastmittelunverträglichkeit notwendigen Medikamente und Geräte bereitliegen und funktionsfähig sind.
Als *wasserunlösliches* Kontrastmittel wird meist Bariumsulfat verwendet. Barium als Schwermetall ist eigentlich sehr giftig. In der Verbindung mit Schwefel (als Bariumsulfat) ist es aber wasserunlöslich und deshalb im Darm nicht giftig. Es wird nur zur Kontrastierung des Magen- und Darmlumens eingesetzt. Sofern der Verdacht auf eine Perforation der Magen- oder Darmwand besteht, darf dieses Kontrastmittel aber nicht verwendet werden, da es beim Kontakt des Bariums mit dem Bauchfell zu schweren Nebenwirkungen kommen kann.
*Ölhaltige* Kontrastmittel wurden zur Lymphographie benötigt. Diese Untersuchungsmethode wird aber heute nur noch sehr selten verwendet.

**Negative Kontrastmittel** absorbieren die Röntgenstrahlen geringer als die Weichteilgewebe des Körpers. Am häufigsten werden Luft und $CO_2$ eingesetzt. Der Einsatz erfolgt meist in Kombination mit positiven Kontrastmitteln zur Darstellung der Magen- und Darmwand (Untersuchung im Doppelkontrast). $CO_2$ wird selten auch zur Gefäßdarstellung eingesetzt.

### 23.1.1.3 Klinische Anwendung

Die Anwendung konventioneller Röntgenuntersuchungen ist seit der Einführung der Schnittbildverfahren zurückgegangen. Eine Übersichtsaufnahme ist aber in vielen Fällen weiterhin die Grundlage der diagnostischen Kette. Wie schon der Name „Übersichtsaufnahme" sagt, kann mit der konventionellen Röntgendiagnostik auf einer Aufnahme ein größerer Bereich des Körpers zusammenhängend abgebildet werden (z. B. Thorax, Abdomen). Eine solche Aufnahme ist in wenigen Minuten hergestellt und kann beurteilt werden. Eine vergleichbare Untersuchung mit der Computertomographie dauert etwa 30 Minuten.

**Aufnahmen des Thorax.** Bei Verdacht auf eine Erkrankung im Thorax ist nach der klinischen Untersuchung die Übersichtsaufnahme der erste Schritt. Die Aufnahmen werden im Stehen und in tiefer Inspiration angefertigt. In Inspiration verlagert sich das Zwerchfell tiefer und erlaubt so eine bessere Beurteilung der basalen Lungenabschnitte. In der Regel erfolgen zwei Aufnahmen. Bei der ersten Aufnahme liegt die Brust des Patienten dem Film an. Die Röntgenröhre ist hinter dem Patienten = Aufnahme im posterior-anterioren [p.-a.]-Strahlengang (Abb. 23.**1 a**). Bei der zweiten Aufnahme liegt die linke Brustseite dem Film an (seitlicher Strahlengang). Bei unklaren Veränderungen können diese Aufnahmen durch eine Durchleuchtung ergänzt werden. Nur bei bettlägerigen Patienten oder bei Patienten, die wegen anderer Erkrankungen nicht aufstehen dürfen (z. B. frische tiefe Beinvenenthrombose, Fraktur), erfolgt eine Aufnahme im Liegen. Die Aufnahme im Liegen bietet aber nicht die gleiche diagnostische Aussage wie die Aufnahmen im Stehen. Die Strahlenbelastung der Aufnahmen im Stehen entspricht etwa 1/10 der natürlichen Strahlenbelastung in Mitteleuropa in einem Jahr.
Mit den Thoraxübersichtsaufnahmen können die meisten Erkrankungen erkannt werden. Nur für spezielle Fragestellungen, z. B. Nachweis und genaue Lage von kleinen Lungenmetastasen, vergrößerte Lymphknoten im Mediastinum, ist zusätzlich eine Schnittbilduntersuchung (hier: CT) notwendig. Das gleiche gilt für Verlaufskontrollen.

**Knochenaufnahmen.** Nach einem Trauma mit dem Verdacht auf eine knöcherne Verletzung ist die Übersichtsaufnahme die Methode der Wahl. Der betroffene Abschnitt einschließlich der anliegenden Gelenke muß *in zwei Ebenen* abgebildet werden. Eine Aufnahme in nur einer Ebene ist *nicht* ausreichend, da hierbei eine Fraktur leicht übersehen werden kann. Liegt eine typische Symptomatik vor, z. B. Sturz auf die Hand und starke Weichteilschwellung und Druckschmerz über den Handwurzelknochen, kann auch bei fehlendem Nachweis in mehreren Ebenen eine Fraktur vorliegen. In solchen Fällen sollte der Patient so behandelt werden, als wäre eine Fraktur nachgewiesen. Nach etwa einer Woche muß dann eine Kontrollaufnahme erfolgen. Nach dieser Zeit kann dann eine Fraktur sicher nachgewiesen bzw. ausgeschlossen werden.
Eine zweite Möglichkeit zum Nachweis von fraglichen Frakturen ist die *Knochenszintigraphie*. Etwa eine Woche nach dem Trauma kann mit dieser Methode sicher eine frische knöcherne Verletzung nachgewiesen werden. Neben der Erstdiagnose reicht in der Regel die Übersichtsaufnahme auch zur Kontrolle nach Therapie aus. So kann z. B. die Durchbauung der Fraktur auf dem Übersichtsbild in den meisten Fällen ausreichend beurteilt werden. Nur bei Trümmerfrakturen (z. B. im kleinen Becken, Tibiakopf, unteres Sprunggelenk) ist zur genauen Beurteilung und für die Therapieplanung eine konventionelle Schichtaufnahme oder eine Computertomographie notwendig.
Bei Patienten mit einem Malignom und dem Verdacht auf eine Knochenmetastase sollte zuerst immer eine Knochenszintigraphie erfolgen (s. Kap. 23.1.5.1). Nur die Bereiche mit einer vermehrten Anreicherung müssen dann auf einem Übersichtsbild dargestellt werden.
In den meisten Krankenhäusern ist es heute noch üblich, nach jedem Schädeltrauma Übersichtsaufnahmen des Schädels anzufertigen. Hier ist zu bedenken, daß damit zwar eine knöcherne Fraktur erfaßt werden kann, eine Blutung im Schädelinnern damit aber nicht nachzuweisen ist. Eine Blutung kann aber ohne eine Fraktur nach einem Trauma auftreten. Bei dem Verdacht auf eine Blutung im Schädelinnern muß deshalb eine Computertomographie erfolgen.

**Aufnahmen des Abdomens und des Verdauungstraktes.** Bei Patienten mit einem akuten Abdomen und dem Verdacht auf Perforation eines Hohlorgans wird zum Nachweis oder zum Ausschluß von Gas im Peritonealraum eine Übersichtsaufnahme durchgeführt. Gegenüber der früher üblichen Aufnahme des Abdomens im Stehen hat sich jetzt die Aufnahme in linker Seitenlage durchgesetzt. Der Vorteil dieser Aufnahme ist, daß der meist schwerkranke Patient nicht aufstehen muß. Vor der Aufnahme sollte er etwa 10 Minuten auf der linken Seite liegen, damit das aus dem perforierten Organ ausgetretene Gas nach oben steigen kann. Im Fall einer Perforation kann das Gas dann zwischen der rechten lateralen Thorax- oder Bauchwand und der Leber nachgewiesen werden. Auf derselben Aufnahme kann bei einem Ileus das Ausmaß der Erkrankung erfaßt und die Unterscheidung zwischen einem mechanischen und einem paralytischen Ileus erfolgen.

Für die Röntgenkontrastuntersuchung des Verdauungstraktes muß der Patient vorbereitet werden. Zur Darstellung von Speiseröhre und Magen reicht es aus, wenn die Untersuchung morgens beim nüchternen Patienten erfolgt. Im Laufe des Tages kommt es auch beim nüchternen Menschen zu vermehrter Magensaftproduktion. Ist aber zu viel Flüssigkeit im Magen, wird das Röntgenkontrastmittel verdünnt und es haftet nicht mehr ausreichend an der Magenschleimhaut. Die Untersuchung muß deshalb am Morgen erfolgen.

Für die Darstellung des Dünndarms und des Dickdarms ist eine aufwendigere Vorbereitung notwendig. Im Darm dürfen sich zum Untersuchungszeitpunkt keine Speise- bzw. Kotreste befinden. Der genaue Ablauf der Vorbereitung ist in den Krankenhäusern unterschiedlich. In der Regel muß der Patient über mehrere Tage eine ballastarme Diät einhalten und am Tag vor der Untersuchung Abführmittel einnehmen. Entscheidend ist, daß sich zur Untersuchung keine Kot- und Flüssigkeitsreste im Darm befinden. Es macht darum keinen Sinn, unmittelbar vor einer Dickdarmuntersuchung einen Einlauf zu verabreichen. In einem solchen Fall würde die Flüssigkeit im Darm (wie bei zu viel Magensaft) das Kontrastmittel zu sehr verdünnen und es würde nicht mehr an der Schleimhaut haften.

Die Untersuchung von Magen und Darm erfolgt meist im *Doppelkontrast*. Das bedeutet, daß zwei Kontrastmittel unterschiedlicher Dichte gleichzeitig verwendet werden. Zuerst wird das Lumen mit Bariumsulfat gefüllt. Das Bariumsulfat führt zu einer starken Abschwächung der Röntgenstrahlen (hohe Dichte). Es ist zähflüssig und haftet deshalb an der Schleimhaut. Wenn alle Abschnitte der Schleimhaut mit dem Kontrastmittel bedeckt sind, wird das zweite Kontrastmittel gegeben. Im Magen und im Dickdarm wird meistens ein Gas (Luft oder $CO_2$) und im Dünndarm eine Zellulose-Wasser-Lösung verwendet. Diese Sustanzen bewirken eine deutlich geringere Strahlenabschwächung als das Barium. Das Darm-(Magen-)Lumen wird nun mit dem Gas bzw. mit dem Wasser so gefüllt, daß sich die einzelnen Abschnitte soweit wie möglich aufweiten. Jetzt ist der „Doppelkontrast“ erreicht, das an der Schleimhaut haftende Barium und das Gas bzw. das Wasser im Lumen, das die Darmwände auseinanderhält. Auf den Röntgenbildern grenzt sich nun die Schleimhaut von der Umgebung ab und auch kleine krankhafte Veränderungen können beurteilt werden

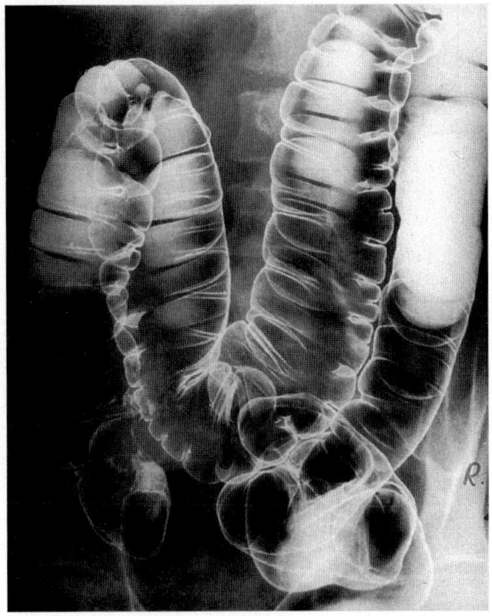

Abb. 23.**2** **Doppelkontrastuntersuchung des Dickdarms.** Das Colon ascendens und das Colon transversum sind entfaltet, die einzelnen Haustren lassen sich noch abgrenzen, die Schleimhaut ist dünn mit Barium bedeckt und zeigt einen „samtartigen“ Beschlag. Entzündliche Veränderungen (Morbus Crohn) im terminalen Ileum und im Caecum.

(Abb. 23.**2**). Um die bei der Untersuchung störende Darmperistaltik zu verringern, wird meistens ein Spasmolytikum (Buscopan) gegeben.

Bariumsulfat ist wasserunlöslich, wird also aus dem Darmlumen nicht aufgenommen und ist deshalb nicht giftig. Sollte es aber aus dem Darmlumen in die Bauchhöhle übertreten, können schwerwiegende Nebenwirkungen auftreten. Bei allen Patienten mit Verdacht auf eine Darmperforation darf Bariumsulfat deshalb nicht verwendet werden. Muß bei solchen Patienten aber das Darmlumen dargestellt werden (z. B. Suche nach einer Perforationsstelle, fragliche Divertikulitis), darf nur ein jodhaltiges Kontrastmittel gegeben werden. Mit jodhaltigen Kontrastmitteln kann aber nur das Darmlumen und nicht die Schleimhaut beurteilt werden.

Die Durchführung einer Röntgenkontrastuntersuchung von Speiseröhre, Magen, Duodenum oder Dickdarm muß sorgfältig überlegt werden. Als mögliche Alternative zu diesen Untersuchungen kann auch eine Spiegelung (Endoskopie) erfolgen. Beide Methoden haben Vor- und Nachteile, die entsprechend dem Krankheitsbild und dem Zustand des Patienten gegeneinander abgewogen werden müssen. Ileum und Jejunum können nur durch eine Röntgenkontrastuntersuchung dargestellt werden. Eine Endoskopie ist in diesen Darmabschnitten nicht möglich.

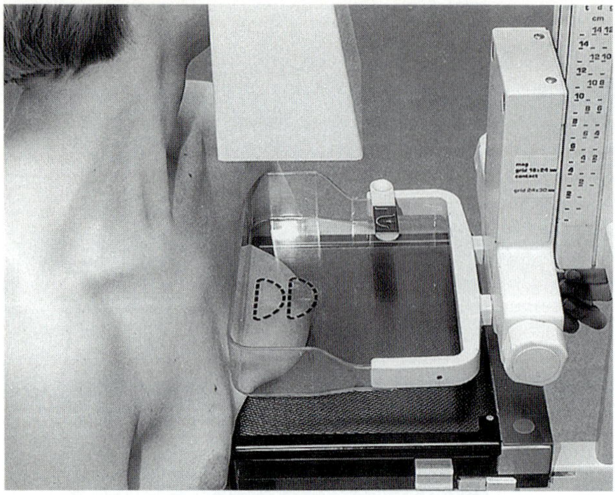

Abb. 23.**3** **Röntgenaufnahme der Mamma.** Die linke Brust der Patientin ist auf der Filmkassette gelagert und wird mit einer Kunststoffplatte dagegen komprimiert.

**Aufnahmen der weiblichen Brust (Mammographie).** Die Brust besteht nur aus Weichteilgewebe. Um die geringen Schwächungsunterschiede zwischen dem Fett-, Drüsen- und Bindegewebe möglichst kontrastreich abzubilden, ist eine Strahlung mit einer geringen Energie erforderlich. Meist wird heute eine Anode aus dem Metall „Molybdän" bei einer Spannung zwischen 25 und 40 kV verwandt. Um zur Aufnahme eine möglichst gleichmäßige Dicke der Weichteile zu erreichen, muß die Brust zwischen zwei Platten eingespannt und komprimiert werden (Abb. 23.**3**). Damit erreicht man eine verbesserte Bildqualität (geringere Streuung der Strahlen) und eine geringere Strahlenbelastung der Patientin. Mit der Mammographie können Strukturen ab einer Größe von etwa 0,1 mm abgebildet werden. Mit dem bloßen Auge können solche Details (z. B. sog. „Mikroverkalkungen") nicht sicher erkannt werden. Zur Befundung muß deshalb die Betrachtung der Aufnahmen mit einer Lupe erfolgen.
Die Mammographie gilt heute als die Standardmethode zur Untersuchung der Brust. Die Methode kann Strukturunregelmäßigkeiten in der Brust nachweisen, die ein frühzeitiges Erkennen eines Karzinoms ermöglichen. Eine sichere Unterscheidung zwischen einem bösartigen und einem gutartigen Prozeß ist aber nicht immer möglich. Eine ergänzende Ultraschalluntersuchung kann in vielen Fällen die Frage der Dignität beantworten. In allen Zweifelsfällen muß aber eine Gewebsprobe aus dem verdächtigen Bezirk entnommen und histologisch untersucht werden.

Bei allen Frauen zwischen dem 30. und 40. Lebensjahr soll im Rahmen der Vorsorge eine Mammographie durchgeführt werden. Danach sollen Untersuchungen in mindestens zweijährigem Abstand erfolgen.

**Angiographie** ist eine Darstellung der Gefäße mit Kontrastmittel. Werden Venen untersucht, heißt die Technik auch „Venographie" oder „Phlebographie", für die Arterien heißt es dann „Arteriographie". Auf dem nativen Bild, also ohne Kontrastmittel, können die Gefäße von der Umgebung nicht abgegrenzt werden. Nur eine ausgeprägte Gefäßwandverkalkung erlaubt den Verlauf des Gefäßes zu bestimmen. Eine Beurteilung des Gefäßlumens ist aber auch in solchen Fällen nicht möglich. Zur Darstellung muß deshalb ein Kontrastmittel in das Gefäßlumen eingebracht werden. Hierzu wird meist ein wasserlösliches (jodhaltiges) Kontrastmittel verwendet. Nur in wenigen Krankenhäusern wird zur Untersuchung der abdominellen Gefäße ein Gas ($CO_2$) eingesetzt.
Für die Darstellung der Venen z. B. der Beine kann das Kontrastmittel über einen Zugang gegeben werden, wie er ähnlich auch für eine Infusion am Arm verwendet wird. Sollen aber Arterien untersucht werden, muß das Kontrastmittel auf andere Weise eingebracht werden. Dies geschieht heute meist in der Technik nach Seldinger (1953 zuerst beschrieben; Abb. 23.**4**). Eine periphere Arterie, meist die A. femoralis communis, wird mit einer Mandrin-Kanüle punktiert. Nach Entfernen des Mandrins und langsamem Zurückziehens der Kanüle tritt Blut aus der Kanüle aus, sobald deren Spitze im Gefäßlumen liegt. Jetzt kann über die Kanüle ein Führungsdraht mit einer weichen Spitze gefahrlos in das Gefäßlumen eingeführt werden. Dieser Führungsdraht dient dann als Schiene für das weitere Vorgehen. Zuerst wird der Punktionskanal mit einem Dilatator vorsichtig erweitert und dann ein dünner Schlauch (Katheter) in das Gefäß eingebracht. Über diesen Katheter wird das Kontrastmittel gegeben. Die Angabe des Durchmessers der Katheter erfolgt in Charrière (French). Drei Charrière entsprechen einem Millimeter. Meist werden Katheter mit einem Durchmesser zwischen vier und fünf French verwendet.
Man unterscheidet zwischen einer *Übersichtsangiographie* und einer *selektiven Angiographie*. Bei der Übersichtsangiographie wird der Katheter meist in die Aorta gelegt und dort das Kontrastmittel gegeben. Auf den Aufnahmen sind dann alle größeren Äste der Aorta abgebildet. Wegen der starken Verdünnung des Kontrastmittels und der Überlagerung verschiedener Seitenäste ist bei dieser Technik eine ausreichende Beurteilung oft nicht möglich. In solchen Fällen wird dann das zu beurteilende Gefäß *selektiv* dargestellt. Ein Katheter mit einer besonders geformten Spitze wird unter Durchleuchtungskontrolle direkt in das Lumen des betreffenden Gefäßes vorgeschoben, und dort wird dann das Kontrastmittel gespritzt.
Die Untersuchung wird in der Regel nur in örtlicher Betäubung und evtl. nach milder Sedierung durchgeführt. Nur bei Kindern ist eine Vollnarkose notwendig.
In den meisten Krankenhäusern werden Angiographien meist in DSA-Technik (digitale Subtraktionsangiographie) durchgeführt. Dies bedeutet, daß die Aufnahmen nicht auf einem Röntgenfilm festgehalten werden, sondern die Abschwächung der Röntgenstrahlen wird beim Durchtritt durch den Körper von Detektoren gemessen, in elektrische Signale umgewandelt und auf einen Bildschirm ausgegeben. Bei der Angiographie werden neben den Gefäßen auch die Knochen und die Weichteilorgane mit abgebildet. Diese

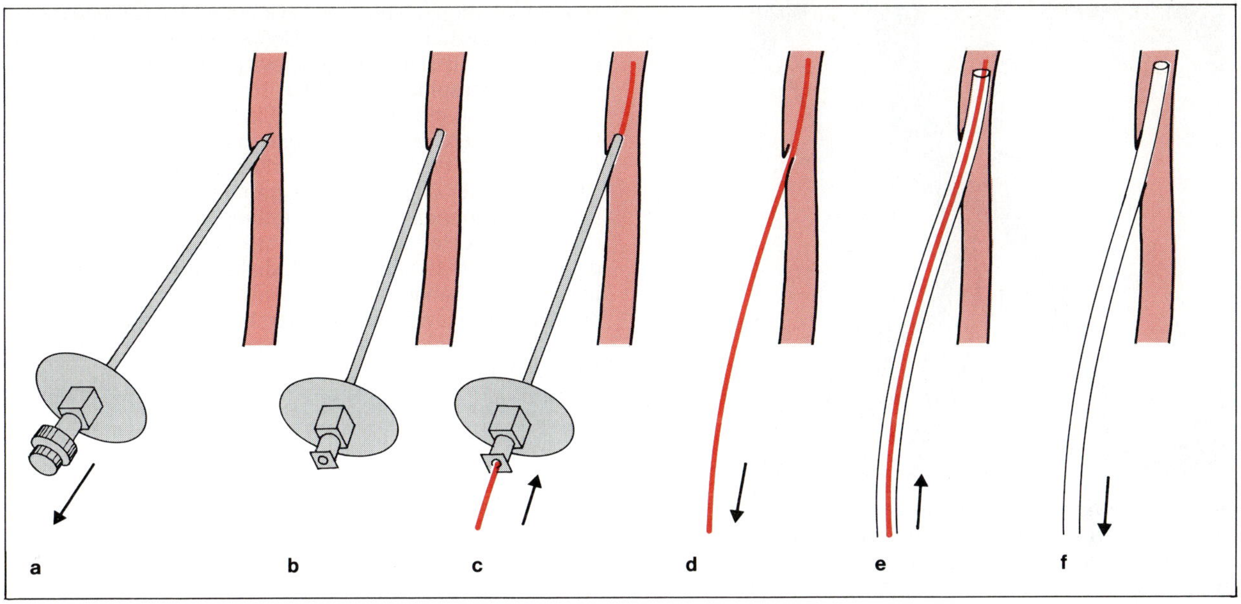


Abb. 23.4 **Schematische Darstellung der Punktionstechnik nach Seldinger. a** Punktion der Arterie mit Kanüle und Mandrin, **b** Entfernung des Mandrins, **c** Einführen des Führungsdrahtes, **d** Entfernung der Kanüle, **e** Einschieben des Katheters, **f** Entfernung des Führungsdrahtes.

Strukturen können die Gefäße überlagern und die Beurteilung erschweren. Deshalb versucht man, diese Organe aus dem Bild zu entfernen. Das gelingt mit der „Subtraktionstechnik". Hierzu muß unmittelbar vor der Kontrastmittelgabe eine Aufnahme angefertigt werden (Maske). Von dieser Maske wird ein Negativ erstellt. Jede Aufnahme mit Kontrastmittel wird dann mit dem Negativ der Maske überlagert. Dadurch werden Knochen und Weichteilstrukturen von dem Bild abgezogen (subtrahiert), und es bleibt eine Aufnahme, auf der nur die kontrastierten Gefäße zu sehen sind (Abb. 23.**5a** u. **b**). Diese Subtraktion geschieht in modernen Geräten in Bruchteilen von Sekunden. Der Kontrastmittelfluß kann deshalb schon während der Aufnahmen im subtrahierten Bild beobachtet werden.

Nach einer arteriellen Punktion kann es zu einer Blutung an der Punktionsstelle kommen. Um das zu verhindern, wird nach der Untersuchung ein Druckverband angelegt und Bettruhe verordnet. Dauer des Druckverbandes und Zeitdauer der Bettruhe hängen von dem verwendeten Katheter (je dicker der Katheter, um so länger der Druckverband), vom Zustand des Gefäßsystems (z. B. Ausmaß der Gefäßwandverkalkung) und vom Gerinnungsstatus des Patienten ab. Meist kann der Druckverband nach vier Stunden entfernt werden. Eine Bettruhe von 20 Stunden ist meist ausreichend. Trotzdem kommen Nachblutungen an der Punktionsstelle vor. In den meisten Fällen führt dies aber nur zu einem Bluterguß, der keiner weiteren Behandlung bedarf. In seltenen Fällen kann diese Blutung aber zur Ausbildung eines falschen Aneurysmas führen oder so stark sein, daß das Einstichloch chirurgisch versorgt werden muß. Auch infolge der Manipulation mit dem Katheter im Gefäßlumen kann es

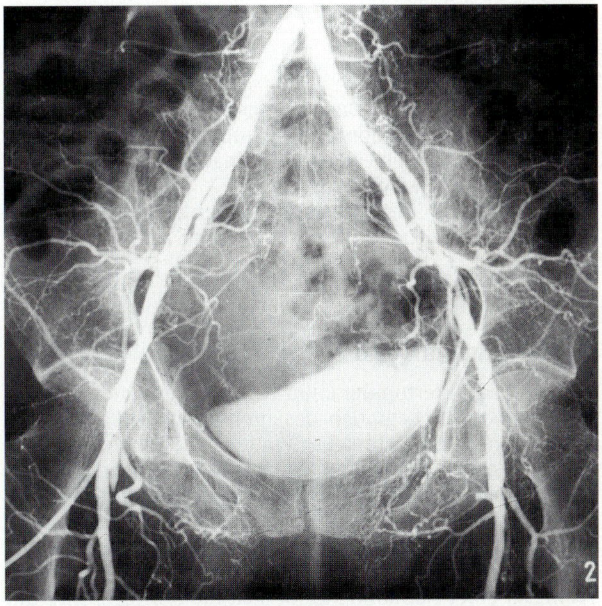


Abb. 23.5 **Übersichtsangiographien der Beckenarterien. a** Aufnahme auf einen Blattfilm: Das Kontrastmittel in den Arterien führt zu einer starken Abschwächung der Röntgenstrahlen, der Film wird in diesen Abschnitten nicht geschwärzt und die Gefäße stellen sich „weiß" dar, anhand der knöchernen Strukturen gute Orientierung möglich, aber auch Einschränkung der Feinbeurteilung der Gefäße durch andere Strukturen.

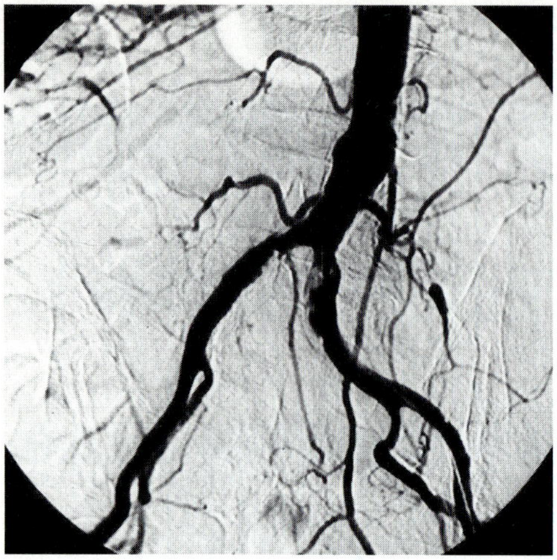

Abb.23.**5 b** Aufnahmen in DSA-Technik: Durch die Subtraktionstechnik werden nur die Gefäße abgebildet, die Beurteilung der Gefäße wird dadurch erleichert, allerdings ist die Orientierung (wegen der nicht dargestellten Knochen) erschwert.

zu Komplikationen kommen. So können sich Gefäßwandablagerungen lösen und einen Gefäßverschluß verursachen. Insgesamt sind schwere Nebenwirkungen durch die arterielle Angiographie sehr selten. Trotzdem sollten aber alle Beteiligten die möglichen Komplikationen kennen.
Der Stellenwert der Angiographie hat sich seit der Einführung der Schnittbildverfahren erheblich geändert. Mit dem Ultraschall, der Computertomographie und der Kernspintomographie können viele Fragestellungen genauer und einfacher beantwortet werden. Die arterielle Angiographie als diagnostische Methode wird deshalb nur noch zur Darstellung der Gefäßanatomie im Zusammenhang mit der Therapieplanung angewandt. Im wesentlichen wird die Angiographie als Methode heute zunehmend als therapeutisches Verfahren eingesetzt (Kap. 23.1.6).

## 23.1.2 Computertomographie

F. Fobbe

**Lernziel**

- Die Darstellungsmöglichkeiten in der Computertomographie im Vergleich zu den Übersichtsaufnahmen sollen bekannt sein;
- die Notwendigkeit des Einsatzes von Kontrastmittel soll bekannt sein;
- der Leser muß wissen, inwieweit die Mitarbeit des Patienten zur Durchführung der Untersuchung notwendig ist;
- die Haupteinsatzgebiete sollen bekannt sein.

### 23.1.2.1 Grundlagen

Mit der Computertomographie (CT) können Querschnittsbilder beliebiger Regionen des menschlichen Körpers erstellt werden. Ein schmales Bündel von Röntgenstrahlen durchdringt den Körper an der zu untersuchenden Stelle und wird von den verschiedenen Geweben unterschiedlich abgeschwächt. Die Abschwächung wird an der der Röntgenröhre gegenüberliegenden Seite des Körpers von strahlungsempfindlichen Meßfühlern („Detektoren") registriert. Während einer Aufnahme dreht sich die Röntgenröhre um den Körper des Patienten herum (Abb. 20.**37**, 20.**38** S. 293) und es wird dabei fortwährend die Abschwächung gemessen. Da die Strahlenabschwächung von jeder Stelle im Körper aus verschiedenen Richtungen gemessen wird, kann über eine Rechenanlage jeder Stelle eine bestimmte Abschwächung zugeordnet werden. Das Ausmaß der Abschwächung wird in Grauwerten an einen Fernsehbildschirm ausgegeben. Je höher die Strahlenabschwächung an einer Stelle, um so heller erfolgt die Darstellung am Bildschirm. Die Helligkeit der Bildpunkte wird in Hounsfield-Einheiten angegeben (nach dem Erbauer des ersten Computertomographen).
Bei modernen Geräten dauert die Aufnahme einer Schicht weniger als eine Sekunde. Der Untersuchungstisch mit dem Patienten wird nach jeder Umdrehung der Röhre um eine bestimmte Strecke verschoben und dann erfolgt die Messung der nächsten Schicht (s. auch Kap. 20.7.5 S. 292 f und Abb. 23.**6**).
Die Weichteilstrukturen des menschlichen Körpers haben alle eine ähnliche Strahlenabsorption. In der CT ist deshalb eine Unterscheidung der verschiedenen Organe oder Organteile nur eingeschränkt möglich. Um trotzdem die einzelnen Strukturen abgrenzen zu können, müssen Kontrastmittel verwendet werden. Die Gabe des Kontrastmittels kann auf

verschiedenen Wegen erfolgen. Zur Abgrenzung der einzelnen Darmschlingen im Abdomen wird z. B. eine verdünnte Kontrastmittellösung oral gegeben. Um pathologische Strukturstörungen in der Leber von gesundem Lebergewebe abgrenzen können, muß ein Kontrastmittel intravenös verabreicht werden. Die Aufnahme des Kontrastmittels in dem jeweiligen Gewebe kann zusätzlich bei der weiteren Unterscheidung krankhafter Veränderungen (bösartig/gutartig) helfen.
Für die Durchführung einer Computertomographie ist meist keine besondere Vorbereitung notwendig. Die Kontrastierung des Darmes erfolgt am besten in der Röntgenabteilung unter Aufsicht des Personals. Eine falsche Konzentration des Kontrastmittels oder die zu frühe oder zu späte Untersuchung nach der Einnahme kann das Untersuchungsergebnis erheblich beeinträchtigen. Die intravenöse Kontrastmittelgabe erfolgt während der Untersuchung und wird immer von einem Arzt durchgeführt. Der Patient muß in der Lage sein, ruhig liegen zu bleiben und den Anweisungen der Röntgenassistenten Folge zu leisten (z. B. die Luft anhalten).
Mit der Computertomographie können theoretisch alle Körperabschnitte mit guter Darstellung der einzelnen Strukturen untersucht werden. Wie bei allen bildgebenden Verfahren müssen Vor- und Nachteile der verschiedenen Methoden im Einzelfall jedoch gegeneinander abgewogen werden.
Die Computertomographie wird vor allem bei Erkrankungen des Körperstammes und des Schädels eingesetzt. Bei der Darstellung der Lunge ist die Computertomographie allen anderen Verfahren überlegen. Das gleiche gilt für den Nachweis einer frischen Blutung im Schädelinnern. Auch die knöchernen Strukturen können sehr gut erfaßt werden. Aus praktischen Erwägungen (großer Zeitaufwand, hohe Strahlenexposition) wird das Verfahren hier aber nur bei unklaren Befunden oder zur genauen Darstellung bei komplizierten Frakturen eingesetzt. Eine eingeschränkte Darstellung liegt nur im Bereich von Metallimplantaten (z. B. Hüftendoprothesen, Zahnfüllungen) vor. Durch die starke Strahlenabsorption der Metalle kommt es zu ausgeprägten Artefakten, die die Beurteilung erheblich beeinträchtigen.

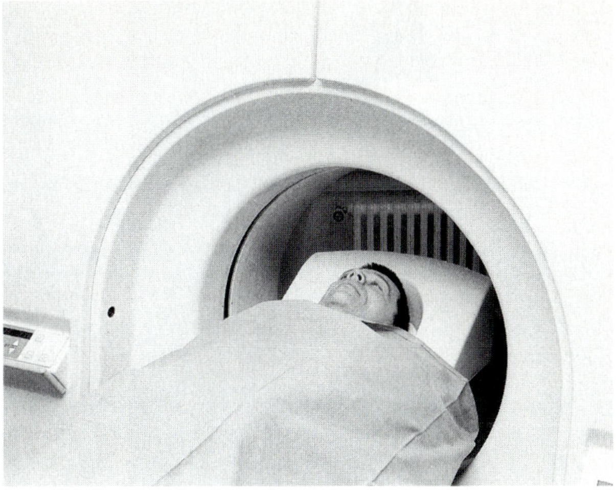

Abb. 23.**6** **Lagerung eines Patienten** in einem Computertomographen zur Untersuchung des Schädels.

### 23.1.3 Ultraschall

F. Fobbe

**Lernziel**

- Das Grundprinzip des Ultraschalls soll bekannt sein;
- der Leser soll wissen, welche verschiedenen Ultraschallverfahren es gibt;
- welche Organe oder Körperteile können mit dem Ultraschall sehr gut und welche können nicht oder nur eingeschränkt dargestellt werden;
- welche Vorbereitung des Patienten ist für die Durchführung bestimmter Untersuchungen notwendig;
- welches sind die unerwünschten Nebenwirkungen des Ultraschalls.

#### 23.1.3.1 Grundlagen

Beim diagnostischen Ultraschall (Sonographie) werden Schallwellen einer bestimmten Frequenz (zwischen 2 und 10 MHz) in den Körper gesandt. An den Grenzflächen der einzelnen Gewebsstrukturen kommt es zu einer unterschiedlich starken Rückstreuung der Schallwellen. Diese reflektierten Schallwellen werden vom Schallkopf wieder aufgenommen. Im Schallkopf werden sie in elektrische Signale umgewandelt, im Ultraschallgerät bearbeitet und auf einem Fernsehbildschirm abgebildet oder auf einem Lautsprecher ausgegeben.
Man unterscheidet zwei Ultraschallverfahren: die *Grauwertsonographie*, auch B-Mode-Sonographie (B vom englischen Wort „Brightness“ = Helligkeit), Echtzeit- oder Realtime-Sonographie genannt, (Abb. 23.**7**) und die *Doppler-Sonographie* (Abb. 23.**8**). Der Unterschied zwischen den Verfahren liegt nur in der Nachbearbeitung der vom Gewebe zum Schallkopf zurückgeworfenen Schallwellen.
Bei der *Grauwertsonographie* werden die *Weichteilstruktu-*

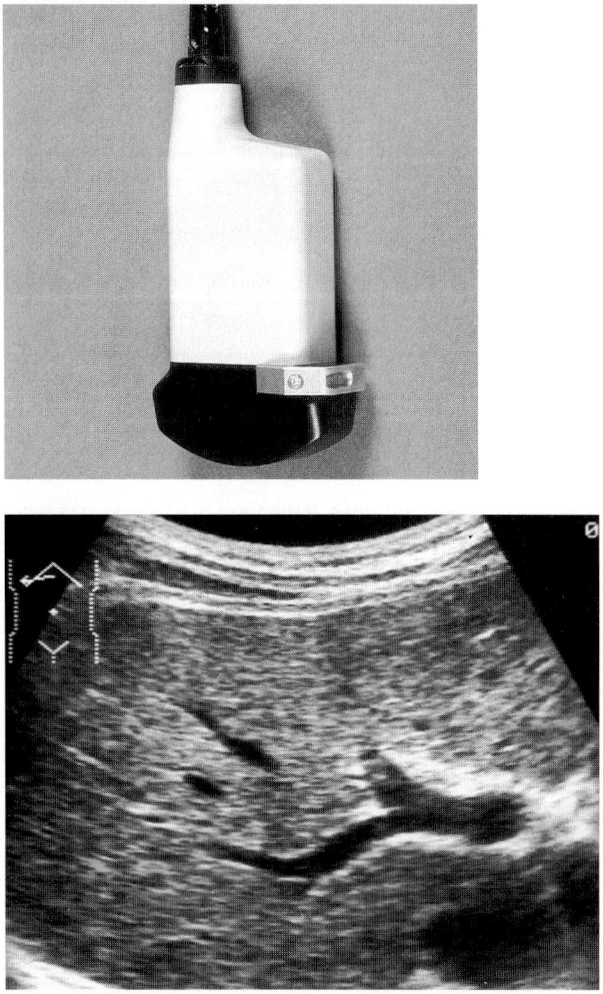

Abb. 23.7 **Schallkopf und Bild bei der Grauwertsonographie.**
**a** Schallkopf für die Untersuchung des Abdomens. Die Schallköpfe haben meist eine gebogene Oberfläche (einfachere Anpassung an die Körperoberfläche und günstigere Ausbreitung der Schallwellen im Körper), die Größe des Schallkopfs hängt von dem zu untersuchenden Organ ab.
**b** Grauwertbild einer normalen Leber: Rechts im Bild die Gefäße des Leberhilus (dunkel).

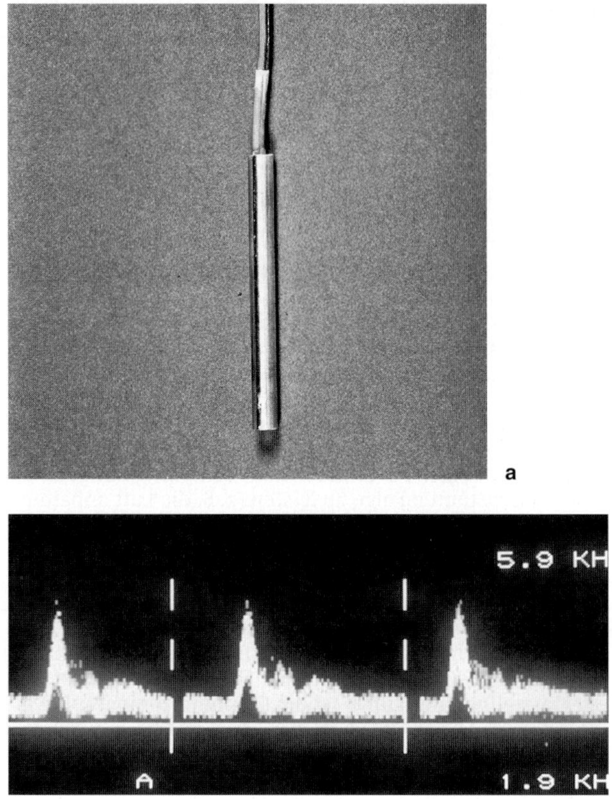


Abb. 23.8 **Schallkopf und Bild bei der Doppler-Sonographie.**
**a** Bleistiftartiger Schallkopf für die Doppler-Sonographie.
**b** Typischer Kurvenzug als Ergebnis einer Doppler-Sonographie. Aus dem Kurvenzug kann die Blutflußgeschwindigkeit berechnet werden. Eine örtliche Zuordnung (z. B. wie weit ist das untersuchte Gefäß von der Haut entfernt) ist mit der CW-Doppler-Sonographie nicht möglich.

*ren* des Körpers in unterschiedlichen Grauwerten dargestellt. Die Helligkeit des Punktes auf dem Bildschirm hängt von der Art der Grenzfläche im Körper ab: kommt es an der Grenzfläche zwischen zwei Strukturen zu einer starken Reflexion, wird diese Stelle auf dem Bildschirm als heller Punkt dargestellt, kommt es nur zu einer schwachen Reflexion, erscheint ein dunkler Punkt (Abb. 23.**7**). Mit dieser Methode erhält man damit eine Information über die Zusammensetzung der Weichteilstrukturen des Körpers (Morphologie).

Die *Doppler-Sonographie* erlaubt eine Beurteilung der *Blutbewegung*. Der Name „Doppler-Sonographie" kommt von Christian Doppler. Er entdeckte 1842 am Sternenlicht, daß die Sterne, die sich von unserem System fortbewegen, ein anderes Licht ausstrahlen als die Sterne, die sich auf unser Sonnensystem zubewegen. Allgemein ausgedrückt bedeutet dies, daß sich dann, wenn eine Licht- oder Schallwelle von einem sich bewegenden Körper reflektiert wird, die Frequenz der Welle entsprechend der Geschwindigkeit ändert. Im täglichen Leben kann dies an vielen Beispielen beobachtet werden: die Fahrgeräusche eines Autos ändern sich mit der Richtung und der Geschwindigkeit, mit der es fährt. Die Untersuchung erfolgt mit einer bleistiftähnlichen Sonde (Abb. 23.**8**), die auf die Haut aufgesetzt wird. Das Ergebnis der Untersuchung kann entweder akustisch über einen Lautsprecher oder als Kurvenzug (ähnlich der Kurve eines EKG) ausgegeben werden.

Grauwertsonographie und Doppler-Sonographie haben sich über viele Jahre getrennt entwickelt. Erst in den letzten Jahren konnten durch technische Verbesserungen die beiden Verfahren kombiniert werden. Die Kombination beider Verfahren wird *Duplexsonographie* genannt. Dieses Verfahren erlaubt es, sowohl die Weichteilstrukturen als auch die Blutbewegung simultan auf dem Bildschirm darzustellen. Wird die Information über die Blutbewegung dem Grauwertbild farbig unterlegt (meist mit den Farben Rot und Blau), wird die Methode „farbkodierte Duplexsonographie" genannt (Abb. 23.**9**).

An der Grenzfläche Luft/Schallkopf, Gas/Weichteilstruktur und Weichteilstruktur/Knochen kommt es zu einer Totalreflexion der Schallwellen. Alle luft- oder gashaltigen Organe (z. B. Lunge, Darm) und die Knochen können deshalb mit dem Ultraschall nicht untersucht werden. Die Darmgasfüllung muß aus diesem Grunde bei Patienten, bei denen eine Untersuchung der abdominellen Organe erfolgen soll, nach Möglichkeit reduziert werden. Dies gelingt meist ausreichend durch eine Diät (keine blähenden Speisen, Kümmeltee). Um die Luft zwischen dem Schallkopf und der Haut zu verdrängen, wird ein Kontaktgel auf die Haut aufgetragen. Bei der Untersuchung adipöser Patienten oder stark schallabsorbierenden Gewebes (z. B. Muskulatur, Gewebsverkalkungen) ist wegen der dann vorliegenden vermehrten Absorption der Schallwellen eine ausreichende Beurteilung oft nicht möglich. In den letzten Jahren wurden „Ultraschallkontrastmittel" entwickelt, die eine Verstärkung der reflektierten Schallwellen bewirken und in solchen Fällen eine Verbesserung der Diagnostik ermöglichen.

Mit Ultraschallwellen kann Gewebe zerstört werden, z. B. zur Behandlung bei Gallensteinen = Lithotripsie. Die beim diagnostischen Ultraschall verwendete Energie ist aber so gering, daß nach dem heutigen Erkenntnisstand keine Schädigung des Gewebes zu erwarten ist. Beim Einsatz der Doppler-Sonographie und der Duplexsonographie müssen Schallwellen mit einer höheren Energie verwendet werden als bei der Grauwertsonographie.

Die Untersuchung von Frauen in der Frühschwangerschaft mit der Doppler- und Duplexsonographie sollte deshalb nur bei gezielter Fragestellung erfolgen.

Für die Untersuchung der parenchymatösen Organe (Leber, Nieren, Milz, Schilddrüse, Hoden) ist der Ultraschall die Methode der Wahl. Nur bei unklaren Befunden oder für besondere Fragestellungen ist eine zusätzliche Untersuchung mit der Computertomographie oder der Kernspintomographie notwendig. So hat z. B. bei der Diagnostik von Gallenstein der Ultraschall die bis vor wenigen Jahren noch übliche Röntgenkontrastmitteluntersuchung vollständig ersetzt. Bei der Untersuchung der Mamma wird der Ultraschall als Ergänzung zur Mammographie (z. B. zur Unterscheidung zwischen einer Zyste und einem soliden Tumor) verwendet.

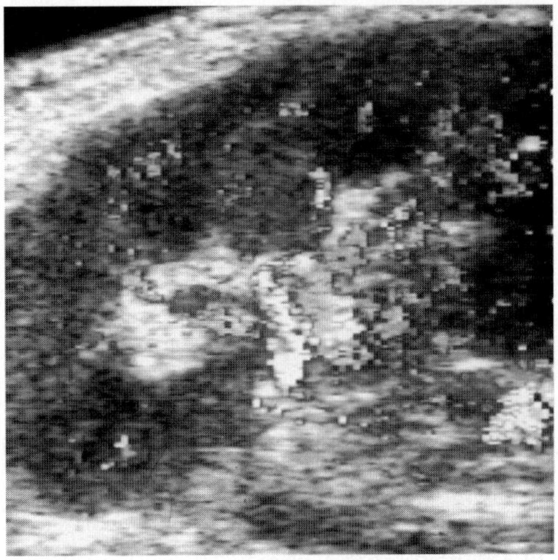

Abb. 23.**9** **Aufnahme einer Niere mit der farbkodierten Duplexsonographie.**
Neben der Morphologie der Niere wird die Durchblutung der Niere mit Hilfe der Kodierung mit den Farben Rot und Blau im selben Bild dargestellt.

Die Duplexsonographie und insbesondere die farbkodierte Duplexsonographie wird zunehmend in der Gefäßdiagnostik eingesetzt. So reicht z. B. beim Verdacht auf eine Thrombose der tiefen Beinvenen in den meisten Fällen die Untersuchung mit dem Ultraschall aus und eine Phlebographie muß nicht mehr erfolgen. Unter Ultraschallkontrolle kann auch relativ einfach und schnell eine Punktion zur Gewinnung von Gewebe oder zur Entleerung von pathologischen Flüssigkeitsansammlungen erfolgen. Mit besonders geformten und sterilisierbaren Schallköpfen ist auch eine intraoperative Untersuchung möglich. Der Schallkopf wird dabei z. B. direkt auf die Leber aufgesetzt. Damit können auch kleine Strukturstörungen (ab 0,5 cm) sicher entdeckt werden.

## 23.1.4 Kernspintomographie

F. Fobbe

**Lernziel**

- Die Grundlagen der Bilderzeugung sollten bekannt sein;
- der Leser sollte die wesentlichen Vorteile und Nachteile der Kernspintomographie im Vergleich zur Computertomographie und dem Ultraschall kennen;
- der Leser muß wissen, unter welchen Umständen ein Patient auf keinen Fall in das Magnetfeld des Gerätes gebracht werden darf.

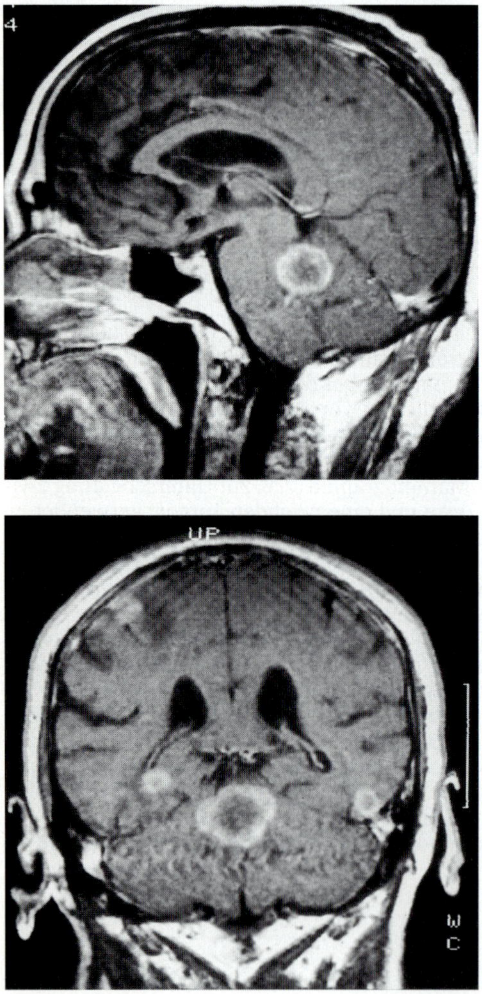

a

b

Abb. 23.**10** **Hirnmetastasen eines Bronchialkarzinoms in der Kernspintomographie** (T1-betontes Bild nach Kontrastmittelgabe [Magnevist]).
**a** In sagittaler und **b** in coronarer Schnittführung; die Metastasen grenzen sich durch den um den eigentlichen Tumor liegenden hellen Saum sehr gut vom normalen Hirngewebe ab.

### 23.1.4.1 Grundlagen

Bei der Kernspintomographie (Magnetresonanztomographie = MR-Tomographie = MRT) wird der Körper in ein starkes Magnetfeld gebracht. Die Stärke eines Magnetfeldes wird meistens in Gauß (G) angegeben. Bei sehr starken Magnetfeldern erfolgt die Angabe aber in Tesla (T). Ein Tesla entsprechen 10000 Gauß. Am Äquator beträgt das Magnetfeld der Erde etwa 0,3 G. Die Feldstärke der meisten Kernspintomographiegeräte liegt zwischen 0,5 und 1,5 Tesla. Damit ist die Stärke des Magnetfeldes in diesen Geräten bis zu 50000mal stärker als das Magnetfeld der Erde. Im Magnetfeld der Geräte werden die magnetischen Momente der einzelnen Atome des Körpers ausgerichtet. Danach wird von außen eine Energie in den Körper eingestrahlt. Dadurch kommt es zu einer Ablenkung der Atome aus ihrer „Ruhelage" im Magnetfeld. Wird diese Strahlung abgeschaltet, fallen die Atome in ihre Ruhelage zurück und geben dabei einen Teil der vorher aufgenommenen Energie wieder ab. Die Zeitkonstanten für die Abgabe der Energie sind für die einzelnen Körperstrukturen verschieden („Relaxationszeiten"). Mit Hilfe der Messung der unterschiedlichen Energieabgabe kann ein Schnittbild vom Körper erstellt werden. Abhängig von der eingestrahlten Energie und dem Zeitpunkt der Messung kommen unterschiedliche Bilder zustande, die bestimmte Gewebsstrukturen auch unterschiedlich (hell oder dunkel) darstellen. So wird z. B. bei dem „T1-betonten Bild" eine Flüssigkeit schwarz abgebildet, während bei dem „T2 -betonten Bild" die gleiche Flüssigkeit weiß erscheint.
Es sind eine Vielzahl von „Sequenzen" möglich, die jeweils für bestimmte Fragestellungen verwendet werden können. Es ist Aufgabe des Untersuchers, entsprechend dem zu untersuchenden Organ und dem Zustand des Patienten die jeweils optimale Untersuchungstechnik festzulegen.
Ähnlich wie in der Computertomographie werden in der Kernspintomographie *Kontrastmittel* eingesetzt. Diese Substanzen werden intravenös oder oral zugeführt und ändern entsprechend ihrer Konzentration die Zeitkonstanten für die Energieabgabe der Kerne im Körper.
Die Achse des Schnittbildes kann beliebig gewählt werden. Es sind also nicht nur Querschnitte wie z. B. in der Computertomographie, sondern auch Längs-, Frontal- und Schrägschnitte möglich (Kap. 20.2.4 S. 278 f).
Patienten mit einem Implantat aus einem magnetischen Metall (z. B. Schrittmacher, OP-Clips, Endoprothesen, Granatsplitter) können mit der Kernspintomographie *nicht* un-

tersucht werden. Es wird deshalb heute versucht, nach Möglichkeit nur noch Implantate zu verwenden, die aus nicht magnetischem Material bestehen. Vor der Untersuchung muß jeweils ausgeschlossen werden, daß ein magnetischer Fremdkörper im Körper des Patienten vorhanden ist. Zusätzlich müssen alle metallischen Teile (Uhr, Schlüssel) bzw. alle elektronischen Speichermedien (Scheckkarte) aus der Kleidung entfernt werden. Alle elektronischen Speichermedien werden in dem starken Magnetfeld des Gerätes gelöscht. Lose Metallteile können im Magnetfeld so stark beschleunigt werden, daß erhebliche Verletzungen bzw. eine Beschädigung des Gerätes möglich sind.
Zur Erzeugung der Schnittbilder werden keine ionisierenden Strahlen wie bei der Computertomographie und bei der konventionellen Röntgendiagnostik verwendet. Nach den bisherigen Erfahrungen ist deshalb nicht mit unerwünschten Nebenwirkungen zu rechnen. Vorsicht ist nur bei der Untersuchung von Frauen in der Frühschwangerschaft geboten.

Die Kernspintomographie wird heute vor allem in der neuroradiologischen Diagnostik eingesetzt. Mit dieser Methode können Tumoren und Entzündungsprozesse im zentralen Nervensystem besser als mit allen anderen bildgebenden Verfahren dargestellt werden (Abb. 23.**10**). Zusätzlich wird das Verfahren zur Beurteilung der großen Gelenke, der Leber, des Herzens und der großen thorakalen Arterien eingesetzt. In vielen anderen Bereichen ist die mögliche Anwendung noch Gegenstand der aktuellen Forschung.
Der Nachteil der Kernspintomographie ist im Vergleich zur Computertomographie die relativ lange Untersuchungszeit und die niedrigere Ortsauflösung. Aufgrund der Zusammensetzung sind die knöchernen Strukturen des Körpers mit der Kernspintomographie nur schlecht darzustellen. Der Anwendungsbereich der Kernspintomographie wird sich aber mit zunehmender Erfahrung und mit weiterer Verbesserung der Gerätetechnik in den nächsten Jahren noch erweitern.

### 23.1.5 Nuklearmedizin

M. Bäder

**Lernziel**

- Das Prinzip bei der Verwendung von offenen radioaktiven Substanzen sollte bekannt sein;
- der Leser sollte wissen, für welche wesentlichen diagnostischen Fragestellungen nuklearmedizinische Verfahren eingesetzt werden und bei welchen Erkrankungen die Nuklearmedizin zur Therapie verwandt wird.

**Definition.** Die Nuklearmedizin ist die Anwendung von offenen radioaktiv markierten Stoffen zu diagnostischen und therapeutischen Zwecken an Patienten und zur Erforschung von Krankheiten.

#### 23.1.5.1 Diagnostische Anwendung von offenen radioaktiven Substanzen

Die diagnostische Nuklearmedizin beruht auf folgenden Prinzipien: Der Organismus kann radioaktive und nicht radioaktive Isotope eines Elements nicht unterscheiden. Wird nun eine chemische Verbindung oder eine körpereigene Substanz radioaktiv markiert (= Atome eines Elements werden durch ein radioaktives Isotop des gleichen Elements ersetzt), so läßt sich der Weg dieses Isotops im Körper durch geeignete Registriergeräte außerhalb des Körpers verfolgen. Die radioaktiv markierten Stoffe verhalten sich im Organismus nämlich genauso wie die nicht markierten Stoffe. Damit ist es möglich, ein funktionelles Abbild von bestimmten Körperfunktionen zu erstellen.

**In-vitro-Diagnostik Radioimmunoassay (RIA)** ist ein nuklearmedizinisches In-vitro-Verfahren (in vitro = im Reagenzglas) zur quantitativen Bestimmung auch kleinster Mengen (ng/ml – pg/ml) von Hormonen oder anderen Substanzen in Körperflüssigkeiten (Isotopendiagnostik Kap. 24, immunserologische Untersuchungsverfahren Tab. 29.**6** S. 873). Beim RIA konkurrieren radioaktiv markierte mit nicht radioaktiv markierten Antigenen um einen spezifischen Antikörper. Die Messung erfolgt in einem Bohrlochszintillationszähler. Bei hohen Untersuchungszahlen lohnt sich der Einsatz eines automatisierten Gammaprobenwechslers. Als Beispiel sei die Bestimmung von TSH (Thyroidea stimulierendes Hormon) genannt.

**In-vitro-Diagnostik mit Strahlenexposition des Patienten.** Nach Verabreichen eines Radiopharmakons mit bekanntem Stoffwechsel erfolgen Radioaktivitätsmessungen von Blut, Plasma, Urin oder Fäzes am Bohrlochszintillationszähler. Beispiel: Schilling-Test zur Bestimmung der Vitamin-$B_{12}$-Resorption mit und ohne Intrinsic factor. Hierzu wird eine definierte Menge von mit radioaktivem Kobalt markiertem Vitamin $B_{12}$ oral verabreicht und im 24-Stunden-Sammelurin die zunächst im Darm resorbierte und dann wieder über die Nieren ausgeschiedene Menge von radioaktiv markiertem Vitamin $B_{12}$ gemessen.

**Szintigraphie.** Die szintigraphische Diagnostik mit Hilfe einer Gamma-Kamera ist eine bildgebende Funktionsdiagno-

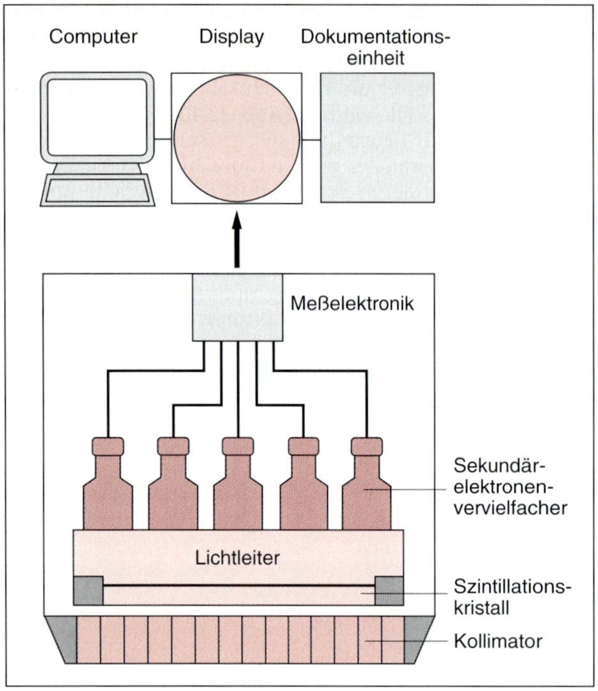


Abb. 23.**11** **Schematische Darstellung einer Gammakamera.**

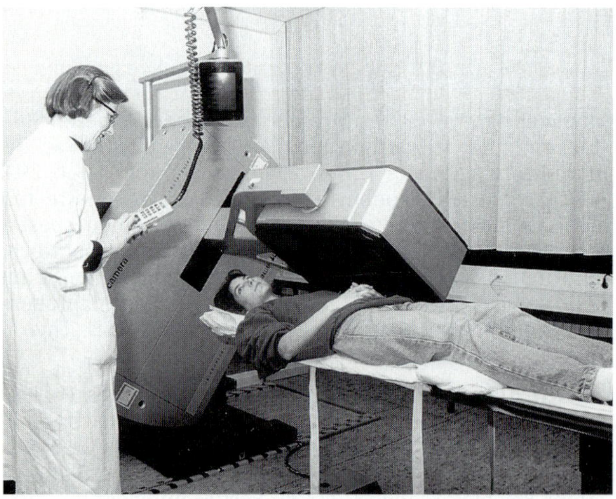

Abb. 23.**12** **Moderne rotationsfähige Gammakamera.**

stik durch Darstellung einer räumlichen Aktivitätsverteilung. Es werden je nach klinischer Fragestellung organspezifische bzw. funktionsspezifische Radiopharmaka angewendet. Die für die Untersuchung notwendige „Gammakamera" (Abb. 23.**11** und Abb. 23.**12**) wurde in ihren Grundzügen 1958 von H. Anger entwickelt. Sie besteht aus einer Bleiplatte mit sehr vielen kleinen, in der Regel parallelen Löchern (Kollimator), die auftreffende Gammastrahlung nur in einer Richtung passieren lassen. Schräg auftreffende Strahlung wird von den Bleisepten absorbiert. Der Kollimator ermöglicht damit die räumliche Zuordnung. Die durch den Kollimator durchgetretenen Gammastrahlen werden von einem „Szintillationskristall" aufgenommen und in Lichtstrahlen umgewandelt. Die geringe Stärke dieser „Lichtblitze" macht eine vielfache Verstärkung ($10^5$ – $10^6$) durch den „Photomultiplier" notwendig. Eine geeignete Meßelektronik stellt die aktuelle Impulsverteilung auf einem Bildschirm flächig dar. Eine Dokumentation kann z. B. über einen angeschlossenen Filmbelichter erfolgen. Auch eine digitale Speicherung, Bildbearbeitung und Auswertung ist möglich.

Eine Weiterentwicklung der planaren szintigraphischen Technik stellt die **E**missions**c**omputer**t**omographie (ECT) dar. Die ECT wird zur Abgrenzung gegenüber der **P**ositronen**e**missions**t**omographie (PET) auch **S**ingle-**P**hotonen-**E**missions**c**omputer**t**omographie (SPECT) genannt. Die ECT stellt das nuklearmedizinische Äquivalent zur Computertomographie in der Radiologie dar und ermöglicht die Rekonstruktion von Schnittbildern. Ihr Vorteil liegt in einer besseren Abgrenzbarkeit von sich überlagernden Strukturen.

**Spezielle szintigraphische Untersuchungen.** Die vorgestellten nuklearmedizinischen Untersuchungen stellen eine Auswahl der häufigeren und wichtigeren Verfahren dar. Die verschiedenen Methoden sind zeitgebunden und können sich mit dem Fortschritt der Medizin in ihrem Stellenwert ändern oder durch andere Verfahren ersetzt werden.

**Regionale Hirndurchblutung:** Die relative regionale Hirndurchblutung wird mit technetiummarkiertem Hexamethylpropylenaminoxim (HMPAO) untersucht. HMPAO ist eine lipophile Substanz, die nach intravenöser Injektion die Blut-Hirn-Schranke durchdringen kann. In einem Zeitraum zwischen 20 Minuten und 4 Stunden nach der Injektion kann die Messung erfolgen. Die Aufnahme an der SPECT-Kamera dauert ca. 30 Minuten. Eine besondere Vorbereitung des Patienten zur Untersuchung ist nicht erforderlich.
*Indikationen:* Ergänzend zu den morphologisch orientierten Verfahren der Computertomographie und der Kernspintomographie zur Früherkennung bei eingeschränkter cerebraler Perfusionsreserve, transitorischen ischämischen Attakken (TIA), Fokussuche bei Epilepsie und zum Nachweis des Hirntodes.

**Schilddrüse.** *Quantitative Schilddrüsen-Szintigraphie mit $^{99m}$Tc-Pertechnetat.* Die Schilddrüse wird am häufigsten mit $^{99m}$Tc untersucht. Dies liegt einerseits an den günstigen physikalischen Eigenschaften des $^{99m}$Tc z. B. kurze Halbwertszeit von 6 Stunden, andererseits an der leichten Verfügbarkeit des $^{99m}$Tc, das aus einem Generatorsystem praktisch für jede nuklearmedizinische Abteilung ständig vorrätig ist. $^{99m}$Tc-Pertechnetat wird wie Jodid aktiv von der Schilddrüse aufgenommen, jedoch nicht verstoffwechselt.
20 Minuten nach intravenöser Applikation des radioaktiven Technetiums erfolgt die Messung mit der Gammakamera.
Die Schilddrüsenszintigraphie sollte im Zusammenhang mit

dem Ergebnis der Sonographie und den Schilddrüsen-Laborparametern (insbesondere mit dem TSH) befundet werden. Das Schilddrüsenszintigramm enthält morphologische Aussagen über Form, Größe und Lage der speichernden Schilddrüse sowie funktionelle Aussagen über die Jodavidität („Gier nach Jod", z. B. bei Jodmangelstruma) und über die funktionelle Aktivität von morphologisch nachweisbaren Veränderungen. Schilddrüsenknoten können szintigraphisch kalt, warm oder heiß sein. Je heißer (je intensiver belegt) sich ein Schilddrüsenknoten darstellt, um so höher ist die Stoffwechselfunktion.

Das *Suppressionsszintigramm* (nach Suppression des Schilddrüsenregelkreises durch Gabe von Schilddrüsenhormonen) hilft in unklaren Fällen autonomes Gewebe (Gewebe, das unabhängig vom körpereigenen Regelkreis Schilddrüsenhormone produziert) zu identifizieren. Ein kompensiertes autonomes Adenom stellt sich nach Suppression des normalen Schilddrüsengewebes als isolierter heißer Bezirk dar, genauso wie sich ein dekompensiertes autonomes Adenom schon im normalen Szintigramm darstellen würde. Bei bereits initial bestehender latenter oder manifester Hyperthyreose ist das Suppressionsszintigramm nicht indiziert.

*Schilddrüsenszintigraphie mit $^{123}$Jod.* Das Szintigramm wird 2 Stunden, ggf. auch 24 Stunden nach Injektion von $^{123}$Jod durchgeführt. Die Untersuchung erfolgt, wenn dystopes Schilddrüsengewebe nachgewiesen werden soll (z. B. Zungengrundstruma oder Retrosternalstruma). Bei $^{123}$Jod ist das Verhältnis zwischen Zielaktivität und Hintergrund besser als bei $^{99m}$Tc-Pertechnetat.

*Radiojodtest.* Der Radiojodtest mit $^{131}$Jod wird aufgrund seiner relativ hohen Strahlenexposition nur vor geplanter Radiojodtherapie durchgeführt. Aus dem prozentualen Aufnahmewert (Uptake) in der Schilddrüse nach 6, 24, 48 und 72 Stunden ergibt sich die Radiojodkinetik, das heißt die maximale prozentuale Jodaufnahme und die effektive Halbwertszeit.

*Ganzkörperszintigraphie mit $^{131}$Jod.* Die diagnostische Jod-131-Ganzkörperszintigraphie wird in der Nachsorge des differenzierten Schilddrüsen-Karzinoms zum Nachweis bzw. Ausschluß jodspeichernder Metastasen eingesetzt. Der Patient, der beim Schilddrüsen-Karzinom vollständig thyreoidektomiert sein soll, muß in einem hypothyreoten Zustand (TSH größer als 30 mU/l) sein, um eine möglichst große Sensitivität der Untersuchung zu erreichen. Daher müssen die Schilddrüsenhormone rechtzeitig vor der geplanten stationären Aufnahme zum Ganzkörperszintigramm abgesetzt werden. Üblicherweise wird sechs Wochen vor der geplanten Aufnahme Levothyroxin abgesetzt und auf Trijodthyronin (3 x 20 µg/Tag) umgestellt. Zwei Wochen vor Aufnahme wird auch das Trijodthyronin abgesetzt. Das Jod-131-Ganzkörperszintigramm besitzt eine hohe Sensitivität in der Diagnostik von jodspeichernden Metastasen. Es kann damit abgeschätzt werden, ob eine Radiojodtherapie therapeutisch wirksam werden kann.

**Lungenszintigraphie.** Die häufigste Fragestellung, die zur Anforderung eines Lungenszintigramms führt, ist die Frage nach Lungenembolie. Mit der Röntgenübersichtsaufnahme des Thorax kann diese Frage nicht beantwortet werden. Allerdings ist vor jeder Lungenszintigraphie zum Ausschluß anderer Erkrankungen (z. B. Pneumonie, Pneumothorax) immer eine Übersichtsaufnahme anzufertigen.

*Lungenperfusionsszintigraphie.* Für das Lungenperfusionsszintigramm wird $^{99m}$Tc markiertes MAA (makroaggregiertes Albumin) intravenös appliziert. Die Teilchen blockieren ca. jede 10000ste Kapillare und ergeben ein funktionelles Abbild der aktuellen Lungendurchblutung. Eine Lungenembolie zeichnet sich im typischen Fall durch einen Defekt oder mehrere zur Peripherie hin größer werdende keilförmige Defekte aus. Die Differentialdiagnose von nachgewiesenen Perfusionsdefekten umfaßt jedoch auch Defekte durch Tumorkompression, entzündliche Gefäßerkrankungen, pulmonale Hypertonie und sekundäre Perfusionsstörungen, z. B. chronisch obstruktive Lungenerkrankung, Emphysem, Pneumonie, Pleuraerguß, Atelektase.

*Lungeninhalationsszintigraphie/Lungenventilationsszintigraphie.* Das unauffällige Lungeninhalationsszintigramm bei gleichzeitiger regionaler Perfusionsstörung sichert die Diagnose einer Lungenembolie. Die Untersuchung wird am häufigsten mit $^{99m}$Tc-markierten Aerosolen durchgeführt, die mit Hilfe spezieller Geräte vernebelt und dem Patienten über ein geschlossenes Schlauchsystem verabreicht werden.

Tabelle 23.**1** Physikalische Eigenschaften der in der Nuklearmedizin am häufigsten verwendeten Isotope

| Isotop Abkürzung | Element | Beta-Energie | Gamma-Energie | Halbwertszeit |
|---|---|---|---|---|
| $^{99m}$Tc | Technetium | | + | 6,0 Stunden |
| $^{201}$Tl | Thallium | | + | 3 Tage |
| $^{111}$In | Indium | | + | 2,8 Tage |
| $^{67}$Ga | Gallium | | + | 3,3 Tage |
| $^{131}$I | Jod | + | + | 8 Tage |
| $^{125}$I | Jod | | + | 60 Tage |
| $^{123}$I | Jod | | + | 13 Stunden |

Tabelle 23.**2** Strahlenexposition des Patienten für bestimmte Untersuchungen in der nuklearmedizinischen Diagnostik (nach Reiners)

| Untersuchung | Radiopharmakon | Aktivität (in MBq) | Effektive Dosis pro Untersuchung (in mSv) |
|---|---|---|---|
| Hirn | $^{99m}$Tc-HMPAO | 500 | 9,0 |
| Schilddrüse | $^{99m}$Tc-Pertechnetat | 50 | 1,0 |
| Radiojodtest | $^{131}$I-NaI | 3 | 91,0 |
| Lunge | $^{99m}$Tc-MAA | 100 | 1,1 |
| Herz | $^{201}$Tl-Chlorid | 75 | 17,5 |
| Herz | $^{99m}$Tc-Erythrozyten | 700 | 5,1 |
| Leber | $^{99m}$Tc-IDA | 200 | 5,6 |
| Niere | $^{123}$I-Hippuran | 25 | 0,33 |
| Skelett | $^{99m}$Tc-Phosphat | 600 | 3,8 |
| Tumor | $^{67}$Ga-Citrat | 200 | 24,4 |

Eine weitere Möglichkeit zur Zuführung von radioaktiv markierten Teilchen ist das Ventilationsszintigramm, d. h. das Einatmen von radioaktiven Gasen wie Xenon 133 und Krypton 81m. Das Ventilationsszintigramm ermöglicht bei speziellen pulmologischen Fragestellungen differenziertere Aussagen als das Inhalationsszintigramm.

**Kardiovaskuläres System**

*Thallium-Myokardszintigraphie.* Die Thallium-Myokardszintigraphie dient der Abklärung einer koronaren Herzerkrankung. Der Patient wird zunächst mit dem Fahrrad-Ergometer belastet. Kurz vor Abbruch der Ergometrie wird das radioaktive Thallium intravenös injiziert. Der Patient wird mit der SPECT-Kamera untersucht, wobei ein funktionelles Abbild der Myokardperfusion unter Belastung entsteht. Gut perfundiertes vitales Myokard stellt sich intensiv belegt dar, wogegen minderperfundiertes Myokard eine Minderbelegung oder gar einen Defekt zeigt. Im Zeitraum von 3–4 Stunden tritt eine Umverteilung der $^{201}$Tl-Aktivität ein. Aus dem anfangs gut perfundierten Myokard wird $^{201}$Tl verstärkt ausgewaschen, wohingegen anfangs minderperfundiertes Gewebe mehr $^{201}$Tl einlagern kann.
Die Ruheuntersuchung wird 3–4 Stunden nach Injektion als SPECT durchgeführt. Für die Auswertung wird das Myokard zunächst dreidimensional rekonstruiert und entsprechend der anatomischen Längsachse des Herzens reorientiert. Zur Befundung werden Streß- und Ruheaufnahme verglichen.
Die Myokardszintigraphie ist sensitiver und spezifischer als das Belastungs-EKG in der Diagnostik der koronaren Herzerkrankung. Die Myokardszintigraphie ist indiziert, wenn sich unter Berücksichtigung von Anamnese (Angina pectoris?) und Belastungs-EKG unklare Konstellationen ergeben, also bei Angina pectoris mit negativem Belastungs-EKG und bei positivem Belastungs-EKG ohne entsprechende Symptomatik.
Der Patient sollte nüchtern zur Myokardszintigraphie kommen. Für die meisten Fragestellungen wird die antianginöse Medikation abgesetzt. Dies muß jedoch mit dem behandelnden Arzt abgesprochen werden. Falls der Patient wegen körperlicher Gebrechen nicht ausreichend belastbar ist, kann die Belastung auch rein medikamentös erfolgen (z. B. mit Dipyridamol oder Dobutamin).
*Radionuklidventrikulographie (RNV).* Mit der RNV können alle größeren blutgefüllten Strukturen dargestellt werden, z. B. die Herzhöhlen (daher auch Herzbinnenraumszintigraphie genannt), die großen Blutgefäße (die thorakale Aorta), aber auch parenchymatöse Organe wie Milz und Leber. Die Untersuchung ermöglicht Aussagen über die kardiale Pumpfunktion und über Wandbewegungsstörungen. Die linke Herzkammer, die ja die schwerste Pumparbeit verrichten muß, steht im Mittelpunkt des Interesses. Eine besondere Vorbereitung des Patienten für die Untersuchung ist nicht erforderlich.
Zur Untersuchung müssen Erythrozyten des Patienten radioaktiv markiert werden. Die am häufigsten angewendete Markierungstechnik ist die In-vivo-Markierung (im Leben, also im Körper des Patienten). Hierzu wird zunächst Zinnpyrophosphat (fördert die Bindung des Technetiums an die roten Blutkörperchen) intravenös appliziert sowie die Schilddrüse mit Perchlorat blockiert. Nach 20 Minuten erfolgt die Injektion des $^{99m}$Tc-Pertechnetat. Das $^{99m}$Tc bleibt gut an die Erythrozyten gebunden, so daß eine Untersuchung über etwa sechs Stunden möglich ist.
Die Aufnahme erfolgt an einer planaren Gammakamera mit EKG-Triggerung über 5–10 Minuten. Die wichtigste quantitative Angabe ist die linksventrikuläre Ejektionsfraktion (LVEF).
Die RNV zeichnet sich dadurch aus, daß sie auch während der Belastung durchgeführt werden kann und damit wichtige klinische Zusatzinformationen bezüglich der kardialen Funktionsreserve bringt. Die RNV eignet sich sowohl zur Erstdiagnostik als auch zur Therapie- und Verlaufskontrolle bei koronarer Herzerkrankung, Verdacht auf postinfarzielles Aneurysma, Verdacht auf Kardiomyopathie und Herzklappenfehler.

**Hepatobiliäre Funktionsszintigraphie.** Zur hepatobiliären Funktionsszintigraphie wird ein gallengängiges Radiopharmakon intravenös verabreicht und über 30–60 Minuten ein Sequenzszintigramm oder ein Funktionsszintigramm (mit Rechnerauswertung) erstellt. Als Radiopharmakon wird ein $^{99m}$Tc-markiertes Derivat des Lidocains benutzt, das rasch von der Leberzelle aufgenommen und über die Gallenwege ausgeschieden wird. Zur Darstellung der Gallenblase soll der Patient nüchtern sein.
Die Untersuchung wird eingesetzt bei bestimmten Fragestellungen zur Differentialdiagnose zwischen Parenchymikterus und Verschlußikterus, beim duodenogastralen Reflux, bei Gallenblasenhydrops, bei Verschluß des Gallengangs bei postoperativen Komplikationen im Zusammenhang mit Gallengangschirurgie und Lebertransplantationen. Bei der Frage nach Gallengangsatresie beim Säugling kann eine Untersuchung bis 24 Stunden nach Injektion erforderlich werden.

**Nierenfunktions-Szintigraphie.** Die Nierenfunktionsszintigraphie ermöglicht im Gegensatz zum Ausscheidungsurogramm eine quantitative und seitengetrennte Bestimmung der Nierenfunktion. Außerdem kann die Frage nach einem Niereninfarkt beantwortet werden. Aus der Vielzahl der möglichen Nierenuntersuchungen mit radioaktiven Substanzen sei auf die Bestimmung der seitengetrennten Nierenclearance etwas näher eingegangen. Die Untersuchung kann an einer Gammakamera oder an einem speziellen Nierenmeßplatz durchgeführt werden. Der Patient muß 30 Minuten vor Beginn der Untersuchung ausreichend Flüssigkeit zu sich nehmen (10 ml Flüssigkeit/kg Körpergewicht). Die Messung beginnt sofort nach der Injektion des Radiopharmakons und dauert 30–45 Minuten. Es werden Zeitaktivitätskurven berechnet, die im Zusammenhang mit der gemessenen Impulsrate von einer oder zwei Blutproben die Bestimmung der seitengetrennten Nierenclearance zulassen.
Die Indikation für die Untersuchung kann bei Schrumpfniere, Beckenniere, Hufeisenniere, Doppelniere, Wanderniere und in der Kinderurologie gestellt werden. Die seitengetrennte Nierenclearance ist wichtig zur Klärung der Frage, ob die betroffene Niere erhalten werden kann oder ob sie nicht mehr funktionsfähig ist und daher entfernt werden sollte. Bei Harnstau ist auch eine weitere Differenzierung in organisch fixierte Harnstauung und funktionelle Harn-

stauung durch die Lasix-Ausscheidungs-Szintigraphie möglich.

**Nebennierenszintigraphie**

*Nebennierenmark.* Das Phäochromozytom, ein meist vom Nebennierenmark ausgehender Tumor produziert Catecholamine. $^{131}$Jod-MIBG (Metajodobenzylguanidin) reichert sich in den Catecholamin-Speicherbläschen an. Über diese Anreicherung kann das Phäochromozytom nachgewiesen und lokalisiert werden. In 15% der Fälle liegt der Tumor außerhalb der Nebennieren (z. B. im Verlauf des Sympathikusgrenzstranges). Auch diese Tumoren können mit der Methode erfaßt werden. Weitere pathologische Befunde lassen sich bei anderen Tumoren des „APUD-Zell-Systems" erheben. Das APUD-Zellsystem (**A**mine **p**recursor **u**ptake and **d**ecarboxylation) ist neuroektodermaler Herkunft. Tumoren dieses Systems können ebenfalls Peptidhormone (wie das Phäochromozytom) bilden, z. B. Neuroblastom, Karzinoide, C-Zell-Karzinom.

Während der Untersuchung muß die Schilddrüse mit Perchlorat blockiert werden, damit das freie radioaktive Jod die Schilddrüse nicht schädigt.

*Nebennierenrinde.* Die Nebennierenrinden-Szintigraphie dient der Differentialdiagnose des Hyperkortisolismus und des Hyperaldosteronismus. Insbesondere sind bilaterale Hyperplasien von einseitigen Adenomen abgrenzbar. Die Untersuchung ist der endokrinologischen Diagnostik nachgeschaltet und nur bei speziellen Fragestellungen indiziert. Die Strahlenexposition ist für eine nuklearmedizinische Untersuchung relativ hoch.

**Skelettszintigraphie.** Zur Skelettszintigraphie wird die Schilddrüse mit Perchlorat blockiert und $^{99m}$Tc-markiertes Phosphonat eingesetzt. 2–4 Stunden nach der intravenösen Injektion wird mit der Messung begonnen. Die Ausscheidung des Radiopharmakons erfolgt über die Niere. Wenn keine Kontraindikationen bestehen, soll der Patient zwischen Injektion und Aufnahme 1–2 l Flüssigkeit zu sich nehmen und die Blase häufig entleeren. Hierdurch verbessert sich der Kontrast zwischen Knochen und umliegendem Weichteilgewebe und es reduziert sich zusätzlich die Strahlenexposition.

Das Skelettszintigramm zeigt ein funktionelles Abbild des Knochenstoffwechsels. Eine normale Aktivitätsmehranreicherung findet sich an den Gelenken und bei Kindern an den noch offenen Epiphysenfugen. Pathologische Anreicherungen (Abb. 23.**3**) finden sich nach einem Trauma, bei Entzündungen und bei Tumoren bzw. bei Metastasen. Eine Aktivitätsmehranreicherung im Skelettszintigramm ist deshalb unspezifisch.

Häufig müssen ergänzende Röntgenuntersuchungen veranlaßt werden, um die Differentialdiagnose zu klären. Das Skelettszintigramm stellt aber z. B. bei der Frage nach ossären Metastasen eine hochempfindliche Suchmethode dar, die es dem Patienten bei geringer Strahlenexposition erspart, das gesamte Skelett radiologisch abzuklären. Bei Patienten mit Osteolysen bei einem Plasmozytom oder mit einem Schilddrüsenkarzinom kann die Knochenszintigraphie auch beim Vorliegen von Knochenmetastasen negativ sein. Bei bestimmten Fragestellungen wird das Skelettszintigramm als *Drei-Phasen-Szintigraphie* durchgeführt. Hierbei wird direkt nach der Injektion mit der Aufnahme begonnen und die Perfusionsphase und die Verteilung im Weichteilgewebe werden abgebildet.

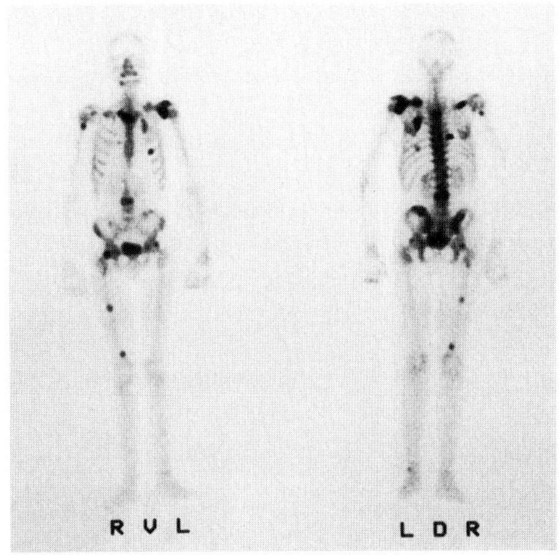


Abb. 23.**13** **Ganzkörper-Skelettszintigraphie mit mehreren intensiven Aktivitätsanreicherungen** (= schwarze Flächen) im Sinne von multiplen ossären Metastasen.

**Immunszintigraphie.** Das Prinzip der Immunszintigraphie besteht darin, daß monoklonale Antikörper gegen tumorassoziierte Antigene radioaktiv markiert werden und mittels Gammakamera die Anreicherung von Antigen-Antikörper-Komplexen sichtbar gemacht wird. Als Isotope werden $^{131}$I, $^{123}$I, $^{111}$In und $^{99m}$Tc benutzt. Antikörper gegen Kolonkarzinom, Melanom, Mammakarzinom, Ovarialkarzinom und Neuroblastom sind bereits erhältlich oder in der klinischen Erprobung.

**Rezeptorszintigraphie.** Die Rezeptorszintigraphie macht sich die spezifische Anreicherung von körpereigenen oder körperfremden Stoffen (meist Peptide) an spezifische Rezeptoren im menschlichen Körper zunutze. Der Rezeptorligand wird radioaktiv markiert und kann mittels Gammakamera sichtbar gemacht werden.

Ein vielversprechendes Beispiel für diese neue Technik ist die Somatostatinrezeptorszintigraphie mit $^{111}$In-markiertem Somatostatinanalogon. Diese neue Technik kann zur Darstellung von Karzinoiden und anderen neuroendokrinen Tumoren eingesetzt werden.

**Entzündungsszintigraphie.** Für den Nachweis eines entzündlichen Prozesses gibt es eine Vielzahl von nuklearmedizinischen Methoden. Indikationen ergeben sich zum frühen Nachweis einer Osteomyelitis, bei chronisch entzündlichen Darmerkrankungen, bei unklaren Fieberzuständen zum Nachweis bzw. Ausschluß eines lokalisierbaren Prozesses und bei bestimmten pulmonalen Entzündungen.

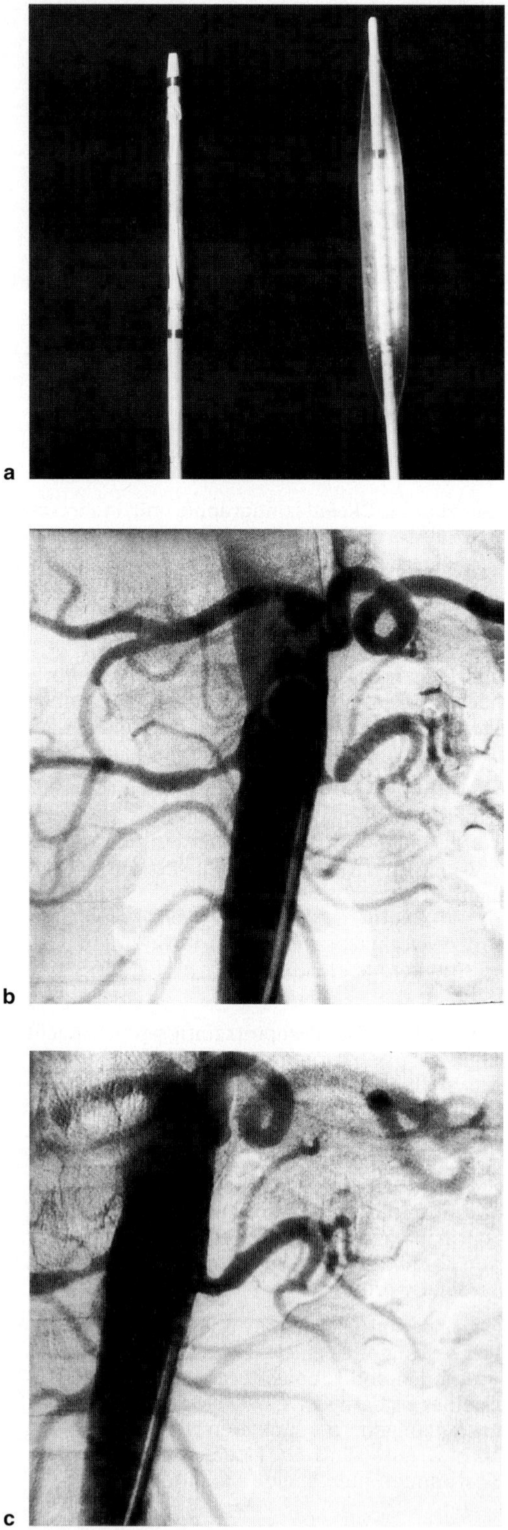

◀ Abb. 23.**14** **Ballondilatationskatheter, Angiographie einer Nierenarterienstenose links vor und nach Dilatation.**
**a** Ballondilatationskatheter nach Güntzig: Links der Katheter vor dem Aufblasen des Ballons: Die Wand des Ballons ist sehr dünn und vergrößert im leeren Zustand nur unwesentlich den Durchmesser des Katheters. Auf der rechten Seite nach Aufblasen des Ballons mit Wasser: Der Ballon behält auch bei sehr hohem Druck (bis mindestens 12 atm) seine Konfiguration.
**b** Übersichtsangiographie der Aorta mit Darstellung des Truncus coeliacus und den Nierenarterien beiderseits. Abgangsnahe Nierenarterienstenose beiderseits, aber links ausgeprägter als rechts.
**c** Nach Ballondilatation jetzt wieder normal weites Lumen der Nierenarterie links und unverändert geringgradige Stenose auf der rechten Seite.

### 23.1.5.2 Therapeutische Anwendung von offenen radioaktiven Substanzen

Während in der *Diagnostik* vorzugsweise reine *Gammastrahler* eingesetzt werden, wird in der nuklearmedizinischen *Therapie Betastrahlung* eingesetzt. Betastrahlung hat nur eine Reichweite von Millimetern, so daß sich eine hohe lokale Strahlendosis ohne relevante Mitbestrahlung der Umgebung erzielen läßt. Damit eine hohe lokale Strahlendosis appliziert werden kann, muß sich der Betastrahler an den Tumor anreichern, oder der Betastrahler muß direkt in eine Körperhöhle eingebracht werden wie z. B. in eine Gelenkhöhle, die Pleura oder den Peritonealraum.
Nach der Strahlenschutzverordnung muß der Patient zur Therapie mit offenen radioaktiven Substanzen für mindestens 48 Stunden stationär aufgenommen werden. Die Entlassung darf erst erfolgen, wenn in einem Meter Abstand vom Patienten höchstens noch eine Strahlenexposition von 1,5 mSv/Jahr erreicht werden kann.

**Radiojodtherapie mit Jod-131.** *Indikationen*: Die Radiojodtherapie wird angewendet bei Hyperthyreose (als Alternative zur Operation), bei sehr großer euthyreoter Struma und kontraindizierter Operation sowie bei einem Schilddrüsenkarzinom. Die Radiojodtherapie beim differenzierten Schilddrüsenkarzinom verfolgt zwei Ziele: 1. Entfernung von noch vorhandenem Schilddrüsen-Restgewebe nach der Operation, 2. kurative oder palliative Therapie jodspeichernder Metastasen oder Rezidive.
*Ablauf.* $^{131}$I wird z. B. als Kapsel oral verabreicht, resorbiert, von der Schilddrüse aufgenommen und zur Hormonsynthese mitbenutzt. Das $^{131}$I bestrahlt die Schilddrüse mit Betastrahlung (Reichweite 2 mm) von innen. Wegen der geringen Reichweite der Betastrahlung wird der übrige Körper keiner unnötigen Strahlenexposition ausgesetzt. Die volle therapeutische Wirkung tritt erst ca. 3–6 Monate nach Therapiebeginn ein. Die zerstörten Schilddrüsenzellen wandeln sich in Narbengewebe um. Die Dauer des stationären Aufenthaltes ist abhängig von der Größe der Metastasen bzw. der Schilddrüse und vom Stoffwechsel des Radiojods und liegt zwischen 1 und 3 Wochen.

Die für die jeweilige Therapie notwendige Dosis wird über das Volumen der Schilddrüse und das Ergebnis eines Radiojodtests berechnet. Unterschiedliche Erkrankungen der Schilddrüse werden mit unterschiedlichen Energiedosen behandelt. Während z. B. bei einer disseminierten Schilddrüsenautonomie 100–150 Gy als ausreichend angesehen werden, gibt man zur Therapie eines autonomen Adenoms 300–400 Gy. Das differenzierte Schilddrüsenkarzinom wird meistens mit hohen Standardaktivitäten behandelt, da hier eine Dosisberechnung besonders problematisch ist.

Vor einem Radiojodtest und vor einer Radiojodtherapie wie auch vor einem Schilddrüsenszintigramm darf kein Jod gegeben werden, da die Schilddrüse das Radiopharmakon sonst nicht ausreichend aufnimmt („Blockade der Schilddrüse").

Die häufigste Ursache für eine unerwünschte Blockade der Schilddrüse ist die Anwendung von jodhaltigen Röntgenkontrastmitteln, wobei auch die neuen „nicht-ionischen Röntgenkontrastmittel" eine entsprechende Wirkung zeigen. Auch andere jodhaltige Medikamente wie z. B. Augentropfen und Desinfektionsmittel können eine ausreichende Jodaufnahme verhindern.

### 23.1.6 Radiologisch-interventionelle Therapie

F. Fobbe

Unter dem Begriff „Radiologisch-interventionelle Therapie" werden therapeutische Verfahren zusammengefaßt, die unter der Kontrolle bildgebender Verfahren erfolgen. Am häufigsten werden Eingriffe unter Durchleuchtungskontrolle bzw. angiographischer Kontrolle durchgeführt.

Weite Verbreitung hat die Behandlung von Einengungen oder Verschlüssen der Becken- und Beinarterien gefunden. Bei dieser Methode wird nach Punktion der Arterie wie bei einer diagnostischen Untersuchung zuerst die Einengung oder der Verschluß mit einem besonderen Führungsdraht überwunden. Dann wird ein Katheter, an dessen Spitze ein aufblasbarer Ballon angebracht ist, genau im Bereich der Einengung plaziert. Danach wird der Ballon aufgeblasen. Durch den Druck der Ballonwand wird das Gefäßlumen auf einen vorher festgelegten Durchmesser erweitert (Abb. 23.**14**). Kommt es danach zu einer erneuten Einengung, kann durch ein Drahtgitter (Stent) das Gefäßlumen dauerhaft erweitert werden. Dieses Verfahren kann in örtlicher Betäubung erfolgen und erspart dem Patienten eine Operation.

Weitere häufig angewandte Eingriffe sind das Einlegen eines Filters in die untere Hohlvene (V. cava inferior) bei Patienten mit einer Becken- oder Beinvenenthrombose um eine Lungenembolie zu verhindern, die Verödung der V. testicularis bei unfruchtbaren Männern mit einer Varikozele, der Verschluß (Embolisation) von Gefäßmißbildungen, die gezielte Gabe eines Zytostatikums in einen malignen Tumor, die Ableitung der Galle oder die Wiederherstellung des normalen Galleflusses bei Patienten mit einem Verschluß der Gallenwege, der mit der Endoskopie nicht zu beheben ist, Entfernen von Fremdkörpern aus den Gefäßen (z. B. abgerissener Katheter) und die Drainage von Abszessen.

Ein besonderes Verfahren zur Behandlung der portalen Hypertension bei Leberzirrhose wurde in den letzten Jahren entwickelt. Kommt es bei diesen Patienten zu einer Blutung aus den Krampfadern in der Speiseröhre (Ösophagusvarizenblutung), kann der Blutdruck im portalen System durch eine Verbindung (Shunt) zwischen den intrahepatischen portalen Venen und den Lebervenen gesenkt werden. Dieser Shunt liegt innerhalb der Leber und wird nach Punktion einer Vene am Hals (V. jugularis interna) geschaffen und durch ein Drahtgitter offengehalten (transjuglärer intrahepatischer portosystemischer Shunt = TIPSS).

Der Vorteil der interventionell-radiologischen Behandlung im Vergleich zu herkömmlichen Methoden ist der meist geringere Aufwand. Der Eingriff kann fast immer in örtlicher Betäubung erfolgen. Die unerwünschten Nebenwirkungen sind gering.

## 23.2 Strahlentherapie

W. Hinkelbein

**Lernziel**

- Der Leser soll die heute in der Strahlentherapie zur Anwendung kommenden Strahlenarten
  - Röntgenstrahlen und Gammastrahlen,
  - Schnelle (energiereiche) Elektronen,
  - Neutronen,

  nennen und unterscheiden können;
- er soll die perkutanen Therapieformen (Teletherapie):
  - Oberflächentherapie,
  - Halbtiefentherapie,
  - Megavolttherapie (Tiefentherapie)

  aufzählen und anhand von Beispielen beschreiben können;
- er soll die Anwendungsgebiete der Kontakttherapie mit umschlossenen Strahlern (Brachytherapie)
  - endokavitär
  - interstitiell
  - Kontakttherapie von Körperoberflächen

  nennen und ihre methodischen Verfahren: Afterloading, Implantate, Auflagen aufzählen und erläutern können.

Die Strahlentherapie mit offenen Strahlern (Radionuklidtherapie) wird in Kapitel 23.1.5 abgehandelt, da sie zur Nuklearmedizin gehört.

### 23.2.1 Allgemeine Grundlagen

Die Strahlentherapie (Radiotherapie), d. h. die Behandlung mit *ionisierenden Strahlen*, ist heute neben der Operation und der internistischen Tumortherapie (Chemo-, Hormon- und Immuntherapie) eine der wesentlichen Säulen der Tumorbehandlung geworden. Der allergrößte Teil der Strahlentherapiepatienten leidet an bösartigen Erkrankungen. Immer noch gibt es aber auch Indikationen für die Strahlenbehandlung gutartiger Erkrankungen.

Die ersten Versuche zur therapeutischen Anwendung von Röntgenstrahlen wurden bereits kurz nach deren Entdekkung gemacht und liegen nahezu 100 Jahre zurück (Freund, Wien, November 1896: Bestrahlung eines großen behaarten Naevus pigmentosus am Hals eines Mädchens). Während die ersten 50 Jahre nur die Anwendung von Röntgenstrahlen und von Radium kannten, setzte nach dem Zweiten Weltkrieg eine stürmische Entwicklung ein, welche die ganze Strahlentherapie revolutioniert hat:

- der Beginn der *Megavolttherapie* mit der *Telecurietherapie* mit hochenergetischen Gammastrahlen (Telecäsium- und Telekobaltgeräte), der Erzeugung hochenergetischer Photonenstrahlen (*ultraharte Röntgenstrahlen*) mit Beschleunigern und die Erzeugung *schneller Elektronen*, ebenfalls durch Elektronenbeschleuniger (Kreis- oder Linearbeschleuniger);
- die Verbesserung der *Bestrahlungsplanung* durch Therapiesimulatoren, elektronische Planungssysteme und moderne bildgebende Verfahren;
- die Ablösung der Radiumtherapie durch die breite Anwendbarkeit *radioaktiver Strahler* durch die *Afterloading-Verfahren*.

Diese Entwicklungen erfordern in der modernen Strahlentherapie die enge Zusammenarbeit zwischen Physik und Medizin.

Eine erfolgreiche Behandlung von Tumoren durch ionisierende Strahlen ist möglich, weil das Tumorgewebe mit seiner meist hohen Teilungsaktivität in der Regel bei einer Strahlenbehandlung stärker geschädigt wird als das umliegende gesunde Gewebe. Auch kann sich das gesunde Gewebe zwischen den einzelnen Behandlungen (*Fraktionen*) besser von einer Strahlenwirkung erholen als Tumorgewebe. Dennoch muß es immer Ziel einer Bestrahlungsplanung sein, eine *räumliche Dosisverteilung* zu erzielen, die eine möglichst hohe Dosis am Tumor und eine möglichst geringe Dosis in den gesunden, umliegenden Geweben und Organen gewährleistet. Um dies zu erreichen, sind oftmals komplizierte *Mehrfeldertechniken* über verschiedene Einstrahlrichtungen oder *Bewegungsbestrahlungen*, bei denen sich das Bestrahlungsgerät um den Patienten herum bewegt, erforderlich.

### 23.2.2 Photonenstrahlen

Unter Photonenstrahlen versteht man im Gegensatz zu Teilchen- oder *Korpuskularstrahlen* (Elektronen, Neutronen, Protonen, schwere Ionen) *elektromagnetische Wellen*. Die physikalische Natur und die biologische Wirksamkeit sind bei allen Photonenstrahlen völlig gleich, unabhängig von der Art ihrer Entstehung oder Erzeugung.

Zu den Photonenstrahlen gehören:
- *Gammastrahlen*, die beispielsweise beim Zerfall der Co-60-Quelle eines Telekobaltgerätes entstehen,
- *Röntgenstrahlen*, erzeugt in einer Röntgenröhre mit Energien im Kilovoltbereich,
- *ultraharte Photonenstrahlen*, erzeugt beispielsweise in einem Linearbeschleuniger durch Beschleunigung von Elektronen und Abbremsen auf einem Target (Bremsstrahlung).

Die *Durchdringungsfähigkeit* der Photonenstrahlen ist von ihrer Energie (*Strahlenqualität*) abhängig.

### 23.2.2.1 Therapie mit Röntgenstrahlen

Die niedrig energetischen Photonenstrahlen sind die Röntgenstrahlen, die heute noch in der *Oberflächentherapie* (Hautkarzinome, Basaliome, kutane Lymphome, Kaposi-Sarkome, postoperative Keloidprophylaxe) zur Anwendung kommen, entweder als *ultraweiche Röntgenstrahlen*, sog. *Grenzstrahlen*, deren Spannungsbereich bis hinab zu 6–12 kV reicht, oder in Form der *Choul-Nahbestrahlung* mit Röhrenspannungen um 60 kV. Beide Verfahren erlauben wegen des steilen Dosisabfalls (Abb. 23.**15**) eine Bestrahlung mit sehr hohen Oberflächengesamtdosen bei kleinen Bestrahlungsfeldern.

In der *Halbtiefentherapie* bis zu einer Tiefe von ca. 5 cm wurden früher Röntgenstrahlen mit 60–150 kV Röhrenspannung eingesetzt, z. B. zur Bestrahlung subkutan gelegener Lymphknoten. Heute werden hierzu in der Regel Elektronenstrahlen oder hochenergetische Photonenstrahlen verwendet.

Vor Einführung der Megavolttherapie wurden *konventionelle Röntgenstrahlen* (200–400 kV) auch zur *Tiefentherapie* von bösartigen Tumoren im Körperinneren eingesetzt (*Orthovolttherapie*). Bei dem Versuch, in der Tiefe eine wirksame Dosis zu erreichen, wurde aber die Oberfläche mit einer zu hohen Dosis belastet. Auch die Anwendung einer *Mehrfeldertechnik* (Kreuzfeuerbestrahlung), *Bewegungsbestrahlungen* oder der *Siebbestrahlungstechnik*, bei der durch Bleigitter das Bestrahlungsfeld in zahlreiche Einzelfelder aufgeteilt wurde, zwischen denen Stege unbelasteter Haut lagen, ergab noch eine sehr hohe Hautbelastung. Heute dürfen konventionelle Röntgenstrahlen in der Tumortherapie nicht mehr eingesetzt werden. Sie können noch Verwendung finden zur *Entzündungs- oder Schmerzbestrahlung* von Gelenken, wobei deutlich niedrigere Dosen (5–15 Gy) eingestrahlt werden als in der Tumortherapie (bis 70 Gy).

### 23.2.2.2 Megavolttherapie

Die Therapie tiefgelegener Tumoren wird heute ausschließlich mit Megavolttherapiegeräten durchgeführt. Bei den hier angewandten hohen Energien von mehr als ein MeV verlagert sich das Dosismaximum von der Oberfläche in die Tiefe (Abb. 23.**16**). Dieser *Aufbaueffekt* nimmt mit der Strahlenenergie zu und führt zu einer Schonung von Haut und Unterhautgewebe. Wegen der geringeren Absorptionsunterschiede in den verschiedenen Geweben bei diesen hohen Energien wird eine homogene Dosisverteilung im Bestrahlungsvolumen erzielt. Die heute am häufigsten eingesetzten Megavolttherapiegeräte sind *Telekobaltgeräte und Linearbeschleuniger*.

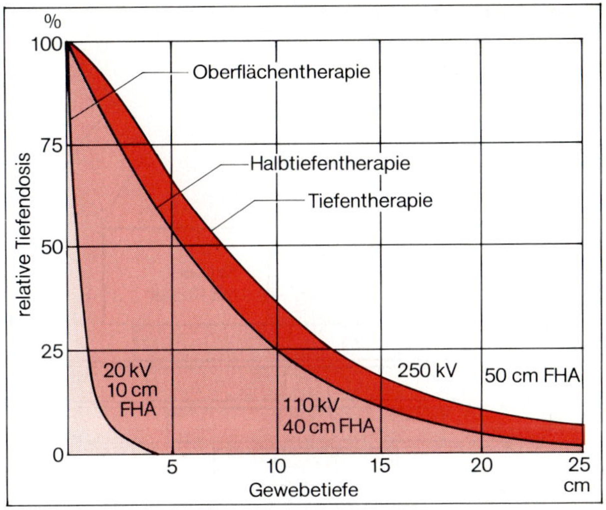


Abb. 23.15 **Tiefendosen für konventionelle Röntgenstrahlen verschiedener Energien.** FHA Fokus-Haut-Abstand.

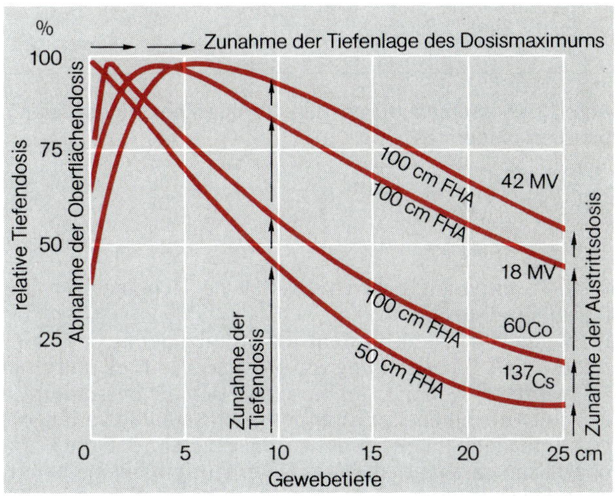


Abb. 23.16 **Tiefendosen für ultraharte Röntgen- und Gammastrahlen** (FHA = Fokus-Haut-Abstand).

**Telecurietherapie.** Beim *radioaktiven* Zerfall vieler *Isotope*, die in Kernreaktoren hergestellt werden, werden hochenergetische *Gammastrahlen* abgegeben. Solche Strahlenquellen mit sehr *hoher Aktivität* (im Terabecquerel- oder Kilocuriebereich TBq, kCi) erfordern einen hohen Strahlenschutzaufwand.

Die Strahlenquelle (Abb. 23.**17**) ist von einem dicken Wolframmantel umgeben, der die Strahlung nach außen abschirmt. Zur Bestrahlung wird ein elektrischer Schieber geöffnet, so daß aus einem Fenster Strahlung austreten kann. Durch Blenden, die sich im *Strahlerkopf* befinden, wird die Feldgröße eingestellt. Durch zusätzlich an dem Strahlerkopf angebrachte Satelliten aus Blei kann das Bestrahlungsfeld beliebig geformt werden.

Der Strahlerkopf ist in allen Richtungen um die Strahlenquelle drehbar und selbst an einer *Gantry* aufgehängt, die um den Patienten gedreht werden kann. Auch der Tisch, auf dem der Patient gelagert wird, ist in allen Richtungen zu bewegen. So kann eine exakte, reproduzierbare Lagerung und Feldeinstellung bei den täglichen Bestrahlungen garantiert

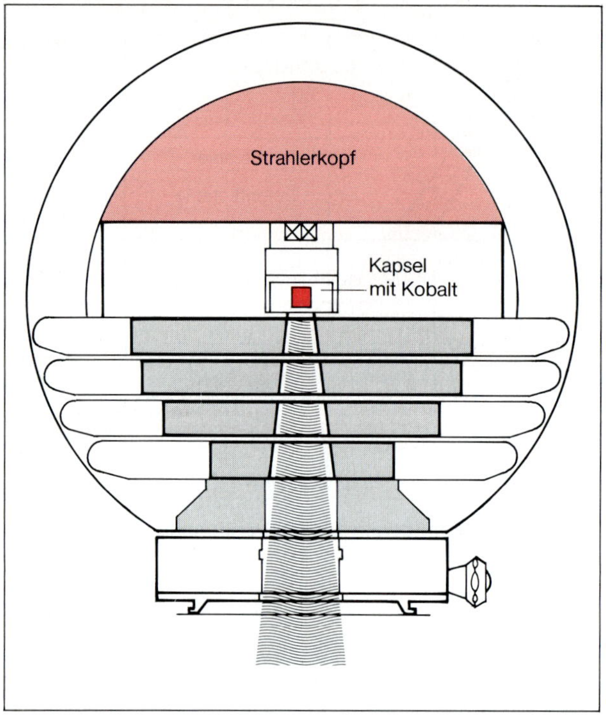


Abb. 23.**17** **Schnitt durch den Strahlerkopf eines Telekobalttherapiegerätes.**

werden, unterstützt durch zusätzliche Lichtanzeiger und Immobilisationshilfen.
Beim Telekobaltgerät besteht die Strahlenquelle aus *Co 60* mit einer Gammastrahlung von 1,17 und 1,33 MeV und einer Halbwertszeit von 5,3 Jahren, so daß sich die Bestrahlungszeit mit zunehmendem Alter der Quelle ständig verlängert. Der Aufbaueffekt beträgt nur ca. 0,5 cm, d. h., daß die Hautoberfläche geschont, aber das Unterhautfettgewebe bereits hoch belastet wird.
Die Nachteile der Telekobaltgeräte gegenüber den Beschleunigern sind die relativ niedrige Energie mit nur geringem Aufbaueffekt, der notwendig werdende Wechsel der stark radioaktiven Quelle nach einigen Jahren und der breite Halbschatten des Strahlenbündels mit damit verbundenen unscharfen Grenzen der Strahlenfelder aufgrund der relativ großen Strahlenquelle.

**Elektronenbeschleuniger.** Zur Erzeugung von Photonenstrahlen mit noch höheren Energien als bei der Gammastrahlung des Co 60 (ultraharte Röntgenstrahlen) werden Beschleuniger eingesetzt, bei denen Elektronen durch mehrfaches Durchlaufen einer Beschleunigungsstrecke (elektromagnetisches Feld) in einem *Kreisbeschleuniger* (z. B. Betatron) oder durch einmaliges Durchlaufen vieler hintereinanderliegender Beschleunigungsstrecken (elektromagnetische Hochfrequenzfelder) in einem *Linearbeschleuniger* bis auf nahezu Lichtgeschwindigkeit beschleunigt werden (Abb. 23.**18**). Diese hochenergetischen Teilchen treffen auf ein Target auf und erzeugen die hochenergetischen Photonenstrahlen (*Bremsstrahlung*). Mit der Energie nimmt der Aufbaueffekt zu (Abb. 23.**16**).
Wegen des kleinen *Fokus* (punktförmiges Auftreffen des Elektronenstrahls auf das Target) besitzt ein solches Strahlenfeld eine scharfrandige Begrenzung. Bei der hohen Dosisleistung der Linearbeschleuniger ergeben sich kurze Bestrahlungszeiten, auch bei großen Fokus-Haut-Abständen (1 m), die wiederum die Divergenz des Strahlenbündels verringern. Ausblendungsmöglichkeiten und Bewegungsbestrahlung sind ebenfalls wie bei einem Kobaltgerät möglich.

### 23.2.3 Schnelle Elektronen

Der hochenergetische Elektronenstrahl eines Beschleunigers kann direkt aus dem Gerät ausgelenkt und zu einer Bestrahlung genutzt werden. Aufgrund ihrer charakteristischen *Tiefendosisverteilung* (Abb. 23.**19**) wird in Abhängigkeit von der Elektronenenergie bis zu einer bestimmten, vorher geplanten Gewebetiefe eine nahezu konstante Dosis erreicht. Dahinter fällt die Dosis sehr steil ab. So wird eine weitgehende Schonung des gesunden, hinter dem Tumor oder Tumorbett liegenden Gewebes erreicht. Hieraus erklärt sich die besondere Eignung von hochenergetischen Elektronen zur Behandlung oberflächlich oder „halbtief" gelegener Herde (bis maximal 6–7 cm).
Eine besondere Therapieform mit schnellen Elektronen ist die intraoperative Strahlentherapie (*IORT*). Dabei wird nach Freilegung eines inoperablen Tumors dieser unter Schonung der tiefer gelegenen Strukturen mit einer hohen Einzeitdosis (15–25 Gy) bestrahlt. Postoperativ erfolgt eine übliche, perkutane (externe) Nachbestrahlung. Bei resektablen Tumoren können das Tumorbett und die lokalen Lymphknoten intraoperativ bestrahlt werden.

### 23.2.4 Neutronen

In speziellen, technisch aufwendigen Beschleunigeranlagen (Zyklotron, Neutronengeneratoren) lassen sich hochenergetische Neutronenstrahlen erzeugen. Auch bei ihnen handelt es sich um Korpuskularstrahlen. Ihr Vorteil ist bei einigen Tumoren eine höhere therapeutische Wirksamkeit, weil sie eine *höhere Ionisationsdichte* als Photonen oder Elektronen haben. Neutronen schädigen aber auch gesundes Gewebe stärker. Die Tiefendosisverteilung von Neutronen ist schlecht, ähnlich den konventionellen Röntgenstrahlen. Ihre Anwendung ist nur für wenige, bestimmte Tumorarten indiziert und deshalb auf einige Zentren beschränkt.

### 23.2.5 Bestrahlungsplanung und Bestrahlungstechnik

Die moderne, perkutane Strahlentherapie (*Teletherapie*) mit Megavolttherapiegeräten erlaubt heute eine maßgeschneiderte Anpassung der Dosisverteilung an die individuelle Tumorausdehnung mit Schonung von Risikoorganen. Hierbei lassen sich Dosen applizieren, die den Tumor vernichten

können. Neben den hohen Strahlungsenergien sind dazu oft aufwendige und komplizierte Bestrahlungstechniken erforderlich.
Es bestehen folgende Möglichkeiten:

- *individuelle Feldformung* durch Satellitenblenden aus speziellen Metallegierungen und Kollimatoren;
- Korrektur des Oberflächenreliefs durch *Moulagen* und *Kompensatoren;*
- Kombination *mehrerer Felder;*
- *Bewegungsbestrahlung*, meist als Rotationsbestrahlung;
- Variation der zeitlichen Dosisverteilung (*Fraktionierung).*

Voraussetzung für diese modernen Techniken ist eine exakte Bestrahlungsplanung. Die wichtigsten Hilfsmittel hierzu sind:

- der *Therapiesimulator*, ein Röntgen- und Durchleuchtungsgerät, das alle Bewegungen eines Bestrahlungsgerätes durchführen kann und mit dem man gleichsam „unter Sicht" Bestrahlungsfelder festlegen kann;
- die modernen bildgebenden Verfahren, v. a. die *Computertomographie* und die *Kernspintomographie*;
- das **Bestrahlungsplanungssystem**, ein spezieller Computer, der die Dosisverteilung einer Bestrahlung exakt berechnen und beispielsweise in einem CT-Schnitt zeigen kann (Abb. 23.**20**).

Heute sind bereits Bestrahlungsplanungsrechner verfügbar, mit denen anhand von CT-Serienschnitten echte, dreidimensionale, also *räumliche Planungen* (3-D) möglich sind. Damit sind jetzt Mehrfelder- und Bewegungsbestrahlungen in verschiedenen Ebenen möglich geworden mit noch besserer Schonung von gesunden Geweben. Eine Sonderform dieser Präzisionsbestrahlung in der Kopfregion ist die *stereotaktische Konvergenzbestrahlung.*

### 23.2.6 Indikationen zur perkutanen Strahlentherapie

Die Strahlenbehandlung *gutartiger Erkrankungen* (entzündlicher und degenerativer Art) spielt heute keine große Rolle mehr. Sie ist noch bedeutsam als Schmerzbehandlung bei Arthrosen, der Periarthropathie des Schultergelenks, der Epikondylitis des Ellenbogens und der Osteoporose. Daneben kann sie hypertrophische Prozesse des Bindegewebes unterdrücken wie z. B. bei der Induratio penis plastica und der Dupuytren-Kontraktur. Bei der postoperativen Anwendung kann sie die Keloidbildung von Narben und die periartikulären Verkalkungen nach endoprothetischem Gelenkersatz verhindern (bei frühem Einsatz, möglichst innerhalb von 72 Stunden nach der Operation).
Bei der endokrinen Orbitopathie im Rahmen einer Hyperthyreose wird die Bestrahlung zur Rückbildung des Exophthalmus eingesetzt.
Die benötigten Strahlendosen bei der Behandlung gutartiger Erkrankungen liegen in der Größenordnung von ca. 5–20 Gy.
Bei der Behandlung von bösartigen (malignen) Erkrankungen unterscheidet man prinzipiell zwischen *kurativen* Indikationen, wenn eine Heilung des Patienten möglich ist, und *palliativen Indikationen*, bei denen es um die Linderung von

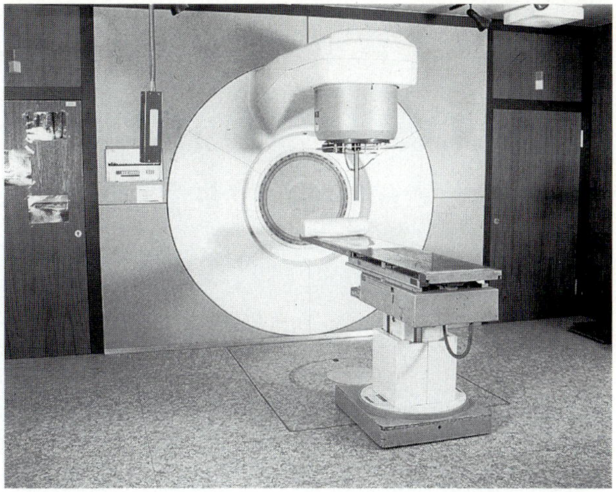

Abb. 23.**18** **Ansicht eines modernen Linearbeschleunigers zur Megavolttherapie mit Photonen- und Elektronenstrahlen.**

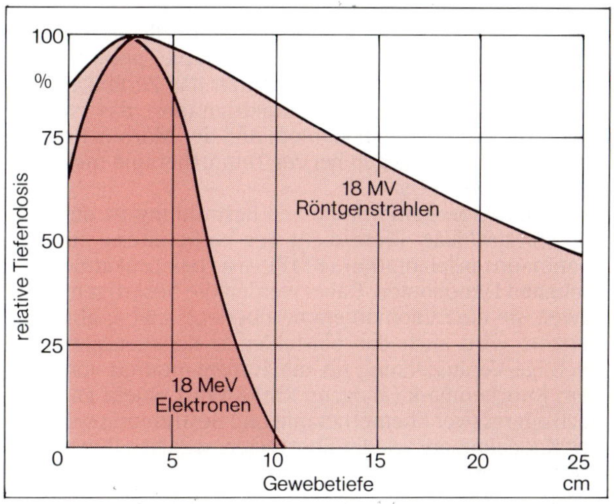


Abb. 23.**19** Tiefendosen von Megavolt-Photonen- und -Elektronenstrahlen gleicher Energie.

Beschwerden und die Verbesserung der Lebensqualität für den Patienten geht.

**Kurative Therapie.** In der kurativen Therapie spielt vor allem die postoperative Bestrahlung beim Mammakarzinom (nach brusterhaltender Operation), beim Bronchialkarzinom, beim Rektumkarzinom und bei Kopf-Hals-Tumoren eine große Rolle. Auch bei einigen Hodentumoren, Uteruskarzinomen und bei Sarkomen der Extremitäten kann die-

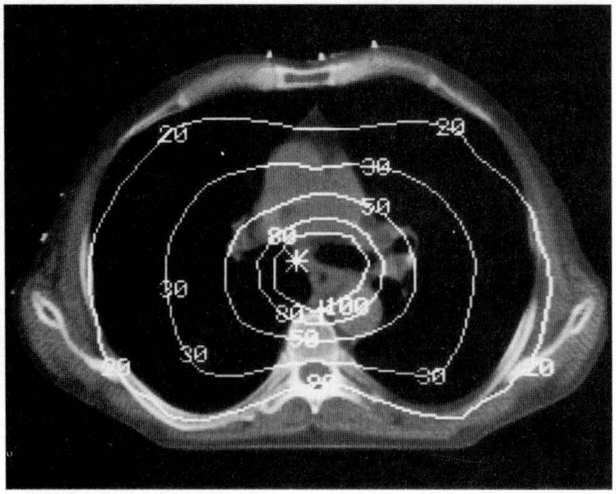


Abb. 23.**20** **Isodosenplan einer Rotationsbestrahlung bei einem Ösophaguskarzinom (CT-Planung).**

ses Vorgehen zur Heilung führen. Es gibt Fälle, bei denen in frühen Stadien eine alleinige Radiotherapie (*primäre Strahlentherapie*) kurativ ist. Dazu gehören das Zervixkarzinom (in Kombination mit einer Kontakttherapie), das Prostatakarzinom, das Kehlkopfkarzinom und der Morbus Hodgkin. Die Strahlendosen liegen bei der Tumortherapie meist zwischen 40 und 70 Gy.
Eine Sonderform einer kurativen Bestrahlung ist die *Ganzkörperbestrahlung*. Diese dient der Vorbereitung zur Knochenmarktransplantation (KMT), v. a. bei Leukämien und malignen Lymphomen. Dabei werden die bösartigen Zellen, soweit sie eine Chemotherapie überlebt haben, abgetötet. Zerstört wird auch das blutbildende Knochenmark, eine wichtige Voraussetzung für die Transplantation von fremdem Knochenmark (allogene KMT). Wird einem Patienten nach aggressiver Chemotherapie und Bestrahlung sein eigenes Knochenmark wieder übertragen, welches ihm vor der Therapie entnommen wurde, so nennt man dieses autologe KMT.

**Palliative Therapie.** Bei der palliativen Therapie steht ganz im Vordergrund die Bestrahlung von *Knochenmetastasen*. Damit kann bei einem Großteil der Patienten eine deutliche *Schmerzbesserung* erzielt werden mit einer Reduktion der Analgetika. Häufig lassen sich auch *Frakturen verhindern* und bettlägerige Patienten wieder *mobilisieren*. Eine Bestrahlung von Metastasen in der Wirbelsäule kann evtl. die Entwicklung einer *Querschnittslähmung* verhindern. In seltenen Fällen bildet sich eine bereits bestehende Lähmung durch Bestrahlung eines das Rückenmark komprimierenden Tumors zurück.
Bei einer tumorbedingten Bronchialobstruktion kann die Bestrahlung zur Wiederbelüftung des entsprechenden Lungenabschnitts führen. Eine obere Einflußstauung durch einen Mediastinaltumor (Behinderung des venösen Rückflusses über die obere Hohlvene) wird oft beseitigt. Ferner können sich *Hirnmetastasen* und die durch sie verursachten Symptome völlig zurückbilden.
Bei der palliativen Behandlung von Symptomen wird in der Regel versucht, mit einer möglichst geringen Dosis auszukommen, um dem Patienten nicht zusätzliche Beschwerden durch eine Bestrahlung zuzumuten. Der Dosisbereich liegt meist zwischen 20 und 40 Gy.
Es kann durchaus sinnvoll sein, bei nicht heilbaren Tumoren eine primäre oder postoperative Bestrahlung durchzuführen, wenn dadurch dem Patienten ein symptomloses (oder symptomarmes) Intervall ermöglicht oder verlängert werden kann wie z. B. bei *Hirntumoren*.

### 23.2.7 Kombinationstherapien

Eine Strahlenbehandlung kann prinzipiell mit allen anderen Tumortherapieverfahren kombiniert werden. Solche multimodalen Behandlungskonzepte haben in den letzten Jahren bei vielen Erkrankungen zu einer Verbesserung der Behandlungsergebnisse geführt. Am häufigsten ist die Kombination mit einer *Operation* und zunehmend auch mit einer Chemotherapie (*Radiochemotherapie*). Die Kombination einer Radiotherapie mit einer *Hyperthermie* (Überwärmung des Tumors) wird erst vereinzelt angewandt.

**Kombination mit einer Tumoroperation** Die häufigste Kombination einer Bestrahlung mit einer Tumoroperation ist die *postoperative Bestrahlung* (Nachbestrahlung). Das *Zielvolumen* ist dabei in der Regel das Tumorbett zur Vernichtung evtl. zurückgelassener Tumorzellen und der regionale Lymphabfluß. Meist besteht hierbei ein kurativer Therapieansatz.
In Einzelfällen kommt eine *präoperative Bestrahlung* in Betracht. Dabei sollen inoperable Tumoren in einen resektablen Zustand gebracht werden (Rektumkarzinom, Ösophaguskarzinom).
Der Sonderfall einer *intraoperativen Bestrahlung* wird derzeit noch wissenschaftlich untersucht. Die Möglichkeit hierzu besteht nur an einigen Kliniken (siehe auch Kap. 23.2.3).

**Radiochemotherapie** Die Kombination einer Strahlenbehandlung mit Zytostatika hat in den letzten Jahren an Bedeutung gewonnen. Neben der Anwendung einer Chemo- und Strahlentherapie nacheinander, wie dies häufig bei der Behandlung maligner Lymphome oder beim kleinzelligen Bronchialkarzinom angewandt wird, versteht man im engeren Sinne unter Radiochemotherapie eine meist simultane (gleichzeitige) Anwendung. Dieses Verfahren hat zu großen Verbesserungen bei der Behandlung des Analkarzinoms, des Ösophaguskarzinoms, der fortgeschrittenen Kopf-Hals-Tumoren und dem Blasenkarzinom geführt. Der große Vorteil gegenüber der Radikaloperation liegt in der Erhaltung der Funktionsfähigkeit des jeweiligen Organs (Kontinenz, Schluckvermögen, Sprechen).

**Strahlentherapie und Hyperthermie.** Die Überwärmung (Hyperthermie) eines Tumors auf Temperaturen von ca. 42–45°C führt zum Absterben von Tumorzellen. Zufällig werden bevorzugt diejenigen Zellen abgetötet, die nicht sehr strahlenempfindlich sind.

Zusätzlich hat die Hyperthermie einen strahlensensibilisierenden Effekt. Diese ideal erscheinende Kombination stößt leider in der Praxis auf große Schwierigkeiten, da tiefer gelegene Tumoren nur schwierig gezielt zu erwärmen sind (mit Mikrowellen oder Ultraschall) und die Temperaturverteilung im Körper nur ungenau zu bestimmen ist.

### 23.2.8 Brachytherapie

Unter Brachytherapie versteht man die lokale Bestrahlung mit umschlossenen radioaktiven Strahlern.

**Endokavitäre Kontakttherapie.** Bei der endokavitären Therapie wird eine Strahlenquelle in ein Hohlorgan eingebracht. Ihr wichtigstes Anwendungsgebiet ist die Bestrahlung der Uteruskarzinome. Aus Strahlenschutzgründen ist die *gynäkologische* Radiumtherapie heute durch das Nachladeverfahren (*Afterloading*) ersetzt worden. Dabei werden inaktive Applikatoren in den Uterus, den Zervikalkanal oder die Vagina eingelegt (Abb. 23.**21 a**). In einem Strahlenschutzraum werden die Applikatoren über Schläuche mit dem Afterloading-Gerät verbunden (Abb. 23.**21 b**). Dann wird über eine Fernsteuerung von außen die Strahlenquelle aus dem Strahlenschutzbehälter des Afterloadinggerätes in die Applikatoren bewegt. Orte und Dauer ihres Aufenthalts in den Applikatoren werden über einen Rechner gesteuert.
In den letzten Jahren hat sich die *nichtgynäkologische* Afterloading-Therapie weit verbreitet. Die wichtigsten Regionen, in denen sie angewendet wird, sind die Trachea, das zentrale Bronchialsystem und der Ösophagus.
Die am häufigsten angewandte Strahlenquelle ist dabei Iridium 192 (Ir 192). Wegen der hohen Aktivität der Quellen mit sehr hoher Dosisleistung spricht man von High-dose-rate-Verfahren (HDR). Es gibt auch Geräte mit niedrigerer Dosisleistung (medium-dose rate, MDR), die mit Cäsium 137 (Cs 137) als Quelle arbeiten.

**Interstitielle Therapie.** Werden die Applikatoren (Nadeln oder Schläuche) direkt in den Tumor oder das Tumorlager eingebracht, spricht man von interstitieller Kontakttherapie. Sie wird zunehmend häufiger angewendet beim Prostatakarzinom, bei Tumoren der Harnröhre und des Anus sowie bei Rezidiven v. a. in der Kopf-Hals-Region. Neben dem Afterloading-Verfahren (meist HDR) werden in der interstitiellen Therapie nach wie vor umschlossene Strahler direkt implantiert, entweder vorübergehend als *temporäre Implantate* oder als *Dauerimplantate*.
Implantate, die eine Low-dose rate (LDR) Behandlung (ähnlich dem früher üblichen Radium 226) gestatten, sind gealterte Iridiumdrähte (HWZ 74 Tage) und Tantal 182 (Ta 182). Beide sind Gammastrahler mit einer Energie von ca. 0,5 MeV. Gelegentlich werden *Seeds* aus radioaktivem Jod (J-125) oder Palladium (Pa 103) als Dauerimplantate (HWZ 60 bzw. 17 Tage) eingesetzt. Ihre weiche Photonenstrahlung zwischen 30 und 50 keV hat eine niedrige Reichweite im Gewebe und bietet deshalb Vorteile für den Strahlenschutz von Patient und medizinischem Personal.
Aus Strahlenschutzgründen werden nur noch selten Dauerimplantationen mit Gold-Seeds durchgeführt. Das Au 198 hat eine kurze HWZ von 2,7 Tagen und eine harte Gammastrahlung von 0,42 MeV, die besondere Strahlenschutzmaßnahmen für das Personal erfordert.

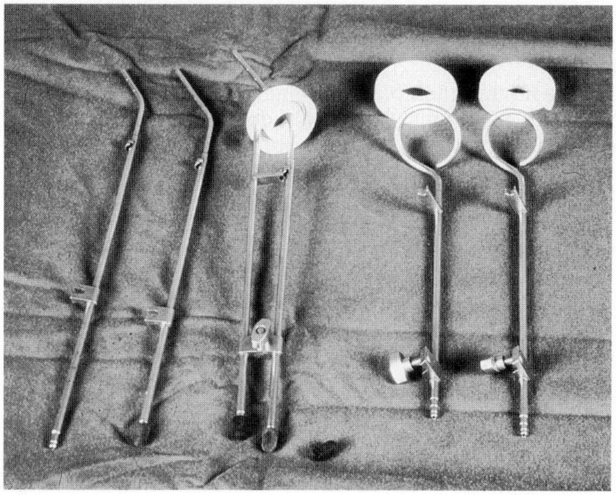
a

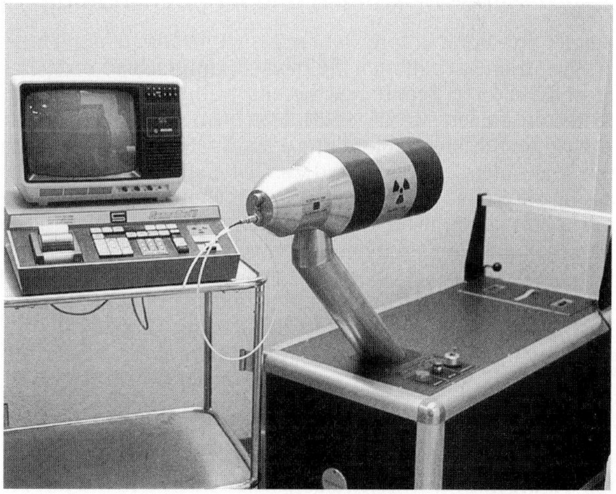
b

Abb. 23.**21** **Applikatoren zur Afterloading-Therapie.**
**a** 3 verschiedene Ring-Stift-Kombinationen zur Behandlung des Zervixkarzinoms.
**b** Ansicht eines HDR-Afterloading-Gerätes.

**Oberflächenkontakttherapie mit Auflagen.** Die früher häufig geübte Therapie mit Radium-*Moulagen* ist heute durch die Bestrahlung mit schnellen Elektronen ersetzt worden. Eine direkte Oberflächenkontakttherapie wird heute noch bei kleinen Hautherden (z. B. flache Hautmetastasen beim Mammakarzinom) durch kurzzeitiges Auflegen eines Strontiumplättchens mit einem Handapplikator angewandt (Dermaplatte). Auch beim Pterygium des Auges (Flügelfell) ist diese Behandlung erfolgreich. Das radioaktive Sr 90 ist ein *Betastrahler* (Betastrahlen sind emittierte

schnelle Elektronen) mit einer Energie von 2,27 MeV, die nur eine sehr kurze Reichweite von wenigen Millimetern hat.
Für die Kontakttherapie bei malignen Aderhautmelanomen werden *Kalotten* mit Strontium oder bei größerem Tumordurchmesser mit Ruthenium (Ru 106, Betastrahlung von 3,55 MeV) am Augenbulbus aufgenäht.
Eine Sonderfom der Oberflächenkontakttherapie ist die *Flap-Technik*. Hierbei werden v. a. bei Rezidiven im kleinen Becken in einen körpereigenen Muskellappen Kunststoffschläuche genäht und aus dem Körper geleitet, die für eine wiederholbare HDR-Afterloadingtherapie postoperativ genutzt werden.
Bei einem anderen Verfahren werden während der Operation flexible Auflagen aus Kunststoff mit eingearbeiteten Kanälen für die Quelle eingelegt und eine einmalige intraoperative Bestrahlung durchgeführt (Strahlenschutzoperation erforderlich!).

### 23.2.9 Nebenwirkungen und ihre Behandlung

Bei der Strahlentherapie werden prinzipiell *akute* und chronische *Strahlenreaktionen* (*Spätfolgen*) unterschieden. Während die akuten Reaktionen bereits während der Therapie auftreten, zeigen sich die Spätfolgen oftmals erst viele Jahre nach einer Strahlenbehandlung (ca. 0,5–15 Jahre!). Von akuten Reaktionen betroffen sind v.a. Gewebe mit einem hohen Zellumsatz (Haut, Schleimhäute, Knochenmark), während die Spätfolgen typischerweise in Lunge, Nieren, ZNS, Bindegewebe und Gefäßen beobachtet werden.
Durch den Aufbaueffekt sind schwere Strahlenschäden an der *Haut* heute selten geworden. Häufig sieht man unter der Bestrahlung eine vorübergehende Rötung (Erythem) und manchmal Epitheliolysen. Bei der Bestrahlung behaarter Körperabschnitte kann es zu meist passagerem Haarausfall kommen. Die chronischen Veränderungen der Haut sind Pigmentverschiebungen (meist Hyperpigmentierungen), bei höheren Dosen auch Teleangiektasien (Erweiterung kleiner Hautgefäße). Strahlenulzera werden in der modernen Megavolttherapie nicht mehr gesehen.
Während und in den ersten Wochen nach einer Strahlentherapie sollen die exponierten Hautareale vor zusätzlichen, mechanischen und thermischen Reizen geschützt werden, beispielsweise vor Reiben durch einengende Kleidungsstücke, Massagen oder Sonnenbäder. Um die Haut trocken zu halten, werden indifferente oder antientzündliche Puder angewandt. Bei stärkeren Reaktionen empfehlen sich fetthaltige Salben oder antientzündliche Gele.
Die häufigsten Beschwerden unter einer Strahlenbehandlung sind Folge von *Schleimhaut*reaktionen (*Mukositis*). In der *Kopf-Hals-Region* führen sie zu Geschmacksstörungen, Mundtrockenheit (Xerostomie), Laryngitis sowie zu Schluckstörungen (ebenfalls an der *Speiseröhre*). Die oft sehr schmerzhafte Mukositis wird mit nicht steroidalen Antiphlogistika und einer intensiven Lokaltherapie (Mundpflege!) behandelt. Bei Schluckstörungen ist frühzeitig eine Ernährungssonde zu legen oder an die Möglichkeit einer endoskopischen perkutanen Gastrostomie zu denken (EPG). Alkohol und Rauchen sind bei einer Bestrahlung der Kopf-Hals-Region verboten. Die wichtigste chronische Reaktion ist die Xerostomie!
Die Mukositis von *Magen- und Darmschleimhaut* kann zu gastroenteritischen Beschwerden wie Übelkeit und Erbrechen führen. Neben diätetischen Maßnahmen sind dann Antiemetika indiziert. Bei Durchfällen und Tenesmen wird ebenfalls symptomatisch behandelt. An chronischen Veränderungen können im Abdomen Darmadhäsionen und bei hohen Dosen gelegentlich Stenosen auftreten.
Bei der *Harnblase* tritt akut eine Strahlenzystitis auf, die symptomatisch mit Urospasmolytika und bei schweren Formen mit lokalen Instillationen behandelt wird. Eine bakterielle Superinfektion muß mittherapiert werden. Es werden auch chronische hämorrhagische Blasenentzündungen beobachtet, im Extremfall Schrumpfblasen.
Wegen ihrer extremen Empfindlichkeit ist bei einer Strahlentherapie, wenn möglich, streng auf eine Schonung der *Gonaden* zu achten. Infertilität und hormonelle Ausfälle sind sonst die Folge. Das Risiko einer genetischen Keimzellschädigung ist im Einzelfall nicht sicher abzuschätzen.
Häufig tritt bei einer Bestrahlung des Thorax nach einigen Wochen eine *Pneumonitis* auf. Wenn sie Beschwerden macht (trockener Husten, Schmerzen, evtl. Fieber), wird sie mit Corticosteroiden behandelt.
Der empfindlichste Teil des ZNS ist das *Rückenmark*. Es ist unbedingt darauf zu achten, daß die Toleranzdosis von 40–50 Gy (je nach Fraktionierung) nicht überschritten wird, da eine *Radiomyelitis* noch nach Jahren zu einer Querschnittslähmung führen kann.
Neben den akuten und chronischen Strahlenfolgen können ionisierende Strahlen auch Mutationen auslösen, die nach einer langen Latenzzeit (bis zu 20 Jahre) zum Auftreten bösartiger Zweittumoren führen. Auch wenn das Risiko sehr gering ist, muß es bei jüngeren Patienten und Kindern ernst genommen werden. Deshalb ist heute eine Bestrahlung von Hämangiomen und anderen gutartigen Veränderungen im Kindesalter obsolet.
Tumorpatienten bedürfen während der hochtechnisierten Strahlenbehandlung einer besonders einfühlsamen Betreuung, die auf ihre psychische Ausnahmesituation Rücksicht nimmt.

# 23.3 Grundlagen des Strahlenschutzes und der Qualitätssicherung

R. Jarofke

**Lernziel**

- Der Leser soll elektromagnetische Strahlen und Korpuskularstrahlen unterscheiden und Beispiele für beide Strahlenarten angeben können;
- die Begriffe natürliche Strahlenbelastung und künstliche Strahlenbelastung unterscheiden und Werte für die Größe der in Deutschland durch diese Strahlungen auftretenden Belastungen angeben können;
- die bei der Absorption und Streuung von Strahlen auftretenden unterschiedlichen Wechselwirkungsprozesse erklären können;
- die im Strahlenschutz verwendeten Dosisgrößen unterscheiden und die wichtigsten Meßinstrumente zur Strahlenüberwachung des Personals angeben können;
- wird den grundsätzlichen Unterschied zwischen direkten und indirekten Strahlenwirkungen erklären können;
- die besonders strahlensensiblen Organe aufzählen können;
- die allgemeinen Strahlenschutzmaßnahmen angeben und erklären können;
- die wichtigsten Bestimmungen der Strahlenschutz- bzw. der Röntgenverordnung nennen können;
- das Ziel der Qualitätssicherung erläutern und die wichtigsten Maßnahmen zur Sicherung der Qualität angeben können.

Das Ziel des Strahlenschutzes ist es, den Menschen vor den schädigenden Wirkungen ionisierender Strahlungen zu schützen. Zur Erreichung dieses Ziels wurden in der Bundesrepublik Deutschland eine Reihe von Verordnungen und Richtlinien erlassen. Die wichtigsten sind:

- Verordnung über den Schutz vor Schäden durch ionisierende Strahlen *(Strahlenschutzverordnung)* in der Fassung der Bekanntmachung vom 30. 06. 1989, zuletzt geändert durch das Einigungsvertragsgesetz vom 23. 09. 1990.
- Verordnung über den Schutz vor Schäden durch Röntgenstrahlung *(Röntgenverordnung)* vom 08. 01. 1987.
- Richtlinie für den Strahlenschutz bei der Verwendung radioaktiver Stoffe und beim Betrieb von Anlagen zur Erzeugung ionisierender Strahlen und Bestrahlungseinrichtungen mit radioaktiven Quellen in der Medizin *(Richtlinie Strahlenschutz in der Medizin)* vom 14. 10. 1992.

Die Strahlenschutzverordnung regelt die mit der Verwendung radioaktiver Substanzen und mit dem Betrieb von Beschleunigern verbundenen Fragen. Die Röntgenverordnung regelt den Betrieb von diagnostischen Röntgeneinrichtungen. Zur Erreichung eines wirkungsvollen Strahlenschutzes ist die Kenntnis der grundlegenden physikalischen und biologischen Begriffe und Wirkungsmechanismen im Zusammenhang mit ionisierenden Strahlen eine grundlegende Voraussetzung.

## 23.3.1 Strahlung und Strahlungsarten

Strahlung ist eine bestimmte Art von Energietransport. Man unterscheidet Korpuskularstrahlung und elektromagnetische Strahlung. Die verschiedenen Strahlungsarten unterscheiden sich durch die Menge der durch sie transportierten Energie, durch ihr unterschiedliches Verhalten im elektrischen und magnetischen Feld sowie durch ihre unterschiedliche Reichweite.

*Elektromagnetische Strahlung* (Wellen- oder Photonenstrahlung) breitet sich mit Lichtgeschwindigkeit aus. Zu dieser Strahlungsart gehören die Röntgenstrahlung, die durch Abbremsen von beschleunigten Elektronen erzeugt wird, und die gleichartige Gammastrahlung, die im Atomkern bei der Umwandlung radioaktiver Stoffe entsteht. *Korpuskularstrahlung* besteht aus Teilchen, die sich mit einer bestimmten Geschwindigkeit bzw. Energie ausbreiten. Zur Korpuskularstrahlung gehören Elektronen (sehr leichte Teilchen), Betastrahlen (Elektronen aus den Atomkernen) und folgende schwere Teilchen: Protonen (Wasserstoffkerne), Deuteronen (Kerne des schweren Wasserstoffs), Neutronen und die aus doppelt positiv geladenen Heliumkernen bestehenden Alphastrahlen.

## 23.3.2 Strahlenabsorption und Streuung

Strahlung wird beim Durchgang durch Materie durch Absorption und Streuung geschwächt. Das Ausmaß der Schwächung ist abhängig von der Dicke, der Dichte und von der Ordnungszahl des Absorbers sowie von der Energie und der Art der Strahlung (Abb. 23.**22**).

Die Strahlenabsorption erfolgt durch Wechselwirkung mit den Elektronen der Atomhüllen der Materie, auf welche die Strahlung trifft. Eine charakteristische Größe für die Energie verschiedener Strahlungsarten ist die Reichweite bzw. die Halbwertsdicke, d. h. die Materialdicke, welche die Intensität der Strahlung auf die Hälfte herabsetzt (Abb. 23.**23**).

Die Wechselwirkung von Alphateilchen mit Materie ist sehr groß. Die Alphateilchen geben ihre Energie beim Durchgang durch Materie sehr schnell durch elektrostatische Wechselwirkung mit den Elektronen der Atomhüllen ab. Die Wechselwirkung von Betastrahlen mit Materie verläuft ähnlich wie die der Alphateilchen. Sie ist jedoch viel kleiner. Die Reichweite der Betastrahlen ist daher viel größer als die Reichweite von Alphastrahlen gleicher Energie.

Die Wechselwirkung von Gammastrahlen mit Materie ist

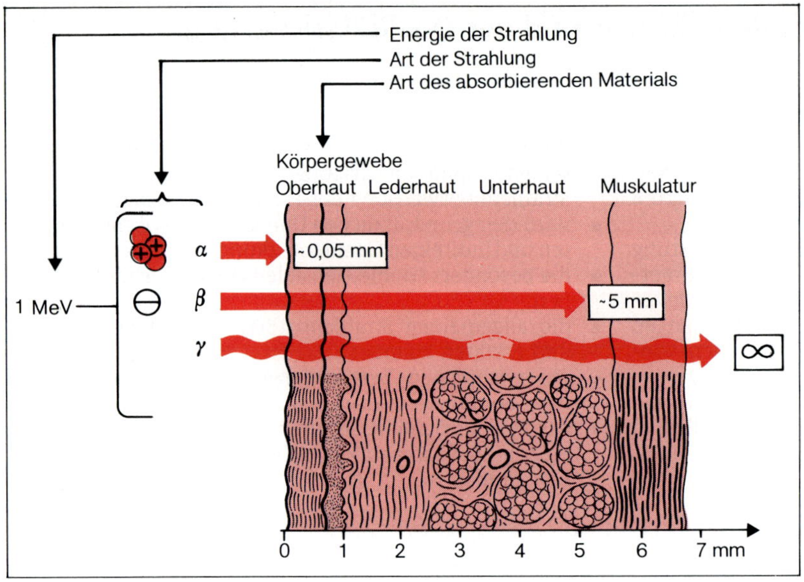


Abb. 23.**22** Eindringtiefe von Strahlen unterschiedlicher Art und Energie in Gewebe.

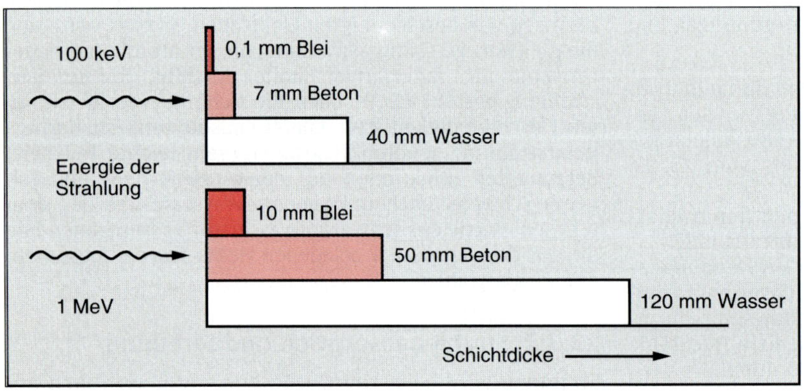


Abb. 23.**23** Notwendige Schichtdicken zur Herabsetzung der Dosisleistung einfallender Röntgenstrahlung auf die Hälfte.

sehr klein, d. h. Gammastrahlen besitzen ein viel größeres Durchdringungsvermögen als Alpha- oder Betastrahlen. Die Absorption von Gammastrahlen erfolgt exponentiell. Dabei sind drei verschiedene Effekte zu unterscheiden:

- *Photoeffekt,*
- *Compton-Effekt,*
- *Paarbildungseffekt.*

Beim *Photoeffekt* gibt das Photon seine ganze Energie in einem Stoß an ein Hüllenelektron ab. Dieser Effekt tritt bei niedrigen Energien auf, z. B. bei den in der Röntgendiagnostik verwendeten Strahlungsenergien und ist abhängig von der Ordnungszahl des Absorbers. Beim *Compton-Effekt* gibt das Photon nur einen Teil seiner Energie an ein Hüllenelektron ab und wird abgelenkt, d. h. infolge des Compton-Effekts werden niederenergetische Röntgenquanten in einer abweichenden Richtung ausgesandt, es entsteht Streustrahlung. Dieser Effekt gewinnt erst bei höheren Energien (z. B. in der Röntgentherapie) an Bedeutung und ist weitgehend unabhängig von der Ordnungszahl des Absorbers. Beim *Paarbildungseffekt*, der erst bei hohen Energien ($>$ 1,02 MeV) auftritt, entsteht aus einem Photon im elektrischen Feld eines Atomkerns ein Elektron-Positron-Paar.

Neben diesen Wechselwirkungen von Strahlung mit Materie können auf Materie auftreffende Röntgenstrahlen ohne Energieverlust aus ihrer ursprünglichen Richtung abgelenkt, d. h. gestreut werden. Dieser Effekt wird als klassische Streuung bezeichnet. Sie spielt jedoch nur bei niedrigen Energien eine Rolle, da die Strahlen mit zunehmender Energie immer weniger gestreut werden.

### 23.3.3 Dosisgrößen und Personendosimeter

#### 23.3.3.1 Dosisgrößen

Die fundamentale physikalische Größe für die Menge der von einem Körper absorbierten Energie ist die Energiedosis. Da die unmittelbare Messung dieser Energie nicht möglich ist, werden neben der Energiedosis andere Dosisbegriffe zur Bestimmung der absorbierten Energie verwendet. Für den Menschen, der einer ionisierenden Strahlung ausgesetzt wird, ist nur die im biologischen Gewebe absorbierte Energie der Strahlung wirksam. Das Ausmaß der auftretenden biologischen Strahlenwirkung hängt dabei nicht nur von der absorbierten Strahlenenergie, sondern von der Dosis ab, die biologisch wirksam wird. Für die Bestimmung der Größe dieser Wirkung wurden weitere Dosisgrößen eingeführt.
Um Mißverständnisse oder Fehlinterpretationen zu vermeiden, ist die Kenntnis und Aussagekraft der verschieden Dosisgrößen von entscheidender Bedeutung. Wenn von Dosis gesprochen wird, muß klar zum Ausdruck gebracht werden, welche Dosis gemeint ist. Die wichtigsten im Strahlenschutz verwendeten Dosisgrößen sind:

**Ionendosis.** Die Ionendosis ist die von einer ionisierenden Strahlung gebildete Ladung pro Masseneinheit Luft. Die gesetzliche Einheit der Ionendosis ist Coulomb pro Kilogramm (C/kg).

**Energiedosis.** Die Energiedosis ist der von einer ionisierenden Strahlung auf ein Material übertragene Energiebetrag pro Masseneinheit. Die gesetzliche Einheit der Energiedosis ist Joule pro Kilogramm (J/kg) bzw. Gray (Gy).

**Äquivalentdosis.** Die Äquivalentdosis ist die im Strahlenschutz überwiegend verwendete Dosisgröße. Sie ist die mit einem Bewertungsfaktor q multiplizierte Energiedosis. Der Bewertungsfaktor q gibt an, wieviel mal größer die biologische Wirksamkeit einer Strahlungsart zu bewerten ist als die der Röntgenstrahlung mit $q = 1$. Die Größe des Faktors q ist für verschiedene Strahlungsarten festgelegt worden:

- $q = 1$ für Röntgen-, Gamma- und Betastrahlung,
- $q = 5 - 10$ für Neutronenstrahlung (je nach Energie),
- $q = 10 - 20$ für Alphastrahlung (je nach Energie).

Die Einheit der Äquivalentdosis ist Joule pro Kilogramm (J/kg) bzw. *Sievert* (Sv). Durch die Einheit Sievert lassen sich Äquivalentdosis und Energiedosis voneinander unterscheiden.

**Ganzkörperdosis.** Die Ganzkörperdosis ist der Mittelwert der Äquivalentdosis über Rumpf, Oberarme und Oberschenkel.

**Teilkörperdosis.** Die Teilkörperdosis ist der Mittelwert der Äquivalentdosis über das Volumen eines Körperabschnitts oder eines Organs.

**Effektive Äquivalentdosis.** Die effektive Äquivalentdosis ist die Summe der mit den zugehörigen Wichtungsfaktoren (nach Anlage IV, Tab. 2 der Röntgenverordnung, bzw. Anlage X, Tab. X2 der Strahlenschutzverordnung) multiplizierten mittleren Äquivalentdosen in den einzelnen relevanten Organen und Geweben.

**Körperdosis.** Die Körperdosis ist ein Sammelbegriff für Ganzkörper-, Teilkörper- und effektive Äquivalentdosis.

**Ortsdosis.** Die Ortsdosis ist die Äquivalentdosis für Weichteilgewebe, gemessen an einem bestimmten Ort.

**Personendosis.** Die Personendosis ist die Äquivalentdosis für Weichteilgewebe, gemessen an einer für die Strahlenexposition repräsentativen Stelle der Körperoberfläche.

**Genetisch signifikante Dosis.** Die genetisch signifikante Dosis (GSD) ist definiert als die Summe der mit dem genetischen Wichtungsfaktor multiplizierten Werte der Keimdrüsendosen aller Angehörigen einer Bevölkerungsgruppe, dividiert durch die Gesamtzahl der Bevölkerung. Dabei ist im genetischen Wichtungsfaktor die mittlere Kindererwartung der strahlenexponierten Personen in Abhängigkeit vom Alter enthalten.

#### 23.3.3.2 Personendosimeter

Die Ermittlung der Körperdosis erfolgt mit *Personendosimetern* (Filmdosimeter, Stabdosimeter). Zur Messung der Teilkörperdosis an den Händen werden Fingerdosimeter verwendet.
*Filmdosimeter* bestehen aus zwei dünnen Kunststoffplatten, die in mehrere Felder unterteilt sind. Ein Feld ist herausgebrochen, die anderen Felder sind mit verschiedenen Metallfiltern abgedeckt (Abb. 23.**24** und Abb. 23.**26**). Zwischen den Kunststoffplatten befindet sich ein kleiner Film, der bei auffallender Strahlung geschwärzt wird. Durch die verschiedenen Metallfilter, das unbedeckte Feld und die unterschiedliche Anordnung der Felder auf der Vorderseite und der Rückseite des Filmdosimeters sind Rückschlüsse auf die Strahlenqualität und die Einfallsrichtung der auf den Film des Dosimeters gelangten Strahlung möglich. Die untere Nachweisgrenze der Filmdosimeter liegt bei 0,2 mSv.
*Stabdosimeter* (Abb. 23.**24** und Abb. 23.**25**) besitzen einen auslenkbaren Elektrometerfaden (Quarzfaden). Dieser bildet die eine Elektrode und der den Elektrometerfaden umgebende Zylinder die andere Elektrode einer „Ionisationskammer“. Vor der Messung muß der Elektrometerfaden mit einem Aufladegerät aufgeladen werden. Auf das Stabdosimeter auftreffende Strahlung bewirkt eine Ladungsänderung, die eine entsprechende Auslenkung des Elektrometerfadens zur Folge hat. Die Auslenkung infolge der auftreffenden Strahlung kann über ein kleines Ablesemikroskop an einer Skala abgelesen werden. Der Meßbereich der meisten Stabdosimeter liegt zwischen 0 und 2 mSv.
*Fingerringdosimeter* sind Ringe (Abb. 23.**24**), in denen sich ein kleiner Thermolumineszensdetektor befindet. Dieser hat die Eigenschaft, durch Bestrahlung Energie aufzunehmen, die später durch Wärmezufuhr als Licht wieder freigegeben wird und so gemessen werden kann. Der Meßbereich dieser Dosimeter liegt zwischen 0,4 und 10 mSv.

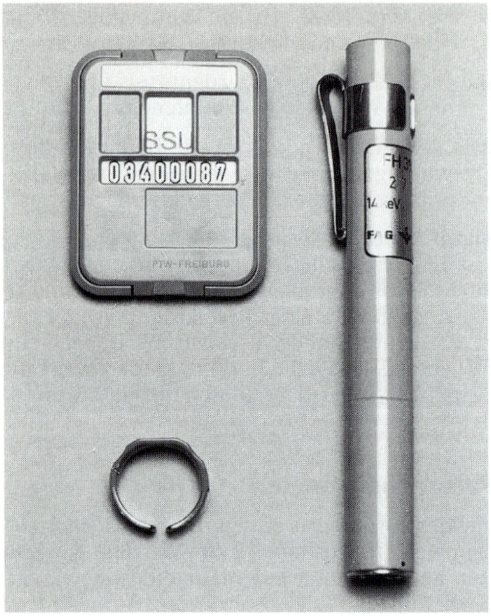


Abb. 23.**24** Personendosimeter zur Strahlenüberwachung des Personals (links oben Filmdosimeter, rechts Stabdosimeter, links unten Fingerringdosimeter).

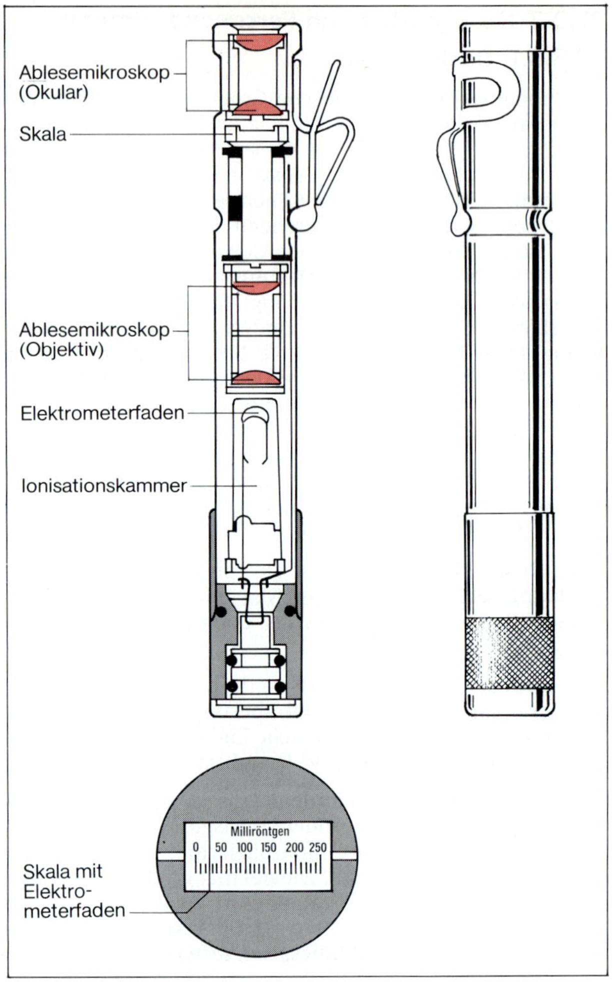


Abb. 23.**25** Aufbau eines Stabdosimeters.

## 23.3.4 Strahlenbelastung des Menschen

### 23.3.4.1 Natürliche Strahlenexposition

Aufgrund der überall existierenden ionisierenden *natürlichen Strahlung* ist jeder Mensch einer bestimmten natürlichen Strahlenbelastung ausgesetzt. Die auf den Menschen einwirkende natürliche ionisierende Strahlung setzt sich zusammen aus der kosmischen Strahlung, der terrestrischen Strahlung und der durch Inkorporation verschiedener natürlich vorkommender Nuklide erzeugten Strahlung. In Deutschland beträgt die aus der natürlichen Strahlenexposition resultierende genetisch signifikante Dosis im Mittel 1,2 mSv pro Jahr.

Die *kosmische Strahlung* stammt aus dem Weltall und von der Sonne. Auf der Erdoberfläche in Meereshöhe führt diese kosmische Strahlung zu einer mittleren genetisch signifikanten Dosis von 0,3 mSv pro Jahr. Die Größe der Belastung durch kosmische Strahlen ist abhängig von der Höhe über dem Meer. So werden im Hochgebirge infolge der dort vorhandenen dünneren Atmosphäre deutlich höhere Werte gemessen.

Die *terrestrische Strahlung* wird überwiegend durch die radioaktiven Komponenten von Gesteinen und Mineralien, die sich in der Erdkruste befinden, hervorgerufen. Die Konzentration der natürlichen Radionuklide in den verschiedenen Gesteinen ist sehr unterschiedlich. Sie ist in Kalk- und Sandstein sehr gering, in Graniten dagegen hoch. Die Strahlenbelastung durch terrestrische Strahlung unterliegt erheblichen geologischen bzw. geographischen Schwankungen. Die kleinsten Werte werden auf der Oberfläche der Ozeane gemessen. Besonders hohe Werte (bis über 40 mSv/Jahr) werden an der brasilianische Küste und in Kerala (Indien) erreicht. In Deutschland beträgt die durch terrestrische Strahlung hervorgerufene genetisch signifikante Dosis im Mittel 0,6 mSv pro Jahr.

Durch den in verschiedenen Baumaterialien vorhandenen Gehalt an Uran und Thorium entsteht durch Zerfall dieser Stoffe das Edelgas Radon, das aus den Wänden von Häusern in die Luft der Innenräume der Häuser gelangen und dort zu einer erheblichen Strahlenbelastung des Menschen führen kann. So kann die Verwendung ungünstiger Baustoffe dazu führen, daß durch sie zwar ein Teil der kosmischen Strahlung abgeschirmt wird, die terrestrische Strahlung der verwendeten Baustoffe diesen Effekt jedoch weitgehend kompensiert oder sogar überkompensiert.

Die durch Inkorporation natürlich vorkommender Nuklide

erzeugte innere Strahlung wird vor allem durch die bei der Atmung und bei der Nahrungsaufnahme in den Körper gelangenden Nuklide Kalium 40, Radium 226 und Radium 228 mit seinen Folgeprodukten sowie durch Kohlenstoff 14 hervorgerufen. Die größte Bedeutung kommt dem radioaktiven Kalium 40, das sich im Muskelgewebe anreichert, zu. Nicht zu vernachlässigen sind allerdings auch die Anteile von Radium für die Knochenbelastung und von Radon für die Lungenbelastung. Die genetisch signifikante Dosis durch Inkorporation beträgt in Deutschland im Mittel 0,3 mSv.

#### 23.3.4.2 Künstliche Strahlenexposition

Unter künstlicher Strahlenexposition versteht man jede durch nicht natürliche Quellen hervorgerufene Strahlenexposition. Die aus nicht natürlichen Quellen resultierende mittlere genetisch signifikante Dosis beträgt in Deutschland 0,6 mSv/Jahr. Der Hauptanteil (0,5 mSv/Jahr) dieser zusätzlich zur natürlichen Strahlung auftretenden Strahlenexposition ist auf die Anwendung ionisierender Strahlen in der Medizin zurückzuführen. Wegen der sehr großen Anzahl röntgendiagnostischer Untersuchungen ist der Röntgendiagnostik der weitaus größte Anteil zuzuschreiben.

Von besonderer Bedeutung dabei ist, daß bei einer Vielzahl dieser Untersuchungen auch Menschen im zeugungsfähigen Alter einer Strahlenexposition ausgesetzt sind. Hier zeigt sich deutlich die Verantwortung des in der Radiologie tätigen Arztes, der bei seiner Tätigkeit ständig darauf achten muß, jede unnötige Strahlenexposition der Patienten und des Personals zu vermeiden. Die bei jeder Röntgenuntersuchung den Patienten, in vielen Fällen auch den Arzt und das ärztliche Hilfspersonal treffende Strahlung hängt von der Erfahrung und dem Können des Untersuchers, der Untersuchungstechnik, der Güte der apparativen Ausrüstung und den Strahlenschutzmaßnahmen ab.

Die Tab. 23.3 gibt die bei röntgendiagnostischen Untersuchungen (Röntgenaufnahmen) an den Keimdrüsen der Patienten auftretende Dosis (Gonadendosis) wieder.
Die größten Anteile der künstlichen Strahlenexposition, die nicht auf die Anwendung ionisierender Strahlen in der Medizin zurückzuführen sind, verteilen sich vor allem auf Belastungen durch Verwendung radioaktiver Stoffe in Forschung und Technik (< 0,03 mSv/Jahr), kerntechnische Anlagen (< 0,01 mSv/Jahr), Störstrahler (< 0,01 mSv/Jahr) und Fallout von Kernwaffenversuchen (< 0,01 mSv/Jahr).

### 23.3.5 Strahlenwirkungen

Ionisierende Strahlen verursachen beim Eindringen in biologisches Gewebe verschiedene Wirkungen. *Somatische Strahlenwirkungen* sind Strahlenwirkungen, die sich durch Änderung der Struktur und Funktion des bestrahlten Gewebes äußern. Sie sind ab einem bestimmten Dosisschwellenwert als körperliche Schäden nachweisbar und können sich unmittelbar nach der Bestrahlung als Frühschäden, nach Latenzzeiten von mehreren Monaten, aber auch erst nach Jahren als Spätschäden zeigen. *Genetische Strahlenwirkungen* sind Strahlenwirkungen, die eine Schädigung durch Veränderung der Erbanlagen bewirken und als onkogene (geschwulstauslösende) oder als mutagene Wirkungen in Erscheinung treten.

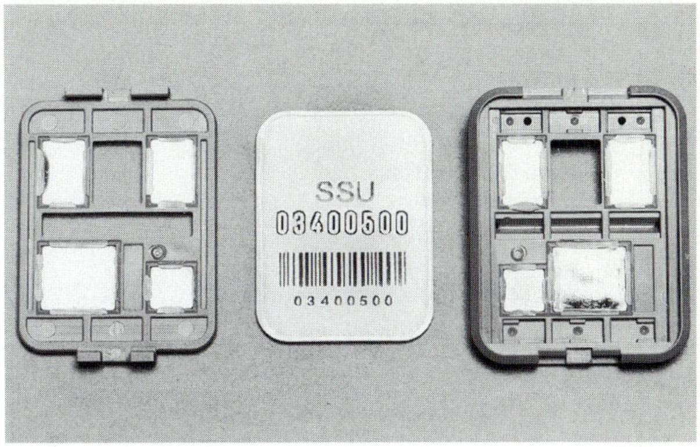


Abb. 23.**26** Aufbau eines Filmdosimeters (links = Vorderteil, rechts = Rückenteil, Mitte = Film).

Tabelle 23.**3** Keimdrüsendosen bei einigen Röntgenuntersuchungen. Die Zahlen stellen Durchschnittswerte pro Untersuchung dar. Sie können je nach Technik und Strahlenschutzmaßnahmen erheblich schwanken

| Organ | Männer (mSv) | Frauen (mSv) |
|---|---|---|
| Thorax | 0,007 | 0,02 |
| Magen | 0,3 | 3,0 |
| Abdomenübersicht | 0,02 | 0,82 |
| Dickdarmkontrasteinlauf | 2,0 | 8,7 |
| Ausscheidungsurogramm | 4,3 | 5,5 |
| Beckenübersicht | 2,0 | 3,0 |

Die Wirkung ionisierender Strahlung im bestrahlten Gewebe beruht auf der Ionisation und Anregung von Atomen und Molekülen. Die verschiedenen Strahlenarten unterscheiden sich in ihrer biologischen Wirkung durch ihre Ionisationsdichte, d. h. der Zahl der pro Wegstrecke ausgelösten Ionisationsvorgänge. Sie ist am dichtesten bei Alphastrahlen und am geringsten bei Röntgen- und Gammastrahlen. Dieser Unterschied wird bei der Äquivalentdosis durch den Bewertungsfaktor q berücksichtigt (Kap. 23.3.3).
Man unterscheidet direkte Strahlenwirkungen und indirekte Strahlenwirkungen. Bei der *direkten Strahlenwirkung* werden Moleküle direkt durch die einfallende Strahlung in ihrer Molekularstruktur geändert. Es kommt zu Molekülbrüchen, z. B. Einzel- und Doppelstrangbrüche bei Nucleinsäuren und Spaltung der Aminosäurekette bei Proteinen, die zum Funktionsverlust führen. Die *indirekte Strahlenwirkung* wird im bestrahlten Gewebe durch radiochemische Reaktionen mit Dissoziation von Molekülen wie Inaktivierung von Enzymen und Bildung von Radikalen (Atome oder Moleküle mit einem ungepaarten Elektronenpaar) ausgelöst. Die Radikale sind durch hohe Reaktivität gekennzeichnet.

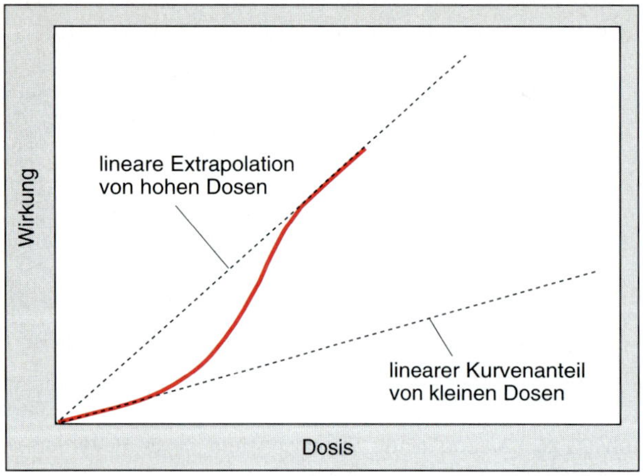


Abb. 23.**27** Dosis-Wirkungs-Beziehungen locker ionisierender Strahlung im Bereich kleiner Strahlendosen. Die durchgezogene Linie gibt den Verlauf der linear-quadratischen Dosis-Wirkungs-Beziehung wieder.

Da Gewebe zu ca. 70% aus Wasser besteht, wird der größte Anteil der in das Gewebe eindringenden Strahlung von Wassermolekülen aufgenommen. Dabei entstehen als Spaltprodukte aggressive Hydroxyl-und Wasserstoffradikale, die sofort in der Nähe befindliche Biomoleküle oxidieren oder reduzieren, sich an diese anlagern oder ihnen Bindungselektronen entreißen. Dadurch kommt es bei Nukleinsäuren zu Strangbrüchen (Chromosomenmutation) und Verlust oder Veränderungen von Basen (Genmutation).

Mit zunehmender Radikaldichte steigt die Häufigkeit der Schädigungen, die zur Teilungsunfähigkeit oder zum Absterben von Zellen führt. Gleichzeitig nehmen die Mutationen, die zu Spätschäden führen können, zu. Die Größe der eintretenden Schädigung ist davon abhängig, welche Bedeutung die in ihrer chemischen Struktur geänderten Zellmoleküle für die Lebensvorgänge haben.

Neben den bisher genannten Strahlenwirkungen werden die Strahlenwirkungen auch in nichtstochastische Strahlenwirkungen und in stochastische Strahlenwirkungen unterteilt.

**Nichtstochastische** Strahlenwirkungen treten erst ab einem bestimmten Dosiswert auf, d. h., es existiert ein Dosisschwellenwert. Das Ausmaß der auftretenden Schädigung ist von der Höhe der Dosis abhängig und wächst mit zunehmender Dosis.

**Stochastische** Strahlenwirkungen sind vom Zufall abhängige Wirkungen, die schon von kleinsten Dosen verursacht werden können. Die Wahrscheinlichkeit für das Auftreten einer Strahlenwirkung ist von der Dosis abhängig. Sie steigt mit zunehmender Dosis. Es gibt keine Schwelle, unterhalb der eine Schädigung ausbleibt. Die Größe der Schädigung ist unabhängig von der Höhe der die Schädigung auslösenden Dosis. Da die stochastischen Strahlenwirkungen vom Zufall abhängen, ist eine mit statistisch zu sichernder Wahrscheinlichkeit auftretende Strahlenwirkung nur bei hohen Strahlendosen nachzuweisen. Im Bereich locker ionisierender Strahlung, d. h. der Strahlung, die in der Röntgendiagnostik und zum großen Teil auch in der Strahlentherapie angewendet wird, läßt sich im unteren Dosisbereich ein statistisch zu sichernder Nachweis von Dosis-Wirkungs-Beziehungen (Wirkung in Abhängigkeit von der Dosis) nicht führen, da die auftretenden kleinen Dosen durch die natürliche Strahlenbelastung und andere Einflüsse überdeckt werden. Hier ist im unteren Dosisbereich mit einer linearen und im höheren Dosisbereich mit einer linear-quadratischen Dosis-Wirkungs-Beziehung zu rechnen (Abb. 23.**27**).

### 23.3.6 Strahlenempfindlichkeit der Gewebe

Die verschiedenen Organe und Gewebe reagieren auf ionisierende Strahlen sehr unterschiedlich. Besonders empfindlich sind Gewebe, die sich in intensivem Wachstum befinden, und Organe mit einer hohen Zellteilungsrate. Die Strahlenempfindlichkeit des Gewebes gegenüber ionisierender Strahlung ist bei Säuglingen, Kindern und Jugendlichen wesentlich größer als bei Erwachsenen und nimmt mit zunehmendem Alter deutlich ab.

Da die Zellen über spezielle Reparaturmechanismen in der Lage sind, innerhalb einer bestimmten Zeit einen Teil der durch Strahlung hervorgerufenen Veränderungen in der Zelle zu reparieren, hängt die Schädigung des bestrahlten Gewebes auch davon ab, ob die applizierte Strahlendosis in einer sehr kurzen Zeit (Einzeitbestrahlung) oder über einen längeren Zeitraum verteilt in mehreren Einzelbestrahlungen (fraktionierte Bestrahlung) erfolgt. Eine einmalige Bestrahlung hat eine deutlich größere biologische Wirkung zur Folge als eine fraktionierte Bestrahlung (bei gleicher Dosis).

Die Symptome bei einzeitiger Ganzkörperbestrahlung des Menschen zeigt Tab. 23.**4**. Als *kritische Organe* sind Knochenmark (blutbildendes Gewebe), Schilddrüse, Augenlinsen (bei denen es zu einer Trübung kommen kann) und insbesondere die Keimdrüsen (Gonaden) anzusehen. Sowohl beim Knochenmark als auch bei den Keimdrüsen muß angenommen werden, daß die auf diese Organe treffende Strahlung bis zu einem gewissen Grad summierend wirkt. Die Strahlenempfindlichkeit einzelner Gewebe bzw. Organe, ge-

Tabelle 23.**4** Auftretende Symptome bei einzeitiger Ganzkörperbestrahlung

| Dosis | Symptome |
|---|---|
| 0 bis 0,3 Sv | keine klinisch nachweisbaren Wirkungen |
| 0,3 bis 1 Sv | Blutbildveränderungen, Hautrötungen, Übelkeit, Erbrechen |
| 1 bis 2 Sv | schwere Knochenmarkschädigung, Erbrechen, Übelkeit, schlechtes Allgemeinbefinden, vereinzelt Todesfälle |
| ab 4 Sv | schwere Einschränkungen des Allgemeinbefindens und Störung der Blutbildung, 50% Todesfälle |
| ab 6 Sv | neben den oben genannten schweren Störungen zusätzlich ausgeprägte gastrointestinale Symptome, nur geringe Überlebensrate |

Abb. 23.**28** Herabsetzung der Dosisleistung durch Abstand bzw. Abschirmung (2 mm, 4 mm, 6 mm Blei); Strahlenquelle 0,37 GBq Co 60.

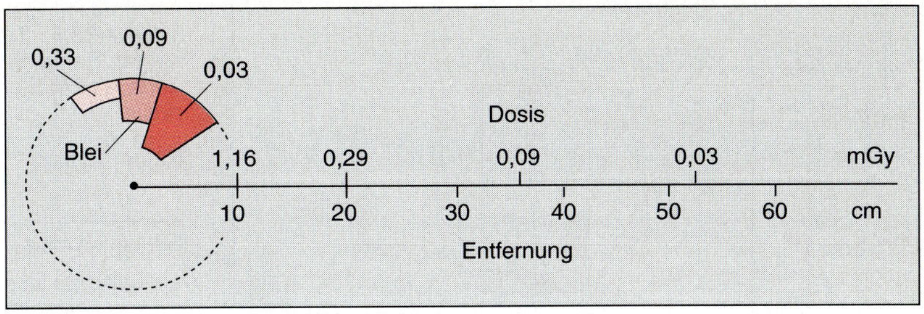


ordnet nach der Abnahme ihrer Empfindlichkeit, entspricht in etwa der nachstehend angegebenen Reihenfolge:

- Embryo,
- lymphatische Organe,
- Knochenmark,
- Darmtrakt,
- Eizellen,
- Samenzellen,
- Augenlinse,
- periphere Nerven,
- Muskelgewebe.

## 23.3.7 Quadratabstandsgesetz

Strahlung breitet sich nach allen Richtungen hin geradlinig aus. Dabei nimmt die Dosisleistung (Dosis pro Zeit) der Strahlung bei größer werdendem Abstand von der Strahlungsquelle ab. Die Abnahme der Dosisleistung ist darauf zurückzuführen, daß sich die von der Strahlungsquelle ausbreitende Dosisleistung bei größer werdendem Abstand auf eine größere Fläche verteilt. Die Dosisleistung einer Strahlung nimmt umgekehrt mit dem Quadrat des Abstands von der Strahlungsquelle ab (Quadratabstandsgesetz). Bei der Verdoppelung des Abstands zur Strahlungsquelle sinkt die Dosisleistung auf ein Viertel und in zehnfacher Entfernung auf ein Hundertstel. In Abbildung 23.**28** ist für eine punktförmige Kobalt-60-Quelle die Herabsetzung der Dosisleistung durch Abschirmung mit Bleischichten unterschiedlicher Dicke im Vergleich zur Herabsetzung der Dosisleistung durch Abstand dargestellt.

## 23.3.8 Allgemeine Strahlenschutzmaßnahmen

Die einfachste und preiswerteste Strahlenschutzmaßnahme ist die Einhaltung eines ausreichenden Abstandes zur Strahlenquelle, da die Strahlenintensität mit dem Quadrat des Abstandes von der Strahlenquelle abnimmt. Dort, wo das nicht möglich ist, läßt sich häufig ein ausreichender Schutz vor ionisierender Strahlung durch eine geeignete Abschirmung erreichen, die zwischen die Strahlenquelle und die zu schützenden Personen gebracht wird. Dies gilt nicht nur für Personen in einer röntgendiagnostischen Abteilung, sondern auch für den Umgang mit radioaktiven Substanzen.

Röntgen- und Gammastrahlen werden durch strahlenabsorbierendes Material (Blei, Bleigummi, Beton usw.) geschwächt. Das Tragen von strahlenabsorbierender Schutzkleidung (Bleigummischürzen ausreichender Dicke und Bleigummihandschuhe bei Untersuchungen unter Durchleuchtung) ist eine Maßnahme, der täglich neue Aufmerksamkeit geschenkt werden sollte. Bei Untersuchungen, bei denen mit besonders hohen Strahlendosen zu rechnen ist, z. B. bei Herzkatheteruntersuchungen, ist die Benutzung von Bleiglasbrillen zum Schutz der Augenlinsen dringend zu empfehlen.

Die Strahlenbelastung einer Person wird maßgeblich bestimmt von der Dauer der auf die Person einwirkenden Strahlung (Dosis = Zeit x Dosisleistung). Daher ist die Minimierung der Aufenthaltsdauer in Bereichen ionisierender Strahlung unbedingt anzustreben. Dieser Grundsatz beinhaltet ein gut vorbereitetes, schnelles und sicheres Arbeiten. Beim Umgang mit radioaktiven Substanzen ist außer einem gut vorbereiteten, schnellen und sicheren Arbeiten ein extrem sauberes Arbeiten besonders wichtig, um eine ungewollte Inkorporation radioaktiver Stoffe durch Einatmen oder Verschlucken zu vermeiden.

Bei allen zu treffenden Strahlenschutzmaßnahmen muß dem Schutz der Keimdrüsen vor ionisierenden Strahlen besondere Aufmerksamkeit gewidmet werden. Bei röntgendiagnostischen Untersuchungen sind die Keimdrüsen folgenden Strahleneinwirkungen ausgesetzt:

- Direkteinwirkungen des Nutzstrahlkegels der Röntgenröhre bei Lage der Keimdrüsen im diagnostisch notwendigen Feld oder bei mangelnder Einblendung des Strahlenfeldes.
- Streustrahlenwirkungen aus dem durchstrahlten Körpervolumen außerhalb des diagnostisch notwendigen Feldes.
- Wirkungen infolge von Rückstreuung aus der Umgebung.

Die bei einigen Untersuchungen nicht zu vermeidende Lage der Keimdrüsen im Nutzstrahlenkegel oder nahe am Rand des Nutzstrahlenkegels erfordert besondere Schutzmaßnahmen. Für den Schutz der Hoden gegen Direktstrahlung, besonders bei Kindern und Jugendlichen, sind Hodenschutzkapseln (Bleikapseln) in verschiedenen Größen am besten geeignet. Die Strahlenbelastung der Hoden sinkt hierbei mindestens im Verhältnis 30:1. Schwieriger ist der Schutz der Ovarien. Hier haben sich jeweils an die Größe der Patientin angepaßte Abdeckungen aus Bleigummi am besten bewährt.

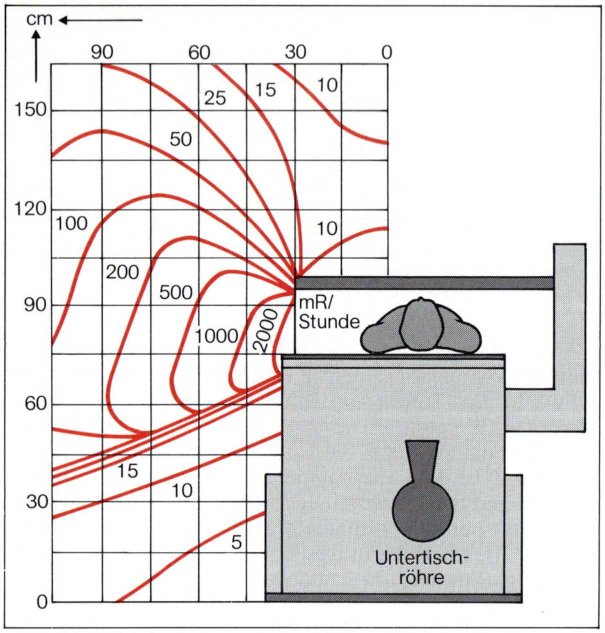


Abb. 23.**29** Ausbreitung der Streustrahlung (Isodosenlinien) bei liegendem Patienten.

Für den zu untersuchenden Patienten gibt es keine Abschirmmöglichkeit zum Schutz vor Streustrahlen aus dem durchstrahlten Körpervolumen. Hier läßt sich eine Verringerung der Belastung nur über die Reduzierung der Streustrahlen durch die Einblendung des Nutzstrahlenfeldes auf die diagnostisch unbedingt notwendige Größe erreichen.
Das Untersuchungspersonal kann und muß sich vor der aus dem Patienten austretenden Streustrahlung (Abb. 23.**29**) durch entsprechende Schutzkleidung oder durch geeignete Abschirmvorrichtungen (Strahlenschutzwände, am Untersuchungsgerät angebrachte spezielle Bleigummilappen oder Bleiglasscheiben) schützen.

## 23.3.9 Strahlenschutzverordnung

Die Strahlenschutzverordnung regelt den Umgang mit radioaktiven Substanzen und den Betrieb von medizinischen Beschleunigeranlagen. Durch diese Verordnung soll jede unnötige Strahlenexposition oder Kontamination von Personen, Sachgütern oder der Umwelt vermieden und jede Strahlenexposition oder Kontamination unter Beachtung des Standes von Wissenschaft und Technik so gering wie möglich gehalten werden. In der Strahlenschutzverordnung werden unter anderem definiert und bestimmt:

- Strahlenschutzverantwortliche und Strahlenschutzbeauftragte sowie deren Pflichten.
- Genehmigung für den Umgang mit radioaktiven Substanzen bzw. für die Errichtung und den Betrieb von Anlagen zur Erzeugung ionisierender Strahlen.
- Beförderung radioaktiver Stoffe.

Tabelle 23.**5** Dosisgrenzwerte von beruflich strahlenexponierten Personen über 18 Jahre. Die Einteilung in die Kategorie A oder B erfolgt über die mögliche jährliche Äquivalentdosis

| Körperdosis | Grenzwert in mSv/Jahr | |
|---|---|---|
| | Kategorie A | Kategorie B |
| Effektive Dosis | 50 | 15 |
| 1. Teilkörperdosis: Keimdrüsen, Gebärmutter, rotes Knochenmark | 50 | 15 |
| 2. Teilkörperdosis: Alle Organe und Gewebe, soweit nicht unter 1., 3. und 4. genannt | 150 | 45 |
| 3. Teilkörperdosis: Schilddrüse, Knochenoberfläche, Haut, soweit nicht unter 4 genannt | 300 | 90 |
| 4. Teilkörperdosis: Hände, Unterarme, Füße, Unterschenkel, Knöchel, einschließlich der dazugehörigen Haut | 500 | 150 |

- Schutz der Bevölkerung und der Umwelt vor den Gefahren ionisierender Strahlen.
- Durchführung von Belehrungen (mindestens halbjährlich).
- Tätigkeitsverbote und Tätigkeitsbeschränkungen.
- Durchführung von Qualitätskontrollen.
- Aufzeichnungen über Patienten.

Die in der Strahlenschutzverordnung bestimmte Festlegung von Strahlenschutzbereichen, die Einteilung der beruflich strahlenexponierten Personen in verschiedene Kategorien, die Dosisgrenzwerte für beruflich strahlenexponierte Personen und die Ermittlung der Körperdosen von Personen, die sich im Kontrollbereich aufhalten, werden nachstehend ausführlicher dargestellt.
Die nach der Strahlenschutzverordnung festzulegenden Strahlenschutzbereiche mit den für diese Bereiche geltenden Dosisgrenzwerten zeigt Abbildung 23.**30**. Der *Sperrbereich* ist ein Bereich, in dem die Ortsdosisleistung höher als 3 mSv/Stunde sein kann. Der *Kontrollbereich* ist ein Bereich, in dem die Möglichkeit besteht, daß eine Person bei 40stündigem Aufenthalt in der Woche eine höhere Körperdosis als 15 mSv/Jahr erhalten kann.
Der Sperrbereich und der Kontrollbereich sind deutlich mit dem *Strahlenzeichen* (Abb. 23.**31**) und dem Zusatz „Sperrbereich – Kein Zutritt" bzw. „Kontrollbereich" zu kennzeichnen. Für den Zutritt zum Sperrbereich und zum Kontrollbereich bestehen besondere Regelungen.
Der *betriebliche Überwachungsbereich* ist ein nicht zum Kontrollbereich gehörender, durch Anwendung ionisierender Strahlen entstehender Bereich, in dem Personen bei dauerndem Aufenthalt pro Jahr eine Körperdosis von mehr als 5 mSv und weniger als 15 mSv erhalten können. Der *außerbetriebliche Überwachungsbereich* ist ein unmittelbar an den

Kontrollbereich oder an den betrieblichen Überwachungsbereich anschließender Bereich, in dem Personen bei dauerndem Aufenthalt im Kalenderjahr höhere Körperdosen als 0,3 mSv erhalten können.
Beruflich strahlenexponierte Personen sind Personen, die infolge ihrer Berufsausübung pro Jahr eine höhere Äquivalentdosis als 5 mSv/Jahr als Körperdosis aus Ganzkörperexposition erhalten können. Dabei werden zwei Personengruppen unterschieden. Personenen der Kategorie A und Personen der Kategorie B. Zur Kategorie A gehören Personen, die eine größere Körperdosis als 15 mSv/Jahr, jedoch nicht mehr als 50 mSv/Jahr aus Ganzkörperexposition erhalten können. Für Teilkörperdosen sind höhere Werte zugelassen (Tab. 23.**5**). Personen der Kategorie A unterliegen einer regelmäßigen ärztlichen Überwachung. Zur Kategorie B gehören Personen, die mehr als 5 mSv/Jahr, aber höchstens 15 mSv/Jahr erhalten können. Die Dosisgrenzwerte (Körperdosis pro Kalenderjahr) für beruflich strahlenexponierte Personen sind in der Tabelle 23.**5** zusammengestellt. An Personen, die sich im Kontrollbereich aufhalten, sind die Körperdosen zu ermitteln. Die Ermittlung der Körperdosis erfolgt mit Personendosimetern (Filmdosimeter, Stabdosimeter), die an einer für die Strahlenexposition repräsentativen Stelle der Körperoberfläche zu tragen sind. Wird Schutzkleidung getragen, so ist das Personendosimeter unter der Schutzkleidung anzubringen. Sind einzelne Stellen des Körpers, z. B. Hände, der Strahlung besonders ausgesetzt, dann müssen auch an diesen Stellen Dosismessungen durchgeführt werden. Für die Dosismessungen an den Händen werden Fingerringdosimeter verwendet.

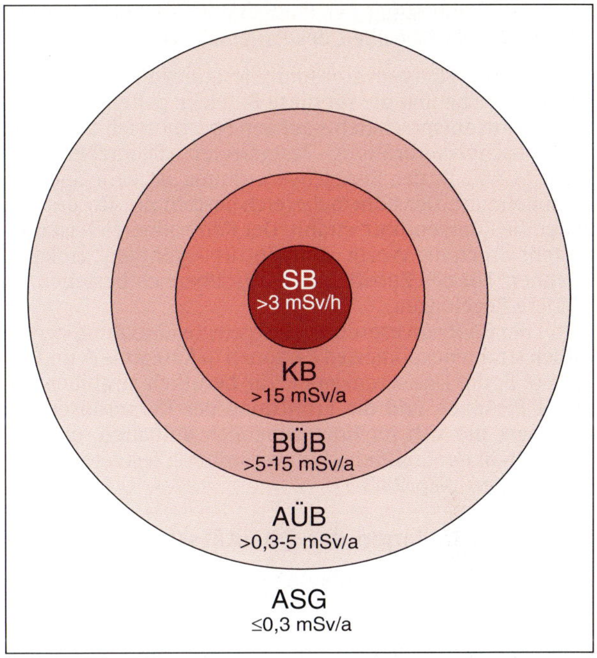


Abb. 23.**30** Strahlenschutzbereiche und deren Grenzwerte nach den Bestimmungen der Strahlenschutzverordnung. SB = Sperrbereich, KB = Kontrollbereich, BÜB = betrieblicher Überwachungsbereich, AÜB = außerbetrieblicher Überwachungsbereich, ASG = allgemeines Staatsgebiet.

## 23.3.10 Röntgenverordnung

Durch die Röntgenverordnung (Verordnung über Schutz vor Schäden durch Röntgenstrahlen) wird der Strahlenschutz bei der diagnostischen und therapeutischen Anwendung von Röntgenstrahlen geregelt. Durch diese Verordnung soll jede unnötige Strahlenexposition von Personen vermieden und unter Beachtung des Standes von Wissenschaft und Technik so gering wie möglich gehalten werden. In der Röntgenverordnung werden unter anderem definiert und bestimmt:

- Strahlenschutzverantwortliche und Strahlenschutzbeauftragte sowie deren Pflichten,
- Genehmigung und Anzeige des Betriebes von Röntgeneinrichtungen,
- Qualitätssicherung bei Röntgeneinrichtungen,
- zur Anwendung von Röntgenstrahlen berechtigte Personen,
- Nachweis der Fachkunde für den Betrieb von Röntgeneinrichtungen,
- Nachweis der erforderlichen Kenntnisse im Strahlenschutz der zur Anwendung von Röntgenstrahlen berechtigten Personen,
- Forderung, daß medizinische Hilfskräfte nur unter ständiger Aufsicht und auf direkte Anweisung eines unmittelbar anwesenden fachkundigen Arztes Röntgenstrahlen anwenden dürfen,
- Anwendungsbeschränkungen und Anwendungsgrundsätze,

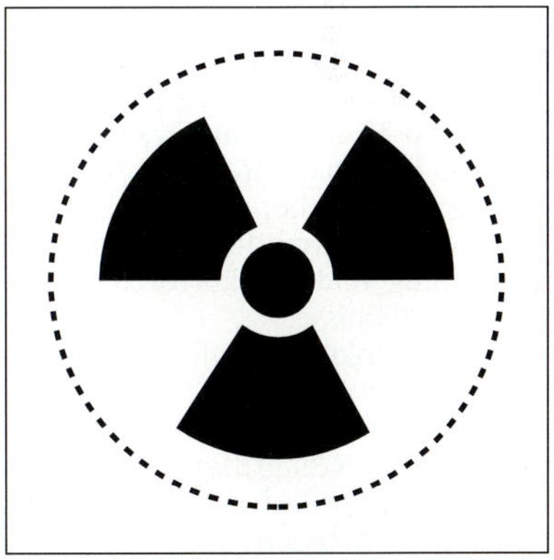

Abb. 23.**31** In der Strahlenschutzverordnung „Strahlenzeichen" (Kennzeichen: schwarz, Untergrund: gelb) zur Warnung vor ionisierender Strahlung.

- Durchführung von Belehrungen (mindestens halbjährlich),
- Schutz des Patienten vor ionisierender Strahlung,
- Befragung des Patienten über frühere Röntgenuntersuchungen,
- Aufzeichnungspflicht über jede Röntgenuntersuchung

und die Eintragung der Röntgenuntersuchungen in das Röntgen-Nachweisheft des Patienten (auf Verlangen).

Die nach der Röntgenverordnung festzulegenden Strahlenschutzbereiche und die für diese Bereiche geltenden Dosisgrenzwerte entsprechen bis auf den Sperrbereich den in der Strahlenschutzverordnung festgelegten Schutzbereichen (Kap. 23.3.9). In der Röntgenverordnung ist kein Sperrbereich definiert. Der Kontrollbereich besteht nur für die Zeit, in der die Röntgenröhre strahlt. Der Kontrollbereich ist mindestens durch die Worte „Kein Zutritt – Röntgen" zu kennzeichnen. Für den Zutritt zum Kontrollbereich bestehen besondere Regelungen.
Die in der Röntgenverordnung festgelegte Einteilung der beruflich strahlenexponierten Personen in Kategorie A und Kategorie B, die Dosisgrenzwerte für beruflich strahlenexponierte Personen und die Ermittlung der Körperdosen von Personen, die sich im Kontrollbereich aufhalten, entsprechen den in der Strahlenschutzverordnung festgelegten Bestimmungen (Kap. 23.3.9).

### 23.3.11 Grundlagen der Qualitätssicherung

Die Strahlenschutzverordnung bestimmt in § 42 Absatz 5, daß bei der Anwendung von radioaktiven Stoffen und ionisierenden Strahlen zur Untersuchung oder Behandlung am Menschen verwendete Geräte, Einrichtungen und Anlagen regelmäßig betriebsintern zur Qualitätssicherung zu überwachen sind. Nähere Bestimmungen zur Durchführung der Qualitätssicherung sind in der „Richtlinie Strahlenschutz in der Medizin" vom 14. 10. 1992 festgelegt.

### 23.3.11.1 Qualitätssicherung in der Nuklearmedizin

Das Ziel der Qualitätssicherung in der Nuklearmedizin besteht darin, ein Höchstmaß an diagnostischer Aussagekraft bei einem Minimum an Strahlenexposition für den Patienten, das Personal und die Umwelt zu erreichen. Zur Qualitätssicherung gehören auch die sachgerechte Indikationsstellung, die einwandfreie technische Durchführung der Untersuchung und die korrekte Interpretation der Untersuchungsergebnisse.
Ausgangspunkt der Qualitätssicherung sind *Zustandsprüfungen* der nuklearmedizinischen Geräte. Zustandsprüfungen sind bei der Übernahme der Geräte sowie nach größeren Reparaturen oder Eingriffen in das System durchzuführen. Das Ergebnis dieser Prüfungen ist aufzuzeichnen. Die Zustandsprüfungen umfassen die quantitative Bestimmung von Parametern zur Prüfung der Leistung der Geräte. Durch die Zustandsprüfungen sollen für den zukünftigen Betrieb der Geräte Bezugsdaten geschaffen werden, die als Ausgangswerte für nachfolgende Konstanzprüfungen verwendet werden können. Durch *Konstanzprüfungen* in regelmäßigen Zeitabständen ist festzustellen, ob die Qualität der Geräte noch den bei der Zustandsprüfung festgelegten Anforderungen entspricht. Ist die erforderliche Qualität nicht mehr gegeben, so ist unverzüglich die Ursache hierfür zu ermitteln und zu beseitigen. Das Ergebnis der Konstanzprüfungen ist aufzuzeichnen. Die Aufzeichnungen sind 10 Jahre aufzubewahren.
Als Konstanzprüfung einer Gammakamera ist arbeitstäglich eine Überprüfung der Untergrundzählrate und Einstellung des Energiefensters erforderlich. Wöchentlich sind die Homogenität und Ausbeute zu überprüfen. Eine Konstanzprüfung ist auch vorzunehmen, wenn der Verdacht auf eine Fehlfunktion der Gammakamera besteht. Darüber hinaus ist in halbjährlichem Abstand der Abbildungsmaßstab zu messen. Bei In-vivo- und In-vitro-Meßplätzen sind mindestens einmal wöchentlich die Einstellungen und die Ausbeute bei reproduzierbarer Geometrie mit einem geeigneten Prüfstrahler zu überprüfen. Die Konstanzprüfungen von Aktivimetern umfassen eine arbeitstägliche Überprüfung von Nulleffekt und die Ausbeute in einer Nuklideinstellung. Wöchentlich sind Nulleffekt und Ausbeute in allen benutzten Nuklideinstellungen zu überprüfen. Außerdem ist halbjährlich eine zusätzliche Überprüfung der Linearität in allen Nuklideinstellungen vorzunehmen.
Geräte mit umschlossenen radioaktiven Stoffen sind im Rahmen der Qualitätssicherung regelmäßig zu überwachen. Bei Knochendichtemeßgeräten ist arbeitstäglich eine Kalibrierung mit einem geeigneten Prüfkörper vorzunehmen. Die Linearität und die Reproduzierbarkeit sind mindestens halbjährlich, jedoch immer nach jedem Quellenwechsel mit Prüfkörpern zu prüfen.

### 23.3.11.2 Qualitätssicherung in der Strahlentherapie

Das Ziel der Qualitätssicherung in der Strahlentherapie ist die für eine strahlentherapeutische Maßnahme verordnete Dosis ionisierender Strahlung in der geforderten räumlichen und zeitlichen Verteilung zu applizieren. Zur Erreichung dieses Ziels sind außer der nach § 76 der Strahlenschutzverordnung geforderten mindestens einmal jährlich durchzuführenden Wartung von Anlagen zur Erzeugung ionisierender Strahlen und Bestrahlungseinrichtungen mit radioaktiven Quellen zusätzliche Funktions- und Zustandsprüfungen durchzuführen. Funktionsprüfungen betreffen vor allem die strahlenschutztechnische Sicherheit der Anlage. Es soll gewährleistet werden, daß alle dem Strahlenschutz von Patient und Personal dienenden Vorrichtungen ihrer Bestimmung gemäß funktionieren. Zustandsprüfungen müssen nach der Neuanschaffung einer Bestrahlungseinrichtung und immer dann durchgeführt werden, wenn Abweichungen vom geprüften Zustand vorliegen können oder vermutet werden, z. B. nach Reparaturen oder beobachteten Fehlfunktionen. Wenn sich bei der Zustandsprüfung eines Gerätes Abweichungen von den Werten des Herstellers ergeben, müssen die Ursachen der Abweichungen umgehend beseitigt, die betreffende Prüfung muß wiederholt werden.
Konstanzprüfungen gewährleisten, daß Abweichungen von den bei der Zustandsprüfung festgelegten Eigenschaften der Einrichtung bemerkt werden. Sie sind regelmäßig durchzuführen. Werden bei einer Prüfung Überschreitungen einer festgelegten Toleranz ermittelt, muß eine Zustandsprüfung durchgeführt und es müssen Maßnahmen zur Wiederherstellung des ursprünglichen Zustandes eingeleitet werden.
Computersysteme werden in die Maßnahmen zur Qualitätsprüfung einbezogen. Das Bestrahlungsplanungssystem muß in regelmäßigen Abständen, mindestens jedoch einmal in jedem Monat, überprüft werden. Weitergehende Angaben

über den Mindestumfang der betriebsinternen technischen Überwachung zur Qualitätssicherung von Beschleunigern, Gammabestrahlungseinrichtungen und Afterloading-Einrichtungen sind in Anlage A 11 der „Richtlinie Strahlenschutz in der Medizin" vom 14. 10. 1992 und in den dort angegebenen DIN-Normen enthalten.

### 23.3.11.3 Qualitätssicherung in der Röntgendiagnostik

Für alle Röntgeneinrichtungen, die zur Untersuchung von Menschen dienen, wird die Sicherung der Qualität durch § 16 der Röntgenverordnung vorgeschrieben. Darin ist festgelegt, was im Rahmen der Qualitätssicherung zu tun ist. Wie die Qualität gesichert werden soll, ist detailliert festgelegt in den dazu herausgegebenen Richtlinien, der DIN-Norm 6868, und den von der Bundesärztekammer herausgegebenen „Leitlinien zur Qualitätssicherung in der Röntgendiagnostik". Über die korrekte Durchführung der Qualitätssicherung wachen die zuständige Aufsichtsbehörden, Sachverständige und dafür eingerichtete ärztliche Stellen. Die wichtigsten Bestimmungen des § 16 sind:

- Bei Röntgeneinrichtungen zur Untersuchung des Menschen ist vor der Inbetriebnahme und nach jeder Änderung des Betriebes, welche die Bildqualität beeinflußt, eine Abnahmeprüfung durch den Hersteller oder Lieferanten der Röntgeneinrichtung durchzuführen. Das Ergebnis der Abnahmeprüfung ist aufzuzeichnen.
- In regelmäßigen Abständen, mindestens monatlich, ist durch eine Konstanzprüfung festzustellen, ob die Bildqualität den Angaben in der letzten Aufzeichnung der Abnahmeprüfung noch entspricht. Das Ergebnis der Konstanzprüfungen ist aufzuzeichnen. Ist die erforderliche Bildqualität nicht mehr gegeben, ist unverzüglich die Ursache zu ermitteln und zu beseitigen.
- Die Aufnahmen und Aufzeichnungen der Abnahmeprüfung sind zehn Jahre, die der Konstanzprüfungen zwei Jahre aufzubewahren.
- Die Röntgenaufnahmen von Menschen sowie die Aufzeichnungen und Aufnahmen der Abnahmeprüfung und der Konstanzprüfungen sind der ärztlichen Stelle zugänglich zu machen.

Das Ziel der Abnahmeprüfung ist sicherzustellen, daß der technische Zustand der Röntgeneinrichtung bei einer möglichst geringen Strahlenexposition eine hinreichend gute Bildqualität erreicht. Außerdem dient die Abnahmeprüfung zur Festlegung der technischen Daten (Standarddaten), die zur Ermittlung der Körperdosis benötigt werden, und zur Festlegung der Bezugswerte für die durchzuführenden Konstanzprüfungen. Im Rahmen der Konstanzprüfungen sind die Filmverarbeitung, die Röntgeneinrichtungen, die Filmkassetten und das Dunkelkammerlicht zu überprüfen.
Bei der Prüfung der Filmverarbeitung werden die bei der Abnahmeprüfung festgelegten Bezugswerte, der Empfindlichkeitsindex, der Kontrastindex, der Grundschleier des Films und die Temperatur des Entwicklers kontrolliert. Die Prüfung der Filmverarbeitung ist mindestens einmal pro Woche durchzuführen. Bei der Prüfung von Röntgeneinrichtungen werden bei der Direktradiographie und bei Aufnahmen vom Röntgenbildverstärker die Dosis, die optische Dichte, die Abmessungen des Nutzstrahlenfeldes, die Zentrierung, der Kontrast und die Auflösung geprüft.
Bei der Prüfung von Durchleuchtungseinrichtungen werden die Dosisleistung, der Kontrast, die Feldabmessungen, die Feldzentrierung und die Auflösung kontrolliert. Die Konstanzprüfungen der Röntgeneinrichtungen sind mindestens einmal pro Monat durchzuführen. Der Prüfumfang für weitere Röntgeneinrichtungen ist in der DIN 6868 festgelegt. Für die Prüfung der Röntgeneinrichtungen werden spezielle Prüfkörper, die aus einem strahlenabsorbierenden Absorber zur Prüfung der dosisabhängigen Kenngrößen und aus bestimmten Strukturelementen zur Prüfung der geometrischen Kenngrößen bestehen, verwendet. Bei den Konstanzprüfungen der Filmkassetten wird der Folienanpreßdruck, die Verstärkung der Folien und die Lichtdichtheit der Kassetten geprüft.
Die Leitlinien der Bundesärztekammer zur Qualitätssicherung in der Röntgendiagnostik fassen den derzeitigen Stand der radiologischen Basisuntersuchungen zusammen und geben Qualitätskriterien für die Basisuntersuchungen an. Sie enthalten neben ärztlichen Qualitätsanforderungen, aufnahmetechnischen Leitlinien, physikalischen Größen des Bilderzeugungssystems und Betrachtungsbedingungen für Röntgenaufnahmen einen ausführlichen Katalog mit Qualitätskriterien und aufnahmetechnischen Hinweisen für Röntgenuntersuchungen verschiedener Organe. Dabei werden in den aufnahmetechnischen Hinweisen die geeigneten Größen der wesentlichen Faktoren, die zur Erreichung einer optimalen Bildqualität erforderlich sind, aufgeführt.

#### Weiterführende Literatur


Büll, U., G. Hör: Klinische Nuklearmedizin. Edition Medizin VCH, Weinheim 1990

Felix, R., B. Ramm: Das Röntgenbild. Thieme, Stuttgart 1988

Hermann, H. J.: Nuklearmedizin. Urban & Schwarzenberg, München 1989

Kaul, A.: Qualitätssicherung in der Nuklearmedizin. MMV Medizin Verlag München, München 1986

Krestel, E.: Bildgebende Systeme für die medizinische Diagnostik, 2. Auflage, Siemens AG 1988

Laubenberger, T.: Technik der medizinischen Radiologie. Deutscher Ärzte-Verlag, Köln 1986

Leitlinien der Bundesärztekammer zur Qualitätssicherung in der Röntgendiagnostik, vom 9. 12. 1988

Lissner, J., U. Fink: Radiologie II. Enke, Stuttgart 1990

Meier-Duis, H., U. Möder: Qualitätssicherung in der Radiologie. Blackwell Wissenschaft, Berlin 1992

Pschyrembel Wörterbuch Radioaktivität, Strahlenwirkung, Strahlenschutz". 2. Aufl., de Gruyter 1987

Reiners, C.: Die Strahlenexposition in der nuklearmedizinischen Diagnostik: Risikovergleich auf der Basis effektiver Dosen. Nucl. Med. 32 (1993) 47–51

Schicha, H.: Kompendium der Nuklearmedizin. Schattauer, Stuttgart 1991.

Stender, H.-St.: Bildqualität in der Röntgendiagnostik. Deutscher Ärzte-Verlag, Köln 1990

Stieve, F.-E., H.-St. Stender: Strahlenschutz, Kurslehrbuch. H. Hofmann, Berlin 1990

Verordnung über den Schutz vor Schäden durch Röntgenstrahlen (Röntgenverordnung) vom 8. 1. 1987

Verordnung über den Schutz vor Schäden durch ionisierende Strahlen (Strahlenschutzverordnung) vom 30. 6. 1989

Zum Winkel, K.: Nuklearmedizin. Berlin, Springer 1990

# 24 Laboratoriumsdiagnostik

H. D. Bruhn, K. Leybold

**Lernziel**

Der Leser wird nach der Durcharbeit der Abschnitte 24.1–24.4

- die einzelnen Teilbereiche in einem klinischen Zentrallabor kennen;
- Erklärungen geben können, warum gerade die Pflegeperson laborbezogene Kenntnisse haben muß;
- den Unterschied zwischen qualitativen und quantitativen Analysen beschreiben;
- den Begriff „Normbereich" definieren können;
- mehr Verständnis für die Notwendigkeit einer reibungslosen Zusammenarbeit zwischen Station und Labor aufzubringen vermögen;
- die Aufgabengebiete aller direkt und/oder indirekt an der Labordiagnostik Beteiligten abgrenzen;
- das hohe Maß an Verantwortung darlegen;
- Laboruntersuchungen nennen können, deren Verwechslung schwerwiegende Folgen nach sich zieht;
- Bedeutung von Mißverständnissen am Telefon und von Schreibfehlern für die Krankenversorgung und die Bedeutung der modernen Entwicklung einer Labor-EDV zur Verminderung von Übertragungs- und Schreibfehlern erkennen.

## 24.1 Einführung

Sinn und Aufgabe dieser Einführung in die Laboratoriumsdiagnostik (Labordiagnostik) kann es nicht sein, die heute sehr umfangreiche Analysenmethodik, ja nicht einmal die wichtigste, zu erlernen. Nur einige wenige Untersuchungen sollen genauer beschrieben werden, da sie evtl. auch einmal von der Krankenschwester oder dem Krankenpfleger durchgeführt werden können.

Vorrangig für Schwester und Pfleger ist es, sich Kenntnisse und Erfahrungen darüber anzueignen, wie Station und Laboratorium durch eine sich gegenseitig ergänzende Zusammenarbeit zu einem optimalen Ergebnis bei der Diagnose gelangen, denn zahlreiche, zum Teil schwerwiegende Fehler sind auf beiden Seiten möglich, u. a. durch mangelhafte Zusammenarbeit.

Es ist vielfach noch die Einstellung verbreitet, daß das Laboratorium „mit der linken Hand" bedient werden könne, daß der Pflicht Genüge getan sei, wenn die vom Arzt angegebene Probe auf irgendeine Weise ins Labor gelangt sei; man werde dort schon etwas daraus machen. Zu welchen Fehlergebnissen und damit Nachteilen für Patienten und Klinikbetrieb diese Einstellung führen kann, soll u. a. in den folgenden Abschnitten deutlich gemacht werden. Darüber hinaus sollen die Voraussetzungen aufgezählt und erläutert werden, unter denen solche Nachteile und Störungen vermieden werden können.

Neben Röntgen- samt Isotopenverfahren und der Gewebe- und Zelluntersuchung (Histologie und Zytologie) durch den Pathologen ist die Labordiagnostik in den letzten Jahrzehnten eine zunehmend wichtige Grundlage der medizinischen Diagnostik geworden, auf die der Arzt die Erkennung, aber auch die Verlaufsbeurteilung (Prognose) und die Therapie von Erkrankungen aufbaut. Diese Entwicklung hat dazu geführt, daß es heute einen *Facharzt für Laboratoriumsdiagnostik* gibt, in größeren Instituten und Kliniken auch den spezialisierten *Klinischen Chemiker*.

Ausführende Kraft im medizinischen Laboratorium ist die medizinisch-technische Laborassistentin (MTA): soweit es Bestimmungen mit radioaktiven Isotopen betrifft, die Röntgen-/Radiologie-Assistentin; ferner die Arzthelferin und – wegen der steigenden Verwendung von komplizierten mechanischen Analysengeräten – der Labortechniker bzw. der technisch ausgebildete Laborant. Auch diese Fachkräfte sind heute meist nur auf Teilgebiete spezialisiert.

Seit dem Jahre 1970 unterliegen alle im medizinischen Laboratorium ausgeführten quantitativen Analysen den vom Gesetzgeber genau vorgeschriebenen Maßnahmen zur Qualitätssicherung, auf die unten näher eingegangen wird. Diesen Umständen ist es zuzuschreiben, daß das Krankenpflegepersonal nur ausnahmsweise in die Lage versetzt wird, Laboruntersuchungen selbst auszuführen.

In gewissen Situationen werden in der Klinik auf Intensivpflegestationen und in bestimmten Notfällen aber doch Ausnahmen gemacht. Zur Labordiagnostik sehen sich immer wieder einmal Schwestern und Pfleger von sich aus oder sogar durch Ärzte aufgefordert, weil die Bedienung eines mechanischen Analysengerätes durch wenige Knopfdrücke oder die Handhabung eines Teststreifens sehr einfach erscheinen. Ärzte und Schwestern müssen sich aber im klaren darüber sein, daß die Verantwortung für

- sachgerechte Analyse,
- Bewertung des Untersuchungsergebnisses sowie
- die sich daraus ergebenden diagnostischen und therapeutischen Folgerungen

in der Hand des zuständigen Arztes liegt. Dieser sollte also stets in der Lage sein, die zahlreichen Störungsmöglichkeiten zu bedenken, die auch bei scheinbar einfacher Technik auftreten können.
Gewisse laborbezogene Kenntnisse müssen aber vor allem aus dem Grunde vorausgesetzt werden, weil gerade Schwestern und Pfleger den Patienten für die Laboruntersuchung vorbereiten und dafür sorgen müssen, daß sich der Patient vor der Probenentnahme nicht falsch verhält bzw. falsch vorbehandelt wird. Das Krankenpflegepersonal muß die richtige Entnahmezeit kennen und sehr häufig auch selbst Untersuchungsproben gewinnen, wobei zahlreiche Vorsichtsmaßnahmen, aber auch analysenspezifische Bedingungen einzuhalten sind, damit das Ergebnis nicht verfälscht wird bzw. richtig bewertet werden kann. Das betrifft auch die sorgfältige und richtige Verwahrung und Beförderung des Untersuchungsmaterials.
Entscheidend wichtig ist dabei in jedem Falle, daß *Proben oder Ergebnisse nicht verwechselt werden,* da die Folgen für den Patienten katastrophal, ja tödlich sein können, so z. B., wenn es sich um die Bestimmung einer Blutgruppe, der Blutverträglichkeit vor Transfusionen (Kreuzprobe), von Blutzucker, Säure-Basen-Haushalt, Kalium, α-Amylase (Diastase), Cholinesterase, Kreatinkinase, Leukozyten, Gerinnungszeiten u. a. m. handelt. Somit sind also – neben physiologischen und technischen Grundkenntnissen –

- Gewissenhaftigkeit,
- Sorgfalt,
- Sauberkeit

*oberstes Gebot.* Sie ersparen nicht nur Fehlbestimmungen, sondern auch Zweifel am Analysenergebnis, Beschuldigungen, Rückfragen, wiederholte Blutentnahmen, Nachuntersuchungen, verlängerte Liegezeiten bzw. Wiedereinbestellungen.
In den folgenden Abschnitten werden die Teilgebiete der Laboratoriumsdiagnostik, die wichtigsten Analysenverfahren im Prinzip und einige einfache Methoden, die häufig auch vom nichtärztlichen Personal praktiziert werden, beschrieben. Zum Verständnis dessen werden vorher Maßbegriffe, dann die Körperflüssigkeiten und Ausscheidungen abgehandelt.

## 24.2 Aufteilung der Laboratoriumsdiagnostik

In der Laboratoriumsdiagnostik werden *chemische, physikalische, bakteriologische* und *immunologisch-serologische Untersuchungsverfahren* zur Aufdeckung von Krankheiten angewendet. Ein alles umfassendes zentrales klinisches Laboratorium, wie man es selbst in großen Kliniken nur selten antrifft, umfaßt folgende Bereiche:

- Klinische Chemie,
- Hämatologie (Blutkörperchenlehre),
- Hämostaseologie (Blutstillungskunde),
- Blutgruppen- und Transfusionsserologie
- Bakteriologie – Virologie,
- Serologie – Immunologie,
- Isotopendiagnostik = Nuklearmedizin.

Bakteriologie, Serologie und Immunologie werden auch als ein zusammengehöriger Bereich abgegrenzt.
Die *Isotopendiagnostik* liegt, obwohl in ihr chemische und immunologische Verfahren eine wichtige Rolle spielen, wegen des Einsatzes strahlender Materie zum Teil in der Hand des Röntgenologen/Radiologen. Große Isotopenlaboratorien werden von einem Arzt mit besonderen Kenntnissen in Nuklearmedizin geleitet. Auf jeden Fall muß einem Isotopenlabor eine mit dem Strahlenschutzverfahren vertraute Person vorstehen.

## 24.3 Qualitative und quantitative Analysen, Normbereiche

Prinzipiell werden qualitative und quantitative *Analysen* unterschieden.
Eine *qualitative Analyse* beantwortet die Frage, *ob* ein bestimmter Stoff nachweisbar vorhanden ist oder nicht, ohne seine Menge genauer zu erfassen (z. B. Aceton im Urin).
Eine *quantitative Analyse* hat als Resultat eine genauere *Maßangabe* (z. B. Serumharnstoffkonzentration in mg/dl oder mmol/l), die im allgemeinen durch eine aufwendigere Untersuchung gewonnen wird.
Bisweilen werden von beiden *halbquantitative Methoden* abgegrenzt, mittels derer Konzentrationsunterschiede ungefähr erfaßt werden können. Sie werden auch als *Schätzmethoden* bezeichnet (z. B. Zuckerbestimmungen mit Teststreifen).
Die Diagnostik von Erkrankungen gründet sich wie im allgemeinen so auch in der Labordiagnostik auf Befunde, die von der Norm abweichen. Somit muß also das, was die Norm ist, bestimmt und, soweit möglich, in Zahlen und Daten festgelegt worden sein.
Als *Normbereich* wird eine an Gesunden ermittelte Spanne zwischen Minimalwert und Maximalwert, berechnet nach statistischen Gesichtspunkten, bezeichnet, wobei als Probanden normal ernährte Erwachsene zwischen 21 und 30 Jahren in ruhendem, nüchternem Zustand herangezogen werden. Zahlreiche normale biologische Variationen wie Geschlecht, Ernährung und andere Umstände führen jedoch zu Abweichungen (Einflüsse S. 664 und Normbereichtabelle S. 678 ff.), die keineswegs als pathologisch anzusehen sind.

# 24.4 Maßbegriffe

Wird durch eine qualitative Untersuchung ein Stoff vermehrt nachgewiesen, so lautet das Ergebnis: positiv oder vermehrt; falls nicht: negativ oder normal. Ebenso sagt man von einem Test, daß er positiv oder negativ ausfällt. Ersteres wird auch manchmal durch das Zeichen +, das zweite durch das Zeichen ∅ wiedergegeben. Bei Abstufungen verwendet man ein bis mehrere + (z. B. Eiweiß im Urin +++ = stark vermehrt). Wie oben erwähnt, liefern quantitative Analysen genauere Ergebnisse. Zum Verständnis wichtiger dabei verwendeter Dimensionen dient Tab. 24.**1**, in welcher die Maße in einer waagerechten Spalte immer 1/1000mal so groß sind wie in der darüberliegenden Spalte.
Laut Gesetz über Vereinheitlichung der Maße dürfen seit 1978 nur noch SI-Einheiten (franz.: Système international) verwendet werden und solche Maße, die sich daraus ableiten. Vorgeschrieben sind danach

- für Länge das Meter (m),
- für Masse das Gramm (g),
- für Zeit die Sekunde (s),
- für elektrische Stromstärke das Ampere (A),
- für Temperatur das Kelvin (K),
- für Lichtstärke Candela (cd),
- für Stoffmenge das Mol (mol).

In der Medizin häufig verwendete, daraus abgeleitete Maße sind

- das Liter (l),
- das Energiemaß Joule (J) und
- das Druckmaß Pascal (pa).

Vielfache bzw. Bruchteile dieser Größen werden durch bestimmte vorgesetzte Silben (Präfixe) bezeichnet (Tab. 24.**1**). Maßbegriffe s. auch S. 496 ff.

## 24.4.1 Maße für Konzentrationen

Mit einem Konzentrationsmaß gibt man an, welche Masse (g) oder Stoffmenge (mol) in einem bestimmten Volumen (l, dl u. a. m.) gelöst sind. Gemäß Tab. 24.**1** gehören g/dl, mg/dl usw. sowie mol/l, mmol/l usw. zu den SI-konformen Konzentrationsangaben. Erstere lassen sich im allgemeinen ohne weiteres in die zweiten durch Multiplikation mit einem Faktor (Tab. 24.**2**) umrechnen (Beispiel: 180 mg/dl (Glucose = 10 mmol/l). Beide werden, mit regionalen Unterschieden, heute angewendet.
Enzymgehalte in Blut, Serum u. a. werden in U/l (units = Einheiten pro l) angegeben.
Andere häufig verwendete Konzentrationsangaben (keine SI-Einheiten):
% = Prozent, ‰ = Promille.
Diese Angaben sind unzulänglich; sie erfordern folgende Zusatzangaben:
(v/v) oder (w/v) oder (w/w);
v für Volumen, w für weight (engl.: Gewicht); w/v bedeutet also Gewicht pro Volumen.
Beispiele aus der Praxis:
% (v/v) – bei bestimmten Spirituosen; z. B. 40 Vol.%iger Rum hat 40% (v/v) Alkohol, d. h., in 100 ml Getränk sind 40 ml Alkohol (das wären 32 g, da das spezifische Gewicht 0,8 beträgt).
% (w/v) bzw. mg% (w/v) – diese Angaben benutzen Chemiker, Mediziner, Apotheker usw. häufig; z. B. 0,9%ige NaCl-Lösung enthält 0,9 g NaCl in 100 ml; oder 80 mg% Blutzucker bedeutet: in 100 ml Blut sind 80 mg Zucker enthalten. Im klinischen Labor werden diese Angaben ausgemerzt. Man sagt heute unzweideutig: Blutzucker 80 mg/dl oder Gesamteiweiß 6,5 g/dl usw., neuerdings bei Eiweißen auch 65 g/l.

Tabelle 24.1 **In der Labordiagnostik häufig verwendete Maßeinheiten** (SI-Einheiten; s. Tab. 22.**1**, S. 497)

| Faktor | | Länge | Masse | Stoffmenge | Stoffmengenkonzentration | Volumen |
|---|---|---|---|---|---|---|
| Tausend | $10^{3}$ | km | kg | – | – | $m^{3}$ |
| Eins | 1 | m | g | mol | mol/l | l |
| | | dm | | | | dl |
| | | cm | | | | cl |
| Tausendstel | $10^{-3}$ | mm | mg | mmol | mmol/l | ml |
| Millionstel | $10^{-6}$ | µm | µg | µmol | µmol/l | µl |
| Milliardstel | $10^{-9}$ | nm | ng | nmol | nmol/l | nl |
| Billionstel | $10^{-12}$ | pm | pg | – | – | pl |
| Tausendbillionstel | $10^{-15}$ | fm | fg | – | – | fl |

(k = Kilo, d = Dezi, c = Centi, m = Milli, µ = Mikro, n = Nano, p = Piko, f = Femto)

% (w/w), auch Gewichtsprozent – diese Konzentrationsangabe ist bei hochkonzentrierten käuflichen Säuren und Laugen gemeint. So steht auf dem Etikett einer Schwefelsäure z. B.: 96% $H_2SO_4$(D = 1,84); es bedeutet, daß in 100 g des Flascheninhalts 96 g Schwefelsäure enthalten sind. Die Klammer (D) bezeichnet das spezifische Gewicht (Dichte). Auch für Eisessig, Phosphorsäure, Salzsäure, Salpetersäure u. a. m. wird diese Angabe angewendet.
Gleiches gilt für die Blutalkoholangabe in Promille. 2‰ Blutalkohol heißt: in 1 kg Blut sind 2 g Äthylalkohol enthalten. Auch die Begriffe % und ‰ sollen als quantitative Bezeichnungen durch andere abgelöst werden.
Beispiel: 12% = 0,12.
val/l ist in mol/l umzurechnen.

### 24.4.2 Maße für Menge (Masse und Gewicht)

Gramm (g), Milligramm (mg) und andere Untereinheiten des Gramms. Damit werden vor allem ausgeschiedene Mengen bezeichnet (z. B. 12 g Glucose pro Tag im Urin), aber auch andere absolute Mengen (z. B. Hämoglobingehalt eines Erythrozyten 30 pg).
Bestimmte Hormone und Vitamine, die nicht in hochgereinigter oder definierter Form darstellbar sind, werden auch in E (Einheiten), IE (internationalen Einheiten) oder U (units) gemessen, ebenso Enzyme. Einheiten sind meist aufgrund der biologischen Wirksamkeit eines Stoffes definiert.

**Gewicht und Masse.** Die *Masse* kennzeichnet die Eigenschaft eines Körpers, die sich als Trägheit gegenüber Bewegungsänderungen äußert; sie ist unabhängig von seiner Lage.
Maße für die Masse sind das Kilogramm (kg) und davon abgeleitete Einheiten.
Maße für Gewicht sind Kilopond (kp), Pond (p) usw. Ein Körper von der Masse 1 kg wiegt an der Erdoberfläche, an der die Fallbeschleunigung 1 g herrscht, 1 kp. Es ist also nicht richtig, wenn auch allgemein eingebürgert, zu sagen, sein Gewicht ist 1 kg.

**Wichtige Größenordnungen.** *Laborwaagen:* mg- bis 100-g-Bereich, aber auch empfindlichere Waagen (Analysewaagen). 1 mg Traubenzucker ist mit bloßem Auge noch gut sichtbar, 1 μg nicht mehr. Erythrozytengewicht um 100 pg. Hämoglobingehalt (MCH oder HbE) eines Erythrozyten um 30 pg.
Das *spezifische Gewicht* (SG; genauer = Dichte) ist das Gewicht von einem Milliliter (ml) eines Stoffes in Pond (p ~ g), z. B. SG von Urin 1,012–1,030 bei normaler Wasserbilanz. Wasser bei 4° C hat das SG von 1,000.
Das Mol (oder Grammolekül) ist das *Molekulargewicht* (MG) in Gramm (g), das Millimol (mmol) in Milligramm (mg) usw. Ebenso spricht man g-Atom, wenn man das Atomgewicht in Gramm (g) meint.

Das val oder *Äquivalent* ergibt sich aus $\frac{\text{mol}}{\text{Wertigkeit}}$, das mval usw. entsprechend.

### 24.4.3 Maße für Volumen

Liter (l), Milliliter (ml), Mikroliter (μl) usw., z. B. Magensaft-, Urinvolumen u. a. m. l, dl (Deziliter) und ml als häufigste Einheiten für Blut- und Plasmavolumen, für Clearance-Werte usw. Das Erythrozytenvolumen wird in fl (Femtoliter) bestimmt (s. Tab. 24.**1**).
Volumetrische Dosiergefäße und Geräte des Labors (s. Abb. 24.**14** u. 24.**15**), in denen meist Flüssigkeiten (seltener Gase) abgemessen werden, reichen von mehreren l bis hinab zu wenigen μl. Zählkammern für Blutkörperchen fassen meist 0,1 μl = 100 nl; darin ist unter dem Mikroskop sogar noch $^1/_4$ nl gut zu beurteilen. Zellvolumina (der Organe) liegen etwa zwischen 100 fl (Femtoliter) und 10 pl (Pikoliter). Das mittlere Erythrozytenvolumen (MCV) beträgt 85 fl.
1 mol eines (beliebigen) Gases nimmt bei 0 °C und 760 mmHg (101 kPa) ein Volumen von 22,41 l ein, 1 mmol somit 22,4 ml.

### 24.4.4 Maße für Längen

Millimeter (mm) für die Berechnung der Blutkörperchensenkungsgeschwindigkeit, Mikrometer (μm) für Längen und Dicken (Bakterien, Erythrozyten).
Weitere Alltagsmaße: dm = $10^{-1}$ m; cm = $10^{-2}$ m. Beispiele: Erythrozyt ca. 7,5 μm Durchmesser.
Kolloidgröße: 1–100 nm.

### 24.4.5 Maße für Zeit

Tage für Lebens- und Halbwertzeiten; Minuten (min) für Isotopenanreicherungsverfahren; Sekunden (s) für Gerinnungszeiten. Die SI-Einheit ist die Sekunde.

### 24.4.6 Maße für Drücke

Gasanteile mißt man im allgemeinen in Torr = mm Quecksilber (Hg). Einzige SI-Einheit ist das Pascal (Pa). 1 mmHg = 1 Torr entspricht 133,3 Pa = 0,1333 kPa; z. B. Blutdruck 150 mmHg = 20 kPa.

### 24.4.7 Maße für die Teilchenzahl in bestimmtem Volumen (Anzahlkonzentration)

Anzahl pro ml, z. B. für Bakterien.
Anzahl pro l, z. B. für Erythrozyten, Leukozyten und Thrombozyten (z. B. $8 \cdot 10^9$/l Leukozyten; $5{,}5 \cdot 10^{12}$/l Erythrozyten).

### 24.4.8 Maße für relative Anteile (Prozentgehalt)

Prozentgehalt (%), z. B. für Anteile verschiedener Leukozyten (Differentialblutbild S. 640 f.), für elektrophoretisch getrennte Eiweißanteile (S. 646), für Anteile des Erythrozytenvolumens am gesamten Blutvolumen (Hämatokrit), für ausgeschiedene Anteile eingegebener Stoffe (z. B. D-Xylose), u. a. m. Der Prozentgehalt (%) ist keine SI-Einheit. Der Anteil ist vielmehr als dezimaler Bruchteil von 1 anzugeben. Beispiel: 35% = 0,35.

Tabelle 24.2 **Umrechnungsfaktoren für Konzentrationen** A · F = B; B : F = A

| Substanz | Maß A | Faktor F | Maß B |
|---|---|---|---|
| Albumin | g/dl | 145 | µmol/l |
| δ-Aminolävulinsäure | mg/l | 7,63 | µmol/l |
| Ammoniak | µg/dl | 0,587 | µmol/l |
| BE, BB, BAO* | mval/l | 1 | mmol/l |
| Bilirubin | mg/dl | 17,1 | µmol/l |
| Blei | µg/dl | 0,0483 | µmol/l |
| Calcium | mg/dl | 0,25 | mmol/l |
| Calcium | mval/l | 0,5 | mmol/l |
| Chlorid | mg/dl | 0,282 | mmol/l = mval/l |
| Cholesterin | mg/dl | 0,0259 | mmol/l |
| Cortisol | µg/dl | 0,0276 | µmol/l |
| Eisen | µg/dl | 0,179 | µmol/l |
| Eiweiß (Gesamt-) | g/dl | 10 | g/l |
| Enzymaktivität | mU/ml | 1 | U/l |
| Fettsäuren, freie | mval/l | 1000 | µmol/l |
| Fibrinogen | mg/dl | 0,01 | g/l |
| Fructose | mg/dl | 0,0555 | mmol/l |
| Galactose | mg/dl | 0,0555 | mmol/l |
| Glucose | mg/dl | 0,0555 | mmol/l |
| Glycerin | mg/dl | 0,1086 | mmol/l |
| Hämoglobin | g/dl | 10 | g/l |
| Hämoglobin | g/dl | 0,621 | mmol/l |
| Harnsäure | mg/dl | 59,5 | µmol/l |
| Harnstoff | mg/dl | 0,167 | mmol/l |
| Harnstoff-N | mg/dl | 0,357 | mmol/l |
| β-Hydrobuttersäure | mg/dl | 96,1 | µmol/l |
| Jod (PBI) | µg/dl | 78,8 | nmol/l |
| Kalium | mg/dl | 0,256 | mmol/l = mval/l |
| Kreatin | mg/dl | 76,3 | µmol/l |
| Kreatinin | mg/dl | 88,4 | µmol/l |
| Kupfer | µg/dl | 0,157 | µmol/l |
| Magnesium | mg/dl | 0,411 | mmol/l |
| Magnesium | mval/l | 0,5 | mmol/l |
| Milchsäure (Lactat) | mg/dl | 0,111 | mmol/l |
| Natrium | mg/dl | 0,435 | mmol/l = mval/l |
| Neutralfett = Triglyceride | mg/dl | 0,0114 | mmol/l |
| Phospholipide | mg/dl | 0,0129 | mmol/l |
| Phosphor | mg/dl | 0,323 | mmol/l |
| Pyruvat | mg/dl | 113,6 | µmol/l |
| Thyroxin ($T_4$) | µg/dl | 12,9 | nmol/l |
| Transferrin | mg/dl | 10 | mg/l |
| Trijodthyronin ($T_3$) | µg/dl | 15,4 | nmol/l |
| Trijodthyronin | ng/dl | 0,0154 | nmol/l |
| Vanillinmandelsäure | mg/l | 5,03 | µmol/l |
| Zink | µg/dl | 0,153 | µmol/l |

* BE = *b*ase *e*xcess, BB = *b*uffer *b*ase, BAO = *b*asic *a*cid *o*utput.

### 24.4.9 Maße für Antikörperkonzentrationen

Verdünnungsgrad oder *Titer.* Finden sich im Serum eines mit pathogenen (krankmachenden) Keimen in Kontakt geratenen Menschen Antikörper, die sein Organismus zur Abwehr dieser Keime bildet, so kann man in einem Reaktionsgefäß (in vitro) ein Verklumpen (Agglutination) solcher Keime durch das Patientenserum beobachten. Gelingt diese Agglutination noch mit einer hohen Serumverdünnung, so deutet das auf hohe Antikörperkonzentration. Man sagt, der Titer ist hoch (z. B. Titer in einer Gruber-Widal-Reaktion = 1 : 400).

### 24.4.10 Maße für Verdünnungen

Verdünnungsangaben für Lösungen lauten z. B. 1 : 2 (1 zu 2) oder 1 : 10 (1 zu 10). Im ersten Falle ist gemeint, daß die gewünschte Konzentration halb so groß wie die Ausgangskonzentration sein soll, im zweiten Falle, daß sie $^{1}/_{10}$ sein soll. Bei nicht sehr hoch konzentrierten Lösungen, wie sie in der Medizin meist verwendet werden, versetzt man im ersten Falle 1 Volumenanteil (VT) der Ausgangslösung mit 1 VT Verdünnungsflüssigkeit, im zweiten Falle mit 9 VT.
Beispiel: 2 ml 0,9%ige NaCl-Lösung + 18 ml destilliertes Wasser ergeben, 0,09%ige NaCl-Lösung.

## 24.5 Körperflüssigkeiten, Sekrete, Exkrete

**Lernziel** Damit Laboranforderungen und Ergebnisse nicht als inhaltslose Worte bzw. tote Zahlen hingenommen werden, soll der Leser in diesem Abschnitt das Verständnis für die funktionelle Bedeutung, die Herkunft der Bestandteile, die Zusammensetzung und das Zustandekommen wichtiger pathologischer Veränderungen in Körperflüssigkeiten und anderem Untersuchungsmaterial vertiefen.

### 24.5.1 Allgemeines

Zur Untersuchung können prinzipiell alle Körperbestandteile gelangen. So ist es z. B. möglich, durch Punktion oder Exzision Muskel-, Leber-, Schilddrüsen- und Karzinomgewebe, Lymphknoten u. a. m. zu gewinnen. Solche Entnahmen sind aber wegen des komplizierten Eingriffs eher die Ausnahme als die Regel und werden nur als diagnostikentscheidende Maßnahmen durchgeführt. Hauptuntersuchungsmaterial sind die leichter zugänglichen Körperflüssigkeiten, ferner Sekrete und Exkrete, durch die der Arzt die Diagnostik im allgemeinen weit vorantreiben kann.

### 24.5.2 Blut

#### 24.5.2.1 Definition, Zusammensetzung

Das Blut ist neben Herz und Gefäßen Bestandteil des Kreislaufs. Es macht ca. $^{1}/_{13}$ des Körpergewichts aus und dient hauptsächlich dem Transport, aber auch der Abwehr, zur Pufferung und Wärmeregulation. Somit ist leicht einzusehen, daß die in ihm enthaltenen Zellen nicht wie in anderen Organen fest miteinander verbunden, sondern frei sind (s. Abb. 24.**1** u. 24.**2** auf Farbtafeln I u. II).
Aus Blut, dem nach der Entnahme aus einer Vene oder Arterie kein gerinnungshemmender Zusatz zugesetzt wird, entsteht nach der Gerinnung der Blutkuchen mit dem Fibringerinnsel, das viele Erythrozyten enthält, und das Serum. Die Blutkörperchen (Erythrozyten, Leukozyten und Thrombozyten) lassen sich vom Blutserum durch Zentrifugation abtrennen. Wird dem Blut bei oder kurz nach der Entnahme einen Gerinnungshemmer zugefügt (3,8%iges Natriumcitrat oder EDTA), so erhält man ungerinnbares Blut, aus dem durch Zentrifugation Plasma entsteht (S. 672, Kap. 24.8.2.3). Qualitative Angaben über den Gehalt des Blutplasmas enthält Tab. 24.**3**, quantitative Angaben die Normbereichstabelle S. 678 ff.
Neben Nähr-, Schlacken-, Mineralstoffen, Hormonen usw. sind Hauptbestandteile die Erythrozyten, Leukozyten und Thrombozyten (S. 504 ff., S. 639 ff. sowie Abb. 24.**1** u. 24.**2**) sowie die Plasmaeiweißkörper.
Die Eiweißkörper werden in drei große Gruppen unterteilt: 1. Albumine, 2. Globuline, 3. Fibrinogen (S. 505). Die Bestimmung der vorgenannten Stoffe, des Gesamteiweißes und vieler einzelner Eiweißkörper ist von großer klinischer Bedeutung (S. 646 ff.), wie auch die Blutgerinnung (S. 641), die Bluttransfusion (S. 641) und die Beseitigung harnpflichtiger Stoffe durch Dialyse (sog. Blutwäsche) mittels der künstlichen Niere (S. 546). Sie beschäftigen das Labor in erheblichem Umfang.
Nach einem akuten Blutverlust wird das Blutvolumen recht bald, nämlich schon nach wenigen Stunden, ausgeglichen (Durstgefühl). Leukozyten erscheinen in solchem Falle sehr schnell infolge reaktiver Ausschüttung aus dem Knochenmark erhöht (Blutungsleukozytose). Die Erythrozyten werden im Verlaufe von wenigen Wochen erneuert.

#### 24.5.2.2 Blutgewinnung

Für die meisten klinisch-chemischen Untersuchungen wird *Venenblut* ohne Zusätze mittels einer Spritze entnommen und aus ihm Serum durch Zentrifugation gewonnen, nachdem die Gerinnung stattgefunden hat.

Tabelle 24.3 **Wichtige normale Plasmabestandteile** (Konzentrationen s. Normbereichtabelle S. 678 ff.)

| Gruppe | Einzelbestandteile |
|---|---|
| Wasser (93%)<br>Proteine | Albumin, Globuline (Immunglobuline), Fibrinogen, Enzyme (s. dort), Gerinnungsfaktoren (s. dort) |
| Kohlenhydrate | Glucose (Traubenzucker) |
| Lipide | Neutralfett (Triglyceride), Cholesterin, Phospholipide, freie Fettsäuren |
| Elektrolyte | Kationen: Natrium, Kalium, Calcium, Magnesium, Ammonium<br>Anionen: Chlorid, Phosphat, Bicarbonat, Sulfat, $NH_4^+$ |
| Mineralien (sind z. T. auch Elektrolyte) | Eisen, Kupfer, Kobalt, Jod |
| Enzyme (sind chemisch Proteine) | Cholinesterase, Prothrombin, Lactatdehydrogenase, Glutamat-Oxalacetat-Transaminase, Glutamat-Pyruvat-Transaminase, alkalische und saure Phosphatase, $\gamma$-Glutamyltranspeptidase, Kreatinkinase, $\alpha$-Amylase, Glutamatdehydrogenase, Leucinaminopeptidase Sorbitdehydrogenase, Aldolase |
| Enzyminhibitoren (Hemmer) | $\alpha_1$-Antitrypsin, Antithrombin III |
| Stoffwechselmetaboliten | Lactat, Pyruvat, Citrat, Glycerin, $\beta$-Hydroxybutyrat, Acetessigsäure |
| Stoffwechselendprodukte (Schlackenstoffe) | Harnstoff, Kreatinin, Harnsäure, Ammoniak, $CO_2$, Phenolkörper, Indican, Aceton, Glucuronide, 17-Ketosteroide, Hippursäure, Bilirubin |
| Gase | $CO_2$, $O_2$ |
| Gerinnungsfaktoren | Prothrombin, Fibrinogen u. a. |
| Hormone | alle Hormone sind im Plasma vorhanden. Beispiele: Insulin, Cortisol. Thyroxin, Testosteron, Östrogene, Wachstumshormon, Schilddrüse stimulierendes Hormon |
| Vitamine | alle Spuren vorhanden, z. B. Ascorbinsäure, Vitamin $B_{12}$ |

*Citratblut* gewinnt man ebenfalls aus einer Vene, wobei die Gerinnung durch Zusatz von Citrat verhindert wird. Zitratblut wird zur Prüfung der Blutkörperchensenkungsgeschwindigkeit (S. 647) und für Gerinnungsuntersuchungen benötigt. Zur Analyse der Blutsenkungsgeschwindigkeit wird ein Teil Natriumcitrat mit vier Teilen Venenblut vermischt (Verdünnung also 1 : 5), z. B. 0,4 ml Natriumcitrat, 3,8%ig zu 1,6 ml Blut aus der Vene. Für Gerinnungsuntersuchungen ist das Mischungsverhältnis ein Teil Natriumcitrat 3,8%ig plus neun Teile Venenblut, z. B. 0,5 ml Natriumcitrat 3,8%ig plus 4,5 ml Blut (Verdünnung also 1 : 10).

Soll aus Venenblut Glucose (Blutzucker) oder Lactat bestimmt werden, so wird Natriumfluorid hinzugefügt, das den Glucoseabbau durch die Blutkörperchen hemmt.

Im folgenden werden einige einfache Untersuchungen beschrieben.

### 4.5.2.3 Hämatokrit

**Allgemeines.** Die Bestimmung des Hämatokritwertes (Hkt) dient dazu, den relativen Volumenanteil der korpuskulären Blutbestandteile, auch Zellpackungsvolumen oder PCV (packed cell volume) genannt, vom Gesamtblutvolumen zu ermitteln. Definiert wird der Hämatokrit als prozentualer Anteil des Zellvolumens (Leukozyten und Erythrozyten) am Gesamtblutvolumen. Dabei ist die Leukozytenzahl lediglich bei stark erhöhten Leukozytenzahlen von Bedeutung, z. B. bei chronischer myeloischer Leukämie oder bei chronischer lymphatischer Leukämie. Bei normalen Leukozytenzahlen ist der Anteil der Leukozyten am Hämatokrit jedoch zu vernachlässigen, d. h. bei normalen Leukozytenzahlen gibt der Hämatokrit lediglich Aufschluß über die Anzahl der Erythrozyten.

Normbereich: Tabelle S. 678 ff.

### 24.5.2.4 Hämoglobin

Hämoglobin ist der rote Blutfarbstoff, der sich in den Erythrozyten befindet. Er hat die Aufgabe, Sauerstoff von der Lunge ins Gewebe zu transportieren. Eine Zerstörung der Erythrozyten (Hämolyse) führt zur Freisetzung von Hämoglobin.

Hämoglobin im Blut ist *vermehrt* bei Polyglobulie, Polyzythämie und Exsikkose, *vermindert* bei Anämien.

Normbereich: Tabelle S. 678 ff.

### 24.5.2.5 Hämoglobingehalt der Einzelerythrozyten

Kennt man die Hämoglobinkonzentration und die Zahl der Erythrozyten in einem bestimmten Blutvolumen, so läßt sich daraus in einfacher Rechnung der mittlere Hb-Gehalt der Einzelerythrozyten (mean corpuscular hemoglobin = MCH, auch als HbE bezeichnet) berechnen. Enthält z. B. 1 μl Blut 5 Mill. Erythrozyten bei einer Hb-Konzentration von 15 g/dl = 150 μg/μl, so verteilen sich 150 μg auf 5 Mill. Erythrozyten; d. h. der MCH beträgt $150 : 5 \cdot 10^6 \mu g = 30$ pg. Allgemein ergibt sich der MCH-(HbE-)Wert wie folgt:

$$\text{MCH(pg)} = \frac{\text{Hb (g/dl)} \cdot 10}{\text{Ery-zahl in Mill./}\mu\text{l}}$$

Normbereich: Tabelle S. 678 ff.

### 24.5.2.6 Leukozytenzahl

**Zählkammerverfahren.** Blut wird mit verdünnter Essigsäure aufgezogen. Hierdurch wird die Hämolyse der Erythrozyten und eine für die Zählung geeignete Blutverdünnung erzielt. Mit dieser wird eine Blutkörperchenzählkammer (Thoma oder Thoma neu) gefüllt, die genau 0,1 mm tief und die oben mit einem plangeschliffenen Deckglas bedeckt ist. Eine quadratische Netzeinteilung erlaubt, eine Grundfläche von 1 mm² genau auszuzählen (Abb. 24.**3**). Die Leukozyten werden beim nüchternen Patienten aus EDTA-Venenblut oder frischem Kapillarblut gezählt.

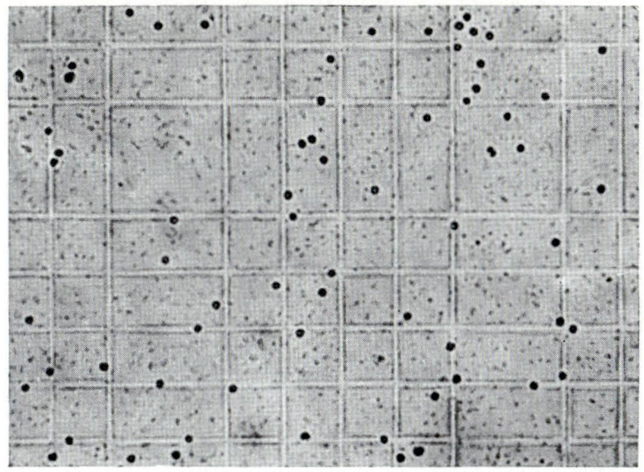

Abb. 24.**3** **Leukozyten in der Zählkammer Thoma neu** (Vergr. 60fach).

Aus der genau bekannten Blutverdünnung und dem ausgezählten Kammervolumen läßt sich die Zahl der Leukozyten pro 1 μl Originalblut errechnen.

**Diagnostik.** Sie ist dargestellt in Abb. 24.**4**.

### 24.5.2.7 Erythrozytenzahl

Die Erythrozyten werden im Prinzip genauso wie die Leukozyten gezählt. Wegen ihrer größeren Anzahl wird das Blut in der Erythrozytenpipette (s. Abb. 24.**15 b**) stärker verdünnt.

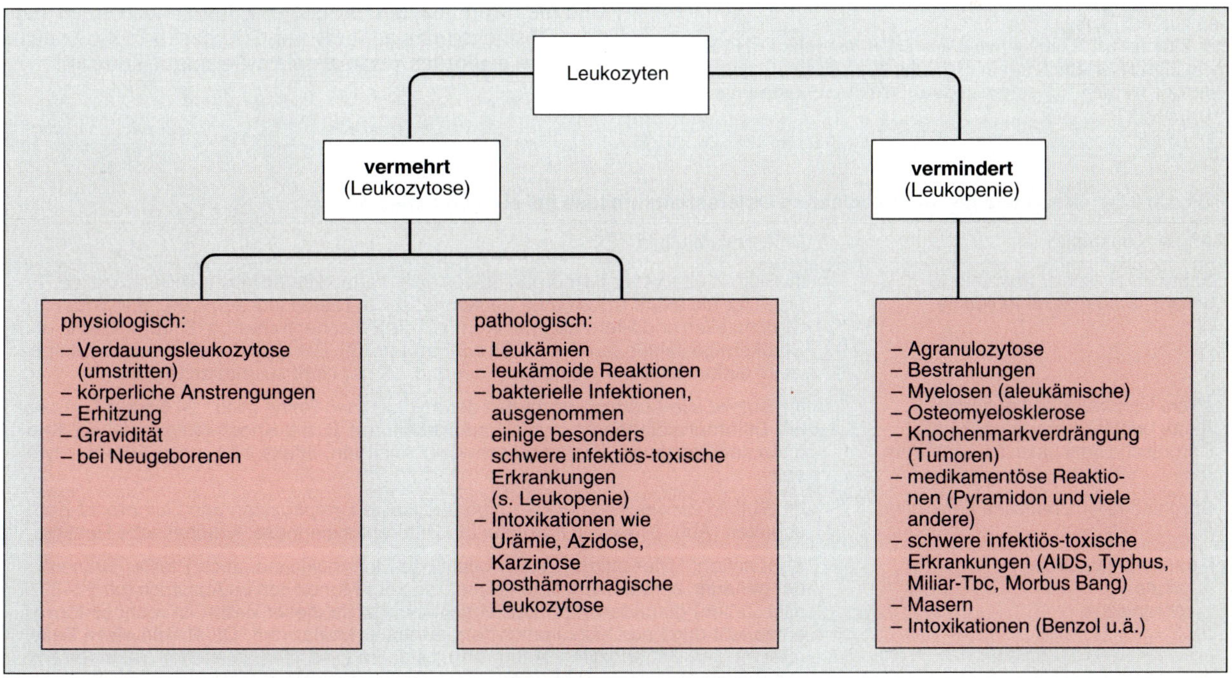


Abb. 24.**4** **Diagnostik der Leukozytose bzw. Leukopenie.**

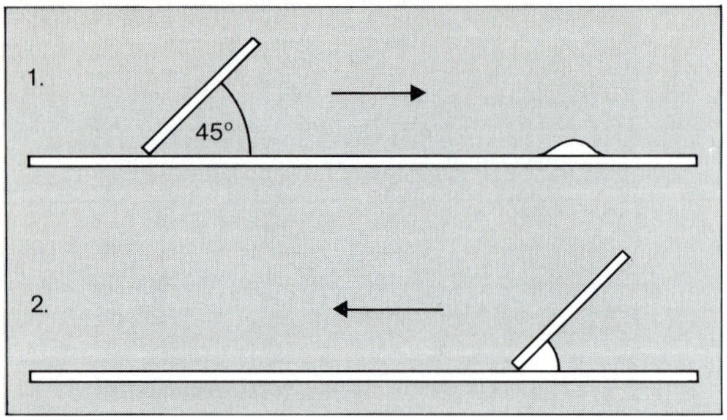


Abb. 24.**5** **Technik des Ausstriches** (aus K. Leybold, E. Grabener: Praxislaboratorium, 7. Aufl. Thieme, Stuttgart 1976).

Durch Hayemsche Lösung werden die Erythrozyten stabilisiert. Zudem wird ein kleineres Areal der Zählkammer ausgezählt.
Normbereich: Tabelle S. 678 ff.

### 24.5.2.8 Blutausstrich

Um die Blutkörperchen beurteilen bzw. differenzieren zu können, wird ein gefärbter, dünner Blutausstrich angefertigt (Abb. 24.**5**). Dafür stehen prinzipiell mehrere Färbungen zur Verfügung, aufwendigere und schnellere.

Es werden Farbgemische aus basischen und sauren Farbstoffen verwendet, wodurch die Zellstrukturen unterschiedlich gefärbt erscheinen. Fertigreagenzien zur schnelleren und einfacheren Färbung stehen zur Verfügung.
Der Blutausstrich kann sowohl aus EDTA-Venenblut, das allerdings nicht älter als 3 Stunden sein darf, oder aus frischem Kapillarblut angefertigt werden (in letzterem sind Strukturveränderungen besser erkennbar).

**Beurteilung des Blutausstriches**

**Normales „weißes" Differentialblutbild.** Zur Beurteilung des Blutbildes sollten zunächst die Erythrozyten, dann die Leukozyten unter dem Mikroskop betrachtet werden. Es werden Veränderungen der Erythrozyten beschrieben (Abb. 24.**1** auf Farbtafel I). Sodann werden 100 Leukozyten oder ein Mehrfaches davon ausgezählt und ihre einzelnen Zellgruppen in % der Gesamtzahl angegeben (Differenzierung der Leukozyten, Abb. 24.**2** auf Farbtafel II). Auch die Thrombozyten können beurteilt werden (Abb. 24.**2 h** auf Farbtafel II).

**Pathologisches Differentialblutbild.** Von besonderer Bedeutung bei der Beurteilung der Leukozyten ist die Diagnostik der Leukämien (sog. Blutkrebs). Abb. 24.**6** auf Farbtafel III und Tab. 24.**4** geben Merkmale der wichtigsten Leukämien wieder.

### 24.5.2.9 Thrombozytenzahl

Neben elektronischen Verfahren, die ein kostenaufwendiges Gerät erfordern, werden auch die Thrombozyten in einer Kammer gezählt. Zu diesen Verfahren zählen die Novocain- und die Plaxanmethode.
Normbereich: Tabelle S. 678 ff.

### 24.5.2.10 Blutungszeit

Zur Bestimmung der Blutungszeit nach Duke wird nach Stichinzision der Haut unter standardisierten Bedingungen die Zeit bis zum endgültigen Blutungsstillstand gemessen. Die Blutungszeit erfaßt in erster Linie die Vasokonstriktion und die thrombozytäre Blutstillung, ferner auch einen starken Fibrinogenmangel bzw. eine Hyperfibrinolyse, nicht aber den eigentlich plasmatischen Gerinnungsprozeß.

Tabelle 24.**4** **Merkmale des pathologischen Differentialblutbildes bei einigen Leukämien**

| Art der Leukämie | Differentialblutbild |
|---|---|
| Akute myeloische Leukämie<br>besser: Stammzellenleukämie | Im Blutbild überwiegend morphologisch nicht näher differenzierbare Stammzellen. Typisch für die akute myeloische Leukämie ist der Hiatus leucaemicus: Man findet nur Stammzellen und ältere Segmentkernige, die Zwischenformen, z. B. Jugendliche und Stabkernige, fehlen (s. Abb. 24.**6 a** auf Farbtafel III). Die akute lymphatische Leukämie ist im einfachen Blutausstrich von der o. g. oft gar nicht zu unterscheiden |
| Akute lymphatische Leukämie<br>Akute undifferenzierte Leukämie<br>Chronische lymphatische Leukämie | Im Blutbild alle Ausreifungsstadien der myeloischen Reihe (Abb. 24.**6 b** auf Farbtafel III). Differentialdiagnose: myeloische Reaktion z. B. bei Knochenmarkreizung, Knochenmarkkarzinose, Blutkrisen schwerer Anämien, Infektionen, nach Agranulozytosen |
| Chronische lymphatische Leukämie | Im Blutbild vorwiegend nacktkernige und kleine Lymphozyten und Gumprecht-Kernschatten (Abb. 24.**6 c** auf Farbtafel III). Differentialdiagnose: lymphatische Reaktion |
| Monozytenleukämie<br>– akute<br>– chronische | Sehr selten; Differentialdiagnose infektiöse Mononukleose, auch Pfeiffer-Drüsenfieber genannt, bei welchem eine Vermehrung der Monozyten im Ausstrich (oft 60–80% aller Zellen) gefunden wird. Das Erscheinungsbild dieser Zellen ist recht einförmig; entspricht durchaus nicht immer dem normaler Monozyten. Oft ähneln diese Zellen eher großen Lymphozyten. Azurgranula sind im Zytoplasma seltener, Vakuolen typischerweise fast immer vorhanden (Abb. 24.**6 d** auf Farbtafel III) |

**Ausführung.** Nach Hyperämisierung wird mit einer Blutlanzette etwa 4 mm tief in ein vorher mit einem Alkoholtupfer gereinigtes Ohrläppchen oder eine gereinigte Fingerbeere gestochen: Stoppuhr drücken.
Austretende Bluttropfen alle 15 Sekunden mit Filterpapier aufsaugen, Wunde selbst dabei nicht berühren. Steht die Blutung, Stoppuhr erneut drücken.

**Normbereich:** 2–4 Minuten.

### 24.5.2.11 Gerinnungszeit

**Allgemeines und Ausführung.** Die Zeit der Spontangerinnung von Venenblut (frei von Gewebefaktor III) wird nach Lee und White ohne Zusätze bei 37 °C gemessen. Mittels vorgewärmter, trockener Spritze werden 4 ml Venenblut unmittelbar nach Anlegen der Stauung schnell entnommen. Nach Aufziehen der ersten 2 ml wird die Stoppuhr gestartet. Sofort anschließend wird je 1 ml in vier auf 37 °C vorgewärmte Glasröhrchen von 8 mm Durchmesser gegeben. Alle 30 Sekunden werden die Röhrchen aus dem Wasserbad genommen und die Gerinnung geprüft. Die vier festgestellten Gerinnungszeiten werden gemittelt.

**Normbereich:** 5–8 Minuten.

### 24.5.2.12 Thromboplastinzeit (Quick-Test)

**Allgemeines.** Dem zu untersuchenden Citratplasma werden Calcium und Gewebefaktor III (sog. Gewebethromboplastin) im Überschuß zugefügt. Der anschließende Gerinnungsablauf richtet sich nach den darauf folgenden Faktoren im Gerinnungsprozeß VII, X, V, II und I. die Faktoren II, VII, IX und X werden (Vitamin-K-abhängig) in der Leber gebildet. Da ihre Synthese bei Leberparenchymschädigung frühzeitig beeinträchtigt ist, liegt mit dem Quick-Test eine sehr empfindliche Leberfunktionsprobe vor.

**Ausführung.** In einer Spritze werden nacheinander genau 0,5 ml 0,1 mol/l Citratlösung und 4,5 ml Venenblut aufgezogen und schnell durch Schwenkung gemischt. Plasma bereiten.
Typisches Pipettierschema:
  0,1 ml Citratplasma in Röhrchen (37 °C),
  + 0,2 ml gelöstes Thromboplastin-Calcium (vorgewärmt) [Start],
Zeit bis zur Gerinnselbildung in Sekunden messen.
Anhand der obengenannten Eichkurve wird diese Zeit in Prozent umgerechnet.

**Fehler und Störungen** S. 664.

**Aussagen** aufgrund des Quick-Wertes: Koagulopathien durch Störung im Bereich der Faktoren VII, X, V, II, I, z. B. bei Vitamin-K-Mangel (Mangel an Faktoren V und I durch parenterale Vitamin-K-Gabe nicht zu beheben), in der Neugeborenenperiode, bei Leberparenchymschäden.
Die Quick-Wert-Bestimmung wird zur Überwachung der Cumarin- und Phenylindandiontherapie, die der Thromboseprophylaxe dienen, eingesetzt. Optimale Dosierung ist gewährleistet, wenn der Quick-Wert zwischen 15 und 30% liegt. Bei darüber liegenden Werten ist eine Thromboseverhinderung nicht sicher, bei darunter liegenden Werten besteht Blutungsgefahr.
Um die Quick-Werte verschiedener Laboratorien in verschiedenen Ländern besser vergleichbar zu machen – durch unterschiedliche Reagenzien kommen nicht selten erhebliche Unterschiede im Prozentwert zustande –, ist neuerdings zur besseren Vergleichbarkeit der Resultate der Quick-Werte anstelle des Quick-Wertes der „INR-Wert" anzugeben. INR heißt: International Normalized Ratio. Zur besseren Vergleichbarkeit der verschiedenen Quick-Wert-Reagenzien wird die Umrechnung auf INR vorgeschlagen. INR ist ein Quotient:
Thromboplastinzeit Patient (Sekunden)
Thromboplastinzeit Normalplasma (Sekunden)
Das Ergebnis des INR-Wertes ist international vergleichbar im Gegensatz zu den unterschiedlichen Quick-Werten bei Einsatz verschiedener Reagenzien.

### 24.5.2.13 Blutgruppe

**Allgemeines.** Mittels bekannter Antiseren werden einmal die Blutgruppenmerkmale ermittelt; zum anderen werden als Ergänzung in der Gegenprobe bekannte Testerythrozyten mit dem Serum des Probanden vereinigt, um zu überprüfen, ob sich Gruppen und AB0-Antikörper entsprechend der Landsteiner-Regel verhalten (S. 877).

**Ausführung.** Nach Trennung von Serum und Blutkuchen durch Zentrifugation des frischen, aber vollständig geronnenen Venenblutes wird nach Abheben des Serums der Blutkuchen gerührt, um Erythrozyten aus dem Geronnenen zu lösen und mit der Pasteur-Pipette aufzuziehen. Sie werden mit dem 10- bis 20fachen Volumen 0,9%iger NaCl-Lösung gewaschen, zentrifugiert und erneut mit dem 10- bis 20fachen Volumen aufgeschwemmt. Je 2 Tropfen dieser Suspension, die etwa 5- bis 10%ig ist, werden, wie in Abb. 24.**7** wiedergegeben, in drei Mulden mit je 2 Tropfen Anti-A-, Anti-B- bzw. Anti-AB-Serum gemischt. In drei weitere Mulden gibt man je 2 Tropfen des Probandenserums und mischt je 1 kleinen Tropfen der Testerythrozyten A, B und 0 darunter.
Unter mehrfachem leichten Kippen und Rotieren wartet man bei Zimmertemperatur etwa 10 Minuten.

**Beurteilung.** Die Blutgruppe des Probanden ergibt sich aus dem Schema in Abb. 24.**7** aufgrund der Agglutination (Verklumpung).

**Störungen.** Pseudoagglutination (Geldrollenbildung) darf nicht mit Agglutination verwechselt werden (Abb. 24.**8**).

### 24.5.2.14 Rhesusfaktor (Rh)

**Ausführung und Beurteilung.** Auf Objektträgern bzw. Platten mit Mulden oder breiten Rillen werden je 1 Tropfen 50%iger Erythrozytensuspension (ungewaschen) mit 1 Tropfen Anti-D-Serum bzw. Albumin (Kontrolle) 15–30 Minuten bei 37 °C in einer feuchten Kammer inkubiert, anschließend langsam kippend bewegt. Danach kann das Ergebnis abgelesen werden. Beurteilt wird entsprechend dem Schema in Tab. 24.**5**.

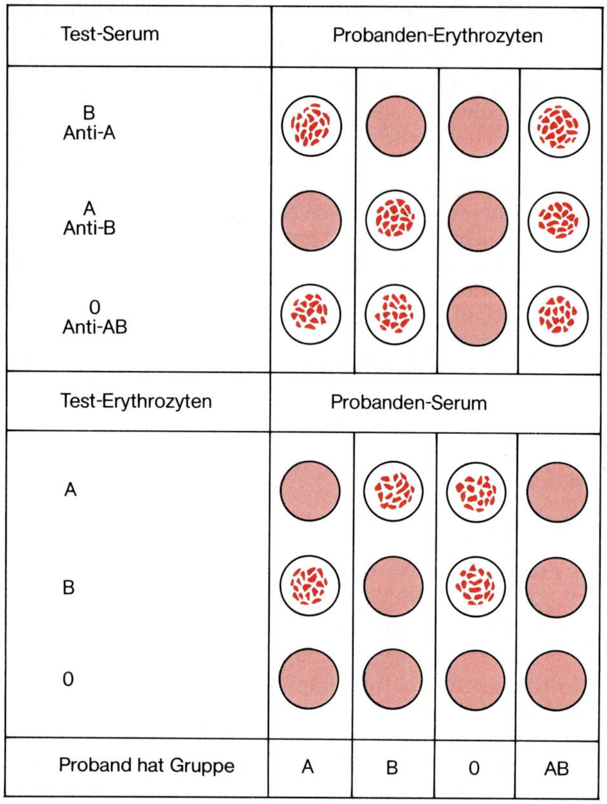


Abb. 24.7 **Testausfall bei der Bestimmung der Blutgruppen des ABO-Systems in der Plattenmethode.**

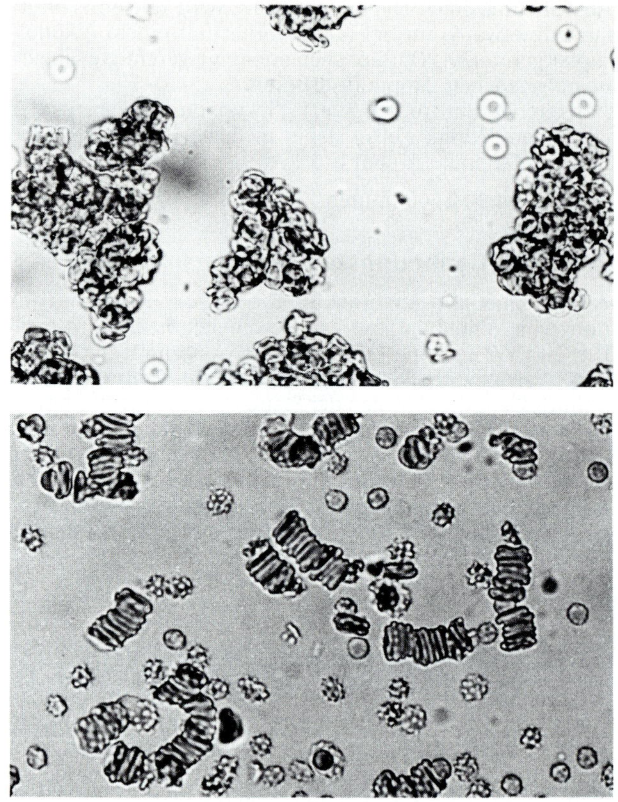


Abb. 24.8 **a Agglutination, b Pseudoagglutination** (Geldrollenbildung).

Tabelle 24.5 **Schema zur Beurteilung des Rhesusfaktors** (+ Agglutination, – keine Agglutination)

| Röhrchen | Blut | Testserum Anti-D | Albuminlösung 30 g/l | bei Rh-positiv | bei Rh-negativ |
|---|---|---|---|---|---|
| Analyse | 1 Tr. | 1 Tr. | | + | – |
| Kontrolle | 1 Tr. | | 1 Tr. | – | – |

## 24.5.2.15 Kreuzprobe

Bevor einem Patienten Blut übertragen wird, muß – trotz gleicher Blutgruppe von Spender und Empfänger – durch die sog. Kreuzprobe die *Verträglichkeit des Spenderblutes* geprüft werden. Das geschieht in ähnlicher Methodik wie bei der Blutgruppenbestimmung, allerdings in der Abwandlung, daß Spendererythrozyten in etwas Eigenserum mit Empfängerserum auf Agglutination geprüft werden *(Majorprobe)*. Im Gegenversuch kann auch Spenderplasma mit Empfängererythrozyten vereinigt werden *(Minorprobe)*. Zur vollständigen Kreuzprobe gehören ferner noch ähnliche Ansätze, denen Albumin und Antihumanglobulin zugesetzt werden. Die Verträglichkeitsprobe soll ferner einmal in der Kälte (Kühlschrank) und in der Wärme (Brutschrank 37 °C) erfolgen.

## 24.5.2.16 Glucose (Blutzucker)

**Allgemeines.** Die Blutglucosebestimmung dient vorrangig die Diagnostik, der Verlaufs- und Therapiekontrolle des Diabetes mellitus. Zur Diagnostik dienen auch der Glucosetoleranztest (GTT) und der Tolbutamidtest in Verbindung mit Glucosebestimmungen.
Bei vielen verschiedenen vegetativen und hormonellen Störungen und Stoffwechselstörungen findet man erhöhte Blutglucosewerte. Wichtig ist ferner die Diagnostik der Ursache von Hypoglykämien.
Zur Blutglucosebestimmung mit den wichtigsten enzymatischen Methoden gelangen Kapillarblut und venöses Blut; letzteres wird meist zur Hemmung von Glykolyse und Gerinnung mit ca. 1 mg/ml Natriumfluorid versetzt. Im Kapillarblut ist die Konzentration um 5–10 mg/dl (0,28–0,56 mmol/l) höher als im venösen Blut, in Plasma oder Serum um ca. 5 mg/dl (0,28 mmol/l) höher als im Kapillarblut. Einer Reihe präziser und spezifischer quantitativer Metho-

den stehen schnell durchführbare Verfahren mit Teststreifen gegenüber.
Hier sind besonders das *Glucoscan-*, *Reflocheck-* und das *Reflolux*-II-Gerät zu erwähnen, die durch reflektometrische Messung der Teststreifenverfärbung bei guter und sorgfältiger Arbeitsweise innerhalb von ca. 2 Minuten gute Blutzuckerwerte liefern.

### Blutglucoseteststreifen

**Allgemeines.** Teststreifen zur Abschätzung der Blutglucosekonzentration, sowohl im niedrigen (hypoglykämischen) als auch im hohen (hyperglykämischen) Bereich, basieren, wie die Uringlucosestreifen, auf der *enzymatischen* GOD-POD-Reaktion (unter Verwendung der Enzyme Glucoseoxidase = GOD und Peroxidase = POD), die zu einer mehr oder weniger intensiven Färbung führt.
Benötigt werden: Visidex-Teststäbchen oder Haemo-Glukotest-20-800-Teststreifen.

**Ausführung** (ohne Gerät). Eine geringe Blutmenge wird auf die GOD- und POD-haltige Streifenzone aufgebracht. Nach genau angegebener Zeit wird das Blut entfernt; es wird eine der Glucosekonzentration entsprechende Farbintensität sichtbar, die mit einer Farbskala verglichen wird.
Einzelheiten sind der Gebrauchsanleitung zu entnehmen.
Den oben erwähnten Geräten liegt jeweils eine genaue Bedienungsanleitung bei, die sorgfältig zu beachten ist.

**Bewertung.** Die Reaktionsbedingungen dieser Schnellmethode sind so bemessen, daß jede von ihnen relativ hohe Abweichungsmöglichkeiten beinhaltet. Demzufolge sollte sich der Untersucher nicht mehr zumuten, als zwischen Normoglykämie, Hypo- und Hyperglykämie zu unterscheiden. Bei fehlerhafter Anwendung oder Behandlung des Streifens ist aber evtl. nicht einmal das möglich (s. Störungen).

**Störungen.** Im Vergleich zwischen Teststreifen- und quantitativen Glucosebestimmungen, die durch ein und dieselbe Person mit neuen Teststreifen in einer Serie durchgeführt werden, findet man brauchbar korrelierende Werte.
Bestimmen aber mehrere Personen mit verschiedenen Chargen unterschiedlicher Lagerdauer zu verschiedener Zeit, evtl. in eiligen Notfallsituationen, bei unterschiedlichem Licht und unterschiedlicher Temperatur in wiederholten Einzelfällen Glucose mit Teststreifen, für deren Verwahrung und Trockenhaltung keine bestimmte Person verantwortlich ist, so kann man katastrophale Fehlbestimmungen erleben.
Solche Fehlbestimmungen (zu niedrige Werte) werden möglich durch zu lange Lagerung der Teststreifen, zu kühl verwendete Streifen (soweit Kühlschranklagerung empfohlen wird, muß der Streifen vor Verwendung auf Zimmertemperatur gebracht werden), aus Unvorsichtigkeit zu stark erwärmte Streifen, zuwenig aufgetropftes Blut, zu starkes Abwaschen des Blutes (Dextrostix), Inaktivierung der Enzyme GOD und POD durch Feuchtigkeit, die sich durch zu lange offen gehaltenes Gefäß zunehmend auf die Streifen überträgt, durch fluoriertes Blut.
Vitamin C kommt im Blut praktisch nicht in störenden Konzentrationen vor. Mangelhafte und zu späte Entfernung des Blutes vom Streifen führt zu übermäßiger Farbentwicklung. Die Streifen sollen ferner vor Licht geschützt sein: sie sollen nicht an der Reaktionszone berührt und verschmutzt sein.

### Diagnostik

*Hyperglykämie* kommt vor bei

- physiologischen Vorgängen:
  - Nahrungsaufnahme (selten über 160 mg/dl [8,9 mmol/l];
- Diabetes mellitus der verschiedenen Formen:
  - Manifestationsfaktoren beachten – erbliche Belastung, Fettsucht, Hormontherapie, Saluretika u. a. m.;
- anderen endokrinen Ursachen:
  - Hyperthyreose, therapeutisch: Überdosierung von Schilddrüsenhormonen,
  - Nebennierenrindenüberfunktion, auch Corticosteroid- und ACTH-Therapie,
  - Akromegalie,
  - Phäochromozytom;
- Pankreaserkrankungen:
  - akute Pankreatitiden, besonders der nekrotisierenden Formen,
  - Pankreaskarzinom,
  - Hämochromatose (Bronzediabetes),
  - Pankreastraumen und -operationen;
- primär zentralnervösen Ursachen:
  - verdrängende und drucksteigernde Prozesse im Schädelraum (Blutungen, Tumoren, Hirnödem),
  - Kommotio,
  - Meningitis, Enzephalitis,
  - epileptischer Anfall,
  - Apoplexie;
- Lebererkrankungen:
  - Zirrhose;
- allgemeinen abnormen Kreislauf-, Stoffwechsel- und nervalen Situationen:
  - Schock,
  - Infarkt (kardiogener Schock),
  - Fieber, Sepsis,
  - Verbrennungen,
  - akute Blutung,
  - CO-Vergiftung.

*Hypoglykämie kommt vor bei*

- länger dauerndem Hungerzustand,
- Insulinüberdosierung,
- Auslassen von Mahlzeiten bei insulinisierten Diabetikern,
- Inselzelltumor (Insulom),
- Dumping-Syndrom,
- Überdosierung von Sulfonylharnstoffen,
- Nebennierenrindenunterfunktion,
- Hypothyreose,
- chronischen Lebererkrankungen.

### Oraler Glucosetoleranztest (OGTT) (Glucosebelastung)

**Allgemeines.** Die Belastung des menschlichen Organismus mit Glucose mit anschließenden Blutzuckerbestimmungen und evtl. Prüfung der Glucoseausscheidung im Urin gibt im wesentlichen Aufschluß über die Fähigkeit des Organismus, durch freies Insulin die Blutglucose durch Einschleusen in die Zellen und Ablagerung als Glykogen (Leber, Muskel) zu senken.
Liegt ein manifester Diabetes mellitus vor, dann ist die Nüchtern-Blutglucosekonzentration (mehr als 12 Stunden nach der letzten kohlenhydratreichen Mahlzeit) schon hö-

Tabelle 24.**6** **Bewertung des Glucosetoleranztests aufgrund des 1- und 2-Stunden-Wertes**

| | Norm | Pathologisch |
|---|---|---|
| Nüchtern | <100 | >130 mg/dl Glucose |
| 60 min nach Glucose | <160 | >220 mg/dl Glucose |
| 120 min nach Glucose | <120 | >150 mg/dl Glucose |
| Glucose im Urin | ∅ | + (über 0,1% = 1 g/l) |

her als 110 mg/dl ablesbar. Unter diesen Bedingungen ist eine orale Glucosebelastung nicht mehr erforderlich, d. h., die Diagnose Zuckerkrankheit steht fest. Es gibt jedoch Patienten mit einem normalen Nüchtern-Glucosewert des Blutes von unter 110 mg/dl, die unter den Bedingungen der Glucosebelastung krankhaft erhöhte Werte aufweisen, so daß sich hiermit die Diagnose einer z. Z. noch verborgenen Zuckerstoffwechselstörung abzeichnet, die im späteren Leben dann in einen manifesten Diabetes mellitus übergehen kann.

**Ausführung.** Der Proband soll sich drei Tage zuvor kohlenhydratreich ernährt haben. Eine Behandlung mit Hormonen (auch Kontrazeptiva), Saluretika, Sulfonamiden, Salicylaten, Barbituraten, Thiaziden und Tranquilizern soll, wenn ohne Nachteile möglich, für mindestens drei Tage ausgesetzt werden. Einem morgendlichen OGTT soll keine Nachtarbeit vorausgegangen sein. Die Resorption beeinträchtigende Magen-Darm-Störungen (Gastroenteritis u. a.) dürfen nicht vorliegen.
Nach einer Nüchternperiode von 12 Stunden wird der Blutzucker bestimmt. Innerhalb von 5 Minuten bekommt der Patient sodann 100 g Glucose in ca. 300 ml Flüssigkeit (ohne Coffein und Alkohol) zu trinken. Nach 30, 60, 120 und evtl. auch noch zusätzlich nach 90 und 180 Minuten werden weitere Blutzuckerbestimmungen durchgeführt, und der während dieser Periode gesammelte Urin wird auf Glucose geprüft.
Der OGTT soll möglichst im Sitzen durchgeführt, Rauchen sollte untersagt werden.

**Bewertung.** Besondere Bedeutung für die Beurteilung kommt den 1- und 2-Stunden-Werten zu. Deshalb werden zum Teil auch nur Bestimmungen zu diesen Zeiten durchgeführt (Tab. 24.**6**). Bei Blutzuckerwerten im Grenzbereich sind sorgfältige Verlaufskontrollen und wiederholte Untersuchungen sowie evtl. diätische Einschränkungen angebracht. Beachte Tab. 24.**6**.

#### Tolbutamidtest

**Allgemeines.** Tolbutamid setzt Insulin aus den Betazellen der Langerhans-Inseln des Pankreas frei. Dementsprechend sinkt die Blutglucosekonzentration. Es handelt sich somit um einen *Insulinreservetest.*

**Ausführung.** Der Nüchternblutzucker wird bestimmt. 1 g Tolbutamid (z. B. 20 ml einer 5%igen [50 g/l] Lösung) wird im Verlauf von ca. 3. Minuten intravenös injiziert (bei Kindern 20 mg/kg Körpergewicht). 20, 30, 40 und 60 Minuten später wird der Blutzucker erneut bestimmt.

**Bewertung.** Der Nüchternblutzucker wird gleich 100% gesetzt. Normalerweise sinkt die Glucosekonzentration nach 20 Minuten um mindestens 20%, nach 30 Minuten um mindestens 25% ab. Geringeres Absinken deutet auf entsprechend verminderte Insulinreserve. Ein latenter Diabetes zeigt sich durch Absinken um weniger als 10% in 20 Minuten und weniger als 20% in 30 Minuten.
Der Tolbutamidtest erfordert ein sehr exaktes Arbeiten im Labor, weil schon geringe Blutglucosesenkungen große diagnostische Bedeutung haben. Dieses Problem bedeutet zugleich auch eine kritische Einschränkung der Aussagefähigkeit des Tests, wenn nicht eine optimale Durchführung und Analytik gewährleistet sind.

### 24.5.2.17 Natrium, Kalium, Calcium

Die ersten beiden Elektrolyte, abgekürzt auch als $Na^+$ und $K^+$ bezeichnet, werden mittels Flammenphotometrie bestimmt. Dabei gilt das folgende Testprinzip: Durch äußere Wärmezufuhr (Propangas-Luft-Gemisch von 1900 °C) werden die zu untersuchenden Atome Natrium und Kalium in einen „angeregten Zustand" versetzt, wobei die Elektronen, die um den Atomkern herum in „Schalen" angeordnet sind, von inneren Schalen auf äußere Schalen springen (im Sinne eines energiereicheren Zustandes). Sobald die Wärmezufuhr durch die Flamme des Gerätes aufhört, was dadurch geschieht, daß die Analysenflüssigkeit durch diese Flamme hindurchgeblasen wird, fallen die Elektronen von äußeren Schalen auf innere Schalen zurück. Dabei wird Licht freigesetzt, das im Flammenphotometer gemessen wird. Je mehr Natrium oder Kalium in einer Analysenlösung vorhanden ist, um so heller leuchtet die entsprechende Flamme (Natrium wird bei der Wellenlänge 589 nm gemessen, Kalium bei der Wellenlänge 762 nm). Eine Standardlösung mit bekannter Natrium- und Kaliumkonzentration und die zu analysierenden Proben werden dazu mit einer Lithiumstandardlösung verdünnt.
Nachdem das Flammenphotometer mit der reinen Lithiumstandardlösung (als Leerwert) auf 0 eingestellt worden ist, werden der Natrium- und Kaliumstandard eingegeben, und deren Werte werden an Eichpotentiometern eingestellt. Anschließend können die Proben gemessen werden.
In ähnlicher Weise wie Natrium und Kalium kann Calcium flammenphotometrisch bestimmt werden.

**Bewertung.** Eine recht konstante Konzentration der Elektrolyte ist Voraussetzung für alle vitalen Zellfunktionen, insbesondere die Nerven- und Muskelerregbarkeit. Die $Na^+$- und $K^+$-Konzentrationen werden von Osmoregulatoren im Gehirn sowie durch die Nebennierenrinde gesteuert. Calcium wird durch Hormone der Nebenschilddrüse (Parathormon) und der Schilddrüse (Calcitonin) reguliert.

### 24.5.2.18 Harnstoff

**Allgemeines.** Harnstoff ist wichtigstes Stoffwechselendprodukt des Eiweiß- bzw. Aminosäurestoffwechsels. Er entsteht hauptsächlich in der Leber im Krebs-Henseleit-Zyklus aus $CO_2$ und $NH_3$ und wird durch die Nieren ausgeschieden (20–35 g = 0,33–0,6 mol/24 Std.). Erhöhte Blutharnstoff-

werte werden bei Niereninsuffizienz, vermehrtem Zellverfall, Exsikkose, Elektrolytstörungen und bei erhöhtem Eiweißumsatz gefunden. So ist die Blutkonzentration auch von der Eiweißaufnahme abhängig.
Anstelle des Harnstoffs kann auch ebensogut der Harnstoffstickstoff (Harnstoff-N = BUN = blood urea nitrogen) angegeben werden. Er liegt um etwas über die Hälfte niedriger, denn der Stickstoff macht 28/60 des Harnstoffwertes aus.

**Nachweis.** Zur halbquantitativen Bestimmung im Blut stehen *Teststreifen* zur Verfügung. In ihrer Reaktionszone befindet sich Ureas, ein Enzym, das Harnstoff in Ammoniak und Kohlensäure zerlegt. Durch den Ammoniak wird ein Indikator blau gefärbt.
Auf dem Teststreifen „Merckognost Harnstoff" wird die verfärbte Zone anhand von mm-Markierungen gemessen.
Reflotest-Urea beinhaltet die Auswertung mit einem Reflektionsphotometer.

**Störungen.** Teststreifen müssen von Kühlschrank- auf Raumtemperatur gebracht werden, ebenso das Blut oder Serum. Die Wand der Teströhrchen darf nicht mit dem Serum (Blut) benetzt werden, da die Streifen sonst an unerwünschter Stelle befeuchtet werden (Merckognost Harnstoff und Urastrat). Die Indikatorzone soll nicht mit der Hand berührt werden. Fehler sind möglich durch nicht eingehaltene Reaktionszeit und Temperatur. Zu scharfes Abspülen des Blutes (Azostix) ergibt zu niedrige Werte. Dem Blut darf kein Ammoniumheparinat, Ammoniumoxalat oder Fluorid zugesetzt werden.

**Normbereich** im Serum: Tabelle S. 678 ff.

### 24.5.2.19 Weitere quantitative Analysen

Tabelle 24.7 **Quantitative Analysen und pathophysiologischer Bezug**

| | |
|---|---|
| Glucose | Diabetes mellitus |
| Harnstoff | Nierenfunktion |
| Gesamteiweiß | Eiweißbildung und Ausscheidung |
| Kreatinin | Nierenfunktion |
| Bilirubin | Leber-Gallen-Funktion<br>Erythrozytenabbau |
| Phosphat | Skelett, Nierenfunktion |
| Eisen | Hämoglobinbildung |
| Enzymaktivitäten | (s. Tab. 24.**8**) |
| Proteinelektrophorese | (s. u.) |
| Blutgas- und Säure-Basen-Status | (s. u.) |

### 24.5.2.20 Proteinelektrophorese

Durch Trennung im elektrischen Feld (Elektrophorese) auf Celluloseacetatfolie (CAF) werden die Serumeiweißkörper infolge ihrer verschiedenen *Ladung* und *Größe* im elektrischen Feld in fünf bis sechs Hauptfraktionen getrennt.

**Diagnostik.** Bestimmten Krankheitsbildern sind typische Konstellationsabweichungen von der Norm eigen. Solche typischen sog. Dysproteinämien gibt Abb. 24.**9** wieder. Tritt abnormes Protein in Erscheinung, so spricht man von Paraproteinämie (z. B. Plasmozytome). Das (seltene) genetisch bedingte Fehlen einzelner Proteinfraktionen wird Defektproteinämie genannt.

### 24.5.2.21 Blutgasanalyse, Säure-Basen-Status

**Allgemeines.** Die Laboranalyse ist für Krankenschwester und Krankenpfleger, die manchmal die benötigte Blutprobe gewinnen müssen, aus zwei Gründen von besonderer Bedeutung:

- Fehlbestimmungen haben für den Patienten besonders schwerwiegende Folgen wegen unterbleibender oder falscher Therapie.
- Durch fehlerhafte Blutentnahme kann ein Teil solcher Fehlbestimmungen hervorgerufen werden.

Es werden gewöhnlich zwei Formen der Blutentnahme geübt, die kapilläre und die arterielle Blutentnahme. In beiden Fällen geht man davon aus, daß die Blutzusammensetzung die gleiche ist. Nur mit diesen beiden Entnahmeformen ist es möglich, richtige Schlüsse auf die Versorgung eines Patienten mit Sauerstoff ($O_2$) bzw. Entsorgung der Kohlensäure ($CO_2$) zu ziehen.
Eine dritte Form der Blutentnahme, die aus einer Vene, erlaubt solche Schlüsse auf die beiden genannten Blutgase nicht, allenfalls auf stoffwechselbedingte Störungen des Säure-Basen-Haushalts, für den der pH-Wert maßgebend ist.
Da die $O_2$- und $CO_2$-Konzentration im Blut durch die Atmung reguliert wird, spricht man bei Störungen von „respiratorischen Veränderungen". Typisches Beispiel sind schwere Lungenerkrankungen, z. B. eine Lungenentzündung. Werden die Säureverhältnisse ($CO_2$ und pH) durch Stoffwechselprodukte gestört, z. B. bei einem schwer entgleisten Diabetes mellitus, so spricht man von „metabolischen Veränderungen".
Metabolische Veränderungen können anhand der Bicarbonatkonzentration im Blut erfaßt werden. Ein Maß für den Säure-Basen-Status im Blut ist der pH-Wert. Ein Wert unter 7,36 bedeutet Säuerung oder Azidose, ein Wert über 7,44 Alkalisierung oder Alkalose.
Die Untersuchung der Blutgase und des pH erfolgt im heparinisierten kapillaren oder arteriellen Vollblut.

**Entnahme von Kapillarblut.** Ohrläppchen, Fingerbeere oder Ferse (Säugling, Kleinkind) werden mit Benzin gereinigt, sodann durch leichtes Massieren mittels einer durchblutungsfördernden Salbe (z. B. Finalgon) hyperämisiert. Nach Abreiben eines Überschusses der Salbe sticht man mit einer Lanzette ein und verwirft den ersten herausgedrückten Blutstropfen. Aus den nächsten Tropfen läßt man so schnell wie möglich Blut in eine heparinisierte Kapillare fließen und verschließt diese absolut luftblasenfrei an ihren beiden Enden mit plastischem Kitt oder kleiner Kappe. Vor dem Verschließen muß ein kleiner Eisendorn in die Kapillare eingeführt werden, damit das evtl. entmischte Blut kurz vor der Messung mit Hilfe eines Magneten wieder homogenisiert werden kann. Vergeht eine Viertelstunde oder mehr, muß die Probe in Eiswasser oder auf einer Kühlschrankfläche von unter 4 °C in direktem Kontakt gekühlt werden.

| | Konstellationstyp nach Wuhrmann und Wunderly | typische Krankheiten | % Alb. | % Globulin $\alpha_1$- | % Globulin $\alpha_2$- | % Globulin $\beta$- | % Globulin $\gamma$- | Serumgesamteiweiß |
|---|---|---|---|---|---|---|---|---|
| 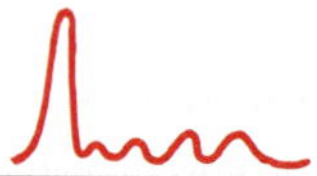 | | normales Elektropherogramm (EPG) | 56 – 70 | 2 – 4 | 5 – 11 | 8 – 13 | 10 – 19 | 6 – 8,6 g/dl |
| | | | relativer Anteil in einem typischen Fall | | | | | |
| 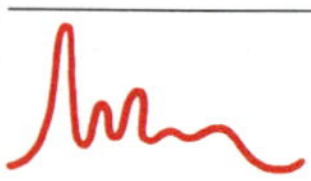 | akute Entzündung | Pneumonie, exsudative Tuberkulose, Sepsis, Infarkt, Nekrosen | 45 | 8 | 18 | 14 | 15 | |
| 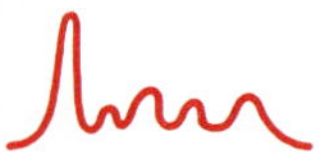 | subakut-chronische Entzündung | Endokarditis, chronische Polyarthritis, spätere Infektstadien | 41 | 5 | 15 | 13 | 26 | (↑) |
| 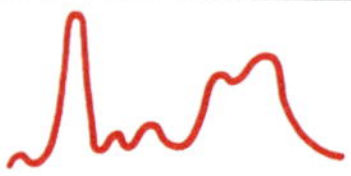 | Hepatitis | akutere Leberzellschädigungen, infektiös, toxisch, Stauung | 45 | 3 | 8 | 16 | 28 | (↓) bis ↑ |
| 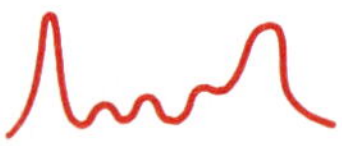 | Leberzirrhose | Zirrhosen verschiedener Genese, starke Lebermetastasierung | 33 | 1 | 6 | 15 | 45 | ↓ bis ↑ |
| 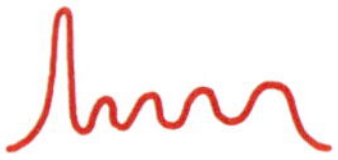 | Verschlußikterus | | 42 | 6 | 14 | 16 | 22 | |
| 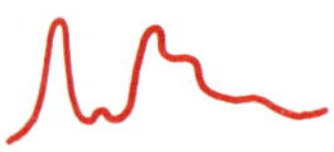 | nephrotisches Syndrom | | 46 | 2 | 24 | 18 | 10 | ↓↓ |
| 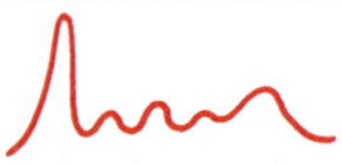 | Karzinom | Karzinome, Sarkome, besonders bei Metastasierung | 39 | 8 | 14 | 17 | 22 | |
| 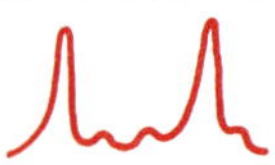 | $\beta$-Plasmozytom | auch bei Makroglobulinämie Waldenström | 40 | 3 | 4 | 45 | 8 | ↑ bis ↑↑ |
| 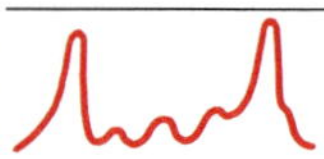 | $\gamma$-Plasmozytom | auch bei Makroglobulinämie Waldenström | 42 | 2 | 3 | 7 | 46 | ↑ bis ↑↑ |
| 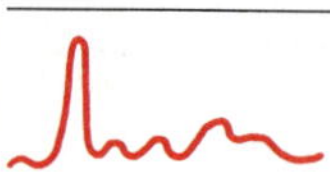 | | Restzustand nach Hepatitis, Diabetes, Hyperlipämie, Myxödem | 57 | 3 | 7 | 19 | 14 | |
| 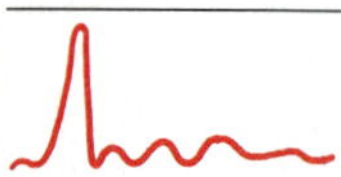 | | Hypogammaglobulinämie, z.B. bei lymphatischer Leukämie, Nephrose usw., Bence-Jones-Plasmozytom | 63 | 5 | 12 | 14 | 6 | (↓) |
| 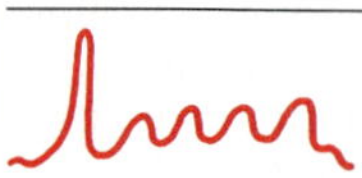 | | Enteropathie | 37 | 6 | 16 | 18 | 23 | ↓ |
| | | Defektproteinämien | Fehlen einzelner Proteinfraktionen, z.B. Albumin, Fibrinogen, Coeruloplasmin | | | | | |

Abb. 24.9 **Elektrophorese-Konstellationen.**

Tabelle 24.8 **Einteilung diagnostisch wichtiger Enzyme.** Abkürzungen und phathophysiologischer Bezug

| Enzyme | Abkürzung | Bezug |
|---|---|---|
| **Hydrolasen** | | |
| – alkalische Phosphatase | AP | Gallenwege, Knochen: Osteoblasten |
| – saure Prostataphosphatase (sog. spezifische = tartrathemmbare) | sSP | Prostata |
| – α-Amylase (Diastase) | AMYL | Pankreas |
| – Lipase | LIP | Pankreas |
| – Leucin-Arylamidase (Leucin-Aminopeptidase) | LAP | Gallenwege |
| – Cholinesterase | CHE | Leber<br>Alkylphosphatvergiftung |
| **Redox-Enzyme** | | |
| – Lactatdehydrogenase | LDH | Herz, Leber, Erythrozyten, Tumoren |
| – α-Hydroxybutyrat-Dehydrogenase (LDH-Isoenzyme 1 u. 2) | α-HBDH | Herz, atypische Erythrozyten und Leukozyten (Tumoren) |
| – Glutamat-Dehydrogenase | GLDH | Leber |
| **Transferasen** | | |
| – Kreatinkinase | CK | Herz, Skelettmuskel |
| – Glutamat-Oxalacetat-Transaminase | GOT | Herz, Leber (Skelettmuskel) |
| – Glutamat-Pyruvat-Transaminase | GPT | Leber |
| – γ-Glutamyl-Transpeptidase | γ-GT | Gallenwege, Leber |
| **Lyasen** (C-C-spaltende Enzyme) | | |
| – Aldolase | ALD | Skelettmuskel, Leber, Herz |

**Entnahme von arteriellem Blut.** Arterielles Blut wird im allgemeinen nur vom Arzt entnommen, und zwar meist aus der A. femoralis oder der A. radialis. Die Lage beider Arterien ist leicht durch Ertasten des Pulses zu ermitteln. Soll Blut aus der A. radialis entnommen werden, muß geprüft werden, ob durch Fingerdruck ein Verschluß die Durchblutung von Teilen der Hand beeinträchtigt. In diesem Falle darf diese Arterie nicht punktiert werden.

In eine 1-ml- oder 2-ml-Spritze wird etwas Heparin (5000 IE/ml) aufgezogen und wieder hinausgespritzt. Der verbliebene Rest genügt, um das Blut ungerinnbar zu halten. Die Haut wird in üblicher Weise desinfiziert. Nach Aufziehen des Blutes ist eine evtl. vorhandene Luftblase schnell zu entfernen und die Spritze nach Rollen zwischen den Händen (Heparinverteilung), evtl. durch Umbiegen der Kanüle, zu verschließen. Kann die Messung nicht sofort erfolgen, so ist das Blut durch kräftiges Rollen zwischen beiden Händen zu homogenisieren. Vergeht eine Viertelstunde oder mehr, ist die Blutprobe in Eiswasser zu kühlen. Nach 1–2 Stunden ist selbst dann mit veränderten Meßergebnissen zu rechnen.

Vor der Messung ist die Kanüle zu entfernen und etwas Blut herauszudrücken. Die punktierte Arterie muß noch eine Weile komprimiert werden, um eine Nachblutung zu verhindern.

**Entnahme von Venenblut.** Die Probe wird in ähnlicher Weise wie arterielles Blut, jedoch aus einer ungestauten Vene entnommen. Sie wird anschließend ebenso behandelt und gemessen.

**Beurteilung der Blutgas- und Säure-Basen-Analyse.** Der im arteriellen Blut gemessene $O_2$-Druck gibt Hinweise auf die Lungenfunktion, eine eventuelle mangelhafte Versorgung des Organismus und die entsprechende Sauerstoffzufuhr. Der pH- und der $CO_2$-Wert mit der daraus berechneten Bicarbonatkonzentration können zur Diagnose einer der vier folgenden Störungen führen:

- metabolische Azidose,
- metabolische Alkalose,
- respiratorische Azidose,
- respiratorische Alkalose.

### 24.5.2.22 Proteinanalysen, Blutkörperchensenkungsgeschwindigkeit

**Allgemeines.** Von Bedeutung sind sowohl die Bestimmung des Gesamteiweißes als auch der Nachweis einzelner Proteingruppen und Proteine im Serum bzw. Plasma. Chemische, physikalisch-chemische und immunologische Verfahren finden dazu Verwendung. Enzyme haben besondere Bedeutung.

Es sind über 100 Plasmaproteine verschiedener Struktur und Eigenschaften bekannt. Ihre wichtigsten Funktionen sind: Aufrechterhaltung des kolloidosmotischen Druckes, Transport, Antikörperwirkung, Pufferung, Gerinnung und Fibrinolyse, enzymatische Wirkungen und Enzymhemmung, Reserveeiweiß.

Die Bestimmung der Blutkörperchensenkungsgeschwindig-

keit (BSG) ist eine immer noch unentbehrliche Untersuchung, die als Serumlabilitätsprobe bezeichnet werden kann. Nach der Methode von Westergren, die trotz zahlreicher Varianten auch heute noch als Standardmethode gilt, läßt man die geformten Bestandteile (Erythrozyten, Leukozyten und Thrombozyten) einer durch Citratzusatz ungerinnbar gemachten Blutprobe in einem senkrechten Röhrchen durch die einfache Schwerkraft sedimentieren. Die Sedimentationsgeschwindigkeit wird als die Strecke in Millimeter, um die sich die Blutkörperchen-Plasma-Grenze nach 1 Stunde, nach 2 Stunden und nach 24 Stunden gesenkt hat, bestimmt. Sie ist hauptsächlich vom Fibrinogengehalt des Plasmas, ganz erheblich aber auch vom Albumin- und Globulingehalt, abhängig. Einfluß haben auch die Viskosität des Blutes sowie Form und Oberfläche der Erythrozyten.
Die Originalmethode aus Venenblut (Makromethode) stellt das empfehlenswerteste Verfahren dar. Entscheidend ist nur der 1-Stunden-Wert. Die Bedeutung des 2-Stunden-Wertes ist keineswegs gesichert. Als Ausgangsmaterial sollte möglichst Nüchternblut verwendet werden, als Blutsenkungsapparat ein solcher, bei dem die Blutsenkungspipetten unmittelbar mit der Blutentnahmespritze gefüllt werden können.
*Benötigt werden:* Blutsenkungsapparat mit Blutsenkungspipetten, Kunststoffspritze 2 ml oder andere Spritze mit 0,1-ml-Unterteilungen, Kanüle (Nr. 1 oder 2), Natriumcitratlösung 3,8% (~ 0,15 mol/l) steril. Citratbeschickte Monovetten sind erhältlich. 2-ml-Polyäthylenspritzen sind unpräzise, Fehler damit häufig.

**Ausführung.** In die Spritze 4 Teilstriche (0,4 ml) Natriumcitrat aufziehen, aus der Vene 1,6 ml Blut (Verdünnung also 1 : 5) nachziehen. Spritze sofort umschwenken (Gemisch bis zu 5 Stunden verwendbar). Citratblut in die Füllvorrichtung der Blutsenkungspipette (∅ 2,4 mm) bis zur Höhe von 200 mm (Marke 0) spritzen. Blutsenkungsapparat lichtgeschützt bei Zimmertemperatur stehenlassen.

**Auswertung.** Nach genau 60 Minuten BSG in Millimeter an der Grenze zwischen Blutkörperchensäule und Plasmaschicht ablesen.

**Normbereich:** beim Mann nach einer Stunde 3–8 mm, nach zwei Stunden 6–18 mm, bei der Frau nach einer Stunde 4–10 mm, nach zwei Stunden 8–20 mm.

**Beurteilung** (Erwachsene):

- unter 3 mm: verlangsamt,
- 8(11)–20 mm: gering beschleunigt,
- 20–50 mm: beschleunigt,
- über 50 mm: stark beschleunigt.

**Fehler, Störungen.** Zu wenig Citrat beschleunigt, zu viel hemmt, zu hohe Temperaturen beschleunigen, Kälte verlangsamt die BSG. Liegt Citratblut länger als 5 Stunden, so ist die BSG geringer. Wichtig ist vor allem, daß die Citratlösung von richtiger Konzentration und nicht infiziert ist. Ein typischer Fehler kommt durch mangelhafte Durchmischung von Citrat und Venenblut zustande. Er läßt sich am besten durch nachträgliches Aufziehen einer Luftblase zum besseren Mischen vermeiden.
Als Schleiersenkung bezeichnet man das Absetzen ohne scharfe obere Grenze; zurückbleibende, langsam absinkende Erythrozyten bilden einen sog. Schleier. Vorkommen: Kryoglobulinämie, hämolytische Anämie (Retikulozyten langsamer).

**Diagnostik.** Senkungsgeschwindigkeit physiologisch beschleunigt: ab 4. Schwangerschaftsmonat bis etwa 7 Wochen post partum, manchmal nach heißen Bädern und übergroßen Eiweißmahlzeiten (bis 3 Tage anhaltend).
Pathologisch beschleunigt: allgemein bei relativer Albuminverminderung und Globulinvermehrung. Fibrinogenanstieg, Anämien, entzündlichen Zuständen, akuten und chronischen Infektionen, Nekrosen (z. B. Infarkte), Karzinose, Lipoidose, Nephrose, Leberparenchymschäden, postoperativ.
Bei akuten Entzündungen bedarf es einer Anlaufzeit von ca. 30 Stunden bis zur BSG-Steigerung, umgekehrt oft noch wochenlang erhöhte BSG nach einer Erkrankung.
Maximal beschleunigt: bei Endocarditis lenta, Polyarthritis, Plasmozytom und Makroglobulinämie (letztere beide mit Werten von 70 mm bereits nach 20 Minuten), Leukämien, Lupus erythematodes, Pleuritis exsudativa, ausgedehnten Nekrosen und Gewebeeeinschmelzungen, exsudativer Tbc.

*Anmerkung:* Für die Diagnostik der vorgenannten Erkrankungen bewährt sich besser als die BSG auch das C-reaktive Protein (CRP), dessen Bestimmung Zeitpunkt und Ausmaß eines Prozesses noch deutlicher widerspiegelt.

## 24.5.3 Liquor cerebrospinalis

**Allgemeines.** Der Liquor cerebrospinalis, im allgemeinen nur Liquor genannt, ist eine Flüssigkeit, die das zentrale Nervensystem umspült. Der größte Anteil befindet sich in den Hirnkammern im Inneren des Gehirns, ein anderer Teil außen um das Gehirn und das Rückenmark herum.
Der Liquor enthält Elektrolyte und Glucose wie das Blutplasma, wenn auch in etwas anderen Konzentrationen, aber sehr viel weniger Eiweiß und so wenige Blutkörperchen, daß er normalerweise wasserklar ist. Seine Aufgabe besteht darin, Gehirn und Rückenmark zu tragen und mechanisch zu schützen. Auch gewisse immunologische Aufgaben werden dem Liquor zugeschrieben. Liquor wird für die Diagnostik von Erkrankungen, die sich im Zentralnervensystem abspielen, durch Punktion gewonnen und im Labor untersucht.

**Gewinnung.** Liquor wird im allgemeinen durch die Lumbalpunktion zwischen dem dritten und vierten, evtl. auch zwischen dem vierten und fünften Lendenwirbel gewonnen. Bei Steigerung des Schädelinnendruckes, bei bestimmten Blutungen in das Gehirn (bei zerebralen Hämatomen) und bei Tumoren mit starken Verdrängungserscheinungen darf keine Lumbalpunktion durchgeführt werden. Die Steigerung des Schädelinnendruckes kann anhand der „Stauungspapille" erkannt werden. Zur Feststellung der Stauungspapille wird der Augenhintergrund gespiegelt (nach Tropfen eines Mydriatikums). Wird dann eine übermäßige Vorwölbung der Papille des Sehnervs festgestellt, so verbietet sich eine Lumbalpunktion, weil der erhöhte Hirndruck nach Entnahme von Nervenwasser um Lumbalbereich einen krankhaften Druck auf das Stammhirn ausüben kann mit Schädigung des Atem- und Kreislaufzentrums.

## Kapitel 24 Laboratoriumsdiagnostik

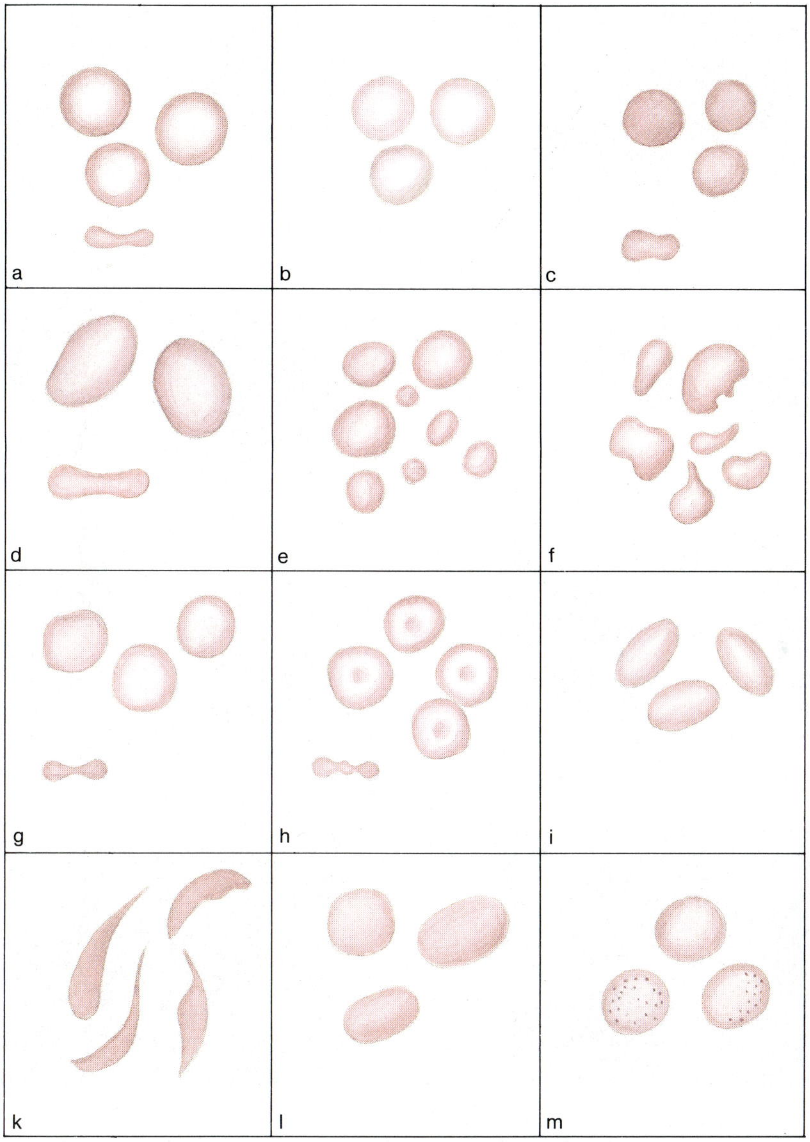


Abb. 24.**1** (zu S. 640) **Normale und abnorme Erythrozytenformen. a** Normale Erythrozyten, **b** hypochrome Erythrozyten, **c** Sphärozyten, **d** Megalozyten, **e** Anisozytose, **f** Poikilozytose, **g** Anulozyten, **h** Targetzellen, **i** Elliptozyten, **k** Sichelzellen, **l** Polychromie, **m** basophile Tüpfelung.

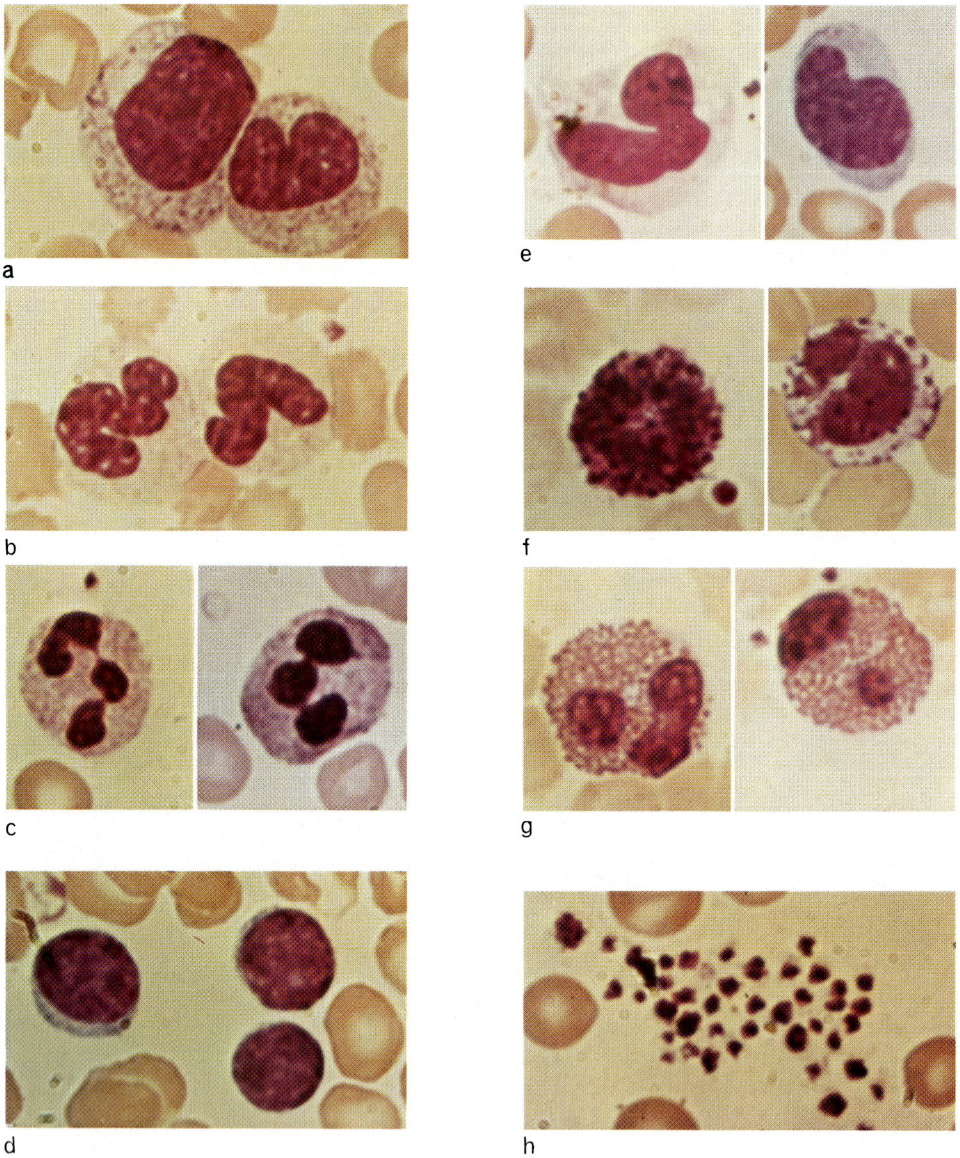


Abb. 24.**2** (zu S. 640) **Leukozyten und Thrombozyten des normalen Blutausstriches.** Vergr. 8×100, Ölimmersion. **a** Jugendliche neutrophile Granulozyten (Metamyelozyten), **b** stabkernige neutrophile Granulozyten, **c** segmentkernige neutrophile Granulozyten, **d** Lymphozyten, **e** Monozyten, **f** basophile Granulozyten, **g** eosinophile Granulozyten, **h** Thrombozyten (aus K. Leybold, E. Grabener: Praxis-Laboratorium, 7. Aufl. Thieme, Stuttgart 1976).

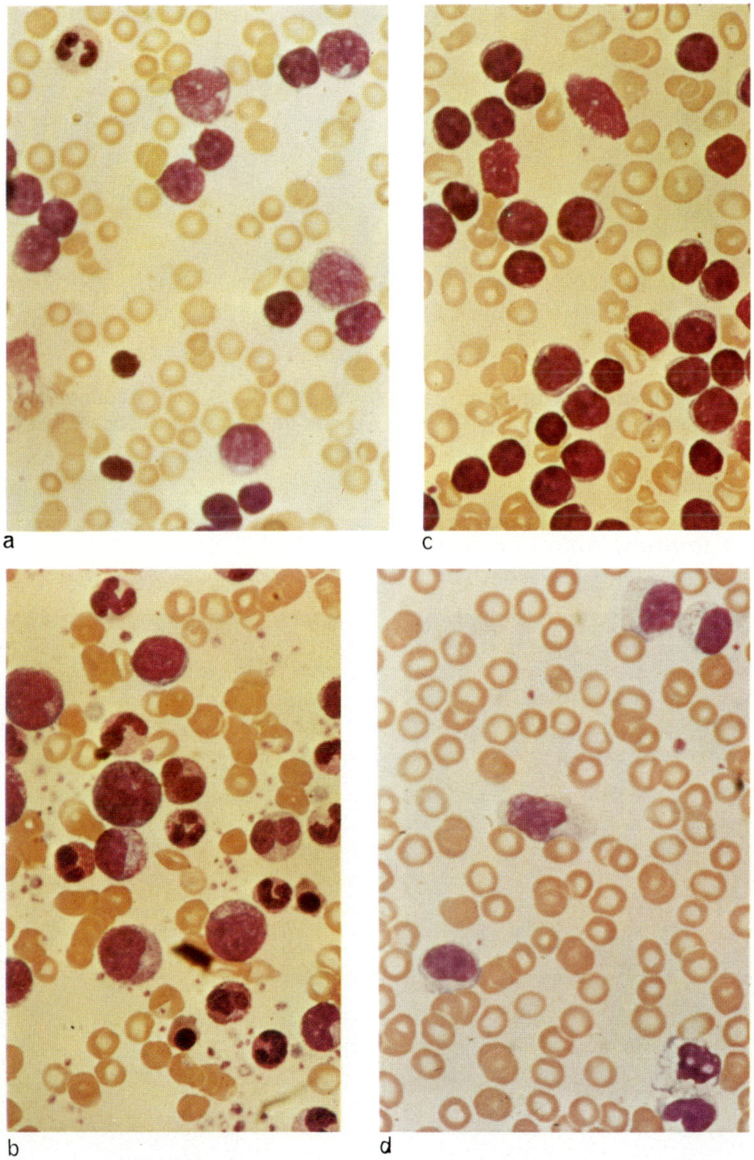

Abb. 24.**6** (zu S. 640) **Wichtige Krankheitsbilder mit typischen Abweichungen im Differentialblutbild.** Vergr. 8×40, Ölimmersion. **a** Akute Leukämie (Hiatus leucaemicus), **b** chronische myeloische Leukämie, **c** chronische lymphatische Leukämie, **d** infektiöse Mononukleose (Pfeiffer-Drüsenfieber) (aus K. Leybold, E. Grabener: Praxis-Laboratorium, 7. Aufl. Thieme, Stuttgart 1976).

## Kapitel 28 Medizinische Mikrobiologie

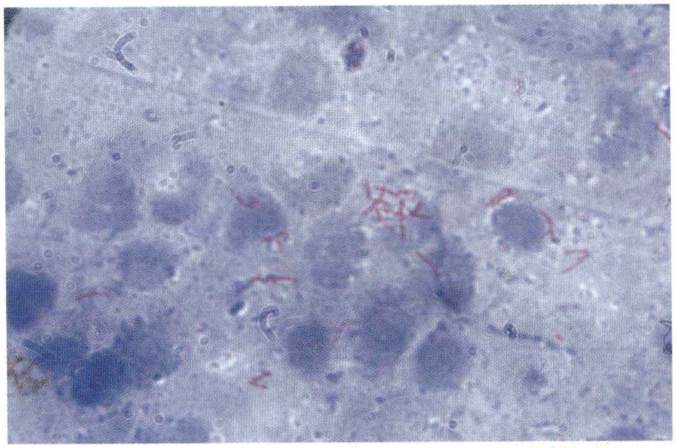

Abb. 28.**14** (S. 847) **Tuberkelbakterien im Sputum.** Zarte, teilweise granulierte, leicht gebogene Stäbchen (rot). Färbung nach Ziehl-Neelsen. Vergr. 1000fach.

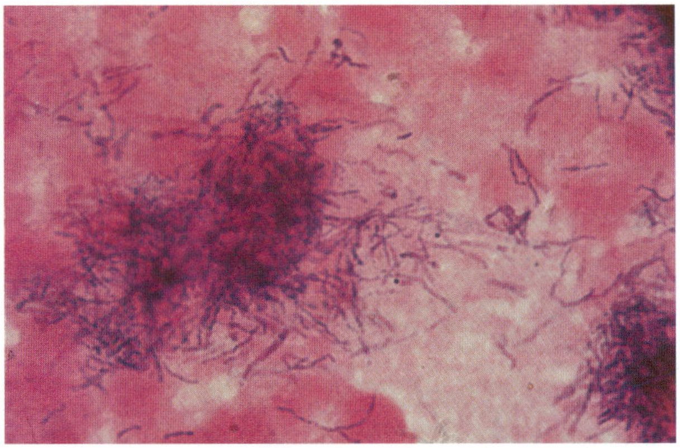

Abb. 28.**15** (S. 848) **Actinomyces israelii.** Verzweigt wachsende Fäden, die in Stäbchen zerfallen. Färbung nach Gram. Vergr. 1000fach.

## Kapitel 29 Allgemeine Immunologie und Serologie

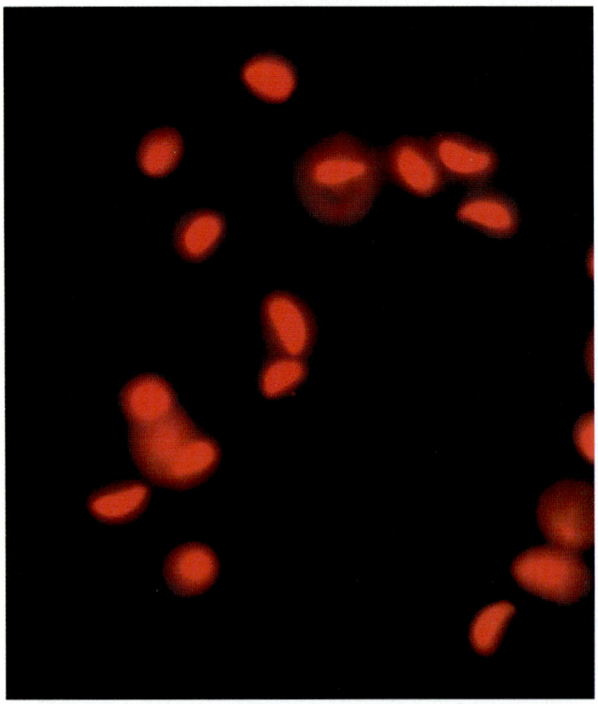

a

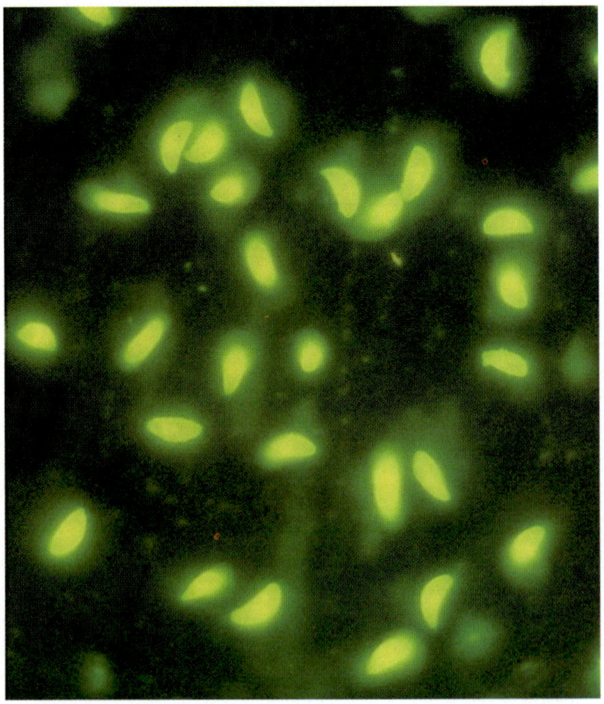

b

Abb. 29.**8** (S. 869) Immundiagnostik mit Hilfe eines markierten Reaktionspartners – indirekter Immunfluoreszenztest (IIFT). Anwendungsbeispiel Toxoplasmosediagnostik. **a** Antikörpernegatives und **b** antikörperpositives Patientenserum (das Testprinzip ist in Tab. 29.**6** dargestellt).

**Untersuchungen.** Hauptuntersuchungen sind die Bestimmung des Liquordruckes, von Eiweiß, Glucose, Chlorid, Lactat sowie Untersuchungen auf Leukozyten und Bakterien. Durch krankhafte Blutung, aber auch durch Anstechen eines Gefäßes bei der Punktion kann der Liquor rotgefärbt sein. Wird der blutig gefärbte Liquor nach Zentrifugation wieder klar, so handelt es sich um eine Blutbeimengung durch Anstechen eines Gefäßes bei der Punktion. Bleibt der Liquor nach Zentrifugation rötlich gefärbt oder gelb gefärbt, so ist eine echte Blutung vorangegangen im Sinne einer Hirnblutung. Eine länger zurückliegende Blutung führt ebenso zu einer Gelbfärbung (Xanthochromasie) des Liquor cerebrospinalis wie ein starker Ikterus. Gelegentlich werden die Liquoreiweißkörper durch Elektrophorese weiter aufgeschlüsselt, z. B. bei der Diagnose der multiplen Sklerose. Eine länger zurückliegende Blutung führt ebenso zu einer Gelbfärbung (Xanthochromie) wie ein starker Ikterus. Gelegentlich werden die Liquoreiweißkörper durch Elektrophorese weiter aufgeschlüsselt.

**Diagnostik.** Durch die obengenannten und durch andere Untersuchungen wird die Diagnostik von Entzündungen, Tumoren, Blutungen, Stauungen u. a. m.. unterstützt.

### 24.5.4 Urin

Niere und Harnbildung S. 413 ff. u. 542 ff.

#### 24.5.4.1 Diagnostik aufgrund der Urinuntersuchung

Die Bedeutung der Urinuntersuchung läßt sich in fünf diagnostische Aspekte unterteilen:

- Nierenerkrankungen und Nierenfunktionsstörungen;
- angeborene und erworbene Stoffwechselstörungen, bei denen ungewöhnliche Substanzen bzw. Stoffmengen ausgeschieden werden;
- Erkrankungen anderer Körperorgane;
- Fremdstoffvergiftungen (z. B. Pharmaka);
- Erkrankungen der ableitenden Harnwege und Anhangsorgane.

Es können qualitative und quantitative Urinuntersuchungen unterschieden werden.
Für *quantitative Untersuchungen* ist es wichtig, daß von der zu sammelnden 24-Stunden-Menge nichts verlorengeht.
Für *qualitative Untersuchungen* ist möglichst hochstehender *Morgenurin* für die üblichen chemischen und mikroskopischen Untersuchungen zu verwenden. Hochstehender Urin entsteht, wenn der Patient beispielsweise 12 Stunden nichts getrunken, also über Nacht gedurstet hat.

- Bei Verdacht auf Glukosurie Urin 1–2 Std. nach Hauptmahlzeit untersuchen.
- Trichomonaden, evtl. Oxyuren bzw. Oxyureneier, finden sich besonders in der ersten Morgenportion.
- Zwischen 14 und 16 Uhr entleerten Urin zur Urobilinogensuche verwenden.
- Bei Verdacht auf orthostatische Albuminurie Urin nach Liegen und Stehen vergleichend untersuchen.
- Urinfärbung im Anschluß an verschiedene Farbtests bedenken: Phenolrot-, Kongorot-, Desmoid-, Gastracidprobe.
- Nach Koliken Inspektion und Prüfung auf Blut.
- Bei Verdacht auf Vergiftungen bzw. Drogen stets Urin zur toxikologischen Untersuchung aufbewahren.
- Will man ausschließen, daß sich dem Urin nach Austritt aus der Blase geformte Bestandteile beimengen (z. B. bei Fluor vaginalis), so verwirft man die erste Portion und nimmt die darauffolgende Portion zur Untersuchung (Mittelstrahlurin). Eine Blasenpunktion wird auch aus diesem Grunde (selten) ausgeführt.

Bei Frauen ist in den Tagen vor, während und nach der Regel und bei starkem Ausfluß Katheterurin zu untersuchen, um Verfälschungen zu vermeiden.
Kann der gewonnene Urin nicht innerhalb kurzer Zeit einer Untersuchung zugeleitet werden, so ist evtl. ein Konservierungsmittel hinzuzufügen. Für bestimmte Analysen ist es möglich, den Urin im Kühlschrank bei 0 bis + 4 °C aufzubewahren bzw. in einer Tiefkühltruhe zu gefrieren. Für viele Untersuchungen ist, da nicht störend, Zugabe von 10 g Borsäure in das Sammelgefäß des 24-Stunden-Urins gut geeignet.
Die qualitativen und quantitativen Urinuntersuchungen können wie folgt unterschieden werden:

- Prüfung der äußeren Beschaffenheit durch Inspektion usw. bzw. mit einfachen Mitteln. Dazu gehören Urinvolumen, spezifisches Gewicht, Urin-pH, Trübungen, Verfärbungen (s. Tab. 24.**9**) und der Uringeruch (einfache Untersuchungen);
- *Urinstatus*, erweitert durch gezielte qualitative und quantitative Untersuchungen, je nach Ergebnis (S. 650 f.);
- sonstige spezielle Urinuntersuchungen.

#### 24.5.4.2 Einfache Urinuntersuchungen

##### Volumen

Das Urinvolumen wird im Sammelglas oder in einem 1-l-Meßzylinder (s. Abb. 24.**14**) bestimmt. Es ist abhängig von Trinken, Schwitzen und der Menge auszuscheidender Substanzen, auch von der Stuhlmenge. Norm: 1–1,6 l pro Tag, Kinder weniger, Oligurie $<$ 400 ml, Polyurie $>$ 2,5 l, Anurie $<$ 100 ml.

> *Achtung!* Ungenaues Sammeln der 24-Stunden-Menge verfälscht alle quantitativen Bestimmungen.

##### Spezifisches Gewicht (Dichte)

Das spezifische Gewicht (eigentlich Dichte D) des Urins ist abhängig von der Osmolarität, d. h. der Zahl der gelösten Teilchen, dem Eiweißgehalt und der Temperatur. Es wird im unzentrifugierten Nativurin gemessen.
*Benötigt werden:* Urometer (Aräometer, s. Abb. 24.**16**), Meßzylinder, Thermometer.

**Ausführung.** Meßzylinder mit Urin füllen, Temperatur bestimmen, Urometer eintauchen, frei schwimmen lassen. Ablesung am unteren Meniskus der Urinoberfläche.

**Beurteilung.** Da die Skala auf + 15 °C geeicht ist, muß 1 Teilstrich (entsprechend D = 0,001) pro 3 °C höherer Urintemperatur hinzugezählt werden.

**Normbereich.** 1,012–1,030 bei normaler Wasserbilanz. Gesunde können ein spezifisches Gewicht von mindestens 1,025 erreichen.
Extremwerte: 1,001–1,040.
*Nomenklatur:* z. B. spezifisches Gewicht 1018 (das Komma wird – fälschlicherweise – weggelassen).

**Störungen.** Bei Proteinurien über 2 g/l Urin vorher enteiweißen: aufkochen, einige Tropfen Essigsäure (3% = 30 g/l) hinzufügen, filtrieren und mit Aqua dest. auf das alte Volumen auffüllen. Glukosurie und Röntgenkontrastmittel können zu stark erhöhtem spezifischem Gewicht führen.
1 g/dl (55,5 mmol/l) Glucose erhöht das spezifische Gewicht um 0,0037, 10 g/l Eiweiß um 0,0026 Skalenteile.

**Diagnostik.** *Hyposthenurie:* ein höheres spezifisches Gewicht (>1017) kann infolge Konzentrationsschwäche nicht mehr erreicht werden.
*Isosthenurie:* spezifisches Gewicht konstant um 1008–1012 (Urin ist etwas blutisoton: 280–320 mmol/l); die Niere kann nicht mehr konzentrieren und verdünnen.

#### pH-Wert (Reaktion)

**Normbereich.** Urin ist meist leicht sauer, seltener ganz schwach alkalisch (Pflanzenkost, Verdauungsalkalose).
Extremwerte: pH 4,6–8,2.

**Ausführung.** Großen Tropfen frischen Urins mit Glasstab auf pH-Papier (Lackmus- oder besser Universalindikatorpapier) geben.

**Beurteilung.** Lackmus rot: sauer; blau: alkalisch. Universalindikator gelb: sauer; olivgrün: neutral bis alkalisch.
*Anmerkung:* Zahlreiche Teststreifen enthalten Indikatorzonen, mit denen im allgemeinen der pH-Bereich 5–9 bestrichen wird, zur abgestuften pH-Schätzung im Urin.

**Diagnostik.** Urin stärker sauer: Fieber, Eiweißzerfall (Tumoren usw.), fleischreiche Ernährung, Diarrhö, verschiedene Azidosen (Niereninsuffizienz).
Urin alkalisch: bestimmte Harnwegsinfekte, respiratorische und metabolische Alkalose, pflanzliche Ernährung (Vegetarier), starkes Erbrechen, Alkaliüberdosierung.

#### Trübungen

Frisch gelassener Urin Gesunder ist fast nie trüb. Trübungen nach längerem Stehen des Urins:

- Nubekula (kleine Wolken): Mucin.
- Harnsäure, Urate: Urin ist sauer (wenn rot: Sedimentum lateritium); beide lösen sich in Alkali, meist auch bei Erwärmen durch den Umstand, daß der Urin durch $CO_2$-Austreibung alkalischer wird.
- Carbonate, Phosphate: Urin ist alkalisch; beide lösen sich in 3%iger (30 g/l) Essigsäure, Carbonate unter Aufbrausen.
- Oxalate – selten soviel, daß stärkere Trübung – lösen sich in 1–2 mol/l HCl; Bakterien wachsen oft in Stundenfrist; zu bedenken bei Diagnose Harnwegsinfektion.

Trübungen im frisch gelassenen, noch warmen Urin sind meist pathologisch:

- massenhaft Leukozyten, Epithelien, Erythrozyten. In solchen Fällen kann die *3-Gläser-Probe* zu Lokalisation der Herkunft der Leukozyten, Epithelien, Erythrozyten Auskunft geben. Ist die Blutbeimengung auf die erste Harnportion (erstes Glas) beschränkt, so dürfte ihre Quelle in der Harnröhre liegen. Zeigt die zweite Probe (zweites Glas) einen stärkeren Blut- bzw. Leukozytengehalt, so stammt die Blutung bzw. Leukozytenausscheidung aus der Harnblase oder den oberen Harnwegen. Gleichmäßige Verteilung des Blutes bzw. der Leukozyten in allen drei Proben (Gläsern) spricht für einen höheren Sitz der Blutung (Nierenbecken, Niere).
- Zylinder: Urinsediment mikroskopisch untersuchen.
- Chylurie = feinste Fetttröpfchen (Chylus): Alkalisieren mit KOH und Schütteln mit Äther – Äthanol 1 + 1 klärt den Urin.
- Leucin, Tyrosin, Cystin – löslich in konzentrierter HCl; mikroskopisch typische Kristalle.
- Phosphaturie: Ca-Phosphat in alkalischem Urin.

Trübung bzw. deren Verstärkung nach Erhitzen: Phosphat, Carbonat; evtl. (nur in Hitze, pH < 5) Eiweiß: verdünnte Essigsäure löst erstere, während Eiweißtrübung verstärkt wird.

*Anmerkung:* Eiweißausscheidung durch erhöhte Nierendurchlässigkeit für Plasmaeiweißkörper macht keine Trübung!

#### Farbe

Die Farbe ist abhängig von der Konzentration verschiedener Farbstoffe wie Urochrom, Urobilin, Uroerythrin, Bilirubin; normalerweise wechselnd zwischen hell- und dunkelgelb (Tab. 24.**9**).

#### Geruch

| | |
|---|---|
| Normal: | oft leicht aromatisch; |
| ammoniakalisch: | bakterielle Harnstoffzersetzung; |
| obstartig: | Aceton; |
| fötide: | bakteriell zersetzter, eitriger oder blutiger Urin; |
| spezifisch: | nach Einnahme von Kaffee, Knoblauch, Spargel u. a. m.; veilchenartig nach Terpentin. |

### 24.5.4.3 Urinstatus

#### Definition

Zum sog. Urinstatus gehören die qualitativen Untersuchungen auf

- pH,
- Eiweiß,
- Zucker,
- Urobilinogen,
- gegebenenfalls auf die anderen Gallenfarbstoffe Urobilin und Bilirubin;
- ferner der Nachweis von Ketonkörpern und
- die mikroskopische Untersuchung auf feste Bestandteile, die sich beim Zentrifugieren absetzen (Urinsediment).

Tabelle 24.9 **Farbe des Urins**

| Farbe | Vorkommen/Ursache |
|---|---|
| Strohgelb, sehr hell | – Schrumpfniere, Diabetes mellitus und insipidus |
| Orangerot | – Flüssigkeitsmangel, Fieber, Urobilin, Phenolrot |
| Intensiv gelb | – Sennes u. ä., Flavine, Vitamin $B_2$, Phenacetin |
| Grünbraun mit gefärbtem Schüttelschaum | – Bilirubin (höhere Konzentrationen) |
| Grün bis blaugrün | – Desmoid, Pyocyaneus-Infektion, Indigo |
| Grünlich bis orangegelb | – Santonin |
| Blutigrot mit Bodensatz | – Hämaturie (deckfarben) |
| Blutigrot ohne Bodensatz | – Hämoglobinurie, Myoglobinurie (lackfarben) |
| Ziegelrot bis rot | – Urobilinogen, Urobilinvermehrung (bei Leberparenchymschäden, perniziöser Anämie, Stauungsniere), Porphyrinurie (wird beim Stehen brauner), rote Bete, Pyramidon, Antipyrin, Azofarbstoffe, Phenolphthalein |
| Braun bis schwarzbraun | – Alkaptonurie, Melanin (generalisiertes Melanosarkom), Schwarzwasserfieber; durch Medikamente (Phenacetin, Thymol, Resorcin, Naphthalin, Tannin, Salol, Pyrogallol), hohe Bilirubinkonzentration, Phenol und Phenolderivate (Vergiftung) |

Mittels *Mehrfachteststreifen* können die wichtigsten chemischen Untersuchungen schnell durchgeführt werden (s. unten).
Der Mehrfachteststreifen wird kurz in den Urin eingetaucht, ein am unteren Ende befindlicher Tropfen am Glasrand abgestreift. Nach den angegebenen Zeiten werden die einzelnen Filterpapierzonen auf einen Farbumschlag geprüft, der mehr oder weniger abgestuft ausfallen kann und mit einer Bewertungstabelle verglichen wird. Anhand dieser Skala können unterschiedliche Konzentrationen abgeschätzt werden. Auch Erythrozyten und Leukozyten können indirekt mittels Teststreifen aufgrund chemischer Reaktionen nachgewiesen werden.

### Eiweiß (Protein)

**Methodik.** Folgende Untersuchungen dienen dem Eiweißnachweis im Urin:

- *qualitativ:* Sulfosalicylsäureprobe, Essigsäure-Kochprobe;
- *halbquantitativ:* Esbach-Probe, Teststreifen, z. B. Rapignost-Protein, Nephro-Merckognos oder Vielfach-Teststreifen;
- *quantitativ;* Biuretreaktion.

Für die Schnelluntersuchung empfiehlt sich die Sulfosalicylsäureprobe, am Krankenbett eher der Eiweißtreststreifen (S. 661), der allerdings in alkalischem Urin zu hohe Werte ergibt. Vielfach bedient man sich noch der Esbach-Probe: Ein Esbach-Röhrchen (s. Abb. 24.**14**) wird bis zur Marke U mit Urin, dann bis zur Marke E mit Esbach-Reagenz (Pikrinsäure-Citronensäure) gefüllt und kurz geschwenkt. Nach 24 Stunden stellt man fest, bis zu welcher Marke sich ein Niederschlag abgesetzt hat.

**Diagnostik.** Gesunde scheiden in 24 Stunden bis zu 50 mg Eiweiß im Urin aus. Proteinurie: > 70 mg/Tag. Je eiweißreicher ein Urin, desto länger hält sich ein durch Schütteln erzeugter Schaum an der Oberfläche. Qualitative und halbquantitative Eiweißbestimmungen müssen, Teststreifentests ausgenommen, im zentrifugierten Urin angestellt werden, am besten im 24-Stunden-Urin. Urineiweiß ist überwiegend Albumin, selten Paraprotein. Man nennt die Ausscheidung daher auch oft Albuminurie, allgemein aber Proteinurie.
*Vorübergehende Proteinurie* tritt bei fieberhaften Zuständen, bei starken emotionellen Reizen, bei angestrengten Märschen und bei einzelnen Individuen bei längerem Stehen auf.
*Anhaltende Proteinurie* kommt vor bei Glomerulo- und Pyelonephritis, Zystenniere, Stauungsniere, schweren Infektionen der ableitenden Harnwege, nephrotischem Syndrom, Glomerulosklerose, Periarteriitis nodosa, Lupus erythematodes. Der Bence-Jones-Eiweißkörper wird bei einigen Plasmozytomformen im Urin ausgeschieden, vereinzelt auch bei Lymphadenose, Lymphosarkom und Morbus Hodgkin.

### Glucose (Traubenzucker)

**Allgemeines.** Gesunde scheiden nur Glucosespuren (16–132 mg [0,09–0,73 mmol]) in 24 Stunden im Urin aus. Dabei fallen die üblichen qualitativen Zuckerproben negativ aus. Bei intakter Niere kommt es erst, wenn die Blutglucose ca. 160 mg/dl (8,9 mmol/l; Nierenschwelle) übersteigt, zur Glukosurie. Andererseits kann Glucose, medikamentös oder durch Nierenschädigung bedingt, infolge herabgesetzter Nierenschwelle bei weit niedrigeren Konzentrationen ausgeschieden werden. Aber auch angeboren kann eine herabgesetzte Nierenschwelle für Glucose zu einer vermehrten

Glucoseausscheidung führen, die nicht irrtümlicherweise als Zuckerkrankheit interpretiert werden darf. Man spricht bei solchen Patienten, die von Geburt an eine zu niedrige Nierenschwelle für Glucose haben und daher Glucose vermehrt im Urin ausscheiden, von einer renalen Glukosurie, die nicht mit einer Zuckerkrankheit verwechselt werden darf.
Bei starker Glukosurie besteht Polyurie, der Urin ist strohgelb und hat ein relativ hohes spezifisches Gewicht. Dazu im Gegensatz steht das spezifische Gewicht bei Diabetes insipidus, welches mit zunehmender Polyurie absinkt.

**Methodik** der quantitativen Glucosebestimmung im Urin. Gängigste Methode war lange Zeit die Polarimetrie. Gut geeignet, da relativ einfach, dazu weit spezifischer sind aber auch die üblichen Blutzuckerbestimmungen wie die GlucDH- oder die GOD-Methode (Urin 1 : 0 oder 1 : 20 verdünnen). Als halbquantitative Methoden haben sich Streifentests durchgesetzt.

### Glucoseteststreifen

**Allgemeines.** Enzymatische halbquantitative, spezifische Probe nach folgendem Prinzip:
Glucose wird durch das Enzym Glucoseoxidase (GOD) zu Gluconsäure oxidiert: gleichzeitig entsteht Wasserstoffperoxid. Vom Peroxid wird unter Einfluß eines zweiten Enzyms, der Peroxidase (POD), Sauerstoff auf o-Tolidin übertragen, welcher in einen grünblauen Chinoniminfarbstoff umgewandelt wird. Es ist dies ein empfindlicher, spezifischer Glucosetest, der ab 0,05 g/dl (2,8 mmol/l) positiv wird; dabei zeigt der grünblaue Farbstoff je nach Untergrund eine grünliche (Glukotest) oder violette Nuance (Clinistix u. ä.). Die Farbintensität ist in bestimmten Bereichen abhängig von der Glucosekonzentration. *Benötigt werden:* Teststreifen zur Glucosebestimmung (z. B. Glukotest, Clinistix, Diastix, Diabur-Test 5000, Keto-Diabur-Test 5000, Combur$^9$-Test).

**Ausführung.** Streifen nach Vorschrift kurz in den Urin eintauchen.

**Beurteilung.** Verfärbung nach vorgeschriebener Zeit mit Farbskala vergleichen.

**Störungen.** Allgemeine Anwendungstechnik S. 661. Störungen. Sehr niedriger Urin-pH-Wert, wie er im Coma diabeticum vorkommt, kann die Aktivität der Enzyme so vermindern, daß der Streifen zu niedrige Glucosewerte anzeigt; falsche diagnostische und therapeutische Maßnahmen können die Folge sein. Vitamin C (> 100 mg/dl [> 5,6 mmol/l]) stört im Sinne zu niedrig angezeigter Werte, da es konkurrierend zum Tolidin bzw. einem ähnlichen Substrat mit $H_2O$ reagiert.
Peroxidhaltige Reinigungsmittel können Glucose vortäuschen.
*Anmerkung:* Diese Teststreifen werden auch zur Ermittlung unbekannter Diabetiker an größere Bevölkerungskreise mit der Maßgabe verteilt, die Probe etwa 1 Stunde nach einer größeren Mahlzeit im Urin anzustellen. Glucose tritt erst nach Überschreiten eines Blutzuckerwertes von etwa 160 mg/dl (8,9 mmol/l) im Urin auf (Nierenschwelle). Ausnahmen davon können auf eine Nierenerkrankung hinweisen oder auf eine angeboren vorhandene erniedrigte Nierenschwelle für Glucose, im Sinne der renalen Glukosurie (S. 651).

### Gallenfarbstoffe

**Allgemeines.** Die wichtigsten im Urin auftretenden Gallenfarbstoffe sind Bilirubin, Urobilinogen und Urobilin. *Bilirubin* ist gelbbraun; seine Vermehrung im Blut führt mit der Zeit zum Ikterus (Gelbsucht). Es ist ein Hämoglobinabbauprodukt und wird demzufolge bei Erkrankungen mit vermehrtem Blutzerfall erhöht gefunden (hämolytischer Ikterus, Neugeborenen-Erythroblastose, Perniziosa). Bilirubin wird im retikuloendothelialen System (RES) gebildet und entsteht somit in großen Mengen in Milz und Leber. Mit der Gallenflüssigkeit wird der größte Teil in den Dünndarm ausgeschieden. Bei Stauungen der ableitenden Gallenwege (Stein, Tumor) gelangt nicht ausgeschiedenes Bilirubin ins Blut (Verschlußikterus); aber auch bei Leberentzündungen (Hepatitis) und Vergiftungen (z. B. Knollenblätterpilz) tritt infolge größerer Durchlässigkeit des Lebergewebes (Parenchym) Bilirubin ins Blut über (parenchymatöser Ikterus). Aus dem Blut wird der harnfähige Anteil über die Niere in den Urin ausgeschieden.
Im Darm entsteht durch reduzierende Bakterien Stercobilinogen, gewöhnlich als Urobilinogen (Ubg) bezeichnet. Urobilinogen ist nach dem oben Gesagten bei bestimmten Leber- und Blutkrankheiten im Urin vermehrt. Durch Oxidation entsteht aus Urobilinogen das Urobilin. Der Urin erscheint in Gegenwart von Bilirubin gelbbraun mit gelbem Schüttelschaum.

**Methodik.** Bilirubin und Urobilinogen im Urin werden mittels Teststreifen halbquantitativ nachgewiesen (Bilugen-Test- und Vielfachteststreifen).
Ein altbewährter Urobilinogennachweis ist die *Ehrlich-Probe* mit p-Dimethylaminobenzaldehyd in Salzsäure. Zu etwa 3 ml Urin gibt man tropfenweise ca. 0,5 ml Ehrlich-Reagenz. Bei Anwesenheit von Urobilinogen verfärbt sich der Urin nach 10–15 Sekunden rot.

*Anmerkung:* Auch Porphobilinogen ergibt mit Ehrlich-Reagenz eine gleiche Rotfärbung wie Urobilinogen. Allerdings läßt sich dieser Farbstoff im Gegensatz zu dem urobilinogenbedingten nicht mit Chloroform ausschütteln (Probe nach Watson-Schwartz). Auch die umgekehrte Ehrlich-Probe wird zum Porphobilinogennachweis verwendet: zu einem Tropfen Urin werden 2–3 ml Ehrlich-Reagenz gegeben; im positiven Falle Rotfärbung.
Urobilin ergibt, mit alkoholischem Zinkacetat versetzt, eine grüne Fluoreszenzreaktion.
Porphobilinogen ist bei einer Hämoglobinaufbaustörung, der Porphyrie, vermehrt.

### Ketonkörper

**Allgemeines.** Ketonkörper sind Endprodukte des Fettsäureabbaus. Zu ihnen werden Acetessigsäure und Aceton gerechnet. Sie treten bei mangelhafter Kohlenhydratverbrennung, wie z. B. bei Diabetes, Hypoglykämie, azetonämischen Erbrechen und Hungerzuständen, vermehrt im Blut und Urin auf und gelten als Zeichen stärkerer Stoffwechselentgleisung. Zu den Ketonkörpern wird ferner β-Hydroxybuttersäure gerechnet.

**Methodik.** Legal-Probe: Zu 2 ml Urin gibt man ca. 5 Tropfen

gesättigte Natriumnitroprussid-Lösung, anschließend ca. 1 ml 20%ige (200 g/l) Natronlauge. Die Lösung färbt sich durch die Anwesenheit von Kreatinin rubinrot. Nun wird tropfenweise Eisessig hinzugefügt. In Gegenwart von Ketonkörpern tritt eine dunkle burgunderrote Verfärbung auf, bei Abwesenheit Aufhellung.
Teststreifen, Testtabletten: Diesen Reagenzienträgern liegt die oben beschriebene Nitroprussidreaktion zugrunde (z. B. Keto-Merckognost).

#### Urinsediment

**Allgemeines.** Letzte wichtige Untersuchung zum Urinstatus ist die mikroskopische Beurteilung der durch Zentrifugation angereicherten geformten Bestandteile (Sediment). Sie können fertig geformt ausgeschieden werden (z. B. Leukozyten), aber auch später entstanden sein (z. B. Bakterien, ausgefallene Salze).
Besondere Bedeutung haben im frischen Urin vorhandene organisierte Formelemente. Nur wenige nachträglich entstandene Formelemente haben diagnostischen Wert (z. B. Tyrosin). Es soll daher stets das Sediment frischen Urins untersucht werden.

**Ausführung.** Ca. 10 ml frischer, gut geschwenkter Urin, günstigerweise hochgestellter Morgenurin, wird ca. 5 Minuten mit 1000–2000 U/min zentrifugiert. Notfalls kann ein Urin 24 Stunden im Kühlschrank unter Zusatz von 0,15–0,2% (1,5–2 g/l) 4-Hydroxybenzoesäuremethylester aufbewahrt werden (besonders gut wird ein bereits gewonnenes Sediment durch einige Tropfen Hayemsche Lösung – enthält Sublimat – konserviert). Der klare Überstand wird scharf und zügig abgegossen. Bei entsprechender Fragestellung wird (zumal bei Frauen) Katheterurin, bei Lokalisationsfragen werden auch die einzelnen Portionen der sog. 3-Gläser-Probe verwendet.
Das aufgeschüttelte Sediment läßt man auf einen Objektträger fließen, bedeckt es mit einem Deckglas und betrachtet es bei starker Abblendung unter ständigem Spielen an der Mikrometerschraube. Qualität und Quantität der pro Gesichtsfeld erscheinenden Formelemente werden beurteilt und beschrieben.
Zunächst verschafft man sich mit dem Objektiv 10 : 1 einen Überblick, der vor allem dazu dient, wichtige Elemente, die manchmal nur in geringer Anzahl vorhanden sind, nicht zu übersehen (Zylinder, Trichomonaden, Leukozytenverbände, Oxyuren usw.). Zur weiteren Beurteilung verwendet man das Objektiv 40 : 1.

**Beurteilung.** Nach Vorschrift gewonnener Urin Gesunder kann pro Blickfeld wenige Epithelien, Leukozyten (4–8/μl Urin), Schleimfäden (makroskopisch Nubekula), Spermien, sogar vereinzelte Erythrozyten (0–3/μl Urin) und verschiedene Salze enthalten. (Bei weiblichem Geschlecht Menstruation, Fluor bedenken: Erythrozyten, Leukozyten, Epithelien, Bakterien).
Organisierte Bestandteile von besonderer Bedeutung, wie Erythrozyten, Leukozyten, Epithelien, Zylinder und Protozoen werden in ihrer durchschnittlichen Anzahl pro Blickfeld beschrieben. Sind *mehr als 20* vorhanden, so bezeichnet man sie als *zahlreich, mehr als 50 als massenhaft.*
Für andere Bestandteile haben sich auch Mengenangaben durch ein oder mehrere Pluszeichen, je nach Anzahl, eingebürgert. Von den organisierten werden nichtorganisierte Bestandteile unterschieden. Bei ersteren handelt es sich um geformte Bestandteile aus Organen oder um selbständige Organismen (Zellen, Zylinder, Bakterien; Abb. 24.**10** u. 24.**11**), zu den letzteren gehören Salze (Abb. 24.**12**).
*Epithelien* sind vermehrt bei Entzündungen der ableitenden Harnwege, seltener auch der Nierentubuli und bei Karzinomen. Hierbei sind zu unterscheiden die Plattenepithelien (Abb. 24.**11 a**), welche einen kleinen Kern und ein großes Protoplasma aufweisen und insgesamt größer sind als die Nierenepithelien, die einen im Verhältnis zum Protoplasma größeren Kern aufweisen und insgesamt etwas größer als Leukozyten sind (Abb. 24.**11**) *Plattenepitheien finden sich normalerweise auch ohne Entzündungen im Urinsediment. Nierenepithelien sind Hinweis auf eine entzündliche Erkrankung im Bereich des Nierenparenchyms*, besonders im Bereich der Tubuli. Nierenepithelien sind also immer als pathologisch anzusehen.
*Leukozyten* sind bei Entzündungen der Harnwege vermehrt (Urethritis, Gonorrhö, Zystitis, Pyelitis, Pyelonephritis, Prostatitis), ferner bei Nierenabszeß (Abb. 24.**11 b**). Mit dem Cytur-Teststreifen kann anhand einer enzymatischen Farbreaktion festgestellt werden, ob Leukozyten vermehrt sind (auch im Combur[9]-Test enthalten).
*Erythrozyten* sind meist vermehrt bei hämorrhagischen Entzündungen, Blutungsübeln, Antikoagulanzientherapie, Niereninfarkt, Nephritis, Nierentuberkulose, Hypernephrom (Nierenkarzinom), Hydronephrose, Zystenniere, Steinkolik, Polypen, Papillomen, Blasenkarzinom, Divertikeln, Urethritis, Prostatitis, Verletzungen im Urogenitalbereich und großen körperlichen Anstrengungen.
Erythrozyten erscheinen im Mikroskop kleiner als Leukozyten, sind nicht granuliert, besitzen keinen Zellkern und lösen sich in verdünnter Essigsäure auf. Im geschrumpften Zustand sind sie stechapfelförmig (Abb. 24.**11 b**).
*Teststreifen auf Erythrozyten und Hämoglobin.* Mit guter Empfindlichkeit reagiert z. B. der Sangur-Test, auch in Mehrfachteststreifen enthalten (s. Tab. 24.**13**), auf Erythrozyten bzw. freies Hämoglobin (auch Myoglobin).
Bakterien, die aus den ableitenden Harnwegen stammen, sollen nur im frischen Mittelstrahlurin (d. h. nach Verwerfen der ersten Portion) nachgewiesen werden. Schon nach einstündigem Stehen im Reagenzglas wachsen oft massenhaft Bakterien, die diagnostisch zu Fehldeutungen führen können.
Zur Erstorientierung dienen:

- die mikroskopische Betrachtung; sie allein ist aber unzureichend;
- der Nitritnachweis, ein indirekter Nachweis nitritbildender Bakterien, (meist Kolibakterien) mit einem entsprechenden Teststreifen, z. B. Comburtest, Rapignost.
- die Keimzahlbestimmung auf mit Nähragar beschichteten Fertigobjektträgern (Uricult, Urotube, Uripret, Merckognost Bakteriurie u. a. m.). Nach Eintauchen eines solchen Trägers in den Urin wachsen innerhalb von 12–24 Stunden bei 37 °C aus einzelnen Bakterien deutlich sichtbare Kolonien, aus deren Anzahl man auf die ursprüngliche Keimzahl schließen kann. Über 100 000

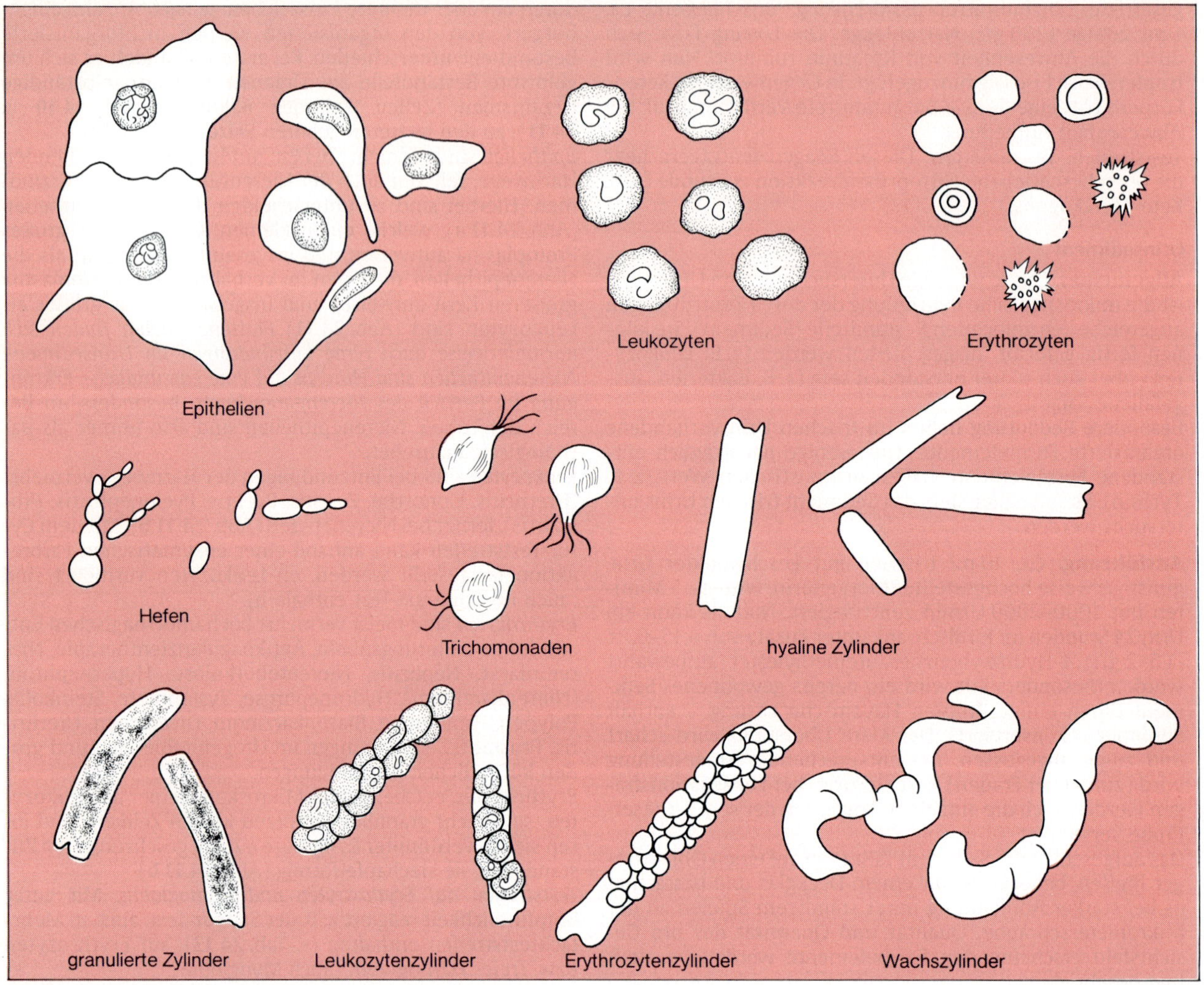


Abb. 24.**10** **Urinsediment, organisierte Bestandteile.**

Keime pro ml Urin sind für Harnwegsinfekte typisch. Von solchen Bakterienkolonien können weitere Untersuchungen zur Differenzierung (Bakterienart) und Resistenzprüfung (Ansprechen auf Antibiotika) durchgeführt werden.

*Zylinder* (s. Abb. 24.**10**) sind diagnostisch meist bedeutungsvoll; sie entstammen der Niere. Es handelt sich um länglichrunde, in den Nierentubuli geformte Gebilde, deren Grundsubstanz meist Eiweiß ist; sie können jedoch auch Zellagglomerate aus Leukozyten, Erythrozyten oder Epithelien sein (s. Abb. 24.**11**).
Das Auftreten und die Zusammensetzung der Zylinder ermöglichen Schlüsse auf die Art der Nierenstörung bzw. Erkrankung. Besondere Bedeutung kann den Leukozytenzylindern beigemessen werden, die Hinweise dafür geben können, daß eine Entzündung des Nierenbeckens auf das Nierengewebe übergegriffen hat. Akute und chronische Nierenentzündungen führen am häufigsten zur Ausbildung von Zylindern.

### 24.5.5 Magensekret

Die Magensekretion wird zum Teil auf nervalem Wege über den N. vagus vermittelt, zum anderen dadurch, daß durch den Kontakt des Speisebreis mit dem dem Magenausgang vorgelagerten Teil (Antrum) ein sog. Enterohormon, das Gastrin, gebildet wird, das auf dem Blutwege an den Magenfundus gelangt, in dem es die Sekretion anregt. *Exogene Stimulatoren der Magensekretion* sind vor allem Coffein und Alkohol. Auch Histamin, subkutan injiziert, ruft eine starke Säuresekretion hervor. Heute bedient man sich, um den Magen zu einer maximalen Säuresekretion zu veranlassen, eines künstlichen Gastrins, das aus fünf Aminosäuren besteht (Pentagastrin) und die biologische Wirksamkeit des natürlichen Gastrins aufweist. Es wird zu diesem Zwecke subkutan injiziert.

Eine wichtige, wenn auch durch die Einführung der Endoskopie seltener gewordene Untersuchung ist die Titration der Säurekonzentration im Magensekret mit anschließender Berechnung der Maximalsekretion oder Spitzensekretion nach Pentagastringabe (s. unten).

Um Magensekret zu gewinnen, läßt man den Patienten entweder eine röntgendichte, elastische, etwa 5 mm dicke Sonde mit einer am Ende befindlichen durchlöcherten Olive schlucken, oder man führt diese durch die Nase ein und läßt sie, nach Erreichen der Speiseröhre, durch weitere Schluckbewegungen hinabgleiten. Bei etwa 50–70 cm, je nach Körpergröße, hat das Sondenende den Magenfundus erreicht, und nun beginnt, möglichst am sitzenden oder leicht nach links geneigten Patienten, unter stetigem leichten Hin- und Herbewegen des Schlauches, die Gewinnung des Magensekrets durch ständige leichte Aspiration mittels einer Spritze.

### Magensekretionsanalyse

*Benötigt werden:* röntgendichte, dünne Magensonde mit gelochter Olive am unteren Ende, 100-ml-Meßzylinder, neun Gläser zum Auffangen der Magensaftfraktionen, 20-ml-Injektionsspritze, Gastrodiagnost, 2-ml-Injektionsspritze, 100-ml-Erlenmeyer-Kolben oder Bechergläser zur Titration, 5-ml- bzw. 10-ml-Vollpipette, 20-ml-Bürette, 0,1 mol/l Natronlauge, aus Titrisol angesetzt, Phenolrotlösung.

**Ausführung.** *Am Patienten:* Die Magensonde wird dem sitzenden, nüchternen Patienten am besten durch die Nase bis zum tiefsten Punkt des Magens eingeführt (Röntgenkontrolle möglich). Neun Auffanggläser werden wie folgt bezeichnet: A, B, C, D, E, 1, 2, 3, und 4. Das Nüchternsekret wird mit Spritze abgesaugt und in Glas A gegeben. Alles weitere Sekret wird fortlaufend ebenso abgesaugt und jeweils 15 Minuten lang in die aufeinanderfolgenden Gläser getan. Nach 60 Minuten enthalten somit die Gläser B–E die nächsten vier 15-Minuten-Fraktionen. Anschließend werden 6 μg Gastrodiagnost pro kg Körpergewicht subkutan injiziert. Der Magensaft wird kontinuierlich über weitere 60 Minuten aspiriert, und zwar wird er ebenfalls in 15-Minuten-Fraktionen in die Gläser 1, 2, 3 und 4 gegeben.

*Im Labor:* Das Volumen der Fraktionen B–E und 1–4 wird einzeln gemessen; anschließend werden 10 ml (wenn nicht vorhanden, 5 ml) jeder Fraktion in dem Titrationsgefäß mit 3 Tropfen Phenolrot versetzt und mit 0,1 mol/l NaOH bis zum Umschlag nach Rot (etwa pH 7,5) titriert.

Aus B–E wird der BAO (basic acid output), aus 1–4 der PAO (peak acid output) berechnet.

In Abb. 24.**13** ist die Berechnung an Beispielen erläutert.

Außer der beschriebenen Säurebestimmung wird der Magensaft makroskopisch auf abnorme Beimengungen geprüft. Solche sind: Nahrungsreste (z. B. bei Pylorusstenose), starke Schleimvermehrung, ältere Blutreste (oft kaffeesatzartig), übermäßiger Gallengehalt. Frische Blutspuren sind

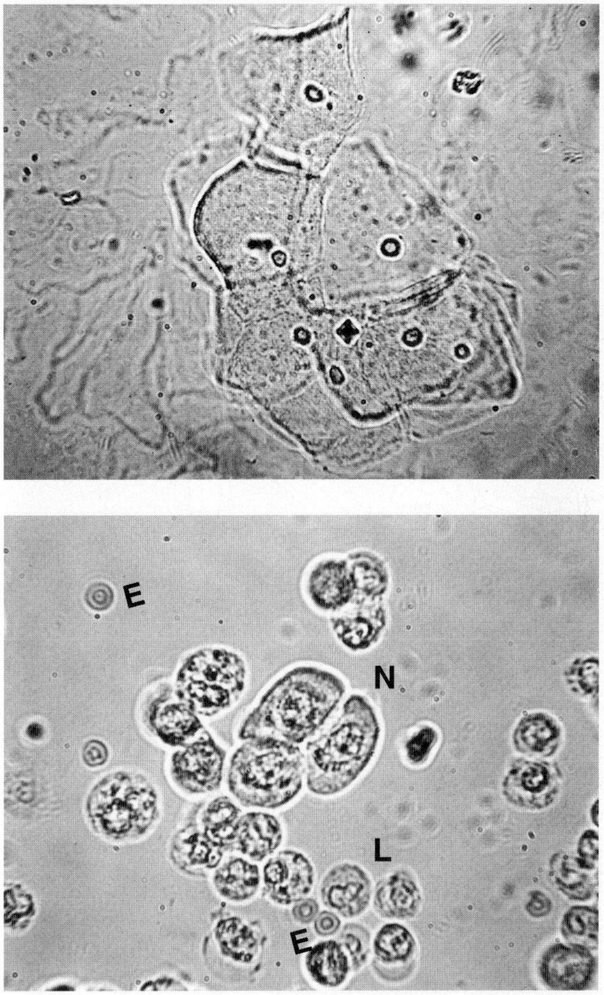


Abb. 24.**11** **Sedimentbestandteile** (Originalphotographie).
**a** Plattenepithelien. Plattenepithelien sind gekennzeichnet durch einen relativ kleinen Kern und ein relativ großes Protoplasma. **b** Leukozyten (L), Nierenepithelien (N), Erythrozyten (E). Nierenepithelien haben einen relativ größeren Kern und ein kleineres Protoplasma (im Vergleich zu den Plattenepithelien). Nierenepithelien sind größer als Leukozyten, Leukozyten sind wiederum größer als Erythrozyten.

oft Folgen der Sondierung. Reichlich rotes Blut bei fehlender Säure: frischere Blutung; bei vorhandener Säure entsteht braunes Hämatin.

**Normale Sekretion:** Abb. 24.**13**.

**Diagnostik.** BAO: Bei akuteren Reizzuständen wie Gastritis (auch alkoholbedingte) ist der BAO leicht erhöht, zumal wenn Ulzera vorliegen. Bei Ulcus duodeni werden oft Werte über 5 mmol/Std. gesehen.

Werte über 15 mmol/Std. erwecken Verdacht auf ein Zollin-

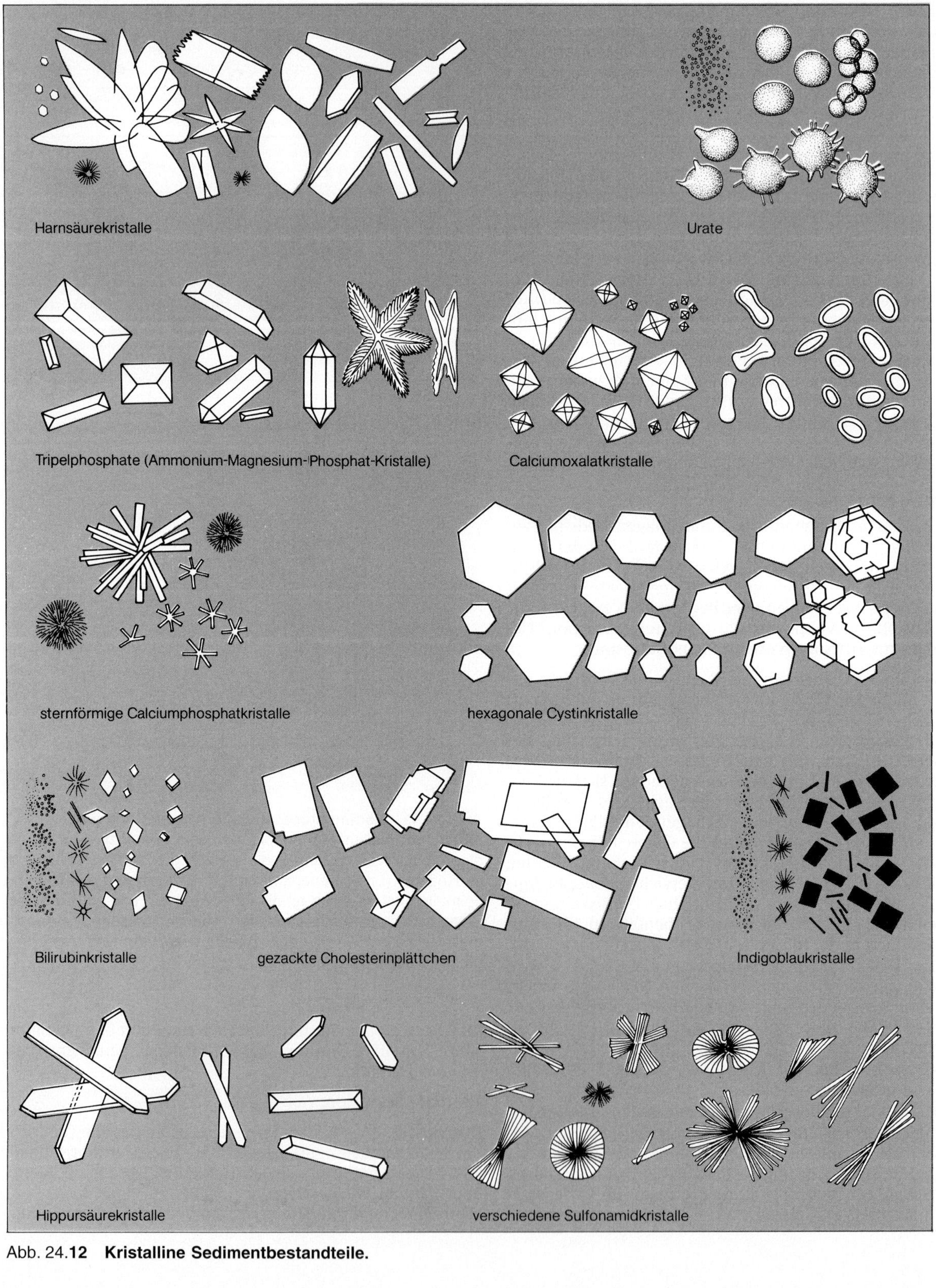


Abb. 24.**12** **Kristalline Sedimentbestandteile.**

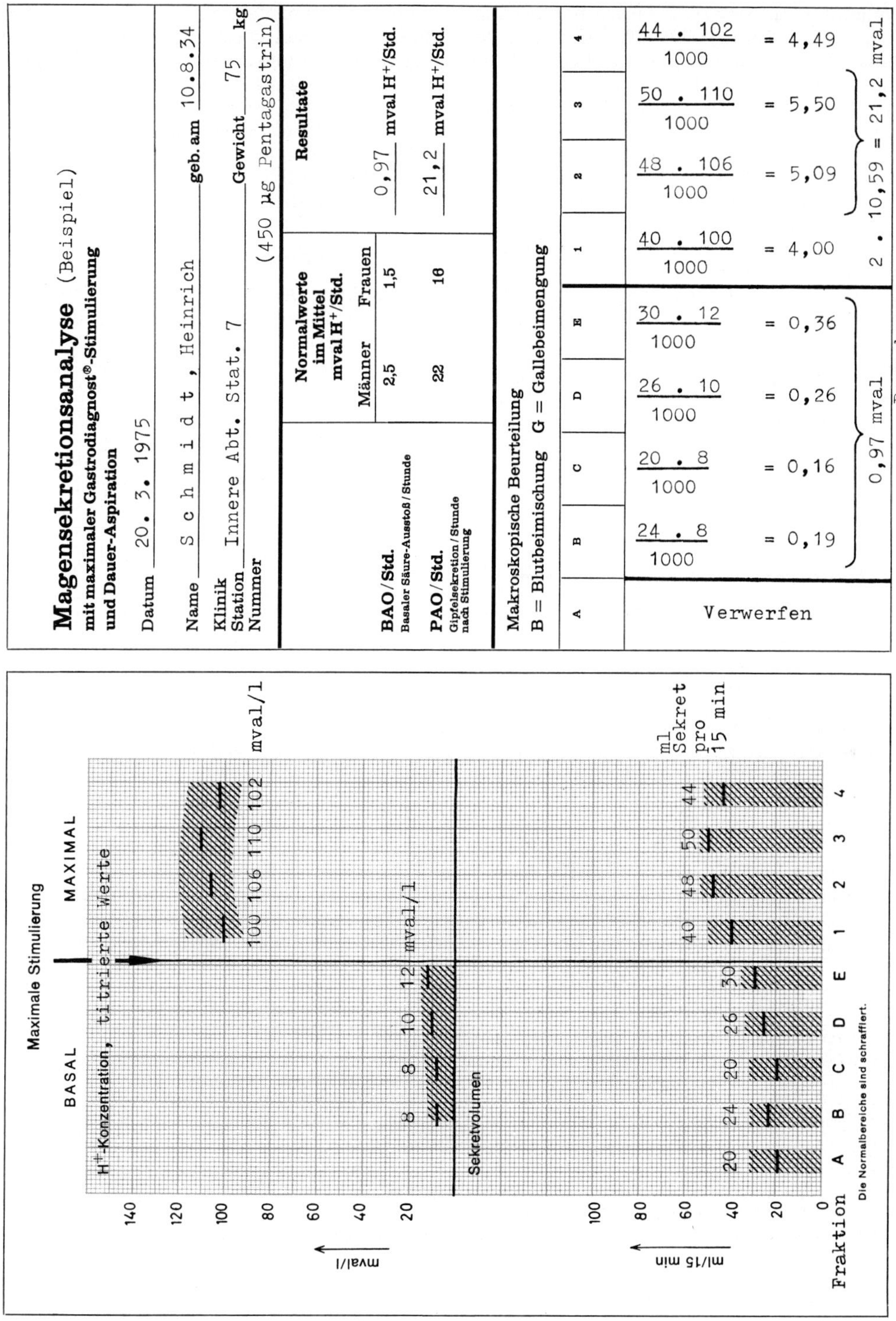


Abb. 24.**13** **Magensekretionsanalyse.**

ger-Ellison-Syndrom (gastrinbildende Zellwucherungen im Pankrasbereich), zumal wenn der BAO 60% oder mehr des (ebenfalls erhöhten) PAO beträgt. PAO: Bei völliger Atrophie der Magenschleimhaut (atrophische Gastritis), d. h. Fehlen der Belegzellen, läßt sich die HCl-Sekretion durch Pentagastrin nicht steigern (PAP-Werte bis < 1). Es ist nach Perniziosa und Magenkarzinom zu fahnden. Bei Ulcus duodeni werden häufig Werte > 40 mmol/Std. gesehen. Bei > 60 mmol/Std. ist ein Zollinger-Ellison-Syndrom wahrscheinlich (bei relativ hohem BAO, s. dort).
Werden nach Magenresektion >25 mmol/Std. gefunden, so spricht das für Ulcus jejuni pepticum.
*Anmerkung.* Die Anwendung von Histamin und Betazol zur Stimulation ist weitgehend zugunsten der von Pentagastrin verlassen.

**Störungen.** Nach der Injektion des Pentagastrins machen sich manchmal leichte Nebenwirkungen wie Übelkeit, krampfartige Leibschmerzen, Kopfschmerzen, Schwächegefühl in den Beinen und vorübergehender Blutdruckabfall bemerkbar.

Typischer und häufiger Fehler des Tests sind zu niedrig bestimmte Sekretionswerte durch Säureverluste infolge ungenügenden Absaugens. Röntgenkontrolle der Sondenlage und ständiges leichtes Hin- und Herbewegen der Sonde um einige Zentimeter während des Absaugens sind nützlich, evtl. auch eine leichte Linkslage. Der während der Untersuchung durch den Reiz besonders reichlich gebildete Mundspeichel soll nicht verschluckt, sondern in eine Schale expektoriert werden.

### 24.5.6 Duodenalsaft

**Allgemeines.** Der Duodenalsaft setzt sich in wechselnder Mischung zusammen aus dem Sekret der Leber, das ist die *Gallenflüssigkeit*, aus dem *Pankreassaft* und aus dem *Sekret der Dünndarmdrüsen*. Hinzu kommen Beimengungen von Magensaft, dessen Säure im allgemeinen neutralisiert ist. Seine goldgelbe Farbe erhält der Duodenalsaft durch die Galle. Der pH-Wert ist leicht alkalisch (7–8,5). Durch Schleimstoffe (Mucine) ist der normalerweise völlig klare Duodenalinhalt leicht fadenziehend.

Tabelle 24.**10** **Makroskopische Stuhluntersuchungen**

| | |
|---|---|
| **Tagesmenge:** weitgehend abhängig von der Nahrungszufuhr, der Resorption, der Wasserrücksorption im Dickdarm und der Darmflora. Beträgt etwa bei ausschließlicher | |
| Kartoffelkost | 600 g/Tag |
| Schwarzbrotkost | 800 g/Tag |
| Eiweißkost | 60 g/Tag |
| Schmidt-Probekost | 250 g/Tag |
| Werden diese Mengen überschritten, so kann das auf eine allgemeine Verdauungsinsuffizienz oder Resorptionsstörung hinweisen | |
| **Geruch:** wird im wesentlichen durch die Eiweißfäulnisprodukte Indol und Skatol bestimmt: | |
| stechend-sauer | Gärungsstuhl, mangelhafte Kohlenhydratverdauung |
| faulig-aashaft | Fäulnisdyspepsie, Teerstuhl |
| jauchig | Gewebezerfall (Tumoren) |
| **Normale Farbe:** hell- bis dunkelbraun durch Stercobilin, wird durch die Nahrung, aber auch durch Medikamente bestimmt: | |
| tonfarben | acholisch (bei Gallengangverschluß) |
| lehmgrau, silberglänzend | Steatorrhö bei Pankreasverschluß, Magen-Kolon- oder Dünn-/Dickdarmfisteln, Gallengangverschluß, Sprue |
| gelbgrün | Dünndarmstühle bei Diarrhö |
| grün | Blattgemüse, Kalomel |
| schwarzbraun/schwarzrot | Blutwurst, Kakao, Brombeeren, Kirschen, Heidelbeeren |
| teerschwarz (Teerstuhl) | Magenbluten und Dünndarmbluten; Wismut-, Kohle-, Eisenpräparate (nur in größerer Menge) |
| blutig | Hämorrhoiden, Blutungen aus dem Dickdarm (Kolitis, Karzinom) |
| **Konsistenz und Form:** weitgehend abhängig von seinem Wassergehalt, normalerweise fest und geformt: | |
| schafkotartig | spastische Obstipation |
| tonig-schmierig-weich | Fettstuhl |
| schaumig, hell | Gärungsdyspepsie |
| weißlich-schaumig-glänzend-voluminös | Sprue |
| schleimig-blutig (-eitrig) | Kolitis, Ruhr, Karzinom (Colitis ulcerosa) |
| schleimig-wäßrig-flockig | Cholera (Reiswasserstuhl) |
| **Reaktion:** ebenfalls weitgehend von der Nahrungszufuhr abhängig, und zwar: | |
| neutral | gemischte Kost |
| sauer | Gärungsdyspepsie (organische Säuren) |
| alkalisch | Fäulnisdyspepsie (Ammoniak) |

Ein Gewebehormon, das *Cholecystokinin*, welches mit dem Pancreozymin offensichtlich identisch ist, regt die Gallenblase zur Kontraktion an. Auch durch orale Gabe von Magnesiumsulfatlösung, Olivenöl oder Eigelb kann man eine Gallenblasenkontraktion und die Ausschüttung einer dunklen Blasengalle provozieren.
Mit dem Pankreassekret werden die wichtigen Verdauungsenzyme Amylase, Lipase, Trypsin und Chymotrypsin in den Darm abgesondert, mit der Galle die Gallensäuren.

**Gewinnung des Duodenalsaftes.** Der Duodenalsaft wird in ähnlicher Weise wie der Magensaft mittels einer Sonde gewonnen, die unter Hochlagerung des Beckens und rechter Seitenlage des Patienten bis zur Marke 65–76 cm langsam geschluckt wird. Man läßt das gelbliche Sekret etwa eine Stunde lang in mehrere Gläser abfließen und prüft mittels Kongopapier oder Universalindikatorpapier, ob keine Magensäure beigemengt ist. Dann kann eine Kontraktion der Gallenblase durch Einspritzen von 20 ml angewärmten Olivenöls oder 40 ml einer 20- bis 30%igen Magnesiumsulfatlösung (200–300 g/l) versucht werden. Auch 1 ml Hypophysin, intramuskulär gegeben, kann zum Erfolg führen: Bei intakter Gallenblasenfunktion entleert sich nach einiger Zeit dunkelbraune, sehr visköse Blasengalle.

**Untersuchungen.** Mikroskopisch werden Lamblien und Leukozyten gesucht. Durch Kultur in Nährmedium wird nach Bakterien gefahndet (z. B. Typhus). Dafür müssen sterile Röhrchen verwendet werden. Erniedrigte Enzymwerte können auf Pankrasunterfunktion deuten.

### 24.5.7 Stuhluntersuchungen

**Allgemeines.** Wichtige Stuhlbestandteile sind Nahrungsreste, Epithelien, Bakterien, Calcium und Phosphat.
Wichtige *Stuhluntersuchungen* sind die

- makroskopischen (Menge, Geruch, Form, Farbe, Konsistenz, Reaktion, Würmer bzw. Wurmteile; Tab. 24.**10**);
- mikroskopischen (Nahrungsreste, Wurmeier);
- bakteriologischen und virologischen;
- chemischen Untersuchungen (Blut, Stercobilin, Bilirubin, Albumin).

In Speziallaboratorien können auch weitere Bestandteile bestimmt werden (Trypsin, Chymotrypsin, Fett – alle quantitativ).
Mit verhältnismäßig einfachen Mitteln lassen sich Blut, Würmer bzw. Wurmbestandteile makroskopisch und Wurmeier mikroskopisch nachweisen, ferner *Blut mittels eines Schnelltests* (siehe Tab. 24.**10**).

**Ausführung.** Einen dünnen Stuhlausstrich auf einem abgerissenen Quadrat des Prüfblättchens herstellen. 1 Testtablette zur Hälfte auf den Stuhlausstrich legen, auf die Tablettenoberfläche zunächst einen, nach 5–10 Sekunden einen weiteren Tropfen Wasser träufeln. Nach 2 Minuten Farbring um die Tablette auf dem Prüfblättchen ablesen.

**Beurteilung.** Positiv: blauer Farbring, negativ: keine Färbung. Die Schnelligkeit der Farbentwicklung steht in Relation zur Blutmenge.

**Blutnachweis mittels Haemoccult- und Hemo-FEC-Briefchen.** Ein Nachteil des vorher beschriebenen Bluttests ist, daß infolge seiner relativ hohen Empfindlichkeit auch aus der Nahrung oder aus geringfügigeren Blutungen stammendes Blut (Zahnfleischbluten usw.) nachgewiesen wird. Mit den unempfindlicher reagierenden Haemoccult- und Hemo-FEC-Briefchen, denen eine Guajakoloxidation zugrunde liegt, werden erst Blutmengen ab 2 ml pro 100 g Stuhl angezeigt, die aus tieferen Darmabschnitten stammen. Solche Mengen werden sehr häufig durch Karzinome, Polypen, Ulzera, Divertikel u. a. m. der unteren Darmregionen dem Darminhalt beigemengt, und sie erleichtern somit deren Diagnostik.
Blaufärbung bedeutet: positiver Blutnachweis.

### 24.5.8 Sputum

Das Sputum besteht aus den Sekreten der Tracheal- und Bronchialdrüsen, den Exkreten des gesamten Respirationstraktes, den Zellen und dem Speichel. 85–95% sind Wasser, der Rest Eiweiß, Fibrin, Glykoproteide, Lipide, $\alpha$-Amylase und anorganische Substanzen (Na, K, Cl, Ca, Phosphat, Bicarbonat). Wichtige Sputumuntersuchungen sind:

- makroskopische (Menge, Geruch, Farbe, Konsistenz, Schichtung) (Tab. 24.**11**);
- mikrokopische (Ausstrich, elastische Fasern, Eosinophile, Herzfehlerzellen, Tuberkelbakterien, Diphtheriebakterien, Pilze) und
- bakteriologische Untersuchungen (Kultur).

### 24.5.9 Punktate

Zu Punktaten zählen Körperflüssigkeiten aus dem Pleuraraum, dem Herzbeutel, dem Bauchraum und den Gelenken. Man unterscheidet *Exsudate* und *Transsudate*. Ihre für die Praxis wichtigen differentialdiagnostischen Kriterien zeigt Tab. 24.**12**. Das spezifische Gewicht kann mit dem Urometer (s. Abb. 24.**16**) gemessen werden; evtl. kann man es durch Wägen eines genau abgemessenen Volumens feststellen.

Tabelle 24.**11** **Makroskopische Sputumuntersuchungen**

| | | |
|---|---|---|
| Menge | – wenig<br>– viel | – physiologisch<br>– Bronchiektasen, Zystenlunge, Kavernen, Abszesse |
| Geruch | – unauffällig<br>– faulig | – physiologisch<br>– Zerfallsprozesse (Abszesse, Kavernen, Gangrän) |
| Farbe | – wasserklar-weißlich<br>– gelbgrün<br>– grünlich<br>– schwarz<br>– dunkelrot<br>– rotbraun<br>– himbeergeleeartig | – physiologisch<br>– eitrig<br>– eitrig, gleichzeitig Ikterus<br>– Kohlenstaubinhalation<br>– Hämoptoe<br>– pneumonisches Lösungsstadium<br>– typisch bei Bronchialkarzinom |
| Konsistenz | – wäßrig<br>– zäh<br>– schaumig (oft hellrot)<br>– schleimig<br>– eitrig<br>– serös | – physiologisch<br>– Asthma bronchiale<br>– Lungenödem<br>– Bronchitis<br>– eitrige Bronchitis, Bronchopneumonie, Tbc<br>– seröse Bronchitis |
| Schichtung (im Spitzglas) 24-Stunden-Menge | – zweischichtig (serös/eitrig)<br>– dreischichtig (schaumig/serös/eitrig) | – Lungenabszeß<br>– Bronchiektasen, Lungengangrän, eitrige Bronchitis |

Tabelle 24.**12** **Punktatdifferenzierung**

| | Transsudat | Exsudat |
|---|---|---|
| Aussehen | klar | getrübt (serös) |
| Farbe | hellgelb | hellgelb-grünlich, blutig, eitrig, jauchig oder alle Übergänge |
| Spezifisches Gewicht | 1,005–1,015 | über 1,018 |
| Gesamteiweiß | unter 25 g/l = | über 30 g/l = |
| Rivalta-Probe | ∅ | + (Trübung in verd. Essigsäure) |
| Vorkommen | bei Stauungen (z. B. Herzinsuffizienz, Niereninsuffizienz) | bei Entzündungen, Tumoren |

## 24.6 Teststreifen

Zu den photometrischen Bestimmungen sind die qualitativen und halbquantitativen Bestimmungen mittels *Teststreifen* und *Testtabletten* (Tab. 24.**13**) zu zählen. Teststreifen haben als Grundlage saugfähige Filterpapierstreifen, die mit Reagenzien in Trockenform für einen bestimmten Nachweis imprägniert sind. Taucht man den Streifen in eine Probe, die den nachzuweisenden Stoff enthält, so verfärbt er sich mehr oder weniger stark (S. 652 ff.). *Mehrfachteststreifen* tragen auf einer festen Unterlage bis zu neun solcher Filterstückchen; mit ihnen kann durch einmaliges Eintauchen auf das Vorhandensein mehrerer Stoffe geschlossen werden.

Um den möglichsten subjektiven Fehler bei der Beurteilung der Verfärbung auszuschalten, sind zur Auswertung einiger Blut- und Urinteststreifen *Kleinphotometer* entwickelt worden.

Die einfache Anwendungstechnik kann leicht dazu führen, daß grobe diagnostische Fehler unterlaufen. Folgende acht *Grundregeln* sollten daher *beim Umgang mit Teststreifen* beachtet werden:

1. Aufbewahrung nach Vorschrift, trocken, nicht zu warm, zum Teil Kühlschrank vorgeschrieben; Verantwortlichen benennen.
2. Haltbarkeitsdatum streng beachten, vor allem bei enzymhaltigen Teststreifen.
3. Gefäß zur Entnahme des Streifens nur kurzfristig öffnen.
4. Teststreifen vor Verwendung auf 20–25 °C bringen; Fehlanzeige bei kälterer und wärmerer Streifentemperatur.
5. Reaktionszonen nicht mit den Fingern berühren.
6. Nicht zu wenig oder zu viel Probenmaterial auf die Reaktionszonen bringen; zu schwacher Testausfall bzw. Verlaufen der Farbe können resultieren.
7. Reaktionszeit akkurat einhalten.
8. Beurteilung des Reaktionsausfalls bei sehr hellem Tages- oder Neonlicht.

Tabelle 24.**13** **Teststreifen, Testtabletten** (Auswahl)

| | | |
|---|---|---|
| Bilugen-Test | Urin | – Bilirubin, Urobilinogen |
| Clinistix | Urin | – Glucose |
| Combur-9-Test | Urin | – Nitrit, pH, Eiweiß, Glucose, Ketonkörper, Urobilinogen, Bilirubin, Blut, Leukozyten |
| C-Stix | Urin | – Ascorbinsäure |
| Cytur-Test | Urin | – Leukozyten |
| Diabur-Test 500 | Urin | – Glucose |
| Glukotest | Urin | – Glucose |
| Haemoccult (Briefchen) | Stuhl | – Blut, Hämoglobin |
| Haemo-Glukotest 20-800 | Blut | – Glucose im Blut |
| Heglostix | Urin | – Blut im Urin |
| Ketodiabur | Urin | – Glucose, Ketonkörper |
| Ketodiastix | Urin | – Glucose, Ketonkörper |
| Meconium (BM-Test) | Mekonium | – Albumin |
| Merckognost | Serum | – Harnstoff |
| Nitur-Test | Urin | – Nitrit |
| Multistix | Urin | – pH, Eiweiß, Glucose, Ketonkörper, Bilirubin, Blut, Urobilinogen |
| Phenistix | Urin | – Phenylbrenztraubensäure (Hydroxyphenyl-BTS u. a.) |
| Rapignost Amylase | Urin | – Amylase |
| Rapignost-total-Screen | Urin | – Bilirubin, Urobilinogen, Ketonkörper, Ascorbinsäure, Glucose, Protein, Blut, pH, Nitrit |
| Sangur-Test | Urin | – Blut, Hämoglobin |
| Ugen-Test | Urin | – Urobilinogen |

## 24.7 Allgemeines Laborinstrumentarium

Zahlreiche kleinere, zum Teil universell verwendbare Hilfsmittel ergänzen das Instrumentarium des klinisch-chemischen und hämatologischen Labors. Es sind zu nennen:

- Laborgefäße (Abb. 24.**14**),
- Dosiergeräte (Abb. 24.**15**),
- Kleingeräte (Abb. 24.**16**).

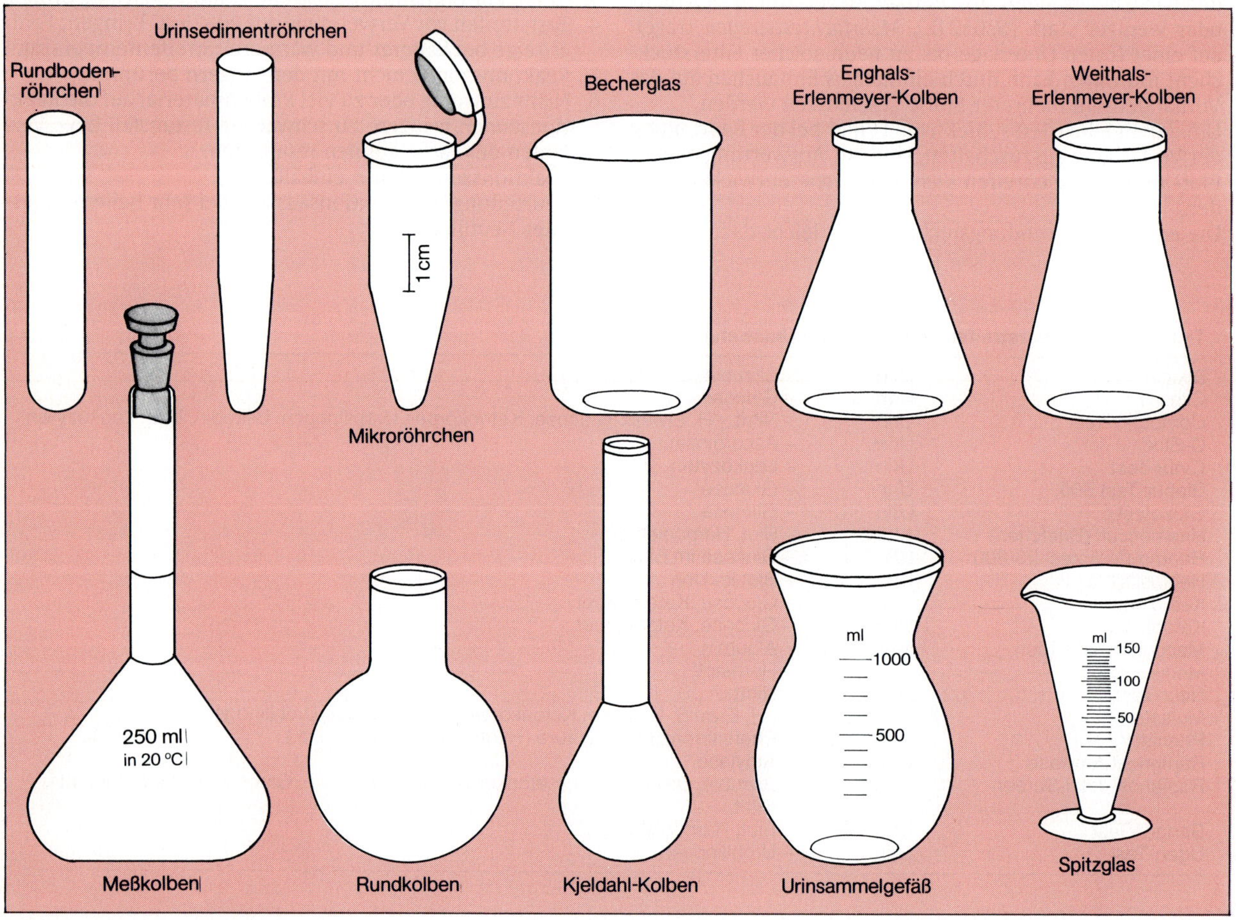


Abb. 24.**14** **Laborgefäße.**

Abb. 24.**15** **Dosiergeräte.** **a** Leukozytenpipette, **b** Erythrozytenpipette, **c** Pasteur-Pipette, **d** Vollpipette, **e** Meßpipette, **f** Bürette, **g** Kolbenpipette, **h** Kapillare, **i** Blutkörperchensenkungsapparat. ▶

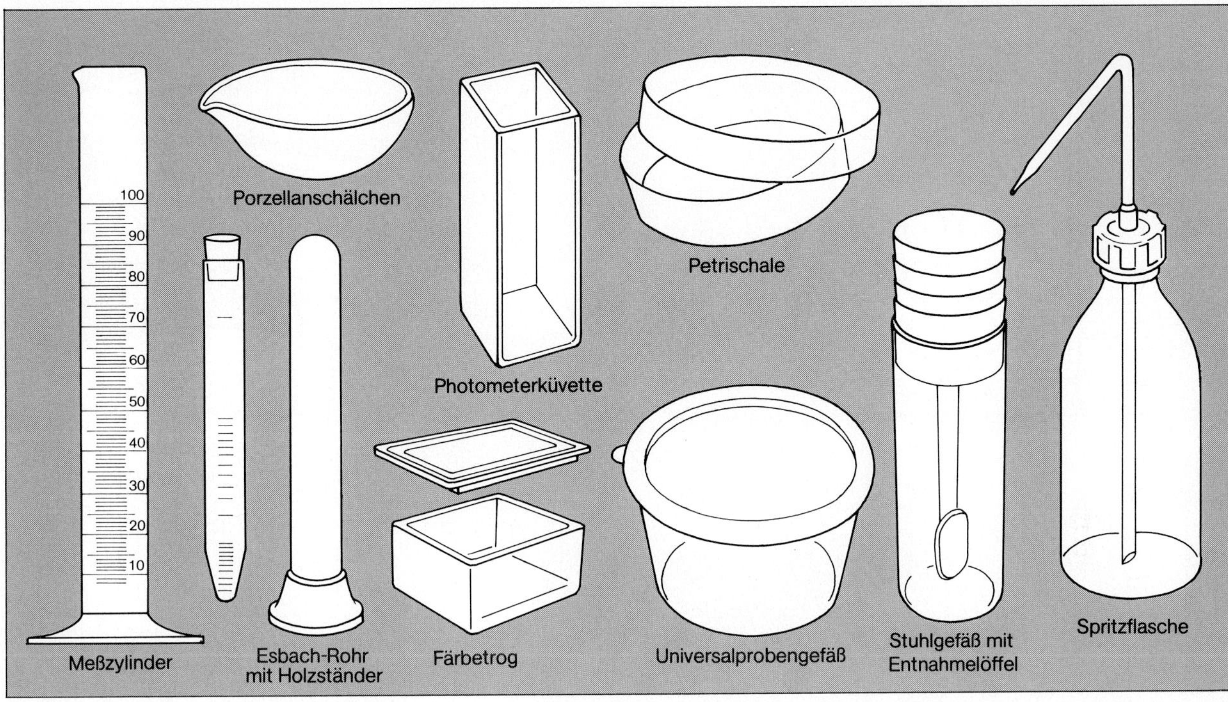


Fortsetzung Abb. 24.**14** **Laborgefäße.**

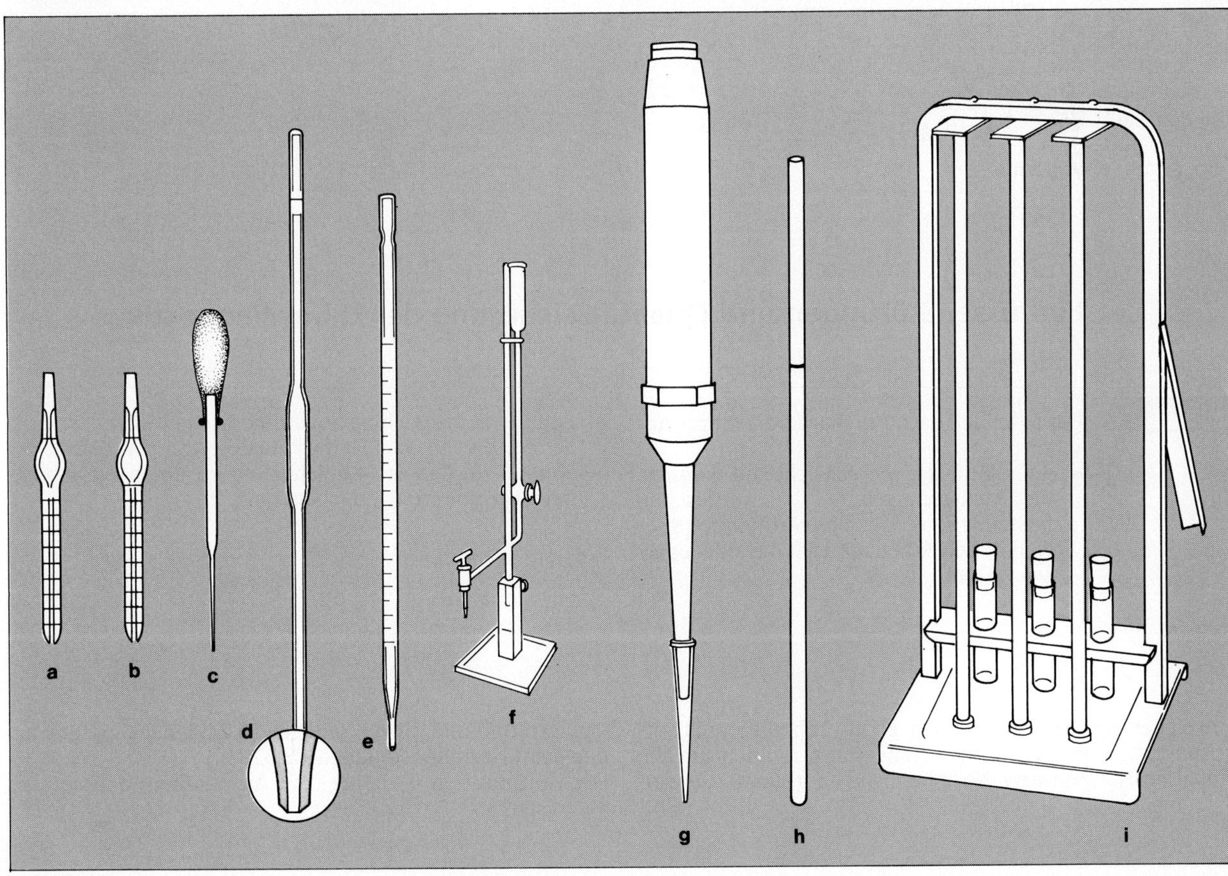


Abb. 24.**15**

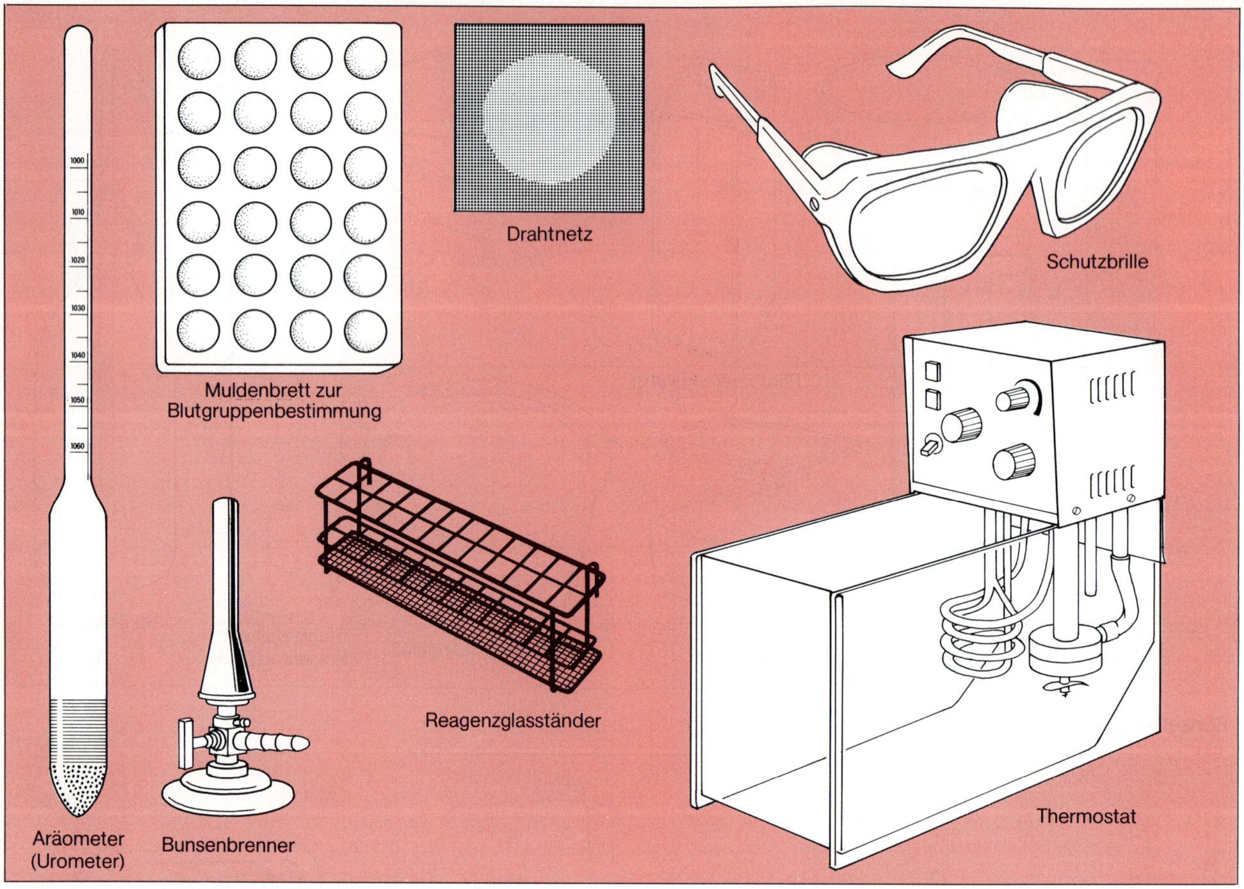


Abb. 24.**16** **Kleingeräte.**

## 24.8 Einflüsse, Störungen und Qualitätssicherung der Labordiagnostik

**Lernziel**

Der Leser soll nach Durcharbeiten dieses Abschnitts

- jene Einflüsse berücksichtigen können, die Analysenergebnisse zu verfälschen imstande sind und deren Auffindung speziell in den Arbeitsbereich des Pflegepersonals fällt;
- Einblick in die wichtigsten methodischen Störungen erhalten, die im Laufe eines Analysenganges auftreten können, so daß er Möglichkeiten zu deren Erfassung bzw. Verhinderung angeben kann.

Um sicher beurteilen zu können, ob ein Laborergebnis aufgrund krankhafter Einflüsse verändert ist, müssen für alle Analysen Normen bzw. Normbereiche an gesunden Personen ermittelt und, soweit möglich, in Zahlen festgelegt worden sein (Normbereichtabelle S. 678 ff.).
Der Normbereich ist heute (mit Ausnahmen) definiert als

Mittelwert mit einer statistisch berechneten Abweichung nach oben und nach unten, der sog. doppelten Standardabweichung, in welcher physiologische und methodische Streuungen enthalten sind (z. B. Glucose im Serum: 80 ± 20 mg/dl = 4,44 ± 1,11 mmol/l).
Wie im folgenden gezeigt wird, haben äußere und physiologische Bedingungen zum Teil erhebliche Abweichungen zur Folge, die natürlicherweise nicht als krankhaft zu bewerten sind.
Außerdem werden Analysenergebnisse durch mancherlei diagnostische und therapeutische Maßnahmen sowie durch Fehler bei der Probenentnahme und Probenbehandlung verfälscht. Ganz besonders nachteilig wirken sich grobe Fehler aus, die, meist durch Unachtsamkeit, während des gesamten Ablaufs vorkommen können, wie Probenverwechslungen u. a. m.
Folgende Einflüsse bzw. Störungen sind somit bei der Bewertung von Laborergebnissen in Betracht zu ziehen. Sie sind in solche unterteilbar, die überwiegend

- am Patienten,
- an der Probe und
- im Analysengang

wirksam werden, wodurch letztlich immer das Untersuchungsergebnis betroffen ist.

## 24.8.1 Einflüsse am Patienten

### 24.8.1.1 Alter

Das neugeborene Kind besitzt Organfunktionen, die an das fetale Leben angepaßt waren. Die Umstellung, die in den ersten Lebenswochen erfolgt, hat verständlicherweise starke Veränderungen zur Folge, die sich im Blut usw. widerspiegeln. So sinkt durch den Abbau der fetalen Erythrozyten deren Zahl ganz erheblich ab, infolgedessen auch der Hämatokrit- und Hämoglobinwert. Durch Hämoglobinabbau entsteht in zunehmendem Maße Bilirubin, dessen zum Teil starker Anstieg im Blut also als physiologisch zu betrachten ist. Es sinkt die Zahl der Leukozyten und die Aktivität bestimmter Enzyme im Blut. Auch die Reifung von Organfunktionen schlägt sich durch Veränderungen nieder, z. B. in verbesserten Exkretionsfunktionen von Leber und Niere (Bilirubin-, Bromsulfophthalein-, Phenolrotausscheidung).
Die Normbereiche vieler in Blut, Urin, Liquor u. a. bestimmter Stoffe im Säuglings- und Kindesalter weisen im allgemeinen erhebliche Unterschiede zu denen Erwachsener auf. Das liegt zum Teil in noch mangelhafter Anpassung an die Umwelt begründet (Immunglobuline), zum Teil an dem noch ablaufenden Wachstum (Phosphat, alkalische Phosphatase usw.), zum Teil in der geschlechtlichen und sonstigen körperlichen Unreife bzw. der pubertären Umstellung (17-Ketosteroide, Kreatin/Kreatinin u. a.m.).
Normbereiche verändern sich aber auch mit zunehmendem Alter des Erwachsenen. So steigen in höherem Lebensalter das Cholesterin und die freien Fettsäuren an, bei der Frau im Klimakterium die Gonadotropine, während andere Hormone und Hormonabkömmlinge, wie z. B. die 17-Ketosteroide, Testosteron und Östrogene, weniger werden, ebenso die Immunglobuline, die Sauerstoffsättigung des Blutes u. a. m.

### 24.8.1.2 Geschlecht

Zahlreiche Geschlechtsunterschiede haben ihren Ursprung im unterschiedlichen Körpergewicht, vor allem in einer unterschiedlichen Muskelmasse, ferner im hormonellen Bereich und in dadurch hervorgerufenen Stoffwechselunterschieden.
Geschlechtsunterschiede (Normbereichtabelle S. 678 ff.) sind bekannt und geläufig für

- Harnsäure,
- Kreatinin,
- Transaminasen,
- $\gamma$-GT, GLDH,
- LAP,
- Eisen,
- Kupfer,
- Erythrozyten,
- Hämoglobin,
- Hämatokrit,
- Magensäuresekretion,
- Geschlechtshormone,
- 17-Ketosteroide,
- $\alpha_2$-Makroglobulin,
- Immunglobulin M u. a. m.

Außer für Kupfer und die beiden letztgenannten Globuline werden beim Mann höhere Konzentrationen dieser Stoffe gefunden. Bestimmte Geschlechtshormone sind natürlich spezifisch verschieden.

### 24.8.1.3 Menstruationszyklus

In welcher Weise die regulierenden Geschlechtshormone während des Menstruationszyklus der Frau zu- und abnehmen, zeigt Abb. 24.**17**.

### 24.8.1.4 Gravidität

Hormonelle Umstellungen und höhere Stoffwechselbelastungen während der Schwangerschaft haben erhöhte Normalwerte zur Folge. Betroffen sind die gonadotropen Hormone FSH und LH, die Östrogene, das Progesteron und dessen Abbauprodukte, die Schilddrüsenhormone, also auch das proteingebundene Jod, die Nebennierenrindenhormone und eine Reihe von Transportproteinen (Eiweißkörper) im Plasma wie das Transcortin (Cortisoltransport), das Coeruloplasmin (Kupfertransport), das thyroxinbindende Globulin (Thyroxintransport) und das Transferrin (Eisentransport). Das Serumeisen nimmt ab.

### 24.8.1.5 Körpergewicht, Körperoberfläche

Hohes Körpergewicht kann einmal durch besonders stark ausgebildete Muskulatur, zum anderen durch Fettleibigkeit bedingt sein. Ersteres führt zu erhöhtem Kreatininphosphatumsatz mit vermehrter Kreatininausscheidung; letztere geht oft mit erhöhten Neutralfett-(Triglycerid-), manchmal auch erhöhten Insulinwerten im Blut einher. Clearance-Werte (Nierenfunktionsuntersuchungen) werden auf die Körperoberfläche bezogen; beide korrelieren miteinander.

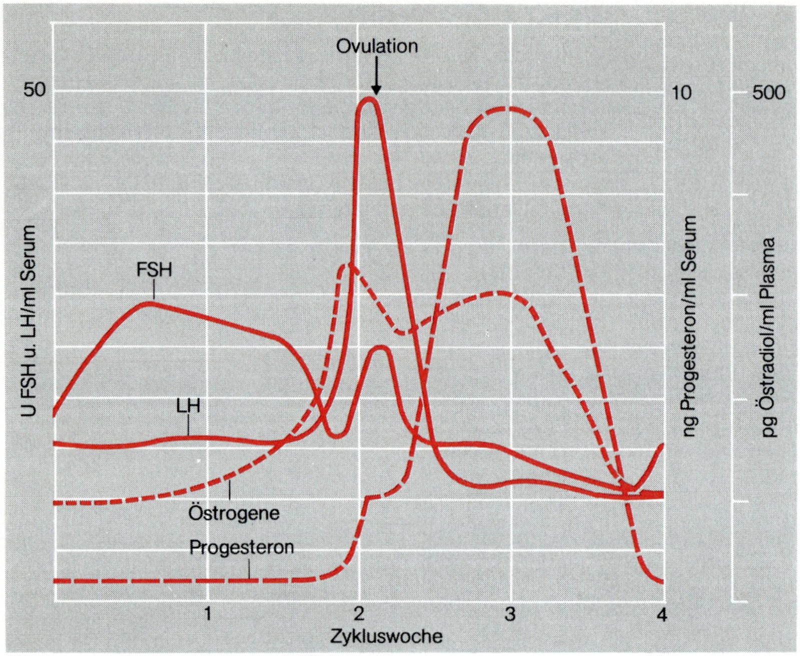


Abb. 24.**17** **Sexualhormone und gonadotrope Hormone im Verlauf eines Zyklus** (nach Taymor).

## 24.8.1.6 Ernährung

Wie überkalorische Nahrungsaufnahme über Fettleibigkeit zu Veränderungen (s. o.) führen kann, so haben auch andere Ernährungs- bzw. Diätformen typische Folgen.

Bekannt ist, daß die Serumharnstoffkonzentration und ebenso die Harnstoffausscheidung mit der Eiweißzufuhr erheblich ansteigen (S. 786). Ähnliches gilt für die Harnsäurekonzentration und -ausscheidung in Abhängigkeit von der Purinaufnahme (Abb. 24.**18**; Purine sind überwiegend in den Zellkernen vorkommende, harnsäurebildende Substanzen wie DNS und RNS). Aus diesem Grunde wird zur Senkung des Blutharnsäurespiegels empfohlen, zellkernreiche Kost, d. h. viele Fleischsorten zu meiden. Vollständiges Fasten führt infolge vermehrten Abbaus körpereigener Zellen regelmäßig zu starkem Anstieg der Serumharnsäure (bis zu 20 mg/dl), deren fortlaufende Bestimmung sogar zur Kontrolle des Einhaltes des Fastens geeignet sein kann.

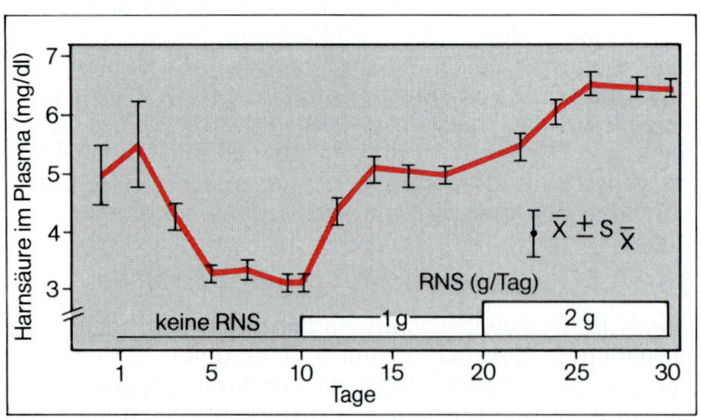


Abb. 24.**18** **Verhalten der Plasmaharnsäure unter purinarmer isokalorischer Formeldiät bzw. zeitweiser Zulage von Ribonucleinsäure zu dieser Diät** (aus N. Zöllner, A. Griebsch, W. Gröbner: In Lang, H., u. a.: Optimierung der Diagnostik. Springer, Berlin 1973).

Während einer mehr- bis vieltägigen Fastperiode werden ferner regelmäßig vermehrt freie Fettsäuren und Ketonkörper (sog. Hungeraceton) gebildet, die letzteren auch vermehrt ausgeschieden (Urin). Die Neutralfette im Blut nehmen in stärkerem Maße, das Cholesterin nimmt in geringem Maße und später ab. Etwa ab dem dritten Tag sinkt auch der Nüchternblutzucker, und der Glucosetoleranztest ergibt niedrigere Blutzuckerwerte.

Kohlenhydratmast hat regelmäßig eine Steigerung der Neutralfettwerte im Blut zur Folge.

Infolge des hohen Basengehalts von Obst und Gemüse erreicht der pH-Wert des Urins bei vegetarischer Kost meist leicht alkalische Werte. Bei reichlicher Milchernährung werden besonders viel Calcium und Phosphat ausgeschieden.

## 24.8.1.7 Mahlzeiten, Getränke

Im allgemeinen gilt, daß ein Patient, dem eine Blutprobe entnommen werden soll, nüchtern zu bleiben hat. In der Tat findet man manche Parameter nach Nahrungsaufnahme verändert. Am bekanntesten ist, daß die Blutglucose nach kohlenhydrathaltigen Mahlzeiten steigt. Fahndet man mittels Glucoseteststreifen nach Diabetes, so prüft man den Urin günstigerweise 1–2 Stunden nach einer Mahlzeit. Bei Stoffwechselgesunden wird, im Gegensatz zu Diabetikern, die sog. Nierenschwelle, das ist die Blutglucosekonzentration, bei der die Niere für Glucose durchlässig wird und Zukker im Urin erscheint (ca. 160 mg/dl = 8,8 mmol/l), nur bei sehr hoher Kohlenhydrataufnahme erreicht.

So führt z. B. exzessiver Biergenuß zu entsprechender Polyurie und, wegen der hohen Maltoseaufnahme (Malzzukker wird im Darm in Traubenzucker umgewandelt), häufig auch zu Glucoseausscheidung. Da Polyurie und Glukosurie Kardinalsymptome des Diabetes mellitus sind, unterläuft es unerfahrenen medizinisch Ausgebildeten immer wieder einmal, daß der Verdacht auf Diabetes geäußert wird, der in diesem Falle natürlich unbegründet ist.

Fettreiche Mahlzeiten können noch nach vielen Stunden zu erhöhten Neutralfett- und Fettsäurewerten im Blut führen und sollten, selbst am Abend vor der Untersuchung, ausgeschlossen sein. Neutralfette in Form von Chylomikronen (feinst verteilte Fetttröpfchen) trüben das Serum (im Extremfall bis zum milchigen Aussehen) und können demzufolge zu Störungen einiger photometrischer Analysen führen, so der Gesamteiweiß-, der Hämoglobin-, der Bilirubin-, der Bromsulfophthaleinbestimmung und mancher Enzymbestimmungen.

Bei fortlaufenden Kaliumbestimmungen findet man im Verlauf eines Tages, selbst bei ein und demselben gesunden Probanden, Schwankungen um ca. 0,6 mmol/l. Dem liegen physiologische Schwankungen, aber auch Probenentnahme- und Probenbehandlungsstörungen zugrunde. Die physiologischen Schwankungen können möglicherweise vorausgegangenen Mahlzeiten zugeordnet werden, die zur Insulinsekretion und zur darauf folgenden typischen Kaliumabnahme führen (Abb. 24.**19**).

Nach einer größeren Mahlzeit können die sog. Verdauungsalkalose und Phosphatanstieg beobachtet werden. Umstritten ist die Verdauungsleukozytose.

Nur unmaßgeblich werden folgende Parameter im Blut durch ein kleines Frühstück verändert: Bicarbonat, BSG, Calcium, Coeruloplasmin, Chlorid, Cholinesterase, alkalische und saure Phosphatase, Natrium, α-Amylase, Gesamteiweiß, Transaminasen, Harnsäure, Harnstoff, Kreatinin, LAP.

In diesem Zusammenhang sind auch bestimmte Urinveränderungen zu nennen, wie die Polyurie nach reichlichem Trinken, Spargel-, Kaffee- bzw. Knoblauchgeruch nach entsprechender Einnahme, Rotfärbung nach Genuß von roten Beten. Der Spargelgeruch beruht auf ausgeschiedenem Methylmercaptan. Die Rotfärbung nach roten Beten ist eine Ausnahme bei wenigen Individuen, die aufgrund einer Genvariante den Farbstoff nicht abzubauen vermögen.

Mehr noch als im Urin geben sich durch eine bestimmte Diät bedingte Besonderheiten im Stuhl zu erkennen. Zu nennen sind schwärzliche bzw. dunkle Verfärbungen nach Genuß von Brombeeren, Heidelbeeren, Kirschen, Grünkohl, Kakao, Blutwurst. Die Stuhlmenge hängt wesentlich vom Genuß zellulosereicher Gemüse und Früchte ab.

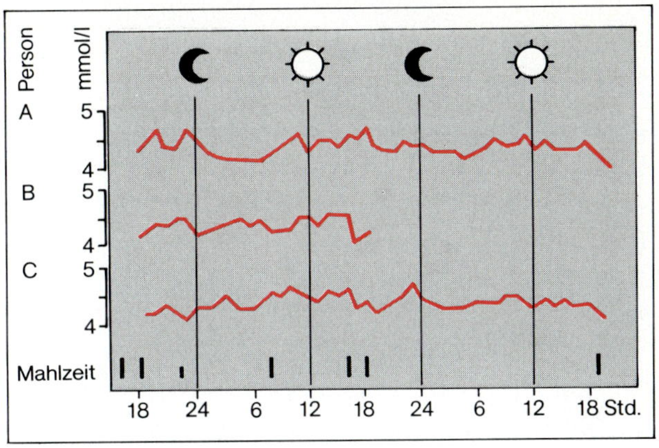


Abb. 24.**19** **Tagesschwankungen von Plasmakalium bei drei Gesunden.**

### 24.8.1.8 Alkohol

Größerer ständiger Alkoholkonsum ist anamnestisch oft schwer zu ergründen. Er führt etwa ab 80 g durchschnittlich täglich aufgenommener Menge häufig, ab 160 g immer zur Fettleber, die später oft in eine Zirrhose übergeht. Im Blut rangieren demzufolge verschiedene Werte nicht mehr im Normbereich. So erscheinen bestimmte Lipoproteine und die Triglyceride zum Teil stark erhöht. Oft sieht man einen leichten bis mittleren Anstieg der Transaminasen (GOT und GPT), der γ-GT, der Cholinesterase und der GLDH; der Bromthaleintest fällt pathologisch aus, und das Plasmamagnesium ist häufig vermindert, ferner sind MCV und IgA erhöht.

### 24.8.1.9 Tagesrhythmus

Während der 24 Stunden des Tages nehmen die Konzentrationen mancher Stoffe in typischer Weise ab und wieder zu (zirkadianer Rhythmus), so daß die Zeit der Blutentnahme keineswegs in jedem Falle gleichgültig ist. Abb. 24.**19** gibt z. B. Tagesschwankungen des Plasmakaliums wieder. Die Hormone ACTH (adrenokortikotropes = nebennierenrindenstimulierendes Hormon) und das durch die Wirkung des ACTH vermehrt ins Blut ausgeschüttete Cortisol werden hauptsächlich in den frühen Morgenstunden sezerniert. Demzufolge findet man morgens hohe, im Verlauf des Tages abnehmende und gegen Mitternacht sehr niedrige Plasmacortisolwerte (S. 683). Da Cortisol nun seinerseits zur Verminderung der Eosinophilen im Blut führt, weist deren Zahl eine entgegengesetzte Tagesschwankung auf (Abb. 24.**20**). Der Plasmaspiegel des Wachstumshormons zeigt außer einer Abhängigkeit vom Insulin Schwankungen mit Werten, die nachts zwischen 22 und 3 Uhr das Zwei- bis Dreifache der Tageswerte betragen. Die Serumharnsäure liegt dagegen des Nachts tiefer als tagsüber.

Das Serumeisen hat morgens gegen 8 Uhr ein Konzentrationsmaximum, abends gegen 20 Uhr ein Minimum. Kreatinin wird nachts gegen 2 Uhr im Serum am höchsten gefun-

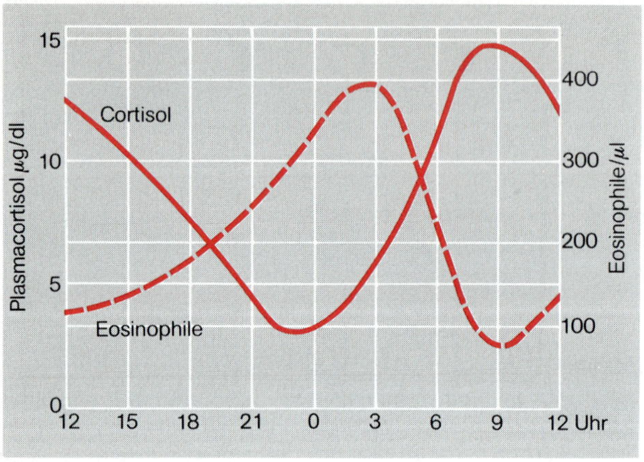


Abb. 24.**20** **Tagesrhythmus des Plasmacortisols und der Eosinophilen im Blut.**

den. Das organische Phosphat zeigt, nach einem Maximum gegen 3 Uhr nachts, starken Abfall bis 11 Uhr vormittags, der bis zu 1,5 mg/dl (≈ 0,5 mmol/l) betragen kann. Auch das Serumprotein weist bei fortlaufender Messung am liegenden Patienten Schwankungen auf; die Konzentration liegt gegen Mittag bis kurz nach Mittag am niedrigsten. Demgegenüber wird Urobilinogen im Urin zu dieser Zeit am ehesten positiv gefunden.

In Abb. 24.**21** sind Tagesschwankungen von acht Parametern wiedergegeben, die Stamm an 24 jungen liegenden nüchternen Männern ermittelt hat.

### 24.8.1.10 Körperlage

Im Bereich der Kapillaren findet der Stoffaustausch des Körpers statt. An dieser Stelle wird durch den Blutdruck eiweißarmes Blutwasser mitsamt kleinmolekularen Stoffen (Nährstoffe, Mineralien u. a. m) in den sog. interstitiellen (dazwischenliegenden) Raum abgepreßt. Blutkörperchen, Eiweiße und andere großmolekulare, aber auch eiweißgebundene Stoffe (wie Calcium) werden durch die „zu kleinen Poren" der Kapillarwand (Ultrafilter) zurückgehalten (Abb. 24.**22**). Aus dem Interstitium erhalten die Zellen der Gewebe ihren Nachschub und geben Schlackenstoffe usw. in diesen Raum ab. Am venösen Kapillarende bewegt sich interstitielle Flüssigkeit infolge des überwiegenden kolloidosmotischen Druckes in die Kapillaren zurück.

Im aufrechten Zustand erhöht sich nun, vor allem in den unteren Körperpartien, der orthostatische Druck in den Gefäßen, wodurch vermehrt Flüssigkeit in das Interstitium abgepreßt wird. Man könnte dieses „Mehr" als physiologisches Ödem bezeichnen. Es führt durch „Eindickung" zu vermindertem Blutvolumen und einem Anstieg aller nicht kapillarpermeablen (lat.: permeare = hindurchtreten) Stoffe. Diese Veränderungen machen immerhin 8–15% aus und laufen deutlich meßbar innerhalb von 10–20 Minuten ab (Abb. 24.**23**).

Dementsprechend werden folgende Werte nach dem Wechsel vom Liegen zum Stehen um diesen Betrag erhöht gefunden:

- Blutkörperchen samt Inhalt, also
  - Erythrozyten,
  - Leukozyten,
  - Hämoglobin,
  - Hämatokrit;
- Eiweißkörper, also
  - Gesamteiweiß,
  - Enzyme,
  - Albumin,
  - Immunglobulin;
- proteingebundene Stoffe, wie z. B.
  - Calcium,
  - Eisen,
  - Kupfer,
  - Cholesterin,
  - Neutralfette.

Nach Hinlegen nehmen die Werte bei den obengenannten Untersuchungen, entsprechend der Zunahme des Blutvolumens, ebenso schnell wieder ab. Die Unterschiede werden sogar schon beim Wechsel von sitzender zu liegender Position sichtbar. Bei Patienten mit Ödemneigung erscheinen sie noch stärker ausgeprägt (Abb. 24.**23**).

### 24.8.1.11 Venöse Stauung

Dem physiologischen Mechanismus nach läuft bei der venösen Stauung mittels Manschette am Oberarm, bei der gewöhnlich der venöse Blutrückfluß ganz oder teilweise unterbunden wird, der arterielle Zufluß aber noch besteht, das gleiche ab wie oben unter „Körperlage" beschrieben: Es tritt vermehrt Blutflüssigkeit ins Insterstitium über. Die Folgen sind die gleichen: Hämokonzentration aller nicht kapillarpermeablen Stoffe. Zum Zwecke der Blutentnahme soll deswegen möglichst nur ganz kurzfristig gestaut werden. Eine weitere Störung durch zu lange Stauung besteht darin, daß Gerinnungsfaktoren und vor allem das Fibrinolysesystem aktiviert werden, woraus bei anschließenden Gerinnungs- und Fibrinolyseuntersuchungen fehlerhafte Ergebnisse resultieren. Daraus können sich wiederum nachteilige therapeutische Konsequenzen ergeben. Bei längerer venöser Stauung steigen Lactat und $pCO_2$ an.

### 24.8.1.12 Ruhe und Bewegung

Die Frage, ob Bewegung zu veränderten Laborwerten führt, spielt vor allem bei der Untersuchung ambulanter Patienten eine Rolle.

Im Experiment am Ergometer (2 Std., 50 W) steigt eine Reihe von Enzymaktivitäten im Serum deutlich an (Tab. 24.**14**). Besonders der Bestimmung der Kreatinkinase sollte keine oder nur geringfügige Muskelaktion vorausgegangen sein.

Nach Muskelarbeit ist ferner kurzfristig mit Ansteigen von Lactat, Pyruvat, Kalium, Ammoniak, $CO_2$ und freien Fettsäuren zu rechnen.

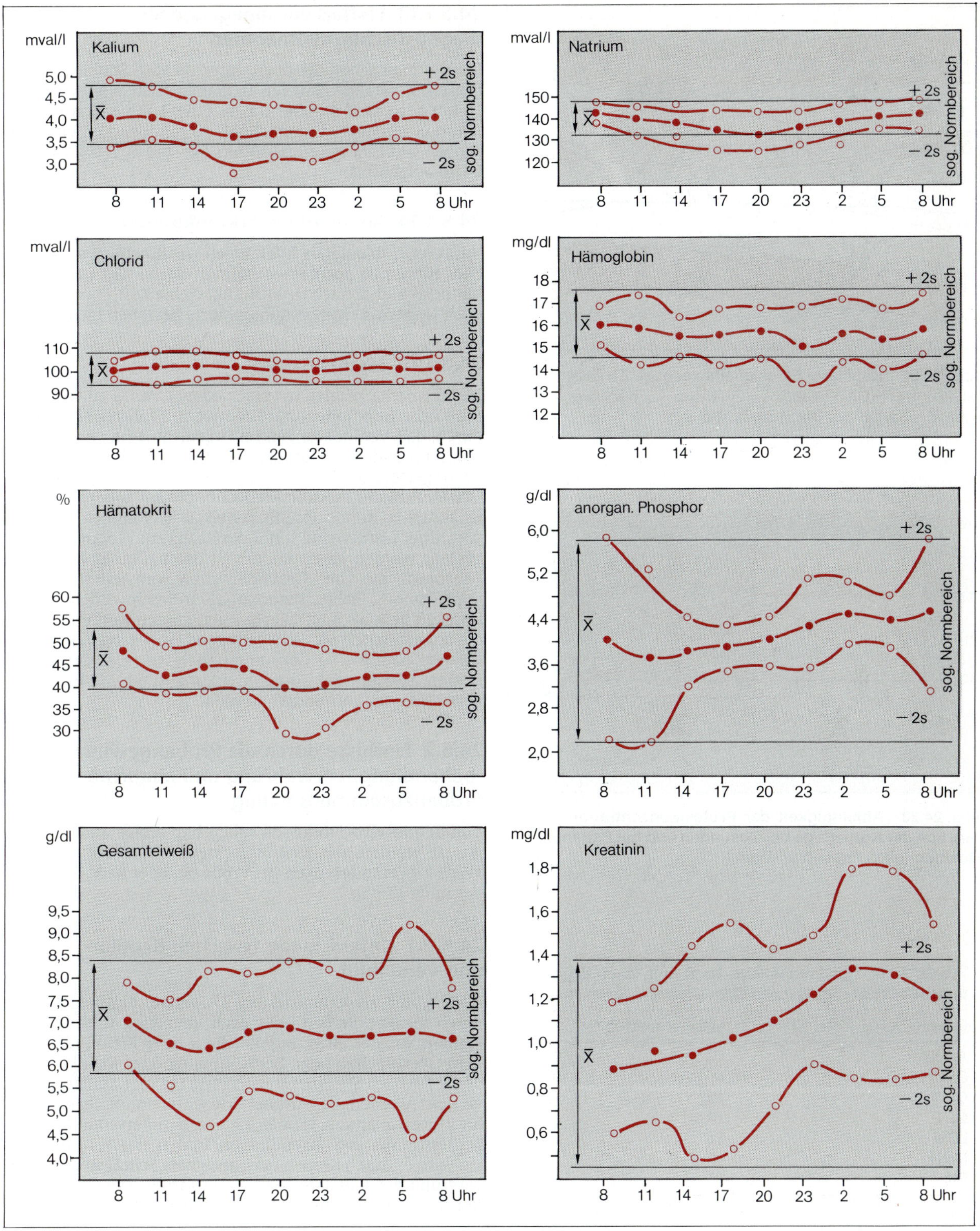


Abb. 24.**21** **Tagesschwankungen von Normalbereichen.** Mittelwerte und empirische Standardabweichungen der Ergebnisse im Serum von 24 jugendlichen Männern (liegend, nüchtern) (nach Stamm).

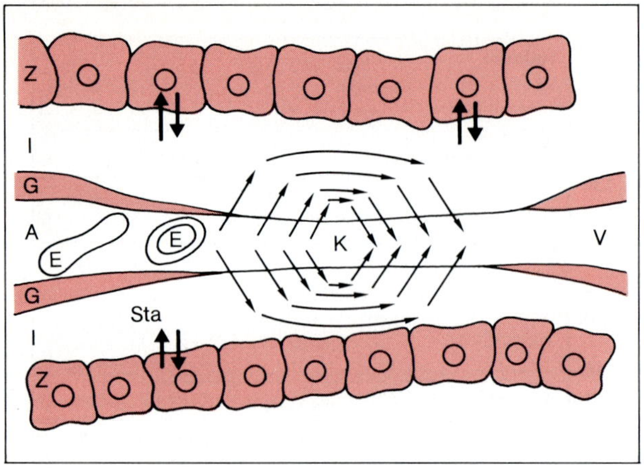


Abb. 24.**22** **Kapillarer Flüssigkeitswechsel.** Z = Zellen, I = Interstitium, G = Gefäßwand, A = Arteriole, K = Kapillare, V = Venole, E = Erythrozyt, Sta = Stoffaustausch.

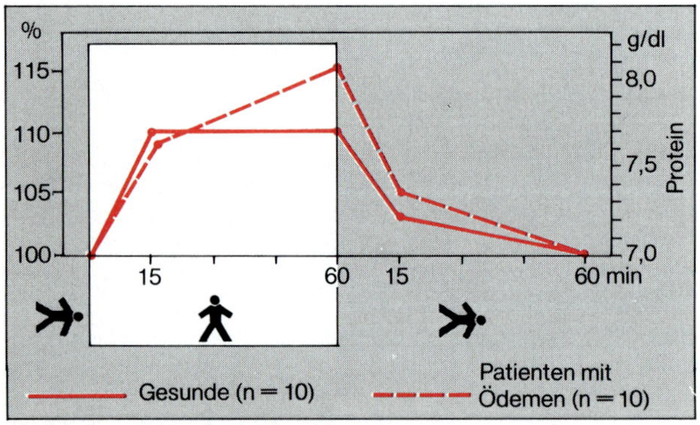


Abb. 24.**23** **Abhängigkeit der Proteinkonzentration im Serum von der Körperlage bei Gesunden und bei Patienten mit Ödemen** (nach Fawcett u. Wynn).

Tabelle 24.**14** **Enzymanstiege im Serum nach Ergometerarbeit** (2 Std., 50 W) (nach *Otto Schmidt* u. *Schmidt*)

| Enzym | Mittlerer Anstieg % |
|---|---|
| Aldolase | 10 |
| GLDH | – |
| GOT | 19 |
| GPT | 14 |
| LDH | 11 |
| MDH | 12 |
| PK | 25 |

### 24.8.1.13 Einfluß vorangegangener diagnostischer Maßnahmen

Konnte man schon die oben unter „venöse Stauung“ angeführten Umstände zum Teil zu diagnostischen Maßnahmen rechnen, so muß darüber hinaus eine Reihe weiterer Maßnahmen genannt werden, die oft zu signifikanten Veränderungen von Laborwerten führten. Sie sind in Tab. 24.**15** und 24.**16** aufgeführt.

### 24.8.1.14 Abgelaufene Erkrankungen

Intrauterin ablaufende Infektionen wie Röteln, Zytomegalie, Lues führen zu postnatal erhöhten Werten der Immunglobuline M und A. Nach Hepatitis kann eine Restbilirubinämie, nach Nephritis eine Restalbuminurie bestehen bleiben.

### 24.8.1.15 Medikamente

Medikamente können in verschiedener Weise zu veränderten Körperfunktionen und Laborwerten führen, einmal dadurch, daß Veränderungen im Organismus (in vivo) auftreten, zum anderen dadurch, daß die Analysenmethodik (in vitro) gestört wird.

Der Einfluß der meisten Medikamente auf Laborparameter ist aus dem Grunde absehbar, weil sie gewöhnlich vom Arzt verordnet werden und somit der Bezug zum Laborwert hergestellt werden kann. Anders ist das bei einer Reihe von Pharmaka, die von „Gesunden“ bzw. von jedermann bei Kopfschmerz, Fieber, rheumatischen Beschwerden, Schlaflosigkeit bzw. als Kontrazeptiva genommen werden und auf die anamnestisch oft nicht genügend eingegangen wird. Besonders häufig sind Gerinnungsanalysen (z. B. Quick) betroffen. So kann die Cumarinwirkung durch Medikamente verstärkt oder vermindert werden.

## 24.8.2 Einflüsse durch die Probengewinnung, -behandlung,-verwahrung und abnorme Probenzusammensetzung

Von den In-vivo-Einflüssen sollen hier einige andere abgegrenzt werden, die zu Unterschieden bzw. auf direktem Wege zu Veränderungen der Probe bei oder nach deren Gewinnung führen.

### 24.8.2.1 Unterschiede zwischen Kapillar- und Venenblut

Nach guter Hyperämisierung (kapillare Blutüberfüllung) durch leichtes Reiben oder nach Reinigung mittels Äther können aus der Fingerkuppe (Ring- oder Kleinfinger), aus dem Ohrläppchen oder, beim Säugling oder Kleinkind, aus der Ferse nach Stichinzision bis etwa 0,2 ml Kapillarblut gewonnen werden. Es wird bei Erwachsenen im allgemeinen für Blutgasanalysen, Hämatokrit, Teststreifen- und Blutzuckerbestimmungen abgenommen. In den ersten beiden Fällen wird es durch Kippen bzw. geeignete Schrägstellung und aufgrund des kapillaren Sogs in heparinisierte Glaskapillaren gezogen, im letzten Falle in unbehandelte Glaskapillaren

Tabelle 24.**15** **Einfluß diagnostischer Maßnahmen auf Laborergebnisse**

| Diagnostische Maßnahme(n) | Laborergebnisse |
|---|---|
| Ergometrie | – Anstieg der CK und anderer Enzyme im Serum |
| Endoskopie, Sondierungen | – Erythrozyten in Sekreten und Exkreten, Enzymanstiege, je nach Läsion |
| Biopsien, Punktionen | – Enzymanstiege je nach betroffenem Organ und Ausmaß der Läsion (oft LDH betroffen) |
| Intramuskuläre Injektionen | – CK-Anstieg |
| Prostatapalpation | – Anstieg der sauren Phosphatase im Serum |
| Glucosebelastung | – Anstieg von Glucose, Insulin, Pyruvat, Kalium und Phosphat, Abnahme der freien Fettsäuren |
| Tolbutamidtest | – Anstieg von Insulin, Abnahme von freien Fettsäuren und Kalium im Serum, Glucoseabfall |
| ACTH-Test | – Anstieg von Cortisol, Glucose, Lactat und Pyruvat im Serum, Abnahme der Eosinophilen |
| Insulingabe zu Testzwecken | – Abfall von Glucose, freien Fettsäuren und Kalium, Anstieg des Wachstumshormons des Prolactins und des ACTH |
| Häufige Blutentnahmen | – Retikulozytenanstieg |

Tabelle 24.**16** **Beispiele für Farbveränderungen bzw. Störungen von Analysen durch diagnostische Applikationen**

| Applikation | Farbveränderungen bzw. Störungen von Analysen |
|---|---|
| Bromsulfophthaleintest | – durch Hämolyse bei der intravenösen Injektion dieses Testfarbstoffes Anstieg der LDH und des Hämoglobins im Serum; letzteres stört bei der photometrischen Bromsulfophthaleinbestimmung im Sinne zu hoher Werte. Störung auch bei der Biuretreaktion, der Jaffé-Reaktion, der Legal-Probe und der Bestimmung der alkalischen Phosphatase |
| Desmoidprobe | – Blaufärbung des Urins |
| Gastracidprobe | – Rotfärbung des Urins |
| Phenolrotprobe | – Orange- bis Rotfärbung des Urins, Störung der Biuretreaktion, der Jaffé-Reaktion, der Legal-Probe und der Bestimmung der alkalischen Phosphatase |
| Röntgenkontrastmittel | – PBI im Serum erscheint z. T. extensiv erhöht; Störungen von Schilddrüsenfunktionstests in vivo und in vitro, ferner der Elektrophorese und Enzymaktivitätsbestimmungen; im Urin können die Ehrlich-Reaktion und Eiweißfällungsreaktion, ferner Reduktionsproben und die Bestimmung des spezifischen Gewichts gestört sein; der Stuhl ist weißlich verfärbt nach oraler Einnahme von Bariumsulfat |

oder Blutzuckerpipetten, um von dort aus in ein Enteiweißungsmittel ausgeblasen zu werden. Von Früh- und Neugeborenen sowie Säuglingen wird wegen der Schwierigkeit, Venenblut zu gewinnen, Kapillarblut auch für andere Analysen (Bilirubin usw.) genommen. Kapillarblut wurde früher ausschließlich zur Anfertigung von Blutbildern verwendet; heute wird es hierfür nur noch selten verwandt.

Kapillarblut, das in der anfangs beschriebenen Weise gewonnen wird, ist – was seine Zusammensetzung anbelangt – etwa arteriellem Blut gleichzusetzen, während im venösen Blut, bedingt durch die Veränderungen im kapillaren Bereich des Gewebes, weniger Sauerstoff (als Oxyhämoglobin), mehr Kohlensäure und weniger Glucose (Abb. 24.**24**) vorhanden sind (Normbereichtabelle S. 678 f.). Für die Blutgasanalyse wird deshalb kapillares oder arterielles Blut benötigt. Kommt es dabei allerdings nicht auf respiratorische (atmungsabhängige), sondern auf metabolische (stoffwechselbedingte) Veränderungen an, so begnügt man sich auch oft in der Original-Astrup-Analyse mit den Bestimmungen des BE (base excess = Basenüberschuß) und des Standardbicarbonats (Bicarbonat bei Äquilibrierung des Blutes mit $P_{CO2}$ von 40 mmHg [5,33 kPa]), da diese auch in dem leichter zu gewinnenden Venenblut durchgeführt werden können.

Nachteilige Folgen der Kapillarblutentnahme sind, daß bei zu starkem Pressen bei dessen Gewinnung Gewebeflüssigkeit hinzutritt, die zur Verdünnung von Erythrozyten, Leukozyten, Eiweißkörpern u. a. m. führt und daß häufiger Hämolyse eintritt. Aus diesen Gründen sollte, mit den wenigen obengenannten Ausnahmen, heute *nur noch Venenblut* für klinisch-chemische, hämatologische und andere Analysen verwendet werden. Ein Grund dafür ist auch der, daß eine genaue Dosierung des Blutes im Labor besser möglich ist als am Patienten. Auch bei der Venenblutgewinnung können Fehler gemacht werden. Es sei auf die Hämokonzentration durch Stauung verwiesen (S. 668). Wird es für Blutgerinnungsanalysen entnommen, so ist sorgfältig darauf zu achten, daß die Vene sofort getroffen wird. Wird mit der Nadel im Gewebe zu lange, evtl. unter ständigen Aspirationsversuchen, auch der Vene gesucht, so besteht die Gefahr, daß Gewebefaktor III in das angesaugte Blut gelangt und die Gerin-

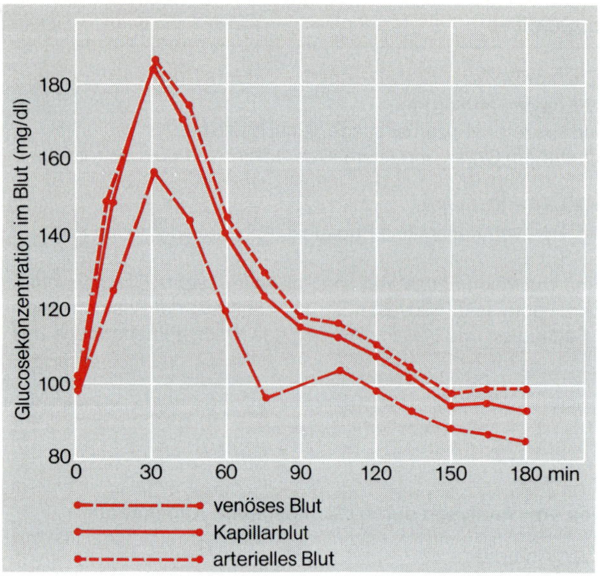


Abb. 24.**24** **Glucosekonzentration im venösen, kapillaren und arteriellen Blut während eines Glucosetoleranztests.** Durchschnittswerte aus 9 Beobachtungen (nach Förster).

Tabelle 24.**17** **Störungen durch Gerinnungshemmer**

| Gerinnungshemmender Stoff | Gestörte Analyse |
|---|---|
| Heparin-Kalium | Kalium, Gerinnungsanalysen, α-HBDH (Hemmung), saure Phosphatase |
| Heparin-Natrium | Natrium, Gerinnungsanalysen, α-HBDH (Hemmung), saure Phosphatase |
| Heparin-Ammonium | Ammoniak, Harnstoff (Ureasemethode), Gerinnungsanalysen, α-HBDH (Hemmung), saure Phosphatase |
| Äthylendiamintetraacetat-Natrium (EDTA) | Uricasemethoden, Natrium, Calcium, Magnesium, Gerinnungsanalysen, osmotische Resistenz, Glucose (Hexokinasemethode) |
| Natriumfluorid | Natrium, Calcium, Harnstoff (Ureasemethode), γ-GT, GOD-POD-Reaktion (> 3 mg NaF/ml), Uricasemethoden |
| Natriumcitrat | Natrium, Calcium (einige Methoden), MCV, Hämatokrit, γ-GT |
| Natriumoxalat | Natrium, Calcium (einige Methoden), MCV, Hämatokrit, Säure-Basen-Analyse, LDH, Glucose (GOD-Methoden), γ-GT, Uricasemethoden, α-HBDH (starke Hemmung) |

nung vor der Mischung mit Citrat in Gang gesetzt wird. Dadurch kommt es zu schweren Fehlern bei anschließenden Gerinnungsanalysen.

### 24.8.2.2 Vollblut und Serum (Plasma)

Vollblut (arterielles oder kapillares) wird, außer für Blutbilder, Blutgruppen, Kreuzproben u. ä., in jedem Fall für Blutgasanalysen und die Bestimmung des Säure-Basen-Status benötigt. Ansonsten ist es nur zur Bestimmung solcher Stoffe angängig, nach Belieben Vollblut oder Serum (Plasma) zu verwenden, für die die Konzentration in Erythrozyten und Serum gleich oder annähernd gleich ist. Das gilt z. B. für Harnstoff, Glucose und Lactat. Vollblut enthält nun aber wegen der größeren Trockenmasse, die vor allem durch die Erythrozyten bedingt ist, etwa 12% weniger Flüssigkeit mit gelöster Substanz. Darauf beruht die Tatsache, daß für die genannten Stoffe im Vollblut etwas niedrigere Konzentrationen bestimmt werden.

### 24.8.2.3 Serum und Plasma, Gerinnungshemmer

Werden die Blutkörperchen abzentrifugiert, nachdem das Blut beim Abnehmen durch bestimmte Zusätze (Antikoagulanzien) ungerinnbar gemacht worden ist, so erhält man Plasma (das noch Fibrinogen enthält). Kreisen im Blut gerinnungshemmende Stoffe, so kann die Gerinnungszeit verlängert sein. Auch in Kunststoffreagenzgläsern, die nicht extra mit gerinnungsförderndem Material wie z. B. Glasfasern oder Kaolin beschickt sind, läuft sie zum Teil außerordentlich verlangsamt ab. In Glasröhrchen oder mit den genannten Zusätzen findet sie in 5–8 Minuten statt. Nach der Gerinnung beginnt der verfestigte Anteil, der sog. Blutkuchen, sich langsam durch Zusammenziehen zu verkleinern (zu retrahieren), wobei er meist am oberen äußeren Rand festhaftet und sich in der Mitte und unten unter Auspressen von Serum löst. An der Retraktion sind die Thrombozyten maßgeblich beteiligt. Will man zur Serumgewinnung das Absetzen des Blutkuchens durch Zentrifugieren beschleunigen, so löst man vorher mit einem sauberen Glas- oder Kunststoffstab den Blutkuchen vom Rand und zentrifugiert etwa 3 Minuten mit 2000–3000 Umdrehungen/min in einer der üblichen Laborzentrifugen. Wartet man (z. B. im Eilfall) die Gerinnung vor dem Einsatz in eine Analyse nicht ab, so können nachträglich gebildete Fibringerinnsel leicht zu Verstopfungen von Pipetten oder anderen Probennehmern führen.
Im folgenden wird das deutlich: Findet eine solche Nachgerinnung z. B. nach Auftragen des Serums zum Zwecke einer Elektrophorese in der Celluloseacetatfolie statt, so bleibt Fibrin am Start liegen und führt evtl. zu schwerwiegender Fehldiagnose (Abb. 24.**25**), weil eine Gammopathie für möglich gehalten werden kann. Irrtümlicherweise kann ein solcher Befund einer Fibrinfällung in der Elektrophorese mit einer krankhaften Eiweißbildung (Paraprotein genannt) bei einem Plasmozytom oder Lymphom verwechselt werden.
Wesentlicher Vorteil im Falle des Plasmas ist, daß es, da die Gerinnung nicht abgewartet zu werden braucht, schneller zu gewinnen ist. Außerdem ist aus gleich großen Blutproben im allgemeinen mehr Plasma als Serum zu gewinnen. Nach-

teilig ist einmal, daß Plasma meist eine leichte Trübung aufweist, wodurch z. B. die Harnsäuremessung bei 293 nm beeinträchtigt werden kann, zum anderen, daß durch den Zusatz gerinnungshemmender Stoffe verschiedene Analysen gestört bzw. im Ergebnis verändert werden können (Tab. 24.**17**). Ein universell anwendbares, nicht störendes Antikoagulans gibt es bislang nicht. Wird das Antikoagulans in gelöster Form zugefügt, so ist die Volumenänderung zu berücksichtigen.

### 24.8.2.4 Stoffaustausch zwischen Erythrozyten und Plasma (Serum)

Die Konzentration mehrerer Stoffe ist in Erythrozyten und Plasma bzw. Serum sehr unterschiedlich.

So enthalten Erythrozyten mehr Kalium und Phosphat und weniger Natrium und Chlorid als das Plasma (Tab. 24.**18**). Wird Plasma nicht alsbald abgehebert, sondern längere Zeit über den Blutkörperchen belassen, so findet ein Stoffaustausch vor allem durch Diffusion statt. Nach Keller, der vier Tage lang verschiedene Stoffe im nicht abgetrennten Plasma untersuchte, steigen Kalium und Phosphat schon nach 24 Stunden signifikant an, das Calcium nach 4 Tagen. Starke Abnahme wurde für Chlorid und $CO_2$ registriert: ersteres diffundiert in die Erythrozyten, das zweite nimmt auch im abgetrennten Plasma ab. Auch die Harnsäure wird weniger. Keine Veränderungen innerhalb von 14 Tagen zeigen Natrium, Harnstoff und Cholesterin.

Es ist somit ratsam, Plasma und Serum so schnell wie möglich von den Blutkörperchen abzutrennen. Eine wichtige Ausnahme davon ist nur bei Blutgruppenbestimmungen und Kreuzproben gegeben hier soll das Serum bis zur Untersuchung auf dem Blutkuchen belassen werden.

### 24.8.2.5 Hämolyse

Können verschiedene Stoffe schon durch einfaches Stehenlassen aus den Erythrozyten ins Plasma oder Serum gelangen, so gilt das um so mehr für die Hämolyse (Auflösung roter Blutkörperchen). Einmal kann es im Verlaufe von Erkrankungen (hämolytische Anämie, Malaria tropica, Marchiafava-Anämie, Sepsis, falsche Bluttransfusion, Vergiftungen wie Chlorat, Arsenwasserstoff, Azidosen u. a. m.) zu vermehrter Hämolyse in vivo kommen, zum anderen durch diagnostische Maßnahmen und Fehler bei Probenentnahme und Probenbehandlung. Die Hämolyse führt zu einer sichtbaren Rotfärbung etwa bei 0,5 und 0,6 g/l freien Hämoglobins, je nach Eigenfarbe des Serums. Freigesetzt werden insbesondere auch LDH, SP, GOT und Kalium.
Welche Stoffe nun durch Freiwerden aus den Erythrozyten im Plasma (Serum) vermehrt gefunden werden, hängt außer von dem Zeitpunkt davon ab, ob sie in vivo oder in vitro stattfindet. Im ersten Falle (in vivo) sind die erythrozytären Enzyme noch länger im Plasma nachweisbar, die Elektrolyte, infolge schnellerer Verteilung in der gesamten Körperflüssigkeit, meist gar nicht. Im zweiten Falle (in vitro) findet man besonders das Kalium und die LDH erhöht. Weitere Störungen durch Hämolyse betreffen die Diazotierung von Bilirubin und die Lipasebestimmung. Bei der Phenolrotbestimmung im Serum werden fälschlich hohe Werte gemessen, ebenso bei der Eiweißbestimmung mit der Biuretmethode ohne Berücksichtigung eines Leerwertes. Dazu

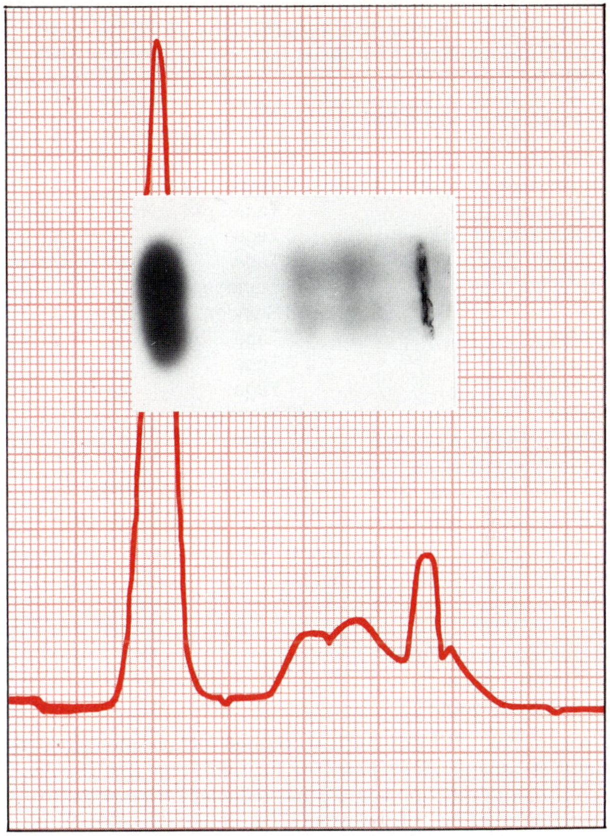

Abb. 24.**25** **Elektrophorese von Serum, das vor abgeschlossener Gerinnung aufgetragen wurde.**

Tabelle 24.**18** **Elektrolyte in Plasma und Erythrozyten**

| | Plasma | Erythrozyten |
|---|---|---|
| Natrium | 143 | 17 |
| Kalium | 4 | 95 |
| Chlorid | 103 | 52 |

kommt bei stärkerem Ausmaß der Hämolyse, daß das freigesetzte Hämoglobin als Protein fälschlich hohe Plasmaproteinwerte vortäuscht. Zur Hämolyse können führen:

- unsachgemäße Kapillar- und Venenblutentnahme (Unterdruck oder Überdruck in der Spritze),
- Bromsulfophthaleininjektion (Bromthalein), s. u.,
- Schütteln des Blutes, z. B. bei Versand,
- langes Stehen der Blutprobe,
- zu intensives Zentrifugieren,

Tabelle 24.**19** **Haltbarkeit verschiedener Enzyme nach der Blutentnahme in Serum** bei 0 bis + 4 °C (teilweise nach Schmidt u. Schmidt)

| Aktivitätsabnahme < 5% | |
|---|---|
| Aldolase | 3 Tage |
| α-Amylase | 7 Tage |
| Cholinesterase | 7 Tage |
| CK aktiviert | 7 Tage |
| GLDH | 3 Tage |
| GOT | 48 Stunden |
| GPT | 48 Stunden |
| γ-GT | 7 Tage |
| α-HBDH | 7 Tage |
| LAP | 7 Tage |
| LDH | 48 Stunden |
| Phosphatase, alkalische | 7 Tage |
| Phosphatase, saure | 7 Tage |
| | (mit Zusätzen s. Tab. 24.**20**) |

- Infektion der Probe,
- Detergenzien,
- Wasserzusatz.

Ein typischer Fall erheblich störender intravasaler (in den Gefäßen ablaufender) Hämolyse liegt als Folge der üblichen Bromthaleininjektion vor. Während dieser Farbstoff zu Testzwecken injiziert wird, hämolysiert praktisch alles in der Vene mit ihm in Kontakt geratende Blut mit den obengenannten Folgen. Infolgedessen werden 60 Minuten nach der Injektion signifikant erhöhte Hämoglobin- und LDH-Werte sowie fälschlich zu hoch bestimmte Bromsulfophthaleinwerte gefunden. Diese Hämolyse kann, wenn das Bromthalein nach dem Aufziehen in der Spritze mit 5 ml 20%iger (200 g/l) Humanalbuminlösung vermischt wird, vollständig verhindert werden, da der hämolysierende Effekt nach Bindung an Albumin entfällt.

### 24.8.2.6 Haltbarkeit der zu analysierenden Bestandteile, Neubildung

Bei der Alterung von Serum bzw. Plasma fallen zunächst Gerinnungsfaktoren und Enzyme, beide besonders empfindliche Eiweißkörper, der Denaturierung anheim. Gerinnungstests sollen möglichst innerhalb einer Stunde, nie später als zwei Stunden nach der Blutentnahme ausgeführt werden. Besonders instabil sind die Gerinnungsfaktoren V (Proaccelerin) und VIII (antihämophiles Globulin). Enzyme sind etwas länger in voller Aktivität bestimmbar (Tab. 24.**19**). Schütteln und Erwärmen begünstigen die Inaktivierung beider und müssen, soweit möglich, vermieden werden. Bei Temperaturen um 20 °C oder mehr können, vor allem durch vermehrtes Bakterienwachstum, die Konzentrationen vieler Stoffe und die Zahl mancher Zellen verändert werden; auch die veränderte Zahl der Bakterien selbst kann zu Fehlschlüssen Anlaß geben (s. Tab. 24.**21**).
Kann eine Untersuchung nicht innerhalb kurzer Zeit nach der Serumgewinnung durchgeführt werden, so ist Kühlschrankaufbewahrung (0 bis + 4 °C), in manchen Fällen auch Tieffrieren (ca. – 20 °C) angebracht. Letzteres findet Anwendung für Hormon- und Proteinanalysen, für Glucose-, Harnstoff-, Kreatinin-, Elektrolyt- und Mineralanalysen sowie für einige Enzyme.
*Nicht geeignet* ist Gefrieren für Zelluntersuchungen (Zerstörung durch Zellsprengung der Zellmembran) und Lipoproteidanalysen. Kontrollseren, die für die Qualitätssicherung benötigt werden, sind in lyophilisierter Form (gefriergetrocknet) lange haltbar (Tab. 24.**20**).
Leukozyten können im EDTA-Blut noch nach 24–36 Stunden gezählt werden. Im gefärbten Blutausstrich sieht man nach dieser Zeit bereits erhebliche Veränderungen wie Kernpyknose (Verdichtung unter Strukturverlust). Erythrozytenzahl und Hämoglobin sind noch nach mehrwöchiger Lagerung bei Kühlschranktemperatur zu bestimmen. Gefrieren ist für Zellen unangebracht (s. oben).
Wie aus Tab. 24.**20** hervorgeht, sind eigentlich nur die Elektrolyte (Natrium, Chlor usw.) unbegrenzt haltbar. Bilirubin ist außerordentlich lichtempfindlich, besonders gegen langwelliges UV-Licht. Bis zur Bestimmung sind die Proben abgedunkelt aufzubewahren. In geringerem Maße gilt das gleiche für Porphyrine. Durch Detergenzien, die Bestandteile vieler Wasch- und Spülmittel sind, werden Gerinnungsfaktoren und Enzyme denaturiert und in ihrer Aktivi-

Tabelle 24.**20** **Haltbarkeit von Bestandteilen in Kontrollseren**

| | Flüssig<br>0 bis +4 °C<br>dunkel<br>steril | Tiefgefroren<br>−18 bis −25 °C<br>dunkel<br>steril | Lyophylisiert<br>0 bis +4 °C<br>dunkel<br>steril |
|---|---|---|---|
| Anorganische Stoffe | unbegrenzt | unbegrenzt | unbegrenzt |
| Organische Stoffe ohne Enzyme und Gerinnungsfaktoren | Wochen bis Monate | mehrere Monate bis 1 Jahr | einige Jahre |
| Enzyme, Gerinnungsfaktoren | Tage bis 1 Woche | einige bis mehrere Monate | mehrere Monate bis 1 Jahr |

Tabelle 24.**21** **Bei Zimmertemperatur relativ schnell ablaufende und durch Erwärmung geförderte Probenveränderungen**

| Probe | Betroffene Parameter bzw. Untersuchungen | Veränderungen |
|---|---|---|
| Urin | Keimzahl | In-vitro-Wachstum |
| Urin | Nitrit | Vermehrung durch Bakterienwachstum in vitro |
| Urin | Catecholamine<br>Vanillinmandelsäure<br>5-Hydroxyindolessigsäure<br>δ-Aminolävulinsäure<br>Urobilinogen, Bilirubin, Nitrit | Oxidation |
| Urin, Blut | Glucose | Abbau durch Bakterien bzw. Blutkörperchen |
| Blut | Lactat | Anstieg |
| Blut | Gerinnungsfaktoren<br>Enzyme<br>Peptidhormone<br>Insulin usw. | beschleunigte Denaturierung durch Veränderung der Struktur |
| Blut | Blutgruppe<br>Kreuzprobe | Agglutinationsstörungen |
| Blut | Ammoniak | Anstieg durch Nachbildung aus Peptiden und Aminen |
| Blut | Blutgasanalyse | $CO_2$-Verlust, pH-Anstieg, $O_2$-Anstieg |
| Blut | Hämolyse | Hb-, LDH-, GOT-, SP-, CHE- und Kalium-Anstieg |
| Blut/Plasma | Kalium<br>Phosphat<br>Chlorid | Stoffaustausch zwischen Erythrozyten und Plasma |
| Serum | saure Phosphatase | schneller Aktivitätsverlust<br>Vermeidung durch Zusatz von 20 µl 10%iger Essigsäure oder 5 mg Natriumhydrogensulfat pro ml Serum |

tät vermindert. Sie sind durch sorgfältiges Spülen mit warmem Wasser und Aqua dest. zu entfernen.
*Luftoxidation* ist ein Hauptgrund für den Abbau mancher Stoffe; sie wird vor allem auch durch steigende Temperaturen beschleunigt (Tab. 24.**21**). Betroffen sind im Urin besonders Urobilinogen, Stercobilinogen, Bilirubin, Nitrit, Homogentisinsäure, Catecholamine und Phenolkörper. Die zellulären Bestandteile eines Urinsediments können, falls keine schnelle mikroskopische Untersuchung möglich ist, durch Zugabe eines Tropfens Hayemscher Lösung konserviert werden.
Muß eine Probe länger transportiert oder gar versandt werden, so lassen sich Schüttelauswirkungen und Luftoxidation dadurch vermindern, daß das Röhrchen absolut luftblasenfrei gefüllt wird.

### 24.8.2.7 Konservierung

Besonders dem Urin, aber auch dem Blut werden immer dann Konservierungsmittel zugesetzt, wenn eine Untersuchung, zumal durch Versand der Probe, nicht umgehend durchgeführt werden kann und dadurch eine den zu analysierenden Stoff betreffende Veränderung möglich ist.
Man kann *Zusätze* unterscheiden, die

- Bakterienwachstum verhindern.
  Beispiele:
  - Natriumacid,
  - Äthylmercurithiosalicylat (Merthiolat),
  - Benzoesäure,
  - Thymol,
  - Borsäure,
  - Nipasol,
  - 4-Hydroxybenzoesäuremethylester,
  - Penicillin,
  - Streptomycin;
- chemischen Stoffabbau bzw. Inaktivierung verhindern.
  Beispiele:
  - Salzsäure (δ-Aminolävulinsäure, 5-Hydroxyindolessigsäure, Vanillinmandelsäure u. a. m.),
  - Alkali (Porphyrine),
  - Essigsäure oder Natriumhydrogensulfat (saure Phosphatase),
- Zellen fixieren.
  Beispiele:
  - Fixationsspray (Schleimhautabstriche),
  - Hayemsche Lösung (Urinsediment, Erythrozyten),
  - Hitzefixation (Sputumausstrich),
  - Methanol (Liquor-, Punktatsediment usw.);
- Abbau durch den Stoffwechsel verhindern.
  Beispiele:
  - Natriumfluorid (Glucose, Lactat),
  - Monojodacetat (Glucose).

Da Untersuchungsmaterial in Kliniken meist schnell zur Analyse gelangt, sollen hier keine detaillierten Konservierungsmaßnahmen, die eine lange Tabelle ergeben würden, besprochen werden.
Generell können Proben wie Serum, Plasma und Urin, falls sie nicht schnell genug untersucht werden können, einige Tage im Kühlschrank gelagert, in manchen Fällen sogar monatelang in tiefgefrorenem Zustand (ca. – 20 °C) aufbewahrt werden. Tieffrieren ist ungeeignet für spätere Zelluntersuchungen (Blutbild, Urinsediment), da durch Eiskristalle die Zellwände gesprengt und die Zellen somit zerstört werden, ferner für Bestimmungen von Lipoproteiden, denn diese flocken aus, und dabei können Neutralfette aus ihnen freigesetzt werden. Wird Urin tiefgefroren, so fallen beim Abkühlen oft Salze aus, die bei anschließenden Elektrolytbestimmungen wieder in Lösung gebracht werden müssen. Aus gefrorenem Plasma oder Serum verschwindet Kohlensäure, was eine Alkalisierung zur Folge hat.

### 24.8.2.8 Kontamination

Kontamination bedeutet, daß der zu bestimmende Stoff vor oder während der Analyse als Verunreinigung, meist in unbekannter oder unsichtbarer Form, oft in Spuren, in die Probe oder in die Reagenzien gelangt, wodurch der Meßwert zu hoch ausfällt. Typische Beispiele sind in Tab. 24.**22** aufgeführt.

### 24.8.2.9 Verlust von Probe und Probenbestandteilen und dessen Vermeidung

Außer durch chemische Veränderung kann Probenmaterial durch ungenügendes Sammeln oder andere Umstände verlorengehen. So ist es nicht immer ganz einfach, einen vollständigen *24-Stunden-Urin* zu gewinnen. Man beginnt unter Auslassung des ersten Morgenurins mit der Sammelperiode, beachtet, daß bei der Defäkation kein Verlust eintritt und fügt als letztes die Morgenportion des folgenden Tages hinzu.
Wegen der häufigen Unsicherheit über die Vollständigkeit einer 24-Stunden-Menge wird bisweilen die Kreatinin-Tagesausscheidung zur Überprüfung als Maß genommen, die für ein nierengesundes Individuum in engen Grenzen konstant ist, bzw. es wird die Ausscheidung eines gefragten Stoffes (Corticosteroide, Östrogene, Calcium u. a.) pro g ausgeschiedenes Kreatinin bestimmt. Läßt man eine *flüssige Probe* zu lange bei Zimmertemperatur stehen, so findet außer den typischen obengenannten Veränderungen oft auch eine Verdunstung von Wasser statt, die zur Konzentrierung aller Bestandteile führt.
Soll zur Bestimmung der *gesamten Magensäuresekretion* der Magen nach Pentagastringabe fortlaufend ausgehebert werden, so tritt leicht ein Verlust dadurch ein, daß das Schlauchende nicht am tiefsten Punkt des Fundus liegt und daß nicht fortlaufend unter ständigem Hin- und Herbewegen des Schlauches abgesaugt wird.
Für *quantitative Stuhluntersuchungen* soll der Proband am Morgen des ersten Sammeltages Kohle einnehmen, am Morgen des vierten Tages Karminrot (Drube). Aller Stuhl, der zwischen beginnender Schwarzfärbung und beendeter Karminrotfärbung gewonnen wird, gelangt zur Untersuchung. Alle anderen Sammelverfahren sind unzulänglich.
In diesen Abschnitt gehört auch die Verflüchtigung von Blutgasen bei nicht gut abgedichteten Kapillaren, die zur Blutgasanalyse gefüllt werden (s. Tab. 24.**21**).
*Urinniederschläge* sind vor quantitativen Analysen aufzulösen.

### 24.8.2.10 Weitere wichtige Analysenstörungen

Siehe Tab. 24.**23**.

## 24.8.3 Einflüsse und Störungen im Verlauf des Analysenganges und Qualitätssicherung in der medizinischen Labordiagnostik

### 24.8.3.1 Prinzipielle Analysenfehler

Den zahlreichen bisher beschriebenen Einflüssen am Patienten (in vivo) und an der Probe, bevor diese zur Analyse gelangt (in vitro), stehen Störungen gegenüber, die im Verlaufe des Analysenganges auftreten können. Man kann, unter nicht ganz scharfer Abgrenzung voneinander, unterscheiden:

- grobe Fehler,
- zufällige Fehler und
- systematische Fehler.

Die *groben Fehler* sind einmal durch Verwechslungen von Proben oder Lösungen, zum anderen durch Deklarierungs-, Übertragungs- und Rechenfehler bedingt und müssen unter allen Umständen rechtzeitig erkannt werden.
*Zufällige Fehler* sind mehr oder weniger unvermeidlich, da sie durch verschiedene menschliche und technische Ungenauigkeiten hervorgerufen werden, die im einzelnen oft gering sind, sich aber additiv verhalten können. Im Rahmen der Analytik bewirken sie, daß mehrfache Bestimmungen an der gleichen Probe mit gleicher Methode im Ergebnis differieren. Die Ursachen dieser Fehler sind meist nicht zu erkennen.
*Systematische Fehler* verfälschen alle fortlaufenden Analysen gleichsinnig, d. h. die Ergebnisse fallen für alle Proben entweder um einen bestimmten Betrag zu hoch oder zu niedrig aus. Solche Fehler treten in typischer Weise dadurch auf, daß z. B. ein Reagenz, ein Schritt oder eine Bedingung im Analysensystem nicht mehr vorschriftsmäßig ist. Dabei kann die Streuung der Methode durchaus gleich geblieben sein. Systematische Fehler sind grundsätzlich eher vermeidbar als zufällige Fehler, auf jeden Fall meist leichter zu ergründen und abzustellen.

### 24.8.3.2 Qualitätssicherungsmaßnahmen

Durch den Gesetzgeber ist jeder in der Heilkunde tätige Labordiagnostiker verpflichtet, bestimmte Maßnahmen zur Sicherung der Qualität von Analysen durchzuführen. Dazu gehören fortlaufend durchzuführende Kontrollen, und zwar:

- *Präzisionskontrollen:* Von einer großen Anzahl identischer Proben (z. B. mehrere Liter Mischserum auf zahlreiche Reagenzgläser verteilt und tiefgefroren aufbewahrt) wird täglich eine mitanalysiert. Aus der Streuung der Ergebnisse wird jeweils am Monatsende die Präzision der Methode errechnet.
- *Richtigkeitskontrollen.* Für käufliche Kontrollseren werden Sollwerte angegeben. Man kann die Ergebnisse der eigenen Analysen mit diesen Sollwerten vergleichen und also überprüfen.
- *Ringversuche.* In regelmäßigen Abständen versenden zentrale Institutionen zur Durchführung von Ringversuchen Kontrollpro-

Tabelle 24.**22** **Analysenstörungen durch Kontamination**

| Zu hoch ausfallendes Analysenergebnis | Ursache |
|---|---|
| Eisen | – nicht spezialgereinigte Glasröhrchen<br>– Eisenspuren aus Kanülen und Kunststoffröhrchen, die in Eisenformen gespritzt werden<br>– Bunsenbrennerflamme und Drahtnetz in der Nähe<br>– nicht einwandfreie Reagenzien |
| Jod | – jodhaltige Medikamente<br>– jodhaltige Zahnpasta<br>– jodhaltige Röntgenkontrastmittel<br>– nicht spezialgereinigte Röhrchen |
| Calcium | – aufgerauhte Glasinnenfläche<br>– Tabakasche<br>– Leitungswasser |
| Phosphat | – Detergenzien (Spülmittel)<br>– Tabakasche |
| Elektrolyte wie Natrium, Kalium, Chlorid | – Infusionslösungen nicht genügend im Blut des Untersuchten verteilt, vor allem bei Blutentnahmen an der Infusionsstelle<br>– Tabakasche (Kalium)<br>– Detergenzien enthalten oft Natrium |
| Magnesium | – Tabakasche |
| Ammoniak | – Tabakrauchen<br>– offene Ammoniakflasche in der Nähe des Analysenplatzes |
| Glucose | – ungenügend im Blut verteilte Infusionslösung (s. Elektrolyte)<br>– Peroxidreste aus bestimmten Reinigungsmitteln können eine positive GOD-POD-Reaktion, also z. B. Glucose vortäuschen |
| Bromsulfophthalein Phenolsulfophthalein | – Spuren des konzentrierten Farbstoffes gelangen durch Unachtsamkeit in die Blutprobe, z. B. wenn die Injektionsspritze zur Blutentnahme verwendet wird |
| Sauerstoffgehalt Blutgasanalyse | – Blutkontakt mit atmosphärischer Luft (schlecht abgedichtete Kapillare) |
| α-Amylase | – Speichel |
| Erythrozyten (Blut) | – bei Katheterisierungen, Sondierungen, Punktionen und Verletzungen durch Gefäßarrosion vermehrt, z. B. in Magensekret, Liquor, Stuhl (Zähneputzen); findet man, daß ein Liquor nach Abzentrifugieren der Erythrozyten xanthochrom (gelblich gefärbt) ist, so deutet das auf ältere, evtl. noch andauernde Blutung in den Liquorraum und spricht gegen Verletzung |
| Erythrozyten Leukozyten | – enthält die Verdünnungsflüssigkeit bei der Blutkörperchenzählung schon Erythrozyten und Leukozyten durch Verunreinigung von vorausgegangenen Zählungen, so werden fälschlich hohe Zellzahlen gefunden (kritisch bei Liquor) |
| Alkohol | – Desinfektion der Haut mit Äthylalkohol vor der Venenblutentnahme |
| Bakterien | – unsterile Röhrchen oder fälschliche Berührung |
| Eiweiß im Urin | – Zellen (Erythrozyten, Leukozyten, Epithelien, Bakterien); vor der Eiweißprobe zentrifugieren! Ausnahme: Eiweißteststreifen |
| Thromboplastinzeit | – durch Gewebeirritation gelangt Faktor III ins Blut, was zur schnelleren Gerinnung führt |

Tabelle 24.**23** **Weitere wichtige Analysenstörungen**

| Analyse | Störung durch |
|---|---|
| Glucose im Urin, Polarimetrie | Dextrane, Eiweiß, β-Hydroxybuttersäure, Tetracycline |
| Glucose im Blut (GOD-Methoden) | Harnsäure, Ascorbinsäure (hohe Konzentrationen) |
| Blutkörperchen, elektronische Zählung | Chylomikronen, kernhaltige Erythrozyten |
| Kreatinin | Bilirubin |
| Glutamatdehydrogenase | Sulfonylharnstoff |
| 5-Hydroxyindolessigsäure | Bananen |
| Spezifisches Gewicht des Urins | Eiweiß, Glucose (höhere Konzentrationen) |
| Urobilinogen (Ehrlich-Reaktion) | Bilirubin, Nitrit, Sulfonamide u. a. m. |

ben. Diese werden routinemäßig mitanalysiert. Die Ergebnisse werden zentral ausgewertet, und das Labor erhält aufgrund dessen eine Beurteilung.

### Weiterführende Literatur


Eberhagen, D.: Klinische Chemie und Hämatologie, 3. Aufl. Urban & Schwarzenberg, München 1973

Engelhardt; A.: Klinische Chemie und Laboratoriumsdiagnostik. Schattauer, Stuttgart 1974

Greiling, H., A. M. Gressner: Lehrbuch der Klinischen Chemie und Pathobiochemie. Schattauer, Stuttgart 1987

Hallmann, L.: Klinische Chemie und Mikroskopie, 11. Aufl. Thieme, Stuttgart 1980

Heine, W., W. Plenert, I. Richter: Labordiagnostik. VEB Volk u. Gesundheit, Berlin 1976

Heim, P., G. Schlicht: Laborkunde. Ein Lehrbuch für Arzthelferinnen und Leitfaden für medizinische Laboratorien. Kiehl, Ludwigshafen 1983

Jauk, F.: Kurze Laboratoriumsdiagnostik. Urban & Schwarzenberg, München 1974

Klinisches Labor, 4. Aufl. Merck, Darmstadt 1974

Kruse-Jarres, J. D.: Klinische Chemie, Bd. I/II. Fischer, Stuttgart 1979

Kutter, D.: Schnelltests in der klinischen Diagnostik. Urban & Schwarzenberg, München 1976

Leybold, K., E. Grabener: Praxislaboratorium, 7. Aufl. Thieme, Stuttgart 1976

Meyer-Bertenrath, J. G.: Leitfaden der Labormedizin, 2. Aufl. Deutscher Ärzte-Verlag, Köln 1978

Müller, F., O. Seifert: Taschenbuch der medizinisch-klinischen Diagnostik, 71. Aufl. Bergmann, München 1985

Nagel, H.: Chemie für die Krankenpflegeberufe, 4. Aufl. Thieme, Stuttgart 1980

Richterich, R., J. P. Colombo: Klinische Chemie, 4. Aufl. Karger, Basel 1978

Rick, W.: Klinische Chemie und Mikroskopie, 5. Aufl. Springer, Berlin 1987

Thomas, L.: Labor und Diagnose, 3. Aufl. Medizinische Verlagsges., Marburg 1988

Weiss, G.: Diagnostische Bewertung von Laborbefunden. Lehmann, München 1969


## 24.9 Anhang

**Normbereichtabelle**

I. Klinische Chemie — III. Hämatologie
II. Serologie — IV. Pharmaka – therapeutische Bereiche

| | | | |
|---|---|---|---|
| Bl = Vollblut | E = Erythrozyten | Pl = Plasma | St = Stuhl |
| CBl = Citratblut (1 : 10) | Knm = Knochenmark | S = Serum | U = Urin |
| | L = Liquor cerebr. | | |

| **I. Klinische Chemie** | | | Andere Einheiten |
|---|---|---|---|
| Aceton | S | s. Ketonkörper | |
| | U | 15–25 mg/24 h Ges.-Ketonkp. als Aceton | 260–430 µmol/24 h |
| ACTH (RIA) | Pl | Erw. 20–80 pg/ml (8 Uhr) | 4,4–17,5 pmol/l |
| ACTH-Kurztest | | s. Synacthen-Test | |
| ACTH-Reserve-Test | | s. Metopiron-Test | |
| Adenosinmonophosphat, cyclisches (cAMP) | S | 8–20 nmol/l | |
| | U | 1–11,5 µmol/l | |
| Adrenalin | | s. Catecholamie | |

| **Normbereichtabelle** (Fortsetzung) | | | | Andere Einheiten |
|---|---|---|---|---|
| AFP ($\alpha_1$-Fetoprotein) | S | < 7 IU/ml, entspricht < 10,5 ng/ml | | |
| Albumin | L | 15–30 mg/dl | | 2,2–4,4 µmol/l |
| | S | 4,2–5,4 g/dl | | 610–780 µmol/l |
| Aldolase | S | 0,5–3,1 U/l | | |
| Aldosteron | Pl | | 5– 25 ng/dl (liegend 50% weniger) | 0,056–0,42 nmol/l |
| | U | Erw. | 5– 20 µg/24 h | 14–55 nmol/24 h |
| | U | Kind | 3– 13 µ/24 h/m² Körperoberfläche | 8–36 nmol/24 h/m² |
| Aldosteron-Sekretionsrate | NN | | 50–200 µg/24 h | 140–555 nmol/24 h |
| Alkalische Phosphatase | | s. Phosphatase | | |
| δ-Aminolävulinsäure | U | 0,1–5,7 mg/l Haeger-Aronson | | 0,8–43 µmol/l |
| Aminosäure-N | L | 1,6–2,7 mg/dl | | 1,1–1,9 mmol/l |
| | S | 5–8 mg/dl | | 3,6–5,7 mmol/l |
| | U | 267–431 mg/24 h | | 19–31 mmol/25 h |
| Aminozucker | S | 85 ± 22,5 mg/dl (proteingebunden) | | 0,85 ± 0,225 g/l |
| | U | 60–108 mg/24 h (Geigy-Tab.) | | |
| Ammoniak | Bl | 57–105 µg/dl | | 33–62 µmol/l |
| | Venen-Bl | im Mittel 23 µg/dl niedriger | | 13,5 µmol/l |
| | Pl | 28,2–80,4 µg/dl (enzymatisch) | | 16,6–47,2 µmol/l |
| | | 19,5–64,6 µg/dl (enzymatisch) | | 11,5–38 µmol/l |
| Ammoniak-N | U | 0,3–1,0 g/24 h | | 21–71 mmol/24 h |
| α-Amylase | S | Substr. Blue Starck Polymer 51A (Phadebas) | 70–300 U/l | |
| | U | Substr. Blue Starck Polymer 51A | 100–2000 U/l | |
| | S | Substr. Maltotetraose (25 °C) | 6–34 U/l | |
| | U | Substr. Maltotetraose (25 °C) | 8–130 U/l | |
| | U | Substr. Maltotetraose (25 °C) | 6–105 U/24 h | |
| | S | Substr. p-Nitrophenylmalto-heptaosid (25 °C) | bis 100 U/l | |
| | U | Substr. p-Nitrophenylmalto-heptaosid (25 °C) | bis 500 U/l | |
| | S | Substr. p-Nitrophenylmalto-pentaosid/hexaosid (25 °C) | bis 53 U/l | |
| | U | Substr. p-Nitrophenylmalto-pentaosid/hexaosid (25 °C) | bis 295 U/l | |
| α-Amylase (Diastase) | S | Jod-Stärke-Reaktion (37 °C) | 8–32 Wohlgemuth-Einheiten | |
| | U | Jod-Stärke-Reaktion (37 °C) | 16–64 Wohlgemuth-Einheiten | |
| Androstendion | Pl | ♂ 50–260 ng/dl | | 1,75– 9,1 nmol/l |
| | Pl | ♀ 30–330 ng/dl | | 1,05–11,5 nmol/l |
| Androsteron | U | ♂ 4,2 ± 2,1 mg/24 h | | 14,5 ± 7,2 µmol/24 h |
| | U | ♀ 3,0 ± 1,1 mg/24 h | | 10,3 ± 3,8 µmol/24 h |
| Angiotensin I | S | liegend | 0,2–1,5 ng/ml/h | |
| | | aufrecht | 1,5–4,0 ng/ml/h | |
| Arginintest zur Prüfung auf HGH-Sekretion (RIA-Serum) Basiswert HGH um 8–9 Uhr. 30 g Argininhydrochlorid (z. B. Ferring) in 100 ml $H_2O$ innerhalb von 30 min infundieren. HGH nach 30, 60, 90 u. 120 min bestimmen. Norm: Anstieg auf > 7 ng/ml | | | | |
| Ascorbinsäure (Vitamin C) | S | Erwachsene | 0,2–2,0 mg/dl | 11–114 µmol/l |
| | S | Kleinkind | 0,6–2,4 mg/dl | 34–136 µmol/l |
| | S | Säugling | 0,4–1,5 mg/dl | 23– 85 µmol/l |
| | Pl | Neugeborene | 0,6–2,0 mg/dl | 34–114 µmol/l |
| | U | | 12–38 mg/l | 68–216 µmol/l |
| Ascorbinsäure + Dehydroascorbinsäure | U | | 17–42 mg/l | 97–239 µmol/l |

| **Normbereichtabelle** (Fortsetzung) | | | | Andere Einheiten |
|---|---|---|---|---|
| Ätiocholanolon | U | ♂ 4,5 ± 1,1 mg/24 h | | 15,5 ± 3,8 µmol/24 h |
| | | ♀ 3,4 ± 1,5 mg/24 h | | 11,7 ± 5,2 µmol/24 h |
| | S | bis 2 µg/dl | | bis 69 nmol/l |
| ATP | Bl | 19–32 mg/dl (in d. Ery. enthalten) | | 0,38–0,63 mmol/l |
| BAO, PAO, Magensekret | | s. Säuresekretionsanalyse | | |
| $B_{12}$ | | s. Vitamin $B_{12}$ | | |
| Bakterien | U | (Katheter- oder Mittelstrahlurin)<br>Normbereich:<br>Erw. < 10 000 Keime/ml, > 100 000/ml pathognomonisch<br>Kind < 1000 Keime/ml<br>Grenzbereich:<br>Kind 1000–3000 Keime/ml | | |
| BB (buffer base) | Bl | Erwachsene ♂ | 46,4–51,1 mmol/l | |
| kutan. | Bl | Erwachsene ♀ | 45,5–50,0 mmol/l | |
| Temp. art. | Bl | Neugeb. 4. Tag | 46,0±1,06 mmol/l | |
| Temp. art. | Bl | Neugeb. 3. Tag | 44,8±0,67 mmol/l | |
| Temp. art. | Bl | Neugeb. 2. Tag | 45,0±0,68 mmol/l | |
| Temp. art. | Bl | Neugeb. 24 Std. | 44,7±0,63 mmol/l | |
| Temp. art. | Bl | Neugeb. 4 Std. | 44,3±0,76 mmol/l | |
| Temp. art. | Bl | Neugeb. 1 Std. | 42,3±0,85 mmol/l | |
| umbil. | Bl | Geburt | 43,8±0,79 mmol/l | |
| BE (base excess) kutan. | Bl | Erwachsene ♂ | −2,4 bis +2,3 mmol/l | |
| kutan. | Bl | Erwachsene ♀ | −3,3 bis +1,2 mmol/l | |
| Temp. art. | Bl | Neugeb. 4. Tag | −2,5 mmol/l (Mittelwert) | |
| Temp. art. | Bl | Neugeb. 3. Tag | −3,5 mmol/l (Mittelwert) | |
| Temp. art. | Bl | Neugeb. 2. Tag | −3,5 mmol/l (Mittelwert) | |
| Temp. art. | Bl | Neugeb. 24 Std. | −4,5 mmol/l (Mittelwert) | |
| Temp. art. | Bl | Neugeb. 4 Std. | −5,5 mmol/l (Mittelwert) | |
| Temp. art. | Bl | Neugeb. 1 Std. | −7,0 mmol/l (Mittelwert) | |
| umbil. | Bl | Geburt | −4,5 mmol/l (Mittelwert) | |
| Bicarbonat (aktuelles) | S | 22–27 mmol/l | | |
| Bicarbonat (Standard-) | Bl | Erw. 21–25 mmol/l | | |
| | Bl | Säugl. 19–23 mmol/l | | |
| Bilirubin | L | bis 0,2 mg/dl | | bis 3,4 µmol/l |
| | U | um 0,3 mg/l (nach With. Fouchet-Meth.) | | um 5,1 µmol/l |
| (dir.) | S | Erwachsene | bis 0,25 mg/dl | bis 4,3 µmol/l |
| (ges.) | S | Erwachsene | 0,3 – 1,0 mg/dl | 5,1–17,1 µmol/l |
| | S | Kleinkind | 0,2 – 0,8 mg/dl | 3,4–13,7 µmol/l |
| | S | Säugling | 0,5 mg/dl | 8,6 µmol/l |
| | S | Neugeb. 7. Tag | 0,14– 9,9 mg/dl | 2,4–169 µmol/l |
| | S | Neugeb. 5. Tag | 0,10–12,0 mg/dl | 1,7–205 µmol/l |
| | S | Neugeb. 3. Tag | 0,25–11,4 mg/dl | 4,3–195 µmol/l |
| | S | Neugeb. 1. Tag | 0 – 6,0 mg/dl | 0–103 µmol/l |
| | S | Neugeb. sofort | 0,17– 2,85 mg/dl | 2,9–49 µmol/l |
| | S | Neugeb. Nabelblut | 0,29– 3,4 mg/dl | 5–58 µmol/l |
| Blei | Bl | 1–60 µg/dl (90% in den Ery.) | | 0,05–2,9 µmol/l |
| engerer Normbereich | Bl | 30–40 µg/dl | | 1,45–1,9 µmol/l |
| kritischer Bereich | Bl | > 80 µg/dl | | > 3,9 µmol/l |
| | U | 10–75 µg/24 h, Grenzwerte: 80–100 µg/24 h | | 0,05–0,36 µmol/24 h |
| | | | Grenzwerte: | 0,39–0,48 µmol/24 h |

**Normbereichtabelle** (Fortsetzung) — Andere Einheiten

Blutgase (jugendl. Erw.) (vgl. $pO_2$ und $pCO_2$)

| | $pO_2$ mmHg | (kPa) | $O_2$– Sättigung % | $O_2$ Vol% (ml/dl) | $pCO_2$ mmHg | (kPa) | $CO_2$ Vol% (ml/dl) | pH |
|---|---|---|---|---|---|---|---|---|
| arteriell | 95 | (12,7) | 97 | 20 | 40 | (5,3) | 50 | 7,40 |
| venös | 40 | (5,3) | 73 | 15 | 46 | (6,1) | 54 | 7,37 |

| | | | Andere Einheiten |
|---|---|---|---|
| Blutvolumen | | Erw. 60–80 ml/kg KG<br>Kind 1. Lj. 75–86 ml/kg KG<br>Säugl. 80–85 ml/kg KG | s. auch Isotopendiagnostik |
| Blutzucker | Bl | s. Glucose | |
| Brenztraubensäure | S | s. Pyruvat | |
| Brom | S | bis 1 mg/l (100 μg/dl) | 12,5 μmol/l |
| Bromthalein (Meth. 1) | S | Retention 0–5% Farbst. 45 min nach 5 mg/kg i. v. | 0–0,05 des Farbstoffs |
| Bromthalein (Meth. 2) | S | Retention < 0,2 mg/dl Farbst., 60 min nach 5 mg/kg i. v. | Ret. < 2,4 μmol/l |
| BUN (vgl. Harnstoff-N) | S | 7–11 mg/dl bei 0,5 g Eiweißzufuhr/kg/24 h | 2,5–3,9 mmol/l |
| | S | 11–25 mg/dl bei 1,5 g Eiweißzufuhr/kg/24 h | 3,9–8,6 mmol/l |
| | | 14–27 mg/dl bei 2,5 g Eiweißzufuhr/kg/24 h | 5,9–9,6 mmol/l |
| | Bl | ca. 12% niedriger als im Serum | |
| Caeruloplasmin | S | s. Coeruloplasmin | |
| Calcitonin (RIA) | | < 100 pg/ml<br>unsicherer Bereich: 100–500 pg/ml<br>erhöht: > 500 pg/ml<br>sicher erhöht: > 1000 pg/ml | |
| Calcium | L | 2–3 mval/l = 4,1–5,9 mg/dl | 1–1,5 mmol/l |
| Calcium, Gesamt- | S | Kind u. Erw. 4,5–5,5 mval/l = 9–11,0 mg/dl | 2,25–2,75 mmol/l |
| (Flammenphotometrie) | S | Säugling Kuhmilchernährung 3,9–4,5 mval/l | 1,95–2,25 mmol/l |
| | S | Säugling Frauenmilchernährung 5,2–6,0 mval/l | 2,6–3 mmol/l |
| | S | Neugeborene bis 7. Tag 3,8–7,0 mval/l | 1,9–3,5 mmol/l |
| ionisiert | S | 2,1–2,8 mval/l | 1,05–1,4 mmol/l |
| Calcium | U | 7,5–23 mval/l/24 h = 150–450 mg/24 h (Normalkost) | 3,75–11,5 mmol/24 h |
| Catecholamine | | s. Katecholamine | |
| CEA (karzinoembryonales Antigen) | | 0,3–2,5 (–5) ng/ml | |
| Chlorid | Bl | 73– 95 mmol/l | |
| | L | 120–130 mmol/l | |
| | S | Erw. 97–107 mmol/l = 345–380 mg/dl | |
| | S | Neugeb. u. Säugl. bis 7. Monat bis 10 mmol/l höher als Erw. | |
| | Schweiß | 10– 40 mmol/l; > 60 mmol/l sicher pathol. | |
| | U | 170–250 mmol/24 h = 6–9 g/d (kostabhängig) | |
| Cholesterin | S | < 220 mg/dl: keine Therapie | > 5,7 mmol/l |
| | | > 260 mg/dl: Therapie erwägen | < 6,7 mmol/l |
| Cholesterin, Gesamt- | S | Erwachsene 46–56 J. 200–320 mg/dl | 5,2–8,3 mmol/l |
| (Altersabhängigkeit) | S | Erwachsene 26–45 J. 160–280 mg/dl | 4,1–7,3 mmol/l |
| | S | Erwachsene 18–25 J. 145–240 mg/dl | 3,8–6,2 mmol/l |
| | S | Kind 2–14 J. 140–240 mg/dl | 3,6–6,2 mmol/l |
| | S | Säugling 70–175 mg/dl | 1,8–4,5 mmol/l |
| | S | Neugeb. 3.–10. Tag 110–160 mg/dl | 2,8–4,1 mmol/l |
| Cholesterinester | S | Erwachsene 70–85% des Gesamtcholesterin | Erw.: 70–85% des G. |
| Cholinesterase (CHE) | S | 3000–8000 U/l (Butyrylthiocholin) | unverändert |
| | S | 1900–3800 U/l (Acethylthiocholin) | |
| Choriongonadotropin | | s. HCG | |

| **Normbereichtabelle** (Fortsetzung) | | | Andere Einheiten |
|---|---|---|---|
| Chymotrypsin | St | titrimetrisch: > 15 U/g (> 120 µg/g)<br>photometrisch (BM): > 3 U/g | unverändert |
| Citrat | Bl<br>S | 1,3–2,3 mg/dl<br>1,6–3,2 mg/dl | 68–120 µmol/l<br>83–167 µmol/l |
| CK, NAC-aktiviert | S | ♂ bis 80 U/l<br>♀ bis 70 U/l | gleicher Wert |
| CK-MB | S | < 10 U/l | |
| CK > 160 U/l, CK-MB-Anteil > 6%→Herzinfarkt<br>CK, Makroform wahrscheinlich, wenn CK-MB-Anteil 30–200% | | | |
| Clearance-Werte | | Glom.-Filtr. mit Inulin 100–150 ml/min,<br>Plasmastrom ♂ 490–820 ml/min/1,73 m² KO<br>m. PAH ♀ 440–750 ml/min/1,73 m² KO<br>altersabhängig abnehmend<br>endogene Kreatinin-Clearance > 80 ml/min/1,73 m²<br>nach Schirmeister ♂ 98–156 ml/min/1,73 m²<br>♀ 95–160 ml/min/1,73 m²<br>Phosphat-Clearance 5,4–16,2 ml/min/1,73 m²<br>$^{51}$Cr-EDTA 80–120 ml/min/1,73 m² | 1,67–2,5 ml/s<br>♂ 8,2–13,7 ml/s/1,73 m²<br>♀ 7,3–12,5 ml/s/1,73 m²<br><br>< 1,33 ml/s/1,73 m²<br>♂ 1,63–2,6 ml/s/1,73 m²<br>♀ 1,58–2,67 ml/s/1,73 m²<br>0,09–0,27 ml/s/1,73 m²<br>1,3–2 ml/s/1,73 m² |
| Coeruloplasmin (enzymat.) | S | Erwachsene 30–58 mg/dl | 1,9–3,6 µmol/l |
| | S | Gravide 40–80 mg/dl | 2,5–5,0 µmol/l |
| | S | Säuglinge 90–400 Tage 20–70 mg/dl | 1,25–4,4 µmol/l |
| | S | Säuglinge 15–90 Tage 8–30 mg/dl | 0,5–1,9 µmol/l |
| | S | Neugeb. bis 2 Wochen 1–20 mg/dl | 0,06–1,25 µmol/l |
| (immunologisch) | S | Erwachsene 15–60 mg/dl | 0,9–3,8 µmol/l |
| CO-Hämoglobin | Bl | Norm: Spuren<br>Raucher: 3–10% des Hb | <br>Raucher: 0,03–0,10 des Hb |
| $CO_2$-Partialdruck kutan. | Bl | s. $pCO_2$ | |
| Corticosteroide | U<br>U | Erw. 3–17 mg/24 h (Reddy u. a.)<br>Kind 1,7–7,2 mg/24 h | 8,3–47 µmol/24 h<br>4,7–20 µmol/24 h |
| Corticosteron | Pl<br>U | 1,5–6 µg/dl (Mittel n. versch. Autoren)<br>2–9 µg/24 h | 43–144 nmol/l<br>5,8–26 nmol/24 h |
| Corticotropin | | s. ACTH | |
| Cortisol | Pl | Erwachsene 8 Uhr 15 ± 8 µg/dl | 414 ± 221 nmol/l |
| | Pl | Erwachsene 14 Uhr 12 µg/dl | 330 nmol/l |
| | Pl | Erwachsene 20 Uhr 9,8 ± 2,0 µg/dl | 270 ± 55 nmol/l |
| | Pl | Erwachsene 24 Uhr 5 ± 3 µg/dl | 138 ± 83 nmol/l |
| | Pl | Kind 11.–16. Lebensjahr 8 Uhr 16,5 ± 13,2 µg/dl | 460 ± 360 nmol/l |
| | Pl | Kind 6.–10. Lebensjahr 8 Uhr 19,3 ± 11,6 µg/dl | 530 ± 320 nmol/l |
| | Pl | Kind 1.–5. Lebensjahr 8 Uhr 24,4 ± 12,8 µg/dl | 670 ± 350 nmol/l |
| Cortisol, freies | U | 18–120 µg/24 h (RIA) | 50–330 nmol/24 h |
| Cortisol-Sekretionsrate | NN | 5–25 mg/24 h | 13,8–69 µmol/24 h |
| Cortisol-Bindungskapazität | Pl | 25,5 ± 3,4 µg/dl Cortisol | 704 ± 94 nmol/l |
| Cortison-Glucosebelastung | Bl | 8½ u. 2 Std. vor der oralen Glucosebelastung (100 g) je 10 mg Decortin oral; Norm: BZ nach 60 min < 170 mg/dl, nach 120 min < 120 mg/dl, nach 180 min < 100 mg/dl | |
| C-Peptid | S | 0,3–5,4 ng/dl | 0,1–1,78 nmol/l |
| Dehydroepiandrosteron<br>(DHA) | Pl<br>Pl<br>U<br>U | ♂ 130–1400 ng/dl<br>♀ 140–1060 ng/dl<br>♂ 1,41 ± 1,13 mg/24 h<br>♀ 1,17 ± 0,81 mg/24 h | 4,5 – 48,5 nmol/l<br>4,9 – 37 nmol/l<br>4,9 ± 3,9 µmol/24 h<br>4,1 ± 2,8 µmol/24 h |
| De Ritis-Quotient GOT/GPT | | 0,8–0,9 (optimierte Methoden) | unverändert |
| Desferrioxamin-Test<br>(Desferal-Test) | U | Fe-Ausscheidung 0,4–1,0 mg in 6 Std. oder 0,3–1,2 mg/24 h<br>nach 500 mg Desferrioxamin i. m. (Strohmeyer)<br>bei Hämochromatose meist > 4–6 mg | 7,2–18 µmol in 6 Std.<br>5,4–21,5 µmol/24 h |

| **Normbereichtabelle** (Fortsetzung) | | | Andere Einheiten |
|---|---|---|---|
| Dexamethason-Suppression, Kurztest | | Um 23 Uhr 2 mg Dexamethason oral; am nächsten Morgen um 8 Uhr Blutentnahme für Plasmacortisol. Norm: Suppression unter 3 µg/dl Cortisol (83 nmol/l). Bedeutung: Ausschluß eines Morbus Cushing | |
| Dexamethason-Suppression Langtest | | 3 Tage lang 6mal 0,5 mg Dexamethason tgl.; am 4. Tag um 8 Uhr Plasmacortisol. Vom 4.–6. Tag 4mal 2 mg Dexamethason tgl.; am 7. Tag erneut Plasmacortisol. Norm: Suppression unter 3 µg/dl Cortisol. Bedeutung: Suppression um >50% bei zentralem Morbus Cushing oft erst mit 4mal 2 mg (8 mg) Dexamethason. Fehlende Suppression bei NNR-Karzinom, autonmomer NNR-Hyperplasie, ektopischer ACTH-Bildung. Zusätzliche Kontrolle des Suppressionseffektes durch Bestimmung des freien Cortisols oder der 17-Hydroxycorticosteroide im Sammelurin | |
| Dexamethason-HCG-Test | U | (♀) Zeit der Dexamethason-Suppr. wird verlängert. 4 Tage lang je 5000 IE HCG zusätzlich während der Suppr.-Phase erhöhen normalerweise die auf <50% supprimierte 17-KS-Ausscheidung nicht, steigern sie jedoch deutlich bei Hirsutismus infolge erhöhter ovarieller Androgenbildung. Zusätzliche Plasmatestosteronbestimmung nützlich | |
| Diazokörper | U | Spuren | unverändert |
| Dihydroxymandelsäure | | s. Katecholamine | |
| Dopamin | | s. Katecholamine | |
| EDTA-Infusionstest (nur durchführen, falls Ca i. S. noch i. d. Norm) | S | Der Calciumabfall nach 2stündiger Infusion von 70 mg/kg $Na_2$-EDTA ist bei ausreichender Nebenschilddrüsenfunktion innerhalb von 12 Std. reversibel | |
| Eisen (starke Tagesschwankungen. Fe abends ca. 40 µg/dl (7,2 µmol/l) tiefer als morgens) | S | Erwachsene ♂ 59–158 µg/dl } Weippl | 10,6–28,3 µmol/l |
| | S | Erwachsene ♀ 37–145 µg/dl } Weippl | 6,6–26,0 µmol/l |
| | S | Säugling ab 6. Mon. 70–80 µg/dl | 12,5–14,3 µmol/l |
| | S | Neugeb. ab 2. Tag 180–200 µg/dl | 32–36 µmol/l |
| | S | Neugeb. 2. Tag um 50 µg/dl | um 9 µmol/l |
| | S | Neugeb. vorüberg. 100–120 µg/dl | 18–21,5 µmol/l |
| | U | bis 100 µg/24 h | bis 1,8 µmol/24 h |
| Eisenbelastung | S | Eisenbestimmung vor sowie 2, 4 und 6 Stunden nach 200 mg 2wertigem Eisen oral. Normal: Fe-Anstieg um ca. 30 µg/dl bis max. 180 µg/dl | ca. 5,4 µmol/l<br>bis max. 32 µmol/l |
| Eisenbindungskapazität, ges. | S | 250–400 µg/dl | 45–72 µmol/l |
| latente (= Ges. EBK – Serumeisen) | S | 180–250 µg/dl (vgl. Isot.-Diagnostik, die höhere Werte ergibt) | 32–45 µmol/l |
| Eiweiß, Gesamt- | L | Erwachsene 15–45 mg/dl | 150–450 mg/l |
| | L | Neugeborene bis 90 mg/dl | bis 900 mg/l |
| | S | Erw. und Kind 6,6–8,6 g/dl } im Liegen Absink. um ca. 10% | 66–86 g/l |
| | S | Kind bis 3. Lebensj. 5,4–8,7 g/dl } im Liegen Absink. um ca. 10% | 54–87 g/l |
| | S | Neugeborene 5,2–9,1 g/dl } im Liegen Absink. um ca. 10% | 52–91 g/l |
| | U | bis 70 mg/l | bis 70 mg/l |
| Elektrophorese, CAF-Mikro- (Eiweißkörper) | S | Präalbumine 0–1 rel.% } Mittelwerte 6 versch. Autoren | 0–0,01 |
| | | Albumine 56–70 rel.% | 0,56–0,70 |
| | | $\alpha_1$-Globuline 2–4 rel.% | 0,02–0,04 |
| | | $\alpha_2$-Globuline 5–11 rel.% | 0,05–0,11 |
| | | β-Globuline 8–13 rel.% | 0,08–0,13 |
| | | γ-Globuline 10–19 rel.% | 0,10–0,19 |
| Elektrophorese, Agarose (Lipoproteide) | | zahlenmäßige Auswertung weniger sinnvoll als Beschreibung der Konstellation | |
| Ellsworth-Howard-Test | | Prüfung der Ausscheidung von Phosphat und cAMP nach Injektion von Parathormon. Bewertung: gegenüber dem Vergleich steigt das Phosphat nach Injektion von 200 USPE Parathormon (i.v.) innerhalb 1 Stunde auf > das Doppelte an | |

**Normbereichtabelle** (Fortsetzung)

| | | | Andere Einheiten |
|---|---|---|---|
| ETR | | s. Schilddrüse | |
| Fettsäuren (freie, unveresterte)<br>(altersabh.) | S<br>S<br>S | 0,18–1,06 mval/l (nüchtern, alle Alterskl.)<br>3. Dezenn. 0,47 ± 0,38 mval/l<br>7. Dezenn. 0,84 ± 0,50 mval/l | 180–1060 µmol/l<br>470 ± 380 µmol/l<br>840 ± 500 µmol/l |
| Fettsäuren (veresterte) | S<br>S | ♂ bis 430 mg/dl (= 14,6 mval/l) (nüchtern)<br>♀ bis 380 mg/dl (= 12,9 mval/l) (nüchtern) | bis 14,6 mmol/l<br>bis 12,9 mmol/l |
| Fibrinogen | Pl | s. Hämatologie | |
| Folsäure | S | > 3 ng/ml (Lactobakt.-Casei-Probe)<br>< 2 ng/ml: Folsäuremangel | > 6,8 nmol/l<br>< 4,5 nmol/l |
| Fructose | Sperma | 900–5200 µg/ml, altersabhängig; unter 1200 µg/ml im mittl. Lebensalter suspekt | 5–29 mmol/l<br>unter 6,7 mmol |
| Galactose<br>Galactosebelastung | Bl<br>U | bis 4,3 mg/dl nüchtern<br>bis 3 g G.-Ausscheidung nach 40 g G. oral | bis 0,24 mmol/l<br>bis 16,7 mmol/l |
| Gallensäuren | S | 0,2–3,0 mg/dl | 2–30 mg/l |
| Gastrin | S, Pl | Erw. < 100 pg/ml<br>bis 300 pg/ml bei proteinreicher Ernährung<br>> 500 pg/ml → sign. erhöht | |
| Gefrierpunkterniedrigung | S | 0,512–0,568 °C, Mittel 0,540 °C | unverändert |
| Gesamteiweiß | S | s. Eiweiß | |
| Gesamtlipide | S | s. Lipide | |
| GLDH, optimiert | S<br>S<br>S<br>S<br>S | ♂ bis 4 U/l<br>♀ bis 3 U/l<br>Kleinkind (1–3 Lj.) bis 3 U/l<br>Säugling bis 5 U/l<br>Neugeborene bis 6 U/l | unverändert |
| Globuline | L<br>S | 6–25 mg/dl<br>2–4,5 g/dl | 0,06–0,25 g/l<br>20–45 g/l |
| Glucagon | Pl | 50–200 pg/ml | |
| Glucose | Bl<br>Bl<br>Lumbal-L<br>Lumbal-L<br>Lumbal-L<br>U | 60–100 mg/dl<br>1.–2. Lebenstag 40– 80 mg/dl<br>Erwachsene 45– 70 mg/dl<br>Kind bis 15. Lebensjahr 60– 90 mg/dl<br>Neugeb. bis 3. Tag 75–150 mg/dl<br>16–132 mg/24 h<br>(HK-GOD-Gluc-DH-Methoden) | 3,3–5,6 mmol/l<br>2,2–4,4 mmol/l<br>2,5–3,9 mmol/l<br>3,3–5,0 mmol/l<br>4,2–8,3 mmol/l<br>0,09–0,73 mmol/24 h |
| Glucosebelastung (Standard-)<br>(100 g Glucose oral) | Bl | Bewertung – Norm – pathologisch<br>nüchtern – < 100 – > 130 mg/dl Glucose<br>60 min nach Glucose – < 160 – > 220 mg/dl Glucose<br>120 min nach Glucose – < 120 – > 150 mg/dl Glucose<br>Glucose im Urin – ∅ – + (über 0,1%)<br><br>HGH im Serum wird normalerweise durch den Glucoseanstieg supprimiert auf Werte unter 5 ng/ml. Ausbleiben der Suppression bei Akromegalie u. a. m. | |
| Glucosebelastung (Scriba)<br>(intravenös) | Bl | Glucose-Assimilationsquotienten $K_G = \frac{69,3}{T}$<br>nach 0,5 g Glucose/kg i. v. bestimmen. Zeit T = Zeit des BZ-Abfalls auf 50% des Wertes 5 min nach Glucoseinjektion.<br>Norm: $K_G$ = 1,2–2,2; $K_G$ < 1,0 ohne Glucosurie: lat. Diab.; $K_G$ < 1,0 mit Glucosurie: lat. bis manifester Diab.; $K_G$ 1,0–1,2: verdächtig | unverändert<br><br>unverändert |

**Normbereichtabelle** (Fortsetzung)

| | | | | Andere Einheiten |
|---|---|---|---|---|
| Glucuronsäure (total) | U | Erwachsene | ♂ 5,4–6,6 mg/24 h | 28–34 μmol/24 h |
| | U | Erwachsene | ♀ 3,3–4,3 mg/24 h | 17–22 μmol/24 h |
| | U | Kind | ♂ 6,8–8,1 mg/24 h | 35–42 μmol/24 h |
| | U | Kind | ♀ 5,0–6,6 mg/24 h | 26–34 μmol/24 h |
| Gluthation, ges. | Bl | 28–52 mg/dl | | 0,9–1,7 mmol/l |
| reduz. | Bl | 25–48 mg/dl | | 0,8–1,6 mmol/l |
| Glycerin, frei | S | 0,5–1,7 mg/dl (nüchtern) | | 0,05–0,18 mmol/l |
| Glycerid-Glycerin | S | 7,7–17,9 mg/dl (nüchtern) | | 0,84–1,94 mmol/l |
| Gonadotropine | | | | |
| follikelstimulierendes Hormon (FSH) | S | ♂ | bis 2,2 ng/ml | |
| | S | ♀ | | |
| | S | Menopause: | 12,1–52,9 ng/ml | |
| | S | Follikel-Phase: | 0,7– 4,1 ng/ml | |
| | S | Luteal-Phase: | bis 3,1 ng/ml | |
| | S | Ovulat.-Peak: (durchschnittl. 2 × Basiswert) | 0,4– 9,4 ng/ml | |
| | U | ♂ | 5– 20 U/24 h | |
| | U | ♀ | | |
| | U | Follikel-Phase: | 5– 20 U/24 h | |
| | U | Luteal-Phase: | 5– 15 U/24 h | |
| | U | Ovulat.-Peak: | 15– 30 U/24 h | |
| | U | Menopause: | 50–100 U/24 h | |
| luteinisierendes Hormon (LH) | S | ♂ | bis 2,9 ng/ml | |
| | S | ♀ | | |
| | S | Menopause: | 7,1–20,7 ng/ml | |
| | S | Follikel-Phase: | bis 4,0 ng/ml | |
| | S | Luteal-Phase: | bis 3,6 ng/ml | |
| | S | Ovulat.-Peak: (durchschnittl. 3 × Basiswert und höher) | 3,3–24,2 ng/ml | |
| | U | ♂ | 5– 20 U/24 h | |
| | U | ♀ | | |
| | U | Follikel-Phase: | 5– 45 U/24 h | |
| | U | Luteal-Phase: | 5– 45 U/24 h | |
| | U | Ovulat.-Peak: | 40–100 U/24 h | |
| | U | Menopause: | 50–100 U/24 h | |
| GOT optimiert | S | Erwachsene ♂ | 5–17 U/l | |
| | S | Erwachsene ♀ | 5–15 U/l | |
| | S | Kind 6.–14. Lebensj. | 6–20 U/l | |
| | S | Kind 1.–6. Lebensj. | 7–23 U/l | |
| | S | Säugl. 6.–12. Monat | 10–28 U/l | |
| | S | Säugl. 3.–24. Woche | 8–28 U/l | |
| | S | Säugl. bis 3. Woche | 11–33 U/l | |
| GOT/GPT-Quotient | S | 0,8–0,9 | | |
| G-6-PDH (Glucose-6-phosphatdehydrogenase) | S | 0 U/l | | |
| | E | 120–240 mU/$10^9$ Ery | | unverändert |
| GPT optimiert | S | Erwachsene ♂ | 5–23 U/l } Warnbereich | |
| | S | Erwachsene ♀ | 5–19 U/l } bis 30 U/l | |
| | S | Kind 6.–14 Lebensj. | 4–20 U/l | |
| | S | Kind 1.–6. Lebensj. | 4–20 U/l | |
| | S | Kind 6.–12. Monat | 5–20 U/l | unverändert |
| | S | Säugling 3.–24. Woche | 5–28 U/l | |
| | S | Säugling bis 3. Woche | 5–24 U/l | |
| γ-GT (γ-Glutamyltrans-peptidase) | S | 6–28 U/l | | unverändert |
| | S | 4–18 U/l | | |
| γ-GT/GOT-Quotient | S | 1,3–1,5 | | |
| Hämiglobin | Bl | s. Methämoglobin | | |

| Normbereichtabelle (Fortsetzung) | | | | Andere Einheiten |
|---|---|---|---|---|
| Hämoglobin | S | 5–40 mg/dl | | 0,05–0,4 g/l oder 3,1–25 μmol/l |
| Haptoglobin | S | 40–170 mg/dl | | 0,4–1,7 g/l |
| Harnsäure | L | 0,5–2,6 mg/dl | | 30–155 μmol/l |
| | S | ♂ 3,6–8,4 mg/dl (Therapie ab 6,5 mg/dl) | | 214–500 μmol/l |
| | S | ♀ 2,2–6,5 mg/dl | | 131–387 μmol/l |
| | U | 0,25–0,75 g/24 h | | 1,5–4,5 mmol/24 h |
| Harnstoff | L | | 7,5 –15,0 mg/dl | 1,25– 2,5 mmol/l |
| | U | Erwachsene | 20 –35 g/24 h | 330–580 mmol/24 h |
| | U | Kind 8.–16. Lebensj. | 12 –20 g/24 h | 200–330 mmol/24 h |
| | U | Kind 4.–8. Lebensj. | 8 –12 g/24 h | 133–200 mmol/24 h |
| | U | Kind 1.–2. Lebensj. | 4 – 8 g/24 h | 67–133 mmol/24 h |
| | U | Säugling 6.–12. Monat | 2 – 4 g/24 h | 33– 67 mmol/24 h |
| | U | Neugeborenes | 0,15– 0,2 g/24 h | 2,5– 3,3 mmol/24 h |
| Harnstoff-N (s. auch BUN) | S | 7–27 mg/dl, abhängig von Eiweißzufuhr | | 2,5–9,6 mmol/l |
| α-HBDH (α-Hydroxybutyrat-dehydrogenase oder LDH 1 + 2) | S | Erwachsene | 55–140 U/l | unverändert |
| | S | Kleinkind 1.–3. Lebensjahr | 100–200 U/l | |
| | S | Säugling | 100–280 U/l | |
| | | Neugeborene | 180–400 U/l | |
| β-HCG (Human chorion gonadotropin) | S | ♀ Grav. 40.–90. Tag | | 20000–200000 IE/l |
| | S | ♀ Grav. 2.–3. Trim. | | 3000– 30000 IE/l |
| | U | ♀ Grav. bis 22.–24. Tag nach Konzeption | | < 1000 IE/l |
| RIA | U | ♀ Grav. 8.–12. Woche | | 80000–240000 IE/l |
| | U | ♀ Grav. 13.–17. Woche (1000–) | | 5000– 30000 IE/l |
| HDL-Cholesterin (Erw.) | S | ♂ 40–50 mg/dl erhöhtes Risiko, wenn < 35 mg/dl | | 1,04–1,30 mmol/l |
| | S | ♀ 50–60 mg/dl erhöhtes Risiko, wenn < 45 mg/dl | | 1,30–1,55 mmol/l |
| HGH = STH | Pl | Erw., 0–3 (–7) ng/ml nach 12stündigem Fasten, wach | | 0–140 (–320) pmol/l |
| | Pl | Kleinkind bis 4. Lj. Pl 0–10 ng/ml s. auch Arginintest und Glucosebelastung | | bis 467 pmol/l |
| HGH | Pl | nach Insulin i.v.(Kinder 0,1 E/kg, Erw. 8 E) steigt HGH normalerweise auf > 8 ng/ml bei Kindern, bei Erwachsenen auf 20–45 ng/ml innerhalb einer Stunde. Blutentnahmen nach 5, 10, 20, 30, 40 u. 60 min | | |
| Hickey-Hare-Test | | ADH-Sekretionsprüfung mittels Pitressin oder Arginin-Vasopressin | | |
| Hippursäure | U | 0,2–1,0 g/24 h | | 1,1–5,6 mmol/24 h |
| Homogentisinsäure | U | 0 | | 0 |
| Homovanillinsäure | | s. Katecholamine | | |
| HPL (Human Placenta Lactogen) | S | ♀ 8. SSW 0,2 μg/ml<br>20. SSW 1–4 μg/ml<br>35.–40. SSW 4–12 μg/ml (wenn < 4 μg/ml, Risiko erhöht) | | |
| 17-Hydroxycorticosteroide | U | Erw. 3–17 mg/24 h (Reddy u. a.) | | 8,3–47 μmol/24 h |
| | U | Kind 1,7–7,2 mg/24 h | | 4,7–20 μmol/24 h |
| 5-Hydroxyindolessigsäure | U | 1,8–4,5 mg/24 h | | 9,4–23,5 μmol/24 h |
| Hydroxyprolin, Gesamt- | U | 15–40 mg/24 h | | 114–305 μmol/24 h |

| **Normbereichtabelle** (Fortsetzung) | | | Andere Einheiten |
|---|---|---|---|
| Immunglobuline | | | |
| IgA | S | 90 – 450 mg/dl (immunologisch) | 0,9 – 4,5 g/l |
| IgD | S | 0,3– 40 mg/dl (immunologisch) | 0,003– 0,4 g/l |
| IgG | S | 800 –1800 mg/dl (immunologisch) | 8,0 –18,0 g/l |
| IgM | S | ♂ 60 – 250 mg/dl (immunologisch) | 0,6 – 2,5 g/l |
| | S | ♀ 70 – 280 mg/dl (immunologisch) | 0,7 – 2,8 g/l |
| IgE | S | 20 – 104 IU/ml (80% der Bevölkerung) | |
| | | 20 – 322 IU/ml (90% der Bevölkerung) | |
| Indikan | S | 0,03–0,09 mg/dl | 1,4–4,2 μmol/l |
| | U | 5–10 mg/24 h | 23–47 μmol/24 h |
| Insulin | Pl | Erw. 4–24 μU/ml (RIA) | 4– 24 mU/l |
| | Pl | Nach Glucose i.v. 50–100 μU/ml innerhalb 5 min, Abfall nach 20–40 min (0,5 g Glucose/kg). Nach Glucose oral 70–120 μU/ml nach 30–60 min (100 g Glucose) | 50–100 mU/l<br>70–120 mU/l |
| | Pl | Neugeb. bis 107 μU/ml | bis 107 mU/l |
| Insulin nach 1 g Tolbutamin i.v. (vgl. Tolbutamidtest) | Pl | Blutentnahmen vor Tolbutamid sowie 1, 2, 5, 10, 30 u. 60 min danach<br>Insulinanstieg auf ca. 500% in 30 min. Maximum nach 1 Std. Niedrigere, höhere bzw. verzögerte Anstiege in Verbindung mit klinischem Bild pathognomonisch | |
| Jod, anorganisches | S | 0,01–0,3 μg Jodid/dl | 0,8–24 nmol/l |
| Jod, proteingebunden = PBI | S | s. Schilddrüse | |
| Kalium | Bl | 32–54 mval/l | 32 – 54 mmol/l |
| | E | 82–107 mval/l | 82 –107 mmol/l |
| | L | 2,1–3,9 mval | 2,1– 3,9 mmol/l |
| | S | 3,5–5,3 mval/l = 13–21 mg/dl; Tagesschwankung 0,4–0,6 mval/l | 3,5– 5,3 mmol/l<br>0,4– 0,6 mmol/l |
| | U | 25–125 mval/24 h = 1–5 g/24 h (stark kostabhängig) | 25 –125 mmol/24 h |
| Katecholamine und K.-Metaboliten | | | |
| Gesamt-Katecholamine | U | Erw. bis 100 μg/24 h | bis 590 nmol/24 h |
| | | Schulkind bis 81 μg/24 h | bis 478 nmol/24 h |
| | | Kleinkind bis 42 μg/24 h | bis 245 nmol/24 h |
| | | Neugeborenes bis 21 μg/24 h | bis 124 nmol/24 h |
| Adrenalin | U | 3–24 μg/24 h | 17–133 nmol/24 h |
| | Pl | 48–124 pg/ml | 0,26–0,68 nmol/l |
| Noradrenalin | U | 17–77 μg/24 h | 100–454 nmol/24 h |
| | Pl | 126–255 pg/ml | 0,74–1,50 nmol/l |
| Dopamin | U | 150–500 μg/24 h | 0,98–3,25 μmol/24 h |
| | Pl | 98–128 pg/ml | 0,64–0,83 nmol/l |
| Metanephrin | U | 3–525 μg/24 h | 0,02–2,68 μmol/24 h |
| Normetanephrin | U | 90–1770 μg/24 h | 0,50–9,74 μmol/24 h |
| Vanillinmandelsäure | U | Erwachsene 3,1–6,3 mg/24 h | 15,7–31,8 μmol/24 h |
| | | Kinder bis 5,5 mg/24 h | bis 27,8 μmol/24 h |
| | | Kind bis 4. Lj. bis 2,5 mg/24 h | bis 12,6 μmol/24 h |
| | | Kind bis 12 Mon. bis 1,0 mg/24 h | bis 5,1 μmol/24 h |
| Homovanillinsäure | U | 2–7,4 mg/24 h | 11–41 μmol/24 h |
| | | Kleinkind bis 4 mg/24 h | bis 22 μmol/24 h |
| | | Säugling bis 1 mg/24 h | bis 5,5 μmol/24 h |
| Dihydroxymandelsäure | U | 91–340 μg/24 h | 0,5–1,9 μmol/24 h |
| 17-Ketogene Steroide | U | 6–21 mg/24 h | 21–73 μmol/24 h |
| | U | 4,5–16 mg/24 h | 15,6–55,5 μmol/24 h |
| Ketonkörper | S | 1,3–6 mg/dl 223–1030 μmol/l | |

**Normbereichtabelle** (Fortsetzung)

| | | | | Andere Einheiten |
|---|---|---|---|---|
| 17-Ketosteroide | Pl | | 42–325 µg/dl | 1,46–11,3 µmol/l |
| | U | ♂ 25.–30. Lebensjahr | 8–23 mg/24 h im höheren Alter | 27,7–80 µmol/24 h |
| | U | ♀ 25.–30. Lebensjahr | 4–17 mg/24 h abnehmend | 14–59 µmol/24 h |
| | U | 10.–12. Lebensjahr | 1–6 mg/24 h (beide Geschlechter) | 3,5–21 µmol/24 h |
| | U | 8.–10. Lebensjahr | 1–4 mg/24 h (beide Geschlechter) | 3,5–14 µmol/24 h |
| | U | 6.–8. Lebensjahr | bis 2,5 mg/24 h (beide Geschlechter) | bis 8,7 µmol/24 h |
| | U | 3.–6. Lebensjahr | bis 2,0 mg/24 h (beide Geschlechter) | bis 7 µmol/24 h |
| | U | bis 3. Lebensjahr | bis 0,5 mg/24 h (beide Geschlechter) | bis 1,7 µmol/24 h |
| Kolloidosmotischer Druck (0 °C) (KOD) | S | 20,6–35,3 mmHg = 280–480 mmH$_2$O | | 2,75–4,71 kPa |
| Kongorot | S | Retention 90–65%, 60 min nach 2 mg/kg i.v. oder 10 ml 1%iger Lösung | | Ret. 0,90–0,65 nach 60 min |
| Koproporphyrin I u. III | S | s. Porphyrine | | |
| Kreatin | S | Erwachsene | ♂ u. ♀ 0,3–1,2 mg/dl | 23–92 µmol/l |
| | S | Kind bis 14. Woche | 0,2–1,25 mg/dl | 15–95 µmol/l |
| | U | Erwachsene | ♂ 11–189 mg/24 h (Mittel: 52) | 84–1440 µmol/24 h |
| | U | Erwachsene | ♀ 19–270 mg/24 h (Mittel: 92) | 145–2060 µmol/24 h |
| bewegungsabhg. | U | Kind 6.–11. Lebensjahr | 4 mg/kg/24 h | 30 µmol/kg/24 h |
| | U | Säugling 6.–12. Monat | 10,6 mg/kg/24 h | 81 µmol/kg/24 h |
| | U | Säugling 2.–12. Woche | 28,0 mg/kg/24 h | 214 µmol/kg/24 h |
| Kreatinin | S | Erwachsene ♂ | 0,9–1,4 mg/dl | 80–124 µmol/l |
| | S | Erwachsene ♀ | 0,8–1,2 mg/dl | 71–106 µmol/l |
| | S | Kind | 0,4–0,7 mg/dl | 35–62 µmol/l |
| | S | Säugling | 0,3–0,4 mg/dl | 26–35 µmol/l |
| | U | Erwachsene ♂ | 18–32 mg/kg/24 h | 0,16–0,28 mmol/kg/24 h |
| | U | Erwachsene ♀ | 10–25 mg/kg/24 h | 0,09–0,22 mmol/kg/24 h |
| | U | Kind ♂ 12.–17. Lebensj. | 20,7–28,2 mg/kg/24 h | 0,18–0,25 mmol/kg/24 h |
| | U | Kind ♀ 12.–17. Lebensj. | 12,2–29,4 mg/kg/24 h | 0,11–0,26 mmol/kg/24 h |
| | U | Neugeb. 1.–7. Woche | 10,0–15,0 mg/kg/24 h | 0,09–0,13 mmol/kg/24 h |
| | U | Frühgeb. 2.–12. Woche | 8,3–19,9 mg/kg/24 h | 0,07–0,18 mmol/kg/24 h |
| Kupfer | S | Erwachsene ♂ | 75–140 µg/dl | 11,8–22 µmol/l |
| | S | Erwachsene ♀ | 85–150 µg/dl | 13,4–23,6 µmol/l |
| | S | Neugeborene | 60 µg/dl | 9,4 µmol/l |
| | U | | 11–48 µg/24 h | 0,17–0,76 µmol/24 h |
| Lactat (Milchsäure) | S | 9–16 mg/dl | | 1,0–1,8 mmol/l |
| | L | 13,5 mg/dl | | 1,6 mmol/l |
| LAP optimiert | S | Erwachsene | 11–35 U/l | |
| | S | Kleinkind (1.–3. Lebensjahr) | 12–29 U/l | |
| | S | Säugling | 15–31 U/l | unverändert |
| | S | Neugeborene | 22–31 U/l | |
| LDH (Lactatdehydrogenase) optimiert | S | Erwachsene | 80–240 U/l | |
| | S | Kleinkind (1.–3. Lebensjahr) | 150–280 U/l | |
| | S | Säugling | 200–400 U/l | |
| | S | Neugeborene | 300–550 U/l | unverändert |
| | L | | 1,6–18,4 U/l | |
| LDH-Isoenzyme | | (Mittelwerte nach Opher; nach Schneider) | | |
| Herz: LDH 1 | S | 25,1 rel.% | 15,6–46,5 rel.% | 0,251 0,156–0,465 |
| LDH 2 | S | 32,8 rel.% | 39,9–59,5 rel.% | 0,328 0,399–0,595 |
| LDH 3 | S | 20,8 rel.% | 5,7–16,8 rel.% | 0,208 0,057–0,168 |
| LDH 4 | S | 12,2 rel.% | 1,1– 7,8 rel.% | 0,122 0,011–0,078 |
| Leber: LDH 5 | S | 8,5 rel.% | 0,4– 6,7 rel.% | 0,085 0,004–0,067 |
| LDL-Cholesterin | S | bis 190 mg/dl<br>erhöhtes Risiko, wenn > 190 mg/dl | | 4,9 mmol/l |
| LH (ICSH), s. Gonadotropine | | | | |

| **Normbereichtabelle** (Fortsetzung) | | | | Andere Einheiten |
|---|---|---|---|---|
| LH-RH-Test | | 100 µg LH-RH i.m. oder i.v. vorher LH-Basiswert; bei i.m. LH-Bestg. nach 30 u. 60 min, bei i.v. nach 15, 30, 45 u. 90 min. Norm: Anstieg auf > 4fach<br>Bewertung:<br>primäre Gonadeninsuffizienz →<br>Basalwert erhöht, Anstieg stark<br>sekundäre Gonadeninsuffizienz →<br>Basalwert niedrig, Anstieg gering | | |
| Lipase | S | 20–160 U/l (kin. pH-Messg., Substrat Triolein)<br>bis 190 U/l (turbidimetrisch, Boehringer/Mannheim) | | unverändert<br>unverändert |
| Lipide, Gesamt- | S<br>S<br>S<br>S<br>St | Erwachsene<br>Kind<br>Säugling<br>Neugeborene | 500–860 mg/dl (nüchtern)<br>500–700 mg/dl (nüchtern)<br>470–530 mg/dl (nüchtern)<br>100–250 mg/dl (nüchtern)<br>bis 8 g/24 h | 5,0–8,6 g/l<br>5,0–7,0 g/l<br>4,7–5,3 g/l<br>1,0–2,5 g/l<br>bis 8 g/24 h |
| β-Lipoproteide | S<br>S | bis 550 mg/dl (immunol.)<br>360–640 mg/dl (chemisch) | | bis 5,5 g/l<br>3,6–6,4 g/l |
| Lithium | s | 0,4–6,3 µval/l | | 0,4–6,3 µmol/l |
| Magnesium | S<br>S<br>U | Erwachsene<br>Neugeborene | 1,5–2,1 mval/l = 1,8–2,5 mg/dl<br>1,3–1,9 mval/l = 1,6–2,3 mg/dl<br>6–12 mval/24 h | 0,75–1,05 mmol/l<br>0,65–0,95 mmol/l<br>3–6 mmol/24 h |
| $\alpha_2$-Makroglobulin | S | 150–350 mg/dl (immunol.)<br>175–420 mg/dl (immunol.) | | 1,5–3,5 g/l<br>1,75–4,2 g/l |
| Methämoglobin | Bl | bis 1,7% des Ges.-Hb | | bis 0,017 des Ges.-Hb |
| Methylmalonat | U | 0–11,2 mg/24 h | | unverändert |
| Metopiron-Test (verkürzt)<br>(ACTH-Reserve-Test) | U | 17-OH-CS- und 17-KS-Ausscheidung an 4 aufeinanderfolgenden Tagen bestimmen; am 3. Tag werden 6 × 750 mg Metopiron in 4stündigem Abstand oral gegeben.<br>Normal: Anstieg der CS- und 17-KS-Ausscheidung um mindestens 10 mg/24 h am 3. und 4. Tag. Plasmacortisol sinkt im Verlaufe des 3. Tages ab. Test zur Diff.-Diagn. des Morbus Cushing | | gleicher Text,<br>bis auf:<br>mind. 28 µmol/24 h CS<br>bzw. 35 µmol/24 h KS |
| Mikrosomale Antikörper | | s. Schilddrüse | | |
| Milchsäure | S | s. Lactat | | |
| Myoglobin | S | ♂ 5–65 ng/ml<br>♀ etwas niedriger | | |
| Na/K-Quotient | U | 2–4 | | unverändert |
| Natrium | Bl<br>L<br>Schweiß<br><br>S<br>S<br>S<br>S<br>U | <br><br><br><br>Erwachsene<br>Kleinkind<br>Säugling<br>Neugeborene<br>um 200 mval/24 h = 4,6 g/24 h (stark kostabhängig) | 79–91 mval/l<br>129–153 mval/l<br>10–40 mmol/l;<br>> 60 mval/l sicher path.<br>136–153 mval/l = 310–352 mg/dl<br>125–143 mval/l = 287–330 mg/dl<br>133–142 mval/l = 306–327 mg/dl<br>135–155 mval/l = 310–357 mg/dl | 79–91 mmol/l<br>129–153 mmol/l<br>10–40 mmol/l;<br>> 60 mmol/l<br>135–153 mmol/l<br>125–143 mmol/l<br>133–142 mmol/l<br>135–155 mmol/l<br>um 200 mmol/24 h |
| Neutralfett | S | s. Triglyceride | | |
| Neutralzucker (proteingeb.) | S | 115 ± 24,4 mg/dl | | 1,15 ± 0,244 g/l |
| Noradrenalin<br>Normetanephrin | | s. Katecholamine | | |

| **Normbereichtabelle** (Fortsetzung) | | | | Andere Einheiten |
|---|---|---|---|---|
| 5′-Nucleotidase | S | 4,4–16,3 U/l | | unverändert |
| Östradiol | S, Pl | ♂ | 12– 32 pg/ml | |
| | | ♀ präpubertär | 5– 15 pg/ml | |
| | | Follikelphase | 30–150 pg/ml | |
| | | Ovulation | 150–500 pg/ml | |
| | | Lutealphase | 30–200 pg/ml | |
| | | Menopause | 6– 26 pg/ml | |
| Östriol | S, Pl | ♀ Schwangerschaft | | |
| | | 20.–24. SSW | 1–11 ng/ml | |
| | | 25.–28. SSW | 2–14 ng/ml | |
| | | 29.–32. SSW | 3–17 ng/ml | |
| | | 33.–36. SSW | 5–21 ng/ml | |
| | | 37.–40. SSW | 6–25 ng/ml | |
| | U | ♀ Schwangerschaft-Mindestwerte, obere Grenze ohne klinische Bedeutung | | |
| | | 27. SSW | 7 mg/24 h | |
| | | 28. SSW | 8 mg/24 h | |
| | | 29. SSW | 9 mg/24 h | |
| | | 30. SSW | 9 mg/24 h | |
| | | 31.–40. SSW | 10 mg/24 h | |
| Östrogene, Gesamt | U | ♂ | 6– 24 µg/24 h | |
| | | Kleinkind bis 4. Lj. | < 4 µg/24 h | |
| | | ♀ | 5–100 µg/24 h | |
| | | Follikelphase | 5– 25 µg/24 h | |
| | | Ovulation | 24–100 µg/24 h | |
| | | Lutealphase | 12– 80 µg/24 h | |
| | | Menopause | bis 10 µg/24 h | |
| | | ♀ Schwangerschaft | | |
| | | 20. SSW | 3–10 mg/24 h | |
| | | 30. SSW | 10–24 mg/24 h | |
| | | 40. SSW | 18–40 mg/24 h | |
| Östrogene, Sekretionsrate | | ♀ | 50–340 µg/24 h (Follikelphase) | 173–1180 nmol/24 h |
| | | | 160–250 µg/24 h (postovulator.) | 555– 867 nmol/24 h |
| | | | ~40 µg/24 h (Menopause) | ~140 nmol/24 h |
| | | 10. SSW | 1 mg | |
| | | 20. SSW | 20 mg | |
| | | Grav.-Ende | 40–100 mg | |
| Osmolalität, ideale | S | 300– 325 mosml/kg Serumwasser 38 °C | | |
| Osmolalität, reale | S | 281– 297 mosml/kg Serumwasser 38 °C | | |
| Osmolalität | U | 50–1200 mosml/kg | | |
| Osmotischer Druck | Pl | 7,39 atm oder 5616 Torr 38 °C | | 749 kPa |
| | Pl | 6,51 atm oder 4950 Torr 0 °C | | 660 kPa |
| Oxalsäure | U | 13–49 mg/24 h | | 144–544 µmol/24 h |
| Parathormon (C-terminal) | Pl | 340–440 pg/ml | | |
| | | primärer Hyperparathyreoidismus: | 790 ± 130 pg/ml | |
| | | sekundärer Hyperparathyreoidismus: | 5400 ± 920 pg/ml | |
| PBI (proteingeb. Jod) | | s. Schilddrüse | | |

**Normbereichtabelle** (Fortsetzung)

| | | | | | Andere Einheiten |
|---|---|---|---|---|---|
| $pCO_2$ (vgl. Blutgase) | kutan. | Bl | Erw. ♂ | 35,8–46,6 mmHg } nicht alters- | 4,77–6,21 kPa |
| | kutan. | Bl | Erw. ♀ | 32,5–43,7 mmHg } abhängig | 4,33–5,83 kPa |
| | kutan. | Bl | Säugl. 90–360 Tage | 34,9 ± 6,4 mmHg (Bartels u. a.) | 4,65 ± 0,85 kPa |
| | kutan. | Bl | Säugl. 10– 90 Tage | 36,0 ± 8,0 mmHg | 4,80 ± 1,07 kPa |
| | Temp.-art | Bl | Neugeb. 4 Tage | 36,4 ± 1,4 mmHg (Kildeberg) | 4,85 ± 0,19 kPa |
| | Temp.-art | Bl | Neugeb. 3 Tage | 34,8 ± 1,2 mmHg (Kildeberg) | 4,64 ± 0,16 kPa |
| | Temp.-art | Bl | Neugeb. 2 Tage | 34,1 ± 1,6 mmHg (Kildeberg) | 4,55 ± 0,21 kPa |
| | Temp.-art | Bl | Neugeb. 24 Std. | 33,4 ± 1,6 mmHg (Kildeberg) | 4,45 ± 0,21 kPa |
| | Temp.-art | Bl | Neugeb. 4 Std. | 37,7 ± 1,8 mmHg (Kildeberg) | 5,03 ± 0,24 kPa |
| | Temp.-art | Bl | Neugeb. 1 Std. | 39,1 ± 2,6 mmHg (Kildeberg) | 5,21 ± 0,35 kPa |
| | umbil. | Bl | Geburt | 53,4 ± 5,2 mmHg (Kildeberg) | 7,12 ± 0,69 kPa |
| pH, aktueller Wert | kutan. | Bl | Erw. ♂ | 7,360–7,420 (Sigaard-Andersen) | |
| | kutan. | Bl | Erw. ♀ | 7,376–7,420 | |
| | kutan. | Bl | Säugl. | 7,32 –7,40 | |
| | Temp.-art | Bl | Neugeb. 4. Tag | 7,39 ± 0,014 | |
| | Temp.-art | Bl | Neugeb. 3. Tag | 7,38 ± 0,012 | |
| | Temp.-art | Bl | Neugeb. 2. Tag | 7,39 ± 0,012 | |
| | Temp.-art | Bl | Neugeb. 24 Stunden | 7,38 ± 0,010 | unverändert |
| | Temp.-art | Bl | Neugeb. 4 Stunden | 7,33 ± 0,018 | |
| | Temp.-art | Bl | Neugeb. 1 Stunde | 7,30 ± 0,022 | |
| | umbil. | Bl | Geburt | 7,26 ± 0,028 | |
| | umbil. | Bl | Frühgeb. | 7,20 – 0,025 | |
| | | U | Erw. 4,6–8,2 | (Extrembereich) | |
| Phenole | | U | 260–640 mg/24 h | | |
| Phenolrot | | U | Erw. 7. Dezenn. | >25% nach 10 ml i.v. | >0,25 |
| Urinausscheidung in | | U | Erw. 6. Dezenn. | >30% nach 10 ml i.v. | >0,30 |
| 15 min nach Inj. aus | | U | Erw. bis 5. Dezenn. | 35–45% nach 10 ml i.v. | 0,35–0,45 |
| Ampullen zu 6 mg/10ml | | U | Kind 6.–16. Lj. | >35% nach 10 ml i.v. | >0,35 |
| | | U | Kind 3.–6. Lj. | >35% nach 8 ml i.v. | >0,35 |
| | | U | Kind im 2. Lj. | >35% nach 6 ml i.v. | >0,35 |
| | | U | Säugl. über 5 kg | >25% nach 5 ml i.v. | >0,25 |
| | | U | Säugl. unter 5 kg | >25% nach 3 ml i.v. | >0,25 |
| | | U | Neugeb. | >10% nach 3 ml i.v. | >0,10 |
| | | U | Frühgeb. | 2 ml i.v. | |
| Phenylalanin | | S | 1–2 mg/dl, Neugeb. bis 3 mg/dl | | 60–120 µmol/l, Neugeb. bis 180 µmol/l |
| Phosphat, anorganisch (Pi) | | L | | 1,3–1,5 mg/dl | 0,42–0,48 mmol/l |
| | | S | Erw. 7 Uhr | 2,2–4,5 mg/dl (1,3–2,6 mval/l) | 0,71–1,45 mmol/l |
| | | S | Kind 7 Uhr | 4,3–5,3 mg/dl (2,6–3,2 mval/l) | 1,39–1,71 mmol/l |
| | | S | Säugling 7 Uhr | 3,8–7,0 mg/dl (2,3–4,2 mval/l) | 1,23–2,26 mmol/l |
| | | S | Neugeb. 7 Uhr | 4,0–7,7 mg/dl (2,4–4,6 mval/l) | 1,29–2,5 mmol/l |
| | | U | Erw. | 0,3–1 g/24 h (kostabhängig) | 10–32 mmol/24 h |
| Pi-Tagesrhythmus | | S | Max. gegen 3 Uhr, starker Abfall zwischen 6 u. 10 Uhr | | |
| | | | Min. gegen 10 Uhr morgens; Diff. bis 1,5 mg/dl | | bis 0,48 mmol/l |
| Phosphatase, alkalische | | S | Jugendl. u. Erw. ♂ | 50–190 U/l | |
| optimiert | | S | ♀ | 40–190 U/l | |
| | | S | 9.–15. Lebensjahr | 130–700 U/l } nach Kübler | |
| | | S | 2.–9. Lebensjahr | 110–550 U/l | |
| | | S | 18.–24. Monat | 110–590 U/l | |
| | | S | 12.–18. Monat | 110–630 U/l | |
| | | S | 6.–12. Monat | 120–700 U/l | unverändert |
| | | S | 1.–6. Monat | 140–720 U/l | |
| | | S | 10.–30. Tag | 110–580 U/l | |
| | | S | bis 10 Tage | 110–450 U/l | |

| **Normbereichtabelle** (Fortsetzung) | | | | | Andere Einheiten |
|---|---|---|---|---|---|
| Phosphatase, saure | S | Erwachsene | 4,8–13,5 U/l (Substrat: pNPP, 37 °C) | | |
| Prostataphosphatase, saure | S | Erwachsene ♂ | bis 3,7 U/l | | |
| Nichtprost.-Phosphatase, saure | S | Erwachsene | 4,0–10,8 U/l | | unverändert |
| Phosphatase saure | S | Kind | 10–20 U/l | | |
| | Pl | Werte ca. 50% niedriger als in Serum | | | |
| | S | Erwachsene ♂ | bis 4,7 U/l (Substrat: Naphthylphosphat, 37 °C) | | |
| | S | Erwachsene ♀ | bis 3,7 U/l | | |
| | S | Prostata-Phosphatase | bis 1,6 U/l | | |
| Phospholipide | S | 110–335 mg/dl, nüchtern (altersabhängig) | | | 1,42–4,32 mmol/l |
| PK (Pyruvatkinase) | E | 60–220 mU/$10^9$ Ery | | | unverändert |
| Plasmavolumen | | Erwachsene 30–52 ml/kg Körpergewicht; liegend Anstieg bis ca. 10% | | | unverändert |
| $pO_2$ (vgl. Blutgase) hyperämis. Ohrläppchen art. | Bl | Erw. über 60 Lebensj. | 80± 8,5 mmHg | nach Müller-Plathe | 10,66±1,13 kPa |
| art. | Bl | Erw. 51.–60. Lebensj. | 81± 17 mmHg | nach Müller-Plathe | 10,80±2,27 kPa |
| art. | Bl | Erw. 41.–50. Lebensj. | 87± 9 mmHg | nach Müller-Plathe | 11,60±1,20 kPa |
| art. | Bl | Erw. 31.–40. Lebensj. | 89± 11 mmHg | nach Müller-Plathe | 11,86±1,47 kPa |
| art. | Bl | Erw. bis 30. Lebensj. | 91± 8 mmHg | nach Müller-Plathe | 12,13±1,07 kPa |
| art. | Bl | Kind 4–16 Monate | 55–101 mmHg | | 7,33–13,46 kPa |
| art. | Bl | Kind 1–4 Wochen | 71–101 mmHg | | 9,46–13,46 kPa |
| Umbil.-Ven. | Bl | Geburt | 13– 32 mmHg | | 1,73– 4,27 kPa |
| Umbil.-Art. | Bl | Geburt | 0– 19 mmHg | | 0 – 2,53 kPa |
| venös. | Bl | Erwachsene | ca. 40 mmHg | | ca. 5,33 kPa |
| Porphobilinogen | U | Erwachsene | 1,4–1,7 mg/24 h | | 6,2–7,5 μmol/24 h |
| | U | Kind 5–15 Jahre | 0,4–1,0 mg/24 h | | 1,8–4,4 μmol/24 h |
| Porphyrine | U | *Erwachsene* | *Kleinkind* | *Erwachsene* | *Kleinkind* |
| Koproporphyrin I | U | 14,7–80,0 μg/24 h | 20–40 μg/24 h | 22,5–122 nmol/24 h | 30,5–61 nmol/24 h |
| Koproporphyrin III | U | 1,4–34,3 μg/24 h | 1–20 μg/24 h | 2,1–52,4 nmol/24 h | 1,5–30,5 nmol/24 h |
| Uroporphyrin | U | 0 –20 μg/24 h | 0– μg/24 h | 0 –24 nmol/24 h | 0 nmol/24 h |
| Pregnandiol | U | ♂ | 0,2–1,3 mg/24 h | | 0,6–4 μmol/24 h |
| | U | ♀ Prolif.-Phase | 0,1–1,3 mg/24 h | | 0,3–4 μmol/24 h |
| | | Lutealphase | bis 10 mg/24 h | | bis 31 μmol/24 h |
| | | Grav.-Beginn | bis 10 mg/24 h | | bis 31 μmol/24 h |
| | | Grav.-Ende | 20–80 mg/24 h | | 62–250 μmol/24 h |
| Pregnantriol | U | ♂ 0,4–2,4 mg/24 h | | | 1,2–7,1 μmol/24 h |
| | U | ♀ 0,4–3,2 mg/24 h | | | 1,2–9,6 μmol/24 h |
| Progesteron, RIA | Pl | ♂ | unter 1 ng/ml | | 3,2 nmol/l |
| | Pl | ♀ Follikelphase | < 1,5 ng/ml | | < 4,8 nmol/l |
| | | ♀ Lutealphase | > 3,0 ng/ml | | > 9,6 nmol/l |
| | | ♀ Schwsch. 1. Trim.: | 15–50 ng/ml | | 48–160 nmol/l |
| | | ♀ Schwsch. 3.-Trim.: | 80–200 ng/ml | | 254–636 nmol/l |
| Progesteron-Sekretionsrate | U | postovulat. 15–20 mg/24 h | | | 48–64 μmol/24 h |
| Prolactin | | ♂ 1,8–6,8 ng/ml (1 ng = 40 μU, MRC)<br>♀ 2,8–12,8 ng/ml<br>nach TRH-Stimulation (200 μg) Anstieg auf das 2- bis 7fache | | | |
| Prostata-Phosphatase (saure) | S | s. Phosphatase | | | |
| Protein | | s. Eiweiß | | | |
| Pyruvat (Brenztraubensäure) | S | 0,4–0,6 mg/dl | | | 45–68 μmol/l |
| Radiojod-Zweiphasentest | | s. Schilddrüse | | | |
| Renin | Pl | 0,4–4,5 ng/ml/h<br>(aufrecht, normale NaCl-Aufnahme; liegend ca. 50% niedriger) | | | |

| **Normbereichtabelle** (Fortsetzung) | | | Andere Einheiten |
|---|---|---|---|
| Rest-N | L | 11–20 mg/dl | 7,9–14,3 mmol/l |
| | S | 20–40 mg/dl | 14,3–28,6 mmol/l |
| Sauerstoffsättigung kutan. | Bl | 94,2–99,0% | 0,942–0,990 |
| Sauerstoffdruck art. | Bl | s. $pO_2$ | |
| Säuresekretionsanalyse | Magensaft | | |
| BAO (basic acid output) | | ♂ 2–3 mval HCl/h | 2–3 mmol HCl/h |
| | | ♀ 1–2 mval HCl/h | 1–2 mmol HCl/h |
| PAO (peak acid output) | | ♂ 16–32 mval HCl/h | 16–32 mmol HCl/h |
| nach 6 µg Pentagastrin pro kg KG sc. | | ♀ 12–25 mval HCl/h | 12–25 mmol HCl/h |
| Volumen nach Stimulg. | | 159–263 ml/h | 159–263 ml/h |
| Schilddrüse, Labordiagnostik | | | |
| $T_3$-in-vitro-Test | a) S | 90–120% eines Normalserums | (0,9–1,2) |
| ($T_3U$:$T_3$-Uptake) | b) S | 26–40% des $^{131}J$-$T_3$ frei | |
| | a) | Hypothyreose: < 90% (< 0,87) | |
| | | Hyperthyreose: > 120% (> 1,13) | |
| | b) | Hyperthyreose: > 40% | |
| | | Hypothyreose: < 26% | |
| $T_3$ (RIA) | S | 90–200 ng/dl | 1,38–3,01 nmol/l |
| | | oberer Wert etwas wechselnd | |
| | | RIA-abhängig | |
| | | Hyperthyreose: hohe Werte | |
| | | Hypothyreose: meist niedrige Werte | |
| $T_4$ (RIA) | S | Erw. 5–12 µg/dl | 65–155 nmol/l |
| | | Säugl. 7–16 µg/dl | 90–206 nmol/l |
| | | Neugeb. 10–22 µg/dl | 129–284 nmol/l |
| | | Grav.: ca. 50% höhere Werte | |
| | | Hyperthyreose: hohe Werte | |
| | | Hypothyreose: niedrige Werte | |
| | | $T_3$-Hyperthyreose: normal | |
| $FT_4$ (freies $T_4$) | S | 0,8–2,3 ng/dl | 10–30 pmol/l |
| | | Grav.: absinkend bis ca. 0,5 ng/dl | |
| | | Hyperthyreose: hohe Werte | |
| | | Hypothyreose: niedrige Werte | |
| | | $T_3$-Hyperthyreose: normal | |
| ETR (effective Thyroxine ratio) | S | 0,83–1,05 | |
| | | Hyperthyreose: hohe Werte | |
| | | Hypothyreose: niedrige Werte | |
| TBG (thyroxinbindendes Globulin) (RIA) | S | 12–30 µg/ml | |
| $T_4$/TBG-Quotient | S | 3,3 ± 0,66 | |
| | | Hyperthyreose: erhöht | |
| | | Hypothyreose: erniedrigt | |
| TRH-Stimulationstest | S | s. TSH (TRH = thyreotropin releasing hormone) | |
| TSH (RIA) (Thyreotropin) | | bis 6,0 µU/l (Basalwerte) | |
| TSH | | 30 min nach 200 µg TRH i.v.: oder i.m.: | |
| | S | TSH-Anstieg um 2–25 µU/ml; | |
| | | ♂ im Mittel von 8 µU/ml | |
| | | ♀ im Mittel um 12–14 µU/ml | |
| | | primäre Hyperthyreose: niedriger Basalwert und geringer oder fehlender Anstieg nach TRH | |
| | | primäre Hypothyreose: hoher Basalwert und hoher Anstieg nach TRH | |
| Thyreoglobulin | S | bis ca. 50 µg/l | |
| | | fehlt nach Schilddr.-Resektion | |
| | | Verlaufskontrolle (Metastasen?!) | |
| Thyreoglobulin-Antikörper (Boyden-Test) | S | negativ, Titer bis 1:40 | |
| | | sicher pathol.: Titer ab 1:320 | |
| Mikrosomale Schilddrüsen-Antikörper | S | negativ: Titer bis 1:100 | |
| | | sicher pathol.: Titer ab 1:6400 | |

| **Normbereichtabelle** (Fortsetzung) | | | | Andere Einheiten |
|---|---|---|---|---|
| PBI (proteingeb. Jod) | S | Erwachsene | 3,5–8,0 µg/dl | 276–630 nmol/l |
| (weitegehend überholt) | S | Erwachsene, ♀ Grav. | 6,0–11,0 µg/dl | 473–867 nmol/l |
| | S | Kind 2.–12. Lj. | 4,7–7,5 µg/dl | 370–590 nmol/l |
| | S | Säugling 3.–12. Monat | 6,3 ± 1,0 µg/dl | 496 ± 79 nmol/l |
| | S | Neugeborene 3.–7. Tag | 10,9 ± 1,8 µg/dl | 859 ± 142 nmol/l |
| Calcitonin | S | bis ca. 500 pg/ml<br>> 1000 pg/ml sicher erhöht | | bis 146 pmol/l<br>> 292 pmol/l |
| Radiojod-Zweiphasentest<br>thyreoidale Speicherung von Radiojod nach Gabe von 20–50 µC $^{131}$J oral. Heute weitgehend überholt wegen der Strahlenbelastung | | Messung der Aktivität über die Schilddrüse<br>applizierte Dosis = 100%<br>nach 2 h: 15–35%<br>nach 24 h: 30–70%<br>nach 48 h: 20–80%<br>Hyperthyreose: schneller und hoher Anstieg<br>Hypothyreose: langsamer und geringer Anstieg | | |
| Schilling-Test $^{57}$Co | | 5–40%<br><br><br>5–10% suspekt<br>< 5% pathologisch | Urinexkretionsrate für Radiocobalamin (0,5 µC oral gegeben, 2 h danach 1000 µg $B_{12}$ i.v. + 1000 µg i.m.) | 0,05–0,40<br>18,5 kBq<br><br>0,05–0,10 susp.<br>< 0,05 path. |
| Serotonin (5-Hydroxy-tryptamin) | S<br>U | < 30 µg/dl<br>bis 200 µg/24 h | | < 1,7 µmol/l<br>bis 1,1 µmol/24 h |
| SDH (Sorbitdehydrogenase) | S | 0–0,9 U/l | | unverändert |
| SGOT | S | s. GOT | | |
| SGPT | S | s. GPT | | |
| Spez. Gewicht (Dichte) | Bl<br>S<br>Lumbal-L<br>Pl<br>U | 1,050–1,062<br>1,024–1,028<br>1,005–1,009<br>1,025–1,029<br>1,012–1,030 in 24-Std.-Urin bei normaler Wasserbilanz | | gleiche Werte kg/l |
| Standard-Bicarbonat | Bl | 21–25 mval/l | | 21–25 mnol/l |
| Stärkebelastung | Bl | der Blutglucoseanstieg nach 100 g Stärke oral soll mindestens 60% des Anstiegs nach 100 g Glucose betragen (1-Std.-Wert) | | unverändert |
| Staub-Traugott<br>(100 g Glucose oral) | Bl | Glucose max. 160 mg/dl, nach 2 h unter 120 mg/dl | | 8,9 mmol/l<br>nach 2 h unter 6,7 mmol/l |
| Stercobilinogen | St<br>U | 40–350 mg/24 h<br>0,2–4 mg/24 h | | 68–590 µmol/24 h<br>0,34–6,8 µmol/24 h |
| STH | S | s. HGH | | |
| Sulfat, anorg.<br>total | U<br>U | 1,7–2,7 g/24 h<br>2,0–3,4 g/24 h | | 18–28 mmol/24 h<br>21–35 mnol/24 h |
| Synacthen-Test<br>Plasmacortisolbestg. morg. vor u. 30 min nach 0,25 mg Synacthen langsam i.v. | S | normal, wenn Cortisolausgangswert über 5 µg/dl, Zunahme mind. 7 µg/dl beträgt oder der Cortisolwert unabhängig vom Ausgangswert 18 µg/dl übersteigt<br>Beurteilung: Anstieg bei Morbus Cushing verstärkt. Bei primärer NNR-Insuffizienz kaum, bei sekundärer NNR-Insuffizienz deutlicher Anstieg. Wenn letztere allerdings länger besteht, Vorbehandlung mit Depot-Synacthen → 3 Tage lang je 1 mg Synacthen-Depot; am 4. Tag Synacthen-Test | | 0,14 µmol/l<br>0,19 µmol/l<br>0,50 µmol/l |
| $T_3$, $T_4$, TBG, FT,<br>Thyreoglobulin, TSH<br>TRH, mikrosomale AK | | s. Schilddrüse | | |

**Normbereichtabelle** (Fortsetzung)

| | | | | Andere Einheiten |
|---|---|---|---|---|
| Testosteron (RIA) | Pl | ♂ 4–10 J. | 20–80 ng/dl | 0,70–2,80 nmol/l |
| | Pl | ♀ 4–10 J. | bis 34 ng/dl | bis 1,2 nmol/l |
| | Pl | ♂ Erw. | 400–1100 ng/dl | 13,9–38,1 nmol/l |
| | Pl | ♀ Erw. | 40–80 ng/dl | 1,4–2,8 nmol/l |
| Testosteron-Sekretionsrate | | 4–12 mg/24 h | | 14–42 μmol/24 h |
| Tolbutamid-Test (20 ml 50%iges [50 g/l] Tolbutamid i.v. innerhalb 3 min) | Bl | Glucoseabfall um mindestens und/oder | 20% in 20 min<br>25% in 30 min | um mind. 0,2 d. Ausgangswertes und/oder 0,25 d. Ausgangswertes |
| Transaminasen | S | s. GOT u. GPT | | |
| Transferrin | S | 200–400 mg/dl (Immunodiffusions-M.)<br>Transferrin in mg/dl × 1,26 ergibt EBK (Ges.-) in μg/dl Eisen | | 2–4 g/l |
| Triglyceride (Neutralfett) | S | 74–172 mg/dl, enzymat. (nüchtern) | | 0,84–1,96 mmol/l |
| | St | bis 7 g/24 h | | bis 8 mmol/24 h |
| Trypsin (nach Stimulation) | Dudenalsaft | 55–335 U/min (Mittel 163) | | |
| (Haverback u. Ammann) | St | >20 μg/g; Höchstwerte vz. 400–800 μg/g<br>Werte <30 μg/g Stuhl verdächtig | | unverändert |
| | S | 140–400 ng/ml | | |
| TSH | | s. Schilddrüse | | |
| TSH-Sekretionsrate | | 50–200 μg/24 h | | ca. 2–8 nmol/24 h |
| Urobilinogen | U | 0–4 mg/24 h | | 0–6,8 μmol/24 h |
| Uroporphyrin | U | s. Porphyrine | | |
| Vanillinmandelsäure | | s. Katecholamine | | |
| Vitamin $B_{12}$ | S | 180–900 pg/ml (RIA) | | 240–670 pmol/l |
| | S | <130 pg/ml → signif. erniedrigt | | |
| | U | 150 ng/24 h | | |
| Vitamin C | S | s. Ascorbinsäure | | |
| Wachstumshormon | S | s. HGH | | |
| Xylosebelastung | U | Erwachsene 5,8–9,6 g Ausscheid. nach 25 g oral | | 38,6–64 mmol |
| | U | Kind 19–35% Ausscheid. nach 15 g oral | | 0,19–0,35 |
| Zellzahl | L | Erwachsene | 0–9/3 pro μl | |
| | L | Säugling 14–27 Tage | 2/3–24/3 pro μl | unverändert |
| | L | Neugeborene bis 6 Tage | 0–45/3 pro μl | |
| | U | Ery | <1000/min | |
| | | Leuko ♂ | <500/min (Prescott) | |
| | | ♀ | <1800/min (Prescott) | |
| Zink | S | 80–145 μg/dl | | 12–22 μmol/l |

## II. Serologie

(beachte: zahlreiche methodische Titervarianten, hier nicht aufgeführt)

| | | |
|---|---|---|
| *Amöbiasis* KBR | S | negativ; Grenzwert 1:640 |
| IFT (bes. für extraintestinale Infektion geeignet) | S | negativ; Grenztiter 1:80, hohe Sicherheit 1:160, absolute Sicherheit 1:320 |
| ELISA | S | |
| *Echinokokken-Infektion* KBR | S | negativ; Grenzwert 1:4 } nicht bes. spezifisch |
| IHA | S | negativ; Grenzwert 1:256 } |
| IFT | S | negativ; Vergleich mit Kontrollen |

**Normbereichtabelle** (Fortsetzung)

| | | | Andere Einheiten |
|---|---|---|---|
| *Fleckfieber* Bakterienagglutination (Weil-Felix) | S | negativ; Grenzwert 1:200 | |
| Rikettsienagglutination | S | negativ; Grenzwert 1:5; Titeranstieg pathognomonisch | |
| *Gonorrhö* KBR | S | negativ; Grenzwert 1:5; Serologie aber unsicher; Bakteriennachweis! | |
| IFT | S | negativ; Grenzwert 1:10; ebenfalls unsicher | |
| Gonozym-Test | S | negativ; gilt als sicher; dennoch Erregernachweis erforderlich | |
| *Gruber-Widal-Reaktionen* | | | |
| Typhus | S | negativ; Grenzwert 1:100 | |
| Paratyphus | S | negativ; Grenzwert 1:100 | |
| Enteritis | S | negativ; Grenzwert 1:100 | |
| Morbus Bang | S | negativ; Grenzwert 1:100 | |
| | | KBR: negativ; Grenzwert 1:10 | |
| Hepatitis-A-Serologie | St | Hepatitis-A-Virus (HAV): Erreger | |
| | S | Anti-HAV (IgM): AK der akuten Phase | |
| | S | Anti-HAV (IgG): persistierender AK → Immunität | |
| Hepatitis-B-Serologie | S | $HB_s$-Ag: (Australia-Antigen); Oberflächenantigen des Erregers, also des Dane-Partikels; wichtigster Marker dieser Hepatitis; nicht infektiös, aber immunogen. 5 Subtypen: a, d, w, y, r | |
| | S | Anti-$HB_s$: Antikörper gegen $HB_s$-AG; Marker für Genesung und Immunität sowie für erfolgreiche aktive Immunisierung | |
| | S | $HB_c$-Ag: Core-Antigen, DNS-haltiger Kernanteil des Erregers; nur in der Leber, nicht im Blut nachzuweisen | |
| | S | Anti-$HB_c$: als IgM Marker für akute bzw. (noch) aktive Hepatitis, als IgG Antikörper der Spät- und Postinfektionsphase; oft einziger Marker einer abgelaufenen Infektion; kein Immunitätsmarker | |
| | S | $HB_e$-Ag: Erreger-assoziiertes Antigen; wichtiger Marker für Infektion bzw. Infektiosität in Verbindung mit $HB_s$-Ag | |
| | S | Anti-$HB_e$: Antikörper gegen $HB_e$-Ag; Indikator gegen floride Hepatitis B; in Verbindung mit $HB_s$-Ag Hinweis für geringe bis fehlende Infektiosität; in Verbindung mit Anti-$HB_s$ Hinweis auf Immunität | |
| *Infektiöse Mononukleose* | | | |
| Paul-Bunnel-Reaktion (heterophile AK) | S | negativ; nach Infektion jahrelang positiv; Grenzwert 1:64 | |
| IFT auf IgM-AK und VCA-AK | S | spezifischer AK-Nachweis | |
| *Leptospiren* KBR | | | |
| Leptospira sejroe (Feldfieber) | S | negativ; } positiv ab Titer 1:400 | |
| L. icterohaemorrhagiae (Morbus Weil) | S | negativ; } positiv ab Titer 1:400 | |
| Agglutinationsreaktion | | | |
| KBR | S | negativ; positiv ab Titer 1:10 | |
| | Bl | Erregernachweis → Dunkelfeld, Giemsa-Ausstrich | |
| *Lues-Serologie* | | | |
| Cardiolipin-Titer | S | negativ; Grenztiter 1:20 | |
| FTA-ABS-Test (Fluoreszenz-Treponema-Antikörper-Absorptionstest) | S | negativ; Grenztiter 1:5 | |
| TPHA (Treponema-Pallidum-Hämagglutinationstest) | S | negativ; Grenztiter 1:50 | |

| **Normbereichtabelle** (Fortsetzung) | | Andere Einheiten |
|---|---|---|
| *Malaria alle Formen* IFT | S | negativ; serologische Reaktionen (auch KBR und IHA) ersetzen nicht den Erregernachweis |
| *Masern,* KBR | S | negativ; deutl. Titeranstieg pathognomonisch |
| Hämagglutinationshemmtest | S | negativ; deutl. Titeranstieg pathognomonisch; ansonsten Titer ≧ 1:10 → Immunität |
| *Mumps* KBR | S | negativ; deutl. Titeranstieg pathognomonisch; Titer ≧ 1:40 → Immunität |
| *Ornithose* KBR | S | negativ; Grenzwert 1:32, deutl. Titeranstieg pathognomonisch |
| *Q-Fieber* KBR | S | negativ; Titeranstieg pathognomonisch |
| Rikettsienagglutination | S | negativ; Titeranstieg pathognomonisch |
| *Röteln* KBR | S | negativ; deutl. Titeranstieg pathognomonisch; Titer ≧ 1:16 → Immunität |
| Hämagglutinationshemmtest | S | negativ; deutl. Titeranstieg pathognomonisch; Titer ≧ 1:16 → Immunität |
| *Toxoplasmose* Sabin-Feldman (Serofarbtest) | S | negativ; pathognomonisch: Titer ≧ 1:1000 (bei KBR ≧ 1:10) und Anstieg um 2 Stufen |
| IFT | S | negativ; pathognomonisch: Titeranstieg um 4 Stufen in wenigen Wochen |
| *Trichinose* KBR | S | nur in ⅓ der Fälle positiv, daher unsicher |
| | Blut | nach Hämolyse mit verdünnter Essigsäure auch Erregernachweis im Zentrifugat (nur Akutstadium) |
| | Haut | Intrakutantest mit Tr.-Antigen |
| | Muskelbiopsie! | |
| *Yersinia-Infektionen* Bakterienagglutination (Speziallabor) | S | negativ; Grenzwert 1:160, deutl. Anstieg pathognomonisch |
| *Zytomegalie* KBR | S | negativ; Titer ≧ 1:8 deutet auf vorangegangene Infektion. Entscheidung Akutinfektion aber unsicher. IFT u. IgM-AK-Nachweis möglich |
| ADNase B (Anti-Streptokokken-DNase B) | S | negativ; aussagekräftiger Nachweis von A-Streptokokken-Infektionen (Haut, Nieren!) positiv: ≧300 E/ml |
| AMA (antimitochondriale AK) indirekter Immunfluoreszenz-Test zum Nachweis von AK, die gegen ein nicht organspezifisches Antigen (Lipoprotein) der inneren Mitochondrienmembran gerichtet sind | S | negativ |
| ANA (antinukleäre AK) wie oben, jedoch Nachweis von AK gegen Kernmaterial; ebenfalls nicht organspezifisch | S | negativ |
| ASL (Antistreptolysin-Reaktion Nachweis der Streptolysinhämolysehemmung (Kan.-Ery) durch Antistreptolysin (Titer-Bestg.) | S | < 200 IE/ml |
| ASO-Titer (Blue ASO-Agglutinationstest): indirekte Agglutination mittels Serratia marcescens als Antigenträger, sensibilisiert mit Streptolysin-O | S | Negativ; 1:320 = schwach reaktiv<br>1:640 = sicher erhöht<br>1:640 entspr. 250 IE/ml im Hämolysetest |
| AStal (Anti-Staphylokokken-Hämolysin); Nachweisprinzip wie ASL | S | negativ; 0,2–2,0 IE/ml = Normbereich<br>2,5–3,2 IE/ml = schwach positiv<br>ab 6,4 IE/ml = stark positiv |

| **Normbereichtabelle** (Fortsetzung) | | | Andere Einheiten |
|---|---|---|---|
| Boyden-Test<br>Thyreoglobin-AK-Nachweis durch Agglutination thyreoglobulinbeladener Schaf- oder Truthahn-Ery | S | negativ: Titer bis 1:40<br>sicher pathologisch: Titer ab 1:320 | |
| CRP (C-reaktives Protein)<br>Immunglobulin der akuten Phase; präzipitiert mit C-Polysaccharid aus bestimmten Pneumokokken; MG-Einheit 21500. Nachweis: Agglutination von CRP-Latex-Partikeln | S | negativ | |
| Quantitativ (EIA) | S | < 10 mg/l, Neugeb. < 15 mg/l | |
| DNS-AK (Antikörper gegen doppelsträngige DNS, weist im allg. auf LE hin) | S | negativ | |
| Mikrosomenantikörper (thyreotoxische Schilddrüsen)<br>Agglutination mikrosomen-antigenbeladener Hammel-Ery (MAST-Mikrosom-Test) | S | negativ: Titer bis 1:100,<br>sicher pathologisch: Titer ab 1:6400 | |
| RAHA (Rheumafaktor-Hämaggl.-Test) modifizierter Waaler-Rose-Test: Schaf-Ery sensibilisiert mit denat. Kaninchen γ-Globulinen aggl. in Anwesenheit von RF | S | negativ; ab 1:160 schwach reaktiv<br>ab 1:320 sicher erhöht | |
| Rheuma-Faktor (RF)<br>Immunglobulin M mit AK-Eigenschaften gegen best. Immunglobuline; MG ca. 900000; Nachweis durch Agglutination von IgG-beladenen Latexpartikeln (Latex-RF-Test). Auch als Waaler-Rose-Test: Agglutination von ambozeptorbeladenen Hammel-Ery (Hammel-Ery-AK vom Kaninchen) durch den Rheumafaktor (s. oben) | S | negativ; 2,6% der Gesunden positiv | |

**III. Hämatologie**

| | | | | | | |
|---|---|---|---|---|---|---|
| Alkalische Leukozyten-phosphatase (ALP) | | Phosphataseindex s. d. | | | | |
| Antikörpernachweis gegen Blutgruppeneigenschaften im Serum | | Bromelasetest s. d.<br>Coombs-Test s. d. | | | | |
| Blutbild | | Hämoglobin s. d.<br>Erythrozyten s. d.<br>Leukozyten s. d. | | | | |
| Blutgerinnungsuntersuchungen (Übersicht) | | s. Blutungszeit, s. Einzelfaktoren, s. Fibrinogen (Hitzefibrin), s. Gerinnungszeit, s. Heparin-Rekalzifizierungszeit, s. partielle Thromboplastinzeit (PTT), s. Rekalzifizierungszeit, s. Thrombelastogramm, s. Thrombinzeit, s. Thromboplastinzeit (Quickwert), s. Thrombozytenzahl | | | | |
| Blutgruppen, Verteilung | | ABO-System: | A | 44,2% der Bevölkerung (in Mittel-Europa) | A | 0,442 |
| | | | B | 13,4% der Bevölkerung (in Mittel-Europa) | B | 0,134 |
| | | | 0 | 36,3% der Bevölkerung (in Mittel-Europa) | 0 | 0,363 |
| | | | AB | 6,0% der Bevölkerung (in Mittel-Europa) | AB | 0,06 |
| | | CDE-System: | Rh+ | 85% der Bevölkerung | Rh+ | 0,85 |
| | | | rh∅ | 15% der Bevölkerung | rh∅ | 0,15 |
| Blutkörpersenkungs-geschwindigkeit (BSG) | CBI 1:5 | ♂ | | 3– 8 mm nach 1 h (Westergren) | | |
| | | ♂ | | 6–18 mm nach 2 h (Westergren) | | |
| | | ♀ | | 4–10 mm nach 1 h (Westergren) | | |
| | | ♀ | | 8–20 mm nach 2 h (Westergren) | unverändert | |
| | | Säugling | | 1– 2 mm nach 1 h (Westergren) | | |
| | | Säugling | | 2– 4 mm nach 2 h (Westergren) | | |

| **Normbereichtabelle** (Fortsetzung) | | | | Andere Einheiten |
|---|---|---|---|---|
| Blutungszeit (nach Duke) Kap.- | Bl | 3–5 min | | 180–300 s |
| Blutvolumen | Bl | s. Isotopendiagnostik u. Klin. Chemie | | |
| Bromelasetest<br>Suchtest zum Nachweis inkompl. Antikörper geg. Ery-Eigenschaften | S | negativ | | unverändert |
| Coombs-Tests (Antiglobulintests)<br>a) direkter C. zum Nachweis inkompl. Antikörper an den Erythrozyten<br>b) indirekter C. zum Nachweis inkompl. Antikörp. im Serum | E<br><br>S | negativ<br><br>negativ | | unverändert |
| Dicker Tropfen | Bl | 1 Tropfen Blut auf Objektträger eingetrocknet zum Nachweis von Malariaplasmodien | | unverändert |
| Donath-Landsteiner-Versuch | S | positiv, wenn Kältehämolysine vorhanden | | unverändert |
| Eisennachweis in Blutzellen | | s. Sideroblasten, Siderozyten | | |
| Eosinophile | Bl | Anzahl: 80–360 Eos./μl | | $80-360 \cdot 10^6$/l |
| | Bl | s. auch Leukozyten u. Thorn-Test | | |
| Erythrozytenzahl | Bl | Erwachsene ♂ | 4,8–5,9 Millionen/μl | |
| | Bl | Erwachsene ♀ | 4,3–5,2 Millionen/μl | |
| | Bl | Kind ♂ 13–15 Jahre | 4,9–5,7 Millionen/μl | |
| | Bl | Kind ♀ 13–15 Jahre | 4,3–5,5 Millionen/μl | |
| | Bl | Kind 7–12 Jahre | 4,5–5,5 Millionen/μl | |
| | Bl | Kind 2– 6 Jahre | 4,3–5,5 Millionen/μl | |
| | Bl | Säugling 1 Jahr | 4,2–5,5 Millionen/μl | |
| | Bl | Säugling 9 Monate | 4,0–5,3 Millionen/μl | Zahlenwerte gleich, |
| | Bl | Säugling 6 Monate | 3,8–5,0 Millionen/μl | Einheit aber statt |
| | Bl | Säugling 4 Monate | 3,3–4,5 Millionen/μl | Millionen/μl |
| | Bl | Säugling 3 Monate | 3,2–4,3 Millionen/μl | $\cdot 10^{12}$/l |
| | Bl | Säugling 2 Monate | 3,7–5,0 Millionen/μl | |
| | Bl | Säugling 4 Wochen | 3,9–5,3 Millionen/μl | |
| | Bl | Säugling 2 Wochen | 4,0–5,5 Millionen/μl | |
| | Bl | Säugling 7 Lebenstage | 4,4–5,9 Millionen/μl | |
| | Bl | Säugling 5 Lebenstage | 4,4–6,1 Millionen/μl | |
| | Bl | Säugling 3 Lebenstage | 4,5–6,3 Millionen/μl | |
| | Bl | Säugling 1 Lebenstag | 4,5–6,5 Millionen/μl | |
| | Bl | Geburt | | |
| | | Kapill. Blut | 4,0–6,0 Millionen/μl | |
| | | Nabelschnur | 3,8–5,5 Millionen/μl | |
| Erythrozyten, Durchmesser (MCD) | E | 7,2 –7,8 μm | Price-Jones-Kurve | |
| Extremwerte, Norm.-Pers. | | 4,75–9,5 μm | | |
| – Resistenz, osmot.<br>beginn. Hämolyse (minim. Resist.) | | 0,46–0,40% NaCl | | 78,7–68,4 mmol/l NaCl |
| kompl. Hämolyse (max. Resist.) | | 0,36–0,30% NaCl | | 61,6–51,3 mmol/l NaCl |
| – Einzelvol., mittl. (MCV) aus Hämatokrit/Eryzahl | | 80–97 fl | | sonst gleiche Werte |
| – Dicke (MCT) | | 1,7–2,3 μm | | |
| Sphärischer Index aus Ery-Dicke/Ery-Durchmesser | | 0,25–0,34 | | |

**Normbereichtabelle** (Fortsetzung)

| | | | | Andere Einheiten |
|---|---|---|---|---|
| Ery-Lebenszeit $^{51}Cr$ | | 26–32 Tage scheinbare Ery-Halbwertzeit | | 26–32 d |
| Esterasen (unspezifische) | Bl<br>Knm | die Zellen reagieren normalerweise wie folgt:<br>– Monozyten u. Makrophagen: + + +, erstere mehr diffus, letztere mehr schollig<br>– Megakaryozyten: + + +<br>– Monozytenabkömmlinge wie Epitheloidzellen, Langhans-Riesenzellen u. Fremdkörperriesenzellen: + + +<br>– Megaloblasten: + + +<br>– Myeloblasten: +<br>– T-Lymphozyten: (+) | | |
| Esterase (Naphthol-AS-D-Chloracetat-) | Bl<br>Knm | ähnlich wie mit POD-Reaktion werden neutrophile Granulozyten ab Promyelozyten-/Myelozytenstadium erfaßt. Mit zunehmender Reifung abnehmende Aktivität. Gewebemastzellen ebenfalls stark reagierend, Monozyten schwach | | |
| Fetales Hämoglobin (HbF) Schnelltest im Blutausstrich | Bl | Norm: negativ (Erw. ca. 1%) | | Norm negativ (Erw. ca. 0,01) |
| Fibrinmonomerkomplexe (FM-Test) | CBl | negativ, falls positiv, Hinweis auf Hyperkoagulabilität | | |
| Fibrinogen | CBl | s. auch Hitzefibrin | | |
| | | chem. Bestg.: | 260–560 mg/dl | 2,6–5,6 g/l |
| | | Mittelwert | 2. Dezenn. 464 mg/dl | 4,64 g/l |
| | | | 4. Dezenn. 384 mg/dl | 3,84 g/l |
| | | | 6. Dezenn. 343 mg/dl | 3,43 g/l |
| | CBl | koagulometrisch: | 170–410 mg/dl (Clauss) | 1,7–4,1 g/l |
| Fibrinopeptid A | Pl | <2 ng/ml | | |
| Fibrinspaltprodukte | S | 0,5–2,5 µg/ml | | |
| Gerinnungsfaktoren | Pl | s. Blutgerinnung | | |
| Gerinnungszeit (Lee-White) | Bl | 5–8 min | 300–480 s | |
| Hämatokrit | Bl | Erwachsene ♂ | 40–54% (Begemann-Harwerth) | 0,40–0,54 |
| Hämatokrit liegend bis 8% | Bl | Erwachsene ♀ | 37–47% | 0,37–0,47 |
| niedriger als stehend | Bl | Kind | 35%, stetige Zunahme bis 44% im 16. Lebensjahr | 0,35, stetige Zunahme bis 0,44 im 16. Lebensjahr |
| | Bl | Säugling von 50% auf 35% (12. Monat) absinkend | | S. v. 0,50 auf 0,35 |
| | Bl | Neugeborene | 49–60% | Neugeb. 0,49–0,60 |
| Hämoglobin (Cyan-Hb-Meth.) | Bl | Erwachsene ♂ | 14–18 g/dl | 140–180 g/l |
| – HbA (normales Hb) | Bl | Erwachsene ♀ | 12–16 g/dl | 120–160 g/l |
| | Bl | Schulkind | 13 g/dl | 130 g/l |
| | Bl | Kleinkind | 12 g/dl | 120 g/l |
| | Bl | Neugeborene | 16–24 g/dl | 160–240 g/l |
| – HbF (fetales Hb) | Bl | Erwachsene ca. 1% des HbA-Gehalts | | Erw. ca. 0,01 des HbA-Gehalts |
| Ausstrichtest, qualitativ | Bl | Säugling bis 2 Mon.: bis 50% | | Säugl.: bis 0,5 |
| – Hämoglobin $A_1$ | Bl | 5,5–8,5% des Ges.-Hb | | |
| Hämoglobin $A_{1c}$ | Bl | 2,9–7,1% des Ges.-Hb | | |
| Hämoglobingehalt (MCH) | E | Erwachsene | 27–33 pg | unverändert |
| des Einzel-Ery | E | Säugl. 12 Wochen | 29–33 pg | |
| aus Hb/Eryzahl | E | Säugl. 6 Wochen | 27,5–32,5 pg | |
| | E | Frühgeborene | 35–41,5 pg | |
| Hämoglobinkonzentration | E | Erwachsene | 32–36% Hyperchromie >36% | Erw. 0,32–0,36<br>Hyperch. >0,36 |
| (MCHC) (mittl.) der Ery | E | Säugling | um 37% Hypochromie <32% | S. um 0,37<br>Hypoch. <0,32 |
| in % d. Zellvolumens aus Hb/Hämatokrit | E | Frühgeborene | um 39% | F. um 0,39 |

| **Normbereichtabelle** (Fortsetzung) | | | | | | Andere Einheiten |
|---|---|---|---|---|---|---|
| Heparin-Rekalzifiz.-Zeit (früher Heparin-Toleranztest) | CBl | 2 min 15 s bis 2 min 45 s | | | | 135–165 s |
| Hitzefibrin | CBl | 0,04–0,07 ml entspr. 300–500 mg Fibrinogen/dl | | | | 3–5 g Fibrinogen/l |
| Koller-Test<br>Vitamin-K-Test; nur bei Spontan-Quick-Wert unter 70% sinnvoll | CBl | Normalisierung des Quick-Testes nach parenteraler Vit.-K-Gabe (z.B. 3 × je 10 mg Konakion 3 Tage lang i.m.) deutet auf Vit.-K-Mangel oder Resorptionsstörung | | | | |
| LE-Faktor-Nachweis<br>Nachweis von Nucleoprotein-Antikörpern durch Agglutination von latexgebd. Nucleoprotein aus Kälberthymus | S | normal: negativ | | | | unverändert |
| LE-Zellen-Nachweis i. Bl. | Bl | normal: keine LE-Zellen | | | | unverändert |
| Leukozyten<br>(Zahl u. Diff. n. Begemann u.a. 1969) | Bl | *Erwachsene* | | | | $10^9$/l |
| | | Leukozyten pro µl | | 4000– 9000 | | 4–9 |
| | | | % | absolut | rel. Anteil | absolut |
| | | Neutrophile | 55–70 | 2200– 6500 | 0,55–0,70 | 2,2 –6,5 |
| | | stabkernige | 3– 5 | 120– 450 | 0,03–0,05 | 0,12–0,45 |
| | | segmentkernige | 50–70 | 2000– 6300 | 0,50–0,70 | 2,0 –6,3 |
| | | Eosinophile | 2– 4 | 80– 360 | 0,02–0,04 | 0,08–0,36 |
| | | Basophile | 0– 1 | 50 | 0 –0,01 | –0,05 |
| | | Monozyten | 2– 6 | 80– 550 | 0,02–0,06 | 0,08–0,55 |
| | | Lymphozyten | 25–40 | 1000– 3600 | 0,25–0,40 | 1,0–3,6 |
| | Bl | *Kinder* | | | | |
| | | Leukozyten pro µl | | 8000–12000 | | 8,0 –12,0 |
| | | | % | absolut | rel. Anteil | absolut |
| | | Neutrophile | 35–70 | 3000– 8400 | 0,35–0,70 | 3,0 – 8,4 |
| | | stabkernige | 0–10 | – 1200 | 0 –0,1 | 1,2 |
| | | segmentkernige | 25–65 | 2000– 7800 | 0,25–0,65 | 2,0 – 7,8 |
| | | Eosinophile | 1– 5 | 50– 600 | 0,01–0,05 | 0,05– 0,6 |
| | | Basophile | 0– 1 | – 140 | 0 –0,01 | – 0,14 |
| | | Monozyten | 1– 6 | – 750 | 0,01–0,06 | – 0,75 |
| | | Lymphozyten | 25–50 | 2000– 6000 | 0,25–0,50 | 2,0 – 6,0 |
| | Bl | *Säuglinge* | | | | |
| | | Leukozyten pro µl | | 9000–15000 | | 9,0–15,0 |
| | | | % | absolut | rel. Anteil | absolut |
| | | Neutrophile | 25–65 | 2750– 9750 | 0,25–0,65 | 2,75– 9,75 |
| | | stabkernige | 0–10 | 1500 | 0 –0,10 | – 1,5 |
| | | segmentkernige | 25–65 | 2250– 9750 | 0,25–0,65 | 2,25– 9,75 |
| | | Eosinophile | 1– 7 | 90– 1000 | 0,01–0,07 | 0,09– 1,0 |
| | | Basophile | 0– 2 | 300 | 0 –0,02 | – 0,3 |
| | | Monozyten | 7–20 | 600– 3000 | 0,07–0,2 | 0,6 – 3,0 |
| | | Lymphozyten | 20–70 | 1500–10500 | 0,20–0,70 | 1,5 –10,5 |
| | Bl | *Neugeborene* | | | | |
| | | Leukozyten pro µl | | –25000 | | –25,0 |
| Leukozytenphosphatase alk. | | s. Phosphataseindex | | | | |
| Malaria-Nachweis | Bl | im Blutausstrich bzw. im dicken Tropfen s. d. | | | | unverändert |
| MCH u. MCHC | | s. Hämoglobingehalt u. -konzentration | | | | |
| MCD, MCT, MCV | | s. Erythrozyten | | | | |
| Milz-Leber-Quotient $^{51}$Cr | | <2,5 Tage | | | | <2,5 d |
| Mononukleose-Test (Agglutination formolisierter Pferde-Ery) | Bl | negativ | | | | unverändert |
| Myelogramm | | Sternalmarkuntersuchung s. d. | | | | |

| **Normbereichtabelle** (Fortsetzung) | | | | Andere Einheiten |
|---|---|---|---|---|
| Nukleolenfärbung der Lymphozyten nach Stockinger-Kellner | Bl | makronukleoläre Lymphozyten:<br>mikro- oder polynukleoläre Lymphozyten: | 75–78%<br>15–18% | 0,75–0,78<br>0,15–0,18 |
| Partielle Thromboplastinzeit | CBl | 45 s–55 s je nach Phospholipidpräparat u. Zusatz | | unverändert |
| PAS-Reaktion | Bl<br>Knm | Glykogenfärbg. in Blutzellen. Zunahme mit der Zellreifung:<br>myeloische Zellen: + + +, mit der Reifung zunehmend<br>lymph. Zellen: +<br>erythropt. Reihe: 0 | | |
| Peroxidasereaktion | Bl<br>Knm | P-positiv sind die neutrophilen und eosinophilen Granulozyten ab Reifungsstufe Promyelozyten, geringer ein Teil der Monozyten und Basophilen | | |
| Phosphataseindex (Aktivitätszahl der alkal. Leukozytenphosphatase in reifen Neutrophilen) | Bl<br>Knm | 10–100 (Mittelwert 43)<br>wird aus Reaktionsgrad u. Anzahl (%) der phosphatase-aktiven Neutrophilen ermittelt | | unverändert |
| Price-Jones-Kurve | | s. Erythrozytendurchmesser | | |
| Prothrombinzeit | CBl | s. Thromboplastinzeit i. Citratplasma = Quick-Wert | | |
| PTT | | s. partielle Thromboplastinzeit | | |
| Quick-Wert | CBl | 70–100% (vgl. Thromboplastinzeit)<br>11,0–13,6 s, methodenabhängig | | 0,7–1,0<br>unverändert |
| Rekalzifizierungszeit (nach Howell) | CBl | 90–120 s | | unverändert |
| Resistenz, osmotische d. Ery | Bl | s. Erythrozytenresistenz | | |
| Retikulozytenzahl periph. | Bl | 7–15‰ oder 35000–75000 µl | | 0,007–0,015<br>oder 35–75 · $10^9$/l |
| Retraktilität | Bl | deutlich | | |
| Rh-Faktoren | Bl | s. Blutgruppenbestimmung | | |
| Saure Phosphatase | Bl<br>Knm | lysosomales Enzym;<br>normale Reaktion wie folgt:<br>– Monozyten: + +<br>– Myeloblasten, Promyelozyten: +<br>– T-Lymphozyten: + | | |
| Sideroblasten i. Knochenmark | | 20–60% der kernhaltigen roten Vorstufen | | 0,20–0,60 |
| Siderozyten periph. | Bl | 0–3‰ | | 0–0,003 |

| **Normbereichtabelle** (Fortsetzung) | | | | Andere Einheiten |
|---|---|---|---|---|
| Sternalmarkuntersuchung Myelogramm (Begemann) | | Proerythroblasten | 0,5– 4,8% | 0,005–0,048 |
| | | Erythroblasten (Makrobl.) | 1,6– 8,2% | 0,016–0,082 |
| | | Normoblasten (polychromatische u. orthochromatische) | 12,2–43,7% | 0,122–0,437 |
| | | Myeloblasten | 0,5– 3,8% | 0,005–0,038 |
| | | Promyelozyten | 1,2– 6,4% | 0,012–0,064 |
| | | Myelozyten | 12,8–33,6% | 0,128–0,336 |
| | | Metamyelozyten (Jugendl.) | 11,4–28,2% | 0,114–0,282 |
| | | Stabkernige | 14,7–36,3% | 0,147–0,363 |
| | | Segmentkernige | 16,4–35,1% | 0,164–0,351 |
| | | unreife Eosinophile | 0,5– 3,2% | 0,005–0,032 |
| | | reife Eosinophile | 0,5– 4,4% | 0,005–0,044 |
| | | Basophile | 0,1– 0,8% | 0,001–0,008 |
| | | Lymphozyten | 0,6–14,3% | 0,006–0,143 |
| | | Monozyten | 0,4– 4,1% | 0,004–0,041 |
| | | speich. Retikulumzellen | 0,6– 6,3% | 0,006–0,063 |
| | | nicht speich. Retikulumzellen | 0,3– 5,4% | 0,003–0,054 |
| | | Plasmazellen | 1,2– 6,2% | 0,012–0,062 |
| | | Megakaryozyten | >0,5% | <0,005 |
| Thorn-Test | Bl | Abfall der Eosinophilen 4 Std. nach 25 IE ACTH i.m. unter 50%. Nicht verwertbar bei Ausgangswerten von <80 und >600 Eos. pro µl Blut (vgl. Eosinophile) | | |
| Thrombelastogramm (Stahlküvette) | Bl | Reaktionszeit r: | 6–10 min ab r bis ma | 360–600 s |
| | | Thrombusbildung k: | 6–8 min | 260–480 s |
| | | Max. Amplitude (ma): | 45–60 mm, ca. 33 min | 45–60 mm, ca. 1980 s |
| | | Me (max. Thrombuselastizität) | 90–150 | 90–150 |
| Thrombinzeit | CBl | 12–22 s, methodenabhängig | | unverändert |
| Thromboplastinzeit (Quick-Wert) | CBl | 11,0–13,6 s (je nach Methode) | | unverändert |
| | | 70–120% | | 0,70–1,2 |
| | | 10– 20% → therapeutischer Bereich für Thromborel | | |
| | | 20– 35% für Ca-Thromboplastin Boehringer | | |
| Thrombozytenzahl (nach Fonio) | Bl | Erwachsene 200 000–300 000/µl (50–60 Thrbz./1000 Ery) | | $200–300 \cdot 10^9$/l |
| | | 10–15% höher nach Brecher u. Kronkite | | |
| | | Neugeb. 1.–4. Tag: 100 000–300 000/µl | | $100–300 \cdot 10^9$/l |
| Coulter Thrombocounter | | 140 000–440 000/µl | | $140–440 \cdot 10^9$/l |

## IV. Pharmaka im Serum, therapeutische Bereiche
(beachte: Abweichungen bei Nieren- und Lebererkrankungen)

| Gruppe | Chemische Kurzbezeichnung | Präparat | Therapeutischer Bereich |
|---|---|---|---|
| Antiarrhythmika | Chinidin | Chinidin | 2,3– 5 µg/ml |
| | Lidocain | Xylocain | 1,2– 5 µg/ml |
| | Procainamid | Novocamid | 4 – 10 µg/ml |
| | N-Acetylprocainamid (NAPA) | | 0,4– 14 µg/ml |
| | Procainamid +NAPA } Gesamtkonzentration | | 10 – 30 µg/ml |
| | Propanolol | Dociton | 50– 100 ng/ml (Angina pect.)<br>50–1000 ng/ml (Hypertonie) |
| | Disopyramid | Norpace<br>Rythmodul | 3– 5 µg/ml |

**Normbereichtabelle** (Fortsetzung)

| | | | Andere Einheiten |
|---|---|---|---|
| Antibiotika | Amikacin | Biklin | 8–25 μg/ml, toxisch ab 30 μg/ml |
| | Sisomicin | Extramycin | 3–12 μg/ml |
| | Tobramycin | Gernebcin | 4–12 (–15) μg/ml |
| | Gentamycin | Refobacin | 4–12 (–15) μg/ml |
| | Tetracyclin | Hostacyclin u. a. m. | |
| | Vancomycin | Vancomycin | |
| Antidepressiva | Amitriptylin | Laroxyl, Saroten, Tryptizol, Limbatril | 60–200 ng/ml |
| | Dibenzepin | Noveril | |
| | Lithium | Lithium-Duriles u. a. m. | 0,6–1,2 mmol/l (toxisch ab 1,4 mmol/l) |
| Antiepileptika | Carbamazepin | Tegretal | 4– 12 μg/ml, toxisch ab 15 μg/ml |
| | | Timonil | |
| | Ethosuximid | Petnidan | 40–100 μg/ml |
| | | Pyknolepsinum | |
| | Clonazepam | Rivotril | 5– 50 ng/ml |
| | Phenobarbital | Luminal | 15– 40 μg/ml |
| | Phenytoin = Diphenylhydantoin | Phenhydan, Zentropil | 10– 20 μg/ml (Erw. u. Kinder)<br>6– 14 μg/ml (Frühgeb. u. Säugl.) |
| | Primidon | Mylepsinum | 5– 12 μg/ml |
| | Valproinsäure | Ergenyl u. v. a. | 40–100 μg/ml |
| Antimetaboliten/Zytostatika | Methotrexat | Methotrexat | >0,01 μmol/l = minimale zytotoxische Konz.<br>>5 μmol/l = potentiell toxische Konz. nach 24 h |
| Antirheumatika | Acetylsalicylsäure | Aspirin | 200–300 μg/ml |
| | Goldverbindungen | Aureotan | bis 500 μg/dl Gold |
| | | Tauredon | |
| | | Auro-Detoxin | |
| | Indometacin | Amuno | |
| | Diclofenac | Voltaren | |
| | D-Penicillamin | Trolovol | |
| | | Metalcaptase | |
| Betäubungsmittel | Morphin | Morphium HCl | 10–100 ng/ml |
| Kardiaka | Digitoxin | Digimerck | 9–25 (30) ng/ml; toxisch ab 35 ng/ml |
| | Digoxin | Lanicor | 0,6–2 ng/ml; toxisch ab 2,5 ng/ml |
| Saluretika | Furosemid | Lasix | |
| | Hydrochlorothiazid | Esidrix | 6 μg/ml |
| | Spironolacton | Aldactone | |
| Sympathikomimetika | Ephedrin | Ephedrin | 20–95 ng/ml |
| | | Ephetonin | |
| | Metamphetamin | Pervitin | 30 ng/ml |
| Sedativa | Diazepam | Valium | 0,2–2,5 μg/ml |
| Tranquilizer | Nitrazepam | Mogadan | 30 –100 ng/ml |
| | Bromazepam | Lexotanil | 80 –150 ng/ml |
| | Chlordiazepoxid | Librium | |
| Sonstige | Theophyllin (-Ethylendiamin) | Euphyllin | 10–20 μg/ml<br>Frühgeb.: 2–11 μg/ml |

# 25 Arzneimittellehre

K. Mohr und E. Kostenis

## 25.1 Einführung

Die Arzneimittellehre ist ein wichtiges Teilgebiet der Pharmakologie. Die *Pharmakologie* beschäftigt sich mit den Folgen, die aus der Einwirkung von Stoffen auf lebende Organismen entstehen. Sie untersucht und beschreibt die Wechselwirkungen zwischen dem Organismus und dem einwirkenden Stoff und versucht, hierfür eine Erklärung auf der Grundlage physiologischer, chemischer oder physikalischer Erkenntnisse zu finden. Die Pharmakologie als Ganzes ist also eine medizinisch-naturwissenschaftliche Disziplin.
Hier sollen als *Arzneistoffe* (Pharmaka) jene Stoffe verstanden werden, die zur Beseitigung, Linderung oder Verhütung von Krankheiten und Beschwerden geeignet sind, sowie auch Stoffe, die dem Menschen zu diagnostischen Zwecken zugeführt werden. Die Anwendung eines Pharmakons erfolgt in einer Darreichungsform, z. B. als Salbe, Tablette, Zäpfchen oder Injektionslösung (Kap. 26). Der Begriff *Arzneimittel* bezieht sich genaugenommen auf einen Arzneistoff in einer bestimmten Darreichungsform.
Besitzt ein Stoff nur ungünstige, schädliche Eigenschaften, dann ist er ein *Gift*.
Die Erfahrung hat jedoch gezeigt, daß günstige und ungünstige Wirkungen nicht scharf voneinander getrennt werden können, denn es gibt kein wirksames Pharmakon, das nicht körperliche Schäden hervorrufen kann, und mancher, ursprünglich nur als giftig angesehene Stoff ist später als wertvolles Heilmittel erkannt worden. *Jeder Arzneistoff stellt also ein potentielles Gift dar.*
Die giftigen (toxischen) Wirkungen gewinnen stets das Übergewicht, wenn ein Arzneistoff in hoher Dosis verabfolgt wird. Man spricht dann von einer *Vergiftung*.
Der Erforschung von Schäden durch Arzneimittel und andere Stoffe widmet sich ein besonderer Zweig der Pharmakologie, die *Toxikologie*.
Im Folgenden werden in einem *allgemeinen Teil* generelle Prinzipien und immer wiederkehrende Begriffe der Arzneimittelkunde geschildert, bevor dann in einem *speziellen Teil* die Eigenschaften der einzelnen Arzneigruppen dargestellt werden.

## 25.2 Allgemeiner Teil

**Lernziel**

Der Leser soll nach dem Durcharbeiten dieses Abschnitts einen Einblick in die Grundbegriffe der allgemeinen Pharmakologie haben. U. a. soll er

- aufzählen können, mit welchen prinzipiell verschiedenen Namen ein Arzneimittel gekennzeichnet werden kann;
- das Schicksal eines Arzneistoffs im Organismus beschreiben können;
- erläutern können, was eine Dosis-Wirkungs-Kurve bedeutet;
- den Begriff „therapeutische Breite" erklären können;
- die typischen Symptome einer Sucht aufzählen können.

### 25.2.1 Benennung von Arzneimitteln

Die Arzneimittel können ihrer Herkunft nach in verschiedene Gruppen unterteilt werden.
Als *Drogen* bezeichnen wir Mittel, die in der belebten und unbelebten Natur vorkommen. Sie werden meist in zerkleinerter (geschnittener, gepulverter usw.) und getrockneter Form aufbewahrt und in besonderen Zubereitungen (Tinkturen, Extrakte, Pillen, Zäpfchen usw.) angewandt. Diese und andere Zubereitungen werden nach dem griechischen Arzt Galen (129–200 n. Ch.) *Galenika* genannt.
*Spezialitäten* sind fabrikmäßig hergestellte Arzneifertigwaren stets gleicher Zusammensetzung, die einen gesetzlich geschützten Namen (® = registriertes Warenzeichen), den *Handelsnamen*, erhalten können.
Chemische Reinsubstanzen mit Arzneistoffwirkung besit-

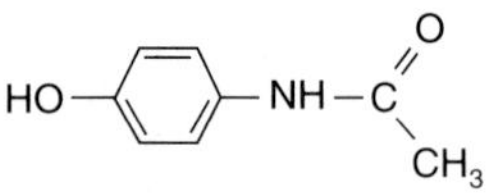

chemischer Name:
4-Hydroxyacetanilid

internationaler Freiname:
Paracetamol

Handelsnamen (1996)
z.B.:
ben-u-ron®
Enelfa®
Paracetamol-ratiopharm®
Treupel mono®

Abb. 25.1 **Benennung eines Arzneistoffes.**

zen neben ihrer chemischen Bezeichnung noch einen *internationalen Freinamen* (INN = international nonproprietary name), sowie einen oder mehrere Handelsnamen.
Der Freiname der chemischen Substanz 4-Hydroxy-Acetanilid ist Paracetamol, das von verschiedenen pharmazeutischen Firmen unter jeweils speziellen Handelsnamen vertrieben wird (Abb. 25.**1**). Wird ein Arzneistoff nicht nur vom Erstanbieter, sondern nach Ablauf des Patentschutzes auch von anderen Firmen vertrieben, spricht man von *Zweitanmelderpräparaten*. Um ein *Generikum* handelt es sich, wenn ein Arzneistoff unter seinem Freinamen in den Handel gebracht wird; diesem folgt meist der Name der Herstellerfirma, z. B. Paracetamol-ratiopharm. Der Begriff Generika wird aber heute vielfach (sprachlich unkorrekt) für alle Zweitanmelderpräparate verwendet.
Bezüglich der pharmazeutischen Qualität können beträchtliche Unterschiede zwischen den einzelnen Präparaten bestehen. Sind Ausmaß und Zeitverlauf der Freisetzung der Inhaltsstoffe im Magen-Darm-Trakt gleich, liegt eine *Bioäquivalenz* der Präparate vor. Bioäquivalente Präparate können ausgetauscht werden, ohne daß sich der therapeutische Effekt ändert.
Im folgenden werden, wie in der medizinischen Literatur üblich, die Freinamen zur Benennung der Arzneistoffe verwendet. Daneben sind, ohne den Anspruch auf Vollständigkeit, auch Handelsnamen in eckigen Klammern aufgeführt, die dann aber nicht mit ® gekennzeichnet sind.
*Drogen und ihre Zubereitungen* enthalten die wirksamen Inhaltsstoffe nicht immer in konstanter, sondern oft in schwankender Konzentration und Zusammensetzung. Diese Unsicherheit wird durch die Verordnung *chemischer Reinsubstanzen* in den verschiedenen Arzneizubereitungen ausgeschaltet. Die Reinsubstanzen werden entweder aus Drogen isoliert (z. B. Digitoxin aus den Blättern des Fingerhutes „Folia Digitalis"; Morphin aus Opium, dem eingetrockneten Milchsaft des Schlafmohns) oder *halbsynthetisch*, d. h. durch chemische Abwandlungen natürlich vorkommender Verbindungen, hergestellt (z. B. abgewandelte Sexual- und Nebennierenrindenhormone, Morphinderivate). Vielfach werden Arzneimittel heute *vollsynthetisch*, also durch chemische Verknüpfung von Grundbausteinen, aufgebaut (z. B. Lokalanästhetika wie Procain [Novocain] und Lidocain [z. B. Xylocain], schmerzstillende und fiebersenkende Mittel wie Acetylsalicylsäure [z. B. Aspirin]. Mit einer solchen Synthese können natürlich vorkommende Verbindungen nachgebildet oder bisher unbekannte Arzneimittel hergestellt werden.
Durch *gentechnische Verfahren* ist es möglich, komplexe Proteinmoleküle zu synthetisieren. Dabei wird z. B. in Bakterienzellen diejenige DNS eingeschleust, welche die zur Synthese des Proteins notwendige genetische Information trägt. Die Bakterien vermehren sich und bilden das gewünschte Protein, welches dann aus den Bakterienkulturen gewonnen wird. Auf diese Weise ist es gelungen, menschliches Insulin in so großen Mengen herzustellen, daß es nun zur breiten therapeutischen Anwendung zur Verfügung steht.

## 25.2.2 Wertbestimmung, Standardisierung

Die wünschenswerte Dosierung nach dem Gewicht (z. B. in Gramm oder Milligramm) bereitet nur bei Wirkstoffen, die in chemisch reiner Form vorliegen, keine Schwierigkeiten. Zahlreiche natürlich vorkommende Arzneimittel (Drogen) enthalten aber wechselnde Mengen des eigentlichen Wirkstoffes (z. B. kann Roh-Opium 9–17% Morphin enthalten). Um eine ungleichmäßig starke Wirkung gleicher Gewichtsmengen der Droge zu verhindern, wird in solchen Fällen mit Hilfe von chemischen, physikalisch oder biologischen Methoden eine *Wertbestimmung* vorgenommen und das Präparat auf einen bestimmten Wirkstoffgehalt *eingestellt* oder *standardisiert* (z. B. Opium auf einen Gehalt von 10% Morphin). Manchmal kann es unmöglich sein, den Wirkstoffgehalt eines Arzneimittels gewichtsmäßig zu bestimmen. Die Wirkstärke wird in einem solchen Fall durch Vergleich mit einem international einheitlichen Standardpräparat im biologischen Versuch möglichst genau abgeschätzt und in *Internationalen Einheiten* (IE) ausgedrückt. Wenn später die Reindarstellung des Wirkstoffes gelingt, dann wird leider die Dosierungsangabe in IE dennoch meist beibehalten (so entspricht 1 IE Penicillin G 0,0006 mg).

## 25.2.3 Wirkungsmechanismus

Unter Wirkungsmechanismus versteht man die einer beobachteten Wirkung zugrundeliegenden biochemischen und biophysikalischen Vorgänge, die ein Pharmakon im Körper auslöst. Von den zahlreichen möglichen Wirkungsmechanismen spielen die folgenden eine besonders große Rolle: Beeinflussung enzymatischer Prozesse, Reaktion mit Rezeptoren für körpereigene Botenstoffe, Veränderung der Durchlässigkeit von Ionenkanälen sowie Wechselwirkung mit Transportproteinen.
*Enzymatische Prozesse* bilden die Grundlage aller Lebensvorgänge. Ein gezieltes Eingreifen kann zu einer Verlangsamung, einer Beschleunigung oder zu einer qualitativen Veränderung chemischer Reaktionen im Organismus und damit zu einer Beeinflussung bestimmter Körperfunktionen führen. Über diesen Mechanismus wirken z. B. die Hemmstoffe der Cholesterinsynthese (HMG-CoA-Reductase-Hemmer, S. 728), welche die körpereigene Cholesterinproduktion in der Leber senken. Eine Enzymhemmung liegt auch der Wirkung der ACE-Hemmer zugrunde (S. 722).
*Rezeptoren* sind aus Aminosäuren aufgebaute Makromole-

küle, welche die Aufgabe haben, chemische Signale (Botenstoffe) von Nachbar- oder entfernt liegenden Zellen zu empfangen. Die Bindung des Botenstoffes an den Rezeptor führt zur Veränderung der Zellfunktion. Ein *Agonist* ist ein Wirkstoff, der sich mit dem Rezeptorprotein verbindet und die Zellfunktion im Sinne einer Erregung oder Hemmung beeinflußt. Die Fähigkeit des Agonisten, nach seiner Bindung an den Rezeptor eine Wirkung (biologischer Effekt) auszulösen, bezeichnet man als „intrinsische Aktivität" (Abb. 25.**2**). Ein *Antagonist* hingegen besetzt zwar den Rezeptor, kann aber die Zellfunktion nicht verändern; er besitzt keine intrinsische Aktivität. Der Antagonist verhindert aber die Bindung des Agonisten an den Rezeptor und damit das Wirksamwerden des Agonisten. Bildlich gesprochen: Der Agonist ist der passende Schlüssel zu einem Schloß. Der Antagonist schließt nicht, blockiert aber das Schlüsselloch. Eine solche Wechselwirkung zwischen einem Agonisten und einem Antagonisten bezeichnet man als spezifischen, kompetitiven Antagonismus (Atropin ist ein kompetitiver Antagonist des Acetylcholins, Antihistaminika sind kompetitive Antagonisten des Histamins, Naloxon [Narcanti] ist ein kompetitiver Antagonist des Morphins, Flumazenil [Anexate] ist ein kompetitiver Antagonist der Benzodiazepine).
Vom Aufbau des Rezeptorproteins hängt es ab, auf welche Weise die Bindung in einen Effekt umgesetzt wird (Abb. 25.**3**).

Arzneistoffe, die zu einer *Veränderung der Durchlässigkeit von Ionenkanälen* führen, vermindern oder steigern den Durchtritt von Ionen durch die Zellmembran. Da sich mit der Ionenbewegung auch Ladungen verschieben, geht dies mit einer Veränderung des Membranpotentials der Zelle und ihrer Funktion einher. Auf diesem Mechanismus beruht z. B. die Wirkung von Lokalanästhetika (S. 734) und Calciumantagonisten (S. 722).
*Transportproteine* bewegen Stoffe durch die Zellmembran, die an sich Membranen nicht passieren können. Häufig handelt es sich um den Transport von Ionen entgegen eines Konzentrationsgefälles unter Energieaufwand (d. h. ATP-Spaltung). Arzneistoffe, die in diese Transportprozesse eingreifen, sind z. B. Herzglykoside (Blockade der $Na^+/K^+$-ATPase, S. 723) oder Hemmstoffe der Protonenpumpe des Magens ($H^+/K^+$-ATPase, S. 729).

## 25.2.4 Applikationsarten

Man spricht von *lokaler Applikation* (Anwendung) eines Arzneimittels, wenn eine umschriebene örtliche Wirkung an der Haut oder an anderen zugänglichen Stellen des Körpers (Mundhöhle, Nase, Augen, Ohren, Bronchien, Rektum) beabsichtigt wird. Das Pharmakon wird zu diesem Zweck in geeigneter Form direkt an der Stelle aufgebracht, an der es wirken soll (Salben, Gurgellösung, Nasen-, Augen- und Ohrentropfen, Inhalationsspray, Hämorrhoidenzäpfchen).
Häufig ist eine lokale Applikation nicht möglich oder nicht erstrebenswert (z. B. bei Kopfschmerzen, bei allgemeinen Infektionskrankheiten). Es müssen dann Zufuhrwege gewählt werden, die eine Verteilung des Arzneimittels mit dem Blut in alle Organe des Körpers ermöglichen: *systemische Applikationsarten.*
Wir unterscheiden bei der systemischen Zufuhr zwischen der enteralen und der parenteralen Applikation. Wird ein Arzneimittel *enteral* verabfolgt, dann geschieht die Aufnahme in die Blutbahn vom Magen-Darm-Kanal her. In den Verdauungstrakt kann das Arzneimittel durch *orale* (Zufuhr durch den Mund = per os) oder *rektale* Applikation (Zufuhr durch den Enddarm) gelangen. Wir sprechen von *perlingualer* oder *bukkaler* Anwendung, wenn ein Stoff durch die Schleimhaut des Mundes aufgenommen wird (z. B. Glyceryltrinitrat beim Angina-pectoris-Anfall).
Bei der *parenteralen* Anwendung gelangt das Mittel unter Umgehung des Verdauungstraktes in den Körper. Gebräuchlich sind *Injektionen* unter die Haut (*subkutan* = s. c.), in die Muskulatur (*intramuskulär* = i. m.) oder in die Venen (*intravenös* = i. v.).
Ist der Arzneistoff gas- bzw. dampfförmig, dann kann er auch durch die Lungen in den Körper aufgenommen werden (z. B. Inhalationsnarkotika).
Arzneistoffe können auch durch die intakte Haut aufgenommen werden und in die Blutbahn gelangen (*perkutane* Applikation, z. B. „Nitrat-Pflaster" zur Angina pectoris-Prophylaxe).
Bis zum Eintritt der Wirkung vergehen nach der intravenösen Injektion und der Inhalation meist nur wenige Sekunden, nach rektaler und oraler Applikation 30–45 Minuten.
Es ist nicht gleichgültig, auf welche Weise ein Medikament appliziert wird. Einige Arzneistoffe können aus dem Magen-

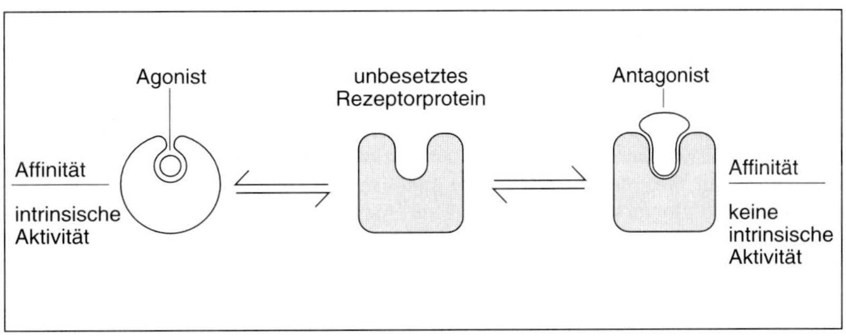


Abb. 25.**2** **Agonist und Antagonist.** Die Bindung eines Agonisten ruft eine Änderung der Konformation des Rezeptorproteins hervor – Erregung des Rezeptors. Der Antagonist stabilisiert die Ruheform des Rezeptorproteins.

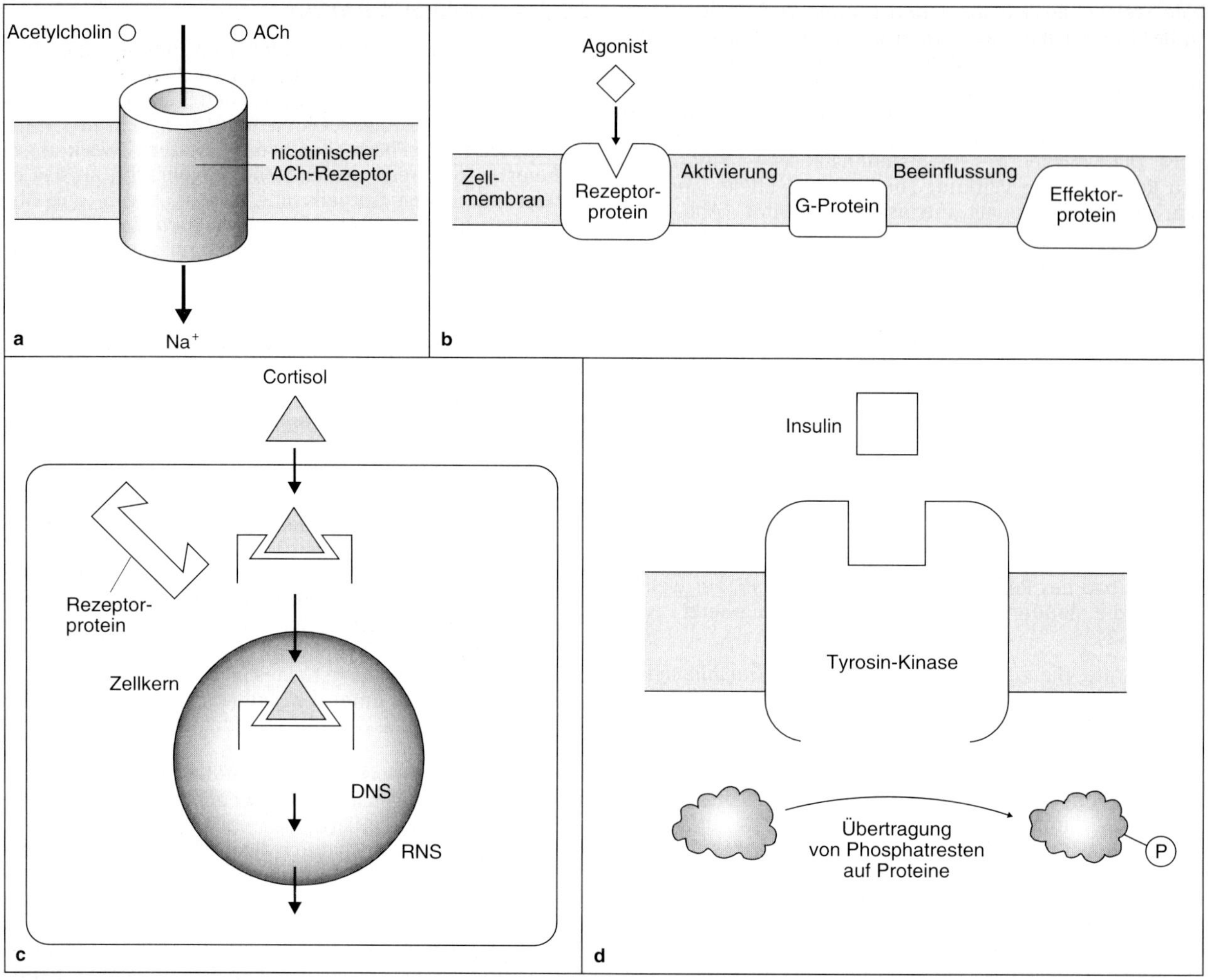


Abb. 25.**3 a–d** **a** Ligandgesteuerter Ionenkanal. **b** G-Protein-gekoppelter Rezeptor. **c** Proteinsynthese regulierender Rezeptor. **d** Ligandgesteuertes Enzym.

Bei den *ligandgesteuerten Ionenkanälen* induziert die Bindung eines Liganden die Öffnung des Kanalproteins, das eine Pore bildet und kurzfristig bestimmten Ionen den Durchtritt in die Zelle erlaubt. Unter einem Liganden versteht man eine Substanz mit der Fähigkeit, an ein Rezeptorprotein zu binden. Beispielhaft sei hier der nicotinische Acetylcholinrezeptor der motorischen Endplatte erwähnt. Bei diesem Rezeptortyp wird die Bindung eines Liganden (Acetylcholin) augenblicklich in einen Effekt (Muskelkontraktion) umgesetzt. Es ist selbstverständlich, daß die Signalvermittlung vom Übergang einer Nervenfaser zur Skelettmuskelfaser nur Sekundenbruchteile in Anspruch nehmen darf, um z. B. Reflexe (Zurückziehen einer Hand von einer heißen Herdplatte) oder Fluchtreaktionen mit ausreichender Schnelligkeit ausführen zu können.

Zahlreiche Botenstoffe, z. B. Histamin, Serotonin, Noradrenalin, wirken über *G-Protein- gekoppelte Rezeptoren.* Bei diesen Rezeptoren führt die Anlagerung eines Botenstoffes über ein zwischengeschaltetes G-Protein (Guanylnucleotid bindendes Protein) zu einer Aktivierung oder Hemmung eines Effektorproteins.

Corticoide oder Schilddrüsenhormone entfalten ihre Wirkung über *Proteinsynthese regulierende Rezeptoren.* Diese Rezeptoren sind innerhalb der Zelle (intrazellulär) lokalisiert, so daß die Hormone die Zellmembran passieren müssen. Der Effekt tritt mit einer gewissen Latenz auf, weil die Umsetzung der genetischen Information in ein Protein einige Zeit in Anspruch nimmt.

Der *Insulinrezeptor* ist ein Makromolekül mit Enzymaktivität. Die Anlagerung von Insulin an die extrazelluläre Rezeptorseite hat zur Folge, daß das Rezeptorprotein an der Innenseite als Enzym aktiv wird (katalytischer Rezeptor) und die Zellfunktion verändert.

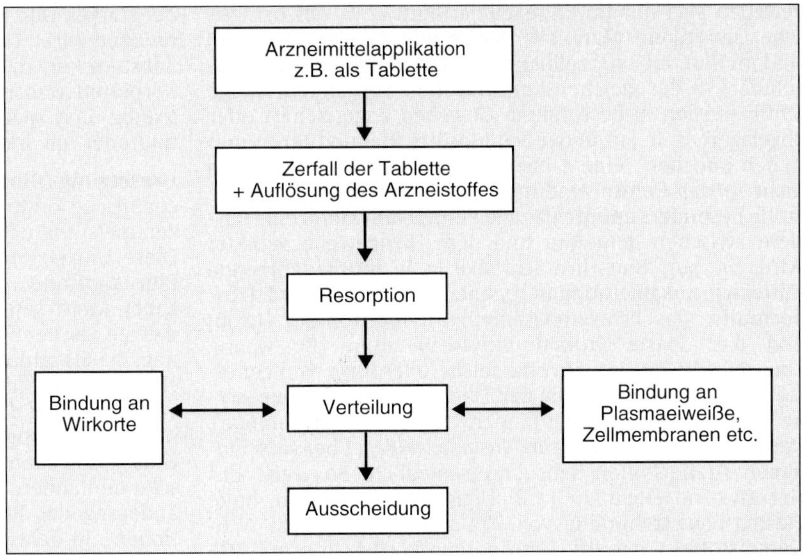


Abb. 25.**4** **Schicksal eines oral verabreichten Arzneimittels im Organismus.**

Darm-Trakt nicht aufgenommen werden und müssen daher parenteral (unter Umgehung des Magen-Darm-Kanals, z. B. durch i. v. oder i. m. Injektion) zugeführt werden (z. B. Gentamicin [Refobacin].
Einige Mittel dürfen parenteral nur auf dem Wege der intravenösen Zufuhr appliziert (verabreicht) werden, weil sie bei subkutaner oder intramuskulärer Injektion schwere lokale Gewebeschäden hervorrufen (z. B. Strophanthin). Bei anderen Mitteln wiederum ist die intravenöse Applikation gefährlich (z. B. versehentliche i. v. Injektion eines Lokalanästhetikums).

## 25.2.5 Schicksal im Organismus (Pharmakokinetik)

Die Wechselwirkung zwischen Organismus und Arzneimittel kann äußerst komplex sein. Arzneimittel beeinflussen die Funktionen des menschlichen Organismus. Ebenso wirkt der Organismus auf das Arzneimittel ein, beispielsweise indem er es chemisch verändert. In Abb. 25.**4** sind anhand eines oral verabreichten Arzneimittels die Vorgänge illustriert, denen ein Arzneimittel im Organismus unterliegt.

### 25.2.5.1 Resorption

Unter dem Begriff Resorption werden alle Vorgänge zusammengefaßt, die mit der Aufnahme eines Stoffes vom Applikationsort in die Blutbahn zusammenhängen.
Ein Stoff kann nur dann resorbiert werden, wenn er im Körpermilieu löslich ist. Dabei haben wir zwischen seiner Wasser- und Fettlöslichkeit (Lipidlöslichkeit) zu unterscheiden. Ist die Fettlöslichkeit groß, die Molekülgröße klein, die Durchlässigkeit (Permeabilität) und die Durchblutung am Applikationsort hoch, dann erfolgt im allgemeinen die Resorption schnell. Durch die Arzneiform kann die Freigabe des Arzneistoffes und damit seine Resorption gesteuert werden. Bei Zufuhr als Tablette oder Kapsel erfolgt die Freisetzung vielfach erst im Dünndarm. Eine raschere Resorption ist möglich, wenn der Arzneistoff in Form einer Lösung zugeführt wird, z. B. Acetylsalicylsäure als Brausetablette, die vor der Einnahme in Wasser aufgelöst wird. Gibt die Arzneiform den Wirkstoff über einen längeren Zeitraum ab, erfolgt die Resorption zeitlich gestreckt *(Retardpräparat).*
So kann z. B. der Arzneistoff in einer Kapsel in Form vieler kleiner Kügelchen enthalten sein, die mit Umhüllungen versehen sind, welche sich im Magen-Darm-Trakt unterschiedlich schnell auflösen (S. 750 ff.). Bei den parenteral zu applizierenden *Depotpräparaten* kann die Resorptionsverzögerung beispielsweise durch chemische Maßnahmen wie Bildung schwerlöslicher Salze (z. B. Procain-Penicillin) oder Komplexe (z. B. Protamin-Zink-Insulin) erzielt werden.

### 25.2.5.2 Verteilung

Nach der Resorption wird der Arzneistoff vom Blut zu den verschiedenen Geweben des Körpers transportiert und von diesen aufgenommen. Manche Arzneistoffe verteilen sich gleichmäßig über alle Körpergewebe, andere ungleichmäßig. Die Art der Verteilung kann also sehr verschieden sein. Sie wird einerseits durch die physikalisch-chemischen Eigenschaften des Pharmakons (Molekülgröße, elektrische Ladung, Verhältnis zwischen Fett- und Wasserlöslichkeit) und andererseits durch die Eigenschaften der Körpersäfte und -zellen (Bindung an Bluteiweißkörper, Durchlässigkeit von Zellmembranen, Bindung an bestimmte Zellstrukturen) bestimmt.
Einige wenige Pharmaka (mit sehr hohem Molekulargewicht) verbleiben weitgehend in der Blutbahn (z. B. Blutersatzmittel wie Dextran [z. B. Longasteril 70, Onkovertin 6%], andere können die Zellmembranen nicht durchdringen, sie

verteilen sich nur im Extrazellulärraum (z. B. das osmotische Diuretikum Mannitol). Stoffe wie Alkohol (Ethanol) sind im Blut, im Extrazellulärraum und in den Zellen (intrazellulär) in der gleichen Konzentration vorhanden. Einige Stoffe werden in bestimmten Geweben angereichert oder abgelagert (z. B. Jod in der Schilddrüse, Blei und Strontium in den Knochen). Eine ganze Reihe von Arzneistoffen kann nicht in das Gehirn eindringen, weil durch die für diese Stoffe besonders undurchlässigen Blutgefäßwände eine Barriere zwischen dem Blut und dem Hirngewebe gebildet wird, die sog. Blut-Hirn-Schranke (z. B. muskellähmende Mittel wie Suxamethonium [Lysthenon, Pantolax] und d-Tubocurarin, das Parasympatholytikum Ipratropium [Itrop] und das Spasmolytikum Butylscopolamin [Buscopan]. Ebenso kann die Plazenta eine solche, allerdings weniger effektive Barriere bilden, die den Übertritt von manchen Arzneistoffen in den Fetus verhindert (sog. Plazentarschranke).
Das Ausmaß der *Bindung an Plasmaeiweiße* ist bei verschiedenen Arzneistoffen sehr unterschiedlich. So weist das Herzglykosid Digitoxin [z. B. Digimerck] eine sehr hohe Plasma-Eiweiß-Bindung von 97% auf, diejenige des ACE-Hemmstoffes Captopril [Lopirin, tensobon] ist mit nur 30% vergleichsweise gering.
Nur die nicht eiweißgebundene Form kann sich an den Wirkort anlagern (Abb. 25.**5**). Nur diese Form kann in die Eliminationswege eintreten. Die eiweißgebundene Form trägt nicht zur Wirkung bei, vermag aber auch den Körper nicht zu verlassen. Der eiweißgebundene Anteil stellt eine Art Depot dar: wenn die freie Arzneistoffkonzentration im Blut absinkt, löst sich der Arzneistoff aus seiner Eiweißbindung und steht in freier Form – der Wirkform – zur Verfügung.

Sind mehrere Arzneistoffe im Organismus vorhanden, die zu einem hohen Anteil an Plasmaproteine gebunden sind, können sie sich gegenseitig aus dieser Bindung verdrängen. Dies führt zu einer höheren freien Konzentration der Arzneistoffe, verbunden mit einer stärkeren Wirkung. Da es aber auch der freie Anteil des Arzneistoffes ist, der durch die Niere ausgeschieden bzw. in der Leber umgesetzt wird, ist die Wirkdauer entsprechend verkürzt.

### 25.2.5.3 Elimination

Dieser Begriff faßt alle Vorgänge zusammen, die zum Unwirksamwerden eines Arzneistoffes und zu seiner Entfernung aus dem Körper beitragen. Die Elimination ist grundsätzlich auf drei verschiedene, meist ineinandergreifende Weisen möglich:

- Abtransport vom Wirkungsort,
- chemische Umsetzung,
- Ausscheidung.

**Abtransport.** Mit wenigen Ausnahmen wirken Arzneistoffe nur während der Dauer ihrer Anwesenheit am Wirkungsort. So wie sie vom Blut dorthin transportiert wurden, so werden sie vom Blut auch wieder abtransportiert, wenn ihre Konzentration im Blut sinkt. Die Pharmaka können auch in Gewebe abtransportiert werden, in denen sie gespeichert werden, ohne dort zu wirken. So reichert sich das als intravenöses Kurznarkotikum verwendete Thiobarbiturat Thiopental [Trapanal] aufgrund seiner hohen Fettlöslichkeit und der starken Durchblutung zunächst im Gehirn an, wo es betäubend wirkt. Die Betäubung klingt aber rasch ab, weil die Substanz kurz darauf in das schlecht durchblutete periphere Körperfett transportiert und dort abgelagert wird: *Umverteilung*. Erst später folgt die Umsetzung in ausscheidbare und/oder unwirksame Verbindungen.

**Umsetzung (Biotransformation).** Biotransformation ist die chemische Umwandlung („Metabolisierung") von Substanzen meist mit der Folge, daß die Wirksamkeit verlorengeht. Diese Umsetzungen können nahe des Wirkortes oder im Blut stattfinden. Am häufigsten aber geschehen sie in der Leber. Meist sind die Metaboliten besser wasserlöslich, so daß sie rascher über die Nieren ausgeschieden werden können. Bei Erkrankungen der Leber ist die Elimination zahlreicher Arzneistoffe verlangsamt, ihre Wirkungsdauer deshalb verlängert und die Wirkung verstärkt, so daß u. U. bei normaler Dosierung eine Vergiftungsgefahr besteht. Bei der Umsetzung kann es sich um oxidative, reduktive, hydrolytische und andere chemische Prozesse handeln, die zur Veränderung des Pharmakonmoleküls führen (Phase-I-Reaktionen). In den Phase-II-Reaktionen der Biotransformation werden die Arzneistoffe an körpereigene, sehr gut wasserlösliche Substanzen wie Essigsäure, Schwefelsäure oder Glucuronsäure gekoppelt.
Bei einigen Arzneistoffen führt die chemische Umwandlung nicht zur Inaktivierung. So ist z. B. nicht nur der Arzneistoff Amitriptylin [z. B. Saroten] antidepressiv wirksam, sondern auch sein Metabolit Nortriptylin [Nortrilen]
Es gibt Arzneistoffe, die in der applizierten Form wirkungslos sind und erst durch chemische Umwandlung im Organismus in die aktive Form überführt werden („prodrugs"). Als Beispiele für „prodrugs" seien der Protonenpumpenhemmer Omeprazol [Antra] oder das Antiparkinsonmittel L-Dopa (s. S. 736) genannt.

**Präsystemische Elimination** („first-pass-effect"). Bevor ein per os applizierter Arzneistoff in den großen Körperkreislauf (systemische Zirkulation) gelangt, wird er mit dem venösen Blut des Magen-Darm-Traktes zunächst durch die Pfortader zur Leber transportiert. Bei dieser ersten Leberpassage kann bereits ein mehr oder minder großer Anteil des Arzneistoffes zu nicht wirksamen Metaboliten präsystemisch eliminiert werden (Abb. 25.**6**). Dann erreicht nur ein Teil des Wirkstoffes in unveränderter Form die systemische Zirkulation und ist biologisch verfügbar. Der Verlust an Wirkstoff bei der ersten Leberpassage wird als „first-pass-effect" bezeichnet. Ein Arzneistoff mit vergleichsweise hoher präsystemischer Elimination, d. h. geringer Bioverfügbarkeit, ist der Calciumantagonist Verapamil [z. B. Isoptin]. Deshalb ist seine Dosis bei oraler Zufuhr höher als bei parenteraler Gabe.

**Ausscheidung (Exkretion).** Die Pharmaka werden vom Organismus unverändert oder nach ihrer chemischen Umsetzung ausgeschieden. Sie können über die Niere in den Urin, über die Lunge in die Ausatmungsluft, über die Leber in die Galle und mit dieser in den Darm gelangen.
Manche Arzneistoffe werden anschließend aus dem Darm wieder rückresorbiert (enterohepatischer Kreislauf). Die Ausscheidung mit dem Speichel, dem Schweiß und der

Milch spielt im allgemeinen keine quantitativ bedeutsame Rolle. Die Wirkungsdauer und die Wirkungsstärke mancher Arzneistoffe steigen an, wenn die Funktionen der Ausscheidungsorgane krankhaft gestört sind wie z. B. bei einer Nieren- oder Leberinsuffizienz.
Aber auch die natürlicherweise *im höheren Alter* eintretende Abnahme der Nierenfunktion ist bei der Verordnung von Arzneimitteln zu berücksichtigen. So sollte bei alten Patienten zur Behandlung einer Herzinsuffizienz bevorzugt Digitoxin [z. B. Digimerck] anstatt Digoxin [z. B. Lanicor] verwandt werden; denn die Ausscheidung von Digitoxin ist unabhängig von der Nierenfunktion, während sich Digoxin bei eingeschränkter Nierenfunktion im Körper anstauen und zu Vergiftungserscheinungen führen kann (S. 723).

## 25.2.6 Dosis und Wirkung

Die Stärke der Wirkung eines Arzneistoffs steigt in der Regel mit seiner Konzentration am Wirkungsort an. Zwischen Konzentration bzw. verabfolgter Dosis und Wirkung bestehen gesetzmäßige Beziehungen, die kurvenmäßig dargestellt werden können und deshalb *Konzentrations-Wirkungs-Kurven* oder *Dosis-Wirkungs-Kurven* genannt werden (Abb. 25.**7**).
Im Organismus geht die Wirkung eines Pharmakon häufig mit seiner Konzentration im Blut, dem *Blutspiegel*, parallel (Abb. 25.**8**). Ist diese Konzentration wegen einer zu geringen Dosis zu niedrig, dann tritt keine Wirkung ein *(unterschwellige Dosierung).* Bei einer *überschwelligen Dosierung* bestimmt das Verhältnis zwischen Resorptions- und Eliminationsgeschwindigkeit das Ausmaß und die Dauer der Wirkung. Wenn die Resorption langsam erfolgt, wird die Wirkung erst allmählich einsetzen, aber lange anhalten (s. Retard- und Depotpräparate). Bei einer zu schnellen Elimination eines Pharmakons ist sein Effekt nur kurz. Die zu applizierende Dosis muß je nach den Eigenschaften des Medikamentes und der Applikationsart, von der gleichfalls die Resorptionsgeschwindigkeit abhängt, so gewählt werden, daß die therapeutische Schwellenkonzentration am Wirkungsort überschritten und damit der *therapeutische Wirkspiegel* erreicht wird. Es gibt auch Arzneistoffe, bei denen keine Parallelität zwischen Konzentration im Blut und biologischem Effekt besteht. Dies gilt beispielsweise für Arzneistoffe, die sich irreversibel an ihren Wirkort binden. Dementsprechend überdauert ihre Haftung am Wirkort die Anwesenheit im Blut.

## 25.2.7 Therapeutische Breite

Für die praktische Verwendbarkeit eines Arzneistoffs ist es wichtig, daß die für einen therapeutischen Erfolg benötigte Dosis kleiner ist als die Dosis, bei der unerwünschte oder gar gefährliche Nebenwirkungen auftreten. Ein gewisses Maß für den Abstand zwischen diesen beiden Dosen läßt sich aus tierexperimentellen Untersuchungen ableiten (s. Abb. 25.**7**). Zu diesem Zweck wird zuerst die Einzeldosis bestimmt, die bei 50% der behandelten Tiere die erwünschte therapeutische Wirkung hervorruft (Effektivdosis$_{50}$ = $ED_{50}$). Sodann wird die Dosis so lange erhöht, bis sie auf 50% der Tiere tödlich wirkt (Letalitätsdosis$_{50}$ = $LD_{50}$). Der

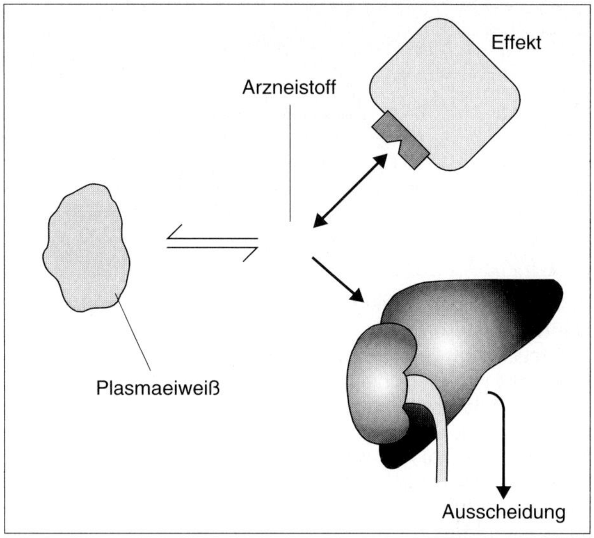


Abb. 25.5 **Plasmaeiweißbindung eines Arzneistoffes und ihre Bedeutung für Wirkung und Ausscheidung des Stoffes.**

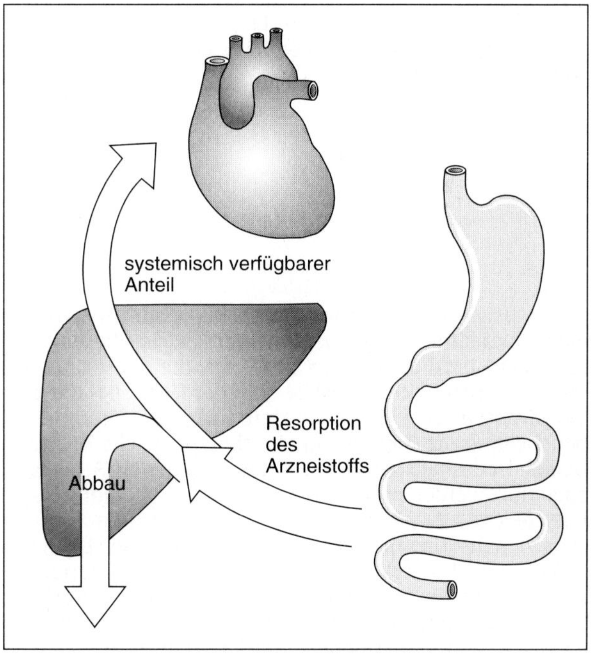


Abb. 25.6 **Präsystemische Elimination.**

*Quotient* zwischen diesen beiden Größen gibt einen brauchbaren Anhaltspunkt über die Sicherheitsspanne, die zwischen den therapeutisch und den tödlich wirkenden Mengen eines Arzneistoffs vorhanden ist. Beim Menschen kann

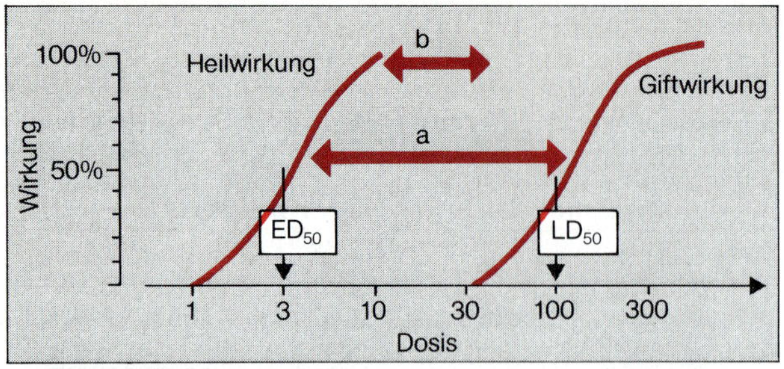


Abb. 25.7 **Dosis-Wirkungs-Kurven und therapeutische Breite.** Darstellung von Ergebnissen einer tierexperimentellen Untersuchung. Einer Gruppe von Versuchstieren wurde ein Pharmakon in unterschiedlichen Dosierungen (Dosis = D, aufgetragen auf der logarithmisch eingeteilten x-Achse) injiziert. Der Prozentsatz der Tiere, in dem die erwünschte Heilwirkung bzw. die unerwünschte Giftwirkung auftrat, wurde gemessen (Wirkung, aufgetragen auf der y-Achse). Kleinere Dosen als D1 erwiesen sich als wirkungslos, D3 führte bei 50% der Tiere zum erwünschten Erfolg ($ED_{50}$), bei D10 zeigten alle Tiere den Effekt. Die Dosis konnte noch um den Faktor 3 gesteigert werden, bevor es bei D30 zu den ersten Todesfällen kam, D 100 bewirkte eine Todeshäufigkeit von 50% ($LD_{50}$). D300 war bei allen Tieren tödlich. Die therapeutische Breite, also der Sicherheitsabstand zwischen den beiden Dosis-Wirkungs-Kurven, kann beschrieben werden a) durch den Quotienten $LD_{50}/ED_{50}$ oder b) durch den Abstand zwischen der 100%igen heilenden (D10) und der gerade schon giftigen Dosis (D30).

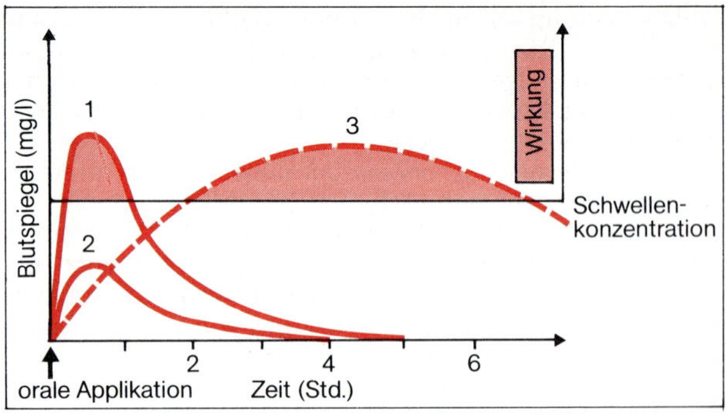


Abb. 25.8 **Zeitverlauf von Blutspiegel und Wirkung.** Versuchspersonen wurden verschiedene Zubereitungen eines Arzneistoffes oral zugeführt; danach wurden zu verschiedenen Zeitpunkten (x-Achse) die Konzentration des Pharmakons im Blut (linke y-Achse) und die Wirkung (rechte y-Achse) gemessen.
Nach Zufuhr von Tablette 1 wurde der Arzneistoff rasch resorbiert, die Blutspiegelkurve stieg steil an; sie erreichte nach 1/2 Stunde den maximalen Wert. Danach sank die Konzentration aufgrund der Eliminationsvorgänge wieder ab. Die therapeutische Schwellenkonzentration wurde für 1 Stunde überschritten, solange war eine Wirkung zu beobachten (überschwellige Dosierung).
Tablette 2 enthielt eine zu geringe Dosis, die Schwellenkonzentration konnte nicht erreicht werden, eine Wirkung trat nicht auf (unterschwellige Dosierung).
Tablette 3 war ein Retardpräparat; dieses enthielt eine hohe Dosis, die es aber nur verzögert zur Resorption freisetzte. Deshalb stieg der Blutspiegel nur langsam an; die Wirkung setzte erst allmählich ein, bleib dann aber fast 5 Stunden erhalten.

die tödliche Dosis natürlich nicht als Maß für die Toxizität eines Arzneimittels verwendet werden. In diesem Falle kann der Abstand zwischen der Dosis, die den maximalen therapeutischen Effekt auslöst, und der Dosis, bei der erste Vergiftungserscheinungen auftreten, als Maß für die therapeutische Breite dienen. Für die therapeutische Verwendbarkeit ist deshalb die absolute Menge, in der ein Arzneistoff zugeführt werden muß (Dosis in mg oder g), uninteressant. Entscheidend ist allein die Größe des Sicherheitsabstandes zwischen den therapeutischen und den toxischen Dosierungen oder die Häufigkeit, mit der bei therapeutischen Dosierungen trotzdem unerwünschte Wirkungen auftreten. Arzneistoffe mit geringer therapeutischer Breite sind z. B. Herzglykoside, Lithiumpräparate, Antikoagulanzien oder Antiepileptika. Da bei diesen Arzneistoffen die Wirkdosis und die miminale toxische Dosis sehr eng beieinander liegen, empfiehlt es sich, die Konzentrationen dieser Pharmaka im Blut der Patienten in regelmäßigen Abständen zu kontrollieren (Blutspiegelkontrolle, gelegentlich auch „drug-monitoring" genannt).

## 25.2.8 Nebenwirkungen

Bei jeder medikamentösen Therapie muß mit dem Auftreten von Nebenwirkungen gerechnet werden. Es ist von großer Wichtigkeit, sie rechtzeitig zu erkennen und zu melden! Als Nebenwirkungen bezeichnen wir alle Effekte eines Arzneimittels, die *neben* der gewünschten therapeutischen Wirkung auftreten. Diese Nebenwirkungen können schwerwiegend (Agranulozytose) oder eher harmlos (Übelkeit, Kopfschmerzen) sein. Meist sind Nebenwirkungen unerwünscht (sedierende Wirkung einiger Antihistaminika bei allergischer Rhinitis), manchmal aber auch durchaus erwünscht (sedierende Wirkung einiger Antihistaminika bei stark juckenden Hauterkrankungen oder Reisekrankheit).

**Durch die Hauptwirkung bedingte Nebenwirkungen.** Da Pharmaka nach systemischer Applikation mit dem Blutstrom im gesamten Organismus verteilt werden, beeinflussen sie häufig nicht nur die Funktion des erkrankten Organs, sondern auch die Funktion verschiedener anderer Organe. Somit ist die für die Therapie wünschenswerte gezielte Beeinflussung eines bestimmten Organs vielfach nicht möglich. Die pharmakologische Ausschaltung des Parasympathikus durch Atropin z. B. behebt nicht nur Spasmen der Gallen- oder Harnwege, sie führt auch zur Einschränkung der Speichel- und Schleimsekretion und zu einer Tachykardie. Pharmaka, welche die Teilung sich schnell vermehrender Zellen hemmen (Zytostatika), verlangsamen nicht nur das Wachstum von Krebszellen, sondern sie beeinträchtigen auch die Bildung von Blutzellen im Knochenmark oder die Entwicklung des Fetus.

Ein Beispiel für ein selektives Wirkprinzip bietet der Magensäuresekretions-Hemmstoff Omeprazol [Antra], der sich nach der Resorption zwar im Körper verteilt, aber erst am Wirkort in die aktive Form überführt wird.

**Arzneimittel mit mehreren Wirkungen.** Arzneistoffe können neben den therapeutisch erwünschten auch andere Wirkungen besitzen, die zu unerwünschten Effekten Anlaß geben. In der Regel treten diese Nebenwirkungen erst nach höheren Dosierungen ein, als sie zur Erzielung des therapeutischen Zwecks nötig sind. Bei einigen Medikamenten aber ist der Dosisabstand zwischen Haupt- und Nebenwirkung generell nur klein, oder die Toleranz eines einzelnen Patienten ist gegen die Hauptwirkung groß, gegen die Nebenwirkung jedoch klein. Die dann auftretenden Schädigungen entsprechen nicht mehr der übersteigerten Hauptwirkung des Medikamentes, sondern sie sind davon ganz verschieden.

Zum Beispiel wird durch Aminoglykosid-Antibiotika leicht eine irreparable Schädigung des Innenohres mit Ertaubung und Verlust des Gleichgewichtsinnes hervorgerufen.

**Überempfindlichkeit.** Die Wirksamkeit eines Arzneimittels ist nicht bei allen Menschen gleich. Bei den meisten Menschen löst zwar eine bestimmte Dosis eine etwa gleichstarke Wirkung aus, einige wenige aber reagieren sehr viel stärker, sie sind *überempfindlich.* Bei einigen anderen wiederum ist die Wirkung nur sehr schwach. Dieses allgemeine Phänomen wird als *biologische Streuung* bezeichnet.
Tritt nach der Verabfolgung eines Arzneimittels eine ganz ungewohnte Reaktion auf, die nicht auf einem allergischen Mechanismus (s. unten) beruht, dann nennen wir dies eine *Idiosynkrasie.* Die Ursache einer Idiosynkrasie kann ein Enzymmangel sein. Zum Beispiel wird nach der Gabe von Antimalariamitteln oder von Sulfonamiden in seltenen Fällen eine hämolytische Anämie beobachtet. Hier konnte gezeigt werden, daß diese Anomalität vererblich ist. Es handelt sich um eine Idiosynkrasie auf genetischer Basis, die mit dem Fehlen eines bestimmten Enzyms in den roten Blutkörperchen zusammenhängt.
In anderen Fällen kann eine Überempfindlichkeit durch das Fehlen eines Enzyms verursacht werden, das für den Abbau des Arzneistoffs verantwortlich ist. Bei einem Mangel an Cholinesterase kann Suxamethonium [Lystenon, Pantolax], ein muskellähmendes Pharmakon, nicht mehr abgebaut werden; es wirkt dann viel länger als gewöhnlich. Früh- und Neugeborene scheiden einige Sulfonamide viel langsamer als Erwachsene aus. Sie können diese Pharmaka noch nicht an Glucuronsäure koppeln, was Voraussetzung für eine gute Nierenausscheidung ist. Neugeborene können daher nach Gabe von Sulfonamiden am Kernikterus erkranken.
Auch aus anderen Gründen, etwa wegen einer Krankheit oder eines gleichzeitig gegebenen anderen Medikaments, kann ein Arzneimittel stärker als gewohnt wirken. So kann ein Patient, der zu Asthmaanfällen neigt, auf eine sonst harmlose Dosis von Acetylsalicylsäure [z. B. Aspirin] mit einem schweren Asthmaanfall reagieren. Ein anderer, der unter dem Einfluß von Mitteln steht, die am Gehirn angreifen, wird schon durch ganz kleine Alkoholmengen in seiner Reaktionsfähigkeit schwer beeinträchtigt (Kraftfahrer!).

**Arzneimittelallergie.** Die Bezeichnung Arzneimittelallergie sollte für jene häufigen Nebenwirkungen reserviert werden, die auf einer *spezifischen Reaktion des Immunsystems* beruhen, z. B. Antigen-Antikörper-Reaktion. Während die bisher besprochenen Nebenwirkungen streng dosisabhängig sind, die Symptome sich also mit steigender Dosis verstärken, ist die Dosisabhängigkeit der allergischen Reaktionen nur angedeutet vorhanden; sie werden schon durch sehr kleine Dosen eines Medikamentes hervorgerufen. Die Zahl der Arzneimittel, nach deren Gabe allergische Reaktionen in dem einen oder anderen Fall auftreten können, ist groß. Beispiele mögen dem „speziellen Teil" entnommen werden. Das *Antigen* wird vom Pharmakon *(Hapten)* und einem körpereigenen Eiweiß gebildet (S. 860 f.). Hapten und Eiweiß lagern sich zum Antigen zusammen. Nur wenige Arzneistoffe besitzen ein ausreichend großes Molekulargewicht, um selbst, d. h. ohne Bindung an ein körpereigenes Protein, allergen zu wirken. Insbesondere unter den als Arzneistoffe verwendeten Eiweißmolekülen befinden sich derartige Immunogene. Als Hapten können auch Stoffwechselprodukte oder bestimmte chemische Gruppen dienen, die mehreren Arzneistoffen gemeinsam sind *(Gruppenantigene).* Es entsteht dann eine Allergie gegen eine ganze Gruppe von Arzneimitteln *(Gruppenallergie).*
Das Bild der Arzneimittelallergie ist vielgestaltig. Es können krankhafte Reaktionen der Haut (Urtikaria, Exantheme, Ödeme, Blutungen), der Schleimhäute (Schwellung, Entzündung) und des blutbildenden Apparates (Thrombozytopenie, Agranulozytose) auftreten. Außerdem werden Fieber, Arthritis, Periarteriitis, cholestatische Hepatosen und, als gefährlichste akute Erscheinung, der *anaphylaktische Schock* beobachtet.
Eine Allergie wird meist durch die länger dauernde Anwendung eines Arzneimittels ausgelöst. Ärzte und Krankenpflegepersonal erkranken relativ häufig an einer *Kontaktdermatitis.* Sie entsteht auf allergischer Basis durch den häufigen Umgang mit bestimmten Arzneimitteln, z. B. Lokalanästhetika, Formaldehyd. Eine Allergie kann aber auch unmittelbar oder erst einige Zeit nach der erstmaligen Anwendung eines Medikamentes auftreten. Im allgemeinen wird dann eine *Sensibilisierung* durch ein Gruppenantigen vorausgegangen sein.

### 25.2.9 Kumulation, Toleranzerhöhung, Tachyphylaxie

In der Praxis wird ein Medikament meistens nicht nur einmal, sondern wiederholt in regelmäßigen Abständen verabfolgt, um seine Wirkung über einen längeren Zeitraum aufrechtzuerhalten. Wird dem Körper dabei mehr von einem

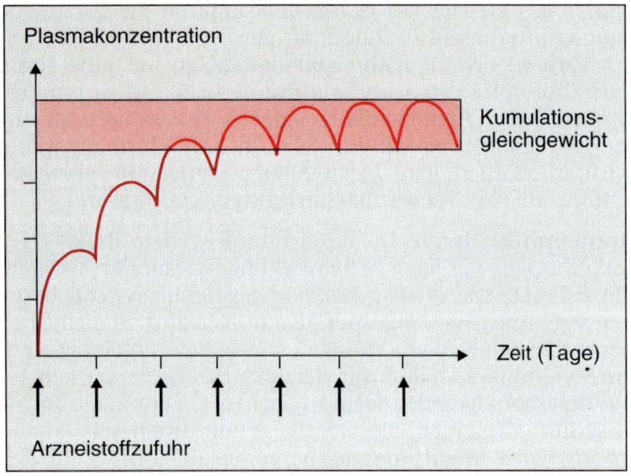


Abb. 25.**9** **Kumulation.** Plasmakonzentrationsverlauf bei regelmäßiger Zufuhr eines Arzneistoffes mit langsamer Ausscheidung. Der Plasmaspiegel steigt so lange an, bis die pro Tag ausgeschiedene Menge der pro Tag zugeführten Menge gleichkommt: Kumulationsgleichgewicht. Soll das Kumulationsgleichgewicht rasch nach Therapiebeginn erreicht werden, ist zunächst eine erhöhte Dosis zu geben („Aufsättigungsdosis") und dann mit der normalen Dosis fortzufahren („Erhaltungsdosis").

Arzneistoff zugeführt, als er in der gleichen Zeit eliminieren kann, dann wird sich der Arzneistoff im Blut und in den Geweben allmählich anreichern. Wir bezeichnen diesen Vorgang als *Kumulation.* Die Kumulation ist vor allem bei solchen Pharmaka von praktischer Bedeutung, deren Eliminationsgeschwindigkeit gering ist (z. B. bei dem Herzglykosid Digitoxin [Coramedan, Digicor, Digimerck, Tardigal], von dem pro Tag nur etwa 10% der im Körper vorhandenen Menge eliminiert werden). Die Konzentration des Arzneistoffes steigt jedoch nicht unaufhörlich an, sondern erreicht ein Kumulationsgleichgewicht. Dies beruht darauf, daß sich die ausgeschiedene Substanzmenge mit zunehmender Konzentration vergrößert. Entspricht die eliminierte schließlich der zugeführten Menge, bleibt die Plasmakonzentration auf diesem Niveau (Abb. 25.**9**).

Von einer *Toleranzerhöhung, Toleranzentwicklung* oder *Gewöhnung* wird gesprochen, wenn die Wirkung eines Medikamentes bei wiederholter Verabfolgung nachläßt. Das Wort *Toleranz* kennzeichnet die individuelle Empfindlichkeit eines Menschen für ein Pharmakon. *Tachyphylaxie* ist der Ausdruck für eine sich besonders schnell entwickelnde Erhöhung der Toleranz. Eine Gewöhnung kommt im praktischen Bereich recht selten vor, z. B. bei langdauernder Verabfolgung von Schlafmitteln oder bei der Chemotherapie von Tumoren. Der Begriff Toleranzerhöhung muß streng getrennt werden von dem der *Arzneimittelabhängigkeit* (Gewohnheitsbildung, Sucht S. 733).

Wenn Bakterienarten durch bestimmte Sulfonamide oder Antibiotika von vornherein nicht geschädigt oder bei einer länger dauernden Einwirkung immer weniger empfindlich werden, dann nennt man diese Erscheinung *Resistenz* und unterscheidet dabei zwischen *primärer Resistenz* und *Resistenzentwicklung.*

Die Ursachen der Toleranzerhöhung und Resistenz sind noch nicht in jedem Falle geklärt. Bei einigen Pharmaka konnte ein beschleunigter Abbau nachgewiesen werden. Bei anderen nimmt die Rezeptorempfindlichkeit ab. Tumorzellen können die Fähigkeit erlangen, mit Hilfe von Pumpen eingedrungene Zytostatikamoleküle aus dem Zelleib herauszuschaffen.

Eine Tachyphylaxie wird speziell nach der zu häufigen Anwendung von gefäßkontrahierenden Arzneimitteln mit langer Wirkungsdauer beobachtet (blutdrucksteigernde und schleimhautabschwellende Mittel wie Ephedrin, Tetryzolin [z. B. Tyzine]. Auch der Mechanismus der Tachyphylaxie konnte erst für wenige Pharmaka aufgeklärt werden.

## 25.2.10 Kombination von Arzneimitteln

Wird ein Patient mit mehreren Arzneimitteln zugleich behandelt, dann können die einzelnen Mittel entweder völlig unabhängig voneinander wirken, sie können sich in ihren Wirkungen gegenseitig verstärken oder aber auch abschwächen. Bei der Anwendung von Arzneimittelkombinationen ist man stets bestrebt, durch geeignete Auswahl eine Verstärkung des gewünschten therapeutischen Effektes zu erreichen und gleichzeitig die Gefahr des Auftretens unerwünschter Nebenerscheinungen zu vermindern.

**Synergismus.** Ist der Effekt einer Kombination stärker als der ihrer Einzelkomponenten, dann liegt ein Synergismus vor (Neuroleptika z. B. wirken synergistisch dämpfend mit Schlafmitteln, mit Narkotika, mit stark schmerzstillenden Mitteln und mit Alkohol). Der Synergismus kann *additiv* sein. Dann entspricht der Gesamteffekt der Summe der Einzelwirkungen: *Summation. Potenzierung* bedeutet, daß die beobachtete Wirkung größer ist als die Summe der Einzelwirkungen.

**Antagonismus.** Die gegenseitige Abschwächung von Arzneimittelwirkungen nennt man Antagonismus.

Es gibt *chemische Antagonismen*, bei denen ein Pharmakon durch eine chemische Reaktion mit einem zweiten unwirksam gemacht wird. Bei Vergiftungen mit Schwermetallen wie Quecksilber, Arsen, Blei werden diese durch Zufuhr von Dimercaptopropansulfonsäure (DMPS) [z. B. Dimaval] oder anderen Komplexbildern gebunden und unschädlich gemacht; bei einer Überdosierung von Heparin kann dieses durch Gabe von Protamin chemisch im Blut gebunden und so biologisch inaktiviert werden.

Beim *funktionellen Antagonismus* werden die Reaktionen des Körpers durch zwei Arzneimittel, die an verschiedenen Orten angreifen, in gegenteiliger Richtung beeinflußt, z. B. Antagonismus zwischen dem gefäßerweiternden Histamin und dem gefäßverengenden Adrenalin.

Es ist gefährlich, unerprobte Kombinationen von Pharmaka zu verwenden. Nicht selten kommt es dabei zu einer unbeabsichtigten Änderung ihrer Wirkung im qualitativen oder quantitativen Sinn. Solche unerwünschten Wechselwirkungen (Interaktionen) können folgenschwer sein, wenn z. B. die Nebenwirkungen verstärkt werden, synergistische Effekte bei Arzneimitteln mit geringer therapeutischer Breite auftreten und diese dann toxisch wirken oder wenn die Wirkung eines lebensrettenden Pharmakons abgeschwächt oder aufgehoben wird. Verstärkte Nebenwirkungen treten z. B. nach der Injektion von Adrenalin während einer Narkose mit Halothan [z. B. Fluothane] als schwere Herzfunktionsstörungen (Tachykardie, Kammerflimmern) auf. Häufig handelt es sich auch um pharmakokinetisch bedingte Wechselwirkungen, die aufgrund einer Beeinflussung von Resorption, Verteilung oder Elimination eines Pharmakons durch andere eintreten können.

So wird z. B. die *Resorption* der antibiotisch wirkenden Tetracycline durch Milch und zahlreiche aluminium- und magnesiumhaltige Präparate, die überschüssige Magensäure binden, gehemmt, weil sich schwerresorbierbare Tetracyclin-Metall-Komplexe bilden. – Eine Änderung der *Verteilung* kommt meist durch die Interaktion stark an Bluteiweiße gebundener Pharmaka zustande. Sulfonylharnstoffe und Phenytoin verdrängen z. B. Cumarinderivate aus ihrer Eiweißbindung; dadurch wird deren freier, wirksamer Anteil erhöht und ihre blutgerinnungshemmende Wirkung verstärkt; als Folge können Blutungen auftreten. – Die *Elimination* wird häufig durch Änderungen in der Umsetzung oder der Ausscheidung beeinflußt. Rifampicin, Phenytoin und einige Barbiturate führen in der Leber zu einer vermehrten Bildung arzneistoffabbauender Enzyme (Enzyminduktion) mit dem Resultat, daß der Abbau einer ganzen Reihe von Pharmaka (Cumarinderivate, Antiepileptika, Nebennierenrindenhormone) beschleunigt wird; dies führt zu einer Abkürzung und Abschwächung ihrer Wirkung. Ebenso gibt es Arzneistoffe, die in der Leber eine Enzymhemmung auslösen können. Auf diese Weise kann das Ulkustherapeutikum Cimetidin die Wirkdauer zahlreicher Pharmaka (z. B. Amitriptylin, Digoxin, Betablocker, Phenytoin) verlängern. – Konkurrenzreaktionen spielen auch bei der Ausscheidung durch die Niere eine Rolle; Probenecid hemmt beispielsweise die Ausscheidung von Penicillin. Über einen anderen Mechanismus (Rückresorption) kann die Ausscheidung zahlreicher Pharmaka durch den pH-Wert des Urins beeinflußt werden. Eine Ansäuerung des Harns beschleunigt die Ausscheidung basischer Pharmaka (z. B. Methamphetamin) und hemmt die Ausscheidung schwacher Säuren (z. B. Barbiturate); eine Alkalisierung bewirkt das Gegenteil.

*Spezifischer, kompetitiver Antagonismus* S. 706.

## 25.2.11 Plazebo

Viele Erkrankungen und Beschwerden sind seelisch ausgelöst oder gehen mit psychischen Veränderungen einher. Sie können u. U. durch eine Einflußnahme auf den psychischen Bereich (Psychotherapie) gebessert werden. Hierzu gehört u. a. auch der Glaube an die Wirksamkeit eines Medikamentes. Deshalb hat manchmal die Gabe eines *Scheinmedikamentes, Plazebo* genannt, das sicher wirkungslos im naturwissenschaftlich-objektiven Sinne ist, günstige Auswirkungen auf den Verlauf einer Erkrankung, oder sie mildert die Schwere einzelner Symptome (z. B. Schmerzen). Unter dem Gesichtspunkt der suggestiven Plazebotherapie können auch die Erfolge mit *homöopathischen Mitteln* erklärt werden, die z. T. so niedrig dosiert sind, daß Körperfunktionen direkt nicht beeinflußt werden können.

Bei der klinischen Erprobung neuer, wirksamer Arzneimittel spielt heute der Vergleich mit Plazebopräparaten eine wichtige Rolle. Dieser Vergleich erlaubt es festzustellen, welchen Anteil der Arzneistoff am therapeutischen Effekt hat. Die Bedeutung des therapeutischen Umfeldes für das Behandlungsergebnis zeigt sich im Ausmaß des Therapieerfolges bei den plazebobehandelten Patienten. Man spricht vom *einfachen Blindversuch*, wenn nur der Patient nicht weiß, ob er ein wirksames oder ein Scheinpräparat erhält, vom *doppelten Blindversuch*, wenn dies auch den behandelnden Personen unbekannt ist.

Ein Kennzeichen der wissenschaftlichen Arzneitherapie ist ihr Bestreben, kritisch zu überprüfen, inwieweit ein Behandlungserfolg tatsächlich auf dem verabreichten Arzneistoff beruht. Die Bereitschaft zur kritischen Überprüfung von Therapiekonzepten ist die Basis des therapeutischen Fortschritts.

## 25.2.12 Arzneimittelabhängigkeit

Viele Arzneimittel mit erregender oder lähmender Wirkung auf das Zentralnervensystem vermögen das Bedürfnis nach fortdauernder Zufuhr zu erwecken. Wird dem Bedürfnis nachgegeben, dann entwickeln sich Krankheitsbilder, die unter dem Begriff der Arzneimittelabhängigkeit zusammengefaßt werden. Zwischen der Entstehung einer Gewohnheitsbildung und einer Sucht kann dabei nicht immer eindeutig unterschieden werden, deshalb faßt man beide heute unter dem Begriff Arzneimittelabhängigkeit zusammen.

Als *Gewohnheitsbildung* wird ein Zustand bezeichnet, in dem der Mensch ein dringendes Verlangen spürt, das gewohnte Arzneimittel einzunehmen. Der Patient erlangt dadurch ein Gefühl des Wohlbefindens, zeigt jedoch beim Absetzen des Mittels höchstens leichte Entzugssymptome, vorwiegend psychischer Natur. Es besteht keine oder eine nur schwach ausgeprägte Neigung, das Arzneimittel in fortlaufend höheren Dosierungen einzunehmen.

Die *Sucht* ist vor allem durch den unwiderstehlichen Zwang gekennzeichnet, einen Wirkstoff ständig zu gebrauchen, weil jede länger dauernde Unterbrechung der Zufuhr schwere, fast unerträgliche psychische und körperliche Entzugserscheinungen zur Folge hat. Ferner besteht die ausgesprochene Neigung, die Dosis des Suchtmittels ständig zu erhöhen, um in den erwünschten Zustand gesteigerten Wohlbefindens (Euphorie) zu kommen. Ein Suchtkranker wird auf jede nur erdenkliche Weise versuchen, in den Besitz des Suchtmittels zu gelangen. Alle moralischen Hemmungen werden nach und nach ausgeschaltet und es tritt ein zunehmender Persönlichkeitsverfall ein.

Zu den Substanzen, die eine Abhängigkeit hervorrufen können, gehören z. B. *Opiate* sowie einige *Rauschgifte* (Marihuana und Haschisch; Lysergsäurediäthylamid = LSD; Cocain, Mescalin u. a.). Abhängigkeit erzeugende Pharmaka (fälschlicherweise oft als „Drogen" bezeichnet, S. 705) werden seit einiger Zeit insbesondere von jungen Menschen angewendet. Der negative Einfluß auf die Gesundheit und die Persönlichkeit wird trotz umfangreicher Aufklärungsmaßnahmen entweder übersehen oder bagatellisiert. Die Weckamine (Amphetamin u. a.), Schlafmittel (hauptsächlich Barbiturate wie Phenobarbital [z. B. Lepinal, Luminal, Phenaemal], Narkotika (z. B. Diethylether) und auch Genußmittel (Alkohol) wirken je nach der Grundpersönlichkeit suchterzeugend oder gewohnheitsbildend. Bei anderen Substanzen besteht die Gefahr einer echten Sucht nicht; sie wirken nur gewohnheitsbildend (z. B. Coffein, Nicotin). Um die Gefahr

fahr einer Suchtentstehung einzudämmen, sind für eine große Anzahl von suchterzeugenden Pharmaka gesetzliche Vorschriften erlassen worden, die beim Umgang und Verkehr mit diesen Stoffen beachtet werden müssen (Betäubungsmittel-Verschreibungsverordnung S. 59f u. 763).

Bei der therapeutischen Anwendung muß stets der Nutzen gegen die mögliche Gefährdung sorgfältig abgewogen werden. Gefährdet sind insbesondere alle Angehörigen von Berufen des Gesundheitswesens, weil die Suchtmittel diesen Personen leichter als anderen zugänglich sind.

## 25.3 Spezieller Teil

**Lernziel** Hier soll der Leser einen Überblick über die wichtigsten Arzneistoffgruppen erhalten; insbesondere soll er

- von den häufigst verwendeten Medikamenten Wirkungsweise, Anwendungsgebiete und Nebenwirkungen beschreiben können,
- einzelne Kontraindikationen kennen,
- Beispiele für sinnvolle und wenig geeignete Kombinationen nennen können,
- anhand der erworbenen Grundkenntnisse neue Arzneimittel einordnen lernen.

### 25.3.1 Vegetatives Nervensystem

Das vegetative Nervensystem mit seinen Anteilen Parasympathikus und Sympathikus regelt die „Betriebsabläufe" im Körper wie Herzfunktion, Blutdruck oder Eingeweidetätigkeit. Bei vielen Krankheiten sind die vegetativen Funktionen gestört; mit Hilfe von Medikamenten, welche die Wirkungen von Parasympathikus und Sympathikus zu beeinflussen vermögen, kann der Arzt regulierend in die Betriebsabläufe eingreifen und somit Krankheiten behandeln.

#### 25.3.1.1 Pharmaka, die den Parasympathikus beeinflussen

Pharmaka, die den Parasympathikus beeinflussen, greifen an der Übertragungsstelle von der postganglionären parasympathischen Nervenfaser zum Erfolgsorgan an.
Um den Wirkungsmechanismus dieser Arzneistoffe verständlich zu machen, seien zunächst die Vorgänge, die sich bei der Erregungsübertragung abspielen, kurz dargestellt (Abb. 25.**10**). Wenn eine elektrische Erregung die Nervenfasern entlangläuft, wird ein Teil des in den Speichervesikeln vorhandenen Überträgerstoffes Acetylcholin in die Umgebung der Nervenfaser ausgeschüttet. Treffen die Acetylcholinmoleküle auf die Acetylcholinrezeptoren, die in der Membran der Zellen des Erfolgsorgans eingebettet sind, werden die Rezeptoren erregt und die Zellfunktion beeinflußt: Eine glatte Muskelzelle zieht sich zusammen oder eine Drüsenzelle produziert vermehrt Sekret. Sofort nach der Anlagerung an die Rezeptoren lösen sich die Acetylcholinmoleküle jedoch wieder. Dieser Vorgang des Anlagerns, des Erregens und des Lösens von den Rezeptoren könnte sich lange fortsetzen, gäbe es nicht sehr wirksame Enzyme, die Acetylcholinmoleküle in kürzester Zeit zerstören, sog. Cholinesterasen. Soll das Erfolgsorgan über längere Zeit beeinflußt werden, muß die Acetylcholinfreisetzung durch ständig wiederholte Nervenimpulse unterhalten werden.

**Parasympathomimetika.** Substanzen, welche die erregende Wirkung des Parasympathikus imitieren, heißen Parasympathomimetika. Auch Acetylcholin ist ein Parasympathomimetikum. Acetylcholin ist jedoch als Arzneimittel nicht geeignet, da es unmittelbar nach der Zufuhr in den Körper durch die Cholinesterasen zerstört wird.
Es gibt Substanzen, die eine so große chemische Ähnlichkeit mit Acetylcholin haben, daß sie sich ebenfalls an parasympathische Acetylcholinrezeptoren anlagern und diese erregen können *(direkte Parasympathomimetika)*. Diese Substanzen können jedoch durch die Cholinesterasen nicht oder nur sehr langsam abgebaut werden, so daß ihre Wirkung über einige Stunden anhält. Ein Beispiel ist Carbachol [z. B. Doryl]. Es wird gegeben, wenn nach einer Operation die Darmtätigkeit zu lange gehemmt ist oder eine Harnblasenschwäche vorliegt. Carbachol stimuliert natürlich nicht nur die Acetylcholinrezeptoren der Darm- oder Blasenwandmuskulatur, sondern z. B. auch die des Herzens; eine unerwünschte Nebenwirkung ist also eine Bradykardie.
Pilocarpin [Asthenopin, Pilomann, Pilopos, Spersacarpin, Vistacarpin] wird nur lokal zur Behandlung des Glaukoms appliziert. Es bewirkt eine Verengung der Pupille, damit einen verbesserten Abfluß des Kammerwassers und so eine Senkung des Augeninnendrucks.
Carbachol und Pilocarpin passen nicht an die für die neuromuskuläre Übertragung verantwortlichen Acetylcholinrezeptoren der Skelettmuskulatur und nicht an die Acetylcholinrezeptoren in den vegetativen Ganglien, da diese Acetylcholinrezeptoren anders aufgebaut sind (Ionenkanal-Rezep-

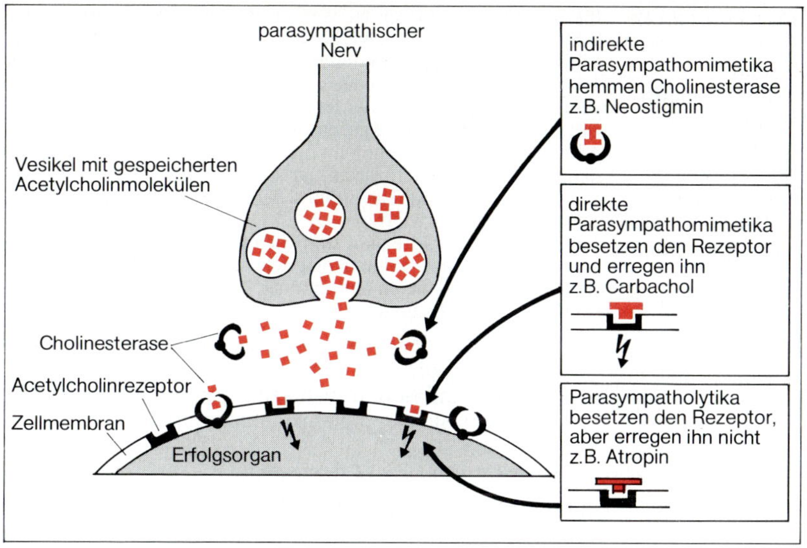


Abb. 25.**10** **Erregungsübertragung in der parasympathischen Synapse und deren Beeinflussung durch Pharmaka.** Der Acetylcholinrezeptor ist durch ▬▙▬ symbolisiert. An dieser Stelle im parasympathischen System wird er auch als Muscarinrezeptor bezeichnet, weil dieser Rezeptor hochspezifisch durch das aus dem Fliegenpilz isolierte Muscarin erregt werden kann. Diese Substanz ist an anderen Acetylcholinrezeptoren nicht wirksam (motorische Endplatte, vegetative Ganglien; Nicotinrezeptoren). Die Muscarinrezeptoren gehören zu den G-Protein-gekoppelten Rezeptoren. Es lassen sich verschiedene Subtypen unterscheiden. Hier seien genannt:
- $M_1$-Rezeptoren in Nervengewebe,
- $M_2$-Rezeptoren in Herzmuskulatur,
- $M_3$-Rezeptoren in glatter Muskulatur und in Drüsenzellen.

toren, S. 708). Sie lassen sich durch Nicotin erregen: Nicotinrezeptoren.
Die erregende Wirkung des Parasympathikus kann auch durch Substanzen verstärkt werden, die sich an die Cholinesterasen anlagern und dadurch die Enzymtätigkeit verhindern. Von der parasympathischen Nervenfaser freigesetztes Acetylcholin wird dann nicht so rasch abgebaut und wirkt daher länger und stärker. Da sich diese Arzneimittel nicht selbst an die Acetylcholinrezeptoren der Erfolgsorgane anlagern, sondern indirekt über die Enzymhemmung wirken, heißen sie *indirekte Parasympathomimetika.* Ein solches Pharmakon ist Neostigmin [Prostigmin]. Es kann bei Blasen- oder Darmatonie und bei Glaukom angewendet werden. In diese Arzneistoffgruppe gehören auch Pyridostigmin [Mestinon] und Physostigmin [Anticholium].
Auch an den vegetativen Ganglien und an der motorischen Endplatte wird das freigesetzte Acetylcholin durch Cholinesterasen inaktiviert. Indirekte Parasympathomimetika hemmen auch diese Enzyme. Dies ist allerdings bei den obengenannten Indikationen ohne Bedeutung. Wenn jedoch zum Zwecke der Muskelerschlaffung bei einer Narkose die Erregungsübertragung an der motorischen Endplatte durch curareartige Substanzen gehemmt ist, kann diese Hemmung durch Gabe von Neostigmin aufgehoben werden.

**Parasympatholytika.** Die Parasympatholytika vermindern die Aktivität des Parasympathikus. Sie lagern sich zwar an die parasympathischen Acetylcholinrezeptoren an, können die Rezeptoren jedoch aufgrund mangelnder Paßform nicht erregen. Die Besetzung der Rezeptoren verhindert jedoch die Anlagerung von Acetylcholinmolekülen, so daß vom Nerv freigesetztes Acetylcholin nicht wirksam werden kann. Die Parasympatholytika sind also *Antagonisten* des Acetylcholins (S. 706). Auch die parasympathomimetischen Wirkungen von Carbachol oder Neostigmin werden durch Parasympatholytika aufgehoben. Die parasympatholytischen Wirkungen des *Atropins* (Inhaltsstoff z. B. der Tollkirsche) und verwandter Pharmaka werden zu unterschiedlichen Zwecken ausgenutzt:

- *Hemmung der Drüsensekretion.* Bei Inhalationsnarkosen wird eine gesteigerte Sekretion der Bronchialdrüsen durch Atropin verhindert. Bei Magen- oder Zwölffingerdarmgeschwüren ist Atropin *nicht* indiziert, da die anderen Wirkungen von Atropin (z. B. Mundtrockenheit, Sehstörungen, Tachykardie, Verstopfung, u. U. Verwirrtheitszustände) für die Patienten sehr störend sind. Bei dieser Indikation kann allerdings Pirenzepin [durapirenz, Gastricur, Gastri-P, Gastrozepin, Pirehexal, Ulcoprotect, Ulcosafe, Ulcuforton, Ulgescum] gegeben werden, das atropinähnliche Wirkungen hat, ohne jedoch mit Atropin chemisch verwandt zu sein. Es blockiert nur $M_1$-Rezeptoren, gelangt aber nicht in das Gehirn und ruft keine zentralnervösen Störungen hervor.
- *Steigerung der Herzfrequenz.* Atropin oder besser das verwandte, nicht ZNS-gängige Ipratropium [Itrop] kann bei Bradykardie angewendet werden. Vorbehandlung mit Atropin verhindert einen durch Vagusreflex ausgelösten Herzstillstand, wie er bei Einleitung einer Narkose oder bei Magenspülungen auftreten kann.
- *Erweiterung der Pupille.* Bei einigen entzündlichen Augenerkrankungen kann durch atropinhaltige Augentropfen eine lang anhaltende Weitstellung der Pupille erreicht werden. Eine kurzfristige Pupillenerweiterung zum Augenspiegeln läßt sich mit chemisch dem Atropin verwandten, kurzwirksamen Substanzen wie Tropicamid [z. B. Mydriaticum Stulln] veranlassen. Bei diesen Anwendungen ist immer auch der parasympathisch innervierte Akkommodationsmuskel (Corpus ciliare) gehemmt, so daß die Nahanpassung des Auges nicht mehr möglich ist!

Die therapeutische Breite (S. 711) des Atropins ist sehr groß: Selbst 100- bis 200fach höhere Mengen als die therapeutische Dosis von 0,5 mg müssen nicht tödlich sein.
Im Gegensatz zu Atropin zeigt *Scopolamin* schon in niedrigen Dosen eine hemmende Wirkung auf das Gehirn: Unruhige Geisteskranke können durch Scopolamin ruhiggestellt werden. Es wirkt außerdem gut gegen Seekrankheit und ähnliche Bewegungskrankheiten, wobei eine perkutane Zufuhr mittels eines hinter das Ohr geklebten Pflasters möglich ist, aus dem Scopolamin über viele Stunden gleichmäßig freigesetzt wird.
Zur *Erschlaffung glatter Muskulatur* werden Abwandlungsprodukte von Atropin und Scopolamin eingesetzt, die nicht auf das Gehirn einwirken. Ipratropium [Atrovent] kann bei Bronchialspasmen (z. B. bei chronischer Bronchitis) helfen. Zur Behandlung von Spasmen glatter Muskulatur von Darm, Gallen- und Harnwegen, z. B. Nieren- oder Gallensteinkoliken, wird Butylscopolamin [Buscopan] verwendet. Es wirkt jedoch nicht nur durch den Antagonismus gegenüber Acetylcholin erschlaffend, sondern auch durch einen direkten Angriff an der verkrampften glatten Muskulatur *(spasmolytisch)*.
Ausschließlich durch direkte Beeinflussung glatter Muskulatur wirkt Papaverin, ein Bestandteil des Opiums (mit Papaverin verwandt ist Moxaverin [Certonal, Kollateral]. Seine Wirkung betrifft die gesamte glatte Muskulatur, so auch die Gefäßmuskulatur. Infolge der Gefäßerweiterung kann der Blutdruck abfallen. Wegen seiner schlechten Verträglichkeit spielt Papaverin therapeutisch kaum noch eine Rolle.
Arzneimittel, die den Tonus der *glatten Muskulatur* herabsetzen, vor allem, wenn dieser spastisch erhöht ist, werden als *Spasmolytika* bezeichnet. Sie dürfen nicht mit *Muskelrelaxanzien* (S. 736) verwechselt werden, die nur die *Skelettmuskulatur* erschlaffen lassen.

### 25.3.1.2 Pharmaka, die den Sympathikus beeinflussen

Zum besseren Verständnis der Wirkungen der Arzneimittel, die den Sympathikus beeinflussen, seien anhand der Abb. 26.**11** die Charakteristika der Übertragung der Erregung des sympathischen Nervs auf das Erfolgsorgan beschrieben.
Ein Nervenimpuls bewirkt die Freisetzung des Überträgerstoffes Noradrenalin aus den Speichervesikeln hinein in die Umgebung des Nervs. Noradrenalinmoleküle treffen auf in der Zellmembran liegende Rezeptoren, erregen diese und veranlassen so eine Reaktion der Zellen des Erfolgsorgans. Die adrenergen Rezeptoren gehören zur Klasse der G-Protein – gekoppelten Rezeptoren.
Die Noradrenalinmoleküle lösen sich sehr rasch wieder von den Rezeptoren, können sich aber auch sofort wieder anlagern. Die Wirkung des freigesetzten Noradrenalins wird jedoch außerordentlich schnell beendet, indem die Nervenzelle die Noradrenalinmoleküle durch in der Zellmembran gelegene „Pumpen" wieder in den Zelleib aufnimmt. In den Nervenzellen wird Noradrenalin zu einem großen Teil erneut in die Speichervesikel eingeschleust, ein kleiner Teil wird durch Enzyme zerstört. Ein geringer Anteil des freigesetzten Noradrenalins wird von den Zellen des Erfolgsorgans aufgenommen, wo nun ein enzymatischer Abbau des Noradrenalins stattfindet. Anders als im Parasympathikus ist im Sympathikus der wesentliche Schritt der Inaktivierung des Übertägerstoffes also nicht seine enzymatische Zerstörung, sondern seine Rückaufnahme.
Die noradrenalinhaltigen Nervenfortsätze innervieren ganz gezielt bestimmte Gewebe. Dadurch hat das Zentralnervensystem die Möglichkeit, gezielt Organfunktionen zu regulieren, beispielsweise eine Erweiterung der Pupille oder eine Zunahme der Herzfrequenz zu veranlassen. Bei Alarm- oder Streßzuständen, in denen der gesamte Organismus umgestellt werden muß, wird dagegen „schwallartig" Adrenalin aus dem Nebennierenmark in das Blut abgegeben und mit dem Blutstrom rasch im gesamten Körper verteilt, so daß ungezielt alle Organe gemeinsam beeinflußt werden. Auch Adrenalin wird im Gewebe rasch inaktiviert.
Adrenalin und Noradrenalin sind chemisch sehr ähnliche Substanzen; sie haben auch pharmakologisch ähnliche Effekte. Ganz identisch sind die Wirkungen jedoch nicht. Diese Unterschiede sind wesentlich dadurch bedingt, daß

- es innerhalb der „sympathischen" Rezeptoren verschiedene Typen gibt,
- Adrenalin und Noradrenalin eine unterschiedliche Fähigkeit haben, sich an die einzelnen Rezeptortypen anzulagern.

  Dies ist in Abb. 25.**12** dargestellt.

**Sympathomimetika.** Substanzen, welche die erregende Wirkung des Sympathikus imitieren, heißen Sympathomimetika. Therapeutisch werden im wesentlichen folgende drei Wirkungen ausgenutzt:

- Verengung von Blutgefäßen,
- Beschleunigung der Herzaktion,
- Erschlaffung glatter Muskulatur von Bronchien und Uterus.

*Verengung von Blutgefäßen:*

- bei Schockzuständen, die mit einer Weitstellung aller Blutgefäße einhergehen (z. B. dem anaphylaktischen Schock), Injektion oder Infusion von Noradrenalin [Arterenol] oder Adrenalin [Suprarenin];
- bei Patienten mit zu niedrigem Blutdruck oder (orthostatischen) Blutdruckregulationsstörungen, z. B. Gabe von Etilefrin [z. B. Effortil, Eti-Puren]);
- bei Reizzuständen der Bindehaut des Auges (z. B. Heuschnupfen) mit Rötung, Schwellung und Tränenfluß [z. B. Otriven-, Yxin-Augentropfen]);
- bei Schnupfen mit Schwellung und Sekretion der Nasenschleimhaut sympathomimetisch wirkende Nasentropfen [z. B. Nasivin, Otriven, Tyzine]; bei unkritischer Anwendung dieser „Schnupfenmittel" besteht allerdings die Gefahr, daß sich die Nasenschleimhaut an die Medikamente gewöhnt, geschädigt wird und eine freie Nasenatmung nur noch unter der Einwirkung der Nasentropfen möglich ist.
- Lokalanästhetika wird häufig Adrenalin zugesetzt (S. 734).

*Beschleunigung der Herzfrequenz:*

- Die durch Sympathomimetika bedingte Förderung der elektrischen Erregbarkeit des Herzens und die Erhöhung der Schlagfrequenz werden therapeutisch genutzt, wenn bei einer Herzrhythmusstörung Adrenalin oder Orciprenalin [Alupent] eingesetzt werden.

*Erschlaffung glatter Muskulatur von Bronchien und Uterus:*

- Bei Asthma bronchiale kann (im Notfall) Adrenalin injiziert werden. Eine gefürchtete Nebenwirkung ist aber immer die Auslösung von Herzarrhythmien. Um dieses Risiko zu vermindern, werden Sympathomimetika (z. B. Isoprenalin [Novodrin, Bellasthman] oder Orciprenalin wenn möglich lokal durch Inhalation von Aerosolen appliziert. Die dabei durch die Lunge in das Blut aufgenommenen Mengen sind zu gering, um eine Wirkung am

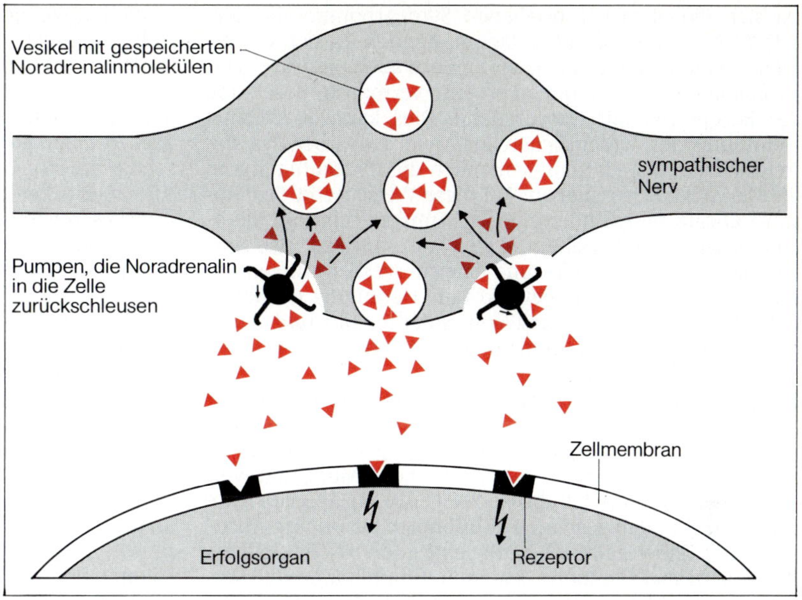


Abb. 25.**11** **Erregungsübertragung in der sympathischen Synapse.** Der Rezeptor für Noradrenalin ist durch ■ charakterisiert. Die Bindung von Noradrenalinmolekülen an die Rezeptoren löst den Effekt im Erfolgsorgan aus, symbolisiert durch.

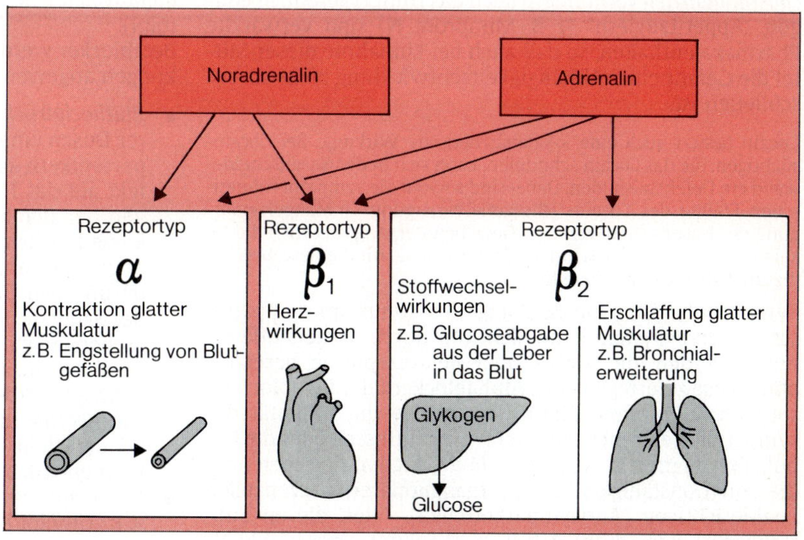


Abb. 25.**12** **Rezeptortypen des Sympathikus und ihre Beeinflußbarkeit durch Noradrenalin und Adrenalin.**

Herzen zu entfalten, vorausgesetzt, der Patient inhaliert nicht zu häufig! Da die Herzwirkungen über $\beta_1$-Rezeptoren, die Wirkungen an den Bronchien aber über $\beta_2$-Rezeptoren vermittelt werden, bietet sich eine zweite Möglichkeit, die Therapie risikoärmer zu gestalten: Es werden Sympathomimetika eingesetzt, die eine möglichst große Haftfestigkeit an $\beta_2$-Rezeptoren bei möglichst geringer Neigung zur Bindung an $\beta_1$-Rezeptoren besitzen. Solche überwiegend $\beta_2$-aktiven Sympathomimetika sind Fenoterol [z. B. Berotec], Terbutalin [z. B. Bricanyl] und Salbutamol [z. B. Sultanol].

- Auch die glatte Muskulatur des graviden Uterus kann durch $\beta_2$-Sympathomimetika gehemmt werden, z. B. durch Fenoterol [Partusisten], Ritodrin [Pre-par]. Sie werden beispielsweise bei vorzeitiger Wehentätigkeit mit drohender Frühgeburt gegeben. Obwohl sich diese Medikamente vorwiegend an $\beta_2$-Rezeptoren anlagern, klagen die Patientinnen doch häufig über Herzklopfen, also eine $\beta_1$-vermittelte Wirkung. Deshalb wird bei der wehenhemmenden (tokolytischen) Therapie gelegentlich zusätzlich Verapamil [z. B. Isoptin] gegeben, ein Pharmakon, das die Herztätigkeit dämpft.

Da sich die oben beschriebenen Sympathomimetika alle selbst an die Rezeptoren anlagern, handelt es sich um *direkte Sympathomimetika*. Es gibt jedoch auch *indirekte Sympathomimetika*. Diese bewirken eine vermehrte Besetzung der Rezeptoren mit Noradrenalin. Dies kann durch eine Hemmung des wesentlichen Inaktivierungsprozesses des freigesetzten Noradrenalins, nämlich die Rückaufnahme in die Nervenfaser, geschehen. Auf diese Weise wirkt die Substanz Cocain sympathomimetisch. Amphetamin und Methamphetamin werden über die gleichen „Pumpen" wie Noradrenalin in Nervenzelle und Speichervesikel aufgenommen. Diese Konkurrenz bewirkt eine Hemmung der Rückaufnahme und Speicherung von Noradrenalin und damit eine Erhöhung der Noradrenalinkonzentration in der Umgebung der Nervenzelle.
Den genannten Substanzen ist gemeinsam, daß sie nicht nur „peripher" den Körper sympathomimetisch beeinflussen, sondern auch gut in das Gehirn einzudringen vermögen, wo sie stimulierend auf die Psyche wirken. Müdigkeit verschwindet und eine herabgesetzte Leistungsfähigkeit wird für einige Stunden gesteigert (Mißbrauch als Doping-Mittel im Sport). Dabei stellt sich häufig eine euphorische Gefühlslage ein. Deshalb können Cocain und Amphetamin und Verwandte zur Abhängigkeit und Sucht führen. Diese Stoffe unterliegen daher der Betäubungsmittel-Verschreibungsverordnung. Sie sollten nicht verabreicht werden. Diese *Psychostimulanzien* vermindern auch das Hungergefühl. In einigen „Appetitzüglern" [z. B. Mirapront N] sind verwandte Pharmaka enthalten, so daß auch bei Einnahme dieser Mittel die Gefahr einer Abhängigkeitsentwicklung nicht auszuschließen ist.

Cocain besitzt auch eine lokalanästhetische Wirkung. Bei Cocainsüchtigen, die das Cocain schnupfen, kann sich in der Nasenscheidewand ein Defekt ausbilden. Dabei sind sowohl die sympathomimetischen Effekte des Cocains (Blutgefäßverengung → Mangelversorgung der Nasenscheidewand → Gewebeuntergang) als auch die lokalanästhetischen (der Schmerz als Warnsignal für die Gewebeschädigung tritt nicht auf) beteiligt.

**Sympatholytika.** Eine Senkung des Tonus im sympathischen Nervensystem kann nicht nur durch Arzneistoffe erreicht werden, die Alpha- oder Betarezeptoren besetzen, ohne diese zu erregen (sog. Alphablocker oder Betablocker), sondern auch durch Pharmaka, welche die Aktivität der sympathischen Zentren im Gehirn beeinflussen oder die Impulsübertragung in sympathischen Ganglien hemmen oder die Funktionsfähigkeit der postganglionären Nervenzellen beeinträchtigen (Antisympathotonika). Allen diesen Substanzen ist gemeinsam, daß sie zur Senkung eines krankhaft erhöhten Blutdrucks angewendet werden können.

**Rezeptorenblockierende Pharmaka.** *Alphablocker.* Die Alpharezeptoren lassen sich in zwei Gruppen unterteilen: $\alpha_1$-Rezeptoren erregen die Gefäßmuskulatur; $\alpha_2$-Rezeptoren befinden sich u. a. an den sympathischen Nervenfasern – ihre Erregung durch freigesetztes Noradrenalin bremst die weitere Noradrenalinausschüttung. Durch die Hemmung der über die Alpharezeptoren vermittelten Engstellung der Arteriolen bewirken die Alphablocker eine Abnahme des Gefäßwiderstands, eine verstärkte Gewebedurchblutung und eine Senkung des Blutdrucks. Zur Behandlung der essentiellen Hypertonie finden die Alpha1-Blocker Prazosin [z. B. Minipress], Terazosin [Heitrin] und Doxazosin [Cardular, Diblocin] Verwendung, während die unspezifischen Alphablocker Phenoxybenzamin [Dibenzyran], Phentolamin oder Tolazolin [Priscol] bei speziellen Hypertonieformen oder zur Behandlung von Durchblutungsstörungen eingesetzt werden.
Alpha1-Blocker können bei Prostatavergrößerung mit Miktionsbeschwerden zur Verminderung des Tonus der glatten Muskulatur im Bereich der Prostata und damit zur Erleichterung des Harnflusses dienen (Alfuzosin [Urion, Uroxatral], Terazosin [Flotin]).
*Betablocker.* Diese Arzneimittel blockieren sowohl die $\beta_1$- als auch die $\beta_2$-Rezeptoren. Für die Therapie ist die Wirkung auf die $\beta_1$-Rezeptoren am Herzen wichtig, über die der Sympathikus u. a. Herzfrequenz und Kontraktionskraft steigert. Es gibt eine große Zahl verschiedener Substanzen, die sich jedoch bezüglich der therapeutischen Wirkungen nicht grundlegend unterscheiden. Als Beispiele seien genannt: Propranolol [z. B. Dociton], Pindolol [z. B. Visken], Alprenolol [Aptin], Oxprenolol [Trasicor], Metoprolol [z. B. Beloc, Lopresor, Prelis], Atenolol [z. B. Tenormin] und Acebutolol [Neptal, Prent].
Einige Betablocker besitzen aber an den $\beta_1$-Rezeptoren eine höhere Haftfestigkeit als an den $\beta_2$-Rezeptoren. Sie wirken daher bevorzugt auf die Betarezeptoren am Herzen ein: *kardioprävalente Betablocker* (z. B. Metoprolol, Atenolol, Acebutolol).
Betablocker werden im wesentlichen bei folgenden Erkrankungen angewendet:

- *Bluthochdruck.* Durch die regelmäßige Einnahme höherer Dosen eines Betablockers sinkt der Blutdruck bei Hypertonikern ab. Dabei sind neben dem „dämpfenden" Effekt auf das Herz wahrscheinlich noch weitere Wirkungen der Betablocker beteiligt, über die jedoch zur Zeit keine Klarheit besteht.
- *Angina pectoris.* Betablocker bewirken durch die Verminderung von Herzfrequenz und Herzkraft eine Abnahme des Sauerstoffbedarfes des Herzens: das Herz arbeitet im „Schongang". Durch die regelmäßige Einnahme eines Betablockers kann damit Angina-pectoris-Anfällen vorgebeugt werden.
- *Tachykardie* und *Arrhythmie.* Der die Herzfrequenz senkende Effekt der Betablocker läßt sich bei bestimmten Formen von Tachykardie oder Arrhythmie ausnutzen.
- *Glaukom.* Lokal am Auge angewandt senken Betablocker, z. B. Timolol [z. B. Chibro-Timoptol], einen erhöhten Augeninnendruck, indem sie die Kammerwasserproduktion vermindern.

Im allgemeinen wird die Einnahme von Betablockern – auch in höheren Dosierungen – gut vertragen, denn diese Therapie ist kaum von unerwünschten Nebenwirkungen begleitet. Allerdings müssen einige Punkte beachtet werden:

- Bei einer Insuffizienz der Herzmuskulatur ist der verstärkte sympathische Antrieb des Herzens eine wichtige Gegenregulation, um ein Versagen des Herzens zu verhindern. Betablocker sind also bei Herzinsuffizienz kontraindiziert.

- Über $\beta_2$-Rezeptoren vermag der Sympathikus eine Erschlaffung der Bronchialmuskulatur und eine Weitstellung der Bronchien zu erreichen. Dies wird durch die Gabe von Betablockern verhindert. Bei Atemwegserkrankungen, die mit spastischer Verengung der Bronchien einhergehen (z. B. Asthma bronchiale), sind Betablocker daher kontraindiziert.
- Ebenfalls durch die Blockade von $\beta_2$-Rezeptoren kann es zur Engstellung von Blutgefäßen der Haut mit Durchblutungsstörungen kommen. Die Patienten klagen dann über kalte Hände und Füße.

**Antisympathotonika.** Diese Pharmaka werden zur Therapie der Hypertonie eingesetzt. Die Senkung des Tonus des Sympathikus führt zum relativen Überwiegen des Parasympathikus, wodurch Nebenwirkungen wie verstopfte Nase, Speichelfluß, Diarrhö und Bradykardie hervorgerufen werden können. Zugleich kann sich die Hemmung der sympathischen Blutdruckregulation in Situationen bemerkbar machen, in denen der Organismus besonders auf diese Regulation angewiesen ist, nämlich beim Wechsel von liegender oder sitzender zu stehender Haltung. Eine häufige Nebenwirkung der Antisympathotonika ist daher eine orthostatische Regulationsstörung.

*Clonidin* [Catapresan, Clonistada, Mirfat, Paracefan dämpft im Gehirn das Kreislaufzentrum, das die Einstellung des Blutdrucks reguliert. Dieser Effekt beruht auf einer Erregung zentraler $\alpha_2$-Rezeptoren. Vom Kreislaufzentrum gesteuert fällt der Blutdruck ab. Guanfacin [Estulic], und Moxonidin [Cynt, Physiotens] wirken ähnlich. Mögliche Nebenwirkungen: Müdigkeit, Sedierung, herabgesetzte Leistungsfähigkeit.

*α-Methyl-Dopa* [Dopegyt, Presinol, Sembrina]. Eine chemische Vorstufe in der Synthese von Noradrenalin ist die Substanz Dopa. Wird dem Organismus die chemisch ähnliche Substanz α-Methyl-Dopa zugeführt, bilden die Enzyme in den sympathischen Nervenzellen daraus α-Methyl-Noradrenalin, das in den Speichervesikeln gespeichert und bei Erregung der Nervenzellen freigesetzt wird. Synthese und Speicherung von α-Methyl-Noradrenalin geschehen aber auf Kosten der normalen Noradrenalinsynthese und Speicherung, so daß bei der Erregung des Nerven α-Methyl-Noradrenalin anstatt Noradrenalin ausgeschüttet wird. α-Methyl-Noradrenalin ist jedoch deutlich weniger wirksam als Noradrenalin (man bezeichnet es daher auch als „falsche Überträgersubstanz"), so daß Nervenimpulse im Sympathikus nun einen geringeren Effekt haben. Daneben wirkt α-Methyl-Noradrenalin im Gehirn auf das Kreislaufzentrum so wie Clonidin. Mögliche Nebenwirkungen: Müdigkeit, Depression, Schüttellähmung.

*Reserpin* zerstört in den postganglionären Nervenfasern des Sympathikus, in den Zellen des Nebennierenrindenmarks und im Gehirn die Speicherfähigkeit der Vesikel für Noradrenalin, Adrenalin und auch deren Vorstufe Dopamin. Elektrische Erregungen der Nervenzellen bleiben ohne Effekt, da keine Überträgerstoffe mehr gespeichert sind, die freigesetzt werden könnten.

Aufgrund dieser ziemlich drastischen Wirkung senkt Reserpin effektvoll den Blutdruck, was aber mit recht unangenehmen Begleitwirkungen einhergehen kann: Überwiegen des Parasympathikus mit verstopfter Nase, Diarrhö, Bildung von Magengeschwüren usw.; Sedation (Reserpin wurde früher auch als neuroleptisch wirkendes Psychopharmakon verwendet), Depression; Schüttellähmung wegen Dopaminverarmung im extrapyramidal-motorischen System. Nach Absetzen des Reserpins dauert es einige Tage, bis die Nervenzellen neue, intakte Speichervesikel in ausreichender Menge gebildet haben, also bis die Funktionsfähigkeit des Sympathikus wieder hergestellt ist.

α-Methyl-Dopa und Reserpin werden immer seltener in der Therapie angewandt, weil die anderen blutdrucksenkenden Maßnahmen in den meisten Fällen effektiv sind und mit weniger Nebenwirkungen einhergehen. Da die Nebenwirkungen außerdem subjektiv sehr störend sind, lehnen viele Patienten diese Tabletteneinnahme ab (mangelnde „Compliance").

## 25.3.2 Biogene Amine

**Dopamin** kommt nicht nur als Vorstufe von Noradrenalin und Adrenalin vor, sondern auch als eigenständiger Überträgerstoff. Seine Bedeutung im extrapyramidalmotorischen System wird dann deutlich, wenn ein Mangel herrscht und sich die Symptomatik des Morbus Parkinson (Schüttellähmung) ausbildet. Weiterhin ist Dopamin an der Auslösung von Erbrechen beteiligt. Es hemmt die Freisetzung des Hypophysenvorderlappen-Hormons Prolactin.

Dopaminrezeptor-**Agonisten** wie Bromocriptin [Kirim, Pravidel] werden bei Morbus Parkinson (S. 736) oder zum Abstillen gegeben. Eine häufige Nebenwirkung ist Erbrechen.

Dopaminrezeptor-**Antagonisten** wie Metoclopramid [z. B. Gastrosil, Paspertin] dienen als Antiemetika. Auch die zur Behandlung der Schizophrenie angewandten *Neuroleptika* (S. 738) blockieren Dopaminrezeptoren.

**Histamin** wird in Mastzellen gespeichert und kann bei allergischen Reaktionen in großer Menge abgegeben werden: Es erweitert Blutgefäße (→ z. B. Rötung der Augenbindehaut bei allergischer Bindehautentzündung) und erhöht die Gefäßpermeabilität (→ z. B. Schwellung der Nasenschleimhaut bei Heuschnupfen, Quaddelbildung an der Haut). Histamin erregt die glatte Bronchialmuskulatur (→ Asthma bronchiale) und Darmmuskulatur (→ Diarrhö). Eine wichtige physiologische Bedeutung hat es in der Magenschleimhaut als Stimulus der Säureproduktion. Weiterhin ist Histamin ein Überträgerstoff im Zentralnervensystem, der u. a. das Wachsein fördert.

Therapeutisch wichtig sind **Antihistaminika.** Am $H_1$-Rezeptor-Subtyp wirken die *$H_1$-Antihistaminika* blockierend. Sie werden als Antiallergika verwendet, die z. T. sedierend wirken (z. B. Pheniramin [Avil], Dimetinden [Fenistil], Bamipin [Soventol]), z. T. nicht müde machen (z. B. Terfenadin [Fomos, Hisfedin, Teldane, Terfemundin], Astemizol [Hismanal]). Die dämpfende Wirkung wird ausgenutzt, wenn Substanzen wie Diphenhydramin [Dormutil N, Halbmond, Lupovalin, Sediat, Sedopretten, Sedovegan Novo] oder Doxylamin [Gittalun, Hoggar N, Sedaplus] als rezeptfreie Schlafmittel dienen. Aus dem stark sedierenden Promethazin [z. B. Atosil] leiten sich die Phenothiazin-Neuroleptika ab (S. 738). Auch als Antiemetika werden $H_1$-Antihistaminika angewandt, z. B. Meclozin [Bonamine, Peremesin].

An den säureproduzierenden Belegzellen des Magens befinden sich $H_2$-Rezeptoren. *$H_2$-Antihistaminika* wie Cimetidin [z. B. Tagamet] und Ranitidin [z. B. Sostril, Zantic] hemmen die Bildung von Magensäure und dienen zur Behandlung von Magen- und Zwölffingerdarm-Geschwüren.

**Mastzellstabilisatoren** wie Cromoglykat [z. B. Intal] und Nedocromil [z. B. Tilade] verhindern u. a. die Ausschüttung von Histamin aus Mastzellen und können so allergischen Reaktionen vorbeugen. Sie sind nur für die lokale Anwendung geeignet, z. B. Inhalation bei Asthma bronchiale. Ihr *Effekt tritt nur bei chronischer, regelmäßiger Anwendung ein.*

**Serotonin** (5-Hydroxytryptamin, 5-HT) kommt in der Darmschleimhaut, in Blutplättchen und in Nervenendigungen als Überträgerstoff vor. Es gibt eine Reihe unterschiedlicher Rezeptor-Subtypen und einige spezifisch wirkende Pharmaka. Ein **Agonist** (an 5-$HT_{1D}$-Rezeptoren) ist Sumatriptan [Imigran], das zur Behandlung von Migräne-Anfällen dient. Cisaprid [Alimix, Propulsin] (erregt wahrscheinlich 5-$HT_4$-Rezeptoren) wird als Prokinetikum bezeichnet, weil es die vorantreibende Peristaltik im Magen-Darm-Trakt fördert. Ein **Antagonist** (an 5-$HT_3$-Rezeptoren) ist Odansetron [Zofran], das sehr gut gegen zytostatikabedingtes Erbrechen wirkt.

## 25.3.3 Herz und Gefäße

### 25.3.3.1 Gefäßerweiternde Mittel (Vasodilatanzien)

**Hemmstoffe des Renin-Angiotensin-Systems.** Das Angiotensin converting enzyme (ACE) ist Bestandteil des *Renin-Angiotensin-Systems* (Abb. 25.**13**). Es spielt in der Blutdruck-Regulation eine wichtige Rolle. Fällt der Blutdruck oder nimmt der Kochsalz-Bestand des Organismus ab, wird aus den Nieren das Enzym Renin in die Blutbahn abgegeben. Dort spaltet es vom $\alpha_2$-Globulin Angiotensinogen das Angiotensin I ab. Dieses wird vom ACE, das sich hauptsächlich am Gefäßendothel befindet, in Angiotensin II umgewandelt. Angiotensin II vermag den Blutdruck auf verschiedenen Wegen zu steigern: es verengt die Widerstandsgefäße, stimuliert die Freisetzung von Aldosteron aus der Nebennierenrinde, und fördert die Funktion des Sympathikus.

**ACE-Hemmstoffe** verhindern die Bildung von Angiotensin II. Daraus ergibt sich ihre Anwendung zur Behandlung des *erhöhten Blutdrucks*. Auch bei der *Herzmuskelinsuffizienz* bewähren sich ACE-Hemmstoffe: indem sie den peripheren Widerstand senken, vermindern sie den Auswurfwiderstand für das Herz und fördern so die Pumpleistung.
Das ACE vermag auch das körpereigene Peptid Bradykinin abzubauen. Es wirkt u. a. gefäßerweiternd. ACE Hemmstoffe verzögern den Bradykinin-Abbau und verstärken somit dessen Effekt. Dies mag an der Blutdruck-senkenden Wirkung der ACE-Hemmstoffe beteiligt sein.
Captopril [cor tensobon, Lopirin, tensobon] ist der erste Vertreter dieser Gruppe. Später kam Enalapril [Pres, Xanef] hinzu. Es handelt sich um eine Vorstufe, die nach der Resorption durch Esterspaltung zum eigentlichen Wirkstoff aktiviert wird. Die danach eingeführten ACE-Hemmstoffe (z. B. Ramipril [Delix, Vesdil], Lisinopril [Acerbon, Coric], Perindopril [Coversum]) besitzen gleichartige pharmakologische Eigenschaften wie die Ausgangssubstanzen.
Die Verträglichkeit der ACE-Hemmstoffe ist recht gut. Zu beachten ist, daß zu Therapiebeginn ein starker Blutdruckabfall droht, wenn wegen Kochsalz- und Flüssigkeitsmangel das RAS stark aktiviert ist. Häufig kommt es zu trockenem Husten (wegen eines verminderten Abbaus von Kininen in der Bronchialschleimhaut). Seltene Nebenwirkungen sind Hautveränderungen, Geschmacksstörungen, Blutbildveränderungen, Nierenfunktionsstörungen.

**Angiotensinrezeptoren-Antagonisten.** *Losartan* [Lorzaar] ist der erste in die Therapie eingeführte Vertreter dieser Gruppe. Die Substanz blockiert Angiotensinrezeptoren, was gleichartige Folgen hat wie die ACE-Hemmung. Jedoch ist der trockene Husten *keine* typische Nebenwirkung, denn Losartan beeinflußt nicht den Kininabbau.

**Calciumantagonisten** (Calciumkanal-Blocker, Calciumeinstrom-Hemmstoffe). Für die Kontraktion glatter Gefäßmuskulatur ist der Einstrom von Calciumionen durch die Zellmembran wichtig. Zu diesem Zweck dienen Calcium-Kanalproteine, die in die Zellmembran eingelagert sind. Substanzen wie Nifedipin [z. B. Adalat, Aprical, Corotrend, duranifin, Nife-Puren, Nifical, Pidilat] und Verapamil [z. B. Azupamil, Dignover, Falicard, Isoptin, Verahexal, Veroptinstada] blokkieren die Kanäle, vermindern den Calciumeinstrom und senken den Tonus der glatten Gefäßmuskulatur. Dies geschieht im arteriellen Schenkel des Kreislaufs und führt über eine Gefäßerweiterung zu einer Abnahme des Blutdrucks.
Calciumantagonisten werden bei *Bluthochdruck* und bei *Angina pectoris* angewandt. Während Nifedipin das Herz nicht direkt beeinflußt, vermindert Verapamil Herzkraft und -frequenz (Abb. 25.**14**). Die hemmende Wirkung von Verapamil auf die Fortleitung elektrischer Erregungen im Herzen von den Vorhöfen über den AV-Knoten auf die Kammern wird bei seiner Verwendung als *Antiarrhythmikum* ausgenutzt.
Die unterschiedlichen Herzwirkungen machen verständlich, daß für Nifedipin das Herzklopfen (reflektorische Tachykardie bei Blutdruckabfall) eine typische Nebenwirkung darstellt, für Verapamil jedoch nicht, weil letzteres direkt das Herz dämpft.
Nifedipin ist die Leitsubstanz der Dihydropyridine und hat viele Nachfolgesubstanzen erhalten wie Nimodipin [Nimotop], Nisoldipin [Baymycard], Nitrendipin [Bayotensin], Felodipin [Modip, Munobal], Isradipin [Lomir, Vascal].
Von Verapamil leitet sich Gallopamil (Procorum) ab. Strukturell verschieden, aber ähnlich wirkend wie Verapamil ist Diltiazem (Corazet, Dilzem).

**Organische Nitrate.** Leitsubstanz dieser Gruppe ist Glyceryltrinitrat [Nitroglycerin, z. B. Corangin, deponit, Nitroderm TTS, Nitrolingual, Turicard]. Es erweitert die Blutgefäße besonders auf der venösen Seite des Gefäßbettes, so daß das Blutangebot an das Herz und dessen diastolische Füllung abnimmt. Diese Entlastung des Herzens ist ein wichtiger Grund für die gute Wirkung von *Glyceryltrinitrat* bei *Angina pectoris.* Auch im arteriellen Strombett vermögen Nitrate die Gefäße zu erweitern, der Blutdruck kann sinken und der Auswurfwiderstand für das Herz abnehmen. In bestimmten Fällen werden Nitrate auch zur Blutdrucksenkung (z. B. *Nitroprussid* [nipruss] intravenös bei hypertensiver Krise) und zur Behandlung einer Herzmuskelinsuffizienz angewandt.
Die hohe Wirksamkeit der Nitrate beruht darauf, daß sie einen physiologischerweise angelegten Weg benutzen, s. Abb. 25.**15**.
Glyceryltrinitrat ist weniger seiner Zerfallsbereitschaft nicht für die orale Zufuhr geeignet, weil es bei der ersten Leberpassage in großem Ausmaß abgebaut würde. Es wird sublingual in Form einer Zerbeißkapsel oder als Spray angewandt. In Form eines Pflasters aufgetragen kann es über die

Abb. 25.**13** **Übersicht über das Renin-Angiotensin-System.**

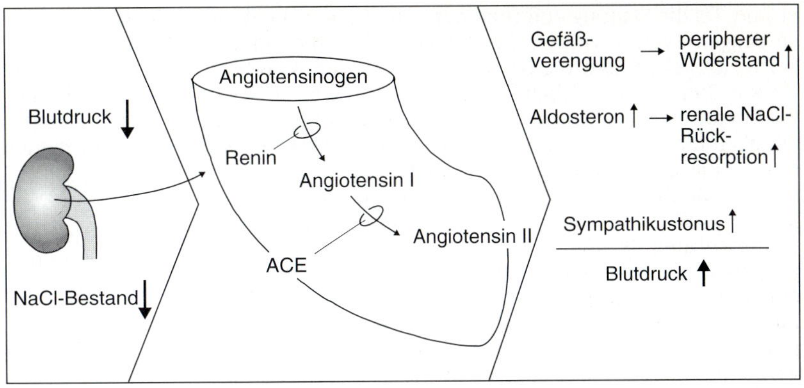


Abb. 25.**14** **Einfluß der Calciumantagonisten Verapamil und Nifedipin auf glatte Gefäßmuskulatur und Herz.**

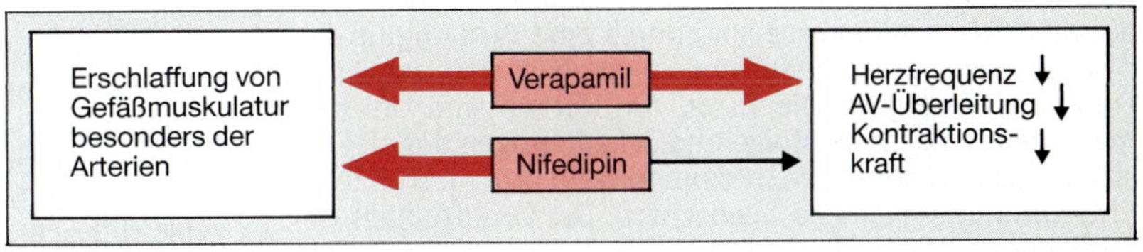


Haut zugeführt werden. Isosorbiddinitrat [z. B. Isoket, Iso Mack, Iso-Puren, Sorbidilat] und -mononitrat [z. B. Coleb, Corangin, elantan, Ismo, Mono Mack] eignen sich für die orale Zufuhr.
Typische Nebenwirkungen sind Kopfschmerzen (Erweiterung von Gefäßen des Kopfes) und Blutdrucksenkung mit reflektorischem Herzklopfen. Bei kontinuierlicher Anwendung nimmt die Wirkung der Nitrate ab (Nitrattoleranz). Um der Toleranzentwicklung vorzubeugen, soll im Verlauf eines Tages jeweils ein „Nitratfreies Intervall" eingehalten werden. Bei der Substanz Molsidomin [Corvaton, duracoron, Molsihexal] hingegen ist die Gefahr der Toleranzentwicklung gering.

**Andere Vasodilatanzien.** Als Mittel gegen Bluthochdruck finden meist im Rahmen einer Kombinationstherapie die Substanzen Minoxidil [Lonolox] und Dihydralazin [Depressan, Dihyzin Henning, Nepresol] Verwendung. Diazoxid [Hypertonalum] kann bei hypertensiver Krise i. v. injiziert werden.

## 25.3.3.2 Herzglykoside

Durch Herzglykoside – auch als Digitalis bezeichnet – kann die *Kontraktionskraft des Herzmuskels gesteigert* werden. Diese Pharmaka lagern sich an Rezeptoren ($Na^+$-$K^+$-„Pumpen", s. unten) in der Zellmembran der Herzmuskelzellen an und bewirken, daß die bei einem Aktionspotential in das Zellinnere freigesetzte Menge an $Ca^{2+}$-Ionen vergrößert wird und damit die Actin- und Myosinfilamente stärker miteinander reagieren. Die Herzglykoside verbessern also die elektromechanische Kopplung. Diese Wirkung ist um so

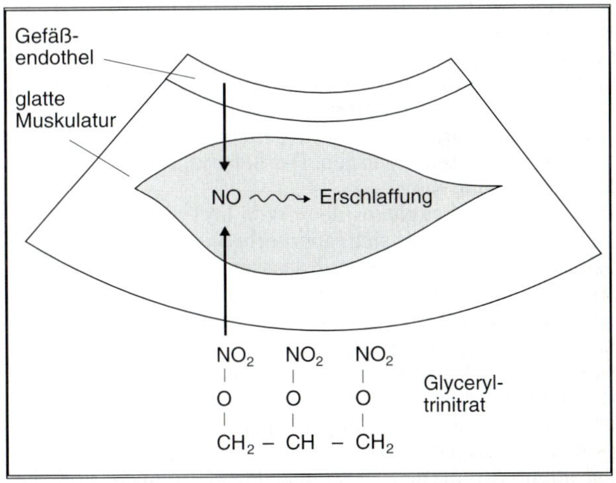


Abb. 25.**15** **Wirkungsweise von organischen Nitraten.** Intakte Gefäßendothelzellen können Stickstoffmonoxid (NO) abgeben, das die glatte Gefäßmuskulatur erschlafft. Aus organischen Nitraten wie Glyceryltrinitrat wird in den Gefäßmuskelzellen NO freigesetzt, auf das diese Zellen genauso reagieren wie auf das körpereigene NO.

deutlicher, je weniger leistungsfähig der Herzmuskel war; die Leistung eines gesunden Herzens läßt sich kaum erhöhen. Therapeutisch werden Herzglykoside zur Behandlung einer Herzmuskelinsuffizienz angewendet.
Ihr Effekt zeigt sich in der Besserung der Krankheitssym-

ptome: Da die Stauung aufgrund der gesteigerten Herzkraft zurückgeht, verschwinden die Ödeme, indem die eingelagerte Flüssigkeit über die Nieren ausgeschieden wird (verstärkte Diurese); die Schlagfrequenz des Herzens sinkt ab; die Kurzatmigkeit schwindet und die körperliche Leistungsfähigkeit nimmt zu. Jedoch zeichnen sich die Herzglykoside durch eine *geringe therapeutische Breite* aus. Sie hemmen nämlich in allen Zellen des Organismus die $Na^+$-$K^+$-„Pumpen" ($Na^+$-$K^+$-ATPasen) in der Zellmembran, die für die Aufrechterhaltung der Konzentrationen an $Na^+$- und $K^+$-Ionen im Zellinneren verantwortlich sind. Die Zellen können nur eine gewisse Hemmung dieser Pumpen verkraften. Darüber hinaus wird die Zellfunktion dann durch den Verlust an $K^+$-Ionen und das Einströmen von $Na^+$-Ionen geschädigt. Schon geringfügige Überschreitungen der therapeutisch erforderlichen Dosierung führen deshalb zu Nebenwirkungen bzw. Vergiftungserscheinungen: Übelkeit, Erbrechen, Benommenheit, Konfusion (in der Reihenfolge ihrer Schwere aufgezählt). Diese Symptome sind durch eine Wirkung im Gehirn ausgelöst. Farbsehstörungen ergeben sich aus einer Funktionsstörung der Netzhaut. Am Herzen sind Unregelmäßigkeiten der Schlagfolge und Schädigungen der elektrischen Eigenschaften der Herzmuskelzellen (d. h. frühzeitig EKG-Veränderungen) zu beobachten. Bei Vergiftungen mit tödlichem Ausgang ist die Herzschädigung der entscheidende Faktor. Die Behandlungserfolge bei Vergiftungen wurden entscheidend durch die Möglichkeit vergrößert, die Herzglykoside Digoxin und Digitoxin im Organismus durch Injektion von Antikörper-Fragmenten [Digitalis Antidot] unwirksam zu machen.
Für die Therapie der Herzmuskelinsuffizienz sind die Herzglykoside als die Kontraktionskraft steigernde Wirkstoffe bisher durch keine andere Substanz übertroffen. Jeder einzelne Patient muß sorgfältig auf sein Präparat und seine Dosierung „eingestellt" werden. Die Behandlung mit Herzglykosiden ist eine Kunst.
Die einzelnen Herzglykoside wirken im Prinzip alle gleichartig, unterscheiden sich aber erheblich bezüglich ihres Schicksals im Organismus. Es lassen sich zweckmäßigerweise drei Gruppen unterscheiden, die in Tab. 25.**1** dargestellt sind. Diese Unterschiede sind hinsichtlich der Wahl eines speziellen Herzglykosids für die Therapie wichtig.
Nur bei hochakutem Herzmuskelversagen mag Strophanthin indiziert sein. Es muß intravenös gegeben werden. Per os gegebenes Strophanthin ist nur eine Scheintherapie, da es nicht resorbiert wird.
Bei allen chronischen Herzmuskelinsuffizienzen, und dies sind die weitaus meisten, stehen die Pharmaka der Gruppen 1 und 2 zur Wahl, die alle per os applizierbar sind. Häufig werden die Mittel der Gruppe 2 angewendet. Bei Resorptionsstörungen oder eingeschränkter Nierenfunktion (z. B. im hohen Alter) sollte jedoch Digitoxin bevorzugt werden.

### 25.3.3.3 Antiarrhythmika

Voraussetzung für eine ordnungsgemäße Pumpfunktion des Herzens ist die regelmäßige Bildung und Fortleitung elektrischer Impulse im Erregungsbildungs- und Erregungsleitungssystem des Herzens. Bei verschiedenen Erkrankungen (z. B. Herzinfarkt, Arteriosklerose der Herzkranzgefäße, Überfunktion der Schilddrüse) kann die elektrische Erregbarkeit einzelner Gebiete im Herzen gestört sein, was sich in Form von Extrasystolen, Vorhofflattern oder -flimmern, Kammerflimmern, Blockbildungen u. a. bemerkbar macht. Zur Behandlung von Herzrhythmusstörungen steht eine Anzahl verschiedener Substanzen zur Verfügung.

- *Antiarrhythmika von membranstabilisierendem Typ* setzen die elektrische Erregbarkeit des Herzens herab, indem sie den Einstrom von $Na^+$-Ionen durch die $Na^+$-Kanal-Proteine hemmen. In diese Gruppe gehören die Verbindungen Chinidin [Chinidin-Duriles], Procainamid [Procainamid Duriles], Ajmalin [Gilurytmal, Tachmalin], Disopyramid [Diso-Duriles, Disonorm, Norpace, Rythmodul], Lidocain [Xylocain], Mexiletin [Mexitil], Tocainid [Xylotocan], Phenytoin [z. B. Phenytoin-AWD], Flecainid [Tambocor], Propafenon [Rytmonorm]. Die Substanzen können verschiedene unerwünschte Wirkungenhaben: Senkung von Herzkraft und -frequenz; zentralnervöse Störungen, z. B. Schwindelgefühl, Verwirrtheit, Sinnes- oder Bewegungsstörungen; Auslösung von Arrhythmien. Wegen der schlechten Verträglichkeit werden nur schwerwiegende Herzrhythmusstörungen mit diesen Substanzen behandelt. Bei leichten Unregelmäßigkeiten des Herzschlags ist eine medikamentöse Therapie nicht sinnvoll.
- *Betablocker* können beispielsweise bei Tachykardie indiziert sein. Ihre Verträglichkeit ist gut.
- *Amiodaron* [Cordarex] und *Sotalol* [z. B. Darob, Sotalex] sind mit den membranstabilisierenden Antiarrhythmika verwandt, haben aber einen etwas anderen Effekt auf den Ablauf der elektrischen Erregung im Herzen (Verlängerung des Aktionspotentials).
- *Calciumantagonisten vom Typ des* Verapamil [z. B. Isoptin] werden beispielsweise bei Vorhofflimmern angewandt.

### 25.3.3.4 Mittel gegen Angina pectoris (Antianginosa)

Anfallsweise auftretende Herzschmerzen entstehen in Situationen, in denen die Herzmuskulatur mit weniger Sauerstoff versorgt wird, als sie benötigt. Diese Unterversorgung beruht auf einer Minderdurchblutung aufgrund von krankhaften *Verengungen der Herzkranzgefäße*, die entweder arteriosklerotisch bedingt sind *(Koronarsklerose)* oder durch krampfartiges Zusammenziehen (Vasospasmus) auch anatomisch gesunder Koronargefäße entstehen *(Koronarspasmus)*.
Ziel der *Therapie* ist es, das Mißverhältnis zwischen $O_2$-Angebot und $O_2$-Bedarf zu beseitigen. Beim *Koronarspasmus* kann durch medikamentöse Weitstellung der spastisch verengten Herzkranzgefäße eine Steigerung der Durchblutung erreicht werden. Bei der häufigeren *Koronarsklerose* hingegen ist eine Weitstellung der starren Gefäße nicht möglich. Wenn also das $O_2$-Angebot auf diese Weise nicht erhöht werden kann, muß der $O_2$-Bedarf des Herzens gesenkt, d. h. die Herzarbeit vermindert werden. Dies kann mittels einer Verringerung des vom Herzen voranzupumpenden venösen Blutangebotes durch Weitstellung der Venen, mittels einer

Tabelle 25.1 **Einteilung der Herzglykoside nach ihren Eigenschaften**

| | Gruppe 1 | Gruppe 2 | Gruppe 3 |
|---|---|---|---|
| Substanzen | Digitoxin[1] | DigoxinE[2], Acetyldigoxin[3], Methyl-(Metil-)digoxin[4] | Strophanthin[5] |
| Resorption nach Zufuhr per os | vollständige Resorption aus dem Darm | Resorption schwankend, daher Dosierung nicht ganz exakt möglich | keine Resorption aus dem Darm |
| Zeitverlauf der Wirkung | langsam einsetzende Wirkung; sehr langsame Elimination, deshalb Kumulationsgefahr (daher unterschiedliche Anfangs- und Erhaltungsdosis) und langsames Abklingen der Symptome bei eingetretener Vergiftung; Ausscheidungsgeschwindigkeit von Nierenfunktion unabhängig | Wirkungseintritt und Elimination schneller als bei Gruppe 1, aber immer noch gewisse Kumulationsgefahr; rascheres Abklingen einer Vergiftung; Ausscheidung bei eingeschränkter Nierenfunktion verlangsamt (erhöhte Kumulationsgefahr!) | Wirkungseintritt nach i.v. Gabe sehr schnell (ca. 10 Minuten); schneller Wirkungsverlust, d. h., an jedem aufeinanderfolgenden Tag muß die volle Dosis gegeben werden; keine Kumulation |

[1] Coramedan, Digicor, Digimerck, Tardigal
[2] Digacin, Dilanacin, Lanicor, Lenoxin, Novodigal-Injektionslösung
[3] Digostada, Digotab, Kardiamed, Novodigal, Stillacor
[4] Lanitop
[5] Kombetin

Senkung des vom Herzen zu erzeugenden arteriellen Blutdrucks durch Erweiterung der Arterien oder mittels einer Hemmung des sympathischen Antriebs des Herzen geschehen.
Zur Behandlung eines *Angina-pectoris-Anfalls* haben sich perlingual zu gebende Nitrate bewährt (Glyceryltrinitrat, [Corangin, Coro-Nitro, Nitrolingual, perlinganit] Isosorbiddinitrat [z. B. isoket, Iso Mack]), die wenige Minuten nach der Einnahme durch Erweiterung von Venen und (weniger ausgeprägt) Arterien für 10–30 Minuten eine Verminderung des venösen Blutangebots, aber auch eine Senkung des arteriellen Blutdrucks bewirken.
Eine häufige unerwünschte Wirkung besteht in Kopfschmerzen, die sich auf eine Erweiterung von Blutgefäßen im Schädel zurückführen lassen. Für den Patienten ist es wichtig zu wissen, daß sich diese Nebenwirkung bei fortgesetzter Anwendung der Substanzen zurückbildet.
Bei Überdosierung sinkt der Blutdruck und eine reflektorische Tachykardie tritt auf.
Zur *Verhinderung von Anfällen* eignen sich oral zu applizierende Nitrate wie Isosorbiddinitrat [z. B. Isoket], Isosorbidmononitrat [z. B. Ismo] oder Molsidomin [z. B. Corvaton], die eine längere Wirkdauer haben. Es stehen auch Pflaster [Deponit, Nitradisc, Nitroderm TTS] zum Aufkleben auf die Haut zur Verfügung, aus denen Nitroglycerin freigegeben wird, welches dann gleichmäßig perkutan in den Körper einströmt. Wegen der Gefahr der Gewöhnung (Nitrattoleranz) werden Nitrate meist nicht „rund um die Uhr" angewandt. Eine prophylaktische Wirkung üben auch die *Betablocker* (S. 720) aus, indem sie das Herz von dem Sauerstoffverbrauchenden Antrieb durch den Sympathikus abschirmen. Ebenfalls anwendbar sind die sog. *Calciumantagonisten* Nifedipin [z. B. Adalat], Verapamil [z. B. Isoptin] und Diltiazem [Dilzem]. Sie rufen über eine Erschlaffung der glatten Gefäßmuskulatur eine Blutdrucksenkung mit Entlastung des Herzens hervor. Außerdem verhindern sie das Auftreten von Koronarspasmen. Während Nifedipin das Herz nicht direkt beeinflußt, vermindern Verapamil und Diltiazem Herzkraft und -frequenz.

### 25.3.3.5 Therapie der arteriellen Hypertonie.

Bei übergewichtigen Hypertonikern kann schon die Verminderung des Körpergewichts ausreichend sein, um den Blutdruck auf Normalwerte zu senken. Auch eine kochsalzarme Ernährung vermag eine Blutdrucksenkung zu bewirken. Allerdings ist die dazu notwendige Einschränkung der Kochsalzaufnahme auf weniger als 5 g pro Tag bei unseren Eßgewohnheiten kaum möglich, so daß durch Gabe von Medikamenten, welche die Kochsalzausscheidung fördern, eine Kochsalzverarmung des Körpers herbeigeführt werden muß.
Für die medikamentöse Therapie werden in erster Linie Substanzen aus den folgenden fünf Gruppen ausgewählt:

- Diuretika, S. 730
- β-Blocker, S. 720
- Calciumantagonisten, S. 722
- ACE-Hemmstoffe, S. 722
- Alpha1-Blocker, S. 720

Angestrebt wird zunächst eine Monotherapie mit der für den individuellen Patienten am besten geeigneten Substanz. Gelingt die Blutdrucknormalisierung nicht, kann auf eine Substanz einer anderen Gruppe gewechselt oder eine Kombinationstherapie begonnen werden. In schweren Fällen werden Antisympathotonika, Minoxidil oder Dihydralazin in die Therapie mit einbezogen.

Grundsätzlich gilt: Jede antihypertensive Therapie kann nur dann erfolgreich sein, d. h. durch Normalisierung des Blutdrucks die Lebenserwartung verlängern, wenn der Patient die verordneten Medikamente regelmäßig einnimmt. Eigenmächtiges Absetzen der Medikamente kann einen überschießenden Blutdruckanstieg zur Folge haben.

### 25.3.4 Blut

#### 25.3.4.1 Mittel gegen Blutarmut

Therapeutisch stehen drei Anämien im Vordergrund:

- Eisenmangelanämie,
- perniziöse Anämie,
- Folsäuremangelanämie (Vitamin $B_{12}$-resistente makrozytäre Anämie).

**Eisenmangelanämie.** Es handelt sich um eine Bilanzstörung im Eisenstoffwechsel, die entweder durch eine verminderte Aufnahme (zu geringer Eisengehalt der Nahrung, gestörte Resorption aufgrund von Darmerkrankungen) oder einen vermehrten Verbrauch (Blutungen, Schwangerschaft) zustande kommt. Fast immer ist eine orale Eisentherapie ausreichend. Da nur zweiwertiges Eisen, also *Ferro*-Verbindungen, vom Darm resorbiert wird, sind zweckmäßigerweise entsprechend stabilisierte Ferroderivate [z. B. Ceferro, Eryfer, Ferrlecit 2, Ferro 66, Ferro-Sanol] zu geben. Nur wenn die Resorption ernstlich gestört ist, kommt die parenterale Eisenzufuhr in Frage, wobei das Eisen dreiwertig sein muß – *Ferri*-Verbindungen [z. B. Ferrlecit, Jectofer]. Im Gegensatz zur oralen Eisentherapie besteht bei der parenteralen Zufuhr die Gefahr der Eisenüberladung des Körpers.

**Perniziöse Anämie.** Diese früher tödlich verlaufende Erkrankung kann heute durch Zufuhr des Vitamins, dessen Mangel die Krankheit bedingt, völlig kompensiert werden. Die Störung beruht auf der unzureichenden Resorption von Vitamin $B_{12}$, einem Wuchsstoff für die Erythrozyten. Es fehlt der „intrinsic factor“, ein von der Magenschleimhaut gebildetes Glykoprotein, das mit Vitamin $B_{12}$ einen Komplex bildet, der im Dünndarm resorbiert wird. *Parenterale* Zufuhr von Vitamin $B_{12}$ = Cyanocobalamin [z. B. Cytobion, Hämo-Vibolex, Vicapan] oder Vitamin $B_{12a}$ = Hydroxocobalamin [Aquo-Cytobion, Novidroxin] bessert die Erkrankung bzw. verhindert ihre Entstehung. Bemerkenswert ist der auffallend niedrige Bedarf an Vitamin $B_{12}$, den ein Mensch im Vitamin-$B_{12}$-Gleichgewicht hat: 2 µg = 0,000002 g pro Tag. Bei bestehender perniziöser Anämie müssen aber höhere Dosen von Vitamin $B_{12}$ gegeben werden, um zuerst die Depots wieder aufzufüllen: 100–200 µg i. m. an mehreren Tagen, danach als Erhaltungsdosis ca. 100 µg pro Monat.

**Folsäuremangelanämie.** Neben der perniziösen Anämie können noch weitere makrozytäre (großzellige) Anämien vorkommen, die auf dem Mangel eines anderen Wuchsstoffes beruhen, der Folsäure. Die Folsäuremangelanämie tritt bei Kindern und Schwangeren infolge von Mangelernährung und als Arzneimittelnebenwirkung (z. B. bei einigen Antiepileptika) auf. Folsäure [z. B. Folsan] in der Dosierung von 0,01–0,02 g pro Tag beim Erwachsenen bessert das Blutbild wieder.

#### 25.3.4.2 Blutgerinnungshemmende Mittel (Antikoagulanzien)

Zwei verschiedene Anwendungsgebiete müssen unterschieden werden:

1. Das Blut soll außerhalb des Organismus ungerinnbar gemacht werden, z. B. bei Blutübertragungen, Blutsenkungen usw.;
2. die Gerinnungsneigung des Blutes im Organismus soll vermindert werden, z. B. Thromboseprophylaxe, Reinfarktprophylaxe.

*Zu 1: In vitro* kann Blut sehr leicht dadurch ungerinnbar gemacht werden, daß die zur Blutgerinnung notwendigen *Calciumionen* weggefangen werden. Dies geschieht mit Salzen der Citronensäure (Citrat), der Oxalsäure (Oxalat) oder der Ethylendiaminotetraessigsäure (EDTA). Die Hemmung der Blutgerinnung kann jederzeit durch Zusatz von Calciumsalzen wieder rückgängig gemacht werden.
*Zu 2:* Die Blutgerinnung ist ein komplizierter Vorgang, bei dem verschiedene enzymatische Prozesse ineinander greifen (Abb. 25.**16**). Dabei werden inaktive Gerinnungsfaktor-Vorstufen in aktive Enzyme umgewandelt. Diese Vorgänge können durch eine körpereigene Substanz, das Heparin [z. B. Calciparin, Liquemin, Thrombophob, Vetren; niedermolekulares Heparin: z. B. Fraxiparin] verhindert werden. Heparin hemmt sowohl außerhalb des Körpers als auch im Organismus die Blutgerinnung. Es muß parenteral gegeben werden. Bei Überdosierung von Heparin kann die Wirkung durch ein spezifisches Gegenmittel, das Protaminchlorid, sofort aufgehoben werden. Die Nebenwirkungen von Heparin sind vornehmlich durch die erhöhte Blutungsneigung gekennzeichnet. Bei schlecht gereinigten Präparaten besteht die Gefahr allergischer Reaktionen. Merkwürdigerweise fallen einem Teil der Patienten, die mit Heparin behandelt werden, die Haare aus, wachsen aber nach einiger Zeit wieder nach.
Heparin, das in Salbenform auf die Haut aufgebracht wird, darf als wirkungslos betrachtet werden; denn die Heparinmoleküle sind sehr groß und stark negativ geladen und durchdringen daher die Haut außerordentlich schlecht, so daß keine nennenswerten Mengen resorbiert werden können.
Nur im Organismus, nicht aber in vitro wirken die *Cumarinderivate.* Sie hemmen in der Leber die Synthese von Gerinnungsfaktoren, die Vitamin-K-abhängig ist. Die Wirkung setzt dementsprechend auch nicht sofort ein, sondern erst im Laufe von Tagen, und zwar dann, wenn der im Blut kreisende Vorrat an Gerinnungsfaktoren verbraucht ist. Es gibt verschiedene nahe verwandte Wirkstoffe, die aber unterschiedlich dosiert werden und verschieden lange wirken: Phenoprocoumon [Falithrom, Marcumar], Acenocoumarol, Warfarin. Bei einer Überdosierung von Cumarinen kann die Dauer der Gerinnungshemmung durch Zufuhr großer Mengen Vitamin $K_1$ [Konakion] abgekürzt werden. Die sofortige

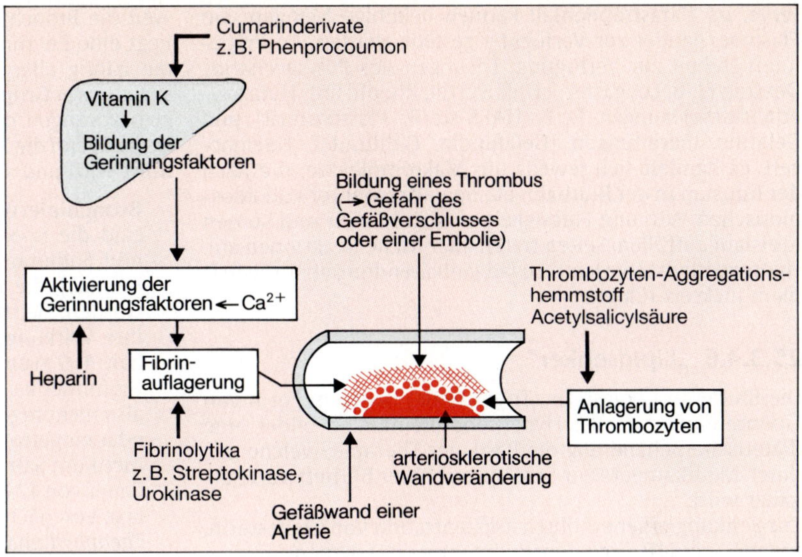


Abb. 25.**16** **Angriffspunkte von Arzneistoffen zur Prophylaxe oder Therapie von Thrombosen.**

Aufhebung der Gerinnungshemmung ist durch Zufuhr der fehlenden Gerinnungsfaktoren möglich. Die Nebenwirkungen sind durch die erhöhte Blutungsneigung gekennzeichnet. Daher dürfen die Cumarinderivate nicht ohne ständige Laborkontrolle verabreicht werden (z. B. Quick-Test S. 641.). Zusätzlich gegebene Arzneistoffe können die Wirksamkeit der Cumarine beeinflussen, d. h. abschwächen oder verstärken (S. 715). Acetylsalicylsäure z. B. erhöht die Blutungsneigung, denn sie führt zu Schleimhautschäden im Magen-Darm-Trakt, sie hemmt die Aggregationsfähigkeit der Thrombozyten, und sie hat in hohen Dosierungen zusätzlich selbst noch einen Vitamin-K-antagonistischen Effekt wie die Cumarine. Daher darf Acetylsalicylsäure bei einem mit Cumarinpräparaten Behandelten nicht gegeben werden. Grundsätzlich sollen die Patienten keine zusätzlichen Medikamente einnehmen, ohne vorher den Arzt zu befragen.

### 25.3.4.3 Fibrinolytika

Die *Fibrinolyse-Aktivatoren* bewirken eine Steigerung der Bildung des fibrinauflösenden Plasmins aus Plasminogen. Während durch Heparin und Cumarine die Entstehung von Blutgerinnseln verhindert werden kann, ermöglicht es die Infusion der Plasminogen-Aktivatoren, schon bestehende Thrombosen (z. B. in Herzkranzgefäßen beim Herzinfarkt oder in tiefen Bein- und Beckenvenen) wieder aufzulösen. Dabei ist der Erfolg am größten, wenn die Therapie so früh wie möglich nach der Bildung des Gerinnsels begonnen wird. Streptokinase [Kabikinase, Streptase] wird aus Streptokokken-Bakterienkulturen gewonnen und löst häufig Unverträglichkeitsreaktionen (z. B. Schüttelfrost, Fieber) aus. Urokinase [Actosolv, Alphakinase, Corase, rheothromb] ist ein körpereigenes und besser verträgliches Fibrinolytikum; es wird aus Nierenzellkulturen hergestellt. Körpereigen ist auch der *humane Gewebsplasminogen-Aktivator* (Alteplas, t-PA [Actilyse]), der gentechnisch gewonnen wird.

**Hemmstoffe der Fibrinolyse.** Einer Überdosierung von Fibrinolytika, die zu Blutungen führt, kann durch *Plasmin-Hemmstoffe* wie Aprotinin [Antagosan, Trasylol], p-Aminomethylbenzoesäure [Gumbix, Pamba] oder Tranexamsäure [Anvitoff, Cyklokapron, Ugurol] entgegengewirkt werden.

### 25.3.4.4 Hemmstoffe der Thrombozytenaggregation

Die Fähigkeit der Thrombozyten, sich zu einem Thrombus zusammenzulagern, wird durch *Acetylsalicylsäure* (S. 731) gehemmt. Sie wird in niedriger Dosis mit dem Ziel eingesetzt, die Bildung von Thromben auf arteriosklerotisch veränderten Arterienwänden zu verhindern (z. B. bei arteriellen Durchblutungsstörungen des Gehirns oder bei Herzkranzgefäßerkrankungen). *Ticlopidin* [Tiklyd] hemmt die Thrombozytenaggregation über anderen einen Wirkungsmechanismus als Acetylsalicylsäure. Es wird zur Hirninfarktprophylaxe verwendet.

### 25.3.4.5 Blutersatzmittel (Plasmaexpander)

Bei großen Blutverlusten tritt aufgrund des Volumenmangels ein Kreislaufschock ein. In einem derartigen Fall ist es meistens nicht notwendig, das verlorengegangene Blut durch Blutkonserven zu ersetzen, sondern im allgemeinen genügt eine *Volumenauffüllung*, da der Organismus noch genügend rote Blutkörperchen zur Verfügung hat. Die sog. Plaxmaexpander besitzen gegenüber einer Bluttransfusion erhebliche Vorteile: Blutgruppenunverträglichkeiten sind nicht vorhanden, Krankheiten können nicht übertragen werden, die Handhabung ist leichter als die einer Blutkonserve, im Katastrophenfall können beliebige Mengen von Plasmaexpander zur Verfügung gestellt werden. An Präparaten stehen zur Verfügung: Lösungen des Polysaccharids Dextran [z. B. Longasteril, Onkovertin, Rheofusin], Hydroxyethylstärkelösungen [z. B. HAES-steril, Plasmasteril] und Gelatinezubereitungen [Gelafundin, Gelifundol, Haemaccel]. Es handelt sich jeweils um Makromoleküle, die nach der Infusion in der Blutbahn bleiben, wegen ihrer kolloidosmotischen Wirkung Flüssigkeit an sich binden und so den Kreislauf auffüllen. Selten treten allergische Reaktionen auf. Hydroxyethylstärke kann zu langanhaltendem, aber reversiblem Juckreiz führen.

#### 25.3.4.6 „Lipidsenker"

Die Blutfette (Cholesterin, Triglyceride) liegen in Form von Lipoproteinen vor. Bei Hyperlipoproteinämien bildet eine diätetische Behandlung die Basis der Therapie, welche ggf. durch Medikamente zur Senkung erhöhter Blutfettwerte ergänzt wird.
Zur Senkung einer erhöhten Konzentration von Cholesterin, speziell von LDL (low density lipoproteins) dienen:

- **Colestyramin** [z. B. Lipocol-Merz, Quantalan, Vasosan] und **Colestipol** [Cholestabyl, Colestid]; sie werden nach oraler Zufuhr nicht aus dem Darm resorbiert, binden dort Gallensäuren und bringen diese zur Ausscheidung. Zur Neusynthese von Gallensäuren verbraucht die Leber Cholesterin, deshalb sinkt dessen Konzentration im Blut ab. Die Substanzen müssen grammweise zugeführt werden und können gastrointestinale Beschwerden sowie Störungen der Resorption von Fetten und fettlöslichen Vitaminen hervorrufen.
- **Cholesterinsynthese-Hemmstoffe** sind Lovastatin [Mevinacor], Simvastatin [Denan, Zocor], Pravastatin [Liprevil, Pravasin] und Fluvastatin [Cranoc, Locol]. Diese Substanzen hemmen in der Leber das Schlüsselenzym der Cholesterinsynthese, die Hydroxymethylglutaryl-Coenzym-A-Reductase (HMG-CoA-Reduktase. Zur Kompensation nimmt die Leber vermehrt Cholesterin aus dem Blut auf. Die LDL-Konzentration fällt deutlich ab.
  Zur Senkung einer erhöhten Konzentration von Triglyceriden und auch von Cholesterin (in VLDL, very low density lipoproteins bzw. LDL) können dienen
- **Clofibrat** [Regelan] und verwandte Substanzen wie Bezafibrat [z. B. Azufibrat, Befibrat, Bezacur, Cedur, Sklerofibrat], Etofibrat [Lipo-Merz] und Gemfibrozil [Gevilon], welche die Abgabe von Lipoproteinen aus der Leber vermindern; der genaue Wirkungsmechanismus ist unbekannt.
- **Nicotinsäure** und ihre Derivate [z. B. Radecol] wirken auch gefäßerweiternd, so daß Hautrötung („Flush") und Blutdruckabfall unerwünschte Wirkungen sind.

### 25.3.5 Atemwege

#### 25.3.5.1 Mittel gegen Asthma bronchiale

Bei disponierten Patienten können verschiedene Einflüsse zu einer anfallsartigen Verengung der Bronchien führen, weil die Bronchien überempfindlich sind. Der Erkrankung liegt eine Entzündung der Bronchialschleimhaut zugrunde, die häufig allergisch bedingt ist. Die Therapeutika lassen sich in zwei Gruppen unterteilen. Eine lokale Applikation ist zu bevorzugen, da die Gefahr von Nebenwirkungen geringer ist, als wenn die Substanz peroral oder durch Injektion zugeführt wird und sich im ganzen Körper gleichmäßig verteilt.

- **Bronchialerweiternde Substanzen.** Am wichtigsten sind die $\beta_2$-*Sympathomimetika* wie Fenoterol [Berotec] und Salbutamol [z. B. Broncho Spray, Loftan, Sultanol, Volmac], die üblicherweise durch Inhalation zugeführt werden. Sie stellen die Anfallstherapeutika der Wahl dar. Ihre Wirkung tritt innerhalb weniger Minuten ein und hält 4–6 Stunden an. Solche kurzwirksamen $\beta_2$-Sympathomimetika werden meist bedarfsorientiert gegeben – also nicht regelmäßig, sondern nur wenn ein Anfall droht oder eingetreten ist. Das langwirksame, inhalative $\beta_2$-Mimetikum Salmeterol [Aeromax, Serevent] hat eine Wirkdauer von 12 h. Es kann bei abendlicher Gabe zur Prophylaxe von nächtlichen Asthma-Anfällen dienen.
  *Theophyllin*haltige [z. B. Aerobin, Afonilum, Bronchoretard, Euphyllin, Solosin, Uniphyllin] Präparate stehen für die orale und intravenöse Anwendung zur Verfügung. Eine inhalative Gabe ist nicht möglich. Die Verträglichkeit von Theophyllin ist nicht gut. Es wirkt anregend auf Herz (→ Arrhythmie) und Gehirn (→ Krämpfe).
  Das *Parasympatholytikum Ipratropium* [Atrovent] kann per inhalationem zugeführt werden und verhindert bronchokonstriktorische Einflüsse parasympathischer Nervenfasern. Bei Asthma bronchiale ist der therapeutische Nutzen geringer als bei chronischer obstruktiver Bronchitis.
- **Entzündungshemmende Substanzen.** Die *Mastzellstabilisatoren* Cromoglykat [z. B. Intal] und Nedocromil [Halamid, Tilade] werden inhalativ zugeführt und können bei regelmäßiger Anwendung die Entzündung und die Überempfindlichkeit der Bronchialschleimhaut vermindern. Es bedarf einiger Zeit, bis dieser Effekt voll ausgeprägt ist. Die Patienten müssen wissen, daß eine sofortige Wirkung wie bei den $\beta_2$-Sympathomimetika *nicht* zu erwarten ist und daß die Anwendung fortgeführt werden muß, weil die Patienten sonst dazu neigen, die Therapie wegen vermeintlicher Erfolglosigkeit nach einigen Tagen abzubrechen.
  *Glucocorticoide wie* Beclomethason [z. B. Sanasthmyl, Viarox], Budesonid [Pulmicort] und Flunisolid [Inhacort, Syntaris] und Fluticason [Atemur, Flutide] zeichnen sich durch eine besonders ausgeprägte entzündungshemmende, antiasthmatische Wirkung aus. Ihre Verträglichkeit bei inhalativer Anwendung ist besser, als vielfach angenommen wird. Gelegentlich kommt es zur Heiserkeit. Um einer Besiedelung der Mund- und Rachenschleimhaut mit dem Hefepilz Candida albicans (Mundsoor) vorzubeugen, empfiehlt sich die Verwendung einer Vorsatzkammer (Spacer), die Zufuhr vor dem Essen oder das Ausspülen des Mundes nach der Inhalation. Auch für die Glucocorticoide gilt, daß sie regelmäßig angewandt werden müssen und daß ihr Effekt sich verzögert einstellt.

#### 25.3.5.2 Mittel bei Husten

**Hustenstillende Mittel.** Diese Mittel hemmen den Hustenreflex und sind bei trockenem Reizhusten angezeigt. Das bekannteste Mittel dieser Gruppe ist Codein [z. B. Codicaps mono, Codipertussin, Contrapect, Tricodein] (S. 734) als Nebenwirkung wird eine Obstipation beobachtet. Ähnlich wirkt Noscapin [Capval].

**Expektoranzien.** Es handelt sich um weitverbreitete, überwiegend pflanzliche Stoffe, die meistens auf reflektorischem Wege die Bronchialsekretion anregen. Hierzu gehören

- Pflanzenzubereitungen mit oberflächenaktiven Substanzen (Saponinen): Radix Primulae;
- zucker- oder salzhaltige Lutschbonbons (Malzzucker, Succus Liquiritiae, Ammoniumchlorid);
- ätherische Öle aus dem Eucalyptus, dem Anis, dem Thymian, den Kamillen, der Pfefferminze;
- eine Reihe von synthetischen Substanzen, wie z. B. Bromhexin [z. B. Bisolvon] und Ambroxol (Hydroxybromhexin [z. B. Mucosolvan]).

Das Mucolytikum N-Acetylcystein (z. B. Fluimucil) soll das Bronchialsekret verflüssigen.
Die Kombination von Expektoranzien mit einem hustenstillenden Mittel ist nicht sinnvoll, da ja die Sekretverflüssigung dazu dienen soll, Bronchialschleim erleichtert abhusten zu können.

### 25.3.6 Verdauungskanal

#### 25.3.6.1 Mittel bei peptischen Ulzera

Magen- und Zwölffingerdarm-Geschwüre sind häufige Erkrankungen, die jedoch heute medikamentös so gut behandelt werden können, daß eine Operation nur noch selten notwendig ist. Ansatzpunkte der Arzneitherapie sind: Konzentration der Magensäure senken, Resistenz der Schleimhaut gegen Säure erhöhen, und das schädliche Bakterium Helicobacter pylori beseitigen.
Zur *Kompensation überschüssiger Magensäure* haben sich einige einfache anorganische chemische Verbindungen, die sog. Antazida bewährt. Sie neutralisieren die Säure langsam und anhaltend. Die Antazida [z. B. Aludrox, Gelusil, Kompensan, Maalox 70, Masigel K, Riopan, Talcid] werden fast nicht aus dem Magen-Darm-Trakt resorbiert und wirken daher nur lokal. Sie vermögen andere Arzneimittel zu binden und so deren Resorption zu verhindern.
Eine *Senkung der Säureproduktion* wird durch die meist gut verträglichen Histamin-$H_2$-Rezeptor-Antagonisten wie Cimetidin [z. B. Tagamet], Ranitidin [Sostril, Zantic] und Famotidin [Pepdul] erzielt.
Die stärkste Hemmwirkung auf die Säuresekretion besitzen Hemmstoffe der Protonenpumpe ($H^+/K^+$-ATPase) wie Omeprazol [Antra, Gastroloc]. Die Substanz wird peroral zugeführt, in die Blutbahn aufgenommen und dann im sauren Milieu der Magenschleimhaut zum eigentlichen Enzymhemmstoff umgewandelt. Gleichartig wirken Pantoprazol [Pantozol, Rifun] und Lansoprazol [Agopton, Lanzor].
Auch der Acetylcholinantagonist Pirenzepin [z. B. Gastrozepin] vermindert die Säuresekretion (S. 717).
Einen *Schutz der Schleimhaut* bietet die in Tablettenform zugeführte Substanz Sucralfat [z. B. Sucrabest, Ulcogant]. Sie bildet im sauren Milieu des Magens eine Paste, die sich in den Geschwürskrater einlagert und ihn von dem weiteren Angriff der Salzsäure abschirmt.
Eine Besiedelung der Schleimhaut mit dem Bakterium Helicobacter pylori leistet einer Schleimhautschädigung Vorschub. Bismuthaltige Präparate können den Keim durch lokale Einwirkung abtöten. Aus diesem Grunde hat die Therapie mit Bismut [Jatrox, Telen], die man zwischenzeitlich verlassen hatte, neuen Auftrieb bekommen. Jedoch ist zu bedenken, daß diese Therapie für den Organismus Belastung mit einem Schwermetall bedeutet. Eine derzeit gängige Therapie zur *Beseitigung (Eradikation) von Helicobacter pylori* besteht in der Kombination der antibakteriellen Wirkstoffe Amoxicillin (S. 740) und Clarithromycin (S. 742) und dazu Omeprazol.

#### 25.3.6.2 Mittel gegen Diarrhö

Zur unspezifischen Therapie einer Diarrhö gibt es mehrere Ansatzpunkte:

- *Hemmung der verstärkten Darmperistaltik.* Hierzu wird heute meist Loperamid [z. B. Imodium] verwendet, das als ein Morphinabkömmling dessen obstipierende Wirkung besitzt, ohne jedoch im ZNS wirksam zu sein.
- *Adsorption von Giftstoffen* an medizinische Kohle (z. B. Kohle-Compretten mit 0,25 g Kohle pro Comprette, als Einzeldosis werden für den Erwachsenen 4–8 g[!] empfohlen) oder die Substanz Kaolin [Kaopromt-H=Kaolin+Pectin].
- *Schutz der Darmschleimhaut* soll erreicht werden mittels des Schleimstoffes Pektin [in Kaoprompt-H] oder der Adstringenzien, wie z. B. Tanninalbuminat ([Tannalbin] (enthält an Albumin gebundene Gerbsäure).

Ob die beiden letztgenannten Prinzipien tatsächlich geeignet sind, bei einer Diarrhö eine wirkliche Besserung zu erzielen, ist zweifelhaft.

Es ist möglich, die für den Patienten bedrohlichen Flüssigkeitsverluste durch die orale Gabe einer Lösung auszugleichen, die Glucose, Kochsalz und andere Salze enthält (*orale Rehydratationslösung* [z. B. Elotrans]). Diese Therapiemöglichkeit ist besonders wichtig in Ländern mit unterentwikkelter medizinischer Versorgung, weil dort Infusionen zum Ersatz der Flüssigkeitsverluste (z. B. bei Cholera) nicht immer möglich sind.
Die Gabe von Antibiotika, ohne daß eine bakterielle Ursache der Diarrhö nachgewiesen ist, muß abgelehnt werden.

#### 25.3.6.3 Abführmittel (Laxanzien)

Es gibt folgende Indikationen für Abführmittel (Abb. 25.**17**):

- orale Vergiftungen, die eine sofortige Entleerung des Darmes erforderlich machen;
- Analleiden, die durch einen weichbreiigen Stuhl gemildert werden;
- vor Operationen zur Darmreinigung; nach Operationen, um Pressen zu vermeiden;

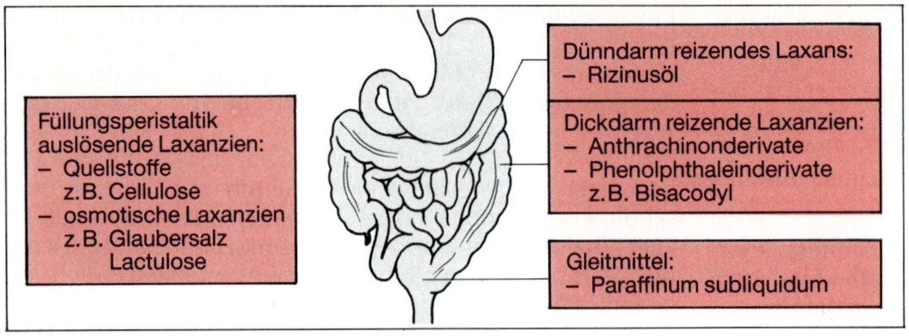


Abb. 25.**17** **Übersicht über Abführmittel.**

- chronische Obstipation, bei der eine Entleerung des Dick- bzw. Enddarmes erwünscht wird.

Bei *oralen Vergiftungen* stehen sicher und schnell wirkende Abführmittel zur Verfügung, die schon im oberen Dünndarm mit ihrer Wirkung beginnen: Rizinusöl, das durch Reizung der Dünndarmschleimhaut eine vermehrte Peristaltik auslöst (Einzeldosis für Erwachsene 15,0–30,0 g, Entleerung nach 1–4 Std.), und die nichtresorbierbaren Sulfate (Natriumsulfat = Glaubersalz und Magnesiumsulfat = Bittersalz), von denen 15,0–30,0 g mit möglichst viel Wasser gegeben werden und die die Darmperistaltik durch die vermehrte Füllung fördern. Nebenwirkungen sind kaum zu befürchten. Rizinusöl ist jedoch bei einer Reihe von Vergiftungen (mit Lösungsmitteln) kontraindiziert.
Bei der Therapie einer *chronischen Obstipation* ist zuerst zu überlegen, ob die Verstopfung nicht durch *Änderung der Lebensweise* (ballaststoffreiche Nahrung, mehr körperliche Bewegung usw.) behoben werden kann oder ob sie nicht Ausdruck einer ernsthaften Darmerkrankung ist. Für die unter Punkt 2–4 genannten Indikationen genügen Laxanzien, die im Dickdarm wirken. Hierzu gehören die anthrachinonhaltigen Drogen Rhabarber (Rhizoma Rhei), Sennesblätter (Folia Sennae) und Faulbaumrinde (Cortex Frangulae), die aufgrund einer Reizung der Dickdarmschleimhaut die Peristaltik steigern. Die Wirkung dieser Drogen läßt 8–12 Stunden auf sich warten. Anthrachinone sind in einer Vielzahl von rezeptfrei erhältlichen Präparaten [z. B. Agiolax, Depuran, Kräuterlax, Liquidepur, Pursennid] enthalten. Wie die Anthrachinonderivate wirken Phenolphthalein und verwandte Substanzen (Bisacodyl [z. B. Dulcolax, Laxanin N, Laxbene, Stadalax, Tempolax, Vinco-Abführperlen] und Natriumpicosulfat [z. B. Laxoberal]).
Ähnlich anregend auf die Darmtätigkeit wie pflanzliche Nahrung mit hohem Cellulosegehalt wirken *Füll- und Quellmittel* wie Weizenkleie oder Leinsamen. Auf ausreichende Wasserzufuhr ist zu achten, da die Substanzen sonst den Darm „verkleistern" können (Ileusgefahr).
Auch die nichtresorbierbaren Zucker Lactulose [z. B. Bifiteral, Eugalac, Laevilac] und Lactitol [Importal] stimulieren die Peristaltik durch vermehrte Darmfüllung.
Die Anwendung von *Gleitmitteln* wie Paraffinum subliquidum hat sich nicht bewährt (verminderte Resorption fettlöslicher Vitamine, Resorption von Paraffin in feinster Tropfenform in die Lymphwege des Bauchraumes).

*Vor einer langdauernden und hemmungslosen Anwendung von Abführmitteln muß gewarnt werden.* Es besteht dann die Gefahr von Wasser- und Salz- und insbesondere von Kaliumverlusten. Eine Hypokaliämie wiederum erzeugt u. a. Darmträgheit. Diese veranlaßt zur weiteren Einnahme von Laxanzien (Gewöhnung).

## 25.3.7 Niere

**Diuretika** sind Substanzen, die die Harnausscheidung erhöhen (Abb. 25.**18**). Mit Ausnahme der osmotisch wirksamen Substanzen hemmen die Diuretika in den Nierentubuli die $Na^+$- und $Cl^-$-Rückresorption. Sie werden deshalb auch als „Saluretika" oder „Natriuretika" bezeichnet. Dem vermehrt ausgeschiedenen NaCl (Kochsalz) folgt Wasser, so daß der Körper $Na^+$, $Cl^-$ und $H_2O$ verliert und damit die Menge der extrazellulären Flüssigkeit abnimmt.

**Osmotische Diuretika.** Diese Substanzen, vor allem Mannit, werden von der Niere ausgeschieden und nehmen eine große Menge Wasser mit. Die Niere wird kräftig durchspült! Mannit verhindert durch diese Wirkung die Ausbildung eines Nierenversagens bei bestimmten Formen des Kreislaufschocks (eine Schockniere kann zum Tode führen). Ferner kann die Mannitdiurese benutzt werden, um bei Vergiftungen die renale Ausscheidung der Gifte zu fördern, z. B. bei Barbituratvergiftung. Auch Glucose kann eine osmotische Diurese auslösen; dann nämlich, wenn sie bei einem Patienten mit Diabetes mellitus in so hohen Konzentrationen im Primärharn anfällt, daß eine vollständige Rückaufnahme in der Niere nicht mehr möglich ist.

**Thiaziddiuretika.** Die Benzothiadiazinderivate wie Hydrochlorothiazid [Disalunil, diu-melusin, Esidrix] und Butizid [Saltucin] sowie die analog wirkenden Substanzen Chlortalidon [Hydro-long, Hygroton] oder Mefrusid [Baycaron] hemmen die Kochsalz- und $H_2O$-Rückresorption im distalen Tubulus. Die Substanzen sind per os gut wirksam. Ihr Effekt kann so stark sein, daß es zu einer Bluteindickung kommt (Thrombosegefahr). Chlortalidon unterscheidet sich durch seine länger dauernde, mild einsetzende Wirkung.

**Stark wirkende Diuretika.** Furosemid [z. B. Lasix, durafurid, Furo-Puren, Fusid, Hydrorapid, Ödemase, Sigasalur], Azosemid [Luret] und Piretanid [Arelix] hemmen die Kochsalz- und Wasserrückresorption in der Henle-Schleife (und werden daher auch als „Schleifendiuretika" bezeichnet). Sie übertreffen den maximalen Effekt der Thiazide; die Harnflut setzt bei oraler Gabe nach 30–60 Minuten ein und klingt bereits nach 4–6 Stunden wieder ab. Bei intravenöser Zufuhr verändert sich die Blutosmolarität so stark, daß akute Ödeme (Lungen-, Hirnödem) in kurzer Zeit gebessert werden. Eine forcierte Diurese löst auch Etacrynsäure [Hydromedin] aus.

*Anwendung der Thiazide und der Schleifendiuretika:*

- bei leichter Herzmuskelschwäche zur Verminderung des peripheren Widerstandes, d. h. des Auswurfwiderstandes für das Herz;
- zur Unterstützung der Digitalistherapie bei Herzinsuffizienz zwecks Ausschwemmung kardialer Ödeme, jedoch mit großer Vorsicht (Hypokaliämie mit größerer Digitalistoxizität);
- bei manchen Ödemen nephrotischer Ursache;
- das große Anwendungsgebiet für die Thiazide ist die Behandlung des Bluthochdrucks (Hypertoniemittel S. 725).

*Nebenwirkungen der Thiazide und Schleifendiuretika:*

- Magen-Darm-Störungen mit Erbrechen und Durchfällen;
- aufgrund gesteigerter $K^+$-Ausscheidung Gefahr eines zu starken Kaliumverlustes, dem aber durch kaliumreiche Diät (Obst und Gemüse) oder orale Gabe von Kaliumsalzen (etwa 4–8 g KCl in stark verdünnter Lösung pro Tag) vorgebeugt oder abgeholfen werden kann;
- Herabsetzung der Glucosetoleranz durch Hemmung der Insulinausschüttung aus dem Pankreas; Manifestation eines latenten, Verschlechterung eines bestehenden Diabetes mellitus;
- Verminderung der Harnsäureausscheidung, Auslösung eines Gichtanfalls.

Insgesamt gesehen treten Nebenwirkungen nach Thiaziddiuretika selten auf und sind dann meistens leichterer Natur.

**Kaliumsparende Diuretika**, die den Austausch von $Na^+$ gegen $K^+$ im distalen Tubulus hemmen, sich in ihrem Wirkungsmechanismus aber vom Spironolacton (s. u.) unterscheiden, sind Triamteren [Jatropur, kombiniert mit Hydrochlorothiazid in z. B. Dytide H] und Amilorid [kombiniert mit Hydrochlorothiazid in z. B. Moduretik]. Sie werden meist in Kombination mit Thiaziddiuretika, welche die Kaliumausscheidung fördern, angewandt.

**Aldosteronantagonisten.** Das Nebennierenrindenhormon Aldosteron vermindert die Kochsalzausscheidung durch die Niere, während es die Kaliumausscheidung fördert. Spironolacton [z. B. Aldactone, Aldopur, Aquareduct, Jenaspiron, Osyrol] hebt die Wirkung des Aldosterons auf. Dieser Antagonist ist daher immer dann indiziert, wenn zuviel Aldosteron wirksam ist. Besonders bewährt sich Spironolacton bei Aszites infolge Leberzirrhose; hier können Thiazide und forciert wirkende Diuretika nur eingeschränkt angewendet werden, weil sie durch ihre kaliuretische Wirkung ein Leberkoma auszulösen vermögen. Unterstützend wirkt Spironolacton in manchen Fällen von nephrogenem oder kardialem Ödem auf die sonstige Therapie.

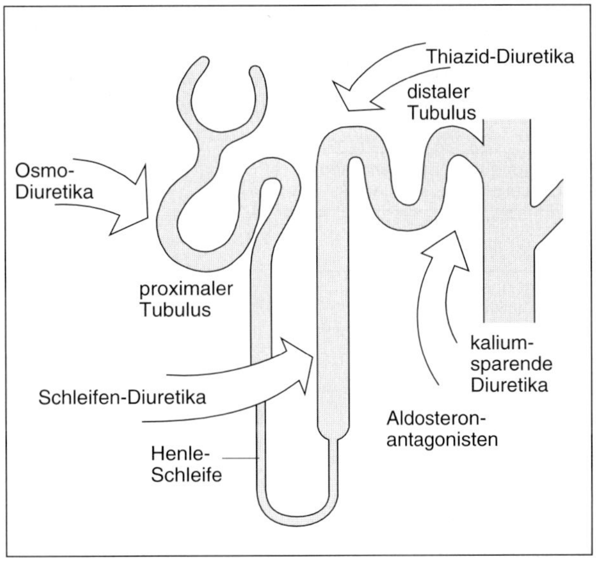


Abb. 25.**18** **Schema eines Nephrons mit Wirkorten von Diuretika.**

### 25.3.8 Schmerzwahrnehmung

Es sei einleitend betont, daß die Zufuhr schmerzstillender Mittel (Abb. 25.**19**) keine Therapie von Krankheitsursachen darstellt, sondern nur Krankheitssymptome beseitigt. So wichtig dies für den Patienten sein mag, so darf sich die Therapie nicht damit zufrieden geben, sondern soll möglichst die Ursache beseitigen (kausale Therapie durch Arzneimittel oder chirurgische Maßnahmen).
Für die Wahl der schmerzstillenden Mittel ist es ausschlaggebend, um welche Art von Schmerzen es sich handelt. Unter therapeutischen Gesichtspunkten lassen sich drei Gruppen unterscheiden:
a) banale Schmerzen im Alltag (Zahn- und Kopfschmerzen, Menstruationsbeschwerden usw.);
b) starke Schmerzen bei Patienten, die an sich gesund sind und bald wieder genesen sein werden (Unfälle, postoperativ nach Blinddarmoperation usw.);
c) starke Schmerzen bei Endzuständen (z. B. bei Krebs).
Bei diesen verschiedenen Zuständen wird die Anwendung schmerzstillender Mittel unterschiedlich zu beurteilen sein.

#### 25.3.8.1 Antipyretische Analgetika

Die schmerzstillenden Mittel dieser Gruppe sind auch fiebersenkend: *Antipyretika.* Einige Wirkstoffe wirken auch gegen (rheumatische) Entzündungen: *Antirheumatika, Antiphlogistika.*
Die Analgetika rufen keine Sucht hervor und besitzen in normaler therapeutischer Dosierung nur geringe Nebenwirkungen. Ihre Indikation liegt bei Schmerzen der Gruppen a) und b) (Erläuterung s. o.)
Paracetamol [z. B. ben-u-ron, weitere S. 706] ist ein gutes Analgetikum und Antipyretikum. Der Wirkungsmechanis-

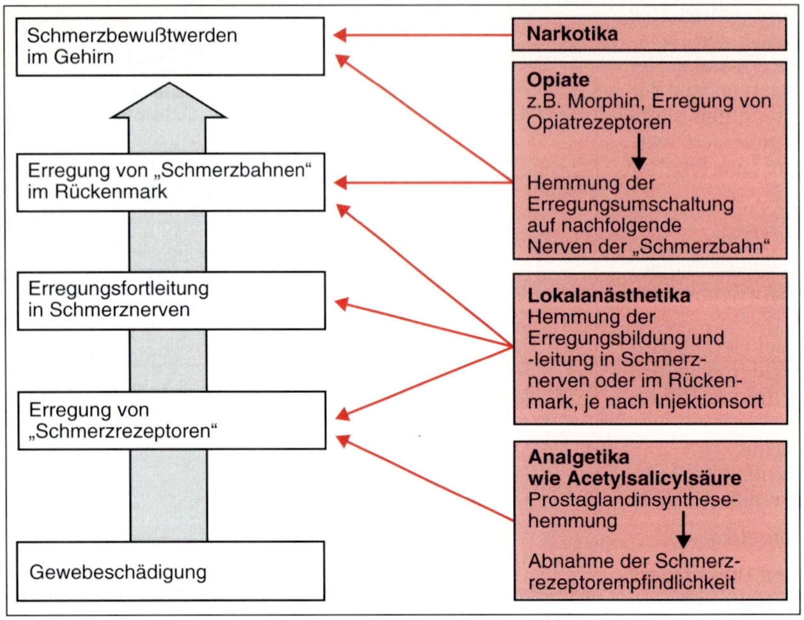


Abb. 25.**19** **Schematische Übersicht über die Möglichkeiten zur Beeinflussung der Schmerzempfindung.**

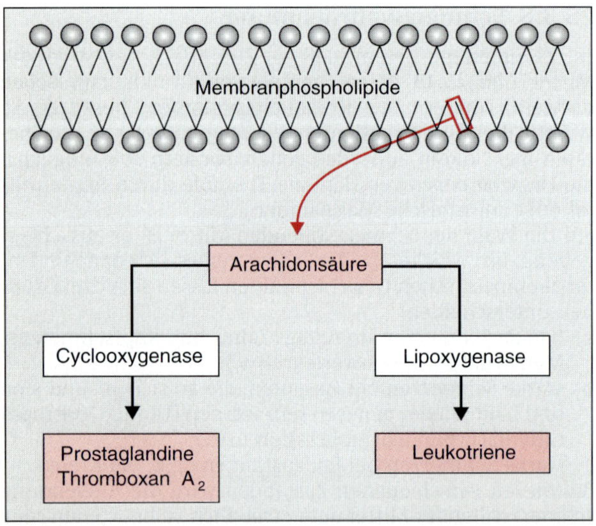


Abb. 25.**20** **Umsetzung der ungesättigten Fettsäure Arachidonsäure in Prostaglandine und Thromboxan $A_2$ sowie Leukotriene.**

mus ist unbekannt. Es ist in normaler Dosierung beim Erwachsenen praktisch nebenwirkungsfrei. Bei einer Vergiftung mit Paracetamol wird die Leber geschädigt. Ein Antidot ist N-Acetylcystein [Fluimucil-Antidot]. Chronische mißbräuchliche Einnahme von Paracetamol kann zur Nierenschädigung führen (Analgetika-Niere).

Metamizol [Novalgin, Analgin, Novaminsulfon, Baralgin] ist ein Pyrazolderivat. Es wirkt sehr gut schmerzlindernd und fiebersenkend, aber nur schwach entzündungshemmend. Auch für diese Substanz ist der Wirkungsmechanismus letztlich nicht geklärt. Metamizol vermag eine toxische oder allergisch bedingte Knochenmarkschädigung und einen Kreislaufschock auszulösen. Zwar treten diese Nebenwirkungen nur selten auf, sie sind jedoch so schwerwiegend, daß Metamizol nicht als Routinemedikament, sondern nur im Einzelfall unter Abwägung von Nutzen und Risiko eingesetzt werden darf. Das Pyrazolderivat Propyphenazon [Eufibron, Isoprochin P und Kombinationspräparate] ist wie Metamizol zu beurteilen.

Acetylsalicylsäure [Aspirin und z. B. Alka-Seltzer, Colfarit, ASS-ratiopharm] wirkt gut *analgetisch* und *antipyretisch.* In höherer Dosierung kommt ein *antirheumatischer Effekt* hinzu. Schon in niedriger Dosis *hemmt* Acetylsalicylsäure die *Thrombozytenaggregation* (S. 727). Die verschiedenen Wirkungen sind auf eine Hemmung des Enzyms Cyclooxygenase zurückzuführen, dem eine Schlüsselrolle in der Synthese von Prostaglandinen und von Thromboxan $A_2$ zukommt (Abb. 25.**20**).

Prostaglandine steigern die Empfindlichkeit der Nervenendigungen von schmerzleitenden Nerven. Sie stimulieren das Temperaturregulationszentrum im Gehirn, um die Körpertemperatur zu erhöhen (Fieber), und sind an der Entzündungsreaktion beteiligt. Thromboxan $A_2$ fördert die Thrombusbildung, indem es die Blutplättchen zur Aggregation stimuliert.

Auch viele der *unerwünschten Wirkungen* von Acetylsalicylsäure hängen mit der Hemmung der Prostaglandinsynthese zusammen. Im Vordergrund steht die *Schädigung der Magenschleimhaut.* Normalerweise schützen Prostaglandine

die Schleimhaut, indem sie die Schleimproduktion fördern und die Säureproduktion hemmen. Die *Nierenfunktion* kann beeinträchtigt, die *Wehentätigkeit* gehemmt werden. Beide Vorgänge werden von Prostaglandinen stimuliert. Bei empfindlichen Patienten kann Acetylsalicylsäure *Asthma-bronchiale* – Anfälle auslösen, die nicht Ausdruck einer Immunreaktion, sondern Folge der vermehrten Bildung bronchokonstriktorisch wirksamer Leukotriene sind. Die *Blutungsneigung* erklärt sich aus der Hemmung der Thrombozytenfunktion.
Die meisten Menschen vertragen Acetylsalicylsäure gut, jedoch darf das nicht dazu führen, unachtsam gegenüber möglichen Nebenwirkungen zu sein.

*Analgetika-Kombinationspräparate.* Die Analgetika werden häufig in Mischpräparaten miteinander kombiniert, z. B. Acetylsalicylsäure + Paracetamol + Codein [z. B. Gelonida NA-Zäpfchen]. Wenn auch in der Therapie grundsätzlich Monopräparaten der Vorzug gegeben werden soll, so mögen diese Kombinationen doch zwei Vorteile bieten:

- Verstärkung der schmerzlindernden Wirkung durch den Zusatz von Codein, das als morphinverwandtes (allerdings vergleichsweise schwach wirksames) Pharmakon die Bewußtwerdung des Schmerzes vermindert.
- Die Addition der analgetischen Wirkungen der Einzelkomponenten ermöglicht es, die Dosierung und damit die Nebenwirkungen jeder Komponente geringer zu halten.

*Antirheumatika mit Säurecharakter.* So wie Acetylsalicylsäure besitzen zahlreiche Medikamente, die bei rheumatischen Erkrankungen gegeben werden können, einen Säurecharakter und wirken durch Hemmung der Prostaglandinsynthese. Als Beispiele seien genannt: Indometacin [z. B. Amuno, Elmetacin, Indo-Phlogont], Diclofenac [Voltaren und z. B. Allvoran, Benfofen, Duravolten, Effekton, Lexobene, Monoflam, Myogit, Toryxil] Naproxen [z. B. Proxen, Apranax, Dysmenalgit], Ibuprofen [Brufen und z. B. Dolgit, ibu-Attritin, Ibufug, Ibuphlogont, Imbun, Novogent, Opturem, Tabalon, Urem], Piroxicam [Felden und z. B. Brexidol, durapirox, Pirorheum]. Das Pyrazolderivat Phenylbutazon [Ambene, Butazolidin, Demoplas, Exrheudon OPT, verwandte Substanz Phlogont] ruft bei ca. 30% der Patienten Nebenwirkungen hervor und darf nur kurzfristig bei bestimmten Erkrankungen verabreicht werden, z. B. beim akuten Gichtanfall.

### 25.3.8.2 Morphin und Morphinverwandte (Opiate)

*Morphin* = Morphinum (oder auch Morphium) ist der Hauptwirkstoff aus Opium, dem eingetrockneten Saft der orientalischen Mohnpflanze; daher der Name *Opiate* oder *Opioide* für alle morphinartig wirkenden Arzneimittel. Die schmerzstillende Wirkung der Opiate ist viel stärker als die der Analgetika, dafür sind aber die Nebenwirkungen ebenfalls ausgeprägter. Da alle morphinartigen Substanzen suchterzeugend wirken, dürfen sie nicht für banale Alltagsschmerzen der Gruppe a), nur kurzfristig und unter Vorbehalten für Schmerzen der Gruppe b), aber unbedenklich für Schmerzen der Gruppe c) gegeben werden.
Selbst starke Schmerzen lassen sich durch Opiate unterdrücken. Diese Wirkung ist im Hirn und auch im Rückenmark lokalisiert und greift in den Prozeß der Bewußtwerdung des Schmerzes ein. Die Schmerzursache wird dagegen nicht beeinflußt.

Die Opiate vermitteln ihre Wirkungen über *Opiatrezeptoren*, an denen auch körpereigene Substanzen, z. B. die β-Endorphin, angreifen und morphinähnliche Wirkungen auslösen können. Die physiologische Bedeutung der Endorphine ist nicht völlig geklärt.

Leider werden auch andere Hirn- und Nervenfunktionen von Morphin und verwandten Substanzen beeinträchtigt. Die Effekte sind unerwünschte Nebenwirkungen: Hemmung des Atemzentrums, Brechreiz zu Beginn der Substanzwirkung, Mißstimmung, Einengung des Bewußtseins, Beeinträchtigung vegetativer Funktionen wie Verstopfung, Harnverhalt, Pupillenverengung usw.
Bei akuter *Morphinvergiftung* besteht eine tiefe Bewußtlosigkeit und Atemlähmung (Patient ist zyanotisch). Der Vergiftete stirbt an der Atemlähmung. Als Sofortmaßnahme ist die Atmung wieder in Gang zu bringen, und zwar entweder mit dem spezifischen Gegenmittel Naloxon [Narcanti], das ein Antagonist an den Opiatrezeptoren ist, oder durch künstliche Beatmung.
Bei wiederholter Zufuhr von Opioiden, insbesondere bei intravenöser Zufuhr, kann eine anfänglich beobachtete Mißstimmung immer mehr in eine Euphorie (rosige Stimmung) umschlagen. Hiermit ist dann die Grundlage der Opiatsucht gelegt: Es bildet sich ein Opiathunger aus, Gewöhnung tritt ein, bei Unterbrechung der Zufuhr werden Entzugssymptome beobachtet. Da bei einem einzelnen Patienten niemals von vornherein beurteilt werden kann, wie schnell sich eine Opiatsucht ausbildet, ist bei Schmerzen des Typs b) nur ganz vorübergehend und kurzfristig ein Opiat anzuwenden, aber niemals länger als 7–10 Tage!.

Die Opiatsucht kann zum Abbau der Persönlichkeit führen, zu kriminellen Handlungen, Vernachlässigung der Körperpflege, Resistenzschwäche und Infektionen, in deren Gefolge der Tod eintreten kann. Die Therapie der Opioidsucht ist vielfach ohne Erfolg. Im Zuge von Substitutionsprogrammen wird versucht, durch Gabe oral wirksamer Opiate wie Levomethadon [Methadon, L-Polamidon] Entzugssymptome zu vermeiden und die Süchtigen von dem Zwang zu befreien, ein Opioid (meist Heroin) illegal zu beschaffen. Zwar bleibt die Sucht erhalten, den Betroffenen wird aber die Rückkehr aus dem kriminellen Milieu zu normalem Sozialverhalten erleichtert.

Morphin wird nach oraler Zufuhr gut resorbiert, aber in der Leber zu einem großen Teil an Glucuronsäure gekoppelt. Bemerkenswerterweise ist dies jedoch nicht mit einer Inaktivierung gleichzusetzen, da der Metabolit Morphin-6-glucuronid eine sehr starke analgetische Wirkung besitzt.
Wie Morphin wirkt eine große Anzahl *halbsynthetischer* oder *vollsynthetischer Substanzen,* von denen im folgenden einige aufgeführt sind: Pethidin [Dolantin], Hydromorphon [Dilaudid], Levomethadon [L-Polamidon], Fentanyl, Heroin (Anwendungsverbot wegen besonders starker Suchtgefahr).
Pethidin zeigt manchmal im Gegensatz zu den anderen morphinverwandten Verbindungen eine gewisse spasmolytische Wirkung am glatten Muskel. Diese Wirkung kann sich günstig auswirken, wenn die Schmerzen durch Krämpfe glatter Muskulatur ausgelöst werden (z. B. Gallenweg- oder Harnwegkoliken). Levomethadon ist auch nach oraler Zufuhr gut wirksam. Fentanyl besitzt die stärkste Wirksamkeit dieser Pharmaka. Es wird in Kombination mit einem Neuroleptikum zur Neuroleptanalgesie (S. 735) verwandt.
Alle diese Verbindungen können eine Sucht auslösen und

sich als Suchtstoffe gegenseitig vertreten. Sie unterliegen daher wie Morphin den in der Betäubungsmittel-Verschreibungsverordnung festgelegten Beschränkungen.
Einige später in die Therapie eingeführte Opiate (Buprenorphin [Temgesic], Pentazocin [Fortral], Tramadol [Tramal], Tilidin + Naloxon [Valoron N]) besitzen eine geringere suchtauslösende Wirkung und sollten bei Schmerzen der Gruppe b) (S. 731) in erster Linie gegeben werden. Sie unterlagen zunächst nicht dem Betäubungsmittel-Gesetz; nachdem sich jedoch Berichte mehrten, daß auch diese Substanzen mißbräuchlich eingenommen werden, sind nunmehr auch Pentazocin und Buprenorphin dem Betäubungsmittel-Gesetz unterstellt worden.
Das *kindliche Atemzentrum* ist besonders empfindlich gegenüber Morphinverwandten. Da diese Verbindungen von der Mutter durch die Plazenta auf den Fetus übergehen, sind Opiate in der Geburtshilfe nicht ungefährlich: Die Gefahr einer Lähmung des Atemzentrums beim Neugeborenen ist groß. Manche Geburtshelfer wenden trotzdem mit Vorsicht Pethidin bei Muttermundspasmen an und geben dem Neugeborenen zur Aufhebung der opiatbedingten Lähmung des Atemzentrums eine Injektion Naloxon.
*Opium* enthält neben 10% Morphin noch eine Anzahl pharmakologisch wirksamer Bestandteile, unter denen Codein (etwa 0,5%) besonders wichtig ist.
Die therapeutisch genutzten Wirkungen des Codeins bestehen in der Hemmung des Hustenzentrums (Antitussivum S. 729) und seiner – verglichen mit Morphin – schwachen analgetischen Wirkung (Bestandteil von Analgetika-Kombinationspräparaten). Bei oraler Zufuhr löst es praktisch keine Sucht aus.

### 25.3.8.3 Lokalanästhetika

Lokalanästhetika sind Substanzen, die vorübergehend die Ansprechbarkeit der Schmerzrezeptoren herabsetzen oder die Weiterleitung von Schmerzimpulsen in Nerven unterdrücken.

Über ihren Wirkungsmechanismus ist bekannt, daß sie sich in Zellmembranen und Ionenkanalproteine einlagern und den für die Auslösung eines Aktionspotentials erforderlichen raschen $Na^+$-Einstrom verhindern. Damit nimmt die elektrische Erregbarkeit von Zellen ab. Dies gilt prinzipiell für alle Nerven (Schmerz, Temperatur, Berührung, Druck, Motorik). Die schmerzleitenden Nerven sind jedoch am empfindlichsten.
Erreichen die Lokalanästhetika das Gehirn, hemmen sie auch hier die Nerventätigkeit, und zwar zunächst von dämpfenden Nervenzellen was zu Krämpfen führt, oder, wenn das Atemzentrum betroffen ist, einen Atemstillstand hervorruft. Gelangen die Lokalanästhetika zum Herzen, unterdrücken sie Bildung und Fortleitung elektrischer Erregung, was schlimmstenfalls einen Herzstillstand zur Folge hat.
Um diese lebensbedrohlichen Wirkungen zu vermeiden, dürfen Lokalanästhetika nur *lokal* und auch nur bis zu bestimmten Höchstmengen appliziert werden, weil aufgrund der Durchblutung am Injektionsort immer eine gewisse Aufnahme in das Blut und damit eine systemische Verteilung stattfindet.

Es werden drei Formen der Lokalanästhesie unterschieden:

- Oberflächenanästhesie,
- Infiltrationsanästhesie,
- Leitungsanästhesie (dazu zählt auch die spinale Anästhesie).

Das erste brauchbare Lokalanästhetikum war das in den südamerikanischen Cocablättern vorkommende *Cocain*. Diese Substanz besitzt neben der lokalanästhetischen Wirkung noch ausgeprägte zentrale Effekte (Cocainsucht S. 720) und wird deshalb kaum noch angewandt; sie unterliegt der Betäubungsmittel-Verschreibungsverordnung. Es gibt jetzt eine große Zahl synthetischer Verbindungen, die gute lokalanästhetische Wirkung besitzen:
Für die *Oberflächenanästhesie* können Tetracain [in Kombination mit Polidocanol z. B. in Acoin], Lidocain [z. B. Xylocain] oder Benzocain [z. B. Anaesthesin, Subcutin N] – Ethoform – verwendet werden. Für die *Infiltrations- und Leitungsanästhesie* stehen zur Verfügung: Procain [z. B. Novocain], Lidocain [z. B. Xylocain, Xylocitin, Xyloneural], Prilocain [Xylonest], Articain [Ultracain], Mepivacain [z. B. Meaverin, Mepivastesin, Scandicain], Bupivacain [z. B. Carbostesin]. Wesentliche Unterschiede bestehen zwischen den einzelnen Substanzen nicht.
Außer Cocain verengt kein Lokalanästhetikum im Injektionsgebiet die Blutgefäße. Da eine *Gefäßverengung* jedoch erwünscht ist (Blutleere für den operativen Eingriff, verzögerter Abtransport des Lokalanästhetikums, d. h. längere Wirkung und verminderte systemische Giftigkeit), muß den Lokalanästhetika meistens eine gefäßverengende Substanz zugesetzt werden. Häufig wird Adrenalin [Suprarenin] benutzt. Da es sich um eine sehr wirksame, allerdings auch giftige Substanz handelt, ist die Dosierung von Adrenalin genau zu beachten: Für *einen* Eingriff bei *einem* Patienten dürfen nicht mehr als 0,00025 g eingesetzt werden. Zur Gefäßverengung können auch Abwandlungsprodukte des Vasopressins (z. B. Felypressin) [in Kombination mit Prilocain in Xylonest 3%]) den Lokalanästhetika zugesetzt werden. Zur Lokalanästhesie von Körperpartien mit einer endarteriellen Versorgung (Nase, Ohren, Finger, Zehen, Penis) dürfen keine gefäßverengenden Pharmaka verwendet werden, da der durch die Gefäßverengung hervorgerufene Durchblutungsmangel zu einer Gangrän führen kann.
Bei Überdosierung, zu schneller Resorption (von entzündeten Schleimhäuten) oder versehentlicher intravenöser Injektion können alle Lokalanästhetika systemisch in so großen Mengen anfluten, daß die obengenannten lebensbedrohlichen Vergiftungserscheinungen (Krämpfe, Atemstillstand, Herzstillstand) auftreten können.
Auch allergische Reaktionen sind durch Lokalanästhetika bzw. ihnen zugesetzte Substanzen auslösbar.
Falls Adrenalin überdosiert wird, kommt es zur Blutdrucksteigerung und zur Herzschädigung mit Tachykardie, Arrhythmie oder Kammerflimmern.
Bei bestimmten Rhythmusstörungen des Herzens kann zur Therapie eine systemische Applikation von Lokalanästhetika (z. B. Lidocain) vorgenommen werden. In diesen Fällen ist die Hemmung der Herzfunktion beabsichtigt (S. 724).

### 25.3.8.4 Narkotika

Die Narkose ist eine reversible Ausschaltung des Bewußtseins und damit auch der Schmerzempfindung. Eine Narkose soll zu

- Bewußtlosigkeit,
- Schmerzlosigkeit,
- Muskelerschlaffung

führen.
Während früher ein Narkotikum so hoch dosiert wurde, bis alle drei Zustände erreicht waren, werden heute im Rahmen einer *Kombinationsnarkose* mehrere Pharmaka, die jeweils einen anderen Schwerpunkt der Wirkung haben, gemeinsam eingesetzt, z. B. Halothan (Bewußtlosigkeit) + Stickoxidul (Schmerzlosigkeit) + Muskelrelaxans (Muskelerschlaffung). Dieses Verfahren erfordert zwar einen größeren technischen Aufwand, setzt aber die Gefährdung des Patienten durch die Narkose wesentlich herab. Aber auch heute ist eine Narkose immer noch kein völlig risikofreier Eingriff! Je geringer der Narkotikaverbrauch für eine Operation, um so weniger wird der Patient gefährdet.
Eine Möglichkeit, den Verbrauch an Narkotika zu senken, besteht darin, eine *Narkoseprämedikation* durchzuführen. So kann am Abend vor der Operation durch Gabe eines Schlafmittels ein ungestörter Schlaf veranlaßt werden. Am Operationstag können präoperativ verabreicht werden: Diazepam [z. B. Valium] oder Promethazin [z. B. Atosil] zu Beruhigung, Pethidin [Dolantin] zur Schmerzlinderung und Atropin zur Vorbeugung gegen Vagusreflexe mit Herzstillstand, die bei der Einleitung der Narkose auftreten können, und zur Vermeidung starker Schleimsekretion in den Atemwegen während der Narkose. Bei einem ruhigen, entspannten Patienten ist die Einleitung der Narkose erleichtert und es werden weniger Narkotika benötigt. Dieses Verfahren hat sich so gut bewährt, daß eine Narkose ohne Prämedikation kaum noch vorgenommen wird.
Je nach der Art der Zufuhr der narkotisch wirksamen Substanz wird zwischen den *Inhalationsnarkotika* und den *Injektionsnarkotika* unterschieden.

**• Inhalationsnarkotika**

**Diethylether (Äther).** Dieses gut wirksame und wenig toxische Narkotikum wird heute nicht mehr verwendet, da Äther-Luft- (bzw. Sauerstoff-)Gemische explosibel sind und da während der Aufwachphase Erregungszustände mit Übelkeit, Erbrechen und motorischer Unruhe auftreten können.

**Halothan** [Fluothane]. Dieses Narkotikum besitzt nur eine sehr geringe narkotische (therapeutische) Breite und wird daher ausschließlich zu Kombinationsnarkosen verwendet, wobei vornehmlich die Wirkung auf das Bewußtsein genutzt wird. Es bedarf spezieller Verdampfer, die eine genaue Einstellung der Halothankonzentration in der Atemluft ermöglichen (0,5–1,0–2,0 Vol%). *Vorteile* des Halothans: schnelles Einschlafen und Aufwachen; kein Erregungsstadium. *Nachteile:* relativ große Giftigkeit (Blutdruckabfall, Verminderung der Herzmuskelkraft, Lähmung des Atemzentrums); spezielle Narkosegeräte notwendig. Bei Wiederholung von Halothannarkosen in kürzeren Abständen sind Leberschädigungen aufgetreten.

**Enfluran** [Ethrane] und **Isofluran** [Forene] sind zwei Inhalationsnarkotika, die dem Halothan chemisch verwandt sind. Diese beiden Narkotika werden im Körper in viel geringerem Ausmaß zu toxischen Metaboliten umgewandelt als Halothan. Daher sind sie auch weniger mit Organschädigungen belastet.

**Lachgas** (Stickoxidul, $N_2O$) hat nur geringe narkotische Wirkung, denn selbst, wenn das Atemgemisch aus 80% Lachgas und den notwendigen 20% Sauerstoff besteht, tritt noch keine ausreichende Narkosetiefe ein. Es ist daher ebenfalls ein typisches Kombinationsnarkotikum, wobei besonders die analgetische Wirkung ausgenutzt wird. Abgesehen von der geringen narkotischen Kraft hat Lachgas keine Nachteile. Das Einschlafen und das Aufwachen erfolgen momentan, Organe werden nicht geschädigt. Allerdings werden für die Lachgas-Kombinationsnarkosen ebenfalls spezielle Geräte benötigt.

**• Injektionsnarkotika**

**Barbiturate.** Bewährt haben sich die Barbiturate wie Methohexital [Brevimytal] sowie das Thiobarbiturat Thiopental [Trapanal]. Diese Substanzen werden langsam intravenös gegeben; bei zu schneller Injektion wird das Herz geschädigt. Die Patienten schlafen während des Spritzens meistens ohne Erregungssymptome ein. Sie erwachen nach 10–20 Minuten, sind aber erst nach Stunden „straßenfähig". Thiobarbiturate schädigen die Gefäßwände häufiger als Barbiturate. Bei versehentlicher intraarterieller Injektion können Durchblutungsstörungen und Nekrosen auftreten.
Eine reine Barbiturat-(bzw. Thiobarbiturat-)Narkose reicht nur für einen kurzen Eingriff aus. Die Thiobarbituratwirkung wird durch das Phänomen der Umverteilung beendet (S. 710). Das *Nachinjizieren* zur Verlängerung der Narkose hat sich nicht bewährt. Sehr empfehlenswert ist die intravenöse Barbituratzufuhr aber zur Einleitung einer längerdauernden Narkose, die dann mit einem Inhalationsnarkotikum fortgesetzt wird.

**Etomidat** [Hypnomidate, Radenarcon] zeichnet sich durch sehr schnellen Wirkungseintritt und rasches Wirkungsende aus. Die intravenöse Injektion kann sehr schmerzhaft sein. Die hypnotische Wirkung ist gut, der analgetische Effekt läßt aber zu wünschen übrig, so daß Etomidat kombiniert werden muß (mit Opioiden und Benzodiazepinen).

**Ketamin** [Ketanest] besitzt ebenfalls einen raschen Wirkungseintritt und ist für kurzdauernde Eingriffe geeignet. Nachteilig sind der Anstieg von Herzfrequenz und Blutdruck sowie in der Aufwachphase vorkommende sehr lebhafte Angstträume.

**Propofol** [Disoprivan] ist ein neues, chemisch sehr einfach gebautes intravenös applizierbares Narkotikum (2,6-Diisopropyl-phenol). Der Patient schläft schnell ein und erwacht nach ca. 10 Minuten. Die Substanz kann nachinjiziert werden.

**Midazolam** [Dormicum] ist ein Benzodiazepin (S. 739), dessen Wirkung insbesondere nach parenteraler Zufuhr sehr rasch eintritt und das zur Bewußtlosigkeit führt.

**• Neuroleptanalgesie**

Bei der Neuroleptanalgesie werden ein Opiat zur Analgesie (meist Fentanyl) und ein Neuroleptikum zur Erzeugung von

tiefer Sedierung und Gleichgültigkeit (meist Droperidol [Dehydrobenzperidol]) gegeben [Kombinationspräparat: Thalamonal]. Der Patient bleibt ansprechbar, was bei manchen Operationen wichtig sein kann.
Eine auf der Basis einer Neuroleptanalgesie durchgeführte Narkose ist nicht so belastend wie eine „normale" Narkose und kann daher bei Risikopatienten, z. B. Greisen, angewandt werden. Allerdings muß auf die durch das Opiat Fentanyl bedinge Hemmung des Atemzentrums geachtet werden (künstliche Beatmung notwendig).

## 25.3.9 Motorisches System

### 25.3.9.1 Muskelrelaxanzien

Die Substanzen dieser Arzneimittelgruppe setzen den Tonus der Skelettmuskulatur herab bzw. lähmen die Muskulatur nach höheren Dosen vollständig, indem sie die neuromuskuläre Übertragung an der motorischen Endplatte blockieren. Die erste Verbindung dieser Klasse wurde aus Pfeilgiften südamerikanischer Indianer isoliert (Curare). Heute gibt es auch vollsynthetische Substanzen.
Für die Muskelrelaxanzien gibt es drei *Indikationen:*

- um bei flacher Narkose (schonend für den Patienten!) eine genügende Muskelerschlaffung zu erzielen;
- um bei der Elektrokrampfbehandlung Geisteskranker Knochenbrüche zu vermeiden;
- um bei einem Tetanus die evtl. wochenlangen Krämpfe zu unterbinden.

Drei Dinge müssen bei der Anwendung von Muskelrelaxanzien beachtet werden:

- Die gesamte Skelettmuskulatur wird gelähmt, d. h. auch die Atemmuskulatur! Der Patient muß daher künstlich beatmet werden.
- Die Lähmung betrifft nur die Skelett- oder Willkürmuskulatur, nicht dagegen die Herzmuskulatur und die glatte Muskulatur.
- Die curareartigen Substanzen haben keine narkotische Wirkung, d. h., bei völliger Lähmung des Patienten sind das Bewußtsein und die Schmerzempfindung vollkommen erhalten. Daher müssen durch geeignete Pharmaka zugleich Bewußtsein und Schmerzempfindung ausgeschaltet werden.

*d-Tubocurain* aus Curare und die chemisch verwandten Substanzen wie Alcuronium [Alloferin], Pancuronium und Atracurium [Tracrium] lagern sich an die nicotinischen Acetylcholinrezeptoren an, ohne die motorische Endplatte zu erregen, und blockieren somit Anlagerung und Wirkung des Acetylcholins. Die Wirkdauer einer i. v. Gabe von d-Tubocurarin beträgt ca. 30 Minuten. Durch Erhöhung der Acetylcholinkonzentration im synaptischen Spalt lassen sich die Muskelrelaxanzien von den Rezeptoren „verdrängen", und ihre Wirkung läßt sich abschwächen. Dies ist möglich durch Gabe des Cholinesterase-Hemmstoffes Neostigmin [Prostigmin] (S. 717).
Das Muskelrelaxans Suxamethonium (Succinyldicholin [Lysthenon, Pantolax]) besetzt ebenfalls die Acetylcholinrezeptoren an der motorischen Endplatte, depolarisiert diese jedoch dauerhaft. Da für eine normale Erregung des Skelettmuskels aber immer auch die Repolarisation nach einer vorhergehenden Erregung erforderlich ist, wird die Muskulatur unerregbar. Neostigmin ist kein Antidot, da ja auch das Acetylcholin die Endplatte depolarisiert. Suxamethonium wird jedoch rasch durch Cholinesterasen abgebaut und besitzt nach i. v. Gabe nur eine Wirkdauer von 5–10 Minuten. In den seltenen Fällen eines genetisch bedingten Mangels an Cholinesterase hält die Lähmung jedoch sehr lange an.

### 25.3.9.2 Antiparkinsonmittel

Ursache der „Schüttellähmung" ist ein Untergang von Nervenzellen in motorischen Zentren des Gehirns, die als Überträgerstoff Dopamin benutzen. Dopamin hemmt Impulsüberleitungen, an denen Acetylcholin und muscarinische Rezeptoren beteiligt sind. Ein Dopaminmangel hat also eine zu starke cholinerge Impulsübertragung zur Folge. Ziel der medikamentösen Therapie ist es, wieder ein Gleichgewicht zwischen Dopamin und Acetylcholin herzustellen. Eine Übersicht über die therapeutischen Ansatzpunkte gibt Tab. 25.**2**. Wirksamkeit und Verträglichkeit der Substanzen sind jedoch nicht so gut, als daß eine Symptomfreiheit erreichbar wäre.

Tabelle 25.**2** **Zusammenstellung von Antiparkinsonmitteln**

| |
|---|
| **Verstärkung der dopaminergen Impulsübertragung** |
| *Förderung der Dopaminsynthese:*<br>Dopaminvorstufe L-Dopa<br>kombiniert mit einem peripheren Dopa-Decarboxylase-Hemmstoff<br>(L-Dopa + Carbidopa: Isicom, Nacom)<br>(L-Dopa + Benserazid: Madopar) |
| *Hemmung des Dopaminabbaus:*<br>MAO-B-Hemmstoff Selegilin (Movergan) |
| *Erregung von Dopaminrezeptoren:*<br>Dopaminrezeptor-Agonisten, z. B. Bromocriptin (z. B. Pravidel), Lisurid (Dopergin) |
| **Abschwächung der cholinergen Impulsübertragung** |
| *Muscarinrezeptor-Antagonisten mit guter Hirngängigkeit:*<br>z. B. Biperiden (Akineton), Benzatropin (Cogentinol) |
| **Amantadin** (PK-Merz) |

### 25.3.9.3 Antiepileptika

Das Ziel der antiepileptischen Therapie besteht darin, die Krampfbereitschaft des Gehirns soweit zu vermindern, daß epileptische Anfälle nur noch selten oder nicht mehr auftreten. Die Antiepileptika heilen nicht das Grundleiden, sondern setzen nur die Krampfbereitschaft herab. Sie müssen meistens lebenslänglich gegeben werden. Alle Antiepileptika haben eine mehr oder minder stark ausgeprägte sedativ-hypnotische Wirkung. Daneben können einige Mittel schwerwiegende Nebenwirkungen hervorrufen, so daß regelmäßige Therapiekontrollen erforderlich sind. Während der Schwangerschaft eingenommen, erhöhen vermutlich alle das Risiko von Mißbildungen des Kindes. Aber epileptische Anfälle würden das Kind noch viel stärker gefährden.

Folgende Substanzen werden zur Therapie bei den unterschiedlichen Epilepsieformen benutzt (typische Nebenwirkungen sind in Klammern aufgeführt):
- Phenobarbital [z. B. Luminal] (Schläfrigkeit, schwere Nebenwirkungen sehr selten)
- Primidon [Liskantin, Mylepsinum, Resimatil] (Schläfrigkeit, Megaloblastenanämie)
- Phenytoin [Epanutin, Phenhydan, Zentopil] (Antriebsschwäche, allergische Reaktionen, Zahnfleischhypertrophie, Rachitis)
- Ethosuximid [Petnidan, Pyknolepsinum, Suxilep, Suxinutin] (Blutbildveränderungen)
- Carbamazepin [Finlepsin, Fokalepsin, Sirtal, Tegretal, Timonil] (Knochenmark- und Leberschäden)
- Valproinsäure [z. B. Convulex, Ergenyl, Leptilan, Orfiril] (Leber-, Pankreas-, Blutbildschädigung).

Auch die Einbeziehung von Benzodiazepinen wie Diazepam [z. B. Valium] oder Clonazepam [Antelepsin, Rivotril] in die Epilepsiebehandlung kann gute Erfolge zeigen.
Neue Mittel sind Vigabatrin (Sabril) und Lamotrigin (Lamictal) sowie Felbamat [Taloxa] und Gabapentin [Neurontin].
Beim Status epilepticus ist die intravenöse Gabe hoher Dosen von Diazepam lebensrettend.

## 25.3.10 Gelenke

### 25.3.10.1 Mittel gegen Gicht

Gicht wird verursacht durch eine Ausfällung von Harnsäure in Gelenken und Geweben infolge einer überhöhten Harnsäurekonzentration.
Der *akute Gichtanfall* betrifft nicht selten ein Großzehengrundgelenk und ist sehr schmerzhaft. Er beruht auf einer entzündlichen Reaktion auf auskristallisierte Harnsäure. Die Kristalle werden von Freßzellen phagozytiert, können jedoch von diesen nicht abgebaut werden. Die Zellen gehen zugrunde, gewebsschädigende Enzyme werden frei (Entzündung!), außerdem Harnsäurekristalle, so daß sich das Geschehen wiederholt. Mittel der Wahl zur Behandlung eines akuten Gichtanfalls ist Colchicin [z. B. Colchicum-Dispert]. Es hemmt die Fähigkeit von neutrophilen Granulozyten, Harnsäurekristalle aufzunehmen. Auch Säureantiphlogistika, z. B. Indometacin [z. B. Amuno, Indomisal, Indo-Phlogont] oder Phenylbutazon [z. B. Ambene, Butazolidin] sowie Glucocorticoide werden therapeutisch verwendet.
Um weiteren *Gichtanfällen vorzubeugen*, muß die Harnsäurekonzentration im Blut gesenkt werden. Basis der Therapie bildet eine *Diät*, die arm an Purinkörpern ist, aus denen im Stoffwechsel Harnsäure entsteht. Medikamentös gibt es zwei Möglichkeiten: Mittels *Allopurinol* [Zyloric und z. B. Allo-Puren, Allpargin, Bleminol, Foligan] das Enzym Xanthinoxidase zu hemmen, das die Bildung von Harnsäure fördert, oder mittels *Benzbromaron* [Narcaricin] oder Probenecid die Ausscheidung von Harnsäure über die Nieren zu erhöhen. Eine Kombination beider Prinzipien ist möglich [Allomaron].

### 25.3.10.2 Mittel gegen chronische Polyarthritis

Der chronischen Polyarthritis (rheumatoide Arthritis) liegt eine chronische Entzündung von Gelenken zugrunde, die schließlich die betroffenen Gelenke zerstört. Eine wichtige Rolle für das Krankheitsgeschehen spielen offenbar autoimmunologische Vorgänge. Bisher läßt sich die Erkrankung nicht heilen.
*Säureantiphlogistika* (S. 733) wie Diclofenac [z. B. Voltaren], oder Piroxicam [z. B. Felden] dienen zur Behandlung der Entzündungssymptome. Sie werden jedoch häufig nicht gut vertragen (z. B. Magen-Darm-Ulzera). In schweren Fällen können *Glucocorticoide* angewandt werden, die sehr gut entzündungshemmend wirken, deren chronische Anwendung jedoch zu einer Reihe unerwünschter Effekte führen kann (Cushing-Symptomatik).
Als *Basistherapeutika* werden Wirkstoffe bezeichnet, die bei chronischer Anwendung den Krankheitsverlauf bremsen und den Bedarf an entzündungshemmenden Substanzen (s. o.) senken können. In diese Gruppe gehören Goldverbindungen, z. B. Auranofin [Ridaura], sowie Chloroquin [Arthrabas, Chlorochin, Resochin, Weimerquin], D-Penicillamin [Metalcaptase, Trisorcin, Trolovol] und Sulfasalazin [Azulfidine Colo-Plion]. Diese Substanzen rufen häufig Nebenwirkungen hervor, von denen z. B. Haut und Schleimhäute, die Nieren oder das Blutbild betroffen sein können.
In schweren Fällen werden auch *Immunsuppressiva* angewandt wie Methotrexat [z. B. Lantarel], Azathioprin [z. B. Imurek, Zytrim] oder Cyclophosphamid [z. B. Endoxan].

## 25.3.11 Bewußtsein und Psyche

### 25.3.11.1 Beruhigungsmittel (Sedativa)

Die Arzneimittel dieser Gruppe werden angewendet, um „Nervosität“, Angst- und Spannungszustände, Gespanntheit, innere Unruhe, ängstliche Verstimmtheit zu bessern. Dabei soll aber die geistige Leistungsfähigkeit erhalten bleiben, da sonst der Beruf nicht ausgeübt werden kann. Das Bedürfnis nach Sedativa ist in der modernen Gesellschaft recht ausgeprägt.
Von Beruhigungsmitteln *pflanzlicher Herkunft* seien hier die in der Volksmedizin gebräuchlichen Baldrian- und Hopfenzubereitungen genannt. Ihre Wirkung ist, wenn überhaupt vorhanden, nur sehr schwach; wahrscheinlich handelt es sich um psychisch wirkende Scheinmedikamente.
Alle *Hypnotika* wirken in kleiner Dosierung beruhigend. Ein Beispiel ist das *Barbiturat* Phenobarbital [z. B. Luminal]. Wegen ihrer spezifischeren Wirkung auf Angst- und Spannungszustände und ihrer guten Verträglichkeit haben die *Benzodiazepine* (S. 739) rasch eine sehr weite Verbreitung gefunden. Sie gehören inszwischen zu den am häufigsten eingenommenen Medikamenten in der westlichen Welt.

Bei Erregungszuständen von zerebralsklerotischen Patienten wird die Gabe von Clomethiazol [Distraneurin], Haloperidol [z. B. Haldol] oder auch Scopolamin empfohlen. Benzodiazepine sind nicht immer geeignet, denn sie können sogar paradoxerweise Erregungszustände auslösen.
Die wesentliche Indikation von Clomethiazol ist die Prophylaxe oder Therapie eines Alkoholentzugdelirs bei Alkoholsüchtigen. Während die orale Zufuhr recht risikolos ist, besteht bei intravenöser Infusion

die Gefahr einer Kreislauf- oder Atemdepression. Clomethiazol sollte nur einige Tage eingesetzt werden, da es selbst zur Abhängigkeit führen kann (Alkoholersatz beim Alkoholiker).

### 25.3.11.2 Schlafmittel (Hypnotika)

Der Schlaf ist unentbehrlich für die körperliche und seelische Erholung. Für die psychische Regeneration spielen die Phasen des sog. REM-Schlafes (Schlafphase mit Träumen und raschen Augenbewegungen, REM = rapid eye movements) eine wichtige Rolle, denn Verhinderung des REM-Schlafes führt zu seelischen Störungen bis hin zu psychotischen Symptomen.
Eine Schlafstörung kann verschiedene Ursachen haben: Schmerzen, ungesunde Lebensführung, ungünstige Schlafbedingungen, Angstzustände aufgrund von Erkrankungen usw. Die aufgezählten Fälle erfordern zuerst einmal eine ursächliche Therapie. Die Einnahme von Schlafmitteln ist aber gerechtfertigt, wenn Menschen aufgrund starker beruflicher Anspannung oder seelischer Schmerzen nicht schlafen können, denn ein ständiges „Nicht-ausgeschlafen-Sein" kann für den Betroffenen größere Nachteile mit sich bringen als die Einnahme von Schlafmitteln.
Bei der Wahl eines Schlafmittels ist der Typ der Schlafstörung entscheidend:

- *Einschlafstörung:* kurz wirksame Mittel genügen;
- *Durchschlafstörung:* mittellang wirksame Mittel sind notwendig, jedoch müssen diese Mittel nach 6–8 Stunden eliminiert sein, weil sonst eine Berufsfähigkeit am nächsten Morgen nicht gewährleistet ist.

Vor Einführung der Benzodiazepine waren die *Barbiturate* die am häufigsten verwendeten Schlafmittel. Jetzt werden sie kaum noch verwendet.
Die Barbiturate können eine Reihe unerwünschter Wirkungen hervorrufen:

- Bei einigen Menschen paradoxer Effekt: Anregung, ggf. Euphorie mit Gefahr der Suchtentstehung.
- Bei Überdosierung Vergiftung mit tiefer Bewußtlosigkeit und Lähmung des Atemzentrums, ohne intensivmedizinische Therapie tödlich (Einnahme von Barbituraten aus suizidaler Absicht).
- Allergie mit Exanthemen oder Ödemen der Haut.
- Induktion arzneimittelabbauender Enzyme in der Leber, dadurch beschleunigter Abbau des Barbiturates, aber auch anderer Pharmaka und körpereigener Substanzen, so daß für gleichbleibende Wirkung Dosissteigerung erforderlich (S. 715) ist.

Unter den zahlreichen *Benzodiazepin*-Derivaten sind einige, die aufgrund ihrer schnellen Eliminationsgeschwindigkeit als Schlafmittel gut geeignet sind. Zu nennen sind hier Nitrazepam [z. B. Mogadan] und Lormetazepam [z. B. Noctamid]. Völlig frei von „Katersymptomen" am nächsten Morgen sind Patienten, die Brotizolam [Lendormin] eingenommen haben, da die Ausscheidung sehr schnell geht. Die Benzodiazepine sind Psychopharmaka (S. 739) und vermögen – verglichen mit den recht unspezifisch dämpfenden Barbituraten – seelische Vorgänge gezielter zu beeinflussen: Sie haben eine angstlösende (anxiolytische) und von Umwelteinflüssen distanzierende Wirkung. Da aber für Schlafstörungen oft Sorgen, Nöte und Ängste, um welche die Gedanken unaufhörlich kreisen, verantwortlich sind, wirken Benzodiazepine meist sehr gut schlafanstoßend. Ihre Vorteile bestehen darin, daß sie

- das physiologische Schlafmuster weniger stören,
- eine vergleichsweise geringe suchterzeugende Potenz besitzen, obwohl auch sie eine Abhängigkeit auszulösen vermögen,
- bei Überdosierung praktisch nicht zum Tode führen können (wichtig bei Suizidversuchen!) und es ein spezifisches Antidot gibt: Flumazenil [Anexate],
- kaum eine Enzyminduktion hervorrufen.

Die beiden neueren Hypnotika Zolpidem [Bikalm, Stilnox] und Zopiclon [Ximovan] haben im Prinzip den gleichen Wirkungsmechanismus wie die Benzodiazepine, obwohl sie chemisch anders aufgebaut sind.

Andere uralte Hypnotika wie Paraldehyd oder Chloralhydrat [Chloraldurat] oder Carbromal [Bestandteil der Kombinationspräparate] haben kaum noch Bedeutung.
Alle bisher genannten, gut wirksamen Schlafmittel unterliegen der Rezeptpflicht. Rezeptfrei erhältlich sind Präparate, die sedierend wirkende Antihistaminika (S. 721) enthalten wie Diphenhydramin (z. B. Dormutil N) und Doxylamin (z. B. Hoggar N, Munleit). Ihre hypnotische Kraft ist aber relativ gering.

### 25.3.11.3 Psychopharmaka

Bei psychischen Erkrankungen ist es möglich, mit Hilfe der Psychopharmaka das Seelenleben recht gezielt und spezifisch zu beeinflussen. Zu den Psychopharmaka gehören die antipsychotisch wirkenden Neuroleptika und Thymoleptika sowie die Anxiolytika.

**• Neuroleptika und Thymoleptika**

Neuroleptika sind indiziert zur Behandlung der Schizophrenie und der Manie, Thymoleptika (aufgrund ihrer Molekülstruktur auch trizyklische Antidepressiva genannt) zur Therapie der endogenen Depression. Der Wirkungsmechanismus der Substanzen ist noch nicht ganz geklärt. Den Neuroleptika ist gemeinsam, daß sie an Dopaminrezeptoren antagonistisch wirken. Die Antidepressiva hemmen die Inaktivierung der Überträgerstoffe Noradrenalin und Serotonin. Unklar ist, wie sich aus diesen Wirkungen schließlich der verzögert einsetzende antipsychotische Effekt ergibt. Beiden Gruppen ist gemeinsam, daß sie ihre antipsychotische Wirkung nur bei psychotisch Erkrankten und nur bei chronischer Gabe im Laufe von Wochen ausbilden. Am Beginn der Behandlung treten jedoch akut zunächst psychische und vegetative Veränderungen auf, die sich auch beim Gesunden entwickeln. Diese Wirkungen oder Nebenwirkungen sind:
*Psyche:* emotionale Beruhigung, Verminderung der geistigen und körperlichen Aktivität, Distanzierung von inneren und äußeren Einflüssen.
*Vegetativum:* Tachykardie, orthostatische Blutdruckregulationsstörungen, Mundtrockenheit, Obstipation, Miktionsstörungen u. a.
An weiteren Nebenwirkungen kommt es im Laufe der Therapie selten zu Hemmung der Leberfunktion mit Gelbsucht, Schädigung des Herzens, Knochenmarkschädigung. Eine

vornehmlich bei der Neuroleptikatherapie häufiger auftretende Nebenwirkung besteht in Störungen des extrapyramidal-motorischen Systems, z. B. in Form eines Parkinsonismus (Schüttellähmung) oder eines dyskinetischen Syndroms mit Zungen-Schlund-Krämpfen, Schiefhals und gelegentlich auch Spastik der Extremitäten (Gegenmittel: Biperiden [Akineton]). Die Symptome bilden sich nach dem Absetzen des Medikaments meist zurück. In seltenen Fällen können jedoch motorische Störungen bestehen bleiben.
Neuroleptika sind das Phenothiazin Chlorpromazin, weiterhin Fluphenazin [Omca, Dapotum, Lyogen], Perphenazin [Decentan], Thioridazin [Melleril, Meleretten] oder Triflupromazin [Psyquil] und die Butyrophenone Haloperidol [z. B. Haldol, Sigaperidol] sowie Droperidol [Dehydrobenzperidol] und Pimozid [Antalon, Orap]. Die vegetativen Nebenwirkungen sind bei den Butyrophenonen weniger ausgeprägt. Clozapin [Leponex] ist ein neueres Neuroleptikum, bei dem die Gefahr motorischer Störungen gering ist, doch drohen Blutbildschäden, weshalb bei diesem Arzneistoff zu Therapiebeginn bei allen Patienten eine Blutbildüberwachung gefordert wird. Außer bei Schizophrenie und Manie werden Neuroleptika bei psychosomatischen Erkrankungen, bei Narkosen (Prämedikation oder Neuroleptanalgesie S. 735) oder bei Erbrechen eingesetzt.
Trizyklische Antidepressiva sind Imipramin [z. B. Tofranil], Amitriptylin [z. B. Saroten] und Clomipramin [z. B. Anafranil, Hydiphen], Desipramin [Pertofran, Petylyl], strukturell nah verwandt ist Mianserin [z. B. Tolvin]. Das Präparat Limbatril enthält eine Kombination aus Amitriptylin und dem Benzodiazepin Chlordiazepoxid.
Antidepressiva werden gelegentlich auch bei nichtpsychotischen Depressionen angewendet. Bei chronischen Schmerzzuständen (z. B. Karzinomschmerzen) dienen sie als „Co-Analgetika" zur Unterstützung der Therapie mit Schmerzmitteln.
Lithiumsalze [z. B. Hypnorex retard, Quilonum] können zur Therapie manischer Zustände und zur Prophylaxe von manisch-depressiven Schüben gegeben werden. Ihre therapeutische Breite ist gering. Nebenwirkungen: Zittern, Magen-Darm-Störungen, Polyurie, Störungen der Schilddrüsenfunktion, Krampfanfälle, evtl. tödliche Vergiftungen.

- **Anxiolytika (Tranquillanzien)**

Die heute fast ausschließlich verwendeten Anxiolytika sind die Benzodiazepine, wie Diazepam [Valium sowie z. B. Lamra, Tranquase, Valiquid], Chlordiazepoxid [Librium, Multum, Radepur], weiterhin z. B. Bromazepam [z. B. Lexotanil], Clobazam [Frisium], Flurazepam [z. B. Dalmadorm], Flunitrazepam [z. B. Rohypnol], Lorazepam [z. B. Tavor], Oxazepam [z. B. Adumbran].
Alle Benzodiazepine wirken qualitativ gleichartig, unterscheiden sich aber hinsichtlich Resorptions- und Eliminationsgeschwindigkeit. Sie lösen Angst- und Spannungszustände, dämpfen die Wirkung von äußeren und inneren Einflüssen auf das seelische Befinden, vermindern aber auch Aufmerksamkeit, Wachheit und Initiative. Sie besitzen keinen antipsychotischen Effekt. Sie hemmen außerdem die Ausbreitung von motorischen Erregungen im Rückenmark, was zu einer Tonussenkung der Skelettmuskulatur führt („weiche Knie"). Die Wirkungen beruhen auf der Bindung an spezifische Wirkorte, die Bestandteil des Rezeptorproteins für den hemmenden Überträgerstoff Gammaaminobuttersäure (GABA) sind. Benzodiazepine verstärken die Hemmwirkung von GABA.
Benzodiazepine werden angewendet bei neurotischen Angst- und Spannungszuständen, als Schlafmittel, bei psychosomatischen Erkrankungen, zur Narkoseprämedikation, bei Epilepsie. Als Nebenwirkungen können auftreten: Gleichgültigkeit, „Wurschtigkeit", Abnahme des Reaktionsvermögens (Autofahrer, berufliche Tätigkeit!), Bewegungsunsicherheit; vegetative Störungen (Obstipation, Libidoverlust, Gewichtszunahme u. a.); Abhängigkeit und auch Sucht.
Da alle Psychopharmaka sedierend wirken, verstärkt die gleichzeitige Einnahme von Alkohol oder anderen dämpfenden Präparaten wie Schlaf- oder Beruhigungsmitteln die psychische Beeinträchtigung erheblich. Bei Überdosierung oder Vergiftung mit Benzodiazepinen steht ein spezifisch wirkendes Antidot, Flumazenil [Anexate], zur Verfügung. Es besetzt die Benzodiazepinrezeptoren und verhindert Bindung und Wirkung Benzodiazepine. Flumazenil ist also ein Benzodiazepinantagonist.

## 25.3.12 Hormone

Die Hormone, ihre Bildungsorte und ihre Wirkungen auf Körperfunktionen werden an anderer Stelle (S. 561 ff.) besprochen. Als Arzneimittel werden Hormone zugeführt, um einen Ausfall der körpereigenen Hormonbildung zu kompensieren (Substitutionstherapie), zur Diagnostik bei endokrinen Erkrankungen oder um die Funktion einer endokrinen Drüse zu bremsen (Suppressionstherapie, z. B. weibliche Geschlechtshormone zur Ovulationshemmung). Pharmakotherapeutisch ist weiterhin die Beeinflussung von Hormonausschüttung und -wirkung mit Hilfe von Arzneistoffen wichtig. Im folgenden sollen die verschiedenen endokrinen Drüsen unter besonderer Berücksichtigung der beiden letztgenannten Gesichtspunkte besprochen werden.

### 25.3.12.1 Schilddrüse

Außer zur Substitution bei einer Unterfunktion der Schilddrüse kann das Schilddrüsenhormon *Thyroxin* [z. B. Eferox, Enthyrox, Thevier], auch bei ausreichender körpereigener Produktion zugeführt werden – dann nämlich, wenn eine Schilddrüsenvergrößerung, (meist infolge eines Jodmangels → euthyreote Jodmangelstruma) zur Rückbildung gebracht werden soll. Die Grundlage dieser Suppressionstherapie ist der Regelkreis zur Steuerung der Hormonfreisetzung (Abb. 25.**21**). Bei oraler Zufuhr von Thyroxin ist eine geringere Thyroxinfreisetzung aus der Schilddrüse notwendig, um den Normalwert der Hormonkonzentration im Körper zu erhalten. Die Freisetzung von Thyreoidea-stimulierendem Hormon (TSH) nimmt ab, die Schilddrüsenaktivität versiegt, und die Drüse schrumpft. Bei jüngeren Patienten kann auch durch Zufuhr von Jodsalzen eine Rückbildung der vergrößerten Schilddrüse erreicht werden. Am besten ist jedoch die Prophylaxe der Jodmangelstruma durch ausreichende Jodsalzzufuhr mit der Nahrung.
Als *Thyreostatika* werden Arzneimittel bezeichnet, die bei einer Überfunktion der Schilddrüse die Synthese von Thyro-

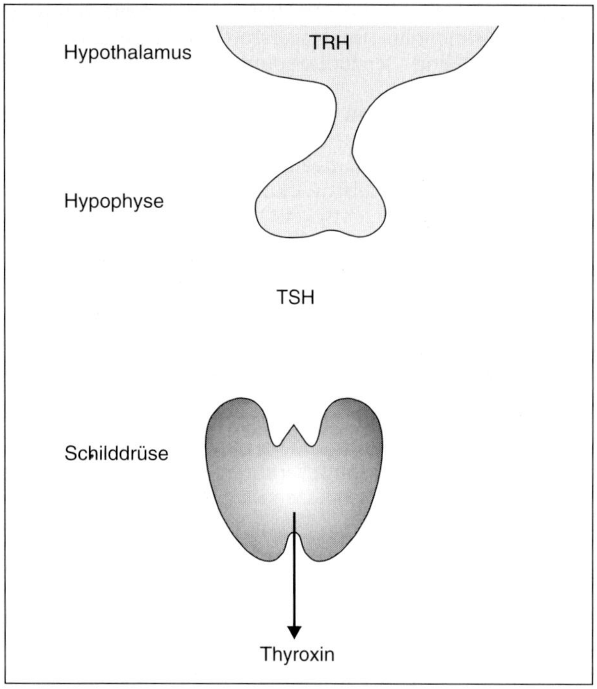


Abb. 25.**21** **Regelkreis zur Steuerung der Schilddrüsenhormon-Ausschüttung.** Die Schilddrüse steht unter Kontrolle durch TRH = „Thyreotropin Releasing Hormon" aus dem Hypothalamus und TSH = Thyreoidea-stimulierendes Hormon (Thyreotropin) aus dem Hypophysenvorderlappen. Das Thyroxin übt einen Hemmeffekt auf die Freisetzung von TSH aus, d. h. je höher die Thyroxinkonzentration, desto mehr wird die Abgabe des übergeordneten Hormons TSH gedrosselt (Regelkreis mit negativer Rückkoppelung). Auf diese Weise wird einem Anstieg der Thyroxinkonzentration über den Normalwert entgegengewirkt. Liegt die Thyroxinkonzentration hingegen unterhalb des Normalwertes, nimmt sein Hemmeffekt auf die TSH-Freisetzung ab und das vermehrt ausgeschüttete TSH treibt die Schilddrüse zur gesteigerten Thyroxinproduktion ab, bis der Normalwert erreicht wird.

xin und Trijodthyronin hemmen und dadurch zur Normalisierung des Krankheitsbildes beitragen. Kurzfristig gelingt eine Dämpfung mit Kaliumjodid in hoher Dosis; dieser Effekt kann zur Vorbereitung bei Kropfoperationen benutzt werden. Nach Jodidzufuhr muß aber operiert werden, weil sonst die hemmende Wirkung in einen die Schilddrüse aktivierenden Effekt umschlägt.
Eine echte, langdauernde Hemmung der Schilddrüsentätigkeit ist mit Perchloraten [Irenat] möglich, aber besser mit Thioharnstoff-Derivaten zu erzielen. Von der letzteren Gruppe haben sich bewährt: Propylthiouracil [Propycil, Thyreostat II], Thiamazol [Favistan, Tyrozol] und Carbimazol [Neo-Thyreostat]. Die Dosierung ist individuell einzustellen und richtet sich nach dem Effekt. Eine gute Einstellung mit Thyreostatika erfordert viel Zeit, weil das Schilddrüsenhormon Thyroxin nur sehr langsam (Halbwertzeit ca. 7 Tage) eliminiert wird. Vorsichtig gegeben werden sollen die Thyreostatika während der Schwangerschaft und an stillende Mütter, weil der Embryo bzw. der Säugling sonst Schilddrüsenhormon-Mangelsymptome entwickeln kann. An Nebenwirkungen treten vor allem allergische Symptome und Blutbildveränderungen auf, ferner ist mit einer Vergrößerung der Schilddrüse zu rechnen. Die Patienten müssen daher ständig überwacht werden.
Eine weitere Möglichkeit, die Schilddrüse zu hemmen, besteht darin, radioaktives Jod ($^{131}$J) zu geben. Dieses wird in der Schilddrüse angereichert und zerstört durch seine Strahlung das Drüsengewebe. Die Dosen liegen sehr viel höher, als sie für die Schilddrüsenfunktionsdiagnostik notwendig sind. Die Radiojodbehandlung ist nicht ohne Gefahren (Keimzellschädigung, Tumorentstehung) und sollte daher nur bei älteren Menschen durchgeführt werden.

### 25.3.12.2 Bauchspeicheldrüse

Eine (absolut oder relativ) ungenügende Insulinausschüttung aus den B-Zellen des Pankreas führt zum Krankheitsbild des Diabetes mellitus. Zufuhr von **Insulin** auf parenteralem Wege (da Eiweißkörper) vermag den Insulinmangel auszugleichen. Das aus den Bauchspeicheldrüsen von Rindern oder Schweinen gewonnene Insulin unterscheidet sich vom menschlichen Insulin bezüglich seiner Molekülstruktur wenig und bezüglich des Wirkmechanismus gar nicht. Jetzt ist es möglich, durch biochemische oder gentechnische Verfahren ein dem menschlichen Hormon identisches Insulin herzustellen. Die Wirkung einer subkutanen Injektion von Insulin dauert nur wenige Stunden (Altinsulin = Normalinsulin, eine Insulin-Lösung) oder etwa $^1/_2$–1 Tag (Depotinsulin, eine Insulin-Suspension mit verzögerter Auflösung). Die Dosierung von Insulin ist sehr kritisch, da bei Unterdosierung auf die Dauer doch diabetische Folgeschäden (Gefäß- und Nervenveränderungen) auftreten, bei Überdosierung die Patienten dagegen in einen hypoglykämischen Schock kommen. Jeder Diabetiker muß daher sorgfältig in einer Klinik unter Blutzucker- und Harnzuckerkontrolle auf seinen Insulinbedarf eingestellt werden. Die Lebenserwartung eines Zuckerkranken ist um so besser, je besser er eingestellt ist; jede „Verwilderung" des Diabetes schadet dem Kranken.
Gelegentlich kommen nach subkutanen Insulininjektionen lokale allergische Reaktionen vor. Sie können nach dem Wechsel des Präparates verschwinden.
Die **oral wirkenden Antidiabetika**, z. B. die *Sulfonylharnstoffe* Glibenclamid [Euglucon N und 15 weitere Präparate] oder Tolbutamid [Artosin, Rastinon] regen die B-Zellen zu vermehrter Insulinausschüttung an. Bei einem völligen Insulinmangel sind sie unwirksam. Deshalb sind sie nur zur Therapie des Altersdiabetes (relativer Insulinmangel, Typ-II-Diabetes), nicht aber des jugendlichen Diabetes (absoluter Insulinmangel, Fähigkeit zur Insulinsynthese aufgehoben, Typ-I-Diabetes) geeignet. Es muß jedoch betont werden, daß sich in den meisten Fällen von Altersdiabetes allein durch Reduktion des Übergewichts der relative Mangel an Insulin beheben läßt! Denn unter dieser Bedingung nimmt die Ausstattung der Körperzellen mit Insulinrezeptoren zu

und damit die Insulinempfindlichkeit, so daß die gebildete Insulinmenge nun für eine normale Glucoseverwertung ausreicht und keine weitere Therapie erforderlich ist.
Allergische Unverträglichkeitsreaktionen werden von allen Substanzen berichtet. Tolbutamid scheint am besten verträglich zu sein. Auch bei einer Therapie mit diesen oralen Antidiabetika hat eine genaue Einstellung der Patienten zu erfolgen; es besteht ebenfalls Hypoglykämiegefahr.

Von den bisher genannten Sulfonylharnstoffen unterscheidet sich das sog. *Biguanidderivat* Metformin [z. B. Glucophage, Mediabet] nicht nur chemisch, sondern auch in Hinsicht auf den Wirkungsmechanismus. Es vermag bei Typ-II-Diabetes einen erhöhten Glucosespiegel zu normalisieren, ohne die Insulininkretion zu fördern. Der Mechanismus, welcher der günstigen Wirkung auf den Glucosestoffwechsel zugrunde liegt, ist im einzelnen noch nicht geklärt. Eine gefährliche Nebenwirkung ist die Überschwemmung des Organismus mit Lactat (Lactatazidose).
**Acarbose** [Glucobay] ist ein Hemmstoff intestinaler $\alpha$-Glucosidasen, welche sich in der Zellmembran von Darmepithelzellen befinden und für den Abbau von Kohlenhydraten verantwortlich sind. Zu den $\alpha$-Glucosidasen zählt beispielsweise die Saccharase, ein Enzym, das Saccharose Rohrzucker) in Glucose und Fructose spaltet. Die orale Zufuhr von Acarbose hat zur Folge, daß die Aufspaltung der Kohlenhydrate, die mit der Nahrung zugeführt werden, verzögert abläuft und somit die Aufnahme von Glucose in den Körper nach einer Mahlzeit langsamer vonstatten geht. Auf diese Weise werden „Blutzuckerspitzen" vermieden und die Insulinproduktion entlastet. Acarbose hat selbst keinen direkten Einfluß auf die Insulinausschüttung, diese Substanz dient der Unterstützung einer bestehenden Diabetestherapie.

### 25.3.12.3 Nebennierenrinde

Neben der sehr seltenen Indikation zur echten Substitutionstherapie bei Ausfall der Nebennierenrinden (Addison-Erkrankung) besitzen die Nebennierenrindenhormone große Bedeutung für die Therapie anderer Erkrankungen. So wirken die *Glucocorticoide* entzündungshemmend (antiphlogistisch), antirheumatisch, antiallergisch und immunsuppressiv. Aufgrund dieser Eigenschaften finden die Glucocorticoide ausgedehnte Anwendung bei entzündlichen, rheumatischen und allergischen Erkrankungen. Die Glucocorticoide sind aber nicht ohne Nebenwirkungen: Verzögerung von Narbenbildung, Erleichterung von Infektionsausbreitung, nach längerer Zufuhr Auftreten eines Cushing-Syndroms (Gewichtszunahme, Vollmondgesicht, abnorme Fettverteilung, Wasser- und Kochsalzretention, Hypertonie, Knochenbrüchigkeit usw.). Neben dem natürlichen Hormon *Cortisol* (Hydrocortison) gibt es heute eine Reihe von künstlichen Glucocorticoiden, die sich therapeutisch gut bewährt haben: z. B. Prednison [Decortin, Predni-Tablinen, Rectodelt], Prednisolon [Decaprednil, Decortin H, Solu-Decortin H], Dexamethason [z. B. Auxiloson, Decadron, Dexamed, Fortecortin, Predni-F-Tablinen], Triamcinolon [Berlicort, Delphicort, Delphimix, Triam-oral, Volon]. Die absolute Wirksamkeit und damit die Dosierung ist für die einzelnen Präparate recht unterschiedlich. Sie richtet sich außerdem weitgehend nach der Erkrankung, der individuellen Empfindlichkeit und dem Therapieerfolg bzw. den Nebenwirkungen. Besonders günstig ist die lokale Anwendung von Glucocorticoiden, da die allgemeinen Nebenwirkungen weitgehend zurückgedrängt werden können. So bewährt sich eine Inhalation von Steroiden bei Asthmakranken, die Applikation von Glucocorticoiden als hohe Einläufe bei Enddarmerkrankungen und die Anwendung in Salbenform bei bestimmten Hauterkrankungen.
Auch die künstlichen Glucocorticoide greifen in den Regelkreis ein und hemmen die Bildung von CRH (Corticotropin-Releasing-Hormon) und damit von ACTH (adrenokortikotropes Hormon). Dies führt zu einer Verminderung der Glucocorticoidsynthese in der Nebennierenrinde, die bei längerer höherdosierter Therapie die Fähigkeit zur Glucocorticoidbildung verlieren kann (Nebennierenrindenatrophie). Hier handelt es sich also wiederum um die Suppression der körpereigenen Hormonbildung durch Zufuhr des Hormons von außen (S. 744). Würde die Hormonzufuhr dann abrupt abgebrochen, entstünde ein lebensgefährlicher Hormonmangel. Die Glucocorticoidtherapie muß daher ausschleichend mit immer niedrigeren Dosierungen beendet werden, um die Nebenniere daran zu gewöhnen, wieder selbst die Glucocorticoide zu synthetisieren.
Wichtig zu wissen ist, daß bei einer kurzfristigen, hochdosierten systemischen Glucocorticoidgabe, z. B. zur Behandlung einer anaphylaktischen Reaktion, die zuvor genannten Nebenwirkungen *nicht* zu befürchten sind.

### 25.3.12.4 Männliche Gonaden

Das männliche Sexualhormon Testosteron [Andriol, Testoviron] wird zusammen mit einigen verwandten Verbindungen als *Androgen* bezeichnet. Testosteron stimuliert die Ausbildung der sekundären Geschlechtsmerkmale und bestimmt auch das psychische Verhalten. Die Ausfallserscheinungen nach Kastration können durch Testosteron aufgehoben werden. Da Testosteron nach oraler Zufuhr unsicher wirkt, wird es meist in Form von Depotpräparaten intramuskulär zugeführt. Es gibt auch Abwandlungsprodukte, die nach oraler Gabe wirken: Methyltestosteron und Mesterolon [Proviron, Vistimon]. Wird Testosteron bei Frauen gegeben, tritt eine Steigerung der Libido und eine Virilisierung (männlicher Haarwuchs, tiefe Stimme, Klitoriswachstum) auf. Nach Testosterongabe wird ein verstärkter Eiweißansatz beobachtet (anaboler Effekt).
Durch Veränderungen im Molekül soll die virilisierende Eigenschaft zurückgedrängt und die anabole Wirkung erhalten bleiben: *Anabolika* wie Metenolon [Primobolan] und viele andere. Die Anabolika werden bei kachektischen Zuständen, Osteoporose, schlecht heilenden Knochenbrüchen usw. gegeben. An Nebenwirkungen werden gelegentlich Störungen der Leberfunktion und bei Jugendlichen vorzeitiges Ende des Knochenwachstums beobachtet. Bei Prostatakarzinom und während der Schwangerschaft (Virilisierung der Frucht) dürfen Anabolika nicht gegeben werden. Da Anabolika bei trainierenden Sportlern zu einer Vermehrung der Muskelmasse Anlaß geben sollen, werden diese Substanzen mißbräuchlich zur Produktion von weiblichen und männlichen Hochleistungssportlern benutzt. Aufgrund ihrer nahen Verwandtschaft zum Testosteron besitzen alle Anabolika noch gewisse androgene Eigenschaften; daher lösen sie bei Frauen ein Wachstum des Kehlkopfes aus, was zur tiefen, männlichen Stimme führt (hormonell ausgelöster Stimmbruch). Das Resultat sind dann z. B. junge Hoch-

leistungsschwimmerinnen mit männlicher Stimme, die sich nicht wieder rückbilden kann.
Anabolika wurden auch mißbräuchlich zur Mast von Schlachttieren angewendet.
*Antiandrogene* wie Cyproteron [Androcur] und Flutamid [Fugerel] sind Antagonisten an den Rezeptoren für das männliche Geschlechtshormon (Abb. 25.**22**). Sie werden z. B. im Rahmen der medikamentösen Behandlung eines Prostatakarzinoms angewandt, dessen Wachstum testosteronabhängig ist. Bei dieser Erkrankung läßt sich medikamentös auch die Testosteronausschüttung aufheben, und zwar durch Substanzen wie Buserelin [Suprecur, Profact], Leuprorelin [Carcinil, Enantone, Uno-Enantone] und Goserelin [Zoladex], Analoga des hypothalamischen „Gonadotropin-Releasing-Hormons" = GnRH mit besonders starker und lang anhaltender stimulierender Wirkung auf den Hypophysenvorderlappen. Die Dauerstimulation führt zu einer Abnahme der Ausschüttung von Gonadotropinen, so daß der Stimulus für die Testosteronproduktion wegfällt.
*Finasterid* [Proscar] ist ein Enzymhemmstoff, der die Bildung von Dihydrotestosteron aus Testosteron verhindert. Dieses Enzym (5α-Reduktase) ist nur in einigen Geweben, so z. B. der Prostata vorhanden. In diesen Geweben ist Dihydrotestosteron das eigentlich wirksame Androgen. Finasterid wird bei benigner Prostatahyperplasie angewandt, um den Wachstumsreiz, den Dihydrotestoteron auf dieses Organ ausübt, aufzuheben und so die Prostata zur Verkleinerung zu bringen.

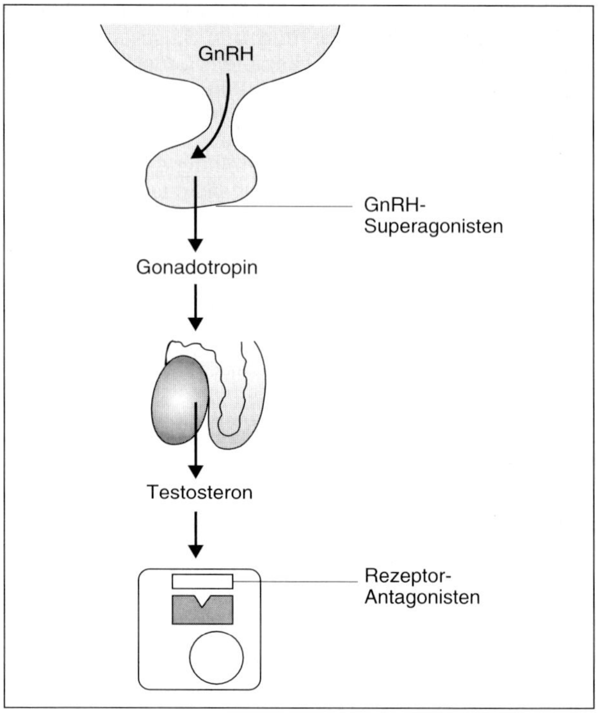


Abb. 25.**22** **Pharmakologische Möglichkeiten zur Verminderung der Ausschüttung und Wirkung von Testosteron.**

### 25.3.12.5 Weibliche Gonaden

In den Eierstöcken werden zwei Sexualhormone gebildet, *Estradiol* und *Progesteron*, die unterschiedliche Wirkungen besitzen.
Estradiol und ähnlich wirkende Substanzen werden zu den *Estrogenen* zusammengefaßt. Estradiol [Estraderm TTS, Progynon-Depot] ist per os kaum wirksam und wird daher parenteral oder transdermal als Pflaster gegeben. Per os wirksame Präparate sind Ethinylestradiol [Progynon C, Turisteron] und Mestranol, die hauptsächlich als Bestandteil oraler Kontrazeptiva angewandt werden. Konjugierte Estrogene stammen aus dem Harn schwangerer Stuten. Sie dienen zur Behandlung klimakterischer Beschwerden und zur Osteoporoseprophylaxe nach der Menopause.
Progesteron und verwandte Substanzen werden als *Gestagene* bezeichnet. Auch Progesteron ist für die orale Zufuhr ungeeignet, da es nach der Resorption in der Leber abgebaut wird. Für die orale Anwendung geeignete Gestagene sind beispielsweise Norethisteron [Micronovum, Primolut-Nor, Sovel] und Chlormadinon [Gestafortin].
Eine *Empfängnisverhütung* ist durch die kombinierte Gabe eines Estrogens und eines Gestagens während des 7.–28. Zyklustages möglich. Das Wirkprinzip ist Hemmung der endokrinen Drüse durch Hormonzufuhr von außen. Es beruht auf einem Regelkreis mit negativer Rückkopplung (S. 744, S. 746). Die Hemmung der Funktion der Ovarien ist mit einer unzureichenden Eireifung verbunden, so daß der Eisprung ausbleibt: Ovulationshemmung. Während des einnahmefreien Intervalls (bzw. der Einnahme von Plazebotabletten). *Antiestrogene* sind Antagonisten an Estrogenrezep-

## 25.3.13 Antiinfektiöse Therapie

### 25.3.13.1 Antibakterielle Therapie

Die antibakterielle Therapie hat das Ziel, die körpereigenen Abwehrmechanismen bei ihrer Bekämpfung einer Infektion durch Bakterien zu unterstützen. Dabei sollen die verwendeten Antibiotika oder Chemotherapeutika die bakteriellen Zellen schädigen oder zerstören (Abb. 25.**23**); Hemmung der Vermehrung = bakteriostatischer Effekt; Abtötung der Bakterien = bakterizider Effekt), die menschlichen Zellen aber nicht beeinträchtigen. Das bedeutet, daß die Arzneimittel möglichst auf solche Stoffwechselvorgänge einwirken müssen, die es nur bakteriellen, nicht aber in menschlichen Zellen gibt.
Der Begriff *Antibiotika* bezieht sich auf natürliche, von Mikroorganismen gebildete Stoffe (z. B. Penicillin G). Der Begriff *Chemotherapeutika* bezeichnet durch chemische Synthese hergestellte Substanzen (z. B. Sulfonamide). Im heuti-

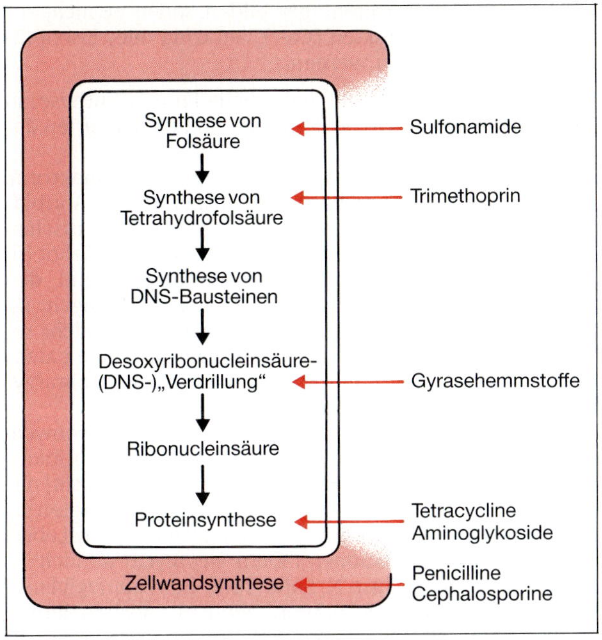


Abb. 25.**23** **Stoffwechselvorgänge im Bakterium und Angriffspunkte von antibakteriellen Wirkstoffen.**

gen Sprachgebrauch wird diese Trennung jedoch häufig nicht mehr vorgenommen, zumal viele Substanzen durch chemische Veränderungen von natürlichen Grundstoffen gewonnen werden (z. B. verschiedene Penicillinderivate).

Da es immer auch *unempfindliche, resistente Bakterienstämme* gibt, vermag ein Antibiotikum oder Chemotherapeutikum nur bestimmte empfindliche Bakterienarten anzugreifen. Es besitzt also ein *begrenztes antibakterielles Wirkungsspektrum.* Weil sich die Resistenzverhältnisse ständig verändern, sollte angestrebt werden, bei einer bakteriellen Infektion die Erreger zu isolieren, anzuzüchten, ihre Empfindlichkeit bzw. Resistenz gegen verschiedene Substanzen auszutesten (Resistenzbestimmung, Antibiogramm) und dann ein wirksames Therapeutikum auszuwählen (S. 840). Muß eine Therapie sofort beginnen, so daß das Ergebnis der Resistenzbestimmung nicht abgewartet werden kann, wird eine Substanz gegeben, die erfahrungsgemäß bei dieser speziellen Infektionskrankheit wirksam ist, oder ein Medikament angewendet, gegen das möglichst viele Bakterienstämme empfindlich sind, ein sog. *Breitband-* oder *Breitspektrum-Antibiotikum.* Allerdings werden auch um so größere Anteile der körpereigenen Bakterienflora zerstört, je breiter das Wirkungsspektrum einer Substanz ist. Dadurch entsteht Raum für eine Besiedlung von Haut oder Schleimhäuten durch körperfremde pathogene Bakterien oder Pilze im Verlaufe einer antibakteriellen Therapie („Infektionswandel", z. B. Entwicklung einer Soormykose). Außerdem führt die Zerstörung der physiologischen Darmbakterienflora häufig zu Verdauungsstörungen.

**Penicilline** werden aus Schimmelpilzkulturen gewonnen und gehören strukturell zu den β-Lactam-Antibiotika. Sie schädigen bei einer großen Zahl von Bakterien die Zellwand, welche menschliche Zellen nicht besitzen, die aber für die Lebensfähigkeit der Bakterien erforderlich ist, so daß diese absterben (bakterizider Effekt).

Leider hat im Laufe der Zeit eine Reihe von Krankheitserregern, die primär empfindlich gegenüber Penicillinen waren, eine Resistenz entwickelt. Häufig sondern diese Keime ein Enzym (die Penicillinase) in ihre Umgebung ab, das Penicillinmoleküle zerstört, bevor sie die Bakterien erreichen.

Mit der Entdeckung des Penicillin G (Benzylpenicillin) begann die Ära der antibiotischen Therapie. Durch Penicillin G wurden in geradezu revolutionärer Weise neue Möglichkeiten zur Bekämpfung bakterieller Infektionen eröffnet.

Allerdings hat Penicillin G auch einige Schwächen:

- Es wird sehr schnell durch die Nieren ausgeschieden und ist daher nur wenige Stunden wirksam.
- Es muß parenteral zugeführt werden, da es durch Magensäure zerstört wird.
- Es wirkt fast nur gegen grampositive Keime, aber auch gegen die gramnegativen Gono- und Meningokokken.
- Es wird durch Penicillinase zerstört.

Ausgehend von Penicillin G folgten später weitere Penicilline mit „verbesserten" Eigenschaften:

- i. m. zu applizierende Depotpenicilline, z. B. Clemizol-Penicillin G, Wirkdauer 1–2 Tage, oder Benzathin-Penicillin G [Tardocillin, Pendysin], Wirkdauer bis zu 4 Wochen.
- oral wirksame, säurestabile Penicilline, z. B. Penicillin V [z. B. Antibiocin, Arcasin, durapenicillin, Isocillin, Ispenoral, Megacillin oral], Propicillin [Baycillin];
- Penicilline mit erweitertem, auch gramnegative Keime erfassendem Spektrum, z. B. Ampicillin [z. B. Binotal, Pen-Bristol, Unacid], Mezlocillin [Baypen], Azlocillin [Securopen], Piperacillin [Pipril], (letztere nur für Spezialindikationen) und das auch per os wirksame Amoxicillin [z. B. Amoxipen, Amoxi-Tablinen, Clamoxyl, Cuxacillin, dura AX, Sigamopen];
- gegen Penicillinase unempfindliche Penicilline, z. B. Oxacillin [Stapenor] oder Dicloxacillin [Dichlor-Stapenor]; das Handelspräparat Augmentan ist eine Kombination aus dem penicillinaseempfindlichen Amoxicillin und dem Hemmstoff der Penicillinase Clavulansäure.

Penicilline sollten immer dann angewendet werden, wenn die Keime penicillinempfindlich sind, auch dann, wenn die Empfindlichkeit nicht besonders groß ist, da Penicilline aufgrund ihrer geringen Giftigkeit für den Menschen sehr hoch dosiert werden können. Penicilline haben von allen Antibiotika und Chemotherapeutika die weitaus größte therapeutische Breite.

Toxische Nebenwirkungen besitzen die Penicilline bis zu extrem hohen Dosierungen (20–30 Mill. IE) nicht; von diesen Dosen an können neurotoxische Symptome auftreten. Häufiger werden allerdings Penicillinallergien beobachtet, von Hautreaktionen bis zum anaphylaktischen Schock. Besonders häufig treten Hautreaktionen nach Gabe von Ampicillin auf. Diese sind jedoch nicht immer allergisch bedingt, so daß trotz einer Hautreaktion auf Ampicillin andere Penicilline durchaus toleriert werden können.

Da Penicillin nur wachsende Keime hemmt, ist es nicht sinnvoll, dieses Antibiotikum mit anderen Antibiotika zu

kombinieren, die aufgrund eines anderen Wirkungsmechanismus (Eiweißsynthesehemmung) das Wachstum der Keime verhindern, z. B. mit Tetracyclinen.
Neuerdings sind einige Antibiotika entwickelt worden, die chemisch nur noch einen Teil des Penicillingerüstes enthalten. Diese Substanzen, wie Imipenem [Zienam: Imipenem zusammen mit einem Enzymhemmstoff gegen den Abbau in der Niere] und Aztreonam [Azactam] werden bei penicillinresistenten Keimen verwendet.

**Cephalosporine** sind Antibiotika mit einem ähnlichen chemischen Aufbau wie die Penicilline (β-Lactame), sie wirken ebenfalls durch Hemmung der Zellwandsynthese bakterizid, und zwar sowohl auf grampositive wie gramnegative Bakterien. Einige sind nur parenteral applizierbar, einige auch oral wirksam (z. B. Cefalexin [z. B. Ceporexin, Oracef], Cefaclor [z. B. Panoral]) oder zusätzlich stabil gegen eine von einigen Bakterien gebildete Cephalosporinase (z. B. Cefazolin [Elzogram, Gramaxin], Cefamandol [Mandokef], Cefuroxim [Elobact, Zinacef, Zinnat] oder Cefotaxim [Claforan]). Cephalosporine können in Fällen von Penicillinresistenz oder Allergie verwandt werden. Nebenwirkungen: Allergie, Alkoholunverträglichkeit.
Jedes Jahr werden neue Cephalosporine in den Handel gebracht. Ob die neuen Substanzen jeweils Vorteile aufweisen, zeigt sich meistens erst nach längerer Zeit. Bei dem häufig zu beobachtenden zu freizügigen Gebrauch entwickeln sich meistens sehr schnell Resistenzen.

**Tetracycline,** aus Bakterien (Streptomyces) gewonnen, werden als *Breitband-Antibiotika* bezeichnet, weil sie gegen eine große Anzahl von Krankheitserregern wirksam sind. Allerdings wurden viele Bakterienstämme im Laufe der Zeit resistent, so daß die therapeutische Bedeutung der Tetracycline zurückgegangen ist. Sie hemmen die bakterielle Proteinsynthese und sind bakteriostatisch.
Zu den Tetracyclinen gehören Tetracyclin [z. B. Achromycin, Hostacyclin, Tefilin, Tetralution], Chlortetracyclin [Aureomycin], Oxytetracyclin [z. B. Tetra-Talinen], Doxycyclin [z. B. Azudoxat, duradoxal, Mespafin, Sigadoxin, Vibramycin] und Minocyclin [Klinomycin und z. B. Akne-Puren, Aknosan, Lederderm, Skid]. Sie alle werden vom Magen-Darm-Kanal gut resorbiert, so daß nur in seltenen, hochakuten Fällen eine intravenöse Therapie z. B. mit Doxycyclin [Vibravenös] notwendig ist.
Tetracycline reizen die Darmschleimhaut. Hinzu kommt eine Nebenwirkung, die für die starke bakterienschädigende Wirkung spricht: Die normale Bakterienbesiedlung im Darm, in der Vagina und im Mund wird geschädigt. Daraufhin kann eine Fremdbesiedlung vorwiegend mit Pilzen und Hefen erfolgen, die zu erheblichen Störungen (Diarrhöen, Schleimhautentzündungen) und bei schlechtem Allgemeinzustand zur Pilzsepsis führt. Tetracycline erzeugen eine erhöhte Lichtempfindlichkeit der Haut, d. h., die Patienten müssen sich vor Sonneneinwirkung schützen.
Die Antibiotika dieser Gruppe werden in wachsenden Knochen (reversible Wachstumsstörungen) und Zähnen (Gelbverfärbung und erhöhte Kariesanfälligkeit) eingelagert. Sie dürfen daher nach dem 3. Schwangerschaftsmonat und bis zum 8. Lebensjahr nicht angewendet werden. Da Tetracycline mit $Ca^{2+}$, $Fe^{2+}$ und anderen Metallionen nichtresorbierbare, unwirksame Verbindungen bilden, sollen sie nicht zugleich mit Milchprodukten ($Ca^{2+}$), Antazida oder Eisenpräparaten eingenommen werden.

**Aminoglykoside** stören die bakterielle Proteinsynthese, so daß falsche Eiweiße gebildet werden und die Bakterien absterben.
Die Aminoglykoside besitzen ein breites Wirkspektrum, sind aber wegen ihrer recht großen Toxizität nicht Antibiotika der ersten Wahl, sondern werden bei problematischen Infektionen verwendet. Sie können die Nieren, das Gehör (in seltenen Fällen sogar irreversible Ertaubung) und den Gleichgewichtssinn (Schwindelgefühl usw.) schädigen. Da die Aminoglykoside aus dem Magen-Darm-Trakt nicht resorbiert werden, sind sie zur systemischen Therapie parenteral zu applizieren (Gentamicin [z. B. Refobacin], Tobramycin [z. B. Gernbcin], Amikacin [Biklin].
Wegen zu starker systemischer Toxizität werden Neomycin [Bykomycin; in Nebacetin zusammen mit dem Antibiotikum Bacitracin enthalten] und Paromomycin [Humatin] nur lokal angewendet. Nach oraler Zufuhr [Bykomycin] töten sie die Bakterienflora des Darmes ab (Anwendung bei Leberkoma, vor Darmoperationen). Dem Neomycin ähnlich ist Framycetin [z. B. Leukase N, Sofra-Tüll]. Das Aminoglykosid Streptomycin [Strepto-Fatol] wird heute nur noch in der Behandlung der Tuberkulose benutzt.

**Sulfonamide.** Diese Chemotherapeutika greifen als sog. Antimetabolite schädigend in den bakteriellen Zellstoffwechsel ein, haben aber auf den Stoffwechsel menschlicher Zellen keinen Einfluß.
Während für menschliche Zellen die Folsäure ein Vitamin ist, können Bakterien die Folsäure, ausgehend von der Vorstufe para-Aminobenzoesäure (PAB), selbst synthetisieren. Die Sulfonamide ähneln in ihrem Molekülaufbau der PAG so sehr, daß die bakteriellen Folsäuresyntheseenzyme die Sulfonamide mit PAB verwechseln und in den Syntheseweg einschleusen. Da jedoch Folsäure aus Sulfonamiden nicht synthetisiert werden kann, sind die Enzyme mit einem ungeeigneten Substrat beschäftigt. Sie bilden zu wenig des Wuchsstoffes Folsäure, so daß die Bakterien sich nicht mehr vermehren können. Die Sulfonamide wirken bakteriostatisch. Sie besitzen ein breites Wirkspektrum und sind nach oraler Gabe in der Regel gut resorbierbar.
Viele Sulfonamide binden sich im Blut stark an Albumin, verdrängen andere albumingebundene Arzneimittel und vermögen dadurch deren Wirkung, für die ja nur die ungebundenen, freien Pharmakonmoleküle sorgen, zu verstärken (z. B. Wirkungsverstärkung von oralen Antidiabetika oder Cumarinen). Sulfonamide werden durch die Nieren ausgeschieden.
Der wichtigste unerwünschte Effekt der Sulfonamide besteht in einer relativ starken allergieauslösenden Wirkung, die sich meist durch Haut- oder Blutbildveränderungen zeigt. Da die Gefahr einer Allergie nach lokaler Applikation größer ist, sollen Sulfonamide nicht auf Haut und Schleimhäute aufgebracht werden.
*Cotrimoxazol* [z. B. Bactrim, Drylin, Duobiocin, Eusaprim, Kepinol, Linaris, Microtrim, Sigaprim, Sulfotimin, TMS 480]. Durch *Co*mbination der Substanz *Trim*ethoprim mit dem Sulfonamid Sulfameth*oxazol* entsteht – verglichen mit ei-

nem Sulfonamid allein – ein stärker wirksames Chemotherapeutikum, gegen das Bakterien langsamer resistent werden als gegen ein Sulfonamid allein.
Trimethoprim verhindert die Umwandlung von Folsäure in die eigentlich wirksame Substanz Tetrahydrofolsäure. Obwohl diese Reaktion auch in menschlichen Zellen stattfindet, ist das beteiligte menschliche Enzym (Dihydrofolsäure-Reductase) jedoch 100- bis 1000fach weniger empfindlich als das bakterielle. Die zwei Komponenten des Cotrimoxazols stören also die Tetrahydrofolsäuresynthese an zwei hintereinander geschalteten Prozessen, worauf die gute antibakterielle Wirksamkeit begründet ist.
Neben dem Cotrimoxazol gibt es andere ähnliche Kombinationen [z. B. Lidaprim oder Triglobe].
Bei Colitis ulcerosa und Morbus Crohn bewährt sich Sulfasalazin [Azulfidine, Colo-Pleon], welches durch die Darmbakterien in Sulfapyridin und Mesalazin aufgespalten wird. Letztere ist wohl die eigentliche entzündungshemmende Wirksubstanz; sie steht jetzt auch als Monosubstanz zur Verfügung [Asacolitin, Claversal, Pentasa, Salofalk].

**Chloramphenicol** [z. B. Berlicetin] ist ein oral anwendbares, durch Hemmung der bakteriellen Proteinsynthese bakteriostatisch wirkendes Antibiotikum mit einem breiten Wirkspektrum. Da es tödliche Knochenmarkschädigungen hervorrufen kann, soll es systemisch nur verwendet werden, wenn mit anderen Mitteln kein Erfolg erzielt werden kann.

**Polypeptid-Antibiotika.** *Bacitracin* hemmt die Zellwandsynthese, wirkt vorwiegend gegen grampositive Erreger und ist so nierentoxisch, daß es nur lokal appliziert wird [z. B. Bestandteil der Kombinationspräparate Nebacetin, Anginomycin]. Tyrothricin [Tysor-Puder], das die Durchlässigkeit der Zytoplasmamembran der Bakterienzelle erhöht, ist ebenfalls wegen zu großer Giftigkeit (Hämolyse) nur für die lokale Anwendung geeignet [Bestandteil der Kombinationspräparate Anginomycin, Dorithricin-Halstabletten]. Tyrothricin entfaltet seine Wirkung bevorzugt im grampositiven Bereich. Polymyxin B und Colistin wirken wie Tyrothricin, ihr Wirkschwerpunkt liegt aber im gramnegativen Bereich.

**Nitroimidazol-Derivate.** Metronidazol [z. B. Arilin, Clont, Flagyl, Fossyol, Vagimid] wird neben der Anwendung bei Trichomonaden- und Amöben-Infektionen auch bei Infektionen mit anaeroben Bakterien, die gegen viele der „üblichen" Antibiotika unempfindlich sind, eingesetzt.

**Tuberkulostatika.** Die medikamentöse Therapie der Tuberkulose, die monatelang fortgeführt werden muß, wird mit einer Kombination von Arzneimitteln vorgenommen, um

- eine Resistenzentwicklung der Tuberkelbakterien während der Therapie zu vermeiden,
- mit kleineren Dosierungen der Einzelkomponenten auszukommen und das Nebenwirkungsrisiko gering zu halten.

Therapie erster Wahl ist die Kombination der Chemotherapeutika Isoniazid [Isozid, tebesium-s], Ethambutol [EMB-Fatol, Myambutol], Pyrazinamid sowie des Antibiotikums Rifampicin [Eremfat, Rifa, Rimactan]. Streptomycin [Strepto-Fatol] und weitere Pharmaka stehen als Reservemittel zur Verfügung.

**Makrolid-Antibiotika.** Wichtigster Vertreter dieser Gruppe ist Erythromycin [z. B. durapaediat, Erythrocin, Paediathrocin, Sanasepton]. Es wirkt durch Hemmung der Proteinsynthese bakteriostatisch auf grampositive Keime. Die Makrolide kommen bei Penicillinallergie oder -resistenz zum Einsatz. Inzwischen sind auch neuere Vertreter dieser Substanzklasse auf dem Markt, wie Clarithromycin [Cyllind, Klacid] oder Roxithromycin [Rulid], die sich nur in der Pharmakokinetik, nicht aber im Wirkungsspektrum von Erythromycin unterscheiden.

**Lincosamide.** Zu den Lincosamiden zählen Lincomycin [Albiotic] und Clindamycin [z. B. Sobelin]. Bemerkenswert bei diesen Antibiotika ist ihre gute Penetration in das Knochengewebe. Sie hemmen die Proteinsynthese, ihre Wirkung ist bakteriostatisch. Erfaßt werden sowohl grampositive als auch gramnegative Keime. Sie dienen zur Behandlung von Osteomyelitiden sowie als Reserveantibiotika bei Penicillinallergie oder -resistenz.

**Gyrasehemmstoffe.** Aus der Nalidixinsäure [Nogram], die bei Harnwegsinfektionen Anwendung fand, ist eine Reihe sehr wirksamer Chemotherapeutika entwickelt worden. Diese Substanzen verhindern die gerichtete Verknäuelung des DNS-Fadens der Bakterien, der wesentlich länger als das einzelne Bakterium ist. Das Enzym, das die Verknäuelung durchführt, heißt Gyrase. Deren Aktivität wird durch diese Chemotherapeutika gehemmt. Zu diesen Stoffen gehören z. B. Pipemidsäure [Deblaston], Norfloxazin [Barazan], Ofloxazin [Tarivid], Ciprofloxazin [Ciprobay] und Enoxacin [Gyramid]. Die drei letztgenannten können auch zur Therapie systemischer Infektionen eingesetzt werden. Von den Nebenwirkungen sollen besonders zentralnervöse Störungen genannt werden, z. B. Verwirrtheit, Halluzinationen, Krämpfe, die als Begleitsymptome einer schweren Infektionskrankheit fehlgedeutet werden können. Da im Tierversuch Knorpelschäden beobachtet wurden, sind die Gyrasehemmstoffe während Schwangerschaft, Stillzeit und Wachstumsalter kontraindiziert.

### 25.3.13.2 Antimykotische Therapie

Die Häufigkeit von Pilzinfektionen (Mykosen) nimmt ständig zu. Ein lokaler Befall von Haut oder Schleimhäuten ist vergleichsweise harmlos. Eine systemische Mykose mit Befall innerer Organe ist jedoch eine schwerwiegende Erkrankung.
*Eine Zusammenstellung von Antimykotika gibt Tab. 25.**3**.
System-Mykosen können im Gefolge einer Therapie mit Breitspektrum-Antibiotika, Zytostatika oder Immunsuppressiva auftreten, also immer dann, wenn die Abwehrkraft gegen eine Pilzbesiedlung herabgesetzt ist.
Eine *antimykotische Therapie* erstreckt sich häufig über Wochen und Monate. Während die lokale Applikation von Antimykotika zur Behandlung von Haut- und Schleimhautmykosen bis auf gelegentliche Allergien nebenwirkungsfrei ist, kann die systemische Gabe von erheblichen Nebenwirkungen begleitet sein.

### 25.3.13.3 Antivirale Therapie

Viren besitzen keinen eigenen Stoffwechsel und sind zur Vermehrung darauf angewiesen, in Zellen des infizierten Wirtes einzudringen und deren Stoffwechsel so umzustellen, daß diese neue Viren produzieren. Die medikamentöse Therapie von Virusinfektionen ist deshalb sehr schwierig, denn anders als bei bakteriellen Infektionen, wo das Therapeutikum gewissermaßen nur zwischen bakteriellen und menschlichen Zellen „unterscheiden" soll, muß ein gut verträgliches Pharmakon gegen Virusinfektionen menschliche Zellen so gezielt beeinflussen, daß selektiv Stoffwechsel-

wege, die einzig der Virusvermehrung dienen, gehemmt werden.
Für eine antivirale Therapie bestehen derzeit nur begrenzte Möglichkeiten:

1. **Hemmstoffe der Synthese von Virusnucleinsäure**

- Eine Hemmung der Vermehrung von Herpesviren in den menschlichen Zellen erfolgt gezielt durch Aciclovir [z. B. Zovirax] das nur in virusbefallenen Zellen zum eigentlichen Hemmstoff umgebaut wird und hier besonders die Synthese von Virus-DNS hemmt. Aciclovir kann, je nach Art und Schwere der Erkrankung, lokal oder systemisch angewandt werden. Seine Verträglichkeit ist gut. Wenig spezifisch, d. h., auch menschliche Zellen schädigend, wirken Idoxuridin [Synmiol, Virungunent, Zostrum] und Trifluridin [TFT Thilo, Triflumann] die wegen hoher systemischer Toxizität nur lokal verabreicht werden dürfen.
- Zidovudin (Azidothymidin [Retrovir]) unterdrückt die Vermehrung der AIDS-Erreger, indem es die Aktivität des viralen Enzyms „reverse Transkriptase" hemmt. Es ist nicht gut verträglich (Leukopenie) und vermag den Fortgang der Erkrankung nur zu verzögern, aber nicht zu verhindern. Didanosin [Videx] und Zalcitabin [Hivid] haben den gleichen Wirkungsmechanismus, aber andere Nebenwirkungen.
- Weitere virustatische Wirkstoffe dieser Gruppe sind Ganciclovir [Cymeven] und Ribavirin [Virazole] sowie Foscarnet [Foscavir, Triapten],

2. Durch rechtzeitige, prophylaktische Gabe von **Amantadin** [z. B. Viregyt] kann die Freisetzung der Nucleinsäure von Grippeviren in der Wirtszelle verhindert werden.
3. Die von infizierten Wirtszellen freigesetzte Substanz **Interferon** vermag in benachbarten Zellen eine Hemmung der Synthese von Virusproteinen auszulösen.
   Hier ergibt sich ein Ansatz für eine therapeutische Verwendung von Interferon [Fiblaferon, Betaferon, Roferon, Intron].

### 25.3.13.4 Wurmmittel (Anthelminthika)

Die Behandlung der parasitären Wurmerkrankungen ist durch die Einführung neuer Mittel in jüngster Zeit sehr viel einfacher, sicherer und für den Patienten ungefährlicher geworden.
*Bandwürmer* werden durch Praziquantel [Biltricide, Cesol, Cysticide] abgetötet. Praziquantel schädigt nach kurzer Einwirkungszeit die Haut der Würmer. Eine einmalige orale Gabe ist ausreichend. Es wirkt auch bei der in tropischen Ländern weit verbreiteten *Bilharziose*. Die Verwendung von Niclosamid gegen Bandwürmer ist nicht mehr zu empfehlen.
Bei Befall mit *Rundwürmern* (Madenwürmer, Spulwürmer) ist die Behandlung mit Mebendazol [Veromox] heute die wirksamste und am besten verträgliche. Als Nebenwirkung sind bisher lediglich Leibschmerzen beobachtet worden.

### 25.3.14 Zytostatika

Zytostatika sind Substanzen, die die Entwicklung schnell wachsender Zellen vorübergehend hemmen. Aus dieser Definition geht schon hervor:

Tabelle 25.3 **Zusammenstellung von Antimykotika**

| |
|---|
| **Hemmstoffe der Synthese von Ergosterin, einem Bestandteil der Zellmembran von Pilzen** |
| *Azol-Derivate* |
| zur lokalen Anwendung: |
| Clotrimazol [Canesten und z. B. Antifungol, Canifug, Fungizid-ratiopharm, Ovis Neu] |
| Econazol [Epi-Pevaryl, Gyno-Pevaryl] |
| Oxiconazol [Myfungar, Oceral GB] |
| Isoconazol [Travogen] |
| Bifonazol [Mycospor] |
| zur lokalen und systemischen Anwendung |
| Miconazol [Daktar, Epi-Monistat, Gyno-Daktar, Gyno-Monistat] |
| Ketoconazol [Nizoral, Terzolin] |
| zur systemischen Anwendung: |
| Fluconazol [Diflucan, Fungata] |
| Itraconazol [Sempera, Siros] |
| *Allylamin-Derivate* |
| zur lokalen Anwendung: |
| Naftifin [Exoderil] |
| zur lokalen und systemischen Anwendung: |
| Terbinafin [Lamisil] |
| *Verschiedene* |
| zur lokalen Anwendung: |
| Amorolfin [Loceryl] |
| Ciclopirox [Batrafen] |
| **Porenbildner in der Pilzzellmembran** |
| *Polyen-Antibiotika* |
| zur lokalen Anwendung: |
| Nystatin [Moronal und z. B. Adiclair, Biofanal, Lederlind, Mykundex mono] |
| zur lokalen und systemischen Anwendung: |
| Amphotericin B [Ampho-Moronal] |
| **Hemmstoff der Nucleinsäuresynthese in Candida-Pilzen** |
| zur systemischen Anwendung: |
| Flucytosin [Ancotil] |

- Ein Geschwulstwachstum wird nur zeitweilig gehemmt: die Zytostatika sind meist *keine Krebsheilmittel.*
- Nicht nur entartete (Krebs-)Zellen, sondern auch normale Körperzellen werden in ihrem Wachstum gehemmt, daher die starken Nebenwirkungen!

Die Chemotherapie des Krebes ist kein Ersatz für frühzeitige Operation oder Bestrahlung.
Die verschiedenen Geschwulstarten sprechen verschieden gut auf Zytostatika an. Am günstigsten ist die Lage bei den malignen Erkrankungen der Blutzellen, bei chronischen Leukämien und beim Morbus Hodgkin. Von vornherein therapieresistent sind meistens Sarkome und Karzinome, also die meisten Krebsfälle! Spricht der Tumor auf ein Zytostatikum an, so kommt es zur Remission, die unterschiedlich lange dauern kann. Eine erneute Behandlung hat dann schon weniger Erfolg, bis sich schließlich eine vollständige

Resistenz der Tumorzellen ausbildet. Manchmal hilft ein zweites Zytostatikum wiederum. Die Dosierung der einzelnen Substanzen muß sehr individuell erfolgen. Nebenwirkungen treten immer auf und stellen die Begrenzung der Therapie dar. Alle sich schnell teilenden, normalen Gewebe werden gehemmt: Das blutbildende Knochenmark wird getroffen, so daß eine Leukopenie eigentlich regelmäßig auftritt (sie kann sich bis zur Agranulozytose steigern); daneben treten Anämien und Thrombopenien auf; die Darmschleimhaut wird stark geschädigt; die Haare fallen aus.
Folgende Zytostatika seien genannt: die mit der DNS chemisch reagierenden „Alkylanzien" Cyclophosphamid [Cyclostin, Endoxan], Chlorambucil [Leukeran], Busulfan [Myleran], Thiotepa, und Platin-haltigen Verbindungen Cisplatin [Platiblastin] und Carboplastin [Carboplat] ferner die den Zellstoffwechsel störenden Antimetaboliten Methotrexat [z. B. Farmitrexat], Mercaptopurin [Puri-Nethol], Azathioprin [z. B. Imurek], Cytarabin [Alecan, Udicil], Fluorouracil [Efudix, Fluroblastin], sodann die Mitosehemmstoffe wie Colchicin (aus den Herbstzeitlosen), aus Immergrün-Arten Vinblastin [Velbe] und Vincristin sowie Paclitaxel [Taxol] aus der Rinde der pazifischen Eibe.
Die günstigsten therapeutischen Erfahrungen werden gemacht, wenn von vornherein eine Kombination verschiedener Zytostatika eingesetzt wird. Auf dem Gebiet der „Blutkrebse" können endgültige Heilungen registriert werden.
Prostatakarzinome und manchmal auch Mammakarzinome sprechen vorübergehend auf eine Hormonbehandlung an. Die Behandlung der Prostatakarzinome mit dem die Testosteronbildung hemmenden Buserelin oder anderen GnRH-Analoga (S. 746) kann gute Erfolge haben. Bei Leukämien werden auch Glucocorticoide eingesetzt.

### 25.3.15 Immunsuppressiva

#### Zellteilungshemmende Wirkstoffe

Da die Zytostatika auch die Vermehrung von Zellen des Immunsystems unterdrücken, existiert für zytostatisch wirksame Medikamente noch eine weitere Indikation, die *Immunsuppression*. Eine immunsuppressive Therapie ist bei Autoaggressionserkrankungen und nach Organtransplantationen notwendig. Diese (häufig lange notwendige) Therapie ist mit den typischen Nebenwirkungen der Zytostatika belastet. Hinzu kommt aber noch eine Eigenschaft der Zytostatika, die bei Krebskranken zu vernachlässigen ist: Sie wirken selbst kanzerogen, also krebsauslösend! Das Risiko einer Immunsuppression mit Zytostatika muß daher sehr wohl abgewoben werden.
Als zytostatische Immunsuppressiva dienen besonders Methotrexat, Azathioprin und Cyclophosphamid.

#### Hemmstoffe der Interleukin-Bildung

Interleukine sind Signalstoffe, über die Zellen der Immunabwehr einander aktivieren können.
*Glucocorticoide* interferieren in vielfältiger Weise mit der Bildung und Wirkung von Interleukinen und anderen Mediatorstoffen von Immunabwehr und Entzündung. Glucocorticoide können deshalb als Immunsuppressiva dienen. Die Therapie ist jedoch mit der Gefahr belastet, ein Cushing-Syndrom zu erzeugen (S. 746).

Einen anderen spezifischeren Wirkungsmechanismus und eine erheblich bessere Verträglichkeit besitzt das Immunsuppressivum Ciclosporin [Sandimmun]. Die Substanz stammt aus Pilzen. Sie hemmt besonders die Freisetzung von Interleukin 2 und drosselt die Bildung zytotoxischer T-Lymphozyten, die eine Schlüsselrolle in der Abtötung körperfremder Zellen spielen. Eine wichtige Nebenwirkung von Ciclosporin besteht in einer Nierenschädigung. Verglichen mit den Zytostatika und Glucocorticoiden ist Ciclosporin erheblich besser verträglich. Es hat einen maßgeblichen Anteil an den Erfolgen der modernen Transplantationsmedizin. *Tacrolimus* [Prograf] wirkt im Prinzip wie Ciclosporin.

#### Gegen Immunzellen gerichtete Antikörper

*Anti-T-Zell Immunserum* läßt sich von Tieren nach Immunisierung mit menschlichen T-Lymphozyten gewinnen. Die Antikörper besetzen und schädigen T-Lymphozyten. *Muromonab CD3* [Orthoclone OKT3] ist ein monoklonaler Antikörper von der Maus, welcher mit der Antigenerkennung durch T-Lymphozyten interferiert. Beide Prinzipien dienen zur Hemmung der Transplantatabstoßung.

#### Weiterführende Literatur

Forth, W., D. Henschler, W. Rummel, K. Starke: Pharmakologie und Toxikologie, 6. Aufl. Wissenschaftsverlag, Mannheim 1992
Kretz, K.-J., A. Kretz, S. Reichenberger: Medikamentöse Therapie. Arzneimittellehre für Krankenpflegeberufe, 4. Aufl. Thieme, Stuttgart 1993
Kuschinsky, G., H. Lüllmann, K. Mohr: Kurzes Lehrbuch der Pharmakologie und Toxikologie, 13. Aufl. Thieme, Stuttgart 1993
Lüllmann, H., K. Mohr, A. Ziegler; Taschenatlas der Pharmakologie, 3. Aufl. Thieme, Stuttgart 1996

# 26 Arzneiformenlehre

J. Friedland

**Lernziel**

Der Leser wird nach Durcharbeit dieses Kapitels in der Lage sein,

- darzulegen, daß der Begriff „Arzneimittel" den Wirkstoff und die Arzneiform umschließt
- über die Arzneiformen, ihre Merkmale und Applikationsarten Aussagen zu machen;
- die Verabreichung von Arzneimitteln mit Überlegung vorzunehmen.

Er wird ferner

- über die Besonderheiten bei der Verteilung, Lagerung und Abgabe von Arzneimitteln in Krankenhäusern so informiert, daß er sich den Vorschriften entsprechend verhält.

## 26.1 Vom Wirkstoff zum Arzneimittel

Ein Wirkstoff kann nur selten direkt appliziert werden. Er wird mit *Hilfsstoffen* zu einer Arzneiform (Darreichungsform, Applikationsform) verarbeitet. Die verwendeten Hilfsstoffe müssen physiologisch unbedenklich sein, dürfen keine eigene arzneiliche Wirkung entfalten und den Wirkstoff nicht nachteilig beeinflussen. Die Arzneiform eines Wirkstoffes wird in erster Linie von der beabsichtigten *Anwendungsart* bestimmt. Bei der Entwicklung einer Arzneiform müssen auch die *Bioverfügbarkeit* und die *Stabilität* des Wirkstoffes berücksichtigt werden. Unter dem Begriff Bioverfügbarkeit wird derjenige Prozentsatz des Arzneimittels verstanden, der aus der Zubereitung resorbiert wird und für die Auslösung einer Wirkung zur Verfügung steht.

Viele Wirkstoffe, Hilfsstoffe und die wichtigsten Arzneiformen sind im Arzneibuch aufgeführt. Zur Zeit gültig sind das *Deutsche Arzneibuch* (DAB 10) mit dem integrierten *Europäischen Arzneibuch*. Die Beschreibung eines Wirkstoffes im Arzneibuch enthält den deutschen und den lateinischen Namen, die chemische Bezeichnung und evtl. die internationale Kurzbezeichnung (INN). Die Prüfungsmethoden für *Identität, Reinheit* und *Gehalt* sind festgelegt. Ferner werden Lagerungshinweise gegeben. Im Anhang vom DAB 10 sind für die wichtigsten starkwirksamen Stoffe die Höchstgaben (größte Einzel- und größte Tagesgabe) bei oraler Anwendung angeführt. Für die Arzneiformen werden Herstellungsvorschriften, Stabilisierungsmaßnahmen und Prüfmethoden angegeben.

Die pharmazeutische Industrie hat weitere nicht im Arzneibuch verzeichnete Arzneiformen erarbeitet, deren Herstellung häufig einen erheblichen apparativen Aufwand erfordert.

Die Entwicklung ist keinesfalls abgeschlossen. So wurden in den letzten Jahren neuartige Arzneiformen (therapeutische Systeme) gefunden, die eine gesteuerte Wirkstofffreisetzung ermöglichen. *T*ransdermale *t*herapeutische *S*ysteme (TTS) sind Membranpflaster, die den Wirkstoff, z. B. Nitroglycerol, gleichmäßig durch die Haut in den Körper eindringen lassen, so daß der Wirkstoffspiegel nicht schwanken kann. Ähnliche membranumschlossene Wirkstoffbehälter gibt es auch zum Einlegen ins Auge oder in den Uterus.

Dem behandelnden Arzt bleibt wie von alters her die Möglichkeit, eine für den Kranken geeignete Arzneiform mit individuell dosiertem Wirkstoff rezepturmäßig zu verschreiben und dem Apotheker die Herstellung zu übertragen.

Wirkstoff und Arzneiform werden zu dem übergeordneten Begriff *Arzneimittel* zusammengefaßt. Werden Arzneimittel in abgabefertiger Packung unter bestimmten, meist warenzeichenrechtlich geschützten Namen(®) in den Verkehr gebracht, so spricht man von *Fertigarzneimitteln* oder *Arzneispezialitäten*. Sie müssen beim Bundesgesundheitsamt zugelassen sein. Dieses entscheidet nach Prüfung der Unterlagen, die der Hersteller einzureichen hat, ob das Präparat den Anforderungen entspricht, die nach dem Arzneimittelgesetz an die Arzneimittelsicherheit (Wirksamkeit, Qualität und Unbedenklichkeit) zu stellen sind. Ein zugelassenes Fertigarzneimittel trägt auf der Verpackung eine Zulassungsnummer (Abb. 26.**1**).

Einige Fertigarzneimittel sind von der obengenannten Einzelzulassung befreit, z. B. die für die parenterale Ernährung gebrauchten Glucose- und Fructoselösungen, die in Krankenhausapotheken im voraus hergestellt werden (Standardzulassung).

Mit der *Chargennummer* – meist in die Deckellasche des Umkartons eingestempelt – kennzeichnet der Hersteller eine *Charge*, das sind die in *einem* Herstellungsgang erzeugten Arzneimittel. Sollte sich trotz sorgfältiger Herstellung und Prüfung einmal eine Beanstandung ergeben, so kann der Hersteller ggf. die betroffene Charge anhand der Nummer zurückrufen.

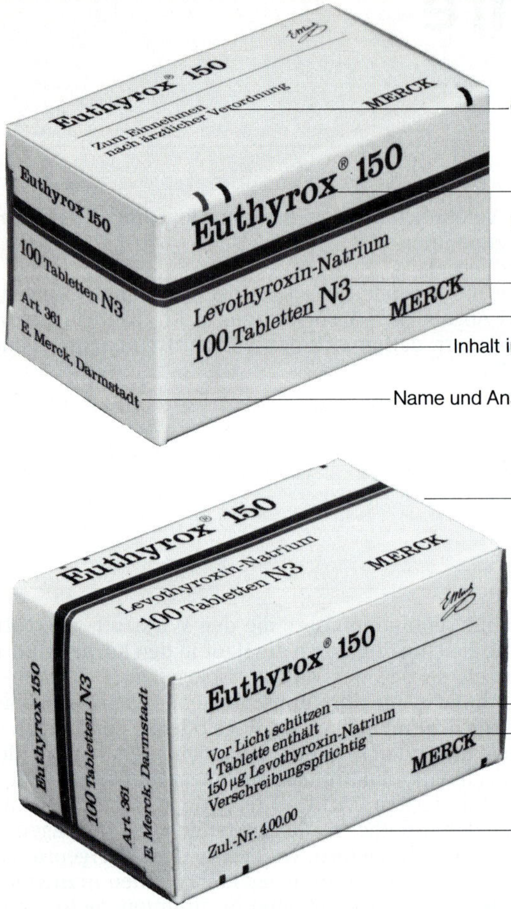


Abb. 26.1 **Muster einer Arzneimittelpackung.**

## 26.2 Arzneiformen

### 26.2.1 Zubereitung aus Drogen

Drogen sind *getrocknete* Pflanzen oder Pflanzenteile, selten tierische Produkte; sie sind also biologischen Ursprungs. Je nach Standort, Klima- und Erntebedingungen schwankt die Zusammensetzung der oft *komplexen Inhaltsstoffe* in der Frischpflanze. Während der Trocknung und Lagerung finden weitere Veränderungen statt, so daß auch Drogen guter äußerlicher Beschaffenheit oft *erhebliche Unterschiede* im Wirkstoffgehalt aufweisen können. In der Therapie werden deshalb heute bevorzugt *isolierte* Inhaltsstoffe aus Drogen verwendet. In der Volksheilkunde haben Drogen jedoch ihren Platz behauptet.

#### 26.2.1.1 Teegemische

Für Teegemische werden grob- oder feingeschnittene Drogen gemischt. Früchte, die ätherisches Öl enthalten (Fenchel, Kümmel, Anis, Wacholder), werden erst unmittelbar vor Gebrauch zerstoßen, weil das ätherische Öl in der unzerstörten Frucht lagerfähiger ist. Ein Beispiel für ein Teegemisch ist ein Abführtee aus gleichen Teilen geschnittener Sennesblätter und Faulbaumrinde.

#### 26.2.1.2 Drogenauszüge

Mit geeigneten Lösungsmitteln lassen sich die Inhaltsstoffe aus den Drogen herauslösen und vom Drogenrückstand trennen.

**Tinkturen** sind Drogenauszüge, die mit Äthanol-Wasser-Gemischen (70% oder 90% Äthanol) hergestellt werden. Beispiele für viel gebrauchte Tinkturen sind *Baldriantinktur* (Tinctura Valerianae) und *Arnikatinktur* (Tinctura Arnicae). Das Verhältnis von Droge zu Auszugsflüssigkeit beträgt hier 1 : 5. Der hohe Äthanolgehalt konserviert und stabilisiert die Tinktur.

**Extrakte** sind konzentrierte äthanolische Drogenauszüge (Verhältnis Droge zu Auszugsflüssigkeit 1 : 2). Sie können getrocknet werden und sind dann pulverförmig (Belladonnaextrakt, Extractum Belladonnae siccum).

**Wäßrige Drogenauszüge** können als *Aufguß* (für Blatt- und Blütendrogen) oder als *Abkochung* (für Hölzer, Wurzeln und Rinden) hergestellt werden. Sie sind meist nicht ganz klar und müssen vor Gebrauch geschüttelt werden. Weil sie nur kurze Zeit haltbar sind, müssen sie alsbald verbraucht und dürfen nicht gelagert werden. Auch bei industriell hergestellten wäßrigen Auszügen können sich Bodensätze bilden, die aufgeschüttelt werden müssen. Die Haltbarkeit ist durch Hilfsstoffe (Konservierungsmittel) verbessert (Beispiel: Liquidepur), aber nicht unbegrenzt.
Wäßrigen Auszügen kann das Wasser im Sprühtrocknungs- oder Gefriertrocknungsverfahren entzogen werden. Es entstehen haltbare, pulverförmige oder granulierte Drogenextrakte, die tassenfertig sind, d. h., sie brauchen nur noch in heißem Wasser gelöst zu werden. Pro Tasse rechnet man in der Regel 1 Teelöffel Trockenextrakt (Beispiel: Solubitrat zur Durchspülungstherapie bei Harnwegserkrankungen).

## 26.2.2 Feste Arzneiformen

### 26.2.2.1 Pulver

Wirkstoffe in Pulverform können mit pulverförmigen Hilfsstoffen, z. B. Milchzucker oder Talk, vermischt werden und zu innerlichem oder äußerlichem Gebrauch bestimmt sein. *Oral anzuwendende Pulver* werden entweder in Dosen ungeteilt abgegeben und vom Patienten mit Hilfe eines Meßlöffels eingenommen oder einzeln dosiert in kleine Papierbriefchen eingefüllt (z. B. Migränepulver). Letztere sind heute weitgehend durch moderne, einzeln dosierte Arzneiformen wie Tabletten, Dragees und Kapseln verdrängt.
Äußerlich anzuwendende Pulver werden *Puder* genannt. Sie werden auf Haut, Schleimhaut oder in Körperhöhlen appliziert oder zur Wundbehandlung gebraucht.
Ein guter Puder muß Wirk- und Hilfsstoffe (Talk, Zinkoxid, Stärke, Kieselsäure, Milchzucker) in *feinster Form* enthalten, damit keine mechanischen Reizungen am Applikationsort auftreten. Er soll

- leicht streubar sein,
- bei günstigen Gleiteigenschaften gut haften,
- hohe Saugkraft (Adsorptionsvermögen) für Schweiß und Sekrete haben,
- sich nicht entmischen.

Für Puder, die in der Chirurgie in offene Wunden eingestreut werden, werden außerdem vollständige Resorbierbarkeit und Keimfreiheit gefordert.
Puder können nach dem Wirkstoff bezeichnet sein (Beispiel: Leukase-, Nebacetinpuder).
Es kann auch nach Art der Anwendung in Körper-, Säuglings-, Wund- und juckreizstillende u. a. Puder unterschieden werden.
Die Anwendung von Puder hat sich durch die Einführung von Pudersprays (s. Tab. 26.**4**) weiter vereinfacht (Beispiel: Terramycin Pudersprays).

### 26.2.2.2 Granulate

Granulate sind unregelmäßig geformte Körnchen, die aus zusammengekitteten Pulverteilchen bestehen. Wenn wäßrige Arzneiformen nicht haltbar sind, so werden sie in Form von granulierten *Trockensäften* in den Handel gebracht. Sie müssen vor Gebrauch vom Pflegepersonal oder vom Patienten in Wasser gelöst oder suspendiert werden. Ein beigegebener Meßlöffel erleichtert die Dosierung. Der einnahmefähige Saft ist nur kurzzeitig haltbar (Beispiel: Paediathrocin Trockensaft).
Auch Säuglingsmilchpräparate werden granuliert bzw. perliert angeboten. Einige Multivitaminpräparate werden in Granulatformen einzeldosiert abgepackt. Man löst sie bei Gebrauch in Wasser (Beispiel: Completovit Granulat).

### 26.2.2.3 Kapseln

Kapseln sind einzeldosierte Arzneiformen, die Wirkstoffe in einer löslichen bzw. verdaulichen Hülle enthalten. Heute werden fast ausschließlich *Gelatinekapseln* verwendet.
*Weichgelatinekapseln* bestehen aus zwei miteinander verschweißten Hohlkörperhälften (Abb. 26.**2a**). Sie können Wirkstoffe in fester, breiiger oder flüssiger Form enthalten. *Hartgelatine-Steckkapseln* bestehen aus zwei ineinander passenden Zylindern (Abb. 26.**2b**). Der Zylinder mit kleinerem Durchmesser wird mit festen, meist granulierten Stoffen gefüllt, der etwas größere Zylinder wird übergestülpt. Wenn der Kapselinhalt vor Licht geschützt werden muß, ist die Gelatinehülle opak (lichtundurchlässig) gefärbt (Beispiel: Adalat Kapseln).
Sollen die Kapseln den Magen ungelöst passieren, so kann man die fertigen Kapseln mit Überzügen versehen, wodurch sie *magensaftresistent* werden. Erst im alkalischen Darmsaft lösen sie sich auf und geben den Wirkstoff frei. Oral applizierte Kapseln werden durch den Mundspeichel schlüpfrig und können leicht unzerkaut mit Flüssigkeit geschluckt werden. Da die Kapseln schwimmen, lassen sie sich leichter mit nach vorn geneigtem Kopf hinunterschlucken.
Bettlägerige Patienten müssen reichlich Flüssigkeit nachtrinken, damit die Kapsel nicht in der Speiseröhre steckenbleibt, sich dort löst und der Wirkstoff ggf. Entzündungen der hochempfindlichen Schleimhaut verursacht. Rektal- und Vaginalkapseln werden vor Anwendung kurz in Wasser eingetaucht und eingeführt.

Unter *Mikroverkapselung* versteht man die Bildung einer Schutzhülle um einzelne Wirkstoffkristalle oder -aggregate. Man kann dadurch eine Verlängerung der Wirkung (Retard- oder Depotpräparate), eine Geschmacks- und Geruchsüberdeckung oder eine bessere Stabilität erzielen. Mikroverkapselte Wirkstoffe werden noch in eine applizierbare Arzneiform gebracht (Beispiel: 1 Tablette Colfarit enthält 500 mg Acetylsalicylsäure, mikroverkapselt zur Schonung der Magenwand).

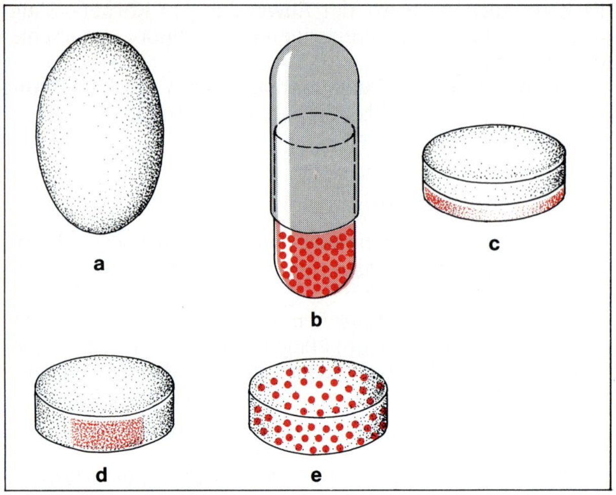


Abb. 26.**2** **Feste Arzneiformen.** **a** Weichgelantinekapsel, **b** Hartgelatine-Steckkapsel, **c** Zweischichttablette, **d** Manteltablette, **e** Dreiphasen-Granulattablette.

### 26.2.2.4 Tabletten

Die Tablette ist eine einzeldosierte Arzneiform, die Wirk- und Hilfsstoffe zu einer kleinen Tafel (lat. tabula = Tafel), zu Zylinder, Linse, Kugel oder zu anderen geometrischen Formen *verpreßt* enthält. Als Hilfsstoffe kommen in Betracht:

- *Füllmittel* wie Milchzucker zur Volumenvergrößerung, wenn der Wirkstoff nur in sehr kleinen Dosen verwendet wird. Microlut enthält nur 0,00003 g Wirkstoff pro Einzeldosis in der zehntausendfachen Menge Füllmittel;
- *Bindemittel* wie Stärke und Schleime, um die Tablette in der Verpackung bruch- und abriebfest zu halten;
- *Sprengmittel* wie Formaldehyd-Casein oder feinverteilte Kieselsäure zum besseren Zerfall der Tablette im Magen-Darm-Bereich;
- *Gleitmittel* zur Verbesserung der Fließfähigkeit der Tablettenmasse. Ohne Gleitmittel würde die pulverförmige oder granulierte Masse mit der Tablettenpresse, die mit einer Leistung von 100 000 Stück pro Stunde arbeitet, verkleben.

Als Hilfsstoffe sind ferner Farbstoffe, Geschmackskorrigenzien und Stabilisatoren zugelassen.
Nach dem Verwendungszweck unterscheidet man die in Tab. 26.**1** aufgeführten Tablettenarten.
Tabletten haben eine so große Bedeutung gewonnen, weil sie eine *genaue Einzeldosierung* ermöglichen. Viele Tablettenformen haben zur besseren Teilungsmöglichkeit eine *Bruchrille.* Zur Identifizierung können Symbole oder Nummern eingepreßt sein. Die Wirkstofffreisetzung läßt sich experimentell nachprüfen.
Tabletten lassen sich zwischen Alu- oder Kunststoffolien einsiegeln oder bruchsicher in Tiefziehpackungen einlegen. Das sind Kunststoffbänder mit tiefgezogenen Näpfen, die mit aufgeklebter Folie verschlossen werden. Diese Verpackungsarten lassen sich auch für Dragees und Kapseln verwenden.

### 26.2.2.5 Überzogene Tabletten

Überzogene Tabletten sind Formlinge, die wie Tabletten hergestellt werden, aber von einer *Schutzhülle* umgeben sind. Für Dragees ist Zucker das gebräuchlichste Überzugsmaterial, der als Sirup auf die in einem rotierenden Dragierkessel kreisenden, gewölbten Formlinge aufgesprüht wird. Warmluft wird eingeblasen und trocknet die Zuckerschichten. Die letzte Zuckerschicht kann gefärbt sein. Bei *Zuckerdragees* entfallen 30–50% des Gesamtgewichtes auf die Hülle, deren Dicke 1 mm und mehr betragen kann (Beispiel: Optalidon Dragees).
*Film-* oder *Lackdragees* erhält man durch Aufsprühen eines Lackfilms auf den Formling, der nicht gewölbt zu sein braucht. Die Form bleibt dabei völlig erhalten. So flacht sie z. B. eine Bruchrille durch den hauchdünnen Filmüberzug nicht ab, das Volumen des Formlings wird praktisch nicht vergrößert (Gewicht des Überzuges ca. 30 µg), so daß das Verpackungsmaterial platzsparender ausgewählt werden kann als bei Zuckerdragees (Beispiel: Fortalidon Filmdragees). Die Schutzhülle kann das Einnehmen erleichtern, Geruch und Geschmack überdecken, den Formling vor Licht und Feuchtigkeit schützen und – wenn sie charakteristisch gefärbt ist – die Verwechslungsgefahr zwischen den überzogenen Tabletten verringern. Wählt man Speziallacke als Überzug, so erhält man magensaftresistente dünndarmlösliche Lacktabletten.

### 26.2.2.6 Tabletten mit gesteuerter Wirkstoffabgabe

Von den vielen Möglichkeiten, die Wirkstoffabgabe zu beeinflussen, sollen folgende genannt werden:

- Wird der Wirkstoff in *makrokristalliner Form* verarbeitet, so sind die Lösungsgeschwindigkeit und die Resorption verlangsamt (Beispiel: Urolong Dragees).
- *Mikroverkapselung* des Wirkstoffs (Beispiel: Colfarit Tabletten).
- *Einbettung des Wirkstoffs* in ein Kunststoffgerüst oder in Fettsubstanzen (Beispiel: Intensain retard Tabletten, Novadral retard Tabletten).
- *Zweischichttabletten,* wie z. B. Perspiran protrahiert Tabletten, enthalten eine rasch zerfallende Schicht, aus der die Initialdosis des Wirkstoffs entsprechend schnell zur Wirkung gelangt. In der anderen Schicht ist der Wirkstoff eingebettet und wird kontinuierlich freigesetzt (Erhaltungsdosis) (Abb. 26.**2c**).
- *Manteltabletten* und *-dragees* enthalten im äußeren löslichen Mantel die Initialdosis des Wirkstoffs, im magensaftresistenten Kern den Anteil mit verlängerter Wirkung. Zwischen Mantel und Kern kann eine Signalschicht aufgebracht sein, die dem Patienten signalisiert, wann nach Ablutschen des Mantels der Kern hinuntergeschluckt werden muß (Abb. 26.**2d**).
- *Dreiphasen-Granulattabletten* entstehen durch Verpressen unterschiedlich vorbehandelter Granulate

(Abb. 26.**2 e**). Dadurch wird eine gleichmäßig gestaffelte Wirkstofffreigabe erreicht (Beispiel: Melleril retard Tabletten).

### 26.2.2.7 Suppositorien

Suppositorien sind zylindrische, kegel- oder torpedoförmige Arzneiformen, die zum Einführen in das *Rektum* bestimmt sind. Zu den Suppositorien werden auch die festen Arzneiformen, die zur Einführung in die *Vagina* geeignet sind, gerechnet. Diese haben meist kugel- oder eiförmige Gestalt und werden entsprechend als Vaginalglobuli oder -ovula bezeichnet.
Suppositorien erweichen bei Körpertemperatur, verflüssigen sich oder zerfallen nach der Applikation. Rektalsuppositorien für Erwachsene wiegen etwa 2 g, für Kinder etwa 1 g. Vaginalformlinge sind größer und wiegen etwa 3 g. Der Wirkstoff ist in geeignete Hilfsstoffe wie Hartfett oder Gelatine eingebettet. Es soll entweder eine lokale Wirkung, z. B. bei Hämorrhoiden oder bei Entzündungen in der Vagina, erzielt werden, oder die Wirkstoffe sollen zur Resorption gelangen. Rektalsuppositorien, aus denen der Wirkstoff resorbiert wird, werden eingesetzt, wenn eine orale Applikation nicht möglich ist, weil

- Bewußtlosigkeit oder Schluckbeschwerden vorliegen,
- orale Aufnahme verweigert wird (Kinder, Säuglinge),
- der Wirkstoff die Magenschleimhaut reizen oder vom Magensaft verändert würde,
- der Wirkstoff unter teilweiser Umgehung des Pfortadersystems und der Leber direkt im Organismus verteilt werden soll.

Die Wirkstoffaufnahme hängt u. a. von der Durchblutung der Rektumschleimhaut ab und ist nicht so zuverlässig wie bei der oralen oder gar parenteralen Applikation.
Suppositorien werden vor Gebrauch kurz in *kaltes* Wasser getaucht. Rektalsuppositorien sollen nach Möglichkeit nach dem Stuhlgang eingeführt werden. Säuglinge bringt man in Rückenlage, hebt die Beine an, führt das Zäpfchen ein und preßt die Gesäßhälften kurz zusammen.
Suppositorien müssen *vor Wärme geschützt gelagert* werden, weil sie sonst erweichen und schwer oder gar nicht eingeführt (appliziert) werden können.

Tabelle 26.**1** **Tablettenarten**

| Applikationsart | Beispiel |
|---|---|
| • Zur *oralen* Applikation mit Wirkung | |
| – im Magen-Darm-Trakt | Gelusil Tabletten |
| – durch Resorption über den Magen-Darm-Trakt | Fortral 25 Tabletten |
| – durch Resorption über die Mundhöhle | lingual: Nitroglycerin Compretten<br>sublingual: Ergosanol SL Tabletten |
| – in *Mundhöhle* und *Rachen* | Dorithricin Halstabletten |
| • Zur Herstellung von *Lösungen* | Kalinor Brausetabletten<br>Chinosol Gurgeltabletten |
| • Zur *Implantation* in das Gewebe | Septopal-Kugeln |
| • Zum Einbringen in die *Vagina* | Clont Vaginaltabletten |
| • Zum Einbringen in *Wundkanäle* | Leukase-Kegel |

### 26.2.3 Streichfähige Arzneiformen

Als streichfähige Dermatika werden alle Arzneiformen bezeichnet, die eine weiche, plastische Konsistenz haben und zum Aufbringen auf Haut oder Schleimhaut bestimmt sind. Dazu gehören *Salben, Cremes, Gele* und *Pasten.*
Der Wirkstoff ist in Hilfsstoffe eingearbeitet, die dem Verwendungszweck angepaßt sind. Dabei muß berücksichtigt werden, ob die Wirkstoffe lokal an der Hautoberfläche wirksam sein sollen (Oberflächensalben), in die Haut eindringen (Penetrationssalben) oder sogar von den Blutgefäßen in der Lederhaut resorbiert werden sollen (Resorptionssalben).
Die *Wahl der Hilfsstoffe* (Salbengrundlage) wird ferner wesentlich vom Hauttyp des Patienten und von der Art der Hauterkrankung bestimmt. Eine fettbedürftige (sebostatische) Haut bedarf der Versorgung mit Fettsalben, während der Seborrhoiker mit seiner stark fettenden Haut meist keine Fettsalben verträgt und ggf. mit einem fettfreien Gel behandelt werden muß. Es ist deshalb zu begrüßen, wenn die Hersteller von streichfähigen Dermatika dem Namen des Fertigarzneimittels Hinweise hinsichtlich der Salbengrundlage hinzufügen (Beispiel: Decortin-H Creme nicht fettend, Topsymsalbe mit fettfreier Salbengrundlage).

### 26.2.3.1 Salben

Das Arzneibuch versteht unter Salben (Unguenta) *wasserfreie* Zubereitungen oder solche mit *sehr geringem Wassergehalt.*Wirkstoffe können entweder in wenig Wasser gelöst oder in feinverteilter Form eingearbeitet (dispergiert) sein. Salben werden in Tuben oder Kruken abgepackt. Wasserfreie Salben werden auch direkt auf grobmaschigem Gittertüll aufgebracht. Diese *Salbenkompressen* werden für infizierte, schlecht heilende Wunden gebraucht. Sie lassen Wundsekrete durch das Maschenwerk hindurchtreten und verkleben nicht mit der Wunde. Die verwendete Salbe kann auch Wirkstoffe enthalten. Salbenkompressen werden in den Größen 10 × 10 cm und 10 × 100 cm angeboten (Beispiel: Fucidine Gaze, Oleo-Tüll).

### 26.2.3.2 Cremes

Als Cremes werden streichfähige *Emulsionen* bezeichnet. Emulsionen sind Mischungen aus Fett oder fettähnlichen Stoffen, z. B. Wollwachs oder Vaselin, und Wasser. Wenn der Fettanteil in feinen Kügelchen im Wasser verteilt ist, spricht man von einer *O/W-Emulsion* (Fett in Wasser). Bei einer *W/O-Emulsion* liegt das Wasser fein verteilt in Fett vor (Abb. 26.**3**). O/W-Cremes kühlen, hinterlassen keinen Fettglanz auf der Haut, haften gut und dringen tief in die Haut ein. Weil sie sich leicht mit Wasser abwaschen lassen, sind sie auch für behaarte Körperstellen geeignet.

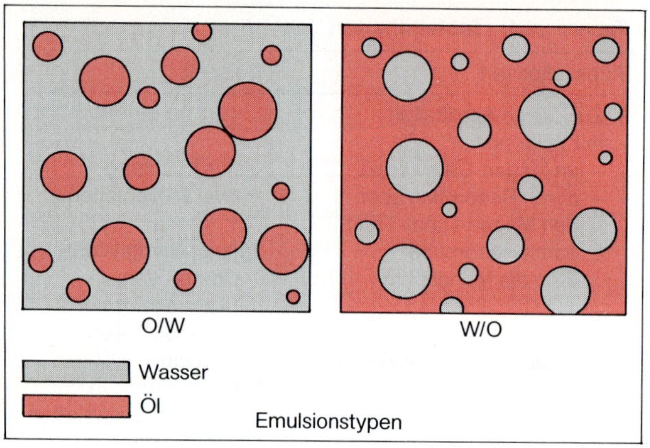


Abb. 26.3 **Emulsionstypen.**

Fast alle Cremes werden mit Hilfe von Emulgatoren hergestellt. Das sind Hilfsstoffe, die verhindern, daß sich die Fett- und Wasserphase wieder voneinander trennen, wie das vom Aufrahmen der Milch bekannt ist.
Um die Haltbarkeit zu verbessern und das Wachstum von Mikroorganismen in Cremes zu verhindern, dürfen Antioxidanzien (verzögern oxidative Veränderungen, z. B. das Ranzigwerden) und Konservierungsmittel zugesetzt sein. Besonders letztere können ein Allergiepotential haben.
O/W-Cremes trocknen leicht aus und werden auch aus hygienischen Gründen zweckmäßig in Tuben abgepackt (Beispiel: Betnesol-V Creme).

### 26.2.3.3 Gele

Gele haben wasserlösliche, fettfreie Salbengrundlagen und besitzen oft einen zusätzlichen Kühleffekt. Sie geben den Wirkstoff gut und schnell frei und sind auch für den seborrhoischen Haupttyp geeignet. Im Gegensatz zu Salben lassen sie sich auf behaarte Körperpartien auftragen und leicht abwaschen (Beispiel: Fenistil Gel).
Auch Furacin Sol, ein bei Wundinfektionen und Verbrennungen viel gebrauchtes Gel, hat eine abwaschbare Grundlage, in der ein Chemotherapeutikum als Wirkstoff dispergiert ist. Bei Körpertemperatur verflüssigt sich das Gel und wird zum *Sol*, das leicht in Wundtaschen und Fissuren eindringen kann.

### 26.2.3.4 Pasten

Pasten besitzen einen hohen Anteil an festen Wirkstoffen. Zinkpaste enthält 25% Zinkoxid und 25% Weizenstärke in weißem Vaselin, weiche Zinkpaste enthält 30% Zinkoxid in einer weichen Fettgrundlage. Pasten haben eine hohe Deckfähigkeit und wirken austrocknend.

## 26.2.4 Flüssige Arzneiformen

### 26.2.4.1 Lösungen

Lösungen sind flüssige, homogene Mischungen aus mehreren Komponenten. Im allgemeinen versteht man darunter die Lösung von Feststoffen in Flüssigkeiten. Nach der Größe der in einem Lösungsmittel verteilten Wirkstoffpartikel unterscheidet man

- *echte Lösungen:* Sie sind klar und durch Filter mit feinster Porengröße (Membranfilter) filtrierbar, weil die Teilchen $< 1$ nm sind (Beispiel: Kochsalzlösung), und
- *kolloidale Lösungen:* Sie sind klar und nur im durchfallenden Licht trüb; die Teilchengröße liegt zwischen 1 und 1000 nm, die Lösung läßt sich nicht durch Membranfilter filtrieren (Beispiel: Human-Albumin Behringwerke).

Lösungen weisen gegenüber festen Arzneiformen einige *Vorteile* auf. Die Wirkstoffe kommen bei lokaler Anwendung *rasch und intensiv* zur Wirkung; oral zugeführte gelöste Wirkstoffe werden *schnell resorbiert.* Die *Dosierung* kann dem *Bedarf* angepaßt werden. Lösungen können, wenn sie keimfrei und annähernd isotonisch sind, *injiziert, infundiert, instilliert* oder *ins Auge* eingebracht werden.
Als *Nachteile* sind die geringere Stabilität und die erhöhte Reaktionsfähigkeit mit anderen Stoffen, z. B. mit ungeeignetem Verpackungsmaterial, anzusehen.
Die *Konzentrationsangaben* bei Lösungen beziehen sich auf den Anteil an Wirkstoff in einer bestimmten Einheit (Masse oder Volumen). Die Angaben können sich auf unterschiedliche Maßsysteme beziehen.

- g/g = Masse Wirkstoff in Masse Lösung.
  Alle Prozentangaben ohne nähere Kennzeichnungen verstehen sich als Massenprozente. Beispiel: Zuckersirup enthält 64% Saccharose, d. h. 64 g in 100 g Sirup.
- g/ml = Masse Wirkstoff in Volumen Lösung.
  Angaben bei Injektions- und Infusionslösungen sind immer g/ml-Bezeichnungen. Beispiel: Natriumchlorid 5,85% „Braun" enthält 5,85 g Natriumchlorid in 100 ml Lösung. Angaben in g% sind mathematisch unzulässig und sollten durch die exakte Angabe in g/ml ersetzt werden.
- ml/ml = Volumen Flüssigkeit in Volumen Lösung.
  Äthanol-Wasser-Gemische werden in der Regel mit Vol% bezeichnet. Beispiel: verdünntes Äthanol (Spiritus dilutus) ist 70%ig, d. h., in 100 ml Lösung ist 70 ml Äthanol enthalten.
- Molare Lösungen enthalten 1 mol (das ist das Molekulargewicht in g) eines Stoffes in 1 l Lösung. Die obengenannte Natriumchloridlösung 5,85% ist eine molare Lösung (Molekulargewicht für Natriumchlorid 58,5).
  Millimolare Lösungen enthalten 0,001 mol in 1 l Lösung.
- mval/ml-Lösungen enthalten 0,001 Äquivalentgewicht in g pro ml. Die obengenannte Natriumchloridlösung enthält 1 mval Natriumionen ($Na^+$) in 1 ml. Angaben in val und mval sind seit 1. 1. 1978 nicht mehr statthaft und sollten durch mol und mmol ersetzt werden.

Wenn sich der Wirkstoff *nicht* gewichtsmäßig ermitteln läßt, so wird seine Aktivität an biologischen Objekten, z. B. Tieren oder Bakterien, nach genau festgelegten Richtlinien ermittelt und in *IE* (Internationale Einheiten) angegeben.
*Beispiel:* Depot-Insulin Hoechst enthält 40 IE pro ml; Diphtherie-Serum Behringwerke enthält 4000 IE Diphtherie-Antitoxin pro ml.

Tabelle 26.**2** **Beispiele für Lösungen des Arzneibuches (DAB 10)**

| Name | Wirkstoff | Lösungsmittel | Hilfsstoff |
|---|---|---|---|
| Aluminiumacetattartrat-Lösung<br>Liquor Aluminii acetico-tartarici<br>„Essigsaure Tonerde" | Aluminumsalze | Wasser | Weinsäure als Lösungsvermittler |
| Wasserstoffperoxid-Lösung, verdünnt<br>Hydrogenium peroxydatum solutum | Wasserstoffperoxid 3% | Wasser | Phosphorsäure als Stabilisator |
| Formaldehyd-Lösung<br>Formaldehyd-solutus | Formaldehyd 30% | Wasser | Methanol als Stabilisator |
| Jodlösung<br>äthanolhaltige<br>Tinctura Jodi<br>Jodtinktur | Jod 2,5% | Äthanol/Wasser | Kaliumjodid als Lösungsvermittler |
| Campherspiritus<br>Spiritus camphoratus | Campher 10% | Äthanol/Wasser | |
| Zuckersirup<br>Sirupus simplex | Saccharose 64% | Wasser | |

Eine gebrauchsfertige Spritzampulle Megacillin enthält 1 000 000 IE Clemazol-Penicillin in 3,33 ml.

Eine Lösung enthält

- *Wirkstoff(e);*
- *Lösungsmittel*, z. B. Wasser, Äthanol, Isopropanol, flüssiges Paraffin, Glycerol, Wein, Gemische verschiedener Lösungsmittel;
- *ggf. Hilfsstoffe*, z. B. Aromastoffe, Konservierungsmittel, Lösungsvermittler zur Verbesserung der Löslichkeit, Stoffe zur Erhöhung der Viskosität.

Beispiele für Lösungen des Arzneibuches in Tab. 26.**2**. Als Lösungen hergestellt werden die Arzneiformen:

**Tropfen** (Guttae) zum innerlichen und äußerlichen Gebrauch. Sie werden, wie schon der Name sagt, tropfenweise appliziert und deshalb in Flaschen mit Tropfvorrichtung oder Pipette aufbewahrt.
Ist als Lösungsmittel Wasser verwendet worden, so entsprechen ca. 20 Tropfen 1 ml. Bei Lösungsmitteln mit kleinerer Oberflächenspannung ist die Tropfenzahl pro ml größer (Tab. 26.**3**).
*Augentropfen* (Oculoguttae) werden in den Bindehautsack oder auf die Hornhaut getropft. Als Lösungsmittel wird Wasser oder Öl verwendet. Um das empfindliche Auge nicht zu infizieren, werden sie unter aseptischen Bedingungen hergestellt und sterilfiltriert. Konservierungsmittel sind immer enthalten, wenn Augentropfen für ein nichtverletztes Auge und zur mehrmaligen Anwendung bestimmt sind. Trotzdem müssen sie nach erstmaliger Öffnung des Verschlusses spätestens innerhalb 4 Wochen verbraucht werden. Um die Keimfreiheit der Augentropfen auch bei mehrmaligem Gebrauch zu erhalten, darf die Pipette beim Einträufeln (1–2 Tropfen) das Auge nicht berühren.
*Ohrentropfen* enthalten den Wirkstoff häufig in Glycerol oder Öl gelöst. Für *Nasentropfen* ist das Lösungsmittel meistens Wasser, gelegentlich auch flüssiges Paraffin (Beispiel: Otalgan Ohrentropfen, Otriven Nasentropfen).

Tabelle 26.**3** **Beispiel für Fertigarzneimittel in Tropfenform zum innerlichen Gebrauch**

| Name | Wirkstoff pro ml | Lösungsmittel |
|---|---|---|
| Vigantol | Vitamin $D_3$ 20 000 IE | Öl |
| Haldol | Haloperidol 2 mg | Wasser |
| Dolantin | Pethidin-HCl 0,05 g | Wasser |
| Silomat | Clobutinol 40 mg | Wasser |

**Mixturen** sind Lösungen mehrerer Wirkstoffkomponenten, häufig mit Zuckerzusatz. Die Konzentration ist geringer als in Tropfenform, deshalb werden sie mit einem der Packung beigegebenen Meßlöffel dosiert. Für diese Arzneiform wird heute meist die Bezeichnung *Saft* oder *Sirup* gewählt (Beispiel: Baycillin Saft, Larylin Hustensirup).

**Spiritus.** Ist das Lösungsmittel Äthanol/Wasser, so findet man diese Lösungen unter der Bezeichnung Spiritus (Beispiel: Spiritus camphoratus, Campherspiritus, und Spiritus Vini gallici, Franzbranntwein).

**Injektions- und Infusionslösungen.** Lösungen, die zu therapeutischen oder diagnostischen Zwecken parenteral, also unter Umgehung des Magen-Darm-Traktes in Blutbahn oder Gewebe eingebracht werden, heißen Injektionslösungen, wenn es sich um Volumina bis zu 20 ml handelt. Größere Mengen werden als Infusionslösungen bezeichnet. Diese in-

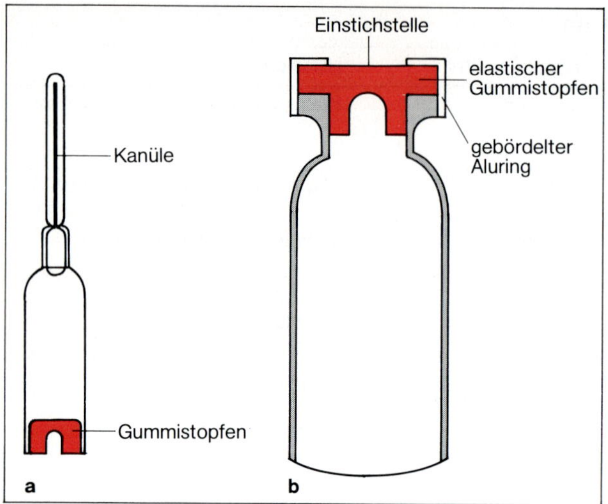


Abb. 26.4 **a Manole, b Injektionsflasche.**

jizierbaren Arzneiformen bieten gegenüber den oralen wesentliche *Vorteile:*

- Bereits durch die Wahl des Applikationsortes lassen sich Wirkungseintritt und -dauer beeinflussen.
- Durch gezielte Injektion kann die Wirkung lokalisiert werden.
- Bewußtlose, Schwerkranke, Säuglinge und Schluckunfähige können medikamentös versorgt werden.
- Eine Belastung des Verdauungstraktes entfällt.
- Es lassen sich Wirkstoffe verabreichen, die bei oraler Aufnahme unvollständig oder unkontrolliert aus dem Verdauungstrakt resorbiert würden.
- Wirkstoffe, die von Verdauungsenzymen inaktiviert würden, können problemlos injiziert werden.
- Durch Verwendung von geeigneten Lösungsmitteln und Hilfsstoffen oder von Wirkstoffen in kristalliner oder schwer abbaubarer Form kann eine Depotwirkung erreicht werden, die bei einigen Präparaten wochenlang anhalten kann.
- Die Applikation liegt in Händen von Arzt und Pflegepersonal. Einnahmefehler des Patienten entfallen.

Den angeführten Vorteilen stehen als *Nachteile* gegenüber:

- Injektionen und Infusionen können nur vom Arzt oder qualifiziertem Pflegepersonal vorgenommen werden.
- Patienten haben mitunter eine unüberwindliche Furcht vor Injektionen.

An parenteral applizierbare Lösungen werden folgende *Anforderungen* gestellt:

- Übereinstimmung von angegebenem und tatsächlich vorhandenem Wirkstoffgehalt, Beständigkeit während der Lagerung, keine Wechselwirkung zwischen Lösung und Behälter.
- Reaktionslose Verträglichkeit, d. h., die Injektionslösung muß frei von Keimen und Schwebstoffen sein. Infusionslösungen sollten zusätzlich frei von Pyrogenen (mikrobielle Abbauprodukte, die Fieber erzeugen) sein und den gleichen osmotischen Druck (Isotonie) und den gleichen pH-Wert (Isohydrie) wie das Blut haben.

Mit geeigneten Infusionslösungen kann man

- Störungen im Wasser-, Elektrolyt- und Säure-Basen-Haushalt beheben und Blutverluste ausgleichen;
- Patienten parenteral (unter Umgehung des Magen-Darm-Traktes) ernähren;
- Wirkstoffe über einen längeren Zeitraum gleichmäßig zuführen, ggf. computergesteuert, so daß der Wirkstoffspiegel konstant bleibt (Tropfinfusion).

**Ampullen.** Lösungen zur einmaligen Injektion werden in Ampullen abgefüllt. Ampullen sind zylindrische Gefäße aus hochwertigem Glas, deren Spitze zu einem Spieß ausgezogen ist. Eine Einengung am unteren Teil des Spießes erleichtert das Ansägen und Abbrechen der Ampulle. Der Ampulleninhalt wird mit einer Spritze aufgezogen.
*Manolen* haben statt des Spießes eine Injektionsnadel, die durch eine Kappe geschützt ist. Der Zylinderboden besteht aus einem verschiebbaren Gummi- oder Kunststoffstopfen. Die Manole wird nach Entfernung der Schutzkappe in ein Spritzgestell eingelegt, dessen Stempel bei der Injektion gegen den Stopfen gedrückt wird (Abb. 26.**4 a**).
*Spritzampullen* (Citolen, Sterajekte) enthalten die Lösung spritzfertig in einem Glas- oder Kunststoffbehälter mit Stempel und Kanüle. Sie werden nach einmaligem Gebrauch vernichtet (Beispiel: Omnacillin Manole, Primosiston Spritzampulle, Tardocillin comp. Citole, Terravenös Sterajekt).
*Trockenampullen* haben einen relativ großen Spießdurchmesser. Sie sind zur Aufnahme von trockenen Substanzen bestimmt, die erst unmittelbar vor Gebrauch in Lösungsmittel aus beigelegter Ampulle gelöst werden, weil die Lösung instabil ist (Beispiel: Refobacin-L Trockenampulle).

**Zweikammerspritzen** (Biprestulen) sind Spritzen, die in zwei hintereinander geschalteten Kammern Wirkstoff bzw. Lösungsmittel enthalten. Bei Stempeldruck mischen sich Wasser und Lösungsmittel, und die Spritze ist gebrauchsfertig.

**Injektionsflaschen** gestatten die mehrmalige (höchstens 10malige) Entnahme von Injektionslösung. Sie sind mit einem elastischen Gummistopfen verschlossen, der durch einen gebördelten Aluring fest in den Hals der Flasche gedrückt wird. Vor Entnahme werden die Gummioberfläche mit einem Alkoholtupfer desinfiziert, der Stopfen mit einer Kanüle durchstochen und der Inhalt individuell dosiert aufgezogen. Nach Entfernung der Kanüle schließt sich die Durchstichstelle wieder, so daß der Flascheninhalt steril bleibt (Abb. 26.**4 b**).

**Infusionsflaschen** sind den Injektionsflaschen ähnlich, nur viel größer (bis zu 1000 ml) und mit einer Vorrichtung zum Aufhängen ausgestattet. Der Stopfen wird mit der Einstechkanüle des Infusionsgerätes durchstochen, so daß der Flascheninhalt durch den Kunststoffschlauch zur Venenkanüle des Empfängers fließen kann. Infusionslösungen werden auch in Plastikflaschen oder -beuteln angeboten.

#### 26.2.4.2 Suspensionen

Suspensionen enthalten fein gepulverten, schwerlöslichen Wirkstoff (Teilchengröße > 0,1 μm) schwebend in einer Flüssigkeit, in der Regel in Wasser. Der Begriff Suspension leitet sich ab von lat. suspendere = schwebend halten. Die unterschiedliche Dichte zwischen den Feststoffpartikeln und der Flüssigkeit bedingt, daß die Partikel langsam zu Boden sinken und einen Bodensatz (Sediment) bilden. Deshalb setzt man der Flüssigkeit Hilfsstoffe zu, um die Viskosität (Zähigkeit) der Flüssigkeit und damit die Stabilität der Suspension zu erhöhen, ohne die Fließfähigkeit aufzuheben. Trotzdem müssen Suspensionen vor Gebrauch umgeschüttelt werden.
Wenn der Wirkstoff in Wasser nur *kurzzeitig haltbar* ist oder nach einiger Zeit einen *schwer aufschüttelbaren Bodensatz* bildet, wird er als *Trockensuspension* hergestellt. Wirkstoff und ggf. Hilfsstoffe werden granuliert oder pulverisiert in Flaschen abgefüllt, die bei Bedarf mit einer angegebenen Wassermenge oder bis zu einer Meßmarke aufgefüllt und kräftig umgeschüttelt werden.
Suspensionen sind zu innerem Gebrauch bestimmt (Beispiel: Beromycin Suspension, Panoral Trockensaft).
Suspensionen können auch injiziert werden. Durch verschiedene Maßnahmen (Teilchengröße, Öl als flüssige Phase u. a.) kann eine Depotwirkung erreicht werden (Beispiel: Megacillin Spritzampulle, Scherofluron Kristallsuspension).

#### 26.2.4.3 Lotionen

Lotionen entsprechen den Suspensionen, werden aber nur äußerlich angewendet. Lotio bedeutet ursprünglich Waschung. Heute wird es mit *Schüttelmixtur* übersetzt. Die fettfreien Lotionen trocknen nach dem Auftragen zu einer Schicht an (Beispiel: Zinkoxid-Schüttelmixtur [Lotio alba], Volon A Lotio).

#### 26.2.4.4 Flüssige Emulsionen

Flüssige Emulsionen (S. 753) zum innerlichen Gebrauch sind immer O/W-Emulsionen. Die wäßrige Phase enthält meist Aromazusätze. Bekannte Beispiele sind Lebertran- und Paraffinemulsion. Auch Infusionslösungen zur parenteralen Ernährung können emulgierte Fette enthalten (Beispiel: Lipofundin).
Flüssige Emulsionen zum Auftragen auf die Haut können zum W/O oder O/W-Typ gehören. Sie werden als *Liniment* oder *Milch* bezeichnet (Beispiel: Finalgon Liniment, Aknefug Milch).

### 26.2.5 Gasförmige Arzneiformen

#### 26.2.5.1 Inhalate

Als Inhalate finden Wirkstoffe Verwendung, die sich bei Raumtemperatur verflüchtigen und in Gasform, meist mit Luft gemischt, über die Atmungsorgane dem Organismus zugeführt werden. Mit Lachgas und anderen Gasen wird durch Inhalieren eine Inhalationsnarkose erzielt.
Erkältungskrankheiten lassen sich durch Einatmen von Wasserdampf, dem ätherische Öle, z. B. Kamillenöl, zugesetzt sind, lindern. *Inhalatoren* sind Geräte zur Erzeugung von Dämpfen oder Nebeln.

#### 26.2.5.2 Aerosole

Aerosole sind Systeme, die entweder feinste Tröpfchen oder kleinste Festkörperpartikel in Gasen enthalten. Die Teilchengröße soll bei Asthma-Aerosolen 5 μm betragen, damit sie tief in den Bronchialtrakt eindringen können. Die große Gesamtoberfläche der Wirkstoffteilchen verbessert die Resorption.
Aerosole werden in Druckbehältern verpackt, die mit Ventil und Schutzkappe versehen sind. Im Innern des Behälters befinden sich ein Steigrohr, die Wirkstofflösung und ein Treibgas, das durch den hohen Innendruck teilweise verflüssigt ist. Bis heute kann man aus technischen Gründen bei Aerosolen für Asthmatiker nicht auf Fluorchlorkohlenwasserstoffe (FCKW) als Treibgase verzichten, obwohl sie ozonzerstörend sind. Betätigt man das Ventil, so tritt wegen des Innendruckes flüssiges Treibmittel und Wirkstofflösung durch Steigrohr und Ventil nach außen (Abb. 26.**5**). Das flüssige Treibmittel verdampft beim Austritt aus der Düse und zerreißt dabei die Wirkstofflösung zu feinsten Nebeltröpfchen. Innerhalb des Behälters verdampft flüssiges Treibmittel, so daß der Innendruck bis zur letzten Entnahme konstant bleibt.
Statt einer Lösung können auch feinstpulverisierte, schwerlösliche Stoffe im flüssigen Treibmittel suspendiert sein. Ebenso lassen sich Cremes zu Aerosolen verarbeiten (Beispiel: Volonimat Spray, Delmeson Schaum, Alupent-Aerosol).
*Dosier-Aerosole* besitzen ein Spezialventil, das beim Niederdrücken nur eine Einzeldosis freigibt und erst nach einer bestimmten Zeit erneut betätigt werden kann. Damit wird eine Überdosierung im akuten Asthmaanfall verhindert. Asthma-Aerosole werden durch ein Mundstück eingeatmet.
Aerosolbehälter sollen nicht in der Nähe von Heizquellen aufbewahrt und nicht weggeworfen werden, bevor sie vollständig leer sind: Explosionsgefahr.
Auch Lösungen, die mit Hilfe von einfachen Zerstäubern auf die Schleimhäute der Nase, des Rachens und des Mundes aufgebracht werden, können als Spray bezeichnet sein (Beispiel: Rhinospray).

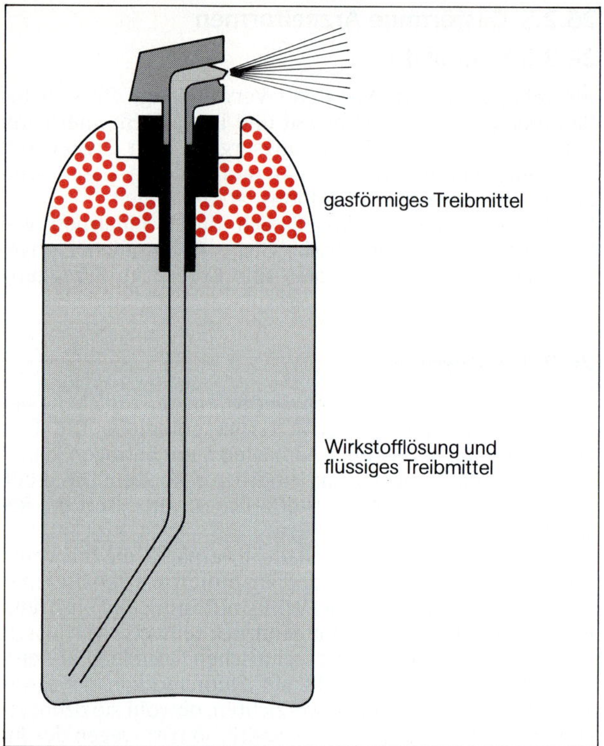


Abb. 26.5 **Aerosol-Sprühdose.**

### 26.2.6 Übersicht über Applikationsarten und Arzneiformen

Tabelle 26.4 **Applikationsarten und Arzneiformen**

| Applikationsart | Geeignete Arzneiform |
|---|---|
| • *Lokale Applikation* | |
| – auf die Haut (kutan oder epikutan) | Puder, Salbe, Creme, Gel, Paste, Liniment, Lotion, Spray |
| – auf die Augenbindehaut (konjunktival) | Augentropfen, -salbe |
| – auf die Nasenschleimhaut (nasal) | Nasentropfen, -salbe, -spray |
| – auf die Mund- und Rachenschleimhaut | Lutschtabletten, -pastillen, Spray, Gurgellösung, Lösung zum Pinseln, Salbe, Gel |
| – auf die Bronchialschleimhaut (per inhalationem) | Inhalation, Spray |
| – auf die Mastdarmschleimhaut (rektal) | Suppositorium, Salbe, Rektalkapseln |
| – auf die Scheidenschleimhaut (vaginal) | Suppositorium, Ovulum, Tablette, Creme, Schaum |
| • *Applikation über den Magen-Darm-Trakt* (oral) | Tablette, Kapsel, Dragee, Pulver, Tropfen, Saft, Sirup, Suspension u. a. |
| • Applikation unter Umgehung des Magen-Darm-Traktes (parenteral) | |
| – in die Vene (intravenös) | |
| – in den Muskel (intramuskulär) | |
| – in den Gesäßmuskel (intraglutäal) | |
| – unter die Haut (subkutan) | |

## 26.3 Umgang mit Arzneimitteln

### 26.3.1 Krankenhausapotheke

Die Krankenhausapotheke unterscheidet sich von einer öffentlichen Apotheke hinsichtlich des zu versorgenden Personenkreises. Während die öffentliche Apotheke die Arzneiversorgung für die Bevölkerung sicherstellt und zu den Zeiten, die durch das Ladenschlußgesetz und den gesetzlich vorgesehenen Notdienst vorgegeben sind, für jedermann zugänglich ist, stellt die Krankenhausapotheke Arzneimittel für stationär oder teilstationär aufgenommene Patienten bereit. Auch das Krankenhauspersonal ist zum Bezug von Arzneimitteln aus der Krankenhausapotheke berechtigt.
Innerhalb des Krankenhauses ist die Krankenhausapotheke eine Funktionseinheit und kein selbständiges Unternehmen, sondern in organisatorischer und wirtschaftlicher Hinsicht dem Krankenhausträger verpflichtet.
Es liegt in der Entscheidung des Trägers, ob eine Krankenhausapotheke eröffnet oder geschlossen werden und ihr Versorgungsauftrag von einer anderen Krankenhausapotheke oder einer öffentlichen Apotheke übernommen werden soll. Diese Vorgänge bedürfen der behördlichen Genehmigung.
Der Leiter einer Krankenhausapotheke muß Apotheker sein. Er wird vom Krankenhausträger angestellt bzw. ist beamtet. Seine fachliche Unabhängigkeit erstreckt sich auf alle im

| Anforderung für Station ........................ | | Datum .................. | | Uhrzeit ................. | |
|---|---|---|---|---|---|
| Bestellmenge | Name/Bezeichnung | Stärke | Darreichungsform | Einheit | Bestand |
| 2 | Euthyrox | 175 µg | Tbl. | 100 | 1 |
| 1 | Traumanase | forte | Drg. | 50 | – |

Abb. 26.6 **Bestellung von Fertigarzneimitteln.**

Apotheken- und Arzneimittelrecht berührten Sachverhalte. Ein Krankenhaus muß nicht zwingend eine Apotheke haben. Es kann für den Träger ökonomischer sein, einen Versorgungsvertrag mit einer anderen Krankenhausapotheke oder einer öffentlichen Apotheke abzuschließen.

Nimmt eine Krankenhausapotheke mit behördlicher Genehmigung (Betriebserlaubnis) ihre Tätigkeit auf, so ist sie nicht nur in ihren Räumlichkeiten und deren Einrichtung, sondern auch in ihren Aufgaben und Pflichten an die Apothekenbetriebsordnung (ApBetrO § 26–33) gebunden.

Eine Krankenhausapotheke muß über mindestens 200 m² Betriebsfläche verfügen, die aufgeteilt sind in

- *Offizin* als Annahme- und Abgaberaum mit Rezeptur zur Anfertigung individueller ärztlicher Verschreibungen;
- *Laboratorium* zur Herstellung von Arzneimitteln im größeren Maßstab, z. B. Infusionslösungen oder Dialysekonzentrat;
- *Laboratorium* für Untersuchungen;
- Lagerraum, auch für Arzneimittel, die unter 20 °C gelagert werden müssen; er muß den durchschnittlichen Arzneimittelbedarf für 2 Wochen aufnehmen können;
- *Geschäftsraum* für Verwaltungsarbeiten u. ä.

Die Abgabe von Arzneimitteln an die Stationen oder andere Teileinheiten des Krankenhauses muß auf *schriftliche Anforderung* (Rezept für die individuell herzustellenden Arzneimittel oder Anforderungen, auch Sammelanforderungen von Fertigarzneimitteln) erfolgen, unterschrieben vom verantwortlichen Pflegepersonal und Arzt. Eine Bestellung von Fertigarzneimitteln kann nur dann fehlerfrei und ohne zeitaufwendige Rückfragen von der Apotheke ausgeführt werden, wenn sie vollständig ist. In der Regel muß auch der Stationsbestand angegeben werden (Abb. 26.**6**).

Betäubungsmittel (s. unten) dürfen auf einer solchen Sammelbestellung nicht aufgeführt sein.

Der *Transport* von der Apotheke zur Station erfolgt aus Gründen der Arzneimittelsicherheit und zum Schutz vor dem Zugriff Unbefugter in verschlossenen Behältern, die mit dem Namen der Station und der abgebenden Apotheke beschriftet sind. Moderne Krankenhausapotheken haben für diese Behälter pro Station ein Ausgabefach, das von der Apothekenseite beschickt wird und von der anderen Seite von Stationsangehörigen mit einem Spezialschlüssel geöffnet und entleert werden kann.

Aus Wirtschaftlichkeitsgründen bezieht die Apotheke vom pharmazeutischen Großhändler oder direkt vom Hersteller meist *Anstaltspackungen*, um daraus die erforderliche, für die Station bestimmte Stückzahl/Menge abzuteilen. Das Behältnis muß den Namen des Arzneimittels, die Chargenbezeichnung, ggf. das Verfalldatum und Aufbewahrungshinweise tragen, außerdem muß die Packungsbeilage (Gebrauchsinformation) beigelegt werden. Die Hersteller sind aus Gründen der Arzneimittelsicherheit dazu übergegangen, Anstaltspackungen durch Bündelung von z. B. 10 Pakkungen zu je 100 Tabletten zu schaffen. Jede Teilpackung trägt dann den Aufdruck „Teil einer Anstaltspackung". Damit entfällt für die Apotheke das lästige „Auseinzeln" mit dem Vorteil, daß alle Pflichtangaben und die Gebrauchsinformation jeder Teilpackung ordnungsgemäß beigefügt sind.

Der *Leiter einer Krankenhausapotheke* hat nicht nur die Verantwortung für Herstellung, Beschaffung und Prüfung von Arzneimitteln, er ist auch Mitglied der *Arzneimittelkommission*, die in vielen Krankenhäusern besteht. Sie hat u. a. die Aufgabe, eine Arzneimittelliste zu erstellen (umfaßt je nach Leistungsstruktur des Krankenhauses etwa 800–1200 Arzneimittel) und auf dem aktuellen Stand zu halten. Danach kann – bei voller Therapiefreiheit des Arztes – rationell eingekauft und vermieden werden, daß Fertigarzneimittel mit gleichem Wirkstoff, aber unter verschiedenen Handelsnamen bezogen werden. So werden Fehlerquellen ausgeschaltet, die Arzneimittelsicherheit wird erhöht.

Der Apotheker verfügt über umfassende Literatur für die in die Arzneimittelliste aufgenommenen Arzneimittel. Er berät die Ärzte hinsichtlich Dosierung, Wechselwirkungen und Nebenwirkungen, vermittelt dem Pflegepersonal pharmazeutische Grundkenntnisse und beantwortet Anfragen. In vielen Krankenhäusern ist er auch für die Beschaffung von Röntgen-, Labor- und Bäderbedarf zuständig. Die Daten des Arzneimittelverbrauchs werden von ihm dokumentiert und ausgewertet. Die maschinelle Datenverarbeitung, die immer mehr Krankenhausapotheken zugänglich ist, sorgt für eine früher kaum für möglich gehaltene Transparenz aller Kosten und ermöglicht eine optimale Warenbewirtschaftung. Sie vereinfacht auch die umfangreiche Dokumentation, die z. B. nötig ist, wenn – mindestens halbjährlich – der Apotheker mit seinem Personal die Arzneimittelvorräte auf den Stationen überprüft. Zu dieser Maßnahme ist auch der Apothekenleiter einer öffentlichen Apotheke verpflichtet, wenn dieser mit dem Träger des Krankenhauses einen Versorgungsvertrag abgeschlossen hat.

Das Krankenhauspersonal muß die Durchführung der *Stationsbegehung*, die sich nur auf Umfang, Beschaffenheit und Lagerung der auf den Stationen befindlichen Arzneimittel erstreckt, unterstützen, z. B. Arzneimittelschränke öffnen und Bestellbelege vorlegen. Einen Einblick in den Umfang der Begehung vermittelt das Protokoll (Abb. 26.**7**). Finden sich bei der Begehung Arzneimittel, die nicht mehr verkehrsfähig sind, weil z. B. das Bundesgesundheitsamt (BGA)

## Protokoll einer Stationsbegehung nach § 14 Abs. 4 ApoG, § 32 ApBetrO

| Verbrauchsstelle (Station usw.) | Datum | Dauer Uhr bis Uhr |
|---|---|---|

**I. Kriterien der Bevorratung**
(Aufbewahrung, Umfang der Arzneimittelvorräte.)

| | ja | nein | teilweise |
|---|---|---|---|
| 1. Lagerung | | | |
| – übersichtlich | | | |
| – sicher vor Zugriff von Unbefugten | | | |
| – getrennt von Reinigungs-/Desinfektionsmitteln | | | |
| – im Kühlschrank getrennt von Lebensmitteln | | | |
| – in Originalpackungen | | | |
| – bei Anbruch: jeweils nur 1 OP angebrochen | | | |
| – Inf. Lös. im Originalkarton | | | |
| 2. Ordnungsprinzip | | | |
| – ausschließlich alphabetisch (1 Generalalphabet) | | | |
| – nach Anwendungsgebieten (Antibiotika, Augentr. usw.) | | | |
| – nach Darreichungsformen (Amp., Tbl., Tr., Salben usw.) | | | |
| – nach Vorratsmengen | | | |
| – sonstige ______ | | | |
| – sind Übervorräte vorhanden | | | |

3. Lagerorte
Wieviele Lagerorte sind vorhanden für
- Arzneimittel ______
- Infusionslösungen ______
- Kühllagerung ______

______

| | ja | nein | teilweise |
|---|---|---|---|
| Sind die Lagerorte (Schränke usw.) ausreichend für eine übersichtliche Lagerung | | | |
| 4. Werden vorgeschriebene Lagerungsbedingungen eingehalten | | | |
| – nicht über 8 °C | | | |
| – nicht über 20 °C | | | |
| – Lichtschutz | | | |
| – BtM unter Verschluß | | | |
| 5. Werden feuergefährliche Stoffe gemäß der Verordnung über brennbare Flüssigkeiten gelagert | | | |
| 6. Werden Arzneimittel mit Verfalldatum | | | |
| – gesondert gelagert | | | |
| – regelmäßig überprüft | | | |

nach welchen Kriterien wird überprüft ______

7. Wer übernimmt die von der Apotheke gelieferten Arzneimittel usw. und ordnet sie ein

______

______

| | ja | nein | teilweise |
|---|---|---|---|
| wird dabei die Lagerdauer/das Alter des Arzneimittels (wenn erkennbar) beachtet (first in, first out) | | | |

8. Wer entnimmt dem Stationsvorrat Arzneimittel

______

| | ja | nein |
|---|---|---|
| 9. Umfang der Vorräte | | |
| – angemessen | | |
| – zu groß | | |
| – zu klein | | |

- Präparatezahl ca. ______

| | ja | nein |
|---|---|---|
| 10. Spektrum | | |
| – weitgehend stationsspezifisch | | |
| – breit | | |

11. Zusätzlich vorrätig
- in der Arzneimittel-Liste nicht geführte Präparate ca. ______
- Muster ca. ______

**II. Arzneimittelsicherheit**

| | ja | nein | teilweise |
|---|---|---|---|
| 1. Werden Arzneimittel aus Orginalgefäßen | | | |
| – ausgefüllt (nicht mehr identifizierbar) | | | |
| – zusammengefüllt (Vermischung von Chargen) | | | |
| 2. Verbleiben die Beipackzettel bei den Originalp. | | | |

wo sonst ______

| | ja | nein | teilweise |
|---|---|---|---|
| 3. Sind (konservierte) Augentropfen länger als 6 Wochen im Gebrauch | | | |
| ist die Erstentnahme vermerkt | | | |

| | |
|---|---|
| **Bl. 1 weiß** | **Apotheke** |
| **Bl. 2 rosa** | **Ltd. Arzt** |
| **Bl. 3 gelb** | **Verwaltung** |
| **Bl. 4 grün** | **Stationsarzt** |

Abb. 26.**7** **Protokoll einer Stationsbegehung.**

| | ja | nein | teilweise |
|---|---|---|---|
| 4. Werden Salben aus Kruken entnommen | | | |
| 5. Werden Parenteralia in Mehrdosisbehältnissen | | | |
| - nach der Erstentnahme kühl gelagert | | | |
| - länger als 12 Stunden aufbewahrt (unkonserv.) | | | |
| - länger als 3 Tage aufbewahrt (konserv.) | | | |
| ist die Erstentnahme vermerkt | | | |
| 6. Werden Lösungen instabiler Arzneimittel vorrätig gehalten | | | |
| im Kühlschrank | | | |
| ist das Lösungsdatum vermerkt | | | |
| 7. Werden Mischinfusionen unmittelbar vor der Applikation hergestellt | | | |
| wie lange vorher werden in der Regel die Mischinfusionen hergestellt | ca. ______ | | |
| wird der Zeitpunkt der Herstellung vermerkt | | | |
| wird auf der Flasche die Zumischung vermerkt | | | |
| wo noch ______ | | | |
| 8. Wird auf Kompatibilität/Inkompatibilität (nicht immer visuell erkennbar) zwischen Trägerlösung und zugemischtem Präparat bzw. zwischen zugemischten Präparaten untereinander geachtet | | | |
| 9. Ist der Nachweis der BtM-Vorräte ordnungsgemäß geführt | | | |

**III. Ergebnis/Folgerungen der Stationsbegehung**

1. Verbesserungsvorschläge für die Station: ______

______

______

2. Fortbildung / Belehrung / Information erwünscht / notwendig zu folgenden Problemen:

______

______

| | ja | nein |
|---|---|---|
| 3. An die Apotheke werden Arzneimittel zur weiteren Verwendung zurückgegeben s. Anlage | | |
| 4. Fallen Arzneimittel zur Vernichtung an (verfallen, überaltert, falsch gelagert) s. Anlage | | |
| 5. Die Arzneimittel-Liste ist vorhanden und vollständig | | |
| 6. Dem Apotheker wurden sämtliche Arzneimittel- usw. Vorräte gezeigt. | | |

7. Ergebnis der Stationsbegehung, insbesondere festgestellter Mängel:

______

______

8. Zur Beseitigung festgestellter Mängel erforderliche Maßnahmen:

______

______

9. Wegen festgestellter Mängel wird in ___ Wochen erneut eine Stationsbegehung durchgeführt. Bis dahin sind die festgestellten Mängel zu beseitigen.

10. Angaben über die Beseitigung früher festgestellter Mängel:

______

______

11. Teilnehmer Apotheke

______

______

Teilnehmer Station

______

______

| | |
|---|---|
| **Bl. 1 weiß** | **Apotheke** |
| **Bl. 2 rosa** | **Ltd. Arzt** |
| **Bl. 3 gelb** | **Verwaltung** |
| **Bl. 4 grün** | **Stationsarzt** |

______

Unterschrift und Datum des überprüfenden Apothekers

ihre Zulassung widerrufen hat oder eine Charge nicht den qualitativen Anforderungen entspricht, so stellt der Apotheker die Arzneimittel sofort sicher. Bei anderen, im Protokoll vermerkten Mängeln setzt er eine angemessene Frist, um den Fehler zu beheben. Kommt das Stationspersonal, ggf. die Krankenhausleitung, der Forderung nicht nach, so ist der Apotheker zur Meldung an die zuständige Behörde verpflichtet.
Das Krankenhauspersonal muß im Interesse der Patienten sachgerecht mit Arzneimitteln umgehen; es muß darauf achten, daß die Bestände dem Bedarf angemessen sind, damit nicht unnötig Kapital gebunden wird und die Arzneimittel nicht überaltern.

### 26.3.2 Arzneimittellagerung und Arzneimittelausgabe auf der Station

Mit der Anlieferung auf die Station ist die Verfügungsgewalt und Verantwortung für die Arzneimittel auf den behandelnden Arzt übergegangen. Der Arzt darf – juristisch gesehen – Arzneimittel nicht abgeben, sondern nur anwenden.
Auf der Station müssen Arzneimittel übersichtlich und getrennt von anderen Geräten und Materialien aufbewahrt werden. Geeignet sind gut beleuchtete, verschließbare Schränke, die Unbefugten nicht zugänglich sind.
Die von der Krankenhausapotheke gelieferten Arzneimittel werden sogleich mit der Bestellung *verglichen und eingeräumt*, wobei die Neueingänge hinter etwa noch vorhandene gleiche Packungen gestellt werden. Damit wird erreicht, daß ältere Packungen zuerst ausgegeben werden.
Zweckmäßig ist die *alphabetische Ordnung nach dem Handelsnamen*, wobei die Applikationsform unberücksichtigt bleibt. Ist ein Präparat in verschiedenen Stärken vorhanden, wird das geringer dosierte links neben das höher dosierte gestellt: Intensain 150-Lanicor 1/8 steht links neben Intensain 150-Lanicor 1/4, Treupel Suppositorien für Säuglinge links neben denen für Kleinkinder. Bietet der Schrank für diese Regelung nicht genügend Raum, so wird die schwächere vor die höhere Dosierung gestellt.
Auf Stationen sollten Arzneimittel grundsätzlich nicht in andere Packungen und Gefäße umgefüllt werden, damit jede Verwechslungsgefahr ausgeschlossen bleibt.
Grundsätzlich ist es möglich, daß der Pharmahersteller den Klinikärzten zur Information und Erprobung Muster zur Verfügung stellt (§ 47 Arzneimittelgesetz). Allerdings dürfen Packungen mit dem Aufdruck „Unverkäufliches Muster“ auf der Station nicht zwischen anderen Arzneimitteln einsortiert werden. Sie bleiben im persönlichen Gewahrsam des Arztes, der sie angefordert hat.

> Ärztemuster gehören nicht in Stationsschränke!

Ist das Krankenhaus Ausbildungsstätte für Heilberufe, so müssen die zur Ausbildung angeforderten Arzneimittel gesondert gelagert werden, aber den auszubildenden Ärzten zugänglich sein.
*Vorratsgefäße* sind deutlich zu beschriften. Ist der Inhalt eines Gefäßes nicht eindeutig bestimmbar, so wird es an die Apotheke zurückgegeben, die auch die Arzneimittel zurücknimmt, welche nicht mehr benötigt werden.
*An den Patienten* werden Arzneimittel streng nach Anweisung des Arztes verabreicht. Dabei ist zu berücksichtigen, ob sich die *Anweisung* auf Einzel- oder Tagesdosen bezieht und ob es sich um absolute (z. B. in mg) oder gewichtsbezogene (z. B. mg pro kg Körpergewicht) Dosen handelt. Bei der Applikation von Corticoiden (Nebennierenrindenhormon-Derivate) ist die Applikationszeit – meist der frühe Morgen – zu beachten. Bei oralen Arzneiformen kann es durchaus von Bedeutung sein, ob sie vor, zu oder nach einer Mahlzeit einzunehmen sind. Werden Beromycin- oder Binotal-Saft während des Essens eingenommen, so wird die Resorption des Wirkstoffes erheblich eingeschränkt. Es empfiehlt sich, den *Beipackzettel*, der jedem Fertigarzneimittel beigegeben sein muß, gründlich zu studieren und ihn so lange in der Packung zu belassen, bis der Inhalt verbraucht ist.

**Beipackzettel** enthalten Informationen über *Zusammensetzung, Eigenschaften, Anwendungsgebiete, Dosierungs-* und *Anwendungshinweise.* Ferner wird auf *Nebenwirkungen, Begleiterscheinungen* und *Risiken* aufmerksam gemacht. Die *besonderen Hinweise* betreffen z. B. die Einschränkung der Reaktionsfähigkeit oder die Wechselwirkung mit anderen Arzneimitteln. Schließlich wird auf *Lagerungsbedingungen* hingewiesen, die auch auf dem Umkarton vermerkt sind.
Das Pflegepersonal muß beim Verabreichen von Arzneimitteln fünf Punkte überprüfen:
1. *Was?* (Präparat, Darreichungsform, Stärke).
2. Ist das Arzneimittel noch *verwendbar?*
3. *Welcher Patient* soll es erhalten?
4. *Wie oft und wann?* (Häufigkeit und Zeitpunkt).
5. *Welche Dosis?*

### 6.3.3 Kühllagerung, Arzneimittel mit Verfalldatum

Die *Lagerungshinweise* sind auf der Station streng einzuhalten.

- „Vor Wärme geschützt“ bedingt eine Aufbewahrung unter 20 °C und
- „kühl“ zwischen 4 und 15 °C. Für Seren und Impfstoffe, Gammaglobulin u. a. gelten im allgemeinen Lagertemperaturen zwischen 2 und 10 °C, also Kühlschranktemperatur. Auf keinen Fall dürfen diese Präparate im Gefrierfach eines Kühlschranks gelagert werden.

Besonderes Augenmerk ist auf Präparate zu richten, die auf der Verpackung ein *Verfalldatum* („Verwendung bis...“) tragen. Dazu gehören viele Antibiotika, aber auch Zubereitungen aus Humanblut, Hormone wie Insulin und andere, die alle nur bis zu einem bestimmten Zeitpunkt, dem Verfalldatum, verwendet werden dürfen.
Der *Bestand an Arzneimitteln mit Verfallsdatum* ist daher regelmäßig durchzusehen. Die Packungen sind schon einige Monate vor Ablauf der Frist zum Umtausch an die Apotheke zurückzugeben, wenn sie nicht mit Sicherheit in der Zwischenzeit verbraucht werden.
Die *Vernichtung* von verfallenen oder unbrauchbar gewordenen Arzneimitteln ist Sache der Apotheke.

### 26.3.4 Betäubungsmittel

Für eine bestimmte Gruppe von Arzneimitteln bestehen besondere gesetzliche Bestimmungen, und zwar für die *Betäubungsmittel* (BtM). Sie unterliegen dem *Betäubungsmittelgesetz* und der *Betäubungsmittel-Verschreibungsverordnung* (S. 59 f.). Die Bezeichnung BtM ist nicht korrekt, weil die Betäubungsmittel auch solche Wirkstoffe umfassen, die nicht betäubend wirken. Allen gemeinsam ist, daß sie *Sucht* (Abhängigkeit) auslösen können.

Betäubungsmittel müssen in einem besonderen Schrank unter Verschluß gelagert werden. Angefordert werden sie auf dreiteiligen *BtM-Rezeptformularen*, die vom Stationsarzt ausgeschrieben sein müssen.

Die *Eingänge* auf der Station werden in einer BtM-Kartei nach amtlichem Formblatt verzeichnet, ebenso die *Ausgabe* an jeden einzelnen Patienten, so daß jederzeit Soll- und Ist-Bestand überprüft werden können. Anstelle der Karteikarten können in den Stationen auch Bücher mit fortlaufend numerierter Seitenzahl nach amtlichem Formblatt verwendet werden. Der verantwortliche Stationsarzt hat die Eintragungen zu überprüfen und gegenzuzeichnen. BtM-Karteikarten und -Bücher sind nach der letzten Eintragung drei Jahre aufzubewahren und jederzeit auf Verlangen den zuständigen Gesundheitsbehörden vorzulegen.

Zu den Betäubungsmitteln gehören die Wirkstoffe Morphinhydrochlorid (meist Ampullen mit wäßriger Lösung oder Tabletten wie MST Mundipharma), Cocainhydrochlorid (Lösung oder Salbe) und Opium und seine Zubereitungen (z. B. Opiumtinktur), ferner die in Tab. 26.**5** aufgeführten Fertigarzneimittel.

Tabelle 26.**5** **Fertigarzneimittel, die zu den Betäubungsmitteln gehören**

| Handelsname | Applikationsform |
|---|---|
| Cafilon | Drg. |
| Captagon | Tbl. |
| Dicodid | Amp., Tbl. |
| Dilaudid, Dilaudid-Atropin | Amp., Supp. |
| Dipidolor | Amp. |
| Dolantin | Amp., Supp., Tr. |
| Eukodal | Tbl. |
| Fentanyl | Amp. |
| Fotral | Amp., Kps., Tbl., Supp. |
| Jetrium | Tbl. |
| Pervitin | Amp., Tbl. |
| L-Polamidon, L-Polamidon C | Amp., Tbl., Tr., Supp. |
| Psyquil comp. | Amp. |
| Ritalin | Tbl. |
| Temgesic | Amp., Sublingualtbl. |

# 27 Ernährungslehre

H. Heseker und S. Schulz

**Lernziel**

Ziel dieses Kapitels ist es, die allgemeinen Grundlagen einer gesunden und vollwertigen Ernährung in verschiedenen Lebenssituationen, an gesunden und kranken Tagen, zu vermitteln. Es sollen

- die Bestandteile unserer Lebensmittel und die für eine ausreichende Nährstoffversorgung wichtigen Lebensmittelgruppen benannt werden können;
- die Folgen einer unzureichenden oder überreichlichen Aufnahme dargestellt werden können;
- Energie- und Nährstoffbedarf berechnet werden können;
- ungünstige Ernährungsweisen und die Auswirkungen auf die Gesundheit erkannt werden können;
- Lebensmittelzusatzstoffe und unerwünschte Nahrungsbestandteile beurteilt werden können;
- wirksame Maßnahmen zur Lebensmittelkonservierung und Verhinderung von Lebensmittelinfektionen angewendet werden können;
- besondere Anforderungen an die Ernährung unter Berücksichtigung von Alter, Schwangerschaft und Stillzeit dargestellt werden können;
- alternative Kostformen beurteilt werden können;
- diätetische Maßnahmen bei weit verbreiteten akuten und chronischen Erkrankungen bekannt sein;
- die Bedeutung einer abwechselungsreichen, vollwertigen Kost für die Gesunderhaltung hergeleitet werden können.

## 27.1 Einführung

Die Ernährung des gesunden und des kranken Menschen sind Gegenstand dieses Kapitels.

Die tägliche Kost des Gesunden sollte so beschaffen sein, daß sie vom Säuglingsalter bis ins hohe Alter optimale Gesundheit, Wohlbefinden und Leistungsfähigkeit sichern hilft. Dies setzt voraus, daß die Nahrung frei ist von krankheitsauslösenden Nahrungsbestandteilen. Von der Ernährung des Kranken wird außerdem erwartet, daß die Krankenkost so zusammengesetzt ist, daß diese den Heilungsprozeß einleitet, bewirkt oder zumindest unterstützt. Bei vielen Krankheiten hat die Wahl der richtigen Ernährung einen wesentlichen Anteil an der Wiederherstellung der Gesundheit.

Da Leben mit einem ständigen Umsatz an Energie verbunden ist, muß auch der Mensch regelmäßig energiehaltige Nahrung aufnehmen. Die Nahrung liefert aber nicht nur Energie, die in Form von Kilokalorien oder Kilojoule gemessen wird, sondern auch viele Baustoffe, die für den Aufbau des Körpers und die Aufrechterhaltung vieler Stoffwechselfunktionen benötigt werden. Dabei sind die Menge und die Zusammensetzung der mit den Mahlzeiten aufgenommenen Speisen und Getränke entscheidend für unser gesundheitliches Wohlbefinden.

Dem Menschen können sehr verschiedene Lebensmittel als Nahrungsmittel dienen, da es in erster Linie auf deren Inhaltsstoffe ankommt. Die Lebensmittelinhaltsstoffe, die der Mensch für seine verschiedenen Stoffwechselfunktionen benötigt, werden als *Nährstoffe* bezeichnet. Der tägliche Bedarf ist für die verschiedenen Nährstoffe unterschiedlich und liegt zwischen 3 µg (Vitamin $B_{12}$) und 1 kg (Wasser).

Es gibt energieliefernde und energiefreie Nährstoffe (Tab. 27.**1**).

Zu den Energielieferanten zählen neben den Kohlenhydraten, Fetten und Proteinen (Eiweiße) auch organische Säuren, z. B. Milchsäure, Citronensäure, Essigsäure, und mit Einschränkung der Alkohol (Äthanol). Zu den energiefreien Nährstoffen zählen Wasser, Mineralstoffe, Spurenelemente und Vitamine.

Nahrungsmittel enthalten neben diesen Nährstoffen weitere unverwertbare Inhaltsstoffe, die in unserem Verdauungstrakt wichtige Aufgaben erfüllen, z. B. Ballaststoffe, oder erst die Schmackhaftigkeit vieler Speisen bewirken. Geschmacks-, Farb- und Geruchsstoffe, die unseren Appetit anregen, sind hier zu nennen (Tab. 27.**2**).

Kohlenhydrate und Fette liefern dem Organismus Energie für den Stoffwechsel, zur Aufrechterhaltung der Körpertemperatur und vieler weiterer Leistungen. Der Auf- und Abbau von Nährstoffen und von körpereigenen Substanzen, z. B. Hormonen und Enzymen, wird als *Stoffwechsel* bezeichnet. Eiweiß benötigt der Körper vor allem zum Aufbau und zur Erhaltung des Körpers. Wasser ist mengenmäßig der wichtigste Körperbestandteil. Neben dem Aufbau des Körpers dient es als Lösungs- und Transportmittel. Mineralstoffe dienen als Baustoffe und/oder als Wirkstoffe in der Steue-

Tabelle 27.**1** **Energieliefernde und energiefreie Nährstoffe**

| Energieliefernde Nährstoffe | Energiefreie Nährstoffe |
|---|---|
| Kohlenhydrate | Wasser |
| Fette | Mineralstoffe |
| Proteine | Spurenelemente |
| organische Säuren | Vitamine |
| (Alkohol) | (Ballaststoffe) |

Tabelle 27.**2** **Zusammensetzung der Nahrungsmittel**

| | |
|---|---|
| Brennstoffe: | Fette, Kohlenhydrate, Protein (Alkohol) |
| Baustoffe: | Proteine, Mineralstoffe, Wasser |
| Wirkstoffe: | Vitamine, Mineralstoffe, Spurenelemente |
| Ballaststoffe: | Pektine, Cellulose, Hemicellulose u. a. |
| Farbstoffe: | Carotinoide, Chlorophyll, Flavonoide u. a. |
| Aromastoffe: | Geschmacks- und Geruchsstoffe |

rung von Stoffwechselvorgängen. Vitamine sind ebenfalls für die Steuerung von Stoffwechselfunktionen notwendig. Darüber hinaus haben einige Vitamine (Vitamin C und E und Carotinoide) wichtige Schutzfunktionen.
Von einer vollwertigen Ernährung wird verlangt, daß diese alle Nährstoffe in ausreichender Menge enthält. Bei vielen Nährstoffen kann sowohl ein Zuwenig als auch ein Zuviel früher oder später zu gesundheitlichen Beeinträchtigungen führen. Die tägliche Energieaufnahme sollte daher dem Energiebedarf angepaßt sein, so daß Unter- und Übergewicht vermieden werden. Bei akuten Erkrankungen und auch bei vielen chronischen, ernährungsabhängigen Erkrankungen, z. B. Diabetes oder Fettsucht, sind in der Regel weitere Faktoren zu berücksichtigen. Vor und nach operativen Eingriffen, bei Diabetes mellitus oder entzündlichen Darmerkrankungen, um nur einige Situationen zu nennen, sind jeweils auf die Bedürfnisse des Patienten abgestimmte Diäten erforderlich.

## 27.2 Allgemeine Ernährungslehre

Bevor die mit den Speisen und Getränken aufgenommenen Nährstoffe ihre Aufgaben in unserem Organismus erfüllen können, sind einige vorbereitende Schritte erforderlich.

**Verdauung** *(Digestion).* Die Lebensmittel werden zunächst im Mund mechanisch zerkleinert, durch Vermischung mit Speichel schluckfähig gemacht und damit für die weitere Verdauung vorbereitet. Kohlenhydrate, Fette und Proteine werden dann im Magen-Darm-Trakt durch spezielle Enzyme in ihre Grundbausteine (Monosaccharide, Fettsäuren und Glycerin, Aminosäuren) gespalten. Vitamine, Mineralstoffe und Spurenelemente werden aus ihrer Bindung an weitere Lebensmittelinhaltsstoffe befreit und damit für den Organismus verfügbar gemacht. Die Nährstoffe können nur in Form ihrer Grundbausteine aus dem Darm ins Blut aufgenommen werden. Daher besteht bei chronischen Verdauungsstörungen *(Maldigestion)* immer auch die Gefahr, daß trotz ausreichender Nährstoffaufnahme Mangelerkrankungen auftreten.

**Resorption.** Die Einzelbausteine der Nährstoffe gelangen durch die Darmwand direkt oder indirekt über die Lymphe ins Blut. Geringe Nährstoffmengen können durch spezielle Transportmechanismen in der Darmwand nahezu vollständig resorbiert werden. Einige Nährstoffe, z. B. Vitamine oder Zuckeraustauschstoffe, können bei sehr hoher Aufnahme nicht vollständig resorbiert werden. Bei chronischen Darmentzündungen ist mit einer gestörten Resorption *(Malabsorption)* zu rechnen.

**Stoffwechsel** *(Metabolismus).* Die Einzelbausteine werden in den verschiedenen Geweben chemisch umgebaut, damit sie in geeigneter Form als Energiequellen, Energiespeicher oder zur Synthese körpereigener Stoffe zur Verfügung stehen. Körpereigene Stoffe, z. B. Hormone und Enzyme, werden ständig auf- bzw. abgebaut.

**Ausscheidung** *(Elimination).* Die Endprodukte des Stoffwechsels, die nicht mehr verwertet werden können, werden über verschiedene Organe (Nieren, Lunge, Galle, Darm) aus dem Körper entfernt.

### 27.2.1 Energiebedarf, Energiezufuhr

Die dem Körper mit der Nahrung zugeführte und von ihm umgesetzte Energie wird in Kilokalorien (kcal) oder Kilojoule (kJ) gemessen. Beide Maße können ineinander umgerechnet werden:

1 kcal = 4,18 kJ; 1 kJ = 0,24 kcal

Die Hauptnährstoffe weisen unterschiedliche Energiegehalte (Brennwerte) auf. Fette haben mit 9 kcal/g) einen wesentlich höheren Energiegehalt als Kohlenhydrate oder Proteine, die jeweils 4 kcal/g aufweisen (Tab. 27.**3**). Diese Hauptnährstoffe können sich als Energielieferanten in einem gewissen Umfang gegenseitig vertreten, ohne daß es zu Gesundheitsstörungen kommt.
Der Gesamtenergiebedarf des Menschen setzt sich aus dem Grundumsatz und dem Leistungsumsatz zusammen:

Gesamtenergieumsatz = Grundumsatz + Leistungsumsatz

#### 27.2.1.1 Grundumsatz

Einen bestimmten Anteil der aufgenommenen Energie benötigt der Organismus zur Erhaltung wichtiger Körperfunktionen. Der auch im Zustand völliger Ruhe und entspannter Muskulatur fortbestehende Energieumsatz stellt u. a. den

Tabelle 27.**3** **Energiegehalte der Hauptnährstoffe**

| | Energiegehalt | |
|---|---|---|
| 1 g Kohlenhydrate | 4,0 kcal | 17 kJ |
| 1 g Fett | 9,0 kcal | 29 kJ |
| 1 g Protein | 4,0 kcal | 17 kJ |
| 1 g Alkohol | 7,0 kcal | 30 kJ |

Tabelle 27.**4** **Grundumsatz von Frauen und Männer verschiedenen Alters**

| Alter | Männer kJ (kcal) | Frauen kJ (kcal) |
|---|---|---|
| 18 Jahre | 7500 (1800) | 6700 (1600) |
| 24 Jahre | 7100 (1700) | 6300 (1500) |
| 42 Jahre | 6700 (1600) | 6300 (1500) |
| 66 Jahre | 6300 (1500) | 5900 (1400) |
| 75 Jahre | 5900 (1400) | 5400 (1300) |

Energiebedarf für Atmung, Kreislauf (Herztätigkeit), Erhaltung der Körpertemperatur, Leber und Gehirn dar. Die für diese Leistungen innerhalb von 24 Stunden benötigte Energie wird als Grundumsatz bezeichnet. Der Grundumsatz einer Person kann unter standardisierten Bedingungen gemessen werden

- bei völliger Körperruhe, liegend bei entspannter Muskulatur,
- mindestens 12 Stunden nach der letzten Nahrungsaufnahme,
- bei Indifferenztemperatur.

Der Grundumsatz ist nicht bei allen Menschen gleich, sondern ist von verschiedenen Faktoren abhängig. Der durchschnittliche Grundumsatz beträgt 1 kcal (4,18 kJ)/kg Körpergewicht/Stunde.

**Geschlecht.** Da Männer allgemein einen höheren prozentualen Muskelanteil (aktive Körpermasse) und einen geringeren Fettgehalt als Frauen haben, ist der Grundumsatz von Männern, bezogen auf das Körpergewicht, im Durchschnitt um 10% höher.

**Alter.** Mit zunehmendem Alter verlangsamen sich viele Stoffwechselvorgänge. Daher nimmt der Grundumsatz und damit auch der Energiebedarf mit dem Alter deutlich ab (Tab. 27.**4**).

**Körperbau.** Große, normalgewichtige Menschen weisen mehr stoffwechselaktives Gewebe auf als kleine Menschen. Außerdem wird aufgrund der größeren Körperoberfläche mehr Energie zur Aufrechterhaltung der Körpertemperatur benötigt. Übergewichtige Personen mit hohem Körperfettgehalt haben einen geringeren Energiebedarf als z. B. Sportler mit ausgeprägter Muskulatur.

**Hormone.** Schilddrüsenhormone und andere Hormone, z. B. Adrenalin, beeinflussen den Grundumsatz. Eine Schilddrüsenüberfunktion steigert den Grundumsatz, eine Schilddrüsenunterfunktion senkt ihn. Streß erhöht den Grundumsatz.

**Depressionen.** Bei länger andauernden Depressionen wird eine Abnahme des Grundumsatzes beobachtet („Kummerspeck").

**Fieber.** Hohes Fieber kann den Grundumsatz um 40% steigern. Eine Erhöhung der Körpertemperatur um 1 °C steigert den Grundumsatz um ca. 10%. Daher führt länger anhaltendes Fieber oft zu einem drastischen Gewichtsverlust.

**Schlaf.** Im Schlaf sinkt der Grundumsatz um 7–10%, da Muskeltonus und Nervensystem weniger aktiv sind.

**Fasten.** Bei längerem Fasten (Hungern) kommt es zu einer Anpassung des Energieumsatzes an die verringerte Energieaufnahme. Der Grundumsatz kann bis zu 40% sinken. Daher wird mit zunehmender Dauer des Fastens oder einer energiereduzierten Diät eine geringere Körpergewichtsabnahme pro Tag beobachtet.

**Klima.** Längerer Aufenthalt in der Arktis (Kälte) erhöht den Grundumsatz um ca. 10%, da es zu kältebedingten, hormonellen Veränderungen kommt.

### 27.2.1.2 Leistungsumsatz

Für jede weitere Leistung über den Grundumsatz hinaus benötigt der Organismus zusätzlich Energie. Dieser Leistungsumsatz ergibt sich in erster Linie aus der Muskelarbeit. Bereits geringe körperliche Betätigung führt zu einem erhöhten Energiebedarf (Tab. 27.**5**). Einen besonders hohen Leistungsumsatz weisen Hochleistungssportler auf. Aber auch für die Wärmeregulation, für geistige Tätigkeit und für die Verdauungstätigkeit wird zusätzlich Energie benötigt. Im Wachstumsalter ist neben dem erhöhten Grundumsatz auch zusätzlich Energie für das Wachstum zu berücksichtigen. Außerdem ist in der Schwangerschaft (Wachstum des Fetus) und während der Stillzeit (Laktation) von einem Mehrbedarf an Energie auszugehen.

### 27.2.1.3 Energiebilanz

Übersteigt die Energieaufnahme für längere Zeit den tatsächlichen Energieumsatz, ist also die Energiebilanz positiv, legt der Körper Energiereserven überwiegend in Form von Depotfett an. Das Depotfett kann in Zeiten erhöhten Bedarfs oder nicht ausreichender Energieaufnahme wieder abgebaut werden. Depotfett wird nicht nur aus überschüssigem Nahrungsfett angelegt, sondern auch durch Umwandlung von überschüssigen Kohlenhydraten in Fett. Umgekehrt führt eine negative Energiebilanz, d. h., der Energie-Output ist größer als der Energie-Input, zunächst zu einem Abbau des Fettgewebes und in extremen Fällen auch zum Abbau von Muskeleiweiß.
Zur Gewichtsreduktion angebotene Diäten beruhen auf dem einfachen Prinzip, die Energiebilanz in *„die roten Zahlen"* zu bringen. Eine Gewichtsabnahme kann aber auch unter Beibehaltung der bisherigen Nahrungsaufnahme durch vermehrte körperliche Bewegung, z. B. durch Sport, erzielt werden.

**Normalgewicht.** Für Erwachsene kann das als erstrebenswert angesehene Körpergewicht nach *Broca* berechnet werden.

$$\text{Broca-Index} = \frac{\text{Körpergewicht [kg]}}{\text{Körperlänge [cm]} - 100}$$

Dabei wird ein Bereich von 10% um einen Broca-Index von 1,0 als normalgewichtig angesehen. Der Broca-Index ist allerdings nur bei mittleren Körperlängen (170–190 cm) sinnvoll anzuwenden.
Immer häufiger wird das Körpergewicht bei Erwachsenen anhand des Körpermassen-Index (body-mass-index: BMI) beurteilt:

$$\text{BMI} = \frac{\text{Körpergewicht [kg]}}{(\text{Körperlänge [m]})^2}$$

Beim BMI gelten Werte unter 20 als untergewichtig, von 20–25 als normalgewichtig, von 25–30 als übergewichtig, von 30–40 als fettsüchtig und über 40 als extrem fettsüchtig. Es ist darauf zu achten, daß auch dieser Index bei Personen mit starkem Muskelansatz (Gewichtheber, Bodybuilder) keine Gültigkeit hat, da sich unerwünschtes Übergewicht nur auf einen überhöhten Körperfettanteil bezieht. Ein BMI über 30 geht u. a. mit einem deutlich erhöhten Risiko für Herz-Kreislauf-Erkrankungen einher und gilt allgemein als therapiebedürftig.

**Körperfettverteilung.** Nicht allein die absolute Fettmasse, sondern insbesondere auch die Körperfettverteilung beeinflussen das Gesundheitsrisiko. Bei überwiegendem Fettansatz am Bauch (androide oder männliche Form der Fettsucht) wird ein deutlich höheres Risiko für Herz-Kreislauf-Erkrankungen festgestellt als bei bevorzugtem Fettansatz an den Hüften (gynoide oder weibliche Form der Fettsucht). Die Fettverteilung kann durch Ermittlung des Taille-zu-Hüftumfangs abgeschätzt werden. Der Quotient aus beiden Umfangsmessungen sollte beim Mann unter 1,0 und bei der Frau unter 0,85 liegen.

Tabelle 27.5 **Durchschnittlicher Energieumsatz bei verschiedenen körperlichen Tätigkeiten**

| Art der Tätigkeit | kcal/h |
|---|---|
| Spazierengehen | 200 |
| Radfahren (20 km/h) | 400 |
| Laborarbeit | 150-420 |
| Laufen (10 km/h) | 600 |
| Tanzen (Wiener Walzer) | 360 |
| Tennis | 600 |
| Gymnastik | 250 |
| Treppensteigen | 1000 |
| Schwimmen (20 m/min) | 300 |

Tabelle 27.6 **Richtwerte für die Energiezufuhr** (Deutsche Gesellschaft für Ernährung

| | kcal/Tag Männer | kcal/Tag Frauen |
|---|---|---|
| **Säuglinge** | | |
| 0– 4 Mon. | 550 | |
| 4–12 Mon. | 800 | |
| **Kinder** | | |
| 1– 3 Jahre | 1300 | |
| 4– 6 Jahre | 1800 | |
| 7– 9 Jahre | 2000 | |
| 10–12 Jahre | 2250 | 2150 |
| 13–14 Jahre | 2500 | 2300 |
| **Jugendliche und Erwachsene** | | |
| 15–18 Jahre | 3000 | 2400 |
| 19–24 Jahre | 2600 | 2200 |
| 25–50 Jahre | 2400 | 2000 |
| 51–64 Jahre | 2200 | 1800 |
| 65 Jahre und älter | 1900 | 1700 |
| **Schwangere** | | |
| ab dem 4. Monat | | +300 |
| **Stillende** | | bis +650 |

## 27.2.1.4 Richtwerte für die tägliche Energieaufnahme

Unter Berücksichtigung von Grundumsatz und Leistungsumsatz sind von der Deutschen Gesellschaft für Ernährung (DGE) für verschiedene Altersgruppen beiderlei Geschlechts Richtwerte für die Energiezufuhr herausgegeben worden (Tab. 27.**6**). Die Richtwerte für Erwachsene gelten für Personen mit vorwiegend sitzender Tätigkeit (Leichtarbeiter). Für andere Berufsschweregruppen sind entsprechende Zuschläge erforderlich:

| | |
|---|---|
| Mittelschwerarbeiter | + 600 kcal |
| Schwerarbeiter | + 1200 kcal |
| Schwerstarbeiter | + 1600 kcal |

Eine Energiezufuhr, die den Energiebedarf langfristig übersteigt, führt zu Übergewicht und möglicherweise Fettsucht mit gesundheitlichen Folgeschäden.
Für Kinder ist bei den Richtwerten neben dem gegenüber Erwachsenen relativ höheren Grundumsatz der Energiebedarf für das Wachstum berücksichtigt. Beim Säugling steigt die mittlere Energieaufnahme in den ersten vier Wochen von ca. 55 kcal/kg Körpergewicht auf ca. 110 kcal und erreicht im 2. Lebensmonat mit ca. 120 kcal/kg Körpergewicht ein Maximum. Am Ende des 1. Lebensjahres beträgt die durchschnittliche tägliche Energieaufnahme noch etwa 100 kcal/kg. Sie fällt dann bis ins hohe Alter kontinuierlich ab. Den absolut höchsten Energiebedarf haben Jugendliche im Alter von 15–18 Jahren aufgrund des starken Wachstums in der Pubertät.
Die Zahlen für die tägliche Energieaufnahme können nur Richtwerte sein, da u. a. für die körperliche Aktivität große individuelle Unterschiede bestehen. So verbrauchen „ruhige" Personen im Vergleich zu „hektischen" Personen ca. 10–15% weniger Energie. Auch gibt es *„gute"* und *„schlechte"* Futterverwerter, d. h., es gibt Personen, die relativ mehr essen können, ohne daß dies einen Anstieg des Körpergewichts zur Folge hat.
Aufgrund der heute weit fortgeschrittenen Technisierung

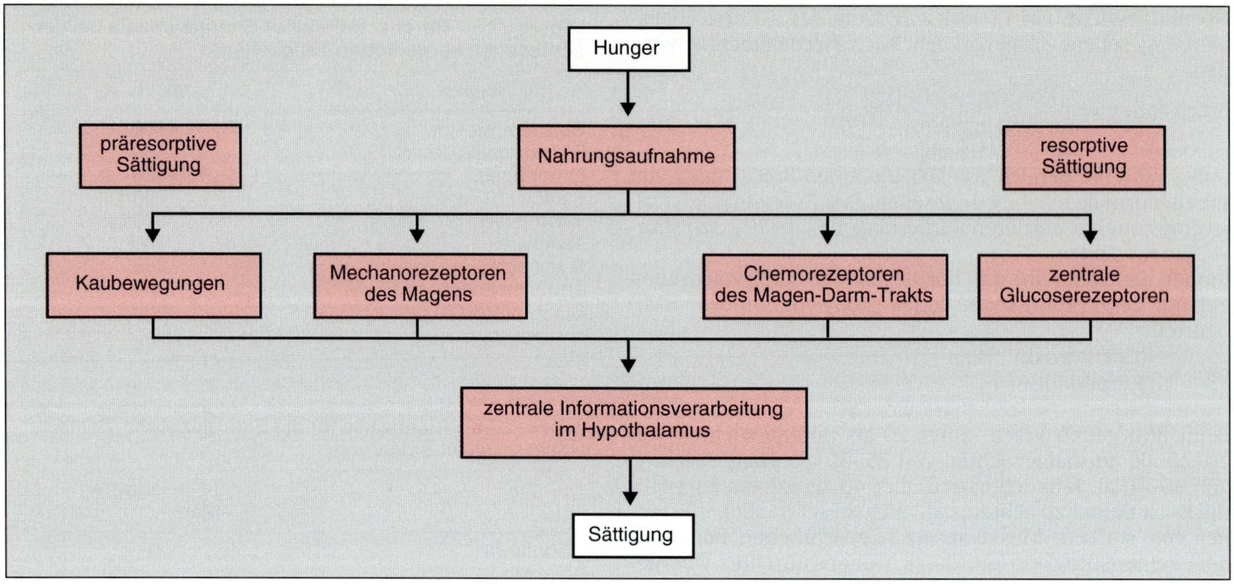


Abb. 27.1 **Regulation der Nahrungsaufnahme.**

und Automatisierung ist der Personenkreis, der täglich Schwer- oder Schwerstarbeit verrichtet, zurückgegangen. Dadurch hat sich der durchschnittliche Energiebedarf in unserer Bevölkerung im Vergleich zu früher vermindert, während unsere Enerergieaufnahme im Durchschnitt eher gestiegen ist.

### 27.2.1.5 Regulation der Nahrungsaufnahme

**Hunger und Appetit.** Hunger und Appetit stellen physiologische Startsignale dar, Sättigung ist ein Stoppsignal.
Mit *Hunger* wird ein allgemeines Verlangen nach Nahrungsaufnahme bezeichnet. *Appetit* stellt den Wunsch dar, bestimmte Lebensmittel zu essen. *Sättigung* beschreibt den Prozeß, der zur Beendigung einer Mahlzeit führt. Erste Sättigungssignale entstehen bereits (z. B. Magenfüllung), bevor Nährstoffe resorbiert worden sind (präresorptiv).
Die Nahrung stimuliert im Verlauf der Passage durch den Gastrointestinaltrakt verschiedene Rezeptoren (Abb. 27.**1**). Es kommt neben nervalen Reizen zu einer Ausschüttung gastrointestinaler Hormone, z. B. Gastrin oder Cholezystokinin.
Unsere Nahrungsaufnahme wird zentral durch das Hunger- und Sättigungszentrum im Hypothalamus des Gehirns gesteuert.
Dieser Regulationsmechanismus sorgt unter normalen Bedingungen dafür, daß sich die Nahrungsaufnahme des Organismus an seinem Energiebedarf orientiert. Viele Menschen sind daher in der Lage, über lange Zeit ohne laufende Gewichtskontrolle ihr Körpergewicht konstant zu halten. Dies zeigt, daß die Hunger- und Sättigungsmechanismen sehr fein reguliert sind. Dieser biologische Regelmechanismus kann aber durch äußere psychosoziale Einflüsse überlagert werden, z. B. durch besonders schmackhaftes Essen oder erlernte Eßgewohnheiten („der Teller wird leer gegessen"). Dies kann dazu führen, daß die Sättigungssignale erst später wahrgenommen werden. Bei der ständigen Verfügbarkeit von Lebensmitteln – vom überreichlichen Frühstück über Snacks als Zwischenmahlzeiten bis zu den abendlichen Knabbereien – ist Übergewicht dann häufig die direkte Folge.
Kinder haben mittags häufig keinen Appetit. Dies ist in den seltensten Fällen auf eine gestörte Regulation von Hunger und Sättigung zurückzuführen. Häufig stellt sich bei Kindern aufgrund geringerer Glykogenvorräte bzw. niedriger Blutglucosespiegel bereits vormittags das Hungergefühl wieder ein. Die dann oft übliche süße Zwischenmahlzeit führt unweigerlich dazu, daß zur Mittagszeit Blut- und Insulinspiegel des Kindes noch „Sättigung" signalisierende Konzentrationen aufweisen. Folglich wird das Mittagessen, wenn es nicht den besonderen Appetit des Kindes getroffen hat, verschmäht.

## 27.2.2 Kohlenhydrate

Mengenmäßig sind die Kohlenhydrate (Saccharide) die wichtigsten Energielieferanten unserer Nahrung. Überwiegend stammen sie aus Lebensmitteln pflanzlichen Ursprungs. Kohlenhydrate werden in der Pflanze durch die Photosynthese mit Hilfe von Sonnenlicht und Chlorophyll gebildet. Die Photosynthese stellt einen wichtigen Prozeß dar, bei dem aus den organischen Verbindungen Kohlendioxid ($CO_2$) und Wasser ($H_2O$) ein organischer, energiehaltiger Nährstoff (Glucose) entsteht.
Die Kohlenhydrate werden aufgrund ihrer Zusammensetzung in Mono-, Di- und Polysaccharide eingeteilt

Abb. 27.**2** **Verbrauch kohlenhydratreicher Lebensmittel 1950–1989.**

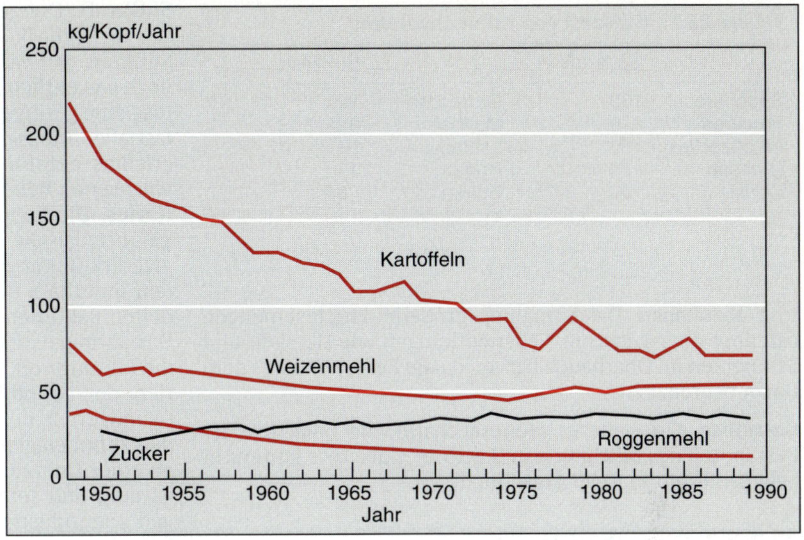


(Kap. 19.2.7). Die Monosaccharide stellen die Bausteine der Di- und Polysaccharide dar.

**Monosaccharide:**
Glucose (Traubenzucker)
Fructose (Fruchtzucker)
Galactose (Schleimzucker)
Mannose

**Disaccharide:**
Saccharose (Zucker, Rübenzucker)
Maltose (Malzzucher)
Lactose (Milchzucker)

**Polysaccharide:**
Stärke (Amylose, Amylopektin)
Glykogen
Cellulose

**Kohlenhydratreiche Lebensmittel.** Kohlenhydratreiche Pflanzen wie Getreide, Obst, Kartoffeln und andere Knollenfrüchte sind relativ einfach und noch dazu preiswert anzubauen. Kohlenhydratreiche Lebensmittel sind im getrockneten Zustand gut lagerfähig. Daher wird in den Entwicklungsländern noch heute durchschnittlich 70% der benötigten Nahrungsenergie in Form von Kohlenhydraten aufgenommen. Diese kohlenhydratreiche Ernährung ist in der Regel gleichzeitig proteinarm. In den Industrieländern ist mit fortschreitender Industrialisierung und wachsendem Wohlstand der Kohlenhydratanteil der Nahrung auf im Durchschnitt 40% der Gesamtenergiezufuhr gesunken. Diese Abnahme betrifft vor allem den Verzehr von Polysacchariden (Stärke in Getreide, Kartoffeln), während der Verzehr von Mono- und Disacchariden (Zucker, Süßigkeiten, Limonaden, Früchte) gestiegen ist (Abb. 27.**2**). Gleichzeitig ist der Fettanteil in der Nahrung stark gestiegen. Diese Veränderungen unserer Ernährungsgewohnheiten gelten als unerwünscht. Stärkereiche Lebensmittel enthalten allgemein mehr Vitamine, Mineralstoffe und Ballaststoffe als stark zuckerhaltige Lebensmittel (reine Kalorienträger). Hoher Verzehr zukkerhaltiger Nahrungsmittel fördert die Kariesentstehung und trägt als überaus schmackhafter Energielieferant zur weitverbreiteten Überernährung mit bei.

Da nur Monosaccharide aus dem Darm resorbiert werden können, ist eine vorherige Aufspaltung der Di- und Polysaccharide während des Verdauungsprozesses notwendig (Kap. 22.**7**). Die verschiedenen Kohlenhydrate haben unterschiedliche physiologische Wirkungen.

### 27.2.2.1 Monosaccharide

**Glucose** (Traubenzucker). Glucose kommt in freier Form nur in wenigen dem Menschen als Nahrungsmittel dienenden Pflanzen vor. Die meisten Di- und Polysaccharide enthalten aber Glucose, aus der diese während des Verdauungsprozesses freigesetzt wird. Als Blutzucker steht Glucose im Mittelpunkt des Energiestoffwechsels aller höheren Lebewesen. Organe wie das Gehirn, das Nierenmark oder die Erythrozyten sind auf regelmäßige Zufuhr von Glucose angewiesen. Die anderen Organe können wahlweise Glucose oder Fettsäuren energetisch verwerten.

**Fructose** (Fruchtzucker). Fructose findet sich in freier Form in reifen Früchten. Außerdem ist Fructose Bestandteil des Disaccharids Saccharose. Fructose wird ebenso leicht verwertet wie Glucose, beeinflußt aber den Blutzuckerspiegel weniger stark. Da Fructose außerdem unabhängig vom Insulin verstoffwechselt wird, ist Fructose häufig Teil der Diabetesdiät. Der Organismus hat eine große Kapazität, um Fruc-

Tabelle 27.7 **Süßkraft von Kohlenhydraten**

| | Süßkraft | | Süßkraft |
|---|---|---|---|
| Saccharose | 100 | Galactose | 32 |
| Fructose | 170 | Maltose | 32 |
| Invertzucker | 130 | Lactose | 16 |
| Glucose | 74 | Honig | 97 |
| Sorbit | 60 | Stärke | 0 |

tose abzubauen. Die Einnahme größerer Fructosemengen ruft aber unerwünschte Nebenwirkungen wie Übelkeit und Schmerzen im Oberbauch hervor, da die Resorption aus dem Darm begrenzt ist.

**Galactose.** Ein weiteres Monosaccharid, die Galactose, ist Bestandteil des Milchzuckers (Lactose). Galactose kommt in Lebensmitteln in freier Form nicht vor.

### 27.2.2.2 Disaccharide

In der Natur wesentlich weiter verbreitet als Monosaccharide sind die *Disaccharide:* Saccharose, Lactose und Maltose.

**Saccharose.** Saccharose besteht aus je einem Molekül Glucose und Fructose. Sie wird in großen Mengen aus Zuckerrüben gewonnen. In vielen Ländern ist Zuckerrohr nach wie vor die Ausgangspflanze für die Zuckergewinnung.
Weltweit steigt der Verbrauch an Zucker immer noch an. Es besteht ein enger Zusammenhang zwischen hohem Zuckerkonsum und Übergewicht und Zahnkaries. Der durchschnittliche Pro-Kopf-Verbrauch beträgt bei uns etwa 100 g/Tag. Das bedeutet, daß 15 bis 20% des Gesamtenergiebedarfs des nicht schwer arbeitenden Menschen durch Zucker gedeckt wird. Limonaden enthalten 10–12% Zucker, so daß mit einem Liter Limonade etwa eine Tasse Zucker aufgenommen wird. Zucker ist heute auch in vielen Soßen, z. B. im Ketchup, Senf oder Dressings, und in Fertiggerichten enthalten *(versteckte Zucker).*

**Lactose.** Lactose ist das Kohlenhydrat der Milch und stellt für den Säugling bei ausschließlicher Muttermilchernährung in den ersten Lebensmonaten das einzige Nahrungskohlenhydrat dar. Mit der Muttermilch erhält der Säugling bei einer durchschnittlichen Trinkmenge von 800 ml etwa 60 g Lactose am Tag. Damit deckt die Lactose beim Brustkind etwa 40% des Energiebedarfs. Beim Säugling liegt die besondere Bedeutung der Lactose darin, daß sie die Darmflora günstig beeinflußt und die Resorption von Calcium fördert. Nach der Stillzeit nimmt die Fähigkeit des Darms ab, Lactose in seine beiden Grundbausteine, Glucose und Galactose, aufzuspalten. Deshalb kann ein Erwachsener größere Mengen Lactose oft nicht vollständig verdauen (Kap. 27.5.2.3).

**Maltose.** Maltose kommt in der Nahrung praktisch nicht vor. Es besteht aus zwei Glucosemolekülen und entsteht bei der Stärkeaufspaltung im Darm und bei der Malzherstellung während des Keimprozesses, beim Bierbrauen. Maltose wird von der Darmflora nur schwer angegriffen.

**Süßkraft.** Die gemeinsame Eigenschaft der Zucker, ihr süßer Geschmack, ist verschieden stark ausgeprägt. Wird die Süßkraft von Saccharose gleich 100 gesetzt, so ist Fructose noch wesentlich süßer, während Glucose und erst recht Lactose eine geringere Süßkraft haben (Tab. 27.**7**). Süß wird von fast allen Menschen als ein sehr angenehmes Geschmackserlebnis empfunden. Dies drückt sich in der ständig gewachsenen Beliebtheit süßer Lebensmittel aus.
**Karies.** Die hohe kariogene Wirkung der Zucker hat dazu geführt, daß die Zahnkaries die häufigste ernährungsabhängige Erkrankung bei uns ist. Mono- und Disaccharide werden innerhalb der Zahnbeläge (Plaques) von dort angesiedelten Bakterien und Pilzen (Candida) zu Säuren abgebaut. Das kariogenste Kohlenhydrat, die Saccharose, fördert auch die Bildung von Zahnbelägen. Saccharose wird durch Bakterien der Mundflora in schwerlösliche Glukane, die das Grundgerüst der Zahnbeläge darstellen, umgewandelt. In den Zahnbelägen findet eine weitere Säurebildung statt, die zu einer Demineralisation des Zahnschmelzes führt. Honig ist aufgrund seiner klebrigen Eigenschaften ähnlich kariogen wie industriell verarbeiteter Zucker und daher keinesfalls als „gesundes Lebensmittel" anzusehen. Als wichtigstes Ziel der Zahnhygiene wird daher die regelmäßige Entfernung der sich ständig neu bildenden Plaques angesehen. Die für die Behandlung der Zahnkaries entstehenden Kosten betragen in Deutschland jährlich über 25 Mrd. DM.

### 27.2.2.3 Polysaccharide

Die komplex aufgebauten Polysaccharide haben keine Süßkraft. Die wichtigsten Polysaccharide sind aus Glucosemolekülen zusammengesetzt: Glykogen, Stärke und Zellulose. Zellulose kann aber aufgrund der besonderen Verknüpfung der Glucosebausteine vom menschlichen Verdauungssystem nicht verwertet werden.

**Glykogen.** Kohlenhydrate werden vom Organismus nach Verdauung und Resorption nur in relativ geringem Umfang in Form von Glykogen in Leber und Muskulatur gespeichert. Glykogen besteht aus langen verzweigten Glucoseketten. Die so gespeicherte Glucose steht dem Organismus jederzeit als sofort verfügbare Energiereserve zur Verfügung. Durch den ständigen Auf- und Abbau von Leberglykogen wird ein konstanter Blutzuckerspiegel aufrechterhalten. Gespeichertes Glykogen stellt für den Körper eine schnell verfügbare, aber mengenmäßig begrenzte Reserveenergiequelle dar. Eine 70 kg Person hat eine Glykogenreserve von ca. 350–400 g.
Bei körperlich oder sportlich aktiven Menschen wird durch körperliches Training, kurzzeitiges Fasten und anschließende kohlenhyratreiche Ernährung (Spaghettiessen vor dem Wettkampftag) eine deutliche Erhöhung der Glykogenreserven auf über 600 g erreicht. Dies ist für bestimmte Sportler, wie Ausdauersportler (Marathon, Triathlon, Fußball) zur Erzielung von Höchstleistungen von großer Bedeutung.

**Stärke.** Stärke hat für die Pflanze eine ähnliche Funktion wie das Glykogen für den Menschen. Sie wird in Blättern, Samen, Knollen und Wurzelgemüsen in Form von mikroskopisch kleinen Körnchen, die verschiedene Formen und Grö-

ßen einnehmen können, gespeichert. Die Stärke steht dem Keimling oder uns Menschen als Energiequelle zur Verfügung. Besonders stärkehaltig sind Getreidekörner, Kartoffeln, Hülsenfrüchte und bestimmte Gemüsearten. Rohe Stärke ist nur schwer verdaulich. Voll aufgeschlossen wird die Stärke erst durch Erhitzen in Wasser. Dabei quellen die Stärkekörnchen auf. Ihr Inhalt wird verfügbar und kann dann praktisch vollständig ausgenutzt werden.
Durch küchentechnische Behandlung werden von alters her die stärkehaltigen Pflanzenteile für den Menschen verfügbar gemacht: Kartoffeln und Hülsenfrüchte werden gekocht, Mehl wird mit Wasser verknetet und anschließend gebakken.
Da die Stärke im Darm zuerst in die Glucosemoleküle aufgespalten werden muß, vergeht eine gewisse Zeit, bis die Glucose aus der Stärke ins Blut eintritt. Dadurch steigt der Blutzuckerspiegel langsamer an. Dies führt dazu, daß das Sättigungsgefühl im Vergleich zu einer zuckerhaltigen Mahlzeit relativ länger anhält. Eine gleichkalorische, zuckerhaltige Mahlzeit würde zu einem schnellen Anstieg des Blutzuckers mit extrem hohen Werten führen. Der darauf folgende rasche Abfall des Blutzuckerspiegels würde das Hungergefühl bald wieder aufkommen lassen, so daß Stärke in jeder Beziehung gut verträglich ist.

**Dextrine.** Dextrine bestehen aus kurzen Glucoseketten und entstehen während der Stärkeaufspaltung. Mischungen aus Dextrinen, z. B. Maltodextrine aus abgebauter Maisstärke, Maltose und häufig Glucose finden in der Diätetik Anwendung. Dextrine werden leichter verdaut als Stärke und haben eine geringere osmotische Wirkung als Glucosemoleküle.

#### 27.2.2.4 Zuckeraustauschstoffe, Süßstoffe

**Zuckeraustauschstoffe.** Zuckeraustauschstoffe sind natürlich vorkommende, süßschmeckende Verbindungen, die im Gegensatz zu den Süßstoffen Energie enthalten. Hauptvertreter sind neben Fructose die Zuckeralkohole Sorbit, Mannit und Xylit. Sie werden vor allem in der Diät des Diabetikers eingesetzt, da sie weitgehend insulinunabhängig verstoffwechselt werden. Da die Resorption aus dem Darm begrenzt ist, wirken höhere Einzeldosen abführend. Eine gleichmäßig über den Tag verteilte Gesamtmenge von 50 g wird aber in der Regel gut vertragen.

**Süßstoffe.** Süßstoffe sind synthetisch hergestellte Substanzen mit völlig anderen chemischen Strukturen als Zuckeraustauschstoffe. Die bei uns zugelassenen Süßstoffe (Saccharin, Cyclamat, Aspartam, Acesulfam) haben eine höhere Süßkraft als Saccharose. Mit Ausnahme von Aspartam liefern sie keine Energie.
Süßstoffe haben eine größere Bedeutung erlangt, da die Nachfrage nach energiereduzierten Lebensmitteln gestiegen ist. Sie werden besonders Erfrischungsgetränken, Süßspeisen und Süßwaren zugesetzt oder als Kaffeesüßer verwendet. Saccharin und Aspartam sind aufgrund ihrer begrenzten Hitzebeständigkeit nicht zum Kochen und Backen geeignet. Aspartam ist ein Dipeptidmethylester und wird im Verdauungstrakt in die Aminosäuren Asparaginsäure und Phenylalanin sowie Methanol gespalten.

Personen, die an einer Phenylketonurie genannten Proteinstoffwechselstörung leiden, sollten Aspartam nicht verwenden.

Die bei uns zugelassenen Süßstoffe gelten gesundheitlich als unbedenklich.

#### 27.2.2.5 Empfehlungen für die tägliche Kohlenhydrataufnahme

Die Empfehlungen für die Höhe der täglichen Kohlenhydratzufuhr ergeben sich aus den Empfehlungen für Eiweiß und Fett und dem individuellen Energiebedarf. Es wird eine Kohlenhydrataufnahme zwischen 50 und 55% der Gesamtenergieaufnahme angestrebt. Die Mindestmenge an Kohlenhydraten, die vom Erwachsenen und Jugendlichen nicht unterschritten werden sollte, wird mit 100 g pro Tag angegeben. Beim Kleinkind und Säugling können Kohlenhydrate nicht durch Protein und Fette ersetzt werden, da sie spezifische Aufgaben im Stoffwechsel haben.

**Kohlenhydratfreie Ernährung.** Eine kohlenhydratfreie Ernährungsweise, wie sie beispielsweise mit der Atkins-Diät verfolgt wird, führt zu eingreifenden Stoffwechselveränderungen. Die energetische Verwertung von Proteinen und Fetten erfolgt im Kohlenhydratmangel nicht optimal, so daß trotz ausreichender Energiezufuhr Gewichtsabnahmen erzielt werden. Da die für einen ausgeglichenen Stoffwechsel notwendige Glucose fehlt, kommt es zu einem starken Anstieg von freien Fettsäuren im Blut (antiketogene Wirkung der Glucose). Das Überangebot von freien Fettsäuren kann die Leber nur bewerkstelligen, indem ein Teil der Fettsäuren zu Ketonkörper abgebaut wird (Ketose). Die notwendige vermehrte Ausscheidung dieser Ketonkörper durch die Nieren ist mit einer vermehrten Ausscheidung von Wasser verbunden. Es kommt folglich zu einer starken Belastung der Nieren sowie zu einer Hypoglykämie (Unterzuckerung) und Hyperlipidämie. Die Atkins-Diät führt in den ersten Tagen durch die erhöhten Wasserverluste zu der gewünschten Körpergewichtsabnahme, ist aber als nicht ganz ungefährlich zu beurteilen.

### 27.2.3 Fette

Fett ist ein wichtiger Energielieferant mit hoher Energiedichte. Die Nahrungsfette sind gleichzeitig wichtige Träger fettlöslicher Vitamine und essentieller Fettsäuren, die nur zusammen mit diesen resorbiert werden können. Da auch ein großer Teil der Geschmacksstoffe im Fett gelöst ist, haben fettreiche Lebensmittel einen hohen Geschmackswert. Die relativ längere Verweildauer von Fetten im Magen bedingt einen hohen Sättigungswert. Magenempfindliche Personen empfinden diese Eigenschaft einer fettreichen Mahlzeit allerdings eher als Belastung („liegt schwer im Magen").

**Fettsäuren.** Fette sind Triglyceride und bestehen aus Glycerin und drei Fettsäuren. Die Fettsäuren unterscheiden sich aufgrund ihrer Kettenlänge (kurz-, mittel- und langkettige Fettsäuren) und der Zahl ihrer Doppelbindungen zwischen

Tabelle 27.**8** **Gesättigte Fettsäuren**

| | Anzahl C-Atome | |
|---|---|---|
| Buttersäure | 4 | kurzkettig |
| Capronsäure | 6 | |
| Caprylsäure | 8 | mittelkettig |
| Caprinsäure | 10 | |
| Laurinsäure | 12 | |
| Myristinsäure | 14 | langkettig |
| Palmitinsäure | 16 | |
| Stearinsäure | 18 | |

den Kohlenstoffatomen (gesättigte und ungesättigte Fettsäuren).
Der Aufbau einer Fettsäure bestimmt deren Eigenschaften. Speisefette, die einen relativ hohen Anteil kurz- und mittelkettiger Fettsäuren enthalten, z. B. Butter, sind bei Raumtemperatur weniger fest als Speisefette, die überwiegend aus langkettigen Fettsäuren bestehen, z. B. Rindertalg). Speisefette zeigen mit zunehmendem Gehalt an ungesättigten Fettsäuren eine flüssige Konsistenz (Pflanzenöle). Alle natürlich vorkommenden Fette bestehen aus einem Gemisch unterschiedlicher Fettsäuren. Da nur freie Fettsäuren und Monoglyceride (Glycerin mit einer Fettsäure) resorbiert werden können, müssen die Triglyceride vorher enzymatisch gespalten werden. Hierzu ist zunächst eine Emulgierung mit Gallensäuren erforderlich (Kap. 22.**7**).

**Körperfett.** Im Organismus dient Fett als Energiespeicher, Wärmeschutz (Isolierung) und Schutz vor mechanischen Einflüssen, z. B. Nierenfett, Fettpolster unter den Fußsohlen.

**Fettverderb.** Fetthaltige Lebensmittel sind nur begrenzt haltbar. Lebensmittel, die ungesättigte Fettsäuren enthalten, sind sehr empfindlich und werden leicht vom Luftsauerstoff angegriffen (Fettoxidation). Fettverderb äußert sich am ranzigen Geruch und Geschmack.
Viele Öle sind von Natur aus reich an Vitamin E als natürlichem Schutzfaktor vor der Oxidation und damit dem Ranzigwerden (Wirkung als Antioxidans). Fetthaltigen Lebensmitteln (z. B. Margarine) wird daher Vitamin E zugesetzt. Vitamin E kann den Verderb aber nur eine begrenzte Zeit verzögern. Fetthaltige Lebensmittel sollten daher möglichst im Kühlschrank in geschlossener licht- und luftdichter Verpackung gelagert werden.
In tiefgefrorenem Fleisch finden ebenfalls sehr langsam Oxidationsprozesse der Fettsäure statt. Daher ist Frischfleisch unter Tiefkühlbedingungen nicht unbegrenzt lagerfähig.
Aus den vielfach im Haushalt verwendeten niedrig ausgemahlenen Mehlen (Weißmehle der Type 405 oder 550) wurde der fetthaltige Getreidekeim während des Mahlprozesses entfernt. Daher sind Weißmehle wesentlich länger haltbar als Vollkornmehle.

### 27.2.3.1 Gesättigte Fettsäuren

Fettsäuren ohne Doppelbindung werden als gesättigte Fettsäuren (Tab. 27.**8**) bezeichnet. Besonders tierische Fette wie Butter, Schmalz und Talg, aber auch Kokosfett weisen einen hohen Gehalt an gesättigten Fettsäuren auf. Viele Lebensmittel enthalten versteckte Fette, die ebenfalls überwiegend aus den weniger erwünschten gesättigten Fettsäuren bestehen. Versteckte Fette findet man vor allem in Fleischwaren, Fleisch, Käse und Gebäck. Mittelfette Fleischarten (Kotelett, Braten) enthalten mit 10–20% noch beachtliche Fettmengen. Auch Nüsse, Schokolade und zahlreiche Knabbereien, z. B. Kartoffelchips, enthalten beträchtliche Mengen versteckter Fette.
Mittelkettige Fettsäuren mit einer Kettenlänge von 8–10 Kohlenstoffatomen werden besonders bei Patienten mit Fettresorptionsstörungen eingesetzt. Das Depotfett enthält mehr gesättigte Fettsäuren als das Strukturfett der Zellmembranen und Zellorganellen.

### 27.2.3.2 Ungesättigte Fettsäuren

Ungesättigte Fettsäuren (Tab. 27.**9**) enthalten 18 Kohlenstoffatome und mehr. Einfach ungesättigte Fettsäuren (Monoenfettsäuren) weisen nur eine Doppelbindung in der Kohlenstoffkette auf. Die bekannteste Vertreterin ist die Ölsäure, die besonders in Olivenöl, Rapsöl und Erdnußöl vorkommt.
Da der Organismus in der Lage ist, die Ölsäure selbst zu synthetisieren, gilt diese ungesättigte Fettsäure nicht als essentiell. Mehrfach ungesättigte Fettsäuren (Polyenfettsäuren) enthalten zwei und mehr Doppelbindungen. Linolsäure hat zwei Doppelbindungen. Sie kommt in nahezu allen Pflanzenölen vor. Linolensäure (3 Doppelbindungen) kommt besonders in Soja- und Leinöl vor. Mehrfach ungesättigten Fettsäuren können im Stoffwechsel nicht synthetisiert werden (essentielle Fettsäuren).

**Omega-3-Fettsäuren.** Eicosapentaensäure und Docosahexaensäure, auch Omega-3-Fettsäuren genannt, kommen vor allem in fetten Seefischen vor. Diesen längerkettigen, hochungesättigten Fettsäuren wird eine besonders hohe biologische Wirksamkeit nachgesagt. Der Verzehr von Fischölen soll zu einer Verringerung von Thrombosen und Myokardinfarkten führen.

**Bedarf.** Erwachsene sollten pro Tag 10 g Linolsäure und 1 g Linolensäure aufnehmen. Arachidonsäure wird im Organismus aus Linolsäure, Eicosapentaensäure aus Linolensäure aufgebaut.

**Aufgaben.** Essentielle Fettsäuren sind wichtige Bestandteile von Zellmembranen. Außerdem werden aus essentiellen Fettsäuren Gewebshormone (Prostaglandine) aufgebaut.

**Mangelsymptome.** Bei einem Mangel an essentiellen Fettsäuren kann es zu Mangelerscheinungen kommen. Zeichen eines Linolsäuremangels sind trockene, schuppende Hautausschläge. Bis zum Auftreten eines Linolsäuremangels kann eine beträchtliche Zeitspanne vergehen, da Linolsäure im Fettgewebe in größeren Mengen gespeichert werden kann. In Deutschland ist im Durchschnitt eine ausreichende Versorgung gewährleistet.

**Gesundheitliche Bedeutung.** Neuere epidemiologische Untersuchungen deuten darauf hin, daß die mediterrane Ernährung (Mittelmeerkost) mit einem hohen Verzehr an Ölsäure (Olivenöl) sich möglicherweise günstig auf die Prävention von Herz-Kreislauf-Erkrankungen auswirkt. Da die essentiellen, ungesättigten Fettsäuren durch Vitamin E vor einer Oxidation geschützt werden müssen, erhöht sich mit zunehmender Aufnahme der Vitamin-E-Bedarf. Es sollten daher Pflanzenöle bevorzugt werden, die gleichzeitig reich an ungesättigten Fettsäuren und Vitamin E sind, z. B. Sonnenblumenöl).

#### 27.2.3.3 Cholesterin

Mit Lebensmitteln tierischen Ursprungs (Milch, Butter, Fleisch und Fleischprodukte, Eigelb) wird dem Organismus gleichzeitig Cholesterin zugeführt. Besonders cholesterinreich sind Innereien und Hirn. Da Cholesterin überwiegend in den Zellmembranen lokalisiert ist, enthält mageres Fleisch fast genauso viel Cholesterin wie fettes Fleisch. Pflanzliche Fette und Öle (Margarine, Speiseöl) enthalten kein Cholesterin.
Cholesterin, das Grundbaustein der Sexual- und Nebennierenhormone sowie der Gallensäuren ist, wird vom Organismus in ausreichenden Mengen gebildet. Bei cholesterinfreier Ernährung wird der Bedarf an Cholesterin durch Eigensynthese gedeckt. Cholesterinaufnahme mit der Nahrung führt zu einer verminderten Eigensynthese.
Bei einer Störung des Cholesterinstoffwechsels kommt es zu einem Anstieg der Cholesterinkonzentration im Blut. Ein hoher Cholesterinspiegel im Blut ist ebenfalls ein Risikofaktor für die Entstehung von Herz-Kreislauf-Krankheiten wie Herzinfarkt. Der Cholesterinspiegel wird durch einen hohen Verzehr gesättigter Fettsäuren ebenfalls ungünstig beeinflußt, während sich ein hoher Gehalt an mehrfach ungesättigten Fettsäuren in der Nahrung cholesterinsenkend auswirkt. Daher sollte ein geringerer Fettverzehr angestrebt werden, um die Energieaufnahme insgesamt zu reduzieren und um gleichzeitig die Cholesterinzufuhr zu senken. Die tägliche Cholesterinzufuhr sollte 300 mg/Tag nicht wesentlich überschreiten.

#### 27.2.3.4 Empfehlungen für die tägliche Fettaufnahme

Die Richtwerte für die Fettzufuhr eines Erwachsenen sind mit 25–30% der Gesamtenergiezufuhr deutlich geringer als die bei uns übliche hohe Fettaufnahme (Tab. 27.**10**).
Die Nahrungsfettaufnahme sollte zu je einem Drittel aus gesättigten, einfach ungesättigten und mehrfach ungesättigten Fettsäuren bestehen. Der durchschnittliche Erwachsene nimmt ca. 100 g Fett pro Tag auf. Das sind fast 40% der Energiezufuhr in Form von Nahrungsfett. Ein überhöhter Fettkonsum ist eine der Hauptursachen für Übergewicht und überhöhte Blutlipidkonzentrationen. Über viele Jahre erhöhte Blutlipidspiegel wiederum begünstigen die Entstehung von Herz- und Kreislaufkrankheiten. In Ländern mit hohem Fettkonsum stellen Herz-Kreislauf-Krankheiten die häufigste Todesursache dar.
Wir nehmen Nahrungsfett in etwa zu gleichen Teilen als sichtbares oder verborgenes Fett auf. Um den Fettverzehr wirksam einzuschränken, ist also nicht nur eine Reduzierung der Streichfette, sondern auch ein vermehrter Verzehr

Tabelle 27.**9** **Ungesättigte Fettsäuren**

| | Anzahl C-Atome | Anzahl Doppelbindungen |
|---|---|---|
| Ölsäure | 18 | 1 |
| Linolsäure | 18 | 2 |
| Linolensäure | 18 | 3 |
| Arachidonsäure | 20 | 4 |
| Eicosapentaensäure | 20 | 5 |
| Docosahexaensäure | 22 | 6 |

Tabelle 27.**10** **Richtwerte für die Fettzufuhr**

| | | % der Energie |
|---|---|---|
| **Säuglinge** | 0– 3 Monate | 45–50 |
| | 4–12 Monate | 40–45 |
| **Kinder** | 1– 3 Jahre | 35–40 |
| | 4–14 Jahre | 30–35 |
| **Jugendliche** | 15–18 Jahre | 30–35 |
| und | 19–64 Jahre | 25–30 |
| **Erwachsene** | ≥ 65 Jahre | 25–30 |
| **Schwangere** | | 25–30 |
| **Stillende** | | 30–35 |

Quelle: Deutsche Gesellschaft für Ernährung

fettarmer Produkte wie Magerjoghurt oder fettärmerer Quark-, Käse und Wurstsorten (Halbfettsorten) erforderlich. Die alte Streitfrage, ob Butter oder Margarine bevorzugt verwendet werden sollte, ist wissenschaftlich nicht befriedigend gelöst. Da der Verzehr an Fett insgesamt zu hoch ist, sollte sowohl der Verbrauch an Margarine als auch an Butter eingeschränkt werden. Da ein Mangel an essentiellen Fettsäuren beim gesunden Menschen, der evtl. für eine Bevorzugung bestimmter Margarinesorten sprechen würde, bei uns nicht auftritt, bleibt es unserer geschmacklichen Vorliebe überlassen, welches Streichfett gewählt wird. Bei Fettstoffwechselstörungen wie den Hyperlipidämien sind besondere diätetische Maßnahmen erforderlich.

### 27.2.4 Proteine

#### 27.2.4.1 Bedeutung

Nahrungsproteine sind im Vergleich zu Fetten oder Kohlenhydraten sehr komplexe, hochmolekulare Stoffe. Proteine werden bei Energiemangel und bei überreichlicher Proteinzufuhr ebenfalls zur Energiegewinnung herangezogen. Hauptaufgabe sind jedoch Aufbau und Erneuerung körpereigener Proteine. Alle Zellen unterliegen einem ständigen Auf- und Abbau. Beim Erwachsenen muß durch Nahrungsproteine nur ein Teil des abgebauten Körperproteins ersetzt werden, da die beim Abbau freigesetzten Proteine weitgehend zur Neusynthese anderer Proteine wiederverwendet werden. Beim Kind und beim Jugendlichen ist der Protein-

Tabelle 27.**11** **Biologische Funktion verschiedener Proteine**

| Protein | Funktion |
| --- | --- |
| *Enzyme* | Biokatalysatoren |
| *Hormone* | Steuerung/Regulation |
| *Transportproteine:* | |
| Hämoglobin | Transport von Sauerstoff |
| Lipoproteine | Transport von Lipiden |
| *Strukturproteine:* | |
| Kollagen | Bindegewebe in Sehnen und Knorpel |
| Keratin | Haare, Haut |
| Elastin | Bindegewebe |
| *Bewegungsproteine:* | |
| Myosin | Muskelkontraktion |
| *Speicherproteine:* | |
| Ferritin | Eisenspeicherung |
| *Schutzproteine:* | |
| Antikörper | Immunabwehr |
| Fibrinogen | Blutgerinnung |

bedarf größer, da die Umsatzrate relativ höher ist und zusätzliches Protein für das Wachstum benötigt wird.
Die verschiedenen Proteine haben im Organismus unterschiedliche biologische Funktionen (Tab. 27.**11**). Es sind mehr als 2000 verschiedene Proteine bekannt, die sich in der Zusammensetzung ihrer Grundbausteine, den Aminosäuren, unterscheiden. Hierzu zählen die zahlreichen Enzyme, die dafür verantwortlich sind, daß in unserem Organismus ein gesteuerter Auf- und Abbau vieler chemischer Reaktionen stattfinden kann.

**Enzyme.** Enzyme ermöglichen, daß chemische Reaktionen, die sonst nur sehr langsam ablaufen würden, sehr schnell in eine bestimmte Richtung ablaufen können. Enzyme werden auch *biologische Katalysatoren* genannt, da sie bei den Reaktionen selbst unverändert bleiben. Um wirksam sein zu können, enthalten die Enzymmoleküle außer dem Proteinmolekül niedrigmolekulare Komponenten wie Vitamine und Spurenelemente. Enzyme sind als hochspezialisierte Werkzeuge des Organismus anzusehen, die in den meisten Fällen für einen Auf- oder Abbauschritt im Stoffwechsel verantwortlich sind.

## 27.2.4.2 Vorkommen, Aufbau, Eigenschaften

Die zwanzig im menschlichen Organismus vorkommenden Aminosäuren unterscheiden sich nur geringfügig in ihrer Zusammensetzung (Kap. 19.**2**). Aminosäuren, die der Organismus durch Umbau aus anderen Aminosäuren selber herstellen kann, werden als *nicht essentielle Aminosäuren* bezeichnet. Aminosäuren, die vom menschlichen Organismus nicht synthetisiert werden können, werden als *essentielle Aminosäuren* bezeichnet (Tab. 27.**12**). Die essentiellen Aminosäuren müssen regelmäßig mit der Nahrung aufgenommen werden.

Tabelle 27.**12** **Einteilung der Aminosäuren**

| Essentielle Aminosäuren | Nicht essentielle Aminosäuren |
| --- | --- |
| Isoleucin | Alanin |
| Leucin | Asparagin |
| Lysin | Asparaginsäure |
| Methionin | Cystin |
| Phenylalanin | Glutamin |
| Threonin | Glutaminsäure |
| Tryptophan | Glycin |
| Valin | Hydroxyprolin |
| (Histidin*) | Prolin |
| | Serin |
| | Tyrosin |

* Histidin ist für den Säugling essentiell.

**Peptide und Proteine.** Durch Zusammenlagerung von Aminosäuren entstehen Peptide. Je nach Zahl der Aminosäuren entstehen Di-, Tri-, Oligo- (<10) und Polypeptide (10–100 Aminosäuren). Dabei kommen die 20 Aminosäuren in unterschiedlicher Zahl vor. Proteine entstehen durch Zusammenlagerung von 100 bis über 200 000 Aminosäuren.

**Proteinstruktur.** Die Aneinanderreihung verschiedener Aminosäuren in einer bestimmten Kombination (Sequenz) kennzeichnet die Primärstruktur eines Proteins oder Polypeptids. Die Vielzahl von Aminosäuren erlaubt nahezu unbegrenzte Kombinationsmöglichkeiten. Dies führt zu einer genetisch festgelegten Vielfalt arteigener Proteine, die von Tierart zu Tierart (artspezifisch) und teilweise auch von Mensch zu Mensch unterschiedlich sind.
Eiweiße liegen nie nur in der Primärstruktur als lange Ketten vor, sondern bilden räumliche Strukturen aus (Konformation). Die Ketten sind spiralig aufgerollt oder gefaltet (Sekundär- und Tertiärstruktur). Diese wiederum können in Kugel-, Helix- oder Faltblattform angeordnet sein (Quartärstruktur). Durch Erhitzen oder Säurebehandlung werden die räumlichen Strukturen zerstört. Durch die Denaturierung verlieren die Proteine ihre biologische Aktivität.

## 27.2.4.3 Biologische Wertigkeit

Für die Qualität eines Nahrungsproteins ist der Gehalt an essentiellen Aminosäuren von großer Bedeutung, da diese vom Organismus nicht hergestellt werden können und somit regelmäßig von außen zugeführt werden müssen. Die Qualität eines Nahrungseiweißes wird durch die biologische Wertigkeit ausgedrückt. Nahrungsproteine haben eine andere Aminosäurenzusammensetzung als daraus zu bildende körpereigene Proteine des Menschen. Daher kann aus einer vorgegebenen Menge Nahrungsprotein nicht die gleiche Menge körpereigenes Protein aufgebaut werden. Diejenige Aminosäure im Nahrungsprotein, die im Vergleich zum momentanen Bedarf den geringsten Gehalt aufweist (= limitierende Aminosäure), entscheidet darüber, wieviel körpereigenes Protein neu aufgebaut werden kann.

**Proteinqualität.** Je ähnlicher ein Nahrungseiweiß in seiner Aminosäurenzusammensetzung dem menschlichen Kör-

Tabelle 27.**13** **Empfehlungen für die tägliche Proteinzufuhr**

| | | Protein g/kg KG m | Protein g/kg KG w | Protein g/Tag m | Protein g/Tag w |
|---|---|---|---|---|---|
| **Säuglinge** | 0– 3 Monate | 2,2 | | 11 | |
| | 4–12 Monate | 1,6 | | 13 | |
| **Kinder** | 1– 3 Jahre | 1,2 | | 16 | |
| | 4– 6 Jahre | 1,1 | | 21 | |
| | 7– 9 Jahre | 1,0 | | 27 | |
| | 10–12 Jahre | 1,0 | | 38 | 39 |
| | 13–14 Jahre | 1,0 | | 51 | 50 |
| **Jugendliche** | 15–18 Jahre | 0,9 | 0,8 | 60 | 47 |
| und | 19–64 Jahre | 0,8 | | 59 | 48 |
| **Erwachsene** | ≥ 65 Jahre | 0,8 | | 55 | 47 |
| **Schwangere** ab dem 4. Monat | | | | | 58 |
| **Stillende** | | | | | 63[1] |

[1] 2 g Proteinzulage pro 100 g sezernierter Milch

pereiweiß ist, desto günstiger ist die Qualität und desto höher ist die biologische Wertigkeit. Ei- und Fleischprotein sind reich an essentiellen Aminosäuren. Beide haben deshalb eine hohe biologische Wertigkeit. Pflanzliche Proteine in Getreide oder Hülsenfrüchten haben eine geringere biologische Wertigkeit. Das Fehlen nur einer essentiellen Aminosäure führt zu einer Einschränkung der Proteinbiosynthese. Die Qualität eines Proteins läßt sich aus Aminosäurenanalysen (chemische Methoden) berechnen oder im genau kontrollierten Versuch ermitteln (biologische Methoden). Eine vegetarische Kostform ist trotz geringerer Proteinqualität genauso in der Lage, den Aminosäurenbedarf zu decken, da mit der Nahrung nicht nur Proteine aus einem Lebensmittel aufgenommen werden, sondern stets ein Gemisch verschiedener Proteine. Dem Organismus ist es relativ gleichgültig, welche Aminosäure er aus welchem Lebensmittel zur Verfügung gestellt bekommt. Die den biologischen Wert einschränkenden Aminosäuren sind in den verschiedenen Nahrungsproteinen oft unterschiedlich: in Getreideeiweiß sind dies Lysin oder Tryptophan, in Hülsenfrüchten Methionin.

**Ergänzungswirkung.** Durch Kombination verschiedener Proteine läßt sich eine Erhöhung der biologischen Wertigkeit erreichen. In Entwicklungsländern, in denen Proteinmangel relativ häufig anzutreffen ist, haben sich beispielsweise Kombinationen aus Mais und Bohnen bewährt. Genauso ist es möglich, durch eine Anreicherung mit einer synthetisch hergestellten Aminosäure, welche die Qualität des Lebensmittel begrenzt, die Proteinqualität eines Lebensmittels zu verbessern. So wird beispielsweise Reis in einigen Ländern im Sprühverfahren mit Lysin angereichert.

Aminosäuren, die nicht zur Proteinbiosynthese benötigt werden, können nur in begrenztem Umfang gespeichert werden. Beim Abbau von Aminosäuren dient das Kohlenstoffgerüst der Energiegewinnung, während der Stickstoffanteil, die Aminogruppe, in der Leber zu Harnstoff umgewandelt wird. Harnstoff ist ein harnpflichtiger Stoff und muß als solcher von den Nieren ausgeschieden werden. Eine schlechte Proteinqualität führt zu einer relativ hohen Harnstoffbildung und -ausscheidung.

**Bioverfügbarkeit.** Die Qualität eines Proteins ist neben dem Gehalt an essentiellen Aminosäuren auch von der Verdaulichkeit des Proteins abhängig. In Lebensmitteln vorkommende Strukturproteine (Kollagen etc.) werden im Verdauungstrakt weniger gut aufgeschlossen als Proteine aus Muskelfleisch. Dies gilt auch für viele pflanzliche Proteine, die oft von einer nicht aufspaltbaren, cellulosehaltigen Zellwand eingeschlossen sind. Die technische Verarbeitung der Proteine führt teilweise zu Veränderungen in der Struktur der Proteine (Denaturierungen) und damit auch in der Verdaulichkeit. Das Einwirken von Hitze (Garen) oder Säure führt zu einer nicht rückgängig zu machenden Denaturierung. Gegarte Lebensmittel sind daher leichter verdaulich als rohe Lebensmittel.

### 27.2.4.4 Empfehlungen für die tägliche Proteinaufnahme

Der Proteinbedarf ist vom Alter und Körpergewicht abhängig (Tab. 27.**13**). Mit der täglichen Nahrung sollte ein Erwachsener pro kg Körpergewicht 0,8 g Protein/Tag verzehren. Dieser Empfehlung liegt die Annahme zugrunde, daß ca. die Hälfte des Proteins aus tierischen Lebensmitteln stammt.

Mit der bei uns üblichen Mischkost nehmen Männer derzeit etwa 100 g und Frauen etwa 80 g Protein/Tag auf. Damit liegt die Zufuhr weit über den empfohlenen Zufuhrmengen. Im Durchschnitt stammen über 60% des Proteins aus tierischen Lebensmitteln. Mit diesen Lebensmitteln werden zugleich verschiedene unerwünschte Begleitsubstanzen (Cholesterin, Purine, gesättigte Fettsäuren) aufgenommen, deren Aufnahmemengen reduziert werden sollten. Hohe Purinaufnahme führt zu einer erhöhten Harnsäurebildung. Dies kann eine Hyperurikämie mit Gichtanfällen bewirken. Da-

Tabelle 27.**14** **Einteilung der Ballaststoffe**

| | |
|---|---|
| Unlösliche Ballaststoffe: *(Gerüst-/Füllstoffe)* | Cellulose<br>Hemicellulose<br>Lignin |
| Lösliche Ballaststoffe: *(Quellstoffe)* | Agar-Agar<br>Alginate (Braunalgen)<br>Carrageen (Rotalgen)<br>Carubin (Johannisbrotkernmehl)<br>Guar (Guarbohne)<br>Pektine (pflanzliche Zellwände)<br>Methylcellulose (halbsynthetisch) |

her sollte der Anteil pflanzlicher Proteine erhöht und der Anteil an tierischen Proteinen gesenkt werden, so daß das Verhältnis Fleisch- zu Pflanzenproteine nicht über 50 : 50 liegt. Eine ausreichende Proteinversorgung ist auch mit Proteinen pflanzlicher Herkunft (vegetarische Ernährung) möglich, wenn entsprechende Lebensmittelkenntnisse vorhanden sind. Bei besonderen Stoffwechselbedingungen wie Wachstum, Schwangerschaft, Stillzeit und schwerer körperlicher Belastung ist der Proteinbedarf deutlich erhöht. Mit unserer proteinreichen Kost ist aber in den meisten Fällen selbst unter diesen Umständen eine ausreichende Proteinversorgung gewährleistet.

**Proteinmangel.** Proteinmangel ist in Entwicklungsländern weit verbreitet. Proteinmangelkrankheiten (Kwashiorkor) treten besonders bei Kleinkindern nach dem Abstillen auf, wenn auf eine kohlenhydratreiche, aber proteinarme Kost umgestellt wird. Häufig treten Protein- und Energiemangel gleichzeitig auf (Marasmus). Dauer und Zeitpunkt der Erkrankung entscheiden über mögliche Dauerschäden wie vermindertes Körperlängenwachstum und beeinträchtigte geistige Entwicklung. Organveränderungen und verminderte Resistenz gegenüber Infektionen und verminderte Leistungsfähigkeit zählen ebenfalls zu den Folgeerscheinungen.

**Proteinreiche Lebensmittel.** Für die Proteinversorgung wichtige Lebensmittel sind fettarmes Fleisch, Fisch, Ei, Milch- und Milchprodukte, Käse und Hülsenfrüchte. Bei den pflanzlichen Produkten nehmen Getreideprodukte zwar nicht wegen ihres durchschnittlichen Proteingehaltes, sondern wegen der hohen Verzehrmenge eine wichtige Stellung ein. Der Verzehr an den ernährungsphysiologisch als günstig einzustufenden Hülsenfrüchten (Erbsen, Bohnen, Linsen) ist leider in den letzten Jahren ständig zurückgegangen. In den Entwicklungsländern stellen Hülsenfrüchte nach wie vor eine wichtige Proteinquelle dar.

## 27.2.5 Ballaststoffe

### 27.2.5.1 Definition

Unter Ballaststoffen werden Bestandteile pflanzlicher Nahrung zusammengefaßt, die von unseren Verdauungsenzymen nicht abgebaut werden. Zu den vom Menschen nicht verwertbaren Substanzen zählen Cellulose, Lignin, Hemicellulose, Pektine und andere Quellstoffe (Tab. 27.**14**).

Der Name *Ballaststoffe* stammt daher, weil man vor wenigen Jahren noch der Meinung war, diese Nahrungsinhaltsstoffe seien in der menschlichen Ernährung überflüssig und somit als *Ballast* anzusehen. Heute wissen wir, daß auch Ballaststoffe im Verdauungstrakt wichtige Funktionen haben.

### 27.2.5.2 Vorkommen, physiologische Eigenschaften

**Cellulose** besteht zwar auch aus Glucosemolekülen, ist aber durch die andersartige Verknüpfung der einzelnen Glucosemoleküle von unseren Verdauungsenzymen nicht aufzuspalten. Deshalb ist Zellulose für den Menschen nicht verdaulich. Wiederkäuer beherbergen im Pansen Bakterien, welche die Cellulose spalten können. Deshalb sind Ziegen, Schafe, Rinder und andere Wiederkäuer in der Lage, cellulosereiche Gräser als Futterquelle auszunutzen. Andere grasfressende Tiere (Pferde, Kaninchen) haben einen besonders ausgeprägten Blinddarm, der mit cellulosespaltenden Bakterien besiedelt ist.

**Hemicellulosen** sind Polysaccharide, die innerhalb der pflanzlichen Zellwände den Raum zwischen den Cellulosefibrillen ausfüllen. Sie quellen zwar stärker als Cellulose, aber weniger stark als Pektin. Hemicellulosen kommen besonders im Getreide vor.

**Lignin** verstärkt die Wände pflanzlicher Zellen. Der Ligningehalt ist in jungen Pflanzen gering, steigt aber mit zunehmendem Reifegrad an.

**Pektine** kommen z. B. in Früchten vor. Wegen ihrer starken Quelleigenschaften werden sie für Gelees, Marmeladen und Sirupe geschätzt. Da sie für den Menschen weitgehend unverdaulich sind, werden sie zu den Ballaststoffen gerechnet.

**Quellstoffe** wie Alginate, Carrageen, Carubin oder Guar werden in der Lebensmittelverarbeitung aufgrund ihrer technologischen Eigenschaften verwendet. Sie dienen als Gelier-, Binde- und Dickungsmittel sowie als Emulgatoren und Stabilisatoren und sind daher häufig Bestandteile von Milchprodukten (z. B. Joghurt), Fertigsoßen, Eiscremes, Fertigdesserts, Wurst- und Fleischwaren.

**Ballaststoffreiche Lebensmittel.** Besonders ballaststoffreich sind Getreidevollkornprodukte, Wurzel- und Knollengemüse, Hülsenfrüchte, Kohlgemüse, Kartoffeln, Obst und Nüsse. Im Rahmen der Lebensmittelverarbeitung werden aus den zum Verzehr bestimmten Pflanzenteilen häufig die Ballaststoffe entfernt, so daß konzentrierte Lebensmittel mit weniger begleitenden Ballaststoffen entstehen. Während des Mahlprozesses wird die ballaststoffreiche Kleie des Getreidekorns entfernt. Der Verzehr von Auszugsmehlen (Type 405) hat sich zuungunsten der ballaststoffreichen Vollkornmehle verändert. Da auch der Verzehr von Eiern, Fleisch, Zucker und Alkohol bei uns gestiegen ist, liegt heute die durchschnittliche Ballaststoffaufnahme im Vergleich zu früher deutlich niedriger.

**Gesundheitliche Auswirkungen.** Die geringere Zufuhr an Ballaststoffen hat zur Verbreitung sog. Zivilisationskrankheiten wie Obstipation, Divertikulose und Übergewicht geführt. Ballaststoffe sorgen für eine stärkere Füllung des

Dickdarms und bewirken somit eine verstärkte Darmbewegung (Peristaltik) und damit eine verkürzte Darmpassagezeit. Eine ballaststoffarme Kost kann zur Verstopfung (Obstipation) führen. Ballaststoffe sind in der Lage, neben größeren Mengen Wasser auch Giftstoffe zu binden, die dadurch rascher ausgeschieden werden können. Diskutiert wird auch, daß eine ballaststoffarme Kost mit an der Entstehung von Krebserkrankungen des Verdauungstrakts, Diabetes, Herz- und Kreislauferkrankungen und Gallensteinbildung beteiligt ist.

Ballaststoffe haben die Eigenschaft, im Darm vermehrt Gallensäuren fest zu binden, so daß diese teilweise nicht wieder vom Organismus resorbiert werden können. Dies führt dazu, daß vermehrt neue Gallensäuren aus Cholesterin im Körper gebildet werden müssen. Auf diesem Wege führt eine erhöhte Ballaststoffaufnahme zu einem erwünschten Absinken der Blutcholesterinspiegel. Ballaststoffe regulieren die Darmtätigkeit nicht nur bei Verstopfung, sondern auch bei Durchfallerkrankungen.

### 27.2.5.3 Empfehlungen für die tägliche Ballaststoffaufnahme

Als Richtwert für die tägliche Aufnahme wird eine Ballaststoffmenge von mindestens 30 g empfohlen. Es ist zwar auch möglich, die Ballaststoffzufuhr durch Kleiepräparate und isolierte Ballaststoffe oder durch mit Ballaststoffen angereicherten Lebensmittel zu erhöhen. Sinnvoller ist es aber, die tägliche Nahrung so zusammenzustellen, daß diese ausreichend Ballaststoffe enthält. Ein täglicher Verzehr von Vollkornprodukten, Kartoffeln, Gemüse und Obst ist sehr zu empfehlen.

## 27.2.6 Wasser

### 27.2.6.1 Bedeutung

Wasser ist mengenmäßig der wichtigste Bestandteil des menschlichen Körpers. Beim Erwachsenen bestehen ca. 60% des Körpergewichts aus Wasser, beim Neugeborenen ca. 75%. Der Wassergehalt hängt vom Alter, Geschlecht (Abb. 27.**3**) und vor allem vom Fettgehalt des Gesamtkörpers ab. Das Fettgewebe ist mit einem Wassergehalt von 30% deutlich wasserärmer als andere Gewebe, die durchschnittlich 75% Wasser enthalten. Daher besteht ein fettleibiger Mensch (40–45%) im Vergleich zu einem normalen (60%) bzw. mageren Menschen (70%) aus relativ weniger Wasser (Abb. 27.**4**).

### 27.2.6.2 Verteilung im Körper

Das Körperwasser befindet sich sowohl in den Zellen (intrazellulärer Raum) und als auch außerhalb der Zellen (extrazellulärer Raum). Daher wird in zwei voneinander getrennte Körperräume unterschieden, die miteinander im Gleichgewicht stehen. Auf den Intrazellulärraum entfallen ca. zwei Drittel, auf den Extrazellulärraum ca. ein Drittel des Gesamtkörperwassers (Abb. 27.**5**). Der Extrazellulärraum besteht aus dem Blutplasma und der interstitiellen Flüssigkeit (Zwischenzellwasser). Der Extrazellulärraum verdient im

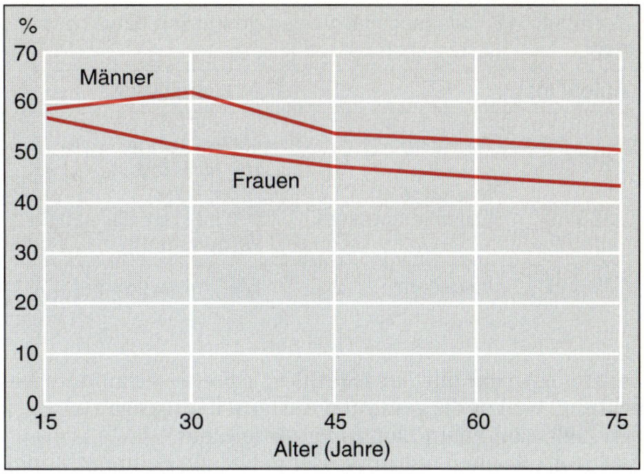


Abb. 27.**3** **Körperwasser nach Geschlecht und Alter.**

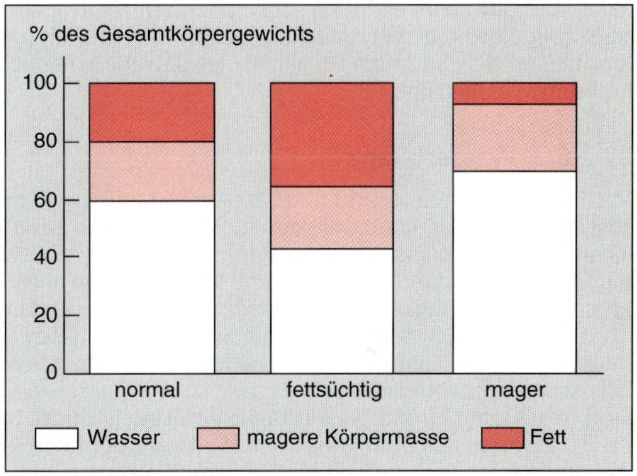


Abb. 27.**4** **Körperzusammensetzung bei unterschiedlichem Körpergewicht.**

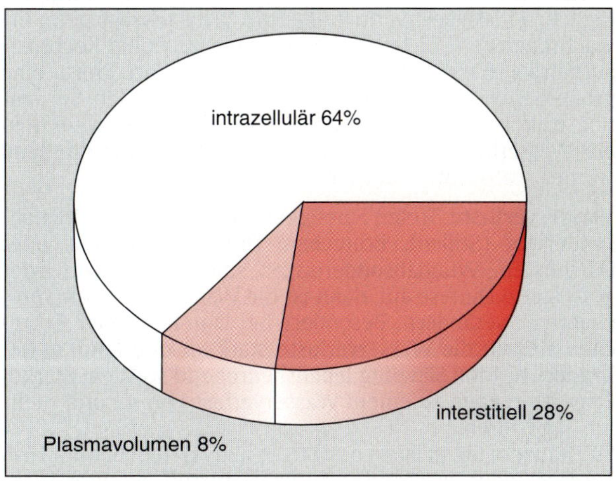


Abb. 27.**5** **Wasserverteilung im Organismus.**

Tabelle 27.**15** **Wasserbilanz beim gesunden Erwachsenen**

| Aufnahme | | Ausscheidung |
|---|---|---|
| 1400 ml | Getränke | 400 ml Lunge |
| | | 150 ml Fäzes |
| | feste Speisen | 750 ml Urin |
| 350 ml | Oxidationswasser | 500 ml Haut (Schweiß, Verdunstung) |
| 1750 ml | insgesamt | 1750 ml insgesamt |

Zusammenhang mit dem Stoffwechsel eine besondere Beachtung, weil es die gesamten Austauschvorgänge zwischen den Zellen und dem Blut zu vermitteln hat.
Alle Stoffe können nur in Wasser gelöst die Zellmembranen passieren. Besondere Transportmechanismen regeln die Ein- und Ausschleusung von Substanzen mit dem Zellinnern. Die Zusammenfassung des gesamten Zellwassers stellt aber eine grobe Vereinfachung dar. In Wirklichkeit unterscheiden sich die Zellen verschiedener Gewebe erheblich in ihrem Wassergehalt.

#### 27.2.6.3 Wasserbilanz

Mit Schweiß, Atemluft, Urin und Fäzes wird täglich Wasser ausgeschieden, das ersetzt werden muß, damit eine ausgeglichene Wasserbilanz erreicht wird (Tab. 27.**15**) Wasser wird überwiegend mit Getränken und festen Speisen aufgenommen. Beim Abbau der Nährstoffe (biologische Oxidation) entsteht neben Kohlendioxid auch Wasser (Oxidationswasser), das beim Aufstellen der Wasserbilanz ebenfalls zu berücksichtigen ist.
Ein Erwachsener nimmt bei uns täglich im Durchschnitt 1,5 bis 3,0 l Wasser auf. Über Lunge und Haut geht dem Körper ständig Wasser in Form von Wasserdampf verloren. Diese Wasserabgabe (0,9 l) spielt bei der Regulation der Körpertemperatur eine wichtige Rolle und wird auch bei geringer Wasseraufnahme nur geringfügig reduziert. Der minimale tägliche Flüssigkeitsverlust über die Niere beträgt beim Erwachsenen ca. 0,7 l. Dieser Verlust kann bei hoher Kochsalzaufnahme stark ansteigen. Der Wasserbedarf weist eine große Schwankungsbreite auf. Die täglich in den Verdauungstrakt sezernierten 5–10 l Verdauungssekrete werden in der Wasserbilanz nicht berücksichtigt, da sie anschließend wieder reabsorbiert werden.

**Wasserverluste.** Treten Flüssigkeitsverluste durch Milchabsonderung (Stillen), Erbrechen, Durchfall, Magen- oder Darmfisteln, Wundabsonderungen, starkes Schwitzen oder gesteigerte Diurese auf, dann ist die Wasserzufuhr entsprechend zu verändern. Besonders bei Durchfall oder Erbrechen steigen die Wasserverluste stark an und können besonders für den Säugling lebensbedrohend werden. Starkes Schwitzen kann zu einem Wasserverlust von 4 l und mehr am Tag führen.
Substanzen, die in Form osmotisch aktiver Teilchen im Urin ausgeschieden werden (Kochsalz, Harnstoff aus Proteinabbau etc.), benötigen für die Ausscheidung eine erhöhte Wasserzufuhr. Dies hängt damit zusammen, daß die Konzentrierungsfähigkeit der Niere beschränkt ist. So würde beispielsweise Trinken von 500 ml Meerwasser, das eine höhere Osmolalität hat, als dies der maximalen Konzentrierungsmöglichkeit der Nieren entspricht, zu einer Bildung von ca. 800 ml Urin führen. Trinken von Meerwasser würde also für den Körper einen Wasserverlust bedeuten.

#### 27.2.6.4 Regulierung des Wasserhaushalts

Der Wasserhaushalt des Organismus unterliegt einer genauen Regulation, da bereits eine Abnahme des Gesamtkörperwassers um 5% zu einem Anstieg der Körpertemperatur und zu Kreislaufstörungen führt. Unter normalen Bedingungen übersteigt die tägliche Wasseraufnahme den Wasserbedarf. Das extrazelluläre Wasservolumen wird in erster Linie durch die Nieren geregelt, an der verschiedene Hormone (antidiuretisches Hormon, Angiotensin, Aldosteron, Renin) beteiligt sind. Die Zelle reguliert ihren Wasserhaushalt durch Autoregulation.
Bei einem Wasserverlust von 10% des Gesamtkörperwassers (5–7 l) können beim Erwachsenen bereits Stoffwechselstörungen und Verwirrungszustände auftreten. Wasserverluste von mehr als 20% führen zum Tod. Unter klimatisch günstigen Bedingungen kann der Mensch ca. 10–20 Tage ohne Wasseraufnahme überleben. Unphysiologisch hohe Wasser- und damit einhergehende Mineralstoffverluste müssen unbedingt ersetzt werden.
Normalerweise trinken wir bereits, bevor sich ein starkes Durstempfinden bemerkbar macht. Durst ist der interne Stimulus, der uns auf die Notwendigkeit zur Flüssigkeitsaufnahme hinweist. Ältere Menschen verlieren mit dem Alter zunehmend ihr Durstempfinden und nehmen ein bestehendes Flüssigkeitsdefizit häufig nicht oder erst sehr spät wahr. Daher muß gerade bei älteren Menschen auf eine ausreichende Flüssigkeitszufuhr geachtet werden, um Dehydratationszustände (hypertone Hypohydratation) zu vermeiden. Zur Kontrolle der tatsächlich getrunkenen Flüssigkeitsmenge kann z. B. der Tagesbedarf morgens in der Wohnung so plaziert werden, daß dieser im Tagesverlauf regelmäßig gesehen wird und an das Trinken erinnert (externer Reiz).

#### 27.2.6.5 Richtwerte für die tägliche Flüssigkeitsaufnahme

Trinkwasser gilt rechtlich als Lebensmittel und muß daher bestimmten, analytisch kontrollierten Ansprüchen genügen. Es darf keine pathologischen Keime enthalten.
Der Richtwert für die tägliche Wasseraufnahme beträgt für den Erwachsenen 1 ml/kcal und für den gestillten Säugling 1,5 ml/kcal (Tab. 27.**16**). Hitzearbeit steigert den täglichen Wasserbedarf auf das Drei- bis Vierfache. Je geringer die Nahrungsaufnahme ist, z. B. Reduktionsdiät, desto höher sollte die Flüssigkeitsaufnahme sein.

Tabelle 27.**16** **Richtwerte für die tägliche Wasserzufuhr bei normaler Energiezufuhr, körperlicher Betätigung und gemäßigtem Klima**

| | | Wasserzufuhr durch: Getränke ml/Tag | feste Nahrung[1] ml/Tag | Getränke und feste Nahrung ml/kg KG/Tag |
|---|---|---|---|---|
| **Säuglinge** | 0– 3 Mon. | 710 | – | 140 |
| | 4–12 Mon. | 400 | 500 | 110 |
| **Kinder** | 1– 3 J. | 950 | 450 | 110 |
| | 4– 6 J. | 1100 | 600 | 90 |
| | 7– 9 J. | 1100 | 650 | 65 |
| | 10–12 J. | 1200 | 750 | 50 |
| | 13–14 J. | 1300 | 800 | 40 |
| **Jugendliche** | 15–18 J. | 1450 | 900 | 35 |
| **Erwachsene** | 19–24 J. | 1300 | 800 | 30 |
| | 25–50 J. | 1250 | 750 | 30 |
| | 51–64 J. | 1100 | 650 | 25 |
| | ≥ 65 J. | 1000 | 600 | 25 |
| **Schwangere** | | 1350 | 850 | 35 |
| **Stillende** | | 1950 | 950 | 45 |

[1] Wassergehalt in fester Nahrung im Durchschnitt 0,33 ml/kcal

## 27.2.7 Mineralstoffe

### 27.2.7.1 Bedeutung

Mineralstoffe sind anorganische Nahrungsbestandteile. Je nach Gehalt im menschlichen Körper unterscheiden wir Mengen- von Spurenelementen. Im Körper kommt Wasser zusammen mit darin gelösten Mineralstoffen vor. Mineralstoffe, die im wäßrigen Milieu in Ionenform vorliegen und deshalb elektrischen Strom leiten können, werden auch als *Elektrolyte* bezeichnet. Man unterscheidet zwischen Kationen ($Na^+$, $K^+$, $Ca^{2+}$, $Mg^{2+}$) und Anionen ($Cl^-$, $HPO_4^{2-}$, $SO_4^{2-}$). Wasser- und Elektrolythaushalt bilden eine Einheit. Mineralstoffe sind einem ständigen Umsatz unterworfen, so daß die obligatorischen Verluste durch die Nahrung ersetzt werden müssen. Die meisten Elektrolyte sind nicht gleichmäßig zwischen dem Intra- und Extrazellulärraum verteilt, sondern weisen in einem der beiden Kompartimente eine wesentlich höhere Konzentration auf (Tab. 27.**17**).

$Na^+$- und $Cl^-$-Ionen kommen im Extrazellulärraum in wesentlich höheren Konzentrationen als im Intrazellulärraum vor. Die Verteilung von $Ca^{2+}$-Ionen ist nahezu ausgeglichen. $K^+$, $Mg^{2+}$, Phosphat ($HPO_4^{2-}$) und Sulfat ($SO_4^{2-}$) überwiegen im Intrazellulärraum. Elektrolytkonzentrationen werden durch Regulationsmechanismen konstant gehalten. Für die Aufrechterhaltung des Ungleichgewichts der Anionen- und Kationenverteilung stehen den Zellen Ionenpumpen zur Verfügung, die unter Energieverbrauch ständig $Na^+$ aus den Zellen herauspumpen und gleichzeitig $K^+$ in die Zellen hineinpumpen. Der Proteingehalt der Zellen ist dafür verantwortlich, daß die Summe der Kationen und Anionen innerhalb der Zellen größer ist als außerhalb. Die ungleiche Verteilung der Elektrolyte ist z. B. eine wichtige Voraussetzung für die Reizbarkeit der Nerven u. Muskeln.

Tabelle 27.**17** **Elektrolytkonzentrationen im Intra- und Extrazellulärraum (mval/L)**

| | Intrazellulärraum (Zellwasser) | Extrazellulärraum (Zwischenzellwasser) |
|---|---|---|
| *Kationen* | | |
| $Na^+$ | 10 | 145 |
| $K^+$ | 160 | 4 |
| $Ca^{2+}$ | 2 | 5 |
| $Mg^{2+}$ | 26 | 2 |
| Summe | 198 | 156 |
| *Anionen* | | |
| $Cl^-$ | 3 | 114 |
| $HCO_{3-}$ | 10 | 31 |
| $PO_4^{3-}$ | 100 | 2 |
| $SO_4^{2-}$ | 20 | 1 |
| andere Anionen | 65 | 8 |
| Summe | 198 | 156 |

Die wichtigsten Aufgaben der Mineralstoffe, die insgesamt etwa 4% des Körpergewichts ausmachen, sind:

- Aufrechterhaltung der Elektroneutralität *(in einem Kompartiment ist die Summe von positiven und negativen Ladungen gleich)*,
- Aufrechterhaltung eines vorgegebenen osmotischen Drucks,
- Schaffung bestimmter Löslichkeitsbedingungen für Proteine,
- Ermöglichung der nervösen und muskulären Erregbarkeit,

- Schaffung von Puffersystemen,
- Steuerung enzymatischer Reaktionen *(Förderung oder Hemmung von Enzymen),*
- Bausteine von harten Geweben (Knochen, Zähne).

### 27.2.7.2 Calcium

Calcium ist zu mehr als 99% seines Gesamtkörperbestands im Skelett und in den Zähnen abgelagert. Der Calciumbestand des Neugeborenen beträgt ca. 30 g, der des Erwachsenen 1000–1500 g. In den ersten zwanzig Lebensjahren müssen weibliche Personen durchschnittlich 100 mg, männliche Personen 130 mg Calcium/Tag einbauen.
Calcium ist entscheidend an der Aktivierung der Blutgerinnung beteiligt. Durch Veränderungen der Calciumkonzentration im Extrazellulärraum wird eine Veränderung der Erregbarkeit von Muskel- und Nervenzellmembranen erreicht. Außerdem stimuliert Calcium eine Reihe spezifischer Zellfunktionen wie Biosynthese und Ausschüttung (Sekretion) von Stoffen sowie den transzellulären Transport.

**Calciumstoffwechsel.** Im Blutplasma kommt Calcium als ionisiertes und nichtionisiertes Calcium vor. Letzteres ist teils an Proteine und teils an organische Säuren (Citrat) gebunden. Etwa 1% des Knochencalciums ist austauschbar und steht mit dem Calcium des Blutes im Gleichgewicht, so daß auch in einem längerfristigen Calciummangel zumindest der Blutcalciumspiegel durch Calciumfreisetzung aus dem Skelett in engen Grenzen konstant gehalten werden kann. Die Calciumkonzentration wird durch die Ausschüttung von Parathormon (Nebenschilddrüse), Calcitonin (Schilddrüse) und die Synthese von Vitamin-D-Metaboliten (Nieren) genau geregelt. Die Calciumausscheidung erfolgt im wesentlichen über die Nieren.

**Hyperkalzämie.** Eine Erhöhung des Calciumspiegels im Blut über seinen Normbereich führt zu typischen Funktionsstörungen der Nieren, des Herzens und des Nervensystems. Eine Hyperkalzämie wird durch eine gesteigerte Freisetzung von Calcium aus dem Knochen (Hyperparathyreoidismus, Knochentumoren) oder vermehrter Resorption aus dem Darm (überhöhte Vitamin-D-Gaben, sehr große Mengen konsumierter Milch) verursacht.

**Hypokalzämie.** Eine Erniedrigung des Calciumspiegels im Blut kann bei intestinalen Resorptionsstörungen, Unterfunktion der Nebenschilddrüse (Hypoparathyreoidismus) sowie gesteigertem Calciumbedarf während der Schwangerschaft auftreten.

**Resorption.** Die Resorption von Calcium findet hauptsächlich im Ileum statt. Von der täglich aufgenommenen Calciummenge werden ca. 25–40% resorbiert. Die Resorptionsrate nimmt mit dem Alter ab. Voraussetzung für eine wirkungsvolle Calciumresorption ist eine ausreichende Vitamin-D-Versorgung. Die Calciumresorption wird durch gleichzeitige Anwesenheit von bestimmten weiteren Nahrungsinhaltsstoffen wie z. B. Phytate in Vollkornprodukten, Oxalsäure in Rhabarber und Spinat oder in bestimmten Ballaststoffen gehemmt. Die Lactose der Milch fördert, fettreiche Ernährung vermindert die Resorption. Bei Fettresorptionsstörungen verbindet sich Calcium mit nichtresorbierten Fettsäuren zu schwer resorbierbaren Verbindungen (Kalkseifen).

**Calciumaufnahme.** Die Calciumaufnahme erfolgt bei uns hauptsächlich durch Milch, Milchprodukte, Käse und bestimmte Gemüsesorten. Die empfohlene tägliche Calciumaufnahme ist Tab. 27.**18** zu entnehmen. Eine lang andauernde Unterversorgung mit Calcium führt im Wachstumsalter zu einer zu geringen Knochendichte. Da zum Zeitpunkt der maximalen Knochenmasse (um das 30. Lebensjahr) keine optimale Knochendichte erreicht wird, beginnt der altersbedingte Knochenabbau von einem niedrigeren Niveau aus. Eine ausreichende Calciumversorgung in der Jugend und dem frühen Erwachsenenalter, verbunden mit reichlich körperlicher Bewegung, die den Knochenaufbau stimuliert, gelten als wichtige präventive Maßnahmen zur Verminderung des Osteoporoserisikos im Alter.

### 27.2.7.3 Phosphor

Der Organismus des Erwachsenen enthält ca. 600–700 g Phosphor. Der Phosphatstoffwechsel ist mit dem Calciumstoffwechsel eng verknüpft. Zusammen mit Calcium ist anorganisches Phosphat der Hauptbestandteil des anorganischen Knochenanteils. Mehr als 85% des Phosphats befinden sich in Zähnen und Knochen. Außerdem ist Phosphor in Form organischer Phosphatverbindungen (Nucleinsäuren, Phospholipide, Phosphoproteine, ATP) in praktisch allen Zellen vorhanden. Energiereiche, organische Phosphatverbindungen nehmen eine zentrale Rolle im Energiestoffwechsel (ATP) ein. Phosphat wirkt als Dihydrophosphat-Hydrogenphosphat-System im Blut, Urin und in den Zellen als Puffer.
Die Resorption, die im Jejunum stattfindet, wird durch Parathormon und Vitamin D gefördert. Die Resorptionsrate beträgt durchschnittlich 70%. Die Resorption von Phosphat aus verschiedenen Bindungsformen erfolgt unterschiedlich, je nachdem, ob es sich dabei um Ortho- oder Polyphosphate handelt.
Der Bedarf an Phosphat steht in Beziehung zum Calciumbedarf. Die Phosphataufnahme sollte daher mengenmäßig etwa der Calciumaufnahme entsprechen (Ca : P-Verhältnis 1 : 1). Ein Phosphatmangel infolge unzureichender Zufuhr mit der Nahrung ist nicht bekannt, da praktisch in allen Lebensmitteln Phosphate enthalten sind. Nur bei länger andauernder parenteraler Ernährung mit unzureichender Phosphorzufuhr kann es zu Mangelerscheinungen kommen. Diese äußern sich in allgemeiner körperlicher Schwäche.
Besonders viel Phosphate werden über Milch, Milchprodukte und Fleisch aufgenommen. Aus Getreide wird Phosphat schlecht resorbiert. In Getreideprodukten vorkommende Phytinsäure enthält reichlich Phosphate. Diese stellt aber eine schlechte Phosphatquelle dar, da der menschliche Verdauungstrakt Phytinsäure nicht aufspalten kann. Die Zubereitungsverluste, z. B. beim Kochen, können aufgrund der hohen Zufuhr vernachlässigt werden. Mit Ausnahme der Milch enthalten die meisten Lebensmittel wesentlich mehr Phosphor als Calcium. Mit abnehmendem Anteil von Milch und Milchprodukten an der Gesamtnahrungsaufnahme sinkt daher das Ca : P-Verhältnis. Bei den bei uns üblichen Ernährungsgewohnheiten liegt das Ca : P-Verhältnis häufig unter 0,5.

Ähnlich wie beim Calcium ist auch der Phosphatstoffwechsel hormonell reguliert. Dadurch ist der Organismus in der Lage, auch stark schwankende Phosphataufnahmen zu tolerieren. Bei einer erhöhten Phosphatkonzentration im Plasma werden vermehrt Nebenschilddrüsenhormone ausgeschüttet, die dann zu einer erhöhten Phosphatausscheidung über die Nieren führen.
Bestimmten Lebensmitteln (Schmelzkäse, Brühwürste, Fleischwurstarten, Colagetränke) zugesetzte Ortho- oder Polyphosphate sind in dem vom Gesetzgeber zugelassenen Umfang gesundheitlich unbedenklich. Eine toxische Wirkung erhöhter Phosphataufnahmen ist beim Menschen nicht beobachtet worden. Die Empfehlungen für die tägliche Phosphoraufnahme sind Tab. 27.**18** zu entnehmen.

Tabelle 27.**18** **Empfohlene Zufuhr an Calcium, Phosphor, Magnesium** (Deutsche Gesellschaft für Ernährung)

| | Calcium (mg/Tag) | Phosphor (mg/Tag) | Magnesium (mg/Tag) m | w |
|---|---|---|---|---|
| **Säuglinge** | | | | |
| 0– 3 Mon. | 500 | 250 | 40 | |
| 4–12 Mon. | 500 | 500 | 60 | |
| **Kinder** | | | | |
| 1– 3 J. | 600 | 800 | 80 | |
| 4– 6 J. | 700 | 1000 | 120 | |
| 7– 9 J. | 800 | 1200 | 170 | |
| 10–12 J. | 900 | 1400 | 230 | 250 |
| 13–14 J. | 1000 | 1500 | 310 | 310 |
| **Jugendliche und Erwachsene** | | | | |
| 15–18 J. | 1200 | 1600 | 400 | 350 |
| 19–24 J. | 1000 | 1500 | 350 | 300 |
| 25–50 J. | 900 | 1400 | 350 | 300 |
| 50–64 J. | 800 | 1200 | 350 | 300 |
| ≥ 65 J. | 800 | 1200 | 350 | 300 |
| **Schwangere** | 1200 | 1600 | | 300 |
| **Stillende** | 1300 | 1700 | | 375 |

### 27.2.7.4 Magnesium

Der Magnesiumbestand des Säuglings beträgt 0,7 g, der des Erwachsenen ca. 20 g. Magnesium befindet sich zu etwa 60% im Skelett und zu 30% in der Muskulatur. Es ist zu 95% in den Körperzellen lokalisiert. Im Knochen ist Magnesium nicht fest gebunden, sondern rasch mobilisierbar. Magnesiumionen ($Mg^{2+}$) sind für die Wirksamkeit zahlreicher Enzyme, besonders des Energiestoffwechsels, notwendig. Magnesium nimmt an allen enzymatischen Reaktionen teil, bei denen Phosphatgruppen (ATP) übertragen werden. Es ist von großer Bedeutung für die Muskelkontraktion und die Erregungsübertragung vom Nerv auf den Muskel.

**Resorption.** Mit der Nahrung aufgenommenes Magnesium wird im gesamten Dünndarm, hauptsächlich aber im Ileum resorbiert. Die Resorptionsrate beträgt im Durchschnitt 40–50% und ist von der Höhe der zugeführten Menge abhängig. Wie bei vielen anderen Nährstoffen auch nimmt mit zunehmender Magnesiumaufnahme die resorbierbare Menge ab. Nicht resorbiertes Magnesium wird mit den Fäzes ausgeschieden. Die Resorbierbarkeit hängt auch von der Bindungsform im Lebensmittel ab. An Oxalsäure oder Phytate gebundenes Magnesium ist nicht verwertbar.

**Magnesiumaufnahme.** Aus grünen Gemüsen (Chlorophyll), Fleisch und Getreideprodukten stammen gewöhnlich drei Viertel des aufgenommenen Magnesiums, das bei ungünstiger Zubereitung (langes Wässern, Garen mit viel Wasser) hohe Kochverluste aufweist. Aufnahme in größeren Mengen wirkt abführend. Der Magnesiumbedarf ist bei Hitzearbeit, Leistungssport sowie in Schwangerschaft und Stillzeit erhöht. Die täglich empfohlene Magnesiumaufnahme ist der Tab. 27.**18** zu entnehmen.

**Magnesiummangel.** Bei länger andauernden Verdauungsstörungen sowie chronisch hoher Alkoholaufnahme (hemmt die Resorption und erhöht die Ausscheidung) können Mangelerscheinungen auftreten, die sich in nervösen Störungen mit Schwindelanfällen, Kribbeln und Gefühllosigkeit in den Extremitäten, Muskelschwäche und Krampfanfällen äußern können. Bei chronischer Einnahme von Diuretika und Corticoiden kann ebenfalls eine Magnesiumunterversorgung entstehen.

**Ausscheidung.** Die Ausscheidung erfolgt überwiegend über die Nieren. In geringen Mengen wird Magnesium auch über den Schweiß und den Darm ausgeschieden.

### 27.2.7.5 Natrium

Der größte Teil des Natriums (ca. 97%) befindet sich im Extrazellulärraum und nur 3% im Intrazellulärraum. Der Konzentrationsunterschied zwischen beiden Kompartimenten wird durch einen energieverbrauchenden Transportmechanismus (Natriumpumpe) aufrechterhalten. Der Gesamtnatriumbestand der Frau beträgt ca. 75 g, des Mannes ca. 100 g. Hiervon befinden sich ca. 40% in den Knochen, 10% im Blutplasma, 10% in Sehnen und Knorpel und ca. 30% in der interstitiellen Flüssigkeit (Zwischenzellwasser) und der Lymphe.

**Stoffwechsel.** Die Resorption aus dem Darm findet zusammen mit Glucose statt. Die Ausscheidung erfolgt im wesentlichen über die Nieren und nur in geringem Maße über den Stuhl. Überschüsse werden rasch ausgeschieden. Bei verminderter Zufuhr kann die Ausscheidung fast ganz gedrosselt werden, so daß der Organismus vor einem Natriummangel gut geschützt ist. Dieser Regulationsmechanismus unterliegt einer hormonellen Steuerung (Mineralocorticoide der Nebennierenrinden).

**Natriumverluste.** Das mit den Verdauungssekreten in den Magen-Darm-Trakt sezernierte Natrium wird weitgehend vollständig reabsorbiert. Störungen der Reabsorption im Darm (Durchfall) führen zu beträchtlichen Natriumverlusten. Schweiß enthält durchschnittlich 1,4 g Natrium/l. Für den Sportler stellt der Schweiß die Hauptverlustquelle für Natrium dar. Mit zunehmender Akklimatisierung vermindern sich aber die Natriumverluste. Da der Schweiß im Vergleich zum Blut hypoton ist, führt Schwitzen auch zu einem Anstieg der Natriumkonzentration im Blut. Daher ist eine Kochsalzaufnahme während des Sports nicht notwendig.

Tabelle 27.**19** **Täglicher Mindestbedarf an Natrium, Chlorid und Kalium** (Deutsche Gesellschaft für Ernährung)

| | Natrium[1] mg/Tag | Chlorid[1] mg/Tag | Kalium[1] mg/Tag |
|---|---|---|---|
| **Säuglinge** | | | |
| 0– 3 Mon. | 130 | 200 | 450 |
| 4–12 Mon. | 180 | 270 | 650 |
| **Kinder** | | | |
| 1– 3 J. | 300 | 450 | 1000 |
| 4– 6 J. | 410 | 620 | 1400 |
| 7– 9 J. | 460 | 690 | 1600 |
| 10–12 J. | 510 | 770 | 1700 |
| 13–14 J. | 550 | 830 | 1900 |
| **Jugendliche und Erwachsene** | | | |
| ≥ 15 J. | 550 | 830 | 2000 |

[1] 1 g Na = 2,54 g NaCl; 1 mmol Natrium = 23 mg; 1mmol Chlorid = 35,5 mg

**Natriumaufnahme.** Der Tagesbedarf an Natrium kann nur grob geschätzt werden (Tab. 27.**19**). Mangelerscheinungen treten nur bei geringer Aufnahme und gleichzeitig übermäßig hohen Verlusten auf. Unter normalen Bedingungen sind 5 g Kochsalz (2 g $Na^+$) für den Erwachsenen ausreichend. Eine höhere Zufuhr ist unnötig und u. U. schädlich. Eine tägliche Kochsalzaufnahme von über 10 g sollte in jedem Fall vermieden werden. In unserer üblichen Kost stammt über die Hälfte des aufgenommenen Kochsalzes aus verarbeiteten Lebensmitteln (Brot, Wurst, Käse). Der höhere Bedarf in der Schwangerschaft und während der Stillzeit ist in der Regel durch die bei uns üblicherweise überhöhte Kochsalzaufnahme voll gedeckt.
Untersuchungen belegen, daß ein Zusammenhang zwischen der Kochsalzaufnahme in verschiedenen Ländern und der Häufigkeit von Bluthochdruckerkrankungen besteht. Individuell dazu veranlagte Menschen reagieren auf eine hohe Kochsalzzufuhr mit einer Hypertonie (natriumsensitive Personen). Beim Menschen kann eine einmalige Einnahme von 150 g NaCl bereits tödlich wirken.

## 27.2.7.6 Chlorid

Das Chloridion ist das häufigste Anion im Extrazellulärraum. Der Gesamtbestand des Körpers beträgt 70–80 g. Chlorid wird überwiegend als Natrium- oder Kaliumchlorid aufgenommen.

**Stoffwechsel.** Der Stoffwechsel des Chlorids ist eng mit dem Natriumstoffwechsel verbunden. So erfolgt die Resorption ebenfalls sehr rasch zusammen mit Natrium und die Ausscheidung ebenfalls primär über die Nieren. Der Chloridhaushalt wird auch durch die gleichen Faktoren (Durchfall, Schwitzen, Erbrechen) beeinflußt.

**Aufgaben.** Als Träger einer negativen Ladung haben Chloridionen die Aufgabe, die Elektroneutralität im Extra- und Intrazellulärraum aufrechtzuerhalten. Chloridionen können Zellmembranen relativ gut überwinden und somit für einen schnellen Ladungsausgleich sorgen. Außerdem spielt Chlorid eine wichtige Rolle im Säure-Basen-Haushalt. Chlorid befindet sich auch in höherer Konzentration in Form von Salzsäure im Magen.

**Chloridaufnahme.** Ein durch unzureichende Aufnahme verursachter Chloridmangel ist sehr selten. Bei länger anhaltendem Erbrechen übersteigen die Chlorid- die Natriumverluste. Dies kann einen Chloridmangel mit anschließender Alkalose (hypochlorämische Alkalose) zur Folge haben. Der Chloridbedarf entspricht auf molarer Ebene weitgehend dem Natriumbedarf. Eine tägliche Aufnahme von 5 g Kochsalz, das etwa 3 g Chlorid enthält, gilt für den Erwachsenen als ausreichend. Der tatsächliche Chloridbedarf ist sogar deutlich niedriger (Tab. 27.**19**).

## 27.2.7.7 Kalium

Während das Neugeborene nur 5 g Kalium enthält, beträgt der Kaliumbestand der Frau ca. 100 g und der des Mannes ca. 145 g. Muskelzellen (aktive Körpermasse) enthalten wesentlich mehr Kalium als Fettzellen. Kalium ist im Körper zu 98% in den Zellen lokalisiert. Der Körper reagiert sehr empfindlich auf Schwankungen im extrazellulären Kaliumspiegel. Sowohl ein Anstieg als auch ein Abfall können zu schweren neuromuskulären Störungen führen.

**Stoffwechsel.** Kalium wird im oberen Dünndarm zu ca. 90% resorbiert. Es wird – im Gegensatz zu Natrium – auch im Mangel noch im Urin ausgeschieden. Die Ausscheidung steht ebenfalls unter dem Einfluß der Mineralocorticoide. Eine Erhöhung des Kaliumspiegels (Hyperkaliämie) ist meist ein Zeichen für eine ungenügende Kaliumausscheidung (Nierenversagen). Hyperkaliämien können z. B. bei überhöhter Kaliumzufuhr während der Infusionstherapie, starker Hämolyse (Erythrozten haben einen hohen Kaliumgehalt) oder einer Azidose auftreten. Es kommt zu Störungen in der Erregungsleitung, besonders am Herzen, bis hin zum Herzstillstand.

**Kaliummangel.** Kaliummangel oder -überschuß sind nur selten nahrungsbedingt. Die Verluste über den Schweiß sind gering. Bei schweren Durchfällen (Diarrhöen), chronischem Erbrechen, Mißbrauch von Abführmitteln oder Einnahme von Diuretika können aber Kaliummangelzustände auftreten. Ein Kaliummangel führt zu neuromuskulären Symptomen wie Muskelschwäche, Darmlähmung und in schweren Fällen auch Funktionsstörungen des Herzens (typische EKG-Änderungen). Unsere Kost liefert uns durchschnittlich 2–4 g Kalium täglich. Diese Kaliummenge gilt als ausreichend (Tab. 27.**19**). Kalium ist besonders in pflanzlichen Lebensmitteln (Kartoffeln, Bananen, Spinat, Hülsenfrüchte, Getreide) enthalten. Wie bei allen Mineralstoffen kann es bei der Nahrungszubereitung leicht zu Auslaugverlusten kommen.

## 27.2.8 Spurenelemente

## 27.2.8.1 Bedeutung

Spurenelemente sind essentielle Nährstoffe, die vom Organismus nur in sehr geringen Mengen benötigt werden. Einige Spurenelemente haben für den Organismus Bedeutung als Bausteine wichtiger Substanzen: Jod als Bestandteil der Schilddrüsenhormone, Kobalt als Baustein des Vitamins $B_{12}$, Eisen, Zink, Kupfer, Mangan, Molybdän als Bausteine von Enzymen oder wichtiger Wirkgruppen (Tab. 27.**20**). Es liegen bis heute noch nicht für alle als essentiell geltenden Spurenelemente genaue Bedarfszahlen und daraus abgeleitete Empfehlungen für die tägliche Aufnahme vor. Die Resorption von Spurenelementen ist aus verschiedenen Lebensmitteln sehr unterschiedlich. Allgemein ist die Bioverfügbarkeit aus Lebensmitteln tierischen Ursprungs höher als aus Lebensmitteln pflanzlichen Ursprungs. Ursache für eine unzureichende Spurenelementversorgung ist häufiger die geringe Bioverfügbarkeit und weniger eine zu geringe Zufuhr. Bei einer überhöhten Zufuhr ist bei vielen Spurenelementen mit Intoxikationen zu rechnen (Abb. 27.**6**).

## 27.2.8.2 Eisen

Von den durchschnittlich 3–5 g Gesamtkörpereisen sind 70% im Hämoglobin, 5% im Myoglobin und nur 2% an Enzyme gebunden. Das nicht für die Biosynthese von Hämoglobin und anderen Proteinen benötigte Eisen wird als Ferritin und Hämosiderin in Leber, Knochenmark und Milz gespeichert. Die Messung der Ferritinkonzentration im Plasma ist ein zuverlässiger Indikator für die Eisenversorgung.

**Resorption.** Die Resorption erfolgt im Magen und Duodenum (Zwölffingerdarm) über einen komplizierten Mechanismus. Für den Versorgungsstatus ist nicht nur die durchschnittlich aufgenommene Eisenmenge von Bedeutung, sondern die Form, in der das Eisen aufgenommen wird. Eisen kommt in unseren Lebensmitteln in zwei Formen vor: in tierischen Lebensmitteln überwiegend als Häm-Eisen und in pflanzlichen Lebensmitteln als Nicht-Häm-Eisen. Die Resorption von Nicht-Häm-Eisen (3–8%) ist wesentlich schlechter als von Häm-Eisen (15–35%). Im Durchschnitt werden nur ca. 10% des aufgenommenen Nahrungseisens resorbiert. Die Aufnahme aus dem Darm ist um so intensiver, je geringer die Eisenreserven sind. Umgekehrt ist bei sehr guter Eisenversorgung die Eisenresorption reduziert, um eine Eisenüberladung des Organismus mit möglicherweise fatalen Folgen zu begrenzen.
Gleichzeitig mit der Mahlzeit aufgenommenes Vitamin C verbessert die Resorption von Eisen. Der gleichzeitige Verzehr von Fleisch fördert die Resorption von Eisen aus Gemüsen und anderen pflanzlichen Nahrungsmitteln. Tannine (schwarzer Tee), Phosphatsalze, Phytate (Vollkornprodukte) und Oxalsäure können die Eisenresorption um bis zu 50% hemmen. Die Resorption aus Eisenpräparaten hängt von der verwendeten Eisenverbindung ab. Eisenfumarate, -succinate und -sulphate werden besser resorbiert als Eisencitrate oder -pyrophosphate.

**Ausscheidung.** Der Organismus ist nicht in der Lage, größere Mengen Eisen auszuscheiden. Geringe Mengen Eisen gehen dem Körper durch Abstoßen von Darmepithel- und Hautzellen, Urin, Galle und Schweiß verloren. Diese Eisenverluste müssen durch die Nahrung ausgeglichen werden. Eine ausgeglichene Eisenbilanz wird weitgehend durch Veränderung der Resorptionsrate erreicht.

Tabelle 27.**20** **Essentielle Spurenelemente**

| | Körperbestand | empfohlene Zufuhr[1] | Bestandteil von |
|---|---|---|---|
| Chrom (Cr) | 6 mg | 50–200 µg | Enzymen |
| Eisen (Fe) | 3–5 g | 10–15 mg | Hämoglobin, Myoglobin, Enzymen |
| Fluorid (F) | 2–6 g | 2–4 mg | Zahnschmelz |
| Jod (I) | 10–20 mg | 200 µg | Schilddrüsenhormonen |
| Kobalt (Co) | 1–2 mg | 5 µg | Vitamin $B_{12}$ |
| Kupfer (Cu) | 50–100 mg | 1,5–3 mg | Enzymen |
| Mangan (Mn) | 10–40 mg | 2–5 mg | Enzymen |
| Molybdän (Mo) | 10–20 mg | 75–250 µg | Enzymen |
| Nickel (Ni) | 10 mg | | Enzymen(?) |
| Selen (Se) | 10–15 mg | 50–100 µg | Enzymen |
| Silicium (Si) | 1–1,5 g | | Bindegewebe, Knochen |
| Vanadium (Va) | 40 mg | | Enzymen(?) |
| Zink (Zn) | 1–2 g | 12–15 mg | Enzymen, Inselzellen |

[1] Mengenangaben für Erwachsene

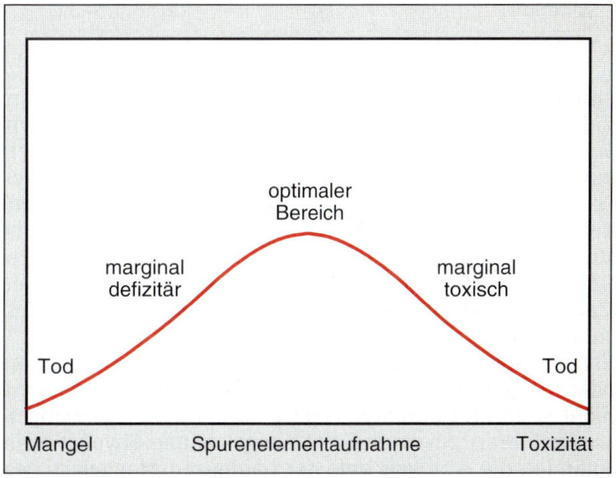


Abb. 27.**6** **Folgen eines Spurenelementemangels und Spurenelementeüberflusses.**

**Eisenaufnahme.** Der tägliche Eisenverlust wird beim gesunden Mann auf 1 mg geschätzt. Da im Durchschnitt nur 10% des Nahrungseisens ausgenutzt werden, beträgt die Empfehlung für die Zufuhr etwa das Zehnfache des geschätzten Eisenverlustes. Über die täglich empfohlene Eisenzufuhr gibt Tabelle 27.**21** Auskunft. Die durchschnittliche Eisenaufnahme beträgt in Deutschland 13,4 mg (Frauen) bzw. 16,5 mg (Männer). Ein erhöhter Eisenbedarf entsteht durch Blutungen, z. B. Menstruation, während einer Schwangerschaft und im Wachstumsalter.
Milch, auch Frauenmilch, kann die Eisenversorgung des Säuglings über den 4. Lebensmonat hinaus nicht ganz sicherstellen. Der Säugling verwertet jedoch Eisen aus Frau-

Tabelle 27.**21** **Empfohlene Zufuhr an Eisen, Zink, Kupfer** (Deutsche Gesellschaft für Ernährung)

| | Eisen mg/Tag m | Eisen mg/Tag w | Zink mg/Tag m | Zink mg/Tag w | Kupfer mg/Tag |
|---|---|---|---|---|---|
| **Säuglinge** | | | | | |
| 0– 3 Mon. | 6 | | 5 | | 0,5 |
| 4–12 Mon. | 8 | | 5 | | 0,6 |
| **Kinder** | | | | | |
| 1– 3 J. | 8 | | 7 | | 0,8 |
| 4– 6 J. | 8 | | 10 | | 1,2 |
| 7– 9 J. | 10 | | 11 | | 1,5 |
| 10–12 J. | 12 | 15 | 12 | 12 | 2,0 |
| 13–14 J. | 12 | 15 | 15 | 12 | 2,0 |
| **Jugendliche und Erwachsene** | | | | | |
| 15–18 J. | 12 | 15 | 15 | 12 | 1,5–3,0 |
| 19–24 J. | 10 | 15 | 15 | 12 | 1,5–3,0 |
| 25–50 J. | 10 | 15 | 15 | 12 | 1,5–3,0 |
| 50–64 J. | 10 | 10 | 15 | 12 | 1,5–3,0 |
| ≥ 65 J. | 10 | 10 | 15 | 12 | 1,5–3,0 |
| **Schwangere** | | 30 | | 15 | 1,5–3,0 |
| **Stillende** | | 20 | | 22 | 1,5–3,0 |

enmilch wesentlich besser als aus Kuhmilch. Spätestens im 2. Lebenshalbjahr sind eisenreichere Lebensmittel in Form von Gemüsen oder Fleisch notwendig (Beikost). Besonders gute Eisenquellen sind Fleisch und Leber. Leber von jungen Schlachttieren (Kalb und Schwein) sollte gelegentlich auf dem Speiseplan stehen, da es neben Eisen auch zahlreiche Vitamine in größeren Mengen enthält. Leber älterer Schlachttiere, die u. U. mit unerwünschten Rückständen stärker belastet sein können, werden, da sie zäh und fest sind, in der Regel nicht im Handel angeboten.

**Eisenmangel.** Eine chronisch zu geringe Eisenaufnahme oder mangelnde Resorption, erhöhte Eisenverluste oder ein nicht gedeckter erhöhter Bedarf während der Schwangerschaft führen zu einer Eisenmangelanämie (hypochrome Anämie), die weltweit eine der häufigsten Mangelerscheinungen darstellt. Eisenmangel kann die Leistungsfähigkeit beeinträchtigen und zu einer erhöhten Ermüdbarkeit führen. Eisenmangelanämien werden heute seltener als früher beobachtet. Die geringere Anzahl von Geburten, die durch Verwendung von oralen Kontrazeptiva verursachte Verminderung monatlicher Blutverluste bei Frauen im gebärfähigen Alter und der hohe Fleischverzehr dürften den Rückgang in der Erkrankungshäufigkeit bewirkt haben.

**Eisentoxizität.** Die Möglichkeit, die Eisenresorption über eine Anpassung an den Versorgungszustand zu steuern, verhindert beim gesunden Menschen das Auftreten von Eisenüberladungszuständen. Bei der Hämochromatose, einer selten auftretenden angeborenen Störung des Eisenstoffwechsels, werden exzessive Eisenmengen akkumuliert. Diese führen zu Hautveränderungen und vielfältigen Organschäden. Da Alkohol die Eisenresorption erhöht, wird bei Alkoholikern gelegentlich ebenfalls eine Eisenüberladung beobachtet. Außerdem kann durch häufige Bluttransfusionen eine Eisenüberladung hervorgerufen werden, da mit 500 ml Blut ca. 250 mg Eisen zugeführt werden.

### 27.2.8.3 Zink

Der Gesamtkörperbestand des Menschen an Zink beträgt nur ca. 1–2 g. Zink ist Bestandteil zahlreicher Enzyme. Es hat eine wichtige Aufgabe bei der Insulinspeicherung, der Wundheilung, im Immunsystem und der Entwicklung der Fortpflanzungsorgane.

**Resorption.** Die Resorption erfolgt überwiegend im Duodenum. Durchschnittlich werden 20% des aufgenommenen Zinks resorbiert. Die Resorption ist aus Lebensmitteln tierischen Ursprungs höher als aus solchen pflanzlichen Ursprungs. In Getreide und Getreideprodukten ist das Zink häufig fest an Phytinsäure gebunden. Während der bei uns üblichen Hefe- oder Sauerteiggärung des Brotteiges werden getreideeigene Phytasen aktiviert. Diese spalten die Phytat-Zink-Komplexe auf, so daß das Zink des Getreides für den Menschen besser verfügbar wird.

**Ausscheidung.** Die Ausscheidung von Zink erfolgt überwiegend über den Darm (nicht resorbiertes und mit Galle und Pankreassaft ausgeschiedenes Zink), weniger über den Urin.

**Aufnahme.** Über die Empfehlungen für die tägliche Zinkaufnahme orientiert Tab. 27.**21**. Eine abwechslungsreiche Mischkost enthält ausreichende Zinkmengen. Im Durchschnitt nehmen in Deutschland Frauen 10 mg und Männer 13 mg Zink pro Tag auf. Der vollgestillte Säugling nimmt nur ca. 1,7 mg Zink pro Tag auf. Dies erscheint ausreichend zu sein, da Zink aus der Muttermilch sehr gut resorbiert wird. Für Säuglinge, die fertige Säuglingsmilchnahrungen erhalten, wird eine tägliche Zinkaufnahme von 5 mg empfohlen. Gute Zinkquellen sind Lebensmittel tierischen Ursprungs (Fleisch, Innereien, Fische, Käse, Schalentiere), aber auch Getreide, Brot und Hülsenfrüchte.

**Zinkmangel.** Ein Zinkmangel wird bei uns nur selten festgestellt. Zinkmangelerkrankungen werden weltweit nur in Regionen angetroffen, in denen Brot in Fladenform verzehrt werden, z. B. Naher Osten, oder die Ackerböden zinkarm sind. Brotfladen werden ohne Gärprozeß hergestellt, so daß die Phytat-Zink-Komplexe nicht aufgespalten werden. Außerdem hat der weltweite Handel mit Lebensmitteln die Gefahr, die von einem lokal begrenzten zinkarmen Boden für eine ausreichende Zinkversorgung ausgeht, heute verringert. Zinkmängel können aber bei chronischen Resorptionsstörungen (Malabsorptionssyndrom) oder länger andauernder, parenteraler Ernährung auftreten. Im Zinkmangel werden u. a. Geschmacks- und Appetitverlust, Wachstumsverzögerungen (Zwergwuchs, Hypogonadismus) und Hautveränderungen beobachtet.

### 27.2.8.4 Kupfer

Kupfer ist Bestandteil vieler Enzyme. Der Gesamtbestand des menschlichen Körpers an Kupfer beträgt 50–100 mg. Etwa die Hälfte des Kupfers entfällt auf Muskulatur und Knochen.

**Resorption.** Kupfer wird überwiegend im Dünndarm und nur zum geringen Anteil im Magen resorbiert. Die Resorptionsrate ist, ähnlich wie bei Eisen und Zink, vom Versorgungszustand des Organismus abhängig. Außerdem nimmt mit zunehmendem Kupfergehalt in der Nahrung die Resorptionsrate ab. Ein hoher Zinkgehalt in der Nahrung reduziert die Bioverfügbarkeit von Kupfer. Die durchschnittliche Resorptionsrate liegt zwischen 10 und 50%.

**Ausscheidung.** Kupfer wird überwiegend über den Darm ausgeschieden, wobei der größte Anteil aus der Gallenflüssigkeit stammt. Mit der Galle ausgeschiedenes Kupfer wird nur in geringem Umfang reabsorbiert (erneut resorbiert).

**Aufnahme.** Über den Kupferbedarf des Menschen bestehen bis heute nur ungenaue Vorstellungen. Erwachsene sollten 1,5–3,0 mg/Tag mit der Nahrung aufnehmen (Tab. 27.**21**). Nüsse, Samen, Schalentiere, Innereien und einige grüne Gemüse sind gute Kupferquellen. Viele Früchte, Milchprodukte und Geflügel sind relativ kupferarm. Die Kupferversorgung von Säuglingen, die mit Fertigpräparaten ernährt werden, ist ebenfalls durch die Beikost in Form von Gemüse, Fleisch und Leber zu sichern.

**Kupfermangel.** Beim gesunden Menschen tritt Kupfermangel nur selten auf. In der Vergangenheit wurde gelegentlich ein Kupfermangel bei Patienten mit langandauernder parenteraler Ernährung und bei stark unterernährten Säuglingen beobachtet. Da Kupfer eine wichtige Bedeutung im Eisenstoffwechsel hat, wird bei Kupfermangel ebenfalls eine hypochrome Anämie beobachtet.

### 27.2.8.5 Jod

Jod ist ein wichtiger Bestandteil der Schilddrüsenhormone. Von den 10–20 mg Jod im menschlichen Körper befindet sich der größte Teil in der Schilddrüse. Jodmangel stellt weltweit ein großes Problem dar. Auch Deutschland gilt als ein Jodmangelland.

**Aufnahme.** Der Jodgehalt der Lebensmittel ist stark vom Jodgehalt des Bodens der Anbau- bzw. Aufzuchtgebiete abhängig. Unsere Böden gelten – besonders in Süddeutschland – als jodarm, so daß auch unsere Lebensmittel häufig jodarm sind. Erwachsene sollten 180–200 µg Jod/Tag aufnehmen. Nur Seefische, Muscheln und andere Meeresfrüchte sind jodreiche Lebensmittel. Zur Verbesserung der Jodversorgung wird die Verwendung von Kochsalz empfohlen, das mit Jod angereichert ist.

**Resorption und Ausscheidung.** Jod wird im Magen-Darm-Trakt sehr gut resorbiert. Überschüssiges Jod wird rasch durch die Galle und Nieren ausgeschieden.

**Jodmangel.** Im Jodmangel kommt es zu einer verminderten Bildung von Schilddrüsenhormonen und zur kompensatorischen Vergrößerung der Schilddrüse (Kropf). Schwerer Jodmangel in der Schwangerschaft führt zu einer schwerwiegenden Entwicklungsstörung des Neugeborenen (Kretinismus), die irreparabel ist. Durch generellen Zusatz von Jod zum Speisesalz konnten beispielsweise in der Schweiz, einem klassischen Jodmangelland, diese Mangelsymptome zum Verschwinden gebracht werden.

**Jodtoxizität.** Mit Vergiftungserscheinungen (Jodakne, Hyperthyreose) durch überhöhte Jodaufnahmen mit der Nahrung ist nicht zu rechnen, da die Sicherheitsspanne zwischen bedarfsdeckender und toxischer Jodaufnahme sehr groß ist.

### 27.2.8.6 Selen

Selen ist ein wichtiger Bestandteil des Enzyms Glutathionperoxidase, das ähnlich wie Vitamin E freie Radikale (Peroxide) abfängt. Selen wird gut resorbiert. Eine Regulation über eine Veränderung der Resorptionsrate wurde nicht beobachtet. Eine tägliche Aufnahme von 50–100 µg Selen gilt als ausreichend. Fleisch und Fleischprodukte, Getreide, Nüsse und Hülsenfrüchte sind gute Selenquellen. Während die Selenversorgung in Deutschland als ausreichend angesehen wird, tritt in einigen Regionen Chinas aufgrund selenarmer Böden eine Selenmangelkrankheit (Keshan-Krankheit) auf. Diese äußert sich besonders bei Kindern und jungen Menschen in einer plötzlich auftretenden Herzinsuffizienz. Die häufig diskutierte Schutzfunktion von zusätzlich aufgenommenem Selen vor Herzinfarkt, Krebs oder Störungen des Immunsystems konnte bisher nicht belegt werden. Da eine Aufnahme von über 500 µg/Tag zu einer chronischen Selenvergiftung führt, kann eine erhöhte Selenaufnahme nicht empfohlen werden.

### 27.2.8.7 Kobalt

Der Kobaltbestand des Menschen beträgt 1–2 mg. Kobalt ist Bestandteil von Vitamin $B_{12}$. Da Vitamin $B_{12}$ aber vom menschlichen Stoffwechsel nicht synthetisiert werden kann und keine weitere Funktion für Kobalt bekannt ist, besteht kein Bedarf an Kobalt, der unabhängig vom Vitamin-$B_{12}$-Bedarf ist. Mangel an Vitamin $B_{12}$ läßt sich durch Kobaltgaben nicht beheben. Eine überhöhte Zufuhr an Kobalt kann zu Herzerkrankungen führen.

### 27.2.8.8 Mangan

Der Manganbestand des Menschen beträgt 10–40 mg. Mangan ist Bestandteil einiger Enzyme und vermag andere Enzyme zu aktivieren. Der Manganbedarf ist nicht genau bekannt. Eine mittlere Aufnahme von 2–5 mg/Tag wird als ausreichend angesehen. Lebensmittel pflanzlichen Ursprungs sind reicher an Mangan als solche tierischen Ursprungs. Die Resorptionsrate ist mit 5% sehr gering. Der Manganhaushalt wird durch Anpassung von Absorption und Ausscheidung via Galle an die jeweilige Versorgungslage geregelt. Ein Manganmangel kann zwar im Tierexperiment beobachtet werden, tritt aber beim Menschen nicht auf. Manganvergiftungen durch Lebensmittel sind nicht bekannt.

### 27.2.8.9 Molybdän

Molybdän ist Bestandteil mehrerer Enzyme. Der Körperbestand beträgt ca. 10 mg. Molybdän kommt besonders in Milch und Milchprodukten, Innereien und Getreide vor. Obst, Gemüse und Fische sind relativ arm an Molybdän. Die Resorptionsrate wird mit 50% angegeben. Die Ausscheidung erfolgt überwiegend über die Galle. Der genaue Bedarf des Menschen ist nicht bekannt. Es gibt keine Hinweise dafür, daß bei uns ein klinisch relevanter Molybdänmangel auftritt. Molybdän gilt als relativ untoxisch.

#### 27.2.8.10 Chrom

Chrom ist für eine optimale Insulinwirkung erforderlich (Glucosetoleranzfaktor) und beeinflußt somit den Kohlenhydrat-, Fett- und Eiweißstoffwechsel. Der Chrombestand des Menschen beträgt ca. 6 mg und nimmt mit dem Alter ab. Der genaue Chrombedarf konnte bisher nicht ermittelt werden. Eine Aufnahme von 50–200 µg/Tag wird als ausreichend angesehen. Fleisch und Fleischprodukte, Käse und Vollkornprodukte sind gute Chromquellen. Die Resorptionsrate ist mit 1–2% sehr gering. Die Ausscheidung erfolgt vor allem über die Nieren. Das dreiwertige Chrom, wie es auch in der Nahrung vorkommt, hat nur eine geringe Toxizität. Im Chrommangel werden eine gestörte Glucosetoleranz mit erhöhter Insulin- und Glucosekonzentration im Blut und Gewichtsverlust beobachtet. Es ist nicht ausgeschlossen, daß sich hinter einer gestörten Glucosetoleranz gelegentlich ein Chrommangel verbirgt, der durch Chromgaben therapiert werden kann.

#### 27.2.8.11 Fluor

Fluor bzw. Fluoride werden in Knochen und Zähnen angereichert, so daß sich 99% der Gesamtfluormenge (ca. 4 g) hier befinden. Die kariesprotektive Wirkung von Fluoriden ist heute unumstritten. Fluoride wirken über eine Förderung der Remineralisierung der Zahnoberfläche. Zahnkaries wird aber nicht durch einen Fluormangel ausgelöst, sondern durch eine falsche Ernährung verursacht (Kap. 27.2.2). Einer erhöhten Fluoridzufuhr wird auch eine prophylaktische Wirkung gegen Osteoporose zugesprochen. Es gibt außer den genannten prophylaktischen Wirkungen keine gesicherten weiteren Wirkungen von Fluorid.
Erwachsene sollten 1,5–4,0 mg Fluorid/Tag aufnehmen. Diese Menge gilt gesundheitlich als unbedenklich. In Nahrungsmitteln enthaltene Fluoride werden zu über 80% resorbiert. Die Fluoridaufnahme ist wesentlich vom Fluorgehalt des Trinkwassers abhängig. Schwarzer Tee und einige Mineralwässer sind besonders fluoridreich. Fluoride werden über die Nieren ausgeschieden.
Die häufigste Nebenwirkung einer erhöhten Fluoridaufnahme ist die Zahnfluorose, bei der es zu einer fleckenförmigen Unterentwicklung des Zahnschmelzes kommt. Zahnfluorose tritt nur bei einer überhöhten Fluoridaufnahme während der Zahnbildung auf.

#### 27.2.8.12 Nickel

Nickel hat sich in Tierexperimenten als essentielles Spurenelement herausgestellt, so daß auch eine Essentialität für den Menschen angenommen wird. Ein Nickelmangel wurde aber beim Menschen bisher nicht beschrieben. Der Nickelbestand des Körpers beträgt etwa 10 mg. Schokolade, Nüsse, Hülsenfrüchte und Vollkornprodukte sind relativ reich an Nickel. Nickel wird im Dünndarm mit einer durchschnittlichen Resorptionsrate von 1–10% resorbiert. Die Ausscheidung erfolgt überwiegend mit der Gallenflüssigkeit. Nickel gilt als relativ untoxisch. Einige Menschen reagieren allerdings auf eine orale Aufnahme oder auf Kontakt mit Nickel allergisch (Nickelallergie).

Tabelle 27.**22** **Einteilung der Vitamine**

| fettlösliche Vitamine | wasserlösliche Vitamine |
|---|---|
| Vitamin A | Vitamin C (Ascorbinsäure) |
| Vitamin D (Cholecalciferol) | Vitamin $B_1$ (Thiamin) |
| Vitamin E (Tocopherole) | Vitamin $B_2$ (Riboflavin) |
| Vitamin K | Vitamin $B_6$ (Pyridoxin) |
| | Vitamin $B_{12}$ (Cobalamin) |
| Carotinoide | Folsäure |
| | Niacin |
| | Biotin |
| | Pantothensäure |

### 27.2.9 Vitamine

#### 27.2.9.1 Bedeutung

Während es sich bei den für den Menschen essentiellen Mineralstoffen um anorganische Stoffe handelt, sind Vitamine organische Stoffe, die der Körper benötigt, aber nicht selbst bilden kann. Die 13 Vitamine haben im Stoffwechsel unterschiedliche Funktionen zu erfüllen und sind chemisch nicht miteinander verwandt. Die verschiedenen Vitamine können sich folglich im Stoffwechsel auch nicht gegenseitig vertreten.
Bewährt hat sich die Einteilung in fettlösliche und wasserlösliche Vitamine (Tab. 27.**22**), weil dadurch kenntlich gemacht wird, in welchen Lebensmitteln bestimmte Vitamine zu erwarten sind. Diese Unterscheidung ist auch darum wichtig, weil einige fettlösliche Vitamine Überdosierungserscheinungen hervorrufen können. Als *Provitamine* bezeichnet man Lebensmittelinhaltsstoffe, aus denen die eigentlichen Vitamine gebildet werden können. Zu den wasserlöslichen Vitaminen zählen das Vitamin C und acht B-Vitamine. Als wasserlösliche Stoffe werden sie im Dünndarm resorbiert, über die Pfortader zur Leber transportiert und, außer Vitamin $B_{12}$, nur in relativ geringem Umfang im Organismus gespeichert (Tab. 27.**23**). Bei länger anhaltendem

Tabelle 27.**23** **Speicherkapazität für Vitamine**

| Vitamin | Speicherkapazität |
|---|---|
| Vitamin $B_{12}$ | 3–5 Jahre |
| Vitamin A | 1 Jahr |
| Vitamin E | 1–2 Jahre |
| Folsäure | 3–4 Monate |
| Vitamin K | 2–6 Wochen |
| Vitamin C | 2–6 Wochen |
| Niacin | 2–6 Wochen |
| Riboflavin | 2–6 Wochen |
| Vitamin $B_6$ | 2–6 Wochen |
| Thiamin | 1–2 Wochen |

Vitaminmangel kommt es bei einigen Vitaminen zu charakteristischen Mangelerkrankungen (Tab. 27.**24**).
Viele der wasserlöslichen Vitamine sind Bestandteile von Enzymen, die aus einem Proteinanteil (Apoenzym) und einem Nichtproteinanteil (Coenzym) bestehen. Vitamine sind teilweise sehr hitze-, licht- und sauerstoffempfindliche Substanzen, so daß bei nicht sachgemäßer Verarbeitung hohe Lagerungs- und Zubereitungsverluste auftreten können (Tab. 27.**25**).
Unsere Lebensmittel weisen sehr unterschiedliche Vitamingehalte auf. Einige Lebensmittel sind zwar sehr reich an Vitaminen, z. B. Vitamin C in Petersilie oder Acerolakirsche oder Vitamin D in Lebertran, spielen aber für die Versorgung unserer Bevölkerung keine besondere Rolle. In Tab. 27.**26** sind die Vitaminquellen, die wesentlich zu einer ausreichenden Versorgung unserer Bevölkerung beitragen, zusammengefaßt.
Die Vitaminversorgung weiter Teile unserer gesunden Bevölkerung kann heute als ausreichend angesehen werden. Eine unzureichende Vitaminversorgung wird aber häufig bei Personen mit chronisch hohem Genußmittelkonsum (Tabak und Alkohol) beobachtet. So führt Zigarettenrauchen zu einem höheren Bedarf an Vitamin C und Carotinoiden. Bei Personen mit chronisch hohem Alkoholkonsum wird häufig eine nicht ausreichende Versorgung mit B-Vitaminen (Thiamin und Vitamin $B_6$) festgestellt. Bei ans Haus gebundenen Personen stellt eine ausreichende Versorgung mit Vitamin D häufig ein Problem dar, da Vitamin D überwiegend nach Sonnenbestrahlung der Haut vom Körper in der Haut selbst gebildet wird. Besondere Beachtung sollte auch weiterhin einer ausreichenden Vitaminversorgung – besonders mit Folsäure – in der Schwangerschaft geschenkt werden. Bei Patienten mit chronischen Magen-Darm-Erkrankungen, chronischer Medikamenteneinnahme und bei geriatrischen Patienten liegt häufig keine ausreichende Vitaminversorgung vor und sollte daher besonders beachtet werden.
Die gute Versorgung mit Vitaminen in unserem Land dürfte u. a. darauf zurückzuführen sein, daß ganzjährig frisches Obst und Gemüse angeboten wird und daß vitaminschonend hergestellte Tiefkühlprodukte mehr und mehr Konservenprodukte verdrängt haben. Hinzu kommt, daß heute viele Lebensmittel mit Vitaminen angereichert sind, z. B. Frühstückscerealien, Obstsäfte, Margarine, Milchprodukte. Außerdem haben Lebensmittel tierischen Ursprungs heute häufig höhere Vitamingehalte als früher, da das Tierfutter in der Regel mit Vitaminen angereichert wird.
Die Tabellen 27.**27** und 27.**28** geben Empfehlungen für die tägliche Vitaminzufuhr.

### 27.2.9.2 Vitamin A

Vitamin A ist von großer Bedeutung beim Sehvorgang. Die Vitamin-A-Verbindung *Retinal* ist Bestandteil der Sehpigmente der Netzhaut und sowohl an der Lichtempfindung als auch am Farbensehen beteiligt. Vitamin A ist auch für die Erhaltung der Struktur und die Funktion von Haut- und Schleimhautepithelien und Knorpelgewebe notwendig. Außerdem ist Vitamin A für die Erhaltung der Infektionsabwehr erforderlich.

Tabelle 27.**24** **Vitaminmangelkrankheiten**

| Vitamin | Mangelkrankheit |
|---|---|
| Vitamin A | Nachtblindheit, Xerophthalmie, Keratomalazie |
| Vitamin D | Rachitis, Osteomalazie |
| Vitamin E | kein typisches Krankheitsbild |
| Vitamin K | Blutgerinnungsstörungen |
| Vitamin C | Skorbut |
| Thiamin | Beriberi, Wernicke-Korsakoff-Syndrom |
| Riboflavin | Dermatitis |
| Vitamin $B_6$ | kein typisches Krankheitsbild |
| Vitamin $B_{12}$ | perniziöse Anämie |
| Folsäure | megaloblastische Anämie |
| Niacin | Pellagra |
| Biotin | Dermatitis |
| Pantothensäure | kein typisches Krankheitsbild |

Tabelle 27.**25** **Stabilität von Vitaminen gegen äußere Einflüsse**

| Vitamin | Sauerstoff | UV-Licht | Hitze | Kochverluste % |
|---|---|---|---|---|
| Vitamin A | labil | labil | stabil | 10–30 |
| Carotinoide | labil | labil | labil | |
| Vitamin D | labil | labil | stabil | gering |
| Vitamin E | labil | labil | stabil | 50 |
| Vitamin K | (stabil) | labil | stabil | |
| Vitamin C | labil | labil | labil | 20–80 |
| Thiamin | labil | labil | labil | 30–50 |
| Riboflavin | stabil | labil | labil | 0–50 |
| Vitamin $B_6$ | stabil | labil | (stabil) | 0–40 |
| Vitamin $B_{12}$ | labil | labil | stabil | |
| Folsäure | stabil | labil | labil | 0–90 |
| Niacin | stabil | stabil | stabil | 0–30 |
| Biotin | stabil | labil | stabil | 0–70 |
| Pantothensäure | stabil | stabil | labil | 0–45 |

Tabelle 27.**26** **Wichtige Vitaminquellen in unserer Nahrung**

| Vitamin | Lebensmittel mit hohem Gehalt |
|---|---|
| Vitamin A | Leber, Butter, Milch und Milchprodukte |
| Carotinoide | dunkelgrüne, rote und gelbe Gemüse |
| Vitamin D | fette Meeresfische, Leber, Margarine, Eigelb |
| Vitamin E | Weizenkeim- und Sonnenblumenöl, Margarine, Brot- und Backwaren |
| Vitamin K | grüne Gemüse |
| Vitamin C | Obst, Gemüse, Obst- und Gemüsesäfte, Kartoffeln |
| Thiamin | Fleisch, Brot, Vollkornprodukte |
| Riboflavin | Milch, Milchprodukte, Käse, Eier, Fleisch |
| Vitamin $B_6$ | Fleisch, Kartoffeln, Getreideprodukte |
| Vitamin $B_{12}$ | Leber, Fleisch, Fleischwaren |
| Folsäure | Brot- und Backwaren, Gemüse, Kartoffeln |
| Niacin | Fleisch, Fleischprodukte, Brot und Backwaren, Kartoffeln, Kaffee |
| Biotin | Eigelb, Haferflocken |
| Pantothensäure | Fleisch, Milch, Vollkornprodukte |

Tabelle 27.**27** **Empfehlungen für die tägliche Zufuhr an fettlöslichen Vitaminen und Vitamin C** (Deutsche Gesellschaft für Ernährung)

| Alter | Vitamin A mg RÄ[1]/Tag | | Carotin[2] mg/Tag | Vitamin D µg/Tag | Vitamin E[4] mg/Tag | | Vitamin K µg/Tag | | Vitamin C mg/Tag |
|---|---|---|---|---|---|---|---|---|---|
| | m | w | | | m | w | m | w | |
| **Säuglinge** | | | | | | | | | |
| 0– 4 Mon. | 0,5 | | | 20[3] | 3 | | 5 | | 40 |
| 4–12 Mon. | 0,6 | | | 20[3] | 4 | | 10 | | 50 |
| **Kinder** | | | | | | | | | |
| 1– 3 J. | 0,6 | | | 5 | 6 | | 15 | | 55 |
| 4– 6 J. | 0,7 | | | 5 | 8 | | 20 | | 60 |
| 7– 9 J. | 0,8 | | | 5 | 9 | | 30 | | 65 |
| 10–12 J. | 0,9 | 0,9 | 1,5 | 5 | 10 | | 40 | | 70 |
| 13–14 J. | 1,1 | 1,0 | 2,0 | 5 | 12 | | 50 | | 75 |
| **Jugendliche und Erwachsene** | | | | | | | | | |
| 15–18 J. | 1,1 | 0,9 | 2,0 | 5 | 12 | | 70 | 60 | 75 |
| 19–24 J. | 1,0 | 0,8 | 2,0 | 5 | 12 | | 70 | 60 | 75 |
| 25–50 J. | 1,0 | 0,8 | 2,0 | 5 | 12 | | 80 | 65 | 75 |
| 51–64 J. | 1,0 | 0,8 | 2,0 | 5 | 12 | | 80 | 65 | 75 |
| 65 J. u. älter | 1,0 | 0,8 | 2,0 | 5 | 12 | | 80 | 65 | 75 |
| **Schwangere** | | | | | | | | | |
| ab 4. Monat | | 1,1 | 2,0 | 10 | 14 | | | 65 | 100 |
| **Stillende** | | 1,8 | 2,0 | 10 | 17 | | | 65 | 125 |

1 RÄ = Retinoläquivalent; 1 mg RÄ = 1 mg Retinol = 6 mg β-Carotin =12 mg andere Provitamin-A-Carotinoide
2 Carotin = Provitamin-A-Carotinoide
3 10 µg in fertiger Säuglingsmilchnahrung + 12,5 µg in 1 Tabl. zur Rachitisprophylaxe
4 Tocopherol-Äquivalente

Tabelle 27.**28** **Empfehlungen für die tägliche Zufuhr an B-Vitaminen** (Deutsche Gesellschaft für Ernährung)

| Alter | Vitamin $B_1$ mg/Tag | | Vitamin $B_2$ mg/Tag | | Vitamin $B_6$ mg/Tag | | Niacin mg/Tag | | Vitamin $B_{12}$ µg/Tag | Folat[1] µg/Tag |
|---|---|---|---|---|---|---|---|---|---|---|
| | m | w | m | w | m | w | m | w | | |
| **Säuglinge** | | | | | | | | | | |
| 0– 4 Mon. | 0,3 | | 0,3 | | 0,3 | | 5 | | 0,5 | 40 |
| 4–12 Mon. | 0,4 | | 0,5 | | 0,6 | | 6 | | 0,8 | 80 |
| **Kinder** | | | | | | | | | | |
| 1– 3 J. | 0,7 | | 0,8 | | 0,9 | | 9 | | 1,0 | 120 |
| 4– 6 J. | 1,0 | | 1,1 | | 1,2 | | 12 | | 1,5 | 160 |
| 7– 9 J. | 1,1 | | 1,2 | | 1,4 | | 13 | | 1,8 | 200 |
| 10–12 J. | 1,2 | 1,2 | 1,4 | 1,3 | 1,6 | 1,5 | 15 | 14 | 2,0 | 240 |
| 13–14 J. | 1,4 | 1,2 | 1,5 | 1,4 | 1,8 | 1,6 | 17 | 15 | 3,0 | 300 |
| **Jugendliche und Erwachsene** | | | | | | | | | | |
| 15–18 J. | 1,6 | 1,3 | 1,8 | 1,7 | 2,1 | 1,8 | 20 | 16 | 3,0 | 300 |
| 19–24 J. | 1,4 | 1,2 | 1,7 | 1,5 | 1,8 | 1,6 | 18 | 15 | 3,0 | 300 |
| 25–50 J. | 1,3 | 1,1 | 1,7 | 1,5 | 1,8 | 1,6 | 18 | 15 | 3,0 | 300 |
| 51–64 J. | 1,3 | 1,1 | 1,7 | 1,5 | 1,8 | 1,6 | 18 | 15 | 3,0 | 300 |
| 65 J. u. älter | 1,3 | 1,1 | 1,7 | 1,5 | 1,8 | 1,6 | 18 | 15 | 3,0 | 300 |
| **Schwangere** | | | | | | | | | | |
| ab 4. Monat | | 1,5 | | 1,8 | | 2,6 | | 17 | 3,5 | 600 |
| **Stillende** | | 1,7 | | 2,3 | | 2,2 | | 20 | 4,0 | 450 |

1 Gesamtfolsäure (Summe aus freier und gebundener Folsäure)

**Aufnahme.** Vitamin A wird in zwei Formen aufgenommen: als bereits gebildetes Vitamin A (Retinol), das nur in Lebensmitteln tierischen Ursprungs vorkommt, und in Form von Provitamin-A-Carotinoiden, die nur von Pflanzen gebildet werden. Provitamin A wird in der Darmwand in Vitamin A umgewandelt. Carotinoide sind im Pflanzenreich weit verbreitete gelbe und rotgelbe Farbstoffe. Durchschnittlich wird aus 6 μg β-Carotin oder 12 μg anderer Carotinoide jeweils 1 μg Retinol (= 1 μg Retinoläquivalent) gebildet. Die Gesamtvitamin-A-Aufnahme wird daher in Retinol-Äquivalenten berechnet.
Mit der Nahrung aufgenommenes, vorgebildetes Vitamin A wird in Anwesenheit von Fett und Gallensäuren gut resorbiert. Vitamin-A-reiche Nahrungsmittel sind Leber und Lebertran, Butter und Milch. Margarine wird in der Regel mit Vitamin A angereichert. Hohe Provitamin-A-Gehalte finden sich in Möhren und grünen Blattgemüsen. Da Fett auch die Ausnutzung von Provitamin-A-Carotinoiden verbessert, ist es von Vorteil, Gemüse, Möhren etc. zusammen mit Öl oder Butter zu verzehren. Aus rohen Möhren wird Carotin nur sehr schlecht verwertet. In unserer Kost stammt im Durchschnitt ein Viertel des Vitamin A aus Provitamin-A-Carotinoiden.
Aus Provitaminen gebildetes Vitamin A wird wie vorgebildetes Retinol behandelt und in größeren Mengen in der Leber gespeichert. Bei gefüllten Vitamin-A-Speichern kann der Mensch über 1 Jahr ohne Vitamin-A-Zufuhr frei von Mangelsymptomen bleiben. Ein geringer Teil der Carotinoide gelangt unverändert ins Blut und bewirkt die charakteristische gelbe Farbe im Depotfett und Blutplasma.

**Vitamin-A-Mangel.** Zu den frühesten Mangelsymptomen gehört eine verlangsamte Hell-Dunkel-Adaptation (Nachtblindheit). Die ausgeprägte Vitamin-A-Mangelkrankheit ist eine Keratomalazie, die zu schweren Sehstörungen oder zur Erblindung führen kann. Die gleichzeitig auftretende Abwehrschwäche gegen Infektionen führt, besonders wenn Kinder betroffen sind, häufig zum Tod. Ein Vitamin-A-Mangel ist in Industrieländern selten, in Entwicklungsländern dagegen weit verbreitet und dort die Hauptursache für eine Erblindung im Kindesalter.

**Toxizität.** Hohe Dosen von Vitamin A (einmalig 300 mg beim Erwachsenen und 25 mg beim Kind) oder chronisch erhöhte Gaben (5–10 mg über mehrere Jahre) führen zu schweren Nebenwirkungen. Diese äußern sich in Kopfschmerzen, Hautveränderungen, Lebervergrößerung und schmerzhaften Skelettveränderungen. Diese Gefahr besteht aber nur bei unsachgemäßer Anwendung hochkonzentrierter Vitamin-A-Präparate. Durch Lebensmittel (Ausnahme: Polarbärleber) kann keine Vitamin-A-Vergiftung hervorgerufen werden, ebenso nicht durch Provitamin-A-Carotinoide. Besondere Vorsicht ist in der Schwangerschaft geboten, da nach überhöhten Vitamin-A-Aufnahmen Fehlgeburten und Fruchtschäden nicht auszuschließen sind. Da die Leber von Geflügel und Schlachttieren in Abhängigkeit von der Fütterung gelegentlich sehr hohe Vitamin-A-Gehalte aufweisen kann, sollten Lebergerichte in der Schwangerschaft nicht regelmäßig verzehrt werden.

### 27.2.9.3 Carotinoide

Vieles deutet darauf hin, daß die Carotinoide aufgrund ihrer Fähigkeit zur Inaktivierung freier Radikale eine von ihrer Provitamin-A-Wirkung unabhängige Funktion im Organismus haben. Carotinoide gelten aufgrund ihrer antioxidativen Wirkung als potente Sauerstoffradikalfänger. Die Ergebnisse zahlreicher epidemiologischer und tierexperimenteller Studien machen es wahrscheinlich, daß Carotinoide das Risiko, an bestimmten Krebsarten (Lungen-, Speiseröhren- und Magenkrebs) zu erkranken, vermindern. Daher erscheint es sinnvoll, auf einen ausreichenden Verzehr carotinreicher Lebensmittel zu achten.

**Carotinoidaufnahme.** Von den in der Natur vorkommenden über 500 Carotinoiden kommen nur einige in den üblicherweise bei uns verzehrten Lebensmitteln in nennenswertem Umfang vor, so daß in unserem Körper durchschnittlich 8–10 verschiedene Carotinoide vorgefunden werden. Tomaten enthalten reichlich Lycopin, Möhren β-Carotin, Mais Zeaxanthin, Blattgemüse Lutein und β-Carotin und Paprika β-Carotin und Lutein. Dunkelgrüne, rote und gelbe Gemüse sind besonders reich an Carotinoiden. Bisher liegen keine allgemein fundierten Empfehlungen für die tägliche Aufnahme an Carotinoiden vor. Amerikanische Krebsforscher empfehlen, pro Tag 5 Portionen Obst und Gemüse zu essen, wobei Kartoffeln und Obst- bzw. Gemüsesäfte berücksichtigt werden.

### 27.2.9.4 Vitamin D

Vitamin D kann nur bedingt als Vitamin betrachtet werden, da es vom Körper aus Cholesterin vollständig aufgebaut werden kann. Die Vorstufe des Vitamins, das 7-Dehydrocholesterin, wird in beträchtlichem Umfang in der Haut gespeichert. Das eigentliche Vitamin D entsteht, wenn UV-Strahlen auf die Haut treffen. Durch die Dunstglocken über größeren Städten, durch unvorteilhafte Kleidung und durch Fensterglas werden die UV-Strahlen der Sonne aber zurückgehalten. Dadurch wird es notwendig, daß Vitamin D mit der Nahrung zusätzlich aufgenommen wird. Dies gilt vor allem in den Wintermonaten, wenn der Aufenthalt im Freien eingeschränkt ist. Nahrungsmittel, die ausreichend Vitamin D enthalten, gibt es mit Ausnahme von fettreichen Meeresfischen praktisch nicht. Die synthetisch hergestellten Vitamin-D-Präparate enthalten überwiegend Vitamin $D_3$ (Cholecalciferol), das auch im Lebertran vorkommt. Vitamin D wird manchmal noch in internationalen Einheiten (IE) angegeben (1 μg Vitamin $D_3$ = 40 IE). Die Resorption von Vitamin D kann bei einer gestörten Fettverdauung beeinträchtigt sein.
In Leber und Nieren wird bei Bedarf aus Vitamin D die eigentlich aktive Wirkform gebildet, die als Hormon zu betrachten ist und ihre wichtigsten biologischen Wirkungen auf den Calcium- und Phosphatstoffwechsel ausübt. Besonders die Calciumresorption aus dem Darm ist von einer ausreichenden Vitamin-D-Versorgung abhängig. Während der Wachstumsphase ist neben dem Calciumbedarf auch der Vitamin-D-Bedarf besonders hoch.

**Vitamin-D-Aufnahme.** Da Frauenmilch und auch Kuhmilch den Vitamin-D-Bedarf des Säuglings nicht zu decken vermögen, ist eine zusätzliche tägliche Gabe von 10 bzw. 12,5 μg Vitamin D (500 IE) während des ersten Lebensjahres angezeigt. Die handelsüblichen Säuglingsmilchnahrungen sind alle mit 10 μg/l angereichert. Diese Anreicherung reicht jedoch nicht aus, so daß auch bei mit Flaschennahrung ernährten Säuglingen eine zusätzliche Gabe empfohlen wird.

**Vitamin-D-Mangel.** Durch Vitamin-D-Mangel entsteht im Säuglings- und Kleinkindalter das Krankheitsbild einer Rachitis. Die Rachitis geht aufgrund einer gestörten Mineralisierung des Knochens mit einer Knochenverformung einher. Davon sind besonders die schnell wachsenden, langen Röhrenknochen betroffen. Bei Erwachsenen führt ein Vitamin-D-Mangel zur Osteomalazie. In deren Verlauf kommt es zu einer Entmineralisierung und auch langsamen Verbiegung der Knochen. Beim Kleinkind besteht, wenn die Rachitisprophylaxe im Säuglingsalter durchgeführt wurde, keine Rachitisgefahr mehr.

**Toxizität.** Überhöhte Vitamin-D-Gaben (500 μg/Tag) führen zu einer Vitamin-D-Intoxikation. Es kommt zu einer Erhöhung der Calciumkonzentration im Blut, die zu schweren Organschäden führen kann. Auch tödliche Vitamin-D-Vergiftungen sind bekannt. Da Säuglinge besonders empfindlich sind, bedarf die Rachitisprophylaxe ärztlicher Überwachung. Durch intensive Sonnenbestrahlung der Haut kann keine Vitamin-D-Vergiftung ausgelöst werden.

### 27.2.9.5 Vitamin E

Vitamin E ist die Sammelbezeichnung für verschiedene Tocopherole und Tocotrienole mit gleichen Eigenschaften. Vitamin E schützt aufgrund seiner antioxidativen Eigenschaften Fette vor dem Ranzigwerden (Verderb durch Sauerstoffradikale). Da mehrfach ungesättigte Fettsäuren besonders gefährdet sind, wird Pflanzenölen vielfach Vitamin E zugesetzt. Im menschlichen Organismus entfaltet Vitamin E eine ähnliche Wirkung. Es schützt mehrfach ungesättigte Fettsäuren in den Zellmembranen vor unerwünschter Oxidation. Mit steigendem Verzehr an hochungesättigten Fettsäuren steigt auch der Bedarf an Vitamin E.

**Vitamin-E-Aufnahme.** Neben Pflanzenölen und Margarine sind Brot- und Backwaren wichtige Vitamin-E-Quellen. Verdauung und Resorption von Vitamin E sind an die Fettverdauung gekoppelt. Vitamin E wird aus der Nahrung nur zu 40% resorbiert. Die Versorgung mit Vitamin E ist in unserer Bevölkerung weitgehend sichergestellt.

**Vitamin-E-Mangel.** Vitamin-E-Mangelsymptome sind beim gesunden Menschen äußerst selten. Beim Frühgeborenen wird gelegentlich eine defizitäre Vitamin-E-Versorgung mit erhöhter Hämolyseneigung beobachtet. Auch normale Neugeborene verfügen nur über relativ kleine Vitamin-E-Reserven. Bei der Verwendung selbsthergestellter Kuhmilchmischungen sollte auf eine ausreichende Vitamin-E-Versorgung des Säuglings geachtet werden. Aus Tierexperimenten ist bekannt, daß es im Vitamin-E-Mangel zu Fortpflanzungsstörungen, Muskelschwund, Herzmuskeldegeneration, Störungen im Nervensystem und anderen Mangelerscheinungen kommt. Derartig drastische Mangelsymptome sind aber beim Menschen nie beobachtet worden.

**Hohe Vitamin-E-Dosen.** Aufgrund seiner Wirkung als Antioxidans ergeben sich für Vitamin E möglicherweise interessante therapeutische Aspekte. So scheint Vitamin E die für die Arteriosklerose mitverantwortliche Bildung von Ablagerungen in den Arterien zu reduzieren. Die bisher vorliegenden Belege reichen aber für die Empfehlung höherer Vitamin-E-Dosen noch nicht aus.

### 27.2.9.6 Vitamin K

Vitamin K ist an Blutgerinnungsvorgängen beteiligt. Die Leber benötigt Vitamin K, um Prothrombin und andere Gerinnungsfaktoren zu bilden. In Lebensmitteln kommen zwei chemisch ähnliche Verbindungen mit Vitamin-K-Wirksamkeit vor. In Pflanzen wird Phyllochinon (= Vitamin $K_1$) gebildet. Es kommt besonders reichlich in grünen Gemüsen vor. Bakterien, die u. a. im Dickdarm angesiedelt sind, bilden beträchtliche Mengen Menachinon (= Vitamin $K_2$). Ein geringer Teil des im Darm gebildeten Vitamin K wird resorbiert, besonders, wenn auch das Ileum von Bakterien besiedelt ist, und trägt ebenfalls zur Bedarfsdeckung bei. Menadion (Vitamin $K_3$) ist eine synthetische Verbindung, die eine Vitamin-K-Wirkung zeigt.

**Resorption.** Zur Resorption werden Gallensäuren und Pankreassaft benötigt. Im Dünndarm resorbiertes Vitamin K wird in Chylomikronen eingelagert und gelangt über die Lymphe ins Blut. Die durchschnittliche Resorptionsrate beträgt 60%. Der Gesamtkörperspeicher für Vitamin K ist im Vergleich zu anderen fettlöslichen Vitaminen erstaunlich klein.

**Vitamin-K-Mangel.** Ein Vitamin-K-Mangel wird beim gesunden Erwachsenen nur selten beobachtet. Hierzu trägt wesentlich die weite Verbreitung von Vitamin K in Lebensmitteln pflanzlichen und tierischen Ursprungs bei. Aber auch die überaus ökonomische Verwendung im Organismus und die Bakterienflora des Darms wirken sich günstig auf die Versorgung aus. Ein Vitamin-K-Mangel wird beim Menschen gelegentlich in der Neugeborenenperiode, bei chronischen Lebererkrankungen, lang andauernder Einnahme von Breitbandantibiotika und bei schweren Erkrankungen des Gastrointestinaltrakts beobachtet. Bei Neugeborenen und besonders bei Frühgeborenen kann innerhalb der ersten 6 Lebenstage eine erhöhte, in schweren Fällen lebensbedrohliche Blutungsneigung auftreten. Leberunreife und geringe Vitamin-K-Reserven führen zu einer zu geringen Prothrombinsynthese. Da der Darm in den ersten Tagen steril ist und auch Muttermilch nur einen geringen Vitamin-K-Gehalt aufweist, ist in vielen Fällen eine zusätzliche Vitamin-K-Gabe erforderlich. Durch prophylaktische Vitamin-K-Gaben nach der Geburt sind auch gelegentlich später auftretende Vitamin-K-Mangelblutungen zu vermeiden.

**Toxizität.** Die natürlich vorkommenden Vitamine $K_1$ und $K_2$ haben eine außerordentlich niedrige Toxizität. Menadion ($K_3$) kann allerdings zu erheblichen Nebenwirkungen führen und sollte daher nicht mehr verwendet werden.

### 27.2.9.7 Vitamin C

Vitamin C (= Ascorbinsäure) ist ein wasserlösliches Antioxidationsmittel. So wie Vitamin E fettlösliche Substanzen vor einer Oxidation schützt, werden wasserlösliche Substanzen durch Vitamin C vor einem oxidationsbedingten Funktionsverlust bewahrt. Außerdem ist Vitamin C an zahlreichen Stoffwechselreaktionen des Organismus wie z. B. an der Bildung von Kollagen im Binde- und Stützgewebe und von Hormonen beteiligt. Vitamin C fördert die Resorption von Nicht-Hämeisen und hemmt die Bildung von Nitrosaminen (aus Nitrat und Aminen gebildete krebsauslösende Substanzen) im Magen.

**Vitamin-C-Aufnahme.** Vitamin C kommt in größeren Mengen nur in Obst, Gemüsen, Salaten und Kartoffeln, Säften und einigen Erfrischungsgetränken vor. Fast alle Tierarten können Vitamin C aus Glucose selber synthetisieren, so daß sie nicht auf eine Zufuhr mit der Nahrung angewiesen sind. Vitamin-C-Verluste sind während der Lagerung und Zubereitung der Lebensmittel sehr hoch. Eine vitaminschonende Zubereitung erfordert möglichst kurze, dunkle und kühle Lagerung nach der Ernte sowie ein Garen in wenig Wasser. Wenn möglich sollte das Kochwasser, in dem viele Vitamine und Mineralstoffe gelöst sind, nicht verworfen, sondern beispielsweise zur Soßenherstellung verwendet werden. Nach zwei Tagen Lagerung ist bereits ein wesentlicher Teil des Vitamin C zerstört.

**Resorption.** Vitamin C wird in Duodenum und Jejunum gut resorbiert. Während physiologische Dosen ($< 200$ mg) zu 80–90% resorbiert werden, nimmt mit zunehmender Höhe der eingenommenen Vitamin-C-Dosis die Resorptionsrate ab. Nach Einnahme höherer Dosen steigt die Ausscheidung von Vitamin C über die Nieren stark an, so daß es durch unphysiologisch hohe Vitamin-C-Dosen zu keiner wesentlichen Verbesserung der Vitamin-C-Versorgung kommen kann.

**Vitamin-C-Mangel.** Werden über längere Zeit weniger als 10 mg Vitamin C aufgenommen, kann die als *Skorbut* bezeichnete Vitamin-C-Mangelkrankheit entstehen. Vitamin-C-Mangel ist durch Schleimhautblutungen am Gaumen, Zahnfleischschwellungen, Blutungen unter der Haut, erhöhte Infektanfälligkeit und verzögerte Wundheilung charakterisiert. Beim Säuglingsskorbut kommt es zu schmerzhaften Einblutungen unter die Knochenhaut und in die Wachstumszonen der langen Röhrenknochen. Der Vitamin-C-Gehalt der Kuhmilch ist wesentlich geringer als der von Frauenmilch. Daher erfordert eine Ernährung des Säuglings mit selbst zubereiteter Kuhmilchnahrung eine frühzeitige Gabe von Obst oder Gemüsepreßsäften, spätestens in der 6. Lebenswoche.
Schwere Vitamin-C-Mangelzustände werden in Deutschland bei gesunden Erwachsenen nicht mehr beobachtet. Raucher haben allerdings häufig eine unzureichende Vitamin-C-Versorgung. Sie verzehren einerseits weniger Obst und Gemüse als Nichtraucher, andererseits erhöht Zigarettenrauchen den Vitamin-C-Bedarf erheblich (+ 50%), da Vitamin C vermehrt zur Inaktivierung der im Zigarettenrauch enthaltenen freien Radikale benötigt wird. Epidemiologische Untersuchungen haben gezeigt, daß eine ausreichende Vitamin-C-Versorgung das Lungenkrebsrisiko vermindern kann. Allerdings ist der Effekt, der durch einen Verzicht auf den Zigarettenkonsum zu erzielen ist, wesentlich größer. Befunde über eine mögliche Schutzwirkung von Vitamin C gegenüber einigen Krebserkrankungen stützen sich in erster Linie auf die Beobachtung, daß Personen mit hohem Obst- und Gemüsekonsum ein geringeres Risiko für Speiseröhren-, Mundhöhlen-, Gebärmutterhals, Magen- und Pankreaskrebs aufweisen. Die vorliegenden Befunde reichen nicht aus, diese Effekte einem einzelnen Nährstoff zuzuordnen. Auch sind Befunde über eine Prävention von hohen Vitamin-C-Einnahmen vor Herzerkrankungen oder über eine Steigerung der Abwehrkräfte widersprüchlich. Daher erscheint bis auf weiteres die Empfehlung sinnvoll zu sein, täglich fünf Portionen Obst und Gemüse zu verzehren (Kap. 27.2.9.3).

**Toxizität.** Vitamin C ist eine wenig toxische Substanz. Bei extrem hoher Vitamin-C-Aufnahme im Grammbereich kann es zu Durchfällen kommen. Bei Neigung zu Nierensteinen sollte auf eine hochdosierte Vitamin-C-Einnahme verzichtet werden, da vermehrt Oxalsäure als Endprodukt des Vitamin-C-Abbaus entsteht.

### 27.2.9.8 Thiamin

Thiamin (Vitamin $B_1$) ist Bestandteil zahlreicher Enzyme im Energie- und Kohlenhydratstoffwechsel. Der Körper verfügt mit ca. 25 mg nur über geringe Thiaminspeicher. Gespeichertes Thiamin kann den Thiaminbedarf nur für wenige Wochen decken. Daher ist eine regelmäßige Aufnahme mit der Nahrung notwendig. Der Thiaminbedarf ist in erster Linie abhängig vom Energiebedarf. Entgegen der weitverbreiteten Meinung erhöht eine hohe Kohlenhydrat- oder Zuckeraufnahme nicht den Thiaminbedarf. Bei chronisch hohem Alkoholkonsum ist der Thiaminbedarf dagegen deutlich erhöht.

**Thiaminaufnahme.** Thiaminreiche Lebensmittel sind Vollkornprodukte, Fleisch, Hülsenfrüchte, Kartoffeln und Nüsse. Weißbrot enthält wesentlich weniger Thiamin als Vollkornbrot. Thiamin wird in physiologischen Dosen sehr gut resorbiert. Mit steigenden Thiaminaufnahmen nimmt die Resorptionsrate ab und die Ausscheidung im Urin zu.

**Thiaminmangel.** Die klassische Thiaminmangelkrankheit *Beriberi*, die durch neurologische Ausfälle, Muskelschwund und Herzmuskelschwäche gekennzeichnet ist, kommt in westlichen Industrieländern nicht vor. Dagegen wird bei Alkoholikern häufig eine nicht ausreichende Thiaminversorgung festgestellt. In extremen Fällen können schwere zerebrale und neurologische Störungen (Wernicke-Korsakoff-Syndrom) auftreten. Beim gesunden Menschen mit geringem oder mäßigem Genußmittelkonsum liegt in der Regel eine ausreichende Thiaminversorgung vor.

### 27.2.9.9 Riboflavin

Riboflavin (Vitamin $B_2$) ist als Baustein von Coenzymen an vielen Stoffwechselwegen beteiligt. Riboflavin wird im

Dünndarm gut resorbiert. Überschüssiges Riboflavin wird rasch mit dem Urin ausgeschieden und führt aufgrund seiner gelben Farbe zu einer Gelbfärbung des Urins.

**Riboflavinaufnahme.** Riboflavin kommt besonders in Milch und Milchprodukten vor. Weitere Riboflavinquellen sind Eier, Fleisch und Vollkornmehl. Beim Meiden von Milch und Milchprodukten ist eine ausreichende Bedarfsdeckung mit Riboflavin durch andere Lebensmittel oft nur schwer möglich.

**Riboflavinmangel** äußert sich in entzündlichen Hautveränderungen, Mundwinkelrhagaden (Cheilosis), Veränderungen der Zungenschleimhaut, Kataraktbildung und Wachstumsstörungen. Schwere Riboflavinmangelzustände kommen bei gesunden Menschen nur sehr selten vor. Ursache für einen Riboflavinmangel ist selten eine zu geringe Zufuhr, sondern vielmehr eine gestörte Resorption oder chronischer Alkoholmißbrauch.

### 27.2.9.10 Vitamin $B_6$

Unter der Bezeichnung Vitamin $B_6$ werden verschiedene, zu den Pyridoxinen zählende Verbindungen zusammengefaßt, die an mehr als 50 enzymatischen Reaktionen – besonders im Stoffwechsel der Aminosäuren – beteiligt sind. Der Vitamin-$B_6$-Bedarf ist wegen der Schlüsselrolle dieses Vitamins im Eiweißstoffwechsel von der Höhe der täglichen Eiweißaufnahme abhängig. Die Reservekapazität ist mit 4–6 Wochen deutlich größer als für Thiamin. Vitamin $B_6$ wird überwiegend im Jejunum resorbiert. Überschüssiges Vitamin $B_6$ wird rasch abgebaut und im Urin ausgeschieden.

**Vitamin-$B_6$-Aufnahme.** Vitamin $B_6$ kommt in allen wichtigen Lebensmittelgruppen in größeren Mengen vor. Daher wird auch bei einseitiger Ernährungsweise ein Vitamin-$B_6$-Mangel beim gesunden Erwachsenen kaum beobachtet.

**Vitamin-$B_6$-Mangel.** Sterilisierte Säuglingsfertignahrungen müssen wegen des hohen Vitamin-$B_6$-Verlustes während des Erhitzungsprozesses mit Vitamin $B_6$ angereichert werden. Sonst kann es beim Säugling durch den Vitamin-$B_6$-Mangel zu generalisierten Krampfanfällen und Anämien kommen. Beim Erwachsenen äußert sich ein schwerer Vitamin-$B_6$-Mangel durch eine Dermatitis und durch neurologische Störungen.

**Hohe Vitamin-$B_6$-Dosen.** Vitamin $B_6$ wird gelegentlich zur Linderung von Menstruationsbeschwerden und zur Therapie des Karpaltunnelsyndroms in hohen Dosen eingesetzt. Darüber hinaus sind eine Reihe von angeborenen Stoffwechselstörungen bekannt, die mit hohen Vitamin-$B_6$-Dosen behandelt werden können. Lang andauernde, hohe Einnahme von Vitamin $B_6$ ($> 300$ mg/Tag) sollte vermieden werden, da periphere Neuropathien auftreten können.

### 27.2.9.11 Vitamin $B_{12}$

Vitamin $B_{12}$ ist Coenzym für zahlreiche enzymatische Reaktionen. Vitamin $B_{12}$ kommt nur in Lebensmitteln tierischen Ursprungs und in Bakterien vor. Nur Bakterien sind in der Lage, das kompliziert aufgebaute Vitamin-$B_{12}$-Molekül zu synthetisieren. Die Resorption ist ein komplexer Vorgang: von der Magenschleimhaut wird ein bestimmter Stoff gebildet (Intrinsic factor), der sich mit dem aufgenommenem Vitamin $B_{12}$ verbindet, so daß dieses im Ileum überhaupt resorbiert werden kann. Fehlt der Intrinsic factor, z. B. nach einer Magenresektion oder bei chronischer Gastritis, so entsteht eine perniziöse Anämie.

**Vitamin-$B_{12}$-Mangel.** Ein fortgeschrittener Vitamin-$B_{12}$-Mangel führt aufgrund einer Störung der Erythrozytenbildung im Knochenmark zu Blutarmut und dem Auftreten übergroßer Erythrozyten (makrozytäre Anämie). Gleichzeitig wird eine Degeneration bestimmter Rückenmarksbezirke, die u. U. nicht reparabel ist, beobachtet. Ein klinischer Vitamin-$B_{12}$-Mangel wird daher besonders häufig bei älteren Menschen mit gestörter oder ungenügender Vitamin-$B_{12}$-Resorption festgestellt, obwohl die Vitamin-$B_{12}$-Aufnahme im Normalbereich liegt.

**Vitamin-$B_{12}$-Aufnahme.** Eine strenge vegetarische Kost enthält Vitamin $B_{12}$ nur in geringen Mengen, so daß ein schwerer Vitamin-$B_{12}$-Mangel entstehen kann. Die einzigen Vitamin-$B_{12}$-Quellen für Vegetarier (Veganer) sind bakterielle Verunreinigungen in Lebensmitteln oder milchsaure Produkte (Sauerkraut, Gurken etc.). Wegen der hohen Speicherkapazität entwickeln sich Mangelsymptome erst nach mehreren Jahren. Eine ovolaktovegetabile Kostform enthält dagegen Vitamin $B_{12}$ in ausreichenden Mengen. Leber ist neben Fleisch- und Fleischprodukten das wichtigste Vitamin $B_{12}$ liefernde Lebensmittel. Unsere Kost enthält ausreichend Vitamin $B_{12}$, so daß beim gesunden Menschen nicht mit dem Auftreten eines Vitamin-$B_{12}$-Mangels zu rechnen ist.

### 27.2.9.12 Folsäure

Folsäure wird wie Vitamin $B_{12}$ zur Blutbildung benötigt. Ihre Wirkungen ergänzen sich dabei, ohne sich aber gegenseitig ersetzen zu können.

**Folsäuremangel.** Im Mangel werden daher einige sehr ähnliche Symptome beobachtet (makrozytäre, hyperchrome Anämie), so daß eine Differentialdiagnose notwendig ist, um die genaue Ursache abzuklären. Es kommt außerdem zu einer gestörten Bildung von Leukozyten und Thrombozyten sowie zu Schleimhautveränderungen und Resorptionsstörungen im Magen-Darm-Trakt. Bei Schwangeren kann Folsäuremangel zu Mißbildungen und möglicherweise Fehlgeburten führen. Deshalb verdient die ausreichende Folsäureversorgung in der Schwangerschaft besondere Beachtung.

**Folsäureaufnahme.** Folsäure kommt reichlich in Getreideprodukten und Grüngemüsen vor. Die Folsäure ist in Lebensmitteln pflanzlichen Ursprungs häufig an Polyglutamate gebunden. Diese Verbindungen müssen im Rahmen der Verdauung durch Konjugasen zunächst aufgespalten werden. Die Resorbierbarkeit aus pflanzlichen Lebensmitteln beträgt oft nur 25%. Der Gesamtkörperbestand beträgt in etwa 15 mg. Längerfristige Einnahme von Zytostatika oder Antiepileptika führt zu einer Folsäureverarmung des Organismus.

#### 27.2.9.13 Niacin

Nicotinsäureamid und Nicotinsäure, die ineinander umgewandelt werden können, werden als Niacin bezeichnet. Niacin ist als Bestandteil zweier wichtiger Coenzyme (NAD und NADP) in allen Zellen des Organismus vorhanden. Über 200 Enzyme des Kohlenhydrat-, Fett- und Proteinstoffwechsels benötigen diese Coenzyme.

**Niacinaufnahme.** Wegen der Bedeutung im Energiestoffwechsel wird der Niacinbedarf vom Energiebedarf der jeweiligen Personengruppe abgeleitet. Fisch, Fleisch, Eier und Milch sind gute Niacinquellen. Aber auch Kaffee stellt eine wichtige Niacinquelle dar. Niacin wird bei den herkömmlichen Eßgewohnheiten in Mitteleuropa in ausreichenden Mengen mit der Nahrung aufgenommen. Aus der Aminosäure Tryptophan kann ebenfalls Niacin gebildet werden. Tryptophan hat damit für den Menschen auch den Charakter eines Provitamins und trägt in etwa zu 50% zur Niacinbedarfsdeckung bei.

**Niacinmangel.** In Ländern, in denen Mais als Grundnahrungsmittel verzehrt wird, wird die *Pellagra,* eine Niacinmangelkrankheit beobachtet. Pellagra ist durch eine Dermatitis (Hautveränderungen an Stellen mit starker Sonnenbestrahlung), Durchfällen (Diarrhöen) und einer Nervenerkrankung (depressive Psychose) gekennzeichnet. Im Mais liegt Niacin an ein Protein gebunden vor und ist in dieser Form für den Menschen nicht resorbierbar. Außerdem enthält Mais wenig Tryptophan. Erst eine besondere Zubereitung, z. B. Kalkbehandlung bei der Tortillaherstellung, macht das Niacin im Mais für den Menschen verfügbar. Alkoholismus und schwere Resorptionsstörungen kommen ebenfalls als Ursache für einen Niacinmangel in Frage.

**Hohe Niacindosen.** Pharmakologische Dosen (1,5–3 g/Tag) von Nicotinsäure führen zu einer Senkung erhöhter Blutcholesterinspiegel, können aber Nebenwirkungen verursachen (Hitzegefühl, Magenschleimhautentzündung, Leberzellschädigung).

#### 27.2.9.14 Biotin

Enzyme, die Biotin als Coenzym benötigen, nehmen eine Schlüsselstellung in der Gluconeogenese und beim Abbau einiger Aminosäuren ein.

**Biotinaufnahme.** Biotin befindet sich in fast allen Lebensmitteln, allerdings häufig nur in geringen Mengen. Besonders gute Biotinquellen sind Eigelb, Nüsse, Haferflocken, Hülsenfrüchte. Resorbiert wird Biotin überwiegend im Jejunum.

**Biotinmangel.** Biotinmangelsymptome treten beim gesunden Erwachsenen unter üblichen Ernährungsgewohnheiten nicht auf. Sie können aber nach häufigem Verzehr roher Eier auftreten, da das im Eiklar vorhandene Avidin das Biotin irreversibel bindet, so daß eine Resorption nicht möglich ist.

#### 27.2.9.15 Pantothensäure

Pantothensäure ist essentieller Bestandteil eines weiteren Coenzyms, das im Stoffwechsel von zentraler Bedeutung ist (Coenzym A). Pantothensäure kommt praktisch in allen Lebensmitteln in geringen Mengen vor. Relativ reich an Pantothensäure sind Fleisch, Fisch, Milch, Vollkornprodukte und Hülsenfrüchte. Pantothensäure wird im gesamten Dünndarm resorbiert. Überschüssige Pantothensäure wird, wie andere wasserlösliche Vitamine auch, über die Nieren ausgeschieden. Klinische Mangelsymptome sind beim Menschen nicht bekannt.

## 27.3 Lebensmittelzusatzstoffe und unerwünschte Rückstände in Lebensmitteln

### 27.3.1 Bedeutung

Lebensmitteln werden während der Verarbeitung häufig weitere Stoffe hinzugefügt, um Haltbarkeit, Nähr-, Genußoder Gebrauchswert zu verbessern *(Zusatzstoffe).* Daneben können Lebensmittel auch unerwünschte Stoffe enthalten, die durch den Stoffwechsel von Pflanzen oder Tieren entstehen oder von diesen als Fremdstoffe aufgenommen werden *(Kontamination).* Chemische Verbindungen, die zur Erhaltung oder Steigerung der Lebensmittelproduktion (Pflanzenschutzmittel, Tierarzneimittel) verwendet werden und in Lebensmitteln vorkommen können, werden *Rückstände* genannt. Stoffe, die während oder nach der Verarbeitung in die Lebensmittel gelangen, werden als *Verunreinigungen* bezeichnet. Die gesundheitliche Bedeutung dieser unerwünschten Bestandteile hängt von der Menge und den toxikologischen Eigenschaften ab.

Durch moderne lebensmittelchemische Analyseverfahren lassen sich heute in fast allen Lebensmitteln auch unerwünschte Stoffe nachweisen. In den meisten Fällen ist die Konzentration jedoch so gering, daß eine Gesundheitsgefährdung ausgeschlossen werden kann. Bei unsachgemäßer Behandlung und Aufbewahrung von Lebensmitteln können sich im Lebensmittel unerwünschte Mikroorganismen vermehren und zu Lebensmittelvergiftungen führen.

### 28.3.2 Lebensmittelzusatzstoffe

Lebensmittelzusatzstoffe sind Stoffe, die Lebensmitteln aus ernährungsphysiologischen oder lebensmitteltechnologischen Gründen zugesetzt werden. Lebensmittelzusatzstoffe dürfen keine für den Menschen toxischen Wirkungen haben: sie müssen gesundheitlich unbedenklich sein und soll-

Tabelle 27.**29** **Konservierungsstoffe**

| Konservierungsstoffe | Wirkung gegen |
|---|---|
| Benzoesäure | Hefen, Pilze |
| PHB-Ester | Hefen, Pilze |
| Sorbinsäure | Hefen, Pilze |
| Propionsäure | Pilze |
| Essigsäure | Hefen, Bakterien |
| Schwefeldioxid, Sulfite | Hefen, Pilze, Bakterien |
| Nitrat, Nitrit | Hefen, Pilze, Bakterien |
| Diphenyl, Phenylphenol | Pilze |
| Ethylenoxid, Propylenoxid | Hefen, Pilze, Bakterien, Viren |

ten nur verwendet werden, wenn dies notwendig ist. Die Verwendung und Kenntlichmachung von Lebensmittelzusatzstoffen ist im Lebensmittel- und Bedarfsgegenständegesetz (LMBG) rechtlich geregelt.
Bei Personen mit einer besonderen Veranlagung (genetische Disposition) können durch das Lebensmittel selbst, durch Zusatzstoffe, Rückstände oder Verunreinigungen das Wohlbefinden störende Reaktionen hervorgerufen werden. Zusatzstoffe können in Einzelfällen (< 1% der Bevölkerung) allergische oder pseudoallergische Reaktionen hervorrufen wie Nesselfieber, Hautausschläge, Schnupfen, Asthma, Kreislaufkollaps (Kap. 27.5.6). Eine Zusatzstoffunverträglichkeit kann durch eine zusatzstofffreie Diät (Eliminationsdiät) und durch eine gezielte orale Belastung mit dem verdächtigen Zusatzstoff nachgewiesen werden.

### 27.3.2.1 Farbstoffe

Die Verarbeitung und Lagerung von Lebensmitteln ist häufig mit Farbveränderungen und -verlusten verbunden. Zum Ausgleich und zur Färbung werden neben verschiedenen natürlichen Farbstoffen, z. B. Carotinoiden, auch einige nichtnatürliche Farbstoffe eingesetzt. Farbstoffe werden besonders häufig Süßwaren, Spirituosen, Erfrischungsgetränken, Eiscreme, Dessert-, Milch- und Getreideprodukten zugesetzt. Der gelbe künstliche Farbstoff Tartrazin war der erste Farbstoff, der in wissenschaftlichen Untersuchungen zu pseudoallergischen Reaktionen führte. Eine Unverträglichkeitsreaktion wurde auch bei anderen künstlichen Farbstoffen (Amaranth, Azorubin, Erythrosin, Gelborange, Indigotin) beobachtet, deren Verwendung eingeschränkt und heute zu deklarieren ist. Tartrazin darf neuerdings nur noch in Likören verwendet werden. Natürliche Farbstoffe können aber ebenfalls derartige Reaktionen auslösen.

### 27.3.2.2 Konservierungsstoffe

Nicht immer ist es möglich, Lebensmittel nur durch Erhitzen, Kältebehandlung oder Trocknung vor mikrobiellem Verderb zu schützen. Um länger haltbare Lebensmittel zu erhalten, kann der Einsatz von Konservierungsmitteln notwendig werden (Tab. 27.**29**). Chemische Konservierungsstoffe hemmen die Entwicklung von Mikroorganismen oder töten diese ab. Konservierungsstoffe werden nur zugelassen, wenn sie gesundheitlich unbedenklich und technologisch notwendig sind.

**Benzoesäure.** Benzoesäure wirkt gegen Hefen, Pilze und weniger gegen Bakterien. Die Anwendung von Benzoesäure erfolgt vielfach in Kombination mit anderen Konservierungsstoffen vorwiegend in sauren Lebensmitteln, Konfitüren, Fischkonserven, Salatsaucen, Halbfettmargarine.

**PHB-Ester.** (Ester der Parahydroxybenzoesäure) wirken ebenfalls besonders gegen Pilze und Hefen, aber unabhängig vom pH-Wert. Sie werden in Fruchtsäften, Oliven, Sirup, Füllungen für Backwaren u. ä. eingesetzt.

**Sorbinsäure.** Die seit langem bekannte Sorbinsäure wird wie eine Fettsäure vom Organismus abgebaut und wirkt ebenfalls besonders gegen Hefen und Pilze. Sorbinsäure wird u. a. bei Backwaren, Käse, Getränken, Konfitüren und Margarine eingesetzt.

**Propionsäure** kommt in der Natur häufig vor und wirkt vor allem gegen Pilze. Sie wird vor allem bei Backwaren und Milchprodukten verwendet.

**Essigsäure** hat eine Bedeutung als Genußsäure und als Konservierungsmittel. Sie ist gegen Hefen und Bakterien wirksamer als gegen Pilze. Eingesetzt wird sie u. a. in Ketchup, Mayonnaise, Sauergemüse und Brot.

**Schwefeldioxid und Sulfite.** Die Wirkung von Schwefeldioxid und Sulfiten erstreckt sich auf Hefen, Pilze und Bakterien. Sulfit reagiert mit einer Reihe von Lebensmittelinhaltsstoffen und verhindert unerwünschte Verfärbungen. Verwendet werden diese Verbindungen u. a. bei Trockenfrüchten, Sirup und bei der Weinherstellung.

**Nitrat und Nitrit** werden zwar in erster Linie zur Farberhaltung von Fleisch- und Wurstprodukten eingesetzt, haben aber auch eine antimikrobielle Wirkung.

**Sonstige Konservierungsmittel.** *Diphenyl, Phenylphenol* und *Thiabendazol* werden zur Konservierung der Schale von Zitrusfrüchten verwendet. Bei Lebensmittel mit geringem Wassergehalt (Stärke, Walnüsse, Gewürze) kann eine Entkeimung mit *Ethylenxoid* oder *Propylenoxid* durchgeführt werden. Auf eine vollständige Entfernung von Restgas ist zu achten. Eine Kombination verschiedener Konservierungsstoffe gilt toxikologisch als unbedenklich.

### 27.3.2.3 Antioxidanzien

Fette in Lebensmitteln können durch Oxidationsprozesse (Lipidoxidation) leicht verderben (Ranzigkeit). Dies kann durch Entfernung von Sauerstoff oder durch Zusatz von Antioxidationsmitteln verhindert werden. Natürliche Antioxidanzien sind Tocopherole (Vitamin E), Carotinoide, Ascorbinsäure (Vitamin C) bzw. Ascorbinsäureester. Daneben sind synthetische Antioxidanzien bekannt wie Butylhydroxyanisol (BHA), Butylhydroxytoluol (BHT) und verschiedene Gallate. Gallate sind möglicherweise bei empfindlichen Personen allergieauslösend. Tocopherole werden vor allem in Pflanzenölen und Margarinen mit einem hohen Gehalt an ungesättigten Fettsäuren eingesetzt, die gegenüber oxidativen Prozessen besonders empfindlich sind. Gallate, BHT und BHA werden u. a. bei der Herstellung von Instantprodukten, Knabbererzeugnissen, Nüsse und Marzipan verwendet.

#### 27.3.2.4 Fettersatzstoffe

Zur Verminderung des Fettgehalts wurden Fettersatzstoffe mit fettähnlichen Eigenschaften entwickelt. Durch feinste Verteilung von Molkenprotein (Mikropartikulation) entsteht z. B. ein Produkt mit einem fettähnlichen Geschmackseindruck. Dies Produkt *(Simplesse)* ist als Substitut für Milchprodukte, z. B. Sahne, geeignet, läßt sich aber nicht stark erhitzen. Aus Maisstärke können Oligosaccharide gewonnen werden, die keine Süßkraft haben *(Maltodextrine)*. Diese können z. B. in fettreduzierter Margarine das Fett teilweise ersetzen. Weiter sind synthetische Fettersatzstoffe entwickelt worden, die z. B. aus mit Saccharose veresterten Fettsäuren *(Olestra)* bestehen, aber bisher vom Gesetzgeber nicht zugelassen sind. Diese Produkte können erhitzt werden. Da Olestra nicht verdaut werden kann, enthält es keine verwertbare Nahrungsenergie. Vorgesehen ist eine Verwendung bei der Herstellung von Knabbergebäck, das bisher mehr als 30% Fett enthält, und als Fritierfett.

#### 27.3.2.5 Emulgatoren/Stabilisatoren

Emulgatoren setzen die Grenzflächenspannung herab. Dadurch können nicht mischbare Stoffe wie z. B. Wasser und Öl zu einer homogenen Masse stabilisiert werden. Die so entstandenen Produkte haben einen anderen Geschmack als die Ausgangsprodukte. Natürliche Emulgatoren sind Lecithin, Mono- und Diglyceride. In der Lebensmittelverarbeitung werden auch synthetische Emulgatoren eingesetzt. Hierbei handelt es sich um aus Mono- und Diglyceriden abgeleitete Verbindungen. Emulgatoren werden für die Herstellung von Backwaren, Cremespeisen, Margarine etc. verwendet. Die meisten Emulgatoren sind toxikologisch unbedenklich.

#### 27.3.2.6 Verdickungsmittel

Gelier- und Verdickungsmittel erlauben es, Flüssigkeiten in Form zu bringen. Vielfach handelt es sich hierbei um Polysaccharide. Pektine, Guar- und Johannisbrotkernmehl, Agar-Agar, Carrageen, Alginate, Gummi arabicum, Traganth, Cellulose und modifizierte Stärken werden aus Pflanzenteilen gewonnen, sind unverdaulich und werden ernährungsphysiologisch den Ballaststoffen zugeordnet. Sie werden u. a. Fruchtgelees, Dressings, Cremes und Milchprodukten zugesetzt.

#### 27.3.2.7 Aromaverstärker

Unter Aromaverstärkern werden Verbindungen zusammengefaßt, die das Aroma bestimmter Lebensmittel verstärken, ohne einen ausgeprägten Eigengeruch oder -geschmack zu besitzen. Glutamat wird u. a. seit langem zur Geschmacksverbesserung von Suppen, Saucen, Fleisch- und Gefrierprodukten verwendet. Bei überempfindlichen Personen können größere Mengen zu Kopf-, Magen- und Gliederschmerzen führen (China-Restaurant-Syndrom). Inosin- und Guanosinmonophosphat (IMP und GMP) haben eine ähnliche Wirkung, die aber noch wesentlich stärker ist. Maltol hat einen karamelartigen Geruch und steigert den Süßeindruck in Fruchtsäften und Getränken. Neuerdings sind auch Verbindungen bekannt, die den Frischeeindruck eines Lebensmittels verbessern.

### 27.3.3 Natürlich vorkommende, unerwünschte Nahrungsbestandteile

Lebensmittel enthalten sehr häufig nicht nur wichtige Nährstoffe, sondern auch natürlich vorkommende, unerwünschte Begleitstoffe. Diese entstehen z. T. im Stoffwechsel von Pflanze oder Tier und sind für diese oft lebensnotwendig. Viele dieser Substanzen sind für den Menschen schädlich und in einigen Fällen auch außerordentlich giftig. Über die Gehalte geben Nährwerttabellen Auskunft (s. weiterführende Literatur).

#### 27.3.3.1 Benzpyrene

Mit der Nahrung werden auch geringe Mengen polyzyklischer, aromatischer Kohlenwasserstoffe (PAK) aufgenommen, die als kanzerogen (krebserregend) eingestuft werden. Aus dieser Substanzklasse sind die Benzpyrene von besonderem Interesse, die besonders in geräucherten Lebensmitteln vorkommen. Der mengenmäßig größte Anteil stammt jedoch aus Lebensmitteln, die durch Luftverunreinigungen kontaminiert sind. Durch Waschen von Obst und Gemüse läßt sich nur 10% der Kontamination entfernen. Der genaue Gefährdungsgrad dieser Verbindungen für die menschliche Gesundheit bedarf noch weiterer Klärung.

#### 27.3.3.2 Biogene Amine

Biogene Amine sind Abbauprodukte von Aminosäuren. Sie entstehen beim Verderb von Lebensmitteln, während der alkoholischen Gärung (Wein) oder der Käsereifung. Der Gehalt an Histamin, Tyramin, Tryptamin und anderen biogenen Aminen schwankt in Lebensmitteln sehr stark. Hohe Histamingehalte werden gelegentlich in Makrelen, Thunfisch, Sardellen und einigen Käsesorten (Cheddar, Roquefort, Emmentaler) beobachtet. Biogene Amine haben in unserem Stoffwechsel wichtige Regelungsfunktionen. Bei empfindlichen Personen können aber bei hoher Aufnahme mit der Nahrung oder nach Einnahme bestimmter Medikamente (Monoaminooxidasehemmer) pharmakologische Effekte auftreten (Pulsanstieg, Wärmegefühl, pseudoallergische Reaktionen).

#### 27.3.3.3 Nitrat/Nitrit/Nitrosamine

**Nitrat** ist in geringen Mengen natürlicher Bestandteil vieler Lebensmittel. Der Nitratgehalt pflanzlicher Lebensmittel ist von der vorangegangenen Stickstoffdüngung abhängig. Im Gemüseanbau werden zur Erzielung von Höchstmengen die Felder häufig überdüngt, so daß erhebliche Nitratmengen in den dort erzeugten Lebensmitteln (Salat, Spinat, rote Bete, Rettich und Radieschen) vorgefunden werden. Nach intensiver Sonnenbestrahlung ist der Nitratgehalt geringer. Gemüse, das im Winter in Gewächshäusern geerntet wird, weist besonders hohe Nitratgehalte auf. Trink- und Mineral-

wässer enthalten gelegentlich in Gebieten mit intensiver Landwirtschaft grenzwertüberschreitende Nitratkonzentrationen (> 50 mg/l) auf.
Hohe Nitratgehalte gelten wegen der möglichen Bildung von Nitrit und Nitrosaminen gesundheitlich als bedenklich. Daher wurden für Nitrat vom Gesetzgeber Höchstmengen erlassen. Beim Säugling kann ein hoher Nitratgehalt in dem zur Zubereitung von Säuglingsnahrungen verwendetem Wasser zu einer Methämoglobinämie führen. Besonders gefährdet sind Säuglinge in den ersten drei Lebensmonaten, da der Magen noch keine oder nur wenig Salzsäure bilden kann. Im Magen angesiedelte Bakterien können Nitrat zu Nitrit reduzieren. Das resorbierte Nitrit verbindet sich mit dem Hämoglobin, so daß der Sauerstofftransport beeinträchtigt wird (Blausucht). Mit zunehmendem Alter erwirbt der Säugling aber auch die Fähigkeit, Hämoglobin aus Methämoglobin rasch wieder freizusetzen, so daß die Gefahr einer Zyanose nicht mehr gegeben ist.

**Nitrit.** Der Nitritgehalt der meisten Lebensmittel ist gering. Bei der Herstellung von Käse, Fleisch-, Wurst- und Fischwaren darf aus technologischen oder hygienischen Gründen Nitrat bzw. Nitrit zugesetzt werden. Nitrat und Nitrit verhindern die Ausbreitung gefährlicher Mikroorganismen (Klostridien) und bewirken eine dauerhafte Rotfärbung. Nitrit kann aber auch in Lebensmitteln durch Bakterien aus Nitrat entstehen (Spinat nicht wieder aufwärmen).

**Nitrosamine**, die krebserregend sind, entstehen vorwiegend beim Erhitzen, wenn Nitrit und Amine gleichzeitig im Lebensmittel vorhanden sind, z. B. Toast Hawaii, Pizza mit Salami und Käse. Nitrosamine entstehen aber auch im Magen von Patienten mit gestörter Magensäuresekretion und bakterieller Besiedlung des Magens.

#### 27.3.3.4 Oxalsäure

Oxalsäure ist in vielen Pflanzen enthalten. Besonders hohe Gehalte finden sich in Spinat, rote Bete, Mangold, Rhabarber und Sauerampfer. Oxalsäure verschlechtert die Resorption des Calciums, da sich schwerlösliches Calciumoxalat bildet (Kap. 27.2.7.2). Resorbierte Oxalsäure wird genauso wie im Stoffwechsel gebildete Oxalsäure im Urin ausgeschieden. Hohe Oxalsäureaufnahme erhöht bei entsprechend veranlagten Personen das Risiko der Bildung von Oxalatsteinen, der häufigsten Form der Harnsteine. Durch Zugabe von calciumreichen Milchprodukten zu oxalsäurereichen Gemüsen, z. B. Rahmspinat, Rhabarber mit Vanillesoße, läßt sich durch einfache küchentechnische Maßnahmen die Oxalsäureaufnahme vermindern.

#### 27.3.3.5 Phytinsäure

Phytinsäure ist in Getreidekörnern und Hülsenfrüchten enthalten. Sie bindet einige Mineralstoffe (Calcium, Magnesium) und Spurenelemente (Zink, Kupfer, Eisen). Dadurch wird die Ausnutzung (Bioverfügbarkeit) dieser essentiellen Nährstoffe erschwert. Mineralstoffe in Vollkornprodukten weisen daher eine geringe Bioverfügbarkeit auf. Durch bestimmte Zubereitungsverfahren, z. B. Sauer- oder Hefeteigherstellung, wird ein getreideeigenes Enzym (Phytase) aktiviert. Dieses setzt die komplex gebundenen Nährstoffe frei. Der Phytatgehalt in Lebensmitteln stellt nur bei niedriger Nährstoffaufnahme ein Problem für die Nährstoffversorgung dar.

#### 27.3.3.6 Purine

Erbliche Veranlagung und Nahrungsfaktoren, unter denen der Puringehalt der Lebensmittel den wichtigsten darstellt, führen zu Gicht (Kap. 27.5.3.4). Daher spielt der Puringehalt der Lebensmittel in der diätetischen Behandlung der Gicht eine Rolle. Hohe Puringehalte kommen in Innereien, bestimmten Fischarten (Ölsardinen, Sardellen, Sardinen) und Hefeerzeugnissen vor. Relativ hohe Gehalte werden in Fleisch und Fleischwaren, Fisch, Hülsenfrüchte, Kleie und Getreidekeime gefunden. Gemüse, Obst, Mehle, Kartoffeln, Reis weisen geringe Puringehalte auf. Milch und Milchprodukte sind purinfrei.

#### 27.3.3.7 Salicylate

Neben Obst und Gemüse enthalten einige Kräuter und Gewürze Salicylate. Bei Personen mit einer Salicylat-Überempfindlichkeit können Unverträglichkeitsreaktionen (Haut, Atemwege) auftreten. Der Salicylatgehalt einiger Gewürze (Curry, Paprika, Oregano) ist besonders hoch, stellt aber aufgrund der geringen Verzehrmengen kein Problem dar. Ein relativ hoher Gehalt wird in Rosinen, Datteln, Beerenfrüchten und Ananas beobachtet.

#### 27.3.3.8 Solanin

Solanin ist ein in den grünen Teilen von Kartoffeln und Tomaten gebildetes Alkaloid. Bei Kartoffeln befindet sich Solanin hauptsächlich in grün gewordenen Bereichen der Schale. In Tomaten nimmt der Solaningehalt mit zunehmender Rotfärbung ab. Solanin ist zwar hitzebeständig, aber wasserlöslich, so daß ein großer Teil ins Kochwasser übertritt. Leichte Solaninvergiftungen führen zu Durchfall, Erbrechen, Kopfschmerzen und Mattigkeit. Schwere Solaninvergiftungen führen zusätzlich zu Krämpfen und Atemnot. Bei Kindern können auch Todesfälle auftreten. Grüne Stellen müssen an Kartoffeln gründlich weggeschnitten werden.

#### 27.3.3.9 Toxische Proteine

Viele Hülsenfrüchte (Bohnen, Erbsen, Wicken) enthalten u. a. Phytohämagglutinine (Lectine). Diese Proteine bewirken eine Verklumpung (Agglutination) der Erythrozyten. Daher kann der Verzehr roher Bohnen zu akuten Vergiftungserscheinungen (Darmentzündungen, Ödeme, Blutungen, Leberschädigungen, Kreislaufversagen) führen. Diese Proteine werden durch Erhitzen zerstört und verlieren dabei ihre toxische Wirkung. Hülsenfrüchte dürfen daher nicht in rohem Zustand verzehrt werden.

### 27.3.4 Toxische Schwermetalle

#### 27.3.4.1 Bedeutung

Mit zunehmender Industrialisierung gelangen unerwünschte, toxisch wirkende Schwermetalle (Blei, Cadmium,

Quecksilber) über die Nahrungskette in den Organismus. Der Gesetzgeber hat hierzu für Lebensmittel gesundheitlich unbedenkliche Höchstmengen festgelegt, deren Einhaltung überwacht wird.

#### 27.3.4.2 Blei

Blei wird mit Nahrung, Wasser und Luft vom Menschen aufgenommen und besonders in den Knochen gespeichert. Bleivergiftungen äußern sich in Kopfschmerzen, Schwindel, Anämie und neurologischen Symptomen. In den letzten Jahren ist die Bleibelastung, nicht zuletzt durch den verminderten Bleigehalt im Benzin, kontinuierlich zurückgegangen. Es werden nur noch gelegentlich erhöhte Bleigehalte in Leber und Nieren von Schlachttieren nachgewiesen. Ein Problem stellt der Bleigehalt von Lebensmitteln aus gelöteten Konservendosen dar. Besonders in sauren Lebensmitteln findet eine Kontamination während der Lagerung statt. Diese nachträgliche Kontamination kann durch eine Innenbeschichtung von Konservendosen vermieden werden.

#### 27.3.4.3 Cadmium

Im Gegensatz zum Blei ist der Cadmiumgehalt der Lebensmittel konstant geblieben. Cadmium kommt in pflanzlichen und tierischen Lebensmitteln in gleich hohen Mengen vor. Junge Tiere (Kälber, Mastschweine) weisen verhältnismäßig geringe Cadmiumwerte auf. Der Cadmiumgehalt nimmt mit steigendem Alter in Leber und Nieren unserer Schlachttiere zu. Pflanzen haben ein unterschiedliches Speicherverhalten für Cadmium. Blattgemüse haben höhere Gehalte als Sproß- und Wurzelgemüse. Einige Wildpilze enthalten von Natur aus größere Mengen Cadmium. Im Vergleich zur Aufnahme aus Lebensmitteln ist die Cadmiumbelastung durch Inhalation von Zigarettenrauch deutlich höher. Cadmium wird vom menschlichen Körper nur langsam ausgeschieden, so daß es mit fortschreitendem Alter zu einer Anhäufung in Leber und Nieren kommt. Die Hauptsymptome einer Cadmiumvergiftung sind Knochenerweichung (Osteomalazie) und schwere Nierenfunktionsstörungen.

#### 27.3.4.4 Quecksilber

Quecksilber wird nur in Flußfischen und frei lebenden Wasservögeln in bedenklichen Mengen gefunden. Vor allem ältere Raubfische und Fische, die in höher belasteten Mündungsgebieten von Flüssen leben, weisen einen erheblichen Gehalt im eßbaren Anteil auf. Da diese Lebensmittel nicht frei gehandelt werden, ist eine Gesundheitsgefährdung nur für Sportangler gegeben, wenn Eigenfänge selbst verzehrt werden. Die Quecksilbergehalte in pflanzlichen Lebensmitteln sind niedrig.

### 27.3.5 Organische Rückstände und Verunreinigungen

#### 27.3.5.1 Bedeutung

Zu den organischen Rückständen und Verunreinigungen zählen Pestizide, Tierarzneimittel und polychlorierte Biphenyle. Durch Nichtbeachtung von Anwendungsvorschriften kann es in seltenen Fällen zu einer Überschreitung der vom Gesetzgeber erlassenen Höchstmengen kommen.

#### 27.3.5.2 Pestizide

Unter den Pestiziden werden alle Verbindungen zusammengefaßt, die in der Pflanzenproduktion angewendet werden, um den Ertrag zu erhöhen oder zu sichern. Die wichtigsten Gruppen sind *Herbizide* zur Unkrautbekämpfung, *Fungizide* zur Bekämpfung unerwünschter Mikroorganismen (Bakterien, Viren, Pilze) und *Insektizide* zur Bekämpfung von Schadinsekten. Durch den Einsatz von Pestiziden werden Ernteverluste zwar herabgesetzt, liegen aber in Europa immer noch bei ca. 25%. Durch Einhaltung von Anwendungsvorschriften und Einhaltung von Wartezeiten wird erreicht, daß die Rückstände in Lebensmitteln und Futtermitteln gering sind. Insektizide (DDT, Dieldrin), die nur langsam abgebaut werden, sind in Westeuropa seit langem verboten. In importierten Lebens- oder Futtermitteln werden gelegentlich erhöhte Gehalte gefunden. Die Pestizidkonzentration (HCH, HCB) hat in den meisten Lebensmitteln in den letzten Jahren abgenommen und liegt meist weit unterhalb der zulässigen Höchstmengen. Eine Beeinträchtigung der Gesundheit durch den Konsum geringfügig kontaminierter Lebensmittel wird als unwahrscheinlich eingestuft.

#### 27.3.5.3 Tierarzneimittel

Der Einsatz von Arzneimitteln ist in der Tierhaltung aus therapeutischen, prophylaktischen und wirtschaftlichen Gründen weit verbreitet. Rückstände von Medikamenten in Lebensmitteln tierischen Ursprungs können möglicherweise zu Risiken führen. Zum Schutz unserer Gesundheit wurden Gesetze erlassen, Rückstandsanalysen werden regelmäßig durchgeführt. Illegale Verwendung von Tierarzneimitteln kann für den Verbraucher ein beachtliches gesundheitliches Risiko darstellen.

**Antibiotika.** Antibiotikarückstände können im Fleisch, in Eiern oder in der Milch auftreten. Risiken für den Menschen ergeben sich aus der möglichen Resistenzentwicklung und einer möglichen allergischen Disposition. Nach therapeutischem Einsatz von Antibiotika sind bis zur Schlachtung die vom Gesetzgeber vorgeschriebenen Wartezeiten einzuhalten.

**Sexualhormone** werden gelegentlich wegen ihrer anabolen Wirkung illegal als Masthilfsmittel eingesetzt. Während körpereigene Hormone kein Risiko für unsere Gesundheit darstellen, gelten chemisch abgewandelte Hormonverbindungen aufgrund ihrer längeren Verweildauer im Körper und möglicher fruchtschädigender bzw. krebserregender Wirkung als bedenklich.

**Clenbuterol und Salbutamol.** Die in der Humanmedizin zur Behandlung von Atemwegserkrankungen zugelassenen Medikamente *Clenbuterol* und *Salbutamol* steigern hochdosiert beim Tier den Fleischansatz. Rückstände in der Leber können beim Menschen Herzbeschwerden (Tachykardie) und Körperzittern bewirken.

#### 27.3.5.4 Polychlorierte Biphenyle (PCB)

Polychlorierte Biphenyle (PCB) haben aufgrund ihrer technischen Eigenschaften eine weite Verbreitung gefunden. Diese Verbindungen reichern sich im Fettgewebe an und können vom Organismus nur schlecht ausgeschieden werden. Durch Anreicherung der PCB in der Nahrungskette enthalten tierische Lebensmittel höhere Gehalte als pflanzliche Lebensmittel. Bisher konnte noch kein Rückgang in der Belastung beobachtet werden. Da PCB in den Leberstoffwechsel eingreifen, können u. U. unerwünschte Wirkungen nicht ausgeschlossen werden.

### 27.3.6 Mikrobielle Verunreinigungen

#### 27.3.6.1 Bedeutung

Viele Lebensmittel sind leicht verderblich. Besonderes Augenmerk ist auf die richtige Konservierung (Einhaltung der Kühlkette, ausreichende thermische Behandlung, Verwendung von gesundheitlich unbedenklichen Konservierungsmitteln) und Einhaltung lebensmittelhygienischer Vorschriften zu richten. Durch Lebensmittel übertragene Infektionen und Vergiftungen (Salmonellen, Botulismus, Staphylokokken, Kolibakterien, Zoonosen u. a.) verursachen jährlich nicht nur Zehntausende von Krankheitsfällen, sondern immer wieder auch Todesfälle. Die Mehrzahl der Fälle wird durch Nichtbeachtung erforderlicher Hygienemaßnahmen, meist im Haushalt, aber auch in der Großküchenverpflegung verursacht. Häufig treten Lebensmittelvergiftungen nach dem Verzehr von Fleischerzeugnissen und Fleischmischgerichten besonders in Form von Salaten (Kartoffel- und Geflügelsalat, Hühnerfrikassee) und Eintöpfen auf.

#### 27.3.6.2 Schimmelpilze

Schimmelpilze vermehren sich durch Sporen. Diese gelangen über die Luft auf Lebensmittel. Die Schimmelpilze bilden im gesamten Lebensmittel ein Fadengeflecht, in dem z. T. hochgiftige Stoffe, die Mykotoxine, gebildet werden. Die Schimmelbildung wird durch Feuchtigkeit und längere Aufbewahrung bei Zimmertemperatur gefördert. Schimmelpilze der Gattung *Aspergillus* bilden die gefürchteten Aflatoxine, die als stark krebserregend gelten. Die in einigen Ländern beobachtete hohe Leberkrebsrate (z. B. Westafrika) wird mit der Höhe der örtlichen Aflatoxinaufnahme in Verbindung gebracht. Es muß von der Aufnahme verschimmelter Lebensmittel dringend abgeraten werden. Besonders gefährdete Lebensmittel sind Nüsse, Mohn, Sesam, Kokosraspeln und Getreideprodukte. Aflatoxine können auch über Futtermittel in die Milch gelangen. Lebensmittel sollten zur Verhinderung der Schimmelbildung trocken und kühl gelagert werden.

#### 27.3.6.3 Mutterkorn

Mutterkorn ist das von einem Pilz *(Claviceps purpurea)* auf Getreideähren – meist Roggen, seltener Weizen – gebildete schwarze Pilzgeflecht. Es enthält ein hochgiftiges Alkaloid, das zur Mutterkornvergiftung (Ergotismus) führt. *Ergotismus*, der im Mittelalter weit verbreitet war, äußert sich in Bewegungs- und Sprachstörungen, Magen- und Darmstörungen, Verwirrtheit bis Bewußtlosigkeit. Durch Saatgutbeizung, Einsatz von Pilzbekämpfungsmitteln und Reinigung des Brotgetreides vor der Vermahlung spielt die Mutterkornvergiftung heute insgesamt keine Rolle mehr. Allerdings besteht bei nicht sachgemäß gereinigtem, selbst geschrotetem Getreide auch heute noch eine Vergiftungsgefahr.

#### 27.3.6.4 Klostridien

*Clostridium botulinum* bildet verschiedene Giftstoffe und ruft eine als *Botulismus* bezeichnete, gefürchtete Vergiftung hervor. Botulismus wird vor allem durch Gemüsekonserven, aber auch durch Fleisch-, Fisch- und Obstkonserven verursacht. Die Zahl der Erkrankungen ist in den letzten Jahren leicht, die Zahl der Todesfälle deutlich zurückgegangen. Fast alle auftretenden Fälle sind auf hausgemachte Zubereitungen zurückzuführen.

*Clostridium perfringens* ist u. a. im menschlichen Darm angesiedelt und kann durch mangelnde Hygiene auf Lebensmittel übertragen werden. Lebensmittel, über die eine Vergiftung bevorzugt auftritt, sind Cremefüllungen, Fleischerzeugnisse, Soßen, Suppen und Eintöpfe, besonders wenn diese lange warm gehalten werden. Die Bakterien setzen Enterotoxine frei, die Durchfall, Erbrechen und Kreislaufstörungen hervorrufen. Vergiftungen treten in Großverpflegungseinrichtungen relativ häufig auf.

#### 27.3.6.5 Salmonellen

Unter den Lebensmittelinfektionen hat die Salmonellose mit die höchste Erkrankungsrate und stellt weltweit ein großes Problem dar. Die Salmonellose ist meldepflichtig. Diese infektiöse Entzündung des Dünndarms wird durch Salmonellabakterien verursacht. Krankheitssymptome (Fieber, Gliederschmerzen, Durchfall, Übelkeit, Erbrechen) treten meist 12–36 Stunden nach dem Verzehr infizierter Lebensmittel auf. Bei Kleinkindern und älteren Menschen führen bereits geringe Mengen zu einer lebensbedrohenden Vergiftung. Viele ehemals Erkrankte bleiben Dauerausscheider, ohne daß noch Krankheitssymptome vorhanden sind. Besonders häufig sind Geflügel und Eier mit Salmonellen infiziert. Salmonellen können bereits über die Eierstöcke der Legehennen ins Ei gelangen. Es ist auf die konsequente Kühlung aller leicht verderblichen Lebensmittel zu achten, insbesondere Fleisch, Fisch, Hackfleisch, Eierspeisen, Feinkostsalate, Cremespeisen, Krabbencocktails und Soßen. Salmonellen können nicht durch Geruchs- oder Geschmacksveränderungen erkannt werden. Warmhalten unter 65 °C ist strikt zu vermeiden, beim Wiedererwärmen ist gründlich durchzukochen. Lebensmittel, die Salmonellen enthalten können, sollten nicht mit anderen, zum Rohverzehr bestimmten Lebensmitteln Kontakt haben. Hände und Geräte, die mit gefährdeten Lebensmitteln Kontakt hatten, sind gründlich zu reinigen. Auftau- oder Abtropfwasser ist sorgfältig zu beseitigen. Speisen, die aus rohen Eiern ohne nachfolgende Erhitzung hergestellt werden, sollten vermieden werden.

#### 27.3.6.6 Staphylokokken

*Staphylococcus aureus* (Kap. 28.4.2.2) bildet hochgiftige, hitzeresistente Toxine, die vom Bakterium an das Lebensmittel abgegeben werden. Die Bakterien werden zwar durch Hitze abgetötet, die bereits gebildeten Toxine bleiben jedoch im Lebensmittel erhalten. Staphylokokken können durch eiternde Wunden, Speichel- oder Nasensekrete übertragen werden. Staphylokokkenvergiftungen werden meist durch Menschen verursacht. Häufig infizierte Lebensmittel sind Kartoffel-, Nudel-, Geflügel- oder Fleischsalat, Cremes, Tortenfüllungen. Krankheitssymptome (Erbrechen, Durchfall, Bauchschmerzen, Kreislaufstörungen) treten meist wenige Stunden nach der Aufnahme auf und klingen rasch wieder ab.

### 27.3.7 Radioaktivität

Alle Lebewesen weisen eine natürliche Radioaktivität auf. Von den in der Nahrung vorkommenden natürlichen Radionukliden verursacht *Kalium 40* ($^{40}K$) die höchste Strahlenbelastung. Durch die früher durchgeführten oberirdischen Kernwaffenversuche und durch den Kernkraftwerksunfall in Tschernobyl sind große Mengen der künstlichen Radionuklide *Cäsium 137* ($^{137}Cs$) und *Strontium 90*) ($^{90}Sr$) in die Atmosphäre gelangt. Diese haben sich danach weltweit als Fallout allmählich auf der Erdoberfläche abgesetzt und zu einer Belastung von Pflanze, Tier und Mensch geführt. Der Reaktorunfall führte nicht nur in Osteuropa, sondern auch z. B. in Süddeutschland zu einer besonders hohen Bodenkontamination. Die Belastung der Lebensmittel erreichte zunächst im Jahr 1962 ein Maximum, dem ein stetiger Abfall bis 1986 folgte. Durch den Reaktorunfall in Tschernobyl stieg die Kontamination der Lebensmittel wieder auf Werte wie zu Beginn der 60er Jahre. Im Jahr 1986 waren ca. 10% der Gesamtbelastung an Radioaktivität auf den Reaktorunfall in Tschernobyl zurückzuführen. Inzwischen haben die Belastungswerte wieder stark abgenommen. Es gibt bis heute keine Hinweise darauf, daß es in Deutschland durch die erhöhte Belastung nach dem Reaktorunfall zu einer erhöhten Krebsrate gekommen ist. In Wildpilzen und Wildbret werden noch besonders hohe Cäsiumwerte gemessen. Daher sollte besonders in Bayern auf einen regelmäßigen Verzehr dieser Lebensmittel verzichtet werden.

## 27.4 Ernährung des gesunden Menschen

### 27.4.1 Bedeutung

Menge und Qualität der mit den Mahlzeiten und zwischendurch aufgenommenen Lebensmittel sind entscheidend für unser Wohlbefinden, unsere Leistungsfähigkeit und unsere Gesundheit. Viele ernährungsabhängige Krankheiten entstehen nicht von heute auf morgen, sondern entwickeln sich bei anhaltender Fehlernährung sehr langsam und oft erst nach vielen Jahren. Falsche Ernährung ist häufig durch ein Zuviel an Nahrungsenergie und ein Zuwenig an Vitaminen, Mineralstoffen, Spurenelementen und Ballaststoffen gekennzeichnet. Die übermäßige Aufnahme von Nahrungsenergie ist gleichzeitig mit einer zu fetten, zu cholesterinreichen, zu süßen, zu salzigen, zu einseitigen und zu ballaststoffarmen Ernährung verbunden.
Von der Deutschen Gesellschaft für Ernährung (DGE) wurden unter Berücksichtigung neuer wissenschaftlicher Erkenntnisse für verschiedene Altersgruppen Empfehlungen für die tägliche Energie- und Nährstoffzufuhr erarbeitet. Die Umsetzung dieser Richtlinien durch eine vollwertige Ernährung stellt eine wirksame Gesundheitsprophylaxe dar.

Eine abwechslungsreiche und vollwertige Kost sollte mehrmals täglich frisches Obst, frisches Gemüse, frischen Salat, Obst- oder Gemüsesäfte enthalten. Ebenso gehören Kartoffeln, Vollkornprodukte, Milch oder Milchprodukte, fettarmes Fleisch oder Fleischprodukte regelmäßig auf den Speiseplan. Reine Kalorienträger („leere Kalorien") wie Süßigkeiten, alkoholhaltige Getränke, zuckerreiche Erfrischungsgetränke und fettreiche Lebensmittel sollten, da sie zu der weitverbreiteten energetischen Überernährung beitragen, möglichst wenig verzehrt werden.

Eine vollwertige Kost enthält alle für unser Wohlbefinden notwendigen Nährstoffe in sicher ausreichenden Mengen. Durch die richtige Auswahl von Lebensmitteln ist es möglich, Ernährungsfehler zu vermeiden und das spätere Auftreten ernährungsabhängiger Krankheiten zu verhüten.

### 27.4.2 Ernährung des Säuglings

In den ersten fünf Monaten bekommt der Säugling nur flüssige Nahrung bzw. Milch, da das Verdauungssystem noch nicht ausgereift ist. Muttermilch ist die optimale Nahrung für den Säugling, da die Milchmenge und der Nährstoffgehalt der Milch dem Bedarf und der körperlichen Entwicklung des Kindes entsprechen. Muttermilch ist nur teilweise durch Säuglingsmilchnahrung zu ersetzen. Die darin enthaltenen Abwehrstoffe schützen vor Infektionen. Auch kann das Auftreten von Allergien, z. B. Allergie gegen Kuhmilcheiweiß, durch vier- bis sechsmonatiges volles Stillen möglicherweise verhindert oder zumindest hinausgezögert werden. Stillen beschleunigt nach der Geburt die Rückbildung der Gebärmutter. Stillen fördert außerdem in ganz besonderem Maße die Beziehung zwischen Mutter und Kind.
Die erste Milch, Kolostrum genannt, ist besonders wertvoll für das Baby, da sie reichlich Abwehrstoffe gegen Infektionen enthält. Außerdem wird hierdurch der erste Stuhlgang erleichtert. Der Fett- und Kohlenhydratgehalt der Milch (Übergangsmilch) steigt in den ersten zwei Wochen nach der Geburt an. Da sich die Milchproduktion dem Energiebedarf des Säuglings anpaßt, kann nach Bedarf gestillt werden, ohne daß es zu einer Unter- oder Überernährung kommt. Außer bei Fieber, Krankheit und an heißen Tagen benötigt der Säugling keine zusätzlichen Getränke.

**Schadstoffe in der Muttermilch.** Muttermilch enthält neben den erwünschten Inhaltsstoffen häufig auch unerwünschte Schadstoffe. Vor allem chlorierte Kohlenwasserstoffe haben sich über Lebensmittel und Luft besonders im Fettgewebe des mütterlichen Körpers angereichert (Kap. 27.3.5). Auch wenn bisher keine Gesundheitsschäden beim Säugling durch Schadstoffe in der Muttermilch beobachtet worden sind, wird aus Vorsichtsgründen empfohlen, während der Schwangerschaft und Stillzeit keine Körpergewichtsabnahme anzustreben. Durch Abbau von Fettgewebe werden dort abgelagerte Schadstoffe freigesetzt. Es wird ein volles Stillen bis maximal zum 7. Lebensmonat des Säuglings empfohlen, da bis zu diesem Zeitpunkt die Vorteile des Stillens eindeutig überwiegen. Danach verlieren die vorher genannten Vorteile an Bedeutung.

**Säuglingsnahrung.** Wenn nicht gestillt wird, erhält der Säugling eine industriell hergestellte Säuglingsnahrung. Aus ernährungsphysiologischen und hygienischen Gründen kann in den ersten sechs Lebensmonaten eine Selbstherstellung nicht empfohlen werden. Der Nährstoffgehalt vieler Säuglingsnahrungen ist weitgehend an die Muttermilch angepaßt. Die Zusammensetzung und Kennzeichnung von Säuglingsnahrungen sind in einer neuen EG-Diätrahmenrichtlinie geregelt. Damit wird die bisherige Unterteilung in *„adaptierte“* und *„teiladaptierte“* Säuglingsnahrung entfallen. In Zukunft wird Säuglingsanfangsnahrung (gekennzeichnet mit PRE oder Ziffer 1 im Produktnamen) von Folgenahrung (durch Ziffer 2 gekennzeichnet) unterschieden. Wenn die Produkte aus Kuhmilch hergestellt sind, werden sie als *„Säuglingsmilchnahrung“* bzw. *„Folgemilch“* bezeichnet. Daneben werden spezielle Säuglingsnahrungen zur Behandlung angeborener Stoffwechselstörungen angeboten.

**Säuglingsanfangsnahrung.** Säuglingsanfangsnahrung kann von Geburt an das ganze erste Lebensjahr hindurch gefüttert werden. Sie wird deshalb manchmal auch als Dauernahrung bezeichnet. Eine mit *PRE* im Namen gekennzeichnete Säuglingsnahrung entspricht in ihrer Zusammensetzung weitgehend der Muttermilch und ist mit den früher *„adaptiert“* genannten Produkten vergleichbar. Sie berücksichtigt die besonderen Stoffwechselbedingungen des Säuglings und enthält als Kohlenhydrat nur Lactose. Der Begriff *„adaptiert“* bezieht sich nur noch auf den Proteinanteil. Diese Säuglingsnahrungen sättigen wie Muttermilch nur kurze Zeit und werden nach dem Bedarf des Säuglings gefüttert, ohne daß es zu einer Überernährung kommt. Eine durch *Ziffer 1* gekennzeichnete Säuglingsnahrung enthält neben Lactose auch geringe Mengen Stärke. Durch den Stärkezusatz wird diese Milchnahrung dickflüssiger und sättigt länger.

**Folgenahrung.** Folgenahrung (Folgemilch) entspricht kaum der Muttermilch und ist erst ab dem fünften Lebensmonat geeignet. Folgemilch ist aber im Vergleich zu Kuhmilch besser an den Nährstoffbedarf des älteren Säuglings angepaßt.

**Spezielle Säuglingsnahrung.** Bei bestimmten Stoffwechselerkrankungen oder Kuhmilchallergie des Säuglings ist die Fütterung einer speziellen Säuglingsmilchnahrung angezeigt, die z. B. frei von Milchzucker oder Milcheiweiß ist.

**Beikost.** Frühestens ab dem fünften und spätestens ab dem siebten Lebensmonat benötigt der Säugling neben der Muttermilch bzw. der Säuglingsmilchnahrung noch weitere Nahrung. Die Beikost wird in diesem Alter notwendig, da Milch allein den Energie- und Nährstoffbedarf des rasch wachsenden Kindes nicht mehr decken kann. Mit der Beikost wird das Baby außerdem langsam an das Essen mit dem Löffel gewöhnt. Bereits vor dem fünften Lebensmonat gegebene Beikost kann zu Unverträglichkeiten und Allergien führen. Ab dem zehnten Lebensmonat kann das Kind auch regelmäßig Brot und andere feste Nahrung bekommen und auch zunehmend am Familienessen teilnehmen.

### 27.4.3 Ernährung des Kleinkinds

Der Nahrungsbedarf des Kleinkinds ist individuell sehr unterschiedlich. Ein Kind, das klein und zierlich ist oder noch viel schläft, benötigt weniger als ein kräftiges oder temperamentvolles Kind. Normalerweise haben Kinder von Natur aus eine gut funktionierende Hunger-Sättigungs-Regulation. Eine regelmäßige Kontrolle von Körpergewicht und Körperlänge und der Vergleich mit einem Somatogramm läßt frühzeitig eine Entwicklungsstörung oder Übergewicht des Kindes erkennen. Die Nahrungsaufnahme schwankt natürlicherweise von Tag zu Tag.
Viele von Erwachsenen verzehrte Gerichte werden auch vom Kleinkind bereits gut vertragen. Schwerer verdauliche Lebensmittel, z. B. bestimmte Kohlsorten und Hülsenfrüchte, in viel Fett gebackene oder fritierte Lebensmittel, stark gesalzene und scharf gewürzte Lebensmittel sind allerdings für Kleinkinder ungeeignet. Eine abwechslungsreiche, vollwertige Kost (Kap. 27.4.5) ist auch für Kleinkinder sehr zu empfehlen. Bezogen auf das Körpergewicht haben Kleinkinder einen höheren Flüssigkeitsbedarf als Erwachsene. Unter normalen Bedingungen benötigt ein Kleinkind in etwa einen halben Liter Flüssigkeit pro Tag, an heißen Tagen aber auch das Doppelte. Früchtetees, Mineralwässer oder verdünnte Obstsäfte sollten gegenüber anderen Erfrischungsgetränken, die viel Zucker enthalten, bevorzugt werden.

### 27.4.4 Ernährung des Jugendlichen

Jugendliche haben aufgrund des starken Körperwachstums einen höheren Energie- und Nährstoffbedarf als Erwachsene. Der Energiebedarf ist häufig durch besonders intensive körperliche Betätigung, z. B. Sport, noch zusätzlich erhöht. Besonders bei Mädchen wird häufig nach Eintreten der Pubertät eine zu geringe Nahrungsaufnahme und Untergewicht beobachtet. Durch die zu geringe Nahrungsaufnahme ist häufig auch die Versorgung mit essentiellen Nährstoffen, z. B. Eisen, Folsäure, gefährdet. Eine vollwertige Kostform gewährleistet auch bei erhöhtem Energiebedarf eine ausreichende Versorgung mit Vitaminen, Mineralstoffen und Spurenelementen.

### 27.4.5 Ernährung des Erwachsenen

Überernährung und daraus resultierendes Übergewicht ist das größte ernährungsabhängige Gesundheitsproblem in

der Bundesrepublik Deutschland. Übergewicht wiederum kann langfristig z. B. Altersdiabetes, Bluthochdruck, Gicht oder Herz- und Kreislauferkrankungen zur Folge haben oder zumindest den Krankheitsverlauf ungünstig beeinflussen. Neuere Untersuchungen machen es wahrscheinlich, daß eine ausreichende Versorgung mit den antioxidativen Vitaminen (Vitamin C und E sowie Carotinoiden) das Risiko für bestimmte chronische Erkrankungen (Arteriosklerose und Folgekrankheiten, grauer Star, einige Krebsarten) vermindern kann. Einem regelmäßigen und hohen Verzehr von Carotinoid- und Vitamin-C-reichen Lebensmitteln wird daher eine gewisse Schutzfunktion beigemessen.
Eine abwechslungsreiche, vollwertige Kost, die gleichzeitig schmackhaft zubereitet wurde, stellt die Grundlage für eine gesunde Ernährung im Erwachsenenalter dar. Die Deutsche Gesellschaft für Ernährung (DGE) hat 10 Regeln für eine vollwertige Ernährung aufgestellt:

1. **Vielseitigkeit, aber nicht zuviel.** Abwechslungsreiches Essen schmeckt und ist vollwertig. Je vielfältiger und sorgfältiger der Speiseplan zusammengestellt wird, desto leichter läßt sich eine mangelhafte Versorgung mit lebensnotwendigen Nährstoffen oder eine Belastung durch unerwünschte Stoffe in der Nahrung vermeiden. Die Nahrungsmenge sollte so bemessen sein, daß weder Über- noch Untergewicht die Folge sind.
2. **Fett.** Weniger Fette und fettreiche Lebensmittel, denn zuviel Fett macht fett. Fett liefert mehr als doppelt so viele Kalorien wie die gleiche Menge Kohlenhydrate oder Proteine. Übergewicht und viele Krankheiten können die Folgen zu fettreicher Ernährung sein. Streichfette sollten reduziert, fettarme Zubereitungsarten bevorzugt werden. Dabei ist nicht nur auf sichtbare Fette, sondern insbesondere auch auf die „unsichtbaren" Fette in Fleisch- und Wurstwaren, Käse, Nüssen, Kuchen, Schokolade, Dressings u. a. zu achten.
3. **Gewürze.** Kräuter und Gewürze unterstreichen den Eigengeschmack der Speisen. Zuviel Salz hingegen übertönt viele Geschmackseindrücke und kann zur Entstehung von Bluthochdruck beitragen. Deshalb sollten Kräuter und Gewürze bevorzugt werden. Wenn Salz verwendet wird, sollte Jodsalz bevorzugt werden, um dem weitverbreiteten Jodmangel vorzubeugen.
4. **Zucker.** Zu süß kann schädlich sein. Zucker und Süßigkeiten können Karies verursachen. Zuviel Zucker wird vom Körper in Fett umgewandelt und in Form von Fettpolstern gespeichert. Zudem werden bei hohem Zukkerkonsum nährstoff- und ballaststoffreiche Lebensmittel vom Speiseplan verdrängt.
5. **Vollkornprodukte.** Sie liefern wichtige Nährstoffe und Ballaststoffe. Vollkornprodukte, z. B. Vollkornbrot, Naturreis, Getreidegerichte, Vollkornnudeln oder Müsli enthalten günstige Kohlenhydrate. Neben den für die Verdauung wichtigen Ballaststoffen liefern sie zusätzlich Vitamine, Mineralstoffe und Spurenelemente.
6. **Gemüse, Kartoffeln und Obst.** Diese Lebensmittel gehören in den Mittelpunkt unserer Ernährung. Frischkost sollte täglich in Form von rohem Obst, Rohkost und Salaten, aber auch Gemüse und Kartoffeln gegessen werden. Auch Hülsenfrüchte sollten öfter verzehrt werden. Diese Lebensmittel enthalten Vitamine, Mineralstoffe, Spurenelemente und Ballaststoffe.
7. **Tierisches Protein.** Pflanzliches Eiweiß ist so wichtig wie tierisches Eiweiß. Pflanzliches Eiweiß in Kartoffeln, Hülsenfrüchten und Getreide ist für eine vollwertige Ernährung günstig. Auch Milch, fettarme Milchprodukte und vor allem Fisch sind wertvolle Eiweißlieferanten. Es wird empfohlen, den Verzehr weiterer Eiweißlieferanten wie Fleisch, Wurst und Eier, die relativ viel Fett, Cholesterin und Purine enthalten, zugunsten von Fisch und fleischlosen Speisen auf wenige Mahlzeiten pro Woche zu verringern.
8. **Getränke.** Der Körper braucht Wasser, aber keinen Alkohol. Mindestens eineinhalb bis zwei Liter Wasser pro Tag benötigt der Körper. Der Durst sollte mit Wasser bzw. Mineralwasser, Gemüsesäften, ungesüßtem Früchtetee und verdünnten Obstsäften, in Maßen auch mit ungesüßtem schwarzem Tee oder Kaffee gelöscht werden. In größeren Mengen schadet Alkohol der Figur und der Leber und macht abhängig. Alkoholische Getränke sollten daher allenfalls zum gelegentlichen Genuß, aber nicht als alltäglicher Durstlöscher getrunken werden.
9. **Mahlzeiten.** Es ist besser, anstatt der üblichen drei Hauptmahlzeiten fünf kleinere Mahlzeiten einzunehmen – das vermindert Leistungstiefs. Große Mahlzeiten belasten die Verdauungsorgane und machen müde.
10. **Zubereitung.** Lebensmittel sollten kurz mit wenig Wasser und Fett gegart werden. Durch zu lange Lagerung, falsche Zubereitung, zu langes Kochen, wiederaufwärmen und durch die Verwendung von zuviel Wasser beim Garen werden viele lebensnotwendige Nährstoffe zerstört oder ausgelaugt. Es sollte deshalb so kurz wie möglich mit wenig Wasser oder Fett gegart werden. So bleiben Nährstoffe und der Eigengeschmack der Speisen erhalten.

### 27.4.6 Ernährung während der Schwangerschaft

Eine ausgewogene Ernährung ist in der Schwangerschaft besonders wichtig. Ernährungsfehler können sich nicht nur auf den Schwangerschaftsverlauf ungünstig auswirken, sondern auch die Entwicklung des Kindes im Mutterleib beeinflussen. Der Energiebedarf steigt während der Schwangerschaft – vornehmlich in der zweiten Hälfte – um etwa 20% an. Der Bedarf an einigen essentiellen Nährstoffen wie Protein, verschiedenen Vitaminen, Calcium, Eisen und Jod steigt wesentlich stärker an als der Energiebedarf. Folglich sollten Lebensmittel mit einem hohen Gehalt an essentiellen Nährstoffen bevorzugt und energiereiche, aber nährstoffarme Lebensmittel („reine Kalorienträger") gemieden werden. Eine Verdoppelung der Nahrungsaufnahme würde zu einem unerwünschten Fettansatz führen. Einige Schwangerschaftskomplikationen, z. B. Schwangerschaftsdiabetes oder Gestose, treten besonders bei Frauen auf, die in der Schwangerschaft zuviel an Körpergewicht zugenommen haben. Der erhöhte Eisenbedarf ist meist nicht ausreichend gedeckt, da die notwendige Eisenmenge in gut verfügbarer Form nur selten mit der üblichen Kost aufgenommen wird. Daher kann eine zusätzliche Einnahme eisenhaltiger Präparate erforderlich sein. Eine Unterversorgung mit Vitaminen, z. B. Folsäure, kann in schweren Fällen die Fehl- und Frühgeburtsneigung erhöhen. Auf der anderen Seite kann eine stark überhöhte Aufnahme an Retinol (Vitamin A) ebenfalls zu Mißbildungen führen. Da unsere Schlachttiere fütterungsbedingt einen hohen Vitamin-A-Gehalt in der Leber aufweisen, sollten Lebergerichte während der Schwangerschaft nicht regelmäßig verzehrt werden. Die richtige Ernährung in der Schwangerschaft stellt kein Mengenproblem, sondern vielmehr ein Qualitätsproblem dar. Insgesamt wird auch in der Schwangerschaft eine abwechslungsreiche und vollwertige Kostform den Bedürfnissen von Mutter und Kind am ehesten gerecht.

### 27.4.7 Ernährung während der Stillzeit

Die Zusammensetzung und damit auch der Nährwert der Muttermilch hängt im wesentlichen von den Verzehrgewohnheiten und den im Körper vorhandenen Energie- und Nährstoffreserven ab. Bei zu einseitiger oder zu geringer Nahrungsaufnahme, z. B. keine eiweißreichen tierischen Lebensmittel, kann es beim Baby zu Gedeihstörungen und bei der Stillenden zu erhöhter Müdigkeit, Leistungsschwäche und Infektanfälligkeit kommen. Grundlage einer gesunden Ernährung während der Stillzeit ist ebenfalls eine vollwertige Kostform (Kap. 27.4.5). Der Energie- und Nährstoffbedarf ist während der Stillzeit höher als normal. Auf eine ausreichende Flüssigkeitsaufnahme ist zu achten.
Grundsätzlich können alle Lebensmittel verzehrt werden, die zu einer vollwertigen Kostform gehören. Sollte das Baby auf Zitrusfrüchtekonsum, z. B. Orangen oder Grapefruits, mit Wundsein oder auf Kohlkonsum der Mutter, z. B. Weiß- oder Rotkohl, mit Blähungen reagieren, sollten diese Lebensmittel vorübergehend aus dem Speiseplan ausgeschlossen werden. Dies gilt auch für Lebensmittel mit intensiven Geschmacks- oder Geruchsstoffen (Zwiebeln oder Knoblauch), wenn der Säugling die Milchaufnahme verweigert.

### 27.4.8 Ernährung des älteren Menschen

Mit zunehmendem Alter nimmt der Energiebedarf ab. So vermindert sich der Energiebedarf zwischen dem 25. und 75. Lebensjahr um ca. 850 kcal bei Männern (–30%) und um ca. 500 kcal (–25%) bei Frauen. Es wird allgemein davon ausgegangen, daß sich aber der Bedarf an essentiellen Nährstoffen nicht oder nur geringfügig vermindert. Für den älterwerdenden Menschen bedeutet dies, daß mit zunehmendem Lebensalter energieärmere und nährstoffreiche Lebensmittel bevorzugt verzehrt werden sollten.
Mit einer derartigen Lebensmittelauswahl ist aber nicht zu rechnen, da die Ernährung durch äußere Einflüsse, Einkaufsmöglichkeiten, Lebensverhältnisse, Einkommen und durch alte Ernährungsgewohnheiten bestimmt wird. Beschwerden beim Kauen und Schlucken, geistige oder psychische Störungen, körperliche Beeinträchtigungen und akute oder chronische Erkrankungen erhöhen oft zusätzlich das Risiko für eine Mangelernährung. Außerdem treten im Alter zunehmend altersbedingte Beeinträchtigungen der Verdauung und der Nährstoffresorption, des Stoffwechsels und verschiedener Organfunktionen auf, die ebenfalls eine Unterversorgung mit Nährstoffen begünstigen. Besonders bei geriatrischen Patienten wird häufig eine unzureichende Nährstoffversorgung diagnostiziert.
Die Gruppe der älteren Menschen ist besonders uneinheitlich, weil das chronologische Alter oft nicht das biologische Alter widerspiegelt. Daher ist eine einheitliche Empfehlung für die gesamte Altersgruppe der über 65jährigen Personen kaum möglich. Während bei jüngeren Menschen die Überernährung und daraus resultierendes Übergewicht das Haupternährungsproblem darstellt, wird im hohen Alter eine zu geringe Nahrungs- und Flüssigkeitsaufnahme häufig zu einem Gesundheitsrisiko.
Mit zunehmendem Alter wird allgemein eine Abnahme des Appetits und des Durstempfindens beobachtet. Oft treten auch persönliche Schicksalsschläge oder gelegentliche akute Krankheitsphasen auf, die ebenfalls zu Appetitverlust und einer weiteren Abnahme des Körpergewichts führen. Eine Reihe von Untersuchungen deuten darauf hin, daß Personen, die im hohen Alter ein normales oder leicht erhöhtes Körpergewicht haben, eher ein geringeres Krankheitsrisiko und ein deutlich besseres Allgemeinbefinden aufweisen als untergewichtige Personen.
Ernährungsempfehlungen für den letzten Lebensabschnitt werden in zwei Phasen unterteilt. Die 1. Phase nach dem Ausscheiden aus dem Arbeitsleben wird dabei als Vorbereitungsphase für das hohe Alter (2. Phase) mit den zu erwartenden geriatrischen Problemen aufgefaßt. In dieser ersten Phase sollte – wenn kein massives Übergewicht vorliegt – eine Gewichtsreduktion vermieden werden. Besteht bereits ein Untergewicht, dann kann der Verzehr energiereicher Lebensmittel durchaus erwünscht sein, um einen Anstieg des Körpergewichts zu erreichen. Eine abwechslungsreiche, vollwertige Ernährung enthält auch für den gesunden, älteren Menschen alle Nährstoffe in ausreichenden Mengen. Beim chronisch oder akut kranken älteren Menschen kann dieses Ziel durch eine leichte Vollkost erreicht werden.

### 27.4.9 Alternative Ernährungsformen

#### 27.4.9.1 Definition

Unter alternativen Ernährungsformen sind Kostformen zusammengefaßt, die von der üblichen Ernährung abweichen. Es handelt sich hierbei nicht um Reduktionsdiäten, z. B. Atkins-Diät, Psychodiät, oder um kurzfristig angelegte Ernährungskuren, z. B. Mayr-Kur, Schroth-Kur, sondern um langfristig praktizierbare Kostformen. Häufig sind neu auftretende gesundheitliche Störungen auslösender Faktor für eine Umstellung der Ernährungsweise. Auch ökologische, politische, ethische und religiöse Gründe können eine Rolle spielen.
Bei der Betrachtung der einzelnen alternativen Ernährungsformen finden sich fünf gemeinsame Aspekte:

1. Bevorzugung pflanzlicher Lebensmittel.
2. Bevorzugung von Lebensmitteln aus anerkannt ökologischer Landwirtschaft.
3. Bevorzugung heimischer Lebensmittel.
4. Vermeidung übertriebener Lebensmittelverarbeitung.
5. Vermeidung von Lebensmittelzusatzstoffen.

### 27.4.9.2 Vegetarische Ernährung

Ursprüngliches Prinzip des Vegetarismus ist es, Produkte vom toten Tier (Fleisch, Fleischprodukte, aber auch Fische, Weich- und Schalentiere sowie tierische Fette) zu meiden, nicht jedoch solche vom lebenden Tier (Milch, Eier). Die Ablehnung bestimmter Lebensmittel ist also allen Vegetariern gemeinsam. Je nachdem, aus welchen verbleibenden Lebensmitteln die Ernährung zusammengesetzt ist, unterscheidet man verschiedene Ausprägungsformen des Vegetarismus (Tab. 27.**30**).

Diese Einteilung der vegetarischen Kostformen ist im Hinblick auf ihre ernährungsphysiologische Bewertung wichtig.

Als Sondergruppe sind die sog. „Pudding-Vegetarier" zu nennen, die zwar auf Fleisch und Fleischprodukte verzichten, hinsichtlich ihrer sonstigen Lebensmittelauswahl aber eine recht unausgewogene Ernährung (viel niedrig ausgemahlenes Mehl, Zucker, stark verarbeitete Lebensmittel) praktizieren. Insbesondere bei den Ovolaktovegetariern kann man nicht davon ausgehen, daß diese Ernährungsform durch das Weglassen von Fleisch und Fisch per se eine günstigere, weil fettärmere Ernährung darstellt. Wenn statt dessen in Butter, Sahne und vollfetten Käse geschwelgt wird, ist das Endergebnis das gleiche: es wird zuviel tierisches Fett aufgenommen.

**(Ovo)laktovegetabile Kost.** Der größere Teil der Vegetarier ernährt sich (ovo)laktovegetabil. Von Ausnahmen abgesehen (s. o.) werden mit dieser Ernährungsform weniger tierische und mehr pflanzliche Lebensmittel verzehrt. Die Kost ist kohlenhydrat- und ballaststoffreicher als die Mischkost, die Zufuhr von tierischen Fetten, Cholesterin und Purinen fällt niedriger aus. Die Berliner Vegetarierstudie hat gezeigt, daß Vegetarier im Vergleich zur Normalbevölkerung ein geringeres Körpergewicht sowie niedrigere Blutdruck- und Blutfettwerte aufweisen. Dies ist im Hinblick auf die Entstehung von Herz- und Kreislauferkrankungen als günstig anzusehen.

Kritische Nährstoffe bei der (ovo)laktovegetabilen Ernährung sind *Eisen* und *Jod.* Selten werden die empfehlenswerten Zufuhrmengen an Eisen mit einer fleischfreien Ernährung erreicht. Hinzu kommt, daß Eisen aus pflanzlichen Lebensmittel schlechter verfügbar ist. Die Resorption wird jedoch durch den gleichzeitigen Verzehr Vitamin-C-reicher Lebensmittel erhöht. Diese wiederum werden von den Vegetariern meist in größeren Mengen verzehrt als von den Mischköstlern. In der Tat sind Eisenmangelzustände bei den Vegetariern selten. Es wird auch diskutiert, daß ihre häufig im unteren Normbereich liegenden Eisenwerte einen gewissen Schutz gegenüber Infektionskrankheiten und Herzinfarkt bieten. Gute Eisenquellen für den Vegetarier sind Hülsenfrüchte und Vollkornprodukte.

Eine ausreichende Jodversorgung ist bei Vegetariern, die keinen Fisch verzehren, nur möglich, wenn sie auf jodiertes Speisesalz und damit hergestellte Produkte zurückgreifen.

**Vegane Kost.** Durch den Verzicht von Fleisch, Fisch, Milch, Milchprodukten und Eiern kann es bei der veganen Ernährung zu Mangelerscheinungen kommen. Nur bei Personen mit umfassenden Ernährungswissen und bei geschickter Kostzusammenstellung ist eine bedarfsgerechte Ernährung möglich. Kritische Nährstoffe sind vor allem *Calcium, Eisen, Jod* und *Vitamin $B_{12}$*. Die empfehlenswerte Menge an Calcium in Höhe von ca. 1 g ist ohne die Zufuhr von Milch und Milchprodukten nur schwer erreichbar. Bei einer niedrigen Proteinaufnahme, wie es bei der streng vegetarischen Ernährung fast immer der Fall ist, fällt die Calciumausscheidung im Urin allerdings geringer aus, so daß insgesamt der Calciumbedarf bei dieser Personengruppe niedriger anzusetzen ist. Da das Vitamin $B_{12}$ fast nur in tierischen Lebensmitteln vorkommt, wird beim Veganen häufig ein Mangel vermutet. Offenbar reichen jedoch die Mengen von Vitamin $B_{12}$ aus mikrobiellen Quellen aus, um Mangelzustände zu verhindern. Zu diesen Quellen zählen Sauermilchprodukte (entfallen bei Veganern), milchsaures Gemüse, Mikroorganismen auf Rohkost, im Speichel oder im Dünndarm, der bei der ballaststoffreichen Ernährung ohnehin stärker besiedelt ist als unter einer normalen Mischkost.

Für Eisen und Jod gelten die gleichen Bemerkungen wie unter der ovolaktovegetabilen Kost aufgeführt. Eine in qualitativer und quantitativer Hinsicht unzureichende Proteinzufuhr ist bei der veganen Ernährung möglich, läßt sich jedoch bei geschickter Kombination pflanzlicher Proteinträger, z. B. Getreide und Hülsenfrüchte, leicht vermeiden.

Für Personen mit erhöhtem Nährstoffbedarf (Schwangere, Stillende, Kinder) ist eine streng vegetarische (vegane) Kost nicht empfehlenswert.

Tabelle 27.**30** **Formen vegetarischer Ernährung**

| Bezeichnung der Vegetarier | Abgelehnte Nahrungsmittel |
|---|---|
| Veganer/strenger Vegetarier | Fleisch, Fleischprodukte, Fisch, Eier, Milch, Milchprodukte, Honig |
| Laktovegetarier | Fleisch, Fleischprodukte, Fisch, Eier |
| Ovolaktovegetarier | Fleisch, Fleischprodukte, Fisch |

### 27.4.9.3 Rohkost

Die Rohkosternährung ist eine streng vegetarische Ernährung, bei der, neben der Ablehnung von Fleisch, Fisch, Milch und Eiern, zusätzlich auf gekochte Nahrung verzichtet wird. Da einige pflanzliche Lebensmittel erst durch den Erhitzungsprozeß für die menschliche Ernährung genießbar gemacht werden, z. B. Kartoffeln und Hülsenfrüchte, ist bei dieser Ernährungsweise die Lebensmittelauswahl noch stärker eingeschränkt. Eine bedarfsgerechte Versorgung mit *essentiellen Aminosäuren, Calcium, Eisen, Zink, Vitamin $B_{12}$* und *Vitamin A* ist mit dieser Ernährungsweise nur schlecht möglich. Eine kurzfristige Ernährungsumstellung auf reine Rohkost, z. B. zu Beginn einer Reduktionsdiät, kann durchaus sinnvoll sein.

Als eine Sonderform der Rohkost ist die Instincto-Therapie zu nennen, bei der neben rohen Vegetabilien auch rohes Fleisch verzehrt wird.

### 27.4.9.4 Vollwerternährung

Die Ursprünge der Vollwerternährung reichen bis in die Antike zurück (Pythagoras, Hippokrates). Den Begriff „Vollwert der Nahrung" hat Werner Kollath geprägt, von dem auch die häufig zitierte Forderung stammt: „Laßt unsere Nahrung so natürlich wie möglich sein." Mit der Vollwerternährung wird ein ganzheitlicher Ansatz verfolgt: neben den ernährungsphysiologischen Aspekten werden alle Ebenen des Ernährungssystems von der Herkunft, Produktion, Lagerung, Verarbeitung und Zubereitung bis zum Verzehr sowie Auswirkungen auf die Umwelt und andere Menschen bedacht.

**Grundsätze der Vollwerternährung** (nach Körber, Männle, Leitzmann 1993)

1. Bevorzugung pflanzlicher Lebensmittel (überwiegend laktovegetabile Ernährungsweise).
2. Bevorzugung gering verarbeiteter Lebensmittel (Lebensmittel so natürlich wie möglich).
3. Reichlicher Verzehr unerhitzter Frischkost (etwa die Hälfte der Nahrungsmenge).
4. Zubereitung genußvoller Speisen aus frischen Lebensmitteln, schonend und mit wenig Fett.
5. Vermeidung von Nahrungsmitteln mit Zusatzstoffen.
6. Vermeidung von Nahrungsmitteln aus bestimmten Technologien (wie Gentechnik, Food Design, Lebensmittelbestrahlung).
7. Möglichst ausschließliche Verwendung von Erzeugnissen aus anerkannt ökologischer Landwirtschaft (nach den Rahmenrichtlinien der AGÖL bzw. IFOAM).
8. Bevorzugung von Erzeugnissen aus regionaler Herkunft und entsprechend der Jahreszeit.
9. Bevorzugung unverpackter oder umweltschonend verpackter Lebensmittel.
10. Vermeidung bzw. Verminderung der allgemeinen Schadstoffemission und dadurch der Schadstoffaufnahme durch Verwendung umweltverträglicher Produkte und Technologien.
11. Verminderung von Veredlungsverlusten durch geringen Verzehr tierischer Lebensmittel.
12. Bevorzugung landwirtschaftlicher Erzeugnisse, die unter sozialverträglichen Bedingungen erzeugt, verarbeitet und vermarktet werden (u. a. fairer Handel mit Entwicklungsländern).

Weitere Charakteristika der Vollwerternährung sind, daß keine Nährstoffempfehlungen, sondern Lebensmittelempfehlungen ausgesprochen werden. Dazu werden die Lebensmittel in ein Wertstufenschema mit *sehr, weniger* und *nicht empfehlenswerten* Lebensmitteln eingeordnet. Dieses Schema hat seit seiner Einführung durch Kollath zahlreiche Veränderungen erfahren. Nach den heutigen Empfehlungen der Vollwerternährung sollte von Lebensmitteln der Stufe I (sehr empfehlenswert, nicht/gering verarbeitet, unerhitzt) die Hälfte der Nahrungsmenge aufgenommen werden, die andere Hälfte mit Lebensmitteln der Stufe II (sehr empfehlenswert, mäßig verarbeitet, vor allem erhitzt). Lebensmittel der Stufe III (weniger empfehlenswert, stark verarbeitet, vor allem konserviert) sollten nur selten, Lebensmittel der Stufe IV (nicht empfehlenswert, übertrieben verarbeitete Lebensmittel und Isolate/Präparate) möglichst gemieden werden. Fleisch, Fisch und Eier sind in der Vollwerternährung zugelassen, sollten aber nicht mehr als 1- bis 2mal pro Woche verzehrt werden. Eine positive Entwicklung in der Vollwerternährung ist darin zu sehen, daß nun auch für einige als sehr empfehlenswert eingestufte Lebensmittel, z. B. Butter, Sahne und Nüsse, Empfehlungen für eine mengenmäßige Beschränkung ausgesprochen werden. Insgesamt stellt die Vollwerternährung eine ernährungsphysiologisch sehr günstige Ernährungsweise dar.

### 27.4.9.5 Makrobiotik

Die Makrobiotik gilt als die umstrittenste der alternativen Ernährungsformen. Begründet wurde sie vom japanischen Philosophen Ohsawa. Er entwickelte ein Ernährungssystem auf der Grundlage des aus dem Zen-Buddhismus stammenden Yin-Yang-Prinzips. Diesem liegt die Vorstellung zugrunde, daß die beiden Elemente Yin und Yang immer in einem ausgewogenen Verhältnis vorhanden sein müssen, um einen Zustand des Gleichgewichts und der Harmonie zu erreichen. Jedes Lebensmittel hat ein bestimmtes Yin-Yang-Verhältnis. Beim Vollkorngetreide ist dieses Verhältnis für den Menschen optimal, so daß Vollkorngetreideprodukte die Grundlage der makrobiotischen Ernährung darstellen.
Die Lebensmittel wurden nach Ohsawa in 10 Koststufen eingeteilt (7 bis –3), wobei die Stufe 7 eine reine Getreidekost darstellt. Von dieser Eingangsstufe ausgehend, wird die Kost dann stufenweise um gegartes Gemüse, Suppen, tierische Produkte, Salat und Obst sowie Nachtische erweitert. Die Kost enthält viel Kochsalz und so wenig Flüssigkeit wie möglich. Diese ursprüngliche Makrobiotik von Ohsawa ist aus ernährungsphysiologischer Sicht abzulehnen, weil die begrenzte Lebensmittelauswahl zu Nährstoffmängeln führt. Die hohe Kochsalzzufuhr bei geringer Flüssigkeitsaufnahme kann zu Nierenfunktionsstörungen führen. In der Literatur sind negative Auswirkungen dieser Ernährungsform dokumentiert.
In neueren Veröffentlichungen von Kushi wird die Einteilung in 10 Stufen nicht mehr übernommen. Vielmehr werden hier nur allgemeine Empfehlungen vermittelt. Danach sind erlaubt: Vollkorngetreide (mehr als 50% der Nahrung), Hülsenfrüchte, Obst, Nüsse, Meeresgemüse, Gemüse, kleine Mengen Fisch. Abgelehnt werden hingegen: Milch, Milchprodukte, Fleisch von Säugetieren, Geflügel, tropisches Obst und Gemüse, Auszugsmehl und -produkte, Konserven, Tiefkühlprodukte, Honig, Zucker, Süßstoffe, Kaffee und Tee. Die heute gültige Makrobiotik erweist sich als eine sehr fettarme Kost, die sich in zunehmendem Maße an die alternativen Ernährungsformen westlichen Ursprungs angepaßt hat.

### 27.4.9.6 Haysche Trennkost/Fit for life

Der vom amerikanischen Arzt Dr. Howard Hay entwickelten *Hayschen Trennkost* liegt die Theorie zugrunde, daß Kohlenhydrate und Eiweiß vom menschlichen Organismus nicht zur gleichen Zeit aufgespalten werden können. Bei gleichzeitigem Verzehr innerhalb einer Mahlzeit kommt es laut

Hay zu einer ungenügenden Verdauung und als Folge davon zu Gärungsprozessen im Darm. Hay teilt die Lebensmittel ein in:

- **konzentrierte Lebensmittel, vorwiegend kohlenhydrathaltig.** Vollkorngetreide und -brot, Naturreis, Kartoffeln, Honig, Trockenobst, Bananen;
- **konzentrierte Lebensmittel, vorwiegend eiweißhaltig:** Fleisch, Geflügel, Fisch, Eier, Magerkäse, saure Obstsorten);
- **neutrale Lebensmittel:** Fette, Gemüse, Gewürze, gesäuerte Milchprodukte, Käse > 60% Fett i. Tr., Weißkäse, rohe oder geräucherte Fleisch- und Wurstwaren, marinierter oder geräucherter Fisch.

Die kohlenhydrat- und eiweißhaltigen Lebensmittel sind getrennt einzunehmen. Beide sind mit den neutralen Lebensmitteln kombinierbar. Die Eiweißmahlzeit wird mittags eingenommen, kombiniert mit Gemüse, Salat oder Obst, wobei immer nur eine Eiweißart verwendet werden soll, z. B. Fleisch oder Fisch. Die Kohlenhydratmahlzeit wird abends eingenommen, ebenfalls ergänzt durch Gemüse, Salat oder Obst. Der zweite Kernpunkt der Hayschen Ernährungslehre ist das Streben nach einem ausgewogenen Säure-Basen-Haushalt. Demnach sollte die Kost zu 80% aus basenüberschüssigen Lebensmitteln (Obst, Gemüse, Milch, Buttermilch, Joghurt, Sahne) und zu 20% aus säureüberschüssigen Lebensmitteln (Käse, Quark, Fisch, Fleisch, Eier, Getreideprodukte) bestehen.
Für die Trennung von Kohlenhydraten und Eiweiß gibt es keine ernährungsphysiologische Begründung. Abgesehen davon ist eine solche Trennung nicht konsequent durchführbar und von Natur aus auch nicht so geplant (Beispiel: Muttermilch). Die Haysche Trennkost ist jedoch aufgrund ihrer Lebensmittelauswahl und der Gewichtung der einzelnen Lebensmittelgruppen bei den Mahlzeiten, z. B. 100 g Fleisch zu 300–400 g Gemüse oder Salat, als ernährungsphysiologisch günstig einzustufen. Allerdings sollte die Auswahl einiger sog. „neutraler" Lebensmittel (Fette, Öle, fettreiche Käsesorten, geräucherte Wurstwaren) sorgfältig erfolgen und mengenmäßig begrenzt werden.

Das *Fit-for-life-Konzept* von Harvey und Marilyn Diamond stellt eine Variante des Hayschen Trennkostprinzips dar. Übernommen wurde die Lehre der getrennten Aufnahme von Kohlenhydraten und Eiweiß. Neu hinzugekommen ist die Theorie der natürlichen Körperzyklen: Die *Nahrungsaufnahme* (Essen und Aufschließen) sollte mittags von 12–20 Uhr erfolgen. Die *Ausnutzung* (Absorption in die inneren Organe und Verwertung) findet von 20 Uhr bis morgens um 4 Uhr statt. Die *Ausscheidung* (von Schlacken und Nahrungsresten) erfolgt morgens von 4 Uhr bis mittags um 12 Uhr.
Es wird empfohlen, seine Eßgewohnheiten diesen natürlichen Rhythmen anzupassen und insbesondere die Ausscheidungsphase nicht zu behindern. Voraussetzung für die Entgiftung sei außerdem die Aufnahme von überwiegend wasserhaltigen Nahrungsmitteln (rohes Gemüse, Salat, Obst). Zum Durstlöschen wird destilliertes Wasser empfohlen. Von Mineralwasser wird abgeraten, weil die anorganischen Mineralstoffe vom Körper angeblich nicht verwertet werden können und sich mit dem Cholesterin in den Arterien ablagern und zur Arteriosklerose führen. Der Speiseplan des Fit-for-life-Konzeptes gestaltet sich unter Berücksichtigung der natürlichen Körperzyklen wie folgt: Vom Frühstück bis zum Mittag nur Obst. Es folgen Salate und Gemüse. Abweichend vom Hayschen Konzept wird die Kohlenhydratmahlzeit mittags und die Eiweißmahlzeit abends eingenommen. Eine weitere Besonderheit ist die Ablehnung von Milch- und Milchprodukten, weil durch diese die Schleimbildung gefördert würde. Die Schleimhäute würden mit einem Film überzogen, der sie weniger durchlässig mache.
Aufgrund des generellen Verzichts einiger als wertvoll einzustufender Lebensmittel wie Milch, Milchprodukte, Mineralwasser sowie wegen einiger durch nichts belegten, unhaltbaren Aussagen (s. o.) ist diese Art der Ernährung aus ernährungsphysiologischer Sicht abzulehnen.

### 27.4.9.7 Anthroposophische Ernährung

In der anthroposophischen Ernährungslehre, deren Begründer Rudolf Steiner (1861–1925) ist, wird der Wert der Nahrung nach ihren „ätherischen Bildekräften" beurteilt. Die Anthroposophie unterscheidet vier elementare Bildekräfte: Der *Lebensäther* ist die umfassendste Bildekraft. Er hat gestaltgebende Tendenz und wirkt vor allem im Wurzelbereich auf die mineralischen Umsetzungen. Der *chemische Äther* ist verantwortlich für die Stoffumwandlungen, die sich im wäßrigen Bereich von Blatt und Stengel vollziehen. Der *Lichtäther* sorgt für das Farbenspiel der Blüten und bewirkt über das Chlorophyll die Assimilation. Der *Wärmeäther* läßt Früchte und Samen reifen.
Je mehr Bildekräfte ein Lebensmittel in sich vereinigt, desto wertvoller ist es für die menschliche Ernährung. Nach anthroposophischer Meinung wirkt sich eine Nahrung, die reich ist an ätherischen Bildekräften, positiv auf die Gedankenbildung und geistig-seelische Entwicklung des Menschen aus. Anthroposophen bevorzugen Produkte aus biologisch-dynamischer Landwirtschaft, weil diese Lebensmittel mit einem besonders hohen Gehalt an Bildekräften hervorbringen soll. Obwohl R. Steiner ursprünglich keine obligat fleischfreie Ernährung propagiert hat, wird von seinen Anhängern meist eine weitgehend ovolaktovegetabile Ernährungsform praktiziert.
Im Vordergrund der anthroposophischen Ernährung stehen Vollkornprodukte, einheimische Gemüse- und Obstsorten, Milchprodukte und Eier. Auf eine übermäßige Eiweißzufuhr sollte verzichtet werden, weil ein Zuviel an Eiweiß die freie Bewußtseinsentfaltung und geistige Reifung verhindern solle. Ein regelmäßiger Kartoffelverzehr wird in der anthroposophischen Ernährungslehre abgelehnt, weil hierdurch der allgemeine Instinktverlust und das intellektuelle materialistische Denken gefördert werde.
Eine Reduktion der Eiweißzufuhr im Vergleich zu den augenblicklichen Ernährungsgewohnheiten ist aus ernährungsphysiologischer Sicht begrüßenswert, die aus anthroposophischer Sicht gegebene Begründung dafür und für die Einschränkung des Kartoffelverzehrs ist allerdings nicht nachvollziehbar.

**Tabelle 27.31 Weitere alternative Ernährungsformen in Stichworten**

| Ernährungsform/ Begründer | Charakteristika/Besonderheiten |
|---|---|
| Bircher-Benner-Kost/ Bircher-Benner | – laktovegetabile Kost<br>– 50% Rohkost, Müsli<br>– Nahrungsmenge an Minimum orientiert |
| Mazdaznan-Ernährung/ Zarathustra | – ovolaktovegetabile Kost<br>– „so wenig wie möglich"<br>– instinktive Lebensmittelauswahl<br>– 2/3 Gemüse („ausscheidend")<br>– 1/3 stärke-, fett-, proteinhaltige Lebensmittel („aufbauend")<br>– Ablehnung reiner Rohkost |
| Reformernährung/ Lebensreformbewegung | – laktovegetabile Kost<br>– möglichst naturbelassen<br>– reichlich vegetarische Frischkost |
| Schnitzer-Intensivkost/Schnitzer | – reine Rohkost<br>– Supplementierung mit Mineralstoffpräparat „Pulvin"<br>– zahlreiche Heilversprechen |
| Schnitzer-Normalkost/ Schnitzer | – ovolaktovegetabile Ernährung |
| Vollwertkost nach BRUKER/Bruker | – überwiegend ovolaktovegetabile Ernährung<br>– Einteilung in „lebendige" Lebensmittel und „tote" Nahrungsmittel<br>– Verzicht auf Zwischenmahlzeiten<br>– für Säuglinge und Kleinkinder wird Rohmilch und sog. Frischkornmilch empfohlen<br>– zahlreiche Heilversprechen und unwissenschaftliche Aussagen |
| Waerland-Kost | – laktovegetabile Kost<br>– Rohkost- und Geteidemahlzeiten im Wechsel<br>– Frühgetränk: Kartoffel-Gemüse-Brühe<br>– gesäuerte Milch und Milchprodukte |

### 27.4.9.8 Sonstige alternative Ernährungsformen

Weitere alternative Ernährungsformen und ihre Hauptmerkmale sind der Tabelle 27.**31** zu entnehmen.

### 27.4.9.9 Abschließende Bewertung

Kriterien für die Bewertung der alternativen Ernährungsformen aus ernährungsphysiologischer Sicht ergeben sich aus den „erlaubten" Lebensmitteln (Tab. 27.**32**). Im wesentlichen gelten hier die gleichen Beurteilungskriterien, die unter den einzelnen vegetarischen Kostformen näher ausgeführt wurden.
Kostformen stellen dann eine echte Alternative zur herkömmlichen Ernährung dar, wenn die in ihnen ausgesprochenen Empfehlungen ernährungsphysiologisch begründbar sind und ihre Anwendung gesundheitlich unbedenklich ist. Abzulehnen sind solche Kostformen, deren Konzepte sich nicht rational begründen lassen, die mit unhaltbaren Heilversprechen werben und die gesundheitlich problematisch sind. Den alternativen Ernährungsformen liegen, wie anfangs besprochen, häufig auch philosophische, religiöse und ethische Ideen zugrunde. Deren Beurteilung entzieht sich jedoch einer ernährungswissenschaftlichen Analyse.

**Tabelle 27.32 Kostformen und „zugelassene" Lebensmittelgruppen**

| Kostform | Vegetabilien | Milch | Eier | Fleisch Fisch |
|---|---|---|---|---|
| Anthroposophische Kost | × | × | (×) | (×) |
| Bircher-Benner-Kost | × | × | × | |
| Fit-for-life-Konzept | × | | × | × |
| Haysche Trennkost | × | × | × | × |
| Laktovegetarismus | × | × | | |
| Makrobiotik nach Kushi | × | | ×[1] | ×[1] |
| Masdaznan-Ernährung | × | × | × | |
| Ovolaktovegetarismus | × | × | × | |
| Reformernährung | × | × | | |
| Rohkosternährung | × | | | |
| Schnitzer-Normalkost | × | × | × | |
| Schnitzer-Intensivkost | × | | | |
| Vegetarismus/vegane Ernährung | × | | | |
| Vollwertkost (Bruker) | × | × | × | (×) |
| Vollwerternährung (Gießen) | × | × | (×) | (×) |
| Waerland-Kost | × | × | | |

(×) = mit Einschränkung zugelassen
[1] = entweder *Fisch* oder *Eier* zugelassen

## 27.5 Ernährung bei akuten und chronischen Erkrankungen

### 27.5.1 Ernährungstherapie im Krankenhaus

Mit dem Rationalisierungsschema erarbeitete die Deutsche Arbeitsgemeinschaft für klinische Ernährung und Diätetik (heute: *Deutsche Gesellschaft für Ernährungsmedizin, DGEM*) eine Systematik für die Anwendung wissenschaftlich hinreichend gesicherter Diätformen im Krankenhaus. Überholte pseudowissenschaftliche Diätformen wie Organschonkostformen (z. B. Magen-, Leber-, Gallediät), Reduktionskostformen mit extremen Nährstoffverhältnissen (z. B. fettarme, kohlenhydratarme Diäten) sind in diesem Schema nicht mehr enthalten. Das Grundkonzept besteht in einer Untergliederung der verschiedenen Kostformen in vier Hauptgruppen:

Tabelle 27.**33** **Häufigkeit von Lebensmittelintoleranzen bei unausgelesenen Krankenhauspatienten (n = 1918) in verschiedenen Regionen der Bundesrepublik (nach einer Erhebung der Arbeitsgemeinschaft für Ernährung und Diätetik)**

| Intoleranz | Prozent | Intoleranz | Prozent |
|---|---|---|---|
| 1. Hülsenfrüchte | 30,1 | 27. Rohes Stein- und Kernobst | 7,3 |
| 2. Gurkensalat | 28,6 | 28. Nüsse | 7,1 |
| 3. Fritierte Speisen | 22,4 | 29. Sahne | 6,8 |
| 4. Weißkohl | 10,2 | 30. Paniert Gebratenes | 6,8 |
| 5. $CO_2$-haltige Getränke | 20,1 | 31. Pilze | 6,1 |
| 6. Grünkohl | 18,1 | 32. Rotwein | 6,1 |
| 7. Fette Speisen | 17,2 | 33. Lauch | 5,9 |
| 8. Paprikagemüse | 16,8 | 34. Spirituosen | 5,8 |
| 9. Sauerkraut | 15,8 | 35. Birnen | 5,6 |
| 10. Rotkraut | 15,8 | 36. Vollkornbrot | 4,8 |
| 11. Süße und fette Backwaren | 15,8 | 37. Buttermilch | 4,5 |
| 12. Zwiebeln | 15,8 | 38. Orangensaft | 4,5 |
| 13. Wirsing | 15,6 | 39. Vollmilch | 4,4 |
| 14. Pommes frites | 15,3 | 40. Kartoffelklöße | 4,4 |
| 15. Hartgekochte Eier | 14,7 | 41. Bier | 4,4 |
| 16. Frisches Brot | 13,6 | 42. Schwarzer Tee | 3,5 |
| 17. Bohnenkaffee | 12,5 | 43. Apfelsinen | 3,4 |
| 18. Kohlsalat | 12,1 | 44. Honig | 3,1 |
| 19. Mayonnaise | 11,8 | 45. Speiseeis | 2,4 |
| 20. Kartoffelsalat | 11,4 | 46. Schimmelkäse | 2,2 |
| 21. Geräuchertes | 10,7 | 47. Trockenfrüchte | 2,2 |
| 22. Eisbein | 9,0 | 48. Marmelade | 2,2 |
| 23. Zu stark gewürzte Speisen | 7,7 | 49. Tomaten | 1,9 |
| 24. zu heiße/kalte Speisen | 7,6 | 50. Schnittkäse | 1,6 |
| 25. Süßigkeiten | 7,6 | 51. Camembert | 1,3 |
| 26. Weißwein | 7,6 | 52. Butter | 1,2 |

- Vollkost/leichte Vollkost,
- energiedefinierte Kostformen,
- protein- und elektrolytdefinierte Kostformen,
- Sonderdiäten.

Unter Beibehaltung des Grundkonzeptes wurden aufgrund neuerer wissenschaftlicher Erkenntnisse mehrfach inhaltliche Änderungen an diesem Schema vorgenommen.

#### 27.5.1.1 Vollkost und leichte Vollkost

Eine *Vollkost* ist eine Kost, die

1. den Bedarf an essentiellen Nährstoffen deckt,
2. in ihrem Energiegehalt den Energiebedarf berücksichtigt,
3. präventivmedizinische Erkenntnisse der Ernährungsforschung berücksichtigt,
4. in ihrer Zusammensetzung den üblichen Ernährungsgewohnheiten angepaßt ist, soweit Punkt 1–3 nicht tangiert werden.

Die *leichte Vollkost* unterscheidet sich von der Vollkost durch Nichtverwendung von Lebensmitteln oder Speisen, die erfahrungsgemäß häufig, z. B. bei mehr als 5% der Patienten, Unverträglichkeiten auslösen (Tab. 27.**33**). Die leichte Vollkost, auch *gastroenterologische Basisdiät* genannt, ersetzt die früheren organbezogenen Schonkostformen, z. B. Magen-, Leber- und Gallenschonkost, da diese die Krankheit nicht bessern. Die oft einseitigen Diäten begünstigen hingegen die Mangelernährung. Die leichte Vollkost empfiehlt sich bei chronischer Entzündung der Magenschleimhaut, Ulkuserkrankungen, chronischer Leberinsuffizienz, Leberzirrhose im Anfangsstadium, Gallenwegs- und Gallenblasenerkrankungen, chronischer Pankreatitis (ohne Störung der Fettverdauung) und bei chronisch entzündlichen Darmerkrankungen. Die leichte Vollkost ist eine ausgewogene, vollwertige und leichtverdauliche Kost. Lebensmittel und Zubereitungsarten, die erfahrungsgemäß zu Unverträglichkeiten führen, werden gemieden. Es sollten möglichst viele kleinere Mahlzeiten über den Tag verteilt eingenommen werden. Der Speiseplan kann auf Wunsch um Speisen, die individuell vertragen werden, erweitert werden.

Die Devise der leichten Vollkost lautet: „Erlaubt ist, was bekommt."

#### 27.5.1.2 Energiedefinierte Diätformen

Die energiedefinierten Diätformen sind dadurch gekennzeichnet, daß zum einen die Gesamtenergiezufuhr dem jeweiligen Krankheitsbild angepaßt wird, meist im Sinne einer Reduktion, oder daß das Verhältnis der energieliefernden Nährstoffe therapeutisch genutzt wird. Wichtigste Indikationen für energiedefinierte Kostformen sind Adipositas, Diabetes mellitus, Hyperlipoproteinämien, Hyperurikämie, Gicht und – wenn mit Adipositas assoziiert – die Hypertonie.

Tabelle 27.**34** **Natrium- und kaliumdefinierte Kostformen**

| Bezeichnung der Kostform | Kalium pro Tag | | |
|---|---|---|---|
| extrem kaliumarm | 20 mmol | 800 mg | |
| kaliumarm | 40 mmol | 1,6 g | |
| kaliumreich | 130–210 mmol | 5–8 g | |
| | **Natrium pro Tag** | | **NaCl/Tag** |
| streng natriumarm | 17 mmol | 0,4 g | 1 g |
| natriumarm | 50 mmol | 1,2 g | 3 g |
| erweitert natriumarm | 100 mmol | 2,4 g | 6 g |

### 27.5.1.3 Protein- und elektrolytdefinierte Diäten

Die wichtigsten Indikationen für protein- und elektrolytdefinierte Diäten sind Hochdruck-, Leber- sowie Nierenerkrankungen (27.5.2.4 und 27.5.4). Im Bereich der Elektrolyte spielen die natrium- und kaliumdefinierten Diäten (Tab. 27.**34**) klinisch gesehen die größte Rolle.
Bei den natriumreduzierten Diäten ergibt sich folgende Lebensmittelauswahl:

**Streng natriumarme Diät.** Alle Lebensmittel sind genau zu berechnen. Der Einsatz von natriumarmen diätetischen Lebensmitteln ist unerläßlich.

**Natriumarme Diät.** Alle Grundnahrungsmittel sind zugelassen. Bedingt erlaubt sind Brot und Gemüsekonserven. Zu meiden sind alle Lebensmittel, denen Kochsalz zugesetzt wurde.

**Erweiterte natriumarme Diät.** Alle Grundnahrungsmittel sind zugelassen. Bedingt erlaubt sind Lebensmittel mit Kochsalzzusatz wie Wurst, Käse, Fischmarinaden, Fertiggerichte. Jede weitere Verwendung von Kochsalz (Zusalzen bei Tisch etc.) sollte vermeiden werden.
Bei den *kaliumarmen* Kostformen sind folgende Lebensmittel zu meiden:
Hülsenfrüchte, Tomaten, Pilze; Trockenobst, alle Nußarten, Zitrusfrüchte, Bananen; alle Süßigkeiten, die Kakao, Schokolade oder Nüsse enthalten; Gemüse- und Fruchtsäfte, kakaohaltige Getränke; Vollkornprodukte; Kochsalzersatzpräparate mit Kaliumverbindungen; Hefe.

### 27.5.1.4 Sonderdiäten

Unter Sonderdiäten werden die Diäten zusammengefaßt, die nicht den anderen drei Gruppen zuzuordnen sind. Hierzu gehören gastroenterologische Diäten wie glutenfreie Kost, Spezialdiäten bei angeborenen Stoffwechselstörungen (z. B. phenylalaninarme Kost) und diagnostische Diäten wie beispielsweise eine Allergensuchdiät.

## 27.5.2 Gastrointestinalorgane

### 27.5.2.1 Erkrankungen des Ösophagus

**Refluxösophagitis.** Bei einer Insuffizienz des unteren Ösophagussphinkters (Schließmuskel der Speiseröhre) kann es zu einem Rückfluß (Reflux) von saurem Mageninhalt in die Speiseröhre kommen. Da die Speiseröhre im Gegensatz zum Magen nicht über eine ausreichende Schutzschicht verfügt, kommt es zu entzündlichen Reizungen der Schleimhaut (Ösophagitis) mit Schmerzen hinter dem Brustbein. Die Refluxösophagitis wird durch eine Reihe von Faktoren begünstigt. Hierzu gehören:

- horizontale Lage des Patienten,
- massives Übergewicht; hier kommt es vor allem zu einer Drucksteigerung in der Bauchhöhle, wodurch die Gefahr des Rückflusses von Mageninhalt in die Speiseröhre begünstigt wird,
- Genuß von Alkohol.

**Prinzip der Diät.** Das diätetische Prinzip bei der Refluxösophagitis besteht in

- Meiden von Speisen und Getränken, die den Ösophagus reizen oder die Produktion von Magensäure in besonderem Maße stimulieren,
- Abbau von Übergewicht,
- Beeinflussung des Tonus des unteren Ösophagus durch die Art und Menge der verzehrten Nahrung.

**Diätetische Maßnahmen.** Die praktische Umsetzung dieser Diätprinzipien beinhaltet:

- leichte Vollkost unter Ausschaltung individuell unverträglicher Bestandteile und Zubereitungsweisen,
- Reduktionskost bei bestehendem Übergewicht,
- Bevorzugung von mageren, eiweißreichen Lebensmitteln (mageres Fleisch, Fisch, Milch, Käse),
- Meiden von sehr heißen und kalten Speisen und Getränken,
- Meiden von fetten, süßen, scharf gewürzten und sauren Speisen,
- Einschränkung von alkoholischen, kohlensäurehaltigen und koffeinhaltigen Getränken,
- häufige (5–6) kleine Mahlzeiten, über den Tag verteilt,
- knappe Abendmahlzeit, 2–3 Stunden vor dem Zubettgehen.

### 27.5.2.2 Erkrankungen des Magens

**Akute Gastritis.** Die akute Entzündung der Magenschleimhaut (Gastritis) wird durch bestimmte Noxen (Alkohol, Nicotin, Medikamente, Bakterientoxine u. m.) hervorgerufen. Das Prinzip der Diättherapie besteht in einer Ruhigstellung des Magens und einer Beseitigung des Brechreizes. Dazu wird eine 1- bis 2tägige Teepause eingeführt. Danach erfolgt der Übergang zu einer Schleimdiät und einem allmählichen Nahrungsaufbau in Richtung auf eine leichte Vollkost.

**Ulcus ventriculi und Ulcus duodeni.** Das Abheilen von Geschwüren des Magens (Ulcus ventriculi) und des Zwölffingerdarms (Ulcus duodeni) kann, entgegen früherer Lehrmeinung, nicht durch spezielle Diäten beschleunigt werden.

An die Stelle sog. Ulkusdiäten, die häufig sehr einseitig waren und zur Mangelernährung führten, ist heute die gastroenterologische Basisdiät oder leichte Vollkost getreten. Der Ulkuspatient meidet von sich aus die Lebensmittel und Speisen, die bei ihm erfahrungsgemäß Beschwerden auslösen.

**Zustand nach Magenresektion.** Nach einer totalen oder partiellen Magenresektion kann es, insbesondere in der frühen postoperativen Phase, zum Auftreten des *Dumpingsyndroms* kommen. Die Symptomatik wird ausgelöst durch die Entfernung oder die Umgehung des Pylorus. Dieser hält normalerweise den Mageninhalt zurück, bis er nahezu isoton geworden ist, und läßt ihn dann ins Duodenum passieren.
Man unterscheidet zwischen dem *Frühdumpingsyndrom*, das ca. 15–20 Minuten nach dem Essen, und dem *Spätdumpingsyndrom*, das ca. 1 1/2–2 Stunden nach einer Mahlzeit auftritt.
Beim *Frühdumping* kommt es durch den Wegfall des Pylorus zu einer überstürzten Magenentleerung. Beim Übertritt des noch hyperosmolaren Speisebreies in den Dünndarm strömt vermehrt Wasser in das Darmlumen. Als Folge davon wird der Darm überdehnt. Symptome sind Völlegefühl, Bauchkrämpfe, Übelkeit, Erbrechen, eine erhöhte Darmperistaltik, Neigung zu Diarrhöen, aber auch Kreislaufprobleme wie Hypotonie, Schweißausbruch, Schwäche, Kollapsneigung. Eine besonders schlechte Verträglichkeit weisen Speisen und Getränke mit einem hohen Zuckergehalt (→ erhöhte Osmolarität im Darm) und Mahlzeiten mit großer Flüssigkeitsmenge auf.
Zu den Symptomen des *Spätdumpingsyndroms* gehören Schweißausbruch, Hunger, Übelkeit, Unruhe, Zittern und Schwäche. Die Symptome sind auf eine Hypoglykämie zurückzuführen, die als Reaktion auf eine überschießende Insulinausschüttung nach kohlenhydratreichen Mahlzeiten auftreten kann.
Die Ernährungsempfehlungen beim Dumpingsyndrom zielen darauf ab, der sturzartigen Entleerung des Mageninhaltes entgegenzuwirken und darüber hinaus auftretende Störungen der Nährstoffausnutzung auszugleichen. Eine Aufstellung der Diätprinzipien findet sich in der Tab. 27.**35**).

Tabelle 27.**35** **Diätprinzipien bei Magenresektion**

- Leicht verdauliche Kost mit hohem Energiegehalt; mineralstoff- und vitaminreiche Lebensmittel bevorzugen (Vollkornprodukte, Gemüse, Obst)
- *Kohlenhydrate* in erster Linie in Form von *Stärke* mit hohem Ballaststoffanteil (gut abgelagertes Vollkornbrot, Reis, Nudeln und andere feingemahlene Vollkornprodukte, Kartoffeln)
- *Zuckerarme* Kost: keine Süßigkeiten, Zuckeraustauschstoffe, Kuchen, süße Limonaden; Süßstoffe und süßstoffhaltige Getränke sind erlaubt
- *Fette* nach Verträglichkeit, evtl. Einsatz von Spezialmargarinen oder -ölen mit mittelkettigen Triglyceriden (Handelsname ceres®)
- *Eiweiß* in leicht verdaulicher Form: Quark, Käse, mageres Fleisch und Fisch; Milch kann problematisch sein, wenn eine Milchzuckerunverträglichkeit vorliegt – lieber austesten, als von vornherein ganz darauf zu verzichten!
- Obst und Gemüse je nach Verträglichkeit; auf stark blähende Gemüsesorten (Kohl, Zwiebeln, Lauch) verzichten
- Kleine, häufige *Mahlzeiten* (8–10) über den Tag verteilt einnehmen; letzte Nahrungsaufnahme spätestens 2 Stunden vor dem abendlichen Zubettgehen (in seltenen Fällen empfiehlt sich die Nahrungsaufnahme im Liegen)
- *Flüssigkeit* jeder Art nur zwischen den Mahlzeiten (frühestens 45–60 Min. nach dem Essen) einnehmen; kleine Portionen wählen, langsam trinken; keine sehr heißen oder sehr kalten Getänke, keine gezuckerten oder sauren Obstsäfte; größte Zurückhaltung mit Alkohol!
- Medikamentöse Substitution von Vitamin $B_{12}$, evtl. auch von Folsäure, Vitamin D, Eisen, Calcium, Zink u. m.

### 27.5.2.3 Erkrankungen des Dünn- und Dickdarmes

**Akute Enteritis.** Unter einer akuten Enteritis, auch als Darmkatarrh bezeichnet, versteht man eine entzündliche Erkrankung des Dünndarms. Kommt es zu einer Mitbeteiligung des Magens, spricht man von einer Gastroenteritis. Die häufigste Ursache der akuten Enteritis ist eine Lebensmittelvergiftung, z. B. Salmonelleninfektion. Sie tritt ferner auf als Folge von Ernährungsfehlern, z. B. Genuß größerer Mengen unreifen Obstes, sehr fetter oder sehr kalter Speisen, Alkoholabusus, oder nach Einnahme bestimmter Medikamente, z. B. Acetylsalicylsäure, schwermetallhaltige Präparate. Hauptsymptome sind Durchfall und krampfartige Bauchschmerzen, bei der Gastroenteritis auch Übelkeit, Erbrechen und Magenschmerzen.
Das **Prinzip der Diät** ist die Entlastung des Darmes, bis die toxischen Stoffe entfernt sind, und ein Ausgleich der Wasser- und Elektrolytverluste. Zu den **diätetischen Maßnahmen** gehört zum einen die Ausschaltung der auslösenden Noxe und zum anderen die Zufuhr von Wasser und Elektrolyten. Geeignet sind in erster Linie klare Flüssigkeiten wie leicht gezuckerter Tee, verdünnte zuckerhaltige Limonaden, Colagetränke oder Fruchtsäfte und Bouillons. In schweren Fällen empfiehlt sich die Zufuhr einer Glucose-Elektrolyt-Lösung gemäß der Empfehlung der Weltgesundheitsorganisation (WHO). Diese Lösungen sind als Präparate im Handel, können aber auch leicht selbst hergestellt werden (s. folgenden Kasten).

Glucose-Elektrolyt-Lösung zur oralen Rehydratation (WHO-Empfehlung)

Auf 1 l abgekochtes Wasser zugeben:
3,5 g Kochsalz (1 knapper TL)
1,5 g Kaliumchlorid (1/3 TL)
2,5 g Natriumcarbonat („Natron“; 1/2 TL)
20 g Glucose oder 40 g Haushaltszucker

In der zweiten Stufe kann dann ein Übergang zur Schleimdiät (1–1 1/2 l Schleimsuppe in 6–8 Portionen über den Tag verteilt) erfolgen. Günstig ist auch eine Verbindung mit pektinreichen Nahrungsmitteln (geriebener roher Apfel mit etwas Zitronensaft, fein pürierte Banane, Karottensuppe). Nach Abklingen der Beschwerden erfolgt dann ein vorsichtiger Kostaufbau.

Tabelle 27.**36** **Lactosegehalt ausgewählter Lebensmittel (g/100g)**

| Lebensmittel | Lactosegehalt pro 100 g |
|---|---|
| Magermilchpulver | 50,5 g |
| Kondensmilch, 10% F. | 12,5 g |
| Trinkmilch, 3,5% F./1,5% F. | 4,6 g |
| Buttermilch | 4,0 g |
| Molke, süß | 5,0 g |
| Kaffeesahne, 10% F. | 4,0 g |
| Crème fraîche | 2,4 g |
| Dickmilch/Kefir 3,5% F. | 4,0 g |
| Joghurt, 3,5% F. | 3,2 g |
| Joghurt, 1,5% F. | 3,3 g |
| Saure Sahne, 10% F. | 3,3 g |
| Schlagsahne, 30% F. | 3,3 g |
| Eiscreme | 5,0 g |
| Doppelrahmfrischkäse | 2,6 g |
| Hüttenkäse | 1,4 g |
| Mascarpone | 3,5 g |
| Magerquark | 3,2 g |
| Schmelzkäse, 45% F. i. Tr. | 5,4 g |
| Kochkäse, 10% F. i. Tr. | 3,9 g |
| Appenzeller, 50% F. i. Tr. | – |
| Brie, 50% F. i. Tr. | – |
| Camembert, 60% F. i. Tr. | – |
| Gouda, 48% F. i. Tr. | – |
| Limburger, 20% F. i. Tr. | – |
| Mozzarella | – |
| Roquefort, 52% F. i. Tr. | – |

**Lactasemangelsyndrom.** Ursache für die Unverträglichkeit von Milchzucker (Lactoseintoleranz) ist ein Mangel des Lactose spaltenden Enzyms (Lactase) bzw. eine erniedrigte Lactaseaktivität. Durch den relativen oder absoluten Enzymmangel gelangt unverdaute Lactose in tiefere Darmabschnitte, wo sie durch Darmbakterien zu Milchsäure, Essigsäure, Kohlendioxid etc. abgebaut wird. Diese Spaltprodukte bewirken eine Steigerung des osmotischen Druckes und damit einen Wassereinstrom in das Darmlumen. Außerdem fördern sie die Darmperistaltik. Symptome der Lactoseintoleranz sind Bauchkrämpfe, Blähungen, Flatulenz und Diarrhö.

Die Dosis, bei der es bei bestehender Lactoseintoleranz zu einer ausgeprägten Symptomatik kommt, variiert sehr stark. Bei einigen Patienten kann bereits die Aufnahme von 5 g Lactose (enthalten in einem halben Glas Milch) eine abdominelle Symptomatik auslösen. Eine vollständige Lactoseintoleranz ist selten. Eine totale Elimination von Lactose ist deshalb in den meisten Fällen nicht erforderlich, da die Symptome dosisabhängig auftreten.

Ein Lactasemangel kann sowohl angeboren (primär) als auch erworben (sekundär) sein. Bei der Bevölkerung Nordeuropas liegt der angeborene Lactasemangel mit 5–15% weit unter der Norm. Es wird ferner geschätzt, daß bei etwa 90% der erwachsenen Bevölkerung (USA, Schwarze; Afrikaner; Asiaten) ein Lactasemangel vorliegt. Der sekundäre Lactasemangel entsteht häufig in Zusammenhang mit akuten und chronischen Darmerkrankungen, die zur Malabsorption führen, z. B. Zöliakie, chronisch-entzündlichen Darmerkrankungen, Magen- und Dünndarmresektionen.

Die *diätetische Therapie* besteht im Meiden bzw. der Einschränkung des Milchzuckerverzehrs.

Da die Lactose ausschließlich in Milch und damit hergestellten Produkten vorkommt, ist als *diätetische Maßnahme* lediglich deren Zufuhr einzuschränken. Der Lactosegehalt wichtiger Milchprodukte ist der Tab. 27.**36** zu entnehmen. Zu beachten ist ferner der Milchzuckerzusatz zu (Halb-)Fertiggerichten (Kartoffelpüreepulver, Cremesuppen etc.), anderen industriell gefertigten Produkten (Kleietabletten, Medikamente), Wurstwaren sowie Brot- und Backwaren. Bei verpackten Produkten kann ein Hinweis auf die Zutatenliste hilfreich sein. Ein vollständiger Verzicht auf Milch und -produkte ist bei der Milchzuckerunverträglichkeit nicht notwendig. Die persönliche Toleranzgrenze sollte ausgetestet werden. Fermentierte Milchprodukte wie Joghurt, Buttermilch oder Käse werden besser vertragen als Milch, weil sie bakterielle Lactase enthalten, die Lactose im Darm abbauen kann. Um den Calciumbedarf sicherzustellen, sollten diese Milchprodukte, zumindest in kleinen Mengen und über den Tag verteilt, zugeführt werden. Andernfalls ist evtl. eine Calcium-Supplementierung angezeigt.

Bei Patienten mit Lactasemangel findet sich gehäuft eine Osteoporose. Ursache dafür kann zum einen eine verminderte Zufuhr von Calcium sein (durch das Meiden von Milchprodukten), zum anderen kann auch die Aufnahme von Calcium aus dem Darm (sie wird durch Lactose gefördert!) vermindert sein.

**Chologene Diarrhöen.** Resektionen oder pathologische Veränderungen des Ileums, dem Resorptionsort der Gallensalze, führen zu einer Unterbrechung des enterohepatischen Kreislaufs: Gallensalze treten vermehrt in das Kolon über und verursachen dort chologene Diarrhöen. Übersteigt der Verlust von Gallensäuren die Syntheseleistung der Leber, kommt es zu einer Malabsorption von Nahrungsfetten (Steatorrhö) und fettlöslichen Vitaminen. Im Gegensatz dazu ist die Oxalsäureresorption aus dem Darm erhöht. Dadurch steigt die Gefahr der Oxalatsteinbildung in den Nieren an. Chologene Diarrhöen treten häufig auf beim Kurzdarmsyndrom, Morbus Crohn und der gluteninduzierten Enteropathie.

Die *diätetische Therapie* beruht in erster Linie auf einer Anpassung der Fettzufuhr (je nach Ausmaß der Steatorrhö) an die verminderte Absorptionsleistung und eine Einschränkung der Oxalsäurezufuhr. Gleichzeitig sollte die Calciumzufuhr mit der Nahrung erhöht werden. Ein Teil des Calciums wird aufgrund der Fettmalabsorption an Fettsäuren gebunden als unlösliche Kalkseifen über den Darm ausgeschieden. Ferner kann sich durch die Abnahme der Calciumkonzentration im Dünndarm weniger unlösliches Calciumoxalat bilden.

**Diätetische Maßnahmen:**

- Reduzierung der *Zufuhr von Fetten* mit langkettigen Fettsäuren: fettarmes Fleisch, Fisch, Geflügel, Käse (< 45% F. i. Tr.) einsetzen; sichtbares Fett entfernen, sparsamer Umgang mit Streich- und Kochfett; aber: bedarfsgerechte Versorgung mit essentiellen Fettsäuren (Pflanzenöle!) muß gewährleistet sein;
- evtl. Austausch von handelsüblichen Streich- und Koch-

fetten durch Fette mit *mittelkettigen Triglyceriden* (MCT-Fette und -öle), da zu ihrer Absorption keine Gallensäurenmizellenbildung erforderlich ist;

- Kost sollte *oxalsäurearm* sein; gemieden werden sollte daher Mangold, Rhabarber, Spinat, rote Bete, Löwenzahn, Kakaopulver, Schokolade;
- Kost sollte *calciumreich* sein; calciumreiche Lebensmittel sind: Milch, Milchprodukte, Käse;
- Kost sollte *flüssigkeitsreich* (mehr als 1,5 Liter pro Tag) sein; eine reichliche Flüssigkeitszufuhr wirkt der Steinbildung entgegen.

**Kurzdarmsyndrom (Zustand nach Dünndarmresektion).** Ursache für ein Kurzdarmsyndrom sind ausgedehnte Dünndarmresektionen bei Morbus Crohn, Darmtumoren, Verschluß der Mesenterialgefäße, Trauma, chirurgischer Bypass u. a. Das Krankheitsbild der Malabsorption ist abhängig vom Ausmaß der Resektion und vom Abschnitt des ausgefallenen Dünndarmes. Eine 50%ige Resektion wird in der Regel problemlos toleriert, vorausgesetzt, proximales Duodenum, terminales Ileum und Ileozäkalklappe sind vorhanden. Wenn jedoch das Ileum oder die Ileozäkalklappe von der Resektion betroffen sind, kommt es schon bei einem Verlust von 30% des Darmes zu Durchfällen und Malabsorption. Das Kurzdarmsyndrom ist charakterisiert durch Diarrhö, Malabsorption von Proteinen, Kohlenhydraten, Fetten, Vitaminen (vor allem fettlöslichen) und Mineralstoffen. Grundsätzlich ist davon auszugehen, daß sich der verbleibende Dünndarm nach einiger Zeit adaptiert und seine resorptive Funktion steigert. Dadurch kommt es zu einer Abnahme des Malabsorptionssyndroms.
Unmittelbar postoperativ wird parenteral ernährt. Der Übergang zu einer enteralen Ernährung mit niedermolekularen Diäten sollte so früh wie möglich versucht werden, da die enterale Ernährung die Darm-, Pankreas- und Gallensekretion stimuliert. Bald kann dann zu einem oralen Nahrungsaufbau übergegangen werden.
Das *Prinzip der Diät* besteht darin, die Nahrungszufuhr der verbliebenen Dünndarmkapazität anzupassen und evtl. Nährstoffmängel auszugleichen.

**Diätetische Maßnahmen:**

- kleine, häufige Mahlzeiten,
- feste Speisen getrennt von flüssigen einnehmen; dadurch wird die Magenentleerung verzögert und die Nährstoffresorption verbessert,
- je nach Ausmaß der Steatorrhö Verringerung des Fettanteils in der Nahrung; evtl. Verwendung von MCT-Fetten,
- calciumreiche Lebensmittel einsetzen, oxalatreiche Lebensmittel meiden (s. chologene Diarrhöen),
- wegen häufig bestehender Lactoseintoleranz lactosearme Kost,
- medikamentöse Substitution defizitärer Nährstoffe, z. B. Vitamin $B_{12}$.

**Chronisch entzündliche Darmerkrankungen.** Bei Morbus Crohn und Colitis ulcerosa kommt es zu chronischen, in akuten Schüben verlaufenden Entzündungen des Gastrointestinaltraktes. Den akuten, entzündlichen Phasen folgen im allgemeinen mehr oder weniger lange Remissionsphasen. Während sich Morbus Crohn im gesamten Gastrointestinaltrakt manifestieren kann, beschränken sich bei der Colitis ulcerosa die entzündlichen Prozesse vorwiegend auf das Kolon. Bei der Colitis ulcerosa sind die Mukosa und Submukosa betroffen, bei Morbus Crohn ziehen sich die entzündlichen Prozesse durch alle Schichten des Darmes. Es kann zu Verengungen des Darmlumens bis hin zur kompletten Obstruktion kommen. Relativ häufig ist auch die Fistelbildung. Bei beiden Erkrankungen kommt es zu mehr oder weniger stark ausgeprägten Diarrhöen, blutigen Stühlen und Schmerzen im Abdomen. Die Auswirkungen der Entzündungsprozesse auf den Ernährungszustand können schwerwiegend sein. Die Malnutrition kann verursacht werden durch

- ungenügende Zufuhr (Appetitlosigkeit, Schmerzen, Übelkeit, einseitige Ernährungsvorschriften),
- Malabsorption (entzündliche Prozesse, Ausfall der Resorptionsfunktion, verminderte Gallensäurekonzentration),
- erhöhte gastrointestinale Verluste (Blutungen, Diarrhöen),
- erhöhter Nährstoffbedarf (durch Fieber, Infektionen, Corticosteroidtherapie).

Eine unzureichende Deckung des Energie- und Nährstoffbedarfs ist bei Morbus Crohn wesentlich häufiger nachzuweisen als bei der Colitis ulcerosa, bei der in einem hohen Prozentsatz der Dünndarm als Resorptionsorgan vorhanden und intakt ist.
Das *Prinzip der Diät* besteht darin, durch die Ernährung den Heilungsprozeß zu unterstützen. Ernährungsmängel sollen dabei ausgeglichen bzw. vermieden werden.
In der akuten Phase der Erkrankung kann über eine parenterale oder eine enterale Ernährung mit chemisch definierten Diäten eine Ruhigstellung des Darms angestrebt werden. In 70% der Fälle wird hierbei eine der medikamentösen Therapie vergleichbare Besserung erzielt. Die enterale Ernährung hat dabei den Vorteil, daß die Versorgung der Darmmukosa mit Nährstoffen gewährleistet ist, was eine Atrophie verhindert. Wenn keine der beiden Behandlungsmöglichkeiten zum Einsatz kommt, wird nach den Prinzipien der leichten Vollkost ernährt. Lebensmittel, die im Einzelfall Unverträglichkeit hervorrufen, sind zu meiden. Wenn es auch keine bestimmten Nahrungsmittel gibt, welche die Schwere der Erkrankung oder die Rezidivrate beeinflussen, hat sich der Einsatz einer relativ ballaststoffreichen (ca. 40 g/Tag), zuckerarmen Ernährung insbesondere bei Morbus Crohn als günstig erwiesen. Eine ballaststoffreiche Kost ist allerdings dann kontraindiziert, wenn röntgenologisch bereits ausgedehntere Stenosierungen am Darm nachweisbar sind.

**Glutensensitive Enteropathie.** Die glutensensitive Enteropathie, im Kindesalter *Zöliakie* und beim Erwachsenen *Sprue* genannt, ist eine Erkrankung des Dünndarms, bei der eine lebenslange Unverträglichkeit gegen das Klebereiweiß *Gluten* der Getreidearten Weizen, Dinkel, Roggen, Gerste und Hafer vorliegt. Nach der Zufuhr von Gluten kommt es zu einer Schädigung der Darmschleimhaut mit einer Abflachung der Zotten. In Folge davon können Nährstoffe nur ungenügend aufgenommen werden. Es entwickelt sich ein ausgeprägtes Malabsorptionssyndrom. Die Zöliakie tritt häufig im frühen Säuglingsalter auf, wenn die erste glutenhaltige Beikost (Getreidebreie) gegeben werden. Typische Symptome der Zöliakie sind massige, glänzende und übelriechende Stühle, Erbrechen, Wachstumsstörungen, allgemeine Schwäche, Blässe und Flatulenz. Im Erwachsenenalter ist die Diagnose erschwert, da die typischen Symptome nicht so häufig wie im Säuglingsalter sind oder auch fehlen können. Die eindeutige Diagnose Zöliakie/Sprue kann nur aufgrund einer Dünndarmbiopsie gestellt werden.

*Prinzip der Diät.* Unter einer streng glutenfreien Ernährung gewinnt die entzündete und abgeflachte Dünndarmschleimhaut ihre normale Gestalt und Funktion zurück. Da nach heutigem Wissensstand die Glutenunverträglichkeit der Dünndarmschleimhaut dauerhaft besteht, sollten Patienten ihr Leben lang eine glutenfreie Ernährung einhalten, auch bei subjektiver Beschwerdefreiheit nach Lockerung der Diät. Es konnte gezeigt werden, daß die Tumorinzidenz bei den Sprue-Patienten, die ihre Diät nicht streng eingehalten hatten, signifikant höher war als bei Patienten, die sich streng glutenfrei ernährten.

*Diätetische Maßnahmen.* Alle glutenhaltigen Lebensmittel sind zu meiden. Ansonsten sollte die Ernährung abwechslungsreich und altersstufengerecht gestaltet werden. Der Bedarf an lebenswichtigen Nährstoffen kann auch bei glutenfreier Ernährung in quantitativer und qualitativer Sicht gedeckt werden.

*Zu meidende* Lebensmittel sind:

- Weizen, Roggen, Gerste, Dinkel, Grünkern, Hafer und daraus hergestellte Produkte, z. B. Nudeln, Brot, Gebäck, Kuchen, Mehl, Schrot, Kleie, Flocken, Stärke- und Paniermehl, Grieß, Vollkornbreie, Puddingpulver, Müslis.
- Malzgetränke, Malzbonbons, Malzkaffee, Bier.

*Vorsicht ist geboten* bei folgenden Lebensmitteln, weil sie unter Umständen glutenhaltig sein können:

- Fertiggerichte, Fertigsuppen und -soßen, die oft Mehl als Bindemittel enthalten,
- Kartoffelfertigprodukte, z. B. Kroketten,
- bestimmte Wurstsorten (Grütz-, Blutwurst) und Fleischgerichte (Frikadellen, Hackbraten),
- Fischkonserven (Fisch in pikanten Soßen),
- Eiscreme, Süßigkeiten, Schmelzkäse, Fruchtjoghurt, Quarkdesserts.

Folgende glutenfreie Lebensmittel sind *erlaubt:*

- Mais, Reis, Hirse, Buchweizen, Soja, Kartoffeln, Quinoa, Amaranth, Eßkastanien, Johannisbrotkernmehl,
- Gemüse, Hülsenfrüchte, Obst, Nüsse und Samen,
- Milch, Fleisch, Fisch, Eier,
- Fette und Öle,
- Bohnenkaffee, Tee, Säfte,
- speziell für eine glutenfreie Ernährung hergestellte Produkte wie Brote, Backwaren, Teigwaren, Mehlmischungen, Ballaststoffpräparate.

In der Anfangsphase können begleitende diätetische Maßnahmen erforderlich sein, bis sich die Darmschleimhaut unter der glutenfreien Kost wieder regeneriert hat. Hierzu gehören z. B. die Einschränkung der Milchzufuhr bei Vorliegen einer Lactoseintoleranz oder der Einsatz von MCT-Fetten bei bestehender Steatorrhö (Fettstuhl).

Die glutenfreie Ernährung des Säuglings und Kleinkindes bereitet in der Regel keine Schwierigkeiten, da im Handel entsprechende Produkte zur Verfügung stehen, die auch als solche gekennzeichnet sind. Schwierig wird die Einhaltung einer glutenfreien Ernährung, wenn verarbeitete, industriell hergestellte Lebensmittel eingesetzt werden. Auf der Zutatenliste des Lebensmittels ist ein Zusatz von z. B. Weizenmehl nicht in jedem Fall deklarationspflichtig. Auch reines Gluten wird in zunehmendem Maße in der Lebensmittelindustrie als Emulgator, Stabilisator oder Geliermittel eingesetzt, ohne als Glutenzusatz gekennzeichnet zu sein. Eine wertvolle Hilfe kann für den Zöliakie/Sprue-Patienten eine Positivliste von glutenfreien Lebensmitteln sein, die von der Deutschen Zöliakiegesellschaft (DZG) e. V. in Stuttgart herausgegeben und jedes Jahr aktualisiert wird.

Die Hauterkrankung *Dermatitis herpetiformis Duhring*, die sich schubweise durch das Auftreten von Bläschen, Knötchen, Flecken, Quaddeln und Pusteln äußert, hat mit der Sprue folgende Gemeinsamkeit: beide besitzen eine gemeinsame HLA-Klasse-II-Gene, die direkt die Immunantwort des Dünndarms beeinflußt, die zur Zottenschädigung führt. Bei 70–80% der Patienten findet man Veränderungen der Dünndarmschleimhaut mit Zottenschwund. Daher sprechen die Patienten in der Regel gut auf eine glutenfreie Ernährung an. Auch Hautveränderungen dieser Patienten werden unter einer glutenfreien Kost positiv beeinflußt.

**Obstipation.** Unter Obstipation versteht man eine Funktionsstörung des Kolons mit ungenügender und zu seltener Stuhlentleerung. Die chronische habituelle Stuhlverstopfung ist ursächlich auf organische oder funktionelle Störungen der Darmmotorik zurückzuführen, auf Veränderungen im Stuhlentleerungsrhythmus, z. B. bei Reisen, und auf eine ballaststoffarme Ernährung.

Das *Ziel der diätetischen Behandlung* ist es, durch eine ballaststoffreiche Kost die Darmfunktion zu normalisieren.

*Diätetische Maßnahmen.* Zur Umsetzung einer ballaststoffreichen Ernährung ist der Einsatz folgender Lebensmittel besonders geeignet:

- Vollkorngetreideprodukte, insbesondere Frischkornbreie,
- grobe Gemüsesorten wie Kohl und Rüben,
- frisches Obst jeglicher Art.

Der Verzehr von ballaststoffarmen Lebensmitteln (Weißbrot, Süßspeisen etc.) ist einzuschränken, ebenso der Genuß von Schokolade und Kakao. Ein erhöhter Fleischkonsum ist zu reduzieren. Wichtig ist eine reichliche Flüssigkeitszufuhr. Kaffee ist geeigneter als Tee (Gerbsäure!). Die ausreichende Flüssigkeitszufuhr ist insbesondere wichtig bei der Einnahme trockener Kleieprodukte bzw. anderer Ballaststoffpräparate. Generell sollte jedoch Ballaststoffen im natürlichen Verbund, z. B. Vollkornbrötchen, vor isolierten Ballaststoffen (Weizenkleie im Joghurt) der Vorzug gegeben werden. Die Umstellung auf eine ballaststoffreiche Kost sollte langsam erfolgen, da in der Übergangsphase häufig Toleranzprobleme auftauchen. Wenn über längere Zeit Laxanzien (Abführmittel) eingesetzt wurden, sollten diese nicht abrupt abgesetzt werden, sondern in ausschleichender Dosierung für mindestens eine Woche beibehalten werden.

Neben der generellen Umstellung auf eine ballaststoffreiche Ernährung können folgende „Tricks" zu einer geregelten Stuhlentleerung beitragen:

- morgens nüchtern: 1 Glas kaltes Wasser oder 1 Glas Obstsaft + Milchzucker oder eingeweichtes Trockenobst essen,
- eine Portion rohes Sauerkraut essen,
- 1–2 Eßlöffel Leinsamen (geschrotet, gequollen) verzehren.

Von nicht zu unterschätzendem Wert für die Normalisierung der Darmfunktion ist im übrigen die körperliche Aktivität, z. B. regelmäßiges Jogging oder Schwimmen), anzusehen.

**Divertikulose.** Unter Divertikeln versteht man taschenförmige Ausstülpungen der Kolonwand. Sie finden sich mit zunehmendem Alter insbesondere bei Männern. Komplikationen treten auf, wenn sich die Divertikel entzünden (Divertikulitis). In 20% der Fälle verursacht die Divertikulose abdominelle Beschwerden. Als Ursache für die Divertikulose wird der niedrige Ballaststoffgehalt der westlichen Kost diskutiert. Unter der ballaststoffarmen Ernährung kommt es zu einer Steigerung des intraluminalen Druckes im Kolon, der die Divertikulose fördert.
Das *Prinzip der Diät* besteht in einer Erhöhung der Ballaststoffzufuhr und im Abbau des häufig bestehenden Übergewichts.

*Diätetische Maßnahmen.* Es sollte eine ballaststoffreiche Ernährung mit genügender Flüssigkeitszufuhr (mehr als 1,5 l pro Tag) praktiziert werden. Dazu empfiehlt sich der Einsatz ballaststoffhaltiger Lebensmittel aller Art (Vollkornprodukte, Grobgemüse, rohes Obst) je nach Jahreszeit, individuellem Geschmack und Toleranz. Besonders bewährt hat sich die Einnahme grober Weizenkleie (schrittweise Zulage bis 30–40 g pro Tag). Kriterium für eine ausreichende Ballaststoffzufuhr ist ein voluminöser geschmeidiger Stuhlgang ohne Defäkationsprobleme.

**Totale Kolektomie.** Eine operative Entfernung des Kolons kann erforderlich werden bei Kolonkarzinom, fulminanter Colitis und anderen Erkrankungen. Teilweise treten nach totaler Kolektomie mit Ileostoma abdominelle Beschwerden mit Durchfall und Geruchsbelästigung nach bestimmten Nahrungsmitteln auf. Durch welche Lebensmittel bzw. Inhaltsstoffe diese Beschwerden verursacht werden, ist von Patient zu Patient verschieden. Relativ häufig treten Unverträglichkeiten auf nach Genuß von Pilzen, Kohlgemüse, Hülsenfrüchte, stark gebratenem Fleisch oder Fisch und Rhabarber.

Die *diätetische Therapie* besteht im Austesten und Weglassen der entsprechenden Lebensmittel. Zur Verbesserung des Allgemeinzustandes ist eine angepaßte, leicht erhöhte Energiezufuhr angebracht, evtl. Substitution mit entsprechenden eiweißreichen Aufbaunahrungen. Des weiteren ist auf eine ausreichende Flüssigkeitszufuhr zu achten.

### 27.5.2.4 Erkrankungen der Leber und Gallenwege

**Akute und chronische Hepatitis.** Die *akute Hepatitis* wird durch Viren, Alkohol, Drogen, Medikamente und Toxine (Gifte) verursacht. Es kommt zu einer entzündlichen Leberzellschädigung. Damit verbunden ist eine Störung der Ausscheidungsfunktion der Leber. In leichteren Fällen ist diese Schädigung reversibel, in schwereren Fällen kann es zu ausgedehnten Nekrosen und Leberversagen kommen. Zur Symptomatik gehören Appetitlosigkeit, Übelkeit, Müdigkeit und Schmerzen in der Lebergegend.
Als *chronische Hepatitis* bezeichnet man eine langsam fortschreitende, mit einem ständigen Untergang von Leberzellen einhergehende Entzündung der Leber.
Sofern keine weiteren Komplikationen vorliegen, besteht die *Ernährungstherapie* bei der akuten und chronischen Hepatitis in der Verordnung einer leichten Vollkost. Auf individuelle Intoleranzen ist Rücksicht zu nehmen. Eine spezielle Leberschonkost gibt es nicht. In der akuten Krankheitsphase gilt striktes Alkoholverbot.

**Fettleber.** Bei der Leberzellverfettung werden vermehrt Neutralfette (Triglyceride) in den Leberzellen gespeichert. Bei einer ausgeprägten Fettleber beträgt die Verfettung bis zu 50% des Leberfeuchtgewichtes. Von einer mäßiggradigen Verfettung spricht man bei 10% Fetteinlagerung. Auslösende Faktoren für die Entstehung der Fettleber können in der Reihenfolge der Häufigkeit sein:

- Alkoholabusus,
- Diabetes mellitus,
- Fehlernährung (Über- oder Unterernährung),
- toxisch wirkende Substanzen.

Die *Therapie* besteht dementsprechend in einer Ausschaltung der in Frage kommenden ursächlichen Faktoren. Dies bedeutet Alkoholkarenz bei der alkoholischen Fettleber, Normalisierung des Körpergewichts bei der Mast-Fettleber mit Reduzierung des Verzehrs von Mono- und Disacchariden und optimale Deckung des Proteinbedarfs bei der Proteinmangel-Fettleber. Ansonsten gelten die Richtlinien für leichte Vollkost. Die Fettleber ist auf diese Weise voll rückbildungsfähig. Sonst kommt es zu einem Übergang in die Leberzirrhose.

**Leberzirrhose/Leberinsuffizienz.** Eine spezielle Ernährungstherapie bei der Leberinsuffizienz kommt zum Tragen bei Ödembildung und Aszites sowie bei Anstieg zerebral toxisch wirkender Substanzen im Serum wie Ammoniak und aromatische Aminosäuren.
Die *diätetischen Maßnahmen* bei Ödembildung und Aszites sind:

- *Natriumrestriktion.* Unter stationären Bedingungen ist kurzfristig die Durchführung einer streng kochsalzarmen Diät mit 1 g Kochsalz (17 mmol Natrium) möglich. Meist wird jedoch die Zufuhr auf 3 g Kochsalz (50 mmol Natrium) reduziert. Für die weitere Durchführung der Diät zu Hause ist eine Kochsalzeinschränkung auf 6 g Kochsalz anzustreben. Der Einsatz spezieller natriumarmer Lebensmittel in Form von Wurst oder Käse ist in der Re-

Tabelle 27.**37** **Proteinzufuhr bei Leberinsuffizienz (nach Götz u. Rabast)**

| Phase der PSE | Serum-Ammoniak | Schriftbild Anprechbarkeit | Proteinzufuhr | Art des Proteins |
|---|---|---|---|---|
| IV | sehr stark erhöht | Koma | 0 | adaptierte Aminosäuren parenteral |
| III | stark erhöht | Schriftprobe abflachend „krakelig", noch ansprechbar | 0,4 g/kg KG[1] 25 g/Tag streng proteinarm | NM[2] mit selekt. Protein, evtl. Zusatz von VKAS |
| II | leicht mäßig bis erhöht | Schriftbild gestört, Konzentrationsschwäche, jedoch ansprechbar | 0,6 g/kg KG 40 g/Tag mäßig proteinarm | NM mit selekt. Protein, evtl. Zusatz von VKAS[3] |
| I | noch normal | normal unauffällig | 0,8 g/kg KG 60 g/Tag Normalzufuhr | normale NM (inkl. Fleisch) |

[1] KG = KG (ohne „Aszites"-Flüssigkeit)
[2] NM = Nahrungsmittel
[3] VKAS = verzweigtkettige Aminosäuren

gel nicht notwendig, da gleichzeitig die Zufuhr tierischen Proteins reduziert ist. Lediglich beim Brot ist nach Möglichkeit auf protein- und natriumarme Sorten auszuweichen. Diese werden industriell angeboten, können aber auch mit Hilfe proteinarmer Brotmischungen ohne oder mit nur geringem Kochsalzzusatz selbst hergestellt werden.

- *Kaliumerhöhung.* Für eine Anhebung der Kaliumzufuhr bieten sich besonders kaliumreiche Obstsorten (Banane, Kiwi, Aprikosen, Trockenobst) und proteinarme, kaliumreiche Gemüsesorten (Endivien- und Feldsalat, Kohlrabi, Rettich, rote Bete, Schwarzwurzel) und Kartoffeln an.
- *Flüssigkeitsbilanzierung.* Durch die eingeschränkte Lebensmittelauswahl (proteinarm, kaliumreich, natriumarm) ist es kaum möglich, die Flüssigkeit zu reduzieren, die mit den Lebensmitteln zugeführt wird. Die Flüssigkeitsbeschränkung kann nur über die Reduzierung der Trinkflüssigkeit erfolgen. Bei den Mineral- und Heilwässern ist auf einen niedrigen Natriumgehalt (<20 mg Natrium pro Liter) zu achten. Zusätzlich können Reis-Obst-Tage für 2–3 Tage zur Beschleunigung der Wasserausscheidung eingeschaltet werden.

**Hepatische Enzephalopathie.** Ursachen der hepatischen Enzephalopathie sind eine Plasmaaminosäurenimbalance und eine mangelnde Entgiftung bestimmter Abbauprodukte des Proteinstoffwechsels. Die aromatischen Aminosäuren (AAS) Tryptophan, Tyrosin und Methionin sind im Serum erhöht und die verzweigtkettigen Aminosäuren (VKAS) Valin, Leucin und Isoleucin, die den Einstrom von AAS in das Gehirn hemmen, vermindert. Ziel der *diätetischen Therapie* ist die Reduktion der toxischen Stoffwechselprodukte durch Verminderung der Proteinzufuhr, ohne daß dadurch die Proteinbedarfsdeckung beeinträchtigt wird.
Das Ausmaß der *Proteineinschränkung* muß individuell in Anpassung an die Restfunktion der Leber festgelegt werden. Bei der Auswahl proteinhaltiger Nahrungsmittel sind Proteine mit hohem Anteil an VKAS und niedrigen Anteil an aromatischen und schwefelhaltigen Aminosäuren auszuwählen („selektives Protein"). Daraus ergibt sich die Bevorzugung von pflanzlichem Protein und Milchprotein vor Fleischprotein. Während Stufe IV der portosystemischen Enzephalopathie (PSE) ist auf eine orale Proteinzufuhr ganz zu verzichten (Tab. 27.**37**). In Phase III und II der PSE ist bezüglich der Proteinzufuhr nach den Richtlinien für eine streng proteinarme (25 g/Tag) bzw. mäßig proteinarme (40 g/Tag) Diät zu verfahren. Ein Zusatz industriell gefertigter Nahrung mit hohem VKAS-Anteil ist in diesen Phasen möglicherweise günstig. Ab Stufe I der PSE kann die Eiweißzufuhr auf 60 g/Tag erhöht werden bei freier Wahl der Proteinträger. Alkohol ist in allen Phasen strikt verboten.
*Erhöhung der Ballaststoffzufuhr.* Eine beschleunigte Darmpassage und ein bakterieller Abbau von unverdaulichen Kohlenhydraten (Ballaststoffen) wirkt der hepatischen Enzephalopathie entgegen. Daher sollte die Kost ballaststoffreich sein. Auf grob blähendes Gemüse sollte jedoch aufgrund häufig auftretender Unverträglichkeiten verzichtet werden. Bei Ösophagusvarizen sollte die Kost eher weich bis breiig sein.

*Lactulosegabe.* Lactulose ist ein synthetisches Disaccharid, aufgebaut aus je einem Molekül Galactose und Fructose, das von den Verdauungsenzymen des Dünndarms nicht spaltbar ist. Es wird durch die physiologische Gärungsflora des Kolons metabolisiert und verdrängt dabei ammoniakbildende Darmbakterien.

**Cholelithiasis, Cholezystitis und Cholangitis.** Gallensteine in Gallenblase und Gallenwegen ((*Cholelithiasis)* können symptomlos vorkommen, aber auch durch Steineinklemmungen und Drucksteigerungen Koliken auslösen. Im Rahmen dieses Steinleidens kommt es häufig zu Entzündungen der Gallenblase *(Cholezystitis)* oder der Gallengänge *(Cholangitis).*
In der *Diättherapie* ist der Wert einer fettreduzierten „Gallenschonkost" umstritten. Nahrungsfette führen je nach Fettsäurenmuster zu einer Steigerung des Galleflusses (Choleresesteigerung). Dies ist bei Erkrankungen der extrahepatischen Gallenwege erwünscht und wird medikamentös durch Choleretika (Stoffe, welche die Sekretion von Galle anregen) und Cholagoga (Stoffe, welche die Gallenblase durch Kontraktion zur Entleerung bringen) zu induzieren versucht. Größere Fettmengen können zu einer plötzlichen Kontraktion der Gallenblase und damit durch Austreiben eines Steines zu Kolliken führen. Viele Versuche haben gezeigt, daß die Häufigkeit abdomineller Beschwerden nach dem Genuß von Fett und ballaststoffreichem Gemüse nicht mit nachweisbaren Gallenwegserkrankungen korreliert. Fettintoleranz tritt bei Gallensteinträgern nicht häufiger auf als bei Probanden mit normalem Röntgenbefund der Gallenblase. Es empfiehlt sich daher bei Gallenwegserkrankungen der Einsatz einer leichten Vollkost (individuelle Unver-

träglichkeiten werden hierbei berücksichtigt) unter Vermeidung größerer Fett*einzelgaben*.
Eine *Reduktion der Nahrungscholesterinzufuhr* scheint sich bei der medikamentösen Auflösung von Cholesterinsteinen in der Gallenblase günstig auszuwirken (beschleunigte Steinauflösung).
Da eine *ballaststoffarme Ernährung* mit großer Wahrscheinlichkeit die Entstehung von Cholesteringallensteinen fördert, ist eine ballaststoffreiche Ernährung zur Rezidivprophylaxe zu empfehlen.

### 27.5.2.5 Erkrankungen des Pankreas

**Akute Pankreatitis.** Die akute Pankreatitis bzw. die akute rezidivierende Pankreatitis ist gekennzeichnet durch kurzfristige Krankheitsverläufe mit Schmerzattacken und Enzymentgleisung. Ausgelöst durch eine Aktivierung von inaktiven, gespeicherten Verdauungsenzymen kommt es zu einer plötzlich einsetzenden Selbstverdauung (Autodigestion) des Pankreas. Ursache und genauer Verlauf dieses Prozesses sind nicht sicher bekannt.

*Prinzip der Diät.* Durch orale Nahrungs- und Flüssigkeitskarenz soll eine weitestgehende Schonung und Ruhigstellung des Pankreas erreicht werden.

*Diätetische Maßnahmen.* In der Anfangsphase (ca. 2–4 Tage) erfolgt eine parenterale Flüssigkeits- und Elektrolytzufuhr, evtl. ist auch eine parenterale Ernährung erforderlich. Danach erfolgt ein oraler Nahrungsaufbau mit folgender Abstufung, wobei die Länge der einzelnen Diätperioden vom Krankheitsverlauf abhängig ist:

- Stufe 1: Reine Kohlenhydratkost; gesüßter Tee, Zwieback, mit Wasser gekochte Schleimsuppen; kein Fett; Verteilung der Nahrung auf 6–8 Mahlzeiten.
- Stufe 2: Kohlenhydrat-Eiweiß-Kost; Einbau von Lebensmitteln mit gut aufschließbarem Eiweiß und minimalem Fettgehalt wie Magerquark, Magermilch; fettarmes, bindegewebsarmes Fleisch (Filet) oder mageres Fischfilet; Toast- und Weißbrot.
- Stufe 3: Einbau von etwas ballaststoffreicheren Lebensmitteln wie Knäckebrot, Kartoffeln, Reis, einigen Gemüsesorten (Karotten, Spargelspitzen, Blumenkohlröschen); Apfelmus, Magerjoghurt; Verteilung auf ca. 6 Mahlzeiten.
- Stufe 4: Vorsichtiger Einbau von Fetten, stufenweise Erhöhung um 10 g auf maximal 50 g; Butterfett, Diätmargarine oder MCT-Margarine bzw. MCT-öl (s. Kasten S. 816); weitere Zurückhaltung bei den versteckten Fetten, nur magere Milchprodukte, Käsesorten, magere Fleisch- und Fischsorten.
- Stufe 5: Wie Stufe 4, allerdings Erweiterung der Nahrungsmenge und Lebensmittelauswahl allmählich nach Verträglichkeit (leichte Vollkost); absolutes Alkoholverbot.

Nach dem Abklingen des entzündlichen Schubes bzw. nach der Beseitigung der auslösenden Ursache, z. B. Gallenwegserkrankungen, kommt es zu einer weitgehenden Normalisierung der Pankreasfunktion. Weitere diätetische Einschränkungen sind meistens nicht erforderlich. Im Umgang mit Alkohol ist Mäßigung angezeigt.

**Chronische Pankreatitis/Exkretorische Pankreasinsuffizienz.** Die chronische Pankreatitis ist durch einen fortschreitenden Gewebsuntergang gekennzeichnet, der letztlich zur exokrinen und endokrinen Pankreasinsuffizienz führt. Symptome sind rezidivierende Bauchschmerzen, Fettstühle (Steatorrhö), Gewichtsverlust und Diabetes mellitus. Bis zu 90% des Pankreasparenchyms können zerstört sein, ohne daß klinische Zeichen einer exokrinen oder endokrinen Störung auftreten. Ursache der chronischen Pankreatitis ist zu ca. 80% der Alkoholismus. Zu den weiteren Ursachen zählen u. a. chronische Gallenwegserkrankungen, die zystische Fibrose und der Hyperparathyreoidismus.
Eine *Ernährungstherapie* wird erforderlich, wenn sich eine Pankreasinsuffizienz mit Diarrhö und *Maldigestion* (Störung der Verdauung) entwickelt hat. Im Vordergrund steht die durch den Lipasemangel bedingte mangelhafte Fettverdauung. Bei Protein und Kohlenhydraten ist die Maldigestion weniger offensichtlich.
Die *diätetische Therapie* besteht in einer Anpassung der Fettzufuhr an das Ausmaß der exokrinen Pankreasinsuffizienz. Außerdem gilt es, durch eine ausreichende Energie- und Proteinzufuhr eine klinisch manifeste Protein-Kalorien-Malnutrition zu verhindern.
Zu den *diätetischen Maßnahmen* gehören:

- Reduktion der *Fettzufuhr* auf 25% der Gesamtenergiezufuhr; hoher Anteil an pflanzlichen Fetten, um den Bedarf an essentiellen Fettsäuren und fettlöslichen Vitaminen sicherzustellen.
- Bei hochgradig reduzierter Fettverdauung kann zur Sicherstellung des Energiebedarfs ein Teil des Nahrungsfettes durch *MCT-Margarine oder MCT-Öl* (s. Kasten S. 816) ausgetauscht werden.
- Deckung des *Proteinbedarfs* mit vorwiegend fettarmen, eiweißreichen Lebensmitteln wie Magerquark, mageres Geflügelfleisch, Magerfischsorten.
- *Kohlenhydratzufuhr,* insbesondere beim gleichzeitigen Vorliegen einer endokrinen Pankrasinsuffizienz, möglichst in komplexer Form (Polysaccharide): Nudeln, Reis, Brot.
- Zurückhaltung mit *ballaststoffreichen Lebensmitteln* (Vollkornprodukten, grobes Gemüse), weil insbesondere die unlöslichen Fasern, z. B. Cellulose, Lignin, das Stuhlgewicht und damit die Ausscheidung von Fett und Proteinabbauprodukten erhöhen und dadurch die Maldigestion verschlimmern.
- Häufige *kleine Mahlzeiten,* zeitlich getrennte Einnahme von flüssiger und fester Nahrung.
- Einschränkung von Substanzen, welche die *Magensäuresekretion* stimulieren wie Kaffee, Tee, scharfe Gewürze.
- absolutes *Alkoholverbot.*

Bei einer Pankreasinsuffizienz mit mehr als 90%iger Einschränkung der Lipase- und Trypsinsekretion wird die Substitution von *Pankreasenzymen* erforderlich. Diese Enzyme werden als magensäureresistente Kapseln mit Mikrokügelchen angeboten, so daß die Enzyme unbeschadet ihren Wirkungsort, das Duodenum, erreichen. Die Enzyme müssen in hohen Dosen zu jeder Mahlzeit eingenommen werden.
Die angeborene Stoffwechselerkrankung *Mukoviszidose (zystische Fibrose, CF)* geht ebenfalls mit einer chronischen Pan-

kreasinsuffizienz einher. Abweichend von den oben aufgeführten Diätempfehlungen wird jedoch hier keine Fettbeschränkung vorgenommen, sondern eine Gesamtfettmenge bis zu 40% der Energiezufuhr angestrebt. Hintergrund ist, daß bei heranwachsenden Kindern durch ein überdurchschnittliches Energieangebot leichter eine relativ normale Entwicklung von Körpergewicht und Längenwachstum erreicht werden kann. Besteht trotz Enzymsubstitution eine ausgeprägte Steatorrhö, ist auch hier der teilweise Ersatz von LCT-Fetten durch MCT-Fette in Erwägung zu ziehen.

**Mittelkettige Triglyceride (MCT)**

Die Fettsäuren mittelkettiger Triglyceride haben eine Kettenlänge von 6–12 Kohlenstoffatomen. Gegenüber Fetten mit langkettigen Fettsäuren (LCT) haben sie bei einigen gastroenterologischen Erkrankungen Vorteile zu bieten. Sie werden beispielsweise schneller und leichter im Darm hydrolysiert und resorbiert, der Bedarf an Pankreaslipase ist geringer, es sind keine Gallensäuren zur Mizellenbildung erforderlich. Außerdem erfolgt ihr Abtransport auf dem Pfortaderweg und nicht via Lymphe, so daß sie in der Leber schneller zur Oxidation anstehen. Nachteile der MCT-Fette sind der schlechtere Geschmack, der höhere Preis und die allgemein schlechtere gastrointestinale Verträglichkeit. MCT-Fette können bereits in geringen Dosen osmotische Diarrhöen auslösen. Sie sollten daher einschleichend dosiert werden (Steigerung um 10 g pro Tag, Tageshöchstdosis 100–150 g). Bei der praktischen Anwendung von MCT-Fett, das als Öl* und Margarine* im Handel ist, muß beachtet werden, daß der Energiegehalt etwas niedriger ist als der von LCT-Fett und daß MCT-Fette bei stärkerem Erhitzen leicht zerfallen. Daher sollten sie den Speisen nach dem Kochen oder Braten zugesetzt werden. MCT-Fette sind nur direkt beim Hersteller zu beziehen.

* ceres mct Diät-Margarine® und Diät-Speiseöl®, Union Deutsche Lebensmittelwerke GmbH, Hamburg

### 27.5.3 Stoffwechselerkrankungen

#### 27.5.3.1 Fettsucht

Die Fettsucht (Adipositas) ist durch eine übermäßige Vermehrung oder Bildung von Fettgewebe gekennzeichnet. Sie ist ein Risikofaktor für eine Reihe von Erkrankungen wie Hypertonie, Diabetes mellitus, Hyperlipidämien und die damit verbundenen Gefäßerkrankungen. Obwohl diese Gesundheitsrisiken seit Jahren bekannt sind, hat die Häufigkeit der Adipositas in den industrialisierten Ländern nicht abgenommen. (Zur Klassifizierung von Normalgewicht, Übergewicht und Fettsucht Kap. 27.2.1.3.)

Wenn auch bezüglich der Pathogenese der Adipositas noch viele Fragen offen sind, so ist doch eines klar: zur vermehrten Bildung von Depotfett im Körper kann es nur dann kommen, wenn dem Organismus mehr Energie zugeführt wird, als er benötigt, d. h., wenn die Energiebilanz *positiv* ist. Dementsprechend kann ein Abbau von Körperfett und somit eine Gewichtsreduktion nur durch eine Umkehrung der Verhältnisse erreicht werden: wird weniger Energie aufgenommen, als im Körper umgesetzt wird, muß der Organismus auf körpereigene Reserven zurückgreifen, die Energiebilanz wird *negativ.* Alle (!) propagierten Maßnahmen zur Gewichtsreduktion basieren auf diesem Prinzip. Neben einer Senkung der Energiezufuhr kann auch durch eine Erhöhung der Ausfuhrseite, z. B. Steigerung des Energieumsatzes durch körperliche Aktivität, eine Negativierung der Energiebilanz erreicht werden.

Auf den großen Nutzen einer erhöhten körperlichen Aktivität im Rahmen der Gewichtsreduktion muß ausdrücklich hingewiesen werden!

Das Prinzip diätetischer Maßnahmen zur Gewichtsreduktion besteht in einer hypokalorischen Ernährung, also einer Energiezufuhr, die unter dem Bedarf liegt. Hierzu bieten sich verschiedene Diätformen an (Tab. 27.**38**).

Grundsätzlich sind alle aufgeführten Diäten zur kurzfristigen Gewichtsreduktion geeignet. Stellt man jedoch weitergehende Anforderungen an eine Reduktionsdiät wie hohe Compliance des Patienten, gesundheitliche Unbedenklichkeit oder Einleitung einer langfristigen Veränderung des Ernährungsverhaltens, ergibt sich eine differenzierte Betrachtungsweise. Beim *totalen Fasten* sind anfänglich die größten Gewichtsverluste zu verzeichnen. Hierbei kommt es jedoch in erster Linie zu einem Verlust von fettfreier Körpermasse (Muskelmasse, Körperwasser) und weniger zu einer Abnahme der Körperfettdepots. Erst im weiteren Verlauf des Fastens beginnt der Körper, seinen Proteinabbau zu minimieren und bevorzugt die Fettreserven anzugreifen. Beim *modifizierten Fasten* erfolgt über die Protein-Supplemente (proteinsubstituiertes Fasten) oder die Obst- und Gemüsesäfte (Saftfasten) ein gewisses Protein- bzw. Kohlenhydratangebot, was dazu beiträgt, die körpereigenen Proteinreserven zu schonen. Als langfristige Diätform ist auch das modifizierte Fasten nicht geeignet. Es kann jedoch den Einstieg in eine Reduktionsdiät bzw. eine Umstellung der Ernährungsgewohnheiten erleichtern. *Formuladiäten* sind industriell gefertigte Nahrungen (pulverisiert, instantisiert), die in der Regel als trink- bzw. löffelbarer Mahlzeitenersatz angeboten werden. Es handelt sich hierbei um diätetische Lebensmittel zur Gewichtsreduktion, die dem Paragraphen 14 a der Diät-Verordnung unterliegen. Dieser Paragraph regelt die Mindestanforderungen, die an Mahlzeiten oder Tagesrationen zu stellen sind, die zur Gewichtsreduktion angeboten werden. Aufgrund des oft eintönigen Geschmacks und der flüssigen bzw. breiigen Konsistenz eignen sich diese Nahrungen nur zum kurzfristigen Einsatz und bewirken überdies auch keine Änderung der Eßgewohnheiten.

Bei den *Modediäten* handelt es sich um ein buntes Spektrum von Diätformen. Diäten mit extremen Nährstoffverhältnissen wie die Atkins-Diät sind dabei nicht ungefährlich (Kap. 27.5.3.4). Einseitige Diäten, die nur ein Lebensmittel in den Mittelpunkt stellen, z. B. die Grapefruitdiät oder Eierdiät, basieren auf dem Konzept der konditionierten Aversion: durch die Beschränkung der Nahrungsauswahl kommt es zur Überdrüssigkeit gegenüber bestimmten Speisen und somit zu einer verminderten Nahrungsaufnahme. Für eine langfristige Ernährungsumstellung ist keine dieser Diätfor-

men geeignet. Eine weitere Möglichkeit, die Energiezufuhr einzuschränken, besteht im Einsatz von *kalorienarmen Fertigmenüs* oder *kalorienreduzierten Lebensmitteln*. Die Kalorienreduktion kann durch Quell- oder Füllstoffe („Wasser schnittfest machen"), Süßstoffe und in Zukunft wahrscheinlich durch den vermehrten Einsatz von Fettersatzstoffen erreicht werden. Der langfristige Erfolg solcher Maßnahmen ist zweifelhaft, wenn nicht insgesamt eine Umstellung der Eßgewohnheiten erfolgt. Einige Untersuchungen deuten darauf hin, daß der Übergewichtige sonst bewußt (Kaffee mit Süßstoff, dafür Torte mit Sahne) oder unbewußt die „eingesparten" Kalorien an anderer Stelle wieder zuführt.
Die sanfteste und nebenwirkungsärmste Form der Adipositasbehandlung stellt die *energiereduzierte Mischkost* dar. Sie bewirkt keine Einschränkung der körperlichen Leistungsfähigkeit, weist die höchste Patientencompliance auf und zeigt die besten Langzeiterfolge.

*Prinzip der Diät.* Bei der energiereduzierten Mischkost wird die Energiezufuhr unter Beibehaltung eines ausgewogenen Nährstoffverhältnisses um ca. 500–1000 kcal (2093–4187 kJ) gesenkt, wobei eine Tagesenergiezufuhr von 1200 kcal (5024 kJ) nicht unterschritten werden sollte. Der Bedarf an essentiellen Nährstoffen kann – eine sorgfältige Lebensmittelauswahl vorausgesetzt – mit dieser Form der Ernährung vollständig gedeckt werden, so daß die energiereduzierte Mischkost langfristig praktiziert werden kann. Durch eine Einsparung von 1000 kcal (4187 kJ) kann eine Gewichtsreduktion von $^1/_2$–1 kg pro Woche erreicht werden. Der Gewichtsverlust erfolgt insgesamt langsamer als bei den viel propagierten Crash-Diäten.

*Diätetische Maßnahmen.* Eine energiereduzierte Mischkost ist durch die Umsetzung folgender Maßnahmen charakterisiert:

- *Fett.* Die Fettzufuhr sollte 30% der aufgenommenen Energie nicht überschreiten. Dazu ist die Zufuhr fettreicher Lebensmittel, insbesondere solcher mit versteckten Fetten wie Fleisch- und Wurstwaren, Käse, Backwaren und Desserts einzuschränken.
- *Protein.* Der Anteil von Eiweiß an der Energiezufuhr sollte ca. 20% betragen. Hierbei sind insbesondere fettarme Eiweißträger zu bevorzugen: Magerquark, Käsesorten bis 30% Fett i. Tr., fettarme Fleisch-, Wurst- und Fischsorten.
- *Kohlenhydrate.* Die Kohlenhydrate machen 50% der Energiezufuhr aus. Die Zufuhr sollte in erster Linie in Form von stärkehaltigen Lebensmitteln erfolgen (Kartoffeln, Reis, Nudeln, Brot).
- *Ballaststoffe.* Ballaststoffe tragen wesentlich zum Sättigungsgefühl bei. Daher sollten vermehrt ballaststoffreiche Lebensmittel eingesetzt werden: Vollkornprodukte, Gemüse, Salat, Obst. Gleichzeitig weisen diese Lebensmittel auch eine hohe Nährstoffdichte an Mineralstoffen, Vitaminen und Spurenelementen auf.
- *Flüssigkeit.* Auf eine reichliche Flüssigkeitszufuhr (mindestens 2 Liter pro Tag) ist zu achten. Auf Alkohol sollte wegen seines hohen Energiegehaltes nach Möglichkeit verzichtet werden.
- *Mahlzeitenhäufigkeit.* Eine Verteilung der Energiezufuhr auf mehrere (4–6) kleine Mahlzeiten ist anzustreben.

Tabelle 27.**38** **Diätetische Maßnahmen zur Gewichtsreduktion**

- Totales Fasten (Nulldiät)
- Modifiziertes Fasten (proteinsubstituiertes Fasten, Heil- bzw. Saftfasten)
- Formuladiäten
- Modediäten (einseitige Diäten, Diäten mit extremen Nährstoffverhältnissen)
- Normale Mischkost unter Einsatz energiereduzierter Lebensmittel (Energiereduktion durch Füll-, Quell-, Süß- oder Fettersatzstoffe)
- energiereduzierte Mischkost

Ein Beispiel für einen Basisplan einer energiereduzierten Mischkost ist der Tab. 27.**39** zu entnehmen.

### 27.5.3.2 Diabetes mellitus

Beim Diabetes mellitus handelt es sich um eine Störung des Kohlenhydratstoffwechsels, die durch einen relativen oder absoluten Insulinmangel verursacht wird. Protein- und Fettstoffwechsel sind mitbetroffen. Die häufigsten Diabetesformen bei uns sind der Typ-I- und Typ-II-Diabetes. Beim Typ-I-Diabetes handelt es sich um einen *insulinabhängigen Diabetes*, der früher auch als juveniler (jugendlicher) Diabetes bezeichnet wurde. Typ II ist ein primär *insulinunabhängiger Diabetes* und wurde früher als Altersdiabetes bezeichnet. Die Hauptmerkmale beider Diabetestypen sind in Tabelle 27.**40** zusammengefaßt.
Für beide Diabetestypen gelten die *Prinzipien einer energiedefinierten Diät* mit Anpassung der Zufuhr von Kohlenhydraten (Auswahl, Menge, Verteilung über den Tag) an die jeweilige individuelle Toleranz. Ziel ist ein möglichst gleichmäßiger Blutzuckerspiegel. Außerdem soll die Ernährung dazu beitragen, ernährungsabhängige Begleit- und Folgeerkrankungen des Diabetes (Adipositas, Fettstoffwechselstörungen, diabetische Nephropathie etc.) günstig zu beeinflussen.

*Diätetische Maßnahmen* hierzu sind:

1. Ausgewogene Zufuhr der Hauptenergieträger: Kohlenhydrat-, Fett- und Proteinaufteilung von je 50–55%, 30–35% und 15% der täglich verzehrten Kalorien. Die früher übliche hohe Fett- und Eiweißzufuhr ist als ungünstig im Hinblick auf die Entstehung von Fettstoffwechselstörungen bzw. die Entwicklung einer diabetischen Nephropathie zu werten.
2. Anpassung der Energiezufuhr zur Erreichung oder Erhaltung eines möglichst normalen Körpergewichts.
3. Kohlenhydratzufuhr in Form von ballaststoffreichen Stärketrägern (Vollkornprodukte, Kartoffeln, Hülsenfrüchte). Eine Ballaststoffzufuhr von über 50 g pro Tag ist anzustreben. Zucker vom Glucosetyp (Glucose, Saccharose, Invertzucker, Maltose, Maltodextrin) ist zu meiden. Zum Süßen können ggf. Zuckeraustauschstoffe bzw. Süßstoffe eingesetzt werden.
4. Aufteilung der Mahlzeiten auf 5–7 pro Tag: Möglichst gleichmäßige Ernährung von Tag zu Tag.

Tabelle 27.**39** **Basis-Tagesplan für eine Reduktionsdiät mit 1200 Kalorien (mit Austauschlebensmitteln)**

| Lebensmittel | Menge | kcal | Austausch-LM | Menge |
|---|---|---|---|---|
| **Frühstück:** | | | | |
| Vollkornbrot | 75 g | 165 | Knäckebrot | 50 g |
| | | | Vollkorn, -produkte | 45 g |
| Käse, < 30% F. i. Tr. | 25 g | 45 | Speisequark, mager | 50 g |
| | | | Wurst, < 20% F., magerer Schinken | 25 g |
| | | | Milch o. Joghurt, 1,5% F. | 75 ml/g |
| Streichfett | 6 g | 45 | Nüsse, Samen | 8 g |
| Obst, Kern/Stein | 150 g | 80 | Trockenobst | 30 g |
| Gemüse | 50 g | 10 | z. B. Tomate, Gurke | 50 g |
| | | 345 | | |
| **Mittagessen:** | | | | |
| Fleisch, mager | 75 g | 120 | Wurst, < 20% F., magerer Schinken | 50 g |
| | | | Käse, < 30% F. i. Tr. | 60 g |
| | | | Hühnerei | 1 1/2 Stk |
| | | | Seefisch, mager | 100 g |
| | | | Hülsenfrüchte | 40 g |
| | | | Tofu | 100 g |
| Kartoffeln | 225 g | 150 | VK-Nudeln, VK-Reis | 45 g |
| | | | Vollkornbrot | 75 g |
| Gemüse | 200 g | 40 | alle Sorten | 200 g |
| | | | Blattsalate | 100 g |
| | | | Grüne Erbsen, Mais | 100 g |
| Streichfett | 6 g | 45 | Öl, Bratfett | 5 g |
| | | | Schlagsahne, 30% F. | 15 g |
| | | 355 | | |
| **Abendessen:** | | | | |
| Vollkornbrot | 100 g | 220 | Knäckebrot | 60 g |
| | | | VK-Nudeln, VK-Reis | 60 g |
| | | | Kartoffeln | 300 g |
| Wurst, < 20% F., magerer Schinken | 50 g | 100 | Käse, < 30% F. i. Tr. | 50 g |
| | | | Fisch, geräuchert | 30 g |
| | | | pfl. Brotaufstrich | 40 g |
| Gemüse | 100 g | 20 | z. B. Tomate, Radieschen, Gurke | 100 g |
| Streichfett | 6 g | 45 | Öl | 5 g |
| | | | saure Sahne, 10% F. | 30 g |
| | | 365 | | |
| **1. Zwischenmahlzeit + 2. Zwischenmahlzeit** | | | | |
| Obst, Zitrus | 150 g | 70 | Knäckebrot | 20 g |
| | | | + Gemüse | 50 g |
| Milch o. Joghurt, 1,5% F. | 150 ml/g | 70 | Buttermilch | 200 ml |
| | | | Speisequark, mager | 75 g |
| | | 140 | | |

Σ **Energie:** 1205 kcal **Protein:** 62 g (20 E%)
**Fett:** 36 g (27 E%) **KH:** 159 g (53 E%)

Tabelle 27.**40** **Hauptmerkmale verschiedener Diabetestypen (nach Töller u. Gries)**

| Merkmal | Typ-I-Diabetes | Typ-II-Diabetes |
|---|---|---|
| andere Bezeichnung | insulinabhängiger Diabetes | nicht insulinabhängiger Diabetes |
| Alter des Auftretens | bevorzugt Jugend, aber auch jedes Erwachsenenalter | bevorzugt mittleres bis höheres Erwachsenenalter |
| Übergewicht | selten | häufig (zu 80%) |
| Blutglucose | erhöht, schwankend | erhöht, stabil |
| Insulin im Blut | vermindert, niedrig | zu Beginn normal bis erhöht |
| Neigung zu | Ketose (Acetonausscheidung) | Fettstoffwechselstörungen |
| Diät | erforderlich | erforderlich, oft als alleinige Behandlung ausreichend |
| Insulintherapie | immer erforderlich | zu Beginn nicht erforderlich |
| orale Antidiabetika | allein unwirksam | meistens wirksam |

5. Einschränkung der Zufuhr von Kochsalz und Alkohol. Alkoholzufuhr nur in Verbindung mit kohlenhydrathaltigen Lebensmitteln (Gefahr der Hypoglykämie).

**Ernährung des Typ-I-Diabetikers.** Ein Hauptziel ist die kontrollierte Kohlenhydratzufuhr und damit die Anpassung an das injizierte Insulin. Die gleichmäßige Verteilung der Kohlenhydrate auf 5–7 Einzelmahlzeiten ist hierbei von besonderer Bedeutung. Wichtig ist auch ein relativ konstanter Mahlzeitenabstand. Für die Erstellung von Tagesplänen nach den obengenannten Kriterien für Typ-I-Diabetiker werden häufig Austauschtabellen herangezogen. Als Austauscheinheit werden Lebensmittelmengen, die 10 bzw. 12 g verdauliche Kohlenhydrate enthalten, angenommen.

1 Berechnungs- bzw. Broteinheit *(BE)* entspricht *12 g* KH.
1 Kohlenhydrateinheit *(KE)* entspricht *10 g* KH.

Nach einer Stellungnahme des Ausschusses Ernährung der Deutschen Diabetes-Gesellschaft sind die genannten Einheiten nicht als Berechnungseinheiten, sondern als Schätzwerte zur praktischen Orientierung von insulinbehandelten Diabetikern anzusehen. Lebensmittelportionen, die 10–12 g verwertbare Kohlenhydrate enthalten, können gegeneinander ausgetauscht werden.
Bei neueren Strategien der Insulintherapie wird umgekehrt verfahren, d. h., die Insulindosis wird auf die zu verzehrende Kohlenhydratzufuhr des Diabetikers abgestimmt (intensivierte Insulintherapie). Mit dieser Therapieform können die Kohlenhydrate auch auf nur drei Mahlzeiten verteilt werden bzw. die Kohlenhydratzufuhr kann täglich variiert werden. Dieses setzt jedoch eine gute Schulung des Diabetikers voraus.

**Ernährung des Typ-II-Diabetikers.** Hauptziele der Ernährungstherapie beim meist übergewichtigen Typ-II-Diabetiker sind Verminderung der Energiezufuhr und Reduzierung des Körpergewichts. Dadurch nehmen Insulinsensitivität und Insulinsekretion zu und die häufig erhöhten Serumtriglyceridspiegel sinken ab. Die regelmäßige Mahlzeitenverteilung, -einnahme und -zusammensetzung haben nicht den gleichen Stellenwert wie beim insulinabhängigen Diabetiker.

**Alternative Süßungsmittel.** Zuckerersatzstoffe und damit hergestellte Lebensmittel haben in der Diabetesdiät einen bestimmten Stellenwert. Man unterscheidet zwischen den energiehaltigen (nutritiven) *Zuckeraustauschstoffen* und den kalorienfreien (nicht nutritiven) *Süßstoffen.* Zu den Zuckeraustauschstoffen, die in Diabetiker-Lebensmitteln eingesetzt werden, gehören Fructose (4 kcal/g), Sorbit, Xylit und Isomalt (alle 2,4 kcal/g). Zuckeraustauschstoffe sind wie Kohlenhydrate in den Mahlzeitenplan miteinzubeziehen. Ihr Vorteil liegt darin, daß sie anfänglich insulinunabhängig verstoffwechselt werden. In größeren Dosen eingenommen können sie aufgrund ihrer schlechten Resorbierbarkeit Diarrhöen auslösen. Die meisten Speziallebensmittel für Diabetiker (sog. Diabetiker-Lebensmittel mit Zuckeraustauschstoffen wie Kuchen, Schokolade, Gebäck), sind unnötig und für den übergewichtigen Typ-II-Diabetiker eher ungünstig. Die künstlichen Süßstoffe Saccharin, Cyclamat, Aspartam, Acesulfam-K sind kalorienfrei und können in mäßigen Mengen zum Süßen verwendet werden. Sie müssen im Diätplan nicht berechnet werden.

### 27.5.3.3 Fettstoffwechselstörungen

Fette, Phospholipide und Cholesterin sind wasserunlöslich. Im Blut werden sie daher an Eiweiß gebunden als Lipoproteine transportiert. Eine Erhöhung dieser Lipoproteinfraktionen im Blut über die Norm wird als *Hyperlipoproteinämie* (HLP) oder Fettstoffwechselstörung bezeichnet. Hierbei kann es sowohl zu einer Erhöhung des Cholesterins (Hypercholesterinämie) als auch zu einer Erhöhung der Triglyzeride (Hypertriglyzeridämie) kommen. Ferner können auch beide Fraktionen gemeinsam betroffen sein (gemischte Hyperlipoproteinämien). Unter den primären oder familiären Hyperlipoproteinämien faßt man die genetisch bedingten Fettstoffwechselstörungen zusammen. Die sekundären oder symptomatischen Fettstoffwechselstörungen sind Folge von Erkrankungen wie Diabetes mellitus oder Hypothyreose. Die Hyperlipoproteinämie gilt als eine der Risikofaktoren für die Entwicklung arteriosklerotischer Gefäßveränderungen. Hierbei kommt der LDL-Fraktion (low density lipoprotein) die entscheidende Bedeutung zu, während die HDL-Fraktion (high density lipoprotein) offenbar das Arterioskleroserisiko vermindert. Deshalb sollte das therapeutische Ziel nicht in einer Reduzierung des Gesamtcholesterins, sondern in einer Senkung des LDL-Cholesterins und Erhöhung der HDL-Fraktion liegen.
Die Höhe der Lipoproteinkonzentrationen wird durch eine Reihe von Faktoren bestimmt. Die Ernährung spielt hierbei eine nicht zu unterschätzende Rolle.

**Prinzip der Diät.** Die Diätprinzipien bei Fettstoffwechselstörungen sind auch gleichzeitig die Ernährungsempfehlungen zur Arterioskleroseprophylaxe. Sie zielen darauf ab, das Körpergewicht zu normalisieren, den Serumcholesterin- und/oder Serumtriglyzeridspiegel zu senken und das HDL-Cholesterin zu halten.

**Diätetische Maßnahmen.** Die Europäische Arteriosklerose-Gesellschaft (EAS) hat folgende Empfehlungen für eine lipidsenkende Diät entwickelt:

- Verringerung der *Fettzufuhr* auf 30% der zugeführten Energie (Kohlenhydrate 50–60%, Protein 10–20%), dabei Verminderung des Anteils gesättigter Fettsäuren auf höchstens 10% der Gesamtkalorien. Da die tierischen Fette die wichtigsten Quellen gesättigter Fettsäuren sind, empfiehlt sich die Einschränkung ihres Verzehrs. Dies bedeutet eine Bevorzugung magerer Fleisch- und Wurstsorten, fettarmer Käsesorten (unter 30% Fett i. Tr.), fettarmer oder teilentrahmter Milchprodukte und eine generelle Einsparung von Streich- und Kochfett durch fettarme Zubereitungsarten wie Dünsten, Grillen etc.
- Relative Steigerung der Zufuhr *einfach und mehrfach ungesättigter Fettsäuren* auf je maximal 10% der Gesamtenergiemenge. Dies ist erreichbar durch die Verwendung pflanzlicher Fette und Öle. Einen besonders hohen Gehalt an einfach ungesättigten Fettsäuren hat das Oliven- und Erdnußöl, mehrfach ungesättigte Fettsäuren finden sich in reichlichem Maße in Sonnenblumenöl, Sojaöl, Distelöl, Maiskeimöl u. a.
- Reduktion der *Nahrungscholesterinzufuhr* auf maximal 300 mg pro Tag. Die individuelle Auswirkung des Nahrungscholesterins auf das Serumcholesterin ist allerdings unterschiedlich. Nahrungscholesterin findet sich fast ausschließlich in Lebensmitteln tierischer Herkunft (Fleisch, Fisch, Geflügel, Eier, Milchprodukte). Besonders cholesterinreich sind Eigelb, Innereien und Schalentiere.
- Steigerung der *Ballaststoffzufuhr* auf mehr als 35 g pro Tag. Ballaststoffreiche Lebensmittel, insbesondere solche mit einem hohen Anteil an löslichen Ballaststoffen, haben einen günstigen Einfluß auf die Blutfette. Hierzu gehören: Vollkornprodukte, Hülsenfrüchte, Obst, Gemüse, Haferkleie u. a.

Als weitere Maßnahmen, die insbesondere auf eine Senkung erhöhter Triglyzeridspiegel abzielen, sind zu nennen:

- Reduzierung des Körpergewichtes durch Einschränkung der Energiezufuhr, insbesondere der Fettzufuhr.
- Einschränkung der Zufuhr von Mono- und Disacchariden (Zucker, Süßigkeiten, Kuchen, evtl. sogar Obst) und Alkohol.
- Vermehrte Zufuhr von Omega-3-Fettsäuren; sie haben eine triglyzeridsenkende Wirkung. Kaltwasserfische wie Makrelen, Lachs, Hering enthalten relativ große Mengen an diesen Fettsäuren.

Die wichtigste Maßnahme im Rahmen der Lipidsenkung und Arterioskleroseprophylaxe ist eine Normalisierung des Körpergewichtes durch eine energiereduzierte, fettarme Ernährung in Verbindung mit körperlicher Aktivität!

### 27.5.3.4 Hyperurikämie und Gicht

Die Harnsäure ist das Endprodukt des Purinstoffwechsels. Purine sind Bestandteile der Zellen, vor allem der Zellkerne. Ist der Harnsäurestoffwechsel gestört, d. h. wird mehr Harnsäure gebildet oder im Körper zurückgehalten, steigt der Harnsäuregehalt im Blut an: es kommt zur Hyperurikämie. Die *primäre Hyperurikämie* ist charakterisiert durch eine Vermehrung des Harnsäuregesamtpools. Zu einer Erhöhung dieses Pools kommt es entweder durch eine vermehrte Harnsäurebildung (in ca. 20% der Fälle) oder durch eine verminderte renale Ausscheidung (in ca. 80% der Fälle). Unter einer *sekundären Hyperurikämie* versteht man eine Erhöhung des Harnsäurespiegels, die nicht genetisch determiniert ist, z. B. bei chronischen Nierenerkrankungen (verminderte Ausscheidung), durch Zellabbau bei Bluterkrankungen (vermehrte Bildung).
Übersteigt die Harnsäurekonzentration eine kritische Grenze, kann es zum Auskristallisieren von Harnsäure an verschiedenen Stellen im Körpergewebe kommen. Bevorzugt lagern sich diese Kristalle in den Gelenken und in der Niere ab. Dort verursachen sie schmerzhafte Entzündungen und lösen einen akuten *Gichtanfall* aus. Hyperurikämie und Gicht sind häufige Erkrankungen in industrialisierten Ländern, in denen Nahrungsmittelüberfluß herrscht. Aufgrund einer durchaus effektiven medikamentösen Therapie der Hyperurikämie und Gicht durch Urikosurika (Medikamente, welche die Harnsäureausscheidung fördern) und/oder Uristatika (Medikamente, die die Bildung von Harnsäure hemmen), ist die diätetische Therapie etwas in den Hintergrund gedrängt worden. Sie ist jedoch auch äußerst effektiv und hilft darüber hinaus, Kosten einzusparen und verringert das Risiko von Arzneimittelnebenwirkungen.
Das *Prinzip der Diät* besteht in der Ausschaltung der Faktoren, welche die Hyperurikämie begünstigen. Dazu gehören:

- kalorische Überernährung,
- überhöhte exogene Purinzufuhr,
- übermäßiger Alkoholkonsum.

Die *diätetische Behandlung* der Hyperurikämie umfaßt folgende Maßnahmen:

*Energiezufuhr.* Die Höhe der Energiezufuhr richtet sich nach dem Körpergewicht. Liegt Übergewicht vor, sollte die Energiezufuhr eingeschränkt werden, weil durch eine Normalisierung des Körpergewichtes bereits eine Senkung des Harnsäurespiegels erzielt werden kann. Strenge Fastenkuren oder einseitige Reduktionsdiäten (fettreich/kohlenhydratarm), die mit einer vermehrten Ketonkörperbildung einhergehen, sollten jedoch vermieden werden, weil hierdurch die renale Harnsäureausscheidung gehemmt wird.

*Purinzufuhr.* Genauso wie eine überhöhte Purinzufuhr mit der Nahrung die Harnsäurekonzentration im Blut erhöht, kann durch eine purinarme Ernährung auch eine Senkung des Harnsäurespiegels erreicht werden. Je nach Einschränkung der Purinzufuhr unterscheidet man zwischen einer *streng purinarmen* und einer *purinarmen* Diät. Die Grenzwerte für Purin (angegeben als mg gebildete Harnsäure) lauten:

| | pro Tag | pro Woche |
|---|---|---|
| streng purinarm | 300 mg | 2000 mg |
| purinarm | 500 mg | 3000 mg |

Purine kommen sowohl in tierischen als auch in pflanzlichen Lebensmitteln vor. Der Puringehalt in den einzelnen Lebensmitteln hängt zunächst von der ursprünglichen Aufgabe als tierisches oder pflanzliches Gewebe ab. Im tierischen Muskelgewebe ist z. B. ein hoher Puringehalt in energiereichen Phosphaten enthalten. In Innereien ist die Purinkonzentration wegen des hohen Zellkerngehaltes besonders hoch. Die Haut von Fisch und Geflügel bzw. auch die Schweineschwarte enthält aufgrund ihres Zellreichtums sehr viele Zellkerne mit einem hohen Puringehalt. In pflanzlichen Speichergeweben wie Getreide oder Kartoffeln findet man entsprechend der geringeren Zahl der Zellkerne einen niedrigen Puringehalt. Milch enthält kein Zellmaterial und ist praktisch purinfrei. Auch die häufig in alternativen Ernährungsformen verwendeten Lebensmittel wie Bierhefe, Sojabohnen und Sojafleisch weisen z. T. beachtliche Puringehalte auf. Der Puringehalt ausgewählter Lebensmittel ist in Tab. 27.**41** aufgeführt.
*Alkohol* bewirkt eine vermehrte Harnsäurebildung und hemmt die renale Harnsäureausscheidung. Daher sollte der Hyperurikämiker seine Alkoholzufuhr einschränken (1 Glas eines alkoholischen Getränkes ist pro Tag erlaubt). Beim Genuß von Bier ist neben der Wirkung des Alkohols auch der Puringehalt des Bieres zu berücksichtigen. Alkoholfreies

Tabelle 27.**41** **Puringehalt ausgewählter Lebensmittel**

| Lebensmittel (verzehrbarer Anteil) | Portionsgröße g | Gebildete Harnsäure mg |
|---|---|---|
| Bries | 100 | 1032 |
| Hirn | 100 | 510 |
| Leber, Kalb | 100 | 250 |
| Bückling | 100 | 318 |
| Hering | 100 | 280 |
| Miesmuscheln | 100 | 370 |
| Ölsardine | 100 | 560 |
| Rinderkeule | 100 | 130 |
| Hackfleisch | 100 | 127 |
| Huhn | 100 | 110 |
| Bratwurst | 100 | 130 |
| Bierschinken | 30 | 30 |
| Schinken, gekocht | 30 | 60 |
| Schinken, roh | 30 | 60 |
| Scholle | 100 | 126 |
| Krabben | 100 | 168 |
| Bohnen, weiß, getr. | 75 | 98 |
| Bohnen, grün | 200 | 85 |
| Rosenkohl | 200 | 130 |
| Milch, alle Sorten | 200 | 0 |
| Käse, alle Sorten | 30 | 0 |
| Fette, alle Sorten | 10 | 0 |
| Feldsalat | 50 | 23 |
| Brot im Durchschnitt | 50 | 20 |
| Vollkorn, i. D. | 60 | 42 |
| Erdbeeren | 150 | 18 |
| Beerenobst | 150 | 0 |

Tabelle 27.**42** **Proteinzufuhr bei chronischer Niereninsuffizienz** (nach Götz u. Rabast und Lange)

| Stadium der Niereninsuffizienz | g Protein pro kg KG | g Protein pro Tag | Energie % Protein | Art des zugeführten Proteins |
|---|---|---|---|---|
| I Volle Kompensation | 0,8 | 60 | 10 | natürliche NM (Fisch, Fleisch, Eier, Käse, Milch |
| II Kompensierte Retention | 0,6 | 40 | 7 | selektive Proteindiät<br>Eier, Käse, Milchprodukte, spezielle proteinarme Brot-, Back- und Teigwaren, Kartoffeln<br>oder |
| III Dekompensierte Retention | 0,4 | 25–30 | 4 | Schwedendiät (modif.)<br>Protein aus natürl. LM + essentielle Aminosäuren (EAS) oder Keto- bzw. Hydroxyanaloga der EAS<br>oder |
| IV Terminale Niereninsuffizienz | | | | Kartoffel-Ei-Diät (modifiziert)<br>ca. 8 g Protein als Kartoffel-Ei-Gemisch; spez. proteinarme Brot- und Teigwaren, Käse, vegetarische Pasteten |
| III und IV<br>Intermittierende Hämo- oder Peritonealdialyse | 1–1,2 | 80 | 14 | natürliche NM (Fleisch, Fisch, Eier, insbesondere Milch, Käse) Eiweißkonzentrate |
| CAPD/CCPD | 1,2–1,5 | 100 | 17 | |

NM Nahrungsmittel
KG Körpernormalgewicht (sog. „Trockengewicht")
CAPD kontinuierliche ambulante Peritonealdialyse
CCPD kontinuierliche zyklische Peritonealdialyse

Bier enthält etwa die gleiche Menge Purine wie normales Bier, allerdings keinen Alkohol.
Insgesamt ist auf eine *reichliche Flüssigkeitszufuhr* (mindestens 2 Liter täglich) zu achten.
Die beste Prophylaxe gegen die Komplikationen der Hyperurikämie ist das *Vermeiden von Exzessen.* Festessen mit viel Alkohol sind für den Hyperurikämiker ebenso gefährlich wie totales Fasten.

## 27.5.4 Erkrankungen der Niere

### 27.5.4.1 Chronische Niereninsuffizienz

Die chronische Niereninsuffizienz ist gekennzeichnet durch eine progressive Einschränkung der Nierenfunktion infolge eines zunehmenden Ausfalls funktionstüchtiger Nephrone. Das Krankheitsbild unterscheidet sich je nach Stadium.

*Stadium 1:* Volle Kompensation; die glomeruläre Filtrationsrate (GFR) ist bis auf etwa 50 ml/min eingeschränkt, die Harnstoff- und Kreatininwerte sind noch nicht erhöht.

*Stadium 2:* Kompensierte Retention; GFR ist bis auf 10 ml/min vermindert; zusätzlich Anstieg von Harnstoff- und Kreatininwerten, Elektrolytwerte im allgemeinen normal, vereinzelt Serumcalcium erniedrigt und Phosphat erhöht; Leistungsminderung, Appetitlosigkeit.

*Stadium 3:* Dekompensierte Retention; GFR zwischen 10 und 5 ml/min; weiterer Anstieg der Harnstoff- und Kreatininwerte; Elektrolytverschiebungen; Erbrechen, Durchfälle, Anämie, Azidose u. a.

*Stadium 4:* Urämie oder terminale Niereninsuffizienz; GFR unter 5 ml/min; Harnstoffanstieg im Serum über 300 mg% (50 mmol/l), Kreatinin über 15 mg% (1326 mmol/l); schwere Störungen im Elektrolytstoffwechsel mit Azidose, hochgradige Neuropathien u. v. m.; dialysebedürftig.

*Prinzip der Diät.* Sobald eine Nierenerkrankung oder -schädigung in eine chronische Niereninsuffizienz einmündet, ist eine Diätbehandlung zwingend erforderlich. Behandlungsziel ist in jedem Fall die Verlängerung der prädialytischen Phase durch eine funktionelle Entlastung der Niere. Auf eine bedarfsgerechte Versorgung mit Energie und essentiellen Nährstoffen ist dabei zu achten.
Die *diätetischen Maßnahmen* richten sich im einzelnen nach dem Stadium der Erkrankung.

- *Energiezufuhr.* Generell sollte hochkalorisch ernährt werden (35–40 kcal/kg KG), um den Proteinkatabolismus zu verhindern oder zu verringern.
- *Protein.* Die Proteinzufuhr erfolgt in Anpassung an das Stadium der Niereninsuffizienz (Tab. 27.**42**), wobei auf den Einsatz von genügenden Mengen biologisch hochwertigen Proteins geachtet werden sollte; im Stadium I gibt es bezüglich der Auswahl der Proteinträger noch

Tabelle 27.**43** **Harnalkalisierende und harnsäuernde Getränke und Lebensmittel**

| Harnalkalisierend | Harnsäuernd |
|---|---|
| *Mineral- und Heilwässer* | *Mineral- und Heilwässer* |
| Staatlich Fachingen | Apollinaris |
| Marienbader Rudolfsquelle | Brolina |
| Wildunger Helenen-Quelle | Harzer Sauerbrunnen |
| Teinacher Hirschquelle | Marie-Luisen-Quelle |
| Mergentheimer Karlsquelle | Rhenser Brunnen |
| u. a. | Silvaner Heilquelle |
| *Sonstige Getränke* | *Sonstige Getränke* |
| Altbier | Pils |
| Zitrussäfte (z. B. Orangensaft) | Kölsch |
| | Johannisbeersaft |
| | Preiselbeersaft |
| *Lebensmittel* | *Lebensmittel* |
| Obst | Fleisch, Fleischwaren |
| Gemüse | Fisch, Geflügel, Eier |
| Kartoffeln | Käse |
| Milch, -produkte | Vollkornprodukte |
| | Hülsenfrüchte, Nüsse |

keine Einschränkungen; zu beachten ist jedoch, daß die empfohlene Proteinzufuhr von 0,8 g/kg KG (entspricht den Empfehlungen für gesunde Erwachsene) schon für viele Patienten eine Einschränkung darstellt.

- *Kohlenhydrate.* Durch die großen Energiemengen, die mit der Kost zugeführt werden müssen, ergibt sich ein hoher Kohlenhydratanteil der Kost (60–65% der zugeführten Energie). Aufgrund des Proteingehaltes vieler Kohlenhydratträger ergeben sich im Verlauf der Erkrankung auch hier Einschränkungen; Einsatz proteinarmer Brotsorten, proteinarmer Teigwaren; Kohlenhydratanreicherung der Kost durch Stärke oder Maltodextrin.
- *Fett.* Die Fettzufuhr sollte 30% der zugeführten Energiemenge ausmachen. Dabei ist auf eine ausreichende Versorgung mit essentiellen Fettsäuren zu achten. Eine höhere Zufuhr von Fett ist im Hinblick auf bestehende sekundäre Hyperlipidämien nicht sinnvoll, obwohl es sich von der Speiseplangestaltung her anbieten würde. Dennoch: fettreiche Käsesorten und Sahne-Wasser-Gemische anstelle von Milch einsetzen wegen des geringeren Protein-, Natrium- und Phosphorgehalts.
- *Flüssigkeit, Natrium, Kalium.* Die Zufuhr sollte bilanzgerecht erfolgen. Die Flüssigkeitsmenge richtet sich nach der Menge der Ausscheidung. Keine generelle streng natriumarme Diät, sondern flexible Handhabung der Kochsalzzufuhr je nach klinischen Befunden. Zur Definition von natrium- und kaliumdefinierten Kostformen s. Kap. 27.5.1.3.
- *Calcium.* Die empfehlenswerte Höhe der Calciumzufuhr beträgt mehr als 1000 mg pro Tag. Die Zufuhr dieser Mengen ist mit zunehmender Proteineinschränkung nicht mehr über Lebensmittel (Milch, Käse) zu decken, so daß Calcium-Supplemente erforderlich werden.
- *Phosphat.* Die Phosphatzufuhr sollte weniger als 750 mg pro Tag betragen. Die Einschränkung der tierischen Proteinträger führt bereits zu einer verminderten Phosphatzufuhr. Einen relativ hohen Phosphatgehalt weisen ferner Vollkornprodukte, Hefe und Cola-Getränke auf.
- *Vitamine.* Bei Nierenpatienten mit und ohne Dialysebehandlung kommt es häufig zu einem Mangel an wasserlöslichen Vitaminen (ungenügende Zufuhr, mangelhafte Resorption, Verluste im Dialysat); zur Substitution werden Multivitaminpräparate mit wasserlöslichen Vitaminen empfohlen.

Bei Patienten, die sich einer Dialysebehandlung unterziehen müssen, liegt die empfohlene Proteinzufuhr höher als bei konservativ behandelten Patienten, da mit dem Dialysat Protein verlorengeht (Tab. 27.**42**).

### 27.5.4.2 Proteinurie und nephrotisches Syndrom

Das nephrotische Syndrom ist gekennzeichnet durch das Vorliegen einer massiven Proteinurie (häufig 10–20 g und mehr pro Tag), Erniedrigung des Gesamteiweißes im Serum und daraus resultierende Ödeme. Mögliche Ursachen sind eine Glomerulonephritis, Diabetes mellitus und infektiöse oder toxische Schädigungen der Glomeruli.

*Prinzip der Diät.* Früher wurde eine erhöhte Proteinzufuhr (> 1,5 g Protein/kg KG und Tag) zum Ausgleich dieser Proteinverluste empfohlen; diese Maßnahme hatte aber eine Zunahme der Proteinausscheidung zur Folge. Heute sind die Hauptziele der Ernährungstherapie

- Einschränkung der Proteinzufuhr auf 0,8–1,0 g/kg KG und Tag, dabei Einsatz von biologisch hochwertigen Proteinen,
- Einschränkung der Kochsalzzufuhr wegen bestehender Ödemneigung auf 3–6 g pro Tag.

### 27.5.4.3 Urolithiasis, Nephrolithiasis

Eine abnorme Harnzusammensetzung, Erkrankungen des Nierenparenchyms und Harnabflußstörungen können zur Bildung von Konkrementen in Niere, Nierenbecken und Harnleiter führen (Urolithiasis, Nephrolithiasis). Die genauen pathogenetischen Mechanismen sind nicht geklärt. In den letzten Jahrzehnten hat zusammen mit den veränderten Ernährungs- und Lebensgewohnheiten die Harnsteinbildung stark zugenommen. Überernährung und Zufuhr einer relativ proteinreichen Kost steigern die Calcium-, Oxalat- und Harnsäureausscheidung im Urin und begünstigen dadurch die Steinbildung. Man unterscheidet mit abnehmender Häufigkeit Calciumoxalat-, Harnsäure-, Calciumphosphat-, Xanthin- und Zystinsteine.

*Prinzip der Diät* zur Rezidivprophylaxe und Primärprävention. Behandlungsprinzip der Urolithiasis ist die dauerhafte Ausschaltung von Ernährungsfaktoren, welche die Steinbildung fördern.

*Diätetische Maßnahmen* (allgemein):

1. Verdünnung des Urins durch reichliche Flüssigkeitszufuhr (mindestens 2–3 Liter pro Tag).

2. Einschränkung von Nahrungsmitteln, welche die Steinbildung fördern.
3. Alkalisierung oder Ansäuren des Urins je nach Steinzusammensetzung durch geeignete Getränke- bzw. Lebensmittelauswahl (Tab. 27.**43**); in der Regel wird diese Maßnahme ergänzend zur medikamentösen Therapie durchgeführt.
4. Unterstützt werden können diese Maßnahmen durch körperliche Bewegung wie Jogging; dadurch ist die mechanische Austreibung kleinerer Steine oder von Grieß möglich.

Für die einzelnen Steinarten ergeben sich spezielle diätetische Maßnahmen, die in Tab. 27.**44** zusammengefaßt sind.

Tabelle 27.**44** **Spezielle Ernährungsempfehlungen bei der Urolithiasis**

| Steinart | Einzuschränkende Nährstoffe, Kostgestaltung | Trinkflüssigkeit |
|---|---|---|
| **Calciumoxalatsteine** | einzuschränken: Calcium, Vit. D, Oxalsäure → Einschränkung von Milch, Käse, evtl. oxalsäurearme Kost (Spinat, Mangold, Rhabarber, rote Bete, Mandeln, Nüsse, Kakao meiden) | alkalisierend |
| **Harnsäuresteine** | einzuschränken: Purine → purinarme Kost (s. Kap. 27.5.3.4), Einschränkung der Alkoholzufuhr | alkalisierend |
| **Calciumphosphatsteine** | einzuschränken: Calcium → s. o. | säuernd |
| **Xanthinsteine** | einzuschränken: Purin → s. o. | alkalisierend |
| **Cystinsteine** | einzuschränken: Methionin, Cystin → Eiweißlimitierung in Höhe der Empfehlung für Gesunde (0,8 g/kg KG u. Tag) | alkalisierend |

## 27.5.6 Nahrungsmittelallergien und -intoleranzen

Unverträglichkeitsreaktionen nach Nahrungsaufnahme (Tab. 27.**45**) können durch verschiedene Faktoren verursacht werden, und zwar

- durch das Nahrungsmittel selbst,
- durch versteckte Allergene wie Schimmel- oder Hefepilze,
- durch chemische Nahrungsmittelzusätze wie Konservierungsmittel und Farbstoffe,
- durch Rückstände aus Tier-, Pflanzenzucht, Bodenbehandlung, Herstellung und Verpackung von Lebensmitteln wie Antibiotika, Pestizide,
- durch Zwischenprodukte aus falscher Lagerung von leichtverderblichen Speisen, beispielsweise Fischen.

Pathogenetisch muß unterschieden werden, ob die krankhaften Symptome nach Nahrungsaufnahme auf *immunologischen* Mechanismen beruhen (spezifische Interaktion zwischen Allergen und Immunsystem) oder ob ihnen *nichtimmunologische* Mechanismen zugrunde liegen.

### 27.5.6.1 Nahrungsmittelallergien

Echte Nahrungsmittelallergien sind immunologisch vermittelte Überempfindlichkeitsreaktionen auf bestimmte Nahrungsmittel. Sie kommen häufiger bei Säuglingen und Kleinkindern als bei Erwachsenen vor. Sie können mit der Zeit zunehmen (seltener) oder verschwinden, weshalb periodische Nachuntersuchungen notwendig sind. Die wichtigsten Nahrungsmittelallergene sind in Tab. 27.**46** aufgelistet.

*Prinzip der Diät.* Die diätetische Behandlung der echten Nahrungsmittelallergie besteht im Weglassen der auslösenden Nahrungsmittel. Dies kann sich je nach Nahrungsmittel als einfach (Beispiel Schalentiere) oder auch wegen des universellen Einsatzes (Beispiel Hühnerei) als schwierig erweisen. Beim Vorliegen einer schweren Allergie auf mehrere Nahrungsmittel wird die Kostgestaltung diffizil. Besonders bei kleinen Kindern muß auf eine adäquate Ernährung geachtet werden, um Wachstumsverzögerungen zu vermeiden. Ein Weglassen von Lebensmittel auf Verdacht ohne fundierte Diagnostik sollte grundsätzlich vermieden werden.

Tabelle 27.**45** **Definition der Nahrungsmittel-Intoleranzreaktionen** (nach Thiel)

- **Allergische Reaktionen**
  Immunreaktion, antikörpervermittelt (IgE, IgG)
  Auslöser: Antigene (Proteine) tier. und pflanzl. Ursprungs
- **Pseudoallergische Reaktionen**
  nicht immunologisch bedingt, Mediatorfreisetzung
  Auslöser: Zusatzstoffe chemischer Natur (Konservierungsmittel, Farbstoffe, Antioxidanzien)
- **Biogene Aminreaktionen**
  nicht immunologisch bedingt, vasoaktive (pharmakologische) Reaktionen
  Auslöser: Serotonin, Histamin, Tyramin, Dopamine u. a.
- **Enzymdefekte (genetisch/erworben)**
  nichtallergische (z. T. immunologische) Defekte
  Glutenenteropathie, Disaccharidasemangel, Lactasemangel
- **Intoxikationen**
  im Sinne der echten Vergiftung mit substanzspezifischen Symptomen
- **Aversionen**
  psychosomatisch

Tabelle 27.**46** **Katalog wichtiger Nahrungsmittelallergene**

| Häufige Lebensmittelallergene **tierischer** Herkunft | Häufige Lebensmittelallergene **pflanzlicher** Herkunft | **Seltene** Auslöser von Lebensmittelallergien |
|---|---|---|
| Fisch<br>Schalen- und Krustentiere<br>Hühnerei<br>Kuhmilch<br>Fleisch (Rind, Schwein, Hammel)<br>Geflügel (Huhn, Ente, Gans)<br>Innereien | Nüsse und Samen<br>Stein- und Kernobst (Äpfel, Kirschen, Pfirsiche)<br>Gemüse (Sellerie, Fenchel, Karotten, Hülsenfrüchte, Paprika)<br>Exotische Früchte<br>Kräuter und Gewürze | Zitrusfrüchte<br>Erdbeeren<br>Bananen<br>Tomaten<br>Kohlgemüse<br>Spargel<br>Getreide<br>Hefen (Bäcker-, Bierhefe) |

Tabelle 27.**47** **Lebensmittel mit hohem Gehalt an vasoaktiven Aminen**

| Histamin | Serotonin | Tyramin | Phenylethylamin |
|---|---|---|---|
| Konserven | Walnüsse | Käse | Schokolade |
| Sauerkraut | Bananen | Hefe | |
| Spinat | | Heringe | |
| Tomaten | | Chianti | |
| Käse | | Schokolade | |
| Wurst | | Rohwurst | |
| best. Weine | | Avocados | |
| Bier | | Himbeeren | |

#### 27.5.6.2 Pseudoallergische Reaktionen

Pseudoallergische Reaktionen (PAR) auf Nahrungsmittel verlaufen in der Regel klinisch wie Sofortreaktionen vom Typ I. Ihnen liegt allerdings keine primäre Immunreaktion zugrunde.

*Prinzip der Diät.* Oberstes Prinzip in der Behandlung ist auch bei den pseudoallergischen Reaktionen das gänzliche oder weitgehende Meiden des auslösenden Agens. Dies setzt jedoch ein exaktes Wissen über das Vorkommen der entsprechenden Pseudoallergene voraus. Bei Unverträglichkeiten gegen Lebensmittelzusatzstoffe (Farbstoffe, Konservierungsmittel, Emulgatoren etc.) hilft in vielen Fällen die Zutatenliste eines Lebensmittel weiter. Bei Unverträglichkeitsreaktionen gegenüber Mediatoren (Histamin, Serotonin) und biogenen Aminen mit Mediatorwirkung (Tyramin, Phenylethylamin) ist der Verzehr von Lebensmitteln einzuschränken, die größere Mengen dieser Substanzen enthalten (Tab. 27.**47**).

#### 27.5.6.3 Diagnostische Diätverfahren

Die genaue Identifikation des Nahrungsmittels, das die Intoleranzreaktion auslöst, kann sehr schwierig sein. Neben Hauttests (Prick- oder Scratch-Hauttest), Darmbiopsien, Radioallergosorbenttests (RAST) und exakten Eßprotokollen können diagnostische Diätverfahren zur Identifizierung des auslösenden Agens herangezogen werden.
Bei der Eliminationsdiät (Tab. 27.**48**) werden verdächtige Nahrungsmittel in exakt definierten zeitlichen Intervallen, z. B. eine Woche, nacheinander weggelassen, bis es zu einer deutlichen Besserung der Symptome kommt.
Das Gegenstück zur Eliminationsdiät stellt die *Such- oder Provokationsdiät* dar (Tab. 27.**50**). Ausgehend von einer allergenfreien oder allergenarmen Diät (Tab. 27.**49**), unter welcher der Patient völlig beschwerdefrei ist, werden langsam bestimmte Nahrungsmittelgruppen zugeführt. Dabei erfolgt eine sorgfältige Kontrolle der klinischen Symptomatik. Das zeitliche Intervall der einzelnen Diätschritte richtet sich nach dem Allergietyp. Bei einem reproduzierbaren Auftreten der klinischen Symptomatik kann eine Diagnosesicherung erzielt werden. Bei Patienten mit vorausgegangener Anaphylaxie darf dieser Test nicht durchgeführt werden.
Die diagnostischen Diätverfahren sind die einzige Möglichkeit, pseudoallergische Reaktionen auf Nahrungsmittelzusatzstoffe nachzuweisen.

### 27.5.7 Künstliche Ernährung

Grundsätzlich stehen zwei Möglichkeiten der künstlichen Ernährung zur Auswahl: die *parenterale Ernährung* über Infusion, Tropf, Venenkatheter und die *enterale Ernährung* über Magen- oder Dünndarmsonde. Der Begriff „Künstliche Ernährung" bezieht sich nicht auf die verwendeten Nährstoffgemische oder -lösungen, sondern auf die von der normalen Ernährung abweichenden Zufuhrwege. Grundsätzlich wird die künstliche Ernährung eingesetzt bei Patienten, die nicht essen wollen, können, dürfen oder sollen.
Wenn der Gastrointestinaltrakt funktionell intakt ist, sollte die enterale Ernährung gewählt werden, da sie gegenüber der parenteralen einige Vorzüge aufweist. Sie ist physiologischer, da die Nahrung via Darm und Leber in den Stoffwechsel eingeschleust wird. Ferner weist sie eine geringere Komplikationsrate auf und ist kostengünstiger. Aufgrund von speziell angepaßten Sondennahrungen ist es oft möglich, schon unmittelbar postoperativ enteral zu ernähren. Dadurch wird eine Atrophie der Dünndarmschleimhaut verhindert, das Immunsystem des Darmes stimuliert und die Enterotoxinbildung gehemmt. Nachteile der enteralen Ernährung sind die Aspirationsgefahr und gastrointestinale Störungen, in erster Linie das Auftreten von Diarrhöen. Bei der parenteralen Ernährung ist hingegen auch eine Ernährung bei totalem Darmausfall möglich. Die Zufuhr einzelner Nährstoffe ist genau erfaßbar, Korrekturen von Defiziten sind schneller möglich. Die Komplikationsrate bei der parenteralen Ernährung durch Katheter oder Infekte ist allerdings wesentlich höher, und metabolische Komplikationen wie Hyper- oder Hypoglykämien treten häufiger auf. Ferner ist die parenterale Ernährung teurer.
Beide künstlichen Ernährungsformen sollten jedoch nicht als Konkurrenz zueinander gesehen werden. Sie haben ihre speziellen Indikationsbereiche und ihre Kontraindikationen. Zum Teil können beide Formen auch kombiniert oder überlappend eingesetzt werden.

Die Entscheidung, welche Ernährungsart (parenteral oder enteral) gewählt wird, hängt in erster Linie vom Funktionszustand des Magen-Darm-Traktes, der zugrundeliegenden Erkrankung und der voraussichtlichen Dauer der künstlichen Ernährung ab. Den Entscheidungsweg zur Einleitung einer künstlichen Ernährung zeigt Abb. 27.**7**.

#### 27.5.7.1 Enterale Ernährung

Wenn eine bedarfsdeckende orale Ernährung durch die Normalkost nicht möglich ist, kommen grundsätzlich zwei Ernährungsformen in Betracht:

- Nahrungsergänzung zur Normalkost in Form von Trinknahrung,
- enterale Ernährung durch Sonden mit Sondennahrung.

**Indikationen.** Die wichtigsten Indikationen für die enterale Ernährung finden sich in Tab. 27.**51**.
**Kontraindikationen.** Für die enterale Ernährung gibt es nur wenige Kontraindikationen. Diese sind jedoch klar definiert und müssen beachtet werden. Hierzu gehören:

- paralytischer und mechanischer Ileus,
- Darmatonie,
- akute Pankreatitis,
- hochgradige gastrointestinale Stenosen, die nicht mit einer Sonde überbrückt werden können,
- akute Stoffwechselentgleisung (Komata),
- akutes Abdomen.

**Klassifikation von Sondennahrungen.** Die Auswahl der Sondennahrung hängt von der Plazierung der Sonde, der Verdauungsleistung und der diätetischen Indikation ab. Selbst hergestellte Sondendiäten werden kaum noch eingesetzt. Sie sind ungenau definiert und haben eine schlechtere Sondengängigkeit. Nachteilig ist ferner die erhöhte Kontaminationsgefahr und die aufwendige Zubereitung. Heute werden fast ausschließlich industriell hergestellte Produkte eingesetzt. Man unterscheidet zwischen

- nährstoffdefinierten, hochmolekularen Diäten,
- chemisch definierten, niedermolekularen Diäten,
- Spezialdiäten.

Die *nährstoffdefinierten Diäten* können bei normaler Digestions- und Resorptionsleistung des Gastrointestinaltraktes eingesetzt werden (Abb. 27.**8**). Ihr Nährstoffgehalt entspricht den Richtlinien der Deutschen Gesellschaft für Ernährung für eine normale Ernährung. Mineralstoffe, Spurenelemente und Vitamine sind so bilanziert, daß auch bei langfristiger alleiniger Sondenernährung keine Defizite entstehen. Ihre Kohlenhydratkomponente besteht in erster Linie aus Oligo- und Polysacchariden (Maltrodextrinen), z. T. mit Saccharosezusatz zur Geschmackskorrektur. Nur wenige Nahrungen enthalten Lactose. Im klinischen Alltag können diese bei primärem Lactasemangel bzw. passagerer Lactoseintoleranz bei Patienten mit Darmerkrankungen gastrointestinale Probleme auslösen. Als Eiweißquelle wird Milch-, Soja-, Eiklar- oder auch Fleischprotein in intakter Form verwendet. Die Fettkomponente besteht aus Pflanzenölen, z. B. Sonnenblumen- oder Sojaöl. Der größte Teil der hochmolekularen Diäten ist ballaststofffrei oder -arm. Aufgrund der wichtigen Funktion der Ballaststoffe zur Erhaltung einer physiologischen Magen-Darm-Funktion werden jedoch vermehrt ballaststoffreiche Sondennahrungen eingesetzt. Die Ballaststoffkomponente besteht hierbei aus natürlichen ballaststoffhaltigen Lebensmitteln, z. B. Gemüse, oder speziellen Ballaststoffzulagen, z. B. in Form von Sojapolysacchariden. Die nährstoffdefinierten Diäten sind häu-

Tabelle 27.**48** **Standard-Eliminationsdiät**

| Stufe | Eliminierte Nahrungsmittel |
|---|---|
| 1 | Genußmittel (Alkohol, Tabak, Kaffee, Süßigkeiten) |
| 2 | konservierungsmittelhaltige Nahrungsmittel |
| 3 | Gewürze |
| 4 | Nüsse |
| 5 | Obst |
| 6 | Hülsenfrüchte |
| 7 | Fisch |
| 8 | Kuhmilchprodukte |
| 9 | Hühnereiprodukte |
| 10 | Fleisch |
| 11 | Getreideprodukte |
| 12 | Kartoffel, Reis, Soja |

Tabelle 27.**49** **Allergenarme Basiskost** (nach Thiel)

| | |
|---|---|
| Reis | schwarzer Tee |
| (Kartoffeln) | Mineralwasser (2–3 l) |
| Blumenkohl/Brokkoli | Traubenzucker |
| Margarine (milchfrei) | Salz |

Tabelle 27.**50** **Suchdiät** nach Braun-Falco

| Stufe | Zugeführtes Nahrungsmittel |
|---|---|
| 1 | Kohlenhydrate, Gemüse |
| 2 | Milchprodukte |
| 3 | Fleisch |
| 4 | Ei und Geflügel |
| 5 | Fisch |
| 6 | additivahaltige Nahrungsmittel |

Tabelle 27.**51** **Indikationen für die enterale Ernährung**

- Langzeiternährung bei zerebrovaskulären Erkrankungen mit Schluckunfähigkeit
- Stenosen im oberen Gastrointestinaltrakt
- Nahrungsverweigerung (Anorexia nervosa) oder Inappetenz (Tumorleiden und Tumortherapie)
- Kurzdarmsyndrom; chronisch entzündliche Darmerkrankungen im akuten Schub
- Intensivpatienten mit Verbrennungen, Sepsis, Polytrauma
- präoperativ bei bereits bestehender Mangelernährung
- postoperativ, überlappend mit parenteraler Ernährung

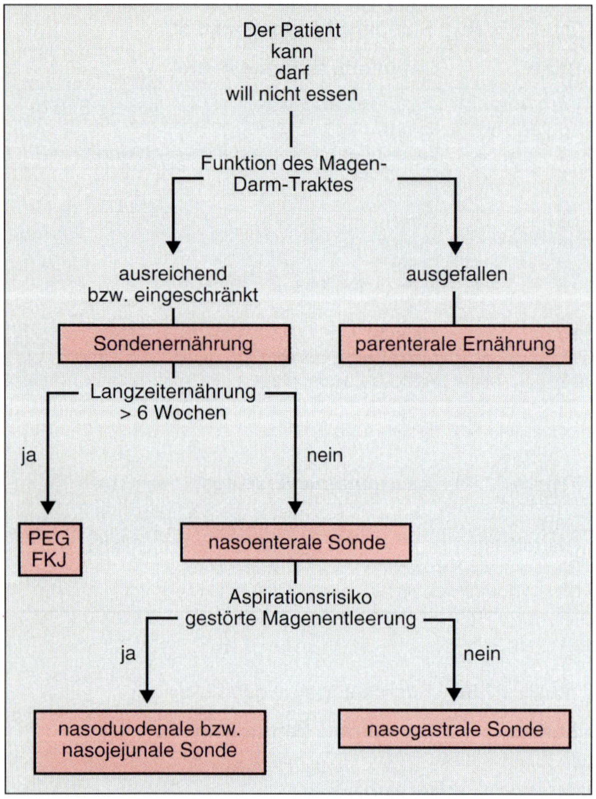


Abb. 27.**7** **Entscheidungswege zur Einleitung einer künstlichen Ernährung.**
PEG = perkutane endoskopisch kontrollierte Gastrostomie
FKJ = Feinnadel-Katheter-Jejunostomie

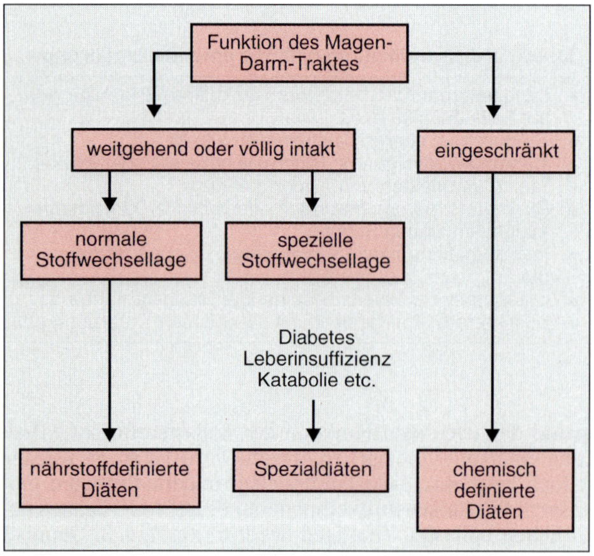


Abb. 27.**8** **Indikationsschema zur Sondenernährung.**

fig aromatisiert und geschmacklich akzeptabel, so daß sie auch als ergänzende *Trinknahrung* eingesetzt werden können.
Die *chemisch definierten Diäten* werden bei globalen Störungen der Resorption eingesetzt (Abb. 27.**8**). Es handelt sich hierbei um Nahrungen, die durch enzymatische Vorverdauung so weit aufgeschlossen sind, daß eine fast vollständige Absorption aller Nährstoffe bereits im oberen Dünndarm stattfinden kann. Die Kohlenhydratkomponente besteht wiederum aus Di- und Oligosacchariden. Bei der Proteinkomponente handelt es sich um Oligopeptide, die durch Hydrolyse aus verschiedenen Proteinquellen (Casein, Molke, Lactalbumin, Kollagen) gewonnen werden. Als Fettquelle werden auch hier Pflanzenöle eingesetzt. Vermehrt kommen jedoch bei diesen Nahrungen Triglyceride mit mittelkettigen Fettsäuren (MCT-Fette) zum Einsatz, insbesondere bei gestörter Fettdigestion (Kap. 27.5.2.5). Die niedermolekularen Diäten sind in der Regel fettarm und ballaststofffrei, doch wird auch bei diesen Nahrungen über den Nutzen einer Anreicherung mit Ballaststoffen nachgedacht. Die chemisch definierten Diäten schmecken in der Regel nicht gut, weshalb sie fast ausschließlich *per Sonde* verabreicht werden.
Bei den *Spezialdiäten* handelt es sich um modifizierte, stoffwechseladaptierte, nährstoffdefinierte Diäten. Bei Trink- und Sondennahrungen, die für *Diabetiker* geeignet sind, ist beispielsweise die Kohlenhydratkomponente verändert und besteht aus einer modifizierten Stärke und einem Zuckeraustauschstoff (Fructose, Xylit). Bei Sondennahrungen für *Leberkranke* ist die Proteinkomponente adaptiert und weist einen hohen Anteil an verzweigtkettigen Aminosäuren auf. Spezialnahrungen für *Nierenpatienten* sind besonders eiweiß- und elektrolytarm. Spezialdiäten mit hohem Fettanteil kommen beim *onkologischen Patienten* zum Einsatz und tragen einer bevorzugten Verwertung von Fett Rechnung. Für Patienten mit Flüssigkeitsbeschränkung bzw. Patienten mit erhöhtem Energie- und Proteinbedarf (Postaggressionsstoffwechsel, Verbrennungen) stehen Sondennahrungen mit einer erhöhten Energiedichte (1,5 kcal/ml anstelle von 1 kcal/ml) zur Verfügung.

### 27.5.7.2 Parenterale Ernährung

Bei der parenteralen Ernährung erfolgt die Zufuhr von Nährstoffen auf intravenösem Wege, also unter Umgehung des Verdauungstraktes (parenteral). Da die Nährstoffe unmittelbar in das Blut gelangen, kann man zur parenteralen Ernährung nur die Grundbausteine der Hauptnährstoffe (einfache Zucker, Aminosäuren, Ausnahme: Fett) einsetzen. Die Zufuhr dieser Nährstoffe erfolgt über sterile Infusionslösungen.

**Substrate der parenteralen Ernährung.** Zur Bereitstellung der notwendigen Energie stehen in der parenteralen Ernährung folgende Substrate zur Verfügung: Glucose, Fructose, Sorbit, Xylit, Fett.
Die *Glucose* stellt unter normalen Bedingungen das physiologische Kohlenhydrat dar: sie kann von fast allen Organen und Geweben verstoffwechselt werden. Für Gehirn, Erythrozyten und Tubuluszellen der Niere ist sie das einzige Kohlenhydrat. Glucose ist gut wasserlöslich. Isotone Glucoselösungen

(5%ige Glucoselösung) haben einen relativ niedrigen Energiegehalt (ca. 170 kcal/l). Bei der totalen parenteralen Ernährung (TPE) werden sie deshalb in konzentrierter, hypertoner Form (bis zu 60%ig) verabreicht. Lösungen bis zu 20% können kurzfristig über eine periphere Vene zugeführt werden, bei höherer Konzentration ist ein zentraler Zugang erforderlich. Die Mindestdosis von Glucose zur Versorgung der Gewebe, die nur Glucose verwerten können, beträgt 150–200 g/Tag. Unter Ruhebedingungen liegt der Glucoseverbrauch bei 250 g/Tag, unter Belastung und im Streß können vom Organismus bis zu maximal 500 g Glucose oxidiert werden.
Zu den *Zuckeraustauschstoffen*, die in der parenteralen Ernährung eingesetzt werden, gehören die Fructose und die Zuckeralkohole Sorbit und Xylit. Vorteile der Zuckeraustauschstoffe liegen darin, daß sie zu einer geringeren Beeinflussung des Blutzuckerspiegels führen, da sie initial insulinunabhängig verstoffwechselt werden. Ihr eiweißsparender Effekt ist ausgeprägter als der der Glucose. Außerdem können sie zusammen mit den Aminosäuren sterilisiert werden, ohne die Maillard-Reaktion (nichtenzymatische Bräunungsreaktion) hervorzurufen, die bei der Sterilisierung von Glucose mit Aminosäuren entsteht.
Die Gabe größerer Mengen von Nichtglucosekohlenhydraten kann aber auch zu unerwünschten Stoffwechseleffekten führen wie zur Laktatazidose (Anhäufung der Endprodukte Lactat und Pyruvat), zum Anstieg der Harnsäurekonzentration im Blut und zu erhöhten renalen Verlusten von Zuckeraustauschstoffen. Ein besonderer Nachteil von Fructose und Sorbit liegt in der Gefahr lebensbedrohlicher Zwischenfälle bei einer unerkannten hereditären Fructoseintoleranz (angeborene Stoffwechselstörung, Fructose-1-Mangel). Bei Säuglingen, Kleinkindern, bei bewußtlosen Patienten und unmittelbar perioperativ ist die Anwendung von Fructose und Sorbit, das in Fructose umgewandelt wird, daher kontraindiziert. Bei allen anderen Patienten, bei denen eine Fructose- oder Sorbitlösung zur Anwendung kommen soll, ist eine ausführliche Anamnese (Abneigung/Unverträglichkeit gegenüber Obst und zuckerhaltigen Nahrungsmitteln) erforderlich.
Aufgrund möglicher Nebenwirkungen gibt es für die einzelnen Kohlenhydrate maximale Zufuhrraten, die Tab. 27.**52** zu entnehmen sind.
*Fette* stellen bei der parenteralen Ernährung, wie in der normalen Ernährung auch, konzentrierte Energieträger dar. Außerdem sind sie wichtige Lieferanten für die essentiellen Fettsäuren. Fettemulsionen werden als 10%ige oder 20%ige Lösungen angeboten. Aus langkettigen Triglyzeriden werden unter Verwendung von Ei- bzw. Sojalecithin als Emulgator Öl-in-Wasser-Emulsionen hergestellt. Die feinen Fettpartikel werden nach parenteraler Verabreichung ähnlich wie oral aufgenommenes Fett utilisiert. Der Vorteil der Fettemulsionen liegt darin, daß man mit ihnen pro Volumeneinheit hohe Energiemengen zuführen kann. Sie sind außerdem isoton und somit gut venenverträglich. Fettemulsionen können auch für die periphervenöse Ernährung eingesetzt werden. Neben den Fettemulsionen mit langkettigen Fettsäuren werden auch Emulsionen mit mittelkettigen Fettsäuren (aus MCT-Öl) hergestellt. Ihre Elimination aus der Blutbahn und Bereitstellung für die Energiegewinnung erfolgt schneller als bei Fetten langkettiger Fettsäuren.

Tabelle 27.**52** **Dosierungsgrenzen für Kohlenhydrate pro kg Körpergewicht**

| | g/kg KG/Tag | g/kg KG/Std. |
|---|---|---|
| Glucose | 5–6 | 0,25 |
| Xylit | 3 | 0,125 |
| Fructose | 3 | 0,125 |
| Sorbit | 3 | 0,125 |
| Kohlenhydrate gesamt | 2–5 (-6) | |

Tabelle 27.**53** **Richtwerte für die Aminosäurenzufuhr bei verschiedenen Erkrankungen**

| Aminosäuren pro KG und Tag | Personenkreis |
|---|---|
| 0,5–0,7 g | Patienten mit gestörter Nieren- oder Leberfunktion |
| 0,7–1,0 g | Patienten in gutem Ernährungszustand und ohne katabolen Streß (Routinechirurgie) |
| 1,0–1,5 g | Patienten in schlechtem Ernährungszustand und bei kataboler Stoffwechsellage (größere chirurgische Eingriffe); Kinder bis zum 5. Lebensjahr; Hämodialysepatienten |
| 1,5–2,5 g | Patienten in schlechtem Ernährungszustand und ausgeprägte Katabolie (Sepsis, Verbrennungen, Postaggression |

Die Deckung des Proteinbedarfs erfolgt in der parenteralen Ernährung durch *Aminosäurenlösungen*. Diese bestehen in der Regel aus einer Mischung aus essentiellen (40–50%) und nichtessentiellen (50–60%) Aminosäuren. Das Aminosäurenmuster ist meist dem hochwertiger Proteine oder Proteinmischungen (Milcheiweiß, Hühnereiweiß, Kartoffel/Ei) angepaßt. Eine ausreichende Zufuhr an nichtessentiellen Aminosäuren ist erforderlich, damit die essentiellen Aminosäuren nicht als Stickstofflieferanten, sondern als Bausteine für die Proteinsynthese herangezogen werden können.
Generell sollte die Zufuhr von Aminosäuren nur zugleich mit der Zufuhr von Energie (Kohlenhydraten, Fetten) erfolgen, damit die infundierten Aminosäuren der Proteinbiosynthese zugeführt werden können und nicht der Energiegewinnung dienen.
Es wird empfohlen, daß die Gesamtenergie der infundierten Nährstoffe zu ca. 20% aus Aminosäuren und zu 80% aus Kohlenhydraten und Fett stammen sollte. Richtwerte für die Proteinzufuhr bei verschiedenen Erkrankungen finden sich in Tab. 27.**53**.
Bei bestimmten Erkrankungen hat sich der Einsatz von adaptierten Aminosäurenlösungen bewährt, bei denen das Aminosäurenmuster an das spezielle Krankheitsbild angepaßt wurde, z. B. Aminosäurenlösungen bei Leberinsuffizienz mit hohem Anteil an verzweigtkettigen Aminosäuren.

Tabelle 27.**54** **Elektrolytbedarf von Erwachsenen**

| | |
|---|---|
| Natrium | ca. 1,0–3,0 mmol/kg KG/Tag |
| Kalium | ca. 0,7–1,0 mmol/kg KG/Tag |
| Calcium | ca. 0,11 mmol/kg KG/Tag |
| Magnesium | ca. 0,11 mmol/kg KG/Tag |
| Chlorid | ca. 1,2–1,7 mmol/kg KG/Tag |
| Phosphat | ca. 0,7 mmol/kg KG/Tag |

**Elektrolyte, Vitamine, Spurenelemente.** Der Elektrolytbedarf (Tab. 27.**54**) bei der parenteralen Ernährung variiert individuell und von Tag zu Tag. Elektrolytzugaben sollten deshalb unter Kontrolle der Serumelektrolytkonzentrationen verordnet werden. Sie können zusammen mit den Glucose- und Aminosäurenlösungen infundiert werden.

Bei längerdauernder parenteraler Ernährung (über 3 Tage) wird empfohlen, täglich wasser- und fettlösliche Vitamine in Form von parenteral verabreichbaren Multivitaminpräparaten sowie Spurenelementen zu substitutieren. Da Vitamin K in Multivitaminpräparaten nicht stabil ist, muß es alle zwei Wochen i. v. injiziert werden.

Für die parenterale Ernährung stehen einzelne Nährlösungen (Kohlenhydrate, Aminosäuren, Fette), Kombinationslösungen (Kohlenhydrate + Aminosäuren) und Gesamtnährlösungen („all in one", AIO-Lösungen) zur Verfügung.

Bei der Infusionstherapie unterscheidet man je nach Zugangsweg zwischen periphervenöser und zentralvenöser parenteraler Ernährung. Der *periphervenöse* Zugang (i. d. R. Punktion der Armvene) stellt unter Beachtung gewisser Richtlinien den komplikationsärmeren Zugangsweg dar. Er ist dann indiziert, wenn die Infusionstherapie nicht länger als vier Tage dauert und keine hyperosmolaren Lösungen appliziert werden müssen. Der *zentralvenöse* Zugang (über die V. cava superior) wird gewählt, wenn langfristig bedarfsadaptiert parenteral ernährt werden soll. Aufgrund der Gefahr schwerwiegender Komplikationen (Kathetersepsis) ist beim Legen des Katheters und bei der Pflege größte Sorgfaltspflicht angebracht.

## Weiterführende Literatur


Bässler, K. H., W. Fekl, K. Lang: Grundbegriffe der Ernährungslehre, 4. Aufl. Springer, Berlin 1988

Belitz, H. D., W. Grosch: Lehrbuch der Lebensmittelchemie, 4. Aufl. Springer, Berlin 1992

Biesalski, H. K., P. Fürst, H. Kapser, R. Kluthe, W. Pölert, Ch. Puchstein, H. B. Stähelin: Ernährungsmedizin. Thieme, Stuttgart 1995

Deutsche Gesellschaft für Ernährung: Empfehlungen für die Nährstoffzufuhr, 5. Überarb. Umschau, Frankfurt 1991

Deutsche Gesellschaft für Ernährung: Ernährungsbericht 1992. Material zum Ernährungsbericht 1992. Henrich, Frankfurt 1992

Elmadfa, I., C. Leitzmann: Ernährung des Menschen, 2. Aufl. Ulmer, Stuttgart 1991

Götz, M. L., U. Rabast: Diättherapie: Lehrbuch mit Anwendungskonzepten. Thieme, Stuttgart 1987

Harrach, S., H. Heseker: Das persönliche Gesundheitsmanagement. Risiken erkennen, Krankheiten vermeiden. Rasch und Röhring, Hamburg 1996

Heepe, F.: Diätetische Indikationen: Basisdaten für die interdisziplinäre Ernährungstherapie. Springer, Berlin 1994

Heseker, B., H. Heseker: Die aktuelle Umschau Nährwert- und Kalorientabelle. Umschau, Frankfurt 1995

Kasper, H.; Ernährungsmedizin und Diätetik, 8. Aufl. Urban & Schwarzenberg, München 1996

Keller, U., R. Meier, S. Bertoli: Klinische Ernährung. VCH, Weinheim 1992

Thiel, C.: Lebensmittelallergien und -intoleranzreaktionen. Z. Ernährungswiss. 30 (1991) 158–173

Weilemann, L. S., H. P. Schuster: Parenterale Ernährung. Thieme, Stuttgart 1993

Wolfram, G.: Das moderne Konzept der Ernährung bei Gicht. Akt. Ernähr.-Med. 17 (1992) 24–32

# 28 Medizinische Mikrobiologie

W. Henkel

**Lernziel**

In diesem Kapitel lernt der Leser die Krankheitserreger aus dem Reiche der Bakterien, der Viren, der Pilze und Protozoen kennen.

- Er wird die Fachausdrücke und Gesetzmäßigkeiten, die für die Übertragung und Verbreitung von Infektionskrankheiten gelten, erläutern und
- die Grundlagen der Epidemiologie darlegen können.
- Im Rahmen der allgemeinen Bakteriologie und Virologie kann er die besonderen Eigenschaften dieser Mikroorganismen, soweit sie für die Diagnose einer Infektionskrankheit Bedeutung haben, beschreiben.

In der Systematik der pathogenen Mikroorganismen erhält er als sinnvolle Ergänzung des in der inneren Medizin abgehandelten Abschnittes über die Infektionskrankheiten einen

- Überblick über alle wichtigen Infektionserreger, ihre Beziehungen zueinander und ihre charakteristischen Eigenschaften, durch deren Kenntnis die Entstehung und der Verlauf einer Krankheit verständlich wird, so daß er in der Lage ist, darüber begründete Aussagen zu machen.

Besonderer Wert wird darauf gelegt, daß der Lernende darstellen kann,

- welches Material für welche mikrobiologische Untersuchung jeweils gewonnen und fachgerecht der Untersuchungsstelle übermittelt werden muß,
- wo die Möglichkeiten und Grenzen mikrobiologischer Diagnostik liegen.

## 28.1 Historische Entwicklung

Während die Anfänge einer exakten medizinischen Mikrobiologie nur bis in die 2. Hälfte des vorigen Jahrhunderts zurückreichen, sind die Geschichte der Seuchen und der Versuch einer Deutung ihrer Ursachen und Verbreitung so alt wie die Geschichtsschreibung überhaupt. Die erste wissenschaftliche Beschreibung von Infektionskrankheiten stammt von *Hippokrates* (460–377 v. Chr.), der letztlich die „Miasmen", also das umgebende Milieu (Wasser, Luft oder Boden) für die Ausbreitung verantwortlich machte. 600 Jahre später wird von *Galen* die Möglichkeit einer Übertragung der Krankheiten durch ein „Kontagium", das bei dem Kontakt mit einem Kranken auf den Gesunden übergeht, diskutiert. Seitdem ist der Streit zwischen den „Miasmatikern" und den „Kontagionisten" jahrhundertelang nicht verstummt. Er erreichte Ende des vorigen Jahrhunderts seinen Höhepunkt in der Auseinandersetzung zwischen *Max v. Pettenkofer* und *Robert Koch*. Während Pettenkofer, der Inhaber des ersten Lehrstuhls für Hygiene in Deutschland, aufgrund der Beobachtung, daß Seuchen wie Typhus, Cholera und Ruhr in seiner Heimatstadt München immer dann zunahmen, wenn der Grundwasserspiegel sich senkte, eine „Bodentheorie" entwickelt hatte, nach der zu bestimmten Zeiten ein Seuchengift aus dem Erdboden aufsteigt, gelang Robert Koch der eindeutige wissenschaftliche Nachweis, daß Mikroorganismen die Ursache von Infektionskrankheiten sind. Diese Entdeckung wurde jedoch erst durch die Vorarbeit anderer mit der medizinischen Wissenschaft nicht oder doch nur mittelbar in Verbindung stehender Männer möglich: So hatte um 1670 der Niederländer *Antonie van Leeuwenhoek* das erste brauchbare Mikroskop gebaut und damit den Blick in die Welt der Mikroorganismen geöffnet. Er konnte mit dem von ihm entwickelten Gerät bereits Protozoen und Bakterien erkennen, die er „Dierkens" nannte.

1857 gelang *Louis Pasteur*, einem französischen Chemiker, der Nachweis, daß die alkoholische Gärung durch Mikroorganismen bewirkt wird, deren Abtötung den Vorgang unterbricht. Pasteur verdanken wir daher auch erste Hinweise auf die Möglichkeit einer Abtötung von Mikroorganismen durch chemische Mittel (Carbolsäure) oder durch die nach ihm benannten physikalischen Verfahren (Pasteurisierung).

Darüber hinaus wurden von ihm Schutzimpfungen gegen Tollwut und Milzbrand entwickelt und mit Erfolg angewendet. Er ist damit einer der Bahnbrecher und Mitbegründer der medizinischen Mikrobiologie.

Schon 1840 hatte der Anatom *Jakob Henle* für den Fall, daß ein belebtes Kontagium Ursache von Infektionskrankheiten sein sollte, als Muster einer Beweisführung Forderungen aufgestellt, die sinngemäß lauten:

1. Es muß regelmäßig gelingen, den Erreger im erkrankten Organismus nachzuweisen.
2. Der gefundene Erreger muß außerhalb des Organismus auf einem künstlichen Nährmedium vermehrt werden.
3. Mit dem gezüchteten Erreger muß sich bei einem Ver-

suchstier wieder eine entsprechende Infektion setzen lassen.

Diese drei Postulate, die „Henle-Trias“ wurden erstmalig 1876 von Robert Koch erfüllt. Koch, Kreisarzt in Wollstein (Posen), hatte sich in seinem Hause ein kleines Laboratorium mit einem Mikroskop eingerichtet und, da in seinem Kreis der Milzbrand sehr verbreitet war, begonnen, sich mit der Ätiologie dieser Krankheit zu befassen. Es gelang ihm durch Anwendung selbstentwickelter Züchtungs- und Färbeverfahren, sämtliche Punkte der Henle-Trias exakt zu erfüllen und durch Mikrophotogramme zu belegen. Nicht die „Entdeckung“ des Milzbrandbazillus – den hatte 1849 schon *Polländer* gesehen – ist die eigentliche Großtat Robert Kochs, sondern die Entwicklung einer allgemein anwendbaren Methodik zur Identifizierung von Infektionserregern. Erst durch die von Koch eingeführten Verfahren der Züchtung und Anfärbung von Bakterien gelang es dann in rascher Folge, viele Erreger bereits bekannter Infektionskrankheiten zu entdecken.
Noch in den letzten Jahren des vorigen Jahrhunderts stellte sich heraus, daß die neuentwickelte bakteriologische Technik nicht bei allen Infektionskrankheiten zur Entdeckung des Erregers führte. So konnte schon 1892 *Iwanowski* zeigen, daß bei der Mosaikkrankheit der Tabakpflanzen der Saft kranker Blätter nach Filtration durch ein bakteriendichtes Filter noch infektiös war. 1898 gelang *Löffler* und *Frosch* der Nachweis, daß die Maul- und Klauenseuche ebenfalls durch keimfrei filtrierte Exkretionen von kranken Rindern auf gesunde Tiere übertragen werden konnte. Es mußte sich hierbei also um einen Erreger handeln, der erheblich kleiner und wahrscheinlich ganz anders geartet war als die bis dahin bekannten Bakterien. Man nannte diese Kleinstlebewesen *Viren*. Durch Gewebekultur, Elektronenmikroskopie und molekularbiologische Methoden wurden bis dahin noch unbekannte Erreger zahlreicher Infektionskrankheiten als Viren identifiziert.
Die genaue Kenntnis der Ursache der Seuchen war die erste Voraussetzung zu ihrer Bekämpfung. Sie ermöglichte die Einleitung wirksamer Maßnahmen wie Isolierung, Desinfektion und Sterilisation, Immunisierung und Chemotherapie, die schließlich zum Zusammenbrechen und zur teilweisen Ausrottung der großen Seuchen führten. Wie auf keinem anderen Gebiet der Medizin haben die diagnostischen, prophylaktischen und therapeutischen Konsequenzen aus den Forschungsergebnissen der medizinischen Mikrobiologie in knapp 100 Jahren einen entscheidenden Anteil an der Verhütung und Heilung von Krankheiten gehabt.
Durch die Arbeiten Kochs und seiner Schüler war das Primat der mikrobiologischen Forschung von der Botanik auf die Medizin übergegangen. Diese Tatsache darf jedoch nicht darüber hinwegtäuschen, daß die für die Medizin interessanten Bakterien, d. h. also die menschenpathogenen Arten, nur einen sehr kleinen Teil der in der Natur vorkommenden Kleinstlebewesen ausmachen. Unter der ungeheuren Vielfalt verschiedener Arten sind es nur wenige, die den Arzt interessieren. Daß darüber hinaus Krankheitserreger nicht nur dem Bakterienreich entstammen, wurde unter Hinweis auf die Viren bereits erwähnt. Auch Protozoen und Metazoen – wie z. B. einige Würmer – können als Erreger von Invasionskrankheiten in Erscheinung treten.

## 28.2 Allgemeine Epidemiologie der Infektionskrankheiten

**Infektionskrankheit.** Jede durch einen vermehrungsfähigen Erreger hervorgerufene Erkrankung ist eine Infektionskrankheit, gleichgültig, ob sie die Tendenz zur Ausbreitung besitzt oder nicht.

**Übertragbare Krankheit.** Wenn eine Infektionskrankheit – besser gesagt: der an einer Infektion Erkrankte – „ansteckend“ ist, so ist die Krankheit übertragbar = *kontagiös*. Geht die Übertragung der Infektion sehr leicht vor sich, ist die Krankheit also „sehr ansteckend“, dann nennt man eine solche übertragbare Krankheit gemeinhin eine *Seuche*. Die Pest zählt z. B. zu den Seuchen und war so gefürchtet, daß man in früheren Jahrhunderten jeden großen Seuchenausbruch als eine Pest oder Pestilenz bezeichnet hat.

### 28.2.1 Epidemie und Endemie

Die Anhäufung vieler Fälle derselben Infektionskrankheit in einem begrenzten Zeitabschnitt in einem begrenzten Gebiet innerhalb der Gesamtbevölkerung oder in besonderen Menschengruppen ist eine *Epidemie*.
Spielt sich ein solches Ereignis in gleicher oder ähnlicher Weise unter Tieren ab, so spricht man von einer *Epizootie* (griech.: demos = Volk, zoon = Tier).
Vor Ausbruch einer Epidemie kann der Erreger unter besonderen Bedingungen, z. B. einer Trinkwasser- oder Milchinfektion, gleichzeitig auf viele Menschen übertragen worden sein. Es treten dann viele Erkrankungen schlagartig oder in sehr kurzen Abständen nacheinander auf: Explosionsepidemie (Abb. 28.**1**).
Im Gegensatz hierzu steht die Tardiv- oder Kontaktepidemie (lat.: tardiv = zögernd), die deshalb nur „zögernd“ zur Entwicklung kommt, weil die Infektion durch „Kontakt“ von Mensch zu Mensch weitergegeben wird (Abb. 28.**2**).
Beide Formen der Epidemien (oder Epizootien) treten auch gemischt auf, so daß komplizierte und schwer deutbare epidemiologische Bilder entstehen können.
Je nach dem Grad der Ansteckungsfähigkeit des Erregers und damit seiner *Infektiosität*, dem Grad der Empfänglichkeit der Gesamtbevölkerung oder einzelner Menschengruppen und in Abhängigkeit von der Übertragungsweise der Infektion hat eine Epidemie weitere besondere Eigenschaften:

- Sie kann an bestimmten Orten haften und hier zu gegebener Zeit, u. U. nach Jahrzehnten, erneut aufflammen (z. B. Bauchtyphus, Hepatitis A).
- Sie hat die Tendenz zur Ausbreitung und hält sich dabei an geographische Merkmale wie z. B. Flußtäler oder Ver-

kehrswege. Cholera oder Grippe sind solche typischen *Wanderseuchen.*
- Die Dauer einer Epidemie kann von wenigen Tagen bis zu mehreren Monaten betragen, in seltenen Fällen sogar einige Jahre.

Breitet sich eine Epidemie unbegrenzt über Kontinente oder weltweit aus, spricht man von einer *Pandemie.*
Erlischt eine einmal ausgebrochene Epidemie nicht mehr vollständig, sondern bleibt die Krankheit in der betroffenen Bevölkerung in mehr oder weniger großem Ausmaß so verbreitet, daß jährlich eine etwa gleichbleibende Anzahl von Erkrankungen auftritt, wobei oft Verdichtungswellen in 5- bis 8jährigem Rhythmus einander folgen, so sprechen wir von einer *Endemie* und nennen den gleichen Vorgang in der Tierwelt eine *Enzootie.*
In Europa sind z. B. Scharlach, Masern und Keuchhusten *endemisch* verbreitet. Die zu bestimmten Jahreszeiten auftretende Häufung solcher endemisch verbreiteten Infektionskrankheiten stellt also keine Epidemie dar, sondern eine *saisonale Gebundenheit* der Krankheit als Ausdruck der komplizierten Verhältnisse zwischen Erreger und Mensch.

## 28.2.2 Seuchenstatistik

Ausmaß und Ablauf einer Epidemie ebenso wie ihre Gefährlichkeit sind nur dann erkennbar, wenn möglichst jeder Erkrankungs- und Todesfall statistisch erfaßt und ausgewertet wird. Ebenso ist auch die wirksame Bekämpfung einer Epidemie durch den öffentlichen Gesundheitsdienst in Zusammenarbeit mit den anderen Behörden des Staates, d. h. den Einrichtungen unserer eigenen sozialen Gemeinschaft, nur durch die sichere Erfassung von Zahl, Art und Zeitpunkt möglichst aller Krankheits- und Todesfälle möglich.
Hierzu ist die klare Definition einiger Begriffe notwendig.
Als *Morbidität* (lat.: morbus = Krankheit) wird die Zahl der an einer bestimmten Krankheit Erkrankten bezeichnet, meist bezogen auf 10 000 oder 100 000 Einwohner.
Unter *Inzidenz* versteht man die Zahl der Neuerkrankungen innerhalb eines Zeitraumes.
*Prävalenz* meint die Zahl aller Fälle einer Krankheit an einem Stichtag.
Unter *Letalität* (Tödlichkeit) versteht man die Zahl der gestorbenen Patienten in Prozent der an derselben Krankheit Erkrankten.
Als *Mortalität* (Sterblichkeit) bezeichnet man die relative Zahl der Gestorbenen, bezogen auf die Gesamtbevölkerung, meist 10 000 oder 100 000 Einwohner.

## 28.2.3 Krankheitserreger

Voraussetzung für die Entstehung einer Infektionskrankheit sind zwei sich gegenseitig beeinflussende Faktorengruppen: die Eigenschaften des Erregers und diejenigen des befallenen Organismus.

**Pathogenität.** Mikroorganismen können nur dann als Erreger von Infektionskrankheiten fungieren, wenn sie *pathogen* (krankmachend) sind. Diese so einfach erscheinende Behauptung umschreibt in Wahrheit einen äußerst komplizierten biologischen Sachverhalt, weil der Begriff der Pathogenität nur bedeutet, daß ein Mikroorganismus die konstante Fähigkeit besitzt, in einer bestimmten Wirtsart bei natürlicher Infektionsweise besondere Krankheitserscheinungen dann zu erzeugen, wenn die Wirtsart empfänglich ist.
Infektionskrankheiten, die nur bei Menschen auftreten, weil der Erreger nur für Menschen pathogen ist, sind *Anthroponosen* (griech.: anthropos = Mensch), bei Tieren heißen die entsprechenden Krankheiten *Zoonosen* (griech.: zoon = Tier), bei Tier und Mensch vorkommende Krankheiten sind *Anthropozoonosen.*

**Virulenz.** Der Erreger muß außerdem *virulent* sein, um seine pathogene Eigenschaft zur Wirkung zu bringen. Faktoren, die einem Keim Virulenz verleihen, können sein: *Adhäsine,* die Anheftung und Kolonisierung an Oberflächen ermöglichen; *Enzyme* und *Toxine,* die Invasion und Ausbreitung fördern; *Kapselbildung* und *Antigenwandel,* die vor der körpereigenen Abwehr schützen. Auch *Vermehrungsgeschwindigkeit* und *Serumresistenz* zählen zu diesen *Virulenzfaktoren.*
Somit ergeben sich folgende mögliche Formen des Zusammenexistierens von Mikroorganismen mit ihren Wirten:

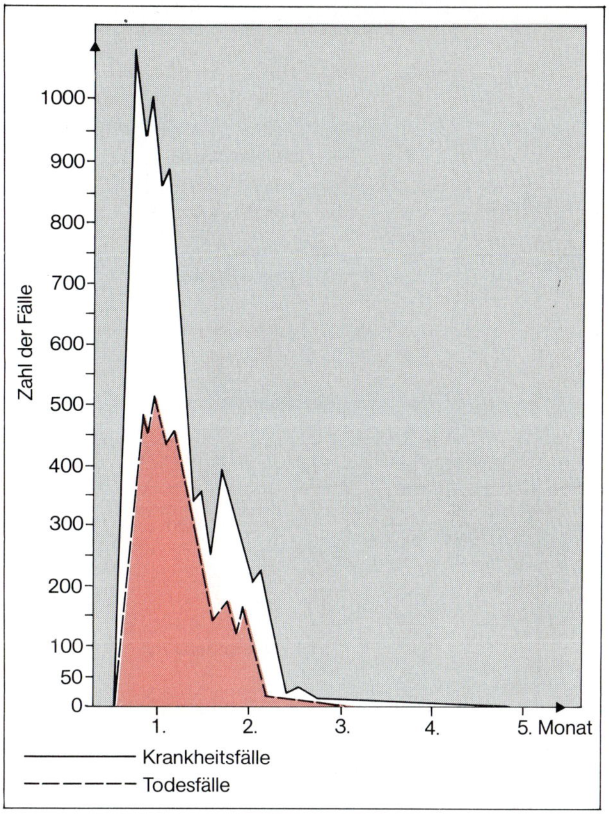


Abb. 28.1 **Explosionsepidemie.** Schematisiert am Beispiel der Choleraepidemie in Hamburg 1892.

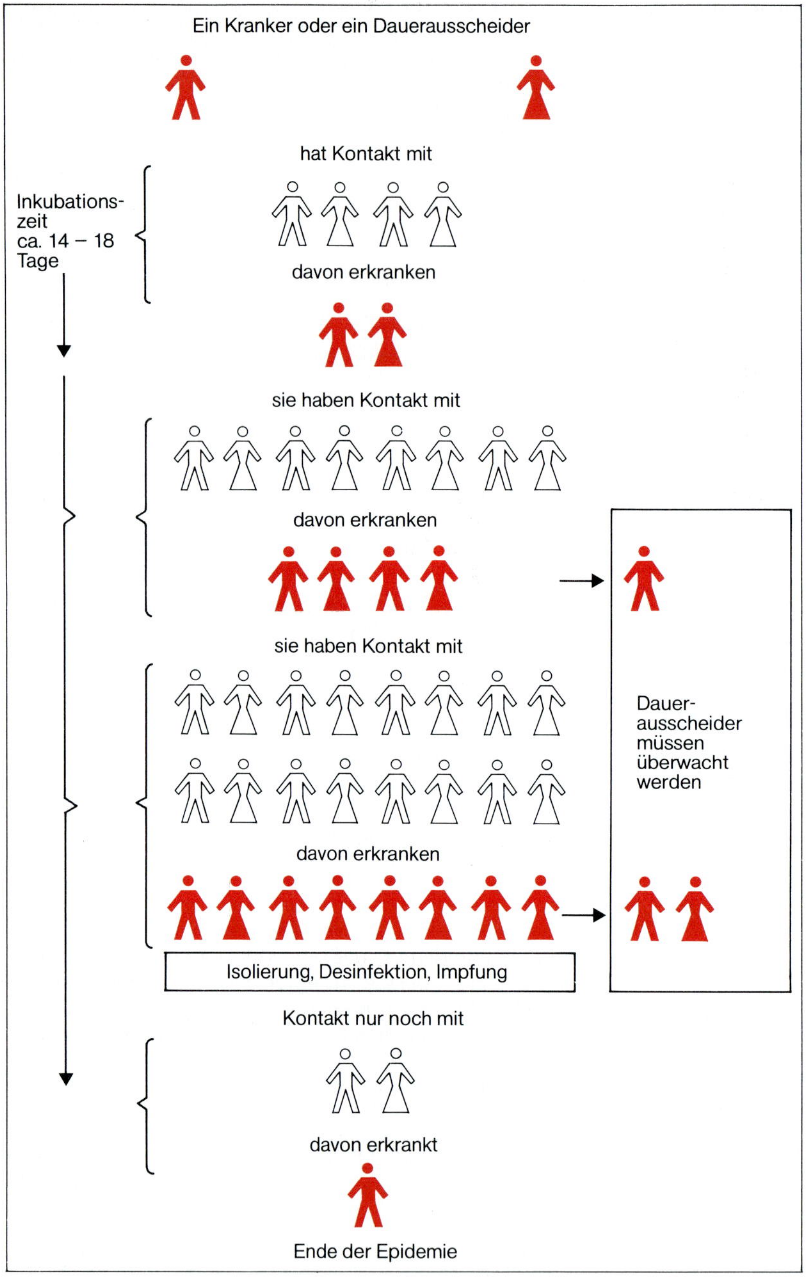


Abb. 28.**2** **Kontaktepidemie** (Bauchtyphus).

- Die Mikroorganismen sind *pathogen und virulent*, sie können daher den Wirt als Parasiten schädigen.
- Sie sind zwar *pathogen*, aber *nicht virulent*, es erfolgt keine oder nur eine geringe Schädigung durch den Parasiten.
- Sie sind *nicht pathogen* und leben daher mit ihrem Wirt friedlich zusammen, ohne gegenseitige Störung.

**Besondere Eigenschaften.** Einige pathogene und virulente Erregerarten können nur für den Menschen und höchstens noch für Affen pathogen sein, andere Arten sind außerdem für manche oder für viele Tierarten pathogen, ebenso wie umgekehrt Menschen für die Erreger einiger Tierkrankheiten nicht empfänglich sind. Bestimmte Krankheitserreger sind ausschließlich auf das Leben im Gewebe des Menschen oder empfänglicher Tiere angewiesen und gehen in der freien Natur schnell zugrunde. Andere können sich im Wasser, im Staub, in Lebensmitteln oder in Überträgern (Insekten) zum Teil sehr lange halten; wieder andere sind sogar typische Freilandbewohner und gelangen nur durch Zufall und in Ausnahmefällen in menschliche oder tierische Gewebe. Einige Krankheitserreger sind selten und werden nur in Epidemiezeiten gefunden, andere sind praktisch überall vorhanden, sie sind *ubiquitär* (neulat.: allgegenwärtig).

### 28.2.4 Unspezifische Abwehr

Niemand, auch kein Krankheitserreger, kann die Rechnung ohne den Wirt machen, d. h., der vom Erreger befallene Wirtsorganismus versucht, mit seinen natürlichen Kräften die Infektion abzuwehren. Gelingt die Abwehr, so kommt es entweder zum schnellen, vollständigen Erlöschen der Infektion oder zu einer langsamen Zurückdrängung, so daß keine erkennbare Krankheit auftritt = *inapparente* (lat.: nicht in Erscheinung tretende) Infektion. In anderen Fällen gelingt dieses Zurückdrängen nur teilweise, so daß die Erreger in versteckten Winkeln gut geschützt und zu neuem Angriff bereit im Wirtsorganismus liegen bleiben = latente (lat.: verborgene) Infektion. Es spielt sich also nach der Infektion eine Auseinandersetzung zwischen Wirt und Erreger ab, bei der die Eigenschaften beider Partner von größter Wichtigkeit sind. Ist z. B. die Menge der eindringenden Erreger sehr groß (hohe Infektionsdosis), der Erregerstamm hochvirulent oder der infizierte Mensch geschwächt, wie z. B. im Alter oder durch andere Krankheiten, oder ist er noch schwächlich, wie z. B. als Kleinkind, so gelingt die Abwehr nicht, der Erreger siegt, die Krankheit bricht aus.

### 28.2.5 Inkubationszeit

Die Dauer dieser Auseinandersetzung hängt von den biologischen Besonderheiten der jeweiligen Erregerart ab und ist daher für viele Infektionskrankheiten innerhalb gewisser Bandbreiten ziemlich einheitlich. Sie wird gemessen vom Augenblick der Infektion bis zum Ausbruch sichtbarer oder fühlbarer Krankheitserscheinungen und heißt Inkubationszeit (lat.: Bebrütungszeit).

### 28.2.6 Manifestationsindex

Die bei einer bestimmten Erregerart im Durchschnitt auftretende Zahl klinisch typischer Erkrankungen nach Infektion mit diesem Erreger – ausgedrückt in Prozent der Infektionen – nennt man den Manifestationsindex. Dabei wird eine Empfindlichkeit des infizierten Menschen für die Infektion vorausgesetzt. Er darf also weder durch früheres Überstehen der Krankheit noch durch Impfung immun sein. Der Manifestationsindex beträgt z. B. nach Infektion mit dem Masernvirus 99%, ist also extrem hoch. Bei manchen anderen Infektionen, wie z. B. bei der Lepra, ist er sehr niedrig.

### 28.2.7 Immunität

Die Auseinandersetzung zwischen Erreger und Wirt während der Inkubations- und Krankheitszeit führt zu einer besonderen Reaktion des befallenen Organismus, der Entstehung der Immunität durch *Bildung von Antikörpern gegen Antigene* des Mikroorganismus (S. 859 ff.).
Mit der sich im Verlauf der Krankheit ausbildenden Immunität kommt es zur Überwindung der Infektion, d. h. zur Ausheilung der Krankheit durch Eliminierung (lat.: Beseitigung) der Erreger, nicht mehr durch die allgemeinen, unspezifischen Abwehrkräfte des Körpers, sondern durch die spezifischen, nur gegen bestimmte Krankheitserreger oder seine Gifte gerichteten Antikörper. Solche Infektionskrankheiten, die einen durch die entstehende Immunität gesteuerten, gesetzmäßigen Ablauf haben, heißen *zyklische Infektionskrankheiten.*
Nur bei sehr wenigen Krankheitserregern kommt es nach der Infektion in praktisch allen Fällen auch zur klinisch erkennbaren typischen Erkrankung. Bei den meisten Infektionen überwiegt die Zahl der inapparenten Erkrankungsfälle bei weitem, so daß die wahre Verbreitung eines Krankheitserregers zunächst nicht erkannt wird. Auch bei inapparenten Infektionen (äußerlich nicht in Erscheinung getretenen Infektionen) kommt es bei der Auseinandersetzung zwischen Erreger und Organismus zur Immunität. Man nennt diese Art der Durchimmunisierung vieler Menschen ohne vorhergegangene sichtbare Krankheit *stille Feiung.* Sie ist viel häufiger, als früher angenommen wurde. Die stille Feiung kann durch Feststellung der im Blut vorhandenen Antikörper gegen die betreffenden Erreger nachgewiesen werden.
Wird aber, wie bei vielen Mikroorganismen, keine oder nur eine unzureichende Immunität ausgebildet, was bei den meisten Eitererregern der Fall ist, so handelt es sich um *Lokalinfektionen* mit Folgemöglichkeiten: Bakteriämie, *Sepsis* und Bildung von *Sekundärherden.*

### 28.2.8 Infektionsart

Es ist nicht gleichgültig, auf welchem Wege der Krankheitserreger in den Organismus eindringt. Bei vielen Infektionskrankheiten sind die Dauer der Inkubationszeit und die charakteristische Eigenart der Krankheitserscheinungen von der Art der Infektion abhängig. Wir unterscheiden deshalb prinzipiell zwischen der *enteralen* (griech.: enteron = Darm), d. h. der durch den Mund in den Darmkanal geratenden, und der *parenteralen*, d. h. außerhalb des Darms erfolgenden Infektion. Besonders wichtige Untergruppen der letzteren sind

- perkutane Infektion (durch die Haut),
- permuköse Infektion (durch die Schleimhaut),
- Inhalationsinfektion (durch die Lunge).

Die Krankheitserreger werden in vielen Fällen vom befallenen Organismus auf dem gleichen Wege wieder ausgeschieden. Bei infektiösen Darmkrankheiten verlassen sie den Körper mit dem *Stuhl*, bei Krankheiten der Lunge oder der Bronchien über die oberen Luftwege mit dem *Sputum* und den *Hustentröpfchen.* Andere gelangen aus dem Blut über die Nieren auch in den Urin. Bei Eiterungen, Fisteln usw. gelangen die Bakterien aus dem Inneren des Körpers durch die zerstörte Haut nach außen, so daß neue Infektionsquellen entstehen.
Der Mensch ist als Infektionsquelle für seine Umwelt nicht nur gefährlich, wenn er schwerkrank ist. Menschen, die nur

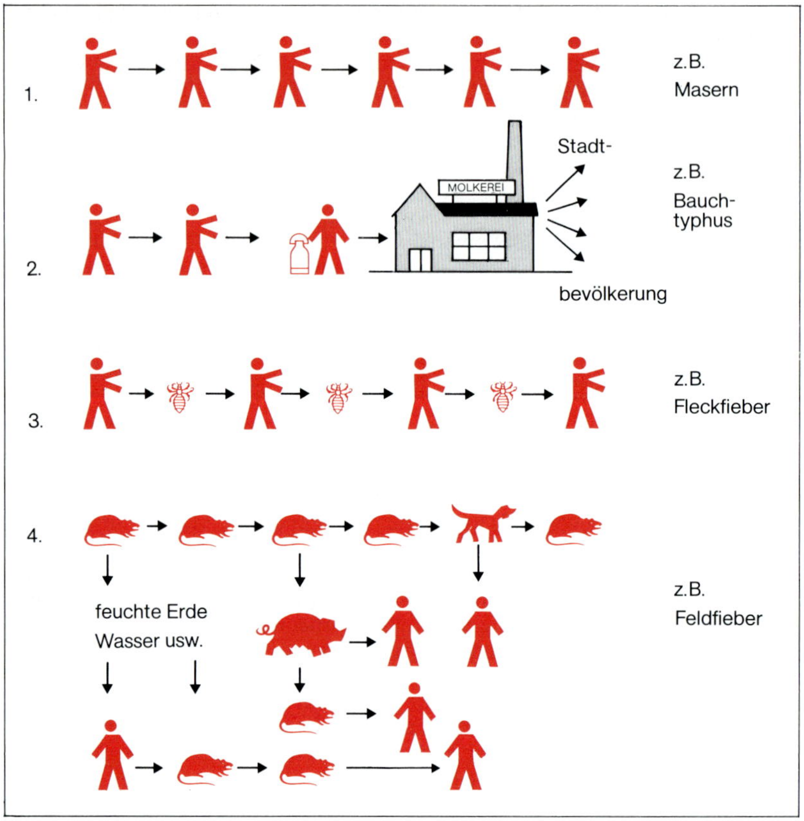


Abb. 28.3 **Infektketten.** Beispiele.

leicht oder abortiv (leicht verlaufend) erkranken oder an einer latenten Infektion leiden, können eine wirksamere Infektionsquelle allein deshalb sein, weil sie mit ihrer gewohnten Umwelt in vollem Kontakt bleiben.

### 28.2.9 Ausscheider und Keimträger

Die Ausscheidung von Krankheitserregern kann wenige Tage, Monate oder Jahre währen. Wir unterscheiden *Krankheitsausscheider, Rekonvaleszenzausscheider* und, wenn 10 Wochen nach überstandener Krankheit noch Erreger ausgeschieden werden, *Dauerausscheider.*
Der Begriff der *Keimträger* umfaßt diejenigen Menschen, die ohne vorausgegangene oder wegen ihrer Geringfügigkeit übersehene klinische Erkrankung oder vor Ausbruch der Krankheit (Inkubationskeimträger) Erreger ausscheiden.

### 28.2.10 Infektionsweg

Zwischen der Quelle der Infektion und der Eintrittspforte des neubefallenen Organismus liegt der Infektionsweg.
Dieser Weg ist – vom Standpunkt des Mikroorganismus aus gesehen – gefährlich, und oft erreicht nur ein Bruchteil der jeweils ausgeschiedenen Keime einen neuen Wirt. Die Bedingungen der Übertragung sind eng an die Formen des menschlichen Zusammenlebens, an Sitten und Gebräuche und die jeweiligen sozialen Verhältnisse gebunden, so daß die Übertragungsgefahr durch kluges und überlegtes Handeln stark verringert werden kann. Die Richtung des Infektionswegs ist abhängig von den Eigenschaften der Erreger. Einige Arten z. B. sind auf feuchtes Milieu bei höherer Temperatur angewiesen, da sie sonst schnell absterben. Sie können also nur durch direkten oder ganz kurzfristig indirekten Kontakt übertragen werden. Hierzu gehören Geschlechtskrankheiten, Masern und Keuchhusten. Andere Arten leben normalerweise in der freien Natur und sind gegenüber deren Unbilden hervorragend gewappnet.
Man unterscheidet:

- direkte oder indirekte Übertragung von Mensch zu Mensch;
- direkte oder indirekte Übertragung vom Tier auf den Menschen;
- unmittelbare Infektion aus der Umwelt (z. B. Gasbrand, Tetanus).

**Zwischenwirt.** Manche Krankheitserreger gelangen nur durch einen tierischen Zwischenwirt von Mensch zu Mensch oder vom Tier auf den Menschen, da sie im Zwischenwirt einen bestimmten Teil ihrer Entwicklung durchmachen müssen (z. B. Malaria) oder sich dort vermehren.

Solche Infektionskrankheiten sind zwar übertragbar, aber nicht kontagiös, d. h. nicht ansteckend, wenn der Zwischenwirt fehlt.
Zwischenwirte sind meist Arthropoden (griech.: Gliederfüßer); sie sind am häufigsten unter den Insekten (Stechfliegen, Stechmücken, Flöhe, Läuse, Wanzen) und den Spinnentieren zu finden, hier insbesondere unter Milben und Zekken.

**Reservoire und Vektoren.** Eine Tierart, in der eine Infektionskrankheit verbreitet ist und so von dort her den Menschen bedrohen kann, nennt man ein *Seuchenreservoir*, wie z. B. Ratten und Mäuse bei Feldfieber oder Füchse, Hunde, Katzen und andere Tiere bei Tollwut. Ist ein übertragender Arthropode vorhanden, so nennt man ihn den *Vektor* (lat.: Träger). Da Reservoire und Vektoren oft sehr streng an bestimmte klimatische oder geographische Bedingungen gebunden sind (Temperatur, Luftfeuchtigkeit, Wasser), bestimmen diese in vielen Fällen das Verbreitungsgebiet einer solchen Krankheit.

**Schmutz- und Schmierinfektion.** Die indirekte Übertragung von Mensch zu Mensch oder vom Tier zum Menschen erfolgt am häufigsten als Schmutz- und Schmierinfektion durch Kontakt mit Eiter, Sputum, Stuhl, Urin oder Abwasser. Unhygienische Lebensweise, mangelnde oder falsche Körperpflege, Nachlässigkeit, Gleichgültigkeit, Verantwortungslosigkeit den Mitmenschen gegenüber und Unkenntnis sind die besten Voraussetzungen zur Verbreitung von Krankheitserregern. Oft geht der Weg der Infektion über Trinkwasser, das mit Abwasser Kontakt erhält, über die Wäsche, über Spülküchen und Geschirr, Gebrauchsgegenstände, Spielsachen, gemeinsam benutzte Waschutensilien. Auch Staub ist ein sehr gefährlicher Infektionsverbreiter, ebenso infizierte Lebens- und Genußmittel.

**Infektkette.** Infektionen wandern von Glied zu Glied der Infektkette (Abb. 28.**3**).

**Durchseuchung.** Ist ein Krankheitserreger in einem Lande endemisch verbreitet, wie z. B. die Masern in Europa, so kommt es zur Durchseuchung der Bevölkerung. Je höher der Durchseuchungsgrad ist, um so eher hat ein Mensch Gelegenheit, sich schon in den ersten Lebensjahren mit dem Krankheitserreger auseinanderzusetzen. Daher werden manche Infektionskrankheiten in stark durchseuchten Völkern zu Kinderkrankheiten, wie bei uns z. B. Masern, Scharlach, Windpocken u. a. m. Sinkt der Durchseuchungsgrad, d. h., läßt die Verbreitung der Erreger nach, so geht die Durchseuchung langsamer vor sich und das Durchschnittsalter der Kranken steigt an. Es erkranken dann nicht nur Spielkinder, sondern auch Schulkinder, später Heranwachsende und schließlich Erwachsene (Poliomyelitis, Diphtherie usw.).

## 28.3 Allgemeine Bakteriologie

Die allgemeine Bakteriologie ist die Lehre von der Morphologie und Physiologie der Bakterien und von den Methoden zu ihrer Differenzierung.
Die bei Tier und Mensch vorkommenden Bakterien können in bzw. auf dem Makroorganismus leben als

- *Kommensalen:* Keime, die von den Stoffwechselprodukten ihres Wirtes leben, ihn aber nicht schädigen;
- *Symbionten:* Keime, die an den Wirt nützliche Stoffe abgeben oder durch ihre Anwesenheit das Eindringen und Überwuchern schädlicher Mikroorganismen verhindern;
- *Parasiten*, die den Wirt auf irgend eine Art schädigen.

Nur die Parasiten sind Krankheitserreger, wobei es je nach dem Standort Übergänge zwischen allen Gruppen gibt.
Die Größe der Bakterien ist so gering, daß es einer etwa *tausendfachen Vergrößerung* bedarf, um sie deutlich sichtbar zu machen. Nimmt man einen Erythrozyten von 7,2 µm Durchmesser als Vergleich, so finden die meisten Bakterien bequem in ihm Platz (Abb. 28.**4**). Die größten Arten, zu denen auch der Milzbrandbazillus gehört, erreichen die Länge von mehreren Mikrometern (µm), die kleinsten Kokken sind dagegen nicht größer als 0,5–1 µm (Maßeinheiten Tab. 28.**1**).

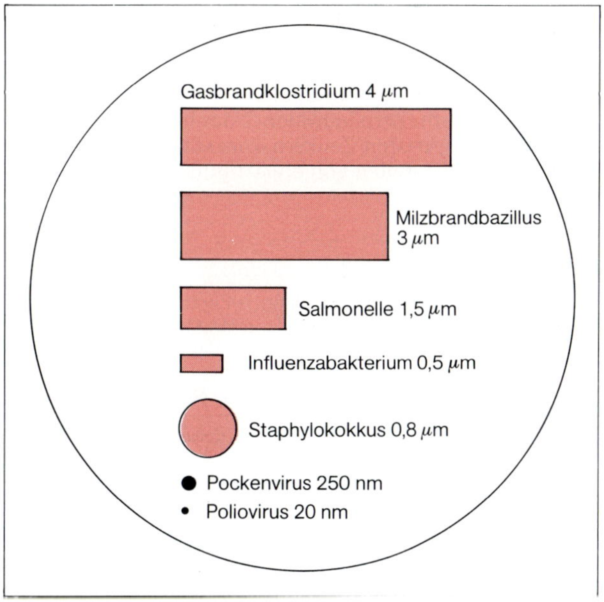


Abb. 28.4 **Größenvergleich einiger Mikroorganismen mit einem Erythrozyten** (großer Kreis).

### 28.3.1 Aufbau der Bakterienzelle

Bei der *mikroskopischen Betrachtung* trifft man auf drei Grundformen:

Tabelle 28.**1** **Längenmaßeinheiten**

| Bezeichnung | Symbol | Bezogen auf 1 m |
|---|---|---|
| Meter | m | 1 |
| Dezimeter | dm | $10^{-1}$ = 0,1 |
| Zentimeter | cm | $10^{-2}$ = 0,01 |
| Millimeter | mm | $10^{-3}$ = 0,001 |
| Mikrometer | µm | $10^{-6}$ = 0,000001 |
| Nanometer | nm | $10^{-9}$ = 0,000000001 |

- Kugeln (Kokken),
- Stäbchen (Bakterien im eigentlichen Sinne),
- Spiralen (Spirochäten oder Spirillen).

Der Aufbau ist zumindest bei den beiden ersten Formen, d. h. den Kugeln und den Stäbchen, recht einheitlich. Wir finden von außen nach innen Zellwand, zytoplasmatische Membran, Zytoplasma (Abb. 28.**5**).

**Zellwand.** Sie ist starr, gibt der Bakterienzelle die Form und schützt sie vor äußeren Einwirkungen. Ihr Stützskelett, ein Netz aus Peptidoglykan (Murein), kommt nur bei Bakterien vor und ist deshalb bevorzugtes Ziel antibiotischer Behandlung. Zwischen grampositiven und gramnegativen Keimen (S. 838) gibt es Unterschiede im Zellwandaufbau.

**Zytoplasmatische Membran.** Von der Zellwand durch einen schmalen (periplasmatischen) Raum getrennt, nimmt sie wichtige Stoffwechselfunktionen wahr: Sie ist osmotische Barriere und Sitz zahlreicher Enzyme. Der Stoffwechsel wird von ihr in beiden Richtungen aktiv reguliert und die Zellteilung in Gang gebracht.

**Zytoplasma.** Es enthält Proteine, Salze, Wasser und als wichtigsten definierten Bestandteil das Nukleoid oder Bakterienchromosom (Kernäquivalent), das bei Bakterien nicht in einem abgegrenzten Zellkern konzentriert, sondern als ringförmiger DNS-Faden von etwa 1 mm(!) Länge im Zytoplasma verknäuelt ist. Jeder Teilung geht eine Verdoppelung des DNS-Stranges voraus (S. 308 f.). Neben dem Nukleoid können kleine ringförmige DNS-Strukturen vorkommen, die zusätzliche Eigenschaften (z. B. Antibiotikaresistenz) vermitteln: *Plasmide.* RNS ist in sog. *Ribosomen* konzentriert, die als Produktionsstätten der Proteine die im Bakterienchromosom gespeicherte Information verwirklichen.
Zusätzlich gibt es bei einigen Bakterienarten oder von Stamm zu Stamm wechselnd *Anhangsgebilde: Schleimkapseln*, die vor der Phagozytose schützen; *Geißeln*, durch die Bakterien beweglich werden; *Pili*, mit deren Hilfe zwischen Bakterienzellen Erbsubstanz ausgetauscht werden kann; *Fimbrien*, mit denen sich die Keime an Oberflächen anheften und kolonisieren können.

**Sporen.** Einige Bakteriengattungen sind in der Lage, Dauerformen zu bilden, in denen sie ungünstigen Umwelteinflüssen u. U. jahrelang widerstehen können. Eine Vermehrung ist in der Sporenform allerdings nicht möglich (S. 846).

### 28.3.2 Vermehrung der Bakterien

Die Vermehrung der Bakterien erfolgt durch Teilung, wobei je nach dem Teilungsmodus Haufen, Ketten, Diploformen oder Fäden entstehen können (Abb. 28.**6**). Die Vermehrung einer Bakterienpopulation hängt zwar von äußeren Einflüssen wie Nährstoffangebot und Temperatur ab, vollzieht sich aber stets nach gleichen Gesetzen: Nach einer Wachstumsphase, in der das einzelne Bakterium sich vergrößert, setzt eine stürmische „exponentielle" Vermehrungsphase ein, die schließlich langsamer wird und nach Erschöpfung des Nährstoffangebotes in die Absterbephase übergeht. Die Teilungsgeschwindigkeit beträgt unter günstigen Lebensbedingungen bei rasch wachsenden Arten, wie z. B. Salmonellen, für ein Individuum etwa 20 Minuten. Eine dreimalige Teilung in der Stunde läßt aus einem Keim nach 10 Stunden immerhin eine Kolonie von $2^{30}$ = ca. 1 Milliarde Bakterien entstehen. Eine so rasche Vermehrung setzt allerdings optimale Lebensbedingungen voraus, die in erster Linie von folgenden Faktoren bestimmt werden:

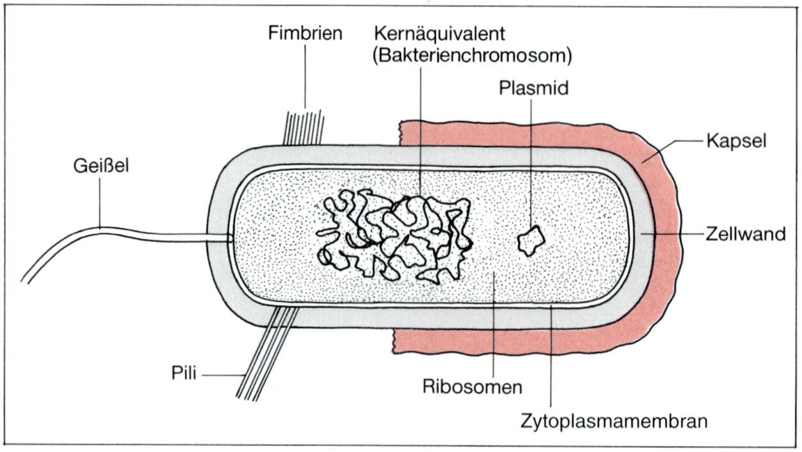


Abb. 28.**5** **Strukturelemente einer Bakterienzelle.**

**Temperatur.** Die für den Menschen pathogenen Bakterien haben sich der Körpertemperatur ihres Wirtes angepaßt und vermehren sich am schnellsten bei 37 °C. Bereits eine geringe Steigerung dieser Temperatur führt zur Schädigung, die bei etwa 60 °C irreversibel sein kann, sofern diese Hitze im Innern des Bakterienleibes erreicht wird. Dagegen wirken sich niedrigere Temperaturen nur vermehrungshemmend, in der Regel jedoch noch nicht lebensbedrohend aus. Einige Arten (Pseudomonas, Bacterium proteus) vermögen sich noch bei Kühlschranktemperatur zu vermehren, andere wieder sind so empfindlich, daß sie schon bei einem Absinken der Temperatur um 10 °C unter das Optimum nach kurzer Zeit absterben.

**Nährstoffangebot.** Alle Mikroorganismen benötigen *Wasser*, Mineralsalze, Phosphor und Kohlendioxid. Manche brauchen Sauerstoff und heißen deshalb *obligate Aerobier* (griech.: aër = Luft, bios = Leben). Andere können nur in einer sauerstofffreien Atmosphäre gedeihen: *obligate Anaerobier.* Zur Bestreitung des Energiestoffwechsels werden größere organische Moleküle (Kohlenhydrate oder Eiweiße) mit Hilfe verschiedener Enzyme gespalten, jedoch meist nicht vollständig abgebaut. Werden diese Kohlen- oder Stickstoffverbindungen aus totem organischem Material gewonnen, so spricht man von *Saprophyten*. Gewinnen die Bakterien ihre Nährstoffe aus lebenden Zellen, so werden sie *Parasiten* genannt. Während die saprophytäre Lebensform der Mikroorganismen für den Wirt im allgemeinen keine Gefahr bedeutet, geht die parasitäre Lebensweise mit einer Schädigung der Wirtszellen einher.
Je nach Keimart werden neben den für alle Mikroorganismen unerläßlichen Nährstoffen eine Reihe anderer Verbindungen zum Leben benötigt. Die Nutzbarkeit dieser Stoffe ist bei den verschiedenen Erregergruppen unterschiedlich und hängt von dem Besitz entsprechender Enzyme ab. Die Kenntnis solcher Eigenschaften ermöglicht es dem Mikrobiologen, durch Anbieten bestimmter Nährstoffe zu einer Diagnose zu kommen.

## 28.3.3 Bakteriengenetik

Als Prokaryonten verfügen die Bakterien neben der Tatsache, daß sie keinen von einer Membran umgebenen Zellkern besitzen, auch über besondere genetische Eigenschaften. So ist die genetische Information nicht nur im Genom (Synonym: Nucleotid, Bakterienchromosom, Kernäquivalent), sondern auch in Plasmiden gespeichert. Plasmide bestehen ebenfalls aus einer ringförmigen DNS-Struktur und können sich selbständig vermehren. Auf ihnen sind zusätzliche Informationen gespeichert. So gibt es Determinanten für bestimmte Virulenzeigenschaften wie Toxinbildung oder Adhärenz. Andere vermitteln Resistenz gegen Antibiotika, wobei nicht selten mehrere Resistenzdeterminanten auf einem Plasmid lokalisiert sind.
Charakteristisch ist auch die hohe genetische Variabilität der Bakterien. Sie beruht auf der Fähigkeit, Erbinformation nicht nur durch Mutation, sondern auch durch Zell-zu-Zell-Übertragung von DNS (Genomteile oder Plasmide) zu verändern. Ein solcher Gentransfer kann erfolgen durch

- Transformation: Übertragung freiwerdender DNS (z. B. nach Zellwandzerstörung) auf entsprechend kompetente Zellen.
- Transduktion: Übertragung der DNS durch Phagen (S. 856)
- Konjugation: Direktübertragung von einer Zelle zur anderen nach Herstellung eines Kontaktes durch sog. Sexpili.

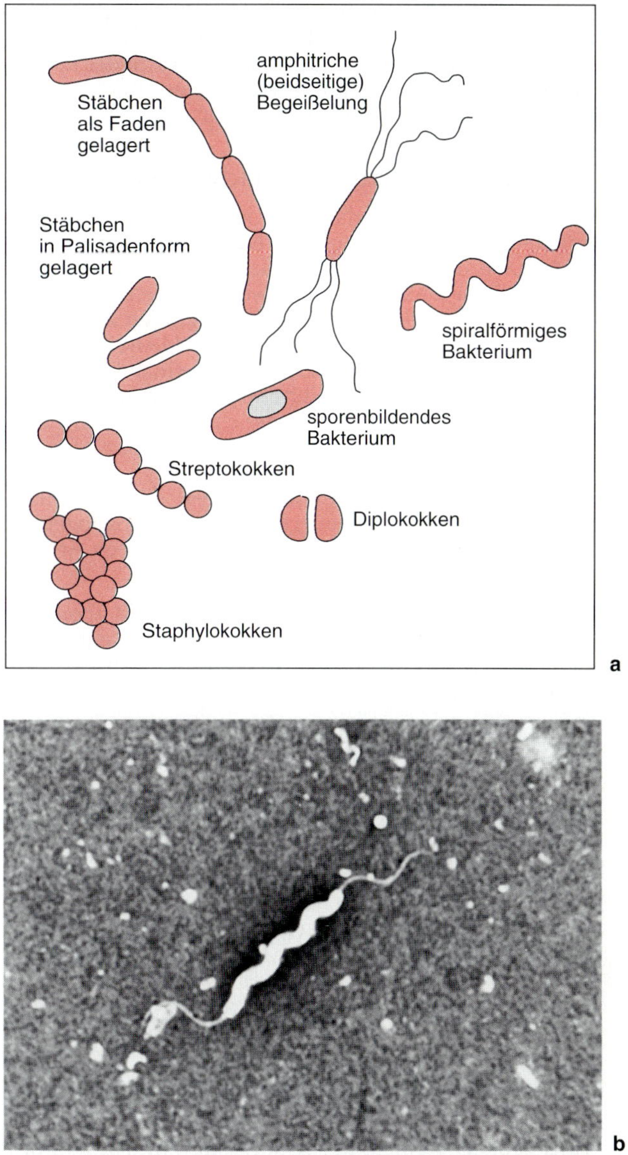


Abb. 28.6 **Bakterienformen. a** Verschiedene Formen und deren Lagerung zueinander. **b** Mikroskopische Darstellung. Tuschepräparat; Vergr. 1000fach. Man erkennt einen spiralförmigen Keim mit Geißel, daneben Kokken und Stäbchen.

Die Integration der aufgenommenen DNS-Bestandteile erfolgt durch Rekombination. Eine besondere, für die Evolution der Bakterien entscheidend wichtige Form der Rekombination ist die *Transposition*, bei der kleine DNS-Elemente, *Transposons*, auf dem Genom „springen".

## 28.3.4 Differenzierungsmöglichkeiten

Mit der Feststellung, daß Mikroorganismen Infektionskrankheiten verursachen und unterhalten können, erwuchs die Aufgabe, diese Kleinstlebewesen zur Sicherung der Diagnose und zur Einleitung einer zweckmäßigen Therapie zu identifizieren. Obgleich unter der sehr großen Zahl in der Natur vorkommender Bakterien nur ein kleiner Teil menschenpathogen ist, bleiben noch so viele einander ähnliche krankmachende Arten, daß ihre Abgrenzung und Differenzierung große Schwierigkeiten bereitet. Um dennoch immer zu einer exakten Diagnose zu gelangen, ist ein umfangreiches Arsenal bakteriologischen Rüstzeugs erforderlich. Manche wichtige Diagnose läßt sich aber schon mit relativ einfachen Mitteln bei Beherrschung der mikrobiologischen Grundkenntnisse stellen. Einen bakteriologischen Arbeitsplatz zeigt Abb. 28.**7**.

**Mikroskop.** Die erste und zugleich einfachste Methode, ein Bakterium zu identifizieren, ist die Betrachtung seiner Form und der Lagerung der einzelnen Keime zueinander. Unerläßlich hierfür ist der Besitz eines Mikroskops.

Beim Studium von Bakterien bedient man sich meist des 100fach auflösenden Objektivs, so daß man bei einem Zehnerokular eine 10 × 100 = 1000fache Vergrößerung erhält. Bei diesen starken Vergrößerungen ist es notwendig, einen Tropfen Immersionsöl zwischen Objekt und Objektivlinse zu bringen, um eine allzu starke Streuung des durchfallenden Lichtes zu verhindern.

**Präparat.** Ehe das Material mit dem Mikroskop untersucht werden kann, muß ein Präparat angefertigt werden. Dazu wird mit einer Stahldrahtöse (Platinösen werden heute nur noch für besondere Arbeiten verwendet) etwas Material auf einen Objektträger aus Glas gebracht, dünn ausgestrichen und getrocknet. Im durchfallenden Licht kann dann der Objektträger unter dem Mikroskop hin- und hergeschoben und das Präparat durchmustert werden.

**Färbung.** Meist heben sich Bakterien von den umgebenden Strukturen, die von Leukozyten, Epithelien, Schleim und Detritus gebildet werden, nur schlecht ab. Um den Kontrast, d. h. den optischen Gegensatz zwischen Mikroben und ihrer Umgebung, zu erhöhen, bedient man sich chemischer und physikalischer Kunstgriffe. Der bekannteste ist die Färbung der Bakterien mit basischen Anilinfarben. Läßt man einen solchen Farbstoff, z. B. Fuchsinrot oder Methylenblau, auf ein Präparat einwirken, so färben sich die meisten Kleinstlebewesen infolge einer starken Affinität des Zytoplasmas zum Farbstoff intensiver an als ihre Umgebung und sind dadurch rasch zu erkennen.

**Phasenkontrastverfahren.** Im ungefärbten Präparat kann die Kontrastwirkung durch Änderungen des Strahlenganges im Mikroskop erhöht werden. So wird bei dem Phasenkontrastverfahren unter Verwendung besonderer Objektive und Kondensoren ein Teil des durchtretenden Lichtstrahles in seiner Phase derart verschoben, daß sich der Helligkeitsunterschied zwischen Bakterien und Umgebung erheblich vergrößert.

**Dunkelfeld.** Besonders zarte Gebilde, z. B. Spirochäten, lassen sich gut im Dunkelfeld darstellen. Das Licht wird durch einen Dunkelfeldkondensor so geführt, daß es normalerweise nicht ins Objektiv gelangt. Erst wenn ein Gegenstand in den Lichtstrahl gerät, wird von ihm ein Teil des Lichtes in das Objektiv reflektiert. Solche Objekte erscheinen hellleuchtend auf dunklem Untergrund.

**Beweglichkeitsprüfung.** Die beiden letztgenannten Verfahren werden vor allem zur Darstellung lebender Bakterien verwendet, weil eine Färbung in der Regel mit der Abtötung der Keime einhergeht. Nur an lebenden Organismen kann jedoch die Beweglichkeit geprüft werden, aus der sich Rückschlüsse auf die Art des Keimes ziehen lassen. Man fertigt zur Untersuchung einen *hängenden Tropfen* an oder bedeckt einfach einen Tropfen des Materials auf dem Objektträger mit einem Deckgläschen. Gut begeißelte Mikroben vermögen mit erstaunlicher Geschwindigkeit das Blickfeld zu durchqueren.

**Kombinierte Färbemethoden.** Die bisher beschriebenen Techniken gestatten nur eine Unterscheidung der Bakterien nach ihrem Aussehen, ihrer Lagerung oder ihrer Beweglichkeit. Eine weitere Möglichkeit der Differenzierung besteht in der unterschiedlichen Färbbarkeit nach Anwendung kombinierter Färbemethoden. Sie dienen nicht wie die Einfachfärbungen mit Fuchsin oder Methylenblau lediglich der Erhöhung des Kontrastes, sondern erlauben, die Bakterien in Gruppen mit verschiedenen färberischen Eigenschaften einzuteilen. Am wichtigsten ist die Färbung nach *Gram.*

Färbt man ein Präparat mit Gramfarbstoff, z. B. Gentianaviolett, ein und beizt mit Lugolscher Lösung nach, so läßt sich der gebildete Farbstoffkomplex nur bei einem Teil der Bakterien mit Alkohol wieder herauslösen. Die anderen halten die blauviolette Farbe fest, sie sind „gramfest" oder „grampositiv". Um die entfärbten und damit scheinbar verschwundenen „gramnegativen" Mikroorganismen wieder sichtbar zu machen, wird mit Fuchsin gegengefärbt, so daß im Präparat blaue (grampositive) und rote (gramnegative) Bakterien zu erkennen sind.

Mit der Gramfärbung ist es möglich, die wichtigsten Erreger in zwei Gruppen zu unterteilen, die sich auch in anderen physiologischen Eigenschaften voneinander unterscheiden. So werden gramnegative Bakterien aufgrund ihres andersartigen Zellwandaufbaus von bestimmten Antibiotika, die auf grampositive Erreger gut wirken, nicht beeinflußt.

Neben der Gramfärbung gibt es andere kombinierte Färbeverfahren, die eine ganz bestimmte Erregerart aus der Zahl der übrigen hervorheben.

Hierher gehört die Färbung der säurefesten Mykobakterien (z. B. Tuberkelbakterien) nach Ziehl-Neelsen, die Färbung der Diphtheriebakterien nach Neisser oder die Darstellung von Blutzellen und Protozoen nach Giemsa.

**Züchtung.** Trotz Anwendung bester mikroskopischer Technik und raffiniertester Färbeverfahren reicht die mikroskopische Untersuchung eines Materials zur exakten Diagnose meist nicht aus, sei es, daß die Keime dem Nachweis überhaupt entgehen, sei es, daß die gefundenen Bakterien sich

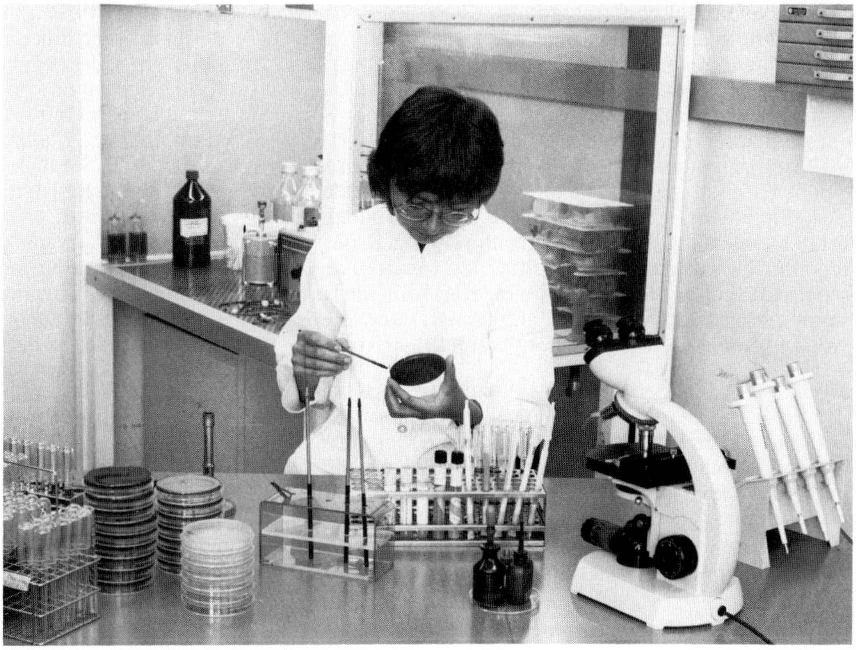

Abb. 28.7 **Bakteriologischer Arbeitsplatz.** Ein Nährmedium wird mit Untersuchungsmaterial beimpft. Im Hintergrund: sterile Werkbank zum Bearbeiten besonders empfindlichen oder besonders gefährlichen Materials.

nicht sicher einordnen lassen. Robert Koch hatte durch die Züchtung des Krankheitserregers das zweite Postulat Henles erfüllt und damit den wichtigsten Beweis für die Existenz lebender Infektionserreger erbracht. Heute ist die Anzüchtung eines Keimes jedoch nicht mehr nur zur Sicherung der Diagnose wünschenswert, sondern zur Beurteilung seiner Empfindlichkeit gegenüber einer medikamentösen Therapie unerläßlich geworden.

Um einen Parasiten außerhalb des Wirtes zur Vermehrung zu bringen, muß man ihm in der Kultur ungefähr die gleichen Bedingungen wie sein Wirt bieten, also Wärme, Wasser und Nährstoffe. In einem geeigneten Nährmedium wachsen viele Bakterienarten über Nacht zu makroskopisch sichtbarer Menge heran.

Da in einem flüssigen Medium verschiedene Mikrobenarten nicht voneinander getrennt werden können, werden zur Gewinnung von *Reinkulturen* feste Nährmedien verwendet. Sie wurden erstmals von Robert Koch eingeführt, der flüssige Nährbouillons durch Beigabe von Agar, einem Produkt japanischer Meeresalgen, zum Erstarren brachte. Verteilt man das Untersuchungsmaterial mit einer Öse gleichmäßig auf der Oberfläche einer solchen Agarschale, so wächst dort, wo ein einzelnes Bakterium liegen bleibt, innerhalb von 12–24 Stunden eine mit dem bloßen Auge sichtbare Kolonie heran, die aus den vielen tausend Nachkommen dieses einen Keimes gebildet wird. Aus der Beschaffenheit einer solchen Kolonie, ihrer Größe, Farbe und Oberfläche, lassen sich Schlüsse auf die Natur des Keimes ziehen. Vor allem aber ist es möglich, die aus einem Individuum hervorgegangene Kolonie als *Reinkultur* weiter zu verimpfen und eine *Subkultur* zur genaueren Untersuchung anzulegen.

Durch *Spezialnährmedien* kann die Selektion bestimmter, medizinisch interessanter Bakterienarten aus einem Keimgemisch gefördert werden, indem Hemmstoffe das Wachstum anderer Keime verhindern. Auch können Nährstoffe hinzugefügt werden, die nur von einer bestimmten Bakterienart verwertet und abgebaut werden können, wodurch bei Anwesenheit eines Indikators charakteristische Farbreaktionen auftreten: *Indikatormedien.*

**Biochemische Differenzierung.** Jede Bakterienart besitzt ein charakteristisches Spektrum von Enzymen, mit denen angebotene Nährstoffe gespalten und verwertet werden können. Durch ein selektives Angebot solcher Nährstoffe und den chemischen Nachweis der entstandenen Spaltprodukte können die biochemischen Eigenschaften einer Bakterienart bestimmt und zur Diagnose herangezogen werden. Früher wurden diese Nachweise in einer Reihe von Röhrchen mit verschiedenen Medien durchgeführt, was bei Verwendung unterschiedlicher Indikatoren zum Bild der „bunten Reihe" führte, ein Ausdruck, der sich lange als Methodenbeschreibung gehalten hat.

**Antigenanalyse.** Schließlich kann man Bakterien aufgrund ihrer *antigenen Eigenschaften* voneinander trennen. Zellwand, Kapsel, Geißeln und Bakterienprodukte wie Toxine sind Träger von Antigenen, die durch verschiedene immunologische Techniken bestimmt und diagnostisch genutzt werden können. Man kann so angezüchtete Bakterien, die in ihren biochemischen Eigenschaften übereinstimmen, weiter differenzieren (z. B. Salmonellen) oder in keimarmem Material wie Liquor einen Direktnachweis mit spezifischen Antikörpern versuchen.

**Molekularbiologische Techniken.** Zum Direktnachweis von Bakterienbestandteilen in Untersuchungsmaterialien werden neuerdings bei schwer anzüchtbaren Erregern auch molekularbiologische Methoden eingesetzt. So können mittels markierter Gensonden spezifische DNS- oder RNS-Sequenzen aufgespürt werden. Dazu muß die Bakterien-DNS in Einzelstränge zerlegt werden, an die sich die ebenfalls aus einem Einzelstrang bestehende Gensonde anlagert, sofern sie komplementäre Sequenzen findet. Der sich bildende Hybrid-Doppelstrang ist dann aufgrund seiner z. B. durch Isotopen erfolgten Markierung auffindbar. Durch eine vorgeschaltete PCR (Polymerase-chainreaction) kann die Nucleinsäure des Erregers vermehrt (amplifiziert) und die Nachweisempfindlichkeit noch erhöht werden.

**Tierversuch.** Der Tierversuch hat im diagnostischen Bereich der medizinischen Mikrobiologie seine frühere Bedeutung verloren. Verbesserte In-vitro-Methoden haben ihn sowohl in der Virologie als auch in der Bakteriologie weitgehend entbehrlich gemacht. Derzeit werden nur noch zum Toxinnachweis bei Tetanus und Botulismus Mäuse benötigt.
Das Tierschutzgesetz in seiner geltenden Fassung enthält strenge Richtlinien für die Durchführung von Tierversuchen.

### 28.3.5 Quantitativer Erregernachweis

Oft genügt es nicht, einen Erreger nur nachzuweisen, sondern erst die Ermittlung der ursprünglich im Material vorhanden gewesenen *Menge* gibt einen Hinweis auf eine Krankheit oder Krankheitsgefährdung. Neben der qualitativen Keimdifferenzierung ist in solchen Fällen die quantitative Keimbestimmung erforderlich. Hierzu muß das Material *möglichst schnell* oder nach geeigneter Konservierung in einem Transportmedium zur Untersuchung kommen, da sonst eine Keimvermehrung auf dem Transport zu falschen Ergebnissen führt.
Quantitative Erregernachweise haben sich vor allem bei Urinuntersuchungen zur Vermeidung von Fehldiagnosen bewährt. Bei Lebensmitteluntersuchungen (Wasser, Milch, Eis) sind sie schon lange üblich.

### 28.3.6 Resistenzbestimmung gegen Chemotherapeutika

Wichtiger als die Identifizierung eines Keimes ist für den behandelnden Arzt oft die Ermittlung seines Resistenzverhaltens gegen Chemotherapeutika. Dies gilt besonders für die Erreger unspezifischer Infektionen, bei denen aus dem Krankheitsbild allein keine Rückschlüsse auf die Art des Erregers zu ziehen sind. Erst nachdem festgestellt worden ist, gegen welche Medikamente sich der gefundene Keim noch „sensibel" verhält, kann eine optimale Therapie eingeleitet werden. Auf eine Resistenzbestimmung sollte deshalb nie verzichtet werden, sofern es sich nicht um Krankheitserreger handelt, deren Penicillinsensibilität bekannt ist, z. B. Streptokokken der Gruppe A, Pneumokokken oder Gonokokken.
Als *resistent* bezeichnet man einen Stamm, wenn er von der durchschnittlich verabfolgbaren Menge eines Medikamentes am Orte der Infektion in seiner Vermehrung nicht mehr gehemmt wird. Resistenz ist also kein absoluter Begriff, sondern von verschiedenen Größen abhängig. Es gibt Keimpopulationen, die gegenüber bestimmten Medikamenten „natürlich" resistent sind, z. B. Escherichia coli gegen Penicillin, und andere, deren resistenter Anteil in der Auseinandersetzung mit dem Medikament durch Selektion (Auswahl) zunimmt, z. B. Staphylokokken gegenüber vielen Antibiotika. Meist ist die Resistenzinformation auf der DNS von Plasmiden gespeichert, die von einer Bakterienzelle direkt durch Konjugation an eine andere weitergegeben oder durch Bakteriophagen übertragen werden (Transduktion). Häufig können durch ein einziges Plasmid Resistenzen gegen mehrere Chemotherapeutika vermittelt werden. Da es sich um eine genetisch verankerte Eigenschaft handelt, erben alle Tochterzellen die Fähigkeit zur Resistenz. Vor allem im Krankenhaus können sich solche Resistenzen unter den Hospitalismuskeimen (S. 843) rasch ausbreiten, die so zu therapeutischen Problemkeimen werden.
Voraussetzung für das Anlegen einer Resistenzbestimmung ist die Züchtung des betreffenden Keimes in Reinkultur. Dadurch verstreichen im allgemeinen 2 Tage, bis das Ergebnis vorliegt. Muß eine Behandlung sofort eingeleitet werden, sollte dennoch die Richtigkeit der Therapie durch den mikrobiologischen Versuch bestätigt werden. Von den zahlreichen Techniken auf diesem Gebiet haben sich vor allem bewährt:

- der *Agardiffusionstest*, der für eine mittlere Chemotherapeutikumkonzentration angibt, ob ein Keim resistent oder sensibel ist, und
- der *Reihenverdünnungs-* oder *Dilutionstest*, der quantitative Aussagen gestattet und anzeigt, bei welcher Konzentration eines Präparates der Keim in seiner Vermehrung noch gehemmt wird: Bestimmung der minimalen Hemmkonzentration (MHK).

### 28.3.7 Entnahme und Versand von Untersuchungsmaterial

Die ausgereifteste bakteriologische Technik und deren sorgfältige Handhabung bleiben wertlos, wenn bei der Entnahme und Abfüllung des Materials schon entscheidende Fehler gemacht werden. Da diese Arbeiten weitgehend in der Hand der Stationspflegekraft liegen oder zumindest ihrer Aufsicht unterstehen, ist die genaue Kenntnis der dabei zu beachtenden Vorschriften für sie besonders wichtig. Es bedarf keiner besonderen Erwähnung, daß Untersuchungsgut, dessen Keimgehalt oder Sterilität nachgewiesen werden soll, steril aufgefangen und steril transportiert werden muß. Gefäße, die sterilisiert sind, müssen bis zum Gebrauch auch steril aufbewahrt werden. Grundsätzlich sollte man sich nur der vom Untersuchungsamt oder den Laboratorien zur Verfügung gestellten Versandgefäße bedienen, für deren einwandfreie Beschaffenheit garantiert wird. Sie allein entsprechen auch den strengen gesetzlichen Vorschriften für den Postversand von infektiösem Material. Abb. 28.**8** zeigt einige typische Versandgefäße. Beim Versand von Material sind folgende Grundsätze zu beachten:

1. Erst die sorgfältige Entnahme zum günstigsten Zeitpunkt verspricht ein befriedigendes Untersuchungsergebnis. Bakteriologische Untersuchungen z. B. sollen *stets vor Beginn der antibiotischen Therapie oder wenigstens nach Unterbrechung* derselben veranlaßt werden.
2. Je nach Fortschreiten der Krankheit sind die Erreger an *verschiedenen Stellen des Organismus* zu erwarten (Beispiel Typhus, S. 844 f.).
3. Gelangen bei der Entnahme Desinfektionsmittel in das Material, so wird ein falsches steriles Ergebnis vorgetäuscht.
4. Soll eine quantitative Keimbestimmung vorgenommen werden, muß das Material bei *Kühlschranktemperatur aufbewahrt* oder auf andere Art konserviert werden, bis der schnelle Transport zum Laboratorium möglich ist.
5. Erwartet man empfindliche Erreger (z. B. Neisserien), so ist dem Rechnung zu tragen, indem das Material *sofort* in einem Spezialmedium (vom Laboratorium anfordern!) transportiert wird. Gegebenenfalls ist Anlage der Kultur am Krankenbett zu veranlassen.
6. Das Material muß mit dem *Namen des Patienten* beschriftet sein, und zwar auf dem *innersten Röhrchen*, in dem sich das Untersuchungsgut befindet.
7. Begleitscheine müssen Namen des Patienten, gewünschte Untersuchung und Krankheit bzw. Grund der Untersuchung enthalten. Hinweise auf eine antibiotische Vorbehandlung können wichtig sein.
8. Im Zweifelsfalle stets telefonisch beim Untersuchungsinstitut anfragen.

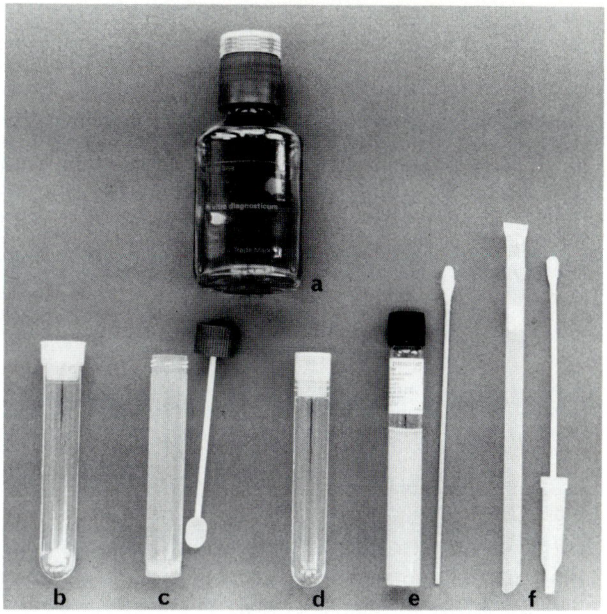


Abb. 28.**8** **Transportgefäße und Transportmedien. a** Flasche zur Aufnahme und zum Transport von Blut bei Septikämieverdacht. Die Flasche enthält bereits ein flüssiges Nährmedium zur Anzüchtung und Anreicherung der Keime. Sie kann auch für Liquor verwendet werden. **b** Urinröhrchen mit Substrat zur Stabilisierung der Keimzahl; **c** Stuhlröhrchen; **d** einfaches Röhrchen für Serum und Blut zum Antikörpernachweis; **e** Transportmedium zur Anzucht von Gonokokken; **f** Transportmedium für Wund- und Eiterabstriche.

## 28.4 Spezielle Bakteriologie

### 28.4.1 Systematik

Für eine systematische Darstellung der menschenpathogenen Mikroorganismen gibt es verschiedene Möglichkeiten, je nachdem, ob der Erreger selbst oder die durch ihn verursachten Krankheiten in den Mittelpunkt der Betrachtung gestellt werden. Mehrere biologisch ähnliche oder auch dieselbe Keimart können völlig verschiedene Krankheitsbilder verursachen, während für eine bestimmte Erkrankungsform eine ganze Reihe sonst nicht vergleichbarer Erreger in Frage kommen. So wird z. B. eine Enteritis durch Mikroben aus der Familie der Enterobacteriaceae ebenso wie durch Staphylokokken oder bestimmte Sporenbildner hervorgerufen. Streptokokken der Gruppe A hingegen können sowohl für phlegmonöse Eiterungen als auch für eine Angina tonsillaris oder einen Scharlach oder sogar für rheumatische Erkrankungen verantwortlich sein. Nur bei einer begrenzten Zahl von Krankheiten gehört zu *einem* Krankheitsbegriff auch nur *ein* Erreger, wie z. B. beim Keuchhusten Bordetella pertussis. Zum Verständnis der Zusammenhänge sind daher mehrere von verschiedenen Standpunkten ausgehende Darstellungen erforderlich. Da die Infektionskrankheiten schon aus dem Blickwinkel des Klinikers entsprechend dem pathologisch-anatomischen Bild und dem Verlauf geschildert werden (Kap. 32 Innere Medizin in Bd. II), wird hier der Erreger mit seinem morphologischen und biologischen Eigenschaften als Richtschnur für eine Einteilung gewählt.

Doch auch dann herrscht noch eine gewisse Uneinheitlichkeit: Obwohl die systematische Einteilung der Mikroorganismen heute nach den Regeln erfolgen soll, die in der Botanik und Zoologie üblich sind, wird diese streng nach naturwissenschaftlichen Gesichtspunkten ausgerichtete Systematik in dem begrenzten Bereich der medizinischen Mikrobiologie den dort im Vordergrund stehenden praktischen

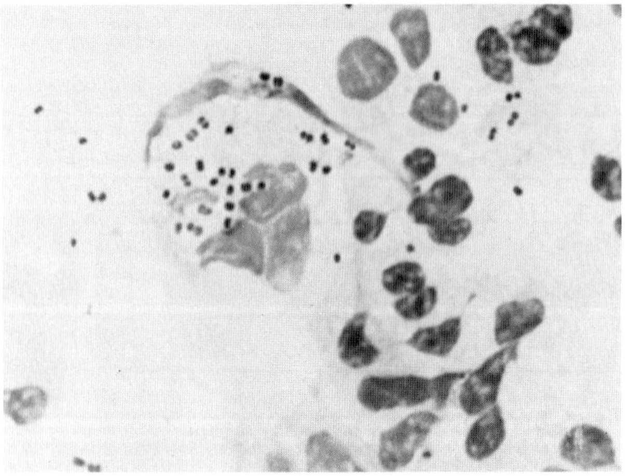

Abb. 28.**9** **Gonokokken.** Extra- und intrazelluläre Lagerung. Vergr. 1000fach.

Erfordernissen einer guten Übersichtlichkeit und didaktisch einprägsamen Zueinanderordnung ähnlich aussehender oder als Parasiten ähnlich wirkender Krankheitserreger nicht immer gerecht. Deshalb wird im klinischen Sprachgebrauch, aber auch in den meisten Lehrbüchern an der alten Einteilung, die sich an der mikroskopischen Form und dem Gramverhalten der Bakterien orientiert, nach wie vor festgehalten.
Andererseits ist diese Nomenklatur für eine exakte Systematik aufgrund der erweiterten Kenntnisse über die Eigenschaften der Kleinstlebewesen nicht mehr ausreichend. In der Weltliteratur richtet man sich heute allgemein nach der Einteilung und den Namen, die in „Bergeys Manual" (of Determinative Bacteriology) angegeben sind. Dort werden die Mikroorganismen nach Klassen, Ordnungen, Familien, Gattungen und Arten wie auch sonst in der Biologie unterschieden. Da sich diese Bezeichnungen mehr und mehr durchsetzen, erscheint es richtig, sie auch hier zu verwenden. Es wird daher so verfahren, daß im Prinzip die bewährte Einteilung nach Form und Färbeverhalten beibehalten wird, die Ordnungs- und Familiennamen der Mikroben aber jeweils den Abschnitten vorangestellt oder einleitend erwähnt werden. Die Bakterien enthalten menschenpathogene Arten nur in den Ordnungen Eubacteriales, Pseudomonadales, Actinomycetales und Spirochaetales. Nach der Form werden unterschieden:

- Kugelbakterien (Kokken),
- Stäbchen,
- Spiralen (Spirochäten).

## 28.4.2 Kokken

### 28.4.2.1 Gramnegative Kokken (Familie der Neisseriaceae)

**Gonokokken.** *Krankheit:* Gonorrhö = Tripper.
*Erreger.* Ziemlich große, meist paarig liegende Kokken, deren einander zugekehrte Seite abgeflacht ist, sog. Kaffeebohnen- oder Sammelform (Abb. 28.**9**). Durch Haftpili können sie sich an der Oberfläche von Schleimhautzellen festsetzen. Die Keime sind sehr empfindlich gegen Austrocknung und Temperaturveränderung. Eine Anzüchtung gelingt nur, wenn ein Transportmedium beimpft wird. Der mikroskopische Nachweis sollte durch Gram-Färbung gesichert werden. Die Methylenblaufärbung genügt lediglich im negativen Falle zum Ausschluß einer Erkrankung, da auch grampositive Kokken gelegentlich ähnlich aussehen.
*Material.* Bei Frauen Abstrich von Urethra und Zervix, bei Männern Urethralsekret.
*Wichtig:* Keine positive Diagnose nur aufgrund des Methylenblaupräparates stellen. Zur Anzucht unmittelbar nach der Materialgewinnung Transportmedium beimpfen.

**Meningokokken.** *Krankheit:* Meningitis epidemica = übertragbare Genickstarre.
*Erreger.* Mikroskopisch nicht von Gonokokken, aber nach der Herkunft zu unterscheiden. Empfindlicher und anspruchsvoller Keim, doch etwas widerstandsfähiger als Gonokokken. Verschiedene Serotypen. In Europa vorwiegend Gruppe B.
*Material.* Liquorpunktat zum mikroskopischen und kulturellen Nachweis. Eventuell bei Umgebungsuntersuchungen Rachenabstrich. Material schnell und unter Vermeidung von Abkühlung zur Untersuchungsstelle bringen.

**Andere gramnegative Kokken.** Zur physiologischen Mund- und Rachenflora des gesunden Menschen gehören noch eine Reihe anderer Neisserien, die keine pathogene, wohl aber eine differentialdiagnostische Bedeutung haben, da sie mikroskopisch mit den pathogenen Kokken leicht verwechselt werden können.

### 28.4.2.2 Grampositive Kokken

Die grampositiven Kokken lassen sich nach ihrer Lagerung zueinander unterscheiden. Für die Medizin von Bedeutung sind die Familie der Micrococcaceae, deren Vertreter sich in Haufen lagern, und die Familie der Streptococcaceae, die mehr oder weniger lange Ketten bilden können.

#### Staphylokokken

*Krankheit.* Lokale, abszeßartige Eiterungen wie Furunkel, Karbunkel, Mastitis puerperalis, Osteomyelitis, Konjunktivitis, Panaritium, sekundäre Wundeiterungen. Von den primär auftretenden Pyodermien können bei Einbruch in die Blutbahn septische Krankheitsbilder ausgehen oder sich Metastasen in Lunge, Nieren, Knochen bilden.
Es gibt Stämme, die ein recht hitzestabiles *Enterotoxin* produzieren können und dadurch häufig Lebensmittelvergiftungen verursachen.
Gelegentlich kommen Stämme vor, die ein spezifisches Toxin (TSST-1) produzieren, das bei jungen Frauen das sog. toxische Schocksyndrom auslösen kann.
*Erreger.* In Haufen oder in Trauben liegende ziemlich anspruchslose und widerstandsfähige Kokken (Abb. 28.**10**). Die Pathogenität wird bestimmt durch den Besitz verschiedener Toxine und Enzyme.
Von besonderer diagnostischer Bedeutung ist die Plasmakoagulase, die vom *Staphylococcus aureus* gebildet wird. Er

gilt stets als pathogen. Koagulasenegative Staphylokokken, unter ihnen *Staphylococcus epidermidis,* gehören zwar zur physiologischen Hautflora, im Krankenhaus ist jedoch ihr Nachweis aus Wundmaterial, im Blut und aus Kathetern stets ernst zu nehmen, zumal wenn es sich um multiresistente Stämme handelt.
*Epidemiologie.* Durch die Staphylokokken wurde die neue Ära nosokomialer Infektionen (S. 921 ff.) eingeleitet. An dem schnellen Auftreten erst penicillinresistenter, dann multiresistenter Populationen wurde ihre Ausbreitung am Mißerfolg der Therapie zuerst erkannt. Inzwischen gibt es ein ganzes Spektrum von Krankheitserregern (gramnegative Stäbchen, Hefen), die als typische Hospitalismuserreger oder therapeutische Problemkeime vor allem im Bereich von Intensivpflegeeinheiten gefürchtet sind. Die Staphylokokken haben jedoch ihre Bedeutung und damit ihren Schrecken nicht verloren. Da sie auch auf der Haut und Nasenschleimhaut von Gesunden siedeln, ohne bei dem Träger eine Erkrankung hervorzurufen, ist die Gefahr der Übertragung und Weitergabe durch Ärzte und Pflegepersonal besonders groß. Hierdurch werden vor allem Keime verbreitet, die gegenüber vielen Antibiotika resistent sind.
Dieses Zusammentreffen von therapieresistenten Mikroorganismen auf der einen und durch Krankheit geschwächten Patienten auf der anderen Seite ist in der Regel nur im Krankenhaus möglich. Das Eindringen von Staphylokokken in die Haut durch Kratzen, Scheuern oder Kontakt außerhalb des Krankenhauses spielt demgegenüber heute nur eine untergeordnete Rolle.
*Prophylaxe.* Sparsame, aber wenn nötig energische Anwendung von Antibiotika nach vorausgegangener Resistenzbestimmung. Sorgfältige laufende Händedesinfektion auf *allen* Stationen, nicht nur auf sog. septischen Abteilungen (Krankenhaushygiene S. 921 ff.).
*Material.* Abstriche vom geöffneten Eiterherd; Blutkultur; bei Enteritis Lebensmittel und Stuhl.
*Wichtig:* Gefährlichste Überträger sind Ärzte und Pflegepersonen. *Sitz der Keime:* Hände, Nase, Kleidung, Handtücher.

### Streptokokken

Als Streptokokken werden Erreger bezeichnet, denen die Lagerung in mehr oder weniger langen Ketten eigen ist, da sie sich stets in einer Ebene teilen und – besonders in flüssigen Nährmedien – aneinander hängen bleiben (Abb. 28.**11**). Während sich in der Mikrobiologie die serologische Einteilung nach Lancefield allgemein durchgesetzt hat, ist in der Klinik die ursprüngliche Unterscheidung von Schottmüller nach dem Verhalten auf Blutagarplatten vielfach noch üblich. Sie soll daher auch im folgenden erwähnt werden.

**Streptococcus pyogenes (A-Streptokokken).** *Krankheit:* großer Formenreichtum: Phlegmone, Erysipel, Angina tonsillaris, Scharlach. Als Spätfolge bestimmte Nephritis- und Rheumatismusformen.
*Erreger.* Wächst auf Blutagarplatten in kleinen Kolonien mit großer, vollständiger Hämolyse (Betahämolyse).
*Epidemiologie.* Eine einheitliche Epidemiologie läßt sich bei dem außerordentlichen Formenreichtum der durch hämolysierende Streptokokken verursachten Krankheiten nicht geben. Allgemein besitzen die Streptokokken ein hohes Invasionsvermögen mit der Neigung zur flächigen oder septischen Ausbreitung. Dabei spielen offensichtlich Schwankungen in der Virulenz für die Ausprägung des jeweiligen Krankheitsbildes eine Rolle. So wird Scharlach nur durch Streptokokken hervorgerufen, die ein Scharlachtoxin, das *Erythrotoxin*, produzieren. Diese Fähigkeit zur Toxinbildung stammt von bestimmten Bakteriophagen, deren DNA in das Genom der Bakterienzelle integriert wurde. Man spricht von „lysogenen Stämmen" (S. 902).
*Material.* Je nach Krankheitsbild Abstrich, Punktat, Blutkultur. Bei rheumatischen Erkrankungen Serum zum Antikörpernachweis (Antistreptolysintiter – ASL).

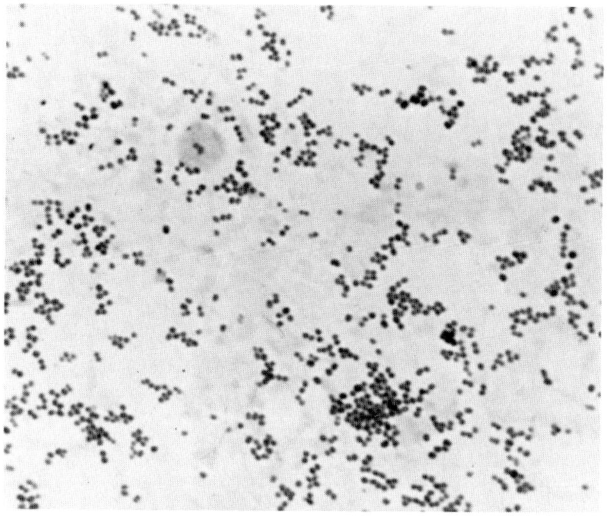

Abb. 28.**10** **Staphylokokkeneiter.** Lagerung in Haufen bzw. Trauben. Vergr. 1000fach.

**Streptococcus agalactiae (B-Streptokokken).** Meist hämolysierend wachsende Streptokokken der serologischen Gruppe B, die zunehmend häufiger als Erreger einer schweren Meningitis und/oder Sepsis bei Neugeborenen nachgewiesen werden. Die Keime stammen fast immer von der Mutter, wo sie im Genitalbereich meist unbemerkt siedeln, gelegentlich aber Harnwegs- oder andere lokale Infektionen verursachen können. Sie sind therapieresistenter als die übrigen Streptokokken.

**Vergrünende bzw. orale Streptokokken.** Streptokokken, die auf Blutagarplatten nur einen unvollständigen Abbau des Hämoglobins zum Methämoglobin (Alphahämolyse) bewirken, finden sich regelmäßig in der physiologischen Keimflora des Respirationstraktes. Einige Arten kommen gelegentlich als Erreger von Endokarditiden vor.

**Streptococcus faecalis (Enterokokken).** Sie wachsen ebenfalls mit Vergrünung, gehören aber der serologischen Gruppe D an. Ihr Hauptfund- und Aufenthaltsort ist der menschliche (und tierische) Darm. Gelangen sie jedoch in die Harnwege oder in den Bauchraum, so können sie akute und chronische Entzündungen verursachen: Pyelonephritis, Zystitis, Peritonitis.

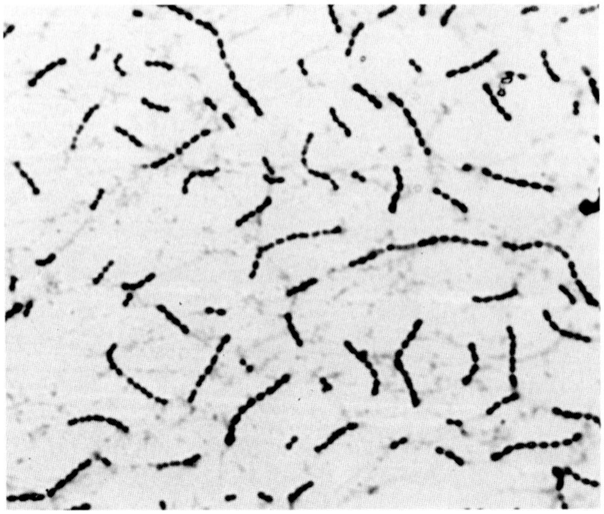

Abb. 28.**11** **Streptokokkeneiter.** Vergr. 1000fach.

**Streptococcus pneumoniae (Pneumokokken).** *Krankheit:* Pneumonie, Meningitis, Otitis, Konjunktivitis (Ulcus serpens).

*Erreger.* Er gehört ebenfalls zur Familie der Streptococcaceae, da er kurze starre Ketten bildet. Im Primärpräparat meist bekapselte, lanzettförmige Diplokokken. Auf Blutagar Vergrünung. Anspruchsvoller Keim.

*Epidemiologie.* Als Erreger der Lobärpneumonie selten geworden. Dafür häufig Ursache einer Bronchopneumonie. Bei Meningitis nach wie vor sehr gefährlich. Übertragung durch Tröpfcheninfektion nach Resistenzminderung des Angesteckten. Auch auf der Rachenschleimhaut Gesunder finden sich nicht selten Pneumokokken.

*Material.* Sputum, Trachealsekret, Wundabstriche, Liquor, Blutkultur.

## 28.4.3 Stäbchenförmige Bakterien

Sie stellen die größte Gruppe der menschenpathogenen Arten, so daß ihr Name schließlich zum Oberbegriff wurde: Bakterium oder Bazillus = Stäbchen. Da ihre Form und Lagerung nur wenig Unterscheidungsmöglichkeiten bieten, müssen zur genauen Differenzierung oft alle Möglichkeiten der bakteriologischen Technik herangezogen werden, so auch die Bestimmung der biochemischen Leistung und des Antigenverhaltens. Auch hier bewährt sich eine grobe Zweiteilung nach der Gram-Färbung (S. 838 ff.).

### 28.4.3.1 Gramnegative Stäbchen

Sie umfassen viele verschiedene Arten von Krankheitserregern, deren Gliederung nach Familien – außer bei den Enterobacteriaceae – unsicher und didaktisch wenig sinnvoll ist. Wir teilen sie deshalb in zwei Gruppen: „Enterobacteriaceae" und „weitere gramnegative Stäbchen".

**Enterobacteriaceae**

Der Name deutet bereits an, daß es sich hier um Stäbchen handelt, die regelmäßig oder gelegentlich den Darm besiedeln.

**Escherichia coli** (Kolonbakterium) ist das bekannteste aerobe Darmbakterium. Es lebt im Dickdarm des Menschen als Symbiont. Seine nützliche Funktion bei der Vitaminsynthese und Cellulosespaltung wurde früher überschätzt, da man nicht wußte, daß der Anteil an der gesamten Darmflora nur sehr gering ist. Die Masse der Darmbakterien besteht aus obligaten Anaerobiern wie Laktobazillen und Bacteroidesarten.

Dennoch kann das Verschwinden der Kolonbakterien aus dem Darm, z. B. nach einer antibiotischen Behandlung, Zeichen einer Verschiebung des ökologischen Gleichgewichts der Darmflora sein, da meist auch die Anaerobier geschädigt wurden. Überwuchernde Keime wie Staphylokokken, Hefen oder Clostridium difficile können dann schwere Darminfektionen verursachen.

Gelangt Escherichia coli an eine andere Stelle des Organismus, kann sie zu einem gefährlichen Krankheitserreger werden, so bei der Peritonitis nach Darmperforation oder als Sekundärinfektionserreger bei Verletzungen und Wunden. Sehr häufig dringt Escherichia coli in die Harnwege ein (Abb. 28.**12**) und verursacht dort eine Zystitis oder Pyelonephritis (bis zu 90% aller akuten Pyelonephritiden sind durch Escherichia coli bedingt). Um eine Abgrenzung gegenüber dem harmlosen vorübergehenden Aufenthalt einiger Keime in der Blase oder gegenüber Verunreinigungen zu erzielen, ist der quantitative Erregernachweis erforderlich (S. 886). Keimzahlen ab $10^5$/ml gelten als signifikant für eine Harnwegsinfektion.

Bestimmte Escherichia-coli-Stämme können aber auch gefährliche Darminfektionen auslösen. Entsprechend der unterschiedlichen Pathogenese unterscheidet man vor allem

- Enteropathogene Escherichia coli (EPEC): Sie können sich an die Epithelzellen des Dünndarms anheften und die Zellen durch Toxine zerstören. Es sind die klassischen „Dyspepsiestämme", deren Ausbreitung vor allem auf Säuglingsstationen gefürchtet ist (Hospitalismuskeim).
- Enterotoxische Escherichia coli (ETEC): Stämme, die ein Toxin produzieren, das dem der Choleraerreger ähnlich ist. Sie bewirken massive Durchfälle mit Wasser- und Elektrolytverlust und sind eine der häufigsten Ursachen von Reisediarrhö.
- Enteroinvasive Escherichia coli (EIEC): Stämme, die in die Darmschleimhaut eindringen können und ein ruhrähnliches Krankheitsbild verursachen.
- Enterohämorrhagische Escherichia coli (EHEC): Diese Stämme – insbesondere aus der Serogruppe 0 157 – können vor allem bei Kleinkindern neben einer hämorrhagischen Kolitis ein hämolytisch-urämisches Syndrom (HUS) mit schwerem Nierenversagen auslösen.

**Salmonellen.** Sie bilden eine große Gruppe beweglicher Stäbchen, deren Eindringen beim Menschen Typhus, Paratyphus und Enteritis hervorrufen kann und die daher als *TPE-Gruppe* bezeichnet wird. Sie werden ohne Berücksichtigung ihrer unterschiedlichen Pathogenität durch serologi-

sche Antigenanalyse in zahlreiche Untergruppen mit z. Z. über 2000 Typen eingeteilt (Schema nach Kauffmann-White). In der Routineuntersuchung kann man sie von den übrigen apathogenen Darmkeimen nach ihren biochemischen Eigenschaften auf Nährmedien oder in der „bunten Reihe" abtrennen und dann mit spezifischen Antiseren ihre Körper-(O)- und Geißel-(H-)Antigene bestimmen.
Nach epidemiologischen, therapeutischen und prognostischen Gesichtspunkten empfiehlt sich die Unterteilung in folgende Krankheitsgruppen:
*Menschliche Septikämien: Abdominaltyphus.*
*Erreger.* Salmonella typhi, Salmonella paratyphi B und einige andere in Mitteleuropa seltene Arten. Geringe Infektionsdosis, lange Inkubation! Einziges Erregerreservoir ist der Mensch!
*Material.* Da die Erkrankung mit einer Septikämie beginnt und sich erst später im Dünndarm manifestiert, ist der Erreger entsprechend dem Fortschritt der Krankheit jeweils an verschiedenen Stellen nachzuweisen:

- erste Krankheitswoche im Blut;
- ab Ende der zweiten Krankheitswoche im Stuhl.

Von der zweiten Woche an gelingt auch der Antikörpernachweis im Serum durch die Widal-Reaktion. Im Vordergrund der Diagnostik steht heute jedoch die Blutkultur.
*Salmonellenenteritis: Nahrungsmittelvergiftung.*
*Erreger.* Salmonella typhimurium, Salmonella enteritidis und viele hundert andere Salmonellen, die früher nur örtlich begrenzt nachgewiesen wurden, jetzt aber durch den Welthandel mit Schlachtvieh, Tierfutter und Tierprodukten überall auftauchen. Große Infektionsdosis erforderlich (z. B. nach Anreicherung in Lebensmitteln), sehr kurze Inkubation! Das Erregerreservoir findet sich überwiegend in Schlachttieren. Massentierhaltung wie z. B. in Legebatterien fördert die Ausbreitung.
*Material.* Erregernachweis im Stuhl, Erbrochenem und in verdächtigen Lebensmitteln sollte versucht werden. Toxinnachweis in Lebensmitteln und in Erbrochenem durch Mäusefütterungsversuch gelingt nur selten.

**Shigellen.** *Krankheit:* Bakterienruhr = Dysenterie.
*Erreger.* Wenig widerstandsfähige Stäbchen, deren Kultur schwierig ist, da sie durch Abkühlung oder Phagen schnell absterben. Man unterscheidet vier Arten:

- Shigella dysenteriae,
- Shigella flexneri,
- Shigella boydi,
- Shigella sonnei (E-Ruhr).

Shigella dysenteriae führt meist zu schweren Krankheitsbildern. In unseren Breiten am häufigsten ist Shigella sonnei, die nicht so empfindlich ist wie die anderen Typen und eine meist harmlose Sommerdiarrhö verursacht.
*Material.* Frischer Stuhl. Am besten Analabstrich und Anlegen der Kultur am Krankenbett. Blut zum Antikörpernachweis ab zweiter Krankheitswoche (gelingt nicht sicher).

**Proteusbakterien.** Eiweißspaltende Fäulniserreger, die in der Natur ubiquitär vorkommen und gelegentlich als Lebensmittelvergifter zur Enteritis führen. In der Klinik vor allem als Sekundär-Eitererreger bei schon bestehenden Infektionen gefürchtet. Bevorzugtes Auftreten bei chronischer Pyelonephritis, Peritonitis, Wundeiterungen, Dekubitus. Einige Arten sind durch starke Begeißelung sehr beweglich und überschwärmen feste Nährböden mit einem hauchartigen Rasen. Wegen wechselnder Antibiotikaresistenz stets Antibiogramm erforderlich.

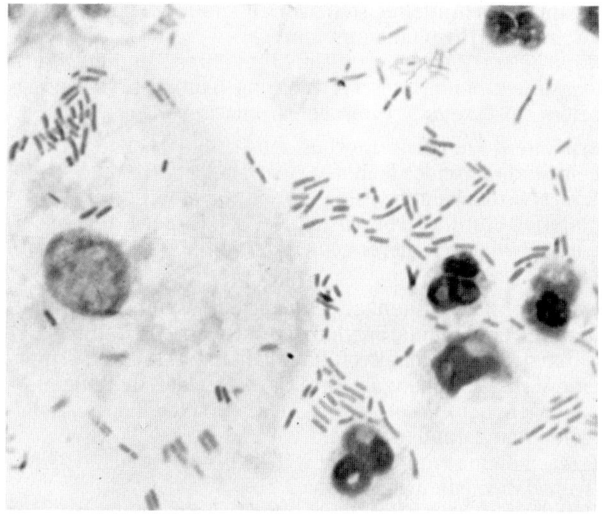

Abb. 28.**12** **Escherichia coli.** Harnsediment. Vergr. 1000fach.

**Klebsiella, Enterobakter, Serratia.** Gattungen, die große Bedeutung als Hospitalismuskeime haben. Neben einer schon beträchtlichen primären Resistenz besitzen diese Keime, die von den Krankenhaushygienikern auch als „KES-Gruppe" bezeichnet werden, die Fähigkeit, unter dem Einfluß von Medikamenten rasch weitere Resistenzen durch Plasmidübertragung (S. 840) oder Selektion zu entwickeln, „therapeutische Problemkeime".
*Krankheitsbilder:* therapieresistente Harnwegsinfektionen, Pneumonien, sekundäre Wundinfektionen, Sepsis.

**Yersinien.** Bakterien, die im Tierreich, vor allem bei Nagern, weit verbreitet sind und gelegentlich direkt oder über Zwischenwirte auf den Menschen gehen. Am bekanntesten ist *Yersinia pestis,* die aber in Europa nicht mehr vorkommt. In Ostasien und Amerika sind auch heute noch einige Nagerarten Erregerreservoire für sporadische Erkrankungsfälle.
Weit verbreitet sind dagegen *Yersinia pseudotuberculosis* und vor allem *Yersinia enterocolitica.* Beide verursachen beim Menschen eine Enteritis, begleitet von apendizitisähnlichen Beschwerden durch Befall der mesenterialen Lymphknoten. Infektionen durch Yersinia enterocolitica verlaufen zuweilen septisch und führen zu Gelenkentzündungen (Arthritiden).
*Material.* Stuhl, Blut, exzidierte Lymphknoten zum Erregernachweis. Serum zum Antikörpernachweis.

### Weitere gramnegative Stäbchen

**Pseudomonas aeruginosa.** In der Natur weit verbreiteter Keim, der als Eitererreger wegen seiner Antibiotika- und

Desinfektionsmittelresistenz vor allem im Krankenhaus gefürchtet ist (Hospitalismuskeim!).
*Krankheiten.* Wundeiterungen, Mittelohrentzündung, Harnwegsinfektionen. Weiterverbreitung häufig durch Flüssigkeiten („Naßkeim"). Typischer, aromatischer Geruch.

**Brucellen.** *Krankheit:* Morbus abortus Bang = Bang-Krankheit (undulierendes Fieber).
*Erreger.* Brucella abortus.
*Material.* Blut im Fieberanstieg, jedoch ist der Erregernachweis schwierig. Sicherer gelingt der Antikörpernachweis im Serum.

**Haemophilus influenzae.** *Krankheiten:* Meningitis im Kindesalter, Pneumonie, Epiglottitis, Mittelohrentzündung. Der Name des Keimes ist irreführend, da die Influenza (Grippe) eine Viruserkrankung ist. Er rührt daher, daß die Influenzabakterien häufig bei grippalen Krankheitsbildern als Begleitkeime gefunden werden.
*Erreger.* Kleine empfindliche Stäbchen, die nur auf hochwertigen Nährmedien gedeihen.
*Prophylaxe:* Aktive Immunisierung mit einer Kapselvakzine bei Kleinkindern ist möglich.
*Material.* Liquor, Sputum, Eiter (Transportmedien verwenden). Blut zur Blutkultur.

**Haemophilus ducreyi.** Erreger des weichen Schankers (Ulcus molle), einer in Europa sehr selten gewordenen Geschlechtskrankheit.

**Bordetella pertussis.** *Krankheit:* Keuchhusten. Einziges Erregerreservoir ist der Mensch. Sehr gefährlich bei Erkrankung im ersten Lebensjahr.
*Material.* In den ersten Krankheitswochen Spezialmedien behusten lassen oder Rachenabstrich in Transportmedium.

**Campylobacter jejuni.** Enteritiserreger von eigenartig gekrümmter Form. Da die Isolierung schwierig ist, blieb seine weite Verbreitung als Erreger von Darminfekten und Septikämien lange Zeit unbemerkt. Gehäuftes Vorkommen bei Kindern.
*Material.* Stuhl und Blut zum Erregernachweis.

**Helicobacter pylori.** Seine Beteiligung an der Entstehung und Persistenz von Magen- und Duodenalgeschwüren scheint gesichert.

**Vibrio cholerae.** Stark bewegliches gekrümmtes Stäbchen, das im alkalischen Milieu am besten gedeiht. Erreger der Cholera, heute meist als virulenzschwächerer Biotyp ElTor auftretend. Durch ein starkes Enterotoxin kommt es zu massiven Flüssigkeits- und Elektrolytverlusten, die das Krankheitsbild auslösen.
*Material.* Stuhl zum Erregernachweis. Spezialmedien anfordern.

**Legionella pneumophila.** 1976 erstmals beschrieben als Erreger einer Pneumonie („Legionärskrankheit"). Verbreitung durch Staub, Aerosole, Klimaanlagen.
*Material.* Sputum, besser Bronchiallavage oder Lungengewebe zum Erregernachweis in der Kultur oder im Immunfluoreszenztest.

**Bacteroides.** Obligat anaerob wachsendes Stäbchen, das keine Sporen bildet. Bekannteste Art: *Bacteroides fragilis.* Als normaler Darmbewohner des Menschen erst dann gefährlich, wenn er – meist in Symbiose mit aerob wachsenden Keimen – Eiterungen außerhalb seines natürlichen Standortes verursacht: Peritonitis, Adnexitis, Pleuraempyem.
*Material.* Abstrich vom Infektionsherd zum Erregernachweis. Blutkultur. Achtung: Nur Transportmedien verwenden, die anaerobes Milieu garantieren. Material nicht an der Luft stehenlassen!

### 28.4.3.2 Grampositive Stäbchen

Zur Gruppe der grampositiven Stäbchen gehören innerhalb der Ordnung der Eubacteriales die Familien der Corynebacteriaceae und der Lactobacillaceae. Hiervon getrennt und gesondert dargestellt werden die Familien der Bacillaceae (Sporenbildner), der Mykobakterien und der Aktinomyzeten, obgleich sie sich ebenfalls alle grampositiv anfärben und Stäbchenform haben. Diese Keime besitzen aber so hervorstechende Merkmale, daß ihre Beschreibung mit den anderen Stäbchen unmittelbar zusammen nicht gerechtfertigt scheint, zumal sie nicht aufgrund ihres Gramverhaltens diagnostiziert werden.

**Corynebacterium diphtheriae.** *Krankheit:* Diphtherie.
*Erreger.* Meist leicht gebogene, an einem oder beiden Enden keulenförmig aufgetriebene Bakterien, die bei der Teilung oft aneinander hängen bleiben, wodurch Y- oder V-Formen entstehen. Bei Färbung nach Neisser Darstellung der Polkörperchen. Diphtheriebakterien sind nur durch das Toxin, das von lysogenen Stämmen gebildet wird, pathogen. Toxinnachweis im Immunpräzipitationstest nach Elek.
*Prophylaxe:* Aktive Immunisierung mit Toxoid.
*Material.* Abstrich von Nasen- und Rachenraum, evtl. von Augen, Wunden, Vagina.
*Andere Korynebakterien* werden häufig als harmlose Haut- oder Schleimhautbesiedler angetroffen.

**Listerien.** Unter den verschiedenen *Krankheitsbildern* ist die bei Neugeborenen auftretende *Granulomatosis infantiseptica* die bekannteste und gefürchtetste Krankheit. Sie kann die Ursache von Aborten, Früh- und Totgeburten sein. Infektion diaplazentar oder unter der Geburt durch die klinisch nicht kranke Mutter.
*Erreger. Listeria monocytogenes.* Erregerreservoir sind Haustiere oder latent infizierte Menschen.
*Material.* Mekonium, Magensaft oder Fruchtwasser zum Erregernachweis beim Neugeborenen, sonst Blut oder Liquor.

### 28.4.3.3 Bacillaceae

Bazillen werden im deutschen Sprachraum nur die *Sporenbildner* genannt. Diese Keime sind unter ungünstigen Lebensbedingungen in der Lage, gegenüber Hitze, Kälte, Austrocknung und Chemikalien widerstandsfähige Dauerformen zu bilden. Sie sind dann nur sehr schwer durch Desinfektionsmittel angreifbar. Wegen ihrer Hitzeresistenz werden solche Sporen zur Prüfung von Heißluftsterilisatoren und Autoklaven verwendet, da man sicher sein kann, daß von einem Gerät, welches Sporen abtötet, auch alle anderen Mikroorganismen vernichtet werden. Die Spore unterhält nur einen Minimalstoffwechsel und kann sich infolgedessen nicht vermehren. Feuchtigkeit, Wärme und Nährstoffange-

bot bewirken jedoch, daß sich aus der ruhenden Spore relativ schnell wieder ein vermehrungsfähiges *vegetatives* Stäbchen entwickelt (Abb. 28.**13**).
Man unterscheidet die aeroben Sporenbildner (Bazillen im engeren Sinne) von den anaerob wachsenden Sporenbildnern (Klostridien). Während in der ersten Gruppe nur der sehr selten gewordene *Milzbrandbazillus* eine pathogene Bedeutung hat, enthält die zweite Gruppe wichtige Erregertypen:

**Clostridium tetani.** *Krankheit:* Wundstarrkrampf.
*Erreger.* Schlankes, leicht gebogenes Stäbchen mit endständiger Spore („Trommelschlegel"). Überall vorkommender obligater Anaerobier. Exotoxinbildner.
*Prophylaxe:* Aktive Immunisierung mit Toxoid.
*Material.* Exzidiertes Gewebe, Eiter zum Erregernachweis. Serum zum Toxinnachweis.

**Gasbrandgruppe.** *Krankheit:* Gasbrand.
*Erreger.* Es handelt sich um eine ganze Gruppe von Erregern, die alle ziemlich große grampositive Stäbchen mit meist mittelständiger Spore und Exotoxinbildner sind. Leitkeim: *Clostridium perfringens.* In der Regel wird der Gasbrand durch mehrere Arten gemeinsam verursacht. Sie kommen im Boden sowie im tierischen und menschlichen Darm vor. Die Sporen können jedoch nur bei umfangreichen Trümmerverletzungen mit Gewebezerreißungen und Unterbrechung der Blutzufuhr im anaeroben Milieu auskeimen: Geschoß- und Splitterverletzungen, Verkehrsunfälle. Eine Übertragung von Mensch zu Mensch gibt es nicht. Die Infektkette endet blind.
*Material.* Exzidiertes Muskelgewebe und Material aus dem Infektionsherd zum Erregernachweis.

**Clostridium botulinum.** *Krankheit:* Botulismus = schwere, mit hoher Letalität belastete Lebensmittelvergiftung, verursacht durch das stärkste bekannte Toxin.
*Material.* Speisereste und Blut (Serum) zum Toxinnachweis.

**Clostridium difficile.** *Krankheit:* pseudomembranöse Kolitis nach intensiver Antibiotikatherapie. Der Keim kommt in geringer Menge auch im Darm des Gesunden vor und kann aufgrund seiner hohen natürlichen Antibiotikaresistenz durch längerdauernde Verabfolgung breit wirkender Chemotherapeutika in der Darmflora selektiert werden. Durch Bildung eines spezifischen Toxins kommt es dann zu dem obengenannten Krankheitsbild.

### 28.4.3.4 Mykobakterien

Die Mykobakterien lassen sich von allen übrigen Keimen durch ihre *Säurefestigkeit* abgrenzen, d. h. durch die Fähigkeit, einen einmal aufgenommenen Farbstoff auch bei Säurebehandlung nicht wieder abzugeben. Diese Eigenart wird in der Färbung nach Ziehl-Neelsen ausgenützt (Abb. 28.**14** auf Farbtafel IV). Die wichtigsten Mykobakterien sind:

- Mycobacterium tuberculosis: Erreger der menschlichen Tuberkulose;
- Mycobacterium bovis: Erreger der Rindertuberkulose, aber auch pathogen für den Menschen;
- Mycobacterium Calmette-Guérin: avirulenter boviner Impfstamm;

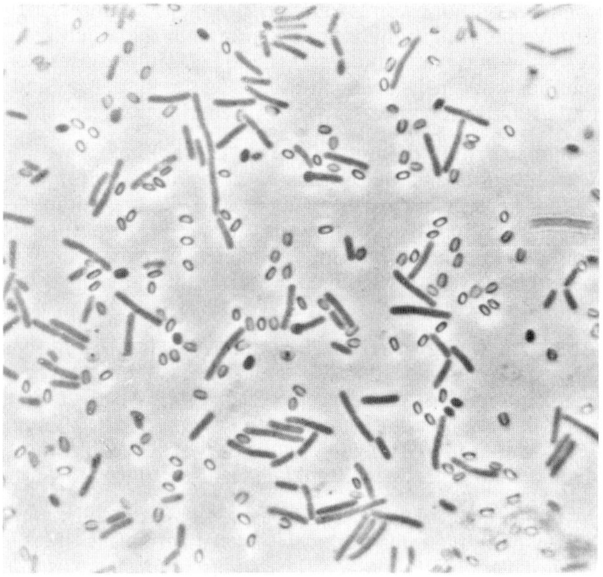

Abb. 28.**13** **Sporenbildner** (Bacillus subtilis). Man erkennt vegetative Formen und Sporenformen. An einigen Stellen ist aus der Spore gerade ein Stäbchen herausgewachsen. Agarplättchenkultur. Vergr. 1000fach.

- Mycobacterium leprae: Erreger der Lepra.

Dazu kommen einige sog. atypische Mykobakterien sowie apathogene saprophytäre Arten, die im mikroskopischen Präparat Ursache einer Fehldiagnose sein können.

**Mycobacterium tuberculosis.** *Krankheit:* alle Formen der menschlichen Tuberkulose.
*Erreger.* Die Tuberkelbakterien sind charakterisiert einmal durch ihre Säurefestigkeit und ihre relative Widerstandsfähigkeit gegenüber Chemikalien, zum anderen durch ihre langsame Vermehrung. Daraus ergeben sich spezielle Nachweisverfahren, die von der Methode der sonst üblichen Bakterienzüchtung abweichen. Die Färbung nach Ziehl-Neelsen wurde bereits erwähnt. Sichtbare Kolonien auf festen Nährböden wachsen erst nach 3–5 Wochen heran. Da in dieser Zeit Begleitkeime überwuchern würden, muß durch eine *Vorbehandlung* mit Chemikalien die Begleitflora abgetötet werden. Ein negatives Ergebnis steht erst nach Ablauf von 8 Wochen fest. Der sofort durchführbare mikroskopische Nachweis ist unsicher. Er glückt lediglich in keimreichem Material (ab 10000/ml) und sagt nichts über die Pathogenität der gefundenen „säurefesten Stäbchen" aus.
Durch moderne radiometrische Verfahren lassen sich die Bebrütungszeiten in flüssigen Medien erheblich verkürzen. Die gleichzeitig erhöhte Empfindlichkeit hat den Tierversuch entbehrlich gemacht.
*Material.* Abhängig vom Sitz der Erkrankung; Sputum, Magenspülwasser, Urin, Punktate.

**Mycobacterium bovis.** Der Erreger der *Rindertuberkulose* ist ebenfalls menschenpathogen und in seiner krankmachenden Wirkung vom humanen Typ nicht zu unterscheiden. Verbreitung früher vorwiegend durch die Milch kranker Kühe und dadurch entsprechende Häufung dieses Keimes bei Kindern. Heute nach Sanierung der Rinderbestände in der Bundesrepublik kaum noch Neuerkrankungen.

**Mycobacterium Calmette-Guérin.** Dieser Stamm wurde von Calmette und Guérin aus einer bovinen Kultur über zahllose Passagen gezüchtet, bis er seine Pathogenität verlor. Er dient heute als Impfstamm für die BCG-Impfung. In Kauf genommen werden muß dabei der Umschlag der Tuberkulinreaktion, wodurch eine wichtige frühdiagnostische Maßnahme entfällt.

**Atypische Mykobakterien.** Erkrankungen durch atypische Mykobakterien sind relativ selten, aber gefährlich wegen der primären Resistenz dieser Erreger gegen viele Tuberkulostatika. Bei immungeschwächten Patienten (AIDS, Transplantation) treten häufiger Mykobakterien des Avium-intracellulare-Komplexes als Krankheitserreger auf.

**Mycobacterium leprae.** Der Erreger des Aussatzes kommt heute in Mitteleuropa nur noch in vereinzelten aus Übersee eingeschleppten Fällen vor. Der *Manifestationsindex ist außerordentlich gering*, eine Übertragung nur durch direkten, langdauernden Kontakt möglich.

### 28.4.3.5 Aktinomyzeten

Die Aktinomyzeten oder Strahlenpilze sind in der Natur weit verbreitet. Sie bilden verzweigte Fäden, die leicht in kleine stäbchenartige Stückchen zerfallen. Als Krankheitserreger kommt bei uns fast ausschließlich *Actinomyces israelii*, ein obligater Anaerobier, in Betracht, der sich besonders in der Mundhöhle bei Mischinfektion mit sauerstoffzehrenden Keimen vermehren und brettharte Infiltrationen verursachen kann (Abb. 28.**15** auf Farbtafel IV).

### 28.4.4 Spiralförmige Erreger (Spirochaetales)

Innerhalb dieser Ordnung gibt es nur drei Gattungen wichtiger Krankheitserreger:

**Borrelia burgdorferi.** Erreger eines wandernden Erythems der Haut (Erythema chronicum migrans), der durch einen Zeckenbiß übertragen wird. Gelegentlich breiten sich die Borrelien über die Blutbahn aus und verursachen Lymphknotenschwellungen, Nerven- und Gelenkentzündungen. Das Krankheitsbild wird in den USA auch als „Lyme disease" bezeichnet. Die Übertragung erfolgt durch die Zecke Ixodes ricinus („Holzbock").
*Material.* Blut zum Antikörpernachweis.

**Treponema pallidum.** *Krankheit:* Lues= Syphilis.
*Erreger.* Schlecht anfärbbare (pallidus = blaß), mit eigentümlich knickenden Bewegungen rotierende Treponemen, deren Anzüchtung bis heute nicht gelungen ist. Direkte Erregerdiagnose im Dunkelfeld aus Reizserum möglich. Sehr empfindlich gegen Temperatur- und Feuchtigkeitsänderung, daher Geschlechtskrankheit. Spezifische Antikörper können nachgewiesen werden im Treponema-pallidum-Hämagglutinationstest (TPHA) oder im Fluoreszenz-Treponema-Antikörpertest (FTA). Therapieverläufe werden durch unspezifische Reaktionen mit dem Nachweis sog. Reagine (Cardiolipinantikörper) verfolgt in der Komplementbindungsreaktion und anderen Nebenreaktionen.
*Material.* Während des Primärstadiums Reizserum aus dem Ulcus durum oder aus Hauteffloreszenzen des Sekundärstadiums. Serum für die obengenannten Antikörpernachweise, wobei TPHA und FTA als erste positiv werden.

Von den Lues-Treponemen morphologisch und serologisch nicht zu unterscheiden ist das Treponema pertenue, der Erreger der *Frambösie*, einen durch Schmutz- und Schmierinfektion übertragene tropische Erkrankung, die mit typischen Hauterscheinungen (Himbeerwarzenkrankheit) einhergeht.

**Leptospiren.** *Krankheit:* Leptospirosen. Je nach Erregerart unterschiedliche Krankheitsbilder, denen gemeinsam der schlagartige Beginn mit hohem Fieber, Gliederschmerzen und manchmal Leber- und Nierenbeteiligung ist.
*Erreger.* Spiralförmig mit eigentümlichen kleiderbügelartigen Abbiegungen an beiden Enden (Abb. 28.**16**). Erregerreservoir sind Nager, die den Keim mit dem Urin ausscheiden. Der Übergang auf den Menschen erfolgt durch die Haut.
*Material.* Ab 10. Krankheitstag Serum zum Antikörpernachweis durch die Agglutination-Lysis-Reaktion oder Komplementbindungsreaktion. Direkter Erregernachweis in der ersten Krankheitswoche aus dem Blut u. U. möglich.

### 28.4.5 Mykoplasmen

Mykoplasmen sind zellwandlose Bakterienformen, deren Zytoplasma lediglich von einer Membran umhüllt wird. Sie haben deshalb keine starre Form. Da sie gegenüber osmotischen Einflüssen außerordentlich empfindlich sind, gelingt ihre Anzucht nur auf Spezialnährmedien, wo sie charakteristische Kolonien bilden. Sie vermehren sich durch Teilung oder Zerfall in mehrere Partikel mit einer Größe von etwa 300 nm. Da sie keine Zellwand besitzen, sind sie gegenüber Chemotherapeutika, die auf Zellwände wirken (z. B. Penicilline), resistent.
Bedeutung hat vor allem *Mycoplasma pneumoniae* als Erreger einer Pneumonie. Die Übertragung erfolgt durch Tröpfcheninfektion von Mensch zu Mensch.
*Material.* Blut zum Antikörpernachweis durch die Komplementbindungsreaktion.
*Mycoplasma hominis* und *Ureaplasma urealyticum* kommen als Erreger einer oft therapieresistenten Urethritis (Harnröhrenentzündung) vor.
*Material:* Urethralabstrich oder Prostataexprimat auf Transportmedien zum Erregernachweis.

### 28.4.6 Obligat zellparasitäre Bakterien

Einige Bakterien können sich nur innerhalb lebender Zellen vermehren, da sie hierfür Enzyme der Wirtszelle benötigen, die sie selbst nicht besitzen. Infolgedessen entfällt auch die Möglichkeit einer Anzucht zu diagnostischen Zwecken auf synthetischen Nährmedien. Man nennt diese Mikroorganismen obligat (zwangsläufig) zellparasitär. Sie vermehren sich durch Querteilung bzw. in einem speziellen Zyklus, haben einen eigenen Stoffwechsel, sind deshalb durch bakterienwirksame Chemotherapeutika zu bekämpfen und besitzen, was sie eindeutig von den Viren abgrenzt, beide Nucleinsäuretypen, nämlich DNS und RNS.

### 28.4.6.1 Rickettsien

Rickettsien sind Mikroorganismen von 300–500 nm Größe, die gerade noch mit dem Lichtmikroskop erkannt werden können. Für alle menschenpathogenen Rickettsien – mit einer Ausnahme – ist typisch, daß sie sich in Arthropoden (Läuse, Zecken, Milben) vermehren und von ihnen übertragen werden. In Tab. 28.**2** sind die wichtigsten Rickettsien, ihre Überträger und die durch sie verursachten Krankheiten zusammengestellt. Für *Rickettsia prowazeki* ist der natürliche Wirt und damit Erregerreservoir der Mensch selbst. *Coxiella burneti* wird als einziger Keim auch durch Staub und Tröpfchen übertragen und hat derzeit in Europa allein Krankheitsbedeutung. Er verursacht eine atypische Pneumonie.

*Material.* Bei allen Rickettsiosen Serum zum Antikörpernachweis (Weil-Felix-Reaktion), bei Coxiella burneti durch die Komplementbindungsreaktion.

### 28.4.6.2 Chlamydien

Chlamydien leben obligat zellparasitär und haben einen speziellen Vermehrungszyklus, der durch das wechselnde Auftreten von zwei Formen charakterisiert ist: dem Elementarkörperchen sowie dem Retikular- oder Initialkörper. In der ersten Form, die klein und sehr umweltresistent ist, werden die Chlamydien übertragen, in der zweiten Form, die sich erst nach Eindringen in eine Wirtszelle herausbildet, vermehren sich die Keime, wobei nach Zerstörung der Zelle wieder Elementarkörperchen freigesetzt werden. Nach neuer Nomenklatur unterscheidet man drei Arten:

**Chlamydia psittaci.** Erreger der Psittakose („Papageienkrankheit"), die jedoch keineswegs nur von Papageien auf den Menschen übertragen wird, sondern auch von Wellensittichen, Möwen und vielen anderen Vögeln, weshalb man besser von Ornithose (griech.: ornis = Vogel) spricht. Der Erreger wird mit dem Kot ausgeschieden und nach Eintrocknung u. U. von Menschen als Staub inhaliert. Typisches Krankheitsbild ist eine Pneumonie. Die Diagnose erfolgt selten durch Keim-, sondern meist durch Antikörpernachweis in der Komplementbindungsreaktion.

**Chlamydia trachomatis.** Durch diesen Erreger werden sehr unterschiedliche Erkrankungen verursacht, wobei ihnen gemeinsam die primäre Schleimhautinfektion entweder des Auges oder des Urogenitaltraktes ist. Die Übertragung erfolgt stets von Mensch zu Mensch.

*Trachom.* Eine vor allem in Ländern der dritten Welt verbreitete Augenkrankheit (chronische Keratokonjunktivitis). Die Übertragung erfolgt durch Schmutz- und Schmierinfektion und kann unbehandelt durch Narbenbildung zur Erblindung führen.

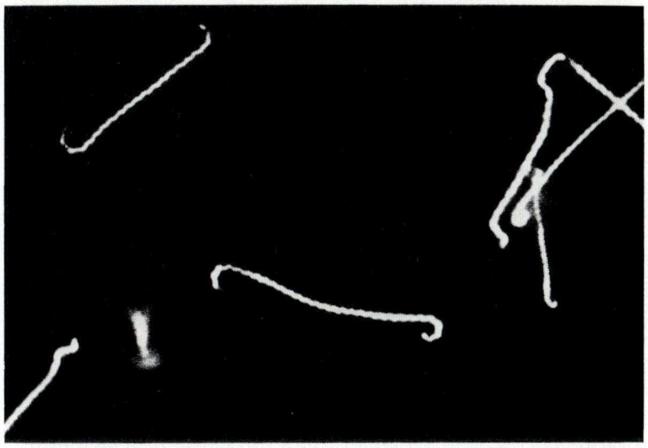

Abb. 28.**16** **Leptospira icterohaemorrhagiae.** Dunkelfeld. Man erkennt die kleiderbügelartige Abknickung der Enden. Vergr. ca. 3000fach.

Tabelle 28.**2** **Einige Rickettsien und ihre Überträger**

| Erreger | Überträger | Krankheit |
|---|---|---|
| R. prowazeki | Kleiderläuse | epidemisches Fleckfieber |
| R. rickettsi | Zecken | Rocky Mountain spotted fever |
| R. conori | Zecken | Fievre boutonneuse |
| R. orientalis | Milben | Tsutsugamushi-Fieber |
| R. burneti (Coxiella) | Staub, Ausscheidungen von Haustieren | Q-Fieber |

*Einschlußkonjunktivitis.* Eine zur Spontanheilung neigende Augenerkrankung, die Neugeborene, gelegentlich auch Erwachsene befällt.

*Unspezifische Genitalinfektion.* In den Industrieländern derzeit häufigste Chlamydieninfektion, die meist unter dem Bild einer Urethritis abläuft. Aufsteigende Infektionen kommen vor. Die Übertragung erfolgt durch Geschlechtsverkehr.

*Material:* Urethral- bzw. Zervixabstrich auf Spezialobjektträger zum Erregernachweis durch Immunfluoreszenz oder Gensonde.

*Lymphogranuloma inguinale.* Sog. vierte Geschlechtskrankheit, die in den Tropen und Subtropen häufiger, in Mitteleuropa jedoch kaum noch auftritt.

**Chlamydia pneumoniae.** Erreger von respiratorischen Infekten und Pneumonien. *Material:* Bronchiallavage zum Keimnachweis.

# 28.5 Allgemeine Virologie

*Viren* bilden eine selbständige Gruppe unter den Infektionserregern. Sie können Menschen, Tiere, Pflanzen und als Bakteriophagen (S. 856) auch Bakterien infizieren und parasitär schädigen. Gegenüber den anderen Mikroorganismen nehmen sie aufgrund folgender Eigenschaften eine Sonderstellung ein:

- Ihr Genom enthält nur eine Nucleinsäure, entweder DNS oder RNS, jedoch niemals beide, wobei die Nucleinsäure als Doppel- oder Einzelstrang vorliegen kann.
- Sie sind obligate Zellparasiten und können sich außerhalb lebender Zellen nicht vermehren, da sie keine Enzyme zur Energiegewinnung und keine Organellen zur Proteinsynthese besitzen.
- Ihre Vermehrung folgt besonderen Gesetzen, wobei das Virus mit seiner Nucleinsäure lediglich die Information (manchmal auch ein Enzym) beisteuert. Alles, was zur Verwirklichung der Information bis zur Produktion neuer Viruspartikel notwendig ist, liefert die Wirtszelle.
- Das Fehlen eines eigenen Stoffwechsels hat zur Folge, daß die gegen Bakterien wirkenden Chemotherapeutika gegenüber Viren wirkungslos sind. Da die Virusvermehrung in den Stoffwechsel der Wirtszelle integriert ist, lassen sich nur schwer antivirale Substanzen entwickeln, die nicht gleichzeitig auch die Wirtszelle schädigen.

Die besonderen Eigenschaften der Viren machen den Nachweis des Erregers durch Anzucht wesentlich schwieriger als bei Bakterien. Da nicht nur der technische Aufwand größer, sondern auch die Zeitspanne zwischen Materialeingang und Virusidentifizierung meist erheblich länger ist, stützt sich die Diagnose von Viruskrankheiten vorwiegend auf den immunologischen Nachweis.

## 28.5.1 Aufbau

*Nukleokapsid.* Das einzelne Viruspartikel oder Virion besteht aus der Nucleinsäure und dem Kapsid. Untereinheiten des Kapsids werden als *Kapsomeren* bezeichnet. Aus Proteinen aufgebaut, besitzen sie antigene Eigenschaften, d. h., durch Immunisierung gebildete Antikörper können gegen das Kapsid oder Teile des Kapsids gerichtet sein.
Das *Genom* des Virus besteht entweder aus DNS, die meist doppelsträngig, oder RNS, die meist einzelsträngig angeordnet ist. Bei den RNS-Viren kann die Nucleinsäure entweder direkt als Messenger-RNS wirken („Plusstrang") oder erst nach Umsetzung in einen Komplementärstrang die Proteinsynthese induzieren.
Einige Virusarten sind von einer *Hülle* umgeben (Envelope), die für die Adsorption und damit die Infektiosität dieser Viren verantwortlich ist. In die Hülle können Hämagglutinine integriert sein. Einige Viren besitzen Enzyme (Neuraminidase, reverse Transkriptase).
*Struktur.* Entsprechend der Anordnung der Kapsomeren kann das Kapsid die Form eines Ikosaeders oder eine helikale Symmetrie aufweisen, die einem schraubenförmig gewundenen Stäbchen entspricht. Manche haben eine komplexere Struktur. Die Größe des Virions schwankt zwischen 25 und 300 nm (Abb. 28.**17**).

## 28.5.2 Virusvermehrung

Die Virusvermehrung erfolgt in verschiedenen Stadien:
*Adsorption.* Besitzt eine Wirtszelle den für eine bestimmte Virusart geeigneten Rezeptor, so bindet sich das Virus daran.
*Penetration.* Das adsorbierte Virus gelangt durch Endozytose in das Zellinnere. Bei Viren mit einer Envelope fusionieren Hülle und Zellmembran.
*Uncoating.* Die Virus-Nucleinsäure wird durch zelluläre Enzyme aus dem Kapsid befreit.
*Synthese der Virusbestandteile.* Die Wirtszelle synthetisiert entsprechend der im Virusgenom gespeicherten Information die spezifischen Virusproteine und repliziert die Nucleinsäure. Die einzelnen Schrittfolgen sind dabei je nach Virusart unterschiedlich.
*Virusreifung.* Zusammenbau der neu gebildeten Virusbestandteile. Kapsid und Nucleinsäure werden zu einem Nucleokapsid zusammengesetzt.
*Ausschleusung.* Sie kann entweder durch aktive kontinuierliche Freisetzung der Viruspartikel erfolgen oder durch Lysis der Zelle, nachdem die neugebildeten Viren sich im Innern angehäuft haben. Viele Viren erhalten ihre Envelope beim Ausschleusen als Teil der Zellmembran durch Knospung.

## 28.5.3 Pathogenese der Virusinfektion

Viren können auf gleiche Art wie Bakterien entsprechend den dort genannten Infektionswegen übertragen werden. Von besonderer Bedeutung ist bei einer Reihe von Viren die intrauterine Infektion mit schwerwiegenden Folgen.
Auch bei den Viren kann die Infektion lokal (z. B. Schnupfenviren) oder generalisiert verlaufen (z. B. Masern).
Bestimmte Viren (z. B. Herpesviren) werden vom Wirt nicht eliminiert. Es kommt zur Virus*latenz.* Bei Schwächung der Abwehr kann es dann erneut zur Virusvermehrung und Exazerbation der Erkrankung kommen. Unter den dem Wirt zur Verfügung stehenden Abwehrmechanismen ist das Immunsystem am bedeutendsten, da die viralen Antigene stark immunogen sind. Neben den humoralen Antikörpern spielt die zellvermittelte Immunität bei der Abwehr viraler Infektionen eine wichtige Rolle.
Ein besonderer virusspezifischer Abwehrmechanismus ist die Bildung der *Interferone.* Diese von virusinfizierten Zellen gebildeten Proteine können Nachbarzellen vor Virusinfektionen schützen, indem sie dort entsprechende Abwehrvorgänge induzieren. Sie wirken nicht virusspezifisch, sondern schützen auch gegenüber anderen Viren. Sie sind aber speziesspezifisch, d. h., die von menschlichen Zellen gebildeten Interferone können nur in menschlichen Zellen wirksam werden.
Neben dem virushemmenden Effekt haben Interferone noch weitere interessante Eigenschaften. So können sie z. B. die Zellteilung hemmen.

## 28.5.4 Laboratoriumsdiagnose von Viruskrankheiten

Ähnlich wie bei anderen Mikroorganismen beruht die Laboratoriumsdiagnose entweder auf dem Direktnachweis durch Elektronenmikroskopie, Anzüchtung und immunologischen Antigennachweis oder der durch Viren induzierten Antikörper.

### 28.5.4.1 Direkter Virusnachweis

Für den direkten Virusnachweis bieten sich mehrere Möglichkeiten:

- elektronenmikroskopische Darstellung; sie ist von praktischer Bedeutung für die Schnelldiagnose charakteristisch geformter Viren (z. B. Varicella-Zoster-Virus, Rotaviren);
- direkter Virusnachweis durch das ELISA-Verfahren (s. unten), wobei mit spezifischen Antiseren eine Antigenbestimmung erfolgt;
- Immunfluoreszenzdarstellung viraler Antigene in infizierten Zellen;
- Nucleinsäure-Hybridisierung mittels markierter Gensonden, evtl. nach Amplifizierung (Vermehrung) durch PCR (Polymerase chain reaction).

### 28.5.4.2 Virusisolierung und Virusanzüchtung

Als obligate Zellparasiten können Viren nur in lebenden Zellen vermehrt werden. Dafür stehen zur Verfügung: das Versuchstier, das Brutei oder die Zellkultur. Während der Tierversuch nur noch eine untergeordnete Bedeutung hat, ist heute die *Zellkultur* die wichtigste Methode zur Virusvermehrung.
Man unterscheidet zwei Arten von Zellkulturen, die *primäre* und die *permanente Kultur.* Während die primäre Kultur jedesmal direkt vom Tier gewonnen wird (Affennieren, Hühnerfibroblasten), wird eine permanente Zellkultur über viele Generationen in einer Nährlösung ähnlich einer Bakterienkultur weiterverimpft.
Für das Angehen der Viren in einer Zellkultur gibt es eine Reihe von Kriterien, deren wichtigstes der *zytopathische Effekt* ist: Unter dem Mikroskop zeigen die von Viren befallenen Zellen charakteristische Veränderungen und Degenerationen.
Die Identifizierung der gezüchteten Viren erfolgt im allgemeinen durch serologische Verfahren. Es handelt sich dabei um dieselben Methoden, die mit umgekehrter Fragestellung auch zum Antikörpernachweis im Serum des Patienten bei einer Viruserkrankung eingesetzt werden.

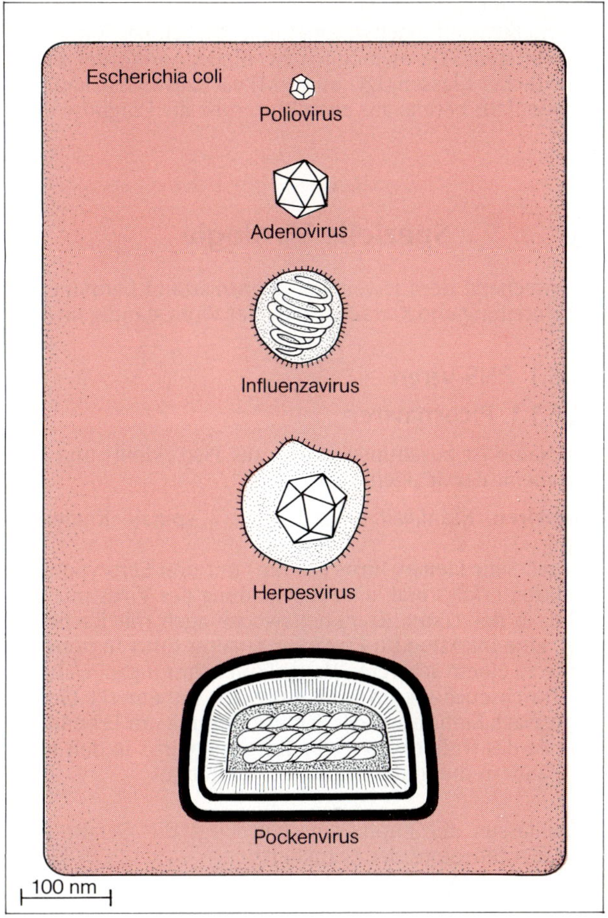


Abb. 28.**17** **Größenvergleich zwischen Viren und Bakterien.** Verschiedene Virusarten maßstabgerecht in Bakterienzelle gezeichnet (nach Wiesmann).

### 28.5.4.3 Antikörpernachweise

**Neutralisationstest.** Neutralisierende Antikörper zerstören die Infektiosität des Virus. Werden Viren mit solchen Antikörpern zusammengebracht, so können sie in der Zellkultur keinen zytopathischen Effekt mehr hervorrufen. Der Test kann, sofern die Viren und eine geeignete Zellkultur vorhanden sind, zum Nachweis unbekannter Antikörper herangezogen werden wie auch umgekehrt, wenn die Antikörper vorhanden sind, zur Identifizierung eines unbekannten Virus dienen.

**Hämagglutinationshemmtest** (HAH). Die Fähigkeit einiger Viren, Erythrozyten zu agglutinieren, kann durch spezifische Antikörper gehemmt werden. Einsatzmöglichkeit wie beim Neutralisationstest vor allem bei Myxo- und Rötelnviren.

**Komplementbindungsreaktion** (KBR). Beweisend ist der Titeranstieg bei zwei zeitlich auseinanderliegenden Untersuchungen. Komplementbindende Antikörper sind meist Zeichen einer bestehenden akuten Infektion, da sie rasch wieder aus dem Serum verschwinden.

**Enzymimmuntest** (ELISA = *e*nzyme-*l*inked *i*mmunosorbent *a*ssay). Die früher weite Verbreitung der KBR weicht zunehmend dem Enzymimmuntest, der wichtigsten und empfindlichsten Nachweismethode für virale Antikörper und Antigene. Da es möglich ist, direkt Antikörper unterschiedlicher Klassen (IgG und IgM) nachzuweisen, kann gegebenenfalls bereits aus *einer* Blutprobe die Diagnose einer frischen Infektion gestellt werden (Überwiegen der IgM-Antikörper).

**Radioimmuntest** (RIA = *R*adio*i*mmuno*a*ssay). Antikörpernachweismethode mit ähnlichem Anwendungsbereich wie der ELISA, der den RIA zunehmend verdrängt.

## 28.6 Spezielle Virologie

Entsprechend dem jeweiligen Kenntnisstand befindet sich die Einteilung und Klassifizierung der Viren ständig im Fluß.

### 28.6.1 RNS-Viren

#### 28.6.1.1 Picornaviren

Der Name ist zusammengesetzt aus Pico (klein) und RNA und meint damit „kleine RNS-Viren".

**Polioviren.** *Krankheit:* Poliomyelitis = spinale Kinderlähmung.
*Erreger.* Sehr kleines Virus (25 nm) mit drei Serotypen. Die Infektion erfolgt oral, die Ausscheidung des Virus mit dem Stuhl, in der ersten Krankheitswoche auch mit Rachensekret. Eine Infektion im Erwachsenenalter führt in höherem Maße zu einem schweren Verlauf mit Lähmungen, während die Durchseuchung im Kindesalter oft unbemerkt bleiben kann. Nach Einführung der Schluckimpfung mit Lebendvakzine ist das früher weit verbreitete Poliovirus in den Industrieländern durch das Impfvirus verdrängt.

Nachlassen der Impfbereitschaft birgt die Gefahr des Wiederauftretens der Krankheit!

*Material.* Rachenspülflüssigkeit, Stuhl oder Liquor in den beiden ersten Krankheitswochen zum Erregernachweis. Serum zum Neutralisationstest.

**Coxsackie-Viren.** Gruppe von Erregern (A und B) mit zahlreichen Serotypen, die verschiedenartige Krankheitsbilder hervorrufen: Herpangina, Pleurodynie (Bornholmer Krankheit), gutartige Meningitis, Sommergrippe, Myokarditis, Konjunktivitis.
*Material.* Wie bei Polio.

**ECHO-Viren** (*e*nteric *c*ytopathogenic *h*uman *o*rphan). Zahlreiche Serotypen, die ähnliche Krankheitsbilder wie die Coxsackie-Viren verursachen.

**Rhinoviren.** Von den drei genannten Arten, die wegen ihres primären Vermehrungsortes als „Enteroviren" zusammengefaßt werden, sind die Rhinoviren abgesetzt, die Erreger des banalen Schnupfens, von denen rund 100 Serotypen bekannt sind. Sie hinterlassen keine dauerhafte Immunität.

**Hepatitis-A-Virus.** Das Virus wird im Stuhl ausgeschieden und mit Nahrungsmitteln oder Trinkwasser aufgenommen. Die Inkubationszeit beträgt 2–4 Wochen. Die Erkrankung verläuft meist gutartig und hinterläßt eine lebenslange Immunität. Da die Durchseuchung in Mitteleuropa rückläufig ist, erkranken häufig Urlauber, die Endemiegebiete bereisen (Mittelmeer, Afrika, Südamerika).
*Prophylaxe:* Aktive Immunisierung möglich.
*Material.* Serum zum Antikörpernachweis. Daneben gelingt gelegentlich der Virusnachweis im Stuhl durch Enzym- oder Radioimmuntest.

#### 28.6.1.2 REO-Viren

**Rotaviren.** Weit verbreitete Erreger einer vor allem junge Kinder befallenden Gastroenteritis mit einem Häufigkeitsgipfel der Erkrankung im Winter (im Gegensatz zu den Salmonellen, deren Gipfel im Sommer liegt). Bei Erwachsenen tritt die Krankheit nur selten auf.
*Material.* Stuhl zum Antigennachweis im Enzymimmuntest. Erregernachweis durch Immunelektronenmikroskopie ist ebenfalls möglich.

#### 28.6.1.3 Orthomyxoviren

**Influenzaviren.** *Krankheit:* Virusgrippe.
*Erreger.* Mittelgroße Viren (110 nm) mit verschiedenen Typen: A, B und C. Für Typ A ist charakteristisch, daß immer wieder neue Subtypen auftreten, die durch „Antigenshift" (Austausch von Genabschnitten) entstanden sind. Diese neuen Typen treffen dann auf eine nicht immunisierte Bevölkerung, was zur raschen epidemischen und gelegentlich pandemischen Ausbreitung führen kann. Kleinere Antigenveränderungen (Antigendrift) kommen häufiger vor. Die Typen B und C neigen weniger zum Antigenwandel und verursachen daher meist nur begrenzte Epidemien.
*Material.* Rachenspülwasser zum Erregernachweis, Serum zur Komplementbindungsreaktion und zum Hämagglutinationshemmtest.

#### 28.6.1.4 Paramyxoviren

Die Durchseuchung der Bevölkerung durch die verschiedenen Paramyxovirusarten ist bereits im Kindesalter sehr groß. Sie werden alle durch Tröpfcheninfektion übertragen.

**Parainfluenzaviren.** Sie verursachen beim Kleinkind schwere, beim Erwachsenen meist harmlose Erkältungskrankheiten mit Beteiligung der Schleimhäute und dem Bild eines Katarrhs.

**Mumpsviren.** Die Parotitis epidemica (Mumps) ist eine nicht nur auf die Ohrspeicheldrüsen beschränkte Allgemeininfektion, die durch ein relativ großes Virus (etwa 150 nm) hervorgerufen wird. Aktive Immunisierung ist möglich.

*Material.* Serum für Komplementbindungsreaktion und Enzymimmuntest.

**Masernviren.** Die Masern (Morbilli) sind die verbreitetste Kinderkrankheit. Sie sind außerordentlich kontagiös: fast alle Kontaktpersonen ohne Immunität erkranken. Die Erkrankung hinterläßt lebenslange Immunität.
*Aktive Schutzimpfung* mit Lebendimpfstoff ist möglich und wird nach dem 12. Lebensmonat empfohlen. Die Impfung hat zu einem drastischen Rückgang der Masern und ihrer Komplikationen geführt.
*Material.* Serum zur Komplementbindungsreaktion und zum Enzymimmuntest.

### 28.6.1.5 Rhabdoviren

Die Tollwut (Lyssa, Rabies) ist die gefährlichste Zoonose mit einem extrem breiten Wirkungsspektrum, das alle Warmblüter umfaßt. Das Tollwutvirus wird durch den Speichel erkrankter Tiere beim Beißen oder Lecken auf den Menschen übertragen und verursacht eine fast immer tödlich verlaufende Enzephalitis. Die Diagnosestellung erfolgt klinisch, da vor dem Tode nicht mehr genügend Antikörper gebildet werden. Einzige Labordiagnose: Untersuchung eines Abklatschpräparates der Kornea im direkten Immunfluoreszenztest. Bei verdächtigen Tieren kann das Virus im Gehirn nachgewiesen werden („Negri-Körperchen" = Anhäufung viralen Antigens). Eine Therapie ist, wie bei fast allen Viruskrankheiten, nicht möglich, doch schützt die rechtzeitige aktive Immunisierung nach Kontakt mit einem tollwütigen Tier vor dem Ausbruch der Krankheit, da die Inkubation sehr lang ist (mehrere Monate).

### 28.6.1.6 Togaviren

**Rötelnviren.** *Krankheit:* harmlose exanthematische Kinderkrankheit, die oft inapparent (unbemerkt) verläuft. Von großer klinischer Bedeutung ist jedoch die Tatsache, daß in der virämischen Phase der Erreger bei einer Schwangeren diaplazentar auf die Frucht übergehen kann, was in den drei ersten Schwangerschaftsmonaten zu schweren Mißbildungen führt.
Wirksamste *Prophylaxe* ist die aktive Immunisierung vor Beginn einer Schwangerschaft. Da die meisten Frauen im gebärfähigen Alter jedoch bereits eine natürliche Immunisierung durchgemacht haben, konzentrieren sich die Bemühungen auf die diagnostische Erfassung der Nichtimmunisierten.
Die Impfung erfolgt mit lebenden Viren. Sie darf infolgedessen nicht während einer Schwangerschaft durchgeführt werden. Stellt sich im Rahmen der Schwangerschaftsvorsorgeuntersuchungen (Bd. II, S. 406 ff.) heraus, daß eine Frau keinen Immunschutz besitzt, sollte die aktive Immunisierung in jedem Fall während des Wochenbettes nachgeholt werden, damit für zukünftige Fälle ein Immunschutz besteht.
*Material.* Serum zum Antikörpernachweis im Hämagglutinationshemmtest und im Enzymimmuntest.

**Flaviviren.** In dieser Gruppe finden sich einige Krankheitserreger, die früher unter dem Namen Arboviren zusammengefaßt waren, da sie von Arthropoden (arthropod-borne) übertragen und vermehrt werden. Sie kommen vorwiegend in tropischen bzw. subtropischen Gebieten vor, entsprechend der Verbreitung der übertragenden Stechmücken. Wichtige Krankheiten sind Gelbfieber und Denguefieber.
*Gelbfieber.* Übertragung durch Moskitos in West- und Zentralafrika, Süd- und Mittelamerika. Hämorrhagisches Fieber mit hoher Letalität. Aktive Schutzimpfung möglich und im Verbreitungsgebiet empfohlen bzw. vorgeschrieben.
*Denguefieber.* Übertragung durch Moskitos. Verbreitung in Westafrika, Süd- und Südostasien, Mittelamerika.
*Europäische Frühsommer-Meningoenzephalitis* (FSME). Übertragung durch Zecken (Ixodes ricinus). Verbreitung vor allem in Süd- und Osteuropa, aber auch im süddeutschen Raum.

### 28.6.1.7 Retroviren

Zu der Familie der Retroviren werden alle RNS-Viren gezählt, die ein virales Enzym, die *reverse Transkriptase*, besitzen, mit der nach der Infektion die RNS in DNS „zurückgeschrieben" wird. Diese virale DNS wird dann in die Wirts-DNS eingebaut. Die Viren haben eine kugelige Form von 100–140 nm Durchmesser und eine lipidhaltige Hülle. Aus ihr heraus ragen Stacheln, die antigene Wirkung haben.

**HIV** (*h*uman *i*mmune deficiency *v*irus). Das heute wichtigste Virus in dieser Gruppe ist das HIV. Erreger der unter dem Namen AIDS bekannten erworbenen Immunschwäche. Das Virus wurde anfangs von seinen Erstbeschreibern LAV 1 (Montagnier) bzw. HTLV III (Gallo) genannt. Inzwischen hat man sich auf die Bezeichnung HIV 1 geeinigt, da nunmehr ein zweites in Westafrika vorkommendes Virus HIV 2 bekannt ist, das ebenfalls AIDS auslösen kann.
Zielzellen des Virus sind menschliche Lymphozyten, und zwar T4-Lymphozyten, die wegen ihrer regulierenden Funktion im Immunsystem auch *Helferzellen* genannt werden. Das Genom des HIV wird in die DNS der infizierten Zelle integriert, aber erst nach Aktivierung dieser Lymphozyten, z. B. durch andere Infektionserreger, vermehrt und freigesetzt. Dabei gehen die T4-Lymphozyten zugrunde. Da dies zur Blockade entscheidender Bereiche im Immunsystem führt, ist der Weg für andere – opportunistische – Infektionserreger frei. Der weitere Krankheitsverlauf ist denn auch durch die Manifestation und Ausbreitung opportunistischer Infektionen gekennzeichnet. Daneben gibt es auch eine direkte Wirkung des Virus auf Nervenzellen mit der Folge schwerer ZNS-Schädigungen.
Die Latenz des Virusgenoms in den Lymphozyten bedingt die Ausbreitungswege und -möglichkeiten: Dort, wo die Lymphozytenkonzentration am größten ist, besteht vorwiegend die Gefahr der Weitergabe des Virus durch HIV-Infizierte. Durch Blut, Samenflüssigkeit und Zervikalsekret ist am ehesten eine Übertragung zu erwarten, sofern die darin enthaltenen Lymphozyten in die Blutbahn des Anzustekkenden eindringen können.
Charakteristisch ist auch die lange, oft jahrelange Latenz zwischen Infektion und Auftreten erster Krankheitszeichen. Sie hängt neben vielen noch unbekannten Faktoren davon ab, ob die T4-Lymphozyten durch häufigeren Infektionsreiz aktiviert und zur Virusvermehrung angeregt werden oder nicht (s. o.).

Als häufigste Erreger opportunistischer Infektionen bei AIDS werden angetroffen: Pneumocystis carinii, Candida albicans, Mycobacterium tuberculosis und Mycobacterium avium-intracellulare, sämtliche Viren der Herpesgruppe, Toxoplasma, Cryptosporidium und viele andere mehr.
Bei fehlenden therapeutischen Möglichkeiten ist derzeit die *Expositionsprophylaxe* das Mittel der Wahl. Dies gilt insbesondere für den Umgang und die Arbeit mit Patienten, die HIV-infiziert oder deren Immunstatus unbekannt ist. Für die einzelnen Arbeitsbereiche im Krankenhaus gibt es genaue Regelungen und Vorschriften, die im eigenen Interesse des Pflegepersonals unbedingt beachtet werden sollten. Die Umwelt- und Desinfektionsmittelresistenz des Virus ist gering.
*Diagnose.* Sie beruht auf dem Nachweis spezifischer Antikörper im Enzymimmuntest. Jeder positive Befund bedarf der Bestätigung im Immunblot (Westernblot), mit dem Antikörper gegen bestimmte Strukturproteine des Virus nachgewiesen werden können.

## 28.6.2 DNS-Viren

### 28.6.2.1 Adenoviren

Bisher sind über 40 Serotypen der Adenoviren bekannt, die folgende Krankheiten hervorrufen können:

- Infektion des oberen Respirationstraktes mit Schnupfen, Husten, Rachenentzündungen und manchmal sogar Pneumonien;
- Augenerkrankungen in Form einer Keratokonjunktivitis, die auch als Hospitalinfektion auftritt;
- Infektionen des Magen-Darm-Traktes, vor allem bei Kleinkindern.

Die Viren können in den Lymphknoten oder den Tonsillen ohne klinische Erscheinung lange persistieren und auch ausgeschieden werden.
*Material.* Serum zum Antikörpernachweis in der Komplementbindungsreaktion.

### 28.6.2.2 Herpesviren

Die Familie der Herpesviren umfaßt umhüllte, etwa 180 nm große Viren. Für alle ist charakteristisch, daß die Infektion meist im frühen Kindesalter erfolgt und das Virus dann lebenslang im Körper persistiert: „latente Infektion". Bei lokaler oder allgemeiner Abwehrschwäche (Streß, intensive Sonnenbestrahlung, andere Infektionen, Immunsuppression nach Transplantation, AIDS) kann es zu erneuter Virusvermehrung und Exazerbation der Erkrankung kommen.

**Herpes-simplex-Virus** (HSV). Es gibt zwei Typen: HSV 1 und HSV 2. Die Infektion mit Typ 1 erfolgt über die Mundschleimhaut mit dem Bild einer Gingivostomatitis. Die Ersterkrankung kann aber auch inapparent verlaufen. Über die Nervenbahnen wandern die Viren ins ZNS. Von hier aus kehren sie bei Rezidiven in den Mundbereich zurück und rufen Bläschenbildungen an verschiedenen Stellen der Haut oder Schleimhaut hervor: *Herpes labialis.*
Typ 2 verursacht Infektionen im Urogenitalbereich: *Herpes genitalis.* Sehr gefährlich kann eine Infektion des Neugeborenen unter der Geburt sein.
*Material.* Schleimhautabstriche oder Bläscheninhalt zur elektronenmikroskopischen Untersuchung oder zum Antigennachweis. Serum zur Komplementbindungsreaktion und zum Enzymimmuntest.

**Varicella-Zoster-Virus** (VZV). Die Erstinfektion mit diesem Erreger führt zum Krankheitsbild der *Windpocken* (Varizellen). Endogene Rezidive manifestieren sich als *Zoster* (Gürtelrose: eine einseitig im Versorgungsgebiet eines sensorischen Nervs auftretende Neuritis). Das Virus ist sehr kontagiös.
*Material.* Bläscheninhalt zur Anzucht. Serum zur Komplementbindungsreaktion und zum Enzymimmuntest.

**Zytomegalievirus** (ZMV). Das Virus ist bei Kindern latent sehr verbreitet, ohne Krankheitserscheinungen zu machen. Die Infektion wird intrauterin, während der Geburt oder später erworben. Die intrauterine Infektion kann in seltenen Fällen zu einer schweren, mit Mißbildungen einhergehenden Krankheit führen. Einen ebenfalls schweren Verlauf können Reaktivierungen bei Immunschwäche nach Transplantation oder bei AIDS nehmen.
*Material.* Speichel oder Urin zur Virusisolierung, Serum zur Komplementbindungsreaktion oder Enzymimmuntest.

**Epstein-Barr-Virus** (EBV). Erreger der infektiösen Mononukleose und seltener Tumorerkrankungen. Übertragung meist durch den Speichel. Nach langer Inkubation (über vier Wochen) Fieber, Lymphknotenschwellungen, Leber- und Milzvergrößerung, Monozytose.
*Material.* Serum zum Immunfluoreszenztest und zum Nachweis heterophiler Antikörper (Paul-Bunnell-Reaktion).

### 28.6.2.3 Pockenviren

Das *Variolavirus* wird nach der Ausrottung der Pocken nur noch in einigen Speziallaboratorien gehalten. Das gleiche gilt für das *Vakziniavirus,* mit dem früher die aktive Impfung gegen die Pocken mit dem obengenannten Erfolg durchgeführt wurde.

### 28.6.2.4 Parvoviren

Das *Parvovirus B 19* ist der Erreger der *Ringelröteln* (Erythema infectiosum). In der Schwangerschaft kann die Infektion mit dem Virus zu intrauterinen Fruchtschädigungen führen. Ansteckungsgefahr besteht während der Inkubation, jedoch nicht mehr nach Ausbruch des Exanthems.
*Material.* Serum zum Enzymimmuntest.

### 28.6.2.5 Hepadnaviren

In dieser neugeschaffenen Familie *Hep*atitis-*a*ssoziierter *DNA*-Viren ist der wichtigste Erreger das

**Hepatitis-B-Virus** (HBV). Das komplex aufgebaute Virus vermehrt sich über eine RNA-Zwischenstufe und konnte bisher nicht in der Zellkultur angezüchtet werden. Es ist zweischichtig aus einer äußeren Schicht und einem Innenteil aufgebaut. Beide Bereiche enthalten diagnostisch wichtige Antigene:

Tabelle 28.**3** **Übersicht der Hepatitisviren (HV)**

| | HAV | HBV | HCV | HDV | HEV |
|---|---|---|---|---|---|
| **Gruppe** | Picorna | Hepadna | Flavi | ? | Calici |
| **Nucleinsäure** | RNS | DNS | RNS | RNS | RNS |
| **Übertragung** | fäkal-oral | parenteral | parenteral | parenteral | fäkal-oral |
| **Verlauf** | gutartig, nicht chronisch | schwer, oft chronisch, Leberkarzinom | schwer, meist chronisch | sehr schwer, Komb. m. HBV | gutartig (außer bei Schwangeren), nicht chronisch |

- $HB_s$-Antigen: Bestandteil der Oberfläche (surface),
- $HB_c$-Antigen: Bestandteil des Innenkörpers (core),
- $HB_e$-Antigen: Bestandteil des Innenkörpers.

Das komplette Virion wird nach seinem Entdecker als Dane-Partikel bezeichnet. Die meisten Antigene wie auch die gegen sie vom Wirt gebildeten Antikörper können im Enzymimmuntest nachgewiesen werden.
Aufgrund der unterschiedlichen Konstellation und Konzentration der Antigene und Antikörper lassen sich Aussagen über Stadium und Verlauf einer Hepatitis B machen („Hepatitismarker").
Die Vermehrung erfolgt nur in den Leberzellen. Erregerreservoir ist das Blut Erkrankter und chronischer Virusträger. Entsprechend erfolgt die Übertragung durch Blut, Serum und andere Exkrete. Besonders gefährdet sind alle, die Kontakt mit Patientenblut haben: Personal im Krankenhaus, im Labor, in der Arztpraxis, aber auch Dialysepatienten und Drogenabhängige.
Da eine wirkungsvolle aktive Immunisierung möglich ist, sollte sie konsequent bei dem gefährdeten Personenkreis angewendet werden.
Die Inkubationszeit beträgt 4–24 Wochen. Der Verlauf ist schwerer als bei der Hepatitis A, nicht selten in eine chronische Form übergehend.
*Material.* Serum zum Antikörper- und Antigennachweis.

### 28.6.2.6 Noch nicht endgültig klassifizierte Hepatitisviren

**Hepatitis-C-Virus.** Seit Bestehen einer zuverlässigen immunologischen Diagnostik der HBV-Infektion war klar, daß es ein weiteres Hepatitisvirus geben müsse, das vor allem bei Bluttransfusionen übertragen wird. Man sprach von einem Erreger der „Nicht-A-nicht-B-Hepatitis". 1989 gelang es, aus dem Serum eines experimentell infizierten Schimpansen eine DNA zu extrahieren, mit der nach Umschreibung und Klonierung Proteine exprimiert werden konnten, die mit Antikörpern von Hepatitispatienten reagierten. Inzwischen konnten das Genom des Hepatitis-C-Virus vollständig charakterisiert und Strukturproteine identifiziert werden. Es ist wahrscheinlich den Flavi-Viren zuzuordnen.
Die Übertragung des HCV erfolgt vor allem durch Blut und Blutprodukte. Nach der seit 1991 regelmäßigen Bestimmung der HCV-Antikörper bei Blutspendern ist die Infektionsrate der Blutempfänger ständig zurückgegangen. Drogenabhängige, Dialysepatienten und medizinisches Personal sind weiterhin besonders gefährdet, genauso wie durch HBV.
*Material.* Serum zum Antikörpernachweis oder zum RNS-Nachweis mittels Polymerase-Kettenreaktion (PCR).

**Hepatitis-D-Virus.** Dieses auch Delta-Agens genannte Virus ist ein defektes RNS-Virus, welches das Hepatitis-B-Virus als Helfer für seine Vermehrung benötigt. Es wird infolgedessen nur bei Patienten gefunden, die auch eine Hepatitis-B-Infektion haben. Der Übertragungsweg ist der gleiche wie bei HBV. Die Infektion führt zu einer akuten Verschlimmerung einer bestehenden Hepatitis B.

**Hepatitis-E-Virus.** Ein auf fäkal-oralem Wege übertragenes Hepatitis-Virus, das vorläufig den Calici-Viren zugeordnet wird. Über epidemische Ausbrüche in Entwicklungsländern wird seit den fünfziger Jahren berichtet. In Mitteleuropa nur sporadisch eingeschleppte Fälle. Gutartiger Verlauf außer bei Schwangeren. In dieser Gruppe hohe Letalität!
Eine Übersicht über die Hepatitisviren gibt Tab. 28.**3**.

## 28.7 Bakteriophagen

Viren, deren Wirtszellen Bakterien sind, werden *Phagen* genannt. Ihr Name (griech.: phagein = fressen) rührt daher, daß die in einem Bakterienrasen von Phagen befallenen Zellen aufgelöst werden und so bei makroskopischer Betrachtung Löcher entstehen, die aussehen, als seien sie durch das „Auffressen" der Bakterien entstanden.

Phagen kommen in verschiedenen Formen vor. Die bekannteste ist die einer Mondfähre ähnelnde Gestalt des T-Phagen, der Escherichia coli als Wirt hat (Abb. 28.**18**).
Die medizinische Bedeutung der Phagen beruht im wesentlichen auf drei Eigenheiten:

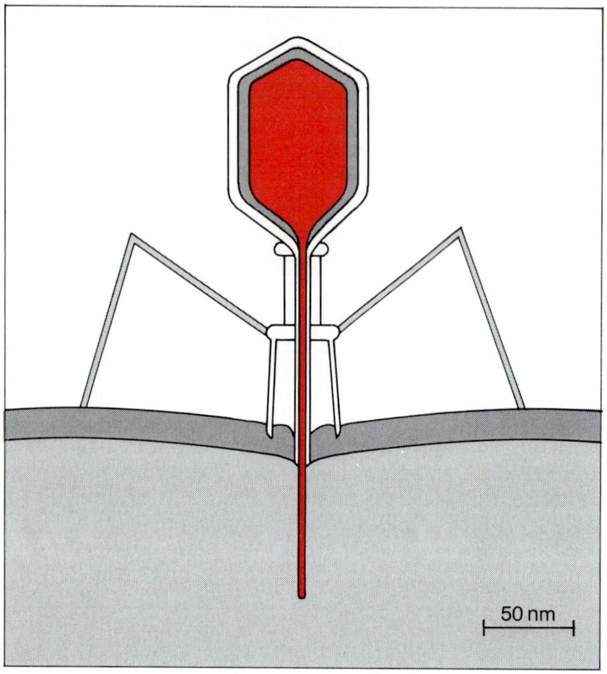


Abb. 28.**18** **Schema eines Koliphagen mit Basisplatte an Bakterienzelle**, die Phagen-DNS in das Bakterium injizierend (nach Wiesmann).

- Sie verhalten sich hochspezifisch, d. h., ein bestimmter Phagenstamm paßt nur zu ganz bestimmten Bakterienstämmen. Dadurch ist es möglich, mit bekannten Phagen bestimmte Stämme einer Bakterienart zu identifizieren, was vor allem bei Salmonellen und Staphylokokken genutzt wird. *Lysotypie.*
- Die Nucleinsäure eines infizierenden Phagen kann in die DNS der Wirtszelle eingebaut werden, ohne daß es zur Produktion neuer Phagen und zur Zerstörung der Zelle kommt („temperente Phagen"). Nicht selten erwirbt die Bakterienzelle dabei neue Eigenschaften, die sie u. U. für den Menschen zu einem gefährlichen Krankheitserreger macht, da sie jetzt beispielsweise ein Toxin bildet. Solche in ihren Eigenschaften durch Phagen veränderte Bakterien nennt man *lysogen.* Die Toxinbildung der Diphtheriebakterien beruht auf ihrer *Lysogenie.*
- Das Modell „Bakterium als Wirt" und „Phage als infizierendes Virus" wird in der experimentellen Medizin sehr gern für genetische und molekularbiologische Forschungen verwendet.

## 28.8 Pilze

Das sehr große Reich der Pilze (Fungi) enthält ebenfalls eine Reihe menschenpathogener Erreger, die *Mykosen* genannte Krankheiten verursachen. Die Mykosen sind nach klinischen Gesichtspunkten im Kap. 40 Haut- und Geschlechtskrankheiten in Bd. II, S. 592 f. abgehandelt.

Die Zueinanderordnung von Erreger und Krankheitsbild birgt gerade bei den Pilzen besondere Schwierigkeiten, da viele Pilze nur potentiell pathogen sind, d. h. Krankheiten verursachen *können*, in der Regel aber ein harmloses saprophytäres Dasein führen. Dazu kommt, daß für ein Krankheitsbild verschiedene Pilze verantwortlich sein können, so z. B. für eine Nagelmykose verschiedene Dermatophyten, aber auch einige Hefen, oder daß umgekehrt ein Pilz mehrere Krankheiten verursachen kann: durch Candida albicans beispielsweise können Epidermophytien, Ohr-, Lungen- oder Nagelmykosen entstehen. Eine unterschiedliche Namensgebung der einzelnen Arten, die erst in jüngster Zeit langsam bereinigt wurde, vervollständigte schließlich die Verwirrung. Für manche pathogenen Pilze existieren mehrere Dutzend verschiedener Bezeichnungen! Trotzdem ist der kulturelle Nachweis des Erregers einer Mykose wichtig, weil die einzelnen Pilze unterschiedlich auf die zur Verfügung stehenden chemotherapeutischen Mittel ansprechen. Die mikrobiologische Diagnose kann gestellt werden durch

- Mikroskopie eines Nativpräparates,
- kulturelle Anzucht auf Spezialmedien,
- immunologischen Nachweis von Antikörpern im Serum.

Während das *natürliche System* (Pilze, die sexuelle Fruchtformen ausbilden) nur ganz wenige pathogene Arten enthält (z. B. Mukor), finden sich fast alle Krankheitserreger im *künstlichen System* in der Klasse der Fungi imperfecti (unvollständige Pilze).

**Hefen (Sproßpilze).** Von den verschiedenen Arten (Torulopsis, Candida) ist *Candida albicans* die bekannteste. Sie lebt als Kommensale auf den Schleimhäuten von Mensch und Tier. Unter bestimmten Voraussetzungen, z. B. Verschiebung des ökologischen Gleichgewichts durch längere antibiotische Behandlung oder bei Immunschwäche, verursacht sie *Soormykosen*, die auf Schleimhäuten in der Mundhöhle, in der Vagina oder auch an inneren Organen auftreten können.

Wegen seiner Gefährlichkeit sei *Cryptococcus neoformans* erwähnt, der sehr therapieresistente Erreger der europäischen Blastomykose. Besonders bedroht sind Patienten mit Immunschwäche.

**Dermatophyten.** Übertragung meist von Mensch zu Mensch. Befall der Haut und ihrer Anhangsgebilde. Keine Systemmykose! Man unterscheidet drei Gattungen nach der *Morphologie* des Pilzes, nicht nach der Herkunft aus bestimmten Krankheitsformen.

- *Trichophyton.* Bekannteste Arten: Trichophyton mentagrophytes und Trychophyton rubrum. Sehr verbreitete Erreger von Trichophytien, Interdigital- und Nagelmykosen.

- *Mikrosporon.* Besteht aus drei Arten, die eine Mikrosporie (sehr ansteckende Haarerkrankung meist im Kindesalter, die bei Verdacht bereits meldepflichtig ist) verursachen. Bekanntester Erreger: Mikrosporon audouini.
- *Epidermophyton.* Diese Gattung enthält nur noch einen Pilz: Epidermophyton floccosum.

*Material.* Hautschabsel oder Nagelmaterial zum kulturellen Nachweis. Die Anzucht dauert 1–2 Wochen.

**Pilze, die nur selten als Krankheitserreger in Erscheinung treten.** Als Ursache von Lungen-, aber auch von Ohrmykosen kommen zuweilen Schimmelpilze wie *Aspergillus* oder *Mukor* in Betracht. Die nicht in Europa beheimateten *Blastomykosen* mit oft sehr schwerem Verlauf werden ebenfalls durch Pilze verursacht. Erwähnt seien schließlich noch als Erreger einer typischen Schmutzmykose *Malassezia furfur* (Krankheit: Pityriasis versicolor) und die *Nocardia minutissima* (Krankheit: Erythrasma). Diese Pilze leben in den oberflächlichen Epidermisschichten und rufen deshalb keine entzündlichen Reaktionen hervor.

## 28.9 Protozoen

Protozoen sind Einzeller, die einen vom Protoplasma deutlich abgrenzbaren Chromosomenkern besitzen. Ihre Vermehrung erfolgt durch Zwei- oder Mehrfachteilung. Manche Protozoen machen im Laufe ihrer Entwicklung einen Wirtswechsel durch, was zuweilen mit einem Generationswechsel oder einer Umwandlung in Zystenformen einhergeht. Sie sind überwiegend Erreger tropischer Krankheiten.

**Entamoeba histolytica.** *Krankheit:* Amöbiasis, Leberabszesse.
*Erreger.* Etwa 20–30 μm große, lebhaft bewegliche Amöbe, die normalerweise in der *Minutaform* vorliegt und widerstandsfähige Zysten bildet. Bei Abwehrschwäche des Wirtes und in tropischen Klimaten Übergang in die Gewebeform *(Magnaform)*, die erst die Krankheit bewirkt und mikroskopisch an phagozytierten Erythrozyten erkannt werden kann.
*Material.* Mikroskopischer Nachweis der Gewebeform im körperwarmen Stuhl. Serum zum Antikörpernachweis.

**Trichomonas vaginalis.** Die Trichomonaden sind auch in Mitteleuropa als Schleimhautparasiten und Erreger einer sehr therapieresistenten Kolpitis und Urethritis weit verbreitet. Vorkommen bei beiden Geschlechtern, jedoch beim Manne nur mit geringen Symptomen. Übertragung durch den Geschlechtsverkehr.
*Material.* Vaginal- oder Urethralsekret zum mikroskopischen Nachweis.

**Giardia intestinalis.** Saprophyt des Dünndarms und der Gallenwege, der bei starker Vermehrung gelegentlich eine Enteritis oder Cholangitis hervorrufen kann.

**Trypanosomen.** *Krankheit:* Schlafkrankheit.
*Erreger.* Trypanosoma brucei gambiense und rhodesiense. Übertragung durch Glossinen = Tsetse-Fliegen. Erregerreservoire sind Wild- und Haustiere, bei T. gambiense auch Menschen. Ausbreitungsgebiet: West-, Ost- und Zentralafrika.
*Material:* Erregernachweis im Blut („dicker Tropfen").

Eine weitere nur in Südamerika vorkommende Trypanosomenart ist das *Trypanosoma cruzi*, das durch Raubwanzen übertragen wird und die *Chagas-Krankheit* hervorruft.

**Leishmanien.** Drei Arten sind wichtig:

- *Leishmania tropica.* Erreger der Orientbeule, Kutane Leishmaniose (vorderer und hinterer Orient, Südamerika).
- *Leishmania braziliensis.* Erreger der Schleimhautleishmaniose (Süd- und Mittelamerika).
- *Leishmania donovani.* Erreger der Kala-Azar: viszerale Leishmaniose (Tropen).

Übertragung aller Leishmanien durch Phlebotomen (Sandmücken).

**Toxoplasma gondii.** *Krankheit:* Toxoplasmose. Besonders gefürchtet: diaplazentare Infektion des Fetus. Bei Immunschwäche (z. B. AIDS) können latente Infektionen exazerbieren und zu einer generalisierten Toxoplasmose führen.
*Erreger.* Kleines, sichelförmig aussehendes Protozoon, das zu den Flagellaten gerechnet wird.
*Material.* Serum zum Antikörpernachweis.

**Malariaplasmodien.** Vier Arten sind für den Menschen pathogen und verursachen folgende Krankheiten:

- Plasmodium vivax – Malaria tertiana,
- Plasmodium ovale – Malaria tertiana,
- Plasmodium malariae – Malaria quartana,
- Plasmodium falciparum – Malaria tropica.

Die Plasmodien machen zwei verschiedene Entwicklungszyklen durch, und zwar einmal eine geschlechtliche Vermehrung in der Mücke (Gametogonie) und einmal eine ungeschlechtliche im Menschen (Schizogonie).
*Material.* Erregernachweis im Blutausstrich und im „dicken Tropfen".

**Cryptosporidium.** Weltweit bei Mensch und Tier verbreitet. Kann zu einer Darminfektion, der Kryptosporidiose, führen, die meist gutartig verläuft. Bei AIDS-Patienten kann es zu lang anhaltenden, choleraähnlichen Durchfällen kommen.
*Material:* Stuhl zum mikroskopischen Nachweis auf Objektträger.

**Pneumocystis carinii**. Bei Mensch und Tier vorkommender Opportunist, der nur nach Abwehrschwäche Krankheitsbedeutung erlangt. Seine systematische Einordnung – Protozoon oder Pilz – ist noch nicht entschieden. *Krankheit:* interstitielle Pneumonie bei Früh- und Neugeborenen. Inzwi-

schen eine der häufigsten Folgekrankheiten bei immunsupprimierten und immungeschwächten (AIDS) Patienten.
*Material.* Bronchiallavage (durch Bronchoskopie gewonnene Spülflüssigkeit) oder Biopsiematerial zum mikroskopischen Erregernachweis.

**Würmer** Kap. 32 Innere Medizin in Band II.

**Weiterführende Literatur**

Brandis, H., Eggers, Köhler, G. Pulverer: Lehrbuch der Medizinischen Mikrobiologie, 7. Aufl. Fischer, Stuttgart 1994
Kayser, F., K. Bienz, J. Eckert, J. Lindemann: Medizinische Mikrobiologie, 8. Aufl. Thieme, Stuttgart 1993
Pulverer, G.: Medizinische Mikrobiologie und Parasitologie für Krankenpflegeberufe, 2. Aufl. Thieme, Stuttgart 1988

# 29 Allgemeine Immunologie und Serologie

H. Hlobil

**Lernziel** In diesem Kapitel werden die Grundlagen, die wichtigsten funktionellen Zusammenhänge und praktische Anwendungsbereiche für das Fachgebiet Immunologie dargestellt. Der Studierende soll die wesentlichen Begriffe aus den Themenbereichen

- Untersuchungstechniken,
- Blutgruppenserologie und Transfusionsmedizin,
- Morbus haemolyticus neonatorum,
- Impfungen

erläutern und Zusammenhänge zu Aufbau und Funktion des Immunsystems darstellen können.

## 29.1 Einführung

Die Gesamtheit aller biologischen Mechanismen eines Organismus, die dazu dienen, „selbst" und „nicht selbst" zu unterscheiden, und deren Hauptaufgabe die Abwehr von Infektionen ist, nennen wir Immunsystem. Die medizinische Immunologie beschäftigt sich mit Aufbau, Funktionsweise und Störungen des Immunsystems beim Menschen. Die Vorgänge bei Infektionen, zahlreiche Krankheitsbilder, viele moderne Diagnoseverfahren im Labor und verschiedene Therapiemethoden sind ohne immunologische Kenntnisse nicht zu verstehen.

## 29.2 Grundlagen

### 29.2.1 Aufgaben des Immunsystems

Die wichtigste Aufgabe des Immunsystems ist die Abwehr von Infektionen. Unter *Infektion* versteht man das Eindringen und die Vermehrung von Mikroorganismen in einen Wirt, der dabei in verschiedener Weise reagieren kann. Treten bei dieser Auseinandersetzung erkennbare Schädigungen für den Wirtsorganismus auf, spricht man von einer *Infektionskrankheit.* Oft verläuft dieser Vorgang aber ohne Symptome: die Infektion bleibt stumm.
Zu welchen Leistungen muß ein Organismus fähig sein, um sich gegen mikrobiologische Eindringlinge zu wehren?
Haben Mikroorganismen Haut und Schleimhäute als erste Barriere überwunden, muß der Wirt die feindlichen Eindringlinge erkennen, d. h. von eigenen Zellen oder Strukturen unterscheiden. Er muß weiterhin ein Waffenarsenal zur Abtötung und Beseitigung der Mikroorganismen zur Verfügung haben. Es wäre für ein Lebewesen jedoch „unwirtschaftlich", ständig eine große Abwehrkapazität bereitzuhalten, die vielleicht während langer Zeitabstände nicht in diesem Umfang benötigt würde. Im Ernstfall allerdings soll die Abwehrkraft schnell zu aktivieren sein. Besonders wirkungsvoll wären dabei immunologische Waffen, die ganz speziell auf den Eindringling abgestimmt sind. Auch sollte diese „kriegerische Auseinandersetzung" (falls möglich) örtlich begrenzt bleiben: der Feind soll eingekesselt werden.
Dem erfolgreichen Kampf hat die „Abrüstung" zu folgen, um nicht unnötig Kräfte zu vergeuden und zu vermeiden, daß die hochgerüstete immunologische Armee Schaden im eigenen Haus anrichtet.
Im Falle einer erneuten Auseinandersetzung mit einem bereits bekannten Gegner sind schnell mobilisierbare, spezialisierte und trainierte Soldaten von Vorteil. Diese Anforderungen setzen Anpassungsfähigkeit und Gedächtnis voraus; unser Immunsystem ist sozusagen „lernfähig".
Diese allgemeinen Überlegungen können folgendermaßen übertragen werden: Das Immunsystem stellt die Organe und Zellen einschließlich der von ihnen produzierten Stoffe dar, die eine Immunität, d. h. ein „Geschütztsein" vor Infektionen bewirken. Darüber hinaus vermittelt das Immunsystem eine „veränderte Reaktionsbereitschaft" gegenüber fremden lebenden und unbelebten Strukturen.
Erwirbt der Mensch durch eine Infektion eine Immunität, ohne daß Krankheitserscheinungen sichtbar werden, sprechen wir von „stiller Feiung".
Wir können die wichtigsten Eigenschaften des Immunsystems folgendermaßen zusammenfassen:

- Das Immunsystem kann zwischen eigenen und fremden Strukturen unterscheiden.
- Es kann bekannte Fremdstrukturen wiedererkennen (Gedächtnis).
- Nach dem Erkennen einer nicht eigenen Struktur können im Vergleich zum ersten Kontakt effektivere und schnellere Reaktionen in Gang gesetzt werden.

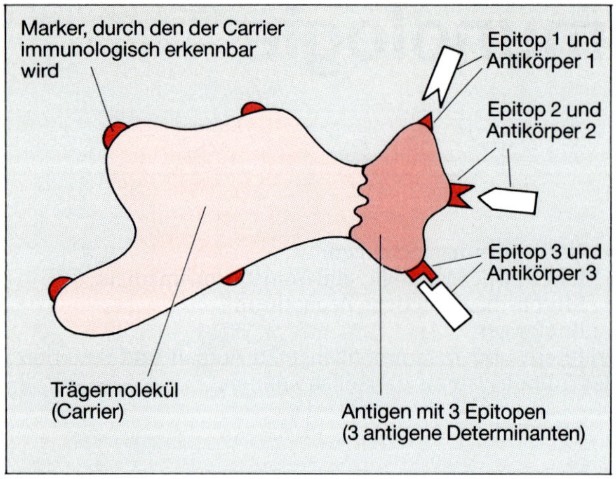


Abb. 29.1 **Schematischer Aufbau eines Immunogens.**

- Abwehrmaßnahmen können speziell auf ein Ziel ausgerichtet werden (Spezifität).

Im Gegensatz zur Immunität beschreibt der Begriff *Resistenz* eine von vornherein bestehende (primäre) Unempfänglichkeit, z. B. gegen tierpathogene Viren.
Die durch das Immunsystem bewirkte veränderte Reaktionsbereitschaft kann aber für den Organismus auch negative, manchmal sehr gefährliche Folgen haben: Allergien, d. h. Überempfindlichkeiten, Transfusionszwischenfälle, Transplantatabstoßungen und Autoimmunerkrankungen.

## 29.2.2 Grundbegriffe

### 29.2.2.1 Antigene

Antigene sind chemisch sehr unterschiedliche Strukturen (Proteine, Polysaccharide, Lipoproteine, Glykolipide, Lipide, Steroide und Nucleinsäuren), die eine *Immunantwort* auslösen können. Man unterscheidet Antigene auch nach der Stärke der sich entwickelnden Immunantwort. Proteine sind z. B. starke, Nucleinsäuren sehr schwache Antigene.

*Antigeneigenschaften:*

- Antigene sind körperfremde Substanzen. Das Immunsystem reagiert normalerweise nicht auf körpereigene Strukturen. Man spricht von Immuntoleranz. Aufgrund einer gestörten Immuntoleranz können sich Autoimmun- oder Autoaggressionskrankheiten entwickeln.
- Antigene, die eine bestimmte Molekülgröße haben (am besten mehr als 10 000 Dalton), führen zur Bildung von Immunproteinen. Diese Immunproteine sind chemisch definiert. Wir nennen sie *Antikörper*. Antigene, die eine Antikörperbildung hervorrufen können, werden *Immunogene* genannt.
- Antigene können mit dem Antikörper, der durch sie hervorgerufen (stimuliert) wurde, eine enge Verbindung eingehen. Wir sprechen von *Antigen-Antikörper-Reaktion* sowie von *Antigen-Antikörper-Komplexen* bzw. *Immunkomplexen*. Dieser Vorgang ist spezifisch. Im Idealfall reagiert ein Antigen nur mit seinem passenden (korrespondierenden) Antikörper: Schlüssel-Schloß-Prinzip. Kleinmolekulare Verbindungen, die zwar mit dem Antikörper reagieren können, die aber für sich alleine keine Antikörperbildung hervorrufen, nennt man *Haptene*. Verbindet man ein Hapten mit einer großmolekularen Trägersubstanz, meistens ein Protein, erhält man ein *Vollantigen* oder *Immunogen* (Koppelung eines Haptens an einen Carrier zu einem Immunogen – so kann man z. B. Antikörper gegen das relativ kleine Insulinmolekül herstellen). Vergleichbare Vorgänge laufen beispielsweise im Rahmen einer Penicillinallergie auch im Organismus ab. Carriermoleküle tragen auf ihrer Oberfläche Erkennungsstrukturen (Marker), die für die Steuerung der Antikörperbildung durch Hilfszellen des Immunsystems wichtig sind.
- Die in der Natur vorkommenden Antigene, z. B. das Diphtherietoxin, weisen meist eine komplexe Struktur auf. Sie werden nicht in ihrer Gesamtheit als fremd erkannt. Vielmehr tastet das Immunsystem die Fremdstruktur ab und „merkt" sich nur relativ kleine Bereiche. Man spricht von *Epitopen* oder *Antigendeterminanten*. Sie dienen dem Immunsystem zur Wiedererkennung und sind die Angriffspunkte für die Antikörper. Ein Immunogen trägt üblicherweise zahlreiche Epitope. Im Verlauf einer Immunantwort werden unterschiedliche Antikörper gegen die verschiedenen Epitope des Antigens gebildet (Abb. 29.**1**).

### 29.2.2.2 Antikörper

Antikörper sind „Immunproteine" die als Antwort auf ein Immunogen gebildet werden und die aufgrund chemischer, physikalischer und biologischer Eigenschaften in verschiedene Klassen, Subklassen und Typen eingeteilt werden. Sie können entweder frei im Serum nachgewiesen werden, oder sie sind an die Oberfläche bestimmter Immunzellen gekoppelt (beispielsweise ist Immunglobulin E an Mastzellen gebunden). Die im Serum vorkommenden Antikörper, *humorale Antikörper* genannt, werden von spezialisierten Zellen, den Plasmazellen, gebildet. Sie üben zentrale Funktionen im Immunsystem aus.

Antikörper oder Immunglobuline gehören wegen des Zucker-(Kohlenhydrat-)Anteils von ca. 3–12% zu den Glykoproteinen. Die Grundstruktur besteht aus zwei identisch langen und damit schweren H-Ketten (heavy chains) und zwei ebenfalls identisch kurzen, also leichten, L-Ketten (light chains). Die vier Einzelketten sind an genau festgelegten Stellen durch Schwefelatombindungen (Disulfidbrücken) verknüpft. Man findet auf den Antikörpermolekülen gleichartige, unterschiedliche und extrem unterschiedliche Bereiche (konstante, variable und hypervariable Regionen). Das Molekül zeigt einen Y-förmigen Aufbau (Abb. 29.**2**), wobei auffälligerweise die variablen Abschnitte in den beiden kurzen Schenkeln endständig im Molekül lokalisiert sind. Durch die Einwirkung eiweißspaltender Enzyme, den proteolytischen Enzymen Papain und Pepsin, entstehen charakteristische Teilstücke: Fc-, Fab- und $F(ab')_2$-Fragmente.
Die Antikörper liegen nicht als fadenartige, gestreckte Makromoleküle, sondern als kompakte, räumliche Gebilde vor. In besonders markanten Bereichen der hypervariablen Region sind die sog. Bindungsstellen lokalisiert. Je besser die Oberflächen von Antigen und Antikörper passen, um so größer ist die Bindungskraft. Wir sprechen von Affinität (Abb. 29.**3**).

Bindungsbereiche auf Antikörpern werden Domänen genannt. Sie haben zum einen die Funktion, Epitope auf einem Antigen zu binden, zum anderen sind sie für weitere wichtige biologische Eigenschaften der Antikörper zuständig. In der $V_L$- und $V_H$-Domäne des Fab-Fragments (s. Abb. 29.**5a**) sitzen die Antigenbindungsstellen. Die Antigenbindungsstelle des Antikörpers wird als Gegenstück zum Epitop des Antigens auch Paratop genannt.

Wir sehen, daß ein Antikörpermolekül schon in der einfachsten Ausführung zwei Antigenbindungsstellen besitzt. Daraus ergeben sich zwei wichtige Konsequenzen. Trägt ein Antigen mindestens zwei identische Epitope, kann es zu einer „Vernetzung" von vielen Antigenen und Antikörpern kommen (Abb. 29.**4**). Im Labor kann man eine derartige Reaktion zur Diagnostik heranziehen. Auch im Organismus kann Vergleichbares geschehen und zur Bildung von Immunkomplexen führen, die z. B. in den Gefäßwänden abgelagert werden und zum Bild einer Immunvaskulitis wie beim Lupus erythematodes führen.
Die zweite Konsequenz, die sich aus einer Antigen-Antikörper-Reaktion ergibt, ist ebenfalls von elementarer Bedeutung. Durch die Antigen-Antikörper-Reaktion erleidet der Antikörper eine mehr oder weniger starke Formveränderung. Die Konfigurationsänderung des Antikörpermoleküls kann überwiegend im Fc-Teil zu einer Aktivierung der dort lokalisierten funktionellen Bereiche, den Domänen, führen (Abb. 29.**5a** u. **b**). In der $C_{H2}$-Domäne liegt die Bindungsstelle für ein Serumprotein, den Komplementfaktor C1.
Das *Komplementsystem* stellt eine wichtige immunologische Waffe des Körpers dar. Es handelt sich um verschiedene Eiweißkörper, die stufenweise aktiviert werden können. Einmal in Gang gesetzt, entsteht eine lawinenartige Umsetzung von Komplementproteinen (Komplementkaskade), die letztlich dazu führt, daß Zelloberflächen zerstört werden (Zell-Lyse) und Entzündungsreaktionen in Gang kommen. Durch Komplementspaltprodukte werden beispielsweise Leukozyten angelockt und die Gefäßdurchlässigkeit wird erhöht (Chemotaxis und Zunahme der Gefäßpermeabilität). Die C1-Bindungsstelle liegt normalerweise wie in einer Tasche verborgen in der $C_{H2}$-Domäne und ist somit von außen nicht zugänglich. Erst wenn Antikörper beispielsweise an die Epitope von körperfremden Erythrozyten gebunden werden, ändert sich der Winkel zwischen den Fab-Teilen. Das Antikörpermolekül wird aufgebogen, und die Tasche mit der C1-Bindungsstelle öffnet sich. Der C1-Faktor erhält

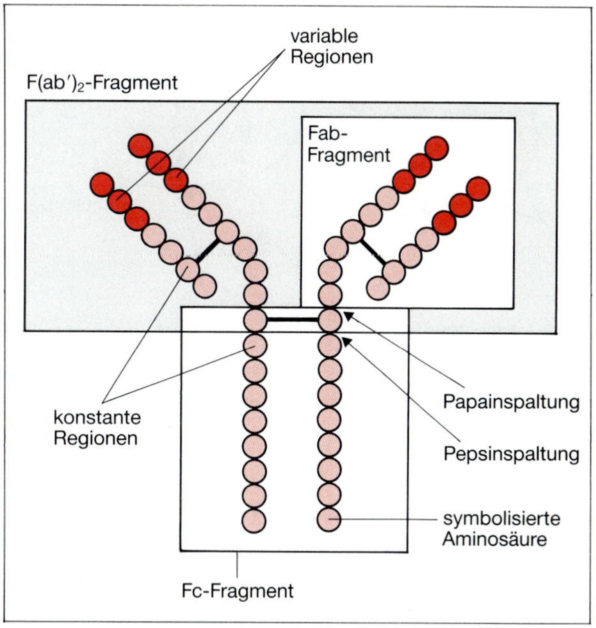


Abb. 29.**2** **Grundstruktur eines Antikörpers.**

Zutritt zur Bindungsstelle und wird dabei aktiviert. Die Komplementkaskade startet, und schließlich werden weitere Komplementproteine so in die Erythrozytenmembran eingebaut, daß dadurch Löcher in der Zelloberfläche entstehen. Es kommt zur *Hämolyse* (Abb. 29.**5b**). Diese Vorgänge sind z. B. verantwortlich für schwer verlaufende hämolytische Transfusionszwischenfälle. Eine entsprechende diagnostische Anwendung ist in der Komplementbindungsreaktion realisiert.
Schließlich ist in der $C_{H3}$-Domäne am freien Ende des Fc-Fragments eine Region lokalisiert, die mit speziellen Oberflächenstrukturen immunologischer Freßzellen, den Makrophagen, reagieren kann: Makrophagen tragen einen Fc-Rezeptor. Bakterien können aber auch von Makrophagen auf-

Abb. 29.**3** **Bindungsfähigkeit verschiedener Epitope an eine vorgegebene Antigenbindungsstelle auf einem Antikörper. a** Epitop 1 paßt ideal in die Antigenbindungsstelle. Es resultiert eine sehr starke Bindung (hohe Affinität). **b** Epitop 2 paßt nur teilweise in die Bindungsstelle. Es resultiert eine schwache Bindung (geringe Affinität). **c** Epitop 3 paßt nicht zur Bindungsstelle. Es ist somit keine Antigen-Antikörper-Bindung möglich.

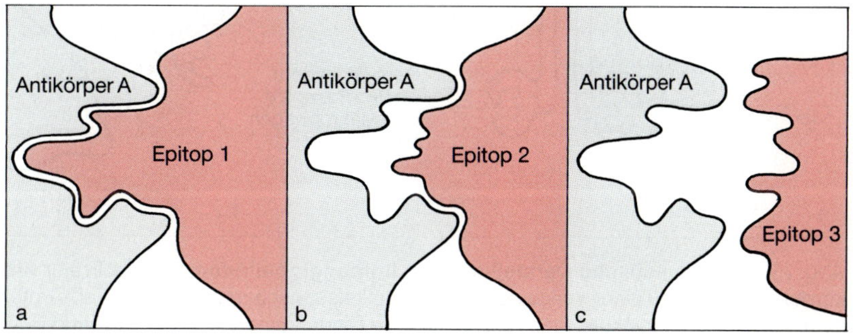

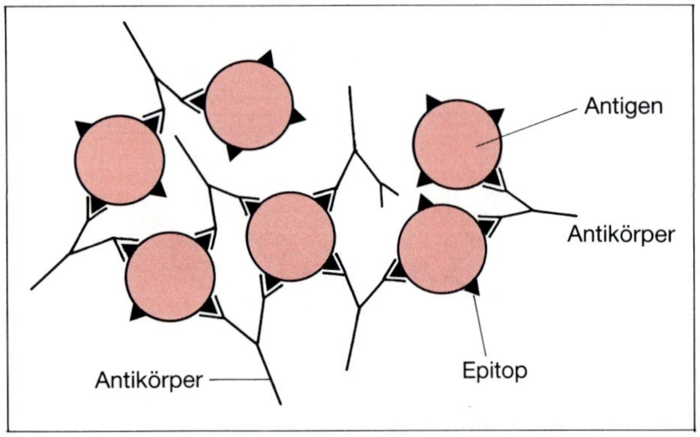


Abb. 29.4 **Antigen-Antikörper-Komplex.**

genommen und verdaut werden (Phagozytose), ohne daß Antikörper dabei eine Rolle spielen. Es handelt sich dabei um eine sog. *unspezifische Immunreaktion,* die relativ langsam abläuft. Sind aber spezifische Antikörper an die Bakterienoberfläche gekoppelt, wird die $C_{H3}$-Region in ähnlicher Weise wie die $C_{H2}$-Region aktiviert. Die Antikörperbeschichtung von Bakterien nennen wir *Opsonierung.* Über ihren Fc-Rezeptor binden dann Makrophagen antikörperbeladene Bakterien. Die Phagozytose läuft jetzt erheblich effektiver ab (Optimierung der Immunantwort).

*Rezeptoren* finden sich nicht nur bei den Makrophagen, sondern sie spielen allgemein in der Immunologie und Biologie eine sehr wichtige Rolle, weil sie Zellen in die Lage versetzen, Informationen aufzunehmen, zu verarbeiten und entsprechend zu reagieren. Ein Rezeptor ist also immer zellgebunden. Im Prinzip kann er mit Antigenbindungsstellen auf Antikörpern verglichen werden. Wird ein Rezeptor besetzt (dies kann z. B. durch Kontakt mit einem zellgebundenen Antigen, also durch Zell-zu-Zell-Kontakt, geschehen oder indem immunologische Signalmoleküle, Lymphokine genannt, gebunden werden), leitet er eine Information in das Zellinnere weiter, wo es zur Stimulierung oder Hemmung spezieller Zellfunktionen kommt. So können ganz bestimmte, rezeptortragende Zellen gezielt angesprochen werden.

Das Immunsystem stellt Antikörper nach verschiedenen Baumustern her. Nach dem Aufbau der schweren Kette unterscheidet man fünf Immunglobulin-(Ig-)Klassen: IgG, IgM, IgA, IgE und IgD. Im Serum liegen IgG, IgE und IgD als Y-förmige Einzelmoleküle (Monomere) vor, IgA als Monomere oder auch als „Doppelmolekül" (Dimere), IgM als „Fünfermolekül" (Pentamer), sehr selten auch als Monomer. Bei jeder Immunglobulinklasse kann die leichte Kette in Form der Lambda ($\lambda$-) bzw. Kappa- ($\varkappa$-)Kette vorliegen. Einzelne Immunglobuline gehören somit entweder zum Kappa- oder zum Lambdatyp. Tab. 29.**1** gibt einen Überblick über die verschiedenen Immunglobulinklassen.

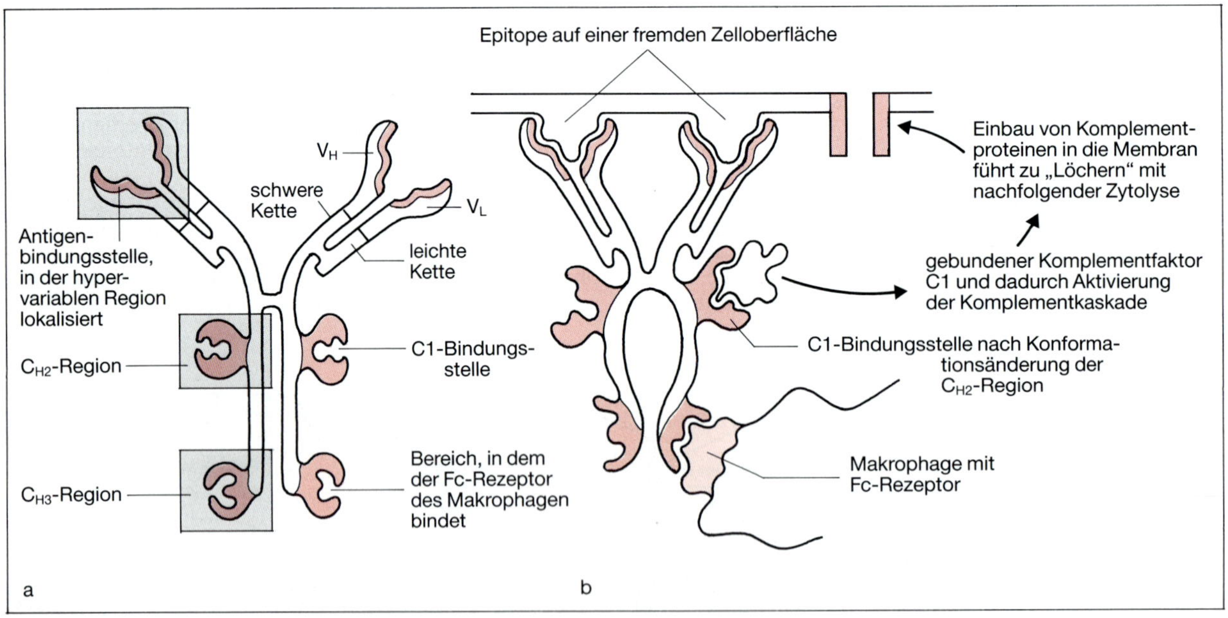


Abb. 29.5 **Schematische Darstellung von Immunglobulindomänen. a** Freier Antikörper. **b** An Zelloberfläche gebundener Antikörper. Es kommt zu einer Verkleinerung des Winkels zwischen den beiden Fab-Armen mit einer Veränderung der räumlichen Anordnung des ganzen Moleküls. Dadurch werden die Bindungsbereiche der $C_{H2}$- und $C_{H3}$-Domäne zugänglich. $V_L$ = variable Region der leichten Kette, $V_H$ = variable Region der schweren Kette.

Tabelle 29.1 **Die verschiedenen Immunglobulinklassen im Überblick**

| Klasse | Struktur | Relative Konzentration im Serum | Wichtige Eigenschaften |
|---|---|---|---|
| IgG | 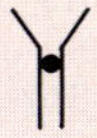 | ca. 80% | 4 Subklassen ($IgG_1$ bis $IgG_4$). Gute Komplementaktivierung. Granulozyten und Makrophagen haben IgG-Fc-Rezeptoren (s. Opsonierung). Passieren als einzige Klasse die Plazentaschranke (Leihantikörper des Neugeborenen), werden beim ersten Antigenkontakt relativ spät (nach etwa 1–4 Wochen) gebildet (Spätantikörper) |
| IgM | 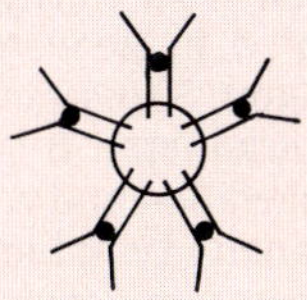 | ca. 6% | Sehr starke komplementaktivierende Wirkung. Oft bereits nach 2–7 Tagen nachweisbar (Frühantikörper). „Normal-Antikörper" ohne Krankheitswert gehören häufig der IgM-Klasse an (s. Isoagglutinine des AB0-Blutgruppensystems). Kommen als Membranrezeptoren bei B-Lymphozyten vor |
| IgA | 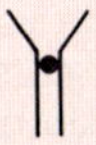 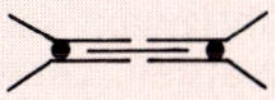 | ca. 13% | 2 Subklassen ($IgA_1$ und $IgA_2$). Dimere IgA-Moleküle werden von Epithelzellen aus dem Blut aufgenommen und als sekretorisches IgA auf Schleimhautoberflächen und in Sekrete abgegeben (erster Antikörperschutzwall). |
| IgE | 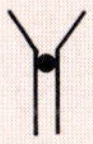 | Spuren | Auch Reagine genannt. Sitzen membrangebunden an IgE-Fc-Rezeptoren auf basophilen Granulozyten und Mastzellen. Bei Antigenkontakt geben diese Zellen Substanzen ab, die Entzündungsreaktionen hervorrufen (z. B. Histamin). Können Ursache von Überempfindlichkeitsreaktionen sein (Allergie, Anaphylaxie). Aus unbekannten Gründen bei chronischen Parasiteninfektionen oft erhöhte Serum-IgE-Konzentration |
| IgD | 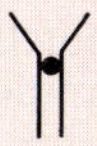 | Spuren | Mit IgM zusammen Rezeptorfunktion auf Lymphozyten |

## 29.3 Gliederung des Immunsystems

Unser Immunsystem setzt sich funktionell aus einem antigenspezifischen und einem antigenunspezifischen Teil zusammen. Beide Teile kooperieren in vielerlei Hinsicht. In beiden Teilsystemen findet man gelöste molekulare (humorale) und zelluläre Faktoren. Die wesentlichen Unterschiede zwischen spezifischen und unspezifischen Immunreaktionen im Rahmen einer Infektion sind:

- Unspezifische Abwehrmaßnahmen treten überwiegend in den ersten Stunden einer Infektion auf und werden später durch antigenspezifische Prozesse ergänzt oder abgelöst.
- Spezifische Immunfunktionen sind effektiver (Opsonierung S. 862).
- Unspezifische Mechanismen laufen auch bei wiederholtem Antigenkontakt in der gleichen Weise ab, während spezifische Reaktionen von Mal zu Mal stärker werden (Boosterung).
- Unspezifische Mechanismen sind angeboren (natürlicherweise vorhanden), die spezifische Immunantwort muß erworben werden.

Im Gegensatz zur vorher erwähnten Resistenz können spezifische und unspezifische Immunmechanismen versagen, was dazu führt, daß eine Infektionskrankheit manifest werden oder auch zum Tode führen kann.

### 29.3.1 Antigenunspezifische Mechanismen

#### 29.3.1.1 Mechanische Faktoren

Mechanische Barrieren sind Haut und Schleimhaut mit Hornschicht, Schleimsekretion, Ziliarbewegung des respiratorischen Flimmerepithels, Harnfluß im Urogenitaltrakt und peristaltische Darmbewegung.

#### 29.3.1.2 Humorale Faktoren

Humorale unspezifische Faktoren sind das Komplementsystem, das auch ohne die Mitwirkung von Antikörpern aktiviert werden kann, Lysozym, eine Substanz, die bakterielle Zellwände auflösen kann, sog. Akute-Phase-Proteine (das C-reaktive Protein = CRP und verschiedene andere Serumproteine, die bei Entzündungen in ihrer Serumkonzentration stark ansteigen und dadurch auch die Beschleunigung der Blutkörperchensenkungsreaktion bewirken), Magensäure und Säuremantel der Haut sowie viele weitere unterschiedliche Substanzen mit schädigender Wirkung auf Mikroorganismen und Interferone. Interferone sind immunologische „Signalsubstanzen" und gehören zu den Lymphokinen. Sie werden von bestimmten Zellen, z. B. von Leukozyten, sezerniert und bewirken in anderen Körperzellen über Interferonrezeptoren die Produktion von „antiviralen Proteinen". Darüber hinaus können Interferone noch andere biologische Funktionen ausüben.

### 29.3.1.3 Zelluläre Komponenten

Zelluläre Komponenten der antigenunspezifischen Abwehr sind die neutrophilen und eosinophilen Granulozyten, Makrophagen und bestimmte Gattungen von Lymphozyten, die z. B. virusinfizierte Zellen oder Tumorzellen angreifen und auflösen können, ohne daß eine vorherige Sensibilisierung notwendig ist. Wir nennen diese Zellpopulation *natürliche Killerzellen* (NK-Zellen). Eine weitere Lymphozytenart (K-Zellen) trägt Fc-Rezeptoren in der Zellmembran und kann antikörperbeladene Zielzellen angreifen, unabhängig von der Art des gebundenen Antikörpers. Deshalb handelt es sich um einen unspezifischen Vorgang. Man spricht von *antikörperabhängiger zellulärer Zelltoxizität* (ADCC = antibody dependent cellular cytotoxity). Makrophagen oder mononukleäre Phagozyten sind „Freßzellen", die von den Monozyten im Blut abstammen und in verschiedene Gewebe einwandern, um sich dort unterschiedlich weiterzuentwickeln. In der Leber entstehen z. B. Kupffer-Sternzellen oder im ZNS die Mikroglia. Die funktionelle Einheit dieser Zellen wird mit dem Begriff *retikuloendotheliales System (RES)* bezeichnet.
Im erweiterten Sinne könnte man auch die körpereigene Flora als unspezifische zelluläre Komponente in der Infektionsabwehr betrachten. Die vielfältige, natürliche Bakterienbesiedlung etwa des oberen Respirationstrakts kann die Vermehrung pathogener Keime erschweren oder verhindern. Störungen des mikrobiologischen Gleichgewichts z. B. infolge einer Antibiotikatherapie führen unter Umständen zu unerwünschten Folgen. Relativ häufig treten dann Sproßpilzinfektionen auf.

## 29.3.2 Antigenspezifische Mechanismen

Unter antigenspezifischen Mechanismen wird die erworbene Immunität verstanden. Sog. T-Lymphozyten (thymusabhängige Lymphozyten) bilden die zelluläre Komponente. Den humoralen Teil stellen die Antikörper dar, die von Plasmazellen gebildet werden. Plasmazellen entwickeln sich aus B-Lymphozyten (bursaäquivalentabhängige Lymphozyten). Besonders eng arbeiten T-Lymphozyten mit Makrophagen sowie T- mit B-Lymphozyten zusammen.

### 29.3.2.1 Reifung und Differenzierung des Immunsystems

Aus den Knochenmarkstammzellen entwickeln sich lymphatische Vorläuferzellen, die in den Thymus (bei Kindern und Jugendlichen hinter dem Brustbein gelegene Drüse, die sich im Erwachsenenalter zurückbildet) und in das Bursa-Fabricii-Äquivalent einwandern. Die Bursa fabricii ist ein thymusähnliches Organ bei Vögeln, das beim Menschen vermutlich im Knochenmark und der fetalen Leber lokalisiert ist. Hier werden Vorläuferzellen zu T-(Thymus-) bzw. B-(Bursa-)Lymphozyten „erzogen", d. h., sie werden auf ihre späteren Spezialaufgaben vorbereitet. Sozusagen nach ihrer militärischen Grundausbildung zirkulieren B- und T-Lymphozyten in den Blut- und Lymphgefäßen und werden dabei von den sekundären Lymphorganen (Lymphknoten, Milz, Lymphgewebe in der Nachbarschaft von Respirations- und Darmtrakt, Tonsillen) eingefangen. Hier findet u. a. die Auseinandersetzung mit den Antigenen statt, die von Makrophagen herbeigeschleppt wurden. Letztlich entsteht eine starke Zellproliferation, unter Umständen erkennbar an einer Lymphknotenschwellung. Es werden so Antikörper in großer Menge und viele T-Zellen mit unterschiedlichen Eigenschaften bereitgestellt. Man könnte die sekundären Lymphorgane mit speziell auf den Feind programmierten Rüstungsfabriken vergleichen.
Während der beschriebenen Lymphozytenreifung entwickeln sich in verschiedenen Differenzierungsstadien charakteristische Oberflächenmerkmale (internationale Nomenklatur: „Cluster Designation" = CD, z. B. sind CD2-Moleküle für T-Lymphozyten charakteristisch), durch deren Nachweis im Labor diagnostische Fragen gelöst werden können (Leukämiediagnostik, Verlaufskontrollen bei AIDS-Patienten u. a.). Außerdem treten Rezeptoren auf, mit denen die T-Lymphozyten körpereigene Zellen erkennen können. Diese Erkennung läuft ab über HLA-Merkmale (humane Leukozytenantigene, die individuelle Visitenkarte jedes Menschen). Man unterscheidet mehrere HLA-Antigenklassen, deren Gene beim Menschen im MHC (major histocompatibility complex) des 6. Chromosoms lokalisiert sind. Für den Ablauf einer Immunantwort sind zwei HLA-Antigenklassen besonders wichtig: HLA-Klasse-I-Antigene (HLA-A, -B, -C) sind die typischen Transplantationsantigene und kommen auf nahezu allen kernhaltigen Körperzellen vor, HLA-Klasse-II-Antigene (HLA-D) charakterisieren bestimmte Immunzellen, z. B. Makrophagen, B-Lymphozyten und aktivierte T-Lymphozyten (Abb. 29.**6**).
Die meisten Lymphozyten können nur mit Zellen reagieren, welche die gleiche HLA-Visitenkarte tragen, also mit körpereigenen Zellen (sog. MHC-Restriktion der Immunantwort auf Zellen mit identischem HLA-Muster – Ausnahme: NK- und K-Zellen können körperfremde Zellen attakieren). Dies können Makrophagen sein, die ein Antigen aufgenommen und verarbeitet haben, oder auch virusinfizierte Körperzellen. Da die HLA-Antigene im Erbgut verankert sind, spricht man von der genetischen Kontrolle der Immunantwort. Bei Störungen können sich HLA-verknüpfte (-assoziierte) Erkrankungen entwickeln.

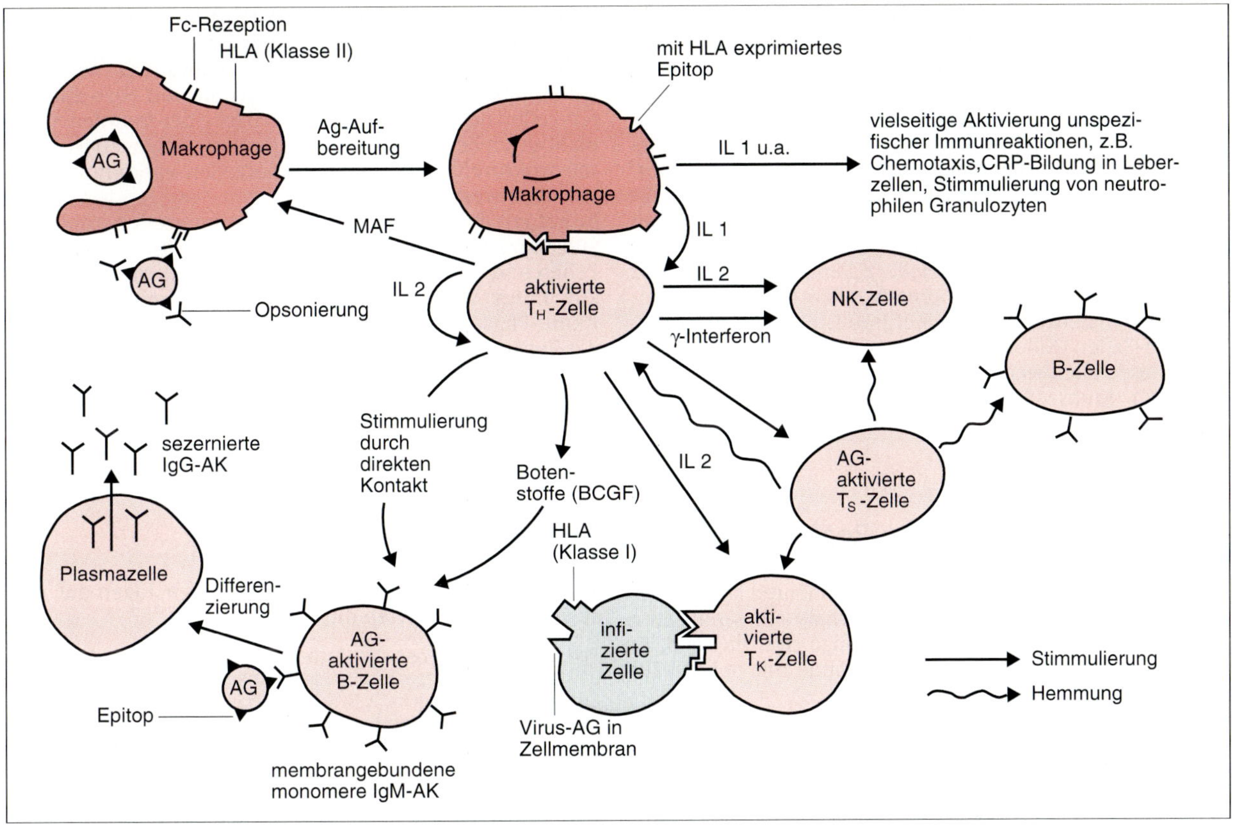


Abb. 29.**6** **Kooperation im Immunsystem.** Stark vereinfachte Darstellung einiger Zusammenhänge. $T_H$ = T-Helfer, $T_S$ = T-Suppressor, $T_K$ = T-Killer = zytotoxische T-Zelle, NK = natürliche Killerzelle, B-Zelle = bursaabhängiger Lymphozyt. Botenstoffe: IL 1, 2 = Interleukin 1, 2: BCGF = B-Zell-Wachstumsfaktor, MAF = Makrophagen aktivierender Faktor, AG = Antigen, AK = Antikörper.

### 29.3.2.2 Antigenspezifische humorale Immunität

Während der Lymphozytenreifung im Bursaäquivalent wird durch komplizierte genetische Mechanismen aus dem Erbgut eine riesige Anzahl von Antigenbindungsstellen (Paratope) bereitgestellt. Dabei bildet jeder B-Lymphozyt letztlich nur ein charakteristisches Paratop aus, das er dann als Antigenrezeptor in Form monomerer IgM-Moleküle in seine Oberflächenmembran einbaut. Auf diese Weise steht von vornherein eine Armee von B-Lymphozyten bereit, die mit etwa 100 Millionen verschiedener Antigenepitope spezifisch reagieren kann.

Bei einem Antigenkontakt werden nun die genau passenden B-Lymphozyten ausgewählt. Sie vermehren sich enorm; aus einer Zelle entsteht eine ganze Zellfamilie (Zellklon). Anschließend differenzieren sich die Zellen zu Plasmazellen weiter, die genau den Antikörper in die Umgebung abgeben, dessen Spezifität dem Rezeptor der mütterlichen Zelle entspricht.

Ein natürliches Antigen weist viele unterschiedliche Epitope auf. Deshalb führt normalerweise eine Immunantwort zu einem weiten Spektrum von Antikörpern mit verschiedenen Spezifitäten (polyklonale Immunantwort). Eine Vermehrung der B-Zelle und Differenzierung zur Plasmazelle kann aber meistens nur durch eine T-Zell-Hilfe anlaufen. Bei der Immunantwort entsteht auch eine antigenaktivierte T-Helferzelle, die durch direkten Zellkontakt und durch Botenstoffe (z. B. B-Zell-Wachstumsfaktor) die B-Zelle aktiviert (T-B-Zellkooperation).

Anfangs produziert die Plasmazelle IgM-Antikörper. Nach einer gewissen Zeit (Tage bis Wochen) schaltet die gleiche Zelle auf IgG, seltener auf IgA und IgE um (Antikörper-Switch). Parallel werden langlebige Gedächtniszellen gebildet. Bei erneutem Antigenkontakt läuft die Immunglobulinproduktion schneller an, wobei die meisten Antikörper sogleich der IgG-Klasse angehören. Die IgM-Immunantwort ist dagegen oft schwächer oder kann sogar fehlen.

### 29.3.2.3 Antigenspezifische zelluläre Immunität

T-Lymphozyten reifen im Thymus zu antigenerkennenden Zellen heran. Es steht ebenfalls eine Armee von Zellen bereit, die über antikörperähnliche T-Zell-Rezeptoren jeweils

das passende Epitop erkennen kann (Parallelität zur B-Zell-Reifung). Die Antigene müssen aber vorher von Makrophagen aufgenommen und vorbereitet werden. Der Makrophage „präsentiert" das Epitop mit weiteren Erkennungsmerkmalen der T-Zelle über einen Zell-zu-Zell-Kontakt. Durch den zusätzlichen Austausch verschiedener löslicher Faktoren (Interleukine, Makrophagen aktivierender Faktor) zwischen Makrophage und T-Lymphozyt werden sowohl die T-Lymphozyten zur weiteren Spezialisierung stimuliert als auch die Makrophagen aktiviert. Es entstehen in großer Menge antigenspezifische T-Helferzellen (Zusammenarbeit mit B-Lymphozyten), T-Suppressorzellen (die einer überschießenden Zellvermehrung entgegensteuern) und zytotoxische T-Zellen (Killer-T-Zellen, im Gegensatz zu den K-Zellen). Diese Zellen sind spezifisch gegen virusinfizierte Körperzellen, Krebszellen und transplantierte, körperfremde Zellen gerichtet. Die Transplantatabstoßung stellt ein besonderes immunologisches Phänomen dar. Trotz MHC-Restriktion reagieren zytotoxische T-Lymphozyten, möglicherweise aufgrund einer „Kreuzreaktivität", mit HLA-differenten Zellen des Spenders. Die Oberfläche der fremden, transplantierten Zelle könnte mit „veränderten eigenen HLA-Epitopstrukturen", wie sie bei Tumorzellen vorkommen, verwechselt werden.
Insgesamt bilden die aktivierten Immunzellen zahlreiche Substanzen mit steuernden Funktionen für verschiedene Zellen und Organe. Leberzellen werden z. B. durch Interleukin 1 zur vermehrten Synthese der bereits erwähnten Akute-Phase-Proteine angeregt. Abb. 29.**6** zeigt schematisch das Zusammenwirken der verschiedenen Komponenten des Immunsystems.

## 29.4 Verschiedene Reaktionen des Immunsystems

Das Immunsystem bzw. einzelne Komponenten können Reaktionen zeigen, die ober- oder unterhalb eines mittleren Funktionsbereichs liegen. Die Übergänge sind fließend. Es gibt normale und pathologische Zustände mit hoher bzw. niedriger Reaktionsbereitschaft.

### 29.4.1 Immunologische Reaktionsformen

Von entscheidender Bedeutung für den richtigen Ablauf einer Immunreaktion sind die nur lückenhaft bekannten Regelmechanismen.
Menschen können auf ein Immunogen sehr unterschiedlich reagieren. Bei der Kinderlähmung reicht z. B. das Spektrum von der stillen Feiung bis zu schweren Lähmungen und sogar Todesfällen, obwohl derselbe Typ des Poliomyelitisvirus vorliegen kann.
Der übergeordnete Begriff heißt *Krankheitsbereitschaft* oder *Disposition.* Dieses Phänomen hängt wahrscheinlich überwiegend mit dem ererbten HLA-System, der immunologischen Visitenkarte des einzelnen Menschen, zusammen, weil HLA-System und Antigenerkennung miteinander gekoppelt sind (genetische Kontrolle des Immunsystems). Der konkrete Ablauf einer Immunantwort hängt letztlich von den Eigenschaften des Antigens (starke und schwache Immunogene bzw. unterschiedliche Erregereigenschaften) und der Reaktionsbereitschaft des Immunsystems ab (Tab. 29.**2**, 29.**3**).

### 29.4.2 Klinische Einteilung von Immunreaktionen

#### 29.4.2.1 Überfunktionen

Bei den Überfunktionen werden Sofort- und Spätreaktionen unterschieden. Die Symptome entwickeln sich bei der ersten Gruppe nach Minuten bis Stunden und sind primär durch Antikörper bedingt. Bei Reaktionen vom verzögerten Typ treten Erscheinungen meist erst nach Tagen auf. Hier spielen T-Lymphozyten die Hauptrolle

*Beispiele:* Beim allergischen Asthma bronchiale sind die Mastzellen des Patienten mit spezifischen IgE-Antikörpern sensibilisiert. Beim Einatmen des Allergens, z. B. Schimmelpilzsporen, geben die Mastzellen sofort starke Entzündungssubstanzen ab, die zur Verengung der Atemwege führen (Auslösung eines Asthmaanfalls). Eine positive Tuberkulinprobe ist durch T-Lymphozyten bedingt, die gegen Bestandteile der Tuberkelbakterien sensibilisiert sind. Die Hautrötung und Schwellung ist erst nach 1–2 Tagen zu sehen.

Allergiesymptome können sehr unterschiedlich sein. Folgende Erscheinungen beim Patienten sollten an eine allergische bzw. immunologische Ursache denken lassen:

- Hautrötung,
- Schwellung und Jucken der Haut,
- Blutdruckabfall (evtl. bis zum Kreislaufschock),
- Ödeme von Augenlidern und Schleimhäuten,
- Atembehinderung,
- Rotverfärbung des Urins (Immunhämolyse mit Ausscheidung von Hämoglobin durch die Niere).

#### 29.4.2.2 Unterfunktionen

Es gibt verschiedene angeborene oder im Laufe des Lebens erworbene Zustände der Unterfunktion (Immunninsuffizienz), die aber beim Menschen insgesamt relativ selten zu beobachten sind. Leitsymptom ist eine erhöhte Infektionsanfälligkeit. Auch Erreger, die normalerweise keine oder eine nur geringe Pathogenität besitzen, können dann zu schweren Infektionen führen (opportunistische Mikroorganismen).
Ist der humorale Teil des Immunsystems gestört (B-Zellen, treten vorwiegend bakterielle Infektionen auf. Bei Störungen der zellulären Immunität (T-Zellen) sieht man Infektionen durch Viren, Pilze, Mykobakterien und Parasiten.
Von praktischer Bedeutung ist die physiologische Immunschwäche beim ungeborenen oder neugeborenen Kind (ge-

Tabelle 29.2 **Reaktionsformen des Immunsystems**

| Bereitschaftsgrad | Normale Situation | Pathologische Situation |
|---|---|---|
| Niedrige oder fehlende Reaktionsbereitschaft | Immuntoleranz gegen körpereigene Substanzen. Eine Toleranz kann auch durch längerfristige Zufuhr eines Antigens in niedriger Dosis in geeigneter Form erreicht werden, z. B. bei der Desensibilisierung von Allergikern | Immunschwäche und Immundefekte können angeboren (z. B. Antikörpermangelsyndrom) oder erworben sein (z. B. T-Zell-Leukämien oder AIDS) |
| Hohe Reaktionsbereitschaft | Immunität nach einer überstandenen Infektionskrankheit | überschießende oder allergische Reaktionen auf bestimmte Antigene (dann Allergene genannt), Autoimmunkrankheiten (Immunreaktionen gegen körpereigene Strukturen) |

Tabelle 29.3 **Rolle der Antigenqualität und der individuellen Reaktionsbereitschaft bei Immunreaktionen**

| Antigenqualität | Beispiel | Folgen bei starker Reaktionsbereitschaft | Folgen bei schwacher Reaktionsbereitschaft |
|---|---|---|---|
| Starkes chemisches Antigen | Diphtherieantitoxinserum vom Pferd („Heilserum“) | bereits bei der ersten Gabe können sich Antikörper gegen das Fremdeiweiß bilden, die mit dem im Serum noch vorhandenen Pferdeeiweiß reagieren (Immunkomplexe führen zur sog. Serumkrankheit) | erst nach mehreren Heilserumanwendungen kommt es zu Überempfindlichkeitsreaktionen |
| Schwaches chemisches Antigen | Birkenpollen | prädisponierte Menschen (Allergiker) reagieren mit lokalen Symptomen (Heuschnupfen oder allergische Rhinitis) | die meisten Menschen zeigen keine Reaktion |
| Hochpathogener Erreger | AIDS-Virus (HIV) | hohe Abwehrbereitschaft, Symptome erst nach sehr langer Latenzzeit (10 Jahre und mehr) | relativ frühes Auftreten einer Immunschwäche |
| Erreger mit geringer Pathogenität | Zytomegalievirus (ZMV) | Infektionen beim gesunden Menschen ohne Krankheitserscheinungen (inapparente Infektion) | z. B. bei Krebspatienten gefürchtete, oft tödliche Reaktivierung mit Beteiligung vieler Organe (generalisierter Verlauf) |

fürchtet sind Infektionen im Mutterleib – konnatale Infektionen) sowie bei alten Menschen und die Immuninsuffizienz bei Leukämiekranken infolge der Grundkrankheit oder einer medikamentösen Therapie (Corticosteroide, Zytostatika, Immunsuppressiva), bei Schwerkranken und auch bei AIDS-Patienten. HIV befallen im Immunsystem u. a. die T-Helferzellen und Makrophagen. Es steht ein zellulärer Immundefekt im Vordergrund, der zu Infektionen durch opportunistische Keime, z. B. Pneumocystis carinii, und auch gehäuft zu bestimmten Krebserkrankungen, z. B. Kaposi-Sarkom, führen kann. Hauttests, mit denen die T-Zell-vermittelte Immunität geprüft wird, sind schon sehr bald abgeschwächt, während die Antikörperbildung durch B-Zellen erst später beeinträchtigt wird. Obwohl AIDS-Patienten Antikörper gegen das Virus entwickeln (wichtig zur Diagnose), können diese Antikörper den Betroffenen letztlich nicht retten.

#### 29.4.2.3 Autoimmunität

Bei Autoimmunprozessen greift das Immunsystem über Antikörper und/oder Immunzellen körpereigenes Gewebe an. In den letzten Jahren wurde für viele Erkrankungen der Zusammenhang zwischen Autoimmunität und klinischen Symptomen erkennbar. Die Ursachen dieser gestörten Immunregulation sind nur lückenhaft bekannt. Diskutiert werden Immunreaktionen gegen veränderte Eigenstrukturen, gegen Gewebebestandteile, die Ähnlichkeit mit bakteriellen oder viralen Antigenen zeigen, eine gestörte Immuntoleranz und eine genetische Beeinträchtigung der „Selbsterkennungsmechanismen“, die mit dem HLA-System verknüpft sind.

Der Nachweis von Antikörpern, die sich gegen körpereigene Strukturen (Autoantikörper) richten, ist von großer diagnostischer Bedeutung. Oft ist auch die Bestimmung von HLA-Merkmalen auf der Oberfläche der Körperzellen des Patienten von Bedeutung. Als Beispiele seien die Autoantikörper gegen Zellkerne beim Lupus erythematodes und das HLA-B27-Antigen auf Zellen von Morbus-Bechterew-Patienten genannt.

#### 29.4.2.4 Normale Schwankungsbreite in der Stärke von Immunantworten

Aufgrund der Komplexität des Immunsystems ist es verständlich, daß auch der Normbereich einer Immunantwort eine große Schwankungsbreite zeigt. Die Qualität des Antigens und die Art des Antigenkontaktes kombinieren sich mit der individuellen Reaktionsbereitschaft eines Menschen.
Bei lokalen bakteriellen Infektionen besteht nur ein begrenzter Kontakt mit dem Immunsystem. Oft ergibt sich kein ausreichender Schutz für Neuinfektionen, und es werden nur wenig oder keine spezifischen Antikörper im Serum des Patienten gefunden. Kommt es dagegen zu einer Aussaat der Erreger über das Blut in den ganzen Organismus (Bakteriämie, Virämie, Parasitämie), führt die Infektion meist zu einer lebenslangen, guten Immunität, und im Blut treten in der Regel viele spezifische Antikörper auf. Auch bei einer künstlich herbeigeführten Immunisierung (in Form einer Impfung) entwickeln verschiedene Menschen eine unterschiedlich starke Immunantwort (High- und Low-Responder).

#### 29.4.2.5 Pathophysiologische Charakterisierung von Immunreaktionen

Von Gell und Coombs wurden vier Typen von Überempfindlichkeitsreaktionen beschrieben, die heute durch einen fünften Typ ergänzt werden. Die Einteilung ist zur Charakterisierung allergischer und autoimmunologischer Vorgänge geeignet.

Typ I = anaphylaktische Reaktion: Die Reaktion des Antigens mit zellgebundenen spezifischen IgE-Antikörpern auf basophilen Granulozyten und Mastzellen führt zur Freisetzung von Entzündungsmediatoren. Beispiel: exogen-allergisches Asthma bronchiale.

Typ II = zytotoxische Reaktion: IgM- oder IgG-Antikörper reagieren mit Antigenen der Zelloberfläche. Durch Komplementaktivierung oder durch Killerzellen (K-Zellen, ADCC – S. 864) werden Zellen lysiert, Beispiel: immunhämolytische Anämien, bestimmte Formen der autoimmunen Thyreoiditis.

Typ III = Immunkomplexreaktionen: Bildung von Antigen-Antikörpern-Komplexen, Ablagerung von Immunkomplexen auf Zellen oder im Gewebe und Komplementaktivierung. Beispiel: Lupus erythematodes visceralis, Glomerulonephritis.

Typ IV = verzögerte, zellvermittelte Reaktion: Sensibilisierte Lymphozyten reagieren mit korrespondierenden Antigenen. Beispiel: Kontaktallergie, Transplantatabstoßung.

Typ V = Immunreaktionen gegen biologisch aktive Strukturen: Spezifische Autoantikörper, möglicherweise auch spezifische Lymphozyten, reagieren z. B. mit Hormonen oder Rezeptoren. Beispiel: Myasthenia gravis, Morbus Basedow.

## 29.5 Immunologisch-serologische Untersuchungsmethoden

### 29.5.1 Anwendungsbereich und allgemeine Aspekte

Die wichtigste Grundlage immunologischer Techniken im Labor ist die *Antigen-Antikörper-Reaktion.* In speziellen Fällen kann die zelluläre Immunität durch die Untersuchung isolierter Immunzellen getestet werden. Durchführung und klinische Interpretation dieser Verfahren sind schwierig.
Mit immunologischen Methoden können Serum, Zellen oder Gewebe (etwa Blutzellen oder histologische Schnitte) untersucht werden. Bei der Reaktion müssen entweder die Antigene oder die Antikörper bekannt sein.
Die Antigen-Antikörper-Reaktionen können auf sehr unterschiedliche Weise sichtbar gemacht werden. Zum einen kann es zu einer direkt sichtbaren „Vernetzung" von Antikörpern und Antigenen kommen. Oft sind aber relativ komplizierte Hilfsmaßnahmen notwendig. Große praktische Bedeutung haben Reaktionen, bei denen die Antigene bzw. Antikörper mit Enzymen, radioaktiven Substanzen oder Fluoreszenzfarbstoffen gekoppelt (markiert) sind. Außerdem kann in ausgewählten Fällen eine Antigen-Antikörper-Reaktion nachgewiesen werden, indem die Infektiosität von Mikroorganismen bzw. die Wirkung von Toxinen aufgehoben wird. Eine derartige Neutralisation wird im biologischen System (im Tierversuch oder durch die Zellkultur) überprüft und spielt z. B. beim Nachweis von Viren oder bakteriellen Toxinen (etwa Gasbrandtoxinen) eine Rolle.
Die wichtigsten Anwendungsbereiche immunologischer Untersuchungsmethoden umfassen den Nachweis von Infektionskrankheiten und bakteriellen Intoxikationen, die Blutgruppenserologie und Transfusionsmedizin, die Typisierung menschlicher Zellen (etwa die HLA-Typisierung, um möglichst passende Organspender bei Transplantationen auszuwählen) und bestimmte Bereiche der klinischen Chemie (z. B. Hormondiagnostik).

### 29.5.2 Immunologische Untersuchungsmethoden

Die folgende Einteilung der wichtigsten Verfahren in fünf Hauptgruppen soll einen schematischen Überblick ermöglichen und die Untersuchungstechniken im Prinzip darstellen.

#### 29.5.2.1 Gruppe I: Direkt sichtbare diagnostische Immunreaktion

Liegen Antigen und Antikörper in einem günstigen Mengenverhältnis zueinander vor (Äquivalenzbereich), entwickelt sich eine sichtbare oder apparativ meßbare „Vernetzung" der Reaktionspartner (Tab. 29.**4**, Abb. 29.**7**).

#### 29.5.2.2 Gruppe II: Indirekter Nachweis der diagnostischen Immunreaktion

Die Antigen-Antikörper-Reaktion wird über einen Hilfsmechanismus indirekt sichtbar gemacht (Tab. 29.**5**).
*IIa.* Antigen und Antikörper werden an Latexpartikel oder das Antigen an Testerythrozyten (z. B. vom Schaf) gebunden. Die Zugabe der korrespondierenden Antikörper oder Antigene führt zu einer sichtbaren Agglutination.
*IIb.* Die Immunreaktion wird indirekt über eine Hämolysereaktion sichtbar gemacht.
*IIc.* Blockierung der direkten, virusbedingten Hämagglutination durch spezifische Antikörper.

#### 29.5.2.3 Gruppe III: Diagnostische Immunreaktion mit Hilfe eines markierten Reaktionspartners

Die Antigen-Antikörper-Reaktion wird durch die Markierung eines Reaktionspartners sichtbar bzw. meßtechnisch erfaßbar. In der Regel muß nach der Antigen-Antikörper-Reaktion der ungebundene markierte Reaktionspartner aus dem Meßansatz entfernt werden. Für diese Trennung stehen verschiedene Techniken zur Verfügung. Am häufigsten wird die Bindung eines Reaktionspartners an eine feste Trägeroberfläche mit anschließenden Waschschritten eingesetzt (Solidphasetechnik für Immunoassays bzw. Immunfluoreszenztests).
Die Markierung erfolgt mit fluoreszierenden Stoffen, Enzymen, radioaktiven Substanzen (Isotopen) oder mit lumineszierenden Verbindungen. Grundsätzlich können sowohl Antigene als auch Antikörper nachgewiesen werden, wobei es viele technische Modifikationen gibt. Die Qualität des einzelnen Tests hängt von den Eigenschaften der Antigene bzw. Antikörper sowie von der Empfindlichkeit des Nachweissystems ab (Tab. 29.**6**; Abb. 29.**8** auf Farbtafel IV).
Für viele Infektionskrankheiten sind ELISA-Tests entwickelt worden. Der Hauptanwendungsbereich der RIA-Techniken liegt dagegen im Bereich der klinischen Chemie (vor allem Hormondiagnostik). Um die Strahlenbelastung zu reduzieren, ist man bemüht, RIA-Techniken durch den ELISA-Test zu ersetzen. In Zukunft werden wahrscheinlich FIA und LIA zunehmend Bedeutung erlangen, da sie sehr empfindliche Nachweisverfahren darstellen.

#### 29.5.2.4 Gruppe IV: Komplexe immunologische Methoden

Durch die Kombination verschiedener Techniken kann dargestellt werden, gegen welche Antigene eines Krankheitserregers der Patient spezifische Antikörper entwickelt hat.

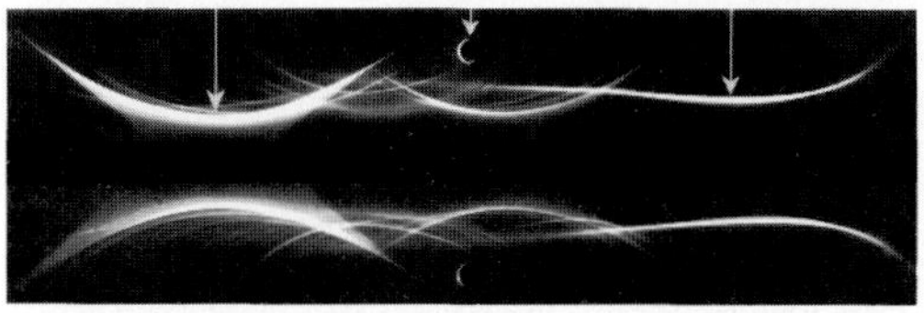


Abb. 29.**7** **Immunelektrophorese.** Erläuterung s. Text und Tab. 29.**4**.

Diagnostisches Ziel dieser Spezialmethoden ist die Absicherung von positiven Befunden, z. B. eines positiven Fluoreszenztests oder positiver ELISA-Ergebnisse. Unter Umständen sind genauere Aussagen zum Stadium der Infektion möglich. Wichtig ist hier die *Immunoblot-* oder *Westernblot-*Technik, die als Bestätigungstest in der AIDS-Diagnostik Bedeutung erlangt hat. Das Verfahren kann aber auch bei anderen Infektionskrankheiten (z. B. bei V. a. Borreliose) eingesetzt werden.

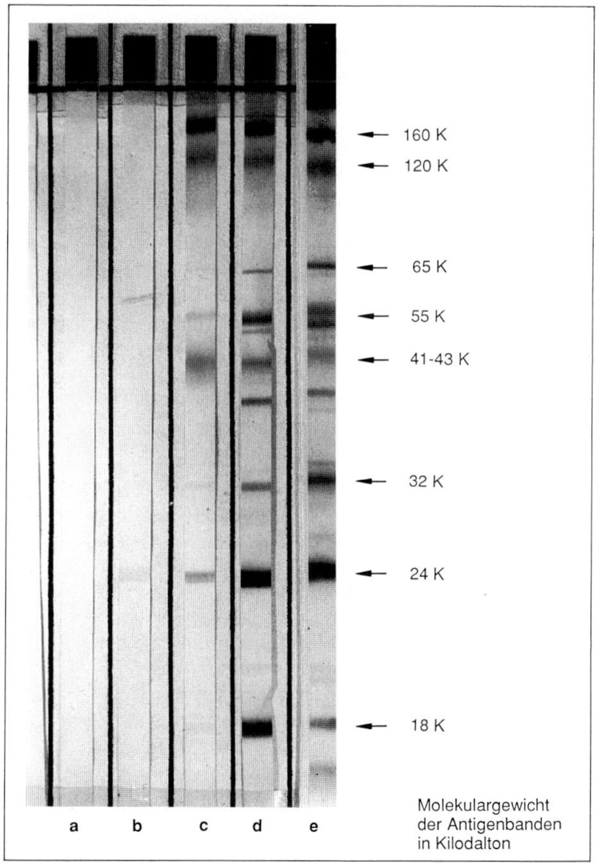


Abb. 29.**9** **Westernblot-Untersuchung.** Anwendungsbeispiel HIV-Diagnostik (näheres s. Text). HIV-Antikörper: **a** negatives Serum, **b** fragliches Serum, **c** und **d** positives Serum, **e** positives Kontrollserum.

Tabelle 29.**4** **Direkt sichtbare diagnostische Immunreaktion** (Gruppe I)

| Charakterisierung der Antigen-Antikörper-Reaktion | Prinzip | Schemazeichnung | Anwendungsbeispiele |
|---|---|---|---|
| Das Antigen liegt in korpuskulärer Form vor = *Agglutination* | 1. Gesuchte Antikörper agglutinieren mit bekannten Bakterien (*Widal-Reaktion*), Parasiten, Pilzen oder Erythrozyten; Testansatz in Röhrchen, Mikrotiterplatten oder speziellen Reaktionsgefäßen | 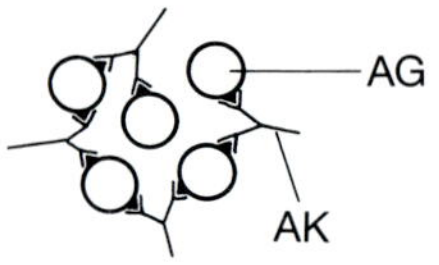  | Nachweis von Antikörpern gegen Bakterien (z. B. Yersinien) oder von Antikörpern in der Blutgruppenserologie |
| | 2. Gesuchte Antigene agglutinieren mit bekannten Antikörpern (hier Testseren genannt); Testansatz auf Objektträgern oder in Röhrchen | (entspricht der Widal-Reaktion unter 1) | Serotypisierung von Bakterien durch Objektträger-Agglutination (Gruber-Reaktion), z. B. bei Salmonellendifferenzierung, Blutgruppenbestimmung |
| Das Antigen liegt in gelöster Form (als Molekül) vor = *Immunpräzipitation* | 3. *Radiale Immundiffusion (RID):* Antikörper liegen gleichmäßig gelöst in einem Gel vor, das Antigen diffundiert von einem Stanzloch in das Gel; abhängig von der Konzentration des Antigens bilden sich Präzipitatringe unterschiedlicher Größe; Testansatz in Plastikschälchen | 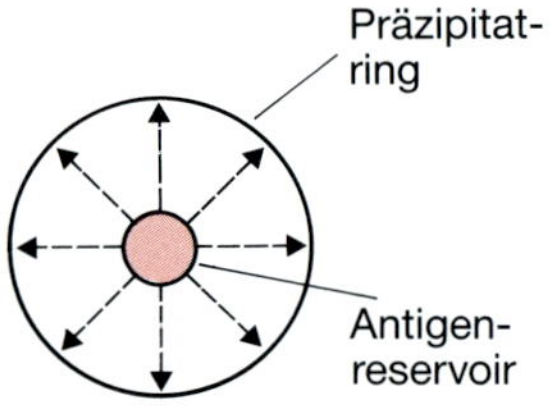  | Wegen der einfachen Durchführung häufige Anwendung in der klinischen Chemie: Konzentrationsbestimmung von Serumproteinen (z. B. Immunglobuline) |
| | 4. *Zweidimensionale Immundiffusion* (nach Ouchterlony): Antigene und Antikörper diffundieren in einem Gel von unterschiedlichen Startpunkten aufeinander zu; im Äquivalenzbereich bilden sich Immunpräzipitate | 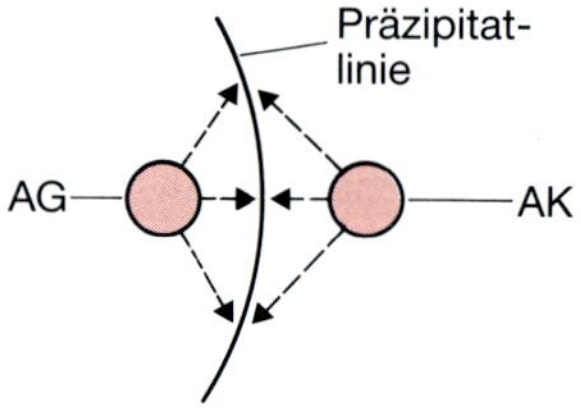  | Nachweis von Staphylokokken-Enterotoxin und Identifizierung von toxinbildenden Diphtheriebakterien (Modifikation im sog. Elek-Test); zum Teil muß die Präzipitatlinie durch eine Proteinfärbung besser sichtbar gemacht werden |
| | 5. *Immunfixation:* komplex zusammengesetzte Proteinantigene werden auf einem geeigneten Träger im elektrischen Feld getrennt. Durch Zugabe eines spezifischen Antiserums bilden sich Immunkomplexe, die dann auf dem Träger fixiert sind und durch einen anschließenden Waschvorgang nicht mehr entfernt werden können | 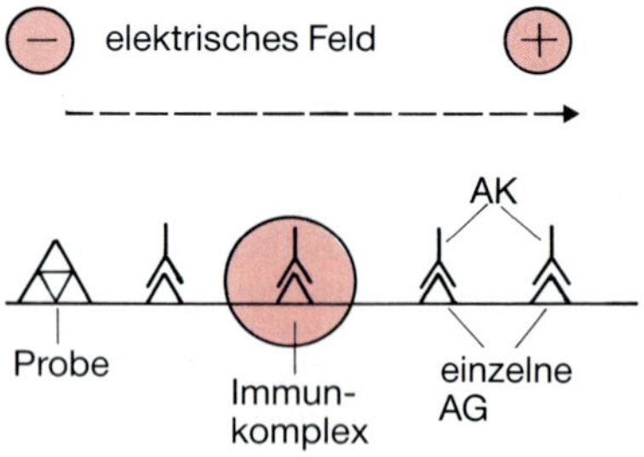  | Spezielle Techniken für die Proteindifferenzierung in der gerichtlichen Blutgruppenserologie. Auch hier muß abschließend eine Proteinfärbung durchgeführt werden |

Fortsetzung Tabelle 29.4 **Direkt sichtbare diagnostische Immunreaktion** (Gruppe I)

| Charakterisierung der Antigen-Antikörper-Reaktion | Prinzip | Schemazeichnung | Anwendungsbeispiele |
|---|---|---|---|
| | 6. *Immunelektrophorese:* Das Patientenserum wird auf einem Träger durch ein elektrisches Feld in verschiedene Proteinkomponenten getrennt. Nach der Elektrophorese läßt man quer zur Trennrichtung geeignete Antiseren aus einer Rinne auf die Proteinkomponenten diffundieren. Es resultieren charakteristische Präzipitatbögen für verschiedene Serumproteine. Durchführung auf agarbeschichteten Objektträgern | 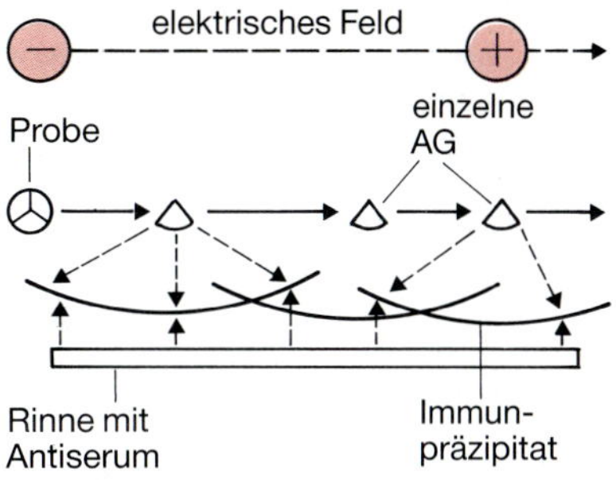  | Die Immunelektrophorese erlaubt eine qualitative und halbquantitative Orientierung über verschiedene Serumproteine je nach verwendetem Antiserum, z. B. Anti-IgG, Anti-IgM, Anti-IgA, Anti-Humanserum, d. h. gegen viele Serumproteine gerichtet |
| | 7. *Nephelometrie:* Immunkomplexe führen unter geeigneten Bedingungen zu einer meßbaren Lichtstreuung; Ansatz in einer Meßküvette, Messung z. B. durch Laser-Nephelometer | 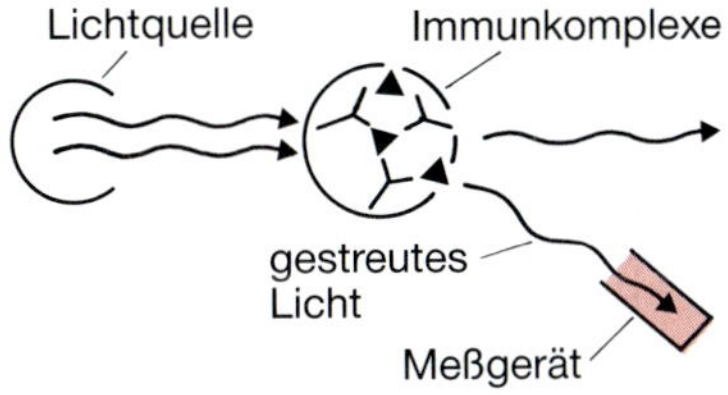  | Konzentrationsbestimmung von Plasmaproteinen (Alternative zur RID). Es gibt verschiedene Techniken und Auswerteverfahren |
| | 8. *Turbidimetrie:* Immunkomplexe führen zu einer meßbaren Lichtabschwächung (Lichtabsorption); Ansatz in einer Meßküvette, Messung mittels Photometer | 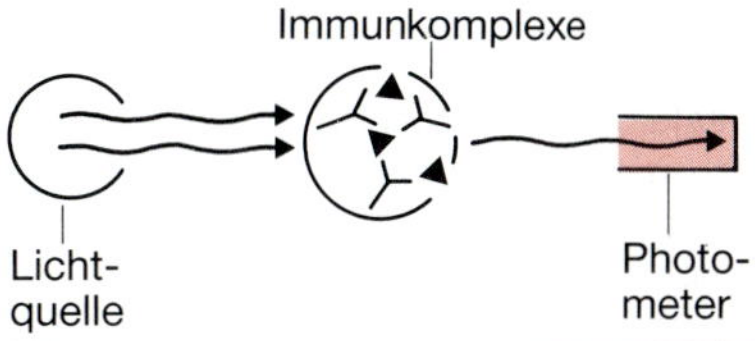  | Die Anwendung entspricht Punkt 7 |

Tabelle 29.5 **Indirekter Nachweis der diagnostischen Immunreaktion** (Gruppe II)

| Charakterisierung der Antigen-Antikörper-Reaktion | Prinzip | Schemazeichnung | Anwendungsbeispiele |
|---|---|---|---|
| *IIa* | | | |
| Das Antigen ist an Latexpartikel gekoppelt | 9. Der gesuchte Antikörper führt zur Agglutination; Durchführung auf einem Objektträger | 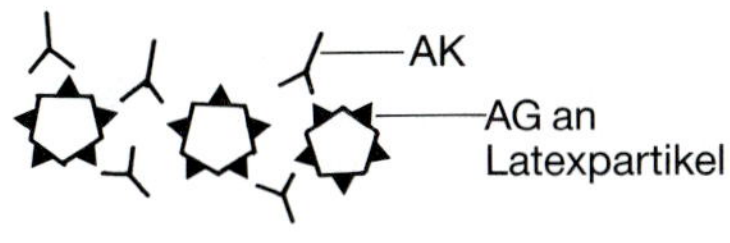  | Schnellnachweis von Antikörpern gegen Streptolysin 0 bei bestimmten Streptokokkeninfektionen |
| Der Antikörper ist an Latexpartikel gekoppelt | 10. Das gesuchte Antigen führt zur Agglutination | 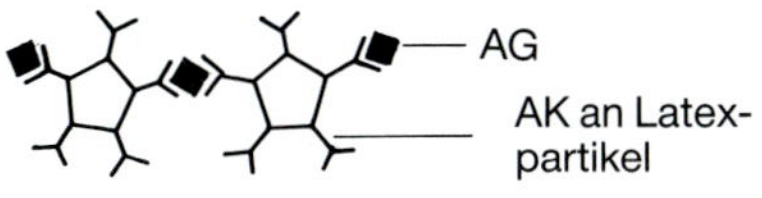  Prinzip wie bei 9 | Schnellnachweis von Haemophilus-influenzae-Antigen aus dem Liquor bei Verdacht auf Hämophilus-meningitis |
| Das Antigen ist an Testerythrozyten gekoppelt | 11. Die gesuchten Antikörper führen zu einer Agglutination der Erythrozyten (*Hämagglutinationstest*, meist in Mikrotiterplatten durchgeführt) | | Suchtest auf Luesantikörper (TPHA-Test = Treponema-pallidum-Hämagglutinationstest) |

Fortsetzung Tabelle 29.**5** **Indirekter Nachweis der diagnostischen Immunreaktion** (Gruppe II)

| Charakterisierung der Antigen-Antikörper-Reaktion | Prinzip | Schemazeichnung | Anwendungsbeispiele |
|---|---|---|---|
| *IIb* | | | |
| Durch die Reaktion der gesuchten Antikörper mit bekannten Testantigenen kommt es zu einem Verbrauch von Komplement im Testansatz | 12. *Komplementbindungsreaktion (KBR):* Komplement aus Meerschweinchenserum wird zusammen mit Patientenserum (das patienteneigene Komplement wurde vorher durch Erhitzen zerstört) und Testantigen in genau definierten Mengen dem Testansatz zugegeben. Im positiven Fall verbraucht die spezifische Antigen-Antikörper-Reaktion das Komplement. In einem anschließenden Reaktionsschritt (hämolytisches System genannt) werden Hammelerythrozyten und Kaninchenantikörper gegen die Hammelerythrozyten zugegeben. Beurteilt wird die Hämolyse, die sich nur bei Anwesenheit von Komplement ausbilden kann | 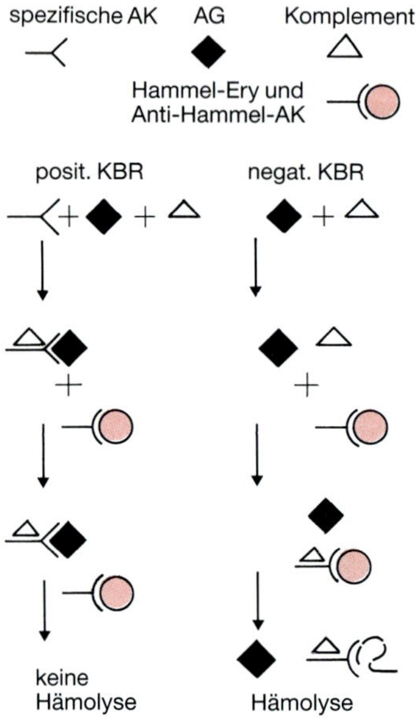 | Nach wie vor stellt die KBR eine oft verwendete Technik zum Nachweis von Antikörpern gegen viele bakterielle, virale und parasitäre Erreger dar (Röteln-KBR, Toxoplasmose-KBR, Brucellose-KBR u. v. a. m.). Besonders gut lassen sich spezifische IgM-Antikörper in der KBR nachweisen |
| Bei Streptokokken- und Staphylokokkeninfektionen treten Antikörper auf, die entsprechende bakterielle Toxine mit hämolytischer Aktivität (z. B. Streptolysin 0 und Staphylolysin) neutralisieren | 13. Der Testansatz enthält z. B. Streptolysin 0, Testerythrozyten und im positiven Fall Antikörper von Patienten, die Streptolysin 0 neutralisieren. Die Hämolyse der Testerythrozyten bleibt dann aus. Es handelt sich also um einen Hämolysehemmtest aufgrund einer Toxinneutralisation | 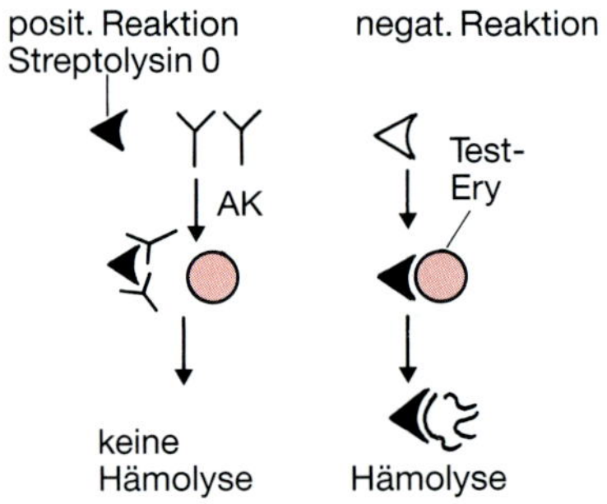 | Antistreptolysin-0-Test, Anti-Staphylolysin-Test |
| *IIc* | | | |
| Einige Viren sind in der Lage, Testerythrozyten direkt zu agglutinieren. Diese Eigenschaft wird durch bestimmte Rezeptoren in der Virushülle (Hämagglutinine) vermittelt. Die Hämagglutination kann durch spezifische Antikörper gehemmt werden | 14. Hämagglutinationshemmtest (HAH): Der Testansatz enthält Testerythrozyten, Virushämagglutinin und im positiven Fall Patientenantikörper gegen Hämagglutinin, so daß es zu einer Neutralisation kommt. Die Hämagglutination bleibt dann aus (Durchführung in Mikrotiterplatten) | 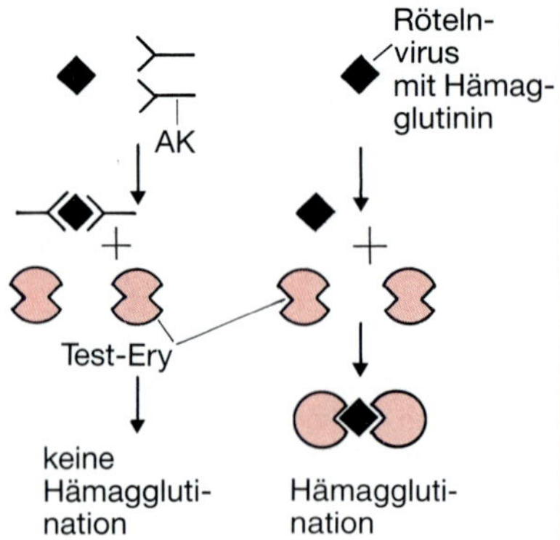 | Röteln-HAH, routinemäßige Kontrolle des Rötelnimmunstatus in der Schwangerschaftsvorsorge (Gefahr der Rötelnembryopathie), Überprüfung des Impfschutzes nach Rötelnimpfung |

Tabelle 29.**6** **Diagnostische Immunreaktion mit Hilfe eines markierten Reaktionspartners** (Gruppe III)

| Charakterisierung der Antigen-Antikörper-Reaktion | Prinzip | Schemazeichnung | Anwendungsbeispiele |
|---|---|---|---|
| Das Antigen liegt in zellulärer Form fixiert auf Objektträgern vor. Gesucht werden korrespondierende Antikörper im Patientenserum | 15. *Indirekter Immunfluoreszenztest (IIFT):* Durchführung entsprechend folgenden Teilschritten<br>• Bakterien, Pilze oder virusinfizierte Zellen werden auf Objektträgern fixiert<br>• Patientenserum wird aufgetragen und nach einer Inkubationszeit abgewaschen. Spezifische Antikörper haben sich an die fixierten Antigene gebunden und können dadurch nicht mehr durch einen Waschschritt entfernt werden<br>• Mit Fluoreszenzfarbstoffen markierte Antikörper gegen menschliches Immunglobulin (Antihumanglobulin = AHG) werden aufgetragen und reagieren mit den Patientenantikörpern. Es entsteht ein fluoreszierender Komplex („Sandwich"), der im Fluoreszenzmikroskop sichtbar gemacht werden kann | 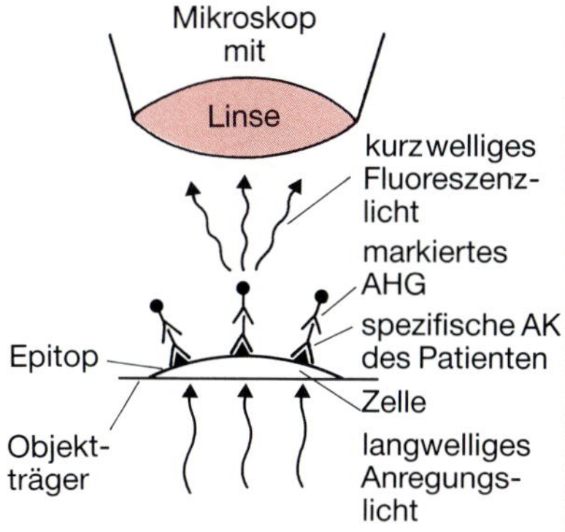 | Nachweis von Antikörpern gegen Treponema pallidum (Lueserreger), Nachweis von HIV-Antikörpern, wobei HIV-infizierte Lymphozyten auf Objektträgern aufgebracht sind (wird neben anderen Verfahren als sog. Bestätigungstest in der AIDS-Diagnostik eingesetzt) |
| Gesucht wird ein zelluläres Antigen mit Hilfe eines mit Fluoreszenzfarbstoff markierten Antikörpers | 16. *Direkter Immunfluoreszenztest (DIFT):*<br>• das Untersuchungsmaterial wird auf einen Objektträger fixiert<br>• antigenspezifische, mit Fluoreszenzfarbstoff markierte Antikörper werden aufgebracht<br>• antigengebundene Antikörper können nicht mehr abgewaschen werden, Auswertung wie bei 15 | 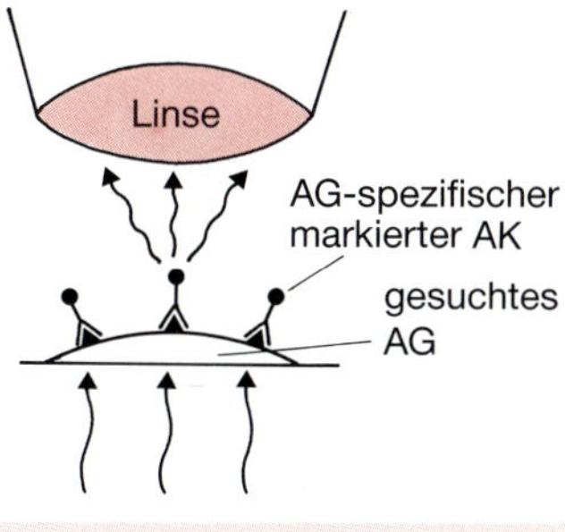 | Direktnachweis von Bakterien, Parasiten, virusinfizierten Zellen aus verschiedenen Untersuchungsmaterialien, etwa Legionellen im Bronchialsekret oder Gonokokken im Zervixschleim |

*Prinzip beim HIV-Westernblot.* HIV-Protein-Antigene werden nach einer Anreicherung und Aufarbeitung in einem speziellen Gel elektrophoretisch entsprechend dem Molekulargewicht aufgetrennt. Anschließend werden die getrennten, charakteristischen Proteinbanden ebenfalls mit Hilfe eines elektrischen Feldes vom weichen Gel auf eine feste Trägerfolie transferiert (Blotting-Schritt). Streifen der Folie werden mit Patientenserum inkubiert. Im positiven Fall binden sich verschiedene spezifische Antikörper an die jeweiligen Antigenbanden (Virusproteine) und können mit Hilfe einer ELISA-Reaktion als gefärbte Streifen (Antikörperbanden genannt) dargestellt werden (Abb. 29.**9**).

Für die in Gruppe III und IV beschriebenen Reaktionen kann man die Antikörperdiagnostik durch die Differenzierung in IgG, IgM und evtl. IgA-Antikörper verfeinern, weil markierte Antihumanglobuline mit entsprechender Spezifität einzeln eingesetzt werden können, z. B. markierte Antihuman-IgM-Präparate. Dies ist vor allem für die Frühdiagnostik von Infektionen wichtig (frühe IgM-Immunantwort).

Fortsetzung Tabelle 29.6 **Diagnostische Immunreaktion mit Hilfe eines markierten Reaktionspartners** (Gruppe III)

| Charakterisierung der Antigen-Antikörper-Reaktion | Prinzip | Schemazeichnung | Anwendungsbeispiele |
|---|---|---|---|
| Das Antigen ist an eine Plastikoberfläche (Solidphase) fixiert, und der gesuchte Antikörper wird nach der Bindung an das Antigen durch einen zweiten markierten Antikörper nachgewiesen (Sandwich-Prinzip) | 17. *Immunoassay:*<br>• Spezifische Patientenantikörper binden an das Antigen, das z. B. an Mikrotiterplatten fixiert ist. Nach einem Waschschritt bleiben nur die spezifischen (antigengebundenen) Antikörper des Patienten im Reaktionsgefäß zurück<br>• Ein markierter zweiter Antikörper gegen humane Immunglobuline (AHG) kann mit den fixierten Patientenantikörpern reagieren und wird dadurch ebenfalls an die feste Phase gebunden<br>• Nach einem Waschschritt muß der markierte und gebundene zweite Antikörper nachgewiesen werden. Ist dieser zweite Antikörper z. B. enzymmarkiert, erfolgt die Auswertung des Tests über eine enzymabhängige Farbstoffentwicklung visuell oder mit Hilfe eines Photometers | 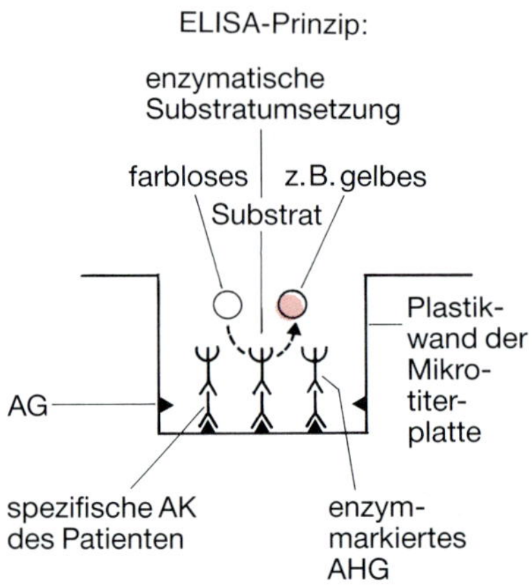 | Entsprechend der Markierung des Reaktionspartners unterscheidet man<br>– ELISA-Techniken (enzyme-linked immunosorbent assay)<br>– RIA-Techniken (Radioimmunoassay) und verwandte Verfahren<br>– FIA-Techniken (Fluoreszenzimmunoassay)<br>– LIA-Techniken (Lumineszenzimmunoassay) |

## 29.5.2.5 Gruppe V: Antikörpernachweis mittels einer biologischen Reaktion

Es handelt sich um den Nachweis von Antikörpern mit Hilfe von Zellkulturen (Virus-Neutralisationstests) oder mit Hilfe lebender Mikroorganismen, z. B. als Spezialmethoden in der Syphilis-, Toxoplasmen- oder Leptospirendiagnostik. Ebenso lassen sich toxinneutralisierende Antikörper im Tierversuch nachweisen, etwa bei der Standardisierung von Tetanusantitoxin.

## 29.5.3 Konzentrationsbestimmung von Antikörpern

Beim Nachweis spezifischer Antikörper ist eine Konzentrationsbestimmung zur Verlaufsbeobachtung oft von großer diagnostischer Bedeutung.
Die Quantifizierung erfolgt zum einen über eine stufenweise Verdünnung des Patientenserums (Titration). Eine Konzentrationsbestimmung kann aber auch kontinuierlich über ein Meßsignal erfolgen, das stufenlos registriert wird. Immunoassays können mit entsprechenden Meßgeräten ausgewertet werden, z. B. ELISA durch ein Photometer. Die Berechnung der Antikörperkonzentration erfolgt in der Regel durch den Vergleich mit Antikörperstandardverdünnungen, wobei die Angaben dann in Einheiten pro Milliliter erfolgen.

# 29.6 Immunhämatologie

## 29.6.1 Einführung

Die Immunhämatologie umfaßt folgende Schwerpunkte:

- Blutgruppenserologie und Transfusionsmedizin,
- blutgruppenserologische Untersuchungen im Rahmen der Mutterschaftsvorsorge,
- rechtsmedizinische Blutgruppenkunde (Vaterschaftsgutachten und Kriminalistik).

In der praktischen Medizin spielen Oberflächenmerkmale auf Erythrozyten (weniger wichtig sind Leukozyten und Thrombozyten) und Antikörper gegen diese Blutkörperchenmerkmale eine wichtige Rolle. Die Oberflächenmerkmale werden zu verschiedenen Merkmalsystemen zusammengefaßt. Von besonderer Bedeutung ist das AB0- und das Rhesussystem. Die Antikörper, die man gegen verschiedene Erythrozytenmerkmale finden kann, werden eingeteilt in

- Antikörper, die regelmäßig im Serum des Menschen nachzuweisen sind = natürliche Antikörper = Isoagglutinine (IgM-Antikörper);
- Antikörper, die unregelmäßig und je nach Antikörperspezifität in unterschiedlicher Häufigkeit auftreten = Immunantikörper = irreguläre Antikörper (IgG-Antikörper). Oft liegt einem solchen Immunantikörper ein vorausgegangener Kontakt mit fremdem Blut zugrunde.

Irreguläre Antikörper müssen erkannt werden, weil sie bei der Bluttransfusion und in der Schwangerschaft eine Gefahr darstellen können.

Die Blutgruppenmerkmale werden vererbt, was für die Mutterschaftsvorsorge und die Rechtsmedizin Bedeutung hat. Darüber hinaus sind erbliche Variationen von Serumproteinen und von Enzymen, die in den Erythrozyten lokalisiert sind, die Grundlage für Vaterschaftsgutachten und kriminalistische Untersuchungen (Spurenidentifizierung).

## 29.6.2 Untersuchungsmethoden in der Blutgruppenserologie

Die Blutgruppenserologie bedient sich hauptsächlich der Agglutinationsreaktion (Abb. 29.**10**). Routinemäßig untersucht werden Blutgruppenmerkmale auf den Erythrozyten des Patienten mit Hilfe von Testseren und Antikörper im Patientenserum gegen Blutgruppenmerkmale mit entsprechenden Testerythrozyten. Obwohl die Agglutinationsreaktion zu den einfachen Untersuchungsmethoden zählt, muß man in der Blutgruppenserologie eine Reihe von Besonderheiten beachten:

- Die Merkmale auf den Erythrozyten können unterschiedlich stark ausgeprägt sein.
- Erythrozyten stoßen sich aufgrund einer elektrischen Oberflächenladung gegenseitig ab, was eine Agglutination erschwert.
- Blutgruppenserologisch relevante Antikörper (im Patientenserum oder in den Testseren) können der IgM- oder IgG-Klasse angehören. Die unterschiedlichen Eigenschaften der Immunglobulinklassen erfordern verschiedene technische Untersuchungsverfahren.
- Antikörper können auf der Erythrozytenoberfläche gebunden sein, so daß der Nachweis solcher Antikörper nicht im Serum, sondern nur durch die Untersuchung der Patientenerythrozyten möglich ist.

Wir besprechen im folgenden die wichtigsten Aspekte unter Berücksichtigung der obengenannten Besonderheiten.

### 29.6.2.1 Komplette Antikörper

Wegen der elektrischen Ladung der Oberfläche, Zetapotential genannt, können sich Erythrozyten nur bis auf ein bestimmtes Maß annähern. Dennoch können große IgM-Antikörper (= komplette oder agglutinierende Antikörper, Molekulargewicht ca. 900 000, zehn Antigenbindungsstellen) den resultierenden Abstand zwischen den Blutkörperchen überbrücken und eine Agglutination bewirken. Die Reaktion kann mit gewaschenen Erythrozyten in einer Kochsalzlösung durchgeführt werden (daher auch Kochsalzantikörper) und läuft besonders gut bei relativ niedrigen Temperaturen (Kühlschrank oder Zimmertemperatur) ab.

### 29.6.2.2 Inkomplette Antikörper

Wenn man durch Zugabe von bestimmten Substanzen (Supplement, am häufigsten wird Rinderalbumin verwendet) die Oberflächenladung verringert, können sich die Erythrozyten besser nähern. Auch kleine IgG-Antikörper (inkomplette Antikörper = konglutinierende Antikörper = supplementabhängige Antikörper; Molekulargewicht ca. 160 000; zwei Antigenbindungsstellen) führen zu einer Agglutination. Inkomplette Antikörper reagieren besonders gut bei 37 °C (Wärmeantikörper).

### 29.6.2.3 Coombs-Test

IgG-Antikörper können auch im Kochsalzmilieu durch die Zugabe eines Antihumanglobulins (AHG; wir haben markierte AHG bereits bei der Immunfluoreszenz und in verschiedenen Immunoassays kennengelernt) infolge einer „Brückenbildung" eine Agglutination bewirken. Bestimmte Blutgruppenmerkmale bzw. ihre korrespondierenden Antikörper können nur im Coombs-Test nachgewiesen werden. Es handelt sich um eine sehr emfindliche Technik. Weist man damit „freie" Antikörper nach, also Antikörper im abzentrifugierten Serum des Patienten, spricht man vom indirekten Coombs-Test oder indirekten Antiglobulintest. Der direkte Coombs-Test dagegen weist Antikörper nach, die bereits in der Blutbahn an die Erythrozyten gebunden wurden, d. h. dieser Test wird mit Patientenerythrozyten durchgeführt.

### 29.6.2.4 Dreistufentest

In der Praxis werden für den Antikörpernachweis die geschilderten Methoden im sog. Dreistufentest kombiniert. Der Testansatz wird zunächst bei Raumtemperatur im Kochsalzmilieu inkubiert. Anschließend folgen das Albuminmilieu bei 37 °C und der Coombs-Test. Durch dieses differen-

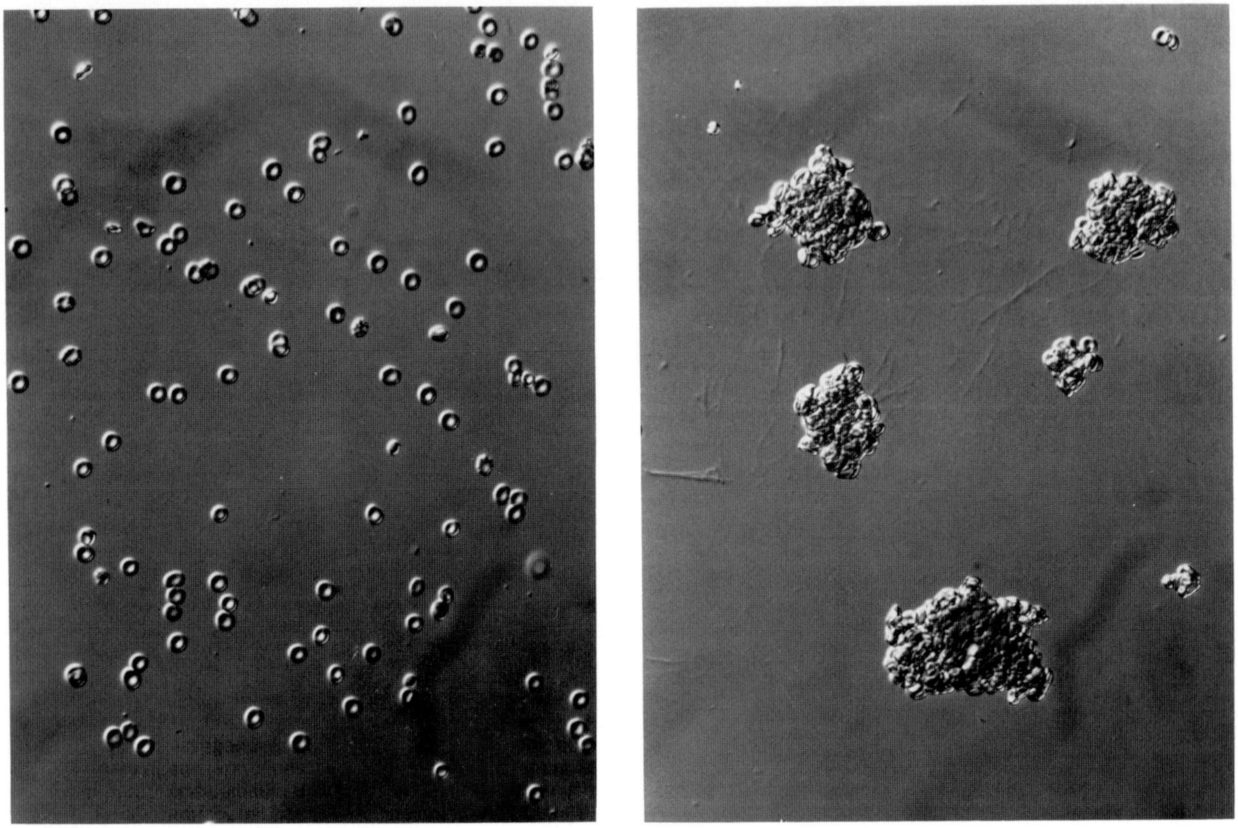

a b

Abb. 29.10 **Erythrozytenagglutination** (interferenzmikroskopische Aufnahme). Anwendungsbeispiel Blutgruppenserologie, **a** negative und **b** positive Agglutinationsreaktion.

zierte Vorgehen will man auch schwach reagierende irreguläre Antikörper im Patientenserum erkennen, weil auch diese u. U. zu gefährlichen Immunreaktionen führen können. Der Dreistufentest wird als „Antikörpersuchtest" in der Schwangerschaftsvorsorge und in der Transfusionsmedizin eingesetzt.

### 29.6.2.5 Neue Methoden

In den letzten Jahren werden in der Blutgruppenserologie in zunehmenden Maße die Capture-Antikörper-Festphasentechnik und der Gelzentrifugationstest verwendet. Beim Capture-Test findet eine Immunreaktion zwischen blutgruppenspezifischen Antikörpern des Patientenserums und Testerythrozyten an der Oberfläche von Mikrotiterplatten statt. Beim Gelzentrifugationstest wird die Agglutinationsreaktion zwischen Antikörpern und Erythrozyten durch die veränderten Zentrifugationseigenschaften der Agglutinate in einem speziellen Testgel und in besonderen Reaktionsgefäßen sichtbar gemacht. Diese neuen Techniken zeichnen sich durch eine erhöhte Sensitivität bei vereinfachter Testdurchführung im Vergleich zum Dreistufentest bzw. durch die Möglichkeit der Automatisierung aus.

## 29.6.3 Blutgruppensystem

### 29.6.3.1 Grundlagen

Die Merkmale der Blutgruppensysteme werden als Erbanlagen (Gene) auf den Chromosomen nach den Mendel-Regeln vererbt, d. h., ein Kind besitzt für jedes Merkmal Erbinformationen von Vater und Mutter. Väterliches und mütterliches Allel ergeben den sog. Genotyp. Die Erbinformation des einen Elternteils kann die des anderen überdecken (das dominante Merkmal „verschleiert" das rezessive Merkmal), oder beide Allele kommen gleichberechtigt zur Ausprägung (kodominante Vererbung). Die beim Kind letztlich nachweisbaren Eigenschaften werden als *Phänotyp* bezeichnet. Gegen eigene Blutgruppenmerkmale kann der Mensch normalerweise keine Antikörper bilden. Wir sprechen auch vom Horror autotoxicus. Die Bildung von Antikörpern gegen fremde Blutgruppenmerkmale hängt von der immunogenen Stärke des betreffenden Merkmals ab. Es gibt also gefährliche Merkmale und solche, gegen die man nur selten (relativ harmlose) Antikörper findet. Dies ist für die Transfusionsmedizin und Schwangerschaftsüberwachung von großer Bedeutung.

Tabelle 29.7 **Blutgruppenbefunde**

| Blutgruppe | Blutkörperchenmerkmale Merkmal A | Merkmal B | Serumeigenschaften Anti-A | Anti-B | Häufigkeiten |
|---|---|---|---|---|---|
| A | + | 0 | 0 | + | 44% |
| B | 0 | + | + | 0 | 11% |
| AB | + | + | 0 | 0 | 5% |
| 0 | 0 | 0 | + | + | 40% |

### 29.6.3.2 AB0-System

Das System besteht aus den Merkmalen A und B, wobei das Merkmal A in besonderen Fällen noch in $A_1$ und $A_2$ unterteilt wird. Außerdem gibt es (wie in anderen Systemen auch) Merkmalsondertypen, die aber insgesamt selten sind.
Sowohl A als auch B können fehlen. Es liegt dann die Blutgruppe 0 vor. Im AB0-System finden wir also die Blutgruppen A, B, AB und 0. Dieses System ist aus folgenden Gründen von besonderer Bedeutung:

- In den ersten Lebensmonaten entwickelt jedes Kind IgM-Antikörper gegen die AB0-Merkmale, die es selbst nicht besitzt (natürliche Isoagglutinine oder reguläre Antikörper, also Anti-A und/oder Anti-B). Diese Antikörperbildung wird wahrscheinlich durch kreuzreagierende Antigene der bakteriellen Stuhlflora hervorgerufen.
- Reagieren diese Agglutinine mit ihrem Antigen, kommt es zu einer dramatischen Immunhämolyse (hämolytischer, u. U. tödlicher Transfusionszwischenfall). Anti-A und Anti-B sind also sehr gefährliche Antikörper.
- Natürliche Isoagglutinine können als IgM-Antikörper die Plazentarschranke nicht passieren. Das ungeborene Kind ist also niemals durch die Isoagglutinine der Mutter gefährdet.
- Seltener sind irreguläre IgG-Antikörper gegen A oder B neben den natürlichen Isoagglutininen nachweisbar, als Folge von Blutkontakt oder auch ohne erkennbare Ursache. Da diese IgG-Antikörper die Plazentarschranke passieren, kann dadurch das ungeborene Kind gefährdet sein (AB0-Unverträglichkeit oder Inkompatibilität zwischen Mutter und Kind).

Tab. 29.**7** zeigt mögliche Blutgruppenbefunde.

### 29.6.3.3 Rhesussystem

Das Rhesussystem umfaßt nach dem AB0-System die zweitwichtigsten Blutgruppenmerkmale. Es setzt sich aus den Einzelmerkmalen C bzw. c, D bzw. d und E bzw. e zusammen. Varianten stellen die Merkmale $C^w$ und $D^u$ dar, die erwähnt sein sollen, weil man entsprechende Eintragungen in Blutgruppenausweisen finden kann. Rhesusmerkmale können mit verschiedenen Antiseren bestimmt werden, wobei es allerdings kein Anti-d-Serum gibt. Weil das Merkmal D die größte immunogene Potenz besitzt und damit am gefährlichsten ist, werden aus transfusionsmedizinischen Gründen Menschen mit dem Merkmal D als rhesuspositiv (Rh-pos.) und Menschen ohne D (also mit „dd") als rhesusnegativ (Rh-neg.) bezeichnet. Eine Eintragung in einen Mutterpaß z. B. kann lauten: 0 Rh-pos. oder 0 Rh-Formel: CcD.Ee.
Werden irreguläre Antikörper gefunden (nach Transfusion oder Schwangerschaft), handelt es sich sehr häufig um Rh-Antikörper, und zwar meist um Anti-D, aber auch alle anderen Rhesusantikörper kommen vor. Da diese Antikörper der IgG-Klasse angehören, kann unter Umständen das ungeborene Kind gefährdet sein (Morbus haemolyticus neonatorum = Mhn).

### 29.6.3.4 Weitere Merkmalsysteme

Neben AB0- und Rhesussystem kennen wir zahlreiche weitere Blutgruppensysteme. Von praktischer Bedeutung ist noch das Kell-System (K, k), weil Antikörper gegen K relativ häufig zu beobachten sind. Bei uns sind etwa 8% der Bevölkerung Kell-positiv. Kell-positive Erythrozyten sollten möglichst nicht Kell-negativen Empfängern transfundiert werden. Irreguläre Antikörper gegen andere Systeme (z. B. Duffy, Kidd, Lewis) sind selten. Man sucht zwar nach diesen Antikörpern (z. B. Antikörpersuchtest beim potentiellen Empfänger, bzw. im Rahmen der Kreuzprobe bei der Transfusion), aber diese Merkmale werden nicht bei der Auswahl des Spenderblutes berücksichtigt (schwache immunogene Potenz dieser Antigene).

## 29.6.4 Durchführung der Blutgruppenbestimmung

Die Blutgruppenbestimmung dient zur Vorbereitung der Blutübertragung (Transfusion) und ist Teil der Untersuchung im Rahmen der Mutterschaftsvorsorge. Es werden grundsätzlich die Erythrozytenmerkmale des AB0-Systems, der Rhesusfaktor „D" sowie die Isoagglutinine im Serum bestimmt. Bei etwa 18% der Bevölkerung fehlt der Rh-Faktor „D" (also Rh-neg.). In diesen Fällen muß die komplette Rh-Formel bestimmt werden, weil dann auch andere Rh-Merkmale bei der Transfusion berücksichtigt werden müssen (auf weitere Einzelheiten kann hier nicht eingegangen werden). Oft wird zusätzlich die Bestimmung des Kell-Systems und ein vorsorglicher Antikörpersuchtest in die Untersuchung mit eingeschlossen.
Einzelheiten sind in den „Richtlinien zur Blutgruppenbestimmung und Bluttransfusion" (herausgegeben vom Wissenschaftlichen Beirat der Bundesärztekammer und dem Bundesgesundheitsamt, veröffentlicht zuletzt im März 1988, Deutscher Ärzteverlag, 5000 Köln 40, Postfach 400404) verbindlich festgelegt.

Aufgrund der hohen Qualitätsanforderungen sind fehlerhafte Bestimmungen im Labor sicher sehr selten. In der Praxis stellen Probenverwechslungen die Hauptgefahr dar.

Obwohl der Arzt die Verantwortung für die Identitätssicherung trägt, stellt die gewissenhafte und vollständige Bezeichnung von Abnahmegefäßen und Begleitpapieren (Name, Vorname und Geburtsdatum) eine wichtige Aufgabe des Pflegepersonals dar!

### 29.6.5 Serologische Vorsorgeuntersuchungen während der Schwangerschaft

Ziel der Vorsorgeuntersuchungen ist das Erkennen von plazentagängigen IgG-Antikörpern, die zur Immunhämolyse und dadurch zur Schädigung des Kindes führen können und von mütterlichen Infektionen, die erfahrungsgemäß mit einem erheblichen Infektions- und Erkrankungsrisiko für das Kind verbunden sind. Routinemäßig werden daher zwei Antikörpersuchtests, ein Röteltest (Röteln-HAH), ein Luestest (TPHA-Test) und ggf. weitere Untersuchungen durchgeführt. Einzelheiten sind in entsprechenden Richtlinien (Mutterschaftsrichtlinien des Bundesausschusses der Ärzte und Krankenkassen) festgelegt. Die Schwangere hat einen gesetzlichen Anspruch auf die Vorsorgemaßnahmen (§ 196 RVO).

Neben Lues und Röteln können auch andere Infektionen die Schwangerschaft gefährden. So muß der Arzt z. B. bei Verdacht auf Listeriose-, Toxoplasmose-, Hepatitis-B-, Zytomegalie- und Herpes-simplex-Infektionen entsprechende Untersuchungen veranlassen. Konsequenzen können im Einzelfall der Schwangerschaftsabbruch bzw. die vorzeitige Entbindung sowie gezielte therapeutische Maßnahmen (Antibiotika, Röteln-Hyperimmunserum, Austauschtransfusion usw.) sein.

### 29.6.6 Morbus haemolyticus neonatorum

Beim Morbus haemolyticus neonatorum (Mhn), früher Erythroblastose, werden kindliche Erythrozyten infolge einer Immunhämolyse durch irreguläre Antikörper der Mutter zerstört. Voraussetzungen:

- Die Mutter muß Immunantikörper (plazentagängige IgG-Antikörper) gegen nichteigene Blutgruppenmerkmale gebildet haben.
- Das Kind muß das korrespondierende Merkmal vom Vater geerbt haben.

Das bedeutet, daß man einer Frau mit irregulären Antikörpern unter Umständen eine sorgenvolle Schwangerschaft ersparen kann, wenn sich durch die Untersuchung des Vaters die Vererbung des entsprechenden Merkmals auf das Kind ausschließen läßt.

Der Schweregrad des Mhn variiert beträchtlich und hängt von Art und Titerhöhe der mütterlichen Immunantikörper ab. Am häufigsten und gefährlichsten sind Anti-D-Antikörper. Das Kind ist durch eine Anämie und durch die schädigende Wirkung des gelben Blutfarbstoffes (Bilirubin) gefährdet. Bei einer schweren Immunhämolyse stirbt das Kind aufgrund der Anämie bereits im Mutterleib ab oder entwikkelt in utero eine allgemeine Wassersucht. Dieses schwere Krankheitsbild wird Hydrops fetalis bzw. universalis neonatorum genannt. In leichteren Fällen ist die Entwicklung des Fetus kaum beeinträchtigt, weil das aus den zerstörten kindlichen Erythrozyten freigesetzte Bilirubin über die Plazenta von der Mutter abgebaut werden kann. Diese Neugeborenen erscheinen daher unmittelbar nach der Entbindung noch nicht ikterisch. In den ersten 3–5 Lebenstagen aber entwickelt sich schnell ein mehr oder weniger starker Icterus neonatorum, da die noch unreife kindliche Leber die große Menge an Bilirubin nicht ausreichend aus der Blutbahn entfernen kann.

Ab einer kritischen Grenzkonzentration von ca. 18 mg/dl führt das Bilirubin in bestimmten Hirnbereichen (Kernikterus) zu irreversiblen, schweren Schädigungen (Tod, Lähmungen, Intelligenzdefekte). Daher muß ein sich verdächtig schnell entwickelnder Neugeborenenikterus erkannt und differentialdiagnostisch abgeklärt werden.

Der physiologische Neugeborenenikterus tritt erst nach 3–5 Tagen auf. Die Bilirubinwerte sind niedriger. Die entscheidenden serologischen Laborbefunde sind ein positiver Antikörpersuchtest bei der Mutter und ein positiver direkter Coombs-Test beim Kind (S. 875). Abb. 29.**11** stellt eine derartige Situation dar.

Die Blutgruppenbestimmung umfaßt routinemäßig noch die zusätzliche Durchführung einer Eigenkontrolle und eines zweiten Anti-D-Serums. Antikörpersuchtest bzw. direkter Coombs-Test werden meistens im Röhrchen durchgeführt.

Aus Gründen der Übersichtlichkeit wurde die Darstellungsform in Abb. 29.**11** gewählt. Das Neugeborene hat die Blutgruppe A und den Rhesusfaktor „D“ vom Vater geerbt und besitzt noch keine eigenen Isoagglutinine. Die Mutter der Blutgruppe 0 Rh-neg. wurde wahrscheinlich durch eine vorausgehende Schwangerschaft gegen „D“ sensibilisiert. Die Testerythrozyten aus beiden Chargen des Antikörpersuchtests sind Rh-pos. und wurden daher durch das Anti-D des mütterlichen Serums agglutiniert. Die übertragenen mütterlichen Anti-D-Antikörper haben sich vollständig an die kindlichen Erythrozyten gebunden. Daher ist der Antikörpersuchtest beim Kind negativ im Gegensatz zum positiven direkten Coombs-Test!

Hat eine Rh-negative Mutter ein Rh-positives Kind zur Welt gebracht, wird möglichst innerhalb 72 Stunden die Anti-D-Prophylaxe durchgeführt. Der Wöchnerin wird ein Anti-D-Immunglobulin injiziert. Dadurch sollen kindliche Rh-positive Erythrozyten, die möglicherweise ins mütterliche Blut gelangt sind (z. B. durch ein Geburtstrauma), neutralisiert und zerstört werden. Die Gefahr einer Sensibilisierung und das Mhn-Risiko für weitere Schwangerschaften werden um ca. 90% gesenkt. Im dargestellten Beispiel wäre die Anti-D-Prophylaxe aber wirkungslos, da bereits eine Sensibilisierung vorliegt und die Mutter ohnehin Anti-D-Antikörper im Überschuß besitzt (positiver Antikörpersuchtest).

## 29.6.7 Transfusionsmedizin

### 29.6.7.1 Blutspendewesen

Nur noch selten wird die direkte Übertragung von antikoaguliertem Vollblut des Spenders auf den Blutempfänger durchgeführt. Meist handelt es sich dann um eine Notsituation, weil der Empfänger wegen eines großen Blutverlustes schnell auch Thrombozyten (Blutplättchen) und Gerinnungsfaktoren benötigt. In der Regel aber werden dem Patienten nur die Blutbestandteile über Konserven (meist Plastikbeutel) zugeführt, die er auch wirklich benötigt.
Die Herstellung dieser Blutprodukte durch die Blutbanken unterliegt dem Arzneimittelgesetz. Die Überprüfung der Spendertauglichkeit durch Anamnese, ärztliche Untersuchung und Laboruntersuchungen (Hämoglobin, Hämatokrit sowie Parameter für Hepatitis B und C, Lues, HIV, das Leberenzym GPT und evtl. Zytomegalie) soll die Risiken für Empfänger und Spender auf ein Minimum senken.
Die Vorteile der Blutkonserven sind:

- Vorratshaltung. Die Haltbarkeit von erythrozytenhaltigen Konserven wird durch die Zugabe von Stabilisatoren erreicht (Haltbarkeit ca. 4 Wochen), Plasma wird eingefroren (Haltbarkeit 1 Jahr).
- Nur sehr geringes Infektionsrisiko (Überprüfung der Spendertauglichkeit).
- Durch spezielle Herstellungsverfahren kann heute aus dem Spenderblut eine Vielzahl von unterschiedlichen Produkten gewonnen werden. Neben der Vollblutkonserve stehen Erythrozytenkonzentrate, Thrombozytenkonzentrate, frisch gefrorenes Plasma u. a. m. zur Verfügung. Der große Bedarf an Blutprodukten zwingt zu einer optimalen Ausnützung des Spenderblutes durch eine gezielte Hämotherapie.

In den letzten Jahren wurden für geplante Operationen vermehrt Eigenblutspenden aufgrund des fehlenden Infektionsrisikos (besonders wegen des HIV-Restrisikos) propagiert.

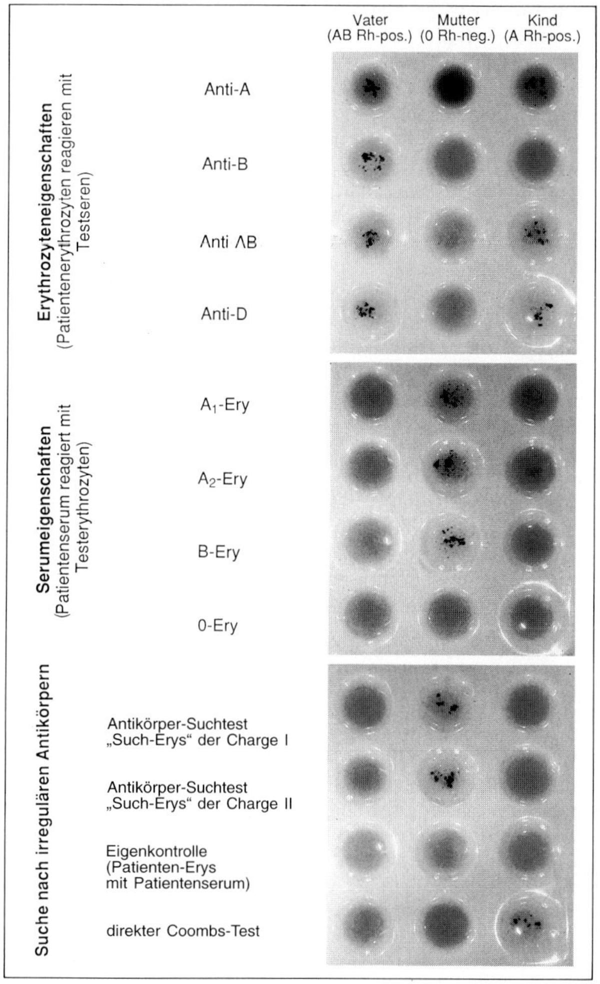


Abb. 29.11 **Rhesusunverträglichkeit zwischen Mutter und Kind.** Typische Befundkonstellation (Näheres s. Text).

### 29.6.7.2 Durchführung der Bluttransfusion

Die Blutübertragung umfaßt folgende Einzelschritte:

1. Blutgruppenbestimmung beim Patienten (AB0- und Rhesussystem). Wichtig ist die Identitätssicherung.
2. Auswahl des geeigneten Blutproduktes. Unnötige Transfusionen sind zu vermeiden (strenge Indikationsstellung). Das Blutprodukt muß für den Empfänger immunologisch verträglich sein, d. h. im Normalfall Übereinstimmung der AB0-Blutgruppe und des Rhesusfaktors. Nur in wirklichen Notfällen sollten z. B. Erythrozytenkonzentrate der Blutgruppe 0 Rh-neg. (universell verträglich, da die Isoagglutinine des Spenders ja in diesem Produkt nicht vorliegen) Patienten mit anderer Blutformel transfundiert werden, weil ein derartiges Vorgehen zu Versorgungsengpässen bei den Blutbanken führen muß.
3. Überprüfung der Verträglichkeit zwischen Spendererythrozyten und Empfängerserum (Mayortest) und evtl. zwischen Spenderserum und Empfängererythrozyten (Minortest). Man spricht von der „Kreuzprobe“. Die technische Durchführung im Labor erfolgt mittels Dreistufentest (S. 875). Wenn praktisch plasmafreie Erythrozytenkonzentrate verwendet werden, entfällt der Minortest.
Bei der Transfusion von Plasmaprodukten (meist frisch gefrorenes Plasma zur Substitution von Gerinnungsfaktoren bzw. im Rahmen von Massentransfusionen) ist eine Verträglichkeitsprobe nicht notwendig, weil die Spender im Antikörpersuchtest überprüft sind. Wohl aber muß die AB0-Blutgruppe (Isoagglutinine) des Spenders berücksichtigt werden.
4. Konserven müssen auf der Station sachgemäß behandelt und möglichst schnell transfundiert werden. Erythrozyten dürfen nicht unkontrolliert erwärmt (Raumtemperatur ist ausreichend) oder im Stationskühlschrank gelagert werden (Hämolyse durch Hitze oder Vibration!). An-

gebrochene Konserven sollen nicht erneut verwendet werden (bakterielle Kontamination).

5. Unmittelbar vor der Transfusion müssen die Blutgruppen von Patient und von der Konserve (AB0/Rh) anhand einer einfachen Agglutination auf einer Testkarte durch den Arzt überprüft werden. Dieser „Bedside-Test" dient ausschließlich dazu, tragische Fehltransfusionen im AB0-System durch Verwechslung zu vermeiden. Die Transfusion muß vom Arzt eingeleitet werden. Es dürfen nur Bestecke mit Filtereinsatz benützt werden.

Der Patient muß bis zum Abschluß der Transfusion regelmäßig von sachkundigem Pflegepersonal überwacht werden, damit beim Auftreten einer Transfusionsreaktion die Blutübertragung sofort beendet wird und umgehend geeignete Maßnahmen (s. unten) eingeleitet werden können.

6. Jede Transfusion muß schriftlich dokumentiert werden.
7. Nach der Transfusion muß der Beutel mit dem Restblut 24 Stunden im Kühlschrank aufbewahrt werden, weil Transfusionsreaktionen auch noch nach Stunden auftreten können und dann das Restblut zur Aufklärung der Ursachen benötigt wird.

#### 29.6.7.3 Gefahren der Bluttransfusion

Die Blutübertragung soll nur nach strenger Indikationsstellung durchgeführt werden, weil eine Blutübertragung durch eine Immunisierung des Empfängers spätere Transfusionen erschweren oder unmöglich machen kann und weil transfusionsbedingte Nebenwirkungen auftreten können. Es kann sich um hämatologisch bedingte Transfusionszwischenfälle handeln, weil irreguläre Antikörper, z. B. Antikörper des Patienten gegen Leukozyten, bzw. eine Verwechslung nicht erkannt wurde, weil die Konserve fehlerhaft hergestellt oder gelagert wurde (bakterielle, virale oder parasitäre Infektionen, Hämolyse) oder auch weil eine falsche Transfusionstechnik vorlag (Kälteexposition, Luftembolie, Mikroembolie, übergroße Volumenbelastung des Kreislaufs). Immunologische Nebenwirkungen können in Form allergischer Reaktionen unterschiedlich schnell und stark in Erscheinung treten. Das Spektrum reicht von leichtem Hautjucken und Fieber bis hin zu schwerer Hämolyse und anaphylaktischem Schock mit tödlichem Ausgang.

Auch bei der gewissenhaften und korrekten Durchführung einer Bluttransfusion lassen sich Spätfolgen nicht immer vermeiden. So kann vor allem die Gefahr einer Hepatitis oder einer HIV-Infektion auch durch sorgfältige Spenderauswahl nicht vollständig ausgeschlossen werden, weil sich der Spender in der seronegativen Phase der Inkubationszeit befinden kann. Das HIV-Restrisiko bei Bluttransfusionen wird auf etwa 1 : 1 Million geschätzt. Außerdem muß vor allem bei häufigen Transfusionen mit einer Immunisierung gegen Blutgruppenmerkmale gerechnet werden, die bei der Transfusion nicht berücksichtigt werden können.

#### 29.6.7.4 Verhalten bei Transfusionszwischenfällen

Beim geringsten Zeichen einer allergischen Reaktion muß die Transfusion abgebrochen werden. Beim Patienten soll umgehend eine Blutprobe entnommen werden. Die therapeutischen Maßnahmen richten sich nach dem Schweregrad der Symptome: Schocklagerung, Corticosteroide, Volumenersatz, intensivmedizinische Schocktherapie, Transfusion verträglicher Blutkonserven, Dialyse. Grundsätzlich muß die Ursachenermittlung durch Sicherstellung von Blutproben des Patienten vor und nach der Transfusion und vom Restblut der Konserve eingeleitet werden. Der Transfusionszwischenfall muß umfassend dokumentiert werden.

## 29.7 Schutzimpfungen

### 29.7.1 Grundbegriffe

Schutzimpfungen gehören zu den wichtigsten praktischen Anwendungen der Immunologie. Wir verstehen darunter eine künstlich herbeigeführte Immunität im Sinne von Geschütztsein vor bestimmten Infektionskrankheiten. Die Dauer und Qualität des Impfschutzes hängt von der Art der Impfung und oft auch von individuellen Faktoren ab. Impfstoffe werden aus historischen Gründen auch Vakzine genannt.

### 29.7.2 Aktive Schutzimpfung

Nach Zufuhr eines entsprechenden Antigens entwickelt der Körper selbst eine Immunantwort, die überwiegend humoraler oder zellulärer Natur sein kann bzw. beide Systeme kombiniert umfaßt. Wir unterscheiden die aktive Immunisierung mit nicht vermehrungsfähigen Antigenen (Totimpfstoffe) und mit vermehrungsfähigen Erregern (Lebendimpfstoffe).

#### 29.7.2.1 Totimpfstoffe

Totimpfstoffe werden unter Verwendung von physikalischen, chemischen oder gentechnologischen Verfahren hergestellt.

- Komplette pathogene Bakterien oder Viren werden abgetötet bzw. „inaktiviert" (Vollantigenimpfstoffe).
- Pathogene Bakterien und Viren können in verschiedene Bestandteile zerlegt werden. Nach Entfernung von störenden Komponenten stehen besser verträgliche „Spaltimpfstoffe" bzw. „Extraktimpfstoffe" zur Verfügung. Beispiele sind Polysaccharidimpfstoffe gegen Meningokokken- und Pneumokokkeninfektionen. Für die Hepatitis-B-Impfung wird das Oberflächenvirusantigen (HBs-Ag) entweder aus dem Blut infizierter Personen oder gentechnologisch aus Hefezellen gewonnen.
- Bakterielle Giftstoffe (Toxine) werden durch eine Formalinbehandlung entgiftet, ohne daß ihre immunogene

Wirkung verloren geht. Das gereinigte, formalininaktivierte Toxin wird Toxoidimpfstoff genannt. Von großer Bedeutung sind die Diphtherie- und Tetanusimpfungen. Bei geimpften Personen kann es zwar zu einer Infektion kommen, die gefürchteten toxischen Krankheitssymptome aber bleiben aus, weil das Toxin durch die Antikörper des Patienten neutralisiert wird. Wir sprechen von einer antitoxischen Immunität.

#### 29.7.2.2 Lebendimpfstoffe

Mit dem Begriff „Lebendimpfstoffe" werden vermehrungsfähige Bakterien und Viren bezeichnet, die in ihrer Virulenz stark abgeschwächt wurden (attenuierte Keime). Die Verabreichung eines Lebendimpfstoffes bewirkt eine künstliche „stille Feiung".

#### 29.7.2.3 Vorgehen bei der Impfung

Totimpfstoffe werden injiziert (subkutan oder intramuskulär), Lebendimpfstoffe entweder ebenfalls injiziert (intrakutan, subkutan, intramuskulär) oder oral verabreicht (Schluckimpfung). Aktive Impfungen (mit Tot- oder Lebendimpfstoffen) dürfen nicht intravenös durchgeführt werden. Tot- und Lebendimpfstoffe haben spezifische Vor- und Nachteile. Totimpfstoffe müssen mehrmals appliziert werden. Die sog. Grundimmunisierung umfaßt in der Regel drei Injektionen (2. Injektion 4–8 Wochen nach der ersten, 3. Injektion meist nach 6–12 Monaten). Immunologisch stellt die Grundimmunisierung mit Totimpfstoffen also eine Boosterung dar. Anschließend sollen Auffrischungsimpfungen folgen, bei den gängigen Totimpfstoffen mit guter Immunogenität in der Regel im Abstand von 3–10 Jahren. Nachteile sind die relativ umständliche Handhabung und der erst spät einsetzende und in manchen Fällen unsichere Impfschutz. Der große Vorteil liegt in der fehlenden Infektiosität und der möglichen Kombination von Totimpfstoffen mit spezifischen Hyperimmunseren. Lebendimpfstoffe haben den Vorteil, daß meist eine Applikation genügt, um nach 2–4 Wochen einen Impfschutz aufzubauen (Ausnahme: Poliomyelitisimpfung – Lebendimpfstoff nach Sabin). Zudem ist der Impfschutz meist besser und länger anhaltend als bei einer vergleichbaren Totimpfung.
Bei einer Reihe von Lebendimpfstoffen versucht man den natürlichen Infektionsablauf nachzuahmen, um auch eine lokale Immunität der Schleimhäute (IgA-Produktion, s. Tab. 29.**1**) zu erreichen. Dadurch wird z. B. bei der Poliolebendimpfung nach Sabin die Darminfektion und damit die Weiterverbreitung der natürlich vorkommenden Polioviren verhindert.
Nachteile der Lebendvakzine sind die Probleme der Impfstoffhaltbarkeit (Impfviren müssen vermehrungsfähig bleiben, besonders schwierig beim Gelbfieberimpfstoff) und die Gefahr der Rückmutation der Impfviren zu virulenten Viren. Diese Gefahr ist bei den heute zugelassenen, genetisch sehr stabilen Lebendvakzinen extrem klein. Bei der Polioimpfung z. B. rechnet man mit einer paralytischen Impfkomplikation auf ca. 5 Millionen Impfungen. Trotzdem sollen Patienten mit Immundefekten und Schwangere im ersten Trimenon in der Regel nicht mit einem Lebendimpfstoff geimpft werden.

#### 29.7.2.4 Kombinierte Impfstoffe

Die gleichzeitige Applikation verschiedener Impfstoffe stellt eine praktische Erleichterung für Arzt und Patient dar. Kombinierte Impfungen sind vor allem bei Kindern üblich. Man unterscheidet fixe Impfstoffkombinationen (gebrauchsfertige Mischungen), die gleichzeitige Kombination von Einzelimpfstoffen (die Injektionen müssen aber in unterschiedlichen Körperregionen erfolgen) und die Kombination von Totimpfstoffen mit Antikörperpräparationen.
Ein Lebendimpfstoff darf nicht mit einem entsprechenden Immunserum kombiniert werden, weil z. B. bei der Röteln-Lebendimpfung die Impfviren durch die im Immunserum enthaltenen Rötelnantikörper neutralisiert würden und die „Impfinfektion" nicht angehen könnte. Es gibt folgende wichtige Standardkombinationen:

- Kombination verschiedener Totimpfstoffe: Diphtherie-Tetanus-(DT-), Diphtherie-Pertussis-Tetanus (DPT-), DT- und Polio-Totimpfstoff nach Salk.
- Kombination von Tot- und Lebendimpfstoffen: D(P)T- und Poliolebendimpfstoff (Schluckimpfung nach Sabin).
- Kombination von verschiedenen Lebendimpfstoffen: Masern-Mumps-(MM-), Masern-Mumps-Röteln-(MMR-) und MMR- und Poliolebendimpfung (Schluckimpfung).

Es sind weitere Kombinationen möglich. Grundsätzlich gilt:

- Totimpfungen können beliebig kombiniert werden.
- Masern-, Mumps-, Röteln- und Polioschluckimpfung dürfen gleichzeitig appliziert werden (s. oben). Bei dieser Impfung ist erfahrungsgemäß eine ungünstige Beeinflussung bei gleichzeitiger Durchführung nicht zu erwarten. Andere, weniger gebräuchliche Lebendimpfstoffe sollen nicht gleichzeitig kombiniert werden, weil man weniger Erfahrungen zur Wirksamkeit solcher Kombinationen hat und weil mögliche Impfkomplikationen dann sehr schwer aufzuklären sind.
- Werden die genannten Lebendimpfstoffe nicht in Kombination gegeben, müssen zeitliche Mindestabstände (Sperrfristen) von einem Monat zwischen jeder Impfung eingehalten werden, da andernfalls die Gefahr besteht, daß die vorausgehende Impfung das Angehen der wenig später folgenden Impfinfektion verhindert. Eine Ausnahme stellt die Gelbfieberimpfung dar, nach der schon 2 Wochen später eine weitere Lebendimpfung folgen darf. Kürzere Sperrfristen gelten auch zwischen Typhusschluckimpfung und Polioschluckimpfung.

#### 29.7.2.5 Gesetzliche Grundlagen

Impfstoffe werden nach umfangreichen Prüfungen vom Bundesamt für Sera- und Impfstoffe (Paul-Ehrlich-Institut, Frankfurt) zugelassen. Im Bundes-Seuchengesetz (§ 14) wird zwischen „Pflichtimpfungen" und „öffentlich empfohlenen Impfungen" unterschieden. Der Bundesminister für Gesundheit bzw. die obersten Landesgesundheitsbehörden regeln, um welche Impfungen es sich im einzelnen handelt. Dadurch kann die aktuelle epidemiologische Situation der Bundesrepublik berücksichtigt werden. So wurde nach der weltweiten Ausrottung der Pocken 1983 die Pockenschutz-

impfung als einzige Pflichtimpfung in der Bundesrepublik abgeschafft.
Entsprechend den Empfehlungen der ständigen Impfkommission des Bundesgesundheitsamtes (STIKO) werden von den obersten Landesgesundheitsbehörden bestimmte Impfungen öffentlich empfohlen. Die Gesundheitsämter führen diese Impfungen kostenlos durch. Tritt nach öffentlich empfohlenen Impfungen eine über das tolerierbare Maß hinausgehende Impfreaktion (Impfschaden) ein, besteht nach §§ 51 und 52 BSeuchG Anspruch auf finanzielle Versorgung. Durch eine hohe Impfbeteiligung kann die Infektionskette für wichtige, von Mensch zu Mensch übertragene Infektionskrankheiten unterbrochen werden. Im Idealfall führt dies zur Ausrottung einer Infektionskrankheit. Der einzelne soll damit gezielt vor schwerwiegenden Infektionskrankheiten geschützt werden (Individualschutz).
Alle Impfungen sind nach § 16 BSeuchG in einem Impfbuch zu dokumentieren.

#### 29.7.2.6 Praxis der aktiven Schutzimpfung

Im allgemeinen sollen nur gesunde Personen geimpft werden. Es gibt aber auch Impfungen, die dem Schutz chronisch kranker oder älterer Menschen dienen, z. B. die Pneumokokkenschutzimpfung (vor allem nach Splenektomie) oder die Influenzaschutzimpfung. Bei akuten Erkrankungen, in der Rekonvaleszenz, bei angeborenen Hirnschädigungen, bei Blutgerinnungsstörungen und Krampfleiden, schweren Allergien und Erkrankungen des Immunsystems (z. B. Leukämie) und allen Formen der Immuninsuffizienz sollen keine aktiven Impfungen durchgeführt werden, da der Impfschutz unsicher ist und eine erhöhte Komplikationsgefahr besteht. In der Schwangerschaft muß die Impfindikation zurückhaltend gestellt werden; Lebendimpfungen sollen im ersten Trimeon nicht erfolgen.

- Wir unterscheiden:
- Standardimpfungen, die wegen eines allgemeinen Erkrankungsrisikos grundsätzlich in der Bevölkerung durchgeführt werden sollen;
- Impfungen, die bei einem besonderen Infektionsrisiko angezeigt sind (Indikationsimpfungen);
- Reiseimpfungen.

Allgemein sind bei der Impfung Indikationen und Kontraindikationen zu berücksichtigen. Nutzen bzw. Wirksamkeit, Impfrisiko und Kosten sind abzuwägen. Einzelheiten können den wissenschaftlichen Informationen für die jeweiligen Impfstoffe, den Mitteilungen des Bundesgesundheitsamtes (im Bundesgesundheitsblatt) und der Landesärztekammer (Ärzteblatt) sowie der speziellen Fachliteratur entnommen werden. Tab. 29.**8** faßt die wichtigsten Informationen zu den bei uns üblichen Impfstoffen in Form eines Impfkalenders, ergänzt durch Indikations- und Reiseimpfungen, zusammen. Ein Impfkalender ist eine Orientierungshilfe, die im Einzelfall zeitlich variiert oder ergänzt werden muß.
Welche Impfungen vor Auslandsreisen durchgeführt werden sollten, hängt vom Reiseziel und individuellen Umständen ab. Eine jährlich von der Weltgesundheitsorganisation (WHO) herausgegebene Broschüre (Vaccination Certificate Requirements of International Travel and Health Advice to Travellers) gibt detaillierte Informationen über die jeweiligen Infektionsgefahren, über vorgeschriebene Impfungen und darüber hinaus über empfehlenswerte Impfungen sowie weitergehende Vorsorgemaßnahmen.
Wichtig ist die *Malariaprophylaxe.* Hierbei handelt es sich um eine Chemoprophylaxe. Da sie aber häufig bei Reisen in tropische Länder notwendig wird, sollen im Anschluß an die Reiseimpfungen die wichtigsten Punkte kurz angesprochen werden (entsprechend den Empfehlungen der Deutschen Tropenmedizinischen Gesellschaft).

- Malariagebiete ohne Resochinresistenz: Prophylaxe mit Resochin 1 Woche vor Reisebeginn bis 6 Wochen nach Reiseende. Dosierung beim Erwachsenen in der Regel 2 Tabletten pro Woche.
- Malariagebiete mit Resochinresistenz: Bei Kurzaufenthalt bis 3 Wochen Prophylaxe mit Lariam 1 Woche vor Reisebeginn bis 1 Woche nach Reiseende. Dosierung beim Erwachsenen 1 Tablette pro Woche.
  Bei längerem Aufenthalt Resochinprophylaxe u. U. zusätzlich 2 Tabletten Paludrine täglich. Mitnahme von Fansidar bzw. Lariam. Bei unklarem Fieber ohne Möglichkeit einer Malariadiagnostik Einnahme einer therapeutischen Dosis von Fansidar bzw. Lariam zur Überbrückung der Zeit bis zur ärztlichen Diagnose und Behandlung.

*Wichtig:* Da gegen alle Antimalariamittel Resistenzen vorkommen können, gibt es keine absolut verläßliche Prophylaxe. Bei Fieberzuständen nach einem Aufenthalt in einem Malariagebiet muß grundsätzlich eine Malaria ausgeschlossen werden. Bei Auslandsreisen ist eine individuelle Beratung nötig: Einschätzung des Malariarisikos, Dosierung bei Kindern, Durchführung der therapeutischen Tabletteneinnahme.

### 29.7.3 Passive Schutzimpfung

Durch die Injektion von Antikörpern gegen bestimmte Mikroorganismen erhält der Patient passiv einen Infektionsschutz (passive Immunisierung). Wir unterscheiden heterologe und homologe Immunglobulinpräparate, also Antiseren vom Tier bzw. humane Präparate. Es liegt zwar ein sofortiger Schutz vor, die Wirkung ist aber relativ kurz, weil menschliches Immunglobulin G mit einer Halbwertzeit von ca. 3–4 Wochen und tierisches Immunglobulin noch schneller vom Körper abgebaut werden. Die schützenden Antikörper können bei den Spendern natürlicherweise vorliegen, weil es sich um bei uns verbreitete Infektionskrankheiten handelt bzw. entsprechende Impfungen bei uns üblich sind (Masern, Mumps, Hepatitis A, Poliomyelitis u. a.). Bei diesen sog. Standardimmunglobulinen handelt es sich um eine Mischung aus vielen verschiedenen Spenderblutsorten (Plasmapool). Die Schutzwirkung ist im Einzelfall nicht genau zu definieren. Auf der anderen Seite gibt es Hyperimmunglobuline (Heilseren), die speziell durch eine entsprechende Immunisierung von Mensch oder Tier gewonnen wurden. In diesen Präparaten liegt ein hoher spezifischer Antikörpertiter vor.
Für eine Reihe bakterieller Toxine bzw. bakterieller Infektionskrankheiten stehen keine menschlichen Hyperimmun-

Tabelle 29.**8** **Die wichtigsten aktiven Schutzimpfungen im Überblick**

| Zeitpunkt | Impfung und Durchführung | Art des Antigens | Schutzwirkung | Öffentliche Empfehlung | Bemerkungen |
|---|---|---|---|---|---|
| 1. Lebenswoche | BCG-Impfung (*Tuberkulose*) –i.c. | Lebendimpfstoff aus attenuierten Tuberkelbakterien (Bacillus Calmette-Guérin) | relativer Schutz für einige Jahre, Tbc wird nicht verhindert, Verlauf aber abgeschwächt | mit Einschränkung | die Impfung beschränkt sich auf Risikogruppen, z. B. Kinder in Familien mit Tbc-Erkrankten. Eine lokale Impfreaktion (Knötchenbildung und Lymphknotenschwellung) ist normal. Der Tuberkulintest (Tbc-Hauttest) wird innerhalb von 3 Monaten positiv |
| ab 3. Monat | *1. Diphtherie-* und *Tetanus*impfung (DT)–i.m. | beides Totimpfstoffe | gute antitoxische Immunität nach Abschluß der Grundimmunisierung für 5–10 Jahre | Tetanusimpfung ohne Einschränkung empfohlen, Diphtherieimpfung bis zum 12. Lebensjahr empfohlen | gut verträgliche Impfungen |
| | *1. Polio*schluckimpfung (nach Sabin) – oral | Lebendimpfstoff aus drei attenuierten Polioviren (Typen I–III, trivalente Lebendvakzine | gute Schutzwirkung nach Abschluß der Grundimmunisierung für ca. 10 Jahre | Einschränkung nur in der Schwangerschaft | gute Verträglichkeit, bleibende Impfschäden extrem selten, auch lokale (intestinale) Immunität |
| | 1. Hämophilus influenzae Typ B-Impfung (Hib) | Totimpfstoff mit Carrier-Antigenen (z. B. Tetanus-Toxoid) | ca. 90% | alle Säuglinge u. Kleinkinder | gut verträgliche Impfung, für Kinder bis 6 Jahre |
| | *1. Keuchhustenimpfung* (Pertussis), Grundimmunisierung durch 2. und 3. Applikation zusammen mit DT –i. m. | Totimpfstoff nur als dritte Komponente der Diphtherie-Tetanus-Impfung eingesetzt (DPT-Impfstoff) | relativ gering, Schutz baut sich im Rahmen der Grundimmunisierung nur langsam auf. Schutz nach abgeschlossener Grundimmunisierung >90% | seit 1991 öffentlich empfohlen, für alle Säuglingen und Kleinkinder. | umstrittene Impfung, wobei ZNS-Komplikationen gefürchtet sind; viele Kontraindikationen sind zu beachten |
| 4.–8. Monat | *2. DT (DPT)* und *2. Polio*schluckimpfung | Kombination von Tot- und Lebendimpfstoff | | | |
| | 3. DT (DPT) | | | | 4 Wochen nach der 2. DT (DPT) |
| | 2. Hib | | | | mindestens 6 Wochen nach der 1. Hib |
| Ab 15. Monat | *Masern, Mumps, Röteln* (MMR)– s. c. | Lebendimpfstoff (Kombinationsimpfstoff | guter Impfschutz für ca. 10 Jahre, möglicherweise auch länger | alle drei Impfungen sind öffentlich empfohlen | leichte Impfreaktionen kommen bei Masern relativ häufig vor (z. B. als sog. Impfmasern), ansonsten sind alle drei Impfungen sehr gut verträglich |
| Ab 18. Monat | *4. DT-(DPT-)+3. Polio*schluckimpfung, d. h. die Grundimmunisierung ist abgeschlossen<br>3. Hib | s. o. | | | |
| Bei Schuleintritt | Td (Tetanus und Diphtherie-Auffrischung) | | | | reduzierte Menge an Diphtherietoxoid wegen der Gefahr von allergischen Reaktionen |

Fortsetzung Tabelle 29.**8** **Die wichtigsten aktiven Schutzimpfungen im Überblick**

| Zeitpunkt | Impfung und Durchführung | Art des Antigens | Schutzwirkung | Öffentliche Empfehlung | Bemerkungen |
|---|---|---|---|---|---|
| Ab 10. Lebensjahr | *Td*-(Auffrischung) + *Polio*schluckimpfung (Auffrischung) | | | | Tetanusimpfungen werden oft zu häufig durchgeführt (Impfanamnese beachten), was zu allergischen Reaktionen führen kann |
| Während der Pubertät | *Röteln*auffrischung | | | | Auffrischungsimpfung, da Rötelnantikörper u. U. unter die Schutzgrenze abgefallen sein können. Daher kann die Schwangerschaft im Ausnahmefall trotz Impfung im Kleinkindesalter durch eine Rötelninfektion gefährdet sein |
| Altersunabhängig | *Influenza*schutzimpfung: Erwachsene und Kinder über 6 Jahre: 1 Injektion Kinder unter 6 Jahren: 2 Injektionen im Abstand von mindestens 4 Wochen i. m. oder s. c. | Totimpfstoff, meist Spaltimpfstoff aus Influenzaviren Typ A und B | relativer Schutz für ca. 1 Jahr, Krankheitsverlauf wird abgeschwächt | in manchen Bundesländern empfohlen | Indikationsimpfung bei chronischen Erkrankungen, Alter über 65 Jahren und bei besonderer Infektionsgefährdung (z. B. in Kinderheimen) |
| Altersunabhängig | *Hepatitis-B*-Schutzimpfung (Grundimmunisierung notwendig 0–1–6 Monate) –i. m. | Totimpfstoff aus Hepatitis-B-Oberflächenantigen (HBs-Ag) | Nahezu 100% der Geimpften entwickeln Impfschutz nach der Grundimmunisierung. Bei Hämodialyse-Patienten und Immunsupprimierten schlechterer Impfschutz. Nonresponden kommen vor | für Risikogruppen öffentlich empfohlen | Indikationsimpfung für Risikogruppen (gefährdetes medizinisches Personal, Dialysepatienten, Prostituierte u. a.). Der Zeitpunkt der Wiederauffrischungsimpfung wird vom Antikörpertiter (Anti-HBs-Titer) nach der Impfung abhängig gemacht, gute Verträglichkeit, leichte Nebenwirkungen kommen häufig vor |
| Altersunabhängig | *Pneumokokken*-schutzimpfung– i. m., s. c. | Totimpfstoff aus Kapselpolysacchariden von 12 unterschiedlichen Pneumokokkentypen | Impfschutz unsicher, Dauer ca. 5 Jahre, Kinder unter 2 Jahren zeigen eine meist schlechte Immunantwort | nicht öffentlich empfohlen | umstrittene Indikationsimpfung bei erhöhter Gefährdung (z. B. nach Splenektomie), relativ häufig lokale Impfreaktionen und Fieber, typenspezifische Immunität |
| Nach dem 1. Lebensjahr altersunabhängig | *Meningokokken*-schutzimpfung– i. m. | Totimpfstoff aus Kapselpolysacchariden der Meningokokkengruppe A, C, Y und W 135 | schwacher, kurzer Impfschutz (ca. 2–3 Jahre) | nicht öffentlich empfohlen | umstrittene Indikationsimpfung bei besonderer Gefährdung (z. B. bei Epidemien). Für die bei uns wichtige Meningokokken-B-Gruppe gibt es zur Zeit noch keinen Impfstoff. Reiseimpfung in Sonderfällen |

Fortsetzung Tabelle 29.8 **Die wichtigsten aktiven Schutzimpfungen im Überblick**

| Zeitpunkt | Impfung und Durchführung | Art des Antigens | Schutzwirkung | Öffentliche Empfehlung | Bemerkungen |
|---|---|---|---|---|---|
| Altersunabhängig | *Tollwutschutz*impfung–prophylaktische Impfung: 2–3 Injektionen im Abstand von 1 Monat, oder an den Tagen 0, 3, 7 und 21 – nach möglicher Tollwutinfektion (postexpositionell): 6 Injektionen an den Tagen 0, 3, 7, 14, 30 und 90 i. m., s. c. | Totimpfstoff aus inaktivierten Tollwutviren (Rabies-Lyssa-Viren), die auf menschlichen Zellen oder Zellen vom Huhn in der Zellkultur gezüchtet wurden (HDC bzw. PCEC-Vakzine) | gut verträglich, nach Grundimmunisierung guter Schutz, Auffrischung nach 1 Jahr und dann nach 3–5 Jahren | nicht öffentlich empfohlen | Indikationsimpfung<br>– prophylaktisch bei besonderer Gefährdung (z. B. Jäger)<br>– nach möglichen Infektionen (z. B. Bißverletzungen)<br>Wegen der langen Inkubationszeit der Tollwut (Wochen bis Monate) ist eine postexpositionelle Impfung möglich, meist in Kombination mit einem menschlichen Tollwutimmunserum |
| Ab 2. Lebensjahr altersunabhängig | Schutzimpfung gegen das *Frühsommer-Meningoenzephalitis*-(FSME-)Virus (Grundimmunisierung: 0, 1–3 und 9–12 Monate) – i. m. | Totimpfstoff aus inaktivierten FSME-Viren | gut verträglich, gelegentlich harmlose Impfreaktionen. Schnellimmunisierung möglich (z. B. 0–7–21 Tage) | öffentlich empfohlen | FSME kommt in Süddeutschland endemisch vor. Das Virus wird durch Zecken übertragen, daher Indikationsimpfung bei erhöhtem Expositionsrisiko (z. B. Waldarbeiter) |
| Ab 14. Lebensmonat altersunabhängig | *Varizellen*schutzimpfung (Grundimmunisierung durch eine Injektion, evtl. nach ca. 3 Monaten bei fehlendem Antikörpernachweis 2. Injektion) – s. c. | Lebendimpfstoff aus attenuierten *Windpocken*viren (Varizella-RIT-Impfstoff) | bei gesunden Personen gut verträglich, bei Immunsuppression gelegentlich harmloses Exanthem.<br>Kontrolle des Antikörpertiters empfehlenswert | nicht öffentlich empfohlen | spezielle Indikationsimpfung bei besonders varizellengefährdeten Patienten, ihren Angehörigen und entsprechendem medizinischem Personal (Leukämiepatienten, nach Transplantationen, schwerere chronische Erkrankungen u. a.), Schutz vor schwerem Krankheitsverlauf (Enzephalitis, Pneumonie, Herpes zoster) |
| Ab 7. Lebensmonat | *Cholera*schutzimpfung (Grundimmunisierung: 2 Injektionen im Abstand von 1–2 Wochen, Auffrischung nach 3–6 Monaten, Impfdosis muß den Umständen angepaßt werden) – s. c. | Totimpfstoff aus verschiedenen Typen von Vibrio cholerae | kurzfristiger, nur relativer Impfschutz, häufige Impfreaktionen, aber keine schwerwiegenden Komplikationen, keine antitoxische Immunität | nicht öffentlich empfohlen | Reiseimpfung, u. U. vom Reiseland vorgeschrieben, individuelle Beratung |
| Ab 4. Lebensmonat altersunabhängig | *Typhus*schutzimpfung (3 orale Impfungen im Abstand vom 2 Tagen) | Lebendimpfstoff aus apathogenen Salmonella-typhi-Bakterien | relativer Schutz für mindestens 1 Jahr, wahrscheinlich auch lokale Schleimhautimmunität, gute Verträglichkeit | nicht öffentlich empfohlen | Reiseimpfung, nicht vorgeschrieben, aber bei schlechten hygienischen Verhältnissen im Reiseland empfohlen, individuelle Beratung |

Fortsetzung Tabelle 29.8 **Die wichtigsten aktiven Schutzimpfungen im Überblick**

| Zeitpunkt | Impfung und Durchführung | Art des Antigens | Schutzwirkung | Öffentliche Empfehlung | Bemerkungen |
|---|---|---|---|---|---|
| Ab 1. Lebensjahr altersunabhängig | *Gelbfieber*schutzimpfung (Grundimmunisierung durch 1 Injektion, Auffrischung alle 10 Jahre) – s. c., in Ausnahmefällen i. c. | Lebendimpfstoff aus attenuierten Gelbfieberviren (17D-Gelbfieber-Vakzine) | guter Schutz und gute Verträglichkeit, der Impfstoff ist außerordentlich temperatur- und lichtempfindlich | öffentlich empfohlene Impfung | Reiseimpfung, von bestimmten Ländern für die Einreise vorgeschrieben, Impfung nur durch Ärzte mit Sondergenehmigung, Impfzertifikat gilt ab dem 10. Tag für 10 Jahre |

seren zur Verfügung, so daß man das Risiko der Allergisierung durch tierische Heilseren in Kauf nehmen muß. Von Tieren gibt es spezifische Immunglobuline gegen Botulismus, Gasbrand, Milzbrand, Diphtherie und Schlangengifte. Menschliche Hyperimmunseren werden bei Tetanus, Hepatitis B, Tollwut, Zytomegalie, Pertussis, FSME, Masern, Röteln, Varizellen und Pseudomonas aeroguinosa eingesetzt. Die passive Impfung kann auch als aktive-passive Schutzimpfung mit der aktiven Impfung durch Totimpfstoffe kombiniert werden. Als Beispiele können die simultane Tetanus-, Hepatitis-B- oder Tollwutimpfung erwähnt werden. Durch die passive Impfung wird die Zeit überbrückt, die der Organismus zum Aufbau einer eigenen Immunität nach der aktiven Impfung benötigt.

### Weiterführende Literatur

Bitter-Suermann, D.: Grundlagen der Immunologie: In Brandis, H., Pulverer, G.: Lehrbuch der Medizinischen Mikrobiologie. Fischer, Stuttgart 1988

Bowry, T. R.: Immunology Simplified. Oxford University Press, Oxford 1985

Bube, F. W., M. Sehrbundt: Transfusionsmedizin. Ein Nachschlagewerk. Schattauer, Stuttgart 1979

Keller, R.: Immunologie und Immunpathologie, 3. Aufl. Thieme, Stuttgart 1987

Prokop, O., W. Göhler: Die menschlichen Blutgruppen. Fischer, Stuttgart 1976

Quast, U., W. Thilo, R. Fescharek: Impfreaktionen – Bewertung und Diffentialdiagnose. Hippokrates, Stuttgart 1993

Roitt, I. M.: Leitfaden der Immunologie. Steinkopff, Darmstadt 1984

Roitt, I. M., J. Brostoff, D. K. Male: Kurzes Lehrbuch der Immunologie. Thieme, Stuttgart 1987

Rose, N. R., H. Friedman, J. L. Fahey: Manual of Clinical Laboratory Immunology. American Society for Microbiology, Washington 1986

Schneider, W., R. Schorer: Klinische Transfusionsmedizin. Verlag Chemie, Weinheim 1982

Spielmann, W., P. Kühnl: Blutgruppenkunde. Thieme, Stuttgart 1982

Spiess, H.: Impfkompendium, 3. Aufl. Thieme, Stuttgart 1987

Van den Tweel, Jan, G. u. a.: Immunologie – Das menschliche Abwehrsystem. Spektrum der Wissenschaft 1991

Thomas, L.: Labor und Diagnose. Medizinische Verlagsgesellschaft, Marburg 1992

Vorlaender, K.-O.: Diagnostik unter Verwendung immunologischer Methoden. Thieme, Stuttgart 1980

# 30 Hygiene

W. Steuer und V. Hingst

**Lernziel**

Die Leser sollen die Inhalte verschiedener Begriffe

- Gesundheit
- Hygiene (Umwelthygiene, Sozialhygiene, Psychohygiene),
- Sozialmedizin,
- Gesundheitsfürsorge,
- Gesundheitsvorsorge, Prävention

kennen.

Insbesondere sollen die Wechselbeziehungen und die Ziele in der Gesundheitsvorsorge erkannt werden.

## 30.1 Definitionen

W. Steuer

**Gesundheit.** Die von der Weltgesundheitsorganisation gegebene Definition „körperliches, seelisches und soziales Wohlbefinden" ist zweifellos eine weitgreifende Definition. Dennoch gibt sie die mannigfaltigen Beziehungen und Einflüsse auf die Gesundheit wieder.
Einen allgemeingültigen Maßstab für die Gesundheit eines Menschen zu finden wurde oftmals versucht, z. B. durch klin.-chemische Parameter, Immunstatus, individuelle Resistenz gegen Infektionen. Bei Früherkennungsuntersuchungen oder z. B. bei den früheren Röntgenreihenuntersuchungen der Bevölkerung ergaben sich oft massive Krankheitsbefunde, obgleich sich der Betroffene völlig gesund fühlte.

- Eine besondere Schwierigkeit bereitet dabei die Korrelation Alter und Gesundheit, da sich zwangsläufig im Laufe des Lebens unterschiedliche Aufbrauchs- und Abbauerscheinungen zeigen, die von einzelnen sehr different gewertet und gewichtet werden (Abb. 30.**3**). Gleichzeitig bestehen direkte Korrelationen zwischen Alter und Morbidität bei bestimmten Erkrankungen wie z. B. Krebs, Kreislauferkrankungen und Diabetes.
- Problematisch ist auch die Einschätzung von Einwirkungen der Arbeits- und Umweltbelastungen auf die Gesundheit einer Bevölkerung oder des einzelnen. Die zum Schutze der Gesundheit festgelegten Unfallverhütungsvorschriften, MAK-Werte (***m***aximale ***A***rbeitsplatz***k***onzentration eines Stoffes) und gesetzliche Regelungen sowohl für die Arbeitswelt als auch für die Umwelt, z. B. Grenzwerte bei Wasser, Boden, Luft, sind Anhaltspunkte, die sich nach der möglichen Technik, den gegenwärtigen wissenschaftlichen Kenntnissen und den wirtschaftlichen Gegebenheiten richten. Dabei gibt es eine große Anzahl von Stoffen mit krebsauslösender (z. B. Ethylenoxid) oder mutagener Wirkung, für die sich ein Grenzwert nicht angeben läßt.

Ziel der Gewerbeaufsicht, der Arbeitsmedizin und des Umweltschutzes muß es sein, die möglichen gesundheitlichen Belastungen oder Gefährdungen des Menschen zu reduzieren.

**Hygiene** ist als übergeordneter Begriff der präventiven Medizin, Vermeidung von Krankheiten und Förderung der Gesundheit, anzusehen. Damit versucht die Hygiene, Krankheiten zu verhüten sowie Wohlbefinden und Leistungsfähigkeit aller zu erhalten und zu steigern. Die Hygiene umfaßt aus diesem Grunde nicht nur die Umwelthygiene, sondern auch die Sozialhygiene und die Psychohygiene.

**Umwelthygiene** ist der Teil der Hygiene, der die Beziehung zwischen Gesundheit einerseits und der Umwelt (z. B. Wasser, Boden, Luft, Nahrung, Strahlung, Lärm, Kleidung, Wohnung, Arbeit) andererseits behandelt. Hierzu zählen auch die Bekämpfung von Seuchen sowie die Verhütung von Intoxikationen und Abnutzungskrankheiten (Borneff 1982).

**Sozialhygiene.** Heute gilt die Sozialhygiene als die Wissenschaft, die Methoden und Institutionen schafft, welche sich mit der Wechselwirkung der menschlichen Gesundheit und der von ihr gestalteten belebten und unbelebten Umwelt auseinandersetzen und Vorschläge zur Verbesserung oder zur Minderung schädigender Einflüsse erarbeiten.
Zur Sozialhygiene gehören:

- Gesundheitserziehung,
- Gesundheitsvorsorge,
- Krankheitsfrüherkennung,
- Gesundheitsfürsorge bzw. Gesundheitshilfe,
- dafür vorhandene oder notwendige Institutionen (Steuer 1982).

**Psychohygiene.** Neben den Einflüssen aus der belebten Umwelt und dem sozialen Umfeld werden auch andere Schadensfaktoren wirksam, wie innere Unausgeglichenheit, Lebensangst, Kontaktschwierigkeiten, Reizüberlastungen oder psychische Überbelastungen.
Die auf die Gesundheit möglichen Einflußfaktoren werden in Abb. 30.**1** dargestellt.

**Sozialmedizin.** Der wissenschaftliche Beirat des Bundesministeriums für Arbeit und Sozialordnung gab 1967 folgende Beschreibung der Sozialmedizin:

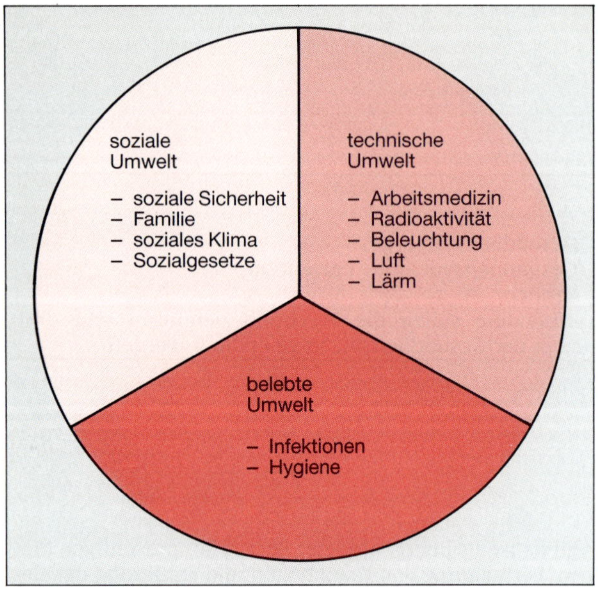


Abb. 30.**1** **Einflüsse der Umwelt auf die Gesundheit des Menschen.**

„Sozialmedizin ist ein eigenständiges Fach der Medizin, das sich nach Gegenstand und vorherrschender Methode klassifizieren läßt. Der Gegenstand der Sozialmedizin ist die Wechselwirkung zwischen Krankheit bzw. Gesundheit und Gesellschaft in beiden Richtungen."

**Medizinische Soziologie.** Die medizinische Soziologie gliedert sich in zwei Hauptgebiete:

- soziologische Probleme in der Medizin;
- soziologische Analysen der Medizin als ein Verhaltensgefüge des Gesundheitswesens hinsichtlich Struktur, Organisationen, Rollenbeziehungen, Wertsysteme und Funktionen.

**Gesundheitsfürsorge/Gesundheitshilfe.** Es handelt sich dabei um die medizinische, soziale und materielle Hilfe für Erkrankte, Behinderte oder pflegebedürftige Personen aller Lebensalter mit dem Ziel der weitgehenden Beseitigung gesundheitlicher Notstände.

Der Begriff Gesundheits*fürsorge* wurde inzwischen auf den Begriff der Gesundheits*hilfe* erweitert, da Gesundheitsfürsorge auch auf andere nicht primär Kranke ausgedehnt wurde, z. B. Schwangere, Säuglinge, Schulkinder, alleinstehende Mütter, chronisch kranke alte Menschen.

**Sozialhilfe.** Unter Sozialhilfe sind alle Maßnahmen zu verstehen, die Bedürftigen die Führung eines menschenwürdigen Daseins ermöglichen. Sie hilft daher dem *einzelnen* Bedürftigen in seiner Notlage durch besondere Leistungen. Diese Leistungen können z. B. umfassen:

- Ausbildungshilfe,
- vorbeugende Gesundheitshilfe,
- Hilfe zum Aufbau oder der Sicherung der Lebensgrundlage,
- Krankenhilfe,
- Hilfe für werdende Mütter und Wöchnerinnen,
- Eingliederungshilfe für Behinderte,
- Tuberkulosehilfe,
- Blindenhilfe,
- Hilfe für Pflege,
- Hilfe zur Weiterführung des Haushalts,
- Hilfe für Gefährdete,
- Altenhilfe.

Sie können sowohl von staatlichen oder kommunalen Institutionen als auch von freien Trägern durchgeführt werden.

**Gesundheitsvorsorge.** In der Gesundheitsvorsorge wird zwischen primärer, sekundärer und tertiärer Prävention unterschieden.

Bei der *primären Prävention* handelt es sich um alle Maßnahmen, die der *Erhaltung* der Gesundheit dienen. Sie können sowohl gezielt als auch ungezielt, personengebunden und allgemein sein:

- Verbesserung der hygienischen Verhältnisse im Sinne einer Optimierung der Lebensbedingungen;

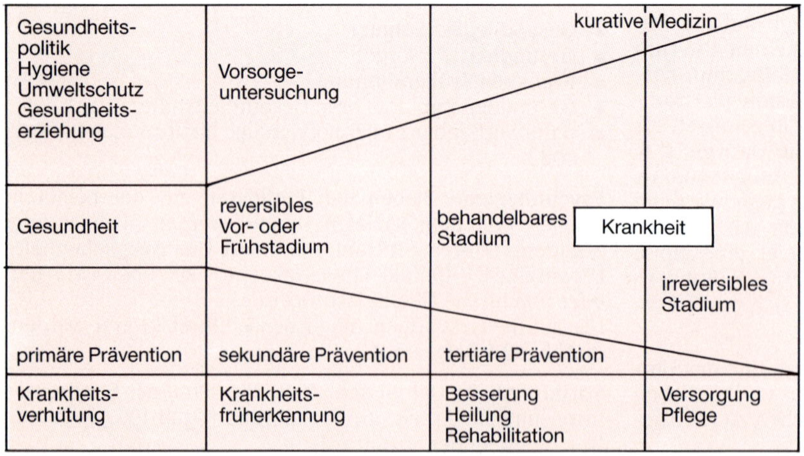


Abb. 30.**2** **Übergänge und Zuordnung von Begriffen der Hygiene.**

- Ausschaltung möglicher Umgebungsbelastungen, die zu einer Gesundheitsstörung führen können;
- Bekämpfung der Infektionskrankheiten, insbesondere Verhütung der Weiterverbreitung;
- Impfungen zur Verhütung einer Infektionskrankheit;
- Förderung gesunder Lebensführung;
- Gesundheitserziehung;
- Psychohygiene.

Bei der *sekundären Prävention* handelt es sich um Maßnahmen zur *Krankheitsfrüherkennung,* z. B. Krebs, Diabetes.

Die *tertiäre Prävention* umfaßt alle Möglichkeiten der Rehabilitation. Dabei ist zu unterscheiden zwischen

- medizinischer Rehabilitation,
- beruflicher Rehabilitation (z. B. Hilfen zur Erhaltung oder Erlangung eines Arbeitsplatzes, Förderung der Eingliederung, Berufsförderung, Fortbildung, Umschulung),
- sozialer und schulischer Rehabilitation (z. B. Übergangsgeld, Transportkosten, Behindertensport, Haushaltshilfe).

Die Übergänge zwischen der primären Prävention bis zur tertiären Prävention werden in Abb. 30.**2** deutlich.

Aufgabe all dieser Bemühungen muß es sein, das Defizit zwischen der idealen Lebenskurve und den meist vorhandenen realen Lebenskurven soweit als möglich auszugleichen (Abb. 30.**3**).

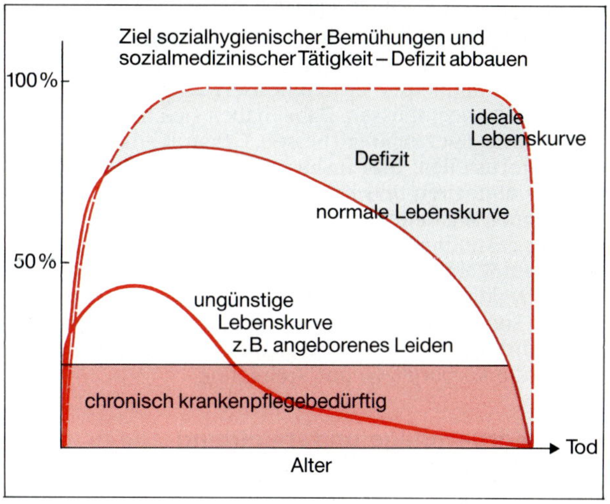


Abb. 30.**3** **Lebenskurven in bezug auf die Lebensqualität gesetzt** (ungünstig – real – ideal).

## 30.2 Individualhygiene

V. Hingst

**Lernziel**

Der Leser soll Kenntnisse erwerben über

- den Stellenwert der Eigenverantwortung für die individuelle gesundheitsrelevante Lebensführung,
- die Bedeutung der Körperpflege für die Akzeptanz im beruflichen und privaten Umfeld.

Die Individualhygiene umfaßt alle Maßnahmen und Tätigkeiten, die der Mensch als Individuum in weitgehender Selbstverantwortung als Teil der persönlichen Lebensführung ausführt und die einen mittelbaren oder unmittelbaren Einfluß auf seine Gesundheit ausüben. Zur Individualhygiene gehören:

- Körperhygiene:
  - Körperpflege und -reinigung,
  - Ernährungsgewohnheiten,
  - Leibesübungen;
- Bekleidungshygiene;
- Wohnungshygiene;
- Hygiene der Freizeit und Erholung.

Der Weltgesundheitstag vom 7. April 1983 stand unter dem Motto „Gesundheit für alle – Aufgabe für jeden". Die damit verbundenen Appelle, sich aktiv um die eigene Gesundheit zu kümmern, d. h. die vermehrte Selbstverantwortung für die Gesundheit, ist in verschiedenen Erkenntnissen begründet. So hat sich das Krankheitsspektrum in den modernen Industriestaaten in den letzten Jahrzehnten derart verändert, daß die Erkrankungshäufigkeit und Sterblichkeit der ehedem gefürchteten Infektionskrankheiten nun durch chronische, meist degenerative Erkrankungen, sog. Zivilisationsleiden, und durch maligne Erkrankungen übertroffen werden. Die Entstehungsgeschichte der jetzt vorherrschenden Gesundheitsschäden ist meist multifaktoriell und wird zumindest teilweise durch die Lebensweise des einzelnen mitbestimmt. Häufigkeit, Dauer, Folgeschäden und Komplikationen dieser oftmals chronisch verlaufenden Erkrankungen führen zu einer zunehmenden finanziellen Belastung der Solidargemeinschaft der Versicherten, was zu gesundheitspolitischen Steuerungsmechanismen Anlaß gibt.

Sofern die Bedeutung individueller und gesellschaftlicher

Verhaltensweisen für die Gefährdung, aber auch für die Förderung der menschlichen Gesundheit erkannt ist, besteht die Möglichkeit, die Bevölkerung durch Aufklärung und Schulung im Sinne der Gesundheitserziehung in ihrer Lebensweise zu beeinflussen. Dabei haben sich die Methoden der Gesundheitserziehung (besser: Gesundheitsförderung) darauf einzustellen, daß insbesondere im Bereich Ernährungsgewohnheiten und Konsum von sog. Zivilisationsgiften (Alkohol, Zigaretten, Medikamente usw.) das Propagieren eines gesundheitsfördernden Verhaltens als Verlust von Lebensgenuß empfunden wird. Spätestens hier wird die Individualhygiene nicht in erster Linie zu einem Problem des Wissens, sondern des aktiven Handelns. Dies gilt ebenso für das Ernährungs- und Freizeitverhalten wie auch insbesondere für die Körperpflege und -reinigung.

### 30.2.1 Körperpflege und -reinigung

Es mag zunächst verwunderlich erscheinen, vermeintlich triviale Dinge wie die Körperpflege und -reinigung abzuhandeln. Bemüht man sich allerdings darum, für das individuelle Sauberkeitsverhalten objektiv begründete Normen und Verhaltensvorschriften zu finden, gelangt man zu der Erkenntnis, daß in diesem Punkt noch ein erhebliches Defizit besteht. Allerdings gibt es in der Bevölkerung Vorstellungen von Sauberkeitsnormen, die auch zur Grundlage des eigenen Handelns herangezogen werden. Diese Normen sind im wesentlichen geprägt durch das soziale Umfeld und die Einflüsse der elterlichen Erziehung, unterliegen jedoch kontinuierlich geschlechtsspezifischen und im weitesten Sinne sozialen Einflüssen. So steht beispielsweise der klassischen Gepflogenheit unserer Bevölkerung, einmal in der Woche ein Vollbad zu nehmen, die japanische Selbstverständlichkeit des täglichen Vollbades gegenüber.
In der Kultur- und insbesondere in der Religionsgeschichte besitzt die *Körperhygiene* einen hohen Stellenwert. So nimmt in den Vorschriften der Weltreligionen (Bibel, Talmud, Koran) die Körperpflege unter den Maßnahmen zur Vorbeugung vor Krankheiten einen großen Raum ein. Viele auch heute praktizierte kultische Reinigungszeremonien lassen sich auf ursprünglich zur Körperreinigung gedachte Maßnahmen zurückführen. Dies gilt ebenso für die Fußwaschungen vor dem Besuch der Moschee als auch für die Vorschriften zur Händereinigung vor und nach dem Essen, die für die Angehörigen des jüdischen Glaubens obligatorisch sind.
Die ausgeprägtesten Wandlungen religionsspezifischer Reinigungsriten haben im Christentum stattgefunden. So ist die Taufe als grundlegendes Sakrament der Christenheit von der früheren Waschung mit mehrmaligem Untertauchen auf eine rituelle Besprengung mit Wasser reduziert worden. Einen ähnlichen Symbolcharakter hat auch der Gebrauch von Weihwasser in der römisch-katholischen Kirche erfahren.
Sauberkeitsverhalten ist nicht nur als einfache Entfernung körperlichen Schmutzes anzusehen, sondern besitzt auch eine Bedeutung für die Einschätzung der Persönlichkeit und des Charakters eines Mitmenschen. So konnte in Befragungen in Erfahrung gebracht werden, daß dem Prädikat *sauber* Eigenschaften wie höflich, freundlich, ordentlich, gewissenhaft, pünktlich, selbstsicher, intelligent oder auch sympathisch und gesund zugeordnet wurden, während sich mit der Eigenschaft *unsauber* die Bewertung schmierig, ungepflegt, stinkend, geschmacklos oder verwahrlost, aber auch verschlafen, faul oder unhöflich verband. Sauberkeit im weitesten Sinne wird aufgrund dieser Befragungen nicht nur unter hygienischen oder ästhetischen Gesichtspunkten, sondern auch in ihrer sozialen Funktion gesehen. Unsauberkeit verhindert soziale Kontaktaufnahme und führt zur Außenseiterrolle.
Dies wird auch deutlich an einer Umfrage, was Männer an Frauen schätzen. Dabei wurden die Eigenschaften Sparsamkeit, Treue und Sauberkeit vor Natürlichkeit, Wärme, Herzlichkeit, Fleiß und Ehrlichkeit an erster Stelle genannt. Geradezu folgerichtig erklärt sich der hohe Anteil der Werbung in sog. Frauenillustrierten, die auf die Körperpflege ausgerichtet ist.
Auch vor dem Hintergrund, daß ein direkter Zusammenhang von persönlicher Sauberkeit und Verhinderung von Krankheiten heutzutage nicht mehr in dem Umfang gesehen wird, wie dies für Zeiten galt, in denen die Ausbreitung von Seuchen überragende Bedeutung für die Gesundheit hatte, ist vor dem Zusammenhang von persönlicher Sauberkeit und sozialer Einordnung das Fehlen objektiver Sauberkeitsnormen bemerkenswert. Dies gilt insbesondere auch darum, weil man beim Menschen wohl nicht von einem angeborenen Sauberkeitsverhalten ausgehen kann, sondern Sauberkeit im wesentlichen als Produkt insbesondere der elterlichen Erziehung aufzufassen ist. Dabei kann allerdings nicht erstaunen, daß sich die Praxis, Mädchen in besonderer Weise zur Sauberkeit zu erziehen, während den kleinen Jungen eher eine leichte Unsauberkeit nachgesehen wird, unmittelbar im Sauberkeitsverhalten Jugendlicher und junger Erwachsener niederschlägt. So konnten beispielsweise für die speziellen Waschgewohnheiten am Morgen die in Tab. 30.**1** dargestellten geschlechtsspezifischen Unterschiede ermittelt werden.
Während in dieser Studie in den weiteren Altersgruppen für Männer ein Maximum des Sauberkeitsverhaltens im Bereich der Körperreinigung zwischen 40 und 49 Jahren angegeben wurde, lag der Umfang der täglichen Waschgewohnheiten bezogen auf verschiedene Körperpartien (Achselhöhlen, Unterkörper) bei den Frauen signifikant höher als bei den Männern. Zudem konnte bei Frauen bis zum 59. Lebensjahr eine weitere Zunahme der Reinigungsaktivität festgestellt werden. Interessanterweise traten bei den Badegewohnheiten jedoch keine geschlechtsspezifischen Unterschiede auf. Im Bereich der *Zahnpflege* läßt sich am ehesten eine Beziehung zwischen Sauberkeitsverhalten und Krankheitsverhütung aufzeigen. Die Bedeutung der regelmäßigen Entfernung von Speiseresten für die Verhinderung von Parodontose und Karies ist unwidersprochen. Es zeigt sich jedoch, daß die von den Zahnärzten erhobene Forderung, die Zähne nach jeder Mahlzeit zu putzen, von der Bevölkerung praktisch nicht in die Tat umgesetzt wird. Auch die vermeintlich praktikable Norm, zweimal täglich, d. h. morgens und abends, die Zähne zu putzen, wird offensichtlich nur von einer Minderheit eingehalten. Es ist zu hoffen, daß durch entsprechende Trainingsprogramme in Kindergarten und Schule die nachfolgenden Generationen nicht nur an das zweimalige tägliche Zähneputzen herangeführt werden,

sondern auch die zur Entfernung von Nahrungsresten erforderliche Putztechnik erlernen und beibehalten.

Dies setzt den Gebrauch einer funktionstüchtigen Zahnbürste voraus, die bei regelmäßigem Gebrauch nach spätestens einem halben Jahr, besser nach einem Vierteljahr, erneuert werden muß.

*Mundduschen* stellen nicht unbedingt eine Verbesserung oder sinnvolle Ergänzung dar und sind überdies mit dem Risiko einer bakteriellen Besiedelung des Restwassers im Schlauchsystem der Munddusche behaftet. Hier können sich insbesondere Keime der Bakterienart Pseudomonas aeruginosa mit Keimzahlen von $10^5$ KBE/ml und höher entwikkeln (KBE = koloniebildende Einheit).

Vor allem für *Angehörige der medizinischen Berufe* hat die sorgfältige *Pflege von Haut, Haaren und Nägeln* eine besondere Bedeutung. Im Bereich der Hände ist durch den berufsbedingten Einsatz von Händedesinfektionsmitteln mit einer Austrocknung der Haut und einem Verlust des physiologischen Säureschutzmantels zu rechnen, dem durch konsequente Verwendung von *Hautpflegemitteln* begegnet werden muß. Eine trockene und rissige Haut stellt einen idealen Nährboden für Bakterien dar und kann somit der Weiterverbreitung von Hospitalismuserregern förderlich sein. In diesem Zusammenhang muß auch davor gewarnt werden, die Hautpflege nach dem Duschen oder Baden zu vernachlässigen. Die ebenfalls durch die Anwendung von Seifen erreichte Austrocknung der Haut kann zu einer vermehrten Freigabe von bakterienbeladenen Hautpartikeln in die Luft führen, wodurch beispielsweise in operativen Bereichen eine erhebliche Zunahme des Luftkeimgehaltes resultieren kann.

Auch bei der *Haarpflege* wird die soziale Funktion des äußeren Erscheinungsbildes, d. h. die hierdurch erfolgende Zuordnung zu bestimmten Vorstellungen von der Persönlichkeit und den charakterlichen Eigenschaften eines Menschen deutlich. So entspricht es der verbreiteten Auffassung, daß mit ungepflegten, fettigen oder strähnigen Haaren eine gewisse Nachlässigkeit ihrer Träger verbunden wird. Hygienisch begründete Normen können hier aber nicht formuliert werden. Es entspricht allerdings allgemeiner Erwartungshaltung, zumindest wöchentlich das Kopfhaar zu waschen. Zur Vermeidung einer Austrocknung der Kopfhaut sollte dabei die Verwendung alkalifreier Kopfwaschmittel bevorzugt werden. In bestimmten hygienerelevanten Bereichen eines Krankenhauses, z. B. dem Operationssaal, ist aus hygienischer Sicht eine vollständige Bedeckung des Kopfhaares, auch des Barthaares zwingend.

Bei der regelmäßigen *Nagelpflege* ist darauf zu achten, daß neben der Entfernung makroskopisch sichtbaren Schmutzes durch eine sorgfältige Behandlung des Nagelfalzes und der Nagelhaut keine Risse und Bagatellverletzungen hervorgerufen werden, die als Eintrittspforte für Mikroorganismen, insbesondere Eitererreger, dienen können. Die Nägel müssen so kurz geschnitten bzw. gefeilt werden, daß zum einen keine Verletzungen für die Patienten bei der Pflege eintreten können und zum anderen Einmalhandschuhe, die bei der medizinischen Versorgung und Pflege der Patienten zunehmend Verwendung finden, intakt bleiben. Insoweit gehört

Tabelle 30.**1** **Spezielle Waschgewohnheiten am Morgen**

| | Männer | Frauen |
|---|---|---|
| Hände | 95% | 84% |
| Gesicht | 95% | 84% |
| Hals | 87% | 80% |
| Oberkörper | 37% | 38% |
| Achselhöhlen | 51% | 65% |
| Unterkörper | 4% | 33% |
| Alles | 1% | 7% |

eine entsprechende Nagelpflege zu den unverzichtbaren Voraussetzungen für den Personalschutz. Wegen der Gefahr des Abplatzens sollte Nagellack in Bereichen mit erhöhter Infektionsgefährdung (z. B. Operationsabteilung, Intensivpflege) nicht benutzt werden.

Für die Verwendung von *Kosmetika* gilt ebenfalls, daß sie auf der einen Seite die Pflege des äußeren Erscheinungsbildes in ästhetischer und somit auch psychohygienischer Sicht durchaus unterstützen können, auf der anderen Seite aber bei übermäßigem Auftragen, insbesondere der dekorativen Kosmetika, zur vermehrten Freisetzung luftgetragener Partikel führen können. Auch hier ist die Formulierung verbindlicher Normen mit dem starken Einfluß subjektiver Empfindungen belastet und damit nur schwer begründbar. Während in hygienerelevanten Bereichen durch entsprechende Vorschriften die übermäßige Anwendung von Hautpuder oder Wimperntusche untersagt werden kann, wird es ansonsten eher sinnvoll sein, bei Bedarf in Einzelgesprächen Mitarbeiter zum eher dezenten Einsatz dekorativer Kosmetika anzuhalten.

Bei der *Intimhygiene*, einem auch heutzutage trotz entsprechender Aufklärung zumindest teilweise noch tabuisierten Bereich, muß ebenfalls von einem geschlechtsspezifisch unterschiedlichen Verhalten ausgegangen werden. Männer fordern von Frauen eine intensive Intimhygiene, sind für sich selbst jedoch eher zurückhaltend. Dabei bestünde für Männer nicht nur aus ästhetischen, sondern auch aus hygienischen Gründen die Verpflichtung zu einer regelmäßigen Intimhygiene, da ein Zusammenhang von Smegmabestandteilen und der Entstehung des Zervixkarzinoms bei der Frau diskutiert wird. Bei Frauen und Männern sollte sich die Intimhygiene allerdings auf Waschungen der *äußeren Genitalorgane* beschränken. Auf die Anwendung antimikrobieller Substanzen sollte verzichtet werden, da es hierdurch zu Ungleichgewichten in der physiologischen Schleimhautflora kommen kann.

Geschlechtsspezifische Unterschiede scheinen ebenfalls bei den Wechselgewohnheiten der Unterwäsche zu bestehen. So liegen Untersuchungen vor, nach denen sich für Unterhosen das in Tab. 30.**2** dargestellte Wechselverhalten ergibt.

Während Frauen also in diesem Bereich der allgemeinen Normerwartung, d. h. dem täglichen Wechsel, im allgemeinen entsprechen, ist bei den Männern eine Art Polarisation insofern festzustellen, als sich ein Schwerpunkt der Wechselfrequenz bei 1–3 Tagen und ein weiterer bei 4–5 Tagen ergibt. In der entsprechenden Untersuchung wird allerdings

Tabelle 30.2 **Wechselfrequenz von Unterhosen**

| | Frauen | Männer |
|---|---|---|
| 1 Woche und länger | – | 8% |
| 4–5 Tage | 4% | 23% |
| 3 Tage | 4% | 6% |
| 2 Tage | 11% | 34% |
| 1 Tag | 78% | 26% |
| weniger als 1 Tag | 2% | – |
| keine Angaben | 1% | 3% |

darüber berichtet, daß im Vergleich zu früheren Untersuchungen auch bei Männern zumindest teilweise ein Trend zu einem höheren Sauberkeitsniveau zu beobachten ist. Empfehlungen zur Körperhygiene sind in Tab. 30.**3** zusammengefaßt.

Tabelle 30.3 **Empfehlungen zur Körperhygiene, abgeleitet aus Untersuchungen von *Bergler* (1976, 1989)**

| **Maßnahme** | **Rhythmus ihrer Durchführung**[1] | |
|---|---|---|
| | **Minimalnorm** | **Optimalnorm** |
| Ganzkörperbad | 1mal/Woche | 1mal/Woche |
| Duschen | 2- bis 3mal/Woche | 1mal/Tag |
| Zähneputzen | morgens, abends (2 min) | nach jeder Mahlzeit |
| Rasur | morgens | morgens, abends |
| Haarwäsche | 1mal/Woche | 1- bis 2mal/Woche |
| Händewaschen | vor dem Essen, nach Toilettenbenutzung, nach Schmutzarbeiten | zusätzlich vor dem Schlafengehen, intermittierend im Arbeitsprozeß |
| Intimhygiene | 1mal/Tag | morgens, abends |
| Slip-, Strümpfewechsel | jeden 2. Tag | täglich |
| Hemden-, Blusenwechsel | jeden 2. Tag | täglich |
| Pyjama-, Nachthemdwechsel | 1mal/Woche | 2mal/Woche |
| Bettwäschewechsel | alle 2 Wochen | 1mal/Woche |
| Bettlaken, Kopfkissen | 1mal/Woche | 1– bis 2mal/Woche |
| Waschlappenwechsel | 1mal/Woche | 3mal/Woche |
| Handtuchwechsel[2] | 1mal/Woche | 2mal/Woche |
| Zahnbürstenwechsel | alle 8 Wochen | alle 4 Wochen |

[1] wird selbstverständlich vom Beruf und dem Ausmaß der Umweltverunreinigung beeinflußt
[2] personengebunden, möglichst getrennt für Ober- und Unterkörper, sowie separates Händehandtuch mit täglichem Wechsel

## 30.3 Wohnhygiene

V. Hingst

**Lernziel**

Der Leser soll Kenntnisse erwerben
- über die sich aus dem Aufenthalt in Wohn- und Innenräumen möglicherweise ergebenden gesundheitlichen Gefahren sowie
- das sich daraus ableitende umfangreiche Arbeitsgebiet der Wohnhygiene.

Dabei ist besonderer Wert zu legen auf Kenntnisse über
- Innenraumluftverunreinigungen,
- die gesundheitliche Bedeutung des Lärmschutzes in Wohnbereichen.

Die Wohnhygiene hat sich zur Aufgabe gemacht, die vielfältigen Einflüsse der Wohnsituation des Menschen und größerer Bevölkerungsschichten auf die Gesundheit zu untersuchen und, sofern gesundheitliche Schädigungsmöglichkeiten erkannt werden können, Vorschläge zu ihrer Beseitigung zu machen. Wie auf kaum einem anderen Gebiet der Hygiene können im Bereich der Wohnhygiene völlig unterschiedliche Einflußgrößen für die menschliche Gesundheit beobachtet werden. Sie sind in der Tab. 30.**4** zusammengefaßt:

Diese Vielfältigkeit macht deutlich, daß die Beseitigung von wohnhygienischen Problemen eine interdisziplinäre Zusammenarbeit von Architekten, Ärzten, Chemikern, Physikern, Psychologen, Soziologen und anderen Berufsgruppen erfordert. Keinesfalls sollte sich die Diskussion um wohnhygienische Erfordernisse nur auf bestimmte chemische

Schadstoffe oder Baustoffe beschränken, wie dies unter dem Schlagwort „Baubiologie" in den letzten Jahren zu beobachten war. Vielmehr sind bereits vor fast hundert Jahren in den damaligen Lehrbüchern für Hygiene die genannten komplizierten Zusammenhänge von Wohnsituation und Gesundheit erkannt und die zu ihrer Behebung erforderlichen Konsequenzen für die Planung und Gestaltung von Wohnungen formuliert worden.
Seit der Mensch für sich, seine Familie oder für Gemeinschaften Behausungen errichtete, geschah dies primär zum Schutz vor den vielfältigen Witterungseinflüssen, für die Erhaltung seiner Gesundheit und Produktivität, zur Sicherung seiner Arbeitsprodukte, der von ihm verwendeten Bedarfsgegenstände des täglichen Lebens einschließlich Lebensmittel und zur Befriedigung eines Teils seiner Komfortansprüche. Wohnen ist eine der wichtigsten Grundlagen unserer kulturellen Existenz, wie dies auch in Befragungen der Bevölkerung deutlich wird. Über 90% der Befragten nannten neben Gesundheit, Partner- und Familienbeziehungen sowie Einkommen die Wohnsituation als wichtigstes Kriterium für ihre Lebenszufriedenheit. Insoweit wird verständlich, wenn Berichte über die Zusammenhänge von Wohnqualität und menschlicher Erlebniswelt, wozu auch die Erfahrungen gesundheitlicher Beeinträchtigungen durch die Wohnsituation gehören, in den letzten Jahren ein zunehmendes Interesse in der öffentlichen Diskussion erfahren haben. Dies gilt beispielsweise sowohl für die psychosozialen Auswirkungen von nicht kindgerechten Gebäudekomplexen in städtischen Ballungsgebieten auf das Verhalten der jugendlichen Bewohner (z. B. Zerstörung von Gemeinschaftseinrichtungen wie Briefkästen) als auch für akute und chronische gesundheitliche Gefährdungen durch chemische Stoffe, wie sie sich aus dem unsachgemäßen Umgang mit Holzschutzmitteln o. ä. im Wohnbereich ergeben.

Tabelle 30.**4** **Wohnungshygienische Einflußmöglichkeiten auf die Gesundheit**

| |
|---|
| Siedlungsdichte/soziales Umfeld |
| Allgemeine Wohnraumbedingungen |
| Lichtverhältnisse |
| Luftinhaltsstoffe |
| – Allergene |
| – Pilze, Bakterien, z. B. Legionellen |
| – chemische Schadstoffe |
| – $CO_2$, Gerüche |
| Lärmprobleme |
| Physikalische Behaglichkeitswerte |
| – Temperatur |
| – relative Luftfeuchtigkeit |
| – Luftgeschwindigkeit |
| Baustoffe |
| – chemische Schadstoffe |
| – Radioaktivität |
| Unfallgefahren |
| Sonstige Einflußgrößen, z. B. auf die häusliche Alten- und Krankenpflege |

Tabelle 30.**5** **Verhältnis der Innenraumluftkonzentrationen ausgewählter Schadstoffe zur Außenluftkonzentration**

| Substanzen | Verhältnis der Konzentration in der Innenluft zur Außenluft |
|---|---|
| $SO_2$ | 0,5 |
| $NO_2$ | unter 1 |
| $CO_2$ | 1–10 |
| CO | unter 1 |
| Schwebepartikel | 0,5–1 |
| Formaldehyd | bis 10 |
| Höhere aliphatische Kohlenwasserstoffe | 2–5 |
| Aromatische Kohlenwasserstoffe | 1–3 |
| Flüchtige halogenierte Kohlenwasserstoffe | 10–50 |
| Polychlorierte Biphenyle | 5–10 |
| Radon | bis 10 |
| N-Nitrosodimethylamin | unter 1 |

## 30.3.1 Innenraumluft

Während sich die Untersuchungen zur gesundheitlichen Bedeutung von Luftverunreinigungen in früheren Jahren fast ausschließlich mit der Außenluft und den am Arbeitsplatz bestehenden Luftverhältnissen beschäftigt haben, ist in letzter Zeit vermehrt die Frage nach der Bedeutung von *Verunreinigungen der Innenraumluft* außerhalb des Arbeitsplatzes in den Mittelpunkt des Interesses der medizinischen Fachwelt und der Öffentlichkeit getreten.

Dies hat hauptsächlich folgende Gründe:

- Die Bevölkerung hält sich in den sog. zivilisierten Ländern zum weitaus größeren Zeitraum ihres Lebens, d. h. bis zu 90%, in Innenräumen auf.
- Der zunehmende Einsatz einer kaum noch zu überschauenden Zahl von Haushalts- und Hobbyprodukten sowie neuartiger Baustoffe und Renovierungsmaterialien haben in den letzten Jahren bei gleichzeitig zunehmender Neigung, aus Energiespargründen den Innenraumluftwechsel zu reduzieren, dazu geführt, daß vor allem *f*lüchtige *o*rganische *V*erbindungen (FOV), aber auch andere Substanzen in Innenräumen Konzentrationen erreichen können, die weit über denen der Außenluft liegen. Einige dieser Substanzen sind in Tab. 30.**5** aufgeführt.
- Epidemiologische Studien über die Wirkung von Luftschadstoffen auf die Gesundheit des Menschen haben diesen Tatsachen bisher nur in unzureichendem Umfang Rechnung getragen.

Unter den Faktoren, welche die Luftqualität in Innenräumen beeinflussen, ist an erster Stelle der *Luftwechsel pro Stunde* (LPS) anzuführen. Hierbei handelt es sich um die Ventilationsrate, die angibt, wie oft das Luftvolumen eines Innenraumes pro Stunde durch Außenluft ersetzt wird. Sie ist abhängig von der Bauweise des Hauses, der handwerklichen Qualität der Ausstattung sowie von Lage, Windstärke und

Differenz zwischen Innen- und Außentemperatur. So kann in Häusern, die aus Energiespargründen mehr oder minder abgedichtet wurden, ein LPS-Wert von unter 0,1 erreicht werden, während konventionell gebaute Häuser einen LPS-Wert von 1 bis 4 aufweisen können.
Als Quelle für Innenraumluftverunreinigungen kommen sowohl die Außenluft als auch insbesondere Emissionsquellen innerhalb der Gebäude zum Tragen. Einige Quellen sind vom Verhalten der Menschen abhängig und somit kontrollierbar, z. B. Gasherd, Rauchen, Kaminfeuer, Lösungsmittelverbrauch; andere hängen in erster Linie mit dem Baumaterial oder der Innenausstattung zusammen, z. B. Radon, Formaldehyd, Asbest.
Für $NO_2$ und CO können in Abhängigkeit von den Emissionsquellen auch in Innenräumen höhere Konzentrationen als in der Außenluft gefunden werden. Gleiches gilt für Schwebepartikel und N-Nitrosodimethylamin in Raucherhaushalten.
Unter den aufgeführten Schadstoffen soll kurz auf den *Tabakrauch* eingegangen werden, da er wesentlich zur Luftverunreinigung geschlossener Räume beiträgt.
Die gesundheitsschädliche Wirkung des Tabakrauchs ist durch zahlreiche Studien belegt. Dabei hat sich herausgestellt, daß auch das sog. Passivrauchen, d. h. die Inhalation von Tabakrauch durch Nichtraucher, zum vermehrten Auftreten von Atemwegserkrankungen einschließlich des Bronchialkarzinoms führt. Während des Verbrennungsprozesses einer Zigarette entstehen weit über 2000 chemische Verbindungen, von denen viele als kanzerogen einzustufen sind. 96% der Verbrennungsgase und Teilchen des Tabakrauchs sind im sog. Seitenstromrauch enthalten, der sich beim Glimmen der Zigarette entwickelt. Als wichtigste Bestandteile des Tabakrauchs sind neben Kohlenmonoxid und Cadmium insbesondere Nitrosamine, Nicotin, Benz[a]pyren, Acrolein und andere Aldehyde, hierunter auch Formaldehyd, anzusehen. Die gesundheitsschädliche Wirkung des Passivrauchens wird bei Patienten mit Herz- und Kreislaufstörungen, chronischen obstruktiven Lungenerkrankungen und Allergien, aber auch bei Säuglingen und Kleinkindern besonders deutlich.
Mit *Formaldehyd* ist eine weitere Substanz anzusprechen, die bevorzugt in der Luft von Innenräumen zu gesundheitlichen Belästigungen und Beeinträchtigungen führen kann. Formaldehyd wird in einer Reihe von Baumaterialien, darunter Sperrholz und Isoliermaterialien, in Textilien, Möbeln und Klebstoffen verwendet. Durch Ausgasen des Formaldehyds aus diesen Gegenständen können Konzentrationen in der Luft erreicht werden, welche die Reizschwellenwerte erheblich überschreiten. Zusätzlich entsteht Formaldehyd beim Rauchen und anderen Verbrennungsprozessen (z. B. Kaminfeuer, Gasheizung). Die damit verbundenen Reizerscheinungen betreffen hauptsächlich Augenbrennen mit Tränenfluß, die Schleimhäute der Atemwege, Kopfschmerz, Übelkeit und Schwindel. Zusätzlich ist auf das kanzerogene Potential von Formaldehyd und seine starke Wirkung als Allergen hinzuweisen.
Die Qualität der Innenraumluft wird weiterhin durch eine Vielzahl *flüchtiger Substanzen* beeinflußt, zu denen Reinigungs- und Körperpflegemittel, Kosmetika, Haushaltsmittel und Insektizide, aber auch Anstreich-, Klebe- und Lösungsmittel gehören.
*Asbest* sowie andere natürliche oder synthetische Fasern, die von Isoliermaterialien oder Textilien freigesetzt werden, sind weitere gesundheitsschädliche Inhaltsstoffe der Innenraumluft. Während für Asbest ein Zusammenhang mit der Entstehung von Lungentumoren (Mesotheliom) bewiesen ist, was zu einem teilweisen Verbot seiner Verwendung im Hochbau führte, wird erst die Zukunft die Unschädlichkeit der sog. Asbestersatzstoffe belegen müssen.
Neben den aufgeführten chemischen Schadstoffen müssen auch *biologische Gesundheitsgefahren* der Innenraumluft angesprochen werden. Außer Infektionserregern, die durch Tröpfchen- oder Staubinfektion übertragen werden können oder über Erregerreservoire, z. B. bestimmte Luftbefeuchter, emittiert werden, handelt es sich dabei um Allergene. Hierzu gehören Schimmelpilze, Exkremente von kleinen Spinnentieren (Milben) und Tierhaare, die bei einer zunehmenden Anzahl von Menschen allergische Reaktionen hervorrufen.
Da für die meisten Luftverunreinigungen ein Konzentrationsgefälle von innen nach außen besteht, läßt sich die gesundheitliche Gefährdung durch Innenraumluft außer durch eine Emissionseinschränkung (z. B. Rauchen) durch *regelmäßige Lüftung* eingrenzen. Sie sollte aus Gründen der Effektivität und der Energieeinsparung als sog. *Stoßlüftung* durch kurzzeitiges weites Öffnen von Fenstern und Türen vorgenommen werden.
Sind die Möglichkeiten der natürlichen Lüftung eingeschränkt, ist auf eine *lüftungstechnische Versorgung* von Innenräumen auszuweichen. Zur Bemessung des Frischluftbedarfs wird dabei häufig die sog. Pettenkofer-Zahl herangezogen. Hierunter versteht man den in Innenräumen mit maximal 0,1 Vol% zu tolerierenden Gehalt an Kohlendioxid. Der Ventilationsbedarf in einem Innenraum läßt sich somit aus der Raumgröße, d. h. dem tatsächlich vorhandenen Luftvolumen eines Raumes, und der Zahl der darin sich maximal aufhaltenden Personen errechnen. Da mit einer lüftungstechnischen Anlage zudem das Innenraumklima bilanziert werden muß und auch andere schädliche Gase zu entfernen sind, wird heute bei der Dimensionierung einer derartigen Anlage nicht mehr allein auf die Pettenkofer-Zahl als Berechnungsgrundlage zurückgegriffen.

### 30.3.2 Lärmschutz

Der Schutz des sich in seiner Wohnung aufhaltenden Menschen vor Lärm ist eine der zentralen Aufgaben der Wohn- und Siedlungshygiene. Akustisch aufnehmbare Schallereignisse werden als *Lärm* bezeichnet, wenn sie subjektiv als lästig und störend empfunden werden oder wenn objektivierbare Gesundheitsschäden bzw. -gefährdungen festgestellt werden können.
Objektivierbare Lärmwirkungen werden in einer *Lärmstufenskala* in Dezibel (dB), der Maßeinheit für den Schalldruck, erfaßt. Während in der Lärmstufe I (30–65 dB) psychische Reaktionen überwiegen, lassen sich in der Lärmstufe II (65–90 dB) insbesondere bei Langzeiteinwirkungen Hörorganschäden beobachten. Zusätzlich kommt es in dieser im täglichen Leben häufig anzutreffenden Lärmstufe zu psychischen und vegetativen Reaktionen. Mit der Lärmstufe III (90–120 dB) ist der Bereich erreicht, in dem es allenfalls nach kurzfristigen Einwirkungen noch zu einer Erholung des Hörorgans kommen kann. Bei darüber hinaus dauern-

den Lärmeinwirkungen kommt es zu direkten Schäden in Gestalt von Innenohrschwerhörigkeit und Taubheit.
Während für Beschäftigte, die in dieser Lärmstufe Tätigkeiten ausführen müssen, *Schallschutzmaßnahmen* gesetzlich vorgeschrieben sind, sind sich insbesondere Jugendliche häufig nicht bewußt, daß Lärmeinwirkungen bei der Gestaltung der Freizeit (z. B. Discos), die diese Lärmstufe erreichen, zu den oben beschriebenen Hörverlusten führen können.
Über 120 dB liegende Schallereignisse werden in der Lärmstufe IV zusammengefaßt, bei der es neben den genannten Schäden zu direkten Zerstörungen des Gehörorgans kommen kann.
Unabhängig von der Zuordnung zu einer Lärmstufe kann *Schall* subjektiv als störend empfunden werden, wenn individuelle Empfindlichkeiten gegen bestimmte Schallereignisse (Schreien von Kleinkindern, Hundegebell, fehlende Akzeptanz bestimmter Musikstile usw.) bestehen. Hierzu ist auch zu zählen, wenn trotz niedrigen Dauerschallpegels plötzliche Lärmspitzen (Türschlagen) dem Bedürfnis nach Ruhe und Entspannung in der eigenen Wohnung entgegenstehen. So kann es nicht verwundern, wenn bei Eingaben an eine Großstadtverwaltung Hauslärmklagen mit fast 4500 gegenüber Klagen wegen Verkehrslärmbelästigungen mit 358 in einem bestimmten Zeitraum eindeutig an der Spitze lagen.
Durch die Festlegung von *Immissionswerten*, wie sie in der technischen Anleitung zum Schutz gegen Lärm (TA Lärm) festgelegt sind, besteht für die öffentlichen Behörden zum einen die Möglichkeit, in der Bauplanungsphase durch entsprechende Auflagen für Lärmschutzmaßnahmen zu sorgen und zum anderen bei Beschwerden über Lärmeinwirkungen bei Überschreiten der Immissionsrichtwerte tätig zu werden. Aufgrund der erheblichen subjektiven Streubreite der Lärmempfindlichkeit ergibt sich in diesen Fällen jedoch nicht immer die Möglichkeit, Belästigungen durch Lärmereignisse zu objektivieren.
*Lärmschutzmaßnahmen im Wohnbereich* gelten zum einen der Verminderung von Außenlärm (Lärmschutzfenster gegen Verkehrs- oder Industrielärm); sie müssen zum anderen in der Lage sein, den in Wohngebäuden selbst entstehenden Lärm wirkungsvoll zu vermindern. Hierbei gilt es, vor allem durch schalldämmende Maßnahmen der Übertragung von Lärm in den Baukörper zu begegnen (z. B. Trittschallschutz) und Übertragungen von Installationsgeräuschen zu vermindern. In Mehrfamilienhäusern muß insbesondere bei der Bauplanung dem nächtlichen Ruhebedürfnis der Bewohner Rechnung getragen werden. So sollen beispielsweise Schlafräume nicht unmittelbar an das Treppenhaus oder den Fahrstuhlschacht angrenzen.
Schallschutzmaßnahmen im Wohnbereich stellen einen wichtigen Beitrag zur Sicherung der Wohnqualität dar, zumal eine Beeinflussung von Innenlärmemissionen, die sich aus dem Verhalten der Bewohner ergeben, z. B. Musikinstrumente, Radio, Fernsehen, im allgemeinen auf wenig Akzeptanz stößt.

### 30.3.3 Innenraumklima

Auf die Bedeutung des Innenraumklimas für die Wohnqualität kann an dieser Stelle nur andeutungsweise eingegangen werden. Unabhängig davon, daß auch in diesem Bereich eine erhebliche subjektive Streubreite bei den individuellen Vorstellungen von Behaglichkeit besteht, gelten im Wohnbereich eine Temperatur von +21 °C, eine relative Luftfeuchte von 50% und eine Luftgeschwindigkeit um 0,1 m/s als Durchschnittswerte für Behaglichkeit. Während im Badezimmer im allgemeinen eine Temperatur von +24 °C als angenehm empfunden wird, sollte die Temperatur im Schlafzimmer einen Wert von etwa +15 °C nicht wesentlich überschreiten.

### 30.3.4 Planung und Bau von Wohnraum

Bei Planung und Bau von Wohnraum müssen Aspekte der Unfallvermeidung sowie der Schaffung von behinderten-, kranken- und altengerechten Wohnverhältnissen Berücksichtigung finden. In diesem Zusammenhang sei nur an die nicht unerhebliche Zahl von tödlichen Sturzverletzungen im Haushalt hingewiesen. So waren im Jahre 1986 insgesamt 5749 tödliche häusliche Unfälle zu verzeichnen, bei denen in 80% Stürze als Ursache angegeben wurden. Da ebenfalls etwa 80% dieser Unfalltoten älter als 65 Jahre sind, wird die besondere Bedeutung der Schaffung von altengerechtem Wohnraum deutlich.
Insgesamt bestehen heutzutage durchaus architektonisch, baulich und technisch Möglichkeiten, die in der Tab. 30.**4** aufgezeigten wohnhygienischen Gefahren für die Gesundheit wirkungsvoll einzugrenzen. Sie schlagen sich jedoch zum Teil erheblich in den Baukosten nieder und finden, vor allem wenn sie wirtschaftlichen Überlegungen der Bauträger zuwiderlaufen, nicht immer die erforderliche Berücksichtigung. Hier sei beispielsweise nur daran erinnert, daß in sog. Billigbauten Maßnahmen der Schalldämmung und des Unfallschutzes häufig vernachlässigt werden.

# 30.4 Trinkwasserhygiene

W. Steuer

**Lernziel**

Der Leser soll auf dem Gebiet der Trinkwasserhygiene kennen:

- normative Regelungen,
- Überwachung von Trinkwasserversorgungen,
- Möglichkeiten von Trinkwasserinfektionen und deren Verhütung,
- Möglichkeiten der Trinkwassergewinnung und des Schutzes.

Einzelne chemische Stoffe werden in ihrer gesundheitlichen Bedeutung dargestellt.
Außerdem sollten Unterschiede zwischen

- Tafelwasser, Mineralwasser und Heilwasser sowie
- die mikrobiologischen Anforderungen und
- die hygienischen Probleme wie Verunreinigung und Schutzmöglichkeiten bekannt sein.

## 30.4.1 Normative Regelungen

Nachfolgend werden Gesetze und Verordnungen, Richtlinien und Empfehlungen, die direkt oder indirekt in die Trinkwasserhygiene hineinwirken, aufgeführt.

- Bundes-Seuchengesetz (§ 11) in der Fassung vom 18. Dezember 1979 (BGBl. I S. 2262), geändert 18. August 1980 (BGBl. I S. 1469, 2218) und 27. Juni 1985 (BGBl. I S. 1254).
- Lebensmittel- und Bedarfsgegenständegesetz vom 15. August 1974 BGBl. I, S. 1945).
- Trinkwasserverordnung vom 12. Dezember 1990 (BGBl. I S. 2613).
- Wassergesetze der einzelnen Bundesländer (in den Gesetzblättern der Bundesländer veröffentlicht).

### 30.4.1.1 Trinkwasserverordnung

Die Trinkwasserverordnung legt u. a. folgendes fest: *Beschaffenheit des Trinkwassers* – Grenz- und Richtwerte:

- Trinkwasser muß frei sein von Krankheitserregern.
- Kein Nachweis von Escherichia coli in 100 ml.
- Kein Nachweis von koliformen Keimen in 100 ml.
- Koloniezahl von 100 je ml bei einer Bebrütungstemperatur von 20 °C soll nicht überschritten werden (Richtwert).
- Koloniezahl von 100 je ml bei einer Bebrütungstemperatur von 36 °C soll nicht überschritten werden (Richtwert).
- In desinfiziertem Trinkwasser soll nach der Aufbereitung die Koloniezahl von 20 je ml bei Bebrütungstemperatur von 20° C nicht überschritten werden (Richtwert).
- Bei Eigen- oder Einzelwasserversorgung (unter 1000 $m^3$/Jahr) soll die Koloniezahl von 1000 je ml bei 20 °C nicht überschritten werden.
- Bei Eigen- und Einzelwasserversorgungen soll der Richtwert von 100 je ml bei einer Bebrütungstemperatur von 36 °C nicht überschritten werden.
- Nach Abschluß der Aufbereitung ist ein Restgehalt von mindestens 0,1 mg freiem Chlor bei einer Aufbereitung mit Chlor oder Chlorverbindungen notwendig.
- Bestimmte festgesetzte Grenzwerte für chemische Stoffe dürfen nicht überschritten werden (Tab. 30.**6**).

In der Trinkwasserverordnung ist zusätzlich ein *Minimierungsgebot* enthalten:

„Konzentrationen von chemischen Stoffen, die das Trinkwasser verunreinigen, sollen so niedrig gehalten werden, wie dies nach dem Stand der Technik mit vertretbarem Aufwand unter Berücksichtigung der Umstände des Einzelfalles möglich ist".

In der Trinkwasserverordnung wird weiterhin auf die Pflichten des Unternehmers oder des Inhabers einer Wasserversorgungsanlage, auf die Meldepflicht (bei Überschreiten von Grenzwerten) und auf die Untersuchungspflicht (mikrobiologisch und chemisch) hingewiesen.
In die neue TrinkwasserVO ist auch die Wasseraufbereitung aufgenommen worden, z. B. zulässige Verfahren, Grenzwerte für Zusatzstoffe. Für das Krankenhaus ist besonders wichtig, daß auch Untersuchungen auf Pseudomonas aeruginosa, pathogene Staphylokokken, Legionellen, atypische Mykobakterien und Viren gefordert werden können. Die Besiedlung von Wasserrohren mit diesen Keimen kann bei immungeschwächten Personen zu lebensgefährlichen Erkrankungen führen (z. B. Intensivstation). Eine mindestens jährliche Überprüfung am Endstrang auf Ps. aeruginosa und des Warmwassers auf Legionellen ist notwendig bei Krankenhäusern, Reha-Kliniken und Altenpflegeheimen.

## 30.4.2 Überwachung der Trinkwasserversorgung

Die Überwachung erfolgt durch das Gesundheitsamt durch Prüfung und Kontrolle sowie durch Probeentnahmen. Außerdem sind nach der Trinkwasserverordnung zusätzliche Eigenkontrollen erforderlich. Dies ist deshalb auch für Krankenhäuser von Bedeutung, da die vorgenannten Werte (mikrobiologisch und chemisch) bis zum Verbraucher, also zur Wasserentnahmestelle, gelten. Durch lange Leitungen oder durch zusätzliche technische Einbauten in das Wassersystem können erhebliche gesundheitliche Gefährdungen entstehen (z. B. Schwermetalle, Nitrit, Nachverkeimungen, Legionellen und Pseudomonasbesiedlungen).
Wie notwendig diese Überwachung ist, zeigen die Ergebnisse von Trinkwasseruntersuchungen (Abb. 30.**4**). Der Nachweis von Escherichia coli zeigt an, daß das Trinkwasser mit Abwasser direkt in Berührung gekommen ist.

## 30.4.3 Trinkwasserinfektion

Besonders problematisch und gefährlich ist die *Weiterverbreitung von Krankheitserregern über Trinkwasser*, das in Lebensmittelbetrieben z. B. in Krankenhausküchen und Milchküchen verwendet wird, da bei der Lebensmittelher-

Tabelle 30.**6** **Grenzwerte der Trinkwasserverordnung**

| Bezeichnung | Grenzwert mg/l |
|---|---|
| Arsen | 0,01 |
| Blei | 0,04 |
| Cadmium | 0,005 |
| Crom | 0,05 |
| Cyanid | 0,05 |
| Fluorid | 1,5 |
| Nickel | 0,05 |
| Nitrat | 50 |
| Nitrit | 0,1 |
| Quecksilber | 0,001 |
| Polyzyklische aromatische Kohlenwasserstoffe | 0,0002 |
| – Fluoranthen | |
| – Benzo-(b)-Fluoranthen | |
| – Benzo-(k)-Fluoranthen | |
| – Benzo-(a)-Pyren | |
| – Benzo-(gnl)-Perylen | |
| – Indeno-(1, 2, 3-cd)-Pyren | |
| Organische Chlorverbindungen | 0,01 |
| – 1, 1, 1-Trichloräthan Trichloräthylen Tetrachloräthylen Dichlormethan | |
| – Tetrachlorkohlenstoff | 0,003 |
| a) Chemische Stoffe zur Pflanzenbehandlung und Schädlingsbekämpfung einschließlich toxischer Hauptabbauprodukte und | einzelne Substanz 0,0001 insgesamt 0,0005 |
| b) Polychlorierte, polybromierte Biphenyle und Terphenyle | |
| Antimon | 0,01 |
| Selen | 0,01 |

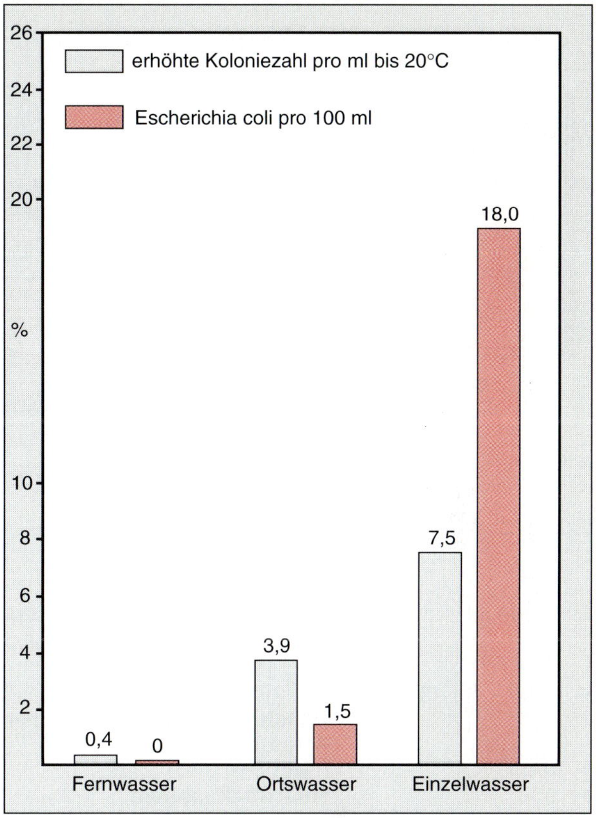


Abb. 30.**4** **Ergebnisse der bakteriologischen Untersuchungen von Trinkwasserproben eines Jahres des Landesgesundheitsamtes Baden-Württemberg.**

stellung möglicherweise noch eine starke Vermehrung (Infektionsdosis!) erwartet werden muß. Dies führt zu einem hohen Streuungsgrad der Krankheitskeime und zu einer Vielzahl von Neuerkrankungen.
Nach Mitteilung der WHO sterben *täglich* etwa 25 000 Menschen auf der Welt, die verunreinigtes Wasser getrunken haben. 80% aller Krankheiten, z. B. Magen-Darm-Infektionen in der dritten Welt, werden durch unsauberes Wasser verursacht.

Als Beispiel einer solchen Trinkwasserinfektion sei die Ruhrepidemie in Ismaning bei München im Jahre 1978 dargestellt (Abb. 30.**5**). Über die Kleinkläranlage des Wasserwarthauses, deren Bewohner nach einem Urlaub an Ruhr erkrankt waren, konnten die Krankheitserreger Shigella sonnei in das Grundwasser gelangen und wurden von dort über einen widerrechtlich erbauten Flachbrunnen in den Wasserbehälter gepumpt. Dadurch kam es zu einem Absenktrichter, der gleichzeitig auch zu einer Umkehrung der Grundwasserfließrichtung führte. Durch das Zusammentreffen mehrerer Umstände führte dies zu insgesamt 2400 Ruhrerkrankungen. Aus dem Leitungswasser ließen sich die Ruhrerreger noch nach 139 Tagen anzüchten.

Bei einer möglichen fäkalen Verunreinigung des Trinkwassers ist daher eine *Aufbereitung* erforderlich.

Gruppenerkrankungen sind aber auch im Krankenhaus oder im Altenheim durch die Besiedlung mit pathogenen oder fakultativ pathogenen Keimen möglich, dies nicht nur durch Trinken von nicht einwandfreiem Wasser, z. B. Eigenwasserversorgung, sondern vor allem durch bestimmte Anwendungsarten des vorhandenen Trinkwassers. Hierzu zählen u. a. Inhalationen, Dialyse, Befeuchten von Luft in Klimaanlagen, Endoskopreinigung, Zubereiten von Speisen in der Zentral-, Stations- oder Milchküche. Vor allem ist die Möglichkeit einer Legionellenerkrankung im Krankenhaus durch Verwendung von legionellenhaltigem Wasser, insbesondere Warmwasser, zu beachten. Aus zahlreichen Untersuchungen geht hervor, daß z. B. Legionella pneumophila in einem hohen Prozentsatz der Wasserprobleme in Krankenhäusern, Sanatorien und Altenheimen gefunden wird. Zur Vermeidung und Bekämpfung hat u. a. auch das Bundesgesundheitsamt Empfehlungen [Bundesgesundheitsbl. 30 (1987) 252] veröffentlicht. Dabei muß die Diskrepanz zwischen Nachweis von Legionellen im Wasserbereich und nachgewiesenen Krankheitsfällen beachtet werden.
Die Risikoabschätzung bei Legionellennachweis im Wasser eines Krankenhauses kann wie folgt angegeben werden:

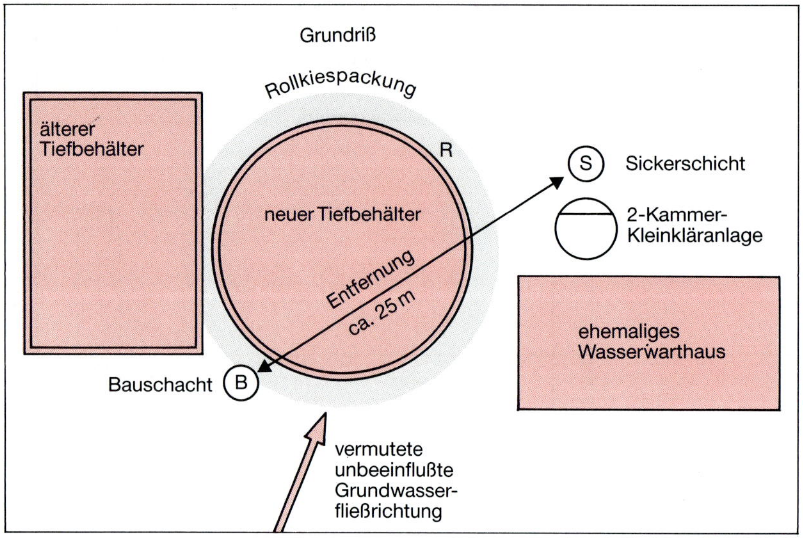


Abb. 30.5 **Schematische Darstelllung der Ruhrepidemie in Ismaning** (aus Böhm, A., et al.: Öff. Gesundh.-Wes. 40 [1978] 643).

| | |
|---|---|
| < 10/100 ml | geringes Infektionsrisiko; bakteriologische Kontrollen bei Erhöhung **(Handlungsbedarf)** |
| < 10/ml – 10/100 ml | Infektion potentiell möglich **Handlungsbedarf:** Kontrollen, Aerosolvermeidung |
| > 10/ml | Infektionsrisiko! **Sofortmaßnahmen** |

## 30.4.4 Trinkwasseraufbereitung

Die Aufbereitung des Trinkwassers kann beinhalten:

- Sedimentation von festen Bestandteilen.
- Ausfällung durch chemische Zusätze zur Entfernung gelöster Stoffe im Wasser. Bei der chemischen Reinigung des Wassers werden die gelösten Stoffe durch Oxidations- oder Adsorbtionsverfahren eliminiert. Als Flockungsmittel werden meist Eisen oder Aluminiumsalze verwendet, welche die Schwebstoffe und die gelösten Stoffe ausfällen bzw. koagulieren oder in unlösliche Verbindungen überführen und so zur Sedimentation bringen.
- Filtration. Unterschieden wird in physikalische Verfahren,
  - Bodenfiltration, Sandfiltration. Bei der Sandfiltration werden 75–80% der partikulären Anteile abgeschieden.
  - Kohlefilter. Durch Aktivkohle können zusätzlich chemische Substanzen adsorbiert werden, z. B. Chlorkohlenwasserstoffe, Pestizide.
- Nachklärung.
- Desinfektion durch
  - Chlor, Chlorverbindungen, Chlordioxid;
  - Ozon;
  - UV-Bestrahlung;
  - Silberung.

Welche Aufbereitungsstufen und Methoden angewandt werden müssen, hängt von der Rohwasserqualität und den darin gelösten Stoffen bzw. darin enthaltenen Mikroorganismen ab.

## 30.4.5 Trinkwassergewinnung

In der Bundesrepublik liegt das Problem nicht so sehr am Wassermangel (von 300 Milliarden $m^3$ Wasserdargebot pro Jahr benötigt die öffentliche Wasserversorgung ca. 6 Milliarden $m^3$), sondern vielmehr in den technischen Möglichkeiten einer ausreichenden Wasserverteilung (Fernwasserversorgungen) sowie in der Sicherung unserer Grundwasservorkommen und der Sanierung unseres Oberflächenwassers. Trinkwasser wird noch überwiegend aus *Grundwasser* gewonnen.

Für die Wassergewinnung gibt es folgende Möglichkeiten:

*Regenwasser.* Dachablaufwasser. In der Bundesrepublik wird Regenwasser (z. B. über Zisternen) nur selten zu Genußzwecken verwendet, im südlichen Europa und in niederschlagsarmen Ländern jedoch relativ häufig. Es besteht die Gefahr der Verunreinigung durch mitgeschwemmte bzw. abgeschwemmte Mikroorganismen und Stoffe. Die getrennte Verwendung von Dachablaufwasser ist insbesondere bei Krankenhäusern als problematisch anzusehen, da Keimanreicherungen stets befürchtet werden müssen.

*Oberflächenwasser.* In besonders günstigen Fällen als natürliches reines Wasser, das ohne Aufbereitung verwendet werden kann, oder direkte Verwendung des Oberflächenwassers nach Aufbereitung.

*Uferfiltrationsanreicherung,* z. B. durch Anstauen von Flüssen, bei denen das angestaute Wasser in die benachbarte Talaue gedrückt wird und dann als angereichertes, jedoch uferfiltriertes Grundwasser gewonnen werden kann.

*Künstliche Beregnung* einer großen Fläche mit dem Vorteil einer meist guten Filtration durch den Untergrund.

*Grundwasseranreicherung* durch direkte Versickerung von Oberflächenwasser und Entnahme des angereicherten Grundwassers für die Trinkwasserversorgung.

*Grundwasser.* Die Güte des Grundwassers hängt vom Schicksal des Regenwassers beim Versickern durch die verschiedenen Schichten des Untergrundes ab. Bei gut filtrierendem

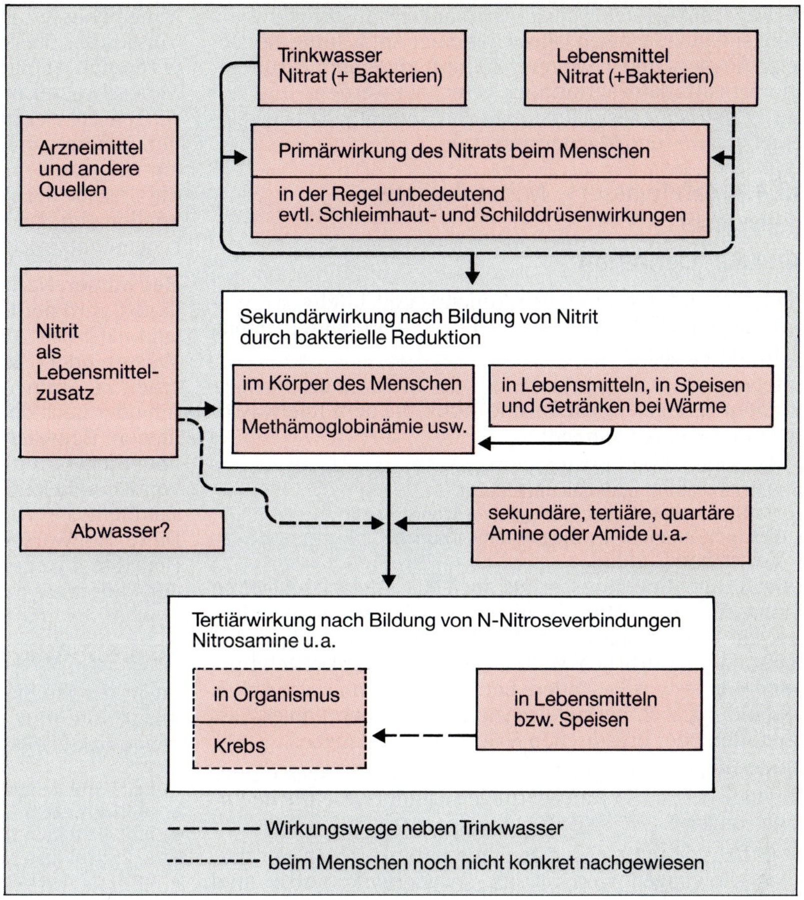


Abb. 30.**6** **Schema der Hauptwirkungswege nach oraler Zufuhr von Nitraten beim Menschen.**

Boden werden sowohl chemische Bestandteile als auch Mikroorganismen adsorbiert bzw. abgebaut. Wichtig ist es aus diesem Grunde, das Grundwasservorkommen und das Oberflächenwasser vor Schaden, z. B. mikrobieller oder chemischer Verunreinigung, zu schützen. Dies ist bei Einzel- u. Eigenwasserversorgung z. B. eines Krankenhauses meist schwierig oder undurchführbar.

## 30.4.6 Grundwasserschutz

Um das Grundwasser vor ungünstigen Einflüssen zu schützen, sind in den einzelnen Bundesländern Schutzgebietsverordnungen zur Festlegung von *Schutzgebieten* erlassen worden.

*Ziel der Trinkwasserhygiene* muß es sein, nicht nur durch verbesserte Aufbereitungsverfahren der Bevölkerung einwandfreies Trinkwasser zu liefern, sondern durch verstärkten Schutz unseres Grundwassers vermehrt die Ursachen der Verunreinigung zu bekämpfen und nicht nur die Reparatur eingetretener Schäden anzustreben. Dies wird besonders deutlich bei der stetig steigenden Konzentration von Nitrat in vielen Trinkwasservorkommen.

## 30.4.7 Chemische Parameter

Wie wichtig dieser Schutz ist, zeigen die alarmierenden Nachrichten vom Überschreiten chemischer Grenzwerte entsprechend der Trinkwasserverordnung (Tab. 30.**6**).

Es kommt hinzu, daß sich mit den heutigen Anlaysenmethoden unvorstellbar kleine Mengen an bestimmten chemischen Substanzen nachweisen lassen. 1 $\mu g/l$ entspricht einem Tropfen einer Flüssigkeit auf ca. 50 $m^3$ Wasser. Bei täglicher Aufnahme von 1 l Wasser werden von einem Menschen in 60 Jahren ca. 25 $m^3$ Trinkwasser genossen. Bei einem Grenzwert von 1 $\mu g/l$ entspricht dies der Aufnahme eines halben Tropfens einer bestimmten Substanz während des gesamten Lebens (z. B. Guide-Wert der EG-Richtlinie für Trinkwasser bei Chlorkohlenwasserstoff). Der Grenzwert für chemische Stoffe zur Pflanzenbehandlung und Schädlingsbekämpfung liegt für die einzelne Substanz bei 0,1 $\mu g/l$ Trinkwasser ($^1/_{10}$ Tropfen in einem Freibadbecken).

Die Umwandlung von *Nitrat* in Nitrit kann zu Gesundheitsgefährdungen durch Methämoglobinbildung oder durch Nitrosaminbildung führen (Abb. 30.**6**). Durch gezielten und begrenzten Einsatz von Düngemitteln (natürlichen wie künstlichen), durch bestimmte Anbauempfehlungen im Bereich von

Wasserschutzgebieten und durch planvolle Ausbringung von Dünger kann in einigen Jahren mit einer Abflachung des stetigen Anstiegs und in weiterer Zukunft mit einem Zurückgehen der Nitratkonzentrationen gerechnet werden.
Mit *Wasserhärte* bezeichnet man den Gesamtgehalt an gelösten Calcium- und Magnesiumsalzen.

### 30.4.8 Tafelwasser – Mineralwasser – Heilwasser

#### 30.4.8.1 Definition

Entsprechend der Deutschen Mineral- und Tafelwasserverordnung vom 1. August 1984 (BGBl. I S. 1036) wird folgende Definition gegeben:

**Tafelwasser** ist Wasser, das eine oder mehrere der nachgenannten Zutaten enthält. Es sind Stoffe, die dem Tafelwasser zugesetzt werden können:

- natürliches salzreiches Wasser (Natursole, Meerwasser),
- Natriumchlorid oder Calciumchlorid,
- Natriumcarbonat oder Natriumhydrogencarbonat,
- Calciumcarbonat oder Magnesiumcarbonat,
- Kohlendioxid.

Sowohl für Mineralwasser als auch für Tafelwasser gelten chemische Grenzwerte, die nicht überschritten werden dürfen. Ein Hinweis auf einen möglicherweise ungenügenden Schutz des natürlichen Mineralwassers vor Umwelteinflüssen ergibt sich insbesondere bei Nachweis von organischen Verbindung, z. B. polyzyklischen aromatischen Kohlenwasserstoffen oder organischen Halogenverbindungen.

**Mineralwasser.** Natürliches Mineralwasser ist Wasser, das folgende besondere Anforderungen erfüllt (wesentliche Anforderungen):

- Es hat seinen Ursprung in einem unterirdischen, vor Verunreinigungen geschützten Wasservorkommen und wird aus einer oder mehreren, natürlichen oder künstlich erschlossenen Quellen gewonnen.
- Es ist von ursprünglicher Reinheit und besitzt bestimmte ernährungsphysiologische Wirkungen aufgrund seines Gehalts an Mineralstoffen, Spurenelementen oder sonstigen Bestandteilen.
- Seine Zusammensetzung, seine Temperatur und seine übrigen wesentlichen Merkmale bleiben im Rahmen natürlicher Schwankungen konstant; durch Schwankungen in der Schüttung werden sie nicht verändert.
- Natürliches Mineralwasser darf gewerbsmäßig nur in den Verkehr gebracht werden, wenn es amtlich anerkannt ist. Die amtliche Anerkennung wird auf Antrag erteilt. Sie setzt voraus, daß die obigen Anforderungen erfüllt sind und dies unter
  - geologischen und hydrologischen,
  - physikalischen und physikalisch-chemischen und chemischen,
  - mikrobiologischen und hygienischen,
  - bei Wässern mit weniger als 1000 mg gelöster Mineralstoffe oder weniger als 250 mg freien Chlordioxids in 1 l unter ernährungsphysiologischen Gesichtspunkten

mit wissenschaftlich anerkannten Verfahren überprüft worden ist.

Mineralwasser ist, von obiger Ausnahme abgesehen, ein Wasser, das über 1000 mg gelöste Mineralstoffe in einem Liter enthält. Erfüllt das aus der Quelle gewonnene, natürliche Mineralwasser nicht mehr die mikrobiologischen Anforderungen oder enthält es chemische Verunreinigungen, muß der Abfüller unverzüglich jede Gewinnung und Abfüllung zum Zwecke des Inverkehrbringens so lange unterlassen, bis die Ursache der Verunreinigung beseitigt ist und das Wasser wieder den mikrobiologischen und chemischen Anforderungen entspricht.

**Heilwasser.** Nach dem Wassergesetz der einzelnen Bundesländer wird der Begriff der Heilquelle definiert: Heilquellen sind natürlich zutage tretende oder künstlich erschlossene Wässer oder Gasvorkommen, die aufgrund ihrer chemischen Zusammensetzung, ihrer physikalischen Eigenschaften oder nach der Erfahrung geeignet sind, Heilzwecken zu dienen. Heilwässer sind als Arzneimittel anzusehen, da sie überwiegend zur Beseitigung, Linderung oder Verhütung von Krankheiten bestimmt sind. Die Deklaration von Versandheilwässern richtet sich nach dem Arzneimittelgesetz. Diese Heilwässer sind *Arzneispezialitäten.* Daher werden Heilwässer weder von der Trinkwasserverordnung noch von der Mineralwasserverordnung erfaßt.

#### 30.4.8.2 Mikrobiologische Anforderungen

Im § 4 der Mineral- und Tafelwasserverordnung sind für den Inhalt von zum Verkauf angebotenem Mineralwasser folgende bakteriologische Grenzwerte festgelegt:

- in 250 ml kein Nachweis von Escherichia coli,
- in 250 ml kein Nachweis von koliformen Keimen,
- in 250 ml kein Nachweis von Fäkalstreptokokken,
- in 250 ml kein Nachweis von Pseudomonas aeruginosa,
- in 50 ml kein Nachweis von sulfitreduzierenden sporenbildenden Anaerobiern.

Zu diesen Grenzwerten sind folgende zusätzliche Parameter festgelegt:
In einer Probe, die innerhalb von 12 Stunden nach der Abfüllung entnommen wird, darf die Koloniezahl

- von 100/ml bei 20 °C ± 2 °C nach 44 Stunden,
- von 20/ml bei 36 °C u 1 °C nach 20 Stunden

nicht überschritten werden.
Am Quellenaustritt darf die Koloniezahl

- von 20/ml bei 20 °C ± 2 °C nach 44 Stunden,
- von 5/ml bei 36 °C ± nach 20 Stunden

nicht überschritten werden (Richtwerte).
Wenn ein Aufdruck am Etikett vorhanden ist „für die Herstellung von Säuglingsnahrung geeignet", dürfen

- die Grenzwerte für chemische Stoffe nicht überschritten werden,
- Natrium nicht über 20 mg/l nachweisbar sein,
- Nitrat nicht über 10 mg/l liegen,
- Nitrit nicht über 0,02 mg/l nachweisbar sein.

#### 30.4.8.3 Hygienische Probleme

Die bakteriologische und chemische Qualität von Mineralwässern hängt einerseits von der Ausgangssituation des Wassereinzugsgebietes, andererseits von den hygienischen Bedingungen ab, unter denen das Mineralwasser gefördert, abgefüllt oder gelagert wird.

Auch wenn viele Mineralwasservorkommen aus großer Tiefe gefördert werden müssen und das heute verkaufte Wasser oft Jahrhunderte, ja Jahrtausende Jahre „alt" ist, besteht dennoch die Gefahr, daß der Mineralwasserstock durch kontaminiertes Niederschlagswasser in Qualität und Zusammensetzung beeinträchtigt wird. Dies kann sowohl bakteriell als auch chemisch der Fall sein. Zunehmende Nitratwerte in Mineralwasservorkommen oder der Nachweis von chlorierten Kohlenwasserstoffen macht diese Gefährdung deutlich. Die zunehmende Industrialisierung, die verstärkte Nutzung des Wassereinzugsgebietes eines Mineralwasservorkommens durch Industrie und Landwirtschaft sowie das häufig fehlende Schutzgebiet sind zunehmende Gefahrenmomente, die Mineralwasservorkommen bedrohen.
Erschwerend kommt bei der Gewinnung von Tafel- und Mineralwasser hinzu, daß eine Aufbereitung mit dem *Ziel einer Entkeimung oder Keimreduktion nicht statthaft* ist, sondern das geförderte Mineralwasser ***naturbelassen*** bleiben muß, wenn es als natürliches Mineralwasser verkauft werden soll. Gestattet ist lediglich die Zugabe von Kohlensäure, sofern keine natürliche Kohlensäure vorhanden ist.
Eine regelmäßige Kontrolle durch das Gesundheitsamt und den Wirtschaftskontrolldienst ist vorgeschrieben. Dies entspricht der Verbrauchererwartung, die bei Mineral- und Tafelwasser besonders hoch anzusetzen ist.
Bei der Lagerung von abgefülltem Wasser muß beachtet werden, daß für das in den Handel kommende Wasser kein Grenz- und Richtwert für die Gesamtkeimzahl gegeben ist und bei der Lagerung eine mikrobielle Vermehrung gegeben sein kann. Daher sollte ausgegebenes Mineral-Tafel- oder Heilwasser stets kühl gelagert werden. Bei Ersatz des Leitungswassers durch Mineralwasser zum Ansetzen von Säuglingsnahrung muß auf die Zusammensetzung der Mineralstoffe z. B. abführende Wirkung geachtet werden.

## 30.5 Lebensmittelhygiene

W. Steuer

**Lernziel**

Die Leser sollten einzelne Bestimmungen des Lebensmittelgesetzes und HACCP-Konzeptes sowie
- Gesundheitsschädigung durch Lebensmittel (chemische und mikrobiologische),
- Hygiene in Krankenhausküchen,
- Möglichkeiten der Lebensmittelinfektionen

darstellen können

Für die Lebensmittelhygiene sind mehrere Aspekte von grundsätzlicher Bedeutung:
- Fragen des Bedarfs, der Inhaltsstoffe, der Nährwerte und der biologischen Wertigkeiten von Lebensmitteln;
- Fragen der Qualitätsänderung durch die Bearbeitung oder Zubereitung von Lebensmitteln;
- Möglichkeiten der Konservierung und der Lebensmitteltechnologie;
- Risiken für die Gesundheit des Menschen durch
  - das Lebensmittel an sich,
  - unhygienische Verarbeitung des Lebensmittels,
  - Lebensmittelverderbnis durch Einflüsse bei Lagerung oder Transport.

Nach einer Definition der Joint FAO/WHO Codex Alimentarius Commission von 1968 umfaßt die Lebensmittelhygiene die Vorkehrungen und Maßnahmen, die bei der Herstellung, Behandlung, Lagerung und dem Vertrieb von Lebensmitteln notwendig sind, um ein einwandfreies, gesundes und bekömmliches Erzeugnis zu gewährleisten, das für den menschlichen Genuß tauglich ist.

### 30.5.1 Normative Regelungen

Das Gesetz über den Verkehr mit Lebensmitteln, Tabakerzeugnissen, kosmetischen Mitteln und sonstigen Bedarfsgegenständen vom 15. August 1974 (BGBl. I S. 1945), schreibt in den §§ 8, 17 und 30 vor (gekürzt):

*§ 8: Verbote zum Schutz der Gesundheit*
Es ist verboten,
1. Lebensmittel für andere derart herzustellen oder zu behandeln, daß ihr Verzehr geeignet ist, die Gesundheit zu schädigen;
2. Stoffe, deren Verzehr geeignet ist, die Gesundheit zu schädigen, als Lebensmittel in den Verkehr zu bringen.

*§ 17: Verbote zum Schutze vor Täuschung*
Es ist verboten,
1. zum Verzehr nicht geeignete Lebensmittel, die entgegen den Vorschriften des § 31 hergestellt oder behandelt worden sind, als Lebensmittel gewerbsmäßig in den Verkehr zu bringen,

2a. nachgemachte Lebensmittel ohne ausreichende Kenntlichmachung gewerbsmäßig in den Verkehr zu bringen.

*§ 30: Verbote zum Schutz der Gesundheit*
Es ist verboten,
1. Bedarfsgegenstände derart herzustellen oder zu behandeln, daß sie bei bestimmungsgemäßen oder vorauszusehendem Gebrauch geeignet sind, die Gesundheit durch ihre stoffliche Zusammensetzung, insbesondere durch toxikologisch wirksame Stoffe oder durch Verunreinigungen zu schädigen;
2. Gegenstände oder Mittel, die bei bestimmungsgemäßem oder vorauszusehendem Gebrauch geeignet sind, die Gesundheit durch ihre stoffliche Zusammensetzung, insbesondere durch toxikologisch wirksame Stoffe oder Verunreinigungen zu schädigen, als Bedarfsgegenstände in den Verkehr zu bringen.

Daneben gibt es eine große Zahl von Einzelgesetzen, die das gesamte Lebensmittelgebiet betreffen, z. B. Pflanzenschutzmittel-Höchstmengenverordnung, Lebensmittel-Kennzeichnungsverordnung, Verordnung über diätetische Le-

Tabelle 30.7 **Die häufigsten Lebensmittelvergiftungen**

| Erkrankung bzw. Erreger | Inkubationszeit (I) Dauer der Krankheit (D) Symptome (S) | Lebensmittel, mit denen die Erreger am häufigsten übertragen werden |
|---|---|---|
| Salmonellose | I: 5–72 Stunden<br>D: einige Tage<br>S: Durchfall, Bauchschmerzen, Schüttelfrost, Fieber, Erbrechen | Fleisch, Geflügel, Eier und daraus hergestellte Erzeugnisse. Gemüse |
| Staphylococcus aureus | I: 1–7 Stunden<br>D: 1–2 Tage<br>S: plötzliche Übelkeit, Erbrechen, Durchfall, Bauchkrämpfe, Schweißausbruch, allgemeine Schwäche, meist kein Fieber | Fleisch und Fleischprodukte, Geflügel, Milch, Käse, Soßen, Puddings, Dressings, Teigwaren |
| Bacillus cereus | I: 8–16 Stunden<br>D: 1 Tag<br>S: Übelkeit, wäßriger Durchfall, Bauchkrämpfe, bisweilen Erbrechen | Getreideerzeugnisse, Eierspeisen, Puddings, Soßen, zerkleinerte, erhitzte Fleischerzeugnisse |
| Botulismus (Clostridium botulinum) | I: 2 Stunden bis 6 Tage<br>D: bis zu 8 Monaten<br>S: Übelkeit, Erbrechen, Bauchschmerzen, Kopfschmerzen, Doppelsehen, Verlust des Pupillenreflexes, Schluckbeschwerden, Verstopfung, Atemlähmung, hohe Todesrate innerhalb kurzer Zeit | unzureichend erhitzte Fleisch-, Misch- und Gemüsekonserven (hausgemachte Konserven), große Rohschinken |
| Clostridium perfringens (Typ A) | I: 8–24 Stunden<br>D: 1–2 Tage<br>S: Durchfall, bisweilen Erbrechen | zubereitete Fleisch- und Geflügelgerichte, die bei Zimmertemperatur aufbewahrt wurden oder langsam ausgekühlt sind, Mischgerichte |

bensmittel, Milch- und Fettgesetz, Fleischhygienegesetz, Hackfleisch-VO, Tiefkühl-VO.

In Festlegungen für die jeweils vorgeschriebenen Höchstmengen sind auch die Empfehlungen des Joint-Expert-Komitee der FAO/WHO hinsichtlich des „acceptable daily intake" (duldbare Tagesaufnahme) berücksichtigt.

Seit 1993 ist die EG-Richtlinie 93/43 über Lebensmittelhygiene in Kraft. Alle EG-Mitglieder müssen diese Richtlinie ab 1. 1. 1996 in nationales Recht umsetzen (HygieneVO). Dabei werden z. B. für Küchen der Gemeinschaftsverpflegung ein Qualitätssicherungssystem und eine entsprechende Dokumentation gefordert (gilt für *alle* Küchen). Artikel 3 schreibt die Einführung des „HACCP-Konzeptes" (Hazard Analysis and Critical Control Points) vor. Dies bedeutet ein internes Kontrollsystem, das durch eine externe Kontrolle ergänzt und abgesichert wird.

Für die Krankenhäuser wurden vom Bundesgesundheitsamt „Anforderungen der Hygiene an die funktionelle und bauliche Gestaltung von Krankenhausküchen" (Bundesgesundhbl. 23 [1980] 166) mit speziellen Hinweisen zur Personalhygiene herausgegeben.

## 30.5.2 Gesundheitsschädigungen durch Lebensmittel

Gesundheitsschädigungen durch Lebensmittel können verursacht werden durch

- *chemische Schadursachen,* bedingt durch Zusatzstoffe, Rückstände und Umweltchemikalien im Lebensmittel, z. B.
  - Farbstoffe,
  - Konservierungsstoffe,
  - Desinfektionsmittel,
  - Antibiotika,
  - Nitrosamine,
  - Schwermetalle,
  - Hormone,
  - Anabolika.
- *biologische und mikrobiologische Schadursachen* wie Infektionen, Intoxikationen durch Toxinbildung von Mikroorganismen. Nach amerikanischen Untersuchungen sind 98% der „Lebensmittelvergiftungen" mikrobiell und nur 2% chemisch verursacht.

Leider fehlen statistisch sichere Aussagen über die Gesamtheit der lebensmittelbedingten Erkrankungen, da nur ein kleiner Prozentsatz (geschätzt deutlich unter 10%) amtlich bekannt wird. Soweit erfaßt, kann davon ausgegangen werden, daß bei einem Vergleich verschiedener Lebensmittelgruppen Fleisch, Geflügel, Milch, Fisch und Eier in einem besonders hohen Prozentsatz an Lebensmittelinfektionen oder Intoxikationen beteiligt sind. Die häufigsten Lebensmittelvergiftungen werden durch bestimmte Erreger verursacht (Tab. 30.**7**). In Deutschland werden pro Jahr ca. 3,8 Millionen Arbeitnehmer wegen Durchfallerkrankungen arbeitsunfähig. Dies bedeutet ca. 5 Milliarden DM Kosten für die Volkswirtschaft. Jeder Bürger zwischen 18 und 65 Jahren erkrankt durchschnittlich 1,7mal pro Jahr.

Die *Infektionskette* über Lebensmittel, in denen sich pathogene Keime nach einer Kontamination bei entsprechend günstigen Bedingungen (Temperatur, Feuchtigkeit, Nährstoffe) vermehren können, wird in Abb. 30.**7** für die Übertragung bei Salmonellosen dargestellt. Die Abbildung zeigt, daß es zu einer direkten Beeinflussung von Lebensmitteln kommt, wenn Lebensmittel mit unsauberen oder gar mit infizierten Wunden behafteten Händen berührt werden, wenn auf Lebensmittel gehustet wird oder wenn die Körper- oder Kleiderhygiene mangelhaft ist.

Die *indirekte Kontamination* kann durch Arbeitsgeräte oder

Abb. 30.7 **Übertragung bei Salmonellosen.**

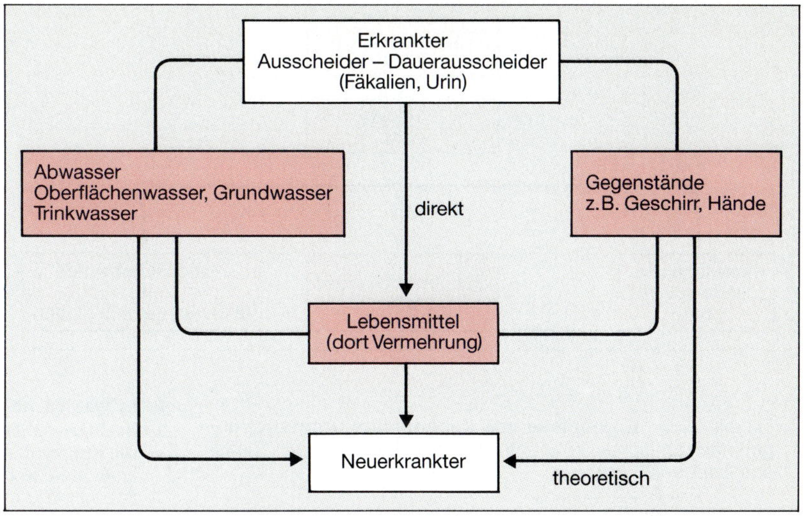


durch verunreinigtes Gebrauchswasser (Trinkwasser) zustande kommen. Gefahren bei der Verarbeitung bzw. Zubereitung von Lebensmitteln sind von zwei Faktoren her zu erwarten: Personal und Küche.

Für *Personal, das in Lebensmittelbetrieben arbeitet,* schreibt das BSeuchG in § 17 (Auszug) vor, daß Personen, die

- an Cholera, Enteritis infectiosa, Paratyphus, Shigellenruhr, Typhus abdominalis oder Virushepatitis erkrankt oder dessen verdächtig sind,
- an ansteckungsfähiger Tuberkulose der Atmungsorgane, an Scharlach oder an Hautkrankheiten, deren Erreger über Lebensmittel übertragen werden können, erkrankt sind,
- Choleravibrionen, Salmonellen oder Shigellen ausscheiden,

beim gewerbsmäßigen Herstellen, Behandeln oder Inverkehrbringen der in Absatz 2 genannten Lebensmittel nicht tätig sein oder beschäftigt werden dürfen, wenn sie dabei mit diesen in Berührung kommen.

In § 18 wird festgelegt, daß diese Personen diese Tätigkeiten erstmalig nur dann ausüben und mit diesen Tätigkeiten erstmalig nur dann beschäftigt werden dürfen, wenn durch ein nicht mehr als sechs Wochen altes Zeugnis des Gesundheitsamtes nachgewiesen worden ist, daß die in § 17 bezeichneten Hinderungsgründe nicht bestehen.

Die Ergebnisse von Stuhluntersuchungen von Personen, die sich nach § 17/18 BSeuchG dieser amtlichen Kontrolle unterziehen mußten, zeigt Tab. 30.**8**.

Es ist zu beachten, daß ab 1980 das BSeuchG nur noch *Einstellungsuntersuchungen und keine Wiederholungsuntersuchungen* – wie früher – vorschreibt.

Als Ursachen der in der Bundesrepublik gehäuften Zahl von Salmonellosen können gelten:

- Massentierhaltung;
- hohe prozentuale Teilnahme der Bevölkerung an einer Gemeinschaftsverpflegung;
- hoher Prozentsatz importierter Lebensmittel;
- Fremdenverkehr, vor allem Auslandsreisen und Fernreisen;
- steigender Fleischverbrauch.

Tabelle 30.**8** **Ergebnisse von Stuhluntersuchungen nach § 17/18 Bundesseuchengesetz** beim Landesgesundheitsamt Baden-Württemberg bei ca. 100 000 Untersuchungen pro Jahr

| | | |
|---|---|---|
| 1965 | 0,1% | positiv |
| 1979 | 1,1% | positiv |
| 1982 | 0,57% | positiv |
| 1984 | 0,4% | positiv |
| 1987 | 0,35% | positiv |
| 1993 | 0,3% | positiv |
| 1994 | 0,22% | positiv |

Wie häufig die Salmonelleninfektion nicht erkannt wird, zeigt die Analyse einer Lebensmittelinfektion in Abb. 30.**8**.

Hinsichtlich des *Eintragens von pathogenen Keimen in die Küche* muß grundsätzlich davon ausgegangen werden, daß die eingebrachten Lebensmittel einen hohen Keimgehalt aufweisen.

Die Gefahren des Eintragens pathogener Keime zeigen sich auch in den Ergebnissen der amtlichen Überwachung. In Tab. 30.**9** und 30.**10** sind die Ergebnisse der vom Landesgesundheitsamt Baden-Württemberg überprüften ca. 11 000 Lebensmittelproben aufgeführt. Diese Übersichten zeigen, daß es vor allen Dingen darauf ankommt, bei der Bearbeitung von Lebensmitteln oder der Speisenzubereitung besondere Sorgfalt walten zu lassen und alle Möglichkeiten der

- Keimreduzierung,
- Verhinderung einer Keimvermehrung,
- Toxinbildung,
- Keimverschleppung innerhalb des Betriebes,
- Kontamination von Lebensmitteln durch andere Lebensmittel, durch Gebrauchsgegenstände (z. B. Küchengeräte) oder das Personal zu verhindern,

auszuschöpfen. So dürfen in Krankenhausküchen rohe Eier nicht mehr verwendet werden, wenn die Speisen anschlie-

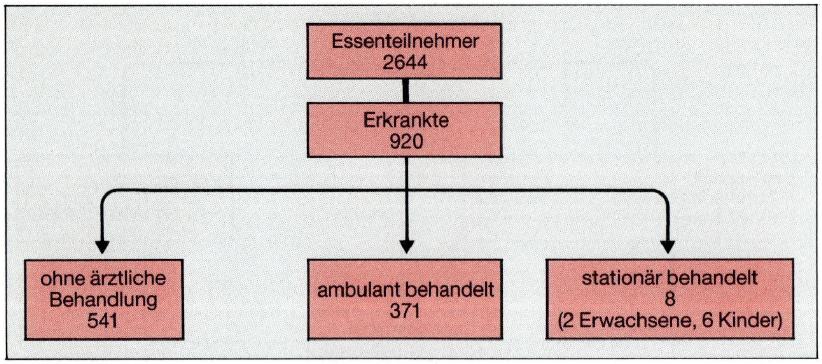


Abb. 30.**8** **Analyse einer Lebensmittelinfektion von Salmonellen in einer Großküche.**

Tabelle 30.**9** **Ergebnisse von Lebensmitteluntersuchungen** nach amtlicher Probeentnahme vom Landesgesundheitsamt Baden-Württemberg

| | | |
|---|---|---|
| Untersuchungen insgesamt | 8983 | |
| Dabei Nachweis von | | |
| – KBE* über 1 Mill/g | 807 | ~ 9% |
| – Salmonellen | 95 | ~ 1,1% |
| – Bacillus cereus | 518 | ~ 5,8% |
| – Klostridien | 63 | 0,7% |
| – Staphylococcus aureus | 274 | 3,1% |
| – Fäkalstreptokokken | 896 | ~ 10% |
| – Escherichia coli | 163 | 1,8% |
| – Sproßpilzen | 1527 | ~ 17% |
| – Schimmelpilzen | 1122 | ~ 12,5% |

* Koloniebildende Einheiten.

Tabelle 30.**10** **Ergebnisse der bakteriologischen Untersuchungen von Speiseeis** (Landesgesundheitsamt Baden-Württemberg)

| | | |
|---|---|---|
| Anzahl der Eisproben (einschl. Grundmassen) | 1753 | 100% |
| mit Beanstandung nach § 17 oder § 8 | 119 | 6,7% |

ßend keinem Kochprozeß unterworfen werden, z. B. bei Nachspeisen, Mayonnaisen ect. Beachtet werden muß die Einhaltung der Kühlkette, das Verfallsdatum und die besonderen Bestimmungen der Ei-Verordnung.

## 30.5.3 Hygiene in Krankenhausküchen

Bei der Krankenhausküche gelten über die üblichen Gefahrenmomente für Gemeinschaftsküchen hinaus zusätzliche besondere Kriterien:

- Es handelt sich um eine zentrale Einrichtung für Personal und Patienten sowie für andere Einrichtungen, z. B. Altenheime, Kindertagesstätten.
- Es werden unterschiedliche Verpflegungsarten angeboten, z. B. Normalverpflegung, Diätformen.
- Die Krankenhausküche versorgt Erkrankte, also in ihrer Abwehrkraft reduzierte Personen, bei denen geringere Infektionsdosen zu einer Erkrankung führen können. Gleiches gilt für Intoxikationen.
- Meist liegen neben der Küche mit einer gemeinsamen Ver- und Entsorgung oder mit einem gemeinsamen Gang bzw. mit gemeinsamen Aufzügen Krankenhausbereiche, bei denen mit dem Vorhandensein von pathogenen Keimen gerechnet werden muß, z. B. unreiner Bereich der Bettenzentrale, der Wäscherei, der Entsorgung des Krankenhauses, Infektionsabteilungen.

Da neben der Kontaktinfektion oder der Infektion über Gegenstände auch eine aerogene Verbreitung von Krankheitskeimen befürchtet werden muß, sind solche engen räumlichen Verbindungen stets eine zusätzliche Gefährdung der Krankenhausküche. Gruppenerkrankungen, die von Krankenhausküchen ausgehen, sind nicht selten.

### 30.5.3.1 Räumliche und allgemeine Anforderungen

- Lagerraum für Kartoffeln und Gemüse (trocken, gelüftet, kühl),
- Lagerraum für Konserven und Trockenprodukte (gut gelüftet, trocken, kühl).
- Kühlräume bzw. Kühlschränke getrennt für Milch und Milchprodukte, für Fleisch und Fleischprodukte, für Gemüse und vorbereitete oder fertige Speisen. Die Trennung der einzelnen Kühlräume oder Kühlmöglichkeiten ist wegen der gegenseitigen Geschmacksbeeinflussung, aber auch aus bakteriologischen Gründen (Eintrag von fakultativ pathogenen Keimen) notwendig. Für das Auftauen von gefrorenem Geflügel sind eigene geschlossene Behältnisse im Kühlraum erforderlich. Diese Behältnisse müssen einwandfrei desinfizierbar sein.
- Tiefkühlräume bzw. Tiefkühlschränke oder Truhen getrennt für Fleisch, Gemüse und Speiseeis.
- Vorbereitungsraum für Kartoffeln und Gemüse. In diesem Vorbereitungsraum muß die Möglichkeit zum Aufhängen von Arbeitsschürzen sowie eine eigene Handwaschgelegenheit vorhanden sein.
- Vorbereitungsraum für Fleisch und Fisch (eigenes Handwaschbecken).
- Räume zur Herstellung von Konditoreiwaren und Speiseeis. Hierfür ist ein eigener Bereich notwendig, um bakteriologische, aber auch geschmackliche Beeinflussungen der Konditoreiwaren durch die Hauptküche zu vermeiden.
- Räume zur Speisenzubereitung und -portionierung (Hauptküche).

- Räume zum Geschirrspülen, getrennt in „unreine" Seite (Eingabeseite) und „reine" Seite (Ausgabeseite bzw. Stapelplatz für gereinigtes Geschirr). Die räumliche Trennung von der Hauptküche ist notwendig. Regelmäßige mikrobiologische Kontrollen (halbjährlich) des reinen Geschirrs und Spülwassers nach DIN 10510.
- Bereich für Containerreinigung und -desinfektion. Hierfür ist ein eigener Bereich vorzusehen. Der Anschluß an die zentrale Desinfektionsanlage ist wünschenswert. In jedem Falle sollte eine Druckspül-Desinfektionsanlage zur Verfügung stehen.
- Verwaltungsraum für die Küchenleitung.
- Personalräume mit Umkleideraum, Waschgelegenheit und Dusche sowie Personal-WC und Aufenthaltsraum für das Küchenpersonal.
- Lagerraum für Geschirr.
- Ver- und Entsorgung, z. B. Abfallzwischenlager (kühl) sowie Anlieferstelle und Entsorgungsstelle. Diese müssen räumlich getrennt und überdacht sein.

Im Rahmen der Organisation ist im Hinblick auf die mögliche Keimverbreitung innerhalb der Krankenhausküche eine klare Trennung zwischen reinem und unreinem Küchenbereich von entscheidender Bedeutung (Tab. 30.**11**). Dies gilt sowohl in baulicher als auch in personeller Hinsicht. Es sollten Festlegungen getroffen werden (Hygieneplan), daß beim Übertritt von der unreinen Seite, z. B. vom Spülbereich oder Gemüseputzraum zur reinen Seite (z. B. zum Portionieren), eine Händedesinfektion vorgenommen und die Arbeitsschürzen gewechselt werden müssen. Die Wände der Küche sollten glatt und abwaschbar gestaltet sein. Die Fenster sollten, soweit sie zu öffnen sind, mit Fliegengittern versehen werden. Eine einwandfreie Reinigung und Desinfektion aller Flächen sollte für die Krankenhausküche selbstverständlich sein. Neben einer einwandfreien Desinfektionswirkung muß auch die Gefahr des Aufziehens chemischer Substanzen auf die Lebensmittel Berücksichtigung finden. Um diesen Schwierigkeiten aus dem Weg zu gehen, werden häufig thermische Desinfektionsverfahren (Dampfstrahlgeräte) verwendet. Um die Reinigung und Desinfektion in der Küche zu gewährleisten, müssen alle Einrichtungen aus Werkstoffen bestehen, die eine einwandfreie Reinigung und Desinfektion zulassen und gesundheitlich unbedenklich sind. Daher sollte Holz für Oberflächen in Krankenhausküchen nur dort Verwendung finden, wo es durch andere Materialien nicht ersetzt werden kann.

Tabelle 30.**11** **Aufteilung der Krankenhausküche in reine und unreine Seite**

| Reine Seite | Unreine Seite |
|---|---|
| Koch- und Bratküche | Vorbereitung von Gemüse |
| Diätküche | Vorbereitung von Fleisch |
| Kalte Küche | Lagerraum |
| Gewisse Kühlräume bzw. -schränke | Gewisse Kühlräume bzw. -schränke |
| Tageslagerraum | Zentralspüle |
| Aufbewahrung des sauberen Geschirrs | Topfspüle |
| Essentransportwagen gereinigt | Reinigung und Desinfektion von Essentransportwagen |
| Portionieren | Entsorgung |
| Konditorei | Umkleide |
| Verwaltungsleiter der Küche | Aufenthalt |
| | Sanitärbereich |
| | Anlieferung |

### 30.5.3.2 Besondere Probleme im Krankenhausküchenbereich

Durch organisatorische oder personelle Veränderungen ist es in den Krankenhausküchen zu einer zeitlichen Verschiebung der *Vorbereitung des Abendessens* gekommen. Häufig wird das Abendessen bereits in den Vormittagsstunden vorbereitet und portioniert. Entscheidend ist dabei, daß die Kühlkette eingehalten werden muß. Durch die Möglichkeit einer Keimvermehrung unter günstigen Temperaturen (z. B. Raumtemperatur) ergeben sich erhebliche gesundheitliche Gefahren. Die noch akzeptierbare Kontamination kann so zu einer erheblichen Gesundheitsgefahr werden. Dies gilt auch für die Gefahr der Toxinbildung durch Bakterien (z. B. Staphylococcus aureus, Bacillus cereus, Clostridium perfringens). Es ist zu beachten, daß z. B. unter günstigen Voraussetzungen aus 128 Bakterien in 3 Std. 65 536 und in 4 Std. 20 Min. über 1 Million Bakterien gewachsen sind (Infektionsdosis). Daher können beim Stehenlassen von Essen in der Stationsküche und anschließendem Aufwärmen z. B. durch Mikrowelle sowohl Infektionen als auch Intoxikationen ausgelöst werden.

Kühl- oder Hitzekette muß auf der Station eingehalten werden.

Gleiche Gefahren drohen, wenn beispielsweise ein Krankenhaus an eine Fernküche angeschlossen ist. Hier muß eine Wärmehaltung über 65 °C wegen der Gefahr der Keimvermehrung eingehalten werden.
*Bakteriologische Kontrollen* mittels Abklatschkulturen sollten in Krankenhausküchen als Effektivitätskontrollen durchgeführt werden. Dies gilt insbesondere für den Nachweis des Effektes der Reinigung und Desinfektion. Durch Demonstration können solche Untersuchungen beim Personal (z. B. Handabklatsche) einen erzieherischen Wert haben. Selbstverständlich sollte in regelmäßigen Abständen auch das Geschirr kontrolliert werden, das die Geschirrspülmaschine verläßt.
Grundsätzlich ist zu fordern, von allen ausgegebenen Speisen kleine Portionen mindestens 72 Stunden tiefgekühlt aufzubewahren. Diese *Referenzproben* könnten bei Auftreten von Gruppenerkrankungen im Krankenhaus wertvolle Hinweise auf die Ursache von Infektionen, aber auch für die Rechtfertigung der Krankenhausküche dienen.
Besonders hohe Anforderungen sind für die sog. Milchküchen gegeben. Sie sollten grundsätzlich nur noch dort betrieben werden, wo

- die Notwendigkeit, z. B. Diätbehandlung, in einer Kinderklinik, und die räumlichen und funktionellen Voraussetzungen (z. B. einwandfreie Sterilisation der Glaswaren, reiner und unreiner Raum) gegeben sind,
- eine hohe personelle Disziplin garantiert werden kann.

Für Neugeborenenstationen sollte nur eine Milchvorbereitung mit Fertignahrung vorgesehen werden.

### 30.5.3.3 Personelle und technische Anforderungen

Notwendig ist vor allem die *Verpflichtung des Personals,* daß z. B. Handeiterungen dem Küchenleiter gemeldet werden müssen. Hier hat die Erfahrung gezeigt, daß durch Kontamination von der Hand auf das Lebensmittel erhebliche Gefahren zu befürchten sind. Personen mit eiternden Wunden an den Händen waren schon oft Ursachen massiver Lebensmittelinfektionen bzw. Lebensmittelintoxikationen (Enterotoxinbildung von Staph. aureus).

*Raumlufttechnische Anlagen.* Neben der Haubenentlüftung kommen in zunehmendem Maße auch Flächenlüftungssysteme als sog. Lüftungsdecken in Frage. Wesentlich ist dabei, daß eine regelmäßige Reinigung sowohl der Haubenentlüftung als auch der Deckenlüftungssysteme erfolgt.

*Geschirrspülanlagen.* Grundsätzlich sollte die Geschirrspülanlage von der Hauptküche räumlich getrennt sein (Geruchs- und Geschmacksbeeinflussung der Lebensmittel). Das Durchlaufverfahren sieht üblicherweise vier Abschnitte vor:

- Vorreinigen bei 40–50 °C,
- desinfizierende Reinigung bei 60–65 °C,
- Klarspülen mit frischem Wasser bei 80–90 °C,
- Trocknung.

### 30.5.3.4 Flächendesinfektion und Keimverschleppung

Anforderung an die *Flächendesinfektion* in der Küche:

- Täglich nach Arbeitsende desinfizierend reinigen.
- Keine Beeinflussung der Lebensmittel durch Desinfektionsmittelrückstände, z. B. keine Verwendung von formaldehydhaltigen Desinfektionsmitteln, oder aber erneutes Abwaschen der Flächen und Entfernen des Restformaldehyds.
- Essentransport-Containerwagen nach jeder Benutzung desinfizierend reinigen.
- Entlüftungs- und Belüftungsgitter 14tägig desinfizierend reinigen.
- Kühl- und Vorratsräume alle 8 Tage desinfizierend reinigen.
- Keine Trockenreinigung in der Küche.

### 30.5.3.5 Hygieneplan

Der Hygieneplan sollte nicht nur Reinigungs- und Desinfektionsmaßnahmen enthalten, sondern darüber hinaus auch eine Festlegung für einzelne Problempunkte aufführen, z. B.

- Händewaschen.
- Händedesinfektion (vor Arbeitsbeginn, nach WC-Benutzung, nach Arbeiten mit rohem Fleisch, Geflügel und Gemüse, vor Speisenportionierung),
- Kleidung (Berufskleidung, Schürzen, Kopfschutz),
- Reinigung von Küchengeräten,
- Meldung von Erkrankungen oder Verletzungen,
- Abfallbeseitigung,
- Reinigung und Desinfektion in der Küche,
- Desinsektion.

### 30.5.3.6 Problempunkte der Krankenhausküche

Zusammengefaßt können sich im Lebensmittelbetrieb oder im Küchenbetrieb folgende Probleme ergeben:

- ungenügende räumliche Verhältnisse,
- ungenügende Sauberkeit,
- ungenügende Entsorgung,
- mangelhafte Vorratshaltung,
- lückenhafte Kühlung,
- lückenhafte Desinfektion,
- ungenügende Reinigung von Flächen, Geräten und Behältern,
- mangelhafte Händereinigung,
- personelle Schwierigkeiten,
- kontaminierte Schutzkleidung,
- Erkrankungen wie Durchfälle oder Handeiterungen,
- mangelhafte Hygienekenntnisse,
- fehlende Disziplin.

Da von Krankenhausküchen nicht selten Krankenhausinfektionen ausgehen, muß neben der *behördlichen Kontrolle* durch das Gesundheitsamt, Veterinäramt, den Wirtschaftskontrolldienst usw. auch eine ständige Überwachung der Krankenhausküchen durch eigene *interne Kontrollen* erfolgen. Neben diesen Kontrollen hat die Belehrung und Information (jährlich) des dort arbeitenden Personals eine besondere Effektivität.

## 30.6 Lufthygiene

V. Hingst

**Lernziel**

Der Leser soll Kenntnisse erwerben über

- die normale Zusammensetzung der atmosphärischen Luft,
- die wesentlichen Luftverunreinigungen,
- die Zusammenhänge zwischen Emissionen und Immissionen und die hierzu erlassenen Grenz- und Richtwerte,
- die gesundheitlichen Auswirkungen von Luftschadstoffen einschließlich Auswirkungen auf die klimatische Situation sowie
- Maßnahmen zur Luftreinhaltung.

Die atmosphärische Luft ist unverzichtbare Voraussetzung für menschliches Leben. Veränderungen ihrer Zusammensetzung können sowohl für die Gesundheit des Menschen als auch für die Gesundheit von Tier und Pflanze, ja sogar für unbelebte Materie (z. B. Erosion von Hochbauten) zu Beeinträchtigungen und Schäden führen. Hierzu kann es einmal durch Verschiebungen in der natürlichen Zusammensetzung der Luft, zum anderen durch Luftverunreinigungen kommen. Die Zusammensetzung der reinen (trockenen) atmosphärischen Luft ist in ihren wichtigsten Inhaltsstoffen in Tab. 30.**12** zusammengefaßt.

Tabelle 30.**12** **Hauptinhaltsstoffe reiner (trockener) atmosphärischer Luft**

| | |
|---|---|
| Stickstoff ($N_2$) | 78,10 Vol% |
| Sauerstoff ($O_2$) | 20,94 Vol% |
| Argon (Ar) | 0,93 Vol% |
| Kohlendioxid ($CO_2$) | 0,03 Vol% |
| Wasserstoff ($H_2$) | 0,01 Vol% |
| Sonstige Edelgase | 0,0024 Vol% |

### 30.6.1 Luftverunreinigungen

Weit vor natürlichen Luftverunreinigungen, wie sie z. B. aus Vulkanausbrüchen, Waldbränden, Sümpfen, bakterieller Zersetzung oder der Erosion der Erdoberfläche entstehen können, sind als wichtige Quellen sog. anthropogener, d. h. durch den Menschen zu verantwortender Belastungen der Luft mit Schadstoffen, die drei Bereiche Verkehr, Energieerzeugung und Industrie in den Mittelpunkt des Interesses gerückt. Nach einer Definition der WHO liegt eine Luftverunreinigung vor, wenn sich ein luftverunreinigender Stoff oder wenn sich mehrere luftverunreinigende Stoffe oder Gemische in solchen Mengen und so lange in der Außenluft befinden, daß sie für Menschen, Tiere, Pflanzen oder Eigentum schädlich sind, zur Schädigung beitragen oder das Wohlbefinden oder die Besitzausübung unangemessen stören können. Die häufigsten Luftverunreinigungen sind in Tab. 30.**13** zusammengefaßt.

Neben den in Tab. 30.**13** aufgeführten chemischen Stoffen können über die Luft auch physikalische Gesundheitsgefahren, z. B. Radioaktivität oder Asbest, und Infektionserreger auf den Menschen einwirken.

Tabelle 30.**13** **Häufige Komponenten verunreinigter Luft**

| | |
|---|---|
| Gasförmige organische Stoffe wie | $SO_2$, $H_2S$, $NO_2$, NO, $Cl_2$, $NH_3$, $SiF_4$, CO, $CO_2$ |
| Mineralsäuren wie | HCl, HF, $HNO_3$, $H_2SO_4$ |
| Einfache organische Stoffe wie | Aldehyde (z. B. Formaldehyd, Acetaldehyd, Acrolein)<br>Ester (z. B. Butylacetat, Amylacetat)<br>Kohlenwasserstoffe (z. B. Benzinkomponenten)<br>Ketone (z. B. Aceton, Cyclohexanon)<br>Phenole, Kresole |
| Geruchsintensive Stoffe wie | Mercaptane, Amine |
| Polyzyklische Kohlenwasserstoffe wie | 3,4-Benzpyren, 1,12-Benzperylen |
| Staubförmige Stoffe und Stoffgemische wie | Ruß, Flugasche, Kohlenstaub, Zementstaub, Abbrände (Metalloxidrauche) und andere Stäube mit angereicherten Komponenten (z. B. Blei, Arsen) |

### 30.6.2 Emission und Immission

Während die von einer bestimmten Quelle ausgehenden Luftschadstoffe als *Emission* bezeichnet und als Massenkonzentration (mg/m³), als Massenstrom (g/h) oder als Massenverhältnis (g/t) gemessen werden können, bezeichnet man als *Immissionen* die auf Menschen, Tiere, Pflanzen oder Sachen einwirkenden Luftverunreinigungen. Sie werden meist in 1,5 m Höhe über dem Erdboden als Massenkonzentrationen (mg/m³), als Volumenkonzentrationen (cm³/m³), als Staubpartikel (n/cm³) oder bei Staubniederschlag als zeitbezogene Massenbedeckung (g/m² x d) angegeben.

Die Beziehung von Emission und Immission wird von vielen Faktoren beeinflußt, wie Abb. 30.**9** verdeutlicht. Eine Inhalation von Luftschadstoffen kann sich aufgrund der allgemeinen, einer beruflich oder örtlich begrenzten industriell bedingten Luftverunreinigung ergeben oder durch individuelle Gewohnheiten bedingt sein, z. B. Rauchen. Da sich der einzelne nur unzureichend vor den Auswirkungen der genannten drei Möglichkeiten einer Luftverunreinigung schützen kann, besteht grundsätzlich ein Handlungsbedarf für Gesetzgeber und öffentliche Verwaltung, Schutzvorschriften zu erlassen. Für den Bereich der Bundesrepublik sind hier in erster Linie das Bundesemissionsschutzgesetz, die Gewerbeordnung sowie die Technische Anleitung zur Reinhaltung der Luft (TA-Luft) in der jeweils gültigen Fassung zu nennen, in der zur Emissionsbegrenzung staubförmiger sowie organischer dampf- oder gasförmiger Verbindungen im Abgas in Abhängigkeit vom Massenstrom Grenzwerte in einer Liste festgelegt sind. Maximal zulässige Immissionswerte werden durch maximale Immissionskonzentrationen (MIK) oder maximale Immissionsraten (MIR) angegeben. Da durch Luftverunreinigungen sowohl akute als auch chronische Gesundheitsschäden auftreten können, berücksichtigt die TA-Luft Grenzwerte sowohl für die Langzeiteinwirkung (IW 1) als auch für Kurzzeiteinwirkungen (IW 2). Die MIK-Werte müssen grundsätzlich um einen Sicherheitsfaktor unter den Werten liegen, die nach dem jeweiligen Wissensstand gerade noch zu einer Gesundheitsschädigung führen können. Nur so kann auch bei den besonders zu schützenden Risikogruppen, d. h. bei Kindern, Alten und Kranken, vermieden werden, daß selbst bei längerfristiger Einwirkung von Luftverunreinigungen gesundheitliche Schäden entstehen. Dabei werden allerdings weder die Entwicklung allergischer Reaktionen noch addierende oder unter Umständen sogar potenzierende Wirkungen von gleichzeitig inhalierten Luftschadstoffen berücksichtigt. Da nicht ausgeschlossen werden kann, daß bei gleichzeitigem Vorliegen mehrerer luftfremder Stoffe, wie dies im Alltag häufig der Fall ist, synergistische (sich steigernde) Effekte auftre-

| Emission → | Transmission → | Immission |
|---|---|---|
| (Auswurf der Quelle in die Atmosphäre) | (Translation + Diffusion)<br>– technische Grundgrößen der Emission<br>– chemische und physikalische Merkmale der Schadstoffe<br>– Ablagerungsgeschwindigkeit<br>– meteorologische Grundgrößen<br>– Quellhöhe<br>– Entfernung leewärts der Quelle<br>– Topographie<br>– Bebauung, Bewuchs | (Konzentration in Erdbodennähe) |

Abb. 30.9 **Komplexe Systembeziehung zwischen Emission und Immission.**

ten, die zu gesundheitlichen Schäden auch dann führen können, wenn die einzelnen Stoffe jeweils unterhalb der MIK-Werte liegen, ist die Forderung berechtigt, aus Gründen der allgemeinen Gesundheitsvorsorge ein generelles Minimierungsgebot von Schadstoffen auszusprechen und nicht nur auf die Einhaltung der MIK-Grenzwerte zu achten. Die MIK-Werte werden von einer beim Verein deutscher Ingenieure (VDI) angesiedelten Sachverständigenkommission festgelegt und in Listen veröffentlicht. Bei Substanzen, für die noch kein MIK-Wert in die Liste aufgenommen wurde, gilt die Empfehlung, zunächst ungefähr ein Zwanzigstel des MAK-Wertes anzunehmen.

Mit MAK-Wert wird die maximal am Arbeitsplatz zulässige Konzentration eines Stoffes als Gas, Dampf oder Schwebstoff in der Luft angegeben, die nach dem jeweiligen Stand der Erkenntnisse auch bei wiederholter und langfristiger, in der Regel täglich achtstündiger Exposition unter Einhaltung einer durchschnittlichen Wochenarbeitszeit von 40 Stunden im allgemeinen die Gesundheit der Beschäftigten und deren Nachkommen nicht beeinträchtigt. Da für kanzerogene Substanzen die Festlegung eines Grenzwertes, d. h. einer unschädlichen Schwellenkonzentration, nicht möglich ist, werden in diesen Fällen technische Richtkonzentrationen (TRK-Werte) angegeben, deren Einhaltung das Risiko einer Schädigung der Gesundheit vermindern soll, ohne es jedoch ausschließen zu können. Die Liste der MAK- und TRK-Werte wird jährlich von der „Senatskommission der Deutschen Forschungsgemeinschaft zur Prüfung gesundheitsschädlicher Arbeitsstoffe" veröffentlicht.

Im Bereich der durch individuelle Gewohnheiten provozierten Luftverunreinigungen gibt es neben Empfehlungen des Bundesgesundheitsamtes zur Luftqualität in Innenräumen rechtlich verbindliche Anordnungen der gesetzgeberisch tätigen Organe zum Gesundheitsschutz. Stellvertretend sei hier auf Anordnungen und Erlasse der Länderbehörden verwiesen, die in den Diensträumen zum Schutz der Nichtraucher vor Passivrauchen ein generelles Rauchverbot ausgesprochen haben.

### 30.6.3 Gesundheitliche Auswirkungen von Luftschadstoffen

Bei den gesundheitlichen Auswirkungen von Luftschadstoffen spielt der Aufnahmemodus eine entscheidende Rolle. Dabei besteht das höchste Gefährdungspotential durch Aufnahme über den Respirationstrakt. Zum anderen können luftgetragene Immissionen von Schadstoffen sedimentieren und nach Anreicherung über die Nahrungskette aufgenommen werden, z. B. Cadmium aus Speisepilzen oder radioaktive Substanzen in Wildbret. Demgegenüber spielt eine direkte Wirkung auf die Hautoberfläche ebenso wie eine unmittelbare Aufnahme über den Verdauungstrakt eine nur untergeordnete Rolle. Zusätzlich können luftfremde Stoffe die allgemeinen Umweltbedingungen negativ beeinflussen. Hier sei beispielhaft an die Absorption der Sonneneinstrahlung durch einen hohen Staubgehalt in der Atmosphäre in industriellen Ballungsgebieten sowie global an die Auswirkungen von bestimmten Treibgasen (z. B. Fluor-Chlor-Kohlenwasserstoffen) auf die Ozonschicht der Atmosphäre mit der Konsequenz einer erhöhten UV-Einstrahlung oder auch an Klimaveränderungen durch eine Erhöhung des $CO_2$-Gehaltes (sog. Treibhauseffekt) erinnert.

In Abhängigkeit von der körperlichen Aktivität atmet ein gesunder Mensch täglich 6–20 $m^3$ Luft ein, die im Alveolarraum auf einer Oberfläche von etwa 100 $m^2$ zur Absetzung fester und flüssiger Luftschadstoffe und zur Aufnahme gasförmiger Luftverunreinigungen führen kann. Die Abscheidung inhalierter Partikel in den verschiedenen Bereichen der Atemwege ist korngrößenabhängig. Während Partikel größer als etwa 50 μm wegen ihrer hohen Sedimentationsgeschwindigkeit nicht eingeatmet und bei einem Durchmesser von etwa 10 μm zu 80% in der Nase zurückgehalten werden, können Teilchen kleiner als 1 μm fast ungehindert bis in den Alveolarbereich eindringen. Stäube dieser Größenordnung werden als *lungengängig* bezeichnet und stehen im Mittelpunkt des medizinischen Interesses. Während lösliche Partikel dieser Größe in den Lungen resorbiert werden können, setzen für unlösliche Teilchen verschiedene Selbstreinigungsmechanismen ein. Durch vermehrte Schleimproduktion und mundwärts gerichtete Ziliarbewegung des Flimmerepithels werden sie mit einer Geschwindigkeit bis zu mehreren Millimetern pro Minute aus der Lunge herausbefördert. Durch Abhusten gelangen diese Schadstoffe dann entweder in die Umgebung oder werden verschluckt. Daneben erfolgt während des Lebens kontinuierlich eine Deposition von Staubpartikeln in der Lunge. Man rechnet bis zum 30. Lebensjahr etwa mit einem jährlichen Anstieg dieser abgelagerten Partikel in der Lunge um 10–15 mg.

Die Selbstreinigungsleistung des Bronchialsystems kann durch Einwirkung von Reizgasen und zellschädigenden Stäuben empfindlich beeinflußt werden. Im Experiment läßt sich durch Einatmung relativ geringer Konzentrationen von Schwefeldioxid, Ammoniak, Stickstoffdioxid oder Formaldehyd die Ziliarbewegung des Flimmerepithels vollständig lähmen und damit bewirken, daß inhalierter Staub länger in der Lunge verbleibt. Seine Inhaltsstoffe haben somit Gelegenheit, die Alveolarmakrophagen zu schädigen, die einen Hauptträger der unspezifischen Infektabwehr darstellen. Hierdurch erklärt sich die erhöhte Infektanfälligkeit von Menschen, die in Regionen mit erhöhtem Schadstoffgehalt in der Luft leben.

Während es nur in groß angelegten epidemiologischen Untersuchungen gelingt, Zusammenhänge zwischen einer chronischen Aufnahme schadstoffbelasteter Luft und bestimmten Erkrankungen, insbesondere chronischer Bronchitis, evtl. Bronchialkarzinom, zu erkennen, liegen umfangreiche Berichte über akute gesundheitliche Schäden bei plötzlichem Anstieg von Luftschadstoffen vor. Neben Unglücksfällen (z. B. Seveso, Bhopal), bei denen teilweise hochgiftige Substanzen emittiert wurden und zu sofortigen Todesfällen und zu Langzeiterkrankungen führten, ist wiederholt eine Zunahme der Morbidität und Mortalität der Bevölkerung beschrieben worden, wenn sich Luftschadstoffe aufgrund klimatischer Besonderheiten anreichern konnten. Gemeint ist hiermit die sog. Smog-Situation. Das Wort wurde in England geprägt und setzt sich aus den Begriffen „smoke and fog“ zusammen. Bei Inversionswetterlagen, die durch einen extrem niedrigen Luftaustausch in horizontaler und vertikaler Richtung charakterisiert sind, kann es insbesondere in den Wintermonaten unter dem Einfluß der Energiegewinnung und des Kraftfahrzeugverkehrs zu erheblichen Anstiegen der Luftschadstoffe $SO_2$, $NO_X$ und CO sowie von Kohlenwasserstoffverbindungen kommen. Bei diesem Smog vom London-Typ treten insbesondere bei Risikopersonen (Kinder, Lungenvorgeschädigte, alte Menschen) Atem- und Kreislaufbeschwerden auf, in deren Folge sich eine erhöhte Sterblichkeit in der Bevölkerung nachweisen läßt.

Mit dem Los-Angeles-Smog wird eine weitere Gefahrensituation beschrieben. Hier kommt es infolge geringer Luftbewegungen bei intensiver Sonneneinstrahlung in Verbindung mit einem hohen, durch den Straßenverkehr bedingten Kraftstoffverbrauch zu allerdings weniger dramatisch verlaufenden gesundheitlichen Beschwerden. Dabei gelangt ein Teil des Treibstoffes unverbrannt in die Atmosphäre und wird unter dem Einfluß des Sonnenlichtes in Verbindung mit Stickoxiden zu organischen Substanzen von hoher Oxidationskraft umgebaut, die zu Reizungen der Schleimhäute des oberen Respirationstrakts sowie zu Augenreizerscheinungen und Kopfschmerzen führen.

### 30.6.4 Maßnahmen zur Luftreinhaltung

Während sich eine Reinhaltung bzw. Reinigung der Luft in Innenräumen sowohl durch Maßnahmen der Emissionsbegrenzung als auch durch Absauganlagen und Filtertechniken erreichen läßt, steht bei Überlegungen zur Reinhaltung der atmosphärischen Luft eindeutig die Herabsetzung von Emissionen im Vordergrund. Das Verdünnen und Verteilen der Schadstoffe durch die „Politik der hohen Schornsteine“, wie es jahrzehntelang üblich war, muß eindeutig als überholt angesehen werden. Somit stehen zur Emissionsbegrenzung die Umwandlung produktionsbedingter Schadstoffe in weniger toxische Verbindungen sowie eine Abscheidung und gegebenenfalls Konzentrierung der Schadstoffe als Sondermüll, aber auch ein Umsteigen auf primär emissionsarme Technologien im Vordergrund. So konnte durch behördliche Auflagen für Planung und Betrieb industrieller Anlagen in den letzten Jahren ein erheblicher Rückgang von industriebedingten Emissionen erreicht werden. Bei den anderen beiden Hauptemittenten von Luftverunreinigungen, d. h. den Haushaltsfeuerungsanlagen und dem Kraftfahrzeugverkehr, sind erst in letzter Zeit, im wesentlichen in den Jahren 1987 und 1988, behördliche Auflagen zur Emissionsbegrenzung erlassen worden, die für die Zukunft eine erhebliche weitere Reduktion von Luftschadstoffkonzentrationen erwarten lassen. Neben einer somit vom Gesetz- und Verordnungsgeber vorgegebenen Modernisierung der im Haushalt betriebenen Heizungsanlagen, der Verwendung von schwefelarmen Brennstoffen oder dem Einbau von verschiedenen Katalysatoren in Kraftfahrzeugen ist allerdings mit dem wachsenden Umweltbewußtsein der Bevölkerung und der sich hieraus ableitenden Bereitschaft, durch sparsamen Umgang mit Heizenergie und Kraftstoff zur Emissionsbegrenzung beizutragen, der wesentliche Faktor zur Absenkung der Belastung der Luft mit Schadstoffen angesprochen.

Eine möglichst lückenlose und engmaschige Erfassung von Daten zur Luftverschmutzung ist eine der unverzichtbaren Voraussetzungen, um Handlungsbedarf für Maßnahmen zur Luftreinhaltung zu erkennen. In diesem Zusammenhang schreibt das Bundesemissionsschutzgesetz für Belastungsgebiete die Erstellung von *Emissionskatastern* vor, deren Ergebnisse zur Festlegung von *Luftreinhalteplänen* herangezogen werden. Darüber hinaus ist in den letzten Jahren in praktisch allen Bundesländern in smoggefährdeten Gebieten ein Netz von Meßstationen aufgebaut worden, in denen neben meterologischen Bedingungen die wichtigsten smogrelevanten Schadstoffkonzentrationen registriert werden. Überschreiten die hierbei gemessenen Konzentrationen Grenzwerte, die von den Ländern in Smog-Verordnungen festgelegt sind, werden im Rahmen eines *Smogalarms* in einem gestuften Vorgehen durch Produktions- und Verkehrsverbote Emissionen von Industriebetrieben und von Kraftfahrzeugen eingeschränkt.

# 30.7 Badewasser

V. Hingst

**Lernziel**

Der Leser soll Kenntnisse erwerben über
- die sich aus dem Aufenthalt in natürlichen und künstlichen Badegewässern möglicherweise ergebenden gesundheitlichen Gefahren sowie
- deren Eingrenzung durch die Überwachungstätigkeit seitens des öffentlichen Gesundheitsdienstes.

In keinem anderen Bereich des Zusammenlebens haben Menschen mit unterschiedlichstem Körperbewußtsein, Gesundheitszustand und Sozialempfinden, hygienisch-mikrobiologisch gesehen so engen Körperkontakt miteinander wie im Badewasser. Nirgends sonst unterzieht sich der Mensch freiwillig dem direkten Kontakt mit Fäkalverunreinigungen, Urin, Nasen- und Rachenschleim, Schmutzpartikeln und Keimen seiner Mitmenschen, sei es in natürlichen oder künstlichen Badewässern.

## 30.7.1 Natürliche Badewässer

Die durch das Robbensterben in der Nordsee sensibilisierte Öffentlichkeit wurde im Herbst 1988 von den Medien mit großem Aufwand mit Untersuchungsbefunden konfrontiert, nach denen im Bereich der ostfriesischen Inseln in der Nähe von Badestränden der Nachweis von Salmonellen im Meereswasser zu einem Badeverbot geführt hatte. Die Rechtsgrundlage hierzu liefert ein Erlaß des Landes Niedersachsen, der wie in allen anderen Bundesländern aufgrund der EG-Richtlinie über die Qualität der Badegewässer vom 8. Dezember 1975 verfügt wurde. Diese Erlässe legen für fließende oder stehende Binnengewässer oder Teile dieser Gewässer, in denen Baden von den zuständigen Behörden ausdrücklich gestattet ist oder in denen das Baden nicht untersagt ist, *Qualitätsanforderungen für Badegewässer* fest. Wasser für therapeutische Zwecke und Wasser für Badebecken sind dabei ausgenommen. Die Prüfung, ob die genannten Badegewässer den gesundheitlichen Anforderungen entsprechen, gehört zu den Aufgaben der Gesundheitsämter. Dabei ist anläßlich einer Ortsbesichtigung, bei der die allgemeinen hygienischen Verhältnisse einer Badestelle und eine grob sinnliche Prüfung des Badewassers (Färbung, Geruch) vorgenommen wird, und durch Laboruntersuchungen festzustellen, ob das Badewasser den in der EG-Richtlinie festgelegten physikalischen, chemischen und mikrobiologischen Parametern entspricht. Entsprechend dem allgemeinen Minimierungsgebot legt die EG-Richtlinie neben Grenzwerten, welche die Schließung einer Badestelle zur Konsequenz haben, Leitwerte fest, die deutlich unter den Grenzwerten liegen und deren Einhaltung angestrebt werden sollte. Während beispielsweise für Escherichia coli ein Leitwert von 100 Keimen pro 100 ml Badewasser unterschritten werden sollte, beträgt der Grenzwert 2000 Kolibakterien pro 100 ml. Mit diesen Grenz- bzw. Richtwerten, die deutlich über den entsprechenden Richt- und Grenzwerten der Trinkwasserverordnung oder der DIN 19643 (s. u.) liegen, wird dem Umstand Rechnung getragen, daß eine gewisse nicht zu kontrollierende Belastung von Oberflächengewässern mit Bakterien durch Vögel oder andere Tiere nicht zu umgehen ist.

## 30.7.2 Künstliche Badewässer

### 30.7.2.1 Infektionsmöglichkeiten im Schwimmbad

Der Badegast im Schwimmbad kann sich über die Haut, über die Schleimhäute (Konjunktiva, Nasen-, Mund- und Rachenraum, Vagina) und oral über Magen und Darm infizieren. Die wichtigste Rolle spielt dabei die „Eintrittspforte" Schleimhaut. Mehr als die Hälfte aller im Schwimmbad erworbenen Erkrankungen wird über die Schleimhäute der Nase, des Rachens, der Augen und der Ohren übertragen. Als Gründe für die Häufigkeit von Schleimhautinfektionen sind die Abkühlung der Schleimhäute durch das Wasser, die Reizwirkung durch Chlorverbindungen und der unmittelbare Kontakt mit dem keimreichen Oberflächenfilm des Wassers anzusehen. Eine Reizwirkung der Schleimhäute kann auch durch intensive Sonneneinstrahlung in Freibädern erfolgen. Andererseits ist eine Infektion über den Magen-Darm-Trakt unwahrscheinlich. Der Grund hierfür liegt im wesentlichen darin, daß relativ geringe Mengen Wasser während des Badens geschluckt werden. Ein Schwimmer verschluckt während des Badens durchschnittlich 30–50 ml Wasser. Diese Mengen reichen nicht aus, um die notwendige Infektionsschwelle zu erreichen.

Der Einfluß der Vorreinigung auf die Belastung mit pathogenen Keimen ist nicht so bedeutsam wie zu wünschen wäre, da der Hauptteil dieser Keime aus Mundhöhle, Nase und After ausgespült wird. Keine Bedeutung kommt, wie früher angenommen, Infektionen durch Salmonellen und Leptospiren zu. Dagegen sind Infektionen durch Staphylokokken, Streptokokken, Pseudomonas aeruginosa, Mycobacterium balnei und Helminthen gesichert, durch Adenoviren und Enteroviren als wahrscheinlich anzusehen. Die Bedeutung von Trichomonas, Hepatitisviren und Candida ist bisher nicht gesichert.

Geringes Wasservolumen, hohe Besucherdichten, höhere Wassertemperaturen und kleindimensionierte Filteranlagen sind für die besondere Belastung der *Wassersprudelbecken* (hot whirl-pools) verantwortlich. Hier wurde in vielen Untersuchungen eine allgemein schlechtere mikrobiologische Qualität als in Badebecken ermittelt und mit dem

Nachweis von Legionellen eine zusätzliche Infektionsmöglichkeit erkannt.

### 30.7.2.2 Schmutz- und Keimbelastung im Schwimmbad

Jeder badende Erwachsene gibt etwa 0,5 g organische Substanz an das Wasser ab. Es handelt sich vor allem um abgeschilferte Epithelien, Hauttalg, Schweiß, Schleim aus dem Nasen-Rachen-Raum, Speichel, Haare, Fäzesreste, Harnbestandteile, Salben, Sonnenschutzöle, Kosmetika und Seifenreste.
Durch eine vorhergehende gründliche Reinigung lassen sich diese Substanzen zu etwa zwei Drittel entfernen. Bei höheren Wassertemperaturen ist die Schmutzbelastung durch verstärkte Schweißproduktion und Öffnung der Hautporen gesteigert. Diese Belastungsstoffe wirken sich im Badewasser aus zwei Gründen negativ aus: erstens durch die Störung der Desinfektionswirkung infolge Chlorzehrung, Herabsetzung der Redoxspannung und Verminderung der Keimtötung durch Ausbildung von schützenden Kolloidbelägen auf der Oberfläche der Mikroorganismen und zweitens durch die Bildung unerwünschter Nebenprodukte mit Chlor wie Stickstoffverbindungen und chlororganischer Verbindungen.
Besonders hoch ist die Schmutzbelastung in Warmsprudelbecken. Aufgrund der Massageeffekte und der erhöhten Temperaturen werden etwa 50% mehr organische Substanzen von jedem Besucher abgegeben.
Als Maß für die Belastung eines Badewassers mit Schmutzstoffen kann der Kaliumpermanganatverbrauch ($KMnO_4$-Verbrauch) herangezogen werden. Er gibt Aufschluß über die Menge an oxidierbaren organischen Stoffen im Wasser und wird auch als „Oxidierbarkeit" eines Badewassers bezeichnet.
Die oberen 50 cm der Wasserschicht in einem Schwimmbecken sind einer besonderen Belastung mit Schmutzstoffen und Keimen ausgesetzt. Vom Badenden werden ständig Schleimsubstanzen aus Nase und Rachen während des Badens abgegeben. Es bildet sich auf dem Wasser ein keimreicher Oberflächenfilm. An der Grenzschicht Luft – Wasser ist die Chlorkonzentration niedriger als in tieferen Schichten. Der Chlorgehalt kann unter Umständen so weit absinken, daß an der Wasseroberfläche befindliche Keime, vor allem schleimumhüllte Bakterien und Viren, nicht abgetötet werden. Nur durch entsprechende Wasserführung und optimale Verteilung des Desinfektionsmittels kann in dieser Zone bakteriologisch einwandfreies Wasser erhalten werden.
Durch den Rückhalt von organischen Bestandteilen in den Filteranlagen finden Bakterien Nährstoffe, um sich zu vermehren. Die Filterbeläge können so bei Überlastung der Filteranlage zum Ursprungsort zusätzlicher Verkeimung des Badewassers werden.

### 30.7.2.3 Einführung in Technik und Funktion eines Schwimmbades

Zur Aufrechterhaltung eines sauberen und hygienisch unbedenklichen Schwimmbadewassers bedarf es erheblicher finanzieller und technischer Aufwendungen. Nur durch das Zusammenwirken von Wasseraufbereitung und Desinfektion, Beckendurchströmung und -gestaltung, Frischwasserzusatz sowie dem Meß- und Regelsystem zur Prozeßsteuerung können die hygienischen Anforderungen eingehalten werden.

**Desinfektion**. Der Desinfektion kommt bei der Aufbereitung von Schwimmbeckenwasser eine besondere Bedeutung zu. Unter Desinfektion wird im Hinblick auf die Schwimmbeckenwasseraufbereitung die Abtötung bzw. Inaktivierung von Erregern übertragbarer Krankheiten durch den Zusatz oxidierend wirkender Stoffe verstanden.
Bei der Desinfektion durch *Chlor* und *Chlorverbindungen* entsteht die unterchlorige Säure, die als eigentliche Wirksubstanz für die Desinfektion zur Verfügung stehen muß. Die Wirkung des Chlors bei der Desinfektion wird vom pH-Wert, der Temperatur, dem Gehalt an freiem wirksamen Chlor, der Einwirkungszeit, dem Verschmutzungsgrad und der Verkeimung des Wassers beeinflußt.
Der Verschmutzungsgrad des Wassers ist durch eine optimale Flockungsfiltration zu beeinflussen. Dabei werden Schmutzpartikel und -stoffe durch Zugabe von Flockungsmitteln in ihrer Teilchengröße angehoben und anschließend in einem Kiesfilter abgeschieden. Je mehr Verunreinigungen durch Flockung und Filtration aus dem Wasser entfernt sind, desto besser ist die Desinfektionswirkung des Chlors, das nach der Filterung in das Wasser zudosiert wird, das wieder dem Schwimmbecken zufließt. Verunreinigungen binden freies Chlor; es entsteht das gebundene Chlor. Darunter versteht man die chlorierten Stickstoffverbindungen, in erster Linie die Chloramine. Dieser Vorgang wird auch als Chlorzehrung bezeichnet. Die Chloramine haben nur eine geringe bakterizide Wirkung, und ihre Keimabtötungsgeschwindigkeit ist verglichen mit freiem wirksamen Chlor wesentlich langsamer. Man macht die chlorierten Stickstoffverbindungen zudem für den Geruch des Wassers, den typischen „Hallenbadgeruch", und für Augen- und Schleimhautreizungen des Nasen- und Rachenraumes verantwortlich.
*Ozon* ist ein deutlich intensiveres Oxidationsmittel als Chlor, darf aber aufgrund seiner erheblichen Toxizität nicht im Schwimmbeckenwasser vorhanden sein. Es kann jedoch in der Schwimmbadwasser-Aufbereitungsanlage als Oxidationsmittel eingesetzt werden, wo es eine Steigerung des oxidativen Abbaus der organischen Belastungsstoffe bewirkt. Das Wasser muß allerdings danach durch Aktivkohlefilter ozonfrei gemacht und vor Wiedereintritt in das Becken gechlort werden. Auch in sog. Ozonschwimmbecken wird also im Schwimmbeckenwasser die notwendige Desinfektionsleistung nur durch Chlor erreicht.

**Durchströmungstechnik des Schwimmbeckens**. In jedem Schwimmbecken tritt eine verstärkte Schmutzkonzentration in Form von Schwimmstoffen und erhöhter Keimbelastung im Bereich der Wasseroberfläche auf, während im Bereich des Beckenbodens eine vermehrte Schmutzbelastung durch Sinkstoffe festzustellen ist. Außerdem wird das im Beckenwasser vorhandene Desinfektionsmittel ständig verbraucht und muß mit dem aufbereiteten Wasser kontinuierlich neu zugeführt werden. Es müssen möglichst alle Beckenanteile voll am Wasseraustausch teilnehmen, denn nur dann werden alle Verunreinigungen schnell genug entfernt.
Im folgenden sind die gebräuchlichen Durchströmungstechniken kurz dargestellt.

Bei der *Längsdurchströmung* erfolgt die Durchströmung von Schmalseite (Zulauf) zu Schmalseite (Ablauf). Um bei Becken größerer Längen in Ablaufnähe noch ausreichende Chlorwerte zu erreichen, sind im Zulauf oft sehr hohe Chlorwerte erforderlich. Dieses vor allem in älteren Freibädern noch weit verbreitete System der Durchströmung führt in der Praxis oft zu Überchlorungen im Zulaufbereich und Zonen mit mangelhaften Chlorgehalten im weiteren Verlauf des Beckens und vor allem in Ablaufnähe. Der durch Verschmutzung entstehende Oberflächenfilm wird bei der Längsdurchströmung ungenügend abgeführt.
Eine andere Form der Horizontaldurchströmungstechnik ist die *Querdurchströmung*, wobei der Wassereinstrom von Längsseite zu Längsseite erfolgt. Gleichzeitig werden 30–50% der Umwälzrate von der Wasseroberfläche über die Überlaufrinne abgezogen. Es entsteht eine ausgewogenere Chlorung des Beckens als bei der Längsdurchströmung und eine bessere Reinigung und Erneuerung der schmutzbelasteten Wasseroberfläche.
Bei der *Strahlenturbulenz* wird das Wasser an den beiden Beckenlängsseiten durch Einstromdüsen, die auf den gegenüberliegenden Seiten versetzt angeordnet sind, in das Becken geleitet. Dabei entstehen im Beckenwasser eine turbulente Strömung und eine intensive Vermischung des gesamten Beckeninhalts. Es resultiert eine sehr gute und ausgewogene Verteilung des Desinfektionsmittels. Bei diesem System werden meist 50–100% der Umwälzleistung über die Überlaufrinne abgezogen. Die Erkenntnis, daß die tieferen Wasserschichten eines Schwimmbeckens wesentlich weniger verunreinigt werden als die oberen Schichten, führte zu der Entwicklung der Vertikaldurchströmung. Im Beckenboden wird entsprechend der Durchsatzleistung eine genau berechnete Anzahl von Einstromdüsen angebracht. Die gesamte Umwälzmenge wird über die Einstromdüsen am Beckenboden eingespeist und zu 100% über die Überlaufrinne abgeführt. Der Wasserspiegel und die obere Wasserschicht werden durch das nachströmende Wasser ständig erneuert. Der Zone mit dem höchsten Chlorbedarf wird dadurch ständig neu Chlor zugeführt.

### 30.7.3 Anforderungen an das Schwimmbeckenwasser und an Warmsprudelbecken

In den 1972 veröffentlichten Richtlinien des Koordinierungskreises (KOK) für den Bäderbau wurden erstmals mikrobiologische und technologische Bedingungen ausgearbeitet, die eine hygienisch einwandfreie Badewassergüte gewährleisten sollen. Diese Richtlinien wurden in die im April 1984 erschienene DIN 19643 „Aufbereitung und Desinfektion von Schwimm- und Badebeckenwasser" überführt. „Zweck dieser Norm ist es, eine gute, gleichbleibende Beschaffenheit des Badewassers in bezug auf Hygiene, Sicherheit und Ästhetik zu erzielen, damit eine Schädigung der menschlichen Gesundheit, insbesondere durch Krankheitserreger, nicht zu befürchten ist." Mit dieser Zielsetzung der DIN 19643 wird fast wörtlich Bezug auf § 11 des Bundesseuchengesetzes genommen.
Die mikrobiologischen Anforderungen sind von der Trinkwasseruntersuchung übernommen worden. Dort gilt Escherichia coli als Indikator für fäkale Verunreinigungen und damit der Gefahr der Verbreitung von Typhus, Paratyphus, Cholera und Ruhr. Wie bereits oben erwähnt, kommt dem Übertragungsweg über den Intestinaltrakt durch Verschlukken des Wassers im Schwimmbad weniger Bedeutung zu. Es mehrten sich die Stimmen, die Pseudomonas aeruginosa als weiteren Indikatorkeim im Schwimmbadbereich forderten. Diesen Meinungen wurde mit Aufnahme von Pseudomonas aeruginosa als zusätzlichem mikrobiologischen Parameter in DIN 19643 Rechnung getragen.
Weiterhin wird in der DIN 19643 ein Frischwasserzusatz pro Badegast von mindestens 30 l gefordert. Das Beckenwasser sollte mindestens zu 50%, möglichst zu 100% über die Überlaufrinne abgeführt werden. Bezüglich der Durchströmung wird verlangt, daß Zu- und Abläufe so angeordnet sein müssen, daß das Wasser in allen Beckenbereichen erneuert wird.
Für *Warmsprudelbecken* gibt es eine eigene Norm, die DIN 19644 „Aufbereitung und Desinfektion von Wasser für Warmsprudelbecken". In Warmsprudelbecken entstehen besondere hygienische Probleme zum einen dadurch, daß viele Personen auf engem Raum zusammen sind, zum anderen wird durch die hohen Temperaturen das Wachstum bestimmter Keime begünstigt. So konnten Legionellen in Warmsprudelbecken trotz höherer Chlorgehalte nachgewiesen werden. In DIN 19644 sind bereits höhere Chlorgehalte von 0,5–0,7 mg/l für Warmsprudelbecken gefordert. Aufgrund der Problematik einer möglichen Übertragung von Legionellen durch Aerosolbildung in Warmsprudelbekken hat eine Arbeitsgruppe des Bundesgesundheitsamtes 1987 empfohlen, den Gehalt an freiem Chlor in Warmsprudelbecken auf 0,7–1,0 mg/l anzuheben.
Die wesentlichen Anforderungen der DIN 19643 an das Schwimmbeckenwasser sind in Tab. 30.**14** zusammengefaßt.

Tabelle 30.**14** **Anforderungen an das Schwimm- und Badebeckenwasser nach der DIN 19643** (Auszug)

| Parameter | Einheit | Reinwasser min. | Reinwasser max. | Beckenwasser min. | Beckenwasser max. | Anwendungsbereich |
|---|---|---|---|---|---|---|
| **Mikrobiologisch** | | | | | | |
| Koloniezahl bei 20 (± 2) °C | 1/ml | – | 20 | – | 100 | |
| Koloniezahl bei 36 (± 1) °C | 1/ml | – | 20 | – | 100 | |
| Koliforme Keime bei 36 (± 1) °C | 1/100 ml | – | n.n.* | – | n.n.* | bei allen Verfahrens-kombinationen |
| Escherichia coli bei 36 (± 1) °C | 1/100 ml | – | n.n.* | – | n.n.* | |
| Pseudomonas aeruginosa bei 36 (± 1) °C | 1/100 ml | – | n.n.* | – | n.n.* | |
| **Physikalisch-chemisch** | | | | | | |
| pH-Wert | – | 6,5 | 7,8 | 6,5 | 7,8 | |
| Ammoniumkonzentration | mg/l | – | 0,1 | – | 0,1 | bei allen Verfahrens-kombinationen |
| $KMnO_4$-Verbrauch über dem Wert des Füllwassers | mg/l | – | 0 | – | 3 | |
| Freies Chlor | mg/l | 0,3 | | 0,3 | 0,6 | Flockung/Filterung/Chlorung |
| | | 0,3 | nach Bedarf | 0,3 | 0,5 | Flockung/Filterung/ Chlor/Chlordioxid |
| | | 0,3 | | 0,2 | 0,5 | Flockung/Filterung Ozonung/Aktivkohlefilterung/ Chlorung |
| Gebundenes Chlor | mg/l | bei pH 6,5–7,2 | | – | 0,3 | Flockung/Filterung/ Chlorung |
| | | pH 7,2–7,8 für Rein- + Beckenwasser | | – | 0,5 | |
| | | bei pH 6,5–7,2 | | – | 0,2 | Flockung/Filterung/ Chlor/Chlordioxid |
| | | pH 7,2–7,8 für Rein- + Beckenwasser | | – | 0,4 | |
| | | bei pH 6,5–7,2 | | – | 0,1 | Flockung/Filterung/ Ozonung/Aktivkohlefilterung/ Chlorung |
| | | pH 7,2–7,8 für Rein- + Beckenwasser | | – | 0,2 | |
| Redoxspannung gegen Kalomel (für Süßwasser) | mV | bei pH 6,5–7,2 | | 700 | – | bei allen Verfahrens-kombinationen |
| | | pH 7,2–7,8 | | 720 | – | |

* n.n. = nicht nachweisbar

In den Entwurf zur Novellierung der DIN 19643 wurden für Legionellen ein Grenzwert (nicht nachweisbar in 10 ml Reinwasser) und für Trihalogenmethane ein Richtwert (20 µg/l Beckenwasser) aufgenommen.

# 30.8 Abwasser- und Oberflächenwasserhygiene

V. Hingst

**Lernziel** Der Leser soll Kenntnisse erwerben über
- Mengen, Zusammensetzung und Art der verschiedenen Abwässer,
- die daraus resultierenden gesundheitlichen und ökologischen Gefahren,
- die Möglichkeiten, diese Gefahren durch einen optimalen Einstz der Abwasserbehandlung einzugrenzen.

## 30.8.1 Abwasserarten

Unter *Abwasser* wird das durch häuslichen, gewerblichen und industriellen Gebrauch verunreinigte Wasser sowie der Teil des Niederschlagswassers verstanden, der von den durch den Menschen versiegelten Anteilen der Erdoberfläche, z. B. öffentliche Verkehrswege, in Rohrsystemen abgeführt wird.

*Haushaltsabwässer* enthalten das im Haushalt anfallende Wasch- und Badewasser, das zum Transport von menschlichen Ausscheidungen nötige Toilettenspülwasser sowie das Schmutzwasser, das bei der Zubereitung der Nahrung und bei der Reinigung von Küchengeräten, der Wohnungseinrichtung und den Gegenständen des täglichen Bedarfs, z. B. Kleidung, anfällt. Es enthält in gelöster bzw. mehr oder minder fein verteilter Form eine Vielzahl organischer und anorganischer Bestandteile und eine erhebliche Vielfalt von Mikroorganismen, die überwiegend durch menschliche Ausscheidungen in das Abwasser gelangen. Täglich ist pro Einwohner mit einer Abwassermenge von etwa 100–150 l zu rechnen.

Demgegenüber sind *Industrie- und gewerbliche Abwässer* in Abhängigkeit von der jeweiligen Produktionstechnologie auf sehr unterschiedliche Art verunreinigt. So enthalten die Abwässer aus Zuckerfabriken, Zellulosefabriken, Schlachthöfen und Molkereien einen hohen Anteil organischer Schmutzstoffe, während aus Betrieben der Stein- und Braunkohlenindustrie und der Metallgewinnung und -verarbeitung überwiegend eine Belastung mit anorganischen Stoffen resultiert. Hier sind vor allem Säuren und Laugen zu erwähnen, die im Abwasser von Galvanisierungsanstalten, von Anlagen zur Kohle- und Erdölverarbeitung und dergleichen auftreten. Außerdem können toxische organische Verbindungen, z. B. Lösungsmittel, aus Betrieben der chemischen Industrie das Abwasser belasten. Von besonderer ökologischer Bedeutung kann die Einleitung von Abwärme aus Anlagen zur Energiegewinnung und chemischen Betrieben über die Einleitung von Kühlwässern in Oberflächenwasser sein. Zudem sind die Abwasseremissionen landwirtschaftlicher Betriebe zu erwähnen, die sich auf Massentierhaltung spezialisiert haben.

Mit dem *Niederschlagswasser* gelangen durch Auswaschung der Luft bzw. Ablösen von Dächern und Verkehrswegen Luftschadstoffe, Reifenabrieb, Öl- und Kraftstoffanteile, Streusalze u. a. m. in die Abwasserkanalisation.

## 30.8.2 Oberflächenwasser

In dicht besiedelten und industrialisierten Ländern sind viele natürliche Gewässer wie Flüsse und Seen mehr oder weniger verschmutzt, weil sie als Folge der menschlichen Tätigkeit mit Stoffen aller Art und unterschiedlicher Zusammensetzung belastet werden. Diese Belastungen entstehen durch die Abwasserableitungen aus Städten und Gemeinden und aus anderen besiedelten Gebieten einschließlich Fabriken und sonstigen industriellen Anlagen, aber auch durch Abflüsse von Flächen im Einzugsgebiet des Gewässers, die für land- und forstwirtschaftliche Zwecke, für Verkehrsanlagen und für sonstige Zwecke genutzt werden. Die natürlichen Eigenschaften eines Gewässers können durch diese Einflüsse stark verändert werden. Meist sind die physikalischen, chemischen und biologischen Eigenschaften eines Gewässers daher lediglich eine Funktion der eingeleiteten Schmutzfrachten.

In den letzten Jahrzehnten ist die Verschmutzung der Gewässer, besonders in den hochindustrialisierten Gebieten, ein immer wichtigeres Problem geworden. Tatsächlich hat die *Gewässerverschmutzung* besonders in den letzten 25 Jahren in den meisten Ländern erheblich zugenommen, obwohl technische und finanzielle Mittel in steigendem Umfang für die Reinhaltung der Gewässer eingesetzt wurden. Auch gesetzliche Regelungen sind zur Bekämpfung der Gewässerverschmutzung getroffen worden. Internationale Organisationen wie die WHO, die OECD und andere haben den Kampf gegen die Verschmutzung durch internationale Zusammenarbeit unterstützt. Bislang haben alle diese Anstrengungen noch keinen vollen Erfolg gehabt. Es kann aber gesagt werden, daß erhebliche Fortschritte in der Reinhaltung der Gewässer erzielt worden sind.

Aus medizinischer Sicht ist die mikrobiologische und chemische Qualität von Oberflächenwasser insbesondere insofern von Bedeutung, als es zunehmend als Trink- und Brauchwasserreserve eingesetzt wird. Während in der Bundesrepublik 1978 bei einer Gesamtfördermenge von 4,2 Mrd. Kubikmeter Trinkwasser zu 70% als Grund- und Quellwasser, zu 20% aus angereichertem Grundwasser und Uferfiltrat und zu 10% aus Oberflächenwasser (Seen, Flüsse, Talsperren) gewonnen wurde, besagen Hochrechnungen für das Jahr 2000, daß dann bei einer Gesamtfördermenge von 8,4 Mrd. Kubikmeter nur noch 52% des Bedarfs aus Grund- und Quellwasser, hingegen 31% aus angereichertem Grundwasser und Uferfiltrat und 16% aus Oberflächenwasser gewonnen werden müssen. Da Oberflächenwasser im Gegensatz zum Grundwasser nicht durch Deckschichten des Bo-

dens vor Verunreinigungen aus Abwasser und Niederschlagswasser geschützt wird, muß in den folgenden Jahrzehnten ein besonderes Augenmerk darauf gerichtet werden, die Qualität des Oberflächenwassers vor dem Hintergrund der vermehrten Inanspruchnahme als Trinkwasserreservoir unter medizinischen Gesichtspunkten zu verbessern. Neben einem Ausbau der Trinkwasseraufbereitungstechnologie muß also insbesondere durch eine Verbesserung der Abwasserbehandlung bzw. durch eine Verringerung der Schadstoffemissionen in das Abwasser dieser Entwicklung Rechnung getragen werden. Darüber hinaus sollte das Oberflächenwasser jedoch nicht nur als Trinkwasserreservoir gesehen und nach den medizinisch bedeutsamen Inhaltsstoffen bewertet werden, sondern auch als Ökosystem für die im Wasser lebenden Pflanzen und Tiere den erforderlichen Schutz genießen.
Zur ökologischen Bewertung von Oberflächenwasser werden *Gewässergütekarten* erstellt, zu deren Klassifizierung die Bestimmung der im Wasser vorhandenen Pflanzen und Tiere herangezogen wird. Zusätzlich können chemische und physikalische Parameter zur Charakterisierung herangezogen werden. Hierzu zählt insbesondere die Bestimmung des gelösten organischen Kohlenstoffs (DOC), des Ammoniums, des Sauerstoffsättigungsdefizits, die in mg/l Chlorid gemessene Neutralsalzbelastung und das gelöste organisch gebundene Chlor.
Neben der Grundbelastung des Oberflächenwassers mit chemischen Schadstoffen steht unter hygienischen, aber auch ökologischen Aspekten die Gefährdung bei Unfällen, d. h. bei plötzlich und massiv auftretenden Erhöhungen der Schadstoffimmissionen im Vordergrund. Hierzu kann es durch Verkehrsunfälle (Kraftfahrzeugverkehr, Schiffsverkehr) und durch Zwischenfälle in Industriebetrieben kommen, die ihre Abwässer in Oberflächengewässer einleiten. Eine weitere Gefahr besteht für Oberflächenwasser durch den plötzlichen Zufluß von Löschwasser, das bei der Bekämpfung von Brandkatastrophen in industriellen Bereichen eingesetzt wird. Während in derartigen Fällen die Betreiber von Wasserwerken, die ihr Trinkwasser aus Oberflächenwasser oder Uferfiltrat beziehen, nach entsprechender Warnung in die Lage versetzt sind, zumindest eine Schadensbegrenzung zu versuchen, indem sie die Trinkwassergewinnung vorübergehend einstellen und die Versorgung mit Trinkwasser aus unbelasteten Gebieten vornehmen, hat die Vergangenheit gezeigt, daß durch derartige Katastrophen schwerste akute und mit hoher Wahrscheinlichkeit auch langfristige Schäden des Ökosystems im Oberflächenwasser hervorgerufen werden.
Die Erfahrung lehrt, daß der Schutz des Oberflächenwassers, das von vielfältigen Immissionen bedroht ist, eine vordringliche Aufgabe für die Organe des Umwelt- und Gesundheitsschutzes ist.

### 30.8.3 Gesundheitliche und ökologische Gefahren durch Abwasser

#### 30.8.3.1 Infektionserreger

Abwässer und Rückstände ihrer Reinigung stellen eine potentielle Seuchenquelle dar, da in ihnen die Erreger zahlreicher bakterieller, parasitärer und durch Viren verursachter Krankheiten vorkommen. Neben der Ausscheidung von Krankheitserregern aus Privathaushaltungen spielen Schlachthäuser eine entscheidende Rolle bei der Verseuchung der Gewässer mit Krankheitserregern. Demgegenüber stellen Abwässer aus Krankenhäusern im allgemeinen keine besondere zusätzliche Infektionsgefahr dar.
In den Abläufen von Kläranlagen hat man immer wieder Krankheitserreger gefunden, die in die Vorfluter (Seen, Flüsse usw.) gelangen. In den Oberflächengewässern finden insbesondere Salmonellen in Schlammablagerungen ausgezeichnete Lebensbedingungen. Das Badeverbot in manchen Flüssen ist durch diese Tatsache mehr als gerechtfertigt. Weidetiere sollten nicht mehr mit Flußwasser getränkt werden, da wiederholt Infektionen von Rindern mit Salmonellen durch diese Tränkart beschrieben wurden. Ein beträchtlicher Prozentsatz der erkrankten Menschen und Tiere wird dabei zu Dauerausscheidern, wodurch sich wiederum ein Anstieg der Menge an Salmonellen im Rohabwasser erklärt. Besorgniserregend sind auch die großen Mengen von tierischen Exkrementen wie Harn und Kot, besonders bei großen Tierhaltungen. Vielfach gelangen diese flüssigen Abgänge in die Gewässer. Dies kann schwerwiegende Folgen haben, da der Ammoniak- und Schwefelwasserstoffgehalt der Jauche für Fische als starkes Gift wirkt. Es gibt Gebiete, in denen die Landwirtschaft in einem höheren Ausmaße am Fischsterben beteiligt ist als die metallbearbeitende Industrie.
Infektionsgefahr besteht vor allem durch Übertragung der Krankheitserreger auf Lebensmittel durch Insekten.
Thermisch getrockneter Schlamm, erhitzter Naßschlamm und kompostierter Schlamm sind seuchenhygienisch unbedenklich und können unter Berücksichtigung der Einschränkungen, die sich durch die chemischen Inhaltsstoffe ergeben, auf Freiland ausgebracht werden.

#### 30.8.3.2 Chemische Schadstoffe

Wasser ist als Oberflächenwasser, Sickerwasser oder Grundwasser das wesentliche Transportmedium für eine Vielzahl von Schadstoffen, deren Auswirkungen auf das ökologische System bei entsprechenden Konzentrationen vorwiegend ungünstig sind. Schadstoffe sind u. a. Schwermetalle, organische Lösungsmittel, Phosphate, polychlorierte Biphenyle (PCB) und die polyzyklischen aromatischen Kohlenwasserstoffe (PAK). Diese Stoffe finden sich in stark anthropogen beeinflußten Wässern wie kommunalen und industriellen Abwässern und gelangen damit in kommunale Kläranlagen. Sie verhalten sich dort entsprechend ihren chemischen Eigenschaften sehr verschieden. Sie können fixiert oder mobilisiert werden und erschweren so eine einheitliche Beurteilung ihrer Auswirkungen auf die Umwelt.
Toxische Wirkungen von Schwermetallen auf Abwasserorganismen sind lange bekannt. Die Toxizität ist jedoch für die Organismen sehr verschieden und hängt von der Schadstoffkonzentration und der Kontaktzeit ab. Durch Zellvermehrungshemmtests kann man Grenzwerte der Schadwirkung von Umweltchemikalien auf definierte Bakterien und Algen bestimmen. Es zeigte sich dabei, daß vor allem einige Schwermetalle wie Nickel, Silber, Quecksilber, Kupfer und

Cadmium eine starke Schadwirkung besitzen. Es ist jedoch darauf hinzuweisen, daß sich die Wirkung nur auf die Metalle in ionischer oder komplex gebundener Form bezieht. Da im Abwasser aber Schwermetalle überwiegend an Feststoffe wie Detritus und anorganische Partikel adsorbiert sind, können die im Laborversuch ermittelten Grenzkonzentrationen der Schadwirkung für eine Beurteilung nur mit Einschränkung herangezogen werden. Durch Anreicherung der Schadstoffe in den organischen und mineralischen Komponenten der Klärschlämme kann allerdings deren Verwertung in der Landwirtschaft erschwert oder gar unmöglich sein. Wichtig ist in diesem Zusammenhang, daß die Grenzwertfestlegungen für Abwässer und für landwirtschaftlich verwendete Klärschlämme sich rein rechnerisch nicht zur Deckung bringen lassen. So können trotz ständiger Unterschreitung der Schwermetallgrenzwerte für Rohabwässer die entsprechenden Metallkonzentrationen im Schlamm derart hohe Werte erreichen, daß deren Nutzung in der Landwirtschaft nicht mehr zu vertreten ist.
Schwermetalle, aber auch die vielfältigen anderen chemischen Schadstoffe des Abwassers können überdies schädliche Wirkungen auf die Bakterienpopulation ausüben, die in der biologischen Stufe einer Kläranlage für einen Abbau organischer Substanzen sorgen. Wiederholt ist über Störfälle berichtet worden, bei denen es durch plötzlichen Konzentrationsanstieg von Schadstoffen vorwiegend aus gewerblichen und industriellen Abwässern zu einem Zusammenbruch der biologischen Abwasserklärung mit der Folge einer erheblichen Belastung der Vorfluter, d. h. der Oberflächengewässer, kam.

### 30.8.4 Abwasserbehandlung

Aus hygienischen, aber auch aus ökologischen Gründen ist es heutzutage nicht mehr vertretbar, eine Einleitung von ungeklärtem Abwasser in die Vorfluter zu dulden und dabei auf den Verdünnungseffekt und die Selbstreinigungskraft des Oberflächenwassers zu setzen. Als *Vorfluter* wird das Oberflächenwasser bezeichnet, in das der Auslauf einer Kläranlage mündet, z. B. Flüsse, Seen und Meeresteile. Insbesondere aufgrund des gestiegenen Wasserverbrauchs und damit Abwasseranfalls wie auch aufgrund der mikrobiologischen und chemischen Gefahren, die von dem Rohabwasser ausgehen, muß vielmehr eine *Abwasserbehandlung* durchgeführt werden. Sie kann in wenig besiedelten Gebieten ohne Abwasserkanalisation in Kleinkläranlagen oder mit Hilfe von Sammelgruben und Abtransport des Schlamms betrieben werden. In Einzelfällen kann mit speziellen Abwässern, z. B. landwirtschaftliche Abwässer/Gülle, auch eine Flächenverrieselung vorgenommen werden. Bereits in Dörfern und insbesondere in Siedlungs- und Industriegebieten muß das Abwasser jedoch in Großkläranlagen behandelt werden. Hierbei unterscheidet man grundsätzlich drei Verfahrensstufen:

- Stufe 1: mechanische Reinigung (Vorklärung),
- Stufe 2: biologische Reinigung (biologische Klärung),
- Stufe 3: chemische Reinigung (chemische Klärung).

Bei der *Vorklärung* werden mit Grob- und Feinrechen sowie Sieben zunächst die gröberen Schwimm- und Schwebstoffe aus dem Rohabwasser entfernt. Durch Verlangsamung der Strömungsgeschwindigkeit des Wassers können anschließend im Sandfang und im Absatzbecken die Sinkstoffe sedimentieren. Hierzu gehören auch die etwa 70 µm großen Wurmeier, während einzellige Parasiten, Bakterien und Viren praktisch unbeeinflußt in die nächste Stufe gelangen.
Die *biologische Klärung* wird meist in Belebungsanlagen durchgeführt. Hierbei handelt es sich um Becken, in die zum aeroben mikrobiellen Abbau von organischen Wasserinhaltsstoffen feinblasig Luft eingetragen wird. Hierdurch wird erreicht, daß die hochgradig mit Mikroorganismen besiedelten Belebtschlammflocken ausreichend von dem zum Abbau benötigten Luftsauerstoff umspült werden. Dieses biologische System kann extrem empfindlich auf toxische Substanzen im Abwasser reagieren. So ist unter ungünstigen Betriebsbedingungen die Entwicklung eines Blähschlammes zu beobachten, bei dem es zum Aufschwimmen von Schlammflocken und zur Überwucherung mit speziellen fadenförmigen Bakterien mit nachfolgender drastischer Abnahme des mikrobiellen Abbaus kommt.
Während die genannten beiden Klärstufen in den größeren Kläranlagen praktisch überall betrieben werden, verfügen auch viele Großkläranlagen noch nicht über eine dritte Reinigungsstufe. In ihr werden dem Wasser durch Zugabe geeigneter Fällungsmittel Phosphate entzogen, die im kommunalen Abwasser bis vor kurzem zu fast der Hälfte aus Waschmitteln entstammten. Durch gesetzgeberische Aktivitäten ist in den letzten Jahren die Einleitung von Phosphaten in die Wässer stufenweise verringert worden. Schließlich ist es auch dem wachsenden Umweltbewußtsein der Bevölkerung zu verdanken, daß einige Hersteller von Waschmitteln völlig oder nahezu völlig auf den Einsatz von Phosphaten in Waschmitteln verzichtet haben. Während 1987 etwa zwei Drittel der Waschmittel kein Phosphat mehr enthielten, waren 1989 ca. 80% der auf dem Markt befindlichen Waschmittel phosphatfrei. Betrug der Phosphatanteil aus Waschmitteln in Oberflächengewässern 1975 noch 41%, konnte für 1989 ein Rückgang auf 15% beobachtet werden. Dies ist insoweit zu begrüßen, als Phosphate ein starkes Algenwachstum im Oberflächenwasser fördern, das im Zusammenhang mit der anschließenden mikrobiellen Zersetzung abgestorbener Algen zu einer plötzlichen Sauerstoffarmut, dem sog. Umkippen von Gewässern, führen kann. Hierdurch war es in der Vergangenheit häufig zum Fischsterben gekommen.
Es muß allerdings auch darauf hingewiesen werden, daß die teilweise in Waschmitteln verwendeten „Phosphatersatzstoffe" ebenfalls kritisch betrachtet werden müssen, da es sich hierbei zum Teil um Komplexbildner handelt, die aus den Schlammsedimenten von Oberflächenwasser Schwermetalle mobilisieren können.
Die *Effektivität einer Kläranlage* kann durch Laboruntersuchungen des nach der jeweiligen Stufe anfallenden Wassers genau verfolgt werden. Hierzu gehören insbesondere die Bestimmung des biochemischen Sauerstoffbedarfs innerhalb von fünf Tagen, des sog. $BSB_5$-Wertes, sowie des chemischen Sauerstoffbedarfs (CSB) oder des TOC (organischer Gesamtkohlenstoff). Der in jeder Stufe der Kläranlage anfallende Gehalt an Feststoffen wird als Schlamm in die Faultürme überführt. Hier erfolgt bei Temperaturen zwischen

30 °C und 55 °C unter bakteriell bedingter Bildung von Methangas und $CO_2$ eine erste Volumenreduktion des Schlamms. Während ausgefaulter Schlamm nach Verlassen der Faultürme noch einen Wassergehalt von etwa 80% hat, kann durch nachfolgende Trocknungs- und Preßvorgänge eine weitere Eindickung erreicht werden. Konnte dieser ausgefaulte Schlamm in früheren Jahren als begehrter Bodenverbesserer in landwirtschaftlichen Kulturen aufgebracht werden, hat sich der in den letzten Jahren nachzuweisende Anstieg von Schadstoffen im Schlamm und dabei insbesondere von Schwermetallen dahin ausgewirkt, daß in vielen Bereichen Klärschlamm nicht mehr auf landwirtschaftliche Nutzflächen ausgebracht werden darf, sondern deponiert werden muß.

## 30.9 Abfall- und Bodenhygiene

V. Hingst

**Lernziel**

Der Leser soll Kenntnisse erwerben über
- die sich derzeit abzeichnende Entwicklung zu einem globalen Müllnotstand,
- Mengen, Zusammensetzung und Beseitigung von verschiedenen Abfallarten,
- Einwirkung der Abfallbeseitigung und der aus Abfall freigesetzten Schadstoffe auf den Erdboden.

Im Vergleich zur Diskussion um die gesundheitliche Bedeutung der Verschmutzung von Luft und Gewässern durch Schadstoffe, die mit dem Wirken des Menschen in Verbindung stehen, sind die Auswirkungen von Siedlungs- und Industrieabfällen in fester Form auf Natur und Mensch erst in den letzten Jahren in den Mittelpunkt des Interesses breiterer Schichten der Bevölkerung vorgedrungen.

Die nahezu explosionsartige Zunahme der Abfallmenge in den Industriestaaten, für die das mit wachsendem Wohlstand einhergehende Konsumverhalten der Bevölkerung verantwortlich zu machen ist, sowie die sich auf diese Gepflogenheiten einstellende und sie zum Teil beeinflussende industrielle Massenproduktion hat ebenso wie der Einsatz schwer oder kaum abbaubarer Abfallstoffe zu einem Zustand geführt, der mittlerweile als *Müllnotstand* bezeichnet wird. Die sich hieraus ableitenden Schwierigkeiten in der Abfallbeseitigung sind allerdings nur insoweit zu begrüßen, als sie einen Umdenkprozeß in der Bevölkerung begünstigen, an dessen Ende die in die Tat umgesetzte Einsicht steht, daß die günstige Art der Abfallbeseitigung darin besteht, so wenig Abfall wie möglich zu produzieren und die zweitbeste Art in der Verwertung von Abfallstoffen in sog. Recyclingverfahren liegt.

### 30.9.1 Abfallarten

Unter den *festen Abfallstoffen* ist zu unterscheiden zwischen dem Hausmüll (Siedlungsmüll), der sich im wesentlichen aus den Abfallstoffen des Individualhaushalts zusammensetzt, den gewerblichen Abfällen sowie dem Sondermüll.

Die ungefähre Zusammensetzung des Hausmülls zeigt Tab. 30.**15**.

Ferner sind dem Hausmüll der sog. Sperrmüll und der Straßenkehrricht zuzurechnen.

Zu den *gewerblichen Abfällen* gehören vor allen Dingen Verpackungsstoffe und Büroabfälle jeglicher Art sowie industriespezifische Abfälle, soweit diese nicht als Sondermüll einzustufen sind. Dem Sondermüll sind alle Abfälle zuzuordnen, die wegen ihrer Menge oder wegen ihrer Eigenschaften (toxisch, infektiös, radioaktiv, entflammbar usw.) entweder einer speziellen Behandlung unterzogen werden müssen, bevor sie als Hausmüll beseitigt werden, oder die auf einer Sondermülldeponie abgelagert werden müssen.

Tabelle 30.**15** **Zusammensetzung des Hausmülls**

| Stoffgruppen | Gew.-% |
|---|---|
| Feinmüll (<8 mm) | 20–35 |
| Steine, Ton, Porzellan | 2– 6 |
| Glas | 8–10 |
| Metall | 4– 9 |
| Papier, feine Pappe | 20–35 |
| Textilien | 2– 4 |
| Holz, Leder, Gummi, grobe Pappe | 2– 4 |
| Kunststoffe | 2– 3 |
| Organische Küchenabfälle | 10–20 |

Es muß damit gerechnet werden, daß im Bereich der Bundesrepublik Deutschland jährlich etwa 5 Mill. t *Sondermüll* neu entstehen. Dabei handelt es sich jedoch zu einem großen Teil um Abfälle, die wieder zu verwerten und zu verwenden sind und die nur zu einem kleineren Teil thermisch oder physikalisch-chemisch behandelt werden müssen, um negative Auswirkungen auf Luft, Wasser und Boden zu verhindern. Heute sollte also der Verarbeitung von Sondermüll der Vorrang eingeräumt werden vor dem reinen Deponieren, wie es in früheren Jahren auf dazu noch ungeeigneten Deponieflächen geschehen ist. In diesem Zusammenhang sei nur an die Berichte über Dioxinfunde auf Sondermülldeponien verwiesen.

Da auch die Sondermüll-Entsorgungskonzepte früherer Jahre, soweit sie sich im sog. Mülltourismus erschöpften (z. B. Sondermüllexport in devisenschwache Länder der dritten Welt oder in Nachbarstaaten der Bundesrepublik, aber auch Verbrennung von Sondermüll auf hoher See), zunehmend öffentlicher Kritik ausgesetzt sind, auf der anderen Seite jedoch im Bereich der Bundesrepublik nicht die Sondermüll-Entsorgungskapazitäten vorhanden sind, die benötigt werden, wird in Zukunft eher mit einer drastischen Verschärfung der Sondermüllsituation zu rechnen sein.

### 30.9.2 Verfahren der Abfallbeseitigung

Alle Abfälle sind grundsätzlich so zu beseitigen, daß zum einen keine Gesundheitsgefährdungen für Mensch und Tier von ihnen ausgehen können und daß zum anderen die Umwelt so wenig wie möglich belastet wird.
Grundsätzlich stehen vier Verfahren zur Abfallbeseitigung zur Verfügung:

- Geordnete Deponie von Hausmüll, Sperrmüll, Gewerbe- und Industriemüll – mit Ausnahme von potentiell infektiösem oder giftigem Material – ohne oder mit vorheriger Aufbereitung.
- Kompostierung fester und schlammiger Abfälle in offenen oder geschlossenen Anlagen zur Entseuchung und Verwertung des Aufbereitungsproduktes.
- Getrennte oder gemeinsame Verbrennung fester und schlammiger Abfälle in geeigneten Anlagen mit und ohne Wärmenutzung.
- Recyclingtechnologien.

Die vordergründig kostengünstigste Art der Abfallbeseitigung ist die *ungeordnete Deponie* (Müllkippe). Hierbei handelt es sich meist um Schotter- oder Kiesgruben, bei denen häufig die grundwasserführenden Schichten bereits angeschnitten wurden und die nach Einstellung der Kiesförderung wieder verfüllt werden sollen. Es hat sich in den letzten Jahren gezeigt, daß diese Art der Abfallbeseitigung aus hygienischen, ästhetischen und ökologischen Gründen als äußerst bedenklich und gefährlich einzustufen ist. Zum einen kann eine Gefährdung des Grund- und Oberflächenwassers durch Krankheitserreger und chemische Schadstoffe eintreten. Zudem kann es infolge von Deponiebränden durch Selbstentzündung oder durch fahrlässige Feuerlegung zu erheblichen Luftverschmutzungen kommen. Schließlich können Krankheitserreger durch Kleinnager, die sich in diesen Deponien ansiedeln, aber auch durch Vögel (Krähen, Möwen) weiterverbreitet werden. Außerdem kann es durch derartige Deponien zu tiefgreifenden Schädigungen der Pflanzen- und Tierwelt in der Umgebung der ungeordneten Mülldeponie kommen.
Ein besonderes Problem stellen *wilde Müllkippen* dar, deren Standort nicht genau bekannt ist. Es steht zu befürchten, daß sich in früheren Jahren zahlreiche Industrie- und Gewerbebetriebe, aber auch Privatpersonen an nur unvollständig bekannten Stellen ihrer Müllprobleme entledigt haben. Wurde auf diese Abfälle eine Boden- und Vegetationsdecke gebracht, so ist es nur mit Hilfe aufwendiger Sondierungsverfahren möglich, diese sog. Altlasten genau zu lokalisieren. Eine eindeutige und vollständige Erfassung dieser Müllkippen ist aber unverzichtbare Voraussetzung, um insbesondere unter dem Gesichtspunkt des Grundwasserschutzes Sanierungsmaßnahmen einzuleiten. Die gesundheitliche Gefährdung, die von diesen Müllkippen ausgeht, wird beispielhaft durch die skandalösen Vorfälle beschrieben, bei denen einige Jahre nach Schließung und Überdeckung derartiger Mülldeponien praktisch auf den Abfall Eigenheimsiedlungen gebaut und kostengünstig angeboten wurden. Giftige Deponiegase, die in diesen Siedlungen durch die Kellerwände in die Häuser strömten, haben bei den Einwohnern zu erheblichen gesundheitlichen Beschwerden geführt und sie zur Aufgabe ihrer Wohnung gezwungen.
Mit der *geordneten Deponie* wird versucht, die genannten Gefahren weitgehend auszuschließen. Dabei ist das Deponiegelände so zu wählen und vorzubereiten, daß eine Belastung des Grundwassers mit Schadstoffen weitgehend verhindert wird. Ist der Boden der Deponie nicht wasserundurchlässig (Fels, Lehm, Ton), muß er zunächst abgedichtet werden. Hierfür stehen Beton, Asphalt, Lehm, Ton und Folien zur Verfügung. Durch ein Drainagesystem wird für die Ableitung des Niederschlagswassers gesorgt, das durch die Schichten einer Deponie durchsickert und dabei durch Auslaugprozesse eine Unzahl anorganischer und organischer Substanzen aus dem Abfall löst, die unter keinen Umständen in grundwasserführende Schichten vordringen dürfen. Der Abfall wird auf diesen Deponien in 1–1½ m dicken Schichten aufgebracht und verteilt. Durch eine intensive Verdichtung mit Planierraupen wird zum einen das Abfallvolumen verkleinert und damit zum anderen auch der Entwicklung von Brutstätten für Insekten und Nagetiere entgegengewirkt.
In Deponien wird bei der Verrottung als Folge der Stoffumsetzungen Wärme frei (exotherme Vorgänge), die im Extremfall zur Selbstentzündung führen kann. Bei der *Kompostierung* macht man von dieser Wärme Gebrauch. Dabei handelt es sich um einen gelenkten aeroben Abbau der organischen Stoffe des Abfalls vorwiegend durch Bakterien und Pilze. Die Rottevorgänge werden durch den Zusatz von Klärschlamm gefördert, weil damit die für das Wachstum der Mikroorganismen notwendige Feuchtigkeit und die für ihre Stoffwechselvorgänge wichtigen Stickstoffverbindungen eingebracht werden. Die entstehende Wärme inaktiviert Bakterien, Pilze, Viren, Protozoen und Wurmeier. Die Dauer dieses Desinfektionsprozesses hängt von der Technik der Rotte ab und beträgt wenige Tage (Rottezelle) bis einige Wochen (Miete). Wichtig für die Desinfektion ist die Erreichung von Temperaturen über 65 °C. Das in der Rotte desinfizierte Material kann in geordneten Deponien abgelagert oder durch Fortsetzung des Rotteprozesses in Kompost umgewandelt werden.
Für die *gelenkte Verrottung von Abfällen* stehen zwei Verfahren zur Verfügung:
Das Material kann zum einen in Rotte- oder Kompostmieten aufgeschichtet werden, in denen die Rottevorgänge ablaufen. Zur guten Durchmischung und Belüftung werden die Mieten mehrmals umgesetzt. Da sie im Freien liegen, besteht die Möglichkeit, daß in ihnen insbesondere im Winter die zur Desinfektion notwendigen Temperaturen nicht lange genug herrschen. Die Müllkompostierung in Mieten bedarf einiger Zeit und benötigt daher auch größere Flächen.
Das andere, moderne, weniger Zeit und Platz erfordernde Verfahren ist die Müllrotte im geschlossenen System. Dabei läuft die Verrottung innerhalb weniger Tage in Rottezellen

ab, z. B. in rotierenden Zylindern, in denen die Vorgänge gut gelenkt und kontrolliert werden können. Im Anschluß daran ist oft noch eine Kompostierung in Mieten notwendig.
Der *Kompost* wird bei der Wiederbegrünung von Ödflächen und Geländeeinschnitten (Straßenbau) verwendet. Er dient aber auch der Bodenverbesserung in Gartenbau und Landwirtschaft. Hier kann es bei unsachgemäßer Abfallkompostierung zu einer Gefährdung der menschlichen Gesundheit kommen. Im festen Abfall wie auch im Klärschlamm können Schwermetallverbindungen und andere giftige Stoffe enthalten sein, die aus Kompost über Gemüse direkt oder indirekt über Futterpflanzen und Produkte der Haustiere in den menschlichen Körper gelangen.
Die *Müllverbrennung* ist ein gesteuerter Prozeß zur Volumenreduktion der brennbaren Bestandteile des Mülls und allenfalls brennbarer Sonderabfälle, bei dem durch Oxidation mit Luftsauerstoff Verbrennungsgase und Verbrennungsrückstände entstehen. Sie eignet sich vor allem für Abfall mit viel brennbaren Stoffen wie Haushalts- und Krankenhausabfälle, aber auch für Altöle und Autoreifen.
Die in einem Bunker gesammelten festen Abfälle werden mit Greifkränen durchmischt und in den Brennraum gegeben, in dem bei Temperaturen von 800–1000 °C die große Masse des Abfalls verbrennt. Verschiedene chemische Verbindungen des Mülls und insbesondere von Sonderabfällen werden jedoch erst bei höheren Temperaturen zersetzt. Zudem können bei den Verbrennungsprozessen u. U. neue gesundheitsschädigende Stoffe entstehen, wie dies beispielsweise für Dibenzofurane und Dioxine beobachtet werden mußte.
Durch die Feuerführung ist zu gewährleisten, daß die Abfälle ganz verbrannt werden und nicht in ihrem Inneren unzerstörte Anteile den Brennraum wieder verlassen. Es muß auch der Verbrennungsprozeß so eingerichtet sein, daß nicht durch einen starken Strom der Verbrennungsluft Abfälle unverbrannt aus dem Brennraum herausgeblasen werden.
In ordnungsgemäß arbeitenden Müllverbrennungsanlagen werden die Geruchsstoffe der aus dem brennenden Abfall aufsteigenden Feuergase direkt oder durch Nachverbrennung zerstört. Die Rauchgase enthalten neben Flugasche, die durch Elektrofilter entfernt wird, noch manche unerwünschte Stoffe wie Salzsäure, Fluorwasserstoff, Schwefeldioxid, Stickstoffoxide, Benzpyren. Auch diese Stoffe müssen weitgehend aus den Abgasen entfernt werden.
Bei der *Deponierung von Asche und Schlacke* wie auch bei deren Verwendung z. B. im Straßenbau ist zu beachten, daß in ihnen aus dem Abfall stammende Schwermetalle und ihre Verbindungen enthalten sein können, die durch Auslagerung ins Grundwasser gelangen.
Moderner als die Müllverbrennung ist die *Pyrolyse.* Sie ist eine Spaltung der organischen Stoffe des Mülls und der Sonderabfälle durch Erhitzen unter sauerstoffarmen Bedingungen. Der unvorbehandelte Abfall wird dabei unabhängig von seinem Heizwert in Pyrolysegas umgewandelt. Eine Energiezufuhr ist nur zum Ingangsetzen des Prozesses notwendig. Danach verbrennt das Pyrolysegas bei 900–1200 °C vollständig und ohne Geruchsbelästigung. Die dabei freiwerdende Wärmeenergie kann genutzt werden.
Für die Beseitigung bestimmter Sonderabfälle, insbesondere aus der chemischen Industrie, stehen *Sonderabfallbeseitigungsanlagen* zur Verfügung, in denen die angelieferten Stoffe, oft erst nach chemischen Analysen, entweder weiteren Verwertungen ohne oder mit vorausgehender Aufbereitung zugeführt oder durch eines der vorher genannten Verfahren beseitigt werden.
Zunehmend wird Abfall als *Wirtschaftsgut* betrachtet, d. h., durch die Entwicklung geeigneter Verfahren zur Sortierung von Abfallstoffen wird die Grundlage für eine Wiederverwendung von Abfallstoffen geschaffen, die nicht nur ökologisch sinnvoll, sondern auch ökonomisch erfolgversprechend vorgenommen werden kann. Neben dem Aufstellen von Sammelcontainern für Metall, Glas oder Papier hat sich in vielen Gemeinden die getrennte Wertstoffsammlung in „grünen Tonnen" bewährt. Durch Aufklärungs- und Informationsangebote konnten in diesen Gebieten große Bevölkerungskreise für eine Vorsortierung bei der Abfallsammlung gewonnen werden. Durch die Verpackungsverordnung ist die getrennte Wertstoffsammlung bei Abfällen (Duales System) gesetzlich vorgeschrieben.

### 30.9.3 Einwirkung von Abfallbeseitigung und Schadstoffen auf den Erdboden

Der Erdboden und die an der Erdoberfläche anstehenden Sedimente stellen ein wirkungsvolles Filter- und Puffersystem dar, das gelöste und suspendierte organische und anorganische Stoffe wie auch Mikroorganismen zu binden vermag. Nach Passage durch den Boden steht das Niederschlagswasser in den wasserführenden Schichten des Erdreichs als sauberes Grundwasser für die Verwendung als Trink- und Brauchwasser zur Verfügung. Weiterhin wird der Boden zum Abbau verschiedener Rohstoffe wie auch zur landwirtschaftlichen Produktion von Nahrungsstoffen wirtschaftlich genutzt. Von nicht zu unterschätzendem Wert ist die Funktion des Bodens als Basis für das gesamte Ökosystem und hier insbesondere für die Vegetation, die neben der direkten Einwirkung als Naherholungsraum auch indirekt über ihre Funktion bei der Filterung von Luftschadstoffen sowie durch ihre klimatischen Einflüsse auf Gesundheit und Wohlbefinden des Menschen einwirkt.
In unserer heutigen Industriegesellschaft führen Gewohnheiten, die sich aus dem Konsum, dem Lebensstandard und der industriellen Produktion ergeben, zu einer ständigen Belastung des Bodens mit anthropogenen (durch den Menschen zu verantwortenden) Emissionen. Hier sind insbesondere die in großen Mengen auf der Erdoberfläche oder im Erdreich abgelagerten Abfälle unterschiedlicher Herkunft zu erwähnen, die unter dem Einfluß des Niederschlagswassers einer kontinuierlichen Zersetzung und Einwaschung in den Boden unterliegen. Während Partikel, die Schmutz- und Schadstoffe enthalten, überwiegend durch Filterung mechanisch im Boden zurückgehalten werden, können gelöste Schadstoffe von den sog. Bodenaustauschern (Humussubstanzen, Eisen- und Aluminiumoxide, Tonmineralien) adsorbiert oder nach chemischer Fällung mit bodeneigenen Stoffen aufgehalten werden. Daneben verbleibt jedoch immer ein erheblicher Anteil von Schadstoffen in Lösung und kann somit durch Pflanzen aufgenommen werden oder über

das Grundwasser zur Kontamination des Trinkwassers führen. Die Grenze der Belastbarkeit des Bodens mit Schadstoffen wird erreicht, wenn das natürliche Gleichgewicht des Ökosystems Boden durch Einbringung von Schadstoffen (Abfall, Schadstoffbelastung durch Unfälle usw.) so nachhaltig gestört wird, daß ökologisch und hygienisch relevante Schadstoffkonzentrationen in der Lösungsphase auftreten. Dieses Gleichgewichtsystem des Bodens wird durch Filterung, Pufferwirkung und biologische Aktivität der im Boden vorhandenen Mikroorganismen entscheidend bestimmt. Grundsätzlich können einwertige Ionen ($Na^+$, $Cl^-$, Nitrat) sowie Erdöl und seine Fraktionierungsprodukte nur zum kleinen Teil, hingegen zwei- und mehrwertige Ionen (vor allem Schwermetalle) sowie Biozide (Pflanzenschutzmittel usw.) in größeren Mengen in Böden und Sedimenten gebunden werden.

Von besonderer hygienischer und ökologischer Bedeutung ist die Abnahme der Belastbarkeit des Bodens, wenn mehrere Schadstoffe gleichzeitig im Boden auftreten und mit additiven und sogar multiplikativen Erhöhungen der Schadwirkung gerechnet werden muß. So tritt beispielsweise in Gegenwart von Kupfer eine erhebliche Steigerung der Toxizität von Cadmium auf. Neben der Verseuchung des Bodens mit Schwermetallen, die insbesondere in Verbindung mit unsachgemäßem Umgang dieser Schadstoffe bei industriellen Produktionsprozessen (z. B. Blei bei der Herstellung von Akkumulatoren in Berlin, Quecksilber bei einem chemischen Betrieb in Marktredwitz) auftraten, sollen als weitere wichtige Belastungsfaktoren für den Erdboden die schwer abbaubaren organischen Lösungsmittel (z. B. Tetrachloräthylen) und das aus landwirtschaftlicher Überdüngung resultierende Nitrat erwähnt werden. So ist durch die intensive landwirtschaftliche Nutzung in breiten Landstrichen die Belastbarkeit des Bodens mit Nitrat überschritten, so daß das mit der Düngung (Kunstdünger, aber auch Jauche) eingebrachte Nitrat unter Mitwirkung der Bodenbakterien nicht mehr ausreichend in molekularen Stickstoff oder Distickstoffoxid reduziert werden kann. Wenn dieser als Denitrifikation bezeichnete mikrobielle Selbstreinigungsprozeß des Bodens nicht ausreicht, die in den Boden eingebrachten Nitratmengen umzusetzen, kommt es zu dem insbesondere in landwirtschaftlich genutzten Gebieten zu beobachtenden Anstieg des Nitrats im Trinkwasser mit den für die menschliche Gesundheit resultierenden Gefahren.

## 30.10 Krankenhaushygiene

W. Steuer

**Lernziel**

Der Leser soll Auskunft geben können über
- Definition einer Krankenhausinfektion,
- Probleme der Krankenhausinfektionen (Ursachen und Schwierigkeiten),
- Erreger nosokomialer Infektionen,
- normative Regelungen in der Krankenhaushygiene,
- baulich-funktionelle Erfordernisse für bestimmte Bereiche, z. B. Operationsbereich, Intensivstation,
- hygienische Probleme in der Ver- und Entsorgung (Krankenhausmüll, Bettenaufbereitung, Krankenhauswäsche).
- Besondere Kenntnisse werden über infektionsprophylaktische Maßnahmen in der Diagnostik, Therapie und Pflege erwartet.
  (Händewaschen u. Desinfektion, Injektion u. Punktion, Wundverband u. Verbandwechsel, Schutzkleidung, Katheterisierung, Intubation u. Beatmung).

Die Krankenhaushygiene hat ihren Schwerpunkt in der Erkennung, Verhütung und Bekämpfung von Krankenhausinfektionen. Insofern ist der Begriff der Krankenhaushygiene in erster Linie auf die spezifischen Bedürfnisse des Krankenhauses und ähnlicher Einrichtungen (Reha-, Pflegeheime) bezogen. Dabei handelt es sich um Personen, die aufgrund ihrer Erkrankung (akut oder chronisch), in besonderem Maße infektionsanfällig sind. Es müssen daher die allgemeinen Regeln der Infektionsverhütung besonders beachtet werden.

### 30.10.1 Krankenhausinfektion

Es wird davon ausgegangen, daß ca. 5% aller stationär aufgenommenen Patienten eine Krankenhausinfektion erleiden. Dies entspricht bei ca. 15 Millionen stationärer Aufnahmen in der Bundesrepublik Deutschland pro Jahr rechnerisch über 800000 Infektionsfällen.

Für den Begriff der Krankenhausinfektion werden auch die Bezeichnungen nosokomiale Infektion (nosos = das Krankenhaus), infektiöser Hospitalismus und Hospitalinfektion verwendet. Das Bundesgesundheitsamt definiert die Krankenhausinfektion (nosokomiale Infektion) folgendermaßen:

„Eine Krankenhausinfektion ist jede durch Mikroorganismen hervorgerufene Infektion, die in kausalem Zusammenhang mit einem Krankenhausaufenthalt steht, unabhängig davon, ob Krankheitssymptome bestehen oder nicht. Eine epidemische Krankenhausinfektion liegt dann vor, wenn Infektionen mit einheitlichem Erregertyp in zeitlichem, örtlichem und kausalem Zusammenhang mit einem Krankenhausaufenthalt nicht nur vereinzelt auftreten."

Die WHO definiert eine nosokomiale Infektion als:

jede klinisch erkennbare, mikrobiologische Erkrankung, die der Patient aufgrund einer Unterbringung im Krankenhaus oder wegen einer dort durchgeführten Behandlung oder durch Krankenhauspersonal als Folge ihrer Tätigkeit erworben hat, ungeachtet dessen, ob die Krankheitssymptome während des Klinikaufenthaltes aufgetreten sind oder nicht.

Zu unterscheiden ist zwischen der endogenen und der exogenen nosokomialen Infektion. Bei der *endogenen Infektion* handelt es sich um Krankheitserreger, die vom Patienten selbst stammen und z. B. von einer Besiedelungsstelle an andere Körperregionen gelangen. Bei der *exogenen Infektion* ist eine nosokomiale Infektion durch exogene Faktoren, z. B. Ärzte, Pflegekräfte oder Gegenstände, verursacht, wobei insbesondere durch Behandlungen am Patienten Krankheitserreger übertragen wurden.
Nosokomiale Infektionen können zu Temperaturerhöhungen, Leukozytenerhöhungen, Exsudaten und Eiterungen bis zur Sepsis und zum Tode führen.

### 30.10.2 Ursachen von Krankenhausinfektionen

Als Hauptursachen von Krankenhausinfektionen können gelten:

- Fehler in Diagnose, Therapie und Pflege,
- Fehler in der Organisation,
- komplizierte Eingriffe mit ausgedehnten Operationen,
- erhöhtes Operationsrisiko,
- vermehrte Aufnahme von Schwerstgeschädigten,
- vermehrte Aufnahme von älteren Menschen,
- vermehrte Möglichkeiten der Erhaltung des Lebens,
- ungezielte Anwendung von Antibiotika,
- vermehrter Einsatz der Technik,
- baulich-funktionelle Fehler.

Durch die veränderten Verhältnisse im Krankenhaus mit Intensivpflege, mediz.-technischen Möglichkeiten der Diagnostik u. Therapie sowie der veränderten Altersstruktur der Patienten (oft über 50% der Patienten einer Station über 65 Jahre) besteht generell ein höheres Risiko für nosokomiale Infektionen. Dieses Risiko wird in Kauf genommen, bedeutet aber ein verstärktes Bemühen um Optimierung der Diagnostik, Therapie u. Pflege zur Verhinderung *vermeidbarer* Infektionen.

### 30.10.3 Schwierigkeiten bei der Infektionsprophylaxe

Zu den Schwierigkeiten bei der Infektionsprophylaxe im Krankenhaus gehören insbesondere:

- höhere Personal-, Betriebs- und Investitionskosten,
- fixierte Gewohnheiten,
- Privilegien einzelner Personen,
- Bequemlichkeit und Gleichgültigkeit des Personals,
- schlechte Beispiele von Schlüsselpersonen mit Nachahmungseffekt,
- Betriebsblindheit,
- Furcht vor Kontrollen,
- mangelnde Kenntnisse,
- mangelnde Verantwortungsbereitschaft für bestimmte Zuständigkeitsbereiche,
- mangelnde Kenntnis in der Infektionsprophylaxe,
- berufliche Überbelastung,
- fehlende Erkennung von Infektionen.

### 30.10.4 Erkennung und Überwachung

Eine der großen Schwierigkeiten bei der Bekämpfung von Krankenhausinfektionen ist die mangelnde Erkennung oder die seltene Feststellung von Krankenhausinfektionen. Dies bedeutet grundsätzlich, daß bei fehlender Erkennung von Infektionen auch die InfekturUrsache nicht beseitigt wird und Infektketten nicht unterbrochen werden.

### 30.10.5 Erreger nosokomialer Infektionen

Das für nosokomiale Infektionen in Frage kommende Erregerspektrum ist unterschiedlich:

- *Grampositive Keime:* Staphylococcus aureus, Staphylococcus epidermidis, Streptococcus faecium, Streptococcus pneumoniae, β-hämolysierende Streptokokken u. a.
- *Gramnegative Keime:* Pseudomonadaceae, z. B. Pseudomonas aeruginosa, Escherichia coli, Klebsiellagruppe, Enterobaktergruppe, Proteus, Serratiaspezies, Legionellae (Pontiacfieber, Pneumonien), Salmonellen, Shigellen, Campylobactergruppe, Yersinia enterocolitica, Neisseria, Haemophilus influenzae.
- *Anaerobe Keime,* z. B. Clostridien wie Clostridium perfringens (Gasbrand), Bacteroides.
- *Pilze:* Candida albicans, Aspergillus u. a.
- *Viren*, z. B. Hepatitis B oder Hepatitis C, HIV.

Diese Keime werden in unterschiedlicher Häufigkeit als Infektionserreger zu finden sein und unterschiedliche Krankheiten auslösen können. Zusätzlich ist für die Infektionsprophylaxe zu beachten, daß es sich häufig um ubiquitär vorkommende Keime handelt, die regelmäßig entweder beim Patienten, beim Personal (Haut, Rachen, Hände usw.), oder in der Umgebung des Patienten (z. B. sog. Naßkeime, die feuchte Stellen besiedeln), zu finden sind.

### 30.10.6 Normative Regelungen

Normative Regelungen in der Krankenhaushygiene haben ihren Ursprung in der Tatsache, daß ein unterschiedlich hoher Prozentsatz nosokomialer Infektionen vermeidbar ist.

#### 30.10.6.1 Richtlinie des Bundesgesundheitsamtes zur Erkennung, Verhütung und Bekämpfung von Krankenhausinfektionen

1976 hat das Bundesgesundheitsamt die Richtlinie zur Erkennung, Verhütung und Bekämpfung von Krankenhausinfektionen veröffentlicht (Bundesgesundhbl. 19 [1976] 1). Die wesentlichen Abschnitte sind:

- Erkennung von Krankenhausinfektionen:
  - Feststellung der Einheitlichkeit,
  - Ermittlung der Infektionswege und -quellen.
- Verhütung und Bekämpfung von Krankenhausinfektionen durch funktionell bauliche Maßnahmen.
- Verhütung und Bekämpfung von Krankenhausinfektionen durch betrieblich-organisatorische Maßnahmen.

- Verhütung und Bekämpfung von Krankenhausinfektionen durch hygienische Maßnahmen in Versorgungs- und technischen Bereichen.

Zur Erklärung und Versachlichung der Diskussion wurde vom Bundesgesundheitsamt eine *Erläuterung zur Anwendung der Richtlinie* veröffentlicht (Bundesgesundhbl. 24 [1981] 209). Die Erläuterungen haben dazu beigetragen, daß die Richtlinie heute allgemein als Regel der Krankenhaushygiene anerkannt ist. Inzwischen ist eine große Zahl von speziellen Anlagen für alle Bereiche eines Krankenhauses veröffentlicht worden (Bundesgesundheitsblatt).

**Personelle Festlegungen.** Die Aufgaben des Krankenhauspersonals wurden in der Richtlinie des Bundesgesundheitsamtes im einzelnen wie folgt festgelegt:

- Der *ärztliche Direktor* des Krankenhauses ist für die Krankenhaushygiene im Gesamtbereich des Krankenhauses verantwortlich. Er ist gleichzeitig der Vorsitzende der Hygienekommission. Er veranlaßt die Aus- und Fortbildung der Ärzte und des Hilfspersonals auf dem Gebiet der Krankenhaushygiene.
- *Hygienekommission.* Als neue Institution ist für jedes Krankenhaus eine Hygienekommission zu schaffen. In dieser Hygienekommission sollte mitwirken:
  - der ärztliche Direktor,
  - der Verwaltungsleiter,
  - der Krankenhaushygieniker bzw. medizinische Mikrobiologe und Infektiologe,
  - der Hygienebeauftragte,
  - die leitende Pflegekraft,
  - der technische Leiter,
  - die Hygienefachkraft,
  - der Krankenhausdesinfektor.

  Dabei ist davon auszugehen, daß im Einzelfall noch weitere Personen, z. B. Abteilungsleiter, Apotheker, bei bestimmten Fragestellungen hinzugezogen werden.

  Aufgabe der Hygienekommission ist in erster Linie, Festlegungen mit infektionsprophylaktischer Relevanz zu treffen, die für das gesamte Krankenhauspersonal verbindlichen Charakter haben. Dazu gehört z. B. die Aufstellung und Verabschiedung von Hygieneplänen für alle Einzelbereiche.
- *Krankenhaushygieniker.* Alle Kliniken über 450 Betten sollten einen eigenen Krankenhaushygieniker beschäftigen. Dessen Aufgabe liegt vor allem in der Organisation der Infektionsprophylaxe im Klinikum, der Erfassung nosokomialer Infektionen und deren Bewertung. In zunehmendem Maße sind in den großen Kliniken Ärzte für Hygiene mit diesen speziellen Aufgaben betraut.
- *Hygienebeauftragte Ärzte.* Jedes Krankenhaus sollte einen Arzt mit der Aufgabe der Krankenhaushygiene beauftragen. In erster Linie soll diese(r) Ärztin/Arzt die Bemühungen zur Infektionsverhütung unterstützen, selbst Vorschläge zu deren Durchführung machen und die Erfassung nosokomialer Infektionen vorantreiben, insbesondere aber die möglichen Infektionswege aufdecken. Er wird bei diesen Aufgaben von der Hygienefachkraft unterstützt.

  Die mit dieser Aufgabe betrauten Ärzte müssen eine einwöchige Fortbildung zum Thema Krankenhaushygiene und Infektionsprophylaxe absolvieren. Wiederholungskurse sind dabei mit eingeschlossen (über 1500 Ärzte in der Bundesrepublik haben eine solche Fortbildung erhalten).

  Die Tätigkeit für die Krankenhaushygiene wird grundsätzlich vom Hygienebeauftragten als zusätzliche Aufgabe neben seiner eigentlichen fachärztlichen oder ärztlichen Aufgabe wahrgenommen.
- *Hygienefachkraft.* Jedes Krankenhaus sollte eine Hygienefachkraft beschäftigen. Die Beschäftigung kann sowohl hauptamtlich oder als Teilzeitbeschäftigung und als hauptamtliche Hygienefachkraft für mehrere Krankenhäuser ausgeübt werden.

  Zur Zeit ist für die Hygienefachkraft folgende Weiterbildung vorgesehen:
  - Die Weiterbildung dauert mindestens ein Jahr als Vollzeitlehrgang oder zwei Jahre als tätigkeitsbegleitender Lehrgang. Davon sind:
  - 30 Wochen Praktikum in einem Krankenhaus unter der Leitung einer bereits weitergebildeten und dort tätigen Hygienefachkraft;
  - theoretische Kurse mit anschließender Fachprüfung mit 720 Stunden.

  Grundsätzlich ist die Voraussetzung für eine Hygienefachkraft eine staatliche Anerkennung als Krankenschwester oder Krankenpfleger sowie eine 3jährige Berufstätigkeit. Sie untersteht dem Krankenhaushygieniker bzw. ärztlichem Leiter, der ihr gegenüber weisungsbefugt ist. Wesentlich ist ihre Detailarbeit zur Erkennung, Verhütung und Bekämpfung von Krankenhausinfektionen, z. B. durch Überprüfung der Aufzeichnung der Daten von Patienten nach Erregern, Resistenzspektren, Lokalisierung auf bestimmte Bereiche, aber auch ihre Mitwirkung bei epidemiologischen Untersuchungen und bei Bekämpfungsmaßnahmen. Dazu ist die Schulung des Personals mit praktischen Anleitungen zusätzlich notwendig. Regelmäßige Besuche bzw. Besichtigungen in allen Bereichen des Krankenhauses sind hierfür Voraussetzung.
- *Krankenhausdesinfektor.* Weisungsgemäß hat der Krankenhausdesinfektor die Desinfektions- und Sterilisationsmaßnahmen sowie die Maßnahmen zur Bekämpfung tierischer Schädlinge durchzuführen oder deren Durchführung durch Fachkräfte zu veranlassen.

**Rechtscharakter der Richtlinie.** Die Richtlinie hat zwar nicht das rechtliche Gewicht eines Gesetzes oder einer Verordnung. Dennoch hat sie Rechtscharakter im Sinne eines vorgezogenen Sachverständigengutachtens als die übereinstimmende Meinungsäußerung von Experten zur Krankenhaushygiene. Damit ist ihr das rechtliche Gewicht einer DIN-Vorschrift gegeben. Dieser Wert ist um so gewichtiger, als alle maßgebenden deutschen Gesellschaften in der Medizin inzwischen die Richtlinie als Grundlage des Handelns in der Klinik anerkannt haben.

### 30.10.6.2 Unfallverhütungsvorschriften der Berufsgenossenschaft

Die Berufsgenossenschaft für Gesundheitsdienst und Wohlfahrtspflege hat 1982 die Unfallverhütungsvorschrift VBG 103 herausgegeben. Sie gilt für alle Unternehmen, in denen

- Menschen stationär medizinisch untersucht, behandelt oder gepflegt werden;
- Menschen ambulant medizinisch untersucht oder behandelt werden;
- Körpergewebe, Flüssigkeiten und Ausscheidungen von Menschen oder Tieren untersucht oder Arbeiten mit Krankheitserregern ausgeführt werden;
- infektiöse oder infektionsverdächtige Gegenstände und Stoffe desinfiziert werden.

Die Unfallverhütungsvorschriften gliedern sich in allgemeine Bestimmungen, z. B. Beschäftigungsvoraussetzungen, arbeitsmedizinische Vorsorgeuntersuchungen, Behandlungsgeräte, Immunisierung des Personals, übertragbare Krankheiten, Händedesinfektion, Schutzkleidung, Hygienepläne, Reinigung von Arbeitsbereichen, Reinigung von Instrumenten und Laborgeräten, Toiletten, Bewegungsbädern, UV-Strahlern und Arzneimitteln und Hilfsstoffen der

Medizin, sowie in zusätzliche Bestimmungen bei erhöhter Infektionsgefährdung. Hierzu gehören

- Beschäftigung von Jugendlichen,
- besondere Unterrichtung des Personals über Infektionsgefahren,
- Tragen von Schmuck,
- Einnehmen von Lebens- oder Genußmitteln,
- Qualität von Fußböden und Wänden.

Die Unfallverhütungsvorschriften sind in erster Linie als Bestimmungen und Regelungen zur Vermeidung von Gefährdungen oder Belastungen des Personals anzusehen. Dennoch enthalten sie eine große Anzahl von infektionsprophylaktischen Feststellungen, die vom Krankenhausträger und vom Personal zu beachten sind.
Von besonderer Bedeutung für die Krankenhaushygiene ist z. B. die Notwendigkeit des Aufstellens eines Hygieneplans für jeden Bereich des Krankenhauses. Damit hat der Unternehmer für die einzelnen Arbeitsbereiche entsprechend der Infektionsgefährdung Maßnahmen zur Desinfektion, Reinigung, Sterilisation und zur Ver- und Entsorgung schriftlich festzulegen und ihre Durchführung zu überwachen.

#### 30.10.6.3 Länderverordnungen zur Krankenhaushygiene

Der Senat von Berlin hat 1985 eine Verordnung über die Errichtung und den Betrieb von Krankenhäusern erlassen. Inzwischen haben viele Bundesländer einzelne Bestimmungen in ihren Krankenhausgesetzen oder eigene Krankenhaushygieneverordnungen erlassen und damit eindeutige rechtliche Grundlagen geschaffen, z. B. Nordrhein-Westfalen: „Das Krankenhaus ist verpflichtet, *alle* erforderlichen Maßnahmen zur Erkennung, Verhütung und Bekämpfung von Krankenhausinfektionen zu treffen."

#### 30.10.6.4 Bundesseuchengesetz

Auf das Bundesseuchengesetz vom 18. Dezember 1979 (BGBl. I S. 2262) sei im Zusammenhang mit der Krankenhaushygiene lediglich hingewiesen, insbesondere auf die Meldepflicht nach § 8 (Kap. 4 Gesetzeskunde).

#### 30.10.6.5 Rechtliche Situation

Es ist davon auszugehen, daß in der Bevölkerung ein zunehmend höherer Anspruch an Sicherheit gegenüber dem Krankenhausträger und dem Krankenhauspersonal besteht. Dies zeigen die hohen Zahlen an jährlichen Regreßforderungen gegenüber medizinischen Einrichtungen. Die heutige Rechtsauffassung zwingt außerdem dazu, daß der Patient, von Notfällen abgesehen, auch über ein erhöhtes Infektionsrisiko, das z. B. durch schlechte hygienische Verhältnisse gegeben sein kann, aufgeklärt wird (*Aufklärungspflicht*). So muß z. B. das Krankenhaus bei Haftung nachweisen, daß es besondere Anstrengungen auf dem Gebiet der Hygiene und insbesondere in dem fraglichen Bereich des Krankenhauses unternommen hat. Dies bedeutet die *Umkehr der Beweispflicht*. Es besteht außerdem für den Geschädigten die Möglichkeit der Klage aufgrund eines *Organisationsverschuldens* (z. B. fehlende Arbeitsanweisungen). Dabei sollte beachtet werden, daß Krankenhaushygiene nicht Selbstzweck ist oder nur aus rechtlichen Erwägungen vorzunehmen ist, sondern eine wichtige Maßnahme im Rahmen der Gesundheitsvorsorge darstellt.
Das Infektionsrisiko für Patienten und Personal muß reduziert werden, soweit

- technisch möglich,
- personell zumutbar,
- wirtschaftlich vertretbar.

Folgende Überlegungen sind beachtenswert:

- Neue Methoden in Diagnostik, Therapie und Behandlung müssen auch auf ihre Infektionsproblematik hin analysiert werden.
- Extreme Standpunkte können gefährlich, manchmal für Patienten sogar tödlich sein.
- Infektionsprophylaktische Maßnahmen können sich nicht nach dem Prozentsatz der nachgewiesenen Infektionen oder der Reduzierung von Infektionen bei einzelnen Krankenhäusern richten.
- Desinfektionsmaßnahmen sind nicht überall und jederzeit notwendig.
- Ziel ist nicht das keimfreie Krankenhaus, sondern die Reduzierung pathogener Keime in bestimmten Bereichen.
- Krankenhaushygiene ist nicht mit Mikrobenjagd gleichzusetzen. Aus diesem Grunde sind z. B. Abklatschuntersuchungen nur notwendig
  - zur Aufdeckung einer nosokomialen Infektion oder von Infektionswegen,
  - als Effektivitätskontrolle,
  - aus pädagogischen Gründen zur Motivation.

  Nur gezielte Abklatschuntersuchungen haben einen Sinn!
- Krankenhaushygiene ist keine Einmalaktion, sondern ständiges Bemühen um Reduzierung der Infektionsgefahren.

Hingewiesen sei auf das Gesundheitsreformgesetz vom 20. 12. 1988 (BGBl. 2477), in dem in § 137 eine Qualitätssicherung in der stationären Versorgung vorgeschrieben (Qualität der Behandlung, der Versorgungsabläufe und der Behandlungsergebnisse) ist.

### 30.10.7 Baulich-funktionelle Erfordernisse

In diesem Kapitel können nur beispielhaft einige Krankenhausbereiche grob skizziert werden, um darzustellen, daß bei der Planung spezielle Funktionen berücksichtigt werden müssen. Selbstverständlich gelten die allgemeinen Regeln der Hygiene, insbesondere der Infektionsprophylaxe, im gesamten Krankenhaus, so z. B. auch auf den Stationen der Geburtshilfe, der Pädiatrie, auf der Frühgeborenenstation, in der physikalischen Therapie, der Krankenhausapotheke oder in der Krankenhausküche, um nur wenige Punkte zu nennen. Die regelmäßige interne Überprüfung durch Krankenhaushygieniker, durch hygienebeauftragte Ärzte oder durch Hygienefachkräfte ist für die Aufrechterhaltung eines bestimmten Pegels unverzichtbar.

- Auch im modernsten und technisch auf das beste ausgerichteten Krankenhaus können Krankenhausinfektionen nicht verhindert werden. Besonders bei starker Zentralisierung, einer Anhäufung von stationären und ambulanten Patienten, von Personal und Technik, müssen vermehrt Krankenhausinfektionen befürchtet werden.
- Durch personelles Fehlverhalten können auch optimale bauliche Voraussetzungen zunichte gemacht werden.
- Schlechte bauliche Verhältnisse bedingen nicht zwangsläufig Krankenhausinfektionen. Durch erhöhte Disziplin

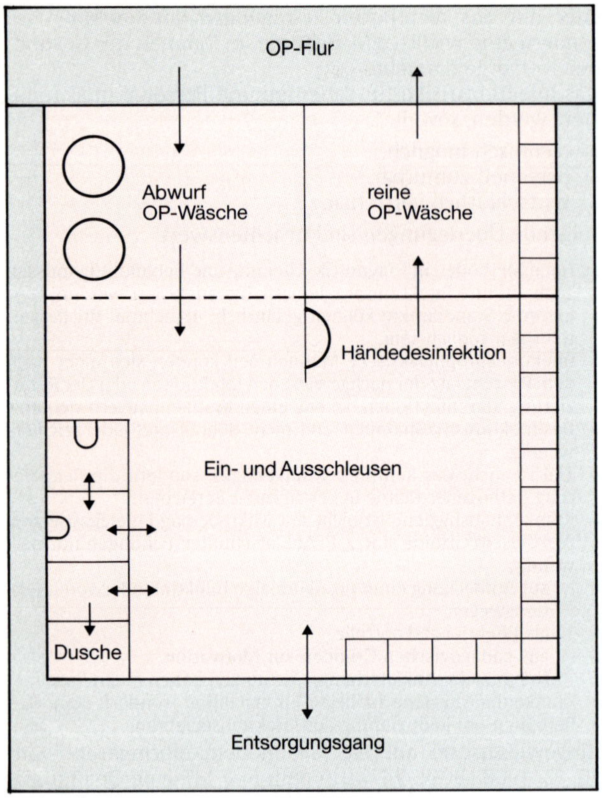


Abb. 30.**10** **Personalschleuse mit Umkleideraum, Raum für reine Operationswäsche, Möglichkeit zum Abwurf der gebrauchten Operationskleidung.** – Funktionelle Trennung.

und Einhaltung aller Maßnahmen zur Verhütung von Krankenhausinfektionen lassen sich baulich-funktionelle Unzulänglichkeiten ausgleichen.

- Baulich-funktionelle Verhältnisse sind stets nur eine Grundvoraussetzung für optimales hygienisches Handeln des Personals. Da baulich-funktionelle Verhältnisse meist über Jahrzehnte hinweg für den gesamten Krankenhausbetrieb Bedeutung haben, muß bereits bei der Planung die Frage der Infektionsverhütung durch bauliche oder funktionelle Maßnahmen beachtet werden.

### 30.10.7.1 Operationsabteilung

Für die Operationsabteilung wurden vom Bundesgesundheitsamt inzwischen zwei Anlagen veröffentlicht:

- Anforderungen der Hygiene an die funktionelle und bauliche Gestaltung von Operationsabteilungen, von Einheiten für kleine operative Eingriffe sowie von Untersuchungs- und Behandlungsräumen für operative Fachgebiete. (Bundesgesundhbl. 33 [1990] 270);
- Anforderungen der Krankenhaushygiene in der operativen Medizin (Bundesgesundhbl. 34 [1991] 232).

Nach baulich-funktionellen Gesichtspunkten sind die Gliederung der Operationsabteilung, die Abschleusung, die Wegeführung, die Operationsräume, die Betriebs- und Nebenräume sowie die bauliche Ausstattung und die raumlufttechnische Anlage besonders aufgeführt.

- Die Operationsabteilung muß grundsätzlich nach hygienischen Anforderungen gegliedert sein:
  - aseptische und diesen gleichzusetzende Operationen,
  - Operationen an Organen oder Geweben, die mikrobiell besiedelt oder potentiell mikrobiell besiedelt sind,
  - Operationen an infizierten Organen oder Geweben.
- Bei einer Zusammenfassung mehrerer Funktionseinheiten sind die möglichen hygienischen Nachteile, die sich aus einer größeren Anzahl von Personal, Patienten und Geräten ergeben, zu beachten.
- Septische Operationseinheiten sind nach baulich-funktionellen Gesichtspunkten ebenso zu behandeln wie aseptische Einheiten.
- Eine einwandfreie Abschleusung der Operationsabteilung ist notwendig. Es soll damit eine Einschleppung von Krankenhauskeimen vermieden werden.
- Die Personalschleusen sollen ausreichend bemessen sein (Abb. 30.**10**).
- Da das Patientenbett außerhalb der Operationsabteilung verbleiben muß, ist eine Patientenschleuse bzw. ein Umbettraum erforderlich.
- Material- und Geräteschleusen.
- Das Personal betritt den Operationsraum in der Regel durch den Waschraum. Jedem Operationsraum ist ein eigener Einleitraum zuzuordnen.
- Bei jedem Operationsraum sollte es einen eigenen Ausleitraum (Entsorgung) geben.
- Der Aufwachraum sollte der Operationsabteilung direkt zugeordnet sein.
- Die Personalaufenthaltsräume sollten so gelegt werden, daß eine direkte Ver- und Entsorgung von außen möglich ist.
- Die raumlufttechnischen Anlagen sind nach DIN 1946 Teil 4 auszuführen.

Eine aseptische Operationsabteilung ist in Abb. 30.**11** dargestellt. Neben den baulich-funktionellen Gegebenheiten sind folgende Punkte zu beachten:

- Operationen der Gruppe A müssen in der dafür vorgesehenen OP-Einheit durchgeführt werden.
- Patienten mit Infektionen lokaler Art:
  - gesonderte Unterbringung,
  - spezielle Behandlungsräume,
  - spezielle Vorkehrungen bei Verbandwechsel.
- Personal mit Infektionen (Streptokokken, Staphylokokken) darf nicht im Operationsbereich beschäftigt werden.
- Es ist ein möglichst kurzer zeitlicher Krankenhausaufenthalt vor der Operation anzustreben.
- Haare im Operationsgebiet erst kurz vor dem Eingriff hautschonend außerhalb der OP-Einheit entfernen.
- Indikation für eine perioperative Antibiotikaprophylaxe.
- Festlegen des Verhaltens des Personals in der Operationsabteilung, z. B. Ablegen der Krankenhauskleidung bis auf die Unterwäsche, hygienische Händedesinfektion, Haarschutz, Mund-/Nasenschutz spätestens im Waschraum anlegen. Nach der Operation ist diese Kleidung vor Verlassen der Personalschleuse abzulegen.
  Das Operationsteam muß im Operationssaal sterile Kleidung tragen. Diese ist zwischen jeder Operation zu wechseln. Das Operationsteam darf an Händen und Unterarmen keine Schmuckstücke, Ringe oder Uhren tragen.
  Chirurgische Händedesinfektion: Das Wechseln von Handschuhen, Kitteln oder Kopf- und Mundschutz während der Operation darf nicht in der Nähe des Operations- oder Instrumententisches durchgeführt werden.
- Hautdesinfektion des Operationsgebietes: Sterile Tupfer verwenden, mindestens 1 Minute einwirken lassen. Mindestens zweimal durchführen.

Abb. 30.**11** **Schematische Darstellung einer aseptischen Operationsabteilung.**

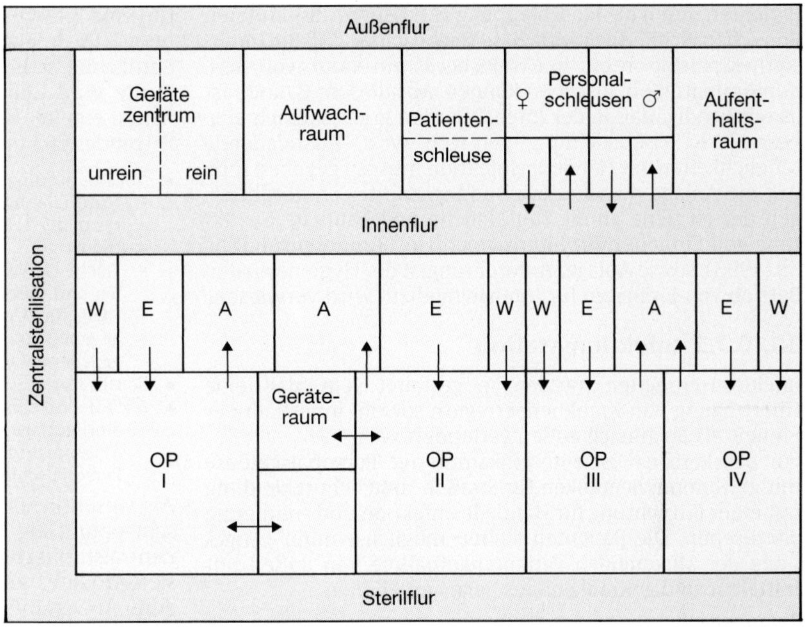


- Operationsgebiet exakt abdecken. Ablüftenlassen des Desinfektionsmittels.
- Zahl der Personen im Operationssaal möglichst klein halten. Umhergehen vermeiden.
- Türen geschlossen halten.
- Flächendesinfektion im Arbeitsbereich und den Verkehrswegen zwischen zwei Operationen durchführen.
- Täglich alle Flächen bis 2 m Höhe und das gesamte Inventar desinfizierend reinigen.
- Verdampfen eines Desinfektionsmittels nicht erforderlich bzw. nur in besonderen Fällen.
- Wundinfektionsrate muß regelmäßig erfaßt werden.

Nur die Einhaltung konsequenter Disziplin kann die Einschleppung oder Verschleppung von pathogenen Keimen in der Operationsabteilung verhindern. Bauliche Maßnahmen allein genügen nicht. Sie können lediglich die Voraussetzung für optimales Verhalten schaffen.

## 30.10.7.2 Intensivtherapiestation

Intensiveinheiten sind speziell personell besetzte und räumlich sowie technisch und apparativ ausgestattete Einheiten. Die dort untergebrachten Schwerkranken stellen besonders hohe Anforderungen an die Krankenhaushygiene und an die Infektionsprävention.

Die räumlichen, funktionellen und technischen Bedingungen richten sich nach bestimmten Patientengruppen, z. B.:

- Patienten, die in *besonders hohem Maße infektionsgefährdet* sind (Immundefekte, Verbrennungen) (Gruppe A),
- Patienten, die in *hohem Maße infektionsgefährdet* sind (Langzeitbeatmung, Tracheostoma) (Gruppe B),
- Patienten, die *nicht besonders infektionsgefährdet* sind (Kurzzeitbeatmung),
- Überwachungspatienten.

Für die einzelnen Patientengruppen sind bestimmte infektionspräventive Verhaltensregeln des Personals notwendig, z. B. bei patientenbezogenen Arbeiten, Kontrolle invasiver Katheter, Wunddrainagen, Intubation, Bronchialabsaugung, Pflege der Beatmungsgeräte, Körperpflege, Schutzkleidung, Haar-, Mund- und Nasenschutz, Händedesinfektion.

Bei Intensivbehandlungspatienten besteht eine besondere Gefahr der nosokomialen Infektion nicht nur durch pathogene Keime, sondern auch durch fakultativ pathogene Keime (z. B. Pseudomonas aeruginosa), wobei nur eine geringe Infektionsdosis notwendig ist, um eine Erkrankung auszulösen.

**Raumbedarf für die Intensivtherapie:**

- Krankenräume, evtl. mit Vorraum (bei Patienten der Gruppen A und B)
- Überwachungsplatz,
- Reanimations- und Behandlungsraum,
- reiner Arbeitsraum,
- unreiner Arbeitsraum,
- Teeküche,
- Vorratsraum,
- Laborplatz,
- Personalaufenthaltsraum,
- Personalschleuse,
- Besucherschleuse,
- Patientenschleuse,
- evtl. Material- und Geräteschleuse,
- evtl. Arztraum,
- evtl. Geräteaufbereitungsraum.

Ähnlich wie bei der Operationsabteilung ist auch eine Abschottung von Stationen der Intensivpflege gegenüber den anderen Bereichen des Krankenhauses notwendig. Auf dieser Station ist die Gefahr der nosokomialen Infektion von Patient zu Patient oder vom Personal zum Patient besonders groß. Darüber hinaus besteht jedoch die latente Gefährdung der

Patienten durch die Einschleppung von Keimen aus anderen Bereichen. Schließlich wird zu selten beachtet, daß die Intensivtherapiestation ein Infektionsherd sein kann, von dem Kontaminationen ausgehen können. Aus diesem Grunde ist es notwendig, daß in der Intensivstation grundsätzlich eine besondere Schutzkleidung getragen wird. Ausreichende Möglichkeiten der Händedesinfektion müssen gegeben sein. Auf die Anlage des Bundesgesundheitsamtes „Anforderungen der Hygiene an die funktionelle und bauliche Gestaltung von Einheiten für Intensivmedizin" Bundesgesundhbl. 38 (1995), sowie Anlage: Anforderungen der Hygiene an den Betrieb von Einheiten für Intensivmedizin wird verwiesen.

### 30.10.7.3 Infektionsstation

Infektionseinheiten müssen so gestaltet sein, daß eine Übertragung von Krankheitserregern sowohl innerhalb der Einheit als auch nach außen verhindert wird.
Für das Personal ist eine einkammerige Personalschleuse mit getrennten Schränken für Straßen- und Schutzkleidung mit einer Einrichtung für Händedesinfektion und -reinigung vorzusehen. Die Patienten sollten möglichst unter Umgehung der allgemeinen Patientenaufnahme von außen unmittelbar in das Krankenhaus gelangen können.

**Raumbedarf:**

- einkammerige Personalschleuse,
- einkammerige Material- und Geräteschleuse,
- Krankenzimmer mit Naßzelle und einkammeriger Schleuse,
- reiner Pflegearbeitsraum,
- unreiner Pflegearbeitsraum,
- Küche rein,
- Geschirrspülraum unrein,
- Arztraum,
- Platz für Laboratoriumsarbeiten,
- Räume für Bettenaufbereitung,
- Geräte-, Vorrats- und Abstellräume,
- Personalaufenthaltsraum mit Möglichkeit zur Speiseneinnahme,
- Personaltoilette.

Die Versorgung von Infektionseinheiten ist so einzurichten, daß das allgemeine Versorgungspersonal nicht in die Infektionseinheit gelangen muß.
Bei der Entsorgung muß eine krankenhausinterne Ausbreitung von Infektionserregern ausgeschlossen werden. Infektiöses Material ist so zu verpacken, daß eine Keimausbreitung ausgeschlossen ist (Infektionsmüll).
Vom Bundesgesundheitsamt wurde eine ausführliche Anlage (Bundesgesundhbl. Sonderheft 1994, Mai) veröffentlicht, die spezielle Festlegungen für notwendige Maßnahmen bei einzelnen Infektionskrankheiten enthält.

### 30.10.7.4 Sterilisationseinheiten

Für Sterilisationseinheiten stehen zwei Anlagen des Bundesgesundheitsamtes zur Verfügung.

- Durchführung der Sterilisation (Bundesgesundhbl. 22 [1979] 193–200).
- Anforderungen der Hygiene an die funktionelle und bauliche Gestaltung von Sterilisationseinheiten (Bundesgesundhbl. 23 [1980] 165).
- Durchführung der Desinfektion (Bundesgesundhbl. 23 [1980] 356).

Um eine Infektion des Personals zu vermeiden, ist eine vorherige Desinfektion des Instrumentariums vor manueller Berührung, z. B. Reinigung, Sortieren, Packen, notwendig. Heute wird üblicherweise bei zentralen Sterilisationseinheiten eine räumliche Dreiteilung angestrebt.
Folgende Flächen bzw. Räume sind erforderlich:

- Vor der Sterilisation:
  - Materialannahmeraum mit Reinigung u. Desinfektion des Gutes u. der Transportbehältnisse;
  - Dienstraum;
  - Fläche für Wartung, Sortieren und Verpacken des thermolabilen und thermostabilen Gutes;
  - Lager für Verpackungsmaterial, Reinigungsmittel usw.;
  - gegebenenfalls Aufenthaltsraum;
  - gegebenenfalls Personalumkleideraum.
- Sterilisatoren.
- nach der Sterilisation:
  - Sterilgutlager,
  - Materialausgabe,
  - Personalschleuse (einkammerig).

Als wesentlicher Punkt ist zu beachten, daß die Keimverschleppung auf dem Transport vom Anwendungsort zur Zentralsterilisation sowie eine Kontamination des sterilisierten Gutes auf dem Wege von der Zentralsterilisation zum Anwendungsort vermieden wird. Eine regelmäßige Überprüfung der Desinfektions- und Sterilisationsapparate muß vorgenommen werden (S. 937).

## 30.10.8 Krankenhausmüll

Das Bundesgesundheitsamt und eine Arbeitsgruppe der Bund-Länderkommission (Laga) hat eine Einteilung des Krankenhausmülls (Bundesgesundhbl. 26 [1983] 24 bzw. Lagamerkblatt 1991) vorgenommen.

Aus Gründen der *Infektionsprophylaxe* sollte unterschieden werden:

- Gruppe 1: Abfälle, die keiner besonderen infektionsprophylaktischen Maßnahmen bedürfen (Hausmüll).
- Gruppe 2: Abfälle, die bei der Sammlung und beim Transport im Krankenhaus besonderer infektionsprophylaktischer Maßnahmen bedürfen: Abfälle, die mit Blut, Sekreten und Ausscheidungen behaftet sind (z. B. Wundverbände, Stuhlwindeln, Einmalspritzen). Bei diesen Abfällen besteht die Gefahr einer Keimverbreitung *im Krankenhaus.*
- Gruppe 3: Abfälle, die bei der Sammlung, dem Transport, der Lagerung und der Beseitigung besonderer infektionsprophylaktischer Maßnahmen bedürfen (infektiöser Müll). Hierzu zählen
  - Abfälle, die aufgrund § 10 a des Bundesseuchengesetzes behandelt werden müssen, z. B. Abfälle aus Infektionsstationen und Dialysestationen mit Hepatitispatienten;
  - Versuchstiere, deren Beseitigung nicht durch das Tierkörperbeseitigungsgesetz geregelt ist, sowie Streu und Exkremte aus Versuchstieranlagen, soweit aus der Versuchsanordnung eine Verbreitung von Krankheitserregern zu befürchten ist;
  - Abfälle aus Hygiene- und mikrobiologischen Instituten und Laboratorien und aus Blutbanken, wenn eine Verbreitung von Krankheitserregern zu befürchten ist.
- Gruppe 4: Sonderabfälle, für die besondere gesetzliche Vorschriften bestehen oder bei denen besondere Maßnahmen – jedoch keine infektionsprophylaktischen Maßnahmen – zu treffen sind (z. B. radioaktive Stoffe, Körperteile und Organabfälle, Speise- und Küchenabfälle, Medikamente, Chemikalien, brennbare Flüssigkeiten).

Anmerkung: Kanülen, Pipettenspitzen, Skalpelle müssen nach der Unfallverhütungsvorschrift „Gesundheit und Wohlfahrtspflege" in festen Behältnissen gesammelt werden, um eine Verletzung des Entsorgungspersonals zu vermeiden.

Organabfälle sind in der Regel keine infektiösen Abfälle, sondern bedürfen aus ästhetischen Gründen einer besonderen Sammlung und Beseitigung.

Die Art des Sammelbehältnisses richtet sich nach der Methode der Endbeseitigung. Die Abfälle der Gruppe 2 und 3 dürfen beim Einsammeln nicht umgeleert werden.

Die Müllsäcke sind im unreinen Arbeitsraum, nicht jedoch auf dem Flur oder gar im Stationsbad des Krankenhauses zu lagern.

Ein täglicher Abtransport vom Krankenhaus zum Zwischenlager sollte angestrebt werden. Der Transport im Krankenhaus sollte in geschlossenen Containern erfolgen (Einwegbehälter, Rücklaufbehälter).

Säcke dürfen nicht lose umhergetragen oder gar über den Boden geschleift werden. Für den Müll der Gruppe 2 und 3 muß bei der Eingabe ein Handkontakt vermieden werden; die Behältnisse müssen verschließbar sein.

Für die Endbeseitigung der infektiösen Abfälle im Krankenhaus sind mehrere Möglichkeiten denkbar:

*Verbrennung.* Probleme ergeben sich evtl. aus der Umweltbelastung und den hohen Investitionskosten.

*Thermische Desinfektion.* Weder für Hausmüll noch für medizinischen Müll (Gruppe 2) aus infektionsprophylaktischen Gründen erforderlich, für infektiösen Müll jedoch möglich, z. B. mit 105 °C mit VDV-Verfahren bzw. bei Hausmüll auch Mikrowellenverfahren (S. 934). Nach der Desinfektion kann dieser Müll dem Hausmüll beigegeben werden. Notwendig ist die regelmäßige biologische Prüfung der thermischen Desinfektion.

*Chemische Desinfektion.* Auch nach Zerkleinerung wegen der Schwierigkeit der sicheren gleichmäßigen Benetzung, der Einwirkungszeit, der Neutralisation und der Eindringungstiefe nur bedingt einsetzbar – methodisch noch unsicher.

## 30.10.9 Bettenaufbereitung

Welche Verfahren zur Bettenaufbereitung herangezogen werden, richtet sich nach der zu erwartenden Infektionsgefahr, den zu erwartenden Keimen und nach der Infektionsempfänglichkeit des Patienten, für den das Bett bestimmt ist.

Es ist davon auszugehen, daß bei einer Verlegung des Patienten von einer allgemeinen Station in die Intensivstation ein Bettenwechsel erforderlich wird. Bei der erheblichen Gefahr einer Freisetzung von Keimen beim Abrüsten eines Bettes ist eine schonende Behandlung vorzusehen, um ein Aufwirbeln von Staub und Mikroorganismen möglichst zu vermeiden.

Vorteilhaft ist eine *zentrale Bettenaufbereitung.* Zu dieser Zentrale werden die Betten abgedeckt transportiert. Sie werden in der zentralen Stelle abgerüstet, gereinigt, desinfiziert und wieder frisch bezogen. Von der Bettenzentrale zur Station sollte das frische Bett ebenfalls abgedeckt transportiert werden.

Die zentrale Bettenaufbereitung sollte aus einem unreinen (zum Abrüsten des Bettes) und einem reinen Teil (zur Aufrüstung des Bettes) geplant werden. Dazwischen liegen Räume für die Personalschleuse (Wechseln des Schutzkittels, Händedesinfektion) sowie Raum zur Flächendesinfektion des Bettes und der Matratzen. Eventuell ist für die Matratzendesinfektion auch ein thermischer Desinfektionsapparat mit Durchladevorrichtung vorzusehen (siehe Festlegungen des Arbeitskreises Bettgestell- und Wagendekontaminationsanlagen von 1993, 4. Auflage).

Beim Abrüsten eines Patientenbettes auf der Station ist grundsätzlich davon auszugehen, daß sich dabei das Personal erheblich mit Hospitalkeimen kontaminieren kann. Aus diesem Grunde müssen dazu Plastikschürzen und, wenn möglich, Einmalhandschuhe getragen werden. In jedem Falle ist nachträglich eine Händedesinfektion erforderlich.

In der Bettenaufbereitung müssen die Gesichtspunkte der Infektionsprophylaxe vom Personal beachtet werden. Dies gilt insbesondere dann, wenn vom gleichen Personal pflegerische Tätigkeiten vorgenommen werden.

## 30.10.10 Krankenhauswäscherei

Bei der Krankenhauswäscherei sind sowohl die Anlage des Bundesgesundheitsamtes „Anforderungen der Hygiene an die Krankenhauswäsche, die Krankenhauswäscherei und den Waschvorgang und Bedingungen für die Vergabe von Krankenhauswäsche an gewerbliche Wäschereien" (Bundesgesundhbl. 22 [1979] 187) sowie die Unfallverhütungsvorschrift der Berufsgenossenschaft Gesundheitsdienst und Wohlfahrtspflege (VBG 7Y von 1982) maßgebend. In dieser Unfallverhütungsvorschrift werden die baulich-technische Ausrüstung, der Personalschutz, die Kontrollen, der Wäschetransport im Krankenhaus und von der Wäscherei zum Krankenhaus und umgekehrt festgelegt.

Krankenhauswäsche muß als potentiell infektiös gelten. Eine klare Gliederung hinsichtlich Bakterienarten und Bakterienmenge ist nicht möglich. Die im Krankenhaus verwendeten Textilien haben eine wichtige, oft nicht erkannte Vehikelfunktion.

- Die Zusammenführung von Schmutzwäsche und die Wiederverteilung der reinen Wäsche innerhalb der Krankenhauswäscherei ergeben besondere hygienische Gefahrenmomente.
- Jeder Patient hat bei der Aufnahme das Recht und den Anspruch, mit Bettwäsche und Wäsche versorgt zu werden, die frei von Krankheitserregern ist.
  Neben der Wäschereinigung ist auch dem Transport der Wäsche besondere Beachtung zu schenken.
- Von besonderer Bedeutung für den Personalschutz ist die einwandfreie wäschereigerechte Sortierung auf der Station. Ein nachträgliches Sortieren in der Wäscherei sollte, wenn irgend möglich, vermieden werden.
  Untersuchungen haben gezeigt, daß das Personal der Wäscherei, insbesondere der unreinen Seite der Krankenhauswäscherei, eine hohe Konversionsrate für Hepatitis B u. C hat und daher zu dem besonders gefährdeten Personenkreis zu zählen ist. Dies ist in erster Linie auf die Kontamination und Verletzungsgefahr beim manuellen Sortieren der Wäsche zurückzuführen.
  Für den Transport der Schmutzwäsche müssen reißfeste und ausreichend keimdichte wasch- und desinfizierbare Wäschesäcke zur Verfügung stehen.
  Für die Krankenhauswäsche ist ein desinfizierendes Waschverfahren (thermisch oder chemothermisch) zu fordern. Rückstände auf der Wäsche, welche die Gesundheit gefährden, dürfen nicht vorhanden sein.
  Zu den hygienischen Anforderungen an die Wäscherei gehört auch die Unterteilung in eine unreine und reine Seite und eine entsprechende betriebliche Organisation.

Vor Überwechseln von der unreinen Seite in die reine Seite der Wäscherei ist ein Schutzkittelwechsel und eine Händedesinfektion erforderlich.
Regelmäßige Kontrolluntersuchungen sind notwendig. Sie sollen die chemischen und physikalischen Größen wie Zeit, Temperatur, Wirkstoff und Konzentration mit einschließen. Daneben sind regelmäßige biologische Kontrollen vorzunehmen.

## 30.10.11 Infektionsprophylaxe in Diagnostik, Therapie und Pflege

Wie erwähnt, verursachen Fehler bei Diagnostik, Therapie u. Pflege den höchsten Prozentsatz nosokomialer Infektionen. Es ist daher eine wesentliche Aufgabe in der Infektionsprävention, diese Fehler zu erkennen und zu vermeiden. Häufig sind es sog. Flüchtigkeits- oder Routinefehler die zu späteren Infektionen, auch mit tödlichen Folgen, führen können. Das Krankenhauspersonal muß sich stets im klaren sein, daß durch seine Tätigkeit stets Keime an Händen und Berufskleidung haften und so innerhalb der Station oder im Krankenhaus verschleppt werden können. Die personelle Disziplin hat daher einen außerordentlich hohen Stellenwert in der Infektionsprävention. Aus diesem Grunde hat das Bundesgesundheitsamt eine Reihe von Anlagen veröffentlicht, die sich mit der Infektionsprophylaxe in Diagnostik, Therapie und Pflege befassen. Beispielhaft werden einige Festlegungen dargestellt.

### 30.10.11.1 Händewaschen und Händedesinfektion

(Bundesgesundhbl. 28 [1985] 185)

Erreger von nosokomialen Infektionen werden häufig durch die Hände übertragen. Deshalb ist es notwendig, die Handkontakte im Krankenhaus auf das notwendigste Maß zu reduzieren. *Händewaschen und Händedesinfektion gehören zu den wichtigsten Maßnahmen der Infektionsprophylaxe.* Vorrangig ist darauf zu achten, daß die Hände möglichst nicht kontaminiert werden. Aus diesem Grunde sollten immer dann, wenn die Gefahr der Kontamination besteht, Einmalhandschuhe getragen werden. Als sekundäre Sicherheitsmaßnahme sind Händewaschen und Händedesinfektion als besonders wichtige Möglichkeiten der Infektionsprophylaxe anzusehen.
*Waschen ist notwendig*

- bei sichtbarer Verschmutzung (allgemeiner Art),
- nach Toilettenbenutzung,
- nach Naseputzen,
- vor dem Essen bzw. vor dem Austeilen des Essens.

Die hygienische Händedesinfektion ist erforderlich

- vor invasiven Eingriffen, z. B. bei Lumbalpunktionen, Legen eines Blasen- oder Venenkatheters, Bronchoskopie, Endoskopie;
- vor und nach Kontakt mit dem Bereich der Eintrittsstellen von Kathetern oder Drainagen;
- vor Kontakt mit Patienten, die in besonderem Maße vor Infektionen geschützt werden müssen, z. B. Intensivtherapiepatienten;
- nach Kontakt mit Patienten, von denen Infektionen ausgehen können;
- nach Kontakt mit kontaminierten Flächen oder Gegenständen, z. B. Beatmungsmasken, Beatmungsgeräten;
- nach Kontakt mit Blutsekreten und Exkreten (nach vorheriger Grobreinigung mit Papier oder Tuch).

Voraussetzung hierfür sind einwandfrei eingerichtete Händewaschplätze, wobei die Wasserhähne in bestimmten Bereichen möglichst nur mit Fuß- oder Ellenbogenbedienung installiert werden sollten.

*Notwendige Ausstattung:*

- Waschmittelspender (leicht zu reinigen und zu desinfizieren);
- Desinfektionsmittelspender (leicht zu reinigen und zu desinfizieren);
- Einmalhandtuchspender;
- Sammelbehälter für gebrauchte Handtücher;
- Hautpflegemittel.

Händewaschen u. Händedesinfektion ist eine besonders wichtige Maßnahme zur Verhütung von Krankenhausinfektionen.

### 30.10.11.2 Infektionsprophylaxe bei Injektionen und Punktionen

(Bundesgesundhbl. 28 [1985] 186)

Bei unsachgemäßer Handhabung ist mit Spritzenabszessen, aber auch mit Thrombophlebitis oder Sepsis zu rechnen. Das Instrumentarium muß vor mikrobieller Kontamination geschützt werden. Bei Injektionen an Intensivtherapiepatienten ist vorher eine hygienische Händedesinfektion vorzunehmen. Bei Punktionen des Liquorraumes oder der Körperhöhlen bedarf es grundsätzlich einer hygienischen Händedesinfektion und steriler Handschuhe.
Bei Punktionen von Gelenken sind sowohl eine chirurgische Händedesinfektion sowie sterilisierte Kleidung und Handschuhe als auch sterile Flüssigkeiten angezeigt.
Bei Punktionen peripherer Gefäße oder intrakutanen, subkutanen und intramuskulären Injektionen muß die Haut im Bereich der Einstichstelle sorgfältig mit einem Desinfektionsmittel (s. Liste der Deutschen Gesellschaft für Hygiene und Mikrobiologie DGHM) abgerieben werden. Die vorgeschriebene Einwirkungszeit (in der Regel mindestens 15–30 Sekunden), ist einzuhalten. Für das Abreiben sind sterilisierte Tupfer zu verwenden, die bis zum Gebrauch vor Sedimentationskeimen geschützt aufzubewahren sind (z. B. Tupferspender, keine offenen Schalen). Bei anderen Punktionen wie Gelenken oder Körperhöhlen ist eine zweimalige Hautdesinfektion (von innen nach außen) mit jeweils $2^1/_2$ Minuten Einwirkzeit vorzunehmen. Es sind sterile Tupfer zu benutzen. Das Hautdesinfektionsmittel muß frei von Sporen sein und in geschlossenen Behältnissen aufbewahrt werden, die vor Reflux geschützt sind.
Die Instrumente dürfen nur unmittelbar vor Benutzung aus der geschlossenen und keimdichten Verpackung entnommen werden.
Einmalmaterial darf nur bei bestimmten Bedingungen wieder verwendet werden (siehe auch Bundesgesundheitsamt, Bundesgesundhbl. 35 [1992] Heft 12 Anforderungen der Hygiene an die Aufbereitung von Medizinprodukten). Grundsätzlich sind möglichst Einzeldosisampullen zu verwenden, die erst kurz vor der Injektion geöffnet werden. Restmengen in Normalampullen sollten nur in besonderen Fällen, z. B. bei Opiaten, kurzfristig aufbewahrt und weiterverwendet werden. Mehrdosenbehältnisse ohne Konservierungsmittel, z. B. Aqua dest., physiologische Kochsalzlösung, sind nur für einen kurzfristigen Gebrauch, maximal 1 Tag, zulässig.
Bei Mehrdosenbehältnissen mit Konservierungsmitteln, z. B. Insulin, sind die angebrochenen Behältnisse gekühlt aufzubewahren. Die Entnahme von Injektionslösung aus Mehrdosenbehältnissen muß unter aseptischen Bedingungen erfolgen.

#### 30.10.11.3 Wundverband und Verbandwechsel

(Bundesgesundhbl. 28 [1985] 278)

Man unterscheidet:

- *aseptische Wunden:*
  - nach aseptischen Eingriffen und durch Naht verschlossen, ohne Zeichen von Wundheilungsstörung,
  - nach bedingt aseptischen Eingriffen,
  - nach Verletzung durch Wundausscheidung und Naht versorgt, ohne Wundheilungsstörung;
- *potentionell kontaminierte Wunden:*
  - offen behandelte Verletzungswunden,
  - eröffnete Wundhämatome oder Serome,
  - Verbrennungswunden,
  - Drainageaustrittstellen,
  - Anus-praeter-Austrittstellen,
  - Tracheostome;
- *infizierte Wunden:*
  - eröffnete Eiterherde (Phlegmonen, Panaritien, Abszesse, Nähte),
  - nach Auftreten von Zeichen einer Infektion,
  - kontaminierte oder bedingt kontaminierte Wunden mit Zeichen einer Infektion.

Grundsätzlich sollte für den Verbandwechsel ein Setsystem bevorzugt werden. Die notwendigen Materialien und Instrumente sind gemeinsam verpackt.
Aus infektionsprophylaktischen Gründen ist der Verbandwagen nur zum Transport und zur Lagerung von Verbandmaterial zu benutzen. In den Patientenraum selbst sollte lediglich mit Tabletts, auf denen die notwendigen Instrumente und Materialien ausliegen, gegangen werden.
Für die Entsorgung sind entsprechende Behälter erforderlich. Die Arbeitsflächen müssen täglich gereinigt und desinfiziert werden.
Wenn irgend möglich, sollte der Verbandwechsel von zwei Personen ausgeführt werden. Insbesondere ist darauf zu achten, daß eine Kontamination der Hände des Pflegepersonals vermieden wird (Nontouch-Technik bzw. Einmalhandschuhe).
Grundsätzlich sind sterile Instrumente zu verwenden. Benutzte Instrumente sind möglichst bald der Aufbereitung zuzuführen. Eine hygienische Händedesinfektion ist nach dem Verbandwechsel notwendig.
Bei kontaminierten oder infizierten Wunden muß daran gedacht werden, daß ein Verbandwechsel relativ leicht zur Keimverbreitung und damit zur Gefahr nosokomialer Infektionen für andere Patienten führt.
Bei großflächigen Wunden ist wegen der Gefahr der Verbreitung nosokomialer Erreger die Unterbringung der Patienten in Einzelzimmern anzustreben.

Beim Verband und dessen Wechsel muß stets mit einer mikrobiellen Kontamination gerechnet werden. Daher ist aseptisches Handeln besonders wichtig.

#### 30.10.11.4 Schutzkleidung

(Bundesgesundhbl. 28 [1985] 185)

Berufs- und Schutzkleidung ist in ausreichender Menge vom Krankenhausträger zur Verfügung zu stellen. Er ist auch für deren Desinfektion und Reinigung zuständig. Die Schutzkleidung muß grundsätzlich einem Desinfektionswaschverfahren unterworfen werden. Sie ist dann zu tragen, wenn eine Gefahr der Keimverschleppung besteht.
Schutzkleidung darf nur innerhalb der jeweiligen Betriebsstelle, z. B. Intensivstation, Operationsabteilung, Infektionsstation, Frühgeborenenstation, getragen werden. Eine farbliche Kennzeichnung erleichtert die Überwachung.
Schutzkleidung ist täglich zu wechseln. Auch Besucher von Patienten der Intensivtherapiestation bzw. der Infektionsstation müssen mit Schutzkleidung ausgestattet werden. Der Schutzkittel muß geschlossen getragen werden und die Berufs- oder Tageskleidung vollständig bedecken. Pullover und Jacken dürfen nicht über dem Schutzkittel getragen werden. Vor Betreten der Speise- und Aufenthaltsräume innerhalb der Spezialabteilung ist der Schutzkittel auszuziehen (UV-Vorschrift).
Beim Umgang mit Patienten, die eine Infektionsquelle darstellen, ist ein Schutzkittel anzulegen, der im Krankenzimmer mit der Außenseite nach außen oder vor dem Krankenzimmer in einer Schleuse mit der Innenseite nach außen aufzuhängen ist. In bestimmten Bereichen wie Operationseinheiten sind desinfizierbare Schuhe (Bereichsschuhe) zu tragen.
Der Atemschutz muß über Mund und Nase getragen werden. Er darf nicht vorübergehend heruntergezogen sein. Nach jeder länger dauernden Operation oder nach Durchfeuchtung ist der Atemschutz zu wechseln und sofort in einen Abfallbehälter zu werfen. Anschließend sind die Hände zu desinfizieren. Es ist grundsätzlich davon auszugehen, daß der Atemschutz kontaminiert ist.
In Operationsbereichen und Verbrennungszentren ist ein Haarschutz obligatorisch. Bart- und Kopfhaare müssen vollständig bedeckt sein. Langes Haar sollte in allen klinischen Bereichen am Kopf anliegend getragen werden.
Die Berufskleidung ist zweimal wöchentlich und in Bereichen mit besonderem Infektionsrisiko täglich zu wechseln.

#### 30.10.11.5 Katheterisierung der Harnblase

(Bundesgesundhbl. 28 [1985] 187)

Harnwegsinfektionen stellen eine der häufigsten Krankenhausinfektionen dar. Sie entstehen bei der Katheterisierung der Harnblase, bei der Erreger eingeschleppt werden. Hierdurch können sich chronische und aufsteigende Harnwegsinfektionen entwickeln.

*Anforderungen* an die Katheterisierung:

- Indikation muß streng gestellt werden.
- Zur Katheterisierung sollten möglichst zwei Personen zur Verfügung stehen.
- Äußeres Genitale ist zu reinigen und zu desinfizieren.
- Aseptische Bedingungen sind erforderlich. Dazu gehören hygienische Händedesinfektion, sterile Handschuhe, steriles Katheterset, Gleitmittel in Einmalportion.

Eine besonders strenge Indikation ist bei Dauerkathetern erforderlich.
Grundsätzlich ist nur ein geschlossenes Urindrainagesystem mit Rückflußventil zu verwenden. Der Harnbeutel darf nicht über Blasenniveau gehoben werden. Die Drainagebeutel sind regelmäßig zu leeren. Abflußstelle und Auffanggefäß dürfen nicht miteinander in Kontakt kommen.
Regelmäßige mikrobiologische Untersuchung des Urins ist erforderlich.
Blasenspülungen sollten nur nach strenger Indikation vorgenommen werden. Die Spüllösungen müssen steril sein.

Harnwegsinfektinen gehören zu den häufigsten Infektionen im Krankenhaus. Asepsis ist besonders zu beachten.

#### 30.10.11.6 Infusionstherapie und Katheterisierung von Gefäßen

(Bundesgesundhbl. 28 [1985] 187)

Bei ungenügender Beachtung der Infektionsprophylaxe kann es bei

der Infusionstherapie zu einer Thrombophlebitis oder einer Sepsis kommen.
Werden der Infusionslösung Medikamente beigemischt, sollte dies erst unmittelbar vor Gebrauch erfolgen. Dabei ist die Einstichstelle am Gummistopfen einwandfrei zu desinfizieren.
Beim Legen eines Venenkatheters ist eine hygienische Händedesinfektion erforderlich. Die Einstichstelle ist sorgfältig mit Desinfektionsmittel und sterilem Tupfer abzureiben. Einwirkungszeit mindestens 30 Sekunden.
Bei Venae sectio sind sterile Handschuhe, sterile Abdeckungen, sterile Kittel, Mund- und Nasenschutz erforderlich. Vor Manipulationen am Venenkatheter oder an den Verbindungsstellen müssen die Hände desinfiziert werden.
Infusionssysteme sind alle 48 Stunden, evtl. auch alle 24 Stunden zu wechseln. Eine Inspektion der Einstichstelle mit Verbandwechsel ist alle 72 Stunden vorzunehmen.
Eine mikrobiologische Untersuchung der Katheterspitze, die länger als 24 Stunden gelegen hat, sollte angestrebt werden. Bei einer möglichen Kathetersepsis muß der Katheter entfernt werden. Die Katheterspitze sowie die Infusionsflüssigkeit und das Blut des Patienten sind mikrobiologisch zu untersuchen.

### 30.10.11.7 Intubation, Tracheotomie, Beatmung und Inhalation

(Bundesgesundhbl. 28 [1985] 188)

Der Tubus für die Intubation darf erst unmittelbar vor Anwendung aus der keimdichten Verpackung entnommen werden. Das Oberflächenanästhetikum muß keimfrei sein.
Die Ablageflächen für die Intubationsgeräte müssen steril sein. Das Intubationszubehör ist nach der Anwendung zu desinfizieren.
Tracheotomie ist als aseptischer Eingriff zu betrachten. Aus diesem Grunde hat der Verbandwechsel auch unter aseptischen Bedingungen zu erfolgen.
Alle Manipulationen am Tracheostoma oder der Kanüle müssen unter Verwendung steriler Handschuhe und unter aseptischen Bedingungen vorgenommen werden.
Bei der Beatmungstherapie sind grundsätzlich desinfizierte Beatmungsgeräte oder Systeme zu verwenden. Systeme wie Luftbefeuchter oder Verneblertöpfe sollten täglich durch sterilisierte oder desinfizierte Geräte ersetzt werden.
Für Verneblertöpfe oder Luftbefeuchter ist steriles Wasser zu verwenden. Verneblertöpfe müssen vor Gebrauch desinfiziert bzw. sterilisiert sein. Nach jedem Gebrauch ist eine Aufbereitung erforderlich. Gleiches gilt für Ansatzstücke. Zur Verflüssigung von zähem Sekret sind ebenfalls sterile Flüssigkeiten notwendig.
Bei tracheotomierten oder intubierten Patienten muß Schutzkleidung getragen, die Hände müssen desinfiziert werden. Eine regelmäßige mikrobiologische Kontrolle des Trachealsekrets ist erforderlich.

### 30.10.11.8 Anforderungen an die Infektionsprävention bei übertragenen Krankheiten

(Bundesgesundheitsblatt, Sonderheft 1994).
Es werden die Schutzmaßnahmen bei den übertragbaren Krankheiten festgelegt, z. B. räumliche Unterbringung, Meldepflicht, Kontaminationsschutz, Desinfektion u. Reinigung Entsorgung, Standardhygiene.

### 30.10.11.9 Krankenhausreinigung und Flächendesinfektion

(Bundesgesundhbl. 28 [1985] 276)

Grundsätzlich muß zwischen einer Desinfektion nach dem Bundesseuchengesetz, die lediglich bei Auftreten von Infektionskrankheiten notwendig ist, und der routinemäßigen *desinfizierenden Reinigung* unterschieden werden. Bei der desinfizierenden Reinigung und der routinemäßigen Flächendesinfektion werden lediglich Mittel aus der jeweils gültigen Liste der Deutschen Gesellschaft für Hygiene und Mikrobiologie angewendet.
Die Konzentration des Desinfektionsmittels oder des desinfizierenden Reinigers soll nach dem 4-Stunden-Wert erfolgen. Eine Reinigung durch Fremdfirmen kann im Krankenhaus praktisch überall dort problemlos erfolgen, wo nicht besondere Bereiche, z. B. Operationsabteilungen, Intensivstation, Frühgeborenenstation, Geburtshilfe, betroffen sind und möglichst gleiches Personal über längere Zeit eingesetzt wird.
Ziel der desinfizierenden Reinigung ist:

- Reduzierung der Keimverschleppung (durch Reinigungsflotte oder durch Reinigungsutensilien),
- Eliminierung pathogener Keime,
- einfache Arbeitsorganisation,
- geringe Anforderungen an das Personal,
- Wirtschaftlichkeit.

Bei der Ein-Eimer-Methode kann davon ausgegangen werden, daß es nach kurzer Zeit zu erheblicher Keimverschleppung, auch zur Kontamination der Reinigungsutensilien und zur Inaktivierung des Desinfektionsmittels kommt.
Für die desinfizierende Reinigung sollten Methoden angewandt werden, welche die Gefahr der Keimverschleppung auf ein Minimum reduzieren, z. B. dadurch, daß stets frische Desinfektionslösung und frische Textilien für *jeden Raum* zur Verfügung stehen.
Die Kosten für den Zusatz an Desinfektionsmitteln zur Reinigungsflotte sind minimal und betragen ca. DM 1,– pro 1000 $m^2$ Fläche. Der größte Kostenfaktor mit 90% sind die Personalkosten.
Die desinfizierende Reinigung ist überall dort im Krankenhaus erforderlich, wo mit einer Freisetzung von pathogenen Keimen gerechnet werden muß oder wo Patienten vor pathogenen Keimen zu schützen sind.
Schutzmaßnahmen gegen Belastungen durch das Desinfektionsmittel:

- Händeschutz durch Handschuhe, insbesondere beim Umgang mit konzentrierten Lösungen;
- Konzentrationsüberwachung des verwendeten Desinfektionsmittels;
- Temperatur der Reinigungsflotte sollte niedrig sein;
- möglichst Vermeidung von Sprühdesinfektionen (geringere Effektivität und erheblich größere Freisetzung von Desinfektionsmittel);
- stichprobenartig sollten die Konzentrationen der desinfizierenden Reinigungslösungen überwacht werden.

Ein nachträglicher Zusatz von Reinigungsmitteln zu den Desinfektionsmitteln bzw. umgekehrt ist nicht zulässig.

Eine Sprühdesinfektion ist nur dort vertretbar, wo eine Scheuerdesinfektion nicht möglich ist.
Bei alkoholischen Desinfektionsmitteln sind die Sicherheitsregeln zur Vermeidung von Brand- oder Explosionsgefahren zu beachten.
Eine Raumdesinfektion durch Vernebeln oder Verdampfen von Desinfektionsmitteln ist lediglich bei Auftreten besonderer Infektionsgefahren notwendig, z. B. offene Lungentuberkulose, Lassafieber.
Eine tägliche desinfizierende Reinigung ist erforderlich in

- Operationseinheiten,
- Kreißsälen,
- Einheiten für Intensivmedizin,
- Infektionseinheiten,
- Dialyse,
- Zentralsterilisation,
- Geräteaufbereitung,
- Bäderabteilung,
- diagnostischen Einheiten mit operativen Eingriffen,
- Untersuchungsdiagnostik und Behandlungsräumen,
- klinischen Laboratorien,
- unreiner Seite der Wäscherei,
- Krankenhausküche, Milchküche.

Alle sonstigen Räume für Patienten und die Krankenräume sowie Stationszimmer sind täglich mit Verfahren zu reinigen, welche die Anforderungen an die Keimreduktion, die Verfahren der Verminderung der Keimzahl sowie die Verhinderung einer Keimverbreitung erfüllen.
Wenn durch Reinigungsverfahren diese Bedingungen nicht erfüllt werden, ist die Methode der Reinigung und Flächendesinfektion anzuwenden. Im Einzelfall entscheidet die Hygienekommission über Art und Umfang der Maßnahmen.
In Bereichen mit geringen Infektionsmöglichkeiten, z. B. in Büros, Diensträumen, Wohnbereichen, Treppenhäusern und Fluren, ist eine tägliche Reinigung ausreichend.

### 30.10.11.10 Hygieneplan

Wie bereits auf S. 922 dargestellt, ist in der Unfallverhütungsvorschrift Gesundheitsdienst VBG 103 in § 9 festgelegt, daß der Krankenhausträger für die einzelnen Arbeitsbereiche, entsprechend der Infektionsgefährdung, Maßnahmen zur Desinfektion, Reinigung und Sterilisation sowie zur Ver- und Entsorgung schriftlich festzulegen und ihre Durchführung zu überwachen hat. Die Forderung ist erfüllt, wenn der Unternehmer festgelegt hat, welche Maßnahmen und Verfahren durchzuführen sind und welche Personen mit der Durchführung und Überwachung in den einzelnen Bereichen beauftragt werden.
Ein Reinigungs-, Desinfektions- und Sterilisationsplan sollte z. B. Angaben enthalten über

- Reinigung der Räume und Einrichtungsgegenstände,
- Händedesinfektion,
- Flächendesinfektion,
- Raumdesinfektion,
- Desinfektion von Apparaten, Instrumenten und anderen Gegenständen,
- Wäscheerfassung und -desinfektion,
- Abfallerfassung und -entsorgung,
- Reinigung und Desinfektion der Abwurfschächte und pneumatischer Transportsysteme,
- hygienische Überprüfung der lüftungstechnischen Anlagen,
- Anzahl, Leistung, Betriebszeit und Ersatz von Ultraviolettstrahlern.

Die Hygienefachkraft bzw. der hygienebeauftragte Arzt sollte die Hygienepläne für die einzelnen Bereiche erarbeiten und in der Hygienekommission des Krankenhauses zur Diskussion stellen. Von der Krankenhausleitung sollte der dann verabschiedete Hygieneplan als Arbeitsanweisung für das Personal herausgegeben werden.

### 30.10.12 Abschließende Betrachtung

Infektionsprophylaxe im Krankenhaus hat in den letzten Jahren einen zunehmenden Stellenwert erhalten. Insbesondere ist das Personal in den Krankenhäusern dazu aufgerufen, alle Möglichkeiten prophylaktischer Maßnahmen auszuschöpfen, um die Quote nosokomialer Infektionen zu verringern. Neubauten oder vermehrte Technik im Krankenhaus können diese Bemühungen nicht ersetzen.
Ein wesentlicher Faktor, um eine effektive Infektionsbekämpfung durchzuführen, sind verbesserte Kenntnisse über die Ursachen von Infektionen, die Übertragungsmöglichkeiten pathogener Keime sowie bedachtes, infektionsverhütendes Handeln. Dies bedeutet, daß manche bisherigen Gewohnheiten und Handlungsweisen in Diagnostik, Therapie und Pflege überdacht werden müssen und Verbesserungen im Sinne der Infektionsprophylaxe anzustreben sind. Solche Verbesserungen können nicht nur persönliches Leid von den Patienten fernhalten, sondern auch einen erheblichen volkswirtschaftlichen Gewinn erzielen. Dies ist zwar im Einzelfall nicht erkennbar, doch verursachen nosokomiale Infektionen hohe Gesamtkosten für die Volkswirtschaft durch

- längere Verweildauer (durchschnittlich 2 Tage mehr),
- höhere Kosten für Antibiotika,
- zusätzliche Behandlung, Kosten für Rehabilitation,
- Kosten wegen Arbeitsunfähigkeit,
- vermehrte Pflegekosten,
- Invalidisierung oder Todesfall.

Schon bei einer geringen Reduktion der Krankenhausinfektionen ergibt sich eine ausgeglichene Bilanz zwischen den Mehrkosten für hygienische Maßnahmen einschließlich Personalkosten für Hygienefachkräfte und Krankenhaushygieniker und den erhöhten Fallkosten. Allein an Pflegekosten könnten sich durch die Reduzierung der Infektionsfälle von 10–25% (also von 5 auf 4%) pro Jahr viele hundert Millionen DM einsparen lassen. Ungeachtet der ökonomischen Betrachtungsweise ist es eine Verpflichtung aller im Krankenhaus Tätigen, vermeidbare Infektionen auf ein Minimum zu reduzieren und durch Disziplin und überlegtes Handeln zur Verminderung der Infektionsrate im Krankenhaus beizutragen.

# 30.11 Desinfektion, Sterilisation, Entwesung

**Lernziel** Die Leser sollten die Inhalte der Gebiete Antisepsis, Desinfektion, Asepsis, Sterilisation und Entwesung erklären können.
Weiter sollten sie die verschiedenen Methoden der Desinfektion und Sterilisation sowie deren Anwendungsbereich wie z. B. physikalische Methoden, chemische Methoden kennen.
Die besonderen Eigenschaften chemischer Desinfektionsmittel sollten bekannt sein.

## 30.11.1 Begriffe

*Antisepsis:* Maßnahmen zur Bekämpfung vorhandener oder erwarteter Infektionen, z. B. Maßnahmen, die das Eindringen aller schädigenden Keime in eine Wunde verhindern sollen (z. B. Behandlung der Wunde mit Antiseptika).
*Asepsis:* Maßnahmen zur Verhütung einer Infektion mit Mikroorganismen, z. B. bei der Operation, bei der Herstellung von Medikamenten, durch Händedesinfektion, Desinfektion des Operationsfeldes, Tragen von Mundschutz u. a.
*Bakteriostase, Fungistase, Virostase:* Mikroorganismen werden nicht abgetötet, sondern im Wachstum stark gehemmt, z. B. Kühlschrank, Tiefkühltruhe, Konservierungsmethoden, Sulfonamide.
*Bakterizidie:* Die Bakterien werden abgetötet.
*Chemotherapie:* Bekämpfung von Krankheitserregern im infizierten Menschen durch chemische Mittel.
*Desinfektion:* Im Deutschen Arzneibuch 6, das bis 1969 gültig war, wurde folgende Definition gegeben: „Desinfizieren heißt, einen Gegenstand in einen Zustand versetzen, in dem er nicht mehr infizieren kann." Diese Definition wurde in das neue DAB 7 nicht mehr übernommen. Für die Praxis könnte jedoch gelten: Desinfektion bedeutet Abtötung oder weitgehende Reduzierung der Zahl von Erregern übertragbarer Krankheiten, so daß eine Infektion nicht zu befürchten ist. Das theoretische Ziel, die Abtötung aller Infektionskeime, wird in der täglichen Praxis nicht mehr erreicht. Daher sind Maßnahmen der Desinfektion in bestimmten Fällen, z. B. bei ärztlichen Eingriffen, nicht ausreichend, sondern erfordern Maßnahmen der Sterilisation.
*Entkeimung:* Abtrennung aller Mikroorganismen, auch der toten Formen.
*Entwesung:* Vernichtung von tierischen Schädlingen und Lästlingen.
*Fungizidie:* Abtötung von Pilzen.
*Germizidie:* Zerstörung der Fortpflanzungsmöglichkeiten.
*Konservierung:* Die Vermehrung vorhandener Mikroorganismen wird unterdrückt. Dazu gehören Tiefkühlung, Kühllagerung, Räuchern, Trocknung, Säuern, Zusatz von Konservierungsmitteln.
*Mikrobizidie:* Abtötung von Mikroorganismen.
*Pasteurisierung:* Abtötung bestimmter Mikroorganismen, und zwar solcher, die schon bei geringen Hitzegraden und kürzeren Einwirkungszeiten abgetötet werden. Hierdurch wird eine beschränkte Haltbarkeit hitzeempfindlicher Flüssigkeiten erreicht.
*Resistenzstufen:* Mikroorganismen leisten sehr unterschiedlichen Widerstand gegen feuchte Hitze. Wir können die Mikroorganismen verschiedenen Thermoresistenzstufen zuordnen.
Resistenzstufe I: nichtsporenbildende Bakterien und vegetative Formen der Sporenbildner. Abtötung durch Dampf von 100 °C in kurzer Zeit (wenige Minuten).
Resistenzstufe II: Sporen, die in strömendem Dampf innerhalb von 10–20 Minuten abgetötet werden, z. B. Milzbrandsporen, Hoffmann-Sporen.
Resistenzstufe III: natürliche Erdsporen (native Sporen). Die Resistenz dieser Sporen gegen strömenden Wasserdampf beträgt mehr als 20 Stunden. Abtötung bei gespanntem, gesättigtem Wasserdampf bei 121 °C in 5–20 Minuten.
Resistenzstufe IV: höchstresistente Sporen thermophiler Bazillen. Sie können im strömenden Dampf nicht abgetötet werden. Bei 134 °C Abtötung in 30 Minuten.
Bei der Sterilisation müssen alle Mikroorganismen der Resistenzstufe I–III abgetötet sein.
*Sanitation:* Zu unterscheiden von der Desinfektion als verschärfte Reinigung unter Zuhilfenahme von keimhemmenden oder keimtötenden Stoffen. Ziel ist eine Keimreduzierung.
*Sensibilität:* Empfindlichkeit des Mikroorganismus gegen bestimmte wider ihn gerichtete Verfahren und Wirkstoffe.
*Sporizidie:* Abtötung von Sporen.
*Sterilisation:* Abtötung aller Mikroorganismen, also auch Abtötung der Bakteriensporen. Nach der Definition des Deutschen Arzneibuches (DAB 7) ist Sterilisation „das Freimachen eines Gegenstandes von vermehrungsfähigen Organismen". Dies bedeutet, daß die abgetöteten Mikroorganismen noch vorhanden sein dürfen, aber nicht mehr infizieren können.
*Tyndallisation:* Eine Form der fraktionierten Sterilisation sporenhaltigen Materials durch mehrmaliges Erhitzen an mehreren aufeinanderfolgenden Tagen. Dabei sollen nach dem Erhitzen die Sporen zum Auskeimen gebracht werden. Die vegetativen Formen werden dann durch Wiederholung des Erhitzens abgetötet (unsicheres Verfahren).
*Viruzidie:* Abtötung von Viren.

## 30.11.2 Physikalische Methoden der Desinfektion und Sterilisation

**Verbrennen, Ausglühen, Abflammen.** Diese Verfahren werden auch in den bakteriologischen Laboratorien angewandt, z. B. um Entnahmegefäße am Rand steril zu machen. Es handelt sich dabei um eine unsichere Methode, da die Abflammzeit nicht exakt festgelegt werden kann.

**Filtration.** Durch keimdichte Filter ist es möglich, die Abtrennung von lebenden oder abgetöteten Mikroorganismen zu erreichen. Diese Methode wird besonders für die Entkeimung bei der Herstellung von Arzneimitteln oder Impfstoffen angewandt *(Sterilfiltration)*. Es muß beachtet werden, daß die Viren die üblichen bakteriendichten Filter passieren. Für die Abtrennung von Viren sind sog. Ultrasterilfilter notwendig.

*Luftfilter* bei Klimaanlagen, z. B. für Operationssäle oder Intensivtherapiestationen, können ebenfalls zu einem hohen Prozentsatz, bis 99,99%, Bakterien zurückhalten.

Grundsätzlich kommt das Verfahren der Filtration dann in Frage, wenn Flüssigkeiten oder Gase einer höheren Temperatur nicht ausgesetzt werden können, da durch die Wärmeeinwirkung eine Änderung der chemischen Zusammensetzung befürchtet werden muß. Die Filter können aus gesinterten Glas-Kolloid-Membranen, Porzellan, Keramik oder Kieselgur mit unterschiedlich großen Porenweiten bestehen.

**Desinfektionsverfahren durch Auskochen.** Durch Einbringen in kochendes Wasser lassen sich die meisten Krankheitserreger relativ rasch, z. B. in 3–5 Minuten, abtöten. Entscheidend ist, daß das kochende Wasser direkten Zugang zu den Keimen hat und diese nicht durch Schleim oder Eiweißflocken bzw. Luft geschützt sind.

Nach der Liste des Bundesgesundheitsamtes ist ein Auskochen mit Wasser unter Zusatz von 0,5% Soda während mindestens 15 Minuten zur Abtötung von vegetativen bakteriellen Keimen, Pilzen, zur Inaktivierung von Viren oder zur Abtötung der Milzbrandsporen notwendig.

Kochen ist nur eine Desinfektion, keine Sterilisation. Tetanussporen oder Gasbrandsporen überleben auch mehrstündiges Kochen!

**Desinfektionsverfahren mit strömendem Dampf.** Der Vorteil gegenüber dem einfachen Kochen besteht darin, daß der Dampf tiefer in das Desinfektionsgut eindringen kann und damit eine höhere und sicherere Desinfektionswirkung erzielt wird. Durch das sog. VDV-Verfahren (Vakuum – Dampf – Vakuum) ist eine höhere Sicherheit, eine Variation der Dampftemperatur und eine Verkürzung der Desinfektionszeit möglich:

- mehrmalige Entfernung der Luft aus Kammer und Desinfektionsgut,
- mehrmaliges Einströmenlassen von Sattdampf,
- Desinfektion durch Sattdampf,
- Trocknung mittels Evakuieren.

Eine weitere Möglichkeit ist das sog. HDVH-Verfahren (trockene Hitze – Dampf – Vakuum – trockene Hitze).

**Desinfektion durch Pasteurisierung.** Hierbei handelt es sich um ein unterschiedlich langes Erhitzen von Flüssigkeiten auf verschiedenen Temperaturstufen mit anschließender schneller Abkühlung. Es ist eine Teildesinfektion. Dabei sollen nur bestimmte Bakterien, die in einer Flüssigkeit vorhanden sind, abgetötet werden, z. B. in der Milch Tuberkelbakterien, Brucellen, Streptokokken, Staphylokokken und Salmonellen. Sporenbildner bleiben jedoch vermehrungsfähig.

Pasteurisierung ist keine Sterilisation!

**Sterilisation durch trockene Hitze.** Bakterien können in angetrocknetem Zustand sehr hitzeresistent sein. Außerdem ist trockene Luft ein schlechter Wärmeleiter. Es müssen aus diesen Gründen bei trockener Hitze für die Sterilisation hohe Temperaturen angewandt werden. Sicher sterilisierend wirken erst Temperaturen ab 180 °C. Es besteht eine direkte Beziehung zwischen Temperatur und Einwirkungszeit. Wichtig ist, daß im Gerät eine Luftbewegung, möglichst durch gerichtete mechanische Luftumwälzung oder Luftdurchwirbelung vorgenommen wird. Die Chargenzeit (nach DIN 58946) setzt sich wie in Abb. 30.**12** dargestellt zusammen.

*Beachte:* Im Heißluftsterilisator können Geräte, Instrumente, Glaswaren, Pulver und Öle und anderes sterilisiert werden, nicht jedoch Gummiwaren, Textilien, Kunststoffe und Papierwaren.

Der Heißluftsterilisator muß so beschickt werden, daß eine einwandfreie Luftzirkulation gewährleistet ist und keine Überfrachtung mit Sterilisiergut gegeben ist. Das Sterilisiergut muß sauber sein, da Blut und Eiter die Temperatureinwirkung auf die darin eingeschlossenen Keime erheblich verzögert.

**Sterilisation mit feuchter Hitze.** *Gesättigter Dampf.* In einem gegebenen Raum bildet sich bei konstanter Temperatur eine bestimmte Dampfmenge. Der Druck ist nur von der Temperatur abhängig. Mit steigender Temperatur nimmt der Druck zu.

*Ungesättigter Dampf.* Es ist kein Wasser mehr vorhanden, bevor eine Dampfsättigung im Raum erreicht wurde, oder es wird der wasserdampfgesättigte Raum vergrößert (die Spannung wird niedriger, da der vergrößerte Raum mehr Dampf aufnehmen könnte).

Im Dampfsterilisator (Autoklaven) wird gesättigter Dampf verwendet. *Ungesättigter Dampf* ist für die Sterilisation *nicht so wirksam wie gesättigter Dampf.* Die Chargenzeit für eine Dampfsterilisation setzt sich wie in Abb. 30.**13** dargestellt zusammen.

Bleiben in porösem Gut Luftinseln lange erhalten, erschwert dies die Sterilisation. 15% Luft im Nutzraum bedeutet bereits eine Verdoppelung der Abtötungszeit, 35% eine Verdreifachung gegenüber Sporen der Resistenzstufe III. Der Restluftgehalt darf daher 5% nicht überschreiten.

Für die Dampfsterilisation werden u. a. folgende Verfahren angewandt:

- Vorvakuumverfahren,
- Hochvakuumverfahren,
- Dampfinjektionsverfahren,
- fraktioniertes Vakuumverfahren

(siehe auch DIN 58946) sowie EN 554 von 1994

**Anwendung von Strahlen.** Keimreduktion durch *Ultraviolettbestrahlung.* Wegen der geringen Eindringtiefe der UV-Strahlen wird eine Keimabtötung nur an der Oberfläche von

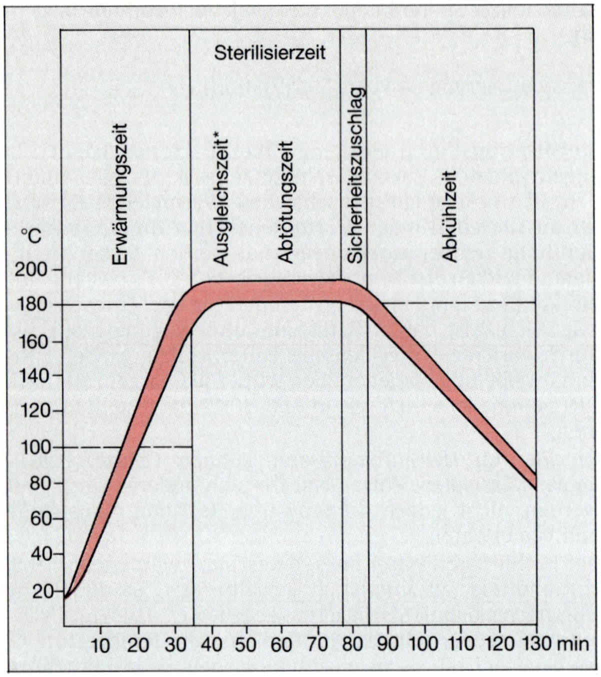


Abb. 30.**12** **Schematische Darstellung der Chargenzeit bei Heißluftsterilisation** (beispielhaft, kann unterschiedlich sein). Die Ausgleichszeit kann bei der Heißluftsterilisation wesentlich länger dauern als dargestellt (aus W. Steuer, U. Lutz-Dettinger: Leitfaden der Desinfektion, Sterilisation und Entwesung, 6. Aufl. Fischer, Stuttgart 1990).

festen Körpern oder Flüssigkeiten erreicht. Die Strahlungsintensität muß hoch genug sein. Am wirksamsten sind Strahlen im Wellenbereich von 254 nm. In diesem Wellenbereich besteht die stärkste Wirkung auf die Eiweißstruktur der Bakterien (strukturelle Veränderung der Desoxyribonucleinsäure).

*Ionisationsstrahlung.* Für die Sterilisation können eingesetzt werden:

- Alphastrahlen,
- Betastrahlen,
- Röntgenstrahlen,
- Gammastrahlen.

Für die Sterilisation werden meist Gammastrahlen verwendet. Als Strahlungsquelle dient Kobalt 60. Der Vorteil ist eine hohe Eindringtiefe. *Das Sterilisationsgut wird nicht radioaktiv.* Das Sterilisiergut wird in bakteriendichte Folien verpackt und auf einem Fließband unter der Strahlenquelle vorbeigeführt. In Frage kommen dafür vor allem Einwegmaterialien für den ärztlichen Bedarf sowie Medikamente.

Für die Sterilisation mit Ionisationsstrahlung ist die Letaldosis für Mikroorganismen bestimmend, für die folgende Faktoren wichtig sind:

- Keimdichte,
- Alter der Bakterienkultur,
- Sauerstoffeffekt,
- Strahlenschutzwirkung bestimmter Stoffe,
- Feuchtigkeit,
- Reaktivierungsfähigkeit von Mikroorganismen.

**Anwendung von Mikrowellen.** Geeignet insbesondere zur thermischen Desinfektion von nassen Abfällen. Bestimmte Systeme sind vom Bundesgesundheitsamt bzw. Robert Koch-Institut für die Desinfektion nach § 10 des Bundesseuchengesetzes zugelassen.

### 30.11.3 Chemische Desinfektion und Sterilisation (Gassterilisation)

#### 30.11.3.1 Anforderungen an ein Desinfektionsmittel und Antiseptikum

Ein Desinfektionsmittel

- muß bestimmte Mikroorganismen abtöten oder irreversibel schädigen;
- muß wirtschaftlich sein;
- muß licht- und luftbeständig sein;
- darf sich beim Stehen über längere Zeit nicht zersetzen, in seiner Wirkung nachlassen oder unwirksam werden;
- sollte nach Möglichkeit wenig geruchsintensiv und wenig haut- und schleimhautreizend sein;
- sollte in gewissen Grenzen ungiftig sein;
- sollte wasserlöslich und benetzend sein (Desinfektionsmittel müssen eine benetzende Eigenschaft haben, um auf Bakterien einwirken zu können). Außerdem sollte das Mittel trotz rauher und poriger Oberfläche von Gegenständen in die Tiefe eindringen;
- sollte keinen oder nur einen geringen Eiweißfehler haben, d. h., seine Wirksamkeit sollte bei Vorhandensein von Eiweiß weitestgehend erhalten bleiben, weil Gegenstände, die desinfiziert werden müssen, häufig mit Eiweiß behaftet sind;
- sollte möglichst keinen Seifenfehler haben, d. h. bei Kontakt mit Seife nicht unwirksam werden;
- sollte für Material wenig aggressiv sein;
- sollte biologisch abbaubar sein.

Auch wenn ein Desinfektionsmittel nicht alle Anforderungen erfüllt, kann es trotzdem geeignet sein.

Forderungen an ein Antiseptikum:

- Sterilität,
- antimikrobielle Wirkung,
- breites Wirkungsspektrum,
- gewebeverträglich,
- Netzfähigkeit,
- toxikologisch unbedenklich,
- keine Sensibilisierung,
- keine oder geringe Induktion zur bakteriellen Resistenz,
- ideal (geringe Schädigung der normalen Flora).

#### 30.11.3.2 Wirkungsmechanismen der Desinfektionsmittel

Wirkungsmechanismen der Desinfektionsmittel können sein:

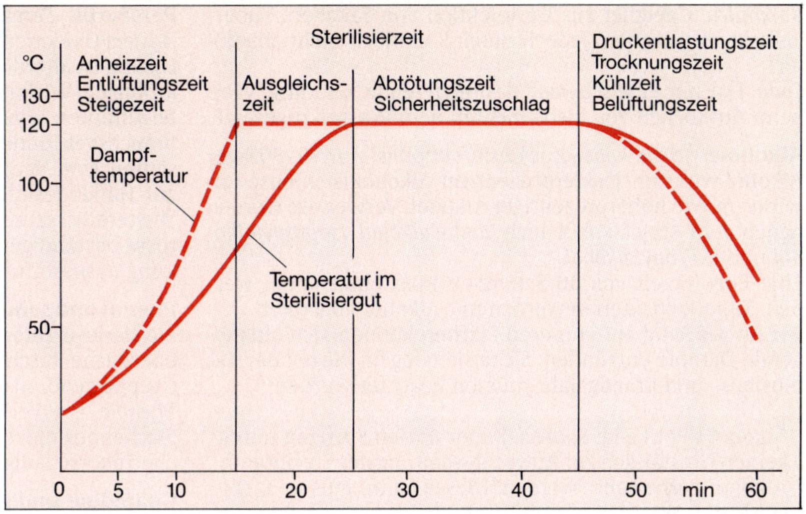


Abb. 30.**13** **Chargenzeit für die Dampfsterilisation** (aus W. Steuer, U. Lutz-Dettinger: Leitfaden der Desinfektion, Sterilisation und Entwesung, 6. Aufl. Fischer, Stuttgart 1990).

- Adsorption, die z. B. abhängig sein dürfte von der Anzahl der reaktiven Gruppen an den Molekülen des Desinfektionsmittels;
- Störungen des Wachstums mit Veränderung der Wachstumskurve der Mikroorganismen;
- morphologische Veränderungen an den Mikroorganismen (Entstehung von Langwuchsformen = L-Formen);
- Hemmung von Enzymen (die einzelnen Enzyme sind unterschiedlich empfindlich);
- Zerstörung der Permeabilität der Zytoplasmamembran, was dazu führt, daß Zytoplasma austritt;
- Koagulation des Zytoplasmas, wobei vorwiegend die Eiweiße und Nucleinsäuren verändert werden;
- bei niedrigen Konzentrationen der Desinfektionsmittel werden diese mit Transportenzymen in die Zelle transportiert, bei hohen Konzentrationen wird die Zytoplasmamembran zerstört und das Desinfektionsmittel dringt direkt in das Zytoplasma.

### 30.11.3.3 Chemische Desinfektionsmittel

**Oxidationsmittel.** *Ozon* findet z. B. Anwendung bei der Desinfektion von Trink- oder Badewasser. Wirkt in den notwendigen Konzentrationen für den Menschen toxisch. Die maximale Arbeitsplatzkonzentration (MAK-Wert) liegt bei 0,2 mg/m$^3$. Ozon ist noch in einer Verdünnung von 1 : 1 Mio. geruchlich wahrnehmbar.
*Kaliumpermanganat.* Geringe Desinfektionswirkung, früher zu Wundspülungen verwendet.
*Wasserstoffperoxid* zerfällt sehr schnell und kann nicht stabil gehalten werden. Als Flächendesinfektionsmittel ungeeignet. Es wird in der zahnärztlichen Praxis in konzentrierter Form sowie gelegentlich für Wund- und Mundspülungen verwendet. Wird auch in der Lebensmittelindustrie und in Küchen angewandt.
Neuerdings wird $H_2O_2$ auch zur Sterilisation von thermolabilen Gegenständen im Plasma-Niederdruck-Verfahren eingesetzt.

**Halogene.** Chlor und seine Verbindungen. Chlor wird sowohl als Gas als auch in seinen anorganischen und organischen Verbindungen verwendet. Seine Wirkung beruht auf der Oxidation lebensnotwendiger Gruppen an den Eiweißmolekülen. Anwendung z. B. zur Desinfektion von Trinkwasser und Badewasser in Verbindung mit organischen Substanzen, wie sie in Oberflächenwasser oder in Abwasser vorhanden sind (Trinkwassergrenzwert 25 μg/l).
Für die Desinfektion werden auch Hypochlorite, Chlorkalk (zur Grobdesinfektion oder zur Desinfektion von Abortgruben) sowie Chloramine als Antiseptikum, Händedesinfektion, Flächendesinfektion und zur Wäschedesinfektion eingesetzt.
*Jod.* In der Medizin schon sehr lange als Desinfektionsmittel vor allem für Haut- und Wunddesinfektion verwendet. Wirksam auch gegen Hautpilze. Die 0,5%ige alkoholische Jodlösung wird zur Desinfektion der Haut, z. B. des Operationsfeldes vor Operationen (Jodallergien!), angewandt.
Kaliumjodid ist besser wasserlöslich, die Desinfektionswirkung ist jedoch etwas beeinträchtigt.
Polyvinylpyrrolidon (sog. Jodophoren) für Haut und Schleimhautdesinfektion.
*Brom.* Wirkt stark desinfizierend. Kann als alkoholische Bromlösung als Jodersatz verwendet werden. Kommt auch für Trink- und Badewasserdesinfektion in Betracht.

**Metalle.** Die oligodynamische Wirkung ist durch die in Lösung gehenden Metallionen bedingt. Verwendet werden *Quecksilber, Silber* und *Kupfer.*

**Laugen.** Besonders gramnegative Bakterien sind gegen Laugen empfindlich. Grampositive Bakterien werden weniger beeinflußt.
*Natronlauge.* In hoher Konzentration keimtötend.

*Kalkmilch.* Geeignet zur Desinfektion von Fäkalien. Tuberkelbakterien werden jedoch durch Kalkmilch nicht abgetötet!
*Soda.* Hat nur eine schwach desinfizierende Wirkung. Wird beim Auskochen von Instrumenten dem Wasser zugesetzt.

**Alkohole.** *Äthylalkohol.* Zur Desinfektion ist nur 70–80%iger Alkohol wirksam. Niederprozentiger Alkohol ist ebenso unwirksam wie höherprozentiger Alkohol. Verwendet werden neben dem Äthylalkohol auch *Methylalkohol, Isopropylalkohol* und *n-Propylalkohol.*
Eine Einwirkzeit von 30 Sekunden muß eingehalten werden. Tuberkelbakterien werden mit Alkohol abgetötet.
Bei Anwendung auf größeren Flächen können sich aufsteigende Dämpfe entzünden. Sicherheitsregeln wegen der Explosions- und Brandgefahr müssen beachtet werden.

Alkohol tötet keine Sporen. Daher dürfen Spritzen unter keinen Umständen zur Aufrechterhaltung der Sterilität in Alkohol aufbewahrt werden. Dieser kann, falls er nicht sterilisiert oder keimfrei filtriert ist, Sporen von Tetanus oder Gasbranderregern enthalten!

**Formaldehyd.** Formalin (wäßrige Lösung von Formaldehyd) gehört zu den wichtigsten Desinfektionsmitteln. Bei der Verdampfung von Formaldehyd benötigt man 5 g Formaldehyd oder 15 g Formalin pro $m^3$.
Formaldehyd hat einen außerordentlich stechenden Geruch. Bereits bei 0,2–0,5 ppm kommt es zu Schleimhautreizungen und Augentränen. Die maximale Arbeitsplatzkonzentration (MAK-Wert) beträgt für Formaldehyd 0,5 ppm. Bei Daueraufenthalt hat das Bundesgesundheitsamt einen Grenzwert von 0,1 ppm empfohlen.
Im gemeinsamen Formaldehydbericht des Bundesgesundheitsamtes, der Bundesanstalt für Arbeitsschutz und des Umwelt-Bundesamtes von 1984 ist zusammenfassend zur Frage der Kanzerogenität festgestellt:

- Die vorliegenden epidemiologischen Studien geben keinen Hinweis auf eine erhöhte Gesamttumorrate oder auf eine Erhöhung der Rate einzelner Tumorarten bei formaldehydexponierten Menschen.
- Alle bisher mit Formaldehydexposition durchgeführten Tierversuche sind nach Anlage, Durchführung oder Ergebnis nicht geeignet, die Kanzerogenität beim Menschen zu begründen.
- Eine lokale gentoxische Wirkung ist nicht nachgewiesen bzw. ungeklärt.
- Nach dem gegenwärtigen Stand des Wissens bestehen auch keine sonstigen hinreichenden Anhaltspunkte, daß Formaldehyd beim Menschen Krebs erzeugt.
- Da nicht alle Verdachtsmomente ausgeschlossen werden können, bleibt ein Verdacht auf ein krebserzeugendes Potential bestehen.

In den 4-Stunden-Werten der DGHM-Liste sind Konzentrationen von 0,25–1% angegeben. Dies bedeutet bei einer Gebrauchsdesinfektionslösung einen Formaldehydgehalt von 0,025–0,1% in der Desinfektionsflotte (beachte: Stammlösung – Gebrauchslösung).

**Persäuren.** *Peressigsäure* ist wie Wasserstoffsuperoxid ein starkes Oxidationsmittel, jedoch wesentlich wirksamer. Die Lösung ist allerdings nicht lange haltbar. Es besteht eine mikrobizide Wirkung gegenüber Bakterien, Viren und unter bestimmten Voraussetzungen auch gegenüber Sporen. Gebrauchsverdünnungen werden mit 0,5–2% angegeben. Persäuren sind geeignet zur Desinfektion von Instrumenten, zur Händedesinfektion und zur Desinfektion von Flächen. Weitere Persäureverbindungen sind zum Teil weniger korrosiv, beständiger und mit einer höheren mikrobiziden Wirkung ausgestattet.

**Phenol und seine Derivate.** *Phenol* (Carbolsäure). Phenol ist ein starkes Protoplasmagift, das nach Adsorption an die Zelloberfläche rasch in die Zelle eindringen kann. Zu dieser Gruppe gehören auch *Alkylphenole, Kresole* und *halogenierte Phenole.* Die Verbindungen werden zur Hände-, Fein- und Flächendesinfektion verwendet. Diskutiert wird eine mögliche Leberschädigung durch Phenol und seine Derivate.

**Guanidine und Diguanidine.** Die antimikrobielle Wirkung ist breit gefächert und schwankt insbesondere in ihrer Wirkung gegen Mykobakterien, Pilze und Viren bei den einzelnen Präparaten.

**Oberflächenaktive Verbindungen.** *Anionische Verbindungen* enthalten fettlösliche und wasserlösliche Gruppen im gleichen Molekül. In Kombination mit Phenolen und Seifen sind sie für die Flächendesinfektion geeignet.
*Kationische Verbindungen* haben eine positiv geladene hydrophile Gruppe. Quartäre Ammoniumsalze sind für die Desinfektion von Bedeutung. Sie wirken in der Regel gegen grampositive Bakterien in relativ niedrigen Konzentrationen.
Eiweißverbindungen führen zu einer starken Verminderung der Desinfektionskraft; Seifen und Detergenzien machen sie unwirksam. Mykobakterien, z. B. Tuberkelbakterien und Sporen, werden nicht abgetötet. Die quartären Verbindungen werden zur „Sanitation" in Lebensmittelbetrieben und in Kombination mit anderen Wirkstoffen eingesetzt.
*Amphotere Verbindungen* (Tenside) haben nur einen geringen Eiweißfehler. Bei längerer Einwirkungszeit von mehr als 60 Minuten werden auch Tuberkelbakterien abgetötet. Durch hohes Benetzungsvermögen günstige Filmbildung auf Oberflächen. Vorteil ist ferner die fehlende Toxizität und die fehlende Geruchsbelästigung. Sie wird verwendet für die Flächen- und Wäschedesinfektion sowie zur Sanitation in Lebensmittelbetrieben.

**Ethylenoxid** bildet mit Luft explosive Gemische (Explosionsgefahr bereits bei 3 Vol%). Hat eine ausgezeichnete mikrobizide Wirkung, ist jedoch hoch toxisch (kanzerogen, mutagen).
Ethylenoxid reizt die Haut und die Atemwege und führt zu Nekrosen. Das Gas wirkt bei entsprechender Konzentration in der Atemluft in wenigen Augenblicken tödlich. In der MAK-Liste als kanzerogener Stoff in Abt. III a eingestuft, daher kein MAK-Wert möglich. Im Gegensatz zu Formaldehyd ist jedoch zu beachten, daß der Geruchsschwellenwert bei ca. 700 ppm liegt.
Ethylenoxidgas wird für die Sterilisation von hitzeempfindlichem Sterilisiergut (55 °C) angewandt. Wichtig ist, daß das

Gas nach der Sterilisation durch Entgasung wieder völlig vom Sterilisiergut entfernt wird. Die Ausgasungszeit hängt von der Temperatur und vom Material ab. Bei Zimmertemperatur muß man mit mehreren Tagen Ausgasungszeit rechnen. Zur Durchführung der Sterilisation werden Geräte benötigt, die den besonderen Sicherheitsvorschriften entsprechen.

Es ergibt sich für die Sterilisation folgender zeitlicher Ablauf:

1. Vor- und Anwärmzeit für Sterilisierkammer und Sterilisiergut.
2. Entlüftungszeit.
3. Befeuchtungszeit (Befeuchtung des Gutes auf 30–60% relative Feuchte).
4. Druckanstiegszeit.
5. Sterilisierzeit (Ausgleichszeit, Abtötungszeit und Sicherheitszuschlag).
6. Druckentlastungszeit.
7. Gasentfernungszeit (Ausspülen des Sterilisiergases mittels Luft.

Als Schutz- und Überwachungsmaßnahmen sind notwendig:

- regelmäßige Kontrolle der Luft am Arbeitsplatz mit ausreichend empfindlichen Analysenmethoden;
- besondere ärztliche Überwachung exponierter Personen;
- zusätzliche technische Verbesserungen, damit solche Stoffe nicht in die Luft am Arbeitsplatz gelangen und so direkt auf die hier tätigen Personen einwirken;
- Sachkunde-Nachweis gemäß Gefahrgut-Verordnung.

### 30.11.4 Desinfektionsverfahren

Hygienische Händedesinfektion:

- Einwirkungszeit: Alkohol und konzentriert anzuwendende alkoholhaltige Präparate 1/2 Minute; andere Substanzen 1–2 Minuten; Hände müssen während der Desinfektionszeit mit Desinfektionsmittel befeuchtet sein.
- Anwendungskonzentration: Alkohol 70–80%ig, andere Substanzen meist konzentriert als Handelspräparat.
- Anforderungen: hautverträglich, möglichst lufttrocken, angenehmer Geruch.

Chirurgische Händedesinfektion:

- Einwirkungszeit: mindestens 3–5 Minuten.
- Anwendungskonzentration: Alkohol 70–80%ig, andere Substanzen hinsichtlich Konzentration und Zeit nach Angabe der Herstellerfirma.
- Anforderungen: Hautverträglichkeit.

Flächendesinfektion (Scheuerdesinfektion):

- Einwirkungszeit: 15 Minuten bis 4 Stunden.
- Anwendungskonzentration: verschieden, Listenangaben beachten.
- Anforderungen: gute Benetzungsfähigkeit, Wirtschaftlichkeit.

Desinfizierende Reinigung:

- Einwirkungszeit: 15 Minuten bis 4 Stunden.
- Anwendungskonzentration: verschieden, Listenangaben beachten (Liste der DGHM).
- Anforderungen: sichere Desinfektionswirkung, Wirtschaftlichkeit.

Raumdesinfektion:

- Einwirkungszeit: 6 Stunden.
- Anwendungskonzentration: z. B. Formaldehyd: 5 $g/m^3$.
- Anforderungen: hohe Wirksamkeit, leicht verdampfbar oder für Aerosolversprühung geeignet.
- Möglichkeiten der Eliminierung des ausgebrachten Desinfektionsmittels, z. B. Ammoniak.

Sputumdesinfektion:

- Einwirkungszeit 4 Stunden.
- Anwendungskonzentration: meist 5–6%.
- Anforderungen: möglichst geringer Eiweißfehler. Zerstörung der die Bakterien schützenden Schleimsubstanzen.

Stuhldesdinfektion:

- Einwirkungszeit: 6 Stunden.
- Anwendungskonzentration: 5%ig (Kalkmilch 20%, jedoch nicht bei Tuberkulose geeignet).
- Anforderungen: möglichst geringer Eiweißfehler, gutes Durchdringungsvermögen.

Sonstige Ausscheidungen: s. Sputumdesinfektion.

Wäschedesinfektion:

- Einwirkungszeit: 12 Stunden (chemische Verfahren) bei chemothermischen Verfahren 10–20 Minuten.
- Anwendungskonzentration: wechselnd, je nach verwendeter Substanz.
- Anforderungen: textilfreundlich, evtl. hitzebeständig, möglichst geringer Eiweißfehler (bei Wolle).

Instrumentendesinfektion:

Bei gebrauchten Instrumenten ist die vorherige Desinfektion des gebrauchten und möglicherweise kontaminierten Instrumentariums vor einer manuellen Bearbeitung erforderlich (s. Unfallverhütungsvorschrift Gesundheitswesen).

Bei der Instrumentendesinfektion muß darauf geachtet werden, daß das Desinfektionsmittel an alle Stellen des Desinfektionsgutes gelangen kann (volle Benetzung, volle Bedeckung mit Desinfektionsmittel, keine Luftblasen, ausreichende Konzentration und Einwirkungszeit).

### 30.11.5 Überprüfung der Wirksamkeit der Sterilisation und Desinfektion

**Physikalisch-chemische Methoden:**

- Filterpapiertest,
- Browne-Teströhrchen,
- Schmelzröhrchen,
- Farbschreibstifte, Farbpapierstreifen, z. B. Bowie-Dick-Test,
- Maximalthermometer,
- Indikatorkärtchen, z. B. Steam-Clox u. a.

Im Krankenhausbereich sollte mindestens arbeitstäglich eine solche Überprüfung stattfinden. Noch günstiger ist jedoch die Überprüfung und Dokumentation für jede einzelne Sterilisationscharge (siehe auch DIN-Vorschriften für die Sterilisationsverfahren).

**Biologische Prüfmethoden.** Die Prüfung von Desinfektionsanlagen erfolgt mit Bakterien und Sporen. Nach der Chargenzeit werden die biologischen Proben in eine Nährbouillon vorgeschriebener Zusammensetzung eingelegt und 7 Tage aerob bebrütet.

**Prüfung der Desinfektions- und Sterilisationsanlagen.** Die DIN-Vorschriften machen detaillierte Angaben, mit welchen Bakterien und in welcher Art eine biologische Prüfung durchgeführt wird, z. B. mit Bacillus stearothermophilus, Bacillus subtilis, Enterococcus faecium.

### 30.11.6 Normen für die Desinfektion

Vom Bundesgesundheitsamt wird in regelmäßigen Abständen eine Liste der vom Bundesgesundheitsamt geprüften und anerkannten Desinfektionsmittel und -verfahren veröffentlicht, die für Entseuchungen gemäß § 10c Bundesseuchengesetz bestimmt sind. Dies gilt ausschließlich für behördlich angeordnete Entseuchungen und Entwesungen. Für die routinemäßige Desinfektion sollten Mittel der Liste der Deutschen Gesellschaft für Hygiene und Mikrobiologie mit den angegebenen Einwirkzeiten und Konzentrationen verwendet werden. Entsprechend ihrer seuchenhygienischen Bedeutung und ihres seuchenhygienischen Sicherheitsbedürfnisses sind erhebliche Unterschiede in den Konzentrationen der verschiedenen Mittel gegeben.
Für den Küchenbereich kann auch die Liste der Deutschen Veterinärmediz. Gesellschaft herangezogen werden.

### 30.11.7 Entwesung

Im Krankenhaus können Schädlinge nicht nur im Entsorgungs- und Küchenbereich auftreten, sondern bei entsprechenden baulichen Gegebenheiten (Rohrleitungen etc.) auch in die patientennahen Zonen eindringen. Dies ist nicht nur ein ästhetisches und ökonomisches Problem, sondern wegen der dadurch möglichen Verbreitung von Krankheitskeimen auch ein Problem der Infektionsprävention. Die Vernichtung (Entwesung) oder Desinsektion (Vernichtung von Insekten) ist meist sehr schwierig. Nur eine gezielte und sehr konsequente Bekämpfung mit einer langen Nachkontrolle und der eventuellen Bekämpfung zur Erfassung der inzwischen geschlüpften Brut kann zum Ziel führen. Die Mittel müssen überall eindringen können und insbesondere die Schlupfwinkel, z. B. Fußleisten, Betten und Tapeten, erfassen. Eine weitere Möglichkeit der Dezimierung von Schädlingen ist das Auslegen von Ködern mit Fraßgiften oder die Erfassung von ihren Wanderwegen.
Als Bekämpfungsmöglichkeiten bieten sich an:

- Allgemeine Maßnahmen: bauliche Vorkehrungen, Sauberkeit, einwandfreie Lebensmittellagerung und Abfallbeseitigung.
- Biologische Schädlingsbekämpfung.
- Chemische Schädlingsbekämpfung. Das Bundesgesundheitsamt gibt regelmäßig aktualisierte Listen von geprüften und anerkannten Entwesungsmitteln und Verfahren zur Bekämpfung tierischer Schädlinge (Gliedertiere) heraus.

Grundsätzlich sollte die chemische Schädlingsbekämpfung und die notwendige Beratung von hierzu ausgebildetem Fachpersonal durchgeführt werden.

#### Weiterführende Literatur

Aurand, K., et al.: Die Trinkwasserverordnung, 3. Aufl. Schmidt, Berlin 1991
Beck, E.-G., P. Schmidt: Hygiene, 2. Aufl. Enke, Stuttgart 1986
Beck, E.-G., P. Schmidt: Hygiene in Krankenhaus und Praxis. Springer, Berlin 1986
Beck, E. G., Th. Eikmannn: Hygiene in Krankenhaus u. Praxis. Ecomed, Landsberg 1995
Bodenschatz, W.: Handbuch für den Desinfektor, 2. Aufl. Fischer, Stuttgart 1993
Borneff, J.: Hygiene, 4. Aufl. Thieme, Stuttgart 1982
Bundesgesundheitsamt: Richtlinie für die Erkennung, Verhütung und Bekämpfung von Krankenhausinfektionen. Fischer, Stuttgart 1976
Burkhardt, F., W. Steuer: Infektionsprophylaxe im Krankenhaus, 2. Aufl. Thieme, Stuttgart 1989
von Eiff, W.: Kompendium des Krankenhauswesens, Bd. II. Bettendorf, Bad Homburg 1982
Flamm, H.: Angewandte Hygiene in Krankenhaus und Arztpraxis. Göschl, Wien 1986
Gundermann, K.-O., H. Rüden, H. G. Sonntag: Lehrbuch der Hygiene, G. Fischer, Stuttgart 1991
Horn, K.: Lufthygiene. VEB Volk und Gesundheit, Berlin 1979
Kanz, E., C. Kanz: Die Praxis der Krankenhaushygiene. Fischer, Stuttgart 1987
Krämer, J.: Lebensmittel-Mikrobiologie. Ulmer, Stuttgart 1987
Lahmann, E., K. Jander: Schwermetalle in der Umwelt. Schriftenreihe des Vereins für Wasser-, Boden- und Lufthygiene. Fischer, Stuttgart 1987
Lutz, W.: Lehrbuch für die Reinigungs- und Hygienetechnik. Selbstverlag, Dettingen 1979
Lutz-Dettinger, U.: Gesundheitserziehung und Hygiene, Bde. I–V. Schöningh, Paderborn 1980
Ministerium für Arbeit, Gesundheit, Familie und Sozialordnung Baden-Württemberg, Landesärztekammer Baden-Württemberg: Gesundheit und Umwelt. Informationstag 18. 6. 1985, Tagungsband
Preuner, R.: Hygiene für Krankenpflege- und medizinisch-technische Berufe, 3. Aufl. Thieme, Stuttgart 1988
Schaefer, H., M. Blohmke: Sozialmedizin, 2. Aufl. Thieme, Stuttgart 1978
Schumacher, W., E. Meyn: Bundesseuchengesetz, 3. Aufl. Kohlhammer, Stuttgart 1987
Steinbereithner, K., H. Bergmann: Intensivstation, -pflege und -therapie, 2. Aufl. Thieme, Stuttgart 1984
Steuer, U., W. Steuer: Gesundheitserziehung, 2. Aufl. Thieme, Stuttgart 1987
Steuer, W.: Sozialhygiene, 2. Aufl. Thieme, Stuttgart 1982
Steuer, W.: Hygiene in der ärztlichen Praxis. Fischer, Stuttgart 1987
Steuer, W.: Krankenhaushygiene, 4. Aufl. Fischer, Stuttgart 1992
Steuer, W., U. Lutz-Dettinger: Leitfaden der Desinfektion, Sterilisation und Entwesung, 6. Aufl. Fischer, Stuttgart 1990
Steuer, W., U. Lutz-Dettinger: Handbuch für Gesundheitswesen u. Prävention. ecomed, Landsberg 1991
Steuer, W., U. Junghauß: Hygiene und Infektionsverhütung in Alten- und Pflegeheimen, der Rehabilitation u. Sozialstationen. G. Fischer, Stuttgart 1995
Thofern, E., K. Botzenhart: Hygiene und Infektionen im Krankenhaus, Fischer, Stuttgart 1983
Wallhäuser, K. H.: Praxis der Sterilisation, Desinfektion, Konservierung, 5. Aufl. Thieme, Stuttgart 1995

# Sachverzeichnis


**A**

AB0-Blutgruppensystem 510, 877
AB0-Unverträglichkeit 111, 877
Abdomen, akutes 599
Abdomensonographie 604
Abdomenübersichtsaufnahme 597, 599
Abfall, Desinfektion, thermische 934
- gewerblicher 917
- Hausmüll 917
- infektiöser 926
- Sondermüll 917 f
Abfallbeseitigung 156, 918 f
- Deponie 918
- Einwirkung auf den Erdboden 919 f
- Kompostierung 918 f
- Müllverbrennung 919
Abfallhygiene 917 ff
Abführen 141
Abführmittel 729 f, 812
Abführtee 750
Abmagerung 381
Abstraktion 581
Abszisse 501
Abteilungspflegesatz 136
Abwasser, Haushaltsabwasser 914
- Industrieabwasser 914
- Infektionserreger 915
- Niederschlagswasser 914
- Schadstoff, chemischer 915 f
Abwasserbehandlung 916 f
- Klärung, biologische 916
- Vorklärung 916
Abwasserbeseitigung 55, 100
Abwasserhygiene 914 ff
Abwehr (s. auch Immunabwehr) 315
Abwehrspannung 594
Acarbose 741
ACE s. Angiotensinconverting-enzyme
ACE-Hemmer 722
- Nebenwirkung 722
Acetaldehyd 264
Acetat 265
Acetessigsäure 652
Aceton 264, 652, 678
Acetylcholin 319, 470 ff
- Erregungsübertragung 571 f, 578, 592
Acetylcholinrezeptor 716 f
- Blockade 736
Acetylen 262
Acetylsalicylsäure 266, 272, 512
- Analgesie 732
- Asthmaanfall 713, 733
- Blutungsneigung 727
- Mikroverkapselung 751
- Nebenwirkung 732 f
Achillessehne 337
Achillessehnenriß 351
Aciclovir 746
Acrolein 894
Acromion 342 f
ACTH 380, 565 ff
ACTH-Konzentration, Normwert 678
- Tagesschwankung 667
Actin 572 f
Actinfilament 319
Adamsapfel 385
Adaptation 582
ADCC s. Zelltoxizität, zelluläre, antikörperabhängige
Addison-Erkrankung 741
Adenin 307
Adenohypophyse 379, 565 f
Adenosindiphosphat 270, 305
Adenosintriphosphat 270, 533
- Herstellung 305
- Muskelkontraktion 572, 575
Adenovirus 854
Aderhaut 474, 476
Aderhautgefäß 476
Aderhautmelanom 620
ADH s. Adiuretin
Adhäsine 831
Adipositas s. Fettsucht
Adipozyten 315
Adiuretin 379, 544, 565, 734
- Wirkung 547 f
ADP s. Adenosindiphosphat
Adrenalin 262, 382, 471
- Gefäßweite 524
- Lokalanästhesie 734
- Normwert 687
- Streßreaktion 567, 593
- Wirkung 718 f
Adrenogenitales Syndrom 567
Adventitia 401, 418
Aerobier 837
Aerosol 757 f
Äther s. Ether
Affektreaktion 176, 181
Aflatoxin 798
Afterloading-Therapie 298, 619
Afterschließmuskel, äußerer s. Musculus sphincter ani externus
Agar 268
Agglutination 642, 870 f, 875 f
Aggregatzustand 243 ff
- Änderung 282
Aggression 181, 184
Aggressionsverschiebung 181
Agnes-Karll-Verband 7 f
Agranulozytose 713
- Zytostatika 747
AIDS 52, 107, 509, 853 f
- Infektion, opportunistische 853 f
- Kryptosporidiose 857
- Mykobakterien, atypische 848
- Seuchenrecht 57
- Westernblot-Untersuchung 869
- Zidovudin-Therapie 746
Akkommodation 466, 472, 474, 476
- Physiologie 583 f
Akkumulator 276
Akromegalie 566
Aktinomyzeten 848
Aktionspotential 514, 570 f
- Dauer 571
- Depolarisationsphase 570 f
- fortgeleitetes 571, 578
- Frequenzkodierung 580
- Herzmuskelzelle 576
- Muskelzelle 571
- Nervenzelle 577
- Repolarisationsphase 571
Aktionsstrom 277
Aktivierungsenergie 270
Aktivitätshemmung 207
Aktivitätsverweigerung 207
Aktivkohle 258
Akustik 280 f
Akute-Phase-Protein 863
Akutkrankenhaus 120
Akzeleration 172
Alarmreaktion 593
Albino 476
Albumin 505
- Normwert 679
Albuminurie 651
- orthostatische 649
Aldehyd 263 f
Aldohexose 267
Aldosteron 382, 544, 548
- Normwert 679
- Wirkung 549, 565 f, 567
Aldosteronantagonisten 731
Algenwachstum 916
Alkalimetall 248, 257 f
Alkaliseife 266
Alkalose 255, 541, 645
- hypochlorämische 782
- metabolische 542
- respiratorische 538, 542
Alkane 261 ff
Alkene 262
Alkine 262
Alkohol 263 f
- absoluter 264
- Energiegehalt 766
Alkoholdesinfektion 936
Alkoholentzug 738
Alkoholismus 115
- Behinderung 228
- Eisenüberladung 784
- Entziehungskur, stationäre 115
- Fettleber 813
- Hyperurikämie 820 f
- Magnesiummangel 258
- Pankreatitis, chronische 815
- Vitamin-B-Resorptionsstörung 792
- Vitaminversorgung, unzureichende 787
Alkoholkonsum 667
Alkoholtupfer 264
Alkoholverbot 813, 815
Alkylanzien 747
Allergie, Berufskrankheit 148, 150
- Innenraumallergene 894
- Symptome 866
Alles-oder-nichts-Gesetz 574
Allopurinol 737
Alltagspsychologie 185
Alphablocker 720
Alpharezeptor 592, 720
Alphastrahlen 289
- Reichweite 621
Alphastrahler 621
Altenpflege 86
Altenpfleger(in) 86
Alter, Energiebedarf 802
- Entwicklungsaufgabe 173
- Gesundheitshilfe 115 f
Altersaufbau 102 f
Altersdiabetes s. Diabetes mellitus Typ II
Alterssichtigkeit 476, 584
Aluminium 247
Alveolarbogen 353
Alveolarluft 533
Alveolarmakrophagen, Schädigung 909
Alveolarmembran 533
Alveolarsäckchen 390
- Blutversorgung 393
Alveolarzelle 392

Alveole 388, 390 ff
- Feinbau 392
- Gasaustauschfläche 534
Alveolengang 390
Alveolenwand 392
Alzheimer-Krankheit 107 f
Amalgam 258
Amantadin 746
Amboß 481, 483, 587
Ameisensäure 264
Amilorid 731
Amine, biogene 262, 721 f, 795
- vasoaktive 824
Aminoderivat 262
Aminoglykoside 713, 744
Aminosäure 265, 268, 307
- aromatische 814
- essentielle 265, 552, 774
- nicht essentielle 774
- Transmitterfunktion 578
- verzweigtkettige 814
Aminosäurenlösung 827
Aminreaktion, biogene 823
Amiodaron 724
Amitriptylin 738
Ammoniak 250, 254, 259, 549
- Normwert 679
Ammonium 549
Ammoniumsalze 269
- quartäre 936
Ammoniumverbindung, organische 266
Ammonshorn 445
Amnesie 581
Amnion 437
Amöbiasis 695, 857
Amoxicillin 743
Ampere 275, 499
Amphetamin 720
Amphiarthrose 327, 343, 347
Ampicillin 743
Amplitude 280
Ampulle 756
α-Amylase 268, 555, 557, 647
- Haltbarkeit im Serum 674
- Normwert 679
- Speichelflüssigkeit 395, 552
Anabolika 382, 741
Anaerobier 837
Analgesie 272
- Antidepressiva 739
- Morphin 733 f
Analgetika, antipyretische 731 ff
- Kombinationspräparat 733
Analgetika-Niere 732
Analkanal 409
Analverschluß 407 f
Analyse, qualitative 633
- quantitative 633, 645
Analysewaage 635
Anämie 372, 505
- makrozytäre 726, 792
- - hyperchrome 792
- perniziöse 726
- Sauerstoffmangel 536
- Therapie 726
Anamnese 164 f
Anamneseerhebungsbogen 166
Anaphase 309 f
Anästhesie 734
Anatomie 324 ff
Änderungskündigung 40
Androgene 382, 565, 567, 741 f
Anerkennung 212
Aneurysma, falsches 601
Anger-Kamera 299 f
Angina pectoris 724 f
- - Betablocker 720
- - Calciumantagonisten 722
- - Glycerylnitrat 722
Angina-pectoris-Anfall 725
Angiographie 600 ff, 612
- Druckverband 601
- Komplikation 601 f
- Punktionstechnik 600 f
- selektive 600
- Übersichtsangiographie 600
Angiographie-Untersuchungsgerät 291 f
Angiotensin 569
Angiotensin I 549, 722
- - Normwert 679
Angiotensin II 524, 722
- - Wirkung 549
Angiotensinconvertingenzyme 549, 722
Angiotensinogen 549, 722
Angst 738 f
Ångström 497
Anion 249, 251, 275, 779
Anleiten 213 ff
- Wirksamkeit 215
Anode 249
Anordnung 201
Anoxie 536
Anpassung 175
Anschlußheilbehandlung 233
Anspruchsverlust 33
Anstaltskrankenhaus 120
Ansteckungsverdacht 52
Antagonismus 706 f, 714
- chemischer 714
- funktioneller 714
Antagonist 327, 717
Antazidum 258, 729
Anthrachinone 730
Anthroponose 831
Anthropozoonose 831
Antiallergika 721
Antiandrogene 742
Antiarrhythmika 722, 724
- Bereich, therapeutischer 703
Antibiogramm 743
Antibiotika 742 ff
- Angriffspunkt 743
- Bereich, therapeutischer 704
- Wirkungsspektrum 743
Antibiotikaresistenz 714, 743 ff, 840
Antibiotikarückstände 797
Anti-D-Antikörper 510, 877 f
Antidepressiva, trizyklische 738 f
Antidiabetika, orale 740 f
Antidiarrhoika 259
Anti-D-Prophylaxe 111, 510, 878
Antiemetika 721
Antiepileptika 736
- Bereich, therapeutischer 704
Antigen 374, 508, 860
- Affinität 860 f
- Eigenschaft 509, 860
Antigen-Antikörper-Komplex 860, 868
- radioaktiv markierter 611
Antigen-Antikörper-Reaktion 374, 860
- diagnostische Anwendung 868 ff
Antigenbindungsstelle 861, 865
Antigendeterminante 860
Antigendrift 852
Antigenpräsentation 508, 510, 866
Antigenqualität 867
Antigenrezeptor 865
Antigenshift 852
Antigestagen 742
Antihistaminika 721
Antihumanglobulin 875
Antikoagulanzien 258, 511 f, 726 f
- Störung der Laboratoriumsdiagnostik 672 f
Antikörper (s. auch Immunglobuline) 374, 508 f, 774, 860 ff
- antimitochondriale 697
- antinukleäre 697
- humorale 860
- inkomplette 875
- irreguläre 875
- Klassifizierung 510
- komplette 875
- natürliche 875
Antikörperkonzentration 637, 874
Antikörpernachweis 851 f, 874
Antikörperproduktion, Hemmung 566
Antikörpersuchtest 878
Antimetabolit 744, 747
Antimykotika 745 f
Antiöstrogene 742
Antioxidanzien 754, 772, 790 f, 794, 801
Antiparkinsonmittel 736 f
Antiphlogistika 731, 737
Antipyretika 731
Antirheumatika 731, 733
Antiseborrhoikum 259
Antisepsis 6, 932
Antiseptikum 260
- Anforderung 934
Antiserum 882
Antistreptolysin-Reaktion 697, 872
Antisympathotonika 720 f
Antithrombin III 512
Antwort, interpretierende 216
- nachforschende 216
- problemlösende 216
- tröstende 216
- wertende 216
Anulus fibrosus 334
Anurie 544, 649
Anwendung, äußere 141
Anxiolytika 739
Anzahlkonzentration 635
Anzeigepflicht 37
Anziehungskraft 244, 273
- Überwindung 282
Aorta 340, 359, 367 f, 414, 513
- abdominalis 367
- ascendens 367
- descendens 367
- Windkesselwirkung 521
Aortenbogen 360, 367
Aortendruck 516 f, 519
Aortenklappe 360 f, 516 f
- Auskultationsstelle 363
Aphasie, amnestische 581
- motorische 449, 581
- sensorische 448 f, 581
Apoenzym 787
Aponeurose 328, 338
Apophyse 319
Apothekenbetriebsordnung 49, 759
Apothekenhelferin 85
Apothekenpflicht 51
Apothekenrecht 48 ff
Apotheker 77 f, 759
- Approbation 49
- Aufgabe 77
- Ausbildung 77
- Promotion 78
- Weiterbildung 77 f
Appell 199 f
Appendix epiploica 407 f
Appetenz 181, 185
Appetenz-Appetenz-Konflikt 181
Appetit 768
Appetitzügler 720
APUD-Zellsystem 611
Aquaeductus cerebri 450, 463
Äquatorialplatte 309
Äquivalentdosis 289, 623, 628
Äquivalentmasse 498
Arachidonsäure 772
Arachnoidalzotte 462
Arachnoidea encephali 460 f
- spinalis 460 f
Arbeit, elektrische 499
- körperliche, Muskelstoffwechsel 575
- Maßeinheit 498
- mechanische 569
Arbeiterwohlfahrt 239
Arbeitgeber 39 f
- Fürsorgepflicht 68
Arbeitnehmer 39
Arbeitsbelastung 147 f
Arbeitsgemeinschaft der Leitenden Medizinalbeamten der Länder 93
Arbeitslosenhilfe 43
Arbeitslosenquote 25 f

Arbeitslosenversicherung 43, 101
Arbeitslosigkeit 26
Arbeitsmedizin 149
Arbeitspflicht 39
Arbeitsplatzkonzentration, maximale 908
Arbeitsrecht 39 f, 92
Arbeitsschutz 92, 148 f
- Arbeitnehmerpflicht 154
- Betriebsvertretung 154
- gesetzliche Grundlagen 149
- Sicherheitsorgan, innerbetriebliches 153 f
- sozialer 149
- Unternehmerverantwortung 153
- Unterweisung 154
Arbeitsschutzausschuß 154
Arbeitsschutzforderung, sicherheitstechnische 150
Arbeitssicherheit 154
Arbeitsstättenverordnung 150
Arbeitsstoff, gesundheitsschädlicher 148 908
Arbeitstherapeut 83
Arbeitsumsatz 552
Arbeitsunfähigkeit 98
Arbeitsunfähigkeitsdiagnose 108
Arbeitsunfall 42, 148
Arbeitsverbot 56
Arbeitsverhältnis, Beendigung 40
- befristetes 40
- Begründung 39
- Inhalt 39 f
Arbeitsvermögen, weibliches 209
Arbeitsvertrag 39
Arbeitsverweigerung 39
Arbeitszeit, geregelte 8
Arbeitszeitordnung 151
Archicortex 445
Argon 247
Armenpflege 1 ff
- Entwicklung 2 f
Armgeflecht 454, 464 f
Armhebung 337, 339
Arnikatinktur 751
Aromaverstärker 795
Arrhythmie, absolute 516
- respiratorische 516
Arteria axillaris 368 f
- carotis communis 351, 359, 367 f
- - externa 368
- - interna 355, 368
- centralis retinae 477 f
- dorsalis pedis 368 f
- femoralis 368 f
- fibularis 368 f
- gastrica sinistra 368
- hepatica 368
- - propria 411
- iliaca 368 f, 414
- intercostalis 368
- lienalis 364, 368
- meningea media 354
- mesenterica 364, 368
- ophthalmica 354
- ovarica 368
- phrenica inferior 368
- plantaris 369
- poplitea 368 f
- profunda femoris 368 f
- pulmonalis 359
- radialis 368 f
- - Blutentnahme 647
- renalis 364, 368, 413 ff
- subclavia 367 ff
- suprarenalis 368
- testicularis 368
- tibialis 368 f
- ulnaris 368 f
- vertebralis 333
Arterie 358, 367 ff, 513
- Aufbau 366 f
- Typ, elastischer 366 f
- - muskulärer 366 f
- Wandelastizität 520
Arteriographie 600
Arteriole 367, 513
- Blutdruckregulation 520
Arteriosklerose 362
Arterioskleroseprophylaxe 819
Arthropoden 835, 853
Arthrose 325
Articulatio costovertebralis 336
Aryknorpel 385
Arzneiform 709
- Drogenauszug 750 f
- feste 751 ff
- flüssige 754 ff
- gasförmige 757 f
- mit gesteuerter Wirkstoffabgabe 752 f
- injizierbare 755 f
- orale 762
- streichfähige 753
Arzneiformenlehre 749 ff
Arzneimittel 90
- Abgabe 49, 51, 77
- Abtransport 710
- Agonist 706 f
- Anforderung 759
- Anstaltspackung 759
- Antagonismus 714 f
- - spezifischer 706 f
- Antagonist 706 f
- Applikation 707 ff
- - enterale 707 f
- - lokale 707
- - orale 708
- - parenterale 708, 756
- - perkutane 708
- - perlinguale 708
- - rektale 708, 753
- - systemische 707 f
- Ärztemuster 762
- Ausgabe 762
- Ausscheidung 710 f
- bedenkliches 50
- Beipackzettel 51, 762
- Benennung 705 ff
- Bioäquivalenz 706
- Biotransformation 710
- Bioverfügbarkeit 710, 749
- Blutspiegelkontrolle 712
- Blutspiegel-Wirkungs-Beziehung 711 f
- Chargennummer 749
- Depotpräparat 709
- Dosierung, überschwellige 711
- Dosis-Wirkungs-Beziehung 711 f
- Effektivdosis 711 f
- Elimination 710 f
- Enzymhemmung 715
- Enzyminduktion 715
- Fertigarzneimittel 50, 749
- first-pass-effect 710
- Freiname, internationaler 706
- gentechnisch hergestelltes 706
- halbsynthetisches 706
- Handelsname 705
- Herstellung 77
- Herstellungserlaubnis 50 f
- Hilfsstoff 749, 752
- homöopathisches 50
- Idiosynkrasie 713
- Inhalation 708
- Internationale Einheit 706
- Kennzeichnung 51
- Kombination 714 f
- Kühllagerung 762
- Kumulation 713 f
- Lagerung 762
- Letalitätsdosis 711 f
- Mehrdosenbehältnis 928
- Mikroverkapselung 751
- Name, warenzeichenrechtlich geschützter 749
- Nebenwirkung 712 f
- Pharmakokinetik 709 ff
- Plasma-Eiweiß-Bindung 710
- Prodrug 710
- Proteinbindung 710 f
- Prüfung, klinische 51
- Reinsubstanz, chemische 706
- Resorption 709
- Retardpräparat 709
- Rezeptorinteraktion 706 f
- Standardisierung 706
- Synergismus 714
- Tachyphylaxie 714
- therapeutische Breite 703 f, 711 f
- Toleranzentwicklung 714
- Transport 759
- Überempfindlichkeit 713
- Umgang 758 ff
- Unbedenklichkeit 50
- unwirksames 50
- Verabreichung 762
- Verbraucherschutz 49
- Verfallsdatum 762
- Vernichtung 762
- Verpackung 749 f
- verschreibungspflichtiges 49
- Verteilung 709 f
- Wechselwirkung 714 f
- Wertbestimmung 706
- Wirkungsabschwächung 714 f
- Wirkungseintritt 708
- Wirkungsmechanismus 706 f
- - Ionenkanal, Durchlässigkeitsveränderung 707
- Wirkungspotenzierung 714
- Zulassungspflicht 50
- Zweitanmelderpräparat 706
Arzneimittelabhängigkeit 715 f
Arzneimittelallergie 713
Arzneimittelbegriff 50
Arzneimittelgabe 141 f
Arzneimittelgesetz 49
Arzneimittelhersteller, Haftung 51
Arzneimittelkommission 759
Arzneimittellehre 705 ff
Arzneimittelliste 759
Arzneimittelrecht 49 ff
Arzneimittelrisiko 49
Arzneimittelsicherheit 749, 759
Arzneimittelumgang 49
Arzneimittelversorgung 48
Arzneimittelvorrat 759
Arzneispezialität 749, 900
Arzneistoff 705
Arzt 2, 75 ff
- Approbation 75, 77
- ohne Approbation 77
- Aufgabe 75
- Autorität, funktionale 194
- Doktortitel 76
- Eigenständigkeit, professionelle 189
- Ermittlungspflicht 58
- Gebietsbezeichnung 75 f
- hygienebeauftragter 922
- Schwerpunktsbezeichnung 75 f
- Sorgfaltspflicht 63
- Weiterbildung 75 f
Arzthelferin 84 f
Arzt-Krankenpflegeperson-Verhältnis, strafrechtliches 66
Arzt-Patient-Interaktion 62 f, 194 f
Arztrolle 189
Asbest 894
Ascorbinsäure 270
Asepsis 6, 932
Asparaginsäure 307
Aspartam 771
Aspergillus 857
Aspirin s. Acetylsalicylsäure
Assistent(in) im Gesundheitsdienst 86 f
- medizinisch-technische(r) 81 f
- pharmazeutisch-technische(r) 82
- sozialmedizinische(r) 86 f
Assoziationsfaser 445
Asthma bronchiale 728
- - Auslöser 733

Asthma bronchiale, Brochialspasmus 529
– – Dosier-Aerosol 757
– – Sympathomimetika 719
Astrup-Analyse 671
Asynchronie 173
Aszites, Diätprinzip 813 f
– Spironolacton 731
Atemfrequenz 530
Atemhilfsmuskel 336 ff, 394
Atemlähmung 733
Atemluft 384
Atemmechanik 392 ff, 526 ff
Atemmuskel 336, 339
Atemruhelage 527 f
Atemschutz 929
Atemtraining, apparatives 141
Atemvolumen 529 ff
Atemweg, Strömungswiderstand 529
Atemwegserkrankung, Berufskrankheit 148, 150
Atemzeitvolumen 530 f
Atemzentrum 452, 537, 594
– kindliches 734
– Lähmung 733, 738
Atemzugvolumen 529 f
Äthan 261
Äthanol 244, 264
Äthin 262
Äthylalkohol 936
Äthylchlorid 262
Äthylendiamintetraacetat-Natrium 248 ff, 260
– Störung der Laboratoriumsdiagnostik 672
Atkins-Diät 771
Atlas 333 f, 354
Atmung 257, 526 ff
– Aufgabe 526
– äußere 384, 526
– flache 530
– in großen Höhen 537 f
– innere 384, 526
– bei körperlicher Arbeit 537
– Steuerung 468, 537
– beim Tauchen 537
Atmungsbehinderung 277
Atmungskette, mitochondriale 305
Atmungssystem 384 ff
Atom 245
– Anregung 274
– Aufbau 274
– Außenschale 246 ff
– – Komplettierung 249
– Massenzahl 296
– Neutralität, elektrische 247, 249
– Ordnungszahl 296
Atombindung 249 f, 260
Atomdipol 275, 277
Atomgewicht 274, 635
Atomhülle 246
Atomkern 245 f
Atommasse 246, 498
Atommodell 246 f, 274
Atomschwingung 275, 278, 281
ATP s. Adenosintriphosphat
Atrioventrikularklappe 360 f, 516 f
Atrioventrikularknoten 361, 514
Atrophie 320
Atropin 592
– Prämedikation 717, 735
– Wirkung 717 f
Attacke, ischämische, transitorische 608
Ätzmittel 259, 265
Audiogramm 281
Aufklärung 67
– gesundheitliche 89
Aufladestromstoß 275
Aufmerksamkeit 581
Aufsicht 48
Aufsichtsdienst, technischer 153
Aufwachraum 924
Augapfel 474 f
Auge 474 ff
– Adaptation 585
– Brechungseigenschaft 583
– Empfindlichkeit, spektrale 283
– Ferneinstellung 584
– inverses 477
– kurzsichtiges, Korrekturlinse 286
– Naheinstellung 584
– optischer Apparat 583 f
– Physiologie 582 ff
– Schutzeinrichtung 582 f
– übersichtiges, Korrekturlinse 286
Augenbewegung 590
– konjugierte 479
Augenbindehaut 478
Augenhaut 474
Augenheilkunde 121
Augenhintergrund 477 f
Augenhöhle 354, 479
Augenhöhlenspalte 354
Augeninnendruck 584
Augenkammer, hintere 474 f
– vordere 474 f
Augenkrankheit 122
Augenlid 478, 582
Augenlidheber 478, 480 f
Augenlinse, Krümmung 583
Augenmuskel, äußerer 479 ff
– gerader 479 ff
– schräger 479 ff
Augenmuskelnervenkern 449
Augenoptik 286
Augentropfen 755
Ausatmung 339, 392 ff, 526 f
– forcierte 394, 527
– Rippenstellung 340
– Zwerchfellstand 340 f
Ausbildung 75
Auskunft an Familienmitglieder 70 ff
– telefonische 71
Ausscheider 52, 834
– Meldepflicht 54 f
Ausscheidung 413, 540, 765
Ausscheidungspyelogramm 418 f
Autoantikörper 867 f
Autoimmunität 867 f
Autoimmunkrankheit 374, 860
Autoklav 244
Autolyse 320
Autorität 202
Autosomen 305
Aversion 181, 185
Aversions-Appetenz-Konflikt 181
Aversions-Aversions-Konflikt 181
AV-Klappe s. Atrioventrikularklappe
AV-Knoten s. Atrioventrikularknoten
Avogadrosche Zahl 248
Axis 333 f
Axon 321, 577 f
Azathioprin 747
Azidose 255, 541, 645
– metabolische, kompensierte 542
– respiratorische, kompensierte 542
Azoospermie 425
Aztreonam 744

**B**

Bacillus cereus 902
Bacitracin 745
Bacteroides fragilis 846
Bademeister, medizinischer 82
Badeverbot 915
Badewasser 910 ff
– künstliches 910 ff
– natürliches 910
– Qualitätsanforderung 910
Badewasserhygiene 100
Badischer Frauenverein 6
Bahn, extrapyramidale 457
– zentrale 322
Bakerizidie 284
Bakterien, Anhangsgebilde 836
– Antigenanalyse 839
– Antikörperbeschichtung 862
– Beweglichkeitsprüfung 838
– Differenzierung 838 f
– – biochemische 839
– Färbung 838
– – kombinierte 838
– Formen 837
– Gentransfer 837 f
– Gramfärbung 838
– gramnegative 838, 842
– – stäbchenförmige 844 ff
– grampositive 838, 842 ff
– – stäbchenförmige 846
– lysogene 843, 856
– Lysotypie 856
– Nachweis, quantitativer 840
– Nachweistechnik, molekularbiologische 840
– Nährstoffangebot 837
– obligat zellparasitäre 848 f
– Resistenzbestimmung 840
– Resistenzentwicklung 714, 743 ff
– säurefeste 847
– spiralförmige 848
– Sporenbildung 836, 846
– Thermoresistenzstufe 932
– Toxinbildung 843, 847, 905
– Transportmedium 841
– Vermehrung 836 f, 905
– – Temperatur 837
– Züchtung 838 f
– – Indikatormedium 839
– – Spezialnährmedium 839
Bakterienabtötung, intrazelluläre 373
Bakterienchromosom 836 f
Bakterien-DNS 837 f, 840
Bakteriengenetik 837 f
Bakterieninvasion 508
Bakterienreinkultur 839
Bakterienruhr 845
Bakteriensubkultur 839
Bakterienzelle, Aufbau 835 f
– Fimbrien 836
– Geißel 836
– Pili 836
Bakteriologie, allgemeine 835 ff
– spezielle 841 ff
– Systematik 841 f
Bakteriophagen 855 f
Bakteriostase 743 f, 932
Bakteriurie 653 f
Bakterizidie 743, 932
Baldriantinkur 737, 751
Balint-Gruppe 194
Balken 444 ff
Ballaststoffaufnahme, Empfehlung 777
Ballaststoffe 268, 776 f
– Auswirkung, gesundheitliche 776 f
– Definition 776
– lösliche 776
– unlösliche 776
Ballondilatationskatheter 612 f
Bandscheibe 316 f, 325, 332
– Funktion 334
Bandscheibenerkrankung 150
Bandscheibenvorfall 334
Bandwurm 746
Bang-Krankheit 846
Barbiturate 735, 737 f
– Nebenwirkung 738
Barium 258
Bariumsulfat 258, 598 f
– Nebenwirkung 599
Barmherzige Brüder 3
– Schwestern 3 ff
Barmherzigkeit 1 f
Barometerdruck 537
Barotrauma 537
Bartholin-Drüse 432
Basalganglien 443, 445

- Funktion 448
- Lage 447
Basalmembran 312 f
Basalzellschicht 313
Base 251, 253 ff, 538
- Definition 253
- excess 542, 671, 680
- schwache 255
- starke 255
Basenbildner 253
Basilarmembran 483
Basisdiät, gastroenterologische 807
Basispflegesatz 136
Batterie 276
Baucheingeweide, Innervation, sympathische 471
Bauchfell 391
Bauchfellhöhle 409 f
Bauchhöhle 331
Bauchhöhlenschwangerschaft 434
Bauchpresse 339, 341, 527
Bauchschmerzen, rezidivierende 815
Bauchspeicheldrüse 395, 409 f, 740 f
- Funktion, exokrine 557
- Inselorgan 382 f
- Inselzellhormon 567
Bauchspeicheldrüsenzelle 304
Bauchwand 338 f
Baufett 316
Bazillen 846 f
BCG-Impfung 848, 883
Beatmung 159, 930
Beatmungspatient 144
Becherzelle 404, 407
Becken 331
- kleines 348
- Röntgenaufnahme 346
Beckenarterie, Übersichtsangiographie 601
Beckenausgangsebene 347
Beckenboden 341
Beckenbodenmuskulatur 331, 408, 420
Beckeneingangsebene 347
Beckenform 348
Beckengürtel 347 f
Beckenkamm 346
Beckenneigungswinkel 347
Beckenring 347
Beclomethason 728
Becquerel 297
Bedürfnis 22, 180, 185
- soziales 180
Bedürfnishierarchie nach Maslow 212
Bedürftigkeit 197
Befinden, psychosoziales 97
Befindlichkeit 181
Befindlichkeitstest 168
Befruchtung 428, 434 f
Behaarung 422
Behaarungstyp, männlicher 382
Behandlung, ambulante 63
- diätetische 84
- stationäre 63
- Stufen 191
Behandlungsbedürftigkeit 98, 192
Behandlungspflege 116
Behandlungsvertrag 66 f
Behaviorismus 163
Behindertenverband, Anschriften 240
Behindertenwerkstätte 240
Behinderter, Beeinträchtigung, soziale 229
- Benachteiligung, soziale 227
- Eingliederung 234
- - soziale 237
- Eingliederungshilfe 235
- Hilfe zur Selbsthilfe 232
- Rehabilitation 232 f
- Sicherung, wirtschaftliche 235 f
- Sozialhilfe 232
- Stellung in der Gesellschaft 227
- Umschulung, berufliche 232, 234
- Vorförderungsmaßnahme 234
Behinderung, Einschränkung, funktionelle 227, 229
- Folgen 227
- Klassifikation 229
- Ursachen 228
Belastungs-Bewältigungs-Paradigma 194
Belegkrankenhaus 120
Belegzelle 402, 554
Benzin 261
Benzodiazepine 737 ff
- Antidot 739
- Nebenwirkung 739
Benzoesäure 794
Benzol 262 f
Benzpyren 795, 894
Beobachtung, Halo-Effekt 167
- Kontrastfehler 167
- Mildeeffekt 167
- Mittentendenz 167
- Planung 167
- Projektionsfehler 167
- Reaktivität 167
- Reihenfolgeeffekt 167
- teilnehmende 167
- verdeckte 167
Beratung, genetische 112
- Lösungsvorschlag 217
- pädagogische 208, 216 ff
- - Bedeutung 217 ff
- - Strukturmerkmale 217
- Situationsdiagnose 217
Beratungsbedarf 217
Bergwacht 160
Beriberi 791
Beruf sozialer Prägung 86 f
Beruflichkeit 209
Berufsausübung 65
Berufsbezeichnungsschutz 75
Berufsbeziehung 197, 208 f
Berufsbildungswerk 114, 240
Berufserlaubnis, Zurücknahme 73
Berufsförderungswerk 234, 240
Berufsgeheimnis 37
Berufsgenossenschaft 151
- für Gesundheitsdienst und Wohlfahrtspflege 42
- Unfallverhütungsvorschrift 922 f
Berufskleidung 7, 155 f
Berufskrankheit 42, 148
Berufskrankheiten-Liste-Nr. 2108 150
Berufskrankheiten-Liste-Nr. 3101 150
Berufskrankheitenverordnung 150
Berufsorganisation der Krankenpflegerinnen Deutschlands 7
Berufsunfähigkeit 98, 108
Beruhigungsmittel 737 f
Berührungsempfindung 457, 580
Beryllium 247
Beschäftigungsstand 25 f
Beschäftigungstherapeut 83
Beschleunigung 498
- geradlinige 590
Beschwichtigen 216
Bestrafung 33, 38
Bestrahlungsplanungssystem 617 f
Betablocker 720, 724 f
- kardioprävalente 720
- Kontraindikation 720
Betarezeptor 592
- $\beta_1$-Rezeptor 719 f
- $\beta_2$-Rezeptor 719 f
Betastrahlen 298, 619
- Anwendung, therapeutische 612
- Reichweite 621 f
Betatron 287, 294
Betäubungsmittel 59, 763
- Fertigarzneimittel 763
- Kartei 763
- Rezeptformular 763
Betäubungsmittelgesetz 59 f
Betriebsarzt 154
Betriebshilfe 42
Betriebsrat 41
Betriebsverfassungsgesetz 41
Bettenangebot 122
Bettenaufbereitung 927
Bettenbedarf 122 f
- Berechnungsmethode 123
Bettendichte 122
Bettenkapazität, Ausnutzung, durchschnittliche 122
Bettenmachen 147
Bettennachweis, zentraler 158
Bevölkerungsentwicklung 104
Bevölkerungspyramide 102 f
Bevölkerungsstatistik 101 ff
Bewältigungsstrategie 207
Beweglichkeit 569
Bewegung 579
- körperliche 99, 766 f
- willkürliche 448
Bewegungsablauf, automatisierter 457
Bewegungsapparat 323 ff
- aktiver 324, 327 ff
- passiver 324 ff
Bewegungsarmut 194
Bewegungsprogramm 580
Beweislast 67
Bewußtlosigkeit 537
Bewußtsein 580 f
Bewußtseinslage 453
Beziehung, pädagogische 208 ff
- - Begrenzung 209
- - Fristigkeit 208
- - verordnete 209
Beziehungsberuf 209
Beziehungsstruktur, komplementäre 201
- symmetrische 201
Bezold-Jarisch-Reflex 594
Bezugsperson 184 f
Bicarbonat 536, 540
Bicarbonatausscheidung, gestörte 541
Bicarbonatkonzentration 645
Bicarbonatpuffer 256
Bicarbonatresorption 548
Bicarbonatverlust 557
Bifurcatio tracheae 389
Bildung 196 f
Bilharziose 746
Bilirubin 372, 409, 558
- Bildung 652
- direktes 558
- indirektes 558
- Normwert 680
- im Urin 652
Bilirubinausscheidung 558
Bilirubinerhöhung 878
Bindegewebe 314 ff
- Funktion 314 f
- lockeres 314
- retikuläres 315, 374
- straffes 314 f
Bindegewebsfaser 314
Bindegewebszelle 302
- fixierte 314
- freie 314
Bindung 274 f
- chemische 248 ff
- heteropolare 275
- homöopolare 275
- kovalente 250
Biokatalysator 270
Biologie 302 ff
Biotin 793
Biperiden 737, 739
Biphenyle, polychlorierte 798
Bircher-Benner-Kost 806
Bisacodyl 730
Bisalze 256
Bismut 729
Bittersalz 730

Bläschendrüse 421
Blase s. Harnblase
Blasengalle 557
Blasensprung 440
Blastomykose 856 f
Blastozyste 434 f, 438
Blei 259, 797
Bleiakkumulator 276 f
Bleigummischürze 627
Bleilamelle 291
Blinddarm 395, 405, 408
Blindenhilfe 62
Blinder Fleck 477
Blindversuch, doppelter 715
- einfacher 715
Block 516
Blut 371 ff, 504 ff
- Aufgabe 372, 504
- entkalzifiziertes 263
- Fließeigenschaft 507
- Laboratoriumsdiagnostik 670 ff
- pH-Wert 255
- - physiologischer 540
- Pufferfunktion 256, 540
- sauerstoffarmes 358, 364
- Sauerstoff-Kapazität 535
- sauerstoffreiches 358, 364
- Stofftransport 512 f
- Transportgefäß 841
- ungerinnbares 637
- Zusammensetzung 637
Blutader s. Vene
Blutalkohol 635
Blutausstrich 640
Blutbildung 413
Blutdruck, arterieller 521 f
- - diastolischer 521 f
- - Messung 522
- - Regulation 525
- - systolischer 516, 521 f
- venöser 523
- - Messung 523
Blutdruckabfall 525
- Anurie 544
Blutdruckanstieg 379, 525
Blutdruckregulation 520
- Renin-Angiotensin-System 549, 722 f
Blutdruckregulationsstörung, orthostatische 718, 721
Blutdrucksenkung, medikamentöse 720, 722
Blutdruckveränderung, Ursache 521
Blutentnahme, arterielle 645, 647
- fehlerhafte 645
- kapilläre 645, 670 ff
- - Nachteile 671
- rechtliche Zweifel seitens der Krankenschwester 65 ff
- Stauung, lange 668
- venöse 670 ff
Blutersatzmittel 709, 727 f
Blutflußgeschwindigkeit 604
Blutgasanalyse 645, 647, 671
- Analysestörung 677
Blutgefäß 366
Blutgefäßsystem 518 f
- Druck 518
- Strömung 518
- Widerstand 518
Blutgerinnung 372 f, 505, 510 ff
Blutgerinnungsanalyse 668, 671 f
Blutgerinnungshemmung 263, 726 f
- Aufhebung 726 f
Blutgerinnungssystem, endogenes 511
- exogenes 511
Blutgerinnungsuntersuchung 638
Blutgewinnung 637 f
Blutgruppe 510
- Verteilung 698
Blutgruppenbestimmung 641 f, 673, 877 f
Blutgruppenserologie 633, 870, 875 f
- Dreistufentest 875 f
Blutgruppensystem 876 f
Blutgruppenunverträglichkeit 111, 877
Blut-Hirn-Schranke 710
Bluthochdruck s. Hypertonie
Blutkonserve 879
Blutkörperchensenkungsgeschwindigkeit 635
- Bestimmung 647 f
- Beurteilung 648
- Citratblut 638
Blutkörperchenzählkammer 639
Blut-Luft-Schranke 391 f
Blutmenge 372
Blutplasma s. Plasma
Blutplättchen s. Thrombozyten
Blutprobe, Bakterienwachstum 674
- Haltbarkeit 674 f
- Handhabung 633
- Tieffrieren 676
Blutpuffer 540
Blutschlagader s. Arterie
Blutspendewesen 879
Blutstillung 510 f
- thrombozytäre 640
Bluttransfusion 510
- Durchführung 879 f
- Eisenüberladung 784
- Gefahren 880
- Hepatitisinfektion 855
- HIV-Restrisiko 880
- Kreuzprobe 642
Bluttransfusionsdienst 121
Bluttransport 366
Blutung, Vitamin-C-Mangel 791
- Vitamin-K-Mangel 790
Blutungsleukozytose 637
Blutungszeit 640 f
Blutverlust 372, 525 f
- akuter 637
- Langzeitreaktion 526
- Sofortreaktion 525 f
Blutvolumen 504 f, 637
- Konstanthaltung 550
- Verminderung 551
Blutzelle 371 ff
Blutzucker 769
- Konzentrationsmaß 634
- Nierenschwelle 651
Blutzuckerbestimmung 638, 642 ff
- Analysestörung 677
Blutzuckerspiegel, Erhöhung 383, 566 f
- Regelung 567
- Senkung 383, 567
Blutzuckerteststreifen 643, 652
- Fehlbestimmung 643
Blutzusammensetzung 504 f
B-Lymphozyten 374, 378
- Antigenrezeptor 865
- Aufgabe 509
- T-Lymphozytenkooperation 865
BMI s. Bodymass-Index
B-Mode-Sonographie 603 f
Bodenhygiene 917 ff
Bodymass-Index 767
Bogengang 484 f
- Funktion 590 f
Bohrsches Atommodell 274
Boosterung 863, 881
Bor 247
Bordetella pertussis 846
Borkenflechte 53
Bornholmer Krankheit 852
Borrelia burgdorferi 848
Botendienst 126
Botenstoff s. Transmitter
Botschaft 184
Botschafter-RNS 307
Botulismus 53, 798, 847
- Inkubationszeit 902
- Symptome 902
Bowman-Kapsel 416, 543
Boyden-Test 698
Brachytherapie 619 f
Bradykardie 516
- Parasympathomimetika 716
Bradykinin 524, 569
Breitband-Antibiotikum 743 f
Bremsstrahlung 288, 596, 616
Brennpunkt 285
Brennspiritus 264
Brennweite 285 ff
Broca-Index 767
Broca-Region 449
Brom 245, 935
Bromocriptin 721
Bromsulfophthalein 681
- Analysestörung 674, 677
Bronchialbaum 388 ff
Bronchialerweiterung 728
Bronchialkarzinom 894
Bronchialschleimhaut 390
Bronchialsekretion 729
Bronchialspasmus 718
Bronchialsystem, Selbstreinigungsleistung 908
Bronchiolus 390, 393
Bronchopneumonie 844
Broteinheit 818
Brucellen 846
Brucellose 53
Brücke 444, 450, 452
Bruderschaft 2
Bruker-Vollwertkost 806
Brust, weibliche 432 ff
Brustbein 331, 335
Brustbein-Schlüsselbein-Gelenk 335, 342
Brustdrüse 432 f
Brustfell 528
Brusthöhle 331, 335
Brustkorb 331, 335 f
- Ruhedehnungsdruck 528 f
Brustkyphose 332
Brustwand 336 ff
Brustwirbel 332
Brustwirbelsäule 334
Bruttosozialprodukt 22
BUN s. Harnstoffstickstoff
Bund, Zuständigkeit 88 f
Bundesamt für Sera- und Impfstoffe 881
- statistisches 101
Bundesangestelltentarif 39
Bundes-Apothekenverordnung 48 f
Bundes-Apothekerordnung 77
Bundesärzteverordnung 75
Bundesbank 24, 26
Bundesgesundheitsamt 89
Bundesgesundheitsrat 89
Bundesinstitut für Arzneimittel und Medizinprodukte 89
- für gesundheitlichen Verbraucherschutz und Veterinärmedizin 89
Bundeskabinett 16
Bundeskanzler 16
Bundesland 47
Bundesminister 16
Bundesministerium für Arbeit und Sozialordnung 88 f, 92
- für Gesundheit 88 ff
- - Organisationsplan 90 f
- für Jugend, Familie, Frauen und Gesundheit 88
Bundespflegesatzverordnung 123
Bundespräsident 16
Bundesrat 16, 18, 47
Bundesrecht 45 ff
Bundesregierung 16
Bundesrepublik Deutschland 11 ff
- - Bevölkerungsentwicklung 104
- - Bevölkerungspyramide 102 f
- - Exekutive 14
- - Finanzwesen 20
- - Gesetzgebung 17 f
- - Gewaltenteilung 13 f

– – Grundsätze, rechtsstaatliche 33
– – Hoheitszeichen 14
– – Judikative 14
– – Konjunkturpolitik 26
– – Legislative 14
– – Notstandsverfassung 20 f
– – Ordnung, bundesstaatliche 13 f
– – Rechtsprechung 20 f
– – Rechtsverordnung 18
– – Rundfunksystem 27
– – Sozialstaat 41
– – Staatsgewalt 13
– – Verfassung 31
– – Verwaltung 18 ff
– – Volkssouveränität 13
– – Wirtschaftsordnung 22 ff
– – Wirtschaftspolitik 24 ff
Bundesseuchengesetz 38, 51 ff, 881, 923
– Entschädigung 57
Bundessozialhilfegesetz 114, 123
Bundestag 15, 17 f
Bundestagspräsident 15
Bundesverfassungsgericht 20 f
Bundesversammlung 16
Bundesversicherungsanstalt für Angestellte 232
– – Anschrift 238
Bundeswehrapotheke 48
Bundeszentrale für gesundheitliche Aufklärung 89
Buprenorphin 734
Bürgerinitiative 30
Bürgerrechte 12
Bursa Fabricii 864
Bursitis 330
Bürstensaum 313, 404, 407
Buscopan 718
Busulfan 747
Butan 261
Butter 772

C

Cadmium 797, 894, 908, 920
Caissonkrankheit 537
Calcaneus s. Fersenbein
Calciferol 270
Calcitonin 381, 566, 681
– Normwert 694
– Wirkung 568
Calcium 258, 780 f
– Analysestörung 677
– Bestimmung 644
– Blutgerinnung 511 f
– Funktion 780
– Muskelkontraktion 571 f
– Normwert 681
– Serumkonzentration 252
– – Erhöhung 568
– – Senkung 568
– Tagesbedarf 258, 780 f
Calciumantagonisten 722, 724 f
Calciumausscheidung, Erniedrigung 568
Calciumcarbonat 317
Calciumcitrat 265
Calciumfluorid 259
Calciumfreisetzung, gesteigerte 780
Calciumhaushalt 568
Calciummangel 258, 780
Calciumoxalatstein 823
Calciumphosphat 259, 317
Calciumphosphatstein 823
Calciumresorption 546 f, 568, 780
Calciumstoffwechsel 780
Campylobacter jejuni 846
Canalis hypoglossalis 355
Candida albicans 856
Capsula interna 445 f, 457 f
– – Anordnung, somatotope 458
Captopril 722
Capture-Test 876
Caput humeri 342 f
Carbachol 716
Carbaminobindung 536
Carboanhydratase 536
Carbonsäure 264 f
Carbonsäurederivat 262
Carbonylderivat 263
Carboxylgruppe 262
Carboxypeptidase 556
Caritasverband 8, 239
Carotin, Tagesbedarf 788
Carotinoide 789
Carriermolekül 860
Cäsium 799
Catecholamine 567
– Normwert 687
Cauda equina 454
CCD-Winkel 348
Cellulose 266, 268, 776
Celsius-Skala 281, 499
Centrum tendineum 340
Centrum-Collum-Diaphysen-Winkel 348
Cephalosporine 744
CE-Zeichen 150
Charité 3
Chemie, anorganische 243 ff
– organische 260 ff
Chemikaliengesetz 60
Chemiker, klinischer 632
Chemorezeptor 537, 582
Chemotaxis 508, 861
Chemotherapeutika 243, 743
Chemotherapie 932
China-Restaurant-Syndrom 795
Chinidin 724
Chirurgie 121 f
Chitin 268
Chlamydia psittaci 849
– trachomatis 849
Chlor 245, 247, 259 f
– Atommasse 246
– Badewasserdesinfektion 911, 913
– Desinfektion 935
– Serumkonzentration 252
– Trinkwassergrenzwert 935
Chlorambucil 747
Chloramphenicol 745
Chlorid 782
– Normwert 681
Chloridmangel 782
Chloroform 262
Chlortalidon 730
Chlorwasserstoff 251
Chlorzehrung 911
Choane 384
Cholagoga 557, 814
Cholangitis 814
Cholecystokinin 557 f, 569, 659
Cholelithiasis 814
Cholera 4, 53, 846
Choleraschutzimpfung 885
Choleravibrionen 52
Choleretika 814
Cholesterin 556, 773
Cholesteringallenstein 815
Cholesterinkonzentration, Anstieg 99, 773, 819
– Normwert 681
– Senkung 728, 777
Cholesterinkristalle 557 f
Cholesterinsynthese-Hemmstoff 728
Cholesterinzufuhr 773
– Reduktion 819
Cholezystitis 814
Cholinesterase 647, 716
– Haltbarkeit in Serum 674
– Hemmung 717
– Normwert 681
Chondrozyten 316
Chorda dorsalis 316
Chordae tendineae 360
Chordagewebe 316
Chorionbiopsie 112
Choriongonadotropin 428 f, 568, 686
Chorionzotten 434
Choul-Nahbestrahlung 615
Chrom 786
Chromatide 306, 309 f
Chromatidentetrade 311
Chromosom 305 ff
– Aufbau 306 f
– heterologes 305
– homologes 305
– Spiralisierung 309
– Verdoppelung 309
Chromosomenarm 306
Chromosomenmutation 626
Chromosomenpaar 305, 311
Chromosomensatz, diploider 305, 311
– haploider 306, 311
Chromosomenteilung 309 ff
Chromosomenuntersuchung 112
Chylurie 650
Chylus 404
Chymotrypsin 556
Ciclosporin 747
Cimetidin 729
Cisplatin 747
Citrat 512
Citratblut 638
Citronensäure 263, 265
Clavulansäure 743
Clearance 546
– Bestimmung, seitengetrennte 610
– Normwert 682
Clemensschwester 4
Clenbuterol 797
Clindamycin 745
Clofibrat 728
Clomethiazol 737 f
Clonidin 721
Clostridium botulinum 798, 847
– difficile 847
– perfringens 798, 847
– – Inkubationszeit 902
– tetani 847
Clozapin 739
Cobalamin 556
Cocain 720, 734, 763
Code, genetischer 307
Codein 729, 733 f
Codon 307
Coenzym 787, 793
Coenzym A 271, 793
Coeruloplasmin 682
Colchicin 737, 747
Colestyramin 728
Colitis ulcerosa 745
– – Diät 811
Colon s. Grimmdarm
Colostrum 432
Compliance 224
Comptoneffekt 287 f, 622
Computertomographie 293 f, 602 f
– Indikation 598, 603
– Kontrastmittel 602 f
– Schwächungsskala 293 f
Conjugata vera 347
Conjunctiva s. Augenbindehaut
Conus medullaris 454
Coombs-Test 875
– direkter 875
– indirekter 875
$CO_2$-Partialdruck 536
– Anstieg, starker 537
– Normwert 541, 691
Coping 164, 194, 207
Corium s. Lederhaut
Cornea s. Hornhaut
Corpus amygdaloideum 445, 447
– cavernosum ani 408
– striatum 445, 447
Corticoliberin 565
Corticosteroide 382, 566 f
– Normwert 682
Corticotropin-Releasing-Hormon 565 f
Cortisol 564, 566 f
– Normwert 682
– Tagesschwankung 667 f

Corynebacterium diphtheriae 846
Cotrimoxazol 745
Coulomb 288
Coulombsche Kraft 275
Cowper-Drüse 420 f, 425
Coxiella burneti 849
Coxsackie-Virus 852
Creme 753 f
Crista ampullaris 485
- galli 354
Crohn-Krankheit 745
- Diät 811
Cromoglykat 721, 728
Crossing over 310 f
Cryptococcus neoformans 856
Cryptosporidium 857
Cumarin 641, 726 f
Curare 571, 736
Curie-Einheit 297
Cushing-Syndrom 382
Cyclophosphamid 747
Cystinstein 823
Cytarabin 747
Cytosin 307
C-Zelle 381
C-Zell-Karzinom 611

**D**

Dalton 498
Daltonsches Gesetz 531
Dämmerungssehen 477, 585 f
Dammriß 341
Dampf 281
Dampfdesinfektion 933
Dampfdruck 282
Dampfsterilisation 282, 933
Darm, Doppelkontrastuntersuchung 599
Darmatonie 258
Darmbakterien 844
Darmbein 346 f
Darmbeinkante 348
Darmbeinstachel 346
Darmerkrankung, chronisch entzündliche, Ernährungsempfehlung 809 ff
Darmflora, physiologische 559
- Zerstörung 743 f
Darmperforation 599, 844
Darmperistaltik s. Peristaltik
Darmschleimhaut, Schutz 729
Darmwandnervensystem 468 f, 473
Datenverarbeitung, elektronische 127
Dauerausscheider 834, 915
Dauergebiß 398
Daumensattelgelenk 327, 345, 347
Decarboxylierung 272
Defäkation 559
Dehnungsreflex 579
Dehnungsrezeptor 537, 582
Dehydrierung 551
Deliktsfähigkeit 34 f
Demenz, senile 107 f
Demographie 102 ff
Demonstrationsrecht 30
Dendrit 321, 577 f
Denguefieber 853
Denitrifikation 920
Denkblockade 179
Denken 177 ff, 448, 579
- divergierendes 179
- konvergierendes 179
Dens axis 333 f
Dentin 397 f
Depolarisation 514, 570 f
Depotfett 269, 316, 487, 766, 772
Depression 766
- endogene 738
De-Ritis-Quotient 682
Dermatitis herpetiformis Duhring 812
Dermatologie 121 f
Dermatophyten 856 f
Dermis s. Lederhaut
Desferrioxamin-Test 682
Desinfektion 932 ff
- durch Auskochen 933
- chemische 934 ff
- Definition 932
- Erfolg 156
- Flächendesinfektion 930 f
- Normen 938
- physikalische Methoden 932 f
- Wirksamkeitsprüfung 937 f
Desinfektionsmittel 243
- Alkohol 264
- Anforderung 934
- chemisches 935 ff
- giftiges 258
- Personalgefährdung 148
- Punktion 928
- Umgang 156
- Wirkungsmechanismus 935
Desinfektionsverfahren 937
Desinfektor 85
Desipramin 738
Desmosom 303
Desoxyribonucleinsäure 268, 295, 302
- Baustein 307
- Doppelhelix 306 f
- - Verdoppelung 308 f
- Funktion 307
- virale 853
Desoxyribose 307
Destillieren 244
Deuterium 256, 296
Deuteronenstrahlung 621
Deutsche Gesellschaft für Ernährung 799
- - für Ernährungsmedizin 806
- - zur Rettung Schiffsbrüchiger 160
- Lebens-Rettungs-Gesellschaft 160
Deutscher Berufsverband für Krankenpflege 10
- Orden 2
Deutsches Arzneibuch 749
- Rotes Kreuz 158 f, 239
Dexamethasontest 683
Dextran 728
Dextranlösung 253, 268
Dextrine 771
Dextrose s. Glucose
Dezibel 894
Dezibelskala 588
Dezidua 434
D-Hormon s. Vitamin $D_3$
Diabetes insipidus 548
- - Urin, Gewicht, spezifisches 652
- mellitus 99, 383
- - Ernährungstherapie 769, 817 ff
- - Insulintherapie 740
- - latenter 644
- - Pankreatitis 815
- - Typ I 740, 818
- - Typ II 740, 818 f
Diagnosestatistik 108
Diagnostik, bildgebende 596 ff
Diakonisches Werk 239
Diakonissen 4 f
Dialyse 547, 821 f
- extrakorporale 253
- peritoneale 253
Diaphragma urogenitale 341
Diaphyse 318 f, 324
Diarrhö s. Durchfall
Diarthrose 325, 333
Diastase s. $\alpha$-Amylase
Diaster 310
Diastole 362 f, 516 f
Diät, chemisch definierte 826
- elektrolytdefinierte 808
- energiedefinierte 807, 817
- kochsalzarme 813 f
- nährstoffdefinierte 825
- proteindefinierte 808
Diätassistentin 84
Diätetik 1
Diätverfahren, diagnostisches 824
Diazepam 704, 735 f, 739
Dichte 243, 635
Dickdarm 391, 405
- absteigender 395, 405
- Aufgabe 558 f
- aufsteigender 395, 405
- Funktion 405
- Innervation 473
- Länge 405
- querer 395, 405
- Röntgenaufnahme 408 f
- S-förmiger 395, 405, 409
Dickdarmklappe 405
Dickdarmkrebs 106
Dickdarmkrümmung 405
Dickdarmmotorik 407
Dickdarmschleimhaut 407
Diclofenac 733, 737
Dicumarol 511
Dielektrizitätskonstante 275
Dienstleistungsbetrieb 129
Dienstrecht, öffentliches 40
Dienstübergabe 141 ff
Differentialblutbild 372
- normales 640
- pathologisches 640
Differenzierung 174
Diffusion 252, 273, 392, 502 f
- erleichterte 503
- transkapilläre 522
Diffusionsfläche 502
Diffusionskoeffizient 502
Diffusionspotential 503
Diffusionsstrecke 502
Digitoxin 724 f
- Ausscheidung 711
- Bereich, therapeutischer 704
Digoxin 724 f
- Vergiftung 711
Diguanidine 936
Diktyotän 311
Diltiazem 722
Diphtherie 53, 846
Diphtherieschutzimpfung 883
Diplotän 310 f
Dipol 251, 275, 277
Disability 227, 229, 236
Disaccharide 268, 556, 770
Disposition 185, 866
Dissimilation 267
Dissoziation 275
- elektrolytische 251
Diurese, forcierte 731
Diuretika 251, 730 f
- kaliumsparende 731
- Kaliumverlust 258
- Nebenwirkung 731
- osmotische 730
Divertikulitis 813
Divertikulose 776
- Diät 813
DNS s. Desoxyribonucleinsäure
DNS-Virus 854 f
Domäne 861 f
Dopamin 578, 721
- Normwert 687
Dopaminmangel 736
Dopaminrezeptor-Agonist 721
Dopaminrezeptor-Antagonist 721
Doping-Mittel 720
Doppelhelix 306 f
- Verdoppelung 308 f
Doppelkontrastuntersuchung 599
Dopplersonographie 603 ff
Dornfortsatz 332 f
Dosier-Aerosol 757
Dottersack 437
Douglas-Raum 427
Down-Syndrom 112
D-Penicillamin 737
Dragee 752
Drehbewegung 590
Drehmoment 327 f
Dreieckbein 343, 345

Dreiphasen-Granulattablette 752 f
Drei-Phasen-Szintigraphie 611
Dreistufentest 875 f
Dreizeugentestament 72 f
Droge 705, 750 f
Drogenabhängigkeit 63
- Gesundheitshilfe 115
Drogenauszug 750 f
Drogentote 115
Drosselvene s. Vena jugularis
Druck 518
- Einheit 273, 498
- hydrostatischer 522
- - erhöhter 523
- intrapulmonaler 526 ff
- intrathorakaler 523, 528
- kolloidosmotischer 500, 505, 522, 688
- - verminderter 523
- Maßeinheit 635
- onkotischer s. Druck, kolloidosmotischer
- osmotischer 253, 273 f, 372, 500, 690
- - Aufrechterhaltung 779
- - Konstanz 252
Druckdifferenz, osmotische 500, 505
Druckempfindung 457, 580
Druckrezeptor 487, 525, 582
Druckschwankung 586
Drucksehne 328
Druckverband 601
Drüse, endokrine 312, 314, 378 f
- - Definition 562
- - des Mannes 379
- - periphere 380 ff
- - Stimulation 565
- exokrine 312, 314, 378 f, 399
- - Definition 562
- - Leber 409
- - Pankreas 409
- Innervation, sympathische 471
- Sekretionshemmung 717
Drüsenepithel 312 ff
Drüsenzelle 303
Duales System 919
Ductus arteriosus Botalli 359, 365
- choledochus s. Gallengang
- pancreaticus 404, 409 f
- thoracicus 366, 404
Duftdrüse 489
Dumpingsyndrom, Ernährungsempfehlung 809
Düngemittel 258 f
Dunkeladaptation 585
Dunkelfeld 838
Dünndarm 402, 404 ff
- Aufgabe 555
- Bewegungstypen 555
- Länge 402
Dünndarmmotorik 404
Dünndarmresektion 811
Dünndarmschleimhaut 404
Dünndarmzotte 404, 407
- Eigenbeweglichkeit 555
- Zottenschwund 812
Duodenalsaft 658 f
Duplexsonographie 605
- farbkodierte 605
Dura mater encephali 315, 460 f
- - spinalis 460 f
Durchblutung, Regulation 524
Durchblutungssteigerung 525
Durchblutungsstörung 720 f
Durchfall, chologener 810 f
- Elektrolytverlust 557
- Erreger 845
- Kurzdarmsyndrom 811
- Lactoseintoleranz 810
- Lebensmittelvergiftung 902
- Natriumverlust 781
- Therapie 729
- Wasserverlust 778
- Zuckeraustauschstoff 819
Durchleuchtung 288, 290, 596
- Abschirmung 292
- Bildverstärker 290
- Röntgenapparat 292
Durchleuchtungseinrichtung, Qualitätssicherung 631
Durchschlafstörung 738
Durchseuchung 835
Durst 550, 778
Dysenterie 845
Dysproteinämie 645

**E**

Echinokokkose 695
Echoenzephalographie 281
ECHO-Virus 852
ECT s. Emissionscomputertomographie
Edelgas 248
Edelgaskonfiguration 248 ff, 260
EDTA 258, 512, 672
EEG s. Elektroenzephalogramm
Effektorhormon 379
Ehemündigkeit 35
Eheschließung 35, 105
Eichel 420 f, 425
Eicosapentaensäure 772
Eierstock 426 ff
- Feinbau 427 f
- Strahlenschutz 627
Eigelenk 326, 333, 346
Eigenblutspende 879
Eigenreflex 579
Eigenverantwortung 205, 222
Eileiter 427, 430 f
- Fransentrichter 427, 430
Eileiterschwangerschaft 434
Eileitertransport 434 f
Einatmung 336, 392 ff, 526 f
- Rippenstellung 340
- Zwerchfellstand 340 f
Einatmungsluft 531
- Zusammensetzung 532
Einatmungsmuskel 526
Einflußstauung, obere 618
Einheit 635
- internationale 635, 754
Einheitsmembran 304
Einmalhandschuhe 156, 928
Einnistung 432, 434 ff
Einschlafstörung 738
Einschlußkonjunktivitis 849
Einwilligung 38
Eisen 260, 534, 783
- Analysestörung 677
- Normwert 683
- Wertigkeit 250
Eisenaufnahme 783 f
Eisenausscheidung 783
Eisenbindungskapazität 683
Eisen-Konzentration, Tagesschwankung 667
Eisenmangel 372, 803
Eisenmangelanämie 726, 784
Eisenoxid 257
Eisenresorption 783
Eisentoxizität 784
Eisprung 380, 428
- Temperaturerhöhung 559
Eiterbildung 373
Eiterung, abszeßartige 842
Eiweiß s. Protein
Eizellbildung 428
Eizelle 302, 306, 427
- Lebensdauer 434
Ejakulat, Zusammensetzung 425
Ejakulation 423, 426, 594
Ejektionsfraktion, linksventrikuläre 610
Elastin 774
Elektrizität 275 ff
Elektrobehandlung 277
Elektrode 275 f
Elektroenzephalogramm 503, 580
Elektrokardiogramm 277, 503, 514 ff
- PQ-Intervall 515
- P-Zacke 515
- QRS-Komplex 515
- T-Zacke 515
- Überleitungszeit 515
Elektrolyse 251
Elektrolytbedarf 828
Elektrolytbestimmung 674
Elektrolyte 251, 638, 779
- Analysestörung 677
- echte 251
- medizinisch wichtige 252
- potentielle 251
- schwache 251
- starke 251, 255
Elektrolytinfusion 252
Elektrolytkonzentration, Extrazellulärraum 779
- Intrazellulärraum 779
Elektromyogramm 503
Elektron 246, 274 f
Elektronenabbremsung 288
Elektronenabgabe 248 f, 287
Elektronenaufnahme 249
Elektronenbahn 274
Elektronenbeschleuniger 294, 616
Elektronengas 275
Elektronengeber 249
Elektronenmikroskopie 287
Elektronenpaarbindung 250, 275
Elektronenschale 246
Elektronenstrahlung 298, 621
- hochenergetische 616 f
Elektronenwolke 246
Elektroneutralität 782
Elektrophorese 253, 645 f
- Fehldiagnose 672 f
- Normwert 683
Elektroschock 277
Element 244 f
- Anzahl 245
- Periodensystem 247
- Wertigkeit 250
Elementarteilchen 245 f
Elementgruppe 248
Elementname 245
Eliminationsdiät 794, 824 f
ELISA-Test 851, 869, 874
Elle 342 ff
Ellenbogengelenk 326, 331, 345 f
Ellsworth-Howard-Test 683
Elterliche Sorge 35
Embolisation 613
Embryo 436
Embryoblast 434
Embryonalentwicklung 434, 437 f
Emissionsbegrenzung 909
Emissionscomputertomographie 608
Emotion 181
Empathie 194, 209
Empfängnisverhütung 742
Empfindung 448
Emphysem 530
Emulgator 795
Emulsion 753 f
- flüssige 757
Enddarm 341
- Verschlußmechanismus 341
Endemie 831
Endharn, Zusammensetzung 549
Endokard 360 f
Endokrines System 378 ff
- - Hierarchie 565
Endolymphe 482 ff
Endoneurium 322
Endorphine 733
Endoskopie 599
Energie, chemische 276, 305, 504
- elektrische 276
- kinetische 244
- Maßeinheit 498
- potentielle 246
Energiebedarf 765 ff
Energiebilanz 766 f
- negative 816
- positive 816

Energiegewinnung 257, 270, 302 f, 503 f, 764
Energiereserve 770
Energiespender 269
Energieumsatz 552
Energieumwandlung 305, 503 f
Energiezufuhr 765 ff
- Richtwerte 767 f
Enfluran 735
Entamoeba histolytica 857
Entbindungspfleger 83
Enteritis 844 f
- Diätprinzip 809
- infectiosa 53
Enterobacter 845
Enterobacteriaceae 844
Enterohormon 569
Enterokokken 843
Enteropathie, glutensensitive s. Zöliakie
Enterotoxin 842, 846
Enterovirus 852
Entgelt 39
Entgeltregelung 135 f
Entgiftung 411
Entkeimung 932 f
Entlassung 141 f
Entlassungsbefund 146
Entmündigung 36
Entsorgung 156
Entwesung 932, 938
Entwicklung 170 f, 185
- Definition 171
- als Differenzierung 173 f
- geistige 566
- Gesetzmäßigkeit, innere 171
- Kanalisierung 174
- Konvergenzhypothese 171
- psychische 175
- puberale 172
- als Sozialisationsprozeß 174 f
Entwicklungsbeschleunigung 172
Entwicklungsmotiv 212
Entwicklungspsychologie 170 ff, 185
Entwicklungsrehabilitation 114
Entwicklungsrichtung 174
Entwicklungsstufe 171 ff
Entwicklungsverzögerung 172 f
- psychische 173
Entzündungsbestrahlung 615
Entzündungshemmung 382, 566, 728, 737
Entzündungsreaktion 861
Entzündungsszintigraphie 611
Entzündungszeichen 508
Enzephalopathie, hepatische, Diät 814
- portosystemische 814
Enzootie 831
Enzyme 270 f, 307, 638, 774
- Einteilung 647
- Haltbarkeit in Serum 674
- Konzentrationsmaß 634
- lysosomale 304, 373
- Substratspezifität 271
- Wirkungsspezifität 271
Enzymimmuntest 851
Enzyminduktion 271, 715, 738
Enzyminhibition 271, 706
Enzyminhibitor 638
Ephedrin 704
Epicondylus 343 f
Epidemie 830 f
Epidermis 313, 487 f
Epiduralblutung 460
Epiduralraum 460
Epikard 361
Epilepsie 177
- Fokussuche 608
- Therapie 736
Epiphyse 318, 324
Epiphysenfuge 317 f, 324
Episode, morbide 191
Epithel, kubisches 313
- mehrreihiges 312
- oberflächenbildendes 312 f
- resorbierendes 313
Epithelgewebe 312 ff
- Anordnung 312 f
- Funktion 312
Epithelien im Urin 653
Epitheliolyse 296
- strahlenbedingte 620
Epithelkörperchen s. Nebenschilddrüse
Epithelzelle 302 f
Epitop 860 f
- Immunantwort 865
Epizootie 830
Epstein-Barr-Virus 854
Erbanlage 170 f, 305
- dominante 311 f
- rezessive 311 f
Erblindung 585
Erbrechen 552 f, 555
Erbschädigung 295
Erbsenbein 343, 345
Erbvertrag 36
Erdalkalimetall 248, 258
Erdöl 244, 261
Erektion 421, 425 f, 594
Ergonomie 149
Ergotismus 798
Erholung 593 ff
Erkältungskrankheit 852
Erlebnis 445
Ernährung 99, 140, 142, 799 ff
- allergenarme 824 f
- des älteren Menschen 802
- anthroposophische 805
- ballaststoffarme 777
- ballaststoffreiche 815
- - Obstipation 812 f
- Bedeutung 799
- Einfluß auf Labordiagnostik 666
- energiereduzierte 817
- enterale 824 ff
- - Indikation 825
- - Kontraindikation 825
- - Nachteile 824
- - Vorteile 824
- des Erwachsenen 800 f
- fettreiche 667, 771
- Getränk 801
- glutenfreie 812
- des Jugendlichen 800
- kaliumarme 808
- des Kleinkinds 800
- kochsalzarme 725
- kohlenhydratfreie 771
- bei Krankheit 806 ff
- künstliche 824 ff
- laktovegetabile 803
- Mahlzeitenhäufigkeit 801
- mediterrane 772
- natriumarme 808
- ovolaktovegetabile 803
- parenterale 815, 826 ff
- - Aminosäurenzufuhr 827
- - Elektrolyte 828
- - Kohlenhydrate, Dosierungsgrenze 827
- - Komplikation 824
- - Zugang, periphervenöser 828
- - - zentralvenöser 828
- proteinarme 814
- purinarme 820
- Rohkost 803
- des Säuglings 799 f
- vegane 803
- vegetarische 775 f, 803
- - Vitamin-$B_{12}$-Mangel 792
- Vollkost, leichte 807
- vollwertige 799, 801, 804 f
- während der Schwangerschaft 801 f
- während der Stillzeit 802
Ernährungsform, alternative 802 ff, 806
Ernährungslehre 764 ff
Ernährungsmangel 228
Ernährungstherapie 806 ff
- Hepatitis 813
Erregung, psychische 445
Erregungsleitung 302, 321
- afferente 442
- efferente 442
Erregungsleitungssystem 361 f
Erregungsübertragung, adrenerge 592
- Bahnung 578
- Beeinflussung 716 ff
- Blockade 571
- cholinerge 592
- Förderung 592
- Hemmung 578, 592
- neuromuskuläre 571 f
Erregungszustand 737
Erstarrungstemperatur 281
Erstarrungswärme 281
Erste Hilfe 149, 157, 159
Ertaubung 744
Erwachsenenalter, Entwicklungsaufgabe 173
Erwachsenenbildung 206
Erwachsenensozialisation 206
Erwachsener 35
Erwerbsfähigkeit, geminderte 233
Erwerbsunfähigkeit 98, 108, 232
Erysipel 843
Erythem 266
- strahlenbedingtes 296, 620
- Strahlung, ultraviolette 284
Erythema chronicum migrans 848
Erythrasma 857
Erythroblast 506 f
Erythromycin 745
Erythropoese 372, 506 f
Erythropoetin 413, 507, 569
Erythrotoxin 843
Erythrozyten 302, 371 f, 504
- Abbau 377, 507
- Analysestörung 677
- Aufgabe 505
- Bildung 372, 506 f
- Elektrolytkonzentration 673
- Form 372
- Funktion 372
- Lebensdauer 372
- Markierung, radioaktive 610
- Oberflächenmerkmale 875
- osmotische Resistenz 699
- Scheibenform 506
- Stechapfelform 372
- im Urin 653
Erythrozytenagglutination 875 f
Erythrozytengewicht 635
Erythrozytenvolumen 635
- mittleres 505, 635
Erythrozytenzahl 302, 372, 639 f, 674
- Normwert 699
Erziehung 34, 196 f
- funktionale 199
- Medium 200 f
Erziehungsgeld 112
Erziehungsurlaub 39, 112
Es 176, 185
Esbach-Probe 651
Escherichia coli 844 f
- - Badewasser 910, 912 f
- - enteroinvasive 844
- - enteropathogene 844
- - enterotoxische 844
- - Trinkwasser 897
Essigsäure 264 f, 794
Ester 269
Esterase 266
Esterbildung 265 f
Esterspaltung 266
Etacrysäure 731
Ethambutol 745
Ether 735
Ethosuximid 736
Ethylenoxid 148, 794, 936 f
Etomidat 735
Euphorie 733
EURATOM 22
Eurohealth 96
Europäische Gemeinschaft 14 f
- Union 22, 90
Europäisches Arzneibuch 749

Europarat 22
Exophthalmus 617
Exotoxin 847
Expektoranzien 729
Experiment 169 f, 185
- Variable, abhängige 169
- - intervenierende 169
- - unabhängige 169
- Variierbarkeit 169
- Wiederholbarkeit 169
- Willkürlichkeit 169
Exploration 164 ff
- Durchführung 165 f
Explosionsepidemie 830 f
Exspirationsluft 532
Exsudat 659 f
Extrakt 751
Extrapyramidale Bahn 457
Extrapyramidalmotorisches System 459, 579 f
Extrasystole 516
Extrazellulärmatrix 314, 316 f
Extrazellulärraum 548, 777 f
Extremität, obere 341 ff
- untere 347 ff

**F**

Facharzt für Laboratoriumdiagnostik 632
Fahrenheit 499
Fahrlässigkeit 37, 67
Fallerörterung, abstrakte 71
Fallpauschale 135 ff
Familiengröße 104
Familienname 35
Familienplanung 42, 62
Farbblindheit 585
Farbe 283
Farbensehen 477, 585
Farbstoff 794
Fascia thoracolumbalis 337, 339
Faser, elastische 314
Faserknorpel 316 f
Fasten 666, 766
- modifiziertes 816
- totales 816
Faszie 327, 329
Faulbaumrinde 730
Fehlgeburt 105
Fehlingsche Probe 267
Feinmotorik 457
Feiung, stille 833, 859
Felderhaut 487 f
Felsenbein 353
Felsenbeinpyramide 354
Femoropatellargelenk 350
Femorotibialgelenk 350
Femtoliter 635
Femur s. Oberschenkelknochen
Femurhals 348
Fenster, ovales 481, 587 f
- rundes 587 f
Fentanyl 733, 735
Fernsehen 27, 583 f
Ferritin 774
Fersenbein 349 ff
Fetalentwicklung 434, 438 ff
Fett 269, 771 ff
- Aufgabe 556
- Baufett 487
- Depotfett 269, 316, 487, 766, 772
- Energiegehalt 766
- Strukturfett 772
Fettemulgierung 554, 556, 772
Fettemulsion 827
Fettersatzstoff 795
Fettgewebe 315 f
- braunes 316
Fettleber 813
Fettoxidation 772
Fetttransport 524
Fettresorption 556
Fettsäure 265, 771 ff
- essentielle 269, 552, 772
- - Aufgabe 772
- - Mangel 772
- gesättigte 265, 772
- langkettige 772
- mehrfach ungesättigte 269, 772
- mittelkettige 772
- Normwert 684
- ungesättigte 265, 269, 772 f
Fettsäureabbau 652
Fettspeicher 316
Fettstoffwechselstörung, Ernährungstherapie 819
Fettsucht 767
- Ernährungstherapie 816 f
Fettverdauung 402, 409, 555
Fettverderb 772
Fettzelle 315 f
Fettzufuhr 552
- Empfehlung 773
- Reduktion 819
- Verbrennungswärme 269
Fetus, Längenbestimmung 440
Fibrin 511
Fibrinogen 372, 505, 511
- Normwert 700
Fibrinolyse 271, 512
- Hemmung 727
Fibrinolytika 727
Fibroblast 314
Fibula s. Wadenbein
Fieber 560
- Grundumsatzerhöhung 766
- hämorrhagisches 54, 853
Filmdosimeter 301, 623 ff
Filtration 502, 933
- transkapilläre 522
Filtrationsrate, glomeruläre 545 f
- - Verringerung 546
Filtrieren 244
Finger 342
Fingerarterie 368
Fingerknochen 343
Fingerringdosimeter 623 f
Fischöl 772
Fit-for-Life-Diät 805
Fläche 497
Flächendesinfektion 937
Flächendesinfektionsmittel 935
Flammenphotometrie 284, 644
Flap-Technik 620
Flavivirus 853
Fleckfieber 53, 696
- epidemisches 849
Flimmerepithel 312 f, 531
- Eileiter 430
- mehrreihiges 384
Fluchtreflex 579
Flumazenil 739
Fluor 245, 247, 259, 786
Fluor-Chlor-Kohlenwasserstoff 757, 908
Fluorouracil 747
Flüssigkeit 273
- extrazelluläre 315
- Inkompressibilität 273
- Wärmeausdehnung 281
Flüssigkeitsbilanz 523
Flußrate 497
Flüstersprache 589
Folgemilch 800
Follikelatresie 428
Follikelreifung 380, 428, 565
Follitropin s. Hormon, follikelstimulierendes
Folsäure 270, 792
- Aufnahme 792
Folsäuremangel 792
Folsäuremangelanämie 726
Fontanelle 324, 352 f
Foramen jugulare 355
- lacerum 355
- magnum 453
- obturatum 348
- ovale 354, 365
- rotundum 354
- spinosum 354
- venae cava 369
Formaldehyd 148, 264, 894
- Desinfektion 936
- MAK-Wert 936
Formalin 264, 936
Formel, chemische 248
Formiate 264
Formuladiät 816
Fornix 445 f
Fortbildung 75
Fortpflanzung 434 ff, 568, 594
Fovea centralis 477 f, 585
Fraktur 598
Frambösie 848
Frank-Starling-Gesetz 524
Frauenverein, vaterländischer 6
Freiheitsrecht 12
Fremdbeobachtung 166
- Verläßlichkeit 167
Fremdreflex 579
Freon 262
Frequenz 276
- Akustik 280
- Maßeinheit 497 f
- Wechselstrom 499
Frontalebene 323
Fruchtwasser 437
Fructose 267 f, 424, 769 f, 819
- Ernährung, parenterale 827
Fructoseintoleranz 827
Frühgeborenes 105
Frühsommer-Meningoenzephalitis 853
- Schutzimpfung 885
Frühsymptom 99
Frustration, primäre 181
- sekundäre 181
Frustrations-Aggressions-Theorie 185
Führungsstil 201 ff
- autoritärer 202
- demokratischer 202 f
- Laissez-faire-Stil 202
- personalistischer 202
Fungistase 932
Fungizide 797
Fungizidie 932
Funktionsdiagnostik 81 f
Funktionsreifung 174
Funktionsszintigraphie, hepatobiliäre 610
Furosemid 730 f
Fuß 349
- Röntgenaufnahme 350
Fußsohlenbogen 369
Fußwölbung 349
Fußwurzel 348 f, 478

**G**

GABA s. Gammaaminobuttersäure
Galactose 267 f, 770
Galaktosämie 113
Galenika 705
Galle 409, 557, 658 f
- Konzentrierung 557
Galleblasenhydrops 610
Gallenausschüttung 557
Gallenblase 395, 410 ff
- Fassungsvolumen 412
Gallenblasengang 410, 412
Gallenfarbstoff 409
- im Urin 652
Gallengang 404, 409 f, 412
Gallengangsatresie 610
Gallensalz 556 f
Gallensäure 409
Gallensäurenbindung 777
Gallenstein 558, 814
- Diagnostik 605
Gallenwegserkrankung, Diät 814 f
Gallopamil 722
Gammaaminobuttersäure 578, 739
Gammakamera 299, 607 f
- Konstanzprüfung 630
Gammastrahlen 289, 297, 614, 621
- Compton-Effekt 622
- hochenergetische 614 f

Gammastrahlen, Meßtechnik 299
- Paarbildungseffekt 287 f, 622
- Photoeffekt 622
- Sterilisation 934
Gammastrahler 298
Ganglienblocker 592
Ganglienkette, paravertebrale 470
Ganglion, cervicale 469
- mesentericum inferius 471
- parasympathisches 470, 473
- prävertebrales 471
- sensibles 463
- sympathisches 470, 592
- vegetatives 463
Gänsehaut 490
Gantry 615
Ganzkörperbestrahlung 618
- Symptome 626
Ganzkörper-Skelettszintigraphie 611
131J-Ganzkörperszintigraphie 609
Gas 243 f, 273
- Löslichkeit 532
Gasaustausch 384
- alveolärer 533 f
- Blut-Luft-Schranke 391 f
- Gesamtoberfläche 390
- wirksamer 533
- zellulärer 536
Gasaustauschstörung 534
Gasbrand 54, 847
Gaskonzentration 531
Gastrin 554 f, 569, 654
- Normwert 684
Gastritis, akute, Diät 808
- atrophische 658
Gasverdünnungsmethode 530
g-Atom 635
Gaumenbein 352
Gaumenbogen 396
Gaumenmandel 377, 395 f, 400
Gauß 606
GdB s. Grad der Behinderung
Gebärmutter 427, 430 ff
Gebärmutterhals 430 f
Gebärmutterhalskrebs, Sterblichkeit 100
Gebärmutterkarzinom, Kontakttherapie, endokavitäre 619
Gebärmuttermuskulatur 431
- Hypertrophie 320, 426
- Kontraktion 426, 565
Gebärmutterschleimhaut, Abstoßungsphase 431
- Proliferationsphase 428 f, 431 f
- Sekretionsphase 428 f, 431 f
- Veränderung, zyklische 429 ff
Gebührenordnung 46
Geburt 33 f, 440 f
- Austreibungsphase 440 f
- Eröffnungsphase 440 f
- Meldepflicht 34
Geburtenentwicklung 104
Geburtenrückgang 103
Geburtenziffer 104
Geburtsgewicht 105
Geburtshilfe 83, 105, 121 f
Geburtskanal 348
Geburtstermin 440
Gedächtnis 448, 581
Gedächtniszelle 374, 510, 865
Gefahrenabwehr 55
Gefahrstoffverordnung 111, 150
Gefäßdiagnostik 605
Gefäßpermeabilität, Zunahme 861
Gefäßsystem 358, 364 ff
Gefäßverschluß 602
- Therapie, radiologisch-interventionelle 613
Gefäßweite, Regulation 524
Gefäßwiderstand 520
- Abnahme 720
- Erhöhung 521 f, 525
Geflecht, vegetatives 472
Geflechtknochen 318
Gefühlsleben 449
- oberflächliches 176
Gehen 174, 348
Gehirn (s. auch Hirn) 442 ff
- Einteilung 442
- Entwicklung 444
- Gewicht 443
- Gliederung 444
- Lappengliederung 445 f
- Zentrum, motorisches 579 f
Gehirnflüssigkeit s. Liquor cerebrospinalis
Gehirnventrikel s. Hirnventrikel
Gehörgang 352, 481, 587
Gehörknöchelchen 481 ff, 587 f
Gehörorgan 479, 481 ff
Gehörschaden 588
Gehörschnecke 479
Geiger-Müller-Zähler 298 f
Gel 754
Gelatinekapsel 751
Gelatinelösung 253
Gelber Fleck 477, 585
Gelbfieber 53, 853
Gelbfieberschutzimpfung 881, 885
Gelbkörper 427 ff
Gelenk 324 ff
- echtes 325
- planes 326 f
- straffes 327
- unechtes 324 f
Gelenkbewegung 327
Gelenkform 326
Gelenkfortsatz 333
Gelenkkapsel 325 f
Gelenkknorpel 325
Gelenkknorren 348
Gelenkkontraktur 325
Gelenkmechanik 327
Gelzentrifugationstest 876
Gemeindekrankenpflege 226
Gemisch 244
- Trennungsmethode 244
Gen 305 ff
Generator 275 f
Generikum 706
Genesungsprozeß 183
Genitalinfektion, unspezifische 849
Genmutation 626
Genotyp 876
Gentechnologie 64, 91, 269
Gerät, elektrisches, Leistungsschild 276
Gerätesicherheitsgesetz 149 f
Gerätesicherung 276
Geräusch 280, 587 f
Gerinnungsfaktor 372, 411, 511, 641
- Inaktivierung 674
- Vitamin-K-abhängiger 641
Gerinnungszeit 641
Germizidie 932
Geruchssinn 485 f, 590 f
- Absolutschwelle 590
- Aufgabe 591
- Erkennungsschwelle 590
Geschäftsfähigkeit 34
- beschränkte 34
Geschäftsunfähigkeit 34
Geschlechtsapparat 421 ff
Geschlechtsbestimmung 434 f
Geschlechtschromosom 305, 434
Geschlechtsdifferenzierung 568
Geschlechtsdrüse 421
Geschlechtsfunktion, Steuerung 594
Geschlechtshormon 382
- männliches 421 f, 568
- weibliches 568
- - im Verlauf eines Zyklus 665 f
Geschlechtskrankheit 122, 848 f
- Behandlung 58
- Bekämpfung 57 ff
- Statistik 58
- Zwangsmaßnahmen 58 f
Geschlechtskrankheitengesetz, Ordnungswidrigkeit 59
- Rechtsverordnung 59
Geschlechtsorgan, männliches 421 ff
- - äußeres 421, 425 f
- - inneres 421 ff
- weibliches 426 ff
- - äußeres 426 f, 432 f
- - inneres 426 ff
Geschlechtsreife 172 f
- vorzeitige 380, 382
Geschlechtstrieb 181
Geschlechtszelle 421
- reife 311
Geschmack 590 f
Geschmacksknospe 485 f
Geschmackspapille 396 f, 485 f
Geschmacksqualität 397, 485, 590
Geschmackssinn 485 f, 590 f
Geschmacksstoff 771
Geschwindigkeit 497
Gesetz 32
- über die Angleichung der Leistungen zur Rehabilitation 151
- über das Apothekenwesen 48
- über die Ausübung der Zahnheilkunde 77
- zur Bekämpfung der Geschlechtskrankheiten 57 ff
- über den Beruf der Diätassistentin 84
- - der Hebamme und des Entbindungsgesetzes 83 f
- - des Orthoptisten 84
- - des Rettungsassistenten 84
- über die Berufe des Beschäftigungs- und Arbeitstherapeuten 83
- - in der Krankenpflege 78
- - des Logopäden 83
- - in der Physiotherapie 82
- der konstanten Proportionen 245, 248
- der multiplen Proportionen 248
Gesetzbuch, bürgerliches 36
Gesetzeskunde 45 ff
Gesetzgebung 93
- konkurrierende 45 f
- Regelung, landesrechtliche 47
Gesichtsfeld 477
Gesichtsmuskulatur, mimische 338, 352, 355 ff
Gesichtsschädel 352 f
Gestagen 568
Gestose 801
Gesundheit, Definition 97 f, 887
- Umwelteinflüsse 887 f
- Verständnis, ökologisches 225
Gesundheitsabteilung 93 f
Gesundheitsamt 55
- Aufgabe 58, 93 ff
- kommunales 93
- Leiter 95
- staatliches 93
Gesundheitsaufseher 85
Gesundheitsbehörde, oberste 93
- untere 93
Gesundheitsberichterstattung 101 ff
Gesundheitsbildung 99
Gesundheitsdatei 155
Gesundheitsdienst, Neuorientierung 223
- öffentlicher 88 ff
- - Aufgabenkatalog 100
- - Zuständigkeit des Bundes 88 ff
- - - der Länder 93
- - - der Landkreise 93
- Unfallverhütungsvorschrift 152
Gesundheitsdienst-Gesetz 47
Gesundheitseinrichtung 89

Gesundheitserziehung 78, 87, 89, 220 ff
- Ausbildung 223
- Begriffsbestimmung 220
- Bundeszentrale für gesundheitliche Aufklärung 89
- Einbeziehung von Angehörigen 224 f
- gemeindeorientierte 221
- Gespräch 224 f
- Glaubwürdigkeit der Erziehers 224
- Krankenpflegeberuf 223 ff
- Lebensumfeld 225
- Lebensweisenkonzept 221
- Methoden 221 f
- Modell, humanbiologisches 220 f
- - sozialpsychologisches 221
- Selbsthilfe 223
- unterstützende 223
Gesundheitsförderung 96, 98 f, 220
- bei chronischer Krankheit 225 f
- gemeindeorientierte 226
- Kinderkrankenpflege 226
- Konzept 222
- Ziel 222
- Zuständigkeit 222 f
Gesundheitsfürsorge 86 f, 888
Gesundheitsgesetzgebung 89
Gesundheitshilfe 94 f, 97 ff, 888
- im Alter 115 f
- für Kinder und Jugendliche 113 ff
- für Mutter und Kind 111 ff
- präventive 110
- nach Sozialrecht 61 f
- Träger 100 f
Gesundheitsingenieur 85
Gesundheitsministerkonferenz 93
Gesundheits-Museum 89
Gesundheitspflege 1 f
Gesundheitsplanung 192
Gesundheitsschutz 147 ff
- in der Praxis 154 ff
Gesundheitsstrukturgesetz 134
Gesundheitssystemforschung 191
Gesundheitstag 100
Gesundheitsuntersuchung 100, 111
Gesundheitsverhalten 191 ff, 221
Gesundheitsversorgung 90
Gesundheitsvorsorge 91, 98 ff, 109 ff, 888 f
- primäre 888 f
- sekundäre 889
- tertiäre 889
Gesundheitswesen 88
- Beruf, akademischer 74 ff
- - nichtakademischer 74, 78 ff
- Gesetzgebung 45 ff
- Kontakt, präventiver 110
- Krankheitsorientierung 100
- öffentliches 88
- Personal 95
- Selbstverwaltungsrecht 47
- Vereinheitlichungsgesetz 93
Gesundheitswissenschaft 223
Gesundungswille 83
Gewässergütekarte 915
Gewässerverschmutzung 914
Gewebe 312 ff
- Definition 312
- Einteilung 312
Gewebefaktor III s. Gewebethromboplastin
Gewebehormon 272, 564, 569
Gewebethromboplastin 641
Gewebsautolyse 304
Gewebsplasminogen-Aktivator, humaner 727
Gewebsthrombokinase 511
Gewerbeaufsicht 149
Gewerkschaft 24
Gewerkskrankenhaus 3
Gewicht 243, 635
- spezifisches 635, 694
Gewichtsreduktion 766, 816 f
Gewohnheitsbildung 715
Gewohnheitsrecht 31 f
Giardia intestinalis 857
Gicht, Ernährungstherapie 820 f
- Therapie 737
Gichtanfall, akuter 737
Gift 60, 705
Gingivostomatitis 854
Gipsbinde 251
Gitterordnung 244
Glaskörper 474 f
Glaubersalz 730
Glaukom 585, 716 f
Gleichberechtigung 35
Gleichgewicht 450, 464
Gleichgewichtsorgan 479, 482 ff, 589 f
Gleichgewichtsstörung 744
Gleichheitsrecht 12
Gleichstrom 499
Gleitmittel 730
Gliazelle 321, 577
Glibenclamid 740
α-Globulin 505
β-Globulin 505
γ-Globulin 505
Globuline 505
- Normwert 684
Globus pallidus 445 f
Glomerulonephritis 544, 546
- Proteinurie 651
Glomerulus 413, 416 f, 543 f
Glomerulusfiltrat 543 f
- Messung 545 f
Glomus caroticum 466
Glottisödem 387
Glucagon 382 f
- Wirkung 567
Glucocorticoide 382, 565 ff
- Bildung 566 f
- Entzündungshemmung 728, 737
- Nebenwirkung 741
- Wirkung 566
Glucocorticoidtherapie 741
- Ausschleichen 741
Gluconeogenese 268 f
- Förderung 566 f
- Hemmung 567
Glucose (s. auch Blutzucker) 267 f, 769
- Abbau 267, 270
- Diurese, osmotische 730
Glucosebelastung, intravenöse 684
- orale 684
Glucosebestimmung im Urin 651 f
Glucose-Elektrolyt-Lösung 809
Glucoselösung, hypertone 827
- isotone 826 f
Glucoseteststreifen 643, 652
Glucosetoleranz, Herabsetzung 731
- - Chrommangel 786
Glucosetoleranztest, oraler 643 f, 672
Glucosidase 268
Glucosurie 649, 651 f, 667
- renale 652
Glucuronsäure 558, 685
Glutamat 795
Glutamat-Dehydrogenase 647
Glutamat-Oxalacetat-Transaminase 647, 674
- Normwert 685
Glutamat-Pyruvat-Transaminase 647, 674
- Normwert 685
γ-Glutamyl-Transpeptidase 647
- Normwert 685
Gluten 811
Glycerol 263 f, 266, 269
Glycerylnitrat 722
Glykogen 267 f, 770
Glykogenreserve 268, 770
Glykogensynthese 383
Glykokalyx 304, 314
- Erneuerung 304
Gold, radioaktives 298
Goldverbindung 737
Golgi-Apparat 303 f
Gonadotropine, Normwert 685
Gonadotropin-Releasing-Hormon-Analoga 742
Gonokokken 842
Gonorrhö 58, 696, 842
Gonosomen 305
GOT s. Glutamat-Oxalacetat-Transaminase
GPT s. Glutamat-Pyruvat-Transaminase
Graaf-Follikel 427 f
Grad der Behinderung 98, 108 f
- Celsius 281, 499
Granulat 751
Granulationsgewebe 315
Granulomatosis infantiseptica 846
Granulozyten 373, 507
- basophile 371 ff, 507
- - Normwert 701
- eosinophile 371 f, 507
- - Normwert 701
- - Phagozytose 373
- neutrophile 371 ff, 507
- - Normwert 701
- segmentkernige 373
- stabkernige 373
Gray 289
Greifen 341
Grenzfläche 283
Grenzstrang, sympathischer 464, 470 ff, 592
Grenzstrangganglion 463
Griffelfortsatz 352
Grippe 852
Grippevirus 746
Großhirn 443 ff
Großhirnhemisphäre 443
- dominante 448
Großhirnrinde 445 f
Gruber-Reaktion 870
Gruber-Widal-Reaktion 696
Grundbedürfnis 212
Grundgesetz 11
Grundrecht 12 f
Grundsubstanz 314
Grundumsatz 552, 765 f
- alterspezifischer 766
- geschlechtspezifischer 766
- Steigerung 560, 766
- Verminderung 560, 766
Grundwasserbelastung 918
Grundwasserschutz 899
Gruppe, soziale 182 f
Gruppenleiter 202
Gruppenpflege 144
Gruppenspannung 190
GS-Zeichen 150
γ-GT s. γ-Glutamyl-Transpeptidase
Guanidine 936
Guanin 307
Gumprecht-Kernschatten 640
Güterproduktion 22
Guthrie-Test 100, 112 f
Gynäkologie 121 f
Gyrasehemmstoff 745
Gyrus postcentralis 580
- praecentralis 579
G-Zelle 555

**H**

Haarausfall 726
Haarbalgdrüse 489
Haare 489 f
Haarfollikel 490
Haargefäß s. Kapillare
Haarpflege 891
Haarschutz 929
Haarzelle 483 f, 588
Haase-Regel 439
Haemoccult-Test 659

Haemophilus influenzae 846
Haemophilus-influenzae-Typ-B-Impfung 883
Haftpflichtversicherung 68
Haftung 33
- zivilrechtliche 36 f
Hakenbein 343, 345
Halbwertzeit 297
Halogenderivat 262
Halogene 248 f, 253, 259 f
- Desinfektion 935
Haloperidol 737, 739
Halothan 262, 735
Hals 351 f
Halsgeflecht 464
Halslordose 332
Hals-Nasen-Ohren-Heilkunde 122
Halswirbel 332
Halswirbelsäule 334
Haltebewegung 590
Hämagglutinationshemmtest 851, 872
Hämagglutinationtest 871
Hämatokrit 372, 505
- Anstieg 507
- Bestimmung 505, 638
- Normwert 505
Hämatologie 633
- Normbereichtabelle 698 ff
Hämaturie 651
Häm-Eisen 783
Hämgruppe 534 f
Hämiglobin 535
Hammer 481, 483, 587
Hämochromatose 784
Hämoglobin 307, 372, 505, 638
- Aufgabe 534
- desoxygeniertes 535
- Kohlendioxid-Transport 536
- oxygeniertes 535
- Pufferfunktion 540
- Sauerstoffbindung 535 f
- im Urin 653
Hämoglobinabbau 409
Hämoglobingehalt, korpuskulärer, mittlerer 506, 639
Hämoglobinkonzentration, korpuskuläre, mittlere 506
Hämoglobinmolekül 534 f
Hämoglobinurie 651
Hämoglobinvergiftung 536
Hämokonzentration 668
Hämolyse 372, 861
- Bilirubinanstieg 558
- in-vitro, Ursachen 673 f
- Störung der Laboratoriumsdiagnostik 673 f
Hämophilie A 511
Hämorrhoiden 408
Hämostaseologie 633
Hand 342 f
- Röntgenaufnahme 345
Händedesinfektion 156 f, 843, 928
- chirurgische 921, 937
- hygienische 921, 928, 937
Handeln, inneres 179
- pädagogisches 196 ff
- - Anleiten 213 ff
- - Beraten 216 f
- - Formen 210 ff
- - Grundhaltung 206
- - Informieren 211 ff
- - Intention 210 f
- - Kommunikation 199 ff
- - Professionalisierungsaspekt 211
- - Unterweisen 213 ff
- - zielbezogenes 199
- - Zielerreichung 204 f
- - Zielformulierung 203 f, 213 f
- soziales 195, 197 f
Händewaschen 928
Handgelenk 346 f
Handicap 227, 229, 236
Handlung, grobfahrlässige 68
- unerlaubte 67 f
Handlungsaufforderung 199 f
Handlungsentwurf 215
Handlungsform, aktive 213
Handlungsprozeß, klinischer 165
Handwurzel 342
Handwurzelgelenk, distales 344, 346
- proximales 344, 346
$H_1$-Antihistaminika 721
$H_2$-Antihistaminika 721, 729
Hapten 509, 713
- Definition 860
Harn s. Urin
Harnapparat 413 ff
Harnblase 418, 427
- Entleerungsstörung 425
- Katheterisierung 929
- Strahlenschädigung 620
- Übergangsepithel 312 f
Harnblasendreieck 418 f
Harnblasenhals 414
Harnblasenmuskulatur 418 ff
Harnblasenpunktion 649
Harndrang 418
Harnentleerung 594
Harnfilter 416
Harnleiter 414 f, 418 f
- Engstelle 418
Harnleitermündung 418 ff
Harnröhre 341, 414, 420 f
- männliche 420 f
- weibliche 420, 427
Harnröhrenmündung 418
Harnröhrenschwellkörper 421, 425
Harnsäure 413
- Ernährung 666, 820 f
Harnsäureausscheidung 731, 820
Harnsäurebildung, hohe 775
Harnsäurekonzentration im Blut 775
- - Normwert 686
- - Tagesschwankung 667
- im Urin 650
Harnsäurekristalle 737
Harnsäurestein 823
Harnstau 610
Harnstein 548
Harnstoff 269, 413
- Bestimmung 644 f
Harnstoffbildung, hohe 775
Harnstoffkonzentration im Blut 666
- - erhöhte 644 f
- - Normwert 686
- im Urin 549
Harnstoffstickstoff 645
Harnwege, ableitende 417 ff
Harnwegsinfektion, therapieresistente 845
Hartgelatine-Steckkapsel 751
Hauptzelle 402, 554
Haut 487 ff
- Aufgabe 487
- Durchblutungsstörung 720 f
- Pufferfähigkeit 266
- Regenerationsschicht 487
- trockene 891
Hautanhangsgebilde 489 f
Hautdesinfektion 935
Hautdrüse 489
Hautdurchblutung 561
Hautkrankheit, Berufskrankheit 148, 150
Hautpflegemittel 891
Hautpigmentierung 380
Hautrezeptor 580
Hautschicht 487 f
Hautschutz 156 f
Hautsinnesorgan 487
Hautturgor, Abnahme 551
Havers-Kanal 318
Haysche Trennkost 804 f
HbA 700
$HB_c$-Antigen 855
$HB_e$-Antigen 855
$HB_s$-Antigen 855
HbF 700
HDL-Cholesterin 686, 819
HDR-Afterloadingtherapie 619 f
Head-Zone 594
Hebamme 83 f
Heben 157
Hefe 856
Heildiener 7
Heilerrolle 194
Heilkunde 74
- Ausübung, unselbständige 65
Heilmittel, gefährliches 95
- Standardisierung, internationale 95
Heilpraktiker 74, 87
Heilpraktikergesetz 65
Heilquelle 900
Heilwasser 900
Heimleiter 86
Heißluftsterilisation 933
Helferinnenberuf 84 f
Helferzelle 375, 509, 853, 865 f
Helicobacter pylori 729, 846
Helium 247
Hell-Dunkel-Sehen 477
Hellin-Regel 104
Hemicellulose 776
Henderson-Hasselbach-Gleichung 539 f
Henle-Schleife 417, 543 f
Henle-Trias 830
Hepadnavirus 854
Heparin 258, 373, 512
- Antidot 726
- Störung der Laboratoriumsdiagnostik 672
- Wirkung 726
Hepatitis, Ernährungstherapie 813
- Meldepflicht 54
Hepatitis-A-Virus 852
Hepatitis-B-Schutzimpfung 884
Hepatitis-B-Virus 854 f
Hepatitis-C-Virus 855
Hepatitis-D-Virus 855
Hepatitis-E-Virus 855
Hepatitismarker 855
Hepatitis-Serologie 696
Heranwachsender 35
Herbizide 797
Heroin 733
Herpes genitalis 854
- labialis 854
Herpes-simplex-Virus 854
Herpes-simplex-Virusinfektion, Therapie 746
Hertz 276 f, 280, 283, 498 f
Herz 358 ff
- Anspannungsphase 516 f
- Aufbau 359 ff
- Auskultationsstelle 363
- Auswurfphase 363, 516 f
- Bezold-Jarisch-Reflex 594
- Binnenraum 360
- Erregungsausbreitung 513 ff
- Erregungsleitungsstörung 782
- Erregungsrückbildung 515
- Erregungszentrum 361
- Erschlaffungsphase 516 f
- Füllungsphase 363, 516 f
- Gewicht 358
- Innervation, sympathische 470 f
- Leistungssteigerung 593
- linkes 359
- rechtes 359
- Reizleitungssystem 361 f
- Röntgenaufnahme 360
- Ventilebene 360, 363
- Ventilmechanismus 523
Herzaktion 363
Herzaneurysma 610
Herzarbeit, erschwerte 551
Herzautomatie 514
Herzbasis 358
Herzbeutel 358, 361
Herzbeutelhöhle 390 f
Herzbinnenraumszintigraphie 610
Herzfrequenz 362, 514, 524
- Abnahme 720, 723

– Steigerung 468
– – Atropin 717
– – Sympathomimetika 718
Herzfunktion 468
Herzgeräusch 364, 518
Herzglykoside 723 f
– Antidot 724
– Einteilung 724 f
– therapeutische Breite 723
– Vergiftungserscheinung 724
Herzinfarkt 362
– Bewältigung 206 f
– Inzidenz 107
– Risikofaktoren 99
– Schutz 772
Herzinsuffizienz 523
– Keshan-Krankheit 785
Herzkammer 47, 359
– linke 360 f, 513
– rechte 513
Herzkammerflimmern 277, 516
Herzkammervolumen, enddiastolisches 516
– endsystolisches 516
Herzklappe 360 f
Herzklappenfehler, Radionuklidventrikulographie 610
Herzklappeninsuffizienz 363, 518
Herzklappenstenose 363, 518
Herzkrankheit, koronare, Myokardszintigraphie 610
– – Verhaltensmuster, gesundheitsgefährdendes 166
Herzkranzarterie, linke 359 f, 362
– rechte 359 f, 362
– Verengung 724
Herzkranzgefäß 362, 367
Herz-Kreislauf-Krankheit, Fettkonsum 773
– Früherkennung 111
– Risikofaktor 194, 767
Herz-Kreislauf-System 518 f
– Aufgabe 512 f
– Bauelemente 513 ff
– Hochdrucksystem 519
– Niederdrucksystem 519
Herzminutenvolumen 518
Herzmuskel 319, 361
– Kontraktion 576
– – isovolumetrische 362
– Kontraktionskraft 514, 524
– – Steigerung, medikamentöse 723
– Minderdurchblutung 724
– Physiologie 576
Herzmuskelinsuffizienz 720, 722 f
– Digitalistherapie 723 ff
– Diuretika 731
Herzmuskelzelle, Refraktärzeit 576
Herznerv 514
Herzohr 359 f
Herzrhythmusstörung 516
– Behandlung 724
– Elektroschock 277
Herzschatten 359 f
Herzscheidewand 359
Herzschlagvolumen 363, 516, 524
Herzschrittmacher 514
Herzspitze 358 f
Herzspitzensstoß 518
Herzstillstand 514
– Vorbeugen 717, 735
Herztätigkeit, beschleunigte 381
– Signale 518
Herzton 363, 518
1. Herzton 518
2. Herzton 518
Herzwand 361
Herzzeitvolumen 516, 518
– Abfall 525
– Regulation 524
– Zunahme 521 f, 525
Herzzyklus 516
Heterozygotie 311
Heuschnupfen 718
Hexamethylpropylenaminoxim 608
Hexenschuß 277
Hexose 267
Hiatus leucaemicus 640
Hiatusschlinge 402
Hilfeleistung, unterlassene 38, 69 f, 159
Hilfsbedürftigkeit 97
Hilfsstoff 752, 755
Himbeerwarzenkrankheit 848
Hinterhauptbein 352
Hinterhauptslappen 445 f
Hinterhauptsloch 354
Hinterhorn 454 ff
Hinterstrang 456
Hinterstrangbahn 457, 580
– sensible 452
Hinterwurzel 456
Hinzuziehungspflicht 83
Hirnanhangsdrüse s. Hypophyse
Hirnbasis 468
Hirnblutung, Liquordiagnostik 649
Hirndruck, erhöhter 648
Hirndurchblutung 519
– regionale, Untersuchung, szintigraphische 608
Hirnhaut 460 f
Hirninfarkt 459
Hirninfarktprophylaxe 727
Hirnmetastase, Bestrahlung 618
– Kernspintomographie 606
Hirnnerv 464 ff
– Austrittstelle 468
– Kerngebiet 453
I. Hirnnerv s. Nervus olfactorius
II. Hirnnerv s. Nervus opticus
III. Hirnnerv s. Nervus oculomotorius
IV. Hirnnerv s. Nervus trochlearis
V. Hirnnerv s. Nervus trigeminus
VI. Hirnnerv s. Nervus abducens
VII. Hirnnerv s. Nervus facialis
VIII. Hirnnerv s. Nervus vestibulocochlearis
IX. Hirnnerv s. Nervus glossopharyngeus
X. Hirnnerv s. Nervus vagus
XI. Hirnnerv s. Nervus accessorius
XII. Hirnnerv s. Nervus hypoglossus
Hirnnervenkern 592
Hirnrinde, motorische 579
– – Anordnung, somatotope 457 ff
– primär auditorische 449
– – motorische 449
– – sensorische 449
– – visuelle 449
Hirnrindenareal, funktionelles 448 f
Hirnschädel 352
Hirnschenkel 449
Hirnsichel 460 f
Hirnstamm 452 f
– Einklemmung 450
– Zentrum, vegetatives 594
Hirnsubstanz, graue 445 f
– weiße 445 f
Hirntod 537
Hirnventrikel 442 ff
III. Hirnventrikel 445, 449 f, 460, 462
IV. Hirnventrikel 450, 452, 460 ff
Hirnwindung 445, 448
His-Bündel 361 f, 514
Histamin 262, 272, 373, 569
– in Lebensmitteln 795, 824
Magensaftsekretion 555
– Wirkung 721
Histaminrezeptorenblocker 555
HIV-Diagnostik 869
– Westernblot-Untersuchung 873
HIV-Infektion 853 f
– Berichtspflicht, anonyme 107
– Tuberkulose 107
HIV-Restrisiko 880
HLA-Merkmal 864
HMPAO s. Hexamethylpropylenaminoxim
Hochvolttherapie 294
Hochzahl 501
Hoden 421
– Strahlenschutz 627
Hodenkanälchen 422
Hodensack 421, 425
Hodgkin-Lymphom, Strahlentherapie 618
Höhensonne 284
Höhenstrahlung 295
Höhle, seröse 390 f
Hohlhandbogen 368 f
Hohlorgan 319
Hohlvene, obere s. Vena cava superior
– untere s. Vena cava inferior
Homöopathie 715
Homöostase 252, 551
Homozygotie 311
Hörbahn 589
Hörbereich 588
Hörfähigkeit 281
Hörfunk 27
Hörgrenze, obere 280
– untere 280
Hormon 271 f, 378, 562 ff
– adrenokortikotropes s. ACTH
– antidiuretisches s. Adiuretin
– Aufbau, chemischer 564
– Aufgabe 562
– blutzuckersteigerndes 567
– Definition 562
– effektorisches 380, 564 f
– Einteilung 564
– Entstehungsort 564
– follikelstimulierendes 380, 422, 428 f, 565
– – Normwert 685
– glandotropes 379 f, 564 f
– gonadotropes 380, 565
– luteinisierendes 380, 422, 428 f, 565
– – Normwert 685
– luteotropes s. Prolactin
– Neurosekretion 563
– nichtgonadotropes 380
– Plasma 638
– somatotropes s. Somatotropin
– thyreoideastimulierendes 380 f, 565, 739 f
– – Normwert 693
– Wirkungsweise 564
Hormonproduktion 563 f
Hormonrezeptor 378, 564
Hormonsekretion 379
Hormontherapie 739 ff
Hornbildungsschicht 487
Hornhaut 314, 474 ff
Hornhauttrübung 476
Hornschicht 313 f
Hornschuppe 487
Hörrinde 448
Hörschaden 894
Hörschwelle 589
Hörstrahlung 446
Hörzentrum 449
– sekundäres 448 f
Hospital, im Mittelalter 2
Hospitalismus, infektiöser s. Krankenhausinfektion
Hospitalismuserreger 843, 845 f, 921
Hospitalit 3
Houndsfield 293, 602
H-Rezeptor-Antagonisten 555, 721, 729
Hüftbein 325, 331, 347
Hüftgelenk 326, 331, 346
– Abspreizer 350
– Anatomie 349 f
– Beuger 350
– Strecker 350
Hüftpfanne 346, 349
Humeroradialgelenk 345
Humeroulnargelenk 345

Humerus s. Oberarmknochen
Hunger 768
- Ketonkörper 652
Husten 531, 579
- Therapie 729
Hustenreflex 589
Hustenzentrum, Hemmung 734
Hyaluronsäure 474
Hydratation 251
Hydrathülle 251
Hydraulik 273
Hydrochlorothiazid 730
Hydrogencarbonation 254
Hydrogensalze 256
Hydrolase 647
- saure 304
Hydrops fetalis 878
Hydroxid 254
Hydroxidion 253 f
Hydroxoniumion 251
β-Hydroxybuttersäure 652
α-Hydroxybutyrat-Dehydrogenase 647, 686
Hydroxycarbonsäure 265
Hydroxyethylstärkelösung 728
5-Hydroxyindolessigsäure 686
- Analysestörung 677
Hydroxylderivat 263
Hydroxylradikal 626
5-Hydroxytryptamin s. Serotonin
Hygiene 887 ff
- Definition 887
- Individualhygiene 889 ff
Hygieneberuf 85 f
Hygienefachkraft 85 f, 922
Hygienekommission 922
Hygieneplan 156, 931
Hygiene-Verordnung 46
Hymen 432
Hyperglykämie 383, 568
- Diagnostik 643
Hyperimmunglobulin 882
Hyperimmunserum, menschliches 886
- tierisches 886
Hyperkaliämie 782
- Hämolyse 673
Hyperkalzämie 780
Hyperlipoproteinämie 819
- Ernährung, kohlenhydratfreie 771
Hyperopie s. Weitsichtigkeit
Hyperparathyreoidismus 568
Hyperreflexie 459
Hyperthermie 618 f
Hyperthyreose s. Schilddrüsenüberfunktion
Hypertonie 99, 194
- ACE-Hemmer 722
- Betablocker 720
- Calciumantagonisten 722
- Definition 521 f
- Kochsalzaufnahme 782
- portale 613
- renale 549
- Therapie 725 f
Hypertrophie 320
Hyperurikämie s. Harnsäurekonzentration im Blut, erhöhte
Hypnotika 738
Hypoglykämie 382, 568
- Antidiabetika 741
- Diagnostik 643
- Ketonkörper 652
Hypohydratation, hypertone 778
Hypokaliämie, laxantienbedingte 730
Hypomochlion 328 f
Hypoparathyreoidismus 568, 780
Hypophyse 354, 379 f, 444, 449 f
Hypophysenhinterlappen 379 f
Hypophysenhinterlappenhormon 564 f
Hypophysenvorderlappen 379 f
Hypophysenvorderlappenhormon 565 f
Hyposthenurie 650
Hypothalamus 445, 449, 595
- Hungerregulation 768
Hypothalamus-Hypophysen-System 379, 564 f
Hypothyreose s. Schilddrüsenunterfunktion
Hypotonie, Definition 521 f
Hypoxie 536
- Folgen 536 f

I

Ibuprofen 733
Ich 176, 186
Icterus neonatorum 878
Identifikation 186
Identitätsbedürfnis 180
Idiosynkrasie 713
IgA 510, 862 f
IgD 510, 862 f
IgE 510, 860, 862 f
IgG 510, 862 f, 865
IgM 510, 862 f, 865
Ikterus 558
- intrahepatischer 558
- posthepatischer 558
- prähepatischer 558
Ileum s. Krummdarm
Ileus, Abdomenübersichtsaufnahme 599
Iliosakralgelenk 327, 346 f
Imipenem 744
Imipramin 738
Immission 895, 907 f
Immissionskonzentration, maximale 907 f
Immissionsrate, maximale 907
Immunabwehr 366, 372
- Barriere, mechanische 863
- humorale 374
- spezifische 374
- unspezifische 373 f, 833
- zelluläre 374
Immunantwort 866 ff
- Kontrolle, genetische 864
- MHC-Restriktion 864
- polyklonale 865
- Schwankungsbreite 868
Immundefekt, zellulärer 867
Immundiffusion, radiale 870
- zweidimensionale 870
Immunelektrophorese 871
Immunfixation 870
Immunfluoreszenztest, direkter 873
- indirekter 873
Immunglobulin (s. auch Antikörper) 509, 860 ff
- Bindungsstelle 860 f
- Eigenschaft 863
- Fragmente 860
- Grundstruktur 860 f
- H-Kette 860
- Konzentrationsbestimmung 870
- L-Kette 860
- Nachweis 873
- Normwertbereich 687
Immunglobulin-Klasse 862 f
Immunhämatologie 875 ff
Immunhämolyse 877 f
Immuninsuffizienz 866
Immunisierung 155
- aktive 374, 846, 852 f
- passive 374, 882
Immunität 374, 833
- antitoxische 881
- erworbene 864 ff
- humorale, antigenspezifische 865
- zelluläre, antigenspezifische 865 f
Immunkomplex 860 f
Immunkomplexreaktion 868
Immunoassay 869, 874
Immunoblot-Technik 869
Immunogen 860
Immunologie 859 ff
- Untersuchungsmethode 868 ff
Immunorgan 374
Immunpräzipitation 870 f
Immunprotein 860
Immunreaktion, Charakterisierung, pathophysiologische 868
- diagnostische, direkt sichtbare 869 ff
- - indirekt sichtbare 869, 871 f
- - Reaktionspartner, markierter 869, 873 f
- Überfunktion 866 f
- Unterfunktion 866 f
Immunschwäche, erworbene 853
- des Neugeborenen 866 f
- Vitamin-A-Mangel 789
Immunschwächekrankheit, erworbene s. AIDS
Immunsuppression 747
Immunsystem 372 ff, 507 ff
- Aufgabe 859 f
- Autoimmunität 867
- Differenzierung 864
- Faktor, humoraler 863 f
- Gliederung 863 ff
- Komponente, zelluläre 864
- Mechanismen, antigenspezifische 864 ff
- Reifung 864
- spezifisches 508 ff
- - Langerhans-Zelle 487
- unspezifisches 373, 508 f, 863 f
Immunszintigraphie 611
Immuntoleranz 509, 860, 867
Immunvaskulitis 861
Impairment 227, 229, 236
Impfkalender 883 ff
Impfprogramm 99
Impfreaktion 882
Impfschaden 57
Impfstoffkombination 881
Impfung 56, 110, 155, 829, 880 ff
- aktive 374, 880 ff
- - Grundimmunisierung 881
- - Kontraindikation 882
- - Praxis 882
- - Reaktion, allergische 883
- - Tabelle 883 ff
- - Vorgehen 881
- Indikationsimpfung 882, 884 f
- öffentlich empfohlene 881 f, 883 ff
- passive 374, 882, 886
- Pflichtimpfung 881
- Reiseimpfung 882, 885
- Standardimpfung 882
Indikator 271
Indikatorpapier 255
Individualität 173
Individualpsychologie 163
Indometacin 733
Infektion, abortive 834
- Abwehr 859
- Definition 859
- inapparente 833
- latente 833
- nosokomiale s. Krankenhausinfektion
- opportunistische 853 f
- perkutane 833
- permuköse 833
- Schwimmbad 910 f
Infektionsabteilung, geschlossene 59
Infektionsanfälligkeit, erhöhte 866
Infektionsgefährdung 148
- Schutzimpfung 155
Infektionskrankheit, Absonderungsstation 2
- Behinderung 228
- Berufskrankheit 150
- Definition 830, 859
- Epidemiologie 830 ff
- Erregernachweis 829 f

- Immunität 833
- Infektionsart 833 f
- Infektionsweg 834 f
- lokale 833
- Manifestationsindex 833
- Mortalität 193
- saisonale Gebundenheit 831
- Schmierinfektion 835
- zyklische 833
Infektionsprophylaxe 151, 921
- Händedesinfektion 928
- bei Injektion 928
- Kostenreduktion 931
- Krankenhausmüll 926 f
- Maßnahmen 928 ff
- Schutzkleidung 929
Infektionsstation 926
Infektiosität 830
Infektkette 834 f
Infiltrationsanästhesie 734
Inflation 25
Influenza 53, 55
Influenzaschutzimpfung 882, 884
Influenzavirus 852
Information 211 ff
- genetische 307
- Verständlichkeit 213
Informationsbedarf 207, 212 f
Informationsbedürfnis 207, 212 f
- als Krankheitsbewältigungsform 213
Informationsfreiheit 28
Informationsübertragung 504, 571
Infrarot-Strahlen 283 f
Infusionsflasche 756 f
Infusionslösung 755 f
Infusionstherapie 929 f
- Zugangsweg 828
Inhalat 757
Inhalation 930
Inhalationsinfektion 833
Inhalationsnarkotika 262, 735
Inhalator 757
Injektion, fehlerhafte 69
- Infektionsprophylaxe 928
- intramuskuläre 708
- intravenöse 708 f
- subkutane 708
Injektionsflasche 756
Injektionslösung 755 f
Injektionsnarkotika 735
Inkontinenz 341, 408, 559
Inkubationszeit 833
Innenohr 354, 482 f
- Physiologie 588
Innenraumklima 895
Innenraumluft 893 f
Innere Medizin 121 f
- - Spezialisierung 121
INR-Wert 641
Insektizide 797
Insel 445
Inselorgan 382
Inselzellhormon 567
Inselzelltumor 643
Instanzenmodell, psychoanalytisches 176 f
Instincto-Therapie 803
Instinkthandlung 595
Institut für Wasser-, Boden- und Lufthygiene 89
Instrument, optisches 285
Instrumentendesinfektion 263, 936 f
Insulin 268 f, 382 f
- Altinsulin 740
- Depotinsulin 740
- Normwert 687
- Wirkung 567
Insulinausschüttung, ungenügende 740
- Steigerung 567
Insulinmangel, absoluter 740
- relativer 740
Insulinproduktion 563
Insulinreservetest 644
Insulinrezeptor 707
Insulintherapie 740
- intensivierte 818
Intelligenz 177 ff
- Definition 177 f
- praktische 179
Intelligenzentwicklung 174
Intelligenzklassifizierung nach Wechsler 178
Intelligenzquotient 178 f, 186
Intelligenztest 168
Intensivbehandlung 144
Intensivbehandlungseinheit 121, 925 f
- fachgebundene 144
- Größe 144
- interdisziplinäre 144
- zentrale 144
Intensivpflege 143 f
Intensivüberwachung 143 f
Interaktion 183, 186, 194
- soziale 182 f, 186
Interferon 508
- Funktion 864
- Virusinfektion 746, 850
Interkostalraum 335
Interleukin 508
International Council of Nurses 10
Internationale Einheit 635, 754
Interphase 309
Interzellularsubstanz 314
Intimhygiene 891
Intrazellulärraum 777
Intrinsic factor 402, 554, 556, 792
Intubation 930
Inulin-Clearance 545
Inzidenz 106 f, 193, 831
Ion 251, 275
- negatives 249, 275, 287
- positives 275
Ionenaustausch 257
Ionenbindung 249, 251, 260, 275
Ionendosis 288, 623
Ionendosisleistung 289
Ionengitter 251, 255
Ionenkanal, Durchlässigkeitsveränderung 707 f
Ionenkanalrezeptor 716 f
Ionenleitfähigkeit 499
Ionenprodukt 255
Ionenpumpe 779
Ionenstrom 499
Ionisation 274, 287
Ionisationsdichte, hohe 616
Ionisationskammer 288 f
Ionisationsstrahlung, Sterilisation 934
Ipratropium 718, 728
Iridium 619
Iris s. Regenbogenhaut
Isoagglutinin 875, 877
Isofluran 735
Isohydrie 252
Isoionie 252
Isoleucin 265
Isomalt 819
Isoniazid 745
Isopropanol 264
Isoproterenol 592
Isosthenurie 650
Isotonie 252
Isotop 246, 274, 296
- radioaktives 296 f
- - Anwendung, therapeutische 612 f
- - Halbwertzeit 297
- - offenes 607
Isotopendiagnostik 633


## J


Jejunum s. Leerdarm
Jochbein 352
Jod 99, 245, 260
- Analysestörung 677
- Desinfektion 935
- proteingebundenes 694
- radioaktives 298, 740
- - Halbwertzeit 297
$^{123}$Jod 609
$^{131}$Jod 609, 611
Jodavidität 609
Jodakne 785
Jodaufnahme 785
Jod-131-Ganzkörperszintigraphie 609
Jodid 566
Jodmangel 381, 785
- Ernährung, vegetarische 803
Jodmangelstruma 609, 739, 785
Jodoform 262
Jodprophylaxe 739
Jodtinktur 260
Jodtoxizität 785
Johanniterorden 2
Johanniter-Unfalldienst 159
Joule 281, 498 f
Juckreiz 728
Jugend 34 f
- Entwicklungsaufgabe 173
Jugendamt 33
Jugendarbeitsschutz 34, 114
Jugendarbeitsschutzgesetz 110, 151
Jugendarbeitsschutzuntersuchung 100
Jugendhilfe 34
Jugendlicher, Selbstbild 172
Jugendschutz 34
Jugendzahnpflege 113


## K


Kahnbein 343, 345, 349 ff
Kalilauge 266
Kalium 245, 247, 257, 782
- Analysestörung 677
- Aufgabe 258
- Bestimmung 644
- Diffusion 503
- radioaktives 625
- Serumkonzentration 252
- - Anstieg s. Hyperkaliämie
- - Normwert 687
- - Tagesschwankung 667
- Tagesbedarf 258
$^{40}$Kalium 799
Kaliumausscheidung 382
- gesteigerte 731
Kaliumausstrom 571
Kaliumchlorat 260
Kaliumchlorid 258
Kaliumhaushalt 548
Kaliumisotop, natürliches 297
Kaliumjodid 935
Kaliummangel 258, 782
Kaliumpermanganat 935
Kaliumpermanganatverbrauch 911
Kaliumresorption 546 f, 782
Kaliumverlust 557
Kaliumzufuhr 814
Kalkmilch 936
Kallidin 569
Kalorie 281, 498
Kälteanästhesie 262
Kälterezeptor 562
Kältezittern 561
Kammer 47, 360 f, 513
Kammerflimmern 277, 516
Kammerwasser 474, 476, 584
Kammerwinkel 474
Kanülenentsorgung 155
Kanzerogen 747, 795
Kapillarblut 645, 670 ff
Kapillare 358, 366 f, 513
- Druck, hydrostatischer 522
- Flüssigkeitswechsel 668, 670
Kapitalismus 23
Kaposi-Sarkom 867
Kapsel 751 f
Kapsid 850
Karies 769 f
Kariesanfälligkeit 744
Kariesprophylaxe 113, 786
Karyogramm 305 f

Karzinoid 611
Karzinomschmerzen 739
Katalysator 256
- biologischer 774
Katarakt 584
Katastrophenschutz 160 f
- Sichtung 161
Katheterisierung 929
Kathode 249
Kation 249, 251, 275, 779
Kauen 552
Kaumuskel 355 f
KBR s. Komplementbindungsreaktion
Kehldeckel 386
Kehlkopf 351, 385 ff, 589
Kehlkopfmuskel 386, 388
Kehlkopfschleimhaut 386 f
Kehlkopfskelett 385 f
Keilbein 349 f, 354
Keilbeinflügel 352, 354
Keilbeinhöhle 353, 379, 384
Keimblatt 437 f
Keimdrüse 380, 421
- Stahleneinwirkung 627
Keimepithel 422 f
Keimflora, physiologische 507, 559
- - Funktion 864
- - Zerstörung 743 f
Keimträger 834
Keimzelle 306
- Teilung 311
Kell-System 877
Keloidbildung 617
Kelvin 499
Keratin 774
Keratokonjunktivitis 849
Kerckring-Falten 404
Kernikterus 878
Kernkörperchen s. Nucleolus
Kernladungszahl 245 f
Kernmembran 305
Kernreaktor 296 f
Kernspintomographie 606 f
- Nachteil 607
- Prinzip 278 ff
- Relaxation 280
- T1-betontes Bild 606
- T2-betontes Bild 606
Keshan-Krankheit 785
Ketamin 735
Ketoazidose 541
Ketone 263 f
Ketonkörper 652 f, 687
- Atkins-Diät 771
Ketostix 264
Keuchhusten 53, 846
Keuchhustenimpfung 883
Kiefergelenk 355 ff
- Bewegung 356
- Topographie 357
Kieferhöhle 353, 384
Kieferköpfchen 352
Killerzelle, natürliche 374, 508 f, 864
Kilogramm 498
Kilojoule 765
Kilokalorie 765
Kind, behindertes 113 f
- chronisch krankes 113 f
- minderjähriges 33
- nichteheliches 33
Kind-/Elternbetreuung 143
Kinderheilkunde 121 f
Kinderhilfe 34
Kinderkrankenpflegeschule 127
Kinderkrankenschwester 7, 80
- Ausbildung 80
- Gesundheitsförderung 226
- Prüfung 80
Kinderkrebsregister 106
Kindheit 34 f
- Entwicklungsaufgabe 173
Kinine 272
Kinozilien 313 f, 384
Kitzler 431, 594
Klang 280, 587 f
Kläranlage 915 f
- Effektivität 916
Klebsiella 845
Kleinhirn 446, 450 ff
- Aufgabe 580
Kleinhirnschenkel 450, 453
Kleinhirnseitenstrang 457
Kleinhirnzelt 460
Klimakterium 430
Kloake 413
Klonus 459
Klosterhospital 2
Knallgas 256
Kniegelenk 331
- Anatomie 350 f
- Bewegung 351
- Röntgenaufnahme 349
Kniescheibe 324, 329, 348, 351
Knöchel 348, 350
Knöchelgabel 351
Knochen 324
- akzessorischer 324
- lufthaltiger 324
Knochenabbau 382, 780
Knochenbildung 381
Knochenbruchheilung 318
Knochendichte 780
Knochengewebe, Entwicklung 318
Knochengewebe 316 ff
Knochen-Knorpel-Gewebe, Vergleich 319
Knochenleitung 588
Knochenmark 318, 336, 371, 374
- rotes 371
Knochenmarktransplantation 296, 618
Knochenmetastase 598
- Bestrahlung 618
Knochenröntgenaufnahme 598
Knochenstoffwechsel 611
Knochenszintigraphie 598
Knochenumbau 318
Knochenwachstum, appositionelles 566
Knochenzelle 317 f
Knorpel, elastischer 316 f
- hyaliner 316 f, 325
Knorpelgewebe 316 f
Knorpelspange 388 ff
Koagulopathie 641
Kobalt 260, 785
- radioaktives 298
- - Tiefenwirkung 300
Kochsalz (s. auch Natriumchlorid) 725, 782
Koeffizient, osmotischer 500
Kognitivismus 163
Kohle 729
Kohlendioxid 250, 254, 256 f, 259, 384
- Ausatemluft 259
- Einatemluft 259
- Löslichkeit 532
- Partialdruck s. $CO_2$-Partialdruck
Kohlendioxidabgabe 392, 533
Kohlendioxidbindung 536
Kohlendioxiddruck, verringerter 524
- Zunahme 524
Kohlendioxidgas 259
Kohlendioxidkonzentration im Blut 645
- Normwert 541
Kohlendioxidlöslichkeit 536
Kohlendioxidtransport 536
Kohlenhydrataufnahme, Empfehlung 771
Kohlenhydrate 266 f, 768 ff
- Abbau, aerober 575
- - anaerober 575
- Aufspaltung 555 f
- Energiegehalt 766
- Süßkraft 770
- Zahnkaries 770
Kohlenhydrateinheit 818
Kohlenhydratverdauung 409
Kohlenmonoxid 259, 894
Kohlenmonoxidvergiftung 536
Kohlensäure 251, 254, 540
Kohlensäure/Kohlendioxid-Puffer 540
Kohlenstoff 245, 247, 258 f
- Wertigkeit 250
Kohlenstoffatom 267
- asymmetrisches 267
- Kettenbildung 260 f
- Ringbildung 261
- optisch aktives 267
Kohlenwasserstoff 261 f
- Derivat, sauerstoffhaltiges 263 ff
- kettenförmiges 262
- ringförmiges 262
Kokken, gramnegative 842
- grampositive 842 ff
Kolektomie, totale 813
Kolitis, pseudomembranöse 847
Kollagen 307, 774
Kollagenfaser 314, 318
Kollaps 525
Kollateralkreislauf 367
Kollimator 608
Kolonflexur 407
Kolostrum 799
Kolpitis 857
Kommensale 835, 856
Kommissurenfaser 445
Kommunikation 141, 182, 185 f, 199 f
- Bedeutung, pädagogische 200 ff
- Beziehungsaspekt 195, 199 f
- Beziehungsform, komplementäre 201
- - symmetrische 201
- Inhaltsaspekt 199
- im Krankenhaus 190
- pädagogische 198 ff, 208, 210
- - Anleiten 213 ff
- - Beraten 216 f
- - Informieren 211 ff
- - Intention 210 f
- - Professionalisierungsaspekt 211
- - Unterweisen 213 ff
- Vierkantenmodell 199 f
Kommunikationsmittel 184
Kommunikationsmuster, persönliches 201
Kommunikationspartner, Gleichwertigkeit 201
Kommunikationsproblem 205 f
Kommunikationssperre 216
Kompakta 317
Komplementbindungsreaktion 851, 861, 872
Komplementsystem 374, 508, 861, 863
Kondensationstemperatur 281
Konflikt 180 f, 183 f
- sozialer 184
Konfliktlösung 181, 184 f
Konfliktverlauf, destruktiver 184
- konstruktiver 184 f
Konformität 182
Konjugation 837, 840
Konjunktivitis 844
Konjunkturverlauf 24 f
Konkurrenz 182
Konservierung 264, 932
Konservierungsmittel 754, 794
Kontaktdermatitis 713
Kontaktepidemie 830
Kontinentalklima 282
Kontraktur 574
Kontrasteinlauf 408 f
Kontrastmittel (s. auch Röntgenkontrastmittel), Computertomographie 602 f
- Kernspintomographie 606
Kontrastmittelunverträglichkeit 598
Konvektion 283, 502
Konzentration, fraktionelle 531 f
- funktionelle 499
- Maßeinheit 499, 634 f
- Umrechnungsfaktor 636
Konzentrationsgefälle 502

Kooperation 182
Koordinate 501
Koordination 450, 580
Kopf 352 ff
Kopfbein 343, 345
Kopfdarm 394
Kopfgelenk, unteres 333
Kopfwaschmittel 891
Kopplung, elektromechanische 571
Kornealreflex 582
Koronarsklerose 724
Koronarspasmus 724
Körperachse 323
Körperbau 766
Körperebene 323
Körperfett 269, 772
Körperfettverteilung 767
- männliche 767
- weibliche 767
Körperflüssigkeit 637 ff
Körpergewicht 252
- hohes 665
Körpergröße-Alter-Korrelation 501 f
Körperhaltung 579
Körperhygiene 892
Körperkerntemperatur 559 f
Körperkreislauf 364
Körperoberfläche 665
Körperoberflächentemperatur 559
Körperpflege 140, 890 ff
Körperreinigung 890 ff
Körpersprache 199
Körperstellung 580
Körpertemperatur 449
- normale 559
- Tagesschwankung 559
Körperverletzung 38
- fahrlässige 66
Körperverständnis, instrumentelles 192
Körperwasser, Verteilung 777 f
Korpuskularstrahlen 614, 621
Korrelation 501
Kosmetika 891
Kost s. Ernährung
Kotransport 503
Kraft, elektrostatische 275
- Maßeinheit 498
Krampfader 523
Krankenbehandlung 42, 188 f
Krankenbeobachtung, pflegerische 146
Krankengeld 42
Krankenhaus, allgemeines 3, 120
- Arzneimittelausgabe 762
- Aufbauorganisation 131
- Bauformen 125 f
- Baukosten 124
- Beaufsichtigung 127
- Bedarfswirtschaft 129
- Betriebskosten 124, 134
- Betriebstyp 128 f
- Bettentrakt 125
- Definition 120
- Dienst, ärztlicher 131
- Direktor, ärztlicher 131 f, 922
- Ernährungstherapie 806 ff
- Erweiterungsmöglichkeit 125
- Fallpauschale 132
- Flächendesinfektion 930 f
- freigemeinnütziges 120, 129
- Führungsrichtlinie 132
- Funktionstrakt 125
- Gestaltung, bauliche 124 f
- Grundversorgung 121
- Hochhausform 125
- Hygienekommission 922
- Infektionsprophylaxe 921
- Infektionsstation 926
- Information 133 f
- Intensivtherapiestation 925 f
- Kostenwirtschaftlichkeit 132 f
- Leistungserstellung, Prozeß 130 f
- - Struktur 129 f
- - Zweistufigkeit 134
- Leistungsfähigkeit 132 f
- Leistungsmuster 130
- Leistungswirtschaftlichkeit 132 f
- Leistungsziel 132
- Leitungsorganisation 131 f
- Mängel 127
- modernes 3
- öffentliches 120, 129
- Operationsabteilung 924 f
- Organisation, patientenorientierte 133
- Personalkosten 124
- Pflegedienst 131
- Pflegedienstleitung 131 f
- Pflegesatz 132, 134 ff
- Primärleistung 129 f, 132 ff
- privates 120, 129
- psychiatrisch/neurologisches 120
- Rationalisierung 126 f
- Rechtsform 131
- Regelversorgung 121
- Ressourcenmuster 130, 134
- Schwerpunktversorgung 121
- Sekundärleistung 132
- Sozialdienst 117
- Sozialstruktur 190
- Speiseversorgung 126
- Sterilisationseinheit 926
- T-Bau 125 f
- Trägerschaft 129
- Unfallverhütungsvorschrift 922 f
- Versorgungsdienst 131
- Versorgungsprozeß 130, 133 f
- Versorgungsvertrag 138
- Versorgungsziel 130 f
- Verwaltungsdienst 131
- Verweildauer, durchschnittliche 122
- Wahlleistung 63
- Wirtschaftsdienst 131
- der Zentralversorgung 121
- Zielsetzung 129
Krankenhausapotheke 48 f, 77, 758 ff
- Arzneimittelabgabe 759 f
- Arzneimittelliste 759
- Arzneimittelverbrauch 759
- Betriebsfläche 759
- Datenverarbeitung, maschinelle 759
- Laboratorium 759
- Leiter 758 f
- Versorgungsvertrag 759
Krankenhausarzt 119
Krankenhausaufnahmevertrag, gespaltener 66
Krankenhausbetriebslehre 128 ff
- Inhalt 128
Krankenhausbetriebsprozeß 130
- Zweistufigkeit 130, 132, 134
Krankenhausbett 120 ff
Krankenhausbettstatistik 124
Krankenhausdesinfektor 922
Krankenhausdiagnose 108
Krankenhausfinanzierung 134 ff
- Betriebskostenfinanzierung 135 ff
- Investionsfinanzierung 134 f
- Selbstkostendeckungsprinzip 134
Krankenhausfinanzierungsgesetz 47, 123
Krankenhaushäufigkeit 122
Krankenhaushygiene 85, 920 ff
- Erfordernisse, baulich-funktionelle 923 ff
- Hygieneplan 931
- Länderverordnung 923
- Regelung, normative 921 ff
- Richtlinie 151
Krankenhaushygieniker 922
Krankenhausinfektion 85 f, 833, 920 ff
- Definition 920 f
- endogene 921
- epidemische 920
- Erkennung 921
- Erreger 843, 845 f, 921
- exogene 921
- Häufigkeit 920
- Prävention 151
- Richtlinie des Bundesgesundheitsamtes 921 f
- Ursachen 921
- Verhütung 921 f
Krankenhausküche 902
- Anforderung 904 f
- - personelle 906
- - technische 906
- bakteriologische Kontrolle 905
- Flächendesinfektion 906
- Geschirrspülanlage 906
- Hygiene 904 ff
- Hygieneplan 906
- Keimverbreitung 904 f
- Kontrolle 906
- Milchküche 905
Krankenhausleistung 128 f
- Abteilungspflegesatz 136
- Basispflegesatz 136
- Entgeltregelung 135 f
- Erfolgsmessung 133 f
- Fallpauschale 135 ff
- Sonderentgelt 135 f
- Steuerung, patientenorientierte 133
- Zunahme 118
Krankenhausmanagement 131 f
Krankenhausmüll 926 f
- Desinfektion, thermische 927
- Verbrennung 927
Krankenhauspersonal, Arzneimittelbezug 758
- Aufgabe 922
- Entwicklung 119
- Infektion 921, 924
- Umgang mit Arzneimitteln 762
Krankenhausplanung 121 ff, 137 f
- abgestufte 121 f
Krankenhausreinigung 930 f
Krankenhausstatistik 124
Krankenhausträger 120
- Behandlungsvertrag 66 f
- Entlastungsbeweis 67 f
Krankenhausversorgung, bedarfsgerechte 137
- nichtvollstationäre 129
- vollstationäre 129
Krankenhausverwaltung 5
Krankenhauswäscherei 927 f
Krankenhauswesen 118 ff
- Doppelgesetzgebung 47
- Entwicklung 118
- Förderungsmaßnahme 123
- gesetzliche Grundlagen 123
Krankenhilfe 62
Krankenpflege 139 ff
- im Absolutismus 2 ff
- allgemeine 140
- im Altertum 1
- ambulante 79
- Aufgabe 139 f
- Ausbildung 3, 6, 8
- Behandlungspflege 140
- Beratung, pädagogische 217 ff
- Berufsrecht 9
- Berufsverband 10
- als Beziehungsberuf 209
- Entwicklung in der DDR 9 f
- - in England 6
- - nach dem Zweiten Weltkrieg 9 f
- - bis zum Zweiten Weltkrieg 8 f
- freiberufliche 7
- Funktionspflege 145
- Ganzheitspflege 144 f
- geistliche 5
- als Gesundheitspflege 197
- Grundpflege 140
- Handeln, pädagogisches 210 ff
- häusliche 1 f, 4, 7

Krankenpflege, häusliche, private 209
- Institutionalisierung 1
- im 19.Jahrhundert 4 ff
- konfessionelle 5 f
- leibliche 5
- als Mischberuf 210
- im Mittelalter 2
- Organisation 5
- Organisationsform 144
- Pädagogik 197
- Pflegedokumentation 141, 145 f
- Pflegeforschung 146
- Professionalisierung 139, 209 ff
- Prüfungsordnung 8
- Qualitätssicherung 146
- Reform 5 f
- in der Rehabilitation 236
- spezielle 140
- Strukturqualität 146
- Tätigkeiten 140 ff
- um die Jahrhundertwende 7 f
Krankenpflegegesetz 9, 71
Krankenpflegehelfer/in 9, 80 f
Krankenpflegeorden 4
Krankenpflegepersonal 4
- Haftpflichtversicherung 68
- qualifiziertes 5
- Rolle 190
- Verhaltenserwartung 183
- Vorsorgeuntersuchung, arbeitsmedizinische 155
- Zahl 7 ff
Krankenpflegeprozeß 145 f
Krankenpfleger(in) 7, 9
Krankenpflegeschule 4, 6, 127
Krankenpflegeverein 4
Krankenrolle 183, 189
Krankenschwester 5, 7
- Ausbildung, Inhalt 79
- - Zugangsvoraussetzung 78 f
- Ausbildungsdauer 78
- Ausbildungsordnung 78
- Ausbildungsverordnung 79
- Ausbildungsziel 78
- Berufserlaubnis, Zurücknahme 73
- Fortbildung 67
- - innerbetriebliche 142
- Gesundheitserziehung 223 ff
- Lehrgangsverkürzung 79
- Prüfungsverordnung 79 f
- Rechtsfragen 65 ff
- Verschwiegenheitspflicht 71
- Weiterbildung 80
Krankenstation 126
Krankentransport 158
Krankentransportwagen 159
Krankenversicherung 41 f, 90
- Anschriften 238
- Aufgabe 101
- Leistung 42, 63
- Rehabilitationsleistung 236
- Träger 42
- Vorsorgeleistung 114 f
Krankenversicherungsrecht 98
Krankenwärter 3 ff, 7
Krankenzimmer 126
Krankheit 2, 98, 189
- ansteckende 38
- Arztkonsultation 192
- Auseinandersetzung 224
- chronisch degenerative 193 f
- - - Risikofaktorenmodell 194
- chronische 98
- - Gesundheitsförderung 225 f
- erbliche 112
- Gesundheitserziehung 224
- als Lernchance 206 f
- als Lernproblem 207 f
- psychische 63
- rheumatische 107
- Soziogenese 194
- übertragbare 52, 830
- - Behandlung 56
- - Bekämpfung 56
- - Gemeinschaftseinrichtung 57
- - im Heim 57
- - Meldepflicht 52 ff
- - in der Schule 56 f
- - Schutzvorkehrung 56
- - Verhütung 55
Krankheitsbekämpfung 91
Krankheitsbereitschaft 866
Krankheitsbewältigung 207
Krankheitserreger 56, 829, 831 ff
- Abwehr, unspezifische 833
- Antigenwandel 831
- Ausscheidung 834
- Pathogenität 831
- Reservoire 835
- im Trinkwasser 896 f
- Vermehrungsgeschwindigkeit 831
- Virulenz 831 f
Krankheitsfrüherkennung 89, 99
Krankheitshäufigkeit 193
Krankheitsverdacht 52 ff
Krankheitsverhalten 191 ff
Krankheitsverhütung 98 ff
- Sauberkeit 890
Krankheitsverlauf 191
Krankheitswahrnehmung 192
Kranksein 98, 189
Kranznaht 352
Krätze 53
Kreatinin 269, 545
- Analysestörung 677
Kreatininausscheidung, Tagesausscheidung 676
- vermehrte 665
Kreatinin-Clearance, endogene 545
Kreatinin-Konzentration, Normwert 688
- Tagesschwankung 667
Kreatinkinase 647
- Normwert 682
Kreatinphosphat 270, 575
Krebserkrankung 106 f
- Alkohol 115
- Gesamttumorinzidenz 107
- Nahrung, ballaststoffarme 777
- Rauchen 115
Krebsvorsorgeuntersuchung 100
- Teilnahmerate 111
Kreisbeschleuniger 294, 616
Kreislauf 358
- im arteriellen System 520 ff
- fetaler 365
- großer 364
- in den Kapillaren 522 f
- kleiner 364
- Niederdrucksystem 523
- postnataler 365
- in den Venen 523
Kreislaufregulation 468, 524 f
- hypotone 525
Kreislaufsystem 512 ff
Kreislaufzentrum 452, 594
Kreißsaal 121
Kresole 936
Kretinismus 381, 566
Kreuzband 350 f
Kreuzbein 325, 331 f, 341, 347
Kreuzbeingeflecht 367, 454, 464
Kreuzbeinwirbel 332
Kreuzprobe 642, 879
Krise, hypertensive 722 f
Krisenzeit 171
Kropf 565, 785
Krummdarm 395, 404 f
Kryptorchismus 421
Kubikmeter 497
Kugelgelenk 326
Kumulation 714
Kündigung, außerordentliche 40
- ordentliche 40
Kündigungsschutz 40
Kündigungsschutzklage 40
Kupfer 784 f, 936
Kupfermangel 785
Kupfersulfat 251
Kupffer-Sternzelle 412
Kurzdarmsyndrom 811
Kurzschluß 275 f
Kurzsichtigkeit 584
Kurzwellen 278
Kwashiorkor 776
Kyphose 332

## L

Laborassistent(in), medizinisch-technische(r) 81, 632
Laboratorium 121
Laboratoriumsdiagnostik 632 ff
- Analysefehler 676
- Aufteilung 633
- Einfluß diagnostischer Maßnahmen 670 f
- - durch Gerinnungshemmer 672 f
- - von Medikamenten 670
- - von seiten des Patienten 665 ff
- Ergebnis, fehlerhaftes 668, 672
- Gravidität 665
- Hämolyse 673 f
- nach Mahlzeit 666 f
- Maßbegriff 634 ff
- Muskelarbeit 668
- Normbereich 633, 670 ff
- - Tagesschwankung 667 ff
- - Unterschied, altersbedingter 665
- - - geschlechtsbedingter 665
- - Veränderung, körperlagebedingte 668, 670
- Normbereichtabelle 678 ff
- Präzisionskontrolle 676
- Probenbehandlung 670 ff
- Probengewinnung 670 ff
- Probenhaltbarkeit 674 f
- Probenkonservierung 675 f
- Probenkontamination 676 f
- Probenveränderung 675
- Probenverlust 676
- Probenzusammensetzung, abnorme 670 ff
- Qualitätssicherungsmaßnahme 676
- Richtigkeitskontrolle 676
- Serum 672
- Vollblut 672
Laborgefäß 662 f
Laborinstrumentarium 662 ff
- Dosiergerät 662 f
Laborwaage 635
Labyrinth 482
- häutiges 484
Lachgas 259, 735
Lackmus 255
β-Lactam-Antibiotika 743
Lactasemangelsyndrom 810
- Therapie, diätetische 810
Lactat 265
- Anstieg 668
- Bestimmung 638
Lactatazidose 541, 827
Lactatdehydrogenase 271, 647
- Anstieg 673
- Haltbarkeit im Serum 674
- Normwert 688
Lactose 268, 770
Lactoseintoleranz 810
Lactulose 730, 814
Lähmung, schlaffe 320, 459
- spastische 320, 459
Laienhilfe 158 f
Lambdanaht 352
Lamellenknochen, Aufbau 317 f
Lamina cribrosa 476
Landesgesundheitsbeirat 93
Landesregierung 93
Landesversicherungsanstalt 232, 238
Längenmaß 497, 635
Längenwachstum 318
Langerhans-Insel 382 f, 567
Langerhans-Zelle 487
Langzeitgedächtnis 581

Lanugohaare 489
Lappenbronchien 388 f
Lärmschutz 894 f
Lärmstufenskala 894 f
Laserstrahlung 156
Latenzzeit 573 f
Lauge 254, 936
Lautstärke 588
- Schmerzgrenze 589
LDH s. Lactatdehydrogenase
LDL-Cholesterin 688, 819
Lebendgeborenes 105
Lebendimpfstoff 881
- Virulenz 881
Lebensbaum 103
Lebensbedingung 220
Lebenserwartung 103, 106
Lebensführung 224
- gesundheitsbewußte 41
Lebenskurve, ideale 889
- reale 889
Lebenslauf, Einteilung 172 f
Lebensmittel 50, 100
- Amine, vasoaktive 824
- ballaststoffreiche 776
- Bestandteil, unerwünschter 795 f
- energiereduzierte 771, 817
- fettarme 773
- fetthaltige 772
- Gesundheitsschädigung 902 ff
- harnalkalisierende 822
- harnsäuernde 822
- jodreiche 785
- kaliumreiche 814
- kohlenhydratreiche 769
- Kontamination 793
- - indirekte 902 f
- Lactosegehalt 810
- proteinreiche 776
- Puringehalt 820
- Rückstände 793
- stärkereiche 769
- Zusammensetzung 765
Lebensmittelallergie 823 f
- Diätverfahren, diagnostisches 824
Lebensmittelbetrieb, Personaluntersuchung 903
Lebensmittelhygiene 901 ff
- Regelung, normative 901 f
Lebensmittelintoleranz 823 f
- Häufigkeit 807
- Reaktion, pseudoallergische 824
Lebensmittelkonservierung 264
Lebensmitteluntersuchung, Keimnachweis 903 f
Lebensmittelvergiftung 53, 842, 902 f
- Botulismus 847
- Personal 906
- Salmonellen 845
Lebensmittelzusatzstoff 793 ff, 824, 902
- Unverträglichkeit 794
Lebensphase 171 ff
Lebensqualität 889
Lebensrisiko 101
Lebensweisenkonzept 221
Leber 271, 395, 409 ff
- Aufgabe 557
- Feinbau 411 f
- Funktionsszintigraphie 610
Lebererkrankung, Arzneimittelelimination, verlängerte 710
- Hyperglykämie 643
Lebergang 412
Leberinsuffizienz, Ernährungstherapie 813 f
- Proteinzufuhr 814
Leberläppchen 411 f
Leberlappen 411
Leberpforte 411
Lebersinusoid 412
Leberzirrhose, Aszites 731
- Ernährungstherapie 813 f
Lecithin 259, 557
Lectin 796
Lederhaut 313, 474 ff, 487 f
- Geflechtschicht 487
- Papillarschicht 487 f
Leerdarm 395, 404 ff
Legionella pneumophila 846
Legionellen im Wasser 896 ff
Leichenstarre 320
Leinöl 269
Leishmanien 857
Leistenhaut 487
Leistung, elektrische 276
- Maßeinheit 498
Leistungsfähigkeit 83
Leistungsmotiv 180
Leistungssteigerung 593, 595
Leistungstest 168
Leistungsumsatz 766
Leiter, elektrischer 275
Leitfähigkeit, elektrische 243, 251, 499
Leitungsanästhesie 734
Lendendreieck, unteres 414
Lendengeflecht 367, 464
Lendenlordose 332
Lendenwirbel 332
Lendenwirbelsäule 334
Lepra 53, 848
Lepraschau 2
Leprosorium 2
Leptosome 177
Leptospiren 696, 848
Leptospirose 53
Leptotän 310 f
Lernbedürfnis 210
Lernen 174, 177, 186
- Definition 199
- funktionales 199 f
- selbstbestimmtes 206
- sinnvolles 215
- soziales 175, 207
Lernhelfer 197
Lernhilfe 199, 210
- Ablehnung 205
- Beratung, pädagogische 219
- vorstrukturierende 215
Lernpsychologie 163
Letalität 831
Leucin 265
Leucin-Arylamidase 647
Leukämie, akute, lymphatische 640
- - myeloische 640
- - undifferenzierte 640
- chronische, lymphatische 640
- - myeloische 640
- Differentialblutbild 640
- Ganzkörperbestrahlung 296
- Zytostatikatherapie 746 f
Leukopenie 373
- Diagnostik 639
- Zytostatika 747
Leukozyten 314, 372 f, 504
- Analysestörung 677
- Bewegung, amöboide 507
- Bildung 508
- Funktion 372, 507 f
- Lebenszeit 372
- Normwert 701
- im Urin 653
Leukozytenantigen, humanes 864
Leukozytendiapedese 373
Leukozytenmargination 508
Leukozytenmigration 508
Leukozytenzahl 372, 674, 701
- Zählkammerverfahren 639
Leukozytenzylinder 654
Leukozytose 373
- Diagnostik 639
Leukozyturie 650
Levatorschlitz 341
Levomethadon 733
Leydig-Zwischenzelle 422 f
Liberine 379 f
Libido 186
Licht, sichtbares 283, 582
- Wirkung 284
Lichtbrechung 283 ff
Lichtempfindlichkeit des Auges 585
Lichterzeugung, spektrale 284
Lichtgeschwindigkeit 283
Lichtreflexion 284
Lichtrezeptor 582 f
Lichttherapie 284
Lidocain 724, 734
Lieberkühn-Krypte 407
Ligamentum 325
- anococcygeum 341
- anulare radii 346
- arteriosum 359
- coracoacromiale 342
- falciforme hepatis 410 f
- hepatoduodenale 410
- iliofemorale 349
- inguinale 348
- ischiofemorale 349
- latum uteri 426, 430
- ovarii proprium 426 f, 430 f
- patellae 351
- pubofemorale 349
- sacrospinale 347
- sacrotuberale 347
- suspensorium ovarii 426 f, 430 f
- teres uteri 427, 431
Ligand 707
Lignin 776
Limbisches System 445, 448, 595
Lincomycin 745
Linea alba 339
Linearbeschleuniger 287, 294, 614 ff
Liniment 757
Linksherzversagen 524
Linolensäure 265, 269, 772
Linolsäure 265, 269, 772 f
Linse 474 ff
Lipase 266, 269, 409, 552, 555, 557, 647
Lipide 638
- Normwert 689
Lipidsenker 728
Lipidsynthese 304
Lipoprotein 556
Lipozyten 315
Liquor cerebrospinalis 442, 460 ff
- - Aufgabe 648
- - Bildung 445
- - Gewinnung 648
- - Untersuchung 649
- - Volumen 460
- - Xanthochromie 649
Liquorabfluß 462
Liquorraum, äußerer 463
- innerer 463
Listerien 846
Listeriose, angeborene 53
Liter 497
Lithium 247, 739
Lithotripsie 605
Logarithmenrechnen 501
Logopäde 83
Lokalanästhesie 734
Lokalanästhetika 734
Loperamid 729
Lordose 332
Lösevorgang 251
Löslichkeitsprodukt 557
Lösung 754 ff
- echte 754
- Hilfsstoffe 755
- hyperosmolale 500
- hypertonische 253
- hyposmolale 500
- hypotonische 253
- isosmolale 500
- isotonische 253, 273
- kolloidale 253, 268, 754
- Konzentrationsangabe 754
- molare 248
- wäßrige 538
Lösungsmittel 250 f, 262 ff, 755
- lipophiles 269
Lotion 757
Lues 58, 848
- angeborene 53

Lues-Serologie 696
Luestest 878
Luft, Hauptinhaltsstoffe 907
Luftbewegung, periodische 280
- unregelmäßig wechselnde 280
Luftfilter 933
Lufthygiene 906 ff
- TA-Luft 907
Luftreinhaltung 100, 909
Luftröhre 351, 385, 388 ff
Luftschadstoff 99
- Emission 907
- gesundheitliche Auswirkung 908 f
- Immission 907 f
- TRK-Wert 908
Luftverunreinigung 893 f, 907, 909
Lumbalpunktion 460
- Kontraindikation 648
Lumineszenzschirm 290
Lunge 390 ff
- Aufbau 390
- Computertomographie 597
- Eigenelastizität 527 f
- Feinbau 392
- Gasaustausch 391 f
- Kohlendioxid-Ausscheidungsfunktion 541
- Ruhedehnungsdruck 528 f
- Staubpartikeldeposition 908
Lungenarterie 358 ff
Lungenbläschen s. Alveole
Lungendehnung 537
Lungenembolie 609
Lungenfell 390
Lungenfunktionsprüfung 529
Lungengefäß 390 f
Lungenhilus 390
Lungeninhalationsszintigraphie 609
Lungenkapazität, totale 530
Lungenkrebsrisiko, Verminderung 791
Lungenkreislauf 364
Lungenläppchen 390
Lungenlappen 390, 392
Lungenmykose 857
Lungenperfusionsszintigraphie 609
Lungensegment 390, 392
Lungenszintigraphie 609 f
Lungenvene 358 f, 364, 369
Lungenventilationsszintigraphie 610
Lunula 490
Lupe 287
Lupus erythematodes, Diagnostik 648
- - Immunvaskulitis 861
Lustreaktion 445
Luteinisierungshormon s. Hormon, luteinisierendes
Lutropin s. Hormon, luteinisierendes
Lyme disease 848
Lymphabfluß, gestörter 523
Lymphatisches Organ 374 ff
- - primäres 374
- - sekundäres 374 f
- System, darmassoziiertes 377 f, 404 f
Lymphe 522
- Zusammensetzung 524
Lymphfollikel 374 f, 377, 404, 407
Lymphgefäß 358, 366, 375
- Mündungsstelle 367
Lymphknoten 366, 374 ff
- Aufbau 377
- bronchopulmonaler 390
Lymphknotenentzündung, venerische 58
Lymphknotenmetastase 376
Lymphknotenschwellung 864
Lymphoblasten 508
Lymphogranuloma inguinale 58, 849
Lymphographie 598
Lymphozyten 371 ff, 507
- Bildung 373
- Differenzierung 864
- Normwert 701
- Nukleolenfärbung 702
- Prägung 509
- regulierende 509
- Reifung 864
- Toleranz, immunologische 374
Lymphozytenrezirkulation 374
Lymphstamm 370
Lymphsystem 524
Lysin 265, 307
Lysogenie 856
Lysosom 303 f, 373
Lysotypie 856
Lysozym 508, 863


## M


Macht, soziale 182
Macrodex 253
Macula lutea 477 f
- sacculi 485
- utriculi 485
Magen 395, 401 f
- Aufgabe 553
- distaler 553 f
- Physiologie 553 ff
- proximaler 553
- Röntgenaufnahme 403
Magenausgang 403
Magenblase 403
Magen-Darm-Trakt, Doppelkontrastuntersuchung 599
- Durchblutung 594
Magendrüse 402
Mageneingang 402 f, 552
Magenentleerung 554
Magenerkrankung, Diätprinzip 808 f
Magengeschwür 729
Magenkrebs 106, 658
Magenmotilität 553 f
Magenpförtner s. Pylorus
Magenresektion 809
Magensaft 401, 554 f, 654 f
- Bildung 555
- pH-Wert 554
- Zusammensetzung 554 f
Magensaftsekretion 591
- basic acid output 655, 693
- gastrische 401 f
- Hemmung 555
- nervöse 401
- peak acid output 655, 658, 693
- Stimulation 555, 654 f
Magensaftsekretionsanalyse 655, 657 f
Magensalzsäure, Neutralisation 258
- Sekretionsbestimmung, Fehler 676
- Sekretionshemmung 729
Magenschleimhaut 402 ff
- Atrophie 658
- Schädigung 555, 732
Magenvolumen 402
Magnesium 247, 258, 781
- Atommasse 246
- Serumkonzentration 252
Magnesiumaufnahme 781
Magnesiumchlorid 249
Magnesiummangel 258, 781
Magnesiumsulfat 258, 730
Magnetfeld 278 f
- Stärke 606
Magnetresonanztomographie s. Kernspintomographie
Major histocompatibility complex 864
Makrobiotik 804
Makroglobulinämie 648
Makrolid-Antibiotika 745
Makrophagen 373, 507
- Antigenpräsentation 508, 510
- Fc-Rezeptor 861 f
Makulaorgan 590
MAK-Wert 908
- Formaldehyd 936
- Ozon 935
Malabsorption 765, 810
- Dünndarmresektion 811
- Zöliakie 811
Malaria 53, 697
- Resochinresistenz 882
Malariaplasmodien 857
Malariaprophylaxe 882
Malassezia furfur 857
Maldigestion 765
- Pankreasinsuffizienz 815
Malteser-Hilfs-Dienst 159
Maltodextrin 795
Maltose 770
Mamma, Ultraschalluntersuchung 605
Mammakarzinom 742, 747
Mammographie 600
Mandelentzündung 377
Mangan 785
Mangelmotiv 212
Manie 186, 738
Mannit 730, 771
Manole 756
Manteltablette 752
Marasmus 776
Mark, verlängertes 444, 450, 452 f
Markscheide 321, 578
Marktpreisbildung 24
Marktwirtschaft 23
Masern 53, 697
Masernimpfung 853, 881, 883
Masernvirus 853
Masse 243, 635
- Maßeinheit 498
Maßeinheit 496 ff
- Bruchteil 497
- elektrische 499
- Laboratoriumsdiagnostik 634 ff
- Vielfaches 497
Massenkonzentration 499
Massenmedien 26 ff
Massenverhältnis 499
Massenwirkungsgesetz 539
Massenzahl 246, 274
Masseur 82
Mastdarm 341 f, 395, 405, 407
Mastdarmfüllung 559, 594
Mastzellstabilisator 721, 728
Materie 273 ff
Mathematik 501
Matratzendesinfektion 927
Mc-Burney-Punkt 408
MCH s. Hämoglobingehalt, korpuskulärer, mittlerer
MCHC s. Hämoglobinkonzentration, korpuskuläre, mittlere
MCT s. Triglyceride, mittelkettige
MCV s. Erythrozytenvolumen, mittleres
Mebendazol 746
Mechanorezeptor 487, 582
Mediastinum 358, 390
Medikament, markiertes 298
Medizin, Entwicklung 189
- als gesellschaftliches System 188 ff
- hippokratische 1
Medizinaldezernent 93
Medizingeräteverordnung 150
Medizinpädagoge 10
Medizinstudium 75
Megakaryozyten 373
Megavolttherapie 614 ff
Mehrlingsgeburt 104
Meinungsbildung 26 ff
Meinungsfreiheit 28
Meiose s. Reifeteilung
Meissner-Tastkörperchen 487
Melanin 487, 490
- im Urin 651
Melanotropin 380

Melanozyten 487, 489
Melatonin 380
Meldepflicht 37, 52 ff
Membran 252
- künstliche 253
- postsynaptische 578
- semipermeable 253, 273, 500
Membrana elastica externa 366
- - interna 366
- interossea 324, 343, 349
- obturatoria 348
Membranpotential 503
Menarche 430
Mendel-Regel 311 f
Mengenmaß 635
Meningitis 53
- epidemica 842
- Erreger 844, 846
Meningokokken 842
Meningokokkenschutzimpfung 884
Meniscus 325, 350
Menopause 430
Menschenrechte 12
Menschenwürde 12
Menstruationsgelbkörper 430
Menstruationszyklus 430 ff, 665 f
Merkel-Zelle 487
Mesenterium 404 f, 409 f
Mesotheliom 894
Meßdaten, Darstellung, zeichnerische 501 f
Metalle 245 f, 275
- Desinfektion 935 f
Metallhydroxid 253 f
Metalloxid 253
Metamizol 732
Metaphase 309 f
Metaphysik 180
Metastase, jodspeichernde 609
- Skelettszintigraphie 611
Metatarsus s. Mittelfuß
Metformin 741
Methämoglobin 535, 689
Methämoglobinämie 796
Methan 260 f
Methanol 263 f
Methionin 265
Methotrexat 747
α-Methyl-Dopa 721
α-Methyl-Noradrenalin 721
Metoclopramid 721
Metopiron-Test 689
Metoprolol 720
Metronidazol 745
MHC s. Major Histocompatibility Complex
Midazolam 735
Migräne 722
Mikrobiologie, medizinische 829 ff
Mikrobizidie 932
Mikron 497
Mikroorganismus (s. auch Krankheitserreger) 829
- Thermoresistenzstufe 932
Mikroskop 286, 838
Mikrosomenantikörper 698
Mikrosporie 857
Mikrovilli 313, 404, 407
Mikrowellen 278
Mikrowellendesinfektion 934
MIK-Wert 907 f
Milch 268
Milchbildung 432
Milchgang 432
- Kontraktion 565
Milchgebiß 398 f
Milchküche 905
Milchsäure 265, 575
Milchsäurebakterien 432
Milieutheorie 170 f
Militärwundarzt 3
Millimol 252
Milliosmol 253
Milz 374, 376 f, 410
- Aufbau 378
- Erythrozytenabbau 507
- Pulpa, rote 376 ff
- - weiße 376 ff
Milzbrand 53
Milzbrandbazillus 835, 847
Mimik 355
Minderjähriger 71 f
Minderung der Erwerbsfähigkeit 98
Mineralien 638
Mineralocorticoide 382, 565
- Wirkung 567
Mineralstoffe 764, 779 ff
- Aufgabe 779 f
Mineralwasser 900
- hygienische Probleme 900 f
Mischkost, energiereduzierte 817
Mißhandlung 38
Mißtrauensvotum, konstruktives 16
Mitbestimmungsgesetz 41
Mitochondrien 303 ff
Mitose s. Zellteilung
Mitralklappe 360 f
- Auskultationsstelle 363
Mittelfuß 348 f
Mittelfußknochen 349 f
Mittelhand 342
Mittelhandknochen 343, 345
Mittelhirn 444, 449 f
Mittelohr 354, 481 f
- Druckausgleich 384
Mittelohrentzündung 846
Mittelstrahlurin 649
Mixtur 755
Mizellen 556
Mobilisationshilfe 141
Mobilisieren 142
Mol 498, 635
Molar 499
Molarität 499
Molekül 248, 274
Molekularbewegung 273, 278
Molekulargewicht 635
Molekülmasse 248
Molmasse 248, 498
Molybdän 785 f
Monaster 310
Mondbein 343, 345
Monoblasten 508
Mononukleose, infektiöse 696, 854
- - Differentialdiagnose 640
Monosaccharide 266 ff, 556, 769 f
Monozyten 371 ff, 507
- Normwert 701
Monozytenleukämie 640
Montessori-Erziehung 114
Morbidität 102, 106, 193, 831
Morbiditätsstatistik, amtliche 108 f
Morbus haemolyticus neonatorum 877 f
Morphin 704, 706, 733 f, 763
- Nebenwirkung 733
Morphinvergiftung 733
Mortalität 109, 193, 831
Mortalitätsstatistik 108 f
Morula 434 f
Motilin 554
Motiv 186
- menschliches 180
Motivation 179 ff
Motorik 174, 579 f
Motorische Einheit 575 f
- Endplatte 319, 321, 571 f
MTA-Gesetz 81
Mucosa 384, 401
Mukor 857
Mukositis, schmerzhafte 620
Mukoviszidose, Ernährungstherapie 815 f
- Früherkennung 113
Müllverbrennung 919
Multivitaminpräparat 828
Mumps 53, 697
Mumpsimpfung 881, 883
Mumpsvirus 852 f
Mundduschen 891
Mundhöhle 395 ff
- Aufgabe 552
Mundhöhlenspülung 265
Mund-, Kiefer- und Gesichtschirurgie 122
Mundschleimhaut 395
Mundschutz 156
Mundsoor 728
Mundwinkelrhagade 792
Muscularis 401
Musculus adductor longus 338
- arrector pili 490
- biceps brachii 328 f, 337 f, 346
- - femoris 337, 350 f
- brachialis 338, 346
- brachioradialis 337 f
- cricoarytaenoideus lateralis 386
- - posterior 386
- deltoideus 337 f, 345
- detrusor vesicae 418
- dilatator pupillae 476
- erector spinae 339
- extensor carpi radialis 337 f
- - digitorum 337
- - hallucis longus 338
- flexor carpi radialis 338
- - - ulnaris 337
- gastrocnemius 337, 351
- glutaeus maximus 337, 350
- gracilis 338
- iliopsoas 350, 414
- infraspinatus 337, 344 f
- intercostalis 335 f, 394
- latissimus dorsi 336 ff, 345, 394
- levator ani 341, 408
- - scapulae 336 f, 342
- longus capitis 351
- - colli 351
- masseter 338, 355 f
- obliquus abdominis externus 337 ff
- - - internus 339
- palmaris longus 329, 338
- pectoralis major 328, 337, 345
- peronaeus 337
- - longus 328 f
- pronator quadratus 346
- - teres 338, 346
- psoas major 339, 414
- pterygoideus 355 f
- puborectalis 341 f, 408
- quadratus lumborum 339
- quadriceps femoris 338, 348, 351
- rectus abdominis 329, 338 f
- - femoris 338, 350
- rhomboideus 336 f, 342
- sartorius 338, 350
- scalenus 336, 351, 394
- semimembranosus 329, 337, 350 f
- semitendinosus 337 f, 350 f
- serratus anterior 337 ff, 342
- soleus 337, 351
- sphincter ani externus 341 f, 407, 421
- - - internus 407
- - pupillae 476
- - urethrae 341
- - - externus 420
- - - internus 418 ff
- stapedius 481
- sternocleidomastoideus 337 f, 351
- subscapularis 344 f
- supinator 346
- supraspinatus 344 f
- temporalis 355 f
- tensor fasciae latae 338
- - tympani 481
- teres major 337 f, 345
- - minor 344 f
- tibialis anterior 329, 338
- transversus abdominis 339
- - perinei profundus 341, 420
- trapezius 329, 336 ff, 342, 351
- triceps brachii 328, 337 f, 346

Muscukus triceps surae 337 f, 351
Muskel, doppelt gefiederter 327, 329
- einfach gefiederter 327, 329
- Haltetonus 579
- mehrbäuchiger 327, 329
- parallelfaseriger 327, 329
- Reizbarkeit 779 f
- Vorgang, mechanischer 571 ff
Muskelaktionspotential 571
Muskelansatz 327
Muskelarbeit 525, 537
- Energieumsatz 766 f
Muskelatrophie 575
Muskelbauch 327
Muskelfaszie 320
Muskelfibrille 572
Muskelfilament 572
Muskelform 327
Muskelgewebe 319 ff
- glattes 319 f
- quergestreiftes 320
Muskelkater 265
Muskelkontraktion 277, 305, 307
- Abstufung 575 f
- anatomische Grundlagen 572
- Anschlagszuckung 573
- Auslösung 319
- auxotone 573
- Dauerzuckung 573
- Einzelzuckung 573 f
- Elementarvorgang 572 f
- Energiebereitstellung 574 f
- Formen 572 f
- isometrische 572 f
- isotone 572 ff
- Physiologie 571 ff
- Unterstützungszuckung 573
Muskelkontraktionskraft/Muskellänge-Korrelation 574 f
Muskelkontraktur 574
Muskelkopf 327
Muskelkraft 327
Muskelkrampf 574
Muskelphysiologie 569 ff
Muskelprotein 269
Muskelpumpe 523
Muskelrelaxanzien 571, 736
- Narkose 735
Muskelrezeptor 580
Muskelruhetonus 574
Muskelschwäche 780 f
- Kaliummangel 258, 782
Muskelschwund 320
Muskelspannung 320
- Zunahme 572 f
Muskelspindel 579
Muskelstarre 574
Muskelstoffwechsel 574
- aerober 575
- anaerober 575
Muskeltonus 320, 450, 574
Muskeltraining 277
Muskelursprung 327
Muskelverkürzung 572
Muskelzelle 302, 569 ff
Muskelzuckung 569
Muskelzuwachs 320
Muskulatur, glatte, Dehnungsverhalten 576
- - Erregung 592
- - Erregungshemmung 592
- - Erschlaffung, medikamentöse 718
- - Physiologie 576
- ischiokrurale 350
- suprahyale s. Zungenbeinmuskulatur
- Wärmeproduktion 561
Musterung 110
Mutter-Ersatzrolle 194
Mutterhaus 4, 8
Mutterkorn 798
Mutterkuchen 434
- Aufbau 436 f
- Hormonbildung 568 f
Muttermilch 802
- Schadstoffe 800
Muttermund 427, 430 f
Mutterpaß 111
Mutterschaft 42
Mutterschaftsgeld 62, 112
Mutterschaftsrichtlinie 111
Mutterschutzgesetz 111, 151
Müttersterblichkeit 105 f
Mycobacterium bovis 847 f
- Calmette-Guérin 848
- leprae 848
- tuberculosis 847
Myelinscheide s. Markscheide
Myeloblast 508
Myelogramm 703
Mykobakterien, atypische 848
Mykoplasmen 848
Mykose s. Pilzinfektion
Mykotoxin 798
Myofibrille 319 f
Myofilament 319
Myoglobin 319, 689
Myokard 361
Myokardkontraktion s. Herzmuskel, Kontraktion
Myokardszintigraphie 610
Myopie s. Kurzsichtigkeit
Myosin 307, 572 f, 774
Myosinfilament 319
M-Zelle 404


## N


Nabelarterie 358, 365, 437
Nabelschnur 437
Nabelvene 358, 365, 411, 437
N-Acetylcystein 729, 732
Nachgeburt 441
Nachtblindheit 789
Nacken 351
Nackenmuskel, autochthoner 351
NAD s. Nicotinamid-adenindinucleotid
Naegel-Regel 440
Nagel 490
Nagelbett 490
Nagelmykose 856
Nagelpflege 891
Nährstoff 764 f
- Abbau, oxidativer 384
- Chemie 266 ff
- energiefreier 764 f
- Energiegehalt 766
- energieliefernder 764 f
- Resorption 394, 402, 765
- Wirkung, spezifisch-dynamische 561
Nahrung (s. auch Ernährung), Radioaktivität 799
- Rückstände, organische 797 f
- Verunreinigung, mikrobielle 798 f
- Zubereitung 801
- Zusammensetzung 552
Nahrungsanfeuchtung 552
Nahrungsaufnahme 395, 552
- Regulation 768
- Steuerung 449
- Wärmebildung 561
Nahrungsmittel s. Lebensmittel
Nahrungszerkleinerung 552
Nahrungszusammensetzung, Quotient, respiratorischer 533
Nahsehen 583 f
$Na^+$-$K^+$-Pumpe 571
Nalidixinsäure 745
Naloxon 733
Narkosegas, Personalgefährdung 147 f
Narkoseprämedikation 735
Narkotika 734 ff
Nasenbein 352
Nasengang 480
Nasenhöhle 384
Nasenmuschel 384
Nasennebenhöhle 384
- Mündung 387
Nasentropfen 755
Natrium 245, 247, 257 f, 781 f
- Analysestörung 677
- Aufgabe 258
- Bestimmung 644
- Normwert 689
- Serumkonzentration 252
- Stoffwechsel 781
- Tagesbedarf 258, 782
Natriumacetat-Essigsäure-Gemisch 265
Natriumbicarbonat 256, 258
Natriumchlorid 249, 255, 258
- Elektrolyse 251
- Resorption, enterale 556
- Urinkonzentration 549
Natriumcitrat 258, 638, 672
Natriumcitratlösung 263
Natriumeinstrom 571
Natriumfluorid 638, 672
Natriumhaushalt 548
Natriumhydrogencarbonat s. Natriumbicarbonat
Natriumoxalat 672
Natriumresorption 382, 546 f
- Hemmung 730
Natriumsulfat 730
Natriumverlust 781
Natriuretika 730
Natron 256
Natronlauge 936
Nebenhoden 421 ff
Nebenhodengang 422
Nebenniere 382 f, 413 f
Nebennierenandrogene 567
Nebennierenmark 382, 471
- Physiologie 593
Nebennierenmarkhormon 567
Nebennierenrinde 382
- Suppression 741
Nebennierenrindenausfall 741
Nebennierenrindenhormon 272, 566 f
Nebennierenrindenhyperplasie 611
Nebennierenrindenüberfunktion 643
Nebennierenszintigraphie 611
Nebenschilddrüse 381 f
Nebenzelle 402, 554
Negri-Körperchen 853
Neocortex 445, 448
Neon 247
Neostigmin 593, 717
Nephelometrie 871
Nephrolithiasis 822 f
Nephron 416 f, 543
Nephrotisches Syndrom 822
Nerv 322
- peripherer 462 f
Nervenbahn, afferente 454
- efferente 454
Nervenendigung, freie 487
Nervenendkörperchen 487
Nervenfaser, afferente 456, 578, 592 f
- efferente 456, 463, 579, 591, 593
- markhaltige 457, 577
- marklose 577
- motorische 322
- postganglionäre 470 f, 592
- präganglionäre 470 f, 592
- sensible 322, 455
- somatische 462 f
- sympathische 592
- - postganglionäre 721
- vegetative 463
- - afferente 470
- - efferente 470
- viszerale, afferente 594
Nervengeflecht 464
Nervengewebe 321 f
Nervenimpuls 571
Nervenleitgeschwindigkeit 321, 577
Nervensystem 442 ff
- animalisches 320, 442
- autonomes 320
- Entwicklung 442

– Gliederung 442
– parasympathisches s. Parasympathikus
– peripheres 442, 462 ff
– Physiologie 577 ff
– sympathisches s. Sympathikus
– vegetatives 362, 442, 468 ff, 591 ff
– – Arzneimittel 716 ff
– – Aufbau 470, 591
– – Erregungsübertragung 592
– – Funktion 468, 563
– – Kontrollzentrum 445
– – Organisation 591
– – peripheres 591
– – Verbindung zum somatischen Nervensystem 580, 593 f
– – Zentren 594 f
– zentrales s. Zentralnervensystem
Nervenverletzung 277
Nervenzelle 321, 569 ff, 577 ff
– Aufbau 577 f
– Erregbarkeit 779 f
– Größe 302
– motorische 455, 457 f, 575, 579
– – Schädigung 459
– Ruhespannung 277
– Zahl 445
Nervus abducens 354, 452, 465
– accessorius 355, 452, 465
– facialis 355, 452, 466, 469
– – Fasern, parasympathische 472 f
– – – sensorische 485
– femoralis 367, 464
– glossopharyngeus 355, 452, 466, 469
– – Fasern, parasympathische 472 f
– – – sensorische 485
– hypoglossus 355, 452, 465
– ischiadicus 367, 464
– mandibularis 354
– maxillaris 354
– medianus 464 f
– musculocutaneus 464 f
– oculomotorius 354, 452, 464 ff, 469
– – Fasern, parasympathische 472 f
– olfactorius 354, 384, 464, 486
– ophthalmicus 354
– opticus 354, 464, 476, 585
– peronaeus 367
– radialis 464, 466
– saphenus 367
– splanchnicus major 469
– tibialis 367
– trigeminus 354 f, 452, 466
– trochlearis 354, 452 f, 465
– ulnaris 343, 464 f
– vagus 351, 355, 386, 452, 466, 469
– – Fasern, parasympathische 472 f
– – Magensaftsekretion 401
– – Pankreassaftsekretion 557
– vestibulocochlearis 355, 452, 464, 483
Nettoreproduktionsrate 104
Nettosozialprodukt 23
Netz 410
Netzbeutel 410
Netzhaut 474 ff, 582 f
– gelber Fleck 477, 585
– Physiologie 585
Netzhautschicht 476 f
Neugeborenenbasisuntersuchung 112
Neugeborenes, Reifezeichen 440
Neuralgie 277
Neuralleiste 442 f
Neuralplatte 442 f
Neuralrohr 442 f
Neurit s. Axon
Neurochirurgie 122
Neurohypophyse 379, 564
Neuroleptanalgesie 735 f
Neuroleptika 738 f
– Nebenwirkung 738 f
Neuron s. Nervenzelle
Neuropathie, Vitamin-B-Überdosierung 792
Neurotransmitter s. Transmitter
Neutralisation 256
Neutralisationstest 851
Neutron 245 f, 274
Neutronenstrahlung 297, 621
– hochenergetische 616
Neutronenzahl 246
Newton 498
Newton'sches Axiom 498
Niacin 793
Niacinmangel 793
Nicht-Bicarbonat-Puffer 540
Nichteinwilligung, Eltern 68
– des Minderjährigen 68 f
Nichtleiter 275
Nichtmetalle 245 f, 253
Nickel 786
Nickelallergie 786
Nicotinamid-adenindinucleotid 271
Nicotinrezeptor 717
Nicotinsäure 728, 793
Niederdrucksystem 519, 523
Niere 413 ff
– Aufgabe 543
– Ausscheidungsfunktion 547
– Duplexsonographie, farbkodierte 605
– Fettkapsel 413 f
– Funktionsdiagnostik 545
– Konzentrierungsmechanismus 544, 547
– Physiologie 543 ff
– als Regulationsorgan 547 ff
– Säure-Basen-Haushalt 541
Nierenarterienstenose 612
Nierenbecken 415, 417 f
– Form, ampulläre 417 f
– – dendritische 417 f
Nierenclearance s. Clearance
Nierendurchblutung 546
– Autoregulation 546
Nierenentzündung 654
Nierenepithelien 655
– im Urin 653
Nierenfunktions-Szintigraphie 610 f
Nierengefäß 413 ff
Niereninsuffizienz, chronische, Ernährungstherapie 821 f
– – Stadieneinteilung 821
Nierenkanälchen 416, 543 f
– Stoffresorption 546 f
Nierenkelch 415
Nierenkörperchen 413, 416 f
Nierenmark 413, 415, 546
Nierenpapille 413, 415
Nierenpyramide 413, 415
Nierenrinde 413, 415, 546
Nierensäule 415
Nierenschädigung 744, 747
– Analgetika 732
Nierenstein 418
Nierenversagen 107
Niesen 531, 579
Nifedipin 722
Nissl-Schollen 322
Nitrat 259, 794 ff
– Erdbodenbelastung 920
– organisches 722 f, 725
– im Trinkwasser 897, 899 f
Nitration 254
Nitrattoleranz 722 f
Nitrazepam 738
Nitrit 259, 794, 796
– Nachweis im Urin 653
Nitrolingual 722
Nitropräparat 266
Nitroprussid 722
Nitrosamine 791, 796, 894, 899
NK-Zelle s. Killerzelle, natürliche
Nocardia minutissima 857
Nonkonformität 182
Noradrenalin 262, 382, 470 f, 567
– Erregungsübertragung 592, 718 f
– Gefäßkontraktion 524
– Normwert 687
– Streßreaktion 593
– Wirkung 592, 718 f
Norm 182
Normalgewicht 767
Normbereichtabelle 678 ff
Nosokomialinfektion s. Krankenhausinfektion
Notarzt 158 f
Notarztwagen 159
Notfallpatient 158
Notruf 159
Nottestament 36, 72 f
Nottrauung 35
NS-Schwesternschaft 8
Nüchternblutzucker 644
Nucleinsäure 259, 268
Nucleinsäure-Hybridisierung 840, 851
Nucleolus 303, 305
Nucleus (s. auch Zellkern) caudatus 445, 447
– dentatus 450
– lentiformis 445, 447
– pulposus 334
– ruber 449
Nuklearmedizin 607 ff
– Definition 607
– Konstanzprüfung 630
– Qualitätssicherung 630
– Zustandprüfung 630
Nukleoid 836

## O

Oberarm 331
– Abduktion 345
Oberarmknochen 342 f
Oberflächenanästhesie 734
Oberflächenkontakttherapie 619 f
Oberflächenwasser, Schadstoffbelastung 915
Oberflächenwasserhygiene 914 ff
Oberhaut 313, 487 f
Oberin 5
Oberkiefer 352 f
Oberschenkel 331, 348
Oberschenkelknochen 348
Objektiv 287
Obstipation 730, 776
– Behandlung, diätetische 812 f
Ödem 315, 548
– Ausschwemmung 251, 731
– Diät 813 f
– Entstehung 522 f
Ödipuskomplex 186
OECD s. Organisation für wirtschaftliche Zusammenarbeit
Öffentlicher Dienst 40 f
Offizin 759
Ohm 276, 499
Ohmsches Gesetz 276, 518
Ohr 479
– äußeres 481
– Physiologie 586 ff
Ohrenschmalz 481
Ohrentropfen 755
Ohrmuschel 317, 481
Ohrmykose 857
Ohrspeicheldrüse 399 f
– Innervation 466
Ohrtrompete 384, 481 f
Okular 286
Öle 772 f
Olecranon 343 f
Olestra 795
Oligodendrozyten 322
Oligospermie 425
Oligurie 649

Ölsäure 265, 269, 772 f
Omega-3-Fettsäure 772
Omeprazol 713, 729
Operationalisierung 186, 204
Operationsabteilung 924 f
– Abschleusung 924
– aseptische 924 f
– Ausleitraum 924
– Personalaufenthaltsraum 924
– Personalschleuse 924
– septische 924
Opiate 715, 733 f
Opiatrezeptor 733
Opiatsucht 733
Opium 706, 733 f, 763
Opiumgesetz 59
Opposition 347
Opsonierung 508, 862
Optik, geometrische 284
Optikusganglienzelle 476 f
Orbitopathie, endokrine 617
Orden 41
Ordinate 501
Ordnungsbehörde 55
Ordnungszahl 246 f, 274, 296
Organdurchblutung 519
Organisation für wirtschaftliche Zusammenarbeit 22
Orgasmus 594
Ornithose 53, 697, 849
Orthomyxovirus 852
Orthopädie 121 f
Orthoptist(in) 84
Orthovolttherapie 615
Os capitatum s. Kopfbein
– coccygis s. Steißbein
– coxae s. Hüftbein
– cuboideum s. Würfelbein
– frontale s. Stirnbein
– hamatum s. Hakenbein
– ilium s. Darmbein
– ischii s. Sitzbein
– lunatum s. Mondbein
– metacarpale 343
– naviculare s. Kahnbein
– occipitale s. Hinterhauptbein
– pisiforme s. Erbsenbein
– pubis s. Schambein
– sacrum s. Kreuzbein
– scaphoideum s. Kahnbein
– temporale s. Schläfenbein
– trapezium s. Vieleckbein, großes
– trapezoideum s. Vieleckbein, kleines
– triquetrum s. Dreiecksbein
Osmol 253, 499 f
Osmolalität 500, 690
– ideale 500
– reale 500
Osmolarität 500
Osmometer 500
Osmoregulation 258
Osmorezeptor 547, 550, 582
Osmose 252 f, 273
Ossifikation, chondrale 318
– desmale 318
Osteoblast 318
Osteoklast 305, 318
Osteolyse 611
Osteomalazie 790, 797
Osteon 318
Osteoporose 780
– Lactasemangel 810
Osteoporoseprophylaxe 742, 786
Osteozyten 317 f
Östradiol 568 f, 742
Östrogene 382, 426, 568, 742
– Normwert 690
Ottawa-Charta 222
Ovulationsförderung 742
Ovulationshemmung 742
Oxalat 650
Oxalatstein 810
Oxalsäure 783, 796
Oxidation, biologische 778
Oxidationsgleichung 257
Oxidationsmittel 257, 260
– Desinfektion 935
Oxidationsschutz 259
Oxide 257
Oxyhämoglobin 671
Oxytocin 269, 379, 432
– Wirkung 565
Oxyuren 649
Ozon 257, 911
– Desinfektion 935
– MAK-Wert 935
Ozonkiller 257


## P


Paarbildungseffekt 287 f, 622
Pachytän 310 f
Pädagogik 196 ff
– Inhalt 196
– Perspektive 197 f
Palaeocortex 445
Pandemie 831
Pankreasenzym 555 ff
Pankreasenzymsubstitution 815
Pankreaserkrankung, Hyperglykämie 643
Pankreasinsuffizienz, Ernährungstherapie 815 f
Pankreassaft 409, 557, 658 f
Pankreassaftausschüttung 557
Pankreatitis, Ernährungstherapie 815
Pankreozymin 569
Pantothensäure 793
Papaverin 718
Papilla duodeni major 410, 412
– nervi optici 477 f, 585
Papillae filiformes 396 f
Papillarmuskel 360
Paracetamol 706, 731 ff
– Antidot 732
Paraffin 730
Parainfluenzavirus 852
Paralogismus 176
Paramyxovirus 852 f
Paraproteinämie 645
Parasit 835, 837
Parasympathikus 320, 362, 468 f, 472 f
– Aufgabe 472, 593
– Herztätigkeit 514
– Kopfteil 472 f
– Organisation 592
– sakraler 473
– Speichelsekretion 400
– Transmitter 592
– Überträgerstoff 472
– Überwiegen 721
Parasympatholytika 592, 717 f, 728
Parasympathomimetika 592, 716 f
– direkte 716 f
– indirekte 717
Parathormon 258, 382, 568, 690
Parathyrin s. Parathormon
Paratop s. Antigenbindungsstelle
Paratyphus 53
Partei, politische 14, 28 f
Parteiengesetz 28
Partialdruck 273, 531 f
Parvovirus 854
Pascal 273, 498, 635
PAS-Reaktion 702
Paste 754
Pasteurisierung 932 f
Patella s. Kniescheibe
Patellarsehnenreflex 579
Patient, Krankheitsartenmuster 130
– Persönlichkeitsmuster 130
Patientengespräch 141
Patientenrolle s. Krankenrolle
Patiententransport 141
Paukenhöhle 481
Paukentreppe 482 f, 588
PCR s. Polymerase chain reaction
Pedanterie 176
Pektin 268, 776
Pellagra 793
Penicillin G 743
Penicillinallergie 744 f
Penicillinase 743
Penicilline 743 f
– Nebenwirkung 743 f
– oral wirksame 743
– säurestabile 743
Penicillinresistenz 743 f
Penis 425 f
– Feinbau 425 f
Penisschwellkörper 421, 425
Pentagastrin 655, 658
Pentazocin 734
Pentose 267
Pepsin 269, 271, 401, 554
Pepsinogen 402, 554 f
Peptid 774
– gastrointestinales 555
Peptidbindung 268
Peptidhormon 564
Peressigsäure 936
Perforansvene 366, 370
Perforation 599
Perichondrium 317
Perikaryon 321 f
Perilymphe 482 f
– Wanderwelle 588
Perimysium externum 320
Perineurium 322
Periodennummer 247
Periodensystem 247
Periost 317, 324
Periportales Feld 412
Peristaltik 320, 404, 407, 555
– Hemmung 599, 729
– Steigerung 722, 730
– – Ballaststoffe 777
Peritonealhöhle 390 f
Peritonitis 844, 846
Person, beruflich strahlenexponierte 628 f
Personaleinsatzplanung 141 f
Personalvertretung 41
Personendosimeter 623 f, 629
Persönlichkeit 175 ff, 445
– Modell, faktorenanalytisches 177 f
– – lerntheoretisch orientiertes 177
– Typologie, klinische 176
– – morphopsychophysiologische 177
Persönlichkeitsanomalie, Beschreibung 176
Persönlichkeitsfragebogen, standardisierter 166
Persönlichkeitsmerkmal 171
Persönlichkeitspsychologie 176
Persönlichkeitstest 168
Persönlichkeitstyp, abulischer 176
– analer 176
– apathischer 176
– asthenischer 176
– asthenisch-schizothymer 177
– athletisch-visköser 177
– depressiver 176
– dysplastischer 177
– explosiver 176
– fanatischer 176
– geltungsbedürftiger 176
– genitaler 176
– hypomanischer 176
– oraler 176
– phallischer 176
– pyknisch-zyklothymer 177
– selbstunsicherer 176
– stimmungslabiler 176
– urethraler 176
Perspiratio insensibilis 561
Pest 53, 830
Pestizide s. Schädlingsbekämpfungsmittel
PET s. Positronenemissionstomographie
Pethidin 733, 735

Pettenkofer-Zahl 894
Peyersche Platten 374, 377, 404
Pfeilnaht 352
Pflanzenschutzmittel 920
Pflege (s. auch Krankenpflege), außergewöhnliche 114
- häusliche 116
- leistungsgerechte 134
- Sozialhilfe 62
Pflegebedarf 145
Pflegebedürftigkeit 43, 116
Pflegebereich, Gliederung, organisatorische 143
Pflegeberuf 78 ff
Pflegedienst, ambulanter 116 f
- Organisation 139 ff
Pflegedienstleiter 86
Pflegeerfolg 145
Pflegegeld 62, 114
Pflegehilfe, häusliche 42
Pflegepersonalregelung 140
Pflegeperson-Patient-Interaktion 194 f
Pflegeplanung 145
Pflegestufe 116
Pflegeversicherung 92
- private 43
- Rehabilitationsleistung 237
- soziale 43
Pflegeziel 203
Pflugscharbein 352
Pfortader s. Vena portae
Pfortaderkreislauf 364
Phagen 855 f
- temperente 856
Phagozyten 864
Phagozytose 315, 373, 508
- Kupffer-Sternzelle 412
Phalanx 343, 345, 349 f
Phänotyp 876
Phäochromozytom 611
Pharmaka s. Arzneimittel
Pharmakologie 705
Phasenkontrastverfahren 838
PHB-Ester 794
Phenobarbital 736 f
Phenol 263, 936
- chloriertes 263
Phenothiazin 739
Phenylalanin 265
Phenylketonurie 771
- Früherkennung 112 f
- Guthrie-Test 100
- Häufigkeit 112
Phenytoin 736
Phimose 425
Phlebographie 601
Phon 588 f
Phonokardiogramm 518
Phosphat, im Abwasser 916
- Analysestörung 677
- anorganisches 780
- energiereiches 270
- Normwert 691
- organisches 780
- primäres 549
- Resorption 780
- sekundäres 548
Phosphatase 304
- alkalische 647
- - Haltbarkeit in Serum 674
- - Normwert 691
- saure 424
- - Normwert 692
Phosphataufnahme 780 f
Phosphatausscheidung, vermehrte 382
Phosphathaushalt 568
Phosphatmangel 780
Phosphatpuffer 259
Phosphatstoffwechsel 780 f
Phosphaturie 650
Phospholipide 304, 556
Phosphor 247, 259, 780 f
Phosphorsäure 254
Photometrie 283
Photonenenergie, Compton-effekt 287 f
- Paarbildungseffekt 287 f
- Photoeffekt 287 f
Photonenstrahlen 614
- ultraharte 614
Photorezeptor 476
Photosynthese 257, 768
pH-Wert 254 f, 372, 499, 538
- Messung 255
- physiologischer 540
- Urin 548 f, 650
Physik 273 ff
Physiologie 496 ff
Physiotherapeut 82
Physiotherapie 82 f
Phytinsäure 780, 796
Phytohämagglutinine 796
Pia mater encephali 460 f
- - spinalis 460 f
Picornavirus 852
Pietismus 3
Pigmentepithel 476
Pilocarpin 592, 716
Pilze 856 f
Pilzinfektion 743 f, 856 f
- Therapie 745 f
Pirenzepin 717
Pityriasis versicolor 857
pK-Wert 540
Plantarflexion 351
Planwirtschaft 23
Plasma 253, 372, 505 f, 637 f, 672
- Definition 504
- Pufferfunktion 505
- Stoffaustausch mit Erythrozyten 673
- Tieffrieren 676
- Ultrafiltrat 413
- Zusammensetzung 505
Plasmaexpander 253, 727 f
Plasmalemm s. Zellmembran
Plasmaprotein 505
- Funktion 505 f
Plasmazelle 374, 376, 509 f, 865
Plasmide 836 f
Plasmin 512, 727
Plasmin-Hemmstoff 727
Plasminogen 512, 727
Plasmozytom 611
- Blutkörperchensenkungsgeschwindigkeit 648
Plattenepithel 312
- einschichtiges 313
- verhorntes 313
Plattenepithelien im Urin 655
Platysma 352
Plazebo 715
Plazenta, Hormonbildung 568 f
Plazentarschranke 710
Pleura s. Brustfell
Pleurahöhle 390 f
Pleuraspalt 394
Plexus choroideus 445, 447, 460
- myentericus 473
Plica aryepiglottica 386
- vestibularis 387
Plutonium 245
Pneumocystis carinii 857 f
Pneumokokken 844
Pneumokokkenschutzimpfung 882, 884
Pneumonie 848
Pneumothorax 394, 531
- offener 531
Pocken 53
Pockenschutzimpfung 110
Pockenvirus 854
Podozyten 416
Polarisation, elektrische 275
Polarisationsapparat 267
Poliomyelitis 53
Polioschluckimpfung 852, 881, 883
Poliovirus 852
Polyarthritis, chronische 737
- Diagnostik 648
Polyglobulie 372, 505
Polymerase chain reaction 840, 851
Polypeptid-Antibiotika 745
Polypeptide 268
Polyribosomen 304
Polysaccharide 268, 770 f
Polyurie 649, 652, 667
Polyvidonlösung 253
Polyvinylpyrrolidon 935
Pond 635
Porphobilinogen 652
Porphyrin 692
Positron 287
Positronenemissionstomographie 608
Potential 569 f
Potentialänderung 580
Potenzrechnen 501
Prävalenz 106, 193, 831
Prävention 92, 96
- primäre 98 f
- sekundäre 98 ff, 110
- tertiäre 98
Präventivverhalten 192 f
Praxis, Gesundheitsschutz 154 ff
Präzessionsbewegung 279
Praziquantel 746
Preisstabilität 25
Pressefreiheit 27 f
Primärfollikel 427 f
Primärharn 413, 416, 543 f
- Bildung 544
- Veränderung 546 f
- Zusammensetzung 544
Primidon 736
Primordialfollikel 427
Privateigentum 24
Privatheit 209 f
Privatklinik 6
Probenecid 737
Probezeit 40
Procain 734
Processus coronoideus 352, 357
- styloideus 343 f
Prodrug 710
Professionalismus, ärztlicher 189
Progesteron 568, 742
- Bildung 426, 428
- Körpertemperatur 432
- Normwert 692
Progressivpflege 143
Projektionsfaser 445
Prolactin 380, 565, 692
Prolactinfreisetzung, Hemmung 721
Promethazin 735
Promontorium 347
Pronation 327, 344 ff
- des Fußes 351
Propan 261
Propantriol 263
Prophase 309 f
Propionsäure 794
Propofol 735
Propranolol 720
Propriozeption 457
Propylthiouracil 740
Prostaglandine 272, 569
Prostaglandinsynthese, Hemmung 272, 732 f
Prostataadenom 425
Prostatakarzinom 425, 747
- Antiandrogentherapie 742
Prostataphosphatase, saure 647
Prostatasekret 424
Protaminchlorid 726
Protease 269, 409, 557
Protein 268 f, 764
- Aufbau 774
- Aufgabe 773
- Bioverfügbarkeit 775
- C-reaktives 648, 698, 863
- Denaturierung 774
- Energiegehalt 766
- Ergänzungswirkung 775
- Funktion 505 f, 774, 779
- Konzentrationsmaß 634
- Nahrungsprotein 773 ff
- Normwert 683
- Pufferfunktion 540
- Qualität 774 f
- tierisches 801

Protein, toxisches 796
- im Urin 651
- - Analysestörung 677
- Verdaulichkeit 775
- Vorkommen 774
- Wertigkeit, biologische 774 f
Proteinanalyse 647 f
Proteinbiosynthese 302, 304, 307 f, 775
Proteinelektrophorese 645 ff
Proteinkonzentration, Abhängigkeit von der Körperlage 668, 670
- Fehlergebnis 673
- Tagesschwankung 668
Proteinkörper 637
Proteinmangel 522 f, 776
Proteinquotient 505
Proteinstoffwechsel 566
Proteinstruktur 774
Proteinurie 650 f
- anhaltende 651
- Diät 822
- vorübergehende 651
Proteinverdauung 409, 555
Proteinzufuhr 666, 775 f
- bei chronischer Niereninsuffizienz 821 f
- bei Leberinsuffizienz 814
Proteoglykane 314
Proteohormone 272
Proteusbakterien 845
Prothrombin 511
Proton 245 f, 274
- Parallelausrichtung im Magnetfeld 278
- Spinorientierung 279
Protonenfänger 253, 538
Protonenkonzentration 538
Protonenspender 253, 264, 538
Protozoen 857 f
Provitamin A 789
Provitamine 269, 786
Provokationsdiät 824 f
Prozentgehalt 635
Prozeßfähigkeit 33
Pseudomonas aeruginosa 845 f, 891, 896
- - Badewasser 912 f
Psittakose 849
Psychiatrie 121
Psychoanalyse 163
Psychohygiene 887
Psychologie 162 ff
- analytische 163
- Anamnese 164 f
- Beobachtung 166 ff
- Definition 162
- experimentelle 169
- Exploration 164 f
- Methoden 164 ff
- Selbstbeobachtung 167 f
- Teildisziplin 163
- Testverfahren 168 f
Psychopharmaka 738 f
Psychose 177
- manisch-depressive 177
Psychostimulanzien 720
Psychotherapiegesetz 74
Puder 751
Puderspray 751
Puerperalsepsis 53
Puffer 538 ff
Pufferkapazität 540
Pufferlösung 256
Puffersystem 540
- geschlossenes 541
- offenes 541
Pulmonalarteriendruck 516 f, 519
Pulmonalklappe 360 f, 516 f
- Auskultationsstelle 363
Puls, arterieller 521
Pulsdefizit 521
Pulsdruckkurve 521
Pulver 751
Punctum fixum 327
- mobile 327
Punktat 659 f
Punktion, Infektionsprophylaxe 928
Punktionstechnik nach Seldinger 600 f
Pupille 476, 583
Pupillenerweiterung 468, 476, 717
Pupillenreflex 583
Pupillenverengung 466, 472, 476
Pupillenweite 585
Purin 775, 796
Purinaufnahme 666
Puringehalt 820
Purkinje-Faser 362, 514
Putamen 445 ff
Pyelonephritis 546
- Erreger 844
- Proteinurie 651
Pykniker 177
Pylorus 402 f, 554
Pyramidales System 579
Pyramidenbahn 451, 456 ff, 579
- Anteil, hemmender 458 f
Pyramidenbahnkreuzung 452, 459
Pyrogene 560, 756
Pyrolyse 919

## Q

Q-Fieber 54, 697, 849
Quartamon 266
Quecksilber 245, 258, 797, 936
Quecksilberdampf 258
Quecksilberspektrum 284
Quellstoff 776
Querfortsatz 332 f
Querschnittlähmung 107
Quick-Test s. Thromboplastinzeit
Quotient, respiratorischer 533

## R

Rabenschnabelfortsatz 342 f
Rachen 351, 384, 400 f
- Topographie 400
Rachenmandel 374, 377, 400
Rachenring, lymphatischer 400
Rachitis 790
Rad 289
Radgelenk 326
Radikale, freie, Inaktivierung 789
Radioaktiver Stoff, Anwendung, diagnostische 298
- - - therapeutische 297 f
- - Strahlenschutzverordnung 628
Radioaktivität 296 ff
- Einheit 297
- Meßtechnik 298 ff
- in der Nahrung 799
Radiochemotherapie 618
Radiographie, digitale 596
Radioimmunoassay 607, 869, 874
Radioimmuntest 852
Radiojodtest 609, 694
Radiojodtherapie 612 f, 740
Radiologieassistent(in), medizinisch-technische(r) 81
Radiomyelitis 620
Radionuklid 297
- künstliches 297
- natürliches 297
- Präparat, umschlossenes 297 f
Radionuklidventrikulographie 610
Radioulnargelenk, proximales 345
Radium 258, 297
Radius s. Speiche
Radiusköpfchen 344
Radon 624
Ramus circumflexus 362
- interventricularis anterior 359 f, 362
- - posterior 359, 362
Rang 182
Ranvier-Schnürring 321, 578
Rauchen 99, 111, 115, 194
- Cadmiumbelastung 797
- Innenraumluftverunreinigung 894
- Vitaminversorgung, unzureichende 787
Rauchverbot 908
Raumdesinfektion 264, 937
Rauschgift 715
Rauschgiftkontrolle, internationale 95
Rautengrube 452 f
Rautenhirn 444
Reaktion, allergische 373
- biochemische 270
- emotionelle 595
- endotherme 256
- exotherme 255, 257
- lymphatische 640
- myeloische 640
Recessus axillaris 344
- piriformis 387, 389
Recht, Aufgabe 31
- der Gesetzgebung 93
- objektives 31
- öffentliches 32, 37
- der Selbstverwaltung 47
- soziales 12 f
- subjektives 31
Rechtsbrecher, psychisch kranker 63
Rechtsfähigkeit 33
Rechtsfindung 32 f
Rechtsgebiet 32
Rechtshändigkeit 448
Rechtsherzinsuffizienz 523
Rechtskunde 31 ff
Rechtsnorm 31
Rechtsordnung 31, 33 ff
Rechtsquelle 31 f
Rechtsstaat 14, 33
Rechtsverordnung 32, 45 ff
- des Bundes 46 f
- zur Krankheitsverhütung 55 f
Rectum s. Mastdarm
Rectusscheide 338 f
Redox-Enzym 647
Reduktion, chemische 257
Reduktionsdiät 817 f
Reduktionsmittel 256, 270
Reduktionsteilung s. Reifeteilung
Reflex 578 f
- kutiviszeraler 594
- monosynaptischer 579
- polysynaptischer 579
- viszerokutaner 594
- viszeromotorischer 594
- viszeroviszeraler 594
Reflexbahn 449
Reflexbogen 578 f
Reflexionsgesetz 284
Reflexionskoeffizient 500
Refluxösophagitis 808
Refraktärzeit 576
- absolute 571
- relative 571
Regelkreis 504, 563
- ACTH 566
Regenbogenhaut 474, 476, 583
Regierungsbezirk 93
Regression 207
Reha-Angleichungsgesetz 227
Rehabilitation 43, 92, 98, 227 ff, 889
- Antrag 232 f
- Behinderter 227
- berufliche 232 ff
- - Ziel 234, 236
- Definition 227
- Institutionen 241 f
- des Kindes 114
- Leistungsträger 227 f, 230 f, 236 f
- Leitsätze 236 f

- medizinische 230 ff
- - Ziel 236
- Mitwirkungspflicht 234
- Physiotherapie 82
- rechtliche Grundlagen 227 f
- vor Rente 232, 234, 236
- soziale 235
- Ziel, gesundheitspädagogisches 204
Rehabilitationsgesamtplan 234, 236
Rehydratation 809
Reichsversicherungsordnung 41, 151 f
Reifeteilung 310 f, 422
- Eizelle 428
Reifung 170, 568
- geschlechtliche, Akzeleration 172
Reinigung, desinfizierende 937
Reinstoff 244 f
Reis-Obst-Tag 814
Reissner-Membran 483
Reiz, adäquater 582
- Gewöhnung 582
- inadäquater 582
- Schwellenwert 582
- überschwelliger 570, 574
- unterschwelliger 571, 574
Reizaufnahme 314, 321
Reizhusten 729
Reizintensität 582
Reizverarbeitung 580, 582
Rekonvaleszenzausscheider 834
Relaxationszeit 280
Releasing-Hormon 564
- inhibitorisches 565
- stimulierendes 565
Rem 289
Remission 747
REM-Schlaf 580, 738
Renin 548, 692
- Wirkung 549
Renin-Angiotensin-System 382, 549, 722 f
Rente 116
Rentenversicherung 42 f, 101, 230 ff
- Anschriften 238
- Rehabilitationsleistung 233, 236
REO-Virus 852
Replikation 307 f
Repolarisation 514, 570 f
Reserpin 721
Reservevolumen, exspiratorisches 529
- inspiratorisches 529
Residualkapazität, funktionelle 530
Residualvolumen 529
Resistenz 860
Resistenzbestimmung 743
Resistenzstufe 932
Resonanzraum 384
Resorption 312, 765
- Definition 522
- tubuläre 546 f
Retardation 172
Retikuläres System 453
Retikulinfaser 314
Retikuloendotheliales System 864
Retikulozyten 372, 507
Retikulum, endoplasmatisches 304
- - glattes 304
- - rauhes 303 f, 322
- sarkoplasmatisches 571 f
Retikulumfaser 315
Retikulumzelle 377
Retina s. Netzhaut
Retinaganglienzelle 476 f
Retinal 787
Retinol 789
Retroperitonealraum 409, 413
Retrovirus 853 f
Rettung im Gebirge 160
- auf See 160
Rettungsassistent 84
Rettungsassistentengesetz 159
Rettungsdienst 158 ff
- Entwicklung 158
- Leitstelle 158
Rettungsdienstgesetz 158 f
Rettungshubschrauber 160
Rettungskette 158 ff
Rettungsmedizin 159
Rettungssanitäter 158 f
Rettungswache 159
Rettungswagen 159
Rezeptor 474, 578, 862
- adrenerger 718 f
- Definition 582
- G-Protein-gekoppelter 707 f, 718
- Proteinsynthese regulierender 707 f
Rezeptorblockade 592, 720
Rezeptorszintigraphie 611
Rhabarber 730
Rhabdovirus 853
Rhesusfaktor 698
- Bestimmung 641 f
Rhesussystem 510, 877
Rheuma 107
Rheuma-Faktor 698
Rhinovirus 852
Rhythmus, zirkadianer 667 f
RIA s. Radioimmunoassay
Riboflavin 791 f
Ribonucleinsäure 268, 307 f
Ribose 267 f
Ribosomen 304
Rickettsien 849
Riechnerv 354, 384, 464, 486
Riechschleimhaut 384, 485 f
Riesenwachstum 566
Rifampicin 745
Rigidität 574
Ringelröteln 854
Ringknorpel 385
Rippen 331, 335
Rippenatmung 394
Rippenbogen 335
Rippenfell 390 f
Rippenheber 337
Rippenknorpel 335
Rippen-Wirbel-Gelenk 335 f
Risikofaktor 111
Risikogeburt 111
Risikokind 112
Risikoschwangerschaft 111
Rizinusöl 730
RNS s. Ribonucleinsäure
RNS-Virus 850, 852 ff
Robert-Koch-Institut 89
Rohkost 803
Röhrenknochen 324
- Entwicklung 318 f
Rohrpostanlage 126
Rolle 183 ff
- ärztliche 189
- soziale 173
Rollhügel 346, 348
Röntgen 288
Röntgenapparat 292 ff
- Aufnahmetechnik am liegenden Patienten 292
- Rotationsgerät 294
- Typen 294
Röntgen-Arbeitsplatz, digitaler 291
Röntgenaufnahme, Analog-Digital-Converter 291
- photographische 290 f
Röntgenbild 290 ff
- konventionelles 293
- Rasterblende 291
- Verstärkerfolie 291
Röntgenbildverstärker 292
Röntgendiagnostik 121
- Gonadendosis 625
- konventionelle 596 ff
- Personalschutz 292
- Qualitätssicherung 631
- Schnittbildverfahren 597
- Strahlenbelastung 625
Röntgen-Durchleuchtungssystem 290
Röntgeneinrichtung, Qualitätssicherung 61
Röntgenkontrastmittel 258, 260, 597 f
- Angiographie 600
- jodhaltiges 597 f
- negatives 597 f
- ölhaltiges 598
- positives 597 f
- Unverträglichkeit 598
- wasserlösliches 597 f
- wasserunlösliches 598
Röntgenkontrastuntersuchung 599
Röntgenröhre 289
- Diagnostikröhre 288
- Therapieröhre 288
Röntgenstrahlen 288, 596, 621
- Abschwächung 596
- Strahlenschutz 627
- Strahlenschutzbereich 629 f
- ultraharte 614, 616
- ultraweiche 615
Röntgenstreustrahlung, Reduzierung 291
Röntgentherapie 614 f
- Hautbelastung 615
Röntgenübersichtsaufnahme 596 ff
Röntgenverordnung 60 f, 150 f, 301, 621, 629 f
Rotatorenmanschette 344 f
Rotavirus 852
Röteln 54, 697
Rötelnembryopathie 53
Rötelnimpfung 110, 853, 881, 883
- Auffrischung 884
Rötelntest 878
Rötelnvirus 853
Rotes Kreuz 6
Rotz 54
Rücken 331, 336
Rückenmark 331, 442, 453 ff
- Bahn, absteigende 457
- - aufsteigende 457
- Substanz, graue 454 ff
- - weiße 454 ff
Rückenmarkshaut 460 f
Rückenmuskulatur, autochthone 336, 339, 414
Rückfallfieber 54
Rückkopplung, negative 565
Rückkopplungsmechanismus 380, 422
Rückkopplungssystem 379
Ruhemembranpotential 514, 569 ff
Ruhr 897 f
Rumpfdarm 394
Rumpfmuskulatur 330 ff, 336 f
Rumpfskelett 330 ff
Rundfunkanstalt 27, 29
Rundwürmer 746


**S**


Saccharose 268, 770
Sacculus 481, 484
Saft 755
Sagittalebene 323
Sagrotan 263
Sakralkyphose 332
Salbe 753
- Oberflächensalbe 753
- Penetrationssalbe 753
- Resorptionssalbe 753
Salbenkompresse 753
Salbutamol 797
Salicylate 796
Salicylatüberempfindlichkeit 796
Salicylsäure 266
Salmiakgeist 254
Salmiakpastille 259
Salmonellen 844 f
Salmonellenausscheider 52

Salmonellose 53, 798, 915
– Häufigkeitszunahme 903
– Infektionskette 902 f
– Inkubationszeit 902
– Symptome 902
Salpetersäure 254, 259
Salzbildner 248
Salze 255 f
Salzhaushalt 543 ff
Salzsäure 251, 254, 259 f, 402, 554 f
Samenbildung 565
Samenbläschen 420, 423 f
Samenerguß s. Ejakulation
Samenfäden 422 f
Samenleiter 420, 422 ff
Samenspeicher 422
Samenstrang 423
Samenzellbildung 422
Samenzelle 303, 306, 421 ff
– Befruchtungsfähigkeit 422
Sammellinse 285 f, 584
Sammelrohr 417
Sanitation 932, 936
Saprophyt 837
Sarkolemm 320
Sarkomer 572 f
Sarkoplasma 572
Sattelgelenk 326 f
Sättigung 768, 771
Satzung 32
Sauberkeitsverhalten 890
Sauerstoff 245, 256 f, 247
– Analysestörung 677
– Anwendung 257
– Eigenschaften 256 f
– Wertigkeit 250
Sauerstoffaufnahme 392
Sauerstoffbindungskurve 535
Sauerstoffkapazität 535
Sauerstoffkonzentration im Blut 645
– – Abnahme 507
Sauerstoff-Löslichkeit 534
Sauerstoffmangel 525
– Ursachen 536
Sauerstoffpartialdruck 531 f
– alveolärer 534
– arterieller 534
– niedriger 536
– Normwert 541, 692
Sauerstoffradikalfänger 789
Sauerstoffsättigung 535 f, 693
Sauerstoffschuld 575
Sauerstofftransport 505, 534 f
Sauerstofftransportstörung 536
Sauerstoffverbrauch 533
– Zunahme 566
Säuglingsanfangsnahrung 800
Säuglingsmilchnahrung 800
Säuglingsnahrung 799 f
– Beikost 800
Säuglingssterblichkeit 104 f
Saumzelle 404, 407
Säure 251, 253 ff, 538
– Definition 253
– salpetrige 259
– sauerstofffreie 254
– schwache 254
– schweflige 259
– starke 254
Säureanhydrid 253
Säure-Basen-Gleichgewicht 252
Säure-Basen-Haushalt 538 ff
– Nierenfunktion 548 f
– Störung 541
– – Kompensation 541 f
– – metabolische 541, 645, 671
– – respiratorische 541, 645
Säure-Basen-Status, Bestimmung 542
– Laboratoriumsdiagnostik 645
– Normwerte 541
– physiologischer 540 f
Säurebildner 253 f
Säurebildung, vermehrte 541
Säureschutzmantel 489
Säureverlust 541
Schädel 352 ff
– Röntgenaufnahme 353, 598
Schädelbasis 352
– äußere 353 ff
– innere 353 ff
Schädeldach 352
Schädelmuskel 355
Schädelnaht 324
Schadensersatz 37, 67
Schädling, tierischer 56, 85
Schädlingsbekämpfung 938
Schädlingsbekämpfungsmittel 243, 797
Schadstoffe 893
– chemische 915 f
– Emission 907, 909
– Immission 895, 907 f
Schadstoffbelastung, Erdboden 919 f
– Oberflächenwasser 915
Schall 280, 586 f
Schallaufnahme 587
Schalldruck 588 f
Schalleitung 587
Schallfrequenz 587 f
Schallgeber 280
Schallgeschwindigkeit 281
Schallkopf 604
Schallschutzmaßnahme 895
Schallstärke 587
Schallwelle 587
Schaltlamelle 318
Schambein 341, 346 f
Schambeinfuge 325, 331, 341, 347
Schamlippe 427
– große 431 f
– kleine 431 f
Schanker, harter 58
– weicher 58, 846
Scharlach 54
Scharniergelenk 326, 351, 355
Scheide 341, 427, 432
Scheidenflora 432
Scheidensekret 432
Scheidenvorhof 427, 431 f
Scheidung 35 f
Scheitelbein 352
Scheitellappen 445 f
Schichtzugehörigkeit, soziale 192, 194
Schielbehandlung 84
Schienbein 348
Schienbein-Wadenbein-Gelenk 348
Schilddrüse 351, 380 f
– Blockade 613
– Labordiagnostik 693
Schilddrüsenadenom, autonomes 609, 613
Schilddrüsenbehandlung, radioaktive 298
Schilddrüsenhormon 260, 272, 380, 566, 739 f
– Wirkung 566
Schilddrüsenhormonausschüttung, Regelkreis 739 f
Schilddrüsenkarzinom 609
– Radiojodtherapie 612
Schilddrüsenknoten 609
Schilddrüsenszintigraphie 609
– quantitative 608 f
– Suppressionsszintigramm 609
Schilddrüsenüberfunktion 381, 560, 566
– Grundumsatzerhöhung 766
– Hyperglykämie 643
– Radiojodtherapie 612
Schilddrüsenunterfunktion 113, 381, 560, 566
Schilddrüsenwachstum 565
Schildknorpel 385
Schilling-Test 607, 694
Schimmelpilz 798, 894
Schizophrenie 177, 738
Schläfenbein 352
Schläfenlappen 445 f
Schlafkrankheit 857
Schlafmittel 738
Schlafmittelabhängigkeit 715
Schlafstörung 738
Schlafverhalten 580
Schlaf-Wach-Rhythmus 453
Schlagader s. Arterie
Schlaganfall 459
– Inzidenz 107
– Prävention 107
Schleifendiuretika 730 f
Schleimbeutel 329 f
Schleimhautgewebe, lymphatisches 377 f
Schleimhautreaktion, strahlenbedingte 620
Schlemmscher Kanal 474
Schluckakt 386, 401
Schlucken 552 f, 579
Schluckimpfung s. Polioschluckimpfung
Schluckreflex 401, 552
Schluckstörung, strahlenbedingte 620
Schluckzentrum 401
Schlundheber 400 f
Schlundschnürer 400
Schlüsselbein 331, 342
Schmelzpunkt 243 f, 260
Schmelztemperatur 281
Schmelzwärme 281
Schmerzauslöser 272
Schmerzbestrahlung 615, 617
Schmerzempfindung 580, 594
Schmerzensgeld 68
Schmerzmittel s. Analgetika
Schmerzrezeptor 487
Schmerztherapie 272, 733 f, 739
Schmerzwahrnehmung, Beeinflussung 731 ff
Schmierseife 266
Schmuck 157
Schnecke 482 ff
Schneckengang 484, 588
Schneckenkanal 482, 588
Schnupfen 718
Schock 525, 593
– anaphylaktischer 713
– – Penicillinallergie 744
– Hyperglykämie 643
Schockbehandlung 160
Schockindex 525
Schockniere 730
Schocksyndrom, toxisches 842
Schrift, jugendgefährdende 34
Schuhwerk, geeignetes 155
Schularzt 113
Schuldfähigkeit, verminderte 63
Schuleingangsuntersuchung 100, 110, 113
Schulgesundheitspflege 113
Schulreife 113
Schulterblatt 331, 342
Schulterdach 342, 344
Schultereckgelenk 342
Schultergelenk 326, 331, 344 f
– Röntgenaufnahme 343
Schultergelenkluxation 344
Schultergürtel 342
Schultergürtelmuskel 342
Schulzahnpflege 101
Schuppennaht 352
Schüttellähmung 736
Schüttelmixtur 757
Schutzbrille 156
Schutzimpfung s. Impfung
Schutzkleidung 155 f, 929
Schutzreflex 579
Schwäche 258, 780 ff
Schwangere, Kündigungsschutz 112
Schwangerenbetreuung, gesundheitliche 111 f
Schwangerschaft 42, 62, 432
– Ernährung 801 f
– Vorsorgeuntersuchung, serologische 878
Schwangerschaftsabbruch 38
Schwangerschaftsdauer 440
Schwangerschaftsdiabetes 801
Schwangerschaftsgelbkörper 430
Schwangerschaftstest 568

Schwann-Zelle 321
Schwefel 245, 247, 259
Schwefeldioxid 257, 794
Schwefelsäure 251, 254, 259
Schwefeltrioxid 254
Schwefelwasserstoff 259
Schweigepflicht 37, 71
- Verletzung 72
Schweiß 282
Schweißdrüse 489
- Innervation, sympathische 470 f
Schwellenpotential 570
Schwerbehindertengesetz 114
Schwerbehindertenrecht 98
Schwerbehinderung 108 f
Schwermetalle, Toxizität 796 f, 915 f
Schwerpflegebedürftigkeit 42, 98
Schwertfortsatz 335
Schwestern 6 f
- braune 8
- freie 7
Schwesternheim 7
Schwesternschaft 41
Schwimmbad, Durchströmungstechnik 911 f
- Infektion 910 f
- Keimbelastung 911
- Schmutzbelastung 911
- Warmsprudelbecken 911 f
Schwimmbeckenwasser, Anforderung 912 f
- Chlorgehalt 911
- Desinfektion 911
- Frischwasserzusatz 912
Schwitzen 549, 551, 781
- Temperaturregulation 561
Sclera s. Lederhaut
Scopolamin 593, 718
Screening-Test 99
- Sensitivität 100
Sedativa 737 f
Sediment 757
Sedimentieren 244
Seeds 619
Seekrankheit 718
Segelklappe 360
- dreizipflige s. Trikuspidalklappe
- Öffnung 363
- zweizipflige s. Mitralklappe
Segmentbronchien 388 f
Sehbahn 477 ff, 586
Seheindruck, Verarbeitung 585 f
Sehen 448
- räumliches 582
- schärfstes 477, 585
Sehfarbstoff 582, 585
Sehne 315, 327 ff
Sehnenansatzzone 328
Sehnenscheide 329 f
- Aufbau 330
Sehnerv s. Nervus opticus
Sehnervenkreuzung 450, 478 f
Sehnervkanal 354, 479
Sehrinde 478 f
Sehschärfe 585
Sehstrahlung 446, 478 f
Sehtrakt 478 f
Sehvorgang 582, 787
Seife 266
- Waschwirkung 266
Seifenschaum 266
Seitenband 350 f
Seitenhorn 455 f
Seitenstrang 456
Seitenventrikel 445, 447, 460, 462
Sekret 312
Sekretin 555, 558, 569
Sekretion 312
- parakrine 378
- tubuläre 547
Sekundär-Elektronen-Vervielfacher 299
Sekundärfollikel 427 f
Sekundärharn 413, 417
Selbstaufgabe 183
Selbstbehandlung 191
Selbstbeobachtung 167 f
Selbstbestimmung 205
- sexuelle 38
Selbstbeurteilung 167 f
Selbsthilfe 223
Selbsthilfegruppe 117
Selbsthilfeverband 240 f
Selbstunterschätzung 176
Selbstverwirklichung 212
Selen 785
Selendisulfid 259
Semilunarklappe 361
Sennesbläter 730
Sensibilisierung 713
Sensitivity-Training 185
Sensorik 580
Sepsis 930
Septikämie 845
Serologie 633
- Normwerttabelle 695 ff
Serosa 390
Serotonin 262, 272, 511, 569, 721 f
- Gefäßverengung 524
- in Lebensmitteln 824
Serotoninagonist 722
Serotoninantagonist 722
Serratia 845
Sertoli-Zelle 422
Serum 637
- Aufbewahrung 674
- Definition 504 f
- Laboratoriumsdiagnostik 672
- Rotfärbung 673
- Tieffrieren 674, 676
Serumelektrolyte 252
Serumlabilitätsprobe 648
Sesambein 324, 329 f, 345, 350
Seuche 830
Seuchenbekämpfung 85
Seuchenstatistik 831
Seuchenwarndienst 95
Sexualhormon 568
- männliches 741
- in der Nahrung 797
- weibliches 742
Shigelle 845
Shigellenausscheider 52
Shigellenruhr 54
Shunt, portosystemischer, intrahepatischer, transjugulärer 613
Sicherheit 148 f
Sicherheitsbeauftragter 154
Sicherheitsbedürfnis 212
Sicherung, soziale 101
Sideroblasten 702
Siebbein 352, 354
Siebbeinhöhle 384
Siebbeinplatte 354
Siebbeinzellen 384
Sieden 281
Siedepunkt 243 f
SI-Einheit 496, 634
Siemens 499
Sievert 289, 623
Silber 936
Silbernitrat 259
Silicium 247
Single-Photonen-Emissionscomputertomographie 608
Sinnesfeld 484 f
Sinnesorgan 474 ff, 580
- Aufgabe 581 f
Sinnesphysiologie 581 ff
Sinneszelle 474, 477, 578
Sinneszellenepithel 313 f
Sinus coronarius 362
Sinusknoten 361, 514
Sinusrhythmus 515
Sinusschwingung 587
Sirup 755
Sittengesetz 31
Sitzbein 346 f
Skelett 324
Skelettmuskelgewebe 319 f
Skelettmuskulatur 324
- Bauprinzip 327 f
- Funktion 327 f
- Physiologie 569 ff
- Pumpleistung 523
- Tonussenkung 739
Skelettszintigraphie 611
Sklera 315
Skoliose 332
Skorbut 270, 791
Smegma 891
Smog 909
Smogalarm 909
Soda 936
Solanin 796
Somatomedine 566
Somatostatinrezeptorszintigraphie 611
Somatotropin 380, 566
- Tagesschwankung 667
- Wirkung, anabole 566
Sondennahrung 825 f
Sonderentgelt 135 f
Sonderkrankenhaus 120
Sonnenblumenöl 269, 773
Sonnenbrand 272
Sonnengeflecht 471 f
Sonographie s. Ultraschall
Soormykose 743, 856
Sorbinsäure 794
Sorbit 771, 819, 827
Sozialarbeiter(in) 74, 86
Sozialdienst 116 f
Sozialepidemiologie 193 f
Sozialgesetzbuch 92, 151 f
Sozialhilfe 41, 43, 61 f, 101, 888
- Anschrift 238 f
- für behinderte Kinder 114 f
- Inhalt 61
- Rehabilitation Behinderter 230 ff
Sozialhygiene 887
Sozialisation 174 f
Sozialismus 23
Sozialleistungsträger 227 f
Sozialmedizin 887 f
Sozialprodukt 23
Sozialpsychologie 163, 182 ff, 186
Sozialrecht 90
Sozialstaat 14, 41
Sozialversicherung 41, 92
Sozialversicherungsrecht 41 ff
Soziologie 188 ff
- medizinische 188, 888
Spannung, elektrische 275, 499, 503, 569
- - Einheiten 275 f
Spasmolytika 718
Spastizität 574
SPECT s. Single-Photonen-Emissionscomputertomographie
Speiche 342 ff
Speichel 400
- Zusammensetzung 552
Speicheldrüse 395, 399 f
- große 399
- Innervation 472
- kleine 399
Speichelenzym 395
Speichelsekretion 552, 591
Speisebrei 401
- Resorption 404
Speiseröhre 340, 351, 395, 401 f
- Engen 401 f
- Peristaltik 401
Speiseröhrenerkrankung, Diätprinzip 808
Spektralphotometrie 283
Sperma s. Ejakulat
Spermatogenese 380
Spermatogonien 422
Spermatozyten 422 f
Spermin 424
Spermium s. Samenzelle
Spezialdiät 826
Spielbein 350
Spin 279
Spinalganglion 443, 454, 456
Spinalnerv 333, 454, 463 f

Spinalnerv, Ast, hinterer 463
– – sensibler 463
– – vorderer 463
Spinalnervenpaar, Zahl 454 f
Spinalwurzel 454, 460
– hintere 464
– vordere 464
Spiritus 755
– dilutus 264
Spirograph 529
Spirometer 529
Spironolacton 731
Spongiosa 317
Spongiosabälkchen 318
Spontanpneumothorax 531
Sporen 836
– Abtötung 932
Sporenbildner 846 f
Sporizidie 932
Sport, Glykogenreservenerhöhung 770
Sprachbildung 395
Sprache 448, 581
Sprachentwicklung 174
Sprachregion 581
Sprachstörung 83, 113, 581
Sprachverzerrung 281
Sprachzentrum, motorisches 449
Spritzampulle 756
Spritzenabszeß 928
Spritzgang 421
Spritzkanal 423
Spritzkanälchen 420
Sprue 811
Sprungbein 349 ff
Sprungbeinrolle 348, 351
Sprunggelenk 331
– oberes 348, 351
– unteres 348, 351
Spüldrüse 486
Spurenelement 782 ff
– Bedeutung 782 f
Sputumdesinfektion 264, 937
Sputumuntersuchung 659 f
Staatsangehörigkeit 33
Staatsbürgerkunde 11 ff
Staatsgemeinschaft 21 f
Stäbchen 476 f, 582 f, 585
Stabdosimeter 301, 623 f
Stabilitätsgesetz 25
Stachelzellschicht 313
Stammzelle 372
– pluripotente 507
Stammzellenleukämie 640
Standardbicarbonat 542, 671
– Normwert 694
Standbein 350
Staphylococcus aureus 842 f
– epidermidis 843
Staphylokokken 842 f
– Lebenmittelvergiftung 799
– – Inkubationszeit 902
Star, grauer 584
– grüner 585, 716 f
Stärke 266, 268, 770 f
– Aufspaltung 555
Statine 379 f
Stationsbegehung 759 ff
Stationspflege 144
Statolith 485, 590
Staub, lungengängiger 908
Stauung, venöse 668
Stauungspapille 648
Steatorrhö 810, 815
Steigbügel 481, 483, 587
Steißbein 332, 341, 346
Steißbeinwirbel 332
Stellknorpel 385
Stent 613
Sterbefall 36
Sterbegeld 42
Sterbeziffer 104
Sterblichkeit 104 ff
– perinatale 105
Stercobilinogen 652
Stereozilien 313
Sterilfiltration 933
Sterilisation 62, 244, 932 ff
– chemische 934 ff
– Definition 932
– mit feuchter Hitze 933
– Ionisationsstrahlung 934
– durch trockene Hitze 933
– Wirksamkeitsprüfung 937 f
Sterilisationseinheit 926
Sterilisationsgas, Personalgefährdung 148
Sternalmarkuntersuchung 703
Sternalpunktion 336
Steroidhormon 272, 382, 568
– Wirkungsweise 564
Steuerfreibetrag 114
Steuerhormon, hypothalamisches 380
Steuerungssystem 504
STH s. Somatotropin
Stichverletzung 148
Stickoxid 909
Stickoxidul s. Lachgas
Stickstoff 245, 247, 259
Stiftung, fromme 2
Stillen 799 f
– Ernährung 802
Stimmband 385 f
– falsches 387
Stimmbandmuskel 388
Stimmbildung 385, 388, 589
Stimmbruch 741
Stimme 589
Stimmfalte 387 f
– falsche 389
Stimmlippe 589
Stimmritze 385 f, 589
Stimmritzenöffner 386
Stimmstörung 83
Stimmumfang 589
Stimmungslabilität 176
Stirnbein 352
Stirnbeinhöhle 353, 384
Stirnlappen 445 f
Stoff 243 ff
– Eigenschaft, chemische 243
– – physikalische 243
– fester 244
– flüssiger 243 f
– gasförmiger 243 f
Stoffaustausch 366
– transkapillärer 522
Stoffmenge 498
Stoffmengenkonzentration 499
Stoffresorption 546 f
Stoffsekretion, tubuläre 547
Stofftransport 273, 502 f
– Blut 504
– intrazellulärer 304
Stoffwechsel 270 f, 468, 595, 765
– anaboler 270
– Definition 764
– kataboler 270
Stoffwechselendprodukt 638
Stoffwechselerkrankung, angeborene, Früherkennung 112 f
– Ernährungstherapie 816 ff
Stoffwechselmetabolit 638
Stoffwechselsteigerung 566
Störung, vegetative 445
Strafgesetzbuch 37
Strafmündigkeit 34 f
Straftat 38
Strahlenabsorption 259, 287 f, 621 f
Strahlenbelastung 624 f
– durch Inkorporation 625
Strahlenbiologie 295 f
Strahlenempfindlichkeit 626
Strahlenexposition, künstliche 625
– natürliche 624 f
Strahlenkrankheit 296
Strahlenmessung 288 ff
Strahlenquelle, Dosisleistung 289
Strahlenreaktion, akute 620
– Behandlung 620
– chronische 620
– genetische 295
– somatische 295 f
Strahlenschutz 60 f, 150 f, 621 ff
– Abstand 298, 627
– Dosisgrenzwert 628
– Dosisgröße 623
– Kontrollbereich 628
– Patient 627
– Personalüberwachung 301
– Personendosisbelastung 301
– Personendosimeter 623 f
– Schutzkleidung 627
– Sperrbereich 628
– Überwachungsbereich 301
– – außerbetrieblicher 628
– – betrieblicher 628
– Untersuchungspersonal 627
Strahlenschutzbeauftragter 61, 300 f, 629
Strahlenschutzbereich 628 f
– Röntgenverordnung 629 f
Strahlenschutzmaßnahme, allgemeine 627
Strahlenschutzmessung 299
Strahlenschutzverordnung 300 f, 621, 628 f
– Qualitätssicherung 630 f
Strahlenstreuung 287 f, 622
Strahlentherapie 81, 121 f, 614 ff
– Afterloading-Therapie 298, 619
– Aufbaueffekt 615 f
– Bestrahlungsplanung 617, 630
– Bestrahlungstechnik 616 f
– Bewegungsbestrahlung 617
– Dosisverteilung, räumliche 614
– Erkrankung, gutartige 617
– Filmdosimeter 301
– Fraktionierung 614, 617
– Ganzkörperbestrahlung 296, 618
– Halbtiefentherapie 615
– Hautschädigung 296
– interstitielle 619
– intrakavitäre 298, 619
– intraoperative 616, 618
– Kombinationstherapie 618 f
– Kontrollbereich 301
– Konvergenzbestrahlung, stereotaktische 617
– kurative 617 f
– Nebenwirkung 620
– Oberflächenkontakttherapie 615, 619 f
– palliative 618
– perkutane, Indikation 617 f
– postoperative 618
– präoperative 618
– Qualitätssicherung 630
– Teilkörperbestrahlung 296
– Telegammagerät 300
– Teletherapie 616
– Therapiegerät 293 ff
– Tiefendosisverteilung 616 f
– Tiefentherapie 615
– Tumordosis 296
– mit Tumorhyperthermie 618 f
Strahlenwirkung 625 f
– direkte 625
– genetische 625
– indirekte 625
– nichtstochastische 626
– somatische 625
– stochastische 626
Strahlenzeichen 628 f
Strahlenzystitis 620
Strahler, radioaktiver, offener 298
– – umschlossener 297 f
Strahlerkopf 615 f
Strahlung, Arten 621
– Dosierung 288 f
– Dosisleistung 626 f
– elektromagnetische 282, 621
– Energiedosis 289
– Halbwertsdicke 621 f
– ionisierende 287 ff, 596
– – Äquivalentdosis 289, 623
– – – effektive 623
– – – des Personals 628 f

– – Dosis, genetisch signifikante 623
– – – letale 296
– – Dosis-Wirkungs-Beziehung 626
– – Energiedosis 623
– – Ganzkörperdosis 623
– – Ionendosis 623
– – Körperdosis 623, 628 f
– – Ortsdosis 623
– – Personendosimeter 629
– – Personendosis 623
– – Streustrahlung 627 f
– – Teilkörperdosis 623, 629
– kosmische 624
– Quadratabstandsgesetz 626 f
– radioaktive 147
– Reichweite 621 f
– Schwächung 621 f
– terrestrische 295, 624
Strahlungsenergie 283, 288
Strahlungsquant 287
Strahlungswärme 283
Streptococcus agalactiae 843
– pyogenes 843
Streptokinase 271, 727
Streptokokken 843 f
– vergrünende 843
Streß 172
– Cortisolproduktion 567
– Magensaftsekretion 555
– Symptome 470
Streßreaktion 593
Strom, elektrischer 275
– – Gleichstrom 276
– – Wechselstrom 276
– – Wirkung 277
Stroma 314
Stromart 275
Stromstärke 276, 499, 518
Stromstoß, elektrischer 275
Strömungsgeschwindigkeit 520
Stromzeitvolumen 520
Strontium 799
Strophantin 724 f
Strukturprotein 774
Stuhldesinfektion 937
Stuhldrang 407
Stuhlentleerung 594
Stuhluntersuchung 659, 667, 903
– Blutnachweis 659
– makroskopische 658
– quantitative 676
Sturzunfall 148
Stützbewegung 590
Stützgewebe 314, 316 ff
Stützzelle 483
Subarachnoidalraum 460 ff
Subcutis s. Unterhaut
Submucosa 401
Substantia compacta 317 f
– nigra 450
– spongiosa 317
Substanz, harnpflichtige 547
Subtraktionsangiographie, digitale 596, 600 f
Suchdiät nach Braun-Falco 825
Sucht 715 f
– Opiate 733
Suchthilfe 115
Suggestivfrage 165
Suizid 109
Sulcus coronarius 359
– interventricularis anterior 359
– – posterior 359
Sulfamethoxazol 745
Sulfasalazin 745
Sulfation 254
Sulfite 794
Sulfonamide 713, 744 f
Sulfonylharnstoff 740 f
Supervision 141 f
Supination 327, 344 ff
– des Fußes 351
Suppositorium 753
Surfactant 392
Suspension 253, 757
Süßkraft 770
Süßstoff 771, 819
Suxamethonium 713, 736
Symbiont 835
Sympathikus 320, 362, 468 ff
– Aufbau 470 f
– Funktion 470
– Herztätigkeit 514
– Organisation 592
– Speichelsekretion 400
– Transmitter 471, 592
– Wirkung, gefäßverengende 524
Sympathikuserregung 593
Sympathikusneuron 382
Sympatholytika 592, 720 f
Sympathomimetika 592, 718 ff
– direkte 720
– indirekte 720
$\beta_2$-Sympathomimetika 719, 728
Symphyse s. Schambeinfuge
Symptomsensibilität, sozialschichtspezifische 192
Symptomwahrnehmung 192
Synacten-Test 694
Synapse 321, 577 f
– Erregungsübertragung 577 f
– Funktion 578
– parasympathische 717
Synaptischer Spalt 577
Synarthrose 324 f, 333
Synchondrose 324 f
Syndesmose 324, 348, 351
Synergismus 714
Synergisten 327
Synostose 324 f
Synovia 316, 325 f
Syphilis s. Lues
Systole 362 f, 516 f
Szintigraphie 607 ff
Szintillationszähler 299
Szintiscanner 299

**T**

$T_3$ s. Trijodthyronin
$T_4$ s. Thyroxin
Tablette 752 f
– überzogene 752
Tachykardie 516
Tachyphylaxie 714
Taenia coli 407
Tafelwasser 900
Tagessehen 585 f
Talgdrüse 489
Talus s. Sprungbein
Tannine 783
Tantal 619
Tarifautonomie 24
Tarifhoheit 29 f
Tarifvertrag 39
Tarsus 348 f, 478
Tartrazin 794
Taschenklappe 361
– Öffnung 363
– Schließung 363
Tastempfindung 457, 474
Tasten 341
Tätigkeit, gefahrgeneigte 68
– vorbehaltene 75, 83
Tauchen 537
Tawara-Schenkel 361 f
$^{99m}$Tc-Pertechnetat 608
Teegemisch 750
Teilchenmodell 245 ff
Teilchenzahl 635
Telecurietherapie 614 ff
Telegammagerät 300
Telekobaltgerät 615 f
Telophase 309 f
Temperatur, orale 559
– rektale 559
– SI-Einheit 499 f
– Überlebensgrenze 562
Temperaturempfindung 580
Temperaturerhöhung 282
– Gefäßerweiterung 524
Temperaturkurve 501
Temperaturmessung 281
– orale 559
– rektale 559
Temperaturregulation 549, 559 ff
– Haut 487
– Mechanismus 562
Temperaturrezeptor 487, 562
Temperaturstabilisierung 282
Tendovaginitis 330
Tenside 266, 936
Terminalhaare 489
Tesla 606
Test, Antwortbereitschaft 169
– Bekanntheitsgrad 169
– Fehlerquelle 169
– Gütekriterien 100, 168
– Normierung 168
– Objektivität 168
– psychologischer 168 f
– Reliabilität 100, 168
– Sensitivität 100
– Spezifität 100
– Validität 100, 168 f
Testament 36, 72
Testangst 169
Testierfähigkeit 36
Testosteron 380, 422
– Normwert 695
Testosterontherapie 741
Teststreifen 271, 643, 661
– Glucose im Urin 100, 652
– Grundregeln 661
– Harnstoffbestimmung 645
– Urinstatus 651
Tetanie 258, 382
Tetanus 54, 574, 847
Tetanusimpfung 883
Tetracycline 744
Tetrade 311
Tetrajodthyronin s. Thyroxin
Thalamus 445 ff
– Funktion 448
Thallium-Myokardszintigraphie 610
T-Helferzelle s. Helferzelle
Thenar 338
Theophyllin 704, 728
Therapie, antibakterielle 742 ff
– antivirale 746
– radiologisch-interventionelle 613
Therapieabteilung, physikalische 121
Thermometer 281
– Eichung 257
Thiabendazol 794
Thiamin 270, 791
Thiaziddiuretika 730 f
Thiopental 735
Thorakolumbales System 470
Thorax s. Brustkorb
Thoraxübersichtsaufnahme 358, 597 f
Thorn-Test 703
Threonin 265
Thrombelastogramm 703
Thrombin 511
Thrombophlebitis 930
Thromboplastinzeit 641, 703
– Analysestörung 677
Thrombose, Ultraschalldiagnostik 605
Thromboseneigung, erhöhte 551
Thromboseprophylaxe 726 f
Thromboxan $A_2$ 732
Thrombozyten 371, 373, 504
– Funktion 511
– Lebensdauer 373
Thrombozytenaggregation 511
Thrombozytenaggregationshemmung 727
Thrombozytenzahl 372, 640
Thrombus, Auflösung 271
– roter 511
– weißer 511
Thymin 307
Thymoleptika 738 f
Thymus 374 f

Thyreoglobulin 566, 693
Thyreostatika 739 f
Thyroliberin 565
Thyrotropin s. Hormon, thyroideastimulierendes
Thyroxin 381, 566, 739 f
- Normwert 693
Tibia s. Schienbein
Tibiakopfplateau 348 f
Ticlopidin 727
Tiefenpsychologie 163
Tiefensensibilität 457
Tierarzneimittel 797
Tierversuch 840
Tinktur 751
TIPSS s. Shunt, portosystemischer, intrahepatischer, transjugulärer
Titer 637
T-Lymphozyten 374, 378
- Antigenerkennung 866
- B-Lymphozytenkooperation 865
- Differenzierung 864
- Prägung 375
- Reifung 375
- Unterteilung 509
- zytotoxische 375, 866
T4-Lymphozyten 853
Tochterchromatide 310
Tocopherol 790
Tod 36
Todesursache 109
Togavirus 853
Tolbutamid 740
Tolbutamidtest 644, 695
Toleranz, immunologische 374
Toleranzentwicklung 714
Tollwut 54, 853
Tollwutschutzimpfung 884
Tomographie 597
Ton 280, 587
Tonfrequenz 280 f
Tonsille (s. auch Rachenmandel) 377
Tonus 320, 450, 574
Torr 635
Totenstarre 574
Totgeborenes 105
Totgeburt 34
Totimpfstoff 880 f
Totraum, anatomischer 530
- funktioneller 531
Totraumventilation 531
Tötung, fahrlässige 38
Toxikologie 705
Toxin 843, 847, 905
Toxoidimpfstoff 881
Toxoplasma gondii 857
Toxoplasmose 697
- angeborene 53
Trabekel 318
Tracheotomie 930
Trachom 54, 849
Tractus corticospinalis s. Pyramidenbahn
- iliotibialis 337
Tragen 157
Tramadol 734
Tränenapparat 478
Tränenbein 352
Tränendrüse 478, 480
Tränenflüssigkeit 582 f
Tränennasengang 384, 478, 480
Tränenreflex 582
Tränenröhrchen 480
Tränensack 480
Tränenweg 478
Transaminase 271
Transdermales therapeutisches System 749
Transduktion 837, 840
Transferase 647
Transferrin 695
Transfer-RNS 308
Transformation 837
Transfusionsmedizin 879 f
Transfusionsreaktion 880
Transfusionszwischenfall 861, 880
Transkriptase, reverse 853
Transkription 307
Transmitter 272, 592 f
- Erregungsübertragung 321, 578
- Gewebshormon 569
- Parasympathikus 472, 592 f
- Rezeptorbindung 707
- Sympathikus 471 f
Transplantatabstoßung 866
Transport 372
- aktiver 503
Transportprotein 506, 774
Transportprozeß 502 f
Transportsystem 512
Transposition 838
Transsudat 659 f
Transversalebene 323
Transzendenz 180
Traubenzucker s. Glucose
Treibgas 908
Trend, säkularer 172
Treponema pallidum 848
TRH s. Thyroliberin
Triage 161
Triamteren 731
Trichinose 54, 697
Trichomonaden 649
Trichomonas vaginalis 857
Trichophyton 856
Trieb 180
Triebhandlung 595
Triflupromazin 739
Triglyceride 556, 771 f
- mittelkettige 269, 816
Triglyceridkonzentration, erhöhte 99
- Normwert 695
- Senkung 728
- - diätetische 819
Trijodthyronin 381, 566
- Normwert 693
Trikuspidalklappe 360
- Auskultationsstelle 363
Trimethoprim 745
Trinknahrung 825
Trinkwasser, Fluoridierung 259
- Grenzwerte 896 f, 899 f
- Nitratbelastung 920
Trinkwasseraufbereitung 898
- Desinfektion 898
- Filtration 898
Trinkwasserentkeimung 257
Trinkwassergewinnung 898 f
- Grundwasser 898 f
- Regenwasser 898
Trinkwasserhygiene 85, 896 ff
Trinkwasserinfektion 896 ff
Trinkwasserqualität 99
Trinkwasserreserve 914 f
Trinkwasserverordnung 55, 896
- Minimierungsgebot 896
Trinkwasserversorgung, Überwachung 896
Triplett 307
Tripper s. Gonorrhö
Tritium 256, 296
TRK-Wert 908
Trochanter major 348
- minor 348
Trochlea 342 ff, 480 f
Trockenampulle 756
Trockensaft 751
Trockensuspension 757
Trommelfell 481 ff, 587
Tropfen 755
Trophoblast 434
Trösten 216
Trümmerfraktur 598
Truncus brachiocephalicus 367
- coeliacus 368
- pulmonalis s. Arteria pulmonalis
- sympathicus 351
Trypanosoma brucei 857
Trypsin 269, 271, 556
Tryptophan 265
TSH s. Hormon, thyreoideastimulierendes
T-Suppressorzelle 375, 509, 866
TTS s. Transdermales therapeutisches System
Tuberkulose 54, 57, 847
- Berufskrankheit 148
- Früherkennung 110
- Inzidenz 107
- Mortalität 193
- Prävention 99
Tuberkulostatika 745
Tubidimetrie 871
Tubulus s. Nierenkanälchen
Tularämie 54
Tumorbestrahlung 296, 614 ff
Tumoroperation 618
Tumorzelle 507
Tunica adventitia 366
- albuginea 425
- dartos 425
- intima 366
- media 366
Türkensattel 355, 379
Tyndall-Effekt 253
Tyndallisation 932
Typ-A-Persönlichkeit 194
Typhus abdominalis 54, 844 f
Typhusschutzimpfung 885
Typologie 186
- klinische 176
- nach Kretschmer 177
Tyramin 824
Tyrosin 272, 564

**U**

Überempfindlichkeitsreaktion 272
- anaphylaktische 868
- Arzneimittel 713
- Typ I 868
- Typ II 868
- Typ III 868
- Typ IV 868
- Typ V 868
- zellvermittelte, verzögerte 868
- zytotoxische 868
Übererregbarkeit, nervöse 381
Übergangsepithel 312 f, 418
Übergangsgeld 235
Übergewicht 99, 194, 767, 773, 800 f
Über-Ich 176, 186
Übernahmeverschulden 66
Überträgerstoff s. Transmitter
Ulcus molle s. Schanker, weicher
Ulkus, peptisches 555, 658, 729
- - Diät 808 f
- - Therapie 729
Ulna s. Elle
Ultrakurzgedächtnis 581
Ultraschall 281, 603 ff
Ultraschallkontrastmittel 605
Ultraschallverfahren 603
Ultraviolettstrahlen 284
- Keimreduktion 933 f
Umgangssprache 589
Umwelt 171
- Entwicklung 174
- und Gesundheit 96
Umweltbelastung 887
Umwelthygiene 887
Umweltingenieur 85
Umweltschutz 99
Unfall, häuslicher 895
Unfallschutz 99
Unfallverhütung 149, 151
- Öffentlichkeitsarbeit 153
Unfallverhütungsvorschrift 42, 152, 922 f
Unfallversicherung 42, 98, 231
- gesetzliche 101
- - Aufgabe 151 ff
- Rehabilitationsleistung 236 f
Unfallversicherungsträger 152
Units 635
Universitätsklinik 120 f

UNO 21
Unterarm 331, 343 f
– Röntgenaufnahme 344
Unterbringung 63
Unterhaltspflicht 35 f
Unterhaut 487 f
Unterkiefer 351 ff
Unterkieferspeicheldrüse 399 f
Unterlage, ärztliche, Herausgabeanspruch 70
Unterschenkel 331, 348 f
Untersuchungsheft für Kinder 113
Untersuchungsmaterial, Gewinnung 141 f, 840 f
– Versand 840 f
Untersuchungsmethode, immunologisch-serologische 868 ff
Unterweisen 213 ff
– Wirksamkeit 215
Unterzungenspeicheldrüse 399 f
Unverletzlichkeitsrecht 12
Uracil 307
Urämie 547, 821
Uran 258
Urate 650
Urethritis 848 f, 857
Urin 413, 417
– alkalischer 650
– Alkalisierung 549, 822 f
– Ansäuern 822
– Elektrolytmenge 252
– Geruch 650
– Gewicht, spezifisches 649 f
– hypertoner 547
– hypotoner 547 f
– Nubekula 650, 653
– Osmolalität 549
– pH-Wert 548 f, 650
– saurer 650
– Tieffrieren 676
– Zusammensetzung 549
Urinfarbe 650 f
Urinkonzentration 544
Urinsediment 417, 653 ff
– Keimzahlbestimmung 653 f
– Konservierung 675
Urinstatus 650 ff
Urintrübung 650
Urinuntersuchung 649 ff, 667
– 3-Gläser-Probe 650
– qualitative 649
– quantitative 649
– 24-Stunden-Urin 676
– Teststreifen 100, 652
Urinvolumen 649
Urlaub 39
Urobilin 651 f
Urobilinogen 651 f, 695
– Analysestörung 677
Urobilinogensuche 649
Urogenitalsystem 413 ff
Urokinase 271
Urolithiasis, Ernährung 822 f
Urologie 121 f
Utriculus 481, 483
UVA-Licht 284
UVB-Licht 284
UVC-Licht 284
Uvula 396

**V**

Vagusreflex, Vorbeugung 717, 735
Vakzine 880
val 252, 498, 635
Valin 265
Valproinsäure 736
Van't-Hoff'sches Gesetz 500
Varicella-Zoster-Virus 854
Varizellenschutzimpfung 885
Vasa privata 391
– publica 391
Vaselin 261
Vasodilatanzien 722 f
Vasodilatation 366, 524 f, 569
Vasokonstriktion 366, 511, 524 f
– Kontraindikation 734
– Renin-Angiotensin-System 549
– Sympathikus 593
– Sympathomimetika 718
Vasopressin s. Adiuretin
Vater-Pacini-Lamellenkörperchen 487
Vaterschaftsgutachten 875
Veganer 803
Vektor 835
Vena axillaris 370
– azygos 359, 369 f
– basilica 370
– brachiocephalica 369 f
– cava inferior 340, 359, 364, 369 f
– – superior 358 f, 364, 369 f
– centralis retinae 477 f
– cephalica 370
– femoralis 370
– hepatica 364, 369 f
– iliaca communis 369 f
– jugularis 369 f
– – hervortretende 523
– – interna 351, 355
– mediana cubiti 370
– poplitea 370
– portae 364, 369 f, 411 f
– renalis 364, 369 f, 415 f
– saphena magna 370
– – parva 370
– subclavia 369 f
Vene 358, 369 f, 513
– Aufbau 366 f
– Reservoirfunktion 523
Venenblut 670 ff
Venenbogen 370
Venendruck 523
– zentraler 523
Venenklappe 366 f, 523
Venenpunktion, Desinfektion 930
Ventilation 530
– alveolare 531
Ventilpneumothorax 531
Ventrikel s. Herzkammer
Ventrikelvolumen, enddiastolisches 516
– endsystolisches 516
Verantwortlichkeit, strafrechtliche 37 f
Verapamil 722
Verband 29
Verbandsrecht 47
Verbandwechsel 929
Verbindung 244 f, 248
– anorganische 260
– chemische 274 f
– organische 260
Verbraucherschutz 91
Verbrennung 384
Verdampfung 281 f
Verdampfungswärme 244, 282
Verdauung 468, 765
Verdauungsalkalose 667
Verdauungsorgan 395
Verdauungsstörung 271
Verdauungssystem 394 ff
– Aufgabe 551
– Physiologie 551 ff
– Röntgenkontrastuntersuchung 599
Verdickungsmittel 795
Verdrängung 207
Verdünnungsmaß 637
Verdunstung 244, 282
Verdunstungskälte 244, 282
Vereinte Nationen 21
Vererbung, dominante 876
– kodominante 876
– rezessive 876
Verflüssigung 281 f
Vergiftung 705
– Abführmittel 729 f
– Mannitdiurese 730
Vergrößerung 286 f
Verhalten 163
– autoritäres 202 f
– Definition 162
– Determinante, innere 175 ff
– entwicklungspsychologische Grundlagen 170 ff
– intelligentes 177 f
– motiviertes 179 f
– sozialpsychologische Grundlagen 182 ff
– zielgerichtetes 180
Verhaltensänderung 174, 204
Verhaltenserwartung 182 f
Verhaltensmuster, gesundheitsgefährdendes 166
Verhaltensprävention 98 f
Verhaltensveränderung 199
Verhältnisprävention 98 f
Verkehrslärm 589
Verlausung 54
Verlegung 141 f
Verlobung 35
Verneblertopf 930
Verordnungsermächtigung 46
Verpflegung 2
Verschlußikterus 652
Verseifung 266
Versicherungspflicht 41
Versorgung, ärztliche, Mittelalter 2
Versorgungsamt 231
Versorgungswesen 101
Verwesung 257
Verwirrtheitszustand 551
– Wasserverlust 778
Veterinärmedizin 89, 91
Vibrio cholerae 846
Vieleckbein, großes 343, 345
– kleines 345
Viereck, magisches, wirtschaftspolitisches 25 f
Vierhügelplatte 449, 453
Viktoria Schwestern 6
Vinblastin 747
Vinzentinerin 3 f
Virilisierung 741
Virologie, allgemeine 850 ff
– spezielle 852 ff
Virostase 932
Virus 830, 850 ff
– Adsorption 850
– Aufbau 850
– Ausschleusung 850
– Effekt, zytopathischer 851
– Größe 850 f
– Nukleokapsid 850
– Penetration 850
– Ultrasterilfiltration 933
– Uncoating 850
Virusanzüchtung 851
Virusgenom 850
Virushülle 850
Virusinfektion, Laboratoriumsdiagnose 851 f
– Pathogenese 850
– Therapie 746
Virusisolierung 851
Viruslatenz 850, 853
Virusnachweis, Antikörpernachweis 851 f
– direkter 851
Virusreifung 850
Virusvermehrung 850
Viruzidie 932
Visite, ärztliche 141 f
Vitalkapazität 529 f
Vitalzeichenkontrolle 141 f
Vitamin A 270, 787 ff
– – Tagesbedarf 788
– – Toxizität 789
Vitamin B 269
– – Tagesbedarf 788
Vitamin $B_1$ 791
Vitamin $B_2$ 791 f
Vitamin $B_6$ 792
Vitamin $B_{12}$ 260
– – Aufnahme 556
– – Bedarf 726
– – Resorption 402, 792
– – – mangelnde 726
Vitamin C 270, 791
– – Eisenresorption 783

Vitamin C, Tagesbedarf 788
Vitamin D 258, 789 f
– – Bildung 284
– – Calciumresorption 780
– – Tagesbedarf 788
Vitamin $D_2$ 270
Vitamin $D_3$ 568, 789
Vitamin E 270, 790
– – Antioxidans 772
– – Tagesbedarf 788
Vitamin K 269 f, 790
– – Tagesbedarf 788
Vitamin-A-Mangel 789
Vitamin-$B_6$-Mangel 792
Vitamin-$B_{12}$-Mangel 372, 792
Vitamin-C-Mangel 791
Vitamin-D-Intoxikation 790
Vitamin-D-Mangel 790
Vitamin-D-Präparat 789
Vitamin-D-Prophylaxe 99
Vitamine 269 f, 786 ff
– Bedeutung 786 f
– fettlösliche 270, 556, 786
– Funktion 765
– Normwert 679, 695
– Speicherkapazität 786
– Stabilität 787
– wasserlösliche 270, 786
Vitamin-E-Mangel 790
Vitamin-K-Antagonisten 511 f
Vitamin-K-Mangel 641, 790
– Gerinnungsstörung 511
Vitaminmangelkrankheit 787
Vitaminquelle 787
Vitaminversorgung, unzureichende 787
Völkerrecht 32
Volksbegehren 47
Vollblut 672
Volljährigkeit 35
Vollkornprodukt 801
Vollkost 807
– leichte 807, 813
Vollwerternährung 804
Volt 275, 499
Volumen 497
Volumenhochdruck 522
Volumenmaß 635
Volumenrezeptor 547
Volumenverhältnis 499
Vorderhorn 454 ff
Vorderseitenstrangbahn 457
Vorderstrang 456
Vorderwurzel 456
Vorfluter 916
Vorhaut 421, 425
Vorhof 359
Vorhoferregung 515
Vorhofflattern 516
Vorhofflimmern 516
Vorhofkontraktion 363
Vorhofschwellkörper 432
Vorhoftreppe 482 f, 588
Vormundschaft 33, 36, 63
Vormundschaftgericht 68
Vorsätzlichkeit 36 f, 67
Vorschrift, strafverfahrensrechtliche 38
Vorschulkindergarten 113
Vorsorgeuntersuchung 99 f
– arbeitsmedizinische 152, 155
– Erwachsene 110 f
– beim Neugeborenen 112 f
– Teilnahmequote 100, 111
Vorsteherdrüse 414, 420 f, 424 f
– Außenzone 424 f
– Innenzone 424 f
– Mantelzone 424 f
Vulva 432


## W


Wachstum 170, 568, 595
– Energiebedarf 767
– Energieumsatz 766
– Schilddrüsenhormonwirkung 566
Wachstumshormon s. Somatotropin
Wachstumsverzögerung 172 f, 784
Wadenbein 348
Wahlkampf 29
Wahlleistung, ärztliche 63
Wahlrecht 15, 35
Wahrnehmung 474
– Sensibilisierung 185
Wahrnehmungsverzerrung 184
Walzengelenk 326
Wanderseuche 831
Wärme 275, 281 ff
– Molekülbewegung 278
Wärmeabgabe 561
Wärmeausbreitung 282 f
Wärmeausdehnung 281
Wärmebildung 560 f
Wärmeeinheit 281, 498
Wärmeenergie 267, 270 f, 504
Wärmehaushalt 319, 595
Wärmekonvektion 561
Wärmeleitfähigkeit 243
Wärmeleitung 282, 561
Wärmeregulation 372
– Schilddrüsenhormon 566
Wärmeschutz 772
Wärmestrahlung 283 f, 561
Wärmetransport 282 f, 561
Warzenfortsatz 337, 351, 357
Wäsche 156
Wäschedesinfektion 936 f
Waschen 147
Wäschewechselverhalten 891 f
Wasser 245, 252, 764, 777 ff
– Bedeutung 777
– chemisch reines 257
– Eigenschaft 549
– extrazelluläres 549
– interstitielles 550
– intravaskuläres 550
– intrazelluläres 549
– Ionenprodukt 255
– als Lösungsmittel 250 f
– pyrogenfreies 257
Wasserabgabe 550 f
Wasseraufnahme 550
– Richtwerte 778 f
Wasserbilanz 550 f, 778
Wasserdiurese 548 f
Wasserhärte 900
Wasserhaushalt 315, 382, 449, 543 ff, 549 ff, 595
– Regulation 547 f, 778
– – Haut 489
Wassermangel 551
Wassermolekül 248
Wasserresorption 379
– enterale 407, 556 f
– Hemmung 730
Wasserrohr, Keimbesiedelung 896
Wassersprudelbecken 910 ff
Wasserstoff 245, 247
– Anwendung 256
– Eigenschaften 256
– Vorkommen 256
– Wertigkeit 250
Wasserstoffionenausscheidung 548
Wasserstoffisotop 256, 296
Wasserstoffperoxid 248, 257, 935
Wasserstoffradikale 626
Wasserverdunstung 561
Wasserverlust 550 f, 778
Wasserverteilung 549 f
Watt 276, 498 f
Wattsekunde 499
Wechselspannung 275
– Zeitabhängigkeit 276 f
Wechselstrom 499
– hochfrequenter, Anwendung, medizinische 277 f
Wegeunfall 148
Wehenhemmung 719, 733
Wehrpflicht 21
Weichgelatinekapsel 751
Weil-Krankheit 53
Weiterbildung 75
Weitsichtigkeit 584
Weizenkleie 730
Wellenlänge 283
Wellenoptik 283 f
Wellenstrahlung, elektromagnetische 283
Weltbund der Krankenpflegerinnen 8
Weltgesundheitsorganisation 95 f
Weltgesundheitstag 95
Werkvertrag 39, 66
Wernicke-Korsakoff-Syndrom 791
Wernicke-Zentrum 449
Wertigkeit 250
Wertordnung, moralische 31
Westernblot-Untersuchung 869, 873
Widal-Reaktion 870
Widerstand 518
– elektrischer 276, 499
Widerstandhochdruck 522
Willensschwäche 176
Willkürbewegung 579
– Koordinierung, unbewußte 580
– schnelle 579
Willkürmotorik 452, 457 ff
– der Extremitäten 457
– des Kopfes 457
– des Rumpfes 457
Windeltest 112
Windkesselfunktion 366, 521
Windpocken 54, 854
Wirbel 332 f
– Aufbau 333
Wirbelbogen 333
Wirbelkanal 333
Wirbelkörper 333
Wirbelloch 333
Wirbelsäule 332 ff
– Beweglichkeit 334
– Bewegungssegment 333 f
– Krümmung 331 f
Wirbelsäulenerkrankung, Berufskrankheit 148, 157
Wirtschaftsordnung 23
– idealtypische 23
Wirtschaftspolitik 24 ff
Wirtschaftstheorie, merkantilistische 4
Wirtschaftswachstum 26
Wochenbett 83
Wohlbefinden 97
Wohlfahrtspflege, freie 116
– – Anschrift 239 f
Wohlfahrtsverband, Anschrift 238 f
Wohnhygiene 100, 892 ff
– Innenraumklima 895
– Luftwechsel pro Stunde 893 f
– Schallschutz 895
– Stoßlüftung 894
Wundarzt 7
Wunddesinfektion 935
Wunde, aseptische 929
– infizierte 929
– potentionell kontaminierte 929
Wundeiterung 846
Wundheilung 315
Wundinfektion, anaerobe 54
Wundspülung 935
Wundstarrkrampf s. Tetanus
Wundverband 929
Würfelbein 349 f
Wurmfortsatz 395, 405
– lymphatisches Gewebe 377
Wurmmittel 746
Wurzelkanal 397 f
Wutreaktion 445


## X


Xanthinstein 823
X-Chromosom 422, 434

Xerostomie 620
XX-Chromosomenpaar 305
XY-Chromosomenpaar 305 f
Xylit 771, 819, 827

**Y**

Y-Chromosom 422, 434
Yersinia-Infektion 697
Yersinien 845
Yin-Yang-Prinzip 804

**Z**

Zahn 397 ff
- Bau 397 f
- Gelbverfärbung 744
Zahnarzthelferin 85
Zahnarzt/Zahnärztin 77
- Doktorgrad 77
Zahnbelag 770
Zahndurchbruch 399
Zähneputztraining 113
Zahnfleisch 397
Zahnfluorose 786
Zahnformel 397 f
Zahngewebe 316
Zahnhals 397 f
Zahnhalteapparat 397
Zahnkaries s. Karies
Zahnpflege 110, 890 f
Zahnpulpa 397 f
Zahnschmelz 259, 397 f
Zahnwurzel 398
Zahnzement 397 f
Zapfen 476 f, 582 f, 585
Zapfengelenk 326
Zapfentyp 585
Zeckenbiß 848, 853
Zehen 349
Zehnerpotenz 501
Zeiteinheit 497, 635
Zellausstülpung 313
Zelle 302 ff
- antikörperproduzierende 374, 376
- Aufbau 303 ff
- Eiweißsynthese 304
- Energiegewinnung 302 f
- Energieumwandlungsprozeß 305
- erregbare 569 ff
- - Aktionspotential 570 f
- - Latenzzeit 576
- - Refraktärzeit 571, 576
- - Ruhemembranpotential 569 f
- Form 302
- Größe 302
- Grundeigenschaft 302 f
- Reizaufnahme 303
- Stoffwechsel 302 f, 305
- Verdauungsorgan 304
- Vermehrung 302 f
Zelleinschlüsse 303
Zellkern 303, 305 ff
- Form 305
Zellklon 865
Zellkontakt 303
Zellkultur 851
Zellmembran 303 f
- Lipidschicht 304
- Pore 304
- Stoffaustausch 502 f
Zellorganelle 303 ff
Zellteilung 304, 308
- Ablauf 309 f
- Dauer 311
Zellteilungsrate, hohe 303
Zelltod 295
Zelltoxizität, zelluläre, antikörperabhängige 864
Zellwand, Bakterien 836
- Permeabilitätsänderung 571
Zellzahl 695
Zentralisation 174
Zentralnervensystem, Aufbau 442 f
- Aufgabe 577
- elektrisches Verhalten 580 f
- Embryonalanlage 437
- Kernspintomographie 607
Zentralwindung 457
Zentriolen 304
Zentromer 306, 310
Zentrum, motorisches 445, 579 f
- somatosensibles 448
- sozialpädiatrisches 114
- vegetatives 594 f
Zephirol 266
Zerstreuungslinse 285 f, 584
Zervixkarzinom 891
- Strahlentherapie 618
Zeugnis 40
Zeugnisverweigerungsrecht 37 f
Zidovudin 746
Ziehl-Neelsen-Färbung 847
Zigarettenrauchen s. Rauchen
Ziliarkörper 474
Ziliarmuskel 474 ff
Zink 695, 784
Zinkaufnahme 784
Zinkmangel 784
Zinkpaste 754
Zirbeldrüse 380, 444, 449 f
Zirkadianrhythmus 380
Zisterne 462
Zivildienst 21
Zivilisationsgift 890
Zivilisationskrankheit 776
Zivilrecht 32, 37
Zöliakie, Diät 811
- Früherkennung 113
- Symptome 812
Zollinger-Ellison-Syndrom 658
Zolpidem 738
Zoonose 831
Zoster 854
Zottenbindegewebe 313
Zucker 266, 268
Zuckeraustauschstoff 771, 819
- Ernährung, parenterale 827
Zuckerersatzstoff 819
Zuckerstoffwechsel 566
Zuckerverbrauch 770
Zugewinngemeinschaft 35
Zugsehne 328
Zuhören, aktives 185
Zunft 3
Zunge 395 ff
- Innervation 466
Zungenbein 385, 389
Zungenbeinmuskel 351 f, 355 f
Zungenmandel 397, 400
Zungenmuskel 396
Zusatzstoffunverträglichkeit 794
Zuwendung 183, 194, 210, 212
ZVD s. Venendruck, zentraler
Zwangsbehandlung 68
Zweigapotheke 48
Zweikammerspritze 756
Zwerchfell 331, 339 ff
Zwerchfellatmung 394
Zwerchfellkuppel 358
Zwerchfellstand 340 f, 393 f
Zwergwuchs 566
Zwichenwirbelscheibe 332
Zwilling 104
Zwischenhirn 444 ff, 449 f
Zwischenscheibe 325
Zwischenwirbelloch 332 f
Zwischenwirbelscheibe s. Bandscheibe
Zwischenwirt 834 f
Zwischenzellraum 550
Zwischenzellsubstanz 314
Zwölffingerdarm 395, 404 f
Zwölffingerdarm-Geschwür s. Ulkus, peptisches
Zygotän 310 f
Zygote 434, 436
Zylinder im Urin 653 ff
Zylinderepithel 312
Zystitis 844
Zytokine 374, 508
Zytomegalie 697
- angeborene 53
Zytomegalievirus 854
Zytoplasma 303
- Bakterienzelle 836
Zytoskelett 303
Zytostatika 746 f
- Personalgefährdung 148
Zytostatika-/Strahlentherapie-Kombination 618